MICROBIOLOGIA

7ª edição

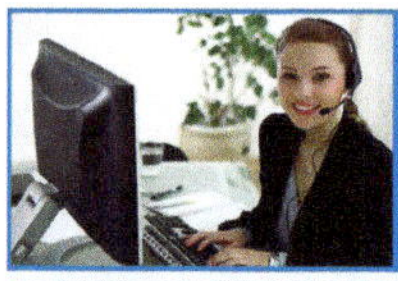

ALTERTHUM-TRABULSI

MICROBIOLOGIA

7ª edição

Editores

FLAVIO ALTERTHUM

LUIZ RACHID TRABULSI (*IN MEMORIAM*)

Editores Setoriais

BEATRIZ ERNESTINA CABILIO GUTH

CARLOS PELLESCHI TABORDA

ENRIQUE BOCCARDO

FLAVIO ALTERTHUM

MARINÊS DALLA VALLE MARTINO

TATIANA DE CASTRO ABREU PINTO

WALDIR PEREIRA ELIAS JUNIOR

Atheneu

Rio de Janeiro • São Paulo

2024

EDITORA ATHENEU

São Paulo — Rua Maria Paula, 123 – 13° andar
Conjuntos 133 e 134
Tel.: (11) 2858-8750
E-mail: atheneu@atheneu.com.br

Rio de Janeiro — Rua Bambina, 74
Tel.: (21) 3094-1295
E-mail: atheneu@atheneu.com.br

CAPA: Paulo Verardo
PRODUÇÃO EDITORIAL: Villa d'Artes
CRÉDITO DAS FIGURAS DOS CAPÍTULOS DE BACTERIOLOGIA BÁSICA: Telma Alves Monezi
CRÉDITO DAS FIGURAS DOS CAPÍTULOS DE BACTERIOLOGIA: Dra. Vanessa Bueris
CRÉDITO DAS FIGURAS DOS CAPÍTULOS DE MICOLOGIA: Telma Alves Monezi

CIP-BRASIL. CATALOGAÇÃO NA PUBLICAÇÃO
SINDICATO NACIONAL DOS EDITORES DE LIVROS, RJ

M572
7. ed.

Microbiologia / editores Flavio Alterthum, Luiz Rachid Trabulsi ; editores setoriais Beatriz Ernestina Cabilio Guth ... [et al.]. - 7. ed. - Rio de Janeiro : Atheneu, 2024.
28 cm.

Inclui bibliografia e índice.
ISBN 978-65-5586-798-5

1. Microbiologia. I. Alterthum, Flavio. II. Trabulsi, Luiz Rachid, 1927-2005. II. Guth, Beatriz Ernestina Cabilio.

CDD: 579
24-88118 CDU: 579.61

Meri Gleice Rodrigues de Souza - Bibliotecária - CRB-7/6439
01/02/2024 06/02/2024

Alterthum F, Trabulsi LR.
Microbiologia, 7ª ed.

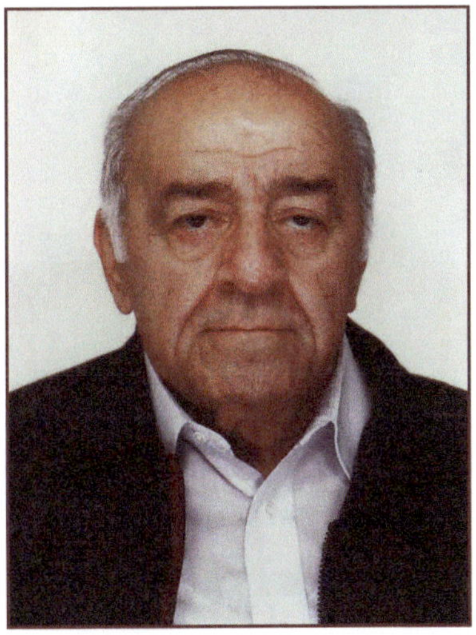

Professor Trabulsi
in memoriam

Luiz Rachid Trabulsi, maranhense, nascido em 18/08/1927.
Médico formado pela Universidade Federal da Bahia e Doutor em Medicina pela Universitats Klinic da Alemanha e pela Universidade de São Paulo (USP).
Chegou a Professor Titular tanto na Escola Paulista de Medicina, atual Unifesp, como na USP. Nesta última, recebeu o título de Professor Emérito do Instituto de Ciências Biomédicas.
Trabalhava no Laboratório de Bacteriologia do Instituto Butantan quando faleceu, em 05/06/2005.
Foi um dos pesquisadores mais produtivos do Brasil, tendo publicado cerca de duzentos trabalhos científicos, com destaque no estudo das Escherichia coli *diarreicogênicas.*
Sua importância à Microbiologia foi reconhecida quando a comunidade científica indicou e aceitou a designação de dois micro-organismos com seu nome: Koserella trabulsii *e* Trabulsiella guamensis.
Orientou inúmeros alunos de graduação e pós-graduação. Sua liderança científica e sua competência, aliadas ao seu espírito paternalista, fizeram com que se tornasse um amigo muito admirado por aqueles com os quais conviveu ao longo de sua trajetória.

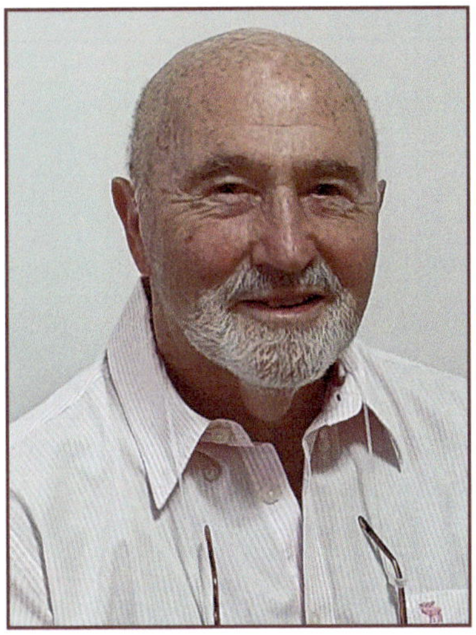

Flavio Alterthum

Professor Emérito da Faculdade de Medicina de Jundiaí.
Professor Titular de Microbiologia (aposentado) da Faculdade de Medicina de Jundiaí.
Professor Titular de Microbiologia (aposentado) do Instituto de Ciências Biomédicas da Universidade de São Paulo.

Editores

FLAVIO ALTERTHUM
*Professor Emérito da Faculdade de Medicina de Jundiaí.
Professor Titular de Microbiologia (aposentado) da Faculdade de Medicina de Jundiaí.
Professor Titular de Microbiologia (aposentado) do Instituto
de Ciências Biomédicas da Universidade de São Paulo.*

LUIZ RACHID TRABULSI (*IN MEMORIAM*)
*Professor Emérito do Instituto de Ciências Biomédicas da Universidade de São Paulo.
Professor Titular de Microbiologia (aposentado) do Instituto de Ciências Biomédicas
da Universidade de São Paulo. Professor Titular de Microbiologia (aposentado)
da Escola Paulista de Medicina, atual Unifesp.*

Editor Científico

FLAVIO ALTERTHUM

Professor Emérito da Faculdade de Medicina de Jundiaí.
Professor Titular de Microbiologia (aposentado) da Faculdade de Medicina de Jundiaí.
Professor Titular de Microbiologia (aposentado) do Instituto de Ciências Biomédicas da Universidade de São Paulo.

Editores Setoriais

BACTERIOLOGIA BÁSICA

FLAVIO ALTERTHUM

Professor Emérito da Faculdade de Medicina de Jundiaí.
Professor Titular de Microbiologia (aposentado) da Faculdade de Medicina de Jundiaí.
Professor Titular de Microbiologia (aposentado) do Instituto de Ciências Biomédicas da Universidade de São Paulo.

MARINÊS DALLA VALLE MARTINO

Médica Patologista Clínica com Graduação, Mestrado e Doutorado pela Faculdade de Ciências Médicas da Santa Casa de São Paulo. Coordenadora Médica do Setor de Microbiologia da Medicina Diagnóstica do Hospital Albert Einstein. Professora da Disciplina Agente Hospedeiro I da Faculdade Israelita de Ciências da Saúde Albert Einstein.

BACTERIOLOGIA MÉDICA

BEATRIZ ERNESTINA CABILIO GUTH

Professora Associada aposentada do Departamento de Microbiologia, Imunologia e Parasitologia da Universidade Federal de São Paulo (Unifesp). Bacharel e Licenciada em Ciências Biológicas pela Universidade de São Paulo (USP). Mestre em Microbiologia e Imunologia pela Escola Paulista de Medicina (EPM) da Unifesp. Doutora em Ciências pela Unifesp.

TATIANA DE CASTRO ABREU PINTO

Professora Adjunta do Instituto de Microbiologia Paulo de Góes da Universidade Federal do Rio de Janeiro (IMPG/UFRJ). Bacharel em Microbiologia e Imunologia pela UFRJ. Mestre e Doutora em Ciências (Microbiologia) pela UFRJ.

WALDIR PEREIRA ELIAS JUNIOR

Pesquisador Científico VI do Laboratório de Bacteriologia do Instituto Butantan. Bacharel em Biomedicina pela Universidade de Mogi das Cruzes (UMC). Mestre e Doutor em Microbiologia e Imunologia pela Escola Paulista de Medicina da Universidade Federal de São Paulo (EPM/Unifesp).

MICOLOGIA

CARLOS PELLESCHI TABORDA

Graduação em Ciências Biomédicas. Mestrado e Doutorado em Ciências (Microbiologia e Imunologia) pela Universidade Federal de São Paulo (Unifesp). Pós-Doutorado no Albert Einstein College of Medicine (AECOM), em Nova York. Livre-Docência em Microbiologia pela Universidade de São Paulo (USP). Atualmente é Professor Titular do Departamento de Microbiologia do Instituto de Ciências Biomédicas da Universidade de São Paulo (ICB/USP) e Membro do Laboratório de Micologia Médica do Instituto de Medicina Tropical de São Paulo, Departamento de Dermatologia da Faculdade de Medicina da USP.

VIROLOGIA

ENRIQUE BOCCARDO

Professor Associado do Departamento de Microbiologia do Instituto de Ciências Biomédicas da Universidade de São Paulo (ICB/USP). Bacharel em Biologia pela Facultad de Ciencias, Universidad de la República (UdelaR), Uruguai. Mestre em Biologia Molecular e Celular pela UdelaR. Doutor em Bioquímica pelo Instituto de Química da Universidade de São Paulo (IQ/USP).

Colaboradores

Adriana Rocha Faria – *Pós-Doutoranda pelo Programa de Pós-Graduação em Doenças Infecciosas e Parasitárias (PPGDIP) da Faculdade de Medicina da Universidade Federal do Rio de Janeiro (UFRJ). Pesquisadora Colaboradora do Instituto de Microbiologia Paulo de Góes (IMPG) da UFRJ. Graduada em Ciências Biológicas pela Universidade do Estado do Rio de Janeiro (Uerj). Mestre e Doutora em Microbiologia pela Faculdade de Ciências Médicas da Uerj.*

Ághata Cardoso S. Ribeiro – *Graduada em Farmácia pela Universidade Federal de São Paulo (Unifesp). Mestre em Ciências pela Unifesp pelo Programa de Pós-Graduação em Ciências Farmacêuticas. Doutora em Ciências pela Unifesp pelo Programa de Pós-Graduação em Infectologia.*

Agnes Marie Sá Figueiredo – *Docente permanente do Programa de Pós-Graduação em Ciências (Microbiologia) da Universidade Federal do Rio de Janeiro (UFRJ) e do Programa de Pós-Graduação em Patologia da Universidade Federal Fluminense (UFF). Doutora em Ciências (Microbiologia) pela UFRJ.*

Agostino Strina – *Pesquisador Associado do Centro de Integração de Dados e Conhecimentos para Saúde (Cidacs/Fiocruz Bahia). Graduado em Medicina e Cirurgia pela Universidade de Florença, Itália. Especializado em Higiene e Medicina Preventiva pela Universidade de Parma, Itália, e em Dermatologia e Doenças Sexualmente Transmissíveis pela Universidade de L'Aquila, Itália.*

Alessandra Casagrande Ribeiro – *Professora da Universidade de Mogi das Cruzes (UMC). Engenheira de Alimentos pela Universidade Federal de Viçosa (UFV). Mestre em Ciência e Tecnologia de Alimentos pela Universidade Federal do Espírito Santo (Ufes). Doutora em Ciência e Tecnologia de Alimentos pela UFV.*

Aluisio Augusto Cotrim Segurado – *Professor Titular do Departamento de Moléstias Infecciosas e Parasitárias da Faculdade de Medicina da Universidade de São Paulo (FMUSP). Pró-Reitor de Graduação da USP.*

Amanda Nazareth Lara – *Médica Infectologista Assistente do Centro de Referência para Imunobiológicos Especiais (CRIE) do Hospital das Clínicas da Faculdade de Medicina da Universidade de São Paulo (HC/FMUSP) e do Serviço de Extensão ao Atendimento de Pacientes HIV/Aids do HC/FMUSP. Doutora em Ciências pelo Programa de Doenças Infecciosas e Parasitárias da FMUSP.*

Ana Carolina Bernardes Terzian – *Médica Veterinária pelo Centro Universitário de Rio Preto (UNiRP). Mestre em Microbiologia pela Universidade Estadual Paulista (Unesp), campus de São José do Rio Preto. Doutora (PhD) em Ciências da Saúde pela Faculdade de Medicina de São José do Rio Preto (FAMERP).*

Ana Carolina de Mello Santos – *Bióloga. Mestre e Doutora em Ciências pelo Programa de Pós-Graduação em Microbiologia e Imunologia da Universidade Federal de São Paulo (Unifesp). Pós-Doutoranda do Laboratório Experimental de Patogenicidade de Enterobactérias (LEPE), do Departamento de Microbiologia, Imunologia e Parasitologia da Escola Paulista de Medicina (EPM) da Unifesp.*

Ana Carolina Paulo Vicente – *Pesquisadora Titular em Saúde Pública da Fundação Oswaldo Cruz (Fiocruz). Bacharel em Genética. Mestre em Biofísica e Doutora em Genética pela Universidade Federal do Rio de Janeiro (UFRJ).*

Ana Carolina Ramos Moreno – *Pesquisadora Científica no Laboratório de Desenvolvimento de Vacinas do Centro de Biotecnologia do Instituto Butantan. Bacharel em Farmácia e Bioquímica pela Faculdade de Ciências Farmacêuticas da Universidade de São Paulo (FCF/USP). Mestre em Análises Clínicas – Microbiologia pela FCF/USP. Doutora em Análises Clínicas – Microbiologia pela FCF/USP.*

Ana Caroline Nunes Botelho – *Pesquisadora Associada do Instituto de Microbiologia Paulo de Góes da Universidade Federal do Rio de Janeiro (IMPG/UFRJ). Graduada em Ciências Biológicas – Microbiologia e Imunologia pelo IMPG/UFRJ. Mestre em Processos Químicos e Bioquímicos pela Escola da Química da UFRJ e Doutora em Microbiologia pelo IMPG/UFRJ.*

Ana Catharina Santos Seixas Nastri – *Atua na Divisão de Moléstias Infecciosas e Parasitárias do Hospital das Clínicas da Faculdade de Medicina da Universidade de São Paulo (HC/FMUSP), no Departamento de Moléstias Infecciosas e Parasitárias.*

Ana Cristina Gales – *Professora Associada da Disciplina de Infectologia na Escola Paulista de Medicina da Universidade Federal de São Paulo (EPM/Unifesp). Coordenadora do Programa de Pós-Graduação em Infectologia da EPM/Unifesp. Pesquisadora 1A do CNPq e Vice-Coordenadora do Instituto Paulista de Resistência aos Antimicrobianos (ARIES).*

Ana Karolina Antunes Eisen – *Bacharel em Biomedicina pela Universidade Feevale. Mestre em Virologia pela Universidade Feevale. Doutoranda em Microbiologia pela Universidade de São Paulo (USP).*

Ana Luíza de Mattos Guaraldi – *Professora Associada do Departamento de Microbiologia, Imunologia e Parasitologia da Faculdade de Ciências Médicas da Universidade do Estado do Rio de Janeiro (FCM/Uerj). Graduada em Ciências Biológicas, modalidade Médica, pela Uerj. Mestre e Doutora em Ciências (Microbiologia) pela Universidade Federal do Rio de Janeiro (UFRJ).*

Ana Paula Lepique – *Professora Associada do Instituto de Ciências Biomédicas da Universidade de São Paulo (ICB/USP), no Departamento de Imunologia. Doutora em Bioquímica e Biologia Molecular pelo Instituto de Química da Universidade de São Paulo (IQ/USP).*

Ana Paula Silva de Lemos – *Pesquisadora Científica VI do Centro de Bacteriologia do Instituto Adolfo Lutz (IAL/SP). Graduada em Farmácia e Bioquímica pela Universidade Federal de Juiz de Fora (UFJF). Mestre e Doutora em Análises Clínicas pela Faculdade de Ciências Farmacêuticas da Universidade de São Paulo (FCF/USP).*

Anderson Messias Rodrigues – *Professor Adjunto no Departamento de Microbiologia, Imunologia e Parasitologia da Escola Paulista de Medicina da Universidade Federal de São Paulo (EPM/Unifesp). Graduado em Ciências Biológicas pela Universidade Federal da Grande Dourados (UFGD). Mestrado e Doutorado em Ciências (Microbiologia e Imunologia) pela Unifesp, incluindo um período de intercâmbio no Westerdijk Fungal Biodiversity Institute, na Holanda. Pós-Doutorado na EPM/Unifesp.*

André Mario Doi – *Médico Patologista Clínico do Laboratório Clínico do Hospital Israelita Albert Einstein (HIAE). Professor da Disciplina Agente Hospedeiro II da Faculdade Israelita de Ciências da Saúde Albert Einstein (FICSAE). Graduação pela Pontifícia Universidade Católica de São Paulo (PUC-SP). Doutorado pela Universidade Federal de São Paulo (Unifesp).*

Andréa de Andrade Rangel Freitas – *Pesquisadora Associada do Instituto de Microbiologia Paulo de Góes da Universidade Federal do Rio de Janeiro (IMPG/UFRJ). Graduada em Medicina Veterinária pela Universidade Federal Fluminense (UFF). Mestre e Doutora em Ciências (Microbiologia) pelo IMPG/UFRJ.*

Andréa L. Leal *(In memoriam) – Enfermeira, Mestre em Microbiologia.*

Andrea Regina de Souza Baptista – *Professora Associada IV do Departamento de Microbiologia e Parasitologia do Instituto Biomédico da Universidade Federal Fluminense (UFF). Docente Permanente em três Programas de Pós-Graduação (Microbiologia e Parasitologia Aplicadas; Medicina Veterinária; e Ciências e Biotecnologia) da UFF. Coordenadora do Laboratório e do Grupo de Pesquisa homônimo Centro de Investigação de Microrganismos, ambos da UFF. Graduação em Ciências Biológicas. Mestrado e Doutorado em Biociências (Genética) pela Universidade Estadual Paulista (Unesp). Especialista em Análises Clínicas (Microbiologia) pela Unesp.*

Andreza Pinheiro Malheiros – *Atua na Seção de Hepatologia do Instituto Evandro Chagas (SAHEP/IEC), Belém, Pará.*

Angela Corrêa de Freitas Almeida – *Professora Associada do Departamento de Microbiologia, Imunologia e Parasitologia da Faculdade de Ciências Médicas da Universidade do Estado do Rio de Janeiro (FCM/Uerj).*

Ariana Carolina Ferreira – *Atua no Laboratório de Gastroenterologia e Hepatologia Tropical, (LIM/07) do Instituto de Medicina Tropical da Faculdade de Medicina da Universidade de São Paulo (FMUSP).*

Bárbara Paranhos Coelho – *Bacharel em Biomedicina pela Universidade Federal do Rio Grande do Sul (UFRGS). Mestre em Ciências Biológicas e Bioquímica pela UFRGS. Doutora em Ciências Biológicas e Bioquímica pela UFRGS.*

Beatriz Ernestina Cabilio Guth – *Professora Associada aposentada do Departamento de Microbiologia, Imunologia e Parasitologia da Universidade Federal de São Paulo (Unifesp). Bacharel e Licenciada em Ciências Biológicas pela Universidade de São Paulo (USP). Mestre em Microbiologia e Imunologia pela Escola Paulista de Medicina (EPM) da Unifesp. Doutora em Ciências pela Unifesp.*

Benedito Corrêa – *Professor Titular do Departamento de Microbiologia do Instituto de Ciências Biomédicas da Universidade de São Paulo (ICB/USP). Graduação em Ciências Biomédicas. Mestrado e Doutorado em Microbiologia pela USP. Livre-Docência obtida em 2001.*

Camila Felix de Lima Fernandes – *Bacharelado em Ciências Biológicas pela Universidade Federal da Bahia (UFBA). Doutora em Biologia de Sistemas pela Universidade de São Paulo (USP).*

Carla Romano Taddei – *Professora Associada do Departamento de Microbiologia do Instituto de Ciências Biomédicas da Universidade de São Paulo (ICB/USP). Farmacêutica pela Faculdade de Ciências Farmacêuticas (FCF) da USP. Doutora em Ciências pelo ICB/USP. Pós-Doutora em Bacterologia pelo Instituto Butantan.*

Carlos Frederico Martins Menck – *Professor Titular do Departamento de Microbiologia do Instituto de Ciências Biomédicas da Universidade de São Paulo (ICB/USP).*

Carlos Pelleschi Taborda – *Professor Titular do Departamento de Microbiologia do Instituto de Ciências Biomédicas da Universidade de São Paulo (ICB/USP). Membro do Laboratório de Micologia Médica do Instituto de Medicina Tropical de São Paulo (IMT), Departamento de Dermatologia da Faculdade de Medicina da Universidade de São Paulo (FMUSP). Graduação em Ciências Biomédicas. Mestrado e Doutorado em Ciências (Microbiologia e Imunologia) pela Universidade Federal de São Paulo (Unifesp). Pós-Doutorado no Albert Einstein College of Medicine (AECOM), em Nova York. Livre-Docência em Microbiologia pela Universidade de São Paulo USP.*

Claudete Rodrigues Paula – *Professora aposentada do Departamento de Microbiologia do Instituto de Ciências Biomédicas da Universidade de São Paulo (ICB/USP). Professora Sênior da Faculdade de Odontologia da USP.*

Cristiane Rodrigues Guzzo Carvalho – *Professora do Instituto de Ciências Biomédicas da Universidade de São Paulo (ICB/USP). Bacharelado em Química pela USP. Doutorado e Pós-Doutorado em Bioquímica pela USP.*

Cristiano Gallina Moreira – *Professor Doutor Associado de Microbiologia do Departamento de Ciências Biológicas da Faculdade de Ciências Farmacêuticas da Universidade Estadual de São Paulo (FCFar/Unesp). Professor Assistente de Microbiologia no Departamento de Ciências Biológicas da Universidade do Estado da Luisiana, Estados Unidos.*

Cristina Viana-Niero – *Professora Associada do Departamento de Microbiologia, Imunologia e Parasitologia da Universidade Federal de São Paulo (Unifesp). Farmacêutica pela Universidade São Francisco (USF). Mestre em Ecologia Microbiana e Patogênese de Microrganismos pela Universidade Paris XI (Paris-Sud) e Instituto Pasteur de Paris, França. Doutorado e Pós-Doutorado em Microbiologia pela Unifesp.*

Daniela Leite – *Pesquisadora Científica e Coordenadora do Centro de Referência Nacional para Coqueluche do Centro de Bacteriologia do Instituto Adolfo Lutz (IAL). Bacharel em Ciências Biológicas pela Faculdade de Filosofia, Ciências e Letras de Santo Amaro (OSEC/Unisa). Mestre e Doutora em Ciências pelo Programa de Pós-Graduação da Coordenadoria de Controle de Doenças da Secretaria de Estado da Saúde de São Paulo (CCD/SES).*

Daniela Luz – *Pesquisadora de Laboratório do Centro de Desenvolvimento de Anticorpos do Laboratório de Bacteriologia do Instituto Butantan (IB). Bacharel em Ciências Biológicas pela Universidade Estadual de Ponta Grossa (UEPG). Mestre em Microbiologia pelo Instituto de Ciências Biomédicas da Universidade de São Paulo (USP). Doutora em Toxinologia pelo IB.*

Danielle Bastos Araujo – *Pesquisadora do Núcleo de Pesquisas em Raiva do Laboratório de Virologia Clínica e Molecular do Departamento de Microbiologia do Instituto de Ciências Biomédicas da Universidade de São Paulo (ICB/USP). Formada em Medicina Veterinária pela Faculdade de Medicina Veterinária e Zootecnia da Universidade Estadual Paulista (Unesp). Doutorado em Biotecnologia pelo Programa Interunidades da USP, do Butantan (IB) e Instituto de Pesquisas Tecnológicas (IPT). Mestrado em Medicina Veterinária pela Faculdade de Medicina Veterinária e Zootecnia da Unesp.*

Danielle Bruna Leal de Oliveira – *Pesquisadora no Instituto Israelita de Ensino e Pesquisa do Hospital Israelita Albert Einstein (IIEP/HIAE) e no Instituto de Ciências Biomédicas da Universidade de São Paulo (ICB/USP). Graduada em Biomedicina, Modalidade Médica, pela Universidade Federal do Pará (UFPA). Mestre e Doutora em Microbiologia pela USP.*

Dario S. Zamboni – *Professor Titular do Departamento de Biologia Celular e Molecular e Bioagentes Patogênicos da Faculdade de Medicina de Ribeirão Preto da Universidade de São Paulo (FMRP/USP). Bacharel em Ciências Biológicas pela Universidade de Brasília (UnB). Doutor em Microbiologia, Imunologia e Parasitologia pela Escola Paulista de Medicina da Universidade Federal de São Paulo (EPM/Unifesp).*

Débora Veiga Sacramento – *Atua no Departamento de Microbiologia do Instituto de Ciências Biomédicas da Universidade de São Paulo (ICB/USP).*

Deilson Elgui de Oliveira – *Professor Associado do Departamento de Patologia da Faculdade de Medicina de Botucatu da Universidade Estadual Paulista (FMB/Unesp). Pesquisador do Instituto de Biotecnologia (IBTEC) da Unesp e Investigador Principal do ViriCan – Grupo de Estudos em Carcinogênese Viral e Biologia dos Cânceres. Biomédico habilitado em Patologia e Biologia Molecular com atuação principalmente na área de Cancerologia e Carcinogênese Viral, particularmente por herpesvírus gama. Pós-Doutorado em Carcinogênese Viral pela Weill Medical College da Universidade Cornell, Estados Unidos. Livre-Docência em Biologia dos Cânceres pela FMB.*

Diógenes Santiago Santos (*In memorian*) – *Professor Titular da Faculdade de Farmácia da Pontifícia Universidade Católica do Rio Grande do Sul (PUC-RS). Coordenador do Instituto Nacional de Ciência e Tecnologia em Tuberculose/MCTI/CNPq/MS/DECIT). PhD.*

Doroti de Oliveira Garcia – *Pesquisadora Científica VI. Diretora Técnica I do Núcleo de Ciências Biomédicas do Centro de Laboratório Regional de Marília do Instituto Adolfo Lutz (IAL).*

Edison Luiz Durigon – *Bacharel em Ciências Biológicas, Modalidade Médica, pelo Centro Universitário Hermínio Ometto de Araras (Uniararas). Mestre em Ciências Biológicas (Microbiologia) pela Universidade de São Paulo (USP). Doutor em Ciências Biológicas (Microbiologia) pela USP.*

Eliane de Oliveira Ferreira – *Professora Associada III do Instituto de Microbiologia Paulo de Góes da Universidade Federal do Rio de Janeiro (IMPG/UFRJ). Chefe do Laboratório de Biologia de Anaeróbios no Departamento de Microbiologia Médica do IMPG/UFRJ. Graduação em Ciências Biológicas (Bacharelado em Genética) e Licenciatura Plena pela UFRJ. Mestrado em Microbiologia (Bacteriologia) pela Universidade do Estado do Rio de Janeiro (Uerj). Doutorado em Ciências (Microbiologia) pelo IMPG/UFRJ.*

Elsa Masae Mamizuka – *Professora Doutora da Faculdade de Ciências Farmacêuticas da Universidade de São Paulo (FCF/USP).*

Enrique Boccardo – *Professor Associado do Departamento de Microbiologia do Instituto de Ciências Biomédicas da Universidade de São Paulo (ICB/USP). Bacharel em Biologia pela Facultad de Ciencias, Universidad de la República (UdelaR), Uruguai. Mestre em Biologia Molecular e Celular pela UdelaR. Doutor em Bioquímica pelo Instituto de Química da Universidade de São Paulo (IQ/USP).*

Érica Lourenço da Fonseca – *Pesquisadora Associada em Saúde Pública da Fundação Oswaldo Cruz (Fiocruz). Bacharel em Ciências Biológicas pela Universidade do Estado do Rio de Janeiro (Uerj). Mestre e Doutora em Biologia Parasitária pela Fiocruz.*

Expedito José de Albuquerque Luna – *Médico. Docente de Epidemiologia de Doenças Infecciosas na Faculdade de Medicina da Universidade de São Paulo (FMUSP). Mestrado em Saúde Coletiva pela Faculdade de Ciências Médicas da Universidade Estadual de Campinas (FCM/Unicamp). Doutorado em Medicina Preventiva/Epidemiologia pela FMUSP.*

Francisco Murilo Zerbini – *Professor Titular no Departamento de Fitopatologia da Universidade Federal de Viçosa (UFV). Presidente do Comitê Internacional de Taxonomia de Vírus (ICTV). Engenheiro Agrônomo pela UFV. PhD em Fitopatologia Nirologia Vegetal pela Universidade da Califórnia, Estados Unidos.*

Fábio Cargnelutti Fontoura – *Tecnólogo em Gastronomia pela Universidade Cesumar (UniCesumar). Acadêmico do curso de Medicina da Universidade Franciscana (UFN). Mestrando do Programa de Pós-Graduação em Ciências Biológicas: Bioquímica da Universidade Federal do Rio Grande do Sul (UFRGS).*

Fabyano Bruno Leal – *Graduado em Enfermagem pela Universidade da Amazônia (UNAMA). Mestre em Microbiologia pela Universidade de São Paulo (USP).*

Felipe Alves de Almeida – *Professor Associado do Instituto Biomédico da Universidade Federal Fluminense (CMB/UFF). Graduado em Ciências Biológicas pela Universidade do Estado do Rio de Janeiro (Uerj). Mestre em Bacteriologia Clínica pela Uerj. Doutor em Ciências (Microbiologia) pelo Instituto de Microbiologia Paulo de Góes da Universidade Federal do Rio de Janeiro (IMPG/UFRJ).*

Felipe Piedade Gonçalves Neves – *Professor Associado do Departamento de Microbiologia e Parasitologia do Instituto Biomédico da Universidade Federal Fluminense (CMB/UFF). Graduado em Ciências Biológicas e Mestre em Bacteriologia Clínica pela Universidade do Estado do Rio de Janeiro (Uerj). Doutor em Ciências (Microbiologia) pela Universidade Federal do Rio de Janeiro (UFRJ). Pós-Doutorado na School of Public Health da Universidade da Califórnia, Estados Unidos.*

Fernanda de Mello Malta – *Atua no Setor de Pesquisa e Desenvolvimento do Laboratório Clínico do Hospital Israelita Albert Einstein (HIAE).*

Fernanda Sampaio Cavalcante – *Professora Adjunta do Departamento de Clínica Médica do Instituto de Ciências Médicas do Centro Multidisciplinar – Macaé da Universidade Federal do Rio de Janeiro (UFRJ).*

Flair José Carrilho – *Atua no Laboratório de Gastroenterologia e Hepatologia Tropical (LIM07) do Instituto de Medicina Tropical do Departamento de Gastroenterologia da Faculdade de Medicina da Universidade de São Paulo (FMUSP).*

Flavio Alterthum – *Professor Emérito da Faculdade de Medicina de Jundiaí. Professor Titular de Microbiologia (aposentado) da Faculdade de Medicina de Jundiaí. Professor Titular de Microbiologia (aposentado) do Instituto de Ciências Biomédicas da Universidade de São Paulo.*

Gabriel Padilla – *Professor Associado do Instituto de Ciências Biomédicas da Universidade de São Paulo (ICB/USP).*

Giuliana Stravinskas Durigon – *Infectopediatra Graduada em Medicina pela Faculdade de Ciências Médicas da Santa Casa de São Paulo (FCMSCSP). Residência Médica em Pediatria na Irmandade da Santa Casa de Misericórdia de São Paulo (ISCMSP). Residência Médica em Infectologia Pediátrica na ISCMSP. Mestre em Ciências da Saúde pela FCMSCSP. Doutora em Microbiologia pela Universidade de São Paulo (USP).*

Heriberto Fernández – *Professor Titular do Instituto de Microbiologia Clínica da Faculdade de Medicina da Universidade Austral do Chile (UACh). Tecnólogo Médico pela Escola de Tecnologia Médica da Faculdade de Medicina da UACh. Mestre em Microbiologia e Imunologia pela Escola Paulista de Medicina da Universidade Federal de São Paulo (EPM/Unifesp). Doutor em Ciências pela EPM/Unifesp.*

Hugo Reis Resque – *Pesquisador em Saúde Pública. Titular do Laboratório de Vírus Gastroentéricos da Seção de Virologia do Instituto Evandro Chagas (SVSA/MS). Biomédico. Doutor em Ciências pelo Departamento de Microbiologia da Universidade de São Paulo (USP).*

Igor Mimica – *Professor Titular de Microbiologia da Faculdade de Ciências Médicas da Santa Casa de São Paulo (FCMSCSP).*

Jacqueline Marcia Boccacino – *Bacharel em Ciências Moleculares pela Universidade de São Paulo (USP).*

Jansen de Araujo – *Professor Doutor do Departamento de Microbiologia do Instituto de Ciências Biomédicas da Universidade de São Paulo (ICB/USP).*

Jéssica Luana Chechi – *Professora Visitante no Programa de Pós-Graduação em Biologia Geral e Aplicada do Instituto de Biociências de Botucatu da Universidade Estadual de São Paulo (IBB/Unesp). Pós-Doutoranda no Departamento de Microbiologia do Instituto de Ciências Biomédicas da Universidade de São Paulo (ICB/USP), no Laboratório de Fungos Dimórficos Patogênicos. Graduação em Ciências Biológicas pela Universidade Estadual do Norte do Paraná (UENP). Especialização em Bioquímica Aplicada pela Universidade Estadual de Londrina (UEL). Mestrado e Doutorado em Biologia Geral e Aplicada pelo IBB/Unesp. Doutorado sanduíche no Centro de Pesquisa da Universidade Mahidol, Tailândia.*

João Paulo Herrera da Silva – *Candidato a Doutor em Fitopatologia com ênfase em Virologia Vegetal pela Universidade Federal de Viçosa (UFV). Engenheiro Agrônomo pela UFV. Mestre em Fisiopatologia com ênfase em Virologia Vegetal pela UFV.*

João Renato Rebello Pinho – *Médico do Setor de Pesquisa e Desenvolvimento do Departamento de Patologia Clínica e Anatomia Patológica do Hospital Israelita Albert Einstein (HIAE). Coordenador do Laboratório de Gastroenterologia e Hepatologia Tropical do Instituto de Medicina Tropical da Faculdade de Medicina da Universidade de São Paulo (FMUSP). Diretor do Laboratório de Biologia Molecular da Divisão de Laboratório Central do Hospital das Clínicas (HC) da FMUSP. Professor Livre-Docente do Departamento de Gastroenterologia da FMUSP. Graduação em Medicina pela FMUSP. Doutorado em Bioquímica pelo Instituto de Química da USP. MBA em Gestão em Saúde pelo Insper.*

John Anthony McCulloch – *Professor Adjunto no Instituto de Ciências Biológicas da Universidade Federal do Pará (UFPA).*

Jorge Timenetsky – *Professor Associado do Departamento de Microbiologia do Instituto de Ciências Biomédicas da Universidade de São Paulo (ICB/USP). Bacharel em Ciências Biológicas, Modalidade Médica, pela Universidade de Mogi das Cruzes (UMC). Mestre em Microbiologia e Imunologia pela Universidade Federal de São Paulo (Unifesp). Doutor em Microbiologia pelo ICB/USP.*

Julia Moreira Pescarini – *Farmacêutica. Mestrado em Parasitologia e Doutorado em Epidemiologia. Experiência em Epidemiologia das Doenças Infecciosas e Outras Doenças Ligadas a Pobreza, Determinação Social e Desigualdades em Saúde, e Avaliação Causal em Epidemiologia.*

Juliana I. Hori – *Professora Doutora do Instituto de Educação Médica (IDOMED) do Centro Universitário Estácio de Ribeirão Preto (UNESA). Bacharel e Licenciada em Ciências Biológicas pela Universidade Federal de São Carlos (UFSCar). Mestre em Imunologia e Doutora em Biologia Celular e Molecular pela Faculdade de Medicina de Ribeirão Preto da Universidade de São Paulo (FMRP/USP).*

Juliana Pfrimer Falcão – *Professora Associada da Faculdade de Ciências Farmacêuticas de Ribeirão Preto da Universidade de São Paulo (FCFRP/USP). Graduada em Farmácia-Bioquímica pela Faculdade de Ciências Farmacêuticas da Universidade Estadual Paulista Júlio de Mesquita Filho (FCFar/Unesp). Mestre em Ciências Biológicas (Microbiologia Aplicada) pela Unesp. Doutora em Ciências (Imunologia Básica e Aplicada) pela Faculdade de Medicina de Ribeirão Preto da Universidade de São Paulo (FMRP/USP).*

Juliana Yamashiro – *Médica Assistente da Divisão de Clínica de Moléstias Infecciosas e Parasitárias do Hospital das Clínicas da Faculdade de Medicina da Universidade de São Paulo (HC/FMUSP). Médica do Centro de Vigilância Epidemiológica "Dr. Alexandre Vranjac" da Coordenadoria de Controle de Doenças da Secretaria de Estado da Saúde de São Paulo (CVE/CCD/SES/SP). Mestre em Ciências pelo Programa de Pós-Graduação em Doenças Infecciosas e Parasitárias pela FMUSP.*

Karim Yaqub Ibrahim – *Médico Assistente da Divisão de Clínica de Moléstias Infecciosas e Parasitárias do Hospital das Clínicas da Faculdade de Medicina da Universidade de São Paulo (HC/FMUSP). Médico Infectologista do Instituto do Câncer do Estado de São Paulo (ICESP). Doutor em Ciências pelo Programa de Pós-Graduação em Doenças Infecciosas e Parasitárias da FMUSP.*

Katia Galeão Brandt – *Professora Associada da Área de Pediatria da Universidade Federal de Pernambuco (UFPE). Médica com Mestrado em Pediatria pela UFPE. Doutorado em Ciências pela Faculdade de Medicina da Universidade de São Paulo (FMUSP).*

Kátia Regina Netto dos Santos – *Professora Titular do Departamento de Microbiologia Médica do Instituto de Microbiologia Paulo de Góes da Universidade Federal do Rio de Janeiro (IMPG/UFRJ).*

Kelly Ishida – *Farmacêutica. Docente no Departamento de Microbiologia do Instituto de Ciências Biomédicas da Universidade de São Paulo (ICB/USP). Livre-Docente pela USP. Mestre em Ciências Farmacêuticas pela Universidade Estadual de Maringá (UEM). Doutora em Ciências Biológicas pela Universidade Federal do Rio de Janeiro (UFRJ).*

Ketti Gleyzer de Oliveira – *Atua no Laboratório de Gastroenterologia e Hepatologia Tropical (LIM07) do Instituto de Medicina Tropical do Departamento de Gastroenterologia da Faculdade de Medicina da Universidade de São Paulo (FMUSP) e no Departamento de Patologia Clínica e Anatomia Patológica do Hospital Israelita Albert Einstein (HIAE).*

Lara Termini – *Atua no Laboratório de Inovação em Câncer no Centro de Investigação Translacional em Oncologia (CTO) do Instituto do Câncer do Estado de São Paulo (ICESP) da Faculdade de Medicina da Universidade de São Paulo (FMUSP).*

Larissa D. Cunha – *Professora Doutora do Departamento de Biologia Celular e Molecular e Bioagentes Patogênicos da Faculdade de Medicina de Ribeirão Preto da Universidade de São Paulo (FMRP/USP). Bacharel em Ciências Biológicas pela Universidade de Brasília (UnB). Doutora em Biologia Celular e Molecular pela FMRP/USP.*

Laura Maria Andrade de Oliveira – *Pesquisadora de Pós-Doutorado do Instituto de Microbiologia Paulo de Góes da Universidade Federal do Rio de Janeiro (IMPG/UFRJ). Graduada em Farmácia pela Universidade Federal de Juiz de Fora (UFJF). Mestre em Ciências Biológicas pela UFJF e Doutora em Ciências (Microbiologia) pela UFRJ.*

Laura Sichero – *Livre-Docente pela Faculdade de Medicina da Universidade de São Paulo (FMUSP). Coordenadora de Pesquisa do Instituto do Câncer do Estado de São Paulo (ICESP) da FMUSP. Graduada em Ciências Biológicas pelo Instituto de Biociências (IB) da USP. Mestre em Ciências com ênfase em Biologia Molecular pelo Instituto de Química (IQ) da USP. Doutora em Ciências com ênfase em Biologia Molecular pelo IQ/USP.*

Leandro Araujo Lobo – *Adjunto do Instituto de Microbiologia Paulo de Góes (IMPG) no Laboratório de Biologia de Anaeróbios. Graduação em Microbiologia e Imunologia pela Universidade Federal do Rio de Janeiro (UFRJ). Mestre em Ciências (Mirobiologia) pela UFRJ. Doutor em Microbiologia e Biologia Molecular pela Universidade de Helsinki, Finlândia.*

Leidiane Barbosa Ribeiro – *Mestranda pelo Programa de Medicina Tropical da Faculdade de Medicina da Universidade de São Paulo (FMUSP), atuando com o projeto "Elucidação etiológica de quadros de hepatite aguda sem etiologia definida". Graduação em Biomedicina pela Universidade de Mogi das Cruzes (UMC).*

Leila Carvalho Campos – *Pesquisadora em Saúde Pública da Fundação Oswaldo Cruz (Fiocruz) lotada no Centro de Integração de Dados e Conhecimentos para Saúde (Cidacs). Compõe o Grupo Técnico-Científico do Cidacs, trabalhando no delineamento dos principais requisitos para subsidiar a futura construção do repositório e plataforma de dados a serem estabelecidos no Programa Genomas Brasil. Bióloga com Doutorado pela Universidade Federal de São Paulo (Unifesp). Pós-Doutorado pela Universidade de São Paulo (USP), em Microbiologia e Imunologia, com experiência na caracterização fenotípica e genética de patógenos bacterianos e seus fatores de virulência.*

Leila Maria Lopes Bezerra – *Pesquisadora em Inovação (PE) da Fundação de Amparo à Pesquisa do Estado de São Paulo (FAPESP) e CEO da BIDiagnostics, Startup em Biotecnologia da Incubadora de Base Tecnológica de São Paulo (USP/IPEN/CIETEC). Graduação em Ciências Biológicas, Modalidade Médica. Mestrado e Doutorado em Bioquímica pelo Instituto de Química da Universidade Federal do Rio de Janeiro (IQ/UFRJ). Pós-Doutorado em Doenças Infecciosas pela Universidade da Califórnia (UCLA), Estados Unidos. Professora Associada (aposentada) da Universidade do Estado do Rio de Janeiro (Uerj). Foi Professora Visitante da Universidade de São Paulo (USP) e da Universidade de Aberdeen, Escócia.*

Leticia Barboza Rocha – *Tecnologista de Laboratório SR, Laboratório Estratégico de Diagnóstico, Instituto Butantan. Bacharel em Ciências Biológicas pelo Centro Universitário Fundação Santo André (FSA). Mestre em Biotecnologia e Doutora em Ciências pelo Instituto de Ciências Biomédicas da Universidade de São Paulo (ICB/USP).*

Lília M. S. Paulin – *Pesquisadora Científica VI lotada no Instituto Biológico, onde é Responsável Técnica e Gerente da Qualidade Setorial ISO 17025. Professora de Pós-Graduação no Instituto Biológico. Médica-Veterinária Graduada pela Universidade Estadual Paulista Júlio de Mesquita Filho (Unesp). Especialização em Brucelose no Instituto Nacional de Tecnologia Agropecuária (INTA) de Castelar-Argentina. Mestrado em Epidemiologia Experimental Aplicada às Zoonoses pela Faculdade de Medicina Veterinária e Zootecnia da Universidade de São Paulo (FMVZ/USP). Doutorado em Epidemiologia Experimental Aplicada às Zoonoses pela FMVZ/USP e INTA-Argentina. Autora do livro "O Combate à Brucelose Bovina", Editora FUNEP, 2003.*

Louisy Sanches dos Santos Sant'Anna – *Professora Adjunta do Departamento de Microbiologia, Imunologia e Parasitologia da Faculdade de Ciências Médicas da Universidade do Estado do Rio de Janeiro (FCM/Uerj). Graduada em Ciências Biológicas pela Uerj. Mestre em Microbiologia e Doutora em Ciências pela FCM/Uerj.*

Lucas Gonçalves Ferreira – *Bacharel em Biomedicina pela Universidade de Araraquara (UNIARA). Mestre em Análises Clínicas pela Faculdade de Ciências Farmacêuticas da Universidade de São Paulo (FCF/USP). Doutor em Ciências pela FCF-USP.*

Lúcia Martins Teixeira – *Professora Titular do Departamento de Microbiologia Médica, Instituto de Microbiologia Paulo de Góes da Universidade Federal do Rio de Janeiro (IMPG/UFRJ). Graduada em Ciências Biológicas, Modalidade Médica, pela Faculdade de Ciências Médicas da Universidade do Estado do Rio de Janeiro (FCM/Uerj). Mestre e Doutora em Ciências (Microbiologia) pelo IMPG/UFRJ.*

Luiz Augusto Basso – *Doutorado em Enzimologia/Biologia Molecular e Biotecnologia pela Universidade de Sheffield, Grã-Bretanha. Bolsista do Conselho Nacional de Desenvolvimento Científico e Tecnológico. Mestrado em Ciências Biológicas (Bioquímica) pela Universidade Federal do Rio Grande do Sul (UFRGS). Graduação em Química pela UFRGS. Pós-Doutorado na Faculdade de Medicina Albert Einstein (AECOM), Estados Unidos. Professor Adjunto na UFRGS.*

Luzia Fátima Alves Martorelli – *Pesquisadora do Núcleo de Pesquisas em Raiva do Laboratório de Virologia Clínica e Molecular do Departamento de Microbiologia do Instituto de Ciências Biomédicas da Universidade de São Paulo (ICB/USP). Bióloga, Sanitarista, Doutora em Microbiologia (Virologia) pela USP.*

Lycia Mara Jenné Mimica – *Professora Adjunta da Faculdade de Ciências Médicas da Santa Casa de São Paulo (FCMSCSP).*

Magda Carneiro-Sampaio – *Professora Titular do Departamento de Pediatria da Faculdade de Medicina da Universidade de São Paulo (FMUSP) e do Departamento de Imunologia do Instituto de Ciências Biomédicas (ICB) da USP.*

Maira Marranghello Maluf – *Médica Patologista Clínica Assistente do Setor de Microbiologia do Laboratório Clínico do Hospital Israelita Albert Einstein (HIAE). Mestrado em Tecnologias e Atenção à Saúde pela Universidade Federal de São Paulo (Unifesp).*

Marcelo Jenné Mimica – *Professor Adjunto da Faculdade de Ciências Médicas da Santa Casa de São Paulo (FCMSCSP).*

Marcia Regina Franzolin – *Pesquisadora Científica VI do Laboratório de Bacteriologia do Instituto Butantan. MSc, PhD.*

Maria Cândida de Souza Ferreira – *Professora Adjunta (aposentada) do Instituto de Microbiologia Paulo de Góes (IMPG) do Laboratório de Biologia de Anaeróbios. Farmacêutica pela Universidade Federal do Rio de Janeiro (UFRJ). Mestrado e Doutorado em Ciências (Microbiologia) pela UFRJ.*

Maria Clara da Silva Souza – *Bacharel pelo Instituto de Biociências da Universidade de São Paulo (IB/USP).*

Maria de Lourdes Benamor Teixeira – *Médica Infectologista do Instituto Nacional de Infectologista Evandro Chagas (INI/Fiocruz). Doutorado em Pesquisa Clínica em Doenças Infecciosas pelo INI/Fiocruz. MD, PhD.*

Maria Isabel Melo Escobar – *Bacharelado em Engenharia Biomédica pela Universidad Autónoma de Occidente de Cali, Colômbia. Mestrado em Biologia de Sistemas pela Universidade de São Paulo (USP).*

Maria Lucia Rácz – *Professora Associada aposentada do Departamento de Microbiologia do Instituto de Ciências Biomédicas da Universidade de São Paulo (ICB/USP).*

Maria Luiza Bazzo – *Professora Titular da Universidade Federal de Santa Catarina (UFSC). Tem experiência em Diagnóstico Laboratorial das ISTs e Sorologia, atuando principalmente nos seguintes temas: Sífilis, Neisseria gonorrhoeae, biologia molecular, sorologia e avaliação externa da qualidade. Coordena o Laboratório de Biologia Molecular, Microbiologia e Sorologia (LBMMS/UFSC). Graduada em Farmácia e Bioquímica, Opção Análises Clínicas, pela UFSC. Mestre em Farmácia (Fisiopatologia e Toxicologia) pela Universidade de São Paulo (USP). Doutora em Ciências Biológicas (Microbiologia) pela Universidade Federal de Minas Gerais (UFMG).*

Mariana Brandão Prado – *Bacharelado em Ciências Biológicas pela Universidade de São Paulo (USP). Doutorado em Biologia de Sistemas pelo Instituto de Ciências Biomédicas (ICB) da USP.*

Mariana Medina Medeiros – *Analista de Processos em Farmacovigilância na Eli Lilly do Brasil. Biomédica pelo Instituto de Ciências Biomédicas da Universidade de São Paulo (ICB/USP). Mestranda em Ciência de Alimentos pela Faculdade de Ciências Farmacêuticas (FCF) da USP.*

Marilene Hohmuth Lopes – *Professora Associada do Departamento de Biologia Celular e do Desenvolvimento do Instituto de Ciências Biomédicas da Universidade de São Paulo (ICB/USP). Graduada em Ciências Biológicas, Modalidade Médica, com Dourado em Oncologia pela Fundação Antônio Prudente e Pós-Doutorado no Instituto Ludwig de Pesquisas sobre o Câncer. Livre-Docente pela USP com sabático na Universidade de Western Ontário, Canadá.*

Marina Baquerizo Martinez – *Professora Titular aposentada do Departamento de Análises Clínicas e Toxicológicas da Faculdade de Ciências Farmacêuticas da Universidade de São Paulo (FCF/USP). Mestrado em Análises Clínicas pela FCF/USP. Doutorado em Microbiologia pelo Instituto de Ciências Biomédicas da Universidade de São Paulo (ICB/USP).*

Marinês Dalla Valle Martino – *Médica Patologista Clínica com Graduação, Mestrado e Doutorado pela Faculdade de Ciências Médicas da Santa Casa de São Paulo (FCMSCSP). Coordenadora Médica do Setor de Microbiologia da Medicina Diagnóstica do Hospital Albert Einstein (HIAE). Professora da Disciplina Agente Hospedeiro I da Faculdade Israelita de Ciências da Saúde Albert Einstein (FICSAE).*

Mario Henrique Barros – *Professor Associado do Departamento de Microbiologia do Instituto de Ciências Biomédicas da Universidade de São Paulo (ICB/USP). Bacharelado, Mestrado e Doutorado em Ciências Biológicas (Biologia Genética) pelo Instituto de Biociências (IB) da USP. Realizou Pós-Doutorado na Universidade Columbia, Estados Unidos, e no Departamento de Bioquímica do (IQ/USP). Foi Professor Assistente do Departamento de Genética do IB da Universidade Estadual Paulista (Unesp), em Botucatu, São Paulo (2003-2006).*

Marta de Oliveira Domingos – *Pesquisadora Científica VI do Laboratório de Bacteriologia do Instituto Butantan. Graduada em Ciências Biológicas pela Universidade Presbiteriana Mackenzie (UPM). Mestre em Imunologia pelo Instituto de Ciências Biomédicas da Universidade de São Paulo (ICB/USP). Doutora em Imunologia pela St George's Hospital Medical School (SGHMS) da Universidade de Londres.*

Maurício Lacerda Nogueira – *Professor Adjunto da Faculdade de Medicina de São José do Rio Preto (FAMERP). Médico. Doutor em Ciências Biológicas (Microbiologia) pela Universidade Federal de Minas Gerais (UFMG).*

Maurício Lima Barreto – *Pesquisador Sênior da Fundação Oswaldo Cruz (Fiocruz). Professor Emérito da Universidade Federal da Bahia (UFBA). Chefe do Centro de Integração de Dados e Conhecimentos para Saúde (Cidacs) da Fiocruz Bahia. Graduado em Medicina pela UFBA. PhD em Epidemiologia pela Universidade de Londres. Membro Titular da Academia Brasileira de Ciências (ABC) e da Academia Mundial de Ciências. Professor Honorário da Escola de Higiene e Medicina Tropical de Londres.*

Michele Soares Gomes Gouvêa – *Graduação em Farmácia pela Universidade Federal do Pará (UFPA). Mestrado em Ciências pela Comissão de Pós-Graduação em Ciências da Coordenadoria de Controle de Doenças da Secretaria Estadual da Saúde de São Paulo (CCD/SES/SP). Doutorado em Ciências pela Faculdade de Medicina da Universidade de São Paulo (FMUSP).*

Miliane Rodrigues Frazão – *Graduada em Farmácia pela Universidade Federal de Alfenas (UNIFAL/MG). Mestre e Doutora em Ciências pela Faculdade de Ciências Farmacêuticas de Ribeirão Preto da Universidade de São Paulo (FCFRP/USP). Pós-Doutoranda no Departamento de Análises Clínicas da FCFRP/USP.*

Monamaris Marques Borges – *Pesquisador Científico VI no Laboratório de Bacteriologia do Instituto Butantan. PhD em Imunologia de Infecções pelo Instituto de Pesquisa de Doenças Infecciosas (IDRI), Seattle, Estados Unidos.*

Natália Silva da Costa – *Graduação em Ciências Biológicas (Microbiologia e Imunologia) pela Universidade Federal do Rio de Janeiro (UFRJ). Mestrado em Microbiologia Médica Humana pela Universidade do Estado do Rio de Janeiro (Uerj). Doutorado em Ciências (Microbiologia) pela UFRJ. Pós-Doutoranda do Instituto de Microbiologia da UFRJ.*

Nilton Lincopan – *Professor Livre-Docente do Departamento de Microbiologia do Instituto de Ciências Biomédicas da Universidade de São Paulo (ICB/USP).*

Olga Fischman Gompertz – *Professora aposentada do Departamento de Microbiologia, Imunologia e Parasitologia da Escola Paulista de Medicina da Universidade Federal de São Paulo (EPM/Unifesp). Graduada em Farmácia pela Universidade Federal de Santa Maria (UFSM). Especializou-se em Micologia pela Universidade Federal de Pernambuco (UFPE). Doutorado em Ciências (Bioquímica Toxicológica) pela UFSM. Live-Docência em Micologia pela UFSM.*

Osvaldo Augusto Esteves Sant'Anna – *Professor/Orientador em Programas de Pós-Graduação da Universidade Estadual de Campinas (Unicamp), Universidade de São Paulo (USP) e Universidade Federal de São Paulo (Unifesp). Liderança Científica do Instituto Butantan. Graduado em Ciências Biológicas pela USP. Especialização em Imunologia pela Organização Mundial da Saúde/Organização Pan-Americana de Saúde. Mestrado e Doutorado em Microbiologia e Imunologia pela Escola Paulista de Medicina (EPM) da Unifesp. Pós-Doutorado pelo Institut Curie, Paris. Experiência na Área de Imunologia, com ênfase em Imunogenética, e estudos com Toxinas, Venenos, Autoimunidades, Adjuvantes, Genética da Resistência a Infecções Virais e Bacterianas. Membro do Conselho Editorial da Revista Científica EINSTEIN. Assessor Científico do CNPq (FAPESP, FINEP, FACEPE, FAPESC, FAPERJ). Coordenador do CA-IMUNOLOGIA do CNPq (2006-2009). Vice-Diretor e, posteriormente, Diretor Científico do Centro de Toxinologia Aplicada, Programa CEPID/FAPESP (2003-2007). Coordenador do Instituto Nacional de Ciência e Tecnologia em Toxinas (INCTTOX). Pesquisador Principal do CeTICS/CEPID-FAPESP (2013-2015) com o Projeto ENTROPIA, TOXINAS e IMUNIDADE. Em junho de 2012 recebeu a Homenagem do Laboratório Cristália pelo desenvolvimento da Sílica Mesoporosa como Adjuvante Vacinal. A ideia, inovadora, inaugura um novo conceito em vacinação e trará enormes avanços para a saúde pública mundial [Placa entregue pelo Ministro Alexandre Padilha]. Em março de 2013 recebeu do Governo do Estado de São Paulo, a Medalha "Instituto Butantan", por sua contribuição ao Progresso das Ciências Biomédicas.*

Patricia Beltrão Braga – *Professora Livre-Docente Associada do Departamento de Microbiologia do Instituto de Ciências Biomédicas da Universidade de São Paulo (ICB/USP). Pesquisadora do Instituto Pasteur de São Paulo.*

Patrícia Oliveira Gionda – *Atua no Serviço de Infectologia do Departamento de Medicina Interna do Hospital Universitário Cassiano Antônio de Moraes da Universidade Federal do Espírito Santo (Hucam/Ufes).*

Paula Célia Mariko Koga – *Inspetora CAP. Especialista do Setor de Microbiologia do Laboratório Clínico do Hospital Israelita Albert Einstein (HIAE). Farmacêutica-Bioquímica pela Universidade Estadual de Londrina (UEL). Especialista em Ciências da Saúde pela Universidade Estadual de Maringá (UEM). Mestre em Ciências Biomédicas pelo Departamento de Microbiologia na Universidade de São Paulo (USP) e Doutora em Doenças Infecciosas e Parasitárias pela Universidade Federal de São Paulo (Unifesp).*

Paula Ristow – *Chefe do Centro de Expertise em Leptospirose do Centro Médico da Universidade de Amsterdã, Departmento de Microbiologia Médica e Prevenção de Infecções. Professora Associada do Instituto de Biologia da Universidade Federal da Bahia (UFBA). Graduada em Medicina Veterinária pela Universidade Federal Fluminense (UFF). Mestre e Doutora em Ciências (Microbiologia) pelo Instituto de Microbiologia Paulo de Góes da Universidade Federal do Rio de Janeiro (IMPG/UFRJ).*

Priscyla dos Santos Ribeiro – *Pesquisadora Científica A no Departamento de Microbiologia Médica e Prevenção de Infecções do Centro Médico da Universidade de Amsterdã. Graduada em Ciências Biológicas pela Universidade Federal da Bahia (UFBA). Mestre e Doutora em Microbiologia pela UFBA e Universidade Federal de Minas Gerais (UFMG), respectivamente.*

Raiane Cardoso Chamon – *Professora Adjunta do Departamento de Patologia da Faculdade de Medicina da Universidade Federal Fluminense (UFF).*

Regina Maria Cavalcanti Pilotto Domingues – *Professora Adjunta (aposentada) do Instituto de Microbiologia Paulo de Góes (IMPG) do Laboratório de Biologia de Anaeróbios. Bióloga com Bacharelado em Genética pela Universidade Federal do Rio de Janeiro (UFRJ). Mestrado e Doutorado em Ciências (Microbiologia) pela UFRJ.*

Renata Ferreira Boente – *Bióloga no Setor de Imunologia no Hemorio e na Agência Transfusional do Hospital Federal dos Servidores do Estado (HFSE). Graduação em Ciências, com ênfase em Microbiologia e Imunologia. Mestrado em Ciências – Microbiologia. Doutorado em Ciências – Microbiologia. Pós-Doutorado em Microbiologia, Wadsworth Anaerobe Laboratory, Greater Los Angeles VA Healthcare Systems, Los Angeles, Califórnia.*

Rita de Cassia Ruiz – *Doutora em Ciências pelo Programa de Microbiologia, Parasitologia e Imunologia da Universidade Federal de São Paulo (Unifesp). Pesquisadora Científica VI do Laboratório de Bacteriologia do Instituto Butantan.*

Roberta Sitnik – *Especialista no Setor de Pesquisa e Desenvolvimento do Laboratório Clínico do Hospital Israelita Albert Einstein (HIAE). Bióloga formada pela Universidade de São Paulo (USP). Mestrado em Genética Humana e Doutorado em Fisiopatologia Experimental (Virologia) pela USP.*

Roberto Nepomuceno de Souza Lima – *Professor de Microbiologia e da Área de Ciências Médicas Básicas da Faculdade São Leopoldo Mandic e do Centro Universitário São Camilo. Graduado em Odontologia pela Universidade de São Paulo (USP). Doutor em Biologia da Relação Patógeno-Hospedeiro pelo Instituto de Ciências Biomédicas da Universidade de São Paulo (ICB/USP).*

Robson Kriiger Loterio – *Bacharel e Licenciado em Ciências Biológicas pela Universidade Federal de Viçosa (UFV). Doutor em Ciências pelo Programa de Imunologia Básica e Aplicada da Faculdade de Medicina de Ribeirão Preto da Universidade de São Paulo (FMRP/USP). Pós-Doutorando do Macfarlane Burnet Institute for Medical Research and Public Health, Melbourne, Austrália.*

Rodrigo Cardoso de Oliveira – *Graduação em Ciências Biológicas e Mestrado em Fitopatologia, ambos pela Universidade Estadual de Maringá (UEM). Doutorado sanduíche em Ciências (Microbiologia) pela Universidade de São Paulo (USP) e Universidade de Houston, nos Estados Unidos. Pós-Doutorado em Microbiologia pela USP e pelo Instituto de Biologia da Universidade Nacional Autônoma do México (UNAM).*

Rodrigo Cayô – *Professor Adjunto do Departamento de Ciências Biológicas (DCB) do Instituto de Ciências Ambientais, Químicas e Farmacêuticas (ICAQF) da Universidade Federal de São Paulo (Unifesp).*

Rodrigo Gay Ducati – *Professor Adjunto na Universidade do Vale do Taquari (Univates) e Assistente de Pesquisa Clínica na LEADER Research. Bacharel em Biologia Molecular, Celular e Funcional pela Universidade Federal do Rio Grande do Sul (UFRGS). Mestre em Genética e Biologia Molecular pela UFRGS. Doutor em Biologia Celular e Molecular pela UFRGS.*

Rodrigo Tavanelli Hernandes – *Professor Associado do Departamento de Ciências Químicas e Biológicas (DCQB) do Setor de Microbiologia e Imunologia, Instituto de Biociências da Universidade Estadual Paulista (IB/Unesp), campus de Botucatu. Bacharel em Ciências Biológica, Modalidade Médica, pelo IB/Unesp, Botucatu. Mestre em Ciências Biológicas (Microbiologia) pela Universidade de São Paulo (USP). Doutor em Microbiologia e Imunologia pela Universidade Federal de São Paulo (Unifesp). Livre-Docente pelo IB/Unesp, Botucatu.*

Rosa Maria Silva – *Professora Associada do Departamento de Microbiologia, Imunologia e Parasitologia da Escola Paulista de Medicina da Universidade Federal de São Paulo (EPM/Unifesp). Doutora em Ciências pela Unifesp. Pós-Doutorado em Genética de Microrganismos (New York Medical Center).*

Rosemeire Cobo Zanella Ramos – *Pesquisadora Científica VI do Centro de Bacteriologia (CB) do Instituto Adolfo Lutz (IAL). Graduada em Ciências Biológicas Modalidade Médica – Biomedicina da Universidade Santo Amaro (Unisa). Mestre pela Faculdade de Ciências Biológicas da Universidade de São Paulo (USP). Doutorado pela Faculdade de Medicina da Universidade Federal de São Paulo (Unifesp).*

Roxane Maria Fontes Piazza – *Pesquisadora Científica VI do Centro de Desenvolvimento de Anticorpos do Laboratório de Bacteriologia do Instituto Butantan. Farmacêutica-Bioquímica pela Universidade Federal de Santa Catarina (UFSC). Mestre em Farmácia pela Faculdade de Ciências Farmacêuticas da Universidade de São Paulo (FCF/USP). Doutora em Ciências pelo Instituto de Ciências Biomédicas da Universidade de São Paulo (ICB/USP).*

Samira Chuffi – *Atua no Laboratório de Gastroenterologia e Hepatologia Tropical (LIM/07) do Instituto de Medicina Tropical da Faculdade de Medicina da Universidade de São Paulo (FMUSP).*

Sandro Rogério de Almeida – *Professor Titular do Departamento de Análises Clínicas e Toxicológicas da Faculdade de Ciências Farmacêuticas da Universidade de São Paulo (FCF/USP). Graduação em Ciências Biomédicas pela Universidade Federal de São Paulo (Unifesp). Mestrado e Doutorado em Ciências (Microbiologia e Imunologia) pela Unifesp. Pós-Doutorado na Universidade Washington em St. Louis. Livre-Docência em Microbiologia pela USP.*

Sergio Eduardo Longo Fracalanzza – *Professor Titular no Departamento de Microbiologia Médica do Instituto de Microbiologia Paulo de Góes da Universidade Federal do Rio de Janeiro (IMPG/UFRJ). Doutor em Ciências (Microbiologia). Ex-Presidente da Sociedade Brasileira de Microbiologia (SBM).*

Sérgio Morgado – *Pós-Doutor nota 10 da (FAPERJ) do Laboratório de Genética Molecular de Microrganismos, Instituto Oswaldo Cruz. Bacharel em Biomedicina pela Universidade Federal do Rio de Janeiro (UFRJ). Mestre e Doutor em Biologia Computacional e Sistemas pela Fundação Oswaldo Cruz (Fiocruz).*

Sérgio Olavo Pinto da Costa – *Professor Titular do Instituto de Biociências da Universidade de São Paulo (IB/USP).*

Silvana Regina Favoretto – *Coordenadora do Núcleo de Pesquisas em Raiva do Laboratório de Virologia Clínica e Molecular do Departamento de Microbiologia do Instituto de Ciências Biomédicas da Universidade de São Paulo (ICB/USP). Bióloga, Sanitarista pela Faculdade de Saúde Pública (FSP) da USP. Doutora em Microbiologia (Virologia) pela USP.*

Sílvia Yumi Bando – *Doutora em Biotecnologia pela Universidade de São Paulo (USP). Especialista em Laboratório do Departamento de Pediatria da Faculdade de Medicina da Universidade de São Paulo (FMUSP).*

Suélen Andreia Rossi – *Mestrado e Doutorado em Microbiologia Aplicada pelo Programa de Biociências e Biotecnologia Aplicadas à Farmácia na Faculdade de Ciências Farmacêuticas de Araraquara da Universidade Estadual Paulista "Júlio de Mesquita Filho" (Unesp). Pós-Doutorado pelo Programa Ciência sem Fronteiras no Centro Nacional de Microbiologia do Instituto de Saúde Carlos III, Espanha. Pós-Doutorado no Instituto de Ciências Biomédicas II, no Laboratório de Fungos Dimórficos Patogênicos na Universidade de São Paulo (USP), com estágio no exterior no Instituto de Saúde Carlos III. Principais trabalhos publicados se concentram na busca de novas terapias antifúngicas e interação fungo-hospedeiro.*

Sylvia Cardoso Leão – *Livre-Docente em Microbiologia pela Universidade Federal de São Paulo (Unifesp). Professora Titular aposentada em Microbiologia pela Unifesp. Médica pela Faculdade de Medicina da Universidade de São Paulo (FMUSP). Mestre em Gastroenterologia Clínica pela FMUSP. Doutora em Microbiologia pela Unifesp.*

Tamara Renata Machado Ribeiro – *Pesquisadora de Pós-Doutorado no Departamento de Patologia, Microbiologia e Imunologia/Divisão de Patogênese Molecular, do Centro Médico da Universidade Vanderbilt, nos Estados Unidos. Mestre e Doutora em Biociências e Biotecnologia Aplicadas à Farmácia na área de Bacteriologia pela Faculdade de Ciências Farmacêuticas da Universidade Estadual Paulista "Júlio de Mesquita Filho" (FCFar/Unesp). Especialista em Análises Clínicas – Avanços Diagnósticos pela Faculdade de Medicina de São José do Rio Preto (FAMERP).*

Tânia A. Tardelli Gomes – *Professora Titular Livre-Docente e Coordenadora do Programa de Pós-Graduação em Microbiologia e Imunologia da Universidade Federal de São Paulo (Unifesp). Bacharel em Ciências Biológicas Modalidade Médica Unifesp. Mestre e Doutora em Microbiologia e Imunologia pela Escola Paulista de Medicina (EPM) da Unifesp.*

Tania Queiroz Reuter Motta – *Atua no Laboratório de Gastroenterologia e Hepatologia Tropical (LIM/07) do Instituto de Medicina Tropical da Faculdade de Medicina da Universidade de São Paulo (FMUSP) e no Serviço de Infectologia do Departamento de Medicina Interna do Hospital Universitário Cassiano Antônio de Moraes, da Universidade Federal do Espírito Santo (Hucam-Ufes).*

Tatiana de Castro Abreu Pinto – *Professora Adjunta do Instituto de Microbiologia Paulo de Góes da Universidade Federal do Rio de Janeiro (IMPG/UFRJ). Bacharel em Microbiologia e Imunologia pela UFRJ. Mestre e Doutora em Ciências (Microbiologia) pela UFRJ.*

Tatiana Ometto – *Responsável pela Área de Biossegurança de Alta Contenção do Centro Nacional de Pesquisa em Energia e Materiais (CNPEM). Graduação em Biomedicina pela Universidade de Mogi das Cruzes (UMC). Doutorado em Microbiologia/Virologia pela Universidade de São Paulo (USP). Pós-Doutorado em Microbiologia pela USP. Área de Patógenos Especiais Virais do Centro de Controle e Prevenção de Doenças (CDC), Atlanta, EUA.*

Telma Alves Monezi – *Doutora no Departamento de Microbiologia do Instituto de Ciências Biomédicas da Universidade de São Paulo (ICB/USP).*

Thabata Alessandra Ramos Caruzo – *Doutora em Ciências Biológicas do Instituto de Ciências Biomédicas da Universidade de São Paulo (ICB/USP).*

Thiago Zinsly Camargo – *Médico Infectologista. Graduado pela Faculdade de Ciências Médicas da Santa Casa de São Paulo (FCMSCSP). Residência Médica no Instituto de Infectologia Emílio Ribas (IIER). Mestre pela Universidade Federal de São Paulo (Unifesp). Doutor pelo Instituto Israelita de Ensino e Pesquisa Albert Einstein (IIEP).*

Uelinton Manoel Pinto – *Professor Doutor do Departamento de Alimentos e Nutrição Experimental da Faculdade de Ciências Farmacêuticas da Universidade de São Paulo (FCF/USP). Bacharel em Engenharia de Alimentos pela Universidade Federal de Viçosa (UFV). Mestre em Microbiologia Agrícola pela UFV. PhD em Microbiologia pela Universidade de Cornell, Estados Unidos.*

Valquíria Bueno – *Professora Associada do Departamento de Microbiologia, Imunologia e Parasitologia da Escola Paulista de Medicina da Universidade Federal de São Paulo (EPM/Unifesp). Graduada em Ciências Biológicas pela Universidade Presbiteriana Mackenzie (UPM). Mestre e Doutora pelo Departamento de Medicina da EPM/Unifesp e Pós-Doutorado pela Universidade de Oxford.*

Vânia Lúcia Carreira Merquior – *Professora Associada do Departamento de Microbiologia, Imunologia e Parasitologia da Faculdade de Ciências Médicas da Universidade do Estado do Rio de Janeiro (Uerj). Graduada em Ciências Biológicas. Mestre e Doutora em Ciências (Microbiologia) pela Universidade Federal do Rio de Janeiro (UFRJ).*

Veridiana Munford – *Bacharel com Licenciatura Plena em Ciências Biológicas pela Universidade de Santo Amaro (Unisa). Mestrado e Doutorado em Ciências Biológicas pela Universidade de São Paulo (USP). Especialista de Laboratório no Departamento de Microbiologia do Instituto de Ciências Biomédicas (ICB) da USP.*

Vinicius Buccelli Ribeiro – *Key Account Manager na empresa Illumina do Brasil. Bacharel em Biologia pela Universidade Presbiteriana Mackenzie (UPM). Mestre e Doutor em Ciência dos Alimentos pela Faculdade de Ciências Farmacêuticas da Universidade de São Paulo (FCF/USP).*

Walderez Gambale – *Professor aposentado do Departamento de Microbiologia do Instituto de Ciências Biomédicas da Universidade de São Paulo (ICB-USP). Professor Titular de Microbiologia aposentado do Departamento de Morfologia e Patologia da Faculdade de Medicina de Jundiaí (FMJ). Professor Emérito da FMJ.*

Waldir Pereira Elias Junior – *Pesquisador Científico VI do Laboratório de Bacteriologia do Instituto Butantan. Bacharel em Biomedicina pela Universidade de Mogi das Cruzes (UMC). Mestre e Doutor em Microbiologia e Imunologia pela Escola Paulista de Medicina da Universidade Federal de São Paulo (EPM/Unifesp).*

Willames M. B. S. Martins – *Pós-Doutorando pelo Programa de Pós-Graduação em Infectologia da Escola Paulista de Medicina da Universidade Federal de São Paulo (EPM/Unifesp).*

Zoilo Pires de Camargo – *Professor Titular no Departamento de Microbiologia, Imunologia e Parasitologia da Escola Paulista de Medicina da Universidade Federal de São Paulo (EPM-Unifesp). Graduado em Ciências Biomédicas pela Universidade Estadual Paulista (Unesp). Mestrado e Doutorado em Ciências (Microbiologia e Imunologia) pela Unifesp. Realizou Pós-Doutorado no Instituto Pasteur (França) na área de Micologia Médica. Obteve Livre-Docência em Micologia pela Universidade de São Paulo (USP, Ribeirão Preto).*

Dedicatória

Dedico esta edição à minha mãe,
Ruth Alterthum (*in memoriam*),
que me ensinou que a vida,
mesmo sendo muito difícil,
pode ser doce.

Flavio Alterthum

Agradecimentos

Agradeço ao Dr. Paulo Rzezinski, Diretor Médico da Editora Atheneu, que tem nos incentivado e dado o suporte necessário para reeditar periodicamente uma nova edição. Sou-lhe grato e feliz de ter convivido com ele, todos estes anos, com muito carinho, respeito e admiração.

Agradeço a todos os atuais colaboradores e àqueles que colaboraram em edições anteriores, pois, sem eles, esta obra jamais seria concretizada.

Agradeço, em especial, à Maria Cecilia Pacheco, por estar sempre disponível a ajudar, principalmente com as questões relativas à organização e à informatização dos textos, e atravessar os momentos cansativos da revisão dos textos. Sem sua ajuda não teria conseguido concluir este árduo trabalho.

Flavio Alterthum

Nota do Editor

Já na edição anterior havia chamado a atenção dos leitores para a possibilidade de encontrar e ler várias vezes palavras com grafias diferentes, mas com significados iguais, como, por exemplo, lipídios, lipídeos, lípides; mesossoma e mesossomo etc. Algumas palavras que não existiam na Língua Portuguesa e foram criadas, "apropriadas", a partir de traduções já consagradas, como, por exemplo, os nomes dos antibióticos. Canamicina ou kanamicina; azotreonam ou aztreonam; carbapenem ou carbapenema? Outras, como "quorum sensum" e "shift frame", ainda aguardam uma versão aceita pela maioria dos pesquisadores e professores. Isso acontece porque a influência do mundo moderno, informatizado, tecnologicamente evoluído, traz mudanças muito rápidas, que nem sempre são acompanhadas com mudanças "oficiais" igualmente rápidas.

Prefácio à sétima edição

A humanidade atravessa uma fase desafiadora em sua curta, porém fantástica, trajetória evolutiva. A superpopulação, o esgotamento de recursos naturais, a poluição de diferentes tipos, as mudanças climáticas, as desigualdades sociais e econômicas e as guerras podem comprometer o futuro de países, regiões e de todo o planeta. Uma das mais sérias ameaças à nossa espécie, sobretudo no passado, tem sido a ocorrência frequente de epidemias devastadoras, que ceifam milhares de vidas e causam enormes custos sociais e econômicos. Apesar dos incontestes avanços da Medicina e na qualidade de vida das pessoas, a pandemia da covid-19 nos lembrou, de forma dramática, que esses riscos ainda persistem. Mais do que nunca, toda a sociedade percebeu a importância da Ciência, de modo mais amplo, e da Microbiologia, em particular, para o enfrentamento desses desafios sanitários. As estatísticas sobre a pandemia, as informações sobre o vírus, os métodos de diagnóstico, a disseminação de agentes infecciosos, as vacinas e as alternativas de tratamentos passaram a fazer parte do noticiário diário de toda a humanidade e despertaram o interesse do cidadão comum. Nunca foi tão importante acessar o conhecimento científico e garantir o acesso e a divulgação de informações respaldadas por evidências clínicas e experimentais. Notamos também a fragilidade dos atuais sistemas de informação frente à epidemia de informações falsas. A indústria das notícias falsas encontrou terreno fértil nas mídias sociais e eletrônicas e cresceu de forma vertiginosa em todo o mundo nos últimos anos. Os lucros para poucos são grandes, mas os prejuízos para muitos são enormes. Portanto, a busca por informação científica segura, correta, confiável é uma prioridade para todos.

A Microbiologia é uma ciência estratégica para o Brasil e para o mundo. Os avanços alcançados ao longo dos últimos 200 anos foram extraordinários. Dos primórdios da Microbiologia Médica e Industrial aos avanços extraordinários sobre a composição genética e metabólica dos seres vivos, em particular dos micro-organismos, o desenvolvimento de vacinas, as técnicas de diagnóstico e de manipulação genética, os avanços na agropecuária e a remediação ambiental, a Microbiologia é parte da vida diária de todos nós, mesmo quando não nos damos conta disso. Acessar conhecimento seguro nessa área é, portanto, uma prioridade para todos.

Foi com muita satisfação que aceitei o honroso convite para redigir o prefácio da 7ª edição do livro *Microbiologia*, editado pelo colega docente do Departamento de Microbiologia da Universidade de São Paulo (USP), Prof. Flavio Alterthum, e pelo saudoso Prof. Luiz Rachid Trabulsi, uma de nossas maiores referências em Microbiologia Médica, no Brasil e no mundo. Mais do que uma tarefa, a redação deste prefácio é uma oportunidade para referenciar uma obra que atravessa gerações, levando conhecimento científico de qualidade a estudantes e profissionais da área da saúde. O livro *Microbiologia* representa um ícone na literatura científica brasileira. Com sua 1ª edição lançada em 1986, passou por diversas atualizações e chega à presente edição de forma robusta e consolidada. Uma obra épica que se lança ao desafio de cobrir, de forma ampla, as principais áreas da Microbiologia, mantendo seu lugar como referência para estudantes e profissionais em diferentes áreas no país, mas também uma referência segura para qualquer cidadão interessado em conhecer mais sobre bactérias, vírus e fungos. A 7ª edição do livro foi cuidadosamente revista, expandida e atualizada em seus capítulos dedicados a diferentes aspectos da Bacteriologia, da Micologia e da Virologia. Atualizações importantes foram feitas nas partes Básica, Bacteriologia Médica e Bactérias Patogênicas, Micologia Geral e Clínica e Infecções Sexualmente Transmissíveis. Estudantes poderão encontrar aqui conceitos e conhecimentos básicos em Microbiologia calcados em evidências científicas sólidas. Em um momento em que se discute a continuidade dos livros em formato impresso, substituídos cada vez mais por mídias sociais e páginas – nem sempre seguras – da internet, e com o advento inexorável das estratégias de redação e edição com auxílio da inteligência artificial, o *Microbiologia*, de Alterthum e Trabulsi, mostra a resiliência e a força de uma obra que é fruto da inteligência humana instalada em nosso país, que traz muito da experiência de cada autor e que se renova ao longo dos anos.

Outro ponto que gostaria de mencionar é o respaldo dado à obra pelos seus editores e autores. O Prof. Alterthum garante o legado do *Microbiologia* como editor desde de 2002. O desafio foi maior após o falecimento do Prof. Luíz Rachid Trabulsi, em 2005. Com determinação e competência, Flávio Alterthum tem garantido a longevidade e a excelência da obra. Não posso deixar de mencionar também a figura emblemática do Prof. Luiz Rachid Trabulsi. Reconhecido mundialmente como um dos maiores ícones da Microbiologia Médica no Brasil, ele foi responsável pela formação de gerações de pesquisadores que conduziram e conduzem pesquisas nessa área, particularmente pesquisas envolvendo patógenos entéricos. Entre os inúmeros orientados e colaboradores com quem trabalhou ao longo de sua carreira, exercida com afinco até o último dia de sua vida, tenho a satisfação de ter usufruído de sua presença durante um período curto, mas produtivo. A convivência com o Prof. Trabulsi trouxe conhecimentos importantes, mas, e sobretudo, valores que guardo até hoje. Seu amor pela Ciência, seu respeito a todos, independentemente da função ou origem, e a responsabilidade e o carinho com que tratava assuntos profissionais e pessoais marcaram minha alma e meu intelecto. Destaco ainda a participação dos mais de 170 professores e pesquisadores responsáveis pela redação dos cem capítulos que compõem este livro. Não tenho espaço para referenciar cada um deles, mas todos eles, juntamente com os editores, contribuem para o desenvolvimento da Microbiologia no Brasil.

Por fim, encerro este texto com uma palavra de esperança e confiança no futuro. O conhecimento científico tem permitido avanços tecnológicos incríveis, que sustentam o crescimento e a riqueza da humanidade. A Microbiologia, como apresentada na presente obra, é peça importante nessa construção que evolui e cresce de forma contínua. No entanto, para que a Ciência possa beneficiar a todos e preservar o Planeta e a Natureza, precisamos, mais do que nunca, aprender e aplicar valores éticos, morais e humanísticos. O conhecimento científico você encontrará nas páginas do livro, e os valores estão presentes nas trajetórias individuais dos editores e autores responsáveis por este trabalho.

Prof. Dr. Luiz Carlos de Souza Ferreira

Professor Titular do Departamento de Microbiologia do Instituto de Ciências Biomédicas da Universidade de São Paulo e responsável pelo Laboratório de Desenvolvimento de Vacinas. Foi Coordenador da Plataforma Cientifica Pasteur – USP de 2018 a 2023 e Diretor do Instituto de Ciências Biomédicas da USP (2017 – 2021).

Desenvolve diferentes tecnologias vacinais para o controle de doenças de origem bacteriana, fúngica e viral.

Publicou cerca de 220 artigos científicos em periódicos especializados.

Apresentação da obra

Esta obra chega à sua 7ª edição totalmente revista e ampliada. A anterior tinha 105 capítulos, e esta nova edição apresenta 112, sistematizados em partes, a saber: Parte 1 – Bacteriologia Básica; Parte 2 A – Bacteriologia Médica Geral; Parte 2 B – Bactérias Patogênicas; Parte 3 A – Micologia Geral; Parte 3 B – Micologia Especial e Clínica; Parte 4 A – Virologia Geral; Parte 4B – Virologia Especial; Parte 5 – Agente Infeccioso Proteico; Parte 6 – Infecções Sexualmente Transmissíveis por Bactérias, Fungos e Vírus.

Continua sendo um livro de adoção e referência nacional no estudo da MICROBIOLOGIA para os cursos das Ciências da Saúde como Medicina, Farmácia e Bioquímica, Enfermagem, Biomedicina e Nutrição. Oferece bom subsídio para os cursos de Veterinária, Odontologia, Biologia, Oceanografia, Fermentações e Biotecnologia.

Aborda aspectos básicos dos conhecimentos dos micro-organismos: forma; estrutura; fisiologia; crescimento; genética; sistemática; controle tanto do ponto de vista físico (esterilização) como do químico (desinfecção).

Os antimicrobianos (antibióticos e quimioterápicos) de ação antibacteriana, antifúngica e antiviral são amplamente apresentados, discutidos, assim com suas perspectivas de uso.

A interação entre patógeno e hospedeiro é abordada em profundidade, quer em capítulos gerais, quer em capítulos específicos sobre os agentes infecciosos (bactérias, fungos e vírus).

Estou ciente de que o conteúdo do livro tem atendido a alunos de graduação e pós-graduação, profissionais e pesquisadores da área da Microbiologia. Algumas vezes há informações além do necessário para os cursos de graduação, sendo, nesse caso, importante que os professores façam seus ajustes; outras vezes, as informações e o conteúdo estão na medida certa, e aí esperamos satisfazer plenamente os leitores. Para aqueles que desejam ir além, uma bibliografia é citada no texto ou recomendada no final de cada capítulo.

Chamo a atenção para a enorme variedade de bactérias, fungos e vírus citados e estudados em maior ou menor profundidade. Foram mais de duas centenas!

Certamente estamos abertos a receber críticas, sugestões e informações sobre erros encontrados.

São Paulo, abril de 2024

Flavio Alterthum

Sumário

PARTE 1 – Bacteriologia Básica

PARTE 2B – Bactérias Patogênicas

PARTE 3A – Micologia Geral

PARTE 3B – Micologia Especial e Clínica

PARTE 4A – Virologia Geral

PARTE 1

Bacteriologia Básica

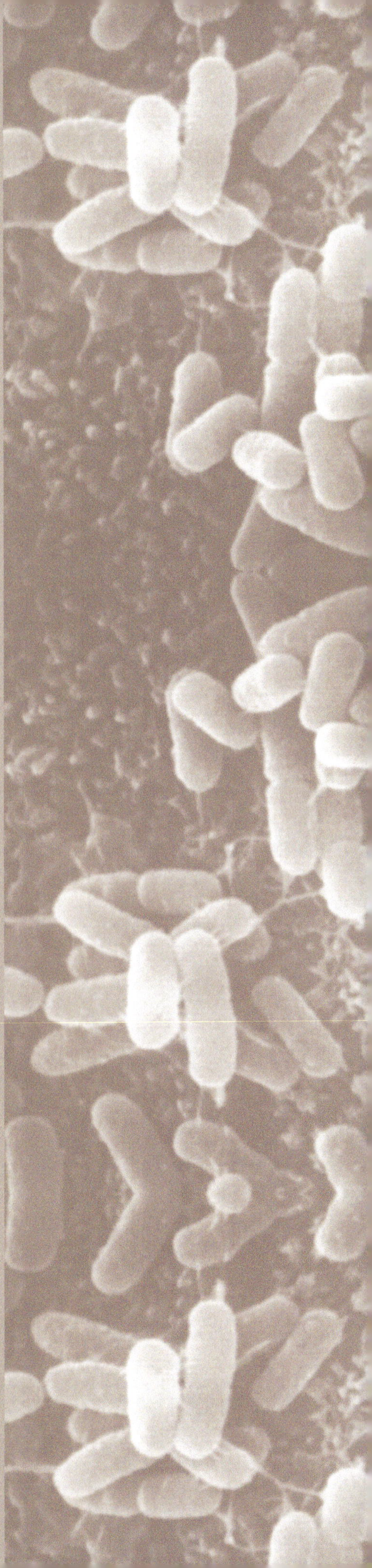

1 Classificação dos Seres Vivos e Abrangência da Microbiologia

Flavio Alterthum

A partir da descoberta e do início dos estudos dos micro-organismos, ficou claro que a divisão dos seres vivos em dois reinos, animal e vegetal, era insuficiente. O zoólogo E. H. Haeckel, em 1866, sugeriu a criação de um terceiro reino, denominado "Protista", englobando bactérias, algas, fungos e protozoários. Essa classificação mostrou-se satisfatória até que estudos mais avançados sobre ultraestrutura celular demonstraram duas categorias de células: as procarióticas; e as eucarióticas. Na primeira, o equivalente nuclear representado por um único cromossomo não é circundado pela membrana nuclear e, nas eucarióticas, o núcleo é limitado pela membrana nuclear apresentando no seu interior vários cromossomos. Assim, em 1969, R. H. Wittaker propôs a expansão da classificação sugerida por Haeckel com base não só na organização celular, mas também na forma de obter energia e alimento em cinco reinos: Animais; Plantas; Fungos; Protistas (microalgas e protozoários); e Monera (bactérias e algas azul-verdes) conforme pode ser visto na Figura 1.1. O Quadro 1.1 resume as principais diferenças entre células pró e eucarióticas. Estudando as similaridades e diferenças do ácido ribonucleico (RNA) ribossômico, C. Woese propôs, em 1979, nova classificação para os seres vivos: domínio ou suprarreino Arqueobactéria (incluindo bactérias metanogênicas, bactérias termófilas, bactérias acidófilas e bactérias halófilas); domínio ou suprarreino Eubactéria (incluindo as demais bactérias e as cianobactérias) e domínio ou suprarreino Eucarioto (incluindo plantas, animais, fungos, protozoários e algas) (Figura 1.2).

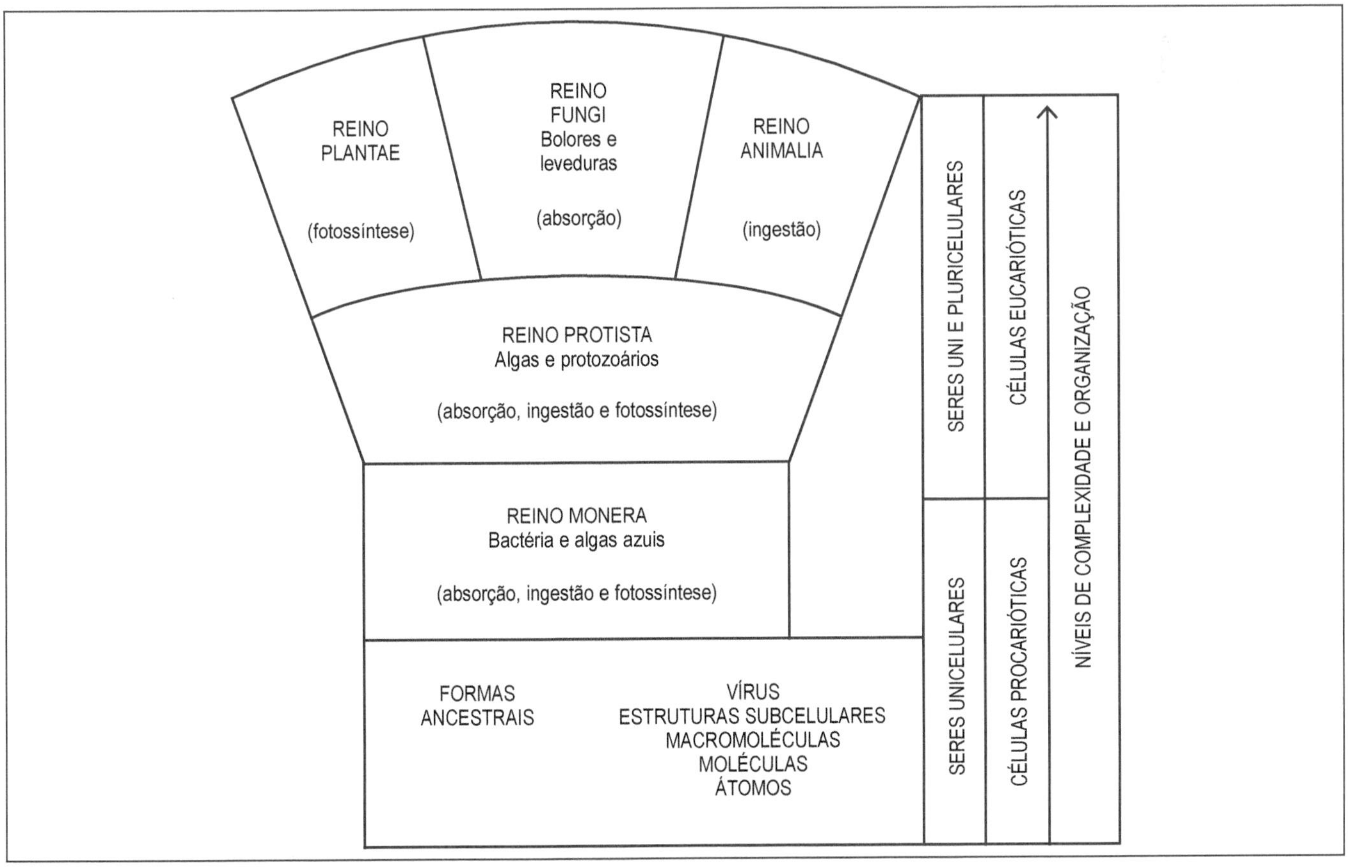

Figura 1.1 – *Classificação e organização dos seres vivos.*
Fonte: Desenvolvida pela autoria.

Quadro 1.1 – *Principais diferenças entre células procarióticas e eucarióticas*

Características	*Célula Procariótica*	*Célula Eucariótica*
Tamanho	em média de 1 a 5 µm	Acima de 25 µm
Número de cromossomos	1, circular	Mais de um, lineares
Membrana nuclear	Ausente	Presente
Aparelho mitótico	Ausente	Presente
Mitocôndrias	Ausente	Presente
Cloroplastos	Ausente	Presente em plantas
Aparelho de Golgi	Ausente	Presente
Retículo endoplasmático	Ausente	Presente
Lisossomos	Ausentes	Presentes
Ribossomos	70S, distribuídos no citoplasma	80S, ligados a membranas
Membrana citoplasmática	Sem esterol	Com esterol
Peptideoglicano	Presente*	Ausente

* Ausente em mollicutes e arqueobactérias.
Fonte: Desenvolvida pela autoria.

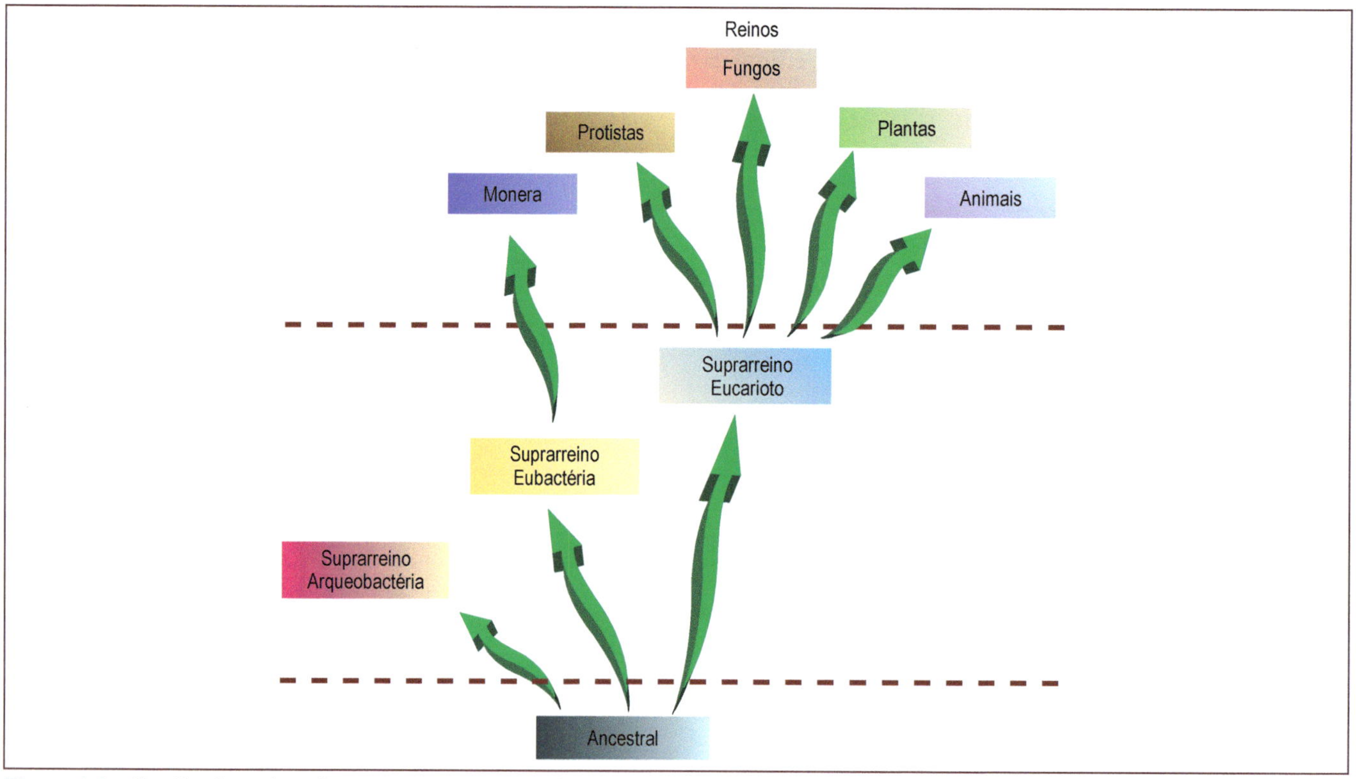

Figura 1.2 – *Classificação e origem dos seres vivos propostas por C. Woese partindo de um ancestral comum.*
Fonte: Desenvolvida pela autoria.

Qualquer que seja a classificação adotada, a microbiologia ainda é o ramo da Biologia que estuda os seres vivos microscópicos nos seus mais variados aspectos como morfologia, estrutura, fisiologia, reprodução, genética, taxonomia e também a interação com outros seres e com o meio ambiente.

A Microbiologia abrange, ainda, o estudo das aplicações industriais dos micro-organismos, embora a tendência atual seja deixar essa função para a biotecnologia.

Se considerarmos a célula a unidade fundamental da vida, os vírus, viroides e os príons não são seres vivos, pois são acelulares, mas são microscópicos e submicroscópicos, sendo também estudados na Microbiologia.

Considerando-se que as bactérias são seres unicelulares, o número estimado que habita nosso organismo é de 100 trilhões e o número de células do nosso organismo é de 10 trilhões, ou seja, somos, numericamente, mais micróbios que humanos e convivemos com esse incrível número de parceiros, amigos, indiferentes e inimigos.

Neste livro, estudaremos as características gerais de bactérias, fungos e vírus e suas particularidades quando envolvidos ou responsabilizados por moléstias.

Bibliografia recomendada

Collen A. 10% human. Nycteris Ltd, 2015.

Martinko JM, Bender KS, Buckley DH, Stahl DA. Brock biology of microorganisms. 14 ed. Benjamin Cummings, 2015.

Salyers AA, Whitt DD. Microbiology, diversity, disease and environment. Oxford: Fitzgerald Science Press, 2001.

Schaechter M, Ingraham JL, Neidhardt FC. Microbe. Washington: DC ASM Press, 2006.

Weeks BS. Alcamo's microbes and society. Jones & Barlett Learning. 3. ed., 2012.

Morfologia e Estrutura da Célula Bacteriana

2

Flavio Alterthum

Forma, arranjo e tamanho

As bactérias de interesse médico podem apresentar formas esféricas, cilíndricas e espiraladas, denominadas respectivamente "cocos", "bacilos" e "espirilos" (Figura 2.1).

Os cocos são redondos, mas podem ser ovais, alongados ou achatados em uma das extremidades. Quando as bactérias em forma de cocos se dividem, as células podem permanecer unidas umas às outras, surgindo, em decorrência, cocos aos pares (diplococos), cadeias (estreptococos) e cachos (estafilococos) (Figura 2.2). Menos frequentes são aqueles cocos que se dividem em dois ou três planos e permanecem unidos em grupos cúbicos de oito indivíduos (sarcina).

Os bacilos, ao contrário dos cocos, só se dividem no plano sobre seu eixo menor de tal forma que são poucos os arranjos ou agrupamentos: os diplobacilos aparecem aos pares e os estreptobacilos ocorrem em cadeias. Alguns bacilos assemelham-se a lanças, outros têm extremidades arredondadas ou, então, retas.

Com relação ao tamanho, a regra geral é que varia de 1 µm a 5 µm (1 µm é a milionésima parte do metro) e há exceções como a *Epulopiscium fishelsoni* (uma bactéria encontrada em peixes)

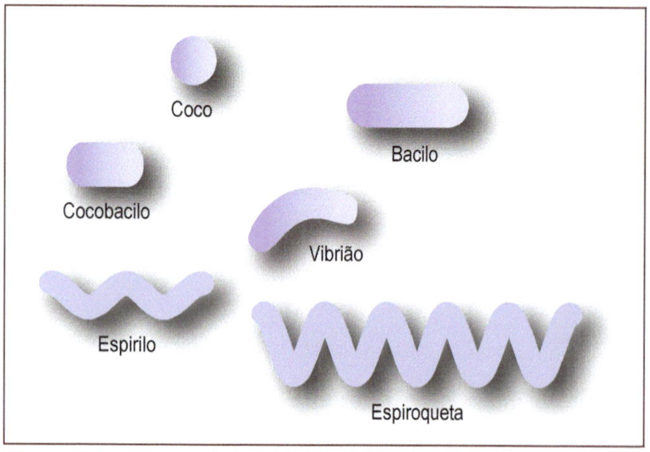

Figura 2.1 – *Principais formas das bactérias.*
Fonte: Desenvolvida pela autoria.

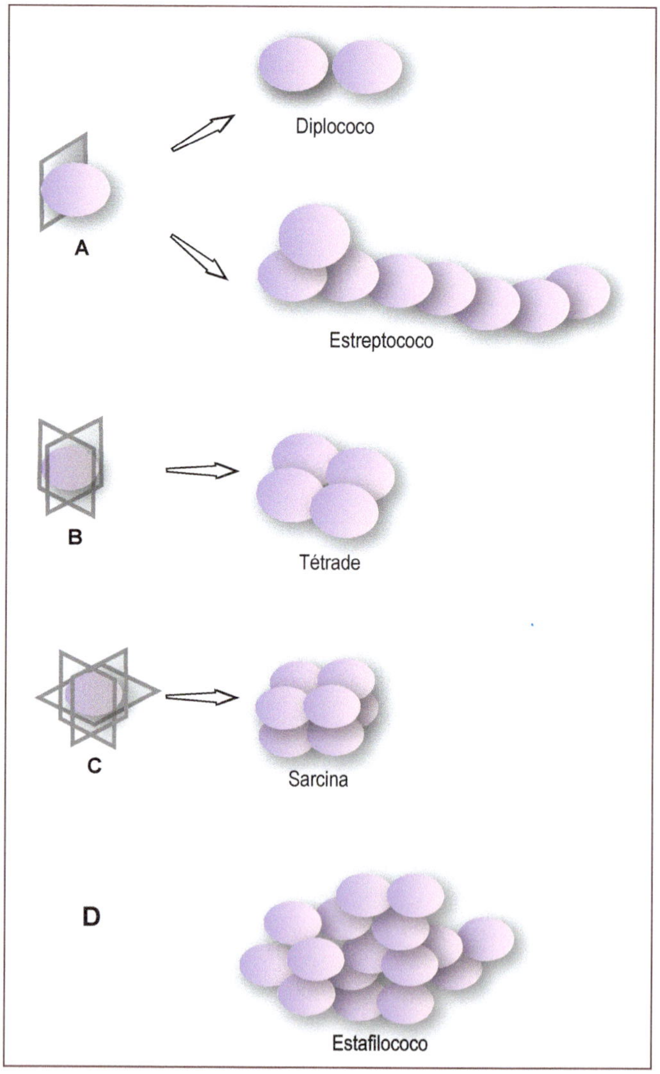

Figura 2.2 – *Formas de agrupamentos dos cocos.* ***A****) Cocos em pares (diplococos) ou em cadeias (estreptococos), formados por divisões em um único plano.* ***B****) Cocos em tétrades, formadas por divisões em dois planos.* ***C****) Cocos em cubos (sarcina), formados por divisões em três planos.* ***D****) Cocos em cachos (estafilococos), formados por divisões em muitos planos.*
Fonte: Desenvolvida pela autoria.

da ordem de 500 μm a 700 μm; e recentemente foi descoberta e descrita a *Thiomargarita magnifica* de 1cm de comprimento encontrada em manguezais sulfurosos no Caribe. Veja a Figura 73.2.1 para ter uma ideia comparativa entre o tamanho dos virus e o das bactérias. O microscópio foi e ainda é, em muitos casos, o equipamento laboratorial mais utilizado no estudo dos micro-organismos. Há duas categorias principais de microscópios utilizados: óptico; e eletrônico. Diferem na forma pela qual se dá a ampliação e a visualização do objeto. Na microscopia óptica, um sistema de lentes manipula um feixe de luz que atravessa o objeto e chega ao olho do observador; na microscopia eletrônica, a luz é substituída por um feixe de elétrons e as lentes, por um sistema de campo magnético. A microscopia óptica aumenta o objeto observado até 2 mil vezes e tem outras variantes como a microscopia de fase, de campo escuro e de fluorescência. A microscopia eletrônica permite um aumento de cerca de 400 mil vezes e apresenta variantes como as de transmissão e a de varredura.

Alguns bacilos assemelham-se tanto aos cocos que, por isso, são denominados "cocobacilos" (ver Capítulo 3). Lembramos, porém, que a maior parte dos bacilos apresenta-se como bacilos isolados. O termo "bacilo" significa "determinada forma", e o termo *Bacillus* indica o gênero que tem essa forma. Nesse caso, é escrito com letra maiúscula e em itálico, por exemplo *Bacillus subtilis,* em que *Bacillus* é o gênero e *subtilis* é a espécie (ver Capítulo 6).

Bactérias espiraladas podem ter uma ou mais espirais. Quando têm o corpo rígido e são como vírgulas, denominam-se "vibriões", e "espirilos", quando têm a forma de saca-rolhas. Há ainda um grupo de organismos espiralados, mas de corpo flexível – os espiroquetas (Figura 2.1).

A forma das bactérias é uma característica genética e geralmente as bactérias são monomórficas, isto é, mantêm uma única forma. Entretanto, algumas condições ambientais e de cultivo podem gerar formas ou arranjos diferentes nos organismos. Alguns poucos micro-organismos são pleomórfos. Muitas bactérias foram originalmente descritas por meio da "forma típica". Por exemplo, a forma típica da *Neisseria gonorrhoeae* em secreção uretral apresenta-se como diplococos Gram-negativos em forma de grão de café e, ainda, fagocitados no interior de neutrófilos. Se cultivarmos essa bactéria em meios de cultura de laboratório, ela perde esse arranjo descrito.

Uma vez que os micro-organismos são transparentes, é frequente o uso de corantes para melhor visualização da forma e do tipo de arranjo. Os métodos de coloração mais empregados em bacteriologia médica são os de Gram e de Ziehl-Neelsen.

O termo "Gram" se origina do nome de Christian Gram, pesquisador dinamarquês que, em 1884, desenvolveu, de maneira empírica, o método de coloração que passou a ter o seu nome e que permite dividir as bactérias em dois grandes grupos: Gram-positivos; e Gram-negativos.

O método, ou técnica de Gram, consiste, essencialmente, no tratamento sucessivo de um esfregaço bacteriano, fixado pelo calor, com os seguintes reagentes: cristal violeta; lugol; álcool; e fucsina.

Toda bactéria, quer seja Gram-positiva, quer seja Gram-negativa, absorve de maneira idêntica o cristal violeta e o lugol, adquirindo a cor roxa em decorrência do complexo formado pelas duas substâncias na parede, na membrana e no citoplasma da célula. Entretanto, ao serem tratadas pelo álcool, apresentam comportamentos diferentes: as Gram-positivas não se deixam descorar pelo álcool, enquanto as Gram-negativas o fazem sem nenhum a dificuldade. Obviamente, as bactérias Gram-positivas mantêm a cor roxa do complexo cristal violeta-lugol, e as Gram-negativas, que o perderam, tornam-se descoradas. Ao receber a fucsina, somente as últimas bactérias se deixam corar, adquirindo a cor vermelha do corante. Assim, quando se examina ao microscópio um esfregaço bacteriano corado pelo método de Gram, as bactérias Gram-positivas se apresentam de cor roxa e as Gram-negativas, de cor avermelhada.

Estruturas bacterianas e suas funções

A célula bacteriana apresenta várias estruturas. Algumas delas estão presentes apenas em determinadas espécies, enquanto outras são essenciais. Essas últimas são encontradas em todas as bactérias.

A Figura 2.3 apresenta esquematicamente uma célula bacteriana típica com as principais estruturas externas e internas à membrana plasmática.

Membrana citoplasmática

A membrana citoplasmática bacteriana, também denominada "membrana plasmática", é uma estrutura de aproximadamente 8 nm de espessura. Essa estrutura forma uma barreira responsável pela separação do meio interno (citoplasma) e externo (Figura 2.3), sendo vital para a célula.

Estrutura química

Como a maioria das membranas biológicas, a membrana das bactérias é composta de proteínas (60%) imersas em uma bicamada de lipídeos (40%), sendo os fosfolipídeos os mais importantes. As proporções dos componentes são variáveis, dependendo da espécie bacteriana e das condições de cultivo.

Os ácidos graxos dos lipídeos são responsáveis pela condição hidrofóbica da porção interna da membrana, enquanto a parte hidrofílica deles fica exposta ao meio externo aquoso (Figura 2.4). Além das interações hidrofóbicas e pontes de hidrogênio, cátions como Mg^{++} e Ca^{++} são responsáveis pela manutenção da integridade da membrana.

Funções

Transporte de solutos

A membrana plasmática atua como uma barreira altamente seletiva, impedindo a passagem livre de moléculas e íons, possibilitando, assim, a concentração de metabólitos específicos dentro da célula (algumas substâncias podem estar até mil vezes mais concentradas dentro da célula em relação ao meio externo). Além disso, a excreção de substâncias inúteis à célula também é feita através da membrana.

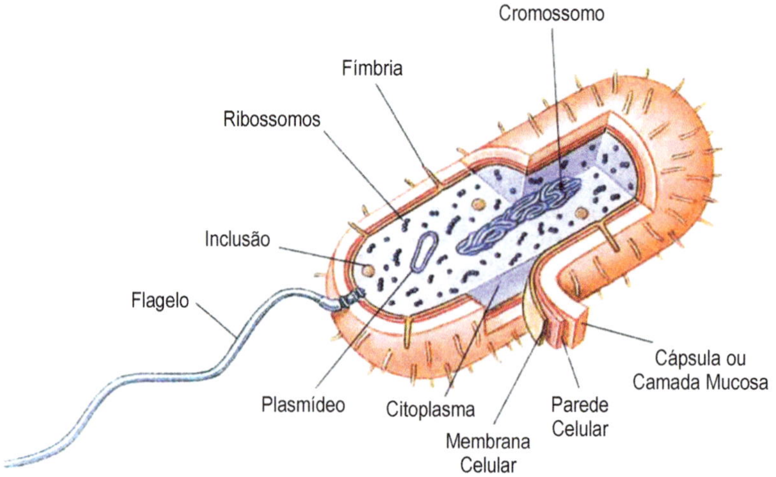

Figura 2.3 – *Estruturas de uma célula bacteriana típica. Corte longitudinal da célula mostrando as estruturas internas e externas à membrana citoplasmática.*
Fonte: Desenvolvida pela autoria.

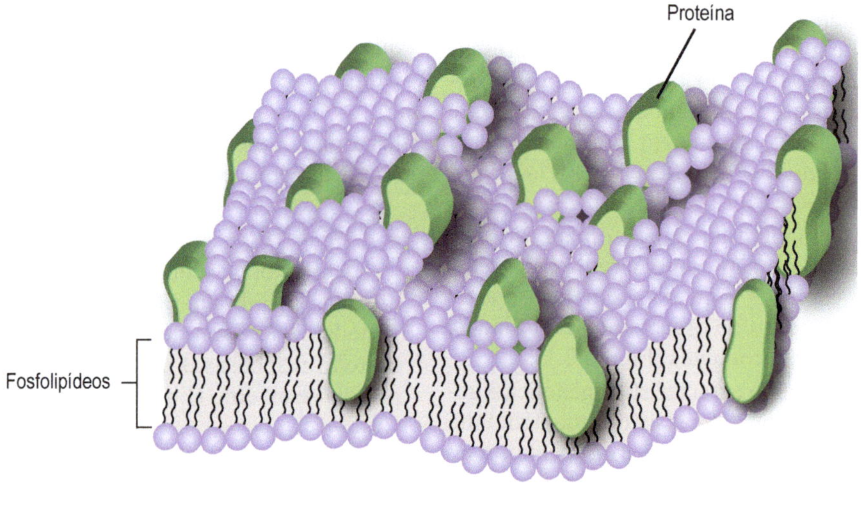

Figura 2.4 – *Representação esquemática da membrana plasmática de bactérias: moléculas de proteína encontram-se imersas na bicamada fluida formada por moléculas de fosfolipídios – "modelo do mosaico fluido". As superfícies interna e externa da membrana são hidrofílicas; o interior é hidrofóbico.*
Fonte: Desenvolvida pela autoria.

A membrana dos procariotos difere quimicamente da membrana das células eucarióticas, principalmente pela ausência de esteróis.

Moléculas hidrofílicas polares como ácidos orgânicos, aminoácidos e sais minerais não conseguem passar livremente pela membrana e, por isso, devem ser especificamente transportadas. Assim, mesmo uma partícula tão pequena quanto o íon hidrogênio (H^+) não atravessa a barreira passivamente, pois está sempre na forma hidratada, ocorrendo em solução como o íon H_3O^+.

O transporte de substâncias através da membrana do meio externo para o interno e vice-versa ocorre com o auxílio de "proteínas de transporte de membrana". Estas podem ser divididas em duas classes: as proteínas responsáveis pelo transporte de apenas uma substância de um lado para o outro da membrana *uniport*; e as que carregam duas substâncias ao mesmo tempo, uma de interesse da célula e outra necessária para que ocorra o transporte da primeira – cotransportadora. Nesse último, o transporte das duas substâncias pode ocorrer na mesma direção, *simport*, ou em direções opostas, *antiport*. A característica mais importante do transporte mediado por carregadores proteicos é a sua natureza altamente específica. Alguns carregadores têm afinidade por apenas um único tipo de molécula, enquanto muitos outros são capazes de reagir com toda uma classe de moléculas. Por exemplo, existem carregadores para o transporte de aminoácidos aromáticos que não são capazes de transportar outros aminoácidos.

A maioria das proteínas envolvidas no transporte de solutos está localizada ao longo da membrana com porções expostas tanto ao citoplasma como ao meio externo. Por meio de uma mudança conformacional na proteína, o soluto que se ligou a ela do lado externo é liberado para o lado interno. O mecanismo de transporte que envolve uma proteína transportadora e que ocorre sempre a favor de gradiente é denominado "difusão facilitada" (p. ex., glicerol).

Os solutos também podem ser transportados contra um gradiente de concentração e, nesse caso, envolvem gasto de energia. A energia pode ser proveniente de compostos com ligações fosfato de alta energia como o fosfoenolpiruvato ou durante reações que liberam energia na célula (ver Capítulo 3). Existem basicamente dois mecanismos que envolvem gasto de energia. O primeiro deles é o *transporte ativo,* no qual a substância a ser transportada se liga a um ou mais carregadores de membrana que a liberam para dentro da célula. Um exemplo desse tipo de transporte é o da maltose, em *Escherichia coli.* A fonte de energia utilizada nesse caso é o ATP. Como, aqui, a substância não é alterada quimicamente durante o transporte e, por conseguinte, sua utilização nas reações celulares não pode ocorrer imediatamente e a sua concentração intracelular pode atingir níveis muitas vezes maiores que o extracelular. Outros açúcares, assim como um grande número de aminoácidos, ácidos orgânicos e íons inorgânicos, como sulfato, fosfato e potássio, sabidamente, são transportados por esse sistema.

O segundo mecanismo é a *translocação de grupo,* em que, ao contrário do transporte ativo, a substância é alterada quimicamente durante a sua passagem pela membrana (normalmente ocorre uma fosforilação). Açúcares como glicose, manose e frutose são fosforilados durante o transporte pelo sistema da fosfotransferase (Figura 2.5).

A necessidade de um mecanismo de transporte, envolvendo carregadores específicos e energia em micro-organismos, pode ser analisada da seguinte forma: se a difusão fosse o único tipo de transporte disponível, a velocidade de entrada dos compostos na célula dependeria sempre da diferença de concentração entre o meio intracelular e extracelular, de tal forma que os solutos só entrariam na célula quando a sua concentração no meio externo fosse maior que a de dentro da célula. Sabemos que essa situação é bastante rara, pois, ao contrário, os solutos estão quase sempre mais concentrados no meio intracelular em relação ao ambiente. Os mecanismos de *transporte ativo* e *translocação de grupo,* desenvolvidos em bactérias, permitiram que estas fossem capazes de acumular os solutos nas concentrações necessárias, às vezes muito superiores àquelas encontradas no meio externo.

Uma mesma molécula pode ser transportada por transporte ativo ou por translocação de grupo conforme a espécie bacteriana. A glicose, por exemplo, entra na célula por transporte ativo em *Pseudomonas aeruginosa* e pelo sistema da fosfotransferase em *Escherichia coli.*

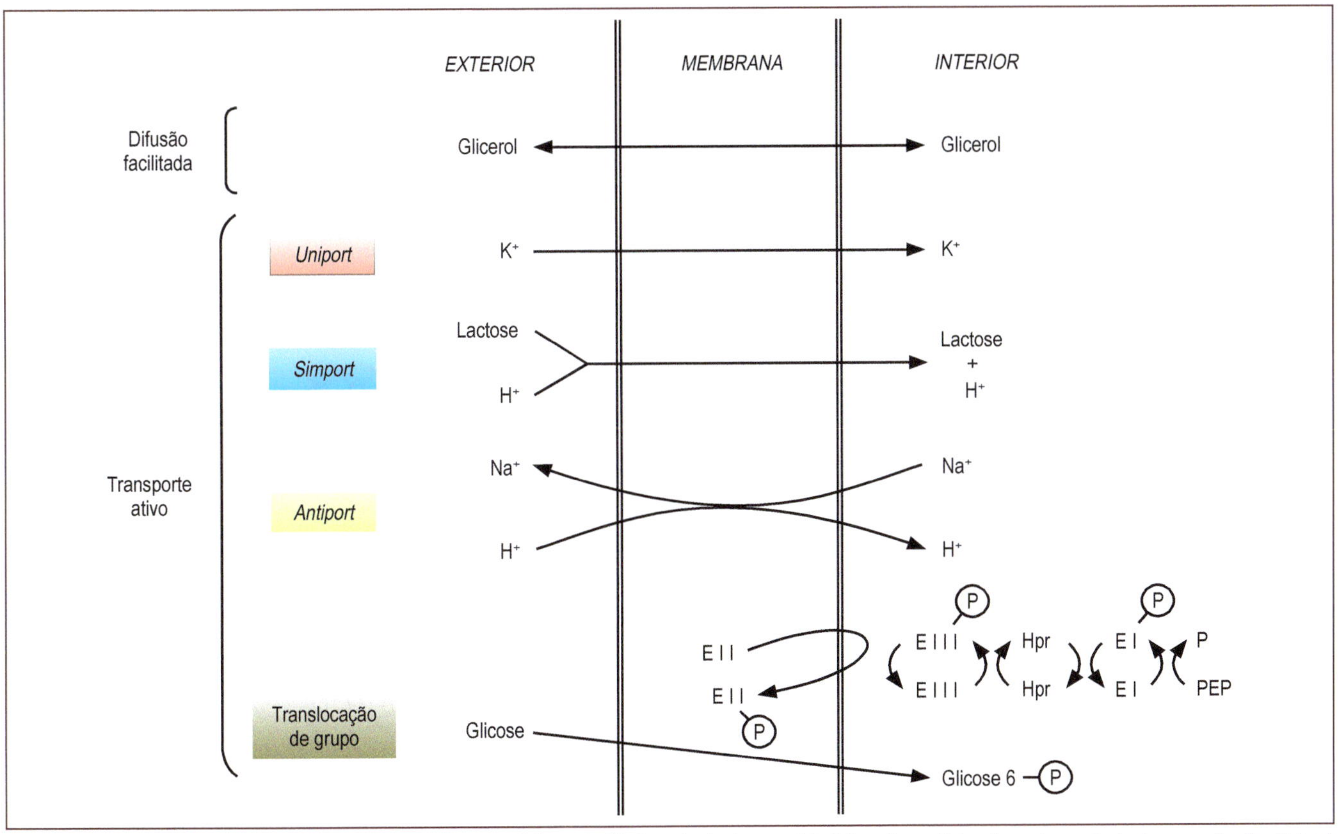

Figura 2.5 – *Mecanismos de transporte através da membrana. Difusão facilitada: entrada de um soluto (glicerol) na célula a favor do gradiente de concentração. Uniport: transporte de um cátion para o interior da célula; simport: entrada simultânea de um soluto (S) e um próton (H+); antiport: troca de um cátion por um próton; translocação de grupo: a glicose é fosforilada durante a entrada na célula pelo sistema fosfotransferase composto pelas enzimas EI, EII, EIII e Hpr. O produto final do processo é a glicose-6-fosfato (G-6-P).*

Fonte: Desenvolvida pela autoria.

Produção de energia por transporte de elétrons e fosforilação oxidativa

A presença dos citocromos e de enzimas da cadeia de transporte de elétrons (ver Capítulo 3) na membrana plasmática lhe confere uma função análoga à da membrana interna das mitocôndrias em células eucarióticas. O transporte de elétrons por fotossíntese em certas bactérias também ocorre na membrana citoplasmática que substitui, em parte, a função dos cloroplastos em algas e plantas.

Biossíntese

As enzimas de síntese dos lipídeos da membrana e de várias classes de macromoléculas componentes de outras estruturas externas à membrana (peptidioglicano, ácidos teicoicos, lipopolissacarídeos e polissacarídeos extracelulares) estão ligadas à membrana citoplasmática. Uma vez sintetizadas, essas macromoléculas são permeadas para o lado externo pelos canais denominados "junções de Bayer" (Figura 2.6). Estes são formados por prolongamentos da membrana citoplasmática que se unem à membrana externa de bactérias Gram-negativas, estabelecendo, assim, um contato entre o citoplasma e o limite externo da célula.

Duplicação do DNA

Algumas proteínas do complexo de duplicação e separação do ácido desoxirribonucleico (DNA) estão localizadas na membrana plasmática.

Secreção

A membrana está envolvida na secreção de enzimas hidrolíticas que têm como função romper as macromoléculas do meio fornecendo subunidades que servirão como nutrientes. Outras macromoléculas, como toxinas, bacteriocinas, penicilinases, podem ser excretadas através da membrana plasmática (ver Capítulo 17).

A membrana citoplasmática pode apresentar invaginações múltiplas que formam estruturas especializadas denominadas mesossomos. Existem dois tipos: a) septal, que desempenha importante papel na divisão celular, pois, após a duplicação do DNA, ao qual se encontra ligado, atua como o fuso no processo de divisão na célula eucariótica, separando os dois cromossomos e conduzindo-os para os pólos da célula. Além disso, participa também da formação das paredes transversais; b) lateral, que é encontrado em determinada bactéria e parece ter como função concentrar enzimas envolvidas no transporte eletrônico, conferindo à célula maior atividade respiratória ou fotossintética (ver Capítulo 3).

■ Parede celular

Geralmente, a pressão osmótica do interior das bactérias (15 a 20 atmosferas) é muitas vezes superior à do meio externo, de maneira que a tendência da célula a intumescer é grande e, se não fosse a presença da parede celular, as bactérias estourariam. A manutenção da forma bacteriana (bacilo, coco etc.) decorre dessa estrutura. Além disso, a parede desempenha um papel importante na divisão celular como *primer* ou iniciadora da sua própria biossíntese, dando origem ao septo que separa as duas novas células oriundas da divisão celular.

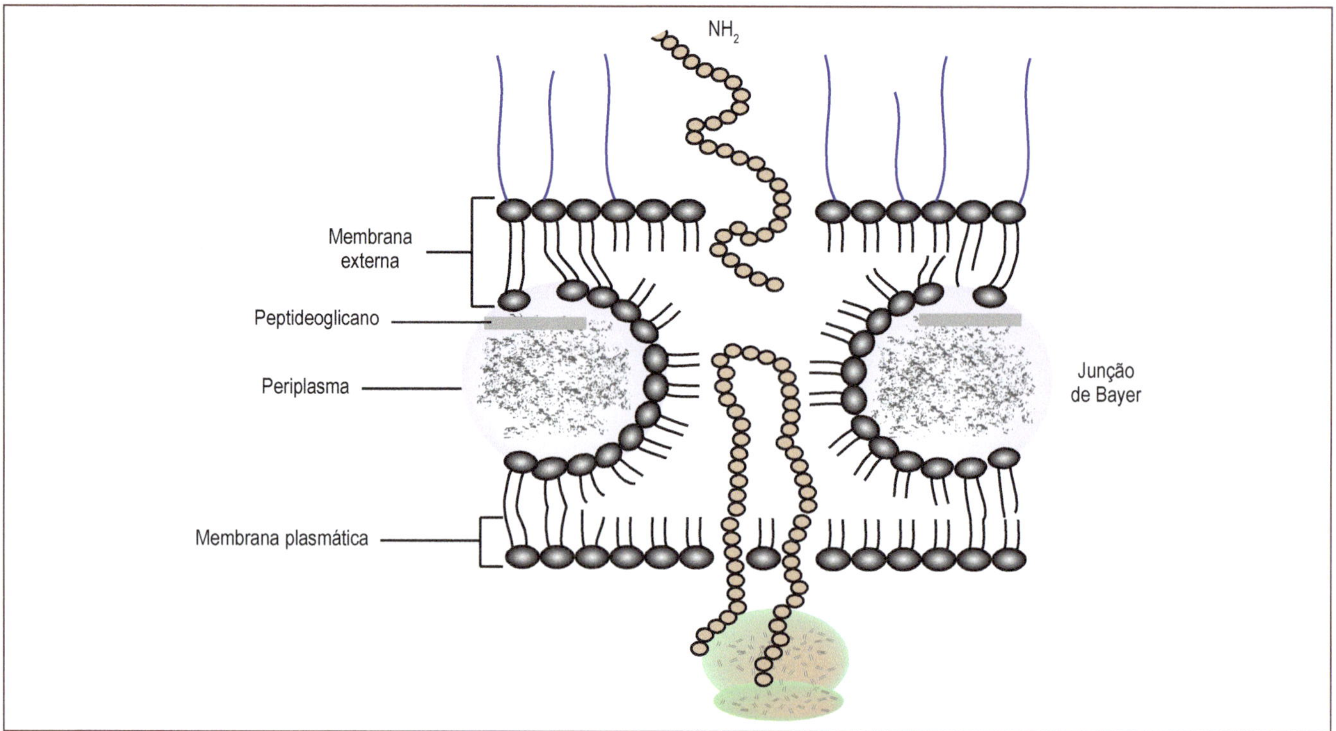

Figura 2.6 – *Junções de Bayer. Exemplo de possível mecanismo de secreção das proteínas que formam a parede das bactérias Gram-negativas. As proteínas são sintetizadas em nível da membrana plasmática e, através das junções de Bayer, são transferidas para o lado externo da célula.*
Fonte: Desenvolvida pela autoria.

▪ Estrutura química

Como mostra a Figura 2.7, as paredes de bactérias Gram-negativas e Gram-positivas apresentam diferenças marcantes. Bactérias Gram-negativas têm uma parede composta de várias camadas que diferem na sua composição química e, consequentemente, é mais complexa que a parede das Gram-positivas que, apesar de mais espessa, apresenta predominantemente um único tipo de macromolécula. O conhecimento das diferenças entre as paredes de bactérias Gram-positivas e Gram-negativas é da mais alta relevância para o estudo dos mecanismos de ação dos antibióticos e quimioterápicos, de patogenicidade e de outros tantos assuntos que estarão relacionados diretamente à composição química e à estrutura da parede bacteriana.

Na maioria das bactérias, a parede celular deve a sua rigidez a uma camada composta de uma substância somente encontrada em procariotos e que recebe diferentes denominações como "mureína", "mucopeptídio", "mucocomplexo", "peptidioglicano", "peptideoglicano", "glicopeptídeo" ou "glicopeptídio". O peptidioglicano representa a maior parte da parede das bactérias Gram-positivas, atingindo de 45% a 50% da massa seca da célula, ao passo que nas Gram-negativas não ultrapassa 5% (Figuras 2.7A e 2.7B). Trata-se de uma macromolécula formada por um arcabouço

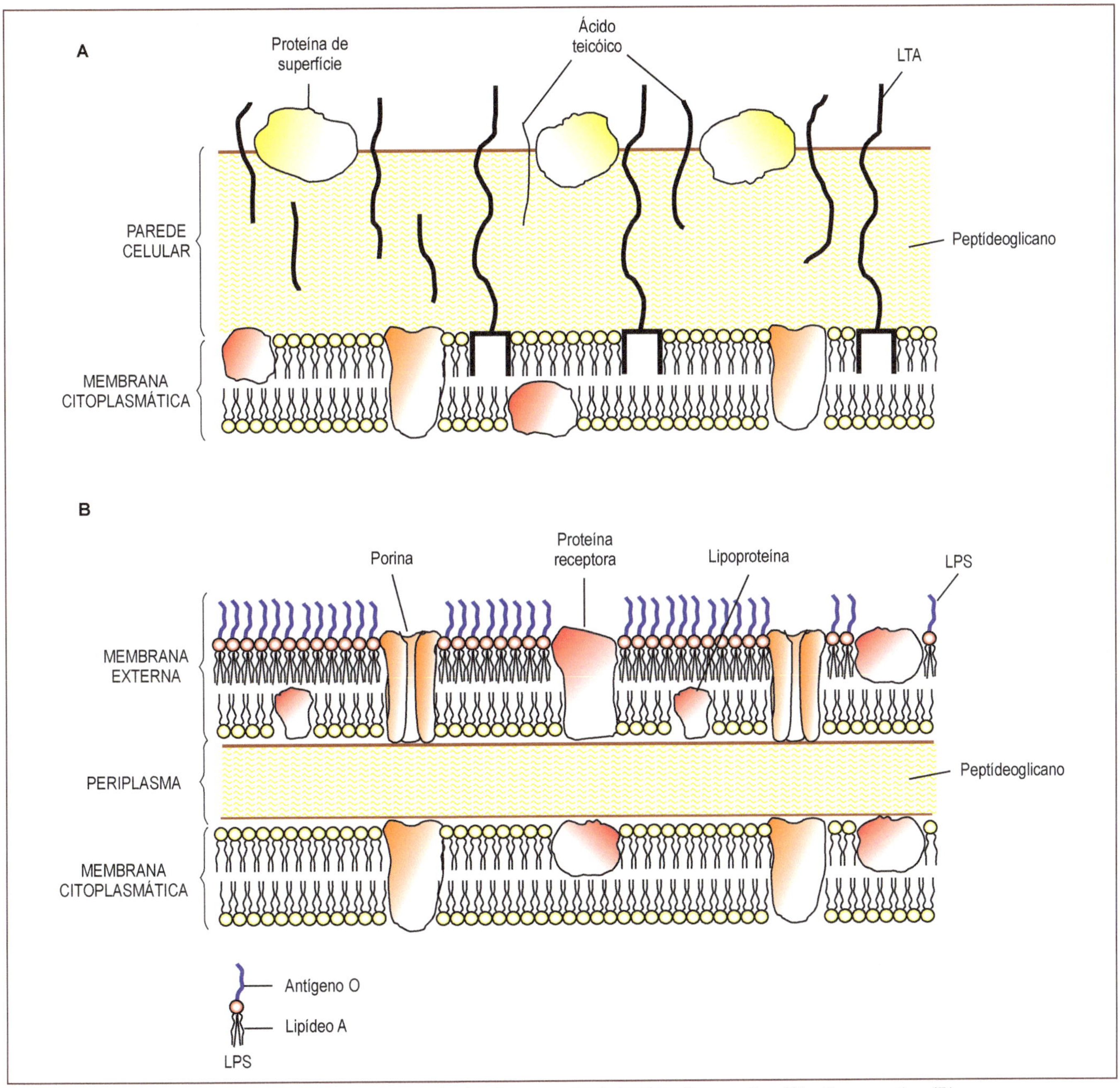

Figura 2.7 – *Representação esquemática das diferenças estruturais entre as paredes de bactérias Gram-positivas (**A**) e Gram-negativas (**B**).*
Fonte: Desenvolvida pela autoria.

composto de uma alternância de N-acetil-glicosamina (NAG) e ácido N-acetilmurâmico (NAM). A esse último encontram-se ligadas, covalentemente, cadeias laterais de tetrapeptídios (CLT). A maior parte das CLT conhecidos é composta de L-alanina, D-glutamato, mesodiaminopimelato (ou outro aminoácido diamínico) e D-alanina (Figuras 2.8A, B, e C). As CLT podem se interligar diretamente, como na maioria das bactérias Gram-negativas; ou por meio de outros aminoácidos, como ocorre nas bactérias Gram-positivas. O arcabouço é o mesmo na maioria das espécies bacterianas (ver exceções no Quadro 1.1), porém, a composição dos tetrapeptídios pode variar parcialmente conforme a espécie. A ligação entre duas CLT ocorre, na maioria das vezes, entre o 4º aminoácido de uma e o 3º aminoácido da outra, que, obrigatoriamente, deve ser um aminoácido diamínico para que possa ocorrer a dupla ligação peptídica. O número de interligações entre as CLT em bactérias Gram-positivas é bem superior ao encontrado em bactérias Gram-negativas (Figuras 2.8A e B). Embora as ligações glicosídicas entre NAG e NAM sejam fortes, apenas essas cadeias não são

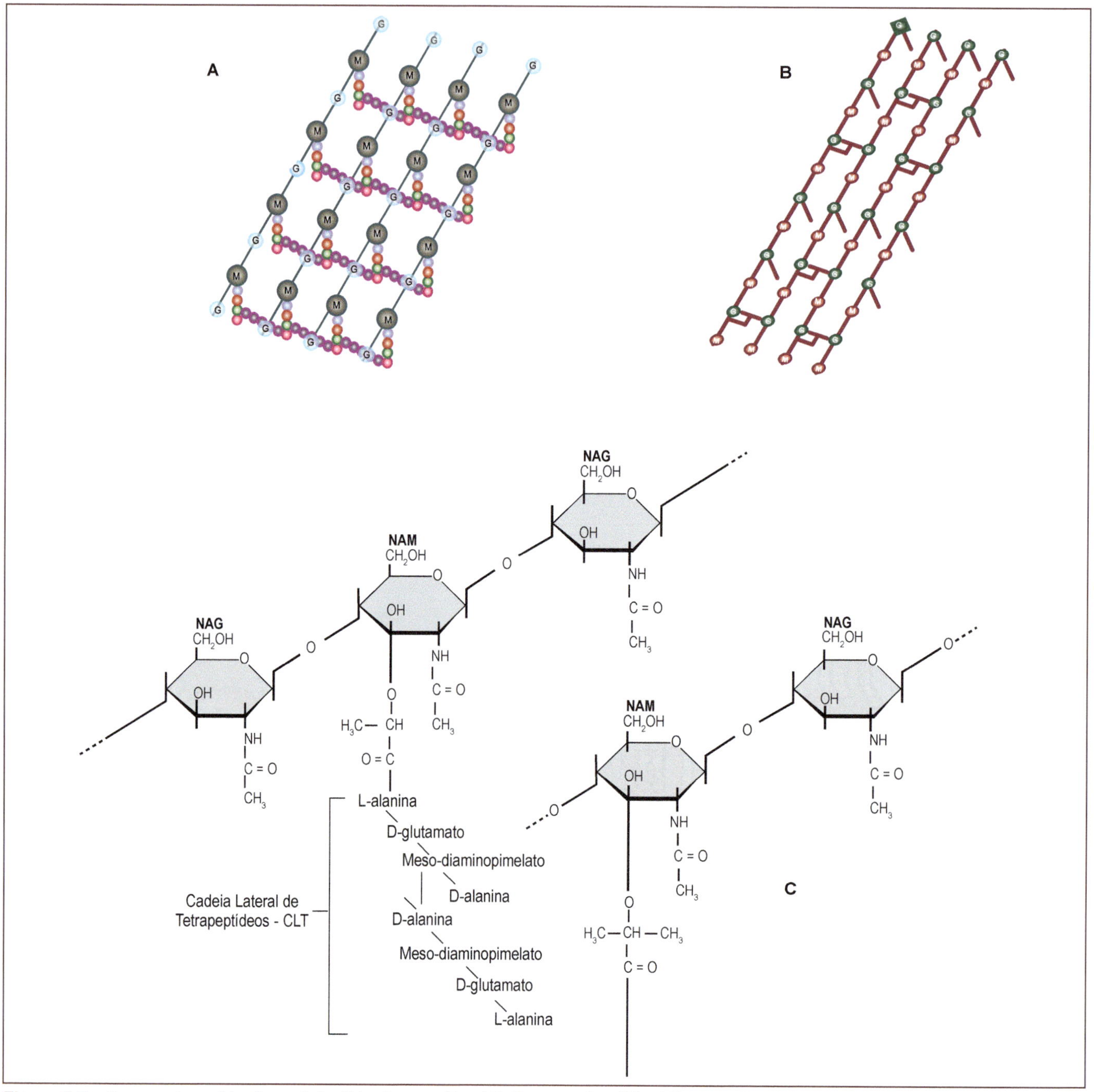

Figura 2.8 – *Esquema do peptideoglicano de bactérias Gram-positivas (**A**), Gram-negativas (**B**) e (**C**) uma unidade do peptideoglicano formada pela alternância de ácido N-acetilglicosamina (NAG) e ácido N-acetilmurâmico (NAM). Ao NAM, encontram-se ligadas às CLT. D-ala: D-alanina; D-glutamato (D-glu); L-alanina (L-ala); meso-DAP: meso-diaminopimelato.*

Fonte: Desenvolvida pela autoria.

capazes de prover toda a rigidez que essa estrutura proporciona. A total rigidez do peptidioglicano é atingida quando essas cadeias são interligadas pelos aminoácidos.

A forma da célula é determinada pelo comprimento das cadeias do peptidioglicano e pela quantidade de interligações existentes entre essas cadeias.

▪ Componentes característicos da parede das bactérias Gram-positivas

Nas bactérias Gram-positivas, 70% a 75% da parede são compostos de peptideoglicano. Além dessa macromolécula, encontramos proteínas e ácidos teicóicos que podem representar até 50% da massa seca da parede (Figura 2.7A). O termo "ácido teicóico" inclui todos os polímeros formados por resíduos de glicerol ou ribitol unidos por ligações fosfodiéster, sejam eles encontrados na parede, sejam encontrados na membrana plasmática da célula. Todavia, os ácidos teicóicos têm sido divididos em dois tipos: ácidos teicóicos de parede ligados ao peptidioglicano e ácidos lipoteicóicos (LTA) que, apesar de serem encontrados ao longo da parede, encontram-se intimamente ligados à fração lipídica da membrana plasmática (Figura 2.7A). Suas propriedades são: a) facilitar a ligação e a regulação da entrada e saída de cátions na célula, graças ao grupo fosfato que confere uma carga negativa à molécula que se encontra voltada para o lado externo da célula; b) regular a atividade das *autolisinas* durante o processo de divisão celular. Quando uma célula bacteriana se prepara para se dividir, ocorre o crescimento da parede celular e enzimas denominadas "autolisinas" atuam sobre o peptidioglicano no sentido de romper seus componentes em pontos específicos, permitindo, assim, a inserção de novas subunidades. Os ácidos teicóicos atuam na regulação da atividade dessas *autolisinas*, impedindo que quebras excessivas ocorram, provocando a lise celular; c) constituir sítios receptores de bacteriófagos; d) servir de sítio de ligação com o epitélio do hospedeiro em algumas bactérias patogênicas. Por exemplo, em *Streptococcus pyogenes*, o ácido lipoteicóico, juntamente com a proteína M, facilita a ligação da bactéria ao receptor da mucosa respiratória; e) constituir, graças à sua localização na célula, importantes antígenos celulares, possibilitando a identificação sorológica de muitas bactérias Gram-positivas.

▪ Componentes característicos da parede das bactérias Gram-negativas

A parede das bactérias Gram-negativas é mais complexa. É formada por uma ou poucas camadas de peptideoglicano e por uma membrana externa. O espaço que separa a membrana citoplasmática da membrana externa é denominado "espaço periplasmático" (Figura 2.7B). As características gerais do peptideoglicano foram descritas, mas é importante destacar que a união entre cadeias paralelas de NAG e NAM é feita diretamente pelas ligações peptídicas entre o 3º diaminoácido de uma cadeia e o 4º aminoácido da cadeia adjacente, tornando-as mais compactas (Figura 2.8B). O peptidioglicano liga-se à membrana externa por uma lipoproteína (ver adiante) e está embebido no gel periplasmático que contém alta concentração de enzimas degradadoras e proteínas de transporte. Em virtude da menor concentração de peptideoglicano, a parede das bactérias Gram-negativas é mais suscetível a quebras quando comparadas à de bactérias Gram-positivas. Os ácidos teicóicos não estão presentes em bactérias Gram-negativas.

▪ Membrana externa

Como a maioria das membranas biológicas, a membrana externa das bactérias Gram-negativas é formada por dupla camada lipídica. Caracteristicamente, apresenta uma camada interna composta basicamente de fosfolipídeos, e uma externa contendo lipopolissacarídeos e proteínas. Como todas as bicamadas lipídicas, têm o interior hidrofóbico em virtude das cadeias de ácidos graxos. A parte polissacarídica externa constitui um ambiente hidrofílico (Figura 2.7B).

Lipopolissacarídeo (LPS) – é constituído de um lipídeo complexo (lipídeo A), ao qual está ligado um polissacarídeo denominado "antígeno O" ou "antígeno somático". Os açúcares que formam a cadeia lateral desse polissacarídeo variam de espécie para espécie e, por isso, são responsáveis pelas características antigênicas em bactérias Gram-negativas. O LPS é denominado também "endotoxina", pois é tóxico, provocando muitas vezes respostas fisiológicas, como febre em animais, incluindo o homem (Figura 2.7B).

Proteínas – como a membrana citoplasmática, a membrana externa das bactérias Gram-negativas é um mosaico fluido com um conjunto de proteínas imersas na matriz lipídica (Figura 2.7B). As principais proteínas com funções conhecidas são:

a) Porinas: proteínas triméricas que formam poros que propiciam a passagem passiva de solutos.
b) Proteínas da membrana externa *outer membrane proteins* (OMP): estruturalmente diferentes das porinas, também estão envolvidas no transporte de alguns solutos, além de funcionarem como receptores da fímbria sexual (ver item 4) e de bacteriófagos.
c) Lipoproteínas: proteínas com função estrutural, cuja parte proteica está covalentemente ligada ao peptideoglicano e à parte lipídica imersa na camada interna de fosfolipídeo da membrana externa, fazendo uma ponte entre os dois componentes.

A presença da membrana externa em bactérias Gram-negativas confere características bastante peculiares quando comparadas com as bactérias Gram-positivas. Assim, a forte carga positiva proveniente dos polissacarídeos localizados na membrana externa constitui fator importante na evasão dessas bactérias à ação de células fagocitárias e ao complemento durante a invasão de um hospedeiro.

Além disso, a membrana externa constitui uma barreira adicional à entrada de algumas substâncias como antibióticos (p. ex., penicilina), lisozima, detergentes, metais pesados, sais de bile, enzimas digestivas e alguns corantes. Todavia, a membrana externa não constitui barreira para todas as substâncias do meio, visto que nutrientes passam através dela para chegar à membrana plasmática onde serão transportados para dentro da célula. Essa permeabilidade parcialmente seletiva resulta, sobretudo, da existência das porinas. A passagem de substâncias pelos canais formados por essas proteínas não é específica e, ao contrário, é regulada pelo tamanho da substância (ver Capítulo 19).

A existência da membrana externa confere à bactéria uma barreira hidrofóbica adicional dificultando a penetração de algumas substâncias. Sabe-se, por exemplo, que alguns antibióticos como eritromicina e actinomicina, assim como alguns corantes (cristal violeta), metais pesados e sais biliares, não penetram na parede das Gram-negativas tão facilmente quanto o fazem em Gram-positivas.

Espaço periplasmático (Figura 2.7B)

Espaço compreendido entre as membranas externa e plasmática. Além do peptideoglicano, contém uma série de enzimas e proteínas, como:

a) Enzimas hidrolíticas (proteases, nucleases, lipases), responsáveis pela quebra de macromoléculas, às quais a membrana citoplasmática é impermeável. Produzem, assim, moléculas menores que podem ser transportadas para o interior da célula.
b) Enzimas capazes de inativar drogas, tornando a célula resistente a elas. Por exemplo, betalactamase (inativa penicilina e outros betalactâmicos).
c) Proteínas transportadoras de solutos que participam do transporte de substâncias para o interior das células (ver Capítulo 19).

Protoplastos e esferoplastos

A remoção da parede celular bacteriana pode ser conseguida com a hidrólise pela lisozima que rompe as ligações glicosídicas entre NAG e NAM, ou pelo bloqueio da síntese do glicopeptídio com o auxílio de um antibiótico como a penicilina (Figura 2.8).

Em meios isotônicos, esses tratamentos originam os protoplastos em bactérias Gram-positivas (formas esféricas) e os esferoplastos em bactérias Gram-negativas (formas esféricas que conservam a membrana externa). Os protoplastos e os esferoplastos são interessantes instrumentos para o estudo de função de parede e de engenharia genética em bactérias.

Bactérias com paredes de composição química diferente ou sem parede

a) Arqueobactérias: não têm peptideoglicanos típicos com NAM e D-aminoácidos, característicos das eubactérias. Algumas têm paredes compostas exclusivamente de N-acetilglicosamina e outras apenas de proteínas.
b) Mollicutes: não têm parede celular e seu citoplasma é limitado apenas por uma bicamada fosfolipídica associada a proteínas.
c) Formas L: células sem parede originadas de bactérias Gram-positivas ou Gram-negativas selecionadas pelo uso de agentes que destroem a parede (lisozima ou penicilina). Uma vez isoladas, podem ser estáveis (permanecem sem parede na ausência do agente) ou instáveis (quando voltam a sintetizar a parede).

Cápsula, camada mucosa e camada S

Vários procariotos sintetizam polímeros orgânicos que são depositados para fora da parede e são denominados "substâncias poliméricas extracelulares" (SPE) (Figura 2.3).

O termo "cápsula" é restrito a uma camada que fica ligada à parede celular como um revestimento externo de extensão limitada e estrutura definida. No entanto, as SPE podem formar uma massa amorfa mais dispersa, parcialmente desligada da célula e denominada, então, "camada mucosa". Ambos os envoltórios, com raras exceções, são de natureza polissacarídica.

A camada S, encontrada, sobretudo nas arqueobactérias, é composta de proteínas ou glicoproteínas ligadas à parede. Parece ser responsável pela sustentação da célula em bactérias que não apresentam um peptideoglicano verdadeiro.

Apesar de não serem essenciais à vida da célula, as SPE podem desempenhar papéis muito importantes para as bactérias:

a) Reservatório de água e nutrientes: visto serem formadas por macromoléculas muito hidratadas, servem como proteção contra dessecação do meio e podem ser fonte de nutrientes.
b) Aumento da capacidade invasiva de bactérias patogênicas: as bactérias encapsuladas são escorregadias e escapam à ação dos fagócitos. Assim, a perda da cápsula pode resultar na perda do poder invasor e, em alguns casos, da patogenicidade, como ocorre com *Streptococcus pneumoniae* (ver Capítulo 24).
c) Aderência: as cápsulas têm receptores específicos que servem como sítios de ligação com outras superfícies. Algumas consequências advêm deste fato: Formação de biofilmes – por causa dos SPE, bactérias podem produzir os biofilmes capazes de aderir a diferentes superfícies como o interior de vasos sanguíneos e cateteres. Os biofilmes também têm sido responsáveis por inúmeros problemas nas indústrias, pois são aglomerados microbianos com atividade corrosiva, causando perfurações nas tubulações. O vazamento de materiais, como óleo, através desses furos, resulta não só em perda econômica como também em fator poluente para o meio ambiente. O processo, chamado mineralização, consiste na transformação microbiana da matéria orgânica e que, nesse caso, fica retida nos filmes em compostos inorgânicos. 2) Aumento do poder infectante de alguns tipos de bactérias. Exemplos: bactérias simbiônticas, fixadoras de nitrogênio, como as do gênero Rhizobium, ligam-se através das SPE à superfície de raízes de leguminosas; bactérias formadoras de cáries *(Streptococcus mutans)* produzem um polissacarídeo extracelular que se liga ao esmalte do dente e promove o acúmulo de outros micro-organismos. Quanto maior o número de bactérias lácticas aderidas, maior a produção de ácido pela fermentação microbiana da sacarose, resultando na desmineralização do esmalte do dente.
d) Aumento da resistência microbiana a biocidas: a ação de biocidas que normalmente atuam sobre micro-organismos se torna mais difícil quando estes formam o biofilme.

Por isso, está em desenvolvimento a pesquisa de novos produtos capazes de agir especificamente sobre micro-organismos formadores de biofilmes.

e) Produção industrial de SPE: polissacarídeos extracelulares de micro-organismos têm sido produzidos e utilizados industrialmente como espessantes de alimentos, tintas etc. Quando purificados, têm sido empregados como substituintes de plasma sanguíneo (p. ex., dextrano).

Flagelos

O flagelo bacteriano confere movimento à célula e é formado de uma estrutura basal, um gancho e um longo filamento externo à membrana (Figura 2.9). O filamento é composto de um único tipo de proteína chamado flagelina.

O comprimento de um flagelo é geralmente maior que o da célula, mas seu diâmetro é uma pequena fração do diâmetro celular. Nem todas as bactérias têm flagelos. Nas eubactérias de interesse médico, pode-se generalizar, afirmando que muitas espécies de bacilos apresentam flagelos, mas raramente eles ocorrem nos cocos.

A localização (polares ou peritríquios) (Figura 2.10) e o número de flagelos são utilizados na classificação das bactérias em certos grupos taxonômicos. Os flagelos são muito finos e apenas com o aumento do seu diâmetro por meio de colorações especiais podem ser visualizados em microscópio óptico.

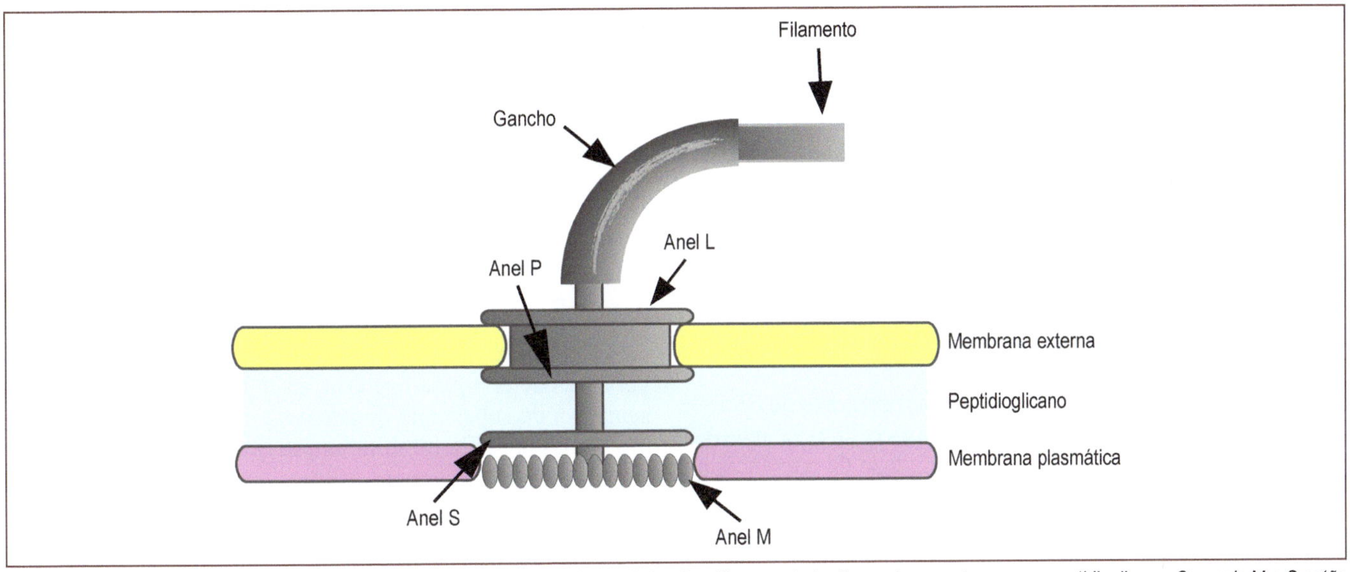

Figura 2.9 – *Modelo de um flagelo de uma bactéria Gram-negativa. Os aneis L e P estão associados à membrana externa e ao peptidioglicano. Os aneis M e S estão associados com a membrana plasmática.*
Fonte: Desenvolvida pela autoria.

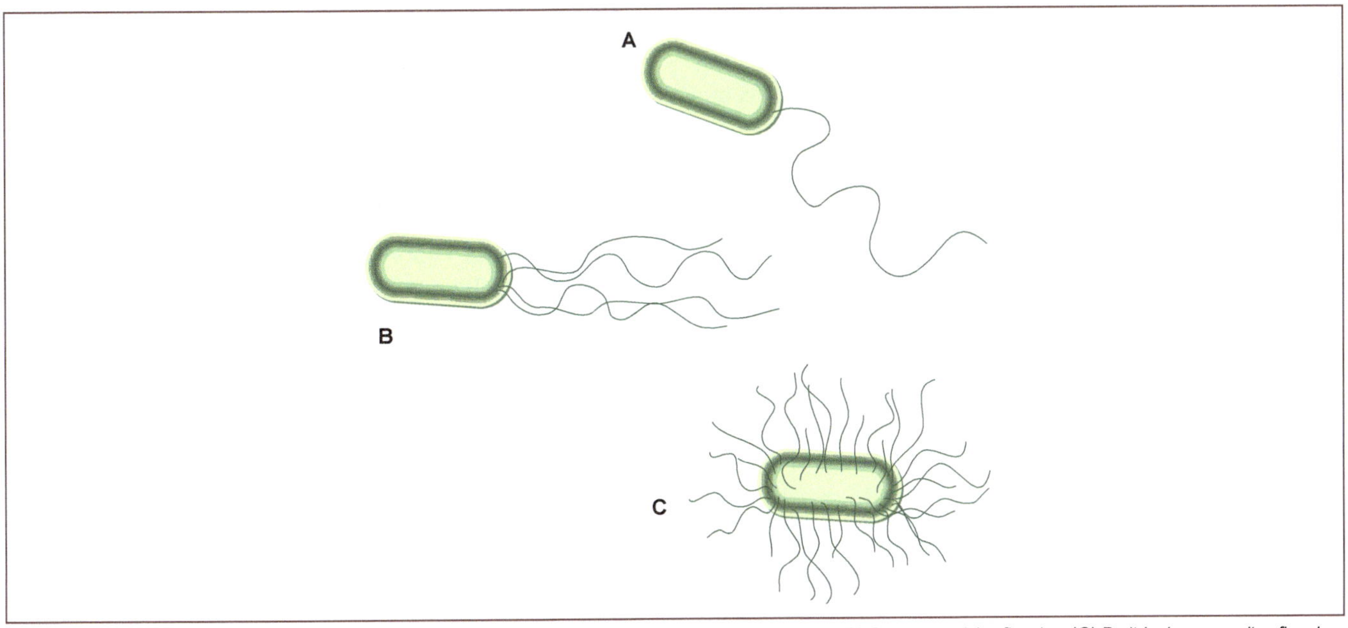

Figura 2.10 – *Localização e número de flagelos em diferentes bactérias. (**A**) Polar com um único flagelo. (**B**) Polar com vários flagelos. (**C**) Peritríquio com muitos flagelos.*
Fonte: Desenvolvida pela autoria.

Os flagelos movimentam-se em velocidades muito elevadas, causando deslocamento das bactérias ao longo de distâncias muito superiores ao seu comprimento. Algumas bactérias movimentam-se por meios diferentes da atividade flagelar como as Myxobacterales que deslizam sobre a superfície de um meio sólido com movimentos sinuosos. A velocidade dessas bactérias é de apenas alguns micrômetros por segundo.

O movimento que algumas bactérias realizam, estimuladas por fatores físicos ou químicos, é denominada "taxia". Quando o agente estimulante é a luz, trata-se de fototaxia; quando o agente é químico, quimiotaxia.

Fímbrias, pelos ou "pili"

Muitas bactérias Gram-negativas são dotadas de apêndices filamentosos proteicos que não são flagelos. Esses apêndices, denominados "fímbrias" (ou pelos), são menores, mais curtos e mais numerosos que os flagelos e não formam ondas regulares (Figura 2.3). As fímbrias podem ser vistas apenas sob microscopia eletrônica. Não desempenham nenhum papel relativo à mobilidade, pois são encontradas tanto em espécies móveis como nas imóveis. Há, contudo, várias funções associadas com diferentes tipos de fímbrias. Um tipo, conhecido como fímbria F ou fímbria sexual, serve como condutor de material genético durante a conjugação bacteriana (ver Capítulo 5).

Outros tipos funcionam como sítios receptores de bacteriófagos e como estruturas de aderência às células de mamíferos e a outras superfícies. Essa propriedade de aderência a superfícies, atribuída às fímbrias, pode ser importante para as bactérias em seu ambiente natural, pois permite sua fixação aos tecidos, por exemplo, dos quais obtém seus nutrientes (ver Capítulo s 17, 18 e 19).

Nucleoide

O nucleoide procariótico ou o DNA bacteriano, quando devidamente corado, pode ser visualizado com o auxílio do microscópio óptico. Micrografias eletrônicas revelam a ausência de uma membrana nuclear e de um aparelho mitótico. A região nuclear é preenchida por fibrilas de DNA dupla hélice na forma de uma única molécula de aproximadamente 1 mm de comprimento (desdobrada) e peso molecular de 2 a 3×10^9d. O DNA com carga negativa é neutralizado, pelo menos parcialmente, por poliaminas pequenas e pelo íon magnésio. Entretanto, foram descobertas proteínas semelhantes às histonas de mamíferos e, provavelmente, elas desempenham um papel semelhante ao das histonas na cromatina eucariótica.

Plasmídios

No citoplasma das bactérias, podem existir moléculas de DNA circulares, menores que o cromossomo, cujos genes não determinam características essenciais, porém, muitas vezes, conferem vantagens seletivas às células que as contêm (Figura 2.3). Esses elementos, denominados "plasmídios", são capazes de autoduplicação independente da replicação cromossômica e podem existir em número variável (ver Capítulo 5). Exemplos de plasmídios: fatores sexuais (fator – F); fatores de resistência a antibióticos (fator – R); plasmídio de fixação de N_2 etc.

Componentes citoplasmáticos

O citoplasma da célula bacteriana é uma solução aquosa limitada pela membrana plasmática. Imersas no citoplasma existem partículas insolúveis, algumas essenciais (ribossomos e nucleoide) e outras encontradas apenas em alguns grupos de bactérias, nos quais exercem funções especializadas como os grânulos e os vacúolos gasosos.

Ribossomos

Partículas citoplasmáticas em que ocorre a síntese proteica. São compostos de ácido ribonucleico (RNA) (60%) e proteína (40%). Em procariotos, apresentam coeficiente de sedimentação de 70S e são compostos de duas subunidades, 30S e 50S.

Embora a estrutura e o tamanho dos ribossomos sejam diferentes entre procariotos e eucariotos, sua função é a mesma.

Grânulos

Os grânulos e as partículas citoplasmáticas podem ser visualizados utilizando-se colorações especiais e microscopia óptica comum. A natureza química dessas estruturas varia de bactéria para bactéria, a sua função, porém, é quase sempre a de substância de reserva e subunidades de macromoléculas para compor outras estruturas celulares.

Uma das granulações mais comuns em procariotos é composta de poli-β-hidroxibutirato (PHB), um composto lipídico formado por subunidades de ácido β-hidroxibutírico unidas por ligações do tipo éster. Existe um considerável interesse na exploração comercial de PHB, pois suas propriedades físicas conferem-lhe uma consistência de plástico. A produção industrial desse polímero a partir de culturas de micro-organismos armazenadores pode gerar plásticos biodegradáveis.

Outros polímeros são produzidos e armazenados por micro-organismos: glicogênio; amido; e polifosfatos (grânulos metacromáticos).

O armazenamento de substâncias na forma de polímeros insolúveis permite o acúmulo de reservas sem elevar a pressão osmótica interna da célula. Se o mesmo número de subunidades estivesse presente na forma de monômeros, ocorreria um aumento na pressão osmótica intracelular intolerável pela célula. Mesmo se considerarmos que certa quantidade de energia é gasta para a formação dos polímeros, os benefícios para a célula superam esse fato, uma vez que, oportunamente, podem ser oxidados para a produção de ATP, provendo, assim, a viabilidade celular, ainda que sem multiplicação.

Vacúolos gasosos

Os vacúolos gasosos são encontrados no citoplasma de organismos procarióticos que vivem flutuando em lagos, rios ou mares. A membrana desses vacúolos, em vez de ser constituída por bicamadas lipídicas como as outras membranas, é composta apenas de unidades repetidas de proteína, organizadas de maneira a formar uma estrutura rígida somente permeável a gases e impermeável a água ou solutos. A rigidez da membrana e o tamanho da vesícula variam de organismo para organismo e parecem ser determinadas pela combinação das médias da pressão osmótica e hidrostática à qual o organismo é submetido no seu hábitat.

Esporos bacterianos

Os endósporos são estruturas formadas por algumas espécies de bactérias Gram-positivas, sobretudo dos gêneros Clostridium e Bacillus, quando o meio se torna carente de água ou de nutrientes essenciais. Assim, a formação do esporo em procariotos é um tipo de diferenciação celular que ocorre como resposta a uma situação desfavorável do meio ambiente. Bactérias capazes de esporular são mais comumente encontradas no solo.

O processo de formação do esporo dentro de uma célula vegetativa é denominado "esporogênese" (Figura 2.11). As mudanças estruturais que ocorrem durante a transformação da célula vegetativa em esporo podem ser estudadas pela microscopia eletrônica. Sob determinadas circunstâncias, em vez de dividir, a célula passa por uma série de eventos que terminam com a formação do esporo. Nos primeiros estágios, uma pequena porção do citoplasma é isolada por um crescimento da membrana citoplasmática (estágios II e III). Forma-se, então, o pré-esporo composto de uma dupla membrana que circunda o cromossomo e o citoplasma. Então, camadas de peptidioglicano são sintetizadas entre as duas membranas, em seguida formam-se as capas do esporo compostas de proteínas. A maior parte da água do citoplasma é eliminada quando se completa a esporogênese. Assim, as reações metabólicas só ocorrem em níveis quase imperceptíveis. O pré-esporo desidratado contém apenas DNA, RNA, poucos ribossomos, enzimas e algumas moléculas pequenas, porém importantes. Nestas, estão incluídas grande quantidade de ácido dipicolínico, junto com grandes quantidades de íons cálcio. O ácido dipicolínico, combinado com o cálcio, é característico do endósporo bacteriano, pois foi encontrado em todos os endósporos examinados e não está presente na célula vegetativa.

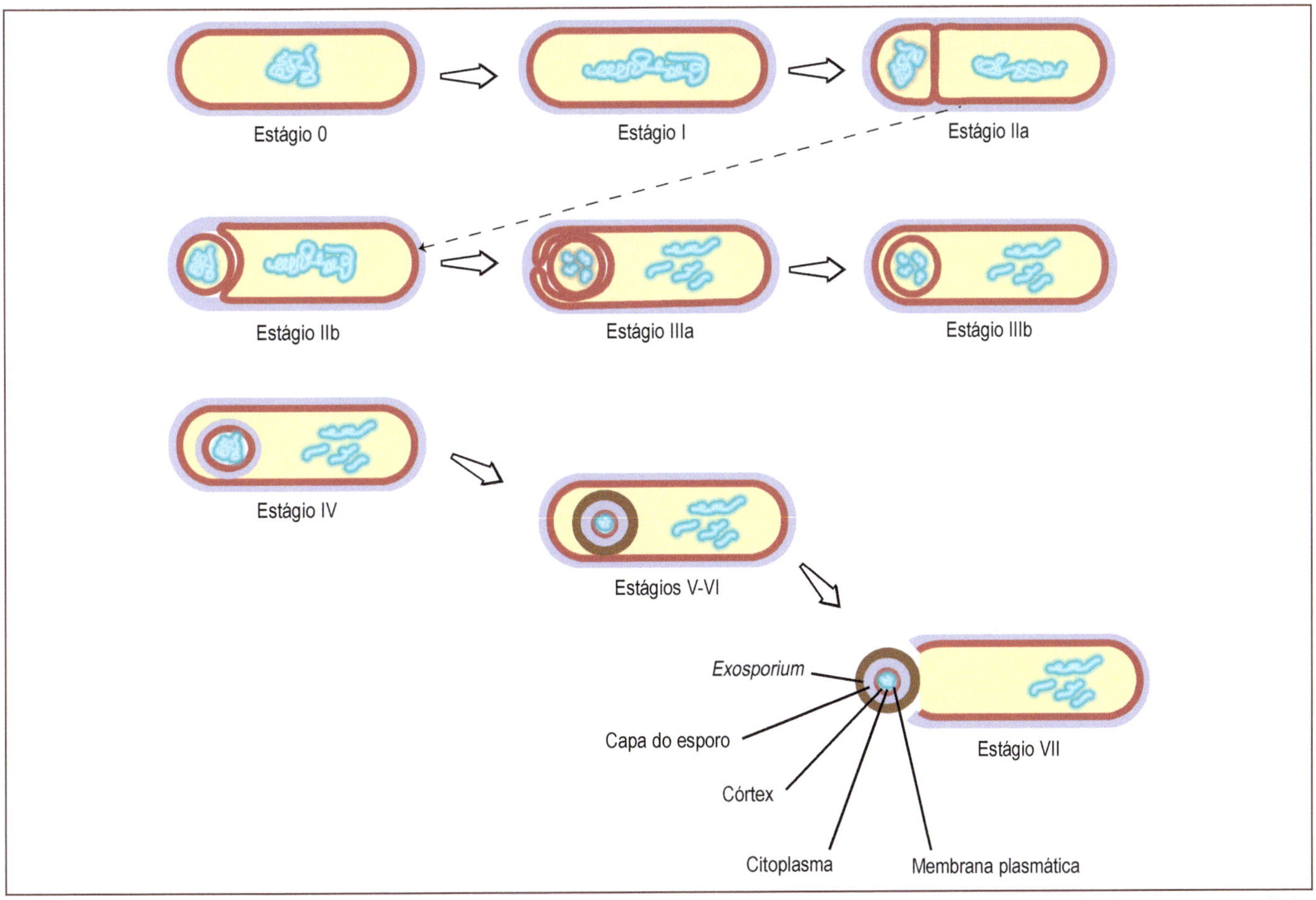

Figura 2.11 – *Formação do endósporo. Estágio 0: Célula vegetativa contendo dois genomas; estágio I: forma-se um filamento composto de dois cromossomos; estágios IIa e IIb: um septo assimétrico divide o protoplasma em duas partes. O protoplasma menor é chamado pré-esporo. A membrana plasmática do protoplasma invagina e engloba o pré-esporo. Estágios IIIa e IIIb: o pré-esporo é circundado por duas membranas; estágio IV: camadas de peptideoglicano modificado são sintetizadas entre as duas membranas formando uma camada rígida chamada córtex. Estágios V e VI: formam-se o exosporium e a capa do esporo contendo muitas camadas de proteína. Estágio VII: o esporo maduro é liberado por desintegração da célula vegetativa que lhe deu origem.*

Fonte: Desenvolvida pela autoria.

Uma vez completada a esporogênese, o esporo é liberado no ambiente, podendo sobreviver por muitos anos sob condições de extremo calor, ausência de água e presença de radiações e substâncias químicas tóxicas.

Mecanismo de resistência do esporo e sua importância

A descoberta da existência dos endósporos associada às suas características de resistência foram de grande importância para a microbiologia, sobretudo do ponto de vista clínico e da indústria de alimentos, pois processos capazes de matar células na forma vegetativa não são suficientes contra a célula na forma esporulada. Assim, enquanto a maioria das células na forma vegetativa é morta com temperaturas em torno de 70 °C, os endósporos podem sobreviver por horas em água fervente. Os endósporos de bactérias termofílicas podem sobreviver em água fervente por 19 horas.

A resistência ao calor parece estar associada ao grau de desidratação do esporo, e existem já fortes razões para se acreditar que o dipicolinato de cálcio tem um papel importante nessa característica.

As substâncias químicas que têm efeitos deletérios sobre as bactérias na forma vegetativa agem, normalmente, causando quebra/denaturação/hidrólise de proteínas ou enzimas ou de ácidos nucléicos. Os esporos apresentam menor suscetibilidade a esses agentes, provavelmente por causa da ausência de água necessária à hidrólise.

O esporo não ocorre em todas as espécies bacterianas. A maior parte das espécies, cujos hospedeiros naturais são os animais, incluindo humanos, não forma esporos, pois habita áreas geralmente bastante favoráveis para o desenvolvimento da forma vegetativa. Espécies formadoras de esporo são mais comumente encontradas no solo, como muitos *Bacillus*, *Clostridium*, *Sporosarcina* e *Streptomyces*. Com exceção do *Streptomyces*, todos esses gêneros produzem esporos sem função reprodutora. Streptomyces produz seus esporos em estruturas especializadas (hifas multinucleadas), esporos estes que, neste caso, constituem o seu modo de reprodução.

Algumas espécies bacterianas formadoras de endósporos são muito importantes como patógenos, por exemplo, *Bacillus anthracis*, *Clostridium tetani*, *Clostridium perfringens* e *Clostridium botulinum*. O primeiro provoca uma doença fatal em gado; o segundo é o agente etiológico do tétano; o terceiro, um dos agentes da gangrena gasosa; e o último produz toxinas altamente letais causadoras do botulismo (ver Capítulo 30).

Bibliografia recomendada

Henderson B, Wilson M, McNab R, Lax AJ. Cellular microbiology, bacteria-host. Interactions in health and disease. New York: Wiley, 2000.

Madigan M, Martinko JM, Bender KS, Buckley DH, Stahl DA. Brock biology of microorganisms. 14 ed. Benjamin Cummings, 2015.

Schaechter M, Ingraham JL, Neidhardt FC. Microbe. Washington DC: ASM Press, 2006.

Volland JM, et al. A centimeter long bacterium with DNA contained in metabolically active membrane bound organelles. Science. 2022;376:1453-8.

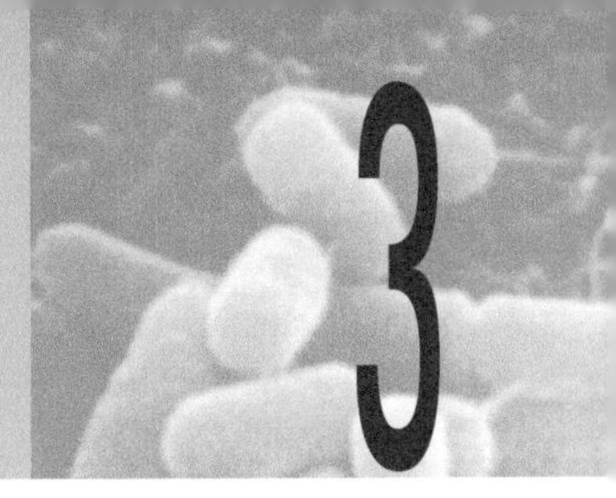

Nutrição e Metabolismo Bacteriano

3

Flavio Alterthum

Basicamente, as necessidades nutritivas dos micro-organismos são as mesmas de todos os seres vivos que, para renovarem seu protoplasma e exercerem suas atividades, exigem fontes de energia e fontes de material plástico. Nos seres superiores, todavia, encontramos apenas dois tipos nutritivos:

a) Os vegetais que são *fotossintéticos*, isto é, obtêm energia da luz solar, e *autotróficos*, nutrindo-se exclusivamente de substâncias inorgânicas.
b) Os animais que são *quimiotróficos*, pois obtêm energia à custa de reações químicas, e *heterotróficas,* por exigirem fontes orgânicas de carbono.

Em relação aos micro-organismos, principalmente às bactérias, há uma variedade de tipos intermediários entre os dois tipos mencionados, como veremos a seguir.

Fontes de energia

As algas e algumas bactérias são fotossintéticas. Nas algas e cianobactérias, o pigmento principal é a clorofila como nas plantas; durante o processo, a água é utilizada como doadora de elétrons com desprendimento de oxigênio. Esse processo é importantíssimo e cerca de 50% do oxigênio atmosférico existente provém dele. Em outro grupo de bactérias, o pigmento fotossintético não é a clorofila vegetal, e sim a bacterioclorofila; nesta, não há produção de oxigênio, pois a água não é utilizada como fonte de elétrons. Bactérias que utilizam compostos inorgânicos (p. ex., H_2S) para esse fim são denominadas *litotróficas*; as *organotróficas* são as que exigem doadores orgânicos de elétrons.

A grande maioria das bactérias é *quimiotrófica*, obtendo energia à custa de reações químicas nos quais substratos adequados são oxidados. As *litotróficas* oxidam compostos inorgânicos, enquanto as *organotróficas* oxidam compostos orgânicos. No primeiro grupo, encontramos bactérias de considerável importância industrial, como as do gênero Thiobacillus que são capazes de oxidar enxofre, produzindo ácido sulfúrico. São, por isso, utilizadas na lixiviação de metais ou minérios pobres, como de cobre ou de urânio, nos quais o processo químico usual de extração seria pouco econômico. No segundo grupo (organotróficas), encontramos um grande número de bactérias e todas de interesse médico.

Fontes de material plástico

Para a renovação da matéria viva, os elementos químicos quantitativamente mais importantes são: carbono; hidrogênio; oxigênio; nitrogênio; enxofre; e o fósforo.

Fontes de carbono: para as *autotróficas*, a única fonte de carbono é o dióxido de carbono (CO_2) ou o íon bicarbonato a partir dos quais conseguem sintetizar todos os compostos orgânicos de que necessitam. Alguns grupos de bactérias são *heterotróficas*, exigindo fontes orgânicas de carbono; destas, as mais comuns são os carboidratos, particularmente D-glicose, aminoácidos, ácidos monocarboxílicos, lipídeos, álcoois e mesmo polímeros como amido e celulose podem ser utilizados. Na realidade, qualquer composto orgânico natural e muitos sintéticos podem ser utilizados por algum micro-organismo. Essa versatilidade é de extraordinária importância, permitindo o emprego de micro-organismos numa extensa série de transformações úteis para o homem.

Na maior parte das vezes, o mesmo composto é usado para obter energia e esqueletos de carbono. Além disso, algumas bactérias heterotróficas são também capazes de fixar CO_2 (muitas o exigem em quantidades maiores), embora não como fonte única de carbono. Os elementos químicos oxigênio e hidrogênio geralmente fazem parte dos compostos orgânicos.

Fontes de nitrogênio: quanto à necessidade de nitrogênio, há, em linhas gerais, três categorias; algumas bactérias retiram o nitrogênio diretamente da atmosfera (N_2) e convertem-no em nitrogênio orgânico. Essa "fixação" de nitrogênio é exercida, por exemplo, por bactérias dos gêneros Azotobacter e Rhizobium. Essas últimas executam essa atividade em simbiose com plantas leguminosas num processo de considerável importância econômica, pois contribuem de maneira significativa para a fertilidade e a produtividade do solo. A quase totalidade das bactérias utiliza compostos inorgânicos de nitrogênio, em especial sais de amônio e ocasionalmente nitratos (raramente nitritos). Algumas bactérias exigem fontes orgânicas de nitrogênio, representadas por um número variável de aminoácidos. De modo geral, a adição de aminoácidos ou hidrolisados de proteínas favorece o crescimento da maioria das bactérias heterotróficas.

Íons inorgânicos essenciais: além de carbono e nitrogênio, as bactérias exigem uma série de outros elementos químicos sob a forma de compostos inorgânicos. Alguns são necessários em quantidades apreciáveis – *macronutrientes* –, enquanto, de outros, bastam traços – *micronutrientes*. Entre os primeiros temos o *fósforo*, sob a forma de fosfatos, importante no metabolismo energético e na síntese de ácidos nucléicos: o *enxofre*, necessário por fazer parte de aminoácidos como cistina e cisteína e para a síntese de vitaminas como biotina e tiamina; o *potássio*, ativador de enzimas e regulador da pressão osmótica; o *magnésio*, ativador de enzimas extracelulares e fator importante na síntese de proteínas e união das frações ribossômicas; o *ferro*, componente dos citocromos, de algumas proteínas e de certos pigmentos. O papel de cada micronutriente não é tão bem conhecido, dadas as dificuldades de seu estudo. Tem-se, todavia, demonstrado, em casos específicos, a necessidade de elementos como cobre, cobalto, zinco, manganês, molibdênio, sódio e muitos outros.

Fatores de crescimento: denominam-se fatores de crescimento os compostos orgânicos indispensáveis a determinado micro-organismo, mas que ele não consegue sintetizar. Esses fatores, portanto, devem estar presentes no meio para que o micro-organismo possa crescer. Muitos desses fatores são vitaminas, em especial do complexo B; outras vezes, são aminoácidos, nucleotídeos e ácidos graxos. As necessidades dos micro-organismos, nesse particular, são variadíssimas.

Um dos aspectos importantes dessa indispensabilidade resulta do fato de que, quando um micro-organismo exige determinado fator, seu crescimento será limitado pela quantidade do fator presente no meio. Dentro de certos limites, o crescimento será proporcional ao teor do composto limitante. Isso permite a elaboração de um método de dosagem de certos compostos, como vitaminas e aminoácidos, com base na medida do crescimento microbiano. Este é o fundamento da *dosagem microbiológica*.

Água

A água não constitui um nutriente, mas é absolutamente indispensável para o crescimento, e é múltiplo seu papel. As bactérias se nutrem pela passagem de substâncias em solução através da membrana citoplasmática. A água é o solvente universal. Além disso, a água exerce função primordial na regulação da pressão osmótica e, pelo seu elevado calor específico, na regulação térmica. A maior parte das bactérias, especialmente as que não esporulam, morre rapidamente pela dessecação.

Oxigênio atmosférico

Como a água, o oxigênio atmosférico não é um nutriente e funciona apenas como receptor final de hidrogênio nos processos de respiração aeróbica. Entra na célula por difusão e as bactérias têm comportamentos diferentes na presença de O_2 livre: *aeróbias* exigem a presença de oxigênio livre; algumas, todavia, o exigem em pequena quantidade, não tolerando as pressões normais de O_2 atmosférico; são as *microaerófilas*; *anaeróbias estritas* não toleram a presença de oxigênio livre, morrendo rapidamente nessas condições; *anaeróbias não estritas* não utilizam o oxigênio atmosférico, mas este não é tóxico, e *facultativas* tanto podem crescer na presença como na ausência de oxigênio livre.

Meios de cultura

Nas condições artificiais do laboratório, o crescimento de bactérias é conseguido pela semeadura destas em *meios de cultura*, cuja composição deve atender aos princípios expostos nos itens anteriores. Dada a variedade de tipos nutritivos, é fácil compreender que não há um meio de cultura universal. Muitas vezes, o que é exigido por uma determinada bactéria inibe totalmente o crescimento de outras; é o que sucede com a matéria orgânica necessária ao crescimento de heterotróficas que, na maioria das vezes, inibe totalmente a proliferação de autotróficas. Assim, para compor um meio adequado, é necessário conhecer a fisiologia das bactérias em estudo. Lembramos que cada micro-organismo duplicado ou multiplicado deve ter todos os componentes da célula original. Para se ter uma ideia aproximada da composição química de uma bactéria, por exemplo, a *Escherichia coli*, observe a Tabela 3.1. Os números apresentados são válidos para esta bactéria quando cultivada nas condições estabelecidas (composição do meio de cultura, pH, temperatura etc.); eles não são válidos para outros micro-organismos (outras bactérias ou fungos) e servem apenas de referencial. É preciso salientar que há muitas bactérias para as quais não foi possível descobrir ainda o meio de cultura que permite seu crescimento *in vitro*.

Composição dos meios de cultura

Basicamente, existem dois grandes grupos de meios de cultura: os *sintéticos*; e os *complexos*. Denominam-se "meios sintéticos" aqueles cuja composição química é qualitativa e quantitativamente conhecida. Considere-se, por exemplo, o seguinte meio: NH_4Cl, 1 g; K_2HPO_4, 1 g; $MgSO_4 . 7H_2O$, 0,2 g; $FeSO_4 . 7H_2O$, 0,01 g; $CaCl_2$, 0,02 g; $MnCl_2 . 4H_2O$, 0,002 g; $NaMoO_4 . 2H_2O$, 0,001 g; água q.s.p., 1 L. Temos aqui um meio que se enquadra na definição de sintético. Também está de acordo com os princípios gerais, já expostos, no que tange à fonte de nitrogênio e íons inorgânicos; não contém, entretanto, uma fonte de carbono nem fonte de energia.

Isso sucede porque o meio foi planejado para a cultura de fotolitotróficas: só contém material inorgânico, a fonte de carbono é o CO_2 (proveniente do ar) e a fonte de energia é a luz solar. Para que as bactérias cresçam nesse meio, devem ser incubadas em presença de luz e em condições de aerobiose.

Se a esse meio de cultura adicionar-se 0,5 g de glicose, ele continuaria a ser enquadrado na definição de sintético, mas, contendo agora uma fonte orgânica de energia e carbono (glicose), permitirá o crescimento de quimio-organotróficas como *Escherichia coli*, habitante normal do intestino dos mamíferos. Trata-se de um organismo de excepcionais capacidades de síntese, pois, a partir da glicose e dos sais minerais do meio, consegue fabricar todos os componentes do protoplasma. Se quisermos, contudo, cultivar uma bactéria com características nutritivas semelhantes às de *E.coli*, o bacilo tífico (*Salmonella typhi*), será necessário, além da glicose, adicionar o aminoácido triptofano; *S. typhi* não consegue sintetizar triptofano, que, para ela, como definimos anteriormente, é um *fator de crescimento*.

Tabela 3.1
Composição química da célula bacteriana

Macromoléculas	*Massa seca (%)*	*Massa/célula × 10^{-15}g*	*Peso molecular*	*Número de moléculas/ célula*	*Diferentes tipos de moléculas*
Proteína	55	155	4×10^4	2.360.000	1.050
RNA (total)**	20,5	59			
23rRNA		31	1×10^6	18.700	1
16rRNA		16	5×10^5	18.700	1
5rRNA		1,0	$3,9 \times 10^4$	18.700	1
Transportador		8,6	$2,5 \times 10^4$	205.000	60
Mensageiro		2,4	1×10^6	1.380	400
Regulatório				Variável	?
DNA	3,1	9	$2,5 \times 10^9$	2.13	1
Lípide	9,1	26	705	22.000.000	4*
Lipopolissacarídeo	3,4	10	4346	1.200.000	1
Mucocomplexo	2,5	7,0	(904) n	1	1
Glicogênio	2,5	7	1×10^6	4.360	1
Total de macromoléculas	96,1	273			
Material em solução:	2,9	8			
Subunidades		7			
Vitaminas metabólitos		1			
Íons inorgânicos	1	3			
Massa seca – total	100	284			

Massa de uma bactéria: 9,5 × 10-13g.
Conteúdo aquoso: 6,7 × 10-13g.
Massa seca de uma bactéria: 2,84 × 10-13g.
* Há quatro classes de fosfolipídeos, cada uma delas com composições variáveis de ácidos graxos.
** Além dos mensageiros, ribossômicos e transportadores ainda há os regulatórios em quantidades variáveis.
Fonte: Desenvolvida pela autoria.

Outros aminoácidos podem ser incluídos, permitindo o crescimento de um número cada vez maior de micro-organismos. O meio, contudo, ainda será considerado sintético, pois sua composição é sempre bem definida.

Se quisermos cultivar micro-organismos mais exigentes nesse meio, podemos enriquecê-lo com substâncias capazes de fornecer uma variedade grande de aminoácidos e vitaminas como o extrato de carne. Nesse momento, o meio passou a ser complexo, pois contém um produto cuja composição química não é perfeitamente definida, o extrato de carne. Na prática, a maior parte dos meios utilizados é do tipo complexo e as mais variadas substâncias podem ser utilizadas na sua composição: peptonas; extrato de leveduras; extratos de órgãos animais como fígado e coração; extratos de vegetais como soja e arroz; ou outras como sangue, soro etc.

▪ Estado físico dos meios de cultura

Os meios de cultura podem ser constituídos simplesmente por soluções aquosas de nutrientes. Em geral, as bactérias têm maior facilidade de iniciar o seu crescimento nesse tipo de meio, principalmente se o seu número é de início, pequeno. Quando, todavia, existe mais de um tipo de bactérias no material semeado, o crescimento final será constituído de uma mistura destas, o que impede que se tirem conclusões a respeito da natureza e da atividade de cada uma. Para que as características possam ser reconhecidas ou para que a sua atividade possa ser devidamente estudada, a bactéria deve se encontrar em "cultura pura", isto é, não deve estar misturada a outras.

Para que se possa separá-las quando provenientes de algum material ou de uma cultura líquida, há necessidade de semeá-las na superfície de um meio *sólido*. Nesse caso, se o material foi adequadamente diluído e o espalhamento, bem-feito, cada bactéria estará separada de sua vizinha e, multiplicando-se, formará uma **colônia** de organismos iguais a ela, visíveis macroscopicamente e facilmente transferíveis para novo meio onde crescerão em cultura pura.

Os meios sólidos são preparados adicionando-se um agente solidificador às soluções de nutrientes. O agente mais usado é o ágar, polissacarídeo extraído de algas, que se funde a 100 °C, mas somente se solidifica de novo ao redor de 45 °C. A adição de 1,5% a 2% de ágar ao meio de cultura líquido é suficiente para a solidificação deste.

Meios seletivos e diferenciais

Meios seletivos são aqueles cujas características impedem o crescimento de certos micro-organismos, permitindo apenas o crescimento de outros. O meio descrito anteriormente é seletivo para fotolitotróficas. Muitas vezes, a seletividade do meio depende da adição de algum composto inibidor dos indesejáveis. Assim, por exemplo, corantes básicos inibem o crescimento de bactérias Gram-positivas, enquanto a azida sódica inibe as Gram-negativas.

Meios diferenciais são aqueles que conferem características especiais às colônias que, em condições normais, seriam idênticas. Assim, bactérias fermentadoras de lactose, semeadas em meio contendo lactose e um indicador, dão colônias de cor diferente das não fermentadoras, pois, crescendo, fermentam a lactose, originando ácido lático, que faz "virar" o indicador.

Outros fatores envolvidos na nutrição

Temperatura

Cada bactéria tem um ótimo de temperatura para absorção de nutrientes que está intimamente relacionado ao crescimento e ao desenvolvimento das culturas. Assim, as bactérias *psicrófilas* crescem melhor entre as temperaturas de 0 °C a 18 °C; *mesófilas* entre 25 °C e 40 °C; e as *termófilas* entre 50 °C e 80 °C.

Concentração hidrogeniônica (pH)

Os valores de pH em torno de 7 são os mais adequados para absorção dos nutrientes, embora existam algumas bactérias adaptadas a viver em ambientes ácidos e alcalinos.

Enzimas

A membrana citoplasmática não permite a passagem de nutrientes de elevado peso molecular, no entanto sabemos que elas podem utilizar amido, proteínas, gorduras e outras macromoléculas. A quebra destas para posterior absorção é feita à custa de enzimas extracelulares ou exoenzimas. É interessante ressaltar que bactérias patogênicas podem e muitas vezes utilizam esses substratos, que fazem parte de nosso organismo, como alimento. Nesse caso, as enzimas acabam se constituindo em fatores de agressividade (virulência). Outras vezes, as exoenzimas são indiretamente mecanismos de defesa, pois podem inativar antibióticos como as penicilinas, embora novamente a finalidade seja a nutrição.

Conservação dos micro-organismos

Uma vez isolada uma bactéria em cultura pura, poderá ser necessário conservá-la no laboratório para estudo ou uso futuro. Várias são as técnicas empregadas para esse fim, conforme a natureza do organismo em questão. A técnica mais comum consiste em semear em meio sólido distribuído em tubos e, periodicamente, transferi-la para novo meio. O tempo decorrido de uma transferência para outra dependerá da resistência da bactéria. É conveniente que o metabolismo bacteriano seja reduzido tanto quanto possível, pois, nessas condições, ela permanecerá viável por tempo mais prolongado. Para se conseguir esse resultado, há vários recursos aplicados de acordo com o tipo de bactéria em questão. Uma das técnicas mais simples consiste em se conservar as culturas à temperatura de geladeira; há micro-organismos que permanecem viáveis durante meses. Outra técnica consiste em se recobrir a cultura com uma camada de óleo mineral estéril, reduzindo, dessa forma, o suprimento de oxigênio e, consequentemente, o metabolismo microbiano. Todos esses processos, todavia, envolvem um trabalho intenso e constante principalmente quando o número de organismos na coleção é grande. Além disso, muita atenção é necessária nas transferências para se evitar uma contaminação. Outro problema importante resulta do fato de que, com o correr do tempo, muitos organismos podem sofrer mutações e, com isso, ter suas características alteradas. Para se contornar esse inconveniente, recorre-se ao processo da *liofilização*. Nesse processo, organismos são suspensos em meios adequados (p. ex., leite, soro ou albumina), colocados em uma ampola e rapidamente congelados no mínimo à temperatura de -30 °C. Em seguida, procede-se à secagem do material por sublimação da água e, depois, as ampolas são fechadas hermeticamente. O material pode ser conservado à temperatura ambiente. Outra técnica utilizada é a conservação em temperatura de nitrogênio líquido (-179 °C). Empregando-se as duas últimas técnicas – liofilização e nitrogênio líquido –, os micro-organismos podem ser guardados por muito tempo, até mesmo durante anos, sem que haja necessidade de renovação e sem alterações em suas propriedades.

Há instituições especializadas que identificam, armazenam e vendem bactérias, fungos e vírus. A mais conhecida é a American Type Culture Collection (ATCC), dos Estados Unidos.

Metabolismo microbiano

Na Figura 3.1, está representado um momento da vida de uma bactéria organotrófica em plena atividade metabólica, considerando-se que está colocada num meio de cultura que contenha glicose como única fonte de carbono, sais minerais fornecendo fontes de nitrogênio, hidrogênio, oxigênio, enxofre, fósforo, magnésio etc.

A glicose atravessa a membrana e é fosforilada, transformando-se em glicose-6-fosfato. Esta, através da via glicolítica (detalhes na Figura 3.2), chegará a ácido pirúvico. Esse composto, dependendo do micro-organismo e das condições de cultivo, poderá produzir energia por meio das fermentações exemplificadas pelos produtos, ácido láctico, ácido acético, etanol, butanol etc. (Figura 3.3) ou, então, ser oxidado via ciclo de Krebs ou ciclo dos ácidos tricarboxílicos (Figura 3.4). Este é o ciclo que fornecerá as subunidades e gerar ATP por intermédio da cadeia de transporte eletrônico em bactérias que fazem respiração (aeróbia ou não). A cadeia de transporte de elétrons é associada à formação de um gradiente de prótons e o retorno destes ao citoplasma, através da ATP-sintase, promove a síntese de ATP.

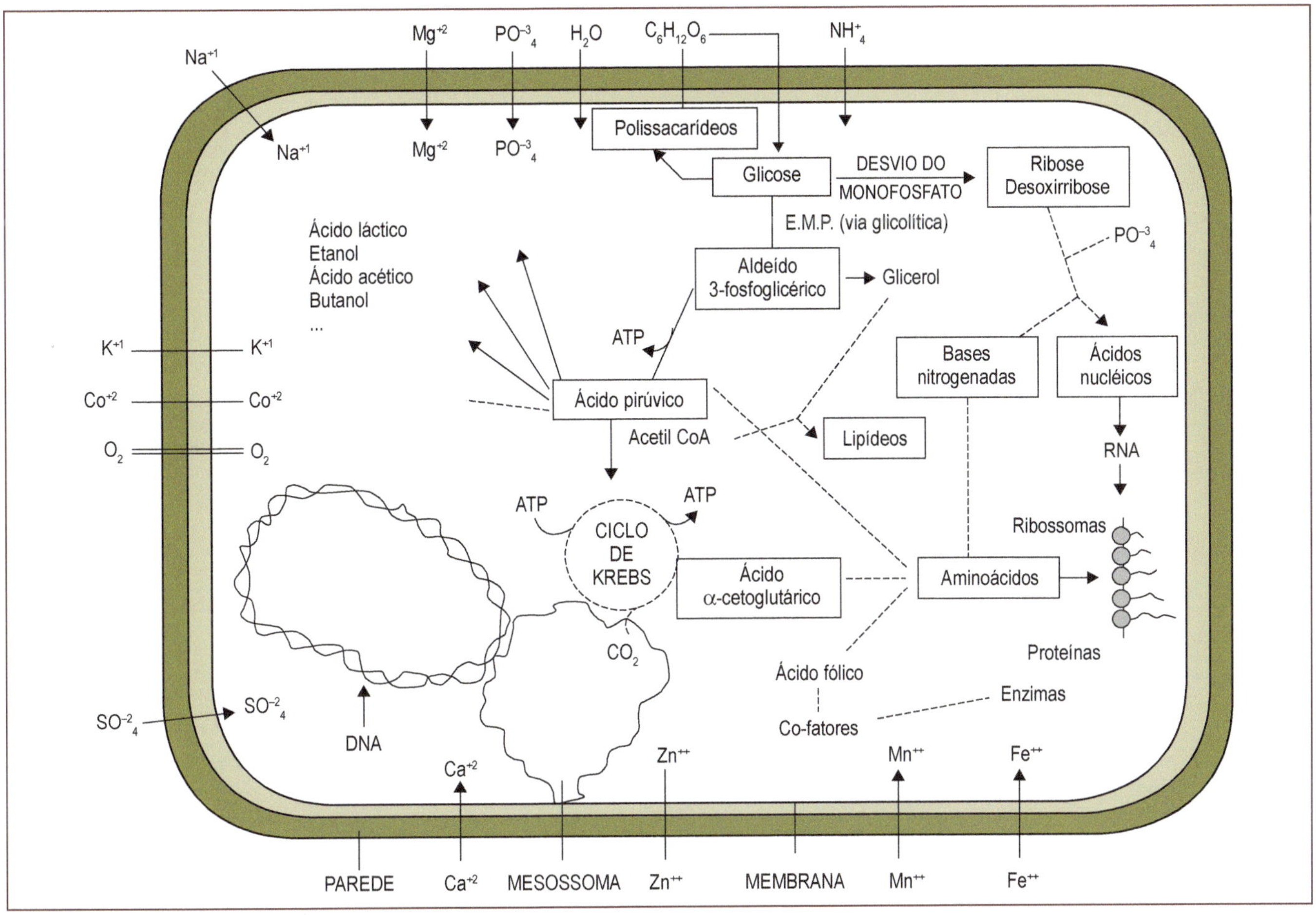

Figura 3.1 – *Esquema geral do metabolismo bacteriano.*
Fonte: Desenvolvida pela autoria.

Seus componentes são os mesmos das cadeias de transporte de eucariotos, a saber, NAD, FAD, FeS, CoQ e citocromos. Bactérias que têm metabolismo anaeróbio podem até ter uma cadeia de transporte, mas sem a citocromo-oxidase. Algumas bactérias têm cadeias curtas de transporte de elétrons, o que gera menos energia para a célula. Das subunidades formadas, destacam-se os ácidos alfacetoglutárico e oxalacético, pois ambos podem ser aminados diretamente, dando origem aos respectivos aminoácidos, ácido glutâmico e asparagina. Bactérias anaeróbias que não fazem o ciclo de Krebs completo têm um ramo oxidativo desse ciclo chegando até o ácido alfacetoglutárico e um ramo redutor até ácido aspártico, formando, portanto, as várias subunidades de que as células necessitam (Figura 3.4).

Durante a via glicolítica, formam-se duas trioses que poderão, caso a célula necessite, produzir glicerol. A partir do ácido pirúvico, poderá ser formado o acetil-CoA e este condensado gerará malonil-CoA e sucessivamente até formar ácidos graxos de número par de átomos de carbono (6, 8, 10,... 22). Estes poderão ser esterificados com glicerol, dando origem a famílias de triglicerídeos. Se um dos ácidos graxos for substituído por ácido fosfórico, o composto resultante será o ponto de partida para formação dos fosfolipídeos, componentes da membrana citoplasmática e outras eventuais estruturas membranosas de que a célula poderá dispor.

A glicose-6-fosfato pode, em vez de ser novamente fosforilada, seguir a via do monofosfato (Figura 3.2), que poderá gerar açúcares de 4, 5, 6, 7 e 8 átomos de carbono. Destaque para pentoses – ribose e desoxirribose – constituintes dos ácidos nucleicos (DNA e RNA), entre outros compostos essenciais. Nessa via, forma-se também NADPH , composto importante nas reações de oxirreduções intracelulares.

Se o micro-organismo for colocado na presença de macromoléculas, como proteínas, lipídeos, polissacarídeos, ácidos nucléicos, e tiver proteases, lipases, hidrolases, DNAses, poderá obter mais facilmente as subunidades necessárias ao seu metabolismo, conforme sugere a Figura 3.5. A origem dos vários aminoácidos pode ser acompanhada, de forma genérica, na Figura 3.6.

Para conhecer as reações de biossíntese de proteínas, ácidos nucléicos, lipídeos e polissacarídeos, recomendamos consultar a bibliografia citada no fim do capítulo.

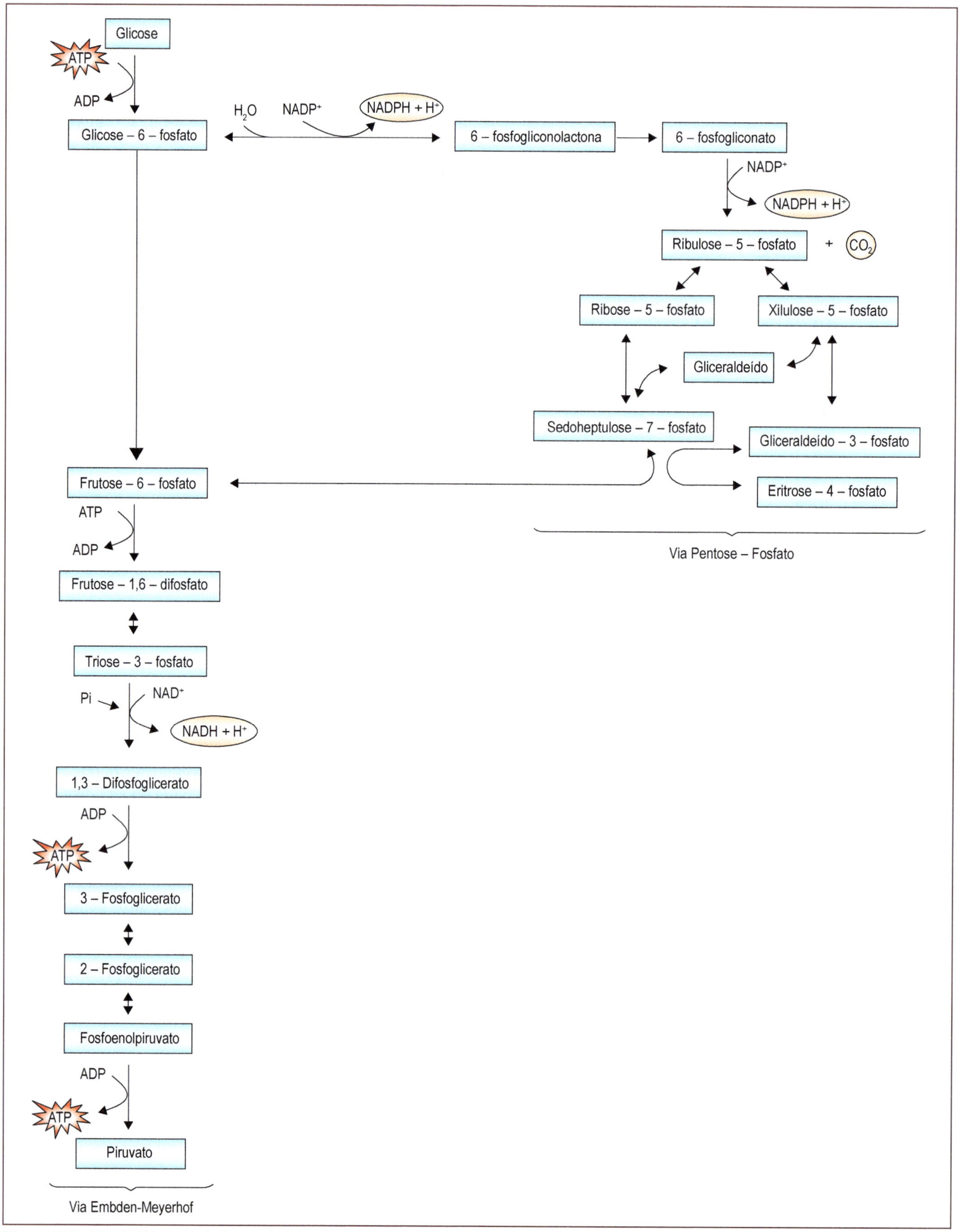

Figura 3.2 – *Via glicolítica e desvio do monofosfato.*
Fonte: Desenvolvida pela autoria.

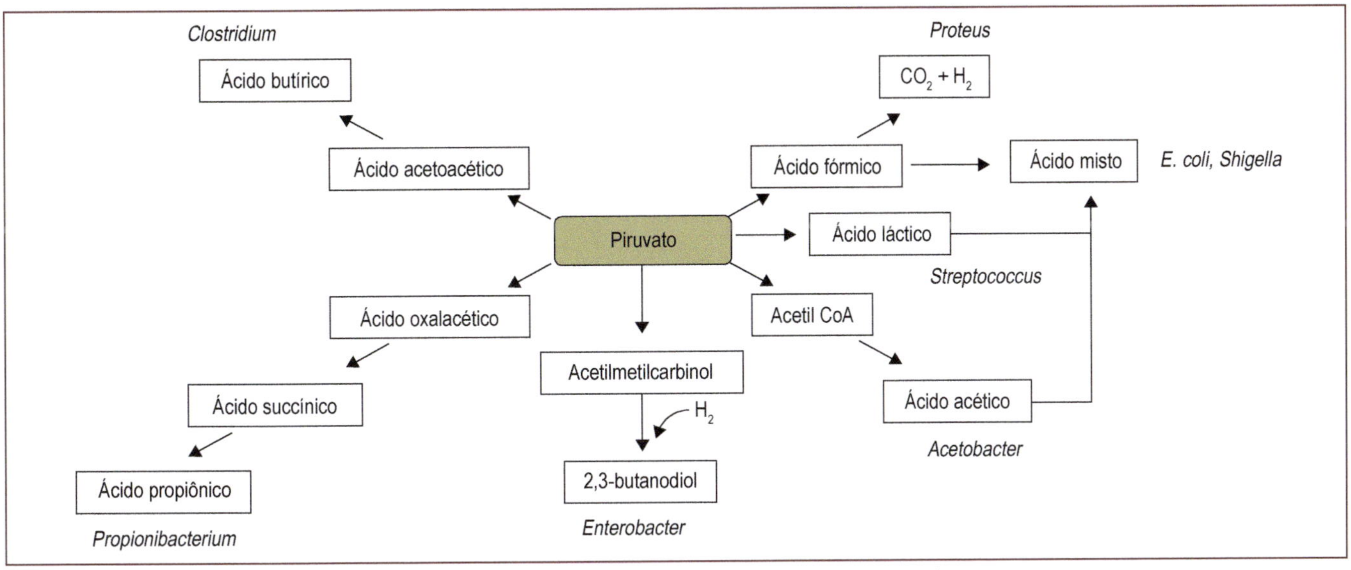

Figura 3.3 – *Alguns exemplos de fermentação com diferentes produtos finais e respectivos micro-organismos produtores.*
Fonte: Desenvolvida pela autoria.

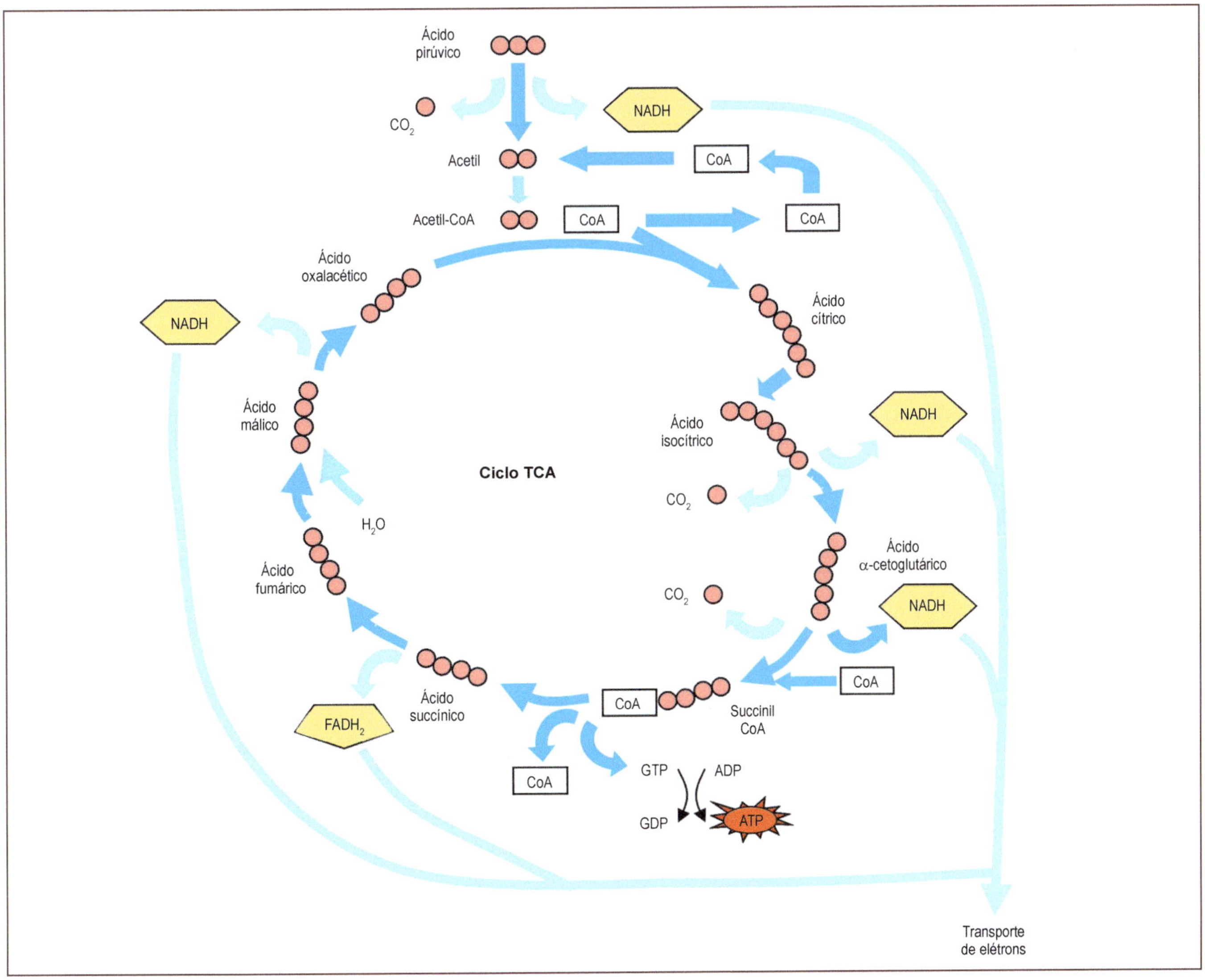

Figura 3.4 – *Ciclo de Krebs.*
Fonte: Desenvolvida pela autoria.

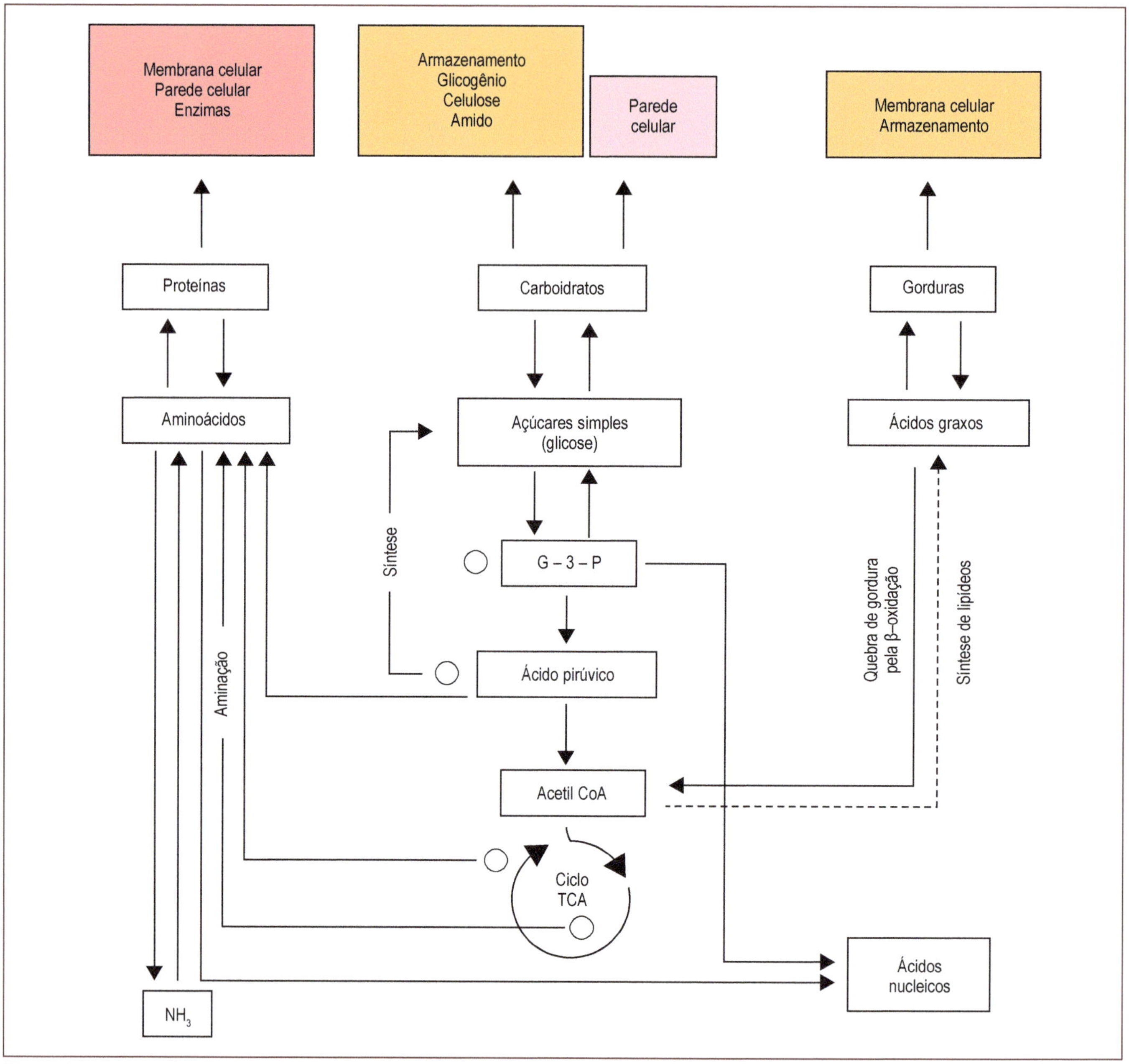

Figura 3.5 – *Esquema genérico de integração do metabolismo.*
Fonte: Desenvolvida pela autoria.

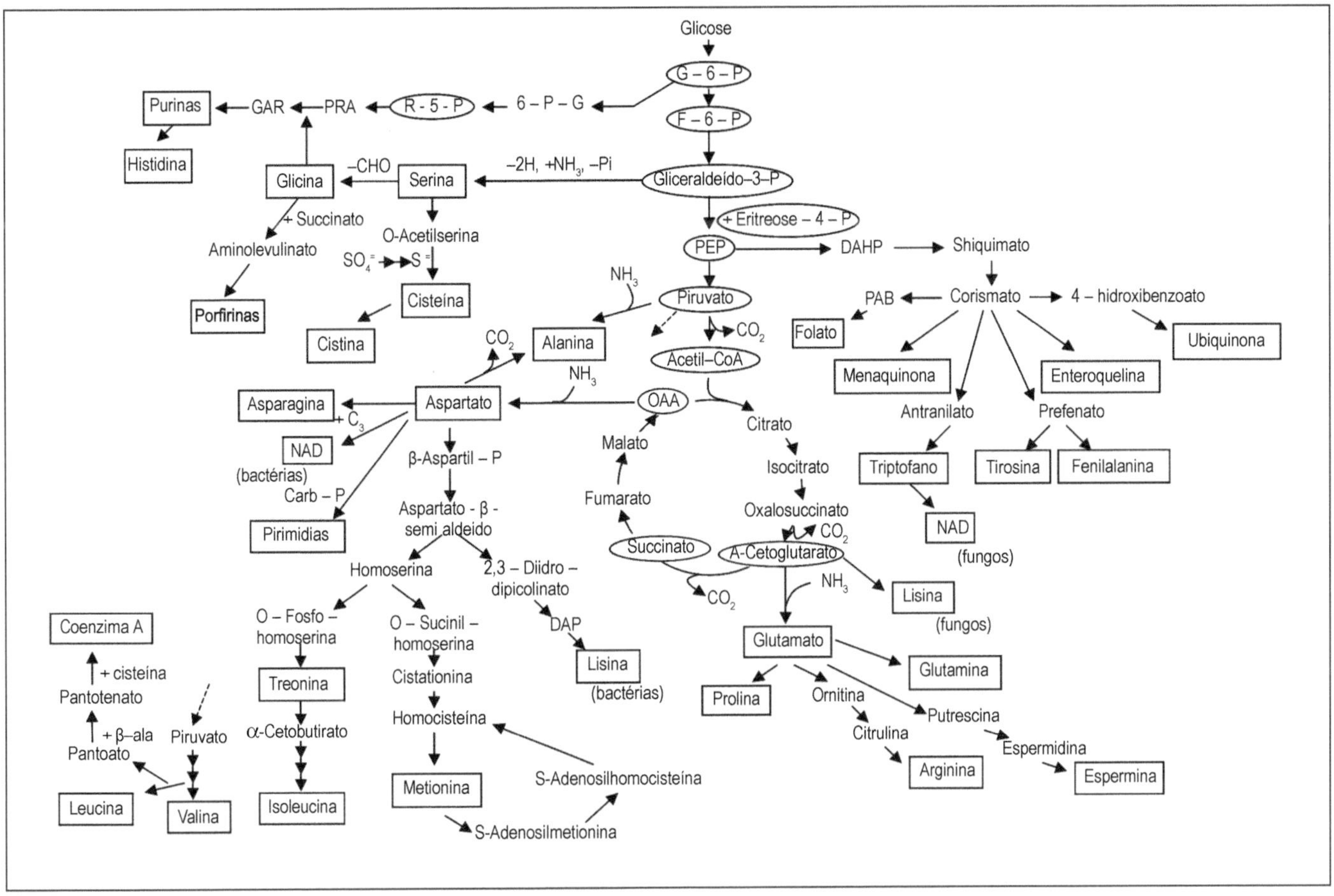

Figura 3.6 – *Vias biossintéticas de produção de aminoácidos e compostos relacionados.*
Fonte: Desenvolvida pela autoria.

Bibliografia recomendada

Madigan M, Martinko J, Bender KS, Buckley DH, Stahl DA. Brock biology of microorganisms. 14. ed. Benjamin Cummings, 2015.

Moat AG, Foster JW. Microbial physiology. 4. ed. New York: Wiley-Liss, 2002.

Nelson DL, Cox MM. Lehninger. Principles of biochemistry..6. ed. Worth Publishers, Menlo Park, 2012.

Schaechter M, Ingraham JL, Neidhardt FC. Microbe. Washington DC: ASM Press, 2006.

4 Crescimento Bacteriano

Flavio Alterthum

Considerações gerais

O crescimento em bactérias é frequentemente considerado em dois níveis, a saber: individual; e populacional.

Ao contrário dos organismos multicelulares, nos quais o crescimento é usualmente muito fácil de ser discernido, o crescimento individual de uma bactéria requer observações cuidadosas porque o processo pode ser comparativamente rápido e as condições necessárias para a medida podem interferir com o crescimento. Apesar de o aumento em tamanho ser uma característica de crescimento, não é uma condição suficiente. Por exemplo, uma célula acumulando substâncias de reserva ou submetida à plasmoptise não está, em ambos os casos, crescendo. O crescimento é um somatório dos processos metabólicos progressivos, que normalmente conduz à divisão (reprodução) com concomitante produção de duas células-filha a partir de uma. A grande maioria, de fato, divide-se dando origem a duas células-filha iguais (divisão binária), embora algumas espécies formem brotos que crescem até atingir o tamanho da célula-mãe e, então, destacam-se.

Organismos tão pequenos quanto bactérias teriam a forma esférica como resultado de tensões interfaciais, se não tivessem uma parede celular mecanicamente rígida. Assim, as bactérias, além de esféricas, apresentam-se também sob as formas cilíndrica e espiralada. Há, portanto, que considerar o crescimento nas três dimensões: comprimento; largura; e altura.

O termo "tamanho adulto" é usado para significar o tamanho da bactéria na hora da sua divisão. O tamanho adulto é característico para cada espécie. A idade da bactéria é o espaço de tempo entre uma fissão que a originou e a divisão que a duplicará. O tamanho de uma bactéria é influenciado por fatores hereditários e ambientais.

Métodos de medida

O desenvolvimento de uma cultura bacteriana pode ser medido tanto por um aumento de quantidade de protoplasma como pelo número de organismos. Nenhum método simples, em uso, permite uma estimativa simultânea de ambos: massa; e número. Porém, essas quantidades podem ser relacionadas por comparação com resultados obtidos por vários métodos. Uma vez estabelecida a relação entre os dois métodos, para determinadas linhagens de bactéria, as duas quantidades podem ser estimadas por um único método, desde que as condições da cultura sejam absolutamente as mesmas.

Os métodos para se estimar massa ou aumento da quantidade de protoplasma podem ser diretos e indiretos.

Métodos diretos

a) **Centrifugação:** nesse método, um volume de cultura é centrifugado em tubo capilar e a altura do sedimento é uma medida da massa protoplasmática. Se o tamanho do micro-organismo for conhecido, o número deste pode ser calculado. Deve-se levar em conta que medidas de volume úmido dão medidas pouco sensíveis do crescimento, sendo, portanto, o grande erro. Esse método, entretanto, tem aplicação para a medida do crescimento de leveduras, que são organismos maiores e mais volumosos que bactérias.

b) **Peso seco:** nesse método, determina-se o peso seco de organismos por unidade de volume de cultura. Esse método ignora o conteúdo aquoso e sua variação durante o crescimento dos micro-organismos, porém é uma medida mais satisfatória que a massa úmida. As determinações de peso seco apresentam certas dificuldades, pois são necessárias grandes quantidades de cultura para evitar erros nas medidas.

Métodos indiretos

a) **Nitrogênio:** nesse método, as células são lavadas a fim de serem retirados os constituintes nitrogenados do meio, e o nitrogênio da célula é determinado pelo método micro-Kjeldahl.

b) **Estimativas colorimétricas ou espectrofotométricas de constituintes do protoplasma:** nesse método, um volume apropriado de cultura é lavado e tratado de maneira a liberar constituintes orgânicos do protoplasma. Esses produtos são tratados com reagentes especiais, gerando compostos coloridos. Um exemplo é a medida da quantidade de tirosina e de triptofano pelo método de Folin-Ciocalteu. Compostos com espectros de absorção característicos podem ser determinados espectrofotometricamente, como é o caso dos ácidos nucleicos que podem ser determinados por leituras de absorbância a 258 nm.

c) **Medida do consumo de um metabólito ou acúmulo de um produto do metabolismo:** o consumo de O_2 e a produção de um ácido a partir de um carboidrato fermentável são exemplos típicos. Essas medidas somente são satisfatórias para situações em que o consumo de O_2 ou a produção do ácido não sofre limitações e, assim, refletem o crescimento.

d) **Turbidimetria:** bactérias em suspensão exibem o efeito Tyndall, como acontece com qualquer sistema coloidal. A quantidade de massa bacteriana pode ser medida tanto por absorbância como por nefelometria, que correspondem, respectivamente, à luz absorvida e à luz dispersada no meio. Os fatores que afetam as medidas turbidimétricas são: tamanho e forma das partículas; concentração; índices de refração relativos das partículas e dos meios; e comprimento de onda da luz incidente.

e) **Consumo de um composto pela massa bacteriana:** se o aumento da massa bacteriana é proporcional ao consumo de uma determinada substância, pode-se correlacionar o desaparecimento da substância de uma solução conhecida com o incremento da massa celular.

Os métodos para se estimar o número de organismos também podem ser diretos e indiretos.

Métodos diretos de contagem de partículas

a) **Contadores de partículas:** a utilização de aparelhos com base em desvios ópticos e eletrônicos permite a contagem de partículas individuais em meio aquoso. Exemplo: Coulter Counter, em que são registradas mudanças na condutividade elétrica quando partículas em suspensão são impelidas a passar por um pequeno canal por onde há uma corrente elétrica. Esse contador mede tanto o número como o tamanho das bactérias. As estimativas de tamanho são sujeitas a erros, uma vez que volumes iguais com formas diferentes apresentam diferenças na leitura da resistência elétrica. Por outro lado, o aparelho não distingue entre células grandes, únicas e células em término de separação ou gemulação. Além disso, partículas diferentes ou grumos também podem ser registrados.

b) **Câmaras de contagem:** nesse método, é determinado o número de bactérias em um volume fixo da cultura, usando câmaras com áreas perfeitamente delimitadas. Esse método tem a desvantagem de necessitar de um número relativamente grande de micro-organismos para se fazer a medida. Exemplo: câmara de Neuwbauer.

c) **Esfregaços corados:** nesse método, um volume conhecido de cultura é espalhado sobre uma determinada área de uma lâmina. O esfregaço é, então, fixado e corado. Como a área da objetiva é conhecida, o número de germes é estimado a partir da contagem das partículas em vários campos.

Métodos indiretos de contagem de partículas

Sua base é a capacidade de multiplicação dos micro-organismos quando transferidos para um meio de cultura novo. Como resultado, esses métodos contam apenas células vivas e nem sempre todas elas.

a) **Diluição seriada ou do número mais provável:** nesse método, a cultura é diluída até um ponto em que amostras da diluição, quando semeadas em meio apropriado, não apresentam crescimento. Assumindo que os micro-organismos são distribuídos ao acaso nas amostras das diluições e que qualquer organismo viável presente nessas amostras crescerá no meio novo, a densidade populacional original será estimada pela aplicação da teoria das probabilidades. A precisão do método é diretamente dependente do número de amostras tomadas por diluição. Mesmo que o número de amostras seja grande, a precisão permanece baixa.

b) **Plaqueamento em meio sólido:** nesse método, amostras de diluições seriadas da cultura são semeadas em meios de cultura sólidos adequados e incubadas de maneira a permitir o desenvolvimento de colônias (unidades formadoras de colônias (UFC)) isoladas. Estas são contadas e, depois de considerada a diluição, obtém-se o número de bactérias viáveis por mililitro na suspensão original ou, como mais adequadamente se designa, o número de unidades formadoras de colônias.

Curva de crescimento

Embora as bactérias desenvolvam-se bem em meios de cultura sólidos, os estudos de crescimento são feitos essencialmente em meios líquidos e as considerações que seguem são válidas para essas condições.

Quando uma determinada bactéria é semeada num meio líquido de composição apropriada e incubada em temperatura adequada, o seu crescimento segue uma curva definida e característica (Figura 4.1).

A curva de crescimento pode ser arbitrariamente dividida em quatro fases:

a) Fase de *lag*, durante a qual praticamente não ocorre divisão celular, porém há aumento de massa.

b) Fase logarítmica, na qual ocorre divisão regular numa velocidade máxima e constante.

c) Fase estacionária, durante a qual a velocidade de multiplicação diminui gradualmente, até que se anule. O número de bactérias presentes, por unidade de volume, permanece constante por um tempo determinado. Durante essa fase, o número de bactérias novas que se formam contrabalança com o número daquelas que estão morrendo.

d) Fase de declínio, em que os micro-organismos gradualmente diminuem em número até que a cultura se torne estéril, ou seja, todos os micro-organismos morrem.

Essas fases foram consideradas para uma contagem do número total de bactérias viáveis, todavia, quando a medida é feita para massa, verifica-se que a curva obtida segue mais ou menos paralela à primeira até o declínio, em que as duas divergem. No entanto, a segunda medida de massa permanece praticamente estacionária ou ligeiramente ascendente.

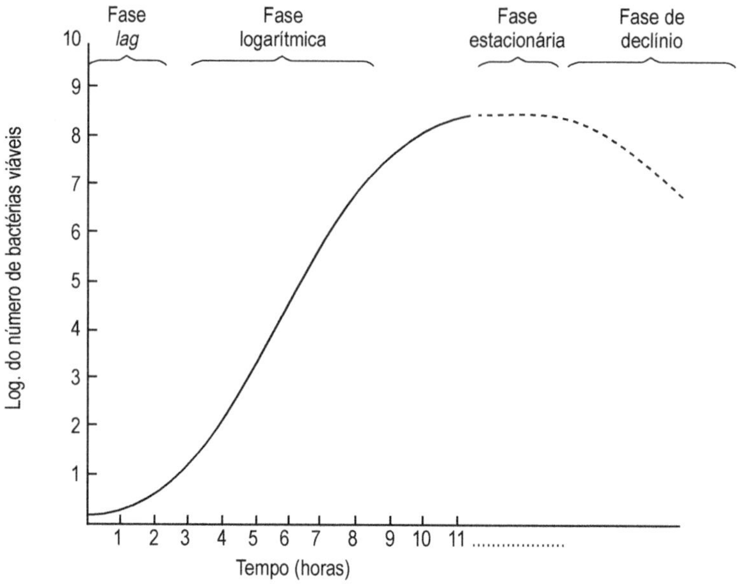

Figura 4.1 – *Curva de crescimento bacteriano.*
Fonte: Desenvolvida pela autoria.

A seguir, cada uma das fases será explicada em detalhes.

■ Fase de *lag*

A fase de *lag* pode ou não existir, dependendo de certos fatores. Tende a ser longa quando o inóculo é pequeno ou provém de uma cultura velha ou quando o meio e a temperatura de incubação são menos favoráveis (não correspondem aos ótimos). Em condições favoráveis, a fase de *lag* tende a ser menor. Entretanto, o fator determinante é o estágio do crescimento em que se encontra a cultura da qual provém o inóculo. Organismos provenientes de uma cultura em fase de *lag*, estacionária ou de declínio demoram algum tempo para iniciar a multiplicação quando inoculados em meio novo, enquanto organismos originados de uma cultura em fase logarítmica não apresentam *lag*, mas, ao contrário, continuam a se multiplicar na mesma velocidade de crescimento do meio anterior, pelo menos quando o meio novo é igual ou similar ao meio prévio.

A fase de *lag* é considerada um período de adaptação no qual a atividade enzimática múltipla da célula, com os seus produtos, está sendo coordenada para um estado denominado "integração total". A célula seria encarada como um sistema de dependências mútuas, no qual o ácido nucleico não pode ser sintetizado sem enzimas; proteínas enzimáticas são formadas sob a orientação do ácido nucléico e são essenciais para a construção da membrana celular, que, por sua vez, controla a entrada e a saída de material da célula. Somente depois que esse sistema estiver funcionando harmoniosamente, a divisão pode ocorrer. A fase de *lag* deve ser encarada como um período não de repouso, mas, ao contrário, de intensa atividade metabólica.

Durante o crescimento de uma bactéria num determinado meio, a síntese de muitas enzimas não requeridas para o desenvolvimento naquele meio é parcial ou totalmente reprimida. Quando essa bactéria é transferida para um meio diferente, essas enzimas reprimidas são necessárias para a utilização do novo substrato. Nessas condições, a fase de *lag* corresponde ao período de síntese dessas enzimas, chamadas de indução.

■ Fase logarítmica

A fase logarítmica ou exponencial é aquele período durante o qual a multiplicação é máxima e constante.

Bactérias crescem e reproduzem assexuadamente por fissão binária. Cada duplicação do número de organismos numa cultura representa uma nova geração.

Assim, se imaginarmos a inoculação de uma só célula, a progressão se daria da seguinte maneira:

Número de células
1: 2: 4: 8: 16: 32: 64:
assim por diante ou
$2^0: 2^1: 2^2: 2^3: 2^4: 2^5: 2^6:.....$

Encontramo-nos diante de uma progressão geométrica de razão **2** (uma bactéria origina duas bactérias).

A expressão matemática para esse tipo de crescimento, referido normalmente como crescimento exponencial, é:

$$N = N_0 . 2^n \quad (1)$$

onde N é o número de micro-organismos após determinado tempo t e n é o número de divisões passadas após tempo t e N_0 é o número inicial.

A equação (1) é raramente utilizada nessa forma por causa das inúmeras mudanças que ocorrem na população durante o crescimento exponencial. Por exemplo, depois de dez gerações, o número de células aumenta milhares de vezes. Torna-se interessante, pois, usar logaritmo para representações gráficas. Dessa forma, tomando o logaritmo de ambos os lados da equação (1), teremos:

$$\log N = \log N_0 + n \log 2 \quad (2)$$

Percebe-se que a equação (1) se transformou na equação de uma reta, onde N_0 é a ordenada na origem e n (número de gerações) é o coeficiente angular.

Pela técnica do plaqueamento em meio sólido com contagem de colônias, pode-se facilmente determinar o número inicial de micro-organismos viáveis (inóculo) e o número final de micro-organismos após um tempo t considerado. Assim, a equação (2) é muito usada para se descobrir o número de gerações (n) e, consequentemente, o tempo de geração (t/n) que é característico para determinado micro-organismo em determinado meio de cultura.

Também podemos obter uma velocidade em termos de número de gerações por unidade de tempo, fazendo-se a partir da equação (2), n/t.

A partir da equação (2), teremos:

$$n \text{ (nº de gerações)} = \frac{\log N - \log N_0}{\log 2}$$

O número de gerações por unidade de tempo, definido como *velocidade exponencial de crescimento*, é dado por:

$$R = \frac{n}{t\text{-}to} = \frac{\log N - \log N_0}{\log 2}$$

ou

$$R = \frac{\log N - \text{Log } N_0}{0.0301 \, (t\text{-}to)}$$

A recíproca de R ou da velocidade exponencial de crescimento será dada por G (tempo de geração):

$$G = \frac{1}{R} = \frac{t\text{-}to}{n}$$

O tempo de geração, que implica diretamente velocidade de crescimento, depende de uma série de fatores, a saber: temperatura de incubação; natureza do meio; aeração do meio; concentração de íons hidrogênio; e natureza do organismo.

Temperatura de incubação

Os diferentes micro-organismos apresentam, conforme seu hábitat natural, diferentes ótimos de temperatura em que suas enzimas estão nas formas mais ativas. Assim, obedecida essa temperatura ideal, o tempo de geração será menor.

Natureza do meio

Em geral, o desenvolvimento bacteriano é mais eficiente em meios complexos do que em meios quimicamente definidos. Por exemplo, *Escherichia coli* apresenta tempo de geração de 20 minutos em caldo comum e 50 minutos em caldo sintético (glicose + sais). Assim, as contribuições do meio de cultura para a velocidade de crescimento são sua concentração e presença de todos os nutrientes essenciais. É bastante notória a influência do meio para aqueles organismos incapazes de sintetizar fatores de crescimento.

Aeração do meio

A influência da presença ou não de O_2 no meio depende diretamente das vias pelas quais os micro-organismos obtêm energia. Assim, a aeração acelera o crescimento de organismos aeróbios estritos e de facultativos fermentativos e é completamente tóxica para os anaeróbios estritos. A quantidade de ar borbulhado em uma cultura deve ser controlada porque, quando em excesso, pode remover o dióxido de carbono (CO_2) necessário em reações de carboxilação.

Concentração de íons hidrogênio

O pH do meio de cultura é um fator muito importante para a atividade enzimática. De maneira geral, o pH neutro é requerido para o melhor desenvolvimento da cultura em termos de velocidade. Porém, dentro de certos limites, uma alteração de pH não afeta consideravelmente o tempo de geração. A membrana bacteriana apresenta um mecanismo muito eficiente para a entrada de íons na célula. Acredita-se, entretanto, que, à medida que o pH se afasta da neutralidade, os íons presentes no meio afetam as proteínas de superfície como as permeases, impedindo, assim, uma penetração adequada dos nutrientes.

Natureza do organismo

Dependendo das características metabólicas do micro-organismo, seu tempo de geração será maior ou menor. As variações se estendem desde 10 minutos para uma bactéria marinha até semanas para algumas espécies do gênero Mycobacterium.

Foi notado que mesmo micro-organismos altamente patogênicos têm seu tempo de geração diminuído quando em desenvolvimento *in vivo.*

A fase logarítmica termina quando as condições do meio de cultura se alteram pela atividade metabólica das bactérias, que não mais provê as condições necessárias para manter o crescimento uniforme. O limite alcançado varia conforme a natureza do meio e as condições de incubação.

Os seguintes fatores são apontados como responsáveis pelo final da fase logarítmica: limitação de nutrientes; acúmulo de metabólitos tóxicos; e ausência de O_2 para o caso particular em que micro-organismos facultativos fermentativos estejam se desenvolvendo sem aeração.

■ Fase estacionária

A falta de nutrientes e o acúmulo de materiais tóxicos no meio podem cessar o crescimento de uma cultura. Culturas bacterianas são difíceis de ser tamponadas e controladas no seu pH e potencial de oxirredução. A mudança dessas variáveis é frequentemente responsável pela passagem do crescimento exponencial para a fase estacionária.

Em qualquer cultura em meio líquido, o total de bactérias de uma dada espécie por unidade de volume de meio tende a ser constante.

Removendo-se as células de uma cultura em que o crescimento logarítmico já cessou (já entrou em fase estacionária) e inoculando-se nesse meio um pequeno número de células novas, ocorre, ainda, certo crescimento. Nesse caso, a parada de crescimento na cultura original não parece resultar nem da falta de nutrientes nem do acúmulo de produtos tóxicos. Algumas observações sugerem que determinado espaço físico, o qual tem sido denominado “espaço biológico”, é necessário para que ocorra o crescimento individual bacteriano. Não há nenhuma explicação razoável para esse fenômeno, porém uma hipótese sugere que, para que o crescimento e a multiplicação possam ocorrer, deve existir pelo menos uma concentração mínima de nutrientes por unidade de superfície ou de volume do organismo. Essa relação foi sugerida com base no fato de que, em meios extremamente diluídos, apesar da existência de algum nutriente, não ocorre nenhum crescimento nem multiplicação.

Dessa forma, quando uma cultura aumenta, há um decréscimo proporcional na quantidade de nutrientes, até o ponto em que a concentração de nutrientes *por organismo* atinge um nível crítico e a multiplicação cessa.Já quando os organismos são removidos e um novo inóculo pequeno é adicionado ao meio, a quantidade de nutrientes *por organismo* aumenta e o crescimento pode ser reiniciado. Deve ser notado, todavia, que o segundo crescimento não é tão intenso quanto o primeiro. Novamente, a concentração relativamente baixa de nutrientes deve ser diminuída para que o crescimento cesse.

Fase de declínio

A fase estacionária é seguida por uma fase na qual ocorre um decréscimo da população.

A causa da morte das células, depois de um período de crescimento de uma cultura, pode estar relacionada com a natureza e a concentração do fator limitante do crescimento. Quando a falta de nutrientes é o fator responsável, os organismos que pararam de crescer não estão totalmente desprovidos de atividade metabólica. As reservas nutritivas internas, os metabólitos intermediários e, finalmente, as próprias estruturas dos organismos podem servir como fonte de combustível para a atividade respiratória. Esse consumo de substâncias estruturais não pode prosseguir indefinidamente, pois, num determinado momento, a destruição celular torna-se um fator permanente e a célula não é mais capaz de continuar a se dividir, mesmo se transferida para um novo meio.

Quando o fator limitante é o acúmulo de produtos metabólitos tóxicos, a causa de morte celular dependerá da natureza desse fator. Quando se trata de acúmulo de ácidos orgânicos provenientes da fermentação de açúcares, ocorre uma queda no pH e a morte das células segue um declínio exponencial. O contrário ocorre quando se trata de um açúcar não fermentável, em que a fase de declínio raramente é exponencial. Muito pouco se sabe a respeito desses metabólitos tóxicos e de seu modo de ação.

Crescimento contínuo

Vimos até agora o crescimento descontínuo quando, a partir do momento em que um meio é inoculado, as condições começam a variar de forma progressiva. Embora muitos estudos possam ser feitos com esse tipo de crescimento, seria ideal estudar o crescimento bacteriano de maneira tal que todos os parâmetros ficassem constantes.

Isso se tornou possível com o processo da *cultura contínua*, que consiste em um sistema de células em crescimento no qual os nutrientes são adicionados continuamente e o volume do frasco (Figura 4.2) permanece constante pela retirada simultânea de meio já utilizado. Um sistema de quimiostato é utilizado para esse fim.

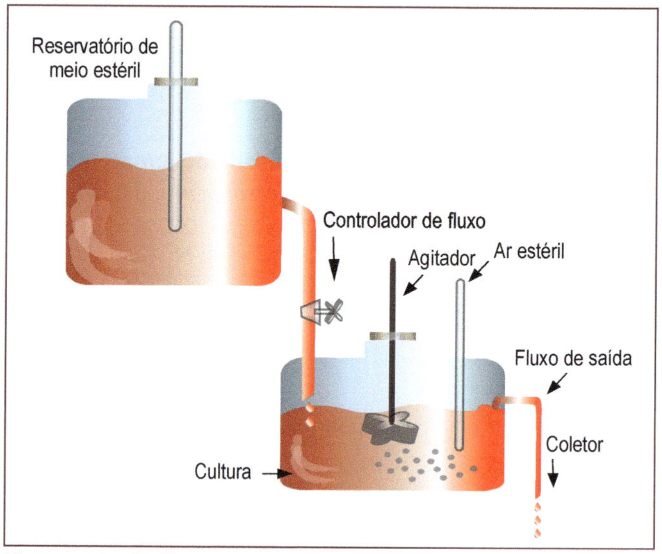

Figura 4.2 – *Esquema de quimiostato.*
Fonte: Desenvolvida pela autoria.

Nessa condição de *estado estacionário*, os valores médios de todas as características, calculados por bactéria, como tamanho, composição química e velocidade de crescimento, permanecem constantes em qualquer intervalo de tempo. Como é de se esperar nessas condições de regime estacionário, são constantes também a composição do meio de cultura, a concentração de metabólitos e a massa de células.

Processos industriais e laboratoriais têm sido desenvolvidos para a produção de micro-organismos ou obtenção de seus produtos. Devemos ainda ressaltar a importância que apresenta esse tipo de cultivo no estudo da fisiologia de micro-organismos e de fatores que possam interferir no seu crescimento desde que, nessas condições, trabalhemos com uma população praticamente homogênea, em que todos os indivíduos têm a mesma idade e as mesmas condições fisiológicas. Desde que a velocidade específica de crescimento seja uma função da vazão, podemos trabalhar em diferentes velocidades de crescimento alterando a vazão do meio.

No que diz respeito à produção de células, ressaltamos a fabricação de leveduras e a produção de algas em escala industrial como fontes de alimentação animal e humana e fonte de oxigênio para o tratamento contínuo de resíduos.

Em escala de laboratório tem-se obtido a produção de células de mamíferos por esse sistema.

Quanto à formação de produtos, há inúmeros exemplos como a produção de substâncias por processos fermentativos como o etanol, ácido acético e cerveja. Outras substâncias têm sido obtidas por processos contínuos, embora não em nível industrial: antibióticos; ácido láctico; acetona; butanol etc.

Finalmente, entre as aplicações dos processos de crescimento contínuo, devemos citar os processos de tratamento biológico de águas residuárias com vistas à eliminação de materiais poluentes.

Bibliografia recomendada

Alterthum F, Schmidell W, Lima UA, Moraes IO. Biotecnologia industrial. 2. ed. Brasil: Blücher, 2020; p. 1-4.

Cadwell DR. Microbial physiology & metabolism.Dubuque: WC Brown Publisher, 1995.

Henderson B, Wilson M, McNab R, Lax AJ. Cellular microbiology, bacteria-host interactions in health and disease. New York: Wiley, 2000.

Moat AG, Foster JW. Microbial physiology. 4. ed. New York: Wiley-Liss, 2002.

Schaechter M, Ingraham JL, Neidhardt FC. Microbe. Washington DC: ASM Press, 2006.

5 Genética Bacteriana

Gabriel Padilla
Sérgio Olavo Pinto da Costa (*In memoriam*)

Introdução

O processo de evolução biológica de todo organismo vivo é produto de alterações no seu material genético. A informação contida nesse material está codificada, na grande maioria dos organismos, pelo ácido desoxirribonucleico (DNA), enquanto em alguns vírus essa informação encontra-se no ácido ribonucleico (RNA). A identificação do DNA como transportador da informação genética tem sido um processo gradual ainda inacabado. Pela facilidade de manipulação, os micro-organismos, mais preferencialmente as bactérias e os vírus, têm sido o material usado nessas pesquisas.

A molécula de DNA é geralmente uma dupla fita. Alguns vírus têm RNA em vez do DNA, podendo ser uma molécula de fita simples ou dupla. Poucos vírus têm DNA de fita simples. O DNA apresenta, em vários organismos, as mesmas propriedades ou funções, as quais incluem a capacidade de replicação e transmissão das moléculas hereditárias durante a divisão celular. A unidade de replicação é o replicon, que contém um sítio de origem capaz de replicação autônoma.

O DNA em bactérias é uma macromolécula em forma de uma dupla fita circular, com comprimento de aproximadamente 1,1 mm, altamente empacotado e dobrado para se manter dentro da célula, que mede de 1 a 2 μm de comprimento. O DNA do vírus do polioma consiste em 5.100 pares de bases e tem um comprimento de 1,7 μm (17 mil Å), enquanto o DNA da bactéria *E. coli* tem cerca de 4,6 milhões de bases com um comprimento macroscópico de 1,7 mm, ou seja, aproximadamente 850 vezes maior que a célula bacteriana. O empacotamento do DNA está em torno de um eixo central formando uma estrutura superenrolada (*supercoiled*). Essa forma favorece a ação de certas enzimas, como as DNA-girases e as topoisomerases.

Observa-se que existem duas forquilhas em cromossomos circulares que se replicam, então, em forma bidirecional. A 180° do ponto de origem existe um sítio de terminação. Esse processo bidirecional é quase universal, com exceção de alguns vírus e bactérias. A replicação do DNA é semiconservativa, isto é, uma fita do DNA parental é conservada durante o processo de replicação, enquanto a fita complementar é sintetizada novamente. A síntese *in vitro* do DNA requer: a) uma mistura de desoxirribonucleotídeos 5' trifosfato – dATP, dGTP, dCTP, dTTP; b) a presença do íon Mg++, que estabiliza o DNA quando se une a fosfato carregado negativamente; c) uma molécula de DNA de alto peso molecular, na qual o DNA cumprirá uma dupla função, atuando como iniciadora (*primer*) e como molde da fita; d) a presença de DNA-polimerase. Essa enzima requer uma hidroxila 3' livre em um dos extremos do DNA, além de uma região de fita simples no outro extremo, significando que a síntese se dá em direção 5' → 3', 3' → 5'. Várias DNA polimerases têm sido descobertas: DNA polimerase I e II, que são enzimas de reparo e DNA polimerase III, que atua na replicação. Em procariotos, essas enzimas têm função endonucleotídica.

A síntese de DNA em uma fita é descontínua, enquanto na outra é contínua. Ambas as fitas são sintetizadas em sentido 5' → 3', mas a fita que está sendo sintetizada em sentido 3' → 5' o faz em fragmentos conhecidos como "fragmentos de Okasaki", os quais são unidos por um ligase. Assim, a síntese é contínua para a fita que cresce na direção 5' → 3', denominada "fita líder" (*lagging strand*), enquanto a fita que cresce em sentido 3' → 5' o faz em forma descontínua. O processo de replicação em *E. coli* envolve:

1) A replicação começa na origem, *OriC*, onde as fitas do DNA se separam. As proteínas de replicação formam um complexo denominado "primossoma". Esse complexo segue a forquilha de replicação durante a síntese de DNA.
2) Uma das fitas é cortada na origem, expondo um dos extremos como fita simples. Antes de começar a síntese dos fragmentos de Okasaki na fita descontínua, é necessária a presença da enzima RNA-primase. Essa enzima se liga a DnaB (helicase), sintetizando um novo *primer* de dez nucleotídeos de longitude, dissociando-se posteriormente. Os *primers* são feitos em intervalos na fita descontínua. Depois, a DNA-polimerase III é usada para alongar os *primers* RNA, produzindo, desse modo, os fragmentos de Okasaki. A elongação é feita pela DNA-polimerase III até o extremo 5' do fragmento prévio de DNA. Os *primers* RNA são removidos por enzimas de reparo (polimerase I) e substituídos por DNA. A enzima DNA-ligase une a extremidade 3' do novo DNA com a extremidade 5' fosfato do fragmento anterior, e a fita complementar, a fita descontínua, é sintetizada.

O cromossomo de *E. coli* tem aproximadamente $4,6 \times 10^6$ pares de bases. Como a célula se divide a cada 30 a 40 minutos, isso significa que a duplicação do cromossomo será a uma taxa de 1.584 pares de bases/segundo. A replicação em *E. coli* é bidirecional; cada forquilha de replicação é polimerizada a uma taxa de 792 pares de bases/segundo.

Mutação

As alterações na estrutura química ou física do DNA são conhecidas como "mutações". Estas podem ser ocasionadas por agentes físicos, químicos e biológicos denominados "mutagênicos" ou "agentes genotóxicos". O organismo não exposto a um mutagênico é denominado "tipo selvagem", enquanto o organismo com alterações resultantes da ação desses agentes é um mutante. Estes são identificados por variações fenotípicas ou variações que só processos bioquímicos ou biofísicos detectam. As mutações são fontes de uma grande variabilidade genética e, sem elas, o processo de adaptação não seria possível. Portanto, existe tendência a uma variabilidade herdada de uma geração a outra. De acordo com o agente, as mutações podem ser *espontâneas* ou *induzidas*.

As mutações espontâneas podem ser causadas por erros durante a replicação do DNA ou pela exposição do organismo a influências extracelulares do meio ambiente, como radiações ou agentes químicos. As mutações induzidas são produto de uma ação deliberada na qual o organismo é exposto à ação de um agente genotóxico. Os mecanismos que geram uma mutação espontânea são: erro na replicação do DNA; deslocamento tautomérico gerando uma mutação de ponto – depurinação e deaminação; dano oxidativo; e transposons. As mutações espontâneas são eventos raros, com frequências de 1×10^9 a 1×10^{12} por geração para um gene particular; ou uma célula bacteriana em 1 bilhão ou uma em 10 bilhões apresentam mutação. As frequências variam para cada tipo de mutação, para cada espécie e para cada linhagem. Algumas regiões do DNA são mais sensíveis à aparição de um evento mutacional, denominadas "pontos quentes". As mutações podem envolver uma base só, mutações pontuais. A taxa de mutação a um mutagênico específico depende da natureza da base no extremo 5'. O sistema de reparo varia em sua efetividade em razão da presença de bases específicas na região do sítio de mutação. A taxa de mutação pela ação de um agente genotóxico é de 1×10^{-4} ou maior.

A replicação é um processo altamente eficiente, com uma taxa de erro baixa estimada entre 1×10^{-8} e 1×10^{-11}. Para *E. coli* com um cromossomo de $4,6 \times 10^6$ pares de bases, um erro acontece uma vez a cada mil a 10 mil replicações. A segurança desse processo se baseia na atividade de várias enzimas que formam um complexo denominado "sistema DNA replicase" ou "replissoma", formado por helicases, topoisomerases, proteínas ligadoras de DNA, primases e ligases. Algumas espécies bacterianas apresentam uma taxa maior de mutação espontânea. Foram descobertos em *Escherichia coli* genes mutadores, que elevam a frequência de mutação, por exemplo, o gene que produz a RNA-polimerase termolábil. Esta insere nucleotídeos incorretamente durante a replicação a uma taxa maior que a da enzima da linhagem selvagem.

Em bactérias produtoras de antibióticos do gênero *Streptomyces*, essa taxa de mutação espontânea pode ser de 1% a 4% por esporo, mil vezes maior que *E. coli*.

Quando a mutação permanece estável, esta pode ser transferida a outras gerações. No caso de uma linhagem selvagem His+ = histidina prototrófica que muda para His- = histidina auxotrófica, essa linhagem pode reverter e voltar a His+ por meio das assim denominadas "mutações revertentes". Outra mutação que se apresenta distante do sítio da mutação original é conhecida como "mutação supressora".

Existem diferentes tipos de mutação, por exemplo, mutação por substituição de pares de bases. Essas mutações podem ser espontâneas como consequências de rearranjos na distribuição de elétrons nas bases púricas e pirimidínicas, produzindo-se, assim, alterações ou mutações tautoméricas. Os tautômeros são compostos que diferem na organização dos hidrogênios e dos elétrons. Dois tipos de substituição de bases podem ocorrer: transição e transversão. Na transição, uma base pirimídica é substituída por outra pirimídica. Na transversão, uma base púrica é substituída por outra pirimídica ou vice-versa:

transição

T ↔ C

↕ ↕ transversão

A ↔ G

transição

Quando as mutações são estudadas em nível de polipeptídeos, são reconhecidos basicamente quatro tipos de mutações que alteram sua atividade: *mutações sem sentido*; *mutações de sentido errado; mutações de fase de leitura;* e *mutação supressora.*

As mutações sem sentido são o produto de códons sem sentido, ou seja, que não especificam para nenhum aminoácido. Elas são reconhecidas como sinais de terminação pelos ribossomos. Os resultados são polipeptídeos mais curtos, cuja atividade encontra-se seriamente comprometida. As mutações de sentido errado afetam uma base, resultando na substituição de um aminoácido por outro no polipeptídeo. Substituição de aminoácidos polares por não polares pode afetar a atividade do polipeptídeo. As mutações de fase de leitura afetam a sequência como um todo, pois elas são os produtos de inserções ou deleções numa sequência. As mutações supressoras podem ser intragênicas, ou seja, perto do gene que sofre a primeira mutação. Alterações de uma base nos tripletes CAG, AAG, GAG, UCG, UGG, UAC, UUG, UGG, UAA podem produzir um códon sem sentido UAG, também conhecidas como "mutações âmbar". As outras trincas são UGA (opal) e UAA (ocre).

Entre as principais variações fenotípicas consequentes das mutações, são conhecidos os mutantes:

1) Auxotróficos: incapazes de sintetizar um ou mais fatores de crescimento como aminoácidos, purinas, pirimidinas, vitaminas. As lesões afetam genes que

codificam para enzimas envolvidas na síntese de proteínas. As linhagens do tipo selvagem são prototróficas (capazes de sintetizar o fator de crescimento). Resistente a drogas: mutantes que exibem diferente tolerância a drogas como antibióticos e quimioterápicos.

2) Morfológicos: apresentam alterações, como a incapacidade de produzir flagelo, *pili* ou fímbria, cápsula, ou variações na forma da colônia.
3) Temperaturas sensíveis (ts): mutantes incapazes de produzir um metabólito ou uma função a temperaturas diferentes da normal (temperatura restritiva). No caso de proteínas, sua estrutura pode variar como consequência da variação na temperatura. Em condições normais, esta é funcional (temperatura permissiva).
4) Supressor-sensíveis: mutantes incapazes de funcionar, a menos que uma segunda mutação ou fator, ou supressor, esteja presente. Esse supressor corrige ou compensa o defeito fenotípico causado pela mutação supressora sensível.

Os agentes químicos produzem variados tipos de mutação como a substituição induzida, que é conseguida pela ação de agentes como 5-bromouracilo, ácido nitroso e agentes alquilantes como mostarda nitrogenada ou etilmetanosulfonato. Acridinas são corantes como proflavina (similar à purina), que podem inserir-se no DNA criando espaços (*gaps*), que induzem a formação de deleções ou inserções. As deleções implicam a perda de nucleotídeos, enquanto na inserção bases nucleotídicas são adicionadas ao DNA.

Agentes físicos, como raios X, produzem deleções ao ocasionarem o rompimento de cadeias opostas. O DNA pode ser afetado também indiretamente, isto é, quando a radiação afeta compostos no citoplasma: radicais livres como H_3O^+ e peróxidos orgânicos podem reagir com o DNA alterado. A luz ultravioleta (UV) pode gerar diferentes tipos de mutação como substituição de bases, alteração no quadro de leitura (*frameshift*), deleções e duplicações. A UV atua diretamente no nível da ligação das bases, produzindo dímeros entre elas. Os dímeros freiam a velocidade da síntese, mas não obrigatoriamente a bloqueiam. A UV tem a propriedade de ativar o sistema de reparo do DNA, quando este comete um erro e pode produzir uma mutação, sendo, assim, uma lesão premutacional. Os transposons e as sequências de inserção atuam como genes mutadores e são considerados os principais agentes das mutações espontâneas. Muitos transposons levam sinais de terminação e, quando inseridos, a transcrição é interrompida.

Sistemas de reparo do DNA

Quando a célula é submetida à ação de agentes genotóxicos, as proteínas que intervêm na reparação do DNA são sintetizadas. Dois sistemas são conhecidos: a resposta SOS; e a resposta adaptativa. O sistema SOS é induzido primariamente pela luz ultravioleta. A indução de um sinal ativa a expressão de genes que tentaram corrigir as lesões. Os genes expressos podem atuar em nível de reparação de excisões ou reparação pós-replicativa. Essa ação é controlada pelos genes *RecA* e *LexA*. A proteína LexA atua como um repressor dos genes SOS. Quando *RecA* é ativado, e a proteína RecA, sintetizada, esta interage com LexA clivando-a. Assim, os genes SOS são desreprimidos. Uma vez feita a reparação, o sinal indutor é eliminado e os genes SOS são inativados.

A reparação por excisão ocorre no escuro e é específica para lesões de fita simples. A lesão é reconhecida pela distorção causada na fita pelos dímeros de timina. Ocorre também uma reparação por fotorreativação, mediada por uma enzima reativadora (fotoliase) que se une ao dímero no escuro removendo-o.

Os dímeros produzem espaços no DNA. O sistema de reparo atua em forma pós-replicativa, na qual esses espaços são preenchidos e a síntese do DNA continua. Existe ainda recombinação entre as fitas do DNA, e, quando esse intercâmbio entre as fitas ocorre, as lesões podem ser removidas por excisão. Apesar de esses sistemas serem eficientes, as mutações ainda podem ocorrer num processo conhecido como "sujeito a erro de excisão".

Recombinação e transferência gênica

Enquanto a mutação assegura a variabilidade, a recombinação genética garante que diferentes combinações de genes sejam possíveis. Os mecanismos desenvolvidos evolutivamente, que permitem a recombinação, são a transformação, a transdução e a conjugação. Recombinação genética se dá por um conjunto de processos que produzem rearranjos entre genes ou parte desses genes. São reconhecidos dois tipos principais de recombinação: recombinação geral ou homóloga; e recombinação sítio-específica. A recombinação geral é classicamente reconhecida como a que ocorre entre moléculas extensivamente homólogas, ou seja, entre, no mínimo, centenas de pares de bases de uma dada região do DNA. Ela depende da proteína RecA e da energia de ATP.

A recombinação sítio-específica apresenta duas distintas características: é independente da proteína Rec e requer somente homologia entre as moléculas participantes de DNA, cerca de 10 a 40 pares e bases. Existem dois tipos de recombinação sítio-específica: a) conservativa, cujo exemplo é a integração do DNA do fago lambda no cromossomo de *Escherichia coli* K-12; e b) replicativa, que inicia a transposição de elementos genéticos e requer uma enzima, a transposase.

Uma terceira categoria é a recombinação ilegítima que tem sido usada para classificar eventos que não envolvem nem extensiva homologia nem sequências específicas. Técnicas de sequenciamento têm mostrado que recombinação ocorre em pequenas regiões de homologia. O melhor exemplo desse tipo de recombinação procede do estudo de alguns fungos dos quais se podem recuperar todos os produtos que consistem em quatro ou oito esporos haploides, que resultam da meiose de um zigoto diploide.

Recombinação é um processo mediado por genes *rec* (recombinantes). A proteína RecA atua como uma ATPase DNA dependente, que promove o emparelhamento homólogo de uma fita simples de DNA com um DNA linear de fita dupla. Essa proteína é incapaz de emparelhar moléculas de fita dupla. Originalmente, RecA junto a proteínas desestabilizadoras se unem a fita simples. Esse complexo forma segmentos ao longo da estrutura fosfato-açúcar do DNA, promovendo a aproximação das fitas. Ocorre, então, o emparelhamento de bases ou sinapses. O intercâmbio de material entre as fitas requer energia, que é obtida da hidrólise de ATP, uma função da RecA. Os segmentos de DNA intercambiados, finalmente, são ligados para produzir moléculas de DNA.

Transformação

Processo no qual o DNA livre no meio é tomado pela célula, resultando em alterações genotípicas desta. Para conseguir capturar o DNA, a célula precisa encontrar-se no estado de competência. Fatores como composição do meio e estado fisiológico da célula são importantes para o sucesso do processo. Quando a célula atinge o estado de competência, libera-se um fator de competência, que induzirá ao estado competente as células que ainda não estão nele. A proteína autolisina expõe à membrana as proteínas-de-união de DNA e endonuclases. O DNA é cortado em fragmentos de 6 mil a 8 mil pares de bases. Uma exonuclease cliva as duas fitas para que somente uma entre na célula. A fita de DNA mais a proteína, que protege o DNA da digestão de DNAses, formam o complexo eclipse. Esse complexo será transportado através da membrana citoplasmática, onde a fita simples do DNA se une à homóloga da receptora. A transformação tem sido observada tanto em bactérias Gram-positivas como em Gram-negativas (Figura 5.1).

Transdução

É o processo no qual o DNA bacteriano é transferido entre células mediado por um vírus. Dois tipos são conhecidos:

1) Transdução generalizada, na qual qualquer gene pode ser transduzido. O vírus leva basicamente DNA bacteriano, como foi observado por Zinder e Lederberg em 1952. Depois da lise celular, um alto título (concentração) de vírus é obtido e algumas dessas partículas incorporam DNA bacteriano. Essas partículas conseguem infectar outras células, mas não produzem lise, em virtude basicamente da carência de DNA viral. Por recombinação, o DNA de dupla fita permuta informação com o DNA receptor. No caso de não se produzir integração, a transdução é dita "abortiva" (Figura 5.2).
2) Transdução especializada ocorre com a transferência de genes bacterianos específicos, que estão localizados próximos do sítio de integração viral. Quando é induzida a inserção do DNA viral, por exemplo, pela ação da UV, no caso de lambda, esta ocorre levando genes de galactose ou biotina.

Conjugação

É o mecanismo de transferência de informação genética que requer contato entre as células. Esse intercâmbio implica transferência de molécula de DNA extracromossômica, um

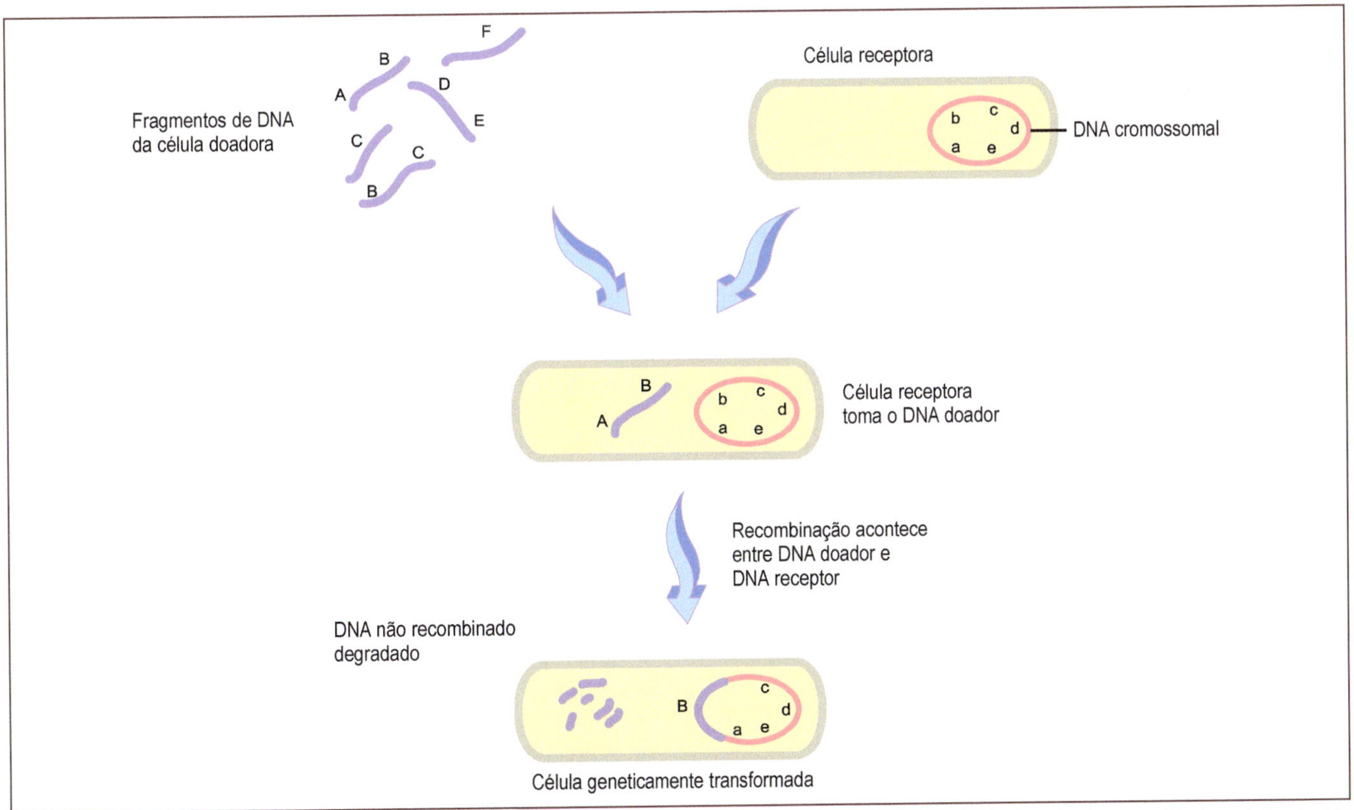

Figura 5.1 – *Transformação genética em bactérias. Célula receptora em estado de competência. DNA externo dupla fita é quebrado e uma fita degradado por uma nuclease. Um fragmento do DNA fita simples é inserido no cromossomo da célula receptora.*

Fonte: Desenvolvida pela autoria.

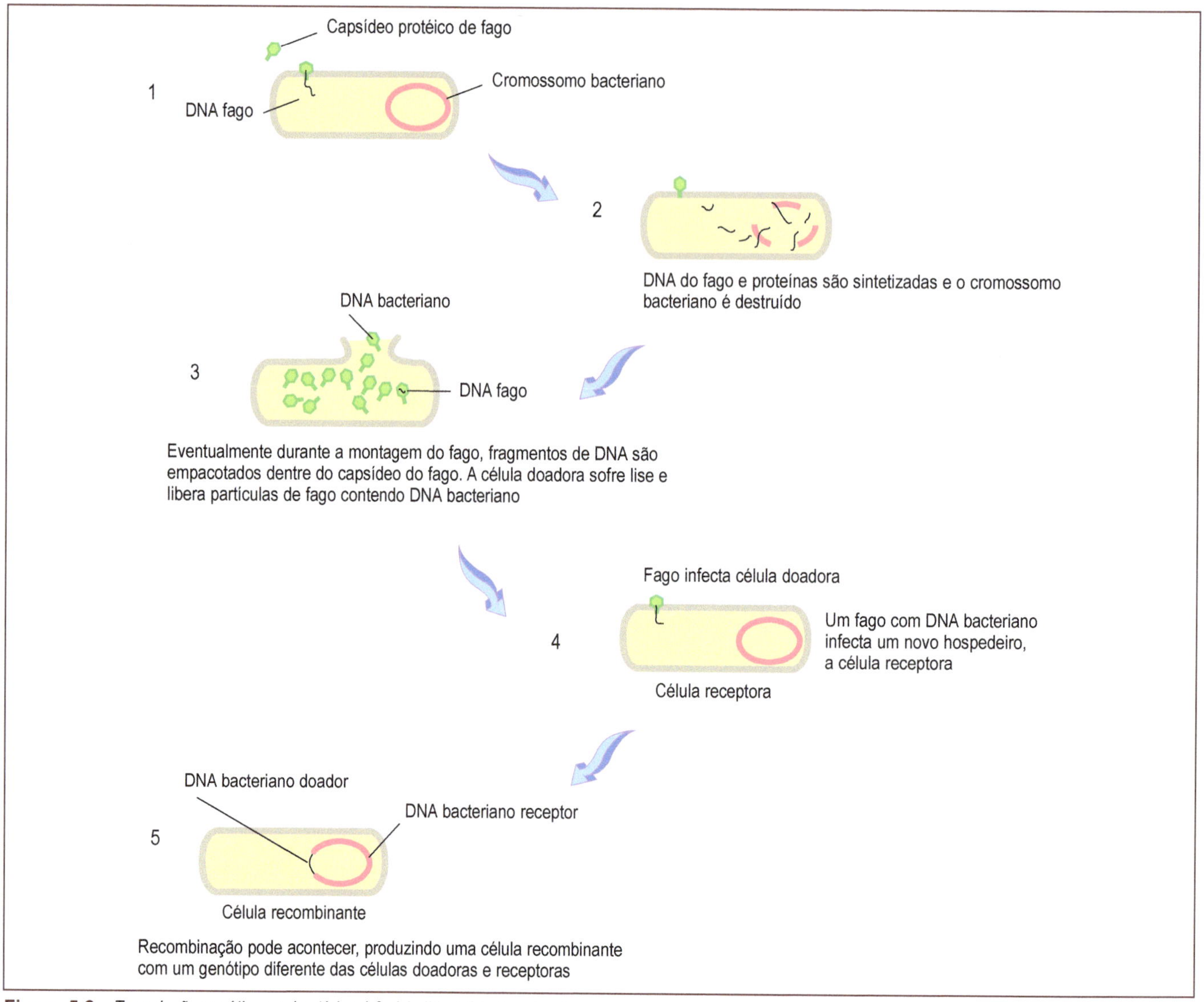

Figura 5.2 – *Transdução genética em bactérias 1-3 ciclo lítico; 4-5 ciclo lisogênico.*
Fonte: Desenvolvida pela autoria.

plasmídio. A transferência do plasmídio pode ser dividida em quatro estágios:

1) Formação de uma união específica doador-receptor (contato efetivo).
2) Preparação para transferência do DNA (mobilização).
3) Transferência do DNA.
4) Formação de um plasmídio funcional replicativo no receptor.

Nem todos os plasmídios são capazes de desenvolver os estágios anteriores. De acordo com a sua funcionalidade, os plasmídios são classificados como:

a) Plasmídio conjugativo: plasmídios que levam genes que codificam para contato efetivo.
b) Plasmídio mobilizável: plasmídio que prepara seu DNA para transferência.
c) Plasmídio autotransmissível: plasmídio conjugativo e mobilizável, como F (Figura 5.3A).

Em alguns casos, um plasmídio pode transferir outro. Por exemplo, uma célula *E. coli* pode ter os plasmídios F e ColE1. F é conjugativo e mobilizável, enquanto ColE1 é só conjugativo. F, então, pode ajudar para transferência de ColE1. A conjugação exige contato entre o doador e/ou receptor. Em *E. coli*, isso é feito pelo *pilus* sexual, que é formado por uma proteína contrátil hidrofóbica, a pilina, que forma essa estrutura tubular (ver Capítulo 2). A mobilização começa quando uma proteína corta o DNA em um sítio denominado "origem de transferência", ou oriT, em F. Inicia-se uma replicação do tipo círculo rolante. A síntese de DNA ocorre tanto na célula doadora (síntese do DNA da doadora conjugante), que substitui a fita de DNA transferida, como na célula receptora (síntese do receptor conjugante), que duplica o DNA que foi transferido.

Uma célula com plasmídio F integrado é conhecida como alta frequência de recombinação (Hfr, do inglês *high frequency of recombination*), significando que os genes cromossômicos de uma célula Hfr são transferidos a uma célula F⁻, numa frequência maior do que para uma F+. O processo de transferência Hfr é diferente do de F, pois: a) leva 100 minutos para a total transferência do cromossomo, enquanto leva 2 minutos no caso do plasmídio F; b) geralmente, a célula receptora se separa antes de a Hfr completar a transferência em decorrência do movimento browniano; c) no cruzamento Hfr x F⁻, a receptora F⁻ permanece F porque o processo geralmente se interrompe antes de F ser totalmente transferido (Figura 5.3B). Nesse caso, o DNA transferido não se circulariza e não pode replicar, podendo ocorrer recombinação, e gerar somente recombinantes em F⁻.

Plasmídios

Plasmídios são moléculas extracromossômicas circulares de DNA encontradas em muitas espécies bacterianas e em algumas espécies de eucariotos. São geralmente moléculas de DNA de fita dupla em forma de círculos fechados ou lineares, e o tamanho varia de 2 kb a 50 kb em média, podendo existir plasmídios gigantes maiores de 500 kb como nas bactérias *Streptomyces.* Os plasmídios se replicam separadamente ou junto com a célula hospedeira, passando às células-filha. Plasmídios podem ser *curados* ou removidos da célula, depois de serem submetidos a diferentes condições de estresse, como mudanças na temperatura, presença de certos corantes ou carência de certos nutrientes. Os plasmídios não são indispensáveis para a célula, mas podem conferir-lhe vantagens seletivas: por exemplo, contém informação para a degradação de certos substratos, resistência a um antibiótico ou a um metal pesado. O primeiro plasmídio descrito apresentava capacidade de ser transferido a uma célula hospedeira durante um processo similar a um cruzamento chamado conjugação. Esse plasmídio foi denominado "fator sexual", fator de fertilidade, ou fator F. Portanto, a célula que apresenta o fator sexual (também

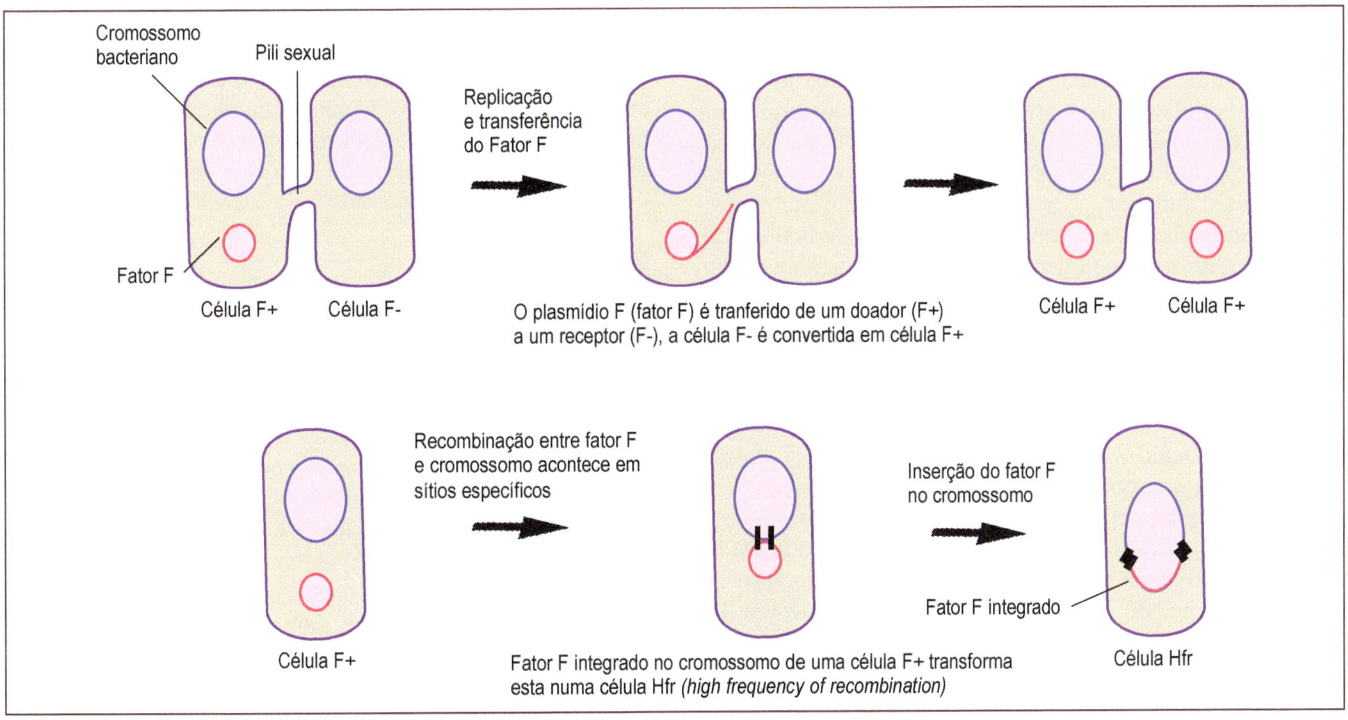

Figura 5.3A – *Conjugação genética em bactérias plasmídio F regula a conjugação.*
Fonte: Desenvolvida pela autoria.

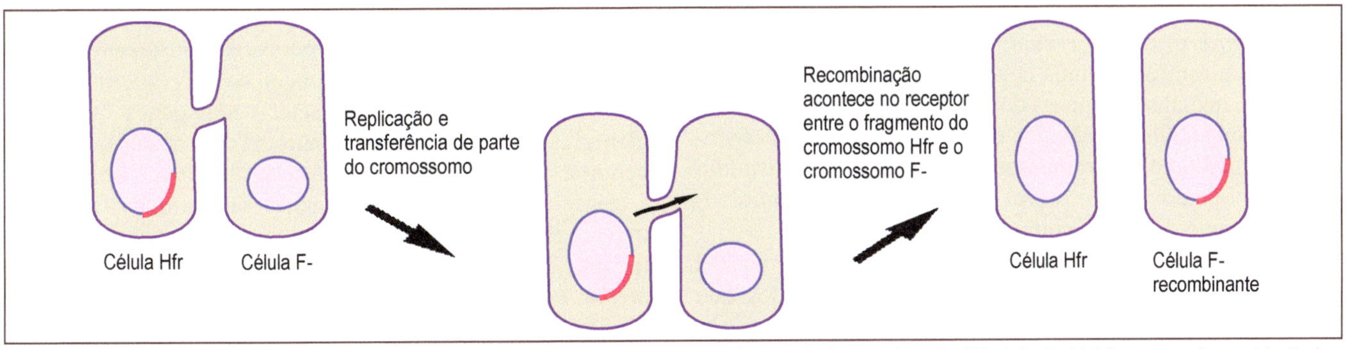

Figura 5.3B – *Conjugação genética em bactérias Célula Hfr conjuga com uma F. HFr: alta frequência de recombinação (Hfr, do inglês high frequency of recombination).*
Fonte: Desenvolvida pela autoria.

conhecida como "célula doadora") é capaz de transferir uma cópia do fator sexual à célula receptora.

A replicação do plasmídio pode ocorrer em dois momentos: primeiro, quando a célula bacteriana se divide, o DNA plasmideal também se divide, assegurando que cada célula-filha receba uma cópia deste; segundo, durante o processo de conjugação, a molécula de DNA replicada pode entrar na célula receptora. Parece que, durante a replicação do plasmídio, o DNA adere à membrana citoplasmática e usa as enzimas e a maquinaria utilizada para a replicação do DNA cromossomal. A replicação pode ser uni ou bidirecional, dependendo do tipo de plasmídio. Alguns plasmídios se apresentam em baixo número de cópias (um a dez, ou menos), enquanto outros o fazem em alto número (dez a cem). O número de cópias é controlado pela taxa de iniciação da síntese de DNA. O plasmídio replicará até alcançar seu número de cópias. Supõe-se que o plasmídio codifique inibidores que afetam a taxa de iniciação da própria síntese, controlando, portanto, o número de cópias.

Muitos plasmídios têm a habilidade de conferir a propriedade de fertilidade (conjugativo), enquanto outros são não conjugativos e não conseguem efetuar sua própria transferência. Plasmídios resistentes a antibióticos em bactérias Gram-positivas, como estafilococos, não podem ser transferidos por processo de conjugação. A conjugação ocorre em bacilos, em algumas espécies de estreptomicetos e estreptococos. Os plasmídios de estafilococos só podem ser transferidos por processos de transdução, que envolve a ação de uma partícula viral. Os plasmídios não conjugativos em Gram-negativas podem ser transferidos somente se a célula também contém plasmídios conjugativos. O fator de transferência de um plasmídio pode, portanto, efetuar a transferência de plasmídios não conjugativos, processo denominado "mobilização do plasmídio".

As bactérias podem conter diferentes tipos de plasmídios. Enterobactérias como *E. coli* têm um ou dois plasmídios conjugativos por célula, podendo transportar de 10 a 15 plasmídios não conjugativos por cromossomo. Quando dois ou mais são herdados em forma estável, são considerados compatíveis. Outros plasmídios são considerados incompatíveis quando, após várias divisões celulares, um dos tipos de plasmídio é perdido. Os mecanismos moleculares que controlam essa incompatibilidade não são conhecidos, mas devem ter relação com fatores genéticos que controlam a replicação do plasmídio e a segregação na divisão celular.

Os tipos de plasmídios mais frequentemente observados numa célula hospedeira são os seguintes:

Plasmídios de tipo sexual: importantes para a transferência de plasmídios a uma célula receptora. Plasmídios do tipo fator sexual são capazes de integrar-se no cromossomo, gerando uma célula conhecida como Hfr ou permanecer independentemente do cromossomo hospedeiro. O plasmídio sexual integrado torna possível a mobilização do cromossomo bacteriano durante a conjugação (Figura 5.4).

Plasmídios R: a resistência a antibióticos em muitos micro-organismos resulta da presença de plasmídios que contêm informação para a síntese de enzimas que inativam antibióticos específicos. Estes são denominados "plasmídios de resistência" ou "fator R". Os plasmídios R têm dois componentes: o determinante de resistência R; e o fator de transferência de resistência (RTF). O RTF é necessário para a transferência dos determinantes; este contém informação para a formação do *pilus* ou fímbria, um requerimento para a transferência de DNA por conjugação em bactéria Gram-negativa. Alguns determinantes de resistência não têm o segmento RTF; portanto, as bactérias que os transportam são incapazes de transferir esses determinantes às outras durante a conjugação. Ambos os fatores, R e RTF, são capazes de replicação autônoma em seus estados independentes (ou seja, estando como peças separadas de DNA), e tanto podem integrar-se dentro de outros elementos extracromossomais como em unidades cromossomais.

Além disso, existem outros plasmídios como os *plasmídios Col:* são plasmídios de *Escherichia coli* capazes de produzir colicinas, proteínas capazes de inibir o crescimento de células que não têm o plasmídio Col.

Plasmídios virulentos: plasmídios em várias bactérias transportam informações que favorecem a virulência durante o processo de infecção em mamíferos, incluindo os humanos.

Plasmídios resistentes a mercúrio e outros íons de metais pesados. Plasmídios que geram hiperplasias em plantas: crista de galo é um tipo de câncer de plantas dicotiledôneas causado por *Agrobacterium tumefaciens*. A proliferação do tecido da planta (formação do tumor) é devido à presença de um plasmídio Ti transportado pela bactéria invasora.

Transposons

Durante os anos 1940 e 1950, Barbara McClintock, trabalhando com milho, demonstrou a existência de elementos reguladores que se deslocam de um sítio a outro no genoma e afetam a expressão gênica. Trinta anos mais tarde, foram reconhecidos segmentos móveis de DNA em bactérias, que são movimentados (transpostos) em baixa frequência dentro do cromossomo. A frequência de *transposição*, tanto em procariotos como em eucariotos, é relativamente baixa, 10^{-7} por geração, dependendo do elemento em particular.

Por ser o cromossomo uma molécula contínua de DNA, a transposição dos elementos móveis é um processo de intercâmbio de DNA, um tipo de recombinação. Entretanto, esta difere da recombinação clássica homóloga, uma vez que não existe intercâmbio de material genético entre sequências homólogas, não sendo necessária a ocorrência de homologia. Além disso, em bactérias, a evidência é clara: a recombinação homóloga depende do produto do gene *rec*A, enquanto o movimento de elementos transponíveis (transposons) ocorre na mesma frequência tanto em células *rec*A- como *rec*A+.

Muitos transposons de bactéria têm genes facilmente identificáveis, que podem ou não existir em outro lugar do genoma. Genes de resistência a antibióticos são comuns, e transposons levando esses genes são os mais frequentemente estudados. Estes são designados Tn além da marca (p. ex., Tn1 ampicilina). Quando não é reconhecida uma marca, esses elementos são designados sequências de inserção ou elementos (IS), e são designados como IS1, IS2 etc. Os transposons estão frequentemente localizados dentro de um gene particular, gerando uma mutação neste.

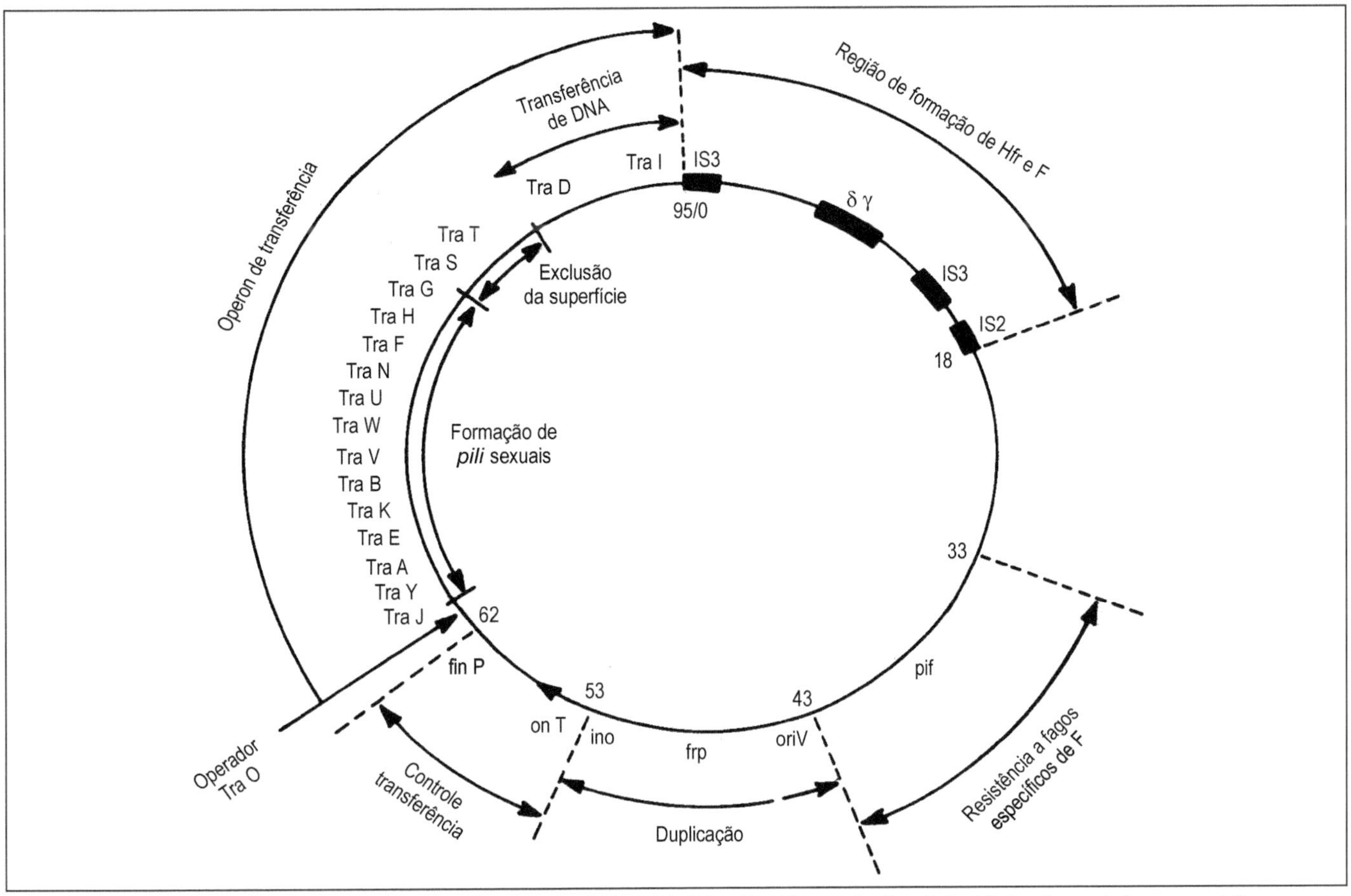

Figura 5.4 – *Plasmídio F (fator de fertilidade de E. coli). Tamanho de ~94 kb, cópia única. Tem 19 genes tra (transferência). Os números indicam as posições expressas em quilobase (Kb).*

Fonte: Desenvolvida pela autoria.

Os genes de resistência presentes em transposons são usualmente diferentes daqueles produzidos por mutação no cromossomo. A origem dos genes de transposons é desconhecida. Muitos genes R codificados por plasmídios são levados por transposons neles presentes. Já há algum tempo se especula que genes de resistência a antibióticos aminoglicosídeos de amostras de interesse clínico foram derivados de organismos produtores desses antibióticos. A presença de enzimas modificadoras de aminoglicosídeos tem como função básica fornecer um mecanismo de autoproteção contra o antibiótico produzido. Portanto, os actinomicetos poderiam ter fornecido o contingente inicial de genes a partir dos quais os genes de resistência derivaram. Existe também a teoria de que os genes de resistência seriam derivados de genes bacterianos, que codificam enzimas envolvidas com o metabolismo celular normal e teriam sofrido mutações. De acordo com essa teoria, a pressão seletiva de aminoglicosídeos teria uma função primordial.

Muitos transposons são flanqueados por sequências de inserção. Estas apresentam de 800 a 1.400 pb. Os extremos dos IS têm características comuns a todos, que são as sequências curtas invertidas de 15 a 40 pb. Os sítios-alvo de inserção de IS não são aleatórios, significando que existem sítios preferenciais. No processo de inserção, existe uma duplicação de uma sequência pequena de nucleotídeos, a sequência-alvo na molécula de DNA receptora. Por esse motivo, o elemento transponível é sempre flanqueado por nucleotídeos repetidos denominados "sequências repetidas diretas" (Figura 5.5).

Os transposons levam outros marcadores em adição à informação para transposição. A marca mais comum é a resistência a antibióticos. Outros marcadores são genes para fermentação de lactose, metabolismo de rafinose, formação de enterotoxina em *E. coli* e resistência a metais pesados. Existem basicamente dois tipos de transposons: classes I; e II. O transposon classe I tem um marcador genético flanqueado por duas cópias de um elemento IS. O de classe II é uma sequência flanqueada por sequências invertidas repetidas (IR), mas não por elementos IS. Entre as IR, encontram-se genes que codificam para a transposição, tanto como outros marcadores genéticos. Essa classe II apresenta-se com frequência em plasmídios. O Tn3 pertence à classe II e contém três genes: A; R; e *bla*. A e R estão envolvidos no processo de transposição, enquanto *bla* codifica para a produção de betalactamase. A transposição de Tn3 envolve a formação de um intermediário ou cointegrado; este representa, na célula, a fusão de dois plasmídios. A enzima transposase é o produto do gene A e responsável pela formação do cointegrado. O passo final da transposição inclui o processo de resolução. Isso significa que os dois plasmídios voltam a se separar.

A enzima responsável é a resolvase, codificada pelo gene R. Esta catalisa o intercâmbio sítio-específico nos sítios *res*. Os transposons podem ser usados como ferramentas para clonagem. Os genes desejados são introduzidos, clonados em um plasmídio e este, finalmente, é introduzido em células bacterianas (Figura 5.6).

Existem transposons capazes de se transferir de uma célula para outra sem o auxílio de plasmídios, num processo em que é necessário o contato direto entre a célula doadora e a receptora. Esse tipo de transposon é ubiquitário de estreptococos e é conhecido como *transposon conjugativo*. Ele é importante na disseminação da resistência múltipla de antibióticos nesse gênero bacteriano e possivelmente em outras bactérias Gram-positivas. O determinante da resistência à tetraciclina pode ter sido o primeiro que adquiriu a capacidade conjugativa, já que tem sua disseminação mais difundida; quase todos os sistemas conjugativos não plasmideanos em estreptococo incluem essa resistência. Um transposon conjugativo que representa bem essa classe é o Tn916. Ele é constituído por um segmento relativamente grande de DNA (16 kb). A evolução da resistência múltipla pode ter sido pela aquisição de marcadores adicionais nesse transposon conjugativo. O interessante é que muitos transposons conjugativos têm forte inclinação para se inserir próximos ao determinante de hemolisina de plasmídios de *S. faecalis*. A presença desses plasmídios dotados de alta mobilidade e abrigando transposons conjugativos aumenta a conjugação cromossomo-cromossomo em cerca de duas ordens de magnitude, acreditando-se que parte desse aumento resulta da carona desses transposons no plasmídio. Além da capacidade de estimular cruzamento bacteriano, os transposons conjugativos diferem dos demais transposons conhecidos pelo fato de não conterem longas sequências repetidas e não causarem duplicação do alvo de DNA no seu sítio de inserção.

▪ Significado médico dos transposons bacterianos

Há um significado médico importante dos transposons, primeiramente porque existem transposons de indiscutível valor em humanos e, também, porque se encontram frequentemente nas bactérias dos humanos transposons ligados a plasmídios, que são os grandes responsáveis pela resistência

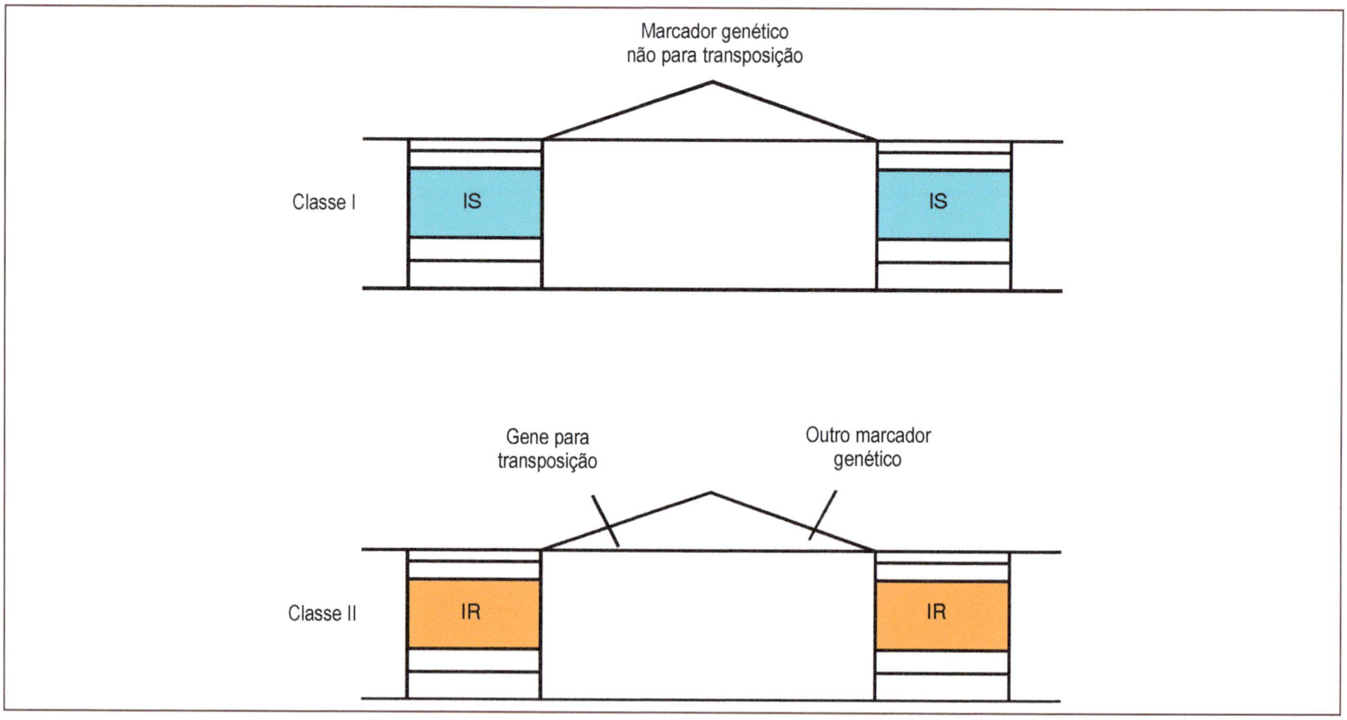

Figura 5.5 – *Tipos de transposons. Representação de transposons classe I e II. A transposição em classe I é estimulada por elementos IS que estão nos laterais do marcador genético interno.*
IR: sequências invertidas repetidas; IS: sequências de inserção.
Fonte: Desenvolvida pela autoria.

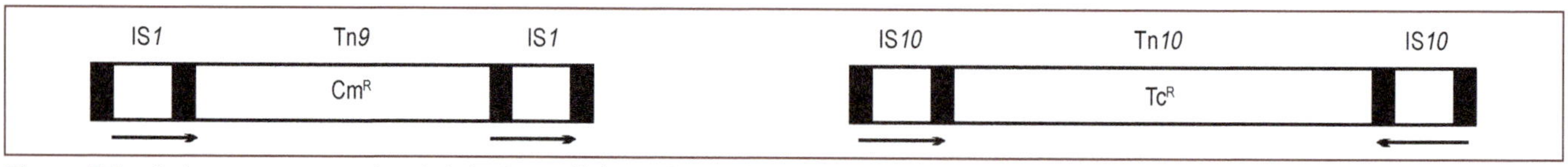

Figura 5.6 – *Os transposons compostos são ladeados por IS (como IS1) ou IS-like (como IS10) em repetição direta (no Tn9) ou inversa (no Tn10).*
Cmr: cloranfenicol resistente; Tcr: tetraciclina resistente.
Fonte: Desenvolvida pela autoria.

bacteriana aos antimicrobianos. O mais bem conhecido transposon que ocorre no homem é o HIV, um retroelemento que se dissemina horizontalmente como um vírus. Contudo, os transposons LINE e os elementos Alu humanos são também dotados de interesse médico. Vários casos de hemofilia ocorreram por uma nova inserção do retrotransposom LINE L1. Até recentemente, inserções de L1 e de Alu causaram doenças. Uma dessas inserções foi no gene supressor de tumor e três no gene da distrofia muscular do tipo Duchenne/Becker.

É bem conhecido o fato de que transposons bacterianos são responsáveis pela disseminação de genes responsáveis pela resistência bacteriana aos antibióticos e quimioterápicos de um genoma bacteriano para outro, via plasmídios. A rápida evolução de plasmídios de resistência (plasmídios R) e, consequentemente, a sua disseminação entre genomas de bactérias hospitalares (mesmo entre espécies e gêneros diferentes) decorrem da transposição desses elementos. Lembremo-nos de que todo plasmídio conjugativo é constituído por dois componentes: genes envolvidos na conjugação, os genes *tra* (componente RTF); e os genes que conferem resistência aos antimicrobianos (determinantes R).

Em vários plasmídios R, os determinantes R são ladeados por segmentos de inserção (IS) homólogos. Vários plasmídios R carregam dois ou mais determinantes, cada um deles ladeado por IS. Esses elementos IS são os grandes responsáveis pela rápida evolução dos plasmídios bacterianos que transportam genes que conferem resistência múltipla aos antimicrobianos. Do estudo da organização desses transposons, pôde-se ter conhecimento de uma nova classe de transposons denominada "integrons". Muitos dos genes de resistência aos antibióticos encontrados em bactérias Gram-negativas são contidos em cassetes de genes, vários dos quais integrados numa específica posição de um integron.

■ Integrons e a organização de transposons

Os cassetes de genes são elementos móveis de DNA que contêm um sítio específico de recombinação, um elemento conhecido como "59 – base" e é reconhecido pelo sistema de recombinação sítio-específico do integron. Integrons são pequenos sistemas genéticos modulares móveis envolvidos na aquisição e disseminação de genes de resistência aos antibióticos entre bactérias Gram-negativas, particularmente entre enterobactérias. São constituídos por dois segmentos de DNA conservados, que ladeiam uma região central na qual cassetes móveis de genes que codificam funções de resistência aos antibióticos foram inseridos. O segmento 5' codifica uma recombinase sítio-específica (integrase) e promotor ou promotores fortes que asseguram a expressão dos cassetes integrados. A integrase é responsável pela inserção de genes de resistência aos antibióticos que se localizam a jusante do promotor. O segmento 3' carrega um gene ubiquitário para resistência à sulfanilamida (*sul*) e dois quadros abertos de leitura com funções ainda não conhecidas. A presença do gene de resistência *sul* localizado fora do cassete de resistência não deixa de ser um tanto surpreendente. Provavelmente, o integron ancestral não conduzia nenhum gene de resistência e o gene *sul* foi integrado ulteriormente nesse segmento 3', e uma razão para isso é que sulfanilamida é o mais antigo antimicrobiano usado. Resumindo, um integron é uma estrutura genética que inclui os determinantes de um sistema de recombinação sítio-específica capaz de capturar e mobilizar genes contidos em elementos genéticos móveis denominados cassetes de genes. Os componentes essenciais de um integron são: o gene *int*, localizado no segmento 5', que codifica uma recombinase sítio-específica; a integrase, um sítio adjacente, *att*, localizado na extremidade do segmento conservado 5', que é reconhecido pela integrase, para a integração de cassetes de genes de resistência; e um promotor orientado para a expressão do cassete de genes.

Genes que constituem os cassetes tiveram, provavelmente, suas origens num *pool* de genes de resistência que, acredita-se, surgiram há centenas de milhões de anos de bactérias do solo produtoras de antibióticos, entre elas, *Actinobactérias*. Esses genes podem ter sido originários também de bactérias resistentes ou mesmo de moléculas de DNA codificando resistência, encontradas no ambiente.

■ Transposons e evolução molecular

Elementos genéticos móveis podem ter sido importantes na organização genômica e, portanto, na evolução molecular dos organismos hoje existentes. Adicionam-se, em bactéria, os mecanismos de transferência gênica (transdução, transformação e conjugação) como elementos reestruturadores desses genomas. Não é conhecido, no entanto, se essas atividades de transposição estavam presentes no início da evolução molecular ou se chegaram mais tarde. Um pequeno segmento móvel de DNA, como um transposon, pode ter sido uma estrutura oportuna a participar da reunião de um DNA em expansão. Quando genomas bacterianos em evolução tornaram-se mais complexos ou, com o tamanho atual, a transposição deixou de ser necessária. Muitos transposons podem ter se perdido enquanto alguns bacterianos se mantiveram e são os que conhecemos hoje em dia.

A partir de uma perspectiva evolutiva, os elementos genéticos móveis (como também o RNA catalítico – os íntrons) apresentam a característica ímpar de reunir propriedades de auto-organização, evolução e diversificação das bactérias primitivas. O aparecimento de DNA na qualidade de elemento genético móvel, como transposons e DNA circulares covalentemente fechados (CCC), em forma de plasmídios, são bem mais estáveis em temperaturas elevadas e em condições de pH alcalino, do que o DNA cromossômico. Se as condições iniciais para a evolução foram inóspitas, o DNA plasmidiano teria sido o melhor candidato em termos de estabilidade. A integração de vários plasmídios poderia ter causado a formação de pequenos cromossomos. A transposição pode ter reunido genes dispersos em forma de operon.

DNA Recombinante

O desenvolvimento de várias técnicas de biologia molecular abriu uma nova era científica conhecida como "Engenharia Genética". A grande maioria das aplicações se baseia na clonagem de vários genes de interesse. As metas primárias desse ramo da Biologia são:

1) Isolamento de um gene particular, parte de um gene ou de uma região do genoma de interesse.
2) Produção de um RNA particular e proteínas em grandes quantidades.
3) Melhoramento na produção de compostos bioquímicos (enzimas, drogas), ou de outros compostos orgânicos comercialmente importantes.
4) Produção de plantas com características desejáveis (p. ex., resistência a enfermidades, menores requerimentos de nutrientes).
5) Produção de organismos com características economicamente importantes.
6) Produção de vacinas (ver Capítulo 16).
7) Geneterapia (ver Capítulo 82).

Os processos metodológicos são iniciados geralmente fazendo-se um mapa de restrição. Este se baseia na utilização de enzimas de restrição (endonucleases), que têm a propriedade de digerir o DNA em fragmentos. Os sítios de corte são específicos, as enzimas reconhecem fragmentos de DNA com tamanhos variando entre tetrâmeros até hexanucleotídeos. O DNA pode ser cromossômico, plasmidiano ou viral. O fragmento do DNA contendo o gene a ser clonado deve ser inserido em um DNA circular denominado "vetor"; dessa forma, produzir-se-á uma molécula de DNA recombinante ou *quimera*. O vetor atua como um veículo de transporte que levará o gene dentro da célula hospedeira, usualmente uma bactéria. Dentro do hospedeiro, o vetor se multiplicará, passando a progênie. Outros tipos de enzimas usadas em clonagem são: as nucleases, enzimas que cortam ou degradam DNA ou RNA; as ligases, enzimas que unem fragmentos de DNA; as polimerases, que fazem cópias das moléculas e DNA e RNA; enzimas modificadoras que removem ou acrescentam grupos químicos; topoisomerases, que introduzem ou removem DNA superenrolado de DNA circular covalentemente fechado (Figura 5.7).

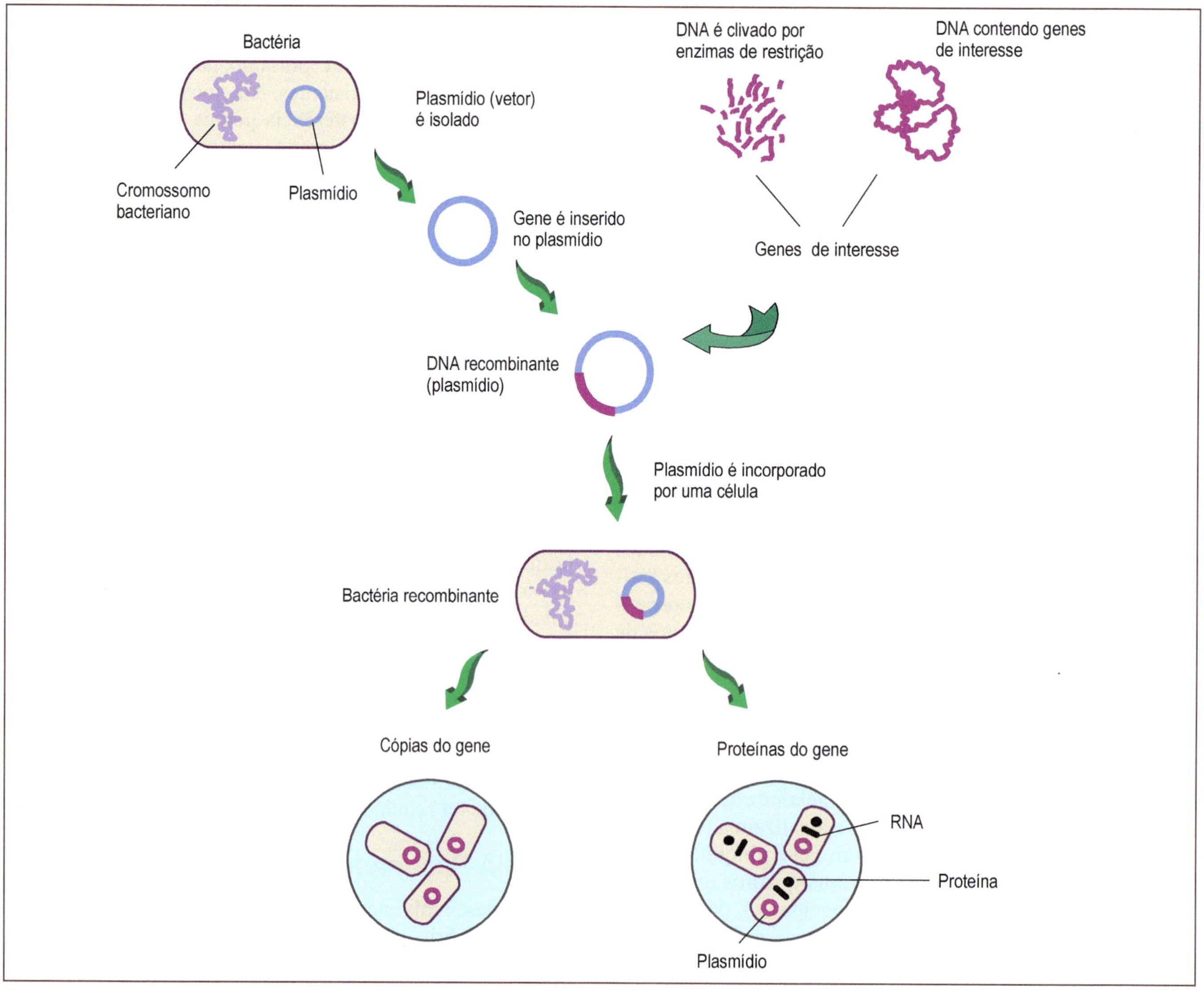

Figura 5.7 – *Procedimento de DNA recombinante.*
Fonte: Desenvolvida pela autoria.

Os veículos mais usados são:

a) Plasmídios, pequenas moléculas de DNA circular encontradas em eubactérias e outros organismos. O plasmídio tem a capacidade de replicar-se independentemente do cromossomo célula.
b) Cromossomos virais (bacteriófagos).

A molécula de DNA para ser um vetor funcional precisa de: capacidade de replicação no hospedeiro; ter um tamanho pequeno ideal < 10 kb; ter uma marca de seleção (geralmente uma resistência a um antibiótico). Uma vez purificado o DNA, o passo seguinte é a construção da molécula de DNA recombinante.

As bactérias e a genômica

Os primeiros genomas de vírus animais, bacteriófagos e organelas, foram elucidados na década de 1980. Os avanços da Biologia Molecular têm permitido a obtenção de sequências completas de muitos genomas procariotos: bactérias e arqueas; e eucariotos. Em maio de 1995, Craig Venter, do Institute for Genomic Research (TIGR), apresentou a primeira sequência genômica de bactéria, a do *Haemophilus influenzae*. O genoma do *H. influenzae* apresenta um pouco mais do que 2 milhões de bases e 1.743 genes – uma densidade média de um gene a cada mil bases. Isso significava que cada base do DNA codificava algo importante, virtualmente sem desperdício, nem sequências de "lixo". Mais de mil genes são idênticos a genes conhecidos de outros organismos ou parecidos com eles. Dezessete por cento contribuem para traduzir-se em proteínas, 12% são necessários para o transporte, 10% são requeridos para produzir energia e 8%, para produzir o envoltório externo da célula bacteriana. Entretanto, cerca de 40% dos genes eram irreconhecíveis; eles não se assemelham a genes conhecidos, embora mais de metade fosse similar a genes previstos.

Oito genes só foram encontrados na forma virulenta tipo B. Esses genes contêm informação para proteína que ajudam as bactérias a aderirem-se às células hospedeiras. Foi também observado que o cromossomo continha 1.465 cópias de um motivo curto de 29 bases, denominado "sequência sinal de incorporação", com um núcleo conservado que consiste em AAGTCGGT. A bactéria reconhece e preferencialmente incorpora DNA exógeno com essa sequência.

Uma pista quanto à capacidade de a bactéria se adaptar a mudanças do seu meio ambiente surgiu com a descoberta de um punhado de importantes genes de virulência que abrigam curtas extensões de uma sequência repetida de quatro bases que deliberadamente introduzem erros de grafia durante a replicação do DNA. Isso resulta numa ampla variação nas sequências das proteínas que ajuda a bactéria a enfrentar as mudanças no meio externo. Desde então, um elevado número de genomas têm sido concluídos. Até 2006, foram sequenciados e registrados 30 genomas de arqueas, 380 de eubactérias, 51 de eucariotos, 990 organelas (mitocôndrias e cloroplastos), 294 fagos, 427 plasmídios, 39 viroides e 1.219 vírus animais.

Em 2022, o National Center for Biotechnology Information (NCBI) informa que genomas procariotos sequenciados são 388.522; eucariotos, 21.494; vírus, 47.494; plasmídios, 35.558; e organelas, 21.882

Em bactérias patogênicas, elementos genéticos que codificam para fatores de virulência são conhecidos como "ilhas de patogenicidade". Esses agrupamentos gênicos foram adquiridos por transferência horizontal de genes. Estes variam de 10 a 200 kb em tamanho e codificam para toxinas, fatores de aderência, captura de ferro, invasão e secreção. O conteúdo de G + C nas ilhas é frequentemente maior que em outras regiões do genoma.

Os dados de sequenciamento são úteis para estudos comparativos, inclusive de composição genômica, organização gênica, localização de famílias gênicas, análise de sistemática comparativa de organismos representativos de diferentes linhagens filogenéticas. Esses estudos estão ajudando a ilustrar o papel desempenhado na transferência horizontal (ou lateral) de genes. Mais recentemente, duas linhagens de *Staphylococcus aureus* MRSA multirresistentes foram sequenciadas. Foram descritas três novas classes de ilhas de patogenicidade: uma família de ilhas de toxina de choque tóxico; ilhas de exotoxina; ilhas de endotoxina; e vários candidatos para novos fatores de virulência. É descrita a virulência dessas duas linhagens como resultante de aquisição por herança horizontal de genes de muitas outras diferentes espécies e da extrema diversidade de superantígenos. *S. aureus* tem a capacidade de se adaptar a pressões ambientais, como antibióticos e o sistema imune humano.

Também, recentemente, foi demonstrado pelo sequenciamento de *Streptococcu spyogenes* do grupo A (GAS) que genes de bacteriófagos e transposons perfazem aproximadamente 10% do DNA total desse organismo, sugerindo que a fonte de transferência horizontal é também significante. De fato, três dos quatro profagos identificados em *S. pyogenes* transportam genes codificando proteínas associadas à virulência, localizados numa extremidade do fago. O interessante é que, apesar de 40 genes associados à virulência terem sido identificados em GAS, nenhum desses genes se agrupa dentro de ilhas de patogenicidade, como é o caso de muitos patógenos, como o MRSA suprarreferido.

É sabido que o corpo humano contém dez vezes mais células microbianas que células humanas. Essa diversidade de micro-organismos forma uma comunidade comensal, simbiótica e de micro-organismos patogênicos que convivem no hospedeiro. Essa comunidade é conhecida como "microbiota" ou "microbioma", sendo seu estudo fundamental para entender o equilíbrio interno (homeostasia) e a sobrevivência do gênero humano em diversos ambientes (ver Capítulo 12). Sua importância é tal que a composição da microbiota está profundamente relacionada com diversas doenças como as cardiovasculares, respiratórias, a inflamatória intestinal, alergia, autoimunidade, obesidade, esclerose múltipla entre outras. A microbiota é variável e depende de fatores inatos no indivíduo, assim como externos, a exemplo da alimentação e do meio ambiente. A microbiota tem um papel preponderante na formação de biofilmes protetores que competem com bactérias patogênicas por sítios de adesão e microambientes (antagonismo microbiano). A microbiota colabora na regulação do sistema imune e na homeostase, também está diretamente ligada ao metabolismo do hospedeiro, auxiliando na digestão e na absorção de alimentos, além de produção de vitaminas K e B12. Por isso, vários estudos complexos têm sido desenvolvidos como é o caso do Projeto da Microbiota Humana (HMP), que busca estudar o papel de micro-organismos na saúde e na doença humanas. Esse projeto permitirá conhecer a composição da microbiota das superfícies mucosas do corpo, incluindo mucosa nasal, cavidade oral, pele, trato gastrointestinal e trato urogenital, avaliando o potencial metabólico dessas comunidades. Esses dados permitirão gerar um sistema integrado de informação sobre as propriedades biológicas da microbiota e sua relação com o hospedeiro.

Do genoma à função bacteriana

Após a finalização do sequenciamento do genoma, o desafio é utilizar os dados para interpretar a função das proteínas. Não há dúvida que obter, arquivar, ordenar e classificar dados é a chave do processo, mas a Bioinformática tem um papel no contexto do conhecimento da vida e da evolução. Novas maneiras para identificar e medir todas as moléculas de RNA (transcriptoma) e proteínas (proteoma) na célula permitirão identificar a participação crítica e as sequências de interações de um dado evento. Agindo assim, cientistas esperam entender processos biológicos, como reprodução, envelhecimento, evolução e, evidentemente, causas (e, portanto, cura) de doenças. Um fato que mostra a tarefa por realizar e o estudo da relação entre a estrutura e a função, a partir de genomas microbianos recém-decifrados, é que eles podem conter cerca de 20% a 70% de quadros de leitura (ORF), que informam proteínas ditas de "função desconhecida". Estima-se que cerca de dez proteínas são identificadas por dia e incluídas as cerca de 14 mil resolvidas até hoje.

A identificação de genes não essenciais em *Mycoplasma genitalium*

Uma importante questão quando se tem uma completa sequência genômica é saber quantos desses genes são essenciais para a vida celular, ou seja, qual o número mínimo de genes necessários para a vida. Para esse estudo, foi utilizado o menor genoma celular bacteriano, o do *Mycoplasma genitalium*[1], um habitante comum dos tratos genitais humanos. A equipe de Craig Venter, composta de apenas cinco funcionários, usando oito máquinas ABI, levou poucos meses para concluir o sequenciamento desse organismo que tem somente 580 mil pares bases e 480 genes codificadores de proteínas, mais 37 genes para as diversas espécies de RNA, totalizando 517 genes. A pergunta que fica é: se o *M. genitalium* é capaz de manter a vida com apenas um terço dos genes do *H. influenzae*, quantos genes mais seriam dispensáveis? Seria possível definir o número mínimo de genes necessários para manter a vida? A solução veio com experimentos introduzindo um transposon para romper alguns genes (cerca de 2 mil inserções diferentes foram realizadas). As inserções do transposon em 93 genes diferentes do *M. genitalium* não tinham aparentemente nenhum efeito sobre a sua vitalidade. A análise revelou que apenas cerca de 300 dos 480 genes codificadores de proteínas são essenciais para o *M. genitalium* sob condições de crescimento em laboratório e a função de cerca de 100 desses genes continua envolta em mistério.

Experiência similar realizada em *M. mycoides* subespécie capri, altamente virulenta. Deleções em 10% dos genes não mudaram viabilidade, perdendo somente a virulência.

1 Micoplasmas são os menores organismos de vida livre, podem causar doenças que afetam humanos, animais, insetos e plantas.

O sistema imune procariótico

Os organismos procariotos, bactérias e arqueas podem adquirir material genético externo por transformação, conjugação ou quando infectados por vírus, chamados de fagos ou bacteriófagos; esses fagos podem causar lise celular (fago lítico) ou ficar inseridos no genoma (fago lisogênico). Os fagos lisogênicos se ativam em condições especiais, podendo transportar fragmentos de informação gênica do hospedeiro para uma nova bactéria que será infectada, disseminando informação inédita como a resistência a um antibiótico. Ao final do século XX, foi descoberto um sistema imune adaptativo em procariotos, que protege esses organismos contra infecções causadas por vírus, plasmídeos ou DNA de outros organismos que eventualmente penetre na célula. Esse sistema é denominado CRISPR (Repetições Palindrômicas Curtas Agrupadas Regularmente Interespaçadas). Originalmente observado na arquea halofílica *Haloferax mediterranei* como uma sequência repetida de 30 bases, separada por espaçadores de 36 bases, apresentou-se similar em outras espécies halófilas como *H. volcanii*. Também encontrada em eubactérias como *Mycobacterium tuberculosis*, *Clostridium difficile* e *Yersinia pestis* com sequências repetidas de 23-55 bases e espaçadores de 21-72 bases. Posteriormente, o lócus de CRISPR foi encontrado numa cepa de *E. coli* que apresentou um espaçador com uma sequência gênica derivada do fago P1, que infecta e lisa muitas cepas de *E. coli*. Essa cepa era resistente ao fago P1. A presença dos *loci* CRISPR nos genomas de micro-organismos codifica para um sistema imune adaptativo que os protege contra infecções e/ou qualquer tipo de DNA externo. Os *loci* CRISPR são mais presentes em arqueas com 90% de presença nas espécies pesquisadas, frente a 40% em bactérias. São conhecidas duas classes de sistema CRISPR dependendo da organização dos *loci*: a classe 1 contém efetores com multissubunidades; e a classe 2 contém efetores de proteína única.

Um dos lócus mais estudados, e que se tornou base para tecnologia de edição gênica, é o de *Streptococcus thermophilus* classificado como sistema CRISPR-Cas9 classe 2, tipo II. *S. thermophilus* é uma bactéria ácido láctica usada na produção de iogurte e queijos, coincidentemente é muito sensível a infecções por fagos. O lócus CRISPR está formado por três regiões ou setores gênicos e proteicos.

O primeiro setor é denominado "agrupamento CRISPR", aqui se localizam os espaçadores e repetições; o segundo setor ou agrupamento CAS envolve quatro genes que codificam para proteínas essenciais cas9, cas1, cas2 e cns2; e o terceiro setor é o agrupamento tracrRNA (trans activador crRNA) (Figura 5.8). Uma vez que acontece a entrada do DNA, três etapas são seguidas para desenvolver a proteção contra elementos genéticos externos:

a) Aquisição de um espaçador DNA a partir de um vírus invasor. O agrupamento CRISPR, primeiro setor, contém regiões repetidas, separados por uma região espaçadora que são derivados dos fagos e de outros elementos genéticos invasores e servem como memória. No segundo setor, o gene cas9 codifica para uma nuclease que confere imunidade cortando o DNA invasor que combina com sequências nos espaçadores. Os genes cas1, cas2 e cns2 codificam para proteínas que ajudam na formação de novos espaçadores a partir do DNA invasor.
b) Biogênese do CRISPR RNA (crRNA) permite o reconhecimento de DNA externo. Uma vez ativado o sistema, o agrupamento CRISPR e o setor tracrRNA (trans activador crRNA) são transcritos formando um grande complexo formado pelas regiões pre-crRNA e um tracrRNA.
c) Interferência, o DNA invasor reconhecido é clivado. Posteriormente, os dois RNA hibridizam via sequências complementares reduzindo seu tamanho pela ação da Cas9 e RNase III: resultando num complexo (cas9 + tracrRNA + crRNA), que buscará emparelhar com sequências complementares de DNA externo, que devem complementar as sequências presentes nos espaçadores, identificando o agente invasor e eliminando este. A ligação com o sítio alvo exige a presença de um motivo adjacente protoespaçador (PAM), que funciona como uma alça molecular para se ligar a Cas9. Uma vez Cas9 se liga ao sítio alvo entre o crRNA e o DNA-alvo, a enzima cliva o DNA três bases a montante do sítio PAM, protegendo a célula do invasor.

Esse sistema tem sido adaptado para editar o genoma de células eucarióticas: animais, vegetais e fungos, permitindo corrigir erros genéticos como em alguns tipos de câncer, em doenças como anemia falciforme; para alterar sequências e introduzir novas informações para desenvolver resistência a vírus como HIV, no melhoramento da produção de diversas moléculas em fungos e na resistência a condições de estresse ambiental e a fitopatógenos em plantas.

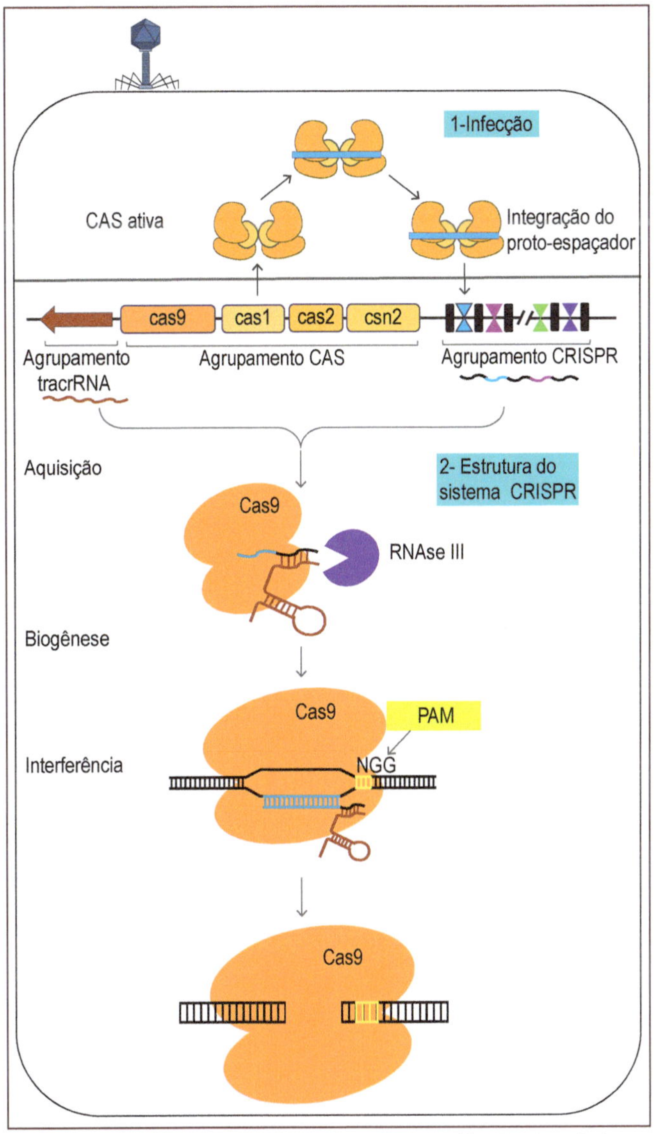

Figura 5.8 – *CRISPR, o sistema imune procarioto. (1) Infecção pelo fago e ativação do sistema. (2) Estrutura do sistema CRISPR.*
Fonte: Desenvolvida pela autoria.

Bibliografia recomendada

Costa SOP. Elementos transponíveis em bactérias. In: Melo IS, et al. (Eds). Recursos genéticos e melhoramento – microrganismos. Jaguariúna: Embrapa Meio Ambiente, 2002.

National Library of Medicine. New Genome Table. https://www.ncbi.nlm.nih.gov/genome/browse/#!/overview/

The Human Microbiote Project. http://commonfund.nih.gov/hmp/index.

The J. Craig Venter Institute. http://www.jcvi.org/cms/home/.

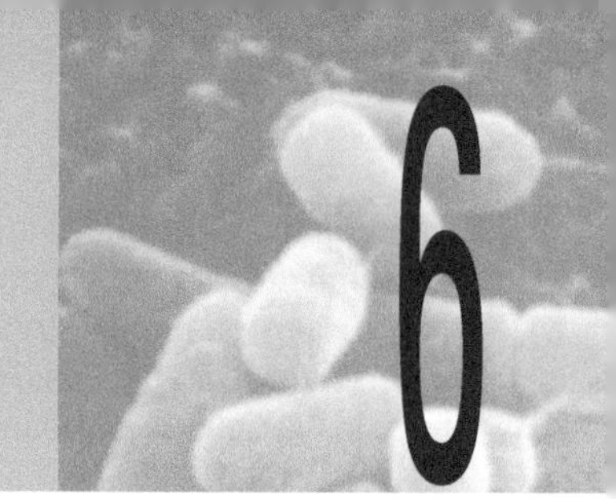

6 Taxonomia Bacteriana

Sílvia Yumi Bando

A enorme biodiversidade microbiológica existente na natureza propiciou que, desde cedo, os cientistas procurassem um modo de organizar, ordenar e nomear essa ampla variedade de organismos vivos. Este capítulo apresenta os princípios básicos da taxonomia bacteriana que é responsável pela caracterização e designação dos micro-organismos, bem como pela organização destes em grupos com base na similaridade entre os organismos. A taxonomia está separada em três partes, porém inter-relacionadas: classificação; nomenclatura; e identificação. O termo "sistemática" é frequentemente utilizado para taxonomia, entretanto a sistemática compreende um estudo mais complexo envolvendo outras disciplinas, como morfologia, ecologia, epidemiologia, bioquímica, biologia molecular e fisiologia.

Nível taxonômico e nomenclatura

A taxonomia classifica os organismos em grupos com características similares. Essa classificação segue diferentes níveis hierárquicos: grupos pequenos que compartilham propriedades comuns que, por sua vez, fazem parte de grupos maiores. As categorias frequentemente utilizadas são (em ordem ascendente): espécie; gênero; família; ordem; classe; filo; e reino.

A nomenclatura de bactérias é regulamentada pelo "Código Internacional para a Nomenclatura de Procariontes" e compreendem as regras, os princípios e as recomendações para a descrição de uma nova unidade de classificação (ou *taxon*, no plural *taxa*), ou seja, espécie, gênero ou família. Conforme essas regras, o nome de uma espécie bacteriana baseia-se no sistema binomial desenvolvido pelo taxonomista sueco Carl von Linné para plantas e animais. Nesse sistema, o nome de uma espécie bacteriana é sempre dado como uma combinação em latim constituída de duas partes, o nome do gênero e no nome específico que denota a espécie. Por exemplo, uma das bactérias que habitam o intestino de mamíferos é designada de *Escherichia coli* (nome de gênero e seguido do nome da espécie). Apenas a primeira letra do nome do gênero é escrita com a letra maiúscula e o nome completo deve ficar em itálico ou sublinhado. A raiz para o nome de uma espécie ou de outro *taxon* pode ser derivada de qualquer língua, mas a terminação deve ser em latim. Na bactéria *Staphylococcus aureus*, o nome de gênero é derivado das palavras de origem grega *staphyle* (que significa cacho de uva) e *coccus* (que significa semente). No exemplo anterior, a terminação "us" é oriunda do latim e corresponde a uma das terminações utilizadas para substantivos (*Staphylococcus*) e adjetivos (*aureus*) masculinos.

O nome específico é estável e não pode ser alterado, já o nome do gênero pode ser renomeado conforme novas descrições de características. Por exemplo, *Streptococcus pneumoniae* era originalmente denominado *Diplococcus pneumoniae*. O nome ainda pode ser abreviado representando o nome do gênero por uma letra maiúscula, por exemplo, *S. pneumoniae*.

O "Código Internacional para a Nomenclatura de Procariontes" estabelece que a nomeação de um novo *taxon*, o nome proposto deve ser submetido e avaliado pelo International Committe on Systematic of Prokaryotes. Uma vez validado, o nome é divulgado à comunidade científica por meio da sua publicação na revista científica *International Journal of Systematic Bacteriology* (IJSB).

A unidade taxonômica básica, em Microbiologia, é a espécie, embora algumas espécies tenham categorias de subespécies com base em variações fenotípicas menores, porém consistentes, dentro das espécies ou em *clusters* geneticamente determinado de uma cepa dentro da espécie. A maioria das categorias é simplesmente designada de grupos ou filos, sendo comum a utilização de nomes vernaculares, como estreptococos, pneumococos, bacilo da lepra e assim por diante. Além destas, é muito frequente o uso de unidades taxonômicas não formais para a designação de uma bactéria. Por exemplo, cada cultura representa uma "amostra" ou um "clone", no qual todas as células são descendentes de um só ancestral. O termo "amostra" pode também estar relacionado a um mutante que apresente alguma característica alterada. Além disso, pode haver também variedades dentro de uma espécie que exiba determinadas diferenças: no comportamento bioquímico (biotipo); na composição antigênica (sorotipo); nos receptores para certos bacteriófagos líticos (fagotipo); nas propriedades patogênicas (patotipo); entre outras.

Principais características utilizadas em taxonomia bacteriana

São utilizadas diversas características fenotípicas e moleculares para classificar e identificar micro-organismos.

Características fenotípicas

As características fenotípicas principais utilizadas em taxonomia são morfológicas, fisiológicas e metabólicas, pois estão relacionadas diretamente com a expressão de muitos genes que codificam proteínas estruturais, transportadoras e enzimas. Esses genes são, na maioria, estáveis e normalmente não sofrem grandes variações com mudanças ambientais.

Características ecológicas também são importantes uma vez que afetam a relação do micro-organismo com o seu hábitat. Os micro-organismos que habitam dentro do corpo humano são diferentes daqueles aquáticos, terrestres e marinhos. As características taxonomicamente relevantes são, por exemplo, o padrão do ciclo de vida, relações de simbiose, capacidade de causar doença no hospedeiro e hábitats preferenciais de acordo com a temperatura, pH, oxigênio e concentração osmótica. Além disso, em laboratório, o meio de cultura onde o micro-organismo pode crescer, características relacionadas com a fisiologia e o metabolismo.

Características moleculares

Análise proteica

A sequência de aminoácidos de uma proteína reflete a sequência de ácidos nucleicos do gene; dessa forma, a comparação de proteínas de diferentes micro-organismos torna-se muito útil em taxonomia. Uma abordagem direta é a determinação da sequência de aminoácidos da proteína com a mesma função. Entretanto, o sequenciamento de proteína é caro e demorado, assim outros métodos são bastante utilizados, como a análise da mobilidade eletroforética muito utilizada na determinação de relações genéticas de espécies e subespécies e técnicas imunológicas para comparar proteínas de micro-organismos diferentes, pois os anticorpos podem discriminar proteínas similares.

Composição dos ácidos nucleicos

A determinação da composição de ácidos nucléicos refere-se à quantidade de guanina e citosina em relação ao total de bases (guanina, citosina, adenina e timina) no ácido desoxirribonucleico (DNA) e é calculado pela fórmula:

$$\text{mol\% G + C} = \text{moles (G + C)/moles (G + C + A + T)} \times 100$$

Vários métodos podem ser utilizados para determinação do teor de GC a partir do DNA purificado, entre eles destacam-se a cromatografia líquida de alta pressão, a centrifugação em gradiente de densidade e a desnaturação térmica.

A centrifugação em gradiente de densidade baseia-se no fato de a densidade do DNA ser dependente da quantidade de pareamentos de bases GC e AT. O pareamento GC é formado por uma ligação tripla de pontes de hidrogênio, enquanto o par AT é formado por uma ligação dupla. Portanto, quanto maior a quantidade de GC, maior a densidade do DNA, havendo uma relação direta entre a densidade e a concentração em mol% de GC.

A desnaturação térmica do DNA é um dos métodos mais utilizados para determinar o conteúdo em G + C e baseia-se também na quantidade de pontes de hidrogênio na formação do par de bases. O aquecimento do DNA provoca a separação das duas cadeias de DNA e, consequentemente, há um aumento na absorbância a um comprimento de onda de 260 nm. A ligação dupla do par AT é mais fraca do que a ligação por três pontes de hidrogênio do par GC, portanto, quanto maior o conteúdo em G + C, maior a quantidade de energia térmica requerida para separar as duas cadeias de DNA. O ponto de fusão do DNA, T_m (do inglês *melting temperature*) corresponde à temperatura que provoca a separação das fitas de DNA em 50% entre o estado não desnaturado e o desnaturado. O conteúdo em G + C pode variar entre 24% e 76% dependendo do grupo de micro-organismos. Convém mencionar que o conteúdo em G + C apenas revela a composição em bases nucleotídicas de um micro-organismo e não fornece informações a respeito dos genes adquiridos. De fato, duas bactérias bem diferentes podem apresentar conteúdos de GC idênticos. No entanto, linhagens da mesma espécie bacteriana não diferem mais de 3% no conteúdo em G + C, podendo apresentar uma maior variação entre diferentes espécies de um mesmo gênero.

Reassociação ou hibridização DNA

Embora a determinação do teor de GC tenha a sua utilidade em taxonomia bacteriana, ela não fornece dados sobre o arranjo linear das bases no DNA. É o arranjo das bases de DNA que determina genes específicos e proteínas e, portanto, determina as características de um organismo. Nos procedimentos de hibridização, o DNA de duas amostras distintas é desnaturado pelo aquecimento, são misturados e a temperatura é diminuída para permitir a reassociação das fitas. Essa reassociação ocorrerá entre as fitas de DNA da mesma espécie e entre as fitas da espécie em comparação. O grau de reassociação é dependente do grau de similaridade das moléculas de DNA. Geralmente, uma das moléculas é marcada com um radioisótopo, os fragmentos de fitas simples que não sofreram reassociação são removidos e a radiação é medida e comparada com uma reação-controle na qual a quantidade de radiação é considerada como 100%. As amostras que apresentarem um percentual de reassociação igual ou superior a 70% são consideradas da mesma espécie.

Sequenciamento de ácidos nucleicos

O sequenciamento de DNA ou ácido ribonucleico (RNA) é o método mais direto para comparar a estrutura genômica de diferentes micro-organismos. Algumas moléculas como ácido ribonucleico (RNA) ribossômico (RNAr), alguns componentes de parede celular bem como alguns lipídeos e proteínas, que sofreram uma variabilidade pequena durante a evolução, são utilizados como marcadores taxonômicos. Assim, a comparação entre essas sequências permite delinear as relações entre diferentes *taxas* bem como destas com outros organismos superiores.

Sistemas de classificação

A classificação é responsável pelo agrupamento de bactérias que compartilham certas características comuns em grupos taxonômicos denominados *taxa* (singular: *taxon*). Existem dois sistemas de classificação: o de classificação natural ou fenético; e o de classificação artificial ou filético. O sistema de classificação natural baseia-se em características fenotípicas, principalmente morfológicas e fisiológicas dos micro-organismos. Por sua vez, o sistema de classificação artificial baseia-se nas relações filogenéticas das bactérias por meio da comparação de sequências de várias macromoléculas ou dos genes que as codificam.

Filogenia bacteriana

A partir da década de 1970, com o advento das técnicas em Biologia Molecular e sua utilização em estudos filogenéticos, possibilitou-se a reconstrução da filogenia dos maiores grupos bacterianos. No entanto, apesar do impacto da filogenia molecular, atualmente as classificações bacterianas são híbridas e utilizam-se métodos artificiais e filogenéticos, especialmente, nos níveis de gênero e de família. Embora as classificações atuais não reflitam a verdadeira filogenia dos procariontes, é extremamente importante ter uma classificação aceita para permitir a identificação das bactérias conhecidas, possibilitando a descrição de bactérias novas.

O manual de Bergey de Bacteriologia Sistemática *(Bergey's Manual of Systematic Bacteriology)* em quatro volumes e a sua edição mais condensada de Bacteriologia Determinativa *(Bergeys Manual of Determinative Bacteriology)* constituem uma enciclopédia em nomenclatura, classificação e identificação bacteriana, mundialmente aceita pelos bacteriologistas. Ela contém informações obtidas por métodos fenotípicos e moleculares, além de chaves dicotômicas úteis para fins de identificação de bactérias de interesse médico, industrial e ambiental. Mais recentemente, em maio de 2001, foi editado o 1° volume da 2ª edição do Manual de Bergey no qual a taxonomia de procariontes é organizada filogeneticamente com base em dados de sequenciamento de RNAr e foram reclassificadas antigas bactérias bem como descritas outras novas bactérias.

A classificação hierárquica dos *taxa* no Domínio Bactéria pode ser encontrada na página da internet que contém uma base de dados atualizada dos nomes de bactérias válidos e publicados na IJSB.

As árvores filogenéticas ou dendrogramas expressam as relações evolutivas entre um grupo de espécies e são construídas, geralmente, pelos marcadores taxonômicos específicos, como as sequências de RNAr. Uma árvore filogenética é composta de "nós" e "ramos ou galhos", e cada galho une nós adjacentes. Os nós representam unidades taxonômicas e os ramos definem as relações entre essas unidades em termos de descendência e ancestralidade. O tamanho dos ramos frequentemente representa um número de mudanças que ocorrem em relação ao último nó. As unidades taxonômicas representadas pelos nós podem ser espécies, populações, indivíduos, proteínas ou genes.

Nas árvores filogenéticas, deve-se distinguir entre nós internos e externos. Os nós externos representam as unidades taxonômicas que estão sendo comparadas e podem ser chamadas de OTU *(Operational Taxonomic Unit)*. Os nós internos representam unidades ancestrais. A Figura 6.1 ilustra uma árvore na qual os ramos em escala são proporcionais ao número de mudanças a partir do último ancestral. Nessa Figura, os nós A, B, C, D e E são externos e representam as diferentes unidades taxonômicas, enquanto os números 1, 2, 3, 4 e 5 são internos e representam as linhagens ancestrais.

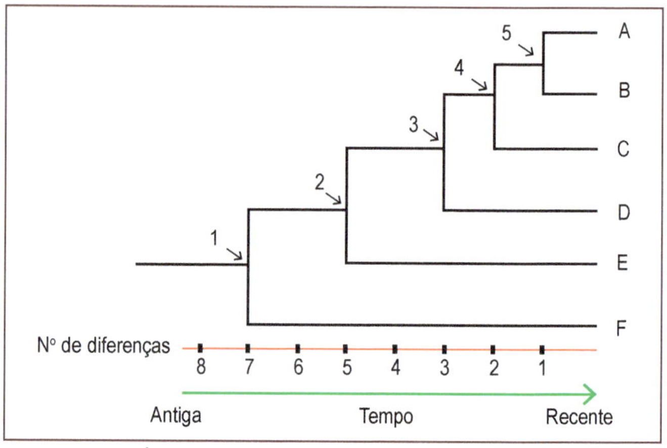

Figura 6.1 – *Árvore filogenética ou dendograma – seis espécies diferentes. Os nós externos (A, B, C, D, E e F) representam as espécies em estudo. Os nós internos (1, 2, 3, 4 e 5) representam as espécies ancestrais e o ramo representa o tempo de separação ou distância entre as espécies.*
Fonte: Desenvolvida pela autoria.

A árvore pode apresentar ou não raiz. Uma árvore sem raiz se compara a uma característica de um grupo de organismos relacionados, como a sequência de seus RNAr 16S. A árvore com raiz precisa ter uma espécie distantemente relacionada com as espécies em comparação ou uma característica adicional com a qual comparar as espécies.

Os dados oriundos das sequências das subunidades de macromoléculas, bem como de outros métodos, são utilizados na preparação de uma matriz de distância e analisados pelos programas de computador específicos para a construção de árvores filogenéticas.

Com base na sequência nucleotídica do RNAr, as bactérias podem-se dividir em dois grandes domínios denominados "Eubactéria" e "Archea", que evoluíram por linhas diferentes a partir de um ancestral comum. Com base nas informações das análises do RNAr 16S, são reconhecidos pelo menos 12 grupos filogenéticos diferentes de eubactérias. Na Figura 6.2, estão representados esses 12 grupos de eubactérias, cada um deles contém regiões ou sequências específicas dentro do ribossomo. Essa região que distingue cada grupo é designada "sequência assinatura".

Além das árvores filogenéticas, também podem ser constituídas árvores que expressam relações de similaridade de várias características, como bioquímicas, genéticas, áreas geográficas entre um grupo de espécies.

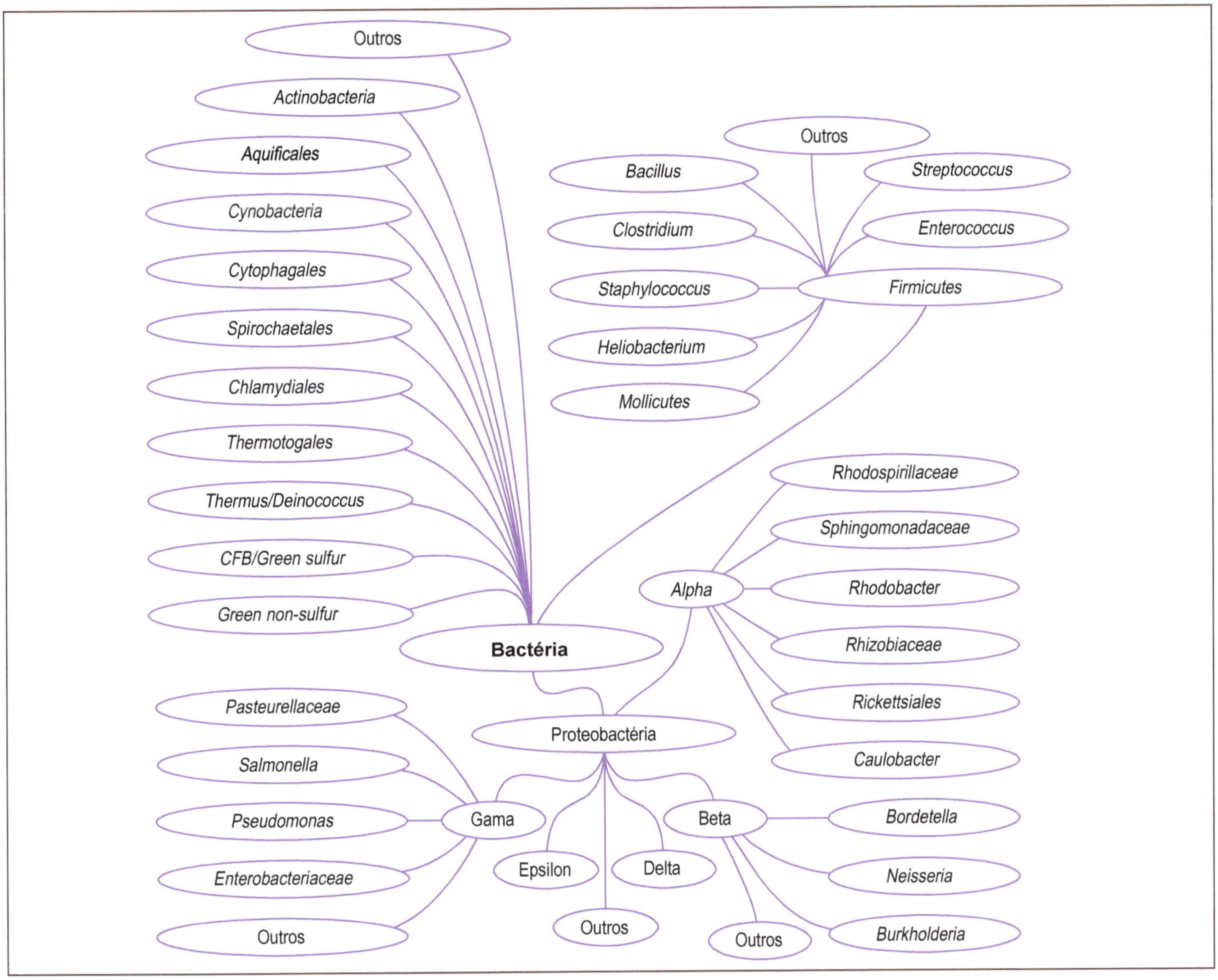

Figura 6.2 – *Grupo das eubactérias.*
Fonte: Desenvolvida pela autoria.

Identificação

A identificação consiste na determinação da espécie ou de outra unidade taxonômica de uma bactéria recém-isolada. Por exemplo, os bacteriologistas clínicos frequentemente têm de verificar se uma bactéria patogênica específica está presente em um determinado material clínico, de modo que se possa fazer o diagnóstico de uma doença. Da mesma forma, os microbiologistas de alimentos necessitam determinar a presença ou não de bactérias como Salmonella, Listeria, ou de outras bactérias patogênicas em alimentos.

O processo de identificação primeiro assume que a bactéria de interesse já tenha sido descrita e nomeada. Este é o caso da maioria das bactérias de interesse médico. Entretanto, na área ambiental é comum o isolamento de bactérias novas. Estima-se que menos de 1% das espécies de procariontes tenha sido isolada e estudada em laboratório.

As características usadas para a identificação bacteriana são as fenotípicas com base no emprego de uma série de testes bioquímicos e as genotípicas com base na detecção de sequências genéticas específicas pelas sondas genéticas ou PCR. Entretanto, como a identificação é um procedimento essencialmente rotineiro, as características utilizadas devem ser de fácil demonstração e sempre em menor número possível. Atualmente, são encontrados no comércio vários sistemas automatizados de identificação.

Algumas espécies bacterianas somente podem ser identificadas mediante o emprego de grande número de testes bioquímicos. Para a identificação dessas espécies, o bacteriologista é obrigado a recorrer a laboratórios especializados, geralmente denominados "centros de referência". Quando culturas suspeitas pertencentes a essas espécies são isoladas em laboratórios de diagnóstico, o bacteriologista geralmente interrompe sua identificação em gênero. Mais raramente, algumas culturas são identificadas até a família. Em Bacteriologia médica, muitas vezes a identificação em espécie não satisfaz, sendo importante a identificação além da categoria, isso porque muitas espécies englobam variedades que diferem quanto à patogenicidade ou às características epidemiológicas. As variedades mais comuns foram descritas anteriormente, ou seja, biotipo, sorotipos, fagotipos e patotipos. A divisão de espécies em sorotipos e biossorotipos é importante no estudo das enterobactérias que causam infecção intestinal, por exemplo.

Espécie

Tradicionalmente, uma espécie bacteriana compreende um grupo de bactérias que compartilham um conjunto de características fenotípicas e uma história evolutiva comum e, portanto, muito mais relacionadas entre si do que com outras espécies. A definição de uma espécie bacteriana difere da que é empregada para os eucariontes. Essa definição é muito subjetiva e tem sido interpretada de formas diferentes pelos bacteriologistas. Devido a isso, alguns têm agrupado bactérias bem diferentes em uma espécie ou gênero. Contudo, existem aqueles que consideram que uma pequena diferença seja o suficiente para designação de uma nova espécie.

Embora não haja uma definição universal de espécie em Bacteriologia, foi proposta uma definição menos arbitrária com base nos valores de homologia de DNA. De acordo com essa proposta, duas amostras da mesma espécie devem apresentar um percentual em moles de guanina mais citosina (mol% C + C) similar e devem exibir 70% ou mais de homologia DNA/DNA. Os procedimentos utilizados para a determinação dessas características são descritos a seguir.

Gênero

A aplicação da técnica de hibridização DNA/DNA para determinar se uma espécie bacteriana pertence a um gênero é limitada e, em alguns casos, espécies do mesmo gênero apresentam pouca ou nenhuma reassociação. No momento, não existe uma definição uniforme do que constitui um gênero bacteriano e, na maioria deles, a definição baseia-se em uma ou mais características fenotípicas.

"Taxas" superiores

Está cada vez mais aparente que os níveis taxonômicos superiores têm algum significado e podem ser distinguidos por meio da comparação das sequências de certas moléculas. Entre as moléculas que têm sido utilizadas, estão o RNAr, o citocromo C e a ribulose bifosfatocarboxilase, entre outras, por permanecerem altamente conservadas durante a evolução. Os ribossomos compartilham muitas similaridades, indicando a natureza conservativa da estrutura. Os ribossomos dos procariontes contêm três tipos de RNA: 5S; 16S; e 23S. Tanto o 5S como o 16S têm sido utilizados na determinação das relações entre bactérias. O 16S é maior (1.500 bases) e, portanto, contém mais informações do que o 5S (120 bases). O método de análise que fornece mais informações é o sequenciamento de nucleotídeos, sendo demonstrado que algumas regiões são mais conservadas e permitem comparar bactérias mais distantes, enquanto as regiões mais variáveis permitem a comparação de bactérias mais próximas e relacionadas. Outro método para avaliar similaridades em nível de gênero ou em um nível superior é a hibridização RNA/DNA (ribotipagem), um procedimento semelhante ao de reassociação DNA/DNA.

Bibliografia recomendada

Prescott LM, Harley JP, Klein DA. The diversity of the microbial world. In: Prescott LM. Microbiology. Dubuque, IA: WCB – Wm. C. Brown Publishers; 1996:391-400.

Staley J, Krieg NR. Bacterial classification I. Classification of procaryotic organisms: an overview. In: Krieg NR, Holt JG (eds.). Bergey's manual of systematic bacteriology. Baltimore: the Williams & Wilkins Co, 1984;1:1-4.

Wayne LG, Brenner DJ, Colwell RR, Grimont PAD, Kandler O, Krichevsky MI, et al. Report of the ad hoc committee on reconciliation of approaches to bacterial systematics. Int J SystBacteriol. 1987;37:463-4.

Controle dos Micro-organismos

7

Flavio Alterthum
Jorge Timenetsky

O controle dos micro-organismos é um tema abrangente e de inúmeras aplicações práticas envolvendo toda a Microbiologia, e não só aquela aplicada à Medicina. Aqui, faremos considerações sobre as formas de matar ou remover todos os micro-organismos, reduzir o número e inibir o crescimento. O tópico sobre a forma como mantê-los vivos, porém inativos, será superficialmente abordado.

Levaremos em conta os agentes físicos e químicos e como estes interferem no controle, lembrando que os agentes quimioterápicos serão estudados em capítulos à parte, relativo ao controle após a instalação de um processo infeccioso com ou sem doença.

Antes de discorrer sobre os métodos físicos e químicos de controle, é importante definir termos relacionados a esse tópico. Para tanto, sugerimos consultar os Quadros 7.1 e 7.2.

Métodos físicos de controle

Calor – considerações gerais

É o agente físico mais empregado para matar micro-organismos por ser eficaz, barato e prático. Do ponto de vista microbiológico, os micro-organismos são considerados mortos quando perdem, de forma irreversível, a capacidade de se multiplicar.

Quando se pretende esterilizar um objeto, o método será aquele que, ao ser empregado, deve ser eficaz e matar as formas de vida microbianas mais resistentes – os endósporos bacterianos – independentemente de o objeto conter ou não esses organismos. Devemos lembrar que os objetos poderão ter micro-organismos diferentes, em quantidades diferentes e em estágios metabólicos diferentes.

Os micro-organismos morrem pela desnaturação de proteínas e fluidificação dos lipídeos na presença de calor úmido e por oxidação, quando se trata de calor seco, e há variações de resistência de organismo para organismo. Essas diferenças podem ser expressas por três parâmetros: ponto de morte térmica, que vem a ser a temperatura mais baixa capaz de matar todos os micro-organismos de dada espécie, em suspensão, em 10 minutos; tempo de morte térmica, que vem a ser o menor tempo capaz de matar todos os micro-organismos, numa suspensão, em dada temperatura; e o terceiro parâmetro, relacionado

Quadro 7.1 – *Terminologia relacionada ao controle do crescimento microbiano*

Termo	*Definições e Comentários*
Esterilização	Processo de destruição, inativação definitiva e/ou remoção de todas as formas de vida de um objeto ou material. Inclui os endósporos que são as formas mais resistentes de vida. É um processo absoluto, não havendo graus de esterilização.
Desinfecção	Destruição (morte) de micro-organismos capazes de transmitir infecção, patógenos, portanto. São usadas geralmente substâncias químicas aplicadas em objetos ou materiais. Reduzem ou inibem o crescimento, mas não esterilizam necessariamente.
Antissepsia	Desinfecção química da pele, mucosas e tecidos vivos. Antissepsia é um caso particular da desinfecção.
Germicida	Agente químico genérico que mata germes, micróbios: bactericida – mata bactérias; virucida – mata vírus; fungicida – mata fungos; esporocida – mata esporos.
Bacteriostase	A condição na qual o crescimento bacteriano está inibido, mas a bactéria não está morta. Se o agente (substância ou condição) for retirado, o crescimento pode recomeçar. Substâncias químicas, quimioterápicos, podem ser bacteriostáticos. Refrigeração (frio) pode funcionar como microbiostática para a maioria dos organismos.
Assepsia	Retirada dos micro-organismos em uma área ou local. Técnicas assépticas previnem a entrada de (sem infecção) micro-organismos.
Degermação	Remoção de micro-organismos da pele por meio da remoção mecânica e/ou pelo uso de antissépticos. Exemplos; antes das injeções, o algodão embebido em álcool é passado na pele; igualmente o álcool-iodado, preparando o campo cirúrgico.

Fonte: Desenvolvido pela autoria.

Quadro 7.2 – *Sumário dos métodos físicos empregados no controle do crescimento microbiano*

Método	*Mecanismo de Ação*	*Comentários*	*Uso Preferencial*
1. *Calor úmido*			
a) Fervura	Desnaturação de proteínas	Mata bactérias, fungos e muitos vírus em 15 min. Não é eficaz para todos os endósporos	Processo de desinfecção de larga utilização caseira
b) Autoclavação	Desnaturação de proteínas	Método eficaz de esterilização Ficar atento ao trinômio tempo/ temperatura/ pressão	Meios de cultura, soluções, utensílios e instrumentais que toleram temperatura e pressão
c) Pasteurização	Desnaturação de proteínas	Mata bactérias patogênicas eventualmente transmissíveis pelo leite e reduz o número de todos os micro-organismos presentes. Inativa enzimas	Leite, creme de leite, cerveja, vinho
2. *Calor seco*			
a) Flambagem	Oxidação de todo material até tornar cinzas	Método eficaz de esterilização	Alça e fio de platina ao rubro
b) Incineração	Oxidação de todo material até tornar cinzas	Método eficaz de esterilização	Papéis, carcaças de animais, restos de curativos, algodão e gazes utilizados em hospitais
c) Fornos	Oxidação	Método eficaz de esterilização. Ficar atento ao binômio tempo/ temperatura	Vidraria e outros materiais resistentes a altas temperaturas
3. *Filtração*	Remoção mecânica	Separação de bactérias, fungos em meios ou soluções líquidas e gases	Útil na eliminação total de bactérias e fungos em produtos líquidos termolábeis e na filtração do ar em câmaras e salas
4. *Radiações*			
a) Ionizantes	Destroem DNA, formam radicais super ativos	Método eficaz de esterilização, mas de custo elevado (raios gama)	Usado para esterilização de produtos cirúrgicos
b) Não ionizantes	Alteram DNA por meio da formação de dímeros	As radiações ultravioleta têm emprego restrito como esterilizante	Lâmpadas germicidas (UV)
5. *Baixas temperaturas*			
Geladeira (-4 °C), congelador (-20 °C) e nitrog. líquido (-179 °C)	Interrupção do metabolismo	Efeito microbiostático	Preservação de micro-organismos

DNA: ácido desoxirribonucleico.
Fonte: Desenvolvido pela autoria.

ao grau de resistência ao calor, é o tempo de redução decimal (D), que vem a ser o tempo expresso em minutos, no qual 90% da população é morta, em dada temperatura. Esses três parâmetros têm utilidade nas práticas de esterilização quer em aplicações médico-hospitalares e laboratoriais, quer em Microbiologia industrial (p. ex., alimentos).

Quando uma população microbiana é aquecida, a redução do número de viáveis ocorre de forma exponencial. Por exemplo, se uma população inicial de 1 milhão de bactérias for aquecida e, após 1 minuto, for feita uma nova contagem de viáveis e encontrarmos 100 mil viáveis, no minuto seguinte, uma amostra revelará a presença de 10 mil indivíduos vivos e assim sucessivamente até os 6 minutos, quando haverá a probabilidade de não mais encontrar organismos vivos (Figura 7.1). A partir desse momento, prosseguindo as contagens, minuto a minuto, o que detectaremos é somente uma probabilidade, cada vez menor, de encontrarmos micro-organismos vivos. Do ponto de vista prático, um material será considerado estéril quando trabalhamos na faixa de probabilidade de $1/10^{-6}$, ou seja, submetendo-se o material ao processo de esterilização após 12 minutos naquela temperatura, a probabilidade de encontrar um organismo vivo é de 1 para 1 milhão (Figura 7.1).

As considerações mencionadas nos mostram que, quanto maior o número inicial de organismos presentes, maior será o tempo necessário para esterilizar; ou quanto menor o número inicial, menor será o tempo para esterilizar.

■ Calor úmido

Um dos métodos mais frequentes de redução do número de micro-organismos é a fervura (100 °C), que mata todas as formas vegetativas dos patógenos, muitos vírus, fungos e seus esporos em até 15 minutos. Alguns endósporos bacterianos e alguns vírus, entretanto, não são destruídos tão rapidamente. Um dos tipos de vírus da hepatite, por exemplo, sobrevive até

30 minutos de fervura e alguns endósporos bacterianos resistem até 20 horas. A fervura não é um método de esterilização, mas, sendo submetida a uma fervura de 15 minutos, a maioria dos patógenos será morta e isso resulta na utilização eficiente desse processo para tornar segura a ingestão de alimentos e de água. A esterilização empregando calor úmido requer temperaturas acima de fervura da água (120 °C). Elas são conseguidas nas autoclaves (Figura 7.2), e esse é o método preferencial de esterilização desde que o material ou as substâncias a serem esterilizados não sofram alterações pelo calor ou pela umidade.

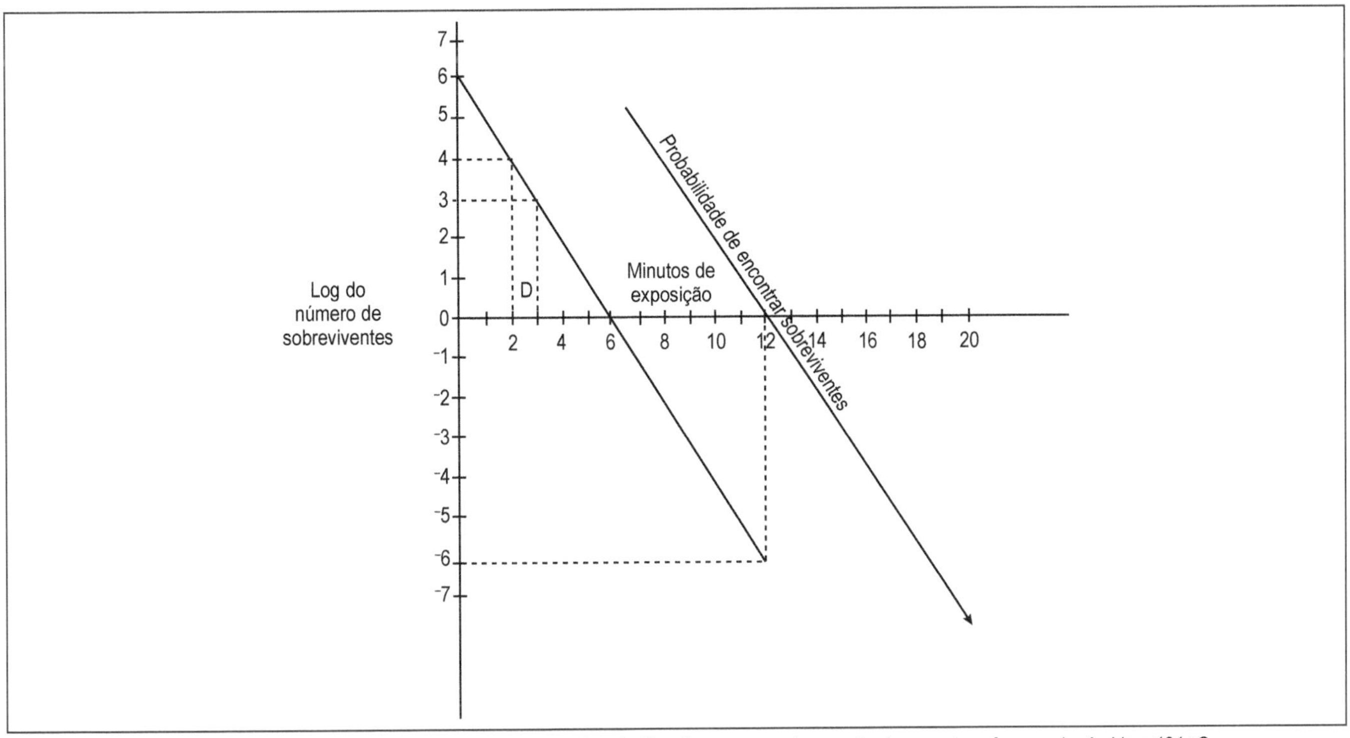

Figura 7.1 – *Inativação de esporos bacterianos durante o processo de esterilização empregando pressão de uma atmosfera e calor úmido a 121 °C.*
Fonte: Desenvolvida pela autoria.

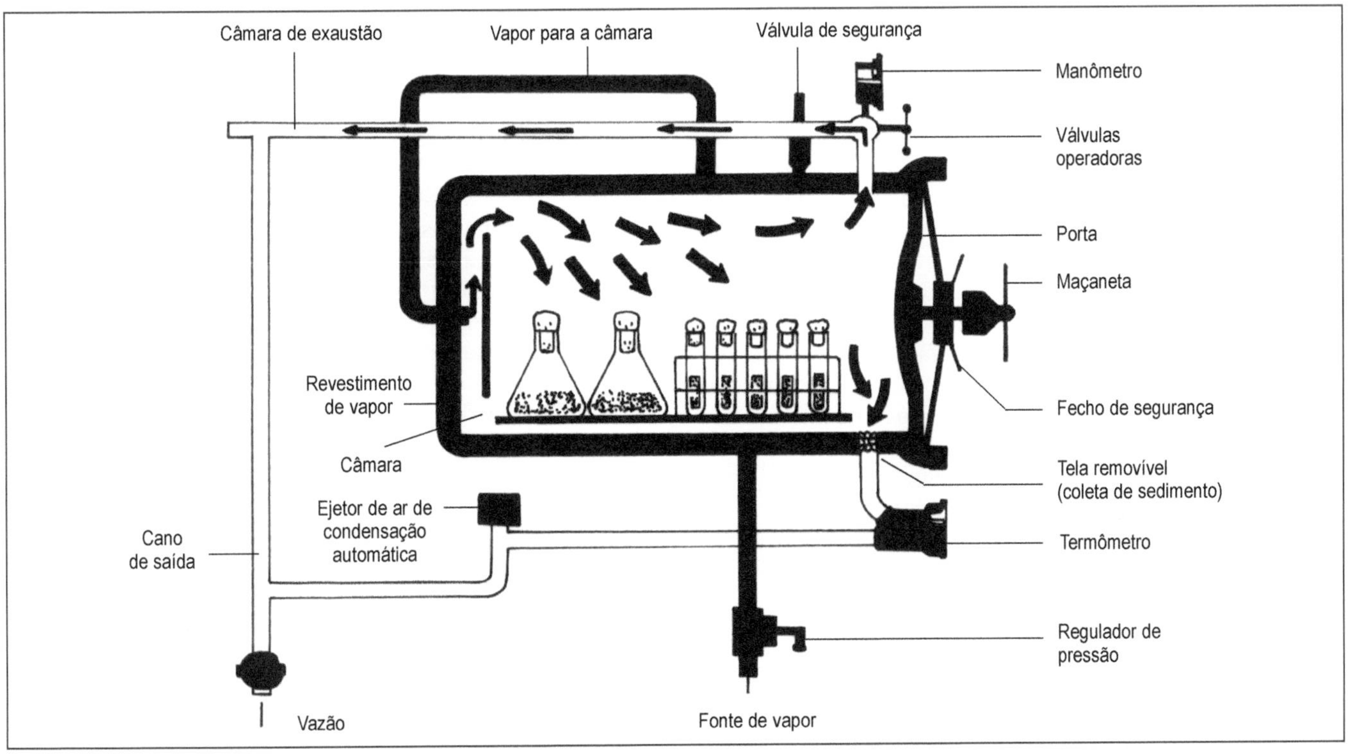

Figura 7.2 – *Esquema de uma autoclave, aparelho destinado à esterilização.*
Fonte: Desenvolvida pela autoria.

Quanto maior a pressão no interior da autoclave, maior a temperatura atingida (Tabela 7.1). A esterilização é mais facilmente alcançada quando os organismos estão em contato direto com vapor ou contidos em pequenos volumes aquosos; nessas condições, o calor úmido (121 °C), à pressão de 15 libras/polegada quadrada, matará todos os organismos, incluindo os endósporos, em cerca de 15 minutos.

Tabela 7.1
Temperatura do vapor de água sob pressão (ao nível do mar)

*Pressão do Vapor em lib/pol²**	*Temperatura 0 °C*
0	100
5	110
10	116
20	126
30	135

*Quanto maior a pressão, maior a exigência de segurança das autoclaves.
Fonte: Desenvolvida pela autoria.

A autoclavação é empregada para esterilizar meios de cultura, instrumentos cirúrgicos, seringas de vidro, soluções e numerosos outros materiais que suportam altas temperaturas e pressões. É importante ressaltar que grandes volumes de líquido, ou, ainda, materiais sólidos, requerem um tempo extra para que se atinja a temperatura desejada no seu interior.

■ Pasteurização

Louis Pasteur, nos primórdios da Microbiologia como ciência (1864), desenvolveu um método de prevenção da perda de qualidade dos vinhos, destruindo, pelo calor, bactérias capazes de deteriorar a bebida. Esse método, posteriormente aplicado ao tratamento do leite para eliminar possíveis patógenos veiculados por esse alimento, recebeu a denominação de *pasteurização*. Consiste em aquecer o produto a uma dada temperatura, num dado tempo, e a seguir resfriar bruscamente. Até alguns anos atrás, para o leite, a temperatura empregada era 63 °C e o tempo, 30 minutos. Atualmente, a pasteurização do leite emprega temperaturas mais elevadas (72 °C) e menor tempo (15 segundos). É importante salientar que a pasteurização, por qualquer que seja o tempo e a temperatura empregados, reduz o número de micro-organismos presentes, mas não assegura uma esterilização, daí a necessidade de manter o leite em baixas temperaturas. O leite pode ser esterilizado e, para isso, são empregados processos que elevam a temperatura para 74 °C. A seguir, o leite é aquecido de forma super-rápida a 140 °C, durante alguns segundos, e imediatamente resfriado.

■ Calor seco

A forma mais simples de esterilização, empregando o calor seco, é a flambagem. Os microbiologistas empregam rotineiramente em laboratório esse procedimento ao esterilizarem as alças de platina. A incineração também é uma forma de esterilizar, empregando calor seco, usada para queimar sacos e copos de papel, plástico, carcaça de animais, órgãos e tecidos suspeitos de contaminação, materiais descartáveis que já foram utilizados etc.

Outra forma de esterilização empregando calor seco é feita em fornos e, nestes, o binômio tempo/temperatura deve ser observado atentamente. Cabe aqui também observar que grandes volumes ou fornos (estufas) cheios requerem um tempo extra até atingir, na sua parte central, a temperatura de esterilização. A maior parte da vidraria empregada em laboratórios é esterilizada desse modo.

■ Radiações

As radiações têm seus efeitos dependentes do comprimento de onda, da intensidade, da duração e da distância da fonte. Há pelo menos dois tipos de radiações empregados no controle dos micro-organismos: ionizantes; e não ionizantes. As ionizantes, como, por exemplo, as radiações gama, têm comprimento de onda mais curto que as não ionizantes e carregam mais energia. Isótopos radioativos como o cobalto^{90} podem emitir as radiações gama e estas podem ser canalizadas para os processos de esterilização. O principal efeito da radiação ionizante é a ionização da água, formando radicais super-reativos (superóxidos) e estes reagem com componentes celulares orgânicos; entre eles, o ácido desoxirribonucleico (DNA), matando ou inativando os micro-organismos. Inúmeros produtos hospitalares de uso descartável, como seringas plásticas, luvas, cateteres, fios, suturas, são esterilizados por esse método.

As radiações não ionizantes têm comprimento de onda mais longo que as anteriores e a mais empregada é a luz ultravioleta (UV). A UV provoca a formação de ligações químicas entre as timinas adjacentes e esses dímeros alteram a replicação do DNA no momento da reprodução. O comprimento de onda de 260 nm é o mais eficaz, pois essa radiação é mais absorvida pelo DNA. As lâmpadas germicidas são usadas para o controle dos micro-organismos do ar e frequentemente são encontradas em centros cirúrgicos, enfermarias, berçários, capelas de fluxo laminar etc.

As desvantagens do uso de UV são: baixo poder de penetração, ou seja, essa radiação só é eficaz se os micro-organismos estiverem nas superfícies dos materiais a serem esterilizados, e os efeitos deletérios sobre a pele e os olhos, causando queimaduras graves.

■ Micro-ondas

Os fornos de micro-ondas têm sido cada vez mais utilizados em laboratórios e as radiações emitidas não afetam diretamente os micro-organismos, mas geram calor. É possível até esterilizar materiais, meios de cultura, mas são escassos os trabalhos mostrando tempo e potência do forno necessários. Há que se deixar claro que o calor gerado é o responsável pela morte dos micro-organismos.

■ Indicadores biológicos

De grande aplicação prática, são os indicadores biológicos, que se configuram em suspensões-padrão de esporos bacterianos submetidos à esterilização juntamente com os materiais a serem processados em autoclaves, estufas e câmaras de irradiação. Terminado o ciclo de esterilização, os indicadores são colocados em meios de cultura adequados para o desenvolvimento desses esporos e, se não houver crescimento, significa que o processo de esterilização está validado. Esses testes devem ser conduzidos periodicamente para controle dos equipamentos e do processo empregado.

Esporos de *Geobacillus stearotermophilus*, antigamente denominado *Bacillus stearotermophilus* e esporos de *Bacillus athrophaeus*, antigamente denominado *Bacillus subtilis*, são empregados como indicadores biológicos para calor úmido e seco, respectivamente. Esporos de *Bacillus pumilus* são empregados para radiações e esporos de *Bacillus athrophaeus* são usados como indicadores biológicos para o processo de esterilização que emprega o óxido de etileno.

Há também indicadores químicos que são tiras de papel, embebidas em substâncias especiais que mudam de cor ao atingir determinadas temperaturas.

Filtração

A passagem de soluções ou gases através de filtros de poros suficientemente pequenos que retêm micro-organismos pode ser empregada na remoção de bactérias e fungos deixando, entretanto, passar a maioria dos vírus.

As velas porosas de porcelana foram muito usadas no passado e atualmente são empregadas membranas filtrantes de nitrocelulose e acetato de celulose para esse fim.

A filtração tem como principais aplicações na esterilização de soluções termossensíveis e na entrada de salas ou ambientes onde qualquer micro-organismo do ar é indesejável.

Pressão osmótica

A alta concentração de sais ou açúcares cria um ambiente hipertônico que provoca a saída de água do interior da célula microbiana, condensando o citoplasma e retraindo a membrana. Nessas condições, os micro-organismos deixam de crescer e isso tem permitido a preservação de alimentos, principalmente peixes, carnes (salga) e frutas (conservas), evitando a deterioração causada por bactérias e bolores.

Dessecação

Na falta total de água, os micro-organismos não são capazes de crescer, multiplicar, embora possam permanecer viáveis por vários anos. Quando a água é novamente reposta, os micro-organismos readquirem a capacidade de crescimento. Essa peculiaridade tem sido muito explorada pelos microbiologistas para preservar micro-organismos e o método mais empregado é o da liofilização. Nesse processo, a água é sublimada do interior das células e os micro-organismos são armazenados em ampolas, fechadas a vácuo, podendo ser preservados viáveis por dezenas de anos.

Métodos químicos de controle

Considerações gerais

Os meios práticos de prevenir a putrefação e a decomposição da matéria orgânica foram utilizados pelo homem desde a época em que se desconhecia, por completo, o papel dos micro-organismos nesses processos. As carnes dos mamíferos e peixes eram preservadas pelas dessecação e salga. Em certas fermentações, como a láctica e a acética, o próprio produto formado atua como conservante.

As técnicas de conservação de alimentos e prevenção de moléstias foram transmitidas de geração a geração e, entre povos, pelas conquistas. O embalsamento era praticado pelos egípcios, passando óleos essenciais e preservando suas múmias em locais secos. Os persas utilizavam recipientes de prata e cobre para preservar, em boas condições, a água que bebiam. Aristóteles recomendou a Alexandre, o Grande, que seus soldados fervessem a água que beberiam e enterrassem as excretas. Embora já houvesse sido feita a correlação entre putrefação e algumas doenças, em razão do odor desprendido dos corpos, os pesquisadores só deram a devida importância a essa correlação por volta do início do século XIX. Labarraque, em 1825, recomendou o uso do cloro para a desinfecção de feridas e, logo mais tarde, Alcock, em 1827, sugeriu esse mesmo agente, em solução, para o tratamento da água a ser ingerida. Em 1828, na França, Collins empregou compostos clorados para combater uma epidemia de febre puerperal. No ano seguinte, Holmes, nos Estados Unidos, afirmava que essa moléstia era contagiosa e transmitida, na maioria das vezes, por enfermeiras. Cinco anos mais tarde, relatou seu completo êxito na prevenção dessa infecção, fazendo as enfermeiras e os médicos lavarem as mãos em soluções cloradas após examinar os pacientes.

Em 1847, Semmelweiss, também usando cloro, impediu a disseminação de moléstias infecciosas. Seu trabalho era repleto de dados estatísticos e representou o resultado de quase 10 anos de observações em seu hospital. A despeito de seus êxitos na prevenção das moléstias, criou tantos inimigos pela sua verdadeira mania de desinfecção que acabou sendo despedido do hospital onde realizou o célebre trabalho.

Curiosamente, o médico inglês Joseph Lister é o nome mais conhecido na área da desinfecção. Empregando fenol, introduziu a técnica antisséptica em operações cirúrgicas, reduzindo o número de infecções pós-operatórias. Talvez seu trabalho tenha sido associado aos de Pasteur; da mesma maneira que existiam na atmosfera germes causadores de fermentações, também podiam estar presentes, no ar das enfermarias, os germes responsáveis por abscessos, tão frequentes após as cirurgias da época.

Os agentes químicos empregados no controle dos micro-organismos podem ser esterilizantes ou desinfetantes. Os esterilizantes matam todos os micro-organismos em um ambiente ou material e os desinfetantes reduzem a carga microbiana de tal forma que o material tratado deixa de representar um risco de disseminação de micro-organismos e, consequentemente, de moléstias infecciosas no caso de patógenos. Desinfetante é o agente químico capaz de provocar a desinfecção e é aplicado em superfícies inanimadas. Antissepsia também é um processo de desinfecção empregando-se geralmente substâncias químicas (antissépticos) que, por sua vez, devem destruir ou inibir os micro-organismos em tecidos vivos. Por essa razão, devem ser substâncias de baixa toxicidade, e foram denominadas *desinfetantes cutâneos*. Esses conceitos foram modificados e deturpados pelo uso inadequado, pela ignorância leiga e pela propaganda, de maneira que se utilizam ambos como sinônimos. Fala-se, por exemplo, em "desinfetar uma ferida". Enfatizar a volta aos conceitos antigos talvez seja lutar inutilmente contra a corrente linguística, e é preferível considerar a desinfecção como processo geral e a antissepsia como caso particular. Não se deve confundir esses processos com a *assepsia,* que significa tomar medidas ou usar técnicas especiais para que determinada área ou determinado objeto estéril, isentos portanto de micro-organismos, não venham a ser contaminados.

As características ideais de um desinfetante ou antisséptico são:

a) Apresentar alta eficácia germicida, entendendo-se, por isso, ser de efeito rápido e ter amplo espectro antimicrobiano e ação prolongada.
b) Apresentar estabilidade química, devendo ser solúvel em água e nos líquidos orgânicos.
c) Ser inodoro ou ter odor agradável.
d) Ser incolor.
e) Não produzir manchas.

Algumas características são específicas para desinfetantes, como a capacidade de penetração nas camadas de matéria orgânica sem perder sua ação germicida e a ausência de ação corrosiva. Outras são indispensáveis para os antissépticos, por exemplo, não ser irritante, não interferir no processo de cicatrização e não ser absorvido pela pele.

■ Principais grupos

Os agentes químicos serão apresentados em grupos que tenham em comum ou as funções químicas (álcoois, aldeídos, ácidos), ou elementos químicos (halogênios, metais pesados etc.) ou mecanismos de ação (agentes oxidantes, agentes de superfície etc.).

Álcoois

Os álcoois têm muitas qualidades desejáveis dos desinfetantes: baratos; facilmente obtidos; e bactericidas diante das formas vegetativas. Nos álcoois alifáticos, esse último efeito aumenta com o tamanho da cadeia carbônica. Deve-se ressaltar a atividade bactericida dos álcoois, pois frequentemente as preparações de outros antissépticos ou desinfetantes são feitas em soluções alcoólicas.

A desnaturação de proteínas e a solubilização de lipídeos são as explicações mais aceitas para a ação antimicrobiana. Na ausência de água, as proteínas não são desnaturadas tão rapidamente quanto na sua presença e isso explica por que o álcool etílico absoluto é menos ativo do que as misturas de álcool e água. Efeitos secundários na interferência do metabolismo e eventualmente lise das células também foram atribuídos aos álcoois, especialmente aos que contêm cadeia de quatro ou cinco átomos de carbono.

De todos os álcoois, o *etílico* é o antisséptico mais empregado, especialmente em situações que resultam na ruptura da integridade da pele, como as injeções, punções etc. Na desinfecção de termômetros, a exposição durante 5 minutos em uma solução alcoólica a 70% inativa todas as formas vegetativas, desde que esses instrumentos sejam previamente limpos com uma esponja úmida a fim de eliminar o possível muco presente. Durante a recente pandemia de coronavírus, o álcool etílico na forma de gel teve um papel fundamental na assepsia das mãos.

O *álcool isopropílico* puro apresenta ação germicida superior à do álcool etílico, além de ser menos corrosivo para os instrumentos.

Alguns glicóis podem ser usados, dependendo das circunstâncias, como desinfetantes do ar. O *propilenoglicol* e o *etilenoglicol* são os mais empregados nas desinfecções de câmaras, quartos e salas. É importante frisar a necessidade de certa quantidade de vapor de água e de que os germes estejam dispersos em microgotas para que os glicóis exerçam sua ação.

Aldeídos e derivados

Desse grupo, o mais empregado ainda é o *aldeído fórmico* (formol). Por ser facilmente solúvel em água, é empregado sob a forma de solução aquosa em concentrações que variam de 3% a 8%. Foi muito utilizado para fumigação nas desinfecções terminais. É bastante utilizado associado a outros, potencializando a ação desinfetante.

Com bons resultados, o aldeído fórmico tem sido substituído pelo *aldeído glutárico* em soluções aquosas alcalinas a 2%.

A *metenamina* é um antisséptico urinário que deve sua atividade à liberação do aldeído fórmico, de acordo com a seguinte reação:

$$N_4(CH2)_6 + 6H_2O \xrightarrow{H^+} 4NH_3 + 6(HCHO)$$

Em algumas preparações, a metenamina é misturada ao ácido mandélico, o que aumenta seu poder bactericida.

O mecanismo de ação dos aldeídos é a alquilação direta dos grupos funcionais das proteínas, como aminas, carboxilas e hidroxilas, formando hidroximetilderivados inativos.

Fenóis e derivados

O *fenol* (ácido carbólico) é um desinfetante fraco, tendo interesse apenas histórico, pois foi o primeiro agente a ser utilizado como dessa forma na prática médica e cirúrgica.

Os fenóis atuam sobre qualquer proteína, mesmo aquelas que não fazem parte da estrutura ou protoplasma do micro-organismo, significando que, em meio orgânico proteico, os fenóis perdem sua eficiência por redução da concentração atuante. Para exercerem uma atividade bactericida *in vivo*, é necessária a concentração de 0,2% a 1%, dependendo da espécie microbiana.

Com a mesma toxicidade, porém cerca de três vezes mais ativo que o fenol, os *cresóis* são empregados em mistura contendo os três isômeros, e o mais ativo é o metacresol. A creolina (mistura dos cresóis) é utilizada na desinfecção de pisos, vasos sanitários, excretas etc. Dada a baixa solubilidade em água, é utilizada em solução a 50%, saponificada com óleo vegetal.

O *timol* é cerca de 30 vezes mais ativo que o fenol e apresenta menor toxicidade. As soluções a 5% em álcool (uma vez que é muito pouco solúvel em água) são utilizadas como antissépticos, particularmente em infecções causadas por fungos.

A introdução dos halogênios nas moléculas de fenóis torna esses compostos mais ativos. Assim, os *derivados halogenados*, 4-clorocresol e 4-cloroxilenol são bons desinfetantes ou antissépticos em concentrações que variam de 5% a 0,5%, fazendo parte da composição dos sabões. Comparativamente ao timol, o *4-clorotimol* é duas vezes e meia mais potente.

O *triclosan* (bisfenol) tem ampla atividade bacteriostática bem como fungistática. Não é tóxico e são raros os casos de sensibilização quando aplicado na pele. Por isso, entra na composição de muitos sabões medicinais, desodorantes, antiperspirantes e pastas de dentes.

Os compostos fenólicos e seus derivados, dado seu poder biocida, têm uma ampla aplicação nas indústrias de alimentos e rações, na preservação de madeiras, nas indústrias de cosméticos e perfumarias, além de usos nas áreas médicas humanas, veterinária e odontológica.

Halogênios e derivados

Entre os halogênios, o *iodo* sob forma de tintura é um dos antissépticos mais utilizados na prática cirúrgica. Bactericida, fungicida e esporocida, as soluções alcoólicas a 2% de iodo exercem ação imediata. O mecanismo de ação é combinação irreversível com proteínas, provavelmente por meio da interação com os aminoácidos aromáticos, fenilalanina e tirosina.

O *cloro gasoso* tem potente ação germicida e pode ser utilizado na desinfecção de água, desde que não haja excesso de matéria orgânica. Dissolvido nesse meio, produz ácido hipocloroso, de acordo com a reação:

$$Cl_2 + H_2O \longrightarrow 2\,HClO$$

$$2HClO \longrightarrow H_2O + \tfrac{1}{2}\,O_2$$

Uma vez que o cloro é rapidamente perdido sob forma de gás, as soluções são úteis somente quando preparadas no momento de usar. Por sua vez, o *ácido hipocloroso*, mesmo na forma não dissociada, tem efeito bactericida. Dissocia lentamente liberando oxigênio nascente, que também é germicida, pois oxida os grupos SH de certas enzimas vitais.

Entre os compostos que liberam vagarosamente cloro e, consequentemente, ácido hipocloroso, a *tosilcloramida sódica* e a *dicloramina T* são largamente utilizadas, além do próprio *hipoclorito de sódio* ou *cálcio* (líquido de Dakin). Como liberadores de cloro e mais estáveis do que as cloraminas citadas, usam-se os *derivados do ácido cloroisocianúrico* e *halozone* empregados como sanitizantes.

O cloro ataca os grupos alfa-aminados das proteínas, formando cloroaminoácidos instáveis.

Ácidos inorgânicos e orgânicos

Talvez um dos ácidos inorgânicos mais populares como antissépticos seja o *ácido bórico*, porém, em vista dos numerosos casos de intoxicação, seu emprego é desaconselhado. Desde há muito tempo têm sido usados alguns ácidos orgânicos, como o *ácido acético* e o *ácido láctico*, não como antissépticos, mas sim na preservação de alimentos.

Igualmente, o *ácido benzoico* e *seus derivados*, *ácido sórbico* e *ácido cítrico*, são empregados como conservantes de alimentos e bebidas por suas qualidades bacteriostática e fungistática.

Como antissépticos das vias urinárias, o *ácido mandélico* e o *ácido nalidíxico* são empregados com frequência.

Os *ácidos graxos*, como o caproico e o undecilênico, têm atividade antifúngica e são utilizados topicamente em preparações contendo de 2% a 10%.

Agentes de superfície

Embora os sabões se encaixem nessa categoria, são compostos aniônicos que têm limitada ação quando comparada com a de substâncias catiônicas.

Entre os *detergentes catiônicos*, os derivados de amônia têm grande utilidade nas desinfecções e antissepsias. Caracteristicamente, essas moléculas são hidrofílicas numa extremidade e hidrofóbicas na outra. O grupo hidrofílico é um sal quaternário de amônia e o grupo hidrofóbico pode ser ou uma cadeia longa de hidrocarboneto, ou um núcleo benzênico, ou ambos.

Os compostos mais empregados são: *cloreto de benzalcônio*, *cloreto de benzetônio*, *cloreto de cetilpiridíneo* e *cetrimida*. Convém lembrar que esses agentes se inativam ao interagirem com sabões; portanto, após utilização do sabão, na pele ou em instrumentos, este deve ser removido completamente, com lavagens de água antes de se empregarem detergentes catiônicos, a fim de que a desinfecção ou antissepsia seja eficaz. As concentrações variam de 0,005% a 1%, conforme empregados como antissépticos ou desinfetantes.

O modo preciso de ação dos catiônicos não está totalmente esclarecido, sabendo-se, porém, que alteram a permeabilidade da membrana, inibem a respiração e a glicólise de formas vegetativas de bactérias, tendo também ação sobre fungos, vírus e esporos bacterianos.

Biguanidas

A *clorohexidine* tem sido usada com excelentes resultados na antissepsia de pele, na lavagem de mãos de cirurgiões e de pessoal médico e paramédico em geral, na preparação de pacientes antes das cirurgias, em Urologia, em Obstetrícia e Ginecologia, em queimados e na prevenção e tratamentos de doenças orais. Usado na concentração de 0,5% é bacteriostático, e bactericida em concentrações elevadas de até 4%. Adsorve-se a parte externa dos micro-organismos, ligando-se aos grupos fosfatos da parede e, depois, da membrana provocando danos e liberando o conteúdo citoplasmático.

Metais pesados e derivados

Os sais de mercúrio foram de grande importância como desinfetantes e antissépticos. Entretanto, o baixo índice terapêutico dos mercuriais e o perigo de intoxicação por absorção resultaram, aos poucos, no seu desuso. Curiosamente, alguns derivados mercuriais tiveram grande aceitação, embora dotados de fraca atividade bactericida e bacteriostática *in vivo*, como o *merbromino* (mercurocromo).

O efeito predominante é bacteriostático, pois a combinação do mercúrio com os grupos SH dos aminoácidos sulfurados pode ser competitivamente removida.

Dos sais de prata, o mais importante é o nitrato, utilizado largamente em soluções oftálmicas a 1%, a fim de prevenir a *oftalmia neonatorum.* Em alguns países, o processo de Credé está sendo substituído pela penicilina, a fim de prevenir a infecção gonocócica. Não parece ser o mais indicado, pois é frequente encontrar-se *N. gonorrhoeae* resistente a esse antibiótico, além da possibilidade de iniciar-se uma sensibilização do recém-nascido.

Sais de cobre como o sulfato têm sido usados no tratamento de águas (piscinas, reservatórios e águas de refrigeração de ar-condicionado), atuando sobre algas, fungos e muitos vírus.

Agentes oxidantes

A propriedade comum desses agentes é a liberação de oxigênio nascente, que é extremamente reativo e oxida, entre outras substâncias, os sistemas enzimáticos indispensáveis para a sobrevivência dos micro-organismos. O mais empregado, sem dúvida, é a *água oxigenada* em solução a 3%, ressaltando-se que qualquer substância orgânica presente diminui o seu efeito. Aliás, este só é exercido enquanto estiver liberando oxigênio, ao contrário de muitos antissépticos, que têm efeito residual relativamente longo. A água oxigenada é particularmente adequada para lavagem de feridas e mucosas onde haja tecido morto, pois a produção de gás, em virtude da ação da catalase, facilita a limpeza da área ou da cavidade afetada.

Muito usado antigamente, o *permanganato de potássio* é outro agente oxidante empregado em diluições de 1:5.000 a 1:2.000 para lavagens de feridas e mucosas. Concentrações superiores provocam irritações tissulares.

O *ozônio* tem sido utilizado, em larga escala, no tratamento de água de consumo.

Embora mais instável quimicamente, o *ácido peracético* associado à água oxigenada e ao ácido acético revelou-se um bom desinfetante e sanitizante.

■ Esterilizantes gasosos

Embora tenha atividade esterilizante lenta, o *óxido de etileno* tem sido empregado com sucesso na esterilização de instrumentos cirúrgicos, fios de agulhas para suturas e plásticos. Deve ser empregado com cautela e em mistura com outros gases (nitrogênio e dióxido de carbono), pois, em combinação com o ar, forma mistura explosiva. Cerca de 4 mil vezes mais eficaz que o óxido de etileno, a *betapropiolactona* tem as desvantagens de apresentar baixo poder de penetração e ser tóxica. Ambos têm mecanismo de ação análogo aos aldeídos, qual seja, a alquilação direta dos grupos carboxilas, hidroxilas e sulfidrilas, inativando certas enzimas.

Plasma de peróxido de hidrogênio já é utilizado em escala hospitalar no Brasil desde o final da década de 1990.

O plasma é o quarto estado da matéria (sólido, líquido, gasoso e plasma) e pode ser criado (gerado) no interior de aparelhos, criando uma nuvem de íons, elétrons e partículas neutras, todas altamente reativas. O peróxido de hidrogênio é o precursor químico que no interior do equipamento de esterilização é inicialmente levado ao estado gasoso e, a seguir, por meio de ondas eletromagnéticas, é gerado o estado de plasma. Os componentes celulares reagem com as moléculas ativadas (íons, elétrons, radicais livres), causando a perda irreversível do crescimento dos micro-organismos. Apresentam como vantagens o uso de baixas temperaturas, não deixar resíduos e ciclos curtos de esterilização e como desvantagens o custo ainda elevado, a incompatibilidade com algumas substancias e requerer embalagens especiais.

■ Avaliação da atividade dos desinfetantes

A análise química desses agentes não é suficiente para exprimir a atividade antimicrobiana. Embora o ensaio químico revele com precisão a presença de um ou vários compostos ativos, estes são fortemente influenciados por compatibilidades físico-químicas, alterando a atividade antimicrobiana esperada. Dessa maneira, as avaliações pelos métodos microbiológicos são necessárias.

Apesar de existirem vários métodos microbiológicos, não há um único que seja de aceitação universal, uma vez que as exigências de cada país são variadas e, assim, um desinfetante aceito num país pode ser rejeitado em outro.

O método do *coeficiente fenólico* é muito conhecido, mas atualmente em desuso. O coeficiente fenólico é um valor obtido por intermédio de uma relação entre o inverso das maiores diluições de um desinfetante em teste e o fenol, que provocam o mesmo efeito deletério sobre bactérias. Assim, um produto com coeficiente fenólico maior do que o de outros não é necessariamente mais eficaz, pois o que importa é a diluição recomendada para o seu uso.

O método da *diluição-uso* é adotado no Brasil como método oficial de avaliação microbiológica de desinfetantes para efeito de registro. O método tem como princípio verificar se a diluição recomendada pelo fabricante e descrita no rótulo do produto é capaz de matar as bactérias aderidas em 59 cilindros de aço inoxidável. Se isso não ocorrer, o produto é desqualificado e, consequentemente, não pode ser registrado.

No Brasil, existem denominações oficiais de *desinfetantes:* os *domésticos*; os *institucionais* (ambientes públicos, escolas, clubes etc.); e os *hospitalares.*

Para serem registrados como tais, eles devem atingir os padrões microbiológicos predeterminados diante da metodologia da diluição-uso. Assim, os desinfetantes domésticos devem ser testados diante de duas espécies bacterianas padronizadas, os institucionais e hospitalares usados em áreas não críticas (áreas administrativas, corredores) são testados diante de três espécies bacterianas padronizadas. Para aqueles utilizados em áreas críticas (centro cirúrgico, UTI), utilizam-se quatro espécies bacterianas padronizadas e um fungo filamentoso.

Apesar de o método da diluição-uso ser um dos mais propagados, trata-se de um ensaio laboratorial, diferente das condições reais durante o uso de um desinfetante. Esse aspecto tem sido muito discutido diante de outros métodos laboratoriais. Dessa maneira, os métodos que mais se aproximam da realidade são os mais desejáveis, isto é, condições que reproduzem as do seu emprego normal. Consequentemente, não existe um único método que reproduza todas as condições. Por exemplo, a atividade antimicrobiana de um desinfetante numa bancada de mármore de uma enfermaria provavelmente não é a mesma do que sua atividade no piso de uma unidade de terapia intensiva, uma vez que as condições ambientais são diferentes.

O teste *in vitro* para avaliar a ação de antissépticos também é feito pelo coeficiente fenólico, porém com algumas modificações (germe, temperatura e tempo). Os testes *in situ*, embora não oficiais, servem de indicação sobre a capacidade de inibir ou destruir os micro-organismos.

Escolha e uso

De maneira geral, os desinfetantes não devem ser entendidos como "líquidos miraculosos" capazes de resolver todos os problemas de contaminação, mas sim como agentes complementares no contexto geral da desinfecção. Não se deve correlacionar o cheiro de um produto com seu poder bactericida, uma vez que existem produtos quase inodoros que são muito eficazes e outros com forte odor sem atividade antimicrobiana. Métodos bastante simples e baratos como a lavagem com água quente e sabão e fervura eliminam muitas formas de micro-organismos e apresentam as vantagens de não serem tóxicos e corrosivos.

Ao se utilizar um produto químico como agente desinfetante, deve-se considerar, em princípio, se este é capaz de eliminar os micro-organismos indesejáveis de um ambiente em níveis seguros.

Nos hospitais, as infecções são geralmente provocadas por poucas espécies bacterianas e, assim, os desinfetantes utilizados em ambientes hospitalares devem ser ativos contra aquelas espécies de bactérias ou pelo menos em seus representantes-padrão. No caso de micro-organismos mais resistentes, devem-se tomar medidas específicas contra sua possível transmissão, considerando o composto ativo, sua concentração e tempo de contato ótimo para que seja eficaz.

É importante ressaltar que não existe um desinfetante ideal que seja barato, de fácil obtenção, não corrosivo, não tóxico e eficaz contra a maioria dos micro-organismos indesejáveis. Portanto, é necessário adequar o uso, bem como a escolha, de um desinfetante entre muitos disponíveis.

Bibliografia recomendada

Block SS. Disinfection, sterilization and preservation. 5. ed. Philadelphia: Lea & Febiger, 2001.

Fraize AP, Maillard JY, Sattar SA, Willey Blackwell, Russel Hugo & Ayliffe's. Principles and practice of disinfection, preservation and sterilization. 5. ed. 2015.

Mc Donnell GE. Antisepsis, disinfection and sterilization. Washington DC: ASM Press, 2007.

8 Origem e Natureza Química dos Principais Agentes Antibacterianos

Flavio Alterthum

Quimioterapia é o tratamento de moléstias com substâncias químicas. Algumas são sintetizadas em laboratório e, por isso, são denominadas "quimioterápicas"; outras são produzidas por seres vivos e denominam-se "antibióticos". Os antibióticos são produzidos, na sua grande maioria, por micro-organismos que fazem a síntese total ou parcial da molécula e, nesse caso, são concluídos posteriormente em laboratório (antibióticos semissintéticos).

A maioria dos antibióticos usados na clínica é produzida por bactérias do gênero Streptomyces e alguns por fungos dos gêneros Penicillium e Cephalosporium (Quadro 8.1).

Quadro 8.1 – *Origem dos principais antibióticos*

Micro-organismos Produtores	*Antibióticos*
Penicillium	Penicilinas
Cephalosporium	Cefalosporinas
Streptomyces	Estreptomicina, neomicina Canamicina, tobramicina, Cloranfenicol, eritromicina, Rifampicina, vancomicina, Tienamicina
Micromonospora	Gentamicina, sisomicina
Bacillus	Polimixinas, bacitracina
Chromobacterium	Azotreonam

Fonte: Desenvolvido pela autoria.

Quimioterápicos e antibióticos podem ter ação antibacteriana, antifúngica, antiviral e, ainda, antiblástica. A ação antimicrobiana pode ocasionar a inibição do crescimento, a inativação ou a morte do agente infeccioso.

Nos próximos capítulos, estudaremos os agentes antibacterianos que nos parecem mais importantes do ponto de vista médico. Os antifúngicos e os antivirais serão abordados mais adiante, nos Capítulos 71 e 81, respectivamente.

A estrutura química dos quimioterápicos e antibióticos é bastante variada pelo fato de serem compostos orgânicos cíclicos com muitas possibilidades de radicais ligados.

Os principais grupos estão na Quadro 8.2.

β-lactâmicos

Nessa categoria, estão incluídoss as penicilinas, as cefalosporinas, os monobactâmicos e as carbapenemas. Todos eles têm em comum o anel β-lactâmico, composto de três átomos de carbono e um de nitrogênio, conforme pode ser observado na Figura 8.1.

Penicilinas

A diferença química existente entre as várias penicilinas está no radical R ligado ao ácido 6-amino-penicilânico (Figura 8.1). Como já mencionamos, algumas penicilinas são sintetizadas integralmente pelos fungos do gênero Penicillium, como as penicilinas G e V; outras são sintetizadas a partir do ácido 6-amino-penicilânico, previamente produzido pelo fungo e posteriormente modificado. As penicilinas semissintéticas apresentam vantagens sobre as naturais e são mais prontamente absorvidas e mais estáveis.

Algumas penicilinas podem ser inativadas por enzimas denominadas penicilinases. Rompem o anel β-lactâmico, tornando o produto (ácido penicilinóico) inativo do ponto de vista antibacteriano. Penicilinases ou β-lactamases, como também designadas, são produzidas por vários tipos de bactérias tornando-as resistentes às penicilinas. Por sua vez, algumas substâncias como o ácido clavulânico e a sulbactama contêm o anel β-lactâmico, baixa atividade antibacteriana e alta afinidade pelas lactamases. Têm sido empregadas em associação com antibióticos, protegendo-os da ação das β-lactamases.

Monobactâmicos

Essa classe de β-lactâmicos foi originalmente detectada em extratos de cultura de *Chromobacterium violaceum*. Um dos monobactâmicos atualmente sintetizados em laboratório é o aztreonam ou azotreonam (Figura 8.2), que tem como característica principal sua resistência à ação das penicilinases e cefalosporinases, além de amplo espectro de ação.

Quadro 8.2 – *Relação dos principais antibacterianos de origem natural (antibióticos), semissintéticos e sintéticos*

Ácido clavulânico	(N) β-lactâmico
Ácido fusídico	(N) esteroidal
Ácido nalidíxico	(Q) quinolona
Ácido oxolínico	(S) 1ª geração de quinolonas
Ácido pipemídico	(S) 1ª geração de quinolonas
Ácido piromídico	(S) 1ª geração de quinolonas
Amicacina	(SS) aminoglicosídeo
Amoxicilina	(SS) análogo da ampicilina
Amoxicilina/clavulanato	(SS/N) β-lactâmico e inibidor de β-lactâmico
Ampicilina	(SS) β-lactâmico
Ampicilina/sulbactam	(SS/SS) β-lactâmico e inibidor de β-lactamase
Azitromicina	(SS) macrolídeo
Azlocilina	(SS) penicilina
Azotreonam	(Q) monobactâmico
Bacampicilina	(SS) β-lactâmico da classe das penicilinas
Bacitracina	(N) peptídeo
Canamicina	(N) amino ciclitol
Carbenicilina	(SS) β-lactâmico da classe das penicilinas
Cefaclor	(SS) 2ª geração de cefalosporinas
Cefadroxil	(SS) 1ª geração de cefalosporinas
Cefalexina	(SS) 1ª geração de cefalosporinas
Cefalotina	(SS) 1ª geração de cefalosporinas
Cefamandol	(SS) 2ª geração de cefalosporinas
Cefapirina	(SS) 1ª geração de cefalosporinas
Cefazolina	(SS) 1ª geração de cefalosporinas
Cefepima	(SS) 4ª geração de cefalosporinas
Cefixima	(SS) 3ª geração de cefalosporinas
Cefmetazol	(SS) 2ª geração de cefalosporinas
Cefonicid	(SS) 2ª geração de cefalosporinas
Cefoperazona	(SS) 3ª geração de cefalosporinas
Cefotaxime	(SS) 3ª geração de cefalosporinas
Cefotetan	(SS) 2ª geração de cefalosporinas
Cefoxitina	(SS) 2ª geração de cefalosporinas
Cefpiroma	(SS) 4ª geração de cefalosporinas
Cefpodoxima	(SS) 3ª geração de cefalosporinas
Cefprozil	(SS) 3ª geração de cefalosporinas
Cefradina	(SS) 1ª geração de cefalosporinas
Ceftadizima	(SS) 3ª geração de cefalosporinas

(Continua)

Quadro 8.2 – *Relação dos principais antibacterianos de origem natural (antibióticos), semissintéticos e sintéticos* (Continuação)

Ceftibuten	(SS) 3ª geração de cefalosporinas
Ceftizoxime	(SS) 3ª geração de cefalosporinas
Ceftriaxone	(SS) 3ª geração de cefalosporinas
Cefuroxima	(SS) 2ª geração de cefalosporinas
Cicloserina	(N) análogo de aminoácido
Cinoxacina	(Q) quinolona
Ciprofloxacina	(Q) quinolona fluorada
Claritromicina	(SS) macrolídeo
Clindamicina	(SS) análogo clorado da lincomicina
Clofazimine	(Q) derivado fenazínico
Cloranfenicol	(Q) quimioterápico
Clortetraciclina	(N) tetraciclina
Cloxacilina	(SS) cloro derivado da oxacilina
Colistina	(N) polimixina E
Cotrimoxazol	(S) sulfa
Dalbavancina	(N) lipoglicopeptídeo
Dalfopristina	(SS) estreptogramina
Daptomicina	(SS) lipopeptídeo
Demeclocilina	(N) análogo clorado e dimetilado da tetraciclina
Dicloxacilina	(SS) dicloro derivado da oxacilina
Diritromicina	(SS) macrolídeo
Doxicilina	(SS) derivado da tetraciclina
Eritromicina	(N) macrolídeo
Ertapenem	(SS) carbapenêmico
Etambutol	(Q) quimioterápico
Etionamida	(Q) quimioterápico
Flomoxef	(SS) oxacefalosporina fluorada
Floxacilina	(SS) flúor derivado da oxacilina
Fluritromicina	(SS) macrolídeo
Fosfomicina	(N) ácido fosfônico
Furazolidona	(Q) nitrofurano
Gatifloxacina	(S) 4ª geração de quinolonas
Gentamicina	(N) aminoglicosídeo
Gramicidina	(N) peptídeo
Imipenem	(Q) carbapenêmico
Isoniazida	(Q) quimioterápico
Josamicina	(N) macrolídeo
Latamofex	(SS) 3ª geração de cefalosporinas

(Continua)

Quadro 8.2 – *Relação dos principais antibacterianos de origem natural (antibióticos), semissintéticos e sintéticos* (Continuação)

Lincomicina	(N) estreptogramina
Linezolida	(S) oxazolidona
Lomefloxacina	(Q) diflúor quinolona
Mandelato de metenamina	(Q) quimioterápico
Meropenem	(Q) carbepenêmico
Meticilina	(SS) β-lactâmico da classe das penicilinas
Metronidazol	(Q) nitroimidazol
Mezlocilina	(SS) penicilina
Midecamicina	(N) macrolídeo
Minociclina	(SS) derivado da tetraciclina
Miocamicina	(SS) macrolídeo
Moxifloxacina	(S) 4ª geração de quinolonas
Mupirocina	(N) ácido pseudomônico
Nafcilina	(SS) penicilina
Neomicina	(N) aminoglicosídeo
Netilmicina	(SS) aminoglicosídeo
Nitrofurantoína	(Q) derivado imidazólico
Nitrofurazona	(Q) semicarbazona
Norfloxacina	(Q) fluorquinolona
Novobiocina	(N) cumarina
Ofloxacina	(Q) carboxiquinolona fluorada
Oleandomicina	(N) macrolídeo
Omeprazole	(Q) imidazólico
Oritavancina	(N) lipoglicopeptídeo
Oxacilina	(SS) penicilina
Oxitetraciclina	(N) tetraciclina
Penicilina G	(N) penicilina
Penicilina V	(SS) penicilina
Piperacilina	(SS) penicilina
Piperacilina/tazobactam	(SS) penicilina e inibidor de β-lactamase
Pirazinamida	(Q) quimioterápico
Polimixina	(N) ciclopeptídeo
Quinuprisitina	(SS) estreptogramina
Rifabutina	(SS) rifamicina
Rifampina	(SS) rifamicina
Rifaxima	(SS) rifamicina
Roxitromicina	(N) macrolídeo
Spectinomicina	(N) aminociclitol

(Continua)

Quadro 8.2 – *Relação dos principais antibacterianos de origem natural (antibióticos), semissintéticos e sintéticos* (Continuação)

Spiramicina	(N) macrolídeo
Streptomicina	(N) aminoglicosídeo
Sulbactam	(Q) inibidor de β-lactamase
Sulfacetamida	(Q) sulfonamida
Sulfadiazina	(Q) sulfonamida
Sulfadimetoxina	(Q) sulfonamida
Sulfametoxazol	(Q) sulfonamida
Sulfanilamida	(Q) sulfonamida
Sulfatiazol	(Q) sulfonamida
Sultamicilina	(SS) ampicilina e sulbactam
Tazobactam	(Q) inibidor de β-lactamase
Teicoplanina	(N) glicopeptídeo
Telavancina	(N) tetraciclina
Tetraciclina	(SS) penicilina
Ticarcilina	(N) lipoglicopeptídeo
Ticarcilina/clavulanato	(SS/N) penicilina e inibidor de β-lactamase
Tigeciclina	(SS) tetraciclina
Tobramicina	(N) aminoglicosídeo
Trimetoprim	(Q) 5-diamino-trimetoxi-benzopirimidina
Troleandomixina	(SS) macrolídeo
Trovafloxacina	(S) 3ª geração de quinolonas
Vancomicina	(N) glicopeptídeo

N: produto natural (antibiótico); Q: quimioterápico, produto totalmente sintetizado em laboratório; SS: produto semissintético, partindo de um produto natural.

Fonte: Desenvolvido pela autoria.

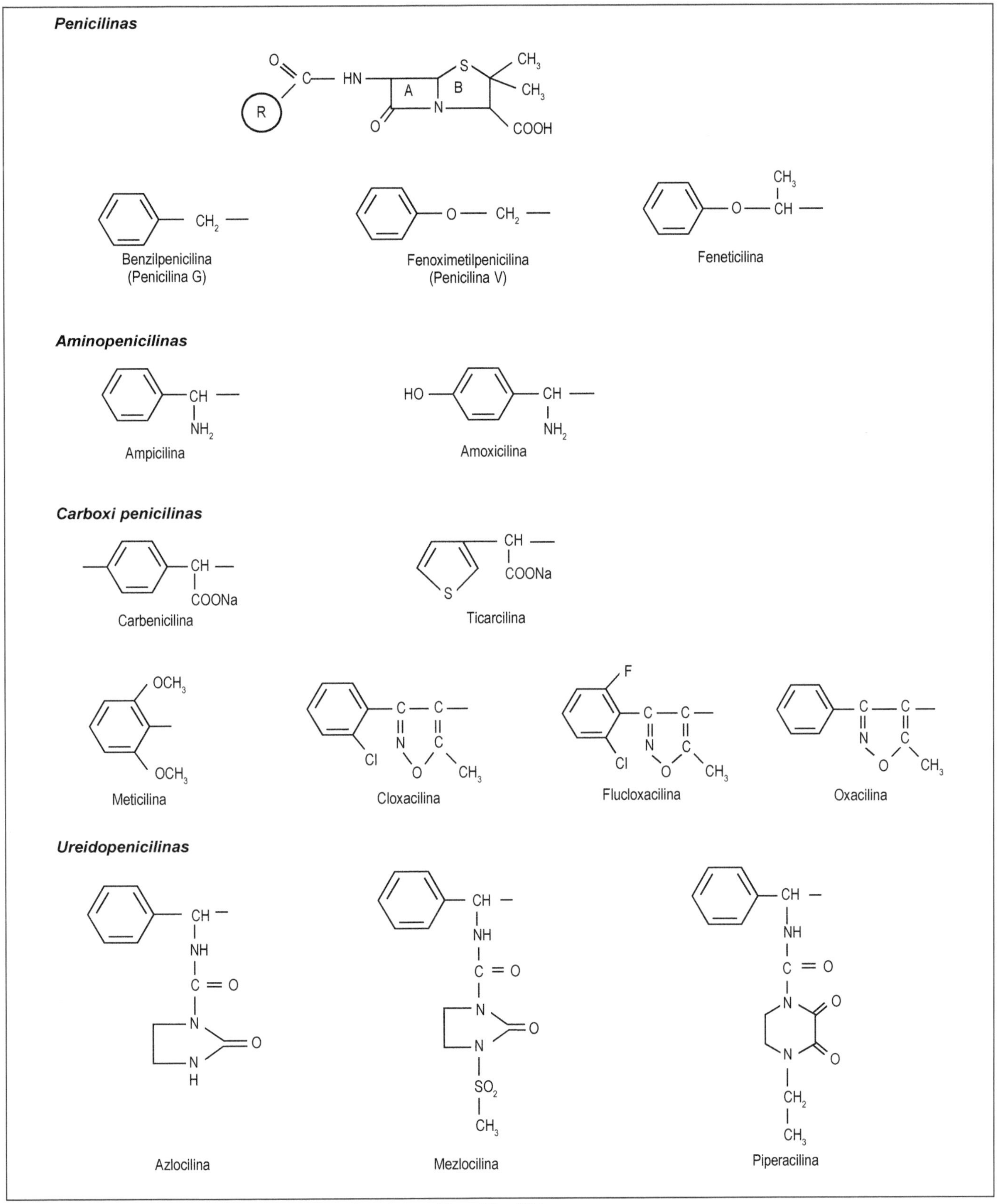

Figura 8.1 – *Estrutura de algumas penicilinas. (**A**) anel β-lactâmico e (**B**) anel tiazolidínico.*

Fonte: Desenvolvida pela autoria.

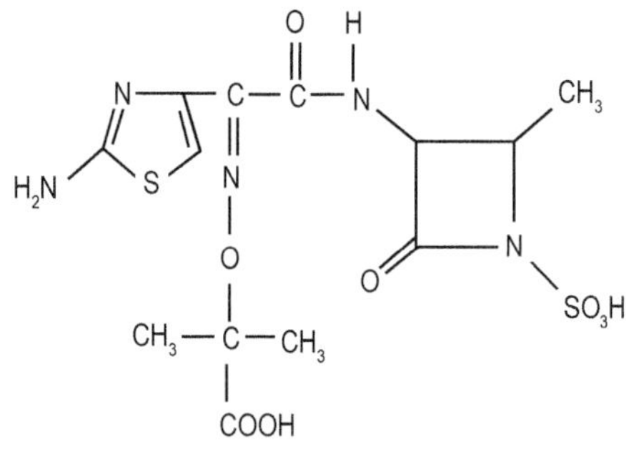

Figura 8.2 – *Estrutura química do azotreonam.*
Fonte: Desenvolvida pela autoria.

■ Cefalosporinas

Produzidas por fungos pertencentes ao antigo gênero Cephalosporium, hoje Acremonium, têm sido sucessivamente modificadas gerando produtos de 1ª, 2ª, 3ª, 4ª e 5ª gerações (Figura 8.3).

■ Carbapenemas

Originalmente produzidos por Streptomyces, esses β-lactâmicos semissintéticos têm amplo espectro de ação. São também conhecidos como “tienamicinas”, e imipenem, meropenem, ertapenem e doripenem são alguns que têm emprego terapêutico.

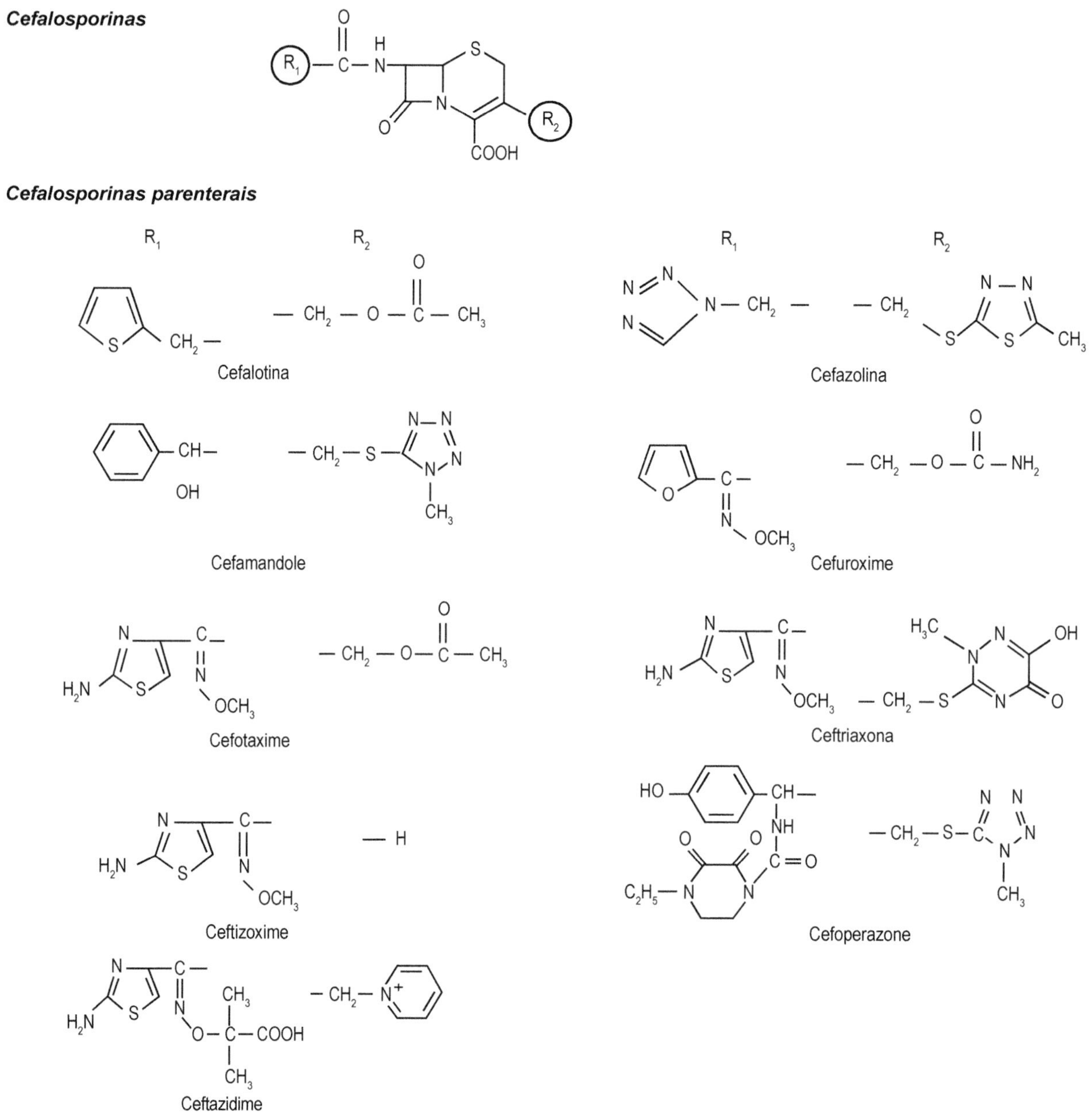

Figura 8.3 – *Estrutura de algumas cefalosporinas.* (Continua)
Fonte: Desenvolvida pela autoria.

(Continuação)

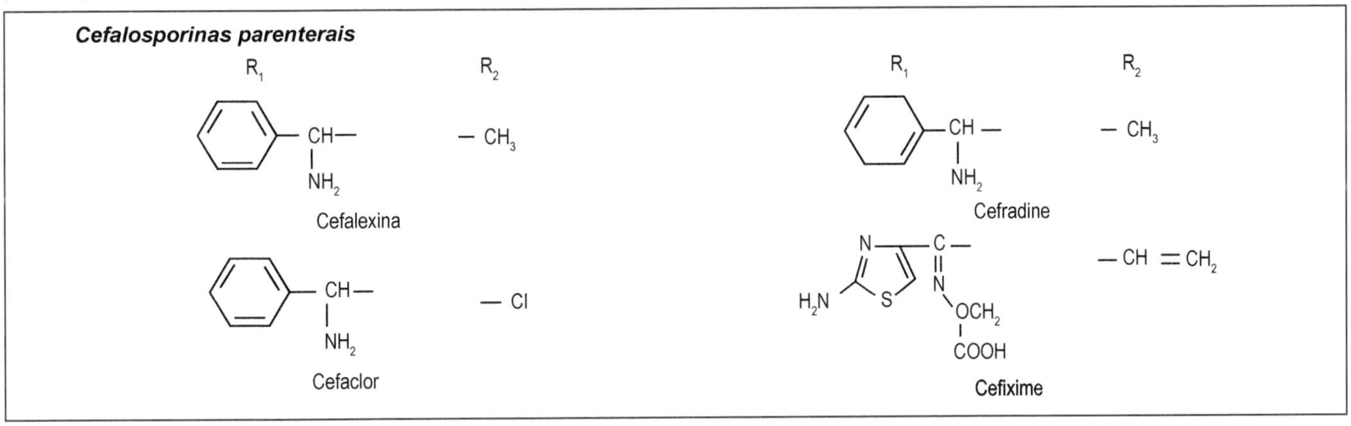

Figura 8.3 – *Estrutura de algumas cefalosporinas.*
Fonte: Desenvolvida pela autoria.

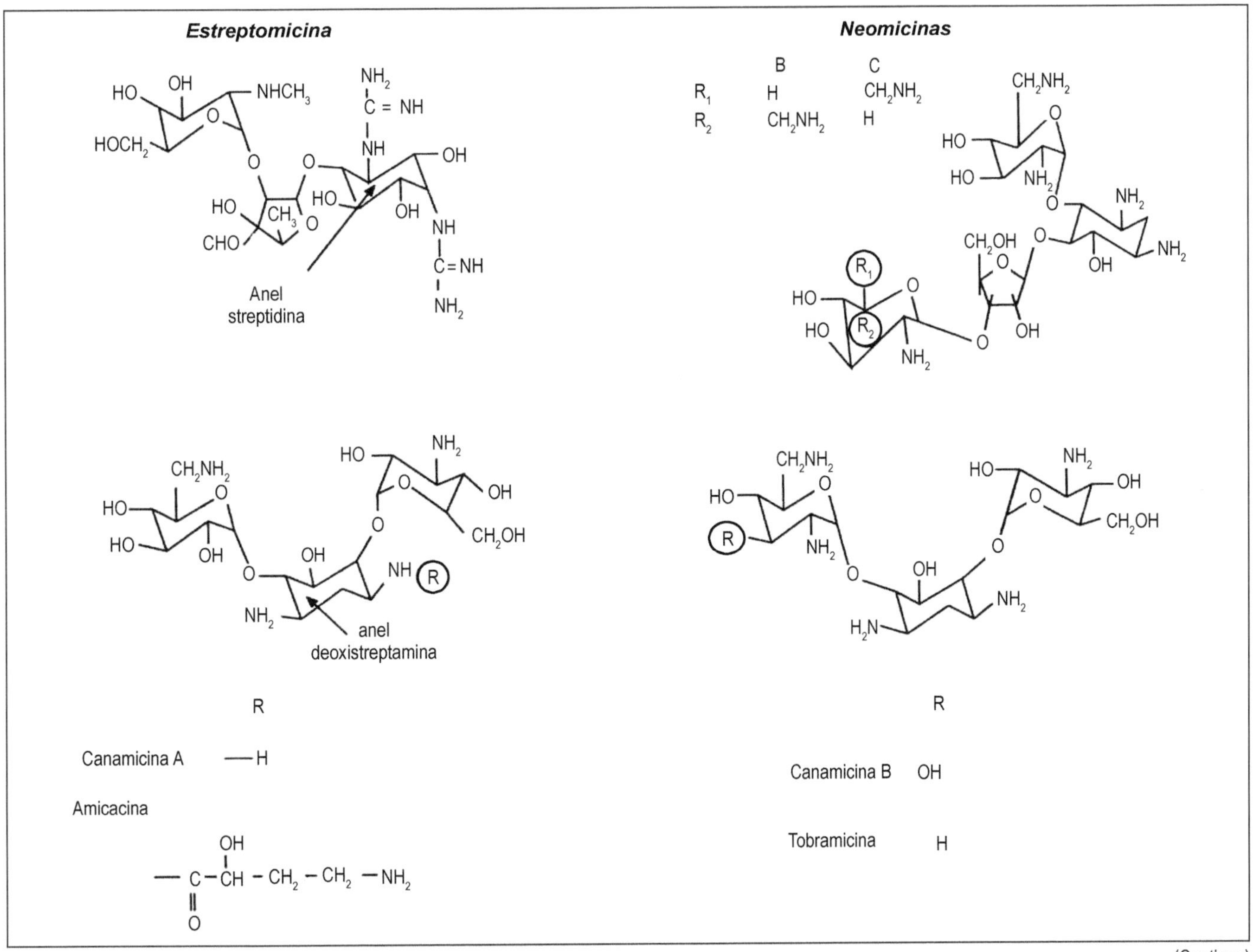

Figura 8.4 – *Fórmula estrutural de alguns aminoglicosídeos.*
Fonte: Desenvolvida pela autoria.

(Continua)

(Continuação)

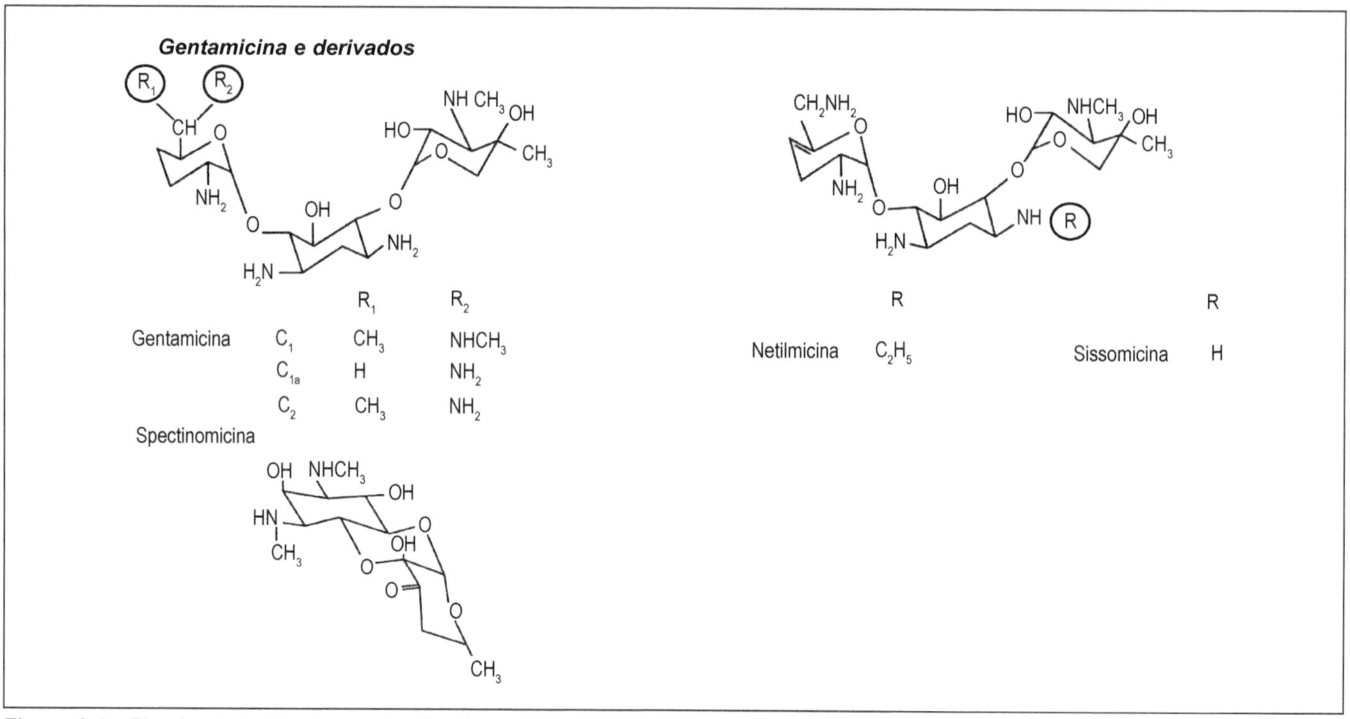

Figura 8.4 – *Fórmula estrutural de alguns aminoglicosídeos.*
Fonte: Desenvolvida pela autoria.

Aminoglicosídeos

O principal antibiótico desse grupo é a estreptomicina (Figura 8.4), produzida desde a década de 1940 a partir de culturas de *Streptomyces griseus*. Outros antibióticos de estrutura semelhante são canamicina, neomicina e gentamicina. Recentemente introduzida a plazomicina.

Tetraciclinas

A característica desse grupo de antibióticos, produzidos por bactérias do gênero Streptomyces, é o tetra anel, e as diferenças residem nos grupos químicos ligados a ele (Figura 8.5). Recentemente introduzidas a eravaciclina e omadiciclina.

Rifamicinas

São antibióticos produzidos pelo *Streptomyces mediterranei*. A rifamicina mais importante é a rifampicina (Figura 8.6), obtida no laboratório a partir da rifamicina SV. Rifabutina, rifapentina e rifaxina são as mais recentes.

Macrolídeos

O principal representante dessa categoria é a eritromicina, produzido pelo *Streptomyces erythreus*. O anel lactônico liga-se, através de pontes glicosídicas, a aminoaçúcares (Figura 8.7). Há outros macrolídeos como midecamicina, miocamicina, roxitromicina, claritromicina, azitromicina, fidaxomicina e telitromicina.

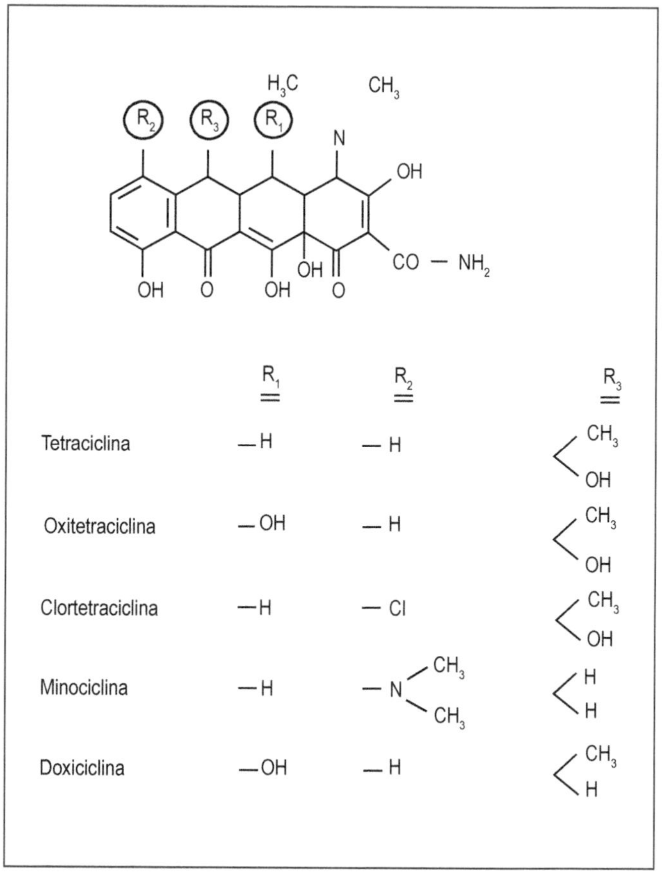

Figura 8.5 – *Fórmula estrutural de algumas tetraciclinas.*
Fonte: Desenvolvida pela autoria.

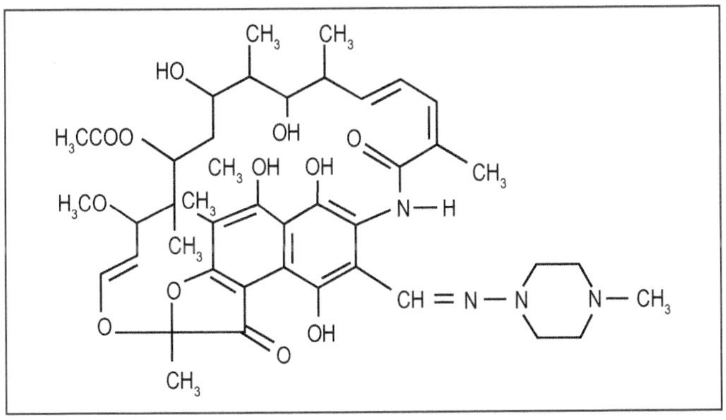

Figura 8.6 – *Fórmula estrutural da rifampicina.*
Fonte: Desenvolvida pela autoria.

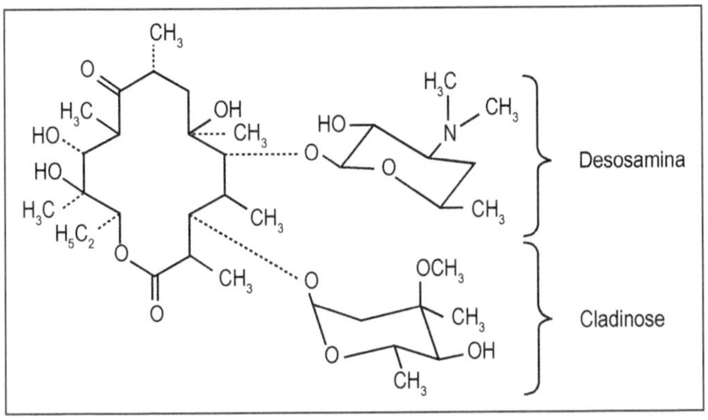

Figura 8.7 – *Fórmula estrutural da eritromicina.*
Fonte: Desenvolvida pela autoria.

Polipeptídeos

Os membros desse grupo caracterizam-se pela cadeia de aminoácidos. Bacitracina e polimixina são dois exemplos desse grupo. A primeira é produzida por *Bacillus subtilis* e a segunda, por *Bacillus polymyxa* (Figura 8.8).

Cloranfenicol

Originalmente produzido por *Streptomyces venezuelae*, o cloranfenicol tem uma estrutura química relativamente simples (Figura 8.9). Atualmente, já é sintetizado integralmente em laboratório, assim como seu análogo, o tianfenicol.

Quinolônicos

Os quinolônicos compreendem os ácidos nalidíxico e oxolínico (1ª geração) bem como os flúor derivados, por exemplo, norfloxacino e o ciprofloxacino (Figura 8.10) de 2ª geração. Levofloxacina (3ª geração) e moxifloxacina e gatifloxacina são de 4ª geração. Gemifloxacino, delafloxacino e besifloxacino são os mais recentes.

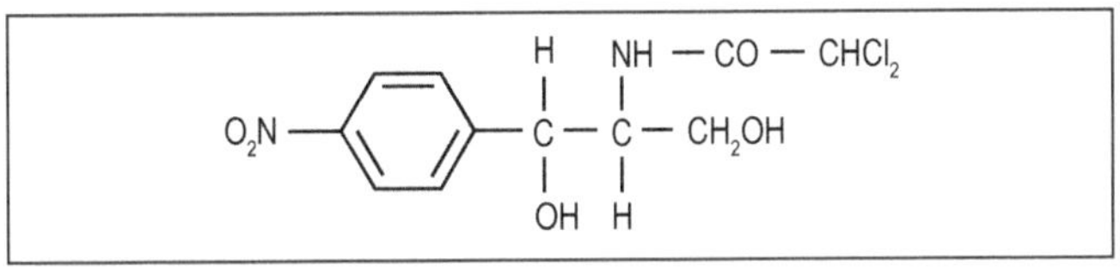

Figura 8.9 – *Fórmula estrutural do cloranfenicol.*
Fonte: Desenvolvida pela autoria.

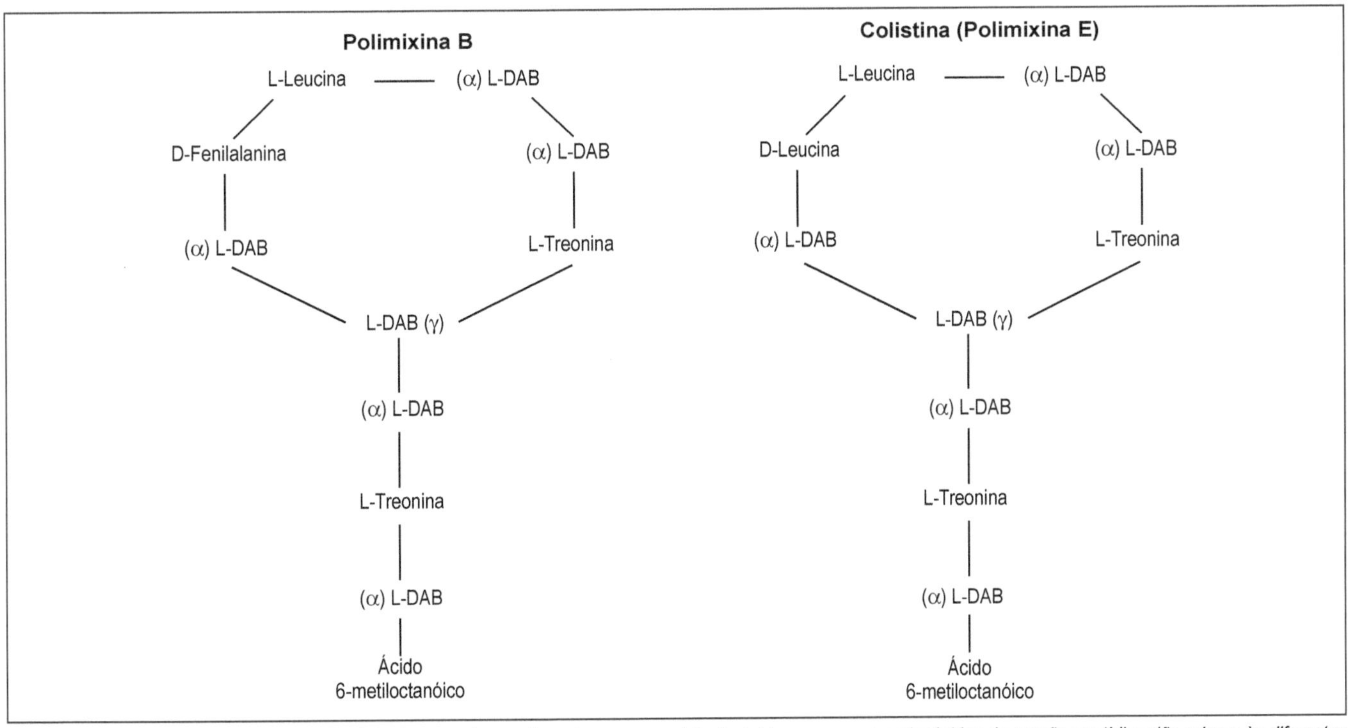

Figura 8.8 – *Estrutura da polimixina B. Variações no número de carbonos na cadeia de ácido graxo e em aminoácidos da porção peptídica dão origem às diferentes polimixinas.*
Fonte: Desnvolvida pela autoria.

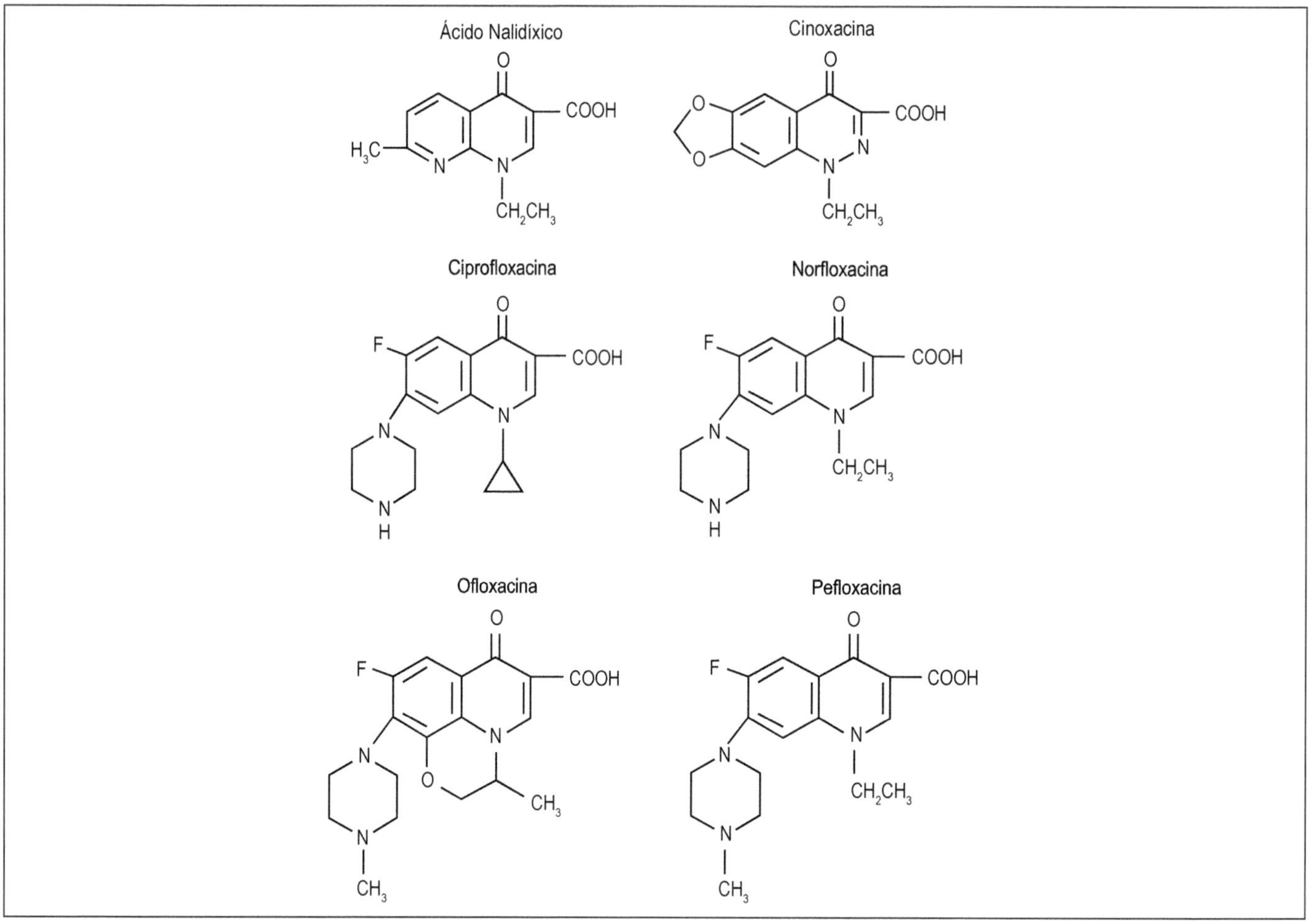

Figura 8.10 – *Fórmula estrutural de alguns derivados quinolônicos.*
Fonte: Desenvolvida pela autoria.

Sulfonamidas

As sulfonamidas são derivadas da sulfanilamida (para-aminossulfonamida) e têm estrutura semelhante à do ácido paraminobenzoico (PABA), substância esta necessária à síntese do ácido fólico. A Figura 8.11 apresenta a fórmula da sulfanilamida e os principais derivados que, de acordo com as substituições, podem gerar compostos mais ativos de maior ou menor absorção e eliminação.

Trimetoprim

Usado em associação com as sulfas, o trimetoprim é um derivado diaminopirimidínico, cuja fórmula pode ser vista na Figura 8.12.

Metronidazol

É um quimioterápico utilizado no tratamento de infecções por micro-organismos anaeróbios (Figura 8.13).

Outros

Lincomicina e clindamicina são lincosaminas. Produzida pelo *Streptomyces lincolensis*, a lincomicina é um aminoácido ligado a um aminoaçúcar. A clindamicina é um derivado da lincomicina (Figura 8.14).

As fórmulas estruturais dos glicopeptídeos vancomicina, teicoplanina e mupirocina estão nas Figuras 8.15 e 8.16 respectivamente.

Dalbavancina, oritavancina e telavancina são lipoglicopeptídeos.

Daptomicina é um lipopeptídeo.

Tigeciclina é um glicilglicina derivado da minociclina.

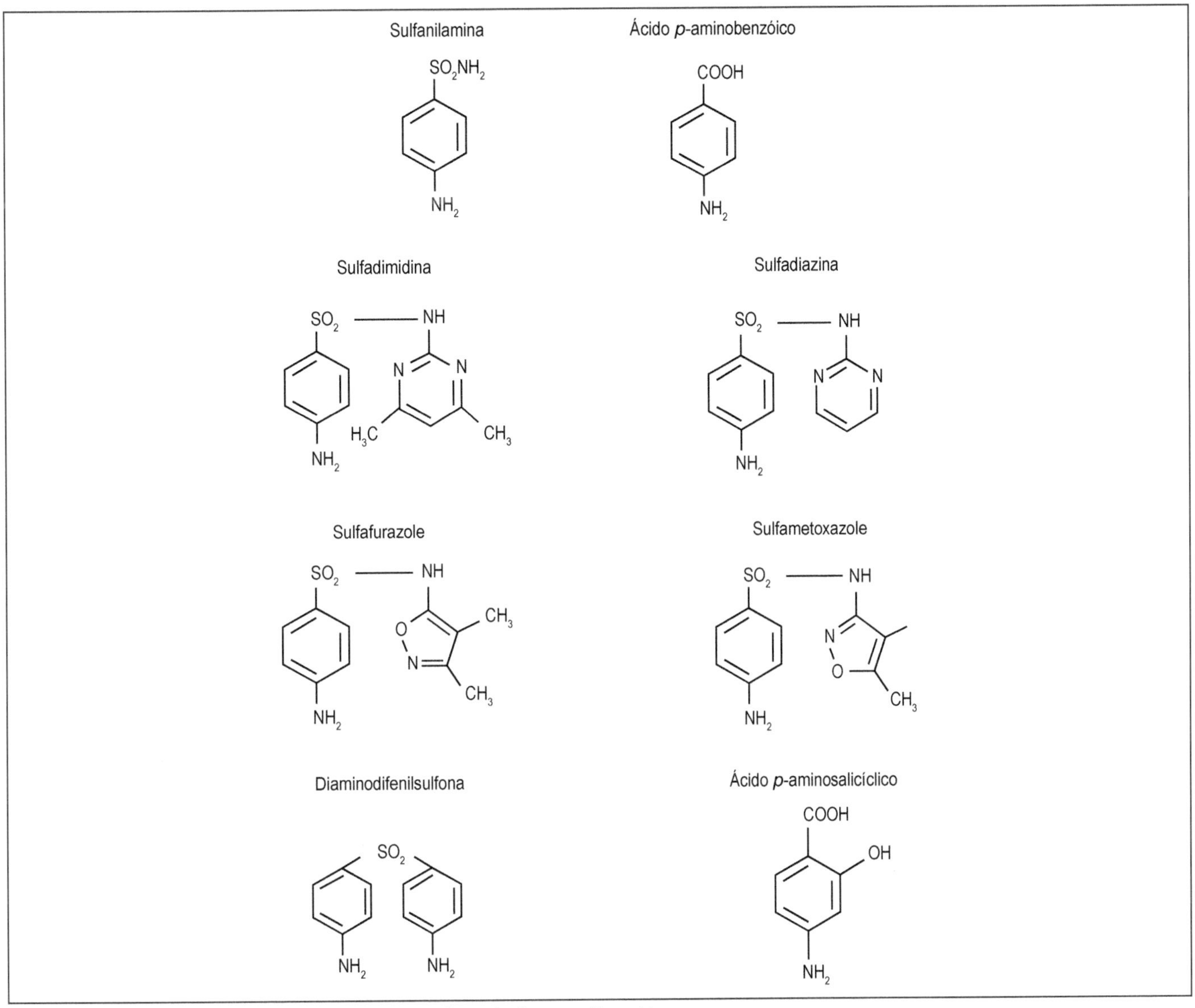

Figura 8.11 – *Fórmula estrutural do ácido para-aminobenzóico e de algumas sulfonamidas.*
Fonte: Desenvolvida pela autoria.

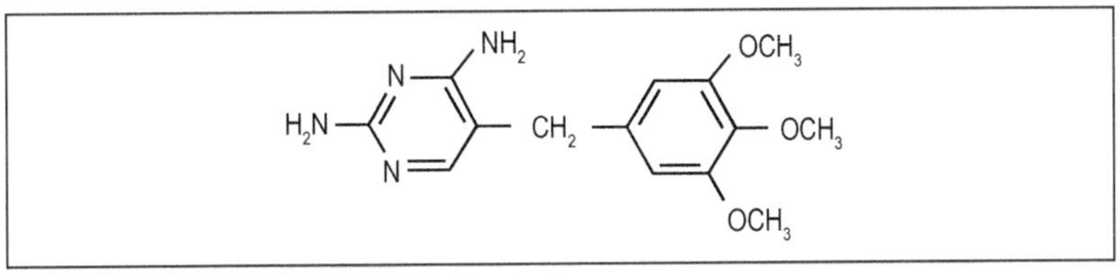

Figura 8.12 – *Fórmula estrutural da trimetoprim.*
Fonte: Desenvolvida pela autoria.

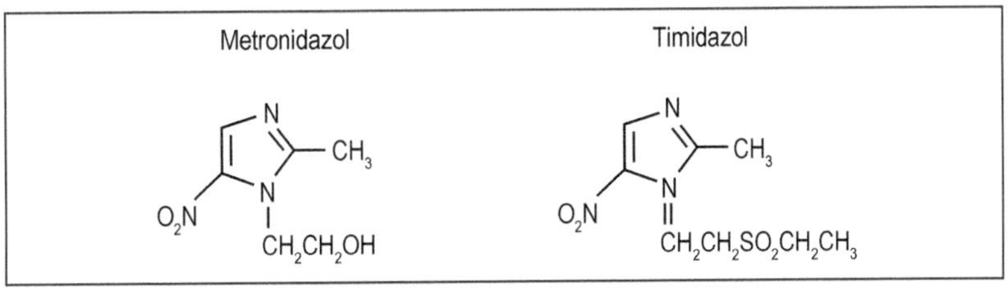

Figura 8.13 – *Fórmula estrutural do metronidazol e timidazol.*
Fonte: Desenvolvida pela autoria.

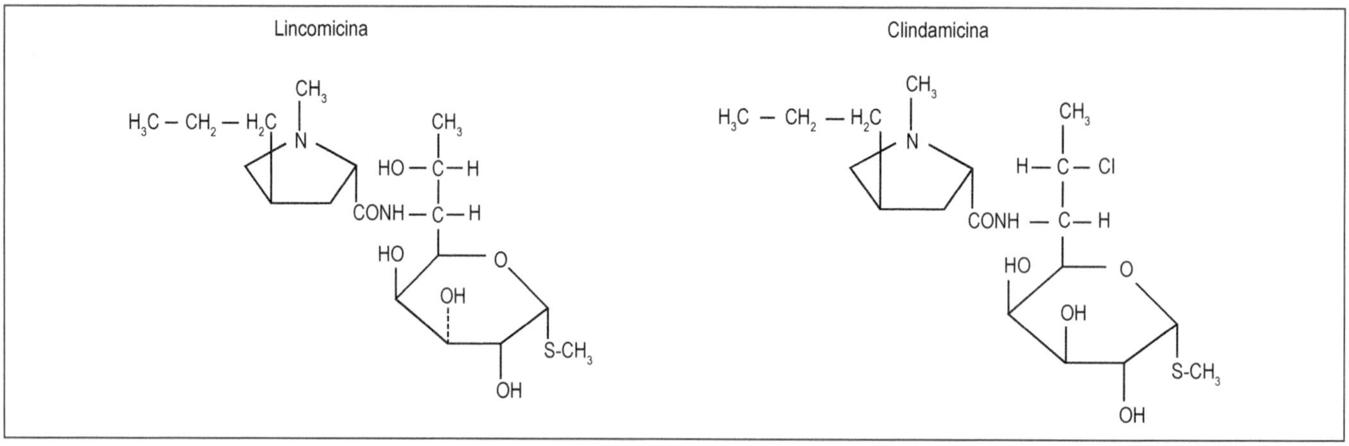

Figura 8.14 – *Fórmula estrutural da lincomicina e clindamicina.*
Fonte: Desenvolvida pela autoria.

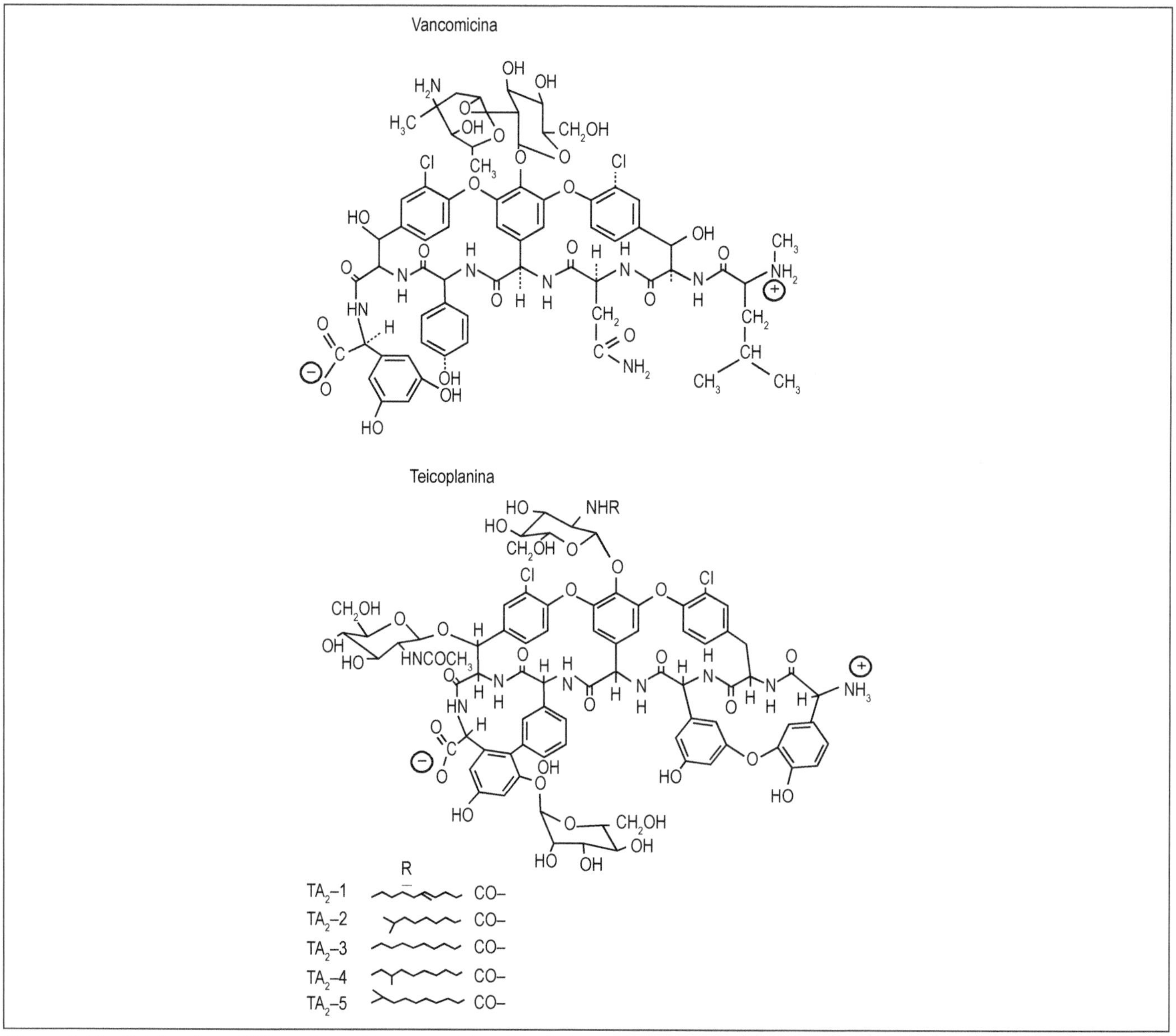

Figura 8.15 – *Estrutura dos antibióticos glicopeptídeos vancomicina e teicoplanina.*
Fonte: Desenvolvida pela autoria.

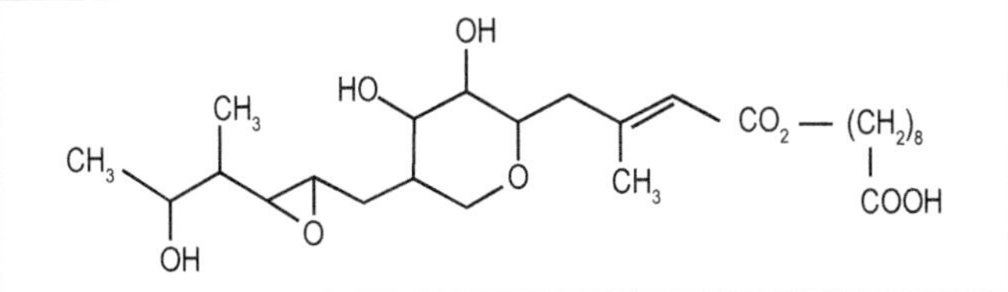

Figura 8.16 – *Estrutura da mupirocina.*
Fonte: Desenvolvida pela autoria

Bibliografia recomendada

Bryskier A. Antimicrobial agents: antibacterials and antifungals. Washington DC: ASM Press, 2005.

Gilbert D, Robert C. Moellering Jr, Eliopoulus GM, Chambers HF, Saag MS. Guia Sanford para terapia antimicrobiana. 43. ed. 2013.

Lorian,V. Antibiotics in laboratory medicine. 5. ed. Baltimore: Lippincot Williams & Wilkins Company, 2005.

Santos PCJL. Farmacologia. Capítulos 48, 49, 50, 51 e 54. Rio de Janeiro: Atheneu, 2021.

Versalovic J, Carrol KC, Funcke G, Jorgensen JH, Landry ML, Warnock DW. Manual of clinical microbiology. 10. ed. Washington DC: ASM Press, 2011.

Walch C. Antibiotics, actions, origins, resistance. ASM Press, 2003.

9 Resistência Bacteriana

9.1 Mecanismos de Ação dos Antibacterianos e Mecanismos de Resistência

• Flavio Alterthum

A essência do tratamento antimicrobiano é a toxicidade seletiva – matar ou inibir o micro-organismo sem afetar o hospedeiro. Os antibióticos e os quimioterápicos que atuam sobre as bactérias, interferem com diferentes atividades da célula bacteriana, causando a sua morte ou somente inibindo o seu crescimento. Os primeiros são denominados "bactericidas" e os segundos, "bacteriostáticos". Embora os antibacterianos sejam normalmente divididos nas duas categorias, deve ser lembrado que algumas drogas, tipicamente bacteriostáticas, podem ser bactericidas para determinadas espécies de bactérias. Por exemplo, o cloranfenicol é um agente bacteriostático por excelência, mas funciona como bactericida para o *Haemophilus influenzae* e o *Streptococcus pneumoniae,* enquanto as penicilinas são drogas bactericidas típicas que em certas circunstâncias funcionam como bacteriostáticas.

Do ponto de vista clínico, tanto os bacteriostáticos como os bactericidas são extremamente eficientes. Entretanto, tratando-se de pacientes com defesas imunológicas reduzidas, é preferível o uso de bactericidas. As interações dos antibacterianos com a célula bacteriana podem ocorrer no nível da parede (estrutura e biossíntese), membrana citoplasmática (estrutura e função), síntese de proteínas e síntese de ácidos nucleicos.

Antibacterianos que atuam na parede

Dos antibacterianos que atuam nesse nível, os mais empregados são os antibióticos β-lactâmicos. Didaticamente, podemos dividir a síntese da camada de peptideoglicano em três etapas: uma ocorrendo no citoplasma; outra, na membrana citoplasmática; e a terceira, externamente à membrana. Conforme pode ser visto na Figura 9.1.1, os antibióticos β-lactâmicos interferem na terceira etapa da síntese, isto é, aquela que se passa externamente à membrana citoplasmática. Pensava-se até pouco tempo que esses antibióticos impediam apenas a união das cadeias peptídicas, competindo para isso com as transpeptidases responsáveis pela sua união (Figura 9.1.1). Sabemos, entretanto, que essa ação, embora realmente exista e seja importante, é apenas uma entre várias outras. Esses novos conhecimentos surgiram com a descoberta das assim denominadas "proteínas fixadoras de penicilinas" (PBP, do inglês *protein binding penicillins*), em consequência de estudos sobre algumas enzimas bacterianas, denominadas autolisinas.

As PBP são proteínas existentes na parte externa da membrana citoplasmática, que participam da terceira etapa da síntese da camada de peptideoglicano e têm a capacidade de se fixar tanto às penicilinas como às cefalosporinas. A função de cada uma dessas proteínas é conhecida e sabemos que podem funcionar como transglicosidases, transpeptidases e carboxipeptidases. Quanto à capacidade da fixação das penicilinas e cefalosporinas, foi também verificado que alguns desses antibióticos se fixam em apenas uma PBP, e outros, em duas ou mais, embora esta especificidade relativa tenda a desaparecer com o aumento da concentração dessas drogas. Diante dos resultados de numerosos estudos já realizados, podemos dizer que os antibióticos β-lactâmicos interferem na síntese do peptideoglicano mediante vários mecanismos e que estes não são idênticos para todos eles. Por exemplo, se tratarmos uma cultura de *Escherichia coli* com cefalexina (uma cefalosporina), as células que proliferam em presença do antibiótico formam grandes filamentos porque são incapazes de sofrer o processo de divisão normal. Ao contrário, se a mesma bactéria for tratada com mecilinama (uma penicilina), as células se dividem, mas, em vez de formarem bacilos curtos, formam cocos grandes, contendo muitas septações. Os estudos de fixação desses dois antibióticos às PBP mostraram que a cefalexina se fixa à PBP 3 e a mecilinama, à PBP 2. Inferiu-se desses estudos que a PBP 2 está relacionada com o alongamento da camada de peptidioglicano e a PBP 3, com a formação de septos. Foi graças a esses estudos que se concluiu também que a síntese da camada de peptideoglicano não é um processo uniforme. Pelo menos dois tipos de sínteses devem existir: um relacionado à formação de septos e divisão celular; e outro relacionado ao alongamento da célula. Deve ser dito, entretanto, que, não obstante a existência de vários mecanismos de ação, todos os antibióticos β-lactâmicos bloqueiam a etapa final da síntese da camada de peptideoglicano, o que quase sempre resulta na morte da bactéria, quando esta se encontra na fase de divisão.

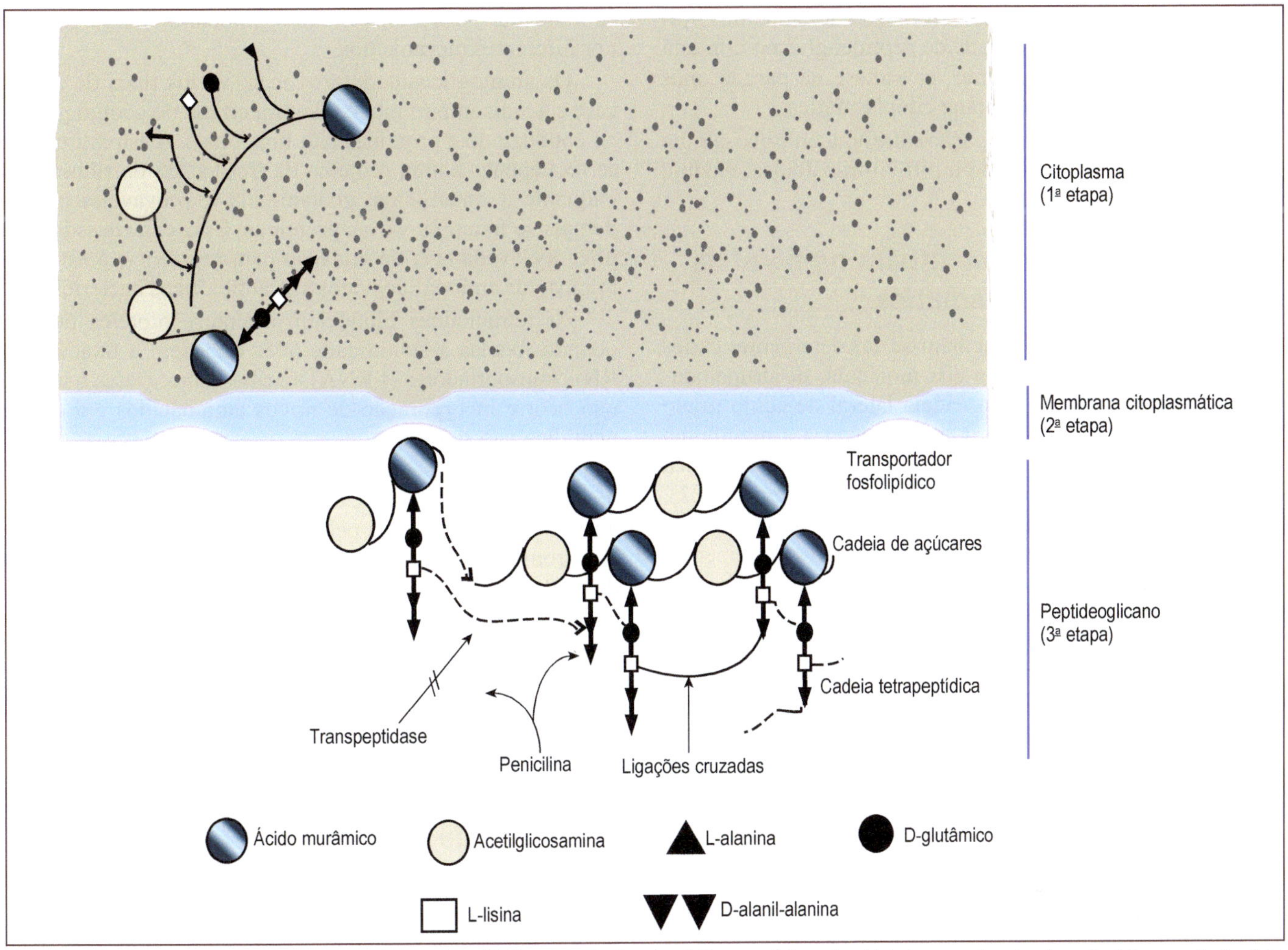

Figura 9.1.1 – *Etapas da síntese do peptideoglicano. Os antibióticos β-lactâmicos (penicilinas e cefalosporinas) interferem na terceira etapa da síntese mediante vários mecanismos. A figura mostra a inibição da transpeptidase.*
Fonte: Desenvolvida pela autoria.

As autolisinas são enzimas que participam da formação do peptideoglicano. A função dessas enzimas, entretanto, não é propriamente de síntese, mas de destruição. Elas abrem espaços no peptideoglicano, ao qual são adicionadas novas unidades de ácido N-acetilmurâmico e N-acetilglicosamina sintetizadas pela célula. Tem sido demonstrado que a fixação dos antibióticos β-lactâmicos às PBP aumenta a atividade das autolisinas, resultando em um desequilíbrio na síntese da camada de peptideoglicano, com lise da célula bacteriana. O aumento de atividade de autolisinas, em algumas bactérias, parece estar associado à perda de ácido lipoteicóico, uma substância que controla a atividade de autolisinas.

Resumindo o que foi relatado, a tendência atual é acreditar que os β-lactâmicos inibem o crescimento do peptideoglicano, interferindo na função de várias enzimas que participam da sua síntese final e não somente da função das transpeptidases, conforme se pensava antes. Concomitantemente, esses antibióticos aumentam também a atividade das autolisinas que seriam as substâncias responsáveis pela lise da célula bacteriana.

Os ácidos penicilânico e cefalosporânico são as respectivas moléculas dos antibióticos β-lactâmicos diretamente responsáveis pelo mecanismo de ação desses antibióticos. As cadeias laterais estão relacionadas com outras atividades, como resistência a β-lactamases, biodisponibilidade e capacidade de atravessar a membrana externa das bactérias Gram-negativas.

Alguns compostos têm o anel β-lactâmico bastante estável, mas não têm atividade antibacteriana, e sim uma característica interessante, que é a de se combinar fortemente com as β-lactamases. Assim sendo, são associadas às penicilinas servindo, dessa forma, de "escudos" ou protetores. Ácido clavulânico, sulbactam e tazobactam são alguns exemplos.

Outros como os carbapenemicos e carbacefenicos têm o anel β-lactâmico bastante estável e ação antibacteriana. Imipenem, meripenem, doripenem, ertapenem e faripenem são os alguns exemplos. O mecanismo de ação é semelhante ao da penicilina.

Glicopeptídeos: vancomicina e teicoplanina são dois exemplos cujo mecanismo de ação é impedir a transferência da subunidade usada na adição de nova molécula ligando-se ao acil-D-alanil-D-alanina terminal do pentapeptídeo (Figura 9.1.1), assim como a dalbavancina, oritavancina e telavancina, os mais recentes lipoglicopeptídeos apresentados.

Bacitracina: impede a defosforilação do carreador lipídico que transfere a subunidade de peptideoglicano que está sendo formado. Atua, portanto, na síntese da parede, mas como local de ação, a membrana citoplasmática.

Fosfomicina: impede a ligação entre N-acetilglicosamina e N-acetil-murâmico inibindo a piruvil-transferase, enzima responsável por essa ligação.

Antibacterianos que atuam no nível da membrana citoplasmática

Esses antibióticos assemelham-se aos detergentes catiônicos, graças à presença, em sua molécula, de grupamentos básicos (NH_3^+) e de uma cadeia lateral de ácido graxo (ver Capítulo 8, Figura 8.8). Quando alcança a membrana citoplasmática, o ácido graxo mergulha na sua parte lipídica e a porção básica permanece na superfície (Figura 9.1.2). A intercalação das moléculas do antibiótico na membrana provoca sua desorganização, com saída dos componentes celulares e morte da bactéria. Não obstante, as semelhanças das membranas citoplasmáticas, em geral, as polimixinas, são mais ativas contra as bactérias porque reagem com alguns fosfolipídeos só existentes nesses procariotos.

Antibacterianos que interferem na síntese de proteínas

Para compreender melhor os mecanismos de ação dos antibióticos que atuam no nível dos ribossomos, vejamos resumidamente as etapas da síntese proteica (Figura 9.1.3).

A síntese proteica é iniciada com a formação do complexo de iniciação, constituído por RNA mensageiro (m-RNA), fração 30S do ribossomo e formil-metionil t-RNA (met-tRNA). A esse conjunto acopla-se a fração 50S, formando-se o ribossomo 70S.

No ribossomo 70S existem dois sítios denominados "sítio do doador" e "sítio do receptor". Na formação desse ribossomo, o códon número 1 do m-RNA acoplado ao met-tRNA localiza-se no sítio do doador e o número 2, no sítio do receptor, que está livre. Em seguida, um t-RNA, transportando um aminoácido específico, reconhece o códon número 2 ocupando o sítio do receptor. A seguir, a peptidiltransferase transfere o formil-metionil para o aminoácido ligado ao t-RNA que ocupa o sítio do receptor. O t-RNA, livre do formil-metionil, sai do ribossomo deixando desocupado o sítio do doador. A seguir, o m-RNA se desloca no ribossomo (translocação) levando o códon número 2, ligado ao t-RNA com dois aminoácidos, para o sítio do doador e colocando no sítio do receptor o códon número 3. Esse códon será, então, reconhecido por um terceiro t-RNA, trazendo um aminoácido específico. O processo se repete até que entre no ribossomo o códon de terminação da cadeia peptídica.

Atuam, no nível dos ribossomos, os aminoglicosídeos, as tetraciclinas, o cloranfenicol, a eritromicina, a lincomicina e a clindamicina. Os aminoglicosídeos e as tetraciclinas se fixam às subunidades 30S, e os outros antibióticos, às subunidades 50S. Ao se fixarem, inibem a síntese proteica por diferentes mecanismos.

Os aminoglicosídeos provocam vários tipos de alteração, e a mais importante é a leitura errada do código genético conduzindo a proteínas não funcionais. A estreptomicina se fixa apenas a uma proteína da fração 30S do ribossomo, enquanto a canamicina, gentamicina e, provavelmente, os demais se fixam às várias proteínas. Essa característica explica a elevada taxa de mutação para resistência à estreptomicina. Os aminoglicosídeos são antibióticos bactericidas.

As tetraciclinas bloqueiam a síntese proteica porque, quando fixadas à subunidade 30S, impedem a fixação dos RNA transportadores (t-RNA) ao ribossomo. Dessa maneira, não ocorre incorporação de novos aminoácidos e a cadeia peptídica não se forma.

Cloranfenicol, lincomicina e clindamicina, aparentemente, têm o mesmo mecanismo de ação, que seria impedir a união dos aminoácidos pela inibição da peptidiltransferase. A eritromicina bloqueia a síntese proteica porque, quando fixada à subunidade 50S, impede os movimentos de translocação.

Embora a síntese proteica seja muito semelhante nas bactérias e nas células do hospedeiro, existem diferenças entre seus ribossomos, e os coeficientes de sedimentação são, respectivamente, 70S e 80S. Essas diferenças explicam a ação seletiva dos aminoglicosídeos.

Antibacterianos que interferem na síntese de DNA

Atuam nesse nível o metronidazol, os derivados quinolônicos e as rifampicinas.

O metronidazol é degradado por meio da nitrosorredutase, formando produtos tóxicos que se intercalam na molécula de ácido desoxirribonucleico (DNA) quebrando-a. Desse modo, o metronidazol pode ser considerado um quimioterápico que impede a síntese de DNA, sendo, portanto, bactericida.

A rifampicina combina-se de maneira irreversível com as RNA-polimerases, bloqueando a transcrição do DNA. Como essa combinação é irreversível, esse antibiótico é bactericida e sua ação seletiva é explicada pelas diferenças existentes entre as RNA-polimerases encontradas nas bactérias e no organismo.

Os derivados quinolônicos também interferem na síntese de DNA, inibindo a ação das DNAgirases e a topoisomerase IV. A DNAgirase é uma enzima tetramérica composta de duas subunidades A e duas subunidades B, codificadas pelos genes gyrA e gyrB. A topoisomerase IV tem duas subunidades C e duas E, codificadas pelos genes pasC e pasE, respectivamente. A função dessas enzimas é promover o enrolamento e desenrolamento da molécula de DNA, para que ocupe o menor espaço dentro da célula.

A interferência na síntese do DNA também pode estar localizada em outra etapa uma vez que esse processo é complexo. A biossíntese do ácido fólico por bactérias que o sintetizam tem uma aplicação ampla uma vez que as nossas células não sintetizam esse composto essencial e que nosso organismo recebe pronto por meio da alimentação. Na composição do ácido fólico, três moléculas são associadas:

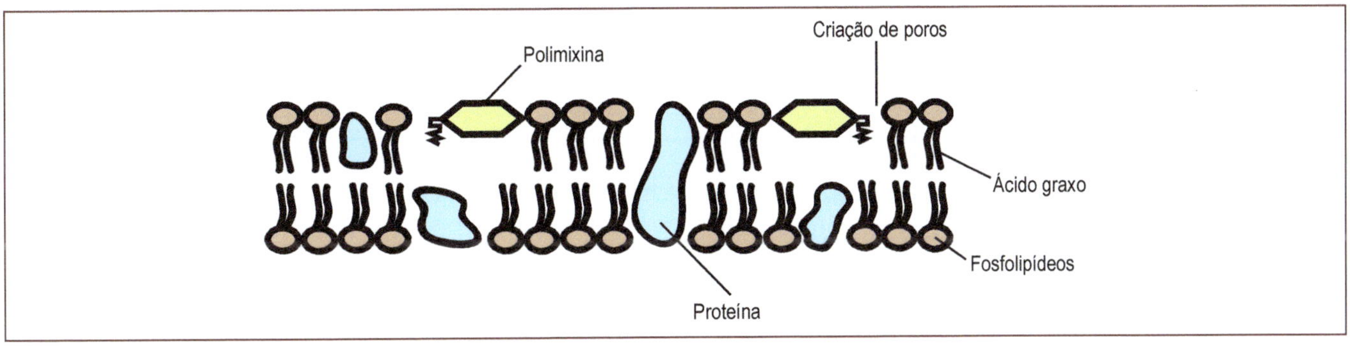

Figura 9.1.2 – *Mecanismo de ação da polimixina.*
Fonte: Desenvolvida pela autoria.

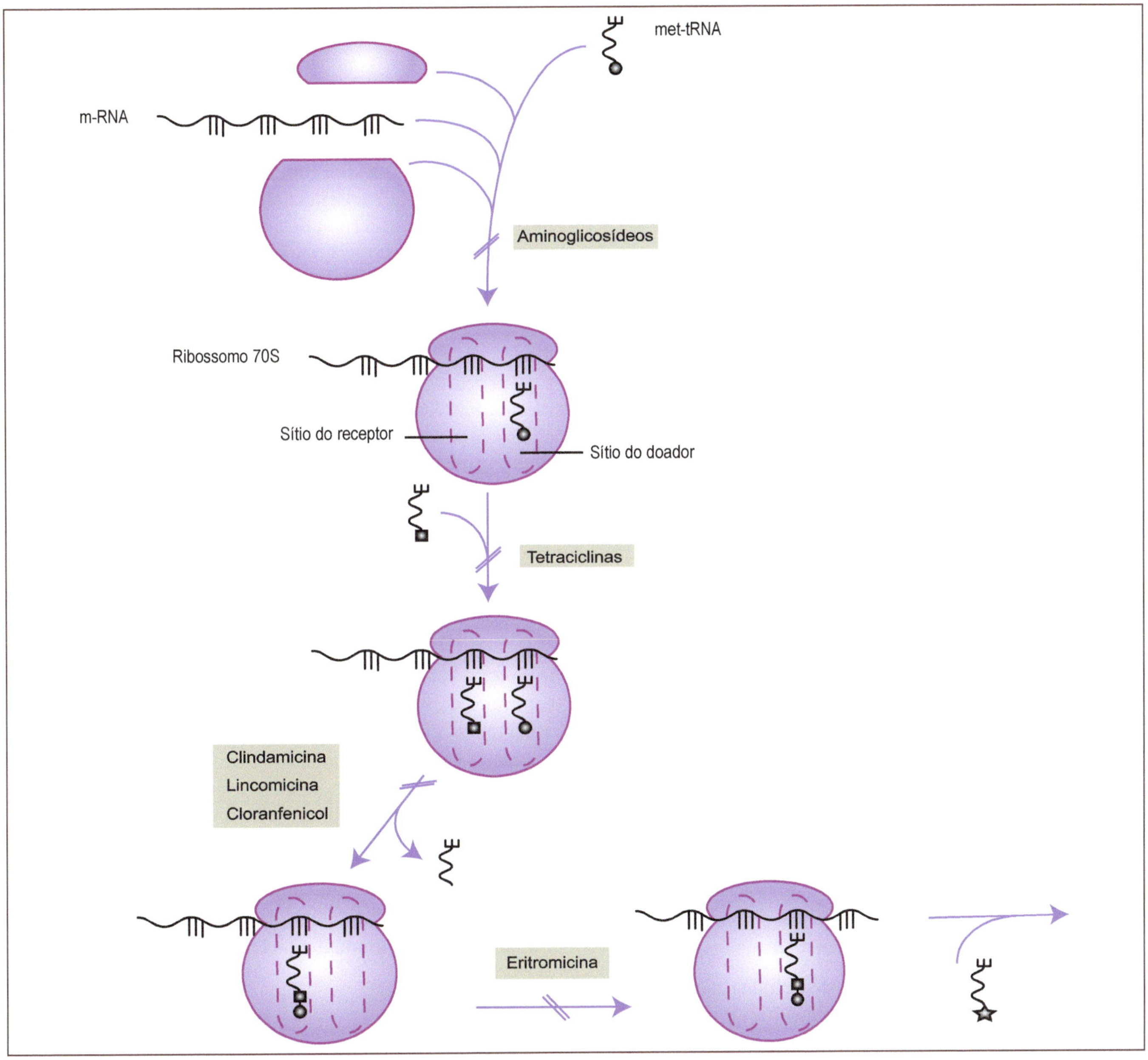

Figura 9.1.3 – *Etapas da síntese proteica bloqueadas pela ação de antibióticos.*
Fonte: Desenvolvida pela autoria.

ácido glutâmico; uma pteridina; e ácido paramino-benzóico (PABA), conforme pode ser observado na Figura 9.1.4.

As sulfonamidas e o trimetoprim interferem na síntese do ácido tetraidrofólico. As primeiras drogas bloqueiam a transformação do PABA em ácido diidropteróico e o trimetoprim, a transformação do ácido di-idrofólico em ácido tetraidrofólico (Figura 9.1.4). O ácido tetraidrofólico é necessário para a síntese de purinas, metionina, timina e serina. Esse ácido é a coenzima que promove o transporte de unidades de um só carbono, de uma molécula para outra, nos processos metabólicos.

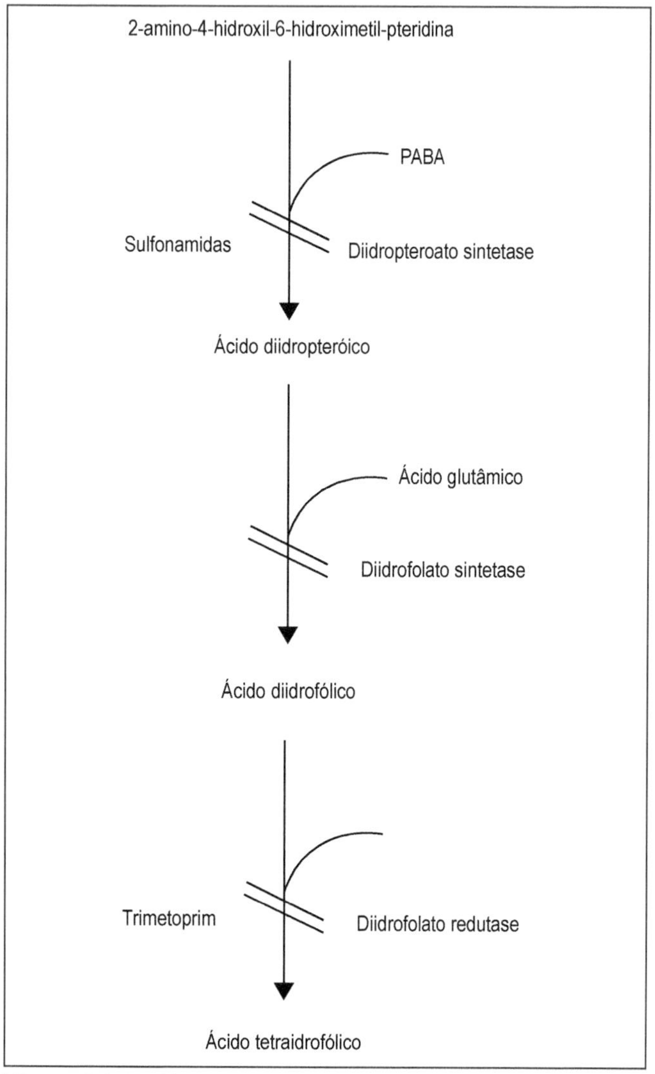

Figura 9.1.4 – *Síntese do ácido tetraidrofólico e mecanismos de ação das sulfonamidas e trimetoprim.*
Fonte: Desenvolvida pela autoria.

Mecanismos de resistência

Três condições devem ser preenchidas para que um antibacteriano iniba ou mate uma bactéria: a existência de um alvo; o antibacteriano deve ter a capacidade de atingir o alvo; e não pode ser inativado antes de atingi-lo. Tempo e concentração também são parâmetros fundamentais.

As bactérias podem ser classificadas em sensíveis e resistentes aos antimicrobianos. Em geral, classificam-se como resistentes às bactérias que crescem *in vitro*, nas concentrações que os antimicrobianos atingem no sangue quando administrados nas recomendações de uso clínico. Leia mais no Capítulo 11.

A resistência pode ser natural ou adquirida. A natural corresponde a uma característica da espécie bacteriana e todas as amostras dessa espécie têm essa propriedade. Na adquirida, somente parte das amostras é resistente.

Um conceito importante que deve ficar claro é que o antimicrobiano não induz a resistência, e sim é um agente selecionador dos mais resistentes existentes no meio de uma população.

A aquisição de resistência por uma célula bacteriana sensível é sempre decorrência de uma alteração genética que se expressa bioquimicamente.

As alterações genéticas podem ser originadas de mutações cromossômicas ou pela aquisição de plasmídios de resistência ou por transposons (ver Capítulo 5).

A resistência mediada por mutações é geralmente simples, isto é, atinge apenas um antibacteriano, porque dificilmente uma célula bacteriana sofre mutação simultânea para dois ou mais antimicrobianos. A mediada por fator R (plasmídio) pode ser simples, mas na maioria das vezes é múltipla, tornando a bactéria resistente a dois ou mais antibacterianos. Isso se deve à presença de genes de resistência, para diferentes antibacterianos, em um só plasmídio. Contribui ainda para existência de amostras com resistência múltipla a presença de dois ou mais plasmídios R diferentes numa mesma bactéria. Além disso, não é rara a associação de resistência por mutação e plasmídios R em uma só bactéria. Bactérias, com esse perfil de resistência, são mais frequentemente selecionadas em hospitais onde há intenso uso de antibacterianos.

Tanto a resistência cromossômica como a extracromossômica podem ser transferidas de uma bactéria para outra, embora essa última seja a mais estudada em vista da sua maior importância prática. Como vimos no Capítulo 5, a transferência pode ser por conjugação, transdução ou transformação. Além disso, a frequência de transferência pode ser muito elevada e pode ocorrer entre bactérias da mesma espécie ou entre espécies distintas.

São vários os mecanismos químicos que podem tornar resistente uma bactéria: produção de enzimas que modificam a molécula do antibacteriano tornando-o inativo; diminuição da permeabilidade à entrada do antibacteriano; alteração do alvo; síntese de novas enzimas que não sofrem ação do antibacteriano; e expulsão do antibacteriano da célula. Esses mecanismos serão vistos ao estudarmos os grupos de antibacterianos individualmente.

β-lactâmicos

As bactérias geralmente se tornam resistentes a esses antibióticos mediante a produção das β-lactamases. Estas são enzimas dotadas da capacidade de hidrolisar o anel β-lactâmico, transformando os antibióticos correspondentes em produtos inativos. As penicilinas dão origem ao ácido penicilinóico e as cefalosporinas, ao ácido cefalosporóico.

As β-lactamases produzidas por *Staphylococcus aureus* são codificadas por plasmídios e hidrolisam a benzil-penicilina e muitas outras, mas, de modo geral, não são ativas contra meticilina, oxacilinas e cefalosporinas.

Em bactérias Gram-negativas, já foi possível detectar mais de 30 tipos diferentes de β-lactamases codificadas e transferidas através de plasmídios. A mais amplamente difundida TEM-1 é codificada por plasmídios e transposons. SHV-1, OXA, PSE são outras β-lactamases encontradas em Klebsiella, Neisseria, Pseudomonas etc.

Aminoglicosídeos

São três os mecanismos químicos da resistência a esses antibióticos: alterações de permeabilidade; modificações ribossômicas; e produção de enzimas inativantes. Os dois primeiros são mediados por mutação e o último, por plasmídio.

As mutações podem afetar tanto o sítio de ação (alvo) – o ribossomo – como o transporte para o interior da célula. As mutações que afetam o sítio de ação são mais importantes com relação à estreptomicina, pois, além de frequentes, determinam elevados níveis de resistência. A estreptomicina combina-se com a proteína S12 da subunidade 30S. Aminoglicosídeos, como canamicina, gentamicina, amicacina e outros, combinam-se com várias proteínas dessa subunidade e da subunidade 50S.

A mutação que modifica o transporte dos aminoglicosídeos para o interior da célula parece ser o principal mecanismo de resistência de patógenos bacterianos à amicacina. A resistência mediada por plasmídios é sempre decorrente da produção de enzimas que modificam as moléculas dos aminoglicosídeos. Três grupos de enzimas modificadoras são conhecidos: fosfotransferases (PT); adeniltransferases (ADT); e acetiltransferases (ACT). Na Tabela 9.1.1 mostrado o espectro de atividade de algumas dessas enzimas em relação a alguns aminoglicosídeos, bem como as bactérias capazes de produzi-las.

Os três tipos de enzimas reduzem a atividade dos aminoglicosídeos porque modificam as moléculas dos antibióticos reduzindo a capacidade de fixação destes aos ribossomos. Além disso, o transporte para o interior da célula também fica prejudicado. A resistência mediada por plasmídios é, em geral, a principal forma de resistência aos aminoglicosídeos, tanto em Gram-positivos como em Gram-negativos.

Tetraciclinas

De modo geral, as bactérias tornam-se resistentes às tetraciclinas por aquisição de plasmídios de resistência. A resistência é consequente a proteínas denominadas "Tet" (Tet A, B, C e D) que, uma vez formadas, localizam-se na membrana citoplasmática, provocando a saída quase imediata do antibiótico da célula. Não há evidências de inativação da droga ou modificação do alvo (ribossomo). Há, entretanto, algumas observações de proteínas citoplasmáticas cuja função é proteger o ribossomo do ataque do antibiótico.

Cloranfenicol

A resistência bacteriana ao cloranfenicol é mediada pela enzima cloranfenicol-acetil-transferase (CACT) que, ao acetilar a droga, faz com que ela perca a afinidade pelo seu alvo. Outro possível mecanismo de resistência apresentado por alguns Gram-negativos é a perda de permeabilidade.

Eritromicina

A resistência a esse antibiótico pode ser decorrente de mutação ou plasmídios de resistência. Tanto *Streptococcus pyogenes*, *Staphylococcus aureus* como algumas outras bactérias têm modificações na proteína L15 da subunidade 50S do ribossomo decorrente de mutações. A resistência mediada por plasmídio é decorrente de metilação do RNA ribossômico.

Rifamicinas e quinolônicos

A resistência a essas drogas decorre de mutações que alteram as enzimas RNA-polimerases e DNA-girases,

Tabela 9.1.1
Algumas enzimas modificadoras das moléculas de canamicina, amicacina e gentamicina

Enzima	*Canamicina*	*Amicacina*	*Gentamicina*	*Bactérias produtoras*
PT (3')	+	V	-	Gram-positivas e Gram-negativas
PT (2')	+	-	+	Gram-positivas
ADT (4')	+	+	-	*Staphylococcus*
ADT (2')	+	V	+	Gram-negativas
ACT (3)	V	-	+	Gram-negativas
ACT (2)	-	-	+	*Providencia* sp.
ACT (6)	-	+	V	Gram-positivas e Gram-negativas

ACT: acetiltransferases; ADT: adeniltransferases; PT: fosfotransferases.

Fonte: Desenvolvida pela autoria.

que são inibidas, respectivamente, pelas rifamicinas e quinolônicos. As alterações evitam que essas enzimas continuem se combinando com os dois grupos de drogas. Mutações alterando a permeabilidade às quinolonas, já foram detectadas, bem como a presença de sistemas de efluxo. Plasmídios albergando genes de resistência às quinolonas, também já foram descritos.

Sulfonamidas e trimetoprim

A resistência bacteriana às sulfas pode ser decorrente de mutação ou da aquisição de plasmídios de resistência. As mutações podem gerar superprodução de PABA e alterações estruturais de enzimas que participam da síntese do ácido tetraidrofólico. Os plasmídios codificam uma diidropteroatossintase, com a qual as sulfonamidas não se combinam. Embora as bactérias possam se tornar resistentes a trimetoprim por meio de mutação, o mecanismo genético mais importante é por meio de plasmídio que codifica a síntese da di-idrofolato redutase, que é resistente à ação da droga.

Glicopeptídeos

Os enterococos resistentes a esses antibióticos (vancomicina e teicoplanina) produzem uma enzima que permite que o estágio final da ligação, bloqueado anteriormente pela ação das drogas, seja agora concluído.

Efeito da resistência na vida útil dos antibacterianos

A substituição das amostras sensíveis por amostras resistentes, na gênese de muitas infecções bacterianas, tem sido um fator constante de diminuição do valor terapêutico de muitos antimicrobianos. Esse fator adquire importância ainda maior, quando nos lembramos de que a amostra selecionada pode ser resistente também a outros antimicrobianos.

A capacidade de adquirir resistência, bem como o grau de resistência adquirida, é propriedade bastante variável entre bactérias. Algumas raramente adquirem resistência e outras o fazem com grande frequência. Estafilococos, enterobactérias e micobactérias estão entre os que mais adquirem resistência. Veja mais informações no Capítulo 10 e demais capítulos que estudam gêneros e espécies bacterianas de interesse médico.

Bibliografia recomendada

Bryskier A. Antimicrobial agents. Antibacterial and antifungals. Washington DC: ASM Press, 2005.

Collier L, Ballows A, Sussman M. Topley & Wilson's, microbiology and microbial infections. 9. ed. London: Arnold, 1998;2.

Goldman E, Green LH. Practical handbook of microbiology. 2. ed. Florida: CRC Press, 2008.

Hopper DC, Rubinstein E. Quinolon antimicrobial agents. Washington DC: ASM Press, 2003.

Santos PCJL. Farmacologia. Capítulos 47, 48, 49, 50, 51, 54. Rio de Janeiro: Atheneu, 2021.

Walch C. Antibiotics, actions, origins, resistance. ASM Press, 2003.

9.2 Bactérias Resistentes a Antibióticos – Implicações e Perspectivas

• Ághata Cardoso S. Ribeiro • Willames M. B. S. Martins • Rodrigo Cayô • Ana Cristina Gales

Introdução

A resistência aos antimicrobianos (RAM) é uma ameaça global "moderna" que vem ganhando destaque ao longo dos últimos anos em razão de seu impacto na saúde humana, animal e ambiental. Embora os primeiros relatos de RAM tenham sido reportados em 1945, a partir da detecção de penicilinases em isolados de *Staphylococcus aureus*, nunca se dependeu tanto dos antimicrobianos para o combate às infecções bacterianas como atualmente, e a ausência de drogas efetivas tem impactado de forma negativa a saúde da população. Pensando nessa ameaça, diferentes organizações mundiais como o Center for Disease Control and Prevention (CDC), Organização Mundial da Saúde (OMS), Infectious Diseases Society of America (IDSA) e o Fórum Econômico Mundial (FEM) já reconheceram e declararam a RAM como um problema de saúde pública mundial, exigindo ações emergenciais para seu combate. Estudos recentes apontam que podemos estar próximos a uma era pré-antibióticos, uma vez que o tempo para o surgimento de casos de resistência a um novo antimicrobiano logo após sua disponibilização para uso clínico está cada vez menor.

Adicionalmente, ao analisar *in sílico* diferentes genomas bacterianos disponíveis no National Center for Biotechnology Information (NCBI), observou-se a presença de 20 mil novos potenciais genes de resistência aos antimicrobianos (RAM), demonstrando que a batalha contra a RAM é e continuará intensa, até mesmo com a introdução de novos antimicrobianos, visto este ser um problema de saúde pública de difícil controle.

Patógenos prioritários

Embora a RAM envolva uma discussão que vem ganhando cada vez mais destaque na comunidade médica e científica, nem todos os micro-organismos apresentam a mesma capacidade (facilidade) de desenvolver RAM. Isso pode ser associado a diferentes fatores, como:

i) *presença de mecanismos de resistência que impactam o fitness bacteriano* – alguns mecanismos de resistência, especialmente aqueles que ocasionam mutações cromossômicas, podem ter uma influência negativa no metabolismo bacteriano, ocasionando uma dificuldade de crescimento e perpetuação daquele microrganismo.

ii) *relação dos níveis de resistência com a utilização de determinada classe de antimicrobiano* – embora existam guias internacionais que recomendam a utilização de antimicrobianos para infecções comunitárias, nem sempre esses medicamentos estão disponíveis em todos os países, gerando uma diferença no padrão de prescrição e no consumo de antimicrobianos. Dessa maneira, o padrão da prescrição pode favorecer o surgimento de bactérias resistentes.

iii) *dificuldade de aquisição de material genético exógeno carreando ARGs* –alguns micro-organismos não apresentam a mesma facilidade para adquirir plasmídeos carreadores de ARG por meio de transformação, transdução e/ou conjugação. Ao comparar, por exemplo, bactérias Gram-positivas e Gram-negativas, é evidente que a troca de material genético (ARG) é mais frequente em bactérias Gram-negativas, embora as causas desse evento ainda não estejam totalmente elucidadas.

Em razão dos vários fatores que podem influenciar as taxas de RAM em diferentes regiões geográficas do mundo, não existia até então um documento com representatividade global que estabelecesse quais patógenos constituiriam prioridade para pesquisa e desenvolvimento de novos métodos diagnósticos e novas opções terapêuticas. Entretanto, em 2018, a OMS divulgou uma lista de patógenos prioritários para a pesquisa e desenvolvimento de novos antimicrobianos com base em diferentes critérios: tratamento de infecções causados por esses patógenos; frequência desses micro-organismos entre pacientes hospitalizados e não hospitalizados; tendência nas taxas de RAM nos últimos 10 anos; transmissibilidade; mortalidade; entre outros. Os principais micro-organismos apontados pela OMS foram estratificados em três grupos de acordo com o nível de prioridade (crítica, alta e média) como mostrado no Quadro 9.2.1. Neste capítulo, serão descritas as principais características dos patógenos considerados de alta prioridade pela OMS. Entretanto, é importante ressaltar que esse cenário está em contínua mudança e deve ser sempre atualizado, uma vez que patógenos com menores taxas de RAM podem emergir como patógenos de importância clínica.

Patógenos de prioridade crítica segundo a OMS

Mycobacterium tuberculosis multirresistente/extremamente resistente

M. tuberculosis é o agente etiológico da tuberculose, uma doença milenar que ainda representa um crescente problema de saúde pública, especialmente em razão do surgimento e da disseminação de cepas multirresistentes (MDR) aos antimicrobianos. Estudos filogenéticos apontam a presença de sete linhagens globais de *M. tuberculosis*, que se diferenciam por características genéticas (o que inclui virulência e RAM) e distribuição geográfica. Dessas sete linhagens, duas estão fortemente associadas ao fenótipo MDR que se dá primordialmente pela aquisição de mutações cromossômicas em genes associados com a resistência

Quadro 9.2.1 – *Patógenos prioritários de acordo com a Organização Mundial de Saúde*

Prioridade crítica	*Prioridade alta*	*Prioridade média*
Mycobacterium tuberculosis MDR	*Enterococcus faecium* resistente à vancomicina	*Streptococcus pneumoniae* não sensível às penicilinas
Acinetobacter baumannii resistente aos carbapenêmicos	*S. aureus* resistente à vancomicina e à meticilina	*Haemophilus influenzae* resistente à ampicilina
Pseudomonas aeruginosa resistente aos carbapenêmicos	*Helicobacter pylori* resistente à claritromicina	*Shigella* spp. resistente às fluoroquinolonas
Bactérias pertencentes à ordem *Enterobacterales* resistentes aos carbapenêmicos e às cefalosporinas de 3ª geração	*Campylobacter* spp. resistente às fluoroquinolonas	-
-	*Salmonella* spp. resistente às fluoroquinolonas	-
-	*N. gonorrhoeae* resistente às cefalosporinas de 3ª geração e às fluoroquinolonas	-

Fonte: Desenvolvido pela autoria.

aos diferentes antimicrobianos utilizados no tratamento da tuberculose. Embora diversos antimicrobianos possam ser utilizados para o tratamento da tuberculose, a presença de isolados MDR apresenta efeitos negativos como falha terapêutica, limitação do curso do tratamento (uma vez que é necessário utilizar drogas injetáveis), diminuição da adesão ao tratamento pelos pacientes e a necessidade de mais recursos para a área da Saúde.

Acinetobacter baumannii resistentes aos carbapenêmicos

A. baumannii é um cocobacilo Gram-negativo, não fermentador da glicose e lactose, imóvel, não fastidioso e ubíquo, mas que se destaca em razão dos frequentes relatos como agente etiológico de infecções relacionadas à assistência à saúde (IRAS). Apesar de considerado um micro-organismo oportunista, isolados de *A. baumannii* podem causar infecções de corrente sanguínea (ICS), do trato urinário (ITU) e pneumonia associada à ventilação mecânica (PAV), entre outras, principalmente em pacientes gravemente enfermos. O quadro clínico desses pacientes requer tratamento imediato, o que representa um grande desafio já que a maioria dos isolados de *A. baumannii* é MDR ou extremamente resistente (XDR). Adicionalmente, estudos relatam alta mortalidade associada às infecções causadas por cepas de *A. baumannii* resistentes aos carbapenêmicos. As altas taxas de RAM em isolados de *A. baumannii* podem ser justificadas pela baixa permeabilidade de membrana externa para alguns antimicrobianos e pela presença de alguns mecanismos de RAM intrínsecos. Dessa forma, os carbapenêmicos (meropeném, imipeném e doripeném) representam uma importante opção terapêutica para o tratamento de infecções causadas por *A. baumannii*. Entretanto, a disseminação de genes codificadores de carbapenemases de classe molecular D (classificação de Ambler), também denominados *Carbapenem-Hydrolyzing Class D β-lactamases* (CHDL), é a principal responsável pelos altos níveis de resistência aos carbapenêmicos verificados nesse patógeno, o que limita o uso desses antimicrobianos.

Dessa forma, isolados de *A. baumannii* resistentes aos carbapenêmicos apresentam opções terapêuticas limitadas, como ampicilina/sulbactam, minociclina (no Brasil não há a formulação endovenosa), tigeciclina[2] e, principalmente, as polimixinas (polimixina B e colistina). O cefiderocol foi recentemente aprovado nos Estados Unidos e Europa, mas esse antimicrobiano também não é aprovado para uso no Brasil. Além disso, foi observado um aumento da mortalidade de pacientes com infecção por *A. baumannii* que receberam cefiderocol comparado à melhor terapia disponível no estudo CREDIBLE-CR. Esse fato justifica a urgência no desenvolvimento de novas drogas para o tratamento das infecções causadas por esse patógeno.

Pseudomonas aeruginosa resistentes aos carbapenêmicos

P. aeruginosa é um bacilo Gram-negativo (BGN), não fermentador da glicose e lactose, aeróbio, encontrado em diversos ambientes (principalmente aquáticos) e considerado um patógeno oportunista em humanos. Uma particular importância é atribuída a isolados de *P. aeruginosa* em pacientes com fibrose cística, visto que a infecção causada por esse patógeno é uma das principais causas de mortalidade nestes. Além disso, *P. aeruginosa* pode ser associada com PAV, ICS associadas a cateter venoso central (CVC), infecções de sítio cirúrgico, infecções de pele (especialmente em pacientes queimados), entre outras infecções. Essas infecções estão cada vez mais difíceis de serem tratadas por causa do fenótipo MDR (aminoglicosídeos, fluoroquinolonas e carbapenêmicos) frequentemente verificado nos isolados de *P. aeruginosa*. O fenótipo MDR verificado nesse micro-organismo é justificado pelo acúmulo de ARG (adquiridos e intrínsecos) com a hiperexpressão de diversos sistemas de efluxo. Nesse contexto, as

2 A experiência clínica com uso de minociclina é limitada e, no Brasil, ainda não existe a formulação endovenosa. Além disso, tanto ampicilina/sulbactam, como minociclina e tigeciclina não têm pontos de corte clínicos preconizados pelo Brazilian Committee on Antimicrobial Susceptibility Testing (BRCAST).

polimixinas apresentam-se como uma das principais opções terapêuticas para o tratamento de infecções causadas por isolados de *P. aeruginosa* resistentes aos carbapenêmicos.

Enterobacterales resistentes aos carbapenêmicos

A ordem *Enterobacterales* é constituída por uma série de micro-organismos como *Klebsiella* spp., *Escherichia* spp., *Enterobacter* spp., *Serratia* spp. e *Proteus* spp., que se destacam por apresentarem aumento das taxas de resistência a múltiplos antimicrobianos de importância clínica. Por serem BGN que habitam o sistema gastrointestinal, a troca de material genético entre esses micro-organismos é facilitada e tem um papel na disseminação de ARG. O principal mecanismo de resistência aos carbapenêmicos é a produção de carbapenemases, o que torna as polimixinas uma das poucas opções terapêuticas contra esse grupo de micro-organismos, com exceção de isolados de *Serratia* spp., *Providencia* spp. e *Proteus* spp. que são intrinsecamente resistentes às polimixinas. Atualmente, poucas opções terapêuticas estão disponíveis para o tratamento de infecções ocasionadas por isolados de *Klebsiella pneumoniae* resistentes aos carbapenêmicos. Enquanto as combinações de antimicrobianos β-lactâmicos com novos inibidores de β-lactamases, como ceftazidima-avibactam, meropeném-varbobactam e imipeném-relebactam têm atividade contra isolados produtores de carbapenemases de classe A, somente as polimixinas e o cefiderocol mantêm atividade contra isolados produtores de carbapenemases de classe molecular B ou metalo-β-lactamases (MβL). Cabe ressaltar que ceftazidima/avibactam apresenta-se ativa contra as CHDL pertencentes ao grupo da OXA-48. No Brasil, até julho de 2022, somente a combinação de ceftazidima/avibactam estava aprovada para uso clínico.

Além do documento descrito pela OMS em 2018, o CDC também divulgou um relatório, em 2019, no qual os patógenos prioritários foram classificados com base na epidemiologia dos Estados Unidos (https://www.cdc.gov/drugresistance/biggest-threats.html). Poucas diferenças podem ser observadas entre os dois relatórios, exceto pela presença de *Candida auris, Neisseria gonorrhoeae* e *Clostridioides difficile* que são considerados ameaças urgentes (alta prioridade). Além disso, isolados de *Candida* spp. resistentes aos antifúngicos e *P. aeruginosa* são classificados como uma ameaça grave. Linhagens de *N. gonorrhoeae* resistentes à ceftriaxona vêm recebendo atenção das autoridades médicas no mundo todo, que alertam para a necessidade do controle e do desenvolvimento de novos antimicrobianos contra esse patógeno, uma vez que houve aumento no número de casos de gonorreia no Brasil e no mundo. Por fim, é importante frisar que ceftolozane-tazobactam, uma associação de uma nova cefalosporina anti-*P. aeruginosa* com um inibidor de β-lactamase clássico disponível no Brasil, não tem atividade contra cepas de BGN produtores de carbapenemases.

Epidemiologia dos micro-organismos e da resistência aos antimicrobianos no Brasil

Entre os micro-organismos mais frequentes no Brasil, encontram-se as enterobactérias *K. pneumoniae* e *E. coli*, os não fermentadores *P. aeruginosa* e *Acinetobacter* spp., e os Gram-positivos *Staphylococcus* coagulase-negativos (SCoN) e *Staphylococcus aureus*. A Figura 9.2.1 apresenta os principais patógenos isolados de ICS primárias confirmadas laboratorialmente (IPCSL) em unidades de terapia intensiva (UTI) adultas, entre 2013 e 2020, de acordo com os boletins epidemiológicos da Agência Nacional de Vigilância Sanitária do Brasil (Anvisa).

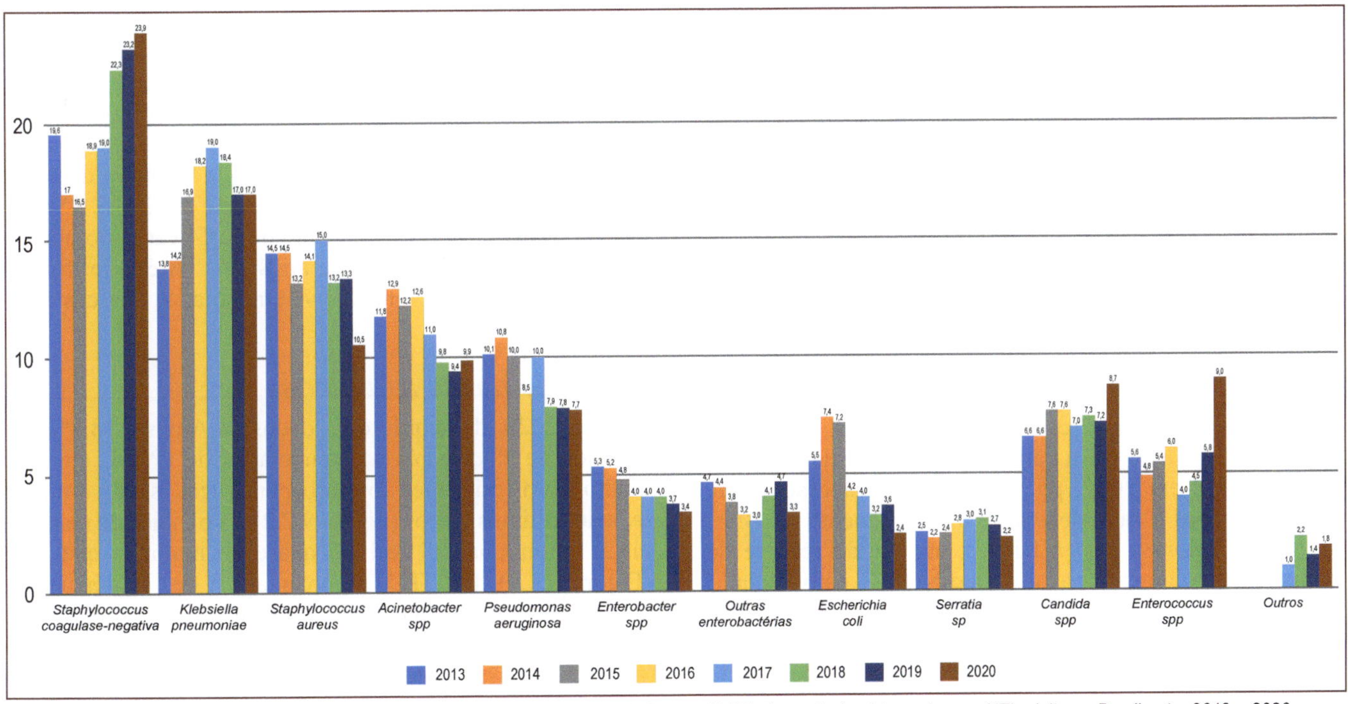

Figura 9.2.1 – *Distribuição dos micro-organismos mais frequentemente isolados em IPCSL de pacientes internados em UTI adulto no Brasil entre 2013 e 2020.*
Fonte: Desenvolvida pela autoria.

Seguindo a tendência dos anos anteriores, em 2020, as IPCSL em pacientes adultos internados em UTI foram causadas majoritariamente por SCoN (25,1%), *K. pneumoniae* (17,9%), *S. aureus* (11,1%), complexo *A. baumannii-A. calcoaceticus* (10,4%) e *P. aeruginosa* (8,1%). Ainda, entre os micro-organismos mais frequentemente isolados, encontram-se os fungos do gênero *Candida* spp. (9,2%), com destaque para as espécies de *Candida* não *albicans* (5,2%) (Figura 9.2.1). Recentemente, o surgimento de uma nova espécie do gênero *Candida* spp., a *C. auris*, tem alarmado as organizações mundiais de saúde, visto se tratar de um fungo MDR. Em território brasileiro, três surtos causados por essa levedura foram identificados entre dezembro de 2020 e janeiro de 2022, sendo o primeiro na Bahia e os outros dois em Pernambuco. Em se tratando de ITU, o principal micro-organismo reportado pela Anvisa foi *K. pneumoniae* (31,7%), seguido de *E. coli* (23,9%) e *P. aeruginosa* (16,1%).

■ *Klebsiella pneumoniae*

No Brasil, 71,7% dos isolados de *K. pneumoniae* provenientes de IPCSL em UTI adulto apresentaram-se resistentes às cefalosporinas de 3ª e/ou 4ª geração em 2020; 63,2% foram resistentes aos carbapenêmicos; e 15% foram resistentes às polimixinas (B ou E). Quando se trata de ITU, as taxas do mesmo grupo de antimicrobianos não diferiram muito: 66,8%; 51,1%; e 11,8%, respectivamente. Apesar de haver uma variação nos serviços de controle de infecção hospitalar (SCIH) que notificam as comissões estaduais e/ou a Anvisa, nos últimos 9 anos, pôde-se observar aumento dos índices de resistência aos carbapenêmicos em *K. pneumoniae* no Brasil, sendo que, entre 2012 e 2020, houve acréscimo de quase 40% nas taxas de resistência verificadas em IPCSL de UTI adulto (Figura 9.2.2). Ainda, de 2018 a 2020, houve aumento de 10% na porcentagem de resistência às polimixinas (Figura 9.2.3).

Entre os determinantes de resistência aos β-lactâmicos mais comumente encontrados nessa espécie, podem-se citar as β-lactamases de espectro estendido (ESβL) e as carbapenemases. As ESβL mais comumente encontradas em *K. pneumoniae* no Brasil são as do tipo CTX-M (cefotaximases), com destaque para CTX-M-2 e CTX-M-15. Quanto às carbapenemases, no Brasil já foram reportadas em *K. pneumoniae* a BKC-1 (*Brazilian Klebsiella carbapenemase*), GES-5 (*Guiana Extended-Spectrum*), KPC-2, KPC-3, KPC-30 (*Klebsiella pneumoniae carbapenemase*), IMP-1 (*Imipenemase*), NDM-1, NDM-7 (*New Delhi Metallo-β-lactamase*), VIM-1 (*Verona integron-encoded Metallo-β-lactamase*), OXA-48 e OXA-370 (CHDL). Destaca-se que a BKC-1, uma nova carbapenemase, foi descrita pela primeira vez, em 2015, por Nicoletti e colaboradores no Brasil. Embora a carbapenemase mais frequente no Brasil em *K. pneumoniae* seja a KPC-2, um estudo recente demonstrou um aumento nas taxas de NDM-1 entre isolados de *Enterobacterales*, especialmente em *K. pneumoniae*. Esse fato é preocupante, tendo em vista que as combinações de antimicrobianos com novos inibidores de β-lactamases, como ceftazidima-avibactam, não têm ação sobre MβL. O gene bla_{KPC-2} é encontrado com frequência carreado por diferentes transposons localizados em plasmídeos pertencentes a distintos grupos de incompatibilidade. O grupo clonal mais comum entre os isolados de *K. pneumoniae* produtores de KPC-2 no Brasil é o complexo clonal (CC) 11/258, muito embora as sequências tipos (ST) 16 e ST15 também sejam epidemiologicamente importantes em alguns hospitais brasileiros.Já o gene bla_{NDM-1} pode ser encontrado em plasmídeos de diferentes grupos de incompatibilidade e sua mobilização é mediada pela sequência de inserção (IS) IS*Aba125* a montante do gene.

Em se tratando de resistência às polimixinas, o mecanismo mais comum em isolados clínicos de *K. pneumoniae* é a inativação do gene *mgrB*, um regulador negativo do sistema de dois componentes PhoPQ. Essa inativação pode ser causada por mutações ou aquisição de IS que se inserem no próprio gene ou em seu promotor. Isolados de *K. pneumoniae* resistentes às polimixinas, em sua maioria, pertencem ao CC11/258. Quanto ao gene *mcr* (*mobile colistin resistance*), foi encontrada apenas a variante *mcr-1* em *K. pneumoniae* no Brasil, sendo rara em isolados hospitalares.

■ *Escherichia coli*

E. coli isoladas de IPCSL em UTI adulto resistentes às cefalosporinas de 3ª e/ou 4ª geração corresponderam a 48,1%, enquanto as taxas de resistência aos carbapenêmicos foi de 15,3% em 2020, de acordo com o boletim epidemiológico da Anvisa. As taxas de resistência às polimixinas em *E. coli* ainda são baixas, correspondendo a 5,4%. Em ITU, as taxas foram semelhantes e ligeiramente mais baixas: 40,8% foram resistentes às cefalosporinas de 3ª e/ou 4ª geração, 13,5% aos carbapenêmicos e 5,1% às polimixinas. O determinante de resistência aos β-lactâmicos mais comum em *E. coli* é o gene bla_{CTX-M}-like, sendo as variantes $bla_{CTX-M-2}$ e $bla_{CTX-M-15}$ as mais frequentes. Em *E. coli*, a produção de carbapenemases é menos comum e, no Brasil, até o momento, foram reportadas KPC-2, IMP-1, NDM-1, OXA-370 e OXA-181 nessa espécie. Já a resistência às polimixinas em *E. coli* é rara e, quando ocorre, frequentemente está associada à presença do gene *mcr*. No Brasil, a primeira detecção do gene *mcr-1* em *E. coli* foi reportada em 2016. O gene estava localizado em um plasmídeo IncX4 carreado por um isolado de *E. coli* pertencente ao ST101. Até hoje, foi detectada somente a variante *mcr-1* em isolados clínicos de *E. coli* no Brasil.

■ *Pseudomonas aeruginosa*

Em 2020, de acordo com dados da Anvisa, 38,8% dos isolados de *P. aeruginosa* recuperadas de IPCSL em UTI adulto eram resistentes aos carbapenêmicos, sendo a menor taxa dos últimos 7 anos (Figura 9.2.2). Já o índice de resistência às polimixinas foi de 15%, quase 9% maior do que 2018 (Figura 9.2.3). Em ITU, a porcentagem de resistência aos carbapenêmicos nessa espécie foi de 40,7% e às polimixinas foi de 3,7% em 2020, lembrando que a comparação entre essas taxas deve ser cautelosa, pois pode ser impactada pelo número de hospitais que notificaram seus dados à Anvisa. Entre as carbapenemases já reportadas em *P. aeruginosa* no Brasil,

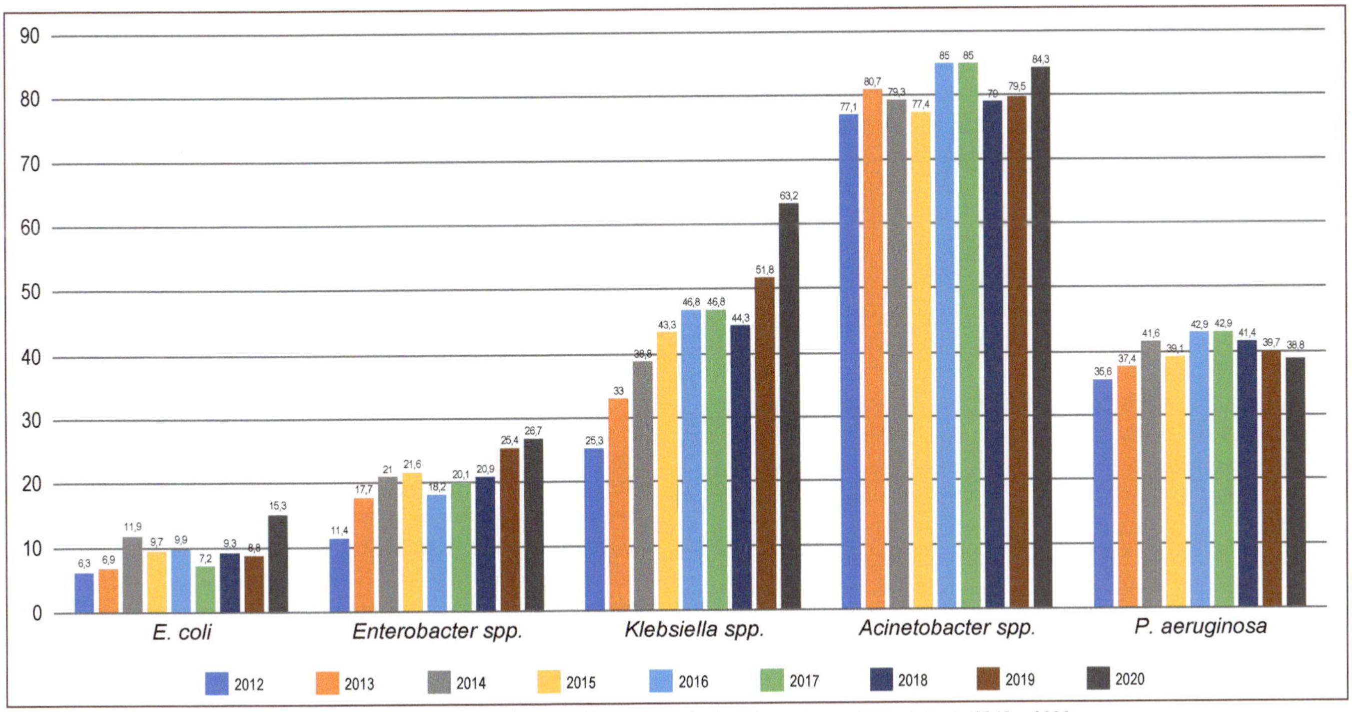

Figura 9.2.2 – *Porcentagem de resistência aos carbapenêmicos em IPCSL de pacientes internados em UTI adulto de 2012 a 2020.*
Fonte: Desenvolvida pela autoria.

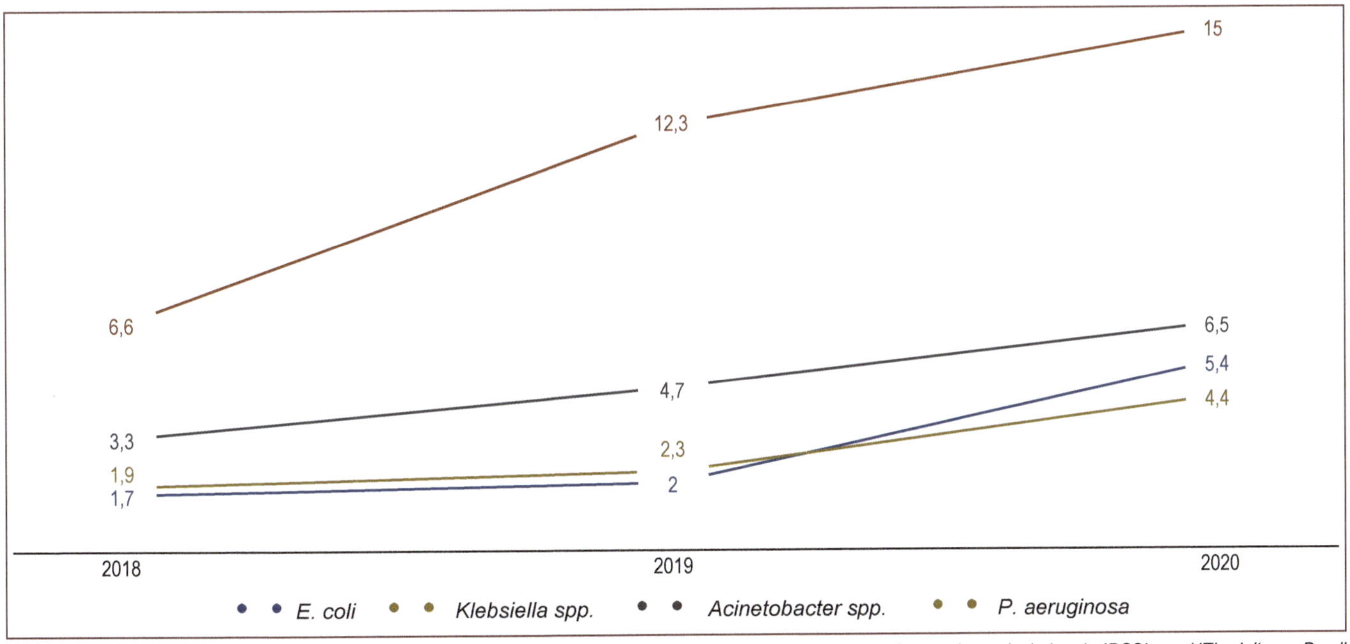

Figura 9.2.3 – *Porcentagem de resistência às polimixinas em* E. coli, K. pneumoniae, *Acinetobacter spp. e* P. aeruginosa *isolados de IPCSL em UTI adulto no Brasil entre 2018 e 2020.*
Fonte: Desenvolvida pela autoria.

destaca-se a SPM-1, seguida de VIM-2 e IMP-1. Em 2018, ocorreram os primeiros casos de NDM-1 em *P. aeruginosa* no Brasil e, a partir de 2020, passaram-se a ser detectadas cepas desse BGN carreando concomitantemente NDM-1 e KPC-2. Além disso, tem-se verificado um aumento de isolados de *P. aeruginosa* apresentando resistência aos carbapenêmicos não mediada pela produção de carbapenemases nos últimos anos. Além disso, a resistência às polimixinas em *P. aeruginosa* no Brasil tem aumentado, estando associada a mutações em genes que regulam modificações no lipídeo A e em outras porções do lipopolissacarídeo (LPS) bacteriano. Ainda, sistemas de dois componentes como PmrAB, PhoPQ, ParRS, ColRS e CprRS estão intimamente ligados à resistência a essa classe de antimicrobianos em *P. aeruginosa*. A presença do gene *mcr* em *P. aeruginosa* no Brasil é extremamente rara, e a única variante encontrada até o momento foi *mcr-1*.

▪ *Acinetobacter* spp.

Desde 2012, a resistência aos carbapenêmicos em *Acinetobacter* spp. era alta e mantinha-se constante no Brasil. Entretanto, em 2020, a taxa de *Acinetobacter* spp. resistentes aos carbapenêmicos isolados de IPCSL em adultos internados em UTI foi de 84,3%, um aumento de 5% comparado aos anos de 2018 e 2019 (Figura 9.2.2), segundo dados da Anvisa. Entretanto, a porcentagem de resistência às polimixinas ainda se manteve relativamente baixa em 2020 (6,5%). Em ITU, as taxas de resistência foram semelhantes, sendo 86,6% e 6% para os carbapenêmicos e polimixinas, respectivamente.

A resistência aos carbapenêmicos em *Acinetobacter* spp. geralmente está associada à produção de CHDL. No Brasil, diferentes CHDL já foram reportadas nesse patógeno, com destaque para OXA-72, cuja frequência aumentou consideravelmente na última década. Entretanto, após o período de pandemia por SARS-CoV-2, a epidemiologia brasileira foi alterada, e atualmente têm sido encontrados com maior frequência isolados de *Acinetobacter* spp., especialmente *A. baumannii,* carreando OXA-23 e/ou OXA-72. A disseminação de *A. baumannii* resistentes aos carbapenêmicos no Brasil está intimamente associada ao clone internacional (IC) 5 (IC-5, CC79), seguido pelo IC1 (CC1), IC4 (CC15) e IC7 (CC25). Recentemente, durante a pandemia, foi reportado no Brasil um surto causado pelo IC-2 (CC2) carreando bla_{OXA-23}, um IC raro em território brasileiro, porém o mais frequente no mundo junto do IC1. Por conseguinte, são ainda epidemiologicamente importantes as carbapenemases OXA-143 e OXA-231 em *A. baumannii*, além das MβLs IMP-1, e NDM-1 em isolados de *Acinetobacter* spp. não *baumannii*.

▪ Estafilococos coagulase-negativo (SCoN)

SCoN compõe um grupo heterogêneo, com diferentes espécies, o que torna mais difícil discorrer a respeito de mecanismos de resistência específicos relacionados a cada espécie. Ainda assim, esse grupo é composto pelos principais micro-organismos isolados em IPCSL em UTI adulto do Brasil, com destaque para *S. epidermidis*. Desde 2018, a frequência de SCoN em IPCSL ficou acima de 20% em UTI adulto. Embora isolados de SCoN tenham sido considerados contaminantes de hemoculturas, hoje se reconhece que esses micro-organismos podem ser patógenos importantes de ICS-CVC e de infecções em próteses. Sabidamente, os índices de resistência à meticilina em SCoN são altos e estão associados à presença do gene *mecA*. No Brasil, as taxas de resistência à meticilina em SCoN têm se mantido acima de 70% e, em 2020, foi superior a 80% (Figura 9.2.4), de acordo com os dados da Anvisa.

▪ *Staphylococcus aureus*

S. aureus resistentes à meticilina (MRSA), bem como *S. aureus* resistentes à vancomicina (VRSA) encontram-se na lista de prioridade alta da OMS. No Brasil, a maior frequência de MRSA em IPCSL em pacientes internados em UTI adulto ocorreu em 2016 (63,1%) e tem se mantido estável desde então (aproximadamente 60%). O fenótipo MRSA está intimamente associado à presença do gene *mecA*, assim como verificado em SCoN. Atualmente, no Brasil, o gene *mecA* tem sido mais frequentemente associado ao cassete cromossômico estafilocócico *mec* (SCC*mec*) tipo II, em uma linhagem pertencente ao ST5, substituindo o clone SCC*mec* tipo III/ST239. Entre os diferentes tipos de gene *mec* descritos em *S. aureus* (*mecA-D*), no Brasil, foi reportada apenas a variante *mecA* em isolados clínicos.

Como controlar a resistência bacteriana na saúde humana: o papel dos programas de gerenciamento de antimicrobianos

A descoberta dos antimicrobianos representou um dos maiores avanços do século XX que, com a implementação de medidas de saneamento básico e da vacinação da população, foi importante para a redução das taxas de mortalidade atribuídas às infecções e ao aumento da expectativa de vida. Porém, o uso de antimicrobianos tem sido fortemente associado à seleção e à disseminação de bactérias resistentes aos antimicrobianos. Na verdade, o uso inapropriado tem contribuído para amplificar o fenômeno da RAM.

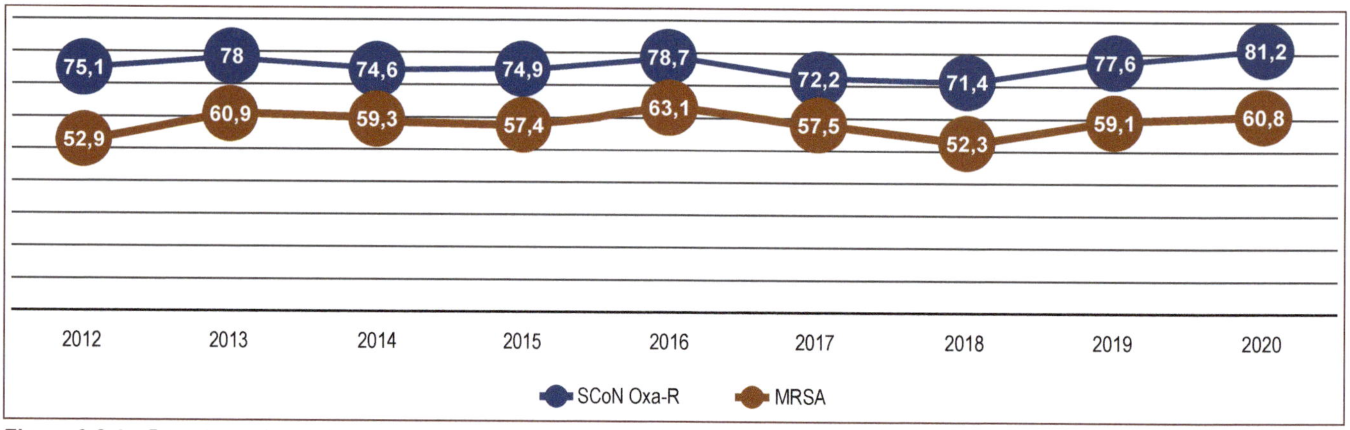

Figura 9.2.4 – *Porcentagem de resistência à meticilina em isolados de SCoN e* S. aureus *recuperados de IPCSL em pacientes internados em UTI adulto no Brasil no período de 2012 a 2020.*

Fonte: Desenvolvida pela autoria.

Embora estima-se que somente um terço do consumo total de antimicrobianos seja utilizado pela Medicina humana, os antimicrobianos são a segunda classe de medicamentos mais prescritas nos Estados Unidos. É estimado que um terço dos pacientes receba antimicrobianos durante a sua hospitalização e que mais de 50% dessas prescrições sejam consideradas inadequadas, elevando os custos e as ocorrências de eventos adversos, bem como promovendo o aumento da RAM. Estudos realizados em hospitais têm confirmado a relação direta entre o uso e a resistência às cefalosporinas de 3ª geração e aos BGN; já na comunidade, o uso e a resistência à penicilina e aos macrolídeos em *Streptococcus pneumoniae* têm sido reportados. Segundo as novas estimativas do CDC, a prescrição de antimicrobianos não é adequada em 79% dos pacientes com pneumonia adquirida na comunidade e em 77% dos pacientes com ITU.

Com o intuito de reduzir a prescrição inapropriada de antimicrobianos em instituições de saúde, surgiram os Programas de Gerenciamento de Antimicrobianos, que em inglês recebem a denominação de *Antimicrobial Stewardship Programs* (AMS). Esses programas implementam atividades coordenadas com o objetivo de promover o uso apropriado de antimicrobianos de modo a propiciar o melhor desfecho clínico (cura clínica com menores taxas de morbimortalidade), com a menor ocorrência de reações adversas para o paciente. Dessa maneira, a prescrição antimicrobiana é considerada apropriada quando ela é administrada no momento correto, na dose e via adequadas, e pelo tempo prescrito de acordo com o perfil de sensibilidade apresentado pelo patógeno. Vários guias de implementação de Programas de AMS têm sido disponibilizados gratuitamente, como os do CDC, da British Society for Antimicrobial Chemotherapy – BSAC, da Australian Commission on Safety and Quality in Health Care – ACSQHC, e da OMS.

No Brasil, a Anvisa dispôs de uma diretriz para implementação dos Programas de AMS em 2017. Enquanto nos guias internacionais, geralmente, é recomendado que a estrutura do AMS seja independente do SCIH com liderança e orçamentos próprios; no Brasil, as atividades de AMS são coordenadas pelos SCIH. Isso não necessariamente representa um obstáculo à implementação das medidas de AMS, já que é muito importante a integração do AMS com os programas de prevenção e controle de IRAS e com o laboratório de microbiologia clínica. No contexto da RAM, temos ainda a alta frequência de surtos hospitalares causados por clones MDR epidêmicos em diferentes regiões geográficas, principalmente em países como o Brasil, tornando-se outro grande desafio no combate a RAM. A disseminação clonal faz com que a redução do consumo de antimicrobianos não seja suficiente para controlar à RAM, indicando que a aplicação de medidas efetivas pelos SCIH no controle de surtos causados por BGN MDR, aliadas a condições de infraestrutura hospitalar adequadas, é essencial no controle da RAM. A redução da frequência das IRAS diminuirá a prescrição de antimicrobianos e, consequentemente, reduzirá a pressão seletiva causada por antimicrobianos e a chance de surgimento e de disseminação de patógenos resistentes. O laboratório de Microbiologia também exerce papel fundamental que influencia diretamente a prescrição de antimicrobianos. Muitos autores têm utilizado a expressão "*diagnostic stewardship*" para designar as melhores práticas para otimizar o diagnóstico laboratorial das principais infeções. Por exemplo, na comunidade, é estimado que mais de 30% dos pacientes com infecção das vias aéreas superiores recebem inapropriadamente antimicrobianos. Nesse contexto, a implementação de testes rápidos capazes de identificar pacientes com gripe ou outras infecções respiratórias virais tem auxiliado na redução da prescrição desnecessária de antimicrobianos. Métodos moleculares rápidos de identificação de patógenos em pacientes com ICS se mostraram custo-efetivos somente quando associados às práticas do AMS.

A estrutura de um AMS deve ser autônoma, multiprofissional e, preferencialmente, constituída pela alta administração da instituição, infectologistas, farmacêuticos clínicos, microbiologistas, epidemiologistas hospitalares e técnicos de informática. Entretanto, nem sempre é possível se obter essa constituição. O importante é que esse grupo seja constituído por profissionais com *expertise* em antimicrobianos, que sejam proativos e que tenham liderança para desempenhar ações que promovam o uso adequado de antimicrobianos. Entre as atividades dos AMS, estão:

1) Medidas educativas para profissionais de Saúde e população geral.
2) Elaboração de guias terapêuticos locais que auxiliem na decisão de em quais situações clínicas os antimicrobianos devem ser prescritos, quais são os agentes de escolha, a dose, a via e a duração do tempo de tratamento.
3) Auditoria de prescrição de antimicrobianos com intervenção e divulgação dos resultados para prescritores.
4) Monitorar taxas de infecção por *C. difficile*, e demais bactérias resistentes, além do impacto financeiro (medidas de desfecho).
5) Monitorar medidas de processo que viabilizem a melhoria da qualidade dos programas de AMS, por exemplo, a porcentagem de adesão aos guias locais de terapia.
6) Reportar as atividades do AMS a todos os envolvidos na prescrição e uso de antimicrobianos.

Como o uso de antimicrobianos não se restringe ao ambiente hospitalar, os AMS têm expandido a sua atuação para comunidade, incluindo unidades de pronto-atendimento e casas de repouso, bem como na Medicina Veterinária.

Controle da resistência bacteriana aos antimicrobianos sob a perspectiva de Saúde Única

A RAM é um fenômeno natural que coevoluiu com a biossíntese de compostos com atividade antimicrobiana por micro-organismos ambientais. Sendo assim, sempre que um antimicrobiano é administrado, seja na Medicina humana, na Veterinária ou na Agricultura, ele estará obrigatoriamente exercendo uma pressão seletiva sobre a microbiota presente naquele organismo ou ambiente. Além disso, todo antimicrobiano administrado precisa ser excretado de diferentes formas (urina, fezes etc.); caso contrário, o seu acúmulo poderia ser tóxico ao organismo. Entretanto, esses compostos ao serem excretados, ainda permanecem ativos por períodos que podem variar de 5 a 180 dias. Nesse contexto, o uso indiscriminado, e por vezes inadequado, dos antimicrobianos nas últimas oito décadas acelerou de forma irremediável a seleção da RAM no ambiente hospitalar como também no meio ambiente. Por conta disso, a RAM não é mais encarada como um problema restrito ao ambiente hospitalar, uma vez que os antimicrobianos foram utilizados por décadas como fatores de crescimentos em animais de corte e, apesar das proibições dessa prática nos últimos anos, ainda são administrados amplamente como terapia profilática e metafilática nesses animais, além, é claro, de serem utilizados na agricultura para o combate a pragas. Ademais, o uso de biocidas também pode contribuir para o aumento da RAM, já que evidências têm demonstrado que muitos dos genes de resistência a esses compostos estão inseridos nos mesmos contextos genéticos de vários ARGs, favorecendo uma seleção cruzada de resistência a esses compostos. Esse fato, com os efluentes produzidos pela ação antrópica, contribuiu decisivamente para a contaminação de diferentes ecossistemas. Portanto, nos últimos 80 anos, o meio ambiente está sendo impactado por altas concentrações de antimicrobianos por meio da contaminação do solo e de matrizes aquáticas (lençóis freáticos, rios, lagos e oceanos). Esse fenômeno pode ser evidenciado por intermédio de estudos que demonstraram um aumento considerável na frequência de ARG em amostras de solo ao longo de décadas, bem como em amostras de sedimentos oceânicos profundos conforme os pontos de coleta foram se aproximando de um estuário altamente impactado pela ação antrópica. Além das causas já conhecidas da RAM, fatores socioeconômicos também têm sido apontados como associados a ela, principalmente em países em desenvolvimento como o Brasil. Entre esses fatores, destacam-se o saneamento básico precário, falta de água potável, má governança e corrupção que afetariam os gastos públicos em Saúde.

A partir dessa constatação, surgiu o conceito de "Saúde Única" (do inglês *One Health*), dando uma nova perspectiva à RAM, procurando entendê-la de forma mais ampla, unindo a saúde humana, a animal e o meio ambiente. Entretanto, como combater a RAM? Uma vez que impedir a pressão seletiva exercida pelo uso dos antimicrobianos é uma tarefa praticamente impossível, têm sido propostos diversos métodos para tentar mitigar a disseminação de RAM no ambiente hospitalar como também no meio ambiente sob uma perspectiva de Saúde Única. Para tanto, acredita-se que primeiramente para avaliar a disseminação da RAM no meio ambiente e os riscos de transmissão de ARG para o homem, é necessário definir o que realmente constitui a RAM em micro-organismos ambientais por meio da padronização de testes para essa finalidade. Essa premissa se baseia no fato de que utilizar os pontos de corte de interpretação clínicos do que seria resistente para cepas ambientais é totalmente arbitrário e não representa a realidade. Essas informações são essenciais para entender a dinâmica das relações entre os resistomas ambientais, levando-se em consideração os diferentes ecossistemas (água, solo, sedimentos, plantas etc.), e o resistoma clínico. Dessa forma, poderemos prever os riscos de transmissão de ARG e de bactérias resistentes ao homem. Opções de gestão e políticas destinadas a prevenir e controlar a RAM no meio ambiente deve abranger vários aspectos, incluindo a escolha de quais bactérias resistentes e ARG devem ser considerados como contaminantes ambientais de preocupação emergente. Também é importante considerar estratégias de tratamento de efluentes domésticos e hospitalares que sejam capazes de remover antimicrobianos, antissépticos e outras substâncias com atividade antimicrobiana do efluente, além de eliminar bactérias patogênicas e ARG.

Entendemos que a epidemiologia da RAM é complexa, e somente ações coordenadas que levem em consideração todas as interfaces da saúde humana, animal e ambiental, não somente no âmbito local, mas no global, poderão alcançar o almejado sucesso no combate a esse fenômeno.

Perspectivas

Os dados epidemiológicos brasileiros aqui reportados refletem um panorama até o ano de 2020, período pré-pandêmico, sendo, portanto, importante ressaltar que a epidemiologia microbiológica e de RAM em isolados clínicos brasileiros poder mudar em um cenário pós-pandemia da covid-19.

Bibliografia recomendada

Agência Nacional de Vigilância Sanitária (ANVISA). (2021). Boletim Segurança do Paciente e Qualidade em serviços de Saúde nº 22: Avaliação dos indicadores nacionais das Infecções Relacionadas à Assistência à Saúde (IRAS) e Resistência Microbiana do ano de 2019. [2023 Nov. 10]. Disponível em: https://www.gov.br/anvisa/pt-br/centraisdeconteudo/publicacoes/servicosdesaude/publicacoes

Allué-Guardia A, García JI, Torrelles JB. Evolution of drug-resistant Mycobacterium tuberculosis strains and their adaptation to the human lung environment. Front Microbiol. 2021;12:612675. doi: 10.3389/fmicb.2021.612675. PMID: 33613483.

Barlam TF, Cosgrove SE, Abbo LM, MacDougall C, Schuetz AN, Septimus EJ, et al. Implementing an antibiotic stewardship program: guidelines by the infectious diseases Society of America and the Society for Healthcare Epidemiology of America. Clin Infect Dis. 2016;62(10):e51-77. doi: 10.1093/cid/ciw118

Brasiliense D, Cayô R, Streling AP, Nodari CS, Barata RR, Lemos PS, et al. Diversity of metallo-β-lactamase-encoding genes found in distinct species of Acinetobacter isolated from the Brazilian Amazon Region. Mem Inst Oswaldo Cruz. 2019;114:e190020. doi: 10.1590/0074-02760190020.

Cayô R, Streling AP, Nodari CS, Matos AP, de Paula Luz A, Dijkshoorn L, et al. Occurrence of IMP-1 in non-baumannii Acinetobacter clinical isolates from Brazil. J Med Microbiol. 2018;67(5):628-30. doi: 10.1099/jmm.0.000732.

Centers for Disease Control and Prevention (CDC). Core Elements of Hospital Antibiotic Stewardship Programs, 2019. Atlanta, GA: US Department of Health and Human Services, CDC. Available at https://www.cdc.gov/antibiotic-use/core-elements/hospital.html.

Collignon P, Beggs JJ, Walsh TR, Gandra S, Laxminarayan R. Anthropological and socioeconomic factors contributing to global antimicrobial resistance: a univariate and multivariable analysis.

Lancet Planet Health. 2018;2(9):e398-e405. doi: 10.1016/S2542-5196(18)30186-4.

Dookie N, Rambaran S, Padayatchi N, Mahomed S, Naidoo K. Evolution of drug resistance in Mycobacterium tuberculosis: a review on the molecular determinants of resistance and implications for personalized care. J Antimicrob Chemother. 2018;73(5):1138-51. doi: 10.1093/jac/dkx506.

García-Betancur JC, Appel TM, Esparza G, Gales AC, Levy-Hara G, Cornistein W, et al. Update on the epidemiology of carbapenemases in Latin America and the Caribbean. Expert Review of Anti-infective Therapy. 2021;19(2):197-213. doi: 10.1080/14787210.2020.1813023

Karaiskos I, Lagou S, Pontikis K, Rapti V, Poulakou G. The "old" and the "new" antibiotics for MDR Gram-Negative pathogens: for whom, when, and how. Front Public Health. 2019;7:151. doi: 10.3389/fpubh.2019.00151.

Lakhundi S, Zhang K. Methicillin-resistant Staphylococcus aureus: molecular characterization, evolution, and epidemiology. Clinical Microbiology Reviews. 2018;31(4):e00020-18. doi: 10.1128/CMR.00020-18.

McInnes RS, McCallum GE, Lamberte LE, van Schaik W. Horizontal transfer of antibiotic resistance genes in the human gut microbiome. Curr Opin Microbiol. 2020;53:35-43. doi: 10.1016/j.mib.2020.02.002.

Mendes Oliveira VR, Paiva MC, Lima WG. Plasmid-mediated colistin resistance in Latin America and Caribbean: a systematic review. Travel Medicine and Infectious Disease. 201;931:101459. doi: 10.1016/j.tmaid.2019.07.015.

Nordmann P, Shields RK, Doi Y, Takemura M, Echols R, Matsunaga Y, et al. Mechanisms of Reduced susceptibility to cefiderocol among isolates from the CREDIBLE-CR and APEKS-NP clinical trials. Microbial drug resistance (Larchmont, N.Y.). 2022;28(4):398-407. doi: 10.1089/mdr.2021.0180.

Organização Mundial da Saúde (OMS). Antimicrobial stewardship interventions: a practical guide. Copenhagen: WHO Regional Office for Europe, 2021. [2023 Nov. 10]. Disponível em: https://apps.who.int/iris/bitstream/handle/10665/340709/9789289054980-eng.pdf.

Robertson J, Vlahović-Palčevski V, Iwamoto K, Högberg LD, Godman B, Monnet DL, et al. Variations in the consumption of antimicrobial medicines in the European Region, 2014-2018: findings and implications from ESAC-Net and WHO Europe. Front Pharmacol. 2021;12:639207. doi: 10.3389/fphar.2021.639207. Erratum in: Front Pharmacol. 2021;12:765748.

Rocha FR, Pinto VP, Barbosa FC. The Spread of CTX-M-Type extended-spectrum β-lactamases in Brazil: a systematic review. Microbial Drug Resistance (Larchmont, N.Y.). 2016;22(4):301-11. doi: 10.1089/mdr.2015.0180.

Rodrigues-Costa F, Cayô R, Matos AP, Girardello R, Martins WMBS, Carrara-Marroni FE, et al. Temporal evolution of Acinetobacter baumannii ST107 clone: conversion of $bla_{OXA-143}$ into $bla_{OXA-231}$ coupled with mobilization of ISAba1 upstream occAB1. Res Microbiol. 2019;170(1):53-9. doi: 10.1016/j.resmic.2018.07.001.

Streling AP, Cayô R, Nodari CS, Almeida LGP, Santos FF, Hanson B, et al. Genomic analysis of carbapenem-resistant Pseudomonas aeruginosa ST143 clone showing susceptibility to broad-spectrum cephalosporins. J Glob Antimicrob Resist. 2021;26:177-9. doi: 10.1016/j.jgar.2021.05.019.

Wink PL, Martins AS, Volpato F, Zavascki AP, Barth AL. Increased frequency of bla_{NDM} in a tertiary care hospital in southern Brazil. Brazilian Journal of Microbiology. 2021;52(1):299-301. doi: 10.1007/s42770-020-00412-z.

Características dos Principais Grupos de Antibacterianos
Espectro de Ação e Indicações

10

Marcelo Jenné Mimica
Lycia Mara Jenné Mimica
Igor Mimica

Atualmente, mais de 5 mil antibióticos são conhecidos; destes, aproximadamente mil foram estudados, e apenas uma centena deles é utilizada na prática terapêutica.

A maioria é produzida por fungos ou bactérias, vários destes são quimicamente modificados (semissintéticos) e outros totalmente sintéticos.

Betalactâmicos (β-lactâmicos)

São em geral bactericidas, inibindo a síntese da parede celular bacteriana. A esse grupo pertencem os seguintes antimicrobianos:

1) Penicilinas e seus derivados
2) Cefalosporinas
3) Carbapenêmicos
4) Monobactâmicos
5) Inibidores de betalactamases (β-lactamases)

Penicilinas

A penicilina G ou benzilpenicilina foi o primeiro antibiótico a ser descoberto (Fleming,1929) e continua sendo um dos melhores antibacterianos disponíveis se considerarmos sua alta atividade em bactérias sensíveis e sua baixa toxicidade para o ser humano.

Tem ação bactericida inibindo a síntese de parede celular das bactérias em multiplicação. Assim, com a elevada pressão osmótica intracelular que ocorre normalmente no interior da célula bacteriana e a falta da barreira normal (parede celular), há entrada de água na célula bacteriana, ocorrendo a morte da bactéria por lise osmótica.

A penicilina G é ativa contra cocos e bacilos Gram-positivos, cocos Gram-negativos e espiroquetas, mas não apresenta atividade satisfatória contra os bacilos Gram-negativos. EsSa falta de atividade é explicada pela incapacidade da benzilpenicilina atravessar a membrana externa dessas bactérias.

As concentrações inibitórias mínimas de penicilina G diante das bactérias sensíveis são muito baixas (0,003 a 0,03 U/mL).

Em razão de sua atividade, sua baixa toxicidade e seu baixo custo, a penicilina G é a droga de escolha para o tratamento das infecções causadas pelos seguintes agentes:

- *Streptococcus pyogenes;*
- *Streptococcus agalactiae;*
- *Streptococcus bovis;*
- *Streptococcus pneumoniae* (embora a resistência do pneumococo à penicilina venha sendo descrita cada vez com maior frequência);
- *Streptococcus* grupo viridans;
- *Neisseria meningitidis;*
- *Neisseria gonorrhoeae;*
- *Corynebacterium* spp.;
- *Listeria* spp.;
- *Treponema, Borrelia, Leptospira;*
- Anaeróbios: *Peptostreptococcus* spp., *Veillonela* spp., *Actinomyces* spp., *Clostridium* spp.

A penicilina G, porém, apresenta alguns inconvenientes considerando sua farmacocinética, sua estabilidade e seu espectro de ação.

Como a vida média desse antibiótico é muito curta, são empregados dois derivados de absorção e eliminação lentas: a penicilina procaína; e a penicilina benzatina, que podem ser administradas a cada 12 horas e a cada 15 a 21 dias respectivamente, por via intramuscular (IM).

A fenoximetilpenicilina é outro derivado da penicilina resistente à inativação ácida do estômago e, por esse motivo, pode ser administrada pela via oral (VO).

Derivados da penicilina

Penicilinas de amplo espectro: ampicilina, amoxacilina

Essas drogas se caracterizam por apresentar estabilidade em meio ácido e ter efeito sobre cocos e bacilos Gram-positivos e negativos. No entanto, podem ser inativadas pela ação de enzimas, as β-lactamases (estafilocócica e das bactérias Gram-negativas), razão pela qual grande parte dos patógenos atualmente apresenta resistência a esses antimicrobianos. Além da ação contra as bactérias sensíveis à penicilina, são ainda ativas contra enterococos, *Listeria* spp. e *Haemophilus influenzae* não produtor de β-lactamase. A amoxicilina está disponível em apresentação oral; e a ampicilina, parenteral e oral.

Penicilinas de espectro reduzido, resistentes a β-lactamases (penicilinases)

Oxacilina, cloxacilina, dicloxacilina: também denominadas "isoxazolilpenicilinas", são resistentes à ação das β-lactamases estafilocócicas, embora não tenham ação contra os bacilos Gram-negativos. Seu espectro de ação é em *Staphylococcus aureus* sensíveis. Atualmente só a oxacilina se encontra disponível no mercado para uso no ser humano com apresentação parenteral.

Um preparado de cloxacilina benzatina está disponível no mercado para o tratamento intramamário da mastite seca no gado bovino sob os nomes comercias Orbenin® e Intrasec®.

Penicilinas antipseudomonas

Carbenicilina, ticarcilina, piperacilina, azlocilina e mezlocilina. As duas primeiras são denominadas "carboxipenicilinas" e são especialmente ativas sobre *Pseudomonas aeuruginosa* e *Proteus* indol-positivos. Não são drogas de 1ª escolha em relação às demais bactérias porque existem outras drogas mais ativas e de menor custo.

Azlocilina, mezlocilina e piperacilina são ureidopenicilinas que apresentam boa atividade antipseudomonas e em outras bactérias Gram-negativas, especialmente *Klebsiella* spp., *Enterobacter* spp. e *Proteus* indol-positivos.

▪ Cefalosporinas

De acordo com a época em que foram introduzidas na terapêutica e principalmente por suas propriedades, as cefalosporinas são divididas em quatro grupos:

1) Cefalosporinas de 1ª geração: ativas contra bactérias Gram-positivas e algumas Gram-negativas. Não apresentam ação contra enterococos, *Pseudomonas*, *Listeria*, clamídeas e estafilococos resistentes à oxacilina. Suas principais indicações clínicas são o tratamento de infecções estafilocócicas sensíveis à oxacilina, infecções respiratórias provocadas por *Haemophilus influenzae*, pneumococo sensível à penicilina e outros *Streptococcus (pyogenes*, *agalactiae e* grupo viridans*)* e ainda prevenção de infecções cirúrgicas. Fazem parte desse grupo: cefalotina; cefazolina (parenterais); cefalexina; cefadroxil (orais); cefradina (parenteral e oral).
2) Cefalosporinas de 2ª geração: mais resistentes à ação das β-lactamases produzidas pelas bactérias Gram-negativas. Compõem esse grupo: cefoxitina; cefamandol (patenterais); cefaclor (oral); e cefuroxima (parenteral/oral).

   Cefoxitina é a cefalosporina (no caso, cefamicina) de melhor atividade sobre bactérias anaeróbias estritas. Apresenta, também, boa atividade em algumas espécies de enterobactérias. Não é indicada em infecções causadas por estafilococos. Cefuroxima e cefamandol têm boa atividade em *Haemophilus influenzae, Moraxella catarrhalis, Streptococcus pneumoniae* e *Neisseria gonorrhoeae.*
3) Cefalosporinas de 3ª geração: ceftriaxona, cefotaxima, cefoperazona, ceftazidima (parenterais), cefpodoxima e cefixima (orais) são ainda mais resistentes à inativação pelas β-lactamases das bactérias Gram-negativas. Apresentam boa atividade contra esses agentes, principalmente contra enterobactérias e *Haemophilus influenzae.* Cefoperazona e especialmente ceftazidima são também muito ativas em *Pseudomonas aeuruginosa.* Por essa razão, as cefalosporinas de 3ª geração são indicadas no tratamento das infecções provocadas por bactérias Gram-negativas resistentes a outros antimicrobianos, como nas infecções intra-hospitalares. Pela sua capacidade de penetrar através da barreira hemoliquórica, esses antimicrobianos são utilizados no tratamento das meningites causadas por enterobactérias, pneumococo parcialmente resistente à penicilina e *Haemophilus influenzae.* Assim como as outras cefalosporinas, as de 3ª geração não têm atividade sobre enterococos, listerias e clamídeas. São menos ativas que as de 1ª geração sobre estafilococos e menos ativas que as de 2ª geração sobre anaeróbios.
4) Cefalosporinas de 4ª geração: cefepima e cefpiroma (parenterais). Apresentam o mesmo espectro de ação das anteriores, acumulando o espectro da ceftazidima para Gram-negativos o do ceftriaxone para estreptococos e o das cefalosporinas de 1ª geração para estafilococos.
5) Novas cefalosporinas ("5ª geração"): com espectro contra Gram-negativos similar ao do cefepime e da ceftazidima, a ceftarolina e o ceftobiprole são as únicas cefalosporinas com ação contra *Staphylococcus aureus* resistentes à oxacilina. A cefarolina fosamila é ativa contra *Staphylococcus aureus* sensíveis e resistentes à oxacilina, *Streptococcus* e bactérias Gram-negativas como *Escherichia coli, Klebsiella pneumoniae, Haemophilus influenzae* Essa droga apresenta alta afinidade pela PBP2a.

   O ceftobiprole é uma cefalosporina hidrossolúvel, podendo ser também administarad por via endovenossa. Seu mecanismo de ação também se dá pela inibição da proteína ligadora de penicilina (PBP), destacando-se a PBPP2a, responsácel pela resistência do *S. aureus* à oxacilina.

É importante citar também algumas novas associações de cefalosporinas com inibidores de betalactamase, como o ceftolozane-tazobactam e a ceftazidima-avibactam. Essa última associação é ativa também contra cepas produtoras de alguns tipos de serinocarbapenemases, como as *Klebsiella pneumoniae carbapenemase* (KPC), mas não contra metalobetalactamases como a New Delhi metalobetalactamase (NDM) para as quais tem sido utilizada a associação com o aztreonam (tem sido estudada, inclusive, a associação aztreonam-avibactam).

Outra nova cefalosporina digna de nota é o cefiderocol. Assim como os outros betalactâmicos, seu mecanismo de ação é a inibição da síntese de peptideoglicano da parede celular bacteriana. Além disso, o cefiderocol tem uma fração catecol que funciona como um sideróforo, formando um complexo com o ferro. Isso facilita a entrada da droga no espaço periplásmico, utilizando sistema de transporte de ferro das bactérias. Seu espectro de ação é amplo, incluindo cepas produtoras de diversas carbapenemases (KPC, NDM, VIM, IMP, entre outras).

Carbapenêmicos

Nesses antimicrobianos, a cadeia cíclica ligada ao anel β-lactâmico tem o átomo de enxofre substituído por carbono, constituindo o anel carbapenem e, como cadeia lateral, um grupo hidroxietil. Essas estruturas dão a esses antibacterianos um amplo espectro de ação e uma grande estabilidade diante das β-lactamases.

Existem quatro antimicrobianos desse grupo disponíveis: imipinem; meropenem; ertapenem; e doripenem. Essas drogas têm atividade contra a maioria dos cocos Gram-positivos e negativos e em bacilos Gram-positivos e negativos, aeróbios e anaeróbios. Alguns bacilos Gram-negativos não fermentadores da glicose, micobactérias, estafilococos resistentes à oxacilina, clamídeas e micoplasmas são resistentes aos carbapenêmicos. As legionelas podem se apresentar sensíveis *in vitro*, porém não devem ser tratadas com esses antibióticos pela sua baixa concentração intracelular. O ertapenem não apresenta boa atividade contra *Pseudomonas aeruginosa* e *Acinetobacter* spp.

O imipenem sofre hidrólise pela enzima renal desidropeptidase l, produzida no túbulo renal. Essa ação enzimática inativa o antimicrobiano. Por esse motivo, o imipenem é associado à cilastatina sódica, que tem ação inibitória na desidropeptidase renal.

Monobactâmicos

São antimicrobianos que têm somente o anel β-lactâmico associado a extensas cadeias laterais.

O único monobactâmico utilizado na prática clínica, atualmente, é o aztreonam.

É um antimicrobiano de boa atividade sobre bactérias Gram-negativas aeróbias (enterobactérias, neisserias e *Pseudomonas aeruginosa*) e nenhuma atividade sobre Gram-positivos, anaeróbios, legionelas e *Acinetobacter baumanii.* Essa falta de atividade decorre de sua baixa capacidade de ligação às proteínas fixadoras de penicilinas (PBP) da parede celular bacteriana. É altamente resistente à inativação pelas β-lactamases bacterianas.

Inibidores de β-lactamases

Existem várias substâncias capazes de inibir essas enzimas bacterianas. Um grupo é capaz de destruir as enzimas ao mesmo tempo em que é destruído pela ação destas. Por isso, esses inibidores são denominados "suicidas". Essas substâncias, com exceção talvez do sulbactam, não têm atividade antimicrobiana e, para serem úteis do ponto de vista terapêutico, devem ser associadas a antimicrobianos β-lactâmicos. Dessa forma, bactérias resistentes ao antimicrobiano passam a ser sensíveis, pela presença do inibidor.

Os inibidores utilizados em terapêutica são o ácido clavulânico, o tazobactam e o sulbactam sódico. São utilizados em associação com amoxicilina (amoxicilina + ácido clavulânico), ticarcilina (ticarcilina + ácido clavulânico), piperacilina (piperacilina + tazobactam) e ampicilina (ampicilina + sulbactam).

Aminoglicosídeos

Esses antimicrobianos são constituídos por uma unidade de aminociclitol ligada, por pontes osídicas, a duas ou três unidades de aminoaçúcares. Por esse motivo, a denominação mais correta deste grupo de antibacterianos é "aminociclitóis aminoglicosídeos".

Os principais aminoglicosídeos são: estreptomicina; kanamicina; gentamicina; neomicina; tobramicina; amicacina; e netilmicina.

São drogas bactericidas que alteram a função dos ribossomos bacterianos. São ativas contra bactérias Gram-negativas aeróbias e contra alguns estafilococos. Gentamicina, amicacina, tobramicina e netilmicina são ativas também contra *Pseudomonas aeuruginosa* e *Acinetobacter baumanii. Burkholderia cepacia* é resistente a essas drogas. Em hospitais, é frequente a resistência adquirida das enterobactérias e de outros bacilos Gram-negativos a diferentes aminoglicosídeos. Nesse sentido, amicacina e netilmicina são os que apresentam atividade sobre maior número dessas cepas.

Estreptomicina é o aminoglicosídeo com melhor atividade sobre *Mycobacterium tuberculosis*. Por isso, a diidroestreptomicina tem como indicação principal o tratamento da tuberculose (a estreptomicina foi abandonada por ser muito tóxica).

Essas drogas são inativas em bactérias anaeróbias estritas porque não são transportadas através da membrana citoplasmática para o interior da bactéria.

Também não são efetivas isoladamente contra os estreptococos e enterococos, porém apresentam sinergismo de ação com penicilinas no tratamento de infecções provocadas por *Streptococcus* do grupo *viridans* e contra o enterococo. Essa associação é o tratamento de 1ª escolha nas endocardites estreptocócicas subagudas. Esse sinergismo resulta do fato de as penicilinas bloquearem a síntese da camada de peptideoglicano nas bactérias, facilitando a entrada dos aminoglicosídeos ao interior da bactéria.

A neomicina é altamente tóxica quando administrada por via parenteral e, por esse motivo, somente é utilizada de forma tópica e por VO no tratamento do coma hepático, pela redução da microbiota intestinal e ainda como preparo de cólon, pelo mesmo mecanismo, no pré-operatório de pacientes submetidos à cirurgia do intestino grosso.

Glicopeptídeos

Esse grupo é composto de dois antibacterianos de importância na terapêutica: vancomicina e teicoplanina, que apresentam ação bactericida, inibindo a síntese da parede celular bacteriana nos cocos Gram-positivos, com exceção do enterococo, quando têm ação bacteriostática se utilizadas isoladamente, e bactericida se associadas a aminoglicosídeos.

A vancomicina é ativa em bactérias Gram-positivas, e sua maior indicação é para o tratamento das infecções provocadas por *Staphylococcus aureus* e *Staphylococcus epidermidis* resistentes a oxacilina. Apresenta ainda sinergismo com gentamicina no tratamento de infecções por *Enterococcus faecalis*.

Administrada por VO, é eficaz no tratamento da enterocolite pseudomembranosa provocada pelo *Clostridium difficile* e que aparece como complicação oportunista do uso de antibacterianos de largo espectro.

A resistência adquirida à vancomicina era um fato raro, mas tem sido descrita em enterococos; ocorre por mutação e pode ser transferida ao *Staphylococcus aureus*.

Teicoplanina tem espectro de ação semelhante ao da vancomicina. Apresenta como vantagens: vida-média mais longa, o que permite sua utilização em dose única diária, e uma menor toxicidade renal quando comparada à vancomicina.

■ Tetraciclinas

As tetraciclinas são antibacterianas de amplo espectro, geralmente bacteriostáticos, embora a resistência adquirida a esse grupo de antimicrobianos entre bactérias Gram-positivas e Gram-negativas seja um fato muito frequente hoje. A principal característica dessas drogas é a capacidade de se difundir no interior das células do hospedeiro, o que permite sua utilização no tratamento de patógenos intracelulares. Assim, as principais indicações desses antibacterianos são o tratamento de infecções provocadas por clamídeas, riquétsias, micoplasmas, brucelas, borrelias e *Calymmato bacterium*.

■ Cloranfenicol

Antibacteriano de largo espectro de ação predominantemente bacteriostática, para o qual existem elevadas taxas de cepas resistentes tanto de bactérias Gram-positivas como de Gram-negativas. Porém, é muito ativo em bactérias anaeróbias estritas, sendo uma das principais drogas utilizadas no tratamento das infecções causadas por esses micro-organismos. Também continua sendo a droga de 1ª escolha no tratamento da febre tifoide em virtude de raras ocorrências de *Salmonella typhi* resistentes ao cloranfenicol. Outra indicação dessa droga é a meningite provocada por *Haemophilus influenzae* produtor de β-lactamases. Diante dessa bactéria, assim como do pneumococo, o cloranfenicol age de forma bactericida.

■ Macrolídeos

O antibacteriano desse grupo mais frequentemente utilizado é a eritromicina. Essa droga age principalmente sobre bactérias Gram-positivas e cocos Gram-negativos, espiroquetas e alguns bacilos Gram-negativos. É considerada a droga de escolha para o tratamento das infecções causadas por *Mycoplasma pneumoniae, Legionella pneumophila, Bordetella pertussis, Bartonella* spp. e *Campylobacter jejuni*. Além dessas indicações, é utilizada ainda no tratamento da faringite aguda estreptocócica (quando o paciente é alérgico à penicilina), nas infecções produzidas por pneumococo, *Staphylococcus aureus* sensível à oxacilina, *Corynebacterium diphteriae* e *Bacillus anthracis*.

Novos macrolídeos como a midecamicina, miocamicina, roxitromicina, claritromicina e azitromicina apresentam atividade antibacteriana semelhante à da eritromicina, porém apresentam algumas propriedades farmacocinéticas diferentes, como maior vida-média e maior concentração nos tecidos, permitindo administração em dose única diária.

■ Lincosaminas

São dois os antimicrobianos importantes nesse grupo: lincomicina; e clindamicina. O espectro e o mecanismo de ação são semelhantes aos dos macrolídeos, com os quais podem ter resistência cruzada.

A clindamicina é bactericida, ativa contra estafilococos e estreptococos, mas não contra o enterococo, que é naturalmente resistente. É particularmente ativa contra as bactérias anaeróbias estritas, sendo uma das drogas de escolha para o tratamento das infecções causadas por esses agentes. Os bacilos Gram-negativos aeróbios são naturalmente resistentes.

A lincomicina tem um espectro de ação semelhante, embora seja menos ativa que a clindamicina, especialmente diante dos anaeróbios estritos.

■ Quinolonas

Desde a descoberta do ácido nalidíxico (ácido 1-etil-7-metil-1,8-naftiridina-4-ona-3-carboxílico), numerosos outros antibacterianos com estrutura química similar foram sintetizados. O ácido nalidíxico tem atividade sobre bactérias Gram-negativas, especialmente da família *Enterobacteriaceae*, mas não apresenta atividade sobre *Pseudomonas aeruginosa*. Essa droga se concentra exclusivamente na urina e no parênquima renal, sendo, por esse motivo, indicada somente no tratamento das infecções do trato urinário.

Outros medicamentos sintetizados posteriormente e de estrutura e atividade semelhante foram: ácido oxolínico; ácido piromídico; cinoxacina; e ácido pipemídico. Todas essas drogas apresentam atividade e indicação similares às do ácido nalidíxico.

Alguns autores classificam as quinolonas de acordo com sua ampliação de espectro, em 1ª, 2ª, 3ª, e 4ª gerações.

As inicialmente descritas (ácido nalidíxico, cinoxacina, ácido oxolínico) são de 1ª geração. As de 2ª são as fluoroquinolonas ou quinolonas fluoradas: norfloxacina; ciprofloxacina; lomefloxacina; ofloxacina. Em 1997, foram sintetizadas as "fluoroquinolonas de espectro ampliado": levofloxacina (3ª geração), trovafloxacina (retirada do mercado logo depois em decorrência de seus efeitos tóxicos), moxifloxacina e gatifloxacina (4ª geração).

A gatifloxacina foi retirada temporariamente do mercado em razão de sua capacidade de alterar o metabolismo da glicose, podendo provocar graves transtornos de hipo ou hiperglicemia

O fabricante conseguiu novo registro do produto colocando na bula do produto as advertências quanto à possível alteração no metabolismo da glicose.

As fluoroquinolonas são potentes agentes sintéticos ativos *in vitro* contra uma grande variedade de espécies bacterianas. Essas drogas têm como mecanismo de ação a inibição da síntese do DNA bacteriano.

A resistência é exclusivamente do tipo cromossômico, não tendo sido descrita resistência plasmideal. Esse fato torna essas drogas particularmente atraentes para uso hospitalar, já que, nos hospitais, a resistência transferida por plasmídios é especialmente frequente.

O espectro de atividade das fluoroquinolonas inclui a maioria dos agentes de infecção urinária, patógenos gastrointestinais, *Neisseria gonorrhoeae* e outras bactérias mais difíceis de serem erradicadas, como os bacilos Gram-negativos multirresistentes a β-lactâmicos e aminoglicosídeos e os estafilococos resistentes à oxacilina.

■ Outros antibacterianos

Sulfonamidas, trimetoprim e cotrimoxazol

As sulfonamidas são drogas de largo espectro de ação. Entretanto, seu uso clínico é bastante limitado atualmente por causa da disponibilidade de antimicrobianos mais eficazes. As sulfonamidas continuam indicadas no tratamento das infecções por *Nocardia asteroides*.

Embora apresente atividade antibacteriana própria, o trimetoprim é sempre usado em associação com sulfas ou outros antimicrobianos como a rifampicina com os quais existe sinergismo. A associação mais utilizada é com o sulfametoxazol (cotrimoxazol). O sinergismo se explica porque os dois antimicrobianos atuam em pontos diferentes da via de síntese do ácido tetraidrofólico.

O cotrimoxazol tem amplo espectro de ação, embora mais da metade das cepas de bacilos Gram-negativos apresente resistência adquirida a esse quimioterápico. A indicação mais importante desse antimicrobiano é no tratamento e na prevenção da pneumonia causada por *Pneumocystis carinii* em pacientes imunocomprometidos. Também é utilizado no tratamento das infecções do trato urinário.

Metronidazol

Esse quimioterápico tem alta atividade contra bactérias anaeróbias estritas, sendo uma das drogas de escolha para o tratamento das infecções causadas por esses agentes. A droga é também efetiva contra *Gardnerella vaginalis*, *Campylobacter fetus* e *Helicobacter pylori*.

Nitrofurantoína

É um derivado nitrofurânico, especialmente ativo contra bactérias Gram-positivas e Gram-negativas. Como a droga quando administrada por via oral se concentra na urina, esse quimioterápico é particularmente indicado no tratamento das infecções do trato urinário.

Oxazolidinonas

Nesse grupo, estão a linezolida e a tedizolida. Agem interferindo na síntese proteica bacteriana, ligando-se ao ribossomo. Tem ação em cocos Gram-positivos e sua indicação principal é o tratamento de infecções produzidas por Gram-positivos, incluindo enterococo resistente à vancomicina (VRE) e *Staphylococcus* spp. resistentes à oxacilina e à vancomicina.

Ambas as drogas são usadas por via endovenosa com injecçao lenta a cada 8 horas. Também são ativas contra anaeróbios como *Fusobacterium, Prevotella Porphyromonas Bacteroides e* peptoestreptococos.

Lipoglicopeptídeos

Dalbavancina, oritavancina e a telavancina têm duplo mecanismo de ação, inibição da síntese da parede celular e mudança na permeabilidade da membrana celular bacteriana. Têm boa atividade contra os estafilococos e enterococos, inclusive as cepas resistentes à vancomicina. As bactérias Gram-negativas são intrinsecamente resistentes.

Estreptograminas

Quinupristina-dalfopristina é o primeiro agente desse grupo, uma associação de dois antibióticos que agem sinergicamente interferindo na síntese proteica bacteriana. Apresenta atividade somente em bactérias Gram-positivas, com ação bactericida contra estafilococos e estreptococos, e bacteriostática contra *Enterococcus faecium*. Não tem ação contra *Streptococcus faecalis*.

Lipopeptídeos

A daptomicina é um antibiótico natural descoberto em 2003, bactericida, com espectro de atividade em patógenos Gram-positivos, incluindo os resistentes à oxacilina e à vancomicina. Age alterando a permeabilidade da membrana plasmática.

Glicilciclinas

A tigeciclina é um derivado da minociclina (tetraciclina), com ação bacteriostática por meio da inibição da síntese proteica bacteriana. Não é afetada pelos conhecidos mecanismos de resistência às tetraciclinas e age em bactérias resistentes aos β-lactâmicos e às fluoroquinolonas. Com essa característica, atinge amplo espectro de atividade contra enterococos resistentes à vancomicina, *Staphylococcus aureus* resistentes à oxacilina e várias espécies de bacilos Gram-negativos aeróbios e anaeróbios multirresistentes. Porém, sua atividade contra *Pseudomonas aeruginosa* e *Proteus* spp. é limitada.

Além de conhecer os antibióticos disponíveis, alguns princípios devem ser observados na introdução de terapia antimicrobiana:

1) Conhecer os micro-organismos mais frequentes em determinados tipos de infecção.
2) Realizar exame para pesquisa direta (por coloração de Gram) quando há urgência na decisão terapêutica.
3) Aguardar resultado da cultura e do teste de sensibilidade, quando possível, para indicação da droga mais eficaz contra o agente da infecção.

4) Quando urgente, a introdução do antibiótico deve ser feita após coleta do material infectado, para posterior conferência da sensibilidade da bactéria ao antimicrobiano administrado.
5) De preferência, administrar drogas bactericidas, principalmente se o paciente tiver alteração de imunidade.
6) Avaliar a toxicidade do antimicrobiano e, em casos de insuficiência renal, adequar a dosagem.
7) Avaliar os custos da antibioticoterapia.
8) Verificar criteriosamente dose, via de administração, intervalo e duração da terapêutica antimicrobiana.
9) A indicação de associação de antibióticos deve ser cuidadosa para evitar diminuição ou até inativação de algumas drogas; é indicada em infecções mistas, infecções de etiologia desconhecida e sinergismo contra alguns agentes (p. ex., penicilina + aminoglicosídeo em infecções por enterococo).
10) Quando há falta de resposta terapêutica no tratamento das infecções com antimicrobianos, alguns fatores devem ser avaliados:
    - Resistência do micro-organismo ao antibiótico; verificar a sensibilidade da bactéria isolada à droga utilizada, no antibiograma.
    - Dosagem inadequada.
    - Processos fechados, que não permitem a penetração adequada do antibiótico, requerendo drenagem (p. ex., abscessos).
    - Processos obstrutivos, mantendo ou facilitando a multiplicação bacteriana (p. ex., cálculos renais).
    - Presença de cateteres vasculares ou urinários, ou outros corpos estranhos.

Bibliografia recomendada

Bryskier A. Antimicrobial agents: antibacterials and antifungals. Washington, DC: ASM Press , 2005.

Cherry J, Demmler-Harrison GJ, Kaplan SL, Steinbach WJ, Hotez P. Feigin and Cherry's textbook of pediatric infectious diseases. 7 ed. , Philadelphia: Saunders, 2013.

Lentino JR, Narita M, Yu VL. New antimicrobial agents as therapy for resistant gram-positive cocci.Eur J ClinMicrobiol Infect Dis 2008;27:3-15.

Lorian V. Antibiotics in laboratory medicine. 5 ed. Baltimore: Williams & Wilkins Co., 2005.

Mandell GL, Bennett JE, Dolin R. Mandell, Douglas, and Bennett's principles and practice of infectious diseases. 7 ed. , Philadelphia: Churchill Livingstone, 2009.

Mimica MJ, et al. Detection of methicillin resistance in Staphylococcus aureus isolated from pediatric patients: is the cefoxitin disk diffusion test accurate enough? Braz J Infect Dis, v. 11, p. 415-7, 2007.

Principe L, et al. Microbiological, Clinical, and PK/PD. Features of the new anti-Gram-Negative antibiotics: β-lactam/β-lactamase inhibitors in combination and cefiderocol-an all-inclusive guide for clinicians. Pharmaceuticals (Basel). 2022 Apr 12;15(4):463. doi: 10.3390/ph15040463.

Shah PM. Parenteral carbapenems. Clin Microbiol Infect 2008;14(suppl. 1):175-80.

van Hal SJ, Paterson DL. New Gram-positive antibiotics: better than vancomycin? Curr Opin Infect Dis. 2011;24(6):51520.

Versalovic J, Carrol KC, Funke G, Jorgensen JH, Landry ML, Warnock DW. Manual of Clinical Microbiology. 10 ed. Washington, DC: ASM Press, 2011.

Métodos para Detecção do Perfil de Sensibilidade das Bactérias aos Antibióticos

11

Marinês Dalla Valle Martino
Maira Marranghello Maluf
Paula Célia Mariko Koga

Introdução

A determinação do perfil de sensibilidade das bactérias aos antimicrobianos é uma ferramenta extremamente importante tanto do ponto de vista clínico como epidemiológico. O sucesso no tratamento de uma infecção depende de vários fatores associados ao hospedeiro, à bactéria isolada e ao antimicrobiano utilizado, de acordo com o seguinte:

- *hospedeiro:* perfil imunológico e o sítio de infecção associada ao quadro clínico;
- *antimicrobiano:* farmacocinética (absorção, distribuição, biotransformação e excreção da droga) e farmacodinâmica (relação da concentração do fármaco com a sua atividade antimicrobiana);
- *bactéria:* perfil de sensibilidade e possibilidade de adquirir e expressar fatores de resistência durante o tratamento.

Dessa forma, a determinação do perfil de sensibilidade é um fator de vital importância para o sucesso terapêutico, uma vez que auxilia a equipe que presta assistência ao paciente no adequado direcionamento da terapia antimicrobiana. Além disso, permite detectar os principais mecanismos de resistência associados a surtos hospitalares.

A indicação dos testes é fundamentalmente dirigida para aquelas bactérias que têm comportamento incerto diante de uma terapêutica empírica pela possibilidade de aquisição e/ou expressão de algum mecanismo de resistência.

Um ponto fundamental para estabelecer o perfil de sensibilidade de uma bactéria é determinar o valor da concentração inibitória mínima da bactéria (CIM) em relação ao antimicrobiano, ou seja, a menor concentração do antimicrobiano que é capaz de inibir a sua multiplicação e estabelecer os pontos de corte (*breakpoints*) para interpretação dos testes de sensibilidade.

Essa determinação pode ser realizada mediante testes de sensibilidade e existem vários métodos para essa tarefa.

Para que os resultados obtidos possam ter acurácia, é necessário que vários aspectos técnicos sejam seguidos.

Existem vários comitês que trabalham na padronização dos testes de sensibilidade como o Clinical Laboratory Standards Institute (CLSI), o European Committee on Antimicrobial Susceptibility Testing (EUCAST) e mais recentemente o Brazilian Committee on Antimicrobial Susceptibility Testing (BrCAST).

Conforme a Portaria n. 64, de dezembro de 2018, o Ministério da Saúde do Brasil determina a utilização das normas de interpretação para os testes de sensibilidade aos antimicrobianos pelos laboratórios públicos e privados do País com base nos documentos da versão brasileira do European Committee on Antimicrobial Susceptibility Testing (EUCAST/versão BrCAST).

No documento, para cada método, são preconizados aspectos que dizem respeito ao inóculo, ao meio de cultura, à temperatura, ao tempo e à atmosfera de incubação, bem como às cepas-padrão utilizadas no controle de qualidade do teste. Em cada combinação micro-organismo e droga ,são também estabelecidos os critérios interpretativos de acordo com os seguintes conceitos:

- *S - sensível, dose padrão:* um micro-organismo é categorizado como sensível quando há alta probabilidade de sucesso terapêutico utilizando-se o regime de dosagem padrão do antimicrobiano;
- *I - sensível, aumentando exposição:* um micro-organismo é categorizado como sensível, aumentando a exposição quando há alta probabilidade de sucesso terapêutico porque a exposição foi aumentada ajustando-se o regime de dosagem ou sua concentração no local de infecção. A exposição depende do modo como a via de administração, a dose, o intervalo entre as doses, o tempo de infusão assim como a distribuição, o metabolismo e a excreção do antimicrobiano influenciam no micro-organismo no local da infecção;
- *R - resistente:* um micro-organismo é categorizado como resistente quando há alta probabilidade de falha terapêutica mesmo quando há aumento da exposição.

Espera-se que os testes de sensibilidade possam detectar os principais mecanismos de resistência, porém deve-se ficar sempre atento para a detecção de novos mecanismos que possam ser descritos.

Os testes de sensibilidade podem ser realizados manualmente ou de forma automatizada e, assim, produzirem resultados qualitativos ou quantitativos (quando verdadeiramente determinam o valor da CIM).

Métodos Manuais

- *Disco-difusão:* flexível e bem padronizado para uma série de gêneros e espécies de bactérias; consiste no plaqueamento de um inóculo padronizado em $1{,}5 \times 10^8$ UFC/mL (0,5 da escala de McFarland) em um meio sólido e adição de discos de papel-filtro impregnados com concentrações preestabelecidas de antimicrobiano. Em geral, distribuem-se até 12 discos em uma placa de 150 mm e 6 discos na placa de 100 mm. Após incubação, procede-se à leitura dos halos de inibição de crescimento ao redor dos discos. Para cada combinação micro-organismo e droga, faz-se a interpretação da categoria (S, I, R) consultando-se as tabelas dos órgãos de padronização. A vantagem do método está na simplicidade de execução, facilidade na leitura e eliminação do uso de dispositivo automatizado para execução. Ao contrário de todos os métodos que serão descritos a seguir, produz resultados somente qualitativos. É o teste mais acessível a todos os laboratórios clínicos e desde que o controle de variáveis como espessura do ágar, armazenamento dos discos e pH do meio seja seguido, os resultados são aceitáveis. Uma das desvantagens do método é que não existe padronização para todas as bactérias e todos antibacterianos.
- *Diluição em caldo-macrodiluição:* tem como princípio, inocular uma quantidade padronizada de um inóculo bacteriano de $1{,}5 \times 10^5$ UFC./mL em tubos previamente preparados com diluições seriadas de antimicrobiano (p. Ex., 16, 8, 4, 2, 1 mcg/mL). Após determinado período de incubação, o tubo com menor concentração de antimicrobiano que não apresenta turvação representará a CIM. Apesar da vantagem em amostrar um grande inóculo, é uma técnica bastante trabalhosa e de difícil reprodutibilidade.
- *Diluição em caldo-microdiluição:* com o mesmo princípio da diluição em caldo, em vez do uso de tubos, volumes menores são inoculados em placas de teste enzimaimunoensaio (do tipo ELISA), destinadas a esse fim. Em uma mesma placa, podem ser testados diferentes antimicrobianos para a mesma bactéria (12 antimicrobianos em 8 diluições) ou, diferentes bactérias para o mesmo antimicrobiano. Os antimicrobianos podem ser mantidos nas placas liofilizados ou congelados. A leitura das placas pode ser feita de forma visual ou por sistema automatizado. Trata-se de método bastante reprodutível com possibilidade de preparo de várias placas ao mesmo tempo.
- *Difusão em ágar com diferentes gradientes de concentração:* método comercial em que fitas plásticas impregnadas, com concentrações crescentes de antimicrobianos, são colocadas em uma placa previamente semeada com determinado inóculo bacteriano. Após incubação da placa, forma-se uma elipse e, no ponto de intersecção entre a elipse e a fita, determina-se a CIM. Trata-se de um método de alto custo, portanto a sua indicação é quando o número de antimicrobianos testados é pequeno. Comparando-se com outros métodos de referência, pode-se encontrar variação de uma diluição (geralmente super estima a CIM). As características desse método estão disponíveis em três produtos comerciais em nosso meio, que são o Etest® (bioMerieux), MIC Test Strip® (Liofilchem, Plastlabor) e MICE® (Microdilution Evaluator, Oxoid). Entre as vantagens do método, destacam-se a flexibilidade na escolha do antibiótico que se pretende testar e sua grande utilidade quando se pretende testar um limitado número de antibióticos. No nosso meio, é ainda considerado um método de custo elevado.
- *Diluição em ágar:* realiza-se a diluição seriada de determinado antimicrobiano; posteriormente, fazem-se a fusão do ágar no tubo e a introdução de um volume constante da solução. Verte-se a diluição a cada mistura em uma placa, de forma a se obterem placas com diferentes concentrações. Após a solidificação do ágar, com auxílio de um multi-inoculador (32 a 96 pinos) conhecido como "repicador de Steers", que funciona como um carimbo, é realizada a semeadura de várias amostras em cada placa. Após secagem dos inóculos, as placas são incubadas. A leitura determina a CIM considerando a menor concentração de antimicrobiano que inibe o crescimento do inóculo. É um método bastante trabalhoso, implicando a confecção de uma série de placas para cada antimicrobiano. Além disso, essas placas não podem ser armazenadas por longos períodos. Por permitir o estudo simultâneo de várias bactérias, tem aplicação na área de pesquisa.

  Na rotina laboratorial, esse princípio é aplicado para triagem da resistência de certos micro-organismos a concentrações pré-determinadas de antimicrobianos.

Métodos Automatizados

São métodos que, por meio da turbidimetria, colorimetria e fotometria, apresentam a vantagem de liberação de resultados em um tempo reduzido. Utilizam cartões, placas ou galerias específicos para Gram-negativos e Gram-positivos e que, após serem inoculados, são incubados no equipamento. Os sistemas disponíveis no nosso meio são o Vitek® (bioMerieux), Phoenix® (BD) e Microscan® (Siemmens). Todos acoplados a um software que, após leitura automatizada, tem a capacidade de interpretar os resultados obtidos. Dependendo do sistema, caracterizam-se por serem métodos semiquantitativos que determinam a CIM por avaliarem poucas diluições do antimicrobiano próximas aos limites de sensibilidade.

Principais Perfis de Resistência Bacteriana

Entre as diversas espécies bacterianas, alguns perfis têm maior importância clínica e epidemiológica. Embora os métodos moleculares sejam considerados o padrão-ouro, a detecção fenotípica tem relevância.

▪ Estafilococos resistentes à penicilina

Os *Staphylococcus aureus* foram as bactérias em que foi feito o primeiro uso clínico das penicilinas, porém, já na década de 1940, apareceram cepas produtoras de betalactamase determinadas pela presença do gene *blaZ* e, portanto, resistentes à penicilina.

Detecção fenotípica

Indicada em cepas com CIM ≤ a 0,12 mcg/mL ou com halo de inibição de crescimento ≥ 26 mm. O teste mais sensível é feito por meio da observação da borda do halo de inibição de crescimento ao redor do disco de penicilina com 1 unidade, no teste de disco-difusão. Existe a opção de inicialmente ser realizado o teste com nitrocefin. Se o teste for positivo, libera-se o estafilococo como preditor de betalactamase. Se negativo, procede-se ao teste com o disco de penicilina, em que a presença de um halo de inibição de crescimento ≥ 26 mm com bordas bem definidas significa produção de beta-lactamase e halo de inibição ≥ 26 mm com borda mal difusa/definida, relatar como sensível.

▪ Staphylococcus aureus resistentes à meticilina (MRSA)

Descritos já nas décadsa de 1960-1970, inicialmente eram associados à infecções relacionadas à assistência à saúde (IRAS), porém, no final dos anos 1990, clones associados a infecções comunitárias emergiram.

Ocorre a produção de um receptor – *protein binding penicillin* (PBP) do tipo 2a ou seja, PBP2a, codificado pelo gene *mec*A, com baixa afinidade para betalactâmicos. O gene *mec*A é carreado em um elemento genético móvel denominado "cassete cromossômico estafilocócico *mec*" (SCC*mec*). Classicamente, os tipos I, II e III são mais associados aos *S. aureus* de característica hospitalar. O tipo IV (comunitário) é menor e não tem genes de resistência acoplados, o que se reflete no teste de sensibilidade, no qual não se detecta resistência a outras classes de antimicrobianos além dos beta-lactâmicos. Atualmente, existem outros SCC*mec* descritos e essa associação entre *S. aureus* hospitalares e comunitários já não é tão estática.

Detecção fenotípica

A suscetibilidade à oxacilina é mais bem avaliada pelo método de disco-difusão utilizando-se cefoxitina (disco com 30 mcg).

O teste fenotípico também pode ser feito com a incorporação de 6 mcg/mL de oxacilina em meio Mueller-Hinton suplementado com 4% de NaCl. Além disso, pode-se detectar a PBP 2a por método comercial de aglutinação com látex.

Destaca-se, ainda, que recentemente foi descrito um novo gene análogo ao *mec*A, denominado "*mec*C", cuja detecção fenotípica também é feita com o uso do disco de cefoxitina.

▪ *Staphylococcus aureus* intermediário à vancomicina (VISA)

Staphylococcus aureus intermediário à vancomicina (VISA) são os isolados de *S. aureus* com resistência de baixo nível à vancomicina (CIM 4-8 mg/L). Reportada inicialmente no Japão, em 1996, essa resistência é atribuída à presença de uma parede celular mais espessa contendo peptídeos que podem se ligar à vancomicina, impedindo sua ação. Trata-se de resistência já descrita em nosso meio desde 2001. O método de disco-difusão não é recomendado para detectar esse tipo de resistência.

▪ *Staphylococcus aureus* resistente à vancomicina (VRSA)

Em junho de 2002, foi identificado, em Michigan, nos Estados Unidos, o primeiro VRSA. Esse *S. aureus* tinha o gene *vanA*, o mesmo que confere resistência aos *Enterococcus* spp. Houve a transferência de um plasmídeo contendo o transposon do gene *vanA*, Tn*1546*, de um *Enterococcus faecalis* resistente à vancomicina para um *S. aureus* resistente à oxaxilina (MRSA). Por sua vez, esse MRSA já tinha um plasmídeo codificando a resistência à gentamicina e a produção de betalactamase. O transposon foi incluído no plasmídeo estafilocócico com capacidade de ser transmitido a outros estafilococos, enquanto o restante do plasmídeo enterocócico não foi recuperado.

Detecção fenotípica

Utiliza-se ágar BHI incorporado com 6 mcg/mL de vancomicina. O crescimento de pelo menos uma colônia prediz sensibilidade reduzida aos glicopeptídeos.

▪ *Staphylococcus aureus* resistentes a macrolídeos

A resistência dos estafilococos aos macrolídeos se dá por dois mecanismos principais:

a) *efluxo* – determinado pela presença do gene mrsA (*specific methionine sulfoxide reductase*)
b) *alteração ribossomal* – determinada pela presença do gene *erm* (*erythomycin ribosome methilation*). Essa resistência ocorre tanto para a eritromicina como para a clindamicina e pode ser determinada de forma constitutiva ou induzida. Se induzida, há necessidade de uma técnica específica de indução para a detecção laboratorial da resistência à clindamicina.

Detecção fenotípica

Deve-se colocar os discos de eritromicina e clindamicina com uma distância entre 12 e 20 mm (borda-borda). Após incubação por 16 a 18 horas, à temperatura de 35 °C ± 2 em ar ambiente, uma zona de achatamento no halo da clindamicina (zona D) indica a resistência induzível à clindamicina. Esse fenótipo é denominado "MLS_B" e, nesse caso, a clindamicina deve ser reportada como resistente.

▪ *Enterococcus* resistente à vancomicina (VRE)

Os primeiros relatos de VRE foram feitos na Inglaterra e na França em 1988.

Na resistência à vancomicina, em virtude de alteração na porção terminal do peptideoglicano, há diminuição de afinidade do antimicrobiano pelo receptor. De acordo com o padrão de resistência apresentado, existem vários genótipos e fenótipos, cuja base da resistência resulta na produção de precursores de peptideoglicanos, na qual a porção terminal é diferente de D-alanil-D-alanina, o principal alvo da vancomicina.

Detecção fenotípica

Pode ser feita pelo método de ágar diluição com BHI ágar incorporado com 6 mcg/mL de vancomicina. O crescimento de pelo menos uma colônia prediz o diagnóstico de VRE.

▪ *Streptococcus pneumoniae* resistentes à penicilina

O principal mecanismo de resistência do pneumococo às penicilinas é a diminuição de afinidade para as proteínas ligadoras de penicilina (PBP). Cepas sensíveis têm seis proteínas que se ligam à penicilina e que são a 1a, 1b, 2a, 2b, 2x e 3. A 2b é a mais importante porque a inibição dessa proteína resulta na lise da célula.

O nível de resistência à penicilina é de acordo com a diversidade de genes que mutam as PBP, esse mecanismo é conhecido como "genes PBP em mosaico", pois quanto maior o número de mutações diferentes nos genes codificadores das PBP, maior será a sua resistência à penicilina.

Detecção fenotípica

A detecção da sensibilidade dos pneumococos à penicilina pode ser feita com o uso do disco de oxacilina (1 mcg). Isolados com halos de inibição de crescimento $\geq$ 20 mm são considerados sensíveis e correspondem à CIM inferior a 0,06 mcg/mL. Para halos $\leq$ 19 mm, a detecção de resistência aos betalactâmicos é positiva e deve-se determinar a CIM de penicilina para casos de infecções não meníngeas. Já para casos de meningite, a penicilina deve ser reportada como resistente.

▪ *Enterobacterales*

Para os Gram-negativos, a produção de betalactamases é um mecanismo de destaque. Dentro da classificação de Ambler, destacam-se, no grupo A, as betalactamases de espectro estendido e as *Klebsiella-pneumoniae* carbapenemase (KPC); no grupo B, as metalo-β-lactamases como as NDM (New-Deli metalo-β-lactamases), IMP e VIM; no grupo C, as ampC; e, no grupo D, as oxacarbapenemases como Oxa-48.

Betalactamases de espectro estendido (ESBL) são betalactamases capazes de conferir resistência às penicilinas, cefalosporinas de 1ª, 2ª, 3ª e 4ª gerações, além do aztreonam (excluindo as cefamicinas); são inibidas por inibidores de betalactamases como o ácido clavulânico, sulbactam e tazobactam. Essas betalactamases são originadas das TEM-1, TEM-2 e SHV. Com importância inicial em cepas de *Klebsiella pneumoniae* e, depois, em *E. coli*; em virtude da localização plasmidial, pode ser transferida para diferentes espécies bacterianas.

Detecção fenotípica

Inicialmente, consideram-se para triagem cepas de *E. coli*, *K. pneumoniae* e *Proteus mirabilis* com CIM > 1 mg/L para cefotaxima/ceftriaxona e ceftazidima. A técnica recomendada para o teste confirmatório fenotípico é comparar a CIM obtida, quando o teste é feito com o antimicrobiano isolado, à incorporação de um inibidor de betalactamase (ácido clavulânico) com o antimicrobiano. A obtenção da variação de três ou mais diluições confirma o teste de triagem. Esse mesmo princípio pode ser aplicado ao método de disco-difusão utilizando-se discos impregnados ou não com ácido clavulânico. Nesse último caso, variações na diferença dos halos de inibição de crescimento acima de 5 mm são significativas.

Anteriormente, quando esse teste fenotípico era positivo, recomendava-se liberar todas as cefalosporinas e o aztreonam (independentemente da CIM obtida antes) como resistentes.

Atualmente, tanto o CLSI como o EUCAST recomendam esses testes somente para fins epidemiológicos e sua interpretação se faz de maneira isolada para cada antimicrobiano.

▪ Enterobactérias resistentes a carbapenens (CRE)

A resistência das enterobactérias aos carbapenens pode estar associada à produção de betalactamases, impermeabilidade da membrana externa e hiperexpressão de bombas de efluxo. A produção de carbapenemase, quer como a *Klebsiella pneumoniae carbapenemase* (KPC) e as metalo-β-lactamases, quer como a New-Deli metalo-β-lactamases (NDM), desperta interesse no nosso meio justificado pela dificuldade no diagnóstico e pela facilidade de disseminação, uma vez que os genes que as codificam localizam-se em plasmídeos ou transposons. Adicionalmente, conhecer o mecanimo de resistência auxilia na prescrição dos recentes antimicrobianos associados aos novos inibidores de β-lactamases que são ativos contra a maioria dos isolados produtores de carbapenamases do tipo KPC e OXA-48.

Detecção fenotípica

De acordo com os resultados dos halos de inibição de crescimento ou CIM para os carbapenens, devem ser realizados testes com ácido fenilborônico, EDTA (ácido etilenodiamino tetra-acético) e cloxacilina. Essas substâncias apresentam-se como potenciadoras ou inibidoras de carbapenemase. A positividade do teste se faz quando existe a diferença de 5 mm entre a leitura dos discos incorporados com os substratos juntamente aos antimicrobianos e avaliados isoladamente.

As KPC são inibidas pelo ácido fenilborônico, mas não são potencializadas pela cloxacilina, como ocorre com isolados produtores de enzimas ampC. As metalobetalactamases do tipo NDM são inibidas pelo EDTA.

Existem métodos fenotípicos que detectam a hidrólise da molécula de carbapenem como os colorimétricos (Blue-carba e CarbaNP), inativação de carbapenem modificado (mCIM) e os métodos imunocromatográficos.

O teste de Hodge, que consiste na semeadura de uma placa com um inóculo de uma cepa de *E.coli* bem sensível (*E.coli* ATCC 25922), um disco de ertapenem ou meropenem no centro e estria a partir da borda do disco da cepa a ser investigada,não tem mais indicação de uso em razão de sua sensibilidade, principalmente em relação à detecção de cepas produtoras de metalo-β-lactamases. Outro ponto diz respeito à subjetividade na interpretação do teste, já que é considerado positivo quando ocorrem reentrância no halo de inibição de crescimento e a intersecção do crescimento do microrganismo que é testado.

Outros Métodos

Além dos métodos clássicos descritos anteriormente e dos moleculares, despontam alternativas na rotina laboratorial. De grande interesse é o uso do MALDI TOF (*matrix assisted laser desorption ionization – time of flight*) para detecção do perfil de sensibilidade. Já bem estabelecido para identificação, esse método consiste na emissão de feixes de *laser* em uma placa tratada com uma matrix, onde ocorrem ionização das proteínas ribossomais e migração para um campo com velocidade relacionada ao tamanho dessa partícula. Uma vez captadas, essas partículas dão origem a um espectro. Até o momento, o método tem focado na detecção de alguns mecanismos de resistência do tipo produção de betalactamases como as carbapenemases. Há duas linhas de equipamentos no nosso meio: o Vitek MS (bioMerieux); e o MALDI BiotyperBD.

Considerando-se a importância dessas rotinas, espera-se que cada vez mais sejam incluídos métodos que possam ser rápidos e acurados o suficiente para auxiliarem na decisão terapêutica.

Bibliografia recomendada

Agência Nacional de Vigilância Sanitária (ANVISA) Nota Técnica Nº 01/2013. Medidas de Prevenção e Controle de Infecções por Enterobactérias Multirresistentes. http://portal.anvisa.gov.br/wps/wcm/connect/ea 4 d 4 c 004 f 4 ec 3 b 98925 d 9 d 785749 fbd/Microsoft-+Word++NOTA+T%C3%89CNICA+ENTEROBACTE- RIAS+17+04+2013(1).pdf?MOD=AJPERES. Acessado em: 23 maio 2014.

Clinical Laboratory Standards Institute. Performance Standards for Antimicrobial SusceptibilityTesting; Twenty-Fourth Informational Supplement, M100-S24. Wayne (PA): CLSI; 2014.

The Brazilian Committee on Antimicrobial Susceptibility Testing – BRCAST. Disponível em: http://www.brcast.org.br.

The European Committee on Antimicrobial Susceptibility Testing – EUCAST. Disponível em: http://www.eucast.org/file-admin/src/media/PDFs/EUCAST_files/Disk_test_documents/EUCAST_breakpoints_v1.0_20091221.pdf. Acessado em: 23 maio 2014.

PARTE 2A
Bacteriologia Médica

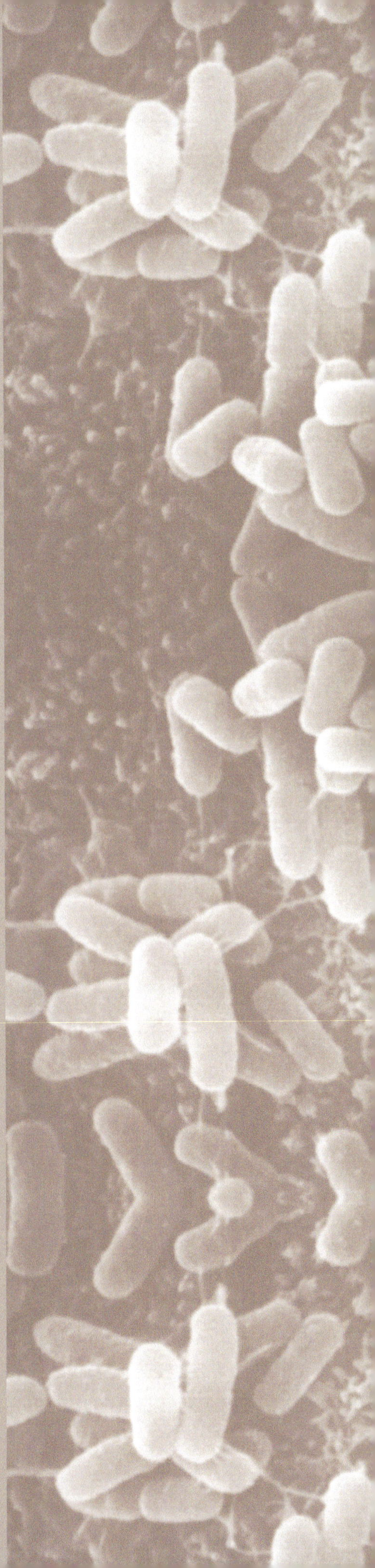

12 Microbiota Humana

Carla Romano Taddei
Katia Galeão Brandt
Magda Carneiro-Sampaio

Entende-se por **microbiota** do organismo a presença de micro-organismos que estabelecem residência permanente ou não, sem causar infecções ou nenhum outro dano ao hospedeiro em situações normais. Microbioma refere-se à coleção de genes encontrados na microbiota, e muitos pesquisadores adotam o termo "microbioma" como sinônimo de microbiota, uma vez que as técnicas de identificação da microbiota envolvem o estudo da composição genética das bactérias.

No corpo humano, a microbiota distribui-se pelas partes do corpo que estão em contato com o meio externo como pele e mucosas. A colonização dessas regiões do organismo não ocorre de maneira homogênea, e cada sítio tem uma microbiota com características próprias.

A microbiota pode ser dividida em: *i) transitória ou alóctone*, compreendendo os micro-organismos que permanecem por pouco tempo no organismo, sem estabelecer uma colonização significativa; ou *ii) residente ou autóctone,* compreendendo os micro-organismos que colonizam o organismo em condições de simbiose com o hospedeiro, por tempo indeterminado, em situações normais.

De maneira geral, os benefícios observados na relação de simbiose entre hospedeiro e micro-organismo têm destaque para o antagonismo microbiano, em que a microbiota protege o hospedeiro impedindo a colonização por micro-organismos potencialmente patogênicos por meio da competição por nutrientes, sítios de adesão, produção de proteínas antimicrobianas e alterações das condições ambientais, como alteração de pH local e disponibilidade de oxigênio.

No entanto, cada sítio de colonização pela microbiota apresenta características particulares do tecido em questão, como a participação da microbiota intestinal na digestão de carboidratos da dieta do hospedeiro.

Qualquer alteração na microbiota, portanto, pode resultar no desenvolvimento de doenças causadas por micro-organismos patogênicos. Além disso, é importante ressaltar que a microbiota de um determinado sítio do hospedeiro pode causar infecções quando, em situações anormais, atingem outros sítios, originariamente estéreis ou compostos por uma microbiota diversa.

A instalação dessa microbiota ainda é um assunto em estudo. Nos últimos anos, muitas evidências de que o ambiente uterino durante a gestação não é estéril têm sido discutidas, e o recém-nascido, portanto, nasce com uma carga bacteriana inicial. No entanto, com o uso de técnicas tradicionais de cultivo, aliado a técnicas de sequenciamento de nova geração, essa informação tem sido discutida. DNA bacteriano é encontrado nas membranas uterinas e no mecônio do bebê, mas não há evidência da colonização de bactérias viáveis nesse contexto.

De qualquer forma, sendo o útero gravídico colonizado ou não, a carga bacteriana que o bebê recebe durante o parto é essencial para o desenvolvimento da microbiota do recém-nascido. Crianças nascidas de parto cesáreo passam a ser colonizadas logo após o nascimento por micro-organismos maternos, do ambiente local e da equipe médica que o manipula. Crianças nascidas de parto vaginal passam a ser colonizados por bactérias da mucosa vaginal da mãe e, em seguida, por bactérias da pele da mãe.

Com poucos dias de vida, o recém-nascido já se encontra totalmente colonizado, porém o tempo que a microbiota residente leva para se estabelecer pode variar, chegando a até 2 anos, como é o caso da microbiota intestinal.

A evolução da instalação da microbiota ainda não é totalmente conhecida, porém se sabe que alguns fatores são fundamentais na primeira infância, por exemplo, condições socioeconômicas, sanitárias e alimentares e interferência medicamentosa.

A seguir, estão listados os diferentes sítios do organismo humano colonizados e os principais micro-organismos encontrados.

Pele

A pele apresenta uma microbiota residente bem definida e mais concentrada na região das axilas e dos períneos, apresentando cerca de 10^6 bact./cm^2. Nas outras regiões, a concentração bacteriana é de cerca de 10^4 bact./cm^2. A pele está regular e frequentemente em contato com as bactérias no meio ambiente, mas as condições para colonizar uma pele saudável estão limitadas aos sítios anatômicos onde a umidade, a temperatura e a presença de nutrientes (como suor e sebo) permitem a sobrevivência das bactérias.

A microbiota da pele encontra-se aderida à superfície do extrato córneo e no interior do folículo piloso. Uma vez que a microbiota do extrato córneo é removida por processos mecânicos ou químicos, a microbiota do folículo piloso é a responsável pela recolonização da pele e, em até 8 horas, a microbiota já está restabelecida.

A população bacteriana da pele inclui principalmente bactérias Gram-positivas aeróbias obrigatórias, como Micrococcus, anaeróbias facultativas, como estafilococos e *Corynebacterium,* e anaeróbias estritas como *Propionibacterium.* Porém, a distribuição das bactérias depende de condições fisiológicas da pele. Sítios sebáceos são preferencialmente colonizados por espécies lipofílicas de Propionibacterium, e sítios mais úmidos são colonizados por espécies de estafilococos e Corynebacterium.

O gênero estafilococos é um dos principais colonizadores da pele humana. *S. epidermidis* está presente como principal componente da microbiota da pele em 90% da população; já *S. aureus* é encontrado em torno de 10% e 40%. As mulheres, porém, apresentam altos índices de colonização na região da vulva por esse micro-organismo, cerca de 60% da população feminina em idade fértil. De 50% a 70% dos profissionais de Saúde que trabalham em hospitais apresentam as fossas nasais colonizadas por *S. aureus. S. saprophyticus* está presente como colonizador da vulva e tem papel importante na infecção no trato urinário (ITU) em mulheres jovens.

As regiões do ouvido externo e ouvido médio apresentam a microbiota semelhante à da pele. A conjuntiva é normalmente estéril, porém pode ser colonizada por *Corynebacterium xerosis* e *S. epidermidis.*

Vias aéreas

As fossas nasais são colonizadas predominantemente por estafilococos e *Corynebacterium.* Há indivíduos que, após receberem antibióticos β-lactâmicos, passam a ser colonizados por *Klebsiella pneumoniae, E. coli* e *P. aeruginosa* em decorrência da supressão ou da redução da microbiota da região. Esse fato tem especial importância em indivíduos que trabalham na área da Saúde.

Na faringe e na traqueia, encontramos estreptococos alfa-hemolíticos e não hemolíticos, *Neisseria,* estafilococos, difteroides, *Haemophilus* e *Mycoplasma.*

No trato respiratório inferior, os pulmões são colonizados por uma baixa densidade de bactérias, aproximadamente 10^3 a 10^5 UFC/g, oriundas da cavidade oral e a manutenção dessa comunidade parece ser a chave para a manutenção de um estado eubiótico. A comunidade de bactérias do pulmão está em constante renovação, mas em indivíduos saudáveis, *Prevotella, estreptococos, Veillonella, Neisseria, Haemophilus* e *Fusobacterium* são os gêneros mais abundantes.

Trato genital feminino

A composição da microbiota feminina varia com a idade, produção hormonal, ciclo menstrual, uso de medicamentos e atividade sexual. Evidências mostram que a composição da microbiota é importante para a saúde reprodutiva e a do trato genital. A composição da microbiota vaginal é caracterizada pela presença de diversos micro-organismos fermentadores em razão das características ambientais da vagina.

Em mulheres adultas, o epitélio vaginal apresenta-se estratificado e pavimentoso, conferindo ao órgão proteção contra agressões físicas e contra invasão de patógenos, auxiliando na manutenção da umidade vaginal e na produção de substâncias, como o glicogênio. Além de produzir uma grande quantidade de glicogênio na fase estrogênica do ciclo menstrual e durante a gestação, esse epitélio é responsável por armazenas o glicogênio e liberá-lo para a luz vaginal durante a descamação do epitélio. O glicogênio liberado sofrerá a ação de amilases produzidas por células epiteliais presentes na vagina, sendo, então, clivado em maltose e glicose e servindo de substrato para bactérias que habitam a vagina.

O gênero *Lactobacillus* é o mais predominante encontrado em mulheres saudáveis em idade reprodutiva, cerca de 85% da comunidade bacteriana vaginal é composta por Lactobacillus, as principais espécies presentes na vagina são *L. gasseri, L. crispatus, L. jensenii e L. iners.* A predominância de Lactobacillus na microbiota vaginal de mulheres saudáveis é um marcador importante para a saúde do trato genital feminino já que estes são os principais responsáveis pela fermentação láctica ocorrida. A produção de lactato garante a acidificação do pH vaginal, criando, assim, ambiente ótimo para a reprodução de *Lactobacillus* e inibindo o desenvolvimento de gêneros patogênicos como *Gardnerella, Atopobium* e *Prevotella* também presentes na microbiota.

Durante os períodos pré-menarca e climatério, a produção dos hormônios esteroides encontra-se diminuída, o que implica um aumento do pH vaginal, gerando, assim, diminuição da abundância de *Lactobacillus* presentes na vagina, favorecendo a colonização por *Corynebacterium,* estafilococos e *Escherichia.*

Trato genital masculino

A anatomia do trato genital masculino impede uma colonização permanente da uretra, uma vez que a constante passagem da urina por esse sítio é um fator determinante importante. Nesse contexto, a microbiota da urina deve ser levada em consideração. Apesar de uma baixa abundância de bactérias na urina, alguns gêneros são frequentemente encontrados como estafilococos, *Corynebacterium* e *Streptococcus*; e *E. coli.*

Cavidade bucal

A cavidade oral é composta por diversos nichos com diferenças histológicas significativas; entre eles, estão a saliva, a superfície lingual, a mucosa oral e a superfície dos dentes, cada uma com composições bioquímicas únicas e ótimas para abrigar a comunidade bacteriana. O papel da microbiota oral está relacionado à proteção contra patógenos e ao metabolismo, e a maioria dessa comunidade é composta pelos gêneros estreptococos, *Neisseria, Haemophillus* e *Prevotella*. O papel do gênero estreptococos na microbiota oral vem sendo frequentemente discutido, entretanto estudos recentes apontam que a diminuição do gênero na microbiota oral estaria associada com o frequente aparecimento de infecções na boca e na superfície dentária, e esse gênero é tido como determinante para a definição de eubiose oral. O estreptococos forma a primeira camada de ligação entre as proteínas das superfícies dos dentes com o biofilme bacteriano.

Além do estreptococos, os gêneros predominantes na cavidade bucal são esfilococos, *Neisseria*, *Bacteroides*, *Actinomyces*, *Prevotella*, *Porphyromonas*, *Treponema* e *Mycoplasma*. A saliva contém 10^8 bactérias/mL e as placas dentais contêm 10^{11} bactérias/cm. A microbiota bucal tem grande importância médica e odontológica, uma vez que algumas doenças como cárie, periodontites, actinomicoses e endocardite subagudas são causadas por membros da microbiota oral.

O esôfago não apresenta microbiota própria e as bactérias presentes são originadas da cavidade oral, do trato respiratório superior ou dos alimentos ingeridos.

Trato gastrointestinal

O trato gastrointestinal (TGI) alberga o maior número e a maior diversidade de coleções bacterianas que colonizam o corpo humano. Embora as bactérias possam ser encontradas em todo o TGI, maior número de bactérias reside no cólon e ceco. A população microbiana do TGI seria da ordem de 10^{11} a 10^{12} UFC/mL de conteúdo intestinal, e estima-se a existência de aproximadamente 900 diferentes espécies de micro-organismos, a maioria bactérias.

O estômago é caracterizado pelo pH baixo em adultos saudáveis, limitando o nível de colonização da microbiota a 10^3 UFC/mL de suco gástrico. Nesse ponto do TGI, os micro-organismos usualmente presentes são Lactobacillus, estreptococos *e Candida albicans* e um alto percentual de pessoas é colonizado por *Helicobacter pylori*, porém o reconhecimento dessa bactéria como membro da microbiota estomacal ainda é discutido. O duodeno é composto por uma microbiota semelhante à do estômago e, no jejuno, é observada uma colonização de 10^5 a 10^7 UFC/mL. A microbiota consiste principalmente de estreptococos, *Lactobacillus*, *Haemophilus*, *Veillonella*, *Bacteroides*, *Corynebacterium* e *Actinomyces*.

No íleo, a população de bactérias é representada por 10^7 a 10^8 UFC/mL e a microbiota é composta por anaeróbios facultativos, Enterobactérias e anaeróbios obrigatórios como, *Bacteroides*, *Veilonella*, *Clostridium*, *Lactobacillus* e enterococos. O cólon apresenta as maiores densidade e diversidade de micro-organismos no corpo humano, na ordem de 10^{10} e 10^{11} UFC/mL e os gêneros mais frequentemente encontrados são Bacteroides, *Bifidobacterium*, *Escherichia coli*, *Clostridium*, *Eubacterium*, *Bacillus*, *Peptostreptococcus*, *Fusobacterium* e *Ruminococcus*.

De maneira geral, as bactérias anaeróbias facultativas como *E. coli*, *Enterococos faecalis* e *E. faecium* são as primeiras a colonizarem o TGI do recém-nascido em virtude do elevado teor de oxigênio presente no lúmen intestinal. À medida que essas bactérias consomem o oxigênio, o meio se torna mais adequado para as bactérias anaeróbias estritas, como *Bifidobacterium*, *Bacteriodes* e *Clostridium*.

A composição da microbiota intestinal depende de fatores externos e internos ao hospedeiro, o que a torna interindividual, isto é, cada indivíduo tem uma composição única de micro-organismos. Em decorrência da presença de produtos ácidos, originados de processos fermentativos, o pH luminal é, aproximadamente, 5,5. Esse ambiente levemente acidificado permite a competição entre as bactérias produtoras de ácidos graxos de cadeia curta (AGCC), como butirato, acetato e propionato, e bactérias que utilizam carboidratos, como *Bacteroides* spp., além de estimular a produção de butirato. A presença de butirato no cólon intestinal é responsável por modificações da microbiota. Os substratos butirogênicos ocasionam a modulação da população microbiana colônica, induzindo a multiplicação de espécies produtoras de butirato e permitindo um equilíbrio entre a presença de Eubacterium spp. e Bifidobacterium spp. Bactérias produtoras de butirato são capazes de fermentar produtos do metabolismo de oligossacarídeos produzidos por bifidobactérias. Produtos intermediários de processos fermentativos de bifidobactérias da microbiota, como o lactato, são encontrados em baixas concentrações em indivíduos saudáveis, pois são metabolizados por Eubacterium spp.

O equilíbrio da diversidade na microbiota intestinal é mediado por interações bacterianas que modulam a composição da microbiota controlando a densidade celular. Essas interações são observadas tanto na produção de AGCC como visto anteriormente neste capítulo, como também no controle de expressão gênica por *quorum sensing* (ver Capítulo 18). Bactérias benéficas controlam via *quorum sensing* a densidade polulacional de bactérias patogênicas presentes na microbiota, por exemplo, *Clostridium*.

A microbiota intestinal adquirida no período pós-natal é composta por uma grande diversidade de bactérias e desempenha diferentes funções no hospedeiro humano. O conteúdo bacteriano intestinal, ainda não totalmente conhecido, é influenciado por fatores internos e principalmente externos que, portanto, modulam suas composição e função. Componentes específicos da microbiota intestinal, com destaque para as bifidobactérias, foram associados a efeitos benéficos para o hospedeiro como modulação imune e antagonismo contra patógenos, contribuindo, ainda, no processo de nutrição e no metabolismo. Existem, em contrapartida, evidências do envolvimento da microbiota (ou da desregulação da mesma) em certos estados patológicos como a doença inflamatória intestinal e o câncer colônico. Maior destaque tem sido dado à microbiota intestinal nas últimas décadas em razão de resultados promissores, tanto preventivos como terapêuticos, com o uso dos pré e probióticos, produtos que visam modular de maneira benéfica a microbiota intestinal.

A microbiota bacteriana intestinal tem papel fundamental na proteção ecológica do hospedeiro impedindo o estabelecimento de bactérias patogênicas no TGI. Esse fenômeno é conhecido como "resistência à colonização", "interferência microbiana" ou "efeito barreira". Entre os mecanismos usados pelas bactérias, fala-se na produção de substratos que inibiriam o crescimento das bactérias patogênicas (antagonismo), competição por nutrientes e competição por sítios de adesão.

A mucosa intestinal humana é a principal interface entre o sistema imunológico e o ambiente externo. O intestino é considerado o maior órgão imunológico do corpo humano, abrigando cerca de 80% das células imunológicas e é responsável pela produção de um terço de anticorpos, necessários ao sistema imunológico inato e adaptativo, além de modular as funções digestivas, imunológicas, metabólicas, endócrinas e o tropismo intestinal. A microbiota tem efeito estimulante no desenvolvimento do sistema imunológico do hospedeiro. A presença dessas bactérias na luz intestinal não existe de forma "silenciosa" para o sistema imunológico, uma vez que os linfócitos B locais produzem continuamente anticorpos contra diversos componentes bacterianos. O padrão de produção de anticorpos pelos linfócitos B intestinais é diferente do sistema imunológico sistêmico, de maneira que o isótipo de imunoglobulina produzido preferencialmente é a IgA, que desempenha várias funções importantes na proteção das superfícies mucosas. São produzidos dímeros de IgA ligada a um componente secretório, sendo o complexo molecular denominado "IgA secretória", diferente daquela encontrada no sangue. Essa IgA secretória alcança o lúmen intestinal e reage com antígenos específicos, impedindo a interação física dos agentes nocivos com a superfície da mucosa.

O efeito estimulante da microbiota no tecido imunológico do hospedeiro está envolvido em aspectos da resistência importantes nos estágios iniciais das infecções pelos patógenos. No TGI, existe um estado de modulação imunológica constante. Ao mesmo tempo em que o sistema imunológico está pronto para reagir contra bactérias patogênicas, é capaz também de se manter tolerante em relação à microbiota, sendo essa capacidade denominada "tolerância oral", que é um processo ativamente mantido.

Uma outra função atribuída à microbiota intestinal está relacionada à sua contribuição para a nutrição e para o metabolismo do hospedeiro. Essa contribuição pode ser evidenciada pela sua capacidade de interferir no pH do intestino e na motilidade intestinal, favorecendo a absorção de íons e de água e na diferenciação de células da mucosa. A microbiota ainda exerce atividade bioquímica produzindo vitamina K e outras vitaminas.

O microbioma degrada carboidratos ingeridos pela alimentação, produzindo substratos absorvidos pela célula intestinal do hospedeiro. É produzida no intestino uma grande variedade de ácidos graxos bioativos e metabólitos, como o ácido linoleico conjugado (CLA) e os ácidos graxos de cadeia curta (AGCC). Os AGCC têm papel fundamental na fisiologia do cólon, principalmente o butirato, e o seu efeito trófico sobre o epitélio intestinal tem também o papel de estimular a proliferação e a diferenciação das células epiteliais.

Recentemente, uma quarta função tem sido atribuída à microbiota intestinal, relacionada ao desenvolvimento do eixo cérebro-intestino. Esse eixo explica a comunicação neural com o trato gastrointestinal, uma vez que, entre suas variadas funções, o nervo vago é capaz de ser sensibilizado pelos metabólitos da microbiota intestinal e transmitir essa informação para o cérebro. Alguns compostos neuroativos podem ser liberados por bactérias da microbiota intestinal como o ácido gama-aminobutírico (GABA), as monoaminas e a acetilcolina, que alcançam o cérebro por intermédio das fibras aferentes do nervo vago. Mudanças presentes na microbiota fecal de pacientes diagnosticados com depressão foram identificadas como o aumento na abundância de bactérias disbióticas, a exemplo de Enterobacteriaceae e Alistipes, e a redução de bactérias benéficas, a exemplo do gênero Faecalibacterium, indicando uma modulação da microbiota.

A microbiota intestinal faz parte da barreira intestinal, envolvendo a camada de muco, células epiteliais e lâmina própria. As células epiteliais são revestidas por uma camada de muco composto de mucinas secretadas por células caliciformes. Essas mucinas montam uma camada de muco protetora resistente à penetração de bactérias, definindo uma zona estéril, protegendo a superfície do epitélio intestinal contra invasão dos micro-organismos. As bactérias são distribuídas por toda a camada de muco exterior, tendo na camada de muco uma fonte direta de carboidratos, peptídeos e nutrientes exógenos, incluindo vitaminas e minerais

Os principais filos bacterianos presentes no microbioma intestinal são Firmicutes, Bacteroidetes, Proteobacteria, Verrucomicrobia e Actinobacteria. O filo Firmicutes foi proposto inicialmente para diferenciar bactérias Gram-positivas, formadoras de esporos e com baixa proporção de C + G na sua composição molecular. Porém, sabe-se que, neste filo, estão inclusas também as bactérias Gram-negativas, várias não formadoras de esporos e algumas com alta proporção de C + G, caracterizando-o como o filo de maior diversidade bacteriana com mais de 270 gêneros bacterianos descritos até o momento. É o filo com maior representação no microbioma intestinal, e mais diverso, incluindo gêneros bacterianos importantes na modulação do microbioma, como *Roseburia*, *Faecalibacterium* e *Eubacterium*, importantes produtores de AGCC, além de incluir gêneros potencialmente patogênicos, como *Clostridium* e *Listeria*. Bactérias que transformam lactato em butirato ou propionato, prevenindo o excesso de acidez pelo acúmulo de lactato, pertencem a esse filo, mostrando sua importância na regulação da homeostase do microbioma intestinal.

O filo Bacteroidetes compreende os bacilos Gram-negativos, anaeróbios, alguns aerotolerantes, que habitam o ambiente e o trato digestivo de animais e humanos. Os gêneros que compõem a família Bacteroidales são encontrados no microbioma intestinal humano com maior representatividade, destacando-se *Bacteroides*, *Prevotella*, *Alistipes* e *Parabacteroides*. *Bacteroides* estão relacionados com a degradação de polissacarídeos da dieta em carboidratos metabólitos, os quais serão absorvidos pelas células epiteliais. *Prevotella* são produtores de propionato, um importante AGCC.

A otimização da microbiota intestinal pelo uso de pré e probióticos durante o período de colonização intestinal tem sido sugerida; entretanto, ressalta-se a importância de se conhecer mais profundamente como ocorre a instalação da microbiota e quais as consequências, a longo prazo, de possíveis intervenções nesse processo.

As técnicas moleculares têm revelado uma grande diversidade da microbiota nas amostras analisadas. Análises filogenéticas com base em sequências de ácido desoxirribonucleico (DNA) têm sido utilizadas para caracterizar microbiota de fezes humana. A biblioteca de *16S rRNA* (RNA ribossomais) vem demonstrando uma ótima técnica molecular para evidenciar a composição da microbiota intestinal (ver Capítulo 14).

Probióticos

Melhorar a saúde humana por meio da modulação das comunidades microbianas tem sido objeto de pesquisas há várias décadas. Atualmente, os produtos disponibilizados pelas indústrias alimentícias e farmacêuticas capazes de exercer esse efeito são os probióticos, prebióticos, simbióticos e posbióticos. Os probióticos são definidos como micro-organismos vivos que, quando administrados em quantidades adequadas, conferem benefícios à saúde do hospedeiro; os prebióticos, como substratos que são seletivamente utilizados pelos micro-organismos do hospedeiro conferindo um benefício à saúde; os simbióticos, como uma mistura de micro-organismos vivos e substratos seletivamente utilizados por micro-organismos do hospedeiro, que beneficiam a saúde do hospedeiro; e os posbióticos como uma preparação de micro-organismos mortos e/ou seus componentes, que conferem benefícios à saúde do hospedeiro.

A ação benéfica dos prebióticos poderá ocorrer de forma indireta, ao beneficiar a proliferação de micro-organismos de interesse para a saúde e, de forma direta, mediante a ação dos subprodutos liberados após a utilização ou fermentação dos mesmos. Os subprodutos mais importantes da fermentação dos prebióticos são os AGCC, os quais produzem múltiplos efeitos no corpo. Como exemplos de seus efeitos benéficos, estudos comprovam o potencial de favorecer o desenvolvimento e a regeneração do epitélio intestinal, a imunomodulação, a prevenção e o retardo da osteoporose, a regulação da glicemia, a prevenção de doenças cardiovasculares, a prevenção do câncer e o controle do peso. Prebióticos estão presentes naturalmente em alimentos como a cebola, o alho, a chicória e o leite materno. No leite materno, estão presentes oligossacarídeos não absorvíveis, conhecidos como HMO, sigla para *human milk oligosaccharides*, antigamente conhecidos como "fator bífido", os quais favorecem a implantação de bifidobactérias específicas no TGI dos recém-nascidos. Os prebióticos também podem ser encontrados em produtos farmacêuticos e fórmulas infantis. Os principais prebióticos industrializados são os fruto-oligossacarídeos (FOS), os galacto-oligossacarídeos (GOS) e os frutanos. O grupo dos frutanos consiste na associação da inulina ao fruto-oligossacarídeo ou à oligofrutose. Os GOS são produtos da extensão da lactose que têm o potencial de estimular a proliferação de bifidobactérias e lactobacilos, também são estimulados pelos GOS, Enterobactérias, Bacteroidetes e Firmicutes, mas em menor grau do que os primeiros.

Os probióticos são compostos de micro-organismos vivos, sendo necessário para segurança do seu uso que os micro-organismos neles contidos sejam bem definidos (não uma mistura indefinida) para permitir a identificação adequada ao nível da cepa. A eficácia dos probióticos pode ser espécie, dose e doença-específica, e os mais estudados pertencem às espécies *Lactobacillus*, *Bifidobacterium* e *Saccharomyces*; outros gêneros incluem *Bacillus*, *Propionibacterium*, estreptococos e *Escherichia*. Pesquisas indicam que os mecanismos de ação das diferentes cepas probióticas incluem modulação do sistema imunológico, interações com a microbiota residente, produção de ácidos orgânicos, exclusão competitiva, aprimoramento da função de barreira, indução da síntese de pequenas moléculas com efeitos sistêmicos e produção de enzimas. No entanto, permanecem muitas lacunas no conhecimento sobre os mecanismos que sustentam os benefícios dos probióticos para a saúde. Nem todos os mecanismos foram demonstrados em humanos e, em muitos casos, faltam evidências conclusivas de que determinado mecanismo está relacionado ao resultado específico.

O potencial probiótico de um produto difere de acordo com a cepa microbiana utilizada. Cada cepa tem sítios de aderência definidos e efeitos específicos, portanto, para cada situação clínica, existiria um ou um conjunto de micro-organismos, com potencial efeito benéfico. Deve-se ressaltar o benefício transitório do uso do probiótico uma vez que os probióticos utilizados atualmente não colonizam de forma permanente o trato gastrointestinal, exercendo seu efeito apenas enquanto são consumidos pelo indivíduo. Apesar da natureza transitória dos probióticos e da ausência de mudanças dramáticas na microbiota durante o consumo de probióticos, os benefícios para a saúde são comprovados por evidências clínicas, indicando não haver necessidade de colonização do trato gastrintestinal ou de uma alteração subsequente da composição da microbiota fecal para que o efeito benéfico ocorra.

Os probióticos são encontrados sob a forma de suplementos alimentares e produtos farmacêuticos. A capacidade do produto comercial à base de alimentos, de fornecer células viáveis ao intestino humano pode diferir consideravelmente, dependendo, em grande parte, das propriedades físico-químicas de cada matriz alimentar. O encapsulamento de probióticos é o método mais utilizado para melhorar a sobrevivência e a estabilidade, facilitando seus manuseio e armazenamento.

Aplicabilidade clínica dos probióticos

A eficácia dos probióticos pode variar de acordo com o modo de terapia desejada (prevenção ou tratamento), a doença específica para qual está sendo indicado e a cepa ou as cepas do probiótico a serem utilizadas. A escolha do probiótico deve levar em consideração esses aspectos (Figura 12.1).

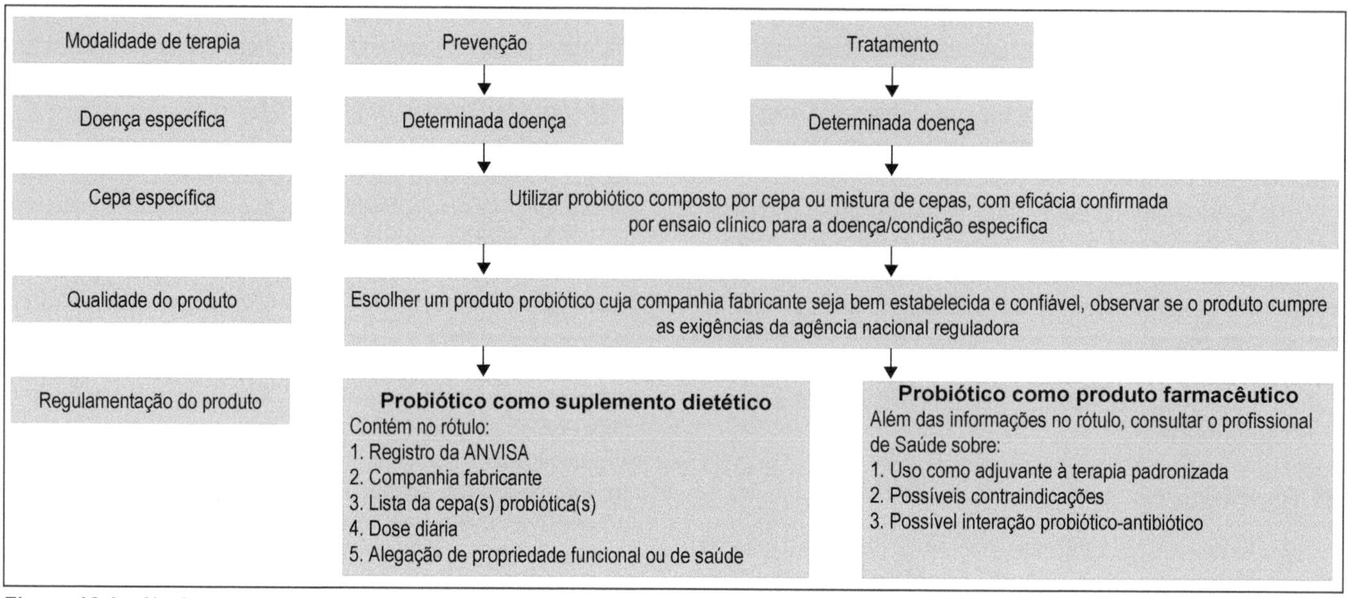

Figura 12.1 – *Algoritmo para escolha de um produto probiótico.*
Fonte: Adaptada de Sniffen, McFarland, Evans, *et al.*, 2018.

Apenas para algumas doenças, a eficácia do uso de probiótico(s) específico(s) foi confirmada por evidências científicas de boa qualidade (Quadro 12.1).

Quadro 12.1 – *Formulação probiótica na prevenção e no tratamento de doenças com evidência forte (≥ 2 ensaios clínicos randomizados) e moderada (1 ensaio clínico randomizado).*

Tipo de doença	*Evidência forte*	*Evidência moderada*
Prevenção		
Diarreia associada ao uso de antibiótico	*S. boulardii* I-745 *L. casei* DN114001 *L. acidophilus* CL1285 + *L casei* Lbc80r + L. *rhamnosus* CLR2	*E. faecalis* SF38
Diarreia associada à alimentação enteral	*S. boulardii* I-745	Nenhum
Enterocolite necrosante	*L. rhamnosus* GG+ lactoferrina *B. infantis B. lactis + Strept. thermophilus*	Nenhum
Diarreia do viajante	*S. boulardii* I-745	Nenhum
Tratamento		
Diarreia aguda no adulto	*S. boulardii* I-745	*E. faecalis* SF68
Diarreia aguda pediátrica	*S. boulardii* I-745 S. boulardii I-745 *L. rhamnosus* GG *L. reuteri* 17938 *L. acidophilus* LB *L. casei* DN114001 *Bac. clausii* mix VSL#3*	
Infecção recorrente por C. difficile	*S. boulardii* I-745	Nenhum
Cólica do lactente	*L. reuteri* 17938	Nenhum
Erradicação do H. pylori	*L. helveticus* R52 + L. rhamnosus R11	*L. acidophilus La5* + *B. lactis* Bb12
Doença inflamatória intestinal	VSL#3*	*S. boulardii* I-745
Síndrome do intestino irritável	*L. plantarum* 299v *B. infantis* 35624	Nenhum

*VSL#3: Bifido.longum BL03 + Bifido. infantis subsp. lactis BI04 + Bifido. breve BB02 + L. acidophilus BA05 + L. plantarum BP06, L. paracasei BP07 + L. helveticus BD08 + Strept thermophiles BT01.
Fonte: Adaptado de Sniffen, McFarland, Evans, *et al.*, 2018.

Há necessidade de pesquisas adicionais para estabelecer a eficácia dos probióticos em diversas situações clínicas. Os potenciais benefícios dos probióticos para a saúde mental vêm sendo amplamente estudados, incluindo seu papel na redução da percepção do estresse, na ansiedade, na depressão e em outras disfunções cerebrais. O possível uso de probióticos em doenças associadas a falhas na programação imunológica (como nas doenças autoimunes e alérgicas) ou no tratamento de distúrbios metabólicos também está sendo estudado.

Bibliografia recomendada

Ashaolu TJ, Ashaolu JO. Prebiotics in vitro digestion by gut microbes, products' chemistry, and clinical relevance. Appl Microbiol Biotechnol. 2021;105(1):13-9.

Davani-Davari D, Negahdaripour M, Karimzadeh I, Seifan M, Mohkam M, Masoumi SJ, et al. Prebiotics: definition, types, sources, mechanisms, and clinical applications. Foods. 2019;8:92.

Dominguez-Bello MG, Costello EK, Contreras M, Magris M, Hidalgo G, Fierer N, et al. Delivery mode shapes the acquisition and structure of the initial microbiota across multiple body habits in newborn. PNAS. 2010;107:11971-5.

Favier CF, Vaughan EE, De Vos WM, Akkermans ADL. Molecular monitoring of succession of bacterial communities in human neonates. Appl. Environ. Microbiol. 2002;68:(1):219-26.

Kovatcheva-Datchary P, Zoetendal EG, Venema K, de Vos WM, Smidt H. Tools for the tract: understanding the functionality of the gastrointestinal tract. Therap Adv Gastroenterol. 2009;2(4):9-22. doi: 10.1177/1756283X09337646.

Salminen S, Collado MC, Endo A, Hill C, Lebeer S, Quigley EMM, et al. The International Scientific Association of Probiotics and Prebiotics (ISAPP) consensus statement on the definition and scope of postbiotics. Nat Rev Gastroenterol Hepatol. 2021;18(9):649-67. Ainda faltam diretrizes claras sobre quando e como usar os probióticos.

Sanders ME, Merenstein D, Merrifield CA, Hutkins R. Probiotics for human use. Nutrition Bulletin. 2019;43:212-25.

Sniffen JC, McFarland LV, Evans CT, Goldstein EJC. Choosing an appropriate probiotic product for your patient: An evidence-based practical guide. PLoS One. 2018;13(12):e0209205.

Taddei CR, Cortez, RV, Mattar R, Torloni MR, Daher S. Microbiome in normal and pathological pregnancies: A literature overview. American Journal of Reproductive Immunology. 2018;80(2):1-9. doi: 10.1111/aji.12993.

Thompson-Chagoyán OC, Maldonado J, Gil A. Colonization and impact of disease and other factors on intestinal microbiota. Dig Dis Sci. 2007;52(9):2069-77.

Wilkins T, Sequoia J. Probiotics for gastrointestinal conditions: a summary of the evidence. Am Fam Physician. 2017;96(3):170-8.

Wopereis H, Oozeer R, Knipping K, Belzer C, Knol J. The first thousand days – intestinal microbiology of early life: establishing a symbiosis. Pediatr Allergy Immunol. 2014;25:428-38.

Younes JA, Lievens E, Hummelen R, van der Westen R, Reid G, Petrova MI. Women and Their Microbes: The Unexpected Friendship. Trends in Microbiology. 2018;26(1):16-32. doi: 10.1016/j.tim.2017.07.008.

Epidemiologia Aplicada às Doenças Bacterianas: uma Introdução

13

Julia Moreira Pescarini
Maurício Lima Barreto
Agostino Strina

As infecções bacterianas têm tido um papel marcante na história da humanidade. Desde tempos remotos, diversos agentes bacterianos têm sido responsáveis por doenças endêmicas ou epidêmicas que tiveram efeitos devastadores sobre a população humana. Com a ampliação do comércio internacional a partir da Idade Média, epidemias de doenças como cólera e peste dizimavam com frequência populações de cidades das mais diversas regiões do globo. A partir da segunda metade do século XIX, melhorias nas condições de vida associadas às ações de saneamento ambiental, às vezes grandiosas como as realizadas em Paris,[1] e, no decorrer do século XX, o advento dos antibióticos e das vacinas fizeram crer que dispúnhamos dos recursos para o controle definitivo dessas infecções. Entretanto, as bactérias e outros micro-organismos começaram novamente, mesmo nas áreas desenvolvidas do globo, a demonstrar a sua crescente importância como causa de morbidade e de mortalidade, ou a ser identificados como agentes etiológicos de doenças que, por muito tempo, foram caracterizadas como crônicas não infecciosas, por exemplo o *Helicobacter pylori* como agente etiológico da úlcera gástrica. Em vista desse novo quadro, em época recente, cunharam-se os termos *emergentes* e *reemergentes* para denominar, respectivamente, doenças infecciosas recentemente reconhecidas ou doenças infecciosas antigas que, após longos períodos de declínio na sua ocorrência, ressurgiram.

Foi no final do século XIX que a ideia do contágio, isto é, a transmissão da infecção de um indivíduo a outro, finalmente prevaleceu sobre seu oponente, a teoria miasmática, que atribuía as doenças às emanações mefíticas do solo, e que os avanços da Microbiologia permitiram, a partir da obra pioneira de Pasteur e Koch, demonstrar e confirmar o papel de microscópicos organismos vivos como causa imediata e necessária de numerosas doenças, com o isolamento, em rápida sucessão entre 1866 e 1894, dos agentes etiológicos do antraz, da tuberculose, da difteria, do tétano e da peste. Com os avanços técnicos, apareceu a necessidade de se mostrar a relação causa-efeito de um agente específico com uma específica doença. Foram publicados, assim, em 1882, os quatro postulados de Henle-Koch (associação constante do patógeno-hospedeiro, isolamento do patógeno, inoculação do patógeno e reprodução dos sintomas, reisolamento do patógeno), revistos e ampliados mais tarde nos dez postulados de Evans (1976).

De forma crescente, têm-se acumulado evidências de que as intervenções humanas, com sua capacidade de gerar modificações complexas no ambiente circundante, associadas ao potencial de mudanças na estrutura genética das bactérias, têm atuado de forma sinérgica no sentido de gerar variantes bacterianas de maior patogenicidade ou dotadas de resistência aos recursos tecnológicos disponíveis para combatê-las. Assim, entender os fatores que contribuem para a disseminação das infecções bacterianas em populações humanas com vistas a ampliar as possibilidades de sua prevenção tem sido o objetivo central da Epidemiologia aplicada ao campo particular das infecções bacterianas.

Define-se Epidemiologia como o estudo da distribuição e dos determinantes de estados e eventos relacionados à saúde em populações e a aplicação desse conhecimento para a melhoria dos níveis de saúde. Fala-se em estados e eventos uma vez que a Epidemiologia também estuda desfechos de saúde como acidentes de trânsito, violência, entre outros. O pensamento epidemiológico e sua aplicação antecederam a demonstração laboratorial e clínica dos micro-organismos responsáveis pelas doenças infecciosas. Como exemplo, podemos citar os trabalhos notáveis e pioneiros de Ignaz Semmelweis e John Snow. Semmelweiss, em 1848, conseguiu demonstrar que a mortalidade por febre puerperal das parturientes no Hospital Geral de Viena foi dramaticamente reduzida em consequência da introdução da lavagem das mãos com uma solução de cloro pelos profissionais que as atendiam. Já Snow, usando uma engenhosa e até então original estratégia de investigação descrevendo geográfica e temporalmente os casos de cólera na Londres de 1854, evidenciou que o enorme excesso de casos da doença em certas áreas da cidade resultava do uso da água contaminada com material fecal.

Na Epidemiologia, o foco é a população, mesmo que o indivíduo seja, em geral, a unidade de investigação epidemiológica. As inferências epidemiológicas são derivadas da análise de eventos ocorridos em grupos de indivíduos,

1 Entre 1853 e 1870, George-Eugène Haussmann dirigiu um vasto programa de transformação da cidade, com a criação de grandes *boulevards*, de uma complexa rede de esgotos e de um novo sistema de aprovisionamento hídrico e de água para a lavagem das ruas.

chamados de "população", e nunca em indivíduos isoladamente. Uma "população" pode ser entendida desde a população total da Terra, a população de uma cidade ou um bairro, até o conjunto de pessoas que frequentam uma escola ou utilizam os serviços de determinado hospital em dado período de tempo.

Fatores macro e microambientais, fatores comportamentais ou fatores individuais podem compor o conjunto dos determinantes da ocorrência de dada infecção ou doença em uma população específica. Além dos métodos epidemiológicos clássicos, como os utilizados por John Snow e por meio de outras análises estatísticas tradicionais, progressos no campo da Biologia Molecular e da Genética, por exemplo, têm possibilitado identificar novas características presentes nas bactérias que, eventualmente, podem ser usadas para fins epidemiológicos, seja como marcadores da passagem destas pelo organismo do hospedeiro, seja para classificá-las em subtipos, o que, muitas vezes, ajuda a entender problemas relacionados à fonte de origem ou a variações na patogenicidade de dado agente bacteriano. Assim, os determinantes que contribuem para a ocorrência das infecções bacterianas nas populações podem, em um extremo, estar relacionados a fenômenos históricos, econômicos ou sociais e, no outro extremo, estar relacionado às características genéticas ou moleculares dos seres humanos ou das bactérias. É importante enfatizar que, enquanto o foco da investigação epidemiológica pode variar com relação ao nível explicativo – da sociedade às moléculas –, a sua inferência é sempre populacional.

Vários usos têm sido definidos para a Epidemiologia, entre os quais podemos destacar:

a) Análise de uma situação geral ou específica de saúde de uma população (p. ex., qual a importância da meningite por *Haemophilus influenzae* em nosso país, ou quais os agentes bacterianos mais frequentes nas infecções adquiridas por pacientes da unidade de tratamento intensivo de determinado hospital).
b) Vigilância epidemiológica (p. ex., qual a magnitude e quais as causas de um surto de diarreia em determinada cidade, ou quais as causas e os agentes etiológicos associados a um aumento súbito de mortalidade em um berçário).
c) Investigações causais e explicativas (p. ex., quais as causas associadas a uma maior incidência de tuberculose em certas áreas de uma cidade, ou quais as causas de surtos frequentes de gastroenterite entre os alunos de uma escola primária, ou, ainda, quais os fatores de risco para gastroenterite associada à infecção por Campylobacter em um inquérito em base nacional).
d) Avaliação de programas de serviços e tecnologias de saúde (p. ex., qual a eficácia de uma nova vacina no controle da meningite meningocócica tipo B, ou qual a efetividade do treinamento do pessoal em técnicas de desinfecção na incidência de infecções adquiridas em um hospital).

Infecção e doença

Enquanto a clínica tem por centro a doença, a Epidemiologia tem a frequência da doença como ponto de partida, mas tem maior interesse na busca das causas do adoecimento, que podem, por exemplo, ser uma infecção bacteriana. Algumas vezes, somente ter um primeiro contato com um patógeno pode ocasionar uma doença, como é o caso de bactérias de alta patogenicidade.[2] A grande maioria dos indivíduos que entram em contato com *Escherichia coli* em alimentos contaminados, por exemplo, desenvolve episódios diarreicos e vômito. Mas sabemos que nem sempre esse é o caso e, geralmente, somente entrar em contato com um determinado patógeno não determinará o adoecimento de uma pessoa. A suscetibilidade do indivíduo inclui as condições do hospedeiro para a infecção e é a expressão de um grande número de fatores do hospedeiro, como idade, gênero, patrimônio genético, estado nutricional e os mecanismos de defesa celulares e humorais coletivamente denominados *imunidade*. Os fatores que determinam a infecção ou a doença nem sempre são os mesmos e, uma vez que os aspectos relativos à imunidade são mais difíceis de serem modificados, os fatores que determinam a infecção são mais relevantes para a prevenção.

A infecção pode ocorrer sem doença, e esse estado geralmente é denominado *infecção inaparente*. Muitas vezes, a única manifestação de uma infecção inaparente é uma resposta imunológica, celular ou humoral, cuja presença pode ser traçada por diferentes tipos de *biomarcadores*, alguns dos quais (p. ex., os anticorpos da classe IgG) podem ser detectáveis muitos anos após a infecção ter ocorrido. Dessa forma, muitos deles se constituem em importantes recursos para o estudo da Epidemiologia dessas infecções, mesmo que sejam desprovidos de significância clínica. A evolução clínica das doenças infecciosas bacterianas no tempo pode dar-se de forma aguda, como a meningite meningocócica, ou crônica, como a tuberculose. Condições favoráveis para que bactérias com baixo poder patogênico, tal qual aquelas que são componentes da microbiota humana normal, causem doença, têm sido cada vez mais frequentes. Essas condições estão associadas a fatores como o uso de antibióticos e imunossupressores, atos cirúrgicos, doenças como câncer, diabetes ou AIDS que reduzem a imunidade, ou ao uso de sondas e cateteres de demora, comum em pacientes hospitalizados.

Enquanto, muitas vezes, os agentes bacterianos se caracterizam por assumir formas agudas ou crônicas separadamente, algumas infecções agudas podem se tornar crônicas.

Para entender a dinâmica das doenças infecciosas, é importante distinguir três períodos de tempo:

1) O *período latente*, do início da infecção até o momento em que o hospedeiro torna-se capaz de transmitir o agente a outro hospedeiro;
2) O *período de incubação*, que corresponde ao ciclo de multiplicação da bactéria no organismo; é nesse intervalo de tempo que a bactéria, contornando as defesas do organismo (ver Capítulo 17.3), se multiplica o suficientemente para dar início às manifestações clínicas características da doença;

2 A patogenicidade é a capacidade de uma bactéria de produzir sintomas no hospedeiro infectado. É uma característica básica do agente.

3) O *período de transmissibilidade*, durante o qual o indivíduo infectado, esteja ou não doente, é capaz de transmitir o agente infeccioso para um indivíduo sadio.

Para sobreviverem e multiplicarem-se, os agentes infecciosos necessitam de condições apropriadas. Os locais em que essas condições existem são denominados de *reservatórios*, incluindo o ser humano, outros seres vivos ou objetos ou veículos inanimados. Uma característica importante dos agentes infecciosos é a sua capacidade de dinamicamente mover-se entre hospedeiros diversos, denominada *transmissão*. Um conceito importante é o *intervalo serial*, isto é, o período de tempo entre casos sucessivos na transmissão de uma doença (Figura 13.1). Cada agente tem formas de transmissão que lhe são características.

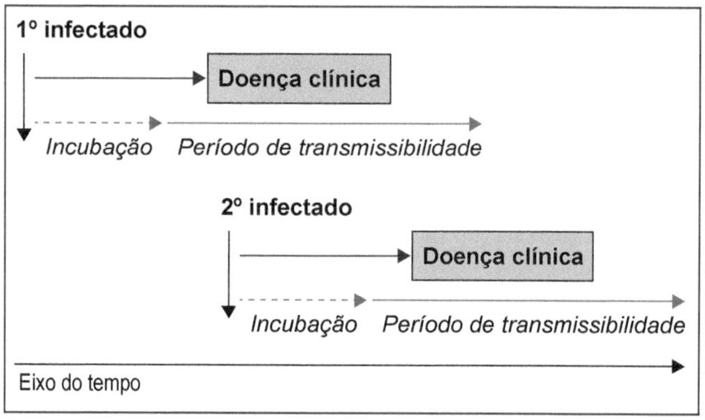

Figura 13.1. *Dinâmica das doenças infecciosas.*
Fonte: Desenvolvida pela autoria.

A transmissão pode dar-se de forma direta ou indireta. Na *transmissão direta*, o agente transfere-se do indivíduo infectado para o indivíduo suscetível por contato físico direto ou por meio de suas secreções (saliva, secreções oronasais, esperma etc.). Assim, a tosse, o beijo ou o ato sexual podem ser um mecanismo pelo qual ocorre a transmissão, como na tuberculose pulmonar, gonorreia ou sífilis. Quando, na cadeia de transmissão, existe algum estágio no trânsito do agente entre o indivíduo infectado e o indivíduo suscetível, fala-se de *transmissão indireta*, a qual pode acontecer de diversas maneiras:

a) Por meio de objetos ou veículos contaminados: água, alimentos, roupas usadas etc.
b) Por meio de aerossóis, ou seja, micropartículas em suspensão contendo material infectante (os núcleos de Wells dos aerossóis secundários).
c) Por meio de vetores, seres vivos que podem desempenhar um papel puramente mecânico de transporte do agente, como as moscas na transmissão da *Chlamydia trachomatis*, ou um papel ativo quando, no interior deles, o agente se multiplica ou cumpre parte necessária de seu ciclo vital, como as pulgas na transmissão da *Yersinia pestis* ou os mosquitos anófeles na transmissão dos plasmódios da malária.

Outro conceito importante é o de *infectividade*, isto é, a capacidade de um agente infeccioso de causar uma nova infecção num hospedeiro suscetível, medida pela proporção de infectados entre os expostos, que, no caso das doenças de transmissão direta, pode ser medido pela *taxa de ataque secundária*, ou seja, a proporção de indivíduos suscetíveis que se infectam após exposição ao caso primário (ou caso-índice).

Ao ocorrerem em uma população, as doenças infecciosas assumem diferentes formas. Diz-se que uma doença é:

a) *Endêmica*: quando mantém um nível de ocorrência relativamente estável, não importando que esse nível seja alto ou baixo (p. ex., a tuberculose e a hanseníase, apesar de apresentarem níveis de ocorrência distintos no Brasil, são endêmicas).
b) *Holoendêmica*: quando a infecção atinge toda uma população, porém afetando predominantemente seus grupos mais jovens.
c) *Hiperendêmica*: quando é constantemente presente na população, com uma alta taxa de incidência e/ou prevalência, e afeta todos os grupos igualmente.

Quando as doenças ultrapassam os níveis esperados em uma determinada população, seja uma doença endêmica ou não, falamos que a doença ocasionou um(a):

a) *Surto*: quando esse aumento ocorreu em um local geograficamente restrito (p. ex., surtos de meningite).
b) *Epidemia*: quando o aumento ocorreu em um local geograficamente generalizado (p. ex., epidemia de cólera no Haiti).
c) *Pandemia*: quando o aumento generalizado atinge diversas nações (p. ex., a sétima pandemia de cólera teve início em 1961, na Indonésia, e espalhou-se rapidamente para outros países da Ásia, África e Europa, alcançando, em 1991, a América Latina, continente que estava livre de cólera há mais de 1 século).

Medidas dos eventos epidemiológicos

A epidemiologia utiliza-se de uma série de indicadores para medir as ocorrências de eventos epidemiológicos. Muitos desses indicadores são coeficientes ou taxas em que o numerador é a frequência de um marcador biológico ou clínico na população, como os casos de meningite meningocócica no Brasil, e o denominador é a população exposta ao risco da ocorrência desse mesmo marcador. É importante ter em mente que o numerador e o denominador dos indicadores sempre fazem parte da mesma população. Os indicadores podem ser divididos em indicadores de mortalidade e indicadores de morbidade.

Os indicadores de mortalidade compreendem os indicadores de *mortalidade geral* (p. ex., taxa de mortalidade geral no Brasil ou taxa de mortalidade em dado hospital) e os indicadores de *mortalidade específica* (p. ex., taxa de mortalidade por meningite meningocócica em Salvador, ou taxa de mortalidade por infecções bacterianas adquiridas em uma UTI).

Já os indicadores de morbidade mensuram as ocorrências relacionadas às infecções e às doenças em uma população. Estes podem ser divididos em medidas de prevalência e medidas de incidência. A *prevalência* refere-se aos casos de infecção ou doença existentes em um dado momento ou em um dado período de tempo. A *incidência* refere-se aos casos novos de infecção ou doença ocorridos em um dado período de tempo. Na investigação epidemiológica mais rigorosa, principalmente nos estudos longitudinais, a questão do tempo pode tornar-se um problema menos simples. Nesses casos, o denominador é a somatória do período de tempo total que cada indivíduo componente da amostra do estudo ficou sob risco de adquirir a infecção ou de desenvolver a doença, isto é, sem ainda ter adquirido a infecção ou a doença. Muitas vezes, o período de tempo é igual para todos os indivíduos que compõem a população. Porém, em muitos estudos epidemiológicos longitudinais, os tempos de exposição dos vários indivíduos são diferentes, variando entre dias, meses ou anos. Nesses casos, utiliza-se uma unidade padronizada de tempo – a *pessoa-tempo* (p. ex., quatro casos novos da doença observados em 20 pessoas, que ficaram expostas ao risco de adoecer por um total de 95,5 meses, correspondem a uma incidência de [4 pessoas/95,5 meses] = 0,042 pessoas-mês ou 0,504 pessoas-ano [0,042 × 12]). Existem ainda os indicadores que mensuram a gravidade de uma doença, e o mais usado deles é a *taxa de letalidade*, que mede a relação entre o número de óbitos por uma doença específica e o número de casos dessa mesma doença.

Os indicadores epidemiológicos podem ser decompostos para estudar:

1) Quem: em relação às características das pessoas envolvidas na ocorrência, como a posição socioeconômica, a classe social, etnia, gênero, idade, comportamentos e estilos de vida;
2) Onde: em relação aos espaços onde as ocorrências aconteceram, como escolas, bairros, cidades e países;
3) Quando: em relação ao tempo que uma doença infecciosa se apresenta, que pode ser em horas, dias, meses, anos ou até décadas.

A exploração dessas dimensões, com a finalidade de caracterizar o evento epidemiológico, recebe a denominação genérica de *epidemiologia descritiva* e permite identificar aumentos inesperados da doença em uma população, como surtos ou epidemias.

Além disso, as variáveis utilizadas em investigações epidemiológicas necessitam ter como características fundamentais alto grau de *precisão* (reprodutibilidade) e de *validade* para que seja possível derivar inferências razoáveis a partir delas. A precisão ou reprodutibilidade diz respeito à característica de uma medida de ter valores similares quando a medição é repetida, seja em diferentes momentos de tempo, seja por diferentes observadores. A validade, por sua vez, é obtida através da mensuração da *sensibilidade*, que é a capacidade de identificar eventos verdadeiramente positivos ou presentes, e da *especificidade*, que é a capacidade de identificar eventos verdadeiramente negativos ou ausentes.

Desenhos de estudos epidemiológicos

Caracterizado um evento epidemiológico, a etapa seguinte seria buscar as suas causas, ou seja, os fatores que aumentam ou reduzem a sua ocorrência, e conhecer como (ou o por quê) um determinado fator afeta (aumenta ou diminui) a ocorrência de um evento epidemiológico, buscando identificar associações efetivamente causais. Os estudos epidemiológicos são concebidos para identificar associações causais, na busca de separá-las daquelas associações espúrias ou não causais (esse tópico será abordado com mais profundidade no item seguinte). Isso tem implicações importantes pois, na busca de prevenir infecções ou doenças de forma efetiva, interessa intervir sobre fatores que efetivamente modifiquem o curso dessas infecções ou doenças. Para tanto, a Epidemiologia dispõe de uma série de recursos metodológicos. É central nessa etapa da investigação.

Na pesquisa epidemiológica, a unidade de estudo pode ser o indivíduo ou um agregado de indivíduos existentes em uma unidade geográfica (cidade, município, estado, etc.) ou uma instituição (escola, hospital etc.). Os estudos são separados em *estudos experimentais*, no qual o pesquisador introduz ativamente intervenções no estado de saúde dos indivíduos participantes da pesquisa (p. ex., estudos de intervenção para mudanças de protocolos de higiene em um hospital, ou ensaios clínicos para testes de novas vacinas ou de uma nova droga antimicrobiana); e *estudos observacionais*, nos quais o pesquisador não interfere sobre os indivíduos ou grupo de indivíduos (p. ex., estudos dos determinantes – causas – da infecção por doenças bacterianas).

Os estudos observacionais individuais (ou seja, que tem objeto de estudo o indivíduo e não grupo de indivíduos) são divididos em três tipos de acordo com o arranjo temporal em que são coletadas as informações e estudada a relação entre o fator de risco (ou proteção) e o desfecho (ou evento). São eles o estudo de coorte, o estudo de caso-controle e o estudo transversal (Figura 13.2).

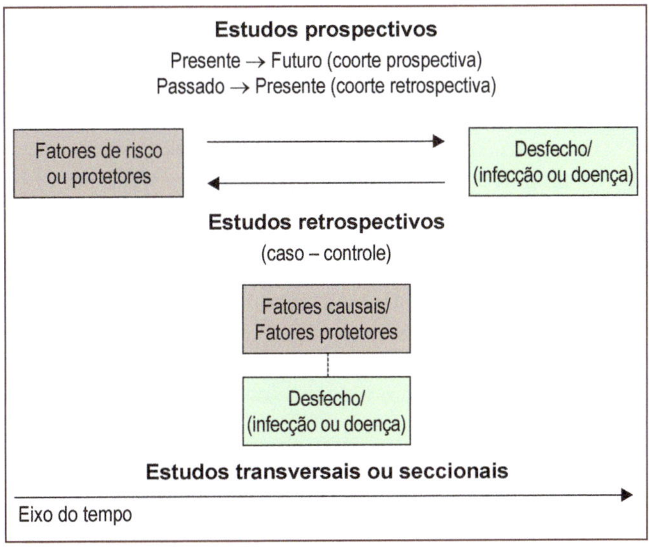

Figura 13.2 – *Esquema dos possíveis estudos epidemiológicos de acordo com a relação temporal entre os fatores causais/protetores e o desfecho.*
Fonte: Desenvolvida pela autoria.

O *estudo de coorte* ou *longitudinal* caracteriza-se pela constituição e pelo acompanhamento ao longo do tempo de pelo menos dois grupos de indivíduos, um exposto e o outro não exposto a determinado fator (que se supõe seja causal ou protetor), com o objetivo de conhecer se a exposição a esse fator modifica ou não o padrão de ocorrência do desfecho. O tamanho dos grupos e o tempo de seguimento (que pode variar de algumas horas a muitos anos) dependem de uma série de características do problema estudado, principalmente das frequências do fator e do desfecho. Diferentemente dos estudos de intervenção, que será visto a seguir, em que os grupos do estudo são constituídos por processos aleatórios, no estudo de coorte, o investigador deve aproveitar-se de grupos naturalmente existentes na população. Se por um lado existe a facilidade de encontrar grupos naturalmente expostos ou não expostos a determinado fator, por outro cria-se a possibilidade de que fatores intervenientes espúrios possam estar presentes, confundindo as associações encontradas. Nesse sentido, tentativas de reduzir os potenciais efeitos dessas associações espúrias passam pela definição prévia das características a serem estudados, sendo essas plausíveis do ponto de vista teórico e clínico. Além disso, sempre existirão fatores que podem confundir as estimativas encontradas e que precisam ser corrigidos no processo de análise. Um exemplo é a idade – tanto crianças muito pequenas como idosos têm imunidade reduzida seja pela não formação total de anticorpos, seja pela imunossenescência natural do organismo. No entanto, não podemos considerar idade como um fator gerador de associações espúrias, mas sim um potencial fator confundidor[3] que deve ser controlado nas análises. Os estudos de coorte podem ser *prospectivos* (o estudo inicia no presente e os participantes são acompanhados para a avaliação do desfecho no futuro) ou *retrospectivos* (tanto a exposição como os desfechos ocorreram antes do início do estudo, mas os dados indivíduos já foram registrados ao longo do tempo). Assim, em ambas as coortes prospectivas ou retrospectivas, temos a medida de um fator de interesse em determinado momento do tempo e a classificação dos indivíduos entre expostos ou não expostos ao(s) fator(es) de interesse, e a mensuração do desfecho em indivíduos expostos e não expostos ocorre em um momento posterior do tempo.

O *estudo caso-controle* parte do desfecho, como os casos de uma doença, e busca saber retrospectivamente a história de exposição dos indivíduos ao suposto fator causal ou fator protetor investigado. Para tanto, deve-se criar um grupo de controles comparável ao grupo de casos, porém livre do desfecho sob investigação. Assim, a análise da relação entre as frequências da exposição prévia ao suposto fator causal ou fator protetor nos dois grupos, o de casos e o de controles, é a base sobre a qual se constroem as inferências nesse tipo de estudo.

O *estudo transversal*, *seccional* ou de *prevalência* é aquele em que o desfecho e seus supostos fatores de risco ou protetores são estudados em um mesmo momento do tempo. Por isso, é considerado o desenho mais frágil no que concerne ao poder de demonstrar uma associação como causal ou protetora. O estudo longitudinal, por sua vez, é considerado o mais rigoroso para demonstrar essas associações, enquanto seja mais exigente em termos do tempo e dos mais recursos necessários para sua implementação.

Os estudos observacionais cuja unidade de estudo é um agregado de indivíduos denominam-se *estudos ecológicos* ou *de agregados*. Neles, as variáveis analisadas representam propriedades de grupos ou lugares e são classificadas em: *medidas contextuais*, derivadas de observações individuais dentro de cada grupo, em forma de médias, proporções ou taxas (p. ex., taxa de mortalidade infantil); *medidas ambientais*, características do lugar em que os membros do grupo vivem, que têm um análogo ao nível individual (p. ex., nível de poluição atmosférica); e *medidas globais*, atributos do grupo ou lugar, sem análogo ao nível individual (p. ex., coordenadas geográficas ou densidade demográfica). Quanto ao tipo de desenho, os estudos ecológicos podem ser: a) *de múltiplos grupos*, com o objetivo de comparar taxas de doenças entre diferentes lugares no mesmo período de tempo, ou estudar associações entre nível médio de exposição (p. ex., abastecimento de água apropriado) e desfecho (p. ex., taxa de internação hospitalar por doenças infecciosas intestinais); b) *de séries temporais*, com o objetivo de comparar em uma população geograficamente definida as taxas da doença ao longo do tempo; c) *mistos*, os quais, combinando as características dos dois tipos anteriores, estudam a associação entre mudança da exposição e mudança das taxas da doença em diferentes grupos ao longo do tempo.

A forma-padrão de apresentação dos dados de um estudo epidemiológico é tabela de contingência ou chamada tabela 2×2, quando ambos os fatores de exposição e desfecho de interesse são binários. A tabela é constituída pelas linhas, onde são citadas a exposição, presente ou ausente (seja ela um fator de risco, seja de proteção, ou uma intervenção), e pelas colunas do desfecho, onde são citados "sim" ou "não" para o desfecho de interesse (p. ex., doença, óbito, entre outros) (Quadro 13.1A). É importante lembrar que os estudos transversais fornecem medidas de prevalência, e os estudos longitudinais, medidas de incidência; neles, essencialmente, relaciona-se a frequência da ocorrência do desfecho no grupo exposto (a/e_1) com a frequência da ocorrência do desfecho no grupo dos não expostos (c/e_2). A relação $[(a/e_1)/(c/e_2)]$ denomina-se "razão de prevalência", no caso dos estudos transversais, e de risco relativo, no caso de estudos longitudinais.

Nos estudos caso-controle, entretanto, não conhecemos o número de pessoas expostas e não expostas, mas apenas a proporção de pessoas expostas entre os casos e entre os controles. Por isso, a medida de associação estimada é a razão entre a chance de exposição ao suposto fator de risco ou protetor dos casos (a/c) e dos controles (b/d), denominada "razão de *odds*" (razão de chances ou *odds ratio* = ad/bc).

Nos estudos ecológicos, a distribuição conjunta de cada combinação de variáveis (a, b, c, d) é desconhecida, e apenas se conhecem as distribuições marginais (e_1, e_2, m_1, m_2) (Quadro 13.1B), não sendo, portanto, possível realizar

3 Fatores de confusão são por definição aqueles que compreendem os seguintes três requisitos: 1) estão associados ao fator de risco/proteção de interesse; 2) estão associados ao desfecho de interesse; 3) não estão no caminho causal entre o fator de risco/proteção e o desfecho.

inferências no âmbito individual, que poderiam resultar em conclusões enviesadas pela assim denominada *falácia ecológica.*[4] A integração dos estudos ecológicos com estudos de base individuais, nos denominados estudos multiníveis, tem permitido investigar o efeito de exposições no nível ecológico (ou do agregado) sobre o indivíduo. Essa investigação tem sido particularmente interessante na epidemiologia das doenças infecciosas, já que riscos contextuais afetam o risco individual de infecção ou adoecimento.

Quadro 13.1 – *Quadros de contingência para estudos em âmbito individual ou ecológico*

A. Estudo no âmbito individual			
	Doença		
Fator estudado	Sim	Não	Total
Exposto	a	b	e_1
Não exposto	c	d	e_2
	m_1	m_2	N
B. Estudo ecológico			
	Doença		
Fator estudado	Sim	Não	Total
Exposto	?	?	e_1
Não exposto	?	?	e_2
	m_1	m_2	N

Fonte: Desenvolvido pela autoria.

No tocante aos *estudos experimentais*, os modelos mais adequados são os denominados *ensaios randomizados,* sejam *clínicos*, sejam *comunitários*. Os ensaios randomizados são estudos prospectivos em que a intervenção a ser avaliada é um suposto fator protetor, sendo sua avaliação, portanto, científica e eticamente justificada para, em caso comprovado, permitir o seu uso pela população. Os termos "randomização" ou "aleatorização" são usados quando os grupos que recebem o tratamento ("tratados") e os que não recebem ("não tratados") são escolhidos de forma aleatória, eliminando o efeito de diferenças em características demográficas ou clínicas entre os grupos. A denominação clínica ou comunitária está relacionada com o tipo da intervenção sob avaliação. No caso de esta ser um medicamento ou outra intervenção curativa, há os ensaios clínicos, como no caso de um novo antibiótico. Na hipótese de uma intervenção preventiva (p. ex., a avaliação da eficácia de uma nova vacina contra a *Escherichia coli* enterohemorrágica (EHEC)), ou um novo antisséptico para lavagem das mãos, há os ensaios comunitários. No primeiro, os indivíduos da população em estudo são pacientes que sofrem de uma doença ou de uma infecção, para o qual se está buscando a cura; no segundo, tem-se por objetivo a busca de medidas de prevenção. Esse último caso é importante, pois, enquanto os indivíduos da população estudada são sadios, mas continuam expostos a determinado fator de risco prevenível, profissionais e gestores de Saúde podem atuar para reduzir a exposição desses fatores naquela população. A estrutura básica de um ensaio randomizado compreende:

a) Uma população selecionada, seja de doentes (ensaio clínico), seja de sadios em risco (ensaio comunitário).
b) Uma amostra definida dessa população com poder suficiente para testar a hipótese e fazerem-se as inferências adequadas.
c) A formação de dois ou mais grupos de forma aleatória, sem interveniência do investigador ou do investigado.
d) A aplicação da intervenção em teste sobre um grupo e de uma intervenção-controle ou placebo em pelo menos outro grupo, quando de forma duplo-cega, ou seja, sem que nem o investigador nem o investigado possam identificar o grupo em que cada indivíduo está alocado.
e) Acompanhamento dessa população pelo tempo necessário a produzir um número de desfechos suficiente para dar poder às análises.
f) Análise dos dados, a qual consiste fundamentalmente em comparar a incidência do desfecho no grupo em que se administrou a intervenção com a incidência no grupo controle/placebo, testando-se a hipótese de que a incidência no primeiro grupo é menor do que no segundo.

Causalidade em epidemiologia

Como foi apresentado no item anterior, as análises dos estudos epidemiológicos passam pelo uso de recursos diversos, muitos provenientes da estatística e da matemática, mas com um objetivo comum: separar as associações causais das associações não causais. Dessa forma, a Epidemiologia usa desde recursos mais simples, como testes de hipóteses da inferência estatística, até os métodos avançados de análise multivariada e do modelamento matemático. Esses métodos, em seu conjunto, capacitam a Epidemiologia a lidar com as várias e sutis questões envolvidas na identificação dos fatores (de risco ou proteção) que tenham uma relação causal com a doença ou com o evento de interesse para, finalmente, aplicar intervenções que melhorem a saúde das populações.

No entanto, quando identificamos um fator de risco para determinada doença, este, por si só, é raramente suficiente ou necessário para causar uma doença. A exemplo da tuberculose, o *Mycobacterium tuberculosis* é um fator ou *causa necessária* para que a doença se instale, mas a exposição ao bacilo e a suscetibilidade do indivíduo dependem de outros fatores ambientais e do hospedeiro, como visto anteriormente. Dessa forma, de acordo com o modelo proposto por Rothman (1976), a *causa suficiente* para que dado evento de saúde ocorra é determinado por um conjunto de *causas componentes*. As causas componentes podem ser diversas; mo caso da tuberculose, por exemplo, há como

4 A falácia ecológica se refere a uma falha no raciocínio epidemiológico em que se se realiza uma inferência de relação de causa e efeito sobre um indivíduo com base em dados agregados, quando, na verdade, essa inferência não é correta.

possíveis causas o tabagismo, o uso de drogas, a AIDS, a pobreza, aglomerações.

Além disso, recentemente, além dos fatores biológicos que determinam uma infecção bacteriana, tem-se dado mais ênfase aos elementos sociais que determinam a exposição a esses fatores. Assim, pode-se levar em conta uma hierarquia de causas, em que aquelas denominadas "distais" ou "intermediárias" (p. ex., aglomeração, condições de habitação precárias, falta de saneamento, grau de escolaridade, dieta) têm influência direta em causas denominadas proximais, como a exposição a bactérias e a imunidade.

Tome-se como exemplo o problema da rápida disseminação global de bactérias multirresistentes ou totalmente resistentes às drogas, as denominadas "superbactérias". Essas bactérias causam infecções que não são tratáveis com os medicamentos antimicrobianos existentes, como os antibióticos. De acordo com o Interagency Coordination Group on Antimicrobial Resistancep, órgão da Organização das Nações Unidas, "a resistência antimicrobiana é uma crise global que ameaça um século de progresso na saúde e alcance dos objetivos de desenvolvimento sustentável". Uma recente análise sistemática avaliou em 2,19 milhões as mortes globais diretamente atribuíveis à resistência bacteriana. Entre as bactérias multirresistentes em âmbito global, é possível incluir cepas de *Mycobacterium tuberculosis*, *Enterococcus faecium*, *Enterobacter cloacae*, *Klebsiella pneumoniae*, *S. aureus*, *Acinetobacter baumanii* e *Pseudomonas aeruginosa*,[3] e, nos países em desenvolvimento, *Salmonella enteritidis*, *Shigella flexneri* e *Vibrio cholerae*.

Fundamentalmente, para que haja uma infecção por uma bactéria resistente a drogas, a bactéria resistente precisa estar presente, ou seja, é uma causa necessária. No entanto, os principais fatores que determinam a resistência antimicrobiana são variados e incluem o uso indevido e excessivo de antimicrobianos, a falta de acesso à água potável, falta de saneamento e medidas de higiene para humanos e animais, insuficiência de ações de prevenção e controle de infecções e doenças nas estruturas de saúde e nas fazendas; falta de acesso a medicamentos, a vacinas e a diagnósticos de qualidade; falta de conscientização e de conhecimentos; e falta de aplicação da legislação. A Figura 13.3 sintetiza, com um olhar epidemiológico, uma possível rede causal da resistência aos antibióticos. Existem, pois, fatores distais que caracterizam cada contexto, como os níveis de educação, os aspectos socioeconômicos e os sistemas de governança, que, por sua vez, influenciam os conhecimentos da população sobre a resistência e as políticas sanitárias locais quanto ao controle das doenças infecciosas. Um nível intermediário é representado pelos comportamentos interdependentes dos indivíduos e dos médicos que receitam os antibióticos. Isso acaba influenciando a incidência da resistência, dentro do contexto local da carga de doenças infecciosas e da prevalência da resistência.

Epidemiologia molecular, epidemiologia genômica e epidemiologia genética

A *epidemiologia molecular* das doenças infecciosas utiliza-se de métodos da biologia molecular para o estudo dos determinantes e da distribuição das doenças nas populações. As novas tecnologias de análise de ácidos nucleicos e seus produtos de expressão auxiliam na identificação, com grande precisão e em diferentes substratos, dos traços da presença ou dos efeitos das bactérias, os quais são denominados genericamente *biomarcadores* e podem ser classificados em marcadores do agente, marcadores de exposição e marcadores de suscetibilidade.

Os *marcadores do agente* são aqueles relacionados com características dos agentes infecciosos. Os métodos de

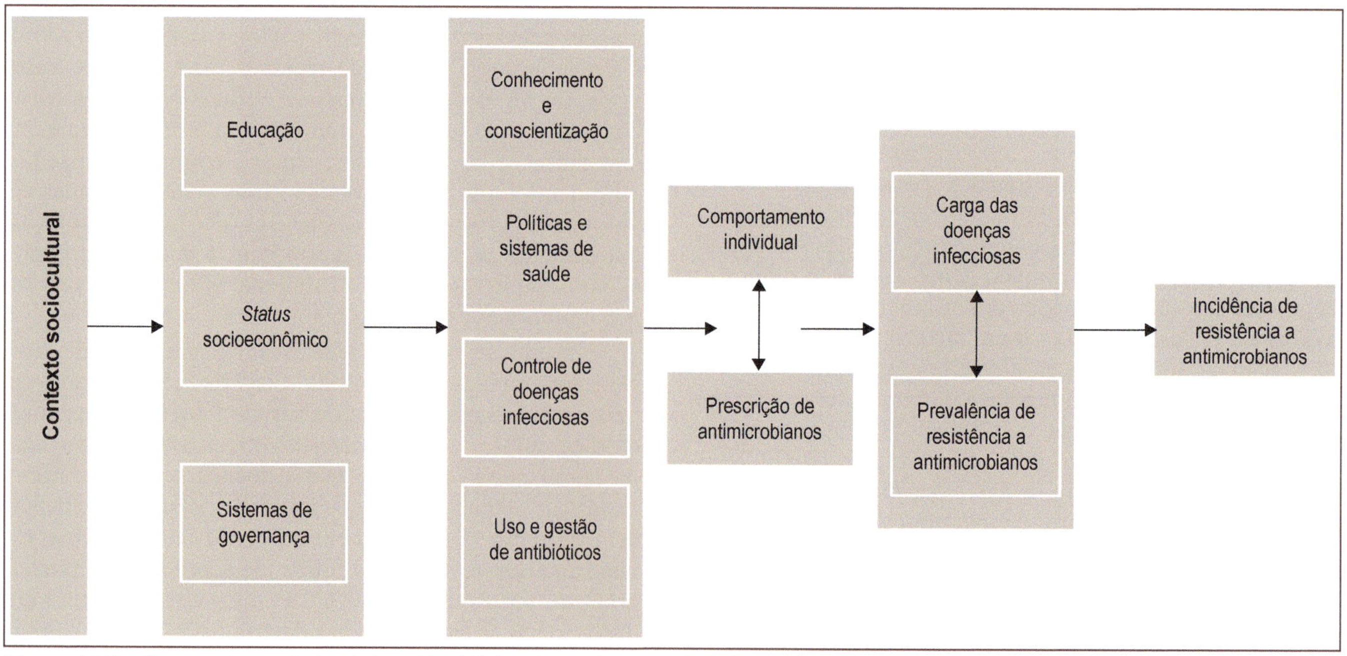

Figura 13.3 – *Esquema dos possíveis estudos epidemiológicos de acordo com a relação temporal entre os fatores causais/protetores e o desfecho.*
Fonte: Adaptada de Wall S, 2019.

fenotipagem revelam as características morfológicas, bioquímicas, sorológicas e funcionais das bactérias. O isolamento do agente pela cultura é ainda o método de fenotipagem mais tradicionalmente utilizado na clínica e apresenta alta especificidade diagnóstica. Outros métodos de fenotipagem, que requerem previamente a cultura do agente, são os testes bioquímicos para diferenciar os biotipos, a sorologia que permite definir os sorotipos, a detecção de antígenos específicos do agente, além de diversas outras técnicas que agrupam os agentes por suscetibilidade a antimicrobianos, inibição do crescimento por bacteriocinas, lise por bacteriófagos etc. Os métodos de *genotipagem*, com base na análise do ácido nucleico cromossômico ou extracromossômico, incluem desde a amplificação de fragmentos maiores ou menores de DNA para diagnóstico (p. ex., Xpert MTB introduzido para detecção da infecção por *M. tuberculosis* e resistência a alguns antimicrobianos específicos), até aqueles para diferenciar subtipos, como pelas técnicas de polimorfismo de tamanho de fragmentos de restrição (RFLP), eletroforese de campo pulsátil (PFGE), ou sequenciamento parcial ou total do genoma bacteriano. Esses avanços na biologia molecular, portanto, têm tornado possível o desenvolvimento de métodos mais rápidos de diagnóstico e identificação do agente bacteriano.

Os *marcadores de exposição* são consequentes à resposta imune, humoral ou celular do hospedeiro em relação ao agente microbiano e servem para identificar a presença de bactérias no corpo humano por meio da verificação da existência desses marcadores em diferentes fluidos corporais. Os testes mais rotineiramente utilizados são os de anticorpos no soro, apesar de muitos outros fluidos corporais (fezes, urina, saliva, líquido cefalorraquidiano) serem menos usualmente utilizados.

Os *marcadores de suscetibilidade* definem o quão suscetível o organismo se encontra com relação às infecções em geral ou a uma infecção específica. Muitos dos marcadores de exposição são também marcadores de suscetibilidade, como acontece com alguns anticorpos, enquanto outros são apenas marcadores de suscetibilidade. Assim, por exemplo, indivíduos com deficiência de certos componentes do complemento são mais suscetíveis a diversas infecções bacterianas. Tendo em vista que os contatos com agentes infecciosos são experimentados no decorrer da vida, a suscetibilidade aos agentes infecciosos varia significativamente com a idade; pois, com o tempo, os indivíduos têm maior chance de se expor aos agentes infecciosos, mudando, como consequência, seu estado de suscetibilidade. No entanto, nos primeiros meses de vida, há a possibilidade de transmissão transplacentária ou pelo leite materno de anticorpos protetores para certos agentes infecciosos, propiciando o surgimento da resistência a certos agentes, a qual será subsequentemente perdida à medida que esses anticorpos sejam inativados. Características genéticas específicas são também fatores que podem ter forte influência no grau de suscetibilidade dos indivíduos a agentes específicos.

Assim como a taxonomia molecular, a filogenia ou a genética de populações, a epidemiologia molecular aplica técnicas bioquímicas para identificar micro-organismos, mas os objetivos são diferentes. Motivada a encontrar opções de prevenção ou intervenção, a Epidemiologia molecular visa identificar os fatores que determinam a transmissão, a manifestação e a progressão da doença infecciosa.

A Epidemiologia molecular, ao aplicar técnicas de identificação dos subtipos dos agentes infecciosos com maior precisão, mais detalhes e rapidez do que pelas técnicas convencionais de cultura e fenotipagem, permite identificar os fatores que determinam a transmissão, manifestação clínica e progressão das doenças. Dessa forma, pode-se:

1) Determinar com eficiência a dinâmica da transmissão espacial e temporal das doenças, fornecendo dados para vigilância da emergência de novos patógenos e reemergência de patógenos já existentes, como as doenças diarreicas de origem bacteriana, classificadas no passado como endêmicas ou epidêmicas, que hoje são, na maior parte das vezes, atribuídas a surtos, em muitos casos modestos e circunscritos.
2) Facilitar a distinção entre variantes patogênicas e não patogênicas de um organismo, como no clássico exemplo da *Escherichia coli*.
3) Conseguir identificar surtos em situações que aparentemente representem casos isolados (p. ex., a subtipagem do *M. tuberculosis* por meio do RFLP para a localização genômica e número de cópias da sequência IS*6110* permite diferenciar infecções exógenas recentes da reativação endógena de antigas infecções);
4) Estudar fatores de risco para o adoecimento ou progressão da doença, como os fatores de risco para infecções recentes por *M. tuberculosis*, cujo conhecimento tem importantes implicações para as atividades de controle da doença.

A Epidemiologia genética tem como objeto de estudo os determinantes genéticos das doenças e os efeitos conjuntos dos genes e dos determinantes não genéticos. Com os avanços técnicos das últimas décadas, o escopo da Epidemiologia genética se expandiu e passou de considerar um gene por vez para um foco genômico, que considera todo o genoma, com o objetivo de se ampliar ainda mais e integrar informações de outras "- ômicas" (epigenômica, transcriptômica, metabolômica, proteômica, farmacogenômica, etc).

As ferramentas analíticas da Epidemiologia Genética variam de acordo com as questões da investigação:

1) Estudos de agregação em famílias, para verificar se a condição tende a ocorrer em famílias mais do que se esperaria por acaso, e estudos comparativos de gêmeos ou de adotados ou de migrantes, para identificar o peso respetivo da contribuição genética e ambiental.
2) Estudos de segregação em famílias, aplicando modelos genéticos formais para determinar o padrão de transmissão do traço genético.
3) Estudos de ligação, sempre em famílias, cujos membros são genotipados utilizando marcadores que segregam com o traço estudado, representados por microssatélites (pequenas sequências nucleotídicas repetidas e altamente polimórficas) ou, mais frequentemente, a partir das últimas duas décadas, por polimorfismos de

base/nucleotídeo único (SNP) localizados no genoma inteiro, buscando identificar regiões cromossômicas contendo um número maior do que o esperado de alelos compartilhados entre os doentes.

4) Estudos de associação de alelos, realizados em indivíduos doentes e não doentes não aparentados, pertencentes à população geral, os quais podem ser de dois tipos: estudos de genes candidatos, os quais implicam em hipótese prévia sobre o papel de determinados genes em doenças específicas, ou estudos de varredura genômica realizados sobre o genoma completo, que não requerem hipóteses prévias e permitem identificar novos genes envolvidos na ocorrência de doenças. Os marcadores utilizados nesses últimos estudos são os SNP já mencionados, os quais estão se tornando cada vez mais utilizados nas pesquisas genéticas. Até recentemente, mais de 5.700 sequenciamentos de genoma completo têm sido conduzidos com relação a mais de 3.300 traços, em estudos que têm contado com mais de 1 milhão de participantes.

Em uma época em que novas doenças estão continuamente aparecendo e níveis cada vez mais preocupantes de resistência bacteriana estão emergindo, os estudos das relações entre a genética humana e as doenças infecciosas abrem novas e promissoras perspectivas sobre a compreensão dos mecanismos patogenéticos e as capacidades de ampliação de eficazes arsenais terapêuticos.

Conclusão

Os métodos e recursos para estudo da epidemiologia das doenças bacterianas incluem, de um lado, os recursos da investigação epidemiológica clássica, centrados em entender a distribuição do evento epidemiológico e explicar o complexo problema das associações causais; e, do outro lado, os recursos gerados da Biologia Molecular e da genômica, com suas aplicações na investigação bacteriológica, os quais, quando racionalmente associados, têm permitido avanços importantes no campo especifico da Epidemiologia Bacteriana. O uso balanceado e racional dos recursos provenientes desses dois campos tem permitido que se entenda melhor a dinâmica das infecções bacterianas nas populações humanas, abrindo, assim, em última instância, novas perspectivas para o seu controle.

Bibliografia recomendada

Almeida Filho N, Barreto ML (Org). Epidemiologia & saúde: fundamentos, métodos, aplicações. Rio de Janeiro: Guanabara Koogan, 2014.

Antimicrobial Resistance Collaborators. Global burden of bacterial antimicrobial resistance in 2019: a systematic analysis. Lancet. 2022. doi: 10.1016/S0140-6736(21)02724-0.

Barreto ML, Teixeira MG, Carmo EH. Infectious diseases epidemiology. J Epidemiol Community Health. 2006;60(3):192-95.

Chapman SJ, Hill AV. Human genetic susceptibility to infectious disease. Nat Rev Genet. 2012;13(3):175-88.

Duggal P, et al. The evolving field of genetic epidemiology: from familial aggregation to genomic sequencing. Am J Epidemiol. 2019;188(12):2069-77. doi: 10.1093/aje/kwz193.

Evans AS. Causation and diseases. A chronological journey. New York and London: Plenum Medical Book Company, 1993.

Guo Y, et al. Genome-wide linkage analysis of large multiple multigenerational families identifies novel genetic loci for coronary artery disease. Sci Rep. 2017;7(1):5472. doi: 10.1038/s41598-017-05381-2.

Lewnard JA, Reingold AL. Emerging challenges and opportunities in infectious disease epidemiology. American Journal of Epidemiology. 2019;188(5):873-82. doi: 10.1093/aje/kwy264.

Kwok AJ, et al. Host genetics and infectious disease: new tools, insights and translational opportunities. Nat Rev Genet. 2021;22(3):137-53. doi: 10.1038/s41576-020-00297-6.

Levy SB, Marshall B. Antibacterial resistance worldwide: causes, challenges and responses. Nat Med. 2004;10(12 Suppl):S122-9. doi: 10.1038/nm1145.

Mahan MJ, Kubicek-Sutherland JZ, Heithoff DM. Rise of the microbes. Virulence. 2013;4(3):213-22.

Medronho RA (Org.). Epidemiologia. 2. ed. Rio de Janeiro: Atheneu, 2009.

Nelson KE, Williams CM. Infectious disease epidemiology: theory and practice. 2. ed. Boston: Jones and Bartlett Publishers, 2007.

Palmer LJ, Burton PR, Smith GD (Eds). An introduction to genetic epidemiology. Bristol: The Policy Press, 2011.

Pereira MG. Epidemiologia: teoria e prática. Rio de Janeiro: Guanabara Koogan, 1995.

Riley LW. Molecular epidemiology of infectious diseases. Principles and practices. Washington: ASM Press, 2004.

Rouquayrol MZ, Gurgel M (Org). Rouquayrol – epidemiologia & saúde. 7. ed. Rio de Janeiro: MedBooki, 2013.

Schulte PA, Perrera FP (eds). Molecular epidemiology: principles and practices. San Diego: Academic Press, 1993.

Ueffelmann E, et al. Genome-wide association studies. Nature Reviews Method Primers. 2021;1(59). doi: 10.1038/s43586-021-00056-9.

Vynnycky E, White RG. An introduction to infectious diseases modeling. Oxford: Oxford University Press, 2010.

Wall S. Prevention of antibiotic resistance – an epidemiological scoping review to identify research categories and knowledge gaps. Glob Health Action. 2019;12(1):1756191. doi: 10.1080/16549716.2020.1756191.

14 Métodos para Diagnóstico Microbiológico

Marina Baquerizo Martinez
Carla Romano Taddei

O diagnóstico das infecções bacterianas pode ser realizado por diversos procedimentos. O diagnóstico de certeza é realizado pelo isolamento e pela identificação do agente bacteriano a partir de materiais clínicos colhidos adequadamente do sítio de infecção, conhecido normalmente como "exame bacteriológico" ou "cultura". Outros métodos podem ser utilizados para o diagnóstico, a saber:

i) Demonstração do micro-organismo por técnicas de coloração.
ii) Pesquisa de antígenos (Ags) por métodos imunológicos.
iii) Pesquisa de genes específicos do agente microbiano.
iv) Pesquisa de anticorpos (AC) e resposta imunológica celular. Os procedimentos que utilizam métodos para a demonstração do agente diretamente no material clínico apresentam grande interesse, pois são geralmente rápidos por dispensarem as técnicas de cultivo; contudo, são métodos presuntivos, uma vez que não se identifica o micro-organismo em questão.

Demonstração direta da bactéria

O primeiro passo no processamento do material clínico para a identificação do patógeno é o exame microscópico da amostra clínica, pelo exame direto da amostra (exame a fresco) ou pelo bacterioscópico (após coloração). O exame direto é rápido e o custo é baixo. Métodos para demonstração direta do agente têm como objetivo revelar e enumerar micro-organismos e células eucarióticas. A observação dos micro-organismos pelo exame bacterioscópico pode indicar presumivelmente agentes etiológicos, orientar o microbiologista na escolha dos meios de cultura mais indicados para aquele material e, ao médico, a melhor terapia empírica a ser ministrada. Outros dados importantes podem ser obtidos, como a qualidade da amostra clínica e a intensidade da resposta inflamatória.

Exame ao microscópio óptico com iluminação direta

Exame direto

Material celular e micro-organismos são frequentemente transparentes e podem ser mais bem distinguidos pelo uso de corantes. A visualização direta das amostras clínicas em diversas montagens a fresco, entre lâminas e lamínulas, dá informações quanto à composição celular, morfologia do micro-organismo e motilidade. As amostras podem ser observadas por microscópio óptico de luz direta, de contraste de fase ou de campo escuro.

As montagens do material clínico entre lâmina e lamínula podem ser feitas com diferentes soluções. Para exame a fresco de espécimes clínicas pouco espessas, a montagem com solução fisiológica é bastante útil, por exemplo, no exame de secreções vaginais para a detecção de fungos (leveduras, principalmente), leucócitos e células indicadoras. Solução de KOH a 10% é bastante utilizada quando se quer clarificar amostras clínicas para a pesquisa de fungos. Corantes como tinta da China são utilizados para a pesquisa de micro-organismos que têm cápsula, principalmente *Cryptococcus neoformans* em líquido cefalorraquidiano (LCR). Corantes como azul de metileno podem ser utilizados para uma variedade de propósitos: em amostras de fezes para se detectar leucócitos, identificar grânulos metacromáticos de *Corynebacterium diphtheriae* e revelar micro-organismos fusiformes e espiroquetas a partir de material de infecções orais na angina de Vincent.

Coloração de Gram

A coloração de Gram é um dos testes mais importante no laboratório de Microbiologia. É o método de coloração diferencial mais utilizado em exames diretos ao microscópio de amostras clínicas e de colônias bacterianas em razão de seu largo espectro de coloração. Esse espectro inclui praticamente todas as bactérias, muitos fungos e parasitas como *Trichomonas*, *Strongyloides* e cistos de vários protozoários. As exceções significativas incluem *Treponema*, *Mycoplasma*, *Chlamydia* e riquétsia, que são pequenos demais para a visualização em microscopia óptica de luz direta ou porque perderam a parede.

Pela coloração de Gram, dividem-se as bactérias em dois grandes grupos, Gram-positivas e Gram-negativas. Os micro-organismos Gram-positivos são aqueles que contêm menos lipídeos na parede celular e uma quantidade de ácido teicoico maior, apresentando diminuição da permeabilidade da parede celular aos solventes orgânicos, sendo assim, retêm o corante cristal violeta. Em contrapartida, a parede das bactérias Gram-negativas apresenta grande quantidade de lipídeos, resultando em maior permeabilidade dos solventes orgânicos, permitindo a descoloração. Esses micro-organismos perdem, portanto, o cristal violeta, corando-se com o corante de fundo, safranina ou fucsina (ver Capítulo 2).

A coloração, a morfologia, a disposição e a quantidade de micro-organismos dão informações preliminares quanto às suas identificação e importância na amostra.

■ Coloração acidorresistente

Certos micro-organismos apresentam, na sua parede, ácidos graxos de cadeia longa (ácido micólico), que conferem impermeabilidade ao cristal violeta e outros corantes básicos. Calor ou detergentes devem ser usados para permitir a entrada de corantes primários nessas bactérias. Uma vez dentro da célula bacteriana, o corante não é eliminado mesmo com solvente álcool-ácido. A coloração álcool-ácido diferencia um grupo específico de bactérias, a saber: *Mycobacterium*; *Nocardia*; *Rhodococcus*; *Tsukamurella*; *Gordona*; *Legionella micdadei.* Além disso, cora oocistos de *Cryptosporidium*, *Isospora*, *Sarcocystis* e *Cyclospora.*

É o método usado para a pesquisa de micobactérias nos diferentes materiais clínicos, sendo de grande valor diagnóstico. A presença de bacilos álcool-ácidorresistentes no escarro ou na urina é fortemente sugestiva de tuberculose pulmonar ou renal, respectivamente. O exame de esfregaços corados pelo método de Zihel-Neelsen é ainda o único recurso disponível para o diagnóstico da hanseníase.

■ Exame ao microscópio óptico com iluminação de campo escuro

O exame microscópico em campo escuro é uma das técnicas mais usadas para o diagnóstico da sífilis primária. Quando se utiliza colorações usuais no laboratório clínico, *Treponema pallidum* não é observado em microscopia óptica comum em virtude da pequena espessura da célula bacteriana. Para tanto, utiliza-se coloração da prata após fixação do esfregaço. Um resultado positivo em exame microscópico é definitivo para sífilis se a infecção por outros treponemas patogênicos puder ser excluída. Isso é possível pela observação da morfologia e da motilidade da célula bacteriana. A iluminação obtida pelo campo escuro aumenta a resolução do microscópio, permitindo a visualização do Treponema vivo.

Detecção de antígenos

O diagnóstico das doenças infecciosas com testes imunológicos pode ser feito pela pesquisa de Ags diretamente na amostra clínica ou para a identificação de dado agente após ter sido isolado em cultura.

Diferentes métodos imunológicos podem ser utilizados para esse fim. Atualmente, há crescente interesse nessa área, não só pela vantagem de os métodos permitirem um diagnóstico rápido, como também pela especificidade e sensibilidade que eles apresentam. Os métodos mais empregados em laboratório clínico são os testes de aglutinação e os métodos imunológicos que utilizam um suporte sólido.

O teste de aglutinação mais comum no laboratório clínico é aquele que utiliza partículas de látex absorvidas com AC específicos contra Ags bacterianos de superfície. Esse método tem sido utilizado na detecção de vários agentes, por exemplo, *Haemophilus influenzae, Neisseria meningitidis, Streptococcus pneumoniae, S. pyogenes* e *C. neoformans,* principalmente em casos de meningites, nos quais o diagnóstico rápido é fundamental para o sucesso do tratamento.

Um teste com grande sensibilidade é o método imunológico de suporte sólido (Figura 14.1). O mais utilizado é o enzimaimunoensaio (do tipo ELISA). Para a detecção de Ags, utiliza-se com maior frequência um dos três métodos de ELISA de captura, a saber: competitivo; direto; ou indireto. No método competitivo, Ag marcado com enzima ou com iodo radioativo é misturado à amostra clínica. Haverá uma competição entre o Ag adicionado e o presente na amostra por uma quantidade limitada de Ac ligados a uma fase sólida, normalmente uma placa de poliestireno. Deve-se adicionar sempre um controle negativo que será uma amostra negativa contendo somente Ag marcado. Ags que não se ligaram são tirados do teste por lavagens sucessivas. O resultado é dado pela diferença entre a leitura do controle negativo e da amostra clínica.

O método de captura direto para a pesquisa de Ags envolve a adição da amostra clínica a Acs específicos aderidos a uma superfície sólida. Antígenos que não se ligaram são retirados por lavagens antes da adição de um segundo Ac marcado (conjugado), geralmente com uma enzima. Ensaios que utilizam a associação de Acs monoclonais com policlonais frequentemente têm melhor performance. O método indireto é similar ao direto, porém o segundo Ac não é marcado e um terceiro Ac marcado, que é um Ac anti-imunoglobulina é adicionado. Esse teste tem se tornado popular, pois diferentes Ags podem ser pesquisados com um mesmo conjugado. O teste indireto amplifica o sinal, sendo, portanto, mais sensível. Contudo, reações inespecíficas podem ocorrer.

Esses testes têm sido empregados para detectar a presença de diversos patógenos: *Chlamydia trachomatis*; *Rotavirus*; citomegalovírus; *Legionella pneumophila.*

Outra técnica que pode ser empregada é a que se utiliza de Ac específicos marcados com isotiocianato de fluoresceína. Atualmente, os laboratórios clínicos substituíram essa técnica imunológica por outras como ELISA e aglutinação em razão principalmente do alto custo da manutenção do microscópio e dos conjugados. Além disso, o método exige mão de obra altamente qualificada. Porém, os métodos de imunofluorescência direta (IFD) ou indireta (IFI) são ainda empregados por alguns laboratórios no diagnóstico da sífilis primária, legionelose, tracoma, linfogranuloma venéreo, uretrites e cervicites por *C. trachomatis*, entre outras. Outro método rápido bastante utilizado para detecção de Ags são os imunocromatográficos.

■ Detecção de ácidos orgânicos

Alguns micro-organismos, durante o processo metabólico, produzem substâncias que podem ser detectadas por

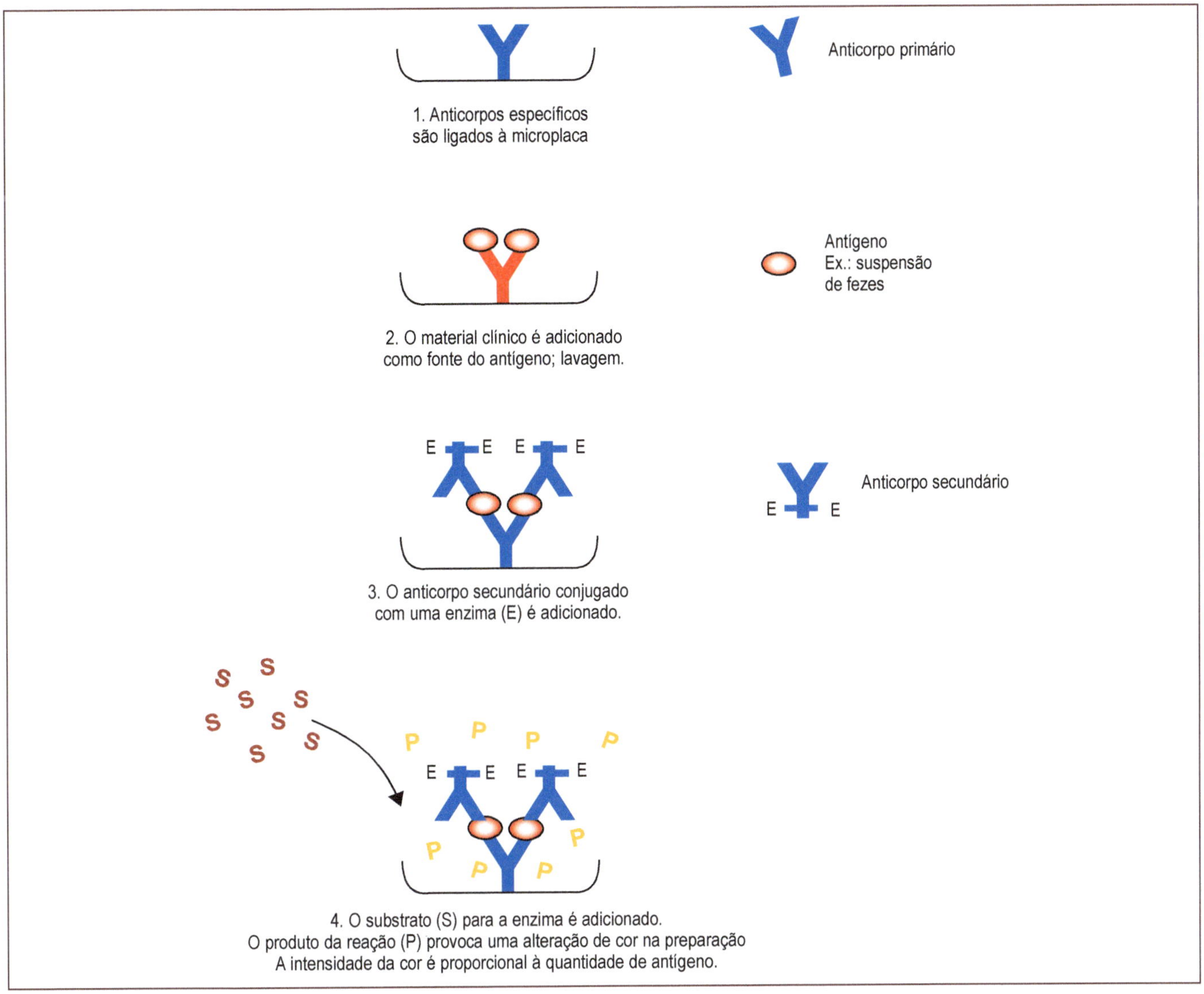

Figura 14.1 – *Método de ELISA para a detecção de antígenos.*
Fonte: Desenvolvida pela autoria.

cromatografia a gás. Geralmente, são ácidos graxos específicos, cuja detecção pode caracterizar a bactéria em espécies ou gêneros. Durante os anos de 1970, vários métodos foram propostos com base nessa propriedade utilizando-se cromatografia a gás para a identificação de *Pseudomonas aeruginosa, M. tuberculosis, Staphylococcus* sp., *Streptococcus* sp. e diversos gêneros de bactérias anaeróbias estritas. O método tem sido utilizado com sucesso no diagnóstico de septicemias (estafilococos e estreptococos), meningites (*M. tuberculosis*) e de artrites sépticas. Entretanto, o alto custo do aparelho torna seu emprego limitado.

Pesquisa de DNA

O diagnóstico microbiológico convencional das infecções bacterianas envolve o isolamento do micro-organismo e sua caracterização fenotípica e bioquímica, como visto ao longo dos capítulos deste livro. Porém, em alguns casos, essas etapas consomem tempo, são caras e muitas vezes inviáveis, como o diagnóstico de *Mycobacterium leprae* e Chlamydia sp., uma vez que não crescem *in vitro*.

Com o advento da Biologia Molecular, várias técnicas genéticas de identificação bacteriana têm surgido ao longo das últimas décadas, permitindo um diagnóstico mais rápido, preciso e seguro.

As técnicas moleculares de identificação bacteriana envolvem a pesquisa de ácidos nucleicos por meio de hibridação com sondas genéticas, amplificação de fragmentos de ácidos nucleicos a partir de um oligonucleotídeo com sequência conhecida ou tipagem molecular.

Sondas genéticas

Sondas genéticas são fragmentos de fita simples de ácidos nucleicos (DNA ou RNA), com sequências conhecidas, que podem ser marcadas com diferentes substâncias, como enzimas, substratos antigênicos, radioisótopos, marcadores de afinidade ou moléculas quimioluminescentes. As sondas genéticas reconhecem e ligam-se com alta especificidade a uma sequência complementar do material genético do micro-organismo a ser identificado (Figura 14.2). Para que isso ocorra, as condições da reação de hibridação devem ter elevada estringência, com altas temperaturas e baixas concentrações de sais, permitindo, dessa forma, que a sonda se ligue a uma sequência perfeitamente complementar a ela.

O uso de moléculas radioativas para a marcação de sondas tem sido substituído ao longo dos últimos anos por outros marcadores, visando, dessa forma, maior segurança para o laboratório. Os marcadores de afinidade são os mais comumente utilizados, como a biotina e a digoxigenina, que são incorporadas ao fragmento genético mediante reações enzimáticas, conhecidas por *nick translation* e *random-priming*. Vários métodos para a marcação de sondas genéticas já estão disponíveis comercialmente sob a forma de *kits*.

As reações de hibridação podem ocorrer sobre um suporte sólido, *in situ* ou em fase líquida (Figura 14.3). Nas reações em suporte sólido, as bactérias são inoculadas em placas de meio de cultura. O suporte sólido (p. ex., filtros de nitrocelulose) é colocado sobre a superfície do ágar contendo as colônias bacterianas e submetido a um tratamento para lisar as bactérias, expondo e desnaturando o DNA. Então, sob condições de alta estringência, o filtro é incubado com uma solução contendo sonda genética para um fator que se queira pesquisar. Essa técnica pode ser realizada diretamente com o ácido nucleico do micro-organismo estudado. Nesse caso, o DNA ou o RNA é transferido para a membrana de nitrocelulose, a partir de gel de agarose. Essas reações recebem a denominação de *Southern-blot* e *Northern-blot*, respectivamente.

A hibridação *in situ* é uma variação do método de hibridação em fase sólida. Nessa técnica, a sonda é incubada com fragmentos de tecido ou células íntegras, fixados em lâminas microscópicas. A reação de hibridação é realizada pelo mesmo método de fase sólida. Geralmente, o tecido a ser pesquisado é embebido em parafina ou formalina, permitindo maior fixação da amostra. Esse teste é amplamente utilizado em laboratórios clínicos na detecção e tipagem do papilomavírus humano (HPV).

Para as reações em fase líquida, é importante que o fragmento de sonda genética não se autoanele. O ácido nucleico a ser pesquisado é incubado em solução com a sonda, seguindo as mesmas condições de estringência supradescritas. Uma pequena quantidade de ácido nucleico pode ser detectada, embora, ótimos resultados são obtidos quando se fazem a extração e a purificação prévia deste.

Após o final da reação de hibridação, quando a sonda se liga ao ácido nucleico-alvo, as moléculas marcadoras incorporadas à sonda devem ser detectadas. Para isso, utilizam-se substâncias marcadas com afinidade às moléculas da sonda e para a revelação, substratos colorimétricos ou quimioluminescentes são adicionados à reação. A técnica de sondas genéticas é utilizada em estudos epidemiológicos para pesquisar genes de virulência bacterianos, como genes que codificam toxinas, fímbrias, ilhas de patogenicidade,

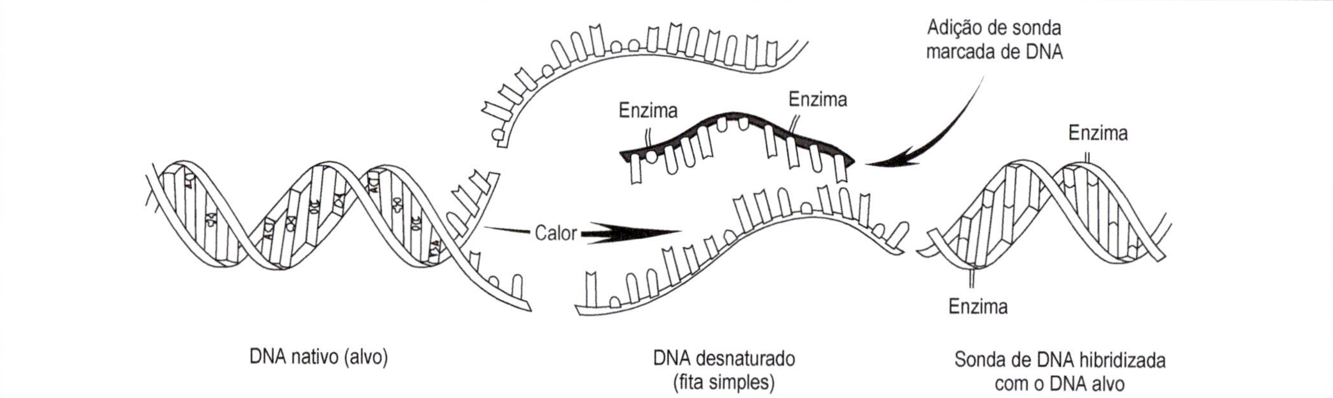

Figura 14.2 – *Desnaturação da fita dupla de DNA em fita simples por aquecimento e combinação de uma das fitas simples com a sonda marcada (hibridização).*
Fonte: Adaptada pela autoria.

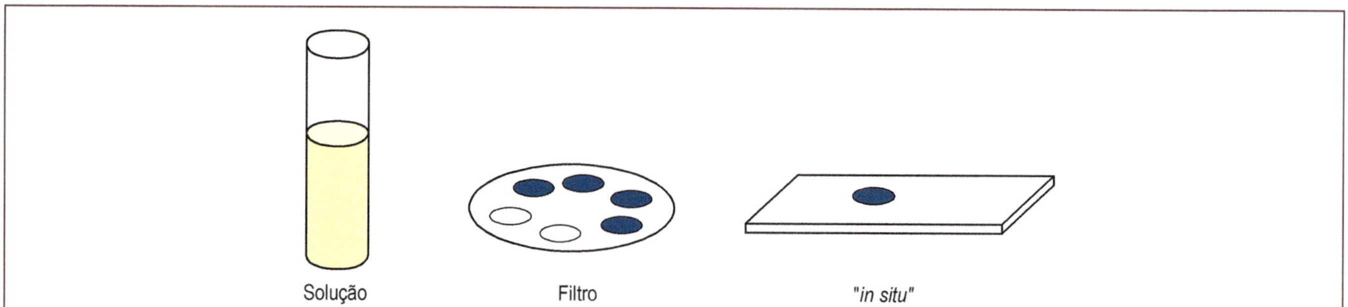

Figura 14.3 – *Tipos de ensaio de hibridização utilizados em laboratórios clínicos.*
Fonte: Desenvolvida pela autoria.

plasmídeos e adesinas. As sondas podem ser empregadas também para detecção direta do micro-organismo da amostra clínica, como o papilomavírus humano (HPV), além de *C. trachomatis*, *G. vaginalis*, *Streptococcus* do grupo A, *N. gonorrheae*, *L. pneumophila* e *T. vaginalis*, entre outros. Além disso, essa técnica permite a confirmação do diagnóstico da infecção envolvendo uma variedade de micro-organismos, como: *Campylobacter* sp., *Enterococcus* sp., *Streptococcus* do grupo B, *Mycobacterium* sp., *Listeria monocytogenes*, entre outros.

■ Reação da polimerase em cadeia

A reação da polimerase em cadeia (PCR, do inglês *polimerase chain reaction*) é um método que permite a amplificação *in vitro* de segmentos de DNA. Essa técnica foi primeiramente descrita em 1985 e, desde então, tem sido amplamente utilizada na Biologia Molecular.

Para que a reação ocorra, é necessária a utilização de dois iniciadores que se anelam com as fitas complementares do DNA, em regiões que flanqueiam o segmento a ser amplificado, agindo como sítios para a ação da enzima DNA-polimerase, que estenderá o fragmento-alvo (Figura 14.4). A enzima mais comumente utilizada é a *Taq* DNA-polimerase, extraída da bactéria *Thermus aquaticus*, embora já exista no mercado uma série de *Taq* recombinantes, além de DNA-polimerases extraídas de outras bactérias termofílicas.

A metodologia da reação consiste na amplificação do fragmento do DNA-alvo por meio de variações de temperatura, durante vários ciclos. Cada ciclo é composto de três temperaturas diferentes, a saber: temperatura de desnaturação, geralmente 94 °C, permitindo que a molécula de DNA se abra; temperatura de anelamento, variando para cada par de iniciadores utilizados, entre 55° e 60°, permitindo que os iniciadores se anelem à sequência complementar da molécula de DNA alvo; e, finalmente, a temperatura de elongação, de 72 °C, permitindo que a enzima DNA-polimerase estenda o fragmento. Esse ciclo é repetido por 25 a 40 vezes, conforme a necessidade de cada reação, e a visualização do resultado da reação é feita em gel de agarose.

O PCR é uma técnica amplamente utilizada no laboratório clínico e de pesquisa, para a identificação de bactérias, fungos e vírus. Para fins diagnóstico, vários protocolos de identificação bacteriana já foram validados e são disponibilizados no mercado nacional por indústrias de Biotecnologia. Ao longo dos últimos anos, uma série de variações dessa técnica foi padronizada, permitindo sua ampla utilização em pesquisa e diagnóstico laboratorial, como na detecção de genes de virulência, análise do genoma de micro-organismos isolados em estudos epidemiológicos ou surtos e pesquisa de genes de resistência a antibióticos.

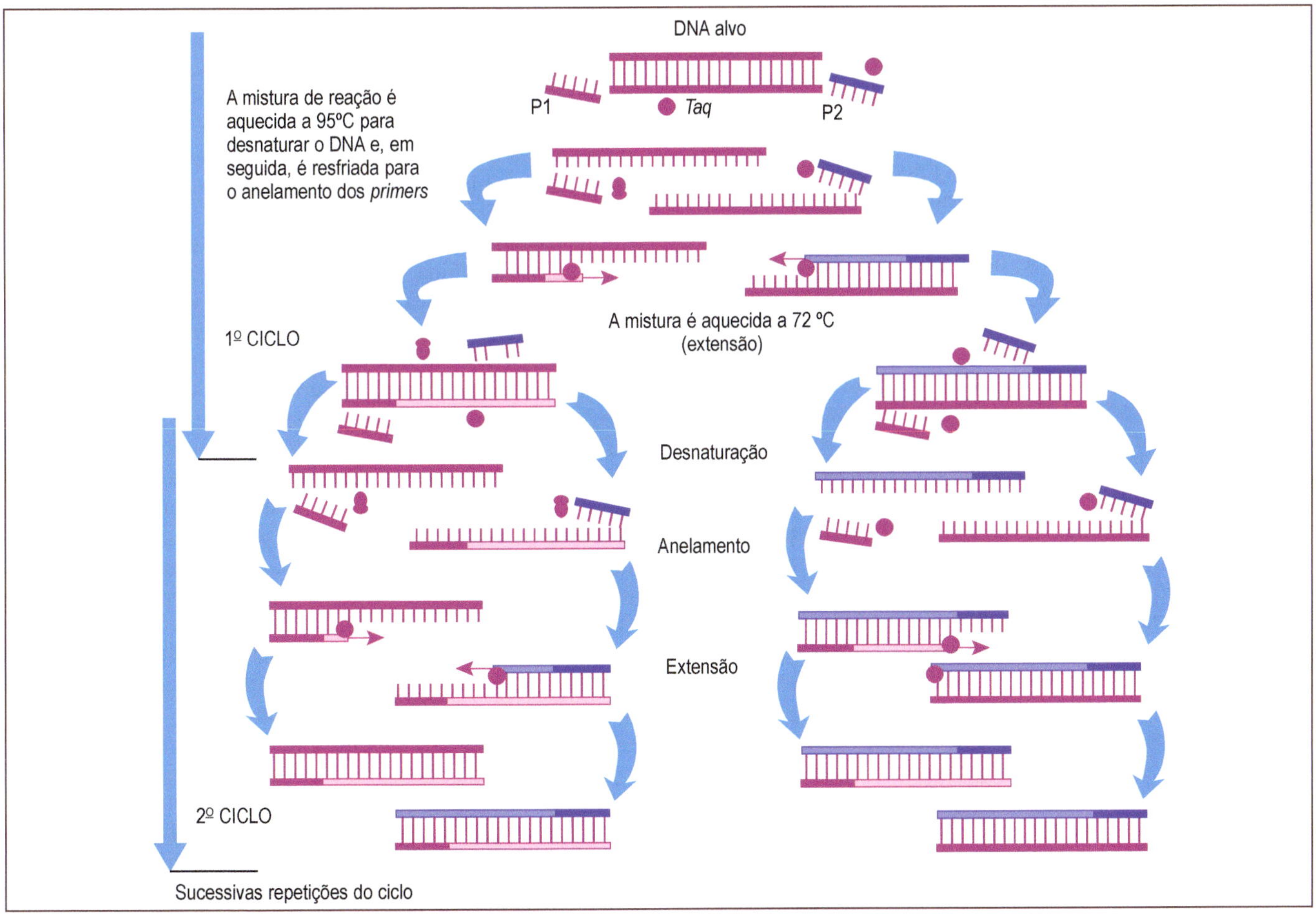

Figura 14.4 – *Reação da polimerase em cadeia (PCR).*
Fonte: Desenvolvida pela autoria.

Alguns exemplos de variações da técnica de PCR estão listados a seguir:

- **Multiplex PCR:** utilizam-se vários pares de iniciadores, específicos para diferentes sequências-alvo, numa mesma reação de amplificação. Esse procedimento permite que várias sequências de uma mesma molécula de DNA sejam lidas, múltiplos fatores de virulência de um mesmo patógeno sejam pesquisados ou, ainda, que múltiplos micro-organismos sejam pesquisados na mesma amostra. É importante que os diferentes fragmentos amplificados tenham tamanhos diferentes e que os iniciadores utilizados tenham a mesma temperatura de anelamento. No laboratório clínico, essa metodologia pode ser empregada para pesquisa de bactérias em amostras clínicas como o LCR, por exemplo, em que, com apenas uma reação de PCR, é possível diferenciar a bactéria envolvida na infecção. Recentes pesquisas validaram o uso de Multiplex PCR para o diagnóstico de diarreia, utilizando *primers* para diferentes patotipos de *Escherichia coli* diarreiogênica. Além disso, o diagnóstico diferencial de Mycoplasma sp., Chlamydia sp., e alguns vírus, como *Herpes simplex* tipos 1 e 2, também podem ser feitos com a técnica de Multiplex PCR.
- **RT-PCR:** a técnica de RT-PCR oferece uma maneira rápida, versátil e extremamente sensível de se analisar a expressão de um gene-alvo, podendo oferecer também informações semiquantitativas da expressão. Por meio dessa técnica, o RNAm é utilizado como molde para a síntese de cDNA, transcrição pela enzima transcriptase reversa. O passo seguinte envolve a amplificação do cDNA por intermédio de uma reação de PCR-padrão. PCR em tempo real (RT-PCR) pode ser utilizado também para a detecção e o diagnóstico de RNA vírus.
- **PCR em tempo real:** compreende uma amplificação convencional de DNA, porém a detecção do resultado é feita ao longo dos ciclos de amplificações. As primeiras reações em tempo real realizadas no laboratório utilizavam brometo de etídio ou alguma outra molécula fluorescente (p. ex., SYBR Green) na reação, que, à medida que o DNA é amplificado, intercala-se na dupla fita, resultando em aumento de fluorescência, a qual é detectada por uma luz ultravioleta (UV) acoplada ao termociclador. Porém, hoje a técnica mais utilizada em RT-PCR é a denominada TaqMan, na qual se adiciona ao *mix* de reação uma sonda com sequência complementar a uma pequena região do fragmento amplificado. Nessa sonda, estão acopladas duas moléculas – a molécula *reporter*, fluorescente, e a *quencher*. Quando essa sonda está ligada ao fragmento, a molécula *quencher* absorve a fluorescência da molécula *reporter* e o sinal não é liberado. À medida que a enzima Taq DNA-polimerase começa a amplificar o fragmento em razão de sua atividade exonuclease 5'-3', a sonda é desligada da fita molde de DNA e a molécula repórter é liberada, emitindo sinal de fluorescência, o qual é detectado pelo leitor acoplado ao sistema. O uso dessa metodologia permite que o tempo para o diagnóstico seja menor, além de diminuir também os custos do teste, uma vez que a etapa de visualização em gel de agarose é dispensável. A sua aplicação envolve o diagnóstico direto da amostra clínica ou, ainda, a pesquisa de genes de virulência ou resistência do micro-organismo isolado.

Métodos bacteriológicos

Isolamento

O processamento inicial da amostra clínica para o exame bacteriológico é um procedimento que envolve várias considerações. Deve-se, primeiro, avaliar a amostra e a sua origem anatômica. Esses dados determinarão o melhor tratamento da amostra antes da inoculação, por exemplo, centrifugação ou homogeinização, conservação, entre outras. A segunda etapa é a seleção do meio de cultura a ser empregado para cada amostra e, por final, a escolha da temperatura e da atmosfera de incubação.

Sempre que possível, todas as etapas requeridas para o processamento das amostras devem ser realizadas dentro de uma capela de fluxo-laminar com nível de segurança biológica. A preservação da amostra quanto à manutenção da umidade e do pH é imprescindível para se manter a viabilidade dos micro-organismos. Vários meios de transporte estão disponíveis para o uso. A escolha dependerá do tipo da amostra clínica e do provável agente microbiano presente na amostra.

A temperatura e a atmosfera (atm) de incubação são dois fatores importantes a serem considerados para que se tenha sucesso no isolamento e na identificação do micro-organismo. Geralmente, a temperatura de incubação utilizada para a maioria dos micro-organismos patogênicos ao homem gira em torno de 35 °C a 37 °C. Quanto à atm, algumas bactérias exigem 5% ou 10% de CO_2 no ar, outras são microaerófilas ou anaeróbias estritas. Para a escolha da atmosfera a ser empregada, é fundamental, portanto, o conhecimento dos micro-organismos que provavelmente poderão estar em dada amostra clínica. Alguns micro-organismos são bastante sensíveis a variações de temperatura e atm, por exemplo, *N. gonorrhoeae*. Algumas bactérias podem ser enriquecidas a 4 °C, como *L. monocitogenes* e *Yersinia enterocolitica*. A temperatura pode também ser um fator seletivo, por exemplo, para o isolamento de *Campylobacter jejuni* das fezes, utiliza-se 42 °C como temperatura de incubação, inibindo, assim, outras espécies de Campylobacter que não são termofílicas. Para a obtenção de atm de microaerofilia (menos que 6% de O_2) ou anaerobiose, vários procedimentos podem ser utilizados. No laboratório clínico, o mais prático é o uso de jarras de anaerobiose, utilizando-se envelopes que contêm substâncias que geram CO_2 e H_2 na concentração necessária para uma atm anaeróbia ou microaerófila (Figura 14.5). É importante salientar que o uso de jarra de vela fornece uma concentração de 3% de CO_2 apenas.

Somente a partir de 1960 é que avanços na identificação e na habilidade de interpretar os resultados se fizeram sentir. O uso de tubos e de placas com meios de cultura foi a base da identificação, em que características morfológicas e bioquímicas eram estudadas, a saber: morfologia macroscópica e microscópica das colônias; provas bioquímicas para se identificar o metabolismo; testes de aglutinação para pesquisa de Ags; e perfil de suscetibilidade aos antimicrobianos.

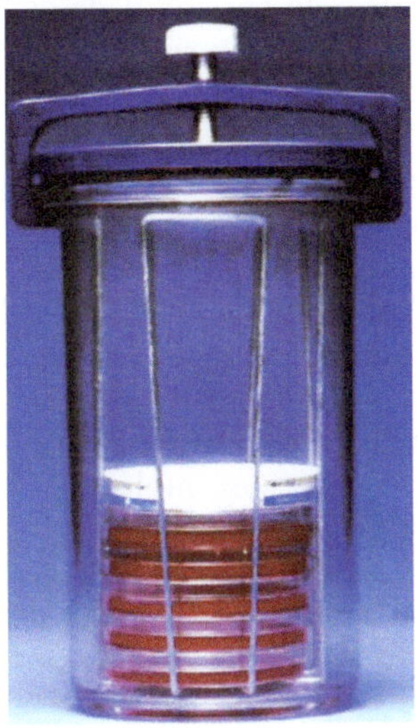

Figura 14.5 – *Jarra de anaerobiose utilizada para o cultivo de bactérias anaeróbias.*
Fonte: Acervo da autoria.

Esses métodos dependem principalmente de reações enzimáticas que permitem trocas de pH ou produção de compostos coloridos ou fluorescentes quando da utilização de substratos específicos. Esses métodos ficaram conhecidos como "convencionais" e até hoje são considerados de referência, pelos quais se confirma a identidade das amostras bacterianas isoladas.

Os métodos de isolamento das bactérias envolvidas em infecções praticamente não sofreram alterações. Meios de cultura seletivos e enriquecidos utilizados na rotina laboratorial ainda são os preconizados naquela época, por exemplo, ágar sangue, ágar chocolate, ágar MacConkey, ágar SS, ágar EMB, caldo tioglicolato e outros. Mais recentemente, foram introduzidos meios de cultura cromogênicos. Esses meios permitem a identificação presuntiva do micro-organismo de acordo com a coloração que este apresenta após o seu crescimento no meio semeado. Esses meios são compostos por substratos enzimáticos sintéticos (reagentes cromogênicos) que se ligam aos açúcares utilizados pela bactéria durante seu crescimento. Quando a bactéria utiliza um ou mais carboidratos, os reagentes cromogênicos são liberados e precipitam-se no meio de cultura, permitindo a coloração diferenciada. São utilizados amplamente em análises clínicas, análises de alimentos e análise ambiental. Permitem a diferenciação entre as espécies de *Candida* sp., espécies de *Listeria* sp., além da diferenciação entre colônias de *E. coli* e coliformes. Permitem, também, a identificação de colônias de bactérias Gram-positivas, como *S. aureus* e *Enterococcus* sp., e de bactérias Gram-negativas patogênicas, como *Salmonella* Typhi e *E. coli* O157:H7.

■ Identificação bioquímica

As metodologias empregadas na identificação de amostras bacterianas isoladas de sítios de infecção tiveram modificações importantes nos últimos 40 anos, porém os fundamentos continuaram os mesmos. As provas bioquímicas estão fundamentadas, principalmente:

a) Na pesquisa de enzimas estruturais, importantes no metabolismo do microrganismo (fenilalanina desaminase, catalase, descarboxilases, citocromo C-oxidase).
b) Na pesquisa de produtos metabólicos e catabólicos (acetoína, indol, ácidos orgânicos).
c) Na sensibilidade a diferentes compostos (bacitracina, optoquina, novobiocina). Hoje, métodos automatizados com miniaturização das provas bioquímicas e diminuição no tempo de incubação são bastante empregados, principalmente em laboratórios de grande porte. Nesses sistemas, a seleção do conjunto de substratos é feita cuidadosamente a fim de permitir que as provas positivas e negativas produzam resultados que possam resultar na identificação do patógeno. Na maioria dos sistemas automatizados, diferentes conjuntos são oferecidos para se identificar diferentes micro-organismos. Normalmente, são agrupados por características semelhantes, a saber: membros da família Enterobacteriaceae; cocos Gram-positivos; bacilos Gram-negativos não fermentadores; bactérias anaeróbias estritas e leveduras. Testes adicionais para a identificação microbiana podem ser adicionados.

Os métodos automatizados, rápidos ou não, devem ser escolhidos pela acurácia que ele apresenta. Normalmente, os micro-organismos devem ser identificados com uma acuidade de 95% em relação ao método convencional. Eles fornecem o índice de probabilidade de acerto na identificação de um dado micro-organismo. Contudo, os microbiologistas não devem tornar-se dependentes desses índices, principalmente, quando o resultado não é lógico. Bactérias podem não reagir como o esperado em um sistema comercial ou, ainda, por problemas técnicos, ser aplicada uma mistura de bactérias. Os métodos automatizados frequentemente não permitem conferir a qualidade do inóculo, outra deficiência está no tamanho deste que deve ser aplicado. Erros na identificação podem ocorrer e o microbiologista deve estar sempre atento aos resultados fornecidos. Quando seu julgamento sugerir uma taxonomia diferente daquela fornecida pelo aparelho, deve utilizar métodos convencionais para a identificação daquela amostra. Além disso, alguns sistemas não são capazes de identificar com maior acuidade micro-organismos mais fastidiosos; para estes, os métodos convencionais são os mais recomendados. Como se pode observar, a Microbiologia ainda está longe da automação observada em outros setores do laboratório clínico. Para detalhamento da identificação, ver Capítulo 63.

■ Métodos moleculares de tipagem

Outros métodos moleculares têm sido amplamente utilizados nos dias atuais, porém não com o objetivo direto de diagnóstico, mas de caracterização do micro-organismo, permitindo a análise de diferenças e similaridades entre as amostras microbianas envolvidas numa mesma patologia ou, ainda, para se verificar a origem dos micro-organismos envolvidos em surtos ou epidemias. Com os dados obtidos, pode-se construir dendogramas que mostram a similaridade entre amostras filogeneticamente próximas.

- **Análise do perfil plasmideal:** além do DNA cromossomal, algumas bactérias apresentam um ou mais fragmentos circulares de DNA denominados "plasmídios". Esses plasmídios, muitas vezes, contêm informações importantes para a patogenicidade bacteriana, como genes que codificam fatores de virulência ou genes responsáveis pela resistência a antibióticos. A extração dos plasmídios de uma amostra bacteriana é realizada com soluções que rompem a parede bacteriana e degradam as proteínas, permitindo que as moléculas de DNA circulares sejam recuperadas em soluções. A análise é, então, realizada em gel de agarose, permitindo que diferentes amostras sejam comparadas quanto ao seu perfil plasmidial, quanto à presença de plasmídeos envolvidos na patogenicidade bacteriana, ou simplesmente para se investigar a distribuição das cepas em estudos epidemiológicos.
- **Polimorfismo de tamanhos dos fragmentos de restrição (RFLP):** o DNA cromossomal e o plasmideal podem ser digeridos com endonucleases de restrição, enzimas que cortam o DNA em posições constantes dentro de um sítio específico, geralmente de quatro a seis bases nucleotídicas. Esse corte é altamente específico, permitindo que os fragmentos de DNA resultantes sejam obtidos com reprodutibilidade, quando usada a mesma enzima. A variação dos fragmentos gerados por uma enzima de restrição específica é denominada "polimorfismo de tamanhos dos fragmentos de restrição" (RFPL, do inglês *restriction fragment length polymophism*). A visualização do perfil de restrição é observada em gel de agarose. Essa metodologia permite, ainda, a realização da tipagem molecular de fatores de virulência entre uma amostragem grande de bactérias.
- **PCR-RFLP:** a técnica de RFLP supradescrita também pode ser realizada utilizando-se o fragmento de DNA amplificado após PCR, possibilitando, dessa forma, que o perfil de restrição de um único gene com sequência conhecida possa ser analisado e comparado com o perfil de outras cepas ou sorogrupos bacterianos. Essa metodologia permite a análise de diversos genes bacterianos, por exemplo, genes de virulência, da flagelina, da pilina, de toxinas, operons ribossômicos, entre outros.
- **Ribotipagem:** os RNA ribossômicos encontram-se associados ao longo de todo o DNA bacteriano. Dessa forma, é possível obter padrões de bandeamento quando o cromossomo é clivado com enzimas de restrição. A detecção desse polimorfismo é feita com a hibridação dos fragmentos obtidos com uma sonda de RNAr. Essa técnica é conhecida por ribotipagem e pode ser considerada uma variação da técnica de RFLP, utilizando, nesse caso, sondas específicas para RNAr. Há algumas vantagens em se usar esse método, quando comparado com a tipagem de DNA, como os genes de RNAr aparecem em várias cópias diferentes em sítios diferentes no genoma com diferentes regiões de flanqueamento, há uma grande variabilidade entre os genes do RNAr 16S e 23S, além da variabilidade das regiões entre os genes 16S e 23S. A ribotipagem permite que padrões de bandeamento resultantes possam ser comparados com espécies conhecidas de micro-organismos para determinar sua relação genética e evolucionária.
- **Eletroforese em campo pulsado (PFGE, do inglês *pulsed field gel eletrophoresis*):** fragmentos de DNA maiores de 40 kb não são eficientemente resolvidos em géis de agarose, submetidos a um único campo elétrico. Dessa forma, o método de PFGE é utilizado quando se pretende analisar fragmentos de DNA cromossomais digeridos, com alto peso molecular. Nessa técnica, as moléculas de DNA são submetidas a campos elétricos aplicados em duas direções alternadas, permitindo que as moléculas sejam reorientadas antes de ocorrer a migração. Porém, para que o método seja reprodutível, é necessário que a molécula de DNA esteja intacta antes de ser clivada pelas enzimas de restrição. Então, a extração do DNA é feita após serem imobilizadas pela fixação da bactéria numa matriz de agarose antes de ser rompida. A escolha das enzimas de restrição é uma etapa importante, pois estas devem originar poucos fragmentos de alto peso molecular, permitindo que todo o DNA cromossomal da bactéria possa ser analisado. Essa metodologia é utilizada para tipagem de várias bactérias Gram-positivas e Gram-negativas, como *S. aureus*, *P. aeruginosa*, *L. monocitogenes*, *N. meningitides*, enterobactérias, *Mycobacterium* sp., entre outros, além de estudo de clonalidade de cepas em surtos ou pesquisa epidemiológica da distribuição de bactérias resistentes a antibióticos, por exemplo.
- ***Multi locus sequencing typing* (MSLT):** a técnica de sequenciamento por tipagem de múltiplos alvos utiliza o sequenciamento de genes importantes para o micro-organismo, denominados "genes *house-keeping*". Esses genes têm sequências específicas entre espécies e clones, dentro de um mesmo gênero. Assim, cerca de sete genes-alvo (ou *house-keeping*) são sequenciados com *primers* específicos e os resultados são comparados a uma rede mundial de banco de dados. Cruzando-se os resultados do sequenciamento com o banco de dados, é possível determinar o tipo de sequência ou *sequencing type* (ST) de cada bactéria. Essa tipagem genética permite a caracterização de clones bacterianos e identificação de distribuição global, especialmente importantes para genes de virulência e resistência a antibióticos.
- **Análise do gene RNA ribossomal 16S (16S rRNA):** nas últimas décadas, técnicas moleculares de sequenciamento de DNA têm-se revelado uma ferramenta imensamente poderosa para identificar micro-organismos, além de determinar a inter-relação evolucionária destes. O gene que codifica o RNAr 16S tem regiões de consenso que estão presentes em todas as bactérias, e regiões de variabilidade que são específicas para gêneros e espécies. Dentro dessas regiões variáveis, há também pequenas áreas de hipervariabilidade, que podem ser únicas para diferenciar cepas dentro de uma mesma espécie. A sequência do gene que codifica o

RNAr 16S pode, portanto, ser usada para diferenciar espécies e identificar cepas dentro de uma comunidade bacteriana mista e complexa, usando-se a tecnologia de sequenciamento. Essa metodologia tem sido utilizada tanto em pesquisa como em diagnóstico, principalmente de bactérias de difícil crescimento em placas de cultura.

MALDI-TOF MS

Essa é uma promissora metodologia de espectrometria de massa utilizada na identificação de micro-organismos. A denominação MALDI significa ionização/dessorção de matriz assistida por *laser* ou *matrix assisted laser desorption/ionization* e TOF refere-se ao tempo de voo ou *time of flight*. Nessa técnica, a amostra é misturada a uma matriz, geralmente composta por ácidos fracos, em uma placa metálica introduzida no espectrômetro de massa. Feixes de *laser* ultravioleta são emitidos na matriz, a qual transfere um ou mais prótons para as moléculas da amostra, que está na forma sólida em contato com a matriz, evaporando-a com a formação de íons com massa e cargas diferentes. Quando esses íons são submetidos a um campo elétrico, deslocam-se através do tubo de voo, que tem, na sua extremidade, um detector. A distância percorrida por determinado íon em determinado tempo origina a relação carga/massa daquele íon. Dessa forma, a soma das relações carga/massa dos íons de uma amostra origina o espectro de massa. Os dados contidos no espectro de massa são, então, comparados a banco de dados que contêm espectros de referência para identificação de espécies. Com essa metodologia, a identificação bacteriana e fúngica, a partir da colônia isolada em uma placa de ágar, leva cerca de 10 minutos, uma vez que o equipamento está acoplado ao banco de dados específicos. Alguns laboratórios no Brasil já usam essa metodologia, porém o valor do equipamento ainda é muito alto para que a técnica seja mais amplamente difundida.

Bibliografia recomendada

Blaut M, Collins MD, Welling GW, Doré J, van Loo J, de Vos W. Molecular biological methods for studying the gut microbiota: the EU human gut flora project. British Journal of Nutrition. 2002;87(Suppl. 2):S203-S11.

Carroll KC, Pfaller MA, Landry ML, McAdam AJ, Patel R, Richter SS, et al. Manual of clinical microbiology. 12. ed. Washington DC: ASM Press, 2019.

Garcia LS, isenberg HD. Clinical microbiology procedures handbook. 3. ed. Washington DC: ASM Press, 2010.

McPherson MJ, Moller SG. The Basics – PCR. New York: Springer, 2000.

15 Imunidade

Osvaldo Augusto Esteves Sant'Anna
Valquíria Bueno

Nada em biologia faz sentido, a não ser à luz da evolução. Esse princípio, formulado por Theodosius Dobzhansky, é perfeito para a o conceito atual de biografia imunológica ao longo da vida, em que as alterações no sistema imune, com o passar dos anos, estão associadas aos agentes infecciosos e a vacinações com os quais cada indivíduo entra em contato. A pressão seletiva que as doenças infecciosas exercem sobre o sistema imune fará cada indivíduo desenvolver um histórico imunológico que reflete a tentativa de destruição de agentes patogênicos. As características de cada micro-organismo (virulência, infectividade e toxicidade) sofrem ação do sistema imune do hospedeiro e, assim, mecanismos de escape ao ataque imune podem se desenvolver. Recentemente, com a infecção pelo SARS-CoV-2, causador da covid-19, tivemos a clara evidência de que cada indivíduo responde de forma única a determinada infecção e mesmo à vacinação. A resposta imune dependerá das características genéticas, ambientais, hábitos de vida (dieta, atividade física, ingestão de álcool, fumo, entre outros) e do histórico imunológico (infecções prévias, vacinações, tumores, imunodeficiências) de cada indivíduo. Assim, a resposta imune resulta da coevolução, durante longos anos, tanto de vertebrados como de micro-organismos, e inclui o estabelecimento de relações comensais e simbióticas constantes. As características constitutivas, os mecanismos operacionais, o complexo de efeitos pleiotrópicos do sistema imune serão afetados, em especial, pelas experiências prévias dos indivíduos com moléculas presentes em micro-organismos, ou com moléculas administradas através de vacinações, constituindo uma rede funcional como apresentado na Figura 15.1.

Há 150 anos, com os cientistas experimentais Louis Pasteur, Robert Koch e Paul Ehrlich, a disseminação dos conhecimentos produzidos sobre as relações entre as infecções e os patógenos protagonizaria uma das mais notáveis revoluções na Biologia, modificando a vida do homem e o curso da história da humanidade. À época, havia uma questão central: por que uma pessoa ou um animal que tenha sido vacinado, que recebeu um micro-organismo atenuado, resiste à inoculação desse mesmo micróbio em sua forma virulenta? Esse enigma persistiu até a chegada, em 1888, ao Laboratório de Pasteur, em Paris, do zoólogo e microbiologista russo Élie Metchnikoff, que descobrira que, nas estrelas-do-mar, quando ocorria um ferimento, havia células que migravam para o local afetado. Decidiu experimentar: implantou espinhos nos equinodermos, constatando que ficavam rapidamente revestidos por células. Estudando a origem dos órgãos digestivos de larvas das estrelas, o cientista observou que essas mesmas células, não relacionadas diretamente à digestão, cercavam, engolfavam e fragmentavam partículas de corante. Denominou-as de fagócitos (do grego: células que engolem). Metchnikoff, ao analisar o sangue, o baço e o fígado de coelhos mortos pelo bacilo do carbúnculo, observou a presença das bactérias cercadas e engolfadas pelos fagócitos. Demonstrou, então, que, em coelhos que sobreviviam, quando desafiados com bacilos virulentos após serem vacinados, ocorriam fagocitose e destruição das bactérias. Esses experimentos demonstraram que os fagócitos são as primeiras células de defesa contra infecções agudas, participando do complexo processo da inflamação.

Em 1889, o bacteriologista Hans Buchner demonstrou a atividade bactericida do soro, com animais imunizados produzindo soro capaz de causar a morte de bactérias. Um paralelo pode ser traçado com dados atuais segundo os quais o soro de indivíduos convalescentes de covid-19, com altos níveis de anticorpos neutralizantes, pode auxiliar no tratamento de pacientes infectados pelo SARS-CoV-2. Richard Pfeiffer publicou observações de acordo com as quais a inoculação do *Vibrio cholerae* na cavidade peritoneal de cobaias, previamente imunizadas, era seguida pela rápida destruição das bactérias em decorrência da lise desses patógenos; além disso, esse fenômeno podia ser transmitido passivamente pela transferência do soro de uma cobaia imunizada para a cavidade peritoneal de uma cobaia normal. Foi exatamente no peritônio que Metchnikoff descobrira uma população significativa de grandes fagócitos: os macrófagos. Ele provou, também, que bactérias virulentas podem escapar da destruição se, no animal, as funções dos fagócitos forem inibidas. Esse ardoroso partidário dos fagócitos polemizou com Emil von Behring, que acreditava que a proteção contra as infecções provinha do soro. Na realidade, os dois estavam corretos e, com o tempo, ficou provado que a defesa contra infecções depende tanto das células da linhagem branca do sangue, os leucócitos, como de componentes do soro que ajudam essas células em suas atividades. Ehrlich demonstrou experimentalmente que, quando em coelhos eram injetadas previamente quantidades crescentes de toxina, eles

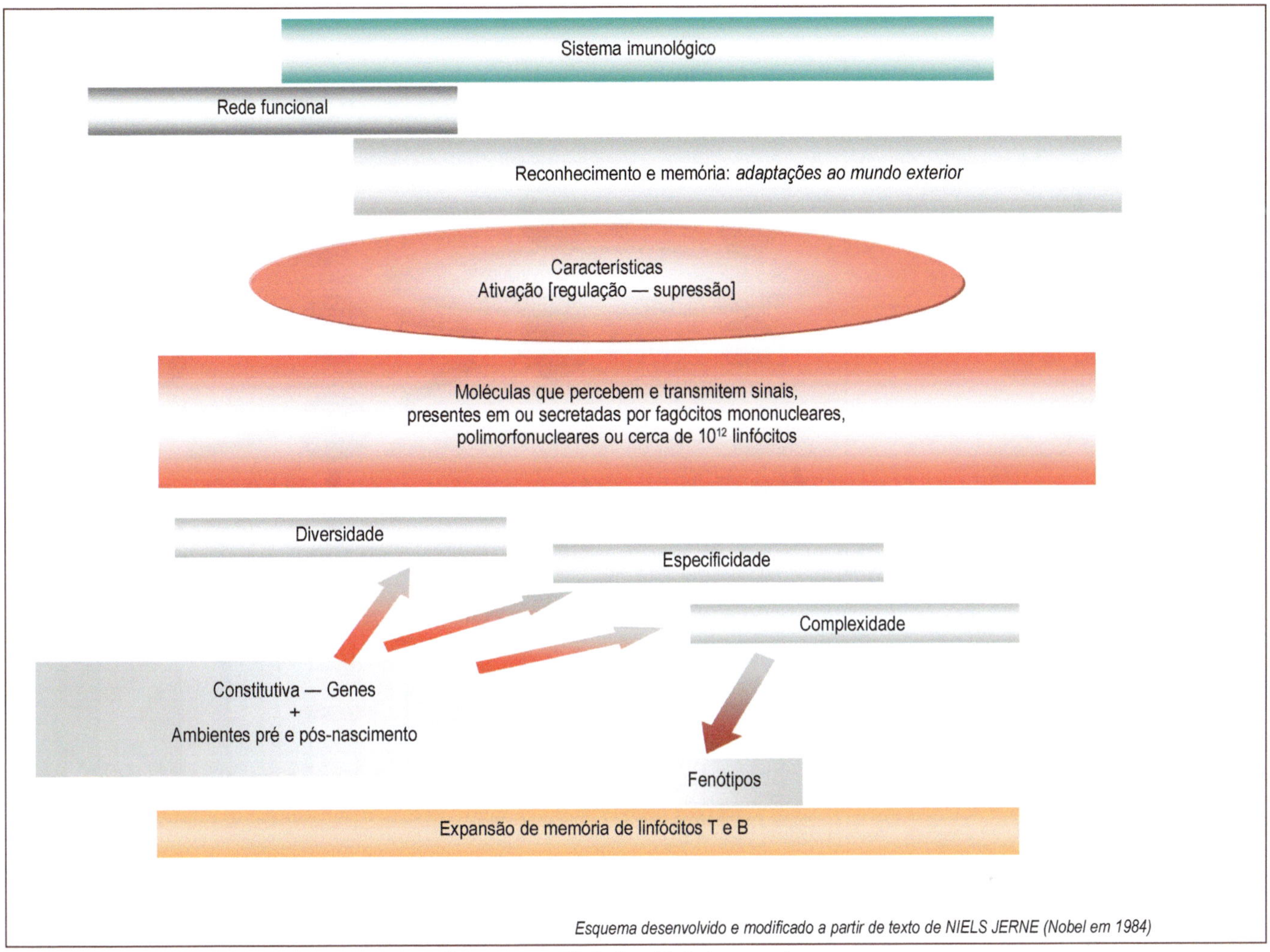

Figura 15.1 – *Aspectos conceituais sobre a rede imunológica e a geração da diversidade das respostas.*
Fonte: Desenvolvida pela autoria.

ficavam resistentes a inoculações de concentrações 5 mil vezes maiores que a dose normalmente fatal. Ehrlich propôs que a toxina se ligaria aos receptores na superfície dos leucócitos induzindo a síntese de mais receptores, que seriam, então, secretados no soro. Com essa hipótese, previu a participação conjunta de leucócitos na produção de anticorpos e a existência de determinantes nas toxinas e micróbios, os antígenos. A denominação "antígeno" vem de *antibody generation* (geração de anticorpo).

Os anticorpos são produzidos por linfócitos B quando substâncias proteicas ou glicídicas estranhas entram em contato com o sistema imune do hospedeiro. Substâncias com essas características são denominadas "imunógeno". A produção de anticorpos, mesmo quando em baixos níveis, é indicativa de que o antígeno foi suficiente para sensibilizar o indivíduo. Por ocasião de um segundo contato com esse mesmo antígeno, os níveis de anticorpos aumentam rapidamente e significativamente. Portanto, ao encontrar uma segunda vez os mesmos determinantes presentes na molécula do imunógeno, o indivíduo estará preparado para uma resposta mais rápida, elevada e eficaz, seja na imunidade protetora (opsonização, neutralização de patógenos ou toxinas), seja na prejudicial ao organismo (alergias, anafilaxia). Esses eventos demonstram que ocorre o desenvolvimento de memória imunológica. Na Figura 15.2, são apresentados os principais protagonistas da resposta imune inata e adquirida.

Tanto a resposta imune primária como a de memória ocorrem graças aos leucócitos, gerados principalmente na medula óssea (hematopoese). Essas respostas são, em geral, restritas aos agentes que as iniciam e, em condições normais, não ocorrem reações contra antígenos próprios. O sistema imune discrimina entre o próprio e o não próprio, graças à tolerância imunológica. O reconhecimento do próprio se inicia, durante a gestação, no timo e, saindo desse órgão, as células autorreativas remanescentes entrarão em contato com mecanismos periféricos de manutenção da tolerância. A quebra dessa tolerância resulta na autoimunidade. Alguns micro-organismos, especialmente parasitas, desenvolveram, ao longo de sua história natural, mecanismos de escape do sistema imune, expressando moléculas que mimetizam constituintes do próprio. O exemplo clássico é dado pelo *Trypanosoma cruzi* que expressa epítopos comuns aos do miocárdio. Assim, durante alguns processos infecciosos, epítopos presentes no patógeno que sejam semelhantes

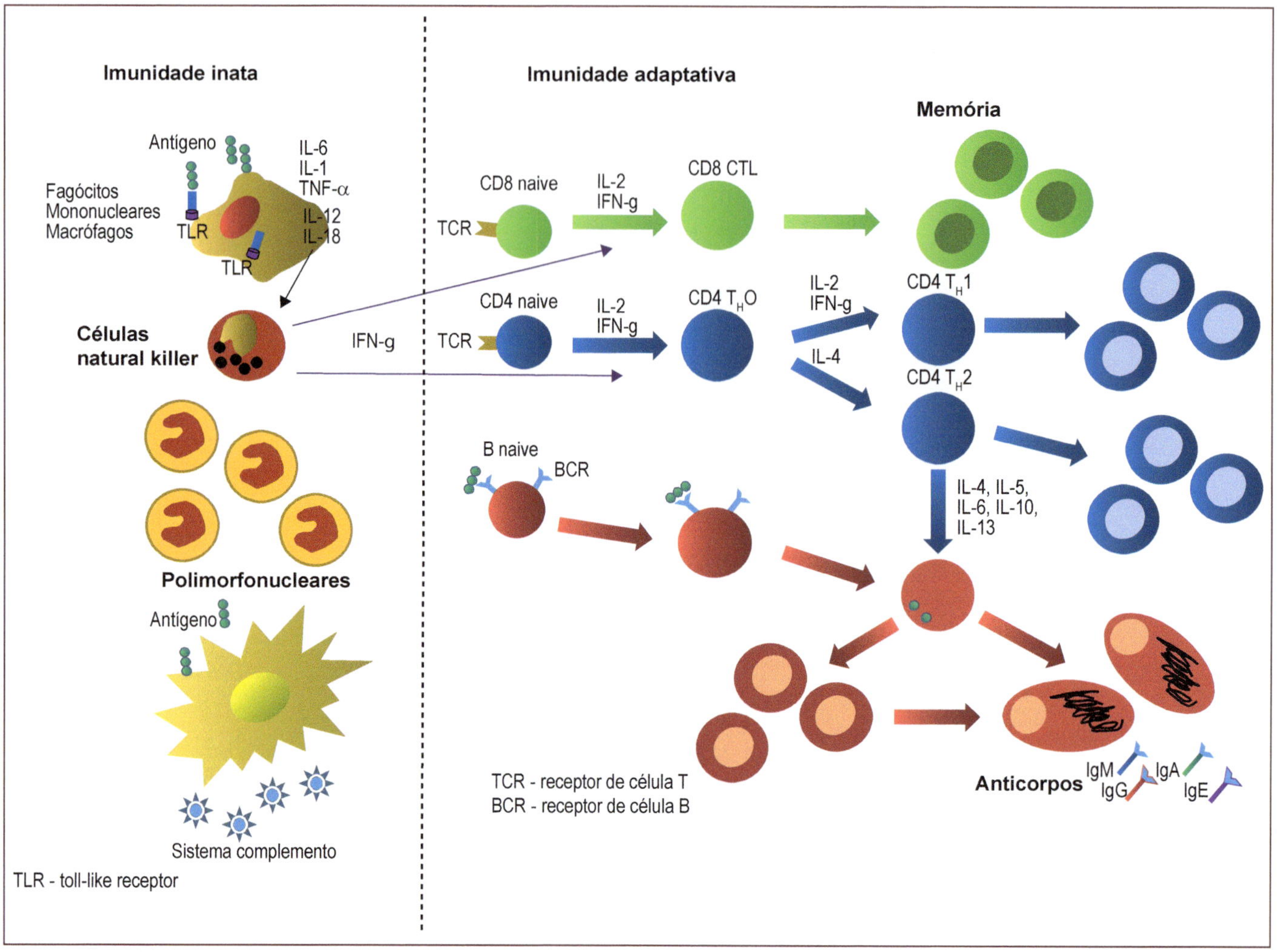

Figura 15.2 – *Células e moléculas que participam da imunidade inata e imunidade adquirida. Os segmentos que contam com a participação dos linfócitos T CD4+, T CD8+ e B envolvem memória.*
Fonte: Desenvolvida pela autoria.

aos antígenos próprios poderão desencadear processos autoimunes. Em outras palavras, pode haver uma falha no reconhecimento específico, o que resulta na leitura comum de moléculas microbianas e próprias. Há, portanto, alterações nos processos de reconhecimento de antígenos-alvo. Há também o componente hereditário no desenvolvimento de certas doenças indicando a participação de fatores genéticos, além dos componentes ambientais, como a participação de micro-organismos infecciosos no desenvolvimento de determinada síndrome. Os processos autoimunes podem ser órgão-específicos, como no caso da tireoidite de Hashimoto, da anemia perniciosa, do diabetes juvenil, ou sistêmicos, como a artrite reumatoide e o lúpus eritematoso sistêmico.

O reconhecimento específico e a memória caracterizam a imunidade adaptativa nos vertebrados superiores. A imunidade adaptativa é dependente dos linfócitos e de uma ampla diversidade de moléculas, algumas referidas genericamente como pertencentes à superfamília das imunoglobulinas, como as moléculas de classes I e II codificadas pelo complexo principal de histocompatibilidade (MHC), as quais serão apresentadas adiante.

Imunidade inata

A resposta imune inata – filogeneticamente muito antiga – é composta por fagócitos (células dendríticas, macrófagos, neutrófilos), células *natural-killer* (NK), mastócitos, basófilos e eosinófilos, além do complexo de proteínas plasmáticas com atividade enzimática capazes de induzir lise de bactérias e outras células, complexo este denominado "sistema complemento". Também fazem parte as proteínas de fase aguda, citocinas e quimiocinas.

Os fagócitos são capazes de reconhecer sequências altamente conservadas e padrões moleculares de patógenos (PAMP) presentes em micro-organismos, mas não no ser humano. Esse reconhecimento se dá por meio de estruturas de membrana ou citoplasmáticas como os *toll-like receptors* (TLR). Nos TLR se ligam os lipopolissacarídeos (LPS) de paredes bacterianas, flagelinas, intiminas, entre outros. Essa ligação inicial é seguida por moléculas adaptadoras que se associam e, por intermédio de fosforilações, pró-fatores são ativados (pró-caspase 1) ou inibidores (IκB) são desativados liberando, por exemplo, o *nuclear factor* κB (NF-κB) que migra para o núcleo agindo sobre regiões promotoras da síntese de produtos como IL-1β, fator de necrose tumoral alfa (TNF-α, do inglês *tumor necrosis factor*), e interleucina (IL) 8. Esses fatores, quando secretados, causam febre, ativam linfócitos e macrófagos, agem como quimioatrativos para outras células do sistema imune, perpetuando, assim, o estímulo inicial.

Proteínas *toll* foram inicialmente caracterizadas em drosófilas e, graças aos trabalhos de Jules Hoffman e Bruce Beutler (Prêmio Nobel de Medicina em 2011), soube-se que a depleção de *toll* causa resposta imune ineficaz e que LPS é "percebido" pelo sistema imune quando se liga ao *toll*.

Posteriormente, Charles Janeway trabalhou com a clonagem e caracterização do homólogo humano *toll-like* receptor 4 (TLR4), enquanto 12 funcionais TLR já foram identificados em camundongos.

TLR1, TLR2, TLR4, TLR5 e TLR6 são expressos na superfície de células apresentadoras de antígeno (APC), enquanto TLR3, TLR7, TLR8 e TLR9 operam intracelularmente e reconhecem ácidos nucleicos não próprios. TLR4 tem ação citoplasmática e extracelular. O fator de diferenciação mieloide 88 (*myeloid differentiating factor* 88 – MyD88) é um adaptador para a transdução de sinal intracelular e ativação do NF-κB.

Com relação ao sistema complemento, os estudos de Pfeiffer mostraram a lise do *Vibrio cholerae* em cobaias previamente imunizadas e os de Jules Bordet demonstraram ser possível reproduzir essa lise incubando os vibriões com soro imune fresco, mas não com o soro aquecido a 56 °C por 30 minutos. Essas observações representaram as primeiras evidências de um fator sérico não específico – portanto, distinto dos anticorpos – denominado "complemento" (C), que, no decorrer das décadas, evidenciou-se ser composto de uma série de mais de 20 proteínas. Esses componentes estão presentes em forma solúvel no soro, ou encontram-se ligados às superfícies de células, como plaquetas, células do endotélio ou epitélio, monócitos, linfócitos B, neutrófilos e células dendríticas. Além de evocar a lise celular, os componentes do sistema complemento participam dos processos de fagocitose e de ativação de linfócitos B, além de mediar adesão de neutrófilos e eosinófilos ao endotélio. Portanto, pelas suas funções biológicas e distribuição em todo o organismo, o sistema complemento é extremamente importante, participando diretamente no segmento da imunidade anti-infecciosa inata. Entre os componentes, há os fatores quimiotáticos que atraem células inflamatórias e, entre estes, o principal é o componente C5a. Além desse fragmento, as proteínas C3a e C4a agem na desgranulação de mastócitos e basófilos, que são células ricas em histamina, heparina e serotonina, substâncias farmacologicamente ativas que medeiam reações anafiláticas.

A resposta inata não depende do contato prévio com o agente infeccioso e, a cada novo contato, por não haver memória dos fagócitos, as reações se processam na mesma velocidade e amplitude do primeiro encontro com o patógeno. Há barreiras naturais como a pele que podem evitar infecções por impedimento físico para o acesso de muitos micro-organismos ao corpo. A importância da pele como barreira inata é evidenciada em indivíduos queimados, quando os processos infecciosos podem ser dramáticos. Nas mucosas que revestem os tratos respiratório, digestivo e urinário, o muco produzido juntamente com a ação de movimentos ciliares age impedindo a adesão de micro-organismos às células epiteliais, sendo barreiras à entrada de patógenos (vírus, fungos ou bactérias). Saliva, urina, lágrimas e outros fluidos secretados têm substâncias bactericidas (lisozimas e lactoperoxidase).

Imunidade adquirida

Na seção anterior, mencionamos que os TLR ou receptores de reconhecimento de padrões (PRR) agem na interface entre o microambiente da infecção e a síntese e a ativação de citocinas como IL-1, IL-6, IL-12 e TNF, intervindo no segmento específico da imunidade adaptativa de defesa contra infecções. Fatores de transcrição NF-κB, proteínas como a MyD88 e a TAK-1, ao serem ativados pós-ligação toll – PAMP, agirão de forma coestimuladora sobre as APC.

Num contexto abrangente, a defesa natural do hospedeiro contra infecções ou toxinas, assim como a indução de proteção por intermédio de vacinas, depende de mecanismos definidos como "não específicos" e "específicos". Diante de uma toxina ou de um patógeno, os indivíduos reagem diferentemente, apresentando graus distintos de resistência ou suscetibilidade ao agente infeccioso.

A característica de resistência dependerá da capacidade dos indivíduos responderem ao estímulo inicial por meio da ativação de células fagocíticas como os macrófagos e os polimorfonucleares, dependerá também da capacidade em ativar o sistema complemento, além de produzir citocinas e fatores de crescimento, que serão secretados e estimularão a resposta adaptativa. Esse segmento é representado pelos linfócitos e seus receptores nas membranas ou moléculas secretadas, como os anticorpos. Alguns antígenos naturais são estimuladores ou mitógenos potentes de linfócitos, induzindo sua ativação direta. O exemplo clássico desses superantígenos é representado pela enterotoxina de *Staphylococcus aureus*, capaz de causar a liberação de altas concentrações de citocinas (proteínas descritas mais adiante) e produzir efeitos severos como choque e morte.

Os trabalhos fundamentais de Metchnikoff, Ehrlich e Bordet constituem a origem da imunologia. Esses cientistas foram os primeiros protagonistas de discussão sobre as questões envolvendo características como especificidade, afinidade, gênese dos anticorpos e suas diversidades estruturais e funcionais. No decorrer do século XX, os fenômenos e mecanismos da imunidade nortearam o desenvolvimento dos conhecimentos que resultaram no esclarecimento dos vários aspectos celulares e moleculares que caracterizam as relações intrínsecas do sistema imune e deste com os agentes infecciosos e processos tumorais.

Resposta mediada por células

Em fins dos anos 1950 e início dos anos 1960, surgiram evidências de que os linfócitos estavam envolvidos em diferentes tipos de reações imunes. Demonstrou-se, por exemplo, que havia a rejeição dos tecidos do hospedeiro pelos linfócitos presentes num transplante (enxerto) de medula óssea, a denominada "reação do enxerto contra o hospedeiro". Mais tarde, seria determinado que estes eram linfócitos T citotóxicos, descritos como $TCD8^+$ ou CTL. Ainda nessa época, experimentos demonstrariam o papel dos linfócitos na imunidade mediada por células: a drenagem crônica do conduto torácico em ratos causava a diminuição da resposta de anticorpos e abolição das reações contra enxertos. Assim, os linfócitos são responsáveis por dois tipos de imunidade: a humoral, mediada por anticorpos (produzidos por linfócitos B); a mediada diretamente por células (linfócitos T), denominados "T auxiliares" (*helper*), TH e T citotóxicos (CTL). Linfócitos B e TH cooperam para que haja a produção de anticorpos. Hoje se sabe que o sistema imunológico é uma rede funcional de moléculas capazes de reconhecer e transmitir sinais. Essas moléculas são receptores presentes nas membranas celulares ou são secretadas pelas células imunocompetentes como os polimorfonucleares e monócitos/macrófagos (imunidade inata); e os linfócitos $TCD4^+$ (subpopulações TH1 e TH2), $TCD8^+$ e B, responsáveis pela imunidade adaptativa, pelo reconhecimento específico dos antígenos e pela memória imunológica. As diversas células interagem e cooperam em processos de ativação, regulação e supressão que incluem moléculas de natureza proteica denominadas citocinas. A descoberta das citocinas deu-se quando do estudo de doenças infecciosas: a injeção de endotoxina de bactéria Gram-negativa em animais resultava no aparecimento no sangue de uma proteína termolábil; capaz de induzir febre e foi denominada "pirogênio endógeno". Descobriu-se depois que se tratava de um fator produzido por macrófagos ativados e que estimulava o crescimento de linfócitos. Assim, foi descrita a primeira interleucina (entre leucócitos), a IL-1.

Outro estudo pioneiro que contribuiu para o conhecimento das citocinas foi a descoberta da assim denominada "interferência viral", por meio da qual a infecção por um vírus bloqueia a infecção por outro vírus competitivo. Demonstrou-se, ainda, que vírus mortos inibiam a infecção de membranas corioalantoides por vírus vivos. O fator solúvel, denominado "interferon", era produzido por células do hospedeiro e preveniam a infecção de outras células. Atualmente, três tipos de interferon (INF-γ, INF-β e INF-α) constituem essa família de proteínas. A maioria das citocinas é constituída por uma estrutura básica denominada "feixe quádruplo helicoidal". Já a estrutura básica dos receptores das citocinas nas células imunocompetentes apresenta grande variabilidade e complexidade, porém sempre expressa pelo menos uma cadeia transmembrana. A rede de citocinas é funcional e responsável por várias funções como estimulação da proliferação de linfócitos T, de linfócitos B ou inibição da ativação dos monócitos. As APC, como os macrófagos, as células dendríticas distribuídas nos mais variados tecidos (na pele há as células de Langerhans) são fonte de uma série de citocinas como interleucina 1 (IL-1), TNF, IL-12 e de fatores de crescimento como GM-CSF (fator estimulador de colônias de granulócitos e macrófagos). Há também os denominados "fatores supressores" como o TGF-β (fator transformador de crescimento-β) e a IL-10.

Em decorrência da apresentação de antígeno e exposição ao INF-γ e à IL-12, as células auxiliares T_H $CD4^+$ adquirem fenótipo ativado e passam a ser fonte de citocinas, em especial IL-2, interleucina responsável pela estimulação e expansão clonal de linfócitos T, e INF–γ. As interleucinas IL-4, IL-5, IL-6, IL-10 são responsáveis pela diferenciação de linfócitos B em diferentes estágios de maturação no decorrer da imunidade. Portanto, os linfócitos T_H $CD4^+$ desempenham papel central na formação da rede de comunicações funcionais e pleiotrópicas de citocinas que atuam em diversos processos de ativação, inibição, regulação, diferenciação, proliferação dos vários tipos celulares. A produção de INF-γ e IL-2 pelas células T_H $CD4^+$ estimula linfócitos T citotóxicos e macrófagos a destruírem vírus ou bactérias intracelulares. IL-4, IL-5, IL-6 e IL-13 estimulam linfócitos B à produção de diversas classes de anticorpos e recrutam eosinófilos para combater helmintos. A secreção de IL-6 e IL-17 estimula outras células ao desenvolvimento de resposta inflamatória (bactérias e fungos). IL-3, IL-6, IL-7 e GM–CSF agem em células hematopoiéticas. No Quadro 15.1 descrevem-se as atividades de algumas citocinas.

Quadro 15.1 – *Principais citocinas e algumas de suas atividades*

Citocinas	*Atividades*
IL-1, IL-6, TNF	Inflamatórias
INF-α, INF- ß, INF-γ	Antivirais
IL-8, IL-5	Fator quimiotático
CSF de macrófagos e granulócitos, IL-11, IL-3	Fatores estimulantes de colônias (CSF)
IL-2, IL-4, IL-5, IL-7, IL-9, IL-10, IL-12, IL-13, TGF-β	Reguladores da função dos linfócitos
IL-4 [T_H2], IL-5 [T_H2]	Ação na secreção de IgM
IL-4 [T_H2], IL-6 [T_H2], INF-γ	Ação na secreção de IgG
IL-5 [T_H2], TGF-β	Ação na secreção de IgA
IL-4 [T_H2], IL-13 4 [T_H2]	Ação na secreção de IgE

Fonte: Desenvolvido pela autoria.

Resposta adquirida

A associação antígeno-anticorpo representou a base dos estudos iniciais sobre o entendimento da capacidade que os organismos têm de destruir patógenos e toxinas das mais diversas naturezas. Os anticorpos são proteínas de peso molecular elevado pertencentes à família das gamaglobulinas. A primeira demonstração sobre sua natureza foi feita, em 1939, por Arne Tiselius e Elvin Kabat; passados 20 anos, Pierre Grabar mostrou que as globulinas do soro humano, que apresentavam atividade de anticorpo, distribuíam-se em classes e, tempos depois, as imunoglobulinas passaram a ser classificadas, tanto de acordo com suas características físico-química, como pelas funções biológicas que desempenham: IgD, IgM, IgG, IgA e IgE são as classes ou isótipos. No homem, a classe IgG inclui os isótipos IgG1, IgG2, IgG3 e IgG4, a IgA os isótipos IgA1 e IgA2; em camundongos, são identificados os isótipos IgG1, IgG3, IgG2a e IgG2b. Foi proposto o modelo de quatro cadeias de aminoácidos, hoje admitido como unidade básica de todas as classes de imunoglobulinas. Duas cadeias pesadas H (*heavy*), com cerca de 450 resíduos de aminoácidos, unidas covalentemente entre si por pontes de enxofre – S – S – e duas cadeias leves L (*light*), com 215 aminoácidos cada, unidas por fora às cadeias H, por meio de pontes – S – S. Assim, os anticorpos têm a forma de uma molécula em Y: duas pinças esquematizadas nas porções superiores, aminoterminais, constituídas por parte das cadeias H e pelas cadeias L que se ligam ao antígeno (fragmento Fab), enquanto a extremidade inferior carboxiterminal é constituída pelas porções das cadeias H (fragmento Fc). O fragmento Fc encontra receptores em células do organismo, sendo a região responsável pelas atividades biológicas das diferentes classes de imunoglobulinas.

A diferença básica entre as várias imunoglobulinas está concentrada nos sítios que interagem com o antígeno.

Alguns dos capítulos mais recentes e interessantes da imunologia foram escritos a partir da questão sobre a origem da diversidade dos anticorpos. Uma das teorias sobre a formação dos anticorpos foi proposta, em 1957, por Frank Burnet e baseava-se no fato de que, para cada determinante antigênico, há um clone preexistente de linfócitos, cuja expansão e subsequente reação são estimuladas pela interação desse antígeno com receptores específicos (BCR) nessas células. Burnet foi também responsável com Gustav Nossal e Peter Medawar pelos estudos pioneiros sobre o fenômeno da tolerância imunológica, que significa a redução parcial ou a eliminação completa da resposta específica contra um determinado antígeno. A tolerância ocorre naturalmente para antígenos próprios do indivíduo, evitando que haja uma autodestruição, ou pode ainda ser artificialmente induzida durante o desenvolvimento embrionário e ao longo da vida.

As características dos patógenos e seus produtos exigem um repertório variado de respostas alternativas, capazes de neutralizar e/ou limitar um dado processo infeccioso. Assim, o organismo sempre responde de modo ativo através da proliferação e diferenciação de células e com a liberação de moléculas contra o microrganismo invasor. Por exemplo, os anticorpos são primordiais contra as toxinas tetânicas e diftéricas, ou contra as infecções por patógenos extracelulares capazes de escapar dos fagócitos, como *Escherichia coli* enteropatogênica ou enterohemorrágica (causadoras de doenças gastrintestinais), *Vibrio cholerae*, *S. aureus*, ou *Streptococcus pyogenes*. Os anticorpos são também relevantes na imunidade contra infecções virais como a raiva, hepatite B, influenza, infecções por vírus da imunodeficiência humana (HIV), herpes simples e covid-19. No entanto, nesses processos infecciosos há também a participação essencial do segmento de imunidade mediada por células, e as $CD8^+$ CTL desempenham papel definitivo na eliminação do patógeno.

Por sua vez, nas infecções desencadeadas por micro-organismos intracelulares, a imunidade mediada por células é a via essencial de controle do processo infeccioso. Entre os patógenos que induzem a participação dos linfócitos T citotóxicos e macrófagos, encontram-se as bactérias *Mycobacterium leprae* e *M. tuberculosis*, *Listeria monocytogenes*, as do gênero Salmonella, e os fungos *Candida albicans*, *Aspergillus fumigatus* e *Histoplasma capsulatum*.

Na Figura 15.3, acham-se resumidamente representadas as células que intervêm nos segmentos da imunidade adquirida contra patógenos intra ou extracelulares.

O reconhecimento de antígenos por células B e T faz-se de modo similar, por receptores presentes em suas membranas. No caso dos linfócitos B, os BCR são moléculas de imunoglobulinas que apresentam os mesmos sítios de ligação com os antígenos dos anticorpos que virão a ser produzidos no decorrer da resposta imune. O reconhecimento faz-se por intermédio de complexo bimolecular (BCR Fab-antígeno). Os linfócitos B são células apresentadoras de antígeno, podendo ligar-se diretamente ao antígeno, capazes de reconhecer proteínas, carboidratos, lipídeos, ácidos nucleicos. As células que ligam um dado determinante antigênico – epítopo – são as mesmas que, ao se diferenciarem em plasmócitos, passam a secretar anticorpos a esse epítopo. Os receptores dos linfócitos T (TCR) reconhecem especificamente os epítopos, peptídeos, mediante um complexo trimolecular que envolve a participação de APC associado às moléculas do complexo principal de histocompatibilidade (MHC) – TCR-proteínas-MHC. Portanto, as células B podem interagir com antígenos não proteicos solúveis, enquanto as células T não o fazem.

A principal função das moléculas MHC é a de facilitar a apresentação de fragmentos de macromoléculas na superfície das células, promovendo o reconhecimento específico por células do sistema imune. Essas moléculas compreendem uma região com vários *loci* ligados, sendo dois os conjuntos de genes mais relevantes que codificam a expressão dos antígenos de classes I e II. As glicoproteínas de classe I estão presentes nas células nucleadas, têm uma cadeia α ancorada à membrana formada por três domínios α_1, α_2 e cadeia α_3. A estrutura do MHC classe I acomoda peptídeos pequenos, de cerca de nove aminoácidos, que serão reconhecidos pelos TCR dos linfócitos $CD8^+$ ou CTL. As moléculas MHC classe II têm distribuição restrita, estão presentes nas células capazes de interiorizar e processar antígenos exógenos, por exemplo, em células T ativadas, linfócitos B, macrófagos, células dendríticas e de Langerhans. As moléculas classe II também são glicoproteínas, mas constituídas de duas cadeias α e β. Os MHCII podem se ligar a peptídeos de até 15 aminoácidos de tamanho, apresentando-os às células T $CD4^+$. Antígenos apresentados pelas moléculas classe II são, na maioria das vezes, catabolizados na célula que sintetizou o MHCII (Figura 15.4).

Existem aspectos comuns no desenvolvimento de linfócitos T e B, entre os quais se destaca a exclusão alélica. Esse mecanismo de expressão se aplica a ambas linhagens e resulta na habilidade de células maduras expressarem um receptor apresentando cadeias α/β ou γ/δ no caso dos TCR, e um único idiotipo de imunoglobulina no caso dos BCR.

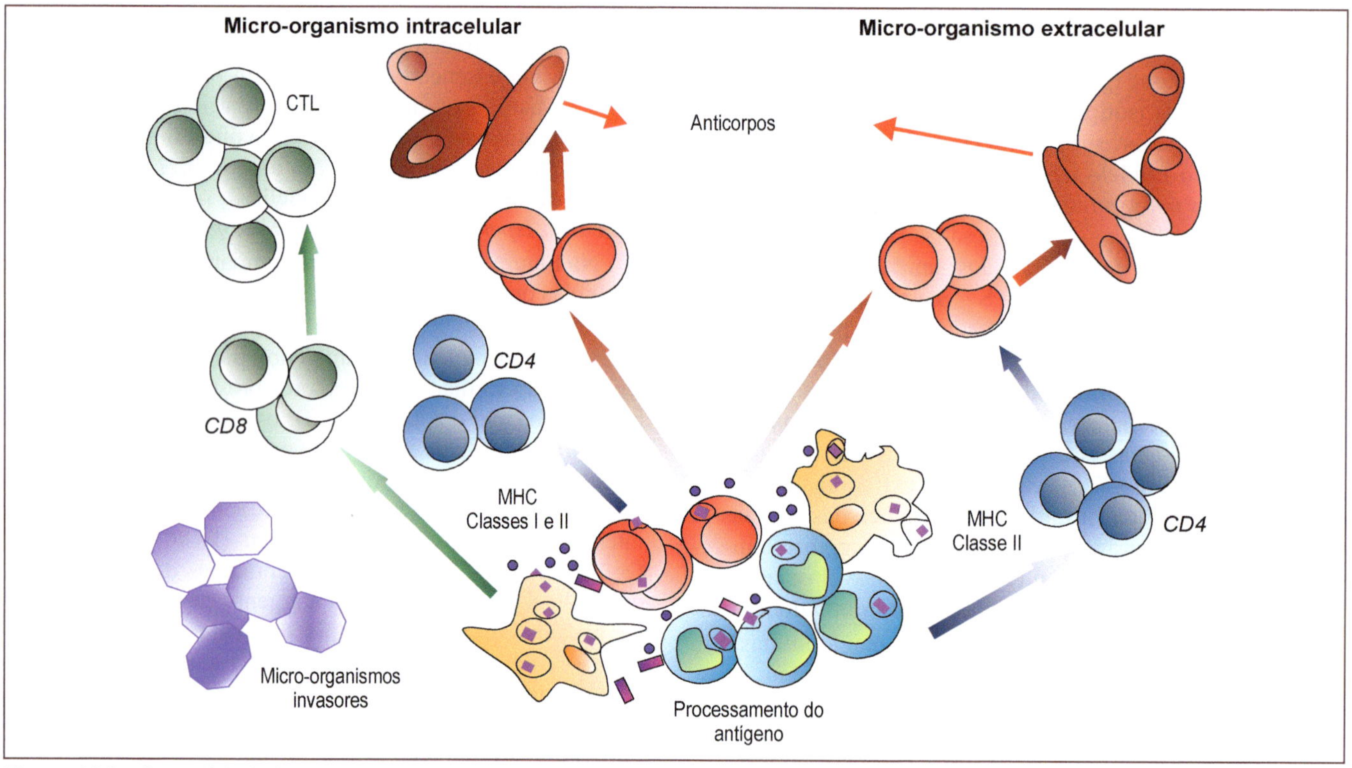

Figura 15.3 – *O repertório de alternativas de respostas efetoras diante de patógenos intracelulares e extracelulares.*
Fonte: Desenvolvida pela autoria.

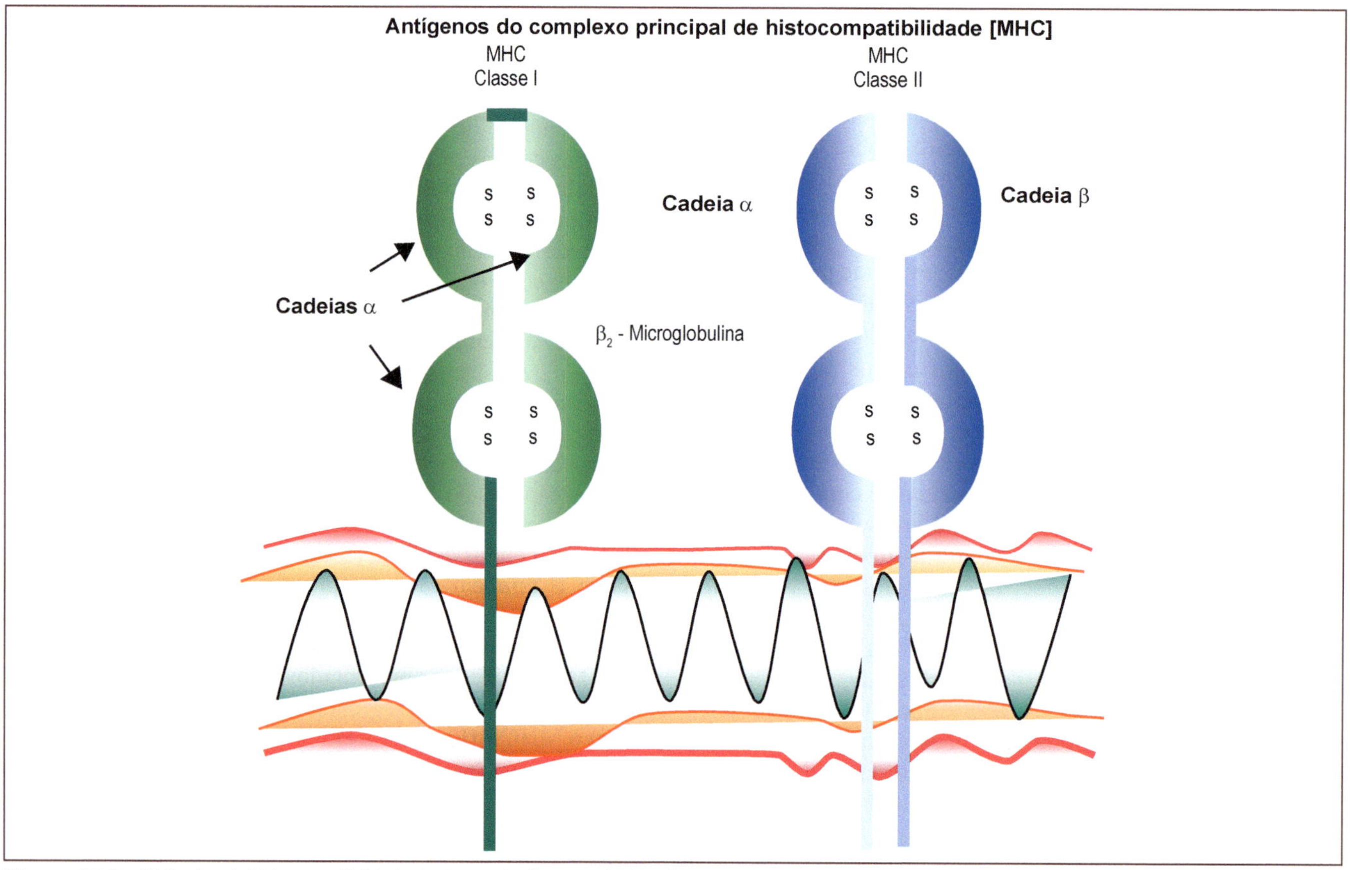

Figura 15.4 – *Moléculas de histocompatibilidade de classes I e II responsáveis pela apresentação de antígenos (peptídeos). As moléculas classe I estão presentes em todas as células nucleadas, enquanto as classes II, apenas em células imunocompetentes.*
Fonte: Desenvolvida pela autoria.

Em células diploides existem tanto um alelo materno como um paterno de cada gene e ambos se expressam de modo codominante. Os genes dos receptores de célula T e anticorpos são autossômicos e, portanto, a princípio, células individuais podem expressar dois anticorpos diferenciados ou receptores T resultantes de rearranjos entre os *loci* parental e maternal. Como resultado, entretanto, cada célula B ou T expressará várias especificidades antigênicas em virtude da montagem casual na membrana da célula de pares diferentes de cadeias H e L nas células B ou diferentes cadeias α e β nas T. Isso não ocorre, pois a evolução resultou em uma estratégia que permitiu a inativação do segundo alelo quando o primeiro (materno ou paterno) tenha completado um rearranjo (expressão de peptídeos funcionais) viável. Esse processo é conhecido como exclusão alélica. Se o rearranjo das principais cadeias for impreciso, a molécula não é viável; resta, portanto, uma segunda opção e, se esta for imprecisa, a célula morre.

No caso da diferenciação dos linfócitos no timo, alguns dos passos principais incluem a chegada ao timo sem expressar TCR e correceptores específicos seja $CD4^+$ ou $CD8^+$. Assim, as células T precursoras são duplo-negativas $CD4^-/CD8^-$. Rearranjos γ/δ ocorrem nos primeiros estágios de diferenciação e passam a surgir células TCR-γ/δ – $CD3^+$. Essas, que predominam nos primeiros estágios, representarão apenas 5% da população T adulta. Outras T progenitoras rearranjam os *loci* β/α e as que o fazem com sucesso expressam cadeias β na superfície, ligadas à expressão de CD4 e CD8, passando ao rearranjo da cadeia α. As células que falham, não produzindo rearranjo funcional, morrem por apoptose – morte programada. Células que têm êxito passam à seleção pelo MHC e contra a reatividade ao próprio.

A retirada do timo (timectomia) na fase neonatal investigada por Shimon Sakaguchi causava o desenvolvimento de doenças autoimunes em camundongos. A expressão tímica do gene AIRE *(autoimmune regulator)* é essencial para a transcrição de proteínas teciduais e seleção negativa de células T com potencial autorreativo. AIRE está ligado à síndrome autoimune poliendócrina do tipo 1 (APS-1) e ao desenvolvimento de células T reguladoras. Também foi mostrado que células T $CD4^+$ derivadas do timo e expressando o receptor-α da IL-2 (CD25) são responsáveis pela manutenção da tolerância imunológica ao próprio. Assim, células $CD25^+CD4^+$ foram denominadas reguladoras (Tregs) por suas características anérgicas e supressoras após estímulo via TCR com APC do baço. *Forkhead Box P3* (Foxp3) é um fator de transcrição crítico para o desenvolvimento e função das células T reg. Células $Foxp3^+CD25^+CD4^+$ derivadas do timo foram denominadas células T reguladoras naturais (nTreg). Células $Foxp3^-CD25^-CD4^+$ da periferia podem ser induzidas a células T reguladoras na presença de TGF-β, o que resultou na denominação destas células como "células T reguladoras induzidas" (*i*Treg). No ser humano, o exemplo mais importante das Treg é a doença autoimune fatal IPEX (síndrome da imunodesregulação, poliendocrinopatia, enteropatia ligada ao X) causada por mutações no gene *FOXP3*. Por sua vez, as Treg se encontram aumentadas em situações clínicas e experimentais de tumores e constituem um obstáculo para o sucesso da imunoterapia de tumores.

Há uma grande complexidade de antígenos na natureza, e a resposta imune que se desencadeia é acompanhada por uma grande complexidade e variedade de mecanismos de defesa. O sistema imune é representado por uma rede estrutural e funcional complexa de mensageiros químicos, moléculas capazes de perceber, interagir, reagir especificamente a estímulos internos e externos. Essas moléculas são sintetizadas e/ou estão presentes nas superfícies celulares e/ou são secretadas na corrente circulatória pelos polimorfonucleares, por fagócitos mononucleares, pelos linfócitos e plasmócitos. Essas estruturas atuam como receptores ou ligantes aos determinantes antigênicos e o conjunto de reações resultantes representa a resposta imune.

Nos últimos 30 anos, vários aspectos sobre a resposta imune foram esclarecidos, e alguns dos mecanismos genéticos que intervêm na resistência natural ou adquirida a diferentes micro-organismos patogênicos ou a diferentes toxinas puderam ser mais bem compreendidos. Esses estudos ocasionaram a demonstração de que genes localizados no complexo principal de histocompatibilidade controlam o reconhecimento e a resposta a vários estímulos antigênicos. Esses grupos de genes são responsáveis, entre outras características, pela rejeição de tumores e transplantes. O tipo de herança dessas características é monogênica, isto é, controlada por um par de genes que expressam segregação mendeliana. Outros estudos demonstraram que os vários segmentos da imunidade, como a produção de anticorpos, a imunidade mediada por células, a resposta inflamatória e a tolerância imunológica, são independentemente controlados por vários genes – controles poligênicos –, e que fatores ambientais são extremamente importantes na determinação da capacidade dos indivíduos reagirem contra infecções ou às imunizações. Muitos outros trabalhos mostraram que os organismos têm milhares de genes, não bilhões como se pensava, que se combinam para produzir milhões de imunoglobulinas diferentes que se processam durante o desenvolvimento do indivíduo. Nos linfócitos, milhões de imunoglobulinas que reagirão com milhares de antígenos distintos são consequência da combinação de segmentos de DNA que dispõem das informações genéticas dessas moléculas. Assim, cada cadeia de imunoglobulina passa a ser sintetizada e constituída de domínios; cada um desses segmentos, denominados V, D, J, é codificado por um gene representado pelos alelos diferentes característicos de uma dada espécie e de uma determinada população. Durante a maturação dos linfócitos B, a célula agrega segmentos ao acaso formando uma cadeia. Existem cem genes V, 4 D e 6 J, podendo sintetizar $100 \times 4 \times 6 = 2.400$ tipos de cadeia pesadas; para as cadeias leves existem 50 V e 8 D, portanto 400 tipos diferentes. Pelas associações entre as cadeias pesadas e leves, existirão $2.400 \times 400 = 960.000$ imunoglobulinas distintas. As células da medula que darão origem aos linfócitos B têm todos os genes que formarão os anticorpos, mas, ao se diferenciarem, cada célula terá uma combinação específica, sintetizando apenas um anticorpo. As células B sofrem um grande número de mutações somáticas, ou seja, mutações próprias a cada indivíduo e que não são transmitidas para os descendentes. Essas mutações somáticas permitem que uma pessoa produza nada mais nada menos do que 10^9 imunoglobulinas distintas.

Microbiologia e Imunologia marcaram as passagens dos séculos XIX como as primeiras ciências experimentais. Durante todo o século XX, o saber solidificou-se, tornando-se evidente a complexidade dos passos imunológicos que compõem o fenômeno de resistência às infecções. Este capítulo traz apenas recortes sobre as imunidades inata e adquirida e sobre os mecanismos imunobiológicos que atuam de modo integrado e eficientemente. Cada um dos grupos celulares, cada família de moléculas e suas ações são fruto da evolução contínua que se processa e que se processará por muitos, muitos longos anos.

Que os estudantes sintam-se motivados para seguir nos estudos das imunidades, vivendo e contribuindo para a geração de conhecimentos.

Bibliografia recomendada

Bueno V, Santana OA. Escherichia coli infection, intimin, and Toll-like receptors. Microbial pathogens and strategies for combating them: science, technology and education. Badajoz: Formatex Research Center. 2013:1627-32.

Calich VLG, Vaz CAC. Imunologia. 1 ed. São Paulo: Revinter, 2001.

Destro PH, Moreira J, Laya A, Bueno V. COVID-19 and ageing-related events. International Journal of Aging Research. 2021;4:91.

Josset P, Bueno V, Santana OA. Histology and immunology of the Skin. Chemical Skin Injury. Springer. 2014:21-42.

16 Vacinas

Marta de Oliveira Domingos
Monamaris Marques Borges
Osvaldo Augusto Esteves Sant'Anna

Doenças infecciosas têm afligido a humanidade há milhares de anos, com relatos que remontam ao período neolítico, em que as primeiras evidências de infecção por tuberculose foram descritas (Morazzoni e DePasclale, 2016). Tanto o *Mycobacterium tuberculosis* como outros patógenos vêm evoluindo e adaptando-se ao meio ambiente e ao hospedeiro, enquanto desenvolvem resistência a agentes antimicrobianos.

Inúmeras tragédias foram causadas por micro-organismos patogênicos. Como exemplo, há as pandemias de peste causadas pelo bacilo *Yersinia pestis*, responsável por três surtos pandêmicos ocorridos nos séculos VI, XIV e XIX.

O *Vibrio cholerae* é outro patógeno que, no século XIX, foi responsável por uma devastadora pandemia que teve início na Índia e espalhou-se para a China e países vizinhos, chegando até a Inglaterra, onde, entre 1832 e 1833, vitimou entre 4 mil e 7 mil pessoas apenas na cidade de Londres.

Apesar de os métodos de vigilância epidemiológica terem sido aprimorados, a intensificação das viagens internacionais potencializou, no fim do século XX e início do XXI, a disseminação pandêmica de várias doenças infecciosas, como a aids, a zika e a covid-19.

Além da vigilância epidemiológica, vários métodos têm sido utilizados na tentativa de controlar surtos epidêmicos, como a construção de sistemas de esgotamento sanitário, tratamento de água, desenvolvimento de métodos de sanitização, diagnóstico e vacinação.

Entre todos os métodos utilizados, a vacinação tem sido primordial na prevenção de doenças infecciosas, considerando que seu objetivo é induzir, no indivíduo vacinado, uma resposta protetora a determinado patógeno sem o risco de adquirir a doença ou sofrer as complicações severas derivadas dela.

História das vacinas

Processo de variolação

Muito antes da descoberta dos micro-organismos e do sistema imune, sabia-se que certas doenças eram transmitidas de uma pessoa para outra. Também era de conhecimento comum que uma forma mais moderada de doença poderia proteger o organismo contra uma subsequente manifestação mais severa ou contra a morte. Com base nessas observações, as primeiras tentativas documentadas de prevenir doenças infecciosas por imunização foram realizadas no século X, na China, e, provavelmente, na Índia, por intermédio de um processo denominado "variolação". A variolação se caracterizava pela administração de fluido pustular ou de feridas secas de pessoas acometidas por varíola para pessoas que ainda não tinham adquirido a doença. Essa prática foi adotada pelo fato de a variolação induzir sintomas mais amenos que a infecção natural e proteger o indivíduo contra uma reinfecção. Todavia, a variolação não era um processo seguro, podendo induzir um quadro fatal de varíola em cerca de 3% dos indivíduos tratados, além de colocar em risco de contaminação as pessoas que com eles se relacionavam.

No século XIII, a variolação foi introduzida no Egito pelos mamelucos e era praticada no norte e oeste da África, no final do século XVII. No início do século XVIII, essa prática se estendeu dos Balcãs para a Europa Central, da Turquia para a Grã-Bretanha e, subsequentemente, para outros países da Europa.

Outros métodos de variolação por inoculação nasal e cutânea foram explorados na China e na Turquia respectivamente. No período de 1700 a 1780, a variolação também foi adotada em várias colônias espanholas e nos Estados Unidos.

A vacinação substitui a variolação

Na Inglaterra, no fim de 1700, um personagem extremamente importante na história da vacina, Edward Jenner (1749 a 1823), observou que pessoas que tinham adquirido a varíola bovina não eram acometidas pela varíola humana.

Além disso, pessoas que haviam adquirido a varíola bovina, quando posteriormente varioladas, não desenvolviam nenhuma manifestação clínica decorrentes desse processo, mesmo quando expostas por diversas vezes. Jenner resolveu, então, testar a capacidade da varíola bovina de induzir proteção contra um posterior desafio com o vírus da varíola humana. O resultado positivo desse experimento substituiu o método tradicional de variolação que utilizava o vírus da varíola humana como imunizante pelo vírus responsável pela varíola bovina. O método de imunização de Jenner deu origem à vacinação e espalhou-se pelo mundo gradualmente, substituindo a variolação nos países que a praticavam.

Outra figura importante no desenvolvimento de vacinas foi Louis Pasteur (1822 a 1895). Ele foi responsável pelo início do desenvolvimento de várias vacinas eficazes; entre elas, a vacina contra cólera de aves, antraz e raiva.

Outro fato importante no desenvolvimento das vacinas foi realizado por Albert Calmette e Jean Marie Camille Guérin entre 1904 e 1908. Eles atenuaram a virulência do *Mycobacterium bovis* – bacilo de Calmette-Guérin (BCG) – mediante passagens sucessivas em meio de cultura. Estudos extensivos em animais mostraram que a forma atenuada de *M. bovis* não voltava a ser virulenta e a imunização com essa cepa de BCG conferia resistência a um desafio posterior com a forma virulenta do *Mycobacterium tuberculosis*.

Outra descoberta de impacto foi realizada por Hohn Enders e colaboradores, em 1949, quando demonstraram que o vírus da pólio podia ser cultivado *in vitro* em células de tecido. Essa descoberta propiciou o desenvolvimento da vacina inativada de Salk e da vacina atenuada de Sabin, ambas contra poliomielite. A introdução dessas duas vacinas durante os anos de 1950 e 1960 resultou no controle da poliomielite em países desenvolvidos.

Essas informações comprovam que a vacinação é uma das maiores realizações da ciência em termos de saúde pública, pois foi capaz de erradicar uma doença tão debilitante quanto a varíola e reduzir a incidência de várias outras como a poliomielite, o sarampo e a rubéola.

Atualmente existem vários tipos de vacinas contra doenças infecciosas cujos mecanismos de ação são diferentes entre si. Todavia, apesar de atuarem de maneiras distintas, todas têm como objetivo final induzir, no indivíduo imunizado, células imunocompetentes capazes de se expandirem e responderem de maneira rápida e eficaz a um subsequente contato com a forma virulenta do patógeno. Em resumo, as vacinas expressam antígenos que induzem ativação de subgrupos de linfócitos T e B para gerar uma resposta imune celular e/ou de anticorpos específicas contra o patógeno. Pessoas vacinadas geralmente desenvolvem memória imunológica que é a base de uma proteção de longa duração, sendo caracterizada pela persistência de anticorpos e geração de células de memória que rapidamente são reativadas após subsequente exposição ao mesmo patógeno.

Tipos de vacina

As vacinas contra agentes infecciosos podem ser classificadas como:

1) Vacinas inativadas, que utilizam micro-organismos íntegros, mortos ou inativados.
2) Vacinas acelulares ou de subunidade, que utilizam fragmentos antigênicos do patógeno.
3) Vacinas contra toxinas que utilizam toxoides ou anatoxinas (toxinas inativadas) como antígeno.
4) Vacinas atenuadas, que utilizam micro-organismos vivos cuja virulência foi reduzida significativamente.
5) Vacinas conjugadas, em que polissacarídeos são conjugados a proteínas carreadoras.
6) Vacinas recombinantes que utilizam como antígeno proteínas ou peptídeos.
7) Vacinas baseadas em ácidos nucleicos (DNA e RNA).

Vacinas inativadas

As vacinas inativadas utilizam bactérias mortas ou vírus inativados. Consequentemente, os micro-organismos utilizados como antígeno na formulação dessas vacinas não conseguem se multiplicar ou causar doença.

Essas vacinas foram inicialmente desenvolvidas no fim do século XIX quando foi observado que a inoculação do patógeno morto resultava em que o organismo reconhecesse e gerasse uma resposta específica contra o patógeno virulento responsável pela doença. Desde então, têm sido utilizados vários métodos para inativar patógenos, como o aquecimento e tratamento químico. Alguns exemplos de vacinas inativadas utilizadas com sucesso são: a vacina contra coqueluche, preparada com suspensões de bacilos mortos de *Bordetella pertussis*; a vacina Salk contra a poliomielite, que utiliza três cepas do poliovírus; e as vacinas contra covid-19 que utilizam cepas inativadas do vírus SARS-CoV-2.

Vacinas acelulares ou de subunidades

As vacinas acelulares são tecnicamente inativadas; todavia, em vez de conterem o patógeno inteiro, são construídas com fragmentos de moléculas derivadas do patógeno. Essas vacinas induzem sintomas colaterais mais amenos que as vacinas que utilizam o micro-organismo íntegro, pelo fato de não conterem componentes tóxicos e não imunogênicos liberados durante o processo de purificação derivados do patógeno. Por exemplo, a vacina acelular contra coqueluche contém até cinco antígenos de *B. pertussis* altamente purificados, enquanto a vacina que utiliza a bactéria inteira apresenta milhares de antígenos.

Vacinas contra toxinas

Vacinas acelulares também podem conter toxoides ou anatoxinas (toxinas inativadas) como antígeno em sua composição. Um exemplo clássico é a vacina tríplice acelular DTPa, que utiliza em sua composição os toxoides tetânico e diftérico e *B. pertussis* acelular.

A vacina contra difteria utiliza a toxina diftérica inativada em formaldeído (toxoide diftérico). O toxoide diftérico é posteriormente adsorvido em sais de alumínio para aumentar a imunogenicidade da molécula. O toxoide, após a inativação, perde a atividade enzimática e a habilidade de se ligar a células-alvo do organismo; entretanto, ainda continua capaz de induzir a produção de anticorpos protetores contra a toxina nativa. A indução de anticorpo contra essa toxina é essencial no combate à difteria, pois as manifestações clínicas dessa doença são resultantes da ação da toxina nativa.

A vacina contra o tétano utiliza a toxina tetânica também inativada por formaldeído. A indução de anticorpos contra a toxina tetânica é extremamente importante porque o tétano é causado pela ação da toxina tetânica. A imunidade contra o tétano é mediada por anticorpos e depende da habilidade dos mesmos de neutralizar a toxina nativa.

As vacinas bacterianas inativadas são, na maior parte das vezes, formuladas com fragmentos de diferentes patógenos de maneira a gerar proteção contra mais de um tipo de doença. Como exemplo:

1) A vacina tríplice DTPw ("w" derivado de *whole cell*), que contém os toxoides diftérico e tetânico e a *B. pertussis* inteira morta.
2) A vacina tríplice acelular DTPa, que é produzida a partir de antígenos purificados de *B. pertussis* e os toxoides tetânico e diftérico. A DTPa induz raríssimos efeitos colaterais. Essa vacina é indicada para crianças menores de 7 anos de idade.
3) A vacina pentavalente (DTwHB/Hib), composta pelos toxoides diftérico e tetânico, combinados com *B. pertussis* morta, partícula da superfície do vírus da hepatite B (HBsAg) e componente da cápsula do *Haemophilus influenza* tipo b (hib), conjugado com uma proteína.
4) A vacina inativada pentavalente DTa-VIP/Hib contra difteria, tétano, pólio e meningite, composta pelos toxoides tetânico, diftérico, *B. pertussis* inteira morta, componentes de *H. influenza* tipo b conjugado a uma proteína e os vírus inativados da pólio tipos I, II e III.
5) A vacina hexavalente contém todos os componentes da pentavalente mais componentes da superfície do vírus da hepatite B.

As vacinas supradescritas utilizam sais de alumínio como adjuvante na formulação.

Vacinas inativadas contra vírus

No caso de vacinas inativadas contra vírus, a obtenção das partículas virais utilizadas como antígeno é realizada por intermédio do cultivo do vírus em ovos embrionários de galinha ou em linhagens celulares (Figura 16.1).

A cepa vacinal é processada para replicação em ovos embrionários de galinha ou em linhagens celulares específicas. Após replicação, o material é coletado, purificado e, então, destinado para a produção de vacinas atenuadas e inativadas que utilizam o vírus inteiro ou vacinas que utilizam fragmentos do vírus.

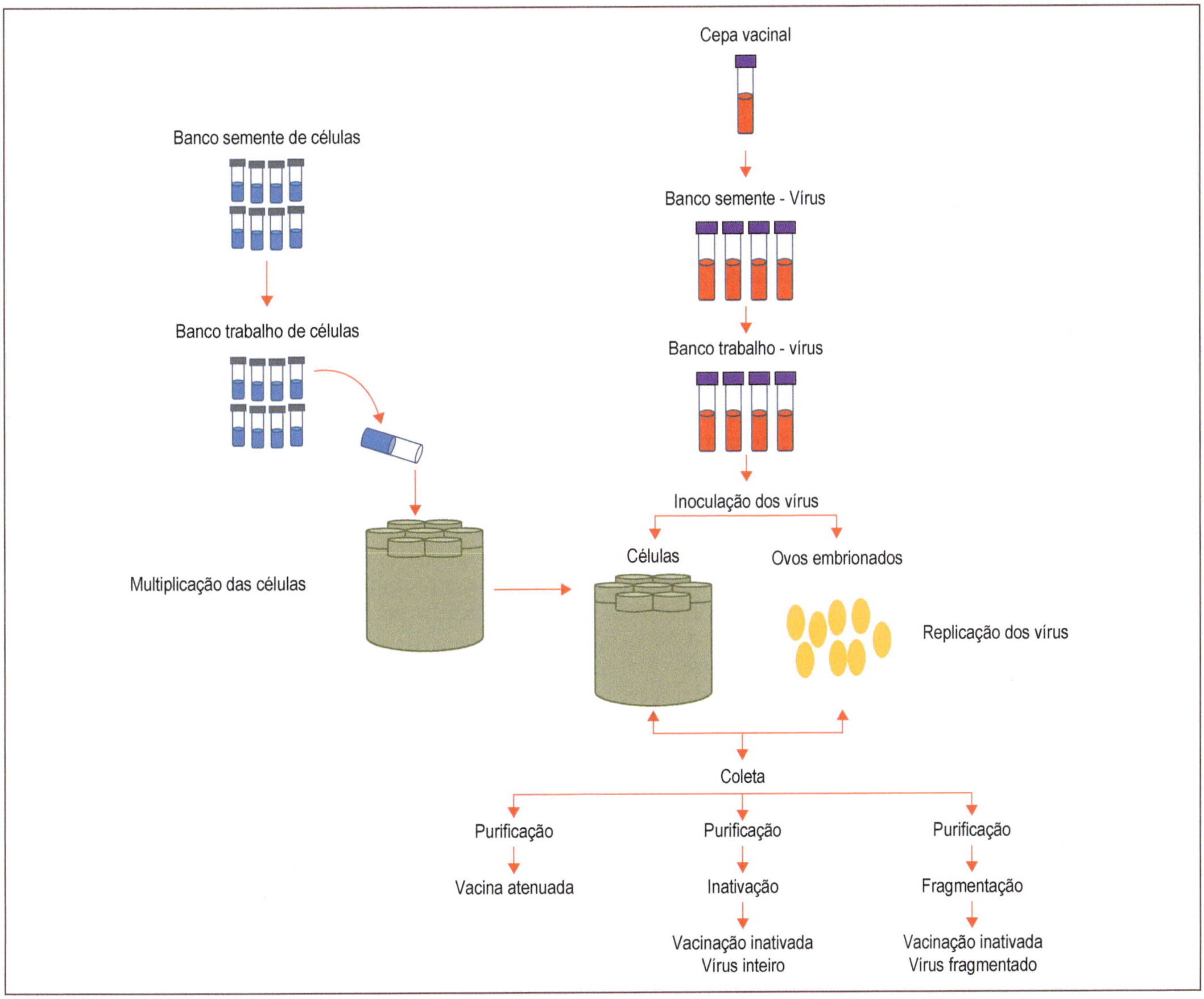

Figura 16.1 – *Obtenção de partículas virais para produção de vacinas.*
Fonte: Desenvolvida pela autoria.

Os vírus podem ser inativados por diferentes processos químicos como a utilização de formaldeído e betapropiolactona. No caso da CoronaVac, formulada contra covid-19, a inativação do vírus SARS-CoV-2, que é replicado em células Vero, é realizada tanto por formaldeído como por betapropiolactona. A CoronaVac utiliza o vírus inteiro inativado em sua formulação.

Outra vacina que utiliza vírus inteiros replicados em células Vero e inativados por formaldeído é a Salk contra poliomielite. Essa vacina é composta por três linhagens virais de referência, a Mohoney (poliovírus do tipo I), a MEF-1 (poliovírus do tipo II) e a Saukett (poliovírus do tipo III). A vacina inativada contra hepatite A também utiliza o vírus inteiro inativado. Todavia, a replicação do vírus para produção dessa vacina é realizada em células MRC-5 derivadas de fibroblastos humanos. Diferentemente das vacinas citadas anteriormente, a maior parte das vacinas contra influenza utilizam vírus fragmentados previamente cultivados em ovos embrionários de galinha. Essas vacinas são trivalentes ou quadrivalentes. Como exemplo de vacinas quadrivalentes, existem a Fluarix, a FluLaval e a FluMist. A vacina Flucelvax, no entanto, utiliza células MDCK para replicação viral.

Várias tecnologias têm sido desenvolvidas com o intuído de melhorar as formulações vacinais atuais. Por exemplo, a vacina contra influenza Flublok utiliza engenharia genética para sua produção. Essa vacina é tetravalente e composta por hemaglutininas (HA) virais produzidas por tecnologia recombinante.

Outra inovação utilizada na formulação de vacinas é a vacinologia reversa. Essa nova tecnologia permite, pela análise do genoma, a identificação de genes que codificam proteínas com potencial antigênico de determinado patógeno. Essas proteínas são, então, testadas *in vitro* e *in vivo* para determinar sua capacidade de induzir uma resposta imune protetora. Usando essa tecnologia, foi possível identificar quatro antígenos proteicos que foram combinados na produção da vacina tetravalente meningocócica do tipo B (Bexsero) produzida pela GlaxoSmithKline (GSK).

■ Vacinas atenuadas

As vacinas atenuadas são compostas por micro-organismos vivos cuja virulência foi enfraquecida por alteração das condições de crescimento do patógeno ou modificação do patógeno por engenharia genética. Patógenos atenuados perdem sua capacidade de virulência, sendo improvável que revertam seu potencial patogênico. Porém, por conterem vírus com capacidade de se multiplicarem no indivíduo imunizado, as vacinas atenuadas são contraindicadas para gestantes e imunossuprimidos, mesmo que reações adversas causadas por essas vacinas sejam raras.

Essas vacinas são preferencialmente formuladas contra vírus em vez de bactérias. Isso se deve ao fato de os vírus apresentarem menor conteúdo genético, o que torna sua atenuação mais facilmente obtida e controlada do que a atenuação de bactérias.

Algumas vacinas atenuadas são consideradas mais eficazes que as inativadas e tendem a induzir resposta celular e humoral contra o patógeno, assim como memória imunológica mais duradoura. Como exemplo de vacina bacteriana atenuada utilizada na clínica médica, há a BCG contra tuberculose. Ela faz parte do calendário vacinal brasileiro e vem sendo administrada desde a década de 1970 em crianças logo após o nascimento.

Algumas das vacinas atenuadas virais incluídas no calendário vacinal brasileiro são: a tríplice viral contra sarampo, rubéola e caxumba; a tetravalente viral, que, além dos vírus utilizados na vacina tríplice, inclui o vírus contra sarampo; a vacina Sabin contra a poliomielite; e a vacina contra a febre amarela.

■ Vacinas recombinantes

A tecnologia de DNA recombinante possibilita que o gene que codifica uma determinada proteína de interesse, ao ser identificado, possa ser clonado em uma grande variedade de plasmídeos e expresso em diferentes sistemas celulares como: bactérias, leveduras, células de inseto, células de mamíferos e células de plantas. Além disso, essa tecnologia possibilita obter proteínas de agentes infecciosos que não se desenvolvem em meios de cultura. Outro atrativo dessa tecnologia é a fácil purificação de proteínas produzidas em larga escala.

1) Expressão em bactérias: o primeiro sistema de expressão de proteínas recombinantes foi estabelecido em *Escherichia coli*. Esse sistema permite a expressão de uma grande quantidade de proteínas. Todavia, por ser um micro-organismo procarioto, *E. coli* apresenta um mecanismo de expressão de proteína diferente de eucariotos, o que frequentemente influencia no enovelamento das proteínas. Outro problema é o processo de glicosilação da proteína, que, nesse sistema, pode resultar em toxicidade, insolubilidade ou rápida degradação.
2) Expressão em leveduras: *Saccharomyces cerevisiae* tem sido utilizada em escala industrial como sistema alternativo de expressão de proteínas antigênicas. A vantagem desse sistema é que, sendo um organismo eucarioto, a modificação pós-traducional da proteína é realizada de maneira mais apropriada em termos de enovelamento. Nesse sistema, a proteína é glicosilada e fosforilada, porém de maneira diferente do que ocorre em células de mamíferos.
3) A *Pichia pastoris* é outra linhagem de levedura que tem sido utilizada para expressar o antígeno capsular HbsAg usado na formulação da vacina humana contra hepatite B. A expressão desse antígeno em *P. pastoris* é dez vezes maior do que em *S. cerevisiae*.
4) Expressão em células de inseto: esse sistema utiliza células derivadas do ovário de *Spodoptera frugiperda* infectadas com o baculovírus de *Autographa californica*. Esse vírus tem um promotor forte que controla a produção da poliedrina, uma proteína de 29 kDa que constitui cerca de 50% do total de proteínas da célula infectada. Para a produção de uma proteína recombinante de interesse nesse sistema, o gene da poliedrina é substituído pelo gene da proteína antigênica selecionada e, consequentemente, grande quantidade de proteína

recombinante é produzida. Nesse sistema, a proteína é glicosilada e fosforilada, porém de maneira diferente do que ocorre em células de mamíferos.

5) Células de mamíferos: esse sistema representa a maneira mais natural de processamento de uma proteína pelo fato de vários patógenos infectarem e replicam em células de mamífero. No entanto, esse sistema apresenta alguns problemas técnicos, sendo a quantidade de proteínas obtidas menor em relação a outros sistemas. Todavia, esse sistema é usado para expressar várias proteínas utilizadas como antígenos vacinais. Exemplo disto são *virus-like particles* (VLP) do vírus da encefalite japonesa.
6) Células de plantas: as plantas são grandes produtoras de proteínas, podendo expressar proteínas complexas com diferentes padrões de glicosilação com muita eficiência. Para que o gene de uma proteína de interesse seja expresso nesse sistema, é necessário ligar os genes promotor, terminador e regulador da planta ao gene complementar que se deseja clonar. A utilização de marcadores na incorporação do gene também pode facilitar o reconhecimento da proteína recombinante. A expressão do gene de interesse pode ser realizada pela planta toda ou em culturas celulares. A primeira vacina licenciada a ser expressa nesse sistema foi contra o vírus da doença de Newcastle, responsável por infecção em porcos.

Vacinas que utilizam VLP

O princípio dessas vacinas é baseado no fato de que partículas estruturalmente semelhantes ao vírus original são formadas espontaneamente. Essas partículas não contêm o genoma viral, portanto não são infecciosas e não são capazes de se replicarem. No entanto, a conformação antigênica das proteínas que formam as partículas é preservada e, por isso, são capazes de induzir uma resposta imune ativa no indivíduo imunizado.

As VLP podem ser produzidas por expressão de proteínas antigênicas em sistemas eucarióticos ou procarióticos. Alternativamente, as VLP também podem ser formuladas mediante a adição de peptídicos antigênicos às partículas. Existem algumas vacinas que utilizam VLP na sua formulação. O melhor exemplo dessas vacinas é a Cervarix contra papilomavírus humano (HPV).

Vacinas conjugadas

As vacinas conjugadas usadas na clínica médica foram elegantemente desenhadas para aumentarem a imunogenicidade de polissacarídeos. Polissacarídeos são antígenos timo-independentes do tipo 2. Isso significa que são capazes de ativar diretamente as células B a produzirem anticorpos sem o auxílio das células T auxiliares. Todavia, polissacarídeos não ativam células B imaturas, apenas células B maduras. Como a maior parte das células B de recém-nascidos e crianças lactantes são imaturas, elas são extremamente vulneráveis a patógenos capsulados.

A resposta imune humoral é essencial na defesa contra bactérias capsulares porque a cápsula de polissacarídeos que as reveste as torna resistentes ao ataque do sistema complemento e de células fagocitárias, como os macrófagos. Por essa razão, a produção de anticorpos opsonizantes é essencial para o reconhecimento e destruição dessas bactérias.

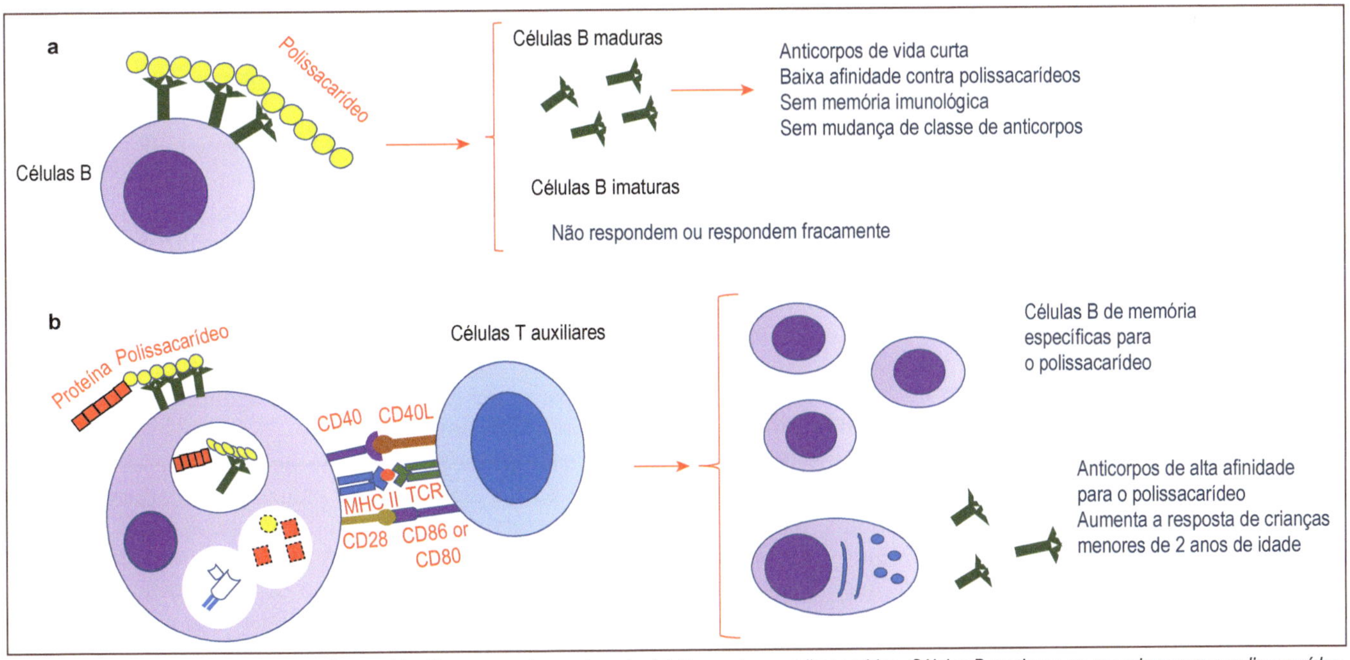

Figura 16.2 – *Resposta imune ao polissacarídeo livre e a vacina conjugada. (a) Resposta ao polissacarídeo. Células B maduras, ao reconhecerem o polissacarídeo, geram anticorpos de vida curta e não geram células B de memória. Células B imaturas não respondem ou respondem fracamente a polissacarídeos. (b) Resposta à vacina conjugada. As células B reconhecem o polissacarídeo conjugado à proteína, endocitam a molécula conjugada inteira e apresentam, por meio das moléculas de MHC da classe II, fragmentos peptídicos da proteína carreadora a células T auxiliar. A célula T auxiliar, ao reconhecer o fragmento peptídico, auxilia a célula B na maturação da afinidade dos anticorpos, e a geração de plasmócitos e células B de memória.*

Fonte: Desenvolvida pela autoria.

Para aumentar a imunogenicidade dos polissacarídeos capsulares em crianças jovens, principalmente lactantes, polissacarídeos derivados da cápsula de algumas bactérias de interesse clínico, como o *H. influenzae* do tipo B, foram purificados e conjugados a proteínas. A conjugação da molécula de polissacarídeo com a proteína resulta em que células T auxiliares efetoras cooperem com os linfócitos B para a indução de uma resposta imune humoral duradoura e eficaz, induzindo memória imunológica contra o patógeno (Figura 16.2).

Cooperação das células B e T na resposta contra polissacarídeos

O linfócito B reconhece o polissacarídeo da molécula conjugada por meio de seus receptores de antígeno. Subsequentemente, a molécula conjugada inteira é endocitada e processada e fragmentos peptídicos da proteína carreadora são associados a moléculas do MHC da classe II, formando um complexo que é exposto na superfície da célula B (ver Capítulo 15). Ao reconhecer o fragmento peptídico da proteína carreadora associado ao complexo de MHC da classe II, a célula T auxiliar induz a ativação e a diferenciação das células B, transformando-as em células de memória e células efetoras capazes de produzir anticorpos de alta afinidade contra o polissacarídeo.

Vacina conjugada contra H. influenzae do tipo b

O *H. influenzae* de tipo b causa meningite e pneumonia. Lactentes com menos de 3 meses de vida podem ser protegidos por anticorpos séricos transmitidos pela mãe. No entanto, na ausência desses anticorpos, lactentes são extremamente vulneráveis a infecções por patógenos encapsulados como o *H. influenzae* do tipo b. Por isso, as vacinas usadas na clínica médica contra *H. influenzae* do tipo b são vacinas conjugadas. Três das quatro vacinas atualmente licenciadas contra *H. influenzae* do tipo b têm sido comparativamente eficazes (HbOC, PRP-OMP e PRP-T). A vacina HbOC utiliza o polissacarídeo capsular do *H. influenzae* PRP (*polyribosyl-ribitol-phophate*) fragmentado, conjugado com a variante não tóxica da toxina diftérica CRM-197 (*cross-reactive material 197*). A vacina PRP-OMP utiliza o PRP conjugado a uma proteína de membrana externa do meningococo do sorogrupo b e a vacina PRP-T utiliza o PRP conjugado ao toxoide tetânico.

Vacinas pneumocócicas polivalentes e conjugadas

A vacina pneumocócica polivalente é utilizada contra *Streptococcus pneumoniae* ou pneumococo, bactéria responsável por doenças graves como pneumonia, meningite e infecção generalizada no sangue. Noventa sorotipos de *S. pneumoniae* foram identificados, sendo que 23 deles são utilizados na vacina polivalente antipneumocócica (VPP). A VPP é composta por polissacarídeos capsulares altamente purificados dos seguintes sorotipos de *Streptococcus pneumoniae*: 1, 2, 3, 4, 5, 6B, 7F, 8, 9N, 9V, 10A, 11A, 12F, 14, 15B, 17F, 18C, 19A, 19F, 20, 22F, 23F e 33F. Ela é indicada para crianças acima de 2 anos, adolescentes e adultos com alto risco de desenvolver doenças ou complicações decorrentes da infecção pneumocócica. Para pessoas acima de 60 anos, ela deve ser aplicada como rotina.

Atualmente, quatro vacinas conjugadas contra pneumococo vêm sendo utilizadas, sendo elas: 10-valente (VPC-10); 13-valente (VPC-13); 15-Valente (VPC-15); e 20-valente (PCV-20). No Brasil, são utilizadas, na rotina médica, a VPC-10 e a VPC-13. A VPC-10 é composta por dez sorotipos de *S. pneumoniae*, sendo que oito sorotipos são conjugados com a proteína D do *H. influenzae* tipo b, um sorotipo com o toxoide tetânico e um sorotipo com o toxoide diftérico. Ela previne cerca de 70% das doenças graves (pneumonia, meningite e otite) em crianças. A VPC-13 é composta por 13 sorotipos de pneumococo, todos conjugados com a proteína CRM-197. A VPC-10 e a VPC-13 utilizam sais de alumínio como adjuvante. As vacinas conjugadas contra pneumococo são indicadas para crianças a partir de 2 meses e menores de 6 anos de idade.

Vacinas que utilizam ácidos nucleicos DNA e RNA

Diferentemente das vacinas inativadas, atenuadas ou de subunidade, as vacinas que utilizam material genético (DNA e RNA) instruem as células do corpo a construírem uma ou mais proteínas do agente infeccioso previamente selecionadas para uma resposta imune efetiva contra o patógeno. Essas vacinas são facilmente modificadas, o que significa que podem ser adaptadas rapidamente para responder a uma nova variante do patógeno. As vacinas baseadas em DNA e RNA trabalham de modo semelhante, todavia com algumas diferenças significativas.

▪ Vacinas baseadas em DNA

Na vacina de DNA, a informação é transmitida para que a célula do indivíduo imunizado produza uma molécula de RNA mensageiro que será posteriormente traduzida na proteína em questão (Figura 16.3).

As vacinas à base de DNA podem utilizar micro-DNA circular ou linear, mas convencionalmente utilizam plasmídeos. Elas podem ser administradas mecanicamente (sem utilização de agulhas) pelos seguintes métodos: eletroporação; injetores de jato; e *gene guns* (biobalística). Elas também podem utilizar vetores como nanopartículas lipídicas para administração oral, nasal e parenteral (com utilização de agulhas) pelas vias intramuscular e intradérmica.

A administração da vacina de DNA por eletroporação envolve pulsos elétricos para induzir temporariamente, e de maneira reversível, a permeabilidade celular para facilitar a entrada das moléculas de DNA na célula. Essa técnica é fácil e rápida e permite a transfecção de várias células em curto tempo. Todavia, esse meio de administração pode resultar em transporte não específico de moléculas através da membrana celular e a voltagem aplicada pode causar dor. Por sua vez, os injetores de jato utilizam jatos de líquido pressurizados cuja pressão de injeção é ajustada para perfurar a pele e atingir vários tecidos. Esses equipamentos podem ser ajustados para administração por via intradérmica ou intramuscular.

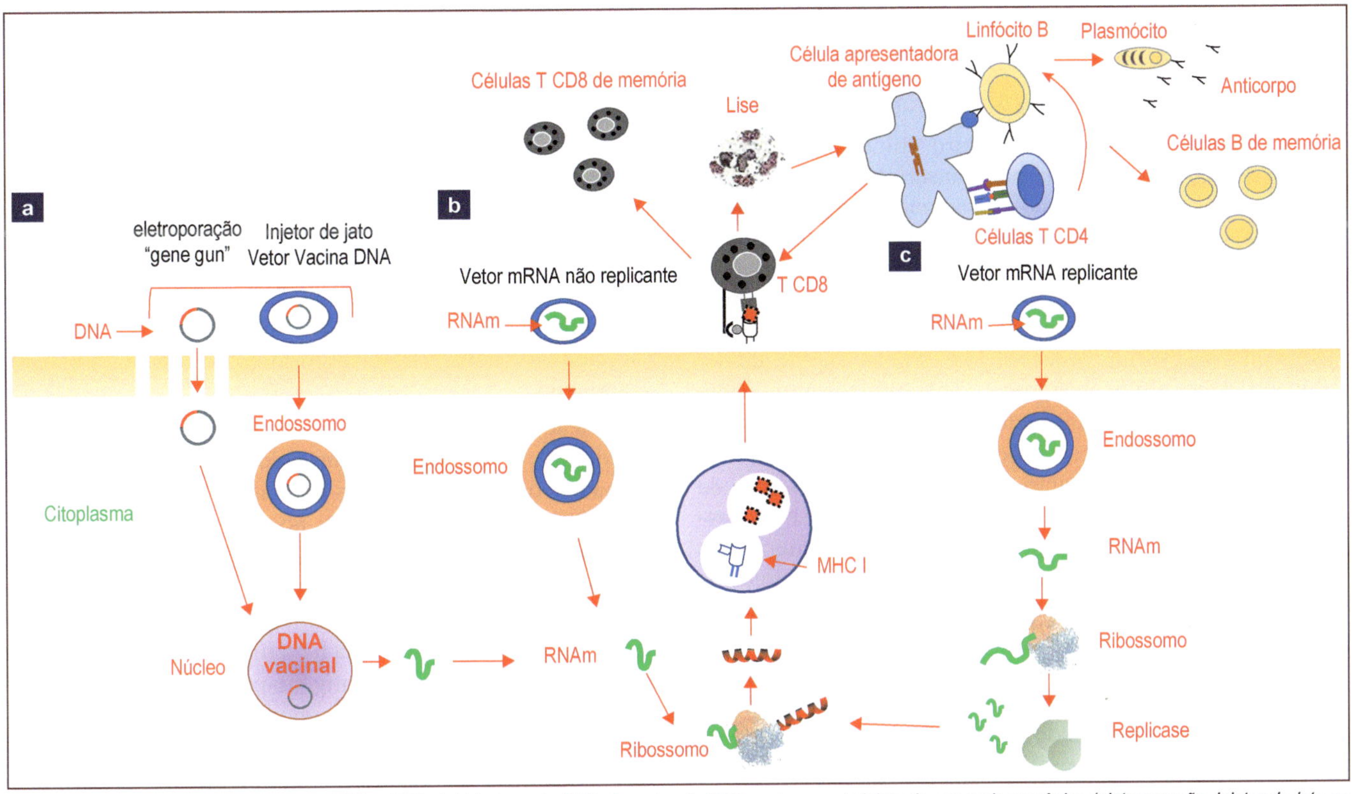

Figura 16.3 – *Vacinas baseadas em DNA e RNA. (a) Vacinas de DNA. A vacina de DNA pode ser administrada por meio mecânico (eletroporação, injetor de jato ou gene gun) por via intramuscular ou intradérmica, utilizando agulha para administração. O DNA nesse caso pode ser incorporado em um vetor. Dependendo do método de administração utilizado, o DNA pode entrar diretamente no citoplasma ou é endocitado. Após entrar na célula, o DNA vacinal deve atravessar o citoplasma e entrar no núcleo, onde é transcrito em RNA mensageiro. A molécula de RNA mensageiro é, então, transferida ao citoplasma e traduzida no ribossomo na proteína de interesse. A proteína liberada no citoplasma é processada, associada à molécula de MHC da classe I, expressa na membrana citoplasmática, onde é reconhecida pelo sistema imune. (b) Vacinas de RNA não replicante. A vacina de RNA mensageiro não replicante é endocitada, o RNA mensageiro é liberado no citoplasma e traduzido na proteína de interesse nos ribossomos. A proteína liberada no citoplasma é processada, associada à molécula de MHC da classe I e expressada na membrana da célula, onde é reconhecida pelo sistema imune. (c) Vacina de RNA replicante. A vacina de RNA mensageiro replicante é endocitada, o RNA vacinal é liberado no citoplasma e traduzido nos ribossomos em replicases. As replicases, por sua vez, multiplicam as moléculas de RNA mensageiro de interesse. As moléculas de RNA mensageiro replicadas são traduzidas no ribossomo na proteína de interesse, que é processada, associada à molécula de MHC da classe I e expressada na membrana celular, onde é reconhecida pelo sistema imune. Após o reconhecimento da proteína de interesse pelos linfócitos T citotóxicos CD8 positivos, a célula é lisada, a proteína é, então, liberada no espaço extracelular, onde é reconhecida por células apresentadoras de antígeno que apresentam o antígeno de interesse a células T auxiliares CD4 positivas e às células B. A resposta imune é, então, desencadeada, culminando com a produção de plasmócitos produtores de anticorpos de alta afinidade para o antígeno e células de memória. A Figura representa uma forma simplificada da resposta imune induzida pelas vacinas de DNA e RNA mensageiro.*

Fonte: Desenvolvida pela autoria.

Outra forma mecânica de administração de vacinas de DNA é por *gene gun*, conhecida como "biobalística". Essa técnica envolve partículas metálicas revestidas de DNA que são bombardeadas através da pele usando-se, para isso, gás pressurizado. Uma das vantagens dessa técnica é que a administração de uma quantidade menor de DNA por dose é capaz de induzir uma resposta imune potente. Essa eficiência resulta da habilidade desse método de entregar as moléculas de DNA vacinal dentro do citoplasma das células-alvo. A maior desvantagem dessa técnica é que, além de ser muito cara, ela pode causar dano celular em razão da alta velocidade usada para o bombardeamento das partículas.

Mecanismo de ação das vacinas de DNA

As vacinas de DNA atuam da seguinte maneira: ao entrar na célula, o DNA vacinal deve atravessar o citoplasma e a membrana do núcleo. No núcleo, o gene presente no plasmídeo previamente selecionado para uma ou mais proteínas do patógeno é convertido em RNA mensageiro. O RNA mensageiro, por sua vez, atravessa a membrana do núcleo e, no citoplasma, é traduzido para a síntese das proteínas de interesse (Figura 16.3).

Vacinas à base de DNA são seguras e, diferentemente das vacinas à base de RNA mensageiro, são estáveis à temperatura ambiente. Como exemplo, há a ZyCoV-D, a primeira vacina à base de DNA contra covid-19 aprovada no mundo. A ZyCoV-D consiste de um plasmídeo que carrega o gene que codifica a proteína *spike* do vírus SARS-CoV-2. Ela é administrada mecanicamente pela via intradérmica por um injetor de jato (Pharmajet).

Todavia, apesar de todas as vantagens da vacina de DNA, elas necessitam de altas doses de DNA para estimular uma resposta imune contra o antígeno, portanto são menos potentes que as vacinas a base de RNA mensageiro. Por exemplo, a vacina RNA mensageiro contra covid-19, da Pfizer, requer 30 microgramas de RNA mensageiro por dose, enquanto a ZyCov-D requer 2 miligramas de DNA plasmidial por dose.

Vacinas à base de RNA mensageiro

A molécula de RNA mensageiro utilizada nas formulações vacinais é construída por transcrição *in vitro*, tendo como base um molde de DNA linearizado. Após completar o processo de transcrição, o DNA é digerido por DNAses e o RNA mensageiro é, então, purificado. Por ser um processo puramente químico, a alteração da molécula de RNA mensageiro para produção de vacinas contra novas variantes do patógeno torna-se um processo mais fácil e rápido de ser efetuado. Além disso, esse processo não utiliza componente celular, o que as torna mais interessantes para os fabricantes.

Ao contrário do DNA, o RNA mensageiro é uma molécula muito frágil. Portanto, desenvolver um sistema de transporte que proteja a molécula de RNA durante o processo de vacinação é muito importante. O encapsulamento das moléculas de RNA mensageiro em nanopartículas lipídicas é uma forma de proteger a molécula e facilitar sua entrada na célula.

Para propiciar maior estabilidade à molécula de RNA e impedir que ela seja destruída dentro da célula, o RNA vacinal também sofre modificações durante o processo de construção. É importante salientar que o RNA mensageiro utilizado nas formulações vacinais não entra no núcleo e, consequentemente, não altera o DNA da célula nem se incorpora a ele. As vacinas de RNA mensageiro podem ser replicantes ou não replicantes.

As não replicantes dependem da quantidade de material genético incorporado na vacina. Em resumo, assim que o vetor vacinal contendo o RNA mensageiro é endocitado, ele é liberado no citoplasma da célula, onde ocorre a tradução e síntese da proteína de interesse (Figura 16.3). Essa proteína, dependendo da construção da vacina, será liberada no citoplasma, incorporada à membrana celular ou excretada.

No caso da vacina replicante, a diferença é que o RNA mensageiro carrega a informação para tradução da proteína de interesse e também do sistema de replicação da própria molécula de RNA; dessa maneira, aumentando o número de moléculas de RNA a serem traduzidas e, consequentemente, o número da proteína de interesse (Figura 16.3).

Vacinas que utilizam vetores virais

As vacinas também podem ser construídas utilizando vetores virais como veículos carreadores de DNA. Nesse caso, o mecanismo de replicação do vetor é excluído e substituído por segmentos gênicos para a codificação e a síntese de uma ou mais proteínas do patógeno. Essencialmente, o vetor viral dessas vacinas atua como sistemas de transporte de material genético; no caso, DNA. Como as vacinas de DNA, as vacinas que utilizam vetores virais também devem atravessar o citoplasma e entrar no núcleo da célula para que o DNA seja transcrito. Essas vacinas não alteram o DNA da célula nem se integram a ele, pois não carregam a maquinaria enzimática necessária para a integração do DNA vacinal ao DNA da célula hospedeira. Como exemplo de vacinas de vetores virais, cite-se a ChAdOx1-S contra SARS-CoV-2, que utiliza adenovírus como vetor viral.

Adjuvantes

O termo "adjuvante" deriva do latim *adjuvare*, que significa "ajudar". Portanto, por definição, componentes que sejam coadministrados juntamente com o antígeno e aumentem o nível de resposta imune humoral e/ou celular ao antígeno é denominado "adjuvante". Em resumo, adjuvantes são componentes utilizados em formulações vacinais que direcionam e aumentam a resposta imune adaptativa contra o antígeno.

Os adjuvantes podem atuar de modos diferentes. Alguns funcionam como veículos carreadores de moléculas, direcionando o antígeno para as células-alvo, como as células dendríticas, os macrófagos; e, no caso de vacinas orais, o antígeno é direcionado às células M das placas de Peyer. Outros adjuvantes atuam formando um depósito no local de administração, o que permite a liberação lenta do antígeno e, por consequência, aumenta o recrutamento e a ativação de células apresentadoras de antígeno para o local. Adjuvantes também podem atuar como imunoestimuladores. Vários deles agem pela interação de receptores celulares denominados "receptores de reconhecimento de padrão" (PRR), com PAMP (estruturas microbianas altamente conservadas presentes nos patógenos). O reconhecimento do patógeno por esses receptores induzem uma resposta inflamatória com produção de mediadores que aumentam a resposta imune inata e adaptativa.

A principal família de receptores PRR são os receptores *Toll-like* (TLR). Eles se localizam na membrana citoplasmática ou na membrana de endossomos (Figura 16.4). Até o momento, dez TLR foram identificados e classificados em humanos (TLR-1 à TLR-10). Um bom exemplo de molécula com poder adjuvante que atua por meio da interação com um desses receptores é o LPS (lipopolissacarídeo). O LPS interage com a molécula de TLR-4 induzindo uma resposta imune pró-inflamatória. Todavia, em virtude de suas toxicidade e atividade pirogênica, o LPS não é permitido para uso clínico. Por essa razão, foram desenvolvidos derivados menos tóxicos do LPS, como o monofosforil lipídio A (MPLA) e o E6020, que retêm a atividade imunoestimuladora da molécula nativa mediante a interação com TLR4 (Figura 16.4).

Outras moléculas exploradas com atividade adjuvante são os CpG-Oligodeoxinucleotídeos (CpG-ODN), que atuam por meio da interação com TLR-9. As moléculas de CpG-ODN usadas são moléculas sintéticas de ácidos nucleicos compostos por sequências de CpG não metiladas, que são prevalentes em bactérias. Essas moléculas, ao serem reconhecidas por TLR-9, induzem uma resposta imune adaptativa do tipo Th1. Como exemplo de CpG-ODN utilizados como adjuvantes, há as moléculas ODN2395 e ODN2006 cuja interação com TLR-9 aumenta a produção de anticorpos e a polarização da resposta imune para Th1.

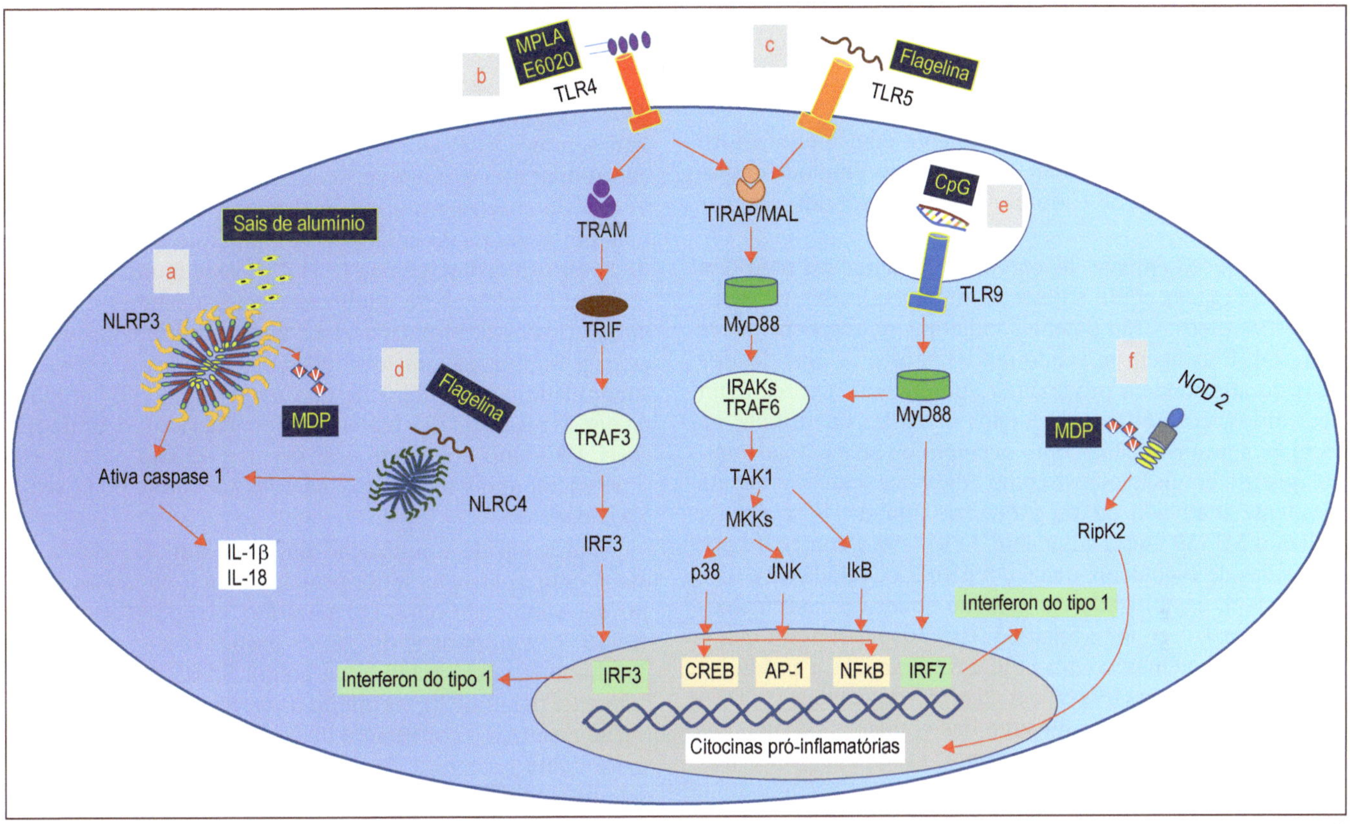

Figura 16.4 – *Esquema simplificado da ação de alguns adjuvantes. (a) Sais de alumínio e MDP atuam sobre NALP3 ativando caspase 1 e, consequentemente, IL-1β e IL-18. (b) MPLA e E6020 ativam TLR4, que gera uma cascata de sinalização dependente de MyD88 e outra dependente de TRIF, que culminam com a ativação de quinases (IKKs, MKKs) e de fatores de transcrição (CREB, AP-1, NFkβ e IRF3) que regulam a síntese de citocinas pró-inflamatórias e interferon do tipo 1. (c) Flagelina ativa TLR-5, o que provoca uma cascata de sinalização dependente de MyD88 que culmina com a ativação de quinases, fatores de transcrição e síntese de citocinas pró-inflamatórias. (d) A flagelina também induz a ativação de NLRC4 que culmina com a ativação de caspase 1 e liberação de IL-1β e IL-18, (e) CpG – as sequências de CpG ativam TLR-9 via MyD88, culminando com a ativação de NFkB ou IRF7 e liberação de citocinas ou interferon do tipo 1. (f) MDP também pode ativar NOD2 no compartimento citoplasmático, ocasionando a ativação de RipK2, fatores de transcrição como NFkβ e AP-1 e síntese de citocinas.*

AP-1: *activator protein 1*; CREB: *cAMP-response element binding protein*; E6020: fosfolipídeo dimérico sintético agonista de TLR-4; IkB: *IkB kinase*; IL: interleucina; IRAK: IL1R-associated kinases; IRF: *IFN-regulator factors*; IRF3: *Interferon regulatory factor 3*; JNK: *cJun N-terminal kinase*; MDP: muramil dipeptídeo; MKKs: *mitogen-activated protein kinase*; MPLA: monofosforil lipídeo A; MyD88: *myeloid differentiation primary response associated kinase 4*; NFkβ: *nuclear factor Kappa β*; NLRC4: *NOD-like receptor family CARD domain-containing Protein 4*; NLRP3: *NOD-like receptor family, pyrin domain containing 3*; NOD 2: *nucleotide-binding oligomerization domain-containing protein 2*; p38: *p38-mitogen-activated protein kinases*; RipK2: *receptor-interacting serine/threonine-protein kinase 2*; TAK1: *mitogen-activated protein kinase 7*; TIRAP: *TIR domain containing adaptor protein*, também conhecido como MAL; MAL: *MyD88 adaptor-like*; TLR-4: *toll-like receptor 4*; TLR5: *toll-like receptor 5*; TLR9: *toll-like receptor 9*; TRAF: *TNF receptor-associated factor 6*; TRAM: *TIR domain-containing adaptor molecule 2*; TRIF: *TIR domain-containing adaptor molecule 1*.

Fonte: Acervo da autoria.

A flagelina é outra molécula cujo efeito adjuvante resulta da interação com TLR-5, que é expresso em diferentes células como: monócitos; macrófagos; neutrófilos; linfócitos; células NK; células dendríticas; células epiteliais; e células do sistema imune adaptativo (linfócitos T e B). No caso de linfócitos B, a flagelina pode induzir a ativação de duas maneiras, a depender da forma utilizada: na forma monomérica, ela ativa TLR-5; em contraste, na forma polimérica, a flagelina estimula o *cross-linking* dos receptores de antígeno das células B, gerando uma resposta de anticorpos do tipo IgM sem memória imunológica. A flagelina também atua ativando NLRC4, que é um membro de outra família de PRR, a *NOD-like receptors* (NLR).

Os receptores da família de NLR diferem dos TLR por estarem localizados livres no citoplasma e funcionarem como sensores intracelulares de componentes microbianos (PAMP) que entram nas células, sendo fundamentais para a ativação da imunidade inata. A ativação de NLRC4 pela flagelina culmina com a ativação de caspase 1 e produção de IL-1β e IL-18 envolvidas na resposta inflamatória (ver Capítulo 15).

Outra molécula com atividade adjuvante que atua em NLR é o muramildipeptídeo (MDP). O MDP é derivado da molécula de peptideoglicano que faz parte da parede de bactérias Gram-negativas e Gram-positivas. O MDP pode interagir com os receptores NOD-2 e NALP3, ambos membros da família de NLR. A interação com NOD2 resulta na liberação de citocinas pró-inflamatórias, enquanto a interação com NLPR3 induz a ativação de caspase 1 e a liberação de IL1-β e IL18 (Figura 16.4).

Os sais de alumínio são os adjuvantes mais comumente utilizados na clínica médica. Eles são potentes indutores de resposta imune do tipo Th2 e de produção de anticorpos. O mecanismo de ação dos sais de alumínio ainda não foi elucidado; todavia, sabe-se que não ocorre por intermédio da ativação de TLR. No entanto, a ativação de NPLR3 parece ser essencial para a ação adjuvante dos sais de alumínio (Figura 16.4). Esses adjuvantes também têm sido utilizados como plataformas carreadoras de moléculas agonistas de TLR. Por exemplo, a formulação ASO4 (*Adjuvant System 04*) consiste de sais de alumínio juntamente com monofosforil lipídio A (MPLA) que retém sua atividade imunoestimuladora por meio de TLR4 mesmo quando adsorvido em sais de alumínio.

Mais recentemente, as emulsões de água em óleo têm sido empregadas como adjuvante em formulações vacinais. Emulsões oleosas são potentes indutoras de resposta imune humoral. Elas agem ativando macrófagos e células dendríticas que respondem produzindo quimiocinas que recrutam neutrófilos, eosinófilos, monócitos e células dendríticas ao local de administração. Como exemplo de formulação vacinal que usa emulsão oleosa como adjuvante, cite-se a vacina trivalente inativada contra influenza (Fluad). Essa vacina utiliza o MF-59 como adjuvante. O MF-59 é composto por partículas de esqualeno, que é um óleo biodegradável e biocompatível, estabilizado em solução aquosa por surfactantes como o Tween 80 e Span 85. Estudos mostraram que o MF-59, nas vacinas contra influenza, aumenta a produção de interferon gama (IFN-γ) e a ativação de células T $CD4^+$. O mecanismo de ação adjuvante das emulsões de óleo em água ainda é desconhecido. Todavia, sabe-se que elas não atuam via ativação de TLR e NLPR3.

Vias de imunização

As formulações vacinais requerem doses, intervalos e vias específicas de administração. Atualmente, a maioria das vacinas disponíveis é administrada pela via parenteral; no entanto, algumas são orais, como a Sabin contra pólio, a Dukoral contra cólera e as vacinas monovalente (VRH1) e pentavalente (VRH5) contra rotavírus. Essas vacinas, utilizam vírus atenuado na sua formulação, com exceção da Dukoral que é inativada.

As vacinais orais têm algumas vantagens quando comparadas às administradas por via parenteral: não necessitam de agulhas, seringas e de pessoal especializado para sua administração. Todavia, as vacinais orais encontram também limitações, uma vez que devem sobreviver à passagem pelo trato gastrointestinal, evitar a tolerância imunológica e alcançar os locais indutores de resposta imune como as células M das Placas de Peyer no intestino.

Para isso, vários sistemas carreadores de antígeno foram desenvolvidos, incluindo micropartículas de sílica (SBA15), lipossomos e VLP, que apresentam organização e conformação similar ao vírus nativo, sem portar o genoma viral.

Outra abordagem utilizada é o uso de toxinas como adjuvante. A toxina da cólera (CT) e a toxina termolábil (LT) de *E. coli* enterotoxigênica (ETEC) foram modificadas para serem utilizadas como adjuvantes orais. Como exemplo da utilização dessas moléculas, há a vacina Dukoral que utiliza, em sua composição, quatro linhagens do *Vibrio cholerae* e a subunidade B recombinante da toxina CT (rCTB) produzida em *V. cholerae* O1 Inaba (biotipo clássico). A utilização da rCTB como adjuvante oral decorre do fato de ela reter o potencial adjuvante da toxina colérica nativa (CT) sem a toxicidade desta.

Outra via de imunização que tem sido explorada é a nasal. Sua aplicação se dá principalmente contra as doenças que acometem o trato respiratório, como influenza e covid-19. Nos últimos anos, vários grupos têm se dedicado a desenvolver uma vacina nasal contra SARS-CoV-2, principalmente pelo fato de o epitélio nasal conter grande concentração da enzima conversora da angiotensina 2 (ECA 2) que serve como receptora da proteína viral Spike, responsável pela ligação dos vírus na membrana celular.

Bibliografia recomendada

Francis MJ. Recent advances in vaccine technologies. Vet. Clin. North Am. Small Anim. Pract. 2018;48(2):231-41.

Jackson NAC, Kester KE, Casimiro D, Gurunathan S, DeRosa F. The promise of mRNA vaccines: a biotech and industrial perspective. NPJ Vaccines. 2020;5:11.

New RRC. Formulation technologies for oral vaccines. Clin. Exp. Immunol. 2019;198(2):153-69.

Pollard AJ, Bijker EM. A guide to vaccinology: from basic principles to new developments. Nat. Rev. Immunol. 2021;21(2):83-100.

Pulendran B, Arunachalam PS, O'Hagan DT. Emerging concepts in the science of vaccine adjuvants. Nat. Rev. Drug Discov. 2021;20(6):454-75.

Rauch S, Jasny E, Schmidt KE, Petsch B. New vaccine technologies to combat outbreak situations. Front. Immunol. 2017,9:1963.

17 Fatores de Virulência

17.1 Fatores de Virulência I: Adesão, Invasão e Sideróforos

• Lucas Gonçalves Ferreira • Marina Baquerizo Martinez • Rodrigo Tavanelli Hernandes

Estamos continuamente expostos a micro-organismos, mas somente uma pequena parte dessas interações resulta em uma infecção e doença. O termo "infecção" é designado como a colonização de um patógeno no organismo humano, já a doença infecciosa é a condição na qual o micro-organismo gera danos ao homem (manifestações clínicas). O processo patogênico inclui uma série de eventos complexos nos quais vários componentes microbianos interagem com o hospedeiro determinando se a doença se instalará. Patógeno é um micro-organismo especializado que tem toda habilidade e maquinaria para sobreviver e replicar em um hospedeiro. As características desses micro-organismos incluem a formação de biofilme, variação de hidrofobicidade nas superfícies e a presença de certos genes que codificam fatores de virulência. Além desses componentes, a interação de duas ou mais espécies bacterianas no sítio de infecção pode ser sinérgica, o que aumenta o potencial patogênico de cada micro-organismo. Todos esses eventos facilitam a adaptação do patógeno e sua colonização no hospedeiro. Fatores predisponentes do hospedeiro também têm um grande papel no processo patogênico e na instalação da doença.

Durante muito tempo, o estudo das doenças infecciosas ficou restrito ao diagnóstico e ao tratamento da doença, porém sabe-se que essa abordagem não é suficiente para se entender e prevenir a doença. É necessário que se conheça como o organismo se defende e como se dá a interação entre o hospedeiro e o patógeno. O conhecimento detalhado dos mecanismos de patogenicidade e de defesa permite novas propostas de prevenção e de diagnósticos mais específicos. Dessa forma, intervenções poderão ser feitas evitando que a doença se instale. O processo de instalação da doença se dá, normalmente, em três etapas, a saber: contato; invasão; e disseminação.

As definições de virulência e de patogenicidade têm sido discutidas nos últimos anos. Patogenicidade é definida como a capacidade do micro-organismo em causar dano ao hospedeiro. Virulência é a capacidade relativa do micro-organismo em causar um dano, uma vez que é a somatória de estruturas ou metabólitos produzidos pelo seu metabolismo, que lhe conferirão a possibilidade de romper as barreiras do hospedeiro. Os micro-organismos patogênicos desenvolveram uma série de estratégias para invadir o hospedeiro, evitar a resposta imune ou resistir a ela e colonizar sítios específicos do organismo humano no intuito de estabelecer a infecção. Podemos citar motilidade, capacidade de destruir tecidos, sobrevivência intracelular, modulação antigênica, resistência a diferentes substâncias, entre outras. Essas estratégias são relacionadas a fatores de virulência, como moléculas de adesão, sistemas de invasão, sistemas de secreção, enzimas e toxinas. Alguns desses fatores de virulência mimetizam proteínas de células eucarióticas, as quais podem induzir ou inibir as vias de sinalização das células infectadas do hospedeiro. Esse fato pode ocasionar diversas consequências, entre elas a reorganização do citoesqueleto celular e a inibição ou indução da resposta imune, possibilitando, assim, a invasão microbiana e o estabelecimento de nichos específicos para sua colonização.

Neste capítulo, discutiremos mecanismos de entrada e persistência da bactéria no hospedeiro, como adesão, invasão e produção de sideróforos. Outros fatores de virulência importantes na patogenicidade das bactérias serão discutidos em outros Capítulos (17.2 e 17.3).

Adesão

A aderência de micro-organismos nas mucosas do hospedeiro é um pré-requisito para a infecção. A adesão permite que resistam a mecanismos de expulsão, como o movimento dos cílios, presentes em algumas mucosas, fluxo de secreções e movimentos peristálticos intestinais e, dessa forma, podem se proliferar e colonizar o tecido que estão em contato.

O primeiro estágio da adesão bacteriana nas células do hospedeiro é geralmente mediado por adesinas, responsáveis por reconhecer e ligar-se aos sítios específicos do receptor da superfície da célula hospedeira.

Três tipos de interação entre adesina e receptor já foram descritos, a saber:

1) Interação mediada pela ligação de lectinas. Essa ligação pode ocorrer tanto entre lectinas bacterianas e carboidratos do hospedeiro (glicoproteínas) como entre lectinas do hospedeiro e carboidratos da bactéria (LPS). A ligação entre lectinas bacterianas e carboidratos do hospedeiro é a interação mais comumente observada no processo de adesão.
2) Interações entre proteínas bacterianas e proteínas do hospedeiro, como a ligação entre glicoproteinas bacteriana com fibronectinas do hospedeiro.
3) Interações entre proteínas hidrofóbicas, frequentemente envolvendo grupamentos hidrofóbicos de proteínas e lipídeos, como proteína ligadora de lipídeo, encontrada na membrana de Campylobacter sp. e a membrana lipídica da célula do hospedeiro.

As adesinas são estruturas proteicas e divididas em duas categorias: as fímbrias ou pili; e as adesinas afimbriais (Figura 17.1.1). As fímbrias ou pili são apêndices formados por proteínas em forma de bastão, que se estendem para o exterior da bactéria, e as adesinas afimbriais são proteínas diretamente associadas à superfície da célula bacteriana. Mais detalhes das principais adesinas bacterianas são encontrados nos capítulos correspondentes a cada patógeno.

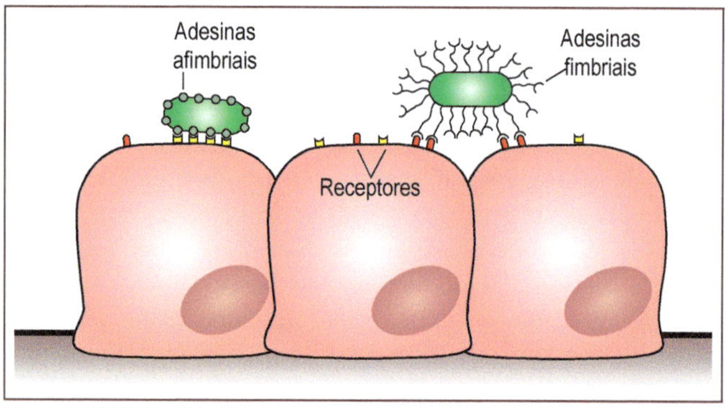

Figura 17.1.1 – *Adesinas.*
Fonte: Gentilmente elaborada pelo doutorando Iranildo do Amarante Fernandes.

Fímbrias

As fímbrias são as estruturas adesivas mais encontradas nas bactérias Gram-negativas. Com base na morfologia de sua estrutura e/ou nos padrões de hemaglutinação, as fímbrias foram classificadas em três categorias/famílias.

Fímbrias do tipo chaperona/usher

As proteínas que participam da biogênese das fimbrias do tipo chaperona/usher em bactérias Gram-negativas são secretadas do citoplasma da célula bacteriana, onde ocorre a síntese proteica, para o espaço periplasmático por meio de um sistema secretório geral denominado "SecYEG" presente na membrana interna da bactéria. Uma vez no espaço periplasmático, essas subunidades proteicas ligam-se a uma proteína denominada "chaperona", evitando, assim, a automontagem da fímbria. O usher é a proteína bacteriana responsável por formar um poro na membrana externa das bactérias Gram-negativas, pelo qual as proteínas, que formarão a fímbria, atravessam para ganhar o meio extracelular. O complexo formado pela chaperona associada às subunidades proteicas são direcionados ao usher. As proteínas estruturais da fimbria são, então, transferidas ao usher e, posteriormente, incorporadas à base da fimbria em crescimento. A biogênese das fimbrias do tipo chaperona/usher começa pela parte mais distal da fimbria, denominada "tip", onde se localiza a proteína (adesina) responsável por reconhecer o receptor na célula hospedeira. Em seguida, a proteína majoritária da fimbria, denominada "pilina", é adicionada, permitindo, assim, o crescimento do filamento fimbrial. São exemplos de fimbrias do tipo chaperona/usher produzidas por diferentes cepas de *Escherichia coli* patogênica: fimbria do tipo 1, *Pyelonephritis-associated pili (*Pap), *E. coli common pilus* (ECP), F1C e F9. Embora algumas particularidades sejam observadas quando analisamos as diferentes fimbrias do tipo chaperona/usher, uma bactéria Gram-negativa pode apresentar de 100 até 500 fimbrias, de um mesmo tipo, com arranjo peritríquio na superfície da célula bacteriana, diâmetro de 7 nm e comprimento variando entre 0,2 e 2 mm. Uma mesma bactéria pode produzir diferentes fimbrias do tipo chaperona/usher concomitantemente ou alternar a produção dessas fimbrias em decorrência de estímulos produzidos pelo hospedeiro ou pelo ambiente onde essa bactéria se encontra.

Fímbrias do tipo IV

As superfícies de algumas bactérias Gram-positivas (*Streptococcus sanguinis* e *Clostridium difficile*) e Gram-negativas (*Escherichia coli*, *Pseudomonas aeruginosa*, *Neisseria gonorrhoeae* e *N. meningitidis*) são decoradas com apêndices filamentosos longos e extremamente finos denominados "fímbrias do tipo IV". Em bactérias Gram-negativas, as fímbrias do tipo IV medeiam uma forma de locomoção denominada *twitching motility* ou, adotando uma tradução mais livre, motilidade de deslizamento, que é totalmente independente do flagelo, além de promoverem a aderência às células epiteliais e formação de microcolônias bacterianas. As fímbrias do tipo IV são filamentos dinâmicos que são rapidamente polimerizados e despolimerizados a partir de um pool de subunidades de pilina. A região central das fímbrias do tipo IV é composta, basicamente, por quatro componentes: uma ATPase citoplasmática, que é responsável pela geração de energia para a montagem da fímbria; a plataforma da membrana interna; um canal secretório na membrana externa; e o filamento da fímbria, que é formado pela polimerização da pilina, que se ancora na membrana interna da bactéria, e que cresce através do espaço periplasmático, atravessando o canal secretório e ganhando o meio extracelular. As pilinas são sintetizadas no citoplasma das células bacterianas na forma de prepilina contendo um peptídeo sinal. Após a translocação da prepilina, do cipotlasma para o espaço periplasmático por meio do sistema de secreção SecYDE, o peptídeo sinal é removido por uma prepilina peptidase ligada à membrana interna das bactérias Gram-negativas. As fimbrias do tipo IV são divididas em dois subtipos: o subtipo IVa, cuja pilina têm um peptídeo sinal formado por aproximadamente 7 aminoácidos e uma fenilalanina como o primeiro aminoácido na porção N-terminal da proteína madura; enquanto o subtipo IVb tem um peptídeo sinal mais longo (até 26 aminoácidos) e um aminoácido hidrofóbico, diferente de fenilalanina, na porção N-terminal da proteína madura.

As proteínas da maquinaria utilizada para a biogênese das fímbrias do tipo IV compartilham homologia com o sistema de secreção tipo II (SST2) de eubactérias e com o flagelo de arqueobactérias. Também é importante mencionar que a maquinaria de montagem de algumas fimbrias do tipo IV são dotadas de uma segunda ATPase, denominada ATPase de retração, que catalisa a desmontagem da fímbria. Essa retração das fímbrias do tipo IV puxa as bactérias aderentes ao longo das superfícies mucosas ou da superfície de meios de cultura. São exemplos de fimbrias do tipo IV produzidas por bactérias patogênicas: a fímbria Pil produzida por *N. gonorrhoeae* e *P. aeruginosa*, o *bundle-forming pilus* (BFP) produzida por *E. coli* enteropatogênica (EPEC) e *Vibrio cholerae toxin-coregulated pili* (TCP) produzida por *V. cholerae.*

■ Curli

Curli foi identificado na década de 1980 em uma cepa de *E. coli* isolada de um caso de mastite bovina. Estrutural e bioquimicamente, curli pertence a uma classe em expansão de fibras conhecidas como amiloides. Funcionalmente, curli medeia a adesão da bactéria a superfícies abióticas, formação de biofilme, adesão e invasão das células epiteliais, além de serem potentes indutores de resposta inflamatória no hospedeiro. Pelo menos cinco proteínas, codificadas por genes (*csg*, do inglês *curli-specific genes*) localizados em dois operons distintos, *csgBAC* e *csgDEFG*, são recrutadas para a formação de curli em *E. coli*, sendo essas proteínas secretadas do citoplasma para o espaço periplasmático pelo sistema secretário geral SecYEG.

O operon *csgBAC* alberga os genes responsáveis por codificarem a subunidade majoritária estrutural da fibra curli, a proteína CsgA, bem como o nucleador CsgB. Até o momento, não existem evidências de que o gene *csgC* seja transcrito e muito menos de qual seria a função da proteína CsgC na biogênese de curli. A proteína majoritária CsgA é secretada pelas células bacterianas em estado solúvel. CsgB, que está associado à membrana externa bacteriana, medeia a conversão de CsgA solúvel em insolúvel, permitindo, assim, a polimerização de monômeros de CsgA para formarem fibras bastantes enoveladas na superfície celular bascteriana.

Por outro lado, o operon *csgDEFG* codifica proteínas não estruturais, mas essenciais para a secreção das proteínas estruturais, que serão utilizadas para a montagem das fibras, bem como para a estabilidade dessa estrutura extracelular. CsgD é um ativador transcricional do operon *csgBAC*, e também de outros operons necessários para a formação de biofilme, como o operon que codifica proteínas associadas à biossíntese de celulose. CsgG é uma lipoproteína localizada na membrana externa das bactérias Gram-negativas pelo qual as proteínas CsgA e CsgB são secretadas para o meio extracelular. Até o presente momento, as funções das proteínas CsgE e CsgF na biogênese das fibras curli não se encontram completamente compreendidas. No entanto, essas duas proteínas parecem participar em alguma etapa da biogênese dessas fibras uma vez que bactérias mutadas no gene *csgE* não montam as fibras curli e a estabilidade das proteínas CsgA e CsgB é bastante reduzida; enquanto bactérias mutantes no gene csgF são deficientes no processo de nucleação e exibem um atraso na montagem de curli. Curli é produzido por muitas enterobactérias, sendo seu papel nos mecanismos de patogenicidade bacteriana mais estudado em diversos grupos de *E. coli* patogênica, como UPEC, STEC e EPEC, bem como em Salmonella spp.

Adesinas afimbriais

Adesinas afimbriais são estruturas da superfície celular das bactérias envolvidas no processo de adesão, porém não se assemelham às estruturas de fímbrias e pilis. Proteínas embutidas ou associadas à membrana externa de bactérias Gram-negativas e à superfície de bactérias Gram-positivas têm sido relacionadas ao processo de adesão às células do hospedeiro, como proteínas de membrana externa, proteínas autotransportadoras e lipopolissacarídeo (LPS).

A estrutura da membrana externa de bactérias Gram-negativas já foi discutida no Capítulo 2. Algumas proteínas associadas à bicamada lipídica adquirem o papel de adesinas, quando em contato com a célula do hospedeiro. A própria estrutura do LPS tem sido relacionada à atividades de adesão.

Estruturas da parede de bactérias Gram-positivas também estão envolvidas com propriedades adesivas, como *microbial surface componentes recognizing adhesive matrix molecules* (MSCRAMMS), especialmente no que se refere a Staphylococcus sp. Essas adesinas ligam-se às moléculas da matriz extracelular de hospedeiros, como colágeno, fibronectina e ácido hialurônico.

Também são consideradas adesinas afimbriais as proteínas autotransportadoras (sistema de secreção do tipo V). Essas proteínas têm um peptídeo sinal no domínio N-terminal, responsável pela passagem da proteína pela membrana interna da parede celular das bactérias Gram-negativas por meio do sistema SecYEG; um domínio passageiro, que atravessará a membrana externa da bactéria e projetar-se para o meio extracelular e um domínio translocador (β-barril), localizado na porção C-terminal da proteína, que é responsável por formar um poro na membrana externa da bactéria, permitindo, assim, que o domínio passageiro alcance o espaço extracelular. Essas proteínas podem desempenhar funções distintas, como promover autoagregação, adesão e invasão às células epiteliais e evasão do sistema imune. São exemplos de adesinas autotransportadoras clássicas (tipo Va) o antígeno 43, a adesina de *E. coli* difusamente aderente AIDA-I, Cah (*calcium-binding antigen 43 homolog*) de *E. coli* produtora da toxina Shiga (STEC), bem como várias outras adesinas identificadas em cepas de STEC (EhaA, EhaB, EhaC e EhaD) e em cepas *E. coli* uropatogênica (UPEC) (UpaB, UpaC, UpaE e UpaH).

Além das proteínas autotransportadoras clássicas (tipo Va), como as supradescritas, existem adesinas autotransportadoras em que o domínio passageiro e o domínio de translocação são duas proteínas distintas (tipo Vb), mas codificadas por dois genes organizados no mesmo operon. Um exemplo de adesina autotransportadora do tipo Vb é a hemoaglutinina filamentosa FHA produziada por Bordetella. Também existem as adesinas autotransportadoras triméricas (tipo Vc), que têm a mesma topologia das adesinas autotransportadoras do tipo Va, mas que são definidas por formarem estruturas triméricas altamente entrelaçadas. YadA, a adesina A produzida por cepas de *Yersinia enterocolitica* e *Yersinia pseudotuberculosis* é o membro mais bem estudado dessa classe de adesinas autotransportadoras triméricas. Outra classe de adesina autotransportadora é referida como invertida (tipo Ve). Essa denominação resulta do fato de o domínio passageiro estar localizado na porção C-terminal da proteína, enquanto o domínio translocador (β-barril), na porção N-terminal. O exemplo de adesina autotransportadora invertida mais estudada é a intimina produzida por cepas de *E. coli* enteropatogênica (EPEC).

Papel da adesão na formação de biofilmes

Biofilmes são agregados bacterianos aderidos em uma superfície biótica ou abiótica, envoltos por uma camada de exopolisacarídeos, secretados pelas próprias bactérias que compõem o biofilme, mantendo uma estrutura firme. Vale ressaltar que o biofilme pode ser constituído por uma única ou por múltiplas espécies de micro-organismos. A formação de biofilme se inicia com a adesão de uma ou mais células bacterianas em uma superfície, onde se multiplicam, liberam vários polímeros, especialmente polissacarídeos, mantendo o agregado bacteriano. Esse fenômeno de agregação é intensificado pela interação entre as adesinas das bactérias que compõem o biofilme, associado à produção de proteínas específicas, como é o caso da proteína Ag43 de *E. coli* (proteína de membrana externa abundante, pertencente à família de autotransportadores), que induz autoagregação de bactérias não fimbriadas. A secreção de polissacarídeos na matrix do biofilme é capaz de interceptar bactérias adicionais, como é o caso de glicosamina e galactose secretadas por *S. aureus*. Esses polissacarídeos promovem a adesão, intercepção de outras bactérias, com consequente formação dos agregados bacterianos, importantes para a formação e maturação do biofilme em dispositivos médicos.

Invasão

Algumas espécies de micro-organismos desenvolveram a habilidade de invadir (entrar) em células não fagocitárias (p. ex., células epiteliais), assim como sobreviver após a sua entrada em células fagocitárias, como macrófagos e neutrófilos. Essas propriedades são essenciais para a patogenicidade dos micro-organismos cujo ambiente intracelular é essencial ou preferencial para seu desenvolvimento. Em geral, os micro-organismos invasores pertencem a dois grupos: intracelular obrigatório; e facultativo. Várias enterobactérias como Salmonella, Yersinia, Shigella e certos patotipos de *E. coli* pertencem a esse último grupo, já Coxiella e Chlamydia são intracelulares obrigatórias.

Toda célula de mamífero pode internalizar pequenas partículas, mas somente fagócitos profissionais podem internalizar grandes partículas. Células do epitélio, do endotélio e fibroblastos não têm a capacidade de fagocitar, portanto, patógenos que invadem essas células devem promover as suas próprias internalizações. A entrada bacteriana, portanto, é o resultado de uma sofisticada manipulação da maquinaria da célula do hospedeiro por esses patógenos. Hoje já se conhecem dois diferentes caminhos pelos quais as bactérias podem ganhar o meio intracelular: *zipper*; e *trigger* (Figuras 17.1.2A e 17.1.2B). No mecanismo conhecido como *zipper*, as bactérias expressam uma proteína de invasão em sua superfície, que se liga a um receptor na célula hospedeira e inicia a fagocitose em um processo dependente da remodelação dos filamentos de actina. Por outro lado, no mecanismo conhecido como *trigger*, as bactérias injetam proteínas efetores através de uma seringa molecular que conecta o citoplasma bacteriano ao citoplasma da célula eucariótica. As proteínas efetoras, que alcançam o citoplasma da célula eucariótica, são responsáveis por desencadearem uma cascata de sinalização que culmina com a polimerização dos filamentos de actina e, finalmente, com a internalização do patógeno. Esse sistema de secreção é denominado de "sistema de secreção do tipo III" (SST3). São exemplos de bactérias

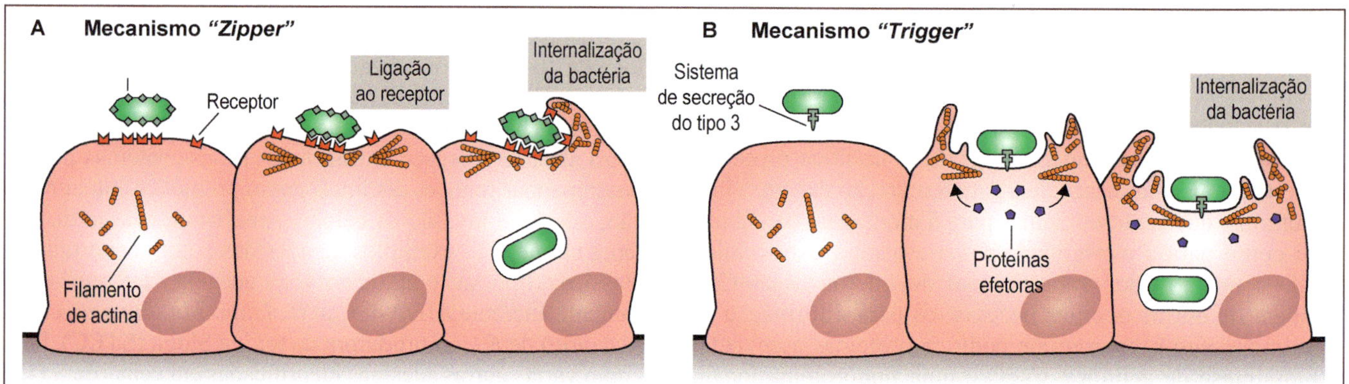

Figura 17.1.2 – *Adesinas.*
Fonte: Gentilmente elaborada pelo doutorando Iranildo do Amarante Fernandes.

invasoras que utilizam o mecanismo de *zipper*: *Listeria monocytogenes* e Yersinia spp.; enquanto *Salmonella enterica* sorotipo Typhimurium, *Shigella flexneri* e *E. coli* enteroinvasora (EIEC) são exemplos de bactérias que invadem as células hospedeiras pelo mecanismo de *trigger*.

Após ganharem o ambiente intracelular, bactérias do gênero Shigella escapam do vacúolo endocítico sobrevivendo livremente no citoplasma das células hospedeiras. Em contrapartida, bactérias como *Salmonella enterica* sorotipo Typhimurium e *Legionella pneumophila* sobrevivem e multiplicam-se dentro do vacúolo endocítico (fagossoma), impedindo a fusão desse vacúolo com os lisossomos. Talvez, *Coxiella burnetii* seja o único exemplo de bactéria que consiga se multiplicar dentro do fagolisossomo, formado após a fusão do fagossoma com os lisossomos da célula eucariótica (Figura 17.1.3).

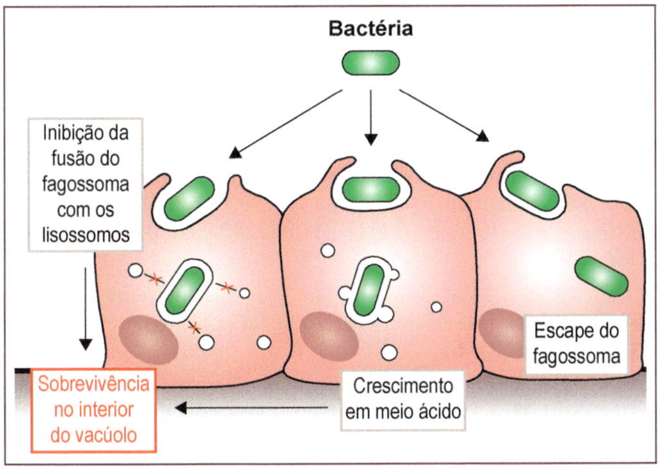

Figura 17.1.3 – *Adesinas.*
Fonte: Gentilmente elaborada pelo doutorando Iranildo do Amarante Fernandes.

Diferentes micro-organismos podem se ligar ao mesmo receptor, por exemplo, integrina, mas nem sempre o resultado é a internalização. O fenômeno de internalização promovido pelas invasinas parece estar ligado à qualidade de afinidade ao sítio β1 da família das integrinas. Enquanto as adesinas têm baixa atividade, as invasinas apresentam alta afinidade a esse receptor. Além disso, parece que o número de receptores presentes na célula do hospedeiro também é importante para a internalização da bactéria.

Os principais fatores de virulência na patogenicidade de bactérias invasoras serão apresentados nos capítulos específicos de cada micro-organismo.

Sideróforos

O ferro é um elemento essencial para todos os organismos vivos. Esse íon é um biocatalisador bastante versátil. Essa característica é responsável por seu envolvimento em vários processos celulares essenciais, como a respiração e a síntese de ribonucleotídeos. Apesar de sua importância, o ferro não está prontamente disponível em ambientes aquáticos ou terrestres ou em hospedeiros animais.

A maior parte do ferro disponível é encontrada intracelularmente associada às proteínas, como mioglobina, ferritina, hemossiderina e em heme proteínas, como a hemoglobina. A pequena quantidade de ferro extracelular está ligada às glicoproteínas, transferrina e lactoferrina, presentes no sangue e nas secreções e em superfícies mucosas, respectivamente. Estima-se que os micro-organismos requerem ferro em concentrações entre 10^{-8} a 10^{-6} M para suprir suas necessidades metabólicas. Contudo, apesar de o conteúdo de ferro do plasma humano ser alto (20 μM), a quantidade de ferro livre está na ordem de 10^{-18} M. Essa concentração extremamente baixa é insuficiente para o crescimento bacteriano.

Como a concentração de ferro é limitada, diversas estratégias têm sido usadas pelas bactérias para obter tanto o ferro livre quanto aquele complexado em compostos. As principais estratégias usadas pelas bactérias para adquirir ferro do hospedeiro incluem:

i) A produção e utilização de sideróforos.
ii) A captação de ferro de compostos como: heme, transferrina (Tf) e lactoferrina (Lf), sem o uso de sideróforos; e
iii) A redução de Fe III a Fe II, com subsequente transporte de Fe II.

Os sideróforos são compostos de baixo peso molecular (500 a 1000 Da), marcados por uma grande afinidade por Fe III. Esses compostos podem ser divididos em dois grupos principais: os fenolatos (catecóis); e os hidroxamatos (Figura 17.1.4). Eles são expressos apenas quando o micro-organismo encontra-se em meio restrito de ferro. Essas duas classes de sideróforos formam complexos solúveis com Fe III, os quais são absorvidos por receptores específicos da membrana externa. No grupo dos fenolatos, a enterobactina é um membro clássico, que parece estar presente em quase todas as enterobactérias. Entre os hidroxamatos, encontra-se a aerobactina que é produzida por diversas bactérias patogênicas da família Enterobacteriaceae.

A enterobactina é um catecol derivado do ácido 2,3-dihidroxibenzóico, codificada por genes cromossômicos, que apresenta maior afinidade pelo ferro do que a aerobactina, sendo, porém, altamente sensível à oxidação e ao pH. Vários genes bacterianos estão envolvidos na síntese de enterobactina, o que requer grandes quantidades de energia para a produção desses compostos.

Nesse sistema, proteínas de membrana externa reguladas pelo ferro (IROMP) servem como receptores para o complexo sideróforo-Fe III e são essenciais para sua captação. As IROMP das bactérias entéricas têm massas moleculares que variam de 74 a 84 kDa e só são expressas sob condições limitantes de ferro. Esse sistema de transporte de ferro é controlado pelo produto do gene *fur*, um regulador universal de todos os sistemas de transporte de ferro em *E. coli*. O sistema de assimilação de aerobactina-Fe III estudado em *E. coli* ColV é mediado por um plasmídio. O operon inclui os genes responsáveis pela biossíntese da aerobactina. A proteína receptora é um polipeptídeo de 74kDa que atua como receptor para aerobactina-Fe III. Esse operon também é regulado pelo produto do gene *fur*. Muitos outros tipos de sideróforos foram descritos, todos eles importantes na sobrevivência de diferentes bactérias, a saber, pioverdina e pioquelina (Pseudomonas sp.); vibrioferrina (Vibrio sp.); ornibactina e pioquelina (*Burkolderia cenocepacia*), salmoquelina (Salmonella); yersiniabactina (Yersinia sp.); stafiloferrina A (Staphylococcus sp.).

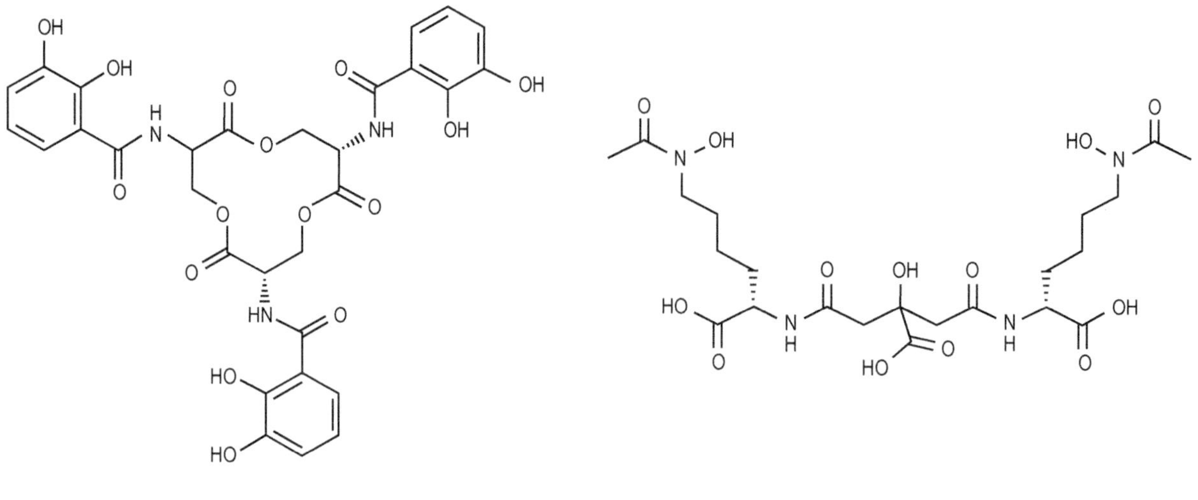

Figura 17.1.4 – *Enterobactina de E.coli. e estrutura da aerobactina.*
Fonte: Desenvolvida pela autoria.

Bibliografia recomendada

Barnhart MM, Chapman MR. Curli biogenesis and function. Annu Rev Microbiol. 2006;60:131-47. doi: 10.1146/annurev.micro.60.080805.142106. PMID: 16704339; PMCID: PMC2838481.

Cossart P, sansonetti PJ. Bacterial invasion: the paradigms of enteroinvasive pathogens. Science. 2004;304(5668):242-8.

Craig L, Forest KT, Maier B. Type IV pili: dynamics, biophysics and functional consequences. Nat Rev Microbiol. 2019;17(7):429-40. doi: 10.1038/s41579-019-0195-4. PMID: 30988511.

Ellerman M, Arthur JC. 2017. Siderophore-mediated iron acquisition and modulation of host-bacterial interactions. Free Radic Biol Med. 105:68-78. doi: 10.1016/j.freeradbiomed.2016.10.489.

Guerinot LM. Microbial iron transport. Annu. Rev. Microbiol. 1994;48:743-72.

Haglund CM, Welch MD. Pathogens and polymers: microbe-host interactions illuminate the cytoskeleton. J Cell Biol. 2011;195(1):7-17. doi: 10.1083/jcb.201103148. PMID: 21969466; PMCID: PMC3187711.

Kalita A, Hu J, torres AG. Recent advances in adherence and invasion of pathogenic Escherichia coli. Curr Opin Infect Dis. 2014;27(5):459-64. doi: 10.1097/QCO.0000000000000092.

Klemm P, Hancock V, Schembri MA. Fimbrial adhesins from extraintestinal Escherichia coli. Environ Microbiol Rep. 2010;2(5):628-40. doi: 10.1111/j.1758-2229.2010.00166.x. PMID: 23766248.

Kramer J. et al. Bacterial siderophores in community and host interactions. Nat Rev Microbiol. 2020;18(3):152-63. doi: 10.1038/s41579-019-0284-4.

Melville S, Craig L. Type IV pili in Gram-positive bacteria. Microbiol Mol Biol Rev. 2013;77(3):323-41. doi: 10.1128/MMBR.00063-12. PMID: 24006467; PMCID: PMC3811610.

Neilands JB. Siderophores: structure and function of microbial iron transport compounds. J Biol Chem. 1995;270:26723-6.

Ofek I, Hasty DL, Doyle RJ. Bacterial adhesion to animal cells and tissues. Washington: ASM Press, 2003.

Sayers AA, Whitt DD. Virulence Factors that promote colonization. In: Bacterial Pathogenesis. Washington: ASM Press, 1994.

Schmidt H, Hensel M. Pathogenicity islands in bacterial pathogenesis. Clin. Microbiol. Rev. 2004;17(1):14-56.

Vaughn B, Abu Kwaik Y. Idiosyncratic biogenesis of intracellular pathogens-containing vacuoles. Front Cell Infect Microbiol. 2021;11:722433. doi: 10.3389/fcimb.2021.722433. PMID: 34858868; PMCID: PMC8632064.

17.2 Fatores de Virulência II: Toxinas

• Daniela Luz • Leticia Barboza Rocha • Roxane Maria Fontes Piazza

Em Microbiologia, o termo "toxina" tem sido usado para designar qualquer substância de origem microbiana capaz de alterar o metabolismo das células hospedeiras com consequências deletérias para o organismo afetado. Desde o isolamento da toxina diftérica, nos anos 1880, as toxinas bacterianas têm sido reconhecidas como os principais fatores de virulência responsáveis pelo desencadeamento de doenças. De fato, os principais sintomas associados a doenças causadas por *Corynebacterium diphtheriae* (difteria), *Bordetella pertussis* (coqueluche), *Vibrio cholerae* (cólera), *Clostridium botulinum* (botulismo), *Clostridium tetani* (tétano) estão relacionados com a atividade das toxinas produzidas por essas bactérias. Desde o final do século XIX, as toxinas bacterianas são classificadas em endotoxinas e exotoxinas. O Quadro 17.2.1 mostra as principais diferenças entre essas duas classes.

Endotoxinas

As endotoxinas ou pirógenos são complexos lipopolissacarídicos (LPS) que formam uma importante fração inerente da membrana externa das paredes celulares das bactérias Gram-negativas, sendo vital para a integridade celular, viabilidade e defesa contra o estresse ambiental destas. Por estarem presentes na parede celular, essas toxinas não são secretadas, e sim liberadas após rompimento ou morte da célula bacteriana durante a infecção. O LPS é altamente conservado dentre as bactérias Gram-negativas e são potentes indutores da resposta inflamatória. A molécula de LPS é anfipática, termoestável composta por três regiões: lipídeo A lipofílico; cerne oligossacarídico; e o antígeno O (Figura 17.2.1). O lipídeo A é a porção hidrofóbica composta de dissacarídeos, os quais se encontram ligados a grupos fosfatos e em média apresentam seis cadeias curtas de ácidos graxos que são responsáveis pela resposta imunomoduladora ligada ao LPS. De fato, o número de cadeias de ácidos graxos presentes no LPS é o que determina a capacidade imunoestimulatória e, consequentemente, a toxicidade da molécula, como acontece nas paredes de bactérias como Neisseria sp. e *Bordetella pertussis*. O cerne é composto por um pequeno número de açúcares comuns a praticamente todas as bactérias Gram-negativas, sendo os principais, o ácido deoxioctanoico (KDO) e a heptose. Já o antígeno O consiste em uma variedade de cadeias oligossacarídicas (que pode ser até 40 delas), que recobrem a superfície da célula e protegem-na da ação de substâncias hidrofóbicas, como a bile.

Quadro 17.2.1 – *Características gerais das exotoxinas e endotoxinas*

Propriedades	*Exotoxinas*	*Endotoxinas*
Fonte bacteriana	Bactérias Gram-positivas e Gram-negativas	Bactérias Gram-negativas
Produção	Produtos metabólicos do crescimento celular	Presente no LPS da membrana externa da parede celular, sendo liberado somente após destruição da bactéria
Bioquímicas	Proteínas ou pequenos peptídeos	Porção lipídica (lipídeo A) do LPS
Farmacológicas	Apresentam funções específicas para uma determinada estrutura celular, afetam principalmente, funções celulares, células nervosas e trato gastrointestinal	Geral, como febre, fraquezas, dores e choque. Todos produzem o mesmo efeito
Estabilidade ao aquecimento	Não são estáveis, podem ser destruídas entre 60 °C e 80 °C (exceto a enterotoxina estafilocócica e as toxinas termo estáveis)	Estáveis, permanecem inalteradas mesmo após tratamento por 1 hora a 121 °C (autoclave).
Toxicidade (capacidade de causar doença)	Alta	Baixa
Produção de febre	Ocasionalmente	Sim
Conversão em toxoides (toxinas inativas)	Sim	Não
Neutralização pelas antitoxinas	Sim	Não são facilmente neutralizadas
Dose letal	Reduzida	Consideravelmente elevada
Exemplos de doenças	Gangrena gasosa, tétano, botulismo, difteria e escarlatina	Febre tifoide, infecções do trato urinário e meningite meningocócica

LPS: lipopolissacarídicos.
Fonte: Desenvolvida pela autoria.

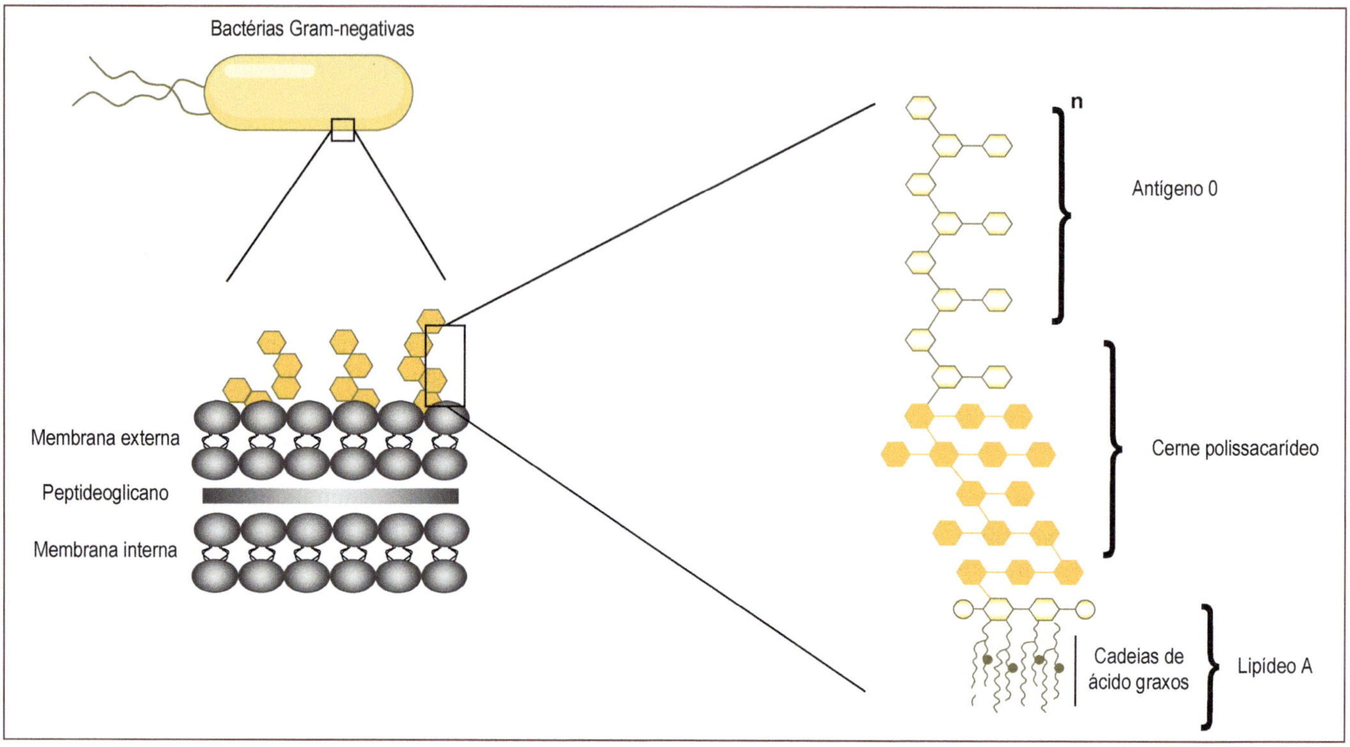

Figura 17.2.1 – *Figura ilustrativa dos detalhes da estrutura do LPS das bactérias Gram-negativas. O LPS é responsável pela estrutura e integridade da membrana externa das bactérias Gram-negativas composto por três regiões: lipídio A (porção tóxica), cerne polissacarídico e antígeno O (cadeias polissacarídicas repetidas onde n significa que as repetições podem ir até 40).*

Fonte: Desenvolvida pela autoria.

A partir do conhecimento das características da resposta imune inata, foi possível identificar vários receptores de reconhecimento de padrão (PRP, do inglês *pattern recognition receptors*) nas células hospedeiras que distinguem moléculas estranhas como padrões moleculares associados a patógenos (PAMP, do inglês *pathogens-associated molecular patterns*) derivados de diversos patógenos, entre elas, o LPS. O LPS é um potente PAMP reconhecido pelo receptor tipo Toll 4 (*Toll-like receptor 4* – TLR4), que é um PRP presente na superfície de células como macrófagos, neutrófilos e células dendríticas.

O reconhecimento do LPS pelo TLR4 se inicia pelo reconhecimento do LPS a proteínas séricas específicas ligadoras de LPS (*LPS binding-protein* – LBPs). Essas LBP rapidamente catalisam a transferência do LPS tanto para o receptor CD14, presente na membrana plasmática, como para CD14 solúvel. O complexo LPS-CD14 liga-se à proteína MD2, a qual se associa ao receptor TLR-4 iniciando, assim, o processo de sinalização e de ativação celular que induz uma cascata de sinalização, que eventualmente induz inflamação e produção de citocinas pro-inflamatórias como fator de necrose tumoral alfa (TNF-α), interleucina (IL) 1β e IL-6, que ajudam a eliminar o patógeno invasor. A manutenção da homeostase depende de um ajuste fino na liberação de mediadores pró e anti-inflamatórios, por isso que, quando liberado em grandes quantidades, o reconhecimento do LPS pelo sistema imune inato resulta em uma produção exacerbada de citocinas, liberação de substâncias vasoativas, ativação do sistema complemento pela via alternativa por meio da ação sobre o componente C3 e indução da cascata de coagulação, provocando obstrução intravascular disseminada, resultando em um colapso cardiovascular e instabilidade hemodinâmica, o que pode desencadear a sepse em humanos, que pode causar choque séptico e, consequentemente, a morte.

Nas infecções por bactérias Gram-positivas e micobactérias, componentes anfipáticos da parede celular como, lipopeptídios e lipoproteínas, como os ácidos lipoteicoicos e peptidoglicano também ativam resposta inflamatória semelhante ao LPS a partir do seu reconhecimento pelo receptor tipo Toll 2 (*Toll-like receptor 2* – TLR-2) em células mononucleares. Essas moléculas, assim como o LPS, se liberadas em grandes quantidades, geram uma resposta inflamatória exacerbada e, consequentemente, sepse. As liberações de componentes da parede bacteriana também podem provocar manifestações, como o choque mediado por citocinas, semelhantes às provocadas pelas endotoxinas, como é o caso dos superantígenos discutidos adiante neste capítulo.

Alguns autores incluem a delta endotoxina (também conhecida como toxina Cry ou Cyt) de *Bacillus thuringiensis* como pertencente à classe de endotoxinas. Essa proteína é produzida durante a fase estacionária e acumulada dentro do compartimento celular durante a esporulação dessa espécie bacteriana. A toxina Cry é entomopatogênica, sendo tóxica a diversas ordens de insetos como lepidóptera, díptera, himenóptera, coleóptera, além de nematoides, ácaros e protozoários. A sua ação inseticida ocorre após adesão ao epitélio intestinal de insetos, onde sofre ativação por clivagem proteolítica e age na formação de canais de cátions, ocasionando o rompimento da célula e a morte celular.

Exotoxinas

As exotoxinas compreendem todas as toxinas secretadas pelos micro-organismos, ou seja, que são liberadas pelos patógenos durante a infecção, seja para colonizar um novo nicho, seja para evadir-se do sistema imune do hospedeiro, é uma classe muito mais diversa e que engloba a maioria das toxinas bacterianas que causam doenças infecciosas. Atualmente, existem vários sistemas de classificaçãoe de identificação das exotoxinas por local de ação, mecanismo de ação, características bioquímicas, entre outros parâmetros. Aqui será utilizada a classificação em tipo I (toxinas ativas em superfície celular), tipo II (toxinas formadoras de poros) e tipo III (toxinas de ação intracelular). A Figura 17.2.2 mostra os mecanismos de ação pertencentes a cada tipo e exemplos de toxinas bacterianas.

■ Tipo I toxinas ativas em superfície celular

As toxinas dessa classe, quando reconhecidas por receptores específicos da célula hospedeira, ativam uma cascata intracelular que interferem na função da célula hospedeira sem matar a célula intoxicada (Quadro 17.2.2).

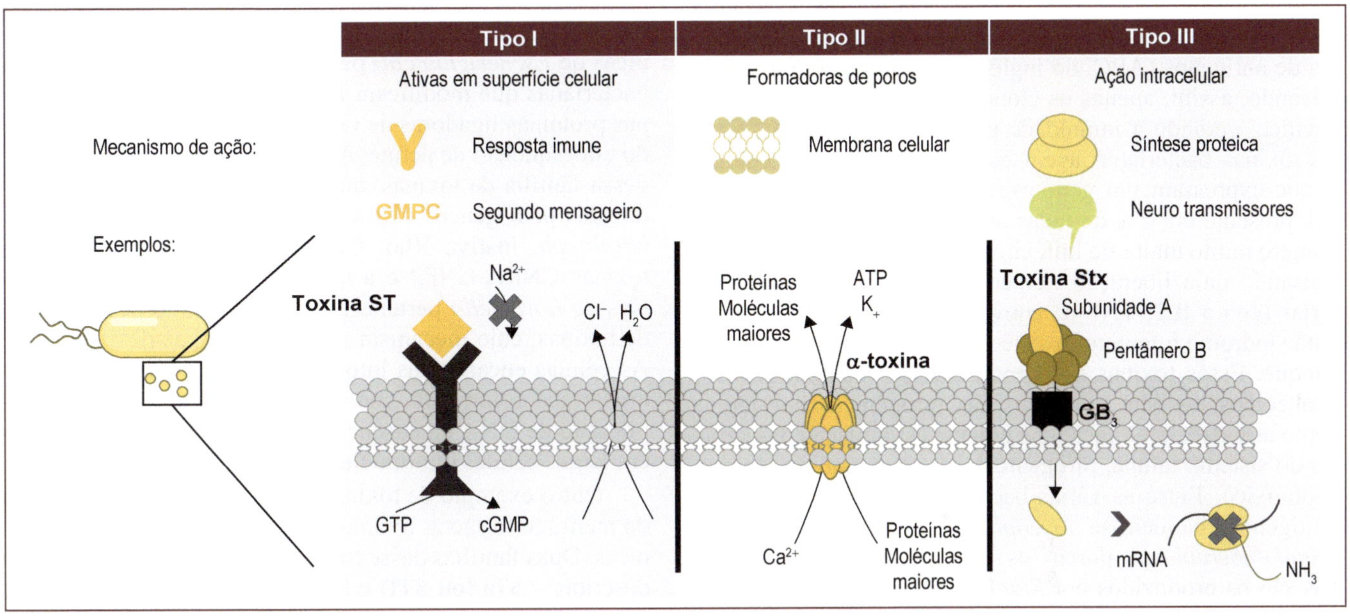

Figura 17.2.2 – *Representação esquemática das diferentes formas de classificar e identificar as exotoxinas. Abaixo, exemplos de uma toxina de cada tipo: tipo I – toxina ST (termoestável) produzida por Escherichia coli enterotoxigênica (ETEC) cujo mecanismo de ação é ativar a via do segundo mensageiro a partir da ligação com o receptor guanilatociclase, aumentando o GMP cíclico que afeta o fluxo de eletrólitos pela membrana; tipo II – α-toxina produzida por Staphylococcus aureus cujo mecanismo de ação é a formação de poros na membrana celular alterando a permeabilidade da membrana citoplasmática do hospedeiro; tipo III – toxina Shiga (Stx) produzida por Escherichia coli produtora da toxina Shiga (STEC), cujo mecanismo de ação é a interrupção da síntese proteica a partir da ligação do pentâmero B com o receptor* GB_3*, que internaliza a subunidade ativa A para dentro do citoplasma que, então, agirá em seu alvo, o ribossomo.*

Fonte: Desenvolvida pela autoria.

Quadro 17.2.2 – *Toxinas do Tipo I*

Toxina (doença)	*Bactéria produtora*	*Especificidade da célula hospedeira*	*Mecanismo de ação*	*Consequências da ação das toxinas*
Toxina da síndrome do choque tóxico (TSST) (síndrome do choque tóxico)	*Staphylococcus aureus* (Gram-positiva)	Macrófagos e células T	Estimula a produção de citocinas pelas células T	Febre e outros sintomas da síndrome do (síndrome do dhoque tóxico)
Exotoxina pirogênica estreptocócica (Spe) (síndrome semelhante ao choque tóxico, escarlatina)	*Streptococcus pyogenes* (Gram-positiva)	Macrófagos e células T	Estimula a produção de citocinas pelas células T	Febre e outros sintomas da síndrome semelhante ao Choque tóxico
Enterotoxina estafilocócica (doenças causadas por via alimentar)	*Staphylococcus aureus* (Gram-positiva)	Nervo vago; células T e macrófagos	Estimula a produção de citocinas pelas células T	Provoca vômito e outros sintomas
STa (toxina termoestável) (diarreia)	*Escherichia coli* enterotoxigênica (ETEC) (Gram-negativa)	Células do epitélio intestinal (liga-se a guanilatociclase)	Estimula a superprodução de cGMP	Diarreia

cGMP: Monofosfato cíclico de guanosina.

Fonte: Desenvolvida pela autoria.

Esse tipo de toxina tem uma diversidade de mecanismos de ação, então, para abranger essa diversidade serão abordados dois mecanismos bastantes distintos: toxinas que atuam na ativação da resposta imune (superantígenos), que têm como característica causar efeito semelhante ao do LPS e as toxinas que ativam a via do segundo mensageiro, que causam alterações dramáticas na via de transdução de sinal, crítico para manter uma variedade de funções celulares.

Superantígenos

O reconhecimento de antígenos peptídicos típicos é feito por intermédio da ligação destes a receptores de células T (TCR) específicos e a moléculas do complexo principal de histocompatibilidade (MHC, do inglês *major histocompatibility complex*) classe II presentes nas células apresentadoras de antígenos (APC, do inglês *antigen presenting cells*), ativando, assim, apenas os clones de célula T peptídeo específica, gerando a imunidade protetora. No entanto, muitas toxinas bacterianas agem estimulando todas as células T que expressam um gene específico no receptor TCR, o *Vβ*, presente em 2% de todas as células T, o que ativa um número muito maior de linfócitos T de maneira inespecífica, causando uma liberação exacerbada de citocinas inflamatórias (como IL2, TNF-α, entre outras) capazes de causar uma síndrome infamatória sistêmica e, consequentemente,o choque. Essas toxinas são denominadas "superantígenos", conhecidos também como toxinas pirogênicas por terem como atividade biológica uma potente estimulação das células do sistema imune, pirogenicidade e aumento do choque endotóxico. Entre as várias bactérias que produzem superantígenos, incluem-se *Mycoplasma arthiditis* e *Yersinia pseudotuberculosis*, porém os mais frequentes e estudados são os produzidos por *Staphylococcus aureus*, sendo a TSST-1 o superantígeno mais conhecido e relacionado ao choque séptico causado pelo uso de absorventes internos, e o superantígeno produzido por *Streptococcus pyogenes* (Ver Capítulos 20 e 25, respectivamente). A Figura 17.2.3 mostra de maneira esquemática a interação dos superantígenos com as células apresentadoras de antígenos e linfócitos T em comparação com a interação de antígenos típicos.

Toxinas que interferem na via do segundo mensageiro

As toxinas que ativam ou modificam a via do segundo mensageiro causam alterações importantes no metabolismo celular por interferir na transdução de sinal, o que é fundamental para a funcionalidade celular. As toxinas *cytotoxic necrotizing fator* (CNF) I e II produzidas por cepas patogênicas de *Escherichia coli* pertencem a um grupo de toxinas bacterianas que modificam Rho, uma subfamília de pequenas proteínas ligadoras de GTP responsáveis pela regulação do citoesqueleto de actina. A parte majoritária dos membros dessa família de toxinas, que inclui várias citotoxinas produzidas pelo gênero *Clostridium* e a exoenzima C3 de *C. botulinum*, inativa Rho. Contrariando essa tendência, as toxinas CNF1, CNF2 e a toxina dermonecrótica de espécies de *Bordetella* pertencem a um subgrupo dessa família de toxinas, cujo mecanismo de ação é capaz de ativar Rho. As células eucarióticas intoxicadas por CNF1 exibem uma membrana deformada, com formação de adesão focal e replicação de DNA na ausência de divisão celular, resultando em largas células multinucleadas.

Outro exemplo de toxina que interfere na via do segundo mensageiro são as toxinas termoestáveis (ST) diarreiogênicas. Duas famílias desse tipo de toxina bacteriana já foram descritas – STa (ou STI) e STb (ou STII) – que se trata de

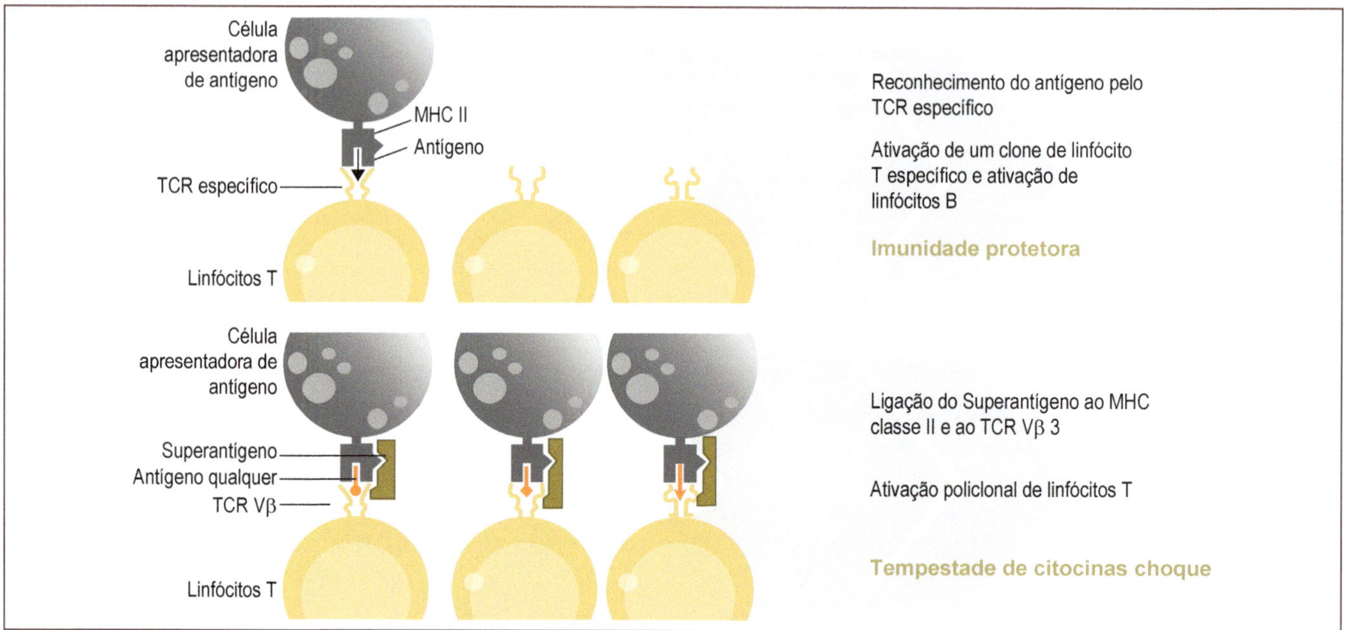

Figura 17.2.3 – *Apresentação normal de antígenos e interação de superantígenos com as células apresentadoras de antígenos.*
MHC: complexo principal de histocompatibilidade (MHC, do inglês *major histocompatibility complex*); TCR: receptores de células T.
Fonte: Desenvolvida pela autoria.

pequenos peptídeos não imunogênicos. Diferentes STa são produzidas por uma variedade de bactérias patogênicas como *Vibrio cholerae, Vibrio mimicus, Yersinia enterocolitica, Citrobacter freundii,* Klebsiella e a mais estudada entre elas, a ST produzida por ETEC (ver Capítulo 39).

▪ Tipo II toxinas formadoras de poros

As toxinas desse grupo são exotoxinas com a capacidade de danificar a matriz extracelular ou a membrana plasmática das células hospedeiras. Esse dano pode resultar no rompimento direto da célula ou apenas facilitar a entrada e a proliferação da bactéria pelos tecidos. As toxinas que medeiam esse dano celular o fazem ou pela hidrólise enzimática ou pela formação de poros. As enzimas bacterianas hialuronidases, colagenases e fosfolipases têm a capacidade de degradar membranas celulares e matrizes, exemplos dessas toxinas estão a α-toxina de *Clostridium perfringens*, com ação de fosfolipase C, a estreptoquinase de *Streptococcus pyogenes* capaz de hidrolisar o fibrinogênio em plasmina, desfazendo coágulos, entre outras.

Já as toxinas formadoras de poros, como o próprio nome já diz, são capazes de interromper o fluxo seletivo de eletrólitos pela membrana plasmática a partir da inserção de um poro. São citolisinas e como as hemácias são as células mais comumente usadas para estudá-las, muitas dessas toxinas são conhecidas como "hemolisinas", no entanto, elas também afetam outros tipos celulares. A α-toxina de *Staphylococcus aureus* pode ser considerada o protótipo das toxinas formadoras de poros, tendo como alvos linfócitos, eritrócitos, plaquetas e células endoteliais. Para causar o dano na membrana, ocorrem três eventos sequenciais: promotores da toxina devem se ligar às membranas-alvo, seja por interação específica com receptores indefinidos, seja por absorção não específica a substâncias como fosfatidilcolinas ou colesterol na bicamada lipídica; depois, os promotores ligados à membrana formam um heptâmero ou pré-poro não lítico a partir da oligomerização das subunidades da toxina; por fim, o heptâmero passa por uma série de mudanças conformacionais que cria o cerne da toxina que, então, é inserida na membrana, formando o poro. Esse poro permite o influxo e efluxo de pequenas moléculas proteicas e íons, que eventualmente resultam em inchaço e morte das células nucleadas e lise osmótica dos eritrócitos (Figura 17.2.4). Como fator de virulência, as bactérias utilizam essas toxinas para matar fagócitos e para romper a membrana do fagossomo; ainda, nas hemácias, seu rompimento serve para a obtenção do ferro para o uso das bactérias. Outros exemplos das toxinas desse grupo são descritos resumidamente no Quadro 17.2.3 (e descritas com maior profundidade nos capítulos dos patógenos que as produzem).

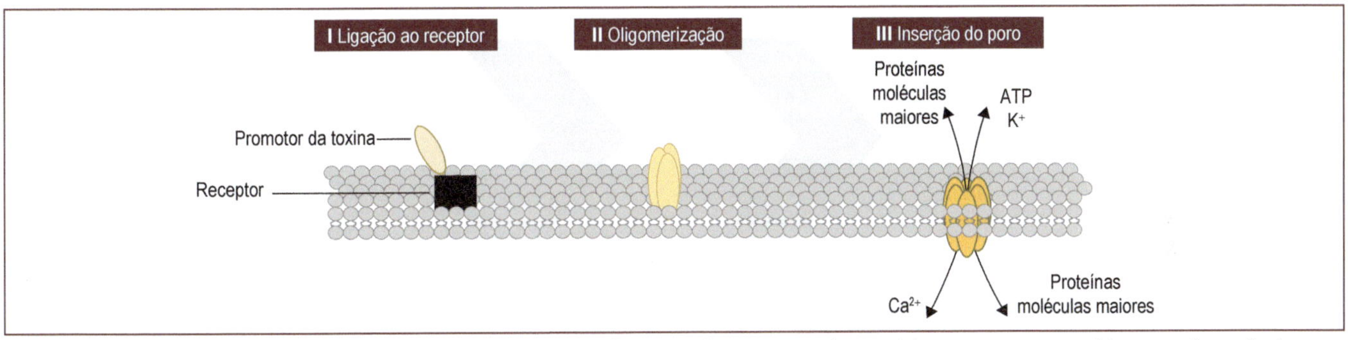

Figuras 17.2.4 – *Representação esquemática da ação de uma proteína formadora de poro na membrana celular e os passos necessários para a formação do poro.*
ATP: adenosina trifosfato; Ca^2: íon cálcio; K^+: íon potássio.
Fonte: Desenvolvida pela autoria.

Quadro 17.2.3 – *Toxinas do Tipo II*

Toxina (doença)	*Bactéria produtora*	*Especificidade da célula hospedeira*	*Mecanismo de ação*	*Consequências da ação das toxinas*
α-toxina (gangrena gasosa)	*Clostridium perfringens* (Gram-positiva)	Diferentes tipos celulares	Atividade de fosfolipase	Destroi fagócitos, causa danos ao tecido
α-toxina (necrose)	*Staphylococcus aureus* (Gram-positiva)	Diferentes tipos celulares	Forma poros nas membranas plasmáticas	Causa danos ao tecido
Listeriolisina O (LLO) (listeriose)	*Listeria monocytogenes* (Gram-positiva)	Diferentes tipos celulares	Forma poros nas membranas celulares	Causa danos ao tecido
Pneumolisina (pneumonia)	*Streptococcus pneumoniae* (Gram-positiva)	Células alveolares e endoteliais; células ciliadas (liga-se ao colesterol)	Forma poros nas membranas das células pulmonares; inibe a atividade das células ciliadas	Causa danos ao pulmão; ativa o complemento; respostas antifagocítica e inflamatória
Estreptolisina O (SLO) (febre reumática)	*Streptococcus pyogenes* (Gram-positiva)	Diferentes tipos celulares (liga-se ao coles- terol)	Forma poros nas membranas celulares	Febre reumática
Hemolisina A (HlyA) (infecções do trato urinário)	*Escherichia coli* uropatogênica (Gram-negativa)	Diferentes tipos celulares	Citotoxina formadora de poros ativada pelo cálcio	Danos aos rins

Fonte: Desenvolvida pela autoria.

▪ Tipo III Toxinas intracelulares

Esse amplo grupo de toxinas tem como principal característica a sua ação tóxica dentro da célula hospedeira. Para isso, elas precisam ser translocadas para dentro do citoplasma. Esse transporte pode ocorrer por três diferentes vias:

i) A partir da membrana citoplasmática;

ii) A partir do complexo endossomal; ou

iii) A partir do retículo endoplasmático (transporte retrógrado). As toxinas pertencentes a esse grupo têm mecanismos de ação diversos resumidos no Quadro 17.2.4. Será dado destaque para os dois principais mecanismos de ação das toxinas pertencentes a esse grupo, a interrupção da síntese proteica e a inibição da liberação de neurotransmissores.

Toxinas que inibem síntese proteica

Essa classe de toxinas causa danos na célula hospedeira por interromper a síntese de novas proteínas. Os alvos para essas toxinas são os fatores de alongamento do RNA ribossômico. A toxina diftérica e a exotoxina A de Pseudomonas agem no EF2 (*ADP-ribosylating elongation fator 2*). A modificação do EF2 a inativa, impedindo-a que continue capaz de participar na síntese de proteínas, interrompendo esta. As toxinas Shiga (Stx), também conhecidas como "verotoxinas", são produzidas por *Shigella dysenteriae* sorotipo 1 e cepas patogênicas de *E. coli* produtora da toxina Shiga (STEC). Essa toxina é do tipo AB_5, um grupo amplo de toxinas bacterianas que incluem toxinas produzidas por diferentes bactérias como as toxinas LT e CT produzidas por ETEC e *V. cholerae,* respectivamente, cujos mecanismos de ação são diferentes. Em comum, as toxinas AB_5 apresentam a mesma estrutura e via de entrada celular. O pentâmero B (de *binding*) se liga ao receptor na célula hospedeira, que, no caso da Stx, é a molécula de GB_3, presente principalmente nas células renais. A partir da ligação da subunidade B ao receptor, a subunidade A, única e enzimaticamente

Quadro 17.2.4 – *Toxinas do Tipo III*

Toxina (doença)	*Bactéria produtora*	*Especificidade da célula hospedeira*	*Mecanismo de ação*	*Consequências da ação das toxinas*
Toxina diftérica (difteria)	*Corynebacterium diphtheriae* (Gram-positiva)	Diferentes tipos celulares (liga a HB-EGF*)	Subunidade A ribosila ADP em EF-2*; bloqueia a síntese proteica	Formação de pseudomembrana; danos ao coração e a outros órgãos
Toxina colérica (cólera)	*Vibrio cholerae* (Gram-negativa)	Células do epitélio intestinal (liga a GM_1)	Subunidade A se liga a proteína regula- dora e ribosila o ADP; perda do controle do nível de cAMP	Diarreia abundante
LT (toxina termolábil) (diarreia infantil; diarreia do viajante).	*Escherichia coli* enterotoxigênica (ETEC) (Gram- negativa)	Células do epitélio intestinal	O mesmo da toxina da colérica	Diarreia abundante
Toxina Shiga (Stx) (disenteria)	*Escherichia coli* produtora da toxina de Shiga (STEC); *Shigella dysenteriae* (ambas Gram-negativas)	Diferentes tipos celulares	Quebra o rRNA da célula hospedeira; bloqueia a síntese de proteínas	Diarreia, colite hemorrágica (CH), síndrome hemolítica urêmica (SHU)
Toxinas botulínicas (A – G) (botulismo)	*Clostridium botulinum* (Gram-positiva)	Neurônios (sistema nervoso periférico)	Atividade proteolítica; clivam sinaptobrevina, sintaxina ou SNAP-25*; afetam o controle da transmissão de nervos	Paralisia flácida
Toxina tetânica (tétano)	*Clostridium tetani* (Gram-positiva)	Neurônios (sistema nervoso central)	O mesmo da toxina botulínica, porém o substrato é apenas a sinaptobrevina	Paralisia espástica
Toxina pertússis (coqueluche)	*Bordetella pertussis* (Gram-negativa)	Células do epitélio respiratório	Proteína reguladora hospedeira ADP-ribosilada; perda do controle do nível de cAMP	Contribui para a tosse produção de excesso de muco
Adenilato ciclase invasiva (coqueluche)	*Bordetella pertussis* (Gram-negativa)	Células do epitélio respiratório	Sintetiza cAMP depois de se ligar à calmodulina da célula hospedeira	Os mesmos da toxina pertússis
Exotoxina A*	*Pseudomonas aeruginosa* (Gram-negativa)	Diversos tipos celulares	Ribosila ADP da célula hospedeira em EF-2*; bloqueia a síntese de proteínas; síntese regulada por ferro	Causa danos ao tecido; inibe fagocitose
Proteínas do sistema de secreção tio III (lesão *attachin'g and effacing*)	*Escherichia coli* enteropatogênica (EPEC) e *Escherichia coli* enterohemorrágica (EHEC)	Células do epitélio intestinal	Provoca rearranjo do citoesqueleto, resultante de mudanças na rede de microfilamentos de actina	Causa destruição das microvilosidades intestinais; diarreia

HB-EGF: Fator de crescimento epidermal ligante à heparina; EF-2: Fator de alongamento; SNAP-25: Proteína associada ao sinaptossomo de 25 KDa.
*(infecções pulmonares em pacientes com fibrose cística).

Fonte: Desenvolvida pela autoria.

ativa é translocada para o interior do citoplasma via transporte retrógrado. A subunidade A da toxina Stx tem ação de N-glicosidase, clivando uma única adenina da porção 28S do RNA ribossomal, desmontando o aparato ribossômico e interrompendo a síntese proteica. A toxicidade dessa citotoxina causa, nos pacientes intoxicados, quadros de colite hemorrágica e síndrome hemolítica urêmica, que podem causar a morte. Um esquema de como age a toxina Stx pode ser visto na Figura 17.2.2.

Toxinas que inibem liberação de neurotransmissores

As neurotoxinas de *Clostridium botulinum* (BoNTs sorotipos A-G), que causam o botulismo e a neurotoxina tetânica de *Clostridium tetani* (TeNT), constituem outra categoria de toxinas bacterianas com bases similares na estrutura, na atividade enzimática e nos alvos, que são células neuronais. A BoNT existe na natureza na forma de complexos compostos da neurotoxina associada a uma ou mais proteínas acessórias que se acredita prover proteção e estabilidade à molécula da toxina no intestino. Já a TeNT é sintetizada pela forma vegetativa de *C. tetani* nos ferimentos e não apresenta complexos.

Ambas as neurotoxinas são sintetizadas inativas e liberadas a partir do rompimento da célula bacteriana e, então, ativadas a partir de uma clivagem proteolítica. A toxina ativa consiste em uma cadeia pesada e uma cadeia leve ligadas por pontes dissulfeto. A cadeia pesada contém dois domínios: a região necessária para a translocação da toxina para o citoplasma, localizada na porção N-terminal e o domínio de ligação à célula hospedeira localizada em C-terminal. Já a cadeia leve dessas toxinas contém um motivo ligante de zinco para a atividade zinco-dependente dessas moléculas, sendo, portanto, consideradas metaloproteases.

Os alvos celulares dessas toxinas são um grupo de proteínas necessárias para a ancoragem e fusão das vesículas sinápticas às membranas plasmáticas pré-sinápticas e, portanto, essenciais para a liberação de neurotransmissores.

As toxinas botulínicas se ligam a receptores na membrana pré-sináptica dos neurônios motores associados ao sistema nervoso periférico. A proteólise de proteínas-alvo nesses neurônios inibe a liberação de acetilcolina (ACH), impedindo, assim, a contração muscular (Figura 17.2.5). Já a TeNT afeta o sistema nervoso central e faz isso entrando em dois tipos de neurônios, inicialmente se liga a receptores na membrana pré-sináptica dos neurônios motores, mas depois migra por transporte vesicular retrógrado para a medula espinhal, onde a neurotoxina pode entrar nos interneurônios inibitórios. A clivagem da proteína de membrana associada à vesícula e À sinaptobrevina nesses neurônios interrompe a liberação de glicina e DE ácido gama-aminobutírico, que, por sua vez, induz a contração muscular. As manifestações clínicas opostas da intoxicação por BoNT ou TeNT (paralisia flácida e espástica, respectivamente) são o resultado direto dos neurônios específicos afetados e do tipo de neurotransmissor bloqueado.

Proteínas efetoras transportadas via sistemas de secreção

Há um grupo extremamente importante de proteínas que são injetadas diretamente no citosol das células do hospedeiro,

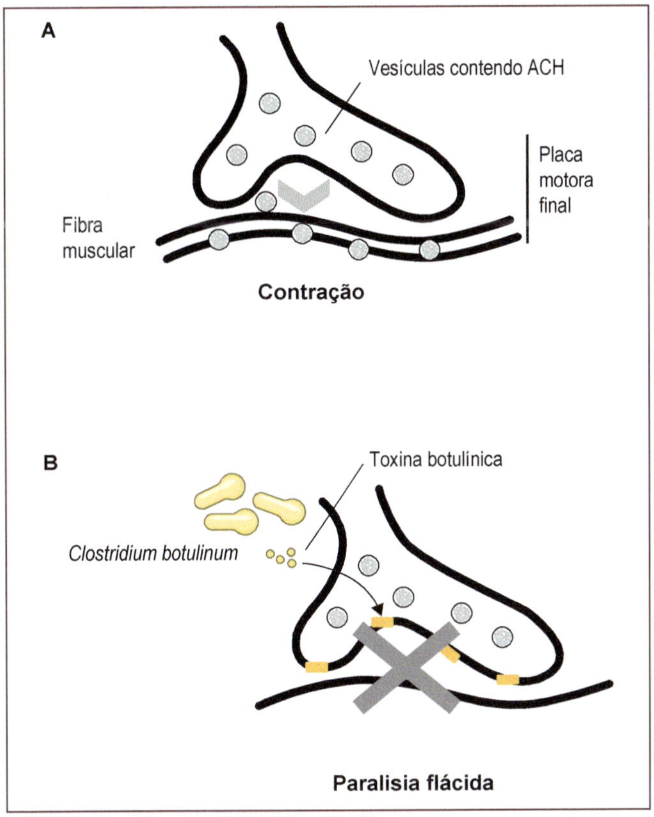

Figuras 17.2.5 – *Representação esquemática da ação da toxina botulínica na placa motora final. (A) Placa motora sem a presença das toxinas com a liberação normal da vesícula de acetilcolina e contração muscular. (B) Placa motora com a presença das toxinas impedindo as vesículas de serem liberadas, causando uma paralisia flácida da fibra muscular.*
ACH: liberação de acetilcolina.
Fonte: Desenvolvida pela autoria.

exercendo os mais variados efeitos. Embora essas proteínas não sejam verdadeiramente toxinas, são proteínas efetoras que podem ser assim consideradas uma vez que medeiam efeitos citopáticos ou citotóxicos na célula hospedeira a partir da injeção direta no citoplasma a partir de aparato de sistemas de secreção específicos, sendo eles os sistemas de secreção tipos III, IV e VI (T3SS, T4SS e T6SS, respectivamente) (Figura 17.2.6). Plasmídeos de virulência de muitos patógenos como Salmonella, Shigella, *E. coli* e Yersinia albergam agrupamentos gênicos para expressão de um ou mais sistemas de secreção e suas proteínas efetoras associadas que cumprem diferentes finalidades e modulam as células do hospedeiro. A ação dessas proteínas varia desde a modulação da resposta imune do hospedeiro, como ocorre com as proteínas transportadas a macrófagos via T3SS de Yersínia, até o aumento da eficiência na adesão e na colonização bacteriana, como ocorre com as proteínas translocadas para as células epiteliais intestinais via T3SS de cepas diarreiogênica de *E. coli*. De fato, a maioria das proteínas efetoras é secretada via T3SS (ver Capítulo 19).

Algumas bactérias utilizam o T4SS para trocar material genético ou transferir plasmídeos de virulência entre bactérias ou também inserir proteínas efetoras no citoplasma de células hospedeiras. Esses sistemas também servem para secretar toxinas no meio extracelular. Ambas as formas AB_5 e B_5

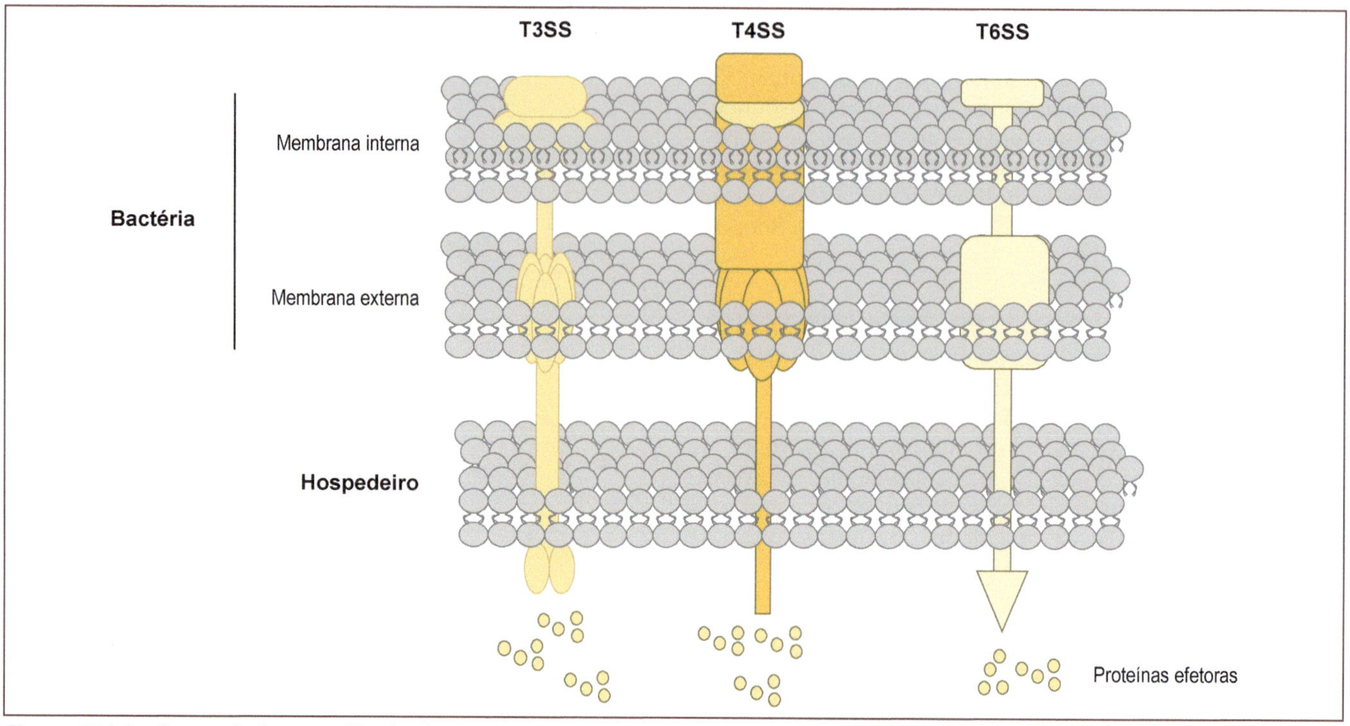

Figura 17.2.6 – *Representação esquemática dos sistemas de secreção bacterianos especializados em introduzir proteínas efetoras no citoplasma da célula hospedeira.*
Fonte: Desenvolvida pela autoria.

do complexo da toxina pertússis (PT) são montadas no periplasma da *Bordetella pertussis* e, então, secretadas para o meio extracelular via T4SS. Ainda, várias bactérias intracelulares como Bartonella, Brucella, Coxiella e Legionella utilizam o sistema de secreção tipo IV para apresentar as proteínas efetoras a partir dos vacúolos contendo bactérias para o citosol do hospedeiro.

Já o T6SS é utilizado por muitas bactérias Gram-negativas para inserir proteínas efetoras para dentro de bactérias vizinhas a partir de um mecanismo contato-dependente. Esse sistema é prevalente na competição entre bactérias dentro do ambiente do hospedeiro infectado. Até o momento, conhecem-se poucas proteínas efetoras secretadas via T6SS que têm como alvo células eucarióticas.

Toxinas a favor da saúde

Algumas dessas toxinas causadoras de doenças graves e importantes foram mais bem exploradas para aprofundar o conhecimento básico da biologia celular ou para fins médicos e de Saúde Pública. As toxinas, colérica (CT), toxina lábil (LT) de ETEC e a toxina AB_5 de *B. pertussis* têm sido utilizadas para se entender o mecanismo de ativação da adenilato ciclase e o papel do AMP cíclico como segundo mensageiro na célula eucariótica. Ainda, subunidades das toxinas LT e CT foram incorporadas em vacinas humanas em razão de suas propriedades adjuvantes e têm trazido resultados importantes no desenvolvimento de novas formulações vacinais.

Nesse mesmo caminho, as potentes atividades citotóxicas de várias citotoxinas foram aproveitadas como terapias potenciais para certos tipos de câncer. Essas toxinas podem ser usadas diretamente no tratamento ou como componentes de imunotoxinas. Um exemplo foi a descoberta de que a Stx se liga ao glicolipídeo CD77 da superfície celular de células B de linfomas, propiciando estudos que mostraram que Stx pode purificar a medula óssea murina (e potencialmente humana) de células B CD77+ malignas antes de um transplante autólogo de medula óssea. Outras toxinas que inibem a síntese de proteínas, como a toxina diftérica, a exotoxina A de Pseudomonas ou a toxina vegetal ricina, são frequentemente cogitadas como componente de morte celular das imunotoxinas.

A toxina botulínica (BoNT/A) é outro exemplo de aplicação clínica de toxinas bacterianas. A hiperatividade muscular responde bem a quantidades minúsculas de toxina purificada injetada em locais específicos, resultando em paralisia do músculo alvo e inibição do espasmo muscular; no entanto, a terapia deve ser contínua, pois o efeito da toxina geralmente não dura mais do que alguns meses. Doenças como anormalidades dos movimentos oculares, distonia cervical e laríngea, espasmo hemifacial, tremores, enxaquecas, bruxismos e tiques já foram tratados com sucesso pelo uso de BoNT/A. Ainda, essa neurotoxina também é usada cosmeticamente para reduzir rugas profundas causadas pela contração dos músculos faciais.

Outro produto tóxico bacteriano com importantes aplicações médicas é a estreptoquinase, um potente ativador de plasminogênio produzido por diversas cepas de estreptococos patogênicos, cuja atividade proteolítica é usada para limpar artérias bloqueadas em pacientes que sofrem ataques cardíacos.

Bibliografia recomendada

Abbas AK, Lichtman AH, Pillai S. Imunologia celular e molecular. 9. ed. Rio de Janeiro: Elsevier, 2019.

Martinez de Tejada G, Heinbockel L, Ferrer-Espada R, Heine H, Alexander C, Bárcena-Varela S, et al. Lipoproteins/peptides are sepsis-inducing toxins from bacteria that can be neutralized by synthetic anti-endotoxin peptides. Sci Rep. 2015;5:14292.

Mazgaeen L, Gurung P. Recent advances in lipopolysaccharide recognition systems. Int J Mol Sci. 2020;21(2).

Cossart P, Bouquet P, Normark S, Rappuolli R. Cellular microbiology. 2. ed. Washington, DC: ASM Press, 2005.

Schmitt CK, Meysick KC, O'Brien AD. Bacterial toxins: friends or foes? Emerg Infect Dis. 1999;5(2):224-34.

17.3 Fatores de Virulência III: Evasinas

• Ana Carolina Ramos Moreno • Marina Baquerizo Martinez

A imunidade inata do organismo é composta por defesas físico-químicas, humoral e celular. As barreiras físico-químicas são a pele, as mucosas, as secreções e os tecidos ciliados. A barreira humoral compreende os fatores imunologicamente ativos do sangue e os fluidos como anticorpos, sistema complemento e lisozimas. A barreira celular é formada por um um grupo de células que são ativadas para eliminar as bactérias invasoras, como neutrófilos e macrófagos (Quadros 17.3.1 e 17.3.2). Mediante um processo de entrada de um patógeno e consequente agressão ao hospedeiro, esses mecanismos efetores, geralmente rápidos e eficientes, permitem a completa eliminação do patógeno.

Quando o sistema imunológico é induzido pela exposição a antígenos externos ou patógenos, outros mecanismos de defesa são estimulados, ativando, dessa forma, a imunidade adquirida a esse antígeno/patógeno específico. Para isso, porém, o reconhecimento do patógeno tanto pelas células epiteliais como pelas células imunológicas é o elemento-chave da ativação da resposta imune adquirida. Neste capítulo, a batalha entre o patógeno e o hospedeiro será abordada a partir da perspectiva bacteriana. Como as bactérias podem escapar dos mecanismos de defesa das células epiteliais e do sistema imunológico para sobreviver no hospedeiro? Uma das estratégias das bactérias é a produção de evasinas, que são fatores de virulência que promovem a subversão bacteriana às defesas inatas e adquiridas do organismo. Discutiremos aqui características básicas da relação das bactérias com os processos de fagocitose, sistema complemento, produção de citocinas, linfócitos e anticorpos.

Apesar de todos os esforços do sistema de defesa do hospedeiro, as bactérias patogênicas sobrevivem num organismo humano imunocompetente, pois eficientemente controlam e bloqueiam o sistema complemento e as reações imunológicas. Assim, as bactérias utilizam inúmeras estratégias altamente sofisticadas para controlar, modular e bloquear a resposta do complemento do hospedeiro e também controlar o sistema imune inato e adquirido.

Fagocitose

A internalização de um agente patogênico pela célula hospedeira pode ser considerada vantajosa ou lesiva, o que dependerá da eficácia dos fatores de evasão presentes no micro-organismo. Por exemplo, para um patógeno colonizar e estabelecer a infecção no hospedeiro, muitas vezes ele necessita atravessar as barreiras de proteção, como os epitélios. Alguns agentes patogênicos induzem a sua internalização em células não fagocíticas, como células epiteliais

Quadro 17.3.1 – *Defesas da pele e das superfícies das mucosas*

Região	*Defesas*	*Função*
Pele	Região desidratada, pH (~5,0) e temp < 37 °C	Limita o crescimento bacteriano
	Descamação das células	Remoção de bactérias
	Microbiota residente	Competição com sítios de colonização
Folículo piloso e glândulas sudoríparas	Lisozima, lipídios tóxicos	Morte bacteriana
Região inferior à da pele	SALT (tecido linfático associado à pele)	Morte bacteriana, exposição de antígenos
Superfície mucosa	Camada de mucina	Barreira física e fixação da bactéria
Camada de Mucina	Lisozima	Digestão do peptídeoglicano
	Anticorpos IgA	Prevenção da adesão bacteriana nas células da mucosa, ajuda a adesão da bactéria na mucina
	Lactoferrina	Sequestra ferro, impede o crescimento bacteriano
	Lactoperoxidase	Gera radicais de superóxidos
Muco da membrana mucosa	Descamação de células	Remoção de bactérias aderidas
	Zônulas de ocludência	Prevenção da invasão bacteriana através do espaço intercelular
Região inferior à da mucosa	MALT (tecido linfoide associado à mucosa)	Produção de sIgA, fagocitar células bacterianas mortas

Fonte: Adaptado de Salyers AA, Whitt DD, 2002.

Quadro 17.3.2 – *Defesas celulares e teciduais*

Defesas	*Localização Normal*	*Função*	*Estruturas bacterianas envolvidas na evasão*
Transferrina	Sangue e tecidos	Regula a concentração de ferro	Sideróforos, OMP
Neutrófilos	Sangue e tecidos (atraídos pelo sítio de infecção)	Ingestão e morte bacteriana	
Monócitos	Sangue (atraídos pelo sítio de infecção)	Fagócitos fracos e produzem citocinas	
Macrófagos	Tecidos (especialmente linfonodos, baço, fígado e pulmões)	Fagócitos ativos, produzem citocinas, apresentação de antígeno ao linfócito T	Proteínas de superfícies fixadoras de imunoglobulinas
Complemento	Sangue e tecidos	Ativação e atração de fagócitos, opsonização, morte bacteriana	Cápsula, C5a proteases,
Proteínas ligante de manose	Produzidas pelo fígado	Ativa complemento, adesão da superfície bacteriana	Proteínas inibidoras da via das lectinas
Linfócitos T	Sangue (atraídos pelo sítio de infecção)	Produção de citocinas, ativação de linfócitos B	Proteínas efetoras que inibem o recrutamento e/ou ativação de linfócitos
Linfócitos B	Sangue (atraídos pelo sítio de infecção)	Produção de anticorpos	Proteínas efetoras que inibem o recrutamento e/ou ativação de linfócitos
Anticorpos (IgG, IgM)	Sangue	Opsonização (IgG), ativação do complemento (IgM > IgG), neutralização de toxinas	Variação antigênica de antígenos de superfície Inativação da opsonização

Fonte: Desenvolvida pela autoria.

ou fibroblastos e podem estabelecer uma infecção dentro e/ou fora do epitélio (*Salmonela* sp., *Shigella* sp., *Escherichia coli* enteroinvasora, *Listeria* sp). Nesses casos, a capacidade para entrar nas células hospedeiras é benéfica para o patógeno, pois, uma vez dentro da célula epitelial, eles não podem ser reconhecidos pelos fagócitos. Por outro lado, o englobamento dos patógenos por fagócitos profissionais, como neutrófilos, macrófagos e células dendríticas, é uma estratégia eficaz utilizada pelo hospedeiro para prevenir e erradicar a infecção. Alguns patógenos, contudo, podem sobreviver dentro de fagócitos, como o *Mycobacterium tuberculosis*.

Muitos patógenos desenvolveram estratégias para evitar a sua internalização por células fagocíticas (Quadro 17.3.3). A evasão bacteriana da fagocitose pode ocorrer por diferentes mecanismos. A alteração dos padrões moleculares associados aos patógenos (PAMP) impede que os fagócitos reconheçam as bactérias pelos receptores-padrão de reconhecimento de patógenos (PRR). Esse mecanismo acontece quando as bactérias produzem uma cápsula de polissacarídeo que a circunda, escondendo fisicamente os PAMP. Essa estratégia é utilizada por várias bactérias como *Neisseria meningitidis*, *Haemophilus influenzae*, *Pseudomonas aeruginosa*. Outra maneira de ocultar os PAMP é pela modificação química das moléculas, alterando a estrutura da molécula original por outra que não é mais reconhecida pelo fagócito. Como exemplo, algumas bactérias modificam o lipopolissacarídeo (LPS) para se esquivar da detecção do fagócito pelo TLR-4 (p. ex., *Salmonella Typhimurium*, *Yersinia* sp.). A alteração da flagelina, subunidade proteica do flagelo, também é um fator de evasão do reconhecimento da bactéria pelo TLR-5 do hospedeiro (p. ex., *Campylobacter jejuni*, *Helicobacter pylori*, *Bartonella bacilliformis*). Mascarar a superfície bacteriana com susbstâncias do próprio organismo, como a fibrina (*Staphylococcus* sp.) e a fibronectina (*Treponema pallidum*) também impede que os fagócitos reconheçam as bactérias.

Uma das formas pelas quais os fagócitos reconhecem as bactérias é quando estas se escontram opsonizadas. Um mecanismo para impedir que as opsoninas se liguem às bactérias se dá por meio do impedimento físico proporcionado pelas cápsulas. Existem estratégias mais específicas para evitar a opsonização, como a produção de imunoglobulina (Ig) proteases (*Streptococcus pneumoniae*, *Neisseria* sp., *S. aureus,* ver item Antígenos) que clivam as Ig. A opsonização também pode ser impedida pela eliminação dos opsoninas. Exemplo dessa estratégia inclui o sequestro do fator H, um regulador de ativação do complemento, por *N. meningitidis, S. aureus*, *Borrelia burgdorferi* e *Streptococcus* sp. Além disso, algumas bactérias como *S. pyogenes* e *S. aureus* produzem proteínas de ligação de anticorpo que limpam os anticorpos opsonizantes.

Também devem ser levados em consideração os mecanimos pelos quais as bactérias induzem a morte dos fagócitos, impedem sua digestão intracelular, inibem a fusão do fagossomo com o lisossomo, escapam do fagossomo, ou resistem à lise celular do conteúdo do fagolisossomo.

Complemento

O sistema complemento é um importante mecanismo efetor da resposta imune inata e adquirida que permite uma remoção rápida e eficaz das bactérias. Cerca de 30 proteínas no sangue formam uma cascata proteolítica denominada "sistema do complemento". Sua ativação ocorre por três vias: a clássica; a alternativa; e a das lectinas.

Quadro 17.3.3 – *Mecanismos de evasão bacteriana do sistema imunológico do hopedeiro*

Estratégia	*Patógeno*	*Evasina/efetor?*	*Função*	*Consequência fenotípica*
Encapsulamento	*N. meningitidis* *H. influenzae* *P. aeruginosa* *S. pneumoniae*	Cápsula	Circunda a parede celular	Oculta determinantes imunogênicos
Evasão do TLR	*S. Typhimurium* *H. pylori*	PagL, PagP LpxE, LpxF	Modifica lipídeo A	Impede reconhecimento por TLR4
	C. jejuni *H. pylori*	Flagelina	Produz flagelina modificada no domínio D1	Impede reconhecimento por TLR5
Clivagem de Ig	*S. pneumoniae* *Neisseria sp.*	IgA protease	Cliva IgA	
	H. influenzae *S. pyogenes* *S. aureus*	IdeS, EndoS GluVB	Cliva IgG Cliva IgG	Inibe opsonização do antígeno
Ligação ao Complemento/ Ig	*N. meningitides* *S. aureus* *Streptococcus sp.*	fHbp SdrE Proteína M, proteína G	Bloqueia fator H Bloqueia fator H e C3b Bloqueia fração Fc de IgG	Inibe ativação da cascata alternativa do complemento Inibe opsonização do antígeno
Variação antigênica de antígenos de superfície	*Salmonella sp.*	flagelo	Variação da estrurura antigênica do flagelo	Inibe reconhecimento e opsonização do antígeno

Ig: imunoglobulina; TLR: receptores do tipo Toll (*toll-like receptor*).
Fonte: Adaptado de Sarantis H, Grinstein S, 2012.

Essas vias diferem no seu modo de reconhecimento, mas convergem em uma etapa central: a clivagem do componente C3 do complemento. A ativação de C3 resulta na deposição de moléculas de C3b na superfície microbiana que opsoniza o micro-organismo para a remoção eficiente pelos fagócitos (opsonização). O componente C5 da cascata do complemento também está envolvido quando é dividido em C5a e C5b. Assim como o C3a, são elementos importantes da resposta inflamatória, pois atraem os fagócitos para o local da infecção. C5b é o primeiro componente do complexo C5b-C9, também conhecido como MAC, que é um complexo que se insere na membrana citoplasmática da bactéria e leva à lise celular com consequente morte do patógeno.

Como reportado anteriormente, um dos mecanismos para se evitar a opsonização da bactéria por Ig ou por componentes do sistema complemento é a cápsula bacteriana. Outros mecanismos estão relacionados à inativação do sistema complemento em algum estágio da sua cascata de sinalização. Dessa forma, as bactérias podem inteferir nos seguintes processos:

a) Ativação do estágio inicial do complemento.
b) Ação da C3-convertase.
c) Inteferir na C5-convertase
d) Ação do complexo MAC.

Na Figura 17.3.1, é possível visualizar de forma resumida o controle das funções efetoras do sistema complemento por evasinas bacterianas.

Citocinas e linfócitos T

A ativação dos receptores do tipo Toll (TLR) resulta na produção de citocinas pró-inflamatórias, como fator de necrose tumoral alfa (TNF-α), interleucina (IL) 6 e IL-12. Essas citocinas induzem uma inflamação local, sustentam a sobrevivência e a expansão de linfócitos T e B e ativam as células *natural-killer* (NK). Existem alguns subgrupos de TLR que podem induzir a produção de IFN tipo I (IFN-α/β). Essa família de citocinas pode inibir e/ou induzir apoptose nas células do hospedeiro, expondo, assim, as bactérias intracelulares para o meio extracelular, possibilitando a sua morte por outras células infiltradas do sistema imunológico. A sinalização dos TLR leva à modulação das moléculas de apresentação de antígenos bacterianos (MHC classe I e classe II) e das moléculas coestimulatórias (CD40, CD80 e CD 86). Estas, por sua vez, têm o efeito global de gerar respostas imunes adaptativas de proteção por meio da ativação de células T antígeno-específicas. A ativação de alguns TLR, como o TLR-2 e TLR-4, também induzem uma atividade antibacteriana intracelular.

Não é nenhuma surpresa que as bactérias podem modular a secreção de citocinas, quimiocinas e a expressão de MHC-I e MHC–II, assim como a expressão de moléculas coestimulatórias. Esses fenômenos afetam toda a resposta inflamatória gerada no sítio de infecção. Como exemplo, *Staphylococcus* sp. produzem o antígeno SSL5 que atua em diferentes frentes para impedir a ativação de neutrófilos. SSL5 atua tanto na modulação da produção de quimiocinas como na expressão de seus receptores em neutrófilos, além de se ligar à P-selectina dos neutrófilos. Adicionalmente, outras moléculas secretadas por bactérias, como as proteases alcalinas e as elastases de *P. aeruginosa*, degradam várias proteínas importantes envolvidas na resposta inata.

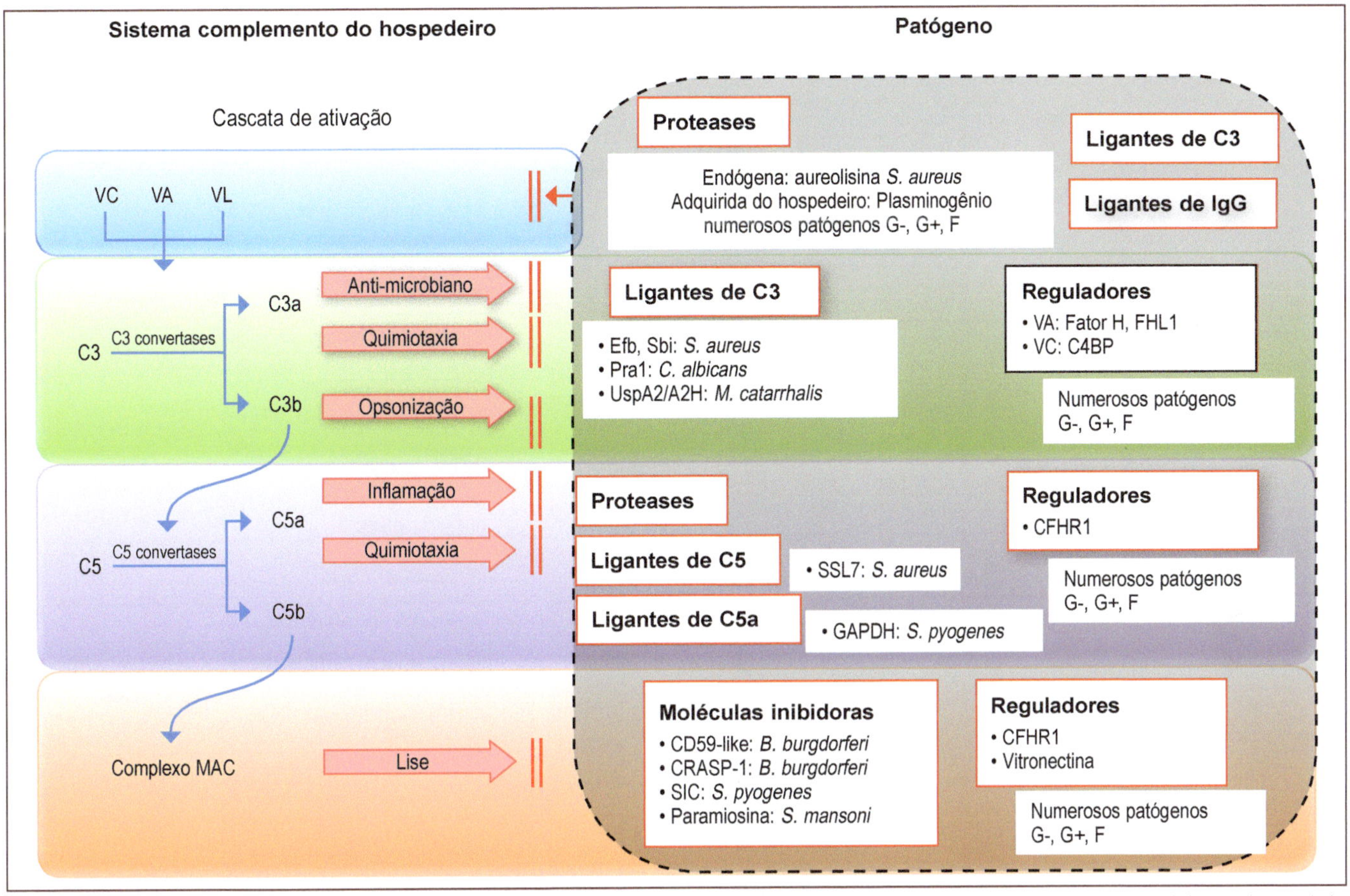

Figura 17.3.1 – *Micro-organismos patogênicos controlam funções efetoras do sistema complemento humano. Evasinas de micro-organismos patogênicos podem controlar a progressão e a amplificação da cascata de ativação do complemento e, assim, interferir em cada nível de ativação. A ativação do complemento é naturalmente controlada em cada nível por diferentes fatores do hospedeiro, como proteases e proteínas de aquisição de C3, bem como pré-proteases, como o plasminogênio. O plasminogênio é ativado e convertido em plasmina, tanto por evasinas dos patógenos como por moléculas efetoras do hospedeiro. Algumas proteínas se ligam em C3b, interferem na funcionalidade de C3a e bloqueiam a interação de C3b com os receptores CR3 e CR4, bem como a interação de C3d com o receptor CR2. Além disso, muitos patógenos se ligam a proteínas plasmáticas do hospedeiro e a proteínas reguladoras do complemento, como os fatores H, FHL1 e C4BP, que influenciam a atividade C3-convertase e favorecem a dissociação da cascata de ativação. Proteínas microbianas interferem em nível de C5 pela degradação de C5a, e/ou se ligando a C5b, bloqueando sua atividade. Os patógenos também podem adquirir CFHR1, um inibidor da C5-convertase humana. Proteínas microbianas também podem intervir no final da cascata do complemento, pela ligação com C7 e pela aquisição de CFHR1 e moléculas inibidoras da formação do complexo MAC.*

F: fungos; G-: bactérias Gram-negativas; G+: bactérias Gram-positivas; VA: via alternativa; VC: via clássica; VL: via das lectinas.

Fonte: Adaptado de Zipfel PF, *et al.*, 2013.

Imunoglobulinas e as citocinas TNF-α e IFN-γ foram descritas como substratos das elastases das *P. aruginosa*. As proteases alcalinas degradam flagelina e, assim, previnem a ativação de TLR-5.

O fator de transcrição NF-κB é essencial na ativação da resposta inflamatória, assim como na produção de citocinas. As bactérias, em contrapartida, desenvolveram estratégias que interferem diretamente nas vias de sinalização do hospedeiro pela regulação ou mimetização das proteínas do hospedeiro envolvidas na ativação de NF-κB. No Quadro 17.3.4, é possível observar os inibidores bacterianos que atuam na cascata de sinalização de NF-κB e suas consequências. A capacidade dos patógenos prevenirem ou diminuírem a resposta imune do hospedeiro associada com a imunidade antibacteriana provê uma grande vantagem de sobrevivência às bactérias. Pela inibição da atividade de NF-κB, as bactérias têm mecanismos que facilitam a extensão da invasão bacteriana, com subsequente estabelecimento da doença. A maioria das bactérias impede a ativação de NF-κB no âmbito do complexo Iκκ, o que é uma estratégia-alvo, uma vez que esse complexo atua como um ponto convergente da regulação de múltiplos estágios da cascata de sinalização. Outros mecanismos moleculares também estão envolvidos, como fosforilação, acetilação e ubiquitinação de vários alvos moleculares requeridos para a ativação adequada de NF-κB.

Anticorpos

A produção de anticorpos ocorre de maneira antígeno-específica, após a apresentação do antígeno aos Linfócitos T CD4, via MHC, como já descrito no Capítulo 15.

Vários mecanismos de evasão bacteriana contra a ação dos anticorpos produzidos durante a resposta imunológica já foram descritos. Uma das etapas fundamentais no processo infeccioso é a adesão do micro-organismo na superfície do hospedeiro, mediada por adesinas, como visto no Capítulo 17.1.

Quadro 17.3.4 – *Fatores bacterianos que inibem a via de sinalização do NK-κB*

Local de ação	*Evasina bacteriana*	*Bactéria*	*Mecanismos de inibição*
Domínio TIR	TlpA	*Salmonella entérica serovar enteritidis*	Impede sinalização mediada por TLR-4, IL-1β e MyD88
	TcpC	*E. coli*	Liga-se a MyD88
	TcpB	*Brucella melitensis*	Mimetiza TIRAP, previne a interação entre MyD88 e TLR-2/TLR-4, liga-se à TIRAP, induzindo sua ubiquitinação e degradação
Complexo IKK	NleE	*E. coli* (EPEC)	Bloqueia TAK1 e a ativação de Iκκ-β
	NleC	*E. coli* (EPEC/EHEC)	Promove a degradação de Iκβα
	YopJ	*Yersinia pestis*	Deubiquitina TRAF-2, TRAF-6 e Iκβα Acetila MEK-2, Iκκ-α e Iκκ-β
	AvrA	*Salmonella Typhimurium*	Deubiquitina fosfo-Iκβα e β-catenina Deacetila JNK-K
	SseL	*S. Typhimurium*	Deubiquitina fosfo-Iκβα
	*Chla*Dub1	*C. trachomatis*	Liga-se à deubiquitina Iκβα
	IpaH9.8	*Shigella*	Ubiquitina NEMO
	InlC	*L. monocytogenes*	Impede a fosforilação de Iκβα
	NleH1/NleH2	*E. coli* (EHEC)	Previne a uniquitinação de Iκβα
	CP0236	*C. pneumoniae*	Liga-se ao fator de ativação 1 de NK-κB (Act-1)
SCF-βTrCp	OspG	*Shigella*	Liga-se a Ubc-12 ubiquitinado
	ROS	*Lactobacillus rhamnosus*	Inativa Ubc-12
	Filamentos de hemaglutinina	*Bordetella pertussis*	Previne a atividade do proteossomo
Transcrição de NK-κB	NleH1	*E. coli* (EHEC)	Liga-se à RPS-3 e previne sua fosforilação
	NleC	*E. coli* (EPEC/EHEC)	Cliva p65 Promove a degradação de p50
	CT441	*Chlamydia trachomatis*	Cliva p65

Fonte: Desenvolvido pela autoria.

Quando as fímbrias ou pili bacterianos são reconhecidos pelas células imunológicas e a produção de imunoglobulinas antifímbria está ativa, a bactéria começa a modificar a extrutura antigênica da fímbria, o que tornará a resposta do hospedeiro obsoleta. *Salmonella* sp. apresenta variação de fase da expressão de flagelo, por exemplo. Além de pili, outras proteínas de superfície bacteriana que são alvos de anticorpos, também podem variar, inativando a ação dos mesmos.

Uma maneira de escapar da ação dos anticorpos é a camuflagem da bactéria com proteínas do hospedeiro, por exemplo. A proteínas A presente na superfície de *S. aureus* liga-se à fração Fc das imunoglobulinas (ver Capítulo 20), consequentemente, deixando a fração antígeno-específica do anticorpo livre. Isso impedirá a opsonização da bactéria e esta não será reconhecida pelo sistema imunológico. Outras proteínas já foram relacionadas a esse evento de camuflagem das bactérias, como fibronectina do hospedeiro, lactoferrina ou transferrina.

Nas mucosas do hospedeiro, uma das formas de imunidade adaptativa é a produção de IgA secretora, como visto anteriormente (Quadro 15.1, capítulo 15). A imunoglobulina IgA é produzida localmente nos tecidos mucosos como dímeros unidos por um peptídeo curto, denominado "cadeia J". Após a formação do dímero, ocorre a ligação do componente secretor (CS) à molécula, o que propiciará a secreção da imugnoglobulina para a parte externa da mucosa, daí o termo "IgA secretora". Após a formação do complexo IgA-CS, a molécula se liga ao receptor pIgAR presente na membrana basolateral das células endoteliais, e o conjunto é endocitado e transportado para a superfície da mucosa, onde ocorre a clivagem do receptor, com a liberação da IgA secretora. Muitos patógenos, porém, produzem toxinas que clivam essa imunoglobulina, impedindo sua ação opsonizante. É o caso das IgA-proteases produzidas por *N. meningitides*, *S. pneumoniae* e *H. influenzae* (Quadro 17.3.3).

Além da degradação de IgA secretória em mucosas, proteínas tóxicas produzidas por bactérias também podem clivar outras imunoglobulinas, como as proteínas IdeS e EndoS de *S. pyogenes* e GluVB de *S. aureus* que clivam IgG (Quadro 17.3.3) e, dessa forma, inibem a opsonização do antígeno.

Bibliografia recomendada

Bardoel BW, van Strijp JAG. Molecular battle between host and bacterium: recognition in innate immunity. J. Mol. Recognit. 2011:1077-86. doi: 10.1002/jmr.1156.

Braff MH, Gallo RL. Antimicrobial peptides: an essential component of the skin defensive barrier. 2006. In: Shafer WM (Eds.). Antimicrobial peptides and human disease. Current Topics in Microbiology and Immunology. 2006;306. doi: 10.1007/3-540-29916-5_4.

Negrate GL. Subversion of innate immune responses by bacterial hindrance of NF-kB pathway. Cellular Microbiology. 2012;155-67. doi: 10.1111/j.1462-5822.2011.01719.x.

Hajishengallis G, Lambris J. Microbial manipulation of receptor crosstalk in innate immunity. Nat Rev Immunol. 2011:187-200. doi: 10.1038/nri2918.

Kobayashi SD, Malachowa N, DeLeo FR. Neutrophils and bacterial immune evasion. Journal of innate immunity. 2018:432-441. https://doi.org/10.1159/000487756.

Salyers AA, Whitt DD. Virulence factors that promote colonization. In: bacterial pathogenesis. Washington: ASM Press, 1994.

Salyers M, Whitt DD. Bacterial pathogenesis: a molecular approach. ASM Press, 2002:654.

Sarantis H, Grinstein S. Subversion of phagocytosis for pathogen survival. Cell Host & Microbe. 2012:419-31. doi: 10.1016/j.chom.2012.09.001.

Zipfel PF, Hallström T, Riesbeck K. Human complement control and complement evasion by pathogenic microbes – tipping the balance molecular. Immunology. 2013:152-60. doi: 10.1016/j.molimm.2013.05.222.

18 Controle da Expressão de Genes de Virulência Bacterianos

Eliane de Oliveira Ferreira
Renata Ferreira Boente

As células procarióticas são conhecidas por apresentarem mecanismos diversos, complexos e eficientes de troca de material genético entre bactérias da mesma espécie e de espécies diferentes. A presença desses mecanismos conhecidos como conjugação, transformação e transdução, somada à característica de mutações, inerentes ao processo de duplicação celular ou a ações ambientais, como a presença de luz ultravioleta, resulta em aumento muito grande na diversidade genética observada em bactérias. Esse fato está diretamente associado à observação de grande variação na composição gênica observada entre bactérias de diferentes gêneros até àquelas pertencentes à mesma espécie. Desse modo, a presença dessas modificações interfere na aquisição e na transferência de genes que codificam fatores de virulência, associados às bactérias patogênicas e sua geração. Quando as bactérias encontram seu hospedeiro, seja ele animal, seja humano, é preciso se adaptarem a essa nova situação e, portanto, a modelação da expressão gênica se torna imprescindível para sua sobrevivência. Então, esse conjunto de genes e sua expressão serão fatores decisivos para que o processo infeccioso se instale. Essas modificações gênicas estão ainda associadas à capacidade de manutenção de infecções crônicas por parte das bactérias, com a observação de alterações genéticas envolvidas com a atenuação bacteriana ou a redução dos mecanismos de resposta do hospedeiro à presença das bactérias. Fora esses fatos, as bactérias são organismos altamente versáteis e capazes de regular a síntese de suas proteínas de acordo com uma resposta ambiental. Para certa espécie patogênica bacteriana, o número total de genes que podem ser classificados como genes de virulência (ou seja, o "viruloma") pode variar desde de centenas a milhares de genes, a depender do sistema sob investigação e da abordagem usada para os identificar. No entanto, uma vez que o perfil de expressão e a dinâmica de qualquer viruloma podem sugerir dependência de um único regulador gênico ou o domínio deste (como observado em alguns reguladores no sistema *quorum sen*sing [QS]), essa visão é muito simplista. Em muitos casos, a expressão do viruloma depende da capacidade do patógeno de detectar simultaneamente vários dos múltiplos sinais ambientais, como temperatura, disponibilidade de íons metálicos, concentração de ânions como bicarbonato ou fosfato, pH, tensão de oxigênio, osmolaridade etc., encontrados na interação com e/ou dentro do hospedeiro. Assim, um controle muito fino da regulação gênica deve existir para evitar desperdício de energia.

As bactérias normalmente controlam a expressão gênica regulando a transcrição do nível de RNA mensageiro (RNAm) e os genes com função cognata são usualmente regulados de forma coordenada pelo fato de, no genoma, estarem localizados próximos. Essa regulação coordenada dos genes em *clusters* é alcançada pela regulação da produção de uma fita de RNAm longa que contém a informação de diversos genes (RNAm policistrônico). Por isso, as bactérias "sentem" o ambiente em que estão e expressam um conjunto apropriado de genes necessários para o seu hábitat regulando a transcrição desses genes. Provavelmente, os mecanismos existentes para que esse controle se efetive são diretamente proporcionais à diversidade microbiana e, neste capítulo, alguns dos mecanismos mais utilizados serão abordados.

Mecanismos de transferência horizontal de marcadores de virulência

As bases genéticas da patogenicidade bacteriana indicam que o aparecimento de elementos genéticos distintos no genoma bacteriano contribui para a expressão de determinantes de virulência. Esses elementos genéticos podem ser adquiridos por processos de transferência genética horizontal entre bactérias da mesma espécie ou de espécies distintas, pelos mecanismos de transformação, transdução e conjugação, descritos em capítulos anteriores.

A configuração completa de genes dentro de uma mesma espécie, isto é, o conjunto de genes que são coletivamente compartilhados entre todas as cepas de dada espécie é definido como "pangenoma". Tradicionalmente, o pangenoma bacteriano pode ser representado por um genoma base, conjunto de genes envolvidos em funções fundamentais à sobrevivência bacteriana; e um genoma acessório, que codifica fatores usualmente adquiridos por transferência horizontal de genes (Figura 18.1). Em geral, genomas base são ricos em determinantes responsáveis pela produção de energia, metabolismo de aminoácidos, metabolismo de nucleotídeos, transporte de lipídeos e maquinário de tradução. Genomas acessórios geralmente codificam genes envolvidos em tráfego de proteínas, mecanismos de resistência a antimicrobianos, virulência ou outra adaptação ambiental. Além disso, elementos genéticos móveis são geralmente associados a genomas acessórios. “Elementos genéticos móveis” é um termo genérico que designa a diversidade de sequências genômicas como, plasmídeos, profagos, ilhas de patogenicidade, sistemas de modificação e restrição, transposons e sequências de inserção, entre outros, que compartilham a habilidade de serem transmitidos verticalmente com a divisão celular ou por transferência genética horizontal. Portanto, são capazes de se mover dentro do genoma do hospedeiro assim como entre genomas, modulando e evoluindo com genomas cromossomais. Nesse contexto, o mobiloma bacteriano consiste no conjunto de todos os elementos móveis presentes no genoma bacteriano. É importante notar que o mobiloma é fundamental na evolução bacteriana uma vez que podem potencializar perda e ganho de genes, contribuindo para adaptação genética a novos ambientes e a emergência de populações bacterianas divergentes que podem produzir espécies distintas evolutivamente.

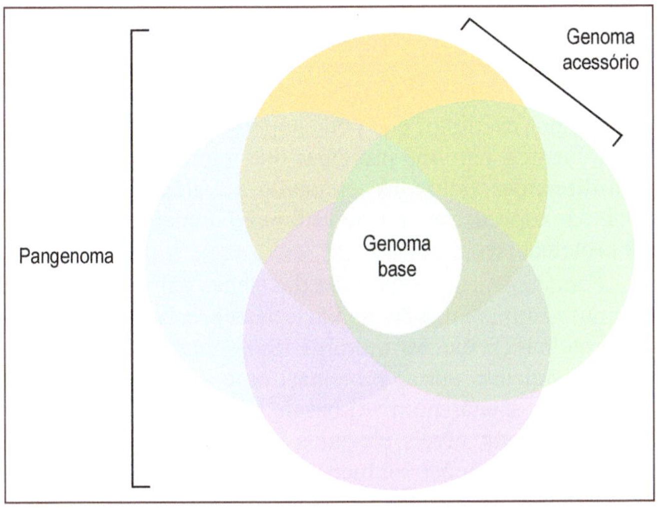

Figura 18.1 – *Plasticidade do genoma: o pangenoma de determinada espécie bacteriana é formado por (i) um genoma base composto por genes que desempenham funções essenciais à sobrevivência da célula bacteriana e que são encontrados em todos os membros de determinada espécie e por (ii) um genoma acessório caracteristicamente formado por elementos genéticos móveis adquiridos por eventos de transferência genética horizontal que são compartilhados apenas por algumas cepas de uma dada espécie.*
Fonte: Adaptada de McInerney, McNally, O'Connell, 2017.

A diversidade dentro do pangenoma de determinada espécie fornece um reservatório de material genético disponível à célula bacteriana para responder a pressões seletivas. Nesse contexto, quando a transferência genética horizontal ocorre entre cepas da mesma espécie, esses eventos são mais prováveis de serem adaptativos ou de evoluírem em conjunto com o genoma base quando comparados com mutações randômicas ou com genes adquiridos de espécies não relacionadas. Dessa forma, o pangenoma permite as espécies incorporarem mais soluções diante de estresse ambiental e nichos do que pode ser codificado por uma única cepa.

Características fenotípicas podem resultar de uma mistura de genes pertencentes ao genoma base e a genes acessórios altamente variáveis. O fenótipo hipervirulento de cepas de *Klebsiella pneumoniae* (hvKp), por exemplo, é mediado, em parte, por genes presentes no genoma base e por genes presentes em um plasmídeo de virulência e em um elemento conjugativo e integrativo (ICE) denominado “ICEKp1”. Diferentemente de infecções hospitalares causadas pelo fenótipo clássico (cKp), a presença desses determinantes genéticos na cepa hipervirulenta resulta em infecções de hipermucoviscosidade da colônia adquiridas na comunidade bem como na natureza. A extremidade 5’ de ICEKp1 contém uma ilha de patogenicidade encontrada em cepas de *Yersinia* que codifica um sideróforo denominado “yersiniabactina essencial à virulência do gênero”, e outros segmentos de ácido desoxirribonucleico (DNA) importantes para a formação do aparato conjugativo e para a mobilização similar à do ICEEc1 de *Escherichia coli* na região 3’. Ilhas de patogenicidade são definidas como fragmentos de DNA de 10 kb a 200 kb que contêm genes associados à virulência em cepas patogênicas. Apresentam conteúdo G + C diferente do restante do genoma, além de serem flanqueados por sequências repetidas que permitem a inserção no genoma ou em plasmídeos. A região central de ICEKp1 apresenta similaridade com parte do plasmídeo de virulência pLVPK em *K. pneumoniae* e está associada à aquisição de ferro e à regulação da expressão da cápsula e poderia aumentar a virulência ainda que não seja essencial à infecção.

Genes codificados pelo genoma acessório podem influenciar o potencial patogênico. Um exemplo bem estudado é *E. coli*, que codifica um pangenoma altamente diversificado, em que a variabilidade entre os genes acessórios ocasiona a diferenciação de cepas em função da habilidade de colonizar diferentes tipos celulares no hospedeiro humano. Cepas *de E. coli* são agrupadas em patotipos com base na presença de marcadores de virulência, geralmente codificados em elementos genéticos móveis. Um exemplo de transferência genética horizontal entre cepas de *E. coli* de diferentes patotipos foi observado em um surto de intoxicação alimentar na Alemanha, em 2011, causado por uma cepa altamente patogênica. Estudos concluíram se tratar de uma cepa que albergava múltiplos genes comumente associados com *E. coli* enteroagregativa (EAEC) incluindo fímbria de aderência agregativa tipo 1 codificada em um plasmídeo responsável por mediar colonização e formação de biofilme, serina proteases (SPATES) e enterotoxina 1 de *Shigella* presente no cromossomo. Além desses atributos de virulência típicos do patotipo enteroagregativo, essa cepa patogênica ainda carreava um conjunto adicional de genes de virulência e de resistência a antimicrobianos e um profago que codifica uma toxina Shiga do tipo 2 (Stx2) típica de patotipo entero-hemorrágico responsável pela alta prevalência de síndrome hemolítica-urêmica entre as pessoas afetadas. Por fim, esses achados destacam a forma como a plasticidade dos genomas bacterianos pode facilitar a emergência de novos patógenos.

Eventos de transferência genética entre espécies introduzem novos genes, portanto expandem o genoma. Um exemplo disso é a aquisição de sistema de secreção do Tipo 3 (T3SS) por múltiplas bactérias Gram-negativas. T3SS permite o transporte de proteínas efetoras do citoplasma bacteriano diretamente para a célula hospedeira. Na maioria dos casos, genes que codificam esse sistema e proteínas efetoras são adquiridos por transferência genética horizontal. T3SS são componentes críticos de virulência. Por exemplo, em *Salmonella,* a aquisição de T3SS em SPI1 permite a bactéria invadir células do hospedeiro ao passo que a aquisição de T3SS em SPI2 permite a célula bacteriana escapar das defesas do hospedeiro e sobreviver dentro de um vacúolo.

A transferência de genes entre cepas da mesma espécie fornece um mecanismo de redistribuição de genes dentro de uma mesma cepa. A cápsula polissacarídica é um elemento característico e o principal fator de virulência da espécie *Streptococcus pneumoniae.* Além da função clássica de proteger a célula bacteriana da ação dos mecanismos de defesa do hospedeiro, o polissacarídeo capsular é utilizado para categorização epidemiológica de cepas em sorotipos e sorogrupos com base em sua estrutura bioquímica, além de constituir alvo das principais vacinas em uso atualmente. No entanto, eventos de transformação e recombinação em diferentes regiões do genoma, incluindo o *lócus* capsular, podem ocasionar *switch* capsular ou troca capsular. Isso resulta em que um sorotipo inicialmente coberto pela vacina seja substituído por outro que não é alvo da composição vacinal, o que caracteriza o escape vacinal. Essas observações são consistentes com a ideia de que a transferência horizontal de genes é importante na geração de diferentes genótipos. Em paralelo, a pressão seletiva das vacinas modula a disseminação de um conjunto de cepas e a competição entre elas, por sua vez, molda a população e a distribuição de genes acessórios.

Em resumo, o conjunto de genes presentes no pangenoma de dada espécie pode expandir via introdução de genes de outras espécies, rearranjo via transferência intraespécie ou variar a via mutação. A diversidade de genes acessórios e alelos gera combinações subsequentemente sujeitas à força de seleção no produto dos genes e nas características do genoma em geral (Figura 18.2). A plasticidade do genoma emerge como estratégia que assegura a sobrevivência de determinada espécie bacteriana.

Regulação dos genes de virulência

Adaptabilidade é uma característica crucial que as bactérias apresentam que permite que elas prosperem em uma ampla variedade de condições ambientais. Esses organismos versáteis apresentam um enorme reservatório de informações genéticas que codificam mecanismos que, por sua vez, permitem que as bactérias lidem com uma variedade de desafios. Os dados das sequências dos genes possibilitam estimar o número total de genes em um vasto número de bactérias e, nas sequências conhecidas até agora, esses números variam de 700 a 9 mil, apesar de uma faixa de 600 a 800 genes ser utilizada de uma única vez. Com essas sequências gênicas, é possível também identificar aqueles genes responsáveis pela regulação de diversos fatores, entre eles estão os relacionados com a virulência bacteriana. Em termos de consumo de trifosfato de adenosina (ATP), a expressão gênica é um processo "caro" para a célula (aproximadamente 3 mil moléculas de ATP por proteína sintetizada) e, dessa forma, esse processo precisa ser finamente controlado para evitar gastos desnecessários. O patógeno oportunista *Pseudomonas aeruginosa*, por exemplo, que pode sobreviver a uma variedade de ambientes, tem 468 proteínas que regulam a sua resposta a diferentes estímulos, enquanto a *Helicobacter pylori*, adaptada especificamente ao estômago humano, tem apenas 18 proteínas.

Para controlar a expressão dos genes em resposta a um estímulo ambiental, a célula bacteriana precisa produzir certas proteínas (p. ex., estruturais e ribossomais) em diferentes níveis, enquanto outras proteínas, omo as regulatórias, são produzidas apenas no nível basal. Apesar de a síntese proteica apresentar níveis elevados e baixos de produção em resposta a alterações ambientais, ou a diferentes estágios de crescimento, o potencial de expressão máximo é fixado em diferentes níveis. Felizmente, esses mecanismos que

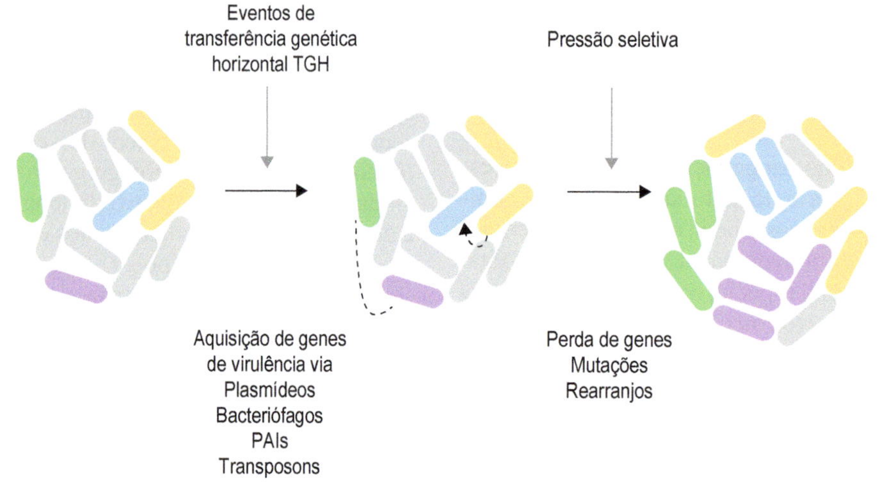

Figura 18.2 – *Processo de transferência genética horizontal e seleção natural. A partir da introdução de novos determinantes genéticos, a população bacteriana é submetida à pressão seletiva num contexto que envolve a vantagem ou a desvantagem do produto do gene adquirido e do ambiente ocupado por determinada espécie bacteriana. Dessa forma, podem ocorrer perda de genes ou, ainda, mutações e rearranjos no genoma bacteriano. Em resumo, em determinado ambiente, uma deleção pode ser vantajosa para determinada população; enquanto, em outro ambiente, a aquisição de novos genes pode gerar benefícios. Sendo assim, a plasticidade do genoma emerge como estratégia em âmbito populacional para assegurar a sobrevivência de determinada espécie bacteriana.*
Fonte: Adaptada de Brito, 2021.

controlam os níveis de produção proteica são similares, o que facilita o seu estudo.

Ao se avaliar o fluxo da informação da estrutura do gene, a atividade de uma enzima como produto final (Figura 18.3), observa-se que o controle é alcançado em três estágios principais: produção de RNAm; tradução dessa mensagem até a proteína; e o controle da atividade da enzima daquela proteína. Para cada etapa dessa estrutura, existe uma infinidade de potenciais fatores regulatórios explicados a seguir.

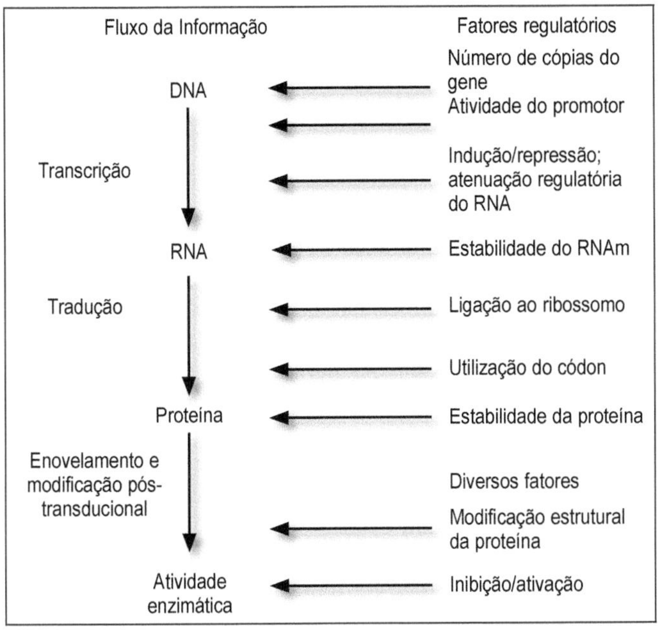

Figura 18.3 – *Fluxo da informação e de fatores regulatórios.*
Fonte: Adaptada de Dale, Park, 2010.

Número de cópias do gene

A maioria dos genes no cromossomo bacteriano está presente em uma única cópia (com algumas exceções, como os genes para o RNA Ribossômico [RNAr]). O número de cópias dos genes não é um método muito importante de controle para a maioria das atividades metabólicas da célula bacteriana. Ela se torna importante quando se consideram as características mediadas pelos plasmídeos, particularmente com relação à clonagem e à expressão de DNA heterólogo. Alguns plasmídeos estão presentes na célula em várias cópias e isso é uma reflexão no seu nível de expressão de acordo com o número de genes que eles carreiam.

Controle transcricional

Promotores

Os genes bacterianos fazem parte de uma única unidade de transcrição conhecida como *operon*. E todo o *operon* é transcrito por um único promotor em uma longa molécula de RNAm, na qual cada proteína é traduzida separadamente. O principal mecanismo de controle da expressão de genes em bactérias é pela regulação da quantidade de RNAm produzido daquele gene, que é primeiramente determinada pela afinidade da RNA-polimerase por um promotor. Promotores fortes são extremamente eficientes e produzem altos níveis de transcrição, enquanto outros, ditos "fracos", geram baixos níveis transcricionais. A natureza do promotor é fundamental para manter o controle de um nível fixo da expressão de diferentes genes. A partir da comparação de centenas dessas regiões, um consenso pode ser estabelecido. A maioria dos promotores de *Escherichia coli* tem duas regiões (*motifs*) que estão envolvidas no reconhecimento pela RNA-polimerase. Essas regiões, TTGACA e TATAAT em posições centrais de 35 e 10 bases antes do início do sítio da transcrição, denominadas "posição -35" e "posição -10", respectivamente. Essa região também é conhecida como *pribnow box*. Os promotores fortes, que podem transcrever genes a cada 2 segundos, tendem a ter uma sequência consenso bem próxima desta, ao passo que promotores fracos apresentam alterações na sequência de bases nessas regiões ou apresentam diferenças no espaço entre as *motifs*. Outras regiões promotoras diferentes das *motifs* -35 e -10 podem afetar a eficiência do promotor. Aqueles promotores que controlam a transcrição dos *operons* do RNAr são os mais ativos em *E. coli* e contabilizam mais de 60% da transcrição da célula e diretamente da produção de mais de 2 mil moléculas de RNAm. É importante lembrar que todo esse controle gênico dos promotores mencionado está sob condições "normais"; já que, sob condições de estresse, esse controle pode ser drasticamente afetado.

Operons e *regulons*

Como já mencionado, os genes bacterianos fazem parte de uma única unidade transcricional, *o operon*. Todo os genes contidos em um *operon* são transcritos a partir do controle de um promotor e a regulação transcricional pode se aplicar no *operon* como parte de um todo. Dessa forma, os genes contidos em um *operon* são transcritos e regulados de forma coordenada. Essa forma de organização gênica parece ser uma característica única das bactérias e, em *E. coli*, por exemplo, existem em torno de 4.290 genes no genoma, em que muitos deles estão organizados em 578 *operons* conhecidos. Um dos exemplos mais conhecidos é o *operon lac* de *E. coli* que codifica a β-galactosidase responsável pela degradação do açúcar lactose.

Nem todos os genes que apresentam um controle coordenado estão organizados em *operons*. Em alguns casos, grupos de genes em diferentes regiões do cromossomo são regulados de forma ajustada. Um grupo de genes ou *operons*, expressos de regiões promotoras separadas, mas controlados pela mesma molécula regulatória, é chamado de *regulon*. Por exemplo, a biossíntese da arginina requer oito genes (*arg*A-H), mas três deles (*arg*C, *arg*B e *arg*H) formam um *operon* com um único promotor. Um quarto gene, o *arg*E é, de maneira divergente, transcrito por um promotor adjacente, enquanto os três genes remanescentes (*arg*A, *arg*F e *arg*G) são encontrados em diferentes regiões do cromossomo, cada um com o seu promotor. Apesar disso, os genes são controlados de maneira coordenada para a biossíntese da arginina.

Sistema de regulação gênica de dois componentes

As bactérias apresentam mecanismos para sentir e responder a condições externas e a outros estímulos, sem que essas condições alterem o estado das condições internas da célula. O mecanismo para transmitir sinais externos para o interior das células é denominado "transdução de sinal". Entre os mecanismos mais comuns, está o sistema de regulação gênica de dois componentes (Figura 18.4). De maneira geral, esses sistemas apresentam uma proteína transmembrana denominada "histidina da proteína quinase" (HPK) e uma proteína localizada no citoplasma denominada "regulador da resposta" (RR). A HQ apresenta dois domínios, um deles exposto fora da célula, em uma posição ideal para detectar os sinais ambientais. Por sua vez, o domínio transmissor do sinal está localizado na face interna da membrana plasmática voltada para o citoplasma para interagir com o RR. Quando um estímulo acontece, isso acarreta uma alteração conformacional da HPK, que se autofosforila em um sítio que compreende o resíduo conservado da histidina e, subsequentemente, esta transfere um grupamento fosfato para o RR. Nessa forma, o RR é capaz de se ligar ao DNA para regular a transcrição de genes-alvo. O RR também consiste de dois domínios: um domínio receptor que contém um resíduo de aspartato que recebe o grupamento fosfato; e um domínio que pode se ligar ao DNA. A desfosforilação do RR é importante para terminar o sinal e pode ser feito pelo próprio RR ou por uma fosfatase específica. Pelo fato de os domínios do sistema de dois componentes serem modulares, esse esquema é altamente adaptável em uma simples via de resposta e pode haver múltiplos RR. Apesar de esse domínio ser denominado "sistema de dois componentes" em razão de um contexto histórico, é importante observar que ele contém mais de dois componentes e é, muitas vezes, conhecido como "sistema de fosforilação".

Existem mais de 300 sistemas de dois componentes descritos em bactérias. *E. coli* e *P. aeruginosa*, por exemplo, tem 32 e 89 RR, 30 e 55 HPQ, respectivamente. Existe apenas uma espécie bacteriana que não em esse sistema, a *Mycoplasma genitalium*. Essas bactérias parecem ter evoluído em uma forma simples de vida, contendo genes suficientes para o seu crescimento e replicação, tendo perdido muito da sua capacidade regulatória para reduzir o tamanho do seu genoma.

Quorum sensing

As bactérias comunicam-se umas com as outras utilizando uma sinalização química de moléculas. Especificamente, elas liberam, detectam e respondem ao acúmulo dessas moléculas, denominadas "autoindutoras" (AI, do inglês autoinducers). A detecção dos AI permite que as bactérias sejam capazes de distinguir entre uma densidade populacional bacteriana baixa e alta, o que propicia o controle da expressão de genes que acompanha e responde a densidade populacional e quantidade de AI. Esse processo, denominado QS, permite que uma população de bactérias controle coordenadamente a expressão de genes de toda uma comunidade bacteriana. O QS, de certa forma, confunde a distinção entre células

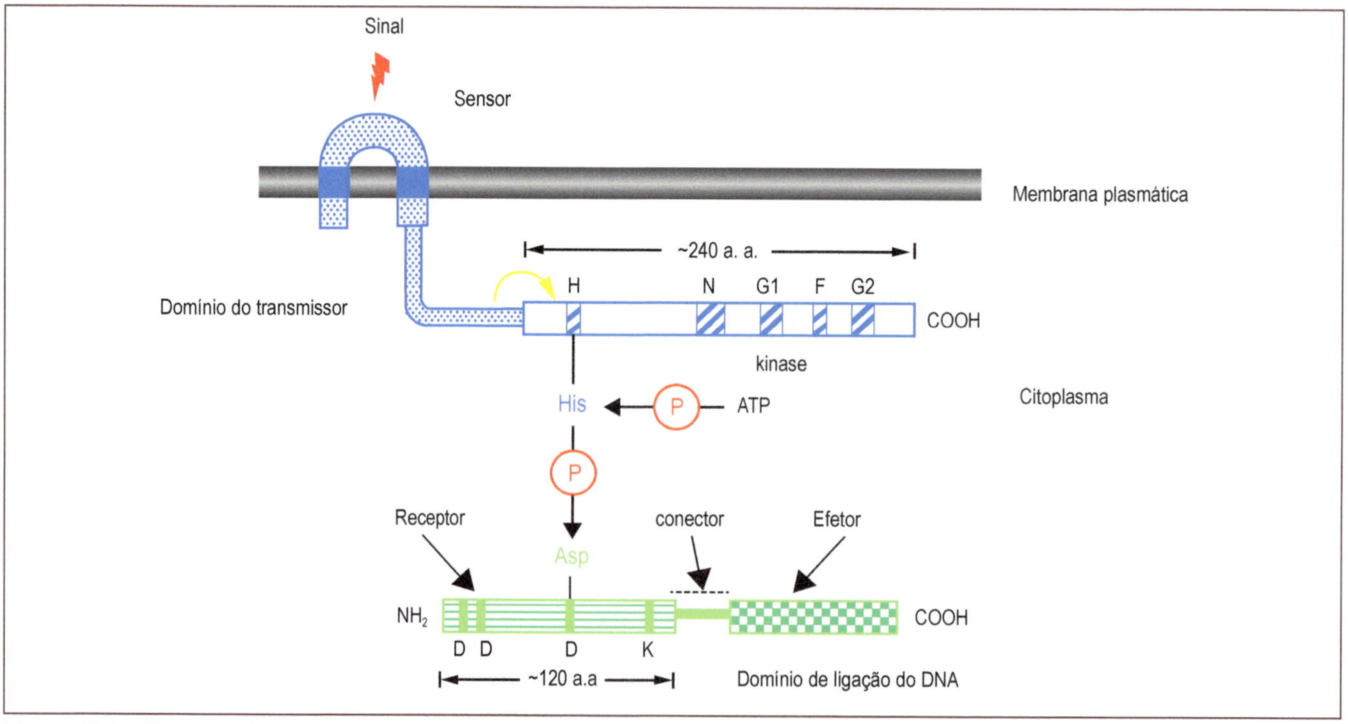

Figura 18.4 – *Sistema regulatório de dois sinais. O sistema externo interage com uma proteína específica de membrana, ocasionando uma alteração conformacional, o que ativa uma autofosforilação do domínio da proteína localizado no citoplasma. O fosfato é transferido para o domínio receptor, resultando em que o domínio efetor se ligue ao domínio dos genes regulatórios do DNA.*
Fonte: Adaptada de cmr.asm.org.

eucarióticas e procarióticas, já que permite que as bactérias se comportem como organismos multicelulares, o que traz diversos benefícios que seriam inatingíveis para as células individualmente. Diversos comportamentos são regulados pelo QS, incluindo a simbiose, a produção de antibióticos, a conjugação plasmidial e uma diversidade enorme de fatores de virulência.

O QS foi descrito primeiramente na bactéria bioluminescente *Vibrio fischeri,* encontrada em diversos ambientes marinhos. *V. fisheri* vive em simbiose com diversos animais marinhos, como a lula havaiana – Euprymna scolopes. Nessa parceria, o hospedeiro usa a luz produzida pelo V. fischeri para propósitos específicos, como atrair a presa, evitar os predadores ou até mesmo para achar um parceiro(a). Em troca da luz, *V. fischeri* reside em um ambiente rico em nutrientes. Um complexo enzimático denominado "luciferase" é responsável pela produção da luz em *V. fischeri* e a bioluminescência só acontece quando essa bactéria atinge altas concentrações. Esse processo é controlado pelo QS. Especificamente, a produção de bioluminescência e o seu acúmulo, são controlados pela presença. da quantidade de homoserinas lactonas aciladas (HSL, do inglês homoserine lactones), autoindutoras, que regulam a produção de luz de acordo com a concentração de *V. fisheri*, permitindo a emissão de luz somente dentro do órgão especializado da lula. As razões pelas quais esse fenômeno são: a grande quantidade de nutrientes nesse órgão, que permite que *V. fischeri* alcance altas densidades populacionais; e porque, dentro desse órgão, os AI não difundem e alcançam altas concentrações passíveis de detecção pelo *V. fischeri*. Esse circuito de regulação do QS em *V. fisheri* foi descoberto na década de 1980. Os autores demonstraram que, com o aumento da densidade bacteriana de *V. fischeri*, a concentração do AI também aumentava. Quando essa concentração atingia a escala de micromolar, o AI interagia com uma proteína denominada "LuxR" (receptor/regulador), formando o complexo LuxR/AI que se liga ao promotor da luciferase, ativando a sua transcrição. Dessa forma, esse circuito QS permite que a produção da luz (bioluminscência) esteja finamente correlacionada com a densidade populacional bacteriana (Figura 18.5). Por 10 anos, o sistema de sinalresposta de *V. fischeri* LuxI/LuxR era curioso e o único exemplo de comunicação bacteriana que parecia ter evoluído com o propósito de colonização simbiótica de um hospedeiro. Porém, hoje em dia sabe-se que existem mais de 70 sistemas QS do tipo LuxI/R em bactérias Gram-negativas. As bactérias Gram-positivas também apresentam um sistema de comunicação com base tipicamente em oligopeptídeos modificados como AI. Esses sinais são normalmente conhecidos como "polipeptídeos autoindutores" (AIP, do inglês autoinducing polypeptides). Os AIP são produzidos no citoplasma como peptídeos precursores e são subsequentemente clivados, modificados e exportados. Os AIP interagem especificamente com domínios externos de proteínas sensoras do tipo quinase da membrana citoplasmática. A interação do AI com seu sensor cognato estimula a atividade quinase do sensor da proteína quinase, resultando na fosforilação de sua proteína regulatória. A resposta da proteína do regulador fosforilado liga-se ao DNA e altera a transcrição dos genes-alvo. Entre os exemplos de comportamentos controlados pelo QS dos AIP, estão a competência genética e esporulação de *Bacillus subtilis*, a competência para a aquisição de DNA em *Streptococcus pneumoniae* e fatores de virulência em *Staphylococcus aureus* e *Enterococcus faecalis*. Apesar de os sinais de AI e do aparato de detecção serem similares, tanto o QS por LuxIR como por AIP funciona de maneira em que a resposta é elucidada apenas para o AI da espécie bacteriana que está produzindo. Essa especificidade da sinalização decorre das diferenças sutis em seus AI e receptores.

Controle transducional

Após a produção do RNAm, a etapa seguinte compreende a sua ligação aos ribossomos e a tradução da sequência em proteína. Esse esquema parece desempenhar um papel não muito importante para o controle da expressão gênica em bactérias. De certa forma, isso não é uma surpresa, já que seria um desperdício produzir uma grande quantidade de RNAm que não seria utilizado para a tradução. O controle da tradução pode, porém, ser importante na engenharia genética bacteriana, em que altos níveis de um gene específico precisam ser transcrito.

A ligação do ribossomo ao RNAm ocorre em um sítio específico (do inglês *ribosome-binding site*- RBS) de sete bases *upstream* do códon de iniciação da tradução AUG (essa distância pode variar). Em bactéria, essa sequência determina onde o ribossomo deverá se ligar ao RNAm e, então, determina qual códon AUG será utilizado para o início da tradução. Em *operons* policistrônicos, o ribossomo, após se ligar ao primeiro gene, se dissocia do RNAm. O próximo gene deverá conter um sítio no qual o RNA possa se ligar para que este possa ser traduzido. A eficiência desse evento pode variar, o que pode resultar em um baixo nível de tradução de alguns genes. Esse efeito, conhecido como "polaridade", é uma alternativa à atenuação dos mecanismos referidos no item sobre *operon* alcançar diferentes níveis de expressão de genes.

A eficiência da tradução também pode ser influenciada pela natureza dos códons dos genes. Muitos aminoácidos podem apresentar mais de um códon de leitura. Na maioria das vezes, esses códons são efetivamente equivalentes, já que o mesmo RNAt os reconhecerá igualmente bem. Porém, algumas vezes, diferentes RNAt são responsáveis pelo reconhecimento de diferentes códons e alguns desses RNAt estão presentes na célula em baixíssima quantidade. Uma mutação na região RBS pode eliminar ou aumentar a síntese de dada proteína. A alteração de uma base na sequência do RNAm, que é traduzida em proteína, pode alterar a sequência de aminoácidos da proteína tornando-a menos ativa ou menos estável. Algumas vezes, a mutação pode tornar a proteína mais eficiente ou ser, de alguma maneira, favorável à bactéria. Por exemplo, uma mutação no gene que codifica a proteína ligadora de penicilina (PBP), que age como um receptor para esse antibiótico tornando a bactéria sensível, resultou em que essa proteína perdesse sua função e tornou a bactéria mutante resistente à penicilina.

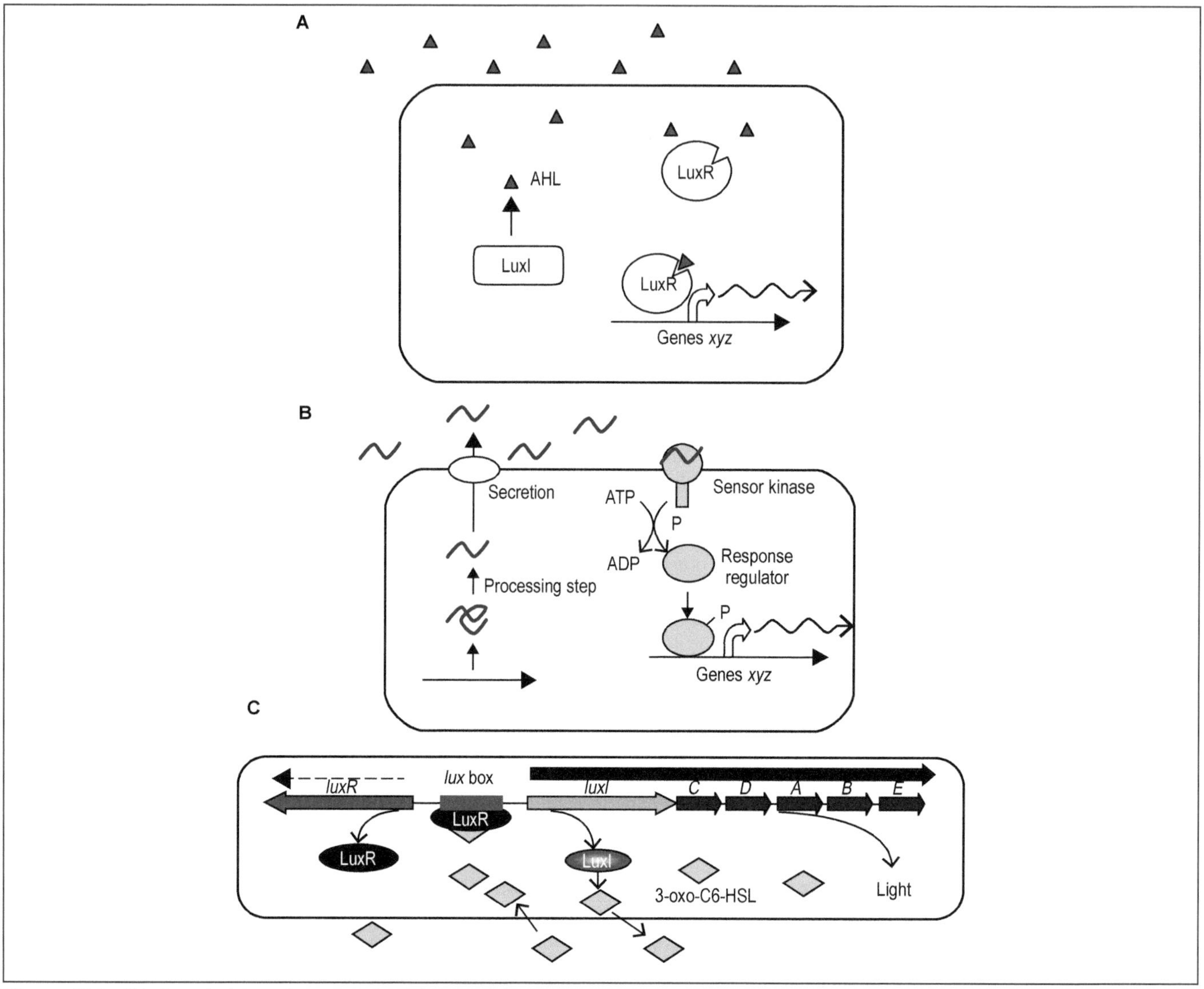

Figura 18.5 – *Três tipos do sistema* Quorum sensing. *(a) Em bactérias Gram-negativas, as AHL (triângulos) são produzidas por proteínas tipo LuxI e detectadas pelas proteínas tipo LuxR. As AHL difundem-se pela membrana celular e aumentam sua concentração no ambiente externo proporcionalmente ao aumento do número de células. LuxR, quando reconhece o AI cognato, liga-se a elementos do DNA e ativa a transcrição dos genes-alvo (xyz); (b) as bactérias Gram-positivas sintetizam oligopeptídeos (linhas onduladas), AIP, que normalmente são modificadas a aminoácidos específicos e secretadas ativamente. A detecção dessas moléculas se dá por dois componentes transcricionais de sinal, resultando na fosforilação de uma proteína regulatória, que se liga ao promotor do DNA e regula a transcrição dos genes alvo (xyz); (c) QS em* Vibrio fischeri. *A proteína LuxI sintetiza os AI (losangos), 3-0x0-C6-HSL que aumenta sua concentração proporcionalmente ao número de células. Esse acúmulo de AI acontece tanto no meio extra como no intracelular. Dessa forma, Lux R reconhece o AI, o que ocasiona a formação de um complexo. Esse complexo liga-se à região* lux box *que controlará a transcrição dos genes* luxR, luxI e luxCDABE, *resultandona geração de luz.*

Fonte: (A): Desenvolvida pela autoria; (B): adaptada de Federle, Bassler, 2003); (C): desenvolvida pela autoria.

Bibliografia recomendada

Bertelli C, Tilley KE, Brinkman FS. Microbial genomic island discovery, visualization and analysis. Briefings in bioinformatics. 2019;20(5):1685-98.

Bobay LM, Ochman H. The evolution of bacterial genome architecture. Frontiers in genetics. 2017;8:72.

Brito IL. Examining horizontal gene transfer in microbial communities. Nature Reviews Microbiology. 2021;19(7):442-53.

Costa SS, Guimarães LC, Silva A, Soares SC, Baraúna RA. First steps in the analysis of prokaryotic pan-genomes. Bioinformatics and Biology Insights. 2020;14:1177932220938064.

Diard M, Hardt WD. Evolution of bacterial virulence. FEMS microbiology reviews. 2017;41(5):679-97.

Ezepchuk YV. Biological concept of bacterial pathogenicity (theoretical review). Advances in Microbiology. 2017;7(07):535.

Fan C, Wu YH, Decker CM, Rohani R, Gesell Salazar M, Ye H, et al. Defensive function of transposable elements in bacteria. ACS Synthetic Biology. 2019;8(9):2141-51.

Gillings MR. Integrons: past, present, and future. Microbiology and molecular biology reviews. 2014;78(2):257-77.

Golubchik T, Brueggemann AB, Street T, Gertz RE, Spencer CC, Ho T, et al. Pneumococcal genome sequencing tracks a vaccine escape variant formed through a multi-fragment recombination event. Nature genetics. 2012;44(3):352-5.

Innamorati KA, Earl JP, Aggarwal SD, Ehrlich GD e Hiller NL. The bacterial guide to designing a diversified gene portfolio. In: the pangenome: diversity, dynamics and evolution of genomes [Internet]. Cham (CH): Springer, 2020.

JW Dale, Park SF. Molecular genetics of bacteria. 5. ed. Wiley-Blackwell, 2010.

Liu Z, Feng J, Yu B, Ma Q, Liu B. The functional determinants in the organization of bacterial genomes. Briefings in Bioinformatics. 2021;22(3):bbaa172.

Martin RM, Bachman MA. Colonization, infection, and the accessory genome of Klebsiella pneumoniae. Frontiers in cellular and infection microbiology. 2018;8:4.

McInerney JO, McNally A, O'connell MJ. Why prokaryotes have pangenomes. Nature microbiology. 2017;2(4):1-5.

Mion S, Remy B, Plener L, Chabriere E, Daude D. Quorum sensing and quórum quenching: how to disrupt bacterial communication to inhibit virulence?. Medecine Sciences: M/S. 2019;35(1):31-8.

Olson EJ, Hartsough LA, Landry BP, Shroff R, Tabor JJ. Characterizing bacterial gene circuit dynamics with optically programmed gene expression signals. Nature methods. 2014;11(4):449-55.

Patel S. Drivers of bacterial genomes plasticity and roles they play in pathogen virulence, persistence and drug resistance. Infection, Genetics and Evolution. 2016;45:151-64.

Rasko DA, Webster DR, Sahl JW, Bashir A, Boisen N, Scheutz F, et al. Origins of the E. coli strain causing an outbreak of hemolytic–uremic syndrome in Germany. New England Journal of Medicine. 2011;365(8):709-17.

Salyers AA, Whitt DD. Bacterial pathogenesis. 3rd. ed. Washington DC: ASM Press, (2011).

Vale FF, Lehours P, Yamaoka Y. The role of mobile genetic elements in bacterial evolution and their adaptability. Frontiers in Microbiology. 2022;13.

Zhu J, Wang T, Chen L, Du H. Virulence factors in hypervirulent Klebsiella pneumoniae. Frontiers in Microbiology. 2021;12:734.

19 Sistemas de Secreção de Proteínas

Cristiane Rodrigues Guzzo Carvalho
Roberto Nepomuceno de Souza Lima
Leila Carvalho Campos
Waldir Pereira Elias Junior

A patogenicidade bacteriana depende da capacidade da bactéria de produzir adesinas, toxinas, exoenzimas, proteases e outros fatores de virulência, os quais precisam estar dispostos na sua superfície, secretados para o meio extracelular ou injetados diretamente na célula hospedeira. Esses fatores de virulência são constituídos por proteínas sintetizadas no citoplasma bacteriano, as quais apresentam tráfegos celulares muito organizados para atingir o meio extracelular, denominados "sistemas de secreção". Esses sistemas podem estar envolvidos na patogenicidade bacteriana em mamíferos, de forma que o sistema imune inato do hospedeiro pode detectar e responder a presenças desses sistemas durante a infeção bacteriana. Os sistemas secretórios são formados por proteínas que se agrupam para formar diferentes nanomáquinas proteicas localizadas no envoltório celular ou apenas na parede celular de forma a permitir o reconhecimento e a secreção de uma variedade de proteínas, também conhecidas como "efetores". Os sistemas de secreção são classificados com base nas suas funções, estruturas e especificidades. Alguns sistemas secretórios são conservados na maioria das bactérias, enquanto outros estão presentes apenas em algumas bactérias e podem secretar desde poucas a uma gama grande de proteínas. Algumas bactérias podem ter mais de uma cópia do mesmo sistema secretório e ainda conter vários tipos de sistemas secretórios. Esses sistemas são distintos entre os dois principais grupos de bactérias, ou seja, Gram-positivos e Gram-negativos. Alguns desses sistemas também podem ser encontrados em arqueais e micro-organismos eucariotos. Em virtude das diferenças dos envoltórios celulares desses dois grupos, as proteínas direcionadas para o meio extracelular têm de atravessar uma bicamada lipídica (monodérmicas) e uma parede espessa de peptideoglicano nas Gram-positivas e duas bicamadas lipídicas (didérmicas) nas Gram-negativas.

Dessa forma, por um lado, a secreção de proteínas nas bactérias Gram-negativas é particularmente complexa, atravessando a membrana citoplasmática, a camada fina de peptideoglicano, localizada no espaço periplasmático, e a membrana externa. Por outro lado, nas bactérias Gram-positivas, as proteínas secretadas precisam atravessar a membrana citoplasmática e a camada espessa de peptideoglicano para atingir o ambiente extracelular.

A translocação de proteínas do citoplasma através da membrana citoplasmática em bactérias Gram-positivas e Gram-negativas é mediada por dois sistemas de secreção comuns a ambos os tipos de bactérias, o SecYEG *translocon* (Sec) e o sistema *twin-arginine-translocation sytem* (TAT). Esses sistemas foram identificados em todos os domínios da vida, que incluem bactérias, arqueais e eucariotos. A principal diferença entre esses sistemas é a translocação de proteínas desenoveladas pelo sistema Sec e enoveladas pelo sistema TAT. No caso das bactérias Gram-negativas, a secreção dessas proteínas através desses sistemas comuns finaliza no espaço periplasmático. Desse modo, sistemas de secreção adicionais precisam ser utilizados para o transporte através da membrana externa. Nesse caso, a secreção das proteínas é mediada pelo mecanismo de secreção via duas etapas. As bactérias Gram-negativas desenvolveram sistemas de secreção especializados capazes de secretar substratos diretamente do meio citoplasmático para o meio externo (mecanismo de secreção via uma etapa).

Dez sistemas de secreção especializados das bactérias Gram-negativas foram descritos até o momento, sendo designados por números romanos de I a X, conforme a cronologia da descrição dos mesmos. Também é comum a referências a esses sistemas pelas abreviaturas T1SS à T10SS, seguindo a nomenclatura em inglês *Type* 1-10 *Secretion System*. Eles podem ser divididos entre aqueles que utilizam ou não o sistema de secreção comum (Sec), ou seja, Sec-dependentes e Sec-independentes, respectivamente. Os sistemas tipos II, V, VII, VIII e IX são Sec-dependentes, enquanto os tipos I, III, IV, VI e X são Sec-independentes. No caso do sistema de secreção tipo II, as proteínas secretadas pelo sistema Sec também podem ser direcionadas para o periplasma via o sistema TAT e, depois, reconhecidas no periplasma pelo sistema secretório.

O sistema de secreção do tipo 7 (T7SS) foi inicialmente empregado na literatura para caracterizar a secreção de proteínas de *Mycobacterium tuberculosis*, uma bactéria que tem uma parede celular monodérmica, altamente complexa e semelhante à das Gram-positivas, embora contendo uma grande quantidade de ácidos graxos de cadeia longa ligados ao complexo basal peptideoglicano-arabinogalactano (ver Capítulo 56). Uma vez que a parede das micobactérias apresenta estrutura monodérmica, alguns autores consideram que a nomenclatura dos sistemas de secreção de bactérias Gram-negativas (didérmicas) não deveria ser aplicada a esse grupo bacteriano. O termo "sistema de secreção Wss" (WXG100 *secretion system*) foi, então, sugerido como mais apropriado. Cabe salientar que não existe consenso na literatura nesse ponto e a literatura nessa área continua a utilizar o termo T7SS em vez de Wss ao abordar a secreção de proteínas em micobactérias. Este capítulo segue a classificação dos sistemas T1SS a T10SS, em que o T7SS refere-se ao sistema de secreção nas micobactérias.

Além dos sistemas T1SS-T10SS e do sistema *usher*-chaperona, nos últimos anos o estudo da secreção de proteínas bacterianas para o meio extracelular através de vesículas extracelulares tem ganhado destaque. Entretanto, a especificidade desse tipo de transporte ainda é questionada, ou seja, não há evidências de que o conteúdo proteico, compostos orgânicos e metais das vesículas sejam seletivos e, portanto, a sua secreção e seu papel biológico ainda estão sendo debatidos na comunidade científica.

Sistema de secreção tipo 0 (T0SS)

Além dos sistemas de secreção supradescritos, está emergindo a ideia de um novo sistema de secreção denominado por alguns "pesquisadores como sistema de secreção tipo zero". Esse sistema está relacionado com a secreção de vesículas pela célula e parece ser universal em bactérias Gram-negativas e talvez seja a forma mais básica de secreção, aparentemente não requerendo sistemas secretórios específicos. Apesar de ainda ser um debate na literatura o real papel das vesículas como forma efetiva de secreção de proteínas para o meio extracelular, estas podem ser portadoras de proteínas associadas à patogenicidade. O processo de produção de vesículas extracelulares é um evento comum e compartilhado entre os diferentes domínios da vida que incluem não apenas micro-organismos, mas também células eucarióticas de diferentes animais incluindo humanos, indicando uma importância evolutiva e uma versatilidade em sua composição e função. Bactérias Gram-negativas são capazes de produzir e secretar vesículas com diâmetro entre 20 e 250 nm denominadas "vesículas de membrana externa" (OMV, do inglês *outer membrane vesicles*). São formadas a partir do envelope celular, compartilhando com ele atributos como a organização em bicamada, proteínas associadas e lipídeos, mas também componentes do periplasma.

Atualmente, essas estruturas estão mais bem caracterizadas e são divididas em dois grandes grupos: o primeiro inclui a secreção de OMV por bactérias Gram-negativas e vesículas de membrana citoplasmática (CMV, do inglês *citoplasmic membrane vesicles*) secretadas principalmente por bactérias Gram-positivas e raramente por bactérias Gram-negativas. No caso de OMV, o processo de secreção de vesículas é coordenado e a composição das vesículas são específicas e ricas em proteínas de membrana externa e muito pouco de proteínas de periplasma e do citoplasma. No caso do CMV, a composição é mais aleatória e pode conter componentes citoplasmáticos como DNA e RNA. Enzimas que danificam a parede grossa de peptideoglicano estão envolvidas no processo de formação das CMV, mas o mecanismo ainda é desconhecido. No segundo grande grupo, as vesículas extracelulares são formadas por membrana interna e externa (OIMV, do inglês *outer inner membrane vesicules*), ou por *explosive outer-membrane vesicles* (EOMV) e são originadas por morte celular. Em virtude de sua formação, sua composição é aleatória e contém não apenas proteínas de membrana, mas também componentes citoplasmáticos. Algumas infeções virais favorecem a rotura da bactéria e a liberação de OIMV e EOMV pelas bactérias. Atualmente, as vesículas são classificadas com base na sua composição de membrana e na sua forma, sendo elas OMV, OIMV, EOMV, CMV e nanotubos.

A formação de OMV está relacionada ao crescimento e à sobrevivência bacteriana servindo como uma forma alternativa de interação à longa distância com o ambiente, com outras bactérias e com a célula hospedeira. A biogênese de OMV pode ser determinada por vários fatores: regiões da membrana externa com menor quantidade de *crosslinks* com o peptideoglicano; nanoterritórios no envelope celular em que ocorre o acúmulo de compostos indesejados pela célula; microdomínios de lipídeos na membrana externa; ou compostos que induzem a curvatura da membrana externa.

As vesículas extracelulares podem ter várias funções a depender do seu conteúdo (conteúdo da vesícula como proteínas, ácido nucleicos, íons e pequenas moléculas). OMV podem conter compostos que dão vantagem competitiva em relação a outras bactérias, como proteínas relacionadas à aquisição de ferro e zinco, compostos capazes de lisar outras bactérias, conter fatores de virulência, assim como moléculas relacionadas à comunicação celular mediada por *quorum sensing*. Também já foram descritos OMV com DNA de origem cromossômica e plasmidial, os quais podem atuar como um meio de transferência horizontal de genes. OMV podem influenciar na sobrevivência da bactéria ao compor uma defesa contra ataques por bacteriófagos e peptídeos antimicrobianos, ao neutralizá-los por adsorção. Proteínas mal-enoveladas podem estar presentes em maior proporção em algumas OMV servindo como um meio de eliminação de proteínas indesejadas pela bactéria, tendo um papel de resposta ao estresse a compostos tóxicos. Dada a multiplicidade de funções já descritas para OMV de diferentes espécies bacterianas, estudos adicionais podem revelar papéis ainda inexplorados.

Secreção através da membrana interna

Sistema de secreção comum (sistema Sec)

Esse sistema promove o transporte de proteínas na forma desdobrada através da membrana citoplasmática. As proteínas translocadas por esse sistema são sintetizadas como pré-proteínas, contendo uma sequência de 15 a 26 aminoácidos na sua extremidade aminoterminal denominada "sequência sinal" também conhecida por sequência sinal, peptídeo sinal, sequência líder ou signal peptide (SP). Essa sequência é necessária para que as proteínas sejam reconhecidas e translocadas pelo sistema Sec, sendo clivada por uma peptidase durante o processo de transporte através da membrana citoplasmática.

A função do peptídeo sinal pode ser uma alteração nas propriedades conformacionais da proteína, fazendo-a se dobrar mais lentamente, e ainda um auxiliar na inserção na membrana. O peptídeo sinal não é estritamente necessário para secreção, mas a maioria das proteínas translocadas o contém. Proteínas que serão tranportadas tendem a ter o enovelamento da proteína mais lento, seja pela sequência sinal, pela própria sequência das proteínas, ou pela ligação a chaperonas, como a SecB, impedindo o enovelamento da proteína.

A secreção via sistema Sec pode ocorrer de duas formas, uma delas durante o processo de tradução e a outra após a tradução da proteína (Figura 19.1). Na segunda opção, a pré-proteína (proteína contendo o peptídeo sinal) se destaca do ribossomo e é direcionada para o sistema Sec. A transferência envolve o reconhecimento da pré-proteína recém-sintetizada pela chaperona SecB e uma posterior associação com a proteína SecA (ATPase que funciona como um motor do sistema). A SecB impede que a proteína tome sua conformação tridimensional final antes de ser translocada e também impede a formação de agregados. Após o início de translocação, a SecB é liberada.

A SecA é uma proteína grande e periférica da membrana interna, que se liga à SecB e à proteína recém-sintetizada. Ela é um dímero com atividade ATPase que fornece parte da energia para o processo de translocação. SecA interage com as proteínas que montam o canal de translocação da membrana citoplasmática denominada "SecYEG translocase", que forma um poro por onde o substrato desenovelado atravessa até atingir o espaço periplasmático. Proteínas adicionais (SecD, SecF e YajC) ajudam a estabilizar o complexo. A proteína YidC, por sua vez, está envolvida na exportação de várias proteínas para a membrana citoplasmática.

A proteína SecA atua de forma cíclica, transportando a pré-proteína, aos poucos, através do poro. Parece que ela mesma acompanha um pouco a proteína, voltando depois para o poro. A cada vez, ela transporta um pequeno pedaço, quebra ATP e libera a proteína, repetindo esse processo até o final do transporte. O peptídeo sinal é a primeira parte a passar pelo poro, enquanto a parte hidrofóbica fica retida na membrana e o restante é exportado. Uma peptidase (SPase) cliva um ponto entre o peptídeo sinal e o resto da proteína logo que essa região chega ao periplasma liberando a proteína madura sem o peptídeo sinal.

Quando a secreção ocorre ao mesmo tempo que a tradução da proteína (Figura 19.1), o peptídeo sinal se liga à partícula SRP (*signal recognition particle*), e todo o complexo formado por SRP/ribossomo/cadeia pré-proteica nascente é direcionado para o sistema Sec com o auxílio do receptor de SRP (FtsY), que hidrolisa GTP e entrega o peptídeo sinal para a translocase SecYEG, que transloca a proteína para o periplasma que, em seguida, sofre a clivagem do peptídeo sinal pela peptidase SPase. Esse processo geralmente está envolvido na translocação de proteínas contendo domínios transmembranares que garantem que a proteína translocada permaneça embebida na membrana interna.

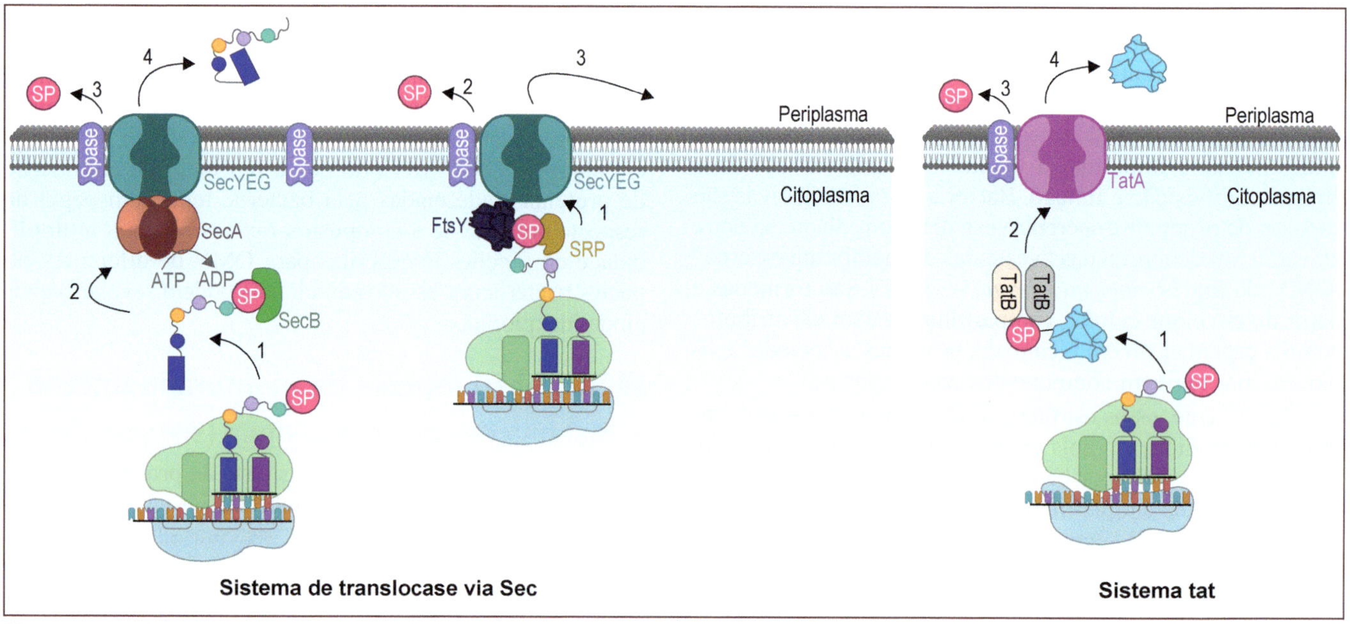

Figura 19.1 – *Sistemas bacterianos gerais e comuns de transporte de proteínas do citoplasma para o periplasma: sistema de translocase via* Sec *e o sistema* Tat. *Representação esquemática dos sistemas comuns de transporte encontrado em bactérias Gram-positivas e Gram-negativas. Sistema Tat é responsável pelo reconhecimento e transporte de proteínas sintetizadas e enoveladas no citoplasma e estas são translocadas para o citoplasma bacteriano. Já o sistema Sec realiza o transporte de proteínas recém-sintetizadas ou associadas à chaperona SecB, que não têm sua conformação tridimensional final e translocam-nas de forma desenoveladas do citoplasma para o periplasma, onde são clivadas pela SPase I para a remoção do peptídeo sinal. No caso das proteínas que são translocadas em complexo com a maquinaria de tradução, o peptídeo sinal é reconhecido pelo SRP; após a translocação, o peptídeo sinal também é reconhecido pela protease SPase I que o remove e, em geral, a proteína madura se mantém ligada à membrana citoplasmática.*

SP: *signal peptide*; SRP: *signal recognition particle*.

Fonte: Desenvolvida pela autoria.

Sistema de transporte TAT (*twin-arginine translocation*)

Esse sistema pode ser encontrado em bactérias Gram-positivas e Gram-negativas e é utilizado para o transporte de proteínas dobradas na sua estrutura final, contendo na sequência sinal aminoterminal dois resíduos de arginina pareados (sequência sinal Tat que contém o motivo de aminoácidos S-R-R ou serina-arginina-arginina). Nem todas as proteínas podem ser translocadas de forma desenoveladas, pois algumas proteínas precisam de cofatores presentes apenas no citoplasma, como fatores redox, necessitando, portanto, serem translocadas e secretadas de forma enoveladas. O sistema consiste em três subunidades que são integradas na membrana, denominadas "TatA", "TatB" e "TatC", que, juntas, formam o receptor e o sistema de secreção para as proteínas. TatC e TatB formam um complexo envolvido no reconhecimento da sequência sinal Tat e na sua inserção na membrana, enquanto TatA é responsável pelo evento de translocação propriamente dito. Durante ou imediatamente após o processo de translocação, o peptídeo sinal hidrofóbico é clivado por uma peptidase (SPase), resultando na liberação da proteína madura (Figura 19.1).

Proteínas de virulência transportadas pelo sistema TAT descritas em *Pseudomonas aeruginosa*, *Legionella pneumophila*, *Yersinia pseudotuberculosis*, *Escherichia coli* e *Staphylococcus aureus* estão envolvidas na captação de ferro, formação de biofilme, motilidade, toxicidade, crescimento celular, osmoproteção e sobrevivência bacteriana. A enzima fosfolipases C é um exemplo de uma proteína translocada via o sistema TAT, que é um fator de virulência para vários patógenos como *Pseudomonas aeruginosa*, *Legionella. pneumophila* e *Mycobacterium tuberculosis*. Essa enzima pode participar no processo de infeção bacteriana por suprimir a atividade do sistema imunológico do hospedeiro e promover a sobrevivência intracelular da bactéria.

Sistemas de secreção em bactérias Gram-negativas

Sistema de secreção do tipo I (T1SS)

O sistema de secreção do tipo I, também conhecido como sistema ABC de transporte, foi o primeiro sistema de transporte multiproteico caracterizado em bactérias Gram-negativas, sendo um sistema ativo e ubiquitário e que obtém a energia para sua ação pela clivagem de moléculas de ATP. Esse sistema secreta seu substrato do meio citoplasmático diretamente para o meio extracelular (Figura 19.2).

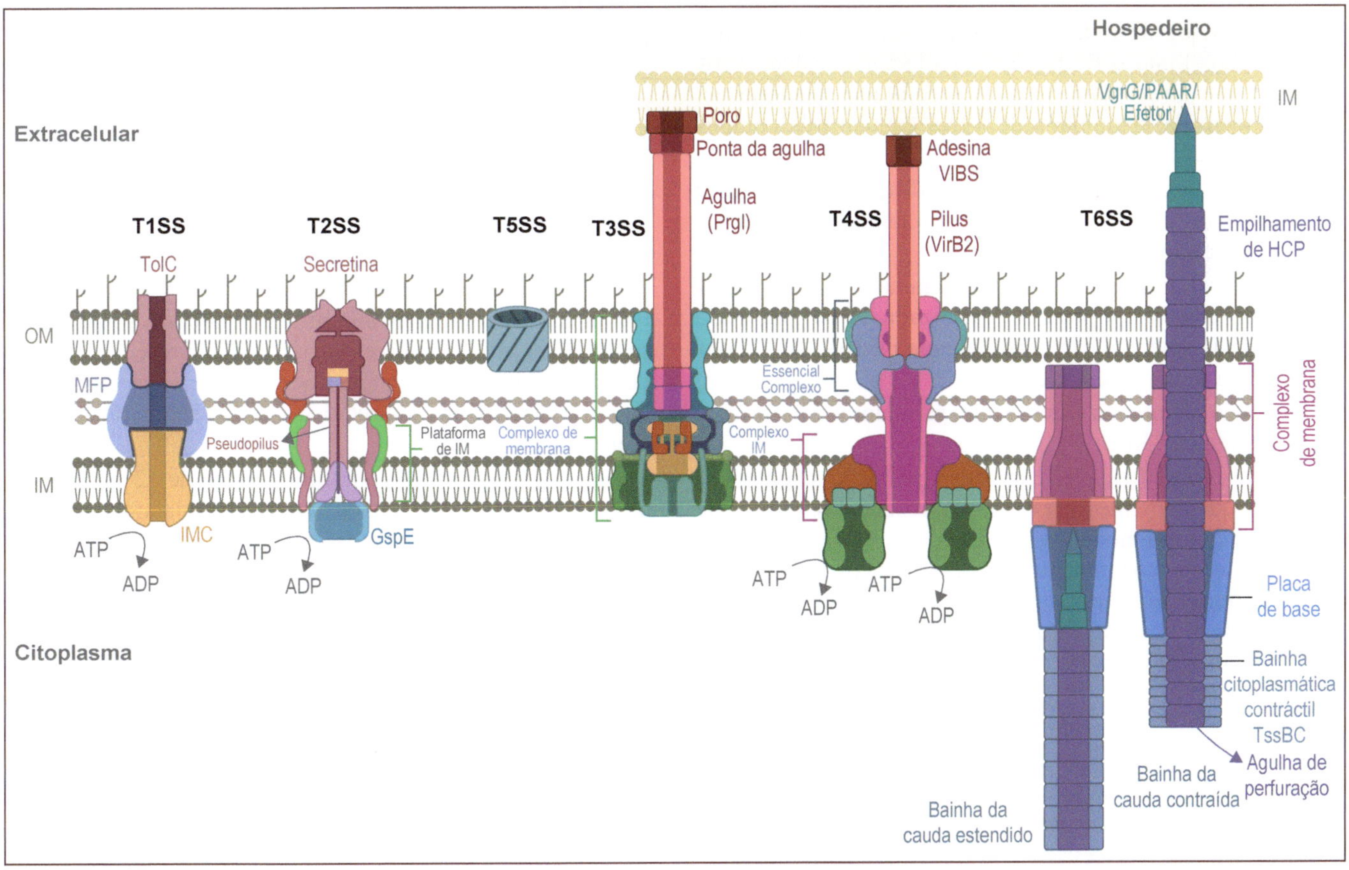

Figura 19.2 – *Principais sistemas secretórios encontrados em bactérias Gram-negativas. Representação esquemática e simplificada dos componentes e estruturas presentes nos transportadores do tipo 1 ao 6. T1SS, T3SS e T6SS permitem a secreção de proteínas presentes no citoplasma bacteriano (Sec-independentes), já os demais transportadores dependem do fato da translocação, das proteínas a serem secretadas, do citoplasma para o periplasma via sistema Tat ou Sec (Sec-dependentes). O sistema T4SS permite a secreção de proteínas diretamente do citoplasma ou de proteínas previamente translocadas pelo sistema Sec. Todos os sistemas de transporte são ativos e dependentes de ATP, com exceção do sistema T5SS. Está representada, na Figura, a membrana citoplasmática da célula hospedeira na qual alguns sistemas (T3SS, T4SS e T6SS) são capazes de injetar efetores para dentro da célula hospedeira.*

Fonte: Desenvolvida pela autoria.

Algumas bactérias podem conter vários T1SS, no qual cada sistema pode ser dedicado para o transporte de um ou de poucas proteínas desenoveladas. Exemplos de proteínas secretadas por esse sistema são enzimas digestivas como proteases e lipases, adesinas, proteínas ligadoras de grupo heme e proteínas com motivos de RTX (*repeats-in--toxins*). Exemplos de fatores de virulência secretados por esse sistema são a toxina MARTX de *Vibrio cholerae*, hemóforo HasA de *Serratia marcescens* e hemolisina HlyA de *Escherichia coli* uropatogênica.

A proteína protótipo desse sistema é a α-hemolisina de *Escherichia coli*. O T1SS é responsável pela secreção de outros fatores de virulência bacterianos, como a adenilatociclase de *Bordetella pertussis*, lipases de *Serratia marcescens*, leucotoxina e proteases de *Pseudomonas aeruginosa*. Esse sistema também é empregado para a internalizarão de nutrientes essenciais para a sobrevivência, como açúcares, aminoácidos, poliaminas, entre outros.

O sinal para exportação reside na porção carboxiterminal da proteína, contendo motivos repetitivos ricos em resíduos de glicinas (GGxGxD), o qual não é clivado após a secreção da proteína diretamente no meio extracelular.

O T1SS é estruturalmente relacionado com as bombas de efluxo envolvidas na secreção de pequenas moléculas e antimicrobianos descrita como *resistence-nodulation-division* (RND). Tanto o RND como o T1SS são sistemas tripartidos que atravessam as duas membranas bacterianas. A montagem da maquinaria de T1SS contém três componentes estruturais:

1) Complexo de membrana interna (IMC, do inglês *inner membrane complex*) que pertence à família de proteínas transportadoras do tipo ABC.
2) Uma proteína de fusão de membrana (MFP, do inglês *membrane fusion protein*), localizada no periplasma e acoplada ao complexo de membrana interna com o poro de membrana externa; e
3) Poro de membrana externa que, na maioria dos casos, é formada por TolC.

Em sistemas T1SS relacionados à secreção de compostos, é frequentemente observada a presença de proteínas acessórias que promovem a formação de um canal ligando diretamente os componentes citoplasmáticos do sistema ABC de transporte a proteínas presentes na membrana externa, facilitando a translocação dos compostos pelo espaço periplasmático (Figura 19.2).

■ Sistema de secreção do tipo II (T2SS)

O sistema de secreção do tipo II foi primeiramente descrito em *Klebsiella oxytoca* por intermédio do sistema Pul que secreta a pululanase, enzima que degrada carboidratos complexos. Os estudos desse sistema de transporte são focados em bactérias patogênicas animais e vegetais e foram relacionados à secreção de diversos fatores de virulência, principalmente toxinas, como a termolábil de *Escherichia coli*, a colérica de *Vibrio cholerae* e a exotoxina A de *Pseudomonas aeruginosa*; e enzimas hidrolíticas (celulases, elastases, proteases, lipases) de *Aeromonas hydrophila*, *Klebsiella oxytoca*, *Pseudomonas aeruginosa* e *Legionella pneumophila*. Diferentemente dos sistema T1SS e T5SS, esse sistema é capaz de secretar um número grande de proteínas, como observado em *Legionella pneumophila*, na qual um único sistema é capaz de secretar mais de 25 diferentes proteínas, no entanto há sistemas que secretam apenas um tipo de proteína.

Apesar de sua importância na patogenicidade bacteriana, o T2SS é majoritariamente utilizado como um sistema relacionado à nutrição bacteriana, já que é responsável pela secreção de diversas enzimas hidrolíticas capazes de degradar biopolímeros, como carboidratos, lipídeos, proteínas ou ácidos nucleicos. Além da secreção de proteínas para o ambiente extracelular, o T2SS também é utilizado para o transporte de proteínas que ficam ancoradas na membrana externa, como lipoproteínas, proteínas com atividade catalítica, proteínas multiméricas e proteínas que contenham cofatores.

A nanomáquina do T2SS é estruturalmente relacionada ao pilus tipo IV (envolvido no movimento bacteriano tipo *twitching*) de bactérias Gram-negativas, à maquinaria de montagem do flagelo de arqueas e à maquinaria envolvida na transformação bacteriana via captação de DNA exógeno em bactérias Gram-positivas.

O T2SS é caracterizado pela secreção de proteínas enoveladas do periplasma para o meio extracelular. Essas proteínas podem ser translocadas do citoplasma para o periplasma via sistema Sec ou TAT. No caso da translocação via sistema Sec, a proteína-alvo tem de ser enovelada no periplasma para, depois, ser reconhecida pelo sistema e, assim, secretada. O reconhecimento para o transporte ao meio externo das exoproteínas pelo T2SS é desconhecido, aparentemente são proteínas que enovelam com grande quantidade de fitas beta, mas existe a possibilidade de que o motivo de reconhecimento envolva alguns resíduos-chaves que apenas se orientam próximos no espaço quando a proteína está enovelada, já que o enovelamento correto dessas exoproteínas no periplasma é um pré-requisito para a sua exportação ao meio externo.

O T2SS é composto por um conjunto de 12 a 15 proteínas que podem ser agrupadas em quatro plataformas: (a) a plataforma de secreção composta pelo pseudopilus; (b) plataforma da membrana interna que funciona como um pistão para a elevação do pseudopilus localizado no periplasma e consequente direcionamento e secreção via membrana externa da exoproteína, que deve estar associada ao pseudopilus. A plataforma de membrana interna conecta ao 3° grande complexo (c) localizado na membrana externa, a secretina, que forma o poro na membrana externa. O 4° componente (d) é a enzima citoplasmática com atividade ATPásica, que está associada à membrana interna. No centro dessa maquinaria, está a plataforma da membrana interna por ter comunicação com todos os elementos-chaves do sistema. O processo de pistão e elevação do pseudopilus ocorre via polimerização da pseudopilina e consumo de ATP pela ATPase, direcionando a exoproteína para a secretina do canal e permitindo a sua secreção. No entanto, o processo de despolimerização e de retração do pseudopilus é desconhecido (Figura 19.2).

Além da secreção de proteínas para o ambiente extracelular, o T2SS também é utilizado para o transporte de proteínas que ficam ancoradas na membrana externa, como lipoproteínas, proteínas com atividade catalítica, proteínas multiméricas e proteínas que contenham cofatores. Apesar de ser um mecanismo geral de secreção de proteínas e ter um mecanismo fascinante de funcionamento, muitas perguntas sobre o seu funcionamento permanecem sem resposta.

■ Sistema de Secreção Tipo III (T3SS)

O T3SS é um sistema de secreção extremamente complexo e bastante organizado, correspondendo a uma verdadeira maquinaria nanomolecular composta por 20 a 30 proteínas. Essa estrutura se projeta da superfície da bactéria podendo ser visualizada por intermédio de algumas técnicas de microscopia eletrônica, pois pode apresentar mais de 100 nm de comprimento. Apresenta uma estrutura análoga à do flagelo bacteriano, projetando-se desde a membrana citoplasmática da bactéria até a inserção na superfície da célula do hospedeiro, lembrando um arranjo de seringa e agulha. Por isso, essa estrutura complexa também é conhecida como "injetossoma", que tem como principal característica a translocação das proteínas diretamente no interior da célula eucariótica de forma dependente do contato bactéria-célula eucariótica.

O T3SS pode ser resumido em um complexo proteico inserido na membrana citoplasmática da bactéria, um complexo que atravessa a membrana externa, uma proteína que liga esses dois complexos por meio do periplasma e uma porção proteica externa que se projeta da superfície da bactéria inserindo-se na membrana citoplasmática da célula eucariótica através de proteínas que fazem um poro na membrana da célula eucariótica. Além disso, há a necessidade de uma ATPase localizada na base do aparato na porção citoplasmática da bactéria e chaperonas citoplasmáticas (Figura 19.2). Conforme mencionado anteriormente, essa estrutura montada se assemelha ao flagelo bacteriano, considerando o complexo proteico inserido na membrana citoplasmática (semelhante aos anéis flagelares) e o complexo proteico projetado para o exterior da bactéria (semelhante ao filamento flagelar).

Além da secreção de efetores, o T3SS secreta também alguns componentes do injetossoma, como as proteínas que formam o poro de inserção na célula hospedeira. Em geral, o poro de inserção da agulha do T3SS na membrana citoplasmática da célula eucariótica é formado por mais de uma proteína, transportada pelo próprio sistema. Alguns exemplos são: YopB, YopD e LcrV em *Yersinia* spp.; IpaB, IpaC e IpaD em *Shigella* spp.; EspB/EspD em *Escherichia coli* enteropatogênica e enterohemorrágica.

Embora as proteínas que compõem o injetossoma sejam bastante conservadas entre as diversas espécies que apresentam o T3SS, as moléculas efetoras transportadas são bastante específicas para cada espécie. Os genes que codificam as várias proteínas que compõem o complexo de secreção geralmente estão localizados em ilhas de patogenicidade, as quais podem também conter os genes que codificam as proteínas translocadas (efetores).

As chaperonas citoplasmáticas específicas do T3SS podem ser classificadas em pelo menos cinco classes, com base nas análises estruturais e funcionais. Chaperonas da classe I auxiliam as proteínas efetoras, as de classe II interagem com as proteínas translocadoras, as de classe III relacionam-se ao aparato flagelar bacteriano, a classe IV é constituída pela chaperona CesA de EspA de *Escherichia coli* enteropatogênica e a classe V inclui as proteínas YscE/YscG de *Yersinia* spp. e PscE/PscG de *Pseudomonas* spp.

O T3SS é um sistema Sec-independente, ou seja, as proteínas são secretadas a partir do citoplasma bacteriano diretamente no citoplasma da célula alvo através do interior do canal formado pela agulha do sistema. O sinal para exportação parece residir na porção 5' do RNA mensageiro codificador, mas sinais na porção N-terminal das proteínas bem como a participação de chaperonas nesse reconhecimento não foram descartados até o momento.

O T3SS tem grande importância em termos de patogenicidade, visto os inúmeros fatores de virulência que são transportados. Por serem diretamente injetados na célula hospedeira, atuam subvertendo importantes funções celulares, causando alterações na arquitetura e no metabolismo celular.

O T3SS foi inicialmente descrito em *Yersinia pestis* e visualizado em *Salmonella typhimurium*, sendo posteriormente detectado em *Escherichia coli* enteropatogênica e enterohemorrágica, *Shigella flexneri*, *Yersinia* spp., *Bordetella* spp., *Pseudomonas aeruginosa* e em alguns patógenos de planta (Xanthomonas spp., *Erwinia* spp., *Pseudomonas* spp. e *Ralstonia solanacearum*).

As proteínas secretadas diretamente na célula hospedeira são denominadas "efetores". Entre eles, são bastante estudadas as Yop de *Yersinia* spp., Ipa de *Shigella* spp., Esp/Map de *Escherichia coli* enteropatogênica e enterohemorrágica, Exo de *Pseudomonas aeruginosa*, Sip/Sop de *Salmonella typhimurium* e Inc de *Chlamydia* spp. Essas proteínas efetoras estão envolvidas em processos de adesão, invasão, sobrevivência intracelular, inflamação e alteração de processos celulares.

O T3SS é, sem dúvida, o aparato de secreção mais bem adaptado para manipular as atividades celulares da célula hospedeira e uma estratégia eficaz para a bactéria evitar a ação dos mecanismos imunes frente aos seus fatores de virulência, uma vez que os efetores são injetados diretamente na célula eucariótica.

■ Sistema de secreção tipo IV (T4SS)

O sistema de secreção tipo IV (T4SS) é bastante versátil, utilizado na maioria dos casos para injetar, na célula-alvo, tanto proteínas como proteína-DNA (proteína ligada covalentemente ao DNA) através do envelope celular, sendo encontrado em bactérias Gram-positivas, Gram-negativas e algumas arqueas. O T4SS secreta substratos em diferentes células-alvo que podem ser do mesmo gênero ou até de gêneros bacterianos diferentes. Embora tradicionalmente classificado como um sistema Sec-independente, recentemente o T4SS tem sido apontado como Sec-variável, ou seja, algumas proteínas podem ser transportadas de forma dependente do sistema Sec. A principal função do T4SS está no processo de transferência horizontal de genes pelo mecanismo de conjugação, o que é um grande problema no processo de transferência de vários genes de resistência entre bactérias. A outra principal função seria desempenhada na injeção de toxinas (efetores proteicos) em outras células. Nesse último cenário, essas toxinas secretadas podem estar envolvidas na patogenicidade bacteriana ou na competição bacteriana. No caso de competição bacteriana, a injeção de toxinas nas bactérias competidoras tem como objetivo destruí-las e ganhar a guerra por aquele nicho, sendo, portanto, considerada uma arma bacteriana. Outro papel também descrito para o T4SS é na liberação ou na captação de DNA (transformação) a partir do meio extracelular. Dois sistemas bem caracterizados são o sistema ComB de *Helicobacter pylori* que capta o DNA do meio extracelular e a ilha genética (GGI) de *Neisseria gonorrhoeae* que secreta DNA para o meio extracelular.

O T4SS conjugativo é dependente do contato célula-célula, sendo o sistema VirB/VirD de *Agrobacterium tumefaciens* que transfere um plasmídio oncogênico (plasmídio Ti) que se integra ao cromossomo da planta e promove a formação de tumores, conhecidos como galha da coroa. O T4SS utilizado para transferir proteínas efetoras é encontrado em bactérias patogênicas, desempenhando um importante papel no estabelecimento da interação patógeno-hospedeiro e/ou transferindo proteínas efetoras tóxicas ou complexos proteicos para o citoplasma da célula hospedeira, subvertendo múltiplas funções celulares para o seu próprio benefício. Encontram-se nesse grupo os sistemas T4SS de *Bordetella pertussis*, *Legionella pneumophila*, *Coxiella burnetii*, *Brucella* spp., *Bartonella* spp. e *Helicobacter pylori*. As proteínas de virulência são injetadas diretamente no interior da célula hospedeira, como CagA de *Helicobacter pylori* e DotA/LidA de *Legionella pneumophila*. A toxina pertússis (PT) é uma exceção, sendo secretada no meio extracelular para depois se ligar à célula-alvo e ser internalizada. Também de forma distinta ao padrão de proteínas transportadas pelo T4SS, as subunidades (S1-S5) da PT são transportadas pelo sistema Sec para o espaço periplasmático, onde perdem o peptídeo sinal, são arranjadas como holotoxina e transportadas em seguida pelo T4SS. Apesar da diversidade de funções que o T4SS pode ter, elas compartilham estruturas muito similares. Uma mesma bactéria pode ter mais de uma cópia do T4SS e, em geral, cada cópia terá uma função específica, como uma envolvida em competição bacteriana e outra, no processo de conjugação.

O T4SS monta um complexo proteico que atravessa a membrana interna e externa da bactéria. Assim como o T3SS, o T4SS forma um filamento capaz de injetar o substrato de dentro da célula alvo (célula receptora), permitindo o tráfego do substrato do citoplasma da célula doadora diretamente para dentro da célula-alvo.

O sistema VirB/VirD4 de *A. tumefaciens* é considerado o protótipo do sistema T4SS (Figura 19.2). Esse sistema contém 12 ou mais proteínas (VirB1-VirB11 e VirD4) que formam um aparelho de secreção que se estende por todo o envelope celular. Cada proteína está presente em múltiplas cópias. Esses componentes estão organizados em quatro subcomplexos principais:

a) As ATPases citoplasmáticas (VirD4, VirB11 e VirB4), sendo que VirD4 é a ATPase presente em todos os sistemas conjugativos e VirB11 muitas vezes não é essencial.
b) Os componentes que formam o canal de translocação da membrana interna (composto pelas proteínas VirB3, VirB5, VirB6, VirB8).
c) Proteínas que formam o poro na membrana externa (denominada *outer membrane core complex* e formada pelas proteínas VirB7, VirB9 e a parte C-terminal de VirB10); e
d) As proteínas que formam o pilus (polímeros helicoidas de VirB2 em complexo com lipídio no seu interior e a adesina VirB5 na ponta do filamento). O papel de VirB5 na interface do complexo de membrana interna e o poro de membrana externa não está elucidado. Esse é o único sistema secretório que tem três ATPases envolvidas e que tem um componete do sistema, VirB10, que faz parte da membrana interna e externa da bactéria.

■ Sistema de secreção tipo V (T5SS)

As proteínas transportadas por esse sistema são conhecidas como "autotransportadoras" (AT) em virtude das descrições iniciais que mostravam que as informações para o transporte residiam na própria proteína, ou seja, sem o envolvimento de proteínas acessórias e sem o acoplamento de fosfato para geração de energia para a secreção. Atualmente são conhecidas algumas chaperonas periplasmáticas e proteínas de membrana externa que auxiliam durante o transporte dessas proteínas, mostrando que, pelo menos para algumas delas, o transporte não é totalmente autônomo. Entretanto, esse sistema continua sendo denominado "autotransportador" e as respectivas proteínas de autotransportadoras.

O T5SS é um sistema Sec-dependente, iniciando-se com a travessia da proteína pela membrana citoplasmática via sistema Sec. Consequentemente, a proteína carrega um peptídeo sinal na porção N-terminal, que é clivado durante essa passagem. O restante da molécula contém basicamente dois domínios denominados "passageiro" e "transportador" (β-barril), unidos por uma sequência de ligação necessária para a translocação do domínio passageiro (Figura 19.2).

O domínio passageiro corresponde à porção madura da proteína que atingirá o meio extracelular e o domínio β-barril forma um poro na membrana externa, permitindo a passagem do domínio passageiro. Essa estrutura básica da proteína e sua secreção originaram a nomenclatura autotransportadora. As AT são moléculas grandes; o domínio β-barril é constituído por cerca de 14 folhas β-anfipáticas e a proteína madura tem alta massa molecular, geralmente acima de 100 kDa.

A proteína protótipo do T5SS é uma IgA1 protease de *Neisseria* spp. Atualmente são conhecidas inúmeras proteínas AT relacionadas com virulência, sobretudo proteases, toxinas e adesinas. A presença de AT já foi descrita em muitos grupos de Gram-negativos, como nos membros da família Enterobacteriaceae e em *Neisseria* spp.,

Haemophilus influenzae, *Bordetella* spp., *Chlamydia* spp., *Rickettsia* spp., *Pasteurella haemolytica* e *Aggregatibacter actinomycetemcomitans*.

Análises das relações filogenéticas entre os domínios passageiros da vasta lista de proteínas AT permite a classificação destas em 11 *clusters* ou grupos: grupo 1, família de AT tipo subtilases; grupos 2 e 11, AT de *Helicobacter pylory*; grupos 3 e 4, família de AT tipo adesina AIDA (antígeno 43 e adesina AIDA-I); grupos 5 e 8, AT tipo serinoproteases (IgA1 protease e proteases da família Enterobacteriaceae – SPATE); grupo 6, AT de *Bordetella* spp.; grupo 7, AT de *Chlamydia* spp.; grupo 9, AT de *Rickettsia* spp.; grupo 10, lipases e esterases; grupo "outras adesinas e sialidases".

Fazem parte do grupo das SPATEs proteínas com atividades citotóxica, enterotóxica e de mucinase de *Shigella* spp., *Escherichia coli* diarreiogênicas e uropatogênicas. O grupo das AT sem atividade de protease inclui adesinas também de *Shigella* spp., *Escherichia coli* diarreiogênicas e uropatogênicas. Nos outros grupos, encontram-se AT com atividades de adesinas e proteínas que atuam no interior da célula eucariótica.

O T5SS pode ser subclassificado em: Va (AT-1); Vb (*two-partner secretion pathway*); Vc (AT-2); Vd; Ve; e Vf. O sistema Va refere-se ao clássico transporte descrito anteriormente, em que a proteína é sintetizada no citoplasma contendo o peptídeo sinal, domínio passageiro, sequência de ligação e domínio β-barril. As IgA1 proteases de *Neisseria* spp., *Escherichia coli* e *Salmonella enterica* são transportadas dessa forma. O sistema Vb difere do clássico transporte das AT pelo fato de que o domínio passageiro e o domínio β-barril são sintetizados separadamente, ou seja, as duas proteínas são transportadas pelo sistema Sec e, em seguida, cooperam para o transporte do domínio passageiro. As adesinas HMW1 e 2 de *Haemophilus influenzae*, a hemolisina ShlA de *Serratia marcescens* e a hemaglutinina filamentosa de *Bordetella* spp. são exemplos de AT secretadas pelo sistema Vb. Já o sistema Vc é similar ao clássico Va, diferindo no pequeno tamanho do domínio β-barril (~70 aminoácidos), necessitando da inserção de mais de um domínio transportador (β-barril) na membrana externa para que a proteína seja secretada. As adesinas triméricas Hia de *Haemophilus influenzae* e YadA de *Yersinia enterocolitica* são exemplos de AT transportadas dessa forma. O sistema Vd é uma variação do Vb (*two-partner system*), em que as duas partes da proteína (domínios passageiro e transportador) estão unidas por um domínio tipo POTRA (*polypeptide-transport-associated domain*). Essa variação foi recentemente descrita por meio da proteína PlpD de *Pseudomonas aeruginosa*. O sistema Ve corresponde à secreção da intimina de *Escherichia coli* enteropatogênica e enterohemorrágica, além de invasinas de *Yersinia* spp. Esse sistema corresponde ao Va de forma invertida, ou seja, a porção N-terminal corresponde ao domínio de inserção (β-barril) na membrana externa e a C-terminal é a proteína a ser secretada (domínio passageiro). Por último, o sistema Vf caracterizado em uma família de proteínas de membrana externa que correspondem a adesinas não fimbriais de *Helicobacter* spp. Essas proteínas apresentam o domínio β-barril interrompido e o domínio passageiro é inserido na alça que une a primeira e a segunda folha β, assemelhando-se a uma alça prolongada que se projeta do β-barril.

Conforme mencionado anteriormente, estudos recentes mostraram o envolvimento de proteínas acessórias no processo de secreção de algumas AT, incluindo as chaperonas SurA, DegP, Skp e Fka, que assessoram o tráfego periplasmático, e um complexo proteico BAM (insertase/foldase), que auxilia no transporte pela membrana externa, estabilizando a inserção do β-barril.

Após o transporte do domínio passageiro através do β-barril, pode ou não ocorrer a clivagem desses dois domínios, ou seja, o domínio passageiro pode ficar exposto na membrana externa de forma ligada ao β-barril (adesinas triméricas), ou ser liberado no meio extracelular atuando com diferentes atividades (citotoxinas, enterotoxinas, proteases).

■ Sistema de secreção tipo VI (T6SS)

O T6SS é uma nanomáquina proteica que atravessa a membrana interna e externa das bactérias Gram-negativas para injetar efetores proteicos (toxinas) para dentro de células bacterianas ou eucarióticas, funcionado em processos de competição bacteriana ou em patogenicidade. Inicialmente acreditava-se que a principal função do T6SS seria como um fator de virulência destruindo e manipulando as células do hospedeiro. No entanto, o principal papel do sistema está na competição bacteriana, via injeção de toxinas com ação antimicrobiana na célula rival, tendo um papel importante para a sobrevivência da bactéria em uma comunidade microbiana ou na microbiota. Nesse contexto, efetores com ação antifúngica foram descritos e o T6SS pode injetar toxinas em fungos atuando como uma arma contra competidores microbianos eucarióticos. As bactérias que produzem as toxinas a serem secretadas pelo T6SS também contêm as proteínas de imunidade que inibem a ação das toxinas. Esse seria o mecanismo de resistência que a bactéria produtora tem para inibir a ação antimicrobiana das toxinas produzidas por elas e contra bactérias irmãs.

O T6SS tem uma vasta diversidade de efetores e uma mesma bactéria pode conter várias cópias do T6SS que podem ter diferentes funções. No desempenho do T6SS quanto à virulência, o T6SS pode injetar efetores que interferem no citoesqueleto do hospedeiro, ocasionam a morte de macrófagos humanos, facilitam a internalização bacteriana, promovem a proliferação bacteriana intracelular por meio do escape do fagossoma, evitam a ativação do inflamassoma NLRP3, ativam o inflamassoma Pyrin, resultando na quebra do citoesqueleto e na ativação da destruição do reticulo endoplasmático, entre outros.

Esse sistema foi descrito em 2006 e é amplamente distribuído entre Proteobacteria, incluindo *Vibrio cholera*, *Pseudomonas aeruginosa*, *Legionella pneumophila*, *Salmonella enterica*, *Escherichia coli* enteroagregativa, *Aeromonas hydrophila*, *Edwardsiella tarda*, *Burkholderia mallei*, *Francisella tularensis* e *Yersinia pestis*.

O T6SS é montado por 13 proteínas essenciais (TssA até TssM e PAAR) que formam a parte central do sistema, além de várias proteínas acessórias. A maquinaria do T6SS pode ser subdividida em 4 partes:

a) Complexo de membrana que atravessa a membrana interna e encosta na membrana externa.
b) Complexo de base (*cytoplasmic baseplate*) localizada na interface entre a membrana interna e o citoplasma.
c) Tubo citoplasmático contrátil (*cytoplasmic contractile sheath*); e
d) Agulha de perfuração (*expelled puncturing structure*).

O complexo de membrana tem formato de sino e é composto por um complexo de TssLMJ que se conecta à plataforma citoplasmática *baseplate* composta pelas proteínas TssEFGK. A agulha de perfuração é formada por um tubo construído por um empilhamento de proteínas de TssD (Hcp) com uma ponta de perfuração formada por unidades de TssI (VgrG) e PAAR. Cada elemento da agulha pode se ligar aos efetores secretados pelo sistema. A agulha de perfuração complexada aos efetores fica envolvida por uma bainha citoplasmática contráctil (*cytoplasmic contractile sheath*) formada principalmente por TssBC. Essa bainha contráctil fica dentro do citoplasma bacteriano, protegendo a agulha de perfuração. Quando ocorre a ativação do sistema, a bainha se contrai projetando a agulha de perfuração para fora da célula bacteriana, perfurando a célula competidora ou a célula hospedeira e, ao mesmo temp,o liberando a toxina para dentro dessas células. Em seguida, a bainha é despolimerizada pela ATPase TssH e um novo ciclo se inicia (Figura 19.2). Esse mecanismo de injeção é similar a bacteriófagos contrácteis, além da similaridade estrutural entre o T6SS com essa classe de vírus. Foi sugerido que o T6SS evoluiu de um bacteriófago contráctil. Nos casos em que o T6SS está envolvido em competição bacteriana, ou como um fator de virulência, perturbações na membrana externa da célula (contato-dependente) são o gatilho para que ocorra a projeção da agulha de perfuração. No entanto, a ativação do T6SS também pode ocorrer de forma independente de contato, como no caso de secreção de proteínas (efetores) para o meio extracelular (não dentro de outras células), permitindo o estoque de alguns metais importantes para o crescimento bacteriano. Um exemplo é a secreção de YezP, uma proteína ligadora de Zn^{+2}, pelo T6SS-4 de *Yersinia pseudotuberculosis* em condições de estresse oxidativo. YezP é secretada pela bactéria para captar zinco e contribuir para a sobrevivência da bactéria na presença de compostos reativos de oxigênio produzidos pela célula hospedeira.

A interação do T6SS com os efetores secretados pelo sistema é bastante versátil e envolve a interação da agulha de perfuração com os efetores que pode ser de forma covalente (efetores especializados) ou não (efetores cargos). No caso dos efetores especializados, os efetores podem ser encontrados nas porções C-terminas das proteínas VgrG, PAAR ou Hcp.

▪ Sistema de secreção tipo VII (T7SS) ou Wss (WXG100 *secretion system*)

Esse sistema foi identificado em *Mycobacterium tuberculosis*, porém sua existência já havia sido proposta por meio de várias análises *in silico* antes mesmo da sua identificação propriamente dita. O T7SS secreta as proteínas através da membrana citoplasmática e micomembrana, envelope celular altamente complexo, hidrofóbico e impermeável. Uma vez que esse sistema é característico de Gram-positivos (apenas uma bicamada lipídica), alguns autores questionam a utilização da nomenclatura numérica (T7SS), a qual deveria ser reservada a sistemas de secreção em bactérias didérmicas (com duas bicamadas lipídicas ou Gram-negativas). Esses autores propõem o uso da nomenclatura *WXG100 secretion system* (Wss), referindo-se ao motivo WxG (triptofano-aminoácido variável-glicina) que identifica as proteínas secretadas pelo sistema.

Embora ainda pouco elucidado, esse sistema de secreção é necessário para a secreção de duas proteínas que são importantes alvos das células T e necessárias para a virulência da micobactéria: CFP-10 (*culture filtrate protein of 10 kDa*); e ESAT-6 *(early secreted antigenic target of 6 kDa*).

Modelos atuais sugerem a presença de um translocon de membrana interna formado pela proteína de membrana Rv3877 e um canal separado na micomembrana composto por proteínas ainda desconhecidas. As proteínas CFP-10 e ESAT-6 formam um complexo no citoplasma, contendo um peptídeo sinal na terminação carboxiterminal da proteína CFP-10. O peptídeo sinal, por sua vez, liga-se a uma proteína de reconhecimento (Rv3871) acoplada a outra proteína ancorada à membrana (Rv3870). O complexo efetor é, então, transportado através de uma proteína de membrana formadora de canal (R3877), embora não se saiba como ocorre a passagem através da micomembrana (Figura 19.3).

O genoma da micobactéria contém várias cópias do *cluster* de genes que compõem o T7SS/Wss, de forma que provavelmente numerosas moléculas efetoras são exportadas através desse sistema. Os genes do T7SS/Wss também estão presentes em outros patógenos Gram-positivos, incluindo *Staphylococcus aureus*, *Listeria monocytogenes*, *Streptococcus agalactiae* e *Bacillus anthracis*. De forma semelhante ao T6SS, o papel das proteínas transportadas pelo T7SS/Wss ainda está sendo caracterizado, bem como a estrutura de secreção dessas moléculas ainda não é definitiva.

▪ Sistema de secreção do tipo VIII (T8SS)

O T8SS é um sistema de secreção exclusivo para a biogênese e montagem da fímbria curli na superfície bacteriana. Curli é uma adesina composta por agregados de proteínas fibrosas do tipo β-amiloide, envolvida na formação de biofilme e adesão a superfícies bióticas e abióticas, principalmente em *Escherichia coli* e *Salmonella* spp. Esse sistema específico de secreção também é conhecido como via de nucleação-precipitação, pois, após a subunidade principal (CsgA) ser transportada para a superfície bacteriana, ocorre a sua precipitação em associação à subunidade minoritária (CsgB), formando a fímbria funcional estruturada como uma fibra amiloide. A fímbria curli é um importante fator de virulência, pois representa um dos principais componentes do biofilme em *Escherichia coli* e outros membros da família Enterobacteriaceae. Em adição, a fímbria curli interage especificamente com proteínas do hospedeiro para iniciar a adesão, a colonização e a invasão epitelial.

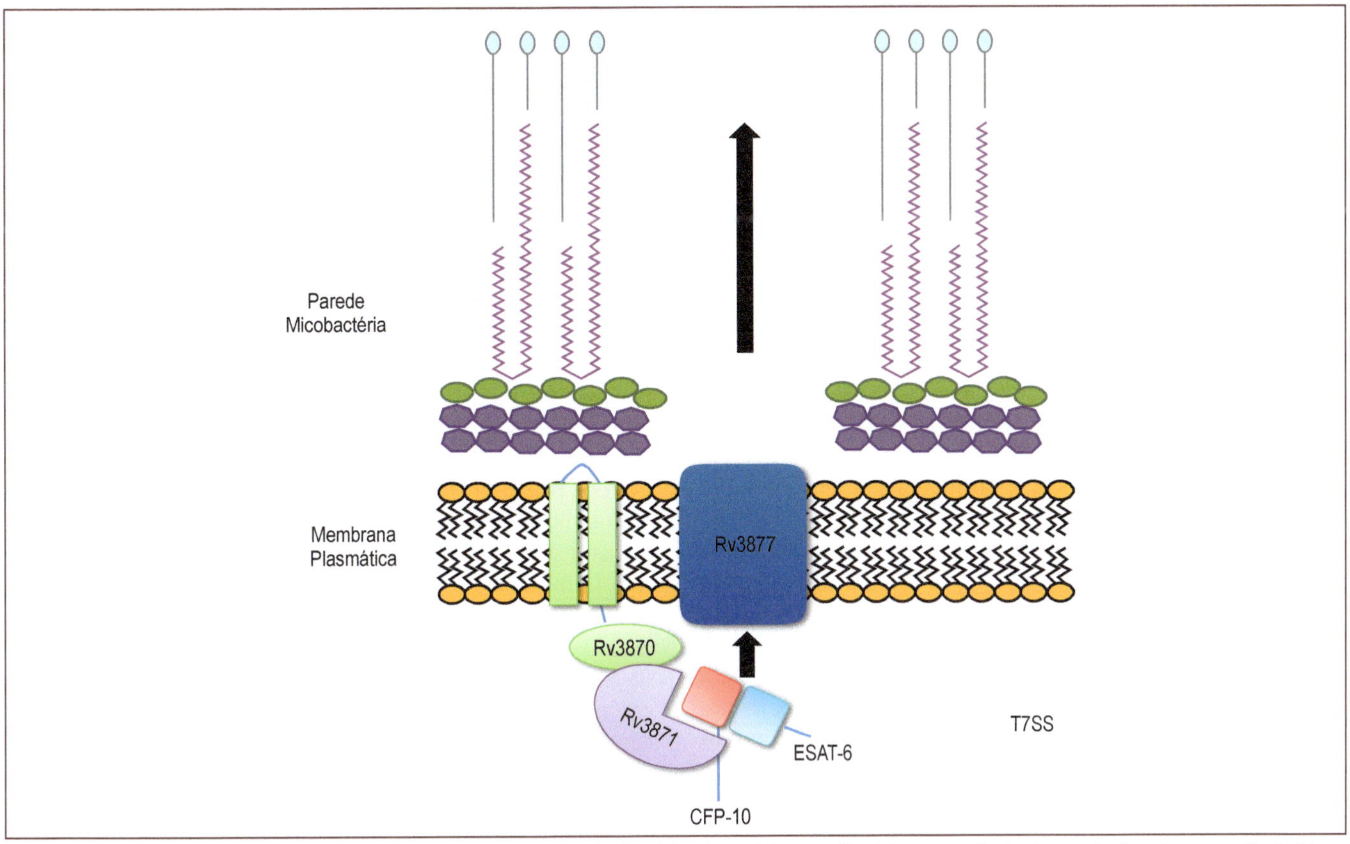

Figura 19.3 – *Sistema de secreção do tipo VII (T7SS). Encontrado em micobactérias, é um sistema multiproteico responsável pelo reconhecimento e secreção de fatores de virulência desse grupo bacteriano, que apresenta um envoltório particular, com grande característica hidrofóbica.*
Fonte: Desenvolvida pela autoria.

Várias proteínas estão envolvidas no processo de secreção e montagem de curli na superfície bacteriana: CsgA ou curlina, a subunidade estrutural principal da fímbria; CsgB, a subunidade minoritária da fímbria que funciona como uma proteína nucleadora de CsgA; CsgC e CsgE, chaperonas periplasmáticas; CsgF, uma proteína de superfície que contribui para a estabilização de CsgG e CsgB na membrana externa; CsgG, uma proteína que forma um poro na membrana externa para a passagem de CsgA, CsgB e CsgF; e CsgD, regulador transcricional dos operons *csgBAC* e *cgsDEFG*, os quais codificam as proteínas mencionadas.

CsgA, CsgB, CsgE, CsgF e CsgG são sintetizadas de forma solúvel no citoplasma bacteriano e atravessam a membrana citoplasmática através do sistema Sec. Portanto, o T8SS é um sistema Sec-dependente. No periplasma, essas subunidades se associam às chaperonas periplasmáticas CsgC e CsgE, necessárias para evitar a associação CsgA-CsgB no periplasma e direcionar CsgA solúvel para atravessar a membrana externa, respectivamente. As proteínas CsgA, CsgB e CsgF atravessam a membrana externa através de um poro formado por um polímero de nove subunidades de CsgG. Uma vez no meio externo, polímeros de CsgA são nucleados, formando as fibras amiloides na superfície bacteriana. Essa nucleação de CsgA é mediada por sua ligação a CsgB, a proteína nucleadora localizada na superfície bacteriana, que, por sua vez, é estabilizada por CsgF, também localizada na superfície bacteriana.

Sistema de secreção do tipo IX (T9SS) e tipo X (T10SS)

Os sistemas T9SS e T10SS são os menos caracterizados em termos dos componentes do aparato de secreção e efetores secretados, uma vez que foram identificados nos últimos anos.

O T9SS foi originalmente descrito em *Porphyromonas gingivalis* e posteriormente em *Flavobacterium johnsoniae*, bactérias desprovidas dos sistemas I a VIII. Hoje, sabe-se que T9SS é um sistema de secreção exclusivamente encontrado em espécies do grupo FBC, constituído pelos filos Fibrobacteres, Chlorobi e Bacteroidetes. O sistema é composto por pelo menos 20 proteínas e os efetores secretados são direcionados ao sistema Sec da membrana citoplasmática através da sequência sinal N-terminal, ou seja, T9SS é um sistema Sec-dependente. O direcionamento dos efetores ao translocon na membrana externa é dependente de um domínio C-terminal de cerca de 80 aminoácidos denominado CTD (*conserved C-terminal domain signal*). Os efetores secretados pelo T9SS permanecem associados à superfície bacteriana ao final do transporte.

A composição ultraestrutural do T9SS não é conhecida, mas acredita-se que as proteínas que compõem o sistema são organizadas em três módulos: o primeiro composto pelo motor PorL/M e o anel PorK/N ligando a membrana citoplasmática à membrana externa; o translocon Sov que atravessa a membrana externa; e o complexo de efetores associados à superfície bacteriana. O motor PorL/M gera energia para a translocação dos efetores.

Os efetores secretados por T9SS estão relacionados à patogenicidade (proteases, adesinas e proteínas de superfície), motilidade e degradação de fontes de carbono. Em *P. gingivalis*, um patógeno oral associado à periodontite, cerca de 30 efetores são secretados por esse sistema, mas o mais caracterizado é a gingipaína, seu principal fator de virulência. Essa cisteíno protease tem como alvo uma grande variedade de proteínas do hospedeiro, o que resulta em evasão ao sistema imune e desregulação de vias de sinalização, desencadeando morte celular e destruição tecidual. As proteínas da superfície da célula hospedeira-alvo da gingipaína são imunorreguladoras, reguladoras de vias de sinalização e moléculas de adesão. Em *F. johnsoniae*, o T9SS secreta adesinas necessárias para a motilidade por deslizamento (*gliding motility*).

O T10SS é um sistema de secreção para o meio externo que depende da ação de um par de proteínas: uma holina; e uma hidrolase de peptideoglicano. Holinas (do inglês *holins*) são pequenas proteínas localizadas na membrana citoplasmática que permitem a passagem de endolisinas para o espaço periplasmático, onde se tornam ativas e degradam o peptideoglicano. As hidrolases de peptideoglicano pertencem ao grupo das endolisinas.

A proteína protótipo do T10SS é a quitinase de *Serratia marcescens*, que usa uma holina e uma endopeptidase para facilitar a sua secreção. A quitinase permite a utilização da quitina como fonte de carbono e nitrogênio, portanto é uma enzima metabólica. Esse sistema também é conhecido em *Salmonella enterica sorovar typhi*, em que a secreção da toxina tifoide é dependente de holina e uma muramidase. A toxina tifoide é um importante fator de virulência na patogênese da febre tifoide (ver Capítulo 43).

Entre os dez sistemas de secreção aqui apresentados, o T10SS é o menos caracterizado, não se conhecendo todas as proteínas secretadas ou envolvidas no processo de secreção, bem como as sequências de aminoácidos para o reconhecimento das proteínas para a secreção. Basicamente, esse sistema emprega o par holina/endopeptidase que abre um poro na membrana citoplasmática e outro, na camada de peptideoglicano para o transporte das proteínas.

A secreção de quitinase em *S. marcescens* envolve a holina ChiW e a endopeptidase ChiX. A exportação de ChiX para o periplasma através da holina ChiW resulta na clivagem das ligações entre L-Ala e D-Glu na camada de peptideoglicano. A ação de ChiW, ChiX e de proteínas não conhecidas ocasiona a secreção das quitinases ChiA, ChiB, ChiC e Cbp21 para o espaço periplasmático. Entretanto, a última etapa do transporte através da membrana externa ainda não foi estabelecida. Os mecanismos potenciais pelos quais essas proteínas são liberadas incluem a formação de vesículas de membrana externa, um canal externo atravessando a membrana externa ou a sua ruptura.

Nos próximos anos, os sistemas T9SS e T10SS certamente serão caracterizados com detalhes em termos de funcionamento do aparato de secreção e composição dos efetores que os utilizam. Além disso, não podemos descartar a descoberta e a caracterização de outros sistemas de secreção especializados em bactérias Gram-negativas.

Sistema de secreção do tipo *usher*-chaperona

Esse é um sistema de secreção específico que utiliza chaperonas periplasmáticas e uma proteína de membrana externa, denominada *usher*, resultando na montagem de pili/fímbrias na superfície de bactérias Gram-negativas. Conforme mencionado no início deste capítulo, alguns autores consideram a nomenclatura de T7SS inapropriada para o sistema de secreção de proteínas em micobactérias, consideradas monodérmicas, sugerindo que o T7SS deveria ser usado para o sistema *usher*-chaperona de montagem de pili/fímbrias. Entretanto, a maioria da literatura na área continua empregando o termo T7SS para as micobactérias e o sistema *usher*-chaperona segue sem nomenclatura numérica.

Os pili ou fímbrias são estruturas não flagelares, projetadas a partir da parede bacteriana, constituídas de polímeros de subunidades proteicas denominadas "pilinas", as quais são transportadas para o meio externo por esse sistema de secreção, permanecendo ancoradas na membrana externa da bactéria por meio do *usher*. Embora os termos "pili" e "fímbrias" sejam indistintamente aplicados, é mais preciso utilizar o termo "fímbria" para as estruturas bacterianas que medeiam adesão/colonização, enquanto "pili" se aplica àquelas usadas para a transferência de material genético (pilus sexual).

O sistema *usher*-chaperona é um sistema Sec-dependente de duas etapas, ou seja, as pilinas sintetizadas no citoplasma atravessam a membrana citoplasmática através do sistema Sec, alcançando o espaço periplasmático onde se associam às chaperonas. Essa associação protege as pilinas da ação de proteases e da polimerização no interior da bactéria, além de permitir a interação dessas subunidades com o *usher*, ancorado na membrana externa da bactéria. O complexo chaperona-pilina é desfeito quando encontra o *usher*, o qual direciona a progressão ordenada das subunidades e a ancoragem na membrana externa, garantindo a correta apresentação da fímbria/pili ao meio externo.

Várias fímbrias montadas por meio desse sistema são conhecidas e relacionadas com as etapas de colonização bacteriana do hospedeiro, principalmente em *Escherichia coli* patogênicas e *Salmonella* spp. São importantes estruturas bacterianas envolvidas na adesão interbacteriana, adesão e invasão a diferentes tipos epiteliais, adesão a superfícies abióticas e formação de biofilme. Algumas dessas estruturas são bastante caracterizadas em termos genéticos e de envolvimento na patogenicidade, como: a fímbria tipo 1, amplamente presente em gêneros da ordem Enterobacterales (incluindo a família Enterobacteriaceae); as fímbrias P, F1C e S de *Escherichia coli* uropatogênica; os fatores de colonização CS1, CFA/I e CFA/II de *Escherichia coli* enterotoxigênica; as fímbrias AAF/I-V de *Escherichia coli* enteroagregativa; as fímbrias LPF, SEF e PEF de Salmonella spp.

Bibliografia recomendada

Abdallah AM, van Pittius NCG, Champion PAD, Cox J, Luirink J, Vandenbroucke-Grauls CMJE. Type VII secretion – mycobacteria show the way. Nat. Rev. Microbiol. 2007;5:883-91.

Chatzi KE, Sardis MF, Karamanou S, Economou A. Breaking on through to the other side: protein export through the bacterial Sec System. Biochem. J. 2013;449:25-37.

Costa TR, Felisberto-Rodrigues C, Meir A, Prevost MS, Redzej A, Trokter M. Secretion systems in Gram-negative bacteria: structural and mechanistic insights. Nat. Rev. Microbiol. 2015;13:343-59.

Coulthurst S. The type VI secretion system: a versatile bacterial weapon. Microbiology (Reading), 2019;165:503-15.

Desvaux M, Hébraud M, Talon R, Henderson IR. Secretion and subcellular localizations of bacterial proteins: a semantic awareness issue. Trends Microbiol. 2009;17:139-45.

Filloux A. The rise of the type VI secretion system. F1000Prime Rep. 2013;5:52.

Leyton DL, Rossiter AE, Henderson IR. From self sufficiency to dependence: mechanisms and factors important for autotransporter biogenesis. Nat. Rev. Microbiol. 2012;10:213-25.

Papanikou E, Karamanou S, Economou A. Bacterial protein secretion through the translocase nanomachine. Nat. Rev. Microbiol. 2007;5:839-51.

Waksman G, Orlova EV. Structural organization of the type IV secretion systems. Curr. Op. Microbiol. 2014;17:24-31.

Wallden K, Rivera-Calzada A, Waksman G. Type IV secretion systems: versatility and diversity in function. Cell. Microbiol. 2010;12:1203-12.

Wilson BA, Salyers A, Whitt DD, Winkler ME. Bacterial pathogenesis: a molecular approach. 3. ed. ASM Press, 2011.

PARTE 2B

Bactérias Patogênicas

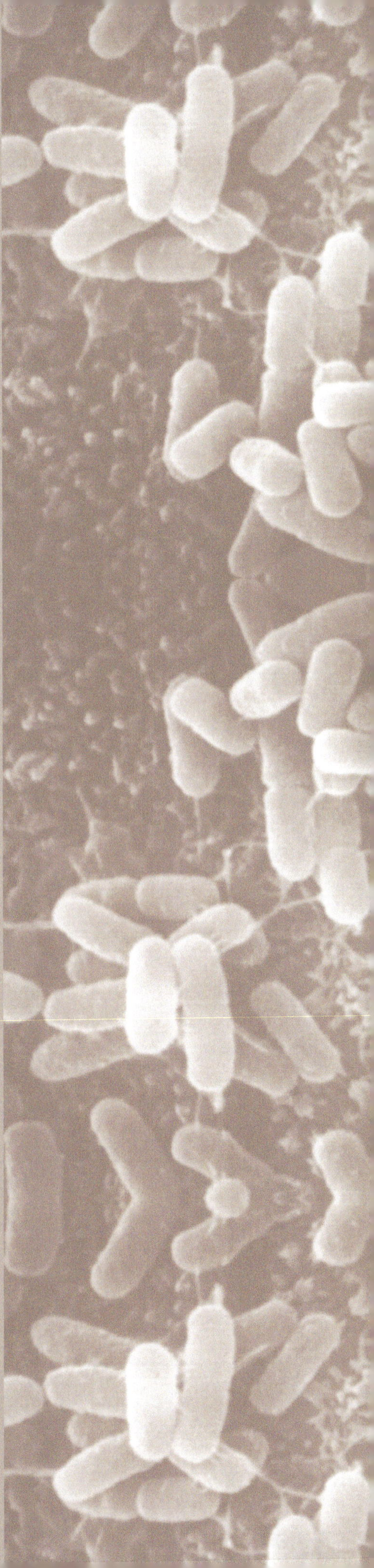

Staphylococcus aureus 20

Agnes Marie Sá Figueiredo
Elsa Masae Mamizuka
John Anthony McCulloch

Introdução

Características morfofisiológicas e taxonômicas

Os estafilococos são cocos Gram-positivos, de 0,5 μm a 1,5 μm em diâmetro, capazes de resistir a uma ampla gama de condições ambientais, podendo sobreviver em ambientes secos, com pH mínimo de 4,2, máximo de 9,3 (pH ótimo de 7 a 7,5) e sob as temperaturas mínima de 6 °C e máxima de 48 °C (temperatura ótima de 37 °C). Toleram ainda altas concentrações de cloreto de sódio de até 25% (concentração ótima de 7% a 10%). Essas bactérias não formam esporos e não são fastidiosas e, quanto ao tipo de reações que empregam para obter energia, são classificadas como facultativas, ou seja, podem se multiplicar em condições de aerobiose ou anaerobiose.

Os estafilococos exibem preferência por fontes glicolíticas de carbono, e ácidos são produzidos aeróbica ou anaerobicamente a partir de glicose, lactose, maltose e manitol, e aerobicamente a partir de frutose, galactose, manose, ribose, sacarose, trealose, turanose e glicerol. Podem formar cocos isolados, em pares, tétrades, ou pequenas cadeias; porém, uma importante característica, sobretudo quando em cultivo em meio sólido, é a de se agrupar irregularmente (por se dividir em mais de um plano) formando arranjos que lembram "cachos de uvas". Esses arranjos podem ser visualizados por microscopia óptica, por intermédio da coloração de Gram. A palavra *Staphylococcus* vem do grego *σταφυλή* (*staphylé*) que significa "uva". No entanto, o mero agrupamento em cachos não serve como critério de identificação do gênero. De acordo com as regras taxonômica atuais, o gênero *Staphylococcus* foi incluído no filo Firmicutes, classe Bacilli, ordem Bacilalles e família *Staphylococcaceae*.

Os cocos Gram-positivos da família *Staphylococcaceae* podem ser distinguidos na rotina laboratorial por meio da prova da catalase. Esse teste consiste na detecção dessa enzima que catalisa a quebra de peróxido de hidrogênio em água e oxigênio molecular, sendo esse último detectado por estar em fase gasosa, visualizada sob forma de efervescência. No entanto, cepas da família *Micrococcaceae* também são Gram-positivas, catalase positivas, mas não são usualmente isoladas de amostras humanas. A distinção de *Staphylococcus* sp. de espécies da família *Micrococcaceae* pode ser feita mediante teste de sensibilidade à bacitracina na concentração 0,04 Unidades (U), sendo *Staphylococcaceae* resistente a esse antibiótico (Figura 20.1).

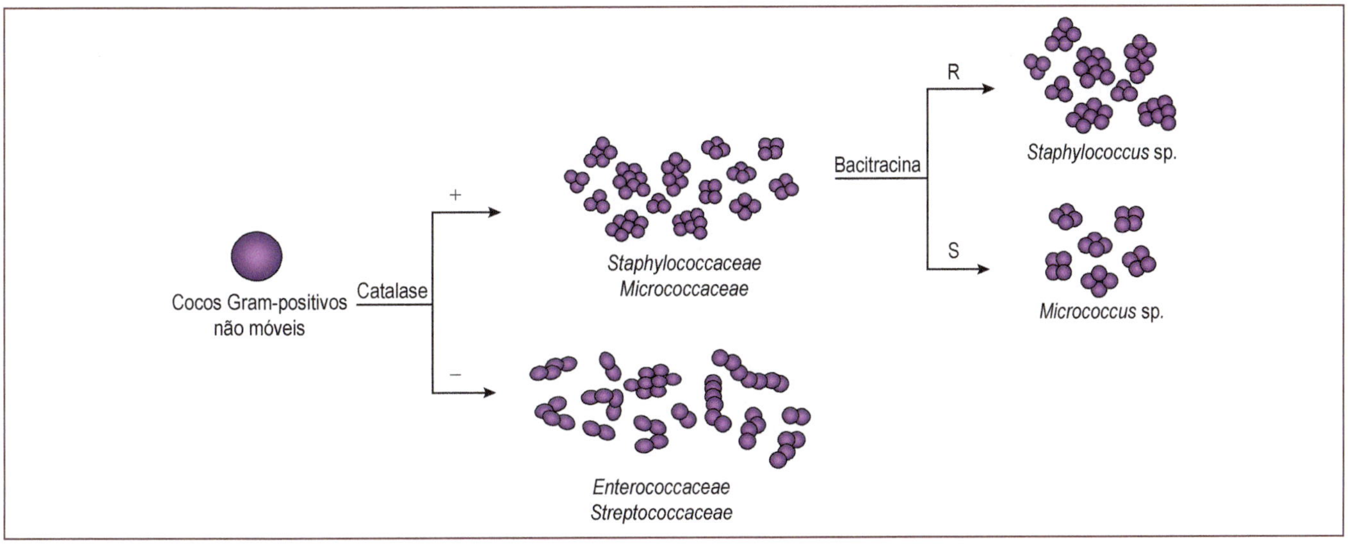

Figura 20.1 – *Esquema simplificado de identificação do gênero* Staphylococcus.
+: presença de efervescência no teste da catalase; -: ausência de efervescência no teste da catalase; R: resistência; S: sensibilidade.
Fonte: Desenvolvida pela autoria.

Staphylococcus aureus

Staphylococcus aureus subespécie *aureus* (normalmente referida como *S. aureus*) é uma das bactérias mais estudadas por apresentar um impacto expressivo na Saúde Pública. Desde o primeiro isolamento realizado pelo cirurgião escocês Alexander Ogston e a descrição da espécie realizada pelo cientista alemão Friedrich Julius Rosenbach, no final do século XIX, a identificação de *S. aureus* como um agente etiológico de infecções em seres humanos e outros animais tem sido constante. Ao longo desse tempo, *S. aureus* tem nos desafiado por sua propriedade de adquirir resistência a praticamente todos os antimicrobianos desenvolvidos pela humanidade. Outro agravante é que essa bactéria apresenta a capacidade de infectar diferentes tecidos e órgãos, em diferentes contextos epidemiológicos. O sequenciamento de vários genomas de *S. aureus* tem revelado a notável plasticidade genômica da espécie, que resulta no surgimento de linhagens específicas apresentando diferentes perfis de virulência e resistência aos antimicrobianos. A capacidade dessa espécie albergar genes oriundos de outras espécies, de forma estável, confere-lhe a resiliência que fomenta o sucesso desse patógeno para colonizar e sobreviver em vários nichos, frente a diferentes condições ambientais.

Identificação laboratorial

A identificação laboratorial de *S. aureus* é relativamente simples quando comparada à identificação específica de outros patógenos, uma vez que envolve apenas três provas, caso a amostra tenha sido obtida de material clínico humano. A identificação conclusiva de *S. aureus* a partir de amostras ambientais, no entanto, envolve a distinção entre *Staphylococcus* e outros gêneros catalase-positivos, o que deve ser feito com uma prova de sensibilidade à bacitracina (Figura 20.1). Como infecções por cocos Gram-positivos, catalase-positivos, por outros gêneros que não sejam *Staphylococcus* são extremamente raras; na clínica, presume-se que amostras de cocos Gram-positivos, catalase-positivos, pertençam ao gênero *Staphylococcus*.

A distinção de *S. aureus* de outras espécies pertencentes ao mesmo gênero pode ser feita também de forma presuntiva, caso a amostra bacteriana tenha sido obtida a partir de material humano, já que essa é a única espécie de *Staphylococcus* produtora de coagulase comumente isolada de humanos. A prova da DNAse, que envolve avaliação da produção de nucleases capazes de digerir DNA *in vitro*, em meio específico contendo DNA, pode também ser realizada em paralelo ou em substituição à prova da catalase. A única espécie de *Staphylococcus* isolada de amostra humana que apresenta um teste de DNAse positivo é *S. aureus*. Quando a identificação conclusiva da espécie é necessária, amostras oriundas de animais não humanos necessitam de provas de fermentação de trealose e maltose, uma vez que ambas são positivas apenas para *S. aureus*. Métodos de identificação com base no teste da reação em cadeia da polimerase (PCR, *do inglês polimerase chain reaction*) também têm sido indicados para a diferenciação entre *S. aureus* e *Staphylococcus* coagulase-positivos isolados de animais.

Ecologia e epidemiologia

S. aureus é frequentemente encontrado em comunidades microbianas associadas a hospedeiros humanos ou outros animais. A relação entre *S. aureus* e o hospedeiro é, no entanto, volátil, já que a espécie nem sempre está presente na microbiota. Quando *S. aureus* coloniza superfícies externas do hospedeiro sem causar doença, essa relação é denominada "comensal". Porém, a transição de comensal para patógeno pode ocorrer rapidamente, por esse motivo essa bactéria é reconhecida como agente infeccioso oportunista. Alguns estudos têm indicado que a colonização por *S. aureus* em indivíduos saudáveis aumenta o risco de infecção. Entretanto, esses estudos são muito heterogêneos e pouco controlados e não avaliaram o período completo da transição entre a colonização e a doença. Apesar disso, de modo geral, existe uma tendência a se considerar que a taxa de carreamento de *S. aureus* por hospedeiros assintomáticos (aproximadamente 25% a 30%) exerceria uma influência na epidemiologia das infecções causadas por essa espécie bacteriana, já que linhagens virulentas e/ou resistentes aos antimicrobianos podem migrar do sítio de colonização para outros nichos do hospedeiro, onde a bactéria encontraria uma situação propícia para se multiplicar ativamente e iniciar um processo infeccioso.

A colonização de pacientes por cepas de *S. aureus* associadas a hospitais e outras instituições de assistência à saúde (HA-MRSA; *hospital-associated MRSA*) dificulta muito o controle da disseminação dessas bactérias no ambiente hospitalar, visto que não raramente apresentam múltipla resistência aos antimicrobianos. Esse controle envolveria o uso de antimicrobianos em carreadores do micro-organismo ou desenvolvimento de uma vacina efetiva. A eliminação profilática de *S. aureus* pelo uso de antimicrobianos é arriscada porque pode resultar na seleção de cepas resistente, não somente de *S. aureus*, mas de outras espécies presentes na rica microbiota humana, o que inviabiliza o procedimento; exceto para populações que apresentam elevado risco para infecções graves por esses micro-organismos. No corpo humano, *S. aureus* pode ser isolado de vários sítios, mas o isolamento a partir de amostras obtidas da cavidade nasal anterior é mais frequente. Sítios de colonização não nasal incluem a faringe, a vagina, axilas e alguns sítios de pele queratinizada, especialmente o períneo, o tronco e os membros superiores, com maior prevalência nas mãos. No ambiente hospitalar, as mãos dos profissionais da Saúde podem ser fontes importantes de disseminação de *S. aureus*, incluindo aqueles mutirresistentes.

A colonização de humanos por *S. aureus* difere em três grupos populacionais. Cerca de 20% da população humana quase nunca apresenta colonização por *S. aureus*. Outros 20% da população apresenta colonização persistente por uma única linhagem de *S. aureus*. Os 60% restantes da população apresenta uma colonização intermitente por diferentes linhagens de *S. aureus*, perdendo e adquirindo essas linhagens ao longo do tempo. O padrão de colonização persistente por uma única linhagem é mais comum em crianças do que em adultos, já que esse padrão tende a mudar com a idade. Animais não humanos também podem ser colonizados por *S. aureus*, especialmente aqueles que têm contato com humanos, como animais de companhia e animais produtores de alimento, como bovinos, ovinos, caprinos, suínos e aves; bem como outros animais de criação, como coelhos e cavalos. Já está bem estabelecido que a transmissão de *S. aureus* entre esses animais e humanos ocorre em ambas as direções; no entanto, a dinâmica dessa transmissão ainda não está bem-estabelecida.

A proximidade entre humanos e esses animais, somada ao uso de antibióticos como promotores de crescimento na pecuária, pode ter consolidado a crescente prevalência de *S. aureus* resistente à meticilina (MRSA) em animais de criação; essas cepas vêm sendo denominadas "LA-MRSA" (*livestock* MRSA). Mais recentemente, com o surgimento de cepas de MRSA associadas a infecções em pessoas previamente sadias da comunidade (CA-MRSA; *Community-Acquired* MRSA), esses micro-organismos resistentes têm sido também detectadas colonizando e infectando animais domésticos, por exemplo, cães e gatos (Quadro 20.1).

Patogênese

Quando a relação com o hospedeiro não é comensal, *S. aureus* pode agir como o agente etiológico de diferentes síndromes bem caracterizadas e pertencentes a três categorias distintas de doença.

Infecções localizadas superficiais

A primeira categoria consiste em infecções supurativas (que resultam na formação de pus) na pele e tecidos moles. Nesse tipo de infecção, geralmente a fonte de contaminação vem do meio externo, o crescimento bacteriano é localizado em sítios como feridas cirúrgicas, lesões decorrentes de picadas de insetos, queimaduras e traumas em geral, acometendo a derme. Infecções piogênicas localizadas no folículo piloso são denominadas "furunculose" e, quando há uma extensão dessa infecção com o acometimento e comunicação de vários folículos pilosos numa região da derme, a síndrome é denominada "carbúnculo". Infecções superficiais da derme por *S. aureus*, não necessariamente envolvendo o folículo piloso, constituem uma síndrome denominada "impetigo", em que lesões características se manifestam em forma de agrupamentos de pústulas, sobre base eritematosa, que se formam especialmente no pescoço, dobras e face. Essas lesões podem formar bolhas maiores, por vezes extensas e coalescentes, caso a cepa de *S. aureus* seja produtora de toxinas esfoliativas (ET) (ver adiante).

S. aureus também pode causar celulite, uma condição caracterizada por crescimento bacteriano e inflamação difusa, porém localizados na derme e no tecido subcutâneo. Eventualmente, ao atingir tecidos mais profundos, a bactéria pode penetrar na corrente sanguínea causando infecções graves e disseminadas. O tratamento da celulite com antimicrobianos pode ser dificultado, sobretudo na presença de um abscesso adjacente e pode, eventualmente, requerer intervenção cirúrgica na área lesionada para o desbridamento da lesão, ou seja, retirada de tecido infectado e/ou necrosado, bem como drenagem de pus no caso da formação de abscesso.

Quadro 20.1 – *Classificação dos MRSA de acordo com o cenário epidemiológico das infecções associadas*

Classificação	*Definição*	*Gene mec*	*Epidemiologia*	*Outras características*
MRSA	Nome genérico que inclui todos as cepas de *S. aureus* portando um alelo do gene *mec*	Apresenta um alelo do gene *mec* (*mecA* ou *mecC*) localizado em 15 tipos diferentes de SCC*mec*	Infecta seres homens e animais	Varia quanto à frequência de múltipla resistência aos antimicrobianos
CA-MRSA	MRSA adquirido por indivíduos não hospitalizados e que não tiveram contato recente com serviços de assistência à saúde	Com frequência apresentam SCC*mec*IV, mas eventualmente podem apresentar outros tipos de SCCmec carreando o gene *mecA*	Infecta seres humanos, mas pode ser transmitido para animais de estimação como cães e gatos	Geralmente mais susceptível aos antibióticos não betalactâmicos e, com frequência, apresenta a leucocidina de Panton-Valentine (PVL)
HA-MRSA	MRSA adquirido por pessoas hospitalizadas ou que utilizaram serviços de assistência à saúde	Pode apresentar diferentes tipos de SCC*mec*, tipos I, II, III etc, que carreiam o *mecA*, inclusive SCC*mec*IV	Infecta seres humanos, principalmente, mas já foi isolado também de animais de estimação	Geralmente mais resistente aos antibióticos não betalactâmicos e, mais raramente, apresenta a leucocidina de Panton-Valentine (PVL)
LA-MRSA	MRSA adquirido por animais de criação, como bovinos, equinos, ovinos etc.	Entre as cepas mais isoladas, está a que apresenta ST398 e SCC*mec* tipo V, o qual carrega o alelo *mecC*	Infecta animais de criação, porém infecções graves em humanos por ST398-SCC*mecV* já foram descritas	Apresenta elevada resistência aos antimicrobianos e geralmente não apresenta a leucocidina de Panton-Valentine (PVL)

Sob determinadas situações, a classificação como CA-MRSA, HA-MRSA e LA-MRSA pode ser uma tarefa não muito simples. Por exemplo, CA-MRSA é hoje frequentemente encontrado causando infeções hospitalares. Por exemplo, CA-MRSA relacionado ao USA300 (ST8-SCC*mec*IV, PVL positivo) e USA1100 (ST30-SCC*mec*IV e PVL positivo) são observados infectando pacientes em hospitais dos Estados Unidos e do Brasil. Adicionalmente, cepas de LA-MRSA já foram isoladas de pacientes humanos.
MRSA: *S. aureus* resistente à meticilina.
Fonte: Desenvolvida pela autoria.

■ Infecções profundas

Infecções mais profundas, de natureza sistêmica, constituem a segunda categoria de infecções por *S. aureus* e incluem a disseminação das células bacterianas por bacteremia e a sua instalação em sítios distantes do local de entrada na via sistêmica. A bacteremia por *S. aureus*, por si só, pode causar uma série de complicações como choque séptico, trombose e até óbito. *S. aureus* é um dos agentes etiológicos mais prevalentes em bacteremias tanto nosocomiais como comunitárias. A aquisição da via sistêmica por *S. aureus* pode servir também de rota para a instalação de focos de infecção secundária, que podem culminar na formação de abscessos profundos, osteomielite, infecções de tecido cartilaginoso, endocardite e meningite, essa última trazendo complicações neurológicas. *S. aureus* também pode causar infecções do trato respiratório inferior.

A pneumonia causada por essa espécie pode tanto ser primária como decorrente de sua instalação a partir de outros sítios, por meio de disseminação hematogênica. Ademais, a aquisição de pneumonia por *S. aureus* pode ser tanto nosocomial como comunitária. A pneumonia por *S. aureus* é diagnosticada por se apresentar como uma pneumonia aguda com evidência microbiológica de *S. aureus* ou por achados radiológicos compatíveis, como formação de abscessos focais no pulmão, empiema, derrame pleural, ou piopneumotórax. *S. aureus* é responsável por uma pequena proporção de pneumonias em crianças pequenas não hospitalizadas, geralmente de até 2 anos de idade. Entretanto, um elevado grau de suspeição se faz necessário em virtude da rápida progressão da pneumonia estafilocócica, da necessidade do uso de antimicrobianos diferentes daqueles normalmente utilizados no tratamento de pneumonias comunitárias, da possível necessidade de drenagem cirúrgica intercostal e do elevado índice de complicações. Algumas cepas, incluindo CA-MRSA, podem produzir uma versão clínica de pneumonia denominada "pneumonia necrosante", que tem curso muito agressivo, causando hemorragia nas vias aéreas, incluindo pulmões, com destruição tecidual desse órgão e hemoptise, sendo, não raramente, fatal. Pneumonias causadas por *S. aureus*, especialmente pneumonia necrosante, têm sido relacionadas também a infecções prévias por vírus respiratórios, como vírus influenza e SARS-CoV-2.

■ Síndromes toxigênicas

Uma terceira categoria de doenças causadas por *S. aureus* é composta por síndromes associadas à produção de toxinas, muitas vezes com ação sistêmica ou à distância. Essas síndromes são desencadeadas pela ação de toxinas que agem como superantígenos. Os superantígenos têm a propriedade de se ligar à parte externa do receptor MHCII de células apresentadoras de antígenos (APC, do inglês *antigen presenting cells*) e do receptor de células T (TCR) dos linfócitos T (LyT). Esse tipo de contato com essas duas células promove a ativação exacerbada do linfócito T, culminando na proliferação oligoclonal ou policlonal desse último e consequente produção de várias citocinas pró-inflamatórias. Normalmente, a apresentação de um antígeno pela APC ao LyT ocorre pela via trivial, ou seja, pela parte central desses receptores, mas a interação dos superantígenos pela sua parte externa causa hiperativação do LyT, produção exacerbada de citocinas e, consequentemente, alterações fisiológicas importantes no hospedeiro. Diferentes superantígenos de *S. aureus* elicitam diferentes graus de exacerbação da resposta imune, com a produção de diferentes síndromes, dependendo do(s) superantígeno(s) expresso(s) por uma determinada cepa.

■ Síndrome do choque tóxico

A síndrome mais severa causada por um superantígeno estafilocócico é a síndrome do choque tóxico (TSS; *toxic shock syndrome*), a qual pode progredir rapidamente para um choque grave e fatal. A elevada mortalidade é incrementada, em parte, pelo não reconhecimento imediato da síndrome pelos médicos. A TSS é causada pela produção da toxina da síndrome do choque tóxico-1 (TSST-1, do inglês *Toxic Shock Syndrome Toxin*-1), um superantígeno que apenas algumas cepas de *S. aureus* conseguem produzir. O gene que codifica essa toxina (gene *tst*) encontra-se em um bloco de DNA, localizados no genoma da bactéria conhecido como "ilha de patogenicidade estafilocócica" (SAPI, do inglês *staphylococcal patogenicity island*). Tanto SAPI1, SAPI2, como a SAPI68111 podem carrear *tst*, dependendo da linhagem de *S. aureus*. Porém, a mera produção de TSST-1 por uma cepa não é suficiente para o desencadeamento de TSS em um hospedeiro, uma vez que algumas pessoas já desenvolveram imunidade contra *S. aureus*, inclusive podendo ter anti-TSST-1, o que impediria a instalação dessa síndrome.

O risco de desenvolver TSS, portanto, depende não apenas da cepa causadora da infecção/colonização, como também da resposta imune do hospedeiro. Talvez por isso, ST menstrual apresenta-se mais comumente em mulheres mais jovens, do que em mulheres adultas. A TSS é caracterizada por febre, hipotensão, erupção cutânea, extensa descamação cutânea e acometimento de três ou mais dos seguintes sistemas orgânicos: trato gastrointestinal; musculatura; mucosas; sistema renal; sistema hepático; sistema nervoso central; e sistema sanguíneo. A TSS é classificada do ponto de vista clinicoepidemiológico em duas grandes categorias: casos menstruais e casos não menstruais.

Casos menstruais de TSS foram descritos pela primeira vez no final da década de 1970 e início da década de 1980. O uso de determinado tipo de tampão absorvente higiênico, durante o período menstrual, apresentando um elevado poder de absorção, foi identificado como fator de risco para o desencadeamento de TSS. Esses tampões eram produzidos com um tipo de pérolas de poliéster comprimidas e carboximetilcelulose em vez da combinação de componentes sintéticos com o algodão, como a maioria dos outros. Além de superabsorventes, esses tampões abriam-se no canal vaginal para adquirir uma forma de copo, o que ajudava a evitar vazamentos. Apesar de parecer um excelente recurso para tampões menstruais, essa tecnologia também resultou em maior proliferação de bactérias, pois deixava a mucosa vaginal mais ressecada, propícia a pequenas lesões. Esse ressecamento combinado com o pH vaginal menos ácido, durante o período menstrual, favorecia ainda mais a proliferação. Aliado a isso, foi formulada a hipótese de que esse tipo de tampão, pela elevada absorção, promoveria o aumento de oxigênio e de dióxido de carbono (CO_2) no interior do tampão, em uma mucosa vaginal usualmente anaeróbica. Sem dúvida, a produção de TSST-1 pelos *S. aureus* exige oxigênio e a presença do CO_2, e essa produção poderia aumentar pelo efeito do oxigênio. Adicionalmente, a carboxymetilcelulose tem uma consistência gelatinosa que lembra a superfície de um meio de cultura bacteriano contendo ágar. É ainda importante ressaltar que as pessoas usuárias costumavam deixar esses tampões por muito tempo, promovendo ainda mais o crescimento bacteriano. De fato, a retirada do mercado de tampões higiênicos de alta absorção correlacionou-se com uma queda na incidência de TSS. O uso prolongado de tampões é um fator de risco para o desencadeamento de TSS.

Existem ainda relatos de TSS menstrual associado a outros dispositivos, como diafragmas, dispositivos intrauterinos e esponjas contraceptivas. Casos de TSS, no entanto, podem ser do tipo não menstrual e associados a infecções primárias por *S. aureus* produtor de TSST-1, especialmente em infecções de pele e tecidos moles, infecções pós-cirúrgicas, em queimados, infecção envolvendo corpo estranho, tampões nasais, cateteres de diálises, sendo mais comum em pacientes adultos e idosos hospitalizados. Casos de TSS não menstrual foram também relatados em crianças, incluindo aqueles associados à infecção secundária por *S. aureus* após influenza (pós-influenza TSS). Cepas produtoras de certas enterotoxinas estafilocócicas, como a enterotoxina B, podem também causar TSS; porém essas enterotoxinas não são tão potentes quanto a TSST-1. A incidência de casos não menstruais de TSS não tem se reduzido nos últimos anos, ao contrário da dos casos menstruais.

■ Intoxicação alimentar por *S. aureus* produtor de enterotoxinas

A ingestão de toxinas superantigênicas de *S. aureus* pré-formadas em alimentos, em decorrência do crescimento bacteriano no próprio alimento, resulta no desencadeamento de uma síndrome denominada "intoxicação alimentar estafilocócica". Essas toxinas superantigênicas são denominadas "enterotoxinas estafilocócicas" (SE). Já foram caracterizados 19 tipos de SE em *S. aureus* (SEA-SEE; SEG-SEI; SEK-SEY); no entanto, diferentes linhagens podem produzir diferentes combinações de SE. A manipulação de alimentos por indivíduos portadores de *S. aureus* produtor de SE e o subsequente armazenamento desse alimento em temperatura que não impeça o crescimento de *S. aureus* por tempo suficiente, a ponto de a população bacteriana atingir fase estacionária de crescimento, são as principais causas epidemiológicas de intoxicação alimentar estafilocócica. SE podem também ser produzidas em laticínios por *S. aureus* que se encontrava no leite usado para sua produção em razão da mastite causada pela cepa no ruminante leiteiro que originou o produto.

Os sintomas de intoxicação alimentar por *S. aureus se* iniciam rapidamente após ingestão de toxina pré-formada. Esses sintomas são caracterizados por náusea e emese, com ou sem o acompanhamento de diarreia. Por não ocorrer produção das SE no corpo do hospedeiro, a intoxicação alimentar estafilocócica é autolimitante, já que a concentração de SE diminui com a emese e diarreia. Isso configura essa síndrome como relativamente benigna. Apesar de serem superantígenos, as propriedades eméticas das SE estão localizadas em domínios não superantigênicos de suas estruturas proteicas; assim, o efeito emético das SE é um tanto dissociado de seus poderes superantigênicos. Nem todas as proteínas da família das enterotoxinas de *S. aureus* têm propriedade emética (p. ex., TSST-1 não induz emese) e por isso não são consideradas SE. Superantígenos estafilocócicos não eméticos que apresentam homologias com as SE (estas sim, eméticas) são denominados *staphylococcal enterotoxin-like* (SEL). Além desses, *S. aureus* pode produzir uma gama de outras proteínas que se localizam na SAPI2 e são hoje conhecidos como *Staphylococcus superantigen-like* (SSL). Proteínas SSL, apesar de apresentarem similaridade estrutural com superantígenos estafilocócicos, não apresentam atividade superantigênica. Essa família de proteínas é composta de 14 membros SSL1-SSL14. Algumas dessas proteínas (SSL-5 e SSL-7) apresentam função imunomodulatória, contribuindo para a evasão do sistema imune pelo *S. aureus*. A maioria das proteínas SSL ainda não tem sua função caracterizada.

■ Síndrome da pele escaldada estafilocócica

Outra síndrome desencadeada por uma toxina de *S. aureus* é a da pele escaldada estafilocócica (SSSS, do inglês *staphylococcal scalded skin syndrome*). SSSS consiste em uma dermatite esfoliativa que envolve a produção de ET. Essas toxinas são serinoproteases muito específicas que clivam uma molécula proteica (desmogleína) que participa da junção célula-célula na epiderme, resultando no destacamento do estrato granuloso da epiderme. Esse desprendimento resulta na formação de lesões bolhosas extensas patognomônicas à síndrome, em conjunto com febre e letargia. Alguns estudos atribuíram às ET propriedades superantigênicas; no entanto, existem ainda algumas controvérsias quanto à presença dessa atividade, apesar da similaridade de estrutura com superantígenos. De qualquer forma, não há consenso sobre o papel da superantigenicidade das ET na SSSS.

As ET podem ser produzidas durante uma infecção localizada e migrar, pela via circulatória, para sítios distantes agindo sobre a epiderme nesses locais. Portanto, nem toda lesão de SSSS está infectada pelo *S. aureus* produtor de ET. Quando o efeito das ET produzidas permanece localizado e a infecção é sob forma de impetigo, as lesões do impetigo formam vesículas, o que se denomina "impetigo bolhoso". Foram descritos três isoformas de ET envolvidas em casos clínicos de SSSS em humanos. ETA, que é codificada por um bacteriófago integrado no genoma da bactéria; a ETB, codificada por um plasmídeo; e a ETD, codificada por uma ilha de patogenicidade. A ETC foi isolada de infecção em equinos, mas não foi descrita ainda em infecções em humanos.

Fatores de virulência

A patogênese de uma infecção por *S. aureus* é de natureza multifatorial e resultado da expressão de uma pletora de genes que codificam fatores de virulência em determinada cepa. É importante ressaltar que, em razão da plasticidade genômica de *S. aureus*, nem toda linhagem da espécie apresenta a mesma constituição genética. Portanto, a prevalência desses genes acessórios que resultam na patogênese varia consideravelmente entre linhagens diferentes de *S. aureus*. Determinadas cepas de *S. aureus* têm, portanto, capacidade de causar apenas certos tipos de infecção ou intoxicação, dependendo do conjunto de genes acessórios de virulência que estão presentes e ativos em seu genoma. Ademais, esses genes são expressos apenas em determinadas condições. Portanto, a instalação de um processo infeccioso depende também da resposta do hospedeiro à infecção.

Cápsula

Praticamente todos as amostras de *S. aureus* produzem uma cápsula de natureza polissacarídica que engloba a célula; porém, esta é muito fina, sendo visualizada apenas ao microscópio eletrônico. Essa cápsula inibe a fagocitose da bactéria pelo sistema imune do hospedeiro e é sintetizada por um *cluster* de genes que varia de cepa para cepa. Esse *cluster* codifica a expressão de um dos 13 tipos diferentes de cápsula polissacarídica, todas compostas de polímeros de ácidos hexosaminurônicos com uma sequência característica para cada tipo. A maior parte de *S. aureus* encontrada em humanos apresenta uma cápsula do tipo 5 ou 8. Linhagens que produzem cápsulas do tipo 1 e 2 formam colônias de aspecto mucoide, são muito virulentas, mas são raramente isoladas de humanos. O uso de antígenos capsulares como alvo para o desenvolvimento de vacinas pareceria *prima facie* uma boa estratégia dada a exposição da cápsula na superfície bacteriana; contudo, essa estratégia não tem sido efetiva para a proteção contra infecção ou colonização por *S. aureus*, e uma vacina efetiva permanece elusiva.

Proteínas de superfície

Uma série de proteínas bacterianas encontram-se covalentemente ancoradas na parede celular de *S. aureus*, porém voltadas para o meio externo. Essas proteínas possibilitam a interação da bactéria com diferentes substratos, incluindo tecidos do hospedeiro. Várias dessas proteínas podem atuar como adesinas, ligando-se a receptores da célula hospedeira. Essas proteínas têm o sinal LPXTG, de reconhecimento da sortase, enzima que catalisa a transpeptidação que resulta na ligação dessas proteínas à parede celular bacteriana. Adesinas que se ligam a substratos da matriz extracelular de hospedeiros são conhecidas como *microbial surface components recognizing adhesive matrix molecules* (MSCRAMM). Esses componentes da superfície microbiana que reconhecem moléculas de adesão da matriz extracelular do tecido dos hospedeiros medeiam a adesão da célula a esses compostos, ligando a célula bacteriana a um sítio específico do hospedeiro, dificultando assim sua remoção pelo fluxo de fluidos biológicos ou outros meios físicos, como a tosse e movimentos peristálticos.

Diferentes MSCRAMM podem estar presentes ou ausentes em determinadas cepas, e parece haver uma correlação entre a expressão de determinada MSCRAMM com o tipo de infecção causada pela cepa. Por exemplo, a presença de proteína ligadora de colágeno (CNA) correlaciona-se mais fortemente com infecções de tecidos duros (osteomielite e artrite séptica) do que com infecções de tecidos moles, apesar de poder estar presente em cepas isoladas desse último tipo de infecção. Proteínas ligadoras de fibrinogênio (ClfA e ClfB), também denominadas *clumping factors*, ligam-se ao fibrinogênio, o precursor solúvel da fibrina, que, por sua vez, faz parte da cascata de coagulação. O fibrinogênio é encontrado em alta concentração no plasma e prontamente recobre corpos estranhos inseridos em tecidos biológicos, como próteses e cateteres. Portanto, *S. aureus* pode usar o fibrinogênio que recobre esses materiais como alvo, conseguindo, assim, aderir a esse material inanimado. Clfs são considerados fatores de virulência importantes na formação de vegetação que ocorre na endocardite por *S. aureus*.

A fibronectina é outra molécula da matriz extracelular do hospedeiro que ocorre de maneira ubíqua em tecidos e fluidos e é alvo de proteínas ligadoras de fibronectina A e B (FnBPA e B), outras MSCRAMM de *S. aureus* que permitem a adesão da célula a uma grande extensão de sítios no hospedeiro. Além disso, as FnBP são importantes no processo de invasão a diferentes células do hospedeiro, por se ligarem às integrinas via peptídeo RGD, causando, assim, uma desorganização do citoesqueleto celular que culmina na entrada da bactéria na célula hospedeira, por um processo semelhante à endocitose. Uma adesina ligada à parede celular de *S. aureus* que não é uma MSCRAMM é a proteína A estafilocócica (SpA), que, apesar de ser uma adesina, participa da evasão da resposta imune ao se ligar aos receptores Fc de imunoglobulinas de classe IgG. Como a porção Fc das IgGs ficam, então, ligadas à SpA, isso dificulta o reconhecimento desse receptor das imunoglobulinas por células do sistema imune do hospedeiro, inibindo os processos de opsonização e fagocitose da resposta imune contra *S. aureus*. Além desses fatores de virulência, *S. aureus* têm, ainda, várias outras proteínas que podem estar associadas ao processo de colonização, disseminação e invasão por entre os tecidos do hospedeiro, e evasão da resposta imune. Algumas dessas proteínas serão abordadas a seguir.

Enzimas extracelulares e coagulases

S. aureus produzem várias enzimas que fazem parte das estratégias bacterianas durante o processo de infecção no hospedeiro. Essas enzimas são secretadas ao meio externo e agem em substratos extracelulares de forma a conferir vantagem nutricional e reprodutiva à bactéria. Entre o gênero *Staphylococcus*, *S. aureus* é uma espécie que mais produz enzimas extracelulares. Muitas dessas enzimas catalisam a quebra de moléculas complexas do hospedeiro, degradando o tecido do hospedeiro, gerando uma solução de continuidade em barreiras físicas do hospedeiro e, com isso, a possibilidade de a bactéria atingir camadas mais profundas. Um efeito colateral dessa degradação é a geração de oligocompostos, como peptídeos, aminoácidos, ácidos graxos e nucleotídeos, os quais podem servir de material nutriente para a célula bacteriana, que assim evita a necessidade de sintetizar esses compostos *ab initio*.

Além de proteases, *S. aureus* também produz nucleases, com ação catalítica sobre ácidos nucléicos. A nuclease termoestável (TNase) tem ação como endonuclease (cliva ácidos nucleicos) e exonuclease (digere ácidos nucleicos a partir de suas extremidades) e age ainda sobre DNA e RNA, além de ser termoestável. As lipases de *S. aureus* degradam triacilgliceróis e fosfolipídios que compõem células do hospedeiro. Hialuronidases degradam ácido hialurônico, parte da matriz extracelular dos tecidos conjuntivo e epitelial. A enzima catalase detoxifica o peróxido de hidrogênio, uma espécie reativa de oxigênio produzida pelo *burst* respiratório de células do sistema imune do hospedeiro, decompondo-o em água e oxigênio molecular, servindo, assim, de fator para a evasão da resposta imune.

S. aureus secreta duas coagulases, a estafilocoagulase que é produto do gene *coa* e a proteína de ligação ao fator de von Willebrand, a qual é codificada pelo gene *vwb*, e ambas ativam a protrombina para gerar fibrina. A proteína estafilocoagulase foi durante algum tempo considerada uma enzima, hoje sabemos que, na realidade, essa proteína promove a coagulação do plasma e fluidos ricos em fibrinogênio, de forma independente da regulação *upstream* da cascata de coagulação fisiológica. A última etapa da cascata de coagulação é a polimerização de fibrinogênio (solúvel) em fibrina (insolúvel), promovida pela estafilotrombina (coagulase ligada à trombina). A trombina, por sua vez, circula normalmente no sangue na forma do precursor inativo – protrombina. Quando a estafilocoagulase interage com a protrombina em seus domínios D1 e D2, a protombina cliva a estafilocoagulase em Arg15-Ile16, expondo um novo N-terminal. Esse N-terminal acaba inserido em uma bolsa formada na molécula de protombina, induzindo uma mudança conformacional que resulta na modelação do domínio ativo que, então, converte fibrinogênio em fibrina, propiciando, assim, a formação de um coágulo nas imediações das células estafilocócicas. O N-terminal da interação da proteína de ligação ao fator de von Willebrand com a protombina é igual ao N-terminal protombinaestafilocoagulase e induz semelhante ativação conformacional, não proteolítica, da protombina. Essa conformação dessas duas coagulases com a protombina é conhecida como estafiloprotombina.

Esse mecanismo de patogenicidade, envolvendo as coagulases, é essencial para a formação de abscessos que pode, em alguns casos, dar origem a processos "metastáticos". Isso ocorre quando, após uma infecção localizada originando a formação de abscessos, a bactéria pode se disseminar a partir desse sítio inicial de infecção, aderir a outros tecidos e infectar sítios mais profundos do hospedeiro. No início do processo de crescimento do abscesso, a formação de um coágulo no entorno das células bacterianas dificulta o acesso de células do sistema imune do hospedeiro para combater a infecção, assim permitindo o crescimento bacteriano localizado. A produção de coagulases por uma cepa bacteriana pode ser avaliada em laboratório clínico para identificação de *S. aureus* de origem humana, mediante o teste da coagulase em tubo de ensaio, também conhecido como "teste da coagulase livre". Esse teste envolve a incubação da bactéria em plasma de coelho contendo anticoagulantes, de forma a observar se ocorreu formação de coágulo (*S. aureus*) ou não (outras espécies de *Staphylococcus* coagulase-negativas).

■ Toxinas citolíticas

Uma classe importante de fatores de virulência de *S. aureus* são as toxinas citolíticas formadoras de poros. Essas proteínas, ao se ligarem à membrana citoplasmática de células do hospedeiro, formam verdadeiros poros, com consequente extravasamento do conteúdo dessas células e morte celular. Essas toxinas citolíticas são dirigidas a células do sangue do hospedeiro, algumas direcionadas a hemácias (eritrolisinas) e outras a leucócitos (leucotoxinas). Todas as leucotoxinas de *S. aureus* são compostas por heterodímeros (duas subunidades diferentes) que se polimerizam para formar "barris" transmembrâicos nas células-alvo, com consequente distúrbio osmótico da célula, que acaba sendo lisada. São quatro as leucotoxinas de *S. aureus*: a gama-hemolisina (HlgAB e HlgCB); a leucotoxina AB/GH (LukAB/GH); a leucotoxina ED (LukED); e a leucocidina de Panton-Valentine (PVL). Dessas, somente a gama-hemolisina consegue também lisar hemácias. A prevalência de cada leucotoxina em linhagens de *S. aureus* também é variável. Enquanto cerca de 90% das cepas de *S. aureus* clínicas são portadoras de gama-hemolisina, a leucocidina de Panton-Valentine só é encontrada em cerca de 5% das amostras de *S. aureus*. O papel dessa última leucotoxina, a PVL, na virulência de *S. aureus* tem sido controverso já que, embora haja uma alta prevalência de cepas produtoras de PVL entre casos de pneumonia necrosante e de infecções com destruição tecidual, parece não haver correlação entre virulência e prognóstico de uma infecção e presença de PVL na cepa causadora da doença. Porém, existe consenso de que a PVL resulte no agravamento dessas infecções, principalmente no caso de lesões necrosantes.

Infecções adquiridas na comunidade com cepas MRSA, normalmente referidas como CA-MRSA, têm um curso clínico mais agressivo e envolvem principalmente a pele, tecidos moles e os pulmões. Essas infecções aparecem como surtos entre presos, desportistas, homens que fazem sexo com homens e militares. A maior agressividade de CA-MRSA decorre da produção de várias toxinas, principalmente a PVL. Embora a detecção somente do gene que codifica para essa toxina não seja uma característica distintiva de CA-MRSA, a grande maioria dessas cepas produz essa leucocidina. Outra leucocidina conhecida como LukM (LukM-LukF-PV) tem sido detectada em cepas de *S. aureus* isoladas de mastite em gados bovinos, ovinos etc.

Além da gama-hemolisina, as citotoxinas com ação sobre hemácias em *S. aureus* incluem a alfa-hemolisina, cujo monômero polimeriza formando heptâmeros na membrana plasmática de hemácias, resultando em lise. Já a beta-hemolisina tem um mecanismo de ação hemolítica distinto. Essa proteína tem atividade esfingomielinidásica e, ao hidrolisar a esfingomielina (fosfolipídeo componente da membrana plasmática), ocasiona o rompimento da célula.

■ Modulinas solúveis em fenol

As modulinas solúveis em fenol, também conhecidas como *phenol-soluble modulins* (PSM), pertencem a uma classe de proteínas pró-inflamatórias que foram isoladas por meio de uma extração com fenol a quente a partir de um filtrado de cultura de *S. aureus*. Essas modulinas têm três localizações diferentes no genoma da bactéria. PSMα1 a PSMα4 estão localizadas no operon PSMα; PSMß1 e PSMß2 no operon PSMß; e a δ-toxina (ou δ-hemolisina) está codificada dentro da sequência do RNAIII (principal molécula reguladora do sistema de *quorum sensing* Agr). Peptídeos PSM formam uma estrutura em α-hélice anfipática e acredita-se que podem se ligar à membrana citoplasmática, de forma não específica, o que resultaria na desintegração da membrana. Adicionalmente, a capacidade dos PSM para se agregar em oligômeros, formando poros de curta duração, e sua propriedade de rapidamente se espalhar sobre as superfícies e de estruturar a arquitetura do biofilme estafilocócico são importantes aspectos da patogenicidade de *S. aureus*. De fato, a produção de PMS tem sido fortemente correlacionada à aptidão de *S. aureus* causar infecções invasivas por causas da capacidade dessas moléculas de lisar neutrófilos humanos e estimular respostas inflamatórias, além de participarem da estrutura do biofilme.

■ Evasão do sistema imune

Além de certos fatores de virulência já citados que podem ocasionar evasão do sistema imune, por exemplo, a SpA e as leucocidinas, outros produtos estafilocócicos também funcionam como importante evasinas. Uma vez que a bactéria inicie uma infecção em um tecido, os neutrófilos deixam o sangue, passando através do endotélio (diapedese), e migram em direção ao tecido infectado atraídos por um gradiente de quimiocina (quimiotaxia). Algumas evasinas de *S. aureus* como superantígenos-*like* estafilocócicos (SSL-1 e SSL-2), enterotoxina-*like* X (SelX) e a proteína de superfície Eap impedem a diapedese de neutrófilos. Os neutrófilos que migrarem para os tecidos passam por um primeiro estímulo que aumenta sua resposta funcional (*priming*) e migram para o local através da quimiotaxia. No tecido local, neutrófilos são ativados em macrófagos. Entretanto, *S. aureus* produz moléculas que podem também evadir ao *priming*, a quimiotaxia e a ativação de neutrófilos em fagócitos. Algumas dessas moléculas se ligam a diferentes receptores dos neutrófilos inibindo esses mecanismos, outras atuam como antiopsoninas inibindo a fagocitose opsônica ou, ainda, atuam causando lise de neutrófilos.

Algumas das evasinas são codificadas por um *cluster* de genes presentes no genoma de *S. aureus* conhecido como *imune evasion cluster* (IEC) como a proteína inibidora de quimiotaxia *chemotaxis inibitory protein of Staphylococcus* (CHIPS). Outra proteína presente no IEC é a estafiloquinase (Sak) que, ao se ligar ao plasminogênio, ativa o domínio serinoprotease da plasmina. A plasmina, quando assim ligada à bactéria, ocasiona a degradação de IgG e de C3b, resultando no decréscimo da fagocitose por neutrófilos humanos. Outra evasina, também presente neste *cluster*, é a proteína estafilocócica inibidora de complemento (SCIN). Essa proteína é capaz de inibir todas as três vias do complemento. Por meio de inibição da ligação da C3 convertase, SCIN gera o decréscimo de C3b, resultando em inibição da fagocitose. Outra evasina estafilocócica que inibe complemento é a metaloprotease aureolisina (Aur). Aur cliva C3 (mimetizando a C3 convertase); porém, essa proteína também degrada C3b inibindo a via complemento e, consequentemente, a fagocitose. A Figura 20.2 apresenta um esquema resumido com importantes fatores de virulência de *S. aureus*. Ver mais informações nos Capítulos 17.2 e 17.3.

Regulação da expressão gênica e *quorum sensing*

O sucesso de *S. aureus* de sobreviver em diversas condições ambientais e em diferentes contextos clínicos se dá, em parte, por sua capacidade de expressar diferentes genes em diferentes condições e em diferentes fases de crescimento. Os fatores de virulência de *S. aureus* podem ser vistos como genes acessórios, uma vez que não são estritamente essenciais para a reprodução e metabolismo da célula bacteriana, mas fomentam vantagem seletiva à espécie por possibilitar o crescimento num contexto de infecção, assim parasitando o hospedeiro. Após os processos de adesão e colonização, a instalação de uma infecção envolve a invasão de tecidos e/ou células, a evasão da resposta imune e a toxigênese, etapas que ocorrem, mais ou menos, nessa ordem. A coordenação temporal da expressão dos fatores de virulência necessários para a instalação de uma infecção é feita mediante sistemas reguladores, os quais atuam na modulação dos genes que codificam os fatores de virulência. Já foram caracterizadas várias famílias de sistemas reguladores de expressão gênica em *S. aureus*, todavia o papel de cada um deles e especialmente a interação entre esses sistemas ainda não foram completamente elucidados.

Está claro que um gene de virulência está suscetível, muitas vezes, ao controle transcricional de mais de um desses sistemas reguladores e que há, inclusive, cooperação ou, até mesmo, competição entre esses sistemas pela modulação da expressão de um determinado gene de virulência. Entre os vários sistemas de regulação da expressão gênica em estafilococos, o mais bem estudado e que tem um papel relevante sobre a expressão global da virulência na espécie é o sistema *accessory gene regulator* (Agr). Esse sistema funciona como um *quorum sensing*, ou seja, um sensor de densidade celular. O funcionamento do Agr resulta na capacidade da bactéria expressar diferencialmente determinados genes de virulência, de acordo com a fase de crescimento populacional (regulação temporal). Cepas com deleções funcionais no lócus *agr* são menos virulentas e associadas a

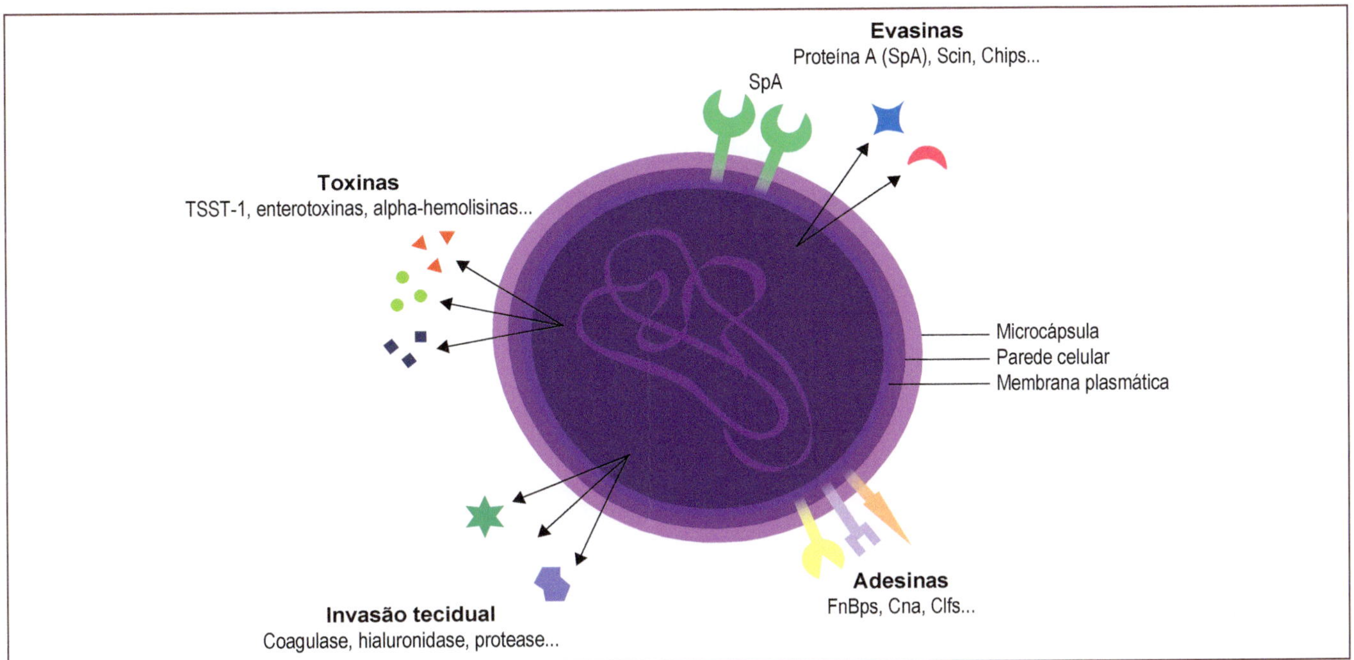

Figura 20.2 – *Esquema resumido de fatores de virulência produzidos por S. aureus.*

Chips: proteína inibidora de quimiotaxia; Clfs : Cna: proteína ligadora de colágeno; FnBps: proteínas de ligação à fibronectina A e B; Scin; proteína estafilocócica inibidora de complemento; SpA: proteína A estafilocócica; TSST-1: Toxina da síndrome do choque tóxico-1.

Fonte: Desenvolvida pela autoria.

infecções crônicas, correspondendo à minoria das amostras clínicas de *S. aureus*. O sistema *agr* é composto de dois operons colocalizados e divergentes (um em cada fita de DNA), conforme pode ser visto na Figura 20.3. O operon regulado pelo promotor P2 codifica a transcrição policistrônica de quatro genes, cujos produtos (AgrA, AgrB, AgrC e AgrD) interagem em forma de circuito de modo dependente da fase de crescimento da população bacteriana. O mecanismo molecular da regulação temporal se deve ao peptídeo AgrD, o qual é processado pela endopeptidase AgrB, culminando na produção de um pequeno peptídeo conhecido como "peptídeo autoindutor" (AIP). O AIP é secretado para o meio extracelular, pela própria proteína AgrB, onde é reconhecido pela proteína transmembrânica AgrC, à qual se liga especificamente. O AIP tem efeito agonista sobre AgrC de modo a ativar a porção quinase e intracelular de AgrC, que, então, fosforila AgrA. AgrA fosforilado ativa os promotores P2 e P3, aumentando a transcrição de RNAIII, o produto de transcrição sob controle do promotor P3. Ver mais no Capítulo 18.

O RNAIII assume uma conformação secundária específica e, assim, pode agir direta ou indiretamente na expressão de genes, incluindo genes associados a diversos fatores de virulência. A interação direta de RNAIII com o sítio de ligação ao ribossomo (RBS) de determinados mRNA ocasiona a inibição da tradução de genes que codificam diversas proteínas de superfície, por exemplo, *spa* e *coa*, que codificam a proteína A e estafilocoagulase; respectivamente. Por sua vez, o RNAIII pode também inibir, por mecanismo semelhante, a tradução de Rot. A proteína Rot é um repressor transcricional de diversas exoproteínas estafilocócicas que funcionam como fatores de virulência. Assim, mediante a inibição do Rot, o RNAIII ativa, indiretamente, diversas enzimas e toxinas produzidas por *S. aureus*.

Como a produção de RNAIII é dependente da concentração extracelular de AIP, a concentração de RNAIII dentro da célula bacteriana começa aumentar a partir do meio da fase exponencial de crescimento e início da fase estacionária. Quando expresso, o RNAIII promove a tradução dos genes que codificam a cápsula e ainda genes associados a várias exoproteínas como proteases, lipases, hemolisinas, leucotoxinas, modulinas solúveis em fenol (PSM), enterotoxinas (ET), toxina esfoliativa e TSST-1. A elevada concentração de RNAIII ao mesmo tempo inibe a tradução de diversas MSCRAMM e da coagulase, assim promovendo a invasão e dispersão através dos tecidos do hospedeiro e o desencadeamento de síndromes toxigênicas.

Entre as diferentes linhagens de *S. aureus,* ocorre polimorfismo dos genes AgrD e AgrC, que codificam o precursor do AIP e o seu receptor, respectivamente. Dessa forma, a ligação de cada polimorfo de AIP com o receptor AgrC só culmina em uma transdução de sinal e fosforilação de AgrA se o AIP e o AgrC pertencerem ao mesmo grupo polimórfico. Existem quatro grupos de sistema *agr*, identificados de I a IV. A ligação do AIP de um grupo ao receptor pertencente a um grupo diferente causa o bloqueio do receptor AgrC por competição, e a consequente baixa transcrição de RNAIII naquela linhagem. Logo, em uma coinfecção por *S. aureus* com linhagens pertencentes a grupos *agr* diferentes, há interferência do *quorum sensing* de uma linhagem com o da outra, de forma que apenas uma conseguirá desencadear a fase de invasão no processo de infecção, e essa cepa é a

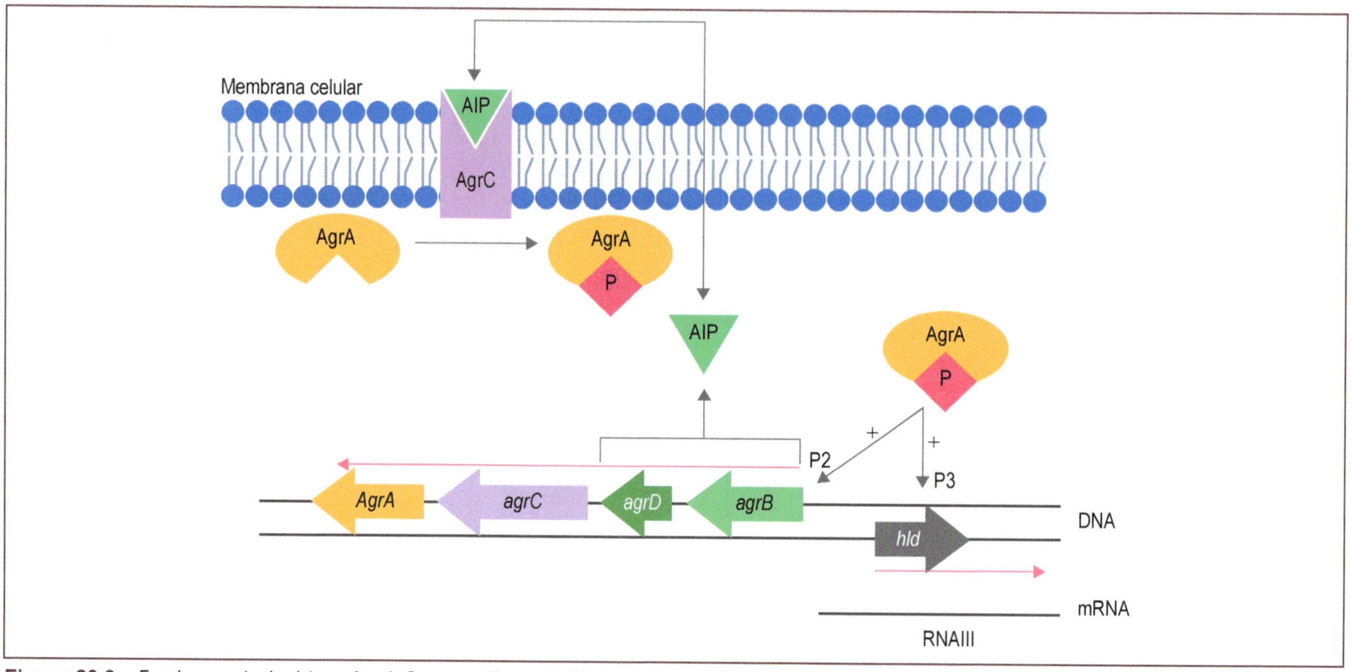

Figura 20.3 – *Funcionamento do sistema Agr de* S. aureus. *Transcrito P1 é composto dos genes* agrABCD *que codificam proteínas importantes para a quebra da proteína AgrD na produção e exportação do peptídeo AIP (proteína AgrB), para o receptor do AIP (AgrC) e o regulador de resposta (AgrA) que se liga aos promotores P2 e P3. O transcrito P3 codifica o RNAIII que é a principal molécula efetora do sistema e a delta-hemolisina (hld) a qual não tem um papel nessa regulação.*
Fonte: Desenvolvida pela autoria.

que tenderá a prevalecer. Inicialmente, pensou-se em usar uma interferência artificial do sistema *agr* como terapia alternativa ao controle da infecção por *S. aureus* por meio da utilização de fármacos que são antagonistas do receptor AgrC de todos os grupos, ou por intermédio da degradação de AIP. Entretanto, a demonstração de que *S. aureus* apresentando sistema Agr inativado foi capaz de causar infecção sistêmica e formar abscesso profundo, principalmente em infecções hospitalares, tem diminuído o entusiasmo em relação a essa estratégia.

Além do RNAIII, a proteína AgrA fosforilada é também capaz de regular positivamente a expressão de genes associados a certos fatores de virulência, como os PSMα e PSMß. Adicionalmente, AgrA ativa o gene *bsaA* que codifica a glutationa peroxidase, a qual é essencial à resistência de *S. aureus* ao estresse oxidativo.

Da mesma forma que a proteína Rot, outros reguladores interagem com o Sistema Agr, por exemplo, várias proteínas reguladoras da família Sar. Uma dessas proteínas, a SarA, da mesma forma que a proteína AgrA, é capaz de se ligar aos promotores P2 e P3 aumentando a transcrição do lócus *agr*. Adicionalmente, o RNAIII se liga a transcritos do sistema de dois componentes SaeRS estabilizando esses transcritos, aumentando, assim, a expressão de genes que codificam vários fatores de virulência como alfatoxina, coagulase, beta-hemolisina, leucocidina ED e delta-hemolisina e que são regulados por SaeRS. Já o fator de transcrição SigmaB (σB) aumenta a transcrição de *sarA*, o que aumenta indiretamente a transcrição do lócus *agr*. Portanto, o sistema regulatório *de S. aureus* funciona como uma rede interconectada e muito complexa, envolvendo *quorum-sensing*, sistemas de dois componentes, proteínas transcricionais, RNA reguladores e o fator sigma B.

Biofilme

Uma das características do *S. aureus* que contribuem para a sua prevalência e sucesso como um patógeno hospitalar de destaque é a produção de biofilme. O biofilme nada mais é do que uma comunidade multicelular de bactérias que cresce aderida a superfícies lisas, bióticas ou abióticas. Portanto, a variedade de adesinas que *S. aureus* apresenta, aliada a outros fatores de virulência, propicia a formação de um verdadeiro filme biológico de efeito protetor sobre as células bacterianas, tornando-as refratárias/resistentes não somente aos antimicrobianos, como também aos ataques do sistema imune do hospedeiro.

Desenvolvimento de biofilme

O biofilme apresenta três etapas principais: adesão; maturação; e destacamento. A fase de adesão é a etapa inicial, quando a bactéria se liga à superfície lisa e uma às outras (adesão intercelular). Nessa etapa, várias adesinas de natureza proteica parecem atuar no desenvolvimento do biofilme, como FnBPs, SpA, Eap, Clfs, entre outras. Uma vez aderida à superfície, a bactéria começa a se multiplicar e múltiplas camadas de biofilme se formam e este adquire uma estrutura mais espessa. Os estafilococos têm um operon conhecido como *icaABCD*. O acrônimo *ica* significa *intercelular adhesion,* ou seja, adesão entre as células bacterianas. O produto desse operon é conhecido como "polissacarídeo de adesão intercelular" (PIA), o qual é constituído de poli-N-acetil glicosamina (PNAG). A produção desse polissacarídeo catiônico parece ser mais importante para o biofilme de outras espécies de estafilococos, como *Staphylococcus epidermidis*. Porém, a maioria dos *S. aureus* tem uma fraca expressão desse operon e, portanto, o biofilme *ica*-independente de natureza proteica é o tipo de biofilme mais comum, pelo menos em MRSA.

As PSM desempenham um papel muito importante na etapa de maturação do biofilme de *S. aureus*, uma vez que fornecem ao biofilme uma arquitetura especial. As PSM se auto-organizam em uma estrutura amiloide altamente ordenadas que contribuem para o estabelecimento, a integridade e a maturação do biofilme. Além disso, como apresentam propriedades surfactantes, as PSM podem também contribuir para o destacamento de algumas células do biofilme. A fase de dispersão ou de destacamento ocorre quando células são destacadas do filme biológico. No caso de um biofilme formado sobre um cateter endovenoso, essas células dispersas podem, então, migrar através da corrente sanguínea para outros sítios mais distantes do hospedeiro, causando infecções metastáticas. Além das PSM, as proteases e DNAses podem também atuar na fase de destacamento ou dispersão; uma vez que, além do papel das adesinas proteicas e das PSM, o DNA extracelular (eDNA), originário de células bacterianas lisadas, também podem desempenhar um papel importante na maturação do biofilme ao se ligar às proteínas bacterianas e promover aglomeração celular.

No ambiente de biofilme, a comunidade bacteriana se encontra em microambientes que variam em relação à concentração de nutrientes e oxigênio (Figura 20.4). Assim, é de se supor que os níveis de estresse e os estados fisiológicos de células nessa comunidade sejam também variáveis. Essas variações podem fazer as células apresentarem diferenças importantes em sua expressão gênica. Esses fatores propiciam que algumas bactérias dessa população entrem em estado de dormência (baixo ou nenhum metabolismo). Além disso, no ambiente do biofilme, a aglomeração de bactérias se torna uma barreira física que gera, certamente, efeito protetor evitando a penetração de alguns antimicrobianos. Entretanto, alguns antibióticos conseguem ultrapassar a barreira física do biofilme; mas, mesmo assim, podem encontrar bactérias completamente refratárias a eles. Isso porque a maioria dos antimicrobianos age sobre bactérias metabolicamente ativa e, como dissemos, uma subpopulação no biofilme frequentemente encontra-se em estado de dormência, podendo, assim, ser resistentes aos antibióticos.

O biofilme de *S. aureus* é também capaz de polarizar a resposta imune para um estado anti-inflamatório. Porém, os mecanismos pelos quais essa resistência ocorre ainda continuam pouco esclarecidos. Como vários fatores de virulência estão envolvidos no desenvolvimento do biofilme, a modulação deste depende da expressão de diversos reguladores globais da virulência dos *S. aureus*, descritos no capítulo anterior. Um desses reguladores, SarA, é um conhecido regulador positivo do desenvolvimento de biofilme. Entretanto, como o biofilme de *S. aureus* é de natureza multifatorial, sua composição pode variar de uma cepa para outra e, portanto, sua regulação também pode ser diferente.

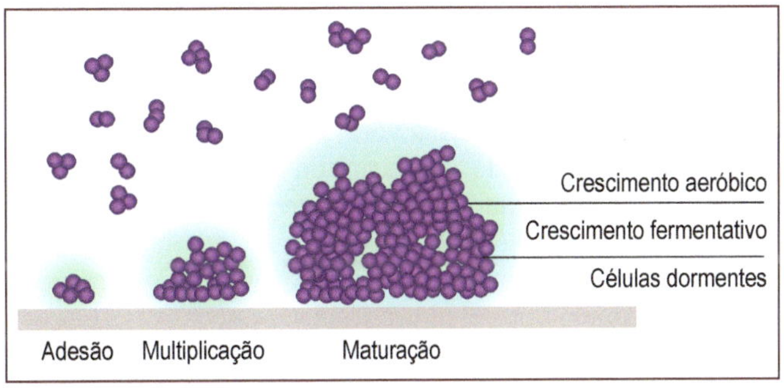

Figura 20.4 – *Formação de biofilme por* S. aureus. *A bactéria inicialmente adere a superfícies bióticas ou abióticas que, durante o processo infeccioso, são recobertas por proteínas da matriz extracelular. A bactéria, então, se multiplica e aderem umas às outras. Eventualmente, algumas células podem se destacar do biofilme e migrar para sítios mais distantes. Na fase de maturação, forma-se um gradiente de nutrientes e oxigênio e, com isso, as células apresentam diferentes padrões de expressão gênica. As células mais profundas nesse ambiente de biofilme, geralmente, não apresentam multiplicação ativa (células dormentes), apresentando uma deficiência ou mesmo inibição do crescimento bacteriano.*
Fonte: Desenvolvida pela autoria.

Por exemplo, o RNAIII pode, em algumas cepas, ser um regulador negativo e, para outras, um regulador positivo da formação do biofilme, dependendo dos componentes predominantes da matriz do biofilme.

■ Papel do biofilme nas infecções por *S. aureus*

Uma das implicações do biofilme na patogênese das infecções estafilocócicas é a cronicidade das infecções cuja patogênese envolve a formação dessa estrutura. Em várias infecções, ocorre a formação de biofilme como infecções oculares e as infecções osteoarticulares. Biofilmes estão claramente implicados nas osteomielites e outras infecções ósseas recalcitrantes, especialmente nas osteomielites refratárias a tratamento. As infecções que envolvem biofilme representam um grande desafio para o tratamento das doenças infecciosas. *S. aureus* é um dos principais patógenos envolvidos em infecções associadas a dispositivos médicos implantáveis, por exemplo, próteses cardíacas e ortopédicas. Isso decorre de sua capacidade de formar biofilmes em superfícies abióticas, como superfícies de plásticos, metais e vidro. Uma vez formado o biofilme, frequentemente, o antibiótico não consegue agir de forma eficiente e, na maioria dos casos, uma intervenção cirúrgica é necessária para remoção e troca da prótese contaminada. Além das próteses, o biofilme pode ser formado, por exemplo, sobre superfícies internas e externas de cateteres. O uso de cateteres endovenosos centrais está diretamente relacionado à ocorrência de infecções na corrente sanguínea, assim como o uso de ventilação mecânica é um fator de risco para pneumonias bacterianas por *S. aureus* em virtude da formação de biofilme nos tubos endotraqueais. Portanto, o biofilme exerce papel de destaque na patogênese das infecções hospitalares, tanto naquelas causadas pelo *S. aureus* susceptíveis à meticilina (MSSA) como nas causadas por MRSA. Adicionalmente, a formação de biofilme possibilita que essas bactérias adiram à superfície dos mobiliários e dos equipamentos médicos, o que dificulta o controle das infecções hospitalares.

As subpopulações de células dormentes que resistem/persistem à ação de antimicrobianos (aos quais são suscetíveis em testes laboratoriais) são hoje denominadas *persisters*. Várias pesquisas vêm sendo realizadas visando o desenvolvimento de um fármaco bactericida que seja também capaz de atuar sobre *persisters*. Entretanto, apesar de algumas pesquisas laboratoriais terem descoberto moléculas capazes de inibir ou matar subpopulação de *persisters*, nenhum fármaco com essa propriedade encontra-se em uso até o momento; mas, no futuro, um antibacteriano ideal será aquele com capacidade de agir tanto contra células livres (células planctônicas) como contra células crescidas em ambiente de biofilme (células sésseis). Ver mais informações nos Capítulos 17.1, 17.2 e 17.3.

Resistência aos antimicrobianos

S. aureus, ao longo de sua evolução, adquiriu resistência a praticamente todos os antibióticos já desenvolvidos, e essa característica de ter populações apresentando múltipla resistência aos antimicrobianos com elevada prevalência é um sério motivo de preocupação, já que pode comprometer a eficácia do tratamento contra infecções estafilocócicas. Diferentes linhagens apresentam diferentes perfis de resistência aos antimicrobianos disponíveis no mercado faz com que as opções terapêuticas fiquem, às vezes, muito restritas.

Produção de β-lactamases

O uso da penicilina como terapia corrente antiestafilocócica durou não mais do que 10 anos. A resistência à penicilina então detectada em *S. aureus* resultava da produção de β-lactamases pela bactéria, a qual, uma vez secretada ao meio externo, promove a hidrólise do anel β-lactâmico das penicilinas. Existem mais de 500 β-lactamases descritas, até o momento, produzidas por diferentes espécies bacterianas categorizadas em quatro classes funcionais (A, B, C e D). As β-lactamases classe A geralmente preferem as penicilinas como substratos, enquanto as enzimas da classe C degradam preferencialmente as cefalosporinas. As enzimas da classe B podem hidrolisar uma ampla variedade de substratos, incluindo carbapenêmicos, que são resistentes à hidrólise pela maioria das outras classes. Por sua vez, as β-lactamases classe D hidrolisam eficientemente β-lactâmicos do tipo oxacilina. As β- lactamases das classes A e C são as enzimas mais comuns; porém, a classe A (produto do gene *blaZ*) é a mais frequente em *S. aureus*.

Logo, a produção de β-lactamases em *S. aureus* pode comprometer o uso de penicilinas e cefalosporinas como terapia antiestafilocócicas. As β-lactamases produzidas por *S. aureus* podem, todavia, ser bloqueadas por um inibidor de β-lactamase como o ácido clavulânico e o sulbactam. A prevalência de *S. aureus* produtor de β-lactamase no final da década de 1940 já ocorria em uma frequência de 50%. A prevalência atual é de cerca de 90%. A detecção laboratorial da produção de β-lactamases em *S. aureus* pode ser feita por meio de um simples antibiograma por disco-difusão (técnica de Kirby-Bauer). Para tanto, utiliza-se um disco de uma aminopenicilina (ampicilina ou amoxicilina) e outro com o mesmo antibiótico adicionado de um inibidor de β-lactamase (ampicilina-sulbactam ou amoxicilina-ácido clavulânico). Assim, determina-se que a resistência a betalactâmicos resulta da produção de β-lactamase quando há resistência ao β-lactâmico sozinho, e sensibilidade ao beta-lactâmico adicionado de inibidor de β-lactamase. Contudo, como veremos a seguir, a resistência a β-lactâmicos em *S. aureus* não é exclusivamente causada pela ação de β-lactamases.

Resistência à meticilina

Para contornar o problema da resistência aos antibióticos betalactâmicos, em 1959 a indústria farmacêutica lançou no mercado uma penicilina semissintética, estável, que não era degradada pelas betalactamases, a meticilina. Porém, já em 1961 foram encontradas cepas resistentes à meticilina no Reino Unido. Pouco tempo depois, cepas resistentes à meticilina foram detectadas em outros países da Europa e, ainda, nos Estados Unidos e Japão. A disseminação da resistência à meticilina foi global e, hoje em dia, MRSA é um dos maiores problemas em relação às infecções nosocomiais em virtude de sua elevada prevalência e limitada opção terapêutica. Como a meticilina não é degradada pelas betalactamases, a resistência a esse agente antimicrobiano derivou de outro mecanismo. Esse mecanismo causa resistência não só à meticilina, mas a todos os antibióticos betalactâmicos (com exceção dos mais recentes, como o ceftobiprole).

A meticilina não é mais utilizada na clínica médica, pois apresenta toxicidade ao hospedeiro. Para a terapia antiestafilocócica são utilizados, em seu lugar, os betalactâmicos análogos como oxacilina, cloxacilina, dicloxacilina, flucoxacilina e naficilina. Todavia, o acrônimo MRSA é utilizado para denominar *S. aureus* com esse tipo de resistência aos betalactâmicos. Hoje em dia, em laboratório clínico, é recomendado o uso de discos de cefoxitina (30 μg) para a detecção de MRSA, por ser um método mais sensível. Porém, anteriormente essa identificação era feita utilizando-se discos de oxacilina (1μg). Por esse motivo, algumas vezes, o MRSA é referido como "*S. aureus* resistente à oxacilina" (ORSA). Todavia, como MRSA é o termo internacional utilizado na quase totalidade das publicações científicas, ele será adotado no presente texto.

Todos os antibióticos betalactâmicos inibem a síntese da parede celular de bactérias mediante sua ligação a enzimas que catalizam a transpeptidação do peptidoglicano. Essas enzimas são denominadas "proteínas ligadoras de penicilina" (PBP, do inglês *penicillin binding proteins*). Com a estrutura incompleta do peptidoglicano, um processo de morte celular é ativado, o qual parece envolver enzimas autolíticas. Os antibióticos betalactâmicos agem como falsos substratos para as PBP, pois se assemelham ao resíduo alanil-alanina do pentapeptídeo ligado à cadeia heteropolimérica de ácido N-acetil-murâmico (NAM) e N-acetil-glicosamina (NAG). *S. aureus* expressa quatro tipos de PBP, denominadas PBP1, PBP2, PBP3 e PBP4. Cepas de MRSA expressam uma forma alternativa da PBP2, denominada PBP2a ou PBP2'. A PBP2a consegue fazer a transpeptidação das cadeias heteropoliméricas de NAG-NAM, todavia apresenta baixa afinidade pelos betalactâmicos; portanto, o processo de transpeptidação na parede celular continua mesmo na presença desses antibióticos. Assim, a expressão de PBP2a no lugar de PBP2 gera resistência a todos os antibióticos betalactâmicos de uma só vez. A PBP2a é codificada pelo gene *mecA*, encontrada em um elemento genético móvel que contém vários outros genes que funcionam em conjunto com o *mecA*. Esse elemento móvel denomina-se "cassete cromossômico estafilocócico *mec*" (SCC*mec*, do inglês *staphylococcal cassette chromosome mec*). Em MRSA, o SCC*mec* encontra-se inserido no cromossoma bacteriano, perto da origem de replicação, em um sítio específico (*attBscc*).

A arquitetura do SCC*mec* é composta de diferentes regiões cujas funções são diferentes (Figura 20.5). No curso dos anos desde o seu surgimento, o SCC*mec* divergiu em 15 tipos diferentes, identificados como tipos I a XV, cujos tamanhos e composições são diferentes. Todos os SCC*mec*, todavia, têm dois agrupamentos de genes que os caracterizam, o complexo *mec* e o complexo *ccr*.

Complexo *mec*

A PBP2a age em conjunto com as outras quatro PBP convencionais, todavia, ao contrário destas, a PBP2a não é constitutiva. A expressão do gene *mecA*, que resulta na expressão de PBP2a, somente ocorre na presença de antibióticos betalactâmicos. Na ausência de betalactâmicos, o gene *mecA* tem a sua transcrição reprimida pelo produto do gene *mecI*, a proteína MecI. Essa proteína encontra-se ligada à região promotora do gene *mecA*, impedindo sua transcrição. Outro gene presente no complexo *mec*, o gene *mecR1*, codifica uma proteína transmembrânica (MecR1), cujo domínio extracelular funciona como sensor de betalactâmicos. Quando um antibiótico betalactâmico liga-se à proteína MecR1, a porção intracelular da proteína é ativada e degrada a proteína MecI (que reprime o gene *mecA*), portanto induzindo a expressão de PBP2a somente na presença de antibióticos betalactâmicos. O complexo *mec* apresenta polimorfismo. Foram descritos, no gênero *Staphylococcus*, cinco tipos de complexo mec, identificados como A, B, C, D e E. O último tipo de complexo *mec* a ser descrito, o tipo E, é composto por uma versão do gene *mec* com apenas 68,7% de identidade média aos genes *mecA*, uma diferença tão significativa que esse alelo do gene *mec* foi denominado *mecC* e é encontrado apenas no SCC*mec* tipo XI.

Complexo *ccr*

Sendo um elemento genético móvel, o SCC*mec* consegue ser excisado e reintegrado ao cromossoma bacteriano. Já foi demonstrado que o SCC*mec* consegue se inserir em um plasmídeo e, de lá, integrar-se a outro cromossoma bacteriano. Até o momento, três genes distintos e seus vários alelos são responsáveis pela excisão da integração do SCC*mec* na posição e orientação corretas: *ccrA*, *ccrB* e *ccrC* (*cassette chromossome recombinase* A, B e C). Esses genes codificam para recombinases da família Invertase/Resolvase. Esses genes encontram-se flanqueados por outras orfs (*open reading frames*) dentro do complexo *ccr*. Os complexos do gene *ccr* foram numerados conforme foram descritos. Até o momento, dois grupos distintos foram relatados: um carregando dois genes *ccr* adjacentes (*ccrA* e *ccrB*); e o outro carregando apenas *ccrC*. Por exemplo, os complexos do gene *ccr* identificados em *S. aureus* incluem tipo 1 (transportando *ccrA1B1*), tipo 2 (transportando *ccrA2B2*), tipo 3 (transportando *ccrA3B3*), tipo 4 (transportando *ccrA4B4*), tipo 5 (transportando *ccrC*), tipo 7 (transportando *ccrA1B6*), tipo 8 (transportando *ccrA1B3*) e tipo 9 (transportando *ccrC2*). O tipo 6 (transportando *ccrA5B3*) só foi encontrado, até o momento, em cepas de outras espécies de estafilococos, mas não em *S. aureus*.

Resistência aos glicopeptídeos

O advento de MRSA, especialmente da versão nosocomial portadora de SCC*mec*II e III, tornou a luta contra *S. aureus* árdua, tendo em vista que as opções terapêuticas contra HA-MRSA se apresentam bastante limitadas. Certas cepas de MRSA na década de 1990 apresentavam resistência a praticamente todas as classes de antibiótico disponíveis com exceção dos glicopeptídeos. O glicopeptídeo vancomicina, lançado em 1956, cujo uso havia praticamente caído em esquecimento, por ser uma droga de espectro restrito (só funciona contra bactérias Gram-positivas) e de uso exclusivamente parenteral, começou a ser utilizada como 1ª opção terapêutica para o tratamento de infecções por MRSA, sendo, em vários casos, a única opção terapêutica.

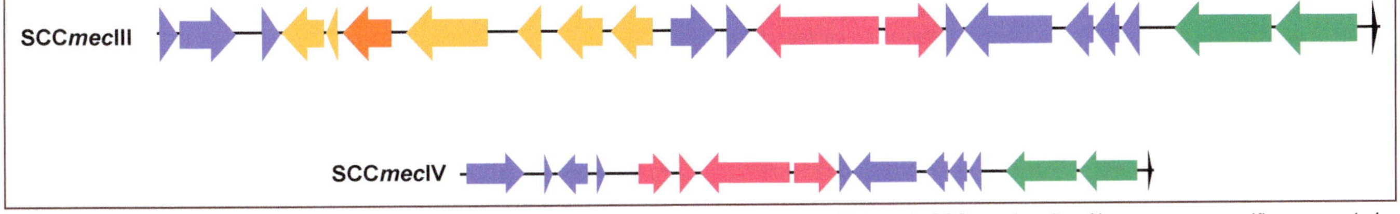

Figura 20.5 – *Desenho esquemático do SCCmecIII e SCCmecIV.* S. aureus *tem, até o momento, 15 tipos de SCCmec descritos. Nesse esquema, estão representados dois deles para exemplificar a grande variação de estruturas desses cassetes. Em verde, está representado o complexo* ccr *e, em rosa, o complexo* mec. *Note a presença de vários outros elementos genéticos inseridos no SCCmecIII e ausentes no SCCmecIV. Alguns desses elementos podem carrear outros genes de resistência a antimicrobianos além do gene* mec*, por exemplo, o* tetK *(gene de resistência à tetraciclina).*
Fonte: Desenvolvida pela autoria.

A comunidade científica apresentava, com razão, medo do surgimento de MRSA resistente à vancomicina. Novas drogas com ação contra MRSA multirresistente estão ou em fase de teste ou disponíveis em certas instituições de Saúde, todavia apresentam alto custo e certos problemas farmacodinâmicos, e vancomicina é ainda amplamente utilizada no mundo para o tratamento de HA-MRSA. Em 1997, foi isolada a primeira cepa de MRSA com sensibilidade reduzida à vancomicina, no Japão.

De acordo com o Clinical Laboratory Standards Institute (CLSI), as cepas de *S. aureus* que apresentarem uma concentração inibitória mínima (CIM) de vancomicina entre 1 e 2 µg/mL devem ser consideradas *Heterogeneous Vancomycin Intermediate S. aureus* (hVISA), entre 4 e 8 µg/mL *vancomycin intermediate S. aureus* (VISA), e apenas as cepas que apresentarem uma CIM $\geq$ 16 µg/mL devem ser consideradas *vancomycin-resistant S. aureus* (VRSA). Cepas VISA apresentam tipicamente uma CIM em torno de 8 µg/mL de vancomicina e, apesar de serem denominadas "intermediárias", pacientes infectados por cepas que apresentam uma CIM $\geq$ 8 µg/mL já não respondem ao tratamento com vancomicina. Assim como os betalactâmicos, os antibióticos glicopeptídeos inibem a formação da parede celular bacteriana por intermédio do impedimento da transpeptidação dos terminais peptídicos (pentapeptídeo e pentaglicina) do peptideoglicano; todavia, fazem-no de outra forma. Em vez de inibir as enzimas responsáveis pela transpeptidação PBP, a vancomicina liga-se especificamente a um dos substratos das PBP, o resíduo D-alanil-Dalanina do pentapeptídeo. Como resultado, as PBP não conseguem efetuar a transpeptidação do peptideoglicano, pois a vancomicina encontra-se ligada ao seu substrato. O resultado é que a síntese de peptideoglicano fica comprometida, o que causa o enfraquecimento da parede celular, tornando a bactéria susceptível à lise (Figura 20.6).

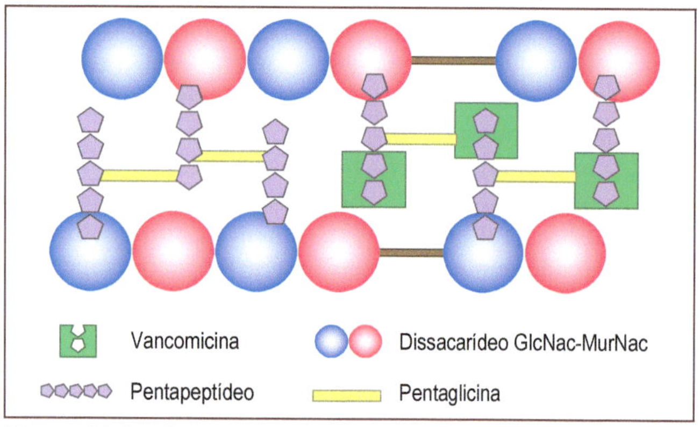

Figura 20.6 – *Esquema representativo da resistência à vancomicina em* S. aureus. *A vancomicina se liga ao resíduo D-alanil-D-alanina do pentapeptídeo impedindo a transpeptidação.*
Fonte: Desenvolvida pela autoria.

Mecanismo de resistência de baixo nível à vancomicina

Os mecanismos de resistência à vancomicina que resultam em uma CIM intermediária (fenótipos hVISA e VISA) e em uma CIM elevada (fenótipo VRSA) são diferentes. O mecanismo de resistência de baixo nível à vancomicina em *S. aureus* trata-se de um evento complexo e inconsistente. Os eventos genéticos que produzem um fenótipo VISA podem diferir entre cepas que apresentam esse fenótipo, e a resistência à vancomicina assemelha-se mais com uma adaptação metabólica à presença do antibiótico do que com a herança de um fenótipo por meio de um único determinante genético bem caracterizado e constante. A mudança fisiológica que causa resistência de baixo nível à vancomicina em *S. aureus* é um espessamento da parede celular e consequente aumento do número de sítios de ligação D-alanil-D-alanina. Por motivos ainda não completamente elucidados, esse engrossamento da camada de peptideoglicano resulta em uma CIM de vancomicina maior, supostamente por esgotamento de moléculas de vancomicina no meio e/ou pelo impedimento de sua ação em camadas mais profundas da parede celular ou, ainda, por outro motivo. Algumas cepas VISA ainda secretam verdadeiros pedaços de parede celular ao meio externo, o que pode funcionar como falsos alvos para a vancomicina, assim, quelando-a fora da célula. O aumento na espessura da parede celular observado em todas as cepas VISA estudadas pode ser o resultado de diferentes mudanças na fisiologia da célula. É importante perceber que o processo de formação de peptideoglicano é dinâmico, em que ao mesmo tempo em que há síntese, há a atuação de enzimas que degradam o peptideoglicano formado, conferindo plasticidade à megamolécula rígida que compõe a parede celular.

Assim, um acúmulo de parede celular pode ser o resultado do aumento da síntese de precursores peptideoglicanos ou da diminuição da degradação da parede celular. O engrossamento da parede celular pode ser atingido por uma determinada célula de diferentes maneiras, de forma que as mutações em genes que ocorrem em uma cepa VISA não são necessariamente as mesmas que ocorrem em outra cepa VISA. Não há relatos de aquisição de resistência de baixo nível à vancomicina em *S. aureus* sem que o paciente, no qual tenha ocorrido a infecção, tenha sido exposto a uma terapia com vancomicina. Também não há evidências de transmissão lateral de cepas VISA ou de material genético que resulte num fenótipo VISA.

O surgimento de resistência de baixo nível à vancomicina ocorre isoladamente em cada caso, com o uso prolongado e indevido desse antibiótico mediante seleção incremental de mutações que permitam a cepa adaptar-se ao meio com vancomicina. Em estudos genômicos, determinou-se que mutações em aproximadamente 30 genes diferentes sejam responsáveis por uma queda na sensibilidade à vancomicina. Os genes envolvidos fazem parte do metabolismo da parede celular, do sistema de transcrição de genes, e da família de proteínas que controlam o transporte de substâncias através da parede celular. Todavia, ainda não foi descrito um único marcador genético constante que possa ser encontrado em todas as cepas VISA.

Resistência heterogênea à vancomicina

De modo semelhante ao que ocorre com MRSA, algumas cepas VISA apresentam um perfil de resistência heterogênea à vancomicina, em que subpopulações apresentam CIM de vancomicina mais altas do que a maioria das células daquela população. Postula-se que todas as cepas com resistência homogênea à vancomicina foram selecionadas a partir de precursores que apresentavam uma resistência heterogênea hVISA. O fenótipo hVISA é particularmente difícil de se detectar no laboratório clínico e, portanto, apresenta grave ameaça ao surgimento de cepas com resistência homogênea à vancomicina, pois muitas vezes passam despercebidas durante o curso de uma antibioticoterapia com vancomicina.

Staphylococcus aureus com resistência de alto nível à vancomicina (VRSA)

No ano de 2002, foram isoladas pela primeira vez, duas cepas clínicas de *S. aureus* que apresentavam resistência à vancomicina (VRSA, CIM > 16 μg/mL). Essas primeiras cepas VRSA foram isoladas nos Estados Unidos, nos estados de Michigan e Nova York. Hoje, cepas VRSA já foram isoladas de todos os continentes, exceto na Antártida. O mecanismo de resistência à vancomicina nessas cepas é diferente daquele que ocorre em cepas VISA. Em VRSA, ocorre a formação de um terminal diferente de D-alanil-D-alanina no pentapeptídeo no precursor do peptideoglicano e, portanto, uma perda da especificidade de ligação da vancomicina ao seu alvo. No lugar de D-alanil-D-alanina, as VRSA conseguem produzir D-alanil-D-lactato. Os genes responsáveis por essa mudança de fisiologia são os que fazem parte do operon *vanA*, encontrado originalmente em *Enterococcus* sp. resistente à vancomicina (VRE), indicando que houve transferência do elemento genético móvel de VRE para *S. aureus*. Até hoje, foram descritas apenas 15 cepas VRSA em pacientes, inclusive em um paciente que não havia sido exposto à vancomicina. A não disseminação de VRSA desde a sua primeira descrição, há cerca de duas décadas, tem sido uma surpresa agradável. Entretanto, é preciso estar alerto; pois desde 2010 ocorreu um aumento de cerca de duas vezes no relato de VRSA.

Geralmente, cepas de *S. aureus* que carreiam o gene *vanA* apresentam CIM extremamente elevada, de 128 a 1.024 μg/mL. Enquanto cepas resistentes à vancomicina que têm sido descritas na Índia e no Irã, e que não apresentam *vanA*, apresentam CMI na faixa de 16 a 64 μg/mL. Felizmente, a presença de cepas VISA e de VRSA é ainda pouco frequente. A presença de coinfecções por MRSA/VRE e a exposição prolongada à vancomicina foram associadas ao surgimento de cepas VRSA. No Brasil, uma cepa VRSA (CIM 256 μg/mL), portadora de *vanA*, foi isolada em São Paulo, no ano de 2012, de um paciente apresentando bacteremia.

Outros antimicrobianos anti-MRSA

Em decorrência da problemática da emergência da resistência à vancomicina em MRSA, outros antimicrobianos foram desenvolvidos e encontram-se disponíveis para uso. Contudo, apesar de alguns lançamentos nas últimas décadas, esses antimicrobianos apresentam uma série de desvantagens; por exemplo, a maioria é de formulação injetável (portanto, o paciente deve estar hospitalizado) e vários apresentam toxicidade relativamente elevada. Além disso, muitos não são aprovados para uso pediátrico e, na maioria das vezes, são apenas indicados para infecções de pele e estruturas da pele. Sendo assim, a Organização Mundial de Saúde (OMS) classificou MRSA como um dos patógenos para os quais o desenvolvimento de novos e mais efetivos antimicrobianos seria de elevada prioridade.

Daptomicina é um lipopeptídeo circularizado produzido por *Streptomyces roseosporus*. Esse antibiótico age, principalmente, destruindo o potencial elétrico da membrana plasmática. Daptomicina é considerada o segundo fármaco anti-MRSA mais importante. A resistência à daptomicina decorre de mutações em vários genes (*dltABCD* genes, *mprF* e *rpoB*), o que ocasiona mudanças na fluidez e na carga da membrana, além de espessamento da parede celular. Resistência à daptomicina tem sido observada em todo o mundo, apesar de ainda em níveis muito baixos. Daptomicina não pode ser usada para tratar infecções pulmonares por MRSA porque é inativada por surfactantes pulmonares. Também não está indicada para o tratamento de endocardite infecciosa do lado esquerdo (forma mais frequente e mais grave de endocardite bacteriana). Esse antibiótico só existe na forma injetável e foi aprovado para tratamento de infecções complicadas de pele e de tecido moles e infecções na corrente sanguínea, somente para tratamento de pacientes adultos.

A tigeciclina é um exemplo de uma nova classe de agente antimicrobiano de amplo espectro pertencente à classe das glicilciclinas. Esse fármaco foi aprovado nos Estados Unidos para tratamento de infecções complicadas de pele e tecidos moles, infecções intra-abdominais e pneumonias adquiridas na comunidade. A tigeciclina é uma opção alternativa para infecções complicadas por MRSA. Cepas resistentes têm sido relatadas em razão de mutações nos genes *mepR* e *mepA*, o que resulta na superexpressão de bombas de efluxo. Porém, resistência a esse antimicrobiano ainda é rara. A tigeciclina tem boa atividade contra os *S. aureus*; porém, esse fármaco ainda não se estabeleceu como uma opção de monoterapia contra infecções estafilocócicas. Sua excelente atividade contra MRSA e sua penetração em ossos e em biofilmes sugere que possa ser útil, igualmente em monoterapia e em combinação para o tratamento de feridas infectadas, infecções em pé de diabético e osteomielites, mas não está indicada para o tratamento de pneumonias. A tigeciclina parece não atingir níveis séricos elevados e, por isso, também não deve ser usada para tratamento de bacteremia. Além disso, esse antimicrobiano pode apresentar efeitos colaterais graves. A tigeciclina, de certa forma, foi ofuscada pela introdução de preparações orais de omadaciclina. A omadaciclina foi desenhada para suplantar a resistência à tetraciclina. Por apresentar melhor farmacocinética em relação à tigeciclina, a omadaciclina foi aprovada para uso em pneumonias adquiridas na comunidade e infecções complicadas de pele e tecidos moles em indivíduos adultos.

A linezolida é outro antimicrobiano relativamente mais recente para o tratamento de infecções causadas por MRSA. Esse composto é uma oxazolidinona que se liga à molécula de RNA 23S da subunidade ribossomal 50S e inibe a síntese proteica. O gene *cfr* codifica metiltransferases que modificam o 23S RNA, impedindo a ligação da linezolida, tornando a cepa resistente a esse fármaco. A taxa de resistência a esse composto também é ainda pequena. A linezolida apresenta a vantagem de ter formulação oral e injetável. Esse antimicrobiano está indicado para o tratamento de pneumonias nosocomias e comunitárias, bacteremia, infecções complicadas de pele e tecidos moles, e para o tratamento de ferida de pé de diabético, inclusive na presença de osteomielite; com formulações para uso pediátrico e adulto. A tedzolida é uma outra oxazolidinona; porém poucos estudos existem sobre seu efeito no tratamento de bacteremia. Por esse motivo, a tedzolida só está indicada para tratamento de infecções na pele e suas estruturas.

Quinupristina/dalfopristina (Q/D) é composta de duas estreptograminas (70% dalfopristina (estreptogrtamina A) e 30% quinupristina (estreptogramina B)). A quinopristina inibe os estágios tardios da síntese proteica enquanto a dalfopristina inibe os estágios iniciais dessa síntese. Vários mecanismos podem afetar a susceptibilidade à Q/D; porém, os relatos de resistência não têm sido importantes, até o momento. Q/D existe apenas na forma injetável. Esse antimicrobiano apresenta baixa tolerabilidade e, por isso, seu uso tem sido limitado. Apesar de ter ação contra MRSA, não foi aprovado pela agência norte-americana Food and Drug Administration (FDA) para uso em infecções por MRSA.

Ceftalorina e ceftobripole são cefalosporinas de 5ª geração aprovadas para uso contra infecções por MRSA. Essas cefalosporinas se ligam à PBP2a e, portanto, são capazes de atuar contra MRSA. Resistência a esses compostos decorre da mutação na PBP2a, o que impede a ligação do antibiótico. Não causa surpresa que resistência à ceftarolina tenha sido detectada após o uso desse antibiótico na clínica médica; porém ainda em baixa frequência. Nos Estados Unidos, apenas a ceftalorina foi liberada para tratar infecções de pele e tecidos moles, enquanto ambas cefalosporinas foram liberadas para tratar pneumonias adquiridas na comunidade.

A telavancina foi também aprovada para o tratamento de infecções por MRSA. É um lipoglicopeptídeo, semelhante à vancomicina, ainda que seu mecanismo de ação seja diferente. O efeito bactericida da televancina advém da alteração na permeabilidade da membrana, via despolarização da membrana plasmática, com extravasamento celular de trifosfato de adenosina e potássio. Esse fármaco também se liga a precursores tardios da parede celular, incluindo o lipído II. Uma vantagem sobre a vancomicina é que esse novo fármaco pode ser administrado em dose única diária. Porém, a desvantagem é sua maior toxicidade (cerca de 10% a mais) em relação à vancomicina. Apresenta feitos nefrotóxicos, não podendo ser prescrita para pacientes com problemas renais. Mulheres grávidas também não podem fazer uso dessa medicação por risco de morte fetal. A televancina está indicada para infecções complicadas de pele e tecidos moles, e pneumonias hospitalares, bem como aquelas associadas à ventilação mecânica. Outros lipopeptídeos sintéticos são a dalbavancina e a oritavancina que apresentam a vantagem de ter longa vida-média (aprox. 200 horas e 400 horas; respectivamente) permitindo uma dose semanal ou dose única. Porém, esses lipopeptídeos só podem ser utilizados em indivíduos adultos para tratamento de infecção complicadas de pele e tecidos moles. Todos esses lipopeptídeos são ativos contra VISA e VRSA. O Quadro 20.2 apresenta um resumo das atividades e efeitos adversos desses antimicrobianos.

Quadro 20.2 – *Principais antimicrobianos utilizados para o tratamento de infecções causadas por* S. aureus *resistentes à meticilina (MRSA)*

Antibiótico	*Atividade*	*Reações adversas*
Vancomicina	1ª escolha para tratamento de infecções severas por MRSA	Ototoxicidade e nefrotoxicidade
Teicoplanina	Semelhante à vancomicina	Dor no local da injeção. Nefrotoxicidade semelhante à vancomicina, mas um pouco menor. Geralmente branda e transitória
Linezolida	Tem ação contra MRSA, porém é principalmente prescrita para tratar infecções sistêmicas por *Enterococcus faecium* resistente à vancomicina (VRSE)	Reações adversas principalmente digestivas. Alguns outros efeitos podem ser mais severos como trombocitopenia, hemorragia e úlcera
Quinupristina/ dalfopristina	Bom efeito contra MRSA. Porém, a baixa tolerabilidade pelos pacientes limita seu uso	Inflamação local, dor, flebite, náuseas, vômitos, diarreia, dor nas juntas, fraqueza muscular
Daptomicina	Pode ser usada para tratar infecção de pele e suas estruturas por MRSA; porém, não pode ser usada para tratamento de pneumonias, por ser inibida pelos surfactantes pulmonares	Reações de brandas a moderadas no trato gastrointestinal, no local da injeção; além de febre, dor de cabeça, insônia, tonteira
Tigeciclina	Antibiótico de amplo espectro. Porém, não é muito usado no tratamento de infecções por MRSA por apresentar baixa tolerabilidade	Reações adversas são frequentes. Como danos no aparelho digestivo, náusea, vômitos, diarreia. Além de infecção por outros micro-organismos, redução de albumina e dificuldades de respirar
Ceftobripole e ceftarolina	Cefalosporinas de amplo espectro. Ambas são indicadas para tratamento de pneumonias nosocomiais, enquanto apenas a ceftarolina está indicada para tratamento de infecções complicadas de pele e suas estruturas	Ainda não muito conhecidos. Segurança em pacientes pediátricos ainda não conhecida. Reações adversas mais comuns: náuseas, disgeusia, diarreia, dor de cabeça e *rash*
Oritavancina e Dalbavancina	Efeito antibactericida semelhante ao da vancomicina. Oritavancina é efetivo contra cepas resistentes à vancomicina; enquanto a dalbavancina é mais efetiva do que a vancomicina	Os mesmos da vancomicina; porém, a nefrotoxicidade é aproximadamente 10% menor comparada à vancomicina. Efeitos colaterais ainda são pouco conhecidos

Fonte: Desenvolvida pela autoria.

Bibliografia recomendada

Cheung GYC, Bae JS, Otto M. Pathogenicity and virulence of Staphylococcus aureus. Virulence. 2021;12(1):547-69.

Figueiredo AMS, Ferreira FA, Beltrame CO, Cortes MF. The role of biofilms in persistente infections and factors involved in ica-independent biofilm development and gene regulation in Staphylococcus aureus. Critical. Review in Microbiology. 2017;43(5):602-20.

Foster TJ. Surface proteins of Staphylococcus aureus. Microbiology Spectrum. 2019;7(4):10.1128.

Goldmann O, Medina E. Staphylococcus aureus strategies to evade the host acquired immune response. International Journal of Medical Microbiology. 2018;308(6):625-30.

Howden BP, Giulieri SG, Wong Fok Lung T, Baines SL, Sharkey LK, Lee JYH, Hachani A, Monk IR, Stinear TP. Staphylococcus aureus host interactions and adaptation. Nat Rev Microbiol. 2023;21(6):380-395.

Jenul C, Horswill AR. Regulation of Staphylococcus aureus virulence. Microbioliology Spectrum. 2019;7(2):10.1128.

Lee AS, de Lencastre H, Garau J, et al. Methicillin-resistant Staphylococcus aureus. Nature Review Disease Primers. 2018;4:18033.

Sakr A, Brégeon F, Rolain JM, Blin O. Staphylococcus aureus nasal decolonization strategies: a review. Expert Review of Anti-Infective Therapy. 2019;17(5):327-40.

Schleifer K-H, Bell JA. Staphylococcus. In: Bergey's manual of systematics of archaea and bacteria. Ed. William, W. 2015:1-43. Chichester, UK: John Wiley and Sons Ltd. doi: 10.1002/9781118960608.gbm00569.

Schlievert PM, Davis CC. Device-associated menstrual toxic shock syndrome. Clinical Microbiology Review. 2020;33(3):e00032-19.

Shariati A, Dadashi M, Chegini Z, et al. The global prevalence of Daptomycin, Tigecycline, Quinupristin/Dalfopristin, and Linezolid-resistant Staphylococcus aureus and coagulasenegative staphylococci strains: a systematic review and meta-analysis. Antimicrobial Resistance and Infection Control. 2020;9(1):56.

Tam K, Torres VJ. Staphylococcus aureus secreted toxins and extracellular enzymes. Microbiology Spectrum. 2019;7(2):10.1128.

Unni S, Siddiqui TJ, Bidaisee S. Reduced susceptibility and resistance to vancomycin of Staphylococcus aureus: A review of global incidence patterns and related genetic mechanisms. Cureus. 2021;13(10):e18925.

Visansirikul S, Kolodziej SA, Demchenko AV. Staphylococcus aureus capsular polysaccharides: a structural and synthetic perspective. Organic & Biomolecular Chemistry. 2020;18(5):783-98.

21 *Staphylococcus epidermidis* e Outras Espécies de Estafilococos Coagulase-Negativos

Kátia Regina Netto dos Santos
Fernanda Sampaio Cavalcante
Raiane Cardoso Chamon

O gênero *Staphylococcus* spp. pertence à família *Staphylococcaceae* e atualmente é composto por mais de 60 espécies (LPSN, do inglês *list of prokaryotic names with standing in nomenclature* – genus Staphylococcus; https://lpsn.dsmz.de/genus/staphylococcus). A grande maioria das espécies pertence ao grupo dos *Staphylococcus* coagulase-negativos (SCoN). A denominação atribuída a esse grupo está relacionada à ausência da proteína coagulase, que desencadeia a formação de coágulos de fibrina no plasma e está presente em *Staphylococcus aureus* e demais espécies coagulase-positivas do gênero, sendo uma importante ferramenta na rotina laboratorial.

Os SCoN constituem a microbiota da pele e mucosas de humanos e de outras espécies animais e, em geral, estabelecem uma relação simbiótica com seus hospedeiros, em virtude de sua baixa virulência, induzindo a produção de moléculas com ação inibitória sobre outros patógenos ou mesmo reduzindo uma resposta inflamatória tecidual local. Contudo, como resultado da evolução na Medicina, principalmente em razão do uso de dispositivos médicos invasivos e implantados, os SCoN têm sido uma das principais causas de infecções relacionadas à assistência à saúde (IRAS). Um sistema imunológico imaturo ou comprometido e a quebra da barreira natural da pele e da mucosa também são fatores que contribuem para o impacto clínico dos SCoN, considerados micro-organismos oportunistas. É importante destacar que os pacientes neonatos representam um grupo particularmente de alto risco para infecções por esses patógenos. Nesse contexto, SCoN são causa frequente de infecções da corrente sanguínea, principalmente aquelas associadas ao uso de cateter, e as espécies *S. epidermidis* e *S. haemolyticus* são as mais isoladas. A espécie *S. epidermidis* é também aquela mais frequente em infecções associadas ao uso de implantes médicos, seguidas por *S. haemolyticus*, *S. hominis* e *S. saprophyticus*. SCoN também são descritos como causa de infecções do sítio cirúrgico, endocardite e peritonite em pacientes sob diálise peritoneal ambulatorial contínua. A maioria das infecções causadas por espécies de SCoN é caracterizada por cursos subagudos e crônicos de infecção. Contudo, cursos mais agressivos podem ocorrer em infecções por *S. lugdunensis*, uma espécie associada a casos graves de endocardite relacionada a válvulas nativas e que expressa potenciais fatores de virulência. Outra importante espécie de SCoN a ser considerada é *S. saprophyticus*, uma das principais causas de cistite em jovens do sexo feminino e que normalmente é recorrente (Figura 21.1).

Em infecções relacionadas a dispositivos médicos, geralmente é necessária a remoção completa do dispositivo infectado, além de terapia antibiótica adequada para que o paciente possa se restabelecer da infecção. Contudo, um aspecto comum entre os SCoN é a capacidade de adquirir genes de resistência a antimicrobianos, limitando muito as opções de tratamento. Isso particularmente é verdadeiro para amostras hospitalares de *S. epidermidis* e *S. haemolyticus,* em que as taxas de resistência à meticilina e aos betalactâmicos, em geral, podem ser muito elevadas, sugerindo que os SCoN podem ser reservatórios para a evolução e a disseminação de genes de resistência.

Fatores de virulência e patogênese

Os SCoN são frequentemente considerados micro-organismos comensais em virtude da sua baixa frequência de isolamento na patologia clínica e a ausência de fatores de virulência, como aqueles vistos em *S. aureus*. No entanto, a emergência de IRAS por SCoN permitiu se reconsiderar o *status* destes micro-organismos, e a descrição de vários genomas de SCoN tem sido fundamental para melhor compreender sua patogenicidade. Os SCoN têm um repertório de genes que codificam fatores de adesão, produção de biofilme, hemolisinas, exoenzimas e superantígenos. A maioria também tem sistemas regulatórios semelhantes ao de *S. aureus*, como o sistema Agr (do inglês, *acessory gene regulator*), cujos homólogos já foram identificados em várias espécies de SCoN. Contudo, a quebra da barreira cutânea é um passo crítico para transformar as espécies de SCoN em potenciais micro-organismos patogênicos, transformando fatores normalmente implicados no ciclo de vida na pele e nas mucosas em fatores de virulência que geram diferentes manifestações clínicas.

A busca por identificar fatores de virulência em SCoN resultou na identificação de elementos genéticos móveis (EGM), como ilhas de patogenicidade, plasmídeos e fagos que normalmente carreiam esses fatores. Ferramentas de bioinformática permitiram identificar essas regiões com base na genômica comparativa com *S. aureus*.

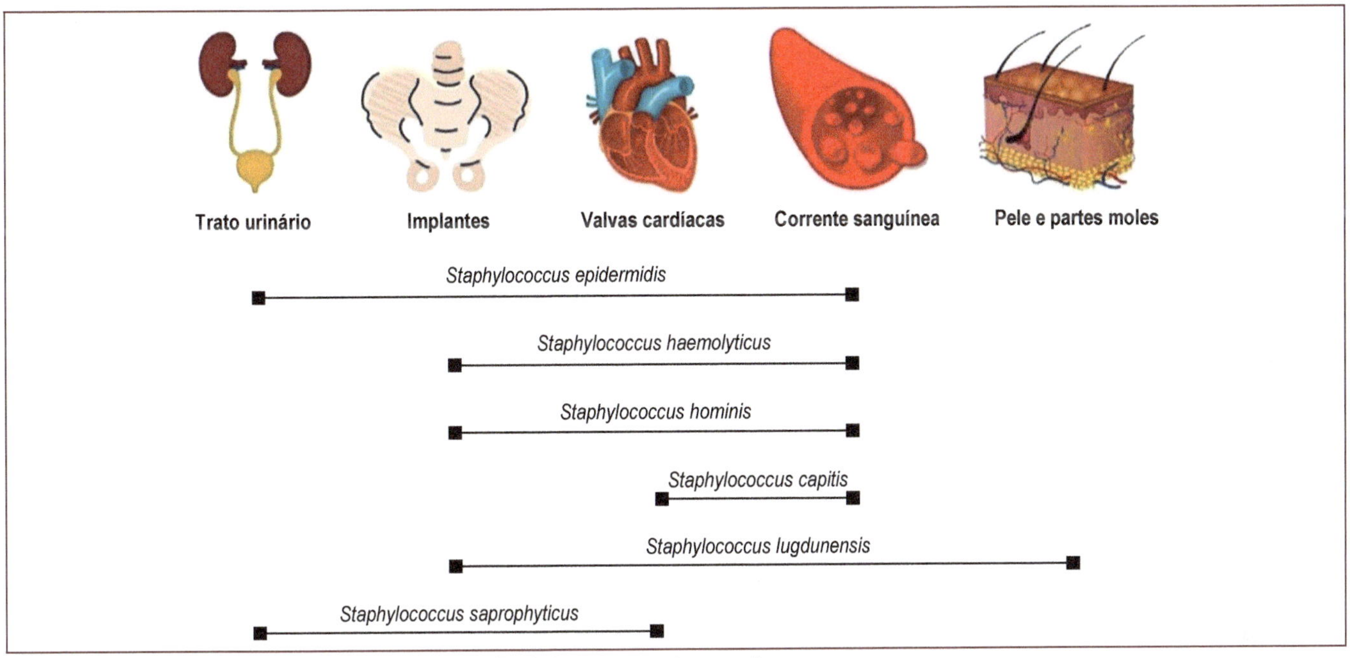

Figura 21.1 – *Principais nichos de doenças causadas por Staphylococcus coagulase-negativos.*
Fonte: Desenvolvida pela autoria.

A presença desses EGM parece ser muito comum em SCoN, contudo eles não carreiam fatores de virulência semelhantes aos de *S. aureus*. Esse grande repertório de EGM em SCoN poderia explicar por que, apesar de um *core* genoma limitado, estes micro-organismos geralmente apresentam um pangenoma aberto com um número muito alto de genes.

Ao contrário das infecções causadas pelo *S. aureus*, aquelas causadas por SCoN raramente evoluem para um desfecho fatal. Essas infecções não apresentam sinais clínicos muito evidentes, o que dificulta o diagnóstico. Além disso, a interpretação da presença de SCoN em uma cultura como causa de uma infecção pode ser difícil de se estabelecer na prática clínica.

Staphylococcus epidermidis

S. epidermidis é o SCoN mais frequentemente isolado de amostras clínicas. A maioria das colônias tem um diâmetro de cerca de 4 mm após 48 horas de incubação e não apresenta pigmentação. Essa espécie é uma das principais causa de IRAS entre o grupo, especialmente como agente de infecções da corrente sanguínea e aquelas envolvendo próteses ortopédicas e válvulas protéticas em pacientes com endocardite. Isso provavelmente decorre do fato de que *S. epidermidis* é um dos maiores colonizadores do epitélio humano, resultando em alta probabilidade de contaminação do dispositivo durante a inserção. Além disso, tem habilidade de aderir a materiais biológicos e formar biofilmes, um processo complexo que envolve aglomerações multicelulares, dificultando a ação de antibióticos e de mecanismos de defesa do hospedeiro. Contudo, a análise do genoma de *S. epidermidis* mostrou que a espécie tem muitos genes que parecem estar, principalmente, envolvidos com funções de adaptação ao ambiente natural, demonstrando a natureza oportunista das infecções causadas por esta bactéria. A espécie está bem equipada com genes que supostamente fornecem proteção contra as duras condições encontradas em seu habitat natural, como os extremos de concentração de sal e pressão osmótica da pele, já que tem várias bombas de íons/prótons e muitos sistemas de transporte para osmoprotetores. A produção de exopolímeros e de proteases pelo *S. epidermidis*, que atuam na defesa contra o sistema imune do hospedeiro, também indica um papel fundamental destes produtos durante a vida desse micro-organismo e são considerados vitais em um ambiente como a pele, em que há considerável estresse mecânico, sugerindo um estilo de vida não infeccioso para *S. epidermidis*.

Contudo, o uso crescente de materiais protéticos e o aumento no número de atendimentos a pacientes imunocomprometidos são fatores que vêm favorecendo a patogenicidade de *S. epidermidis* em ambientes hospitalares. Atualmente, a espécie é uma das principais causas de bacteremia primária. Apesar de as infecções por *S. epidermidis* apresentarem um curso clínico lento e, em geral, não resultarem em um desfecho fatal, sua frequência e o fato de serem de difícil tratamento representam um sério problema para os serviços de Saúde, já que esta espécie carreia genes de resistência a antibióticos e produz biofilme. Adicionalmente, já foram identificados determinantes moleculares específicos que facilitam sua evasão imunológica e, como consequência, influenciam em sua capacidade de causar doenças crônicas. *S. epidermidis* é uma espécie bem equipada com determinantes que parecem envolvidos com a adaptação ao ambiente e promovem a persistência no hospedeiro, como moléculas de evasão imune. O ácido poliglutâmico (PGA, do inglês *poly-γ-glutamic acid*) é um exopolímero produzido por *S. epidermidis* e por outras espécies de SCoN, mas não por *S. aureus*. Esse polímero é codificado pelo operon *cap* e tem um importante papel contra a resposta imune inata do hospedeiro, evitando a fagocitose por neutrófilos e interações com peptídeos antimicrobianos conhecidos como AMP (do inglês, *antimicrobial peptides*). Além disso, o PGA promove o crescimento de *S. epidermidis* em altas concentrações de sal, contribuindo para a osmotolerância do micro-organismo. Outro exopolímero de *S. epidermidis* que atua contra a resposta imune inata do hospedeiro é o PNAG (do inglês, *poly-nacetylglucosamine*), também conhecido como *polysaccharide intercellular adhesin* (PIA). PIA é codificada pelos genes do operon icaADBC (*intercellular adhesion*) e atua no processo de defesa contra neutrófilos, complemento, imunoglobulinas e AMP por meio de sua contribuição para a formação de biofilme, o processo mais importante associado à virulência de *S. epidermidis*. O biofilme, representado pela formação de multicamadas de células bacterianas aderidas a superfícies, tem sido frequentemente relacionado a infecções associadas ao uso de dispositivos médicos, como implantes e próteses.

Várias enzimas de *S. epidermidis* têm sido implicadas em sua virulência, como algumas proteases que destroem tecido e proteínas do hospedeiro, como a SepA, que degrada AMP humanos e Esp, que degrada fibrinogênio e fator C5 do complemento. A protease Esp também parece ter um papel na competição microbiana, impedindo a colonização de pele e/ou mucosas por outras espécies. *S. epidermidis* também secreta uma enzima com atividade modificadora de ácidos graxos (FAME, do inglês *fatty acid-modifying enzyme*), impedindo a ação destes ácidos que são prejudiciais às bactérias. Outro elemento que parece estar envolvido com a adaptação da espécie é conhecido como *arginine catabolic mobile element* (ACME). Esse EGM é identificado na maioria das cepas de *S. epidermidis* e vem sendo associado a uma maior habilidade de colonizar a pele e membranas mucosas.

Algumas estruturas presentes na superfície celular de bactérias Gram-positivas, como lipoproteínas e ácidos lipoteicoicos, podem ser reconhecidas pelo sistema imune estimulando a resposta inata do hospedeiro. Essas estruturas, também conhecidas como "padrões moleculares associados aos patógenos" (PAMP, do inglês *pathogen associated molecular patterns*), estimulam a fagocitose e a liberação de citocinas. *S. epidermidis*, por sua vez, tem a habilidade de perceber a produção de moléculas prejudiciais ao seu desenvolvimento por meio de um sistema denominado "Aps". Esse sistema é ativado por diferentes AMP produzidas pelo hospedeiro e estimula a regulação de uma resposta defensiva contra esses peptídeos antimicrobianos.

S. epidermidis não apresenta uma ampla variedade de toxinas, como descrito para *S. aureus*. A produção de toxinas praticamente limita-se a pequenos peptídeos com funções citolíticas, conhecidos como moléculas solúveis em fenol (PSM, do inglês *phenol-soluble modulin*). Além da função pró-inflamatória que leva à quimiotaxia de leucócitos e liberação de citocinas, as PSM são amplamente citolíticas, com ação sobre leucócitos e eritrócitos, em especial a PSM do tipo δ, que atinge uma capacidade citolítica comparável às PSM de *S. aureus* e tem sido associada a casos de enterocolite necrosante em neonatos. Além disso, as PSM integram os biofilmes, resultando na sua dispersão.

Estudos envolvendo análises comparativas dos genomas de *S. epidermidis* e *S. aureus* mostram que estas espécies compartilham alguns fatores de virulência, sugerindo a existência de transferência horizontal de genes entre elas. Alguns autores descreveram como causa de choque séptico uma amostra de *S. epidermidis* que produzia uma enterotoxina C homóloga à enterotoxina C3 de *S. aureus*. Os dados do genoma completo mostraram que o gene estava localizado em uma ilha de patogenicidade, similar ao que tem sido descrito em amostras de *S. aureus*. No entanto, a produção dessas toxinas por *S. epidermidis* deve ser considerada excepcional, assim como a aquisição de genes de *S. aureus*. Possivelmente, isso resulta da presença das assim denominadas sequências CRISPR (*clustered regularly interspaced short palindromic repeats*) que parecem ser comuns a *S. epidermidis*, enquanto estão ausentes em *S. aureus*. Esses elementos genéticos fornecem um sistema que permite distinguir entre DNA próprio e não próprio e a destruição de sequências de DNA estranhas intrusas, como fagos.

Por ser também uma bactéria comensal, diferentes estudos têm sido realizados com o intuito de identificar marcadores genéticos que possam distinguir cepas comensais de *S. epidermidis* daquelas que causam infecções. A presença dos genes do operon ica, que regula a produção de PIA no processo de formação do biofilme bacteriano, já foi relacionada a cepas invasivas em muitos estudos, porém alguns relatos não confirmaram essa correlação. Já a sequência de inserção IS256 parece estar associada à adaptação da espécie durante o processo infeccioso, impedindo a produção de biofilme ou a função do regulador global de virulência agr. Assim como em *S. aureus*, o sistema regulador Agr *quorum sensing* é um dos mais importantes sistemas de regulação dos fatores de virulência em *S. epidermidis*, sendo o agr grupo I identificado com maior frequência em amostras clínicas dessa espécie.

As proteínas bacterianas (MSCRAMM, do inglês *microbial surface components recognizing adhesive matrix molecules*), que funcionam como adesinas se ligando no tecido do hospedeiro, também já foram consideradas possíveis marcadores de cepas infecciosas, porém nenhuma diferença significativa quanto ao número ou à natureza dessas proteínas de superfície foi observada entre cepas comensais e cepas isoladas de sítios infecciosos.

▪ *Staphylococcus haemolyticus, S. hominis, S. capitis* e outras espécies relacionadas

S. haemolyticus, *S. hominis*, *S. capitis* e outras espécies relacionadas compartilham alguns aspectos em comum, como a elevada prevalência na pele humana, o fato de serem bactérias oportunistas e causadoras de infecções associadas ao uso de dispositivos médicos invasivos e de carrearem múltiplos genes de resistência a antimicrobianos. *S. haemolyticus* é a segunda espécie de SCoN mais isolada em quadros clínicos, especialmente em infecções de corrente sanguínea. Recebeu essa denominação por ter sido o primeiro SCoN com atividade hemolítica a ser identificado. Em ágar sangue, *S. haemolyticus* forma colônias brancas ou acinzentadas, de tamanho menor que as de *S. aureus*, porém maior que aquelas de *S. epidermidis*, e apresentam hemólise ao redor. A extraordinária plasticidade genômica e a tendência a realizar rearranjos frequentes do DNA confere ao *S. haemolyticus* a sua característica marcante, que é a notável capacidade de adquirir resistência aos antimicrobianos. Relatos de amostras de *S. haemolyticus* resistentes a antibióticos e saneantes têm se tornado cada vez mais frequentes, incluindo os casos de susceptibilidade reduzida à vancomicina e à teicoplanina, e de resistência à linezolida. Atualmente, mais de 80% das amostras hospitalares de *S. haemolyticus* são multirresistentes, incluindo a resistência à meticilina, o que demanda o uso de antimicrobianos de último recurso para o tratamento de infecções causadas por esta bactéria.

A facilidade em adquirir resistência tem contribuído para a disseminação de *S. haemolyticus* em ambientes em que a pressão seletiva causada pela utilização de antimicrobianos é mais intensa. No ambiente hospitalar, especialmente entre pacientes neonatos, a bactéria já é isolada na mesma proporção que *S. epidermidis*. Além de atuar como agente etiológico de infecções, *S. haemolyticus* também atua como vetor de disseminação de genes de resistência para outras espécies, incluindo *S. aureus*. Isto pode ser confirmado pela análise de sequências do gene *mecA* e de amostras *S. haemolyticus*, *S. epidermidis* e *S. aureus*, que indica uma homologia de 99,95% entre si. Embora o *S. haemolyticus* tenha sido um dos primeiros SCoN a ter o genoma sequenciado, muitos aspectos moleculares de sua virulência ainda não foram completamente elucidados. Sabe-se, no entanto, que a espécie produz citotoxinas, enterotoxinas e PSM, o que é incomum entre espécies de SCoN. Os mecanismos de formação do biofilme de *S. haemolyticus* também não estão bem estabelecidos. Estudos recentes indicam que a espécie não carreia o operon *icaADBC*, e que a matriz do biofilme é composta principalmente por proteínas, sendo a matriz polissacarídea encontrada em apenas algumas amostras. Sabe-se também que *S. haemolyticus* tem um sistema de regulação homólogo ao sistema Agr, o que sugere um mecanismo alternativo para formação do biofilme.

S. hominis é uma espécie estreitamente relacionada ao *S. epidermidis*, capaz de formar colônias pequenas, menores que as de *S. haemolyticus*, de coloração amarelada ou acinzentada e geralmente não hemolítica. Essa espécie coloniza predominantemente as axilas e a região púbica e tem enzimas que promovem a produção do tioálcool volátil 3-metil-3-sulfanilhexan-1-ol, uma substância responsável pelo odor característico das axilas. Em razão provavelmente da distribuição anatômica, a bactéria é um contaminante importante em cirurgias de mama, como mamoplastias ou mastectomias. Também é relatada em infecções de corrente sanguínea secundárias a lesões, tumores ou infecções na região genital. Uma vez na corrente sanguínea, *S. hominis* pode causar endocardites, osteomielites e outras infecções profundas. Essa espécie tem sido associada a um padrão de multirresistência e prevalência em infecções, ocupando o terceiro lugar entre os SCoN mais isolados em infecções de corrente sanguínea no Brasil e no mundo. Em alguns estudos, *S. hominis* figura como mais frequente nesse tipo de infecção do que *S. haemolyticus*. Vale ressaltar que as infecções de corrente sanguínea causadas por *S. hominis* e *S. haemolyticus* geralmente apresentam morbidade, mortalidade e curso semelhantes.

Embora ainda não completamente elucidada, a virulência de *S. hominis* consiste principalmente na sua capacidade de adesão, mediada por proteínas de superfície e exopolímeros. Praticamente todas as amostras da espécie são capazes de aderir a células HeLa e cerca de 40% têm capacidade de invadir estas células. Sabe-se também que *S. hominis* tem efeito citotóxico sobre células epiteliais, causando um dano direto na barreira epitelial. Outra ferramenta importante na virulência da espécie é o biofilme, que, em *S. hominis*, é composto por proteína e polissacarídeos e está relacionado à presença dos genes *icaADBC*, que codificam a adesina PIA. No entanto, poucas amostras clínicas costumam produzir biofilmes *in vitro*, o que indica que a formação desta estrutura está vinculada a condições ambientais específicas.

S. capitis, cujo nome remete ao fato de ser encontrado abundantemente no couro cabeludo (embora esteja também presente em outras regiões da pele), caracteriza-se por formar colônias brancas, convexas, não hemolíticas e muito pequenas, sendo as de menor tamanho entre os estafilococos encontrados na pele humana. A espécie foi, durante muitos anos, considerada contaminante em hemoculturas, mas recentemente vem se destacando como um importante micro-organismo oportunista associado com endocardites e sepse em pacientes de unidades de terapia intensiva neonatal (UTIN). Um único clone, denominado NRCS-A, tem se tornado endêmico em diversos países e, especificamente, envolvido em surtos de infecções em UTIN, as quais costumam apresentar um curso grave. O NRCS-A apresenta resistência a diversos antimicrobianos, é capaz de se adaptar em um ambiente sob pressão seletiva de vancomicina e tem no ambiente, especialmente nas incubadoras, o seu principal reservatório.

Amostras de *S. capitis*, tanto as que pertencem ao clone NRCS-A como as que não apresentam este genótipo, carreiam genes de virulência como adesinas do tipo MSCRAMM, PSM, autolisina, lipase, cápsula e uma série de genes de resistência a antimicrobianos. Vale destacar que a espécie também produz AMP com atividade contra outras bactérias, especialmente *S. aureus* e *S. epidermidis*, o que pode ser determinante para seu estabelecimento na pele humana. De fato, *S. epidemidis* e *S. capitis* são as primeiras espécies a se estabelecerem como colonizadoras na pele de neonatos prematuros.

■ *Staphylococcus lugdunensis*

A espécie *S. lugdunensis* foi descrita em 1988 e seu nome é uma homenagem à cidade de Lyon, na França, cujo nome latino é Lungdum, e onde o micro-organismo foi isolado pela primeira vez. A espécie é muito particular entre os SCoN. Embora clinicamente o curso das infecções causadas seja menos agressivo do que aquelas observadas em *S. aureus*, sua virulência é mais próxima desta espécie do que a de outros SCoN. *S. lugdunensis* apresenta em sua superfície uma molécula de adesão, também presente em *S. aureus*, denominada fator *clumping*, responsável por formar uma rede de fibrina ao se ligar ao fibrinogênio, uma característica que protege o micro-organismo e facilita a evasão da resposta imune do hospedeiro. Apresenta também citotoxinas, PSM, um grande sistema dedicado ao metabolismo do ferro e biofilme de matriz proteica, regulado por Agr, aspectos de virulência também verificados em *S. aureus*. Vale destacar que *S. lugdunensis* produz uma metaloprotease, a lugdulisina. Esse é um fato notável, uma vez que, entre as espécies do gênero, apenas *S. aureus* e *S. hycus* produzem esse tipo de enzima. Curiosamente, a lugdulisina é capaz de inibir a formação e dispersar o biofilme de *S. aureus*.

Estudos de genômica comparativa também revelaram que *S. lugdunensis* apresenta um perfil único em termos de plasticidade, o que poderia explicar algumas de suas características microbiológicas, como susceptibilidade antimicrobiana altamente conservada. Ao contrário de outros SCoN, *S. lugdunensis* raramente adquire genes de resistência. Isso se deve ao fato de ter um pangenoma fechado que contém várias barreiras para transferências horizontais de genes, incluindo a presença de elementos CRISPR, uma maquinaria de imunidade adaptativa que impede a transferência de EGM, limitando o número de novos genes entre as amostras.

As colônias de *S. lugdunensis*, em geral, são medianas, brilhantes, com bordas lisas e de coloração branca ou amarelada. No entanto, algumas amostras esporádicas apresentam colônias opacas e de aspecto rugoso. Essas colônias não são facilmente removidas da superfície do ágar e, em meio líquido, não entram em suspensão facilmente. Estudos recentes têm mostrado que essas amostras que apresentam colônias rugosas têm maior capacidade de invasão celular, comparável ao observado em *S. aureus*.

Staphylococcus saprophyticus

Ao contrário da maioria dos SCoN, que são associados a infecções oportunistas em pacientes em uso de dispositivos invasivos, a relevância clínica de *S. saprophyticus* é maior em infecções de trato urinário (ITU) comunitárias e não complicadas. A grande maioria dos pacientes afetados é de mulheres em idade fértil, embora a bactéria seja relativamente frequente em adolescentes e crianças do sexo feminino. Entre os agentes etiológicos de ITU comunitária, *S. saprophyticus* concorre com *Klebsiella pneumoniae* e *Enterococcus* spp. como o segundo patógeno mais frequente, sendo *Escherichia coli* a espécie mais isolada. As ITU por *S. saprophyticus* podem, eventualmente, evoluir para pielonefrite, nefrolitíase e sepse. No entanto, a bactéria não é comum em casos de ITU complicadas, como aquelas relacionadas à obstrução uretral, insuficiência renal, uso de cateter e hospitalização prolongada.

O sucesso de *S. saprophyticus* como uropatógeno resulta fundamentalmente de seus fatores de virulência. A adesão às células epiteliais do trato urinário é mediada por uma série de moléculas que incluem as adesinas Aas, UfaA, UfaB e SdrI, ácidos lipoteicoicos, produção de slime e hemaglutinina. Essa última parece ser importante para a adesão ao tecido renal. Assim como outras bactérias causadoras de ITU, *S. saprophyticus* produz a enzima urease, que catalisa a hidrólise da ureia em amônia, resultando na elevação do pH da urina e produção de cristais de cálcio e estruvita. No entanto, ao contrário das outras espécies, não é capaz de reduzir nitrato a nitrito e não tem mecanismos de captação de ferro e de evasão do sistema imune descritos até o momento. O trato gastrintestinal, especialmente o reto, é o principal reservatório da espécie. Desse local, a bactéria pode colonizar o trato urogenital, sendo esta colonização favorecida quando há desequilíbrio da microbiota.

A identificação laboratorial de *S. saprophyticus* em amostras de urina é facilitada pelo aspecto das colônias que, em ágar sangue, são grandes, achatadas, de coloração amarelada ou branca e que não causam hemólise no meio. Outra característica de *S. saprophyticus*, muito utilizada para identificação laboratorial, é a resistência à novobiocina.

Biofilme e sua regulação

Um fator crítico de patogenicidade dos SCoN é sua capacidade de colonizar superfícies de dispositivos médicos pela formação de uma matriz estruturada tridimensional composta pelas bactérias e produtos extracelulares, conhecida como "biofilme". A infecção associada a um dispositivo médico ocorre durante sua inserção por inoculação com bactérias da pele do paciente ou das membranas mucosas e, menos frequentemente, como resultado de uma bacteremia. A proteção microbiana contra o sistema imunológico do hospedeiro e os antimicrobianos explica por que as infecções associadas ao biofilme são extremamente difíceis de erradicar.

A formação de um biofilme por *Staphylococcus* spp. é caracterizada por algumas etapas específicas (Figura 21.2). A etapa inicial na formação do biofilme estafilocócico consiste na colonização de superfícies abióticas pelo micro-organismo mediada por forças inespecíficas, como interações hidrofóbicas. A carga de superfície estafilocócica pode ser determinada por estruturas da parede celular, como os ácidos teicoicos e a proteína AtlE de *S. epidermidis* e aquelas homólogas de outros SCoN. Superfícies de cateteres ou de outros dispositivos médicos são recobertas por proteínas da matriz extracelular do hospedeiro logo após estes dispositivos serem introduzidos no organismo humano, e *Staphylococcus* spp. apresentam um conjunto de proteínas de superfície denominadas MSCRAMM que interagem com estas proteínas. Essas interações agora podem ocorrer com maior especificidade, como é o caso da interação da proteína SdrG (também conhecida como "Fbe") com o fibrinogênio, e o da proteína SdrF com o colágeno ou, de forma menos específica, como é o caso das autolisinas AtlE e Aae, que se ligam tanto ao fibrinogênio como à fibronectina.

Após a fixação inicial dos estafilococos, eles se multiplicam e crescem em aglomerados de células multicamadas que requerem adesão intercelular. Nesse momento, diferentes macromoléculas da superfície bacteriana, algumas proteínas, exopolissacarídeos, DNA extracelular e até mesmo os ácidos teicoicos participam na formação da matriz extracelular do biofilme.

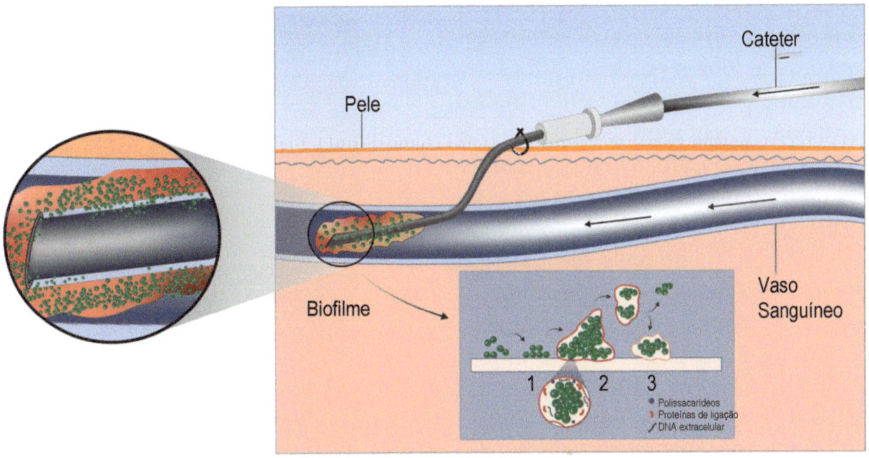

Figura 21.2 – *Etapas da formação de biofilme por Staphylococcus spp. sobre a superfície do biomaterial (cateter) inserido no vaso sanguíneo do hospedeiro. Etapas da formação do biofilme: 1. Aderência bacteriana inicial; 2. Agregação multicelular com formação de multicamadas; 3. Dispersão do biofilme com liberação de células bacterianas.*

Fonte: Desenvolvida pela autoria.

O polímero PNAG, também conhecido como "PIA", ao ser produzido pelo microrganismo envolve e promove a interação das células bacterianas. A síntese de PIA é feita pelos produtos dos genes do operon *icaADBC*, que codifica três proteínas de membrana (IcaA, IcaC, IcaD) e uma enzima extracelular de superfície (IcaB) que dá à molécula de PIA uma carga positiva, permitindo sua ligação à superfície da célula bacteriana. O operon *icaADBC* também contém um gene regulador, *icaR*. A expressão do operon *icaADBC* é regulada diretamente no promotor *icaA* ou via expressão de *icaR* por uma série de proteínas reguladoras globais. Além disso, a inserção e a excisão do elemento IS256 podem desativar ou ativar a expressão de PIA. Vários fatores proteicos também estão envolvidos no acúmulo de biofilme, como as proteínas *accumulation-associated protein* (Aap) e *biofilm associated surface protein* (Bap) de *S. epidermidis*, que medeiam o acúmulo de biofilme de maneira independente de PIA. Esse micro-organismo também apresenta uma proteína de ligação à matriz (Embp, do inglês *extracellular matrix binding protein*) que medeia a adesão intercelular e a ligação à fibronectina, sugerindo também um papel na fase inicial da formação do biofilme. Durante essa segunda fase de expansão do biofilme, também são formados os canais que distribuem nutrientes a todas as células do biofilme, promovendo o crescimento deste aglomerado de células.

Por fim, ocorre a etapa de dispersão do biofilme, que além de limitar sua expansão promove a disseminação da infecção em virtude do desprendimento de grupos de células bacterianas. Esse processo se deve principalmente à atividade de surfactantes, como as PSM. Ao contrário das etapas iniciais de aderência e agregação intercelular, a fase de rompimento parece estar sob a regulação do sistema regulador Agr-*quorum sensing*. O impacto do Agr na infecção associada ao biofilme é divergente, já que este sistema pode ativar a disseminação da infecção por induzir a expressão de PSM, enquanto sua disfunção pode causar aumento na formação de biofilme. Assim, amostras estafilocócicas apresentando um sistema Agr disfuncional têm sido frequentemente isoladas de infecções associadas a dispositivos médicos.

Identificação laboratorial

Tendo em vista que os SCoN são descritos frequentemente como membros da microbiota normal da pele de indivíduos saudáveis, amostras do grupo podem ser consideradas rotineiramente contaminantes de cultura, em vez de serem reconhecidos como agentes causadores de infecções. Entretanto, sabe-se que diferentes espécies do grupo podem estar associadas com determinados tipos de infecção, como *S. epidermidis* e *S. haemolyticus*, relacionados à infecção de corrente sanguínea associada ao uso de cateteres, e *S. saprophyticus*, relacionado à infecção do trato urinário. O contexto clínico em que se obtém uma espécie de SCoN é muito importante para definir a amostra como contaminante, colonizadora ou patógeno e, consequentemente, determinar a necessidade dos testes para a identificação da espécie e do perfil de sensibilidade a antimicrobianos. Sendo assim, apesar de as espécies de SCoN serem alocadas em um só grupo, a necessidade de diferenciá-las nos laboratórios de microbiologia clínica vem sendo amplamente discutida. A identificação de uma espécie de SCoN segue o esquema proposto para *S. aureus* até a etapa do teste da coagulase (ver Capítulo 20). Uma vez que o resultado obtido seja negativo, isto é, a amostra não é capaz de converter o fibrinogênio do plasma em fibrina, resultando na coagulação deste, ela é considerada pertencente ao grupo dos SCoN. Vale ressaltar que o tempo da incubação dos testes de produção da coagulase deve ser respeitado, de acordo com o fabricante, uma vez que certas cepas podem produzir uma enzima, a estafiloquinase, que pode lisar o coágulo após sua formação gerando resultados falso-negativos.

Para a identificação das espécies coagulase-negativas uma série de testes fenotípicos convencionais podem ser utilizados na prática clínica e, geralmente, baseiam-se na detecção de enzimas específicas, na utilização de determinados aminoácidos, na produção de ácidos a partir de diferentes tipos de açúcar, na sensibilidade a alguns antimicrobianos e na capacidade de lisar hemácias em meio com sangue de carneiro (Tabela 21.1; Figura 21.3). Por exemplo, para o diagnóstico de infecções do trato urinário, torna-se necessária a confirmação da identificação da espécie *S. saprophyticus*, isolada de amostras de urina, o que pode ser realizada por meio do teste da resistência à novobiocina. Já em casos de pacientes com suspeita de endocardite, a identificação precisa do SCoN isolado de hemoculturas torna-se importante, pois amostras da espécie *S. lugdunensis*, positivas para os testes da ornitina descarboxilase e pirrolidonil arilamidase (PYR), são importantes agentes relacionados a este quadro infeccioso.

Geralmente, laboratórios clínicos utilizam métodos automatizados ou sistemas comerciais para identificação bacteriana. Contudo, em razão de variações fenotípicas, mesmo entre amostras de determinada espécie, os resultados podem ser imprecisos.

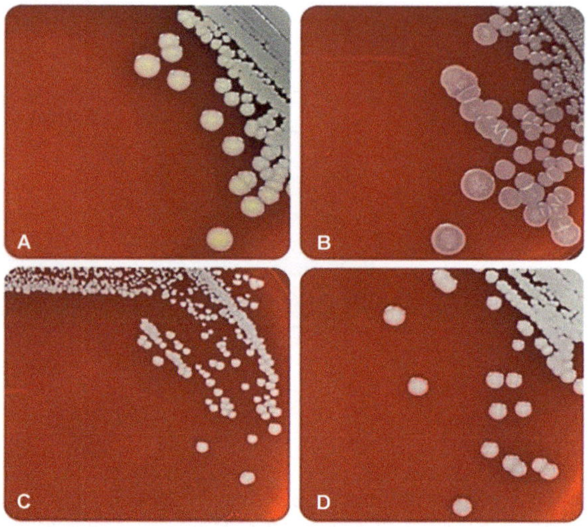

Figura 21.3 – *Colônias características de Staphylococcus aureus (A), Staphylococcus lugdunensis (B), Staphylococcus epidermidis (C) e Staphylococcus haemolyticus (D), em meio ágar Columbia contendo 5% de sangue de carneiro, com incubação a 35 °C por 48 horas.*

Fonte: Desenvolvida pela autoria.

Tabela 21.1
Testes fenotípicos comumente utilizados para a diferenciação das principais espécies de *Staphylococcus* de importância clínica

Espécies de Staphylococcus	*Fator Clumping*	*Hemólise em ágar sangue*	*Argininaarilamidase*	*Pyrrolidonilarilamidase*	*Ornitinadescarboxilase*	*Urease*	*B-Glucosidase*	*B-Galactosidase*	*Arginina*	*Acetoína*	*Nitrato*	*Resistência à novobiocina*	*Resistência à polimixina B*	*Trealose*	*Manitol*	*Manose*	*Maltose*	*Lactose*
S. aureus	+	+	-	-	-	d	+	-	+	+	+	-	+	+	+	+	+	+
S. auricularis	-	-	+	d	-	-	-	d*	d	-	d*	-	-	+*	-	-	+*	-
S. capitis	-	d*	-	v*	-	v	-	-	v	d	v	-	v	-	+	+	v	v*
S. cohnii	-	d*	-	-	-	-	-	-	-	d	-	+	-	+	d	d*	d*	-
S. epidermidis	-	d*	-	-	d*	+	d*	-	-	+	+	-	+	-	+-	+*	+	d
S. haemolyticus	-	+*	-	+	-	-	d	-	+	+	+	-	-	+	d	-	+	d
S. hominis	-	-	v	-	-	+	-	-	v	d	d	v	v	v	-	-	+	d
S. lugdunensis	+*	+*	-	+	+	d	+	-	-	+	+	-	d	+	-	+	+	+
S. saprophyticus	-	-	-	v	-	+	d	v	-	v	v	+	-	+	v	-	+	v
S. simulans	-	d*	-	+	-	+	-	+	+	d	+	-	-	d	+	d	±*	+
S. ureilyticus	-	d*	-	d	-	+	-	+	-	d	-	+	-	+	+	+	+*	+
S. warneri	-	d*	-	-	-	+	+	-	d	+	d	-	-	+	d	-	+*	d

+: 90% ou mais das cepas são positivas; -: 90% ou mais das cepas são negativas; ±: 90% ou mais das cepas são positivas com reação fraca; d: 11% a 89% das cepas são positivas; v: variável; *: reação lenta.

Fonte: Adaptada de Becker, Skov, von Eiff C, 2019.

Sendo assim, métodos moleculares capazes de determinar a sequência de nucleotídeos de genes conservados, como o gene *nuc d*a termonuclease ou o gene RNAr 16S já foram desenvolvidos para a identificação das principais espécies de SCoN. Entretanto, métodos com base em metodologia molecular não são amplamente utilizados em laboratórios clínicos em virtude da necessidade de um controle de qualidade rigoroso e custos mais elevados para a aplicação destas metodologias. Dessa forma, atualmente, laboratórios de microbiologia têm utilizado a técnica de espectrometria de massa por meio da ionização e dessorção a *laser* assistida por matriz (MALDI-TOF MS, do inglês *matrix-assisted laser desorption ionization time-of-light mass spectrometry*) para a identificação de espécies bacterianas. O MALDI-TOF MS já vem sendo utilizado como método de rotina em laboratórios clínicos em substituição à metodologia fenotípica convencional. Estudos indicam que o MALDI-TOF MS permite identificação mais precisa, além da espécie *S. aureus*, das espécies de SCoN como *S. epidermidis*, *S. haemolyticus*, *S. capitis*, *S. hominis, S. saprophyticus, S. cohnii* e *S. xylosus*. Além disso, o crescente uso dessa metodologia vem identificando a ocorrência de certas espécies de SCoN, que, até recentemente, não eram identificadas na rotina clínica, como *S. pettenkoferi*, *S. condimenti* e *S. piscifermentans*. Vale ressaltar que essas espécies não estão incluídas em sistemas de identificação comerciais, com base em características fenotípicas, o que propicia uma falsa identificação destas ao se utilizarem estes sistemas.

Epidemiologia

As espécies de SCoN constituem a microbiota da pele e das mucosas de humanos e de outras espécies animais e podem colonizar diferentes sítios do seu hospedeiro. No entanto, algumas são encontradas em maior número em determinados nichos. Em humanos, *S. epidermidis* é prevalente em áreas úmidas, como axilas, regiões inguinal e perineal, dedos dos pés e narinas anteriores. *S. capitis* é encontrado próximo de glândulas sebáceas, especialmente na testa e no couro cabeludo, enquanto *S. haemolyticus* e *S. hominis* preferem as áreas da pele com maior concentração de glândulas apócrinas, como axilas e região pubiana. *S. saprophyticus* coloniza o reto e o trato geniturinário de mulheres jovens. *S. lugdunensis* é muito encontrado na virilha, *S. cohnii* nos pés e *S. auricularis* no ouvido externo. Algumas espécies de SCoN são consideradas transitórias, pois podem ser encontradas em humanos em virtude do contato com animais domésticos, como *S. xylosus*, *S. simulans* e *S. sciuri*, presentes na microbiota da pele e de membranas mucosas de vários animais.

Para os estudos de epidemiologia molecular, métodos de tipagem molecular têm sido amplamente utilizados para caracterizar diferentes espécies de SCoN, sendo a eletroforese em gel de campo pulsado (PFGE, do inglês *pulsed-field gel electrophoresis*) um dos mais discriminatórios. Além disso, a técnica de MLST (do inglês *multilocus sequence typing*), com base na análise de fragmentos internos de genes conservados da espécie, é amplamente utilizada, embora ainda para poucas espécies, como *S. epidermidis*.

De acordo com estudos realizados em ambientes hospitalares, foi possível observar, ao longo dos anos, a persistência de determinados clones endêmicos. Amostras de *S. epidermidis* pertencentes a um complexo clonal (CC) específico, o CC2, definido pela técnica de MLST, encontram-se disseminadas em hospitais em todo o mundo. Esse CC alberga diferentes ST, por exemplo, o ST-2, associados à presença da IS256 e dos genes *ica*, dois elementos encontrados com muita frequência nestes clones relacionados a processos invasivos. Amostras de *S. epidermidis* pertencentes à essa linhagem clonal, além dos EGM associados a fatores de virulência, podem apresentar perfil de multirresistência, que, ao que parece, promove a emergência desses isolados. Além disso, estudos recentes apontam que amostras de *S. epidermidis* associadas aos ST 2 e 23, este também pertencente ao CC2, podem apresentar resistência à rifampicina e heterorresistência a glicopeptídeos, como vancomicina. De maneira interessante, tem sido descrito que a resistência à rifampicina pode ser utilizada como marcador para identificação de clones multirresistentes dessa espécie.

Por fim, conclui-se que o aumento da resistência antimicrobiana, associada com a disseminação de clones epidêmicos de SCoN em hospitais ao redor do mundo, pode resultar em uma maior limitação terapêutica para o tratamento de infecções causadas por estes patógenos, já de difícil tratamento.

Sensibilidade a antimicrobianos e tratamento

Com o progresso da Medicina, houve um aumento significativo no número de indivíduos imunocomprometidos, que, em associação com longas hospitalizações e utilização de dispositivos médicos invasivos, tornaram-se vulneráveis ao desenvolvimento de infecções por patógenos oportunistas, como os SCoN. Durante muito tempo, ao identificar um SCoN como agente causador de infecção em humanos, independentemente da identificação da espécie, a antibioticoterapia era baseada na prescrição empírica de drogas anti-MRSA (do inglês, *methicillin-resistant S. aureus*), a fim de garantir maior cobertura no tratamento da infecção estafilocócica. Dessa forma, o uso terapêutico e, muitas vezes, profilático, desses antimicrobianos ocasionou uma alta pressão seletiva microbiana, favorecendo a emergência e a disseminação de amostras de SCoN multirresistentes.

Um aspecto comum entre amostras SCoN é a sua capacidade de adquirir rapidamente resistência à antimicrobianos, limitando de forma considerável as opções terapêuticas para o tratamento de infecções por estes micro-organismos. Essa particularidade é especialmente verdadeira para amostras das espécies *S. epidermidis* e *S. haemolyticus* isoladas de ambientes nosocomiais, em que a resistência à penicilinas e à meticilina/oxacilina pode alcançar taxas maiores que 70% entre as amostras isoladas. Assim como em *S. aureus*, a resistência à meticilina em SCoN é mediada pelo gene *mec*A, inserido em um elemento genético móvel, conhecido como "cassete cromossômico estafilocócico *mec*" (SCC*mec*, do inglês *Staphylococcal Cassette Chromosome mec*). Esse gene codifica uma proteína denominada PBP2a (*penicillin binding protein*) que se liga à penicilina, porém com menor afinidade aos betalactâmicos em geral, em relação às demais PBP. Para cepas de SCoN sensíveis à meticilina/oxacilina, o uso de penicilinas resistentes a betalactamases ainda é recomendado. Entretanto, em virtude de alta prevalência de cepas de SCoN resistentes aos betalactâmicos em geral, a vancomicina, um antimicrobiano da classe dos glicopeptídeos, é utilizado como 1ª linha para o tratamento de infecção por SCoN. Um grande número de infecções resultantes de *S. epidermidis*, por exemplo, relacionadas a cateteres, pode ser tratado com a vancomicina, apesar de a produção de biofilme diminuir a atuação do antimicrobiano. Entretanto, nos últimos anos, uma diminuição da susceptibilidade ou até mesmo resistência à vancomicina e a outros antibióticos, incluindo aminoglicosídeos, tetraciclinas e lincosamidas, tem sido reportada em todo o mundo, geralmente a partir da aquisição de EGM que promovem a alteração do alvo do antimicrobiano, inativação da droga ou sua liberação para fora da célula bacteriana por meio de sistemas de bombas de efluxo.

Alguns autores propõem que seria interessante comparar a taxa de resistência à meticilina para cada amostra de SCoN isolada com a sua patogenicidade, tendo em vista que, para algumas espécies do grupo, estas taxas estão inversamente relacionadas. Por exemplo, *S. lugdunensis*, espécie que apresenta maior taxa de patogenicidade, geralmente permanece sensível à meticilina. De forma oposta, *S. haemolyticus* e *S. epidermidis*, com taxas de resistência à meticilina geralmente maiores que 70%, apresentam-se geralmente com um menor potencial patogênico.

Para o tratamento de infecções graves causadas por cepas de SCoN multidroga resistentes, recomenda-se o uso de "novos" antimicrobianos como daptomicina, linezolida e tigeciclina. Dados dos principais programas de monitoramento da resistência a antimicrobianos têm mostrado uma excelente atuação da daptomicina e linezolida contra patógenos Gram-positivos multirresistentes desde sua introdução na prática clínica. No entanto, a resistência à daptomicina e linezolida, embora ocorra raramente entre cepas SCoN, já tem sido relatada. Por exemplo, relatos de surtos clonais por cepas de SCoN resistentes à linezolida já foram reportados mundialmente, inclusive no Brasil. Essa resistência geralmente se caracteriza pela presença de mutações pontuais no domínio V do RNAr 23S do ribossomo bacteriano, como a mutação G2576T. Entretanto, outro mecanismo de resistência à classe das oxazilidinonas, da qual a linezolida faz parte, está relacionada à aquisição do gene plasmidial *cfr*, apesar de menos comumente descrita. Esse gene codifica uma metiltransferase que promove a metilação do gene RNAr 23S na posição A2503, o que afeta a ligação de várias classes de antimicrobianos (fenicol, lincosamida, pleuromutilina e estreptogramina A), incluindo as oxazolidinonas. A aquisição do gene *cfr* parecia estar restrita aos *Staphylococcus* spp. provenientes de animais. No entanto, desde o primeiro relato, na Colômbia, de uma cepa clínica MRSA positiva para o gene, tem sido observado um aumento significativo do número de amostras clínicas de estafilococos contendo este gene. Desde 2001, diferentes espécies de SCoN resistentes à linezolida têm sido descritas nas Américas, Europa e Ásia. Diferente do que se tem observado para *S. aureus*, em cerca de 50% dos casos foram relatadas disseminações clonais de SCoN, sendo as espécies mais frequentes: *S. epidermidis*, *S. hominis* e *S. haemolyticus*. Em praticamente 100% dos casos, esses SCoN resistentes foram associados a infecções sanguíneas.

Bibliografia recomendada

Argemi X, Hansmann Y, Prola K, Prévost, G. Coagulase-negative staphylococci pathogenomics. Int J Mol Sci. 2019;20(5):1215.

Argemi X, Matelska D, Ginalski K, Riegel P, Hansmann Y, Bloom J, et al. Comparative genomic analysis of Staphylococcus lugdunensis shows a closed pan-genome and multiple barriers to horizontal gene transfer. BMC Genomics. 2018;19(1):621.

Argemi X, Prévost G, Riegel P, Keller D, Meyer N, Baldeyrou M, et al. VISLISI trial, a prospective clinical study allowing identification of a new metalloprotease and putative virulence factor from Staphylococcus lugdunensis. Clin Microbiol Infect. 2017;23(5):334.e1-334.e8.

Argemi X, Riegel P, Lavigne T, Lefebvre N, Grandpré N, Hansmann Y, et al. Implementation of matrix-assisted laser desorption ionization-time of flight mass spectrometry in routine clinical laboratories improves identification of coagulase-negative staphylococci and reveals the pathogenic role of Staphylococcus lugdunensis. J Clin Microbiol. 2015;53:2030-6.

Bawdon D, Cox DS, Ashford D, James AG, Thomas GH. Identification of axillary Staphylococcus sp. involved in the production of the malodorous thioalcohol 3-methyl-3-sufanylhexan-1-ol. FEMS Microbiol Lett. 2015;362(16):fnv111.

Becker K, Heilmann C, Peters G. Coagulase-negative staphylococci. Clin Microbiol Rev. 2014;27(4):870-926.

Becker K, Skov RL, von Eiff C. Stahylococcus, Micrococcus, and other catalase-positive cocci. Manual of Clinical Microbiology. 12. ed. Whashington, DC: ASM Press, 2019;1:367-98.

Czekaj T, Ciszewski M, Szewczyk EM. Staphylococcus haemolyticus – an emerging threat in the twilight of the antibiotics age. Microbiology (Reading). 2015;161(11):2061-8.

Duan N, Sun L, Huang C, Li H, Cheng B. Microbial distribution and antibiotic susceptibility of bloodstream infections in different intensive care units. Front Microbiol. 2021;12:792282.

Flores-Mireles AL, Walker JN, Caparon M, Hultgren SJ. Urinary tract infections: epidemiology, mechanisms of infection and treatment options. Nat Rev Microbiol. 2015;13(5):269-84.

Heilmann C, Ziebuhr W, Becker K. Are coagulase-negative staphylococci virulent? Clin Microbiol Infect. 2019;25(9):1071-80.

Kleinschmidt S, Huygens F, Faoagali J, Rathnayake IU, Hafner LM. Staphylococcus epidermidis as a cause of bacteremia. Future Microbiol. 2015;10(11):1859-79.

Laurent F, Butin M. Staphylococcus capitis and NRCS-A clone: the story of an unrecognized pathogen in neonatal intensive care units. Clin Microbiol Infect. 2019;25(9):1081-85.

Le KY, Park MD, Otto M. Immune evasion mechanisms of Staphylococcus epidermidis biofilm infection. Front Microbiol. 2018;9:359.

Nguyen TH, Park MD, Otto M. Host response to Staphylococcus epidermidis colonization and infections. Front Cell Infect Microbiol. 2017;7:90.

Otto M. Molecular basis of Staphylococcus epidermidis infections. Semin Immunol. 2012;34(2):201-14.

Otto M. Staphylococcus epidermidis – the 'accidental' pathogen. Nat Rev Microbiol. 2009;7(8):555-67.

Otto M. Staphylococcal biofilms. Microbiol Spectr. 2018;6(4):6-4.

Shariati A, Dadashi M, Chegini Z, van Belkum A, Mirzaii M, Khoramrooz SS, et al. The global prevalence of Daptomycin, Tigecycline, Quinupristin/Dalfopristin, and Linezolidresistant Staphylococcus aureus and coagulase-negative staphylococci strains: a systematic review and meta-analysis. Antimicrob Resist Infect Control. 2020;9(1):56.

Stachon H, Amoroso V, Urban C, Bioni P, Spautz C, Lima RS, et al. Intraoperative assessment of endogenous microbiota in the breast. Rev Bras Giecol Obstet. 2021;43(10):759-64.

Zalewska A, Wilson J, Kennedy S, Lockhart M, MacLeod M, Malcolm W. Epidemiological analysis of antimicrobial resistance in Staphylococcus epidermidis in Scotland, 2014-18. Microb Drug Res. 2021;27(4):485-91.

Streptococcus, *Enterococcus* e Outros Cocos Gram-Positivos Catalase-Negativos

22

Lúcia Martins Teixeira
Tatiana de Castro Abreu Pinto
Andréa de Andrade Rangel Freitas
Vânia Lúcia Carreira Merquior

Os cocos Gram-positivos catalase-negativos englobam micro-organismos de destacada importância em Medicina humana e veterinária, sobretudo algumas espécies pertencentes aos gêneros *Streptococcus* e *Enterococcus*. Alguns desses micro-organismos são nutricionalmente exigentes, mas grande parte deles, em geral, cresce bem em ágar sangue e em caldo nutriente contendo glicose. São anaeróbios facultativos, e alguns podem crescer melhor em atmosfera enriquecida com CO_2 ou em anaerobiose. O arranjo celular característico é em forma de cadeias, o que deu origem à denominação "estreptococos" (cocos dispostos em cadeias), ou aos pares.

Do ponto de vista ecológico, esses micro-organismos são bastante heterogêneos, pois são encontrados nos mais diferentes ambientes. Muitos são integrantes da microbiota normal do corpo humano, particularmente das vias aéreas superiores e dos tratos gastrointestinal e geniturinário. Algumas espécies são reconhecidamente patógenos clássicos para seres humanos e/ou animais, enquanto outras são tipicamente oportunistas. Alguns desses oportunistas raramente são associados a infecções, enquanto outros vêm apresentando importância crescente em razão da capacidade de causar infecções relacionadas à assistência à saúde (ainda frequentemente referidas como "infecções hospitalares") e de adquirir novos determinantes de resistência aos antimicrobianos.

A diferenciação dos principais gêneros de cocos Gram-positivos catalase-negativos tem por base a observação de características morfológicas e fisiológicas, exploradas por meio de diferentes testes (Tabela 22.1). Entretanto, alguns desses gêneros e respectivas espécies exibem um relacionamento genético muito próximo, resultando em elevada similaridade nos testes bioquímicos e fisiológicos convencionais. Ultimamente, tem-se dado ênfase à caracterização com base em métodos moleculares, o que tem resultado em modificações importantes na taxonomia e na classificação desses micro-organismos. Entre eles, a análise do sequenciamento do gene que codifica a subunidade 16S do rRNA, isoladamente, ou em conjunto com a de outros genes-alvo, que sejam gênero ou espécie-específicos ou, ainda, o sequenciamento do genoma completo, são por vezes essenciais na caracterização de algumas espécies. Outro avanço considerável na identificação desses micro-organismos é representado pelo emprego da metodologia de espectrometria de massas após dessorção e ionização *laser* assistidas por matriz (MALDI-TOF MS, do inglês *matrix-assisted laser desorption ionization time-of-light mass spectrometry*), particularmente por laboratórios de diagnóstico clínico. Essa metodologia atualmente se configura como uma ferramenta importante na identificação precisa de grande parte dos *taxa* de cocos Gram-positivos catalase-negativos, além de se mostrar consideravelmente mais rápida e econômica do que os métodos tradicionais de identificação bioquímica ou genética.

Streptococcus

O gênero *Streptococcus* compreende um conjunto heterogêneo de bactérias, cujas células têm forma de cocos que se dividem num só plano, agrupando-se em cadeias de tamanho variável. Sua composição atual engloba mais de cem diferentes espécies. Embora muitos desses micro-organismos façam parte da microbiota normal, alguns deles são responsáveis por uma variedade de manifestações clínicas e são considerados importantes agentes infecciosos tanto para o homem como para diversos animais. Seu metabolismo é fermentativo e o ácido láctico é o produto final predominante da fermentação da glicose. A maioria necessita de meios enriquecidos, geralmente pela adição de sangue, para o crescimento.

Vários sistemas de classificação foram desenvolvidos para os membros do gênero *Streptococcus*, provocando a utilização de diversas designações que, frequentemente, se tornam um obstáculo ao entendimento, já que sua adoção não é universal. Entre os sistemas mais antigos, destacam-se aqueles com base em características hemolíticas (de acordo com o tipo de hemólise observado em meios contendo sangue), fisiológicas (de acordo com o comportamento em diversos testes fisiológicos) e antigênicas (de acordo com a composição antigênica, que constitui a base da classificação em grupos sorológicos de Lancefield, conforme mencionado adiante). Mais recentemente, com o emprego de métodos moleculares com base no sequenciamento de genes, tem sido também utilizada a classificação dos estreptococos em grupos filogenéticos, conforme mencionado mais adiante.

Tabela 22.1
Características fenotípicas dos diferentes gêneros de cocos Gram-positivos catalase-negativos

Gênero	Características fenotípicas[a]									
	VAN	GAS	PYR	LAP	BE	NaCl	Crescimento:		MOT	HEM
							10 °C	45 °C		
Em cadeias:										
Streptococcus	S	-	-[b]	+	-[c]	-	V	V	-	α/β/n
Enterococcus	S/R	-	+	+	+	+	+	+	V	α/n
Lactococcus	S	-	+	+	+	+	+	(-)[d]	-	α/n
Vagococcus	S	-	+	+	+	+[e]	+	(-)[d]	V	α/n
Leuconostoc	R	+	-	-	V	+	+	V	-	α/n
Weissella	R	+	-	-	V	+	V	V	-	α/n
Abiotrophia	S	-	+	+	-	-	-	V	-	α
Granulicatella	S	-	+	+	-	-	-	V	-	α
Globicatella	S	-	+	-	-	+	-	-	-	α
Em grupos ou tétrades:										
Aerococcus	S	-	V	V	V	+	-	V	-	α
Pediococcus	R	-	-	+	+	+	-	+	-	α
Tetragenococcus	S	-	-	+	+	+	-	+	-	α
Gemella	S	-	V	+	-	-	-	-	-	α/n
Helcococcus	S	-	+	-	+	+	-	-	-	n
Alloiococcus	S	-	+	+	-	+	-	-	-	n
Dolosigranulum	S	-	+	+	-	+	-	-	-	n
Facklamia	S	-	+	+	-	+	-	-	-	n
Ignavigranum	S	-	+	+	-	+	-	-	-	α

[a] Características fenotípicas: ≥ 95% de reações positivas; α, β, n, alfa, beta e não hemolítico, respectivamente; -: > 95% de reações negativas; BE: hidrólise da esculina na presença de bile; GAS: produção de gás a partir de glicose em meio de Mann, Rogosa, Sharpe *Lactobacillus* broth (MRS); HEM: hemólise; LAP: produção de leucina aminopeptidase; MOT: motilidade; NaCl: crescimento em presença de cloreto de sódio a 6,5%; PYR: produção de pirrolidonil-arilamidase; R: resistente; S: sensível; V: reações variáveis; VAN: suscetibilidade à vancomicina (discos de 30 µg).
[b] *Streptococcus* do grupo A são PYR positivos; os demais estreptococos são, em geral, PYR negativos.
[c] Complexo S. bovis/S. equinus é BE positivo, assim como cerca de 5% a 10% dos estreptococos viridans.
[d] Algumas cepas apresentam crescimento lento a 45 °C.
[e] Resultado positivo somente após incubação prolongada (5 ou mais dias, em geral).
Fonte: Desenvolvida pela autoria.

A identificação fenotípica dos estreptococos é, entretanto, até hoje, relativamente complexa e fundamentada num sistema dicotômico, com base na observação inicial das propriedades hemolíticas das cepas. Dessa forma, os estreptococos são classificados como β-hemolíticos (quando causam lise total das hemácias) ou não β-hemolíticos. Esses últimos podem ser subdivididos em α-hemolíticos (quando causam lise parcial das hemácias) e gama ou não hemolíticos (Figura 22.1). Alguns estreptococos β-hemolíticos são identificados presuntivamente a partir de características fisiológicas, embora a sua identificação confirmatória seja baseada em características sorológicas. Por sua vez, a identificação dos estreptococos não β-hemolíticos é fundamentada em propriedades fisiológicas.

A classificação dos estreptococos em grupos sorológicos baseia-se nas características antigênicas de um polissacarídeo, de composição variável, denominado genericamente "carboidrato C", localizado na parede celular, que pode ser detectado por diferentes técnicas imunológicas, destacando-se, entre elas, a precipitação em tubo capilar e a aglutinação pelo látex. Tomando por base esse polissacarídeo, os estreptococos foram divididos em 20 grupos sorológicos (grupos de Lancefield), designados por letras maiúsculas do alfabeto (A, B, C, D, E, F, G, H, K, L, M, N, O, P, Q, R, S, T, U e V).

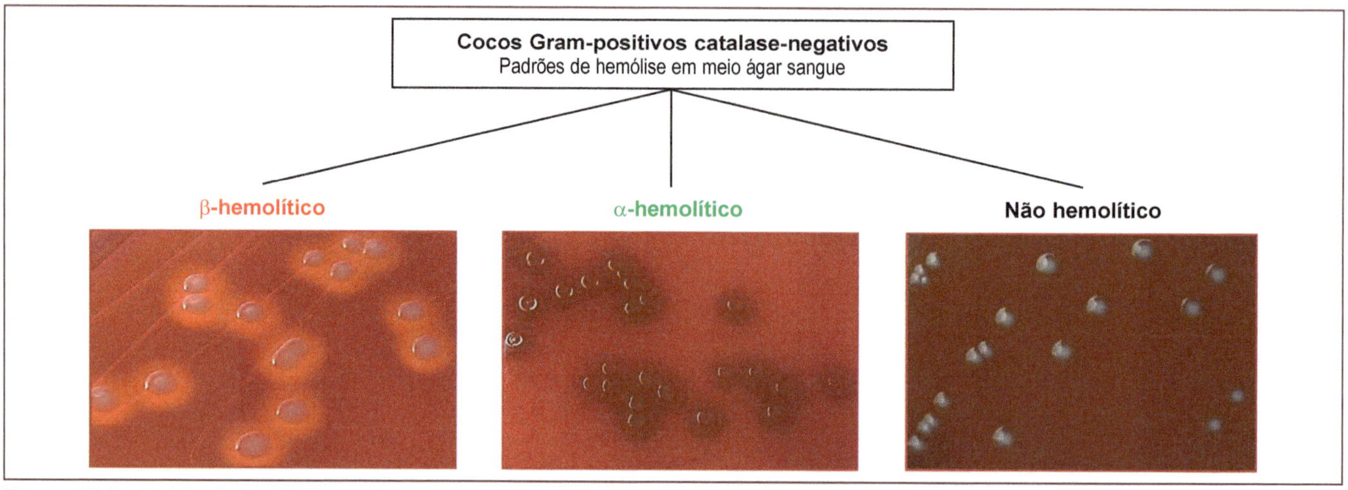

Figura 22.1 – *Padrões de hemólise apresentados por cocos Gram-positivos catalase-negativos, quando cultivados em meio de ágar sangue.*
Fonte: Adaptada de www.microbiologyinpictures.com.

Alguns grupos (particularmente os grupos A e B) são subdivididos em tipos sorológicos, relacionados à presença de moléculas antigenicamente distintas na superfície da célula.

O método de sorogrupagem desenvolvido por Lancefield é conveniente, sendo amplamente aceito para a identificação dos estreptococos β-hemolíticos. Entretanto, salvo algumas poucas exceções, não se mostrou de utilidade prática para a identificação de estreptococos não β-hemolíticos.

O emprego de testes fenotípicos para a classificação de algumas espécies ou categorias de *Streptococcus* não contempla uma discriminação precisa. Entretanto, aquelas de maior importância clínica podem ser identificadas por testes relativamente simples.

Um sistema conveniente de diferenciação, que leva em consideração características fenotípicas, genotípicas e impacto clínico dos estreptococos permite dividi-los nas seguintes categorias: estreptococos β-hemolíticos (*Streptococcus pyogenes*, *Streptococcus agalactiae*, *Streptococcus dysgalactiae* e outras espécies dos grupos C e G, assim como outras de ocorrência menos frequente); *Streptococcus pneumoniae;* estreptococos do complexo *Streptococcus bovis/Streptococcus equinus*; e estreptococos *viridans* . Esse sistema mantém uma coerência elevada com o agrupamento das espécies de *Streptococcus* com base em seu relacionamento genético, o qual permite reconhecer seis grupos filogenéticos: um denominado "piogênico" (que engloba a maioria das espécies β-hemolíticas, em geral, de maior impacto clínico) e cinco outros, denominados *anginosus*, *bovis*, *mitis*, *mutans* e *salivarius*, que englobam, predominantemente, espécies não β-hemolíticas, que, salvo raras exceções, fazem parte da microbiota normal, embora eventualmente atuem como patógenos oportunistas.

Em virtude da destacada importância como agentes de infecções em seres humanos, as espécies *Streptococcus agalactiae*, *Streptococcus pneumoniae* e *Streptococcus pyogenes* estão apresentadas, separadamente, nos Capítulos 23, 24 e 25 respectivamente. Os estreptococos β-hemolíticos dos grupos C e G, bem como os do complexo *Streptococcus bovis/Streptococcus equinus* e os estreptococos da categoria *viridans* são descritos a seguir.

Na Tabela 22.2, é apresentado um esquema simplificado para a diferenciação das principais categorias ou espécies de estreptococos encontrados em espécimes clínicos de origem humana e animal.

■ Streptococcus β-hemolíticos dos grupos C e G

As cepas de estreptococos β-hemolíticos dos grupos C e G isoladas de seres humanos e que formam colônias grandes, geralmente, pertencem às espécies *Streptococcus dysgalactiae* subsp. *equisimilis* ou *Streptococcus equi* subsp. *zooepidemicus* e são semelhantes ao *S. pyogenes*, com relação a alguns fatores de virulência. Causam infecções graves, como bacteremias, endocardites, meningites, artrites sépticas, infecções respiratórias, além de infecções cutâneas, de menor gravidade. As manifestações clínicas das faringites causadas pelos estreptococos dos grupos C e G são pouco comuns, porém, quando presentes, são semelhantes àquelas causadas por *S. pyogenes* e podem também, ocasionalmente, ser associadas à ocorrência de sequelas pós-infecciosas.

Em animais, entre os estreptococos do grupo C, o *Streptococcus equi* subsp. *equi* causa a adenite equina, doença febril, altamente contagiosa, que afeta o trato respiratório superior de equinos, resultando em abscessos nos linfonodos regionais. As infecções causadas por *S. equi* subsp. *zooepidemicus* acometem um espectro maior de espécies animais, incluindo equinos, bovinos, suínos, caninos e camelídeos. As infecções humanas associadas a essas duas subespécies, geralmente, podem ser rastreadas até uma fonte animal. Por sua vez, *S. dysgalactiae* subsp. *dysgalactiae* tem sido associada a casos de mastite bovina, além de perdas econômicas na aquicultura mundial.

O isolamento de cepas do grupo G, identificadas como *Streptococcus canis*, a partir de infecções de pele, tecidos moles, bacteremia e endocardite, já foi documentado em seres humanos, inclusive em associação com quadros de sepse. *S. canis* coloniza a pele, o trato respiratório superior e o trato

Tabela 22.2
Esquema simplificado para a diferenciação das principais categorias ou espécies de estreptococos encontrados em espécimes clínicos de origem humana e animal

Espécie/Categoria	*Característica*[a]								
	Grupo sorológico	*Hemólise*	*Bacitracina*	*Optoquina*	*Bile Solub*	*CAMP*	*BE*	*PYR*	*NaCl 6,5%*
S. pyogenes	A	beta	S	R	-	-	-	+	-
S. agalactiae	B	beta	R	R	-	+	-	-	(+)
Grupos C e G	C ou G	beta	R	R	-	-[b]	-	-	-
S. bovis/equinus	D	alfa/gama	R	R	-	-	+	-	-
S. pneumoniae	-	alfa	R	S	+	-	-	-	-
Grupo *viridans*	(-)	alfa	(R)	R	-	-	(-)	-	-

[a] Características: BE: teste da bile esculina; Bile Solub: teste da bile solubilidade; CAMP: produção do fator CAMP; NaCL 6,5%: crescimento na presença de cloreto de sódio a 6,5%; PYR: produção de pirrolidonil-arilamidase; R, resistente; S: sensível; em parênteses, eventuais exceções podem ocorrer.
[b] *Streptococcus canis* pode ser positivo para o teste de CAMP.
Fonte: Desenvolvida pela autoria.

reprodutivo de cães e gatos; no entanto, é um importante patógeno desses animais, causando infecções da pele e do trato geniturinário, otite externa, pneumonia, endocardite, artrite, fasceíte necrosante e síndrome do choque tóxico estreptocócico.

Os estreptococos β-hemolíticos que têm antígenos dos grupos C ou G, mas que formam colônias pequenas, são usualmente identificados como pertencentes ao grupo do *Streptococcus anginosus* (também conhecido como grupo do *Streptococcus milleri*). Esse grupo de micro-organismos é bastante complexo e comporta três espécies (*S. anginosus*, *Streptococcus constellatus* e *Streptococcus intermedius*, as quais podem ainda ter antígenos dos grupos A ou F). Embora possam ser encontrados na microbiota dos tratos respiratório superior, urogenital e gastrointestinal de seres humanos, podem causar infecções piogênicas, notadamente abscessos em diversos órgãos, como cérebro, pulmão, fígado, cavidade peritoneal e orofaringe, entre outros. As variantes não β-hemolíticas pertencentes ao grupo do *Streptococcus anginosus* são incluídas na categoria *viridans*, conforme mencionado mais adiante.

Complexo *Streptococcus bovis*/ *Streptococcus equinus*

Os estreptococos pertencentes a esse complexo de espécies têm antígeno do grupo D. Os estreptococos do grupo D eram, antigamente, divididos em duas categorias: os enterococos; e os não enterococos. Com a alocação dos enterococos em um novo gênero (*Enterococcus*), os estreptococos do grupo D ficaram representados, em termos de importância médica, pela espécie *Streptococcus bovis*, a qual hoje é conhecida como um complexo de espécies de difícil discriminação. À medida que novas metodologias foram introduzidas para o estudo de *S. bovis*, foi constatada a necessidade do esclarecimento de questões taxonômicas, resultando na descrição de um complexo que reúne espécies bastante relacionadas. Esse complexo tem sido, com frequência, denominado "complexo *Streptococcus bovis*", "complexo *Streptococcus bovis/Streptococcus equinus*" ou simplesmente "complexo *bovis*" ou "grupo *bovis*". Entre os membros desse complexo, *Streptococcus gallolyticus* ssp. *gallolyticus*, *S. gallolyticus* ssp. *pasteurianus* e *Streptococcus infantarius* ssp. *coli* destacam-se por serem os mais frequentemente isolados a partir de espécimes clínicos de origem humana.

À semelhança dos enterococos, esses micro-organismos são encontrados, normalmente, no trato gastrointestinal. Porém, destacam-se como importantes agentes etiológicos de endocardite, que é o quadro infeccioso mais comumente associado a esses micro-organismos. Essas infecções acometem principalmente os idosos (faixa etária > 60 anos) e apresentam uma taxa de mortalidade elevada, quando comparada à de endocardite de outras etiologias.

Uma particularidade interessante é a tendência à associação do isolamento de membros do "complexo *S. bovis*" a partir de sangue com a ocorrência concomitante de lesões malignas ou pré-malignas do intestino grosso. Em virtude dessa associação, é recomendável pesquisar a presença desse tipo de doença maligna em pacientes com bacteremia causada por esses micro-organismos.

Assim como para humanos, membros do "complexo *S. bovis*" são micro-organismos normalmente encontrados no trato gastrointestinal de animais, principalmente como colonizadores do rúmen de bovinos e do papo e da cloaca das aves. Em bovinos, alterações na dieta podem ocasionar o crescimento excessivo de *S. bovis* no rúmen, resultando em acidose ruminal em virtude da superprodução de lactato pelos micro-organismos.

Streptococcus da categoria "viridans"

Os estreptococos *viridans* constituem um conjunto de micro-organismos de caracterização menos definida e padronizada que os demais estreptococos e que engloba uma grande parte das espécies incluídas no gênero *Streptococcus*. Destacam-se por serem negativos nos testes fenotípicos que são comumente utilizados para identificação das outras categorias de estreptococos; não são β-hemolíticos, não têm antígenos dos grupos B ou D, não são solúveis em bile nem sensíveis à optoquina e a maioria não cresce em caldo contendo concentrações elevadas de cloreto de sódio.

Diferentes nomenclaturas e testes têm sido utilizados para caracterizar as diversas espécies de estreptococos *viridans*. Uma das propostas mais atuais é a de alocá-las em quatro principais subgrupos de espécies, denominados *anginosus*, *mitis*, *mutans* e *salivarius*.

A maioria dessas espécies faz parte da microbiota normal do trato respiratório superior, em particular, dos diferentes nichos ecológicos da cavidade oral. Como agentes etiológicos, são associados à bacteremia, endocardite, abscessos, infecções do trato geniturinário e infecções de feridas. Destaca-se, nesse grupo, como patógeno clássico humano apenas a espécie *S. pneumoniae*, que é alocada no subgrupo *mitis*. Os estreptococos *viridans* são também importantes causas de bacteremia e sepse em pacientes neutropênicos com câncer. Nos pacientes imunodeprimidos, as infecções causadas por esses micro-organismos podem ter uma evolução com consequências graves, como o desenvolvimento de choque séptico. Algumas espécies de estreptococos *viridans*, especialmente *Streptococcus mutans*, participam na formação da placa dental, em razão, sobretudo, da capacidade de sintetizar glicanas a partir de carboidratos.

No passado, os estreptococos *viridans* eram universalmente sensíveis à penicilina. Entretanto, o aumento na frequência de isolamento de cepas resistentes, a esse e a outros antimicrobianos, pode ser observado, particularmente, a partir dos anos 1990. Em geral, os componentes do grupo *S. mitis* são os que exibem as taxas mais elevadas de resistência aos antimicrobianos.

Enterococcus

Os enterococos constituem um importante conjunto de micro-organismos que se destacam, cada vez mais, como patógenos oportunistas, e cuja biologia e taxonomia têm passado por significativas alterações nos últimos anos. Considerados, por longo tempo, uma das categorias de estreptococos detentores de antígeno do grupo D, esses micro-organismos eram diferenciados das espécies do grupo D não enterococos (p. ex., *Streptococcus bovis*) com base em características fisiológicas e de menor suscetibilidade a agentes físicos e químicos, incluindo antimicrobianos. Essas diferenças, associadas aos dados obtidos por metodologias de hibridização de ácidos nucleicos e de sequenciamento de genes, no início dos anos 1980, demonstraram a distância genética entre cepas identificadas como enterococos, portadores do antígeno D de Lancefield, e aquelas que compartilham o mesmo antígeno de grupo, porém classificadas como não enterococos.

Assim, as espécies reconhecidas como enterococos (consideradas, até então, membros do gênero *Streptococcus*) foram transferidas para um gênero novo, denominado *Enterococcus*. Outros estreptococos do grupo D pertencentes à categoria dos enterococos foram, desde então, transferidos para o gênero *Enterococcus*, assim como diversas novas espécies passaram a ser reconhecidas, muitas das quais têm emergido como agentes de infecções. Atualmente, são conhecidas mais de 65 espécies de *Enterococcus*, que é considerado um gênero ubíquo, sendo encontrado em grande variedade de hospedeiros e ambientes. As espécies *Enterococcus faecalis* e *Enterococcus faecium* são predominantes no trato gastrointestinal humano e, menos comumente, encontradas em outros locais como trato urinário, cavidade oral e pele. Entre as patologias associadas a essas espécies, destacam-se as infecções do trato urinário, de feridas cirúrgicas e queimaduras, de corrente sanguínea e do endocárdio.

As demais espécies do gênero raramente são isoladas como causa de infecções humanas, embora sua frequência possa eventualmente se elevar quando da ocorrência de surtos hospitalares. No entanto, a predominância dessas espécies de enterococos nos espécimes clínicos, provavelmente, reflete sua presença como membro da microbiota normal. A título de exemplo, *Enterococcus cecorum* é um membro normal da microbiota intestinal de aves adultas, particularmente galinhas, mas também representa um importante patógeno com impacto relevante em avicultura. Nos últimos anos, cepas patogênicas de *E. cecorum* emergiram como agentes de infecções no tecido ósseo em frangos de corte e matrizes, com relatos de surtos em diversos países. Em humanos, no entanto, *E. cecorum* representa um patógeno incomum.

Enterococcus constituem um gênero muito peculiar pela sua resistência intrínseca às principais classes de antimicrobianos usados em terapia e pela sua notável capacidade de manifestar novos modelos e mecanismos de resistência adquirida, que os têm posto em destaque entre as bactérias de maior versatilidade no cenário atual da resistência bacteriana aos antimicrobianos. Essas características têm sido responsabilizadas pela atual expressão desses micro-organismos entre os principais agentes de infecções relacionadas à assistência à saúde.

Outros gêneros de cocos Gram-positivos catalase-negativos

Vários outros gêneros de cocos Gram-positivos catalase-negativos apresentam características fenotípicas semelhantes à dos *Streptococcus* ou dos *Enterococcus*, exibindo, também, uma considerável similaridade genética. Esses aspectos dificultam a caracterização precisa desses gêneros e espécies, impactando diretamente na subnotificação da sua participação em infecções humanas e animais. Alguns desses gêneros são membros da microbiota da pele, cavidade oral e dos tratos respiratório superior e gastrointestinal. Em sua maioria, esses micro-organismos apresentam baixa virulência, agindo quase sempre como oportunistas em indivíduos imunocomprometidos ou apresentando outros fatores de risco em consequência de hospitalizações prolongadas, antibioticoterapia e emprego de procedimentos invasivos. Entretanto, mais recentemente, com o incremento do uso de métodos mais precisos de isolamento e caracterização dos gêneros e espécies, representantes desses micro-organismos passaram a ser apontados como patógenos emergentes de destaque.

Os gêneros *Abiotrophia* e *Granulicatella* foram nomeados a partir do grupo de estreptococos anteriormente reconhecidos como nutricionalmente variantes (NVS, do inglês *nutricionally variant Streptococcus*). Esses micro-organismos não são capazes de sintetizar alguns nutrientes essenciais necessários para o seu crescimento, como piridoxina e L-cisteína. Sendo assim, o cultivo *in vitro* é dependente de meios de cultura enriquecidos ou da presença concomitante de outras bactérias que forneçam esses compostos (satelitismo). Essa característica é frequentemente responsável pelo atraso no diagnóstico e tratamento adequado das infecções, resultando em um pior prognóstico para o paciente. *Abiotrophia defectiva* é a única representante do gênero. Esse micro-organismo faz parte da microbiota da cavidade oral e dos tratos urogenital e intestinal. Entretanto, pode causar quadros graves, apesar de raros, de endocardite infecciosa, frequentemente associada à presença de fatores predisponentes, como imunossupressão, gravidez e válvulas protéticas, determinando elevada taxa de mortalidade. O gênero *Granulicatella* comporta, até o momento, três espécies – *Granulicatella adjacens*, *Granulicatella elegans* e *Granulicatella balaenopterae* –, sendo as duas primeiras isoladas da microbiota e de infecções humanas e a última de animais (baleia minke). *G. adjacens*, a espécie de maior importância clínica, pode ser identificada fazendo parte da microbiota humana da cavidade oral e dos tratos respiratório superior, urogenital e intestinal. Entretanto, já foi responsabilizada como agente etiológico de infecções diversas, principalmente endocardite, otite média, infecções oculares e em próteses articulares.

O gênero *Aerococcus* é constituído, até o momento, de oito espécies, sendo *Aerococcus urinae*, *Aerococcus sanguinicola* e *Aerococcus viridans* as mais comuns em infecções humanas. Considera-se que as taxas de prevalência desses micro-organismos estejam subestimadas, seja pela semelhança entre a aparência de suas colônias com as de outras espécies, como o aspecto α-hemolítico de *A. viridans* com os estreptococos do grupo *viridans*, padrões de resistência que se assemelham aos enterococos, seja pela maior complexidade no isolamento primário e identificação. Os micro-organismos desse gênero são um claro exemplo de que, desde a introdução da metodologia de MALDI-TOF, em laboratórios de diagnóstico clínico, um aumento considerável no registro de isolamento de espécies de *Aerococcus* associadas às infecções humanas tem sido relatado. As principais infecções humanas causadas por *A. viridans* são as do trato urinário, embora infecções invasivas também possam ocorrer, sobretudo urosepse e endocardite infecciosa e, em menor frequência, peritonite, osteomielite, artrites e infecções de tecidos moles, odontogênicas, pós-operatórias e puerperais. Além disso, mesmo que ainda de forma esporádica, essa espécie vem sendo considerada um patógeno hospitalar emergente. Na Medicina veterinária, infecções por *A. viridans* são associadas a casos de artrite, pneumonia e aborto em suínos, além de mastite em bovinos.

O gênero *Alloiococcus* é representado por uma única espécie, *Alloiococcus otitidis*, um patógeno importante, relacionado a quadros de otite média em crianças. São micro-organismos fenotipicamente semelhantes a espécies representativas de outros gêneros de cocos Gram-positivos catalase-negativos, como *Aerococcus*, *Gemella* e *Enterococcus*. Apresentam particularidades que dificultam o crescimento *in vitro*, impactando diretamente a acurácia do diagnóstico laboratorial. Por exemplo, cepas de *A. otitidis* apresentam crescimento lento, exigindo tempos de incubação prolongados e em concentrações mais elevadas de CO_2 (7,5%), além de produzirem colônias diminutas. Esse micro-organismo também é bastante relacionado ao gênero *Dolosigranulum*, apresentado extensa homologia na sequência do gene que codifica a subunidade 16S do rRNA. Por outro lado, o gênero *Dolosigranulum*, que também é constituído de uma única espécie, *Dolosigranulum pigrum* vem sendo relatado como comensal da nasofaringe e benéfico ao hospedeiro por estabelecer relações competitivas, determinando ações inibitórias para importantes patógenos como *Staphylococcus aureus* e *S. pneumoniae*.

Membros dos gêneros *Facklamia*, *Gemella* e *Globicatella* são, com frequência, identificados erroneamente como pertencentes ao grupo dos estreptococos *viridans*. O gênero *Facklamia* é raramente associado a infecções humanas. Entretanto, já foi relacionado a uma variedade de quadros clínicos como bacteremia, abscessos, peritonite, meningite, endocardite, infecções do trato geniturinário, corioamnionite, infecções associadas a próteses articulares e sepse. É constituído de sete espécies, sendo *Facklamia hominis* a mais comumente envolvida em infecções humanas. O gênero *Gemella* é composto por organismos presentes na mucosa oral, trato gastrointestinal e trato geniturinário de humanos e outros animais endotérmicos. Apesar de raramente estarem implicados em doenças sistêmicas, foram mais recentemente associados a várias infecções graves, como endocardite, meningite, peritonite e abscessos cerebrais. O gênero é constituído de nove espécies, porém *Gemella mobillorum* e *Gemella haemolysans* são as mais frequentes em infecções humanas. O gênero *Globicatella* reúne duas espécies. Em humanos, *Globicatella sanguinis* é membro da microbiota da pele, já tendo sido responsabilizada por quadros de bacteremia, endocardite e infecções do trato urinário. A espécie *Globicatella sulfidifaciens* ainda não foi isolada de quadros clínicos em humanos, mas é referida como agente etiológico de infecções em animais de criação.

Os gêneros *Helcococcus* e *Ignavigranum* são habitantes da pele, sendo possível inferir que façam parte da microbiota residente desse sítio. Quatro espécies já foram reconhecidas no gênero *Helcococcus*: *H. kunzii*, *H. sueciensis* e *H. seattlensis* – isoladas de infecções oportunistas em seres humanos (p. ex., feridas, abscessos cerebrais, infecções por válvulas protéticas e urosepse); e *H. ovis*, que é mais relacionada às infecções em animais. A única espécie reconhecida de *Ignavigranum*, *I. ruoffiae*, foi relatada apenas pontualmente em infecções humanas, sendo, portanto, de ocorrência extremamente rara em casos de infecções de pele, como abscessos.

Entre as mais de 20 espécies de *Lactococcus*, *Lactococcus garvieae* apresenta destaque como causa de infecções humanas e animais. Essa espécie é um importante patógeno de peixes, com consideráveis reflexos econômicos, por frequentemente ser identificada como um problema relevante para a aquicultura. Ainda em animais, *L. garvieae* pode também causar mastite em bovinos e bubalinos. Em humanos, essa espécie está mais frequentemente envolvida em casos de endocardites, particularmente relacionada à presença de válvulas protéticas.

Leuconostoc, *Pediococcus* e *Weissella* destacam-se por exibirem resistência intrínseca à vancomicina. O gênero *Leuconostoc* é constituído por mais de 15 espécies. Os membros do gênero são, comumente, encontrados em alimentos, como laticínios e vegetais. Embora raramente associados a infecções em humanos, são considerados patógenos emergentes responsáveis por quadros de bacteremias em pacientes imunossuprimidos e com histórico de uso prolongado de antimicrobianos e/ou na presença de cateteres venosos. As espécies mais frequentes são *Leuconostoc mesenteroides, Leuconostoc lactis e Leuconostoc citreum.* Já os membros do gênero *Pediococcus* fazem parte da microbiota da cavidade oral e do trato gastrointestinal de indivíduos saudáveis e imunocomprometidos. Também podem ser encontrados em plantas e alimentos, como carnes e laticínios. Entretanto, certas espécies já foram associadas à etiologia de infecções oportunistas, principalmente abscessos intra-abdominais e perirretais e bacteremia. Algumas cepas reagem com o antissoro do grupo D de Lancefield, razão pela qual podem ser erroneamente identificados como pertencentes ao gênero *Streptococcus*. O gênero *Pediococcus* compreende 11 espécies, até o momento, sendo *Pediococcus acidilactici* e *Pediococcus pentosaceus* as prevalentes em infecções humanas. Uma característica marcante desses micro-organismos é a resistência a múltiplos antimicrobianos, além dos glicopeptídeos, reduzindo consideravelmente as opções terapêuticas, refletindo diretamente no prognóstico das infecções. O gênero *Weissella* abriga atualmente mais de 20 espécies, sendo *Weissella confusa*, *Weissella cibaria* e *Weissella viridescens* as que apresentam maior importância clínica. Esses micro-organismos participam da microbiota do trato intestinal, porém estão também associados à bacteremia, endocardite e abscessos pós-cirúrgicos. Entretanto, a participação de *Weissella* spp., nessas infecções, ainda não foi completamente esclarecida, considerando-se que frequentemente não são isoladas em culturas puras, estando associadas a infecções polimicrobianas.

O gênero *Vagococcus* foi proposto para alocar um grupo de cocos Gram-positivos móveis, que eram comumente referidos como "estreptococos láticos móveis". Atualmente, o gênero é representado por cerca de 20 espécies, sendo *Vagococcus fluvialis* e *Vagococcus salmoninarum* as mais frequentemente identificadas em infecções animais. Na Medicina veterinária, *V. fluvialis* tem sido associada a infecções em bovinos, equinos, felinos e suínos, enquanto *V. salmoninarum* causa quadros de infecção em peixes. Além desses, *Vagococcus lutrae* e *Vagococcus fessus* já foram isolados a partir de infecções em diferentes mamíferos aquáticos. Nos últimos anos, o aumento da frequência de isolamento de *Vagococcus* em materiais clínicos de origem humana e animal permitiu considerá-los um grupo de patógenos emergentes. A espécie *V. fluvialis* já foi inclusive associada a casos de endocardite humana, além de ter sido isolada de sangue, tecidos moles, fragmentos ósseos e urina. Os casos descritos apontam que a infecção por *V. fluvialis* pode seguir um curso grave e frequentemente fulminante. Apesar de em várias situações a origem da infecção ser incerta, uma provável associação com a ingestão ou manipulação de peixes e outros frutos do mar, já foi considerada.

Os micro-organismos que atualmente compõem os gêneros *Dolosicoccus* e *Tetragenococus* foram anteriormente alocados em outros gêneros e ainda apresentam muitas questões a serem esclarecidas, sobretudo em relação aos métodos para a sua identificação precisa e ao seu potencial de causar infecções.

Bibliografia recomendada

Badrick TC, Nusem I, Heney C, Sehu M. Granulicatella adiacens: an uncommon diagnosis of prosthetic hip joint infection. A case report with review of the literature. IDCases. 2021;25:e01204. doi: 10.1016/j.idcr.2021.e01204.

Baracco GJ. Infections caused by group C and G Streptococcus (Streptococcus dysgalactiae subsp. equisimilis and others): epidemiological and clinical aspects. Microbiol Spectr. 2019;7:1-11.

Brugger SD, Eslami SM, Pettigrew MM, Escapa IF, Henke MT, Kong Y, et al. Dolosigranulum pigrum cooperation and competition in human nasal microbiota. mSphere. 2020;5:e00852-20.

Christensen JJ, Dargis R, Hammer M, Justesen US, Nielsen XC, Kemp M, et al. Matrix-assisted laser desorption ionization-time of flight mass spectrometry analysis of Gram-positive, catalase-negative cocci not belonging to the Streptococcus or Enterococcus genus and benefits of database extension. J Clin Microbiol. 2012;50:1787-91.

Christensen JJ, Nielsen XC, Ruoff KL 2019. Aerococcus, Abiotrophia, and other aerobic catalase-negative, Gram-positive cocci. In: Carroll KC, Pfaller MA, Landry ML, McAdam AJ, Patel R, Richter SS, et al. (eds.). Manual of Clinical Microbiology, Washington, DC: ASM Press, 2019:436-50.

De Paulis AN, Bertona E, Gutiérrez MA, Ramírez MS, Vay CA, Predari SC. Ignavigranum ruoffiae, a rare pathogen that caused a skin abscess. JMM Case Rep. 2018;5:e005137.

Jung A, Chen LR, Suyemoto MM, Barnes H J, Borst LB. A review of Enterococcus cecorum Infection in Poultry. Avian Dis. 2018;62:261-71.

Kamboj K, Vasquez A, Balada-Llasat JM. Identification and significance of Weissella species infections. Front Microbiol. 2015;6:1204.

Lappan R, Jamieson SE, Peacock CS. Reviewing the pathogenic potential of the otitis-associated bacteria Alloiococcus otitidis and Turicella otitidis. Front Cell Infect Microbiol. 2020;10:51.

Liu G, Liu Y, Ali T, Ferreri M, Gao J, Chen W, et al. Molecular and phenotypic characterization of Aerococcus viridans associated with subclinical bovine mastitis. PLoS One. 2015;10:e0125001.

Maekawa S, Wang YT, Yoshida T, Wang PC, Chen SC. Group C Streptococcus dysgalactiae infection in fish. J Fish Dis. 2020;43:963-70.

Nguyen VG, Kim CU, Do HQ, Shin S, Jang KC, Park YH, et al. Characteristics of Aerococcus viridans isolated from porcine fetuses in Korean farms. Vet Med Sci. 2021;7:1325-31.

Pinho MD, Foster G, Pomba C, Machado MP, Baily JL, Kuiken T, et al. Streptococcus canis are a single population infecting multiple animal hosts despite the diversity of the universally present M-like protein SCM. Front. Microbiol. 2019;10:631.

Racero L, Barberis C, Traglia G, Loza MS, Vay C, Almuzara M. Infections due to Vagococcus spp. Microbiological and clinical aspects and literature review. Enferm Infecc Microbiol Clin. 2021;39:335-9.

Rasmussen M. Aerococcus: an increasingly acknowledged human pathogen. Clin Microbiol Infect. 2016;22:22-7.

Rösch RM, Buschmann K, Brendel L, Schwanz T, Vahl CF. Lactococcus garvieae endocarditis in a prosthetic aortic valve: A case report and literature review. J Investig Med High Impact Case Rep. 2019;7:1-7.

Soltani M, Baldisserotto B, Shekarabi SPH, Shafiei S, Bashiri M. Lactococcosis a re-emerging disease in aquaculture: Disease significant and phytotherapy. Vet Sci. 2021;8:181-202.

Spellerberg B, Brandt C, Sendi P. Streptococcus. In: Carroll KC, Pfaller MA, Landry ML, McAdam AJ, Patel R, Richter SS, et al. (Eds.). Manual of clinical microbiology. Washington, DC: ASM Press, 2019;399-417.

Teixeira LM, Carvalho MGS, Facklam RR, Shewmaker PL. Enterococcus. In: Carroll KC, Pfaller MA, Landry ML, McAdam AJ, Patel R, Richter SS, et al. (Eds.). Manual of clinical microbiology. Washington, DC: ASM Press, 2019:418-35.

Teixeira LM, Merquior VLC, Shewmaker PL. Vagococcus. In: Batt CA, Tortorello ML (eds.). Encyclopedia of Food Microbiology. Elsevier Ltd, Academic Press, 2014;3:673-9.

23 *Streptococcus agalactiae*

Tatiana de Castro Abreu Pinto
Vânia Lúcia Carreira Merquior
Ana Caroline Nunes Botelho
Laura Maria Andrade de Oliveira
Lúcia Martins Teixeira

Streptococcus agalactiae foi inicialmente isolado de leite bovino, em 1887, e associado basicamente à etiologia da mastite bovina até a década de 1930, quando foi descrita a sua presença em secreções vaginais de mulheres assintomáticas e sua associação com sepse e pneumonia puerperal e neonatal. Entretanto, a atuação desse micro-organismo como patógeno em seres humanos somente passou a ser amplamente reconhecida a partir da década de 1970. Desde então, esse agente emergiu como importante causa de bacteremia, pneumonia e meningite em crianças com idade inferior a 3 meses, assim como de infecções em adultos, homens ou mulheres (gestantes ou não). Atualmente, *S. agalactiae* é uma das principais causas de meningite bacteriana infantil e é alvo de ações prioritárias da Organização Mundial da Saúde (OMS), que têm como meta a redução drástica no número de casos e mortes por meningite no mundo, até 2030. A gravidade do problema estimulou a implantação de medidas profiláticas, como o uso de antibióticos durante o parto IAP (do inglês *intrapartum antibiotic prophylaxis,*) e estudos relacionados à elaboração de vacinas. Na década de 1990, foi revelado um aumento na detecção de *S. agalactiae* em infecções, incluindo infecções urinárias em mulheres não grávidas e homens com condições debilitantes ou com mais de 60 anos de idade. Além disso, *S. agalactiae* mantém contínuo destaque na Medicina Veterinária como um dos principais agentes de mastite bovina contagiosa e estreptococose em peixes.

S. agalactiae apresenta um antígeno específico em sua parede celular que corresponde a um polissacarídeo com uma estrutura central composta de ramnose, glicose e fosfato, e cadeias laterais trissacarídicas compostas por ramnose, galactose e *N*-acetilglicosamina. Esse composto constitui o antígeno de grupo B, do sistema de classificação de Lancefield, o que levou ao uso frequente da denominação "estreptococos do grupo B" e da sigla GBS (derivada do inglês *group B Streptococcus*) quando se faz referência a essa espécie.

Os micro-organismos da espécie *S. agalactiae* têm características morfológicas, nutricionais e fisiológicas comuns às outras espécies do gênero, embora apresentem características peculiares, como produção do fator CAMP e capacidade de hidrolisar o hipurato.

Embora as cepas de *S. agalactiae* possam apresentar variabilidade nas características hemolíticas, a maioria daquelas isoladas a partir de seres humanos é β-hemolítica, o que faz essa espécie ser considerada um componente da categoria dos estreptococos β-hemolíticos.

Fatores de virulência

A parede celular de *S. agalactiae* é constituída por peptideoglicano, vários carboidratos, ácidos teicoicos e proteínas. Esses compostos apresentam um arranjo em camadas, no qual o peptideoglicano constitui a camada mais espessa. Além do antígeno de grupo citado anteriormente, a espécie *S. agalactiae* geralmente apresenta uma cápsula polissacarídica com composição variável, que permite a diferenciação das cepas de GBS em sorotipos, e algumas outras estruturas heterogêneas associadas à parede celular (Figura 23.1). Essas estruturas, de natureza polissacarídica e/ou proteica, servem como base para estudos epidemiológicos, assim como de patogenicidade da espécie e de desenvolvimento de vacinas, uma vez que o potencial de patogenicidade nesses micro-organismos parece estar relacionado à composição das estruturas de superfície. O ácido lipoteicoico, por exemplo, apresenta propriedades semelhantes às da cápsula na indução da produção de citocinas e atua também como adesina, possibilitando a aderência de *S. agalactiae* a diferentes tipos celulares epiteliais.

S. agalactiae também apresenta, em sua superfície, proteínas antigênicas com função principal de adesinas e que são expressas, com frequência variável, por cepas de diferentes sorotipos. O valor dessas estruturas como antígenos vacinais vem sendo intensamente investigado. A maioria dessas adesinas é exposta na superfície mantendo-se ligada à parede celular bacteriana através de seu domínio C-terminal, enquanto um pequeno grupo de proteínas expostas pode ser encontrado associado à superfície celular sem uma ancoragem reconhecida (*anchorless proteins*), utilizando, para tanto, prováveis interações de carga ou hidrofóbicas. Nesse último grupo, está incluída a gliceraldeído-3-fosfato-desidrogenase (GAPDH), uma enzima da via glicolítica tipicamente encontrada no citoplasma, que, ao ser exposta na superfície bacteriana, liga-se a diferentes componentes da matriz extracelular, tais plasminogênio, plasmina, fibronectina e fibrinogênio, sendo, portanto, importante no processo de colonização do hospedeiro humano pelo micro-organismo.

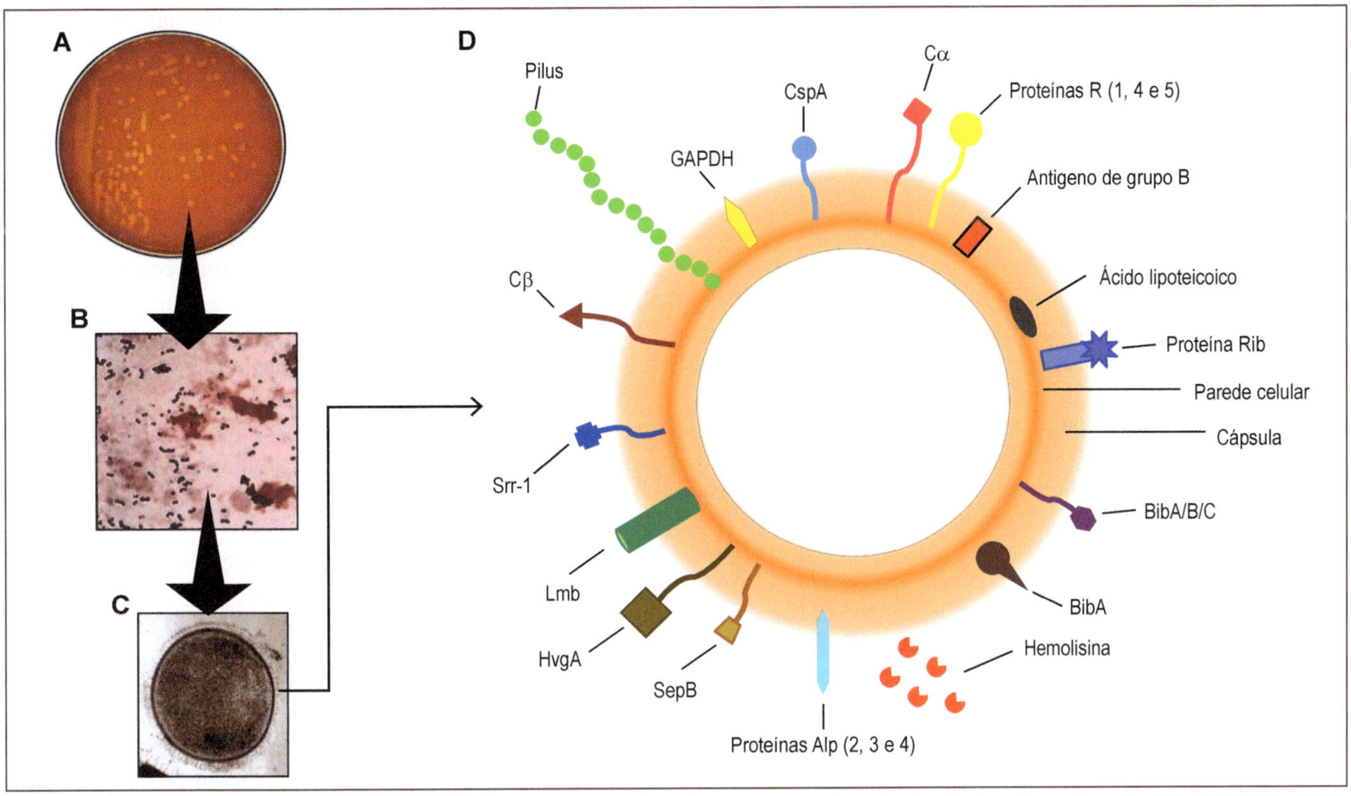

Figura 23.1 – *Características coloniais em meio de ágar sangue de carneiro (A), morfotintoriais após coloração pelo método de Gram (B) e celulares (C) de* Streptococcus agalactiae *e representação esquemática das estruturas e antígenos de sua superfície (D).*
Fonte: Desenvolvida pela autoria.

▪ Cápsula

Em geral, mais de 90% das cepas de *S. agalactiae* isoladas de seres humanos expressam um dos dez tipos capsulares até então identificados (Ia, Ib, II, III, IV, V, VI, VII, VIII e IX). Cada um desses polissacarídeos capsulares consiste em um polímero de alta massa molecular, composto de sete unidades monossacarídicas repetidas de galactose, glicose, *N*-acetilglicosamina, ramnose e ácido *N*-acetilneuramínico (ácido siálico). Os polissacarídeos capsulares são fatores de virulência essenciais em *S. agalactiae*, inibindo a fagocitose e a ativação do complemento na ausência de anticorpos específicos. O ácido siálico é um fator fundamental na patogenicidade de GBS, sobretudo do sorotipo III. Cápsulas com níveis elevados de ácido siálico protegem o micro-organismo de danos mediados pelo sistema complemento por interagirem com o fator H, uma proteína regulatória que tem afinidade por esse composto. Entre outras evidências que apontam o papel da cápsula como um fator de virulência, está a sua associação com a indução da produção de citocinas pró-inflamatórias detectáveis em casos de artrite e choque séptico. Em decorrência de seu papel determinante na virulência do micro-organismo, essa molécula vem sendo amplamente estudada em estratégias de prevenção vacinal.

▪ Proteínas da família Alp

Um dos principais grupos de proteínas em *S. agalactiae* é representado pela grande família de proteínas *alpha-like proteins* (Alp), que inclui principalmente as proteínas Cα, Alp2, Alp3, Alp4, R (subtipos 1, 4 e 5) e Rib. Essas proteínas são expressas na superfície bacteriana com frequência variável dependendo do sorotipo, podem também ser utilizadas como alvos para estudos epidemiológicos, e suas estruturas compartilham a presença de uma longa região com unidades repetitivas adjacentes idênticas. Atuam na virulência de GBS por serem capazes de se ligar a células epiteliais humanas e induzir a produção de anticorpos protetores específicos.

A proteína Cα, protótipo dessa família e capaz de se ligar a glicosaminoglicanos do hospedeiro, foi originalmente descrita como uma subunidade do antígeno C, que também incluía a subunidade Cβ, descrita a seguir. A observação posterior em diferentes estudos de que a distribuição de Cα e Cβ ocorria de forma independente entre as cepas de *S. agalactiae* evidenciou que não se tratava de subunidades de uma mesma proteína ou antígeno, mas sim de duas proteínas diferentes e não relacionadas. Por exemplo, Cα é frequentemente observada em cepas pertencentes ao tipo capsular Ia e raramente entre aquelas do sorotipo Ib, enquanto Cβ é raramente encontrada em cepas do sorotipo Ia, mas é frequente entre aquelas do sorotipo Ib.

▪ Proteína C-beta (Cβ)

Além das diferenças na ocorrência entre as proteínas Cα e Cβ, são também observadas divergências em relação às suas estruturas, composição e função, o que corrobora a sua classificação em diferentes famílias de proteínas. Cβ é capaz de se ligar à porção Fc de IgAs humanas e apresenta propriedade ligante ao fator H do sistema complemento, sugerindo um papel importante na evasão do sistema imune pelo micro-organismo. Em oposição ao que é observado para Cα, Cβ é sensível à tripsina e não apresenta uma longa região com unidades repetitivas adjacentes. Sua característica é a presença de unidades ricas em resíduos de prolina na região C-terminal.

▪ Proteínas que se ligam a matriz extracelular

A aderência à matriz extracelular é considerada um fator importante na patogênese de infecções por *S. agalactiae*. Em micro-organismos dessa espécie, destaca-se a ocorrência de uma lipoproteína com atividade ligante à laminina (Lmb), principal componente da membrana basal e um dos constituintes da matriz extracelular. Além disso, *S. agalactiae* apresenta, em sua superfície, proteínas ligantes à fibronectina e fibrinogênio, incluindo FbsA e FbsB (*fibrinogen-binding proteins*) e *cell-surface protease A* (CspA). Ainda, proteínas apresentando repetições com resíduos ricos em serina (Srr-1 e Srr-2) permitem a ligação à queratina humana, presente em tecidos epiteliais do pulmão, da pele e da vagina.

Algumas dessas proteínas envolvidas na aderência apresentam ainda atividade proteolítica sobre os componentes da matriz extracelular e/ou sobre quimiocinas, como CspA, promovendo a invasão de tecidos e também o escape do sistema imune. Outra proteína de superfície, mais recentemente descrita e que apresenta essa dupla funcionalidade, é BibA (*GBS immunogenic bacterial adhesin*), que pode apresentar quatro variantes já identificadas. Além de BibA, LrrG (*leucine-rich repeat protein of GBS*), proteína altamente conservada, imunogênica e que auxilia no processo de aderência, está presente em quase todas as cepas de GBS já investigadas. Por sua vez, a proteína *hypervirulent GBS adhesin* (HvgA), que desempenha a função de promover aderência eficiente a células epiteliais e endoteliais, é exclusivamente encontrada em uma variante específica de GBS, funcionando como um marcador genético para esta. Essa variante é composta por cepas pertencentes ao sorotipo III e ao ST-17 (*sequence type* 17), que são consideradas hipervirulentas e são as mais frequentemente associadas a quadros de meningite neonatal. Cabe lembrar que a determinação em ST é realizada pela técnica de *multilocus sequence type* (MLST), que analisa um conjunto de genes conservados de manutenção celular (*housekeeping*) em cepas de GBS.

▪ Pili

Estudos com base em abordagens de vacinologia reversa demonstraram a ocorrência de pili em cepas de *S. agalactiae*. Esses apêndices poliméricos parecem estar envolvidos com a aderência da bactéria às células hospedeiras, com a formação de biofilmes, além de conferir maior resistência a fagócitos e peptídeos antimicrobianos. As cepas de *S. agalactiae* podem apresentar três diferentes variantes de pili: PI-1, PI-2a e PI-2b, sendo as duas últimas representantes de alelos diferentes para um mesmo locus (PI-2). Acredita-se que todas as cepas expressem pelo menos um dos tipos de pili, sendo PI-2a o mais frequente, seguido por PI-2b e PI-1. Os genes responsáveis pela produção de pili são encontrados em regiões genômicas específicas denominadas *pilus islets*; ilhotas de pilus (PI). Cada PI compreende todos os genes responsáveis pela montagem e expressão de um determinado pilus, incluindo:

a) Genes que codificam proteínas com um domínio C-terminal que será ancorado à parede celular.
b) Genes que codificam a proteína estrutural principal *backbone protein* (BP).
c) Genes que codificam proteínas auxiliares (AP, do inglês *ancillary protein*).
d) Genes que codificam sortases, que são enzimas que atuam na polimerização das subunidades.

▪ Enzimas e outros produtos

Uma característica das infecções causadas por *S. agalactiae* é o pequeno fluxo de neutrófilos aos sítios de infecção no hospedeiro humano. Um dos fatores relacionados a esse aspecto é a produção de uma enzima ligada à superfície bacteriana que cliva e inativa o componente sérico C5a de seres humanos, um dos principais quimioatrativos para polimorfonucleares, denominada "C5a peptidase" (ScpB). Essa proteína também apresenta atividade ligante à fibronectina e às células epiteliais humanas, evidenciando uma dupla funcionalidade.

S. agalactiae também secreta uma proteína com atividade hidrolítica para o ácido hialurônico, um importante polímero de glicosaminoglicana não sulfatado de alto peso molecular encontrado na matriz extracelular, em fluidos corpóreos e em vários tecidos dos organismos superiores como cordão umbilical, fluido sinovial, cartilagem e cérebro. Teoricamente, a degradação de ácido hialurônico na matriz extracelular facilitaria a disseminação pelos tecidos do organismo infectado em virtude do aumento da permeabilidade tecidual.

A hemolisina de *S. agalactiae* forma poros nas membranas celulares de diferentes células, verificando-se que a atividade hemolítica pode ser correlacionada com a produção de pigmentos por cepas dessa espécie, o que sugere a associação genética entre essas duas características. Assim como a hemolisina, o pigmento ornitina ramnolipídeo, de cor alaranjada, é produzido pelos genes do operon *cyl*. A transcrição dos genes *cyl* e, portanto, a produção da hemolisina e do pigmento hemolítico é regulada negativamente pelo sistema de dois componentes CovR/S (também conhecido como "CsrR/S"). Consequentemente, a deleção de CovR/S pode tornar a cepa de GBS hiperhemolítica e hiperpigmentada. Há evidências de que cepas que produzem esse pigmento alcançam maior sucesso na penetração nas membranas corioamnióticas.

S. agalactiae pode ainda produzir proteases, nucleases, pululanases, entre outras enzimas, que podem atuar como potenciais fatores de virulência. Outra proteína importante na virulência de GBS é o fator CAMP (assim denominado em referência aos autores Christie, Atkins e Munch-Peterson, os quais descreveram esse fator), capaz de se ligar à fração Fc de IgG e IgM. Adicionalmente, a detecção da produção do fator CAMP é de auxílio significativo na identificação de *S. agalactiae* (ver Diagnóstico Laboratorial adiante).

A capacidade de formação de biofilmes vem sendo amplamente estudada em *S. agalactiae*, e acredita-se que esse atributo seja importante para sua sobrevivência no ambiente vaginal. Sabe-se que as condições ambientais podem influenciar fortemente nessa capacidade, a qual parece ser favorecida, *in vitro*, por pHs mais ácidos.

Aspectos genéticos da virulência

Mais de 1.500 sequências genômicas completas de GBS encontram-se disponíveis em bancos de dados e repositórios, atualmente. As informações geradas a partir da análise desses genomas vêm contribuindo muito para a elucidação de diversos aspectos da biologia, evolução e patogênese de *S. agalactiae*. Diversas proteínas expostas na superfície celular vêm sendo identificadas por análise genômica, a exemplo da proteína Sip (*surface immunogenic protein*), cujo papel na virulência ainda é pouco conhecido, mas a sua presença presumivelmente ubíqua na espécie, aliada à sua eficiente capacidade de gerar imunidade protetora, a torna um alvo potencial para o desenvolvimento de vacinas anti-GBS independentes de sorotipo. Além disso, a genômica comparativa revela que uma grande parte dos genes que compõem o cromossomo de *S. agalactiae* é compartilhada por outras espécies importantes de estreptococos, incluindo *S. pyogenes* e *S. pneumoniae*, indicando que os eventos de transferência horizontal de genes, mais especificamente a conjugação, são muito importantes e frequentes nessa espécie. Entre as regiões gênicas que mostram evidência de terem sido transferidas horizontalmente, estão incluídos diversos determinantes genéticos de virulência de *S. agalactiae*, a exemplo das ilhotas de patogenicidade responsáveis pela produção de PI. Ainda como resultado de análises dos genomas de cepas de GBS, foi possível identificar a presença de um sistema de regulação global de virulência. Esse sistema de dois componentes (CovR/CovS) confere à bactéria a capacidade de detectar sinais ambientais por um sensor histidina quinase (CovS), que retransmite sinais pelo regulador de resposta (CovR). Esse sistema contribui para a patogenicidade de GBS regulando a expressão de vários genes associados à produção de fatores de virulência, como pili, cápsula, hemolisina e a proteína de superfície HvgA.

Patogênese

S. agalactiae pode colonizar assintomaticamente os tratos genital e intestinal de mulheres e causar infecções graves em gestantes e recém-nascidos (Figura 23.2). Contribui para isso a imaturidade do sistema imunológico da criança. Deficiências imunológicas também facilitam as infecções nos idosos e adultos portadores de doenças que comprometem as defesas do organismo.

Uma etapa crítica para o desenvolvimento de doença invasiva no recém-nascido é a colonização retovaginal da mulher grávida. *S. agalactiae* adere de maneira altamente eficiente ao epitélio vaginal, à placenta, a células epiteliais da boca e da faringe, aos epitélio e endotélio alveolares, e cada uma dessas interações é potencialmente relevante para a transmissão vertical da bactéria e para o início da infecção neonatal.

A ruptura prematura das membranas placentárias também favorece a colonização fetal. No entanto, há evidências de que *S. agalactiae* pode penetrar na cavidade amniótica através da placenta íntegra e causar infecções fulminantes no feto ainda dentro do útero. A aspiração do líquido amniótico contaminado pelo feto e de secreção vaginal pelo recém-nascido pode levar a bactéria até os alvéolos pulmonares, onde ela proliferará abundantemente se não for eliminada rapidamente pelos macrófagos pulmonares. É possível que

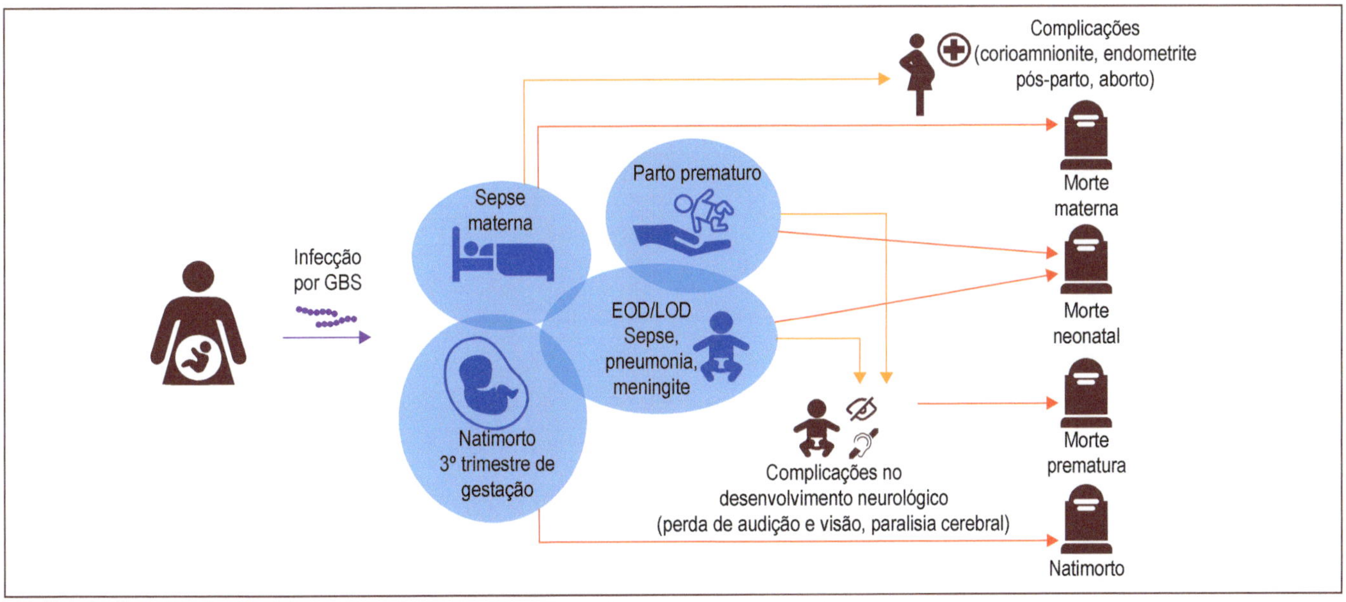

Figura 23.2 – *Possíveis desfechos da infecção por* Streptococcus agalactiae *em gestantes e neonatos.*
EOD: early-onset disease; LOD: late-onset disease.
Fonte: Adaptada de WHO, 2021 <https://www.who.int/publications/i/item/9789240037526>.

as lesões pulmonares estejam associadas às propriedades citotóxicas da hemolisina ou da citolisina produzida no local da infecção. *S. agalactiae* pode penetrar nas células pulmonares estimulando sua própria endocitose e, assim, ter acesso à corrente sanguínea (Figura 23.3). Cepas dos diferentes sorotipos de *S. agalactiae* são capazes de invadir as células epiteliais dos alvéolos. Vários estudos sugerem que a invasão celular é uma etapa decisiva na patogênese das doenças causadas por esse micro-organismo, sendo a sobrevivência no interior das células humanas uma característica importante na evasão do sistema imune.

Depois do acesso de *S. agalactiae* aos pulmões ou ao sangue, ocorre o recrutamento da resposta imunológica, cujo objetivo é eliminá-lo do organismo. O recém-nascido, em particular o prematuro, tem menor quantidade de macrófagos alveolares do que o adulto, além de apresentar deficiências quantitativas no sistema complemento e redução na atividade quimiotáxica dos neutrófilos. A cápsula da bactéria limita ainda mais a sua fagocitose pelos macrófagos pulmonares, favorecendo a sua disseminação pelo organismo. *S. agalactiae* pode sobreviver por até 48 horas no interior dos macrófagos e, além disso, a eficiência da fagocitose na ausência de anticorpos anticapsulares e de complemento é muito reduzida. O recrutamento de neutrófilos para o local da infecção é ainda prejudicado pela ação da enzima C5a peptidase bacteriana (ScpB). A bactéria pode se disseminar pela corrente sanguínea e proliferar em diferentes tecidos (meninges, ossos e articulações). A indução das citocinas pró-inflamatórias pela bactéria é responsável pelo início do choque séptico.

▪ Manifestações clínicas

Em recém-nascidos

Dois tipos de síndromes clínicas são descritos em neonatos: a síndrome precoce (EOD, do inglês *early-onset disease*) e a síndrome de ocorrência tardia (LOD, do inglês *late-onset disease*). As infecções precoces ocorrem na 1ª semana de vida e as tardias 7 a 90 dias após o nascimento.

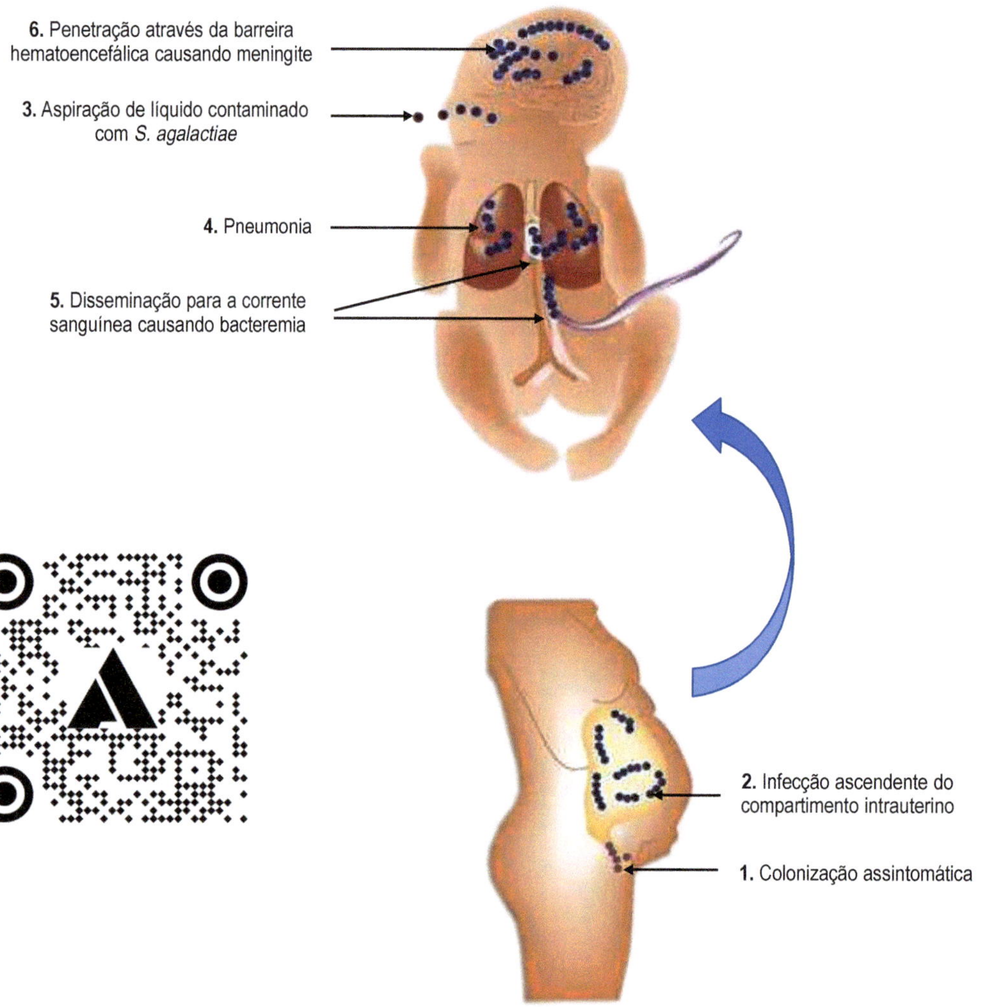

Figura 23.3 – *Representação esquemática da patogênese das síndromes neonatais precoces causadas por* Streptococcus agalactiae. *O primeiro contato com o neonato (etapa 3) pode ser representado pela aspiração de líquido amniótico contaminado com S. agalactiae ainda dentro do útero ou de secreção vaginal materna durante a passagem pelo canal do parto. Veja o vídeo desta Figura escaneando ou clicando no qrcode.*
Fonte: Adaptada de Rajagopal L, 2009.

As infecções precoces podem ser adquiridas no útero em consequência de infecção ascendente pela aspiração de líquido amniótico contaminado ou durante a passagem pelo canal do parto colonizado por GBS. As manifestações clínicas precoces mais comuns incluem a pneumonia, artrite séptica, sepse e meningite. Por sua vez, as infecções tardias são geralmente representadas por bacteremia associada à meningite e afetam principalmente neonatos provenientes de gestações sem complicações e sem quadros de síndrome precoce. As fontes mais prováveis de infecções tardias são as próprias mães das crianças ou outros contatos com portadores no ambiente hospitalar ou na comunidade. Há relatos também de transmissão de GBS através da amamentação.

Em parturientes

Em parturientes, os estreptococos do grupo B estão associados a doenças que variam desde a infecção urinária branda até quadros de sepse grave, tromboflebite séptica e meningite. A maior parte das infecções invasivas é relacionada à corrente sanguínea, mas quadros de osteomielite, endocardite e meningite também podem ocorrer.

Além das infecções do trato urinário, frequentemente representadas por bacteriúria assintomática, as síndromes não invasivas associadas a *S. agalactiae* durante a gravidez e ao período após o parto incluem quadros de infecção intra-amniótica (corioamnionite), endometrite (que frequentemente pode ser também acompanhada de bacteremia), infecções de ferida cirúrgica (pós-cesariana ou outros), celulite e fascite.

Em mulheres não parturientes e em homens

O trato gastrointestinal é um reservatório importante para os estreptococos do grupo B em indivíduos adultos, e o trato genital masculino é também considerado uma importante fonte de pielonefrite e prostatite associadas a esse micro-organismo em idosos. A presença de condições crônicas debilitantes é comum nos pacientes infectados, e estudos populacionais indicam que as taxas de incidência são significativamente mais elevadas em pacientes com *diabetes mellitus*, cirrose, infecção por vírus da imunodeficiência humana (HIV), distúrbios neurológicos e câncer, sendo, então, estes considerados fatores de risco para a aquisição de infecções por estreptococos do grupo B.

Entre os adultos, as infecções do trato urinário, de pele e de tecidos moles e a bacteremia sem um foco primário identificável são as manifestações mais comuns. Várias dessas infecções são adquiridas durante período de hospitalização em decorrência de outras doenças. O espectro clínico também inclui urosepse, pneumonia, peritonite, meningite, artrite séptica e endocardite. As infecções de pele incluem celulite, úlceras e mais da metade dos casos ocorre em indivíduos com diabetes. Em homens idosos, a infecção do trato urinário e a prostatite são comuns, e os pacientes com urosepse apresentam comumente uma anormalidade urológica debilitante (uropatia obstrutiva, uso de cateter etc.).

Diagnóstico laboratorial

A identificação precisa de *S. agalactiae* é essencial para a orientação de condutas profiláticas em gestantes colonizadas pela bactéria e para o tratamento eficaz das infecções. Os espécimes clínicos mais indicados para a pesquisa de portadores são aqueles colhidos da vagina, do cérvice uterino e da região anorretal. O rastreamento de *S. agalactiae* em mulheres grávidas é recomendado entre a 36ª e a 37ª semanas de gestação para a indicação da IAP como medida profilática contra a EOD. Para a pesquisa em recém-nascidos, o material deve ser coletado logo após o nascimento, a partir do cordão umbilical, canal auditivo externo, garganta e reto. Nas crianças com sintomatologia, devem ser coletados sangue, líquido cefalorraquiano (LCR) e urina.

Os espécimes clínicos devem ser mantidos em meios de transporte, como Amies ou Stuart, até serem processados no laboratório. O uso de meios seletivos e diferenciais, incluindo caldo Todd-Hewitt contendo ácido nalidíxico e gentamicina (THB-ANG), caldo ou ágar Granada, ágar Columbia CNA ou meios cromogênicos, é indicado quando o material clínico é proveniente de áreas com microbiota normal. Caso contrário, basta a semeadura em placas de ágar sangue. Após a semeadura, os meios de cultura devem ser incubados em aerobiose a 35 °C por 24 a 48 horas. Em ágar sangue, colônias sugestivas de *S. agalactiae* apresentam um halo estreito de beta-hemólise ao seu redor, enquanto no ágar Granada é observado o crescimento de colônias alaranjadas ou avermelhadas. Nos meios cromogênicos (p. ex., ChromID Strepto B bioMérieux, StrepB Select Bio-Rad e CHROMagar Strep B), deve ser valorizado o crescimento de colônias pigmentadas, de acordo com as instruções do fabricante. Os meios cromogênicos têm em sua composição, além de agentes seletivos, substratos enzimáticos associados a cromógenos que são metabolizados pelos micro-organismos e produzem precipitados que geram colônias pigmentadas cuja cor varia de acordo com a espécie bacteriana.

A identificação presuntiva de *S. agalactiae* é geralmente feita pelo teste de detecção do fator CAMP (Figura 23.4). O fator CAMP produzido por GBS potencializa a ação hemolítica da β-lisina de *Staphylococcus aureus*, tendo como efeito a formação de uma área de hemólise sinérgica, em forma de seta ou meia-lua, quando esses dois micro-organismos são semeados sob a forma de estrias perpendiculares em placas contendo ágar sangue de carneiro. Os testes da catalase, PYR (pyrrolidonil arilamidase) e hipurato, combinados com o teste CAMP, também são úteis na identificação presuntiva de *S. agalactiae*. Métodos miniaturizados de identificação, de origem comercial, como os do sistema API (o API 20 STREP e o Rapid ID 32 STREP, fornecidos pela bioMérieux), combinam diferentes testes bioquímicos, pequena quantidade de inóculo bacteriano e fácil execução e podem ser utilizados como alternativa para a identificação de *S. agalactiae*. Contudo, a confiabilidade da identificação em nível de espécie pelos testes miniaturizados depende da acurácia e robustez dos seus bancos de dados.

Para a identificação definitiva, recorre-se à pesquisa do antígeno do grupo B por métodos sorológicos (p. ex., aglutinação em látex, coaglutinação) empregando antissoro específico. O diagnóstico rápido das infecções causadas pelo *S. agalactiae* também pode ser feito pela pesquisa de genes

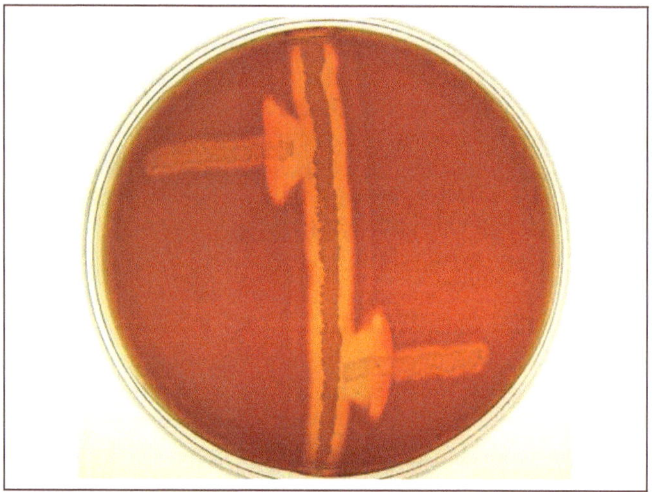

Figura 23.4 – *Teste de produção do fator CAMP com cepas de* Streptococcus agalactiae. *A formação de uma área de hemólise em forma de seta, apontando na direção da amostra indicadora* (Staphylococcus aureus) *indica um teste positivo.*
Fonte: Desenvolvida pela autoria.

espécie-específicos, como os genes que codificam a hemolisina (*cylb*) e o fator CAMP (*cfb*), por reação em cadeia da polimerase (PCR, *do inglês polymerase chain reaction*). Sistemas automatizados de identificação de *S. agalactiae* por PCR, como o Luminex Aries GBS, o Cepheid Xpert GBS LB e Hologic Panther Fusion GBS, estão disponíveis no mercado e destacam-se pela rapidez no diagnóstico e alta sensibilidade. Embora seja possível detectar cepas de *S. agalactiae* por PCR diretamente dos espécimes clínicos, é recomendada uma incubação prévia da amostra em meio de enriquecimento para aumentar a sensibilidade do teste e evitar resultados falso-negativos.

A técnica de *matrix-assisted laser desorption ionization-time of flight mass spectrometry* (MALDI-TOF MS) baseia-se na análise de proteínas microbianas e tem se revelado extremamente útil para a identificação bacteriana, apresentando alta confiabilidade em razão de sua acurácia, robustez e rapidez, além do baixo custo. Assim, tem sido utilizada com sucesso por laboratórios clínicos de rotina para a identificação de *S. agalactiae*, em substituição aos métodos de identificação fenotípica e moleculares.

Além do agrupamento com base no antígeno de parede celular, *S. agalactiae* pode ser classificado de acordo com as especificidades antigênicas e estruturais da sua cápsula polissacarídica (sorotipos Ia, Ib e II-IX) por métodos sorológicos (aglutinação em látex, imunoprecipitação) e pela detecção de genes capsulares específicos por PCR. A tipagem capsular tem importância epidemiológica na avaliação da distribuição global e regional de sorotipos associados à colonização, à infecção neonatal e em adultos, e à resistência a antimicrobianos.

S. agalactiae é comumente sensível à penicilina. Contudo, a avaliação da susceptibilidade aos antimicrobianos é recomendada, especialmente em casos relacionados a indivíduos alérgicos à penicilina (incluindo gestantes) consequentemente ao aumento das taxas de resistência aos macrolídeos e lincosamidas observado nos últimos anos.

A susceptibilidade aos antimicrobianos pode ser avaliada por método qualitativo (disco-difusão) ou quantitativo (microdiluição em caldo) e deve seguir as orientações preconizadas por instituições de referência, como Clinical Laboratory Standards Institute (CLSI) e Brazillian Committee on Antimicrobial Susceptibility Testing (BrCAST).

Epidemiologia

De acordo com estudos realizados nos Estados Unidos, a aplicação e a qualidade dos procedimentos diagnósticos, o acompanhamento pré-natal, o uso de medidas preventivas e a preferência por diferentes intervenções obstétricas parecem influenciar direta ou indiretamente na ocorrência das infecções por estreptococos do grupo B.

As doenças neonatais por *S. agalactiae* ocorrem em 0,5 a 5,7 neonatos vivos, considerando-se cada 1 mil nascimentos. Cerca de 1% a 2% dos recém-nascidos de mães colonizadas desenvolvem infecções invasivas do tipo precoce, mas o risco dessas infecções aumenta quando um dos seguintes fatores está presente: nascimento prematuro; pouco peso ao nascer; intervalo de tempo elevado entre o rompimento das membranas e o parto; ruptura das membranas anterior ao início do trabalho de parto; aminionite; colonização retovaginal da gestante por GBS; bacteriúria ou infecção urinária durante a gestação; baixos níveis de anticorpos maternos específicos para a cápsula bacteriana; histórico de perda de feto ou aborto espontâneo; múltiplas gestações; realização de cesariana; e duração prolongada de monitoramento intrauterino. Por sua vez, as síndromes tardias ocorrem em 0,3 a 1,8 neonatos considerando-se 1 mil nascidos vivos. Em relação à ocorrência de infecções por GBS em adultos (excluindo mulheres grávidas), há dados indicando o seu aumento, de 8,1/100 mil para 10,9/100 mil, sendo 95% dos casos em pacientes com comorbidades como obesidade e diabetes. A taxa de mortalidade é alta tanto para crianças como para adultos (8% e 12%, respectivamente). No caso das infecções neonatais, a taxa de mortalidade pode chegar a 27% em países do continente africano.

O trato gastrointestinal parece ser o reservatório primário de *S. agalactiae* e o trato geniturinário, o secundário. O micro-organismo também pode ser encontrado na uretra de parceiros sexuais de mulheres colonizadas e na orofaringe de homens e mulheres. Durante a gravidez, pode colonizar o trato urinário provocando bacteriúria assintomática. Estimativas indicam que entre 10% e 40% das mulheres grávidas apresentam colonização por estreptococos do grupo B na vagina e/ou no reto, frequentemente na ausência de manifestações clínicas. A aplicação de protocolos de profilaxia intraparto vem sendo apontada como de grande valia para o combate às infecções de início precoce. A publicação de um manual para a prevenção de doenças associadas a estreptococos do grupo B, em 1996, pelo Centers for Disease Control and Prevention (CDC, Estados Unidos), juntamente com um intenso trabalho de conscientização e divulgação deste, favoreceu a redução das taxas de transmissão e de infecção precoce em neonatos. Desde então, o manual vem sofrendo atualizações periódicas, e sua versão mais recente, de 2020, representa um trabalho conjunto entre o CDC, o American College of Obstetricians and Gynecologists (ACOG) e a American Academy of Pediatrics (AAP). Reduções na ordem de 80% dos casos de infecção neonatal precoce vêm sendo relatadas desde o início do uso da IAP. Entre as recomendações, destacam-se a realização de cultura retovaginal de todas as gestantes entre as 36ª e 37ª semanas de gravidez e a administração de antibióticos no momento do parto IAP naquelas que apresentem cultura positiva para GBS. As infecções do tipo tardio, no entanto, não são afetadas por essas abordagens por terem, frequentemente, uma origem horizontal e não vertical, tornando o desenvolvimento de outras estratégias de prevenção altamente desejável.

A frequência dos diferentes tipos capsulares entre as diversas síndromes causadas por GBS é variável. Estudos demonstram que 97% das infecções invasivas neonatais são causadas por cepas pertencentes aos tipos capsulares Ia, Ib, II, III, IV e V, sendo essa informação interessante para auxiliar nas estratégias de prevenção com base em vacinas. Nas infecções do tipo precoce, destacam-se os sorotipos Ia e III; nas de início tardio, há a predominância do sorotipo III; e entre as infecções em adultos não gestantes, destaca-se o sorotipo V. Entretanto, a frequência dos diferentes sorotipos pode ser variável de acordo com a área geográfica e período de tempo.

Tratamento, prevenção e controle

O antibiótico de escolha continua sendo a penicilina, em doses bem superiores às usadas, por exemplo, para o tratamento das infecções causadas por *S. pyogenes* ou, ainda, a associação de penicilina com gentamicina ou outro aminoglicosídeo. Apenas na década de 1990, as primeiras cepas de *S. agalactiae* resistentes à penicilina foram relatadas, e essa continua sendo uma característica raramente observada nessa espécie. Em pacientes alérgicos aos β-lactâmicos, recomenda-se a administração de eritromicina, clindamicina, fluoroquinolonas e vancomicina. No entanto, a resistência entre as cepas de *S. agalactiae* à eritromicina e clindamicina parece ter emergido com tendências à rápida ascensão, nas últimas décadas, em diferentes locais do mundo. *S. agalactiae* resistente à clindamicina está incluído na lista de micro-organismos considerados ameaça preocupante à saúde pública global pelo CDC. Nos últimos anos, cepas de *S. agalactiae* resistentes à clindamicina e à eritromicina têm sido responsáveis por mais de 40% e 50% das infecções causadas por GBS nos Estados Unidos, respectivamente. Esse fato é preocupante por limitar seriamente as opções de tratamento e prevenção das síndromes neonatais.

No sentido de prevenir as infecções do recém-nascido, a administração parenteral de penicilina ou ampicilina no momento do parto IAP é uma conduta amplamente recomendada, quando as condições da parturiente sugerem o risco de infecção. Para aquelas pacientes que apresentam alergia aos betalactâmicos, o uso de clindamicina é indicado. Caso a cepa de *S. agalactiae* seja resistente a esse antimicrobiano, é preconizado o uso de vancomicina. Como mencionado anteriormente, a IAP é recomendada para todas as gestantes colonizadas por *S. agalactiae* entre as 36ª e 37ª semanas de gestação. Entretanto, a presença de outros fatores de risco como parto prematuro, ruptura da membrana amniótica e bacteriúria por *S. agalactiae* também podem ser considerados indicação para a IAP, mesmo sem comprovação de colonização da gestante. Apesar de a IAP ter se mostrado uma conduta eficaz, especialmente na América do Norte e Europa, e ter impactado na redução da ocorrência das síndromes de início precoce, não é eficiente na prevenção da ocorrência das síndromes de início tardio. Por outro lado, a adoção da IAP tem levado ao aumento do uso de antimicrobianos no período perinatal, aumentando o risco da emergência de cepas resistentes.

Assim, o desenvolvimento de vacinas anti-GBS é extremamente desejável, uma vez que podem atuar na prevenção tanto das síndromes precoces como das tardias, além de combaterem o surgimento e a disseminação de cepas resistentes. Diversos estudos estão em andamento sobre vacinas à base de polissacarídeos capsulares, e resultados preliminares indicam que elas estimulam a formação de anticorpos altamente protetores. Testes clínicos de fase 2 com vacinas conjugadas englobando os seis principais sorotipos de *S. agalactiae* (Ia, Ib, II, III, IV e V) têm demonstrado imunogenicidade e segurança. Uma alternativa, contudo, consiste na utilização de proteínas como alvos vacinais, de forma que se obtenha proteção independentemente de sorotipo, destacando-se as da família Alp, a C5a peptidase, a proteína β, as proteínas de pilus, a Sip, entre outras. Os resultados destes estudos são bastante promissores, principalmente os obtidos com vacinas contendo polissacarídeos conjugados a uma proteína carreadora ou contendo subunidades de proteínas da família Alp (Quadro 23.1). Apesar de ainda não haver nenhuma vacina licenciada para uso até o momento, essas propostas vacinais encontram-se em estágio avançado de desenvolvimento e a OMS espera que, até 2026, pelo menos uma vacina contra *S. agalactiae* seja licenciada para imunização de gestantes.

Quadro 23.1 – *Propostas vacinais em etapa de avaliação de testes clínicos de fase 2 para prevenção de infecções humanas por Streptococcus agalactiae*

Vacina	*Composição vacinal*
Trivalente	Polissacarídeos capsulares dos tipos Ia, Ib e III conjugados a carreador proteico CRM
Hexavalente	Polissacarídeos capsulares dos tipos Ia, Ib, II, III, IV e V conjugados a carreador proteico CRM
Proteica	Subunidades proteicas da família Alp (C-alfa e Rib)

CRM: proteína carreadora CRM197 (mutante atóxica, derivada da toxina diftérica geneticamente modificada).

Fonte: Desenvolvida pela autoria.

Bibliografia recomendada

Brokaw A, Furuta A, Dacanay M, Rajagopal L, Adams Waldorf KM. Bacterial and host determinants of Group B Streptococcal vaginal colonization and ascending infection in pregnancy. Front Cell Infect Microbiol. 2021;11:720789.

Carreras-Abad C, Ramkhelawon L, Heath PT, Le Doare K. A vaccine against Group B *Streptococcus*: recent advances. Infect Drug Resist. 2020;13:1263-72.

Filkins L, Hauser J, Robinson-Dunn B, Tibbetts R, Boyanton B, Revell P. Guidelines for detection and identification of group B Streptococcus. American Society for Microbiology. Washington, DC; 2020. [2024 Dez, 20], Disponível em: https://asm.org/Guideline/Guidelines-for-the-Detection-and-Identification-of.

Furfaro LL, Chang BJ, Payne MS. Perinatal Streptococcus agalactiae epidemiology and surveillance targets. Clin Microbiol Rev. 2018;31:e00049-18.

Hayes K, O'Halloran F, Cotter L. A review of antibiotic resistance in Group B Streptococcus: the story so far. Crit Rev Microbiol. 2020;46:253-69.

Le Doare K, O´Driscoll M, Turner K, et al. Intrapartum antibiotic chemoprophylaxis policies for the prevention of Group B streptococcal disease worldwide: systematic review. Clin Infect Dis. 2017;65:S143-S51.

Madrid L, Seale AC, Kohli-Lynch M, et al. Infant group B streptococcal disease incidence and serotypes worldwide: systematic review and meta-analyses. Clin Infect Dis. 2017;65:S160-S72.

Nascimento CS, Dos Santos NFB, Ferreira RCC, Taddei CR. Streptococcus agalactiae in pregnant women in Brazil: prevalence, serotypes, and antibiotic resistance. Braz J Microbiol. 2019;50:943-52.

Paoletti LC, Kasper DL. Surface structures of Group B *Streptococcus* important in human immunity. Microbiol Spectr. 2019;7:GPP3-0001-2017.

Prevention of Group B Streptococcal Early-Onset Disease in Newborns: ACOG Committee Opinion, Number 797. Obstet Gynecol. 2020;135:e51-e72.

Raabe VN, Shane, AL. Group B Streptococcus (Streptococcus agalactiae). Microbiol Spectr. 2019;7:GPP3-0007-2018.

Rajagopal L. Understanding the regulation of Group B streptococcal virulence factors. Future Microbiol. 2009;4:201-21.

Rosa-Fraile M, Spellerberg B. Reliable detection of Group B Streptococcus in the clinical laboratory. J Clin Microbiol. 2017;55:2590-8.

Rosini R, Margarit I. Biofilm formation by Streptococcus agalactiae: influence of environmental conditions and implicated virulence factors. Front Cell Infect Microbiol. 2015;5:6.

Shabayek S, Spellerberg B. Group B streptococcal colonization, molecular characteristics, and epidemiology. Front Microbiol. 2018;9:437.

Vornhagen J, Waldorf KMA, Rajagopal L. Perinatal Group B streptococcal infections: virulence factors, immunity and prevention strategies. Trends Microbio. 2017;25:919-31.

WHO. Group B Streptococcus vaccine: full value of vaccine assessment. Geneva: World Health Organization, 2021. [2024 Dez, 20], Disponível em: https://www.who.int/publications/i/item/9789240037526.

Streptococcus pneumoniae

24

Lúcia Martins Teixeira
Vânia Lúcia Carreira Merquior
Felipe Piedade Gonçalves Neves
Tatiana de Castro Abreu Pinto

A espécie *Streptococcus pneumoniae* é constituída por cocos Gram-positivos que se dispõem aos pares ou em cadeias curtas, frequentemente referidos como pneumococos. Quando se apresentam aos pares, as bordas adjacentes são achatadas e as externas, lanceoladas, lembrando o formato de chama de vela (Figura 24.1). Como as demais espécies do gênero *Streptococcus,* os pneumococos são anaeróbios facultativos, não produzem catalase e crescem em meio de ágar sangue e em outros meios ricos. Em ágar sangue, as colônias são α-hemolíticas e imprimem cor esverdeada ao meio (Figura 24.1). São auxotróficos para a colina, um dos principais constituintes da parede celular. Embora seja encontrado com frequência no trato respiratório superior de indivíduos assintomáticos, *S. pneumoniae* é um dos principais patógenos humanos, responsável por infecções graves em crianças, idosos e indivíduos imunocomprometidos. Sua relevância na Medicina humana permanece mesmo após a introdução das vacinas antipneumocócicas e, adicionalmente, vem sendo incrementada pela emergência de cepas resistentes aos antimicrobianos.

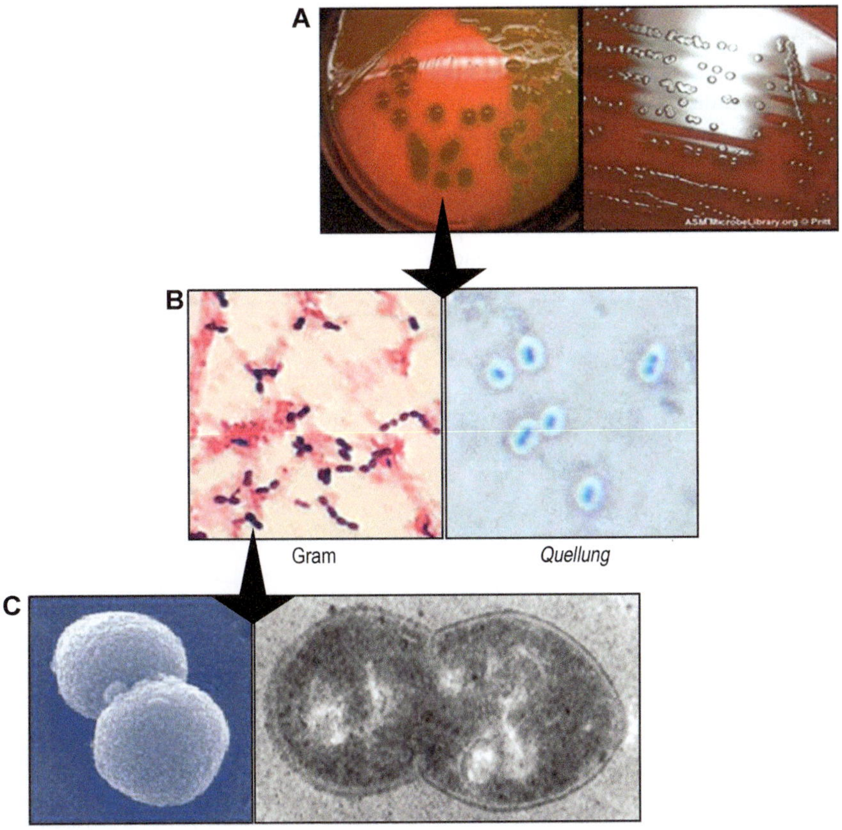

Figura 24.1 – *Características coloniais (A), morfotintoriais (B) e celulares (C) de* Streptococcus pneumoniae. *Notar a presença de α-hemólise e cor esverdeada do meio de ágar sangue (A). Quando corados pelo método de Gram (em B à esquerda), nota-se a presença de cocos Gram-positivos aos pares (diplococos) e em cadeias curtas, os quais são também visualizados na reação de Quellung (em B à direita). A morfologia das células (C) lembra o formato de chama de vela ou ponta de lança (diplococos lanceolados).*

Fonte: Desenvolvida pela autoria.

Historicamente, os pneumococos apresentam aspectos extremamente interessantes por terem sido modelo para importantes descobertas da Biologia Molecular, Microbiologia e Imunologia. Foi trabalhando com esses micro-organismos que Frederick Griffith (1877-1941) descreveu o fenômeno da transformação, em 1928, e que Avery, McLeod & McCarty demonstraram, em 1944, que os ácidos nucleicos são as biomoléculas que contêm a informação genética, e não as proteínas como se acreditava na época. Não deixa de ter também valor histórico o fato da cápsula polissacarídica dos pneumococos ter sido o primeiro antígeno não proteico a ser caracterizado.

Fatores de virulência

Os principais fatores de virulência de pneumococos incluem a cápsula, a parede celular, enzimas e proteínas localizadas na superfície da célula ou no citoplasma. Várias dessas estruturas ou produtos celulares estão representadas na Figura 24.2.

Cápsula

A maioria dos pneumococos tem uma cápsula, representada por um polímero de alto peso molecular composto de subunidades oligossacarídicas repetitivas, cada uma contendo de duas a oito moléculas. Essa cápsula protege a célula bacteriana da fagocitose e é considerada o principal fator de virulência da espécie. Em virtude de sua diversidade antigênica e estrutural, a cápsula polissacarídica, além de fator de virulência primário, é explorada como principal alvo nas reações sorológicas para a identificação e a diferenciação de sorotipos. Os polissacarídeos capsulares são a base da divisão dos pneumococos em aproximadamente cem sorotipos distintos. A identificação dos sorotipos pode ser feita por meio de reações com antissoros específicos, sendo a reação de intumescimento capsular, ou reação de *Quellung*, a mais usada (Figura 24.1); ou pela detecção de sequências sorotipo-específicas presentes no lócus capsular. O lócus capsular (*locus cps*) apresenta uma organização similar em todos os pneumococos, com regiões específicas para cada tipo capsular e outras comuns a todos os sorotipos. O polissacarídeo capsular dos pneumococos é altamente imunogênico e é utilizado nas formulações vacinais antipneumocócicas, pois induz o desenvolvimento de anticorpos que protegem contra as infecções pneumocócicas invasivas.

Parede celular

A estrutura básica da parede celular dos pneumococos é constituída do peptideoglicano (PG) e dos ácidos teicoico e lipoteicoico. Esses últimos são quimicamente similares, diferindo em sua ligação com outros constituintes celulares. O ácido teicoico (também conhecido como polissacarídeo ou substância C) está ligado aos resíduos do ácido N-acetil murâmico do PG e o ácido lipoteicoico (também conhecido como polissacarídeo ou antígeno F) aos lipídeos da membrana citoplasmática. Ambos são ricos em resíduos de fosforilcolina, um álcool aminado muito importante na biologia desses micro-organismos. Além de ser uma molécula-chave no processo de invasão, a fosforilcolina atua como uma adesina, sendo ainda o sítio de ligação das proteínas que se ligam à colina ou CBP (do inglês, *cholin-binding proteins*). Os genes responsáveis pela adição de colina aos ácidos teicoicos são conhecidos, e mutações que afetam essa região podem ser letais para o micro-organismo. Resíduos de colina são também encontrados como constituintes da parede celular de outros patógenos respiratórios, como *Haemophilus*, *Neisseria* e *Mycoplasma*, o que sugere que atuem como elementos de interação com a mucosa respiratória do hospedeiro.

A parede celular dos pneumococos é um forte indutor de inflamação. Esse fato pode ser observado pela reprodução

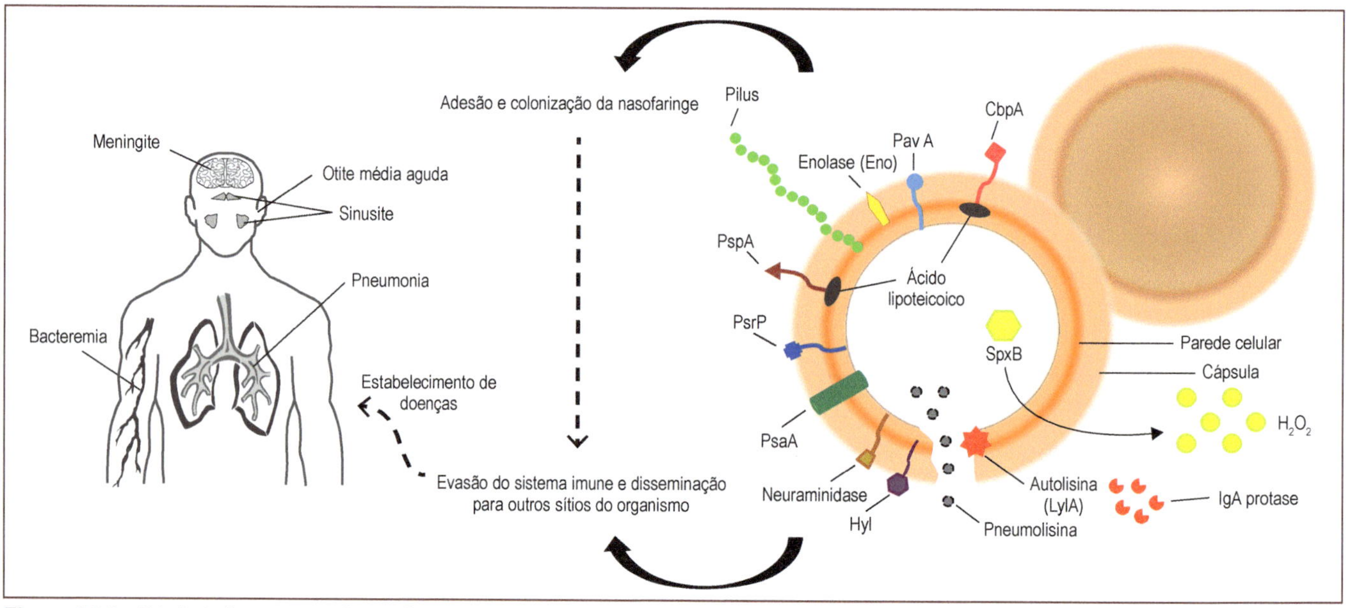

Figura 24.2 – *Principais doenças causadas por* Streptococcus pneumoniae *e representação esquemática das estruturas de superfície e outros componentes e produtos das células desse micro-organismo.*
Fonte: Desenvolvida pela autoria.

de sintomas característicos de pneumonia, otite e meningite, após tratamento de animais de laboratório apenas com os seus componentes. Assim, essa estrutura como um todo, ou por intermédio de seus componentes, pode ser considerada um importante fator de virulência com capacidade de exercer efeitos semelhantes aos observados por ação das endotoxinas de bactérias Gram-negativas.

O ácido teicoicos juntamente com o seu complemento de ácido murâmico é também conhecido como "substância C", conforme já mencionado. A proteína presente no sangue humano, denominada "proteína C-reativa", recebeu essa designação porque tem a capacidade de precipitar, na presença de cálcio, a substância C de pneumococos. Essa proteína está presente em baixos níveis no sangue de indivíduos normais, tendo sua concentração aumentada na vigência de processos inflamatórios.

■ Proteínas

A análise dos genomas de pneumococos sugere a existência de um grande número de proteínas de superfície, assim como proteínas citoplasmáticas, as quais podem ser liberadas ou secretadas para o meio extracelular, em níveis variados. Determinadas proteínas, originalmente citoplasmáticas, podem ainda estar expostas na superfície celular por meio de interações de carga ou hidrofóbicas, sendo conhecidas como *anchorless proteins*. Estão incluídas, nesse último grupo, várias enzimas da via glicolítica, como a enolase (Eno), a gliceraldeído-3-fosfato desidrogenase (GAPDH) e a 6-fosfogliconato desidrogenase, que, ao serem expostas na superfície bacteriana, se ligam a diferentes componentes da matriz extracelular e são importantes para aderência e invasão no organismo humano.

Apesar do grande número de proteínas descritas até o presente, somente algumas parecem estar envolvidas com a patogenicidade da bactéria e têm sido alvo de estudos para a elucidação da patogênese das infecções pneumocócicas e do desenvolvimento de novas abordagens vacinais para a prevenção das pneumococcias.

■ Proteínas que se ligam à colina (CBPS): LYTA, PSPA E CBPA

As CBP estão ancoradas à superfície celular dos pneumococos pela interação entre seus domínios repetitivos e a colina dos ácidos teicoicos da parede celular. O número de CBP diferentes na célula pneumocócica varia de acordo com a cepa. Existem 10 na cepa de referência R6, enquanto 15 são encontradas na cepa de referência TIGR4. Diversas CBP têm sido associadas à patogenicidade do micro-organismo, destacando-se a autolisina (LytA), a proteína A da superfície de pneumococos (PspA, do inglês *pneumococcal surface protein A*) e a adesina conhecida como "CbpA".

LytA é uma enzima pertencente ao grupo das autolisinas, responsável pela degradação do peptideoglicano e consequente lise celular, na fase estacionária do crescimento bacteriano e na presença de antibióticos ou de outras substâncias. Apresenta dois domínios funcionais, sendo um (C terminal) responsável pela sua ligação à colina e o outro (N terminal) pela sua atividade enzimática (amidase). Atua direta e indiretamente na patogênese da infecção pneumocócica. A ação indireta é resultante da liberação dos constituintes da parede celular e de pneumolisina (Ply), que são substâncias dotadas da capacidade de causar inflamação.

A proteína de superfície PspA inibe a deposição e ativação do sistema complemento, liga-se à lactoferrina, é expressa por virtualmente todos os sorotipos de maior importância clínica e, em modelos animais, demonstrou funcionar como um antígeno que promove o desenvolvimento de anticorpos protetores.

A CbpA (também conhecida como PspC, SpsA ou PbcA) é considerada uma das principais adesinas de pneumococos. Mutantes deficientes em CbpA são incapazes de colonizar eficientemente a mucosa respiratória de camundongos e de aderir a células pulmonares e endoteliais. A partir da sua ligação ao receptor de imunoglobulina polimérica (pIgR), essa adesina induz o processo de endocitose, favorecendo a translocação dos pneumococos através das células epiteliais da nasofaringe para a corrente sanguínea, com potencial participação na patogênese da meningite pneumocócica. Outras propriedades da CbpA incluem a sua capacidade de se ligar à IgA secretora e ao componente do complemento C3b, bem como ao fator H, impedindo a lise bacteriana mediada pelo complemento.

■ Pneumolisina (PLY)

Essa hemolisina é uma citotoxina intracelular produzida por virtualmente todas as cepas clínicas de *S. pneumoniae*, sendo liberada, geralmente, quando o micro-organismo sofre ação da autolisina. Faz parte de um grupo de proteínas comuns em bactérias Gram-positivas, conhecidas como "citolisinas dependentes de colesterol" (CDC). Seu mecanismo de ação é, portanto, dependente da ligação às moléculas de colesterol presentes nas células do hospedeiro. É tóxica para quase todos os tipos de células eucarióticas, nas quais tem a capacidade de criar poros que resultam em lise celular. Os poros são formados por oligômeros da toxina que se inserem na membrana citoplasmática da célula-alvo. Além de sua capacidade lítica, a Ply expressa uma gama de outras propriedades reconhecidamente citotóxicas, entre as quais estão a diminuição dos movimentos ciliares das células do epitélio brônquico e a inibição direta da fagocitose. Em baixas concentrações, pode ainda estimular a produção de citocinas pró-inflamatórias, a proliferação de linfócitos, a síntese de anticorpos e, ainda, reduzir a migração de neutrófilos. A deleção do gene responsável pela produção de Ply em cepas de pneumococos reduz a virulência tanto em modelos intranasais como em infecções sistêmicas.

■ Enzimas

A hialuronatoliase (Hyl) pertence à família das enzimas que clivam o ácido hialurônico (hialuronidases), sendo também produzida por outras espécies de bactérias Gram-positivas. O ácido hialurônico, uma vez clivado ou degradado, torna o tecido conjuntivo mais frouxo, o que facilita a invasão tecidual bacteriana. Assim sendo, a enzima Hyl desempenha papel importante na patogênese das infecções pneumocócicas.

Duas principais neuraminidases (NanA e NanB) foram descritas em pneumococos. Essas enzimas clivam as moléculas de ácido siálico (ácido neuramínico) que fazem parte da estrutura da mucina, reduzindo a viscosidade do muco. Essas enzimas também têm ação sobre glicolipídeos, glicoproteínas e oligossacarídeos, alterando a superfície das células epiteliais do hospedeiro, expondo receptores e aumentando a capacidade de aderência do micro-organismo. Além das neuraminidases, outras enzimas que deglicosilam o muco e expõem receptores presentes na superfície do epitélio respiratório para adesinas pneumocócicas são a β-galactosidase (BgaA) e a β-N-acetilglicosaminidase (StrH).

A IgA_1 protease, também conhecida como ZmpA, é uma zincometaloprotease capaz de degradar imunoglobulinas da subclasse A_1. Como estas fazem parte de um importante mecanismo de defesa do hospedeiro, acredita-se que a produção de IgA_1 protease possa ter um papel significativo na patogênese das infecções pneumocócicas, particularmente com relação às mucosas do trato respiratório.

Duas enzimas, a piruvato oxidase (SpxB) e a α-glicerofosfato oxidase (GlpO), produzem peróxido de hidrogênio (H_2O_2) e, juntamente com a Ply, contribuem para danos diretos ao trato respiratório e ao endotélio, comprometendo, por exemplo, os tecidos pulmonares e a barreira hematoencefálica.

■ Pili

A presença de pili na superfície das células de pneumococos foi reconhecida em 2006 e duas variantes já foram descritas, as quais são encontradas em frequências variáveis de acordo com o sorotipo e a linhagem genética do pneumococo. Essas estruturas são constituídas de múltiplas subunidades proteicas e, assim como as neuraminidases, a Hyl e a IgA_1 protease, são ancoradas por sortases ao peptideoglicano a partir de um domínio LPXTG (Leu-Pro-X-Thr-Gly). São importantes para a aderência dos pneumococos às células eucarióticas e para a formação de biofilmes, além de induzirem a produção de citocinas pró-inflamatórias. Em virtude de sua extensão até o meio extracelular, permitem a aderência de longo alcance, ultrapassando, muitas vezes, a camada de muco que reveste os tecidos humanos. Assim como em *Streptococcus agalactiae* (ver Capítulo 23), os genes responsáveis pela expressão de pili em *S. pneumoniae* encontram-se reunidos em ilhas de patogenicidade, localizadas no cromossomo bacteriano e denominadas "PI" (do inglês, *pilus islets*).

Diferenças na composição e na organização dos genes constituintes da ilha e em seus reguladores determinam as variantes de pili observadas entre os pneumococos. A *pilus islet* 1 (PI-1) é codificada pela ilha de patogenicidade *rlrA*, que inclui um regulador transcricional (RlrA), três proteínas estruturais (RrgA, RrgB e RrgC) e três sortases. RrgA é a adesina da extremidade e tem potencial para se ligar a células epiteliais e endoteliais. Já a *pilus islet 2* (PI-2) é composta por cinco genes, que incluem dois genes que codificam produtos similares a sortases, um gene (*sipA*) que codifica um produto relacionado à peptidase sinal e dois genes (*pitB* e *pitA*) que codificam as proteínas estruturais ancoradas à superfície.

■ Outros fatores de virulência

S. pneumoniae também pode apresentar, em sua superfície, a proteína PsaA. Essa é uma lipoproteína multifuncional detectada em virtualmente todos os sorotipos de *S. pneumoniae*, também conhecida como "antígeno A" da superfície de pneumococos, e capaz de desencadear uma resposta imune protetora em animais. Essa lipoproteína pertence ao sistema transportador do tipo ABC, responsável pelo transporte de íons Mn^{2+} e Zn^{2+} para o citoplasma da célula bacteriana, e participa ativamente da ligação do micro-organismo à célula hospedeira. A deleção do gene que codifica PsaA em cepas de pneumococos resulta na diminuição da aderência às células hospedeiras, bem como aumento da susceptibilidade ao estresse oxidativo, com consequente redução da virulência do micro-organismo.

A proteína PsrP, membro da família das proteínas ricas em resíduos repetitivos de serina (do inglês, *serine-rich repeat proteins*; SRRPs), também pode ser encontrada na superfície das células pneumocócicas, além de estar presente em outras espécies de estreptococos, e permite a aderência do micro-organismo ao hospedeiro, possivelmente ligando-se à queratina humana. Parece ser importante no processo de agregação bacteriana e na formação de biofilme no tecido pulmonar.

Os pneumococos podem ainda expressar PavA e PavB (do inglês, *pneumococcal adherence and virulence factors A and B*), que atuam ligando-se à fibronectina e, portanto, facilitando a aderência a constituintes do organismo hospedeiro. Além disso, diversas outras proteínas com múltiplas funções podem ser observadas nas células de *S. pneumoniae*, como as lipoproteínas PiaA (do inglês, *pneumococcal iron acquisition*), PiuA (do inglês, *pneumococcal iron uptake*) e PitA (do inglês, *pneumococcal iron transporter*), envolvidas na aquisição de ferro.

■ Aspectos genéticos da virulência

Nos últimos anos, diversos estudos têm se dedicado ao entendimento da regulação genética dos mecanismos de patogenicidade de pneumococos. O sequenciamento completo de genomas de *S. pneumoniae*, além de contribuir para a compreensão de sua patogênese, tem revelado informações de grande importância médica.

Um dos aspectos até então mais estudados está relacionado à variação de fase, que é crucial na compreensão da versatilidade desses micro-organismos em se adaptarem aos diferentes ambientes que encontram na sua trajetória pelo organismo do hospedeiro. Os pneumococos podem expressar de maneira reversível, e com elevada frequência, muitos dos seus constituintes de superfície associados à virulência, de acordo com suas necessidades de sobrevivência no organismo. Isso é sugerido pelo estudo de dois tipos de variantes coloniais que podem ser observados quando a bactéria é cultivada em meio de ágar Todd-Hewitt acrescido de extrato de levedura: variantes opaca e transparente. As diferenças entre os dois tipos de variantes não são apenas morfológicas, pois envolvem também a expressão de constituintes cruciais na virulência. A variabilidade na composição e na expressão das estruturas de superfície, aparentemente, está relacionada às diferenças na capacidade de colonização e invasão, entre cepas de pneumococos. A variante transparente apresenta maior capacidade de aderência do que a variante opaca, fato este explicado pela menor expressão da cápsula e maior expressão de proteínas de superfície.

Outro aspecto genético da virulência que deve ser mencionado diz respeito à competência natural dos pneumococos para realizar transformação, um mecanismo de troca genética de grande importância nesses micro-organismos. Muitas evidências sugerem que não é só *in vitro* que o fenômeno ocorre. Parece ser comum a troca de genes capsulares *in vivo*, mesmo porque diferentes sorotipos podem colonizar o indivíduo ao mesmo tempo. Além disso, a recombinação gênica do lócus capsular apresenta implicações importantes para a eficácia de vacinas baseadas nos polissacarídeos capsulares; pois a emergência de variantes que escapam da cobertura vacinal reduz os efeitos das medidas preventivas usuais. Adicionalmente, esse processo tem importante significado clínico, já que vem sendo responsabilizado pela aquisição de resistência aos antimicrobianos, particularmente penicilina, por esses micro-organismos.

Patogênese

A infecção pneumocócica tem início com a colonização da nasofaringe pelo micro-organismo; etapa em que diversas estruturas de superfície e enzimas estão envolvidas. Para a evasão dos mecanismos de *clearance* do epitélio respiratório, os pneumococos se utilizam da sua cápsula e da IgA_1 protease. Enzimas que atuam sobre a mucina, como NanA, BgaA e StrH, também participam dessa etapa de evasão e ainda expõem potenciais alvos para adesinas pneumocócicas. Ainda, a Ply inibe o movimento ciliar. O processo de aderência envolve também múltiplos fatores, como pilus, PsrP e PavA.

A partir da região inicialmente colonizada, os pneumococos podem alcançar a orelha média, por meio da tuba auditiva, e os pulmões, através dos brônquios. Podem, ainda, transpor a barreira epitelial e endotelial e alcançar a corrente circulatória por diferentes mecanismos. De acordo com as vias de disseminação, o portador da bactéria poderá vir a ter otite média aguda, sinusite, pneumonia, meningite ou outras doenças menos comuns. Para que os pneumococos sobrevivam e multipliquem-se, é necessário transpor as defesas do organismo, representadas principalmente pela opsonofagocitose. Para isso, dependem principalmente da presença da cápsula e das proteínas que interferem com as atividades do complemento, como a CbpA e a PspA.

A disseminação dos pneumococos para a orelha média e para os pulmões é um processo praticamente direto, mas para atingirem as meninges, precisam atravessar a barreira hematoencefálica, normalmente impermeável às bactérias. As principais moléculas que participam do processo de transcitose através do epitélio e do endotélio são a CbpA e a fosforilcolina dos ácidos teicoicos, que se ligam, respectivamente, à pIgR e ao receptor do fator de ativação plaquetária (PAFR) nas células epiteliais e endoteliais. Além destes, a ligação da CbpA ao receptor de laminina (LR) e do pilus 1 a pIgR e a PECAM-1 (do inglês, *platelet endothelial cell adhesion molecule 1*) pode atuar como recursos para atravessar a barreira hematoencefálica. Outro mecanismo de transposição das barreiras epitelial e hematoencefálica consiste na invasão paracelular. Nesse processo, os danos causados às células humanas pela liberação de Ply e H_2O_2, assim como a degradação da matriz extracelular pela plasmina ativada ligada à superfície do pneumococo por meio da Eno, da GAPDH ou da CbpE, podem comprometer ambas as barreiras do hospedeiro.

A reação inflamatória é crucial na patogênese das infecções pneumocócicas e dois fatores se destacam nesse processo: o peptideoglicano; e a Ply. Eles se ligam, respectivamente, aos receptores Tall-like (TLR) 1/2 e TLR-4 nas células do hospedeiro. Isso desencadeia uma cascata de sinalização intracelular que culmina na expressão de proteínas de fase aguda, citocinas pró-inflamatórias e maior expressão de pIgR e PAFR.

Manifestações clínicas

As doenças mais frequentemente associadas a *S. pneumoniae* são pneumonia, meningite, bacteremia, otite média aguda e sinusite (Figura 24.2). Os pneumococos podem também causar outras doenças de ocorrência menos comum, como endocardite, osteomielite e artrite séptica, entre outras. Pneumococos não encapsulados também têm sido associados à conjuntivite.

Pneumonia

É uma infecção aguda que afeta principalmente os lobos inferiores dos pulmões (pneumonia lobar), sendo mais frequente em crianças e idosos, e comumente precedida por um estado gripal. A pneumonia ocorre quando os micro-organismos sobrevivem à fagocitose pelos macrófagos pulmonares e proliferam nos alvéolos, onde sofrem autólise promovendo a liberação de substâncias que provocam inflamação. Em um pequeno número de casos, pode ocorrer derrame pleural purulento (empiema) ou somente seroso. A pneumonia pneumocócica, portanto, pode ser classificada como não invasiva, quando restrita ao tecido pulmonar, ou invasiva, quando há acometimento da pleura ou invasão da corrente sanguínea (pneumonia bacterêmica).

Bacteremia

A bacteremia é a apresentação clínica invasiva mais comum da infecção pneumocócica entre crianças de até 2 anos de idade. Ocorre em aproximadamente 25% a 30% dos casos de pneumonia pneumocócica e em cerca de 80% dos casos de meningite pneumocócica.

Meningite

S. pneumoniae é um dos agentes mais comuns de meningite bacteriana, tanto em crianças como em adultos, com predominância em pacientes com idade inferior a 5 anos. Pode resultar de bacteremias primárias, mas muitas vezes se instala em associação a otites, sinusites e pneumonias. Em pessoas que sofreram fratura do crânio, pode ocorrer em decorrência de comunicações que se estabelecem entre o espaço subaracnóideo e os seios paranasais. A meningite pneumocócica pode ser letal ou deixar sequelas, mesmo nos casos tratados adequadamente.

Otite média aguda e sinusite

S. pneumoniae é uma das principais causas de otite média aguda e sinusite. Frequentemente, esses processos são complicações secundárias de infecções virais do trato respiratório superior, as quais provocam obstrução dos seios paranasais e da tuba auditiva.

Diagnóstico laboratorial

Diferentes abordagens diagnósticas são possíveis e algumas delas dependem do local da infecção. A abordagem clássica é a cultura em meios ricos, como ágar sangue e ágar chocolate. No meio de ágar sangue, os pneumococos formam colônias circundadas por halos de α-hemólise (Figura 24.1) e podem ser facilmente identificados por testes simples, como o de susceptibilidade à optoquina e o de bile-solubilidade. Em casos de meningite, a cultura deve ser sempre precedida do exame microscópico de esfregaços corados pelo Gram, pois a presença de diplococos Gram-positivos no líquido cefalorraquidiano (LCR) é altamente sugestiva de meningite pneumocócica (Figura 24.1).

Outros métodos que podem ser usados diretamente em alguns espécimes clínicos incluem a pesquisa de antígenos específicos dos pneumococos por diferentes técnicas imunológicas, ou de genes espécie-específicos pela metodologia da reação em cadeia da polimerase (PCR, do inglês *polymerase chain reaction*), seja ela convencional, seja em tempo real (PCR quantitativa ou qPCR). Entre as técnicas imunológicas, destacam-se *kits* comerciais capazes de identificar antígenos pneumocócicos dentro de alguns minutos, como o teste BinaxNOW™, que é capaz de identificar antígenos pneumocócicos em amostras de urina, e diferentes testes com base na aglutinação pelo látex que podem ser realizados a partir do micro-organismo isolado em cultura, ou a partir de espécimes clínicos como sangue e LCR. Já a detecção molecular por PCR pode ser aplicada diretamente a diferentes materiais clínicos (escarro, sangue, LCR e secreções em geral) e alguns genes podem ser selecionados como alvos para serem amplificados, entre eles o gene *lyt*A, que codifica a autolisina LytA.

Apesar de se mostrar útil para a identificação rápida e precisa de outras espécies de estreptococos, a técnica de espectrometria de massas MALDI-TOF (do inglês, *matrix-associated laser desorption-ionization – time of flight*) não apresenta valor elevado para identificação de pneumococos quando utilizada de forma exclusiva no diagnóstico, sendo necessário, portanto, a complementação com algum teste fenotípico (susceptibilidade à optoquina ou bile-solubilidade) ou molecular, como PCR. Isso acontece porque o equipamento de MALDI-TOF utilizado na Microbiologia é incapaz de discriminar com precisão as diferentes espécies de estreptococos alocadas no subgrupo "mitis", que inclui, além de *S. pneumoniae*, mais de dez espécies de estreptococos α-hemolíticos que são, em geral, consideradas componentes comensais da microbiota humana, como *Streptococcus mitis*.

Epidemiologia

S. pneumoniae coloniza as vias áreas superiores, sobretudo a nasofaringe, de seres humanos, com frequência bastante variável de acordo com a faixa etária e a metodologia de detecção empregada, além de fatores clínicos e sociodemográficos. Em crianças, a prevalência de colonização pode variar entre 5% e 90%, sendo, em geral, maior entre aquelas que vivem em países de renda baixa ou média baixa. Em adultos, os percentuais de colonização são frequentemente bem mais baixos. Entretanto, considera-se que esses dados possam estar subestimados, sendo maior quando técnicas mais sensíveis do que a cultura, como a qPCR, são empregadas na pesquisa de portadores.

As infecções pneumocócicas ocorrem a partir da transmissão pessoa a pessoa, por intermédio de gotículas, sendo a colonização nasofaríngea considerada um pré-requisito para a ocorrência da doença pneumocócica. A partir da nasofaringe, a bactéria pode se espalhar para a mucosa adjacente e causar doença pneumocócica invasiva (DPI). Entretanto, a maioria dos indivíduos colonizados por *S. pneumoniae* permanece assintomática. A colonização é mais comum na criança durante os primeiros 3 anos de vida e, em média, tem início aos 6 meses de idade em países de alta renda, enquanto a aquisição do pneumococo pode se dar desde os primeiros dias de vida até os 3 meses de idade em crianças de países em desenvolvimento.

Até os 5 anos de idade, os eventos de colonização são sucessivos e um único indivíduo pode ser colonizado, concomitantemente, por mais de um sorotipo. A colonização nasofaríngea em crianças menores que 5 anos de idade representa um importante reservatório para a transmissão desse patógeno na comunidade. Esse fato contribui para a disseminação horizontal de pneumococos entre os indivíduos de uma população. Ao mesmo tempo, condições de vida precárias, maior número de crianças nos domicílios e infecções frequentes no trato respiratório são fatores de risco que contribuem para o desenvolvimento de DPI. Fatores inerentes ao hospedeiro também influenciam na colonização, entre eles, idade, gênero, perfil genético, amamentação e exposição a ambientes com tabagistas. A frequência de portadores é mais elevada durante o inverno e meses mais frios e entre indivíduos que frequentam ambientes com aglomeração de pessoas.

Embora se acredite que os pneumococos de qualquer um dos sorotipos capsulares possam causar doenças, alguns são mais frequentes, podendo a sua distribuição variar de acordo com a idade, região geográfica, o período de tempo e a pressão vacinal. No entanto, considera-se que as doenças pneumocócicas possam ser causadas por sorotipos recém-adquiridos, e não pelos já existentes durante o estado de portador.

Desde o advento das vacinas pneumocócicas conjugadas (VPC), principalmente para imunização da população pediátrica, a prevalência de sorotipos vacinais diminuiu consideravelmente em países onde essas vacinas alcançaram uma boa cobertura vacinal (Figura 24.3). Essas vacinas têm se mostrado altamente eficazes, inclusive quanto à capacidade de eliminar o estado de portador. Em contrapartida, tem ocorrido a emergência de sorotipos não vacinais, muitas vezes resistentes a antimicrobianos, associados com a colonização e as doenças.

De modo geral, antes da introdução das VPC, cerca de 20 sorotipos estavam associados a mais de 80% dos casos

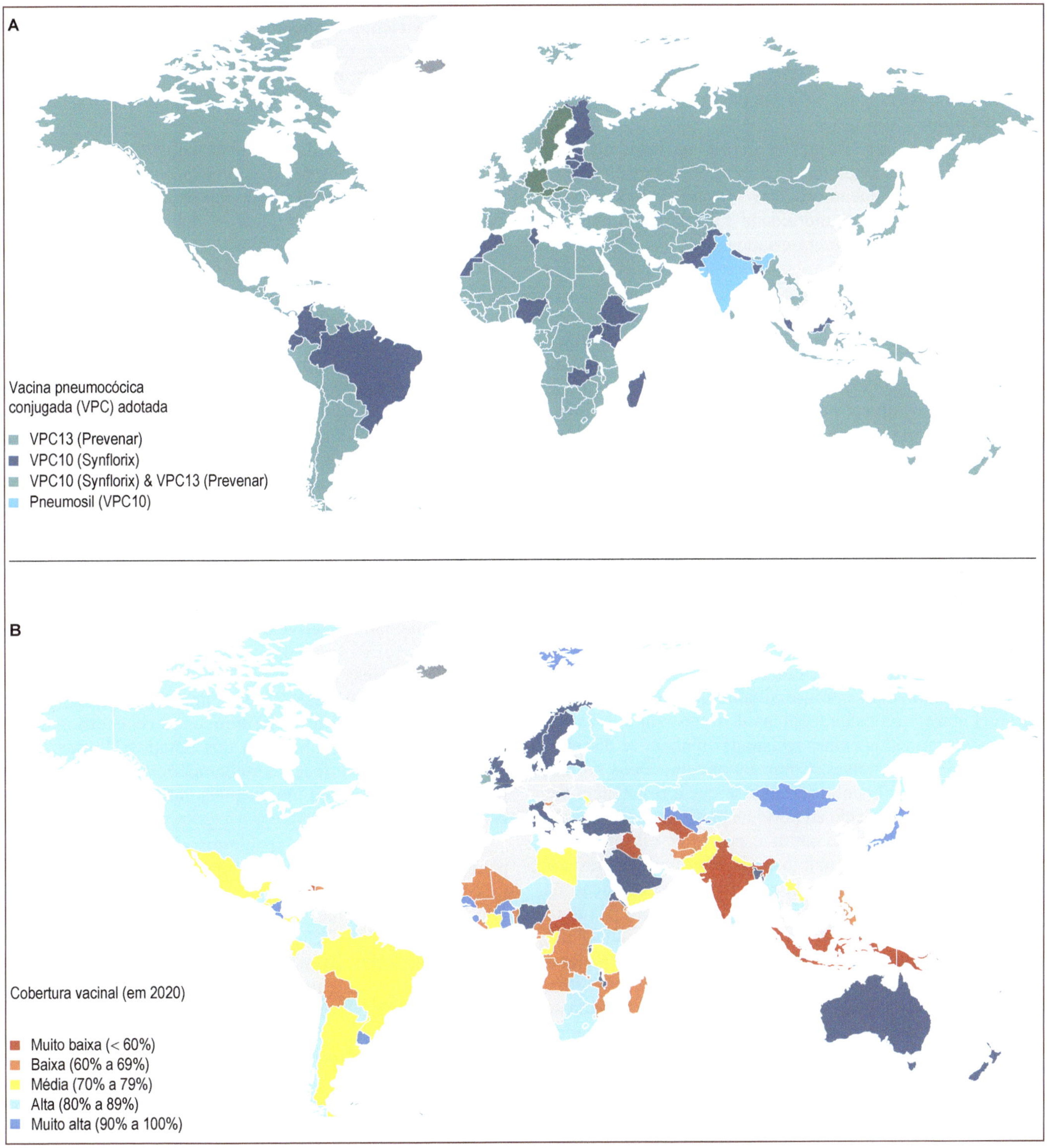

Figura 24.3 – *Vacina pneumocócica conjugada (VPC) adotada por cada país (A) e cobertura vacinal da população pediátrica de acordo com estimativas feitas pela Organização Mundial da Saúde (OMS) e pelo Fundo das Nações Unidas para a Infância (UNICEF) no ano de 2020 (B).*
Fonte: Adaptada de International Vaccine Access Center (IVAC), Johns Hopkins Bloomberg School of Public Health. VIEW-hub. <www.view-hub.org>.

de DPI em todas as faixas etárias. Na América Latina, 13 dos sorotipos mais frequentes (1, 3, 4, 5, 6A, 6B, 7F, 9V, 14, 18C, 19A, 19F e 23F) eram responsáveis por cerca de 85% dos casos de DPI na era pré-VPC. Após a introdução de diferentes VPC em países da região, três desses sorotipos (19A, 3 e 14) ainda permanecem como os mais frequentes, mas outros sorotipos não vacinais emergiram e ganharam destaque, como 24F, 6C, 12F, 23B e 15B. Em países membros da União Europeia/Espaço Econômico Europeu, dados mais recentes apontam que os dez sorotipos mais comuns associados à DPI são 8, 3, 19A, 22F, 12F, 9N, 15A, 10A, 23B e 6C, representando 70% dos pneumococos com sorotipos definidos.

Apesar das importantes reduções na incidência de DPI em função da implementação das VPC em diferentes países, as doenças pneumocócicas permanecem como uma das principais causas de morbidade e mortalidade em todo o mundo, especialmente em crianças e idosos. Estima-se que ocorram mais de 300 mil óbitos entre crianças menores de 5 anos de idade anualmente em decorrência das doenças pneumocócicas, especialmente por pneumonia e em países em desenvolvimento. *Streptococcus pneumoniae* é o principal agente bacteriano de pneumonia adquirida na comunidade (PAC). As condições predisponentes mais comuns da pneumonia são infecções virais respiratórias, alcoolismo, doenças pulmonares crônicas, diabetes e insuficiência cardíaca congestiva.

Susceptibilidade a antimicrobianos, tratamento e controle

Os pneumococos foram considerados, por longo período, naturalmente sensíveis à penicilina, sendo esta o antimicrobiano de escolha para o tratamento das pneumococcias. Na década de 1970, no entanto, foi detectado o surgimento de cepas resistentes à penicilina e, desde então, a sua ocorrência tem aumentado progressivamente, com frequência variável entre regiões geográficas distintas. Há evidências de que determinados clones resistentes tenham se disseminado por diversos países. Como os pneumococos sofrem transformação facilmente, acredita-se que a resistência aos betalactâmicos tenha sido adquirida a partir da incorporação de genes provenientes de outras espécies de estreptococos que fazem parte da microbiota e compartilham os mesmos nichos com os pneumococos, resultando na formação de genes em mosaico. A resistência à penicilina em pneumococos é uma característica adquirida em etapas múltiplas e cumulativas, associada à codificação de proteínas ligadoras de penicilina (PBP, do inglês *penicillin binding proteins*) com baixa afinidade para esse antimicrobiano. Ressalta-se que a penicilina G é o antimicrobiano de escolha quando a cepa de pneumococo é sensível ou mesmo em algumas situações em que a cepa apresenta sensibilidade reduzida. Mesmo que a afinidade das PBP pelos betalactâmicos seja reduzida, outros representantes dessa classe de antimicrobianos, como as cefalosporinas de 3ª geração (ceftriaxona e cefotaxima), são, em geral, menos afetados e, portanto, constituem alternativas importantes para o tratamento das doenças pneumocócicas. Entretanto, quando o nível de resistência é elevado, outros antimicrobianos devem ser usados. Estes incluem cloranfenicol, levofloxacina, linezolida, macrolídeos (azitromicina, claritromicina e eritromicina), rifampicina e vancomicina. O uso de terapia combinada, como a associação de ceftriaxona com vancomicina, pode ser indicado em regiões onde a resistência a agentes betalactâmicos é elevada. Nos casos de tratamento empírico de PAC em pacientes ambulatoriais sem comorbidades e sem uso recente de antibiótico, recomenda-se monoterapia com betalactâmico (p. ex., amoxicilina) ou macrolídeos (azitromicina ou claritomicina), estes últimos para pacientes alérgicos aos betalactâmicos.

Contudo, a crescente resistência a esses fármacos entre os pneumococos constitui uma preocupação global. A resistência simples ou múltipla pode ser observada para diversos antimicrobianos, entre os quais se incluem os de uso alternativo para o tratamento de pneumococcias, como cloranfenicol e macrolídeos. A resistência ao cloranfenicol resulta da produção de uma enzima, , a cloranfenicol acetiltransferase, ao passo que a resistência a macrolídeos é associada a dois mecanismos principais: um envolvendo a expulsão da droga do interior da célula através de uma bomba de efluxo; e o outro a modificação no alvo ribossômico por metilases. O aumento da incidência de doenças pneumocócicas causadas por cepas resistentes aos antimicrobianos tem sido atribuído a clones resistentes pertencentes a determinados sorotipos, os quais têm se disseminado globalmente, apresentando altas taxas de não susceptibilidade à penicilina bem como perfis de multirresistência.

A resistência aos antimicrobianos é um problema cada vez mais preocupante e, nesse contexto, a Organização Mundial da Saúde (OMS) incluiu, em 2017, *Streptococcus pneumoniae* não suscetíveis à penicilina na lista dos patógenos de prioridade média, entre os que representam as principais ameaças à saúde humana. Por sua vez, em 2019, os Centers for Disease Control and Prevention (CDC) reforçaram o papel dos pneumococos resistentes como ameaça séria à saúde humana nos Estados Unidos, onde mais de 30% das infecções pneumocócicas são causadas por cepas resistentes a um ou mais antimicrobianos clinicamente relevantes.

Apesar de os antimicrobianos ainda constituírem a principal ferramenta para tratamento das infecções pneumocócicas, a sua prevenção e o seu controle baseiam-se na utilização de esquemas vacinais. As iniciativas para o desenvolvimento de uma vacina antipneumocócica foram dirigidas para o polissacarídeo capsular, particularmente sabendo-se que esse elemento é altamente imunogênico e que confere um importante efeito protetor sorotipo-específico contra a DPI. Atualmente, dois tipos de vacinas com diferentes formulações estão disponíveis para a prevenção das pneumococcias: a vacina pneumocócica polissacarídica (VPP); e as VPC. Os sorotipos incluídos nas diferentes formulações vacinais também estão geralmente associados a taxas elevadas de resistência aos antimicrobianos. A Tabela 24.1 mostra as formulações vacinais antipneumocócicas aprovadas para uso em seres humanos.

Tabela 24.1
Formulações das vacinas antipneumocócicas aprovadas para uso em seres humanos

Formulação vacinal	*Fabricante*	*Tipo*	*Sorotipos-alvo*[a]	*Ano de introdução*	*População-alvo*
VPP23 (Pneumovax®23)	Merck Sharp and Dohme	Polissacarídica	1, 2, 3, 4, 5, 6B, 7F, 8, 9N, 9V, 10A, 11A, 12F, 14, 15B, 17F, 18C, 19F, 19A, 20, 22F, 23F e 33F	1983	Crianças > 2 anos/ adultos
VPC7 (Prevenar®)	Pfizer	Conjugada	4, 6B, 9V, 14, 18C, 19F e 23F	2000	Crianças
VPC10 (Synflorix®)	GlaxoSmithKline	Conjugada	**1**, 4, **5**, 6B, **7F**, 9V, 14, 18C, 19F e 23F	2009	Crianças
VPC13 (Prevenar13®)	Pfizer	Conjugada	1, **3**, 4, 5, **6A**, 6B, 7F, 9V, 14, 18C, **19A**, 19F e 23F	2010	Crianças/adultos
Pneumosil®	*Serum Institute of India*	Conjugada	1, 5, 6A, 6B, 7F, 9V, 14, 19A, 19F e 23F	2017	Crianças
VPC15 (Vaxneuvance®)	Merck Sharp and Dohme	Conjugada	1, 3, 4, 5, 6A, 6B, 7F, 9V, 14, 18C, 19A, 19F, **22F**, 23F e **33F**	2021	Adultos
VPC20 (Prevenar20®)	Pfizer	Conjugada	1, 3, 4, 5, 6A, 6B, 7F, **8**, 9V, **10A**, **11A**, **12F**, 14, **15B**, 18C, 19A, 19F, 22F, 23F e 33F	2021	Adultos

[a] Sorotipos destacados em vermelho/negrito representam aqueles incorporados nas VPC mais abrangentes.
VPC: vacina pneumocócica conjugada; VPP: vacina pneumocócica polissacarídica.
Fonte: Desenvolvida pela autoria.

A vacina mais antiga em uso contém os antígenos capsulares dos 23 sorotipos mais frequentes de acordo com resultados de estudos feitos nos Estados Unidos e na Europa. Por ser uma vacina exclusivamente polissacarídica, ou seja, composta por antígenos T-independentes, a VPP23 não deve ser usada em crianças menores de 2 anos e não induz memória imunológica duradoura. Dessa forma, ela é indicada apenas para indivíduos maiores de 2 anos de idade, que apresentam doença de base (de caráter imunossupressor e/ou genético), na ocorrência de surtos em adultos e para todos os indivíduos com idade igual ou superior a 65 anos. Outras formulações vacinais já licenciadas para uso em seres humanos baseiam-se na conjugação de um painel de polissacarídeos capsulares com proteínas carreadoras, com a intenção de contornar os problemas relacionados à vacina polissacarídica. São elas: a vacina 7-valente (VPC7); a vacina 10-valente (VPC10); a vacina 13-valente (VPC13); e, mais recentemente, a Pneumosil® (também decavalente), a vacina 15-valente (VPC15) e a vacina 20-valente (VPC20). Essas duas últimas, no entanto, foram aprovadas somente para uso em indivíduos com idade $\geq$ 18 anos (Tabela 24.1).

A VPC7 foi a primeira vacina pneumocócica conjugada aprovada, mas foi retirada do mercado em decorrência da aprovação de vacinas conjugadas mais abrangentes, nomeadamente a VPC10 e a VPC13. A VPC7 continha os polissacarídeos capsulares dos sorotipos 4, 6B, 9V, 14, 18C, 19F e 23F conjugados a uma proteína carreadora correspondente a uma variante não tóxica da toxina diftérica (CRM_{197}). Na VPC10, por sua vez, os polissacarídeos capsulares de oito dos sorotipos presentes (1, 5, 7F, 4, 6B, 9V, 14 e 23F) são conjugados à proteína D de *H. influenzae* não tipável; os demais sorotipos, 18C e 19F, são conjugados aos toxoides tetânico e diftérico, respectivamente. As demais vacinas conjugadas (VPC13, VPC15, VPC20 e Pneumosil®) têm os polissacarídeos capsulares conjugados à proteína CRM_{197} (Tabela 24.1).

No Brasil, a VPC10 foi introduzida no Programa Nacional de Imunizações em 2010, sendo oferecida gratuitamente via Sistema Único de Saúde (SUS), para vacinação universal de crianças a partir de 2 meses de vida até 5 anos de idade. No mesmo ano, a VPC13 substituiu a VPC7 em clínicas privadas de imunização no País. Hoje, a VPC13 também pode ser encontrada no SUS para indivíduos com idade superior a 5 anos considerados de alto risco para desenvolvimento de doença pneumocócica, como pacientes vivendo com HIV/AIDS, pacientes oncológicos e transplantados.

Muitos países, como Estados Unidos, Itália e Canadá, substituíram, a partir de 2010, a VPC7 pela VPC13 em seus programas de imunização universal com o objetivo de ampliar a cobertura de sorotipos. Atualmente, mais de

140 países já incluíram as VPC em seus programas nacionais de imunização para a população infantil, com destaque para a VPC13. A Figura 24.3 ilustra a adoção e cobertura das VPC, de acordo com os diferentes países.

A introdução das VPC resultou em uma mudança drástica nos índices de doença pneumocócica em todo o mundo. Nos Estados Unidos, o primeiro país a utilizar VPC, observou-se uma significativa redução na incidência geral de DPI, e particularmente na população-alvo, constituída por crianças menores de 5 anos de idade. Por um lado, considera-se que os índices diminuíram também nas outras faixas etárias da população (crianças mais velhas não vacinadas, adultos e idosos) em função da redução da colonização da nasofaringe e da transmissão dos sorotipos vacinais a partir das crianças vacinadas (imunidade de rebanho ou imunidade coletiva).

Por outro lado, como consequência, tem sido observado um aumento da incidência de doenças causadas por sorotipos não contidos nas vacinas. Essa evidência tem sido atribuída a dois eventos importantes:

Troca capsular (frequentemente referida pelo termo em inglês *capsular switching*), em que os genes que codificam um sorotipo capsular são trocados por meio de processos de transformação e recombinação com os genes que codificam outro tipo capsular; e

Substituição de sorotipos (frequentemente referida pelo termo em inglês *serotype replacement*), que se refere à diminuição na prevalência de sorotipos de pneumococos que são incluídos na vacina (sorotipos vacinais), acompanhada por um aumento correspondente de sorotipos não incluídos na vacina (sorotipos não vacinais), os quais passam, então, a preencher o nicho ecológico primeiramente ocupado pelos sorotipos vacinais.

Investigações direcionadas para o desenvolvimento de vacinas que se baseiam no emprego de antígenos proteicos que sejam comuns aos sorotipos mais associados à doença pneumocócica têm sido conduzidas e os antígenos mais promissores são as proteínas PspA, PsaA, Ply e pilus. Entretanto, as alternativas avaliadas até o momento têm se mostrado menos eficazes quando comparadas às vacinas conjugadas disponíveis, inclusive por não mostrarem potencial em eliminar o estado de portador. Para o desenvolvimento de novas vacinas, é de fundamental importância o conhecimento da diversidade de cepas de *S. pneumoniae* que circulam nas populações, no sentido de selecionar constituintes celulares que melhor reflitam o perfil epidemiológico regional, o que contribuirá para otimizar estratégias de prevenção e diagnóstico. As plataformas vacinais mais recentes, que obtiveram grande avanço em função dos investimentos feitos no combate à pandemia de COVID-19, também abrem uma nova gama de possibilidades de tecnologias vacinais contra as doenças pneumocócicas.

Bibliografia recomendada

Arguedas A, Trzciński K, O'Brien KL, Ferreira DM, Wyllie AL, Weinberger D, et al. Upper respiratory tract colonization with Streptococcus pneumoniae in adults. Expert Rev Vaccines. 2020;19:353-66.

Brooks LRK, Mias GI. Streptococcus pneumoniae's virulence and host immunity: aging, diagnostics, and prevention. Front Immunol. 2018;9:1366.

Corrêa RA, Costa NA, Lundgren F, Michelin L, Figueiredo MR, Holanda M, et al. 2018 recommendations for the management of community acquired pneumonia. J Bras Pneumol. 2018;44:405-23.

Fischeti VA, Novick RP, Ferretti, JJ, Portnoy DA, Rood JI. Gram-positive pathogens. Washington: ASM Press, 2000:191-258.

Henriques-Normark B, Tuomanen, EI. The pneumococcus: epidemiology, microbiology, and pathogenesis. Cold Spring HarbPerspect Med. 2013. doi: 10.1101/cshperspect.a010215.

Informe regional de SIREVA II, 2018. Washington, DC: Organización Panamericana de la Salud; 2021. Licencia: CC BY-NC-SA 3.0 IGO. doi: 10.37774/9789275324035.

International Vaccine Access Center (IVAC), Johns Hopkins Bloomberg School of Public Health. VIEW-hub. [2023 Nov. 20]. Disponível em: www.view-hub.org.

Kadioglu A, Weiser JN, Paton JC, Andrew PW. The role of Streptococcus pneumoniae virulence factors in host respiratory colonization and disease. Nature Rev. 2008;288-301.

Khodaei F, Ahmadi A, Sayahfar S, Irajian G, Talebi M. The dominance of Pilus Islet 1 in pneumococcal isolates collected from patients and healthy individuals. Jundishapur J Microbiol. 2016;9(5):e30470.

López R. Pneumococcus: the sugar-coated bacteria. Int Microbiol. 2006;9:179-90.

Loughran AJ, Orihuela CJ, Tuomanen EI. Streptococcus pneumoniae: invasion and inflammation. Microbiol Spectr. 2019;21(11):e13077.

Mitchell AM, Mitchell TJ. Streptococcus pneumoniae: virulence factors and variation. Clin Microbiol Infect. 2010;16:411-8.

Mook-Kanamori BB, Geldhoff M, van der Poll T, van de Beek D. Pathogenesis and pathophysiology of pneumococcal meningitis. Clin Microbiol Rev. 2011;24: 557-91.

Musher DM. Streptococcus pneumoniae. In: Mandell GL, Bennett JE, Dolin R (Eds.). Mandell, Douglas, and Bennett's principles and practice of infectious diseases. 7. ed. Philadelphia: Churchill Livingstone Elsevier Co.; 2010:2623-7.

Subramanian K, Henriques-Normark B, Normark S. Emerging concepts in the pathogenesis of the Streptococcus pneumoniae: from nasopharyngeal colonizer to intracellular pathogen. Cell Microbiol. 2019;21(11):e13077.

Tvedskov ESF, Hovmand N, Benfield T, Tinggaard M. Pneumococcal carriage among children in low and lower-middle-income countries: a systematic review. Int J Infect Dis. 2022;115:1-7.

25

Streptococcus pyogenes

Lúcia Martins Teixeira
Vânia Lúcia Carreira Merquior
Tatiana de Castro Abreu Pinto

A espécie *Streptococcus pyogenes* é a principal representante dos estreptococos β-hemolíticos em virtude de sua ampla e contínua importância em Saúde Pública mundial, como agente etiológico de uma ampla gama de infecções que podem variar desde aquelas de menor gravidade e frequência elevada até algumas de gravidade acentuada e frequência baixa. As infecções mais comuns são as do trato respiratório superior, representadas pela orofaringite, e as infecções de pele. Embora apresentem necessidades nutricionais complexas, de modo geral, os membros dessa espécie crescem bem em meio de ágar sangue e em meios líquidos contendo glicose. Apresentam, ancorado em sua parede celular, um polímero constituído de ramnose e N-acetil-D-glicosamina, numa proporção 2:1, que constitui o antígeno do grupo sorológico A de Lancefield. Por isso, são também conhecidos como estreptococos do grupo A ou pela sigla GAS (do inglês *group A Streptococcus*).

O ser humano é considerado o único reservatório natural para GAS, diferentemente dos estreptococos dos grupos B, C e G, que são patógenos tanto para seres humanos como para animais. A elevada capacidade de adaptação desse micro-organismo ao hospedeiro humano é demonstrada pela sua atuação como causa de uma diversidade de manifestações clínicas (Figura 25.1), algumas das quais são conhecidas há bastante tempo, enquanto outras são de descrição mais recente, assim como de sequelas não supurativas, representadas pela febre reumática e a glomerulonefrite. Além disso, a frequência e o impacto, em termos de morbidade e mortalidade de algumas das manifestações clínicas associadas à GAS, têm repercutido em importantes questões

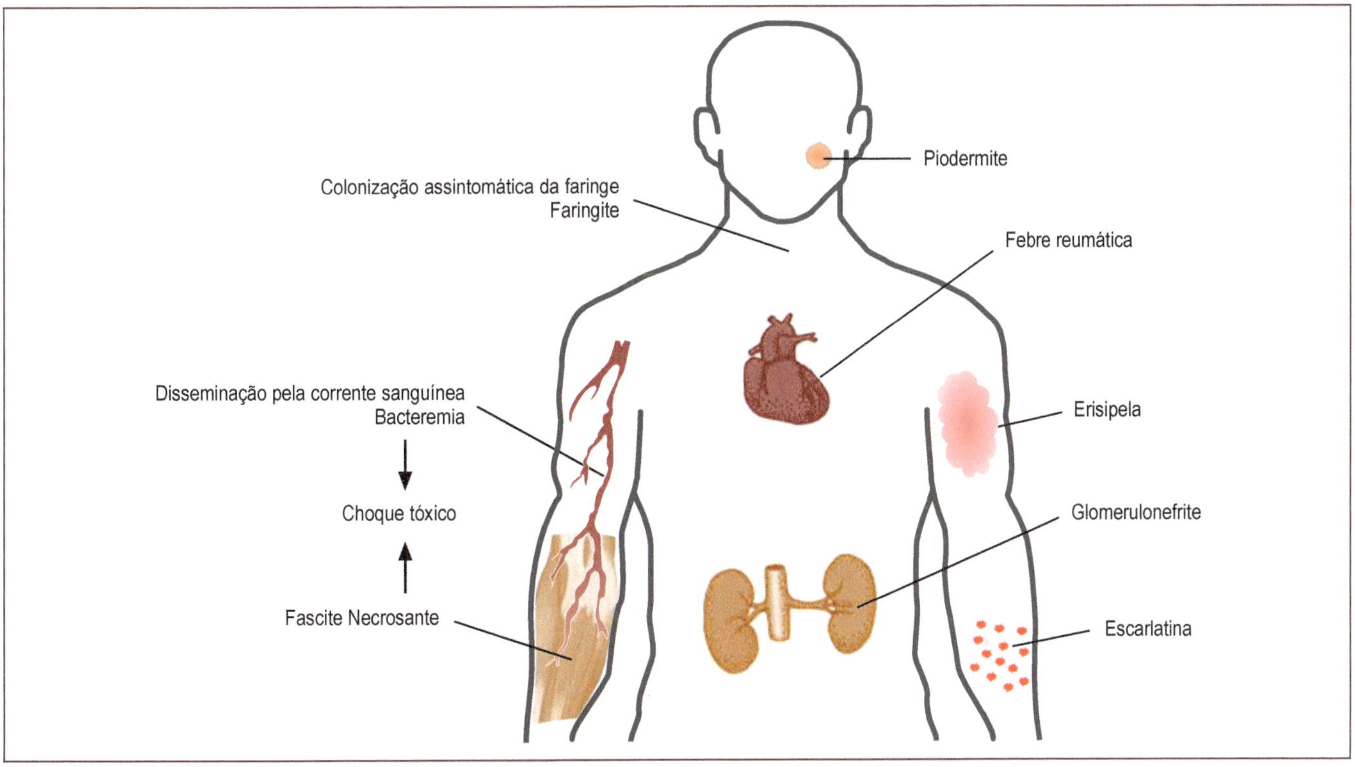

Figura 25.1 – *Principais manifestações clinicas associadas ao* Streptococcus pyogenes.
Fonte: Desenvolvida pela autoria.

de Saúde Pública ao longo dos anos. Por exemplo, na década de 1980, observou-se o aumento do número de casos e da gravidade de infecções estreptocócicas invasivas, com quadros de fascite necrosante, miosite, bacteremia e sepse. *S. pyogenes* chegou a ser referido pela imprensa leiga como "bactéria que come carne humana" (*flash eating bacteria*) por causa da destruição intensa de tecidos que ocorre em quadros clínicos como a fascite necrosante. Além disso, em 1987, foi relatada a ocorrência de infecções causadas por *S. pyogenes*, cujo quadro clínico era semelhante ao da síndrome do choque tóxico estafilocócico. Uma série de critérios posteriormente estabelecidos permitiu definir a síndrome do choque tóxico estreptocócico (STSS, do inglês *streptococcal toxic shock syndrome*; ou TSLS, do inglês *toxic shock like syndrome*), a qual foi considerada uma nova manifestação clínica associada à infecção por *S. pyogenes.* Essa síndrome é caracterizada por hipotensão e choque, promovendo a falência múltipla de órgãos e, apesar da semelhança com a síndrome do choque tóxico estafilocócico, apresenta taxas de mortalidade superiores, variando entre 20% e 50%. *S. pyogenes* também apresenta uma importância histórica como causa de sepse e infecções puerperais. Apesar do declínio dramático dessas infecções durante o século 20, em razão principalmente da adoção de medidas de higiene e de assepsia no momento do parto e no ambiente hospitalar, uma inexplicável reemergência dessas síndromes vem sendo sugerida nas últimas décadas. Além disso, apesar de o *Streptococcus agalactiae* (ver Capítulo 23) ser mais frequente como causa de infecções no período puerperal, as manifestações clínicas associadas ao *S. pyogenes* nas gestantes são geralmente muito mais graves.

Embora os seres humanos sejam os hospedeiros biológicos exclusivos para esse patógeno, as infecções causadas por GAS podem ser reproduzidas experimentalmente em primatas não humanos, como a faringite experimental em macaco *Rhesus* indiano, enquanto camundongos e coelhos também podem ser utilizados como modelos de infecção para o estudo da patogenicidade desses micro-organismos. Além disso, apesar de não existirem relatos quanto à ocorrência natural de GAS em animais, esses micro-organismos são esporadicamente isolados de certos animais (p. ex., a partir de fezes de cães).

Fatores de virulência

S. pyogenes tem vários constituintes celulares e produz diversas substâncias que contribuem em maior ou menor grau para a sua virulência (Figura 25.2). Sendo considerada a espécie de *Streptococcus* mais versátil em relação à patogenicidade, muitos de seus fatores de virulência são geralmente multifuncionais, estando envolvidos em diferentes etapas da patogênese das infecções causadas por GAS. O conjunto de fatores associados à virulência de *S. pyogenes* contribui para a colonização, evasão do sistema imune, disseminação bacteriana e demais etapas relevantes para a patogênese da infecção. Entretanto, as etapas de colonização

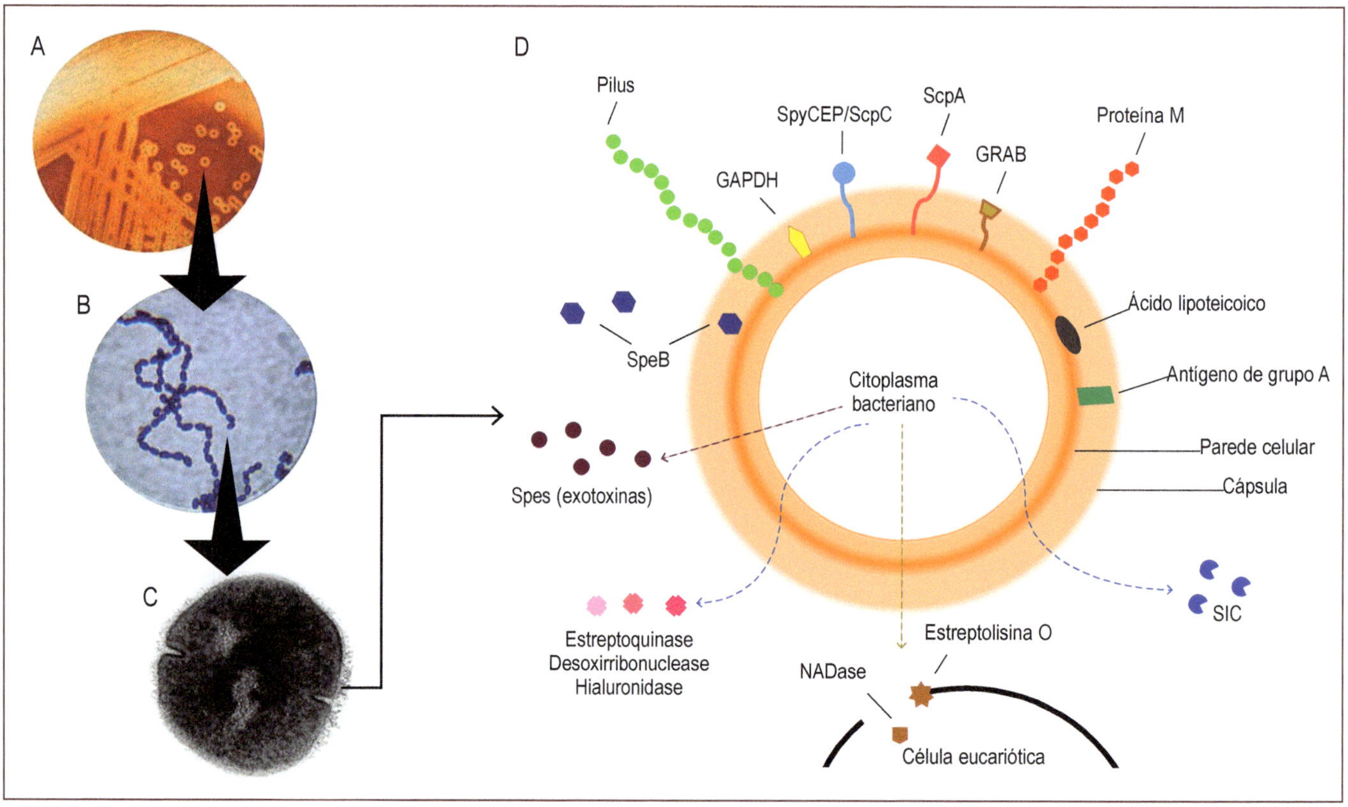

Figura 25.2 – *Características coloniais (A), morfotintoriais (B) e celulares (C e D) de Streptococcus pyogenes. Notar as colônias beta-hemolíticas em meio de ágar sangue (A), a presença de cocos Gram-positivos em longas cadeias (B) e a representação esquemática das estruturas de superfície celular e outros fatores de virulência (D).*
Fonte: Desenvolvida pela autoria.

do hospedeiro e estabelecimento inicial da infecção são atribuídas, principalmente, aos fatores de virulência localizados na superfície celular, enquanto fatores secretados permitem a disseminação bacteriana e a evasão da resposta imune. Sendo assim, a expressão desses fatores é controlada por sistemas de dois componentes (TCS) e por reguladores transcricionais autônomos, garantindo que o fator adequado seja expresso no momento exato do respectivo estágio de infecção.

■ Cápsula

A maioria das cepas de *S. pyogenes* tem uma cápsula constituída de ácido hialurônico, quimicamente idêntico ao existente no organismo humano. Atribui-se a esse fato a sua não imunogenicidade. Com relação à virulência, a principal função da cápsula é proteger a bactéria das células fagocitárias, sendo demonstrado que os estreptococos capsulados dificilmente são fagocitados, ao passo que os não capsulados, além de serem facilmente fagocitados, são também destruídos pelos fagócitos. *In vitro,* esses micro-organismos perdem a sua cápsula no fim da fase exponencial da curva de crescimento, o que coincide com a produção intensa de hialuronidase.

■ Proteína M

Trata-se de uma proteína fibrilar, em dupla hélice, que se encontra ancorada no peptideoglicano da parede celular bacteriana e estende-se até a superfície, projetando-se para o exterior, além da cápsula. É a adesina de superfície mais abundante e, provavelmente, um dos fatores de virulência mais importantes e bem caracterizados nesses micro-organismos. Além disso, apresenta grande importância prática, pois, em virtude de sua variabilidade antigênica, permite classificar os *S. pyogenes* em tipos, sendo útil para o entendimento da epidemiologia e da patogênese das infecções. Os tipos M, que classicamente eram determinados mediante testes sorológicos utilizando-se antissoros específicos, podem atualmente ser identificados pela análise dos genes *emm*, codificadores da proteína M. Com o uso dessa técnica, denominada tipagem *emm*, já foi detectada a existência de mais de 200 tipos distintos. Como fator de virulência, a proteína M desempenha funções importantes: adere à fibronectina e ao plasminogênio da matriz extracelular e a células epiteliais e endoteliais, funcionando como adesina; interage com o fibrinogênio mascarando a presença da bactéria no organismo; e liga-se aos componentes do complemento e à porção Fc dos anticorpos, bloqueando as suas interações com os fagócitos. Em razão dessas últimas atividades (e possivelmente outras), a proteína M é fortemente antifagocitária. Além da proteína M, *S. pyogenes* produz outras proteínas semelhantes (ditas M-*like*) que podem participar de sua virulência, por exemplo, ao fixar anticorpos pela porção Fc.

■ Pili

S. pyogenes foi a primeira das principais espécies de estreptococos a terem reconhecida a presença de pili em sua superfície celular. A função fundamental dessa estrutura polimérica, constituída por múltiplas subunidades proteicas, é a adesão a proteínas da matriz extracelular e a células do hospedeiro, uma vez que se estende da parede celular bacteriana até o meio extracelular, tendo também importante papel na formação de biofilme e na resistência a fagócitos. Em *S. pyogenes*, acredita-se que essa estrutura também seja capaz de reconhecer os componentes da saliva humana e de se ligar a eles. Os genes responsáveis pela expressão dessas proteínas estão incluídos em uma região genômica, conhecida como FCT. Esta denominação, FCT, tem origem nas principais proteínas codificadas nessa região, são elas: proteína ligadora de Fibronectina ou proteína F (PrtF); proteína ligadora de Colágeno (Cpa) e antígeno T. Interessantemente, o antígeno T, utilizado há mais de 50 anos como base para um sistema de sorotipagem complementar das cepas de *S. pyogenes*, foi revelado como o principal componente da estrutura dos pili. Além disso, assim como o antígeno T, tanto PrtF quanto Cpa podem participar da virulência desse micro-organismo, caracterizando essa região genômica como uma ilha de patogenicidade importante em *S. pyogenes*. Nove variantes de pili já foram observadas entre as cepas de *S. pyogenes* (tipos FCT-1 a 9), decorrentes de alterações na composição e distribuição dessas três proteínas. Aparentemente, existe alguma correlação entre os tipos M e FCT, por exemplo, FCT-1 está geralmente associado aos sorotipos M6 e M119, os quais são reconhecidos como relevantes formadores de biofilme.

■ C5A peptidase (ou SCPA)

É uma protease exposta na superfície do micro-organismo que cliva os componentes C5a, C3 e C3a do complemento, reduzindo o recrutamento de leucócitos para o local da infecção. Além disso, ScpA também participa na adesão do micro-organismo à fibronectina da matriz extracelular e a células epiteliais.

■ SpyCEP (OU SCPC)

É uma serinaprotease, descrita mais recentemente e virtualmente expressa por todas as cepas de *S. pyogenes*. Essa enzima cliva e, consequentemente, inativa o repertório de quimiocinas CXC (incluindo CXCL1-3, CXCL5-6 e CXCL8), responsáveis por recrutar os neutrófilos, eosinófilos e monócitos humanos. Isso indica seu importante papel na evasão do sistema imune do hospedeiro. Estudos *in vivo* vêm demonstrando que essa protease é tanto necessária como aparentemente suficiente para causar a disseminação de cepas invasivas de *S. pyogenes*. Já foi relatado que cepas associadas a quadros invasivos graves, como fascite necrosante, apresentam uma expressão mais acentuada dessa proteína.

■ Proteína inibidora do complemento (ou SIC, Streptococcal inhibitor of complement)

Essa proteína inibe a lise celular mediada pelo sistema complemento, impedindo a deposição de componentes e do complexo de ataque a membrana. Aparentemente, é secretada apenas por cepas pertencentes ao sorotipo M1, o qual é, em geral, associado a quadros clínicos mais graves e invasivos. Por esse motivo, acredita-se que SIC possa estar envolvida, também, em outras etapas da evasão do sistema imune do hospedeiro, como a inibição da ação de lisozimas, de peptídeos antimicrobianos e de inibidores de proteases.

■ Estreptoquinase, desoxirribonuclease e hialuronidase

São proteínas produzidas pela maioria das cepas de *S. pyogenes*, que provavelmente exercem papel importante na virulência desses micro-organismos. A estreptoquinase (Ska), também denominada "fibrinolisina", é um ativador não enzimático do plasminogênio, transformando-o em plasmina proteoliticamente ativa, com a capacidade de dissolver coágulos e interferindo, assim, no sistema fibrinolítico do hospedeiro, favorecendo a disseminação do micro-organismo. A desoxirribonuclease degrada o DNA e a hialuronidase dissolve a substância fundamental do tecido conjuntivo, o ácido hialurônico. Apesar de ainda não existirem comprovações definitivas, diversas evidências sugerem que esses fatores atuem na patogênese das infecções estreptocócicas. A maioria dos pacientes convalescentes apresenta anticorpos contra esses três fatores, sendo a pesquisa destes utilizada para fins de diagnóstico.

■ Estreptolisinas

As estreptolisinas S e O (SLS; SLO) são duas toxinas produzidas por *S. pyogenes* que causam citólise mediante a formação de poros. Quando do cultivo em ágar sangue, a estreptolisina S é responsável pelo halo de hemólise em torno das colônias de *S. pyogenes*, tanto na presença como na ausência de oxigênio. Entretanto, aparentemente, não é imunogênica. Evidências recentes sugerem que pode ser responsável pela morte de fagócitos, além de estar envolvida na invasão de tecidos mais profundos. Já a estreptolisina O só é ativa na ausência de oxigênio. Como é imunogênica, a maioria dos pacientes apresenta anticorpos séricos contra ela na fase de convalescência. A estreptolisina O contribui para a virulência de *S. pyogenes* pela ação lítica sobre uma grande diversidade de células, por interagir com o colesterol presente em suas membranas. A sua capacidade de formar poros nas membranas das células eucarióticas parece, também, essencial para a ação de outra enzima produzida por *S. pyogenes*, a NADase (nicotinamida adeninadinucleotidase), que, ao entrar nas células hospedeiras por esses poros pré-formados, exerceria suas funções pro-apoptóticas, ajudando, assim, na sobrevivência e proliferação do micro-organismo. Uma alta produção e expressão de estreptolisina O e NADase vem sendo associada a um maior potencial patogênico apresentado por cepas do sorotipo M1. Além disso, a estreptolisina O é cardiotóxica quando injetada por via endovenosa em animais de laboratório.

■ Exotoxinas pirogênicas

Essas exotoxinas são também conhecidas como *Streptococcal pyrogenic exotoxins* (SPE), incluindo, no momento, SPEA, SPEC, SPEG, SPEH, SPEI, SPEJ, SPEK, SPEL, SPEM, SMEZ e SSA, sendo as cepas de *S. pyogenes* geralmente produtoras de quatro a cinco delas. São consideradas superantígenos, uma vez que induzem a produção de interleucina (IL) 1, IL-2, IL-6 e fator de necrose tumoral (TNF) por linfócitos e macrófragos. As SPE correspondem às toxinas eritrogênicas, que seriam responsáveis pelo eritema da escarlatina. SPEA, SPEJ e SMEZ são as mais associadas às infecções invasivas, enquanto SPEC, SPEI e SSA às não invasivas. Cepas de *S. pyogenes* produtoras de SPEA costumam ser frequentemente isoladas de casos de choque tóxico estreptocócico, e essa exotoxina é fortemente associada aos sorotipos M1 e M3.

■ SpeB

SpeB foi originalmente descrita como um dos superantígenos produzidos por *S. pyogenes*, por isso a mesma nomenclatura foi utilizada para sua denominação. No entanto, estudos mais recentes revelaram que essa proteína é, na verdade, uma cisteinaprotease potente e multifuncional, que pode ser tanto secretada para o meio extracelular como exposta na superfície do micro-organismo, e que apresenta um amplo espectro de substratos. Entre suas várias funções, destacam-se: a capacidade de ligação à laminina da matriz extracelular; degradação de proteínas do hospedeiro; e ativação de interleucinas. Quando secretada para o meio extracelular, cliva IgG em fragmentos Fab, além de ter ação sobre IgA, IgM. IgD e IgE. Além disso, cliva componentes de ativação do sistema complemento e degrada uma ampla gama de quimiocinas. Quando associada à superfície celular bacteriana, assume basicamente um papel de adesina. A produção dessa proteína por cepas de *S. pyogenes*, juntamente com a ocorrência de mutações no sistema regulatório CovRS (do inglês *control of virulence genes*) (ver adiante), está relacionada à transição de um fenótipo colonizador (considerado relativamente inócuo) para um perfil invasivo (ou hipervirulento).

■ GRAB

S. pyogenes apresenta em sua superfície uma molécula denominada GRAB (do inglês *G-related α2-macroglobulin-binding protein*), cuja principal função parece ser a autoproteção contra a ação de todas as proteases produzidas e secretadas pelo próprio microrganismo. Essa adesina é capaz de recrutar e se ligar à α2-macroglobulina humana que, recobrindo a superfície do micro-organismo, inibe a ação de proteases.

■ Outros fatores

Entre os outros fatores envolvidos na virulência de *S. pyogenes*, destacam-se: o ácido lipoteicoico, que atua como uma adesina e estimula a produção de citocinas; proteínas da família Alp (também encontradas entre cepas de *S. agalactiae*), que estão envolvidas com a aderência do micro-organismo ao tecido hospedeiro; proteínas que se ligam à fibronectina, como SfbI e FbaA, ou à laminina como Lbp, Lsp e Lmb. SfbI ainda é capaz de se ligar a células epiteliais e endoteliais e às IgG, enquanto FbaA se liga também ao fator H do complemento, evidenciando, mais uma vez, a multiplicidade de efeitos biológicos relacionados aos fatores de virulência desses micro-organismos. Além disso, assim como em outras espécies de estreptococos, *S. pyogenes* também pode apresentar, em sua superfície, proteínas com função e localização originalmente citoplasmáticas, como gliceraldeído 3-fosfatodesidrogenase (GAPDH) e enolase que, ao serem expostas ao meio extracelular, passam a auxiliar na adesão do micro-organismo.

Aspectos genéticos da virulência

Após o primeiro sequenciamento completo do genoma de uma cepa de *S. pyogenes* tornar-se disponível, em 2001, diversos fatores que contribuem para a patogenicidade desse micro-organismo foram descritos, além dos já reconhecidos como proteína M, cápsula e exotoxinas pirogênicas. Outra importante contribuição das investigações genômicas sobre GAS foi o melhor entendimento de como esse patógeno coordena a expressão dos vários genes codificadores de fatores de virulência. Uma das principais descobertas foi a revelação de que a produção desses fatores de virulência é extremamente variável e dependente do ambiente, e do estágio e condições de cultivo do micro-organismo.

A versatilidade de *S. pyogenes* em se adaptar facilmente às diferentes condições ambientais que encontra no organismo humano explica, pelo menos em parte, o seu sucesso como um patógeno responsável por uma variedade de infecções superficiais e profundas. Essa facilidade de adaptação é reflexo do controle da expressão de genes de virulência ser estritamente regulado por sistemas específicos. Diversos TCS e reguladores transcricionais autônomos controlam a expressão gênica em *S. pyogenes*.

Os reguladores TCS são constituídos de um sensor histidinaquinase (transmembrana) e um regulador da resposta (no citoplasma). Normalmente, TCS funcionam a partir de um estímulo externo, que determina a dimerização do componente sensor, resultando na ativação e autofosforilação dos resíduos de histidina. Posteriormente, o grupo fosforil é transferido para o componente citoplasmático que atuará controlando a transcrição da expressão gênica. Entre estes, destaca-se o sistema de dois componentes CovRS. Neste caso, o componente sensor CovS (quinase) transduz o sinal para CovR (citoplasmático) que atua na regulação da expressão de vários genes associados a diferentes funções nas células, como atividades metabólicas e virulência. Já foi descrito que a transcrição de cerca de 15% de todo cromossomo de GAS está sob o controle do sistema CovRS sendo, portanto, considerado regulador mestre nesses micro-organismos. O sistema CovRS regula, de forma negativa, os mais importantes genes de virulência de *S. pyogenes*, incluindo os responsáveis pela expressão de cápsula (operon *has*ABC), de proteínas de superfície (como as ligadoras de fibronectina, laminina e SpyCEP), além de produtos extracelulares (como SpeB, estreptoquinase – Ska e estreptolisinas – SLS e SLO). Como exemplo da importância que CovRS tem na patogenicidade de *S. pyogenes*, estudos vêm demonstrando que cepas apresentando mutações pontuais nos genes *cov*RS (que resultem na atenuação do regulador e consequente maior expressão dos genes sob seu controle), geralmente expressam um fenótipo hipervirulento. A ocorrência mais frequente dessas mutações em cepas pertencentes ao sorotipo M1 vem sendo utilizada para explicar, em parte, a reemergência desse sorotipo como causa de infecções invasivas graves.

Diferentemente de TCS, os reguladores transcricionais autônomos aparentemente apresentam capacidade de autoativação, não sendo supostamente dependentes de um componente sensor. Outro importante regulador de genes de virulência em *S. pyogenes* é Mga (*multiple-gene regulator*), o qual é frequentemente referido como regulador global de virulência, e já foi apontado como um regulador autônomo. Mga regula positivamente diversos genes responsáveis pela produção de adesinas de superfície celular (incluindo os genes *emm* e *fba*A) e de fatores envolvidos com a evasão do sistema imune (incluindo os genes *sic* e *scp*A). Todos esses genes estão dispostos fisicamente próximos no cromossomo de *S. pyogenes*, constituindo uma ilha de patogenicidade. Juntamente com *mga*, esses genes formam um regulon central de *S. pyogenes*. Mga é ativado na fase exponencial do crescimento bacteriano e em resposta a certas condições ambientais, como níveis de CO_2 elevados, temperatura normal do corpo humano e restrição na disponibilidade de ferro. Mga é expresso por praticamente todas as cepas de GAS de origem clínica. Apresenta dois alelos conhecidos, que são nomeados *mga*-1 e *mga*-2. O alelo *mga*-1 é frequente em cepas isoladas de infecções de orofaringe, enquanto *mga*-2 parece estar mais associado àquelas isoladas de infecções de pele e sistêmicas. Entretanto, alguns estudos recentes têm sugerido que Mga possa ser um componente regulador de um TCS clássico, e não um sistema autônomo, apesar de ainda não ter sido identificado um sensor quinase relacionado.

Apesar de a grande maioria dos genes associados à virulência em *S. pyogenes* se encontrar no cromossomo, alguns deles, como os responsáveis pela produção das exotoxinas Spes, são codificados por bacteriófagos, evidenciando que o mecanismo de transdução genética é importante para a evolução, diversidade e o sucesso dessa espécie.

Patogênese

Uma ampla gama de manifestações clínicas pode ser associada ao *S. pyogenes*, desde a colonização assintomática da orofaringe até infecções extremamente graves e invasivas como a fascite necrosante. A maioria das infecções causadas por *S. pyogenes* tem início nas vias aéreas superiores (orofaringe) ou na pele. Qualquer que seja a porta de entrada, *S. pyogenes* somente causa infecção se for capaz de vencer os mecanismos de defesa do hospedeiro, representados pela fagocitose e por anticorpos contra toxinas e demais fatores de virulência. Além disso, esses micro-organismos podem inativar o complemento e ter sua presença mascarada pela cápsula e pelo fibrinogênio fixado pela proteína M. As sequelas não supurativas (febre reumática e glomerulonefrite) são de natureza imunológica.

Nas infecções da orofaringe, a principal via de disseminação de *S. pyogenes* é a transmissão pessoa a pessoa por meio de gotículas contaminadas e a primeira etapa da infecção consiste em sua adesão ao epitélio da mucosa. Apesar das elucidações mais recentes, até hoje não existe consenso entre os pesquisadores quanto às adesinas que participam desse processo. Ao que parece, várias adesinas podem participar simultaneamente, sendo as mais importantes as proteínas F e M que se ligam a proteínas da matriz extracelular. As proteínas ligadoras de fibronectina parecem ser fundamentais para a patogênese tanto das infecções de orofaringe como nas cutâneas. *S. pyogenes* tem a capacidade de invadir células de cultura de tecidos, mas não se sabe se na orofaringite ocorre invasão da mucosa. Entretanto, a existência de portadores assintomáticos sugere que somente a adesão não é suficiente para causar orofaringite. Embora a intensidade da orofaringite seja variável e o processo, autolimitado, complicações decorrentes dessa infecção são observadas, sendo as mais frequentes a escarlatina, o choque tóxico, as bacteremias e infecções de outros tecidos por contiguidade. A escarlatina e o choque são decorrentes da ação de toxinas, enquanto a bacteremia resulta da invasão da corrente circulatória uma vez que o micro-organismo consiga subverter as defesas do hospedeiro. A principal complicação não supurativa da orofaringite estreptocócica é a febre reumática, que é um processo com base imunológica (ver adiante).

S. pyogenes sobrevive na pele e em outros sítios do hospedeiro por várias horas a dias e as infecções cutâneas são geralmente adquiridas por contato com pacientes portadores de piodermites e instalam-se quando a pele apresenta lesões provocadas por traumas, picadas de inseto, cirurgias e por outros meios nem sempre evidentes. As infecções podem ser superficiais ou profundas, estas podendo ser fatais. Com frequência relativamente elevada, as infecções profundas são acompanhadas de bacteremia e de choque. Este pode ocorrer quando a cepa infectante produz um dos superantígenos ou toxinas pirogênicas. Em geral, a sequela não supurativa que mais frequentemente se segue às infecções cutâneas é a glomerulonefrite difusa aguda.

■ Manifestações clinicas

Faringites

As faringites, também referidas como "orofaringites", "faringoamigdalites" ou simplesmente como "infecções de garganta", são as manifestações mais frequentes da atuação patogênica de *S. pyogenes*, sendo este o agente responsável por cerca de 90% das faringites de etiologia bacteriana. Atualmente, em virtude do uso de antibióticos, apenas uma pequena parcela das faringites estreptocócicas apresenta complicações, as mais comuns sendo otites, mastoidites e bacteremias. A infecção é transmitida por gotículas infectadas provenientes de pacientes com o mesmo tipo de processo. Aglomerações humanas em ambientes fechados facilitam a transmissão. As faringites estreptocócicas podem ser acompanhadas de escarlatina, cujas manifestações aparecem em 1 a 2 dias após o início da infecção, desaparecendo em 5 a 7 dias.

Piodermites

As piodermites são infecções da pele, frequentemente purulentas, causadas, na maioria das vezes, por estreptococos e/ou estafilococos. O impetigo e a erisipela constituem as piodermites estreptocócicas mais comuns.

O impetigo estreptocócico, também conhecido como "impetigo crostoso" ou "impetigo não bolhoso", em geral se localiza nas áreas expostas do corpo, ocorrendo com mais frequência em crianças e no verão, sendo de localização preferencialmente facial, embora muitas vezes predomine nas extremidades (pernas e braços), espalhando-se para outras áreas do corpo por autocontaminação. Mesmo nas formas extensas raramente o impetigo é acompanhado de manifestações gerais. A infecção é adquirida por contato com pacientes portadores do mesmo tipo de processo. O índice de contágio, elevado entre lactentes e crianças jovens, é bem menor nos adultos. Os fatores predisponentes incluem higiene e saúde precárias, desnutrição, clima quente, dermatoses prévias, como escabiose, varicela, eczema de contato e atópico, bem como outras erupções cutâneas. Os estreptococos do grupo A não conseguem sobreviver bem na pele intacta, sendo necessário um mínimo trauma superficial na camada córnea para que haja penetração e proliferação. De modo geral, a bactéria penetra na derme através de lesões da epiderme, provocadas por traumatismos, picadas de insetos e processos cirúrgicos. A lesão primária é uma frágil pústula subcórnea que se inicia como uma vesícula que progride rapidamente para uma lesão recoberta por crosta espessa. Essa lesão que contém GAS pode, ainda, em menor frequência e durante o curso da doença, ser secundariamente colonizada por estafilococos. Assim sendo, em aproximadamente 50% dos casos, a infecção é mista, isto é, conta com a participação de outros micro-organismos, com destaque para *Staphylococcus aureus*.

A erisipela é uma infecção aguda de pele, envolvendo algumas vezes as mucosas adjacentes, e que se caracteriza pela formação de lesões de coloração vermelha intensa, aparência lisa e brilhante, de forma e extensão variáveis, acompanhadas de dor local, febre e calafrios. Tipicamente, a pele afetada encontra-se mais elevada do que a região não envolvida. Os locais mais frequentemente comprometidos são as pernas e a face. A epiderme pode se descolar, formando bolhas volumosas e tensas com conteúdo amarelo-citrino não purulento, podendo evoluir para ulceração superficial. É mais comum em crianças e em idosos, sendo geralmente precedida de infecções respiratórias e/ou cutâneas causadas por GAS. Em alguns indivíduos, sobretudo idosos, a erisipela pode evoluir para sepse, uma condição grave que pode resultar em óbito.

Sepse puerperal

A introdução da penicilina na prática clínica, durante os anos 1940, possibilitou o controle eficiente da ocorrência de sepse puerperal até a primeira década dos anos 2000, quando a reemergência de *S. pyogenes* como agente dessa doença voltou a representar uma real ameaça. A fonte de infecção mais comum é a nosocomial, sendo a incisão dos partos cesarianos uma importante porta de entrada do micro-organismo. No entanto, especula-se que a sepse puerperal também possa ser resultado da disseminação, pela corrente sanguínea, a partir de infecções distais como faringites, ou mais raramente a partir da colonização vaginal por esse micro-organismo. Os sintomas iniciais incluem mialgia, febre e dor abdominal e, geralmente, aparecem no intervalo de duas a 48 horas do período pós-parto, podendo evoluir para quadros de maior gravidade e óbito. O sorotipo M28 se destaca nas infecções puerperais por GAS, sendo associado a quase um terço dos casos, e estudos recentes sugerem que esse sorotipo apresenta, em sua superfície, um perfil de adesinas similar ao observado no patógeno neonatal clássico *S. agalactiae*, o que favoreceria sua ocorrência no período puerperal.

Fascite necrosante

É uma infecção profunda do tecido conjuntivo subcutâneo, que se caracteriza por destruição dos tecidos muscular e adiposo e dissemina-se ao longo da fáscia superficial. O micro-organismo atravessa a epiderme através de lesões que interrompam a continuidade da pele, semelhante ao que ocorre nas piodermites. A fascite é uma doença grave que evolui rapidamente, com elevados índices de mortalidade.

Síndromes tóxicas

As mais comuns são a escarlatina e o choque tóxico estreptocócico. De modo geral, a escarlatina é uma complicação das faringites causadas por cepas de *S. pyogenes* lisogenizadas por fagos que codificam as toxinas pirogênicas SPEA e SPEC. O choque tóxico estreptocócico caracteriza-se por febre, calafrios, mal-estar geral, náuseas, hipotensão e choque, promovendo a falência múltipla de órgãos. A maioria dos pacientes é portadora de fascite e apresenta bacteremia. As cepas de GAS mais comuns no choque tóxico são as dos sorotipos M1, M3, M12 e M28, e geralmente produzem SPEA.

Sequelas pós-estreptocócicas

Febre reumática

A doença caracteriza-se por lesões inflamatórias não supurativas, envolvendo o coração, as articulações, o tecido celular subcutâneo e o sistema nervoso central. Os indivíduos que sofrem um episódio de febre reumática são particularmente predispostos a outros episódios, em consequência de infecções estreptocócicas subsequentes das vias aéreas superiores. Várias hipóteses têm sido levantadas para explicar a patogênese da febre reumática, mas o peso das evidências sugere tratar-se de uma doença imunológica. Uma das evidências é a existência de antígenos comuns aos tecidos cardíacos e a certas estruturas da célula estreptocócica (proteína M, membrana citoplasmática). As infecções estreptocócicas não tratadas podem ser seguidas por febre reumática em até 3% dos casos em populações militares; e, na população geral, os dados são bastante variáveis. Atualmente, a doença é considerada rara nos Estados Unidos e na Europa, apesar da ocorrência esporádica de casos isolados e de surtos nesses locais, mas parece continuar com elevada frequência na maioria dos países em desenvolvimento, onde é considerada a maior fonte de problemas cardíacos na população pediátrica.

Glomerulonefrite

A glomerulonefrite pode aparecer depois da faringite e das piodermites, sendo mais frequente após as últimas. Como a febre reumática, trata-se também de uma doença de natureza imunológica. Além da presença de vários antígenos comuns ao tecido renal e à estrutura da célula estreptocócica, outras evidências reforçam a ideia de que a glomerulonefrite seja de natureza imunológica. A frequência de aparecimento é bastante variável, dependendo muito do sorotipo M da cepa causadora da infecção prévia. Quando a infecção cutânea é causada por cepas nefritogênicas, como as pertencentes ao tipo M49, a frequência pode ser superior a 20%.

Resposta imunológica

Pouco se sabe sobre o desenvolvimento de imunidade após as infecções estreptocócicas cutâneas. Entretanto, está bem estabelecido que as faringoamigdalites propiciam o desenvolvimento de imunidade persistente. Essa imunidade é mediada por anticorpos contra a proteína M, sendo, portanto, sorotipo-específica. As faringoamigdalites repetidas são, em geral, causadas por diferentes tipos *emm*. Quando o indivíduo apresenta anticorpos séricos contra a toxina eritrogênica, não desenvolve o eritema característico da escarlatina. Os anticorpos que se formam contra a estreptolisina O, desoxirribonuclease e hialuronidase são de grande importância para o diagnóstico (ver adiante). É reconhecido o elevado grau de complexidade no entendimento da relação entre a resposta imunológica e o desenvolvimento das sequelas pós-infecção estreptocócica. No entanto, vale ressaltar que indivíduos apresentando certos alelos codificadores do antígeno leucocitário humano (HLA, do inglês *human leukocyte antigen*), componentes do MHC humano, parecem apresentar maior predisposição ao desenvolvimento de febre reumática.

Diagnóstico laboratorial e tipagem

O diagnóstico da infecção é feito pelo isolamento e pela identificação do micro-organismo. O isolamento de *S. pyogenes* é facilmente obtido em placas contendo meio de ágar sangue, onde a bactéria forma colônias β-hemolíticas (Figura 25.2). A maneira mais segura e prática para identificar *S. pyogenes* é verificar se a cepa isolada tem o antígeno do grupo A. *S. pyogenes* pode ser presuntivamente identificado por ser sensível à bacitracina e hidrolisar o substrato pirrolidonil-ß-naftilamida (teste do PYR).

Também foram desenvolvidos vários testes para o diagnóstico rápido das infecções por *S. pyogenes*. Esses testes se baseiam no emprego de reagentes específicos para detectar a presença do antígeno do grupo A ou de genes espécie-específicos diretamente em espécimes clínicos, por meio de reações sorológicas ou de amplificação por reação em cadeia da polimerase (PCR, *do inglês polimerase chain reaction*), respectivamente. O desenvolvimento dessas metodologias, sobretudo dos testes para detecção de antígeno, em razão de sua facilidade de execução e interpretação, representou um importante avanço para a rapidez e a precisão diagnósticas e para o direcionamento da terapia racional das infecções estreptocócicas, sobretudo das orofaringites, contribuindo também para a prevenção das sequelas pós-estreptocócicas.

O diagnóstico também pode ser feito de forma indireta. Pacientes infectados por *S. pyogenes* produzem anticorpos contra a estreptolisina O, hialuronidase e desoxirribonuclease. A pesquisa de anticorpos contra estreptolisina O é positiva em 85% dos pacientes, ao passo que a pesquisa de anticorpos para hialuronidase e desoxirribunoclease é positiva em 95%, e a pesquisa para os três anticorpos é positiva em praticamente todos os pacientes. Entretanto, em virtude do aparecimento tardio dos anticorpos, o estudo da resposta sorológica está primariamente indicado quando do diagnóstico da febre reumática e da glomerulonefrite. Deve ser lembrado que, após piodermites, os níveis de antiestreptolisina O são geralmente baixos porque essa hemolisina é provavelmente inativada pelos lipídeos cutâneos. O teste sorológico mais indicado para o estudo da resposta de pacientes com piodermites é a pesquisa de antidesoxirribonuclease. O diagnóstico das demais doenças causadas por *S. pyogenes* é geralmente feito somente pelo isolamento e pela identificação do micro-organismo. É importante lembrar que a ausência de resposta sorológica potente geralmente indica que as manifestações reumatológicas e renais não estão relacionadas a uma infecção por *S. pyogenes*.

Muitas vezes, é importante saber o sorotipo de uma cepa de *S. pyogenes* envolvida em determinado contexto epidemiológico. Atualmente, dispõe-se de vários sistemas para essa finalidade. O sistema clássico tem por base a variabilidade da porção *N*-terminal da proteína M, que permite dividir a espécie em mais de 80 sorotipos detectáveis por técnicas sorológicas, usualmente a técnica de precipitação em capilar. Esse sistema tem sido substituído por uma abordagem genética com base no sequenciamento e na análise de diversidade dos genes codificadores da proteína M, a tipagem *emm*. Um segundo esquema de tipagem sorológica utilizado se baseia no antígeno T, originalmente nomeado pela sua característica de resistência à tripsina. No entanto, este também foi substituído por uma abordagem genética, que consiste na caracterização e determinação dos tipos das regiões FCT, onde o gene codificador do antígeno T (gene *tee*) está incluído. Cada vez mais, tem havido muitos esforços no sentido de se padronizarem métodos moleculares que substituam os métodos sorológicos. Para fins puramente epidemiológicos como quando se deseja apenas rastrear ou distinguir uma cepa de outra, vários métodos que detectam polimorfismo do cromossomo podem ser usados, como a eletroforese em campo pulsado (PFGE) e a tipagem de múltiplos loci (MLST), bem como o sequenciamento do genoma completo.

Epidemiologia

As infecções por *S. pyogenes* são responsáveis por cerca de meio milhão de mortes anuais em todo o mundo. A faringite estreptocócica é uma das infecções mais frequentes na infância e juventude. A incidência é maior entre 5 e 15 anos, com o pico ocorrendo nos primeiros anos de frequência à escola. A infecção se transmite normalmente pelo contato direto de pessoa a pessoa, por meio de gotículas de saliva ou de secreção nasal. Aglomerações, como as encontradas em colégios e alojamentos militares, favorecem a transmissão da infecção. É possível que a passagem de pessoa a pessoa facilite a seleção de cepas mais virulentas. A infecção é mais frequente nas épocas mais frias. Em crianças, a porcentagem de portadores normais é de 15% a 20% e, no adulto, é consideravelmente mais baixa. As piodermites são mais frequentes em crianças entre 2 e 5 anos, pertencentes a populações que vivem em condições higiênico-sanitárias desfavoráveis. Sua ocorrência é mais comum durante épocas quentes e em regiões tropicais. A transmissão da piodermite não é bem conhecida, mas as vias mais prováveis são o contato direto, a contaminação do meio ambiente e mediante certos vetores como moscas.

Tratamento e controle

O tratamento das infecções por *S. pyogenes* depende de antimicrobianos convencionais e do correto manejo dos sintomas. Ainda não existem vacinas disponíveis para a sua prevenção. Vários antimicrobianos apresentam boa atividade contra *S. pyogenes*, mas a penicilina continua sendo a escolha adequada para a terapia das infecções brandas e moderadas. Um aspecto importante da terapêutica é o fato de até agora não ter ocorrido seleção de cepas de GAS resistentes à penicilina, pelo menos em escala significativa. Raros relatos apontam a identificação de cepas com susceptibilidade reduzida à penicilina, decorrente de mutações na sequência do gene *pbp2x*, semelhante ao que ocorre em cepas de *Streptococcus pneumoniae*. Dessa maneira, as infecções causadas pelo micro-organismo podem ainda ser tratadas sem necessidade da realização prévia de um antibiograma. Para pacientes alérgicos à penicilina, recomenda-se o emprego de clindamicina ou eritromicina. Entretanto, nesse caso, a ocorrência de cepas resistentes, particularmente a eritromicina, tem sido documentada em diversas regiões e em índices crescentes. O objetivo fundamental do emprego correto da antibioticoterapia nos quadros de faringite por GAS é a erradicação da bactéria do organismo do paciente, garantindo a profilaxia da febre reumática. Da mesma forma, o tratamento da piodermite por esses micro-organismos tem também o objetivo de prevenir a glomerulonefrite.

O tratamento eficaz das infecções graves ou prolongadas requer medidas adicionais e a recomendação baseia-se na utilização de clindamicina em associação à penicilina. Essa associação, apesar de não refletir uma ação sinérgica convencional, tem a pretensão de que a ação da clindamicina na síntese proteica iniba a produção de toxinas, enquanto a penicilina determine a efetiva morte celular, sobretudo nos casos de síndromes tóxicas.

Apesar da evidente necessidade de se aplicarem estratégias vacinais para prevenir as infecções causadas por GAS e de várias formulações vacinais anti-GAS já terem sido propostas, nenhuma foi até hoje licenciada. São várias as dificuldades que se apresentam e que têm impedido o sucesso na produção de uma vacina eficaz. Entre estas, destaca-se o fato de GAS ser um patógeno estritamente humano, sendo seus fatores de virulência ativos apenas contra células humanas. Mesmo com a utilização mais recente de alguns modelos animais para os estudos das infecções causadas por esses micro-organismos, a grande diversidade de manifestações clínicas é mais um fator impeditivo na escolha de um modelo representativo para estudos pré-clínicos.

As formulações já propostas podem ser divididas em vacinas baseadas em proteína M e não baseadas em proteína M. Entre as vacinas à base de proteína M sob investigação de ensaios clínicos, estão as formulações multivalentes 26-valente e 30-valente, bem como as vacinas com base em regiões conservadas da proteína M. As vacinas candidatas que não se baseiam em proteína M, que se encontram em vários estágios de desenvolvimento, incluem parede celular ou vários fatores de virulência secretados. A maioria das formulações vacinais propostas tem como alvo a proteína M, seja pela utilização do domínio N-terminal hipervariável, seja pela região conservada C-terminal, ou ambos, pertencentes a tipos selecionados. Portanto, o conhecimento dos tipos circulantes em cada região é de grande importância para o desenho dessas estratégias vacinais. Entretanto, o principal problema para o desenvolvimento de uma vacina contra GAS permanece no risco da indução da produção de anticorpos que reajam de maneira cruzada com proteínas presentes nas células humanas, principalmente a miosina. Nesse sentido, componentes antigênicos "não M" vêm sendo também considerados potenciais alvos vacinais.

As formulações vacinais não baseadas em proteína M, em vários estágios de desenvolvimento, incluem componentes da parede celular ou vários fatores de virulência secretados. Porém, já foi constatado que o epítopo dominante do carboidrato de superfície de GAS, a cápsula de ácido hialurônico e algumas proteínas presentes na membrana citoplasmática também podem desencadear a produção de anticorpos que reagem cruzadamente com estruturas das células e tecidos humanos. Dessa forma, um desafio à produção de uma vacina contra esses micro-organismos reside em eliminar quaisquer respostas que possam promover o desenvolvimento de sequelas autoimunes. Assim, entre outros componentes antigênicos que têm sido avaliados, encontram-se SpyCEP, ScpA, SLO e pili. Além disso, uma combinação de vários antígenos de GAS também já foi proposta como uma vacina multicomponente, que, em estudos iniciais, demonstrou induzir proteção em modelos animais.

A ampla utilização do sequenciamento do genoma completo tem estimulado a realização de estudos com base na análise de sequências depositadas em bancos de dados públicos que tem permitido identificar uma gama cada vez mais extensa de proteínas antigênicas que possam vir a ser constituintes de uma vacina universal.

Bibliografia recomendada

Castro SA, Dorfmueller HC. A brief review on Group A Streptococcus pathogenesis and vaccine development. R Soc Open Sci. 2021;8:201991.

Hurst JR, Brouwer S, Walker MJ, McCormick JK. Streptococcal superantigens and the return of scarlet fever. PLoS Pathog. 2021;17:1010097.

Johnson AF, LaRock CN. Antibiotic treatment, mechanisms for failure, and adjunctive therapies for infections by group A Streptococcus. Front Microbiol. 2021;12:760255.

Musser JM, Beres SB, Zhu L, Olsen RJ, Vuopio J, Hyyryläinen HL, et al. Reduced in vitro susceptibility of Streptococcus pyogenes to β-lactam antibiotics associated with mutations in the pbp2x gene is geographically widespread. J Clin Microbiol. 2020;58:e01993-19.

Mustafa Z, Ghaffari M. Diagnostic methods, clinical guidelines, and antibiotic treatment for group A streptococcal pharyngitis: a narrative review. Front Cell Infect Microbiol. 2020;10:563627.

Reglinski M, Sriskandan S. The contribution of group A streptococcal virulence determinants to the pathogenesis of sepsis. Virulence. 2014;5:127-36.

Siemens N, Lütticken R. Streptococcus pyogenes ("Group A Streptococcus"), a highly adapted human pathogen-potential implications of its virulence regulation for epidemiology and disease management. Pathogens. 2021;10:776.

Smeesters PR, McMillan DJ, Sriprakash KS. The streptococcal M protein: a highly versatile molecule. Trends Microbiol. 2010;18:275-82.

Spellerberg B, Brandt C, Sendi P. Streptococcus. In: Carroll KC, Pfaller MA, Landry ML, McAdam AJ, Patel R, Richter SS, et al. (Eds.). Manual of clinical microbiology. 12. ed. Washington, DC: ASM Press, 2019:399-417.

Wilde S, Johnson AF, LaRock CN. Playing with fire: proinflammatory virulence mechanisms of group A Streptococcus. Front Cell Infect Microbiol. 2021;11:704099.

26 Enterococcus

Lúcia Martins Teixeira
Tatiana de Castro Abreu Pinto
Adriana Rocha Faria
Vânia Lúcia Carreira Merquior

O gênero *Enterococcus* é composto de cocos Gram-positivos cujas células, em geral, se apresentam isoladas, organizadas aos pares ou em cadeias curtas (Figura 26.1). Não têm a enzima citocromo-oxidase, sendo negativos no teste da catalase; porém, algumas cepas podem produzir uma pseudocatalase, determinando um teste fracamente positivo. Os membros desse gênero são anaeróbicos facultativos e crescem bem em meio de ágar sangue, preparado com sangue desfibrinado de carneiro, apresentando colônias alfa ou não hemolíticas (Figura 26.2). Entretanto, algumas cepas se apresentam β-hemolíticas, quando o meio de cultura é confeccionado com sangue humano, de coelho ou de cavalo. Características peculiares desses micro-organismos incluem a capacidade de crescer em condições variadas de temperatura (de 10 °C a 45 °C) e de pH (de 4 a 9,6), bem como na presença de concentrações elevadas de cloreto de sódio (NaCl a 6,5%) e de sais biliares. Assim, a caracterização fisiológica do gênero tem por base o uso de testes que exploram essas características. Também, a maioria dos integrantes desse gênero produz as enzimas pirrolidonil-arilamidase e leucina-aminopeptidase, que hidrolisam os substratos L-pirrolidonil-β-naftilamida (PYR) e L-leucina-β-naftilamida (LAP), respectivamente, constituindo testes-chave na caracterização de *Enterococcus*. A maioria das cepas apresenta o antígeno do grupo D de Lancefield associado à parede celular, mas a sua detecção é, algumas vezes, difícil e depende do protocolo utilizado para extração e da qualidade do antissoro utilizado.

Atualmente, o gênero *Enterococcus* é composto por cerca de 65 espécies associadas a uma variedade de ambientes e hospedeiros. São consideradas comensais do trato intestinal de seres humanos e de diversos outros animais, por exemplo, mamíferos, répteis, aves, insetos e animais marinhos. São encontrados no solo, em ambientes aquáticos (tanto na água, quanto em sedimentos marinhos), efluentes de esgoto tratado, bem como em diversos alimentos.

Nos seres humanos, *Enterococcus faecalis* e *Enterococcus faecium* são as espécies identificadas com maior frequência, tanto colonizando diversos sítios anatômicos como participando em diferentes quadros infecciosos. Outras espécies, como *Enterococcus avium, Enterococcus casseliflavus, Enterococcus durans, Enterococcus gallinarum, Enterococcus hirae, Enterococcus mundtii* e *Enterococcus raffinosus*, podem estar associadas a infecções humanas, inclusive eventualmente relacionadas à ocorrência de surtos.

Esses micro-organismos exibem diversos mecanismos de resistência aos antimicrobianos, tanto intrínsecos (determinados por genes localizados no cromossomo) como adquiridos (decorrentes de mutações ou da aquisição de genes extracromossômicos). Cepas de *Enterococcus* resistentes a múltiplos antimicrobianos têm sido responsabilizadas por índices elevados de morbidade e de mortalidade em pacientes hospitalizados por limitar drasticamente as opções terapêuticas. Além dos atributos de resistência, a persistência

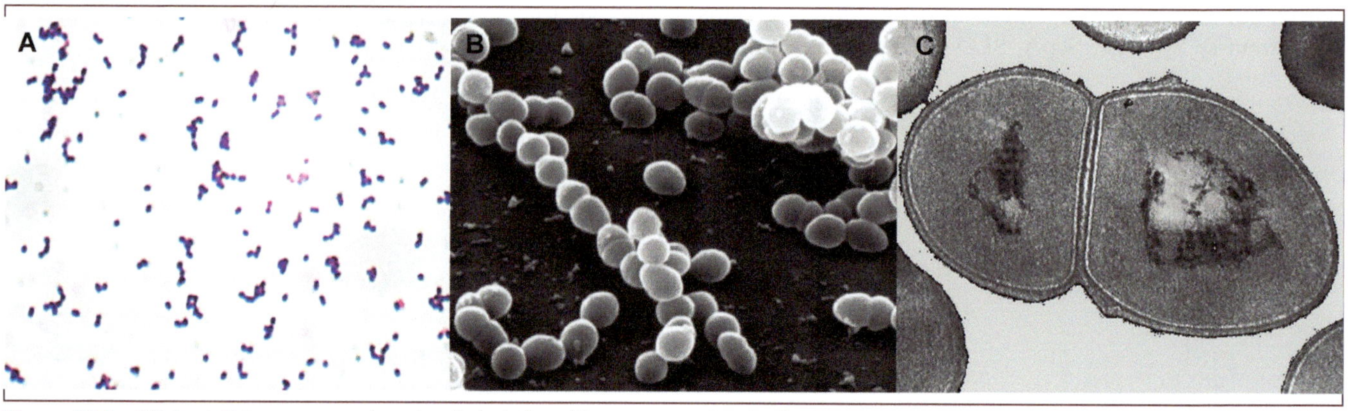

Figura 26.1 – *Células de Enterococcus coradas pelo método de Gram (A) e em preparações visualizadas por microscopia eletrônica de varredura (B) e de transmissão (C).*
Fonte: Adaptada de <www.visualphotos.com>.

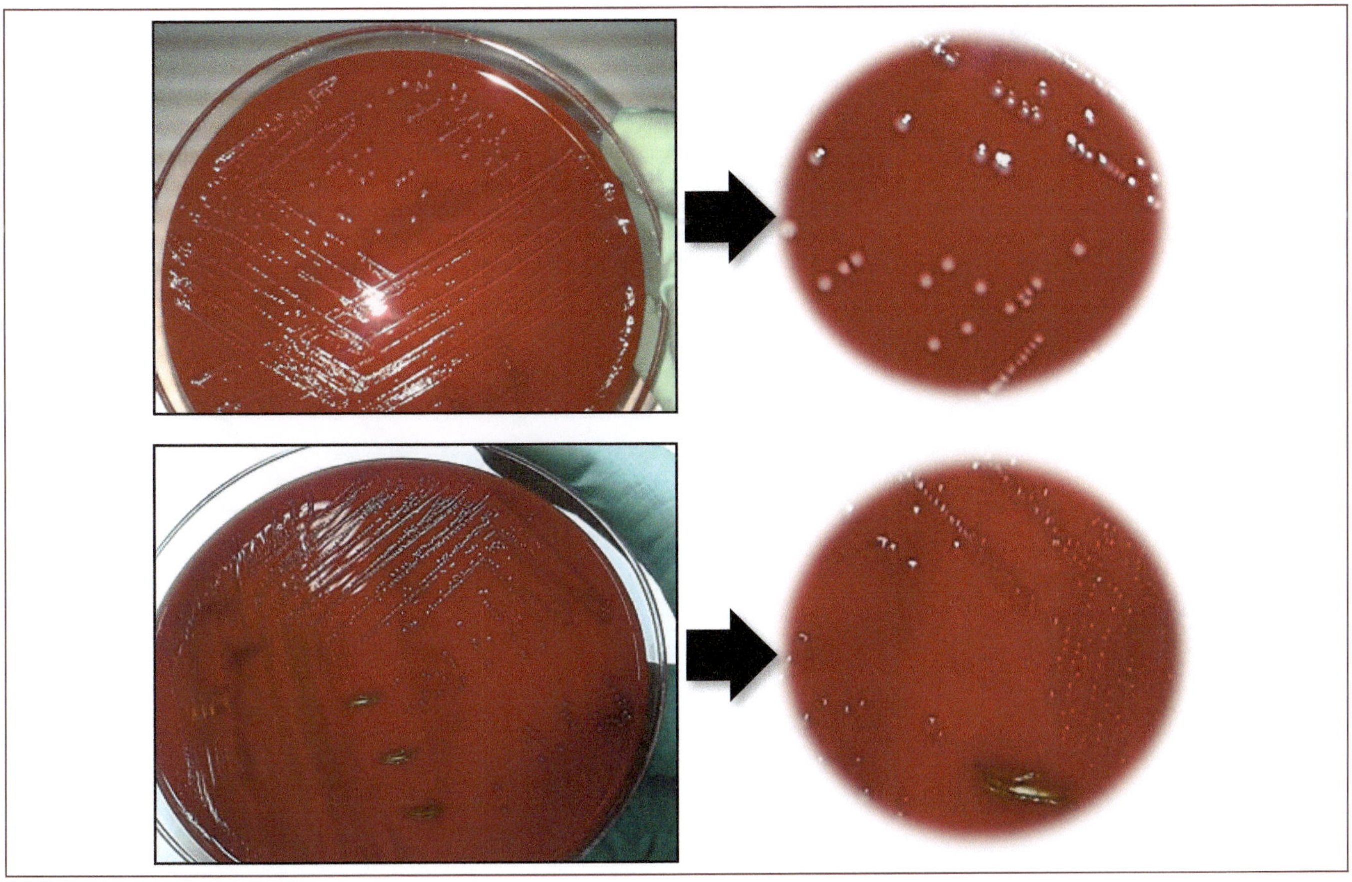

Figura 26.2 – *Colônias características de Enterococcus não hemolíticas (A) ou alfa-hemolíticas (B), em meio de ágar sangue de carneiro.*
Fonte: Desenvolvida pela autoria.

de enterococos no ambiente hospitalar também tem sido associada à expressão de fatores específicos de virulência e à capacidade de formação de biofilme.

Fatores de virulência

O sucesso das espécies de *Enterococcus* como importantes agentes de infecções em seres humanos parece não ser exclusivamente o resultado de uma vantagem seletiva representada pela expressão de uma variedade de mecanismos de resistência aos antimicrobianos. Esses micro-organismos, apesar de já terem sido considerados apenas comensais e de baixo potencial patogênico, por não expressarem toxinas potentes com significativa atividade pro-inflamatória (como *Staphylococcus* e *Streptococcus*), exibem uma coletânea de fatores potencialmente envolvidos com a virulência, os quais são principalmente associados à espécie *E. faecalis*.

Entre os principais determinantes de virulência associados à patogênese de infecções enterocócicas, destacam-se, como fatores secretados, a citolisina e a gelatinase (GelE). Entre os determinantes associados à superfície celular, já foram descritas diversas adesinas que desempenham papel relevante na colonização de tecidos do hospedeiro. As principais adesinas já identificadas em *Enterococcus* são a substância agregativa (ou de agregação), proteína Esp e proteínas que se ligam a componentes da matriz extracelular do hospedeiro (pertencentes à família MSCRAMM, do inglês *microbial surface components recognizing adhesive matrix molecules*), particularmente as que se ligam ao colágeno (Figura 26.3).

Genes de virulência estão dispostos em plasmídeos conjugativos e em ilhas de patogenicidade, sendo facilmente disseminados entre linhagens distintas de *Enterococcus*. Em geral, a presença de determinantes de virulência está mais associada às cepas isoladas de quadros infecciosos do que às de portadores sadios.

Fatores de virulência secretados

Citolisina

É uma proteína com atividade de citolisina (hemolisina) produzida por cerca de 30% das cepas de *E. faecalis* e encontrada em aproximadamente 60% daquelas isoladas de infecções clínicas humanas. Demonstrou atividade patogênica em todos os modelos animais utilizados para o estudo de *E. faecalis*. Estudos clínicos também têm evidenciado que as infecções mais graves são causadas por cepas produtoras de citolisina. Por um lado, apresenta atividade lítica para eritrócitos humanos, de cavalos e de coelhos e também para certos leucócitos humanos, como polimorfonucleares e macrófagos. Por outro lado, não é ativa para hemácias bovinas e de carneiro. É interessante o fato de a citolisina expressar atividade tanto contra células de mamíferos como contra células bacterianas. Nesse aspecto, pode ser considerada, também, uma bacteriocina relacionada ao grupo dos

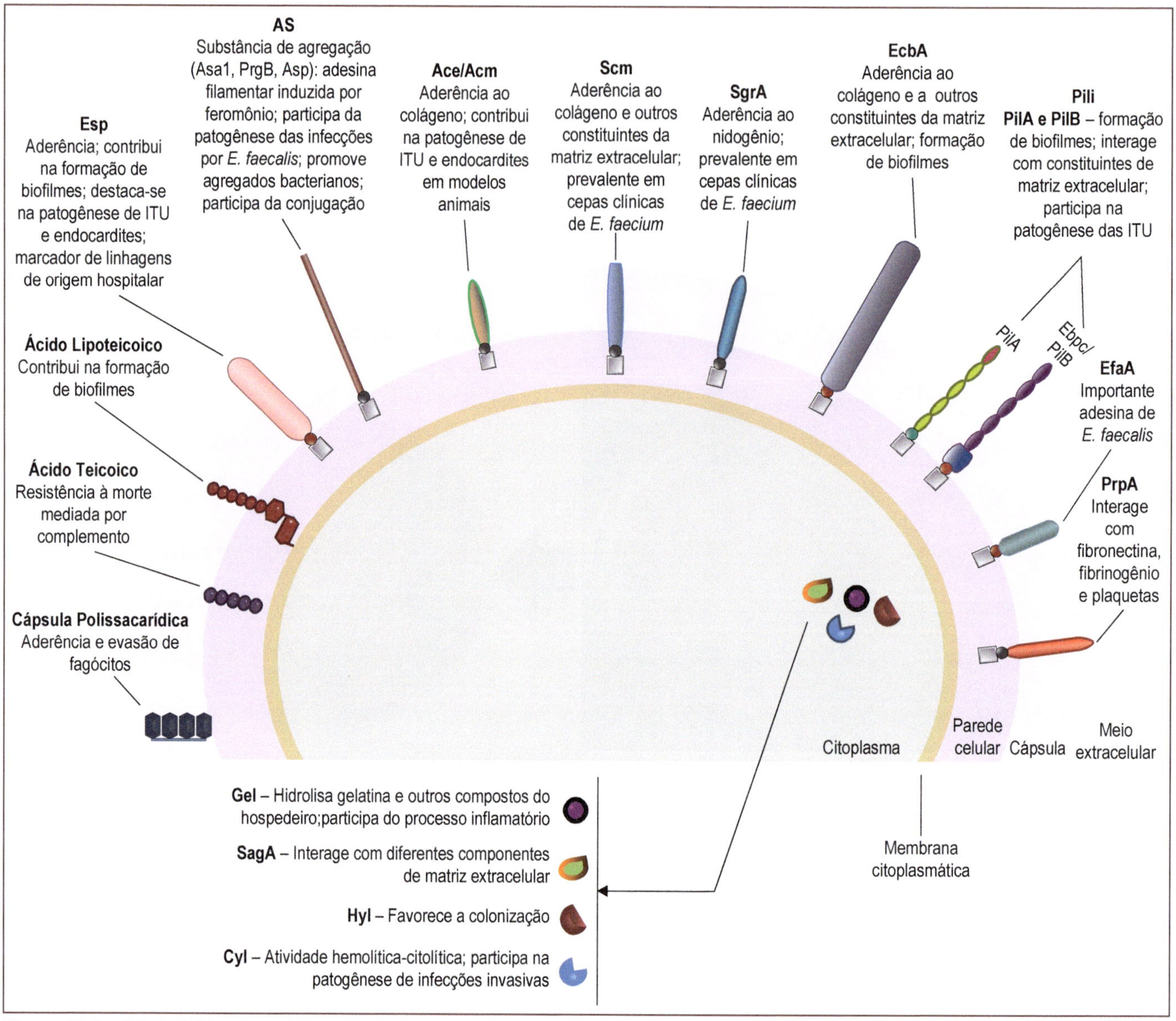

Figura 26.3 – *Principais fatores associados à virulência de* Enterococcus faecalis *e* Enterococcus faecium.
Fonte: Adaptada de Gao W, Howden BP, Stinear TP, 2018.

lantibióticos, ativa contra Gram-positivos (estafilococos e estreptococos), mas não contra bactérias Gram-negativas.

Na espécie *E. faecalis*, a atividade hemolítica/citolítica requer a presença de seis genes: *cylL*$_L$; *cylL*$_S$; *cylM*; *cylB*; *cylA*; *e cylI*. Outros dois genes, *cylR1* e *cylR2*, são responsáveis pela expressão de CylR1/CylR2, um regulador de dois componentes, que atua na repressão do operon da citolisina. Todos esses genes são necessários para expressão e regulação da molécula ativa e estão localizados em plasmídeos autotransmissíveis ou em uma ilha de patogenicidade. A molécula funcional tem dois domínios, uma região operacional CylL$_L$, que é termoestável, e uma segunda região ativadora CylL$_S$, que é termolábil. Essas subunidades têm afinidade uma pela outra e, na ausência da célula alvo, formam complexos inativos. As proteínas CylM e CylA participam em etapas de modificação pós-transcricional da molécula funcional em estágios intra e extracelular, respectivamente. CylB é uma proteína transmembrana, que participa no transporte do peptídeo para o meio extracelular. A autoproteção da célula produtora é conferida por uma proteína da membrana citoplasmática (CylI). Os componentes CylR1 e CylR2 participam na regulação da expressão. A expressão, maturação, secreção e ativação da citolisina são apresentadas esquematicamente na Figura 26.4.

Gelatinase

A GelE produzida por enterococos é uma metalopeptidase extracelular, codificada pelo gene *gelE*. Essa proteína tem homologia com outras proteases, particularmente com a elastase de *Pseudomonas aeruginosa*. Funcionalmente, a GelE de enterococos hidrolisa gelatina, colágeno, elastina, caseína, hemoglobina, glucagon, neurotensinas e outros peptídeos bioativos, sugerindo que participe do processo inflamatório no hospedeiro. O gene *gelE* é cotranscrito com

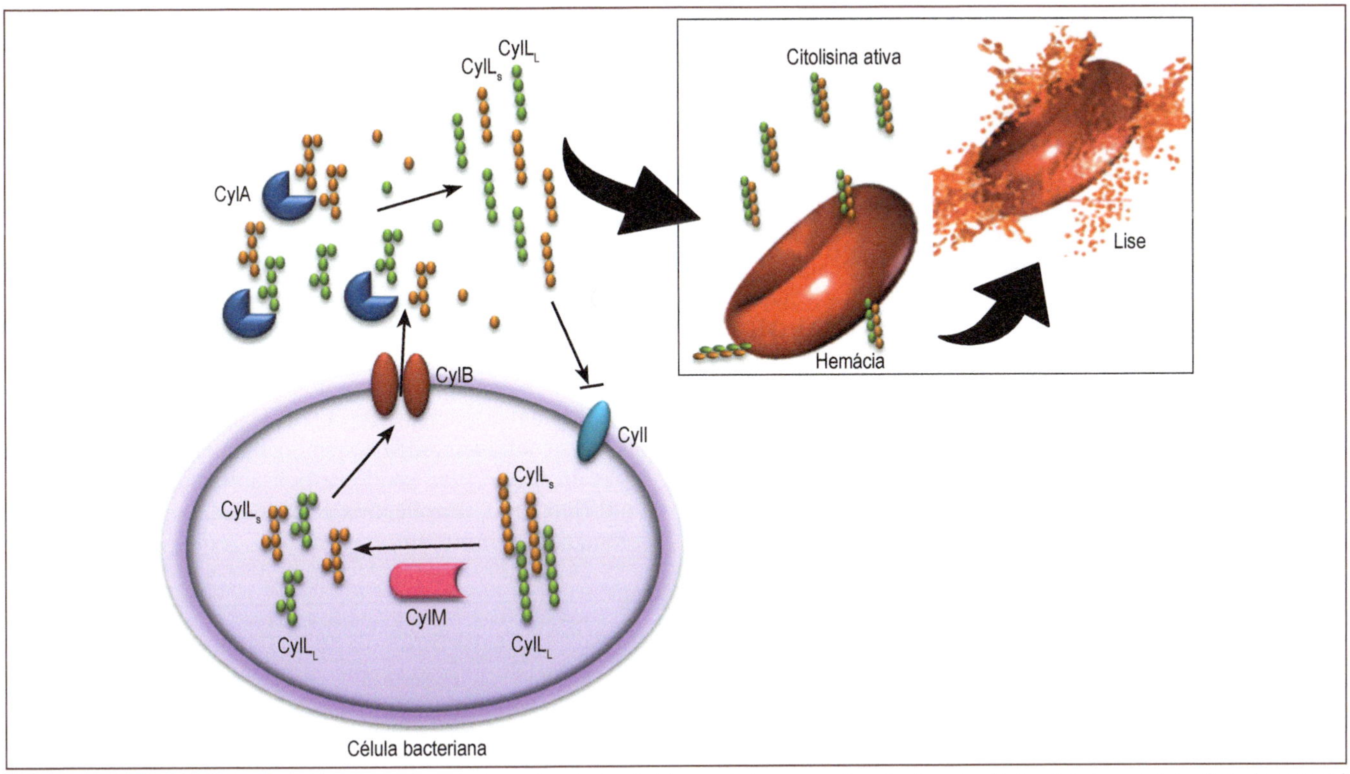

Figura 26.4 – *Modelo de expressão, maturação, secreção e ativação da citolisina em* Enterococcus faecalis. *As subunidades $CylL_L$ (em verde) e $CylL_S$ (em laranja) são modificadas para $CylL_{L'}$ e $CylL_{S'}$ por ação de CylM (em rosa), no interior da célula bacteriana, e transportadas para o meio extracelular pela proteína transmembrânica autotransportadora CylB (em vermelho). Uma vez fora da célula, as subunidades estruturais são ativadas, para $CylL_{L''}$ e $CylL_{S''}$, por ação de CylA (em azul escuro), formando as moléculas que lisam as células alvo (no exemplo, hemácias). A proteína CylI (em azul claro), protege a célula da atividade lítica da citolisina, por um mecanismo ainda desconhecido.*

Fonte: Adaptada de Haas W, Shepard BD, Gilmore MS, 2002.

sprE, que codifica uma serinaprotease e ambos são regulados por *quorum sensing*, envolvendo genes reguladores específicos (*fsrABC*).

Participa na degradação dos tecidos do hospedeiro, estando associada ao desenvolvimento da endocardite, e à modulação da resposta imune, particularmente pela inibição da ativação do complemento. Apresenta um papel importante na remoção de proteínas deficientes da superfície celular bacteriana, mantendo a estabilidade de certas adesinas, como a substância agregativa. Também participa na ativação de autolisinas, ocasionando a liberação de DNA extracelular na formação de biofilmes.

Cepas de *E. faecalis* produtoras de GelE são isoladas de espécimes clínicos representativos de infecções graves (p. ex., endocardites), bem como de fezes de indivíduos sadios, demonstrando que determinantes de virulência podem ser encontrados em cepas colonizando o trato intestinal.

Proteína SagA

A proteína SagA, ou antígeno secretado de *E. faecium*, é uma peptidoglicana-hidrolase capaz de interagir com diferentes proteínas da matriz extracelular do hospedeiro. Regiões repetitivas dentro do gene *sag* foram observadas em cepas de origem clínica, constatando-se que contribuem para a formação de biofilme. Anticorpos específicos contra a proteína SagA são eficientes opsoninas, contribuindo, assim, para a consequente destruição das células bacterianas, o que faz desse antígeno um candidato a uma futura formulação vacinal.

Glicosil-hidrolase (HYL)

É uma enzima associada a cepas de *E. faecium* de origem hospitalar, que foi, a princípio, identificada erroneamente como uma hialuronidase. O real papel desse fator na patogênese das infecções enterocócicas ainda não foi elucidado. Porém, cepas de *E. faecium* portadoras do gene hyl_{efm} exibem taxas mais elevadas de colonização do que aquelas que não albergam esse determinante genético.

▪ Fatores de virulência associados à superfície celular

Substância agregativa

A substância agregativa é um dos fatores mais estudados entre os que estão envolvidos na aderência de enterococos às células do hospedeiro. Essa proteína da superfície bacteriana é uma adesina filamentosa, cuja expressão é induzida por feromônio. Encontra-se inserida na parede celular e, caracteristicamente, apresenta-se em forma de tufos distribuídos irregularmente na superfície da célula bacteriana. Primariamente, é responsável pelo contato bactéria-bactéria, promovendo a formação de agregados celulares, que precedem a transferência genética de plasmídeos em eventos de conjugação. A substância agregativa, depois de sintetizada, se posiciona na superfície da célula doadora para, então, interagir com o seu ligante, normalmente presente na superfície da célula receptora. A expressão de substância agregativa é dependente da presença de feromônios, que são pequenos peptídeos codificados pelo cromossomo bacteriano e que são capazes de penetrar nas células doadoras, para, então, interagir de maneira específica com o plasmídeo a ser estimulado. De todos os plasmídeos responsáveis pela expressão de substância agregativa, o pAD1, que carreia o gene *asa1*, que, por sua vez, codifica a proteína Asa1, é o mais estudado. Além deste, destacam-se também os plasmídeos pCF10, pPD1 e pAM373 que albergam os genes *prgB*, *asp* e *asa373*, que codificam para as proteínas Asa10, Asp e Asa373 respectivamente. A substância agregativa favorece a interação entre *E. faecalis* e células tubulares renais, a sobrevivência dentro de leucócitos polimorfonucleares e macrófagos, a internalização por células epiteliais intestinais e a formação de extensos agregados bacterianos na válvula cardíaca.

Proteína Esp (enterococcal surface protein)

É uma proteína de superfície de enterococos associada à parede celular, que apresenta características bioquímicas e funcionais similares a outras adesinas bacterianas. A proteína Esp, codificada pelo gene *esp*, é encontrada mais frequentemente em cepas de *E. faecalis* isoladas de bacteremias e endocardites do que naquelas obtidas de colonização intestinal. Além disso, contribui na patogênese das infecções do trato urinário adquiridas por via ascendente, favorecendo a colonização das células uretrais e persistência da infecção. Entretanto, a presença de Esp não parece ser suficiente ou necessária para o estabelecimento da infecção, considerando que não está presente em todas as cepas de origem clínica. O gene estrutural é único, mas pode permitir formas alternativas da expressão de Esp, contribuindo para a evasão do sistema imunológico do hospedeiro. Aparentemente, a presença de Esp também parece facilitar a formação de biofilmes em superfícies abióticas. A proteína Esp é o fator de virulência mais amplamente distribuído em cepas de *E. faecium* de origem clínica, sendo um marcador de linhagens associadas ao ambiente hospitalar.

Proteínas MSCRAMMS

Uma extensa variedade de componentes de superfície que interagem com moléculas de matriz celular do hospedeiro – conhecidos como MSCRAMM estão presentes em enterococos. Entre elas, Ace/Acm, Scm e EcbA, que se ligam preferencialmente ao colágeno, além de SgrA, responsável pela ligação ao nidogênio, e PrpA, que se liga a diferentes componentes, se destacam como importantes determinantes de virulência nesses micro-organismos. A adesina de superfície denominada "Ace", presente em cepas de *E. faecalis*, interage com colágeno tipos I e IV e com laminina. A proteína Ace desempenha uma importante função nos estágios iniciais da colonização, possivelmente por mediar a aderência de *E. faecalis* ao colágeno exposto no sítio de injúria vascular. Mutantes apresentando deleção do gene *aceI* estão substancialmente atenuados em modelos experimentais de endocardites e infecções do trato urinário se comparados à cepa parental. Um gene homólogo a *ace*, designado *acm*, está presente em cepas da espécie *E. faecium*. Cepas comunitárias de *E. faecium* (isoladas de fezes de indivíduos sadios), ao contrário das isoladas de pacientes hospitalizados, raramente expressam Acm ou aderem ao colágeno. As proteínas Scm e EcbA, que são reconhecidas por mediar a interação do micro-organismo ao colágeno do tipo V, também se ligam ao fibrinogênio e já foram associadas com a formação de biofilme. Já SgrA se liga ao nidogênio, componente da lâmina basal do tecido epitelial, e desempenha também um importante papel na patogênese das infecções enterocócicas. PrpA, outra proteína de superfície, que se encontra ancorada ao peptideoglicano, foi relatada em cepas de *E. faecium*, sendo responsabilizada pela interação ao fibrinogênio, fibronectina e plaquetas, contribuindo para colonização e infecção.

Pili

Pili são estruturas de superfície representadas por proteínas filamentosas que também contribuem para a virulência. Existem dois tipos de pili em *E. faecium*, PilA e PilB. O gene *pilB* (também conhecido como *empC/ebpCfm*) aumenta a formação de biofilmes e também adere à proteínas da matriz extracelular, contribuindo, particularmente em infecções do trato urinário.

Outros fatores potencialmente associados à virulência

Outros fatores já apontados como capazes de determinar fenótipos de virulência em *Enterococcus* são: a proteína EfaA, considerada uma importante adesina de *E. faecalis*, apresenta homologia com outras proteínas de superfície de *Streptococcus* que são expressas na presença de soro humano; e o antígeno polissacarídico de *Enterococcus* (EPA, do inglês *enterococcal polysaccharide antigen*), presente na parede celular de *E. faecalis* e rico em ramnose, o qual participa da formação de biofilmes, facilita a translocação do micro-organismo através do epitélio intestinal, além de reduzir a susceptibilidade à fagocitose por polimorfonucleares. Além desses, o ácido teicoico, ácido lipoteicoico da parede celular, glicolipídeos de membrana, peroxidases que protegem contra radicais tóxicos de oxigênio (mediadores da morte por fagócitos), proteínas associadas a condições de estresse, cápsula polissacarídica, entre outros, estão potencialmente associados à patogenicidade de *Enterococcus*.

Resistência aos antimicrobianos

Uma característica importante de *Enterococcus* é a presença de resistência intrínseca, além da progressiva resistência adquirida, a vários antimicrobianos frequentemente utilizados no tratamento das infecções causadas por bactérias Gram-positivas. Os vários perfis intrínsecos exibidos pelos enterococos, determinados por genes localizados no cromossomo, incluem a resistência aos betalactâmicos, às combinações trimetoprim-sulfametoxazol e quinupristina-dalfopristina (essa última observada na espécie *E. faecalis*) e a concentrações baixas de aminoglicosídeos, clindamicina e glicopeptídeos (essa última observada nas espécies *E. casseliflavus* e *E. gallinarum*). Mecanismos adquiridos, decorrentes de mutações ou aquisição de DNA extracromossômico, como plasmídeos e transposons, determinam resistência a concentrações elevadas de betalactâmicos, aminoglicosídeos (como gentamicina e estreptomicina), glicopeptídeos (vancomicina e teicoplanina), cloranfenicol, eritromicina, tetraciclina, clindamicina e fluoroquinolonas (p. ex., ciprofloxacina). Entre os mecanismos adquiridos já identificados em *Enterococcus*, a resistência a concentrações elevadas de aminoglicosídeos, que determina o fenótipo HLRA (do inglês *high-level resistance to aminoglycosides*), e a resistência a glicopeptídeos, que define as cepas VRE (do inglês *vancomycin-resistant enterococci*), são os que apresentam maior relevância clínica, configurando situações de surto ou endemicidade em várias instituições de saúde de todo o mundo.

A resistência a concentrações elevadas de aminoglicosídeos decorre da aquisição de genes codificadores de enzimas modificadoras de aminoglicosídeos (EMA), pertencentes às classes das fosfotransferases (APH), acetiltransferases (AAC) ou nucleotidiltransferases (ANT), que conferem alteração/inativação da ação do antimicrobiano. A presença de HLRA resulta na diminuição do sinergismo entre os aminoglicosídeos e antimicrobianos inibidores da parede celular (betalactâmicos e glicopeptídeos) reduzindo, assim, as opções terapêuticas para as infecções causadas pelos enterococos, particularmente as de maior gravidade, como endocardites e bacteremias.

Infecções decorrentes de cepas de *Enterococcus* exibindo mecanismos de resistência adquirida à vancomicina (cepas VRE) também se configuram como consideráveis problemas na definição da escolha terapêutica. Cepas VRE, que usualmente exibem multirresistência, apresentam uma elevada capacidade de disseminação, sendo rapidamente transmitidas de paciente para paciente, determinando situações de difícil controle nas instituições de saúde. Já foram descritos dez fenótipos de resistência aos glicopeptídeos, porém os denominados VanA e VanB, que determinam resistência a concentrações elevadas de vancomicina, são os mais frequentes entre cepas associadas à infecções de origem hospitalar. A identificação da resistência aos glicopeptídeos tem importância clínica e epidemiológica e envolve a utilização de métodos fenotípicos (como disco-difusão e determinação da concentração inibitória mínima – CIM) e genotípicos (como a identificação do respectivo genótipo de resistência, por testes com base na reação em cadeia da polimerase (PCR, do inglês *polymerase chain reaction*). A Figura 26.5 ilustra os principais fenótipos de resistência aos glicopeptídeos observados entre cepas de *Enterococcus*.

Disco-difusão	Fenótipo	Características de susceptibilidade	Espécies
	**VanA**	Vancomicina = R Teicoplanina = R	*E. faecalis; E. faecium; E. avium; E. raffinosus; E. gallinarum; E. casseliflavus; E. durans; E. mundtii; E. hirae*
	**VanB**	Vancomicina = R Teicoplanina = S	*E. faecalis; E. faecium*
	**VanC**	Vancomicina = I Teicoplanina = S	*E. casseliflavus E. gallinarum*
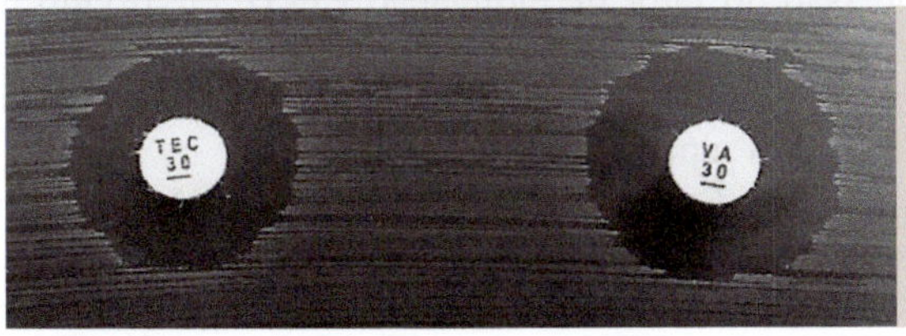	**Sensível**	Vancomicina = S Teicoplanina = S	*Todas*

Figura 26.5 – *Principais características associadas aos fenótipos de suscetibilidade aos glicopeptídeos (vancomicina (VA) e teicoplanina (TEC)) mais frequentemente encontrados em cepas de Enterococcus. As imagens demonstram os resultados obtidos em testes de suscetibilidade pelo método de difusão em ágar (disco-difusão).*

I: intermediário; R: resistente; S: sensível.

Fonte: Desenvolvida pela autoria.

Atualmente, a limitação de opções terapêuticas disponíveis para o tratamento de infecções graves por *Enterococcus*, particularmente *E. faecium* resistentes à vancomicina, é cada vez mais preocupante. Entre os antimicrobianos mais recentemente aprovados estão a linezolida e a daptomicina. A primeira, pertencente à classe das oxazolidinonas, atua inibindo a síntese proteica; enquanto daptomicina é um lipopeptídeo cíclico com efeito bactericida, que atua nos canais de cálcio da membrana celular bacteriana, causando a sua consequente despolarização. Entretanto, já foi relatado o surgimento de cepas resistentes a esses antimicrobianos, apesar de ainda em taxas pouco expressivas.

Patogênese e infecções

Os enterococos podem causar uma variedade de infecções monomicrobianas e polimicrobianas, principalmente em pacientes em estado clínico grave. Esses quadros infecciosos incluem predominantemente infecções do trato urinário, bacteremias, endocardites, infecções intrabdominais, do trato biliar e de feridas, incluindo úlceras de decúbito e úlceras de pé diabético.

A origem das cepas de enterococos que causam infecções do trato urinário é, predominantemente, a microbiota gastrintestinal do próprio paciente, e as manifestações clínicas podem variar de bacteriúria assintomática até pielonefrite enterocócica. Por sua vez, a bacteremia enterocócica pode ter origem em outros sítios de infecção ou colonização. Em quadros sem a presença de endocardite, o trato urinário é a origem mais comum, sendo outros sítios importantes o trato hepatobiliar e as infecções intrabdominais. Infecções enterocócicas de tecidos moles são outra fonte de bacteremia. Porém, muitas delas não apresentam sítio de origem óbvio e, possivelmente, estão relacionadas ao uso de acessos e dispositivos intravasculares.

Embora as endocardites causadas por enterococos aconteçam predominantemente na comunidade, estas também acometem pacientes hospitalizados. Nas endocardites, a fonte de aquisição dos micro-organismos não é completamente conhecida, mas acredita-se que as infecções do trato genitourinário possam ser um foco primário. Pacientes com patologia valvular cardíaca de base apresentam maior risco de desenvolver endocardites por enterococos. Além disso, o uso de drogas intravenosas parece também ser um fator predisponente para essas infecções.

Os enterococos raramente são isolados em cultura pura nas infecções intrabdominais, de pele, tecidos moles, feridas cirúrgicas, úlceras diabéticas de membros inferiores, úlceras de decúbito e queimaduras. Assim, em certas situações o seu real papel na patogênese dessas infecções é ocasionalmente questionado.

Os enterococos raramente causam infecções do sistema nervoso central, a não ser em neonatos. No entanto, já foram relatados casos de meningite em pacientes imunocomprometidos. O desenvolvimento de meningite está associado a defeitos anatômicos no sistema nervoso central ou a procedimentos neurológicos prévios. A presença de derivações ventriculoperitoneais também parece favorecer a aquisição de meningite por enterococos. Outras infecções incomuns causadas por enterococos incluem as endoftalmites, otites médias e infecções do trato respiratório.

Diagnóstico laboratorial

O isolamento de enterococos a partir de espécimes clínicos não oferece dificuldades, uma vez que esses micro-organismos podem ser cultivados nos meios de cultura comuns, inclusive naqueles seletivos para bactérias Gram-negativas, produzindo colônias visíveis em 24 horas de incubação. Podem ser facilmente identificados por intermédio de suas características fisiológicas, destacando-se o fato de serem positivos para os testes de hidrólise da esculina na presença de bile, hidrólise da pirrolidonil-ß-naftilamida (PYR) e da leucina-ß-naftilamida (LAP), e de crescerem em meios contendo concentrações elevadas de NaCl (6,5%). Esses testes, entre outros, são úteis para diferenciar os membros do gênero *Enterococcus* e os de outros gêneros de cocos Gram-positivos, catalase-negativos.

O esquema convencional proposto para a caracterização em espécies se baseia no comportamento desses micro-organismos frente a uma bateria de testes fisiológicos que demandam um período de incubação de até 7 dias, como: a produção de ácidos a partir do metabolismo de carboidratos (arabinose, manitol, metil-β-D-glicopiranosídeo, rafinose, sacarose, sorbitol e sorbose); a descarboxilação do aminoácido arginina; a utilização do piruvato de sódio; o crescimento em meio contendo 0,04% de telurito de potássio; a produção de pigmento e a motilidade (Tabela 26.1). Apesar de relativamente complexa e laboriosa, a caracterização precisa das espécies de *Enterococcus* ganha importância por vários aspectos, incluindo tanto o aumento, nos últimos anos, do número de casos clínicos na medicina humana envolvendo espécies não pertencentes a *E. faecalis* e *E. faecium*, como particularidades relacionadas à susceptibilidade aos antimicrobianos e a expressão de fatores de virulência. Entretanto, esse esquema convencional é mais aplicável na caracterização das espécies mais comuns isoladas de humanos. Em geral, espécies menos frequentes, bem como cepas isoladas de fontes não humanas, ou não são contempladas pelo esquema convencional ou podem apresentar resultados diferentes para alguns desses testes.

Diversas abordagens moleculares têm sido desenvolvidas para a identificação dos representantes do gênero *Enterococcus*, tornando, assim, esse processo mais rápido e menos laborioso. Entre elas, destaca-se a metodologia de amplificação com base na PCR para identificação de sequências alvo espécie e/ou gênero específicas. Nesse sentido, destacam-se os seguintes genes: *rrs*, que codifica para o rRNA 16S; *tuf*, responsável pela expressão do fator de elongação EF-Tu envolvido na formação da cadeia peptídica durante a síntese proteica; *rpoB*, codificante da subunidade β da RNA polimerase; e *sodA*, que codifica a enzima superóxido dismutase.

Adicionalmente, a inclusão da metodologia de espectrometria de massa por intermédio da ionização e da dessorção a *laser* assistida por matriz (MALDI-TOF MS, do inglês *matrix-assisted laser desorption ionization time-of-light mass spectrometry*) na rotina laboratorial para a identificação e a classificação bacteriana tem mostrado uma boa acurácia na identificação das diferentes espécies de *Enterococcus*.

Tabela 26.1
Características fenotípicas das principais espécies de *Enterococcus* associadas ao hospedeiro humano

Espécies	*Testes fisiológicos*														
	MAN	*SOR*	*ARG*	*ARA*	*SBL*	*RAF*	*TEL*	*MOT*	*PIG*	*SAC*	*PYU*	*MGP*	*TRE*	*XYL*	*GAL*
E. faecalis	+[a]	–	+[a]	–	+	–	+	–	–	+[a]	+	–	+	–[a]	–
E. faecium	+[a]	–	+	+	V	V	–	–	–	+[a]	–	–	+	–[a]	V
E. avium	+	+	–	+	+	–	–	–	–	+	+	V	+	–	V
E. casseliflavus	+	–	+[a]	+	V	+	–[a]	+[a]	+[a]	+	V	+	+	+	+
E. dispar	–	–	+	–	–	+	–	–	–	+	+	+	+[b]	–	+
E. durans	–	–	+	–	–	–	–	–	–	–	–	–	–[a]	–	V
E. gallinarum	+	–	+[a]	+	–	+	–	+[a]	–	+	–	+	+	+	+
E. gilvus	+	+	–	–	+	+	–	–	+	+	+	–	+	–	–
E. hirae	–	–	+	–	–	+	–	–	–	+	–	–	+	–	V
E. mundtii	+	–	+	+	V	+	–	–	+	+	–	–	+	+	V
E. pallens	+	+	–	–	+	+	–	–	+	+	–	+	+	–	–
E. pseudoavium	+	+	–	–	+	–	–	–	–	+	+	+	+	V	V
E. raffinosus	+	+	–	+	+	+	–	–	–	+	+	V	+	–	–

[a]Podem ocorrer exceções ocasionais (< 3% das cepas apresentam reações atípicas); [b]Reação fraca.
Símbolos: +: reação positiva; -: reação negativa; V: resultado variável.
Testes fisiológicos: ARA: arabinose; ARG: arginina; GAL: 2-naftil-β-D-galactopiranosídeo; MAN: manitol; MGP: metil-α-D-glicopiranosídeo; MOT: motilidade; PIG: pigmento; PYU: piruvato de sódio; RAF: rafinose; SAC: sacarose; SBL: sorbitol; SOR: sorbose; TEL: telurito; TRE: trealose; XYL: xilose.
Fonte: Adaptada de Teixeira LM, Carvalho MG, Facklam RR, 2019.

Mais recentemente, a utilização do sequenciamento do genoma completo (WGS, do inglês *whole-genome sequencing*) revolucionou a Microbiologia Clínica, garantindo elevada precisão e rapidez para a identificação bacteriana. Essa metodologia permite não apenas a caracterização das espécies bacterianas, mas também, com bastante propriedade, detecta genes de resistência e atributos de virulência, que muitas vezes são indicadores importantes no diagnóstico clínico, principalmente para as infecções de origem hospitalar. O surgimento de diferentes plataformas de sequenciamento, incluindo os dispositivos portáteis, tem favorecido a redução dos custos de sua utilização, que progressivamente tem se tornado cada vez mais acessível.

Como já comentado anteriormente, a determinação da susceptibilidade aos antimicrobianos é também uma etapa fundamental no diagnóstico laboratorial das enterococcias e caracterização dos enterococos. A determinação dos fenótipos de resistência a níveis elevados de aminoglicosídeos e aos glicopeptídeos é fundamental para a orientação da escolha terapêutica.

Epidemiologia e evolução

Os enterococos estão entre os agentes mais comuns de infecções relacionadas à assistência à saúde. Há fortes evidências de que essas infecções são causadas por cepas selecionadas no próprio hospital, embora se estabeleçam através do trato gastrointestinal. Dito de outro modo, a cepa selecionada no hospital, primeiro, coloniza o trato gastrointestinal para, em seguida, causar infecção. A bactéria é transmitida facilmente no hospital pelas mãos dos funcionários, que se contaminam com as roupas e objetos dos pacientes e com o manuseio dos equipamentos. O controle da disseminação de cepas de enterococos resistentes aos múltiplos antimicrobianos é recomendado empregando-se procedimentos de vigilância epidemiológica periódica, a fim de detectar as fontes de transmissão e reduzir a possibilidade da emergência de surtos hospitalares.

Até os anos 1990, a maioria (cerca de 80% a 95%) das infecções enterocócicas era causada pela espécie *E. faecalis*, seguida de *E. faecium*, com percentuais bem menores (em torno de 5% a 10%). Desde então, em algumas regiões do mundo, a diferença entre as frequências de isolamento dessas duas espécies vem diminuindo consideravelmente em virtude do aumento na ocorrência de infecções associadas a *E. faecium*. Essa mudança na epidemiologia das infecções causadas por esses micro-organismos apresenta relevância clínica, pois a obtenção de sucesso no tratamento das infecções causadas por *E. faecium* é mais difícil por apresentarem uma frequência mais elevada de cepas resistentes aos antimicrobianos (como vancomicina e ampicilina).

Métodos moleculares têm sido utilizados na avaliação da clonalidade de cepas de enterococos e no entendimento da epidemiologia e da estrutura populacional, particularmente, das duas principais espécies do gênero. Metodologias como eletroforese em gel de campo pulsado (PFGE, do inglês *pulsed-field gel electrophoresis*) e MLST (do inglês *multilocus sequence typing*) e, mais recentemente, as análises por sequenciamento do genoma completo (WGS) têm contribuído com informações importantes sobre esses micro-organismos, inclusive relacionando os principais marcadores genéticos de resistência aos antimicrobianos e de virulência à emergência dessas espécies como importantes patógenos humanos, bem como ao seu sucesso na conquista do ambiente hospitalar. Assim, tem sido observado que algumas linhagens são representativas de complexos clonais (CC) de alto risco, também referidos pela sigla HiRECC (do inglês *high-risk enterococcal clonal complex*). A filogenia de *E. faecalis* demonstra pouca ou nenhuma relação genética entre as cepas isoladas de diferentes origens (p. ex., indivíduos hospitalizados e não hospitalizados, animais, ambiente), embora cepas pertencentes aos CC2 e CC87 sejam frequentemente multirresistentes, alberguem diferentes elementos genéticos móveis e sejam quase exclusivamente isoladas a partir de infecções relacionadas à assistência à saúde. Por sua vez, a estrutura populacional de *E. faecium* é mais complexa e mostra uma separação mais evidente entre as cepas de origem clínica e as comensais. Os primeiros dados obtidos sobre a estrutura populacional de *E. faecium* já relatavam a existência de uma subpopulação distinta, posteriormente mais bem caracterizada, que foi nomeada CC17. Apesar da clara importância do CC17 como a principal subpopulação genética de *E. faecium* de origem hospitalar, a sua precisa estrutura filogenética se mostrava incerta. Dados posteriores passaram a indicar que, ao contrário do que é observado para *E. faecalis*, o arranjo populacional de *E. faecium* está organizado em dois clados distintos nomeados de A e B; sendo que A1 reúne as cepas de origem clínica e A2 as de origem animal, enquanto o clado B compreende principalmente as cepas comensais (isoladas de indivíduos não hospitalizados). Assim, para a população de *E. faecium* hospitalar, foi proposto um modelo evolutivo em que as cepas com uma alta capacidade para colonizar e infectar pacientes hospitalizados surgiram pela transferência horizontal de genes. Uma vez adaptada ao nicho hospitalar, essa subpopulação se tornou isolada e a recombinação com outras populações declinou, resultando em um modelo de evolução convergente.

Tratamento

O tratamento das doenças causadas por enterococos depende da espécie envolvida, bem como da localização e gravidade da infecção. É fundamental a caracterização desses micro-organismos, pois, mesmo entre as espécies mais frequentes em infecções humanas, *E. faecalis* e *E. faecium*, as diferenças nos perfis de susceptibilidade podem ser consideravelmente significativas. As infecções enterocócicas de menor gravidade (não complicadas) e ocasionadas por cepas de *E. faecalis* ou *E. faecium* sensíveis aos antimicrobianos de escolha podem ser resolvidas com monoterapia, sendo comum o emprego de ampicilina.

Por sua vez, infecções graves, como endocardites, necessitam de terapia combinada com base na utilização de mais de um antimicrobiano em um regime sinérgico. Nesses casos, vem sendo utilizada, tradicionalmente, a associação entre um aminoglicosídeo (gentamicina ou estreptomicina são recomendados) e um agente ativo contra a parede celular, à semelhança da penicilina ou da ampicilina. Nos casos de resistência aos betalactâmicos, outros antimicrobianos que também agem na parede bacteriana, como vancomicina ou daptomicina, podem ser utilizados para a terapia sinérgica. Entretanto, a resistência a níveis elevados de aminoglicosídeos (fenótipo HLRA) em cepas causadoras de infecções graves configura um grande obstáculo por eliminar a eficácia da prática terapêutica usual.

Infecções causadas por VRE também são um problema clínico relevante, principalmente porque cepas albergando os fenótipos VanA ou VanB são tipicamente resistentes a diversas outras classes de antimicrobianos, além dos glicopeptídeos. Nesses casos, para infecções de menor gravidade, o emprego de monoterapia, com base nos resultados dos testes laboratoriais de susceptibilidade aos antimicrobianos, costuma ser eficaz. Porém, ainda não está definida a terapia ideal para as infecções graves. Alternativas que têm demonstrado algum sucesso nesses casos incluem o emprego de linezolida ou da combinação quinupristina-dalfopristina (exceto para *E. faecalis* que exibe resistência intrínseca).

Bibliografia recomendada

Arias CA, Murray BE. The rise of the Enterococcus: beyond vancomycin resistance. Nature Rev. 2012;10:266-78.

Gao W, Howden BP, Stinear TP. Evolution of virulence in Enterococcus faecium, a hospital-adapted opportunistic pathogen. Curr Opin Microbiol. 2018;41:76-82.

García-Solache M, Rice LB. The Enterococcus: a model of adaptability to its environment. Clin Microbiol Rev. 2019;32:e00058-18.

Gilmore MS, Lebreton F, van Schaik W. Genomic transition of enterococci from gut commensals to leading causes of multidrug-resistant hospital infection in the antibiotic era. Curr Opin Microbiol. 2013;16:10-6.

Haas W, Shepard BD, Gilmore MS. Two-component regulator of Enterococcus faecalis cytolysin responds to quorum-sensing autoinduction. Nature. 2002;415:84-7.

Hollenbeck BL, Rice LB. Intrinsic and acquired resistance mechanisms in Enterococcus. Virulence 2012;3:421-33.

Miller WR, Murray BE, Rice LB, Arias CA. Resistance in vancomycin-resistant enterococci. Infect Dis Clin North Am. 2020;34:751-71.

Ramos S, Silva V, Dapkevicius MLE, Igrejas G, Poeta P. Enterococci, from harmless bacteria to a pathogen. Microorganisms. 2020;8:1118.

Stogios PJ, Savchenko A. Molecular mechanisms of vancomycin resistance. Protein Sci. 2020;29:654-69.

Teixeira LM, Carvalho MG, Facklam RR, Shewmaker PL. Enterococcus. In: Carroll KC, Pfaller MA, Landry ML, McAdam AJ, Patel R, Richter SS, et al. (eds.). Manual of clinical microbiology. 12. ed. Washington, DC: ASM Press, 2019:418-35.

Teixeira LM, Faria AR, Souza SRS, Merquior VLC. Enterococcus. In: de Fillippis I (Ed.). Molecular Typing in bacterial infections. Switzerland: Springer Nature. 2022;2:131-45.

Van Hal SJ, Willems RJL, Gouliouris T, Ballard SA, Coque TM, Hammerum AM, et al. The global dissemination of hospital clones of Enterococcus faecium. Genome Med. 2021;13:52.

Zhou X, Willems RJL, Friedrich AW, Rossen JWA, Bathoorn E. Enterococcus faecium: from microbiological insights to practical recommendations for infection control and diagnostics. Antimicrob Resist Infect Control. 2020;9:130.

27 Neisseria

Ana Paula Silva de Lemos
Maria Luiza Bazzo
Waldir Pereira Elias Junior
Leila Carvalho Campos

As espécies do gênero *Neisseria* encontradas em humanos são: *N. gonorrhoeae*; *N. meningitidis*; *N. lactamica*; *N. cinerea*; *N. polysaccharea*; *N. subflava* biovariedades *subflava*, *perflava* e *flava*; *N. sicca*; *N. mucosa*; *N. flavescens;* e *N. elongata* subespécies *elongata*, *glycolytica* e *nitroreducens*.

Com exceção de *N. gonorrhoeae* e *N. meningitidis*, as outras espécies não são patogênicas e fazem parte da microbiota do trato respiratório superior, mas podem eventualmente ser isoladas de processos infecciosos, sobretudo em pacientes imunodeprimidos.

N. gonorrhoeae é sempre considerada patogênica, independentemente do sítio de isolamento, e pode infectar a mucosa genital, anal e da orofaringe e, de forma ocasional, a conjuntiva do recém-nascido. *N. meningitidis* pode colonizar a orofaringe sem causar doença e ocasionar eventos invasivos, como a doença meningocócica (meningite e/ou meningococcemia) e processos em decorrência da disseminação hematogênica (osteomielite, artrite, pericardite e peritonite).

As espécies de *Neisseria* compreendem diplococos Gram-negativos que apresentam a morfologia característica representada por lados adjacentes achatados, o que lhes dá um formato semelhante ao de grãos de feijão (Figura 27.1). *N. elongata* e *N. weaveri* (encontrada como microbiota do trato respiratório de cães) representam exceções quanto a essa morfologia, apresentando-se como cocobacilos aos pares ou em cadeias curtas.

Os diplococos medem entre 0,6 µm e 1,5 µm, são imóveis, não esporulam e algumas espécies apresentam cápsula. Todas as espécies são oxidase-positivas, ou seja, apresentam a enzima citrocomo C-oxidase, característica facilmente verificada por meio da oxidação do reagente p-aminodimetilalanina. Com exceção das subespécies *elongata* e *nitroreducens* de *N. elongata*, todas as espécies produzem a enzima catalase, a qual degrada o peróxido de hidrogênio em água e oxigênio. Todas as espécies são aeróbias e apresentam temperatura ótima de crescimento entre 35 °C e 37 °C (algumas espécies podem ser cultivadas sob temperaturas inferiores). As espécies patogênicas são mais exigentes e crescem em meios enriquecidos, como o ágar sangue ou ágar chocolate (ágar nutriente acrescido de 5% de sangue de carneiro hemolisado) e, para *Neisseria gonorrhoeae*, deve-se associar ao ágar chocolate o meio de Thayer-Martin. A incubação em atmosfera úmida com 5% de CO_2 auxilia no cultivo das espécies de *Neisseria*.

As diferentes espécies podem ser distinguidas tomando-se por base determinadas características metabólicas como a produção de ácido a partir de carboidratos, redução de nitrato a nitrito e a produção de certas enzimas. A Tabela 27.1 apresenta os principais testes bioquímicos empregados na diferenciação entre as principais espécies de *Neisseria*.

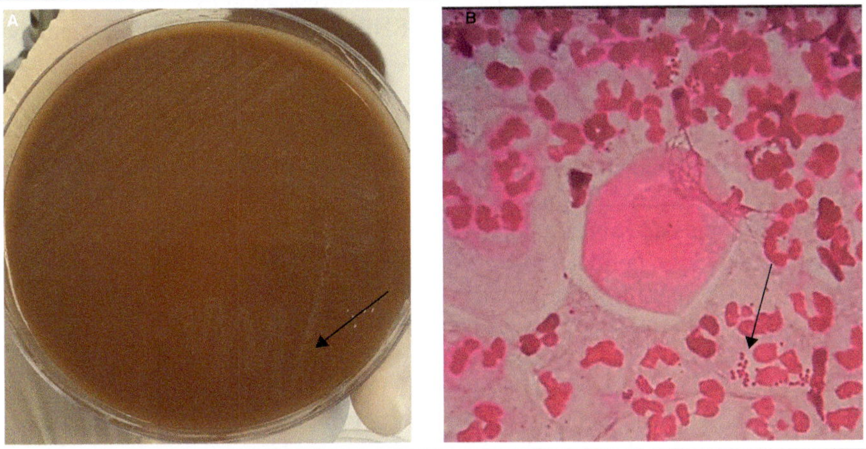

Figura 27.1 – Neisseria gonorrhoeae. *(A) Aspecto da cultura de* N. gonorrhoeae *em meio Thayer-Martin. Colônias pequenas, transparentes e aderidas ao meio. (B) Bacterioscopia de secreção uretral apresentando leucócitos e diplococos Gram-negativos intracelulares.*

Fonte: Desenvolvida pela autoria.

Tabela 27.1
Diferenciação das espécies de *Neisseria* mediante provas bioquímicas

Espécie	*Produção de ácido a partir de*						*Nitrato Redutase*	*DNAse*	*Polis-sacárideo*	*Hemólise**	*Hidrólise de tributirato*
	Glicose	*Maltose*	*Lactose*	*Sacarose*	*Frutose*	*Manose*					
N. *meningitidis*	+	+	-	-	-	-	-	-	-	-	-
N. *gonorrhoeae*	+	-	-	-	-	-	-	-	-	-	-
N. *sicca*	+	+	-	+	+	-	-	-	+	+**	-
N. *subflava subflava*	+	+	-	-	-	-	-	-	-	-	-
N. *subflava perflava*	+	+	-	+	+	-	-	-	+	-	-
N. *subflava flava*	+	+	-	-	+	-	-	-	-	-	-
N. *flavescens*	-	-	-	-	-	-	-	-	+	-	-
N. *mucosa*	+	+	-	+	+	-	+	-	+	-	-
N. *lactamica*	+	+	+	-	-	-	-	-	-	-	-
N. *cinereae*	-	-	-	-	-	-	-	-	-	-	-
N. *polysacchareae*	+	+	-	-	-	-	-	-	+	-	-
N. *elongata*	-/+	-	-	-	-	-	-/+	-	-	-	-
N. *denitrificans*	+	-	-	+	+	+	-	-	+	-	-
N. *canis*	-	-	-	-	-	-	+	-	-	-**	-

* Pesquisa em ágar sangue de carneiro.
** Em 11% a 89% dos casos.
-/+ Fracamente positivo.
Fonte: Desenvolvida pela autoria.

Neisseria gonorrhoeae

N. gonorrhoeae foi descrita pela primeira vez por Albert Neisser, em 1879, a partir do exame de exsudato de um caso de gonorreia, embora o termo "gonorreia" (fluxo de sêmen) tenha sido estabelecido por Galeno no século II, em referência ao corrimento purulento característico da uretrite gonocócica. *N. gonorrhoeae*, também conhecida como "gonococo", é um diplococo Gram-negativo que não apresenta cápsula e é bastante sensível a condições ambientais adversas, sofrendo facilmente o processo de autólise. A tipagem de *Neisseria gonorrhoeae* para fins epidemiológicos e para investigar a transmissão de isolados resistentes depende da escolha dos métodos que, idealmente, devem ter capacidade discriminatória para identificar isolados vinculados, dos não vinculados. Antes do maior acesso ao sequenciamento do genoma completo (economicamente mais acessível atualmente), vários métodos estavam disponíveis e normalmente precisavam ser utilizados em associação para garantir o poder discriminatório, entre eles, citem-se: auxotipagem; testes de resistência aos antimicrobianos; determinação de sorovares por tipagem de porinas (proteína PorB); caracterização de plasmídeos; e determinação de polimorfismos em um único lócus ou múltiplos *loci* (polimorfirsmo de comprimento de fragmentos de restrição (RFLP), eletroforese em gel de campo pulsado (PFGE), NG-MAST (do inglês *multi-antigen sequence typing*), tipagem de sequências de múltiplos *loci* (MLST)). Esses métodos são considerados muito trabalhosos e dispendiosos. Muitas vezes, não há disponibilidade de reagentes (como alguns anticorpos monoclonais), há dificuldade de atualização de banco de dados (NG-MAST) ou, mesmo, esses métodos são pouco aceitos por imprecisão (subjetividade) na interpretação dos resultados (RFLP) e dificuldade de comparação de resultados entre grupos de estudo. A tipificação, atualmente mais aceita, é a obtida da análise de SNP ou de outras abordagens em genes ou regiões gênicas, a partir do sequenciamento completo do DNA da bactéria.

Fatores de virulência

N. gonorrhoeae é primariamente um colonizador de mucosas, ligando-se a várias superfícies epiteliais de mucosas, não secreta toxinas e muitos fatores relacionados à sua virulência, estão presentes na superfície da bactéria. A seguir, são apresentados os principais fatores de virulência do gonococo.

Fímbria tipo IV

Principal fator de virulência necessário à infecção, participando do processo de adesão a células e tecidos. Essa fímbria é constituída por várias subunidades da proteína PilE (pilina principal), arranjadas em uma conformação helicoidal, contendo em sua extremidade a proteína PilC, que consiste na adesina propriamente dita. Além da adesão, a fímbria tipo IV está envolvida em várias outras funções, por exemplo, na captação de DNA do meio extracelular, aumentando, assim, a frequência de transformação e mantendo a diversidade genética da bactéria. Também está envolvida na motilidade da bactéria (do inglês, *twitching motility*) mediante um processo de expansão e retração de sua estrutura, em uma ação coordenada pelas proteínas PilC e PilT. Essa fímbria medeia a fixação do gonococo a vários tipos de células, incluindo as mucosas da faringe, da uretra, da vagina e do ânus, além de eritrócitos, neutrófilos etc.

PorB

É a principal porina da membrana externa de *N. gonorrhoeae*. Porinas são proteínas integrais que formam poros hidrofílicos e permitem a passagem de nutrientes e produtos metabólicos através da membrana externa de bactérias Gram-negativas. A função de PorB está relacionada à penetração do gonococo na célula hospedeira e parece prevenir a formação do fagolisossomo em neutrófilos. Essa proteína liga-se também a reguladores solúveis do sistema complemento (proteína ligadora de C4b, fator H); envolvida na regulação da ativação do complemento na superfície do gonococo. Cada cepa de gonococo expressa um tipo de PorB; entretanto, existem diferenças antigênicas entre PorB de cepas diferentes.

Proteínas Opa (*opacity proteins*)

Inicialmente denominadas "proteínas PII" ou "proteínas de classe 5", as Opa estão associadas à opacidade da colônia e são encontradas em bactérias de colônias que apresentam o fenótipo opaco. Em *N. gonorrhoeae*, as proteínas Opa são abundantes na membrana externa, auxiliam na adesão e na evasão da bactéria ao sistema imune. O genoma do gonococo alberga até11 cópias de genes *opa*, que codificam proteínas antigenicamente distintas. A expressão dessas proteínas está sujeita ao processo de variação de fase, que ocorre em cada gene *opa* individualmente. Uma cepa de gonococo pode não expressar Opa, expressar um tipo ou vários tipos simultaneamente.

Proteína Rmp (*reduction modifiable protein*)

É uma proteína de membrana externa, também denominada "PIII", de função desconhecida estreitamente associada ao lipo-oligossacarídeo (LOS) (ver adiante) e PorB.

Lipo-oligossacarídeo

A membrana externa de *N. gonorrhoeae* é composta de um tipo curto de lipopolissacarídeo (LPS), no qual faltam cadeias laterais repetitivas do antígeno O, ou seja, o antígeno O consiste em um oligossacarídeo simples LOS.

O LOS é uma endotoxina relacionada indiretamente aos danos celulares observados na infecção, estimulando a produção do fator de necrose tumoral (TNF), além de proteases e fosfolipases, desencadeando a reação inflamatória. *N. gonorrhoeae* pode ligar resíduos de ácido siálico (N-acetilneuramínico) sérico a resíduos de galactose do LOS, tornando a cepa resistente à atividade bactericida do soro. Isso decorre do fato de o ácido siálico ser uma molécula do hospedeiro e, dessa forma, não ativar a cascata do complemento. Além disso, inibe o acesso dos anticorpos contra PorB e outros antígenos de superfície do gonococo. A estrutura do LOS é bastante heterogênea uma vez que pode sofrer o processo de variação de fase (ver adiante).

IgA1 protease

Consiste em uma serinoprotease que cliva a IgA1 humana e, dessa forma, auxilia no processo de colonização dos epitélios. A clivagem da IgA interfere nas funções protetoras desse isotipo na mucosa. Além disso, os fragmentos Fab-α da IgA1 liberados pela clivagem retêm a capacidade de se ligar ao antígeno, podendo bloquear o acesso de anticorpos IgG e IgM. Outra função biológica dessa enzima refere-se à clivagem da LAMP1, uma glicoproteína presente na membrana dos lisossomos, onde se processa a degradação de material endocitado pelas células. A função da LAMP1 está provavelmente relacionada à proteção da membrana dos lisossomos da digestão por hidrolases. A sua clivagem teria um efeito negativo na função dos lisossomos, favorecendo a sobrevivência da bactéria dentro das células epiteliais. Existem tipos distintos de IgA1-protease em *N. gonorrhoeae* em razão da transferência horizontal dos determinantes genéticos dessa enzima. Produtos resultantes da clivagem da IgA1 já foram detectados na secreção genital de mulheres com gonorreia.

Proteína App (*adhesion and penetration protein*)

Homóloga à proteína Hap de *Haemophilus* spp., é uma proteína autotransportadora (ver Capítulo 19) que é liberada no meio extracelular e parece estar envolvida na adesão às células epiteliais e na disseminação do gonococo.

Sistema de captação de ferro

N. gonorrhoeae também apresenta um complexo sistema de captação de ferro, o qual contribui para a patogênese, captando ferro essencial para o processo de invasão. O gonococo pode captar ferro por duas vias. Uma delas utiliza receptores de superfície que permitem o uso de sideróforos produzidos por outras bactérias. A outra via utiliza a transferrina ou a lactoferrina, captadas por proteínas de superfície do gonococo conhecidas como TbpA/TbpB e LbpA/LbpB, proteínas ligadoras da transferrina e da lactoferrina, respectivamente. A ligação da TbpA com a transferrina humana promove modificações conformacionais na molécula da transferrina, diminuindo sua afinidade pelo ferro, o qual se liga à região específica de ligação do ferro na TbpA, que funciona como poro para a passagem do ferro para o periplasma da bactéria.

■ Patogênese

N. gonorrhoeae é adquirida por meio do contato sexual e estabelece a infecção pela interação com as células epiteliais não ciliadas. O primeiro estágio na patogênese consiste na aderência da bactéria às microvilosidades do epitélio colunar não ciliado (Figura 27.2). Essa adesão inicial é mediada por fímbrias do tipo IV compostas principalmente da proteína PilE, além de apresentar em sua extremidade a proteína PilC, responsável pela ligação ao receptor celular. A fímbria de *N. gonorrhoeae* é uma estrutura dinâmica que se expande e se retrai rapidamente, diminuindo a distância entre a bactéria e a membrana da célula eucariótica. O receptor celular da fímbria tipo IV parece ser uma glicoproteína de membrana denominada CD46, que pertence à família de reguladores de ativação do complemento, usada como receptor celular por uma série de patógenos bacterianos e virais.

Após essa adesão inicial, ocorre aderência mais íntima e forte do gonococo ao epitélio, a qual é mediada pelas proteínas Opa. Membros da família de moléculas de adesão celular relacionadas ao antígeno carcinoembrionário (CEACAM) funcionam como receptor celular das proteínas Opa. As CEACAM são glicoproteínas presentes em células epiteliais, endoteliais e fagócitos e funcionam como receptores para entrada de bactérias e vírus, além de outras funções celulares. Algumas proteínas Opa também utilizam como receptor celular moléculas de proteoglicanas sulfato de heparana (HSPG), que são proteínas conjugadas a glicosaminoglicanas e ligadas covalentemente a cadeias de sulfato de heparana, associadas à superfície celular e à matriz extracelular. Vitronectina e fibronectina funcionam como moléculas ponte entre o gonococo e o receptor HSPG.

A adesão íntima mediada pelas proteínas Opa permite a entrada do gonococo na célula epitelial através do mecanismo conhecido como "endocitose direcionada pelo patógeno". A proteína de membrana externa PorB parece estar relacionada a esse processo. PorB é responsável pela nucleação da actina, auxiliando na formação dos pseudópodos. Além disso, PorB pode entrar na célula hospedeira desencadeando uma série de sinais para iniciar a endocitose direcionada. Em seguida, o vacúolo endocítico contendo a bactéria é transportado para a membrana basal da célula infectada, onde é liberado através de exocitose, atingindo a camada subepitelial. Uma vez no tecido subepitelial, o gonococo é captado por macrófagos, células dendríticas, com participação de receptores do tipo *Toll-like*, desencadeando inflamação e influxo de polimorfonucleares. Esse processo ocasiona a descamação do epitélio, desenvolvimento de microabscessos submucosos e formação de exsudato purulento.

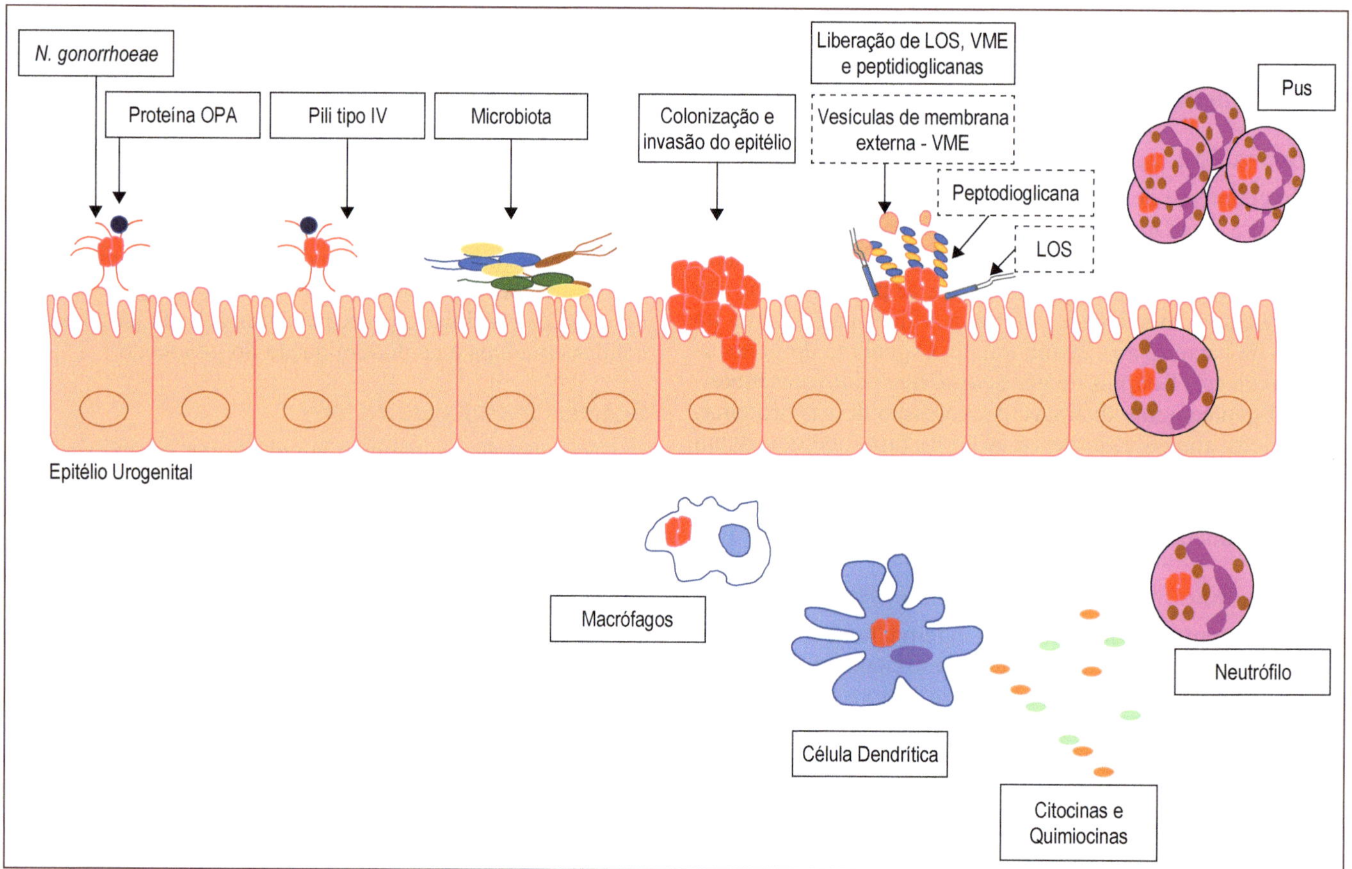

Figura 27.2 – *Estágios da infecção por* Neisseria gonorrhoeae *no epitélio urogenital. (A) A adesão inicial dos gonococos às células epiteliais mediada pela fimbria tipo IV. (B) A adesão ao epitélio ocorre após competição com a microbiota e tem participação da proteína de opacidade (Opa). Nessa etapa, ocorre a invasão (transcitose). (C) Nos estágios iniciais da infecção,* N. gonorrhoeae *libera fragmentos de peptideoglicanos, lipooligosacarídeos (LOS) e vesículas da membrana externa (VME) que ativam vários receptores celulares e sinalizam para a aproximação de macrófagos e células dendríticas. (D) Várias etapas do sistema imune acontecem e a liberação de citocinas e quimiocinas pró-inflamatórias atraem neutrófilos polimorfonucleares que fazem a fagocitose de* N. gonorrhoeae. *(E) O influxo desses neutrófilos produz um exsudato purulento, que facilita a transmissão da bactéria.*

Fonte: Adaptada de Quillin S, Seifert H, 2018.

Esse dano tecidual é principalmente resultante da liberação do TNF dos fagócitos e de produtos bacterianos, como peptideoglicano e o LOS. *N. gonorrhoeae* engolfada pelos leucócitos polimorfonucleares (PMN) é secretada em exsudatos ricos em PMN. Além disso, alguns gonococos podem apresentar mecanismos de evasão contra a morte intracelular dentro dos fagócitos e continuam a se multiplicar dentro das células do hospedeiro.

■ Variação de fase e variação antigênica em *N. gonorrhoeae*

As variações antigênicas e de fase são características importantes na patogenicidade da *N. gonorrhoeae*, uma vez que permitem que o gonococo escape da resposta imune do hospedeiro. A variação de fase refere-se à expressão gênica do tipo *on/off*, ou seja, uma expressão de determinado gene pode ser "ligada" ou "desligada" em determinados momentos. Já a variação antigênica refere-se a variações na sequência do gene que provocam mudanças dos aminoácidos que compõem a proteína codificada pelo gene. Além dessas variações genéticas, *N. gonorrhoeae* apresenta um estado natural de competência para a transformação, adquirindo facilmente DNA exógeno de amostras heterólogas de *Neisseria*. Essas trocas ocorrem especialmente na faringe, nesse sítio anatômico *N. gonorrhoeae* pode persistir, sem gerar sintomas e o contato mais prolongado com espécies comensais de *Neisseria* gera oportunidade de troca de material genético. Esses fenômenos levam *N. gonorrhoeae* a um estado constante de variação antigênica e funcional, tornando a resposta imune do hospedeiro obsoleta e contribuindo para o aumento da resistência de *N. gonorrhoeae* aos antimicrobianos.

No gonococo, o principal antígeno de superfície que sofre variações de fase e antigênica, corresponde à fímbria tipo IV. No processo de variação de fase, *N. gonorrhoeae* altera seu estado de cepa fimbriada (Pil^+) para não fimbriada (Pil^-) e vice-versa. A proteína PilE, que corresponde à pilina da fímbria, é o alvo nesse processo (Figura 27.3). Três processos de variação de fase da fímbria tipo IV ocorrem no gonococo:

i) Existem dois sítios de processamento pós-tradução da proteína PilE, conhecidos como P^+ e P^s. Quando PilE é clivada no sítio P^+, o gonococo expressa o fenótipo

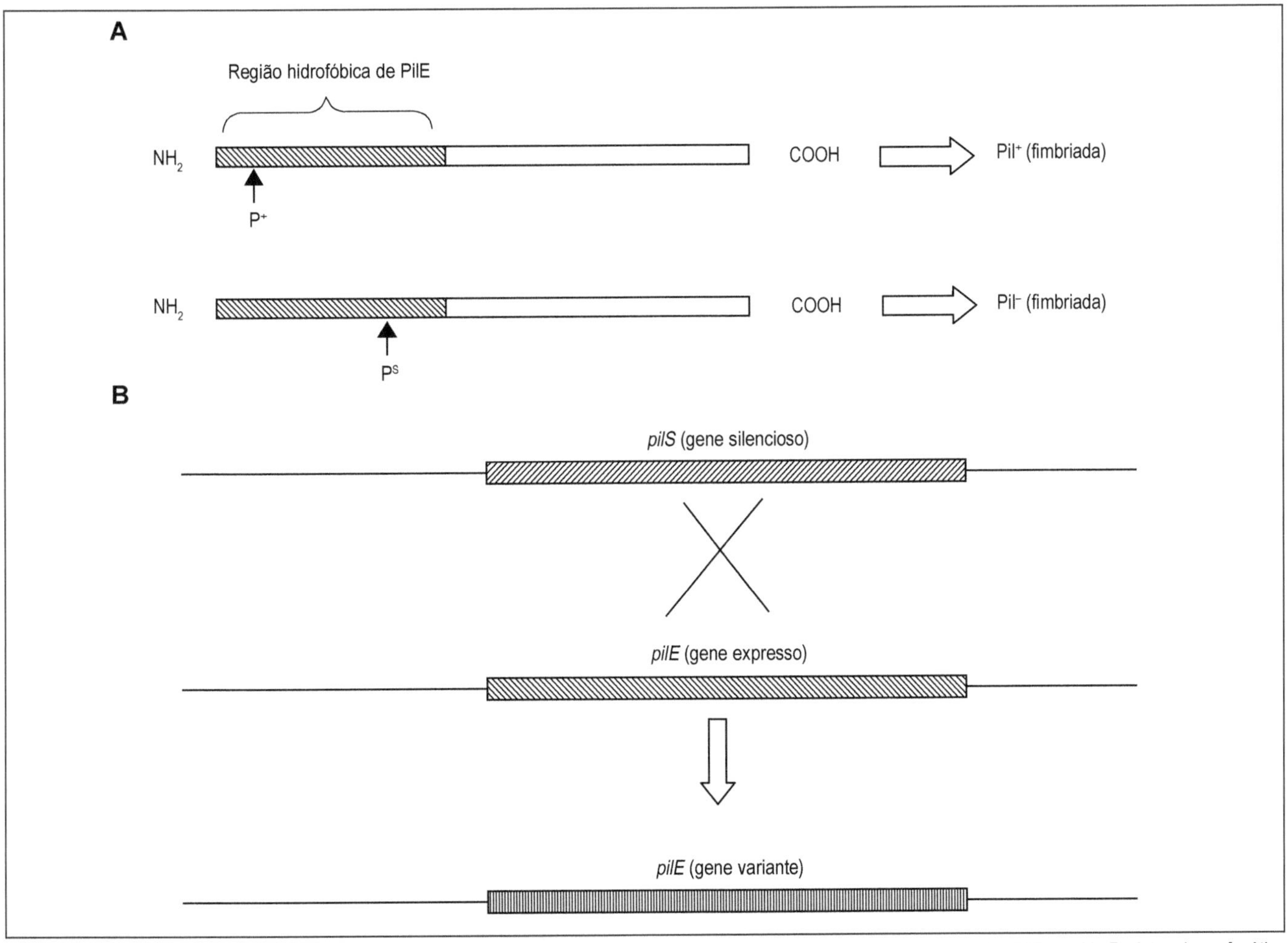

Figura 27.3 – *Mecanismos de variação de fase e antigênica da fímbria tipo IV. (A) A clivagem da porção hidrofóbica da proteína PilE no sítio P^+ determina o fenótipo fimbriado (Pil^+), enquanto a clivagem em P^S determina o fenótipo não fimbriado (Pil^-) do gonococo (variação de fase). (B) A recombinação homóloga entre pilE e pilS resulta em trocas de porções internas do gene pilE acarretando a síntese de variantes funcionais da proteína PilE (variação antigênica) ou não funcionais (variação de fase), as quais determinam o fenótipo não fimbriado (Pil^-).*

Fonte: Desenvolvida pela autoria.

fimbriado (Pil^+); Quando clivada em P^s, perde a porção hidrofóbica da molécula necessária para a correta montagem da fímbria e é secretada para fora da célula bacteriana. Nesse caso, o gonococo expressa o fenótipo não fimbriado (Pil^-);

ii) A proteína PilC é necessária para a correta montagem da fímbria tipo IV. Na fração inicial do gene *pilC*, há uma região que apresenta uma longa sequência de guaninas. Essas regiões gênicas que contêm grandes sequências repetidas do mesmo nucleotídeo podem sofrer um processo conhecido como *slipped-strand mispairing*. Nesse processo, ocorre mudança no número de bases repetidas durante o processo de duplicação do DNA, o que pode acarretar uma mudança no quadro de leitura (*frame-shift*). Esse deslizamento no quadro de leitura pode gerar a leitura de um códon de terminação, provocando a tradução de PilC não funcional ($PilC^-$). A falta de PilC funcional determina o fenótipo não fimbriado (Pil^-), uma vez que PilC é essencial para a montagem da fímbria;

iii) Existem várias cópias do gene da pilina no cromossomo, mas geralmente apenas uma é expressa por apresentar seu promotor. Essa cópia expressa do gene é conhecida como "*pilE*" e as cópias silenciosas como "*pilS*". Uma vez que *pilE* e *pilS* apresentam sequências internas repetidas, pode ocorrer recombinação homóloga entre *pilE* e *pilS*, resultando em trocas de porções internas do gene *pilE* (gerando PilE variantes). Além disso, na recombinação, pode ocorrer a troca de DNA não pareado, o que acarreta na tradução de uma proteína muito maior do que a normal, a qual não é processada e montada, mudando o fenótipo de fimbriado (Pil^+) para não fimbriado (Pil^-).

O principal mecanismo que promove variação antigênica no gonococo também envolve a recombinação homóloga entre diferentes versões de *pilE* e *pilS*, produzindo variantes de *pilE* (Fig. 27.3). O DNA envolvido na recombinação pode ser proveniente do cromossomo da bactéria ou ser DNA captado pelo gonococo pelo processo de transformação.

Além dos processos de variação de fase e antigênica que sofre a fímbria tipo IV, contribui para o aparecimento de subpopulações antigenicamente distintas de gonococo a variação de fase sofrida pelas proteínas de superfície Opa e pelo LOS. A variação de fase nas proteínas Opa decorre da inserção ou da deleção de uma ou mais cópias de nucleotídeos pentaméricos (5'-CTCTT-3') dentro da sequência dos genes *opa*, o que acarreta mudanças no quadro de leitura (*frame-shift*) desses genes. Esse processo de *slipped-strand mispairing* é semelhante ao descrito para PilC, no qual o deslizamento no quadro de leitura pode gerar um códon de terminação. A enzima glicosil-transferase, que está envolvida na biossíntese das cadeias variáveis de carboidratos do LOS, sofre variação de fase por meio desse mesmo processo, promovendo variações na sua constituição.

Infecções causadas pela *N. gonorrhoeae*

Nos homens, as infecções gonocócicas ocorrem em sua maior parte como uretrite gonocócica (também conhecida como "blenorragia"). Nas mulheres, a infecção é assintomática em pelo menos 70% dos casos. Outros sítios anatômicos acometidos podem ser as mucosas da orofaringe e anorretal, além da conjuntiva neonatal. A gonorreia é uma infecção sexualmente transmissível que provoca no homem uma uretrite e, nas mulheres sintomáticas, uma cervicite que pode se estender para os órgãos contíguos ao foco inicial da infecção. A conjuntivite pode ocorrer no adulto por autoinoculação e o recém-nascido pode ser infectado acidentalmente durante o parto; no Brasil, as maternidades utilizam tratamento profilático no o recém-nascido para evitar a oftalmia neonatal que apresenta riscos à visão. A uretrite no homem é caracterizada por um processo inflamatório agudo e piogênico da uretra anterior que apresenta como sintoma, geralmente entre 3 e 7 dias após o contágio, um corrimento uretral purulento, acompanhado de disúria (dificuldade de urinar) e algúria (dor durante a micção). A partir da uretra, se não tratada, a infecção pode estender-se para a próstata, vesícula seminal e epidídimo. Na mulher, quando sintomática, a forma clínica mais comum de infecção é a cervicite, acompanhada de corrimento vaginal e disúria. A partir do cérvix, a infecção pode estender-se para o útero, trompas de falópio e ovários. A mulher adulta raramente apresenta vulvovaginite, provavelmente, decorrente da presença de epitélio escamoso, o qual não é suscetível à infecção pelo gonococo. Entretanto, meninas podem apresentar um quadro de vulvovaginite uma vez que o epitélio vaginal antes da puberdade não está queratinizado. A faringite e a proctite causadas por *N. gonorrhoeae* ocorrem como sequela de práticas sexuais oral e anal, tanto no homem como na mulher. Em aproximadamente um terço das mulheres com cervicite causada por *N. gonorrhoeae*, ocorre o quadro clínico de proctite resultante de uma disseminação da infecção genital. Tanto a faringite como a proctite podem ser assintomáticas ou se apresentar como infecções brandas.

Caso a infecção cervical não seja tratada, ela pode ascender, como mencionado anteriormente, podendo atingir o peritônio e causando a doença inflamatória pélvica (DIP). Em cerca de 10% a 20% das mulheres, a infecção gonocócica cervical evolui para a DIP caracterizada por salpingite, peritonite pélvica ou abscessos tubo-ovarianos. Em cerca de 0,5% a 3% dos indivíduos com gonorreia assintomática não tratada, o gonococo invade a corrente circulatória dando origem à infecção gonocócica disseminada, manifestada na forma de artrites, endocardites, meningites e lesões cutâneas.

Resposta imunológica

A gonorreia é uma doença recorrente no mesmo indivíduo em razão provavelmente da grande diversidade antigênica do gonococo. A infecção natural estimula a produção de anticorpos secretores e séricos contra uma série de antígenos de superfície do gonococo (Opa, Por e LOS), mas não está estabelecido se estes são protetores. Se forem, são cepa-específicos, ou seja, não reagem contra cepas diferentes de *N. gonorrhoeae*.

Anticorpos contra a OMP Rmp são produzidos em decorrência da infecção e reagem com a superfície do gonococo, bloqueando a ação de anticorpos contra a PorB e LOS, inibindo a ação lítica do complemento. Dessa forma, anticorpos anti-Rmp podem aumentar a suscetibilidade a infecções por *N. gonorrhoeae*. Fatores de defesa não específicos do hospedeiro estão relacionados à resistência natural à infecção por *N. gonorrhoeae*. Indivíduos com deficiência em um ou mais componentes do sistema complemento têm suscetibilidade aumentada a infecções pelo gonococo.

■ Diagnóstico

O diagnóstico laboratorial de *N. gonorrhoeae* pode ser realizado com as seguintes metodologias, que devem ser escolhidas de acordo com o tipo de amostra clínica: bacterioscopia coroada pelo Gram; cultura; hemocultura; e testes de detecção de ácidos nucleicos (NAAT).

N. gonorrhoeae é uma bactéria exigente (fastidiosa), sensível a fatores ambientais, como oxigênio, temperatura, dessecação e a substâncias tóxicas, como alguns tipos de ácidos graxos e não sobrevive por muito tempo fora do corpo humano. Todos esses fatores contribuem para dificultar o seu cultivo. Por isso, recomenda-se que amostras para cultura sejam coletadas e imediatamente colocadas em um meio de transporte com carvão. Existem alguns meios disponíveis para transporte de amostras, sendo um dos mais utilizados o Amies com carvão, que mantém a viabilidade da bactéria por até 6 horas. Alternativamente pode ser utilizado o ESwab (do inglês *elution swab*) Amies líquido que mantém a viabilidade da bactéria entre 48 e 72 horas. Para as amostras coletadas para testes moleculares, são disponibilizados meios de conservação e transporte da amostra específicos para conservar o material genético.

A coleta de amostra para diagnóstico laboratorial da infecção por *N. gonorrhoeae* deve ser feita com *swabs* de Dracon (poliéster) e Rayon e de preferência flocados que têm capacidade de reter mais amostra no momento da coleta e paralelamente são capazes de liberar toda a amostra coletada no meio de cultura ou no meio líquido. *Swabs* de algodão ou os tratados com alginato de cálcio não devem ser utilizados porque podem ser tóxicos para as bactérias.

As amostras clínicas de escolha para cultura são a secreção uretral ou o primeiro jato urinário para homens; para as mulheres, a secreção endocervical e, mais raramente, secreção uretral. *Swabs* de orofaringe e do introito anal são recomendadas para homens e mulheres. Amostras de suspeitas de DIP, de outra infecção ascendente ou de articulações normalmente são obtidas por punção. No caso de conjuntivite a secreção ocular deve ser utilizada.

Para os NAAT, além das amostras para cultura também são admitidas amostras de urina e secreção vaginal obtida por autocoleta. Alguns fabricantes ainda não têm registro de NAAT para amostra de orofaringe e do introito anal.

A bacterioscopia corada pelo Gram deve ser feita com material obtido de secreção (uretral, endocervical e ocular) e não é recomendada para amostras de orofaringe e retais. A microscopia pelo Gram tem elevada sensibilidade (89% a 98%) e especificidade ($\geq$ 95%) para detectar diplococos Gram-negativos intracelulares (polimorfonucleares) em amostras de homens sintomáticos. A sensibilidade diminui para cerca de 40% nos homens assintomáticos e nas amostras endocervicais e uretrais de mulheres.

A cultura, embora não seja mais considerada o padrão-ouro para o diagnóstico, é muito importante para o isolamento da bactéria e realização de testes de sensibilidade aos antimicrobianos (em laboratório clínico E-test). A cultura também se mantém como referência para controle de cura. Preferencialmente a semeadura da amostra para cultura deve ser feita em pelo menos dois meios de cultura: Thayer-Martin (meio suplementado e acrescido de vancomicina, colistina, nistatina e trimetropim) e ágar chocolate, porque algumas cepas de *N. gonorrhoeae* são sensíveis aos antibióticos. A cultura deve ser incubada em estufa suplementada com 5% CO_2 a 36º +/-1 ºC. As culturas devem ser incubadas por 24 horas e, se não for observado crescimento, deve-se incubar por mais 24 horas. As colônias suspeitas, apresentando de 0,5 mm a 1 mm de diâmetro (Figura 27.4), devem ser examinadas pela coloração de Gram. São úteis as provas da catalase (+) e oxidase (+). A identificação deve considerar as provas de utilização de açúcar (glicose +). Atualmente, existem no mercado vários equipamentos automatizados para identificação, tanto os que utilizam provas bioquímicas como os que utilizam espectrometria de massa MALD-TOF (do inglês, *matrix-associated laser desorption-ionization – time of flight*).

Os NAAT têm sido recomendados para o diagnóstico da infecção por utilizarem amostras não invasivas, não exigirem que os micro-organismos estejam viáveis e porque os resultados podem ser liberados mais rapidamente do que a

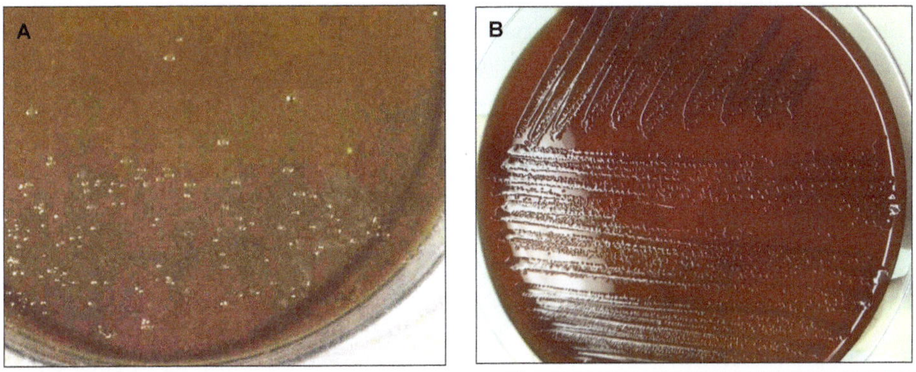

Figura 27.4 – *Cultivo de espécies de* Neisseria. *(A)* Neisseria gonorrhoeae *em ágar Thayer-Martin. (B) Cultivo de* Neisseria meningitidis *em ágar sangue.*
Fonte: Acervo da autoria.

cultura. A maioria dos fabricantes desses testes disponibiliza *kits* que detectam dois patógenos em uma única reação (*N. gonorrhoeae* e *Chlamydia trachomatis*). Há duas metodologias principais: reação em cadeia da polimerase (PCR) em tempo real; e amplificação mediada por transcrição (TMA). Os testes são automatizados e ofertados para grandes rotinas ou para pequenas rotinas (testes rápidos moleculares).

Epidemiologia e controle

O único hospedeiro do gonococo é o homem. A gonorreia é a segunda causa bacteriana entre as infecções sexualmente transmissíveis (IST) no mundo, e sua incidência tem aumentado em países desenvolvidos, embora dados com bases populacionais de incidência e prevalência da gonorreia sejam escassos. Esse fato pode decorrer devido a muitos países (principalmente os de baixo PIB) terem adotado a abordagem sindrômica como tratamento, excluindo o diagnóstico etiológico e a notificação dos casos. Além disso, pouco se conhece, nos países em desenvolvimento, incluído o Brasil, o impacto das consequências pessoais, econômicas e sociais das complicações da gonorreia não tratada ou incorretamente tratada. As maiores taxas ocorrem em pessoas jovens sexualmente ativas. No adulto, a infecção é sempre transmitida através do contato sexual. Dessa forma, indivíduos com múltiplos parceiros sexuais estão mais expostos à contaminação. O recém-nascido adquire a oftalmia neonatal durante o parto normal, se a mãe estiver infectada, o que é facilmente prevenido pela aplicação profilática de colírio de povidona (2,5%) ou pomada oftálmica de eritromicina (0,5%) nos olhos do recém-nascido. Há evidências de que a criança pode adquirir a infecção através de contato não sexual com pessoas infectadas. Aproximadamente 10% dos homens e 40% das mulheres albergam o gonococo em seus órgãos genitais sem apresentar sintomatologia, e parcela desconhecida da população alberga o gonococo na faringe, possibilitando a troca de DNA com espécies saprofíticas e contribuindo para o aumento da resistência de *N. gonorrhoeae* aos antimicrobianos, o que é uma preocupação mundial, pois o gonococo está evoluindo para se tornar uma bactéria de difícil tratamento por falta de opções terapêuticas. Entre as medidas importantes para limitar a disseminação da gonorreia, citem-se a necessidade de ampliação de ambulatórios para atendimento das IST em horários estendidos, a eliminação do estigma relacionado às IST que inibe a busca por serviços de saúde, estender o tratamento para as parcerias sexuais, seguindo a cadeia epidemiológica de transmissão.

Não há vacina efetiva contra o gonococo, embora vários estudos estejam em andamento no sentido de desenvolver vacinas utilizando a subunidade PilE da fímbria tipo IV, a proteína de superfície PorB e a proteína captadora de ferro TbpA. Portanto, o uso de preservativos é a única medida preventiva disponível contra a gonorreia.

Tratamento

As metodologias de referência para testes de sensibilidade aos antimicrobianos para *N. gonorrhoeae* são a concentração inibitória mínima por ágar diluição ou por fitas reagentes (E-test). Ágar diluição é um método muito trabalhoso, não aplicável a laboratórios de rotina, e E-test para concentração inibitória mínima é caro e demanda muita atenção quanto à qualidade. No Brasil, o Ministério da Saúde disponibiliza as recomendações para o tratamento da infecção por *N. gonorrhoeae* no "Protocolo Clínico e Diretrizes Terapêuticas para Atenção Integral às Pessoas com Infecções Sexualmente Transmissíveis (IST)", a partir dos resultados dos estudos de vigilância da resistência de *N. gonorrhoeae* aos antimicrobianos (realizados por ágar diluição com isolados de todas as regiões brasileiras). A recomendação de tratamento atual para a gonorreia não complicada é a associação de ceftriaxona e azitromicina. Não foram encontrados no Brasil isolados resistentes à ceftriaxona, mas se observa aumento do número de isolados resistentes à azitromicina, indicando a importância de se manter o programa de monitoramento da resistência de *N. gonorrhoeae* aos antimicrobianos. As fluoroquinolonas não são mais recomendadas para o tratamento em virtude da ocorrência de cepas resistentes. Pacientes com sintomas persistentes após o tratamento devem ser avaliados por meio da cultura e do teste de susceptibilidade aos antimicrobianos.

Neisseria meningitidis

A doença meningocócica (DM) é conhecida desde 1805, quando Vieussex descreveu uma epidemia de febre cerebrespinhal em Genebra (Suíça) e até hoje continua a ser uma importante causa de morbidade e mortalidade em todo o mundo. A DM permanece como uma importante preocupação na Saúde Pública em função de ser uma doença imprevisível com variação temporal na incidência, rápida progressão e tendência em causar surtos e epidemias.

Em 1884, o agente etiológico da DM foi descrito por Marchiafava e Celli como um micrococo oval intracelular e isolado pela primeira vez em 1887 em uma amostra de líquido cefaloespinhal (LCE), por Anton Weichselbaum, o qual foi posteriormente denominado *Neisseria meningitidis*, também conhecido como "meningococo".

A superfície do meningococo revela uma estrutura típica de envelope celular das bactérias Gram-negativas. O envelope é composto de membrana citoplasmática, camada de peptideoglicano e membrana externa. A membrana externa é constituída de LPS e de uma bicamada fosfolipídica, na qual as proteínas estão inseridas. As cepas patogênicas, isoladas de infecções sistêmicas, têm a membrana externa circundada por uma cápsula de natureza polissacarídica. A cápsula do meningococo consiste de um polissacarídeo aniônico de alto peso molecular e diferenças em sua natureza imunoquímica são a base para a sorogrupagem, ou seja, a classificação dos isolados em sorogrupos. São descritos 12 sorogrupos até o momento: A; B; C; E; H; I; K; L; X; Y; Z; e W.

As proteínas de membrana externa (OMP) presentes em *N. meningitidis* são classificadas de forma distinta à classificação das OMP de *N. gonorrhoeae*. No meningococo, as OMP são classificadas em cinco classes (1, 2, 3, 4 e 5), enquanto no gonococo são classificadas em três grupos (PI,

PII e PIII). Todos isolados de meningococo têm proteínas de classe 2 ou 3, também denominadas "PorB". Essas classes de proteínas funcionam como poros seletivos para ânions, através dos quais os solutos hidrofílicos atravessam a membrana externa, em um processo semelhante à difusão. As proteínas de classe 4, também denominada "Rmp" (do inglês *redution modifiable protein*), cuja função ainda é desconhecida, estão presentes em todos os isolados de meningococo e, entre os isolados, mostram-se estruturalmente conservadas. As proteínas da classe 1, também denominadas "PorA", e as proteínas da classe 5, denominadas Opa (do inglês *opacity associated protein*) e Opc (do inglês *outer membrane protein class 5 precursor*), estão presentes na maioria dos isolados de meningococo. As proteínas de classe 1 funcionam como poros seletivos para cátions e as de classe 5, ao contrário das demais, se expressam em quantidades variáveis.

Adicionalmente à sorogrupagem, os isolados de *N. meningitidis* podem ser classificadas em sorotipos e sorosubtipos baseando-se na antigenicidade das proteínas das classes 2/3 ou 1, respectivamente; assim, como podem ser classificadas em imunotipos, com base na diversidade antigênica dos LOS. Durante a última década do século XX, novas técnicas de tipagem com base em Biologia Molecular vieram se somar aos métodos clássicos de tipagem, de abordagem fenotípica e sorológica. Em meningococo, o sequenciamento de genes que codificam OMP, como porina A (PorA), proteína regulada pelo ferro (FetA), adesina A (NadA), lipoproteína que se liga ao fator H do soro humano (fHbp) e genes constitutivos como *putative ABC transporter* (*abcZ*), adenilatoquinase (*adK*), shiquimatodesidrogenase (*aroE*), fumarato-hidratase (fumC), glicose-6-fosfato desidrogenase (*gdh*), piruvatodesidrogenase (*pdhC*) e fosfoglicomutase (*pgm*) hoje é uma ferramenta importante para caracterização precisa de isolados para o monitoramento de clones circulantes e para a implementação de estratégias para prevenção e controle da doença.

■ Fatores de virulência e patogênese

A colonização da superfície das mucosas das vias respiratórias superiores pelo meningococo é o primeiro passo para o estabelecimento do estado de portador, que pode variar de dias a meses e, mais infrequentemente, desencadear a DM. A transmissão ocorre entre humanos através de gotículas respiratórias e secreções, mas o tamanho do inóculo necessário para transmissão ainda é desconhecido. A colonização do meningococo no trato respiratório superior pode ser dar de forma assintomática, ou pode ocasionar uma reação inflamatória local, invasão das superfícies das mucosas, invasão da corrente sanguínea, podendo provocar uma sepse fulminante ou uma infecção focal como meningite. A adesão às superfícies da mucosa é essencial para a sobrevivência do meningococo. Múltiplas adesinas que reconhecem diferentes receptores do hospedeiro humano já foram identificadas, como Pili, PilC, PilQ, Opa, Opc, LOS, proteína que se liga ao fator H do soro (fHbp), PorA, HrpA, PorB e NadA.

A colonização do hospedeiro pelo meningococo se dá inicialmente pela adesão às células epiteliais não ciliadas da nasofaringe. Essa adesão inicial é mediada pela ligação da fímbria tipo IV ao receptor celular CD46 (glicoproteína de membrana relacionada à atividade do complemento). Subsequentemente, ocorre a ligação das proteínas Opa aos receptores CEACAM e das Opc aos seus receptores nas células epiteliais, que são as HSPG (proteoglicanas sulfato de heparina). As Opc são OMP com características adesivas, semelhantes em tamanho, mas antigênica e estruturalmente distintas das proteínas Opa. As funções de ligação celular e invasão são idênticas às apresentadas pelas Opa. A bactéria sofre, então, endocitose pelas células epiteliais e atinge o tecido subepitelial via vacúolos fagocíticos. Essa endocitose direcionada pelo patógeno é mediada pela OMP de classe 2 ou 3 (PorB), responsável pela nucleação da actina, além de desencadear uma série de sinais que iniciam a endocitose direcionada.

Todos os isolados patogênicos de meningococo secretam uma exoenzima, a IgA1-protease, que cliva a imunoglobulina IgA, interferindo nas funções protetoras desse isotipo na mucosa. Além disso, os fragmentos Fab-α da IgA1 liberados pela clivagem retêm a capacidade de se ligarem ao antígeno, podendo bloquear o acesso de anticorpos IgG e IgM. Outra função biológica dessa enzima recentemente descrita refere-se à clivagem da LAMP1, que teria um efeito negativo na função dos lisossomos, favorecendo a sobrevivência da bactéria dentro das células epiteliais. O meningococo é capaz de se replicar intracelularmente e isso, em parte, resulta da capacidade da bactéria de adquirir ferro por meio de sistemas especializados de transporte, como receptores que se ligam à hemoglobina (TbpAB) e proteínas que se ligam à lactorrefina (LbpAB).

Durante a multiplicação e lise bacteriana podem ser liberadas as estruturas de membrana externa do meningococo, na forma de vesículas, também denominadas "*blebs*", contendo importantes fatores de virulência como proteínas, lipídeos, polissacarídeo capsular e grande quantidade de LOS.

O LOS desempenha papel importante na entrada da bactéria nas células da mucosa e na sua sobrevivência após a invasão na corrente sanguínea, por se tornarem resistentes a anticorpos ou ao sistema complemento, mediante mecanismos de escape como a sialização de sua molécula.

A cápsula do meningococo tem propriedades antifagocítica e antibactericida e, assim, constitui importante fator de virulência, contribuindo para a sobrevivência do meningococo durante a invasão na corrente sanguínea e no LCE.

■ Infecções causadas pela *N. meningitidis*

A DM pode ser classificada em três distintas apresentações clínicas:

i) Meningite sem meningococcemia que é a apresentação clínica mais frequente;
ii) Meningite associada à meningococcemia;
iii) Meningococcemia sem meningite.

A meningite, observada em aproximadamente 45% dos casos, é caracterizada por início abrupto de febre, dor de cabeça e rigidez do pescoço. Por vezes, essas características clínicas são acompanhadas por náuseas, vômitos, fotofobia e estado mental alterado. Em crianças, os sintomas podem ter um início mais lento, os sinais podem ser inespecíficos e rigidez de nuca pode estar ausente. A meningococcemia, manifestação mais grave da bacteremia, inclui um início súbito de febre e uma erupção petequial ou purpúrica, que pode progredir para púrpura fulminante. O curso clínico pode incluir hipotensão, hemorragia suprarrenal aguda, insuficiência de múltiplos órgãos, choque e morte. Dos casos que sobrevivem à doença invasiva, 10% a 20 % apresentam sequelas, incluindo perda de membros, perda auditiva ou retardo mental.

Outra manifestação clínica é a pneumonia, cujo diagnóstico é difícil porque o isolamento do organismo a partir de expectoração não distingue as pessoas que são portadoras daquelas com a pneumonia causada pelo organismo. Manifestações menos comuns da DM incluem miocardite, endocardite ou pericardite, artrite, conjuntivite, uretrite, faringite e cervicite.

Resposta imunológica

O estado de imunidade natural desenvolve-se, provavelmente, a partir de contatos repetidos e intermitentes com o próprio meningococo e/ou com espécies de *Neisseria* não patogênicas, como ocorre com a *N. lactamica* que frequentemente coloniza a nasofaringe de crianças. Há evidências ainda de que algumas bactérias entéricas contribuam para essa imunidade, por induzirem anticorpos que reagem cruzadamente com o meningococo, como é o caso das espécies *Bacillus pumillus* e *Escherichia coli* portadoras dos antígenos capsulares K1 e K2, os quais se relacionam antigenicamente com os meningococos dos sorogrupos A, B e C, respectivamente.

Anticorpos, sistema complemento e fagócitos são os principais mecanismos de defesa necessários contra DM. O sistema complemento desempenha importante função na proteção da doença, o que tem sido demonstrado em estudos envolvendo pacientes com deficiências em proteínas de complemento. Deficiência em C3 ou nas frações terminais C5 a C9 ocasiona maior susceptibilidade a infecções meningocócicas e, comumente, a episódios repetidos.

Diagnóstico

O diagnóstico laboratorial da DM é realizado por exame bacterioscópico do LCE corado pelo método de Gram e por meio do cultivo deste, ou de outro fluido orgânico usualmente estéril, como sangue, líquido sinovial, pleural ou pericárdico, para o isolamento e a identificação do meningococo. Pode-se ainda utilizar raspado ou aspirado das lesões cutâneas (petéquia ou púrpura), típicas da meningococcemia. Na DM, o LCE normalmente se apresenta turvo, apresentando um aumentado número de leucócitos, com predomínio de polimorfonucleares, concentração alta de proteínas e baixa de glicose. A bacterioscopia, considerada critério diagnóstico para DM no Brasil, tem importante valor uma vez que o encontro de formas bacterianas, devidamente caracterizadas, pode indicar com precisão a antibioticoterapia mais adequada, assim como prevenir casos secundários entre os contatos. Observam-se diplococos Gram-negativos e PMN contendo ou não DGN intracelulares (Figura 27.1). A pesquisa de polissacarídeo capsular no LCE, mediante aglutinação de partículas de látex sensibilizadas com anticorpos específicos, é bastante empregada. Atualmente, com o advento das técnicas de biologia molecular, a técnica de PCR, em seu formato convencional ou em tempo real, se apresenta como uma excelente ferramenta que tem levado a uma melhora no diagnóstico da DM, quando o cultivo bacteriano tem sua sensibilidade diminuída pelo uso da antibioticoterapia prévia, além de ser uma ferramenta poderosa pela vantagem de resultados rápidos, importantes tanto nos casos individuais como na elucidação para surtos e epidemias. Várias estratégias são atualmente descritas e geralmente envolvem um processo de dois passos:

i) Detecção de DNA meningocócico e,
ii) Identificação dos genogrupos. Diversos *loci* cromossômicos têm sido alvo para a detecção de DNA do meningococo, como os genes *sodC* (Cu, Zn superóxido dismutase), *crgA* (codifica um regulador de transcrição pertencente à família LysR) e *ctrA* (codifica uma proteína de membrana externa envolvida no transporte de cápsula). Quando o DNA do meningococo é detectado, o tipo capsular (sorogrupo) pode ser determinado por genogrupagem. Vários ensaios de genogrupagem foram desenvolvidos para determinação dos sorogrupos A, B, C, E, W, Y, X e Z. Alelos específicos do gene *siaD* podem ser detectados por PCR usando-se iniciadores específicos para cada sorogrupo. O genogrupo A pode ser identificado por meio da amplificação do gene *mynB/sacC*, que é provavelmente responsável pela polimerização do N-acetil-d-manosamina fosfato.

Mas apesar das vantagens do PCR, o cultivo bacteriano ainda é considerado o padrão-ouro como critério diagnóstico para DM, permitindo a caracterização do perfil antigênico e de sensibilidade aos antimicrobianos, além de monitorar a circulação, distribuição e evolução de cepas específicas (clones).

O meio de cultura mais utilizado para o isolamento do meningococo a partir de amostras não contaminadas, como LCE e sangue, é o ágar sangue ou chocolate, tendo como base o ágar Muller-Hinton ou outro similar. Para materiais biológicos originários de sítios contaminados, como a nasofaringe, devem-se empregar meios seletivos, como o Thayer-Martin. A temperatura ótima de crescimento é de 36 °C a 37 °C. As placas contendo esses meios devem ser aquecidas a 37 °C antes da semeadura, uma vez que o meningococo é muito sensível a temperaturas inferiores ou superiores a 37 °C, e devem ser incubadas e observadas por até 48 horas. Dióxido de carbono (5%) e umidade favorecem o crescimento. As colônias suspeitas apresentando de 1 mm a 2 mm de diâmetro devem ser examinadas pela bacterioscopia por Gram e pela reação de oxidase. Colônias de DGN apresentando teste de oxidase-positivo devem ser submetidas a provas bioquímicas para determinação da espécie, entre elas, as provas de oxidação de carboidratos realizadas em meio tríptico cistina (CTA) (Tabela 27.1 e Figura 27.5).

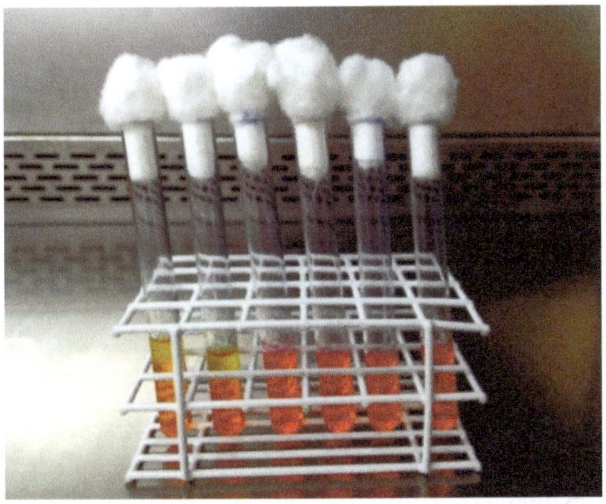

Figura 27.5 – *Prova de utilização de glicose, maltose, lactose, frutose, manose, sacarose para* N. meningitidis.
Fonte: Acervo da autoria.

Epidemiologia e controle

A DM acomete pessoas de todas as idades, porém aproximadamente 50% dos casos ocorrem em crianças menores de 5 anos. Apesar de lactentes e crianças pequenas serem a faixa etária de maior risco e o maior pico de incidência em menores de 1 ano de idade, em diversos países ocorre um segundo pico mais tarde em adolescentes e jovens entre 15 e 19 anos. Isso não é verificado na maioria dos países da América Latina, incluindo o Brasil.

O homem é o único reservatório da *N. meningitidis*, que coloniza a nasofaringe em cerca de 10% da população sem causar doença. Em estudo de metanálise, publicado em 2010, concluiu-se que a prevalência de portadores na infância foi de 4,5% até um pico de 23,7% na idade de 19 anos e, posteriormente, na vida adulta diminuiu para 7,8% em indivíduos de 50 anos. Quando analisamos surtos da doença, podemos concluir que adolescentes e adultos jovens são particularmente mais vulneráveis ao estado de portador, talvez por características comportamentais próprias dessa faixa etária, como frequência a bares, danceterias, eventos superlotados e tabagismo. A transmissão do meningococo ocorre pelo contato direto com secreções da nasofaringe do portador assintomático ou do doente. O período médio de incubação é de 4 dias, mas pode variar entre 2 e 10 dias.

Em razão de diversos padrões de sistemas de vigilância de DM em todo o mundo e diferenças de país/região na epidemiologia de DM, as estimativas de incidência variam drasticamente entre 1 e 100 casos/100 mil habitantes em distintas regiões do planeta. Os principais sorogrupos associados à doença invasiva são: A; B; C; W; Y; e X. A Organização Mundial de Saúde (OMS) calcula que cerca de 200 mil mortes/ano ocorrem em decorrência da DM no mundo.

O entendimento da epidemiologia da DM está intimamente relacionado ao entendimento da biologia da população bacteriana. As observações iniciais da associação de determinados fenótipos com a doença sugeriam que as populações bacterianas eram, em geral, clonais. Entretanto, estudos posteriores demonstraram que a população do meningococo é interessante, em especial, por ser naturalmente competente para o evento de troca genética horizontal. As análises de sequenciamento gênico identificaram várias estruturas de genes em mosaico, evidenciando que a troca horizontal de material genético entre o gênero *Neisseria* é intensa e exerce um papel importante na sua evolução. Entre esses genes apresentando estrutura em mosaico, foram descritos os genes responsáveis pelo baixo nível de resistência aos β-lactâmicos, que codificam as proteínas ligadoras de penicilina (PBPs) e os genes que codificam as proteínas de membrana externa. De acordo com Smith *et al.* (1993), a população do meningococo apresentaria cruzamentos ao acaso, sem nenhum impedimento, ou seja, apresentaria o evento denominado "panmixia" (pan = tudo, todo; mixis = misturar), o que nos permitiria caracterizar a população como panmítica, com base em sua habilidade em promover o evento de recombinação gênica. Embora a estrutura do meningococo seja panmítica, a maioria dos isolados de surtos ou epidemias se restringe a poucos grupos genéticos, as chamadas "linhagens hipervirulentas" que se disseminam globalmente, apresentando uma estrutura marcadamente clonal. Esses mesmos autores, na tentativa de conciliar a apresentação de estrutura clonal das linhagens hipervirulentas com a característica panmítica da população meningocócica, cunharam o termo população epidêmica para caracterizá-las. Nesse modelo proposto, haveria uma super-representação temporal de alguns genótipos, as linhagens hipervirulentas, com estrutura clonal. Essas linhagens se multiplicariam com rapidez, disseminando-se e causando epidemias até que, hipoteticamente, os eventos de troca genética horizontal passassem a ocorrer com maior frequência, o que promoveria uma ruptura nessa cadeia de transmissão e, como consequência, o desaparecimento gradual desses clones em poucos anos.

As epidemias causadas pelo sorogrupo A caracterizadas por alto coeficiente de incidência na região da África Subsaariana, conhecido como o cinturão da meningite, apresentava um caráter cíclico, ocorrendo a cada 10 anos. As epidemias causadas pelo sorogrupo B e C apresentam taxas moderadas de incidência, sendo que as causadas pelo sorogrupo B instalam-se mais lentamente do que as causadas pelo sorogrupo C e tendem a permanecer em níveis acima do normal por várias décadas. Embora a quase totalidade dos relatos dos surtos e epidemias esteja associada aos sorogrupos A, B e C, no ano 2000 houve a disseminação global de uma cepa sorogrupo W, que até então era um sorogrupo incomum associado às infecções invasivas, causando um surto internacional associado ao Hajj, evento de peregrinação à cidade de Meca (Arábia Saudita). Outra mudança na epidemiologia da doença foi observada nos Estados Unidos durante a década de 1990, com um substancial aumento da incidência causada pelo sorogrupo Y em várias áreas do país. O sorogrupo X se apresentava pouco associado à DM, mas durante 2006-2010 surtos de DM pelo sorogrupo X ocorreram no Níger, em Uganda, no Quênia, no Togo e em

Burkina Faso, esse último com ao menos 1.300 casos dentre 6.732 casos de DM relatados.

Em nosso meio, a DM ocorre na forma de casos isolados, mas também sob a forma surtos. No Brasil, na primeira metade da década de 1970, duas epidemias ocorreram concomitantemente, caracterizando um fenômeno peculiar. A primeira, durante 1971 e 1972, foi causada pelo sorogrupo C, tendo como responsável a linhagem hipervirulenta do complexo ST-11. A segunda foi causada pelo sorogrupo A. Após o ano de 1974, a prevalência de ambos os sorogrupos começou a cair, em decorrência da vacinação em massa com a vacina polissacarídica A + C. No período de 1980 a 1987, o sorogrupo B tornou-se prevalente, com poucos casos causados pelo sorogrupo C. Em 1988, foi, então caracterizada uma nova epidemia, causada pela linhagem hipervirulenta, complexo ST-32. O sorogrupo B foi responsável por aproximadamente 80% de todos os casos de DM ocorridos respectivamente nos períodos de 1988 a 1990. No início da década de 1990 e até meados de 1996, o sorogrupo C, pertencente à linhagem hipervirulenta ST-8, foi responsável por vários surtos no Brasil. No início dos anos 2000, a incidência da DM causada pelo sorogrupo C começou a subir em alguns estados brasileiros, estando associado à emergência de um novo clone, descrito como ST-103.

Nas últimas três décadas, a DM no Brasil tem sido causada principalmente pelos sorogrupos B e C. Durante os anos 2000, a proporção de casos de DM causados pelo sorogrupo B diminuiu de 74,5% em 2000 para 25,7% em 2008, correspondendo a uma queda de 0,54 para 0,14/100 mil habitantes na incidência média anual da doença por esse sorogrupo. Ao mesmo tempo, os casos de DM pelo sorogrupo C aumentaram de 22,4% para 67,7% em âmbito nacional, exceto na região Sul, onde a DM do sorogrupo C superou o sorogrupo B apenas em 2014. De fato, a incidência anual de DM do sorogrupo C aumentou de 0,2 casos em 2000 para 0,46 casos/100 mil habitantes em 2008, tornando C o sorogrupo prevalente circulando no Brasil a partir de 2005. No final de 2010, a imunização com a vacina meningocócica C conjugada (MCC) foi introduzida no Programa Nacional de Imunizações (PNI), voltada apenas para lactentes, e a MCC foi incluída no calendário de vacinação de rotina para adolescentes desde 2017. Após sua introdução pelo PNI, a vacinação MCC foi considerada altamente efetiva no Brasil com base na redução da DM causada pelo sorogrupo C em lactentes. Embora tenhamos observado uma tendência de queda da DM após a introdução da vacina MCC, de 1,54/100 mil em 2010 para 0,54/100 mil habitantes em 2018, e observada uma tendência de declínio significativo nas taxas de incidência de casos de DM do sorogrupo B, este continua sendo a causa proeminente de DM no Brasil, principalmente em lactentes, com 1,5 casos/100 mil habitantes em 2018.

No período de 2016 a 2019, foram notificados ao Ministério da Saúde um total 4.346 casos de DM de todas as regiões geográficas do País. Um total de 3.344 (77,0%) dos 4.346 casos notificados entre 2016 e 2019 foi confirmado laboratorialmente por:

i) Cultura (1.146 casos; 34,3%).
ii) Detecção de DNA no líquido cefalorraquidiano (LCR), soro ou tecido por PCR quantitativo (q-PCR) (1.324 casos; 39,6%).
iii) Detecção de antígenos no LCR ou soro por aglutinação em látex (507 casos; 15,2%); ou
iv) Identificação da presença de diplococos Gram-negativos pela coloração de Gram do LCR (367 casos; 11,0%). Dos 2.977 casos confirmados por cultura e detecção de antígeno ou DNA, o sorogrupo foi determinado para 2.020 casos (68,0%), sendo ao sorogrupo C (58,1%, n = 1.174), seguido por B (29,3%, n = 593) e W (9,0%, 183).

Uma emergência do sorogrupo W tem sido observada no Sul do Brasil desde 2004. Um aumento do sorogrupo W também foi observado no Rio de Janeiro mesmo período. Recentemente no Brasil, temos observado uma alta taxa de letalidade de DM causada pelo sorogrupo W de até 30%. Uma variação regional marcante mostra uma incidência notavelmente aumentada de casos de DM do sorogrupo W nos estados do Sul do país. Em 2018, o estado de Santa Catarina foi responsável por 40% dos casos de DM causado pelo sorogrupo W. Esse cenário epidemiológico, preocupante em razão do potencial do sorogrupo W em causar doença grave e de sua alta taxa de letalidade, muitas vezes apresentando uma manifestação clínica incomum, resultou na vacina conjugada ACWY a ser introduzida no PNI em 2020.

A semelhança estrutural entre o polissacarídeo do sorogrupo B e as moléculas de adesão das células cerebrais do feto torna o polissacarídeo B um imunógeno pobre. Essa semelhança reduz a capacidade de induzir anticorpos bactericidas e levanta preocupações sobre uma possível autoimunidade. Portanto, várias vacinas de vesículas de membrana externa não capsular foram estudadas contra *N. meningitidis* sorogrupo B, e hoje vacinas com base em proteínas recombinantes identificadas por abordagens proteômicas e por vacinologia reversa estão disponíveis.

Desde o final de 2013, duas novas vacinas com base em proteínas contra o sorogrupo B foram licenciadas na Europa e nas Américas (MenB-FHbp, Trumenba, Pfizer e 4CMenB, Bexsero, GlaxoSmithKline). A vacina MenB-FHbp é composta por duas proteínas recombinantes de ligação ao fator H (fHbp) das subfamílias A (A05) e B (B01). A vacina multicomponente 4CMenB é composta por vários antígenos recombinantes: um peptídeo 1 de fHbp não lipidado da subfamília B/variante 1; peptídeo 8 de adesina A de *Neisseria* (NadA) variante NadA-2/3; peptídeo 2 de antígeno de ligação à heparina de *Neisseria* (NHBA); e PorA P1.7-2,4 da cepa epidêmica da Nova Zelândia. Desde 2015, as vacinas Men-FHbp e 4CMenB foram implementadas em 12 países em crianças e adolescentes em planos nacionais de imunização, para controle de surtos nos Estados Unidos e Canadá, ou clínicas privadas nos Estados Unidos. No Brasil, as vacinas 4CMenB e Trumenba são disponíveis apenas em clínicas privadas.

Tratamento

Cefalosporinas de 3ª geração, como ceftriaxona ou cefotaxima, são recomendadas para o tratamento empírico da DM, mas a penicilina G continua sendo o antibiótico de escolha para casos de DM confirmados, apesar dos relatos existentes sobre diminuição da suscetibilidade de isolados a essa droga por diferentes países incluindo o Brasil. As drogas rifampicina ciprofloxacina ou ceftriaxona são recomendadas para quimioprofilaxia. A azitromicina também é um medicamento alternativo no caso de resistência à ciprofloxacina. Os antibióticos atualmente recomendados para tratamento e quimioprofilaxia da DM no Brasil continuam sendo agentes adequados e eficazes; no entanto, a vigilância contínua dos perfis de suscetibilidade antimicrobiana de *N. meningitidis* é importante para monitorar as mudanças na resistência aos antibióticos geograficamente, ao longo do tempo ou em associação com clones emergentes.

Bibliografia recomendada

Acevedo R, Bai X, Borrow R, Caugant DA, Carlos J, Ceyhan M, et al. The global meningococcal initiative meeting on prevention of meningococcal disease worldwide: epidemiology, surveillance, hypervirulent strains, antibiotic resistance and high-risk populations. Expert Rev Vaccines. 2019;18(1):15-30. doi: 10.1080/14760584.2019.1557520.

Brasil. Protocolo Clínico e Diretrizes Terapêuticas para Atenção Integral às Pessoas com Infecções Sexualmente Transmissíveis (IST). Brasília: Ministério da Saúde, 2021:184.

Caugant DA. Population genetics and molecular epidemiology of Neisseria meningitidis. Apmis. 1998;106:505-25.

Quillin S, Seifert H. Neisseria gonorrhoeae host adaptation and pathogenesis. Nat Rev Microbiol. 2018;16:226-40. doi: 10.1038/nrmicro.2017.169.

Smith JM, Smith NH, O´Rourke M, Spratt BG. How clonal are bacteria? Proc. Natl. Acad. Sci. 1993;90:4384-88.

Stephens DS. Biology and pathogenesis of the evolutionarily successful, obligate human bacterium Neisseria meningitidis. Vaccine. 2009;(27-2):B71-7.

Tan LKK, Carlone GM, Borrow R. Advances in the development of vaccines against Neisseria meningitidis. N Engl J Med. 2010;362:1511-20. doi: 10.1056/NEJMra0906357.

Unemo M, Dillon JA. Review and international recommendation of methods for typing Neisseria gonorrhoeae isolates and their implications for improved knowledge of gonococcal epidemiology, treatment, and biology. Clin Microbiol Rev. 2011;24(3):447-58. doi: 10.1128/CMR.00040-10.

Unemo M, Seifert HS, Hook EW, et al. Gonorrhoea. Nat Rev Dis Primers. 2019;5:79. doi: 10.1038/s41572-019-0128-6.

Corynebacterium diphtheriae e Outras Espécies do Gênero

28

Louisy Sanches dos Santos Sant'Anna
Ana Luíza de Mattos Guaraldi

Introdução

O gênero *Corynebacterium* (do grego, *korynê* = clava; do latim, *bacterium* = bastonete), descrito por Lehmann e Neumann (1896), pertence à classe *Actinobacteria* (bactérias Gram-positivas com alto conteúdo G + C), ordem *Mycobacteriales* e família *Corynebacteriaceae*. Assim como outras bactérias do grupo CMN (*Corynebacterium*, *Mycobacterium* e *Nocardia*), as corinebactérias apresentam ácidos micólicos como constituintes das paredes celulares. Micro-organismos desse gênero apresentam-se comumente como bastonetes Gram-positivos irregulares (BGPI) (pleomórficos), ligeiramente curvos, que podem ser observados isolados, aos pares, dispostos em formato de letras chinesas ou paliçadas, podendo ter diferentes arranjos e comprimentos; aeróbios ou anaeróbios facultativos, catalase-positivos, não esporulados, não álcool-acidorresistentes e imóveis. Algumas espécies de corinebactérias apresentam grânulos de polimetafosfato em seu citoplasma, denominados "grânulos de volutina", acumulados como reserva de energia. Esses grânulos podem ser ainda denominados "granulações metacromáticas", pois se coram de forma diferente dos demais componentes celulares (Figura 28.1).

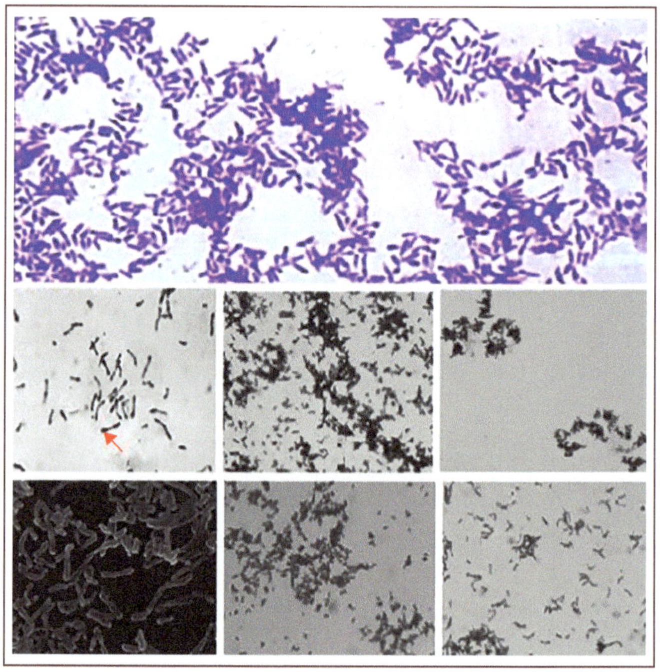

Figura 28.1 – *Fotomicrografias de ensaios de bacterioscopia pelo método de coloração de Gram e Albert-Laybourn e obtidas por microscopia eletrônica de varredura de amostras de espécies Corynebacterium. Algumas espécies, incluindo* Corynebacterium diphtheriae, *apresentam grânulos de polimetafosfato em seu citoplasma (seta), acumulados como reserva de energia. As imagens ilustram que as corinebactérias exibem pleomorfismo, podendo se apresentar com: bastonetes retos ou ligeiramente curvos e geralmente com as extremidades arredondadas; algumas formas longas e outras cocobacilares; células únicas, em pares, agregadas ou em arranjos característicos (paliçadas ou com aparência de letra chinesa).*
Fonte: Acervo da autoria.

O gênero *Corynebacterium* vem apresentando crescente relevância médica, veterinária e biotecnológica. Até o momento, já foram descritas e validadas mais de 135 espécies e quatro subespécies de corinebactérias, sendo algumas encontradas no solo, na água, em alimentos e em materiais sintéticos. Algumas espécies são observadas como componentes da microbiota de pele e de mucosas de humanos e/ou animais, sendo eventualmente associadas a quadros de infecções nesses hospedeiros. Outras são reconhecidas como importantes patógenos humanos e/ou animais, algumas das quais exibindo potencial de transmissão zoonótica (entre humanos e animais).

Corynebacterium diphtheriae e outras espécies potencialmente produtoras de toxina diftérica (TD) relacionadas com processos infecciosos humanos, zoonóticos e/ou animais

Corynebacterium diphtheriae é a espécie tipo e mais bem caracterizada do gênero *Corynebacterium*. É considerada o principal agente etiológico da difteria, uma doença potencialmente fatal que pode acometer crianças e adultos. A difteria apresenta manifestações locais e sistêmicas, principalmente em decorrência da ação da TD, uma exotoxina produzida pelo micro-organismo quando portador do gene *tox* carreado por fagos lisogênicos.

Nas últimas décadas, diversos estudos revelaram a possibilidade de outras espécies do gênero *Corynebacterium* carrearem o gene *tox* e, assim, causar infecções semelhantes à difteria. Inicialmente, esta propriedade foi descrita para duas espécies de micro-organismos reconhecidamente patogênicos para animais e, eventualmente, associados a infecções zoonóticas, *Corynebacterium ulcerans* e *Corynebacterium pseudotuberculosis*. Posteriormente, com base em análises filogenéticas de amostras de *C. diphtheriae*, duas novas espécies foram descritas: *Corynebacterium belfantii*; e *Corynebacterium rouxii*. Diante dessas pesquisas, atualmente, as espécies potencialmente produtoras de TD e filogeneticamente próximas, *C. diphtheriae*, *C. ulcerans*, *C. pseudotuberculosis*, *C. belfantii* e *C. rouxii*, são agrupadas no complexo *C. diphtheriae*. Ressalte-se que, até o momento, nenhuma amostra clínica de *C. belfantii* ou de *C. rouxii* foi isolada carreando o gene *tox*.

■ *Corynebacterium diphtheriae*

C. diphtheriae é também conhecida como bacilo diftérico em virtude de sua relação como agente etiológico da difteria e como bacilo de Klebs-Löffler, em homenagem a Edwin Klebs (quem pela primeira vez o observou e associou-o à difteria em 1883) e Friedrich August Johannes Löffler (quem o isolou e descreveu-o em 1884).

Com base na morfologia colonial e nas características bioquímicas, incluindo redução de nitrato, fermentação de amido ou glicogênio, as amostras de *C. diphtheriae* são usualmente categorizadas em quatro biovares: *gravis*; *mitis*; *intermedius*; e *belfanti*. Os três primeiros biovares foram nomeados de acordo com a gravidade clínica da infecção que desencadeavam, porém, com o tempo, percebeu-se que não existe essa correlação (todas são capazes de causar quadros graves e, inúmeras vezes, fatais de difteria). As amostras nitrato-negativas foram posteriormente denominadas *C. diphtheriae* biovar *belfanti*. Entretanto, análises genômicas mais recentes demonstraram que algumas dessas amostras nitrato-negativas pertencem a novas espécies.

Apesar de reconhecido como agente etiológico da difteria, atualmente tem sido demonstrado que *C. diphtheriae* também é capaz de causar infecções humanas de tipos diversos. Os principais aspectos clínicos e epidemiológicos da difteria e outras infecções causadas por esses micro-organismos serão apresentados a seguir.

■ Difteria clássica

A difteria é uma doença toxi-infecciosa comunitária, de evolução aguda, que pode acometer o trato respiratório (difteria respiratória) e a pele (difteria cutânea) (Figura 28.2).

Epidemias e surtos epidêmicos de difteria causados por *C. diphtheriae* são reportados há pelo menos 2.500 anos, sendo responsáveis por milhares de óbitos, particularmente entre as crianças, antes da imunização em massa com o toxoide diftérico (toxina inativada) na população infantil, iniciada na década de 1950. Após décadas de controle da doença pela vacinação, uma grande epidemia ocorreu na Europa entre 1990 e 1999 com aproximadamente 157 mil casos e 5 mil óbitos, sendo a maior parte (70%) reportada em indivíduos com mais de 15 anos de idade. Adultos da faixa etária entre 40 e 49 corresponderam à quase metade do número de casos fatais em alguns países, demonstrando que a imunidade conferida pela vacinação na infância não é permanente.

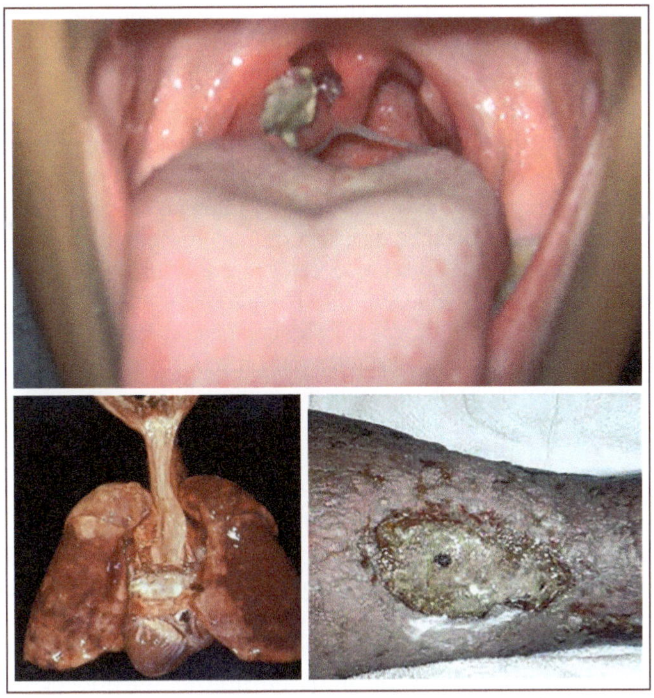

Figura 28.2 – *Em pacientes com difteria, observa-se a formação de pseudomembranas, esbranquiçadas ou amarelo-acinzentadas com bordas bem definidas, que constituem o sinal patognomônico da doença. Geralmente constituídas de eritrócitos, leucócitos, células epiteliais necróticas, bactérias e fibrina, são resultantes do processo inflamatório e do dano tecidual causado pela ação da toxina diftérica no local da infecção. A extensão da pseudomembrana pode comprometer o palato mole, a úvula e, nos casos graves, pode se estender à traqueia e aos brônquios com consequente obstrução das vias respiratórias. Na difteria cutânea, as lesões geralmente apresentam-se sob a forma de úlceras arredondadas, fibrinopurulentas e bordas bem demarcadas.*
Fonte: Adaptada de Mattos-Guaraldi *et al.*, 2014.

Outros países também vivenciaram surtos epidêmicos nessa época, entre os quais, China, Índia e Equador. Após essa grande epidemia, os países foram orientados a incluir doses de reforço para indivíduos com mais de 15 anos em seus programas de imunização.

Nos últimos anos, uma redução considerável no número de casos tem sido observada; contudo, a difteria permanece uma importante causa de morbidade e mortalidade em todo o mundo. Segundo os dados da Organização Mundial da Saúde (OMS), surtos de difteria continuam ocorrendo em diversos países em desenvolvimento e industrializados, além de a doença permanecer endêmica em diversas regiões. Entre os países que respondem pela maior parte dos casos de difteria atualmente, estão: Etiópia; Filipinas; Índia; Indonésia; Madagascar; Nepal; Nigéria; Paquistão; e Venezuela. No Brasil, seguindo a tendência mundial, o número de casos registrados tem diminuído a cada ano, embora surtos e casos isolados ocorram esporadicamente em algumas regiões. Dada sua importância, a difteria é uma doença de notificação compulsória na maior parte dos países, inclusive no Brasil.

A transmissão de *C. diphtheriae* ocorre pelo contato de indivíduos suscetíveis com gotículas respiratórias, secreções nasofaríngeas e lesões de pele infectadas de portadores sintomáticos ou assintomáticos (respiratórios ou cutâneos) e, adicionalmente, por meio de fômites. O período médio de incubação da doença é de 2 a 5 dias (1 a 10 dias). Portadores assintomáticos capazes de transmitir difteria são os reservatórios principais de amostras de *C. diphtheriae* toxinogênico, contribuindo para a disseminação do patógeno na população.

Embora *C. diphtheriae* seja classicamente descrito como micro-organismo capaz de causar infecções no homem, tendo este como seu único reservatório, nas últimas décadas, amostras dessa espécie têm sido isoladas de animais, incluindo lesões de úbere de vaca, lesão cutânea em cavalo e otite em gato doméstico, alertando para a possibilidade (ainda não comprovada) de transmissão zoonótica desse patógeno.

Difteria respiratória

Na forma respiratória, o processo infeccioso inicia-se com a colonização do epitélio do trato respiratório superior pelo micro-organismo. A multiplicação bacteriana no local e o processo inflamatório resultam no aparecimento dos primeiros sinais e sintomas da doença, ainda inespecíficos e semelhantes aos de infecções respiratórias altas de etiologia viral, que incluem fraqueza, prostração, dificuldade de deglutição, hiperemia de toda a faringe e febre moderada (38 °C). Em seguida, observa-se a formação de placas esbranquiçadas ou amarelo-acinzentadas com bordas bem definidas, conhecidas como "pseudomembranas", principalmente nas tonsilas, palato mole, orofaringe e nasofaringe (Figura 28.2). Essas placas pseudomembranosas constituem o sinal patognomônico da doença e são geralmente constituídas de eritrócitos, leucócitos, células epiteliais necróticas, bactérias e fibrina, resultantes do processo inflamatório e do dano tecidual causado pela ação da TD no local da infecção.

À medida que os eritrócitos entram em decomposição, a pseudomembrana torna-se amarronzada e o paciente começa a apresentar halitose característica. Em alguns casos, a pseudomembrana se estende à laringe, causando tosse, rouquidão e, posteriormente, dispneia e taquicardia. É possível também ocorrerem linfadenopatia e edema nas regiões submandibular e cervical anterior, manifestações importantes para o diagnóstico clínico da doença.

Em decorrência da vascularização do tecido conjuntivo subjacente, sangramentos são comumente observados nas tentativas de remoção das placas pseudomembranosas ou durante os episódios de tosse. A alta vascularização do tecido subjacente também contribui para o aumento da absorção da TD, o que agrava o estado geral do paciente.

A TD é uma das mais potentes exotoxinas bacterianas conhecidas, apresentando, em humanos, a dose letal de cerca de 0,1 μg/kg. Essa toxina, que tem tropismo para o miocárdio, rins, suprarrenais e do sistema nervoso, atua inibindo a síntese de proteínas em células susceptíveis, causando sua morte. A atuação da TD no miocárdio resulta em insuficiência cardíaca aguda, frequentemente fatal, enquanto, no sistema nervoso, agrava os sintomas respiratórios em decorrência da paralisia muscular no palato mole, na face, faringe, laringe e no diafragma. Nos rins, causa albuminúria e, em casos mais graves, insuficiência renal. Em geral, as manifestações toxêmicas da difteria provocam no óbito do paciente entre 6 e 10 dias, porém o óbito pode também resultar de asfixia consequente ao grande processo inflamatório local ou ao deslocamento das placas pseudomembranosas.

Nos casos mais graves da doença, denominados "difteria maligna" ou "difteria hipertóxica", as manifestações clínicas são mais severas desde o início súbito. A evolução é caracterizada por linfadenopatia cervical e edema periganglionar importantes, configurando o que popularmente se denomina "pescoço de touro" ou "pescoço taurino", bem como pela formação de pseudomembrana em toda a extensão do trato respiratório (Figura 28.2). Em virtude da intensa absorção de TD, miocardite, neurite e insuficiência renal são complicações frequentemente observadas. Cerca de 50% dos casos de difteria maligna são fatais, principalmente em decorrência de bloqueio atrioventricular e arritmias complexas. É preciso ressaltar que quadros de difteria clássica e maligna já foram descritos em indivíduos imunizados, incluindo adultos jovens recentemente vacinados.

Difteria cutânea

Considerada a manifestação clínica não respiratória mais comum decorrente da infecção por amostras toxinogênicas de *C. diphtheriae*. Mesmo diante de altas taxas de cobertura vacinal em todo o mundo, a difteria cutânea permanece ocorrendo de forma endêmica em países tropicais, além de casos isolados e surtos serem detectados anualmente em todos os continentes.

Em geral, as lesões diftéricas apresentam-se como úlceras superficiais na pele, quase sempre crônicas, com exsudato fibrinopurulento e bordas delimitadas (Figura 28.2). Estão comumente associadas com a colonização de lesões preexistentes, como feridas cirúrgicas, queimaduras e picadas de insetos, pelo bacilo diftérico. Em alguns casos, é possível observar a pseudomembrana formando-se sobre o tecido conjuntivo exposto, e o paciente pode apresentar febre, inapetência e prostração. Embora casos de difteria cutânea sejam reportados mesmo em indivíduos vacinados, manifestações toxêmicas são incomuns, principalmente nesse grupo.

É sabido que as lesões cutâneas absorvem a toxina lentamente e podem induzir altos níveis de anticorpos. Por sua vez, as lesões infectadas por *C. diphtheriae* atuam como reservatórios dos micro-organismos, que podem contaminar o ambiente e causar infecções (cutâneas e respiratórias) em contactantes de forma mais eficiente que a forma respiratória e, assim, contribuem para a emergência de surtos e epidemias em populações vulneráveis. Nesse contexto, o diagnóstico precoce e a notificação são cruciais, não apenas para o correto manejo do paciente, mas também para a implementação de medidas de prevenção e contenção de surtos e epidemias. Contudo, apesar do risco à saúde pública, essa forma da difteria é normalmente diagnosticada mais lentamente que a infecção na forma respiratória, já que as lesões apresentam sintomatologia inespecífica e, com frequência, estão coinfectadas por outros patógenos, como *Staphylococcus aureus* e *Streptococcus pyogenes*.

Ressalte-se que amostras não toxinogênicas de *C. diphtheriae* são frequentemente isoladas de pequenas lesões de pele, sobretudo em indivíduos em situação de vulnerabilidade social. Embora esses casos não sejam notificados nem supervisionados pela vigilância sanitária na maior parte dos países, sabe-se que a conversão à toxigenicidade é possível, o que representa um risco para o indivíduo portador e para a população. Ademais, a colonização de pele por *C. diphtheriae* atoxinogênico tem sido associada ao aparecimento de infecções invasivas em indivíduos portadores de diabetes e em abuso de drogas. Assim, profissionais de Saúde devem estar atentos ao isolamento de amostras dessa espécie, mesmo atoxinogênicas, em pacientes com lesões de pele, sobretudo quando portadores de comorbidades ou em situação de vulnerabilidade social.

■ Tratamento e prevenção da difteria

O tratamento da difteria envolve, normalmente, internação hospitalar, com administração de soro antidiftérico (SAD) produzido em cavalos, almejando a neutralização da TD. O principal risco da terapia com o SAD é o desenvolvimento de reações de hipersensibilidade do tipo III (doença por complexos imunes), em especial se o paciente já foi tratado pela administração de outras antitoxinas (soros antitetânico e antiofídicos) também produzidas em cavalo. O desenvolvimento de quadro de hipersensibilidade é de extrema letalidade para o paciente submetido ao tratamento com o SAD, daí a preocupação com a administração do soro por parte do corpo médico, gerando angústias a respeito da toxigenicidade das amostras bacterianas. Assim, métodos rápidos e precisos para a detecção de corinebactérias potencialmente toxigênicas é importante.

Paralelamente à administração do SAD, a terapia antimicrobiana elimina o micro-organismo, reduzindo a absorção da TD. Classicamente, a penicilina G e a eritromicina são as drogas de escolha para o tratamento da difteria; entretanto, suscetibilidade reduzida ou resistência total à penicilina G, oxacilina, eritromicina, rifampicina, tetraciclina e clindamicina tem sido relatada em várias regiões do mundo, inclusive no Brasil. Vancomicina ou linezolida pode ser usada se for detectada resistência aos demais antimicrobianos. Deve-se documentar a eliminação do organismo por duas culturas negativas consecutivas de garganta e/ou nasofaringe feitas 1 a 2 dias depois e novamente 2 semanas após o término do tratamento com antimicrobianos.

A prevenção da difteria é conferida pela administração da vacina contendo toxoide diftérico, fragmento da TD desprovida da atividade tóxica que ainda mantém a imunogenicidade. No Brasil, o esquema vacinal proposto atualmente pelo Ministério da Saúde compreende: três doses da vacina pentavalente, combinação da vacina DTP (composta pelos toxoides diftérico e tetânico e pela célula inteira purificada da bactéria *Bordetela pertussis*, causadora da coqueluche) com partícula da superfície do vírus da hepatite B (HBsAg) e componente da cápsula de *Haemophilus influenzae* tipo b (Hib), aos 2, 4 e 6 meses de idade; e dois reforços com a DTP, sendo a primeira dose aos 15 meses e, a segunda, aos 4 anos de idade. É indicado também fazer o reforço com a dupla adulto (dT), que contém uma quantidade menor de toxoide diftérico, a cada 10 anos da data da última dose administrada. Em alguns casos, como em gestantes, é recomendada a vacinação com a vacina DTPa (composta pelos toxoides diftérico e tetânico e componentes celulares de *Bordetela pertussis*). Outras variantes dessas vacinas, como a hexavalente, que inclui a DTPa, poliomielite inativada -VIP, Hib e HBsAg, podem ser encontradas na rede privada.

Segundo dados da OMS, a cobertura vacinal contra difteria (esquema completo de 3 doses até 1 ano de idade) vinha alcançado cerca de 95% da população na maior parte dos países. Contudo, nos últimos anos, quedas nessas taxas têm sido observadas em razão de múltiplos fatores, como problemas de ordem político-social, questões culturais, precarização das condições socioeconômicas e crescimento dos movimentos antivancina. Além disso, as taxas de vacinação com doses de reforço nos adultos, especialmente os do sexo masculino, permanecem baixas. Diante disso, a OMS alerta para a possibilidade de novos surtos e epidemias nos próximos anos. É importante ressaltar que a vacinação é necessária após a recuperação dos pacientes que tiveram difteria porque a infecção não promove imunidade.

■ Infecções atípicas causadas por *C. diphtheriae*

Nas últimas décadas, quadros de difteria causados por *C. diphtheriae* sem sinais e sintomas clássicos da doença, como a formação de pseudomembrana e linfadenopatia cervical, têm sido relatados, sobretudo em indivíduos não adequadamente imunizados. Além disso, amostras de *C. diphtheriae*, independentemente da capacidade de produção de TD, também têm sido associadas a processos infecciosos invasivos, como sepse, osteomielite, artrite, abscesso esplênico, pneumonia, infecção relacionada ao uso de catéter e endocardite, sendo essa última a principal manifestação e responsável por um elevado índice de letalidade (15% a 50%), inclusive de indivíduos previamente imunizados.

Embora ainda não tenham sido definidos claramente os fatores de risco para o surgimento de infecções invasivas causadas por *C. diphtheriae*, determinados grupos parecem ser mais suscetíveis ao desenvolvimento de bacteremia, incluindo usuários de drogas, pacientes infectados pelo HIV e outros estados de imunocomprometimento. Aparentemente, lesões cutâneas parecem atuar como principal porta de entrada para o micro-organismo, que tem sido encontrado com frequência colonizando esses indivíduos. Dados demonstraram que a incidência de infecções por *C. diphtheriae* em pacientes com câncer foi cerca de 400 vezes maior que na população geral, reforçando o potencial de amostras de *C. diphtheriae* de causar processos infecciosos em indivíduos em diversos graus de imunossupressão. A capacidade de causar essas infecções atípicas adiciona, portanto, um novo aspecto à patogenicidade de *C. diphtheriae*, ainda pouco compreendido. Contudo, as manifestações clínicas sugerem que o micro-organismo apresenta predileção pelo endocárdio e tecido sinovial.

■ Tratamento e prevenção de infecções atípicas

O tratamento das infecções atípicas depende de vários fatores, incluindo sítio de infecção, comorbidades e idade do paciente. Geralmente, envolve o estabelecimento da terapia antimicrobiana e monitoramento do paciente em ambiente hospitalar. Em muitos casos, medidas de suporte devem ser empregadas.

Uma vez que a vacina protege apenas contra a ação da TD, mesmo que bem aplicados, os programas de imunização não conseguem eliminar a circulação de *C. diphtheriae*, tampouco impedir a colonizaçao e o aparecimento infecções por esse patógeno.

■ Toxina diftérica, outros fatores e mecanismos de virulência envolvidos no potencial patogênico de amostras de *C. diphtheriae*

Diversos mecanismos de virulência têm sido investigados e descritos para *C. diphtheriae*. Entre os quais, destacam-se a produção de TD e, entre as toxinas, a expressão de adesinas e de invasinas. O modelo estrutural da TD e os principais eventos relacionados à produção e à atividade dessa exotoxina estão ilustrados na Figura 28.3.

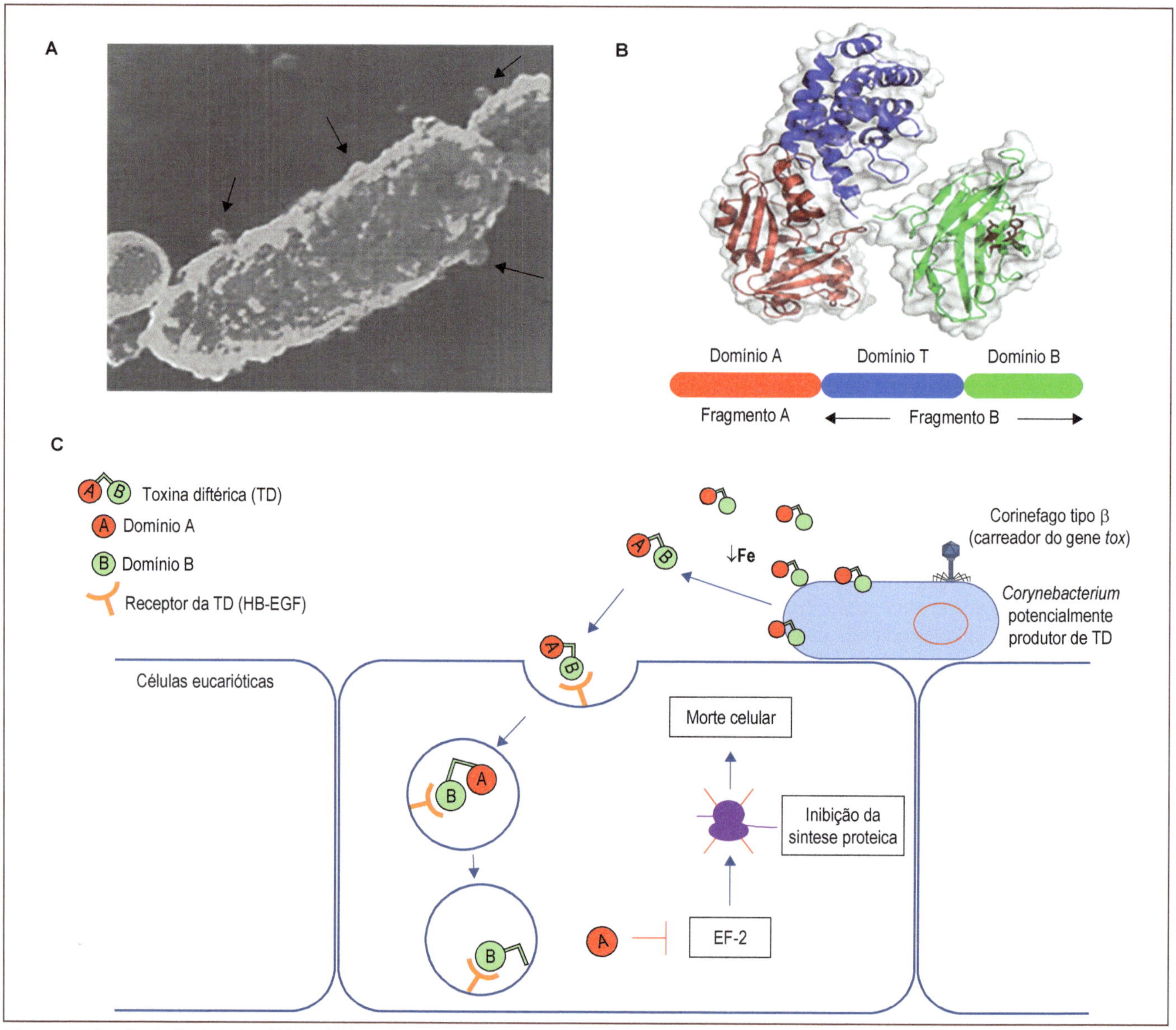

Figura 28.3 – *Produção de toxina diftérica (TD) por Corynebacterium spp.: (a) A interação de corinefagos (seta) do tipo β ou β-relacionados carreadores do gene tox (codificador da TD) permite a produção de TD por amostras de algumas espécies, principalmente* Corynebacterium diphtheriae *e* Corynebacterium ulcerans. *(b) Modelo estrutural de TD: fragmento A, contendo o domínio catalítico (A); e fragmento B, composto pelos domínios de ligação ao receptor celular (B) e de translocação (T). O centro catalítico (azul) e os aminoácidos que participam da ligação ao receptor celular (marrom) estão destacados. (c) Mecanismo de ação de TD produzida preferencialmente em condições de baixa biodisponibilidade de ferro: inicialmente, ocorre a interação entre o domínio B e o receptor HB-EGF (fator de crescimento epitelial ligante de heparina), seguida pela endocitose e clivagem de TD por proteases e translocação da subunidade A para o citossol, responsável inibição da síntese proteica e morte da célula hospedeira.*
Fonte: Adaptada de Wenzel *et al.*, 2020.

A TD é um polipeptídio de aproximadamente 58 kDa com 535 resíduos de aminoácidos que permanece como o principal e mais conhecido fator de virulência de *C. diphtheriae*. Estruturalmente, a TD é uma toxina do tipo AB, cujas subunidades (ou fragmentos) são mantidas unidas por uma ligação dissulfeto entre os resíduos de cisteína. O fragmento A contém o domínio A (*active*), que apresenta atividade catalítica.

O fragmento B é composto por dois domínios: o domínio B (*binding*), responsável pela ligação ao receptor celular, o fator de crescimento epitelial ligante de heparina (HB-EGF); e o domínio T (*translocation*), responsável pela translocação do domínio A através da membrana plasmática até o citoplasma da célula-alvo. A TD entra na célula via endocitose mediada por receptor através de depressões revestidas de clatrina. As proteases associadas ao endossoma clivam parcialmente a ligação entre as duas subunidades e a exposição da TD às condições ácidas desencadeia uma mudança conformacional que permite que o domínio T se insira na membrana do endossoma e ocorra a translocação da subunidade A. No citoplasma, o domínio A catalisa a transferência da porção ADP-ribose da nicotinamida adenina dinucleotídeo (NAD) para o fator de alongamento 2 (EF-2). O EF-2 atua na condução do complexo tRNA--mRNA pelo ribossomo, sendo determinante para a síntese proteica celular. A sua ribosilação pela TD leva, então, à inibição da síntese proteica na célula-alvo e, consequentemente, à morte celular. O processo de ribosilação ocorre especificamente em um resíduo modificado de histidina (diftamida) no EF-2, ausente em alguns mamíferos, como camundongos (razão pela qual esta espécie é resistente à TD). A TD absorvida liga-se às células que apresentam maior número de receptores para ela, incluindo células do miocárdio, suprarrenais e sistema nervoso. Assim, a atuação da TD sobre esses tecidos causa complicações severas e potencialmente fatais observadas nos quadros de difteria.

É preciso ressaltar que a TD pode ser produzida apenas por amostras que contêm o gene codificador (gene *tox*), carreado por fagos lisogênicos (corinefagos) do tipo β ou β-relacionados, integrado ao seu cromossomo. Contudo, mesmo integrado ao cromossomo bacteriano, a expressão do gene *tox* não é constitutiva, estando regulada por uma proteína repressora, conhecida como *diphtheria toxin repressor* (DtxR), cujo gene codificador está presente no genoma de todas as amostras de *C. diphtheriae* e de outras corinebactérias, e cuja atividade depende da sua ligação a íons bivalentes, especialmente íons de ferro (Fe^{2+}).

Simplificadamente, a regulação da transcrição do gene *tox* ocorre da seguinte forma: a ligação de íons ferro ao DtxR provoca uma mudança alostérica neste, permitindo que se ligue ao operador do gene *tox* e, assim, iniba sua transcrição. Em condições de baixa biodisponibilidade de ferro, como durante a infecção em hospedeiros animais, a proteína DtxR pode permanecer não ligada ao ferro, tornando-se incapaz de inibir a transcrição do gene *tox*. Nessa condição, a TD é produzida. O ferro é, portanto, um correpressor da produção de TD. Ressalte-se que, além do gene *tox*, outros genes de *C. diphtheriae* encontram-se sob regulação do DtxR e incluem, principalmente, aqueles envolvidos com a captação e transporte de ferro.

Além da TD, recentemente, foi descrita a capacidade de produção de uma proteína (proteína de ligação ao ribossomo[Rbp]), estruturalmente semelhante à toxina Shiga-like de *Escherichia coli*, por amostras de *C. diphtheriae*, cuja atividade citotóxica tem sido demonstrada.

Diversos estudos *in vitro* também realizados nas últimas décadas revelaram que algumas amostras de *C. diphtheriae* são capazes de aderir e sobreviver no interior de diversos tipos celulares humanos, incluindo células epiteliais respiratórias e endoteliais, apesar de classicamente descrito como patógeno extracelular (Figura 28.4). Algumas amostras mostraram-se capazes de sobreviver no interior de macrófagos humanos e induzir morte celular por apoptose e necrose, o que sugere a presença de determinantes de resistência a substâncias oxidantes e hidrolíticas produzidas por essas células. Adicionalmente, outros estudos realizados *in vitro* demonstraram que amostras de *C. diphtheriae* são capazes de aderir ao fibrinogênio humano e proteínas de matriz extracelular.

A habilidade de aderir e formar biofilmes em diferentes superfícies abióticas também já foi demonstrada para algumas espécies de *Corynebacterium* (Figura 28.4), sendo considerada uma das estratégias utilizadas por *C. diphtheriae* para se perpetuar na comunidade, no ambiente hospitalar e nos hospedeiros.

Até a presente data, adesinas de natureza fimbrial e não fimbrial, carboidratos de superfície, hidrofobinas e transialidades já foram relacionadas a esses processos. A presença de fímbrias na superfície do bacilo diftérico foi relatada, pela primeira vez, em 1976, quando foi sugerida a sua participação na aderência a eritrócitos (hemaglutinação). Desde então, muitos estudos buscaram a sua caracterização estrutural e funcional, revelando que *C. diphtheriae* pode apresentar diferentes estruturas fimbriais, sendo o *pilus* SpaA o mais frequente entre as amostras.

Outros trabalhos sobre as propriedades adesivas do bacilo diftérico permitiram a identificação de uma proteína de natureza não fimbrial, possivelmente envolvida com a aderência a eritrócitos e células epiteliais: a proteína 67-72p (DIP0733), codificada pelo gene *DIP0733*. Mais recentemente, foi também descrito seu papel na invasão e na indução de apoptose em células respiratórias. Além da proteína DIP0733, a proteína DIP1281 tem sido estudada no processo de interação com células de linhagem epitelial de faringe.

Nas últimas décadas, também tem sido investigada a participação de carboidratos de superfície e proteínas lectínicas nas interações de *C. diphtheriae* com células do hospedeiro. Embora o papel dos carboidratos de superfície na virulência do bacilo diftérico ainda não tenha sido bem caracterizado, acredita-se que os resíduos de açúcar estejam envolvidos na aderência a superfícies inertes. Também é possível que esses resíduos participem da interação com células hospedeiras. A presença de ácido siálico, consequente à sua carga negativa, pode contribuir para a evasão do sistema imune, além de favorecer o estabelecimento e a manutenção do patógeno nas superfícies cutaneomucosas do hospedeiro.

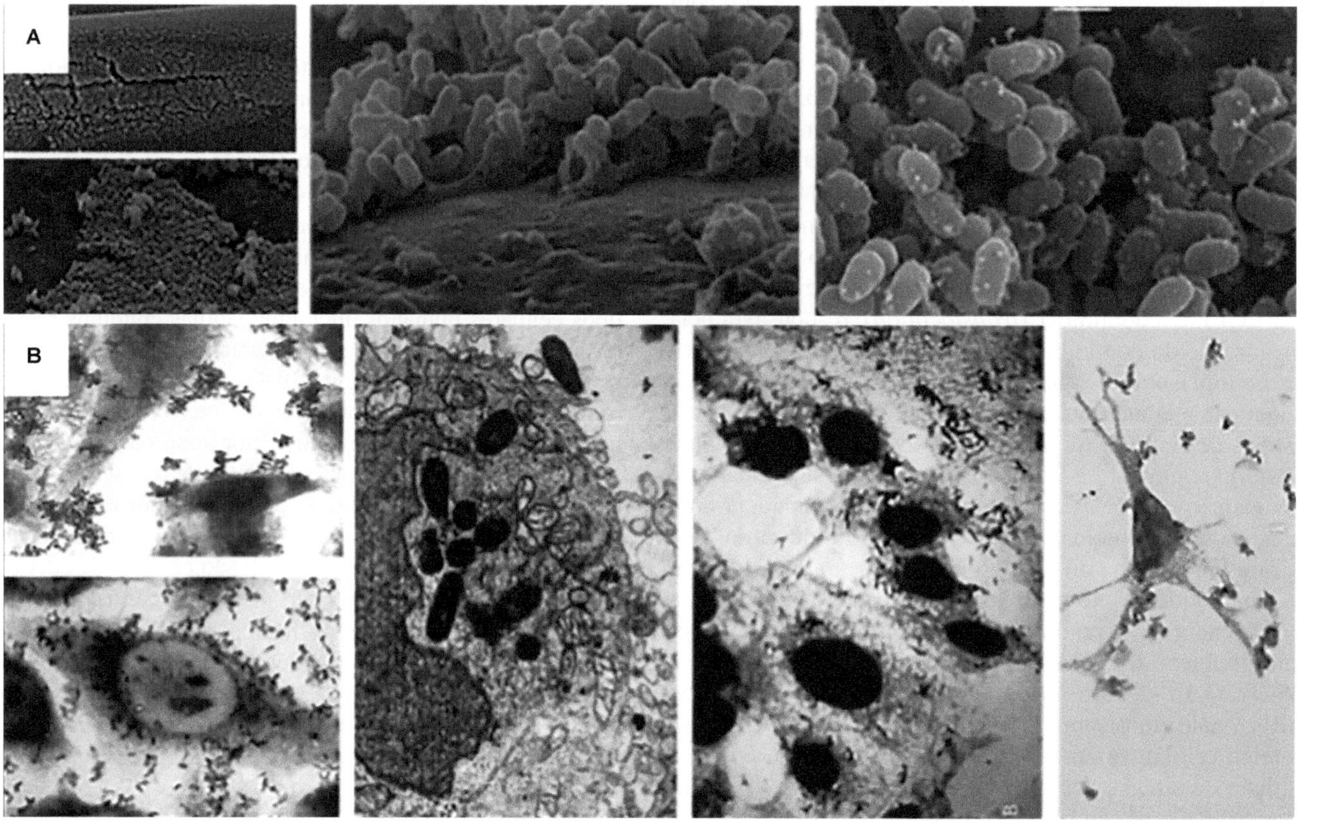

Figura 28.4 – *Fotomicrografias obtidas por microscopia ótica, microscopia eletrônica de varredura e de transmissão ilustrando mecanismos de interação de Corynebacterium spp. com superfícies abióticas e células eucarióticas que podem contribuir para a colonização das superfícies cutaneomucosas, infecção e disseminação dos patógenos pelos tecidos e corrente sanguínea de humanos. (a) Formação de biofilme em superfícies de cateter de poliuretano por Corynebacterium striatum. (b) Diferentes estágios de interação de Corynebacterium spp., incluindo Corynebacterium diphtheriae, com células eucarióticas humanas: aderência à superfície celular, invasão, sobrevivência e multiplicação no compartimento intracelular, dano tecidual e disseminação pelo hospedeiro.*

Fonte: Adaptada de Hirata Jr, *et al.*, 2002, Hirata Jr *et al.*, 2004; Souza, *et al.*, 2015.

É sabido que a presença de ácido siálico na superfície das amostras de bacilo diftérico resulta das atividades realizadas pelas sialidases, também designadas "neuraminidades". As sialidases são glicosil-hidrolases que catalisam a remoção de resíduos de ácido siálico terminais de glicoconjugados presentes na superfície das células do hospedeiro. Por meio de suas atividades de transialidades, as sialidases permitem também a aquisição do ácido siálico, permitindo ao micro-organismo expô-lo na sua superfície externa. Mais do que isso, elas ainda podem funcionar diretamente como adesinas. Nos últimos anos, uma provável exosialidase, NanH (DIP0543), foi identificada em *C. diphtheriae* e revelou ter uma atividade de transialidase, mas seu papel na exposição do ácido siálico não ficou claro.

Algumas pesquisas também têm analisado a contribuição das moléculas de superfície em duas propriedades inversamente relacionadas: a hidrofobicidade; e a carga de superfície. A hidrofobicidade já foi descrita como envolvida na patogênese de outras espécies bacterianas, contribuindo para a evasão da fagocitose, para aderência a superfícies bióticas e abióticas, e para a sobrevivência em ambientes com variações de pH, eletrólitos e nutrientes, e na presença de substâncias tóxicas ou hidrolíticas. Com relação à virulência, foi verificado que a hidrofobicidade favorece a aderência a superfícies de poliestireno e à autoaglutinação de amostras de *C. diphtheriae*, o que pode contribuir para a formação de biofilmes.

Assim como a habilidade de colonizar e de se proliferar nas superfícies cutaneomucosas, a capacidade de captação de nutrientes vitais, como ferro, é uma etapa indispensável para o estabelecimento e a progressão do processo infeccioso. De forma similar a outros patógenos bacterianos, além da produção de sideróforos, o bacilo diftérico modifica a expressão de fatores de virulência, como toxinas, enzimas e adesinas, quando submetidas a ambientes com baixas concentrações desse íon, o que contribui para o estabelecimento ea disseminação do processo infeccioso no hospedeiro.

Nas últimas décadas, a patogenicidade de *C. diphtheriae* também vem sendo investigada mediante infecção *in vivo* utilizando invertebrados, como o nematódeo *Caenorhabditis elegans* e o inseto *Galleria mellonella* (Figura 28.5). Esses modelos biológicos têm sido amplamente utilizados e se mostrado úteis para presunção da virulência de amostras clínicas de *C. diphtheriae*, bem como de outras corinebactérias.

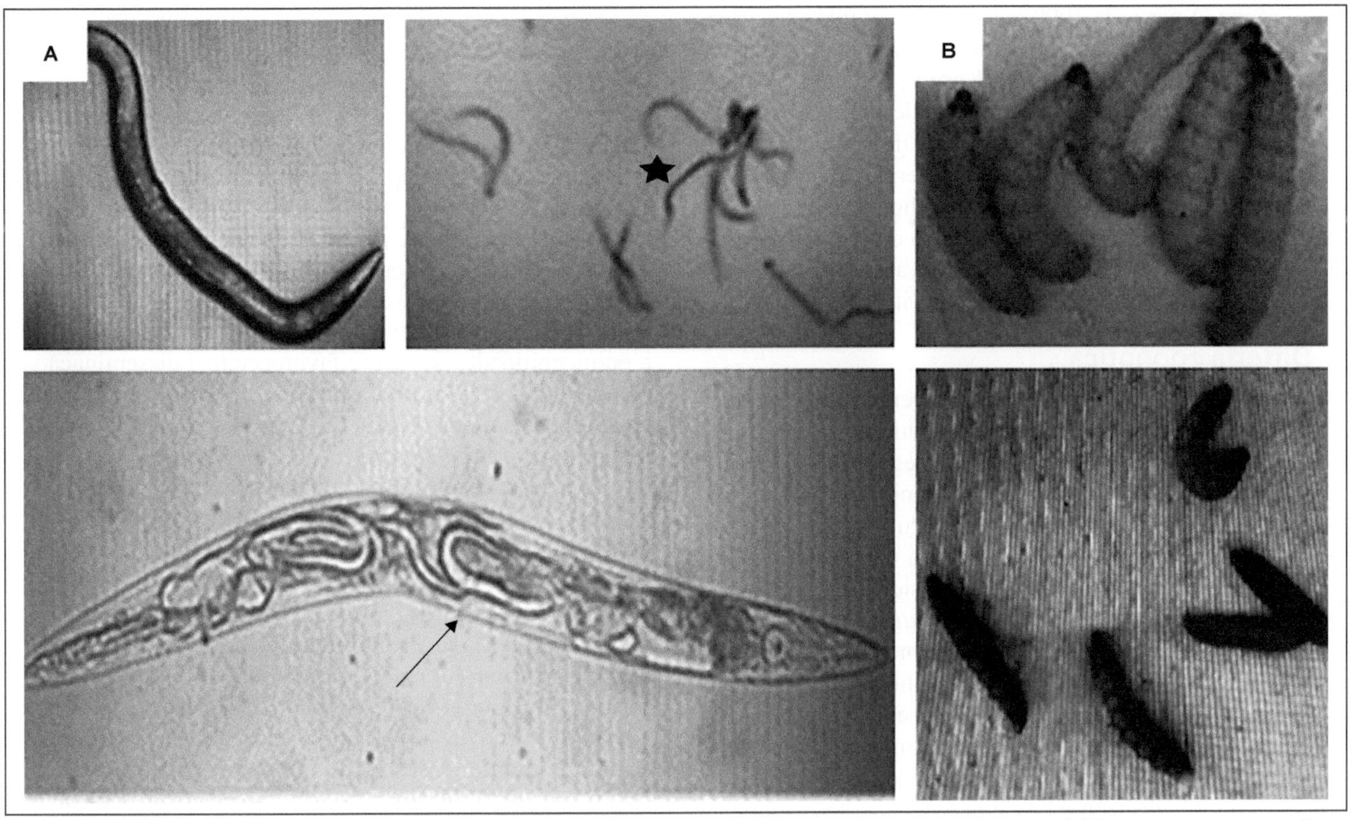

Figura 28.5 – *Modelos biológicos experimentais* in vivo *utilizados no estudo da patogenicidade de amostras de* Corynebacterium diphtheriae *e outras corinebactérias. (a) Análises com nematódeos* Caenorhabditis elegans*: vermes mortos/vivos/desaparecidos e alterações morfológicas, incluindo eclosão dos ovos ainda dentro dos vermes com presença de larvas vivas (*Bagging*) (seta) e agregados de vermes (*Worm-star formation*) (estrela), são fatores indicativos de capacidade de agressão e virulência das amostras bacterianas. (b)* Galleria mellonella*: melanização das lagartas em resposta à infecção, que se tornam escuras, variando do cinza/castanho ao negro, além da diminuição da atividade e de reação das larvas.*
Fonte: Adaptada de Simpson-Lourêdo *et al.* 2019; Simpson-Lourêdo, 2019.

■ *Corynebacterium belfantii* e *Corynebacterium rouxii*

C. belfantii (em homenagem ao autor da primeira descrição de isolados de Corynebacterium de paciente com ozena) é uma espécie descrita recentemente (2018) e diferencia-se de *C. diphtheriae* pela incapacidade de reduzir nitrato e fermentar glicogênio. *C. rouxii* (em homenagem ao cientista francês e ex-diretor do Instituto Pasteur, Pierre-Paul-Émile Roux) foi descrita em 2020 e diferencia-se de *C. diphtheriae* pela incapacidade de reduzir nitrato, fermentar glicogênio e maltose.

Considerando que essas duas espécies foram recentemente descritas, há poucos dados na literatura acerca das infecções por elas causadas, bem como sobre os mecanismos de virulência que apresentam. Até a presente data, *C. belfantii* (originalmente *C. diphtheriae* biovar *belfanti*) foi associada a infecções no trato respiratório de humanos, incluindo rinite, ozena (rinite atrófica fétida), sinusite, faringite, laringite e pneumonia. Já amostras de *C. rouxii* (originalmente *C. diphtheriae* biovar *belfanti*) foram isoladas de espécimes clínicos humanos e animais (cães e gatos) na França e nos Estados Unidos, sendo relacionas com infecções de pele, otite e peritonite.

■ *Corynebacterium ulcerans*

C. ulcerans, isolada em 1927 por Gilbert e Stewart, diferencia-se de *C. diphtheriae* pelas seguintes características fenotípicas: apresenta reação de CAMP-reverso; é urease-positiva (hidrólise da ureia) e nitrato-negativa (não reduz nitrato).

A espécie *C. ulcerans* tem sido descrita como agente etiológico de quadros diversos de infecções em animais, principalmente mastite em gado bovino. Casos de infecções em humanos são relatados na literatura médica desde a década de 1980, principalmente em países europeus. Além de quadros de difteria respiratória e cutânea, também foram reportados casos de oftalmia neonatal, pneumonia, infecções de pele e tecidos moles em pacientes de todas as idades e em ambos os sexos. No Brasil, em 2008, foi reportado, em área urbana na região metropolitana do Rio de Janeiro, um caso de pneumonia fatal causado por amostra de *C. ulcerans* atoxinogênico em paciente apresentando lesão cutânea nos membros inferiores.

Inicialmente, os quadros infecciosos por *C. ulcerans* foram associados ao consumo de leite não fervido/pasteurizado e de derivados. Foram também descritos casos de trabalhadores rurais portadores assintomáticos de *C. ulcerans* na nasofaringe. A partir de 1990, passaram a ser relatados casos de pacientes humanos que não apresentavam fatores de risco associados às infecções pelo *C. ulcerans*, como consumo de leite *in natura* ou contato com animais de fazenda. Além de bovinos e caprinos, pequenos animais de estimação (cães e gatos) passaram a ser, então, considerados responsáveis pela transmissão de *C. ulcerans* para o hospedeiro humano. Apesar de a transmissão desse patógeno entre humanos ainda não ter sido solidamente notificada, vários pesquisadores recomendam o isolamento de pacientes infectados.

■ Difteria zoonótica

Quando a difteria (respiratória ou cutânea) é transmitida por animais, a doença pode ser denominada "difteria zoonótica". Até o momento, apenas a espécie *C. ulcerans* foi associada a essa infecção e vem sendo motivo de preocupação das autoridades em Saúde Pública em diversos países industrializados, já que durante a última década, em alguns países, a difteria zoonótica tem sido mais prevalente que a difteria clássica causada por *C. diphtheriae*. Apesar disso, poucos são os países que apresentam rotinas laboratoriais estabelecidas e que exijam a notificação compulsória de infecções humanas por *C. ulcerans* e que contemplem, também, o isolamento de amostras atoxinogênicas. Nos países em desenvolvimento, o número de casos notificados de infecção por *C. ulcerans* é bastante reduzido, possivelmente em decorrência da subnotificação de casos consequentes à carência de disponibilidade de redes de laboratórios habilitados para o isolamento e a identificação da espécie. No Brasil, casos de infecções humanas já foram relatados.

Interessantemente, casos de infecção por *C. diphtheriae* e *C. ulcerans* com manifestações clínicas características da difteria (pseudomembrana e pescoço taurino) em associação com o vírus da mononucleose foram descritos em indivíduos menores de 15 anos no Brasil.

■ Tratamento e prevenção da difteria zoonótica

Assim como a difteria clássica, o manejo da paciente pode envolver, além da antibioticoterapia, a hospitalização para administração do SAD e de monitoramento. *C. ulcerans*, da mesma forma que *C. diphtheriae*, apresenta sensibilidade para penicilina, eritromicina, azitromicina e claritromicina, drogas de escolha no tratamento quando ocorrem infecções em que é o agente causador. Entretanto, já foram descritas amostras resistentes à penicilina e clindamicina.

A vacinação com o toxoide diftérico é considerada a melhor forma de prevenção do quadro toxêmico, embora não impeça a colonização e a infecção pelo micro-organismo, à semelhança do observado para *C. diphtheriae*.

■ Mecanismos de virulência

Como mencionado anteriormente, *C. ulcerans* é capaz de produzir a TD, sendo este um dos seus principais fatores de virulência. Contudo, estudos revelaram diferenças significativas na sequência de nucleotídeos entre os genes *tox* de *C. ulcerans* e *C. diphtheriae*, bem como entre genes *tox* de diferentes amostras de *C. ulcerans*.

Além da TD, esses micro-organismos são capazes de produzir a fosfolipase D (PLD), uma esfingomielinase codificada por um gene cromossomal (gene *pld*). Essa toxina é considerada o principal fator responsável pela patogenicidade de *C. ulcerans*, catalisando a hidrólise de fosfatidilcolina em fosfatidato e colina e clivando ligações éster nas esfingomielinas (componentes das membranas de células de mamíferos). Como consequência, a PLD apresenta atividade dermonecrótica e pró-inflamatória, aumentando localmente a permeabilidade vascular e favorecendo a disseminação do patógeno nos tecidos do hospedeiro. Toxinas homólogas são encontradas em duas outras espécies bacterianas, *C. pseudotuberculosis* e *Arcanobacterium haemolyticum*, e em aranhas do gênero Loxosceles. Nas infecções humanas causadas por *C. ulcerans*, a ocorrência de necrose e ulceração, bem como outras manifestações clínicas no trato respiratório inferior, já foi atribuída tanto à produção de TD como à de PLD.

Estudos recentes, *in vitro*, também demonstraram a habilidade de *C. ulcerans* interagir com proteínas de matriz intracelular (fibrinogênio, fibronectina e colágeno) e formar biofilme em diferentes superfícies, bem como de aderir e promover a internalização em células epiteliais. Adicionalmente, esses estudos revelaram que o referido micro-organismo é capaz de sobreviver no interior de macrófagos humanos e induzir efeitos citotóxicos nesse tipo celular. Acredita-se que essas habilidades de *C. ulcerans* contribuam para os processos de colonização e disseminação no hospedeiro.

Por fim, análises genômicas indicaram a presença de outros possíveis determinantes de virulência em *C. ulcerans*, incluindo os genes: *cpp* (Corynebacterial protease CP40), que apresenta alta similaridade ao domínio alfa da endoglicosidase E de *Enterococcus fecalis*; *rbp*, que codifica a toxina Shiga-*like*; *tspA*, uma serina-protease; *nanH*, codificador de uma neuraminidase; e *spaBCDEF*, que codificam subunidades de pilina.

■ *Corynebacterium pseudotuberculosis*

C. pseudotuberculosis, descrita em 1911 por Robert Earle Buchanan, diferencia-se de *C. diphtheriae* por apresentar reação de CAMP-reverso e pela capacidade de hidrolisar ureia, e de *C. ulcerans*, pela incapacidade de produzir DNAse.

C. pseudotuberculosis é reconhecida como causadora da linfadenite caseosa (LC) em pequenos ruminantes, como ovinos e caprinos. O patógeno também está associado à linfadenite em cavalos, à linfangite ulcerativa e ao abscesso peitoral de cavalo ("febre de pombo") em bovinos, camelos, suínos, alces e búfalos. Essas infecções são responsáveis por perdas econômicas significativas em todo o mundo, sobretudo na Oceania, África e América do Sul.

Embora as formas de transmissão de *C. pseudotuberculosis* ainda não estejam bem elucidadas, sabe-se que, em bovinos e búfalos, o micro-organismo pode ser transmitido por vetores (moscas domésticas e mosca-dos-cavalos). Entre ovinos e caprinos, a transmissão ocorre principalmente pela contaminação de feridas superficiais. O potencial dessa espécie sobreviver por várias semanas no ambiente provavelmente contribui para sua capacidade de se espalhar dentro do rebanho.

Infecções humanas por *C. pseudotuberculosis* são raramente descritas e foram relatadas sobretudo entre aqueles com contato próximo com animais, incluindo trabalhadores agrícolas e viajantes para áreas rurais. Em geral, a sintomatologia das infecções em humanos é semelhante à observada em ovinos e caprinos (LC). Outras apresentações clínicas incluem pneumonia eosinofílica, infecção ocular e endocardite. O tratamento das infecções em humanos e outros animais envolve geralmente a excisão dos linfonodos infectados e o uso de antimicrobianos.

Assim como *C. ulcerans*, *C. pseudotuberculosis* é também capaz de carrear o gene *tox* e produzir a PLD, sendo essa toxina considerada o principal fator responsável pela patogenicidade dessa espécie. Ressalte-se que, até a redação deste capítulo, apenas um caso de infecção humana causada por amostra *C. pseudotuberculosis* portadora do gene *tox* foi relatado, porém sem manifestações clínicas compatíveis com a difteria.

Corynebacterium spp. não produtoras de toxina diftérica

Além das espécies de corinebactérias potencialmente produtoras de TD tradicionalmente reconhecidas como patógenos de hospedeiros humanos e/ou animais, atualmente um número crescente de *Corynebacterium* spp. não produtoras de TD também tem sido descrito como agentes etiológicos de diversos tipos infecções em diferentes continentes (Quadro 28.1). Diversos fatores contribuem para o desenvolvimento de infecções por essas corinebactérias, incluindo: hospitalização e/ou antibioticoterapia por período prolongado; procedimentos cirúrgicos e/ou uso de dispositivos médicos invasivos; idade avançada; diabetes; transplantes; terapias medicamentosas com altas doses de glicocorticosteroides; estados de malignidade; neutropenia; e AIDS.

Quadro 28.1 – *Diversidade de infecções causadas por Corynebacterium spp. produtoras e não produtoras de toxina diftérica (TD) atualmente reconhecidas como patógenos de relevância na Medicina Humana e Veterinária*

Corynebacterium spp.	*Quadros clínicos*
Espécies potencialmente produtoras de TD	
C. diphtheriae MDR#	Difteria clássica com formação de pseudomembrana no trato respiratório; difteria cutânea; difteria maligna Infecções atípicas, inclusive em indivíduos previamente imunizados (crianças/adultos): (i) difteria sem formação de pseudomembrana; (ii) difteria associada a mononucleose infecciosa; (iii) processos infecciosos invasivos, como sepse, osteomielite, artrite, abscesso esplênico, pneumonia, infecção relacionada ao uso de catéter e endocardite Embora originalmente relacionado apenas com infecções em humanos, *C. diphtheriae* foi isolado de animais infectados: bovino, cavalo e de pequeno animal de estimação (gato)
C. ulcerans MDR#	Infecções em animais, principalmente mastite em gado bovino. O patógeno também pode ser isolado de caprinos, suínos, cavalo, cães e gatos Difteria zoonótica respiratória e cutânea Pneumonia, oftalmia neonatal, infecções de pele e tecidos moles em pacientes de todas as idades e ambos os sexos
C. pseudotuberculosis MDR#	Infecções ocorrem predominantemente em animais ovinos, caprinos, cavalos (LC); linfangite ulcerativa e abscesso peitoral em bovinos, camelos, suínos, alces e búfalos LC, endocardite, pneumonia eosinofílica e infecção ocular em humanos Infecções zoonóticas
C. belfantii MDR#	Infecções respiratórias: rinite, ozena (inite atrófica fétida), sinusite, faringite, laringite e pneumonia
C. rouxii MDR#	Infecções de pele, otite, peritonite A espécie também foi isolada de cães, incluindo lesões cutâneas ulcerativas e disseminadas
Espécies não produtoras de TD	
C. accolens MDR#	Tonsilite crônica e nasofaringite em crianças e adultos, abscesso lingual, ceratoconjuntivite, úlcera de córnea, otite média, abscesso mamário, osteomielite e miosite pós-traumática, sepse, endocardite de valvas aórtica e mitral nativas e meningite
C. afermentans MDR#	Infecções relacionadas ao uso de dispositivos médicos invasivos, abscessos e feridas cutâneas
C. amycolatum MDR#	Infecções relacionadas ao uso de dispositivos médicos invasivos, sepse, endocardite (válvulas prostéticas e nativas), infecções de sítio cirúrgico, infecções pós-cirúrgicas vasculares e articulares, artrite séptica, peritonite, infecções urinárias, vaginite, mastite, abscessos mamários, infecções oculares e otites Infecções diversas em animais, incluindo bovinos, cavalos, cães e gatos Infecções zoonóticas

(Continua)

Quadro 28.1 – *Diversidade de infecções causadas por Corynebacterium spp. produtoras e não produtoras de toxina diftérica (TD) atualmente reconhecidas como patógenos de relevância na Medicina Humana e Veterinária (Continuação)*

Corynebacterium spp.	*Quadros clínicos*
Espécies não produtoras de TD	
C. argentoratense	Infecções hematogênicas relacionadas ao uso de catéteres
C. auris	Bacteremia
C. aurimucosum MDR#	Infecções de trato genitourinário
C. coyleae MDR#	Infecções de trato urinário, abscessos pancreáticos
C. glucuronolyticum MDR#	Bacteremia, infecções do trato genitourinário e mastite granulomatosa de pacientes do sexo masculino, infecção ocular
C. jeikeium MDR#	Bacteremia, septicemia, embolia séptica e/ou infecções relacionadas ao uso de cateteres, meningite, endocardite valvar, pneumonia, pielonefrite, peritonite, gastroenterite, abscesso hepático, osteomielite, infecções articulares, otite, infecções de córnea, feridas cirúrgicas e lesões cutâneas Infecções de trato urinário em gatos Infecções zoonóticas
C.macginleyi	Infecções oculares (conjuntivite, ceratite e endoftalmite), bacteremia relacionada a cateter intravenoso, infecção de sítio de traqueostomia, pneumonia nosocomial associada à ventilação mecânica, pneumonia, septicemia, endocardite, abscesso aórtico, infecção do trato urinário associada ao uso de cateter vesical permanente, infecção de sítio cirúrgico após cirurgia ortopédica
C. minutissimum MDR#	Eritrasma, bacteremia, endocardite, meningite, pielonefrite, peritonite
C. mucifaciens	Bacteremia (associada a maior risco de embolia cerebral e pulmonar), pneumonia, peritonite, abscessos, feridas, sinusite e otite
C.propinquum MDR#	Broncopneumonia em criança, derrame pleural e infecções rinossinusais, endocardite (válvula nativa e protética), osteíte, infecções do trato urinário, líquido de diálise, feridas e abscessos
C. pseudodiphtheriticum MDR#	Endocardite (válvula nativa e protética), infecções hematogênicas e relacionadas a cateter intravenosos, artrite séptica, osteomielite, peritonite, infecções genitourinárias, infecções oculares, linfadenite supurativa, ferida cirúrgica, lesão de pele, úlceras e abscessos
C. resistens MDR#	Bacteremia, pneumonia e abscessos
C. striatum MDR#	Infecções frequentemente associadas ao uso de dispositivos médicos invasivos, incluindo pneumonia, bacteremia, sepse, sinovite e artrite séptica, osteomielite, endocardite, meningite, abscessos hepáticos, peritonites, infecções urinárias e infecções intrauterinas
C.tuberculostearicum MDR#	Mastite granulomatosa e rinossinusite
C. urealyticum MDR#	Infecções do trato urinário, especialmente em pacientes em uso de dispositivos médicos invasivos, endocardite (válvula nativa ou protética), pneumonia, osteomielite, peritonite, abscessos mamários, feridas e infecções em tecidos moles, infecção umbilical em neonatos Infecções do trato urinário em gatos, cães e outros animais Infecções zoonóticas
C. ureicelerivorans MDR#	Bacteremia e peritonite

LD: linfadenite caseosa; MDR: multidrogarresistente.
#Fenótipo detectado em algumas amostras.
Fonte: Desenvolvido pela autoria.

O aparecimento de amostras multirresistentes aos agentes antimicrobianos e o aumento do número de casos de infecções nosocomiais e comunitárias, por vezes culminando em óbito, tanto em pacientes imunocomprometidos como em imunocompetentes, têm contribuído para aumentar o interesse por diversas espécies de corinebactérias. Entre as espécies de corinebactérias mais frequentemente relacionadas a processos infecciosos diversos em humanos, destacam-se os seguintes patógenos reportados em estudos de infecções e/ou surtos nosocomiais, inclusive no Brasil:

- *C. amycolatum:* inicialmente descrita como integrante da microbiota da pele e da nasofaringe de adultos saudáveis, *C. amycolatum* tem sido reconhecida como uma das espécies de corinebactérias mais frequentemente isoladas de indivíduos de diferentes faixas etárias, incluindo neonatos, com infecções adquiridas no ambiente nosocomial ou na comunidade, especialmente em pacientes com fatores de risco e comorbidades, como câncer. Atualmente, tem sido crescente o número de amostras de *C. amycolatum* expressando perfis de multirresistência aos agentes antimicrobianos relacionadas com diferentes tipos de infecções em humanos, como:

- Endocardite infecciosa, acometendo válvulas protéticas e nativas.
- Sepse e bacteremia.
- Infecções relacionadas ao uso de dispositivos médicos invasivos.
- Artrite séptica.
- Infecções pós-cirúrgicas vasculares e articulares.
- Peritonite.
- Infecções de sítio cirúrgico.
- Infecções urinárias.
- Vaginite.
- Mastite e abscessos mamários.
- Infecções oculares e otites.

Amostras de *C. amycolatum* foram também isoladas de animais infectados, incluindo gatos, cães, vacas e cavalos.

- ***C. jeikeium:*** a espécie é capaz de expressar múltiplos perfis de resistência aos agentes antimicrobianos sendo, em algumas situações, sensível apenas à vancomicina. *C. jeikeium* pode estar presente na microbiota normal da pele, conjuntiva e cavidade nasal de humanos, notadamente em indivíduos hospitalizados. É considerada uma das espécies de corinebactérias patogênicas não produtoras de TD mais virulentas, capaz de rápida disseminação hematogênica e tecidual, podendo causar diferentes tipos de infecções, especialmente em pacientes imunocomprometidos com fatores de risco e comorbidades, incluindo crianças: bacteremia; septicemia; embolia séptica e/ou infecções relacionadas ao uso de cateteres; meningite; endocardite valvar; pneumonia; pielonefrite; peritonite; gastroenterite; abscesso hepático; osteomielite; infecções articulares; otite; infecções de córnea; feridas cirúrgicas e; lesões cutâneas. Amostras de *C. jeikeium* também têm sido isoladas de solo, água e animais. Casos de infecções urinárias em gatos já foram reportados.
- ***C. macginleyi:*** interessantemente, na maioria dos estudos relacionados a essa espécie de corinebactéria foram reportados quadros de infecções oculares: conjuntivite; ceratite; e endoftalmite. Entretanto, *C. macginleyi* também tem sido associado a diversos tipos de infecções invasivas: septicemia; endocardite; abscesso aórtico; bacteremia relacionada a cateter intravenoso; infecção do trato urinário (ITU) associada ao uso de cateter vesical permanente; pneumonia; infecção do sítio cirúrgico após cirurgia ortopédica; infecção de sítio de traqueostomia; pneumonia nosocomial associada à ventilação mecânica.
- ***C. mucifaciens:*** o patógeno *C. mucifaciens* tem sido detectado principalmente em casos de bacteremia, pneumonia, líquido peritoneal e articular, biópsia de tecido, abscessos e feridas. Amostras de *C. mucifaciens* também foram isoladas de pólipos nasais e de secreção nasal de pacientes com sinusite crônica e de efusão de pacientes com otite média. Bacteremia devido a esse micro-organismo foi associada a maior risco de desenvolvimento de embolia cerebral e pulmonar.
- ***C. propinquum:*** essa espécie que pode estar presente na microbiota normal da cavidade oral de humanos sadios também tem sido isolada de uma variedade de sítios anatômicos e descrita como agente etiológico de infecções adquiridas no ambiente nosocomial e na comunidade. Amostras de *C. propinquum* já foram isoladas de vias respiratórias, principalmente de pacientes com envolvimento pulmonar, incluindo broncopneumonia, derrame pleural e infecções rinossinusais, endocardite infecciosa de válvula nativa e protética, líquido de diálise, osteíte, infecções do trato urinário, feridas e abscessos.
- ***C. pseudodiphtheriticum:*** geralmente encontrada como parte da microbiota normal de pele e mucosa nasofaríngea, tem sido cada vez mais reconhecida como uma espécie patogênica para humanos, causando infecções com alta letalidade tanto em indivíduos imunocomprometidos como em imunocompetentes, portadores ou não de comorbidades, incluindo crianças. As infecções em humanos causadas por *C. pseudodiphtheriticum* já foram relatadas em diferentes continentes, incluindo países em desenvolvimento com alta densidade populacional, condições socioeconômicas heterogêneas e/ou impasses políticos. Na França, foi relatado um surto de infecção por *C. pseudodiphtheriticum* em crianças com fibrose cística. *C. pseudodiphtheriticum*, principalmente reconhecido como patógeno do trato respiratório, também tem sido relacionado a casos de endocardite valvar nativa e protética, infecções hematogênicas e relacionadas a cateter intravenosos, artrite séptica, osteomielite, infecções peritoneais, genitais e do trato urinário, linfadenite supurativa, conjuntivite/ceratite/córnea, úlceras, ferida cirúrgica, lesão de pele e abscessos.
- ***C. striatum:*** a espécie *C. striatum* faz parte da microbiota da pele e mucosa nasal de humanos e tem sido relatado como agente etiológico de diversas doenças adquiridas na comunidade e no ambiente nosocomial, frequentemente associadas a dispositivos médicos invasivos, incluindo: pneumonia; sepse; sinovite e artrite séptica; osteomielite; endocardite; meningite; bacteremia; abscessos hepáticos; peritonites; infecções urinárias; queratites; e infecções intrauterinas. Nas últimas cinco décadas, foram relatados mais de 255 casos de infecções humanas por *C. striatum*.

  Amostras de *C. striatum* multirresistentes aos agentes antimicrobianos têm sido relacionadas a infecções invasivas fatais em pacientes imunossuprimidos e em imunocompetentes, causando surtos nosocomiais em todo o mundo. Durante um surto nosocomial na região metropolitana do Rio de Janeiro, genótipos predominantes de *C. striatum* expressando perfis multirresistência foram principalmente isolados em cultura pura de aspirados traqueais de pacientes submetidos a procedimentos de intubação endotraqueal. Estudos prévios relataram casos de infecção por *C. striatum* associados a diversos materiais hospitalares utilizados durante a assistência respiratória e urológica, como: broncoscópios; cateteres; colonoscópios; laparoscópios; e nasofibroscópios. Adicionalmente, estudos demonstraram a capacidade de *C. striatum* disseminar de paciente para paciente por meio das mãos contaminadas dos profissionais de saúde. Além disso, amostras de *C. striatum* apresentaram resistência a desinfetantes, como glutaraldeído, especialmente na presença de matéria orgânica. Apesar de pouco se saber sobre os mecanismos de virulência de *C. striatum*, estudos *in vitro* demonstraram que a capacidade de formar biofilme em diferentes superfícies bióticas (p. ex., fibrinogênio) e abióticas (como cateteres) é um mecanismo relevante envolvido na patogenicidade das infecções em humanos. Foi constatado que há uma associação entre o aumento na formação de biofilme, a multirresistência antimicrobiana e a clonalidade das amostras.

- ***C. urealyticum:*** esse patógeno pode ser encontrado na microbiota de pele e de mucosas de humanos, principalmente em áreas perigenitais e perineais, além de animais diversos. Nas últimas décadas, amostras multirresistentes aos agentes antimicrobianos de *C. urealyticum* têm sido identificadas principalmente como agentes etiológicos de ITU, sobretudo em pacientes em condições de risco associadas ao uso de dispositivos médicos invasivos, como cateteres uretrais, válvulas artificiais, cateteres intravasculares e dispositivos de drenagem do sistema nervoso central. Casos de endocardite em válvula nativa ou protética, pneumonia, osteomielite, peritonite, infecção neonatal da ponta umbilical, abscessos mamários, feridas e infecções em tecidos moles têm sido relatados. *C. urealyticum* pode ser transmitido pelo ar e colonizar a superfície da pele de pacientes hospitalizados apresentando ou não ITU. As precauções de contato são necessárias para evitar a transmissão do micro-organismo, que pode ser transmitido por contato direto ou indireto com o paciente ou com o ambiente contaminado.

  C. urealyticum é também capaz de causar ITU em gatos, cães e outros animais, levando a desfecho fatal em algumas oportunidades. Semelhante aos pacientes humanos, a ITU por *C. urealyticum*, geralmente resulta em infecções agudas ou crônicas em cães e gatos, mas tanto a bacteriúria assintomática como a bacteremia com choque séptico também podem ser reconhecidas.

Diagnóstico laboratorial de amostras de *Corynebacterium* spp.

O reconhecimento de infecções causadas por *Corynebacterium* spp. depende muito dos procedimentos operacionais laboratoriais aplicados na identificação desses patógenos em espécimes clínicos. Em muitos laboratórios, a relevância do isolamento desses micro-organismos permanece negligenciada, resultando em atraso na implementação de terapia adequada e consequente agravamento do quadro clínico e/ou óbito do paciente infectado. Em países em desenvolvimento, poucos são os laboratórios que dispõem de recursos materiais e profissionais qualificados para a caracterização fenotípica e/ou genotípica de BGPI, incluindo as corinebactérias.

Nas últimas décadas, a identificação de corinebactérias em laboratórios clínicos vem sofrendo modificações significativas e o objetivo principal é alcançar uma identificação cada vez mais rápida e confiável. Entretanto, os métodos de identificação tradicionais, com base nas propriedades bioquímicas das bactérias, permanecem utilizados em diversos laboratórios clínicos, sobretudo em países em desenvolvimento. Atualmente, métodos moleculares, como espectrometria de massas (*matrix assisted laser desorption ionization time of flight* [MALDI-TOF]), métodos com base na reação em cadeia da polimerase (PCR, do inglês *polimerase chain reaction*) e sequenciamento de DNA, favorecem a identificação das espécies de forma mais rápida e confiável, por vezes diretamente dos materiais clínicos sem a necessidade da cultura microbiológica.

Isolamento e cultivo dos micro-organismos

Amostras de corinebactérias devem ser cultivadas em ágar sangue de carneiro a 5%, sob temperatura de 30 °C a 37 °C, por períodos que variam de 24 a 72 horas (Figura 28.6). Para espécies lipofílicas, a suplementação com 0,1% a 1% de Tween 80 é comumente utilizada. Para o isolamento, considerando-se a alta resistência de corinebactérias à fosfomicina, meios seletivos contendo uma concentração de 1 g/L desse antibiótico pode ser utilizado.

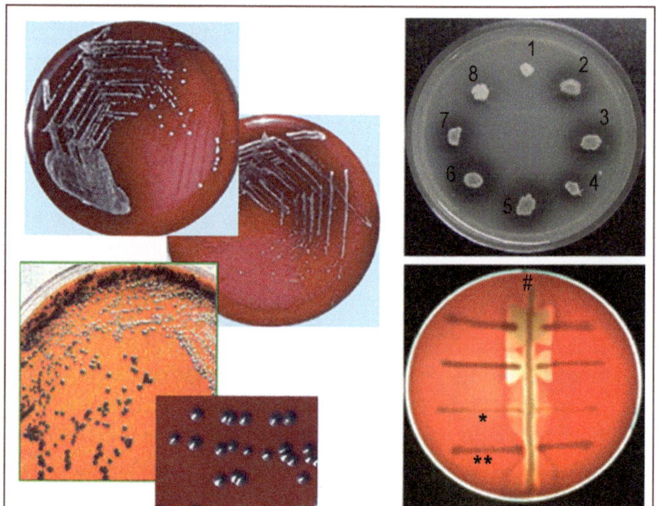

Figura 28.6 – *Métodos de triagem utilizados na identificação laboratorial das principais espécies de Corynebacterium potencialmente produtoras de toxina diftérica (*Corynebacterium diphtheriae e Corynebacterium ulcerans*): amostras clínicas de bastonetes Gram-positivos irregulares isoladas em ágar sangue de carneiro e/ou ágar chocolate telurito (mesmo que apenas uma só colônia seja detectada) devem ser submetidas ao teste da DNAse. O resultado positivo, independentemente da intensidade, é indicativo de* C. diphtheriae *e* C. ulcerans, *conforme ilustrado nos inóculos 2 a 8 (imagem superior à direita). Em seguida, realiza-se o teste de CAMP, utilizando* Staphylococcus aureus *ATCC 25923 (#), sendo* C. diphtheriae *CAMP-negativo (*) e* C. ulcerans *CAMP-reverso (**).*

Fonte: Acervo da autoria.

▪ Identificação fenotípica

A identificação por testes fenotípicos convencionais envolve as seguintes análises: morfologia e pigmentação colonial; hemólise; coloração pelos métodos de Gram e Albert-Laybourn; atividade de catalase; teste de DNAse; fermentação de açúcares diversos; hidrólise de esculina; redução de nitrato; produção de pirazinamidase; hidrólise da ureia; teste de CAMP, além de outros. Na Tabela 28.1, estão listados os principais testes fenotípicos utilizados na diferenciação de *Corynebacterium* spp. isoladas de infecções em humanos e animais. Ressalta-se que o teste de DNAse vem sendo utilizado na triagem rápida das espécies *C. diphtheriae* e *C. ulcerans* (DNAse positivas) (Figura 28.6).

Tabela 28.1
Perfis fenotípicos de *Corynebacterium* spp. produtoras e não produtoras de toxina diftérica (TD) relacionadas com processos infecciosos humanos, zoonóticos e/ou animais

Corynebacterium spp.								*Fermentação*				
	Catalase	*Oxidativo/ Fermentativo*	*Lipofilia***	*Hidrólise esculina*	*Pirazinamidase*	*Redução nitrato*	*Hidrólise ureia*	*Glicose*	*Maltose*	*Sacarose*	*Reação CAMP#*	*DNAse*
Potencialmente produtoras de TD												
*C. diphtheriae **	+	F	V	-	-	+	-	+	+	V	-	+
*C. ulcerans**	+	F	-	-	-	-	+	+	+	-	REV	+
*C. pseudotuberculosis**	+	F	-	-	-	V	+	+	+	V	REV	-
C. belfantii	+	F	ND	-	-	-	-	+	+	-	ND	ND
C. rouxii	+	F	ND	-	-	-	-	+	-	-	ND	ND
Não produtoras de TD												
C. accolens	+	F	+	-	V	+	-	+	-	V	-	ND
C. afermentans	+	O	V	-	+	-	-	-	-	-	V	-
C. amycolatum	+	F	-	-	+	V	V	+	V	V	-	-
C. argentoratense	+	F	-	-	+	-	-	+	-	-	-	ND
C. auris	+	O	-	-	+	-	-	-	-	-	+	ND
C. aurimucosum	+	F	-	V	+	-	-	+	+	+	ND	ND
C. coyleae	+	F	-	-	+	-	-	(+)	-	-	+	ND
C. glucuronolyticum	+	F	-	V	+	V	V	+	V	+	+	ND
C. jeikeium	+	O	+	-	+	-	-	+	V	-	-	-
C. macginleyi	+	F	+	-	-	+	-	+	-	+	-	ND
C. minutissimum	+	F	-	-	+	-	-	+	+	V	–	V
C.mucifaciens	+	O	-	-	+	-	-	+	-	V	-	ND
C. propinquum	+	O	-	-	V	+	-	-	-	-	-	-
C.pseudodiphtheriticum	+	O	-	-	+	+	+	-	-	-	-	-
C. resistens	+	F	+	-	-	-	-	+	-	-	-	ND
C. striatum	+	F	-	-	+	+	-	+	-	V	V	-
C. tuberculostearicum	+	F	+	-	+	V	-	+	V	V	-	ND
C. urealyticum	+	O	+	-	+	-	+	-	-	-	-	V
C. ureicelerivorans	+	F	-	-	+	-	+	+	-	-	ND	ND

*Hemólise variável em meio ágar sangue de carneiro; **Crescimento bacteriano mais rápido em meios contendo 1% de Tween 80; #hemácias de carneiro. Reação de CAMP realizada em ágar sangue de carneiro semeado com *Staphylococcus aureus* produtor de beta-lisina (ATCC 25923).
-: negativo; +: positivo; DNAse: atividade deoxiribonucleásica; F: fermentativo; ND: não definido; O: oxidativo; REV: reação reversa; V: variável.
Fonte: Desenvolvida pela autoria.

A identificação fenotípica também pode ser realizada por meio de testes comerciais semiautomatizados e automatizados. Atualmente, esses sistemas não são capazes de identificar corretamente todas as amostras de corinebactérias isoladas de espécimes clínicos em decorrência das similaridades bioquímicas entre as amostras/grupos e do número crescente de novas de espécies descritas, ainda não contempladas nos bancos de dados dos sistemas de identificação.

■ Identificação molecular

Como discutido anteriormente, a identificação incorreta de algumas amostras patogênicas de *Corynebacterium* spp. isoladas de processo infecciosos em humanos em laboratórios de diagnóstico de microbiologia clínica, geralmente decorre da utilização apenas de metodologias fenotípicas convencionais e/ou testes semiautomatizados. Nesse contexto, os métodos moleculares têm se mostrado mais úteis e confiáveis. Entre eles, podemos citar:

- **MALDI-TOF:** a identificação dos micro-organismos pela técnica de MALDI-TOF é realizada mediante a comparação do espectro de massa dos peptídeos da amostra bacteriana com os padrões contidos na base de dados. Embora não seja comumente utilizada em muitos laboratórios clínicos de países em desenvolvimento em razão do alto custo de aquisição e manutenção dos equipamentos, esta técnica tem contribuído para identificação laboratorial mais precisa de várias espécies bacterianas, incluindo corinebactérias, reduzindo tempo (15 minutos) e o custo para o diagnóstico das infecções.
- **Ensaios de PCR:** desde a década de 1990, a identificação de amostras de *C. diphtheriae, C. ulcerans* e *C. pseudotuberculosis* tem sido realizada por PCR. Uma vez que a investigação de produção da TD das amostras clínicas é um dos aspectos mais críticos do diagnóstico da difteria, os ensaios convencionais de PCR direcionados ao gene *tox* foram os primeiros a serem desenvolvidos. Posteriormente, no Brasil, diferente protocolos de PCR multiplex (mPCR) foram desenvolvidos e vêm sendo utilizados para o diagnóstico clínico, pesquisa epidemiológica e de virulência de *Corynebacterium* spp. potencialmente produtoras e não produtoras de TD.

Inicialmente, um protocolo de mPCR emergiu como método de triagem viável e de baixo custo para diferenciação de amostras de *C. diphtheriae* produtoras e não produtoras de TD, contribuindo para a identificação laboratorial de amostras oriundas de portadores assintomáticos durante surtos e epidemias, além de diagnóstico de infecções atípicas e/ou invasivas.

Posteriormente, outro protocolo foi desenvolvido para detecção dos genes: *tox* de *Corynebacterium* spp. potencialmente produtor de TD; 16S rRNA de *C. pseudotuberculosis* e *C. ulcerans*; *pld* de *C. pseudotuberculosis*; *dtx*R de *C. diphtheriae*; e *rpoB* de *Corynebacterium* spp. (Figura 28.7). Esse protocolo também permite a análise direta de materiais clínicos presentes nos *swabs* de nasofaringe e orofaringe, além de outros sítios de infecção. Recentemente, um protocolo foi desenvolvido para diferenciação de amostras das espécies *C. striatum, C. amycolatum* e *C. xerosis*.

Durante as últimas décadas, diferentes ensaios de PCR em tempo real também foram desenvolvidos para detecção do gene *tox* e/ou identificação de *C. diphtheriae, C. ulcerans* e *C. pseudotuberculosis* diretamente de amostras clínicas. No entanto, de forma semelhante à PCR convencional, os ensaios de PCR em tempo real atualmente disponíveis não permitem verificar confirmar a expressão do gene *tox*.

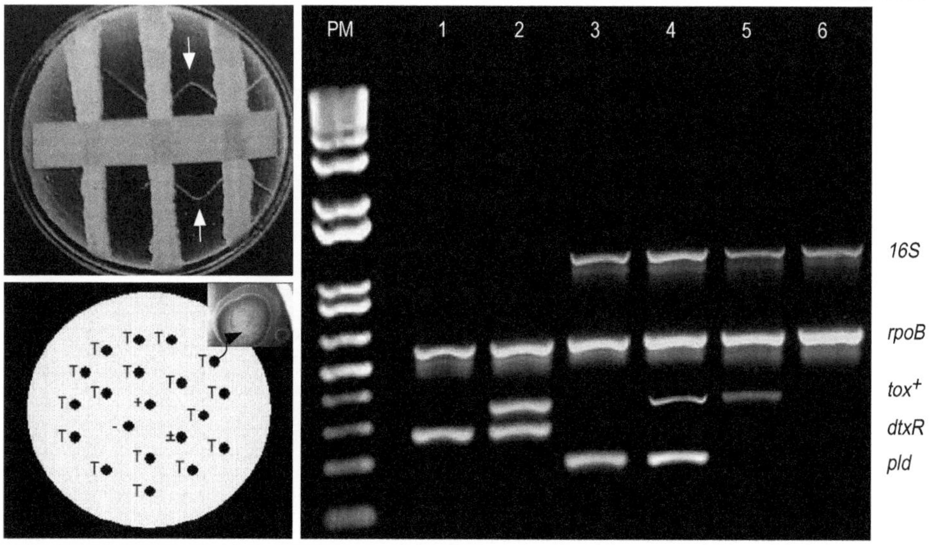

Figura 28.7 – *Metodologias utilizadas no diagnóstico de amostras de* Corynebacterium diphtheriae, Corynebacterium ulcerans *e* Corynebacterium pseudotuberculosis, *produtoras e não produtoras de toxina diftérica (TD). (i) Testes fenotípicos para detecção de produção de TD: (a) teste de Elek: formação de halos de precipitação entre as amostras produtoras de TD e o papel de filtro impregnado com anticorpos antitoxina diftérica; (b) ensaios de imunodifusão radial simples: formação de halo de precipitação em torno do crescimento de amostras produtoras de TD em meio de cultura sólido contendo antitoxina diftérica. (ii) Multiplex PCR: coluna 1 –* C. diphtheriae *não produtora de TD* (tox^-)*; coluna 2,* C. diphtheriae *potencialmente produtora de TD* (tox^+)*; colunas 3 e 4,* C. pseudotuberculosis *não produtora de TD* (tox^-)*; e potencialmente produtora de TD* (tox^+)*; colunas 5 e 6,* C. ulcerans *potencialmente produtora de TD* (tox^+) *e não produtora de TD* (tox^-)*, respectivamente.*

Fonte: Adaptada de Torres, *et al.*, 2013.

- **Sequenciamento gênico/genômico**: análises moleculares com base no sequenciamento dos genes 16S rRNA e *rpo*B ou do genoma total também têm sido utilizadas na identificação de corinebactérias, contribuindo para o crescente número de descrições e reclassificações taxonômicas no gênero.

Confirmação da produção de toxina diftérica

No diagnóstico bacteriológico da difteria, o material de orofaringe, nasofaringe e/ou de lesão cutânea deve ser colhido das bordas da pseudomembrana. Durante a coleta, esta não deve ser removida dos sítios de infecção de modo a evitar um aumento da liberação de TD na corrente sanguínea. Em casos de dificuldades na identificação bioquímica e na pesquisa de produção de TD de amostras clínicas potencialmente toxinogênicas, recomenda-se encaminhar o material ou contactar laboratórios de referência em difteria.

A produção de TD pelas amostras clínicas é geralmente confirmada pelos testes de Elek e/ou imunodifusão radial simples (IDR), ambos com base em reações de imunoprecipitação, utilizando anticorpos policlonais antitoxina diftérica de *C. diphtheriae* produzidos em cavalos (Figura 28.7). Vale ressaltar que a detecção da presença do gene *tox* pelas técnicas de PCR também requer confirmação da produção de TD.

Testes de susceptibilidade aos agentes antimicrobianos

Nas últimas décadas, a ampla variabilidade dos perfis de susceptibilidade aos agentes antimicrobianos de espécies do gênero *Corynebacterium*, incluindo *C. diphtheriae* e *C. ulcerans*, vem sendo motivo de preocupação de pesquisadores e profissionais da área da saúde. Embora desde a década de 1960 a susceptibilidade aos agentes antimicrobianos de *Corynebacterium* spp. seja investigada, continuam sendo utilizados diferentes critérios interpretativos em virtude da ausência de protocolos bem definidos para confecção de testes de sensibilidade pelo Clinical Laboratories Standards Institute (CLSI).

Desde 2018, conforme estabelecido pelo Ministério da Saúde, os laboratórios públicos e privados devem seguir as recomendações do Comitê Brasileiro de Teste de Sensibilidade aos Antimicrobianos (BrCAST), correspondente ao comitê da Europa (European Committee on Antimicrobial Susceptibility Testing [EuCAST]). Entretanto, ainda são poucos os agentes antimicrobianos ($n < 10$) para os quais os critérios relativos às espécies do gênero *Corynebacterium* foram definidos, o que dificulta a vigilância da aquisição e a expressão da resistência de corinebactérias e a escolha da antibioticoterapia adequada para o tratamento dos pacientes, sobretudo nos casos de infecções nosocomiais.

Entre os determinantes de resistência aos antimicrobianos encontrados em *Corynebacterium* spp. até o momento, destacam-se aqueles que envolvem os genes *erm*B, *ermC* e *ermX*, conferindo resistência aos macrolídeos, lincosamidas e estreptogramina B; *mef*, responsável resistência aos macrolídeos; mutações em *gyr*A, resultando na resistência às quinolonas e fluoroquinolonas; *tet*A e *tet*B, associados à resistência à tetraciclina, oxacilina e oxitetraciclina; *cmx*A e *cmx*B, relacionado a resistência ao cloranfenicol; *bla* e *amp*C, codificando resistência aos betalactâmicos e *aph*A1, aos aminoglicosídeos. É importante ressaltar que alguns desses genes já foram encontrados em cromossomos e plasmídeos.

Considerações finais

A reclassificação taxonômica das corinebactérias tem sido frequente, conforme aumenta o grau de conhecimento relativo às características fenotípicas e genotípicas das amostras. Em parte, a reclassificação dificulta as análises microbiológicas das amostras isoladas de materiais clínicos, bem como a valorização médica. Nesse contexto, é importante otimizar a identificação e a caracterização de *Corynebacterium* spp. por meio da constante revisão de metodologias nos laboratórios de Microbiologia. Junto à ampliação das informações epidemiológicas e do potencial de virulência das amostras, esses cuidados com os procedimentos nos laboratórios de diagnóstico clínico podem contribuir para que infecções nosocomiais e comunitárias causadas por espécies de corinebactérias produtoras e não produtoras de TD sejam cada vez menos subestimadas e/ou negligenciadas por profissionais da área da saúde, principalmente nos países em desenvolvimento.

Bibliografia recomendada

Badell E, Hennart M, Rodrigues C, et al. Corynebacterium rouxii sp. nov., a novel member of the diphtheriae species complex. Res Microbiol. 2020;171:122-127. doi: 10.1016/j.resmic.2020.02.003.

Bernard KA. Coryneform Gram-positive rods. In:Carroll KC, Pfaller MA (Ed.). Manual of clinical microbiology. 12. ed. American Society for Microbiology Press. Washington, DC, p. 488-524.

Dazas M, Badell E, Carmi-Leroy A, et al. Taxonomic status of Corynebacterium diphtheriae biovar belfanti and proposal of Corynebacterium belfantii sp. nov. Int J Syst Evol Microbiol. 2018;68:3826-31. doi: 10.1099/ijsem.0.003069.

Dias AASO, Santos LS, Sabbadini PS, et al. Difteria pelo Corynebacterium ulcerans: uma zoonose emergente no Brasil e no mundo. Rev Saude Publica. 2011;45:1176–1191. doi: 10.1590/s0034-89102011000600021.

dos Santos LS, Antunes CA, de Oliveira DM, et al. Tellurite resistance: a putative pitfall in Corynebacterium diphtheriae diagnosis? Antonie van Leeuwenhoek, Int J Gen Mol Microbiol 2015;108:1275-9. doi: 10.1007/s10482-015-0558-4.

Hennart M, Panunzi LG, Rodrigues C, et al. Population genomics and antimicrobial resistance in Corynebacterium diphtheriae. Genome Med. 2020;12:107. doi: 10.1186/s13073-020-00805-7.

Hirata R, Napoleão F, Monteiro-Leal LH, Andrade AF, Nagao PE, Formiga LC, Fonseca LS, Mattos-Guaraldi AL. Intracellular viability of toxigenic Corynebacterium diphtheriae strains in HEp-2 cells. FEMS Microbiol Lett. 2002 Sep 24;215(1):115-9. doi: 10.1111/j.1574-6968.2002.tb11379.x. PMID: 12393210.

Hirata R Jr, Souza SM, Rocha-de-Souza CM, Andrade AF, Monteiro-Leal LH, Formiga LC, Mattos-Guaraldi AL. Patterns of adherence to HEp-2 cells and actin polymerisation by toxigenic Corynebacterium diphtheriae strains. Microb Pathog. 2004 Mar;36(3):125-30. doi: 10.1016/j.micpath.2003.10.002. PMID: 14726229.

Liliane Simpson Lourêdo. Aspectos fenotípicos e genotípicos de mecanismos de interação com superfícies bióticas e abióticas, citotoxicidade e atividade fosfolipásica de Corynebacterium ulcerans. Tese (Doutorado em Vigilância Sanitária) – Fundação Oswaldo Cruz, Instituto Nacional de Controle de Qualidade em Saúde, Programa de Pós-Graduação em Vigilância Sanitária, Rio de Janeiro, 2019.

Mattos-Guaraldi AL, Hirata Jr R, Azevedo VA de C. Corynebacterium diphtheriae, Corynebacterium ulcerans and Corynebacterium pseudotuberculosis – General Aspects, In: Burkovski A (Ed.) Corynebacterium diphtheriae and related toxigenic species: genomics, pathogenicity and applications. Dordrecht: Springer, 2014:15-37.

OPAS/OMS (2021) Epidemiological Update Diphtheria. [2023 Nov. 23]. Disponível em: https://www.paho.org/pt/documentos/alerta-epidemiologico-difteria-25-junho-2021-ingles.

Parte AC, Sardà Carbasse J, Meier-Kolthoff JP, et al. List of Prokaryotic names with Standing in Nomenclature (LPSN) moves to the DSMZ. Int J Syst Evol Microbiol. 2020;70:5607-12. doi: 10.1099/ijsem.0.004332.

Pimenta FP, Souza MC, Pereira GA, et al. DNase test as a novel approach for the routine screening of Corynebacterium diphtheriae. Lett Appl Microbiol. 2008;46:307-11. doi: 10.1111/j.1472-765X.2007.02310.x.

Santos LS, Sant'Anna LO, Ramos JN, et al. Diphtheria outbreak in Maranhão, Brazil: microbiological, clinical and epidemiological aspects. Epidemiol Infect. 2015;143:791-8. doi: 10.1017/S0950268814001241.

Sharma NC, Efstratiou A, Mokrousov I, et al. Diphtheria. Nat Rev Dis Prim. 2019;5(1):81. doi: 10.1038/s41572-019-0131-y.

Silva-Santana G, Silva CMF, Olivella JGB, et al. Worldwide survey of Corynebacterium striatum increasingly associated with human invasive infections, nosocomial outbreak, and antimicrobial multidrug-resistance, 1976-2020. Arch Microbiol. 2021;203:1863-1880. doi: 0.1007/s00203-021-02246-1.

Simpson-Lourêdo L, Silva CMF, Hacker E, Souza NF, Santana MM, Antunes CA, Nagao PE, Hirata R Jr, Burkovski A, Villas Bôas MHS, Mattos-Guaraldi AL. Detection and virulence potential of a phospholipase D-negative Corynebacterium ulcerans from a concurrent diphtheria and infectious mononucleosis case. Antonie Van Leeuwenhoek. 2019 Jul;112(7):1055-65. doi: 10.1007/s10482-019-01240-4. Epub 2019 Feb 15. PMID: 30771116.

Souza Cd, Faria YV, Sant'Anna Lde O, Viana VG, Seabra SH, Souza MC, Vieira VV, Hirata Júnior R, Moreira Lde O, Mattos-Guaraldi AL. Biofilm production by multiresistant Corynebacterium striatum associated with nosocomial outbreak. Mem Inst Oswaldo Cruz. 2015 Apr;110(2):242-8. doi: 10.1590/0074-02760140373. PMID: 25946249; PMCID: PMC4489456.

Torres LFC, Ribeiro D, Hirata Jr R, Pacheco LGC, Souza MC, Santos LS, Santos CS, Salah M, Costa MM, Ribeiro MG, Selim SA, Azevedo VAC, Mattos-Guaraldi AL. (2013). Multiplex polymerase chain reaction to identify and determine the toxigenicity of Corynebacterium spp with zoonotic potential and an overview of human and animal infections. Memórias Do Instituto Oswaldo Cruz, 108(3) 272-9. https://doi.org/10.1590/S0074-02762013000300003

Weerasekera D, Möller J, Kraner ME, et al. Beyond diphtheria toxin: Cytotoxic proteins of Corynebacterium ulcerans and Corynebacterium diphtheriae. Microbiol (United Kingdom). 2019;165:876-90. doi: 10.1099/mic.0.000820.

Wenzel EV, Bosnak M, Tierney R, Schubert M, Brown J, Dübel S, Efstratiou A, Sesardic D, Stickings P, Hust M. Human antibodies neutralizing diphtheria toxin in vitro and in vivo. Sci Rep. 2020 Jan 17;10(1):571. doi: 10.1038/s41598-019-57103-5. PMID: 31953428; PMCID: PMC6969050.

World Health Organization (WHO). Laboratory diagnosis of Diphtheria. In: WHO Lab. Man. diagnosis diphtheria other Relat. Infect. [2023 Nov. 23]. Disponível em: https://apps.who.int/iris/bitstream/handle/10665/ 352275/9789240038059-eng.pdf.

29 Listeria monocytogenes

Mariana Medina Medeiros
Felipe Alves de Almeida
Alessandra Casagrande Ribeiro
Vinicius Buccelli Ribeiro
Uelinton Manoel Pinto

Agradecimentos

Os autores são gratos à Professora Maria Teresa Destro pelas suas valiosas contribuições ao texto.

Introdução

Listeria monocytogenes é um importante patógeno humano, oportunista, causador de diversas infecções graves em indivíduos imunocomprometidos, mulheres grávidas, idosos e recém-nascidos. A bactéria é conhecida desde o final do século XIX, embora sua identificação e nomenclatura definitiva como espécie tenham sido acordadas somente em 1940. O termo "listeria" deriva do nome de Lorde Joseph Lister, cirurgião inglês conhecido como "pai da antissepsia" e do termo "monocytogenes", da observação inicial sobre a capacidade dessa bactéria em causar monocitose em coelhos, ou seja, aumentar a contagem de monócitos circulantes no sangue desses animais, mas não em humanos.

Listeria monocytogenes é uma bactéria Gram-positiva, na forma de bastonetes curtos, regulares com extremidades arredondadas e de dimensões entre 0,5 µm a 2 µm de comprimento e 0,5 µm de diâmetro. Outras características incluem: não formar esporos; ser desprovida de cápsula; apresentar motilidade por meio de flagelos peritríquios quando cultivada de 10 °C a 25 °C, mas não a 37 °C; ser anaeróbia facultativa; fermentadora de glicose; capaz de se multiplicar em temperaturas de 4 °C a 45 °C; suportar variações de pH de 4,3 a 9,4 e concentrações de cloreto de sódio (NaCl) de 20% a 30%.

O desenvolvimento de novos métodos de Biologia Molecular permitiu melhor caracterização e organização taxonômica dentro do gênero *Listeria*, sendo que este pertence, juntamente com o gênero *Brochothrix*, à família Listeriaceae, ordem Bacillales, classe Bacilli e filo Firmicutes. Novas espécies têm sido incluídas no gênero *Listeria* que atualmente consiste de 21 espécies e 6 subespécies. *L. monocytogenes* e *Listeria ivanovii* são consideradas patogênicas para mamíferos, sendo que *L. ivanovii* é considerada rara e predominantemente patogênica para ruminantes. *L. monocytogenes* é a espécie mais comumente associada à doença em animais e humanos.

A espécie *L. monocytogenes* é diversificada com relação às suas características fenotípicas e genotípicas, e numerosos métodos de subtipagem são utilizados para o agrupamento de cepas semelhantes. A sorotipagem tradicional de *L. monocytogenes* se baseia na reação das células contra um painel de antissoros, originando uma designação numérica do antígeno somático em combinação de uma designação alfabética para o antígeno flagelar. Embora existam 13 sorotipos de *L. monocytogenes* (1/2a, 1/2b, 1/2c, 3a, 3b, 3c, 4a, 4b, 4ab, 4c, 4d, 4e e 7), cerca de 95% de todos os casos de doenças associados a essa bactéria são causados por cepas dos sorotipos 1/2a, 1/2b e 4b. Além disso, cepas do sorotipo 4b são responsáveis pela maioria dos surtos de doença de origem alimentar e por quase 50% de todos os casos esporádicos da doença. As cepas de *L. monocytogenes* também podem ser classificadas em pelo menos quatro linhagens evolutivas [I, II, III, e IV] e em 63 grupos clonais (CCs, do inglês *clonal complexes*) definidos por *multilocus sequence typing* (MLST). Essas linhagens e grupos clonais são geneticamente distintos e diferem em seus nichos ecológicos e associações com hospedeiros (Quadro 29.1).

Quadro 29.1 – *Linhagens e sorotipos de* Listeria monocytogenes

Linhagens	*Sorotipos**	*Características*
I	1/2b, 3b, 3c e 4b	Linhagem com menor diversidade e níveis de recombinação quando comparada a outras linhagens. Isolada de origens diferentes, mas principalmente a partir de amostras humanas
II	1/2a, 1/2c e 3a	Linhagem mais diversa e com elevados níveis de recombinação. Também isolada de origens diferentes, mas principalmente em alimentos e ambientes naturais de criação de animais
III	4a, 4b atípica e 4c	Linhagem diversa e com níveis de recombinações intermediárias entre as linhagens I e II. Ruminantes são a fonte da maioria dos isolados
IV	4a, 4b atípica e 4c	Linhagem pouco estudada com a maioria dos isolados obtidos a partir de ruminantes

*A maioria dos surtos de listeriose humana foi provocada pelo sorotipo 4b, pertencente à linhagem I.

Fonte: Desenvolvido pela autoria.

Via de regra, isolados prevalentes em alimentos fazem parte de CCs menos virulentos, tendo menor capacidade invasiva, mas bem adaptados ao ambiente da indústria alimentícia, em contraste com isolados clínicos que tendem a ser hipervirulentos quando comparados com as cepas de referência.

As doenças causadas por *L. monocytogenes* são denominadas genericamente de "listeriose" e podem ser divididas em não invasiva (gastroenterite) e invasiva, como meningite, encefalite, infecção maternofetal e septicemia, resultando em altas taxas de mortalidade que variam de 20% a 30%. Na grande maioria dos casos esta bactéria é adquirida após a ingestão de alimentos contaminados. Embora seja um micro-organismo ubiquitário, bem adaptado ao ambiente, e passível de ser isolado de diversas fontes ambientais como água, solo, produtos alimentícios, animais e humanos, ele tem um arsenal de genes que facilitam a invasão e sua sobrevivência intracelular, sendo capaz de infectar uma ampla gama de hospedeiros, uma vez que consegue invadir o interior de células e nele sobreviver, escapando, assim, do sistema imune.

Após a ingestão de um alimento contaminado, a bactéria coloniza o lúmen intestinal e, utilizando mecanismos elegantes de interação com o hospedeiro, é capaz de atravessar a barreira intestinal possibilitando que as células cheguem ao fígado e ao baço e eventualmente rompam a barreira hematoencefálica, ocasionando um quadro de meningite ou de encefalite, ou à placenta, provocando listeriose maternofetal, além de septicemia.

Listeria monocytogenes pode estar presente não só em alimentos e ingredientes crus, como também em alimentos submetidos a tratamentos térmicos, sendo, nesse caso, resultado de contaminações cruzadas pós-processamento. Esse risco é provavelmente maior em alimentos prontos para o consumo (RTE, do inglês *ready-to-eat*), que apresentam vida de prateleira longa sob refrigeração, o que possibilita a multiplicação da bactéria.

Diversos surtos de doença de origem alimentar, resultando em listeriose invasiva, foram documentados como causados por veículos diferentes, como leite, queijos macios, manteiga, peixes defumados, produtos RTE à base de carne, salsichas, produtos à base de carne de peru, hortaliças e frutas, entre outros. Entre esses alimentos relatados, aproximadamente 32% dos casos/surtos podem ser atribuídos a queijos ou a produtos embutidos.

Epidemiologia

A bactéria *L. monocytogenes* teve seu reconhecimento como importante patógeno humano na década de 1980, depois de surtos de listeriose ocorridos na América do Norte e na Europa terem sido epidemiologicamente considerados de origem alimentar. Após esses surtos, que apresentaram elevada taxa de letalidade, as indústrias processadoras de alimentos foram alertadas para a importância da ocorrência desse micro-organismo em seus produtos. Entretanto, em 2019, na Europa ainda foram confirmados 2.652 casos de listeriose, com 1.260 hospitalizações e 306 mortes. Nos Estados Unidos, estima-se que existam 1.600 casos de infecção, com 260 mortes anuais. Apesar de a incidência de listeriose ser baixa, a taxa de mortalidade é considerada alta, alcançando até 30%.

Surtos de listeriose envolvendo muitas pessoas já ocorreram, como o que envolveu melões cantaloupe nos Estados Unidos, em 2011, com 147 doentes e 33 mortes. A África do Sul testemunhou o maior surto de listeriose do mundo de janeiro de 2017 a julho de 2018, caracterizado por um aumento progressivo dos casos, totalizando 1.060 casos confirmados laboratorialmente de listeriose e 216 mortes. As investigações epidemiológicas indicaram que produtos cárneos processados prontos para consumo, de uma instalação de produção de alimentos contaminados com *L. monocytogenes*, foram os responsáveis pelo surto. Com base nos dados gerados durante esse surto, a listeriose foi adicionada à lista sul-africana de condições médicas de notificação obrigatória. No Brasil, são escassos os dados epidemiológicos sobre a ocorrência desse micro-organismo.

Listeria monocytogenes tem distribuição mundial e os casos de listeriose são frequentes e vêm sendo relatados há pelo menos quatro décadas, principalmente em países desenvolvidos. Isso pode ser justificado pela existência de redes de vigilância mais eficazes que facilitam detecção, além de tipagem por sequenciamento completo de genoma que permite identificação de casos ligados a surtos e a atribuição de fontes alimentícias, facilitando o controle. São também recorrentes os *recalls* de produtos contaminados por esse micro-organismo, gerando grandes perdas econômicas. Além disso, a maior frequência de listeriose pode ser resultado de mudanças dos hábitos alimentares nas sociedades industrializadas, em que há cada vez mais procura por alimentos prontos para o consumo apontados como um dos principais responsáveis por casos/surtos desta doença.

Fatores de adaptação

Listeria monocytogenes é uma bactéria saprofítica amplamente distribuída no ambiente, sendo abundante em solos e águas. Essa ampla distribuição é explicada pela sua capacidade de persistir em condições desfavoráveis como baixas temperaturas, ampla faixa de pH, altas concentrações de sal e baixa umidade. Somado a isso, a bactéria pode ainda formar biofilmes e entrar no estado viável não cultivável (VNC), persistindo em ambientes por períodos longos. Sua presença em ambiente de processamento de alimentos é decorrente de procedimentos ineficientes de limpeza e sanitização ou *design* inadequado de equipamentos e instalações. Ela também pode ser carreada no intestino de animais e humanos de forma assintomática, chegando a ser detectada em até 10% de amostras de fezes humanas, dada sua capacidade de competir com a microbiota do hospedeiro.

A adaptabilidade e a transição de um estilo de vida saprofítico para o ambiente intestinal e subsequente sobrevivência e multiplicação intracelular são características marcantes de *L. monocytogenes*, tornando esse micro-organismo um dos principais modelos de estudo da interação patógeno-hospedeiro. Essa capacidade de adaptação se deve a um arsenal de fatores de regulação que permitem que a bactéria detecte o ambiente em que se encontra, alternando entre o estilo de vida saprofítico e patogênico.

A regulação dos mecanismos de adaptação é importante para a formação de respostas adequadas ao ambiente estressante em que a bactéria se encontra, como o lúmen intestinal. Após a ingestão de alimentos contaminados, esse micro-organismo precisa resistir e sobressair às condições adversas do trato gastrointestinal, para, então, invadir o tecido epitelial hospedeiro e disseminar-se sistemicamente.

A microbiota intestinal é uma das primeiras barreiras à infecção por *L. monocytogenes*, podendo inibir sua proliferação por competição, diminuindo a oferta de nutrientes ao patógeno, além de ter a capacidade de ativar respostas imunológicas que limitam a propagação da infecção. No entanto, *L. monocytogenes* é capaz de secretar moléculas chamadas de bacteriocinas, que são peptídeos antimicrobianos com potencial seletivo contra outras bactérias, favorecendo seu processo de infecção. A principal bacteriocina secretada por *L. monocytogenes* é a listeriolisina S (LLS), que é codificada pelo gene *lls*, na Ilha de Patogenicidade de *Listeria* 3 (LIPI-3), e tem um aumento de sua expressão no ambiente intestinal, reduzindo principalmente a população de espécies dos gêneros *Alloprevotella*, *Allobaculum* e *Streptococcus*.

A sobrevivência de *L. monocytogenes,* resistindo às adversidades impostas pela microbiota e do ambiente do trato gastrointestinal, é acompanhada pela invasão das células epiteliais e espalhamento para o fígado, baço, sangue e do sistema nervoso central (SNC) ou da placenta e o feto. Para que isso seja possível, a bactéria usa diversos fatores de virulência que atuam na evasão dos mecanismos celulares limitantes da infecção. A seguir, serão abordados alguns dos principais fatores de virulência que atuam em diferentes etapas do processo de infecção por *L. monocytogenes*.

Fatores de virulência

Internalinas A, B e C (InlA, InlB e InlC)

São proteínas que funcionam como invasinas, ou seja, que induzem a internalização de *L. monocytogenes* em células epiteliais não fagocíticas. Atualmente, já foram identificados no genoma de *L. monocytogenes* 27 genes que codificam internalinas, sendo que apenas três deles (*inlA, inlB* e *inlC*) codificam as três internalinas mais importantes na patogenicidade desse micro-organismo: InlA (internalina A), InlB (internalina B) e InlC (internalina C). Essas internalinas apresentam, em comum, um domínio repetido rico em leucina (LRR, do inglês *leucine rich repeats*) envolvido nas interações proteína-proteína. Os genes *inlA* e *inlB* estão presentes na maioria dos isolados de *L. monocytogenes*, mas ausentes em cepas não invasoras ou espécies não patogênicas, como *L. innocua*.

Os processos de invasão induzidos por InlA e InlB são aparentemente similares (tipo zíper), entretanto as duas proteínas seguem diferentes vias de sinalização celular para induzir à internalização bacteriana. InlA e InlB apresentam especificidades celulares diferentes e, consequentemente, desempenham um papel importante no tropismo celular. A interação de InlA é espécie-específica e parece ser restrita às células que expressam E-caderina. Além disso, apresenta um papel crucial para o micro-organismo cruzar a barreira placentária.

InlA é uma proteína de 800 aminoácidos contendo 15 unidades LRR. Seu receptor celular é a E-caderina, uma glicoproteína encontrada nas *gap junctions* e na região basolateral das células epiteliais intestinais. A E-caderina também está presente na superfície de hepatócitos, células dendríticas, células endoteliais da microvasculatura cerebral, nas células epiteliais que cobrem o plexo coroide e nas vilosidades coriônicas da placenta. Todos esses sítios são alvos potenciais durante a infecção por *L. monocytogenes*. A interação da InlA com a E-caderina ocorre por meio do seu domínio LRR, promovendo a adesão bacteriana e induzindo a fagocitose mediante um mecanismo que envolve o rearranjo do citoesqueleto de actina da célula hospedeira, com consequente internalização bacteriana.

InlB, por sua vez, é capaz de induzir a entrada da bactéria após a formação de um *ruffling* na membrana da célula hospedeira e a fosforilação de várias proteínas intracelulares envolvidas no controle do citoesqueleto de actina, incluindo uma quinase (conhecida como "fator de crescimento de hepatócitos" [Met]) que parece ser o receptor de sinalização em uma variedade de tipos celulares, incluindo linhagens epiteliais e de fibroblastos, como células Vero, HEp-2, HeLa, CHO, L2 e SI80, bem como hepatócitos e células endoteliais. InlB é uma proteína de 630 aminoácidos e com 7 unidades LRR, que pode estar fracamente associada ao ácido lipoteicóico da superfície bacteriana ou pode ser secretada em sua forma solúvel. Nessas duas situações, InlB atua como uma molécula de sinalização celular que coopera eficientemente para a invasão da célula hospedeira pelo micro-organismo. InlB interage com moléculas de superfície celular que participarão ativamente dos fenômenos de invasão e no espalhamento de *Listeria* para células adjacentes.

O papel de InlC está relacionado à disseminação célula-célula de *L. monocytogenes* após internalização nas células epiteliais. InlC se liga à proteína adaptadora denominada "Tuba", presente em células de mamíferos, por meio de um domínio SH3 C-terminal que, normalmente, envolve a proteína reguladora de actina humana denominada N-WASP. InlC promove a formação de uma protrusão mediante a inibição de Tuba e N-WASP. Essas proteínas são conhecidas por controlar a estrutura das junções apicais em células epiteliais e a disseminação bacteriana seria mediada por InlC que atenuaria a tensão cortical, melhorando, assim, a habilidade das bactérias móveis em deformar a membrana plasmática em protusões. Além do papel na formação de protrusões durante a transcitose de *L. monocytogenes* às células adjacentes, InlC também está envolvida na inibição da translocação do fator de transcrição NF-kB para o núcleo da célula hospedeira, interferindo negativamente na expressão de genes associados à resposta imune desencadeada pela infecção.

Listeriolisina O (LLO)

Considerada o principal fator de virulência de *L. monocytogenes*, a listeriolisina O (LLO) é uma hemolisina (Hly) codificada pelo gene *hly* e pertencente à família das toxinas formadoras de poros colesterol dependentes (do inglês *cholesterol-dependent pore-forming toxin*), necessária para a sobrevivência e proliferação dessa bactéria dentro de macrófagos e fagócitos não profissionais.

Com um pH ótimo entre 4,5 e 6,5, como no ambiente acidificado dos vacúolos, essa Hly causa a lise da membrana do fagossomo, bem como o rompimento do vacúolo de dupla membrana formado durante o espalhamento da bactéria célula a célula. Os poros ou as lesões da membrana causadas pela LLO parecem facilitar o acesso das fosfolipases, resultando em total dissolução da barreira física que delimita o compartimento fagossômico. A perda espontânea da produção de LLO resulta na perda da virulência. Além das fosfolipases A e B (PlcA e PlcB), a secreção de uma lipoproteína dependente do fator regulador positivo A (PrfA), denominada "peptídeo codificado por feromônios da lipoproteína A" (PplA), e a excisão de genes de fagos do genoma bacteriano complementam a atividade de formação de poros na membrana do vacúolo.

Antes de entrar nas células hospedeiras, *L. monocytogenes* tem a capacidade de explorar a maquinaria epigenética dessas células por meio da modulação da sua expressão gênica. LLO atuaria diretamente nesse processo podendo induzir modificações nas histonas e, consequentemente, suprimir a expressão de diversos genes ligados à imunidade da célula hospedeira. Muitas outras respostas celulares são estimuladas por LLO, como: secreção de interleucina-1 (IL-1) em macrófagos; indução de apoptose; expressão de moléculas de adesão celular em células endoteliais infectadas; secreção de mucina em células intestinais polarizadas e de citocinas em células esplênicas; além de interferir na estabilidade de organelas como as mitocôndrias e os lisossomos, e também na resposta ao estresse do retículo endoplasmático.

Estudos indicam que LLO extracelular potencializa a invasão celular por *L. monocytogenes* por vias InlA/InlB dependentes e independentes. Um novo papel de atuação direta de LLO na adesão bacteriana às células epiteliais foi proposto em um estudo que indicou que LLO seria suficiente para induzir a entrada de *L. monocytogenes* em células HeLa e HepG2 na ausência de sinalização de InlA ou InlB.

■ Fosfolipases A e B (PlcA e PlcB)

Listeria monocytogenes produz duas fosfolipases denominadas PlcA e PlcB. Essas enzimas atuam em pH ótimo de 5,5 a 7, consistente com seu papel na degradação dos fosfolipídeos presentes na membrana dos fagossomos acidificados. Enquanto PlcB é capaz de degradar a maioria dos fosfolipídeos, PlcA é específica para fosfatidilinositol. Por ter a capacidade de degradar a maioria dos fosfolipídeos de membrana, PlcB apresenta um papel primordial na patogênese das infecções por *L. monocytogenes*, enquanto PlcA parece potencializar a atividade da primeira. Estudos mostram que PlcB é secretada pela bactéria como uma pró-enzima inativa, que, por sua vez, é processada no meio extracelular por meio da clivagem proteolítica com atuação de uma zincometaloproteinase (Mpl). PlcB também tem potencial para promover a lise do vacúolo primário na ausência de LLO e está relacionada ao cruzamento da barreira hematoencefálica pelo micro-organismo. Estudos relatam ainda a associação de ambas as fosfolipases em mecanismos de evasão autofagossomal, interferindo no processo de autofagia da célula.

■ Fator nucleador de actina (ActA)

Semelhante a *Shigella* spp. e *Rickettsia* spp., *L. monocytogenes* é capaz de se mover através do citoplasma da célula hospedeira impulsionada por uma longa cauda de actina polimerizada. A proteína ActA, secretada pela célula bacteriana, tem papel essencial na motilidade bacteriana com base em actina.

Produto do gene *actA*, localizado na Ilha de Patogenicidade de *Listeria* 1 (LIPI-1), a proteína ActA madura apresenta três domínios distintos:

a) N-terminal rico em resíduos catiônico;
b) Região central rica em unidades repetidas de prolina;
c) Domínio C-terminal, hidrofóbico, que ancora a proteína em uma das extremidades da célula bacteriana.

Na região C-terminal, ligam-se proteínas como a profilina e a VASP e, embora não sejam necessárias ao processo, sua ausência pode causar uma redução na taxa de movimento intracelular (Figura 29.1). Profilina é uma proteína ligadora de G-actina, que tem como função trazer ATP-actina à extremidade do filamento de actina que está sendo formado. A proteína VASP, por sua vez, parece fazer uma ponte entre os complexos profilina/actina e ActA e entre ActA e a cauda de actina propriamente dita, favorecendo a formação da rede de actina que é usada para a propulsão bacteriana por meio do citosol. Na região terminal da bactéria é que ocorre a nucleação de actina propriamente dita, sendo os monômeros de actina continuamente depositados formando uma longa cauda, que resulta na propulsão bacteriana (Figura 29.1). As proteínas do complexo Arp2/3 da célula hospedeira participam diretamente do processo de nucleação da actina.

Em *L. monocytogenes*, ActA é a única determinante necessária para a motilidade com base em filamentos de actina. Esse processo de polimerização em uma das extremidades da célula bacteriana produz energia para impulsioná-la a se mover no citoplasma a uma velocidade de aproximadamente 10 mm/min (Figura 29.1). A motilidade bacteriana, em virtude da polimerização dos filamentos de actina, é um importante mecanismo de evasão do sistema imune por interferir na formação de autofagossomos e por ser uma barreira física composta por moléculas do próprio hospedeiro, impedindo o reconhecimento pelo sistema imune inato, necessário à autofagia.

Após a transcitose, a expressão de *actA* diminui gradualmente, cessando a polimerização de actina na superfície bacteriana. Dessa forma, as bactérias que permaneceram no interior das células sem a cobertura da actina, são internalizadas em vacúolos lisossomais, onde se mantêm em um estado de dormência viável, porém não cultivável, aumentando o período de incubação no hospedeiro transmissor assintomático.

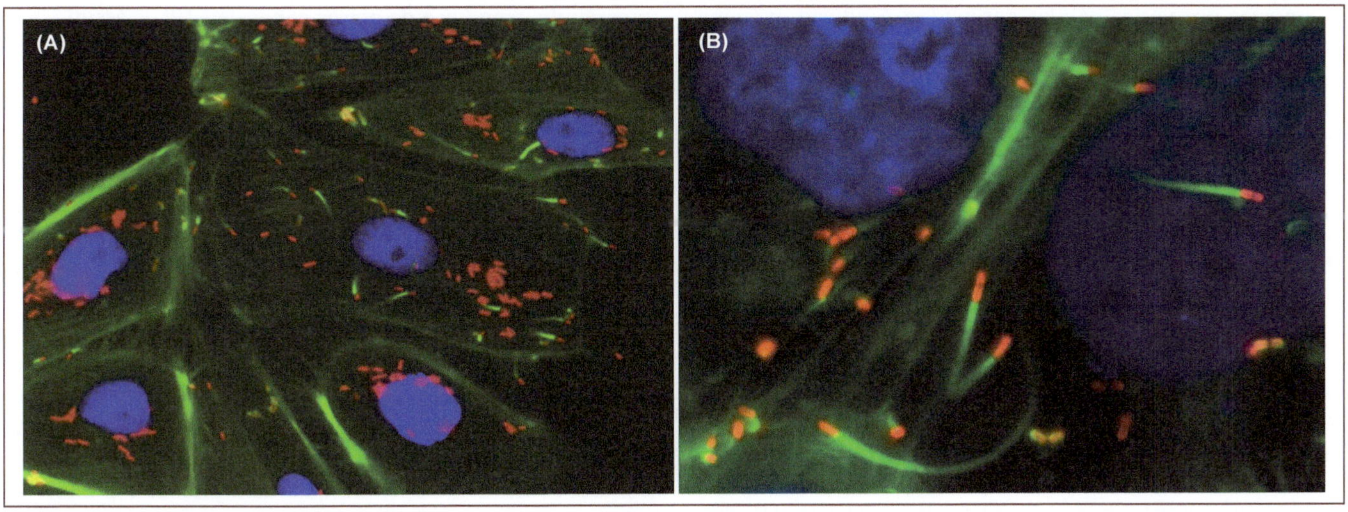

Figura 29.1 – *Imagens de microscopia de fluorescência de células de mamífero com núcleo (em azul) infectadas com Listeria monocytogenes (em vermelho) mostrando a polimerização de caudas de actina semelhantes a cometas (em verde), responsáveis pelo movimento intracelular e por conferir motilidade à bactéria por meio das células hospedeiras, em um processo chamado de transcitose.*

Fonte: (A) Gouin, Cossart, 2018; (B) Cossart, 2018.

■ Permease (Hpt)

Listeria monocytogenes faz uso de hexosefosfatos (HP) da célula hospedeira como uma fonte de carbono e energia para a sua rápida multiplicação intracelular. A absorção de HP é mediada pela permease Hpt, um homólogo bacteriano da translocase de mamíferos, que transporta a glicose-6-fosfato a partir do citosol para o retículo endoplasmático, na etapa final da gliconeogênese e da glicogenólise. A expressão de *hpt* também é rigorosamente controlada por PrfA, que, após a entrada nas células hospedeiras, induz a ativação de um conjunto de fatores de virulência necessários para o parasitismo intracelular de *L. monocytogenes*.

■ Zinco metaloproteinase (Mpl)

Dependente de zinco, essa metaloproteinase codificada pelo gene *mpl,* regulado por PrfA, contribui indiretamente para a virulência de *L. monocytogenes* ao participar da ativação da PlcB, após esta ser liberada em seu estado de pró-enzima.

■ Nucleomodulinas (LntA e OrfX)

Nucleomodulinas são proteínas secretadas pela bactéria que têm a capacidade de se translocar ao núcleo da célula hospedeira e interferir na transcrição gênica. A primeira nucleomodulina de *L. monocytogenes* detectada foi a *Listeria nuclear targeted protein A* (LntA), uma proteína de 23 kDa, composta por cinco alfa-hélices contendo um sinal de localização nuclear no centro da molécula. LntA é secretada pelo sistema de secreção Sec e liga-se a uma proteína repressora de cromatina, denominada *bromo adjacent homology domain-containing 1 protein* (BAHD1). A interação LntA-BAHD1 no núcleo induz a expressão de genes regulados por interferon (ISG) do tipo III e, dessa forma, modula a resposta imune ao patógeno, favorecendo o processo de infecção.

Além da LntA, a OrfX é outra nucleomodulina secretada por *L. monocytogenes*, codificada pelo gene *orfX* na LIPI-1 e regulada por PrfA. OrfX é composta de 107 aminoácidos e consegue ligar-se à proteína regulatória RybP e afetar a expressão gênica do hospedeiro. A interação OrfX-RybP desencadeia uma cascata de reações que acabam por degradar o fator de transcrição P53, regulador da resposta oxidativa em macrófagos. A degradação de P53 diminui a síntese de espécies reativas de oxigênio (ROS) e nitrogênio (RNS), interferindo na limitação da infecção pelo sistema imune inato e, por fim, contribuindo para a sobrevivência intracelular da bactéria.

■ Autolisina (Ami)

Ami é uma amidase composta por 917 aminoácidos, que apresenta um domínio aminoterminal semelhante ao domínio da amidase da autolisina Atl de *Staphylococcus aureus*. Além da atividade lítica sob a parede celular de *L. monocytogenes* durante a multiplicação, Ami está envolvida na adesão bacteriana em células-alvo. O significado das propriedades adesivas das autolisinas ainda não é claro, mas entre as hipóteses descritas, as autolisinas/adesinas seriam fatores de colonização primitivos que permitiriam às bactérias interagir com moléculas de superfícies análogas para seus receptores naturais, como os ácidos teicoico e lipoteicoico.

■ p60: uma hidrolase de parede celular relacionada à invasão

Além de InlA, InlB e InlC, já descritas anteriormente como atuantes no processo de invasão, há ainda o gene *iap* que codifica uma proteína de 60 kDa (*invasor-associated protein* [p60]), que está associada com a superfície de *Listeria* e representa o mais importante produto extracelular de todos os isolados de *L. monocytogenes*, participando ativamente na invasão das células epiteliais e hepatócitos. A deficiência na produção de p60 resulta em que *L. monocytogenes* expresse colônias alteradas, com um fenótipo rugoso, formando estruturas filamentosas longas compostas por várias células agrupadas. A adição exógena dessa proteína provoca a desagregação dessas estruturas em cadeia e a restauração da capacidade invasiva. Embora esses mutantes produzam níveis de hemolisinas comparáveis aos fenótipos selvagens, sua virulência é drasticamente reduzida. Bactérias com esse fenótipo apresentam deficiência na invasão de células, particularmente de fibroblastos.

Regulação da expressão dos genes de virulência

Os principais fatores de virulência de *L. monocytogenes,* identificados até o momento, são codificados por genes cromossomais. Os genes para a produção das PlcA e PlcB (*plcA* e *plcB*), LLO (*hly*), Mpl (*mpl*) e ActA (*actA*) são codificados na LIPI-1, de 9 kb. Já os membros da família das internalinas são geralmente encontrados em *clusters* de dois ou de vários genes, como é o caso do operon *inlAB,* que codifica as InlA e InlB. Além disso, já foram identificados no genoma de *L. monocytogenes* outros fatores de virulência que se apresentam de forma isolada, e não em agrupamentos ou ilhas de patogenicidade, como o gene *inlC,* que codifica a InlC envolvida na invasão celular. Outros estudos identificaram um gene que codifica para um transportador de ferro (sideróforo), considerado um fator de virulência para vários agentes patogênicos, incluindo *S. aureus* e *Bacillus anthracis*.

A LIPI-1 de *L. monocytogenes* contém um arsenal de genes responsáveis pela invasão, replicação na célula hospedeira, incluindo macrófagos e fagócitos não profissionais, além de facilitar a multiplicação intracelular e o espalhamento para as células adjacentes. A expressão desses genes é controlada pelo regulador global de genes de virulência em *L. monocytogenes* conhecido como PrfA. PrfA controla a expressão do gene *hly* e de outros genes de LIPI-1, assim como de vários genes da subfamília de internalinas (Figura 29.2). PrfA também regula negativamente outros genes, como *clpC*, mediador da resposta ao estresse e os genes *motA* e *flaA*, associados com a motilidade bacteriana.

Listeria monocytogenes também tem quatro fatores sigma alternativos (σ^B, σ^C, σ^H, σ^L), sendo que σ^B, codificado pelo gene *sigB*, regula genes envolvidos na resposta ao estresse, como os de resistência à bile, a ácidos, ao calor, a antimicrobianos; e também genes de osmorregulação. Os regulons σ^B e PrfA corregulam alguns genes envolvidos na resistência à bile e na internalização como *inlABC* (Figura 29.2). Curiosamente, σ^B modula a atividade de PrfA por meio da ativação transcricional direta do promotor P2 de *prfA* e por repressão pós-transcricional indireta sob algumas condições ambientais, como quando a glicose é transferida para a célula pelo sistema PTS^{Man}. A expressão de *prfA* é ativada por um mecanismo autorregulado e pelo sensor de aminoácidos de cadeia ramificada chamado CodY, já a tradução de *prfA* é reprimida pelo RNA não codificante (ncRNA) SreA (Figura 29.2).

Patogênese

A listeriose é um conjunto de doenças que tem origem a partir de uma infecção causada por *L. monocytogenes*. Além de afetar humanos, ela também está associada a doenças em animais, especialmente ruminantes, podendo manifestar-se clinicamente como encefalite ou infecção uterina e consequente aborto. Contudo, os animais podem ser portadores e disseminar esse micro-organismo em quantidade significativa no ambiente. Em humanos, existem duas formas clínicas

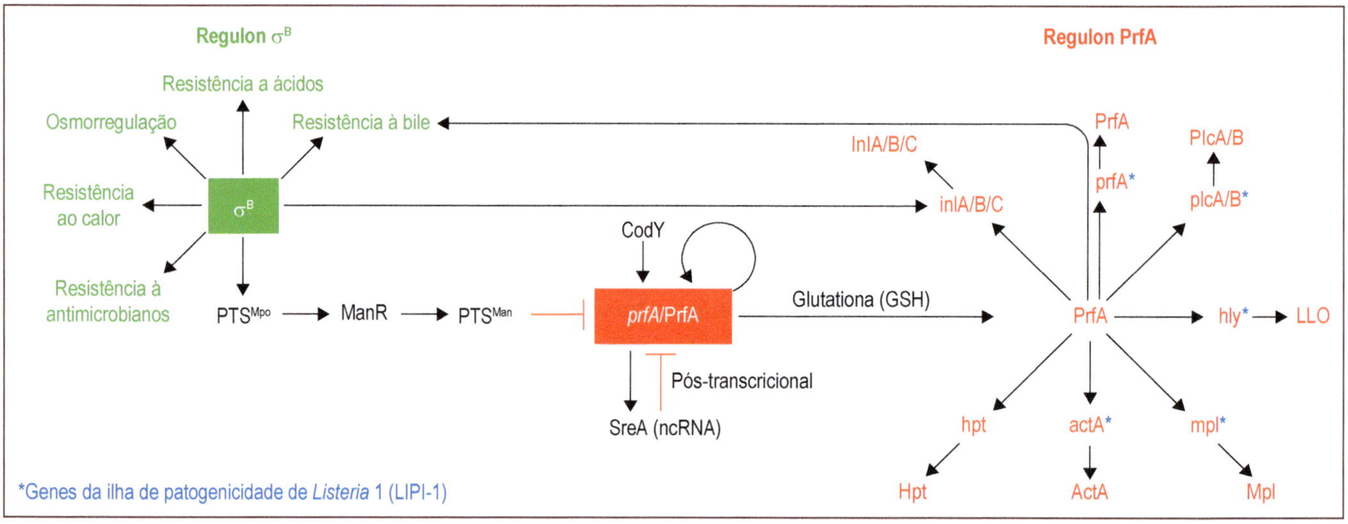

Figura 29.2 – *Conexão entre os circuitos regulatórios controlados pelos regulons sigma B (σ^B) e fator regulador positivo A (PrfA). A proteína σ^B regula genes envolvidos na resposta ao estresse, como os genes de resistência à bile, a ácidos, ao calor, a antimicrobianos e à osmorregulação. PrfA ativa genes relacionados à virulência de L. monocytogenes, principalmente os pertencentes à ilha de patogenicidade de Listeria 1 (LIPI-1) como o próprio gene prfA, genes para fosfolipases A e B (plcA e plcB), listeriolisina O – LLO (hly), zincometaloproteinase – Mpl (mpl) e fator nucleador de actina – ActA (actA). Além disso, PrfA regula outros três loci cromossômicos que codificam permease – Hpt (hpt), internalinas A e B – InlA e InlB (operon inlAB) e internalina C – InlC (inlC). Embora σ^B e PrfA corregulem alguns genes envolvidos na resistência à bile e na internalização como inlABC, σ^B modula a atividade de PrfA por meio da ativação transcricional direta do promotor P2 de prfA e por repressão pós-transcricional indireta sob algumas condições ambientais, como quando a glicose é transferida para a célula pelo sistema PTS^{Man}. A expressão de prfA é ativada por um mecanismo autorregulado e pelo sensor de aminoácidos de cadeia ramificada chamado CodY, já a tradução de prfA é reprimida pelo RNA não codificante (ncRNA) SreA .*
Fonte: Adaptada de Gaballa, *et al.*, 2019.

associadas à infecção por *L. monocytogenes*, a invasiva e a não invasiva. A forma invasiva, ocorre com maior frequência em pessoas com sistema imune debilitado. A forma não invasiva da doença, menos grave, ocasiona uma gastroenterite febril, geralmente associada a sintomas gripais que podem ocorrer em pessoas saudáveis que tenham ingerido números elevados de células de *L. monocytogenes.*

Além dos dois quadros citados, pode ser observada a listeriose cutânea que, semelhante à gastroenterite febril, é autolimitada. Apresenta-se como uma infecção cutânea eczematosa, causada por exposição direta da pele intacta a *L. monocytogenes*, provavelmente após o contato com animais doentes e/ou materiais infectados resultantes de aborto.

A ocorrência ou não de listeriose, em todas as suas formas, depende principalmente do estado imunológico do hospedeiro, da virulência da estirpe e, nos casos de uma listeriose de origem alimentar, da quantidade de células bacterianas ingeridas.

O período de incubação da forma invasiva em humanos é longo e bastante incerto, podendo ir de 11 a 70 dias após contato com o agente patogênico, sendo em média entre 21 e 30 dias. A duração da doença é também variável, necessitando, na grande maioria dos casos, de intervenção médica. Os casos de listeriose gastrointestinal diferem dos de listeriose invasiva por apresentarem menor tempo de incubação e pelos sintomas mais brandos. A doença ocorre tipicamente 24 horas (de 6 horas até 10 dias) após a ingestão de grandes quantidades de bactéria e normalmente tem duração média de 1 a 3 dias. Os sintomas mais comuns incluem febre, diarreia aquosa, náuseas, dores de cabeça (cefaleia), dores nas articulações e musculares.

A patogênese da listeriose é um processo muito bem regulado por intermédio da expressão de diversos fatores de virulência, que podem desencadear respostas nas células hospedeiras, influenciando, por fim, as manifestações clínicas.

Na grande maioria dos casos, a infecção ocorre após a ingestão de alimentos contaminados com *L. monocytogenes*. A partir desse estágio, o micro-organismo é capaz de fazer uma transição para um estado fisiológico que promove a sua sobrevivência e replicação nas células hospedeiras. A alcalinização do estômago com antiácidos, bloqueadores da produção de suco gástrico, ou cirurgias de úlceras pode facilitar a infecção.

No intestino, a bactéria adere à mucosa intestinal e inicia-se o processo de invasão, que pode ocorrer tanto em fagócitos profissionais como não profissionais do hospedeiro, ou das células epiteliais. As principais portas de entrada desse patógeno são células não fagocíticas, como os enterócitos envolvidos em absorção de nutrientes, as células M anexas às placas de *Peyer*, e as células caliciformes responsáveis pela secreção de muco. A depender das células invadidas pela bactéria, diferentes mecanismos de interação são empregados.

Uma das formas que a bactéria pode atravessar a barreira intestinal é em sítios de desprendimento celular na região apical das vilosidades ou entre as junções ocludentes entre as células caliciformes e enterócitos, quando há secreção de muco. Nesse mecanismo de invasão, a InlA tem papel fundamental por ligar-se ao receptor E-caderina normalmente localizado abaixo das junções ocludentes das células hospedeiras, mas que é exposto ao meio externo durante o desprendimento dos enterócitos ou da secreção de muco, possibilitando a interação com InlA (Figura 29.3). A invasão via células M, um tipo especializado de fagócito epitelial, é independente de InlA e ocorre por meio do mecanismo de fagocitose, culminando na disseminação da bactéria até as placas de *Peyer*, que fazem parte do sistema linfoide associado ao intestino. Além disso, por intermédio das células M, a bactéria pode invadir lateralmente os enterócitos na vizinhança. Uma terceira via de invasão, também independente de InlA, envolve a interação da proteína adesina de *Listeria* (LAP, do inglês *Listeria Adhesion Protein*) com a proteína epitelial (*Heat Shock Protein 60* [HSP60]), ativando uma cascata de reações pró-inflamatórias, que acabam por rearranjar as junções celulares e consequente abertura da barreira intestinal. Esse processo facilita o acesso e a translocação bacteriana entre as células epiteliais, permitindo acesso à lâmina própria do trato gastrointestinal.

Após internalização da bactéria em uma célula, ocorre a formação de um vacúolo ao seu redor, constituído de uma dupla camada de membrana celular. Nesse estágio, *L. monocytogenes* pode secretar a toxina LLO e as PlcA e PlcB, que estão associadas à formação de poros na membrana, seguida de ruptura e escape do vacúolo (Figura 29.3). Além dessas moléculas, o mecanismo de *quorum sensing* também foi associado ao escape do vacúolo em conjunto com as atividades de LLO e das fosfolipases. O *quorum sensing* é um processo de comunicação bacteriana que ocorre por meio de moléculas de sinalização chamadas autoindutoras, em função da densidade celular de um ambiente. A detecção e a resposta a esses sinais por bactérias desencadeiam a expressão de fatores, de forma regulada e conjunta, que podem auxiliar na sua sobrevivência. O acúmulo dessas moléculas no interior do compartimento membranar mimetiza a proliferação do micro-organismo e resulta no rompimento do vacúolo.

No citoplasma, ocorrem a multiplicação e a mobilização bacteriana, propagando a infecção. A bactéria adquire a capacidade de se locomover pela célula do hospedeiro em razão da cauda de actina desencadeada por ActA, o que facilita a invasão de células adjacentes (Figura 29.3). A partir disso, ocorre o processo de transcitose, em que o micro-organismo se move através da célula até atingir a membrana celular e invadir a célula adjacente à que ele se encontra. Na célula de infecção secundária, um novo vacúolo de dupla membrana é formado ao redor do micro-organismo e, então, o processo se reinicia e ocorre a propagação da bactéria até que esta alcance os órgãos-alvo da infecção. Desse modo, *L. monocytogenes* pode se mover de uma célula para outra sem estar exposta ao meio externo e, consequentemente, a anticorpos, sistema complemento ou neutrófilos.

As bactérias que atravessam a barreira intestinal são carreadas através dos linfonodos e do sangue para os linfonodos mesentéricos, baço e fígado (Figura 29.4). Embora

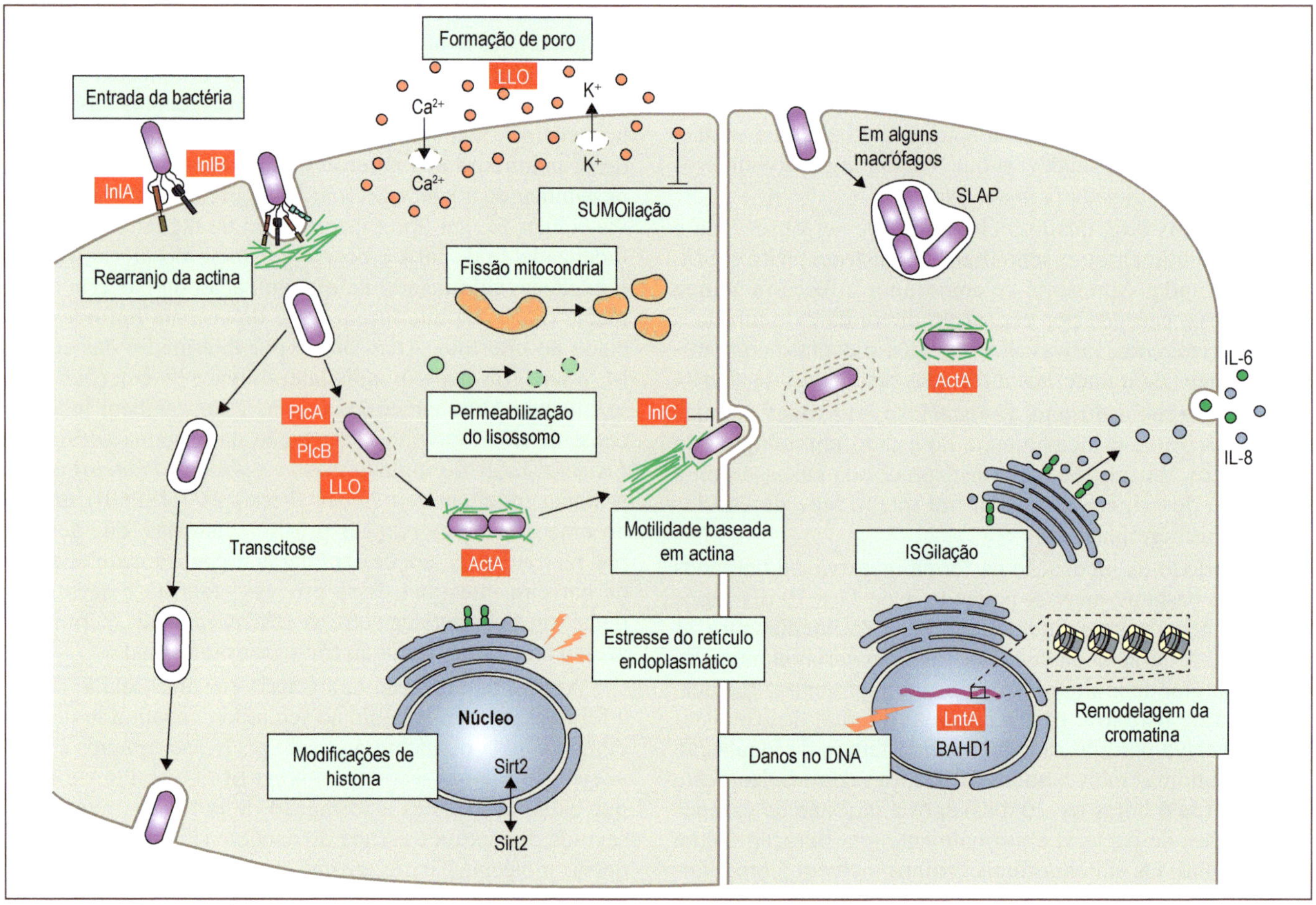

Figura 29.3 – *O ciclo de infecção intracelular de Listeria monocytogenes. L. monocytogenes invade células não fagocíticas, como células epiteliais, por endocitose e escape do vacúolo. Nas células caliciformes, ela pode passar por transcitose por meio de vacúolo e, em alguns macrófagos, pode se replicar em SLAPS (spacious listeria-containing phagosomes). Após o escape vacuolar, a bactéria induz a polimerização de uma calda de actina para se propagar de célula para célula. A infecção por L. monocytogenes tem muitos efeitos na célula hospedeira em decorrência da expressão dos fatores de virulência. Listeriolisina O (LLO), fosfolipase A (PlcA) e fosfolipase B (PlcB) medeiam o escape vacuolar. LLO também influencia as histonas, promove desumoilação, fissão mitocondrial, estresse do retículo endoplasmático (RE) e permeabilização lisossomal. A proteína-alvo nuclear de Listeria A (LntA) interage com o complexo proteico BAHD1 para modular genes estimulados por interferon (ISG), e a proteína SIRT2 altera o padrão de acetilação da histona 3, ocasionando mudanças no empacotamento da cromatina e alteração da expressão gênica a jusante. A infecção também gera danos ao DNA, e a célula hospedeira combate a infecção regulando vários efetores antibacterianos, como o processo de modificação por ISG15 denominado "ISGilação", que modula a secreção de citocinas. Proteína indutora de montagem de actina (ActA); interleucinas 6 e 8 (IL-6 e IL-8); internalinas A, B e C (InlA, InlB e InlC).*

Fonte: Adaptada de Radoshevich L, Cossart P, 2018.

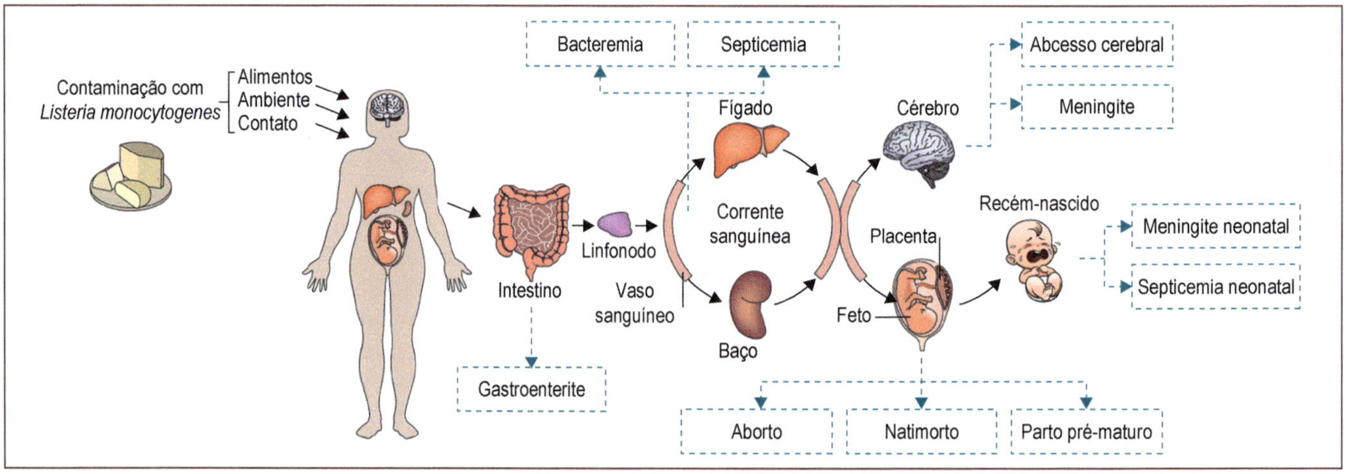

Figura 29.4 – *Representação esquemática da infecção e das doenças causadas por Listeria monocytogenes. Após a ingestão de alimentos contaminados ou do contato com animais doentes e/ou com materiais infectados, L. monocytogenes pode atravessar a barreira intestinal e espalhar-se para a corrente sanguínea através dos linfonodos para se disseminar para tecidos-alvo como fígado e baço. Em indivíduos imunocomprometidos, L. monocytogenes pode atravessar a barreira hematoencefálica ou a barreira fetoplacentária e causar meningite potencialmente fatal, septicemia, aborto, natimorto ou parto pré-maturo.*

Fonte: Adaptada de Radoshevich L, Cossart P, 2018.

os macrófagos residentes do fígado desempenhem um papel importante na tentativa de conter a infecção, os hepatócitos representam o sítio preferencial de multiplicação de *Listeria*. Durante os estágios iniciais da infecção, os hepatócitos respondem à presença desta bactéria pela liberação de quimiocinas e consequente mobilização de neutrófilos e pela indução de apoptose, que resulta na formação de microabscessos. Se a infecção não é controlada no fígado, a intensa proliferação bacteriana pode resultar na liberação da bactéria para a circulação, ocasionando um quadro de bacteremia.

Embora *L. monocytogenes* seja um patógeno capaz de atingir múltiplos órgãos, as principais formas clínicas da listeriose mostram que a bactéria apresenta um tropismo pela placenta e pelo SNC (Figura 29.4). A infecção do SNC em humanos se apresenta primariamente sob a forma de meningite, que é, entretanto, frequentemente associada com a presença de infecções focais no parênquima cerebral, especialmente nas células do tronco, sugerindo um tropismo pelo tecido nervoso. O neurotropismo e a predileção especial pelo rombencéfalo são claramente observados nos ruminantes, nos quais as infecções do SNC se desenvolvem primariamente como encefalites.

No caso da listeriose fetal, a bactéria se propaga pela via transplacentária hematogênica, provocando a colonização da membrana corioamniótica (Figura 29.4). A translocação através da barreira endotelial pode fazer a bactéria atingir a corrente sanguínea do feto, o que causa uma infecção generalizada que pode resultar em óbito ainda no interior do útero, ou no nascimento prematuro de um neonato com várias lesões piogranulomatosas miliares (granulomatosis infantiséptica).

Doenças

As doenças associadas a *L. monocytogenes* ocorrem principalmente após a ingestão de alimentos contaminados por esse micro-organismo pela população de risco. A dose infecciosa não está estabelecida, mas, de maneira geral, os alimentos apresentam baixas populações desse patógeno, embora condições inadequadas de processamento ou armazenamento possam resultar no desenvolvimento de grandes populações. A doença afeta tanto seres humanos como animais e a sua ocorrência em países desenvolvidos é mais comum nos meses de primavera e verão em decorrência de variações sazonais nos tipos de alimentos consumidos e pelo aumento do consumo de produtos de maior risco nestas estações.

A maioria dos indivíduos saudáveis não é suscetível a *L. monocytogenes* ou só apresenta uma gastroenterite com sintomas mais brandos de um leve resfriado. A ingestão de grandes quantidades da bactéria pode sobrecarregar os sistemas de defesa inatos existentes no trato gastrointestinal, fígado e baço, com subsequente desenvolvimento de doença invasiva em hospedeiros susceptíveis. Entretanto, a presença de danos preexistentes na mucosa gastrointestinal provocados por outros micro-organismos, como aqueles associados à gastroenterite viral, pode permitir a translocação de *L. monocytogenes* do trato gastrointestinal com subsequente desenvolvimento de doença invasiva.

A infecção é mais comumente observada nos primeiros 30 dias de vida ou em pacientes com mais de 60 anos de idade. No primeiro caso, pode ocorrer a transmissão vertical de *L. monocytogenes* da mãe para o feto, seja através da placenta por meio da circulação materna, seja por ingestão do líquido amniótico infectado ou, ainda após o parto, em razão da passagem do feto pelo canal vaginal infectado pelo micro-organismo ou pelo contato com as regiões perivaginal e perianal contaminadas. Os lactantes, nos primeiros dias de vida, não têm o sistema de defesa completamente desenvolvido e a defesa do hospedeiro contra *L. monocytogenes* é prejudicada pela presença de macrófagos subdesenvolvidos e pela função imune mediada por células. Nesses casos, a listeriose invasiva é mais provável de ocorrer se a colonização do fígado, do trato respiratório ou do trato gastrointestinal já tenha ocorrido antes.

O aumento do risco de listeriose invasiva em pacientes idosos reflete o aumento da incidência de condições imunossupressoras características nessa faixa etária. Também constitui a causa mais comum de meningite em pacientes com linfomas, transplantados ou imunossuprimidos por corticosteroides, diabetes, terapia com esteroides independente da faixa etária.

O controle da infecção precoce em humanos e em modelos animais é altamente dependente de uma mucosa gastrointestinal intacta e da função efetiva de macrófagos no fígado, baço e peritônio após a translocação bacteriana do trato gastrointestinal.

Algumas doenças associadas à infecção por *L. monocytogenes* são meningite neonatal, meningoencefalite em adultos, rombencefalite, septicemia em bebês e adultos, endocardite valvar nativa e protética, peritonite bacteriana espontânea, artrite séptica, doença do trato biliar, hepatite, abscesso hepático, infecções cutâneas, endoftalmite, gastroenterite febril, peritonite de diálise peritoneal ambulatorial contínua e osteomielite. Algumas dessas doenças estão representadas esquematicamente na Figura 29.4 e no Quadro 29.2 são apresentadas as principais doenças associadas à listeriose com o local de ação e as manifestações clínicas.

Tratamento e controle

De modo geral, a antibioticoterapia é recomendada para os casos de listeriose invasiva. Como a infecção é intracelular, os antibióticos utilizados para o tratamento devem ser capazes de atravessar a membrana celular da célula hospedeira e manter-se estáveis no ambiente intracelular. Como resultado dessas exigências, os antibióticos usuais podem ser ineficazes em até 70% dos casos de listeriose, o que pode estar relacionado a altas taxas de mortalidade. Além disso, na maioria das vezes, há o diagnóstico tardio das doenças, e a baixa imunidade ou falhas no reconhecimento de antígenos, por parte do sistema imunológico em decorrência das condições do hospedeiro imunossuprimido, contribuem para a mortalidade.

A maioria dos tratamentos das infecções por *L. monocytogenes* é realizada com o uso de ampicilina, penicilina e amoxicilina, que são antibióticos que inibem a síntese da parede celular da bactéria. A terapia primária consiste em uma combinação de ampicilina ou amoxicilina com gentamicina. A aminopenicilina deve ser administrada em altas doses de quatro a seis vezes ao dia, por longo período. Em situações

Quadro 29.2 – *Principais doenças, locais de ação e manifestações clínicas associadas à listeriose*

Doenças	*Locais de ação*	*Manifestações clínicas*
Abscessos cerebrais	Sistema nervoso central	Abscessos cerebrais macroscópicos (10% dos casos) e meningite concomitante (25% dos casos)
Bacteremia	Sangue	Febre, calafrios, mialgias, sintomas prodrômicos como diarreia e náusea
Gastroenterites	Sistema gastrointestinal	Febre, diarreia aquosa, náuseas, dores de cabeça, dores nas articulações e dores musculares
Infecção na gestação	Sangue da mãe e placenta	Na mãe, sintomas leves comuns a uma gripe, incluindo febre e outros sintomas como dores nas costas (que pode ser confundido com uma infecção urinária), dores de cabeça, vômito, diarreia, dores musculares e dores de garganta Natimorto ou morte neonatal
Infecção neonatal	Neonato	Baixo peso ao nascimento ou aborto espontâneo Septicemia ou meningite (precoce ou tardia)
Infecções localizadas	Fígado, pulmão, articulações	Hepatite, abscessos hepáticos, coleocistite, peritonite, abscessos esplênicos, infecções pleuropulmonares, infecções nas articulações e osteomielite coinfecciosa
Listeriose cutânea	Infecção cutânea, conjuntivite	Febre baixa e múltiplas lesões papulopustulosas da pele
Meningites	Sistema nervoso central: tronco cerebral e meninges	Meningite bacteriana subaguda: febre, cefaleia e rigidez de nuca Romboencefalite: febre, cefaleia, náuseas e vômitos

Fonte: Desenvolvido pela autoria.

de alergia a betalactâmicos, o cotrimoxazol é considerado o antibiótico de escolha, por ser bactericida e atingir concentrações adequadas no ambiente intracelular e no SNC.

Durante a gravidez, a recomendação para o tratamento de 1ª linha é a administração de 6 g ou mais de ampicilina/dia e 4 g de eritromicina/dia, como 2ª linha de tratamento. A duração em ambos os regimes é de 14 dias, embora a duração do tratamento possa ser maior nos diferentes casos clínicos como em pacientes imunocomprometidos. Uma opção para pacientes grávidas, no caso de alergia à penicilina, seria o uso de eritromicina. No entanto, a passagem transplacentária da eritromicina demonstrou fornecer concentrações subterapêuticas tanto no líquido amniótico como no soro fetal, sendo, portanto, recomendado por muitos especialistas o uso de uma alternativa.

Historicamente, o primeiro isolado de *L. monocytogenes* multirresistente foi identificado na França em 1988 e, desde então, tem se observado um aumento da frequência de isolados de *L. monocytogenes* resistentes aos antibióticos de 1ª linha, como ampicilina, penicilina, amoxicilina e gentamicina e também um aumento da concentração mínima inibitória (CMI) de penicilina foi relatado em estudos *in vitro*. Entretanto, *L. monocytogenes* ainda permanece amplamente suscetível aos antibióticos usados na clínica, exceto as quinolonas, a fosfomicina e as cefalosporinas que são antibióticos de espectro de ação expandido a que essa bactéria é naturalmente resistente. Assim, a resistência adquirida por *L. monocytogenes* ainda não teve consequências clínicas em humanos e não afetou o tratamento de 1ª linha, embora a vigilância ativa e contínua da suscetibilidade desse micro-organismo aos antibióticos deva ser observada.

Uma vez que os casos de listeriose estão frequentemente associados a alimentos produzidos comercialmente, evitar a contaminação dos alimentos suscetíveis seria a solução ideal, embora não facilmente exequível. A prevenção da infecção está ligada, principalmente, ao emprego de boas práticas de produção pelas indústrias ou locais de preparo dos alimentos e à conscientização do consumidor. Os indivíduos pertencentes aos grupos de risco devem submeter os alimentos à cocção adequada, evitar o consumo de leite *in natura*, queijos elaborados com leite não pasteurizado e vegetais crus sem lavagem adequada. Como a bactéria se desenvolve em temperaturas de refrigeração, os alimentos acondicionados nessas condições devem ser aquecidos adequadamente antes do consumo. O desenvolvimento de campanhas educativas voltadas às populações de risco tem demonstrado efetividade no controle das infecções por esse patógeno.

Detecção, enumeração, isolamento e identificação

O isolamento e a identificação de *Listeria* spp. e *L. monocytogenes* podem ser realizados em amostras provenientes de sítios normalmente estéreis e não estéreis. Inicialmente, as amostras coletadas em sítios normalmente estéreis como sangue e líquido cefalorraquidiano (LCR) são analisadas diretamente em meios de cultura diferenciais como ágar sangue e ágar chocolate (Figura 29.5). No entanto, amostras obtidas de sítios não estéreis como fezes, alimentos e de monitoramento ambiental são inicialmente semeadas em meios de cultura de enriquecimento seletivo como caldo base *Listeria* Half-Fraser e caldo base *Listeria* Fraser. Esses meios possibilitam o crescimento de *Listeria* spp. e inibem o crescimento da maioria dos outros micro-organismos presentes nessas amostras. Em seguida, essas amostras enriquecidas seletivamente devem ser semeadas em meios de cultura seletivos e diferenciais como ágar cromogênico *Listeria* base, de acordo com Ottaviani and Agosti (ALOA), ágar *Listeria* Oxford ou ágar *Listeria* Palcam que permitem o crescimento, diferenciação, enumeração e isolamento de *Listeria* spp. e *L. monocytogenes* (Figura 29.5). Vale ressaltar que os meios de cultura utilizados para cada análise podem variar em função das legislações, diretrizes e protocolos adotados, bem como em função da disponibilidade, do desenvolvimento e da aprovação de novos meios de cultura.

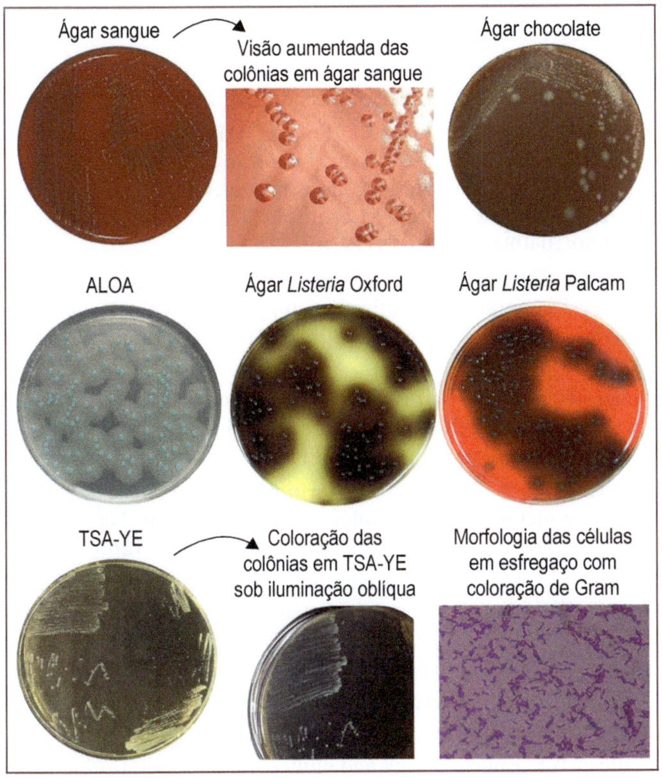

Figura 29.5 – *Características das colônias de Listeria monocytogenes em ágar sangue, ágar chocolate, ágar cromogênico Listeria base, de acordo com Ottaviani and Agosti (ALOA), ágar Listeria Oxford, ágar Listeria Palcam e ágar soja triptona contendo extrato de levedura (TSA-YE), bem como morfologia das células de L. monocytogenes em esfregaço com coloração de Gram.*

Fonte: Adaptada de Ribeiro VB, Destro MT, 2015; Trabulsi LR, Alterthum F, 2015.

As colônias de *Listeria* spp. e *L. monocytogenes* isoladas anteriormente nos meios de cultura seletivos e diferenciais devem ser transferidas para meios não seletivos, como ágar infusão de cérebro e coração (BHI) e ágar soja triptona contendo extrato de levedura (TSA-YE), a fim de obter colônias para a realização das análises de identificação. Nesse último meio, as colônias de *Listeria* spp., formadas durante 24 a 48 horas de incubação a 35 °C a 37 °C, são pequenas, translúcidas, com bordas inteiras e apresentam tonalidade azul-esverdeada ou azul-acinzentada quando a placa é examinada com iluminação oblíqua (Figura 29.5). Entretanto, por meio de testes convencionais, é possível distinguir *L. monocytogenes* das outras espécies do mesmo gênero com base nas seguintes técnicas: coloração de Gram, que mostra bacilos Gram-positivos pleomórficos (Figura 29.5); observação da mobilidade típica a 10 °C e 25 °C; produção de ácido a partir da glicose; hidrólise da esculina; e reações positivas para os testes de Voges-Proskauer e vermelho metila. A utilização de ágar sangue também é importante porque o tipo de hemólise permite distinguir algumas espécies de *Listeria*.

A detecção e a identificação rápidas de *Listeria* spp. e *L. monocytogenes* também são possíveis utilizando testes imunológicos, testes com base na hibridização de DNA e por meio de técnicas moleculares que se baseiam na amplificação de DNA pela reação da polimerase em cadeia (PCR) ou por amplificação isotérmica, utilizando *primers* específicos para o gênero e a espécie. Além disso, testes sorológicos empregando soros antilisteriolisina O (anti-LLO) podem auxiliar no diagnóstico de listeriose. Esses métodos são cada vez mais utilizados pelos laboratórios clínicos e indústrias de alimentos em virtude de sua rapidez, confiabilidade e da não necessidade de isolamento da bactéria para a confirmação da sua presença, diferentemente de quando o número de unidades formadoras de colônia (UFC) precisa ser determinado e também das investigações epidemiológicas que necessitam desse isolamento.

Vídeos sugeridos

- Entrevista da Dr. Maria Teresa Destro sobre *Listeria monocytogenes* no programa Mistérios do Corpo da Record News. Acesse o vídeo pelo *link*:
  <https://www.youtube.com/watch?v=iymZVZFEPDU>
- Vídeo *Listeria monocytogenes*, um modelo único na biologia da infecção", do laboratório Pascale Cossart do Institut Pasteur, Paris, França. Esse vídeo resume o processo de infecção no nível celular, destacando o papel do LLO. Acesse por um dos *links* e, caso deseje, ative a legenda em português:
  <https://www.youtube.com/watch?v=dlAPOa_QXAo>
  <https://www.youtube.com/watch?v=EjoflQljDgA>
- Vídeos da página iBiology do YouTube por Pascale Cossart do Institut Pasteur, Paris, França. São três vídeos divididos da seguinte maneira: "Parte 1: Patogênese bacteriana: o paradigma da *Listeria*"; "Parte 2: Explorando 'Nova Microbiologia' com *Listeria monocytogenes*" e "Parte 3: Biologia celular e infecção: lições da Listeria". Acesse os vídeos pelos *links* e, caso deseje, ative a legenda em português:
  - Parte 1: <https://www.youtube.com/watch?v=RSgBUqQFmk4>
  - Parte 2: <https://www.youtube.com/watch?v=kkEdIO8ASeg&t=307s>
  - Parte 3: <https://www.youtube.com/watch?v=HwnUgqZ7Y74>
- Vídeo chamado "*Listeria monocytogenes* recrutando actina dentro de uma célula de mamífero" publicado na 5ª edição do livro *Molecular Biology of the Cell*, da editora Garland Science, de autoria de Bruce Alberts, Alexander Johnson, Julian Lewis, Martin Raff, Keith Roberts e Peter Walter. Acesse o vídeo pelo *link*:
  <https://www.youtube.com/watch?v=4JWpG8XPku4>
- Vídeos da página Julian Guttman's Lab, no YouTube. São três vídeos mostrando microscopicamente a infecção de células humanas HeLa por *L. monocytogenes*. Acesse os vídeos pelos *links*:
  - <https://www.youtube.com/watch?v=endkrjXfQkw>
  - <https://www.youtube.com/watch?v=6EAAvwTaHKE>
  - <https://www.youtube.com/watch?v=bF-7YXgQK14>

Bibliografia recomendada

Ágar Chocolate [2023 Nov. 27]. Disponível em: http://www.intromicrobio.com/stock-cultures.html.

Ágar Listeria Oxford. [2023 Nov. 27]. Disponível em: https://www.eolabs.com/product/pp0630-listeria-oxford-agar/.

Ágar Listeria Palcam. [2023 Nov. 27]. Disponível em: https://www.eolabs.com/product/pp0005-palcam-agar/.

Ágar Sangue. [2023 Nov. 27]. Disponível em: https://atlas.sund.ku.dk/microatlas/food/bacteria/Listeria_monocytogenes.

ALOA. Ágar para Listeria (base) segundo OTTAVIANI e AGOSTI ChromoCult [2023 Nov. 27]. Disponível em: https://www.sigmaaldrich.com/BR/pt/product/mm/100427.

Buchanan RL, Gorris LGM, Hayman MM, Jackson TC, Whiting RC. A review of Listeria monocytogenes: an update on outbreaks, virulence, dose-response, ecology, and risk assessments. Food Control. 2017;75:1-13. doi: 10.1016/j.foodcont.2016.12.016.

Cossart P. 2018. [2023 Nov. 27]. Disponível em: https://www.heinrich-wieland-prize.de/heinrich-wieland-laureates/id-2010-2015/articles/id-2018-professor-pascale-cossart-phd.html

de las Heras A, Cain RJ, Bielecka MK, Vázquez Boland JA. Regulation of Listeria virulence: PrfA master and commander. Curr Opin Microbiol. 2011;14(2):118-127. doi: 10.1016/j.mib.2011.01.005.

Disson O, Moura A, Lecuit M. Making sense of the biodiversity and virulence of Listeria monocytogenes. Trends Microbiol. 2021;29(9):811-22. doi: 10.1016/j.tim.2021.01.008.

Drolia R, Bhunia AK. Crossing the intestinal barrier via Listeria adhesion protein and Internalin A. Trends Microbiol. 2019;27(5):408-425.doi: 10.1016/j.tim.2018.12.007.

Farber JM, Zwietering M, Wiedmann M, Schaffner D, Hedberg CW, Harrison MA, et al. Alternative approaches to the risk management of Listeria monocytogenes in low risk foods. Food Control. 2021;123:107601. doi: 10.1016/j.foodcont.2020.107601.

Gaballa A, Guariglia-Oropeza V, Wiedmann M, Boor KJ. Cross talk between SigB and PrfA in Listeria monocytogenes facilitates transitions between extra- and intracellular environments. Microbiol Mol Biol Rev. 2019;83(4):e00034-e00019. doi: 10.1128/MMBR.00034-19.

Gouin E, Cossart P. 2018. [2023 Nov. 27]. Disponível em: https://www.sciencedirect.com/science/article/pii/S128645791630168X.

Johansson J, Freitag NE. Regulation of Listeria monocytogenes virulence. Microbiol Spectr. 2019;7(4). doi: .10.1128/microbiolspec.GPP3-0064-2019.

Kammoun H, Kim M, Hafner L, Gaillard J, Disson O, Lecuit M. Listeriosis, a model infection to study host-pathogen interactions in vivo. Curr Opin Microbiol. 2021;66:11-20. doi: 10.1016/j.mib.2021.11.015.

Lecuit M. Listeria monocytogenes, a model in infection biology. Cell Microbiol. 2020;22(4):e13186. doi: 10.1111/cmi.13186.

Lopes-Luz L, Mendonça M, Fogaça MB, Kipnis A, Bhunia AK, Bührer-Sékula S. Listeria monocytogenes: review of pathogenesis and virulence determinants-targeted immunological assays. Crit Rev Microbiol. 2021;47(5):647-66. doi: 10.1080/1040841X.2021.1911930.

Orsi RH, den Bakker HC, Wiedmann M. Listeria monocytogenes lineages: genomics, evolution, ecology, and phenotypic characteristics. Int J Med Microbiol. 2011;301(2):79-96. doi: 10.1016/j.ijmm.2010.05.002.

Pizarro-Cerdá J, Cossart P. Listeria monocytogenes: cell biology of invasion and intracellular growth. Microbiol Spectr. 2018;6(6):851-63. doi: 10.1128/microbiolspec.GPP3-0013-2018.

Radoshevich L, Cossart P. Listeria monocytogenes: towards a complete picture of its physiology and pathogenesis. Nat Rev Microbiol. 2018;16:32-46. doi: 10.1038/nrmicro.2017.126.

Ribeiro AC, Almeida FA, Medeiros MM, Miranda BR, Pinto UM, Alves, VF. Listeria monocytogenes: an inconvenient hurdle for the dairy industry. Dairy 2023;4:316-344. doi: 10.3390/dairy4020022.

Ribeiro VB, Destro MT. Listeria monocytogenes. In: Trabulsi LR, Alterthum F (ed). Microbiologia. 6. ed. São Paulo: Editora Atheneu, 2015. p.255-264).

Schlech WF. Epidemiology and clinical manifestations of Listeria monocytogenes infection. Microbiol Spectrum. 2019;7(3):GPP3-0014. doi: 10.1128/microbiolspec.GPP3-0014-2018.

Vasanthakrishnan RB, de las Heras A, Scortti M, Deshayes C, Colegrave N, Vázquez-Boland JA. PrfA regulation offsets the cost of Listeria virulence outside the host. Environ Microbiol. 2015;17(11):4566-79. doi: 10.1111/1462-2920.12980.

Bacillus anthracis e Outros Bacilos Aeróbios Esporulados

30

Laura Maria Andrade de Oliveira
Natália Silva da Costa

O gênero *Bacillus* foi estabelecido em 1872, por Cohn, e engloba mais de 200 espécies e subespécies descritas e pertencentes ao filo Firmicutes. As bactérias desse gênero são descritas como bastonetes, Gram-positivas, aeróbias ou anaeróbias facultativas e catalase-positivas. *Bacillus* é um grupo grande e diversificado de bactérias não patogênicas e patogênicas. Em decorrência de sua ampla capacidade fisiológica e de formar esporos, *Bacillus* spp. são resistentes a condições ambientais adversas e presentes em uma ampla variedade de hábitats, incluindo o solo. *Bacillus* spp. representam as bactérias predominantes do solo e da rizosfera, onde compreendem até 95% das populações de bactérias Gram-positivas. Além disso, estão entre as bactérias endofíticas mais difundidas. A maioria das espécies de *Bacillus*, bem como seus produtos, é considerada segura para uso no meio ambiente. Essas bactérias são preferidas para comercialização por sua capacidade de secretar vários metabólitos bioativos, produzir esporos extremamente tolerantes e crescer de forma rápida em diferentes meios de cultura. Consequentemente, eles mantêm a viabilidade e podem ser facilmente formulados e armazenados. Populações de *Bacillus* spp. podem persistir com sucesso no solo e na rizosfera da planta sem quaisquer efeitos perduráveis em outras populações bacterianas.

Nos últimos anos, estudos filogenéticos de genomas de espécies de *Bacillus* provocaram a revisão taxonômica do gênero e a classificação das espécies em dois grandes grupos: o de *Bacillus subtilis* e o de *Bacillus cereus*. O grupo *B. subtilis* compreende as espécies *B. subtilis subsp. subtilis*, *B. subtilis subsp. spizizenii*, *B. mojavensis*, *B. vallismortis*, *B. clausii*, *B. atrophaeus*, *B. amyloliquefaciens*, *B. licheniformis*, *B. sonorensis*, *B. firmus*, *B. lentus* e *B. sporothermodurans*. *B. anthracis* faz parte do grupo *Bacillus cereus*, o qual é também composto pelas espécies *B. cereus*, *B. thuringiensis*, *B. mycoides*, *B. pseudomycoides*, *B. weihenstephanensis*, *B. cytotoxicus* e *B. toyonensis*. Dentro desse grupo, as espécies *B. anthracis*, *B. cereus* e *B. thuringiensis* são as mais estudadas e destacam-se pelo seu potencial patogênico em hospedeiros humanos e animais. Os membros do grupo *B. cereus* são capazes de produzir enzimas e metabólitos, degradar poluentes ambientais e promover o crescimento de plantas e animais quando utilizados como probióticos e apresentam destacado papel na saúde humana, agricultura e na indústria de alimentos.

Bacillus anthracis

B. anthracis é um patógeno humano e animal conhecido desde 1887, quando foi descrito por Koch como o agente do antraz ou carbúnculo. Foi o primeiro micro-organismo conclusivamente relacionado a uma doença. No passado, sua grande importância prendia-se principalmente ao fato de causar grande epizootia com elevadas perdas econômicas. Em meados de 1800, por exemplo, *B. anthracis* causou a morte de aproximadamente 50% dos carneiros da Europa. A doença humana quase sempre foi dependente do contato com animais doentes ou produtos provenientes desses animais. A introdução da vacinação animal e de medidas higiênicas adequadas reduziram bastante a importância de *B. anthracis* como patógeno humano e animal até recentemente. Entretanto, nos últimos anos, sua importância teve um impulso enorme não só em razão de sua possível utilização como arma de guerra biológica, mas principalmente porque foi utilizada para fins de terrorismo nos Estados Unidos, em 2001. Os dois tipos de situação têm estimulado grande número de estudos sobre as características de *B. anthracis*, em particular sobre os seus fatores de virulência, patogênese de suas infecções e desenvolvimento de vacinas.

B. anthracis é uma bactéria que, quando cultivada no laboratório, costuma apresentar-se em longas cadeias serpentinosas, com a maioria das células mostrando esporo central ou subterminal (Figura 30.1). Entretanto, em material clínico, as células são isoladas e não apresentam esporos. *B. anthracis* é uma bactéria facultativa anaeróbia que cresce bem em ágar sangue e em outros meios não seletivos. Pode ser facilmente cultivada em aerobiose. É considerada um patógeno obrigatório, necessitando de um hospedeiro para completar seu ciclo de vida, além de apresentar um genoma com baixo conteúdo GC e tamanho médio de 5,4 Mb .

Envelope celular

B. anthracis é uma bactéria formadora de esporos e que, portanto, pode se apresentar em dois estados – célula vegetativa e esporo – que se diferem quanto às suas características morfológicas e fisiológicas. O esporo é a forma de resistência da bactéria a condições adversas do meio, caracterizando-se pelo estado dormente do metabolismo celular.

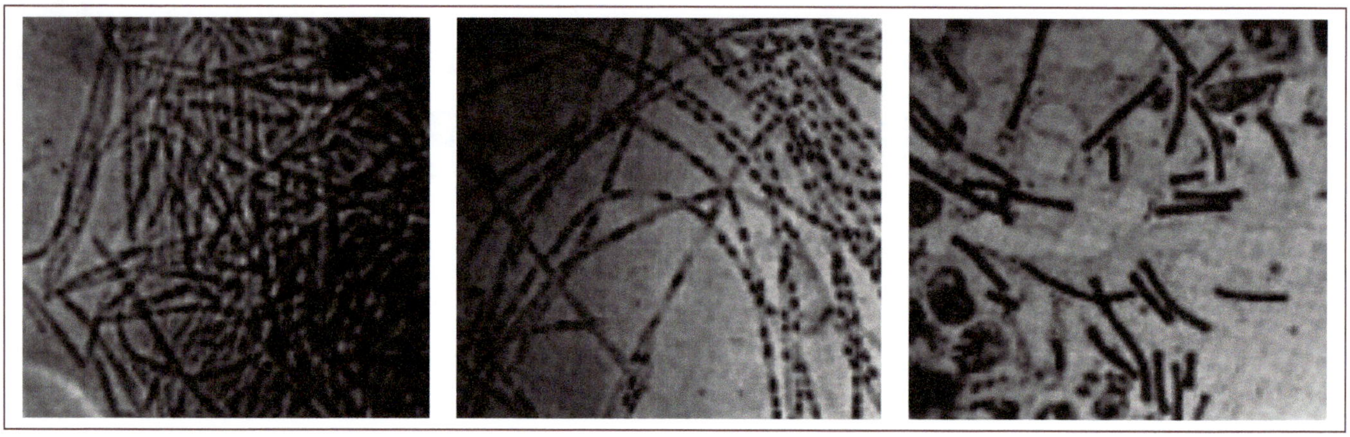

Figura 30.1 – *Esfregaço de Bacillus anthracis cultivado em laboratório.*
Fonte: Desenvolvida pela autoria.

Assim, em condições de privação de nutrientes e estresse ambiental, o esporo garante à bactéria a resistência ao pH extremo, irradiação ultravioleta (UV), altas temperaturas e solventes, permitindo até que sejam armazenados sem refrigeração. A célula vegetativa representa a forma metabolicamente ativa do patógeno que é capaz de causar infecção em humanos e animais. O envelope celular reveste a célula e protege-a de possíveis ameaças externas, além de mediar o primeiro contato com componentes do sistema imune do hospedeiro e albergar potenciais alvos de terapias e vacinas contra o patógeno.

▪ Célula vegetativa

A estrutura do envelope celular de *B. anthracis*, em sua forma vegetativa, é formada do meio intracelular em direção ao meio extracelular pela membrana citoplasmática (MC) e parede celular, seguidas da camada S e cápsula (Figura 30.2). A organização do envelope celular de *B. anthracis* é considerada complexa e apresenta peculiaridades quanto à sua composição química.

A MC é composta pela bicamada lipídica e proteínas acessórias associadas e sua principal característica é a permeabilidade seletiva de substâncias. *B. anthracis* tem ácido lipoteicoico associado à MC de células vegetativas que é codificado pelos genes *ltaS1, ltaS2, ltaS3* e *ltaS4*. As sortases (SrtA, SrtB e SrtC) destacam-se como importantes proteínas de membrana e atuam no ancoramento de proteínas de superfície à parede celular, como proteínas contendo domínios LPXTG, proteína de ligação ao heme (IsdC) e proteínas envolvidas na esporulação (BasH e BasI).

A parede celular é uma barreira protetora contra agentes externos, mantém a pressão osmótica intracelular, evitando que a célula sofra lise, e serve de base para ancoramento de polissacarídeos e proteínas. O peptidoglicano de *B. anthracis* é composto por cadeias de N-acetilglucosamina e ácido N-acetilmurâmico dispostos de forma alternada e ligados por ligações glicosídicas $\beta 1 \rightarrow 4$ e por uma cadeia peptídica composta pelas subunidades L-Ala, D-Glu, ácido mesodiaminopimélico (meso-DAP, do inglês *meso-diaminopimelic*

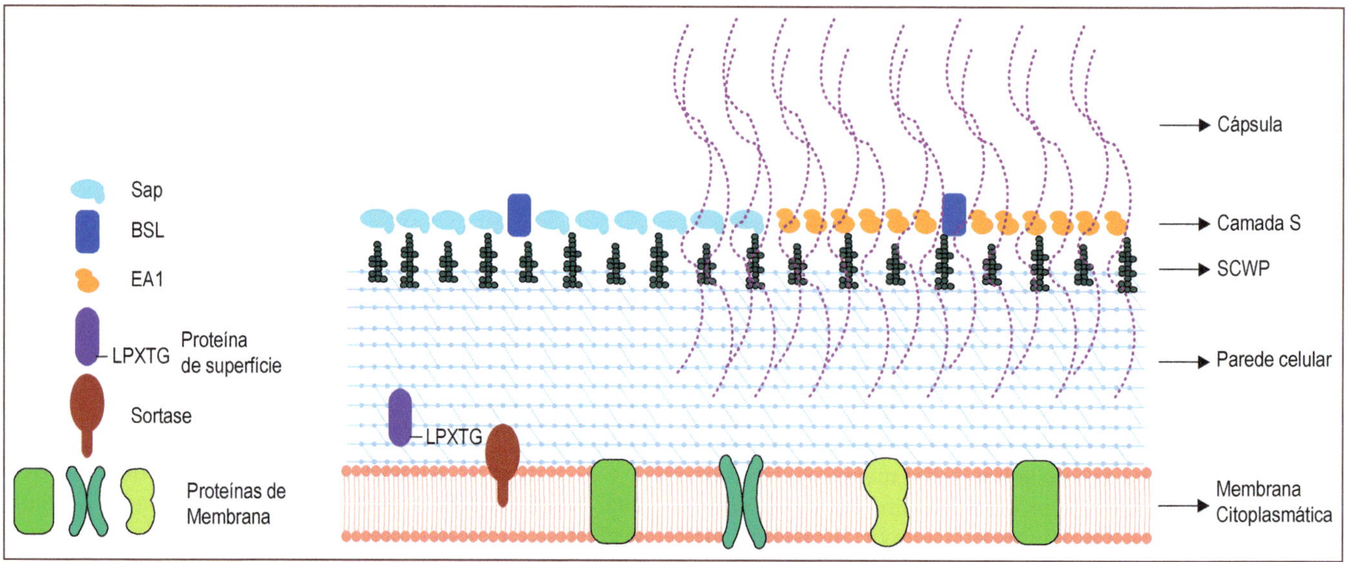

Figura 30.2 – *Representação esquemática do envelope celular da célula vegetativa de* Bacillus anthracis.
BSL: *Bacillus S-layer-associated proteins*; EA1: *extractable antigen 1*; Sap: *surface array protein*; SCWP: *associated secondary cell-wall polysaccharide*.
Fonte: Desenvolvida pela autoria.

acid), D-Ala e D-Ala. As cadeias de peptideoglicano adjacentes são ligadas umas às outras por ligações peptídicas entre o meso-DAP de uma cadeia e o aminoácido D-Ala localizado na posição 4 da cadeia adjacente. A parede celular de *B. anthracis* apresenta uma estrutura peculiar, uma camada de polissacarídeo adicional denominada SCWP (do inglês *associated secondary cell-wall polysaccharide*) que se encontra associada ao peptideoglicano por ligação covalente do tipo fosfodiéster. SCWP é composto por repetições de trissacarídeos [→4(-β-ManNAc-(1→4)-β-GlcNAc-(1→6)--α-GlcNAc-)1→] e destaca-se pela sua importância no crescimento, forma e divisão celular, no ancoramento de proteínas da camada S e virulência. Além disso, *B. anthracis* tem cerca de 11 proteínas de superfície contendo domínios LPXTG que se encontram ligadas covalentemente à parede celular e atuam como adesinas (p. ex., BasB e BasC).

A camada S de *B. anthracis* é importante para a adesão e parece exercer um papel importante no crescimento celular. Sua estrutura é formada por arranjos cristalinos proteicos que atuam na proteção da célula contra agentes externos e como sítio de ligação para enzimas e fatores de virulência. A camada S é formada por duas proteínas distintas que se alternam de acordo com a fase de crescimento celular. A proteína Sap (do inglês, *surface array protein*) compõe a camada S durante a fase de crescimento exponencial e é gradativamente substituída pela proteína EA1 (do inglês, *extractable antigen 1*) que é o componente preponderante da camada S durante a fase estacionária do crescimento celular. A expressão coordenada das proteínas Sap e EA1 é altamente regulada. Sap e EA1 apresentam uma estrutura básica, comum às proteínas que compõem a camada S de bactérias Gram-positivas: um peptídeo sinal de secreção N-terminal; um domínio SLH (do inglês, *S-layer homology domain*) de ancoramento à parede celular; e um domínio de montagem C-terminal. O ancoramento da camada S à superfície celular se dá por intermédio de ligações covalentes entre as proteínas Sap e EA1 e polissacarídeos que compõem a SCWP. Genes cromossomais codificadores de pelo menos outras 19 proteínas associadas à camada S ou BSL (do inglês, *Bacillus S-layer-associated proteins*) já foram identificados e essas proteínas têm sido exploradas como alvos vacinais em razão da imunogenicidade de seus domínios SLH.

A cápsula de *B. anthracis* é composta por ácido poli-γ--D-glutâmico (PDGA, do inglês *poly-γ-D-glutamic acid*). As enzimas CapA, B e C são as responsáveis pela biossíntese da cápsula e encontram-se ancoradas à MC. Cap D, por sua vez, é uma enzima bifuncional: atua como uma γ-glutamil transpeptidase responsável pelo ancoramento da cápsula à parede celular por meio da interação do PDGA com meso--DAP e também como uma PDGA-depolimerase liberando polímeros de ácido glutâmico no meio externo. Essa última função tem levado ao estudo de CapD como alternativa terapêutica na desestruturação da cápsula durante a infecção por *B. anthracis*. As enzimas CapA-D são codificadas pelo operon *capBCAD* localizado no plasmídeo pXO2. A expressão da cápsula é controlada por genes regulatórios plasmidiais e responde a sinais ambientais, como flutuações na concentração de CO_2 e bicarbonato.

Estrutura dos esporos, germinação e esporulação

Os esporos de *B. anthracis* apresentam uma estrutura semelhante a esporos de outras espécies do gênero *Bacillus*, apresentam formato esférico ou ligeiramente ovoide e diâmetro de aproximadamente 1 μm. O esporo de *B. anthracis* é formado pelo núcleo, que contém o DNA, e é revestido por uma série de camadas: membrana interna; parede de peptideoglicano; capa do esporo; e exospório. A região entre a capa do esporo e o exospório é denominada "interespaço" (Figura 30.3). O DNA encontra-se no interior do esporo, associado a pequenos peptídeos (SASP, do inglês *small acid soluble proteins*) e a um quelato formado por Ca^{+2} e ácido dipicolínico que protege o DNA de danos causados por agentes externos e mantém a atividade metabólica em níveis mínimos. A membrana externa tem receptores para substâncias externas que ativam vias intracelulares de transdução de sinal envolvidas na germinação do esporo. A parede de peptideoglicano reveste a membrana interna e tem duas subcamadas, o córtex (restringe e controla o volume do núcleo) e a parede celular germinativa (precursor da parede celular da célula vegetativa). O córtex envolve a parede celular germinativa, controla o volume do núcleo e mantém seu estado de "desidratação". A parede celular germinativa é responsável por dar origem à parede celular da célula vegetativa. A capa do esporo é formada por cerca de 70 proteínas dispostas em camadas e apresenta uma estrutura mais flexível do que o córtex. O exospório caracteriza-se pela presença de saliências que se estendem a partir da sua camada basal, a qual tem uma estrutura cristalina. A estrutura e a composição do exospório ainda não foi completamente compreendido, mas sabe-se que é capaz de repelir grandes moléculas e é resistente a agentes químicos e óxido nítrico produzido por macrófagos. Além disso, já foi demonstrado que a proteína BclA presente no exospório pode interagir com receptores de macrófagos e mediar a interação com células hospedeiras e proteínas da matriz extracelular, indicando um possível papel dessa estrutura na virulência de *B. anthracis*.

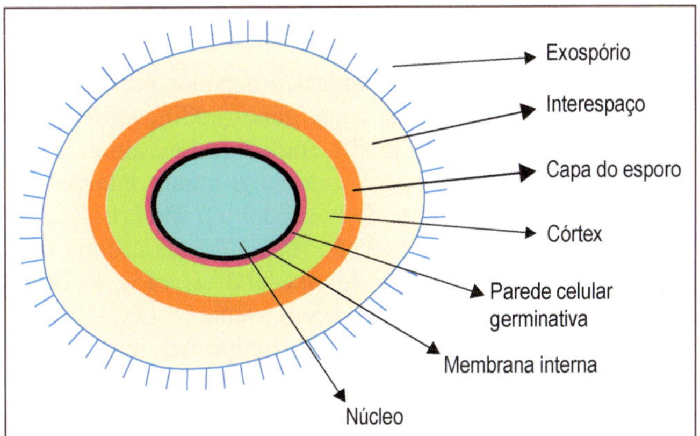

Figura 30.3 – *Representação esquemática da estrutura do esporo de* Bacillus anthracis.
Fonte: Desenvolvida pela autoria.

A germinação é um processo que ocorre em várias etapas no qual os esporos alteram o estado de célula dormente para células metabolicamente ativas e capazes de se dividir. O processo de germinação é altamente conservado e regulado e responde a sinais externos específicos. Os principais ativadores da germinação (germinantes) em *B. anthracis* são o aminoácido alanina e os ribonucleotídeos adenina e guanina (purinas). O operon *gerX,* localizado no plasmídeo pOX1, codifica os receptores de germinação presentes na membrana interna do esporo. Após o contato entre os germinantes e seus receptores, vias de sinalização intracelular são ativadas e ocasionam uma série de eventos biofísicos, seguidos de um influxo de água para dentro do esporo e posterior degradação do córtex de peptideglicano pela ação de enzimas líticas. Uma vez que o córtex é hidrolisado, o crescimento celular e a atividade metabólica da célula são restabelecidos. A expressão dos fatores de virulência envolvidos na patogênese da doença só ocorre pelas células vegetativas, após a germinação do esporo dentro do hospedeiro.

A esporulação em *B. anthracis* é um processo que se inicia apenas quando a célula vegetativa é exposta ao meio ambiente por meio de animais infectados mortos e não ocorre durante a infecção no hospedeiro. A esporulação é ativada quando a bactéria encontra-se em uma situação de depleção de nutrientes e outros compostos essenciais para o crescimento celular. Essa alteração das condições ambientais é detectada por proteinaquinases sensoras que ativam uma cascata de fosforilação intracelular. A esporulação é um processo altamente regulado que responde a sinais ambientais e ativa vias de sinalização intracelulares que culminam na conversão da célula vegetativa a esporo. As fosfatases Rap exercem um controle negativo sobre Spo0A, um componente regulatório-chave para o início da esporulação, por inibir a sua fosforilação e, dessa forma, controlam o início da esporulação. O controle da expressão das fosfatases Rap, por sua vez, é exercido por um sistema de *quorum sensing* que responde à ativação mediada por peptídeos Phr. Os genes envolvidos no sistema de *quorum-sensing* Rap-Phr estão localizados em um plasmídeo e esse sistema é essencial na adaptação do patógeno a diferentes nichos.

Fatores de virulência

Toxinas

A patogenicidade de *B. anthracis* depende principalmente da produção de toxinas, cujos genes codificadores estão presentes no plasmídeo pOX1 adquirido lateralmente. De modo geral, as toxinas de *B. anthracis* atuam interferindo na ação do sistema imune do hospedeiro e são críticas para o desenvolvimento da infecção. *B. anthracis* produz duas toxinas, uma denominada "toxina letal" (LeTx, do inglês *Lethal Toxin*) e a outra, toxina edemaciante (EdTx, do inglês *Edema Toxin*). As duas toxinas são do tipo AB, mas, ao contrário dessas toxinas, apresentam duas subunidades A diferentes ligadas a uma mesma subunidade B. LeTx é formada pelas proteínas PA (83 kD) e LF (90 kD), enquanto EdTx é composta pelas subunidades PA e EF (89 kD) (Figura 30.4).

LeTx é a toxina responsável pelo choque e pela morte dos pacientes com antraz sistêmico, provavelmente em virtude de sua interação com os macrófagos do organismo, que resulta na indução de IL-1, TNF e lise dessas células.

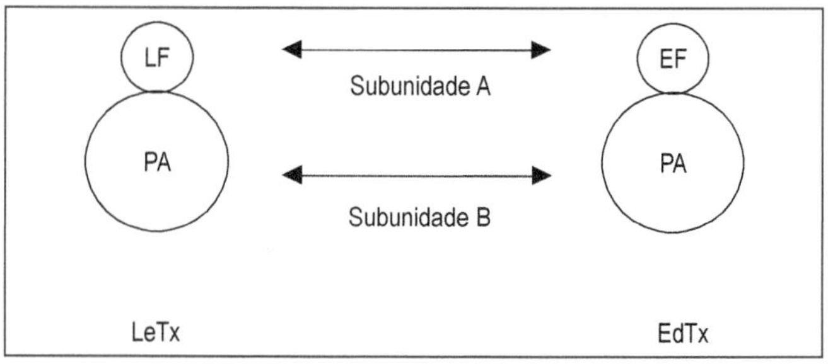

Figura 30.4 – *Estrutura das toxinas letal (LeTx) e edemaciante (EdTx) de* Bacillus anthracis. *LF e EF (subunidades A) e PA (subunidade B) são sintetizadas independentemente, associando-se, depois, que PA é ativado (ver texto e Figura 30.5).*

Fonte: Desenvolvida pela autoria.

O papel central dos macrófagos e de IL-1 no choque provocado por LeTx pode ser demonstrado experimentalmente em camundongos. Esses animais tornam-se resistentes ao choque quando são depletados de macrófagos ou tratados com anti-IL-1 e antagonistas do receptor dessa citocina. A parte tóxica de LeTx, também conhecida como "fator letal" (LF, do inglês *Lethal Factor*), é uma metaloprotease dependente de zinco que cliva vários tipos de peptídeos, inclusive proteinaquinases (MEK, do inglês *mitogen-activated protein kinase kinases*) que ativam o sistema MAPK (do inglês, *mitogen-activated protein kinase*, ou MAP-quinase) de transdução de sinal e cuja clivagem pode resultar na perturbação de vias de sinalização intracelular. A clivagem de MEK resulta na inativação de três vias MAPK importantes – ERK (MEK1/2), p38 (MEK3/6) e quinase Jun N-terminal (MEK4/7), que atuam na resposta celular frente a diferentes estímulos, como citocinas pró-inflamatórias e choque térmico. LF induz a apoptose de macrófagos, por exemplo, por clivar a porção aminoterminal de MEK3/6 envolvidas na ativação da via de sinalização p38 MAPK, a qual regula diversos processos celulares, incluindo morte celular. A inativação da via p38 MAPK provoca a inibição da ativação dos macrófagos e aciona a via de morte celular, impedindo a secreção de citocinas e quimiocinas envolvidas na resposta imune contra o patógeno. A inibição desse sistema deve ser importante na patogênese do antraz, mas não explica a grande sensibilidade dos macrófagos à LeTx.

Estudos recentes estão indicando a participação de outros fatores independentes de MEK. Foi demonstrado que LeTx pode interferir na resposta do hospedeiro contra a inflamação mediante a interação de LF com o sensor de inflamassoma NLRP1, ocasionando a ativação da via de sinalização de morte celular dependente de caspase-1.

EdTx é a toxina responsável pelo edema do antraz. Sua parte ativa, também conhecida como "fator edemaciante" (EF, do inglês *edema factor*), é uma adenilciclase dependente de Ca^{+2}, ativada pela calmodulina. O AMPc formado pela ação de EF é a substância responsável pelo acúmulo de líquido nas células e tecidos e impacta a fisiologia celular do hospedeiro por interferir na ação de fagócitos contra o patógeno prejudicando a apoptose, motilidade e liberação de citocinas inflamatórias. EF é altamente eficiente na conversão de adenosinatrifosfato (ATP) a AMPc, cerca de mil vezes mais potente que a enzima humana, e gera a produção de uma grande quantidade de AMPc intracelular. Por sua vez, altas concentrações de AMPc gera um déficit de íons Cl^- e aumento no efluxo de H_20, causando edema.

A proteína PA (do inglês *protective antigen*) é responsável pela ligação das toxinas LeTx e EdTx à célula hospedeira por meio de receptores de membrana específicos e permite a translocação de LF e EF, respectivamente, para o meio intracelular. PA se liga principalmente ao receptor CMG2 (do inglês, *capillary morphogenesis protein 2*, ou ANTRX2), mas também apresenta afinidade pelo receptor TEM8 (do inglês, *tumor endothelial marker* 8, ou ANTRX1), os quais estão presentes em diversos tecidos. O modelo atual de interação das toxinas do antraz com as células do hospedeiro é apresentado esquematicamente na Figura 30.5 .

Além disso, a citolisina dependente de colesterol antrolisina O, que tem atividade lítica consequente à formação de poros membranares, parece estar envolvida na ruptura do epitélio intestinal na infecção por *B. anthracis*.

Cápsula

B. anthracis é portador de uma cápsula, que, ao contrário das cápsulas de outras bactérias Gram-positivas, é composta de ácido glutâmico. É um dos principais fatores de virulência do patógeno em razão de sua ação antifagocítica. A cápsula aparece externa à camada S das células vegetativas e, semelhante a uma capa de invisibilidade, a cápsula esconde antígenos de superfície. Assim, ela impede a ligação de mediadores conhecidos de fixação do sistema complemento, como IgG e proteína C-reativa, e outros componentes do sistema imunológico do hospedeiro aos antígenos de superfície, evitando a fagocitose bacteriana dependente e independente do complemento por macrófagos humanos.

Numerosos estudos destacaram o papel fundamental desempenhado pela cápsula na patogênese do antraz, sugerindo seu potencial como um alvo vigoroso para o desenvolvimento de novas estratégias de intervenção para combater infecções por antraz. Pois, apesar de a cápsula de PDGA, sozinha, ser pouco imunogênica, já foi demonstrado que a conjugação covalente ou acoplamento de cápsula nativa ou peptídeos sintéticos a várias proteínas transportadoras resulta em uma melhora na proteção do antraz.

Determinantes genéticos

A regulação da virulência entre as espécies do grupo *B. cereus* é coordenada por uma complexa rede de vias regulatórias e, nesse cenário, reguladores transcricionais globais como CodY e AbrB são fundamentais para a integração entre a expressão da virulência e o metabolismo celular. Esses reguladores são altamente conservados em bactérias Gram-positivas cujo genoma apresenta baixo conteúdo GC.

De maneira interessante, a virulência de *B. anthracis* parece ser totalmente codificada por genes plasmidiais. De fato, as amostras virulentas transportam dois plasmídios de

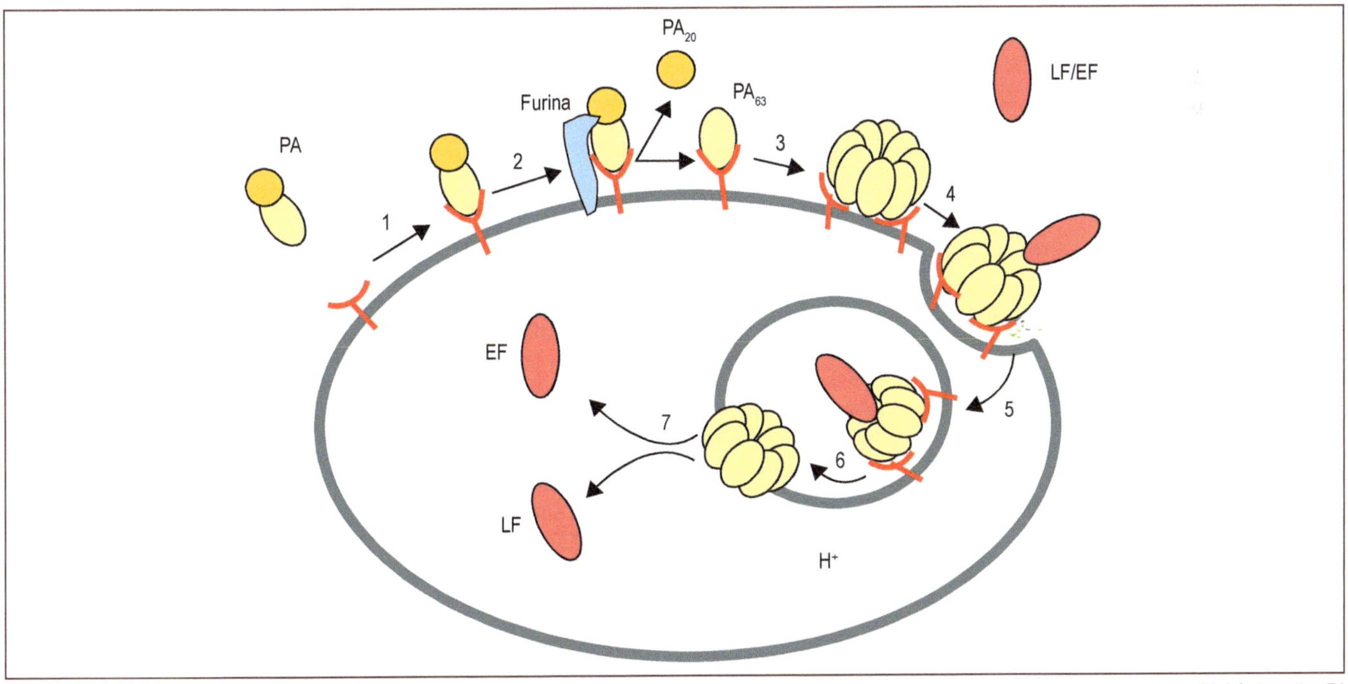

Figura 30.5 – *Modelo da interação das toxinas de* Bacillus anthracis *com a célula hospedeira. (A) PA liga-se ao seu receptor na superfície da célula. (B) A furina cliva PA liberando PA20. PA63 permanece ligado ao receptor. (C) PA63 sofre oligomerização formando um heptâmero ou octâmero (anel de PA63). (D) LF e EF ligam-se ao anel de PA63, que pode receber até sete moléculas de LF e EF (cada unidade de PA63 para uma de EF ou LF). (E) Endocitose mediada pelo receptor em vesículas revestidas por claritina. (F) Acidificação do endossomo que ocasiona uma alteração conformacional do anel de PA formando um canal na membrana da vesícula endossômica. (G) Translocação de LF/EF para o citosol. No citosol, EF atua na super produção de AMPc enquanto LT promove liberação de citocinas pró-inflamatórias, clivagem de quinases de vias MAPK e apoptose. Uma pequena fração das toxinas ainda pode permanecer em vesículas intraluminais e podem ser transferidas a células não infectadas como exossomos e permanecerem latentes por longos períodos, exercendo a sua ação tóxica de forma tardia mesmo na ausência do patógeno.*

Fonte: Desenvolvida pela autoria.

alto peso molecular, um contendo os genes estruturais que codificam as toxinas (pOX1) e outro, os genes biossintéticos que codificam a cápsula (pOX2). Os dois plasmídeos contêm também genes reguladores específicos e outros não específicos. O plasmídio pXO1 é regulado por fatores ambientais como flutuações na concentração de CO_2 e bicarbonato e temperatura de 37 °C (Figura 30.6). Embora historicamente a presença dos plasmídeos pOX1 e pOX2 seja considerada uma característica exclusiva de *B. anthracis*, cepas de *B. cereus* albergando plasmídeos pOX1-*like* e pOX2-*like* (*B. cereus* biovar *anthracis* – Bcbva) já foram identificadas, associadas a infecções humanas respiratórias e cutâneas e infecções em primatas.

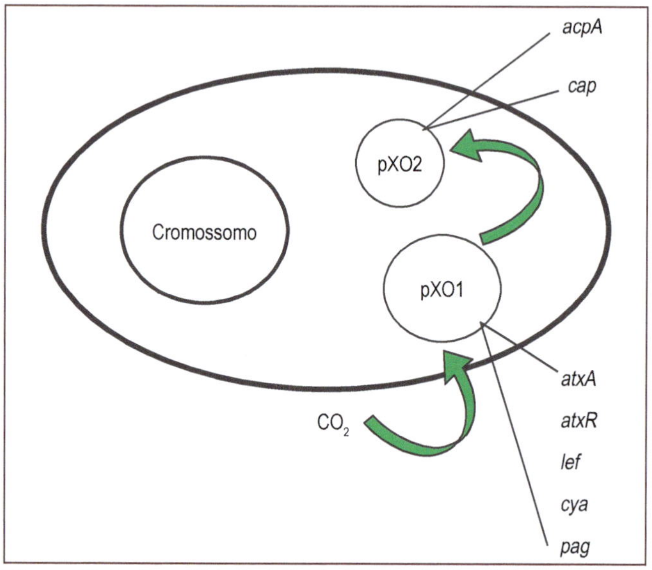

Figura 30.6 – *Plasmídios de virulência pXO1 e pXO2 de* Bacillus anthracis.
acpA: gene regulador dos genes que codificam a cápsula (*cap*); *atxA* e *atxR*: genes reguladores de *lef* (fator letal); *cya*: fator edemaciante; *pag*: antígeno protetor.
Fonte: Desenvolvida pela autoria.

O plamídeo pXO1 codifica o regulador transcricional global AtxA de *B. anthracis*, o qual exerce um papel fundamental na patogênese desse micro-organismo. O regulador global CodY ativa a síntese de toxinas por atuar na regulação pós-transcricional de AtxA por controle positivo indireto, de maneira a promover o acúmulo de AtxA intracelular. Esse controle é essencial para a expressão da virulência de *B. anthracis* de maneira plena. AtxA regula positivamente a expressão de diferentes genes de virulência plasmidiais e cromossomais em *B. anthracis*, incluindo os genes codificadores de toxinas *pag*A (antígeno protetor A), *lef* (fator letal) e *cya* (fator edemaciante) localizados no plasmídeo pOX1 e o operon *capBCADE* responsável pela produção da cápsula e localizado no plasmídeo pOX2. Além disso, AtxA atua na modulação do desenvolvimento celular de *B. anthracis*, uma vez que altos níveis intracelulares da proteína reprimem a esporulação do patógeno. A alta expressão e a concentração intracelular de AtxA ativam um inibidor de esporulação (SkiA) codificado pelo plasmídeo pXO2, o qual reprime o processo de esporulação. Dessa forma, a expressão de SkiA regulada por AtxA pode ser considerada um mecanismo de controle da esporulação durante a infecção por *B. anthracis*. Esse fato pode explicar a ausência de esporulação e o predomínio do estado vegetativo em *B. anthracis* durante a infecção. A expressão de AtxA está atrelada a uma complexa regulação que responde a estímulos ambientais e intracelulares como temperatura, disponibilidade de carboidratos no meio, potencial redox, estado metabólico e fase do crescimento celular.

O regulador global AbrB é reconhecido por atuar no acoplamento entre a virulência e o desenvolvimento celular de *B. anthracis* e no controle da expressão dos genes *pag*A, *lef* e *cya*. Desse modo, a regulação da virulência por AbrB permite que a célula sintetize as toxinas no momento correto do desenvolvimento celular bacteriano. Além disso, já foi descrito que AbrB é um regulador negativo da expressão de AtxA por se ligar ao promotor do gene *atxA* e impedir a sua transcrição.

Patogênese da infecção humana

A contaminação do homem se faz pela aquisição do esporo bacteriano, o qual pode ser encontrado em diferentes ambientes como solo e alimentos provenientes de animais infectados. Uma vez no organismo, o esporo germina dando origem à forma vegetativa da bactéria. Dependendo da porta de entrada, a doença pode permanecer localizada ou disseminar-se, tornando-se uma infecção sistêmica. A infecção localizada, representada basicamente pelo carbúnculo, é mediada por toxina. *B. anthracis* começa a produzir toxinas logo após a germinação. Várias moléculas são produzidas, que formarão um complexo responsável pela patogênese, como PA e EF que se combinam formando a EdTx e, PA e LF que formam a LeTx. Após a ligação desses complexos a receptores de superfície da célula do hospedeiro, a fração PA dos complexos facilita a translocação das toxinas para o citosol, onde EF e LF exercem os seus efeitos tóxicos. EdTx penetra em diferentes tipos de células e induz a formação de AMPc, que deve ser responsável pelo edema do carbúnculo. As infecções sistêmicas são mediadas pela toxina LeTx, que, uma vez dentro dos macrófagos, induz a formação de grandes quantidades de IL-1, que deve ser a causa do choque apresentado pelo paciente. As infecções sistêmicas são mais comuns após a inalação e ingestão dos esporos e o anthrax sistêmico apresenta uma alta taxa de letalidade entre os indivíduos acometidos. Após a inalação, os esporos são transportados até linfonodos proximais por macrófagos ativados e células dendríticas e a germinação ocorre com formação da célula vegetativa. As células vegetativas, então, produzem a cápsula antifagocítica, formada por PDGA e codificada pelo plasmídeo pOX2, toxinas (EdTx e LeTx) e demais fatores de virulência (p. ex., proteases NprB/Npr599 e InhA1) essenciais para o início e desenvolvimento da infecção sistêmica. A ação das toxinas é essencial para o comprometimento da função e escape do sistema imune e estabelecimento da infecção sistêmica. A cápsula, por sua vez, inibe a fagocitose, atua em conjunto com a toxina LeTx e potencializa sua ação e estimula a produção de citocinas inflamatórias e óxido nítrico que exercem papel importante na inflamação sistêmica e sepse. A morte dos indivíduos acometidos ocorre por dano tecidual e falha nos sistemas respiratório e cardiovascular, comprometimento hepático, sepse e choque.

Doenças

As formas clínicas naturais mais comuns do antraz são: o antraz cutâneo, o antraz gastrointestinal e o antraz pulmonar.

O antraz cutâneo é a forma mais frequente e menos grave, sendo também conhecida como carbúnculo hemático e pústula maligna, resultante da introdução do esporo nos tecidos por uma lesão na pele. Isso pode acontecer por meio do contato com animais ou produtos de origem animal contaminados, como lãs, peles ou pelos, ou mesmo após contato com o solo contaminado. O surgimento de coceira na área da inoculação ocorre em algumas horas. Após um período de incubação de 1 a 7 dias, surgem as pápulas na região afetada, indolores, progredindo para vesículas de 1 cm a 3 cm e, posteriormente, para úlceras. Após 2 as 6 dias, a úlcera seca e surge uma típica crosta negra com edema ao redor que cai após 1 a 3 semanas. O antraz cutâneo é mais comum na cabeça, pescoço, braços e mãos, afetando a pele e os tecidos ao redor do local da infecção. A taxa de cura é de cerca de 80%. Em 20% dos casos, pode haver febre, dor de cabeça e linfadenopatia, constituindo-se sinal de infecção sistêmica.

A forma gastrointestinal ocorre após ingestão de esporos decorrente do consumo de carne malcozida ou crua de um animal infectado. Apresenta um período de incubação de 1 a 7 dias. A escara característica ocorre mais frequentemente na parede do íleo terminal ou no ceco, embora a orofaringe, o estômago, o duodeno e o íleo superior possam ser afetados. O diagnóstico precoce é difícil, em razão da sintomatologia inespecífica. Há duas formas clínicas do antraz gastrointestinal: oroesofágico e intestinal. As manifestações clínicas do antraz oroesofágico incluem dor de garganta intensa, disfagia, febre, linfadenopatia cervical e edema. Úlceras podem estar presentes na boca e na garganta. Apresenta um período de incubação de 42 horas. No antraz intestinal, os esporos causam lesões ulcerativas em qualquer lugar, do jejuno ao ceco. Os pacientes frequentemente apresentam sintomas gastrointestinais inespecíficos, como náuseas, vômitos, anorexia, dor abdominal intensa e diarreia. Evolui em 2 a 5 dias após o início dos sintomas para febre, ascite, hematêmese, aumento da circunferência abdominal, diarreia sanguinolenta aguda, choque, septicemia e morte. Os sintomas resultam de necrose grave e generalizada da escara inicial, juntamente com edema extremo de intestinos e do mesentério. Esse tipo de antraz é muito difícil de ser diagnosticado. Com diagnóstico precoce, os pacientes podem ser curados, entretanto, como a sintomatologia é inespecífica, há dificuldade no diagnóstico, gerando alta taxa de letalidade.

A forma pulmonar, por sua vez, resulta da inalação de esporos. Pessoas que trabalham em espaços fechados como fábricas de processamento de couros e lã ou matadouros podem inspirar os esporos ao trabalhar com animais contaminados ou produtos de origem animal contaminados. A infecção normalmente se desenvolve em 1 semana após a exposição, entretanto os esporos podem permanecer inativos por semanas, situando-se o período de incubação entre 2 e 60 dias. Fatores ligados ao hospedeiro, dose-infectante e quimioprofilaxia podem afetar a duração do período de incubação. A evolução da doença é lenta. Ao alcançarem os alvéolos pulmonares, os esporos são fagocitados por macrófagos que germinam no interior destas células. Assim, a doença começa inicialmente nos nódulos linfáticos torácicos e os primeiros sintomas, que ocorrem geralmente de 2 a 5 dias após a exposição, são semelhantes aos da gripe, incluindo febre, mal-estar, tosse, dispneia, dor de cabeça, anorexia, vômito, calafrios, fraqueza muscular, dor abdominal e torácica. Então, os sintomas podem progredir para uma fase aguda grave caracterizada por desenvolvimento súbito de febre, dispneia, diaforese, estertores úmidos, derrame pleural, taquicardia, choque e morte. A metade dos casos apresenta meningite, muitas vezes com hemorragia subaracnóidea. A meningite causada pelo antraz é clinicamente indistinguível da meningite causada por outros agentes etiológicos. O antraz por inalação é considerado a forma mais mortal da doença.

Outro tipo de infecção por antraz identificada mais recentemente é o antraz por injeção. Essa via de transmissão foi reportada no norte da Europa, em usuários de heroína injetável, não tendo sido ainda registrada nos Estados Unidos. Os sintomas são semelhantes aos do antraz cutâneo, como febre, úlcera cutânea indolor com centro escuro e inchaço ao seu redor, mas pode ainda haver infecções nas camadas mais profundas da pele ou nos músculos onde a droga foi injetada. O antraz por injeção pode se propagar pelo corpo de forma mais rápida e pode ser mais difícil de reconhecer e tratar.

Diagnóstico

O diagnóstico do antraz é feito pelo isolamento e pela identificação de *B. anthracis*. O isolamento é feito por semeadura do material clínico em meio de cultura e a identificação presuntiva, pelas características culturais e morfológicas da bactéria. A identificação definitiva da bactéria pode ser feita pelas suas características bioquímicas, por imunoensaios, pela pesquisa das toxinas por métodos moleculares e espectrometria de massas.

Os métodos convencionais de diagnóstico para *B. anthracis* incluem o crescimento em meio de cultura, a coloração da cápsula e a lise de fagos γ, possibilitando o isolamento e a identificação da espécie. Apesar de crescerem bem em meios como ágar sangue, é comum a utilização de meios seletivos visando a maior recuperação do patógeno. O ágar polimixina-lisozima-EDTA-acetato tálico (PLET, do inglês *polymyxin-lysozyme-EDTA-thallous acetate*) é o meio seletivo mais utilizado para *B. anthracis*, consistindo em ágar de infusão de coração de boi suplementado com polimixina B, lisozima, ácido etileno diamina tetra acético (EDTA) e acetato tálico. Colônias de *B. anthracis*, nesse meio, aparecem pequenas, brancas, abobadadas e circulares. Outro meio muito utilizado é o ágar sangue antraz (ABA, do inglês *anthrax blood agar*) que contém cicloheximida, polimixina B, trimetoprima e sulfametoxazol como um suplemento seletivo. As colônias de *B. anthracis* em ABA são não hemolíticas, brancas, cremosas ou de cor cinza. A presença de células encapsuladas de *B. anthracis* pode ser confirmada pela coloração M'Fadyean com azul de metileno policromado ou pela coloração com nanquim.

Após a coloração M'Fadyean, as células bacterianas são visíveis ao microscópio como bacilos azul-preto, com extremidades quadradas cercadas por cápsulas rosa. Na coloração com tinta nanquim, a cápsula é visível como um halo transparente ao redor das células bacterianas. O teste de lise por fagos também pode ser usado para identificação de *B. anthracis*, visto que o fago γ tem a capacidade de lisar *B. anthracis*, mas não *B. cereus*. A especificidade desse teste é estimada em 96%. Entretanto, a aplicação dos métodos convencionais requer cultura e manipulação de micro-organismos vivos, o que está relacionado ao risco de infecções adquiridas em laboratório.

Os métodos com base em amplificação de DNA apresentam algumas vantagens, como a ausência da necessidade de cultura dos micro-organismos e a possibilidade de testar amostras inativadas, o que torna esses métodos mais seguros do que os métodos convencionais. Os marcadores genéticos mais utilizados para identificação de *B. anthracis* estão localizados nos plasmídeos de virulência pXO1 (PA, EF e LF) e pXO2 (cápsula). A amplificação de DNA em condições isotérmicas também é uma importante ferramenta e vários métodos já foram descritos, como a amplificação da polimerase recombinase (RPA, do inglês *recombinase polymerase amplification*), a amplificação dependente de helicase (HDA, do inglês *helicase-dependent amplification*), a amplificação isotérmica mediada por alça (LAMP, do inglês *loop-mediated isothermal amplification*), a amplificação do círculo rolante (RCA, do inglês *rolling circle amplification*), a amplificação por deslocamento de fita (SDA, do inglês *strand displacement amplification*) e a reação espiral de polimerase (PSR, do inglês *polymerase spiral reaction*). A aplicação dessas técnicas para a identificação de *B. anthracis* utiliza, entre outros marcadores, o *pag*A (pXO1), *cap*B (pXO2), *cap*C (pXO2) e *sap* (cromossômico). No entanto, os plasmídeos podem ser perdidos por *B. anthracis*, bem como transferidos para outros bacilos do grupo *B. cereus*, tornando a utilização desses marcadores plasmidiais não ideais para essas técnicas. Assim, tenta-se identificar marcadores cromossômicos restritos a *B. anthracis*, entretanto muitos marcadores propostos já se revelaram inespecíficos.

Uma abordagem alternativa para o diagnóstico de *B. anthracis* é a detecção de antígenos por imunoensaio. Anticorpos para vários antígenos foram selecionados, como a glicoproteína BclA, bem como epítopos de oligossacarídeos da BclA, o antígeno EA1 e o antígeno protetor PA. Os imunoensaios aplicados para identificação de *B. anthracis* incluem ensaios de citometria de fluxo, ensaio de imunoabsorção enzimática (ELISA, do inglês *enzyme-linked immunosorbent assay*), ensaios Luminex, imunoensaio fluorogênico de partículas magnéticas (MPFIA, do inglês *magnetic particle fluorogenic immunoassay*), ensaios imunocromatográficos de fluxo lateral, biossensores, entre outros.

A espectrometria de massas por ionização e dessorção a *laser* assistida por matriz e analisador de tempo de vôo (MALDI-TOF MS, do inglês *matrix-assisted laser desorption/ionisation time-of-flight mass spectrometry*) tem sido aplicada para a identificação de *B. anthracis* a partir de cultura pura, bem como diretamente de amostras clínicas e ambientais. Essa técnica vem sendo amplamente utilizada e apresenta como vantagens a rapidez, a alta sensibilidade e a especificidade para essa espécie bacteriana.

Epidemiologia

O antraz é uma doença zoonótica grave que acomete primariamente herbívoros que são infectados ingerindo esporos do solo, sendo os seres humanos e os animais carnívoros hospedeiros acidentais. O homem é infectado pela exposição a animais doentes ou a produtos provenientes desses animais, como o consumo de carne contaminada. A doença é um sério problema de saúde pública nos países onde a vacinação animal não é praticada.

O hábitat natural de *B. anthracis* é o solo, onde os esporos podem permanecer viáveis no solo por muitos anos, e alguns fatores, como tempestades, inundações e terremotos; além da ação humana manipulando a terra no preparo do solo para ser utilizado como pasto; ou a construção de obras civis, como rodovias, hidrelétricas, açudes ou fundações de edificações podem reativar o foco de antraz no solo e têm sido associados ao aparecimento de epizootias.

O homem adquire a infecção quando é contaminado pelos esporos da bactéria que podem entrar no organismo por três vias: inoculação; inalação; e ingestão. Aproximadamente 99% dos casos de antraz resultam da inoculação dos esporos em áreas expostas da pele. A ingestão é rara no homem, mas é a via mais comum nos animais. A inalação é mais comum em profissionais que trabalham com os produtos animais já mencionados ou como resultado de estratégias em guerra biológica e bioterrorismo. A transmissão do antraz não ocorre de homem para homem.

A doença é endêmica nas regiões agrícolas do sudoeste e centro da Ásia, América Central e do Sul, sul da África Subsaariana, Caribe e Europa Oriental. O maior surto agrícola de antraz foi relatado no Zimbábue, entre 1979 e 1985, com o número de casos superior a 10 mil, sendo a maioria dos casos de antraz cutâneo. Ainda no ano de 1979, cerca de 79 casos relacionados ao antraz por inalação foram relatados na região de Sverdlovsk, na Rússia, nos quais 68 desses casos se tornaram fatais. O incidente de Sverdlovsk foi o maior surto de antraz humano já documentado na história e acredita-se que tenha sido causado por uma falha no sistema de ventilação em uma instalação militar soviética de Microbiologia que causou a liberação de esporos de antraz aerossolizados. O incidente mais recente relacionado ao bioterrorismo de antraz foi relatado em 2001, nos Estados Unidos, no qual esporos concentrados de *B. anthracis* altamente virulentos foram entregues por meio de cartas postais. Esse ataque resultou em 22 indivíduos infectados, sendo 11 casos da forma cutânea e 11 da forma pulmonar após inalação, em que 5 desses últimos vieram a óbito.

A incidência da doença foi significativamente reduzida até o final do século XX. A maioria dos casos em todo o mundo, em torno de 95%, é associada ao antraz cutâneo, estimando-se 2 mil casos/ano. A taxa de letalidade na ausência de tratamento é de cerca de 20%, sendo, todavia, inferior a

1% com tratamento. Apesar da forma gastrointestinal menos frequentemente reportada, a taxa de letalidade é de aproximadamente 50%. Surtos do antraz gastrointestinal na África e Ásia eventualmente ocorrem após ingestão de carne contaminada. Já a forma pulmonar é a forma mais grave, mas também a mais rara, sendo letal em 85% a 90% dos casos se não for tratada rapidamente. Nos casos tratados, a taxa de letalidade é de aproximadamente 45%.

Tratamento e prevenção

A abordagem para a prevenção e tratamento de antraz difere daquela para outras infecções bacterianas. Fatores como a produção de toxina, o potencial de resistência aos medicamentos antimicrobianos, a ocorrência frequente de meningite e a presença de esporos latentes devem ser levados em consideração para a escolha do tratamento.

A presença na forma de esporos de *B. anthracis* requer tratamento prolongado de drogas antimicrobianas. Períodos de incubação, de até 43 dias, foram observados em seres humanos e em primatas de 58 dias, cujos esporos viáveis foram detectados em pulmão, por até cem dias, após a exposição do aerossol. Dessa forma, o prognóstico da doença depende do tempo após o qual o patógeno é identificado e da aplicação da terapia apropriada. Sem tratamento, a taxa de mortalidade por antraz por inalação é extremamente alta, em torno de 90% a 100%.

Assim, o *Centers for Disease Control and Prevention* (CDC), dos Estados Unidos, indica a antibioticoterapia intravenosa envolvendo a combinação de dois ou três antibióticos juntamente com terapia antitoxina para evitar o acúmulo de toxinas no corpo. O CDC recomenda as fluoroquinolonas, como ciprofloxacina, e a doxiciclina como medicamentos de 1ª linha para profilaxia pós-exposição e tratamento de infecções por *B. anthracis*. Ainda, a penicilina e a clindamicina também costumam ser antibióticos de escolha. A atividade bactericida e a penetração excepcional no sistema nervoso central tornam a ciprofloxacina preferível em relação à doxiciclina. Para o tratamento de doença sistêmica grave e casos com sepse fulminante, recomenda-se ciprofloxacina em conjunto, principalmente com a clindamicina. A clindamicina inibe a síntese de proteínas, reduzindo potencialmente a produção de toxinas. Apesar de rara, a resistência tanto a antibióticos β-lactâmicos como às fluoroquinolonas em *B. anthracis* já foi documentada.

Embora esses antimicrobianos possam efetivamente eliminar a bactéria, o antraz é uma doença mediada por toxinas que costumam permanecer não responsivas à antibioticoterapia, sendo o acúmulo de toxinas associado à mortalidade. A exemplo, nos casos de antraz por inalação em 2001, mesmo com antibioticoterapia, a taxa de mortalidade foi de 45%. Assim, conforme recomendado pelo CDC, a antibioticoterapia deve ser complementada com tratamentos antitoxina com base em anticorpos. Agentes terapêuticos de antraz mais recentes, como anthim, à base de anticorpos monoclonais (obiltoxaximab), e a imunoglobulina de antraz anthrasil, podem ser implementados sozinhos ou em combinação com antibióticos para controlar a infecção de forma mais eficaz.

Vacinação

A vacina veterinária em uso é preparada com esporos de uma amostra de *B. anthracis* desenvolvida por Max Stern em 1937. Essa cepa, 34F2 Sterne é toxigênica, mas não é encapsulada, uma vez que perdeu o plasmídio pXO2. Animais vacinados com essa vacina desenvolvem imunidade humoral em 4 semanas, entretanto a imunidade não é duradoura e um reforço vacinal anual é recomendado. Apesar de a vacina ser eficaz em populações de gado, em diversas partes do mundo, a subnotificação, a logística e os recursos limitados dificultam a implementação de campanhas de vacinação.

Uma vacina contra o antraz humano foi desenvolvida inicialmente nos Estados Unidos na década de 1950 e originalmente aprovada para profilaxia pré-exposição em 1970. Tendo sido também aprovada para uso como profilaxia pós-exposição, em combinação com tratamento antibiótico, em 2015. Entre as vacinas humanas disponíveis atualmente, destacam-se a BioThrax®, também conhecida como AVA (*anthrax vaccine adsorbed* – vacina de antraz adsorvida), licenciada nos Estados Unidos, e a vacina de antraz precipitada, AVP (*anthrax vaccine precipitated* – vacina de antraz precipitada), licenciada no Reino Unido. O antígeno PA, que induz a formação de anticorpos neutralizantes contra as toxinas, é o principal componente imunogênico de ambas as vacinas.

AVA é produzida a partir de extratos acelulares de uma cepa de *B. anthracis* produtora de toxina (pXO1+), mas não encapsulada (pXO2–), adsorvida com hidróxido de alumínio. A AVP, por sua vez, é um filtrado acelular da cepa Sterne 34F2, que também é toxigênica não encapsulada, precipitada com sulfato de alumínio e potássio (alum). Além dessas, uma vacina atenuada contra o antraz é aprovada para vacinação humana na Rússia, via administração cutânea e subcutânea. A formulação original foi desenvolvida na década de 1940 e consistia em esporos secos vivos de duas variantes diferentes de *B. anthracis* não encapsuladas. A formulação atual usa uma das cepas em combinação com PA adsorvida com hidróxido de alumínio. Ainda, outra vacina atenuada também está disponível para uso humano na China como uma suspensão da cepa atenuada A16R.

Entretanto, o protocolo de imunização prolongado com relatos de reatogenicidade, necessidade de armazenamento a frio e meia-vida de 4 anos torna as vacinas contra o antraz não ideais para profilaxia pré-exposição e terapia pós-exposição. Assim, existem vários candidatos a vacinas em estudos pré-clínicos atualmente. Diferentes vacinas com base em PA recombinante (rPA) vêm sendo desenvolvidas a fim de fornecer vacinas que possam ser mais fáceis de fabricar e mais seguras de administrar. Esses investimentos em novos candidatos vacinais podem permitir importantes avanços, como vacinas de dose única ou de maior eficácia, garantindo o uso de vacinas licenciadas potencialmente mais seguras, mais fáceis de administrar e de maior desempenho nos próximos anos.

Outros bacilos esporulados

O gênero *Bacillus* compreende mais de 200 espécies, algumas delas sendo bastante conhecidas. Por exemplo,

B. subtilis é um dos contaminantes mais comuns em laboratório, enquanto *B. cereus* tem sido responsabilizado por casos de intoxicação alimentar em diferentes países. Duas formas clínicas de intoxicação são conhecidas. Uma manifesta-se principalmente por vômitos (forma emética) e outra por diarreia (forma diarreica). A primeira é mediada por uma toxina termoestável, cujo mecanismo de ação não é conhecido. O período de incubação é de aproximadamente 6 horas e a duração média dos sintomas é de 9 horas. O alimento mais comumente implicado é o arroz. A forma diarreica é mediada por uma toxina termolábil semelhante à toxina colérica, inclusive com relação ao seu mecanismo de ação. O período de incubação é de 8 a 10 horas e a duração dos sintomas é de, em média, 24 horas. Os alimentos mais implicados são carnes e vegetais. As linhagens de *B. cereus* que causam a doença emética carreiam o plasmídeo pCER270, que codifica o aparato enzimático necessário para a produção da toxina cereulide. Além das formas emética e diarreica, determinadas linhagens de *B. cereus* podem causar infecções cutâneas, oculares e até mesmo sistêmicas. Outra espécie do gênero *Bacillus* bastante conhecida, principalmente em agricultura, é *B. thuringiencis*. Essa espécie produz toxinas altamente letais para certas espécies de insetos, as toxinas Cry e Cyt codificadas por plasmídeos, e é muito usada no combate a pragas como em biopesticidas. Além disso, *B. thuringiencis* pode causar infecção em indivíduos imunocomprometidos e atuar como um patógeno oportunista humano.

Um achado recente e bastante surpreendente refere-se à semelhança existente entre os cromossomos de *B. anthracis*, *B. cereus* e *B. thuringiencis*. Na realidade, tendo-se por base essa semelhança, pode-se considerar que as três bactérias pertencem a uma única espécie, embora sejam extremamente diferentes em suas características fenotípicas. Essas diferenças são mediadas por plasmídios específicos adquiridos ao longo da evolução. Do ponto de vista evolutivo, pode-se pensar que a diversificação foi decorrência de uma simples aquisição de diferentes tipos de plasmídios pela mesma espécie de bactéria. Demonstrou-se recentemente que alguns desses plasmídios podem ser transferidos por conjugação de uma espécie para outra. Contudo, a presença de plasmídeos de virulência específicos (p. ex., pXO em *B. anthracis* e cry em *B. thuringiencis*) e características morfológicas e fisiológicas não devem ser considerados como determinantes na identificação das espécies. Análises genômicas têm demonstrado que o grupo *B. cereus* pode ser classificado em cinco clados principais, mas que não contemplam todas as espécies inicialmente inseridas no grupo.

Bacillus como probióticos

Probióticos são micro-organismos vivos que quando consumidos em quantidade suficiente trazem benefícios para a saúde humana. Podem atuar auxiliando na retomada da microbiota intestinal original desequilibrada por distúrbios gastrointestinais, como diarreia, ou pela ingestão de antibióticos e atuar como suplementos nutricionais ou novos alimentos para promover uma boa saúde. Os probióticos devem ter uma boa capacidade de adesão, a fim de promover tempo de permanência no intestino, eliminação de patógenos e adesão à camada epitelial das células hospedeiras, exercendo modulação imunológica.

A maioria dos probióticos, como *Lactobacillus* e *Bifidobacterium*, é disponibilizada em preparos liofilizados de células vegetativas, enquanto as formulações que utilizam *Bacillus* são disponibilizadas em forma de esporos. A comercialização na forma de esporos tem a vida útil indefinida, tornando os *Bacillus* de grande interesse para a indústria de probióticos. Os esporos bacterianos apresentam propriedades desejáveis aos probióticos, já que são resistentes a condições ambientais adversas como o calor, dessecação, desidratação, além de serem extremamente estáveis. Dessa forma, o revestimento resistente dos esporos os ajuda a transitarem pelo trato gastrointestinal e, então, no intestino, os esporos de *Bacillus* germinam e, assim, as células vegetativas podem atuar na saúde intestinal humana.

B. subtilis é uma das mais estudadas e exploradas espécies, sendo muitas cepas utilizadas como probióticos desde os anos 1990. Espécies de *Bacillus* probióticos disponíveis no mercado atualmente incluem *B. subtilis*, *B. clausii*, *B. coagulans*, *B. cereus*, *B. licheniformis* e *B. pumilus*. Em 2001, algumas cepas de *B. subtilis*, as quais eram utilizadas em probióticos, foram reclassificadas como *B. clausii*. Propriedades probióticas presentes nessas espécies incluem adesão ao intestino, resistência a condições adversas no intestino, resistência a antibióticos, vias de biossíntese, mecanismos de imunomodulação, substâncias antimicrobianas e efeitos anticarcinogênicos.

Cepas de *Bacillus* probióticos também produzem bacteriocinas que atuam inibindo o crescimento de outras espécies bacterianas. Elas auxiliam os probióticos a sobreviverem à ação de toxinas produzidas por bactérias invasoras por meio da inibição do crescimento destas, resultando em efeitos benéficos para o hospedeiro. Bacteriocinas de amplo espectro incluem: a lacticina 3147 A2, que atua contra *Listeria*, estafilococos e enterococos; a leucociclina Q, que age contra *Lactococcus*, *Weissella paramesenteroides*, *Pediococcus dextrinicus*, enterococos, estreptococos e *Leuconostoc*; a coagulina, que atua contra enterococos, *Leuconostoc*, *Oenococcus*, *Listeria* e *Pediococcus*; e a subtilosina A que atua contra *Listeria monocytogenes*, *Enterococcus faecalis*, *Porphyromonas gingivalis*, *Kocuria rhizophila*, *Enterobacter aerogenes*, *Streptococcus pyogenes* e *Shigella sonnei*. Além disso, destacam-se ainda a liquenicidina VK21A2 que apresenta atividade contra *Listeria monocytogenes*, *Staphylococcus aureus* resistentes à meticilina e enterococos resistentes à vancomicina; a polifermenticina, que atua contra *S. aureus*, *Clostridium perfringens* e *Helicobacter pylori*; a zoocina A que atua contra estrepetococos; e a amicoumacina A contra *H. pylori*. Além disso, *Bacillus* pode produzir o peptídeo P18 que tem efeitos antivirais contra vírus influenza, herpesvírus e vírus da encefalomielite equina.

As propriedades imunomodulatórias de *Bacillus* aumentam a produção de interferon bem como a proliferação de células T e produção de linfocina. Os efeitos em respostas imunes incluem o alívio dos sintomas nasais durante reações alérgicas, efeito anti-inflamatório contra os efeitos colaterais da antibioticoterapia para *H. pylori*, e efeito terapêutico contra infecções do trato urinário. Por sua vez, o efeito anticarcinogênico de cepas probióticas se baseia na redução dos níveis de mRNA e da expressão proteica de ErbB2 e ErbB3. Além disso, cepas de *Bacillus* também podem produzir ácido gama-aminobutírico (GABA), que tem funções como inibição da ansiedade, promoção do sono, redução da pressão arterial e aumento da resposta imune; e podem apresentar atividade na redução da concentração de lipídios no sangue, reduzindo o colesterol.

Assim, em decorrência de muitas das propriedades probióticas funcionais serem cepa-específicas, existem probióticos que utilizam mais de uma cepa de *Bacillus* com distintas propriedades cada, a fim de reunir em uma só formulação probiótica a maior quantidade de benefícios para a saúde humana possível.

Bibliografia recomendada

CDC, 2016. Guia para compreender o Antraz. [2023 Nov. 26]. Disponível em: https://www.cdc.gov/anthrax/pdf/evergreen-pdfs/anthrax-evergreen-content-portuguese-508.pdf.

Chateau A, et al. The Bacillus anthracis cell envelope: composition, physiological role, and clinical relevance. Microorganisms. 2020;8(12):1864.

Clark A, Wolfe DN. Current state of anthrax vaccines and Key R&D gaps moving forward. microorganisms. 2020;8(5):651. doi: 10.3390/microorganisms8050651. PMID: 32365729; PMCID: PMC7285291.

Ehling-Schulz M, Lereclus D, Koehler TM. The Bacillus cereus group: Bacillus species with pathogenic potential. Microbiol Spectr. 2019;7(3):10.1128/microbiolspec.GPP3-0032-2018.

Liu S, Moayeri M, Leppla SH. Anthrax lethal and edema toxins in anthrax pathogenesis. Trends Microbiol. 2014;22(6):317-25.

Liu X, et al. Identification of the immunogenic spore and vegetative proteins of Bacillus anthracis vaccine strain A16R. PLoS One. 2013;8(3):e57959.

Miljaković D, Marinković J, Balešević-Tubić S. The significance of Bacillus spp. in disease suppression and growth promotion of field and vegetable crops. Microorganisms. 2020;8(7):1037. doi: 10.3390/microorganisms8071037.

Terry C, et al. Molecular tiling on the surface of a bacterial spore – the exosporium of the Bacillus anthracis/cereus/thuringiensis group. Mol Microbiol. 2017;104(4):539-52.

Zasada AA. Detection and identification of Bacillus anthracis: from conventional to molecular microbiology methods. Microorganisms. 2020;8(1):125.

31

Haemophilus influenzae e Outras Espécies do Gênero

Rosemeire Cobo Zanella Ramos

As bactérias do gênero *Haemophilus* pertencem à família Pasteurellaceae que inclui também os gêneros *Actinobacillus*, *Aggregatibacter* e *Pasteurella*. As principais espécies de *Haemophilus* que estão associadas à infecção ou colonização da nasofaringe e, em menor extensão, das conjuntivas e do trato genital nos seres humanos são: *H. influenzae*; *H. haemolyticus*; *H. ducreyi*; *H. aegyptius*; *H. parahaemolyticus*; *H. parainfluenzae*; *H. paraphrophilus*; e *H. pittmaniae*.

Membros do gênero *Haemophilus* são Gram-negativos, imóveis, não formam esporos e sua morfologia pode ser de um cocobacilo ou bacilo curto, sendo, por isso, considerado um bacilo pleomórfico (Figura 31.1).

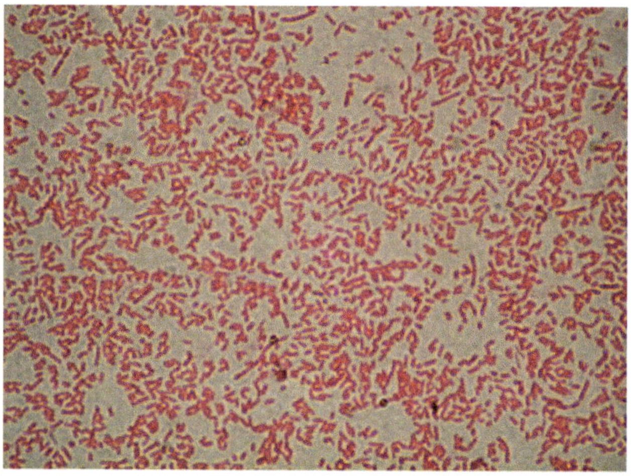

Figura 31.1 – *Morfologia microscópica de* Haemophillus influenzae *após coloração de Gram. Aumento: 1.000 vezes.*
Fonte: Adaptada de <www.mf.uni-lj.si/>.

São anaeróbios facultativos, oxidase e catalase-positivos e requerem meios enriquecidos para seu crescimento com fator X (hemina) e/ou fator V (nicotinamida adenina dinucleotídeo [NAD]). A necessidade desses fatores de crescimento depende da espécie, como *H. influenzae*, *H. haemolyticus* e *H. aegyptius* requerem ambos os fatores (X e V), enquanto outras espécies requerem somente um dos fatores (Tabela 31.1). A dependência dos fatores pode ser determinada pela prova do satelitismo ou pela prova em disco como ilustrado nas Figuras 31.2 e 31.3.

Tabela 31.1
Necessidade dos fatores X e V pelas espécies de *Haemophilus*

Espécies	*Fator X*	*Fator V*
H. influenzae	+	+
H. haemolyticus	+	+
H. ducreyi	+	-
H. paraphrophilus	-	+
H. parainfluenzae	-	+
H. parahaemolyticus	-	+
H. pittmaniae	-	+

Fonte: Desenvolvida pela autoria.

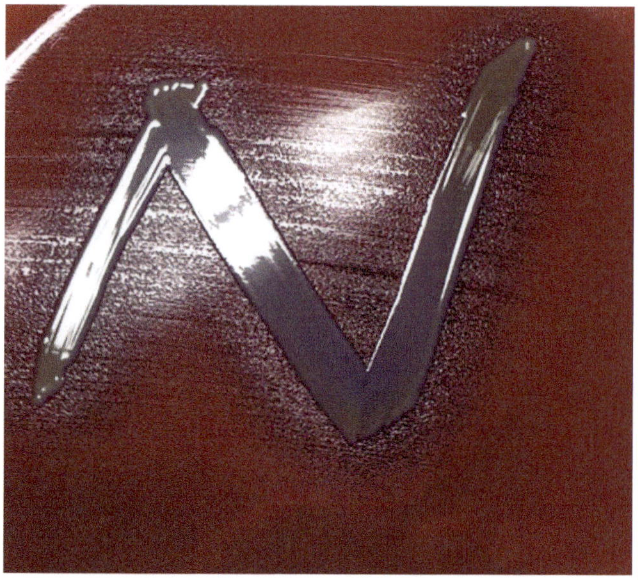

Figura 31.2 – *Prova do satelitismo. Crescimento de* Haemophilus influenzae *em ágar sangue ao redor do crescimento de* Staphylococcus aureus.
Fonte: Acervo da autoria.

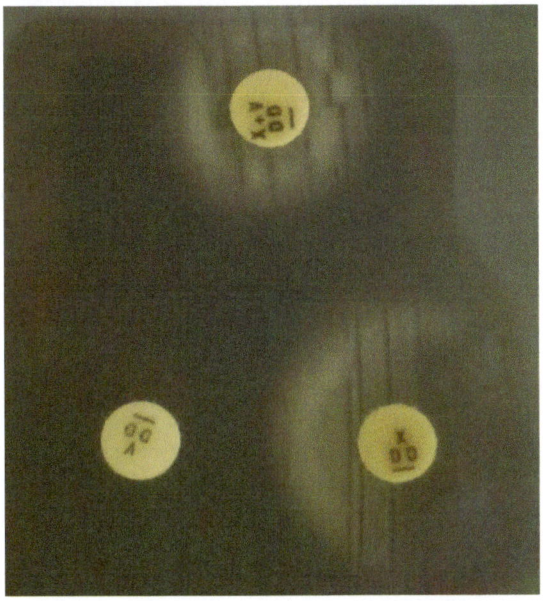

Figura 31.3 – *Teste para fatores de crescimento X e V para* Haemophilus *spp. Observar crescimento de colônias apenas em volta do disco X+V e entre os discos X e V para* H. influenzae.
Fonte: Acervo da autoria.

No ágar chocolate, as colônias de *Haemophilus* spp. são pequenas, translúcidas e apresentam coloração acinzentada após incubação por 24 horas, apresentando ótimo crescimento em ambiente rico em umidade, atmosfera com 5% a 7% de CO_2 e temperatura de 35 °C a 37 °C (Figura 31.4). Espécies de *Haemophilus*, com exceção do *H. ducreyi*, tipicamente fermentam diferentes substratos bioquímicos. Em particular, a fermentação da glicose, sacarose, lactose, manose e xilose são características úteis para a identificação das espécies que pertencem a esse gênero.

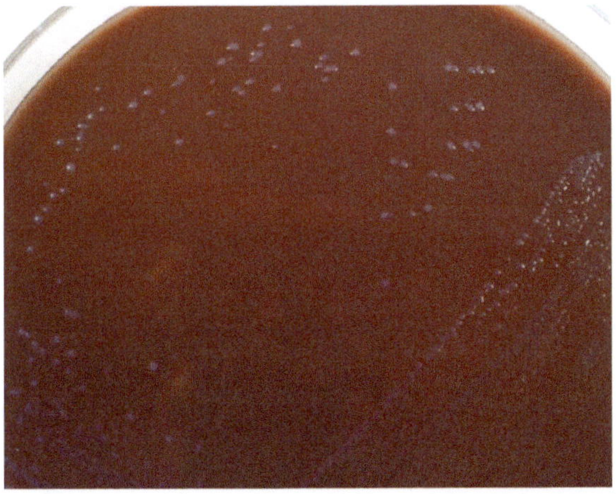

Figura 31.4 – *Crescimento de* Haemophilus *spp. em ágar chocolate.*
Fonte: Acervo da autoria.

Haemophilus influenzae

H. influenzae é a principal espécie do gênero, podendo ou não expressar antígenos capsulares, sendo as cepas capsuladas classificadas em seis sorotipos denominados "a"; "b"; "c"; "d"; "e"; "f". O sorotipo mais virulento é *H. influenzae* tipo b (Hib), e sua cápsula, composta de fosfato de polirribosil ribitol (PRP), é o determinante de virulência predominante. A cepa não capsulada ou não tipável (HiNT) é assim denominada quando a bactéria não tem genes para a expressão da cápsula. Os tipos capsulares antigenicamente e imunologicamente distintos foram descritos, em 1931, por Margaret Pittman. Fenotipicamente, esta espécie pode ser classificada em oito biotipos (I a VIII), de acordo com três reações bioquímicas: produção de indol; urease; e ornitina descarboxilase.

Epidemiologia

Entre as cepas capsuladas, Hib é a principal responsável por causar doenças invasivas como meningite, bacteremia, sepse, entre outras. Antes da introdução da vacina conjugada contra Hib na década de 1980, essa bactéria era responsável por cerca de 50% a 65% dos casos mundiais de meningites bacterianas. Entre os sobreviventes, 15% a 30% apresentavam sequelas neurológicas e os casos fatais variavam de 2% a 5%.

O uso mundial da vacina conjugada Hib na década de 1990 levou a um declínio global de doenças invasivas em crianças (ver Capítulo 16). Em 2020, nos países das Américas, a cobertura média de três doses da vacina Hib foi de 85%. No Brasil, a vacina foi introduzida no Programa Nacional de Imunizações (PNI) do Ministério da Saúde (MS), em 1999, para crianças menores de 2 anos de idade, com um esquema de três doses (2, 4 e 6 meses de idade).

Antes da introdução da vacina no Brasil, no período entre 1990 e 1999, a incidência anual média de meningite bacteriana causada pelo Hib em menores de 1 ano de idade foi de 22,3 casos/100 mil habitantes e em crianças menores de 4 anos foi de 8,8 casos/100 mil habitantes. A letalidade nesses grupos era de 19,9% e 17,1%, respectivamente.

A cobertura vacinal atual no Brasil está em torno de 85%, o que permitiu a diminuição das doenças causadas pelo sorotipo b de *H. influenzae* (Hib). No Brasil, atualmente, a meningite bacteriana causada por *H. influenzae* ocorre sobretudo em crianças menores de 1 ano de idade; e, em 2021, a incidência da doença para essa faixa etária foi de 1,12/100 mil habitantes e a letalidade de 18,6%.

No entanto, o uso generalizado da vacina conjugada Hib alterou profundamente a epidemiologia da meningite por *H. influenzae*. A meningite por Hib agora é incomum, mas a meningite causada por outros sorotipos encapsulados de *H. influenzae* e cepas não tipáveis (NTHi) deve ser considerada.

Entre os anos de 2008 e 2018, 525 cepas de *H. influenzae* isoladas de casos de meningite foram sorotipadas e obteve-se a proporção de 1:1:1 para os sorotipos a (Hia), b (Hib) e NT (HiNT), enquanto os sorotipos c (Hic), d (Hid) e f (Hif) foram infrequentes. Cepas de *H. influenzae* tipo a (Hia) e tipo b (Hib) são mais frequentemente isoladas de casos de meningite de pacientes menores de 5 anos de idade, enquanto cepas de HiNT, são predominantemente isoladas de pacientes com idade maior de 5 anos.

Transmissão e patogênese

H. influenzae, capsulado e não capsulado, são parte da microbiota transitória das mucosas do trato respiratório humano. Indivíduos saudáveis que portam essas bactérias na nasofaringe são denominados "portadores assintomáticos". O estado de portador é importante na transmissão dessa bactéria para os indivíduos mais suscetíveis à infecção como crianças menores de 5 anos, idosos e indivíduos imunodeprimidos causando diversas doenças.

A transmissão ocorre de pessoa a pessoa e é disseminada por gotículas oriundas das vias respiratórias. Em alguns indivíduos, o micro-organismo pode causar doença, mas o processo de invasão da bactéria para a corrente sanguínea não está completamente definido, assim como o período de incubação. A ocorrência prévia de uma infecção no trato respiratório por outros micro-organismos, como vírus, pode contribuir para esta invasão.

A patogênese das infecções causadas por *H. influenzae* também não está completamente definida, mas a presença da cápsula polissacarídica é um grande fator de virulência. As bactérias capsuladas penetram o epitélio da nasofaringe e invadem diretamente os capilares sanguíneos. Já as bactérias não capsuladas são menos invasivas, porém, assim como as capsuladas, induzem uma resposta inflamatória que pode causar a doença. A invasão ocorre quando há disseminação da bactéria do trato respiratório para o sistema circulatório, podendo, então, migrar para qualquer lugar do organismo.

Aspecto clínico

Existem dois tipos de infecções causadas por *H. influenzae*: invasivas; e não invasivas. A infecção invasiva por Hib ocorre mais frequentemente em crianças menores de 5 anos e inclui principalmente os casos de pneumonia e meningite. *H. influenzae* não tipável (HiNT) é responsável por infecções invasivas como bacteremia sem foco identificado, pneumonia bacterêmica e meningite. A maioria das infecções não invasivas é causada por HiNT em todas as faixas etárias, como otite média, sinusite, bronquite, pneumonia e doença obstrutiva pulmonar (DPOC).

Fatores de virulência

Cápsula polissacarídica

A cápsula é o principal fator de virulência e a cepa de *H. influenzae* sorotipo b é a mais frequentemente associada com doenças humanas. A cápsula consiste de repetidos polímeros de ribosil, ribitol e fosfato (polirribosil ribitol fosfato – PRP) e tem propriedades antifagocíticas. Cepas capsuladas apresentam maior tendência a causar infecções invasivas.

Lipo-oligossacáride

Lipopolissacarídeos (LPS) e lipo-oligossacarídeos (LOS) são os maiores componentes da membrana externa de bactérias Gram-negativas. A diferença entre o LPS e o LOS está no comprimento da cadeia dos polissacarídeos que se estende a partir do núcleo do lipídeo A. O LOS de *H. Influenzae* tem uma única unidade de oligossacarídeo, cuja composição pode variar entre os seguintes açúcares: glicose; galactose; N-acetilglicosamina; e ácido siálico. É um grande fator de virulência, principalmente para as cepas não capsuladas (HiNT), atuando como endotoxina no processo de adesão às células do hospedeiro e na resistência ao poder bactericida do soro. O LOS confere a carga negativa da superfície da bactéria.

Pili

Dois tipos de pili são encontrados nas cepas de *H. influenzae*: pili hemaglutinante e pili tipo IV (Tfp). A expressão do pili hemaglutinante depende de um operon composto por cinco genes (*hifABCDE*) que codifica proteínas estruturais e proteínas que ajudam no transporte e montagem. Essa estrutura promove aderência às células epiteliais respiratórias e ao muco respiratório, auxiliando na colonização do trato respiratório superior do hospedeiro. O pili tipo IV (Tpf) está associado principalmente às cepas de *H. influenzae* não capsuladas (HiNT). Esse tipo de pili também está associado ao processo de adesão e colonização de células epiteliais.

Adesinas adicionais

Além do pili, outras adesinas estão presentes nas cepas de *H. influenzae* e são membros da família de proteínas autotransportadoras. Essas proteínas são capazes de transportar o peptídeo para a superfície da célula e podem promover a adesão da bactéria em diferentes tipos de células (ver Capítulo 19). Entre elas, estão a HMW1 e HMW2, que são encontradas em 75% das cepas de *H. influenzae* não capsuladas (HiNT); a Hia (do inglês *H. influenzae adhesin*) encontrada em 80% das cepas de HiNT que não tem a adesina HMW1/HMW2; e a adesina Hap.

IgA protease

A imunoglobulina IgA1 é um importante componente da resposta imunológica das mucosas e a IgA1 protease, produzida pelo *H. influenzae*, neutraliza esses anticorpos que impedem a colonização e a sobrevivência da bactéria. Embora a IgA1 protease possa estar associada à virulência da bactéria, ela não parece ser essencial. Recentemente, uma segunda IgA protease, IgAB, tem sido identificada em algumas cepas de *H. influenzae* não capsuladas (HiNT).

Proteínas de membrana externa

A obtenção de ferro é essencial para a sobrevivência da bactéria durante a infecção. No hospedeiro, o ferro é, primeiro, estocado intracelularmente. O ferro extracelular é sequestrado do soro pela transferrina e da mucosa pela lactoferrina, ambas, proteínas ligadoras de ferro. Esse processo torna o ferro livre insuficiente para garantir a sobrevivência da bactéria no hospedeiro. Porém, existem bactérias que conseguem obter o ferro de outros compostos por meio de proteínas específicas localizadas na membrana externa, como é o caso do *H. influenzae* que obtém o ferro a partir da transferrina, da hemoglobina e da hemopexina.

Infecções causadas por *H. influenzae*

Pneumonia e traqueobronquite

H. influenzae é o segundo agente etiológico mais importante das pneumonias bacterianas adquiridas na comunidade em adultos. Cepas de *H. influenzae* não capsuladas (HiNT) são responsáveis por mais de 80% dessas infecções. Esses pacientes são geralmente idosos e com histórico de doenças pulmonares crônicas ou fumantes. Pneumonia por *H. influenzae* pode ocorrer por consequência de uma bacteremia ou pode se desenvolver por expansão ou complicação de uma infecção primária do trato respiratório, por exemplo, de uma bronquite crônica ou traqueobronquite aguda.

Meningite e sepse

H. influenzae é a causa mais comum de meningite em crianças com idade entre 2 meses e 2 anos de idade, com 95% dos casos atribuídos ao Hib, principalmente em crianças não vacinadas. Muitos casos de meningite em adultos por *H. influenzae* são causados por cepas não capsuladas (HiNT) e a patogênese é diferente daquela causada por Hib. Essas bactérias atingem o sistema nervoso central (SNC) por extensão direta, associadas à infecção dos seios da face ou ouvidos médios e/ou trauma envolvendo os seios da face ou crânio.

H. influenzae biogrupo *aegyptius* é a causa da febre purpúrica brasileira, uma doença fulminante com índice de mortalidade superior a 60% e que acomete crianças com menos de 10 anos de idade de forma epidêmica e/ou esporádica. Essa doença, primeiramente reconhecida no Brasil, é uma síndrome aguda que, na maioria dos casos, apresenta uma associação significativa com a ocorrência de conjuntivite purulenta 3 a 15 dias antes do aparecimento das manifestações clínicas, como febre alta, lesões hemorrágicas na pele (petéquias e/ou púrpura) e choque.

Otite média e sinusite

H. influenzae é um dos mais frequentes agentes que causa infecção do ouvido médio. Essa infecção é frequentemente observada em crianças entre 6 meses e 2 anos de idade. Cerca de 90% das cepas isoladas dos casos de otite média em crianças são não capsuladas (HiNT). Pacientes com otite média por *H. influenzae* geralmente apresentam dor de ouvido com ou sem drenagem. Cepas de *H. influenzae* não capsuladas (HiNT) também podem causar sinusite aguda ou crônica em adultos e crianças.

Outras infecções

Uma variedade de outras infecções menos comuns causadas por *H. influenzae* em adultos têm sido relatadas; entre elas, epiglotite, pericardite, osteomielite, endocardite, infecção intra-abdominal e infecção do trato urinário.

Infecções causadas por outras espécies de *Haemophilus*

H. ducreyi

É o agente etiológico do cancroide (cancro mole), uma doença sexualmente transmissível. A doença é transmitida por contato sexual e a mulher pode ser uma portadora assintomática, ou seja, transmite a doença sem apresentar o quadro da infecção.

Outras espécies

H. haemolyticus, *H. parahaemolyticus*, *H. parainfluenzae*, *H. paraphrophilus* e *H. pittmaniae* são parte da microbiota transitória das mucosas do trato respiratório superior humano e raramente causam infecção.

Diagnóstico laboratorial

Exame direto do material clínico

Meningite por *H. influenzae* não pode ser distinguida com base na apresentação clínica, exame físico ou anormalidade do líquido cefalorraquidiano (LCR) das meningites causadas por outros patógenos comuns a esse tipo de infecção. Um teste rápido e presuntivo para o diagnóstico pode ser realizado a partir do exame direto do LCR (bacterioscopia), usando a coloração de Gram. O LCR recebido deve ser centrifugado para concentração do material que será utilizado para a bacterioscopia e cultura. Nas preparações coradas pelo Gram, *Haemophilus* apresenta-se como pequenos cocobacilos Gram-negativos (Figura 31.1).

Detecção de antígenos

Técnicas imunoquímicas comerciais estão disponíveis para a detecção do *H. influenzae* diretamente do LCR e de outros fluídos. Entretanto, enquanto essas técnicas oferecem uma maior rapidez na identificação do patógeno, elas apresentam baixas sensibilidade e especificidade. O uso dessas técnicas para a detecção de *H. influenzae* tem limitações, principalmente por elas detectarem somente o Hib cuja frequência diminuiu muito após a introdução da vacina.

Métodos moleculares

Técnicas modernas como a reação em cadeia da polimerase em tempo real (PCR-TR, do inglês *real-time polymerase chain reaction*), que utilizam os recursos da biologia molecular para diagnóstico bacteriológico, são fundamentais. Essa técnica proporciona maior rapidez na liberação do resultado e maiores sensibilidade e especificidade quando comparada à cultura, pois detectam o DNA bacteriano sem a necessidade de se obter um crescimento bacteriano prévio.

Isolamento e identificação

A cultura bacteriana é considerada o padrão-ouro para a detecção de bactérias patogênicas em material clínico. O isolamento da bactéria de diferentes sítios permite a caracterização total do agente etiológico e é de fundamental importância para o diagnóstico e vigilância epidemiológica da doença.

O isolamento de *Haemophilus* a partir de material clínico depende da coleta apropriada, do transporte adequado, assim como do uso de meio de cultura próprio e das condições de incubação. As bactérias desse gênero são muito sensíveis às temperaturas extremas, portanto a amostra clínica deve ser enviada ao laboratório rapidamente e sem refrigeração. Para o isolamento, é necessário o uso de meios de cultura enriquecidos, que contenham no mínimo 10 µg/mL de fatores V e X livres no meio; entre eles, o mais conhecido é o ágar chocolate enriquecido.

A identificação das cepas isoladas pode ser feita por métodos fenotípicos ou genotípicos. Na identificação fenotípica, é feita a determinação da necessidade dos fatores V e X (Figuras 31.2 e 31.3), utilização de carboidratos (Figura 31.5) e, para a determinação dos tipos capsulares, é feita a reação de soroaglutinação com antissoros específicos. Na identificação genotípica, é possível utilizar a PCR (reação em cadeia da polimerase) ou a PCR em tempo real (PCR-TR).

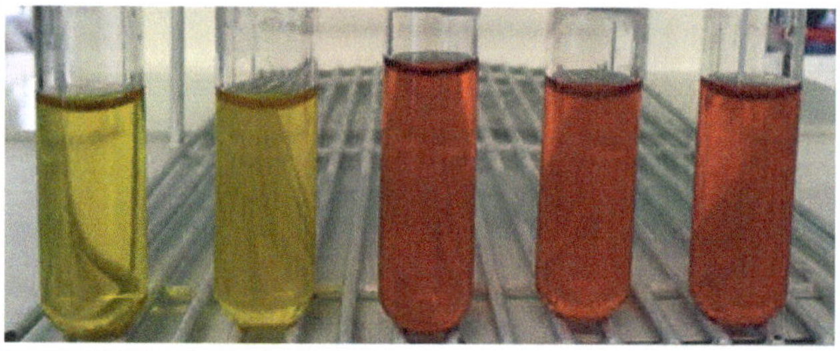

Figura 31.5 – *Testes bioquímicos convencionais para verificação da fermentação de carboidratos por* Haemophilus *spp. em meio líquido. Reações positivas para glicose e xilose; e negativas para sacarose, lactose e manose.*
Fonte: Acervo da autoria.

Perfil de suscetibilidade aos antimicrobianos

A resistência à ampicilina e a outros antibióticos β-lactâmicos é normalmente mediada pela produção da enzima β-lactamase codificada pela presença de um plasmídeo, TEM-1 ou ROB-1. Outro importante mecanismo de resistência é a resistência à ampicilina por cepas não produtoras de β-lactamase, conhecidas como "β-lactamase negativa ampicilina-resistente" (BLNAR). Esse perfil se dá pela alteração de proteínas de superfície (PBP3) que diminuem a sua afinidade com as penicilinas e cefalosporinas, de frequência rara no Brasil. A resistência ao cloranfenicol é normalmente mediada pela enzima cloranfenicol acetiltransferase, codificada pela presença do gene *cat*.

Tratamento e controle

O tratamento de escolha para as infecções causadas por *H. influenzae* são os antibióticos β-lactâmicos. Quando a infecção é causada por uma cepa não produtora de β-lactamase, a ampicilina é o antibiótico indicado para o tratamento. Caso contrário, utiliza-se uma cefalosporina de 3ª geração, ceftriaxona ou cefotaxima. Existem também terapias alternativas como o uso do cloranfenicol, cefepima, meropenem ou de uma fluorquinolona.

A implantação da vacina conjugada para Hib ocasionou uma mudança importante no quadro epidemiológico de infecções causadas por *H. influenzae* em diversos países, quase erradicando a doença invasiva por Hib.

Bibliografia recomendada

Cox AD, Kuo Lee R, Ulanova M, Bruce MG, Tsang RSW. Proceedings of a workshop to discuss the epidemiology of invasive Haemophilus influenzae disease with emphasis on serotype a and b in the Americas, 2019. Vaccine. 2021;39:627-32.

Johnston JW, Apicella MA. Haemophilus influenzae. Elsevier Inc. 2009:153-62.

Khattak ZE, Anjum F. Haemophilus influenza. 2021. In: StatPearls [Internet]. Treasure Island (FL): StatPearls Publishing; 2022 Jan. PMID: 32965847.

Ledeboer NA, Doern GV. Haemophilus. In: Versalovic J, Car-roll KC, Funke G, Jorgensen JH, Landry ML, Warnock DW. Manual of clinical microbiology. 10. ed. American Society for Microbiology Press. Washington, DC. 2011:588-602.

Ministério da Saúde. Datasus. [2023 Nov. 26]. Disponível em: http://www2.datasus.gov.br/DATASUS/index.php?area=0205.

Tunkel AR, Hartman BJ, Kaplan SL, Kaufman BA, Roos KL, Scheld WM, et al. Practice guidelines for management of bacterial meningitis. Clin. Infect. Dis. 2004;39:1267-84.

32 Bordetella pertussis

Daniela Leite

Bordetella pertussis é o agente etiológico da coqueluche, doença infecciosa aguda do trato respiratório. As primeiras descrições da doença datam da Idade Média e acredita-se que os primeiros relatos reconhecíveis de grandes surtos de coqueluche começaram nos séculos XIV e XV. A primeira menção à coqueluche ocorreu na Inglaterra em 1540 e a primeira epidemia foi observada em Paris, em 1578, e descrita por Guillaume de Baillou em 1673. Em 1679, Sydenham descreveu a doença claramente e deu-lhe o nome de "pertússis" (que significa uma tosse violenta). Em 1900, Jules Bordet e Octave Gengou observaram microscopicamente o organismo causador no escarro de uma criança com coqueluche e, em 1906, esses pesquisadores relataram a presença de leucócitos e bactérias Gram-negativas com morfologia cocobacilar em material clínico, caracterizando a infecção bacteriana. Apesar de não conseguirem seu isolamento nas primeiras tentativas, comprovaram a associação entre a infecção por esse micro-organismo e os sintomas de coqueluche.

Estão descritas nove espécies geneticamente distintas no gênero *Bordetella* – *B. pertussis*, *B. parapertussis*, *B. bronchiseptica*, *B. avium*, *B. hinzii*, *B. holmesii*, *B. trematum*, *B. petrii* e *B. ansorpii* –, quatro das quais são conhecidas por causar infecções respiratórias em seres humanos e em outros mamíferos (*B. pertussis*, *B. parapertussis*, *B. bronchiseptica* e *B. holmesii*).

B. pertussis é um patógeno exclusivamente humano, agente causal da coqueluche endêmica e epidêmica em todo o mundo; *B. parapertussis* é responsável pela síndrome coqueluchoide em humanos, doença semelhante à coqueluche, porém mais branda e responsável por causar doenças em animais domésticos, incluindo ovinos e suínos; *B. bronchiseptica* é identificada como a causa de doença entre pessoas imunocomprometidas, além de cães domésticos (tosse do canil), gatos, coelhos, roedores, porcos e outros animais; *B. holmesii* recentemente foi reconhecida como um agente patogênico relevante, principalmente em pacientes imunodeprimidos, podendo causar uma variedade de doenças sistêmicas.

Bactérias do gênero *Bordetella* são capazes de crescer em meios de cultura simples, sob condições aeróbicas, entretanto *B. pertussis* e *B. parapertussis* não apresentam crescimento em meios de cultura comuns.

Essas espécies são mais suscetíveis a substâncias e metabólitos tóxicos, como os ácidos graxos, íons metálicos e peróxidos, presentes nesses meios, sendo necessário para seu isolamento a suplementação com carvão, sangue, albumina ou amido, para a absorção dessas substâncias tóxicas. A nicotinamida também é necessária para o seu crescimento.

As espécies de *Bordetella* são pequenos cocobacilos Gram-negativos, não esporulados, aeróbios estritos, com temperatura ótima de crescimento entre 35 °C e 37 °C. A diferenciação das espécies se baseia principalmente em características fenotípicas, como tempo de crescimento, motilidade e reações bioquímicas (catalase, oxidase, produção de urease). As espécies são catalase-positivas, oxidam aminoácidos, mas não fermentam carboidratos e muitas delas são móveis por flagelos peritríqueos (Tabela 32.1).

Fatores de virulência

Para colonizar o trato respiratório de seu hospedeiro, *B. pertussis* requer fatores de virulência classificados em toxinas e adesinas. As toxinas alteram o sistema imune, impedindo a remoção das bactérias do trato respiratório, e as adesinas permitem a ligação de *B. pertussis* ao epitélio respiratório agindo como imunomoduladores. São classificadas como toxinas, a toxina pertússis (PT), a citotoxina traqueal (CT), a toxina dermonecrótica ou toxina termolábil (HLT), a toxina adenilatociclase (ACT), sistema de secreção tipo III (TTSS) e endotoxina ou lipopolissacarídeo (LPS). As adesinas são a hemaglutinina filamentosa (FHA), a pertactina (PRN) e duas adesinas fimbriais, Fim2 e Fim3 que atuam como alvos antigênicos para anticorpos e células T. As atividades dos fatores de virulência estão apresentadas no Quadro 32.1.

B. pertussis é a única espécie entre as *Bordetellae* que expressa o principal fator de virulência, a PT. Essa toxina é uma proteína do tipo AB_5 com 105 KDa de tamanho. Composta da subunidade **A**, enzimaticamente ativa, também denominada "S1"; e da subunidade **B**, organizada em uma estrutura de anel pentamérica composta das subunidades S2, S3, duas S4 e S5.

Tabela 32.1
Características diferenciais das espécies do gênero *Bordetella*

Características	*B. pertussis*	*B. parapertussis*	*B. bronchiseptica*	*B. holmesii*	*B. ansorpii*	*B. avium*	*B. hinzii*	*B. petrii*	*B. trematum*
Crescimento em:									
Ágar Regan Lowe	+ (3 a 4 dias)	+ (2 a 3 dias)	+ (1 a 2 dias)	+ (2 a 3 dias)	ND	ND	ND	ND	ND
Ágar sangue	-	+	+	+	+	+	+	+	+
Ágar MacConkey	-	+	+	+	+	+	+	+	+
Ágar citrato de Simmons	-	-	+	-	ND	V	+	+	+
Oxidase	+	-	+	-	+	+	+	+	-
Catalase	+	+	+	+	+	+	+	+	+
Motilidade	-	-	+	-	V	-	+	-	+
Nitratorredutase	-	-	+	-	ND	-	-	+	V
Urease	-	+	+	-	ND	-	-	-	-
Pigmento difusível em ágar	-	Marrom	-	Marrom	-	-	-	Amarelo	Amarelo

Símbolos e abreviaturas: +: ≥ 90% das cepas são positivas; -: negativo; ND: não determinado; V: ≤ 10% das cepas são positivas.
Fonte: Adaptada de Sanden GN, Weyant RS, 2005; Wirsing von Konig CH, Riffelmann M, Coenye T, 2015.

Quadro 32.1 – *Principais fatores de virulência descritos em* B. pertussis

Fatores de virulência	*Atividade*	*Localização*
Adesinas		
Hemaglutinina filamentosa (FHA)	• Promove a adesão bacteriana às células epiteliais respiratórias ciliadas • Promove a fagocitose por macrófagos e leucócitos polimorfonucleares	Parede celular
Adesinas fimbriais (Fim)	• Adesão ao trato respiratório ciliado • Estímulo à resposta imune humoral	Superfície celular
Pertactina (PRN)	• Aderência a monócitos e células epiteliais	Membrana celular externa
Toxinas		
Toxina pertússis (PT)	• Fixação da bactéria à superfície das células do hospedeiro • Promoção da linfocitose • Sensibilização à histamina • Inibição da função fagocítica dos leucócitos	Extracelular
Citotoxina traqueal (CT)	• Ciliostasia • Efeitos citopáticos na mucosa traqueal	Parede celular
Toxina dermonecrótica (HLT)	• Inibição de síntese de DNA e proteínas • Necrose local	Citoplasma da célula
Adenilatociclase (ACT)	• Inibição de função fagocitária • Indução da apoptose em macrófagos	Extracitoplasmático

Fonte: Desenvolvido pela autoria.

Ao ser secretada, parte da molécula da toxina é retida na superfície da célula e parte é lançada para o meio ambiente. A parte lançada ao meio ambiente funciona como toxina e a parte retida, como uma adesina, que fixa a bactéria à superfície das células do hospedeiro. As subunidades **B** fixam a toxina à superfície da célula para que a subunidade **A** possa penetrar e exercer sua função de ribosilar e inibir a atividade da subunidade α das proteínas G, que regulam a atividade da adenilatociclase. A desregulação dos níveis de adenosina monofosfato cíclico (AMPc) ocasiona um aumento das secreções respiratórias e da produção de muco. A toxina PT é responsável pela sensibilização à histamina e pela linfocitose e leucocitose, importantes fatores de risco para doença grave em bebês não imunizados.

A CT é um monômero de baixo peso molecular do peptideoglicano da parede celular que tem afinidade específica por células epiteliais ciliadas. Em baixas concentrações, causa inibição do movimento ciliar e, em concentrações maiores, obtidas tardiamente no processo infeccioso, provoca a eliminação das células ciliadas observada durante a coqueluche. Interfere também na síntese de ácido desoxirribonucleico (DNA), afetando, consequentemente, a regeneração das células lesadas. Esse processo causa a disfunção dos mecanismos de limpeza da árvore respiratória, o que provoca a tosse característica associada à coqueluche. A destruição das células ciliares também torna o hospedeiro suscetível a infecções secundárias, o que, muitas vezes, é a principal causa de morte.

A toxina dermonecrótica, ou HLT, é uma proteína citoplasmática que causa lesões necróticas quando injetada subcutaneamente em camundongos em doses baixas, sendo letal em doses mais altas. Sua denominação deriva da lesão cutânea característica provocada nesses animais.

Essa toxina pode inibir a síntese de DNA e proteínas, inibir a diferenciação osteoblástica e induzir a formação de organelas nas membranas.

A ACT também promove aumento da produção de AMPc pela célula, por um mecanismo distinto apresentado pela PT. É um importante fator de virulência secretado por *B. pertussis* no estágio inicial da infecção e pode desencadear uma resposta imune protetora. Funciona como uma hemolisina e citolisina, induz a apoptose e a parada do ciclo celular e inibe a fagocitose e a quimiotaxia.

O TTSS permite que a *Bordetella* transloque os fatores de virulência bacterianos, denominados "efetores", diretamente para a membrana plasmática ou citoplasma das células do hospedeiro para exercer suas funções biológicas, ocasionando o estabelecimento de infecção e suas persistência e transmissão. Promove a adesão bacteriana, suprime a resposta imune inata e adaptativa e aumenta a persistência de bactérias nos pulmões de camundongos.

A LPS de *B. pertussis* é semelhante às endotoxinas de outras bactérias Gram-negativas e é necessário para colonização e sobrevivência de *Bordetella in vivo*. O LPS das espécies de *Bordetella* é pirogênico, mitogênico, tóxico e pode ativar a produção de citocinas pró-inflamatórias a partir de macrófagos. O LPS está presente em concentrações variadas na maioria das vacinas de células inteiras (wP, do inglês *whole cell*) e em combinação com outras toxinas, em particular a PT. A reatogenicidade do wP, incluindo efeitos sistêmicos e neurológicos está atribuída ao LPS, no entanto sua remoção pode diminuir a eficácia da vacina.

A FHA é um componente da parede celular de todas as *Bordetella* spp. É o principal agente para a adesão de *B. pertussis* à superfície mucosa do trato respiratório. Promove a adesão bacteriana às células epiteliais respiratórias ciliadas e promove a fagocitose por macrófagos e leucócitos polimorfonucleares.

As Fim são proteínas filamentosas poliméricas que se estendem da membrana bacteriana externa, essenciais para a colonização do trato respiratório. *B. pertussis* produz tipos de fímbrias sorologicamente distintas (sorotipos 2 e 3) compostas de duas subunidades principais Fim2 e Fim3, também conhecidas como aglutinogênio 2 (AGG2) e aglutinogênio 3 (AGG3), codificados pelos genes dos locos cromossômicos, fim2 e fim3, respectivamente. São utilizadas na composição das vacinas antipertússis e na produção de anti-soros específicos para a caracterização antigênica (sorotipagem) das cepas de *B. pertussis*.

A PRN é uma proteína autotransportadora de membrana externa de 69 kDa (P.69) que desempenha um papel na aderência de *B. pertussis* a monócitos e células epiteliais do hospedeiro. A P69 é uma proteína pertencente à família das proteínas secretoras e, em função de suas características de imunogenicidade, é utilizada na composição das vacinas acelulares.

A expressão dos genes de virulência de *B. pertussis* é regulada pelos mecanismos de variação de fase e modulação fenotípica. A variação de fase pode resultar no surgimento de variantes virulentas e avirulentas. A modulação fenotípica ocorre em função de fatores ambientais como temperatura e componentes químicos do meio de cultura, sendo reversível. É mediada pelos produtos do operon *bvg* (do inglês *Bordetella virulence genes*) que codifica um sistema de transdução de sinal. Esse operon é ativado a 37 °C e desativado a 25 °C, assim como a presença no meio de cultura de algumas substâncias como sulfato de magnésio e nicotinamida que também desativam a *bvg*. A ativação do operon *bvg* resulta na expressão de todos os genes de virulência (exceto, talvez, para a CT), gerando o desenvolvimento de todos os sintomas da doença no indivíduo infectado pela *B. pertussis*.

Durante a infecção, o ambiente respiratório fornece sinais moduladores que induzem a expressão dos fatores de virulência.

Patogênese e doença

A coqueluche é uma doença respiratória aguda, sendo altamente contagiosa e rapidamente disseminada em indiví duos suscetíveis. A infecção do hospedeiro por *B. pertussis* é iniciada pelo contato com secreções respiratórias, gotículas respiratórias ou aerossóis formados durante o ato de tossir de um indivíduo infectado.

Após a exposição à *B. pertussis*, quatro etapas estão envolvidas na patogênese da doença: fixação; evasão de defesas do hospedeiro; danos locais; e doença sistêmica. A ligação da *B. pertussis* com o epitélio respiratório, a existência de lesões locais e a absorção das toxinas dependem da alteração e da diminuição dos mecanismos de defesa do hospedeiro (cílios e neutrófilos).

A *B. pertussis* não atravessa a camada epitelial e os efei tos locais ou sistêmicos típicos dessa patologia são causadas pela absorção sistêmica da toxina.

A partir da inalação dos aerossóis, as bactérias entram no trato respiratório superior e aderem, via FHA e fímbrias, às células epiteliais ciliadas na nasofaringe e traqueia. A *B. pertussis* exibe um forte tropismo pelos cílios da mucosa respiratória, sendo o principal local de infecção dessa bactéria, invadindo e danificando o epitélio das vias aéreas e alvéolos por meio da ação combinada dos diversos fatores de virulência que interferem no movimento ciliar normal.

Uma vez ligada à superfície da mucosa, as células da *B. pertussis* se multiplicam localmente, resistem aos mecanismos de defesa do hospedeiro (p. ex., depuração mucociliar, peptídeos antimicrobianos e células inflamatórias) e causam danos locais nas vias aéreas superiores e inferiores com manifestações sistêmicas. A interação e o trabalho em equipe dos fatores de virulência previnem a *B. pertussis* de uma rápida depuração e permite sua disseminação para as áreas inferiores do trato respiratório

Outros agentes também podem causar a síndrome coqueluchoide, entre os quais *B. parapertussis*, *Mycoplasma pneumoniae*, *Chlamydophila pneumoniae*, adenovírus, vírus sincicial respiratório e os vírus influenza e parainfluenza.

A coqueluche é uma doença altamente infecciosa, com uma taxa de ataque de 15 a 17 (ou seja, o caso índice infecta de 15 a 17 pessoas suscetíveis) e uma taxa de ataque secundário para contatos domiciliares de 80% a 100%. Diversos estudos mostraram que os contatos domiciliares são a fonte mais importante de infecções para bebês e estes são mais frequentemente infectados pelas mães, seguida pelos pais e irmãos.

A apresentação clínica típica da coqueluche é vista principalmente em crianças não imunizadas (menos frequentemente em adolescentes e adultos) e é uma doença de três estágios: catarral, paroxístico e convalescência (Quadro 32.2). A duração da doença é de aproximadamente 6 a 12 semanas com um período médio de incubação de 7 a 10 dias (podendo ter um intervalo de 5 a 28 dias).

Fase catarral

A fase catarral da doença é semelhante a um resfriado comum, caracterizada por sintomas inespecíficos como congestão nasal, rinorreia, lacrimejamento, mal-estar, dor de garganta e tosse leve, com duração de 1 a 2 semanas. A hipoglicemia também pode ser observada. A febre não é comum e, se presente, pode sugerir uma infecção secundária. Nessa fase, pode ocorrer uma linfocitose relativa e absoluta, geralmente acima de 10 mil linfócitos/mm^3 e os leucócitos totais podem atingir um valor, em geral, superior a 20 mil leucócitos/mm^3.

A infecção é mais transmissível durante essa fase, quando é menos aparente e geralmente não é suspeita. O diagnóstico precoce é frequentemente ignorado pelos clínicos, uma vez que os sinais e sintomas imitam os de outras infecções virais associadas a rinovírus, coronavírus e vírus influenza, dificultando o isolamento bacteriano e o tratamento (importante quando administrado nessa fase, pois reduz a gravidade da doença).

Fase paroxística

Após 5 ou 6 dias, a tosse aumenta gradualmente em severidade, começando, assim, os paroxismos. No início, a tosse é leve e ocorre de duas a três/dia, aumentando em frequência e severidade, resultando na tosse paroxística.

Os paroxismos variam de acordo com a severidade do caso e são séries repetitivas de cinco a dez ou mais tosses vigorosas durante uma única expiração, podendo ocorrer mais de 30 vezes por 24 horas e são mais comuns à noite. As crises deixam o hospedeiro exausto e ofegante produzindo um som de guincho quando tentam inalar depois de um ataque de tosse. Após os acessos, surgem os vômitos.

Não há febre ou outros sinais e sintomas sistêmicos. Os episódios de tosse podem causar cianose ou descoloração facial como resultado de congestão venosa, protrusão da língua, salivação, produção grossa de mucosa oral, lacrimejamento. As crises ocorrem espontaneamente e podem ser desencadeadas por estímulos como chorar, rir, bocejar e comer ou são precipitadas por estímulos externos, como ruído e ar frio. Entre os episódios de tosse, existem poucos sinais clínicos, a menos que se desenvolvam complicações.

A duração média desse estágio é de aproximadamente 1 mês. O aumento na intensidade ocorre nas primeiras 2 semanas, tornando-se estacionária por volta de 1 semana e gradualmente diminui em severidade.

Quadro 32.2 – *Apresentação clínica da coqueluche*

	Incubação	*Catarral*	*Paroxístico*	*Convalescença*
Tempo de duração	7 a 10 dias	1 a 2 semanas	2 a 4 semanas	3 a 4 semanas (ou mais)
Sintomas	Nenhum	Rinorreia, mal-estar, febre, espirros, anorexia	Tosse paroxística, guincho, vômitos, leucocitose	Diminuição dos paroxismos, desenvolvimento de complicações secundárias (pneumonia, convulsões, encefalopatia)

Fonte: Desenvolvido pela autoria.

Fase de convalescença

A fase de convalescença é caracterizada pela diminuição da frequência e gravidade dos episódios de tosse e vômito. Esse estágio normalmente continua por mais 3 semanas, mas pode ser prolongado por vários meses. Durante o período de recuperação, as infecções respiratórias virais secundárias podem desencadear uma recorrência de paroxismos.

A gravidade dos sintomas depende de vários fatores, incluindo a idade do paciente, a força da resposta imune e a extensão da disseminação bacteriana sistêmica. Em lactentes, as bactérias saem do trato respiratório superior para o inferior, são disseminadas para os pulmões causando bronquite necrosante, dano alveolar difuso, hemorragia intra-alveolar, edema fibrinoso, alvéolo rico em macrófagos infiltrados e broncopneumonia. As complicações associadas incluem pneumonia, hipoxemia, pneumotórax, sinusite, otite média, deficiência nutricional, proplapso retal, convulsões e encefalopatia. Em casos mais graves, ocorrem linfocitose extrema que está relacionada à hipertensão pulmonar, insuficiência respiratória e até a morte.

Em crianças mais velhas, adolescentes e adultos, a apresentação clínica pode ser inespecífica, sobretudo em hospedeiros imunizados ou parcialmente imunes. Os sintomas atípicos podem ser comuns e incluem coriza e tosse crônica sem o guincho característico, tornando o diagnóstico e o tratamento apropriado mais difícil. Adolescentes e adultos podem desenvolver, além de pneumonia bacteriana, tosse persistente, encefalopatia, problemas relacionados ao sono como incontinência urinária e fraturas de costelas. As complicações mais importantes são pneumonia, seguida de sinusite, otite média, infecções secundárias virais e bacterianas, deficiência nutricional decorrente dos vômitos e complicações neurológicas consequentes à hipóxia e apneia.

O prognóstico da doença está diretamente relacionado à idade do paciente. Em recém-nascidos, há um maior índice de internações, dano cerebral ou encefalopatia e risco significativo de óbito. A doença é mais grave em crianças menores de 6 meses, particularmente em prematuros não imunizados ou com a imunização incompleta.

Diagnóstico

O diagnóstico de coqueluche pode ser um desafio, dadas as frequentes apresentações atípicas da doença. Os critérios de confirmação podem ser laboratorial, clínico ou clinicoepidemiológico (Figura 32.1) e devem atender a definição de caso suspeito de coqueluche (Figura 32.2).

Laboratorialmente, a coqueluche pode ser confirmada pelos métodos da cultura, moleculares e imunológicos. O método da cultura e os moleculares são recomendados no início da doença, enquanto os métodos imunológicos são especialmente úteis na fase tardia da doença, particularmente entre adultos e adolescentes que, com frequência, apresentam um sintoma atípico de coqueluche e, em geral, não procuram atendimento médico imediato (Figura 32.3).

O método da cultura é considerado o padrão-ouro no diagnóstico da coqueluche. É altamente específico (100%), mas a sensibilidade (12% a 60%) depende de diversos fato-

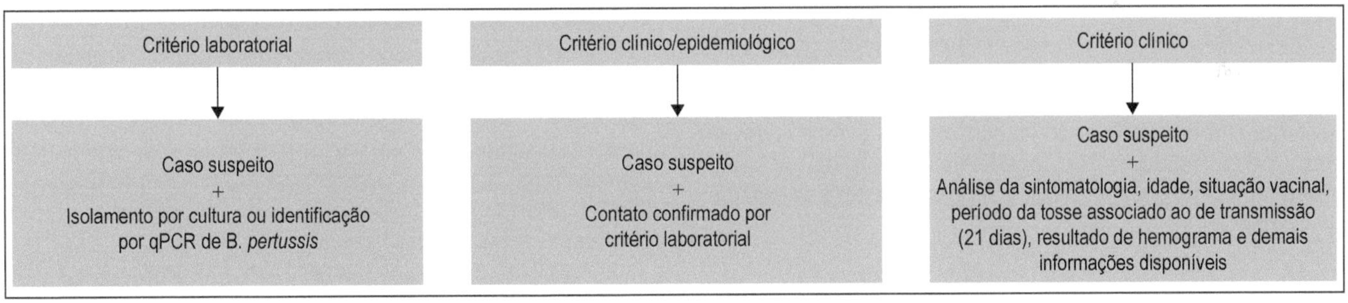

Figura 32.1 – *Critérios de confirmação para coqueluche.*
Fonte: Desenvolvida pela autoria.

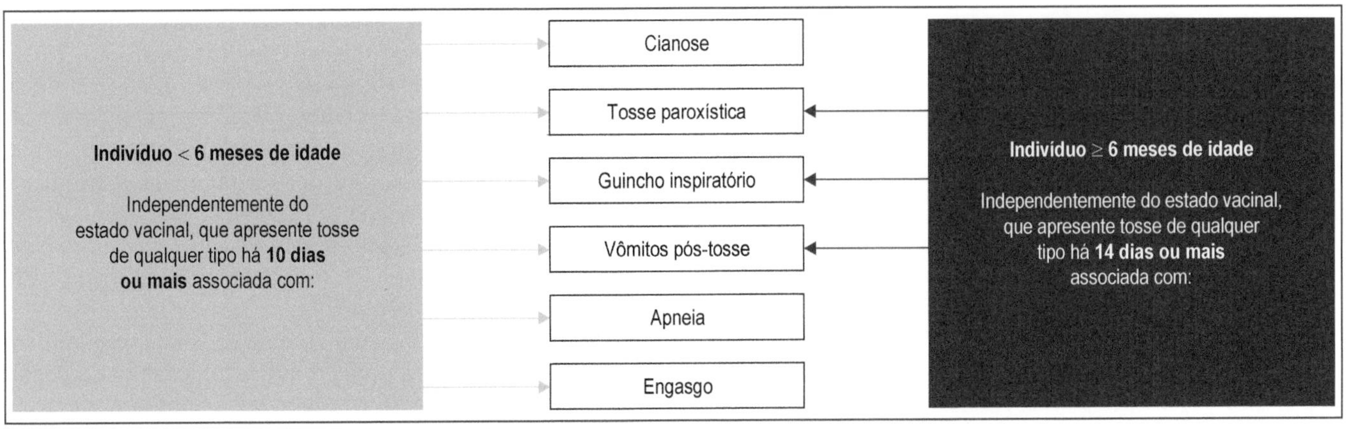

Figura 32.2 – *Definição de caso de suspeito de coqueluche.*
Fonte: Desenvolvida pela autoria.

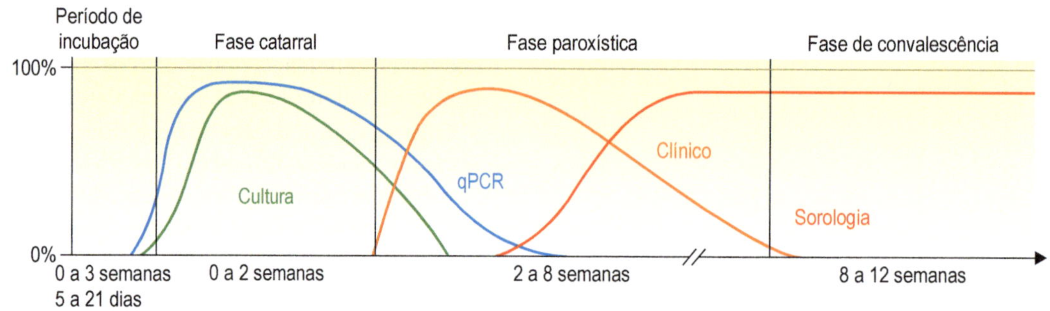

Figura 32.3 – *Estágios (em semanas) da coqueluche e métodos laboratoriais recomendados nas diferentes fases para o diagnóstico da doença.*
Fonte: Desenvolvida pela autoria.

res como a antibioticoterapia prévia, duração dos sintomas, idade e estado vacinal, coleta, condições de transporte do material, tipo e qualidade do meio de isolamento e transporte, presença de outras bactérias na nasofaringe, tipo de *swab* utilizado na coleta, tempo decorrido desde a coleta, transporte e processamento da amostra e laboratório especializado.

Nas infecções agudas, são obtidas altas taxas de isolamento de *B. pertussis* quando a coleta do material é realizada no início dos sintomas (fase catarral). O índice de positividade diminui para aproximadamente 15% a 20% com culturas de secreção nasofaríngeas coletadas após 6 semanas do início dos sintomas.

A coleta do material deve ser feita em todas as pessoas suspeitas de coqueluche e deve ser obtida por meio de aspirado de nasofaringe ou *swab* da parede posterior da nasofaringe. Para o isolamento de *B. pertussis*, os aspirados nasofaríngeos produzem taxas de recuperação semelhantes ou mais altas do que *swabs* nasofaríngeos; *swabs* de garganta e nasais anteriores produzem taxas muito baixas de recuperação. Portanto, as amostras devem ser obtidas da nasofaringe posterior (Figura 32.4) e não da garganta. As amostras devem ser obtidas usando *swabs* de poliéster, *rayon*, náilon ou alginato de cálcio (não algodão, pois é tóxico para as espécies de *Bordetella*).

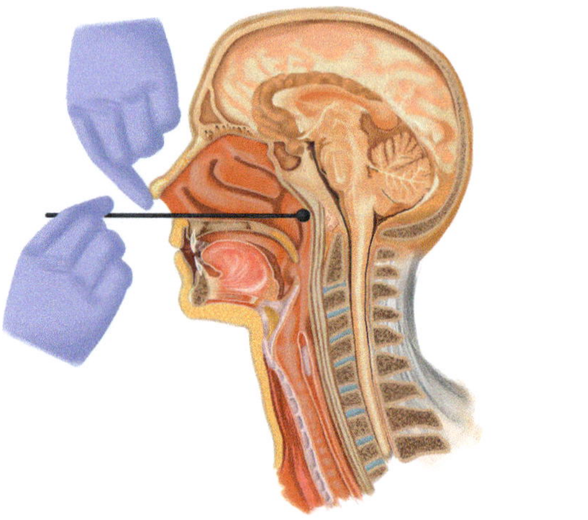

Figura 32.4 – *Técnica para coleta de secreção nasofaríngea para isolamento de* B. pertussis.
Fonte: Adaptada de Faulkner A, Skoff T, Martin S, Cassiday P, Tondella ML, Liang J, 2015.

O ágar Regan-Lowe sólido (ágar carvão contendo sangue de cavalo ou carneiro, acrescido de cefalexina), ou o meio Bordet-Gengou recém-preparados são geralmente usados para cultura; Regan-Lowe semissólido é usado como meio de transporte dos *swabs*. As amostras devem ser transportadas em temperatura ambiente e plaqueadas no laboratório dentro de 24 horas.

A reação em cadeia da polimerase (PCR) é uma técnica molecular usada para detectar sequências de DNA de *B. pertussis* e, ao contrário da cultura, não requer bactérias viáveis (vivas) presentes na amostra. O procedimento da coleta do material para PCR é o mesmo utilizado para a cultura.

Existem diversos protocolos de PCR para diferentes alvos no genoma de *B. pertussis*: sequências de inserção IS*481*; gene promotor da toxina pertussis (*ptxA*-Pr); PT subunidade S1 (*ptxS1*); gene porina; PRN; filamentos de hemaglutinina; e o gene adenilatociclase.

A PCR pode fornecer resultados rápidos, fator importante para o tratamento do paciente e controle de surtos. Tem maior sensibilidade durante as primeiras 3 semanas de tosse, quando o DNA bacteriano ainda está presente na nasofaringe. Após a 4ª semana de tosse, a quantidade de DNA bacteriano diminui rapidamente, aumentando o risco de obter resultados falso-negativos.

O teste de PCR em tempo real (qPCR) oferece vantagens em relação ao teste de PCR convencional, como a eliminação do processo pós-PCR, maior sensibilidade e especificidade, redução no tempo de liberação dos resultados e redução no risco de contaminação significativa causada através da abertura de tubos para a manipulação. Nessa técnica, não há manipulação de reagentes potencialmente carcinogênicos, como o brometo de etidio, intercalante de bases de DNA utilizados para corar géis de agarose.

Essa metodologia diagnóstica requer uma plataforma de instrumentação que contém um termociclador com sistema óptico ou câmera CCD (do inglês c*harge coupled device*) acoplados a um computador com *software* para a aquisição de dados e análise da reação.

A metodologia utiliza um sistema de sonda (*probe*) fluorescente e iniciadores (*primers*) que reconhecem sequências específicas no DNA-alvo emitindo um sinal fluorescente.

A qPCR é um método sensível (70% a 90%), específico (86% a 100%), além de possibilitar a coleta das amostras até

72 horas após a administração de antibióticos. É um método complementar à cultura e a interpretação dos resultados deve ser feita em conjunto com uma avaliação de sinais e sintomas e informações epidemiológicas disponíveis.

A técnica de enzimaimunoensaio (do tipo ELISA, do inlês *enzyme-linked immunoabsorbent assay*) para a detecção de anticorpos IgG anti-PT é um método diagnóstico complementar à cultura e qPCR, muito útil em quadros que perduram por 3 semanas ou mais.

Exames complementares como o leucograma podem ser utilizados para auxiliar na confirmação ou descarte dos casos suspeitos. A presença da leucocitose e da linfocitose indica forte suspeita clínica de coqueluche, mas sua ausência não exclui o diagnóstico da doença, sendo necessário levar em consideração o quadro clínico e os antecedentes vacinais do paciente.

Tratamento

Os macrólideos (eritromicina, azitromicina, claritromicina) são os antibióticos utilizados para tratamento e quimioprofilaxia da coqueluche e têm igual eficácia: erradicam *B. pertussis* em 97% dos casos após 2 a 3 dias, em 100% após 14 a 21 dias e, após 5 dias de tratamento, o paciente não é mais infeccioso.

A azitromicina é a droga de escolha, recomendada pelo Ministério da Saúde (MS) pela maior facilidade de uso. Tanto para o tratamento como para a profilaxia os esquemas terapêuticos são os mesmos (Quadro 32.3).

A eficácia da terapia antibiótica depende do estágio da doença em que é iniciada, podendo prevenir ou atenuar a coqueluche clínica quando administrada durante o período de incubação ou no início do estágio catarral. As primeiras 3 semanas da doença são o melhor momento do tratamento para melhorar os sintomas da coqueluche e erradicar a *B. pertussis*. Infelizmente, o tratamento raramente é administrado cedo o suficiente para afetar o curso da doença.

Quando administradas durante a fase paroxística da doença, as drogas antimicrobianas não alteram o curso clínico, mas podem eliminar a bactéria da nasofaringe e, assim, reduzir a transmissão. Os casos não tratados podem permanecer infecciosos por até 3 semanas após o início dos sintomas.

Vacinas

As vacinas contra coqueluche de células inteiras (wP) desenvolvidas a partir de suspensões de bacilos inteiros mortos (geralmente por aquecimento ou tratamento com formalina) foram licenciadas, pela primeira vez, nos Estados Unidos em 1914. Em 1932, Pearl Kendrick e Grace Elderlin, do Departamento de Saúde de Michigan, começaram a pesquisar novas ferramentas de diagnóstico e vacinas eficazes relacionadas à coqueluche.

Em 1948, a vacina contra wP foi combinada com os toxoides diftérico e tetânico e tornou-se uma vacina contra difteria, tétano e pertussis (DTP – tríplice bacterina), ocorrendo sua implementação maciça nas décadas de 1950 e 1960.

O processo de fabricação e a composição das cepas de *B. pertussis* podem variar de fabricante para fabricante, portanto essas vacinas são relativamente heterogêneas. Apesar disso, a eficácia das vacinas de células inteiras pode chegar a 95% para casos graves de coqueluche.

Ao longo dos anos, o componente *pertússis* esteve relacionado a reações indesejáveis à vacina DTP. Isso propiciou, na década de 1980, o desenvolvimento, no Japão, da primeira vacina acelular (aP), eficaz e menos reatogênica que as vacinas de células inteiras.

As vacinas acelulares disponíveis são compostas por um ou mais dos seguintes antígenos purificados: PT, FHA, PRN e FIM tipos 2 e 3 e diferem (i) no número de componentes (somente PT), (PT e FHA), (PT, FHA e PRN) ou (PT, FHA, PRN e FIM tipos 2 e 3), (ii) na concentração dos componentes do antígeno, (iii) no clone bacteriano usado na produção, (iv) nos métodos de purificação e desintoxicação e (v) nos adjuvantes e conservantes (tiomersal e fenoxietanol).

A vacina DTP pode estar associada a outras vacinas, denominadas "vacinas combinadas", como a tetravalente (tetra) vacina adsorvida contra difteria, tétano, pertússis e *Haemophilus influenzae* tipo b (Hib) (conjugada), e a pentavalente (penta) vacina adsorvida contra difteria, tétano, pertússis, hepatite B (HBV) (recombinante) e Hib (conjugada). Assim como a DTP, as vacinas acelulares (DTPa) podem estar combinadas com Hib, HBV e pólio injetável (VIP), além dos toxoides diftérico e tetânico.

Por sua segurança e eficácia, a Organização Mundial da Saúde (OMS) continua a preconizar a vacina DTP como a de escolha para a maioria dos países. No Brasil, o Programa Nacional de Imunizações (PNI) preconiza a vacina pentavalente para a imunização das crianças no 1° ano de vida em três doses, aos 2, 4 e 6 meses de idade, e dois reforços com a vacina DTP, o primeiro aos 15 meses e o último entre 5 e 6 anos de idade.

A proteção satisfatória só ocorre após a 3ª dose, aos 6 meses de idade, deixando, então, os bebês em risco até esta idade. Após o último reforço, a imunidade se mantém por aproximadamente 10 a 12 anos. Após esse período, a imunidade cai, deixando os adolescentes e adultos suscetíveis, fazendo-se necessário o reforço com a vacina do tipo adulto (dTpa – toxoide tetânico, toxoide diftérico reduzido e componente pertussis acelular).

A vacina DTPa pediátrica está disponibilizada nos Centros de Referências para Imunobiológicos Especiais (CRIE) para as crianças que apresentaram eventos adversos graves após dose anterior, como: convulsões nas primeiras 72 horas; episódio hipotônico – hiporresponsivo nas primeiras 48 horas; apresentem doença pulmonar ou cardíaca, crônicas, com risco de descompensação em vigência de febre; doenças neurológicas crônicas incapacitantes; doença convulsiva crônica; neoplasias.

Várias estratégias de vacinação foram sugeridas em diversos países para a proteção de crianças menores de 6 meses com o esquema de imunização incompleto e os de maior gravidade, os menores de 2 meses. Entre elas, estão a estratégia *cocooning* e a imunização materna. A estratégia

Quadro 32.3 – *Esquemas terapêuticos e profiláticos da coqueluche*

Primeira escolha: azitromicina	
Idade	*Posologia*
< 6 meses	10 mg/kg em uma dose/dia durante 5 dias. É o preferido para essa faixa etária
≥ 6 meses	10 mg/kg (máximo de 500 mg) em uma dose no 1° dia e 5 mg/kg (máximo de 250 mg) em uma dose/dia do 2° ao 5° dia
Adultos	500 mg em uma dose no 1° dia e 250 mg em uma dose/dia do 2° ao 5° dia
Segunda escolha: claritromicina[a]	
Idade	Posologia
< 1 mês	Não recomendado
1 a 24 meses	≤ 8 kg: 7,5 mg/kg a cada 12 horas durante 7 dias; > 8 kg: 62,5 mg de a cada 12 horas durante 7 dias
3 a 6 anos	125 mg a cada12 horas durante 7 dias
7 a 9 anos	187,5 mg de a cada 12 horas durante 7dias
≥ 10 anos	250 mg a cada 12 horas durante 7 dias
Adultos	500 mg a cada 12 horas durante 7 dias
Eritromicina (em caso de indisponibilidade dos medicamentos anteriores)	
Idade	Posologia
< 1 mês	Não recomendado em virtude da associação com a síndrome de hipertrofia pilórica
1 a 24 meses	125 mg a cada 6 horas durante 7 a 14 dias
2 a 8 anos	250 mg a cada 6 horas durante 7 a 14 dias
> 8 anos	250 a 500 mg a cada 6 horas durante 7 a 14 dias
Adultos	500 mg a cada 6 horas durante 7 a 14 dias
Sulfametoxazol-Trimetoprin (SMZ-TMP), no caso de intolerância a macrolídeo[b]	
Idade	Posologia
< 2 meses	Contraindicado
≥ 6 semanas a 5 meses	SMZ 100 mg e TMP 20 mg a cada 12 horas durante 7 dias
≥ 6 meses a 5 anos	SMZ 200 mg e TMP 40 mg a cada 12 horas durante 7 dias
6 a 12 anos	SMZ 400 mg e TMP 80 mg a cada 12 horas durante 7dias
Adultos	SMZ 800 mg e TMP 160 mg a cada 12 horas durante 7dias

[a] Apresentação de 125 mg/5 mL.
[b] Droga alternativa se houver contraindicação de azitromicina, claritromicina ou eritromicina.
Fonte: Adaptado de Guia de Vigilância em Saúde – MS, 2019.

cocooning refere-se à vacinação de todos os contatos próximos de recém-nascidos e lactentes, entre eles mães, pais, avós, irmãos, cuidadores e profissionais de saúde. O *cocooning* é uma estratégia difícil de implementar e de impacto limitado, uma vez que um programa bem-sucedido implica uma ampla cobertura de vacinação entre todos os possíveis contatos do lactente, a fim de alcançar um impacto significativo sobre a coqueluche infantil grave.

A vacinação de gestantes é uma estratégia proposta para aumentar os títulos de anticorpos maternos e, consequentemente, neonatais, a fim de reduzir a morbidade e a mortalidade em crianças com menos de 6 meses de idade. O Ministério da Saúde do Brasil preconiza a vacina para as gestantes a partir da 20ª semana de gestação. As mulheres que perderam a oportunidade de serem vacinadas durante a gestação devem receber uma dose de dTpa no puerpério o mais rapidamente possível. A transferência dos anticorpos da mãe para o feto diminui a possibilidade que eles contraiam a doença até que completem o esquema de vacinação com a pentavalente, aos 6 meses de idade; além do benefício adicional de proteger a mãe contra a doença. A dTpa deve ser administrada a cada gestação, pois os anticorpos têm curta duração e a vacinação durante uma gravidez não manterá alto o nível de anticorpos protetores em outras gestações.

Epidemiologia

No Brasil, a coqueluche é uma doença de notificação compulsória imediata (deve-se realizar a notificação na suspeita clínica). Prevalece entre as doenças mais antigas preveníveis por vacinas eficazes, que estão disponíveis há mais de 50 anos em muitos países.

O uso da vacina contra coqueluche diminuiu significativamente a ocorrência de epidemias em todo o mundo; no entanto, a coqueluche ainda persiste como importante problema de saúde pública, ocorrendo de forma endêmica e epidêmica, mesmo nos países em que as coberturas vacinais no primeiro ano de vida são superiores a 95%.

A coqueluche tem períodos de ressurgimento, sendo responsável por um número significativo de surtos da doença e aumento da mortalidade e da morbidade. Epidemias de coqueluche ocorrem a cada 2 a 5 anos, atingindo indivíduos de diferentes faixas etárias.

Observa-se uma permanente circulação de *B. pertussis* em todo o mundo, sendo ainda de ocorrência comum em áreas geográficas com baixa cobertura vacinal. Nessas regiões, as crianças são os principais reservatórios de *B. pertussis;* no entanto, onde as coberturas vacinais são altas, adolescentes e adultos jovens constituem as principais fontes de transmissão da doença.

O aumento da incidência de coqueluche tem sido observado em países desenvolvidos e em desenvolvimento. Nos anos 2000, os Estados Unidos, a China, a Europa e alguns países da América Latina, incluindo Argentina, Brasil, Chile, Colômbia, Panamá e México, observaram aumento no número de casos de coqueluche e relatos de surtos. Na Argentina, a incidência da doença passou de 1,8/100 mil habitantes em 2003; 5,7/100 mil, em 2005, para 8,3/100 mil em 2011. Na China, um total de 3.408 e 6.658 casos de coqueluche foi notificado em 2014 e 2015, respectivamente. Na Inglaterra e no País de Gales, o número total de casos confirmados foi 9.741 em 2012, 10 vezes maior do que em 2008 com 902 casos relatados. Em 2012, o número de casos notificados nos Estados Unidos foi de 48.277, o maior dos últimos 50 anos no País.

De acordo com estimativas da OMS, em 2011, a coqueluche causou 50 milhões de casos e 300 mil mortes; em 2013, causou cerca de 63 mil mortes em crianças menores de 5 anos de idade; e, em 2018, foram registrados 151 mil casos no mundo.

No Brasil, com o aumento da cobertura vacinal na década de 1990, observou-se um declínio do número de casos, resultando na mudança do perfil epidemiológico da doença no país. Verificou-se uma importante redução na incidência de 10,6/100 mil habitantes em 1990 para 0,9/100 mil habitantes em 2000.

No período de 2001 a 2010, a incidência variou entre 0,3 e 0,7/100 mil, porém a partir de 2011 um aumento súbito do número de casos da doença no País foi observado. Registros do Sistema de Informação de Agravos de Notificação (SINAN) indicam que, no período de 2011 a 2014, foram confirmados 22.772 casos de coqueluche, em todo o Brasil, aumentando a incidência de 1,2 para 4,2/100 mil habitantes, sendo as crianças menores de 1 ano responsáveis por 61% dos casos e, entre estas, 87% eram os menores de 6 meses. A partir de 2015, observou-se uma queda no número de casos e a incidência da doença passou de 4,2/100 mil habitantes em 2014 para 0,1/100 mil habitantes em 2020. Em 2018, 2019 e 2020 foram confirmados 1.165, 1.534 e 235 casos de coqueluche, respectivamente (Figura 32.5).

A razão para o aumento da incidência de coqueluche nas últimas décadas, em diferentes partes do mundo, como também no Brasil, com notificações de vários picos epidêmicos,

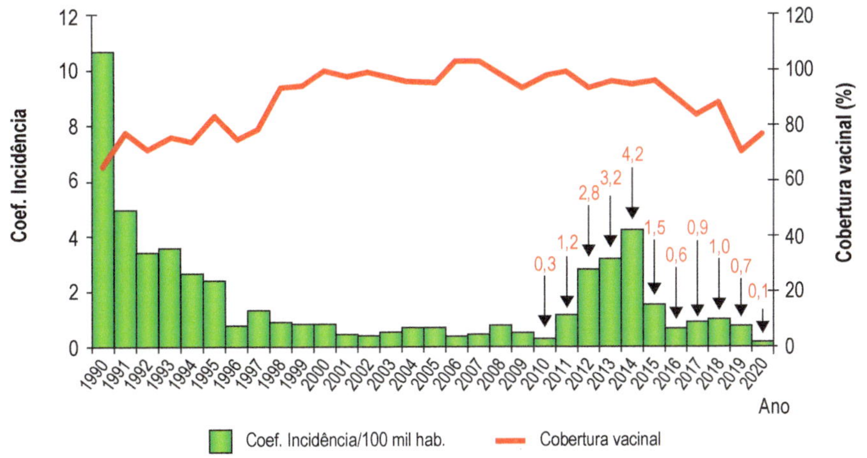

Figura 32.5 – *Coeficiente de incidência por coqueluche e cobertura vacinal com (DTP/Tetra/Penta). Brasil, 1990 a 2020*.*

* Em 2013 – 2020 – Vacina Pentavalente.

* Dados sujeitos à revisão.

Fonte: Adaptada de Ministério da Saúde. Secretaria de Vigilância em Saúde. Departamento de Vigilância das Doenças Transmissíveis. Manual dos Centros de Referência para Imunobiológicos Especiais, 2014.

provavelmente está relacionada a vários fatores sobrepostos e sequenciais:

i) Melhoria na notificação da doença.
ii) Maior conscientização por parte dos médicos.
iii) Métodos de diagnóstico laboratoriais mais sensíveis e específicos.
iv) Aumento da circulação bacteriana entre adolescentes e adultos relacionada ao declínio da imunidade induzida por vacina.
v) Mudanças antigênicas das cepas circulantes, ocasionando alteração do patógeno (possivelmente decorrentes da substituição das vacinas celulares para as vacinas acelulares).
vi) Diminuições na cobertura vacinal e falta de reforços suficientes.
vii) Aumento de grupos de crianças não vacinadas. Todos esses fatores desempenham papéis importantes na atual tendência crescente da prevalência da doença.

Sabe-se que a duração da imunidade contra a coqueluche não é permanente e estima-se que, após infecção natural ou vacinação, a duração seja de aproximadamente 7 a 20 anos e 4 a 12 anos, respectivamente. Em comparação com uma infecção natural, a duração da proteção após a vacinação parece ser menor, principalmente após a vacinação com vacinas acelulares que substituíram as vacinas de células inteiras na maioria dos países industrializados desde a década de 1990. A proteção oferecida pelas vacinas aP parece ser menos duradoura do que se pensava anteriormente, levantando a possibilidade de que a mudança das vacinas possa ter agravado o problema da coqueluche. Com a imunidade reduzida pelas vacinas aP, houve um aumento acentuado na incidência de coqueluche na faixa etária de 7 a 11 anos, enquanto a vacinação com wP confere proteção a esse grupo. Além disso, a imunidade induzida por aP, mesmo protegendo da doença, parece não impedir a colonização e/ou a transmissão de *B. pertussis*.

A hipótese de que as vacinas acelulares protegem contra a doença, mas não contra a colonização, parece resultante de menores respostas T helper tipos 1 e 17 (Th1/Th17). Tanto as vacinas celulares como as acelulares são capazes de gerar altos níveis de anticorpos para os componentes bacterianos, mas somente as vacinas de células inteiras ativam eficientemente as células Th1, causando a ativação de células fagocíticas que eliminam a infecção por *B. pertussis.* As respostas de Th17 são eficientes após infecção natural e vacinação com wP, conferindo imunidade à mucosa e desempenhando um papel importante na proteção contra a coqueluche.

As vacinas acelulares parecem induzir uma resposta imune predominantemente Th2, não sendo esperada a interferência nos patógenos nas superfícies das mucosas. No entanto, também foi observada uma resposta Th1 ou Th1/Th2 mista após a vacinação contra coqueluche acelular com três componentes. Foi demonstrado que a resposta imune Th2 não é tão eficaz como a resposta Th1/Th17 podendo explicar a menor proteção em longo prazo das vacinas acelulares.

Mudanças genéticas em cepas de *B. pertussis* também podem desempenhar um papel no ressurgimento da doença, permitindo que o organismo evite a imunidade induzida pela vacina, ou seja, torne-se mais virulento. Um exemplo disso é o recente aumento de cepas de *B. pertussis* deficientes em PRN em países que usam vacinas aP, para suas séries primárias de vacinação. Uma variedade de mutações que causam deficiência de PRN foi identificada, sugerindo que existem fortes pressões seletivas para removê-la. Em países onde as vacinas wP, na série primária de vacinações, ainda estão em uso, a detecção de cepas de *B. pertussis* deficientes em PRN tem sido rara ou completamente ausente.

Apesar desses fatores, é importante ressaltar que as vacinas aP foram desenvolvidas em resposta à não aceitação da wP em muitos países. Além disso, as aP licenciadas têm excelente perfil de segurança e protegem os indivíduos da doença grave.

Bibliografia recomendada

Faulkner A, Skoff T, Martin S, Cassiday P, Tondella ML, Liang J. Pertussis: chapter 10.2. In: Manual for the surveillance of vaccine-preventable diseases. VPD Surveillance Manual. CDC – Centers for Disease Control and Prevention, 2015.

Gentile A. Infección por Bordetella pertussis. Bordetella pertussis infection. Pediatría práctica. Arch Argent Pediatr. 2010;108(1):78-81.

Kilgore PE, Salim AM, Zervos MJ, Schmitt H-J. Pertussis : microbiology, disease, treatment, and prevention. Clin Microbiol Rev. 2016; 29(3):449-86.

Leite D, Blanco RM, Melo LCV, Fiório CE, Martins LM, Vaz TMI, et al. Implementation and assessment of the use of Real-Time PCR in routine diagnosis for Bordetella pertussis detection in Brazil. Arch Pediatr Infect Dis. 2013;1:196-202.

Leite D, Camargo CH, Kashino SS, Polatto R, Martins LM, Pereira JC, et al. Prevalence and characterization of pertactin deficient Bordetella pertussis strains in Brazil, a whole-cell vaccine country. Vaccine X. 2021;7(8):100103.

Loeffelholz M. Towards improved accuracy of Bordetella pertussis nucleic acid amplification tests. J Clin Microbiol. 2012;50(7):2186-90.

Matoo S, Cherry JD. Molecular pathogenesis, epidemiology, and clinical manifestations of respiratory infections due Bordetella pertussis and other Bordetella subspecies.Clin Microbiol Rev. 2005;18(2):326-82.

Ministério da Saúde. Secretaria de Vigilância em Saúde. Departamento de Vigilância das Doenças Transmissíveis. Manual dos Centros de Referência para Imunobiológicos Especiais. 4. ed. Brasília. 2014:160.

Oliveira DR, Leite D, Berezin E, Renoiner EIM, Rosa FM, Lobo FCB et al. Coqueluche, In: Guia de Vigilância em Saúde. 3. ed. vol único. Brasília – DF. Brasil. 2019:70-84.

Safadi MAP. Control of pertussis in infants: time has finally come? Expert Rev. Vaccines. 2015:14(6):781-3.

Sanden GN, Weyant RS. Bordetella. In: Brenner DJ, Krieg NR, Staley JT. Bergey's manual of systematic bacteriology. 2. ed. Volume two. The proteobacteria. Part C, the alpha, beta, delta and epsilonproteobacteria. 2005:662-71.

Souder E, Long SS. Pertussis in the era of new strains of Bordetella pertussis. Infect Dis Clin N Am. 2015;29:699-713.

Tatti KM, Wu KH, Tondella ML, Cassiday PK, Cortese MM, Wilkins PP, et al. Development and evaluation of dual-target real-time polymerase chain reaction assays to detect Bordetella spp. Diagn Microbiol Infect Dis. 2008;61(3):264-72.

Vaz-de-Lima LR, Martin MD, Pawloski LC, Leite D, Rocha KC, de Brito CA, et al. Serodiagnosis as adjunct assay for pertussis infection in São Paulo, Brazil. Clin Vaccine Immunol. 2014;21(5):636-40.

WHO. Pertussis vaccines: WHO position paper. Wkly Epidemiol Rec. 2015;90(35):433-60.

Wirsing von Konig CH, Riffelmann M, Coenye T. Bordetella and related genera. In: Jorgensen JH, Pfaller MA, Carrol KC, Funke G, Landry ML, Richter SS, et al. Manual of clinical microbiology. 11. ed. American Society for Microbiology, Washington, DC. 2015:838-50.

Zlamy M. Rediscovering Pertussis. Front Pediatr. 2016;4:52-61.

33 Brucella e Francisella

Lília M. S. Paulin

Brucella

A brucelose é uma antropozoonose de evolução preferencialmente crônica e caráter granulomatoso difuso, caracterizada pela infecção das células do sistema mononuclear fagocitário, provocada por uma bactéria intracelular facultativa pertencente ao gênero *Brucella*. Nos animais, compromete especialmente os sistemas reprodutivo e osteoarticular, ocasionando, com frequência, abortamento no terço final da gestação. Os sinais mais evidentes em humanos são aqueles observados nos quadros de infecção generalizada aguda, como febre e astenia.

Além dos problemas causados para a Saúde Pública, a brucelose também gera grandes prejuízos econômicos à indústria pecuária. As perdas diretas são decorrentes de abortamentos, mortalidade perinatal, infertilidade temporária ou permanente, reposição dos animais sacrificados, substituição dos reprodutores infectados, custos com médicos-veterinários, piora dos índices reprodutivos, diminuição da produção de carne e leite, morte de bezerros e aumento na taxa de reposição dos animais. O caráter zoonótico da doença também acarreta perdas de difícil quantificação, na maioria das vezes pela incapacidade física que o patógeno causa ao hospedeiro. A doença é motivo de sérias restrições comerciais no mercado internacional de animais e de produtos de origem animal, o que faz os países onde ocorra estabelecerem programas para o seu controle e posterior erradicação. A brucelose é considerada, pela Organização Mundial de Saúde Animal (OIE), doença de animais terrestres notificável, em que estão incluídas aquelas de importância socioeconômica e/ou para a Saúde Pública e que acarretem consequências significativas no comércio internacional de animais e seus produtos.

Considera-se que a brucelose tenha sido descoberta pelo médico militar Sir David Bruce em 1887. Bruce chegou à base naval inglesa da Ilha de Malta para estudar uma doença que acometia os soldados ingleses, então denominada "febre de Malta". O médico observou seu agente causal ao microscópio e, após um ano, isolou-o em meio de cultura a partir de amostras de baço de soldados que vinham a óbito em decorrência da doença. Baseando-se nas características coloniais e microscópicas, denominou o micro-organismo de *Micrococcus melitensis*. Bruce utilizou a palavra *Micrococcus* porque observou um agente pequeno e curto, e *melitensis* em homenagem à ilha de Malta (*melita*, do latim *melitta* e do grego *Melitē*). Posteriormente, constatou-se que o leite de cabra e seus produtos derivados tinham sido a fonte de infecção desses soldados.

A classificação filogenética, com base no sequenciamento do gene que codifica a subunidade ribossomal 16S das bactérias desse gênero, posicionou-as na classe Alphaproteobacteria, ordem Rhizobiales, família Brucellaceae e gênero *Brucella*. Nessa família, constam as bactérias patogênicas oportunistas da espécie Ochrobactrum spp., entre outras.

O gênero *Brucella* compreende cocobacilos curtos, pequenos (medindo 0,5 µm a 0,7 µm de diâmetro por 0,6 µm a 1,5 µm de comprimento) e pleomórficos; não têm cápsulas, não formam esporos, não se movimentam ativamente e são aeróbios, embora, no primeiro isolamento, algumas cepas requeiram atmosfera com 5% a 10% de CO_2. São bactérias Gram-negativas que se coram bem pelos métodos de Ziehl-Neelsen e Koster, ambos modificados. Quando visualizadas em microscopia óptica comum, apresentam-se isoladas, aos pares ou em pequenos grupos. Também não apresentam estruturas extracromossômicas de replicação como plasmídeos e fagos. O gênero é bastante homogêneo: todos os membros apresentam uma homologia superior a 95% nos estudos de paridade DNA-DNA, classificando-o como monoespecífico.

A *Brucella* não apresenta especificidade quanto ao hospedeiro que infecta, mas sim uma predileção por determinada espécie animal, que geralmente dá nome à sua espécie. Até o momento, foram descritas 13 espécies do gênero que se diferenciam entre si pelas suas características antigênicas e bioquímicas e pelos seus hospedeiros preferenciais: *B. abortus* (bovinos); *B. melitensis* (caprinos e ovinos); *B. ovis* (ovinos); *B. suis* (suídeos); *B. canis* (canídeos); *B. neotomae* (rato do deserto e raposa vermelha); *B. cetaceae* (cetáceos e pinípedes); *B. pinnipediae* (pinípedes); *B. delphini* (golfinho nariz-de-garrafa); *B. microti* (*rato silvestre*); *B. papionis* (babuínos); *B. vulpis* (raposa); e *B. inopinata* (humanos). Além das estirpes vacinais, sendo as principais: B-19; RB-51; e REV-1. As espécies comprovadamente patogênicas para os humanos são: *B. melitensis*; *B. suis*; *B. abortus*; *B. pinnipidialis*; *B. canis*; e *B. inopinata*. No Quadro 33.1, estão relacionadas as espécies de *Brucella* spp. e seus respectivos hospedeiros preferenciais e secundários.

Quadro 33.1 – *Espécies de* Brucella *spp. e seus hospedeiros preferenciais e secundários*

Espécies de Brucella	*Hospedeiros preferenciais*	*Hospedeiros secundários*
Colônias lisas		
B. abortus	Bovídeos	Caprinos, ovinos, cães, equinos, bisões, camelos, raposas e humanos
B. melitensis	Caprinos e ovinos	Bovídeos, camelos e humanos
B. suis	Suídeos	Equinos, lebres, renas, roedores, caribus e humanos
B. ceti	Baleias e golfinhos	Humanos
B. pinnipedialis	Pinípedes	
B. delphini	Golfinho nariz-de-garrafa (*Tursiops truncatus*)	Humanos
B. inopinata	Humanos	---
B. microti	Rato silvestre (*Microtus arvalis*) e raposas	---
B. neotomae	Rato do deserto (*Neotoma lépida*) e raposa vermelha (*Vulpes vulpes*)	---
B. papion	Babuínos (*Papio spp.*)	---
B. vulpis	Raposa (*Lycalopex vetulus*)	---
Colônias rugosas		
B. canis	Canídeos	Humanos, raposas
B. ovis	Ovinos	---

Fonte: Desenvolvido pela autoria.

As variações fenotípicas intraespécies relacionadas à necessidade de CO_2,a produção de H_2S, a prova de urease, a inibição do seu crescimento pela fucsina e tionina, a aglutinação por antissoros A, M ou R e a lise pelo fago Tbillisi permitem a caracterização de sete biotipos para *B. abortus*, cinco para *B. suis* e três para *B. melitensis*. O principal agente para bovídeos é a *B. abortus* biotipo 1. No Brasil, as espécies já confirmadas foram a *B. abortus* (biotipos 1, 2, 3 e 6), a *B. suis* biotipo 1, a *B. canis* e a *B. ovis*. As cepas de *Brucella* spp. que formam colônias rugosas não se subdividem em biotipos.

Embora a fenotipagem ainda seja utilizada, descrições recentes de novas espécies baseiam-se em dados adicionais de abordagens moleculares emergentes e em um processo de atualização dos padrões mínimos para relatar novas espécies do gênero. Diversos procedimentos têm sido investigados para o aprimoramento no processo de extração e de purificação do DNA de *Brucella* e novas técnicas têm possibilitado a diferenciação entre as espécies de *Brucella* spp., tanto no formato convencional como nas reações em tempo real.

Quando cultivada em meios sólidos, *Brucella* pode apresentar duas morfologias de colônias: de aparência lisa ou rugosa, dependendo da constituição química da sua parede externa, o que faz esses dois grupos serem, também, antigenicamente distintos.

A parede das cepas que apresentam morfologia de colônias lisas é composta por uma membrana citoplasmática interna, um espaço periplasmático e uma membrana externa (ME). A ME é composta pelo lipopolissacarídeo (LPS), molécula de grandes dimensões constituída pelos lipídios A (LA), um oligossacarídeo central (ou núcleo) e uma cadeia polissacarídica mais exposta denominada "cadeia O" (CO), que se liga ao núcleo pelo LA. A CO é um homopolímero de perosamina com cerca de cem resíduos do monossacarídeo 4,6-dideoxi-4-formamido-D-manose (-D-Rhap4Nfo), associados aos epítopos A ou M.

Um total de onze epítopos, presentes na LPS do gênero *Brucella* spp. já foram relatados, sendo nove no grupo que forma colônias lisas e dois no grupo das que forma colônias rugosas. No primeiro grupo, quatro (A, M, C/Y e C), estão na CO (sendo que o C/Y e o C estão presentes em todas as cepas que foram colônias lisas), três no LA (LA1, LA2 e LA3) e dois na proteína de membrana externa (Omp3) associada ao lipídeo A (LA Omp3-1 e LA Omp3-2). No grupo das rugosas, estão presentes dois epítopos (R1 e R2), encontrados no núcleo da membrana externa. Todos esses componentes estão representados na Figura 33.1. A maioria dos anticorpos está direcionados contra C/Y e contra um hapteno de composição polissacáride antigenicamente relacionado à LPS, o NH; este, embora não faça parte da CO, encontra-se ligado àquela.

A CO é o componente antigênico mais importante da bactéria, responsável pela resposta humoral às cepas que apresentam colônias lisas, desempenhando um papel essencial no sorodiagnóstico da doença, visto que os testes demonstram a presença de imunoglobulinas séricas anti-*Brucella* em animais naturalmente infectados ou vacinados. Pode-se testar uma cepa de *Brucella* spp. expondo-a a um

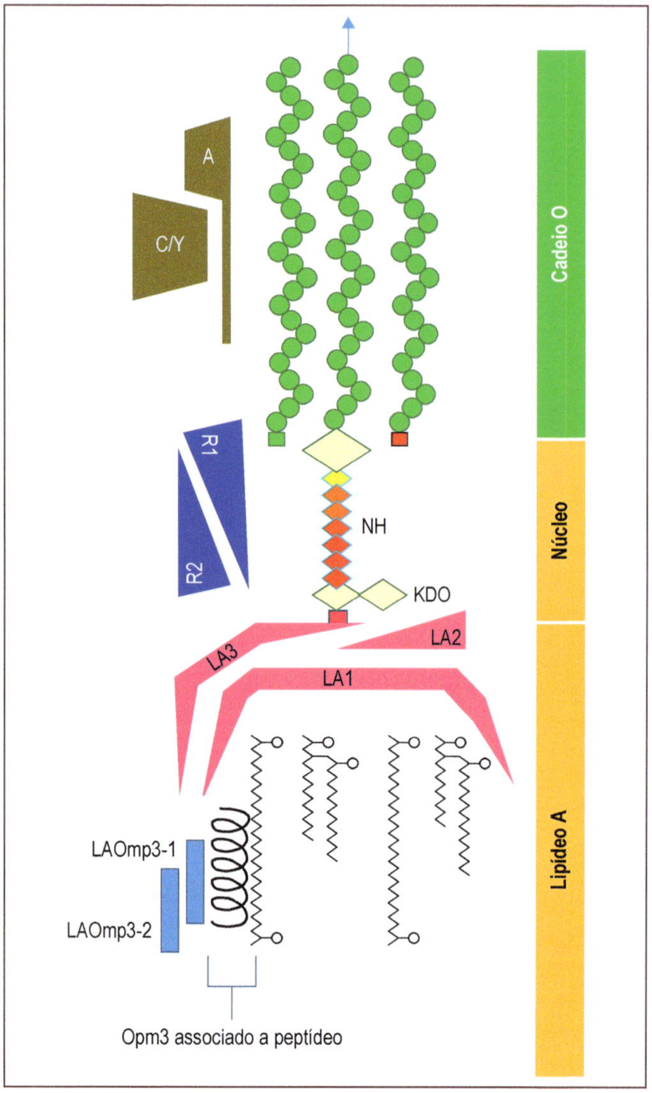

Figura 33.1 – *Representação esquemática da LPS da* B. abortus *biotipo I.*
Fonte: Desenvolvida pela autoria.

anticorpo monoespecífico contra o epítopo A, para *B. abortus* ou epítopo M, para *B. melitensis.* Ou seja, ambos (A e B) variam a sua concentração na dependência da espécie de *Brucella* spp. A *B. suis* tem um padrão intermediário, assemelhando-se mais à *B. abortus* por apresentar maior concentração de A do que de M.

A CO eleva a virulência da cepa porque está associada com a aderência da bactéria em determinados tecidos como o útero, confere resistência contra os macrófagos e posterior fusão fagolisossômica e protege a bactéria contra a opsonização dos anticorpos. Atribuíram-se à CO as reações antigênicas cruzadas com algumas bactérias Gram-negativas. A estrutura das cepas de *Brucella* rugosas é semelhante à das lisas, porém a CO está presente de forma residual ou totalmente ausente.

A capacidade de sobrevivência de *Brucella* em condições naturais é grande se comparada à de outras bactérias patogênicas não esporuladas, sobretudo em ambiente úmido com pH neutro, ao abrigo da luz solar direta e contendo matéria orgânica como fetos, restos placentários, fezes e lama. Leite e derivados podem permanecer viáveis por meses. Sua viabilidade aumenta em temperaturas baixas, podendo resistir muitos anos em tecidos congelados. Submetidas à ação de desinfetantes comuns como produtos clorados (1% de cloro ativo), soluções de formaldeídos a 2%, compostos fenólicos a 2,5% e permanganato de potássio (1:5000), cepas de *Brucella* são eliminadas no máximo em 15 minutos; álcool a 70% destrói prontamente a bactéria e carbonato de cálcio (1:10) o faz em 30 minutos. Os procedimentos de fervura, pasteurização rápida ou lenta do leite destroem a bactéria em alguns minutos.

▪ Patogenia

A principal porta de entrada para os animais é a mucosa orofaringeana, por meio de alimentos, água e fômites e ambientes contaminados. A transmissão, em bovinos, também pode ocorrer pela inseminação artificial. Em suídeos, a via venérea tem sido vastamente relatada.

A criação e a difusão do processo de pasteurização do leite tiveram papel determinante na diminuição da brucelose como problema de Saúde Pública, pois esse processo atua na principal via de transmissão da doença para a população humana, ou seja, elimina as células viáveis de *Brucella* contidas no leite e em seus derivados. Embora a brucelose ainda se transmita para os humanos por consumo de leite e seus subprodutos não tratados ou tratados inadequadamente ou pelo consumo de carne e vísceras contaminadas, atualmente é considerada doença ocupacional. A doença acomete, com mais frequência, médicos-veterinários, assistentes agropecuários, tratadores, vaqueiros, produtores rurais, magarefes e laboratoristas por desenvolverem atividades que os expõem ao risco da infecção com maior frequência. Esses indivíduos infectam-se pelo contato direto com descargas uterinas e urina de animais doentes, produtos do abortamento, carcaças contaminadas resultantes do abate sanitário e em acidentes de laboratório. As portas de entrada mais comuns são as mucosas oral e nasal, conjuntiva ocular e soluções de continuidade da pele.

Uma vez no interior do hospedeiro, a *Brucella* é fagocitada por macrófagos, nos quais podem inibir a fusão fagolisossômica, mantendo-se quiescentes por meses ou multiplicando-se no interior dessas células. Após essa multiplicação inicial, são carreadas até os linfonodos regionais e ganham a corrente sanguínea por meio do ducto torácico dentro dos macrófagos ou livres no plasma. A partir dessa primeira circulação, difundem-se para os tecidos do hospedeiro, colonizando preferencialmente órgãos ricos em células do sistema mononuclear fagocitário – baço, fígado e linfonodos –, onde podem acarretar reações inflamatórias caracterizadas por granulomas difusos, ocasionando esplenomegalia, hepatomegalia e hiperplasia linfoide.

Em ruminantes, a partir do terço final da gestação, a multiplicação das *Brucella* é intensa e, após a sua destruição, liberam endotoxinas (provenientes do lipídeo A) que submetem o organismo do hospedeiro a um processo inflamatório dos tecidos e órgãos, causando placentite necrótica dos cotilédones, resultando no seu descolamento pela lise das suas vilosidades. Essas lesões comprometem a circulação maternofetal, prejudicando a respiração e a alimentação do feto, podendo causar sua morte e, por consequência, abortamento. Nos casos agudos da doença, quanto maior a necrose, maior a possibilidade de ocorrer abortamento, principal sintoma aparente na maioria das infecções brucélicas.

Em bovídeos, quando a *Brucella* é introduzida em uma população de suscetíveis, a primoinfecção pode causar até 80% de abortamentos; numa segunda prenhez dessas fêmeas infectadas, a porcentagem cai para 10% a 25% e, emprenhando pela terceira vez, esses animais raramente abortam. Passada a fase aguda, sobrevém a fase crônica, na qual os abortamentos tornam-se cada vez mais raros, afetando somente os animais introduzidos na propriedade ou nas fêmeas de primeira cria. No aparelho reprodutivo masculino, pode causar inflamação nas vesículas seminais, orquite e epididimite, provocando, também, subfertilidade, infertilidade ou esterilidade. No aparelho locomotor, a brucelose causa infecções articulares provocando bursites e espondilites, especialmente nas vértebras torácicas e lombares. Em equídeos, é comum a ocorrência de processo infeccioso gerando bursites nas regiões da cernelha ou espinha da escápula (bursite supraespinhosa). Em canídeos, geralmente os sinais apresentados são semelhantes aos dos bovídeos.

Em humanos, sinais agudos mais evidentes incluem febre intermitente, persistente ou reincidente, calafrios e sudorese noturna profusa. Com o agravamento do quadro, surgem artrites, espondilites, bursites, dores reumáticas e neurálgicas nas costas, inflamação na medula óssea e em muitos órgãos onde a bactéria consegue se alojar, principalmente fígado, baço e linfonodos.

■ Diagnóstico

A brucelose é diagnosticada por diferentes métodos que se complementam: o diagnóstico clínico baseia-se nos sinais; o epidemiológico, no histórico do rebanho da propriedade e propriedades vizinhas; e o laboratorial, mediante exames diretos e indiretos. Os métodos diagnósticos indiretos são utilizados para o diagnóstico em grandes populações, pesquisando-se principalmente anticorpos no soro e fluidos corpóreos. Por sua vez, os métodos diretos são aplicados, geralmente, nos animais individualizados pelos métodos indiretos e encaminhados para o sacrifício ou nos casos de abortamento; têm grande importância na confirmação bacteriológica de focos da doença e caracterização das estirpes circulantes.

Classicamente, o diagnóstico direto é realizado a partir do seu cultivo em meios específicos para o seu crescimento, isolamento e identificação, utilizando-se vários espécimes clínicos. No caso de abortamento, recomenda-se a colheita do conteúdo gástrico, baço, rins, pulmão e fígado dos fetos abortados e anexos placentários. Da carcaça de adultos necropsiados, um exame cuidadoso deve ser dirigido para os linfonodos, principalmente os supramamários, dos quais se pode isolar a *Brucella* de 90% dos animais infectados. Em animais vivos, isola-se a bactéria do muco vaginal, do leite, do sêmen e de punções assépticas de bursites ou de higromas. Recomenda-se que o exame de sêmen e de leite seja repetido se o resultado for negativo, pois a eliminação de *Brucella* por essas vias pode ser intermitente. Em humanos e cães, a pesquisa pode ser efetuada a partir do sangue. Nesse caso, o meio de Ruiz Castañeda tem sido tradicionalmente empregado para o isolamento em hemocultivos ou outros substratos colhidos dessas espécies.

O diagnóstico direto também pode ser realizado por meio da reação em cadeia pela polimerase (PCR), utilizando-a como técnica alternativa ou complementar ao isolamento tradicional. Nesse procedimento, detecta-se um fragmento específico do DNA bacteriano presente nas amostras analisadas. Os principais materiais examinados incluem tecidos de neonatos ou fetos abortados; urina; fluidos corpóreos como sêmen e sangue total; e alimentos como leite e seus derivados. Contudo, apesar de ser o método diagnóstico disponível mais específico, os resultados negativos não garantem a ausência da infecção.

Concluindo, os métodos diretos são usados após a manifestação dos sintomas clínicos quando a bactéria já está disseminada no rebanho. Geralmente, são necessários alguns dias até a obtenção do resultado final dos exames, que são trabalhosos e raramente detectam portadores. Portanto, não são recomendados para individualizar as fontes de infecção, mas para confirmar focos bacteriológicos da doença e caracterizar o agente circulante.

Nenhum teste de diagnóstico indireto é capaz de identificar todos os animais infectados e todos os sadios; invariavelmente ocorrerão falso-positivos e falso-negativos. As principais causas de resultados falso-positivos são as reações cruzadas com algumas bactérias como a *Escherichia coli* O157, *Yersinia enterocolitica* O9, *Francisella tularensis e Salmonella urbana* O30 associadas, na maioria das vezes, à imunoglobulina do tipo IgM. As principais causas de resultados falso-negativos são as infecções recentes, o fenômeno prozona e o período periparto (ou próximo ao abortamento). Os principais testes indiretos para o diagnóstico da brucelose, todos preparados a partir da cepa de *B. abortus* 1119.3, são:

- Teste do antígeno acidificado tamponado (AAT): qualitativo, rápido, prático e de boa sensibilidade, capaz de detectar 95% de animais comprovadamente positivos ao exame direto provenientes de rebanhos infectados, sendo a melhor alternativa para o diagnóstico massal de rebanhos, se executado dentro dos protocolos estabelecidos.
- Teste do 2-mercaptoetanol (2-ME): especificidade aumentada por um processo químico, que consiste no tratamento do soro com a droga 2-mercaptoetanol. Esse procedimento impede a ocorrência da maioria das reações inespecíficas e promove maior reatividade da IgG_1. O 2-ME deve ser associado ao teste de soroaglutinação lenta em tubos (SAL) por dois motivos básicos: o 2-ME não detecta IgM e, portanto, não é um teste adequado para casos de infecções agudas; porém, o SAL sim. Além disso, no 2-ME, pode ocorrer o fenômeno prozona; já no SLT, justamente por detectar IgM, esse fenômeno não ocorre.

Teste de fixação do complemento (FC) foi implantado no sorodiagnóstico da brucelose para superar a relativa falta de especificidade dos testes de aglutinação e exibe a melhor correlação com os isolamentos em animais natural ou experimentalmente infectados. O Código Sanitário de Animais Terrestres da OIE recomenda o FC para efeito de comércio e trânsito internacionais.

O teste de polarização fluorescente (PF) é de simples execução e rápido e foi desenvolvido e validado para o sorodiagnóstico da brucelose em muitas espécies de hospedeiros. Sua sensibilidade ultrapassa os 99% e a especificidade gira em torno de 99%.

Os testes imunoenzimáticos que têm apresentado melhores resultados são os enzimaimunoensaio (do tipo ELISA, do inglês enzyme-linked immunosorbent assay) de competição (EC). Apresentam boas especificidade e sensibilidade, além de o processo ser automatizado. A principal limitação do EC é a necessidade da produção de anticorpos monoclonais.

■ Prevenção

A prevenção da brucelose em humanos depende, sobretudo, do controle e da posterior erradicação da doença nos animais. Outras medidas importantes são os cuidados inespecíficos visando limitar os riscos de exposição em indivíduos que desempenham atividades ocupacionais, como o uso de equipamentos de proteção individual. Para a população geral, deve-se investir em ações de educação sanitária, destacando-se os cuidados com o consumo de leite e o tratamento adequado de produtos lácteos e cárneos.

O objetivo da prevenção é interromper a transmissão da doença com ações específicas para os três níveis da respectiva cadeia epidemiológica: as fontes de infecção, vias de transmissão, suscetíveis, e medidas inespecíficas, aplicadas à movimentação de animais e eventualmente a reservatórios domésticos, sinantrópicos e/ou silvestres.

Em relação às *fontes de infecção*, o controle baseia-se na confirmação do sorodiagnóstico e na eliminação dos animais reagentes. Em 2001, o Ministério da Agricultura, Pecuária e Abastecimento (MAPA) implantou o Programa Nacional de Controle e Erradicação da Brucelose e da Tuberculose do Brasil (PNCEBT) para a adoção de uma rotina de testes sorológicos e subsequente destino ao sacrifício dos animais reagentes. Em granjas de leite tipos A e B, o controle da brucelose no rebanho é obrigatório e, em suínos, o sorodiagnóstico é interpretado como investigação de rebanho. Outras potenciais fontes de infecção para rebanhos livres são produtos de origem animal contaminados (sêmen, embrião e leite), animais contaminados de rebanhos vizinhos, outras espécies de hospedeiros compartilhando o mesmo local (ovinos, cães, silvestres) e introdução de novos animais no rebanho sem "quarentena" e portadores latentes.

A remoção dos animais infectados e o destino adequado dos produtos do abortamento (fetos e anexos placentários), que devem ser incinerados, a limpeza e a posterior desinfecção dos locais contaminados e o vazio sanitário de no mínimo um mês são suficientes para evitar a sua transmissão e reduzem a carga de contaminação ambiental.

Uma boa prática é a adoção de "quarentena" em pasto maternidade por no mínimo 30 dias para as fêmeas no terço final de gestação, só as reintroduzindo no rebanho após dois exames sorológicos negativos consecutivos. O leite e os produtos lácteos, adequadamente processados, assumem grande importância para a redução dos riscos de contágio em humanos.

A vacinação de bezerras de bovídeos na idade correta é a melhor maneira de se prevenir a doença nos suscetíveis. O MAPA preconiza que essa idade seja de 3 a 8 meses com a vacina B-19 em aplicação única. A B-19 é atenuada para bovídeos fêmeas vacinadas até determinada idade, porém é patogênica para bovídeos machos e outras espécies de mamíferos, incluindo humanos, em razão da virulência residual que conserva. É produzida segundo normas internacionais com amostra viva de *B. abortus* estirpe B-19. A presença da CO é a responsável pela persistência de anticorpos no soro após a vacinação. Portanto, deve-se respeitar um tempo de no mínimo 24 meses da idade das novilhas para se realizar o sorodiagnóstico. Se utilizada de forma convencional, protege de 60% a 75% contra o abortamento. Admite-se que fêmeas vacinadas com a vacina B-19 na idade correta estarão protegidas por um período de 7 anos após a vacinação.

Uma segunda vacina destinada à imunização de bovídeos é a mutante rugosa RB-51, originada da *B. abortus* após diversas passagens em antibióticos, causando a destruição (ou quase) da CO, o que a torna não aglutinogênica, podendo ser aplicada em animais jovens e adultos que não tenham sido imunizados com a B-19; em casos que essa última tenha perdido a sua eficácia, ou em casos de focos da doença. A proteção conferida por dose única da RB-51 é similar à conferida pela B-19. No Brasil, a vacinação contra a brucelose é controlada pelo MAPA e só pode ser aplicada por médicos-veterinários cadastrados para essa finalidade. Em países onde há relatos da infecção de caprinos e ovinos pela *B. melitensis*, é possível a imunização desses animais com a estirpe REV-1.

■ Tratamento

Em humanos, o maior problema do tratamento da brucelose constitui-se na dificuldade para conseguir a destruição intracelular da bactéria. Por esse motivo, o tratamento baseia-se na associação de antibióticos com efeito sinérgico aditivo, administrado por várias semanas para reduzir possíveis recidivas.

Nos animais de produção, o tratamento não gera resultado efetivo, representa sérios riscos à Saúde Pública, além de não gerar boa relação custo-benefício. O PNCEBT preconiza a eutanásia ou o abate sanitário dos animais infectados.

Em canídeos, o tratamento pode ser preconizado, porém não há garantia de seu sucesso. O primeiro passo nesse sentido é a castração dos animais, o que reduz o risco de transmissão, mas não elimina a bactéria. Após a castração, os animais devem ser tratados com doxiciclina e aminoglicosídeos, sempre sob a orientação de um médico-veterinário.

Francisella

Em 1922, o bacteriologista americano Edward Francis (1872 a 1957) descreveu, pela primeira vez, a bactéria causadora da tularemia em humanos, a *Francisella tularensis*, espécie mais estudada do gênero *Francisella* spp. Em sua honra, assim foi nomeado esse gênero de bactéria, pertencente à ordem das Thiotrichales e à família Francisellaceae. O gênero contém quatro espécies – *F. tularensis*, *F. phiromiragia*, *F. novicida* e *F. noatunensis* –, com 98,3% de similaridade na sequência que codifica a fração 16S do RNA ribossomal.

Francisella spp. são bactérias coco bacilares pleomórficas, muito pequenas, não esporuladas, imóveis, aeróbias estritas, Gram-negativas, intracelulares facultativas de macrófagos, catalase-positivas, oxidase-negativas e com crescimento fastidioso, requerendo a adição de cisteína ou cistina ao ágar sangue para a sua replicação. As suas colônias são semelhantes morfologicamente às do gênero *Brucella* spp. No Quadro 33.2, estão relacionadas as características discriminantes de espécies e subespécies de *Francisella* spp. A Figura 33.2 mostra a *Francisella tularensis* no interior de macrófagos visualizada por microscopia eletrônica de varredura.

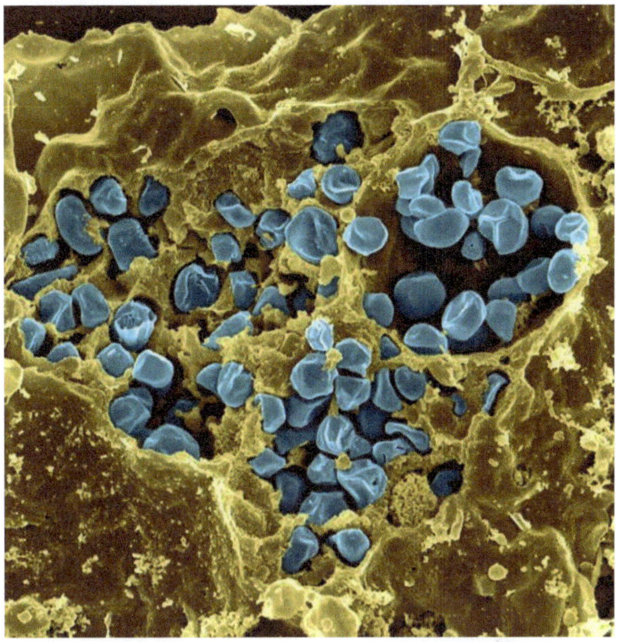

Figura 33.2 – *Microscopia eletrônica de varredura de* Francisella tularensis *no interior de macrófagos.*
Fonte: Adaptada de https://www.luciacangussu.bio.br/atlas/Francisella-tularensis/.

Quadro 33.2 – *Características discriminantes de espécies e subespécies de* Francisella spp

Característica bioquímica	*Subespécies de F. tularensis*				
	tularensis (A)	*holarctica (B)*	*mediasiática*	*F. novicida*	*F. philomiragia*
Exigência cisteína/cistina	+	+	+	-	-
Maltose	+	+	-	Fraca	+
Sacarose	-	-	-	+	+
D-glicose	+	+	-	+	Fraca
Glicerol	+	-	+	Fraca	-
Citrulina ureidase	-	-	+	+	
Oxidase	+	-	-	-	+
H_2S	+	+	+	+	+

Fonte: Desenvolvido pela autoria.

As diferenças moleculares da *Francisella* spp. possibilitaram o desenvolvimento de ensaios de PCR destinados à caracterização das subespécies dessa bactéria, permitindo a identificação das subespécies com base nas diferenças dos produtos de DNA amplificados.

Atualmente, são reconhecidas três subespécies de *Francisella tularensis*, diferenciadas entre si pelas características bioquímicas, epidemiológicas e de virulência: a *F. tularensis* subespécie *tularensis* (tipo A), encontrada na América do Norte, é altamente virulenta e responsável pela maioria dos casos fatais, inclusive em humanos; A *F. tularensis* subespécie *holarctica* (tipo B), é menos virulenta e determina quadros mais leves, raramente fatais e são detectadas em todo o hemisfério norte e na Eurásia; a terceira, a *F. tularensis* subespécie *mediasiática* está presente na Ásia Central, é pouco patogênica e raramente causa infecções em humanos.

Estirpes de *Francisella* spp. estreitamente relacionadas com a *F. phiromiragia* foram designadas como *F. noatunensis* e têm sido identificadas como agentes etiológicos de doenças em peixes. Para essa espécie, já foram propostas duas subespécies: *F. noatunensis* subespécie *orientalis; e F. noatunensis* subespécie *noatunensis.* Para essa última subespécie, já foi aventada a criação de uma nova espécie com a denominaçãode *F. piscicida.*

■ Fontes de infecção (hospedeiros vertebrados)

A *Francisella* pode sobreviver por 3 a 4 meses em água, lama e em cadáveres de animais em decomposição.

Nos mamíferos, incluindo humanos, a tularemia é causada por duas subespécies de *F. tularensis*: a *F. tularensis* subespécie *tularensis*, responsável pela maioria dos casos fatais; e a *F. tularensis* subespécie *holarctica*, que determina casos leves, raramente fatais. A *F. tularensis* subespécie *mediasiatica* é pouco patogênica e raramente causa infecção em humanos. Os casos de infecção, no homem, provocados pela *F. novicida e F. phiromiragia* só foram registrados em indivíduos que tinham o sistema imune comprometido.

Francisella spp. pode infectar mais de cem espécies de animais silvestres e domésticos. Os hospedeiros da *F. tularensis* compreendem lagomorfos, roedores, galináceos e cervídeos.

Na América do Norte, a linhagem tipo A está associada a reservatórios terrestres, sendo que os de maior importância epidemiológica são os coelhos silvestres, lebres, castores, ratos almiscarados e ratos do campo. Surtos epidêmicos foram registrados em rebanhos de ovinos e em criações de outros animais pilíferos, como castores, raposas, lagomorfos e roedores. Entre os animais domésticos, além dos ovinos, há casos registrados em equinos, suínos jovens, canídeos e felinos. Os humanos são hospedeiros acidentais e terminais da doença.

A linhagem tipo B está ligada à doença transmitida pela água por mamíferos aquáticos, como castores e ratos almiscarados. O registro de casos de franciselose pelo tipo B em peixes é um evento recente e já foi confirmado, nesses animais, tanto em água doce como salgada, com destaque para a tilápia (*Oreochromis niloticus*), o salmão-do-Atlântico (*Salmo salar*) e o bacalhau-do-atlântico (*Gadus morhua*).

■ Vias de transmissão (vetores)

A *F. tularensis* é transmitida, entre animais, através de picada de insetos e carrapatos. Bovinos, cães e equinos apresentam grande resistência à infecção, enquanto os ovinos são bem mais sensíveis. As infecções nos humanos são mais comumente adquiridas por picadas de carrapatos, moscas ou mosquitos infectados; ou por contato direto com sangue ou órgãos de animais infectados. A *Francisella* spp. foi encontrada em quatro gêneros de carrapatos – *Amblyoma* spp., *Dermacentor* spp., *Haemaphysalis* spp. e *Ixodes* spp. –, considerados vetores biológicos. A transmissão ocorre vias transestadial ou transovariana. A sua presença também já foi confirmada em moscas de cervídeos (*Chrysops* spp.), mosquitos (*Aedes* spp., *Culex* spp. e *Anopheles* spp.), pulgas e piolhos

■ Patogenia

Os mecanismos de contágio envolvidos com a transmissão da *Francisella* spp. incluem picada de artrópodes vetores, contato com animais infectados ou seus órgãos, tecidos e fluidos, ingestão de água ou alimentos contaminados e inalação de aerossóis infectantes.

A exemplo do que ocorre com a *Brucella*, após a penetração no hospedeiro vertebrado, a *Francisella* é fagocitada pelos macrófagos, em que consegue inibir a fusão fagolissossômica e multiplicar-se dentro dos fagos acidificados. A acidificação dos macrófagos é essencial para a liberação de ferro da transferrina, elemento químico este primordial para a replicação da bactéria. A gravidade da doença depende fundamentalmente de a capacidade do hospedeiro mobilizar a resposta imunológica do tipo celular. A bactéria não sobrevive em neutrófilos.

A dose infectante é variável com a espécie animal, porém bastante baixa. O período de incubação é em torno de 3 a 5 dias; contudo, pode apresentar extremos de um dia a 21 dias. Em animais necropsiados, as lesões comumente observadas incluem linfadenites (local ou generalizada) e septicemia. Os linfonodos superficiais apresentam focos necróticos pálidos e aumento de volume. Lesões miliares podem ser constatadas no fígado e no baço. Nos casos de comprometimento dos pulmões, podem estar evidentes áreas de consolidação (hepatização) pulmonar.

Nos animais domésticos infectados por *Francisella* spp., o quadro clínico é muito variável mas, em geral, relaciona-se ao quadro de septicemia, gerando sintomas sistêmicos como febre, depressão, anorexia, apatia e rigidez. Em ovinos, já foram registrados surtos com grande letalidade, em geral relacionada à infestação por carrapatos. Nos equinos, os sintomas observados são febre, depressão e descoordenação motora; em suínos jovens, foram febre, depressão e dispneia; gatos apresentaram febre, apatia e anorexia. Ainda que os sintomas sejam inespecíficos, a grande infestação por carrapatos em áreas endêmicas sugere a presença de tularemia.

Nos humanos infectados por *Francisella* spp., as diversas formas clínicas da doença estão usualmente associadas às vias de penetração do agente causal. Em todas as formas, o quadro se instala com hipertermia acompanhada de fraqueza progressiva, desconforto, anorexia, dores musculares e articulares e emagrecimento. Quando a penetração do agente ocorre por meio da pele, observa-se ulceração necrosante acompanhada de tumefação do linfonodo regional, que pode supurar, ulcerar e esclerosar. Os sinais respiratórios como tosse, dor de garganta e subesternal podem ocorrer mesmo quando a doença não é adquirida por inalação. No caso das infecções estabelecidas pela ingestão de alimentos ou de água contaminados, os sintomas gastrointestinais incluem náusea, vômito e diarreia.

■ Diagnóstico

Os materiais de eleição para a demonstração da presença de *Francisella*, bem como de seus antígenos ou seu DNA incluem: sangue; soro sanguíneo; secreções respiratórias; *swab* de lesões visíveis ou das áreas afetadas; raspagem de úlceras; aspirados de gânglios linfáticos ou de lesões; biópsias de tecidos e de órgãos de materiais afetados colhidos em necropsias (pulmões, fígado, baço, líquido cérebro espinhal, medula óssea). A bactéria é cultivada em meios à base de ágar sangue suplementado com glicose, cisteína e cistina. As placas são incubadas em aerobiose a uma temperatura de 37 °C por até 7 dias. Nos materiais contaminados, antibióticos são acrescentados na formulação do meio. As colônias apresentam-se pequenas, acinzentadas, mucoides, rodeadas por um pequeno halo de hemólise incompleta, que tendem a aparecer em torno de 3 a 4 dias após a incubação. Os testes bioquímicos para distinguir linhagens do tipo A de linhagens do tipo B são somente realizados em laboratórios de referência.

A detecção do DNA de *Francisella* spp. nos espécimes clínicos pode ser efetuada pela técnica de PCR dirigida para os genes *fopA* ou *tul4*, que codificam as proteínas de membrana da bactéria.

O teste sorológico convencional para a demonstração da presença de anticorpos anti-*Francisella* spp. é o teste de soroaglutinação em placa ou em tubo. Os antígenos empregados podem ser células totais inativadas ou de subunidades, como a LPS, ou frações de proteínas de membrana externa

(OMP). Em geral, os anticorpos das classes IgM, IgG e IgA surgem dentro de 2 semanas após a infecção. Títulos de 1:80 ou maiores são evidência presuntiva da infecção por *F. tularensis*. Ostestes do tipo ELISA para a detecção de anticorpos contra a *F. tularensis* foram desenvolvidos utilizando a OMP da bactéria combinados com o método *Western Blot*. O teste de aglutinação em lâmina pode ser realizado em culturas, utilizando-se um antissoro específico para *F. tularensis*.

O teste de imunofluorescência direta pode ser empregado para a demonstração de antígenos de *Francisella* spp. em lâminas com esfregaços de órgãos, tecidos, humores e culturas da bactéria. O conjugado consiste na gamaglobulina do soro hiperimune, produzido em coelho, marcada com isotiocianato de fluoresceína.

Prevenção

A prevenção da infecção dos animais domésticos e de companhia por *Francisella* spp., nas áreas endêmicas, apoia-se no controle da infestação por ectoparasitas. Não existem vacinas comerciais indicadas para a imunização de animais. Para os indivíduos mais expostos, como médicos-veterinários, caçadores e laboratoristas, são recomendadas medidas de prevenção inespecíficas, como uso de repelentes e vestimentas apropriadas que previnam a infestação por carrapatos e as picadas de insetos vetores. A manipulação de animais silvestres só deve ser realizada com o uso de equipamentos de proteção individual. Precauções devem ser tomadas para prevenir a contaminação de alimentos e da água por carcaças infectadas ou excrementos de animais silvestres. Nas áreas endêmicas, não deve ocorrer o consumo de água não tratada e da carne de animais silvestres, tanto por humanos como por animais domésticos, como cães e gatos. Nos Estados Unidos e na Rússia, foram obtidas experiências bem-sucedidas com emprego de vacinas vivas modificadas destinadas à imunização de grupos de risco.

Tratamento

A estreptomicina foi a primeira droga utilizada para o tratamento da infecção pela *Francisella* spp. Entretanto, em decorrência de seus efeitos indesejáveis como ototoxidade e nefrotoxidade, foi substituída por outros aminoglicosídeos, entre os quais a gentamicina, além da amicacina. O emprego de bacteriostáticos como o cloranfenicol e as tetraciclinas não é recomendado em razão da possibilidade de ocorrerem recidivas.

Bibliografia recomendada

Acha PN. Szyfres B. Zoonoses y enfermidades transmissibles comunes al hombre y a los animales: bacteriosis y micosis. v. 1, 3. ed. Washington. (Organización Panamericana de la Salud, Publicacion Cientifica y Técnica 580), 2003:28-56 e 282-92.

Alterthum F (ed.). Microbiologia. 6. ed. São Paulo: Atheneu, 2015. ISBN: 9788538806776.

Brasil, Ministério da Agricultura, Pecuária e Abastecimento. Programa Nacional de Controle e Erradicação da Brucelose e Tuberculose Bovina (PNCEBT). Instrução Normativa SDA nº 10, de 03/03/2017. [2023 Nov. 29]. Disponível em: https://www.gov.br/agricultura/pt-br/assuntos/sanidade-animal-e-vegetal/saude-animal/programas-de-saude-animal/pncebt.

Corbel MJ. Brucellosis: an overview. In: International Conference on Emerging Zoonoses, Emerging Infectious Diseases, 1, Jerusalem, Israel. Resumos. Jerusalem: 1997;3(2):213-21.

Moreno C, Rojas N, Nielsen K, Gall D. Comparison of different serological assays for the differential diagnosis of brucellosis. In: Diagnosis and epidemiology of animal diseases in Latin America. Vienna: IAEA, 1998:3-14. (IAEA TECDOC 1005).

Organização Mundial de Saúde Animal. [2023 Nov. 29]. Disponível em: https://www.oie.int/en/what-we-do/animal-health-and-welfare/animal-diseases/.

Paulin LMS. Brucelose. Arquivos do Instituto Biológico. São Paulo, 2003;70(2):239-49.

Paulin LMS, Ferreira Neto JS. A experiência brasileira no combate à brucelose bovina. Jaboticabal: Editora Funep, 2003:154. ISBN: 85-87632-53-1.

Paulin LMS, Samartino LE, Conde SB, Federsoni ISP, Ferreira F, Amaku M, et al. Fluorescence polarization assay, competitive enzyme-linked immunosorbent assay (ELISA-C) and indirect ELISA for the diagnosis of brucellosis in buffaloes (*Bubalus bubalis*). Ciência Rural. 2012;42:1621-6.

World Health Organization. Brucellosis in humans and animals. 2006:89. (WHO/CDS/EPR/2006-7).

Legionella

34

Juliana I. Hori
Dario S. Zamboni

O gênero *Legionella* foi estabelecido, pela primeira vez, após um grave surto de pneumonia ocorrido entre os participantes da 58ª Convenção Americana dos Legionários, realizada em 1976, em um hotel na Filadélfia, Estados Unidos. O surto acometeu 221 participantes da reunião e, destes, 34 faleceram. Após meses de intensa investigação, o agente causador do surto foi identificado como um bacilo Gram-negativo, posteriormente denominado de "*Legionella*" e a pneumonia por ele causada denominou-se "doença dos legionários" ou "legionelose". Uma vez identificado o micro-organismo, estudos posteriores revelaram que a *Legionella* já havia sido isolada em 1947, porém não caracterizada, e que ela provavelmente foi a causa de surtos anteriormente inexplicáveis de uma doença semelhante à gripe, como a que ocorreu em 1968, em Pontiac, Michigan, uma condição clínica posteriormente denominada "febre de Pontiac" (ver adiante).

O gênero *Legionella* compreende mais de 65 espécies e pelo menos 24 destas foram isoladas de humanos. Porém, o principal agente etiológico causador da doença dos legionários é a espécie *L. pneumophila*, que, dependendo da região, pode ser responsável por até 90% dos casos. As espécies de *Legionella* podem ser divididas em sorotipos, e *L. pneumophila* é a espécie que contém o maior número de sorotipos descritos (15 sorotipos) e da qual o sorotipo 1 é o principal responsável pelos casos de Legioneloses ocorridos no mundo.

Nutricionalmente, as legionelas são bactérias fastidiosas e, para o seu crescimento em laboratório, requerem meios de cultura suplementados com L-cisteína e sais de ferro. Além disso, é necessária a adição de carvão ativado aos meios de cultura sólidos, pois o ágar microbiológico, usado para a confecção de meios sólidos, é tóxico para essas bactérias. Embora as legionelas sejam micro-organismos aeróbios, elas não fermentam ou oxidam a glicose e, portanto, a principal fonte de energia utilizada por elas são os aminoácidos. Entre os componentes inorgânicos essenciais, o ferro e o potássio são necessários em altas concentrações.

Como mencionado anteriormente, a espécie clinicamente mais importante do gênero é a *L. pneumophila*. Trata-se de um bacilo Gram-negativo, intracelular facultativo que mede em torno de 0,3 μm a 0,9 μm de diâmetro por 2 μm a 5 μm de comprimento. Apresenta um único flagelo polar e várias fímbrias. *L. pneumophila* é encontrada ubiquamente em ambientes aquáticos e foi a primeira bactéria descrita a se multiplicar no interior de hospedeiros protozoários, principalmente amebas aquáticas, o que levantou a hipótese de que bactérias capazes de infectar protozoários também podem se replicar em macrófagos humanos. Apesar de a grande parte das espécies do gênero estar associada aos ambientes aquáticos, a espécie *Legionella longbeachae* reside primariamente no solo, podendo infectar amebas e possivelmente vermes ali presentes, conforme será discutido adiante.

A relação com hospedeiros protozoários é essencial para a ecologia da bactéria e sobrevivência no ambiente. Além de proporcionar um nicho replicativo e proteger as bactérias das condições severas do ambiente, a replicação intracelular em amebas induz um aumento na resistência de *L. pneumophila* a antibióticos, ácidos e estresse osmótico e termal.

A infecção em humanos é acidental e não faz parte do ciclo natural da bactéria no ambiente. Quando ocorre, essa infeção se dá após o indivíduo inalar gotículas de água contendo as bactérias ou amebas infectadas por *Legionella*. Essas gotículas são geralmente formadas quando a água contaminada é pulverizada por sistemas construídos pelos humanos, por exemplo, fontes, sistemas de irrigação, humidificadores, chuveiros, sistemas de refrigeração, entre outros. Uma vez inaladas, as gotículas de água contaminadas chegam aos pulmões, onde encontram os macrófagos alveolares, os quais fagocitam as bactérias e iniciam o processo de eliminação dos micróbios intracelulares. No entanto, *L. pneumophila* é capaz de subverter os mecanismos microbicidas dos macrófagos sendo capaz de se replicar no seu interior.

Ciclo de vida e patogênese

O ciclo de vida intracelular da bactéria em amebas e em macrófagos humanos é muito similar. Em geral, as bactérias são internalizadas por fagocitose convencional. Porém, o mecanismo atípico de *coiling* fagocitose também foi observado em células de mamíferos e amebas. Minutos após a sua internalização, o fagossoma contendo a bactéria, também conhecido como LCV (do inglês, *Legionella containing vacuole*), é circundado por pequenas vesículas derivadas do retículo endoplasmático, as quais se fundem com a membrana do vacúolo contendo as bactérias. Em seguida, organelas do próprio hospedeiro como ribossomos e mitocôndrias também são recrutadas para as proximidades do LCV. A formação do LCV ocorre concomitantemente com a evasão da via endocítica, evitando, assim, a fusão do vacúolo contendo as bactérias com os lisossomas. O LCV não somente protege as bactérias de serem degradadas pela célula hospedeira como também proporciona um nicho rico em nutrientes necessários para a replicação bacteriana.

L. pneumophila apresenta um ciclo de vida bifásico, durante o qual ela alterna entre uma forma replicativa (avirulenta) e uma forma transmissiva (virulenta). Essa diferenciação ocorre durante a sua transição entre os ambientes intracelular e extracelular e é acompanhada por uma mudança específica no padrão de expressão gênica. Quando as condições são favoráveis à sua replicação (em um ambiente rico em nutrientes), *L. pneumophila* reprime a expressão de genes relacionados à fase de transmissão (motilidade, resistência osmótica e ácida, citotoxicidade, entre outras) e expressa os genes necessários para se multiplicar intracelularmente e usar os recursos disponíveis do próprio hospedeiro. Por outro lado, quando a densidade de bactérias aumenta e os nutrientes se tornam limitados, *L. pneumophila* volta a expressar características da fase transmissiva e escapa da célula infectada para infectar novas células hospedeiras, dando continuidade ao ciclo replicativo. Durante o crescimento bacteriano em meio líquido, as fases replicativa e transmissiva são representadas, respectivamente, pelas fases de crescimento exponencial e estacionária. Como pode ser observado, a infecção de uma célula hospedeira e a sobrevivência de *L. pneumophila* dentro dessa célula dependem muito de seu estado nutricional e metabólico.

A eficiente formação do LCV e o sucesso na replicação intracelular de *L. pneumophila*, tanto em amebas como em macrófagos, resultam, principalmente, da presença, nessas bactérias, dos *sistemas de secreção*, os quais liberam proteínas efetoras (fatores de virulência) no citoplasma das células hospedeiras (ver adiante).

Um processo importante observado em macrófagos infectados por *L. pneumophila* é o fato de as bactérias induzirem uma citotoxicidade mediada pela formação de poros na membrana da célula hospedeira. Anteriormente, acreditava-se que essa formação de poro era resultado da inserção de proteínas da própria bactéria na membrana da célula hospedeira. Entretanto, diferentes trabalhos têm demonstrado que esses poros decorrem da ativação da imunidade inata do próprio hospedeiro, que reconhece componentes bacterianos como a flagelina, culminando na ativação dos inflamassomas que induz uma morte celular inflamatória denominada "piroptose".

Os inflamassomas são complexos multiproteicos formados por diferentes proteínas no citoplasma celular que culminam com a ativação de caspase-1, uma molécula presente no macrófago, que, uma vez ativada, induz morte celular inflamatória, dependente da Gasdermina-D, e secreção de citocinas inflamatórias como interleucina (IL) 1β e IL-18.

A Figura 34.1 ilustra o ciclo de infecção de macrófagos por *L. pneumophila*.

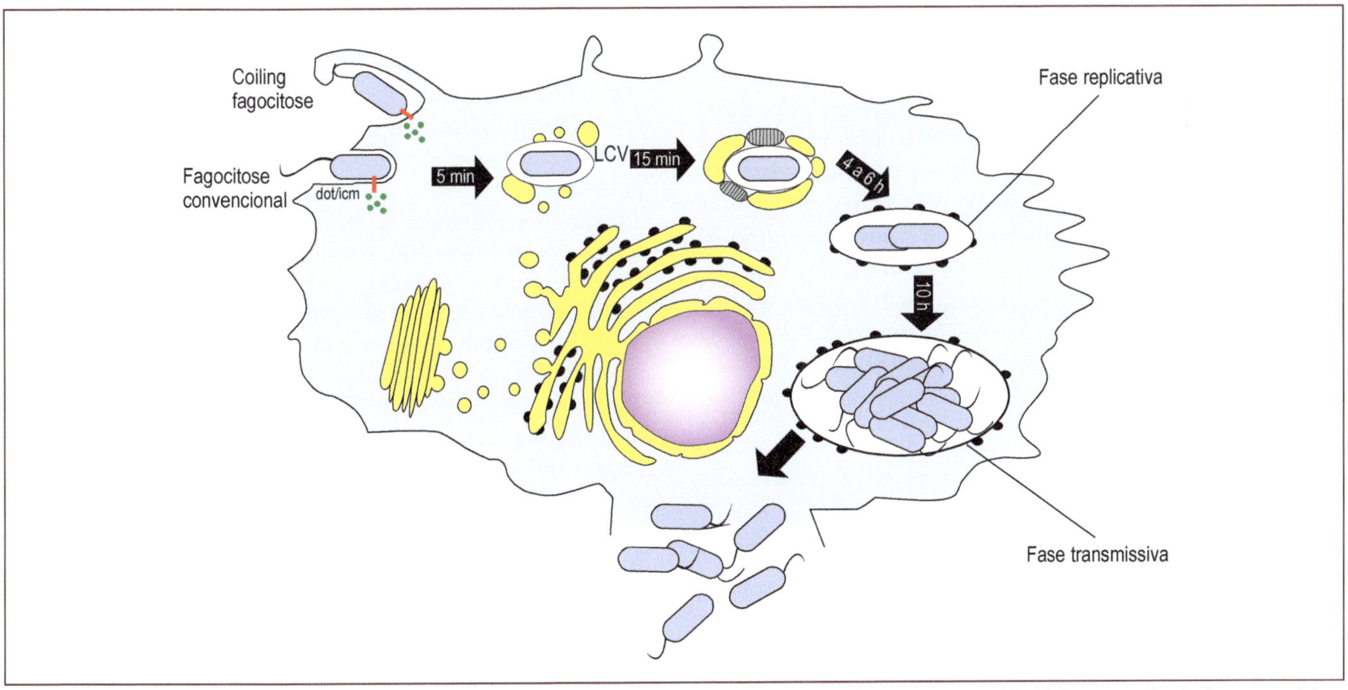

Figura 34.1 – *Ciclo de vida intracelular de L. pneumophila. Durante o processo de entrada nos macrófagos, L. pneumophila inicia a secreção de diversas proteínas bacterianas no citoplasma dos macrófagos. Essas proteínas, denominadas "proteínas efetoras", são secretadas diretamente no citoplasma da célula por meio do sistema de secreção do tipo IV denominado Dot/Icm. Com isso, ocorre a inibição do amadurecimento desse vacúolo e não é formado o fagolisossoma. O vacúolo contendo L. pneumophila (LCV) se associa com mitocôndrias e vesículas derivadas do retículo endoplasmático. Esse processo resulta na formação de um vacúolo propício para a replicação bacteriana. A L. pneumophila encontra-se na fase replicativa e inicia a multiplicação intracelular. Posteriormente, L. pneumophila alterna para a fase transmissiva, quando ocorre aumento da expressão de genes associados à motilidade e de outros fatores de virulência, que são importantes para o egresso do macrófago infectado e infecção de uma nova célula hospedeira.*

Fonte: Desenvolvida pela autoria.

Fatores de virulência

L. pneumophila apresenta alguns fatores de virulência que são comuns a outras bactérias patogênicas, por exemplo, o lipopolissacarídeo (LPS) presente na membrana externa, o flagelo, o pili e outras proteínas da parede bacteriana. Entretanto, como já mencionado, *Legionella* emprega diferentes sistemas de secreção que liberam proteínas associadas à virulência dessa bactéria para o interior da célula hospedeira. Os principais são o sistema de secreção tipo II (T2SS) e o sistema de secreção do tipo IV (T4SS), também conhecido como "Dot/Icm".

O T2SS promove a secreção de mais de 25 proteínas que promovem a replicação intracelular da bactéria em amebas e outras 9 que contribuem para a patogênese de *L. pneumophila* em humanos. Já o Dot/Icm T4SS é crítico para a biogênese do LCV, replicação bacteriana em macrófagos e consequente desenvolvimento da doença em humanos. Através dele, são secretadas mais de 330 proteínas efetoras que visam modular vias celulares fundamentais que são conservadas entre protozoários e mamíferos.

Grande parte dos efetores descritos tem como alvo a via endocítica. Por exemplo, os efetores VipA, VipD e VipF estão envolvidos com a interferência no tráfego de proteínas lisossomais. Já os efetores SidK e WipB previnem a acidificação vacuolar bloqueando a ATPase vacuolar do hospedeiro (v-ATPase), uma bomba de prótons presente em todas as membranas da via endocítica. Os efetores RalF e DrrA/SidM atuam no recrutamento de pequenas GTPases para a membrana do LCV, interferindo, assim, com o tráfego retrógrado de vesículas do Golgi para o retículo endoplasmático. Por fim, *L. pneumophila* também secreta efetores que apresentam domínios semelhantes a proteínas eucarióticas que se associam com a E3 ubiquitinaligase, atuando, dessa forma, nas vias de ubiquitinação da célula e outros efetores que atuam nas vias de metabolismo de lipídeos, sinalização celular e no processo de autofagia da célula.

Apesar do amplo conhecimento sobre a função dos efetores secretados por *L. pneumophila*, pouco se sabe ainda sobre os efetores de outras espécies de *Legionella*.

Doenças

As Legioneloses apresentam duas modalidades clínicas – a doença dos legionários e a febre de Pontiac –, ambas adquiridas pela via respiratória.

Doença dos legionários

Após ser inalada, *L. pneumophila* infecta macrófagos alveolares nos pulmões causando uma pneumonia aguda. O exsudato alveolar é caracterizado principalmente pela presença de neutrófilos e macrófagos. Algumas características da doença incluem febre, tosse, mialgias, calafrios, dispneia e diarreia. Entre as manifestações clínicas incomuns, estão a náusea, o vômito, a letargia e a fraqueza. Também têm sido relatadas alterações mentais como alucinação, depressão e delírio em cerca de 25% dos pacientes.

Geralmente a doença se manifesta em fumantes, pacientes com comorbidades como diabetes e câncer ou pacientes imunossuprimidos. Por isso, muitos dos surtos ocorrem principalmente em hospitais. As taxas de mortalidade variam de 1% a 30% em pacientes não imunosuprimidos e até 80% em pacientes imunocomprometidos. A maioria dos indivíduos sadios recupera-se da doença após 7 a 10 dias. Fatores como a virulência da cepa, o grau de comprometimento do sistema imune do paciente e a demora no início do tratamento, estão associados com o aumento da taxa de mortalidade da doença dos legionários.

É importante ressaltar que *L. pneumophila* é um micro-organismo ambiental e, portanto, um patógeno oportunista e acidental de humanos. Até recentemente, apenas um caso de transmissão de *L. pneumophila* entre humanos foi reportado, sugerindo que essa forma de contaminação pode ocorrer, porém é bem rara.

Febre de Pontiac

A febre de Pontiac assemelha-se a uma gripe que geralmente é autolimitante. A incidência é alta, porém, a taxa de mortalidade é nula. Os pacientes apresentam febre, calafrios, tosse seca, mal-estar e dor de cabeça, mas a doença não se desenvolve em pneumonia e o paciente geralmente se cura após 2 a 5 dias.

Diagnóstico

Atualmente, diferentes métodos de diagnóstico de *Legionella* estão disponíveis. Entre eles, incluem-se: cultura de secreções respiratórias; sorologia; aglutinação em lâmina com partículas de látex; imunofluorescência direta; reação em cadeia da polimerase (PCR); e análise de antígenos de Legionella em urina.

O diagnóstico definitivo da doença dos legionários é estabelecido por meio da cultura do micro-organismo em meio seletivo contendo os nutrientes necessários para o crescimento de Legionella. A sensibilidade da cultura é comparável à de outros métodos, porém é um método vantajoso por sua especificidade apenas quando a prevalência da doença na população é baixa. Para se realizar o diagnóstico microbiológico pela cultura, são necessários procedimentos invasivos como coleta do líquido pleural, aspirado transtraqueal ou obter amostras provenientes de broncoscopia. Para se evitar os procedimentos invasivos, na maioria das vezes, o diagnóstico é realizado por meio de estudos sorológicos, pela análise da elevação do título de anticorpos (soroconversão) ou pela análise de antígenos de Legionella na urina. Resultados falso-positivos já foram relatados, principalmente causados por esporos de *Bacillus cereus*. Atualmente, outro método bastante recomendado é a detecção da presença da bactéria por meio do teste de PCR. No entanto, a sorologia ainda permanece relevante para investigações epidemiológicas retrospectivas e quando o agente infeccioso não pode ser isolado apesar de fortes evidências da doença no local.

Tratamento

Felizmente, a resistência aos antibióticos ainda não é um problema para infecções por *L. pneumophila*. Até o momento, apenas uma cepa de *L. pneumophila* resistente à fluoroquinolona (ciprofloxacina) foi isolada de um paciente com doença dos legionários na Holanda, e a seleção *in vivo* de mutações de resistência à fluoroquinolona em *L. pneumophila* foi relatada em dois pacientes infectados e tratados com esses antibióticos na França, sugerindo que, em geral, a resistência aos antibióticos é rara.

Dados os raros casos de resistência relatados, a terapia antimicrobiana recomendada ainda inclui fluoroquinolonas (ciprofloxacina, levofloxacina ou moxifloxacina) ou macrolídeos (azitromicina). As legionelas produzem cefalosporinases que inviabilizam o uso de penicilina e cefalosporinas para o seu tratamento. Além disso, os aminoglicosídeos também não são efetivos.

Em pacientes em estado mais grave, a terapia é administrada endovenosamente até se obter uma melhora clínica. Em seguida, a terapia é mantida por via oral por até 14 dias.

Como já discutido, a ecologia e a sobrevivência das legionelas no ambiente são favorecidas pela presença de protozoários como as amebas que sobrevivem e se multiplicam em ambientes de reservatório de água. Dessa forma, medidas eficazes de tratamento de água, como a correta cloração, principalmente em hospitais e sistemas de abastecimento de água, pode ser uma boa maneira de se prevenir e controlar a doença.

Epidemiologia

A pneumonia causada pela doença dos legionários contribui com cerca de 2% a 15% das pneumonias não nosocomiais adquiridas e que requerem hospitalização. A forma mais comum de aquisição de legionelose é por meio da inalação de gotículas de água contendo *L. pneumophila* provindas de sistemas de distribuição de água que está contaminada. Porém, a maioria dos pacientes que adquirem essa forma de pneumonia não é diagnosticada. Por exemplo, nos Estados Unidos (onde a notificação é obrigatória e o diagnóstico é realizado como rotina), são reportados cerca de mil casos/ano, embora a estimativa de casos da doença seja em torno de 20 mil.

Já a legionelose nosocomial, adquirida em hospitais, é geralmente mais grave. De acordo com dados do Centro de Controle e Prevenção de Doenças norte-americano (CDC, do inglês United States Centers for Disease Control and Prevention), 23% dos casos de legionelose relatados são nosocomiais. Nesse caso, as consequências da doença são mais graves e as taxas de mortalidade podem se aproximar de até 50%.

No Brasil, o diagnóstico não é realizado como rotina nos hospitais e existem poucos estudos sobre a prevalência de *Legionella* no país. Um estudo realizado no estado de São Paulo, na década de 1990, demonstrou que, de junho de 1989 a março de 1990, houve oito casos da doença em uma unidade de transplante renal. Em 1993, outro grupo de pesquisadores avaliou a sorologia de pacientes de dois hospitais da cidade de São Paulo e observou que 16% dos pacientes foram soropositivos. Em pacientes considerados de alto risco, como os transplantados renais, a sorologia chega a 33%. Estudos mais recentes mostram que cerca de 5% das pneumonias não nosocomiais adquiridas no estado do Rio Grande do Sul são causadas por *L. pneumophila*. Outro estudo realizado em 16 hospitais no estado do Rio de Janeiro indicou que pelo menos cinco deles continham água contaminada por *L. pneumophila*. Esses dados refletem a necessidade de maior monitoramento da doença no Brasil, principalmente em ambientes hospitalares.

Outras espécies do gênero *Legionella*

Além de *L. pneumophila*, cerca de 20 outras espécies do gênero já foram descritas como patógenos de humanos. A pneumonia causada por espécies não pneumophila se assemelham clinicamente à causada por *L. pneumophila*, porém a maioria dessas infecções ocorre apenas em pacientes imunossuprimidos.

Entre as espécies não pneumophila isoladas de pacientes, as mais comuns são: *L. longbeachae* (3,9%); *L. bozemanae* (2,4%); *L. micdadei* (0,6%); *L. dumoffii* (0,6%); *L. feeleii* (0,4%); *L. wadsworthii* (0,2%); *L. anisa* (0,2%); e espécies não conhecidas (0,2%). A maioria dessas espécies habita ambientes aquáticos e infectam protozoários de água doce, com exceção da espécie *L. longbeachae* que é encontrada em solos. Estudos recentes demonstram que *L. longbeachae* é responsável por aproximadamente 1% dos casos de legionelose em todo o mundo, mas, curiosamente, por 50% a 60% dos casos na Austrália e na Nova Zelândia. No entanto, durante os últimos 10 anos, pneumonias causadas por *L. longbeachae* também têm sido cada vez mais relatadas na Europa. Até o momento, apenas dois sorotipos de *L. longbeachae* são conhecidos, sendo o sorotipo 1 responsável pela maioria dos casos reportados. Trabalhos experimentais mostram também que *L. longbeachae* é altamente virulenta e letal em modelos de camundongos.

Uma comparação entre as características clínicas da pneumonia causada por *L. pneumophila* e *L. longbeachae* mostra que ambas as espécies causam um padrão de doença semelhante, e que fatores de risco similares se aplicam, como idade avançada, imunossupressão ou ser fumante. Visto que *L. longbeachae* sobrevive e mantém-se no solo, atividades de jardinagem também são consideradas fatores de risco para infecção por essa bactéria, uma vez que solos comerciais utilizados para plantio já foram associados a surtos causados por essa espécie.

Entretanto, algumas diferenças entre *L. pneumophila* e *L. longbeachae* foram identificadas. O repertório de proteínas efetoras translocadas via T4SS é amplamente diferente, apenas cerca de 30% dos efetores presentes em *L. pneumophila* também estão presentes em *L. longbeachae*. Além disso, *L. pneumophila* é flagelada e não apresenta cápsula, enquanto *L. longbeachae* codifica genes para formação de cápsula, mas não para flagelos. Camundongos são mais suscetíveis à infecção por *L. longbeachae*, mesmo quando comparados a um mutante de *L. pneumophila* sem flagelos, sugerindo que a alta letalidade pode ser consequência da presença da cápsula, bem como de diferentes tipos de proteínas efetoras translocadas pelo sistema Dot/Icm.

Bibliografia recomendada

Bacigalupe R, Lindsay D, Edwards G, Fitzgerald JR. Population genomics of Legionella longbeachae and hidden complexities of infection source attribution. Emerg. Infect. Dis. 2017;23(5):750-7.

Boamah DK, Zhou G, Ensminger AW, O'Connor TJ. From many hosts, one accidental pathogen: the diverse protozoan hosts of Legionella. Front. Cell. Infect. Microbiol. 2017;7:477.

Cameron RL, Pollock KGJ, Lindsay DSJ, Anderson E. Comparison of Legionella longbeachae and Legionella pneumophila cases in Scotland; implications for diagnosis, treatment and public health response. J. Med. Microbiol. 2016;65(2):142-46.

Correia AM, Ferreira JS, Borges V, Nunes A, Gomes B, et al. Probable person-to-person transmission of Legionnaires' disease. N. Engl. J. Med. 2016;374(5):497-8.

ECDC (Eur. Cent. Dis. Prev. Control). Legionnaires' disease. In: ECDC – Annual Epidemiological Report for 2016. Stockholm: ECDC. 2018.

Gomez-Valero L, Rusniok C, Carson D, Mondino S, Pérez-Cobas AE, et al. 2019. More than 18,000 effectors in the Legionella genus genome provide multiple, independent combinations for replication in human cells. PNAS. 2019;116(6):2265-73.

Hubber A, Roy CR. Modulation of host cell function by Legionella pneumophila type IV effectors. Annu Rev Cell Dev Biol. 2010;26:261-83.

Levin AS, Caiaffa Filho HH, Sinto SI, Sabbaga E, Barone AA, Mendes CM. An outbreak of nosocomial Legionnaires' disease in a renal transplant unit in São Paulo, Brazil. Legionellosis Study Team. J Hosp Infect. 1991;18:243-8.

Massis LM, Zamboni DS. Innate immunity to Legionella pneumophila. Front Microbiol. 2011;2:1-7.

Mazieri NA, de Godoy CV. Legionellosis associated with pneumopathies in São Paulo. Study of the etiologic confirmation by isolation and serology. Rev Inst Med Trop São Paulo. 1993;35:1-10.

Mondino S, Schmidt S, Rolando M, Escoll P, Gomez-Valero L, Buchrieser, C. Legionnaires' disease: state of the art knowledge of pathogenesis mechanisms of Legionella. Annual Review of Pathology. 2020:15(1):439-66.

Newton HJ, Ang DKY, van Driel IR, Hartland EL. Molecular pathogenesis of infections caused by Legionella pneumophila. Clin Microbiol Rev. 2010;23:274-98.

Swanson MS, Hammer BK. Legionella pneumophila pathogenesis: a fateful journey from amoebae to macrophages. Annu Rev Microbiol. 2000;54:567-613.

35

Enterobacterales

Carla Romano Taddei
Waldir Pereira Elias Junior
Marina Baquerizo Martinez

A família Enterobacteriaceae, estabelecida há mais de 50 anos, uma das mais importantes do reino Protea, compreende o ser vivo mais conhecido, a *Escherichia coli*, e muitos dos patógenos mais isolados do homem e de animais. Com relação ao ser humano, esses patógenos estão entre os principais agentes de infecção hospitalar, além de infecções alimentares e, sem dúvida, constituem a principal causa de infecção intestinal em diversos países. As suas relações com os animais também interessam muito aos seres humanos, não só porque causam perdas econômicas, mas também pelo fato de os animais serem um vasto reservatório de patógenos humanos. Por essas razões, poucos micro-organismos têm sido tão estudados quanto várias das espécies dessa família. Membros dessa família são comumente referidos como Enterobactérias, uma vez que as principais espécies habitam o trato intestinal de seres humanos e de animais de sangue quente.

Em 2016, com base na filogenia genômica e taxonomia, foi proposta a ordem Enterobacterales ord. nov. dividida em sete famílias. Consequentemente, a família Enterobacteriaceae sofreu modificações e alguns gêneros tradicionalmente pertencentes a ela foram classificados em novas famílias, como as espécies de *Yersinia*, realocadas na família Yersiniaceae.

Nas edições anteriores, o capítulo equivalente ao presente texto abordava os principais gêneros de importância médica humana pertencentes à família Enterobacteriaceae. Seguindo a recente proposta de reclassificação, esses mesmos gêneros são aqui apresentados com a ressalva de que pertencem à ordem Enterobacterales ord. nov., organizada nas famílias Enterobacteriaceae, Budviciaceae, Erwiniaceae, Hafniaceae, Morganellaceae, Pectobacteriaceae e Yersiniaceae.

Gêneros e espécies

O emprego de métodos moleculares na classificação dos gêneros e espécies da família Enterobacteriaceae propiciou várias modificações quanto à taxonomia dessas bactérias nas últimas décadas.

Os gêneros da família Enterobacteriaceae eram divididos em dois grandes grupos: tradicional e não tradicional. O grupo tradicional (Quadro 35.1) correspondia aos gêneros conhecidos antes de 1980, contendo cerca de 90% das amostras mais frequentemente isoladas de infecções humanas. O grupo não tradicional incluía três subgrupos: espécies de origem humana, porém raras; espécies predominantemente de origem ambiental; e espécies não isoladas de seres humanos (Quadro 35.2).

Quadro 35.1 – *Gêneros e principais espécies do grupo tradicional da família* Enterobacteriaceae *isolados de seres humanos*

Gêneros	*Espécies*
Citrobacter	*freundii** *diversus** *farmer* *youngae* (outras)
Edwardsiella	*tarda* *hoshinae*
Enterobacter	*aerogenes** *cloacae** *"agglomerans group"** *gergoviae* *sakazakii* *taylorae (cancerogenus)* (outras)
Escherichia	*coli** *fergusonii* *albertii* *hermannii* *vulneris*
Hafnia	*alvei*
Klebsiella	*pneumoniae** *oxytoca** *ozaenae* *rhinoscleromatis* (outras)
Morganella	*morganii**
Proteus	*mirabilis** *vulgaris** *penneri**
Providencia	*rettgeri** *stuartii** *alcalifaciens** *rustigianii**

(Continua)

Quadro 35.1 – *Gêneros e principais espécies do grupo tradicional da família Enterobacteriaceae isolados de seres humanos* (Continuação)

Gêneros	*Espécies*
Salmonella	*enterica** *bongori*
Shigella	*dysenteriae* *flexneri** *boydii* *sonnei**
Serratia	*marcescens** *liquefaciens** *rubidea* *plymuthica* *odifera* (outras)
Yersinia	*enterocolitica** *pseudotuberculosis* *pestis* *frederiksenii* *kristensenii* *rohdei* *bercovieri* *molleretii*

*Espécies mais frequentes.

Fonte: Desenvolvido pela autoria.

A recente proposta de reclassificação taxonômica distribui os gêneros da família Enterobacteriaceae em sete famílias da ordem Enterobacterales (Quadro 35.3), a qual inclui também o gênero *Plesiomonas* sem família definida até o presente momento.

Quadro 35.3 – *Famílias e gêneros que compõem a ordem Enterobacterales ord. nov*

Família	*Gêneros*
Enterobacteriaceae	*Biostraticola, Buttiauxella, Cedecea,* ***Citrobacter****, Enterobacillus,* ***Enterobacter, Escherichia****, Franconibacter, Gibbsiella, Intestinirhabdus, Izhakiella,* ***Klebsiella****, Kuyvera, Kosakonia, Leclercia, Lelliottia, Limnobaculum, Mangrovibacter, Metakosakonia, Phytobacter, Pluralibacter, Pseudescherichia, Pseudocitrobacter, Raoultella, Rosenbergiella, Saccharobacter,* ***Salmonella****, Scandinavium,* ***Shigella****, Shimwellia, Siccibacter, Trabulsiella* e *Yokenella*
Budviciaceae	*Budvicia, Leminorella* e *Pragia*
Erwiniaceae	*Buchnera,* ***Erwinia****, Kalamiella, Mixta, Pantoea, Phaseolibacter, Tatumella* e *Wigglesworthia*
Hafniaceae	***Edwardsiella****,* ***Hafnia*** e *Obesumbacterium*
Morganellaceae	*Arsenophorus, Cosenzaea, Moellerella* e ***Morganella****, Photorhabdus,* ***Proteus****,* ***Providencia*** e *Xenorhabdus*
Pectobacteriaceae	*Brenneria, Dickeya, Lonsdalea, Pectobacterium* e *Sodalis*
Yersiniaceae	*Chania, Chimaeribacter, Ewingella, Rahnella* e *Rouxiella, Samsonia,* ***Serratia*** e ***Yersinia***

O gênero Plesiomonas, que compunha a família Vibrionaceae juntamente aos gêneros Vibrio e Aeromonas, passa a integrar a ordem Enterobacterales sem família ainda definida. Os gêneros tradicionais da antiga classificação da família Enterobacteriaceae estão assinalados em negrito.

Fonte: Adaptado de Adeolu M, Alnajar S, Naushad S, *et al.*, 2016.

Quadro 35.2 – *Gêneros e principais espécies não tradicionais em infecções humanas da família* Enterobacteriaceae

Isolados de pacientes	*Primariamente ambientais*	*Não isolados do homem*
Cedecea davisae	*Budvicia aquatica*	*Arsenophonus nasoniae*
Cedecea lapagei	*Buttiauxella noackiae*	*Brenneria species*
Cedecea neter	*Edwardsiella hoshinae*	*Buchnera aphidicola*
Cedecea genomospecies 3	*Trabulsiella guamensis*	*Buttiauxella species*
Cedecea genomospecies 5	*Pragia fontium*	*Edwardsiella cochleae*
Kluyvera ascorbate		*Obesumbacterium proteus*
Kluyvera cryocrescens		*Pantoea species*
Kluyvera georgiana		*Pectobacterium species*
Leclercia adecarboxylata		*Photorhabdus species*
Leminorella grimontii		*Sodalis glossinidius*
Leminorella richardii		*Wigglesworthia glossinidia*
Leminorella genomospecies 3		*Xenorhabdus species*
Moellerella wisconsensis		
Photorhabdus luminescens		
Rahnella aquatilis		
Rahnella genomospecies 2		
Rahnella genomospecies 3		
Tatumella ptyseos		
Yokenella regenburgei		

Fonte: Desenvolvido pela autoria.

Aspectos estruturais

Os membros que compõem essa ordem são bacilos Gram-negativos cujas células apresentam membrana citoplasmática, espaço periplasmático e uma parede celular complexa constituída por peptideoglicano e membrana externa. A membrana externa é constituída por dupla camada lipídica; na camada mais interna, encontram-se fosfolipídeos e uma camada externa composta por lipopolissacarídeos (LPS) e proteínas. Estruturas como filamento flagelar e fímbrias são comumente encontradas entre as diversas espécies, além de cápsulas ou estrutura do tipo capsular conhecidas como "antígenos K" (ver Capítulo 2). Os plasmídeos são estruturas presentes na maioria dos gêneros que compõem essa ordem e exercem papel importante nos mais diferentes aspectos no metabolismo bacteriano. Muitos estão envolvidos na manutenção e preservação da vida das bactérias, participando ativamente na replicação celular inclusive gerando a resistência da bactéria a diferentes antimicrobianos, os quais são conhecidos por plasmídeos de resistência (ver Capítulo 5). A Figura 35.1 é uma representação esquemática de uma célula de enterobactérias.

Aspectos fisiológicos

Os membros da ordem Enterobacterales são micro-organismos anaeróbios facultativos, Gram-negativos, que reduzem nitrato a nitrito, fermentam a glicose e não produzem a enzima citocromo oxidase C. São capazes de metabolizar uma ampla variedade de substâncias como carboidratos (monoditrissacarídeos e polímeros), proteínas e aminoácidos, lipídeos e ácidos orgânicos. Produzem catalase, utilizam glicose e amônia como fontes únicas de carbono e nitrogênio, respectivamente. Essas propriedades metabólicas são extensivamente usadas na classificação e identificação dos gêneros e espécies das famílias pertencentes a essa ordem.

Os mecanismos de secreção de proteínas para o meio externo são de fundamental importância para as relações benéficas ou patogênicas entre células bacterianas e células do hospedeiro. Os estudos desses mecanismos trouxeram informações importantes de como se dá a doença, por exemplo. O sistema de secreção do tipo III, em especial, injeta proteínas efetoras no citosol das células hospedeiras. Esse sistema é encontrado em diferentes espécies da ordem Enterobacterales, muitos deles patogênicos (ver Capítulo 19).

Aspectos genéticos

Os estudos clássicos de genética permitiram o sequenciamento do cromossomo e de vários plasmídeos de várias espécies de Enterobacterales. A quantidade de informação obtida tem sido imensa e algumas já foram ou serão abordadas em outros capítulos. Aqui, serão mencionadas somente as relações genômicas reveladas pela análise comparativa dos genomas sequenciados. O quadro que está se delineando mostra que o genoma de membros da ordem Enterobacterales é constituído por um cerne comum a todas as espécies, destacando-se as sequências de inserção (IS), fagos, ilhas de patogenicidade, pseudogenes, sequências repetidas, mutações e deleções que explicariam as diferenças entre as espécies.

Estrutura antigênica

Várias das estruturas celulares são antigênicas; entre elas, estão os flagelos, o LPS e as cápsulas. Os flagelos, denominados "antígenos H", estão ancorados na membrana interna da bactéria e projetados para o meio externo. São compostos por flagelinas, proteínas responsáveis pela estrutura filamentar do flagelo, que podem ser utilizadas na caracterização antigênica das bactérias, uma vez que a composição das flagelinas se diferencia entre gêneros, espécies, e até entre os patotipos.

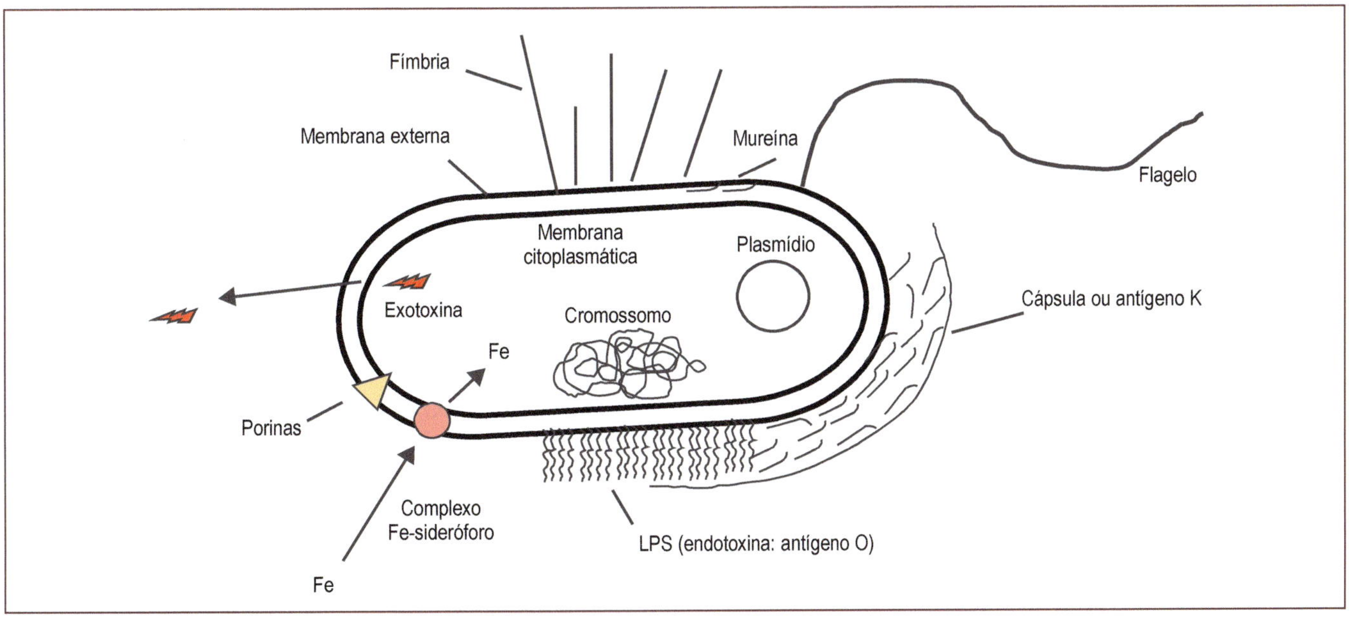

Figura 35.1 – *Representação esquemática de uma bactéria da ordem Enterobacterales.*
Fonte: Desenvolvida pela autoria.

A molécula do LPS presente na membrana externa é a estrutura que tem sido mais relacionada a diferenças antigênicas. O LPS é formado por uma estrutura de ácido graxo ligado a dissacarídeos difosfatos presentes na bicamada lipídica da membrana externa, ligados a um core polissacarídeo e este, por sua vez ligado ao antígeno O, que corresponde ao polissacarídeo da cadeia lateral da molécula. O antígeno O pode ter diferentes combinações de monossacarídeos, o que confere o caráter antigênico do LPS. A espécie *Escherichia coli*, por exemplo, tem mais de 170 possíveis combinações de antígeno O, determinando os sorogrupos dessa espécie. A caracterização do flagelo juntamente com o LPS confere a definição de sorotipo bacteriano, importante característica para diferenciar membros da microbiota de possíveis patógenos em amostras clínicas.

As cápsulas, antígenos capsulares ou antígenos K, são formadas por estruturas polissacarídicas envolvendo a membrana externa da bactéria. Nem todos os gêneros dessa ordem apresentam antígeno K, porém esse é um importante fator de virulência, uma vez que as células fagocíticas do sistema imunológico do hospedeiro são repelidas quimicamente pela estrutura capsular da bactéria, facilitando, assim, a disseminação da mesma em casos de infecção.

Esses antígenos representam a base da identificação sorológica dos membros da ordem Enterobacterales, que muito contribuiu para o conhecimento da epidemiologia das infecções e da patogenicidade de muitas delas.

Fatores de virulência

Esse grupo de micro-organismos apresenta ou produz uma gama enorme de fatores de virulência, cuja origem pode ser cromossômica ou plasmideal. A maioria desses fatores é expressa pelas variedades patogênicas de *E. coli*, *Shigella*, *Salmonella* e *Yersinia*. Com relação aos patógenos que causam bacteremias e sepse, os antígenos K apresentam particular importância, pois a cápsula os protege dos fagossomos e anticorpos. Os principais fatores de virulência serão discutidos nos capítulos referentes aos patógenos que os expressam.

O lipídeo A e o peptideoglicano, presentes na parede, são também considerados fatores de virulência, pois as manifestações gerais das infecções pelas enterobactérias, como febre e inflamação, são mediadas por citocinas cuja produção é estimulada por essas substâncias.

A expressão dos fatores de virulência é regulada por sistemas complexos de regulação, sensíveis a diferentes condições ambientais, permitindo aos patógenos desse grupo bacteriano se adaptarem a diferentes nichos ecológicos.

Infecções

Esse grupo de bactérias pode causar infecções intestinais e extraintestinais, essas últimas podendo ser localizadas ou sistêmicas. As infecções localizadas mais frequentes são as das vias urinárias, dos pulmões, do sistema nervoso central (SNC), da pele e do tecido celular subcutâneo (feridas). Tanto as infecções intestinais como as extraintestinais podem permanecer localizadas ou se disseminarem em infecções sistêmicas; as bacteremias são bastante frequentes. Estas também podem ocorrer em consequência da translocação desses micro-organismos presentes no intestino para a corrente sanguínea. Diferentes fatores podem favorecer a translocação.

Descreveremos, em seguida, o comportamento das espécies ou dos gêneros tradicionais com relação à capacidade de causar infecção intestinal ou extraintestinal.

Edwardsiella

O gênero Edwardsiella compreende cinco espécies, *E. piscicida*, *E. ictaluri*, *E. hoshinae*, *E. tarda* e *E. anguillarum*, espécie recentemente proposta para esse gênero. Os reservatórios principais na natureza são répteis (especialmente serpentes, sapos e tartarugas), focas e peixes de água doce. Apenas *E. tarda* tem importância médica humana. *E. ictaluri* e *E. piscicida* são importantes patógenos que afetam peixes cultivados e selvagens em todo o mundo. *E. tarda* é a espécie mais importante isolada de casos de infecções em seres humanos. Há relatos de isolamentos ocasionais de urina, sangue e fezes. É conhecida como agente de gastrenterites e infecções de feridas. Embora não seja incluída entre os enteropatógenos, vários estudos epidemiológicos têm demonstrado que ela pode causar diarreia. Os dados são corroborados pela observação de que *E. tarda* invade e destrói células HeLa (Figura 35.2).

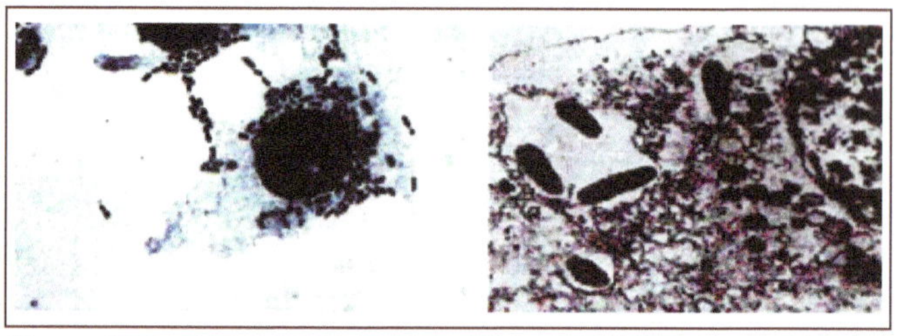

Figura 35.2 – *Invasão de células HeLa por* Edwardsiella tarda.
Fonte: Marques LRM, 1983.

Providencia

Uma das espécies do gênero *Providencia*, *P. alcalifaciens*, é potencialmente enteropatogênica. É mais frequente em crianças com diarreia do que em controles e um de seus ribotipos invade células HeLa (Figura 35.3). A primeira cepa envolvida com quadro diarreico foi isolada das fezes de uma criança em São Paulo. As demais espécies do gênero têm sido isoladas principalmente de indivíduos com infecção urinária.

Hafnia

O gênero *Hafnia* é composto por duas espécies, *H. alvei* e *H. paralvei*, ambas foram isoladas de fezes humanas de indivíduos assintomáticos. Há relatos, contudo, indicando que a espécie pode estar associada com diarreia e infecções em diversos sítios, como feridas, abscessos, escarro, urina e sangue. Foi descrito que cepas de *H alvei* apresentavam o gene que codifica a proteína intimina presente em *E. coli* enteropatogênica e enterohemorrágica (EPEC e EHEC, respectivamente).

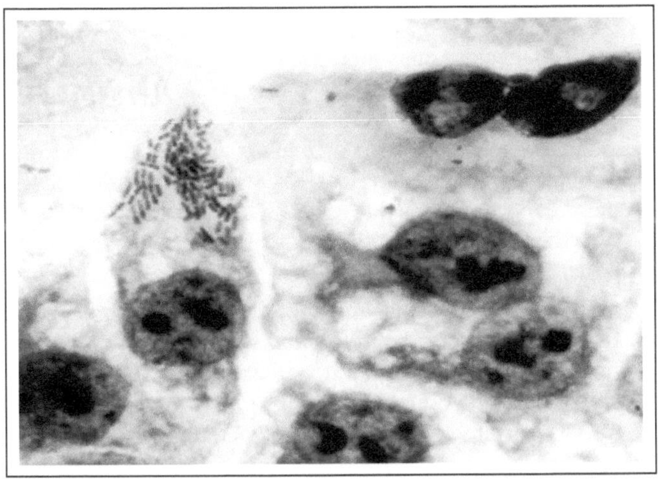

Figura 35.3 – *Invasão de* Providencia alcalifaciens *a células HeLa.*
Fonte: Adaptada de Guth BEC, Pedroso MZ, 1997.

Entretanto, foi demonstrado mais tarde que essas cepas tratavam-se de um grupo de bactérias diarreiogênicas pertencentes ao gênero *Escherichia*, identificadas como *H. alvei*. Essas cepas foram designadas como *Escherichia albertii*.

Klebsiella

Estudos comparativos do RNA ribossômico 16S e dos genes *rpoB* das cepas típicas de nove espécies confirmaram que o gênero *Klebsiella* é heterogêneo e composto de espécies que formam três grupos. O grupo I inclui *K. granulomatis* e as três subespécies de *K. pneumoniae*: *K. pneumoniae* ssp. *pneumoniae*, *K. pneumoniae* ssp. *rhinoscleromatis* e *K. pneumoniae* ssp. *ozaenae*. O grupo II inclui *K. ornithinolytica*, *K. planticola*, *K. trevisanii* e *K. terrigena*. O grupo III é formado por uma única espécie: *K. oxytoca*. Com base nessa evidência, foi sugerido que o gênero *Klebsiella* fosse dividido em dois *Klebsiella* e *Raoultella*. As espécies incluídas no grupo I foram mantidas no gênero *Klebsiella*, enquanto as espécies do grupo II foram transferidas para o gênero novo *Raoultella*. Em 1999, *Calymmatobacterium granulomatis* (suposto agente etiológico da donovanose) foi reclassificado como *K. granulomatis* com base em dados filogenéticos. Por fim, três novas espécies ambientais isoladas das plantas e das amostras de solo foram acrescentadas ao gênero *Klebsiella*: *K. variicola*; *K. singaporensis*; e *K. alba*. As espécies de *Klebsiella* e *Raoultella* estão amplamente distribuídas na natureza e no trato gastrintestinal de seres humanos e animais. Duas espécies, *K. oxytoca* e *K. pneumoniae*, são frequentemente isoladas de materiais biológicos humanos. A espécie mais isolada é *K. pneumoniae* e é encontrada nas fezes de 30% dos indivíduos sadios, principalmente em crianças e idosos e, em menor frequência, em adultos (de 1% a 6%), a colonização da nasofaringe em portadores é menor, porém, depois do uso de antibióticos, a frequência de portadores é mais elevada. É uma bactéria com relevância crescente nas infecções hospitalares e na condição de patógeno oportunista, causa, frequentemente, infecções em pacientes imunocomprometidos. Nesse sentido, as populações de maior risco incluem os recém-nascidos (RN), pacientes cirúrgicos, portadores de neoplasias, diabetes e etilismo.

A facilidade para colonizar as mucosas privilegia *K. pneumoniae* como patógeno oportunista. Infecções por esse agente comprometem principalmente o trato urinário e o trato respiratório, ocasionando bacteremias graves e pneumonias aspirativas, com altas taxas de morbidade e mortalidade. A pneumonia adquirida na comunidade, principalmente por indivíduos etilistas crônicos e com comprometimento da função pulmonar, acontece na maioria das vezes em virtude da dificuldade desses pacientes em eliminar as secreções das vias aéreas superiores, sendo esse material aspirado para as vias aéreas inferiores, causando a infecção. Nas últimas duas décadas, surgiu uma variante clínica hipervirulenta de *K. pneumoniae* (hvKP) que está envolvida em uma síndrome clínica singular de infecções por essa espécie. Essa variante apresenta características marcantes que a diferencia de outras isoladas da comunidade:

i) Causa infecções em pacientes ambulatoriais saudáveis.
ii) Infecções em sítios normalmente não atingidos como fígado, olhos e meninges.
iii) Produz disseminação metastática.
iv) Formação de colônias hipermucoviscosas.

No ambiente hospitalar, as taxas de colonização por *K. pneumoniae* aumentam em razão direta ao tempo de internação do paciente. Altas taxas de colonização por *Klebsiella* podem estar associadas ao uso de antimicrobianos, há relatos de até 77% nas fezes, 19% na orofaringe e 42% nas mãos. Há também evidências de que alguns procedimentos invasivos em pacientes hospitalizados, como utilização de cateter vesical e/ou intubação para ventilação mecânica, sejam fatores de risco para colonização por *K. pneumoniae*. A pneumonia tende a ser destrutiva e causa necrose extensiva e hemorragia, resultando na formação de escarro possivelmente espesso e mucoide. Nos casos graves pode ocorrer a formação de abscessos pulmonares, doença cavitária crônica, hemorragia interna, hemoptise e pleurite. Entre a variedade de infecções extrapulmonares associadas à *K. pneumoniae*, a infecção urinária, tanto em crianças como em adultos, é a mais prevalente. A meningite é observada em neonatos portadores de derivação ventrículo-peritoneal e em pacientes com procedimentos neurocirúrgicos de grande porte, relacionados ou não a extravasamento de líquido cefalorraquidiano. *K. pneumoniae* também pode causar endocardite, infecções dos tecidos moles, feridas cutâneas e enterite.

Klebsiella pneumoniae tem uma excepcional habilidade em adquirir elementos genéticos exógenos que codificam resistência e hipervirulência. Surtos hospitalares provocados por organismos multirresistentes a antibióticos, como cepas de *K. pneumoniae* produtoras de betalactamases de espectro estendido (ESBL, do inglês *extended-spectrum betalactamases*), têm sido relatados em diversos países nos últimos anos. Sua importância se traduz, principalmente, pelas limitações terapêuticas apresentadas e pelo significativo impacto na prática clínica uma vez que estão relacionados a altas taxas de morbidade, mortalidade e tratamento hospitalar oneroso.

Os demais membros do gênero são raramente isolados e estão associados a doenças pouco comuns. *K. rhinoscleromatis* é o agente do rinoescleroma, uma doença granulomatosa crônica que afeta as mucosas do nariz, os seios paranasais, a faringe, a laringe e as vias aéreas inferiores. O exame histopatológico das lesões mostra necrose e fibrose com a presença característica de células espumosas contendo bacilos Gram-negativos (células de Mikulicz). Atribui-se *K. ozenae* à etiologia da ozena, que corresponde a uma rinite atrófica crônica, acompanhada de secreção nasal mucopurulenta fétida. É possível que a *Klebsiella* seja apenas um invasor secundário e não o agente da doença. Finalmente, *K. granulomatis* é o agente do granuloma inguinal, uma doença transmitida sexualmente que se caracteriza por ulcerações nos órgãos genitais e nas regiões inguinal e perianal (ver Capítulo 99). A doença é mais frequente no sexo masculino e nos trópicos. *K. granulomatis* não é cultivável, pertencia ao gênero *Calimmatobacterium*, mas em razão das semelhanças moleculares e anatomopatológicas entre o granuloma inguinal, o rinoescleroma e a ozena foi incluída no gênero *Klebsiella*.

Citrobacter

São 15 espécies descritas e não são consideradas enteropatógenos. Esse grupo de bactérias tem pouca relevância clínica em humanos e as mais importantes são *C. freudii* e *C. diversus* (*C. koseri*). A primeira tem sido ligada a infecções urinárias, bacteremias e infecções respiratórias. A espécie *C. diversus* é suspeita de estar envolvida em casos de meningites em recém-nascidos. Uma espécie que tem sido bastante estudada é *C. rodentium*, um enteropatógeno de camundongos que causa a hiperplasia colônica. Embora não cause infecção no homem, compartilha fatores de virulência com os patógenos humanos EPEC e EHEC e, por isso, tem sido muito estudada em modelo murino de infecção para compreender a patogênese desses enteropatógenos humanos.

Enterobacter

Duas espécies, *E. cloaceae* e *E. aerogenes*, predominam sobre todas as demais 34 espécies como causa de infecções humanas em vários órgãos. Uma característica importante das duas espécies é a capacidade de contaminar equipamentos médicos e soluções para uso parenteral. Assim como *Klebsiella*, apresentam-se multirresistentes e estão envolvidas em surtos de infecção hospitalar, causando, principalmente, infecções urinárias e respiratórias.

Proteus

Proteus mirabilis é a espécie mais importante, principalmente quanto a infecções urinárias adquiridas na comunidade e em hospitais. As espécies de *Proteus* produzem grandes quantidades de urease que degrada a ureia formando amônia e outros produtos. Acredita-se que a alcalinização da urina durante as infecções urinárias causadas por esses organismos contribua para a formação de cálculos urinários.

Morganella

São conhecidas duas subespécies de *Morganella morganii* (*M. morganii* ssp. *morganii* e *M. morganii* ssp. *sibonii*), ambas envolvidas com infecções urinárias e feridas. Também foi implicada como causa de diarreia e há relatos de infecções graves comprovadamente causadas por *M. morganii* em casos de meningite em pacientes que apresentavam imunodeficiência.

Serratia

A grande maioria das infecções é causada pela *Serratia marcescens* que, como *Enterobacter*, costuma contaminar equipamentos médicos e soluções com baixo poder desinfetante. *Serratia* é um importante patógeno nosocomial que pode causar infecção urinária, bacteremias e infecções respiratórias.

Yersinia

O gênero *Yersinia* compreende 18 espécies, sendo três patogênicas para o homem: *Y. enterocolitica*; *Y. pseudotuberculosis*; e *Y. pestis*. *Y. enterocolitica* é responsável por várias síndromes gastrointestinais, *Y. pseudotuberculosis* está envolvida em adenite e bacteremia e *Y. pestis* é o agente da peste. Com poucas exceções, *Y. enterocolitica* e *Y. pseudotuberculosis* são transmitidas por alimentos contaminados de origem animal e *Y. pestis* por meio de pulgas. Embora causem doenças diferentes, as três espécies têm em comum a capacidade de resistir à fagocitose e acentuado tropismo pelo tecido linfático. As características desse grupo de micro-organismos estão amplamente relatadas no Capítulo 44.

Escherichia

O gênero *Escherichia* compreende sete diferentes espécies, sendo a mais conhecida e caracterizada a *E. coli*. Porém, *E. albertii* tem tido notável destaque como agente emergente envolvido em infecções em humanos e animais. Os mecanismos de virulência e a relevância clínica dessa espécie ainda estão sendo estudados, mas há um aparente caráter zoonótico na transmissibilidade e virulência dessa espécie. *E. fergusonii* tem sido reconhecida recentemente como um importante agente envolvido em infecções de ferida, infecções urinárias e bacteremias, além de diarreias.

A diversidade patogênica de *E. coli* chega a ser fantástica. A espécie compreende pelo menos cinco categorias de amostras que causam infecção intestinal por diferentes mecanismos e várias outras especificamente associadas com infecções urinárias, meningites e provavelmente outras infecções extraintestinais. As categorias que causam infecção intestinal são coletivamente denominadas *E. coli* diarreiogênicas (ver Capítulos 36 a 40) (Quadro 35.4) e as associadas a infecções extraintestinais de ExPEC (ver Capítulo 41). Além de ser um patógeno importante, *E. coli* é membro da microbiota intestinal humana, sendo encontrada nas fezes de todos os indivíduos hígidos. Essa estreita associação com as fezes, tanto do homem como de animais, representa a base do teste para verificar contaminação fecal de água e de alimentos, tão usado em saúde pública. Em termos quantitativos, *E. coli* provavelmente seja o patógeno humano mais importante.

Quadro 35.4 – *Categorias de* Escherichia coli *diarreiogênicas*

E. coli enteropatogênica (EPEC)
E. coli produtora da toxina Shiga (STEC) – incluindo a categoria de *E. coli* enterohemorrágica (EHEC)
E. coli enteroagregativa (EAEC)
E. coli enterotoxigênica (ETEC)
E. coli enteroinvasora (EIEC)

Deixamos de incluir *E. coli* que adere difusamente (DAEC) porque o processo de adesão difusa não define uma categoria de *E. coli* diarreiogênica. O processo é mediado por diferentes fímbrias encontradas em amostras de *E. coli* não patogênica e em amostras de *E. coli* associadas a infecções urinárias e intestinais (EPEC, ETEC e EAEC) e a associação entre DAEC e diarreia não é consenso na literatura.

Fonte: Desenvolvido pela autoria.

Membros da ordem Enterobacterales envolvidos em infecções gastrointestinais – *E. coli* diarreiogênicas, *Shigella*, *Salmonella* e *Y. enterocolitica* – são descritos detalhadamente em outros capítulos (ver Capítulos 36 a 40 e 42 a 44).

Outros gêneros e espécies

A maioria desses gêneros foi caracterizada por métodos moleculares a partir de 1980 e inclui um número variável de espécies. Conforme se observa na Quadro 35.2, alguns estão associados a infecções humanas, outros são principalmente ambientais e ainda outros estão associados a vegetais e insetos. É interessante que a *Buchnera aphydicula* seja um endossimbionte. Quanto às espécies associadas a infecções humanas, todas são raramente isoladas, não se conhecendo ainda o papel patogênico de muitas delas.

Diagnóstico

O isolamento e a caracterização das cepas da ordem Enterobacterales não oferecem dificuldade ao diagnóstico, uma vez que as espécies crescem bem em meios de cultura simples e em meios seletivos, como ágar MacConkey e ágar Eosin Methylene Blue (EMB), frequentemente usados no isolamento de bacilos Gram-negativos facultativos. Com relação à identificação das espécies, deve-se considerar separadamente as mais frequentes e típicas das mais raras e difíceis. A identificação das primeiras pode ser bastante fácil requerendo apenas algumas características culturais e um número limitado de provas bioquímicas (ver Capítulo 64). Alguns exemplos de características culturais muito úteis em identificação podem ser mencionados:

- Morfologia das colônias: em placas de ágar MacConkey, *E. coli* e *Klebsiella pneumoniae* formam colônias altamente sugestivas das espécies (Figura 35.4). Já em placa de ágar sangue, *Proteus mirabilis* tem um crescimento em forma de véu bastante característico (Figura 35.5). Esse véu resulta da forma de crescimento, que ocorre em ciclos, em virtude da variação da quantidade de flagelos expressos pela célula bacteriana.
- Pigmentação: algumas enterobactérias produzem pigmento característico. O mais típico e proeminente é o pigmento vermelho produzido por *Serratia marcescens* (Figura 35.6).
-

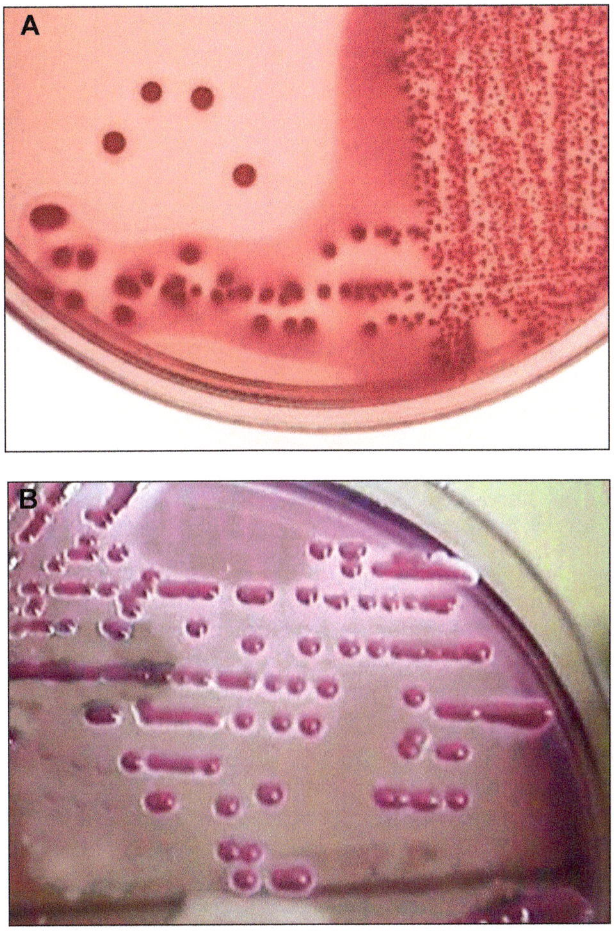

Figura 35.4 – *Morfologia das colônias de* Escherichia coli *(A) e* Klebsiella pneumoniae *(B) em ágar MacConkey.*
Fonte: Acervo da autoria.

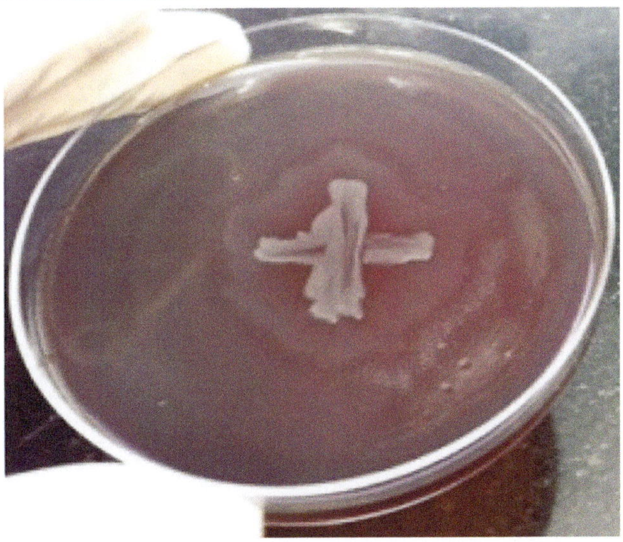

Figura 35.5 – *Crescimento de* Proteus mirabilis *em forma de véu em ágar sangue.*
Fonte: Acervo da autoria.

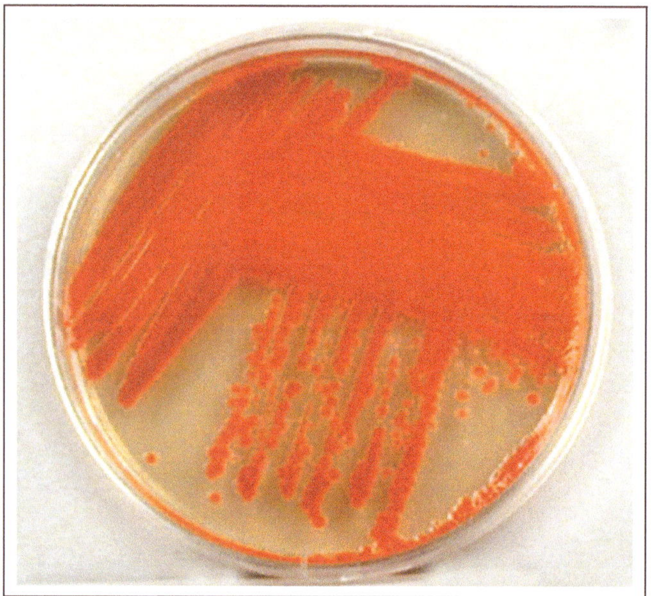

Figura 35.6 – *Produção de pigmento vermelho por* Serratia marcescens.
Fonte: Acervo da autoria.

Outras características podem ser utilizadas na identificação quando meios de isolamento denominados "cromogênicos" são utilizados. Eles têm por base substratos e indicadores que tornam a morfologia das colônias de algumas enterobactérias praticamente definidoras da espécie (Figura 35.7).

Na Tabela 35.1, é mostrado o comportamento de algumas espécies da ordem Enterobacterales quando submetidas a um número relativamente pequeno de testes bioquímicos (ver Capítulo 64). Esses testes podem ser feitos de forma clássica, em que são utilizados meios de cultura sólidos ou líquidos distribuídos em tubos de ensaio ou em diferentes modalidades de *kits*. Um dos mais antigos é o sistema miniaturizado em galerias denominado "API".

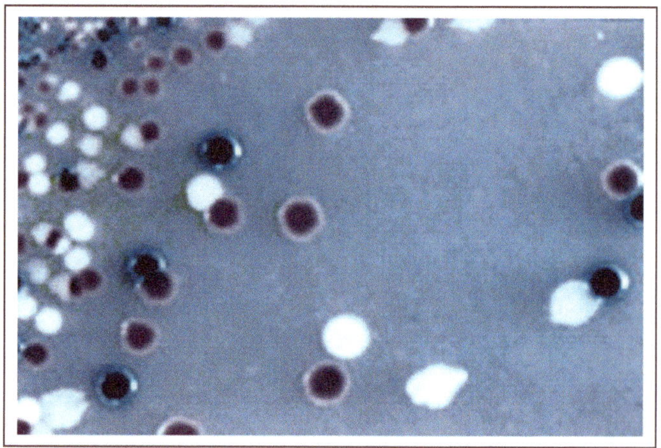

Figura 35.7 – *Meio cromogênico com* Escherichia coli *enterohemorrágica (EHEC) do sorotipo O157:H7 (colônias escuras).*
Fonte: Acervo da autoria.

A abordagem descrita é totalmente satisfatória para as enterobactérias mais frequentemente isoladas, embora outros métodos de identificação mais complexos estejam disponíveis. Entretanto, a depender do nível de exigência na identificação da espécie, muitos mais testes bioquímicos devem ser usados, bem como outros métodos de identificação, incluindo sequenciamento do gene ribossômico 16S.

Tabela 35.1
Diferenciação bioquímica dos principais gêneros da ordem Enterobacterales

Testes Bioquímicos	*Escherichia*	*Shigella*	*Edwardsiella*	*Salmonella*	*Citrobacter*	*Klebsiella*	*Enterobacter*	*Hafnia*	*Serratia*	*Proteus*	*Morganella*	*Providencia*	*Yersinia*
Lactose	+	-	-	-	d	+	+	-	-	-	-	-	-
Gás (glicose)	+	-	+	+	+	+	+	+	+	+	+	+	-
H_2S	-	-	d	+	d	-	-	-	-	d	-	-	-
Urease	-	-	-	-	d	+	d	-	d	+	+	-	+
L-TD[a]	-	-	-	-	-	-	-	-	-	+	+	+	-
Motilidade	d	-	+	+	+	-	+	+	+	+	d	+	d
Indol	+	d	+	-	d	-	-	-	-	d	+	+	d
Lisina	+	-	+	+	-	+	d	+	+	-	-	-	-
Citrato de Simmons	-	-	-	+	+	+	+	-	+	d	-	+	d

a_1 L-TD: L-triptofanodesaminase; d: reação positiva ou negativa.
Fonte: Desenvolvida pela autoria.

Sorotipagem

Em razão da presença dos antígenos O, K e H, as espécies de enterobactérias podem ser divididas em sorogrupos e sorotipos. A rigor, qualquer espécie pode ser assim dividida, mas a metodologia tem sido empregada nas espécies de interesse epidemiológico, por exemplo para o estudo dos agentes de infecção intestinal. Atualmente, o método está restrito a poucos centros de referência.

Tipagem por métodos moleculares: vários métodos moleculares podem ser usados para rastrear e diferenciar amostras das diferentes espécies de enterobactérias envolvidas em surtos epidêmicos de infecções hospitalares e da comunidade (ver Capítulo 14).

Aspectos epidemiológicos

A epidemiologia das infecções intestinais é discutida nos capítulos que tratam dos agentes etiológicos. Quanto às infecções extraintestinais, algumas são adquiridas na comunidade, mas a grande maioria é de natureza nosocomial. Entre as infecções adquiridas na comunidade, as mais frequentes são as urinárias causadas por *E. coli* e *Proteus mirabilis*. Em pacientes hospitalizados, diferentes órgãos podem ser afetados e a frequência varia de acordo com diferentes fatores. Quanto aos agentes etiológicos dessas infecções, as espécies tradicionais continuam sendo as mais importantes e algumas são bem mais frequentes que outras. Em um estudo envolvendo unidades de terapia intensiva (UTI) de 342 hospitais no estado de São Paulo, foram isoladas 1.741 cepas bacterianas de hemoculturas de adultos, das quais 30,4% eram positivas para enterobactérias, em que 20% correspondiam a *K. pneumoniae*, seguida de *E. coli*, *Serratia*, *Enterobacter* e outras espécies (3%). Em estudos que envolveram UTI coronariana, pediátrica e neonatal, observou-se que *K. pneumoniae* ainda é o principal agente (17% a 20%), com *Enterobacter* ocupando o segundo lugar (6% a 7%) (dados fornecidos em 2017 pelo Centro de Vigilância Epidemiológica da Secretaria de Estado de Saúde de São Paulo).

Resistência e tratamento

Algumas espécies de enterobactérias de importância clínica, como *Citrobacter* sp, *Enterobacter* sp., *E. coli, Klebsiela* sp, *Morganella* sp., *Proteus* sp, *Providencia* sp., *Salmonella* sp., *Shigella* sp. apresentam resistência intrínseca a diferentes antibióticos, como ácido fusídico, clindamicina, estreptograminas, glicopeptídeos, linezolida, macrolídeos e penicilina G. Além desses, diferentes gêneros podem ainda apresentar resistência intrínseca a outros antibióticos como listado no Quadro 35.5 e adquirir resistência a praticamente todos eles. A resistência adquirida pode decorrer de mutações ou da aquisição de plasmídeos de resistência, não sendo rara a ocorrência das duas simultaneamente. Na maioria das vezes, a resistência é múltipla. A variabilidade de sensibilidade aos antimicrobianos cria a necessidade de se pesquisar o perfil de sensibilidade de cada cepa isolada.

A disseminação de betalactamases mediadas por plasmídeos em Enterobacterales no Brasil se dá desde os anos 1980. A enzima lactamases de espectro estendido (ESBL) é a principal causa de resistência de cepas hospitalares, porém menos detectadas entre as cepas comunitárias, sendo *Klebsiella pneumoniae* a espécie predominante entre os produtores de ESBL. No Brasil, já foram descritos diferentes tipos moleculares de betalactamases e carbapenemases, BES-1, CTX, GES, PER, SHV, TEM, KPC, NDM. A enzima denominada "*K. pneumoniae* carbapenemase" (KPC) foi identificada em cepas de *K. pneumoniae* envolvidas em um surto hospitalar no início dos anos 2000, no Brasil o primeiro relato publicado foi em 2009. Desde então, vários surtos ocorreram no País, a produção de KPC é atualmente o mecanismo de resistência mais frequente (96,2%) em *K. pneumoniae* resistente ao carbapenem. Essa enzima pode ser produzida por outras espécies como *Enterobacter* spp., *Patoea agglomerans*, *C. freundii*, *P. stuartii*, *E. coli* entre outras. A relevância clínica da identificação dessa enzima se baseia no fato de que ela confere uma resistência mais ampla aos antibióticos, podendo inativar penicilinas, cefalosporinas e monobactâmicos. A enzima *New Delhi metallo-beta-lactamase* (NDM-1) foi detectada no Brasil em 2013 e tem sido relatada em diferentes estados brasileiros, mas não é amplamente disseminada. Em 2015 uma nova carbapenemase classe A, denominada *Brazilian Klebsiella carbapenemase* (BKC-1) foi descrita no País.

Quadro 35.5 – *Resistência intrínseca de algumas espécies de Enterobactérias aos antibióticos*

Gênero ou espécie	*Antibiótico*
Citrobacter freundii	Ampicilina, amoxicilina, cefalotina, cefoxitina, cefotetan, cefuroxima
Citrobacter diversus (C. koseri)	Cefalotina, ampicilina
Edwardsiella tarda	Colistina
Enterobacter cloacae	Ampicilina, amoxicilina, cefalotina, cefoxitina, cefotetan, cefuroxima
Enterobacter aerogenes	Ampicilina, amoxicilina, cefalotina, cefoxitina, cefotetan, cefuroxima
Klebsiella pneumoniae	Ampicilina, carbenicilina
Proteus mirabilis	Polimixinas, tetraciclina, nitrofurantoina, colistina
Proteus vulgaris	Ampicilina, nitrofurantoina, cefalosporinas de 1ª geração, amoxicilina, colistina
Morganella morganii	Ampicilina, cefalotina, nitrofurantoínas, colistinas, cefalosporinas de 1ª geração
Providencia rettgeri	Polimixinas, cefalotina, nitrofurantoina, tetraciclina, colistina
Serratia marcescens	Cefalotina, nitrofurantoina, ampicilina, amoxicilina, colistina
Serratia fonticola	Ampicilina, carbenicilina, cefalotina
Outras espécies de *Serratia*	Polimixinas, cefalotina

Fonte: Desenvolvido pela autoria.

K. pneumoniae não é a única espécie que tem plasmídeos que conferem resistência aos betalactâmicos. Diversos outros membros da família produzem diferentes betalactamases como *E. cloacae*, *E. aerogenes*, *S. marcescens*, *E. coli*, *K. oxytoca*, *M. morganii*, *P. mirabilis*, *P. stuartii* e *Salmonella* Thiphymurium.

Um dado importante é o aumento de resistência à polimixina B entre isolados de *K. pneumoniae* produtores de KPC.

Bibliografia recomendada

[2022 Jan. 10]. Disponível em: http://www.saude.sp.gov.br/cve-centro-de-vigilancia-epidemiologica-prof.-alexandre-vranjac/areas-de-vigilancia/infeccao-hospitalar/sistema-de-vigilancia-epidemiologica.

Adeolu M, Alnajar S, Naushad S, Gupta RS. Genome-based phylogeny and taxonomy of the "Enterobacteriales": proposal for Enterobacterales ord. nov. divided into the families Enterobacteriaceae, Erwiniaceae fam. nov., Pectobacteriaceae fam. nov., Yersiniaceae fam. nov., Hafniaceae fam. nov., Morganellaceae fam. nov., and Budviciaceae fam. nov. Int. J. Syst. Evol. Microbiol. 2016;66(12):5575-99.

Cimolai N, Nair GB, Takeda Y, Trabulsi LR. Enterobacteriaceae and enteric infection. In: Cimolai N (ed.). Laboratory diagnosis of bacterial infections. New York: Marcel Dekker, 2001.

Ewing WH. Edwards and Ewing's identification of Enterobacteriaceae. 4. ed. New York: Elsevier, 1986.

Gomes TAT, Ooka T, Hernandes RT, Yamamoto D, Hayashi T. Escherichia albertii pathogenesis. EcoSal Plus. 2020 Jun;9(1). doi: 10.1128/ecosalplus.ESP-0015-2019.

Guth BEC, Pedroso MZ. Ultraestructural studies on the adherence process of Providencia alcalifaciens to HeLa cells. In: 97th General Meeting of the American Society of Microbiology, 1997. Miami: American Society for Microbiology. 1997:107.

Janda JM, Abbott SL. The changing face of the family Enterobacteriaceae (Order: "Enterobacterales"): new members, taxonomic issues, geographic expansion, and new diseases and disease syndromes. Clin Microbiol Rev. 2021;34(2):e00174-20.

Koneman's – Color Atlas and Textbook of Diagnostic Microbiology. Procop GW, et al. The Enterobacteriaceae. 7. ed. Philadelphia: Wolters Kluwer/Lippincott Willians &Wilkins. 2017;213-315.

Marques LRM. Edwardsiella tarda: estudo da capacidade invasora e produção de toxinas. Dissertação de Mestrado em Microbiologia e Imunologia – Departamento de Microbiologia, Imunologia e Parasitologia, Escola Paulista de Medicina – Universidade Federal de São Paulo, São Paulo, 1983.

Murray PR, Baron EJ, Pfalier MA, Yolken RR (eds.). Manual of clinical microbiology. 8. ed. Washington: ASM Press, 2003.

Quesada RMB. Caracterização fenotípica e molecular de cepas de Klebsiella pneumoniae obtidas de amostras clínicas. Dissertação de Mestrado. São Paulo: Faculdade de Ciências Farmacêuticas da Universidade de São Paulo; 2003:138.

36 Escherichia coli Enteropatogênica (EPEC)

Tânia A. Tardelli Gomes
Rodrigo Tavanelli Hernandes

Histórico e introdução

Embora a bactéria *Escherichia coli* tenha sido identificada, em 1885, pelo médico alemão Theodor Escherich, as primeiras confirmações de que algumas cepas da espécie pudessem estar associadas com doenças em humanos foram obtidas definitivamente, em 1945, pelo médico John Bray, ao identificar essa bactéria como o agente de surtos de diarreia em crianças na Inglaterra. Embora *Escherichia coli* enteropatogênica (EPEC) tenha sido o primeiro grupo de *E. coli* associado à doença em humanos, seu potencial patogênico foi confirmado apenas no final da década de 1980, em um estudo realizado pelo Center for Vaccine Development, Baltimore, Maryland, Estados Unidos, em adultos voluntários.

O termo "*Escherichia coli* enteropatogênica" foi criado por Neter, em 1955, para designar determinados sorogrupos de *E. coli* associados a casos de diarreia na Inglaterra, distinguindo-os, assim, dos sorogrupos de *E. coli* encontrados no trato gastrointestinal de indivíduos saudáveis. Desse modo, inicialmente, as cepas de EPEC foram identificadas como isolados de *E. coli* pertencentes aos sorogrupos epidemiologicamente associados com a doença diarreica (sorogrupos clássicos de EPEC) e compreendiam os sorogrupos: O26; O55; O86; O111; O114; O119; O125; O126; O127; O128; O142 e O158. Os avanços no conhecimento dos mecanismos de virulência de EPEC, bem como dos seus determinantes genéticos de patogenicidade, mudaram drasticamente essa definição.

Atualmente, define-se EPEC como cepas de *E. coli* capazes de induzir uma lesão histopatológica no epitélio intestinal denominada *attaching and effacing* (lesão AE) e que são desprovidas dos genes que codificam a toxina Shiga (*stx1* e *stx2*). Além disso, as EPEC são divididas em típica e atípica, com base na presença do plasmídeo EAF (pEAF: EPEC *adherence factor*) nas EPEC típicas e ausência deste nas EPEC atípicas. Embora o termo "EPEC atípica" tenha sido criado oficialmente em 1995, durante um simpósio internacional, estudos anteriores realizados em adultos voluntários já haviam demonstrado que uma cepa de EPEC (do sorotipo O114:H2), desprovida do pEAF, era capaz de induzir diarreia de igual severidade à de uma cepa de EPEC (do sorotipo O127:H6) portadora desse plasmídeo. As principais diferenças entre as EPEC típicas e atípicas estão apresentadas no Quadro 36.1.

O pEAF contém os genes que codificam uma fímbria denominada pela sigla BFP (do inglês *bundle-forming pilus*) e confere às EPEC típicas o fenótipo de adesão localizada (AL) em células epiteliais (HeLa/HEp-2). No padrão AL,

Quadro 36.1 – *Principais características das EPEC típicas e atípicas*

Característica	*EPEC típica*	*EPEC atípica*
Região LEE[a]	Sim	Sim
Lesão AE[b]	Sim	Sim
Genes *stx*	Não	Não
Produção de BFP (pEAF)	Sim	Não
Padrão de aderência[c]	AL	AL-like, AD, AA e NA
Reservatório	Ser humano	Ser humano e animais
Faixa etária	Crianças até 02 anos de idade	Crianças e adultos
Sorotipos mais frequentes	O55:H6, O86:H34, O111:H2, O119:H6	O26:H11, O55:H7, O111:H9, O119:H2, O128:H2

[a] LEE: *locus of enterocyte effacement*; [b] lesão AE: *attaching-effacing*; [c] AL: aderência localizada.
AA: aderência agregativa; AD: aderência difusa; AL-like: aderência localizada-like; NA: não aderente.
Fonte: Desenvolvido pela autoria.

ocorre a formação de microcolônias compactas em uma ou mais áreas da superfície de células eucarióticas *in vitro*, após um período de infecção de 3 horas (Figura 36.1). As EPEC atípicas podem ou não aderir em células epiteliais em cultura, sendo que a maioria das cepas aderentes produz um padrão de aderência denominadoAL-*like (*aderência semelhante à localizada), com microcolônias mais frouxas (Figura 36.1) que são visualizadas somente em períodos de ensaios mais prolongados (6 horas).

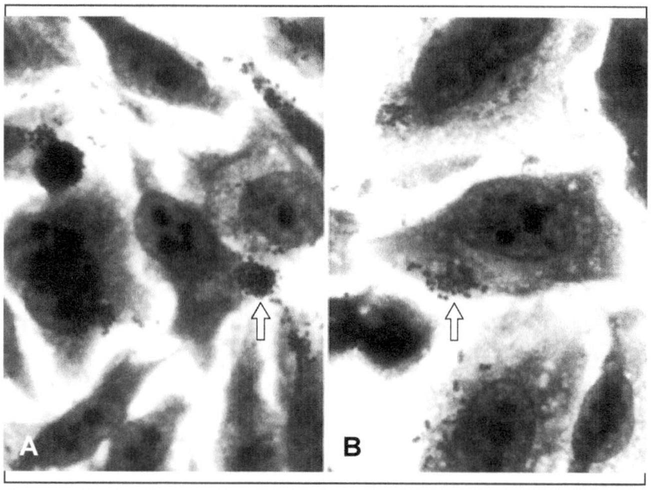

Figura 36.1 – *Aspecto dos padrões de adesão de EPEC em células HeLa. A, adesão localizada (AL) e B. Adesão localizada-like (ALL) de uma cepa de EPEC típica e uma cepa de EPEC atípica, respectivamente.*
Fonte: Acervo da autoria.

Manifestações clínicas

A diarreia por EPEC varia desde infecções subclínicas até fatais, muito provavelmente em decorrência de fatores do hospedeiro. Diversos estudos de pacientes infectados por EPEC típicas mostraram que esse patotipo induz uma diarreia secretora abundante, com muco, porém desprovida de sangue, havendo importantes perdas de fluidos e eletrólitos nas fezes, bem como febre baixa e vômito. É notável que algumas infecções por EPEC possam ocasionar má-absorção severa de nutrientes e, até mesmo, evoluir para intolerância alimentar, o que pode resultar em diarreia persistente e desnutrição.

Embora a principal manifestação clínica das infecções por EPEC (típicas e atípicas) seja a diarreia aguda, alguns estudos realizados na Noruega e na Austrália têm apontado as EPEC atípicas como importante causa de diarreia persistente (episódio diarreico com duração igual ou superior a 14 dias).

Fatores de virulência

Adesinas

Uma marca característica fenotípica importante das EPEC típicas é a habilidade dessas cepas de aderir a células epiteliais *in vitro*, no padrão AL característico. Como já mencionado, esse padrão de aderência é caracterizado pela formação de microcolônias bacterianas compactas na superfície de células epiteliais, mediada por BFP. Em contraste, as cepas de EPEC atípicas não são capazes de produzir o padrão AL, quando em contato com células epiteliais, por serem incapazes de produzir BFP, seja por não apresentarem o pEAF, seja por apresentarem deficiências no *operon* que codifica BFP. Investigações recentes têm identificado e caracterizado um grande número de adesinas fimbriais e afimbriais em distintos isolados de *E. coli* patogênica. Estudos de caracterização de cepas de EPEC atípicas têm demonstrado a presença de vários genes que codificam essas adesinas, ou que estão associados às suas biogêneses. Entre essas estruturas de aderência, algumas se destacam pela sua alta prevalência ou por sua associação com doença diarreica. São exemplos dessas adesinas: *Porcine A/E-associated adhesin* (Paa); STEC *agglutination adhesin* (Saa); *IrgA homologue adhesin* (Iha); EHEC pO157-*encoded adhesin* (ToxB); *E. coli common pilus* (ECP); e EHEC *factor for adherence* (Efa1/LifA).

Os genes *efa1/lifA*, *nleB* e *nleE* estão localizados na ilha de patogenicidade O122 e têm sido associados com a doença diarreica em cepas de EPEC atípicas. Curiosamente, a ilha O122 tem sido mais frequentemente encontrada entre isolados de EPEC típica do que EPEC atípica. Genes associados com a biogênese da adesina fimbrial ECP têm sido detectados em aproximadamente 100% e 85% dos isolados de EPEC típicas e atípicas, respectivamente. No entanto, ensaios de imunofluorescência com anticorpos específicos têm mostrado que aproximadamente 60% e 30% das cepas de EPEC típicas e atípicas, respectivamente, são capazes de produzir essa fímbria quando em contato com células epiteliais cultivadas *in vitro*. Uma vez que o translocon do sistema de secreção do tipo III (SST3) das EPEC (típicas e atípicas) interage com as células epiteliais, essa estrutura também vem sendo considerada uma importante ferramenta para a aderência inicial das EPEC às microvilosidades do epitélio intestinal. Outra estrutura bacteriana que parece desempenhar um papel auxiliar na aderência das EPEC a células é o flagelo. As estruturas de aderência descritas acima (ECP, Efa1, o translocon do SST3 e flagelos) vêm ganhando especial importância nas EPEC atípicas, que são incapazes de produzir a fímbria BFP.

Esporadicamente, algumas EPEC atípicas podem aderir às células epiteliais em padrões característicos de outros patotipos de *E. coli* diarreiogênica (ECD), como o padrão de aderência difusa (AD) de *E. coli* produtora de aderência difusa (DAEC) e o padrão de aderência agregativa (AA) de *E. coli* enteroagregativa (EAEC). Em ensaios de aderência realizados em períodos de incubação mais prolongados, têm se detectado cepas de EPEC atípica capazes de produzir o padrão AL independentemente da produção de BFP.

Lesão *attaching and effacing* (Lesão AE)

O principal mecanismo de patogenicidade de EPEC compreende a produção da lesão AE, em humanos e animais infectados. Nessa lesão, observam-se a eliminação das microvilosidades e a aderência íntima da bactéria à membrana do enterócito. Sob a bactéria aderida, ocorre uma intensa polimerização de filamentos de actina e outros elementos do citoesqueleto, formando uma estrutura elevada, semelhante a um pedestal (Figura 36.2).

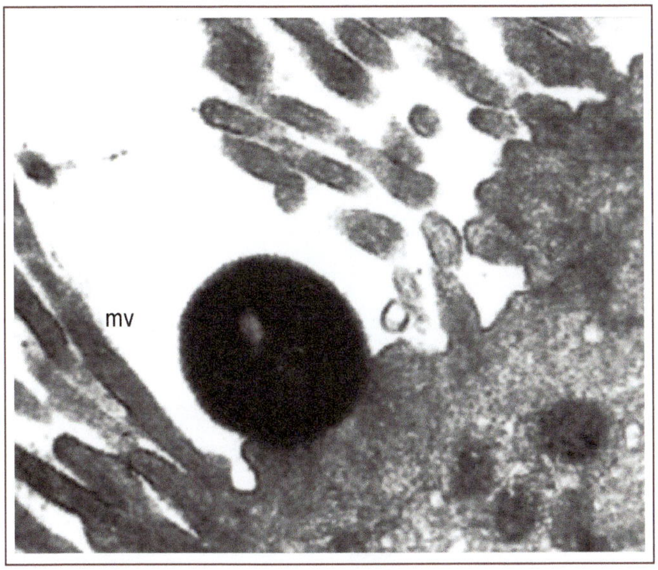

Figura 36.2 – *Microscopia eletrônica de transmissão da interação de uma cepa de EPEC com fragmento de biópsia de intestino humano, mostrando a eliminação das microvilosidades (mv) e a formação do pedestal.*
Fonte: Acervo da autoria.

A observação de que os pedestais característicos da lesão AE eram ricos em actina motivou um grupo de pesquisadores ingleses a desenvolver o teste de *fluorescence actin staining* (FAS), que permite, de forma indireta, avaliar a capacidade de isolados de EPEC (típicas e atípicas) de induzir a produção de lesão AE, em células epiteliais cultivadas *in vitro*, pela detecção do acúmulo de filamentos de actina polimerizadas sob o local de aderência íntima.

A formação da lesão AE depende da expressão de vários genes cromossômicos, agrupados em uma ilha de patogenicidade (PAI, do inglês *pathogenicity island*) denominada *locus of enterocyte effacement* (LEE) ou, simplesmente, "região LEE" (Figura 36.3). Essa região está organizada em cinco regiões de funções conhecidas: LEE1; LEE2; LEE3; LEE5; e LEE4. Nas regiões LEE1, LEE2 e LEE3, encontram-se os genes que codificam proteínas associadas à biogênese do SST3 (Figura 36.3). Na região LEE4, encontram-se os genes que codificam as Esps (EPEC-*secreted proteins*) e, em LEE5, localizam-se os genes *eae* (que codifica a adesina intimina), *tir* (que codifica Tir, *Translocated intimin receptor*) e *cesT* (que codifica uma chaperona essencial para a secreção e translocação de Tir para a célula hospedeira). Além disso, em LEE, encontra-se o gene que codifica ETgA, uma transglicosilase lítica (muramidase) que contribui para a secreção eficiente do SST3. Resumidamente, além das proteínas responsáveis pela síntese do SST3, a região LEE contém genes que codificam reguladores transcricionais (Ler, GrlA e GrlR), proteínas translocadoras (EspA, EspB e EspD) e seis proteínas efetoras (Tir, EspF, Map, EspG, EspH e EspZ).

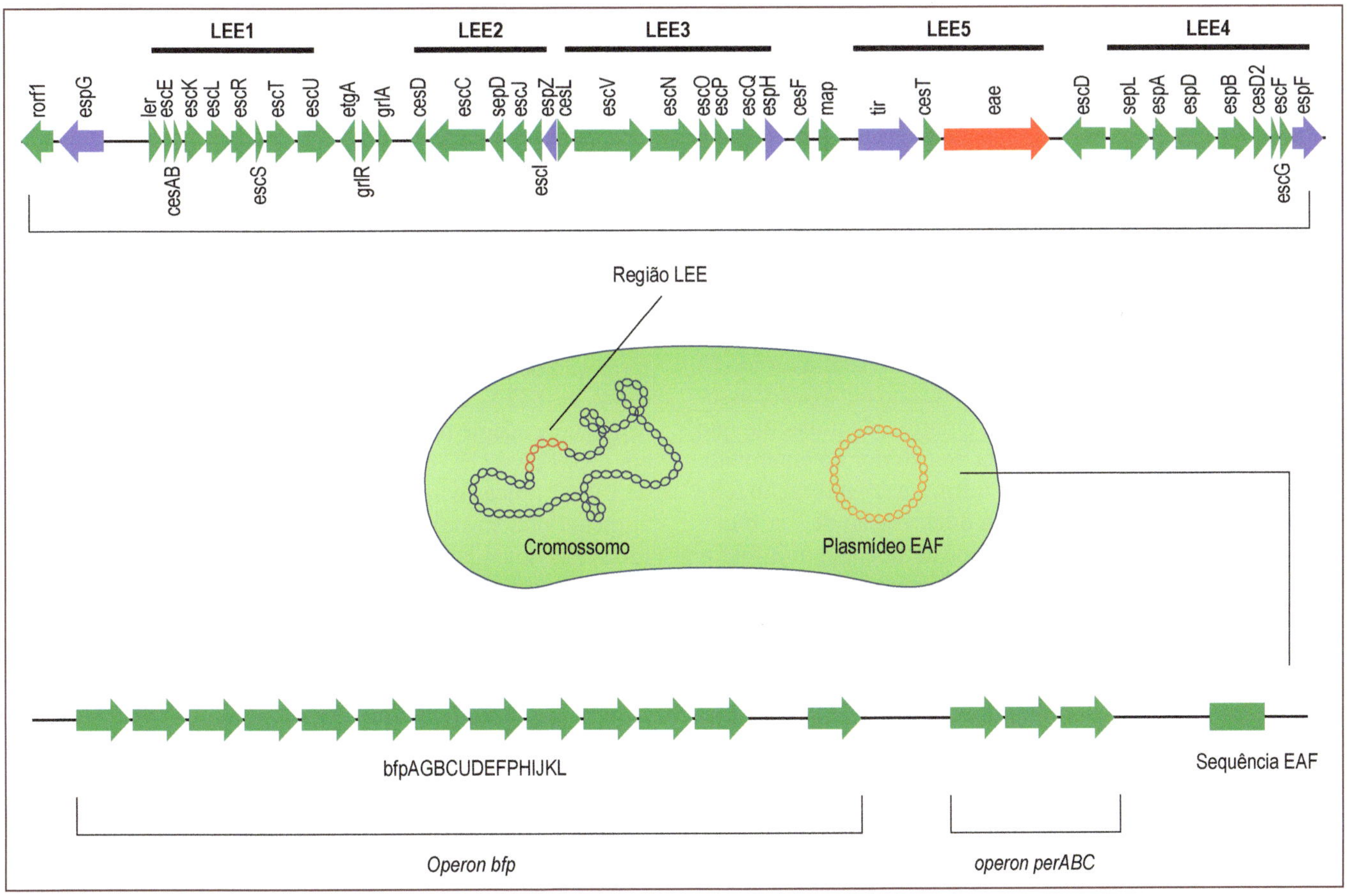

Figura 36.3 – *Região LEE (*locus of enterocyte effacement*).*
Fonte: Desenvolvida pela autoria.

A região LEE pode estar inserida em diferentes locais no cromossomo dos distintos isolados de EPEC típica e atípica. Na maioria desses isolados, ela está inserida próxima aos genes que codificam RNA transportador (RNAt) para os aminoácidos selenocisteína (*selC*) ou fenilalanina (*pheU* e *pheV*). A localização variável da região LEE em isolados de EPEC sugere que essas bactérias teriam provavelmente adquirido essa PAI a partir de diferentes progenitores e em períodos distintos.

Intimina é uma proteína de membrana externa de 94 kDa com função fundamental na colonização intestinal. Essa proteína medeia a ligação íntima da bactéria às células epiteliais ao interagir com Tir, o receptor translocado de intimina, que é injetado na célula do hospedeiro por meio do SST3. A molécula de intimina é bastante variável em sua porção C-terminal, sendo que, nos diferentes sorotipos de EPEC e de *E. coli* produtora de toxina Shiga (STEC, Capítulo 37), pelo menos 35 variantes antigênicas já foram descritas. A diferenciação dos alelos de intimina representa uma importante ferramenta para a tipagem de EPEC e STEC, bem como em estudos sobre patogênese, imunologia e epidemiologia.

Na montagem do SST3, um corpo basal atravessa as membranas bacterianas, interna e externa, e projeta uma estrutura semelhante a uma agulha na superfície bacteriana, formada pela proteína EscF. EspA é, então, secretada pelo SST3 e polimeriza-se, formando um filamento que recobre a agulha. Em seguida, as proteínas EspB e EspD são secretadas pelo SST3 para compor a estrutura do aparato de translocação (translocon). Na organização do translocon, a extremidade livre do filamento de EspA liga-se diretamente à EspD, que, por sua vez, liga-se tanto a outras moléculas de EspD como a moléculas de EspB. O complexo EspB/EspD se insere na membrana da célula hospedeira, em um arranjo que culmina na formação de um poro de translocação, permitindo, assim, a injeção das proteínas efetoras no citoplasma da célula hospedeira (Figura 36.4).

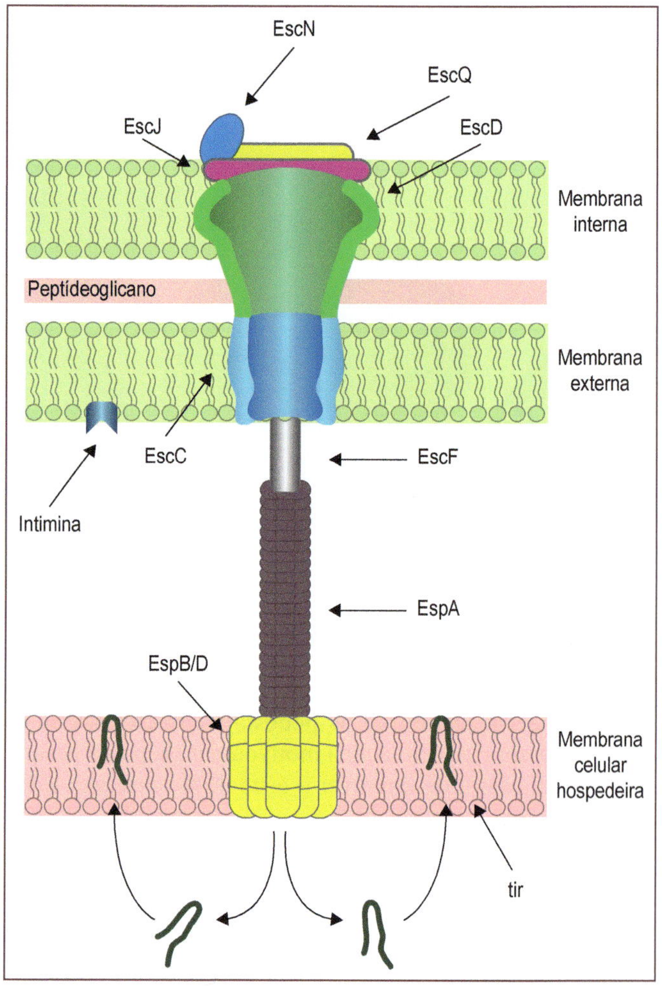

Figura 36.4 – *Representação esquemática da injeção das proteínas efetoras no citoplasma da célula hospedeira.*
Fonte: Desenvolvida pela autoria.

A primeira proteína efetora a ser translocada é o receptor Tir da adesina intimina. Uma vez no interior, a molécula de Tir integra-se à membrana plasmática do enterócito, assumindo uma topologia de grampo; a porção da molécula que tem o formato de alça fica exposta no exterior do enterócito, atuando como receptor para a intimina. A interação Tir-intimina induz o agrupamento e a dimerização de Tir, o que ativa uma cascata de sinalização que se inicia com a fosforilação do resíduo de tirosina 474 do domínio C-terminal de Tir; esse resíduo apresenta sítio de ligação para as proteínas adaptadoras Nck (1 e 2), encontradas nas células do hospedeiro. Posteriormente a essa interação, ocorrem o recrutamento e a ativação da proteína *neuronal Wiskott-Aldrich syndrome protein* (N-WASP), iniciando a polimerização de actina por meio da ativação do complexo proteico *actin related protein* 2/3 (Arp2/3), o que promove a formação do pedestal. Alternativamente, algumas cepas de STEC (que não apresentam o resíduo de tirosina 474 no domínio C- terminal de Tir) utilizam a proteína Tir-*cytoskeleton coupling protein* (TccP), também denominada $EspF_U$, em vez de Nck. Depois de translocada, essa proteína (codificada em genes localizados em profagos) liga-se diretamente à N-WASP e ativa-a, estimulando a polimerização de actina e consequente formação de pedestal. Inicialmente demonstrada somente em cepas de STEC do sorotipo O157:H7, a polimerização de actina dependente de TccP/$EspF_U$ foi posteriormente descrita em cepas de STEC de outros sorotipos e em algumas cepas de EPEC típicas e atípicas. Em resumo, as EPEC (típicas e atípicas) podem polimerizar os filamentos de actina para a formação do pedestal, característico da lesão AE, utilizando a proteína eucariótica adaptadora Nck (via Tir-Nck) ou a proteína bacteriana TccP/$EspF_U$ (via Tir-TccP). Estudos posteriores à descoberta da proteína adaptadora TccP/$EspF_U$ demonstraram que cepas de EPEC do sorotipo O119:H6 podem promover a lesão AE utilizando ambas as vias de polimerização de actina simultaneamente: via Tir-Nck e a via Tir-TccP.

Curiosamente, a proteína TccP/EspFU não se liga diretamente à proteína bacteriana translocada Tir. Essa observação levou os pesquisadores a identificar outras duas proteínas eucarióticas que participam do processo de polimerização de actina na via Tir-TccP: *insulin receptor tyrosine kinase substrate* (IRTKS) e *insulin receptor substrate homologue protein of 53 kDa* (IRSp53). Esses estudos demonstraram que, enquanto a proteína IRTKS liga-se ao receptor Tir, IRSp53 tem por função ligar a proteína IRTKS a TccP/EspFU, levando, assim, à polimerização dos filamentos de actina e, consequentemente, à formação do pedestal característico da lesão AE.

■ Proteínas secretadas

Na região LEE, encontram-se os genes que codificam seis proteínas efetoras multifuncionais (EspF, EspG, EspH, EspZ/SepZ, Map (*Mithochondrial-associated protein*) e Tir) que são secretadas diretamente nas células hospedeiras (Figura 36.3). Com exceção de EspZ/SepZ, os demais efetores levam à desestabilização da fisiologia do epitélio intestinal, desencadeando a reorganização do citoesqueleto e induzindo desequilíbrio eletrolítico e citotoxicidade, que culminam com a diarreia.

EspF e Map têm sido encontradas em associação com as mitocôndrias das células hospedeiras. Map é capaz de alterar tanto a estrutura como a função das mitocôndrias das células hospedeiras e tem sido implicada na formação de filopódios de membrana. Essas duas proteínas efetoras também induzem apoptose, enquanto EspZ/SepZ contrabalança esse efeito ao estabilizar o potencial de membrana mitocondrial. Enquanto EspF e Map interrompem sinergicamente as junções oclusivas, EspG1 induz a ruptura de microtúbulos, contribuindo para o rompimento dessas junções. Além dessas alterações, Tir, EspF e Map induzem a eliminação de microvilosidades dos enterócitos, reduzindo a superfície absortiva, o que, possivelmente, exacerba o quadro da diarreia por EPEC.

Estudos recentes têm demonstrado claramente que o repertório de proteínas translocadas pelo SST3 para a célula hospedeira não se encontra restrito àquelas codificadas por genes localizados na região LEE, sendo essas proteínas efetoras coletivamente conhecidas como "efetores não LEE" (Nle, do ingles *non-LEE-encoded effector*). Até o momento, foram descritos 17 efetores Nle funcionais na cepa protótipo de EPEC típica E2348/69. Os genes que codificam esses efetores estão localizados em diferentes PAI e profagos. Alguns desses efetores apresentam cópias gênicas duplicadas e/ou parálogos em diferentes agrupamentos.

Estudos de virulência têm revelado a capacidade desses efetores de subverter vários processos nas células hospedeiras, como: inibir o transporte de proteínas pelo retículo endoplasmático (EspI/NleA); inibir a resposta pró-inflamatória por diferentes vias (NleA, NleB, NleC, NleD, NleE, NleF, NleH1 e NleH2); inibir a proliferação de linfócitos e produção de interleucinas (LifA); modular o ciclo celular da célula hospedeira (Cif, EspO, NleD, NleH1 e NleH2); inibir a fagocitose por macrófagos (EspB, EspF, EspH e EspJ); e ativar Cdc42 e Rac1 para induzir a formação de *ruffles* de membrana e lamelipódio (EspT). Outro efetor não LEE, denominado Ibe (IQGAP1 – *binding effector*), foi identificado em uma cepa de EPEC atípica do sorotipo O8:HNM e participa da formação da lesão AE, regulando a fosforilação de Tir e aumento da polimerização de actina e formação de pedestal. Porém, sua exata contribuição ainda não está perfeitamente esclarecida.

A ruptura de junções oclusivas aumenta a permeabilidade intestinal e, portanto, o fenômeno também deve contribuir para a diarreia induzida por EPEC. No entanto, a rapidez com que o quadro diarreico por EPEC se inicia provavelmente decorre da ação cooperativa de Tir, Map e EspF. Essa última proteína inibe a atividade do transportador de sódio--D-glicose (SGLT-1), principal bomba de água do intestino delgado, sendo responsável por cerca de 70% da absorção total de líquidos. Além disso, as proteínas Map e EspF reduzem a absorção de sódio pelo trocador de sódio-hidrogênio (NHE3), e EspG1/2 altera o direcionamento da membrana do trocador Cl-/OH- (DRA, do inglês *down regulated in adenoma*), resultando em diminuição da absorção de íons cloreto. A inibição do tráfego endossomal por EspG1/2 reduz o nível de receptores de superfície celular, enquanto EspF e EspG1/2 induzem a localização incorreta de aquaporinas (AQP), reduzindo, assim, a absorção de água no epitélio intestinal. Esses processos resultam no acúmulo de sais no lúmen intestinal, o que ocasiona a perda de água da mucosa.

Portanto, as proteínas efetoras injetadas pelo SST3, além de serem multifuncionais, participam de relações redundantes, sinérgicas ou antagônicas durante a infecção. Elas atuam de maneira espacial e temporalmente coordenada, em diferentes organelas e vias celulares.

■ Toxinas

As EPEC (típica e atípica) não produzem as enterotoxinas LT (termolábeis) e/ou ST (termoestáveis), como ocorre com as cepas de *E. coli* enterotoxigênica (ETEC, Capítulo 39), ou toxinas semelhantes à toxina Shiga, propriedade dos isolados de STEC. No entanto, genes que codificam outras toxinas bacterianas têm sido detectados em cepas de EPEC, como o gene *ehxA*, que codifica a hemolisina de EHEC, o gene *astA*, que codifica a toxina termoestável EAST1 (*Enteroaggregative E. coli* heat-stable enterotoxin, um dos primeiros fatores de virulência descritos em EAEC) e o gene *cdt*, que codifica a toxina distensora citoletal (CDT).

Regulação

A produção de BFP, de intimina e de proteínas secretadas é maior na fase exponencial de crescimento e fortemente estimulada pela temperatura de 37 °C, pH neutro, presença de cálcio e de bicarbonato de sódio e níveis apropriados de sais de ferro bem como a presença de alguns hormônios que são liberados durante condições de estresse. De modo geral, estas condições ambientais se aproximam das que seriam encontradas pela EPEC no intestino delgado. Além disso, vários estudos têm demonstrado que o contato de EPEC com as células estimula a produção de diferentes fatores de virulência.

Nas EPEC típicas e atípicas, proteínas reguladoras codificadas na região LEE (Ler, GrlA e GrlR) participam ativamente do processo de regulação da expressão de fatores de virulência codificados por genes localizados nessa ilha de patogenicidade. A proteína reguladora Ler (*LEE-encoded regulator*) é codificada pelo gene *ler* (primeiro gene da região LEE) e é considerada um regulador positivo central da região LEE. Ler também é capaz de regular positivamente a expressão de genes de virulência localizados em ilhas de patogenicidade distintas da região LEE, como o gene *nleA*, e, negativamente, uma variedade de outros genes, como o *operon gfc* (que codifica proteínas necessárias para a montagem da cápsula bacteriana). As proteínas *global regulador of LEE-activator* (GrlA) e *global regulador of LEE-repressor* (GrlR), codificadas pelo *operon grlRA*, estão envolvidas na regulação positiva e negativa de expressão do gene *ler*, respectivamente.

A regulação da expressão de fatores de virulência nas EPEC típicas também envolve proteínas reguladoras codificadas por genes localizados no *operon perABC* (*plasmid encoded regulator*) presente no pEAF. O lócus *perABC* (Figura 36.3) foi inicialmente associado com o aumento da expressão do gene *eae*, que codifica a adesina intimina e, posteriormente, associado à expressão do *operon bfp*. Estudos posteriores comprovaram que a proteína PerA é responsável pela ativação da expressão do *operon bfp*, além de ser capaz de ativar a sua própria expressão. PerC pode também induzir a expressão do regulador *ler* e, consequentemente, dos genes de virulência da região LEE, em cepas de EPEC.

Os genes de virulência da região LEE também são regulados por *quorum sensing*, fenômeno que pode ser definido como um mecanismo de sinalização célula a célula por meio da produção de compostos, conhecidos como "autoindutores", que permitem a uma bactéria "sentir" a sua própria população, bem como a população de outras bactérias em determinado ambiente. Primeiramente descrito na regulação da luminescência de *Vibrio fischeri*, hoje se sabe que *quorum sensing* está envolvido no controle da expressão de genes de virulência, formação de biofilme, conjugação bacteriana, entre outros processos. Em EPEC, *quorum sensing* é capaz de ativar a transcrição do regulador *qseA* (*quorum-sensing E. coli regulator A*), que, por sua vez, ativa a transcrição de *ler*. Além disso, *quorum sensing* também pode controlar a expressão de flagelo e de BFP, estando diretamente envolvido nos processos de mobilidade e aderência bacteriana.

Patogênese da EPEC

A dose infectante de EPEC necessária para causar diarreia e o período de incubação para o desenvolvimento da doença não foram estabelecidos. Depois de ultrapassar a barreira gástrica, as EPEC aderem às mucosas dos intestinos delgado e grosso, inicialmente de um modo mais superficial e, depois, de modo mais íntimo, sendo essa aderência multifatorial. Após a colonização, várias proteínas efetoras são translocadas pelo SST3, cujos efeitos promovem diversas alterações na mucosa do hospedeiro que culminam na lesão AE. Há relatos de que infecções severas por EPEC causam total destruição do epitélio absortivo intestinal, com marcante atrofia vilositária e afinamento da camada mucosa. Sabe-se, no entanto, que, além da lesão AE, muitos outros fatores agem em conjunto para levar aos sintomas da diarreia, como alterações no transporte de íons e água, abertura das junções oclusivas entre os enterócitos, desarranjo do sistema de enzimas digestivas/absortivas (com redução de atividade enzimática), bem como a própria inflamação no início do estabelecimento da doença (infiltrado de neutrófilos e edema) na mucosa intestinal.

Durante a infecção das células epiteliais intestinais, as estruturas da superfície de EPEC são reconhecidas por receptores de morte celular e induzem vias apoptóticas extrínsecas. Por sua vez, os efetores Map e EspF desencadeiam a liberação de citocromo c, ativam caspases e vias apoptóticas intrínsecas. Curiosamente, durante a infecção por EPEC, os primeiros estágios de apoptose podem ser observados, mas estágios tardios não são evidentes. Isso ocorre porque EPEC transloca proteínas efetoras que antagonizam esses efeitos pró-apoptóticos. Além disso, EspZ localiza-se na região citoplasmática da membrana plasmática no sítio de adesão bacteriana e interage com a proteína translocadora EspD. Foi sugerido que EspZ previne indiretamente a morte celular, regulando negativamente a translocação de proteínas e protegendo as células de uma quantidade excessiva de proteínas efetoras, o que seria bastante tóxico para a célula. Para os patógenos que colonizam o epitélio, prevenir a morte celular é fundamental para preservar seu sítio de replicação; por sua vez, o hospedeiro precisa eliminar as células infectadas, a fim de minimizar o dano tecidual.

Como já mencionado, as proteínas efetoras são multifuncionais e apresentam atividades sobrepostas para controlar a resposta imune do hospedeiro. Assim, a infecção por EPEC é caracterizada por uma resposta inflamatória fraca. De fato, alguns estudos mostraram que a maioria dos efetores de Nle e alguns efetores de LEE inibem a resposta imune, o que favorece a sobrevivência bacteriana no hospedeiro.

Filogenia

Desde o início dos estudos com populações de *E. coli* empregando-se a técnica de *multi-locus sequence typing* (MLST), tornou-se evidente que essa população é subdividida em várias subpopulações conhecidas como grupos filogenéticos. Atualmente, são reconhecidos oito grupos filogenéticos distintos denominados: "A"; "B1"; "B2"; "C"; "D"; "E"; "F"; e "G". Em relação aos isolados de EPEC, a grande maioria tem sido classificada nos filogrupos B1, B2 e A. Com o progresso do sequenciamento genômico total e a acessibilidade a essa técnica, relações mais estreitas entre cepas de um mesmo filogrupo foram observadas. Esses grupos, formados com base em suas similaridades genéticas, foram denominados "linhagens filogenômicas" e, em resumo, representam subpopulações existentes dentro de um mesmo filogrupo. As linhagens filogenômicas foram designadas com a sigla "EPEC" seguida de um número cardinal, por exemplo, EPEC1, EPEC2, EPEC3, EPEC4 etc., que indica a ordem cronológica em que as linhagens filogenômicas foram identificadas pelos pesquisadores. Até o momento, já foram identificadas 15 linhagens filogenômicas de EPEC. Quando se analisam especificamente as EPEC atípicas, nota-se que esse patógeno é classificado principalmente nas linhagens filogenômicas

EPEC10 (pertencente ao filogrupo A) e EPEC11 (pertencente ao filogrupo B1). É importante mencionar que algumas cepas de EPEC são filogeneticamente próximas às cepas de *E. coli* enterohemorrágica (EHEC) e, portanto, classificadas em linhagens filogenômicas associadas ao patotipo EHEC, sendo as mais importantes as linhagens EHEC1 (pertencente ao filogrupo E) e EHEC2 (pertencente ao filogrupo B2), que albergam cepas de EPEC atípica dos sorotipos O55:H7 e O26:H11, respectivamente.

Resposta imunológica

A resposta de anticorpos contra o antígeno O de certos sorogrupos foi detectada em voluntários convalescendo de infecção experimental por EPEC e em crianças maiores de 1 ano de idade naturalmente infectadas. Após a identificação de fatores de virulência de EPEC, foi verificado que muitos deles (p. ex., intimina, BFP, EspA, EspB e Tir) induzem uma resposta imunológica no soro (IgG e IgM) e em leite, colostro e saliva (sIgA) de hospedeiros humanos doentes e saudáveis e em colostro e leite de bovinos. Além disso, foi demonstrado que a aderência de EPEC pode ser bloqueada por IgA e outros fatores do leite materno (p. ex., frações oligossacarídicas), que contribuem, portanto, para o desenvolvimento da imunidade. Também já foi demonstrado o desenvolvimento precoce de uma forte resposta de anticorpos no soro e na saliva de crianças, que reagiam com fatores de virulência de EPEC, uma vez que crianças em torno de 1 ano de idade apresentaram um repertório de anticorpos equivalente ao de adultos da mesma região geográfica. Assim, é possível que a redução na frequência de EPEC típicas em crianças maiores de 2 anos de idade possa, ao menos em parte, ser resultante do desenvolvimento de um repertório de anticorpos anti-EPEC.

Epidemiologia

Embora os primeiros relatos associando EPEC como importante causa de diarreia em crianças tenham ocorrido em países desenvolvidos, EPEC logo se tornou um problema de Saúde Pública muito relevante nos países em desenvolvimento. A partir da década de 1960, houve uma acentuada queda de frequência das EPEC típicas nos países desenvolvidos; no entanto, estudos conduzidos no Brasil na década de 1980 mostraram que as EPEC típicas eram responsáveis por aproximadamente 30% dos casos de diarreia durante o 1º ano de vida, em alguns grandes centros urbanos, sendo os sorogrupos O55, O111 e O119, os mais prevalentes.

Enquanto o isolamento de EPEC típicas em nosso meio tem se tornado cada vez menos frequente, a incidência de EPEC atípicas vem aumentando consideravelmente. As EPEC atípicas têm sido isoladas não somente de crianças até 5 anos de idade, mas também de adultos e de indivíduos diarreicos vivendo com HIV. Vários surtos de diarreia têm sido descritos atualmente, apontando como agente etiológico as EPEC atípicas.

As EPEC atípicas parecem compreender um grupo de cepas muito mais heterogêneo do que as EPEC típicas. Muitos dos isolados de EPEC atípicas não pertencem aos 12 sorogrupos clássicos de EPEC e vários fatores de virulência descritos em outros grupos de *E. coli* patogênicas têm sido detectados nesse grupo de cepas. Em alguns estudos, as EPEC atípicas têm sido isoladas em igual frequência de indivíduos com e sem diarreia. A dificuldade em associar EPEC atípicas com a doença diarreica pode ser atribuída ao caráter heterogêneo dos isolados. Estudos de caracterização fenotípica e molecular de cepas de EPEC atípica têm demonstrado claramente que subpopulações desse patotipo podem ser mais frequentemente isoladas de crianças com diarreia do que em indivíduos saudáveis. O papel de EPEC atípica como um importante agente de infecções do trato gastrointestinal pode ser reforçado pelo envolvimento dessa bactéria em surtos de diarreia aguda, acometendo não somente crianças, como também indivíduos adultos.

Um dos maiores surtos de diarreia causado por EPEC atípica ocorreu em uma escola na Finlândia. Esse surto foi causado por uma cepa do sorotipo O111:H9 e acometeu um total de 650 pessoas, sendo 611 crianças e 39 adultos, além de 137 familiares próximos. Outros dois surtos de diarreia associados à EPEC atípica foram descritos no Japão, e as cepas responsáveis por esses surtos foram identificadas como pertencentes aos sorotipos ONT:H45, que acometeu estudantes entre 12 e 15 anos, e O55:HNM, que acometeu bebês em uma creche. No Brasil, poucos trabalhos têm se dedicado a estudar o envolvimento de EPEC atípica em surtos de diarreia. No entanto, alguns esforços foram feitos nesse sentido, permitindo identificar pequenos surtos, envolvendo no máximo quatro adultos e/ou crianças, tendo como agente causal cepas dos sorotipos O2:H16, O33:H34, O39:H9, O108:HNM e ONT:H19.

Diferentemente das EPEC típicas, cujo principal reservatório é o próprio ser humano, as EPEC atípicas têm sido encontradas em diferentes espécies animais utilizadas para a produção de alimentos, como: gados; ovelhas; cabras; porcos; e aves; bem como em animais domésticos (cães e gatos). Embora não haja evidência da transmissão direta de EPEC atípica entre animais e seres humanos, algumas cepas de EPEC atípicas isoladas de animais compartilham importantes propriedades de virulência com cepas isoladas de casos de diarreia em humanos e pertencem aos sorogrupos implicados em doenças humanas (O26, O103, O119, O128 e O142), sugerindo que animais possam representar reservatórios de EPEC atípica, que podem ser transmitidas aos seres humanos.

Cepas híbridas de EPEC

Como a maioria dos genes relacionados à virulência de *E. coli* é inserida em elementos genéticos móveis que podem ser transferidos para outros isolados por transferência horizontal, uma combinação de patotipos pode ocorrer quando uma cepa patogênica já estabelecida adquire novos genes de outro patotipo. Assim, o termo "híbridas" foi criado para descrever o surgimento de cepas patogênicas de *E. coli* carregando combinações de fatores de virulência relacionados ao diagnóstico de DEC e/ou ExPEC. Também são consideradas híbridas de ExPEC/DEC cepas recuperadas de infecções extra intestinais que abrigam os fatores de virulência classificatórios dos patotipos de DEC. A combinação de fatores de virulência de diferentes patotipos pode gerar maior potencial de virulência dessas cepas, uma vez que elas poderiam causar infecções intestinais e extra intestinais no mesmo hospedeiro.

O primeiro caso relatado de cepa híbrida de EPEC foi o de uma criança de 6 meses, com quadro agudo de secreção aquosa e diarreia sanguinolenta, portadora de uma cepa de *E. coli* capaz de produzir lesão AE e a toxina termolábil (LT) de ETEC, sendo considerada uma cepa híbrida de EPEC/ETEC. Outro estudo relatou a identificação de quatro cepas de EPEC/ETEC isoladas de crianças, duas das quais apresentando diarreia, uma assintomática e outra que foi a óbito. Recentemente, no Brasil, foi reportado um surto de diarreia no estado de São Paulo causado por uma cepa híbrida de aEPEC/EAEC do sorotipo O3:H2. Além de albergar a região LEE (marcador molecular do patotipo EPEC) concomitantemente com o gene *aggR* (marcador molecular do patotipo EAEAC) (Capítulo 38), essa cepa híbrida produziu o padrão de aderência agregativo, em células HeLa cultivadas *in vitro*, que consiste em um marcador fenotípico do patotipo EAEC.

Em um paciente imunocomprometido acometido por diarreia severa seguida de bacteremia e disfunção de múltiplos órgãos, foi identificada uma cepa híbrida ExPEC/EPEC, que portava simultaneamente a região LEE, o *operon bfp* e os genes definidores de potencial de virulência extraintestinal, sendo esse conjunto de sintomas não observados concomitantemente em infecções causadas por cepas não híbridas de EPEC.

Embora raras, algumas cepas híbridas de ExPEC/EPEC atípica foram isoladas de diversas infecções extraintestinais, incluindo-se infecções do trato urinário de humanos sem diarreia. Uma dessas cepas, isolada de infecção urinária, abrigava todos os genes da região LEE, produzia a adesina intimina, aderia a linhagens celulares urinárias e intestinais *in vitro* e induzia lesão AE, mostrando que a região LEE, presente em isolados de *E. coli* obtidos de sítios extraintestinais, pode ser funcional. No entanto, ainda não foi determinado se as proteínas codificadas por genes da região LEE contribuem para o estabelecimento ou agravamento de infecções do trato urinário.

Os estudos sobre as cepas híbridas relatadas até agora mostram que elas são bem diversas em relação aos sorotipos, grupos filogenéticos, *sequence types* (ST), e combinações de fatores de virulência associados com ExPEC e DEC, sugerindo que a maioria delas compreende clones distintos. Como muitos desses estudos carecem de informações sobre sintomatologia do hospedeiro ou a expressão de fatores de virulência, não há dados suficientes para se determinar se a aquisição de novos fatores de virulência por cepas de EPEC implica necessariamente no estabelecimento de sintomas mais graves no hospedeiro e se apresentam relevância clínica.

Diagnóstico

Em laboratórios de Microbiologia de rotina, todas as colônias de *E. coli* obtidas de placas de isolamento primário são tradicionalmente rastreadas por ensaios de aglutinação em lâmina usando soros contra os sorogrupos clássicos de EPEC O26, O55, O86, O111, O114, O119, O125, O126, O127, O128, O142 e O158. Embora esse tipo de ensaio seja vantajoso em razão da disponibilidade de soros comerciais, a desvantagem desse método é a heterogeneidade dos sorogrupos de EPEC que podem compreender outros patotipos, além de EPEC, a incapacidade de distinguir EPEC típica de EPEC atípica dentro desses sorogrupos e a ocorrência de cepas de EPEC pertencentes a sorogrupos diferentes dos sorogrupos de EPEC clássicos.

Isolados de *E. coli* têm sido caracterizados como EPEC com base em seus mecanismos de virulência. Isolados confirmados bioquimicamente como *E. coli* devem ser submetidos a testes moleculares e fenotípicos específicos para a identificação da presença da região LEE. A detecção da região LEE pode ser realizada tanto pela reação de PCR como pelo emprego de sondas genéticas. A região conservada do gene *eae* bem como outros genes conservados da região LEE (*escN* e *escV*) têm sido empregados com sucesso em estudos epidemiológicos para a identificação de EPEC. Isolados de *E. coli* que albergam a região LEE devem ser discriminados dos isolados de STEC por reações de PCR para os genes *stx1* e *stx2* (que codificam a toxina Shiga), sendo os isolados de EPEC negativos para esses genes.

Uma vez confirmados como EPEC, os isolados devem ser discriminados em EPEC típica e EPEC atípica, pela detecção do pEAF nas típicas e ausência desse plasmídeo nas atípicas. A reação de PCR para o gene *bfpA* (que codifica a subunidade majoritária de BFP) tem sido amplamente utilizada para esse propósito. No entanto, muitos estudos têm demonstrado que alguns isolados de EPEC podem carregar versões do pEAF defectivas em um ou mais genes do operon *bfp*, caracterizando-se como EPEC atípicas, já que não produzem o BFP. Por esse motivo, alguns estudos têm sugerido o emprego do gene *bfpB* em vez de *bfpA* para a diferenciação entre EPEC típica e atípica. Além disso, foram identificados múltiplos alelos de *bfpA*, sugerindo que alguns ensaios de PCR atuais podem falhar na identificação de todas as cepas de EPEC positivas para *bfpA*. Nesse caso, são necessários outros conjuntos de iniciadores de *bfpA* para a identificação de EPEC típica por PCR. Com base nessa evidência, alguns pesquisadores têm utilizado a identificação da produção do padrão AL (uma marca fenotípica das EPEC típicas), em células HeLa/HEp-2, para realizar essa discriminação, porém essa conduta só é viável em laboratórios de pesquisa.

Como as cepas de EPEC são definidas com base em suas propriedades de virulência, um conjunto de proteínas, incluindo intimina, BFP e SST3, pode ser empregado como alvo para diagnóstico por reações imunológicas. Para a pesquisa de BFP, foram desenvolvidos ensaios de imunofluorescência e *immunoblotting* usando anticorpos monoclonais ou policlonais contra BFP e como antígenos, cultivo dos isolados em meio de eagle modificado por Dulbecco (DMEM) ou no próprio ágar MacConkey (91% e 89% de sensibilidade, respectivamente). Esses resultados são particularmente interessantes, uma vez que o ágar MacConkey é usado rotineiramente para a identificação de *E. coli* fermentadora de lactose isolada de fezes diarreicas. Um ensaio de imunotransferência de colônia (*colony blot*) para detecção de EPEC típica com base na expressão de BFP também foi padronizado, usando um soro policlonal anti-BFP produzido em coelho. A padronização foi feita após o crescimento dos isolados bacterianos em ágar DMEM contendo soro bovino fetal ou ágar soja tríptica contendo 5% de sangue de ovelha lavado (TSAB). Esse teste apresentou positividade de 92% e 83% e especificidade de 96% e 97%, respectivamente, quando a cultura foi feita em DMEM e TSAB. Esse método combina a simplicidade de um ensaio sorológico com a alta eficiência de testar muitas colônias de EPEC.

Em relação à detecção de intimina, um soro policlonal de coelho foi elaborado para detectar a região conservada de intimina (Int388-667) por *immunoblotting*, permitindo identificar isolados de EPEC típica expressando intiminas α, β, γ, δ e ε com 100% de especificidade e sensibilidade de 97%. Porém, a desnaturação e a linearização de proteínas é um passo crítico para a acessibilidade do anticorpo anti-intimina. Além disso, um anticorpo recombinante produzido com fragmento variável de cadeia simples da intimina (scFv-intimina) pode ser usado em ensaios de imunofluorescência para detectar isolados de EPEC típica, EPEC atípica e EHEC.

Outros ensaios foram desenhados para a pesquisa de proteínas secretadas em sobrenadante de cultura, principalmente EspB, e compreendem testes de aglutinação passiva reversa de látex (RPLA), imunocromatográfico e o teste de aglutinação rápida utilizando esferas de látex revestidas com mAb anti-EspB. Esses ensaios podem ser empregados em países em desenvolvimento com laboratórios equipados.

Tratamento e profilaxia

A medida terapêutica mais efetiva contra infecções brandas por EPEC é a reidratação oral que, notadamente, reduz a mortalidade precoce. No entanto, nem todos os pacientes respondem a essa medida e algumas crianças podem apresentar intolerância ao leite de vaca, o que pode causar diarreia persistente e exigir hospitalização. Provavelmente, a recuperação deve ser lenta porque depende da completa recuperação das funções intestinais (digestão, absorção e defesa) deterioradas nas lesões causadas por EPEC.

A terapia com antimicrobianos é recomendada apenas nos casos mais severos de diarreia persistente associadas com EPEC. Os padrões de sensibilidade de EPEC aos antimicrobianos varia nas diferentes regiões geográficas e a resistência é bastante comum, o que indica a necessidade de determinação do perfil de sensibilidade para as cepas isoladas de casos mais severos de diarreia, antes do tratamento.

Como para a prevenção de outras infecções, o aleitamento materno é bastante protetor contra infecções por EPEC, provavelmente em decorrência da combinação do efeito de sIgA específicas e oligossacarídeos que inibem a colonização intestinal, ou do efeito inibitório direto de lactoferrina. Apesar dos evidentes benefícios que uma vacina poderia trazer na profilaxia dessas infecções, não há, no momento, uma vacina licenciada que possa prevenir infecções humanas por EPEC.

Outras medidas preventivas mais genéricas também podem contribuir para a profilaxia das infecções por EPEC, principalmente nos países em desenvolvimento, como o saneamento básico adequado e práticas apropriadas de higiene e de alimentação.

Bibliografia recomendada

Croxen MA, Law RJ, Scholz R, Keeney KM, Wlodarska M, Finlay BB. Recent advances in understanding enteric pathogenic Escherichia coli. Clin Microbiol Rev. 2013;26(4):822- 80.

Gomes TAT, Elias WP, Scaletsky ICA, Guth BEC, Rodrigues JF, Piazza RMF, et al. Diarrheagenic Escherichia coli. Braz J Microbiol. 2016;47(S1):3-30.

Hernandes RT, Elias WP, Vieira MAM, Gomes TAT. An overview of atypical enteropathogenic Escherichia coli. FEMS Microbiol Lett. 2009;297(2):137-49.

Hernandes RT, Hazen TH, Dos Santos LF, Richter TKS, Michalski JM, Rasko DA. Comparative genomic analysis provides insight into the phylogeny and virulence of atypical enteropathogenic Escherichia coli strains from Brazil. PLoS Negl Trop Dis. 2020;14(6):e0008373.

Kaper JB, Nataro JP, Mobley HL. Pathogenic Escherichia coli. Nat Rev Microbiol. 2004;2(2):123-40.

Santos AS, Finlay BB. Bringing down the host: enteropathogenic and enterohaemorrhagic Escherichia coli effector-mediated subversion of host innate immune pathways. Cell Microbiol. 2015;17(3):318-32.

Trabulsi LR, Keller R, Gomes TAT. Typical and atypical enteropathogenic Escherichia coli. Emerg Infect Dis. 2002;8(5):508-13.

Escherichia coli Produtora de Toxina Shiga (STEC) 37

Beatriz Ernestina Cabilio Guth

A categoria de *E. coli* diarreiogênica foi caracterizada pela produção de potentes citotoxinas que apresentam a capacidade de inibir a síntese proteica de células eucarióticas. Essas toxinas foram denominadas "verotoxinas" (VT) por sua atividade em cultura de células Vero, como também de toxinas Shiga (Stx), em razão de semelhanças com a toxina produzida por *Shigella dysenteriae* tipo 1. Assim, essas amostras podem ser nomeadas tanto de *E. coli* produtora de Stx (STEC) como de *E. coli* produtora de VT (VTEC). Embora a associação de amostras de *E. coli* produtoras de citotoxinas com a doença diarreica seja reportada desde a década de 1970, a importância de STEC como patógeno humano ganhou notoriedade apenas a partir de 1982, quando surtos de colite hemorrágica (CH) e de síndrome hemolítica urêmica (SHU), relacionados a um sorotipo até então raro de *E. coli*, o O157:H7, foram, pela primeira vez, identificados. As STEC, diferentemente das outras categorias diarreiogênicas de *E. coli*, são encontradas no intestino de uma grande variedade de espécies de animais domésticos e selvagens. Entretanto, os ruminantes, especialmente os bovinos e os ovinos, representam os seus principais reservatórios naturais. Contudo, alguns sorotipos de STEC podem causar doença em animais, como a diarreia em bezerros e a doença do edema em suínos.

Nomenclatura

O termo "*E. coli* enterohemorrágica" (EHEC) foi definido como um subgrupo das STEC e surgiu, inicialmente, para nomear amostras O157:H7 responsáveis por causar CH e SHU. Em seguida, passou a englobar as STEC que apresentavam características clínicas, epidemiológicas e patogênicas similares à EHEC O157:H7, considerada o protótipo do grupo. Posteriormente, o termo designado pela sigla EHEC passou também a ser utilizado para aquelas amostras de STEC responsáveis por causar diarreia em humanos. Foi, inclusive, proposta a subdivisão de EHEC em "típicas" e "atípicas" de acordo com a presença de outros atributos de virulência como a presença da sequência *eae*, relacionada à aderência íntima da bactéria, e do gene plasmideal *ehx*, que codifica a produção de entero-hemolisina. Entretanto, esta subdivisão de amostras produtoras de Stx em STEC e EHEC não é muito precisa, uma vez que não se pode garantir que qualquer amostra STEC, naturalmente isolada, não seja patogênica para humanos. Portanto, neste capítulo, STEC designará todos os tipos de amostras de *E. coli* produtoras de Stx.

Manifestações clínicas

STEC se destaca por causar um amplo espectro de doenças nos seres humanos, que compreende desde casos assintomáticos, diarreia branda, até casos mais graves de CH que podem evoluir para complicações extraintestinais, sendo a de maior gravidade a SHU. Além de SHU, outras complicações como a púrpura trombocitopênica trombótica (PTT), apendicite, cistite hemorrágica e, até mesmo, anormalidades neurológicas podem ser observadas.

A SHU é definida pela tríade anemia hemolítica, plaquetopenia ou trombocitopenia e insuficiência renal aguda. Por sua vez, a PTT se caracteriza pela presença de trombocitopenia e anemia hemolítica, sendo considerada uma extensão da SHU que inclui sintomas neurológicos e febre. A PTT tem sido reconhecida como a SHU de adulto.

A infecção por STEC tem geralmente início após a ingestão de alimentos ou água contaminados, algumas vezes em doses infectantes muito baixas, especialmente nos surtos causados pelo sorotipo O157:H7, em que se estima que menos de cem organismos são capazes de causar a doença. O período de incubação é, em média, de 3 a 4 dias, sendo a diarreia não sanguinolenta e dor abdominal os sintomas iniciais. A partir de 1 ou 2 dias, a diarreia torna-se sanguinolenta e a dor abdominal, mais intensa, caracterizando a CH. O paciente pode permanecer assim por até 10 dias, mas, após esse período, a maioria evolui para a cura sem sequelas. No entanto, em aproximadamente 10% dos pacientes, a doença pode progredir para SHU e, em crianças, a taxa de mortalidade varia de 3% a 5% e cerca de 12% a 30% permanecem com graves sequelas. Embora geralmente associada com infecção intestinal, a SHU, ocasionalmente, pode também ocorrer após infecção urinária, com ou sem histórico prévio de diarreia.

Sorotipos

O sorotipo O157:H7, além de ter sido o primeiro a ser reconhecido nessa categoria patogênica de *E. coli*, representa também o principal sorotipo associado a surtos de CH e SHU em países como Estados Unidos, Canadá, Reino Unido e Japão. Embora seja evidente a importância de O157:H7 dada a sua alta prevalência, mais de 400 sorotipos de STEC são atualmente conhecidos, porém, entre estes, cerca de 50 estão associados a infecções humanas, e alguns são responsáveis por infecções comparáveis àquelas causadas por *E. coli* O157:H7. Sorotipos não-O157 são mais comuns na Europa, Austrália e América Latina, incluindo o Brasil, onde têm sido igualmente associados a casos de diarreia, CH e SHU. Entre os sorogrupos não-O157 mais frequentemente associados à doença humana, destacam-se O26, O45, O103, O111, O121 e O145.

Fatores e determinantes genéticos de virulência

Toxina Shiga

A toxina Shiga (Stx) é o principal fator de virulência das STEC e constitui uma família de citotoxinas estruturalmente relacionadas e com atividades biológicas similares. Dois grupos distintos são descritos: Stx1, que é praticamente idêntica à toxina Stx produzida por *S. dysenteriae* 1; e Stx2, que apresenta menos de 60% de homologia com a sequência de aminoácidos de Stx1. Essas toxinas apresentam uma estrutura básica comum a várias toxinas bacterianas de natureza proteica, representada pelo modelo 1A:5B. A subunidade A de aproximadamente 32 kDa é composta de duas subunidades: A1 (25 kDa) que representa a fração ativa da toxina; e A2 (4 kDa) que liga a subunidade A às subunidades B, formada por um conjunto de frações idênticas de 7,7 kDa, responsáveis pela ligação da toxina a um receptor glicolipídico da célula eucariótica. Stx1 apresenta pequenas variações em sua sequência de aminoácidos, constituindo um grupo mais homogêneo de toxinas, apresentando os subtipos Stx1a, Stx1c, Stx1d e Stx1e esse último raramente causando doença em humanos.

Por sua vez, diversos subtipos de Stx2 (Stx2a, Stx2b, Stx2c, Stx2d, Stx2e, Stx2f, Stx2g, Stx2h, Stx2i, Stx2j, Stx2k e Stx2l) com características antigênicas e biológicas alteradas, têm sido descritos, e essa variabilidade reflete primariamente uma diversidade na sequência da subunidade B dessas toxinas. A informação genética para a produção de Stx1, Stx2 e alguns subtipos de Stx2 está localizada no genoma de fagos temperados do tipo lambda, integrados ao cromossomo bacteriano, enquanto a produção de Stx de *S. dysenteriae* 1 e do subtipo Stx2e são codificados por genes cromossômicos. Amostras STEC podem apresentar somente um dos genes *stx* ou uma combinação entre eles. Entretanto, enquanto amostras STEC com mais de um subtipo de Stx2 são comuns, o mesmo não foi descrito para os subtipos de Stx1. A capacidade em causar doenças com gravidades distintas tem sido relacionada não apenas ao tipo de Stx, mas também ao subtipo da toxina apresentado pela amostra de STEC.

Assim, pacientes infectados por amostras produtoras de Stx2 desenvolvem SHU mais frequentemente do que aqueles infectados por amostras produtoras apenas de Stx1. Entre os subtipos de Stx2, Stx2a e Stx2d parecem estar mais relacionados a doenças severas do que Stx2c. Alguns subtipos são produzidos por amostras STEC de origem animal e raramente isolados de amostras de origem humana. Stx2e é encontrado em associação com amostras STEC que causam a doença do edema em suínos e Stx2f parece estar relacionado a amostras STEC de origem aviária.

O mecanismo de ação das toxinas da família Stx está representado na Figura 37.1 e envolve a inibição da síntese proteica na célula-alvo, função mediada pela subunidade A1 que apresenta uma atividade de N-glicosidase, causando a remoção de um resíduo de adenina da fração 28S da subunidade 60S do ribossomo eucariótico, ocasionando alteração no sítio aminoacil ribossomal e consequente inibição do processo de tradução. Os diferentes tipos de Stx apresentam variações quanto à sua potência, possivelmente relacionadas a maior ou menor afinidade pelo receptor na superfície celular e/ou a maior eficiência no transporte intra e intercelular.

Além de atuar na inibição da síntese proteica, a toxina Stx é uma proteína bacteriana multifuncional. Stx ativa uma série de vias de sinalização incluindo aquelas associadas à ativação de uma resposta aos estresses ribotóxico e do retículo endoplasmático. A sinalização por essas vias pode causar a morte celular por apoptose ou autofagia ou ativação da imunidade inata associada à produção de citocinas/quimiocinas pró-inflamatórias (Figura 37.2). Por sua vez, a produção dessas moléculas pode contribuir para os danos teciduais do cólon e para o desenvolvimento de SHU e complicações do sistema nervoso. Além disso, as vias de sinalização ativadas por Stx relacionadas à apoptose de diferentes células certamente contribuem para os danos teciduais de vários órgãos.

Ainda, sabe-se que as toxinas Stx apresentam várias etapas de processamento intracelular necessárias para expressão da toxicidade. Portanto, a manipulação dessas toxinas como agentes terapêuticos contra o câncer tem sido considerada muito promissora. Alguns experimentos realizados em modelos de camundongos, como a injeção intratumoral de Stx1, provocou inibição do crescimento tumoral, demonstrando claramente um efeito antineoplásico. Existem também ensaios em andamento que visam manipular Stx para a detecção de células cancerígenas, bem como para a entrega de drogas, utilizando o receptor Gb3 e as subunidades B.

Lesão A/E

Alguns sorotipos de STEC são capazes de colonizar a mucosa intestinal por um mecanismo que altera a função da célula epitelial e induz uma lesão histopatológica característica denominada *attaching and effacing* (A/E), codificada por genes localizados em uma ilha de patogenicidade, a região LEE, à semelhança do descrito para as *E. coli* enteropatogênicas (EPEC) (ver Capítulo 36). Análises de sequenciamento da região LEE de amostras protótipos de EPEC e STEC O157:H7 demonstraram alta similaridade estrutural e funcional. A organização dos genes na região interna de LEE é conservada e o sistema de secreção tipo III, as proteínas Intimina, Tir e Esp têm as mesmas funções em STEC e EPEC. Apesar das semelhanças, a região LEE de amostras STEC de origem humana e animal e de EPEC podem diferir em tamanho, número de genes e ORF e nos sítios de inserção no cromossomo (*selC*, *pheU*, *pheV* etc.).

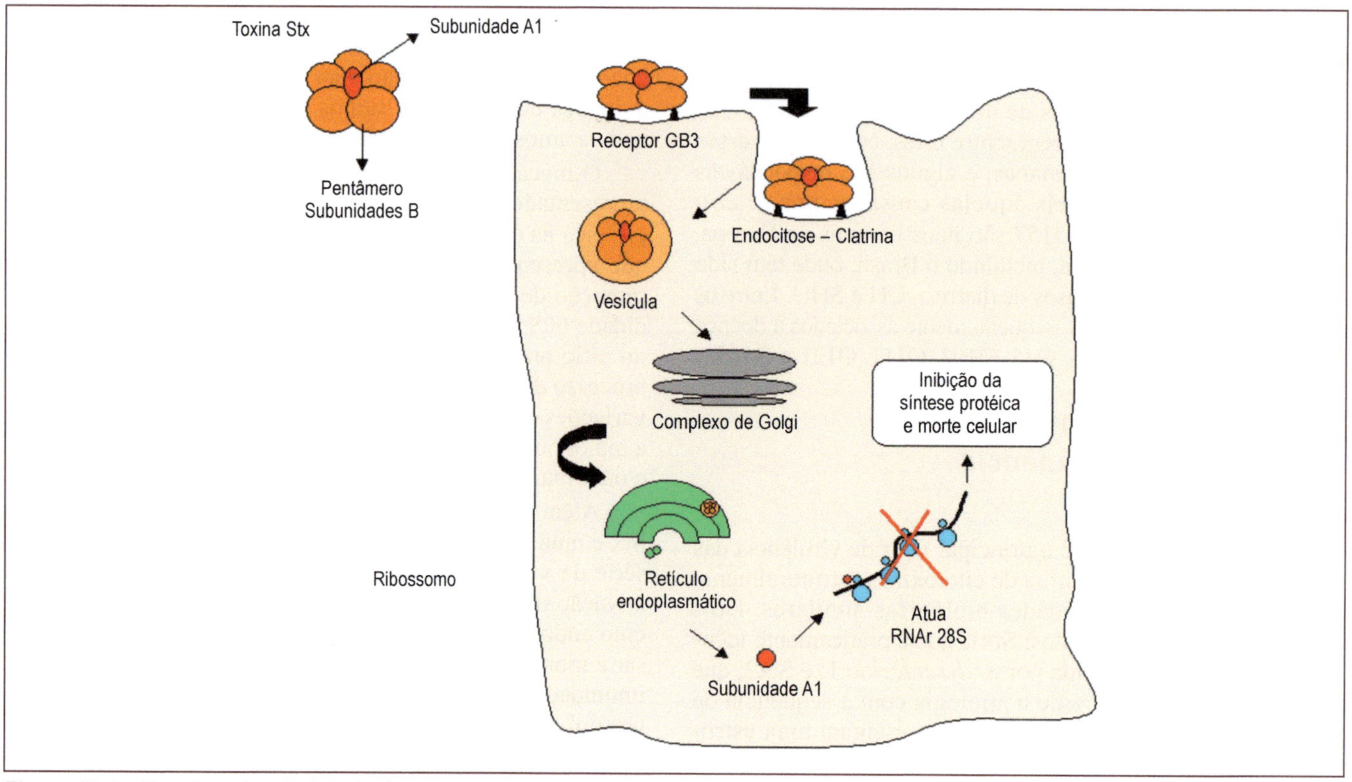

Figura 37.1 – *Mecanismo de ação da toxina Stx.*
Fonte: Desenvolvida pela autoria.

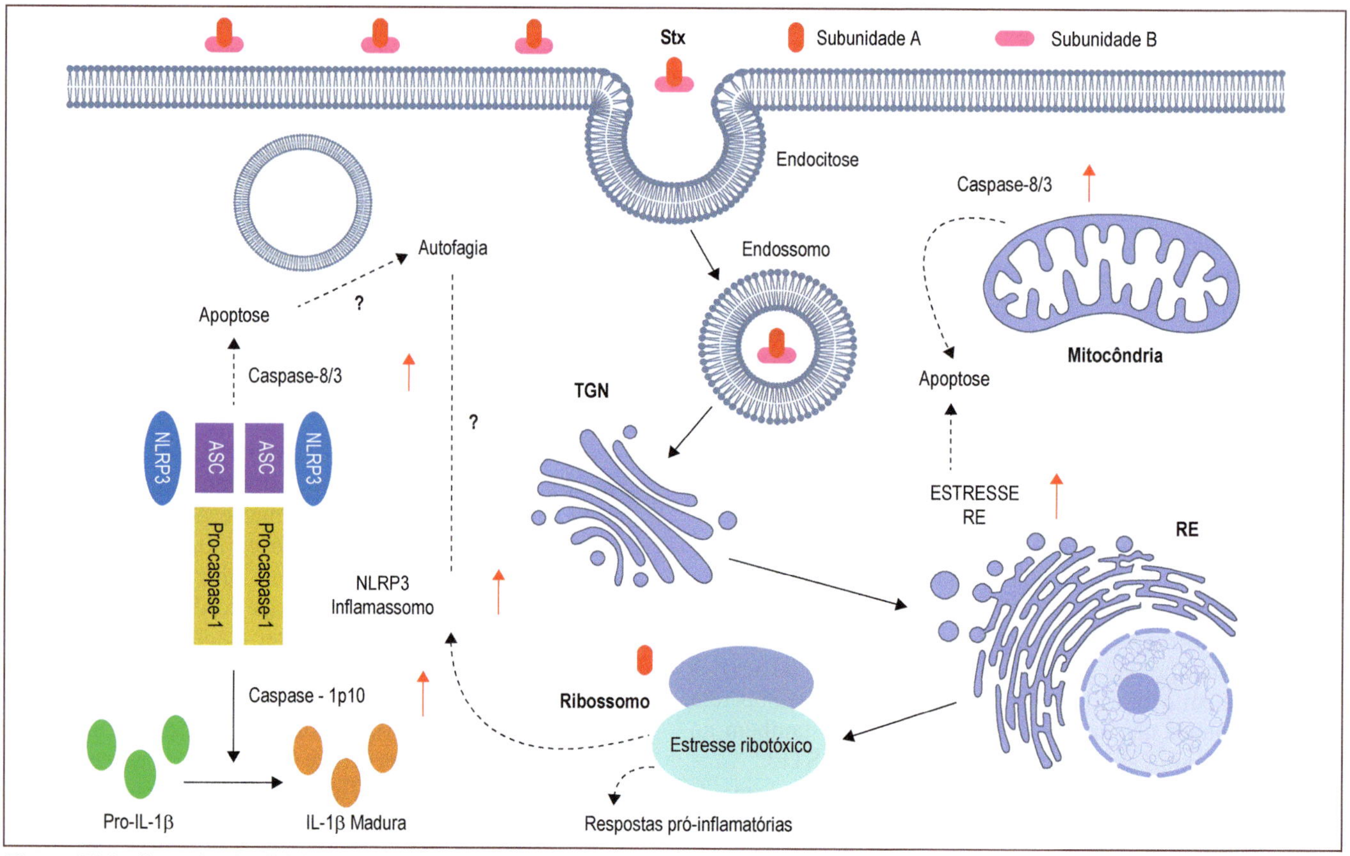

Figura 37.2 – *Respostas da célula hospedeira (estresse ribotóxico, estresse do RE, inflamação, autofagia e apoptose) induzidas por Stxs após endocitose mediada por invaginação de membrana via receptor Gb3 na superfície celular.*
Fonte: Adaptada de Lee M, Koo S, Jeong DG, *et al.*, 2016.

Assim, algumas diferenças interessantes foram observadas, por exemplo, a Tir de STEC não é fosforilada e utiliza, em vez de Nck, outra proteína efetora bacteriana, denominada "TccP/EspFu", que se liga à N-WASP, estimulando a polimerização de actina e formação do pedestal. A ausência de uma ligação direta entre Tir e TccP/EspFu indica a necessidade de fatores adicionais bacterianos ou celulares, os quais estão sendo ainda investigados. Outra diferença se relaciona à expressão de LEE quando introduzida em *E. coli* K12. A região LEE de EPEC se expressa de forma completa, tornando *E. coli* K12 capaz de causar lesão A/E, porém isso não acontece com a introdução de LEE de STEC O157:H7. Variações entre os tipos de intimina também são encontradas entre amostras STEC LEE-positivas, com tipos geralmente distintos dos identificados entre as EPEC e relacionados ao sorotipo da amostra. Em STEC os principais tipos de intimina são: β, γ, ε e θ,

Outros mecanismos de adesão celular

Apesar de a classificação inicial de EHEC ter considerado apenas aqueles sorotipos de STEC responsáveis por causar doenças graves e portadores da região LEE, amostras STEC LEE-negativas também têm sido isoladas de casos esporádicos e surtos de CH e SHU em diferentes países. Demonstra-se, assim, que, apesar da importância da lesão A/E, ela não é essencial para a patogênese da doença. Nesse particular, a utilização do termo "EHEC" torna-se limitada como comentado anteriormente, e a denominação STEC não implica, portanto, uma menor virulência ou patogenicidade, tornando-se, assim, mais abrangente.

A presença de outros mecanismos de aderência que permitem a colonização da mucosa intestinal de forma tão eficiente como o responsável pela lesão A/E parece ocorrer nas amostras desprovidas de LEE. Uma série de prováveis adesinas, distintas da intimina, tem sido também descrita em amostras STEC LEE-positivas, cujos genes estão localizados em outras ilhas de patogenicidade fora de LEE ou em plasmídeos. A primeira adesina caracterizada em uma amostra LEE-negativa foi Saa (STEC *autoagglutinating adhesin*). Algumas proteínas também propostas como novas adesinas incluem EHEC *adherence fator* (Efa), IrgA *homologue adhesin* (Iha), EHEC pO157 *plasmid-encoded protein* (Tox B), *long polar fimbriae* (Lpf), entre outras. A capacidade de formar biofilmes em superfícies de natureza distintas, bióticas e abióticas, também tem sido considerada um importante mecanismo de adesão. Vários tipos de estruturas fimbriais e afimbriais, assim como flagelo, têm sido associados à formação de biofilmes. Esses fatores de aderência descritos em amostras de STEC O157 e de não-O157 têm buscado explicar a capacidade de colonização e permanência dessas bactérias tanto no hospedeiro humano, no reservatório animal assim como no meio ambiente.

Fatores adicionais de virulência

Além de Stx, outros tipos de toxinas têm sido descritos em amostras STEC. A produção de uma entero-hemolisina (Ehx), que é uma hemolisina da família de toxinas citolíticas do tipo RTX (*repeats in toxin*), é considerada um marcador de alta virulência de STEC, uma vez que em grande parte dos casos de CH e SHU existe a produção concomitante de Stx e Ehx. Os genes para sua produção estão contidos em um plasmídeo de alto peso molecular presente tanto em amostras O157 (pO157) como entre as não-O157. Acredita-se que a contribuição de Ehx na patogênese das doenças causadas por STEC seja semelhante à de outras hemolisinas: o acesso ao elemento químico ferro, necessário ao metabolismo bacteriano.

A toxina citoletal distensora (CDT), uma ciclomodulina presente em diversas espécies de bacilos Gram-negativos, incluindo *E. coli*, tem sido reportada em STEC. Não se conhece com precisão de que forma a ação dessa toxina poderia contribuir para a virulência das STEC, mas alguns autores afirmam que a sua capacidade em bloquear o ciclo celular eucariótico poderia ser um importante mecanismo de escape imunológico. Além disso, a associação entre a presença do gene *cdt*-V, relacionado à CDT de STEC, e a ocorrência de quadros clínicos graves em pacientes com infecções por STEC sustentam a hipótese de que CDT tem algum papel na patogenicidade dessas bactérias.

A expressão de uma toxina subtilase (SubAB), não relacionada a outras toxinas AB5, foi identificada em algumas amostras STEC isoladas de casos de doença grave e no reservatório animal. Em experimentos *in vivo*, essa toxina foi letal para camundongos, causando extensos danos microvasculares, provocando trombose e necrose em vários órgãos como o cérebro, rins e fígado.

A secreção de algumas outras proteínas com atividade de catalase peroxidase (KatP) e de serinaprotease (EspP), codificadas por genes contidos no plasmídeo de alto peso molecular, também tem sido observada em algumas amostras STEC. O envolvimento desses fatores na patogênese da infecção ainda é incerto. Contudo, particularmente em relação à EspP, sua capacidade em clivar o fator V da coagulação e a presença de anticorpos anti-EspP no soro de crianças convalescentes sugerem sua participação nas manifestações hemorrágicas dos pacientes.

Patogênese

A patogênese das infecções por STEC é complexa e multifatorial e fica evidente que a atuação sinérgica de diversos fatores de virulência muito provavelmente deve contribuir para um pior prognóstico das doenças causadas por algumas destas amostras.

Após ultrapassar a barreira gástrica, em razão da presença de um eficiente sistema de regulação que permite adaptação e sobrevivência à acidez do estômago, as STEC atingem o intestino grosso, onde aderem à mucosa, proliferam e produzem Stx. A toxina é absorvida pelo epitélio intestinal, entra na circulação e liga-se rapidamente aos leucócitos polimorfonucleares. A extensão com que essas células liberam Stx para os órgãos-alvo é desconhecida. No entanto, nas células-alvo, Stx se liga ao receptor glicolipídico globotriacilceramida (Gb3) que é expresso principalmente nos pequenos vasos das células endoteliais do rim, intestino e cérebro.

A internalização de Stx por endocitose mediada pelo receptor é seguida pela interação da toxina com componentes subcelulares, resultando na inibição da síntese proteica ou apoptose. Embora as células endoteliais pareçam ser o principal alvo para Stx, outras células como as dos túbulos renais, células mesangiais, monócitos e plaquetas podem também ser afetadas pelas toxinas. Citocinas pró-inflamatórias circulantes, especialmente fator de necrose tumoral alfa e a interleucina-1β, estimuladas por ação direta da toxina sobre os monócitos, potencializam a ação de Stx nas células endoteliais por induzir a expressão de Gb3. A ligação da toxina ao seu receptor inicializa, então, uma cascata de reações que inclui coagulação e processos inflamatórios que resultam na SHU. No cólon, deve ocorrer rompimento dos vasos e, nos rins, ocorre obstrução dos vasos do glomérulo, ocasionando insuficiência renal. A SHU se caracteriza por ser uma microangiopatia trombótica, na qual os trombos são formados de plaquetas e fibrina e a hemólise é decorrente da fragmentação dos eritrócitos. As STEC produzem fatores distintos de Stx que também lesam o hospedeiro. Além da Intimina, responsável pela formação da lesão A/E, uma série de outros prováveis fatores de aderência e outras toxinas é produzida pelas STEC. Entretanto, o papel desses fatores na fisiopatologia da doença humana precisa ser mais bem esclarecido.

Fagos-Stx e a transferência horizontal de genes

Os fagos-Stx representam elementos genéticos móveis (EGMs) que desempenham um importante papel na expressão da toxina Stx, na transferência horizontal de genes e na diversificação do genoma de STEC. A perda frequente dos genes *stx* em isolados clínicos de STEC tem sido observada após subcultivos, assim como variantes *stx*-negativas podem ocorrer em baixa frequência em pacientes com diarreia e SHU. Dessa forma, a perda ou o ganho de fagos-Stx pode resultar no aparecimento de amostras com patotipos diferentes. Os fagos-Stx livres ou infecciosos podem ser encontrados em alta densidade em amostras de fezes humanas saudáveis, em ambientes poluídos com fezes humanas e de animais e também em alimentos. Outras espécies conhecidas por terem adquirido fagos-Stx incluem *S. dysenteriae* tipo 1, *S. flexneri*, *S. sonnei*, *Citrobacter freundii*, *E. albertii*, *Acinetobacter haemolyticus*, *Aeromonas caviae* e *Enterobacter cloacae*.

A presença de algumas amostras recombinantes, denominadas "patotipos híbridos", tem sido observada, refletindo a transferência de EGM e a diversificação do genoma de STEC. Como alguns exemplos, pode-se destacar: *E. coli* enteroagregativa (EAEC)-STEC, *E. coli* O104:H4 portadora de *stx2* e com os marcadores de virulência de EAEC (AggR, AAF/I, Pic, Pet entre outros), responsável pelo surto de SHU ocorrido na Alemanha em 2011; EPEC-STEC, sorotipos de *E. coli* O26:H11 e O55:H9 expressando Stx2f e albergando *efa1* de EPEC isolados de pacientes com SHU na Áustria e Itália; *E. coli* extraintestinal (ExPEC)-STEC, *E. coli* O80:H2 foi descrita na França e Espanha apresentando subtipos de *stx2* e vários genes de virulência de ExPEC; *E. coli* enterotoxigênica (ETEC)-STEC, sorotipos distintos de *E. coli* carreando genes para subtipos de *stx2*, para as toxinas termoestável ST ou termolábil LT e fatores de colonização (CFs) de ETEC.

Diagnóstico

Diversas abordagens metodológicas podem ser utilizadas para o diagnóstico das infecções por STEC. Contudo, a seleção do método deve levar em consideração a rapidez, a especificidade, a sensibilidade e o custo de cada uma das alternativas. Idealmente, os laboratórios de Microbiologia Clínica deveriam pesquisar a presença de STEC em todas as amostras de fezes em que a cultura bacteriana é requisitada, e não apenas em amostras que são sanguinolentas. A importância de métodos de triagem não restritos à O157:H7 ou a alguns poucos sorogrupos deve ser enfatizada, haja vista a importância de amostras STEC não-O157 como agentes de doenças graves em diversos países, inclusive no Brasil.

A cultura de fezes seguida da identificação de STEC é o método clássico e tradicional. O êxito desse isolamento depende de alguns fatores, como coleta do material no início da diarreia, transporte adequado e utilização de meios de cultura apropriados. O meio seletivo MacConkey sorbitol (SMAC) tem sido utilizado em muitos laboratórios para o isolamento de STEC O157:H7 em razão da característica da maioria dessas amostras de não fermentar o sorbitol rapidamente, quando comparadas a outras *E. coli*. Entretanto, é importante lembrar que certas cepas de O157 são capazes de fermentar esse carboidrato, assim como as demais STEC. Portanto, o mais aconselhável é semear as fezes em duas placas de MacConkey, uma contendo sorbitol (SMAC) e a outra contendo lactose (ágar MacConkey), e selecionar colônias de ambas as placas. A identificação das colônias pode ser feita pela pesquisa da toxina mediante ensaios imunológicos, biológicos ou moleculares. Análises por reação em cadeia da polimerase (PCR) das colônias isoladas para detecção dos genes *stx*, bem como técnicas de PCR multiplex, incorporando iniciadores para amplificar outras sequências associadas à virulência como *eae* e *ehx*, constituem provavelmente o método mais sensível, rápido e específico para se rastrear STEC. A pesquisa de Stx ou de seus genes diretamente nas fezes também oferece bons resultados. A detecção de anticorpos circulantes anti-LPS ou anti-Stx pode também fornecer informações sobre a evidência de infecção por STEC, particularmente nos pacientes com a SHU, nos quais o isolamento de STEC é dificultado pelo tempo decorrido entre o início dos sintomas intestinais e o aparecimento das complicações extraintestinais.

Epidemiologia

STEC apresenta uma distribuição mundial, mas os grandes surtos e o elevado número de infecções esporádicas associados a esses patógenos têm sido reportados em países desenvolvidos, com alta prevalência nos Estados Unidos, Canadá, Reino Unido, vários países da Europa continental e no Japão, onde constituem um sério problema de Saúde

Pública. Na maioria desses países, as infecções por STEC O157:H7 são reconhecidas como uma das mais frequentes doenças de origem alimentar; enquanto em alguns países da Europa, na Argentina, Austrália, Chile e Brasil, as infecções por STEC são predominantemente esporádicas ou fazem parte de surtos de menores proporções, sendo causadas mais frequentemente por sorotipos não-O157. Entretanto, nos últimos anos, especial atenção tem sido dada a infecções causadas por STEC não-O157. Em 2011, um surto de SHU de grandes proporções ocorreu na Alemanha e estendeu-se para alguns outros países da Europa, atingindo mais de 4000 pessoas. Esse surto se diferenciou dos demais até então reportados por ter atingido principalmente adultos, do sexo feminino, pela alta frequência de SHU e por ter sido causado por um sorotipo O104:H4, albergando características de virulência de EAEC e de STEC, e por expressar betalactamases de espectro estendido. Sem dúvida, a dinâmica evolução de *E. coli* e sua plasticidade genômica podem ocasionar o surgimento de cepas altamente virulentas, a exemplo desta com características híbridas de EAEC e STEC, como comentado anteriormente.

A maior taxa de incidência de SHU em crianças é relatada na Argentina, onde a doença é endêmica, e aproximadamente 400 novos casos são reportados por ano, sendo a primeira causa de insuficiência renal aguda em crianças e a segunda de insuficiência renal crônica. No Brasil, a incidência de infecções por STEC é comparável à de alguns países da Europa. Casos de SHU, anemia hemolítica e diarreias, sanguinolentas ou não, relacionados tanto à STEC O157:H7 como aos sorotipos não-O157, têm sido diagnosticados em diferentes regiões do Brasil.

Os ruminantes, especialmente bovinos, como também ovelhas e cabras representam o principal reservatório natural das STEC. Além do gado, outras espécies de animais domésticos e selvagens, pássaros e peixes têm sido também descritos como reservatório de STEC. Assim, o consumo de alimentos, como a carne bovina, em especial a carne moída, o leite e seus derivados, os vegetais e a água contaminados por material fecal ingeridos crus ou com cozimento insuficiente são as formas mais comuns de transmissão da bactéria para o ser humano (Figura 37.3). O contato direto com animais, a transmissão pessoa a pessoa, especialmente do sorotipo O157:H7 está bem estabelecida, sendo facilitada pela baixa dose infectante. Modos de transmissão variados como aqueles associados à água de recreação de lagos e de piscinas ou pelo contato com outros ambientes contaminados, como de fazendas, têm sido também descritos.

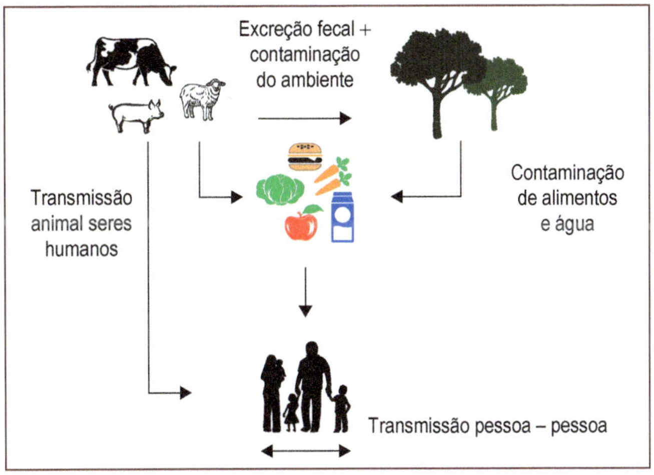

Figura 37.3 – *Diferentes fontes de contaminação e transmissão de STEC.*
Fonte: Adaptada de Hwang S, Chelliah R, Kang1 JE, *et al.*, 2021.

Tratamento e controle

Tratamentos com antimicrobianos e com agentes que diminuem o peristaltismo intestinal têm sido utilizados em casos de diarreia. Entretanto, a utilização desses medicamentos antes de se conhecer a etiologia da diarreia oferece um grande risco para uma evolução mais grave da doença. Segundo alguns relatos, crianças que receberam tratamento com antiperistálticos evoluíram mais frequentemente para a SHU e, em outros pacientes, as diarreias sanguinolentas se estenderam por período mais longo.

Várias evidências têm demonstrado que o tratamento das infecções por STEC com antimicrobianos é muito mais prejudicial do que benéfico.

Estudos *in vitro* mostram que alguns antimicrobianos aumentam a produção ou a liberação de Stx. Além disso, o uso de drogas que promovem a lise das bactérias no lúmen intestinal poderia, teoricamente, desencadear maior liberação da toxina. Antimicrobianos que interferem na duplicação do DNA bacteriano, como o sulfatrimetoprim, frequentemente utilizado no tratamento de crianças, e a ciprofloxacina, normalmente utilizado em adultos, ativam a resposta SOS e induzem o bacteriófago a uma maior produção de toxina, promovendo, assim, maior circulação de Stx nos pacientes, o que aumenta consequentemente o risco em desenvolver complicações extraintestinais. Por sua vez, a terapia de hidratação com monitorização hospitalar é recomendada em crianças com colite aguda sanguinolenta, pois não oferece efeito adverso. Além disso, a possibilidade de utilização de probióticos, capazes de competir com STEC na mucosa intestinal, ou a utilização de compostos químicos sintéticos que apresentam a capacidade de absorver a toxina Stx no intestino, prevenindo, assim, a sua disseminação sistêmica, têm demonstrado ser abordagens de tratamento promissoras. A SHU necessita de tratamento imediato em centros especializados. Na doença renal, são realizados os tratamentos de suporte como a diálise, hemofiltração, infusão de plaquetas e outras intervenções clinicamente indicadas, sendo necessário em alguns casos o transplante renal.

Medidas de controle envolvem práticas de higiene em toda a cadeia de produção de alimentos, cuidados no manuseio e descarte de dejetos animais, boas práticas de higiene no contato com animais, especialmente de crianças que visitam mini zoológicos e fazendas, evitar a contaminação cruzada entre alimentos crus e aqueles prontos para o consumo, bem como evitar a ingestão de produtos não pasteurizados e especialmente de carnes cruas ou mal cozidas.

Bibliografia recomendada

Guth BEC, Prado V, Rivas M. Shiga toxin-producing Escherichia coli. In: Pathogenic Escherichia coli in Latin America. Torres, AG (ed). Bentham Science Publishers, 2010;65-83.

Hwang S, Chelliah R, Kang1 JE, Rubab M, Banan-MwineDaliri E, Elahi F, et al. Recent therapeutic applications and the infection strategies of shiga toxin-producing Escherichia coli. Front Cell Infect Microbiol. 2021;11:614963. doi: 10.3389/fcimb.2021.614963.

Jandhyala DM, Vanguri V, Boll EJ, Laic Y, McCormick BA, Leong JM. Shiga toxin- producing Escherichia coli O104:H4 an emerging pathogen with enhanced virulence. Infect Dis Clin N Am. 2013;27:631-49.

Johnson KE, Thorpe CM, Sears CL. The emerging clinical importance of non-O157 Shiga toxin-producing Escherichia coli. Clin Infect Dis. 2006;43:1587-95.

Koutsoumanis K, Allende A, Alvarez-Ordonez A, Bover-Cid S, et al. Pathogenicity assessment of Shiga toxin-producing Escherichia coli (STEC) and the public health risk posed by contamination of food with STEC. EFSA Journal 2020;18(1):5967.

Krause M, Barth H, Schmidt H. Toxins of locus of enterocyte effacement-negative shiga toxin-producing Escherichia coli. Toxins. 2018;10(6):241. doi: 10.3390/toxins10060241.

Lee M, Koo S, Jeong DG, Tesh VL. Shiga toxins as multi-functional proteins: induction of host cellular stress responses, role in pathogenesis and therapeutic applications. Toxins. 2016:8,77. doi: 10.3390/toxins8030077.

Escherichia coli Enteroagregativa (EAEC)

38

Waldir Pereira Elias Junior
Tânia A. Tardelli Gomes

Entre as categorias de *Escherichia coli* diarreiogênicas (DEC), encontra-se a *E. coli* enteroagregativa (EAEC), cuja característica principal é a capacidade de apresentar um padrão de adesão exclusivo em determinadas linhagens celulares cultivadas *in vitro*, como as células HEp-2 (carcinoma de laringe) e HeLa (carcinoma de colo uterino). Esse padrão, denominado "adesão agregativa" (AA), foi estabelecido por pesquisadores em 1987, ao examinarem cepas de *E. coli* isoladas em um estudo epidemiológico sobre a etiologia da diarreia infantil no Chile. No padrão AA, as bactérias apresentam-se aderidas umas às outras, à superfície das células, bem como à superfície da lamínula na ausência de células, numa configuração que lembra tijolos empilhados, formando agregados heterogêneos ou distribuindo-se em formas de cordões (Figura 38.1). Variações do padrão AA originalmente descrito já foram encontradas, nas quais a adesão das bactérias ocorre preferencialmente à lamínula ou à superfície celular. Embora originalmente descrito como exclusivo de cepas de EAEC, o padrão AA foi posteriormente identificado em algumas cepas de *E. coli* pertencentes a outras categorias de DEC. Dessa forma, a definição de EAEC consiste em "cepas de *E. coli* que produzem o padrão AA em células HeLa e HEp-2 e são desprovidas de marcadores de virulência que definem as outras categorias de DEC".

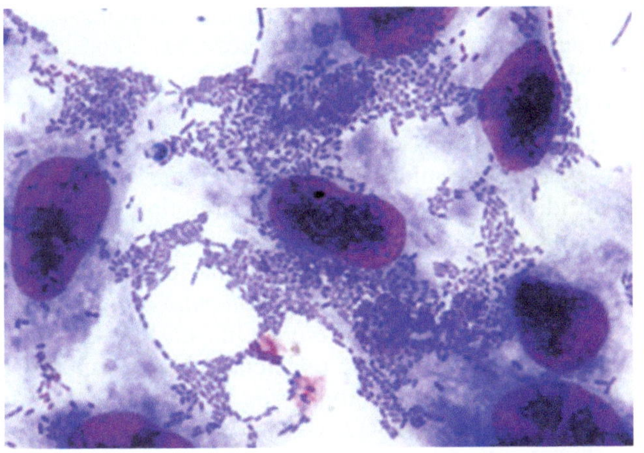

Figura 38.1 – *Padrão de adesão agregativo de uma cepa de EAEC em cultura de células HeLa.*
Fonte: Acervo da autoria.

Após sua descrição, um crescente número de relatos epidemiológicos de países em desenvolvimento ou desenvolvidos associou EAEC à doença diarreica aguda ou persistente, em casos esporádicos e em surtos de diarreia. Além disso, recentemente tem sido apontado o papel de EAEC como agente de infecções extraintestinais. Entretanto, a patogênese das infecções extraintestinais causadas por EAEC não foi estudada até o presente momento. Neste capítulo, serão abordados os aspectos de EAEC relacionados às infecções intestinais, os quais têm sido amplamente caracterizados desde a descrição de EAEC como agente de diarreia.

Fatores de virulência

Vários potenciais fatores de virulência já foram descritos para essa categoria, mas a patogênese da diarreia causada por EAEC ainda permanece pouco conhecida. Os mecanismos de patogenicidade de EAEC estão sendo investigados e incluem várias adesinas, toxinas e proteínas, que têm sido descritas, principalmente, na cepa protótipo de EAEC 042. Essa cepa foi isolada de uma criança com diarreia aguda no Peru e passou a ser considerada protótipo da categoria e amplamente estudada após a descrição da sua capacidade de provocar diarreia em infecção experimental em voluntários. Nesse estudo, quatro diferentes cepas de EAEC foram administradas a grupos de voluntários e apenas a cepa 042 causou diarreia.

O padrão AA está associado à expressão de adesinas fimbriais ou não fimbriais em cepas de EAEC. Várias adesinas fimbriais foram descritas na categoria EAEC por meio de estudos de microscopia eletrônica de transmissão e de hemaglutinação. Entre elas, as estruturas fimbriais denominadas *aggregative adherence fimbriae* (AAF), compreendendo cinco variantes (AAF/I a AAF/V), Pil, *E. coli common pilus* (Ecp), *aggregate-forming pilus* (AFP) e YehD foram caracterizadas estrutural e geneticamente, porém o envolvimento dessas adesinas na patogênese da diarreia causada por EAEC ainda não foi estabelecido.

AAF/I é uma estrutura flexível de feixes frouxos, constituídos por fímbrias apresentando entre 2 nm e 3 nm de diâmetro, enquanto AAF/II é uma estrutura de feixes rígida, constituída por fímbrias que apresentam 5 nm de diâmetro. Ao contrário de AAF/I e AAF/II, AAF/III foi observada como filamentos individuais constituídos por longas estruturas fimbriais flexíveis na superfície bacteriana. A ultraestrutura de AAF/IV e AAF/V ainda não foi definida.

As AAF são codificadas por genes localizados em plasmídeos necessários para a expressão do padrão AA. A estrutura genética necessária para a biogênese das variantes de AAF mostra relação com a família Dr de adesinas de *E. coli*, com os genes organizados em *operons* do sistema de secreção tipo *usher*-chaperona. Foi descrita na cepa de EAEC C1096, responsável por um surto de diarreia em um berçário na Sérvia, a ocorrência de uma fímbria do tipo IV denominada Pil. Essa fímbria teria múltiplas funções, contribuindo, embora não sendo essencial, para o estabelecimento do padrão AA (aderência a células do hospedeiro e a superfícies abióticas) e na transferência de plasmídeos conjugativos. Conforme mencionado, outras estruturas fimbriais associadas ao padrão AA em EAEC são Ecp, AFP e a fímbria YehD. Enquanto Ecp também é frequentemente encontrada em outras categorias de DEC, AFP e YehD são específicas de EAEC.

Adesinas não fimbriais, particularmente proteínas de membrana externa apresentando entre 30 kDa e 59 kDa, associadas ao padrão AA, têm sido evidenciadas em diversas cepas de EAEC pertencentes a distintos sorotipos. Entre elas, as proteínas Ap58, Hra1 e Hra2 foram caracterizadas como participantes dos fenótipos de autoagregação, formação de biofilme e aderência agregativa. A presença de genes codificando a proteína autotransportadora Antígeno 43, implicada na autoagregação e na formação de biofilme em *E. coli*, também tem sido descrita em EAEC.

Vários estudos de caracterização de fatores de virulência em coleções de EAEC de diversas localidades têm mostrado a baixa prevalência dos genes que codificam essas adesinas fimbriais e afimbriais, evidenciado a grande diversidade de estruturas adesivas presentes em EAEC e o caráter multifatorial do padrão AA.

Entre as toxinas descritas em cepas de EAEC, aquelas mais bem caracterizadas compreendem a toxina termoestável de EAEC (EAST-1), a *plasmid-encoded toxin* (Pet) e a *protein involved in colonization* (Pic). EAST-1 está bioquimicamente relacionada com a toxina termoestável (ST) de *E. coli* enterotoxigênica (ETEC), provoca aumento dos níveis de GMP cíclico em enterócitos e altera a corrente iônica de células intestinais de coelhos *in vitro*, em ensaios de *ussing-chamber*. Pet é uma serinoprotease de 108 kDa pertencente à família de proteínas autotransportadoras, a qual apresenta atividade enterotóxica e citotóxica. Pet degrada a proteína α-fodrina (isoforma não eritrocítica da αII espectrina) e, consequentemente, induz alterações na rede de actina do citoesqueleto. Essa atividade poderia estar envolvida nos efeitos enterotóxicos e citopáticos causados pela cepa EAEC protótipo 042. A produção de α-hemolisina foi também identificada em algumas cepas de EAEC e está associada à capacidade de causar lise de monocamada celular em cultura, mas seu envolvimento na patogenicidade dessa categoria não foi estabelecido.

Diversas proteínas extracelulares foram descritas e caracterizadas em cepas de EAEC. Uma dessas proteínas, denominada "Pic", é uma serinoprotease também pertencente à família de proteínas autotransportadoras. Estudos *in vitro* mostram que essa proteína apresenta atividade de mucinase, resistência ao soro e de hemaglutinação. Além disso, Pic está envolvida no processo de colonização intestinal de EAEC em modelo murino e é capaz de induzir tanto a hipersecreção como a degradação de muco em células intestinais humanas cultivadas *in vitro*. Dois diferentes domínios da molécula de Pic estão envolvidos no aumento da produção de muco, por intermédio da indução da via intracelular do cálcio, e na sua degradação (atividade de mucinase). A degradação do muco facilita que a bactéria alcance o epitélio intestinal e gere produtos que servem como fonte de carbono para EAEC. Esses atributos apontam Pic como um importante fator de virulência nas etapas iniciais da infecção por EAEC.

Outra dessas proteínas, denominada *Shigella enterotoxin 1* (ShET1), é codificada na fita antissenso do gene que codifica Pic. Aparentemente, é uma toxina do tipo A:B que causa acúmulo de fluido em modelo *in vivo* de alça intestinal ligada de coelhos e tem atividade em intestino de coelhos em ensaios de *ussing-chamber*. O mecanismo enterotóxico mediado por ShET1 é independente de AMPc, GMPc e cálcio e pode envolver sinalização por meio de óxido nítrico. *Shigella extracelular protease A* (SepA), outra serinoprotease autotransportadora, é bastante frequente em cepas de EAEC. Essa protease, originalmente descrita em *Shigella flexneri* 5a, é uma proteína de 110 kDa que não apresenta efeito citotóxico em células HEp-2, mas está envolvida na invasão e destruição da barreira epitelial do intestino em modelos de infecção em cultivos de células intestinais humanas.

A dispersina é uma proteína imunogênica de 10 kDa que promove a dispersão de EAEC na mucosa intestinal colaborando com o espalhamento da infecção. Aparentemente, a molécula de dispersina é secretada para a superfície bacteriana, onde se liga não covalentemente ao lipopolissacarídeo (LPS), principal componente da membrana externa em bactérias Gram-negativas. Sugere-se que o mecanismo de dispersão seria resultante, principalmente, de sua habilidade de neutralizar a forte carga negativa do LPS, desse modo possibilitando um maior espalhamento das fímbrias AAF (que apresentam uma forte carga positiva) e consequente possibilidade de alcançar sítios de ligação mais distantes no epitélio intestinal.

Dois genes que codificam potenciais fatores de virulência, sendo um plasmideal (*shf*) e outro cromossômico (*irp2*), foram identificados na cepa EAEC protótipo 042. O gene *shf* codifica uma proteína (polissacarídeo N-desacetilase) relacionada com o processo de formação de biofilme. O gene *irp2* (*iron-repressible high molecular-weight protein 2*) codifica uma proteína envolvida na biossíntese da Yersiniabactina, a qual está relacionada com a captação de ferro em *Yersinia* spp. Embora *irp2* tenha sido encontrado em 93% de cepas de EAEC de uma coleção analisada, seu papel ainda não foi estabelecido nessa categoria.

O fenótipo AA está associado à presença de plasmídeos de alto peso molecular, denominados "pAA". O sequenciamento desses plasmídeos presentes em cepas protótipos de EAEC demonstrou que os genes que codificam as toxinas EAST-1 e Pet, a dispersina, a biogênese das fímbrias AAF, Shf, além do regulador transcricional AggR, são de localização plasmideal. Outros estudos demonstraram que os genes que codificam a proteína Pic, ShET1 e Irp2 são de localização cromossômica. A existência de ilhas de patogenicidade em EAEC foi evidenciada durante a análise do sequenciamento do genoma da cepa protótipo 042. Pelo menos três ilhas foram identificadas, as quais estão inseridas nos genes dos tRNA *pheU*, *selC* e *glyU*. Os genes *pic/setBA* estão localizados na ilha inserida em *pheU*. A presença nessas ilhas de determinantes genéticos associados a fatores de virulência não caracterizados, incluindo aparatos de secreção de proteínas do tipo III e VI, tem direcionado a atenção para a caracterização desses fatores na tentativa de esclarecer a patogênese da diarreia causada por EAEC.

Nas décadas que sucederam a descrição de EAEC, inúmeros trabalhos de diferentes localidades geográficas evidenciaram a heterogeneidade entre as cepas dessa categoria em termos de sorotipos, determinantes genéticos de virulência e grupos filogenéticos. Essa grande heterogeneidade, aliada ao fato de que nem todas as cepas de EAEC são capazes de causar diarreia em infecção experimental de voluntários, vem difundido a hipótese de que, possivelmente, apenas um subgrupo de cepas de EAEC, portador de um conjunto específico de fatores de virulência, teria capacidade de causar diarreia. O desafio, portanto, é identificar o complemento dos determinantes de virulência necessário para o estabelecimento da doença, que poderia diferenciar cepas patogênicas e não patogênicas de EAEC. A caracterização de cepas de EAEC isoladas em estudos epidemiológicos tem evidenciado uma associação positiva entre a presença de genes que codificam determinados fatores de virulência, como *sepA*, *aafA*, *aafC*, *aap* e *aatA*, e a ocorrência de diarreia, ou mesmo de desnutrição infantil. Entretanto, em virtude da escassez desse tipo de análise, esses marcadores preditivos de severidade ou desnutrição associados à infecção por EAEC necessitam de confirmação em estudos de diferentes regiões geográficas.

De modo semelhante ao que ocorre em relação à *E. coli* enteropatogênica (EPEC), cepas de EAEC são classificadas como típicas e atípicas. Enquanto a presença ou ausência do plasmídeo EAF determina a classificação de EPEC nesses subgrupos, na categoria EAEC essa classificação se baseia na presença do gene *aggR* nas EAEC típicas e sua ausência nas atípicas. O produto desse gene é a proteína AggR, pertencente à família AraC de ativadores de transcrição, que apresenta importante papel na ativação de genes codificadores de vários fatores de virulência de EAEC, entre eles os das fímbrias AAF, Pet, dispersina, seu sistema de secreção Aat e a ilha de patogenicidade inserida em *pheU*. Dessa forma, a presença de *aggR* em uma cepa de EAEC indicaria um maior potencial de virulência, pelo fato de ela apresentar o plasmídeo pAA.

Recentemente, foi proposta uma classificação molecular para se definir cepas de *E. coli* como pertencentes à categoria EAEC. Essa classificação seria uma alternativa mais específica do que aquela com base na identificação do padrão AA em células epiteliais *in vitro*. A classificação molecular considera EAEC apenas as cepas de *E. coli* que albergam o gene *aggR* e os genes relacionados à biogênese de uma das adesinas AAF (I-V) ou o *cluster* gênico que codifica o fator de colonização CS22, descrito originalmente em cepas de ETEC. Embora essa proposta de classificação pareça ser bastante específica, ela exclui as cepas desprovidas do gene *aggR*, definidas como EAEC atípicas, as quais estão associadas a casos de diarreia aguda e persistente, em diversos estudos epidemiológicos, e são isoladas como agentes etiológicos de surtos de diarreia. Dessa forma, essa recente redefinição da classificação de EAEC necessita ser avaliada em coleções com maior número de isolados de diferentes regiões geográficas.

Patogênese

Adultos e crianças são suscetíveis a infecções intestinais causadas por EAEC e a doença típica é manifestada por diarreia secretora, mucoide e aquosa, com período de incubação curto, pouca febre e, eventualmente, vômito. Marcadores inflamatórios, como interleucina-8, interleucina-1α, interferon-α e lactoferrina, têm sido detectados nas fezes de grande parte dos pacientes, adultos e crianças.

Em modelos animais e em pacientes infectados, EAEC parece ser capaz de colonizar várias regiões do trato intestinal sem danos aparentes na mucosa do intestino delgado, onde há abundante adesão ao muco e secreção de muco, mas com efeitos citotóxicos na mucosa do cólon. Além disso, foi demonstrado que a AAF/II se liga a proteoglicanas de heparan sulfato em enteroides intestinais humanos, o que sugere que essas moléculas compreendem o receptor para a fímbria, tanto na célula epitelial como em mucinas. EAEC tipicamente induz um aumento na secreção de muco na mucosa intestinal, e as bactérias ficam emaranhadas em uma espessa camada de biofilme contendo muco em abundância. Possivelmente a formação desse biofilme está envolvida na capacidade da bactéria colonizar e causar doença persistente e má absorção de nutrientes.

Estudos utilizando biópsias pediátricas de cólon revelaram que algumas cepas de EAEC induzem encurtamento das vilosidades intestinais, necrose hemorrágica do topo das vilosidades e uma resposta inflamatória branda, com edema e infiltração mononuclear na submucosa; extrusão de enterócitos foi também evidenciada. A cepa protótipo 042 também provoca efeitos citotóxicos em células T84 (carcinoma intestinal humano) polarizadas *in vitro*, induzindo vesiculação das microvilosidades, esfoliação de células da monocamada, aumento de vacuolização e separação nuclear do citoplasma circundante. Algumas cepas de EAEC são capazes de invadir mucosa pediátrica de cólon humano, em fragmentos intestinais mantidos *in vitro*.

O seguinte modelo de três estágios para a patogênese de EAEC foi proposto: no primeiro estágio da infecção, as bactérias aderem à mucosa intestinal e à camada de muco (as adesinas fimbriais ou não fimbriais aparentemente medeiam essa adesão inicial e são capazes de conferir a adesão das bactérias entre si, à camada de muco intestinal e, posteriormente, aos enterócitos); no segundo estágio, as bactérias continuam se multiplicando na camada de muco e estimulam a hipersecreção deste, aumentando, então, a camada de muco embebida de bactérias e formando um característico biofilme; o terceiro estágio é caracterizado pela elaboração de toxinas e processo inflamatório, resultando em lesões na mucosa intestinal. Os danos nas microvilosidades e a presença de uma camada de biofilme, composta de bactérias e muco intestinal, causam má absorção de fluidos e solutos, desencadeando a diarreia. Dependendo das condições clínicas da criança, a infecção pode manter-se assintomática, evoluir para uma diarreia aguda ou para diarreia persistente.

A natureza persistente da doença causada por EAEC poderia também ocorrer em virtude da demora no reparo da mucosa lesada, de desnutrição ou de outros comprometimentos do hospedeiro. Além disso, a colonização por EAEC, independentemente da presença de diarreia, poderia ocasionar desnutrição em razão de uma demanda metabólica exacerbada após inflamação intestinal, à barreira de absorção criada pela adesão intensa da bactéria e/ou aos danos à mucosa ocasionados por citotoxinas. Importantes estudos realizados em Fortaleza evidenciaram a associação entre EAEC e o retardo do crescimento infantil (peso/altura), em decorrência do processo inflamatório determinado pela colonização, mesmo que subclínica. Essa associação também mostrou impacto negativo no desenvolvimento cognitivo dessas crianças. Isso mostra que essa categoria de DEC desempenha um papel ainda maior em doenças humanas, particularmente em países em desenvolvimento.

Resposta imunológica

Há resposta imune protetora contra diarreia causada por EAEC, mas aparentemente ela é cepa específica em razão da grande heterogeneidade apresentada pela categoria. Anticorpos contra adesinas e toxinas de EAEC já foram observados em pacientes e em voluntários humanos que receberam inóculos de cepas de EAEC por via oral. A produção de IgA secretora intestinal é induzida em pessoas convalescentes de diarreia por EAEC. Foi observado que anticorpos IgA do colostro, reativos com antígenos de EAEC, podem desempenhar um papel importante na proteção de crianças contra diarreia causada por essa categoria, uma vez que o colostro inibiu a adesão da cepa protótipo 042 a células HEp-2. Essa mesma inibição foi observada empregando-se o leite humano, demonstrando que componentes do leite podem contribuir para a defesa contra EAEC.

Diagnóstico

Frequentemente, EAEC promove colonização sem causar doença, dessa forma, considera-se EAEC como causa provável de doença quando o organismo é isolado de um paciente repetidas vezes. Embora seja considerado o diagnóstico padrão para a classificação de EAEC, o teste de adesão em células epiteliais cultivadas é dispendioso e necessita de infraestrutura específica, sendo restrito a laboratórios especializados. Por esse motivo, técnicas moleculares de diagnóstico têm sido desenvolvidas como alternativa, possibilitando a análise rápida de um maior número de cepas.

Conforme já mencionado, o padrão AA está frequentemente associado à presença de um plasmídeo de alto peso molecular. Logo em seguida à descrição de EAEC, uma sonda genética foi desenvolvida para o seu diagnóstico, a qual consistia em um fragmento do plasmídeo pAA1 da cepa EAEC 17-2. Essa sonda genética, inicialmente denominada "CVD432", foi depois referenciada como sonda EAEC ou sonda AA. Esse fragmento compreende parte do gene *aatA*, componente de um grupo de cinco genes (complexo *aatPABCD*) que codificam um sistema do tipo ABC de secreção de proteínas. A pesquisa do marcador genético *aatA* tem sido muito utilizada no diagnóstico da categoria, tanto em ensaios de hibridação de DNA como em reações em cadeia da polimerase (PCR).

Considerando que não há um determinante genético comum para todas as cepas de EAEC, o diagnóstico molecular deve abranger a detecção de mais de um marcador genético específico. Nesse sentido, técnicas de PCR que detectam mais de um marcador genético simultaneamente (PCR multiplex) têm sido desenvolvidas. Esses testes detectam principalmente marcadores plasmideais, entre eles *aatA*, *aggR* e os genes que codificam as fímbrias AAF e, dessa forma, não diagnosticam as EAEC atípicas (cepas que não albergam o gene *aggR*). A associação da detecção de marcadores cromossômicos, como os genes *aai* presentes na ilha de patogenicidade localizada em *pheU*, aos marcadores plasmideais resulta em uma alternativa bastante específica e sensível. A PCR multiplex que inclui a detecção de *aggR*, *aatA*, *aaiA* e *aaiG* ou *aaiC* mostrou-se uma ferramenta bastante sensível e específica para o diagnóstico de EAEC típica e atípica a partir de colônias de *E. coli* isoladas na coprocultura.

O fenótipo de agregação bacteriana, verificado em culturas celulares infectadas por EAEC, pode também ser evidenciado pela formação de uma película na superfície da cultura bacteriana obtida em meio líquido, bem como pela capacidade de formar biofilmes sobre superfícies de poliestireno ou vidro. Entretanto, a sensibilidade e a especificidade desses métodos não foram extensamente avaliadas.

A determinação do sorotipo não se constitui em uma ferramenta útil para a identificação de cepas de EAEC. Isso porque EAEC apresenta uma grande diversidade de sorotipos, além da presença de um número grande de cepas imóveis, rugosas ou não tipáveis quanto aos antígenos O e H. Além disso, a presença de EAEC entre os sorogrupos O clássicos de EPEC também tem sido relatada.

Epidemiologia das diarreias causadas por EAEC

Atualmente, EAEC é reconhecida mundialmente como agente de diarreia aguda e persistente, tanto em crianças como em adultos. Embora bastante prevalente em países em desenvolvimento, EAEC também é apontada como um importante agente de diarreia em países desenvolvidos, como os Estados Unidos e Reino Unido. No Brasil, vários trabalhos recentes mostraram EAEC como a categoria de DEC mais prevalente como agente de diarreia aguda e persistente em crianças. De fato, estudos de metanálise comprovaram que EAEC está estatisticamente associada à diarreia aguda e persistente em países desenvolvidos e em desenvolvimento.

Em seguida à descrição de EAEC como categoria de DEC, os estudos epidemiológicos sobre a etiologia da diarreia aguda passaram a pesquisá-la em grupos doentes e sadios. Em alguns estudos em países em desenvolvimento, foi encontrada associação entre EAEC e diarreia aguda em crianças e adultos. Entretanto, em outros estudos, um número considerável de portadores assintomáticos foi relatado, não se encontrando essa associação. Essa discordância na literatura pode ser decorrente de diferenças na metodologia empregada para a detecção de EAEC, como também de fatores do hospedeiro como idade, quadro imunológico e nutricional dos pacientes avaliados, além de diferenças socioeconômicas. Ainda, em vários países (inclusive no Brasil), EAEC tem sido fortemente associada à diarreia persistente, ou seja, com duração igual ou superior a 14 dias. Além disso, alguns estudos revelam que a presença de EAEC nos primeiros dias de um episódio de diarreia é fator preditivo de doença prolongada. Na cidade de Fortaleza, EAEC foi relatada como agente de 68% dos casos de diarreia persistente encaminhados a um hospital infantil, estando significativamente associada à diarreia persistente, mesmo quando foram considerados somente os casos em que EAEC foi isolada como enteropatógeno único. As diarreias persistentes, causadas por diversos agentes etiológicos, estão associadas a altas taxas de mortalidade em crianças de países em desenvolvimento, desde que a terapia de reidratação oral reduziu as taxas de morbidade e de mortalidade infantis causadas por diarreia aguda.

Também tem sido relatada a associação entre EAEC e a diarreia do viajante, que é aquela que afeta indivíduos residentes de países desenvolvidos que visitam países em desenvolvimento onde EAEC é endêmica. Cepas dessa categoria foram também identificadas como um dos principais agentes etiológicos de diarreia e enteropatia em pessoas (crianças e adultos) vivendo com HIV em países em desenvolvimento, principalmente na África.

Diversos surtos de diarreia causados por EAEC foram relatados, acometendo principalmente crianças e idosos em países desenvolvidos (Japão, Itália, Reino Unido, Áustria e Alemanha) e em desenvolvimento (Brasil, Sérvia e México). No Japão, um surto de diarreia por EAEC acometeu 2.697 crianças em 16 escolas; embora a fonte de infecção não tenha sido identificada, dados epidemiológicos demonstraram uma ocorrência comum entre os pacientes, que consistiu na ingestão de alimento preparado em um mesmo centro. Esse achado sugeriu que alimentos poderiam ser veículos de transmissão de EAEC. De fato, cepas de EAEC já foram isoladas do conteúdo lácteo de mamadeiras, gelo e diversos tipos de alimentos para consumo humano, demonstrando a possível veiculação de EAEC por meio de alimentos contaminados.

Cepas de EAEC já foram isoladas de animais como cavalos, cães, macacos, bois e porcos. Entretanto, o papel desses animais como reservatório de EAEC para seres humanos ainda não foi estabelecido.

Tratamento

A antibioticoterapia é indicada somente para os casos de diarreia persistente causada por EAEC, uma vez que, para as diarreias agudas, é recomendada a terapia da reidratação oral. Quando necessária a antibioticoterapia, testes de avaliação de sensibilidade aos antimicrobianos são indicados, uma vez que a resistência múltipla tem sido relatada com frequência em cepas de EAEC isoladas de diferentes tipos de pacientes e regiões geográficas. Resistência a sulfonamidas, trimetoprim, ampicilina e cloranfenicol é frequente entre cepas de EAEC, enquanto a resistência à ciprofloxacina é rara. A Sociedade Americana de Doenças Infecciosas recomenda o tratamento com fluoroquinolonas em pacientes imunocompetentes. Em pacientes imunocomprometidos, o tratamento com antimicrobianos apropriados diminui o quadro diarreico e pode erradicar o patógeno das fezes de pessoas vivendo com HIV apresentando diarreia persistente causada por EAEC.

Controle

Saneamento básico e o aleitamento materno durante o 1° ano de vida constituem eficientes medidas profiláticas disponíveis para controle das diarreias causadas por EAEC. O desenvolvimento de uma vacina eficiente contra EAEC depende do encontro de um produto ou estrutura bacteriana comum a todas as cepas, uma vez que a categoria é caracterizada pela grande heterogeneidade de sorotipos e potenciais fatores de virulência.

EAEC Produtora da toxina Shiga

Em 2011, um grande surto de diarreia sanguinolenta e síndrome hemolítica urêmica (SHU), veiculado por alimento contaminado, atingiu vários países da Europa, principalmente a Alemanha. Esse surto afetou mais de 4 mil indivíduos e resultou em 54 óbitos. A cepa que causou esse surto pertence ao sorotipo O104:H4 e, em decorrência das proporções e severidade do surto, seu genoma foi rapidamente sequenciado mostrando uma combinação rara entre EAEC e *E. coli* produtora da toxina Shiga (STEC).

STEC é uma categoria de DEC veiculada por alimentos contaminados, principalmente carne bovina e derivados, que pode causar quadros de diarreia leve ou sanguinolenta e que, em alguns casos, evolui para a SHU, causando falência renal, púrpura trombocitopênica trombótica e possível envolvimento neurológico. A principal característica de STEC é a produção de uma potente toxina denominada toxina Shiga (Stx), responsável pela patogênese da SHU.

O sequenciamento do genoma da cepa O104:H4 mostrou sua similaridade com a cepa de EAEC 55989, isolada de um caso de diarreia persistente na República Centro-Africana, na qual a fímbria AAF/III foi identificada em 2002. A cepa do surto europeu alberga os genes que codificam vários marcadores de virulência de EAEC, como Pic, Pet, SepA, ShET1, dispersina, AggR e AAF/I, além de genes de resistência a antimicrobianos. Em adição ao arcabouço genético de EAEC, essa cepa apresenta um profago contendo o gene que codifica a toxina Stx do tipo 2 (Stx2), característica que define a categoria de STEC. Essa não é a única descrição de uma cepa de EAEC que produz a toxina Stx, e casos e surtos de menores proporções também foram relatados na França, Irlanda e República da Geórgia. Em alguns surtos, a cepa envolvida também pertencia ao sorotipo O104:H4, mas outros sorotipos (O59:H[19] e OR:H[8]) também foram identificados. Alguns autores propuseram a classificação dessa combinação inusitada de cepas como EAEC produtora da toxina Shiga (STEAC). Entretanto, o achado dessa combinação entre EAEC e STEC é bastante raro e a maioria dos casos de SHU de origem bacteriana é causada por STEC. Dessa forma, a proposta de classificação dessas cepas híbridas em uma nova categoria de DEC parece prematura.

E. coli enteroagregativa como agente de infecções extraintestinais

Em um estudo sobre a ocorrência de determinantes de virulência das diferentes categorias de DEC entre cepas de *E. coli* envolvidas com infecções urinárias (UPEC), foi verificada a ocorrência do padrão AA e/ou do gene *aatA* (marcador genético de EAEC) em aproximadamente 7% das cepas estudadas. Em contrapartida, marcadores de virulência de UPEC já foram encontrados em estudos de caracterização molecular de uma variedade de cepas de EAEC. Além disso, cepas multirresistentes de *E. coli* isoladas em um surto de infecção do trato urinário adquiridas na comunidade, em Copenhague, Dinamarca, em 1991, foram recentemente caracterizadas por técnicas moleculares. Surpreendentemente, todos os isolados cumpriram os critérios de classificação como EAEC e não como UPEC, sendo que uma cepa selecionada apresentou o padrão AA característico. Esses estudos sugerem que ao menos algumas cepas fecais de EAEC poderiam representar potenciais uropatógenos. De fato, cepas fecais de EAEC, isoladas de casos de diarreia ou controles assintomáticos, albergam genes de virulência de *E. coli* extraintestinais e potencial uropatogênico em modelo murino de infecção urinária.

Nos últimos anos, tem crescido o relato sobre cepas de EAEC causando infecções do trato urinário, bacteremia ou sepse, indicando que EAEC é um patógeno emergente de infecções extraintestinais. Os fatores determinantes para EAEC causar essas infecções ainda não foram estabelecidos, tampouco se essas cepas teriam a capacidade de causar infecções intestinais e extraintestinais no mesmo indivíduo, sendo classificadas, então, como heteropatogênicas.

Bibliografia recomendada

Abe CM, Salvador FA, Falsetti IN, Vieira MA, Blanco J, Blanco JE, et al. Uropathogenic Escherichia coli (UPEC) strains may carry virulence properties of diarrhoeagenic E. coli. FEMS Immunol. Med. Microbiol. 2008;52:397-406.

Boisen N, Østerlund MT, Joensen KG, Santiago AE, Mandomando I, Cravioto A, et al. Redefining enteroaggregative Escherichia coli (EAEC): genomic characterization of epidemiological EAEC strains. PLoS Negl. Trop. Dis. 2020;14(9):e0008613.

Gomes TAT, Elias WP, Scaletsky IC, Guth BEC, Rodrigues JF, Piazza RM, et al. Diarrheagenic Escherichia coli. Braz. J. Microbiol. 2016;47(1):3-30.

Lima AAM, Medeiros PHQS, Havt A. Enteroaggregative Escherichia coli subclinical and clinical infections. Curr. Opin. Infect. Dis. 2018;5:433-439.

Nunes KO, Santos AC, Bando SY, Silva RM, Gomes TAT, Elias WP. Enteroaggregative Escherichia coli with uropathogenic characteristics are present in feces of diarrheic and healthy children. Pathog. Dis. 2017;75(8).

Santos ACM, Santos FF, Silva RM, Gomes TAT. Diversity of hybrid- and hetero-pathogenic Escherichia coli and their potential implication in more severe diseases. Front. Cell. Infect. Microbiol. 2020;10:339.

Escherichia coli Enterotoxigênica

39

Beatriz Ernestina Cabilio Guth

Escherichia coli enterotoxigênica (ETEC) é um dos principais agentes de doenças diarreicas em países em desenvolvimento. Entre as categorias de *Escherichia coli* diarreiogênicas, ETEC foi definida por sua capacidade em produzir as enterotoxinas termolábil (LT) e termoestável (ST). A importância clínica das ETEC na etiologia da diarreia infantil foi reconhecida no final da década de 1960 e, desde então, constituiu uma das principais causas da diarreia aguda em crianças menores de 5 anos de idade em todo o mundo. ETEC é também o principal agente da "diarreia do viajante", acometendo adultos que transitam desde países industrializados até regiões tropicais e subtropicais. Além disso, ETEC figura como um importante patógeno em animais, sendo agente de disenteria em bovinos, diarreia neonatal e pós-desmame em suínos, causando perdas financeiras expressivas na indústria agropecuária.

Patogenicidade

O mecanismo de patogenicidade das ETEC compreende basicamente a colonização da mucosa intestinal e a produção de enterotoxinas. A colonização está relacionada à capacidade dessa bactéria em aderir a receptores específicos presentes na superfície do epitélio intestinal através de estruturas que foram denominadas genericamente "fatores de colonização" (CF). A importância da capacidade de colonização não está restrita ao estabelecimento da região de infecção, como também facilita a interação entre enterotoxina e receptor, evitando a degradação da toxina por enzimas proteolíticas. As enterotoxinas, por sua vez, provocam alteração nos níveis intracelulares de nucleotídeos cíclicos causando alteração do equilíbrio hidrossalino do lúmen intestinal, resultando na secreção de eletrólitos e, consequentemente, na redução de absorção de água. A eliminação de água é, então, decorrente do mecanismo de ação das enterotoxinas.

Fatores de virulência

Fatores de colonização (CF)

Os CF, geralmente, são estruturas filamentosas de natureza proteica, antigênicas e que se encontram distribuídas de forma peritríquia na superfície bacteriana. Embora os CF ocorram em amostras de ETEC patogênicas tanto para o homem como para animais, são distintos entre si e apresentam especificidade em relação ao hospedeiro. Em amostras de ETEC de origem humana, mais de 25 tipos de CF já foram descritos, os quais se diferenciam por propriedades morfológicas, antigênicas e também em relação à sequência de aminoácidos da região N-terminal. Os CF podem apresentar uma estrutura fimbrial, fibrilar ou helicoidal, mas alguns têm uma estrutura não definida, sendo, então, considerados afimbriais (Tabela 39.1). Uma nova nomenclatura foi introduzida para classificar os CF de origem humana, denominando-os "antígenos de superfície de coli" (CS) e um número correspondente à ordem cronológica de identificação é utilizado, com exceção de CFA/I.

Os CF podem ser constituídos por antígenos fimbriais únicos ou por uma associação de distintos CS. Assim, CFA/I é uma fímbria constituída por um único tipo de antígeno, enquanto CFA/II pode ser composto de CS3 isoladamente ou em associação com CS1 ou CS3 e, de modo similar, CFA/IV pode ser constituído por CS6 isolado ou conjuntamente com CS4 ou CS5. Estudos em voluntários humanos e em animais de experimentação demonstraram que bactérias portadoras de CF, mas não seus mutantes isogênicos CF-negativos, eram capazes de colonizar e induzir diarreia. Comprova-se, assim, o importante papel dessas estruturas na patogênese da infecção causada por ETEC.

Embora os CF sejam antigenicamente distintos entre si, alguns apresentam epítopos em comum e similaridades na sequência de aminoácidos da região N-terminal. Essa identidade imunológica parcial foi observada, por exemplo, para CFA/I, CS1, CS4, CS14, CS17 e CS19, resultando na designação da família de fatores CFA/I-relacionados. Essas informações têm importância fundamental nos estudos para o desenvolvimento de fórmulas vacinais.

Uma vez expressos e localizados os CF na superfície da célula, a sua subunidade adesiva poderá interagir com o respectivo receptor presente na célula hospedeira. Os receptores para os CF não foram totalmente caracterizados, mas alguns são glicoconjugados da membrana celular eucariótica. Esses glicoconjugados apresentam uma variedade de estruturas oligossacarídicas que podem conferir às ETEC especificidade celular e de hospedeiro.

Tabela 39.1 Fatores de Colonização* de Amostras de ETEC de Origem Humana			
CF	*CS*	*Morfologia*	*MW (kDa)*
CFA/I	CFA/I	F	15
CFA/II	CS1	F	16,5
CFA/II	CS2	F	15,3
CFA/II	CS3	Fb	15,1
CFA/IV	CS4	F	17
CFA/IV	CS5	H	21
CFA/IV	CS6	NF	14,5 / 16
CS7	CS7	H	21,5
CFA/III	CS8	F	18
2230	CS10	NF	16
PCFO148	CS11	Fb	
PCFO159	CS12	F	19
PCFO9	CS13	Fb	27
PCFO166	CS14	F	15,5 / 17
8786	CS15	NF	16,3
CS17	CS17	F	17,5
PCFO20	CS18	F	25
CS19	CS19	F	16
CS20	CS20	F	20,8
Longus	CS21	F	22
CS22	CS22	NF	15,7

Fonte: Adaptada de Turner SM, Scott-Tucker A, Cooper LM, *et al.*, 2006.

Os genes envolvidos na biossíntese do CF estão localizados em plasmídeos de alto peso molecular, que geralmente também albergam os genes para enterotoxinas. Apesar das diferenças entre os diversos CF, a sua organização genética é relativamente conservada, sugerindo que os diferentes *operons* tenham sido originados de um ancestral comum.

Estudos epidemiológicos têm demonstrado que, entre os diversos CF descritos, os mais prevalentes incluem CFA/I, CS1, CS2, CS3, CS4, CS5, CS6, CS7, CS14, CS17 e CS21. Estes CF têm sido identificados em frequências variáveis em amostras de ETEC distribuídas em todo o mundo. Entretanto, é importante mencionar que em aproximadamente 20% a 50% das amostras de ETEC, isoladas em diferentes países, nenhum dos CF conhecidos tem sido identificado. Isso pode estar relacionado à ausência de CF, perda dos CF mediante subcultivo, ou mesmo pela falta de métodos específicos para sua detecção.

Toxinas

As enterotoxinas LT e ST produzidas por ETEC compreendem duas grandes famílias de toxinas de natureza proteica que diferem quanto à sua tolerância à temperatura, à estrutura, à imunogenicidade e aos mecanismos de ação. A termolabilidade está relacionada à perda da atividade tóxica após aquecimento a 100 °C durante 30 minutos, enquanto a termoestabilidade significa a manutenção da atividade da toxina nessas condições. Algumas amostras de ETEC são capazes de produzir as duas toxinas, enquanto outras produzem apenas uma delas.

Enterotoxinas LT

As enterotoxinas LT apresentam semelhanças estruturais, antigênicas e funcionais com a toxina colérica (CT) e constituem os determinantes de virulência mais bem caracterizados em ETEC. Como membros da família de enterotoxinas do tipo AB_5, as toxinas LT são proteínas oligoméricas de aproximadamente 86 kDa, compostas de cinco subunidades B idênticas de 11,5 kDa, arranjadas em uma estrutura em anel, e em associação a uma subunidade A central de 28 kDa. As subunidades B são responsáveis pelo reconhecimento e ligação da toxina ao receptor gangliosídico presente na mucosa intestinal. A subunidade A é formada por dois domínios distintos, A1 e A2, ligados por uma ponte de dissulfeto. O domínio A1 (componente tóxico) apresenta atividade de ADP-ribosiltransferase, enquanto o domínio A2 medeia interação de A1 com o pentâmero da subunidade B.

LT é secretada através da membrana externa bacteriana em um processo de duas etapas. Na fase inicial, ocorre a clivagem da porção N-terminal do peptídeo sinal durante o transporte através da membrana interna para o periplasma, onde os monômeros são montados para formar a holotoxina. Em seguida, a secreção através da membrana externa ocorre por um complexo sistema de secreção do tipo II. Entretanto, a secreção de LT também ocorre em associação com a liberação de vesículas de membrana externa (OMV), e LT é encontrada tanto no interior como na superfície das OMV. Após ser secretada pela bactéria, a toxina LT se liga aos seus receptores na célula-alvo e é internalizada por um mecanismo de endocitose. As vesículas endocíticas sofrem o transporte trans-Golgi, no qual ocorre a separação das subunidades A e B. A redução da subunidade A nos domínios A1 e A2 ocorre no retículo endoplasmático (ER) e A1 é translocada através da membrana do ER para o compartimento citosólico. O tráfego de A1 até a região basolateral do enterócito ainda não está bem estabelecido, mas sabe-se que seu principal alvo intracelular é a proteína Gsα, uma GTPase que ativa o sistema adenilatociclase. A ADP-ribosilação da Gsα resulta, então, na ativação permanente do complexo adenilatociclase e subsequente elevação intracelular nos níveis de AMP cíclico (AMPc). Em consequência, dá-se a ativação da proteína quinase AMPc-dependente e fosforilação dos canais de cloro, como CFTR, estimulando a secreção de íons Cl^- e a redução na absorção de Na^+ (Figura 39.1). Essa profunda alteração no metabolismo hidrossalino da célula ocasiona o acúmulo de água no lúmen intestinal e diarreia. Além deste, outros mecanismos alternativos estão associados à resposta secretora induzida pela toxina LT, como a estimulação do metabolismo do ácido araquidônico, potencializando a produção de prostaglandinas e leucotrienos que estimulam o transporte eletrolítico e a mobilidade intestinal.

Reações de identidade imunológica e análise da similaridade da sequência de aminoácidos das subunidades A e B permitiram a subdivisão das toxinas LT em duas classes distintas: LT-I; e LT-II. As toxinas LT-I apresentam alta similaridade (79%) com a toxina CT, tanto na subunidade A como na B e reconhecem o gangliosídeo GM1 na superfície dos enterócitos. Por sua vez, as toxinas LT-II apresentam atividade biológica similar à de LT-I/CT, mas são imunologicamente distintas destas, uma vez que anticorpos anti-LT-I/CT não reconhecem LT-II. Embora imunologicamente distintas, foi observada homologia de 55% entre a subunidade A de LT-I e LT-II, e menos de 14% de homologia foi identificada entre suas subunidades B. Essa diferençase traduz no reconhecimento de diferentes gangliosídeos por LT-II, como GD1b e GD1a. Além disso, os genes estruturais que codificam para LT-II têm localização cromossômica, enquanto os que codificam para LT-I estão contidos em plasmídeos. Variantes antigênicas de LT-I, denominadas "LT-Ip" e "LT-Ih", por terem sido inicialmente identificadas em amostras de ETEC

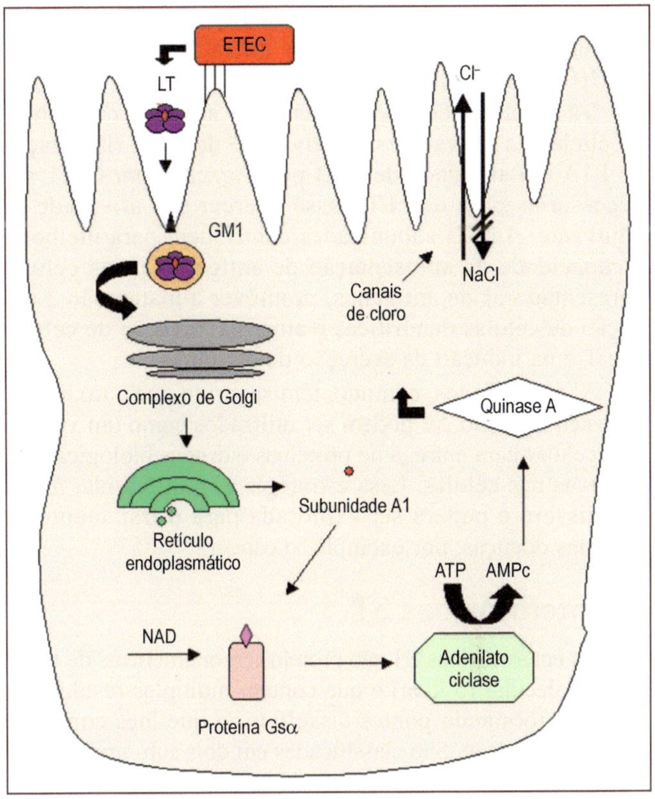

Figura 39.1 – *Mecanismo de ação da enterotoxina LT.*
Fonte: Desenvolvida pela autoria.

de origem suína e de origem humana, respectivamente, podem ser produzidas por amostras de ETEC associadas a infecções humanas.

Na classe LT-II, três variantes LT-IIa, LT-IIb e LT-IIc foram identificadas. As enterotoxinas LT-II estão mais associadas às ETEC isoladas de animais e raramente isoladas de humanos.

Além de seu importante papel na indução de secreção de fluidos, LT apresenta uma série de outras atividades; contribuindo no aumento da aderência bacteriana, atuando como adjuvante, modulando a resposta imune e utilizada como carreador de antígenos fusionados.

Tem sido verificado que LT é capaz de aumentar a aderência bacteriana por promover o rompimento mecânico da camada de muco intestinal, que constitui a primeira linha de defesa do hospedeiro contra micro-organismos patogênicos, e de provocar alteração da função das células intestinais. Além disso, LT causa alteração na estrutura e composição da camada de mucina, reduzindo a expressão de mucina 4 nas células caliciformes, ocasionando, consequentemente, a aderência bacteriana. Tanto LTA como LTB são necessárias para mediar o aumento da aderência bacteriana. LTA contribui predominantemente na redução da carga de superfície da membrana plasmática, o que afeta a função das células intestinais e promove o aumento de aderência não específica; interfere na expressão de peptídeos antimicrobianos humanos, facilitando a aderência e a colonização, e inibe a expressão de citocinas pró-inflamatórias (TNF-α, IL-8) que são importantes na resposta imune inata.

Por sua vez, a subunidade LTB facilita a aderência principalmente por formar pontes após interação com o receptor GM1(OMVs-LT-GM1).

Várias atividades específicas de LT auxiliam na melhora da eficiência de vacinas. A atividade de ADP-ribosilação de LTA e a afinidade de LTB pela ligação com GM1 são necessárias para que LT possa exercer sua atividade de adjuvante. Ambas subunidades contribuem para melhorar a capacidade de apresentação de antígenos pelas células apresentadoras de antígenos, promover a maturação e ativação de células dendríticas e atuar na ativação de células B e T e na indução da secreção de citocinas.

Alguns estudos, contudo, têm sugerido que a toxina LT ou o seu domínio A2 podem ser utilizados como um veículo intracelular para entrega de proteínas e drogas biologicamente ativas nas células. Essa estratégia é, sem dúvida, muito promissora e poderá ser explorada para o tratamento de algumas doenças, por exemplo, o câncer.

Enterotoxinas ST

As enterotoxinas ST são proteínas monoméricas, de baixo peso molecular (5 kDa) e que contêm múltiplos resíduos de cisteína, formando pontes dissulfeto, o que lhes confere a termoestabilidade. São classificadas em dois sub- grupos: STa (ou ST-I); e STb (ou ST-II) de acordo com suas propriedades químicas e biológicas. As toxinas STa são solúveis em metanol, resistentes a ácidos, detergentes e diversas proteases. Os genes responsáveis pela produção de STa estão localizados em plasmídeos que são ladeados por sequências de inserção. Variantes genéticas dessa toxina, apresentando homologia parcial tanto na sequência de aminoácidos como na de nucleotídeos, foram identificadas e nomeadas de acordo com o hospedeiro do qual foram isoladas. STh (ou ST-Ib) foi isolada de amostras de ETEC de origem humana, enquanto STp (ou ST-Ia) foi identificada em amostras que causavam doenças em suínos; porém variantes de STp têm sido também isoladas de amostras de bovinos e de origem humana. A toxina STb é insolúvel em metanol e sua produção é codificada por genes plasmideais. Embora STb tenha sido originalmente relacionada à diarreia em suínos, sua ocorrência tem sido também relatada em amostras de ETEC de origem humana.

As toxinas ST são secretadas no meio extracelular através de uma série de etapas que modificam o tamanho da molécula. Ambas STa e STb são sintetizadas como uma toxina precursora de 72 aminoácidos, que sofrem clivagem por peptidases para remoção da sequência sinal, sendo o peptídeo resultante secretado para o espaço periplasmático. Nesse local, ocorrerá a formação de pontes dissulfeto na região C-terminal do pró-peptídeo pela ação da enzima DsbA. A seguir, o pró-peptídeo é exportado via TolC localizado na membrana externa. A toxina madura STb consiste em 48 aminoácidos, enquanto STa é clivada por proteases, dando origem à toxina madura de 18 ou 19 aminoácidos.

O receptor-alvo da enterotoxina STa pertence à família de receptores de ciclase, a guaninaciclase tipo C, localizado na membrana apical dos enterócitos. A ligação de STa no domínio extracelular da guaninaciclase induz sua atividade enzimática, o que provoca aumento de níveis de guanosinamonofosfato cíclico (GMPc), que é uma molécula sinalizadora de eventos intracelulares de células eucarióticas. No caso dos enterócitos, ocorrem alteração na absorção e secreção de eletrólitos, ou seja, a estimulação da secreção de cloreto e o bloqueio da absorção de sódio, resultando no acúmulo de água e eletrólitos no lúmen intestinal (Figura 39.2).

Por sua vez, o mecanismo de ação de STb não envolve a ativação de nucleotídeos cíclicos. STb se liga a sulfatídeos, glicoesfingolipídeos acídicos largamente distribuídos e, após internalizada, interfere nos níveis intracelulares de cálcio, promovendo a secreção de fluidos. O aumento de cálcio também regula a atividade das fosfolipases (A2 e C) que liberam ácido araquidônico, promovendo a formação de prostaglandinas e de leucotrienos, os quais medeiam o transporte de água e eletrólitos através das células intestinais (Figura 39.2).

Outros potenciais fatores de virulência

Embora seja indiscutível o papel das enterotoxinas e dos CF na patogênese das diarreias causadas por ETEC, outros fatores têm sido identificados como prováveis participantes desse processo. A presença de dois *loci* cromossômicos, denominados *tib e tia*, relacionados ao fenótipo de invasão de ETEC em culturas celulares foi descrita. O lócus *tib* é responsável pela síntese de TibA, que é uma proteína de membrana externa glicosilada de 104 kDa, pertencente à família de proteínas autotransportadoras. Além de mediar a aderência a células eucarióticas, TibA promove agregação bacteriana e formação de biofilme. Em adição à TibA, outra proteína de membrana externa de 25 kDa designada "Tia" foi descrita em ETEC. Estudos demonstraram a atuação de Tia como invasina, além de ser também uma adesina. Tia se liga à proteoglicana de sulfato de heparana, que são glicosaminoglicanos localizadas em abundância na superfície das células eucarióticas. Dessa forma, existem atualmente fortes evidências que sugerem que ETEC, além de aderir à mucosa intestinal, também pode ser capaz de invadir células epiteliais.

Epidemiologia

Estimativas globais indicam que amostras de ETEC são responsáveis por causar 400 mil mortes anuais, especialmente em crianças com menos de 5 anos de idade que vivem em regiões de baixas condições socioeconômicas e deficientes em saneamento básico. Além disso, são agentes de diarreia em turistas e militares que visitam ou vivem em regiões endêmicas. As infecções são transmitidas principalmente pela ingestão de água e alimentos contaminados; contudo, a transmissão por contato pessoal em berçários e enfermarias pediátricas também tem sido relatada. A infecção por ETEC pode resultar em um amplo espectro de sinto mas, desde uma diarreia branda até uma diarreia mais grave acompanhada de desidratação, podendo, em casos extremos, culminar em choque. Entretanto, a infecção é autolimitada, tendo duração média de 1 a 2 dias.

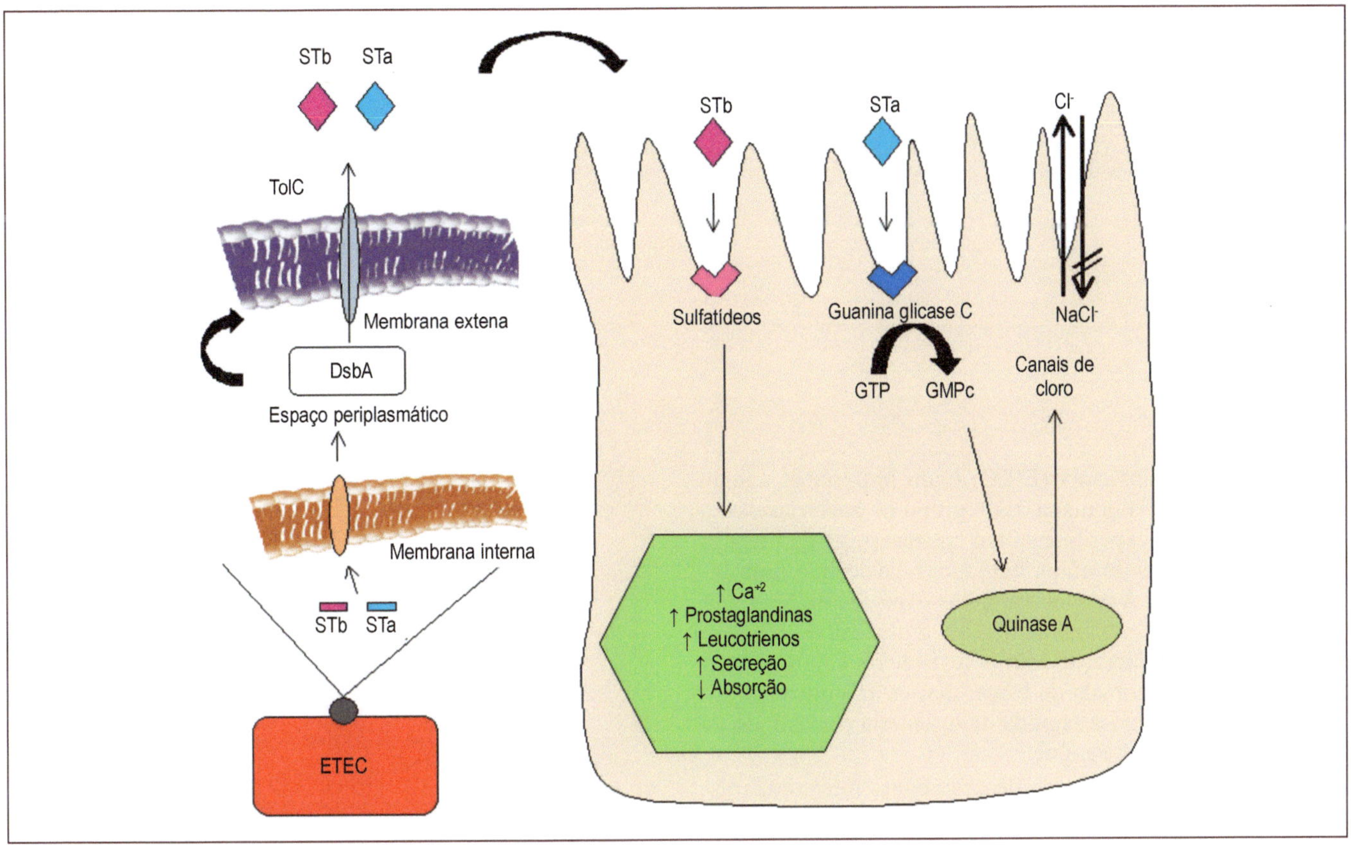

Figura 39.2 – *Processamento e mecanismos de ação das enterotoxinas ST.*
Fonte: Desenvolvida pela autoria.

As ETEC pertencem a uma grande diversidade de sorotipos, porém alguns têm distribuição universal, além de serem mais prevalentes, destacando-se os sorotipos: O6:H16; O8:H9; O25:H42; O27:H7; O78:H12; O128:H12; O128:H21; O148:H28; e O153:H45. Uma estreita relação entre o sorotipo, o fenótipo toxigênico e a presença de CF tem sido observada em amostras de ETEC. Estudos epidemiológicos, realizados em diferentes regiões geográficas, têm apontado maior frequência de ocorrência de amostras de ETEC produtoras apenas de ST-I ou produtoras de LT-I e ST-I associadas a casos de diarreia.

Diagnóstico

A partir do isolamento e s identificação bioquímica de *E. coli* das fezes de pacientes (ver Capítulo 35), os métodos utilizados para o diagnóstico das infecções relacionadas à ETEC se baseiam na detecção das enterotoxinas LT e/ou ST. Essas toxinas podem ser identificadas por meio de métodos biológicos que utilizam culturas celulares (LT) ou modelos animais (LT e ST), por uma variedade de ensaios imunológicos ou pela pesquisa de suas sequências genéticas utilizando-se sondas genéticas ou do teste de reação em cadeia da polimerase (PCR).

Tratamento

As infecções por ETEC, assim como as demais infecções intestinais causadas por *E. coli*, dispensam, na maioria das vezes, o uso de antibioticoterapia. Contudo, quando houver indicação, o antimicrobiano deve ser selecionado a partir do antibiograma, uma vez que ETEC pode apresentar resistência múltipla com frequência. Por sua vez, a reposição de água e eletrólitos é essencial e deve ser realizada o mais breve possível.

Bibliografia recomendada

Duan Q, Xia P, Nandre R, Zhang W, Zhu G. Review of newly identified functions associated with the heat-labile toxin of enterotoxigenic Escherichia coli. Front. Cell. Infect. Microbiol. 2019;9:292, eCollection 2019.

Fleckenstein JM, Hardwidge PR, Munson GP, Rasko DA, Sommerfelt H, Steinsland H. Molecular mechanisms of enterotoxigenic Escherichia coli infection. Microbes Infect. 2010;12(2):89-98.

Quadri F, Svennerholm AM, Faruque ASG, Sack RB. Enterotoxigenic Escherichia coli in developing countries: epidemiology, microbiology, clinical features, treatment, and prevention. Clin. Microbiol. Rev. 2005;18(3):465-83.

Turner SM, Scott-Tucker A, Cooper LM, Henderson IR. Weapons of mass destruction: virulence factors of the global killer enterotoxigenic Escherichia coli. FEMS Microbiol. Lett. 2006;263(1):10-20.

Wang H, Zhong Z, Luo Y, Cox E, Devriendt B. Heat-stable enterotoxins of enterotoxigenic Escherichia coli and their impact on host immunity. Toxins (Basel). 2019;11(1):24.

Escherichia coli Enteroinvasora (EIEC)

40

Marina Baquerizo Martinez

E. coli enteroinvasora (EIEC) é um importante agente causador de diarreia humana. Esse grupo de bactérias causa ceratoconjuntivite experimental em cobaias (teste de Séreny) e invade as células do cólon humano, provocando uma infecção semelhante à provocada pelas espécies de *Shigella*. EIEC interage preferencialmente com a mucosa do cólon, e este é seu sítio de interação com o hospedeiro. Clinicamente, a doença é acompanhada de febre, mal-estar, cólicas abdominais e diarreia aquosa seguida de disenteria consistindo de poucas fezes, muco e sangue.

Embora EIEC tenha sido descrita como micro-organismo imóvel, exceto o sorotipo O124:H30, foi detectado em todos os sorotipos o gene responsável pela expressão de flagelina (*fli*C). Foi observado que mesmo os sorotipos de EIEC considerados imóveis conseguem produzir flagelos funcionais que permitem a motilidade da bactéria em meio de cultura com ágar a 0,2%.

As amostras de EIEC apresentam propriedades bioquímicas específicas (Tabela 40.1), não descarboxilam a lisina e, com exceção do sorotipo O124:H30, são imóveis: O28ac:H^-; O29:H^-; O112ac:H^-; O121:H^-; O124:H^-; O135:H^-; O136:H; O143:H^-; O144:H^-; O152:H^-; O164:H^-; O167:H^-; e O173:H^-. Há relatos de isolamento de amostras de EIEC pertencentes a outros sorotipos móveis, O144:H25, porém, são casos esporádicos. Recentemente, o sorotipo de *E. coli* O96:H19 foi descrito como *E. coli* enteroinvaosora em dois grandes surtos ocorridos na Itália e no Reino Unido. EIEC e *Shigella* sp. apresentam características bioquímicas, genéticas e fisiopatológicas muito semelhantes.

As EIEC são estreitamente relacionadas a *Shigella*, tendo como fatores de virulência proteínas responsáveis pela invasão, multiplicação intracelular e disseminação de célula para célula. Os mecanismos de patogenicidade de *Shigella* sp. e EIEC depende da presença de um plasmídeo de virulência de aproximadamente 220 Kb, denominado *pInv*. A maioria dessas funções está relacionada a proteínas codificadas por um fragmento de 31Kb do plasmídeo de virulência. Esse fragmento contém 32 genes essenciais para a invasão e disseminação (ver Capítulo 42).

A presença de uma enterotoxina termolábil de 62 kDa, denominada "ShET2", codificada por genes cromossomais, foi descrita como outro fator de virulência em potencial, além do processo de invasão.

Tabela 40.1
Principais propriedades bioquímicas de amostras de EIEC*

Testes	*Reação*	*% Positividade*
Indol	+	100
VM	+	100
VP	-	100
Citrato Simmons	-	0
H_2S (TSI)	-	0
Ureia Christensen	-	0
Fenilalanina desaminase	-	0
Lisina descarboxilase	-	0
Ornitina descarboxilase	V	40,2
ONPG	+/-	85,6
Fermentação da lactose	V	30,9

*97 amostras estudadas.
Fonte: Silva RM, Toledo MRF, Trabulsi LR, 1980.

Patogênese

A capacidade de invasão e de sobrevivência das EIEC depende de genes contidos no plasmídio *pInv* bem como de genes cromossômicos. Células sem o plasmídio de invasão são avirulentas, não penetram em células epiteliais e não causam ceratoconjuntivite em cobaias. A patogenicidade de EIEC é muito semelhante à de *Shigella*. Em razão das semelhanças entre elas, os estudos sobre patogenicidade ficaram praticamente restritos às espécies de *Shigella*. Além do processo de invasão, muito pouco se sabe sobre EIEC. Amostras de *S. flexneri* são utilizadas como modelo para a maioria dos estudos sobre invasão (ver Capítulo 42). Foi observado que as amostras de EIEC apresentam baixa infectividade em células HeLa, quando comparadas com amostras de *Salmonella typhimurium*, *Y. pseudotuberculosis*, *Y. enterocolitica*. Assim como as espécies de *Shigella*, a EIEC se multiplica intracelularmente.

Embora a disenteria bacilar causada por EIEC seja clinicamente indistinguível daquela causada por *Shigella*, estudos com voluntários humanos mostraram que a dose infectante de EIEC é muito maior do que a de *Shigella*. Para que ocorra um processo infeccioso, é necessário um inóculo da ordem de 10^6 de amostras de EIEC, enquanto para *Shigella* o inóculo é de 10^2. Essas diferenças de doses infectantes entre micro-organismos envolvidos com gastrenterites frequentemente estão relacionadas à tolerância maior ao pH ácido estomacal. Porém, estudos em nosso laboratório mostraram que a diferença de tolerância ao pH ácido não é significativo para explicar a diferença da dose infectante entre *Shigella* e EIEC.

Uma possibilidade para explicar essas diferenças seria uma capacidade maior de invasão por amostras de *Shigella*. Em testes de Serény realizados em nosso laboratório, foi observado que a ceratoconjuntivite desenvolve-se mais rapidamente em cobaias inoculadas com *S. flexneri* (48 horas) do que em cobaias inoculadas com EIEC (de 96 horas a 120 horas). No entanto, demonstrou-se que não há diferenças importantes entre os plasmídios *INV* presentes nas duas espécies. Além disso, foi mostrado que os genes *ipa*A, *ipa*B, *ipa*C e *ipa*D não apresentam alterações estruturais que possam explicar a diferença na patogenicidade entre EIEC e *Shigella*.

Em estudos conduzidos com células epiteliais intestinais, foi observado que a disseminação bacteriana e a expressão de diversos genes de virulência, incluindo os genes *icsA* e *icsB*, são menores em EIEC quando comparadas com *S. flexneri*. A expressão diferencial desses genes também foi observada em macrófagos murinos desafiados com essas bactérias, assim como diferenças na cinética de expressão de mediadores inflamatórios, como citocinas e óxido nítrico. Além disso, a cinética de migração das células mononucleares e polimorfonucleares para o peritônio de camundongos infectados com *Shigella* e EIEC apresentou diferenças significativas. Esses resultados sinalizaram que as células do hospedeiro, envolvidas no processo da infecção, respondem de forma diversificada frente a essas duas espécies bacterianas. Dados obtidos com estudos em células Caco2 mostraram que a capacidade inicial de invasão da célula intestinal é semelhante entre EIEC e *Shigella*, porém a expressão de genes de virulência (*ipa*ABCD, *ics*A, *ics*B, *vir*F, *vir*B), a capacidade de escape do fagossoma, a proliferação intracelular e a disseminação de EIEC, bem como a capacidade de causar danos celulares durante a infecção, são muito menores do que com *S. flexneri*. Em macrófagos, foi observado um número significativamente maior de EIEC dentro da célula em comparação com *Shigella* após a fagocitose. *S. flexneri* mostra, portanto, maior capacidade de escape de macrófagos em comparação com EIEC. Evidências experimentais com células dendríticas indicam que a doença desencadeada por EIEC é mais restrita a determinado local da infecção, ou seja, não é capaz de se disseminar a ponto de estender a lesão tecidual de forma mais drástica, como *Shigella*. Esse fenômeno pode estar associado à menor expressão dos fatores de virulência e ao tipo de resposta imune inata desencadeada pelo hospedeiro a fim de debelar a infecção por EIEC.

Diagnóstico laboratorial

Amostras de EIEC crescem bem em meio de cultura rotineiramente usado para isolamento de Enterobacteriaceae, como ágar MacConkey, ágar xiloselisinadesoxicolato (XLD) e ágar Hektoen entérico (HE). Meios altamente seletivos, como o ágar *Salmonella Shigella* (SS) ou ágar de sulfito de bismuto pode não ser tão eficaz para alguns sorotipos

A identificação das espécies de *E. coli* pode ser realizada por meio de testes bioquímicos convencionais, como produção de indol, fermentação de glicose, sacarose e lactose, produção de gás a partir da fermentação da glicose, via de fermentação da glicose, utilizando citrato como única fonte de carbono, motilidade, descarboxilação de lisina, arginina e ornitina. A fermentação da lactose varia de acordo com a cepa; amostras de EIEC fermentam a lactose lentamente (72 horas), dificultando a diferenciação da *Shigella*. A característica bioquímica marcante dessa categoria de *E. coli* diarreiogênica (Tabela 40.1) é a perda da capacidade de descarboxilar a lisina. Em vários estudos, observou-se que todas as amostras de *E. coli* que causavam ceratoconjuntivite em cobaias não descarboxilavam a lisina. Outra propriedade marcante era o fato de os sorotipos, com exceção de um, serem imóveis. As amostras móveis pertenciam ao sorogrupo O124, e todas tinham o antígeno flagelar H30. Algumas amostras de *E. coli*, cujos sorotipos eram móveis, foram descritas na literatura como EIEC, porém são casos isolados, como O144:H25 e O124:H7, sendo esse último isolado de fezes de macaco.

Quando a amostra isolada for identificada bioquimicamente como *E. coli* que não descarboxila a lisina, o AgO deve ser pesquisado por meio de reação de aglutinação com soros hiperimunes anti-AgO encontrados comercialmente (O28, O29. O112. O121, O124, O135, O136, O143, O144, O152, O164, O167, O173). Alguns sorotipos de EIEC apresentam antígenos O idênticos a alguns sorotipos de *Shigella*.

Para caracterizar o patotipo EIEC, é necessário pesquisar os genes de virulência do plasmídeo. Atualmente, a investigação por meio do teste da reação em cadeia da polimerase (PCR) do gene *ipaH*, um gene de múltiplas cópias (4 a 10) presente em EIEC e *Shigella*, é recomendada. Há relatos que estudos com outras sequências de DNA podem ser necessários, como o gene lócus associado à invasão (*ial*). A pesquisa dos genes *iud*A (gene β-glucuronidase) e *lac*Y (gene da lactose permease) pode diferenciar EIEC de *S. flexneri*, uma vez que o gene *lac*Y é encontrado apenas em EIEC, enquanto *iud*A em ambas.

Epidemiologia

As infecções intestinais provocadas por EIEC são mais frequentes em crianças com mais de 2 anos de idade e no adulto. O reservatório é o próprio hospedeiro humano e a transmissão é fecal-oral, adquire-se a doença, principalmente, pela ingestão de água e de alimentos contaminados. Como isolados de EIEC têm características bioquímicas, genéticas e patogênicas semelhantes às espécies de *Shigella*, a correta identificação desse patótipo pode estar dificultada.

Os dados epidemiológicos podem estar subestimados em razão da dificuldade de diferenciação entre *Shigella* e EIEC. Na literatura, encontramos que esse micro-organismo foi responsável por vários surtos, mas há poucos relatos sobre as rotas de transmissão e distribuição dessa bactéria na natureza. Água e queijo foram descritos como fontes potenciais, bem como a transmissão direta por contato pessoa a pessoa. Na década de 1970, um grande surto de diarreia (387 pacientes) foi relatado nos Estados Unidos. O veículo de transmissão era um queijo importado, contaminado pelo sorogrupo O124, na concentração de 10^5 a 10^7 bactérias por grama de queijo. Surtos envolvendo EIEC foram relatados recentemente na Europa, um na Itália em 2012 envolvendo 109 casos e outro no Reino Unido em 2014, 50 casos. Em ambos, vegetais foram os responsáveis.

Em estudos epidemiológicos de casos de diarreia, não se observa um padrão de prevalência, em Calcutá, a prevalência de EIEC em um grupo de 263 pacientes hospitalizados com diarreia foi elevada, 16,3% dos casos, enquanto na Tailândia foi encontrada uma prevalência de 5% entre 200 crianças de 1 a 10 anos de idade. Em países asiáticos, encontrou-se uma prevalência que variou de 4% a 7%. Na Índia e na Bolívia, os relatos encontrados foram de 2%. Alguns estudos mostraram que na Nigéria, no Irã e na Tailândia, a distribuição de EIEC está abaixo (menor que 0,1%) das taxas encontradas em países desenvolvidos; na Espanha, por exemplo, foi encontrada uma prevalência de 0,2%. Essa diversidade na prevalência entre casos de diarreia pode estar, muitas vezes, relacionada com a dificuldade de se diferenciar cepas de EIEC de *Shigella.*

No Brasil, a primeira amostra, capaz de produzir ceratoconjuntivite em cobaia, foi isolada das fezes de um paciente com enterite aguda na década de 1960 em estudos realizados na Faculdade de Medicina da Universidade de São Paulo (FMUSP). Em diferentes áreas da cidade de São Paulo, na década de 1980, a presença de EIEC foi pesquisada em crianças com até 5 anos de idade. Essa bactéria foi encontrada em 15,8% das crianças com diarreia, que viviam em favelas. Neste grupo, EIEC foi o enteropatógeno mais frequente isolado das crianças com mais de 2 anos de idade, sendo mais frequente que *salmonela*, EPEC, *Rotavírus* e *Yersinia enterocolítica.* Nas crianças da mesma faixa etária, que não viviam em favelas, foi o quarto agente mais isolado (2,3%). No Brasil, estudos realizados posteriormente mostraram baixa prevalência dessa bactéria. Em 187 casos de diarreia estudados, em Juiz de Fora (MG), não se isolou nenhuma amostra; e, em 196 casos, em São José do Rio Preto (SP), EIEC foi isolada apenas de um caso; enquanto, em João Pessoa (PB), a prevalência dessa bactéria, em 290 crianças com menos de 2 anos de idade apresentando diarreia, foi de 2,8%.

Bibliografia recomendada

Andrade A, et al. Flagella expression by non-motile serotypes of enteroinvasive Escherichia coli. Infect Immun. 2002;70:5882-6.

Bando SY, et al. Expression of bacterial virulence factors and cytokines during macrophage in vitro infection by enteroivasive Escherichia coli and Shigella flexneri: a comparative study. Mem Inst Oswaldo Cruz. 2010;105:786-91.

Dupont HL, et al. Phatogenesis of Escherichia coli diarrhea. N Engl J Med. 1971;285:1-9.

Gomes TAT, et al. Diarrheagenic Escherichia coli. Braz J Microbiol. 2016;47(1):3-30. doi: 10.1016/j.bjm.2016.10.015.

Moreno AC, Ferreira LG, Martinez MB. Enteroinvasive Escherichia coli vs. Shigella flexneri: how different patterns of gene expression affect virulence. FEMS Microbiol Lett. 2009;301(2):156-63.

Moreno ACR, et al. Recognition of enteroinvasive Escherichia coli and Shigella flexneri by dendritic cells (DCs): distinct DC activation states. Mem Inst Oswaldo Cruz, Rio de Janeiro. 2012;107(1):138-41.

Murray PR, et al. Manual of clinical microbiology. 11 ed. Washington: ASM Press, 2011.

Silva RM, Toledo MRF, Trabulsi LR. Biochemical and cultural characteristics of invasive Escherichia coli. J Clin Microbiol. 1980;11:441-4.

Trabulsi LR, Fernandes MRF, Zuliani ME. Novas bactérias patogênicas para o intestino do homem. Rev Inst Med Trop. 1967;9:31-9.

Eschericia coli patogênica extraintestinal (ExPEC)

41

Rosa Maria Silva
Ana Carolina de Mello Santos

As linhagens de *Escherichia coli* que causam infecções em sítios extra intestinais são denominadas "*E. coli* patogênica extraintestinal" ou ExPEC (do inglês *extraintestinal pathogenic E. coli*). São linhagens que têm a habilidade de causar infecções tanto em humanos como em diversas espécies de aves e mamíferos e que podem atingir virtualmente qualquer região do organismo fora dos intestinos. Os locais mais frequentemente afetados são o trato urinário, o sistema nervoso central (SNC), a estrutura óssea, os tecidos moles, a conjuntiva, o sistema respiratório inferior e a pele. Frequentemente, também ocorre a infecção da corrente sanguínea, geralmente originada de um foco infeccioso nos locais mencionados.

As ExPEC têm sua patogenicidade expressa pela conjunção de uma infinidade de fatores de virulência (FV) que atuam em concerto para invadir os diversos locais do organismo do hospedeiro, para neles se estabelecer e danificá-los. Diferentemente das linhagens de *E. coli* causadoras de infecções intestinais (IPEC, do inglês *intestinal pathogenic E. coli*), ExPEC não apresenta uma combinação de fatores de virulência que resulte em um mecanismo de patogenicidade definido, ou atue especificamente em cada sítio infectado. Assim, não é possível discriminar tipos patogênicos (patotipos) característicos de cada local com base em uma dada combinação de FV, como ocorre com as IPEC. Dessa forma, os patotipos de ExPEC têm sido reconhecidos pelo seu local de isolamento, e não pela combinação de genes de virulência (GV) que apresentam. Mas é necessário ficar claro que linhagens isoladas de diferentes processos infecciosos podem apresentar o mesmo conjunto de GV, enquanto isolados de infecções em um mesmo local podem ter combinações de GV variadas.

Por terem grande representatividade epidemiológica, atualmente são reconhecidos os seguintes patotipos: *Uropathogenic E. coli* (UPEC), agentes das infecções do trato urinário; *neonatal meningitis-associated E. coli* (NMEC), causadoras de meningite em neonatos; *sepsis-associated E. coli* (SEPEC), responsáveis pelas infecções de corrente sanguínea; e *avian pathogenic E. coli* (APEC), associadas a uma variedade de doenças em aves. Outros patotipos recentemente propostos são: *endometrial pathogenic E. coli* (EnPEC), relacionadas a infecções e inflamações do endométrio; e *mammary pathogenic E. coli* (MPEC), responsáveis por causar os quadros de mastite bovina.

No entanto, essa nomenclatura com base nos sítios de infecção não contempla o fato de uma mesma linhagem poder causar doença em diferentes locais, como discutido anteriormente. A designação ExPEC, criada no ano 2000, veio com o propósito de abranger todos os tipos patogênicos possíveis, independentemente de seu local de isolamento extra intestinal.

A plasticidade genética de ExPEC

E. coli é uma espécie dotada de grande variabilidade genética. Em média, uma célula contém 4.800 genes dos quais cerca de 2 mil estão presentes em todos os membros da espécie. Em geral, esse conjunto comum, também denominado "*core* genômico", é composto por genes codificadores das proteínas essenciais para a sobrevivência da célula e que estão diretamente relacionados com as características que definem a espécie.

Os 2.800 genes restantes provêm de um conjunto composto por mais de 70 mil genes acessórios ou variáveis que se organizam aleatoriamente ou em blocos para compor o genoma de cada isolado. Os genes acessórios se originam de gêneros e/ou espécies filogeneticamente não relacionados com a *E. coli* e são adquiridos por meio de mecanismos de transferência horizontal (HGT, do inglês *horizontal gene transfer*) mediados por elementos genéticos móveis como: plasmídeos, bacteriófagos, sequências de inserção, transposons e ilhas genômicas. A forma como os genes essenciais e o conjunto de genes variáveis se organizam compondo o genoma determinará como a bactéria se relacionará com seu hospedeiro e com o ambiente, isto é, definirá seu potencial patogênico bem como sua capacidade de adaptar-se a ambientes e hospedeiros variados.

Primordialmente, *E. coli* é uma espécie que habita o trato intestinal dos animais de sangue quente e, ao contrário de causar dano, ela se equilibra com os demais componentes da microbiota intestinal contribuindo para garantir a homeostase de seus hospedeiros. Sendo assim, acredita-se que o surgimento de linhagens portadoras de genes estranhos ao seu *core* genômico ocorreu com a finalidade de melhor se adaptarem e colonizarem o ambiente intestinal, e não como fatores de virulência *per se* danosos ao hospedeiro. Mas muitas das propriedades codificadas nesses genes acessórios acrescentaram às linhagens um potencial patogênico que atua quando estas alcançam sítios extra intestinais. A sua multiplicação em locais naturalmente estéreis induz reações de defesa hospedeiras no sentido de contê-las e eliminá-las. A presença de fatores bacterianos que se sobrepõem a essas defesas determinará o sucesso ou insucesso da infecção e, consequentemente, o potencial patogênico da linhagem em cada circunstância.

Em seu processo evolutivo, a espécie *E. coli* diversificou-se filogeneticamente e, hoje, distribui-se por nove filogrupos designados A, B1, B2, C, D, E, F, G, e H que emergiram de um ancestral comum. Os filogrupos A, B1, B2 e D têm maior representatividade, enquanto C, E, F, G e H são menos abundantes e só foram identificados mais recentemente pela análise genômica de grande número de isolados. Esses estudos têm revelado que alguns filogrupos são mais propensos a receber e manter estavelmente blocos de genes acessórios por meio de HGT, como é o caso do filogrupo B2. Esse filogrupo se sobressai por apresentar os maiores genomas da espécie, com um "*core*" genômico de cerca de 3 mil genes, vários dos quais estão envolvidos diretamente no estabelecimento de infecções em sítios extra intestinal, o que torna B2 a maior fonte de clones patogênicos extraintestinais.

Os fatores de virulência de ExPEC

A patogenicidade de ExPEC é resultante da ação de GV que codificam diversas proteínas cujas atividades se complementam durante o processo infeccioso. Essas proteínas têm as atividades de adesinas/invasinas, sistemas de captação de ferro, sistemas de nutrição, protectinas (relacionadas à evasão das defesas do hospedeiro), toxinas e sistemas de regulação de expressão gênica, e encontram-se discriminadas no Quadro 41.1.

Quadro 41.1 – *Principais fatores de virulência detectados em ExPEC*

Fator de virulência	*Função*	*Localização*
Fímbria P	Aderência	PAI II_{536}, PAI I_{J96}, PAI II_{J96}, PAI I_{CFT073}, PAI II_{CFT073}
Fímbrias S e F1C	Aderência	PAI III_{536}
IHA (adesina homóloga a IrgA)	Aderência e aquisição de ferro	PAI I_{CFT073}
Fímbria Tipo 1	Aderência	Cromossoma
TSH (hemaglutinina termossensível)	Aderência	PAI III_{536}, plasmídeos pAPEC-O1 e pAPEC-O2
HRA (aglutinina termorresistente)	Aderência	PAI II_{J96}, PAI IC5
Adesinas afimbriais da família Dr	Aderência	PAI IAL862, diversos plasmídeos de virulência
Ibe (invasina do endotélio cerebral)	Aderência e invasão	PAI GimA
OmpA (proteína de membrana externa A)	Aderência e invasão	Cromossoma
Alfa-hemolisina	Ação lítica sobre hemácias e outras células eucarióticas	PAI I_{536}, PAI II_{536}, PAI I_{J96}, PAI II_{J96}, PAI I_{CFT073}
Proteínas da família das serinaproteases autotransportadoras de Enterobactereacea	Citotoxicidade, remodelação do citoesqueleto, aderência, proteases	Diversas PAIs e plasmídeos de virulência
CNF1 (fator citotóxico necrosante)	Citotoxicidade, invasão celular, remodelação do citoesqueleto	PAI II_{J96}, PAI IC5
Salmoquelina	Aquisição de ferro e cátions divalentes	PAI III_{536}, Plasmídeo pAPEC-O2, outros plasmídeos de APEC
Yersiniabactina	Aquisição de ferro e cátions divalentes	HPI e PAI IV_{536}
Aerobactina	Aquisição de ferro e cátions divalentes	Plasmídeos conjugativos e PAI I_{CFT073}
Cápsulas do grupo capsular II (inclui K1, K2 e K5)	Ação antifagocitária e resistência à ação do complemento	Cromossoma, PAI V_{536}
TraT (Proteína do sistema de conjugação de plasmídeos)	Resistência à ação do complemento	Plasmídeos conjugativos
OmpT (Proteína de membrana externa T)	Proteinase	Diversos plasmídeos de APEC
Iss (fator de aumento de resistência ao soro)	Resistência à ação do complemento	Diversos plasmídeos de virulência e resistência
Colicinas	Atividade bactericida	Diversos plasmídeos de virulência e resistência

Nota: a maioria das ilhas de patogenicidade (PAI) está identificada no Quadro 41.1 pelo seu número (em algarismos romanos) e nome da linhagem onde foram descritas, por exemplo: PAI II_{536}, refere-se à ilha de patogenicidade número II, descrita na linhagem 536.
Fonte: Desenvolvido pela autoria.

Os genes envolvidos não são únicos para cada propriedade; ao contrário, há vários genes diferentes que resultam em proteínas diversas, mas que têm a mesma função. Exemplificando, um isolado pode apresentar vários genes que codificam para diferentes proteínas, mas com a mesma propriedade de adesão. A expressão dessas múltiplas propriedades de virulência ocorre de forma coordenada para que a bactéria possa avançar no interior do hospedeiro até alcançar o seu sítio alvo. A redundância de genes codificando para uma mesma propriedade parece ter um papel importante na manutenção da virulência da bactéria, uma vez que foi observado que proteínas de mesma função podem compensar a falta uma da outra. Por exemplo, a fímbria do tipo 1 participa ativamente do processo de infecção do trato urinário, permitindo a aderência das bactérias ao epitélio da bexiga. A deleção da fímbria do tipo 1 em linhagens uropatogênicas resulta na expressão de outras fímbrias que desempenham a mesma função, garantindo, assim, que as bactérias continuem aderindo ao epitélio da bexiga e causando a infecção.

Todas as propriedades supramencionadas, e que contribuem para a virulência de ExPEC, encontram-se codificadas em cerca de 60 determinantes genéticos dos quais 50 já tiveram seu papel na patogenicidade demonstrado experimentalmente (Figura 41.1). No entanto, ainda há lacunas a preencher para que processos infecciosos causados por ExPEC, como as pneumonias, sejam totalmente elucidados.

O fato de a maioria dos fatores de virulência de *E. coli* estar localizada em elementos móveis como ilhas de patogenicidade, ilhas de metabolismo e plasmídeos de virulência confere-lhes mobilidade para se espalharem por bactérias patogênicas tanto intestinais como extra intestinais pertencentes a diversos grupos filogenéticos. Assim, a mobilidade dos GV pode acarretar não somente no surgimento de novos clones de ExPEC, mas na emergência de clones portadores de virulência híbrida, ou seja, aqueles que apresentam fatores característicos de *E. coli* diarreiogênica junto com fatores comuns às ExPEC, tornando-os potencialmente capazes de causar tanto infecções intestinais como extra intestinal. Na prática, esses clones têm sido relatados na literatura, como é o caso de uma linhagem de *E. coli* do sorotipo O80:H2, que é híbrida de ExPEC e *E. coli* produtora de toxina de Shiga (ExPEC/STEC), que foi isolada de pacientes apresentando infecção de corrente sanguínea e síndrome hemolítica urêmica, simultaneamente. Outro exemplo são as linhagens híbridas de ExPEC e *E. coli* entereoagregativa (ExPEC/EAEC) do sorotipo O25a:H4 e pertencentes ao tipo de sequência 131 (ST131), que causam diarreia seguida de infecção de corrente sanguínea em crianças. Também já foram reportados isolados híbridos de ExPEC com *E. coli* enteropatogênica (EPEC) em humanos e ExPEC com *E. coli* enterotoxigênica (ETEC) em animais.

Considerando que a variabilidade genética decorrente da aquisição de elementos genéticos móveis é um processo dinâmico e contínuo, novas linhagens híbridas ou com potencial de virulência extra intestinal aumentado podem emergir e tornar-se um risco à saúde humana e animal.

Patogenicidade de ExPEC e sua relação com a imunidade do hospedeiro

Outro aspecto que diferencia as ExPEC das IPEC é o fato de a imunidade inata do hospedeiro modular o efeito patogênico das ExPEC. Isso significa que a manifestação da patogenicidade bacteriana é dependente das defesas imunológicas inatas presentes no hospedeiro.

É necessário salientar que os indivíduos, em particular o ser humano, são extremamente diversos quanto à eficiência de suas defesas inatas, seja em função da idade, seja pela presença de doenças de base ou, ainda, por outras causas que geram comprometimento imunológico. Sendo assim, pode-se distribuir uma dada população entre dois extremos: aqueles indivíduos gravemente imunocomprometidos e os considerados imunocompetentes; e, entre eles, os que apresentam uma grande variedade de graus de imunocomprometimento.

Essa heterogeneidade nas defesas dos hospedeiros espelha a diversidade do potencial de patogenicidade das ExPEC, de tal forma que linhagens de *E. coli* comensais, desprovidas de virulência, podem causar infecção em indivíduos com deficiências imunológicas severas, ao passo que o sucesso da infecção em indivíduos imunocompetentes requer linhagens portadoras de um potencial de patogenicidade intrínseco, isto é, que possibilita causar doença independentemente do estado imunológico. Uma vez que o potencial de patogenicidade é medido pelo número e variedade funcional dos fatores de virulência, torna-se compreensível que um mesmo patotipo reúna linhagens com grande diversidade de perfis de FV. Exemplificando, linhagens isoladas de infecções urinárias poderão apresentar perfis de FV variados, de acordo com os diferentes estados imunológicos de seus hospedeiros.

Consequentemente, tornou-se um verdadeiro enigma definir, entre os isolados de infecções extra intestinais, quais os verdadeiros patógenos e quais os "patógenos de ocasião" ou oportunistas. A tarefa mostra-se mais complexa quando se analisa o potencial de virulência de linhagens isoladas do meio ambiente ou de produtos alimentícios ou, ainda, do trato intestinal dos indivíduos.

Essas questões propiciaram a realização de pesquisas com o objetivo de determinar se linhagens de *E. coli* patogênicas para modelos animais poderiam apresentar um perfil mínimo de marcadores genéticos de virulência que as caracterizasse.

O modelo de letalidade em camundongos por infecção sistêmica, utilizando a via subcutânea de inoculação, demonstrou que a presença de, no mínimo, dois entre cinco marcadores genéticos específicos [*pap* (fímbria P), *sfa* (fímbria S), *afa/dra* (adesinas da família AFA-DR), *kpsMT*II (cápsulas do grupo capsular II), e *iuc/iutA* (sistema aerobactina de captação de ferro)] foi suficiente para caracterizar linhagens com potencial de virulência intrínseco, isto é, patogênicas para o hospedeiro independentemente do seu grau de imunidade inata.

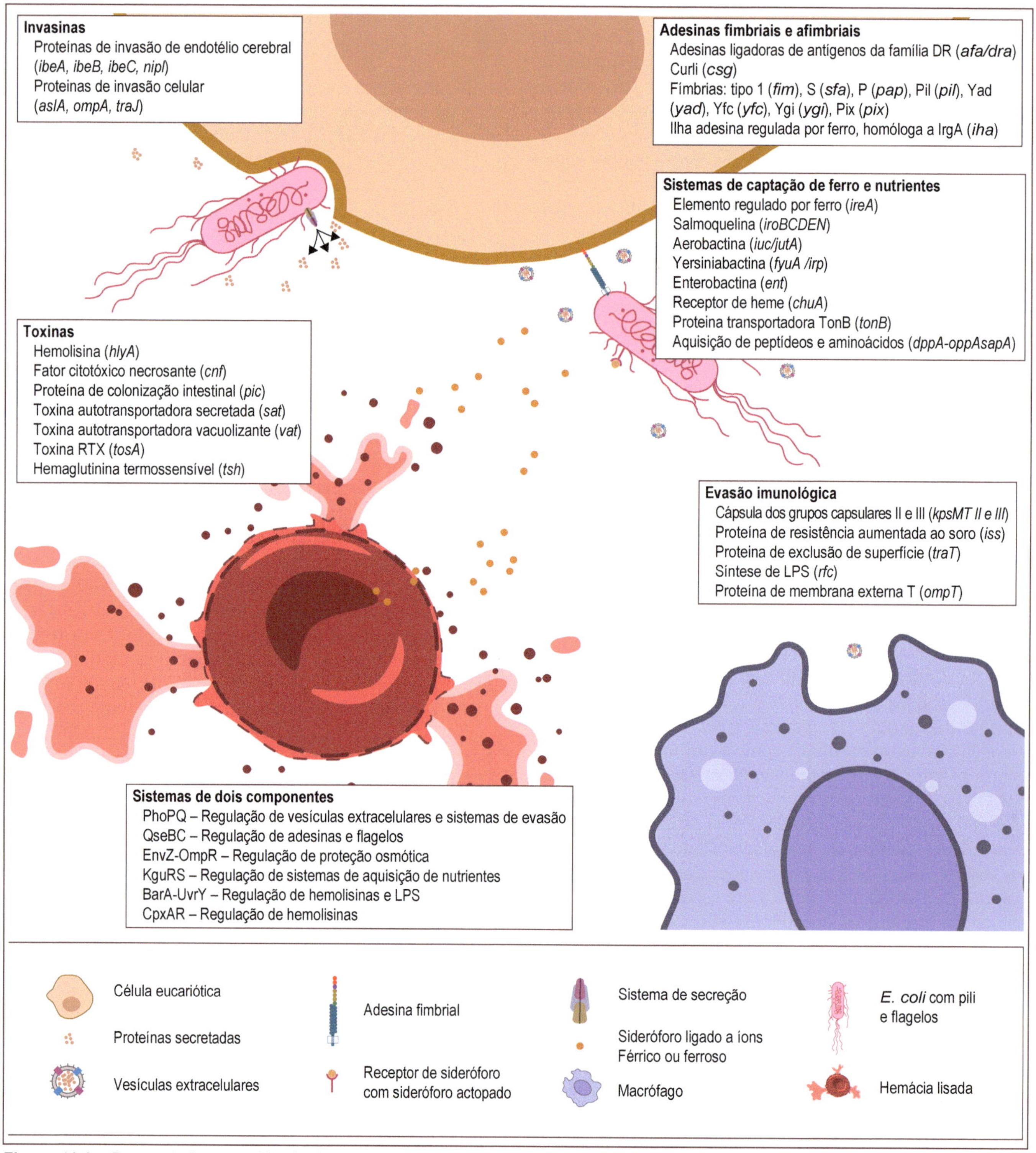

Figura 41.1 – *Representação esquemática dos fatores de virulência envolvidos com a patogenicidade de ExPEC. A imagem ilustra ExPEC interagindo com células eucarióticas, enquanto secreta proteínas (toxinas e imunomoduladores) para subverter o sistema imunológico e adquirir nutrientes essenciais para sua multiplicação, como íons férrico e ferroso que se encontram complexados a outras proteínas no organismo hospedeiro. Entre parênteses estão citados os genes relativos a cada fator de virulência. Os fatores de virulência utilizados na construção da imagem são aqueles cujo papel na patogenicidade de ExPEC já foi comprovado experimentalmente.*
Fonte: Desenvolvida por Ana CM Santos e Rosa M Silva com biorender.com especialmente para este capítulo.

O modelo de infecção do trato urinário por ascensão, realizado em camundongos, demonstrou que a presença de, pelo menos, três dentre os marcadores genéticos *chuA* (receptor de heme), *yfcV* (fímbria Yfc), *fyuA* (yersiniabactina), e *vat* (toxina autotransportadora vacuolizante) caracterizou as linhagens que apresentavam potencial uropatogênico, ou seja, foram capazes de causar infecções do trato urinário.

Os resultados obtidos com esses dois modelos animais permitiram estabelecer critérios moleculares para caracterização de qualquer isolado de *E. coli* independente de sua fonte de isolamento. Contudo, estudos experimentais têm mostrado que nem todas as linhagens verdadeiramente patogênicas apresentam os conjuntos de marcadores genéticos propostos. Isso sugere que existem determinantes de virulência ainda não conhecidos e que estão diretamente envolvidos com a patogenicidade de ExPEC nos referidos modelos ou, ainda, que determinantes com função redundante presentes nos isolados possam estar contribuindo para a manutenção da virulência como discutido anteriormente.

No início deste capítulo, comentou-se a inexistência, até o momento, de patotipos de ExPEC definidos por um conjunto de marcadores genéticos específico de cada sítio de infecção (trato urinário, meninges, pulmões, corrente sanguínea etc.). A esta altura é possível elencar pelo menos três razões, aqui comentadas, que devem contribuir para o entendimento da dificuldade em se discriminar patotipos com base em critérios genéticos: o grande número de determinantes genéticos de virulência envolvidos, a redundância de funções, e a possibilidade de se autocompensarem e, finalmente, a modulação da virulência pelo estado imunológico do hospedeiro.

O habitat de ExPEC

De acordo com dados tanto de filogenia como de presença de marcadores de virulência, estima-se que cerca de 20% da população de indivíduos sadios albergam ExPEC em sua microbiota intestinal. No Brasil, essa porcentagem chega a 29% de portadores de linhagens intrinsecamente virulentas, pertencentes aos filogrupos A, B2 e D, conforme determinado por métodos moleculares. Ressalta-se que, no ambiente intestinal, a ExPEC não tem papel patogênico e, por isso, alguns clones são capazes de colonizar de forma persistente o intestino dos seres humanos.

Além do trato intestinal dos seres humanos, diversos trabalhos demonstraram a presença de ExPEC (ou *E. coli* do filogrupo B2) no intestino de animais, em reservatórios hídricos e em outras coleções de água na natureza, no solo, em produtos animais comercializados no varejo e em alimentos de origem vegetal.

Teoricamente, todas essas fontes podem ser consideradas reservatórios temporários ou permanentes de ExPEC e, portanto, fontes de linhagens patogênicas capazes de causar infecções, sejam endógenas (bactérias advindas da própria microbiota do indivíduo), sejam exógenas (bactérias originárias de fontes externas). Enquanto a origem endógena parece estar bem estabelecida, a origem exógena de ExPEC, embora bem fundamentada, ainda carece de uma demonstração epidemiológica inquestionável.

Nesse sentido, a análise de genomas tem demonstrado que clones de ExPEC isolados de alimentos e água são relacionados aos clones isolados de infecções extra intestinais na mesma região geográfica. Além disso, estudos de genômica comparativa demonstraram o compartilhamento de clones patogênicos entre moradores (humanos e animais de companhia) de uma mesma residência. Sendo assim, a ocorrência de transmissão cruzada e, talvez, a contaminação de água e de alimentos poderiam ser responsáveis pela ocorrência de surtos (Tabela 41.1).

Doenças extraintestinais causadas por ExPEC

Entre as doenças causadas por ExPEC, encontram-se as infecções do trato urinário (ITU), meningite em neonatos, pneumonia hospitalar, peritonite, osteomielite, artrite infecciosa, celulite, colecistite e colangite as quais, frequentemente, evoluem para sepse. Essas doenças em conjunto atingem, de forma silenciosa, milhões de indivíduos, de todas as idades e em todo o mundo, causando grande perda de produtividade e impactando sobremaneira nos custos dos serviços de cuidado à saúde. Como já enfatizado, as ExPEC não têm patotipos definidos pelo perfil de virulência que apresentam. Entretanto, quando necessário para a melhor clareza do texto a seguir, serão utilizadas as denominações dos patotipos derivadas de seus sítios de isolamento: uropatogênicas (UPEC); meningite neonatal (NMEC); e septicemia (SEPEC).

Infecções do trato urinário

O espectro de doenças inclui as cistites que acometem a bexiga vesical, as pielonefrites, que acometem os rins, a bacteriúria assintomática (persistência das bactérias na urina) e a prostatite. Os fatores de risco são: faixa etária (crianças e idosos), uretra curta e próxima ao ânus característica do sexo feminino, gravidez, implante de sondas vesicais, alteração urológica de origem anatômica (malformações) ou funcional (paralisia por dano medular, esclerose múltipla etc.), diabetes, obstipação, entre outros.

A ocorrência de refluxo da urina contaminada para os ureteres pode causar pielonefrite que, diferentemente das cistites comunitárias (infecções geralmente não complicadas), pode induzir morbidade e mortalidade e, com frequência, requer internação hospitalar.

Os sorogrupos de *E. coli* mais frequentemente associados às ITU têm sido O1, O2, O6, O18 e O75. O sorotipo O18:K1:H7 ocorre tanto em ITU como em meningite neonatal, sugerindo que mães com infecções urinárias por esse sorotipo possam ser fonte de contaminação para os recém-nascidos.

Mecanismos de patogenicidade de UPEC

As ExPEC alcançam a região periuretral feminina ou a glande masculina e, via uretra, seguem em uma rota ascendente chegando à bexiga, ureteres e rins.

Ao alcançar a bexiga, a UPEC adere à uroplaquina glicosilada, que recobre as células do uroepitélio, por meio da adesina FimH presente na extremidade das fímbrias tipo 1. Essa ligação induz uma cascata de sinalização que culmina com a invasão da célula hospedeira. Ocorrem, então, a multiplicação e a formação de comunidades bacterianas intracelulares que permanecem como um reservatório protegido

Tabela 41.1
Prováveis surtos de infecções urinárias por ExPEC

Local	*Período*	*Doença*	*Características da linhagem*	*Perfil de resistência*	*Incidência no período*
Londres[1] (Inglaterra)	1986 a 1987	ITU, bacteremia	O15:K52:H1	AMP, CLO, EST, SUL, TET, TRI	15% das ITU 29 casos de septicemia
Copenhagen[2] (Dinamarca)	1991 a 1992	ITU	O78:H10	AMP, CLO, EST, SUL, TET, TRI	13 casos ITU e 5 assintomáticos (14 casos comunitários)
Berkley[1] (Estados Unidos)	1999 a 2000	ITU	O11, O17, O77:K52:H18	AMP, CLO, EST, SUL, SUT, TET	49% das ITU
Calgary (Canadá)	2000 a 2002	ITU, bacteremia		ESBL CTX-M14	59 pacientes (80% comunitários)
Espanha	2004 a 2005	ITU, bacteremia		CIP, GEN, SUT, TOB, ESBL CTX-M14	
Portugal	2004 a 2006	ITU, bacteremia, feridas	O25:H4	ATM, CIP, PPT, TIC, ESBL CTX-M15	20% dos casos de ITU (58% comunitários)
Inglaterra[1]	2004 a 2005	ITU, bacteremia	O25 – ST131[3]	Quinolonas, TRI ESBL CTX-M	Surtos comunitário e hospitalar
Itália	2006 a 2008	ITU	O25:H4 – ST131	CIP, SUT, TOB, ESBL CTX-M15	

[1] Detectadas nas fezes dos pacientes, fonte alimentar pesquisada e não detectada.
[2] Autores da pesquisa suspeitaram de origem alimentar; o sorotipo é incomum em humanos, mas causa comum de septicemia em bezerros.
[3] ST131: *sequence type* 131 – refere-se ao tipo molecular da cepa determinado pelo método de MLST (*multilocus sequence typing*).
AMP: ampicilina; ATM: aztreonam; CIP: ciprofloxacino; CLO: cloranfenicol; EST: estreptomicina; GEN: gentamicina; PPT: piperacilina + tazobactam; SUL: sulfonamidas; SUT: cotrimoxazol = sulfametoxazol + trimetorpima; TET: tetraciclina; TOB: tobramicina; TIC: ticarcilina + ácido clavulânico; TRI: trimetoprima; ESBL CTX-M14: *extended spectrum* betalactamase tipo CTX-M14; ESBL CTX-M15: *extended-spectrum* betalactamase tipo CTX-M15.
Fonte: Adaptada de George DB, Manges AR, 2010.

das defesas hospedeiras. Bactérias expressando motilidade podem sair dessas comunidades encistadas voltando para o lúmen vesical ou, ainda, formas bacterianas filamentosas podem invadir células adjacentes. Durante esses processos, há migração local de células polimorfonucleares. É possível que a alfa-hemolisina bacteriana tenha papel auxiliar no dano tecidual, apoptose e esfoliação das células da bexiga. Esse ambiente de células epiteliais danificadas expõe células epiteliais imaturas à nova invasão, promovendo a disseminação das UPEC. A formação recorrente das comunidades encistadas pode propiciar longa permanência das UPEC no hospedeiro, causando repetidos episódios de cistite.

Infecções não tratadas podem progredir de forma ascendente até alcançar os rins, causando as pielonefrites. Essa ascensão depende da regulação da expressão dos genes flagelares e da fímbria tipo 1 entre si. Em última análise, a diminuição da quantidade de FimH é acompanhada do aumento da motilidade mediada pelos flagelos, levando a bactéria aos rins. Nesse local, ocorrem: a repressão simultânea dos genes que codificam os flagelos e as fímbrias tipo 1; e o aumento na expressão dos genes das fímbrias P, sugerindo que estas tenham papel importante na aderência ao epitélio renal.

■ Determinantes de virulência de UPEC

- **Fímbria tipo 1:** polímero com cerca de cem unidades de pilina, uma proteína contendo muitos aminoácidos hidrofóbicos. A estrutura fimbrial apresenta tipos sorológicos diversos. É codificada por um *cluster* contendo nove genes cuja expressão é regulada pelo fenômeno de variação de fase, por ação dos genes *fimB* e *fimE*. Os genes *fimA*, *B*, *C* e *D* são estruturais, enquanto *fimF*, *G* e *H* estão envolvidos com a atividade adesiva. A proteína apical FimH, adesina propriamente dita, adere-se especificamente a resíduos de manose, em especial monomanose presente no epitélio vaginal e da bexiga. Além de auxiliar na colonização, a fímbria tipo 1 promove formação de biofilmes e invasão celular. A fímbria tipo 1 é um fator de virulência importante tanto em UPEC como em NMEC.
- **Fímbria P:** seu nome se deve à especificidade de ligação a resíduos de galactobiose [alfa-D-Gal(1-4)beta-D-Gal] que compõem os glicoesfingolipídeos do grupo sanguíneo P. Sua morfologia é muito semelhante à da fímbria tipo 1. Os 11 genes envolvidos na biogênese das fímbrias P são designados *pap* (*pyelonephritis associated pili*) em virtude de sua associação com isolados de pielonefrite. A proteína PapA compõe a estrutura fimbrial básica, e as proteínas PapE, F e G, apicais, são essenciais para a adesão, tendo PapG como proteína responsável pela ligação ao receptor celular. A região central de PapA é variável, gerando diferentes sorotipos de fímbrias P. Há ainda três variantes genéticas do gene

papG, uma delas *papGII*, é prevalente entre as cepas pielonefritogênicas e bacterêmicas, enquanto *papGIII* associa-se às prostatites e cistites. As fímbrias P também são prevalentes em cepas de NMEC.

- **Flagelo:** em *E. coli* uropatogênica, a motilidade conferida pelos flagelos permite que as bactérias se movam de forma ascendente no trato urinário, desde a bexiga até os rins. A expressão coordenada das fímbrias tipo 1, P e do flagelo, nas diversas etapas da infecção, permite que a bactéria alcance os rins. A estrutura dos flagelos está apresentada no Capítulo 2.
- **Fímbria S:** tem atividade hemaglutinante e foi descoberta em isolados de *E. coli* pielonefritogênica. Seu nome advém da especificidade de ligação por galactosídeos contendo ácido siálico. A proteína SfaS é a responsável pela ligação ao receptor celular. Um conjunto de sete genes está envolvido na biogênese das fímbrias S. Os genes *sfa* (*S fimbrial adhesins*) parecem ter sua expressão regulada por fatores ambientais como temperatura, osmolaridade e concentração de glicose. Além de ocorrer em cerca de 50% dos isolados de UPEC, em particular os de pielonefrite aguda, a fímbria S também é muito frequente em cepas de NMEC e SEPEC. Isso é concordante com a presença de ácido siálico em estruturas como o endotélio vascular renal e cerebral.
- **Fímbrias F1C:** fímbrias proteicas, não hemaglutinantes, que promovem a adesão da bactéria às células epiteliais dos rins, ureteres e bexiga que, em resposta, produzem a citocina pró-inflamatória IL-8. Essas fímbrias também têm importante papel na formação de biofilmes. O operon *foc* é composto de seis genes envolvidos na biogênese de F1C. As estruturas fimbriais são compostas por cerca de mil subunidades da proteína FocA. Embora tenham similaridade genética com os genes *sfa* da fímbria S, seus receptores não são os mesmos. F1C liga-se a ceramidas diversas (glucosilceramidas, galactosilceramidas, lactosilceramidas, entre outras) cuja composição determinará a especificidade da ligação.
- **Alfa-hemolisina:** codificada pelo operon *hlyC*, *A*, *B*, *D*, trata-se de uma exotoxina que, ao aderir-se à célula-alvo, insere-se na membrana citoplasmática formando poros que facilitam a liberação de nutrientes e íons ferro. Tem especificidade para uma variedade de tipos celulares como hemácias, fibroblastos, granulócitos, linfócitos e macrófagos. A ação sobre células fagocíticas permite que a bactéria escape das defesas hospedeiras. No decurso da infecção por UPEC, a HlyA pode auxiliar na apoptose e na esfoliação do uroepitélio, favorecendo a disseminação bacteriana. Dados epidemiológicos têm apontado prevalência de HlyA em isolados de prostatite.
- **CNF1:** fator citotóxico necrosante tipo1, toxina de 114 kDa com ação necrotóxica em diversos tecidos do hospedeiro, codificada em um único gene de cerca de 3 mil pares de base. A CNF1, após ligar-se ao seu receptor na célula-alvo, sofre endocitose e injeta sua atividade catalítica para o citosol, promovendo uma incrível reorganização do citoesqueleto de actina em células cultivadas, por meio da ativação permanente de Rho GTPases, com consequente modificação de várias propriedades funcionais das células. Na bexiga, a CNF1 contribui para a invasão do epitélio e encistamento bacteriano, promovendo as infecções urinárias recorrentes. Assim como HlyA, a toxina CNF1 é prevalente nas prostatites, provavelmente porque essas duas toxinas podem ter seus determinantes genéticos presentes simultaneamente na ilha de patogenicidade PAI II_{J96}, de onde são transcritos, gerando um único RNA mensageiro a partir do promotor da hemolisina. CNF1 também tem papel fundamental na transposição da barreira hematoencefálica por NMEC.

Epidemiologia

Atualmente, projeta-se a ocorrência anual de, pelo menos, 200 milhões de casos de ITU humana em todo o mundo, sendo 80% causados por ExPEC e a grande maioria no sexo feminino. Calcula-se que *E. coli* é o agente etiológico de 90% das infecções de origem comunitária e de, cerca de, 50% das infecções relacionadas aos cuidados com a saúde (hospitalizações, internações em casas de repouso etc.). As ITU também são frequentes entre os neonatos do sexo masculino, nos quais a não circuncisão é um fator de risco. Entre as crianças maiores, as meninas são as mais frequentemente acometidas. Nos Estados Unidos, estima-se que 20% a 50% das mulheres adultas terão ao menos um episódio de cistite não complicada em toda a vida, com reincidência em 20% a 30% desses casos. Entre as mulheres sexualmente ativas, o ato sexual e o uso de espermicidas são considerados fatores de risco para o desenvolvimento de infecções urinárias. Na menopausa, os números, nos Estados Unidos, chegam de 6 a 8 milhões de casos anualmente. As ITU são as infecções mais frequentes também em mulheres grávidas. Os fetos de mulheres que apresentam pielonefrite nos primeiros meses de gestação têm grande risco de morte ou de graves sequelas pós-nascimento. Nos idosos sadios, a bacteriúria assintomática ocorre em até 25% dos indivíduos e, cerca de, 10% destes terão evolução sintomática. A ocorrência de bacteremia na vigência de ITU acomete igualmente homens e mulheres idosos. Outros fatores de risco para a ocorrência de ITU são: danos na medula, diabetes, esclerose múltipla, cateteres urinários, HIV/aids, hipertrofia de próstata e anormalidades urológicas.

Há suspeitas de que as ITU também ocorram em forma de surtos, com descrição de casos suspeitos em países europeus e nos Estados Unidos (Tabela 41.1).

Diagnóstico bacteriológico das infecções do trato urinário

O exame bacterioscópico do sedimento urinário, obtido após centrifugação, é apenas sugestivo de infecção caso haja células polimorfonucleares em números maiores que 10 a 50 células por mL. O exame confirmatório de uma infecção urinária é a urocultura, cuja confiabilidade depende de uma coleta de urina bem realizada e que segue padronização para cada tipo de paciente. A antissepsia pré-coleta é fundamental para a correta execução do exame. Em crianças muito pequenas ou sem controle esfincteriano, a coleta poderá ser feita utilizando-se sacos coletores apropriados, sondas vesicais ou punção suprapúbica, sempre a critério médico. Nos indivíduos com controle da micção, coleta-se o jato intermediário. A urina assepticamente coletada deve ficar sob refrigeração a 4 °C, para que não haja proliferação bacteriana, até ser enviada para realização dos exames microbiológicos. O cultivo realizado em meio seletivo para Gram-negativos (como o Ágar MacConkey) revelará a presença de *E. coli*. Para considerar-se uma urocultura positiva, a valorização do número de bactérias por mililitro de urina dependerá do método de coleta utilizado (conforme supradescrito). Assim, para urina obtida por jato intermediário, números maiores que 10^5 colônias/mL refletem infecção, entre 10^4 e 10^5, há suspeita de infecção e números abaixo de 10^4 sugerem contaminação durante a coleta. Em amostras obtidas por sondagem vesical, números iguais ou superiores a 10^2 colônias/mL devem ser valorizados, enquanto qualquer contagem é importante quando a coleta foi feita por punção suprapúbica.

Meningite neonatal

A meningite neonatal é uma inflamação aguda das membranas que envolvem o cérebro e a medula espinhal, que ocorre no 1° mês de vida do recém-nascido. Os agentes etiológicos podem ser Gram-positivos ou Gram-negativos, e a maioria dos casos decorre de *Streptococcus agalactiae* (grupo B de Lancefield) e ExPEC. *E. coli* do sorogrupo O18 e portadora de cápsula tipo K1é a causa de grande parte das infecções por Gram-negativos em todo o mundo. São várias as fontes de contaminação a serem consideradas: canal do parto, infecções umbilicais (onfalite), feridas de circuncisão ou a própria colonização intestinal do recém-nascido. A bactéria presente no hospedeiro chega à corrente sanguínea a partir da região contaminada, de forma direta ou, possivelmente, por translocação bacteriana a partir do trato intestinal. Na circulação, a cápsula bacteriana composta de resíduos de ácido siálico dificulta a fagocitose, enquanto a proteína de membrana externa OmpA confere resistência ao complemento do soro e auxilia na transposição da barreira hematoencefálica. É possível que o tipo de antígeno somático O também contribua para a sobrevivência na corrente sanguínea. A ação dessas protectinas permite a multiplicação bacteriana no sangue, fundamental para a progressão da infecção (a presença de mais de mil bactérias por mL de sangue correlaciona-se positivamente com essa progressão). Outro fator fundamental é o tipo de interação bacteriana com as células fagocitárias. Neste caso, as bactérias invadem os fagócitos profissionais e aí se multiplicam, subvertendo sua ação protetora. Ao escaparem desse nicho, as bactérias alcançam a barreira hematoencefálica composta de uma única camada de células endoteliais cerebrais que constitui a parede dos microcapilares cerebrais (BMEC, do inglês, *brain microvascular endothelial cell*). As BMEC têm receptores para as adesinas bacterianas FimH e OmpA que, auxiliadas pela invasina IbeA e pelo fator CNF1, promovem um rearranjo de actina e miosina, culminando na invasão de BMEC pela bactéria, que permanece em um vacúolo endocítico. Nessa etapa do processo infeccioso, a cápsula K1 impede que haja fusão lisossomal com o vacúolo endocítico. Finalmente, por um possível processo de transcitose, e sem que haja multiplicação bacteriana, as bactérias vivas saem das BMEC e chegam ao SNC. A presença das bactérias no SNC promove a liberação de citocinas pró-inflamatórias, espécies reativas de oxigênio e óxido nítrico, que induzem aumento da permeabilidade da barreira hematoencefálica, com consequente aumento de leucócitos no líquido cefalorraquidiano (LCR), edema cerebral com aumento da pressão intracraniana e dano neuronal.

Determinantes de virulência de NMEC

Além das fímbrias tipo 1, S e do fator CNF1 já mencionados, deve-se ressaltar, entre as NMEC, os seguintes fatores de virulência:

- **Cápsula K1:** presente em 80% dos isolados de NMEC, é constituída de um polímero de ácido siálico e pertence ao grupo capsular II, um dos cinco grupos capsulares definidos atualmente. Sua biogênese é codificada em um *cluster* de genes organizados em três regiões. Os genes das regiões 1 (*kps F, E, D, U, C, S*) e 3 (*kpsM* e *T*) são conservados, e seus produtos são responsáveis pelo transporte do polímero através da membrana citoplasmática e por sua montagem sobre a superfície celular. Os genes da região 2 são únicos para um dado antígeno polissacarídico e determinam o sorotipo capsular. As cápsulas K1 conferem à *E. coli* duas propriedades que são comuns às cápsulas do grupo capsular II: inibição da fagocitose por granulócitos/monócitos; e resistência ao soro. Além disso, conferem propriedades específicas às NMEC, promovendo invasão celular e aumentando a sobrevivência intracelular por meio da inibição da fusão lisossomal nas células endoteliais microvasculares (BMEC). É possível que o polissacarídeo capsular interfira na maturação normal cerebral por mimetizar os ácidos ligados às moléculas neuronais de adesão celular (NCAM) embrionárias e neonatais.
- **OmpA:** uma das mais importantes proteínas de membrana externa de *E. coli*, homóloga às proteínas Opa de *Neisseria*, as quais estão envolvidas na invasão de células eucarióticas. OmpA liga-se a Ecgp (*E. coli* invasion), um receptor presente exclusivamente nas células endoteliais cerebrais, homólogo à proteína de choque térmico gp96. A ligação de OmpA com seu receptor induz condensação de actina local e auxilia na invasão das BMEC. Em pesquisas recentes, foi demonstrado que OmpA também interfere na ação do sistema complemento por meio de sua ligação com o componente C4b.
- **IbeA:** proteína codificada pelo gene *ibeA*, também conhecido como *ibe10*, localizado na ilha de patogenicidade GimA, comum em isolados de *E. coli* K1. Essa proteína tem um receptor na superfície das células endoteliais cerebrais e, juntamente com os demais determinantes de virulência já comentados nesta seção, contribui para a invasão dessas células pelas bactérias causadoras de meningite neonatal. Seu papel nesse processo parece ser indireto, promovendo adesão às células eucarióticas por meio da ativação de expressão dos

genes das fímbrias tipo 1. Alguns autores sugeriram que IbeA tem envolvimento em reações de oxidorredução, que tornam a *E. coli* resistente a peróxidos como H_2O_2.

Epidemiologia

A incidência de meningite neonatal nos países desenvolvidos é de até cinco casos a cada 10 mil nascimentos, mas pode ser dez vezes maior em países em desenvolvimento. A participação das ExPEC como agente etiológico variará segundo a região geográfica. Nos Estados Unidos, o número de casos por NMEC não é expressivo (calculam-se 80 a 160 casos anualmente), mas as taxas de mortalidade associadas (em média de 8%) podem alcançar 20% a 40%, sendo muito maiores do que as decorrentes de infecção por outros agentes etiológicos. Além disso, os sobreviventes poderão ter graves danos neuronais e de desenvolvimento. Um importante fator de risco é a imaturidade do sistema imune dos neonatos, associada ao nascimento pré-termo, ou baixo peso, entre outros fatores. Como já foi mencionado, as principais fontes de infecção são o canal do parto, infecções umbilicais e feridas de circuncisão.

Diagnóstico bacteriológico da meningite por ExPEC

O diagnóstico bacteriológico da meningite por *E. coli* requer a bacterioscopia e cultura do LCR, que deve ser coletado por profissional capacitado, antes do início da antibioticoterapia. Ao exame bacterioscópico do LCR corado pelo Gram, a presença de células polimorfonucleares e de bactérias é muito útil para decisão terapêutica empírica de início imediato. A evolução do quadro clínico ditará a necessidade da repetição do exame, seja para fins terapêuticos, seja para controle. O tratamento deverá ser ajustado em função da evolução clínica e da idade do paciente.

Sepse

A septicemia envolve a multiplicação bacteriana na corrente sanguínea e pode desencadear uma resposta inflamatória sistêmica (SIRS, do inglês *systemic inflammatory response syndrome*), condição de alto risco que, frequentemente, evolui para um quadro de choque séptico. Na sepse grave, ou choque séptico, há comprometimento generalizado dos processos de coagulação, disfunção do sistema circulatório, gerando hipotensão, diminuição da perfusão dos tecidos, e instalação de um quadro de falência múltipla dos órgãos, com alto índice de mortalidade.

A origem da sepse pode ser uma infecção em qualquer sítio extra intestinal, em especial as que acometem o trato urinário, a pele (celulites), a cavidade peritoneal (peritonites) e os pulmões (pneumonias).

Determinantes de virulência de SEPEC

Vários dos fatores de virulência epidemiologicamente associados à *E. coli* isolada da corrente sanguínea são os mesmos envolvidos com a patogenicidade de ExPEC em outros sítios do hospedeiro, quais sejam: OmpT, os sistemas de captação de ferro tipo aerobactina, yersiniabactina e salmoquelina, fatores promotores de resistência ao soro e as adesinas fímbriais tipos 1 e P (Quadro 41.1).

Epidemiologia

O risco de sepse por ExPEC é maior em neonatos, idosos e imunocomprometidos por doenças de base ou por terapias imunossupressoras, extravasamento de conteúdo intestinal por trauma mecânico etc. Nos quadros desenvolvidos logo na 1ª semana de vida (*early onset*), a bactéria é adquirida intraútero, por via placentária ou por ascensão do agente presente no trato genital materno; na sepse tardia (*late onset*) (de ocorrência após a 1ª semana de nascimento), a aquisição ocorre por passagem pelo canal de parto ou por contaminação de origem ambiental.

Estima-se que haja anualmente 4 a 5 milhões de óbitos por sepse durante os primeiros meses de vida, sendo quase a totalidade em países menos desenvolvidos. O agente etiológico mais frequente nos neonatos tem sido o *Streptococcus agalactiae* (também conhecido por GBS, do inglês *group B streptococci*), que tem perdido importância com o advento de antibioticoterapia preventiva; dessa forma, a *E. coli* passou a ter maior importância com frequências variando entre 20% e 40%. A taxa de mortalidade induzida por *E. coli* chega a ser três vezes maior que a causada pelo GBS.

Entre os idosos, tem se observado um aumento no número de casos de sepse por ExPEC, sobretudo a partir dos 75 anos de idade e, particularmente, nas infecções relacionadas aos cuidados com a saúde (IRAS). As infecções comunitárias nos idosos parecem correlacionar-se com a incontinência urinária, sugerindo as ITU como fonte de sepse.

Diagnóstico bacteriológico

O diagnóstico bacteriológico de sepse é feito a partir de hemocultura, com sangue obtido por punção venosa (sugerem-se 10 mL de sangue no adulto e 1 mL a 3 mL na criança) sempre com supervisão da equipe médica. Sempre que possíveis, as coletas múltiplas em intervalos de tempo curtos (até 24 horas) aumentam a chance de um resultado bacteriológico correto. A antissepsia do local a ser puncionado deve ser feita de forma rigorosa para evitar contaminação. A coleta do sangue deve ser realizada antes da administração de antibióticos, os quais devem ser iniciados de imediato (empiricamente) junto com outras medidas de suporte, até que se disponha dos dados bacteriológicos. Apesar dos avanços tecnológicos e da realização aprimorada da técnica de coleta (evitando contaminações), as hemoculturas ainda podem gerar resultados falso-negativos em porcentagens significativas. A realização de cultura de urina e secreções auxilia na definição bacteriológica dos casos clínicos.

Pneumonia

Infecções do trato respiratório por *E. coli* não são comuns, mas, quando se instalam, são frequentemente associadas à ITU acompanhada de bacteremia. Em indivíduos hospitalizados, também podem originar-se por aspiração de secreções do trato superior contaminadas. Infecções comunitárias ocorrem, em geral, em pacientes com doenças de base:

diabetes, alcoolismo, doença obstrutiva pulmonar crônica e ITU. Alguns tipos do antígeno somático O, em particular O4, e a alfa-hemolisina (HlyA) mostraram ter um papel importante no estabelecimento dessas infecções, por atuarem inibindo a migração de neutrófilos para os pulmões, ou induzindo a morte dessas células de defesa.

Epidemiologia

Os indivíduos que apresentam maior incidência de pneumonias de qualquer etiologia encontram-se nas faixas menores de 5 anos e maiores de 60 anos. As etiologias infecciosas têm como fatores de risco: internação em instituições (como asilos e orfanatos), aglomeração domiciliar, indivíduos fumantes e etilistas, portadores de doenças de base, sazonalidade (pico de incidência nos meses mais frios). Estima-se que cerca de 30% dos óbitos de crianças menores de 5 anos no mundo sejam por infecções severas, das quais 19% são pneumonias. Aponta-se o Brasil como o 15º entre os 15 países líderes em pneumonias na infância, com cerca de 1,8 milhões de casos/ano. A pneumonia por bactérias Gram-negativas tem aumentado gradativamente na faixa etária acima dos 65 anos, em função da maior expectativa de vida dos indivíduos. Assim, as ExPEC causaram cerca de 4% das pneumonias nos Estados Unidos e 8% na Europa, no período de 1988 a 2002, e com um aumento de cerca de 30% nas hospitalizações. Nesde cenário, a *E. coli* é um dos seis agentes bacterianos mais frequentes nas pneumonias associadas aos cuidados com a saúde.

Diagnóstico bacteriológico

A cultura de lavado bronquioalvear e a cultura de escarro podem ser realizadas para o isolamento de *E. coli* de infecções pulmonares. Amostras de escarro contendo grande número de polimorfonucleares sugerem um espécime adequado para a realização da cultura em meio de MacConkey Ágar. A hemocultura positiva para *E. coli* em pacientes com pneumonia confirmada por imagem sugere que esta seja o agente etiológico da infecção.

Prevenção e tratamento das infecções por ExPEC

Os métodos gerais de prevenção das infecções por ExPEC na comunidade são os mesmos indicados para a prevenção de outros patógenos bacterianos de transmissão fecal-oral. Esses métodos visam controlar a disseminação bacteriana por meio de higiene (p. ex., lavagem das mãos antes do preparo de alimentos), tratamento dos alimentos de forma a eliminar possíveis contaminantes, e descarte apropriado de dejetos humanos e animais, para impedir a contaminação da água e do meio ambiente. Nos ambientes de cuidado com a saúde, devem-se seguir as práticas preconizadas para prevenção de infecções bacterianas em geral.

Atualmente, há intenso desenvolvimento de pesquisas sobre métodos de prevenção mais específicos que têm como alvo inibir a aderência bacteriana e, portanto, a colonização, principalmente das *E. coli* uropatogênicas. Todos esses métodos teriam indicação principal na prevenção das infecções recorrentes por *E. coli* uropatogênicas. Como exemplos promissores, encontram-se:

- Proantocianidinas presentes no suco de *cranberry* e o uso de lactobacilos em fórmulas probióticas.
- Processos denominados de interferência ativa, como o uso de bactérias não virulentas capazes de ocupar receptores do trato urinário.
- Moléculas sintéticas que mimetizam o sítio ligante de estruturas bacterianas, resultando no bloqueio da adesão bacteriana.

Antígenos vacinais também têm sido estudados para a prevenção de ITU. Tanto fatores de virulência, a exemplo das proteínas FimH e IroN, como antígenos O (polissacarídeo somático) têm sido utilizados em diversos estudos. Nos anos recentes, estudos de epidemiologia demonstraram que somente 10 a 12 sorotipos de *E. coli* são a causa de cerca de 90% das meningites e mais de 60% das bacteremias abrindo a possibilidade de formulações de vacinas baseadas nos antígenos O mais frequentemente envolvidos.

O principal desafio das vacinas focadas nos antígenos somáticos O está relacionado ao fato de o antígeno O e o lipídeo A (endotoxina) comporem uma molécula única na parede bacteriana, o LPS (lipopolissacarídeo), que ativa os receptores Toll 4 induzindo severas reações tóxicas no organismo.

Para evitar o problema, tem sido desenvolvida nova abordagem que se constitui na bioconjugação dos antígenos O. Trata-se de um método de manipulação genética que associa os diferentes genes de polissacarídeos de interesse junto com o gene de uma molécula carreadora que conduz o multipolissacarídeo para o citoplasma da bactéria geneticamente modificada. Como esse complexo de polissacarídeos não contém lipídeo A, não há necessidade de descontaminação, bastando purificá-lo a partir da cultura bacteriana.

Já no caso das vacinas focadas nos fatores de virulência, o principal desafio está na inexistência de um fator comum a todos os patógenos e ausente na microbiota.

Atualmente, já estão em uso algumas formulações vacinais que receberam aprovação para uso em humanos entre elas: OM-89 (Uro-vaxom, O Pharma, Myerlin, Suiça), constituída de membranas proteicas liofilizadas, encapsuladas para administração oral. Outras formulações como Urovac (via mucosal vaginal), Strovac (via parenteral), Urvakol e Urostim (via oral) combinam vários gêneros bacterianos além de *E. coli* e ainda não entraram na fase III de testes. Uromune (*spray* sublingual; Syner-Med Ltd UK; Immunotek S.L. Spain) combina células totais inativadas de diversos patógenos além de *E. coli*. A Expec 4V é outra formulação contendo quatro variantes de antígenos O e que ainda está em fase laboratorial de estudo. Resumindo, há boas perspectivas quanto a vacinas para prevenir/controlar infecções por ExPEC, mas ainda não há uma vacina segura e comprovadamente eficaz disponível para a população.

Devem-se mencionar também as pesquisas utilizando outras estratégias como as que visam impedir a formação de biofilmes em superfícies abióticas, como cateteres, que fazem uso de impregnação desses equipamentos invasivos com polissacarídeos extraídos das cápsulas do tipo II, importante fator de virulência de ExPEC em geral.

A antibioticoterapia tem sido, sem dúvida, o método de eleição no combate às infecções por ExPEC. Existem protocolos de tratamento adequados que levam em conta o tipo de infecção (ITU, meningite, sepse etc.) e as características do paciente, os quais fogem do objetivo deste capítulo. Cabe, no entanto, ressaltar que no fim dos anos 1990, a emergência relatada em todo o mundo de cepas resistentes a uma grande variedade de antimicrobianos, como betalactâmicos de amplo espectro, aminoglicosídeos, fluoroquinolonas e tetraciclinas, tem ocasionado o aumento da morbidade e da mortalidade, dificultando e encarecendo sobremaneira o manejo das infecções por ExPEC.

Vários estudos associam o surgimento de cepas resistentes a fontes animais. O uso veterinário de antimicrobianos em grande escala para tratamento de doenças, seja dos animais de companhia, seja na pecuária e avicultura, contribui para a seleção de cepas resistentes. Ainda, o uso de antibióticos como suplemento alimentar animal, embora banido em muitas regiões do mundo, ainda parece ocorrer em outras, aumentando a pressão seletiva.

O problema da disseminação de resistência múltipla é agravado pelo envolvimento de elementos genéticos móveis, em particular a ocorrência de plasmídeos conjugativos, presentes em ExPEC e carreando, simultaneamente, genes de resistência e virulência. Em estudo recente, plasmídeos de virulência típicos de *E. coli* aviária foram detectados em amostras de bacteremia humana em São Paulo. Presume-se que a presença concomitante de fatores de virulência e resistência sejam responsáveis pelo sucesso na disseminação mundial do clone ST131, produtor de betalactamases de amplo espectro (ESBL, do inglês *extended spectrum beta lactamase*) do tipo CTX-M. Pelo exposto, fica claro que o manejo das infecções por ExPEC parece sofrer interferência direta das práticas de antibioticoterapia aplicadas tanto no âmbito veterinário como no da Medicina humana, as quais têm de ser racionalizadas no sentido de se evitarem a emergência e a disseminação de cepas resistentes.

Bibliografia recomendada

Bélanger L, Garenaux A, Harel J, Boulianne M, Nadeau E, Dozois CM. Escherichia coli from animal reservoirs as a potential source of human extra intestinal pathogenic E. coli. FEMS Immunol Med Microbiol. 2011;62:1-10.

Denamur E, Clermont O, Bonacorsi S, Gordon D. The population genetics of pathogenic Escherichia coli. Nat. Rev. Microbiol. 2020;19(1):1-18. doi: 10.1038/s41579-020-0416-x.

George DB, Manges AR. A systematic review of outbreak and non-outbreak studies of extraintestinal pathogenic Escherichia coli causing community-acquired infections. Epidemiol Infect. 2010;138(12):1679-90.

Johnson JR, Russo TA. Molecular epidemiology of extra intestinal pathogenic Escherichia coli. EcoSal Plus. 2018;8(1). doi: 10.1128/ecosalplus.ESP-0004-2017.

Klemm P, Hancock V, Schembri MA. Fimbrial adhesins from extra intestinal Escherichia coli. Environ Microbiol Rep 2010;2:628-40.

Leimbach A, Hacker J, Dobrindt U. E. Coli as an all-rounder: the thin line between commensalism and pathogenicity. Curr. Top. Microbiol. Immunol. 2013;358:3-32. doi: 10.1007/82_2012_303.

Magistro G, Stief CG. Vaccine development for urinary tract infections: where do we stand? European Urology Focus. 2018;5:39-41.

Picard B, Garcia JS, Gouriou S, Duriez P, Brahimi N, et al. The link between phylogeny and virulence in Escherichia coli extra intestinal infection. Infect Immun. 1999;67:546-53.

Poolman JT, Wacker M. Extra intestinal pathogenic Escherichia coli, a common human pathogen: challenges for vaccine development and progress in the field. J Infect Dis. 2016;213:6-13.

Rudan I, Boschi-Pinto C, Biloglav Z, Mulholland K, Campbell H. Epidemiology and etiology of childhood pneumonia. Bull World Health Organ. 2008;86:408-16.

Russo TA, Johnson JR. Proposal of a new inclusive designation for extra intestinal pathogenic isolates of Escherichia coli: ExPEC. J Infect Dis. 2000;181:1753-4.

Santos ACM, Santos FF, Silva RM, Gomes TAT. Diversity of hybrid- and hetero-pathogenic Escherichia coli and their potential implication in more severe diseases. Front. Cell. Infect. Microbiol. 2020;10:39. doi: 10.3389/FCIMB.2020.00339.

Sora VM, Meroni G, Martino PA, Soggiu A, Bonizzi L, Zecconi A. Extra intestinal pathogenic Escherichia coli: virulence factors and antibiotic resistance. Pathog. 2021;10(11):1355. doi: 10.3390/PATHOGENS10111355.

42 Shigella

Lucas Gonçalves Ferreira
Marina Baquerizo Martinez

Shigella é um importante agente de diarreia em todo o mundo. Invade o epitélio do cólon intestinal de humanos, causando uma intensa inflamação que caracteriza a doença, denominada "shigelose" ou "disenteria bacilar". A shigelose é considerada endêmica e acomete cerca de 165 milhões de indivíduos/ano. A maioria dos casos ocorre em países em desenvolvimento, onde as condições sanitárias e socioeconômicas favorecem o estabelecimento da doença. O número de mortes anuais, em consequência da shigelose, é de aproximadamente 1 milhão, sendo a maioria dos casos observada em crianças entre 1 e 5 anos. Apesar de a grande maioria das infecções estar confinada ao intestino grosso, encontram-se relatos de alguns casos em que ela está envolvida em infecção em sítios extraintestinais.

O gênero *Shigella* é constituído de quatro espécies, de acordo com as características bioquímicas e sorológicas: *S. dysenteriae* (grupo A, 13 sorotipos); *S. flexneri* (grupo B, 6 sorotipos); *S. boydii* (grupo C, 18 sorotipos); e *S. sonnei* (grupo D, 1 sorotipo). Os sorotipos de *Shigella* são caracterizados somente pelo antígeno O (somático), presente no lipopolissacarídeo (LPS) na membrana externa da parede celular, uma vez que essas bactérias são desprovidas de antígenos K (capsular) e H (flagelar). *S. sonnei* costuma se apresentar de duas formas, denominadas "lisa" (I) e "rugosa" (II). A passagem da forma I para forma II é consequência da perda de um plasmídio de 120 Mda, responsável pela síntese do antígeno O de *S. sonnei*. As amostras de *S. dysenteriae*, *S. flexneri* e *S. boydii* são muito similares fisiologicamente, enquanto *S. sonnei* pode ser diferenciada das demais pela positividade na reação de descarboxilização da ornitina e da produção de β-D-galactosidade. *S. dysenteriae* tipo I (bacilo de Shiga) difere das demais por produzir a toxina Stx (ver Capítulo 37). Todas as espécies de *Shigella* são patogênicas e infectam sobretudo o homem e, excepcionalmente, outros primatas como macacos e chimpanzés. Raramente a doença acomete animais.

As espécies de *Shigella* apresentam características semelhantes às descritas para a família Enterobacteriaceae, são imóveis nos testes-padrão de motilidade. Por meio de estudos de hibridação de DNA, a espécies de *Shigella* não podem ser diferenciadas de *E. coli*, sendo ambas consideradas uma única espécie; contudo, em razão do contexto histórico, decidiu-se mantê-las como espécies diferentes. As espécies de *Shigella* têm características bioquímicas e genéticas semelhantes aos sorotipos de *E. coli* enteroinvasora. Essas características fenotípicas podem, muitas vezes, dificultar a identificação correta do patógeno, principalmente quando não se utilizam os antissoros específicos, uma vez que alguns sorotipos de *S. flexneri* apresentam o mesmo perfil bioquímico de EIEC (imóvel, não fermenta a lactose, não descarboxila a lisina e produz indol).

Fatores de virulência

Um processo complexo está envolvido na invasão e colonização da *Shigella* na mucosa intestinal. Os genes de virulência da *Shigella* estão localizados em um plasmídio de 220 Kb (pINV) (Figura 42.1), bem como no cromossomo da bactéria. Estudos mostraram que bactérias sem o plasmídio de virulência não penetram em células epiteliais e não causam ceratoconjuntivite em cobaias, sendo consideradas avirulentas (fenótipo não invasivo). A maioria dessas funções está relacionada a proteínas codificadas por um fragmento de 32 Kb do plasmídio de virulência (Figura 42.2 e Quadro 42.1). Entre esses genes, estão *ipaA*, *ipaB*, *ipaC* e *ipaD* (responsáveis pela invasão e escape bacteriano); *ipgC* (chaperona responsável pela estabilidade de IpaB e IpaC); *virB* (proteína responsável para transcrição dos genes *ipa* e *mxi-spa*); *icsA* e *icsB* (responsáveis pela disseminação celular e inibição da autofagia); e os genes do lócus *mxi-spa* (responsáveis pelo aparato do sistema de secreção do tipo III) (Figura 42.2 e Tabela 42.1). No entanto, a síntese da toxina de Shiga e a síntese de operons que regulam a expressão de vários genes de virulência são mediadas por genes cromossomais (ver adiante). Com exceção de *S. sonnei*, os mecanismos essenciais de patogenicidade dos sorotipos de *Shigella* no epitélio intestinal dependem do plasmídio de virulência.

Principais genes de virulência de *Shigella*

A transcrição dos genes estruturais do plasmídio de virulência é controlada pela temperatura, pelo pH e pela osmolaridade. *In vitro*, a expressão ótima se dá à temperatura de 37 °C, sob osmolaridade moderada e pH 7,4 (Figura 42.1).

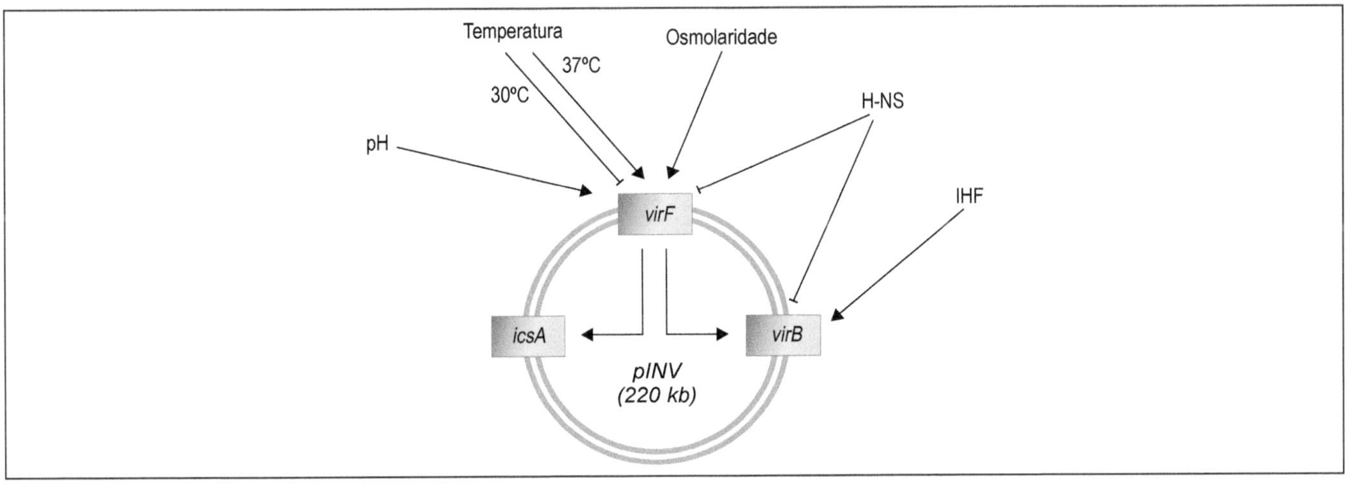

Figura 42.1 – *Plasmídio de virulência de 220 Kb (pINV) de* Shigella flexneri.
Fonte: Adaptada de Schroeder GN, Hilbi H, 2008.

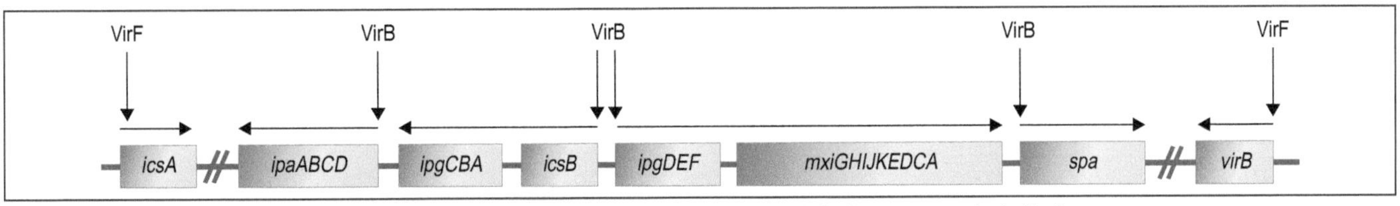

Figura 42.2 – *Fragmento de 32 Kb do plasmídio (pINV) de* Shigella flexneri *que contém a maioria de seus genes de virulência.*
Fonte: Adaptada de Schroeder GN, Hilbi H, 2008.

Quadro 42.1 – *Principais genes e proteínas envolvidas na patogenicidade de Shigella*

Proteínas/Sigla	*Genes*	*Atividade*	*Localização do gene*
Mxi-spa*	*mxiB, mxiC, mxiG, mxiH, mxiI, mxiN, spa32, spa47*	Sistema tipo III de secreção de proteínas	plamidial
Ipa	*ipaA, ipaB, ipaC, ipaD*	Proteínas de invasão e escape do vacúolo fagocítico	plamidial
IpgC	*ipgC*	Proteína com função de chaperonina	plamidial
IcsA (VirG) e IcsB	*icsA, icsB*	Polimerização da actina e inibição da autofagia	plamidial
Shet1 e Shet2	*set1A, ste1B*	Enterotoxinas	plamidial
Osp	*ospC1, ospF, ospG*	Inibem a produção de mediadores inflamatórios	plamidial
VirB e VirF	*virA, virB, virF*	Regulador da expressão de genes de virulência	plamidial
H-NS, IHF	*hns, ihf*	Proteína ligadora de DNA	cromossomal
CpxA	*cpxA*	Homóloga à histidina-proteinaquinase ativa a transcrição de *virF*, dependente do pH	cromossomal
CpxR	*cpxR*	Proteína ligadora de DNA ativa a transcrição de *virF*, dependente do pH	cromossomal

*O sistema de secreção do tipo III é constituído por aproximadamente 25 genes.
Fonte: Desenvolvido pela autoria.

Mxi-spa (*membrane expression of Ipas-surface presentation of antigens*)

O lócus mxi-spa do plasmídio de virulência da *Shigella* compreende cerca de 20 genes (p. ex., *mxiB*, *mxiC*, *mxiG*, *mxiH*, mx*iI*, *mxiN*, *spa32*, *spa47*) e codifica o aparato do sistema de secreção do tipo III (Mxi-Spa). A proteína MxiH é o principal componente estrutural do sistema Mxi-Spa, cuja expressão e montagem se dá após o contato com a célula eucariótica e é dependente da temperatura de 37 °C. Além disso, a montagem do aparato é induzida pelas variações de oxigênio no ambiente, que variam nos sítios específicos do trato gastrointestinal (Figura 42.3).

O sistema de secreção do tipo III é um sistema complexo de transferência de proteínas da bactéria para o interior da célula do hospedeiro. Esse sistema atravessa as membranas citoplasmáticas, injetando diferentes substratos proteicos diretamente no interior do citoplasma das células do hospedeiro.

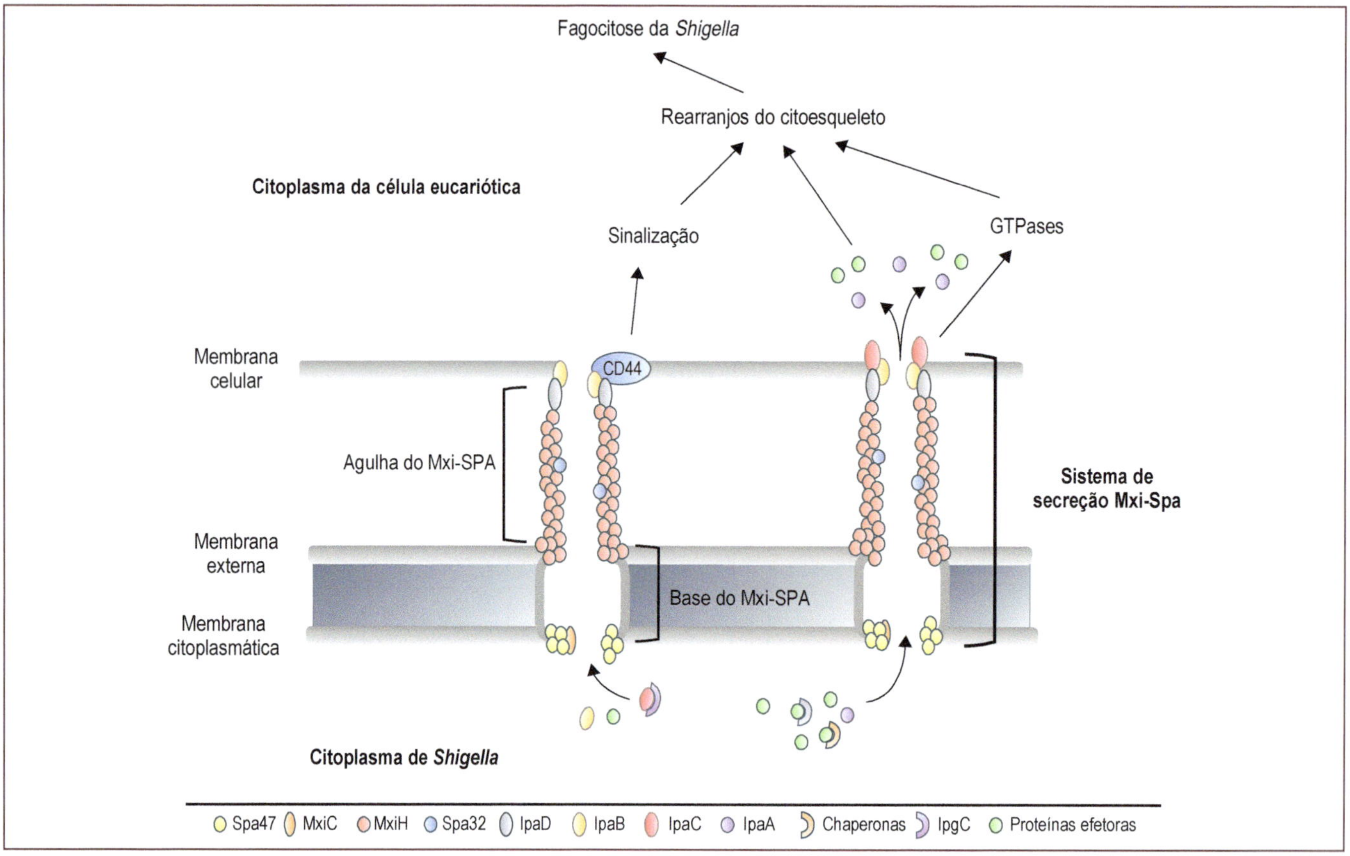

Figura 42.3 – *Translocação de proteínas de Shigella através do sistema de secreção Mxi-Spa, levando ao rearranjo do citoesqueleto e fagocitose da bactéria pela célula eucariótica.*

Fonte: Adaptada de Schroeder GN, Hilbi H, 2008.

Uma vez no citoplasma, as proteínas efetoras induzirão ou inibirão as vias de sinalização da célula eucariótica, podendo ocasionar diversas consequências, entre elas a reorganização do citoesqueleto celular e a inibição ou indução da resposta imune, possibilitando, assim, a invasão bacteriana na célula do hospedeiro e o estabelecimento de nichos específicos para sua colonização. O sistema Mxi-Spa de *Shigella* secreta cerca de 15 proteínas que apresentam em comum a ausência de um peptídeo sinal e a capacidade de se agregarem no meio extracelular formando estruturas macromoleculares. Estudos recentes mostraram que a proteína MxiI, outro componente estrutural do sistema Mxi-Spa, é capaz de induzir a ativação dos macrófagos. A atividade do sistema Mxi-Spa de *Shigella* também pode ser induzida após a exposição da bactéria ao corante vermelho congo ou a determinados meios de cultura.

▪ Ipa (*Invasion plasmid antigens*)

IpaA (78 kDa), IpaB (62 kDa), IpaC (42 kDa) e IpaD (38 kDa) são proteínas codificadas pelo lócus *ipa*, do plasmídio de virulência da *Shigella*, envolvidas no processo de invasão e escape bacteriano do vacúolo endocítico, assim como na ativação da reposta imune do hospedeiro. As proteínas Ipa são antígenos dominantes que induzem uma reposta humoral durante a infecção por *Shigella*.

As proteínas IpaB, IpaC e IpaD formam um complexo que interage com a membrana da célula epitelial formando um poro, através do qual a IpaA e outras proteínas efetoras são translocadas via sistema Mxi-Spa para o citoplasma da célula eucariótica (Figura 42.3). A taxa com que isso acontece parece ser regulada pelo complexo formado por IpaB e IpaD. Com isso, *Shigella* induz a sua fagocitose pelas células do epitélio intestinal e os rearranjos do citoesqueleto, que resultam na fagocitose da *Shigella* pela célula eucariótica são mediados pelas proteínas IpaA e IpaC. IpaC induz a polimerização de actina e a formação de projeções na membrana, em um processo dependente das GTPases, Cdc42 e Rac. Por sua vez, IpaA induz a despolimerização de actina, ligando-se à vinculina, que é uma proteína de adesão focal que regula o ancoramento dos filamentos de actina na membrana celular. Embora não seja necessária para a polimerização de actina no sítio de contato da bactéria com a membrana célula, IpaA (junto com Rho) permite a transformação das extensões da membrana induzidas por IpaC em estruturas estáveis que promovem a entrada da bactéria (macropinocitose).

IpaB é a proteína responsável pela lise da membrana dos vacúolos endocíticos nas células epiteliais intestinais e nos macrófagos. Além disso, a ligação da IpaB com a Caspase-1 (protease presente no citoplasma dos macrófagos) induz tanto a clivagem das citocinas pró-interleucina (IL) 1 e pró-IL-18, em suas formas ativas, como a morte dessas células, possibilitando, assim, o escape bacteriano dos macrófagos.

IpgC (*Invasion plasmid gene*)

IpgC (17 kDa) é uma proteína citoplasmática codificada pelo gene *ipg*C que age como uma chaperonina para as proteínas IpaB e IpaC. Ela se associa separadamente com IpaB e IpaC no citoplasma bacteriano em complexos estáveis e solúveis, impedindo a formação de agregados e a degradação proteolítica destas.

IcsA e IcsB (*Intercellular spread*)

IcsA (120 kDa), também conhecida como "VirG", é uma proteína de membrana localizada no polo apical da bactéria e é responsável pela indução da polimerização da actina nesse local, o que ocasiona a formação de protrusões intercelulares que propulsionam a bactéria para frente (movimento intracelular). O mecanismo molecular pelo qual IcsA é localizado em um dos polos ainda precisa ser elucidado. IcsA é uma proteína autotransportadora, constituída de três domínios: uma sequência sinal N-terminal; uma proteína de transporte (através da membrana interna) dependente de Sec; e um domínio de translocação terminal que possibilita a exportação da região N-terminal remanescente de IcsA domínio passageiro, através da membrana externa. A proteína IcsA é essencial na disseminação intracelular nos enterócitos, pois qualquer defeito na expressão, instabilidade ou localização resulta em uma deficiência na disseminação.

Outro gene plasmidial envolvido na disseminação é o *ics*B. Inicialmente, foi atribuída à proteína IcsB a função de lise das duas membranas celulares que envolvem a bactéria na passagem de uma célula infectada para outra adjacente. No entanto, dados recentes mostraram que IcsB interage com IcsA, impedindo a ligação de Atg5 (proteína autofágica) com IcsA e, assim, evitando a degradação bacteriana pela formação do autofagossomo.

Shet1 e Shet2 (*Shigella enterotoxin*)

As cepas de *Shigella* produzem três enterotoxinas distintas:

i) Enterotoxina 1 de *Shigella* (SHET1) codificada pelo cromossomo, presentes em todos sorotipos de *S. flexneri* 2a.
ii) Enterotoxina 2 de *Shigella* (SHET2) que está localizada em um plasmídio normalmente encontrado em diferentes sorotipos de *Shigella* e em *E. coli* enteroinvasora.
iii) Toxina *phage-borne* de *Shigella* (Stx) produzida somente por *S. dysenteriae*. SHET1 é neutralizada por soro convalescente de voluntários humanos desafiados com *S. flexneri* 2a, sugerindo que esta toxina é expressa pela *Shigella* durante a sua colonização no intestino humano. SHET1 e SHET2 são enterotoxinas capazes de induzir o acúmulo de fluidos em alças ligadas de coelho e a secreção de íons em tecido ileal isolado. A diarreia aquosa que frequentemente precede a disenteria bacilar é atribuída às enterotoxinas SHET1 e SHET2. Entretanto, o seu papel na patogênese da doença ainda precisa ser esclarecido.

Proteínas OspC1, OspF e OspG

A ativação dos genes dessas proteínas, denominados *ospC1*, *ospF* e *ospG* parece estar presente durante todo o percurso da infecção e são dependentes do sistema Mxi-spa. Esses genes codificam proteínas efetoras envolvidas no mecanismo de virulência da *Shigella.*

A proteína OspF tem a capacidade de desfosforilar duas vias específicas MAPK, Erk 1/2 e p38. Uma vez injetada em células epiteliais, localiza-se no núcleo e desfosforila MAPK, impedindo a fosforilação da histona H3 e, com isso, o fator de transcrição NF-kB não é ativado, inibindo a produção de mediadores inflamatórios. Os estudos mostraram que as proteína OspC1 e OspG também parecem estar envolvidas na sinalização de eventos que estimulam o recrutamento de leucócitos no foco infeccioso. Os dados obtidos indicaram que essas proteínas interferem na regulação da resposta inata do hospedeiro, facilitando a colonização bacteriana no epitélio intestinal.

VirF e VirB (*Virulence proteins*)

A expressão dos genes de virulência do plasmídio da *Shigella* é controlada pelo gene virB que, por sua vez, é ativado por outro regulador, virF. A proteína VirF (30 kDa) é um membro da família AraC de fatores transcricionais bacterianos. VirF ativa diretamente os promotores de VirB e de IcsA. Por sua vez, a proteína VirB (33 kDa) está relacionada à família de proteínas ligadoras de DNA envolvidas principalmente na segregação de plasmídios. Não se sabe se VirB ativa diretamente a transcrição dos genes plasmidiais ou se algum outro fator ou fatores participam dessa ativação em conjunto com essa proteína. Os promotores ativadores por VirB são aqueles necessários para expressão do operon *ipa*, o promotor do operon *mxi-spa* e o promotor do gene *virA* (Figura 42.2). O produto de *virA*, um polipeptídeo de 46 kDa, é uma proteína secretada envolvida no processo de invasão bacteriana.

H-NS

HN-S (15,6 kDa) é uma proteína ligadora de DNA, semelhante à histona, codificada pelo gene *hns* do cromossomo da bactéria. Originalmente identificada como VirR, essa proteína parece ser um regulador global envolvido na termorregulação. HN-S regula negativamente a transcrição dos promotores de VirB, VirF e possivelmente outros genes de virulência bacteriana, atuando como um importante repressor da transcrição de genes de virulência.

IHF

IHF (22 kDa) é outra proteína ligadora de DNA, que introduz dobras no DNA até cerca de 180° e, dessa maneira, influencia todas as atividades do DNA bacteriano. Essa proteína estimula o promotor de virF tanto na fase logarítmica como na fase estacionária de crescimento e estimula virB apenas na fase estacionaria.

Superenovelamento do DNA

Alterações na temperatura podem causar alterações no nível do enovelamento do DNA bacteriano. A transcrição dos genes de invasão é regulado pela temperatura, uma vez que ela é ativada quando a bactéria está a 37 °C, mas não a

30 °C. Na verdade, a transcrição de *virB* depende não só de *virF*, mas também da temperatura. Essa termoativação de *virB* ocorre por meio de alterações na super-hélice do DNA, alterando sua interação com VirF, com a RNA polimerase ou ambos.

CpxR-CpxA

Sistema de dois componentes codificados pelos genes cromossômicos *cpxRA*, que ativa a transcrição de *virF*, dependente do pH. CpxA apresenta homologia com a família de moléculas sensoras histidina-proteinaquinases, enquanto CpxR é uma proteína ligadora de DNA. CpxA parece funcionar como uma fosfatase da molécula CpxR fosforilada, inativando a atividade desta sob condições de pH ácido.

Patogenese

Estudos em voluntários mostram que a *Shigella* é altamente infecciosa, e são necessários dez a cem micro-organismos administrados oralmente para causar a infecção. Aparentemente, essa pequena dose infectante é dependente da maior resistência que a *Shigella* apresenta ao estresse ácido. Enquanto transitam pelo trato gastrointestinal, devem suportar o pH extremamente baixo do estômago em virtude da presença do ácido clorídrico, bem como os ácidos graxos presentes no intestino e nas fezes. O período de incubação no homem varia, em média, de 1 a 3 dias, com exceção para *S. dysenteriae* tipo 1 que varia de 5 a 7 dias.

A diarreia induzida pelas espécies de *Shigella* é caracterizada pela invasão e destruição da mucosa intestinal, com uma intensa reação inflamatória em decorrência da ativação de células epiteliais intestinais e, ainda, da ativação e morte de células fagocíticas residentes. Ambos os mecanismos resultam na produção de citocinas e quimiocinas pró-inflamatórias, as quais são mediadores de lesão tecidual. A análise de biópsias do cólon intestinal mostra um infiltrado de células inflamatórias e, na camada epitelial, é observado edema tecidual com áreas de destruição do epitélio intestinal. Em consequência disso, o paciente geralmente apresenta diarreia aquosa, seguida de disenteria constituída por leucócitos, muco e sangue nas fezes. Os sintomas clínicos normalmente começam entre 24 e 48 horas após a ingestão das bactérias. Raramente a *Shigella* invade a circulação do paciente, mas alguns fatores como espécie infectante, idade e imunidade do hospedeiro podem influenciar no quadro infeccioso da doença.

O processo de patogênese da *Shigella* pode ser dividido em quatro estágios:

i) Invasão celular.
ii) Sobrevivência e multiplicação intracelular.
iii) Disseminação intra e intercelular.
iv) Morte celular.

O esquema do processo pode ser observado na Figura 42.4. *Shigella* utiliza as células M (*microfold cells*) presentes na mucosa intestinal como porta de entrada para a mucosa intestinal. As células M apresentam a capacidade de capturar antígenos, células apoptóticas ou micro-organismos do compartimento luminal e transportá-los para o subepitélio (placas de Peyer), onde esses antígenos são reconhecidos por macrófagos residentes. Penetrando pelas células M, a *Shigella* encontra macrófagos residentes na lâmina própria e a fagocitose por esses macrófagos é o primeiro passo para a produção da resposta inflamatória. Contudo, a *Shigella* escapa do fagossoma para o citoplasma do macrófago, de maneira dependente da secreção de IpaB. Além disso, a IpaB e a MxiI (proteína do aparato do sistema de secreção) produzidas por *Shigella* induzem a ativação da caspase-1, protease presente no citoplasma dos macrófagos, que desempenha um duplo papel: a clivagem das citocinas pró-IL-1β e pró-IL-18 em suas formas ativas; e a indução da morte celular. A IL-18 promove ativação de células NK, a secreção de IFN-γ e resposta de linfócitos Th1; e a IL-1β apresenta uma gama de funções, induz tanto a inflamação local como a sistêmica e, recentemente, foi descrita como essencial na indução da resposta Th17 e no controle das infecções bacterianas. Na infecção por *Shigella,* o papel da IL-18 e da IL-1β no processo de ativação e migração celular relacionado à ruptura da barreira intestinal está bem estabelecido.

Após o escape dos macrófagos, a bactéria penetra na célula intestinal, pelo lado basolateral, escapa do vacúolo e ganha acesso ao citoplasma, onde ocorre sua proliferação. O movimento bacteriano ocasiona a formação de protrusões, que penetram nas células adjacentes. O ciclo da infecção é, então, completado pela lise da dupla membrana, a fim de liberar a bactéria no citoplasma da célula adjacente. Nesse processo de disseminação para as células adjacentes, ocorre o reconhecimento da *Shigella* intracelular por receptores de reconhecimento de padrões da imunidade inata. Estudos recentes mostraram que a ativação do receptor citosólico Nod1 por *Shigella* induz a transcrição do fator NF-kB e c-JUN kinase, que estimula a produção de citocinas, quimiocinas, enzimas e outras proteínas envolvidas em funções antimicrobianas pelas células epiteliais intestinais, cruciais para erradicação do patógeno. Esse fato desencadeia uma intensa resposta inflamatória no local, caracterizada principalmente pela secreção da quimiocina IL-8 que, juntamente com IL-1β, atua no recrutamento de células do sistema imune inato, principalmente leucócitos polimorfonucleares (neutrófilos). A migração dessas células para o local da infecção causa desestabilização do epitélio intestinal, permitindo, assim, a passagem de um maior número de micro-organismos que invadirão os enterócitos pela superfície basolateral, resultando posteriormente na destruição tecidual (Figura 42.4). Toda essa interação das bactérias com as células do hospedeiro (macrófagos, enterócitos e neutrófilos) gera um quadro de colite (diarreia com sangue, muco e leucócitos nas fezes).

Uma das principais características da patogênese da infecção por *Shigella* é a capacidade de invasão, ou seja, a capacidade de induzir a própria fagocitose por células que normalmente não desempenham essa função, como as células do epitélio intestinal. É um processo de endocitose induzido pela própria bactéria e os rearranjos do citoesqueleto que promovem a fagocitose da *Shigella* pela célula eucariótica. Esse processo é mediado pelas proteínas IpaB, IpaC, IpaD, IpaA, IpgB1, IpgD e VirA, que são secretadas

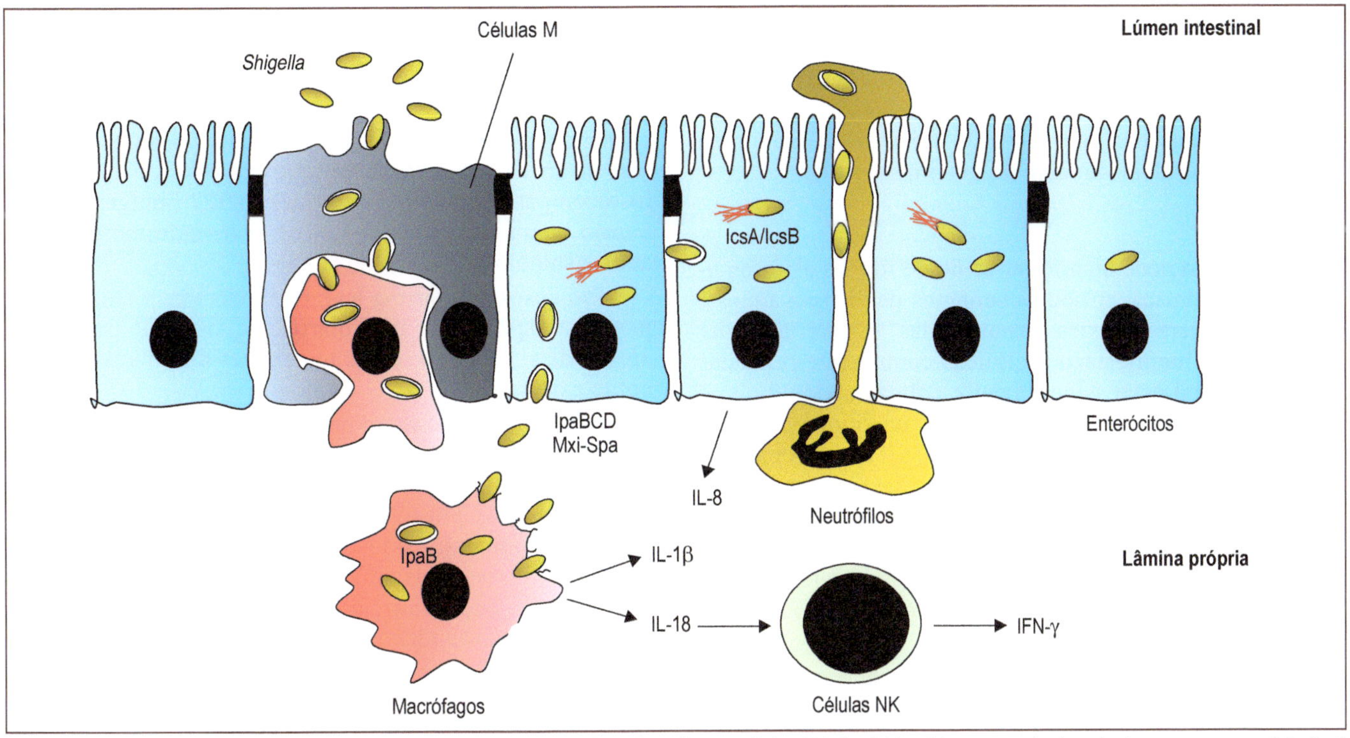

Figura 42.4 – *Modelo de infeção da mucosa intestinal por Shigella. Shigella utiliza as células M (*microfold cells*) como porta de entrada para a mucosa intestinal. Penetrando pelas células M, a Shigella encontra macrófagos residentes na lâmina própria e a fagocitose por esses macrófagos é o primeiro passo para a produção da resposta inflamatória. Após o escape dos macrófagos, a bactéria penetra na célula intestinal, pelo lado basolateral, escapa do vacúolo e ganha acesso ao citoplasma, onde ocorre sua proliferação. O movimento bacteriano ocasiona a formação de protrusões, que penetram nas células adjacentes. Esse fato desencadeia uma intensa resposta inflamatória no local, caracterizada pela secreção de IL-8 que, juntamente com IL-1β, IL-18 e interferon gama (IFN-γ), atua na ativação e no recrutamento de células do sistema imune.*

Fonte: Adaptada de Schroeder GN, Hilbi H, 2008.

pela bactéria quando em contato com a célula do hospedeiro por meio do sistema Mxi-Spa (Figura 42.3).

Esse tipo de abordagem permite que a bactéria, além de remodelar a superfície da célula do hospedeiro, escape do sistema de defesa inata do hospedeiro. Essas proteínas têm sua máxima expressão em condições semelhantes às do lúmen intestinal (p. ex., sais biliares, alta osmolaridade, temperatura). O modo de ação dessas proteínas ainda não está muito bem elucidado, mas sabe-se que a IpaB é secretada ao redor da bactéria causando a sua aderência à porção hialurônica do CD44. Essa ligação induz uma cascata de sinalização na célula eucariótica que promove a invasão da *Shigella*. IpaC é integrada à membrana citoplasmática do enterócito causando a nucleação da actina por um mecanismo ainda não conhecido. IpgB1 tem uma atividade que induz ondulações (*ruffle*) na membrana pela estimulação de Rac1 e Cdc42. VinA induz a degradação dos microtúbulos no momento da entrada da bactéria na célula. A degradação dos microtúbulos, principalmente da GEF-H1, é resultante da ativação de Rac1 e RhoA, que formam o *ruffle*. IpgD tem uma fosfatidilinusitol 1,5 bifosfatada com atividade fosfatase que promove uma dinâmica da actina local ao redor da bactéria no sítio de entrada. IpaA se liga especificamente ao domínio N-terminal da vinculina e estimula a despolimerização local, facilitando a formação de bolsos micropinocíticos que aprisionam a *Shigella*. Em resumo, o processo fagocítico decorre da interação das proteínas da bactéria (complexo IpaBCD) com a célula eucariótica causando dois efeitos:

i) A indução da nucleação e a polimerização de filamentos de actina promovendo a formação de projeções na membrana.
ii) Translocação de outras proteínas secretadas após o contato (Figura 42.3).

O deslocamento de *Shigella* pelo citoplasma da célula, bem como a passagem da bactéria de uma célula para outra, está associado ao IcsA, que é codificado pelo gene *ics*A. Trata-se de uma proteína de membrana externa presente na superfície celular da bactéria e que, durante a multiplicação celular, acumula-se em uma das extremidades da bactéria. Essa distribuição assimétrica na superfície bacteriana é um pré-requisito para a movimentação da bactéria no interior da célula. IcsA tem a propriedade de agregar microfilamentos de actina em torno de si, formando uma cauda que, à semelhança de um motor, promove o deslocamento da bactéria pelo citoplasma em direção à membrana citoplasmática. Outro gene plasmidial envolvido na disseminação é o *icsB*. *IcsB* interage com IcsA, impedindo a ligação de Atg5 (proteína autofágica) com IcsA e, assim, evitando a degradação bacteriana pela formação do autofagossomo. Com isso, a bactéria escapa da degradação, sobrevive e se multiplica no citoplasma da célula eucariótica, repedindo-se, assim, o ciclo de disseminação. Nas células epiteliais infectadas, *Shigella* se prolifera abundantemente, ocasionando a morte da célula. No intestino, é liberada pelas células destruídas e localiza-se na lâmina própria, onde entra em contato com macrófagos e neutrófilos, ocorrendo intensa reação inflamatória da mucosa intestinal e o estabelecimento do quadro da doença.

Doença

A infecção pode manifestar-se desde formas assintomáticas ou subclínicas, episódios benignos de diarreia aquosa, até formas severas e tóxicas denominadas "disenteria bacilar clássica". As manifestações clínicas comumente relatadas são: febre; mal-estar generalizado; cólicas abdominais; e diarreia aquosa, seguida de disenteria constituída de muco e sangue nas fezes. Em crianças, as manifestações clínicas são acompanhadas de irritabilidade, anorexia e sonolência. Os mecanismos que causam as formas clínicas de disenteria severa em alguns pacientes e as formas diarreicas brandas em outros são provavelmente dependentes da natureza e do tamanho do inóculo infectante, bem como o estado imune e do arsenal genético do hospedeiro.

A disenteria bacilar clássica é uma doença aguda toxêmica causada por *S. dysenteriae*, caracterizada por diarreia aquosa (que pode ser volumosa), febre, cólicas abdominais e tenesmo, bem como a emissão permanente de fezes mucopurulentas e sanguinolentas. Além da febre alta, outras manifestações podem estar presentes, como anorexia, náuseas, vômitos, cefaleia, calafrios, estado toxêmico, convulsões e sinais meningíticos.

A causa mais frequente de morte em crianças hospitalizadas durante a infecção por *Shigella* é a septicemia, principalmente em crianças malnutridas e com hipoglicemia. As amostras septicêmicas não são necessariamente do gênero *Shigella*, e sim outros Gram-negativos, em função da ruptura da barreira intestinal, facilitando a passagem de bactérias da microbiota intestinal. Megacólon tóxico é o pior prognóstico, no qual o cólon se torna atônico, causando possivelmente perfuração intestinal com peritonite e sepse severa. A patogênese dessa complicação não é conhecida. Isso ocorre independentemente da espécie infectante, não se descartando o papel da toxina de Shiga. É provável que a inflamação severa subsequente causada pela invasão da mucosa intestinal contribua para essa complicação. Casos de sepse por *Shigella* foram relatados em indivíduos com imunodeficiências, como a deficiência seletiva de IgA.

Entre as complicações clássicas da shigelose, estão as convulsões, que ocorrem mais em crianças que em adultos. Meningismo ou irritação meníngea geralmente estão associados ao quadro febril. Também pode ocorrer encefalopatia, incluindo letargia, alucinações, confusão mental e cefaleia intensa. O quadro parece estar associado à produção da toxina de Shiga, que é neurotóxica na sua patogênese, embora outros fatores bacterianos possam também estar envolvidos.

A síndrome hemolíticourêmica ocorre essencialmente como uma complicação das infecções por *S. dysenteriae* tipo 1, sugerindo o papel primordial da toxina de Shiga nesse processo.

Artrite séptica ou reativa pode aparecer em torno de 2 a 5 semanas após o quadro agudo, normalmente envolvendo grandes articulações, monoarticulares ou migratórias. Os sinais podem permanecer por períodos prolongados, podendo causar artrites erosivas, espondilite anquilosante ou anquilose de articulações. Pacientes que expressam o antígeno de histocompatibilidade haplotipo HLA-B27 (antígeno leucocitário humano) podem desenvolver a síndrome de Reiter após a shigelose.

Em casos de diarreia leve ou moderada, a shigelose se manifesta apenas por uma diarreia aquosa, que pode durar alguns dias, sem aparecimento de fezes disenterias (fase de colite exsudativa).

A shigelose resulta em uma disfunção do cólon caraterizada por redução da absorção de água, aumento da secreção de íons potássio e diminuição da absorção de íons cloreto. Existem duas explicações possivelmente complementares para esses sintomas. Essa situação é classicamente observada em doenças intestinais inflamatórias como na colite ulcerativa. Além disso, a diarreia pode refletir a ação de uma ou mais enterotoxinas identificadas em amostras de *S. flexneri*.

Resposta imunológica

Foi evidenciada a produção de um grande repertório de mediadores inflamatórios na mucosa intestinal de pacientes com shigelose. Na fase aguda da infecção, observou-se aumento significativo das citocinas IL-1α, IL-1β, TNF-α, IL-6, IL-8, IL-10, IFN-γ, TGF-β. A gravidade da doença foi relacionada com o aumento significativo na produção de IL-1β, TNF-α e IFN-γ. A análise de biópsias do cólon intestinal infectado por *Shigella* mostra um infiltrado de células inflamatórias e, na camada epitelial, é observado edema tecidual com áreas de destruição do epitélio intestinal.

Os pacientes infectados por *Shigella* desenvolvem anticorpos séricos contra o antígeno O e contra as proteínas Ipa. Vários estudos sugerem que a imunidade que se segue à infecção por *Shigella* seja dependente do antígeno O. Na ocorrência de artrites, acredita-se que estas decorram de uma resposta autoimune determinada por antígenos bacterianos ainda desconhecidos. Macaco-rhesus, portadores de elevados títulos de anticorpos contra as proteínas Ipa, adquirem a doença com a mesma facilidade que animais do grupo controle.

Diagnóstico laboratorial

Muito embora os sintomas clínicos sejam suspeitos de shigelose, o diagnóstico laboratorial é feito a partir do isolamento e da identificação da *Shigella* nas fezes.

No início da infecção, a *Shigella* está presente nas fezes dos pacientes em uma concentração de 10^3 a 10^9 unidades formadoras de colônia por grama de fezes. Depois disso, o número de micro-organismos diminui drasticamente, dificultando o diagnóstico. Desse modo, culturas positivas são mais frequentemente obtidas a partir de fezes frescas coletadas durante a fase aguda da doença. *Swabs* retais também podem ser utilizados para o isolamento de *Shigella*, desde que a amostra clínica seja processada rapidamente ou colocada em uma solução de glicerol-salina tamponada, como meio de transporte (BGS, do inglês *buffered glycerol saline*). Um grande número de leucócitos polimorfonucleares está presente nas fezes nos estágios iniciais da doença, refletindo a intensa reação inflamatória causada pelo patógeno.

Para o isolamento de *Shigella*, as fezes do paciente podem ser semeadas nos meios de cultura ágar MacConkey, ágar Hektoen e ágar *Salmonella-Shigella* (SS). Contudo, *S. dysenteriae* tipo 1 e *S. sonnei* não crescem bem em SS; na rotina laboratorial, recomenda-se utilizar ágar MacConkey com outro mais seletivo. Após incubação durante 16 a 18 horas a 37 °C, as colônias incolores não fermentadoras de lactose são transferidas para meios diferenciais, como Kligler ou TSI (*triple sugar iron*). Após identificação bioquímica, as amostras são submetidas a testes de aglutinação em lâmina com antissoros contra os sorogrupos e sorotipos de *Shigella*, confirmando a identificação. Alguns biotipos de *E. coli* da microbiota intestinal podem ser confundidos com as espécies de *Shigella* pelo fato de serem imóveis e fermentadores tardios de lactose; no entanto, essas bactérias são geralmente diferenciadas da *Shigella* pela capacidade de descarboxilação da lisina.

Metodologias rápidas e sensíveis para identificação de *Shigella* utilizam sondas de DNA que hibridam com genes do plasmídio de virulência ou iniciadores (*primers*) de DNA que amplificam o gene plasmidial de invasão, *ipa*, ou o fator de virulência *ipaH*, pela reação da reação em cadeia da polimerase (PCR). Os métodos moleculares têm apresentado melhor sensibilidade na detecção quando comparados com os métodos microbiológicos convencionais. O enzimaimunoensaio (do tipo ELISA), utilizando antissoros ou anticorpos monoclonais que reconhecem as proteínas Ipa, também tem sido empregado na triagem de fezes positivas para *Shigella*. Todas essas metodologias têm sido úteis em estudos epidemiológicos de infecções por patógenos enteroinvasores, não sendo ainda empregadas de rotina no laboratório clínico. Testes de suscetibilidade a antibióticos devem ser realizados utilizando-se a metodologia da difusão em ágar de acordo com as regras do Clinical Laboratory Standards Institute (CLSI) ou Brazilian Committee on Antimicrobial Suscetibility Test (BrCast). Métodos mais sofisticados como os sistemas *E-test* também são utilizados para determinar a concentração mínima inibitória (MIC), porém apresenta um alto custo.

Epidemiologia e profilaxia

A maior incidência da doença está concentrada em países em desenvolvimento, como o continente africano e o sudeste asiático. Como já relatado, o homem é o reservatório primário das espécies de *Shigella*, podendo infectar excepcionalmente outros primatas, como macacos e chimpanzés. Nos países em desenvolvimento em que prevalecem condições de saneamento inadequado e superpopulação, a infecção é frequentemente transmitida pelo contato pessoa-pessoa, a partir de excretas de indivíduos infectados. A transmissão direta fecal-oral é frequente em ambientes institucionais, como creches, hospitais psiquiátricos e enfermarias. Nos países desenvolvidos, surtos esporádicos envolvendo predominantemente *S. sonnei* são transmitidos por alimentos malcozidos ou água contaminada. Uma forma de transmissão pode ocorrer por meio de moscas, fazendo a passagem da *Shigella* entre as fezes humanas e os alimentos. Práticas sexuais oral-anal também representam um alto risco de infecção direta por *Shigella* e a shigelose é uma doença comum entre indivíduos com aids.

A frequência das infecções por *Shigella* aumenta com a idade da criança. Em nosso meio, a prevalência dessa bactéria é de 8% a 10% em crianças com menos de 1 ano de idade e de 15% a 18% em crianças com mais de 2 anos. Os índices de prevalência, nos poucos estudos realizados com adultos, são semelhantes aos encontrados em crianças com mais de 2 anos. Quanto mais precárias as condições higiênicas da comunidade, maior é a incidência da shigelose.

As shigelas mais frequentemente isoladas no Brasil são as espécies de *S. flexneri* e *S. sonnei*. A *S. flexneri* sempre teve maior prevalência em relação a *S. sonnei*; no entanto, dados recentes sugerem a *S. sonnei* como o principal causador de shigelose no Brasil. Essa modificação do perfil de prevalência das espécies está associada às melhorias das condições básicas de saneamento no País. As regiões de maior prevalência são o Sudeste e o Nordeste, porém são escassos os dados nas demais regiões. A profilaxia da shigelose repousa em medidas que melhorem as condições sanitárias local.

A imunidade sorotipo-específica induzida por uma infecção primária tem sugerido um papel protetor de anticorpos que reconhecem o antígeno somático O. Essas observações têm encorajado o desenvolvimento de vacinas de polissacarídeos administrados por via parental ou pela mucosa. Os antígenos de invasão IpaC e IpaD são descritos como potenciais alvos de imunização, uma vez que essas proteínas são bastante conservadas nas diferentes espécies de *Shigella*. Algumas já foram avaliadas, porém tiveram resultados insatisfatórios e uma vacina eficaz e segura ainda não está disponível. Outras estão em andamento, como a WRSS1 (*S. sonnei*), SC602 (*S. flexneri 2a*) e WRSS1 (*S. dysenteriae 1*), essa última envolvendo deleções no gene *icsA* e na região que codifica os genes da toxina de Shiga (stxAB).

Tratamento

As formas leves de shigelose geralmente são autolimitadas com cura espontânea, não havendo necessidade da medicação com antibióticos específicos. Nesses casos, é indicado o restabelecimento do equilíbrio hidroeletrolítico por reposição de líquidos e eletrólitos por via oral ou parental.

Em contrapartida, a antibioticoterapia é indicada em função da gravidade da doença, idade do paciente e riscos de transmissão futura da infecção. Ela é adequada, por exemplo, no caso de crianças malnutridas, uma vez que diminui os períodos da doença e de excreção do micro-organismo, evitando, assim, complicações e casos secundários. A realização do antibiograma com *Shigella* isolada é uma conduta recomendável, pois não são raras as infecções causadas por amostras resistentes a antibiótico ou portadoras de resistências múltiplas (linhagens multirresistentes). Antimicrobianos como a ampicilina (2 g/dia durante 5 dias) são efetivos quando a bactéria é sensível a eles. A associação sulfametoxazol (40 mg/kg/dia) – trimetoprin (8 mg/kg/dia) é capaz de erradicar rapidamente os micro-organismos sensíveis do intestino, mas a resistência a esses agentes está aumentando. Todavia, no caso de resistência bacteriana, as quinolonas podem ser indicadas, tais como ciprofloxacina e norfloxacina. Por outro lado, as quinolonas são contraindicadas para menores de 17 anos de idade e gestantes em função de possíveis danos ao tecido cartilaginoso. Nesses casos, o ceftriaxone e a cefataxime podem ser utilizados.

Bibliografia recomendada

Ashida H, Ogawa M, Mimuro H, Kobayashi T, Sanada T, Sasakawa C. Shigella are versatile mucosal pathogens that circumvent the host innate immune system. Curr Opin Immunol. 2011;23:448-55.

Cossart P, Sansonetti PJ. Bacterial invasion: the paradigm of enteroinvasive pathogens. Science. 2004;304:242-8.

Dorman CJ, McKenna S, Beloin C. Regulation of virulence gene expression in Shigella flexneri, a facultative intracelular pathogen. Int J Med Microbiol. 2001;290:89-96.

Dupont HL. Shigella species (bacillary dysentery). In: Mandell GL, Bennett JE, Dolin R (eds.). Principles and practice of infectious diseases, 5 ed. Philadelphia: Churchill Living-stone; 2000;2:2363-9.

Gray LD. Escherichia, Salmonella, Shigella and Yersinia. In: Murray PR, Baron EJ, Pfaller MA, Tenover FC, Yolken RH (eds.). Manual of clinical microbiology. 6 ed. Washington: ASM Press; 1995:450-6.

Ménard R, Dehio C, Sansonetti PJ. Bacterial entry into epitelial cells: the paradigm of Shigella. Trends Microbiol. 1996;4:220-6.

Niyogi SK. Shigellosis. J Microbiol. 2005;43:133-43.

Ogawa M, Sasakawa C. Intracellular survival of Shigella. Cell Microbiol. 2006;8(2):177-84.

Parsot C. Shigella type III secretion effectors: how, where, when, for what purposes? Curr. Opin. Microbiol. 2009;12:110-11.Sandvig K. Shiga toxins. Toxicon. 2001;39:1629-35.

Schroeder GN, Hilbi H. Molecular pathogenesis of Shigella spp.: controlling host cell signaling, invasion, and death by type iii secretion. Clinical Microbiology Reviews. 2008;21(1):134-56.

Suzuki T, Sasakawa C. Molecular basis of the intracelular spreading of Shigella. Infect Immun. 2001;69:5959-66.

Tran Van Nhieu G, Bourdet-Sicard R, Dumenil G, Blocker A, Sansonetti PJ. Bacterial signals and cell responses during Shigella entry into epitelial cells. Cell Microbiol. 2000;2:187-93.

Salmonella

43

Cristiano Gallina Moreira
Tamara Renata Machado Ribeiro
Leila Carvalho Campos

As bactérias do gênero *Salmonella* pertencem à família Enterobacteriaceae, que consistem em bacilos Gram-negativos, não formadores de esporos, variando em diâmetro de cerca de 0,7 μm a 1,5 μm e comprimento de 2 μm a 5 μm. Esses micro-organismos são anaeróbios facultativos, geralmente móveis por flagelos peritríqueos. Quanto ao metabolismo, as salmonelas são capazes de utilizar o citrato como única fonte de carbono, não produzem oxidase, indol, acetoína; produzem catalase, sulfeto de hidrogênio (H_2S), não hidrolisam ureia, mas descarboxilam lisina e ornitina.

A *Salmonella* foi inicialmente reconhecida e isolada no início do século XIX, como agente etiológico da febre tifoide em humanos. Em 1885, os pesquisadores Theobald Smith e Daniel Elmer Salmon isolaram esse bacilo do intestino de porcos com sintomas da peste suína clássica, sendo este posteriormente nomeado em 1900, pelo cientista Joseph Leon Lignières, como "*Salmonella*" em homenagem ao Dr. Daniel Elmer Salmon.

Essas bactérias são consideradas muito resilientes, presentes em uma vasta variedade de ambientes e resistentes à escassez de água por longos períodos. Infectam desde os seres humanos a praticamente todos os animais domésticos e selvagens, como mamíferos, répteis, anfíbios, aves, entre outros e podem ser inicialmente albergadas no sistema gastrointestinal desses hospedeiros. Desse modo, as fezes representam a principal fonte de contaminação de água e alimentos, sendo as salmonelas consideradas um importante problema de Saúde Pública mundial, envolvidas em casos isolados e surtos de doenças transmitidas por alimentos. No homem, as salmonelas causam vários tipos de infecção, sendo as mais comuns a gastroenterite e a febre tifoide. As doenças transmitidas por alimentos representam uma das maiores causas de morbidade e mortalidade em todo o mundo, acometendo em torno de 550 milhões de pessoas anualmente, e as bactérias do gênero *Salmonella* estão entre as principais causas de gastroenterite e demais complicações.

Taxonomia

A classificação e a nomenclatura das salmonelas sofreram várias modificações nos últimos anos. A classificação atual, com base em estudos moleculares, divide o gênero em duas espécies: *S. enterica*; e *S. bongori*. *S. enterica*, por sua vez, é subdividida em seis subespécies, designadas por números romanos (Figura 43.1). Apesar desse reconhecimento taxonômico, essa divisão em espécies e subespécies apresenta pouca importância prática em Medicina e Epidemiologia. Na rotina, utiliza-se a identificação denominada "esquema de Kaufmann & White", que divide as salmonelas em sorovares e sorovariedades, tendo por base a composição antigênica das salmonelas em relação aos seus antígenos somático (O), flagelar (H) e capsular (Vi). Os antígenos O são designados por números arábicos e caracterizam os sorogrupos de *Salmonella*. Por essa razão, o mesmo antígeno O é comum a vários sorovares de *Salmonella*. Só existe um tipo sorológico de antígeno Vi, sendo esse antígeno encontrado apenas em três sorovares de *Salmonella* (S. Typhi, S. Paratyphi C e S. Dublin). Os antígenos flagelares de natureza proteica podem ocorrer em duas fases, a 1 e a 2, esse fato significa que uma *Salmonella*, portadora de determinado antígeno flagelar, ao se proliferar, pode dar origem a um clone que expressa outro antígeno flagelar. Por essa razão, em uma cultura de *Salmonella* que tenha se proliferado por tempo suficiente, parte das células apresenta-se com flagelos de fase 1 e parte com flagelos de fase 2, quer a cultura tenha se iniciado em fase 1, quer tenha se iniciado na fase 2. Os antígenos flagelares são designados pelas letras minúsculas do alfabeto (fase 1) e por números arábicos (fase 2). Como o número de antígenos flagelares é superior ao de letras do alfabeto, a letra z é utilizada com expoentes numéricos (z_1, z_2, z_3 etc.).

Existem bactérias do gênero *Salmonella* que não têm flagelo (imóveis ou aflageladas) e outras que os têm de somente uma fase (monofásica). No entanto, a grande maioria das cepas tem flagelos de fase 1 e fase 2 (bifásicas). A mudança de uma fase para outra é explicada pelo funcionamento dos seus genes H1 e H2, responsáveis pela síntese dos flagelos de fase 1 e de fase 2, respectivamente. Estudos genéticos demonstraram que o gene H2 pode estar funcional ou não, a depender da posição da sua região promotora de cada cepa, que está localizada em uma sequência inversora. Quando o H2 está funcionando, ele forma não só o seu flagelo, mas também uma proteína repressora de H1. Quando não funcionante, o H1 forma livremente o seu flagelo (Figura 43.2), além de sofrer a ação de modificações pós-transcricionais e efeitos de resposta à quimiotaxia.

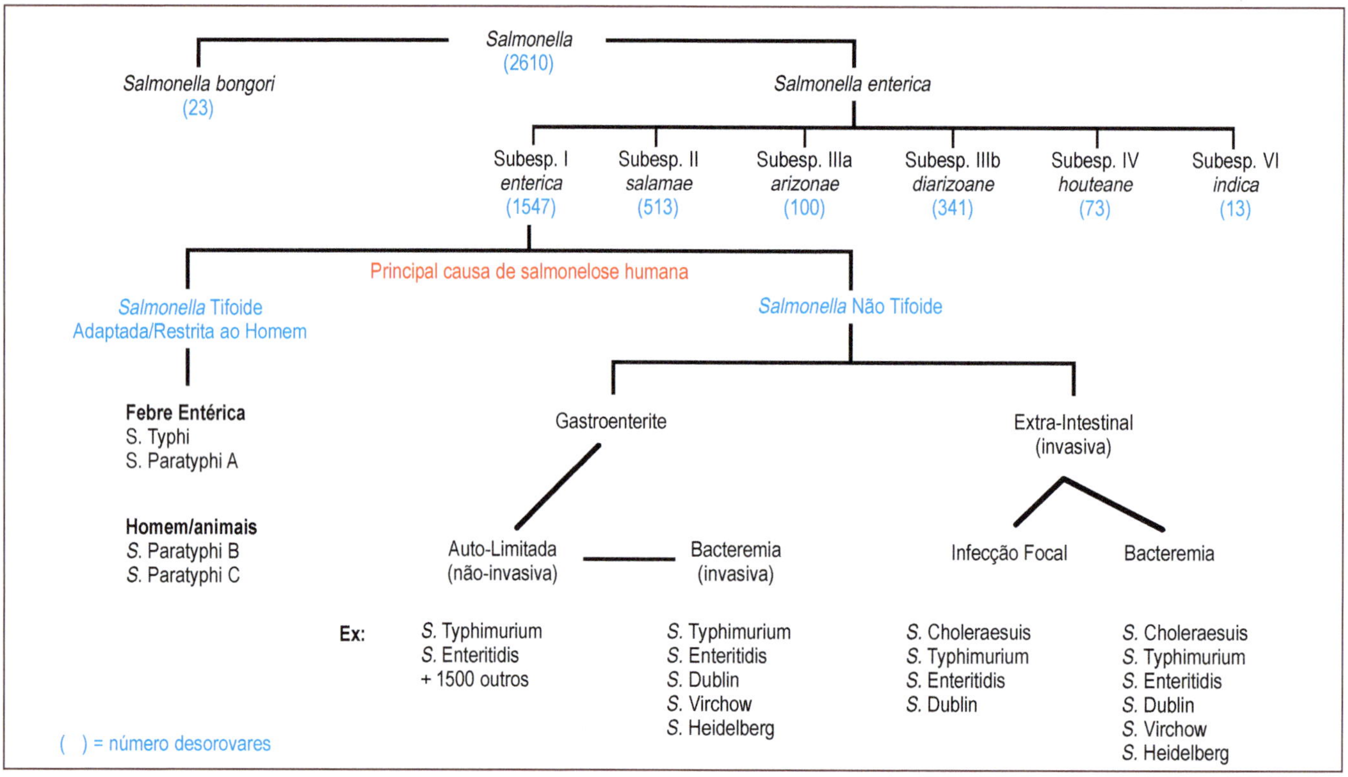

Figura 43.1 – *Espécies, subespécies de Salmonella e suas síndromes clínicas.*
Fonte: Desenvolvida pela autoria.

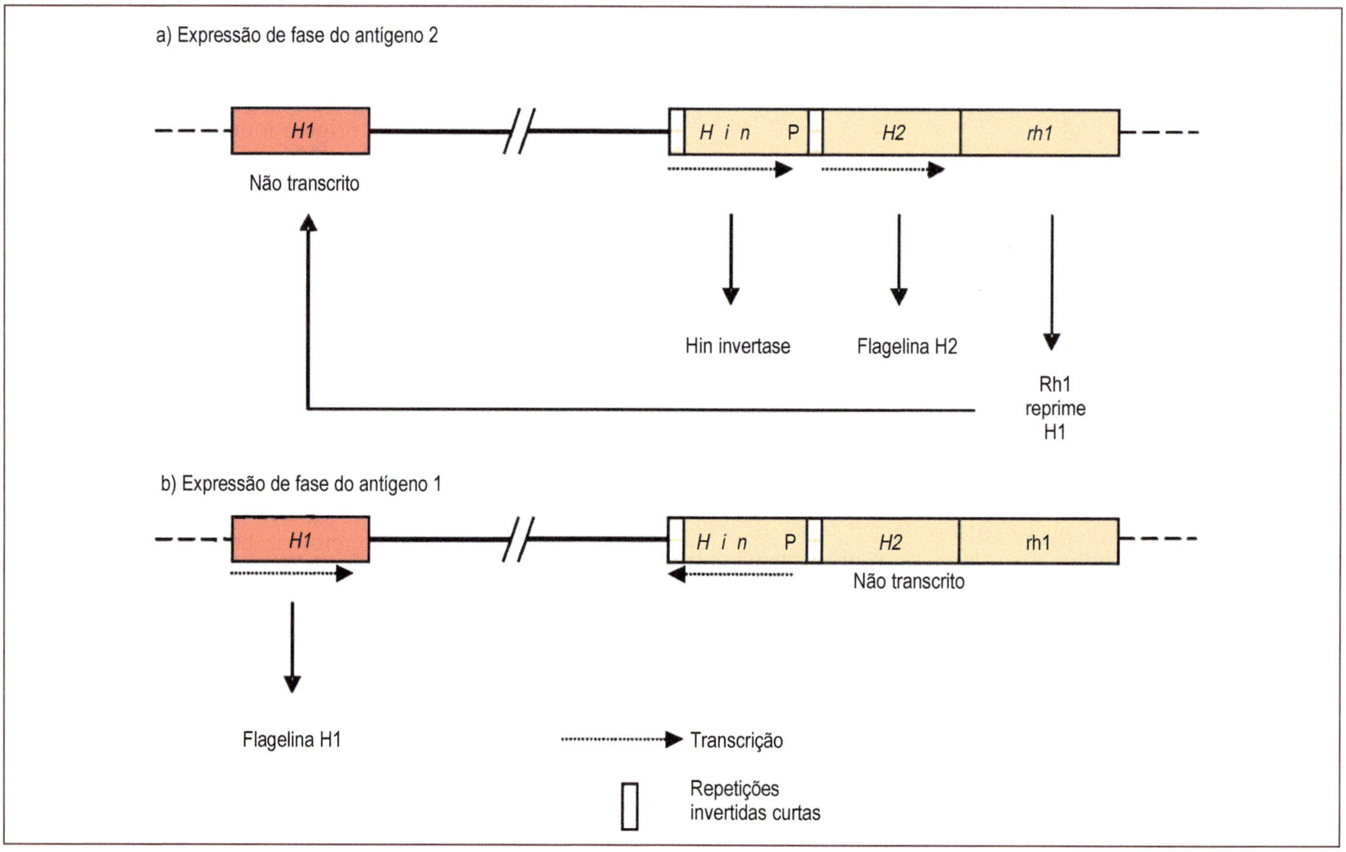

Figura 43.2 – *Inversão de fase do antígeno flagelar em Salmonella.*
Fonte: Desenvolvida pela autoria.

Existem atualmente mais de 2.600 sorovares de *Salmonella*, entre os quais, a vasta maioria pertence à *S. enterica* subespécie I (Figura 43.1). Nessa subespécie, estão contidos cerca de 99,5% dos sorovares frequentemente isolados. Os sorovares pertencentes à subespécie *S. enterica* I são designados, em geral, por um nome relacionado ao local geográfico onde foi isolado inicialmente, hospedeiro ou forma da doença, não sendo o termo específico escrito em itálico e sua primeira letra é maiúscula, tais como: *Salmonella* Dublin, *Salmonella* Heidelberg, *Salmonella* Newport.

Os sorovares das demais subespécies de *S. enterica* e aqueles de *S. bongori* são designados apenas por suas fórmulas antigênicas. A Tabela 43.1 é um esquema abreviado de Kauffmann & White, contendo os sorovares de maior importância clínica.

Os sorovares de *S. enterica* subespécie I causam infecções em vários animais de sangue quente e, apesar da estreita relação genética, eles mostram uma variação quanto à especificidade a diferentes hospedeiros. Alguns sorotipos são mais restritos, enquanto outros são capazes de infectar uma variedade de animais. S. Typhi, por exemplo, é adaptada e restrita ao ser humano, enquanto S. Typhimurium causa gastroenterite, podendo causar septicemia em humanos; diarreia letal em bovinos; ou uma doença sistêmica em camundongos geneticamente suscetíveis, também denominada *Typhoid-like,* por se assemelhar à febre tifoide de seres humanos.

Fatores de virulência

Fímbrias

A adesão ao epitélio é um passo crucial para o desenvolvimento do processo infeccioso por *Salmonella* e esse processo é mediado principalmente por adesinas fimbriais, que se ligam aos enterócitos e às células M e possivelmente à matriz extracelular. Estas apresentam um grande repertório de fímbrias, mas as mais frequentes incluem: (a) fímbria tipo 1 (codificada pelo genes *fim*); (b) fímbria fina agregativa ou Curli (*Aggregative fimbrial*; codificada pelos genes *agf*); (c) fímbria plasmidial (*plasmid-encoded fimbriae*; codificada pelos genes *pef*); e (d) fímbria longa polar (*long polar fimbriae*; codificada pelos genes *lpf*). Algumas dessas fímbrias são encontradas em amostras de todos os sorotipos, mas, de modo geral, a distribuição é variável, o que dificulta avaliar o papel que podem desempenhar na virulência.

Proteínas efetoras secretadas

A patogênese das infecções por *Salmonella* está intimamente ligada à translocação de proteínas bacterianas para o interior da célula eucariótica, onde desempenham diferentes funções (Quadro 43.1). A maioria dessas proteínas são injetadas diretamente no citosol das células do hospedeiro por meio de dois sistemas de secreção do tipo III, semelhante a um complexo de agulha molecular.

Tabela 43.1
Esquema abreviado de Kauffman & White para alguns sorovares bem descritos

		Fórmula antigênica		
			Antígeno H	
Sorovar	*Grupo*	*Antígeno O*	*Fase 1*	*Fase 2*
S. Paratyphi A	O:2 (A)	1,2,12	a	[1,5]*
S. Paratyphi B	O:4 (B)	1,4[5],12	b	1,2
S. Typhimurium		1,4[5],12	i	1,2
S. Agona		1,4,12	f,g,s	[1,2]
S. Derby		1,4[5],12	f,g	[1,2]
S. Saintpaul		1,4[5],12	e,h	1,2
S. Choleraesuis	O:7 (C_1)	6,7	c	1,5
S. Oranienburg		6,7,14	m,t	[z_{57}]
S. Infantis		6,7,14	r	1,5
S. Newport	O:8 (C_2-C_3)	6,8,20	e,h	1,2
S. Typhi	O:9 (D_1)	9,12[Vi]	d	-
S. Enteritidis		1,9,12	g,m	-
S. Anatum	O:3,10 (E_1)	3,10[15]15,34]	e,h	1,6

* [ ] = pode ou não ocorrer

Fonte: Desenvolvida pela autoria.

O primeiro sistema, codificado pela ilha SPI-1 (ver adiante), secreta proteínas efetoras que causam um rearranjo do citoesqueleto (actina) formando ondulações na superfície da membrana da célula eucariótica, denominadas *ruffles*. Essas ondulações acabam resultando no engolfamento da bactéria para o interior da célula hospedeira. Após a invasão, as bactérias estão dentro de estruturas de vacúolo na célula, denominadas como *Salmonella-containing vacuoles* (SCV). Com a posterior destruição das células M e dos enterócitos, as bactérias entram em contato com os macrófagos residentes no tecido. Uma vez em contato com os macrófagos, a proteína SipB é secretada, induzindo a piroptose (morte celular com inflamação) dessas células. Essa etapa é importante para a sobrevivência bacteriana, já que o recrutamento adicional de fagócitos facilita o seu espalhamento sistêmico. O segundo sistema de secreção tipo III em *Salmonella* secreta proteínas efetoras que permitem a bactéria sobreviver e multiplicar-se de forma intracelular. Além destas, este sistema também secreta chaperoninas, proteínas reguladoras e demais proteínas que fazem parte do translocon para regular todo o complexo sistema de patogênese de *Salmonella*.

As proteínas mais diretamente envolvidas nas respostas secretora e inflamatória das mucosas são conhecidas como *Salmonella invasion protein* (SIP) e *Salmonella outer membrane protein* (SOP).

Outros fatores de virulência

ShdA (*shedding*)

Produto do gene *shd*A, é uma proteína de superfície que se liga à fibronectina (proteína da matriz extracelular--MEC), que parece estar envolvida na colonização do ceco e na excreção prolongada da *Salmonella* nas fezes. O gene *shd* está presente no cromossomo dos sorotipos de *S. enterica* subespécie I, mas ausente nos sorotipos das demais subespécies e de *S. bongori*. Sugere-se que a aquisição do gene *shd*A por um ancestral comum da subespécie I tenha aumentado o seu espectro de hospedeiros que passou a incluir animais de sangue quente. Em S. Typhi, o gene *shd*A parece ser um pseudogene.

Rck (*resistance to complement killing*)

Proteína de membrana externa, de 19 kDa, que interfere na formação do *membrane attack complex* (MAC), constituído pelas proteínas C5b-C9, tornando a *Salmonella* resistente à ação do sistema complemento.

Lipopolissacarídeo (LPS)

O LPS pode ser considerado um fator de virulência, pois parece proteger a bactéria da ação letal de defensinas e também do complemento, além da molécula do lipídeo-A do LPS por meio de modificações pós-transcricionais, a

Quadro 43.1 – *Principais proteínas secretadas e/ou translocadas para a célula eucariótica*

Proteína	*Localização*	*Alvo conhecido*	*Função*
SipA	SPI-1	actina	Estabilização e localização de filamentos de actina durante a invasão
SipB	SPI-1		Adesão às células epiteliais; piroptose inicial dos macrófagos; autofagia dos macrófagos
SipC	SPI-1		Adesão às celulas epiteliais
SopA	cromossomo		Indução de resposta pró-inflamatória
SopE	cromossomo	Cdc42, Rac-1	Rearranjo do citoesqueleto de actina; invasão das células epiteliais, indução da resposta pró-inflamatória
SigD	SPI-5		Secreção de cloreto, indução da resposta inflamatória
SiiE	SPI-4		Adesão às células epiteliais
SpvB	plasmídio pSLT	actina	Inibição da polimerização de actina, apoptose das células epiteliais
MgtBC	SPI-3		Sobrevivência dentro do macrófago e regulação de magnésio
SsaB	SPI-2		Inibição da fusão do SCV com o lisossoma
SsaE	SPI-2	SseB	Chaperona
SseA	SPI-2	SseB, SseD	Chaperona
SseF	SPI-2		Migração perinuclear do SCV, rearranjo dos microtúbulos
SseB	SPI-2		Translocação de proteínas efetoras
SseC	SPI-2		Translocação de proteínas efetoras
SseD	SPI-2		Translocação de proteínas efetoras

Fonte: Desenvolvido pela autoria.

proporcionar formas de adaptação ao hospedeiro, mediante a presença de peptídeos antimicrobianos catiônicos. O comprimento variável das cadeias laterais do antígeno O do LPS impedem que a membrana interna da bactéria seja alcançada pelo MAC mediante finos sistemas de adaptação da extensão do comprimento das cadeias de antígeno O, funcionando como réguas moleculares, monitorado pelas copolimerases WzzST e WzzFepE, e a polimerase Wzy mediadas por outros reguladores transcricionais globais.

SodCl (superoxido dismutase)

Dois fagos lisogênicos, Gipsy-1 e Gipsy2-parecem contribuir para a virulência de *S.* Typhimurium. Um deles, o Gipsy-2 carreia um gene (*sodCI*), que codifica a superóxido desmutase. Essa enzima detoxificante periplasmática tem a função de interceptar formas reativas de oxigênio produzidas pela resposta imune inata do hospedeiro. Ela cataliza a formação de peróxido de hidrogênio a partir do superóxido; hidroperoxidases, oxidorredutases e a indução de sistemas de reparo.

Antígeno Vi

Consiste no principal antígeno de superfície de S. Typhi, protegendo a bactéria dos mecanismos da imunidade inata do hospedeiro. Ele impede a opsonização mediada por anticorpo e aumenta a resistência da salmonela à ação do sistema complemento. O antígeno Vi é codificado por uma ilha de patogenicidade denominada "SPI-7".

Flagelina

Foi demonstrado recentemente que as flagelinas das salmonelas FliC and FljB são capazes de estimular a secreção de IL-8 pelas células epiteliais. Essa ação se manifesta depois que a proteína entra na célula. Algumas evidências sugerem que ela é injetada por um sistema de secreção semelhante ao tipo III.

OMV (*outer membrane vesicles*)

Além dos clássicos sistemas de secreção utilizados para secretar biomoléculas para o meio extracelular, as bactérias Gram-negativas podem utilizar as vesículas de membrana externa (OMV), que se fundem ou são endocitadas pelas células do hospedeiro. As OMV são estruturas esféricas de aproximadamente 50 nm a 250 nm, formadas a partir da membrana externa bacteriana, de onde se soltam albergando conteúdo citoplasmático e periplasmático, assim como moléculas de DNA e RNA. Entre essas biomoléculas, encontram-se os fatores de virulência, que podem ser transportados pelas OMV por longas distâncias até o seu sítio-alvo, protegendo-os frente às condições adversas do ambiente, como a resposta imune do hospedeiro. Estudos recentes com S. Typhimurium evidenciaram que as OMV transportam moléculas de RNA, além de diversas proteínas envolvidas em mecanismos de sobrevivência e de patogenicidade, evidenciando o papel dessas vesículas no processo infeccioso.

Determinantes genéticos dos fatores de virulência

Os genes de virulência das salmonelas podem ser cromossômicos e plasmidiais com base em sua localização no genoma desses micro-organismos.

Genes cromossômicos

A maioria desses genes cromossomais de virulência está localizada em ilhas de patogenicidade e uns poucos aparentemente fazem parte da própria estrutura do cromossomo. São descritas diversas ilhas de patogenicidade nas distintas sorovariedades de salmonela, sendo as *Salmonella pathogenicity island* I (SPI-1) e SPI-2 as mais estudadas e melhor mais bem elucidadas, além de apresentar maior ocorrência. A localização dessas ilhas e de alguns genes no cromossomo de S. Typhimurium pode ser vista na Figura 43.3, que também mostra o plasmídio de virulência.

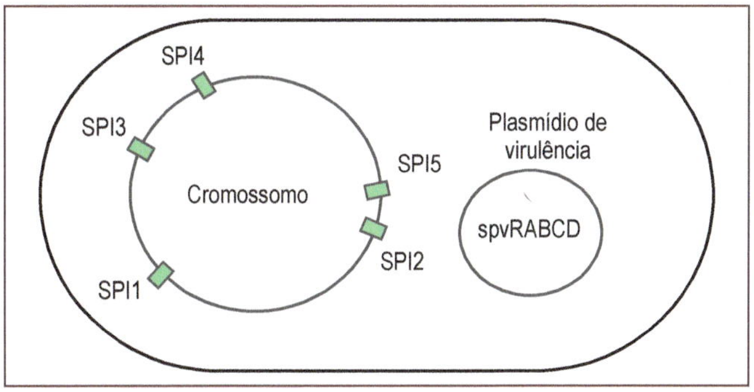

Figura 43.3 – *Representação esquemática do cromossomo e localização das ilhas de patogenicidade (SPI) e do plasmídeo de virulência de Salmonella Typhimurium.*
Fonte: Desenvolvida pela autoria.

A SPI1 codifica várias proteínas efetoras que induzem a invasão das células epiteliais mediante o rearranjo do citoesqueleto de actina e a internalização da bactéria. Essas proteínas efetoras são translocadas para a célula hospedeira através de um sistema de secreção do tipo III, denominado "T3SS-1", também codificado dentro da SPI1. Os genes *inv*, junto com outros genes (*spa, prg* e *org*), codifica parte do sistema de secreção do tipo III. Os genes *sic/sip* codificam as proteínas efetoras e o *translocon* (SipBCD), que é uma estrutura formadora de poro que se insere na membrana da célula hospedeira e injeta as proteínas efetoras para o citoplasma da célula hospedeira.

Na SPI-1 também está localizado o gene *sptP* (codifica uma tirosinafosfatase envolvida na alteração da célula eucariótica), *sipA* e *sopE* (responsáveis pelo *ruffle* de membrana), além dos genes envolvidos na regulação dos genes de virulência: *hilA*; *invF*; *sinA*; e *phoPQ*.

A SPI-2 codifica quatro tipos de genes importantes para a virulência: (a) *ssa*, genes relacionados ao seu próprio sistema de secreção do tipo III (T3SS-2); (b) *ssr*, que codificam proteínas reguladoras; (c) *ssc*, que codificam proteínas chaperones; e (d) *sse*, relacionados às proteínas efetoras que são injetadas na célula hospedeira. A ilha SPI-2 está relacionada à capacidade da *Salmonella* de sobreviver e replicar-se no interior das células hospedeiras (células epiteliais e macrófagos), dentro dos SCV.

Com relação às demais ilhas, não existem informações detalhadas do seu funcionamento por ocorrência pontuais em alguns sorovares ou por falta de maiores estudos disponíveis. A ilha SPI-3 parece estar envolvida tanto na adesão inicial como na sobrevivência durante a disseminação sistêmica e regulação de magnésio escasso no SCV. Já SPI-4 parece ter um papel durante a interação inicial com o epitélio intestinal e possivelmente contribui para a persistência a longo prazo. A ilha SPI5, por sua vez, codifica o gene *sopB*, da proteína SopB que está envolvida no aumento de fluidos a partir da secreção de cloro, que ajuda no quadro diarreico. SopB também afeta a sinalização da expressão/ativação de citocinas.

Embora SPI-1 e SPI-2 sejam essenciais para a patogênese da *Salmonella*, várias outras classes de genes são também necessárias, por exemplo, genes envolvidos no metabolismo e biossíntese, muitos transcritos fora das ilhas.

A ilha de patogenicidade SPI-7 é encontrada em *S. Typhi*. Além do antígeno Vi, essa ilha também codifica uma proteína reguladora denominada "TviA" que controla a expressão de Vi, a motilidade flagelar e o sistema de secreção T3SS-1 da ilha SPI-1. Alguns estudos mostram que a repressão da flagelina mediada por TviA ajuda a impedir a detecção de S. Typhi pelos receptores *Toll-like* 5 (TLR5) da célula hospedeira, entre as ilhas mais bem descritas.

Genes plasmidiais

Além dos genes cromossômicos, várias amostras de *Salmonella* (com exceção de *S.* Typhi) contêm plasmídios de alto peso molecular (50 kb a 95 kb) que são importantes nas infecções sistêmicas do camundongo, pois conferem um aumento no crescimento intracelular da bactéria, resistência ao sistema complemento (proteína Rck) e citotoxicidade para macrófagos. No caso particular de S. Typhimurium, o plasmídio é denominado "pSLT", de 95 kb. Uma região altamente conservada desse plasmídio, de 8 kb, codifica um *operon* de cinco genes designado *Salmonella plasmid virulence* (*spv*RABCD) que é capaz de restaurar a virulência de amostras curadas do plasmídio, no modelo de infecção em camundongos.

Regulação da expressão dos genes de virulência

De modo geral, a expressão de vários genes de virulência é multifatorial e regulada por fatores impostos ao patógeno nos microambientes do hospedeiro. Entre as condições ambientais que afetam a capacidade da *Salmonella* de invadir a célula hospedeira, citam-se os níveis de oxigênio, osmolaridade, estado de crescimento bacteriano e pH. Por exemplo, em concentrações baixas de oxigênio, S. Typhimurium é mais invasiva do que em anaerobiose.

Como já mencionado, vários genes estão envolvidos na regulação da expressão dos genes de SPI-1 e SPI-2 (Quadro 43.2), sendo a maioria codificada dentro de uma dessas ilhas. Ainda, existem evidências do envolvimento de outros reguladores globais localizados fora de SPI-1 e SPI-2. Além disso, em condições nas quais a expressão de SPI-1 é altamente induzida, a expressão de SPI-2 ocorre em níveis mínimos (e vice-versa), mostrando que os dois TTSS são inversamente regulados.

Quadro 43.2 – *Sinais e sistemas de regulação que controlam a expressão dos genes de SPI-1 e SPI-2*

Sinais indutores, reguladores	*SPI-1*	*SPI-2*
Reguladores locais	InvF, HilA, HilC, HilD	SsrAB
Sistemas de regulação global	SirA, Phop/PhoQ	PhoP/PhoQ, OmpR/EnvZ
Fatores ambientais ativadores	Baixos níveis de O_2, alta osmolaridade, fase logarít mica (inicial) de crescimento, síntese de proteínas bacterianas	Baixos níveis de fostato, Mg^{2+} ou Ca^{2+}, fase logarítmica (tardia) – estacionária de crescimento
Fatores ambientais repressores	Altos níveis de O_2, fase estacionária de crescimento	Altos níveis de fosfato, Mg^{2+} ou Ca^{2+}

Fonte: Desenvolvido pela autoria.

No caso de *S. Typhi*, é importante mencionar que a expressão do polissacarídeo capsular (Vi) depende da osmolaridade do ambiente e envolve o regulador global RcsAB. Sob condições de baixa osmolaridade, o antígeno Vi aumenta a secreção das proteínas efetoras de SPI-1 e promove a expressão de um fenótipo aderente e invasor.

A expressão dos genes de ilha de SPI-1 parece ocorrer principalmente no lúmen intestinal, sendo responsável pela invasão de células do epitélio intestinal e de SPI-2 no fagossoma para auxiliar a replicação celular no ambiente intracelular.

Patogênese

Em decorrência do caráter restrito de infectar o ser humano, S. Typhi não tem um modelo animal adequado para estudos, a não ser em voluntários humanos, conforme descrito em estudos antigos. De modo geral, a patogênese das infecções por *Salmonella* tem sido basicamente estudada por intermédio de pesquisas com S. Typhimurium. Esse sorovar é capaz de causar uma doença sistêmica invasiva em camundongos susceptíveis, semelhante à febre tifoide e, geralmente, causa uma gastroenterite autolimitada em humanos adultos saudáveis. S. Typhimurium ainda apresenta cepas ditas invasivas não tifoidais (iNTS), que podem ocasionar complicações como bacteremia e sepse, além das cepas tifoidais, que causam a febre tifoide. Recentes trabalhos descrevem casos de bacteremia causados por cepas iNTS em virtude de infecção sistêmica de forma endêmica em regiões como na África Subsaariana, principalmente em crianças, assim como em adultos imunocomprometidos ou com demais comorbidades.

As salmonelas penetram no organismo por via oral, com a ingestão de alimentos ou água contaminada ou, ainda, pelo contato com um portador.

A bactéria atravessa a barreira ácida do estômago e localizar-se-á no íleo terminal e no cólon, onde se evade das múltiplas defesas do intestino, para ganhar acesso ao epitélio. Condições que aumentam o pH do estômago podem diminuir a dose infectante. Entretanto, a *Salmonella* produz uma resposta adaptativa de tolerância a ambientes ácidos que ajuda na sua sobrevivência nesses ambientes.

Ao fazer contato com a mucosa intestinal, a bactéria adere ao epitélio por meio de suas fímbrias, sendo essa adesão um pré-requisito para a invasão. As salmonelas podem mediar a invasão direta dos enterócitos, entretanto elas parecem explorar preferencialmente as células M das microvilosidades intestinais (Figura 43.4). Essas células são especializadas na apresentação de antígenos a partir do lúmen intestinal mediante um processo de pinocitose um processo de pinocitose via células M, conforme descrição proposta na animação do modelo da patogênese de *Salmonella Typhimurium* ((https://micro.biol.ethz.ch/research/hardt.html) © 2006, ETH Zürich, Institute of Microbiology, ocorre um processo de transcitose e a salmonela atinge a região da submucosa, onde entra em contato com os fagócitos. O processo de invasão pode também ocorrer através das células dendríticas que se intercalam entre as células epiteliais ou através dos tecidos linfoides solitários intestinais (SILT). Outro mecanismo envolve o rompimento das junções celulares de aderência (*tight junctions*) que unem os enterócitos, direcionado a bactéria até a região da submucosa. O mecanismo de invasão celular envolve uma série de proteínas que são injetadas na célula epitelial por meio do aparelho secretor tipo III, que introduz no citosol do enterócito diferentes proteínas efetoras. Algumas proteínas, como SopE, SopE2 e SopB, subvertem os sistemas de transdução de sinal da célula determinando a desestabilização das *tight junctions* e extensos rearranjos do citoesqueleto de actina, formando ondulações na superfície da membrana da célula eucariótica, denominada *ruffles*. Essas ondulações acabam resultando no engolfamento da bactéria para o interior da célula. A desestabilização das junções celulares permite a transmigração de polimorfonucleares (PMN) para a superfície apical e o escoamento do líquido paracelular, permitindo o acesso da bactéria à superfície basolateral. A salmonela endocitada passa, então, a residir e a se proliferar dentro de um fagossoma modificado conhecido como "SCV". Esses vacúolos fazem uma transcitose para a membrana basolateral. Simultaneamente, a indução de uma resposta secretora no epitélio intestinal promove recrutamento e transmigração de fagócitos da submucosa para o lúmen intestinal. Esse processo está associado com a produção de várias citocinas pró-inflamatórias como fator de necrose tumoral alfa (TNF-α) e interleucina-8 (IL-8). Posteriormente, o epitélio intestinal é reconstituído.

Após atravessar o epitélio, a bactéria é engolfada pelos fagócitos, especialmente macrófagos. Uma vez em contato com macrófagos, a proteína SipB é secretada, induzindo a morte dessas células por um processo de piroptose (morte celular com inflamação). Essa etapa é importante para a sobrevivência bacteriana, já que o recrutamento adicional de fagócitos facilita a sua disseminação através do sistema reticuloendotelial, atingindo órgãos como, fígado e baço, onde a bactéria prolifera preferencialmente.

▪ Gastroenterite (reação inflamatória e diarreia)

A gastroenterite é uma infecção aguda da mucosa intestinal, causada pelas salmonelas não tifoides, que se caracteriza por infiltração e transmigração epitelial de neutrófilos, exsudação de líquido seroso e diarreia. Em adultos sãos, é frequentemente denominada "intoxicação alimentar", termo que enfatiza a transmissão das salmonelas pelos alimentos de origem animal (frango, ovos e carnes malpassadas). Os pacientes apresentam febre aguda inicial, cólicas, dor abdominal, náuseas, vômitos e diarreia com ou sem sangue, associadas com inflamação do intestino grosso.

A diarreia está associada à transmigração dos neutrófilos e à destruição das camadas superficiais da mucosa, que ocorre a partir das interações da salmonela com as células epiteliais.

A infecção humana por salmonelas não tifoides clássica é limitada ao intestino (inflamação aguda), seguida de uma diarreia inflamatória autolimitada. O período de incubação é, em média, de 48 horas e a gastroenterite se inicia cerca de 6 horas a 72 horas após o consumo de água ou alimentos contaminados. Os principais sintomas são dores de cabeça, febre baixa (38 °C a 39 °C), cólicas abdominais e calafrios, persistindo por um período de aproximadamente 7 dias. Após o término da gastroenterite, a bactéria ainda é encontrada nas fezes por 4 a 5 semanas. O choque hipovolêmico, o megacólon tóxico e a perfuração intestinal, apesar de raros, podem vir associados à diarreia, porém a desidratação e o desequilíbrio eletrolítico são os sintomas mais comuns.

Aproximadamente 5% dos indivíduos com gastroenterite por *Salmonella* desenvolvem bacteremia, principalmente em crianças jovens, pacientes idosos, imunocomprometidos ou com comorbidades (HIV, malária, subnutrição etc.). Nesses pacientes, é frequente a ocorrência de infecções focais, incluindo meningite, artrite séptica, osteomielite, colangite (inflamação das vias biliares) e pneumonia. Uma complicação grave da bacteremia em adultos consiste no desenvolvimento de uma infecção no sistema vascular (endarterite), principalmente envolvendo a aorta abdominal.

▪ Febre tifoide

A febre tifoide (e paratifoide) é uma doença sistêmica invasiva causada exclusivamente pelos patógenos humanos

S. Typhi e S. Paratyphi A, B e C, cujo único reservatório para ambos os sorovares é o ser humano. As manifestações clínicas incluem febre, dor de cabeça, dor abdominal, diarreia transitória ou constipação e a infecção pode causar danos respiratórios, hepáticos, no baço e/ou neurológicos fatais. Sem tratamento, a mortalidade pode chegar de 10% a 20%, diminuindo para < 1% em pacientes tratados com antibióticos adequados. A febre tifoide é considerada endêmica em países de média e baixa renda por apresentarem saneamento básico precário.

Trata-se de uma infecção sistêmica que se inicia na mucosa intestinal e progride de acordo com as etapas mostradas na Figura 43.5. Pouco se conhece sobre os mecanismos específicos dessas etapas, certamente por falta de um modelo animal satisfatório. Acredita-se, entretanto, que a adesão da bactéria à mucosa intestinal seja mediada por uma ou mais das muitas fímbrias que a bactéria transporta. Uma dessas fímbrias pertence à família *tfp* e parece interagir com o receptor epitelial, a proteína reguladora condutora transmembrana de fibrose cística (CTRF). O processo de invasão celular é semelhante ao descrito para *S.* Typhimurium, pois a SPI-1 tem a mesma estrutura genética nos dois sorovares. A resposta ou respostas da célula diferem bastante, pois, na febre tifoide, praticamente não ocorre inflamação, o que explicaria a capacidade invasora da salmonela. A inflamação seria uma barreira à progressão de *S.* Typhi como acontece com *S.* Typhimurium.

A febre tifoide ocorre mais comumente em crianças do que em adultos, de modo geral, a doença se inicia aproximadamente 7 a 14 dias após a ingestão da *Salmonella*, no entanto longos períodos assintomáticos já foram evidenciados. Essa doença é caracterizada basicamente pela ocorrência de febre prolongada (~39 °C a 40 °C), cólicas abdominais, cefaleia, bacteremia, diarreia ou constipação, roseola tífica (manchas rosadas no tórax e abdômen) e, de forma mais grave, septicemia e morte. A bactéria se multiplica no baço e fígado, sendo em seguida liberada na corrente sanguínea produzindo sintomas inespecíficos, como calafrios, diaforese, tontura, anorexia, tosse, fraqueza, dor de garganta e dores musculares que são frequentes antes do início da febre. Cerca de 10% dos casos desenvolvem uma doença severa e uma possível complicação consiste na perfuração do intestino delgado.

Estima-se que ocorram em torno de 20 milhões de casos de febre tifoide todos os anos, resultando em cerca 160 mil mortes. A taxa de mortalidade varia de acordo com a região geográfica, embora não se saiba se essas diferenças sejam decorrentes da variação genética das amostras locais de S. Typhi, a susceptibilidade dos hospedeiros ou de outros fatores. Estudos mostram, por exemplo, a associação entre determinados genes dentro do complexo de histocompatibilidade de classes II e III e a susceptibilidade à febre tifoide. Algumas pessoas carreiam *S. Typhi* na vesícula biliar durante anos, liberando bactérias nas fezes. Estudos recentes mostram que a bile induz a produção de um exopolissacarídeo (EPS) que facilita a formação de biofilme por *S. Typhi* nos cálculos biliares, promovendo persistência crônica do micro-organismo. Os portadores não apresentam sintomas e representam reservatórios da salmonela, contribuindo para a propagação da doença, particularmente entre manipuladores de alimentos.

A resistência à febre tifoide também pode estar relacionada à seleção e ocorrência do alelo ΔF508 do receptor CFTR (heterozigoto), em alta frequência na população, como é observado em algumas populações caucasoides. Aproximadamente 50% dos pacientes apresentam hepatoesplenomegalia. As alterações hematológicas incluem leucopenia e anemia. Cerca de 3% a 10% dos pacientes não tratados podem apresentar perfuração e hemorragia intestinal, resultante da hiperplasia, ulceração e necrose do tecido linfoide ileocecal.

Salmonella não tifoidal invasiva (iNTS)

A doença causada por cepas iNTS geralmente não apresenta diarreia, mas é caracterizada pela presença de bacteremia, além de possíveis outros focos de infecção, uma vez que a *Salmonella* se evade do intestino e alcança a corrente sanguínea, sendo isolada comumente em hemoculturas. Essa doença com característica invasiva é mais comum na África Subsaariana e acomete principalmente crianças desnutridas, idosos, portadores de anemia falciforme, HIV

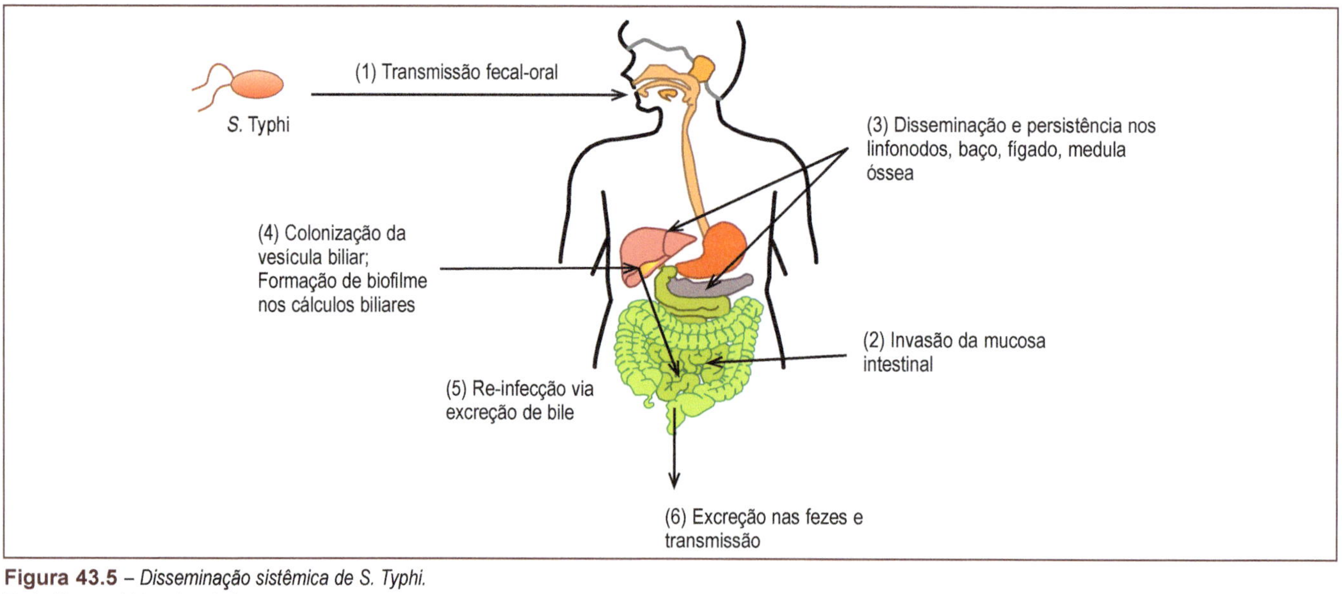

Figura 43.5 – *Disseminação sistêmica de S. Typhi.*
Fonte: Desenvolvida pela autoria.

e malária. Entre os sovares mais prevalentes, encontra-se a S. Typhimurium, em particular o grupo classificado como ST 131(*sequence type)*, com característica altamente invasiva e com perfil de resistência a vários antibióticos. Somente no ano de 2017, mais de 500 mil casos ocorreram com uma média de mortalidade de 14,5%. No entanto, as características divergentes entre ST do mesmo sorovar que tornam algumas cepas tão invasivas ainda não foram elucidadas e demandam mais estudos.

Diagnóstico laboratorial

O método mais usado continua sendo a cultura com identificação posterior da colônia isolada. Fezes e outros materiais clínicos devem ser obtidos na fase aguda da doença, sem administração de antibióticos e analisados até 2 horas após a coleta (temperatura ambiente). Os meios de cultura usados e o material clínico dependem do local da infecção. O sangue e as secreções são geralmente semeados em meios líquidos e sólidos, como ágar sangue. As fezes devem ser sempre semeadas em meios seletivos inclusive cromogênicos (ágar MacConkey, ágar SS, ágar eosina-azul de metileno etc.). As placas são examinadas após 24 horas de crescimento a 37 °C quanto às características macroscópicas. Em ágar MacConkey, as colônias de *Salmonella* são incolores por causa da ausência de fermentação da lactose. Entretanto, outros meios seletivos sólidos, como ágar Salmonela-*Shigella* (SS), ágar xilose-lisinadesoxicolato (XLD) e ágar entérico Hektoen (HE) são utilizados para um isolamento e identificação mais específicas. Nesses três meios, a produção de sulfeto de hidrogênio, uma característica metabólica do gênero, pode ser visualizada pela presença de uma cor escura no centro das colônias.

Várias propriedades bioquímicas específicas confirmam a identificação desse patógeno entérico. Essas propriedades incluem a produção de gás e de sulfeto de hidrogênio em ágar Ferro Kliger (KIA) e no meio de *triple sugar iron* (TSI), bem como a fermentação da glicose produzindo a coloração amarela. Os meios KIA e TSI são usados para determinar a capacidade de fermentar a glicose e/ou lactose, embora o TSI possa detectar também a fermentação da sacarose. A salmonela fermenta a glicose, mas não fermenta a lactose e a sacarose. A ausência da descarboxilação da lisina também é uma característica do gênero *Salmonella.*

A identificação dos sorovares envolve a utilização de antissoros específicos, geralmente realizada em laboratórios de referência. Entretanto, existem antissoros polivalentes no mercado que podem ser empregados no laboratório clínico, capazes de detectar aproximadamente 98% das amostras de *Salmonella* isoladas de seres humanos e de animais de sangue quente.

Outros métodos de diagnóstico incluem provas sorológicas e a pesquisa direta da salmonela no material clínico por métodos imunológicos e moleculares. As provas sorológicas são utilizadas no diagnóstico das febres tifoide, paratifoide e de portadores (reação de Widel). Os antígenos usados são O e H para os casos clínicos e Vi para portadores. As provas sorológicas são conhecidas como reação de Vidal. Para fins epidemiológicos, as salmonelas podem ser tipadas por vários métodos. Atualmente, os mais usados são os moleculares, sobretudo PFGE. Também são usadas tecnologias de automação para identificação microbiana, entre outros ensaios, como a utilização do sistema Biomerieux (VITEK-2), amplamente utilizado quando há grande demanda de amostras. Atualmente, um número maior de laboratórios clínicos e laboratórios voltados à epidemiologia bacteriana está substituindo a caracterização bioquímica clássica de *Salmonella* pela tecnologia *matrix-assisted laser ionization* (MALDI-TOF), por ser mais simples, rápida e mais barata para a identificação de rotina. Infelizmente, a caracterização de sorovar não pode ser realizada por essa técnica.

Tratamento e controle

As infecções por *Salmonella* são geralmente autolimitadas. Por um lado, a administração de antibióticos no tratamento das gastroenterites nem sempre acelera a recuperação clínica, sendo, inclusive, responsável pelo prolongamento do período de excreção do agente, além de determinar a emergência de amostras multirresistentes. Por outro lado, os antibióticos são recomendados para as salmoneloses com complicações sistêmicas e nos casos de febre tifoide, tanto na fase aguda da doença, como na fase de portador. Mesmo não utilizando antibióticos para o tratamento de S. Typhimurium, cepas resistentes têm surgido, principalmente pelo uso indevido de antibióticos na agricultura e na criação de animais (evitar doenças e aumentar o crescimento em curto prazo).

No caso das infecções por S. Typhi, o uso de antibióticos é primordial no tratamento dos pacientes com febre tifoide ativa e naqueles ditos portadores (vesícula biliar), porém o mesmo tem se mostrado difícil em função do crescente aparecimento de amostras resistentes a antibióticos. Desse modo, drogas como o cloranfenicol, sulfametoxazol-trimetoprim, ampicilina ou amoxilina têm sido substituídas, atualmente, pelas cefalosporinas de 3ª geração e pelas fluoroquinolonas. Entretanto, a resistência a quinolonas já foi descrita em surtos e em casos endêmicos na Ásia. Além disso, a resistência transferível à cefalosporina de 3ª geração, ceftriaxone, parece estar emergindo.

A gastroenterite causada por S. Typhimurium pode ser evitada com a manipulação e o preparo correto dos alimentos, em estabelecimentos comerciais e domésticos, principalmente de ovos e carnes de aves; além das boas práticas na agricultura, agropecuária, aquicultura e indústrias.

Cuidados gerais e básicos para evitar infecções:

- Higienizar as mãos.
- Separar alimentos crus de alimentos cozidos para evitar a contaminação cruzada.
- Higienizar apropriadamente os alimentos antes de consumi-los.
- Evitar o consumo de alimentos de origem animal crus ou malcozidos.
- Armazenar os alimentos em ambiente limpo e em temperatura adequada.

- Utilizar água potável para preparar os alimentos.
- Certificar-se da boa procedência dos alimentos.
- Higienizar adequadamente os ambientes de permanência de animais domésticos.

Enorme esforço tem sido feito para o desenvolvimento de uma vacina eficaz contra a febre tifoide, porém isso ainda representa um desafio. Apesar de diversas vacinas licenciadas já estarem em uso, elas ainda não são adequadas para uso em neonatos ou em crianças jovens e apresentam eficácia variada. Entre elas, podemos citar a vacina viva atenuada, S. Typhi Ty21a, administrada oralmente. Essa vacina tem mostrado uma eficácia moderada em áreas endêmicas, mas requer várias doses para alcançar uma taxa razoável de proteção. Outras vacinas utilizam mutantes auxotróficos de S. Typhimurium, com deficiência na biossíntese de aminoácidos aromáticos (*aro*), purinas (*pur*) e o gene que codifica a proteína ligante de cAMP (*crp*). Mais recentemente, resultados promissores foram obtidos com um conjugado do polissacarídeo capsular Vi com a exotoxina A recombinante (rEPA) não tóxica, de *Pseudomonas aeruginosa*, mostrando eficácia na proteção de crianças de 1 a 5 anos de idade.

Com relação às salmonelas não tifoides, vários grupos vêm trabalhando no desenvolvimento de vacinas que incluem a combinação de polissacarídeos O conjugados com proteínas e vacinas vivas atenuadas, de uso oral.

Epidemiologia

Os sorotipos de *Salmonella* podem estar estritamente adaptados a um hospedeiro particular ou podem ser encontrados em grande número de espécies animais (ubiquitários). Por exemplo, o ser humano é o único reservatório natural de S. Typhi e S. Paratyphi A, B e C. Alguns sorotipos são adaptados a uma determinada espécie animal, como S. Abortusovis (carneiro), S. Dublin (gado), S. Choleraesuis (suínos), S. Gallinarum (aves), enquanto outros podem infectar indiferentemente o hospedeiro humano e uma grande variedade de animais. Esses últimos são os maiores responsáveis pelas infecções de origem alimentar, por exemplo, S. Enteritidis e de S. Typhimurium.

A transmissão da *Salmonella* para o ser humano geralmente ocorre pelo consumo de alimentos contaminados, embora a transmissão pessoa a pessoa possa ocorrer, particularmente, nos hospitais ou, ainda, pelo contato com animais infectados, principalmente entre veterinários e trabalhadores de granjas e fazendas. Os produtos alimentícios de origem animal, como carne, leite e ovos, constituem os veículos mais comumente incriminados na transmissão desses micro-organismos para o homem.

Nos Estados Unidos e na Europa, onde o controle é maior em virtude da notificação obrigatória de casos às autoridades de vigilância sanitária, diversos produtos alimentícios são identificados e retirados de circulação com alta frequência. Estima-se anualmente que ocorram cerca de 90 mil casos de infecções causadas por *Salmonella*, na Europa, e mais de 1,3 milhão nos Estados Unidos.

Entre os anos de 2015 e 2019, surtos de origem alimentar foram relatados em vários países como Estados Unidos, Austrália, Canadá, Japão e Chile, assim como nos continentes africano e europeu. Além disso, a *Salmonella* está entre os patógenos mais prevalentes na ocorrência de doenças transmitidas por alimentos na América Latina.

Por exemplo, ovos podem ser contaminados a partir de rachaduras na casca ou por infecção transovariana, ou seja, a partir de um ovário ou oviduto infectado, para a gema, antes da deposição da casca. Além disso, a estocagem prolongada dos ovos a temperaturas variáveis de 18 °C a 30 °C favorece a multiplicação da bactéria no seu interior. Esse modo de transmissão é particularmente difícil de ser controlado, pois as aves geralmente apresentam infecções assintomáticas. Nestes casos, S. Enteritidis tem sido o sorovar mais frequente, verificando-se, nos últimos anos, aumento do seu isolamento tanto de material biológico de origem humana como de produtos aviários, em vários países do mundo, inclusive no Brasil.

Outro mecanismo de transmissão para o ser humano consiste na contaminação direta pelo contato com animais de estimação exóticos, como lagartos, cobras, salamandras, sapos, iguanas, além de tartarugas, patos e pintos.

Um aspecto de extrema importância tem sido o aumento expressivo da ocorrência de amostras multirresistentes aos antimicrobianos. Nos países desenvolvidos, essa ocorrência tem sido particularmente associada ao emprego de doses terapêuticas e subterapêuticas de antibióticos nos animais, ou para a promoção de crescimento (aditivo de rações); enquanto nos países em desenvolvimento, o aumento da resistência tem sido relacionado ao uso de antimicrobianos na Medicina humana, tanto nos hospitais como na comunidade. A partir da década de 1990, com particular importância, tem ocorrido o surgimento de amostras multirresistentes de S. Typhimurium fagotipo DT104, ocasionando infecções em bovinos e em seres humanos, em vários países do mundo, como Inglaterra, Escócia, Estados Unidos, Canadá, Israel, Turquia e Japão. Do mesmo modo, desde o final dos anos 1980, tem havido a ocorrência de vários surtos por amostras multirresistentes de S. Typhi em muitos países da Ásia, frequentemente associados com água contaminada.

A grande maioria dos sorovares não tifoidais é capaz de infectar diferentes espécies animais, causando doenças ou servindo como reservatórios para disseminação ao hospedeiro humano.

Genômica

Os genomas de S. Typhi (CT18), S. Typhimurium (LT2), S. Typhimurium (SL1344), entre outros, foram sequenciados e embora 95% dos genes sejam comuns entre os dois sorotipos (98% de identidade), uma comparação mais detalhada das demais sequências genéticas tem ajudado na identificação de genes que contribuem para a especificidade ao hospedeiro e à doença sorotipo-específica. Essas comparações demonstram, por um lado, a presença de mutações pontuais ou de deleções dentro do genoma da S. Typhi, que parecem ter gerado mais de 200 pseudogenes, ou seja, fitas de DNA que codificam sequências semelhantes a genes, mas que tenham sido inativados por algum evento. Por outro lado, essas mesmas sequências de leitura na S. Typhimurium aparecem intactas. A inativação de um único gene bem como a aquisição ou perda de um gene ou de ilhas de DNA poderiam contribuir para a adaptação ao hospedeiro e para a restrição da S. Typhi.

Recente estudo da Inglaterra com a participação de cientistas de todo mundo, inclusive do Brasil, sequenciou mais de 10 mil genomas de *Salmonella* Typhimurium e demais sorovares (http://10k-salmonella-genomes.com/) com o intuito de conhecer melhor suas modificações e comparar sua ocorrência todo o planeta, a pesquisa científica desses genomas trará respostas sobre a forma como tratar e prevenir doenças causadas por essas bactérias.

Bibliografia recomendada

Andrews-Polymenis HL, Bäumler AJ, McCormick BA, Fang FC. Taming the elephant: Salmonella biology, pathogenesis, and prevention. Infect Immun. 2010;78(6):2356-69. doi: 10.1128/IAI.00096-10.

Bai J, Kim SI, Ryu S, Yoon H. Identification and characterization of outer membrane vesicle-associated proteins in Salmonella enterica serovar Typhimurium. Infect Immun. 2014;82(10):4001-10. doi: 10.1128/IAI.01416-13.

da Silva P, Manieri FZ, Herrera CM, Trent MS, Moreira CG. Novel role of VisP and the Wzz system during O-antigen assembly in salmonella enterica serovar Typhimurium pathogenesis. Infect Immun. 2018;86(8):e00319-18. doi: 10.1128/IAI.00319-18.

De Jong HK, Parry CM, van der Poll T, Wiersinga WJ. Host-pathogen interaction in invasive salmonellosis. PLOS. 2012;8:e1002933.

Fábrega A, Vila J. Salmonella enterica serovar Typhimurium skills to succeed in the host: virulence and regulation. Clin Microbiol Rev. 2013;26:308-41.

Guibourdenche M, Roggentin P, Mikoleit M, Fields PI, Bockemühl J, et al. Supplement 2003-2007 (Nº. 47) to the White-Kauffmann-Le Minor scheme. Res Microbiol. 2010;16:26-9.

Haraga A, Ohlson M, Miller S. Salmonellae interplay with host cells. Nat Rev Microbiol. 2008;6:53-66. doi: 10.1038/nrmicro1788.

LaRock D, Chaudhary A, Miller S. Salmonellae interactions with host processes. Nat Rev Microbiol. 2015;13:191-205. doi: 10.1038/nrmicro3420.

Martin LB. Vaccines for typhoid fever and other salmonelloses. Curr Opin Infect Dis. 2012;25:489-99.

Monak DM. Salmonella persistence and transmission strategies. Curr Opin Microbiol. 2012;15:100-7.

Santos RL, et al. Pathogenesis of Salmonella-induced enteritis. Brazilian Journal of Medical and Biological Research. 2003;36(1):03-12. doi: 10.1590/S0100-879X2003000100002.

Seribelli AA, Ribeiro TRM, da Silva P, Martins IM, Vilela FP, Medeiros MIC, et al. Salmonella Typhimurium ST313 isolated in Brazil revealed to be more invasive and inflammatory in murine colon compared to ST19 strains. J Microbiol. 2021;59(9):861-70. doi: 10.1007/s12275-021-1082-z.

Stanaway, Jeffrey D, et al. The global burden of non-typhoidal salmonella invasive disease: a systematic analysis for the Global Burden of Disease Study 2017. The Lancet Infectious Diseases. 2019;19(12):1312-24.

Yersinia

44

Juliana Pfrimer Falcão
Miliane Rodrigues Frazão

Introdução

O gênero *Yersinia* pertence ao filo Proteobacteria, classe Gammaproteobacteria, ordem Enterobacterales e família *Yersiniaceae*. O gênero é composto por 18 espécies isoladas de fontes clínicas e não clínicas. As três espécies comprovadamente patogênicas para o homem são *Y. pestis*, *Y. enterocolitica* e *Y. pseudotuberculosis*. Enquanto *Y. pestis* causa infecções sistêmicas graves conhecidas como "peste bubônica", "peste pneumônica" e "peste septicêmica", as espécies *Y. enterocolitica* e *Y. pseudotuberculosis* geralmente causam uma gastroenterite autolimitada denominada "yersiniose". Entretanto, em casos mais raros, representantes dessas duas espécies podem causar linfadenite mesentérica e sepse. *Y. ruckeri* é um importante patógeno de peixes. As espécies *Y. intermedia*, *Y. frederiksenii*, *Y. kristensenii*, *Y. aldovae*, *Y. rohdei*, *Y. mollaretii* e *Y. bercovieri* são consideradas ambientais, mas podem atuar como patógenos oportunistas, uma vez que todas essas espécies, com exceção de *Y. aldovae*, foram isoladas de pacientes com gastroenterites. As últimas sete espécies mencionadas são também conhecidas como *Y. enterocolitica-like*. As espécies *Y. aleksiciae*, *Y. massiliensis*, *Y. similis*, *Y nurmii*, *Y. pekkanenii* e *Y. entomophaga* foram descritas mais recentemente. Com exceção de *Y. entomophaga*, que foi isolada de larvas de insetos, as demais cinco espécies foram isoladas do ambiente e de alimentos. Finalmente, uma nova espécie de *Yersinia*, denominada *Y. wautersii*, isolada de humanos, animais e água, foi descrita, e alguns taxonomistas acreditam que o mais correto seria denominá-la como o subtipo coreano de *Y. pseudotuberculosis*. Em virtude do relativamente recente isolamento, pouco se sabe sobre a biologia, patogênese e epidemiologia dessas espécies mais recentemente descritas. Ao contrário, *Y. enterocolitica*, *Y. pseudotuberculosis* e *Y. pestis*, por causarem doenças de importante significado clínico e epidemiológico em humanos e/ou animais, são as espécies do gênero mais estudadas e mais bem caracterizadas.

Características gerais e taxonomia do gênero

Os tamanhos dos genomas completos dos membros do gênero *Yersinia* variam de 4,6 Mb a 4,95 Mb e têm um conteúdo de G+C de 46,7% a 47,7%. Todos os genomas de *Yersinia* são compostos por apenas um cromossomo. Comparando-se os genomas, constata-se que a similaridade entre as diferentes espécies varie, usualmente, de 55% a 74%, com exceção de *Y. pestis* e *Y. pseudotuberculosis* que apresentam mais de 90% de similaridade entre si. Vale ressaltar que, apesar da alta similaridade genômica entre *Y. pseudotuberculosis* e *Y. pestis*, estas não são classificadas como uma única espécie por causa de marcantes diferenças das doenças que causam, modo de transmissão e patogênese de cada espécie.

Yersinia spp. é um bacilo Gram-negativo não formador de esporos. O bacilo é menor que os demais membros da ordem Enterobacterales, medindo de 0,5 µm a 0,8 µm de diâmetro e de 1 µm a 3 µm de comprimento e tende a crescer mais lentamente. Com exceção de *Y. pestis* e *Y. pekkanenii*, que são imóveis, e *Y. ruckeri*, que apresenta motilidade variável, todos os outros membros do gênero são móveis à temperatura de 25 °C, pela presença de flagelos peritríqueos ou peripolares, e imóveis a 37 °C.

As bactérias do gênero *Yersinia* são anaeróbias facultativas, fermentam a glicose com produção de ácido, mas sem produção de gás, são catalase-positivas, oxidase-negativas, não são hemolíticas em ágar sangue de carneiro a 5% e multiplicam-se em uma ampla faixa de temperatura, variando de 4 °C a 43 °C, embora as condições ótimas de multiplicação *in vitro* sejam observadas entre 25 °C e 28 °C. A habilidade de replicar-se a 4 °C apresenta uma grande importância para bancos de sangue, haja vista a existência de doadores de sangue com bacteremia assintomática.

Um panorama de diferenciação fenotípica, apresentado na Tabela 44.1, é utilizado para a identificação das espécies desse gênero bacteriano. A atividade bioquímica de alguns dos testes é temperatura-dependente e são *in vitro* mais bem expressos à temperatura ótima de 25 °C a 29 °C do que a 35 °C a 37 °C. Portanto, é recomendável que a identificação fenotípica das espécies de *Yersinia* seja realizada sob incubação à temperatura entre 25 °C e 28 °C.

A maioria das linhagens de *Yersinia* multiplica-se nos meios de cultura usados na rotina laboratorial, como ágar sangue, ágar chocolate, ágar *Salmonella-Shigella* (SS) e ágar MacConkey, quando incubados a 37 °C em condições de aerofilia, mas essa maioria pode ser suplantada por outras bactérias como aquelas membros da família Enterobacteriaceae em amostras de origem clínica e, principalmente, de origem ambiental.

Tabela 44.1
Diferenciação fenotípica das espécies de *Yersinia*

Espécies de Yersinia	*Reações ou características*[a]								*Fermentação*						
	Motilidade	*Produção de urease*	*Voges-Proskauer*	*Produção de indol*	*Utilização de citrato*	*Ornitina-descarboxilase*	*Hidrólise da esculina*	*Utilização de mucato*	*Sacarose*	*L-ramnose*	*D-celobiose*	*D-melibiose*	*L-sorbose*	*D-sorbitol*	*D-rafinose*
Y. pestis	-	-	-	-	-	-	V	-	-	-	-	V	-	-	-
Y. pseudotuberculosis	+	+	-	-	-	-	+	-	-	+	-	+	-	-	V
Y. similis	+	+	-	-	-	-	+	-	-	+	-	-	-	-	-
Y. enterocolitica	+	+	+	V	-	+	V	-	+	-	+	-	V	V	-
Y. intermedia	+	+	+	+	+	+	+	-	+	+	+	+	+	+	+
Y. frederiksenii	+	+	+	+	V	+	V	-	+	+	+	-	+	+	-
Y. kristensenii	+	+	-	V	-	+	-	-	-	-	+	-	+	+	-
Y. aleksiciae[b]	+	+	-	V	-	+	-	ND	-	-	+	-	V	+	-
Y. aldovae	+	+	+	-	V	+	-	-	-	+	-	-	-	+	-
Y. rohdei	+	V	-	-	+	+	-	-	+	-	+	V	+	+	V
Y. mollaretii	+	+	-	-	-	+	-	-	+	-	+	-	+	+	-
Y. bercovieri	+	+	-	-	-	+	V	-	+	-	+	-	-	+	-
Y. ruckeri	V	-	V	-	+	+	-	-	-	-	-	-	-	-	-
Y. massiliensis	+	+	-	+	V	+	+	+	+	-	+	-	+	+	V
Y. nurmii	+	-	+	-	ND	+	-	ND	+	-	(+)	-	-	-	-
Y. pekkanenii	-	+	-	-	ND	-	-	ND	-	-	+	-	-	-	-
Y. entomophaga	+	-	ND	-	+	+	-	ND	+	-	+	+	-	-	+

[a]Incubação a 25 °C por 48 horas, exceção são os carboidratos para os quais as leituras são feitas por até 7 dias, se permanecendo negativas.
[b]Y. aleksiciae pode ser separada fenotipicamente de Y. kristensenii apenas pela atividade de lisinadescarboxilase, Y. aleksiciae é lisinadescarboxilase-positiva e Y. kristensenii é negativa.
+: ≥ 90% de amostras positivas; -: ≥ 90% de amostras negativas; (+): fracamente positiva; ND: não realizado; V: (variável), 11% a 98% de amostras positivas.
Fonte: Hurst, *et al.*, 2011; Murros-Kontiainen, *et al.*, 2011a; Murros-Kontiainen, *et al.*, 2011b; Souza, *et al.*, 2011.

Nesses meios de cultivo, as colônias são muito pequenas, arredondadas, opacas, incolores, medindo aproximadamente 1 mm de diâmetro após 24 horas de incubação. O uso de outros meios de isolamento de enterobactérias como ágar SS-desoxicolato, ágar Hektoen entérico (HE), ágar eosina-azul de metileno (EMB) e ágar xiloselisinadesoxicolato (XLD) não fornecem nenhuma vantagem para o isolamento de *Y. enterocolitica* nem para a diferenciação das demais espécies de *Yersinia* dos outros micro-organismos presentes na microbiota fecal normal.

Em razão de sua habilidade de fermentar sacarose e do fato de crescer mais lentamente que muitos membros da família Enterobacteriaceae, é recomendável o uso de um meio de cultura seletivo para o cultivo das espécies de *Yersinia* oriundas de sítios não estéreis. O meio seletivo usualmente utilizado para o isolamento de *Y. enterocolitica* e *Y. enterocolitica-like* é o ágar CIN (cefsulodina-Irgasan--novobiocina). As colônias típicas desses micro-organismos em ágar CIN apresentam centro côncavo e vermelho, circundado por uma borda transparente, gerando o aspecto de "olhos de touro". Entretanto, algumas linhagens de *Y. pseudotuberculosis* e *Y. bercovieri* podem ser inibidas quando cultivadas em ágar CIN, sendo recomendada, nesses casos, a utilização de ágar MacConkey. Para o isolamento de *Y. pestis* a partir de fontes não estéreis, tanto o ágar CIN como o MacConkey são úteis. Por ser fastidiosa, *Y. pestis* requer L-metionina, L-isoleucina, L-valina e L-fenilalanina para crescimento *in vitro*.

Yersinia enterocolitica

Características gerais

Entre as espécies de *Yersinia* comprovadamente patogênicas para o homem, *Y. enterocolitica* é a espécie mais comum e mais estudada. Trata-se de um micro-organismo psicrotrófico e bastante heterogêneo em suas características bioquímicas e sorológicas.

Existem seis biotipos de *Y. enterocolitica* divididos de acordo com o comportamento desse micro-organismo frente a diferentes substratos, conforme especificado na Tabela 44.2. Os biotipos 1B, 2, 3, 4 e 5 incluem linhagens comprovadamente patogênicas para humanos e animais, enquanto o biotipo 1A consiste, majoritariamente, de linhagens de origem ambiental e consideradas não patogênicas. Entretanto, dado o considerável número de relatos sobre o isolamento de *Y. enterocolitica* 1A a partir de espécimes clínicos, pode-se inferir que esse biotipo apresenta certo potencial patogênico, embora o exato mecanismo de patogenicidade das linhagens pertencentes ao biotipo 1A seja ainda desconhecido.

O esquema antigênico de *Y. enterocolitica* inclui 76 antígenos somáticos e 44 antígenos flagelares que são compartilhados com as outras espécies de *Yersinia*, com exceção de *Y. pestis* e *Y. pseudotuberculosis*. No entanto, só a caracterização dos antígenos somáticos é utilizada para o diagnóstico em laboratórios de rotina.

Adicionalmente, *Y. enterocolitica* pode ser classificada quanto à sensibilidade a diferentes fagos. No esquema para fagotipagem, existem nove fagotipos: II; VIII; IX; IX; XI; X; X3; Xz; e Xo.

Y. enterocolitica pode ainda ser dividida em duas subespécies com base na sequência do gene 16S rRNA e em valores de hibridação DNA-DNA. *Y. enterocolitica* subespécie *enterocolitica* compreende as linhagens pertencentes ao biotipo 1B, enquanto *Y. enterocolitica* subespécie *palearctica* alberga as linhagens pertencentes aos biotipos 1A, 2, 3, 4 e 5.

Epidemiologia

Y. enterocolitica é um micro-organismo mundialmente encontrado e distribuído de forma ampla tanto em ambientes terrestres quanto aquáticos. Do ponto de vista geográfico, *Y. enterocolitica* é mais comum nos países escandinavos.

Essa bactéria já foi isolada a partir de fontes ambientais como lagoas, lagos, esgoto e solo. Entretanto, a maioria dos micro-organismos encontrados no ambiente não tem os fatores de virulência clássicos de *Y. enterocolitica.*

Alimentos, como carnes, sorvetes e leite, também têm sido frequentemente relacionados à transmissão de *Y. enterocolitica*, embora a maioria dos isolados dessas fontes não pertença aos biossorogrupos reconhecidamente patogênicos.

Roedores, cães, gatos, aves e, principalmente, suínos são os reservatórios de *Y. enterocolitica* e constituem, dessa forma, fontes de infecção para o homem. Os suínos são a única espécie animal na qual o biossorogrupo 4/O:3, variedade de *Y. enterocolitica* mais comumente associada a doenças humanas, tem sido isolado com frequência.

Há uma grande correlação entre biossorogrupos de *Y. enterocolitica* e comportamento patogênico. A maioria dos isolados clínicos de *Y. enterocolitica* pertence a relativamente poucos biossorogrupos. Os biossorogrupos 1B/O:8, 2/O:9, 2/O:5,27, 3/O:1,2,3, 3/O:5,27 e, principalmente, o biossorogrupo 4/O:3 estão relacionados à maioria dos casos de infecção humana.

As relações entre biotipos, sorogrupos, hospedeiros e distribuição geográfica dos principais biossorogrupos de *Y. enterocolitica* podem ser vistas na Tabela 44.3.

Tabela 44.2
Testes bioquímicos utilizados para a biotipagem de *Y. enterocolitica*

Reações[a]	*Biotipos*					
	1A	*1B*	*2*	*3*	*4*	*5*
Lipase	+	+	-	-	-	-
Esculina	+	-	-	-	-	-
Salicina	+	-	-	-	-	-
Indol	+	+	(+)	-	-	-
Xilose	+	+	+	+	-	V
Trealose	+	+	+	+	+	-
Redução de nitrato	+	+	+	+	+	-
DNAse	-	-	-	-	+	+
Pirazinamidase	+	-	-	-	-	-

[a]+: ≥ 90% de amostras positivas; -: ≥ 90% de amostras negativas; (+): fracamente positiva; V: (variável), 11% a 98% de amostras positivas.
Fonte: Adaptada de Kingry, LE, Tarr CL e Petersen JM. Capítulo 41 intitulado Yersinia do Manual of Clinical Microbiology, 12 ed. 2019.

Tabela 44.3
Relação entre biotipos, sorogrupos, hospedeiros e distribuição geográfica dos principais biossorogrupos de *Y. enterocolitica*

Biotipo	*Sorogrupo*	*Hospedeiro*	*Distribuição geográfica*
1A	O:5; O:6; O:18; O:30; O:46; O:78	Homem e animais	Em todo o mundo
1B	O:4,32	Homem	Estados Unidos
1B	O:8	Homem, suínos, roedores selvagens	Europa, Japão, América do Norte
1B	O:13	Homem, macacos	América do Norte
1B	O:18	Homem	Estados Unidos
1B	O:20	Homem, roedores, macacos	Estados Unidos
1B	O:21	Homem	América do Norte
2	O:5,27	Homem, suínos, cães, macacos	Austrália, Europa, Japão, América do Norte
2	O:9	Homem, suínos, bovinos, cabras, cães, gatos e roedores	Austrália, Canadá, Europa, Japão
3	O:1,2,3	Homem, chinchila	Europa, Estados Unidos
3	O:3	Homem, suínos, cães, coelhos, roedores	Japão, Coreia
3	O:5,27	Homem, suínos, cães, macacos	Austrália, Europa, Japão, América do Norte
3	O:9	Homem, suínos, bovinos, cabras, cães, gatos e roedores	Austrália, Canadá, Europa, Japão
4	O:3	Homem, porcos, cães, gatos, roedores	Europa, Japão, África do Sul, América do Norte, Brasil
5	O:2,3	Coelhos, cabras, ovelhas, lebres, macacos, equinos	Europa, Austrália

Fonte: Adaptada de Fredriksson-Ahomaa M, 2007.

O sorotipo O:3 é o mais frequentemente isolado de humano e a maioria desses isolados pertence ao biotipo 4. Por sua vez, o biotipo 1B é usualmente associado a isolados de pacientes nos Estados Unidos, embora esse biotipo também tenha sido identificado na Europa, África, Ásia e Austrália.

No Brasil, já foi relatado o isolamento de *Y. enterocolitica* dos biossorogrupos 4/O:3; 1A/O:5, 2/O:5, 3/O:5,27, 1A/O:6,30 e 1A/O:8,19 a partir de fontes humanas.

Fatores de virulência

A capacidade de *Y. enterocolitica* de causar doença está relacionada a um conjunto de fatores de virulência codificados tanto por genes plasmidiais contidos no plasmídeo de virulência pYV (do inglês, *plasmid for Yersinia virulence*) como por genes cromossômicos. Tomados em conjunto, esses fatores garantem à bactéria a capacidade de colonizar o hospedeiro e escapar de sua resposta imune inespecífica.

O plasmídeo pYV, também conhecido como *plasmid of calcium dependence* (pCD1) para *Y. pestis*, é um plasmídeo de elevado peso molecular (70 kb a 75 kb) e carreia os principais genes relacionados à síntese de proteínas que exercem importantes funções na virulência desses micro-organismos. O plasmídeo pYV é encontrado apenas em *Y. enterocolitica*, *Y. pseudotuberculosis* e *Y. pestis*.

Os fatores de virulência em linhagens patogênicas de *Y. enterocolitica* incluem proteínas de membrana externa com propriedade de adesão e invasão, um sistema de secreção do tipo III (TTSS), proteínas efetoras, uma enterotoxina do tipo termoestável, sistemas de captura de ferro, entre outros.

Proteínas de adesão e invasão

O plasmídeo pYV codifica uma adesina de 44 kDa a 47 kDa denominada "YadA" (do inglês, *Yersinia adhesin A*). YadA é considerada a principal adesina de *Yersinia* spp. e é uma proteína de membrana externa que se apresenta sob a forma de fibrilas que recobrem toda a superfície da bactéria e induz a adesão da bactéria ao muco intestinal, colágeno, laminina e fibronectina e, posteriormente, à internalização por endocitose. Além de participar dos processos de adesão e invasão da mucosa intestinal, YadA inibe a resposta imune inata do hospedeiro, conferindo resistência à ação do sistema complemento.

A invasão de células epiteliais por *Yersinia* requer também dois genes cromossômicos, denominados *invasion* (*inv*) e *adhesion invasion locus* (*ail*).

O gene *inv* codifica uma proteína de membrana externa de 91 kDa em *Y. enterocolitica* denominada Inv. Inv é responsável pela adesão de *Y. enterocolitica* às células epiteliais do íleo nos estágios iniciais da infecção por meio da interação com uma β-1-integrina. Esse gene é funcional apenas em *Y. enterocolitica* e *Y. pseudotuberculosis*. A clonagem do gene *inv* em *Escherichia coli* K12 torna essa bactéria capaz de invadir células HeLa.

Como a expressão do gene *inv* é maior a 25 °C do que a 37 °C, havia dúvidas quanto à sua expressão na temperatura do corpo humano e, consequentemente, quanto ao seu papel na infecção intestinal. Essas dúvidas foram praticamente afastadas quando se demonstrou que Inv pode ser detectada na superfície da célula bacteriana presente nas placas de Peyer e que sua expressão poderia ocorrer a 37 °C, desde que o pH fosse ajustado para um valor de 5,5.

O gene *ail* codifica uma proteína de superfície de 17 kDa denominada "Ail". Essa invasina medeia a adesão, a invasão e a resistência aos efeitos bactericidas do complemento nos biotipos 1B, 2, 3, 4 e 5 de *Y. enterocolitica* e também em *Y. pseudotuberculosis*. Entretanto, esse gene já foi detectado em algumas linhagens de *Y. enterocolitica* pertencentes ao biotipo 1A. Ail é uma invasina menos potente que Inv e sua expressão é melhor a 37 °C. A clonagem de *ail* também torna *E. coli* K12 invasora.

■ Sistemas de secreção do tipo III (TTSS) e proteínas regulatórias

O plasmídeo pYV carreia genes responsáveis pela codificação de um conjunto de proteínas denominadas *Yersinia outer membrane proteins* (Yops), responsáveis tanto pela construção da maquinaria funcional de um TTSS, também conhecido como "injetossoma" ou *Yersinia secretion system* (Ysc), como pela injeção direta de proteínas regulatórias no citosol da célula do hospedeiro. Além de *Y. enterocolitica*, o TTSS é encontrado também em *Y. pseudotuberculosis* e *Y. pestis*.

As Yops podem ser divididas em dois grupos. O primeiro grupo, formado por YopB e YopD, participa da formação de um poro na membrana citoplasmática da célula-alvo do hospedeiro. O segundo grupo é constituído pelas proteínas YopH, YopE, YopO, YopP, YopT e YopM que são injetadas no citosol da célula, onde exercem funções efetoras diversas. O Quadro 44.1 apresenta as principais Yops de *Y. enterocolitica* e suas respectivas funções.

Em conjunto, as Yops efetoras formam um potente sistema de proteção da bactéria, conferindo-lhe a capacidade de resistir à resposta imune inespecífica do hospedeiro (Figura 44.1).

■ Enterotoxina

As sorovariedades patogênicas de *Y. enterocolitica* expressam uma enterotoxina termoestável denominada Yst (*Yersinia stable toxin*) que é codificada pelo gene *yst*.

Yst é homóloga às enterotoxinas encontradas em *E. coli* enterotoxigênica (ETEC) e *Vibrio cholerae* não O1 e é sintetizada como uma pré-proteína de 71 aminoácidos com os 18 aminoácidos da região aminoterminal, correspondendo a uma sequência sinal que é removida durante a secreção. Como mais 23 aminoácidos são removidos durante ou depois da secreção, a proteína madura contém somente 30 aminoácidos.

Yst é responsável pela diarreia apresentada pelos pacientes infectados com *Y. enterocolitica*. Yst é homóloga à toxina STa de ETEC e à guanilina do rato, que é um ativador endógeno da guanilato ciclase intestinal. Assim como STa, Yst estimula a síntese do GMP cíclico na borda em escova da mucosa intestinal, causando diarreia.

A expressão de Yst é melhor a 30 °C do que a 37 °C, entretanto a síntese dessa proteína ocorre de maneira considerável a 37 °C em condições aumentadas de pH e osmolaridade do meio de cultura.

Além da proteína Yst, foi caracterizada outra enterotoxina denominada "YstB", codificada pelo gene *ystB*, que se acredita também causar diarreia.

■ Sistemas de captura de ferro

As linhagens comprovadamente patogênicas de *Y. enterocolitica* podem ser divididas em dois grupos: linhagens com menor virulência (biotipos 2, 3, 4 e 5); e linhagens altamente virulentas (biotipo 1B). A principal diferença entre os dois grupos é a produção de um sideróforo, denominado Yersiniabactina, pelas linhagens com alta virulência.

Quadro 44.1 – *Principais Yops secretadas por Y. enterocolitica*

Yop	*Tipo de função*	*Função*
YopN	Regulatória	Controle da secreção de Yops
YopB	Translocadora	Formação do poro
YopD	Translocadora	Formação do poro
YopH	Efetora	Despolimerização da actina. Prevenção da fagocitose. Antagoniza importantes rotas sinalizadoras para a imunidade inata e adaptativa
YopE	Efetora	Despolimerização da actina. Prevenção da fagocitose. Inibe a produção de citocinas pró-inflamatórias
YopT	Efetora	Despolimerização da actina. Prevenção da fagocitose
YopO	Efetora	Despolimerização da actina. Prevenção da fagocitose
YopP	Efetora	Inibição da produção de TNF-α por macrófagos e IL-8 por células epiteliais e endoteliais. Indução da apoptose de macrófagos. Redução do recrutamento de monócitos e neutrófilos para o sítio de infecção
YopM	Efetora	Função ainda não totalmente definida. Possivelmente, afeta a transcrição de genes relacionados ao ciclo e ao crescimento celulares. Interação com quinases citoplasmáticas. Redução da produção de IL-10 e IL-8

TNF-α: fator de necrose tumoral alfa; IL: interleucina.

Fonte: Adaptado de Fàbrega A, Vila J, 2012.

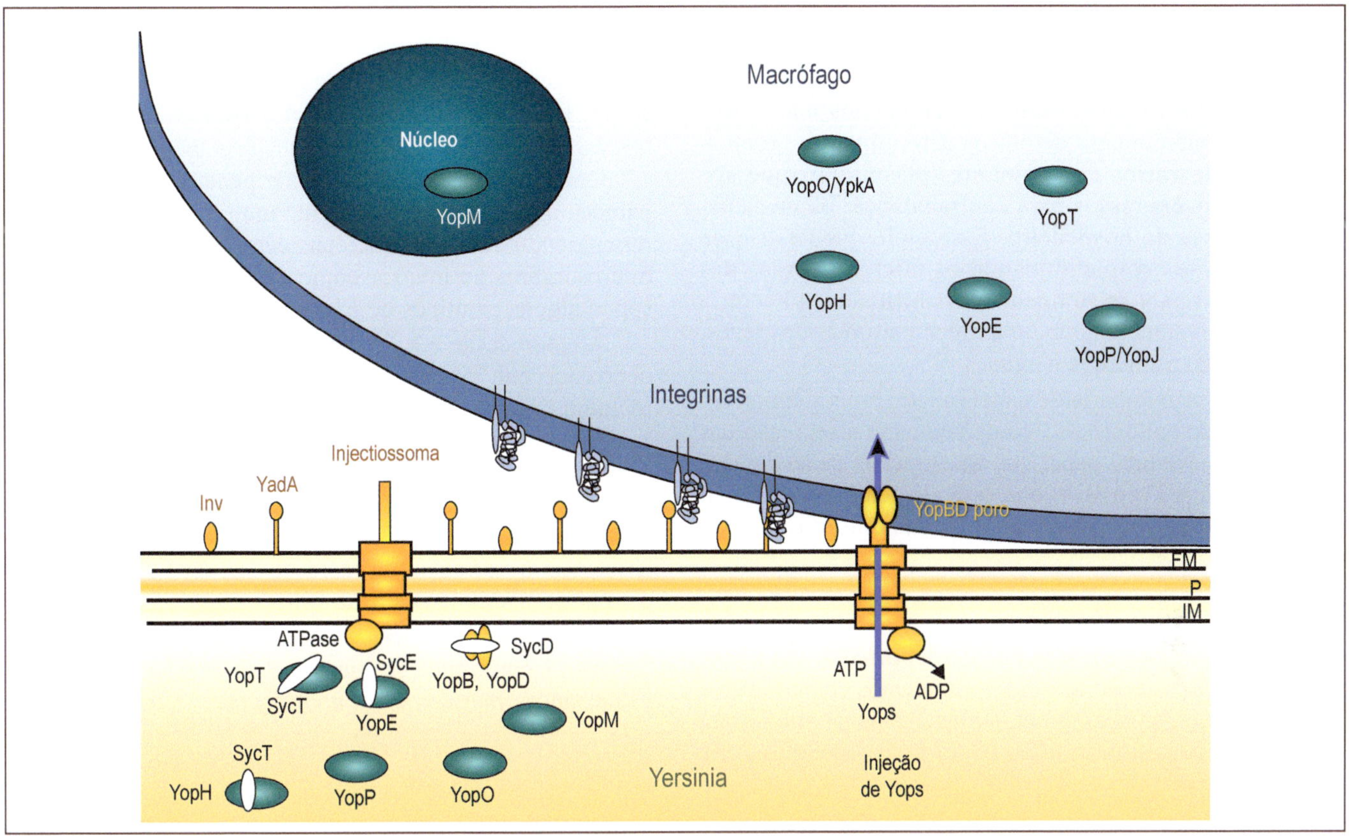

Figura 44.1 – *Secreção de Yops pelo injetossoma Ysc e translocação através da membrana celular do hospedeiro. Quando Yersinia encontra-se a 37 °C em um ambiente rico, o injetossoma Ysc é montado na membrana da bactéria e um estoque de Yops é sintetizado. As adesinas YadA ou Inv interagem com seus receptores promovendo o contato entre a bactéria e a célula eucariótica. Em seguida, o canal de secreção formado pelas Yops B e D forma um poro na membrana citoplasmática da célula eucariótica e as Yops efetoras são exportadas para o citoplasma.*

EM: membrana externa bacteriana; IM: membrana interna bacteriana; P: camada de peptideoglicano.

Fonte: Adaptada de Cornelis GR, 2002.

Os genes responsáveis pela codificação desse sideróforo estão contidos na chamada ilha de alta patogenicidade (HPI) presente no cromossomo de *Y. enterocolitica* 1B e também no cromossomo de algumas linhagens de *Y. pseudotuberculosis*.

A yersiniabactina apresenta alta afinidade pelo ferro e é capaz de removê-lo de várias proteínas eucarióticas e utilizá-lo para sua multiplicação. Os demais biotipos de *Y. enterocolitica* utilizam-se de sideróforos exógenos para promover a captura de ferro.

■ Outros fatores de virulência

Adicionalmente aos fatores de virulência supracitados, *Y. enterocolitica* também produz outros fatores que contribuem para sua virulência.

A produção de fímbrias que participam da aderência da bactéria ao epitélio intestinal e a síntese da enzima urease, a qual hidrolisa a ureia para formar ácido carbônico e amônia, permitindo à bactéria escapar da barreira ácida estomacal e causar doença, é também fator importante para a virulência de *Y. enterocolitica*.

Outro fator de virulência em *Y. enterocolitica* é a regulação térmica da síntese do lipopolissacarídeo (LPS). Ao multiplicar-se a 25 °C, *Y. enterocolitica* apresenta um LPS liso; enquanto a 37 °C, apresenta células rugosas. O LPS liso estimula a virulência por aumentar a hidrofobicidade e, dessa maneira, facilita a passagem da bactéria através do muco que forra o epitélio intestinal. Por sua vez, o LPS rugoso oculta proteínas de superfície associadas à virulência, como Ail e YadA, requeridas numa fase tardia da infecção em que a bactéria sobrevive nos tecidos, pois lhe permite expor na superfície seus determinantes de virulência apenas no período apropriado da infecção.

■ Regulação da expressão dos genes de virulência

Na infecção por linhagens enteropatogênicas de *Yersinia* spp., ocorre uma relação primorosamente afinada entre a temperatura e as características de virulência da bactéria. A expressão dos determinantes de virulência é temperatura-dependente. Enquanto os genes plasmidiais são normalmente expressos a 37 °C, os genes cromossômicos são usualmente expressos a 25 °C.

Para causar infecção, o micro-organismo precisa, em primeiro lugar, adaptar seus antígenos de superfície codificados a 25 °C para que estes resistam ao aumento de temperatura encontrado no organismo do hospedeiro. Como são ingeridas normalmente a partir de fontes de origem alimentar fria, as linhagens virulentas utilizam determinantes mediados por genes cromossômicos, expressos a baixas temperaturas para estabelecer a colonização. A aclimatação à temperatura das células dos mamíferos resulta no aparecimento de outros determinantes cromossômicos e de vários determinantes plasmidiais que são gradualmente expressos para contrabalançar os mecanismos de defesa do hospedeiro. Esse ciclo quente-frio de transmissão se completa quando os microabscessos das criptas intestinais se rompem, possibilitando à bactéria ter acesso novamente ao meio ambiente através das fezes, contaminando alimentos e água.

O cálcio tem importante papel *in vitro*, pois sua presença no meio de cultura inibe completamente a secreção das Yops, mas o eventual papel que desempenha *in vivo* não é bem conhecido. É possível que esse elemento interaja com a proteína YopN, favorecendo o fechamento do poro de translocação.

■ Patogênese e doenças

A infecção causada por *Y. enterocolitica* é, em geral, adquirida pela ingestão de água ou alimentos contaminados com o micro-organismo. Menos frequentemente, a infecção pode se dar por contato direto com animais doentes e até mesmo por transfusão de sangue. As infecções resultantes de transfusão apresentam mortalidade elevada. A capacidade de *Y. enterocolitica* em crescer a 4 °C facilita sua disseminação. A dose infectante por via fecal-oral é em torno de 10^6 UFC/mL e o período de incubação varia de 4 a 7 dias. Em indivíduos com hipoacidose gástrica, a dose infectante pode ser menor, o que comprova a importância do suco gástrico como uma barreira para a infecção.

Após sua ingestão, *Y. enterocolitica* migra através do estômago e coloniza o trato intestinal, particularmente a região do íleo terminal e do colo proximal. Assim, a maioria dos efeitos patológicos e das manifestações clínicas ocorre nessas regiões. Em seguida, as bactérias aderem aos folículos linfoides intestinais das placas de Peyer e penetram na mucosa intestinal através das células M. Essa adesão às células M das placas de Peyer é mediada pelas proteínas Inv, Ail e YadA. Uma vez internalizadas, as bactérias são transportadas através da barreira epitelial e expelidas do lado basolateral das células M. Após penetrar no epitélio intestinal, os micro-organismos colonizam as placas de Peyer e a lâmina própria, causando a destruição localizada dos tecidos.

Provavelmente, nos estágios iniciais da infecção, as bactérias são fagocitadas por macrófagos. No interior dos macrófagos, as bactérias multiplicam-se e são transportadas aos linfonodos mesentéricos, causando uma resposta inflamatória que desencadeia a dor abdominal. Caso consigam escapar dos linfonodos e cair na corrente sanguínea, as bactérias alcançarão órgãos mais distantes, sempre mostrando tropismo por tecidos linfoides, localizando-se preferencialmente no reticuloendotelial do fígado e do baço. Quando o micro-organismo invade a circulação, podem ocorrer lesões supurativas em vários órgãos, como meninges, fígado e pulmões.

Uma vez nas placas de Peyer, linfonodos mesentéricos, fígado e baço, *Y. enterocolitica* replica-se extracelularmente, ocasionando a formação de microabscessos. No interior dessas lesões, a bactéria forma microcolônias e parece ser resistente à fagocitose por macrófagos e neutrófilos.

Com base nas observações de penetração através das paredes intestinais e subsequente multiplicação no sistema reticuloendotelial, pode-se considerar *Y. enterocolitica* um micro-organismo invasor como *Salmonella* spp., *Shigella* spp. e alguns patotipos de *E. coli* (Figura 44.2).

A enterocolite é a forma mais frequente de yersiniose, ocorrendo em 75% dos pacientes infectados. Os sintomas incluem diarreia, febre e dores abdominais que duram de 1 a 3 semanas. As fezes podem conter leucócitos e, mais raramente, sangue. Histologicamente, surgem ulcerações da mucosa do íleo terminal, lesões necróticas nas placas de Peyer e aumento de tamanho dos nódulos linfáticos mesentéricos em decorrência da interação das Yops com as células epiteliais, macrófagos e neutrófilos.

A maioria dos pacientes com os sinais e sintomas supradescritos é constituída de crianças abaixo de 5 anos de idade. Em crianças maiores e em adolescentes, o quadro clínico pode sugerir uma apendicite aguda, com dor abdominal no quadrante inferior direito, febre e ausência de diarreia.

Embora a maioria dos episódios de enterocolite regrida espontaneamente sem sequelas permanentes, infecções causadas por *Y. enterocolitica* são notáveis em virtude da grande variedade de complicações imunológicas, como artrite reativa, eritema nodoso, glomerulonefrite e tireoidites, que têm sido relatadas posteriormente à infecção aguda.

Entre essas complicações, a artrite reativa ou síndrome de Reiter é a mais bem reconhecida. Essa manifestação pós-infecção é rara em pacientes abaixo de 10 anos de idade, afeta homens e mulheres na mesma proporção e é mais frequente em países escandinavos, nos quais o sorotipo O:3 e o antígeno leucocitário humano HLA-B27 são especialmente prevalentes. As articulações mais envolvidas são joelhos, tornozelos, dedos dos pés e das mãos, pulsos e cotovelos. A artrite é usualmente migratória e as articulações são afetadas uma após a outra. O líquido sinovial contém elevado número de células inflamatórias, especialmente polimorfonucleares e apresenta-se estéril, embora usualmente contenha antígenos bacterianos. A duração da artrite é geralmente menor que 3 meses, embora alguns pacientes possam apresentar sintomas por muitos anos após o primeiro episódio agudo de artrite reativa. Muitos pacientes com artrite reativa também apresentam sintomas extraintestinais, incluindo uretrite, inflamação ocular e eritema nodoso.

O eritema nodoso ocorre predominantemente em mulheres e não está associado ao antígeno leucocitário humano HLA-B27, embora seja comum que essa manifestação se acompanhe de artrite reativa.

Em alguns casos, sobretudo quando associados a pacientes com diabetes, câncer e hemocromatose, pode haver sepse posterior à enterocolite causada por *Y. enterocolitica*.

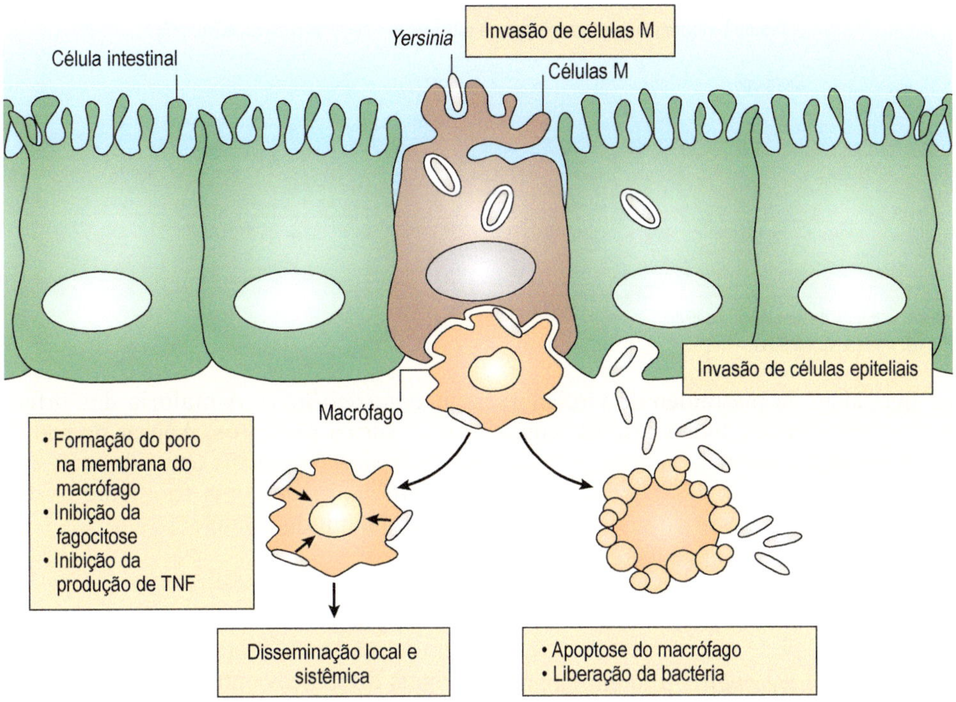

Figura 44.2 – *Etapas da translocação de* Yersinia *spp. através do epitélio intestinal e desenvolvimento do processo infeccioso causando linfadenite mesentérica.* Y. enterocolitica *e* Y. pseudotuberculosis *atravessam a barreira epitelial principalmente através das células M presentes nas placas de Peyer da porção ileal do intestino delgado. Nos estágios iniciais da doença, a bactéria é fagocitada por macrófagos, mas persiste viável em seu interior. No interior dos macrófagos, as bactérias são transportadas aos linfonodos mesentéricos. As bactérias que permanecem nas placas de Peyer multiplicam-se extracelularmente e resistem à fagocitose mediante injeção de Yops efetoras no citosol dessas células usando-se um sistema de secreção do tipo III. As Yops regulam negativamente o processo inflamatório evitando a resposta imune inata do hospedeiro.* Yersinia *spp. pode também causar a apoptose do macrófago.*
TNF: fator de necrose tumoral.
Fonte: Adaptada de Sansonetti, 2004.

Tratamento

A maioria dos casos de gastroenterite causados por *Y. enterocolitica* é geralmente autolimitada e não necessita de tratamento. Contudo, o tratamento se faz necessário em casos de doenças sistêmicas, especialmente em pacientes imunossuprimidos. Nesses casos, as opções de tratamento incluem sulfametoxazol-trimetoprima, cefalosporinas de 3ª geração, aminoglicosídeos ou fluoroquinolonas.

De modo geral, *Y. enterocolitica* permanece sensível à maioria dos antimicrobianos utilizados. Entretanto, esse micro-organismo produz duas diferentes β-lactamases. A lactamase A é uma enzima constitutiva de amplo espectro e a lactamase B é uma cefalosporinase induzível que não é inibida por inibidores de β-lactamases. Entretanto, diferenças na sensibilidade aos β-lactâmicos são encontradas nos diferentes biotipos de *Y. enterocolitica*. A maioria das linhagens pertencentes ao biotipo 4 são sensíveis à amoxicilina/clavulanato e às cefalosporinas de 3ª geração, mas são resistentes à ampicilina, carbenicilina, ticarcilina e cefalotina. Em contraste, alguns sorogrupos das linhagens do biotipo 2 e a maioria do biotipo 3 são sensíveis tanto à carbenicilina e como à ticarcilina, mas resistentes à amoxicilina e ao ácido clavulânico. Por sua vez, linhagens pertencentes ao biotipo 1B apresentam elevadas taxas de sensibilidade à ampicilina e à amoxicilina e ao ácido clavulânico, mas resistência à carbenicilina, ticarcilina e cefalotina, enquanto linhagens do biotipo 1A são resistentes à amoxicilina e ao ácido clavulânico. Embora as enzimas citadas confiram resistência a alguns β-lactâmicos, *Y. enterocolitica* permanece uniformemente sensível às cefalosporinas de espectro estendido.

Yersinia pseudotuberculosis

Características gerais

Comparativamente a *Y. enterocolitica*, *Y. pseudotuberculosis* é uma espécie fenotipicamente mais homogênea. Contudo, *Y. pseudotuberculosis* ainda pode ser dividida em quatro biotipos frente a sua resposta quanto à assimilação de citrato e à fermentação de melibiose e de rafinose, conforme especificado na Tabela 44.4.

O esquema antigênico para a sorotipagem de *Y. pseudotuberculosis* consiste de 15 antígenos somáticos (O:1 a O:15), sendo os sorogrupos O:1 e O:2 subdivididos em três subtipos (a, b e c) e os sorogrupos O:4 e O:5 subdivididos nos subtipos a e b.

Diferentemente de *Y. enterocolitica*, não existe uma correlação direta entre biotipos de *Y. pseudotuberculosis* e patogenicidade. Contudo, as linhagens melibiose-positivas (biotipos 1 e 4) mostraram-se mais patogênicas que as linhagens melibiose-negativas (biotipos 2 e 3).

Tabela 44.4 Testes bioquímicos utilizados para a biotipagem de *Y. pseudotuberculosis*				
Reações[a]	*Biotipos*			
	1	*2*	*3*	*4*
Melibiose	+	-	-	+
Citrato	-	-	+	-
Rafinose	-	-	-	+

[a]+, ≥ 90% de amostras positivas; -, ≥ 90% de amostras negativas.
Fonte: Adaptada de Schriefer ME, Petersen JM, 2011.

Vale mencionar que, além do plasmídeo de virulência pYV, algumas linhagens dessa espécie foram descritas como carreadoras de outro plasmídeo adicional.

▪ Epidemiologia

Y. pseudotuberculosis também é amplamente encontrada na natureza. Seus principais reservatórios são roedores, pássaros selvagens, suínos e ruminantes; no ambiente já foi encontrada no solo e na água.

Os sorotipos de *Y. pseudotuberculosis* diferem em sua distribuição geográfica e em seus nichos ecológicos. Os sorotipos O:1b e O:3 têm sido isolados de pacientes no Canadá, enquanto os sorotipos O:1a, O:1b e O:3 têm sido mais frequentemente encontrados em humanos na Europa. No Extremo Oriente, os sorotipos O:1b, O:2a, O:2b, O:3, O:4a, O:4b, O:5a e O:5b, têm sido isolados de espécimes clínicos, principalmente os sorotipos O:4b e O:5b.

A relação entre patogenicidade e propriedades sorológicas de *Y. pseudotuberculosis* ainda permanece pouco compreendida. Entretanto, os sorogrupos O:1 a O:5 são mais frequentemente isolados de humanos, enquanto os sorogrupos O:6 a O:15 têm sido mais isolados de animais selvagens e de amostras ambientais.

No Brasil, foi relatado o isolamento de *Y. pseudotuberculosis* pertencente aos biossorogrupos 1/O:1a e 2/O:3, obtidos de material clínico animal.

Apesar de infecções causadas por *Y. pseudotuberculosis* terem sido relatadas em todos os continentes, sua incidência é menor que das infecções causadas por *Y. enterocolitica*. A maioria das infecções é esporádica e os surtos são raros. Apesar de sua ampla distribuição, *Y. pseudotuberculosis* tem sido mais comumente encontrada em países de clima frio como os do norte da Europa e Ásia, incluindo o Japão.

▪ Fatores de virulência

Y. pseudotuberculosis é muito similar à *Y. enterocolitica* em relação à maioria dos seus fatores de virulência. As principais diferenças entre essas duas espécies são a ausência do gene *yst* em *Y. pseudotuberculosis*, que codifica a toxina termoestável Yst (presente somente em *Y. enterocolitica*); e o fato de que YadA parece ser dispensável para a virulência de *Y. pseudotuberculosis*.

Somente *Y. pseudotuberculosis* produz uma toxina superantigênica conhecida como "YPM" e codificada pelo gene *ypm*. Foi confirmado experimentalmente que YPM é um fator de virulência que exacerba a toxicidade de *Y. pseudotuberculosis* em infecções sistêmicas, mas não em gastroenterites.

As linhagens de *Y. pseudotuberculosis* produtoras de YPM podem ser separadas em três grupos, de acordo com a produção de três tipos diferentes de YPM, denominados "YPMa", "YPMb" e "YPMc". A combinação de YPMa, HPI e pYV é essencial para a patogenicidade de *Y. pseudotuberculosis*. A presença ou ausência de HPI e pYV e o tipo de YPM produzido resultaram na divisão desse micro-organismo em seis subgrupos, conforme descrito na Tabela 44.5.

Tabela 44.5
Correlação entre patogenicidade, localização geográfica e fatores de virulência entre linhagens de *Y. pseudotuberculosis*

Subgrupo	*Localização*	*Patogenicidade*	*YPMa*	*YPMb*	*YPMc*	*HPI*	*pYV*
1	Extremo Oriente	Alta	+	-	-	+	+
2	Extremo Oriente, Ocidente	Alta	-	-	-	+	+
3	Extremo Oriente	Alta	+	-	-	-	+
4	Extremo Oriente	Não patogênica	-	+	-	-	-
5	Extremo Oriente, Ocidente	Baixa	-	-	+	+	+
6	Extremo Oriente, Ocidente	Alta	-	-	-	-	+

Fonte: Adaptada de Fredriksson-Ahomaa M, 2007.

Como já mencionado, a infecção causada por *Y. enterocolitica* ou por *Y. pseudotuberculosis* resulta tanto de fatores de virulência comuns às duas espécies como de fatores espécie-específicos. A Tabela 44.6 traz de forma esquematizada os fatores de virulência encontrados nessas duas espécies de *Yersinia*, bem como a função de cada um deles.

Patogênese e doenças

Como esperado, em razão da alta similaridade entre os fatores de virulência de *Y. enterocolitica* e *Y. pseudotuberculosis*, a patogênese e as doenças causadas por essas duas bactérias são muito semelhantes. Contudo, pequenas diferenças merecem ser salientadas.

Enquanto *Y. enterocolitica* está mais associada a enterocolites, *Y. pseudotuberculosis* apresenta maior tendência a causar linfadenite mesentéricas e sepse. Ademais, *Y. enterocolitica* causa diarreia especialmente em crianças abaixo de 5 anos e *Y. pseudotuberculosis* causa doença principalmente em adultos jovens do sexo masculino que apresentam dor abdominal (que pode mimetizar uma apendicite), além de febre como sintomas frequentes. Esporadicamente, essa espécie pode causar ileíte (mimetizando doença de Crohn) e sepse, sobretudo em pacientes imunocomprometidos. As sequelas pós-infeções reportadas incluem artrite reativa e eritema nodoso.

Tratamento

Apesar de a maioria dos casos de infecções intestinais causadas por *Y. pseudotuberculosis* em pacientes imunocompetentes ser autolimitada e necessitar apenas de suporte hidroeletrolítico, pacientes com sepse devem ser tratados com ampicilina, estreptomicina ou tetraciclina.

É importante relatar que, embora raros, os casos de sepse causados por *Y. pseudotuberculosis* apresentam uma taxa de mortalidade de 75%, mesmo com o uso de antibióticos.

Linhagens de *Y. pseudotuberculosis* têm sido reportadas como suscetíveis *in vitro* à ampicilina, à tetraciclina, ao cloranfenicol, às cefalosporinas e aos aminoglicosídeos.

Yersinia pestis

Histórico e características gerais

O agente da peste ou praga, *Yersinia pestis*, foi identificado pela primeira vez em 1894, por Alexandre J. Yersin, a partir de material clínico aspirado de linfonodos de vítimas fatais de peste durante a terceira pandemia de peste em Hong Kong. Posteriormente, ele mesmo demonstrou que camundongos e ratos inoculados com culturas puras desse cocobacilo Gram-negativo apresentavam sintomas semelhantes aos sintomas da peste e evoluíam para a morte. Quatro anos mais tarde, em 1898, enquanto investigavam o avanço da epidemia de peste na Índia, Paul-Louis Simond e Masanori Ogata demonstraram, independentemente, a importância da pulga como vetor de transmissão da doença entre roedores e humanos.

A peste ou praga, umas das mais devastadoras doenças da história humana, é causada por *Y. pestis* e é primaria-

Tabela 44.6
Genes relacionados à virulência encontrados em *Y. enterocolitica* e *Y. pseudotuberculosis* e suas respectivas funções

Determinante	*Função*	*Y. enterocolitica*	*Y. pseudotuberculosis*
Origem plasmideal			
yop	*Resistência à fagocitose*	+	+
yadA	*Adesão e invasão*	+	(+)
Origem cromossômica			
inv	Adesão e invasão	+	+
ail	Adesão e invasão	+	-
	Resistência ao complemento	+	+
yst	Secreção de fluidos no intestino	+	-
myf	Adesão	+	-
psa	Adesão e resistência ao complemento	-	+
ypm	Aumento da toxicidade em infecções sistêmicas	-	+
HPI	Síntese de sideróforos	+	+
ure	Hidrólise da ureia	+	+
rfb	Síntese do LPS	+	+

(+) Presente, mas parece ser dispensável para a virulência de *Y. pseudotuberculosis*.
Fonte: Desenvolvida pela autoria.

mente uma doença zoonótica que afeta roedores e outros mamíferos selvagens; bem menos comumente afeta animais domésticos como cachorro e gatos. Em geral, a peste é transmitida pela picada de pulgas infectadas com o micro-organismo. Embora raramente a infecção também possa ocorrer pelo contato direto ou ingestão da bactéria, essas rotas de transmissão não apresentam importância na manutenção de *Y. pestis* em seus reservatórios animais. Por conseguinte, a manutenção da peste na natureza é absolutamente dependente do ciclo de transmissão entre pulgas e mamíferos.

Embora sejam reportadas mais de 200 espécies de mamíferos naturalmente infectadas por peste, os roedores são os hospedeiros mais importantes de *Y. pestis*. O vetor de transmissão mais comum e eficiente é a pulga *Xenopsylla cheopis*; entretanto, outras espécies de pulga como *Xenopsylla brasiliensis*, *Xenopsylla astia*, *Xenopsylla vexabilis*, *Nosopsyllus fasciatus*, *Oropsylla montanus*, *Oropsylla silantiewi*, *Ctenophilus tesquorum* e *Rhadinopsylla ventricosa* também podem transmitir a peste.

Y. pestis recebeu vários nomes ao longo da história: *Bacterium pestis* até 1900; *Bacillus pestis* até 1923; *Pasteurella pestis* até 1969; e, finalmente, *Y. pestis* em 1970. Contudo, uma análise molecular realizada por Achtman *et al*., 1999 sugere que esse micro-organismo emergiu como um clone de *Y. pseudotuberculosis* entre 1.500 e 20.000 anos atrás. Entretanto, a proposta de reclassificação de *Y. pestis* como uma subespécie de *Y. pseudotuberculosis* não foi implementada em razão da importância histórica de *Y. pestis*, bem como das considerações de segurança de Saúde Pública associadas à peste e também às marcantes diferenças nas infecções causadas por *Y. pestis* e *Y. pseudotuberculosis*.

Y. pestis é dividida nas biovariedades ou biotipos Antiqua, Medievalis, Orientalis e Microtus. As quatro biovariedades de *Y. pestis* podem ser identificadas por sua habilidade de fermentar glicerol e arabinose e reduzir nitrato, conforme especificado na Tabela 44.7.

A biovariedade Antiqua é residente na África e descendente da bactéria que causou a praga de Justiniano. A biovariedade Medievalis encontra-se na Ásia Central e foi responsável pela "Morte Negra". A biovariedade Orientalis originada na China Meridional está mundialmente disseminada e é responsável pela peste moderna. As linhagens de *Y. pestis* pertencentes a esses três biotipos não apresentam diferenças em sua virulência ou patologia em animais e humanos.

Em 2004, Zhou *et al*. propuseram uma nova biovariedade denominada "Microtus", encontrada na China. Diferentemente das três biovariedades anteriores, a biovariedade Microtus apresenta um perfil genômico que a torna pouco virulenta para humanos em virtude da perda de alguns genes e do aparecimento de pseudogenes associados à virulência de *Y. pestis*.

■ Epidemiologia

A infecção humana por *Y. pestis* é rara atualmente e, em geral, associada ao contato com roedores e suas pulgas em áreas rurais.

Y. pestis foi responsável por três pandemias ao longo da história humana. A primeira delas, denominada "praga de Justiniano", havida entre os anos 541 e 767 e importada da África Central e Oriental para o Egito, de onde se espalhou para todos os países ao redor do Mar Mediterrâneo. A primeira pandemia da peste apresentou uma taxa de mortalidade estimada entre 15% e 40%.

A segunda pandemia conhecida como "morte negra" e as subsequentes epidemias ocorridas entre o século XIV e início do século XIX d.C. foram importadas da Ásia Central e espalharam-se a partir do Mar Cáspio para toda a Europa. A "morte negra" ceifou aproximadamente 28 milhões de vidas na Europa, o que corresponderia a aproximadamente de 30% a 40% da população europeia à época. Um marco da segunda pandemia de peste foi o surgimento de políticas sanitárias e de novas práticas médicas que visavam o controle da doença.

A terceira pandemia de peste teve início em meados do século XIX, na província chinesa de Yunnan, e espalhou-se globalmente por via marítima a partir de Hong Kong, em 1894, mesmo ano em que *Y. pestis* foi descrita por Alexandre J. Yersin. As taxas de mortalidade e de disseminação associadas à terceira pandemia de peste são consideravelmente menores quando comparadas às das duas pandemias anteriores, em razão principalmente do advento de políticas efetivas de Saúde Pública e do uso de antibióticos a partir de 1950.

Tabela 44.7
Identificação bioquímica das biovariedade de *Y. pestis*

Biovariedade	*Reações*[a]		
	Glicerol	*Nitrato*	*Arabinose*
Antiqua	+	+	+
Medievalis	+	-	+
Orientalis	-	+	+
Microtus	+	-	-

[a]+: ≥ 90% de amostras positivas; -: ≥ 90% de amostras negativas.
Fonte: Adaptada de Schriefer ME, Petersen JM, 2011.

Atualmente, a peste permanece enzoótica em partes da África, Américas do Norte e Sul e Ásia e mais de 90% dos casos ocorrem na África. Especificamente, entre os anos de 2010 e 2015, foram reportados 3.248 casos em humanos com 584 mortes em 16 países, sendo que 96,1% foram reportados na África, 3,3% nas Américas e 0,5% na Ásia. O aumento do número de casos de peste em humanos e o reaparecimento de epidemias em alguns países como Malawi, Moçambique e Índia resultam na categorização da peste como uma doença reemergente.

Fatores de virulência

Y. pestis, *Y. pseudotuberculosis* e *Y. enterocolitica* carreiam um plasmídeo de virulência de aproximadamente 70 kb denominado usualmente o *low-calcium response plasmid* (pCD1) em *Y. pestis* e *plasmid for Yersinia virulence* (pYV) em *Y. enterocolitica* e *Y. pseudotuberculosis*. Esse plasmídeo codifica proteínas de um TTSS e também proteínas envolvidas na invasão, sobrevivência e multiplicação nos tecidos linfoides do hospedeiro. Entretanto, essas três espécies diferem consideravelmente na sua capacidade de invasão. Enquanto *Y. pseudotuberculosis* e *Y. enterocolitica* podem penetrar na mucosa gastrointestinal e infectar tecidos subjacentes, *Y. pestis*, por ser injetada diretamente no corpo através da picada da pulga, não necessita de mecanismos para penetrar em qualquer superfície corporal.

Adicionalmente ao plasmídeo pCD1 (ou pYV), *Y. pestis* tem dois plasmídeos denominados "pFra" ou "pMT1" e "pPst" ou "pPCP1". O plasmídeo pPst, de 9,5 kb e com cinco genes, codifica, entre outras proteínas, um ativador de plasminogênio, denominado Pla, que degrada a fibrina e outras proteínas extracelulares e facilita a propagação do micro-organismo a partir do sítio de inoculação. Também codifica uma bacteriocina denominada "pesticina", importante para a captação de ferro por *Y. pestis* nos hospedeiros. Por sua vez, o plasmídeo pFra, de 110 kb e 115 genes, codifica, entre outras proteínas, um antígeno capsular antifagocítico denominado F1 e a fosfolipase D, ambos relacionados à transmissão da peste. A habilidade de *Y. pestis* colonizar e multiplicar-se no intestino de pulgas é dependente da fosfolipase D que é codificada pelo gene *ymt* presente no plasmídeo pFra.

Algumas das características de *Y. pestis*, *Y. pseudotuberculosis* e *Y. enterocolitica* são comparadas no Quadro 44.2.

Patogênese e sintomas clínicos

A infecção por *Y. pestis* manifesta-se primariamente sob as formas bubônica, pneumônica ou septicêmica. Complicações como sepse e pneumonia também podem surgir como consequência de um tratamento atrasado da peste bubônica. A infecção pode ser adquirida de duas maneiras: pela picada de pulgas contaminadas que injetam a bactéria nos humanos; ou de maneira direta, em que a transmissão humano-humano ocorre por aerossóis.

A forma bubônica que causa a peste bubônica ou peste negra é a manifestação clínica mais comum, ocorrendo em 80% a 90% dos casos. *Y. pestis* é injetada subcutaneamente nos humanos pela picada de pulgas contaminadas por essa bactéria, sendo os roedores os principais reservatórios dessas pulgas. Subsequentemente, é provável que *Y. pestis* migre do local de inoculação para os linfonodos regionais via macrófagos, sobrevivendo e multiplicando-se no seu interior. Essa disseminação de *Y. pestis* necessita do ativador de plasminogênio denominado Pla, codificado pelo plasmídeo pPst, que ativa o plasminogênio de mamíferos, degrada o complemento e outras proteínas extracelulares e facilita a propagação do micro-organismo a partir do sítio de inoculação. Em seguida, há uma maciça proliferação extracelular do micro-organismo, resultando em uma extensa resposta inflamatória nos linfonodos caracterizada por edema, ou bulbo. Posteriormente a essa exacerbada multiplicação, um grande número de bactérias chegará à corrente sanguínea, o que acarretará alto grau de bacteremia e causará uma infecção sistêmica altamente letal se não tratada rapidamente com antibióticos. Pessoas com peste bubônica, em geral, desenvolvem necrose nos vasos sanguíneos periféricos, o que confere à pele uma aparência enegrecida e que justifica os nomes populares de "peste negra" ou "morte negra" dados a essa doença.

Como já mencionado, a peste bubônica é a forma clássica da doença. Os pacientes apresentam febre, dor de cabeça, calafrios e linfonodos extremamente inchados e dolorosos, conhecidos como bubões, após 2 a 6 dias de contato com o micro-organismo. Queixas gastrointestinais como náuseas, vômitos e diarreias também são comuns. Os bubões são tipicamente encontrados nas regiões inguinal e femoral, mas podem ocorrer em outras áreas, dependendo do sítio inicial

Quadro 44.2 – *Comparação de características de* Y. enterocolitica, Y. pseudotuberculosis *e* Y. pestis

Características	*Y. enterocolitica*	*Y. pseudotuberculosis*	*Y. pestis*
Rota de infecção	Ingestão de alimentos e/ou água contaminados	Ingestão de alimentos e/ou água contaminados	Picada de pulga Inalação de aerossóis
Tipo de infecção	Localizada no íleo e/ou nos linfonodos mesentéricos; raramente sistêmica	Localizada no íleo e/ou nos linfonodos mesentéricos; pode tornar-se sistêmica	Sistêmica
Plasmídeos de virulência	pYV (70 kb a 75 kb)	pYV (70 kb a 75 kb)	pYV[a] (70 kb a 75 kb) pPCP1[b] (9,5 kb) pMT1[c] (110 kb)
Habilidade de invadir cultura de células de mamíferos	Sim	Sim	Não

[a]Conhecido usualmente como pCD1 em Y. pestis. [b]Também conhecido como pPla ou pPst. [c]Também conhecido como pFra.
Fonte: Desenvolvido pela autoria.

de infecção. A mortalidade para casos de peste bubônica não tratada varia de 40% a 70%, enquanto as formas septicêmicas e pneumônicas não tratadas são, geralmente, fatais.

A forma septicêmica primária de peste é definida como a manifestação clínica que ocorre em pacientes com hemocultura positiva para *Y. pestis*, mas sem linfadenopatia palpável. Clinicamente, assemelha-se à sepse causada por outros micro-organismos Gram-negativos. Os pacientes geralmente apresentam febre, calafrios, dores de cabeça, mal-estar e desordens gastrointestinais. A taxa de mortalidade para pessoas com a forma septicêmica de peste é alta, próxima a 100% sem tratamento e, com tratamento, varia de 30% a 50% ou até maior, provavelmente porque os antibióticos usados para o tratamento de sepse não diferenciada não são eficazes contra *Y. pestis*.

A forma pneumônica da doença é rara, mas é a forma mais fatal da doença e a única que pode ser transmitida pessoa-pessoa. É disseminada através de gotículas respiratórias pelo contato com indivíduos infectados. Essa forma progride rapidamente de um estado febril semelhante a um resfriado para uma pneumonia severa com tosse e produção de escarro sanguinolento. O período de incubação da forma primária da peste pneumônica varia de 1 a 3 dias.

O diagnóstico clínico da peste se baseia geralmente nos sintomas do paciente e na história de exposição a pulgas e/ou a roedores em áreas endêmicas, enquanto o diagnóstico laboratorial tem como base evidências bacteriológicas e/ou sorológicas. Entretanto, o tratamento não deve esperar o resultado laboratorial se o clínico suspeitar de infecção por *Y. pestis*.

Tratamento

Estreptomicina, tetraciclinas, ciprofloxacina e levofloxacina são as medicações aprovadas pela agência norte-americana Food and Drug Administration (FDA) para o tratamento de peste. O uso de gentamicina também pode ser considerado uma alternativa para o tratamento. A resistência a antimicrobianos entre isolados de *Y. pestis* é rara. Há somente três relatos na literatura de isolados humanos resistentes às drogas usadas no tratamento de peste, dois ocorridos em Madagascar, em 1995; e um na Mongolia, em 2000. No primeiro deles, o micro-organismo foi resistente à estreptomicina, cloranfenicol, tetraciclina, sulfametoxazol, ampicilina e canamicina e no segundo, o micro-organismo foi resistente apenas à estreptomicina. Finalmente, no relato da Mongólia, apenas uma entre cem linhagens analisadas foi multidroga resistente.

Vacina

Uma vacina originada de linhagens mortas de *Y. pestis* foi usada desde 1890 em pessoas expostas a alto risco de contaminação por peste. Essa vacina mostrou-se eficaz somente na proteção contra a forma bubônica da doença. Ademais, as reações adversas eram comuns e, às vezes, severas; e eram necessárias doses de reforço a cada 2 anos para manutenção da imunidade. Por isso, a vacina foi descontinuada a partir de 1999. Outra vacina originada de uma linhagem atenuada, EV76, está em uso em humanos em algumas partes do mundo, mas não está disponível comercialmente. Mais recentemente, as proteínas de origem plasmidial LcrV e F1 de *Y. pestis* têm sido consideradas para uso em uma nova vacina de proteína recombinante, além de vacinas de DNA, e outras vacinas que se encontram em desenvolvimento.

Outras espécies de *Yersinia*

- *Y. frederiksenii*, *Y. kristensenii*, *Y. intermedia*, *Y. mollaretii*, *Y. bercovieri*, *Y. rohdeie* e *Y. aldovae*: consideradas sobretudo espécies ambientais, mas acredita-se que algumas das espécies possam atuar como patógenos oportunistas. Todas as espécies acima mencionadas foram isoladas de material clínico de humanos, com exceção de *Y. aldovae*. Entretanto, pela ausência usual dos marcadores de virulência clássicos encontrados em *Y. enterocolitica*, essas espécies não são muito estudadas e seu potencial patogênico ainda não está bem caracterizado. Essas sete espécies supramencionadas são também conhecidas como "*Y. enterocolitica-like*" e foram diferenciadas de *Y. enterocolitica* por estudos de hibridação DNA-DNA e por seus comportamentos distintos frente a testes de fermentação de açúcares e outras características fenotípicas.
- *Y. frederiksenii*: isolada de água doce, esgoto, solo, alimento, humanos doentes e/ou saudáveis, peixe, roedores selvagens e animais domésticos. Para *Y. frederiksenii*, três espécies genômicas foram descritas e essas são indistinguíveis com base em características fenotípicas. Vários estudos caracterizaram *Y. frederiksenii* como uma espécie geneticamente muito heterogênea. Os sorogrupos encontrados com mais frequência são os O:16, O;1 e O:2.
- Y. *kristensenii*: isolada de alimentos, animais, humanos doentes e/ou saudáveis e também do ambiente. Os sorogrupos de maior ocorrência são os O:12, O:28 e O:11.
- *Y. intermedia*: detectada em alimentos, água doce, animais selvagens e domésticos, além de humanos doentes e/ou saudáveis. Os sorogrupos O:4 e O:17 foram reportados como os predominantes, entretanto essa afirmativa é duvidosa uma vez que um grande número de linhagens de *Y. intermedia* não é tipável pelo esquema sorológico utilizado na sorotipagem de *Y. enterocolitica-like* e *Y. enterocolitica*.
- *Y. mollaretii* e *Y. bercovieri*: foram primeiramente isoladas do ecossistema terrestre e foram descritas inicialmente como *Y. enterocolitica* biogrupos 3A e 3B, respectivamente. A maioria das linhagens foi isolada de fontes ambientais e alimentos, sobretudo de vegetais crus, mas algumas foram isoladas de material clínico de humanos, principalmente de fezes de indivíduos saudáveis e de pacientes com diarreia. Entretanto, não há evidências que essas espécies são patogênicas para humanos. Sua frequente ocorrência em solos, água, alimentos e ambiente sugere a elas um caráter saprofítico, o que é reforçada pela ausência de fatores de virulência clássicos nessas espécies. Fenotipicamente, essas duas espécies são mais semelhantes entre si em comparação com as outras espécies de *Yersinia* e são mais próximas

filogeneticamente de linhagens de *Y. enterocolitica* dos biotipos 3 e 4.

- *Y. rohdei*: isolada de água e de fezes de cachorros e de humanos, incluindo pacientes com diarreia. Até o momento, não se sabe ao certo se *Y. rohdei* causou infecções em humanos, mas dados sugerem que o habitat natural dessa espécie é a água e seu isolamento de cachorros e humanos é apenas ocasional.
- *Y. aldovae*: isolada somente em ambientes aquáticos e solo. Não existem relatos de seu isolamento em humanos e animais. Os sorogrupos de maior ocorrência são os O:17, O:6,31, O:6,30, O: 7,8, O:21 e O:22.
- *Y. ruckeri*: causa uma séria doença em trutas conhecida como "doença da boca vermelha" ou "boca rosa" ou "garganta vermelha", mas não causa doença em humanos. Também há relatos dessa bactéria como agente causal de sepse fatal em carpas e outros peixes. Essa bactéria foi detectada em ecossistemas de água doce nos Estados Unidos, Canadá, Austrália, Nova Zelândia, África do Sul, vários países europeus e Brasil.
- As espécies *Y. aleksiciae*, *Y. massiliensis*, *Y. similis*, *Y nurmii*, *Y. pekkanenii* e *Y. entomophaga* foram descritas há pouco tempo. Com exceção *Y. entomophaga*, que foi isolada de larvas de insetos, as demais espécies foram isoladas do ambiente e de alimentos. Recentemente, foi descrita uma nova espécie de *Yersinia*, denominada "*Y. wautersii*", isolada a partir de humanos, animais e água. Pelo fato de essas espécies terem sido recentemente descritas e de haver um baixo número de isolados reportados, pouco se sabe sobre a epidemiologia e outras características dessas espécies.

Bibliografia recomendada

Achtman M, Zurth K, Morelli G, Torrea G, Guiyoule A, Carniel E. Yersinia pestis, the cause of plague, is a recently emerged clone of Yersinia pseudotuberculosis. Proceedings of the National Academy of Science of the United States of America. 1999;96:14043-48.

Bottone EJ. Yersinia enterocolitica: revisitation of an enduring human pathogen. Clinical Microbiology Newsletter. 2015;37:1-8.

Bottone EJ. Yersinia enterocolitica: the charisma continues. Clinical Microbiology Reviews. 1997;10:257-76.

Cornelis GR. Yersinia type III secretion: send in the effector. The Journal of Cell Biology. 2002;158:401-8.

Drummond N, Murphy BP, Ringwood T, Prentice MB, Buckley JF, Fanning S. Yersinia enterocolitica: a brief review of the issues relating to the zoonotic pathogen, public health challenges, and the pork production chain. Foodborne Pathogens and Disease. 2012;9:179-89.

Fábrega A, Vila J. Yersinia enterocolitica: pathogenesis, virulence and antimicrobial resistance. Enfermedades Infecciosas y Microbiología Clínica. 2012;30:24-32.

Fredriksson-Ahomaa M. Yersinia enterocolitica and Yersinia pseudotuberculosis. In: Sinjee S (ed.). Infectious disease: foodborne diseases. Totowa: Human Press, 2007;79-113.

Hurst, M.R., Becher, S.A., Young, S.D., Nelson, T.L., Glare, T.R. Yersinia entomophaga sp. nov., isolated from the New Zealand grass grub Costelytra zealandica. International Journal of Systematic and Evolutionary Microbiology. 2011(61):844-849.

Kingry LC, Tarr CL, Petersen JM. Yersinia. In: Carrol KC, Pfaller MA, Landry ML, McAdam AJ, Patel R, Richter SS, Warnock DW (eds.). Manual of Clinical Microbiology. Washington DC: ASM Press. 2019;251-64.

Murros-Kontiainen, A., Fredriksson-Ahomaa, M., Korkeala, H., Johansson, P., Rahkila, R., Björkroth, J. Yersinia nurmii sp. nov. International Journal of Systematic and Evolutionary Microbiology. 2011a(61):2368-2372.

Murros-Kontiainen, A., Johansson, P., Niskanen, T., Fredriksson-Ahomaa, M., Korkeala, H., Björkroth, J. Yersinia pekkanenii sp. nov. International Journal of Systematic and Evolutionary Microbiology. 2011b(61):2363-2367.

Prentice MB, Rahalison L. Plague. The Lancet. 2007;369:1196-207.

Rosenzweig JA, Hendrix EK, Chopra AK. Plague vaccines: new developments in an ongoing search. Applied Microbiology and Biotechnology. 2021;105:4931-41.

Schriefer ME, Petersen JM. Yersinia. In: Versalovic J, Carrol KC, Funke G, Jorgensen JH, Landry ML, Warnock DW (Eds.). Manual of clinical microbiology. Washington, DC: ASM Press. 2011;627-38.

Souza, R.A., Falcão, D.P., Falcão, J.P. Emended description of Yersinia massiliensis. International Journal of Systematic and Evolutionary Microbiology. 2011(61): 1094-1097.

Sulakvelidze, A. Yersiniae other than Y. enterocolitica, Y. pseudotuberculosis, and Y. pestis: the ignored species. Microbes and Infection. 2000;2:497-513.

Thomson NR, Howard S, Wren BW, Prentice MB. Comparative genome analyses of the pathogenic Yersiniae based on the genome sequence of Yersinia enterocolitica strain 8081. Advances. In: Experimental medicine and biology. The Genus Yersinia. 2007;2-16.

Zhou D, Tong Z, Song Y, Han Y, Pei D, et al. Genetics of metabolic variations between Yersinia pestis biovars and the proposal of a new biovar, microtus. Journal of Bacteriology. 2004;186:5147-52.

45 Aspectos Biológicos, Epidemiológicos e Genéticos de Espécies Patogênicas de Vibrio

Érica Lourenço da Fonseca
Sérgio Morgado
Ana Carolina Paulo Vicente

Agradecimentos

Fernanda dos Santos Freitas e Nathalia Maria Santiago Bighi pela colaboração na confecção de figuras e do vídeo.

Os Vibrios pertencem à família Vibrionaceae, constituída por bactérias Gram-negativas, anaeróbicas facultativas em formato de bastonete curvo, pertencentes ao grupo de Gamma-Proteobactérias. As bactérias dessa família ocorrem naturalmente em sistemas de água marinha e salobra. Até o momento, mais de 190 espécies foram descritas, consistindo em mais de nove gêneros. As *Vibrionaceae* são bactérias que participam de ciclos minerais marinhos, processos geoquímicos, como também algumas espécies podem impactar a saúde humana e animal. Considerando-se o gênero *Vibrio*, existem linhagens de espécies como: *Vibrio alginolyticus*; *Vibrio cholerae*; *Vibrio fluvialis*; *Vibrio furnissii*; *Vibrio metschnikovii*; *Vibrio mimicus*; *Vibrio parahaemolyticus;* e *Vibrio vulnificus* que podem ser caracterizados como patógenos para humanos e animais aquáticos. *V. cholerae, V. mimicus, V. parahaemolyticus* e *V. vulnificus* são os patógenos humanos mais importantes dentro do gênero Vibrio e linhagens das espécies *V. cholerae* e *V. parahaemolyticus* causam epidemias e pandemias.

O gênero *Vibrio*

A identificação, a classificação e a nomenclatura das bactérias são definidas a partir de abordagem polifásica, que inclui informações fenotípicas, genotípicas e ecológicas. Atualmente, a taxonomia genômica, definida com base em métodos genômicos comparativos abrangentes, incluindo vários índices de genoma, por exemplo, identidade média de nucleotídeos (ANI), hibridização digital, identidade média de aminoácidos (AAI) e análise de sequência multilocus (MLSA), tem sido amplamente aplicada a esse gênero e, assim, dezenas de espécies de *Vibrio* vêm sendo definidas.

Em geral, espécies desse gênero são mesofílicas (crescem a temperaturas entre 15 °C e 40 °C), organotróficas (utilizam compostos orgânicos como fonte de energia), e têm metabolismo fermentativo facultativo (Tabela 45.1).

Os víbrios são ubíquos e abundantes tanto no meio marinho como em ambientes de água doce, incluindo águas estuarinas, costeiras e sedimentos. Podem estar tanto em forma livre planctônica como organizados em biofilmes associados a organismos marinhos, a exemplo de corais, peixes, moluscos, esponjas, camarões, e espécies do zooplancton. De fato, essa associação é importante para os víbrios já que a quitina, componente encontrado em crustáceos, é uma importante fonte de carbono e de nitrogênio para espécies desse gênero.

Tabela 45.1
Principais características fenotípicas das espécies de *Vibrio*

Características	*V. cholerae*	*V. mimicus*	*V. vulnificus*	*V. parahaemolyticus*
Flagelos laterais em meio sólido	-	-	-	+
Mobilidade	-	+	-	-
Crescimento a 30 °C	+	+	+	+
Crescimento a 35 °C	+	+	+	+
Crescimento a 40 °C	+	+	+	+
Alginase	-	-	-	-
Quitinase	+		+	+
Utilização de sacarose	+	-	-	-

Fonte: Desenvolvida pela autoria.

Em laboratório, os víbrios podem ser cultivados em ágar marinho, e algumas espécies como *V. cholerae, V. mimicus, V. parahaemolyticus e V. vulnificus,* quando ativadas, crescem em meio seletivo de ágar sacarose-sal biliarcitratotiosulfato (TCBS, pela sigla em inglês). Nesse meio seletivo, é possível observar o fenótipo de fermentação de sacarose, no qual bactérias fermentadoras apresentam colônias amarelas, enquanto as não fermentadoras apresentam colônias verdes (Figura 45.1).

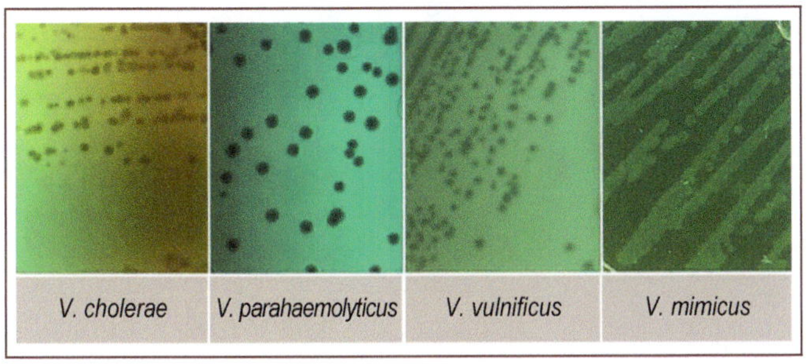

Figura 45.1 – *Crescimento de espécies de* Vibrio *em meio seletivo TCBS. As colônias de* V. cholerae *apresentam coloração amarela em função da fermentação da sacarose. As colônias das três outras espécies apresentam coloração verde já que estas não são fermentadoras de sacarose.*
Fonte: Acervo da autoria.

A maioria das espécies de víbrios não é patogênica, contudo linhagens patogênicas de várias espécies apresentam características bioquímicas e genéticas únicas, assim como determinantes de virulência particulares de cada uma delas. Interessantemente, das principais espécies patogênicas para humanos, como *V. cholerae, V. mimicus, V. parahaemolyticus* e *V. vulnificus*, duas delas – *V. cholerae* e *V. mimicus* – são consideradas "irmãs" por sua relação filogenética muito próxima (Figura 45.2). Estas, eventualmente, compartilham determinantes de virulência, enquanto as demais espécies têm outros mecanismos de virulência.

Vibrio cholerae: aspectos históricos

A cólera é uma doença ancestral, com relatos na Índia que datam de 4.000 a.C. No ano de 1854, em Florença, o médico Filippo Pacini, examinando, pelo microscópio, a mucosa intestinal de vítimas fatais da cólera, detectou a presença de bacilos curvos, identificando a primeira espécie de *Vibrio*, o *Vibrio cholerae.* Com seu estudo, Pacini obteve evidências de que a cólera seria uma doença contagiosa, numa época em que se acreditava na "teoria miasmática". Na mesma ocasião, John Snow estabeleceu a epidemiologia da cólera, na Inglaterra, ao demonstrar que a propagação da doença tinha relação com fontes de água. Quase 30 anos depois, Robert Koch obteve culturas puras de *V. cholerae* isolados de pacientes durante epidemias de cólera no Egito e na Índia, descrevendo sua morfologia e motilidade em meios de cultura (escaneie o qrcode para acessar o vídeo), e definiu que esse organismo era o agente causal da cólera. Koch e sua equipe também observaram posteriormente que os víbrios eram ubíquos em ambientes aquáticos e que vários espécimes não eram patogênicos para humanos.

Vibrio cholerae e epidemias

V. cholerae pode ser classificado em sorogrupos determinados em função de variações no antígeno somático O, presente na membrana externa da bactéria. Atualmente, são conhecidos mais de 200 sorogrupos, mas apenas os sorogrupos O1 e O139 causaram e causam epidemias de cólera, e apenas linhagensdo sorogrupo O1 foram determinantes de pandemias. Outros sorogrupos não O1/não O139 (NAG, do inglês *non aglutination group*) eventualmente causam casos ou surtos de diarreia similares à cólera, mas não têm sido relacionados a epidemias de cólera.

Os *V. cholerae* do sorogrupo O1 relacionados a epidemias e pandemias são caracterizados nos biotipos clássico e El Tor, os quais são definidos por uma combinação de determinantes bioquímicos e genéticos. As seis pandemias de cólera, que aconteceram entre 1817 e 1923, foram atribuídas ao *V. cholerae* O1 do biotipo clássico. Por sua vez, o biotipo El Tor esteve associado a infecções esporádicas e surtos de cólera desde 1910 e, a partir de 1961, esse biotipo emergiu como epidêmico/pandêmico, substituindo o biotipo clássico e estabelecendo-se como o determinante das três ondas da sétima pandemia de cólera.

Novas linhagens de *V. cholerae* surgiram, sendo associadas a surtos e epidemias de cólera que ocorrem principalmente na África e no Subcontinente Indiano. Essas linhagens não correspondem mais ao biotipo El Tor típico que deu início à sétima pandemia, apresentando, em alguns casos, um genótipo híbrido. Por exemplo, em 2010, no Haiti, a linhagem determinante da epidemia foi caracterizada como híbrido por carrear o prófago CTX do biotipo clássico e um novo *transcriptional co-regulated pilus* (TCP), fator de colonização intestinal e receptor do bacteriófago CTXϕ, que é distinto tanto do TCP clássico como do El Tor.

Virulência e patogenia

Os principais determinantes da virulência do *V. cholerae* são a toxina colérica (CT) e o fator de colonização TCP. A CT é uma enterotoxina constituída por duas subunidades, A e B, e é a responsável pela diarreia secretória que caracteriza a cólera. A CT atua sobre os enterócitos mediante a ligação das cinco frações da subunidade B que formam um canal por onde a subunidade A é introduzida. A subunidade A deflagra uma cascata de eventos que resulta na ativação da adenilatociclase, acúmulo de cAMP e incremento na secreção de cloro e água (Figura 45.3). Essa liberação aumentada de água no lúmen do intestino causa diarreia secretória. O "pilus" TCP é responsável pela adesão da bactéria ao epitélio intestinal e a colonização deste, e também por sua autoaglutinação, que é determinante para a indução da expressão da toxina pela bactéria.

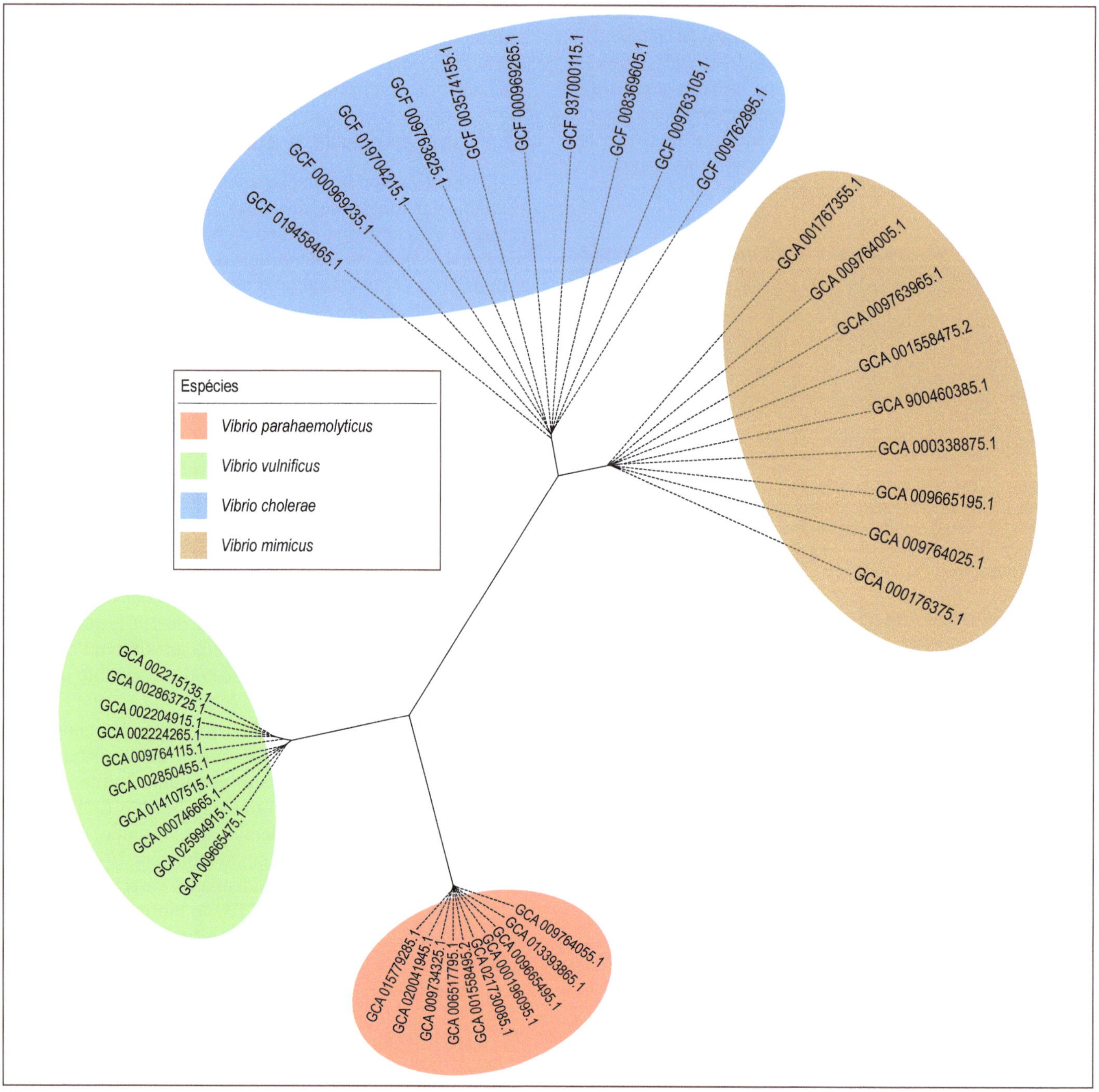

Figura 45.2 – *Relação filogenética com base no conteúdo gênico total (cgMLSA, do inglês* core genome MLSA*) compartilhado entre as espécies* V. cholerae, V. mimicus, V. parahaemolyticus e V. vulnificus.

Fonte: Desenvolvida pela autoria.

Genoma e elementos genômicos de Vibrios

O genoma do *V. cholerae,* assim como o das demais espécies do gênero, está distribuído em dois cromossomas (Tabela 45.2). Evidências apontam que essa arquitetura genômica singular tenha como origem a incorporação ancestral de um megaplasmídeo que resultou em um chromídeo. De modo geral, há um cromossoma maior de ~3 Mb (cromossoma I) e um menor de ~1 Mb (cromossoma II). No cromossoma I, encontra-se a maioria dos genes associados às funções celulares essenciais como replicação do DNA, transcrição, tradução e biossíntese da parede celular, cópias do operon ribossomal, além de elementos genéticos como ilhas genômicas e genes relacionados à virulência como toxinas, antígenos de superfície e adesinas. Já o cromossoma II carreia, em sua maioria, genes hipotéticos, e no caso do *V. cholerae* e *V. mimicus*, um sistema de captura de genes conhecido como superintegron ou integron cromossômico, que compreende cerca de 10% desse cromossoma, como descrito a seguir (Figura 45.4).

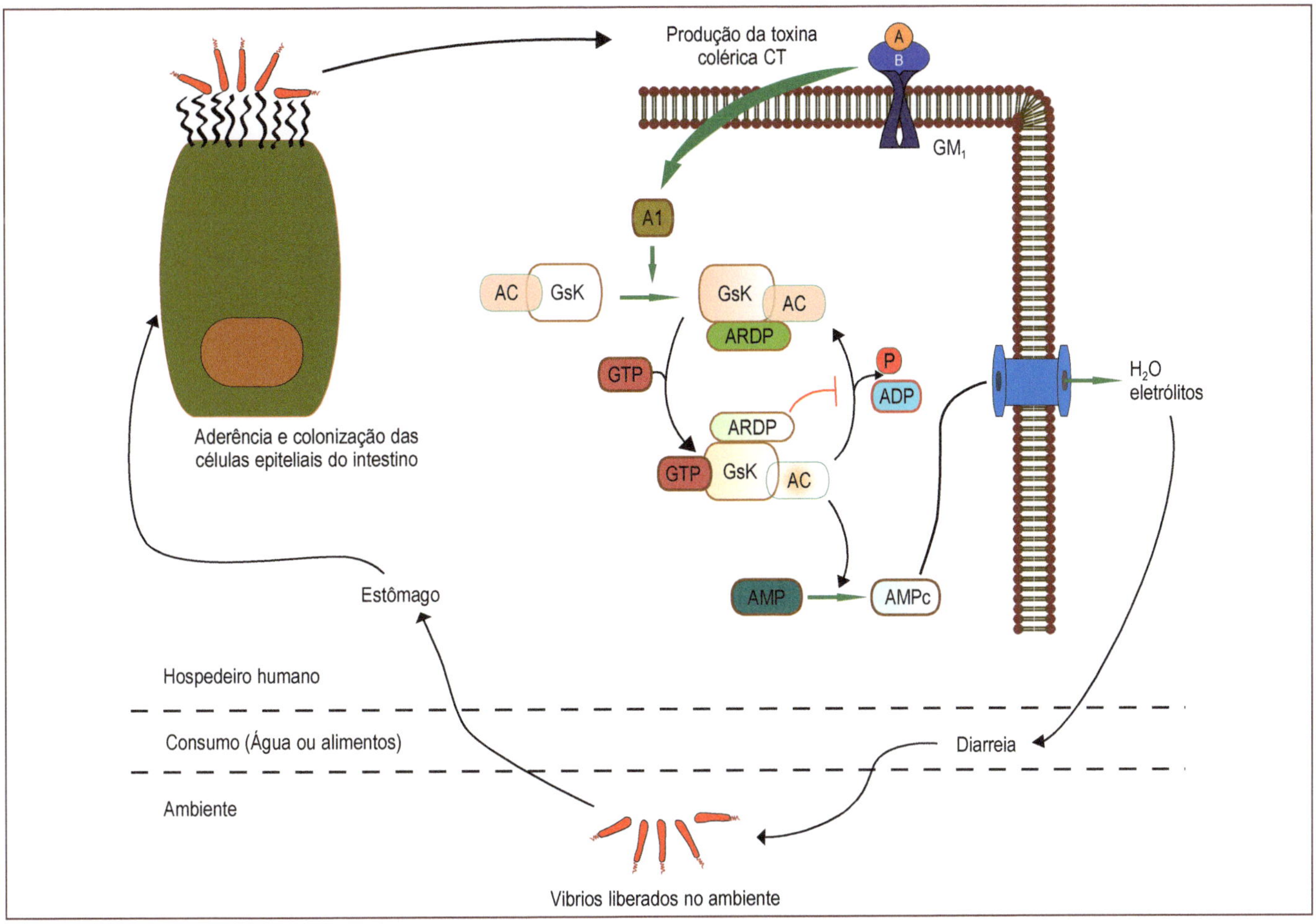

Figura 45.3 – *Ciclo de infecção de* V. cholerae. *O* V. cholerae *se encontra em ambientes marinhos tanto na forma livre como aderido a diferentes superfícies. A ingestão de água ou de alimentos contaminados introduz a bactéria no organismo humano. A bactéria chega ao intestino, onde se autoaglutina e/ou adere às células epiteliais produzindo a toxina colérica CT. A toxina se une à membrana celular do epitélio intestinal por meio da interação da subunidade B com o gangliosídeo GM1 e a subunidade A é transportada para o citosol, onde é ativada. A subunidade A1 atua como uma ADP-ribosilase (ADPR) que interage com proteínas GsK do hospedeiro. GsK ADP-ribosilado ativa a adenilatociclase (AC) permanentemente, o que ocasiona um incremento dos níveis de cAMP intracelular, que inibe a absorção de cloreto de sódio e incrementa a secreção de cloreto e bicarbonato. Dessa forma, as células intestinais atuam como bombas que eliminam água e eletrólitos no lúmen do intestino, causando o principal sintoma da cólera.*

Fonte: Desenvolvida pela autoria.

Tabela 45.2
Características genômicas gerais de *V. cholerae, V.mimicus, V. parahaemolyticus* e *V. vulnificus*

	V. cholerae	*V.mimicus*	*V. parahaemolyticus*	*V. vulnificus*
Número de cromossomas	2	2	2	2
Tamanho do genoma (Mb)	4,1	4.4	5,2	5,0
Conteúdo G + C (%)	47,6	41,3	45,3	46,3
Número de genes	3.787	3.890	4.903	4.306
Número de proteínas	3.664	3.841	4.763	4.498
Operons ribossomais*	8/0	7/0	10/1	8/1
Número de tRNAs*	94/4	97/0	112/14	98/13

* No cromossoma I/II.

Fonte: Desenvolvida pela autoria.

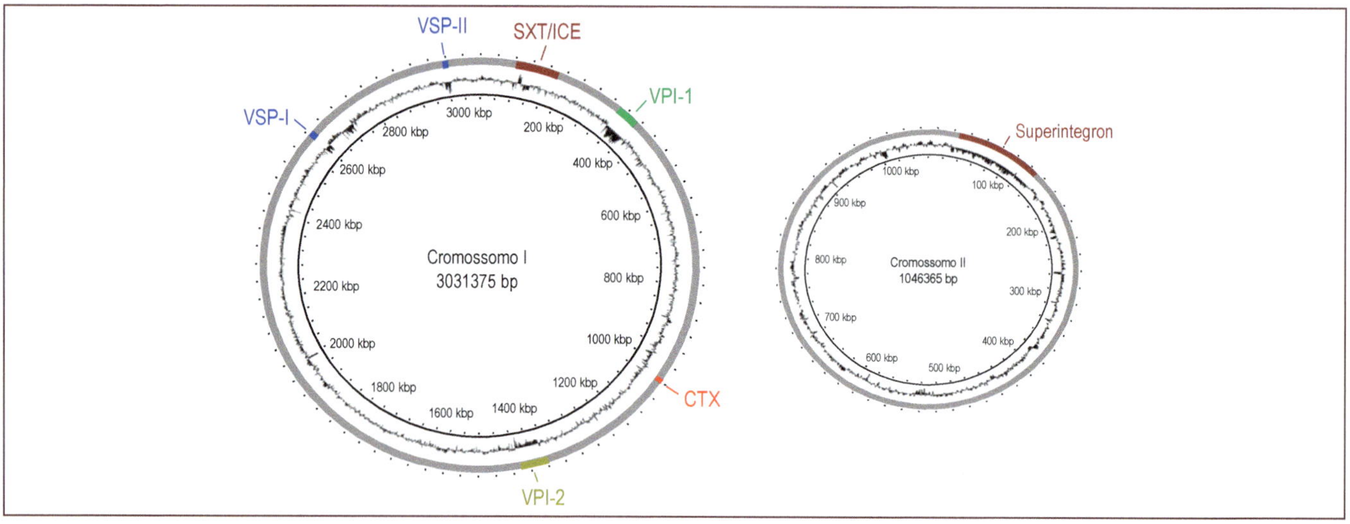

Figura 45.4 – *Representação esquemática do genoma de* V. cholerae *composto por dois cromossomas. Elementos genéticos móveis envolvidos com patogenicidade e resistência a antibióticos presentes no cromossoma I de algumas linhagens de* V. cholerae, *assim como o superintegron, plataforma genética de captura de genes, estão indicados.*
Fonte: Desenvolvida pela autoria

▪ Integrons e Superintegrons

Integrons

Os integrons são elementos genéticos caracterizados pela sua habilidade em inserir, excisar e rearranjar genes na forma de cassetes gênicos por meio de eventos de recombinação sítio-específico e expressá-los a partir de um promotor comum (Pc). Nesse contexto, novos fenótipos podem ser manifestados, conferindo variabilidade e adaptabilidade às bactérias.

A estrutura básica dos integrons é definida por uma região 5' conservada (5'CS) que compreende um gene que codifica uma integrase (*intI*), um sítio de recombinação *attI*, e um Pc. Por sua vez, os cassetes gênicos são caracterizados por uma região codificante e um sítio de recombinação (*attC*) localizado na extremidade 3' do gene. O sítio *attC* é único e exclusivo de cada cassete, diferindo em tamanho e sequência entre os diferentes cassetes gênicos (Figura 45.5).

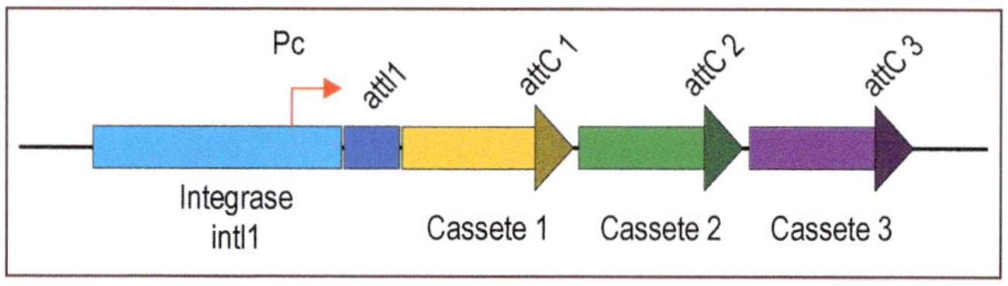

Figura 45.5 – *Esquema do integron classe 1. A estrutura básica do integron, representada pelo gene da integrase* intI1, *o sítio de inserção* attI1 *e o promotor comum (Pc) estão indicados. Os diferentes cassetes gênicos inseridos no sistema com seus respectivos sítios de recombinação* attC, *únicos e exclusivos de cada cassete, estão representados por setas coloridas.*
Fonte: Desenvolvida pela autoria.

A integrase reconhece o *attC* do cassete gênico livre, inserindo-o no sítio *attI* do integron mediante uma recombinação sítio-específico *attI* X *attC*. Dessa forma, vários cassetes gênicos podem ser inseridos consecutivamente no integron, atuando como um sistema de estocagem de cassetes gênicos.

Uma vez inseridos no integron, os cassetes gênicos podem ser expressos a partir do promotor Pc, localizado na extremidade da 5'CS, no gene *intI*. Dessa forma, além de atuar como um sistema de captura de genes, os integrons também atuam como vetores de expressão.

Várias classes de integrons foram definidas em função da sequência aminoacídica das integrases. Entre as diversas classes, os integrons de classes 1, 2 e 3 são considerados os mais relevantes por carrearem cassetes gênicos de resistência a antibióticos e, por isso, são denominados "integrons de resistência" (IR). Os IRs são frequentemente encontrados associados a elementos genéticos móveis como plasmídeos e transposons. Como consequência dessa associação, os IR encontram-se espalhados entre diferentes espécies de bactérias, principalmente Gram-negativas. Esses elementos já foram identificados em diferentes espécies de *Vibrio*, principalmente em *V. cholerae*, em que já foram descritos integrons de classes 1 e 2 carreando cassetes gênicos que conferem resistência a diferentes classes de antibióticos.

Contudo, os víbrios têm como característica marcante a presença de outra classe de integron, denominada "superintegrons" (SIs), que difere dos IR sob vários aspectos, como discutido a seguir.

Superintegrons

Os SI correspondem a outro tipo de integron primeiramente identificado e caracterizado em *V. cholerae*. Esses elementos apresentam a mesma estrutura básica que define os IR (*intI*, *attI*, Pc), contudo essas plataformas genéticas apresentam algumas particularidades (Quadro 45.1). Enquanto os IR estão frequentemente associados a elementos genéticos móveis, os SI são encontrados no cromossoma da bactéria hospedeira.

Comparados aos IR, que podem carrear dezenas de cassetes gênicos, os SI são elementos maiores, podendo

Quadro 45.1 – *Principais diferenças entre os integrons de resistência e os superintegrons*

Característica dos integrons	*Integron de resistência (IR) (exemplo do integron de classe 1)*	*Superintegron (SI) (exemplo do SI de* V. cholerae*)*
Contexto genético	Elementos genéticos móveis (transposons, plasmídeos, ICE)	Cromossoma II
Gene da integrase	*intI1*	*intIA* (previamente *intI4*)
Número de cassetes gênicos inseridos	Dezenas	Centenas
Natureza dos cassetes gênicos inseridos	Resistência a antibióticos	Genes hipotéticos, funções metabólicas, resistência a antibióticos (menos frequente)
Sítio de recombinação dos cassetes gênicos	*attC* (variável em tamanho e sequência)	VCR (*Vibrio cholerae repeats*)

Fonte: Desenvolvido pela autoria.

chegar até centenas de kb em tamanho e comportar centenas de cassetes gênicos, como no caso do SI caraterizado no isolado *V. cholerae* N16961, que carreia 179 cassetes.

Outra particularidade dos SI diz respeito à sua composição gênica, segundo a qual cassetes gênicos de resistência são escassos e a grande maioria dos genes codifica funções hipotéticas ou desconhecidas, o que contribui para plasticidade genômica e evolução do hospedeiro. Outra característica dos SI que os difere dos IR diz respeito ao *attC* dos cassetes gênicos no sistema. Enquanto os sítios de recombinação dos cassetes encontrados nos IR são únicos e exclusivos, os cassetes gênicos inseridos nos SI têm o mesmo *attC*, representado por repetições de aproximadamente 123 pb que flanqueiam cada gene (Figura 45.6). Essas repetições são espécie-específica e são denominadas de acordo com o organismo no qual o SI foi encontrado: por exemplo, o SI de *V. cholerae* tem *Vibro cholerae repeats* (VCR).

Os SI encontrados em diferentes espécies de víbrios, como *V. cholerae, V. mimicus, V. parahaemolyticus* e *V. vulnificus*, diferem não só na sequência nucleotídica dos sítios de recombinação que os caracterizam, mas também no gene da integrase. Contudo, as integrases e o *attC* encontrado nos SI das espécies irmãs *V. cholerae* (*intIA* e VCR) e *V. mimicus* (*intI5* e VMR) são relacionados geneticamente comparado-os com as outras espécies. Além disso, embora os SI sejam considerados plataformas sedentárias em função da sua localização cromossômica, a mobilidade dos cassetes gênicos (definida pelas *Vibrio spp. repeats*) cria SI com distintas configurações e composição gênica. Essas diferenças no repertório gênico são observadas mesmo dentro uma mesma espécie e influenciadas por aspectos geográficos e ambientais. Essa flexibilidade promove a atuação dos SI como *hotspots* de diversidade nas espécies que os carreiam. Além da plasticidade genômica conferida pelos SI, essas plataformas também vêm sendo apontadas como elementos ancestrais dos IR.

Bacteriófago CTXϕ

Os genes que codificam a CT, o principal determinante de virulência do *V. cholerae*, são carreados pelo bacteriófago filamentoso CTXϕ, o qual se encontra em estado lisogênico, integrado ao genoma de linhagens toxigênicas de *V. cholerae* na forma de prófago. Em contraste com outros fagos lisogênicos, à semelhança do bacteriófago λ, o CTXϕ não entra em ciclo lítico. Contudo, apesar do seu estado integrado estável no cromossoma bacteriano, eventualmente partículas virais são produzidas.

O genoma do CTXϕ é de ~7 Kb e está organizado em dois módulos funcionalmente distintos (Figura 45.7). O módulo RS2 é composto pelos genes *rst*R (repressor), *rst*A

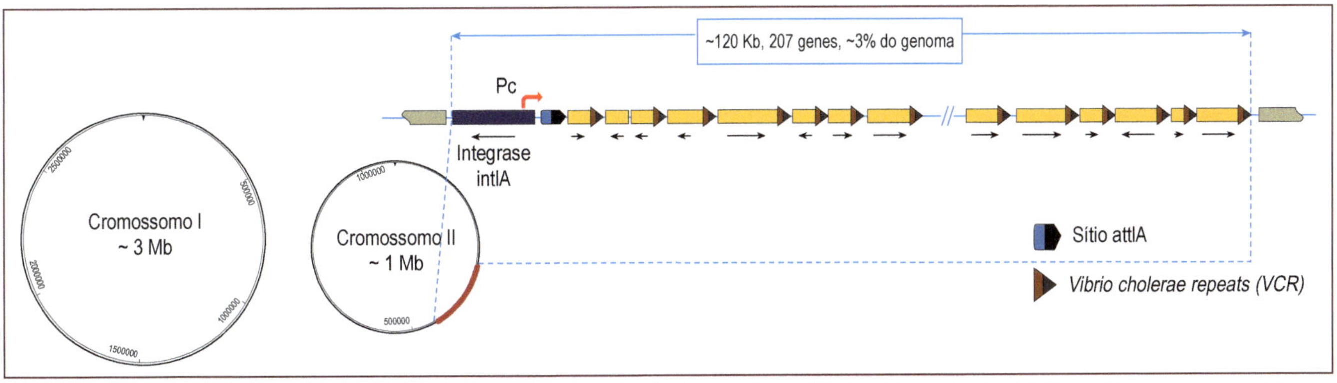

Figura 45.6 – *Organização esquemática do genoma de* V. cholerae *e a localização do superintegron (SI). A plataforma funcional do SI consiste em um gene da integrase (*intIA*), um promotor (Pc) e um sítio de integração (*attIA*). A plataforma é composta por um arranjo de cassetes que geralmente consistem em uma ORF flanqueada por sítios de recombinação chamados VCR.*

Fonte: Desenvolvida pela autoria.

(responsável pela replicação do CTXϕ) e *rst*B (responsável pela integração do CTXϕ). O módulo CORE compreende os genes *psh, cep, glll, ace, zot* e *ctx*AB. Esse módulo é também chamado de "cassete de virulência" já que aí estão os genes codificadores do principal determinante de virulência do *V. cholerae* (*ctx*AB), a CT, além dos genes *ace* (*accessory cholerae enterotoxin*) e *zot* (*zonula occludens toxin*).

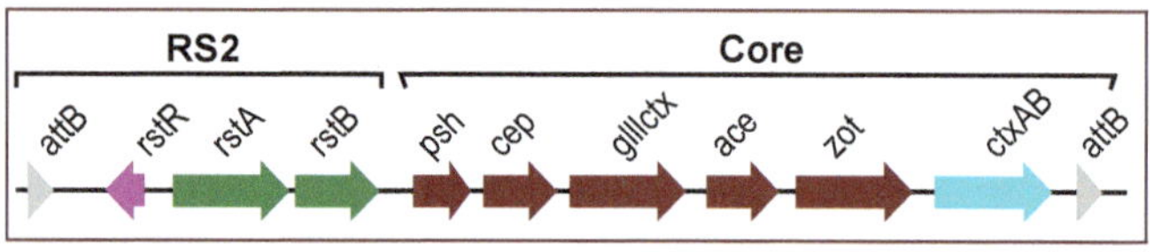

Figura 45.7 – *Representação esquemática da estrutura genética do prófago CTX de* V. cholerae. *As setas indicam a direção da transcrição de cada gene. Os sítios de inserção do CTXϕ (attB) no cromossoma está representado por triângulos.*
Fonte: Desenvolvida pela autoria.

Ilhas de patogenicidade em *V. cholerae*

VPI-1 e VPI-2

A ilha de patogenicidade VPI-1 (do inglês, *Vibrio pathogenicity island 1*), que está associada a linhagens de *V. cholerae* epidêmicas e pandêmicas, corresponde a um elemento de 41 Kb que codifica o principal fator de colonização, o TCP, o fator de colonização acessório ACF (do inglês, *accessory colonization factor*), e os reguladores da virulência ToxT e TcpH, além de outras proteínas com função desconhecida. Semelhante ao gene *ctx*B, o gene *tcp*A codificador da pilina – que é a unidade estrutural do TCP – apresenta vários alelos que caracterizam diferentes linhagens de *V. cholerae.*

A ilha VPI-2 (do inglês, *Vibrio pathogenicity island 2*) consiste em uma região de 57,3 Kb que carreia genes envolvidos com o metabolismo do ácido siálico e neuraminidase. Essa ilha está presente principalmente em linhagens patogênicas de *V. cholerae* O1 e O139.

VSP-I e VSP-II

Os elementos VSP-I e VSP-II (*Vibrio seventh pandemic*) são ilhas genômicas relacionadas à linhagem El Tor de *V. cholerae* da sétima pandemia. Sabe-se que a VSP-I aumenta a adaptação do *Vibrio* ao hospedeiro humano, ao passo que o papel da VSP-II ainda é desconhecido. Além disso, trabalhos mostram a presença de ilhas genômicas relacionadas à VSP-I/II também em outros víbrios. Tanto VSP-I e VSP-II como VPI-1 podem ser excisadas do cromossoma como moléculas circulares extracromossômicas, favorecendo a transferência horizontal dessas ilhas de patogenicidade.

Elemento conjugativo integrativo (ICE) SXT/R391

Elementos conjugativos e integrativos (ICE) são plataformas móveis autotransmissíveis capazes de se integrarem ao cromossoma do hospedeiro bacteriano, excisarem-se e transferirem-se para um novo hospedeiro por meio de eventos de conjugação. Esses elementos apresentam uma estrutura mosaica composta por um arcabouço conservado que compreende os genes envolvidos com sua transferência, integração e regulação/manutenção. Essa região conservada é intercalada por regiões variáveis, que podem carrear genes que conferem vantagens adaptativas ao hospedeiro, como genes de resistência e virulência, além de transposons, integrons e sequências de inserção, que contribuem para plasticidade destes elementos.

Os ICE da família SXT/R391 são considerados os principais vetores de espalhamento de multirresistência a antibióticos. Esses elementos são classificados em quatro diferentes tipos (tipos 1 – 4) em função da integrase, sítio de inserção, organização estrutural e distribuição entre as bactérias. Os ICE do tipo 1 são definidos pela presença de uma integrase típica (int_{SXT}) e pela conservação do sítio de integração, localizado no gene cromossomal *prfC*, e encontram-se espalhados entre as Enterobacteriaceae e Vibrionaceae de origem clínica e ambiental. Um dos eventos genéticos que caracterizaram a transição da primeira para a segunda onda da sétima pandemia de cólera, no início dos anos 1980, foi a aquisição do ICE SXT/R391 do tipo 1, que, desde então, vem sendo reconhecido como o principal vetor de multirresistência a antibióticos em *V. cholerae.*

Diferentemente do ICE SXT/R391, os demais ICEs apresentam como sítio de inserção o tRNASER e são exclusivamente encontrados em espécies de *Vibrio* como *V. alginolyticus*, *V. vulnificus*, *V. fluvialis*, *V. parahaemolyticus*, assim como *V. cholerae*, todos de origem ambiental. Além disso, não carreiam genes de resistência a antibióticos como o ICE SXT/R391, mas sim bombas de efluxo envolvidas com resistência a metais pesados.

Desde sua emergência, ICE dessa família, como o SXT^{MO10}, ICE*Vch*Ind4, ICE*Vch*Ind5, ICE*Vch*Ban5, ICE*Vch*Moz10, ICE*Vch*Ban9, ICE*Vch*HaiI, ICE*Vch*Nep1 e ICE*Vch*Nig1, encontram-se disseminados em várias linhagens e sorotipos de *V. cholerae* recuperados de diferentes regiões geográficas e fontes, contribuindo para adaptação e evolução desse organismo, principalmente no que tange à emergência de multirresistência aos antimicrobianos. Por exemplo, esses ICE vêm sendo responsáveis pelo espalhamento de genes que conferem resistência à tetraciclina (*tetA*), à estreptomicina (*strAB*), à trimetoprim-sulfametoxazol (*dfrA* e *sul*) e ao cloranfenicol (*floR*), drogas utilizadas no tratamento da cólera. Contudo, a plasticidade das regiões variáveis desses elementos gera mudanças estruturais frequentes que contribuem para diferenças nos perfis de resistência aos antibióticos, não apenas de isolados de *V. cholerae* envolvidos com surtos e epidemias de cólera, mas também de isolados ambientais. Além de genes de resistência a antibióticos, os ICE da família STX/R391 também carreiam genes envolvidos com resistência a metais pesados, a motilidade e a formação de biofilme.

A sétima pandemia de cólera

A sétima pandemia de cólera tem várias características importantes que a diferenciaram das demais. Os primeiros casos ocorreram na ilha Célebes, na Indonésia, em 1961 e, a partir daí, espalhou-se pelo mundo, sendo considerada a mais extensa das pandemias de cólera em tempo e espaço. A linhagem de *V. cholerae* determinante das pandemias anteriores, denominada "clássico", foi substituída por outra linhagem também do sorogrupo O1 denominada "El Tor". A linhagem El Tor produz menos toxina CT quando comparada à linhagem "clássico", já que carreia apenas uma cópia do operon CTX. Atualmente, a cólera é endêmica em dezenas de países, principalmente da Ásia e África.

A cólera na América Latina

Durante os anos 1980, a prevalência da cólera no mundo foi relativamente baixa, envolvendo sobretudo países da Ásia e África. Nos anos 1990, epidemias importantes ocorreram na África e, depois de mais de 1 século, a cólera, no contexto da sétima pandemia, chegou à América Latina. A porta de entrada foi o Peru, em 1991, quando mais de 340 mil casos foram notificados. De 1991 a 1994, mais de 1 milhão de casos e 9.600 óbitos ocorreram no continente (Figuras 45.8 e 45.9). Presumiu-se que a origem da epidemia teria sido a água de lastro de navios lastreados na Ásia e aportados no Peru que causou a contaminação de animais marinhos e posterior ingestão destes como alimento pelos humanos.

Nos primeiros 3 anos da epidemia, a cólera alcançou quase todos os países da América Latina, com exceção do Uruguai e das ilhas do Caribe, e atingiu o Brasil pela tríplice fronteira Brasil/Peru/Colômbia na região amazônica. Espalhou-se pelas populações ribeirinhas em função da navegação pelo rio Solimões e, depois, rio Amazonas. Logo depois, atingiu a região Nordeste do Brasil, onde, em razão da precariedade dos sistemas de água e de esgoto, permaneceu por alguns anos. Surtos decorrentes do deslocamento humano foram registrados nas regiões Sudeste e Sul do País.

No decorrer da epidemia no Brasil, observou-se o surgimento de uma variante do *V. cholerae* O1 epidêmico que era defectivo na fermentação de sacarose. A fermentação de sacarose, visualizada no meio seletivo TCBS utilizado no isolamento e na identificação de *V. cholerae*, é um dos marcadores fenotípicos mais amplamente aplicados no diagnóstico do *V. cholerae* (Figura 45.1). Essa variante foi responsável por casos desde a Guiana Francesa até a região Centro-Oeste do Brasil, passando pelo Pará. Com o sequenciamento completo do genoma dessa variante, identificou-se que fenótipo foi determinado pela inserção de um único nucleotídeo no gene codificador da proteína transportadora de sacarose.

Em outubro de 2010, a cólera emergiu no Haiti e, logo depois, notificações vieram do país vizinho, a República Dominicana. Esses países não tinham sido atingidos pela epidemia da América Latina de 1991 (Figura 45.9). Evidências epidemiológicas atribuíram aos soldados nepaleses, que vieram para socorrer o País assolado pelo terrível terremoto de 2010, a introdução do vibrião colérico no país. A epidemiologia genômica demonstrou a relação dos víbrios isolados dos casos de cólera no Haiti com isolados do Sudoeste Asiático, afastando por completo a possibilidade de uma relação com a epidemia da América Latina.

A epidemiologia genômica da sétima pandemia de cólera mostrou que esta se caracteriza por distintas linhagens de *V. cholerae* do biotipo El Tor, que determinam distintas epidemias denominadas "ondas". Os isolados da epidemia da América Latina dos anos 1990 pertencem à segunda onda e

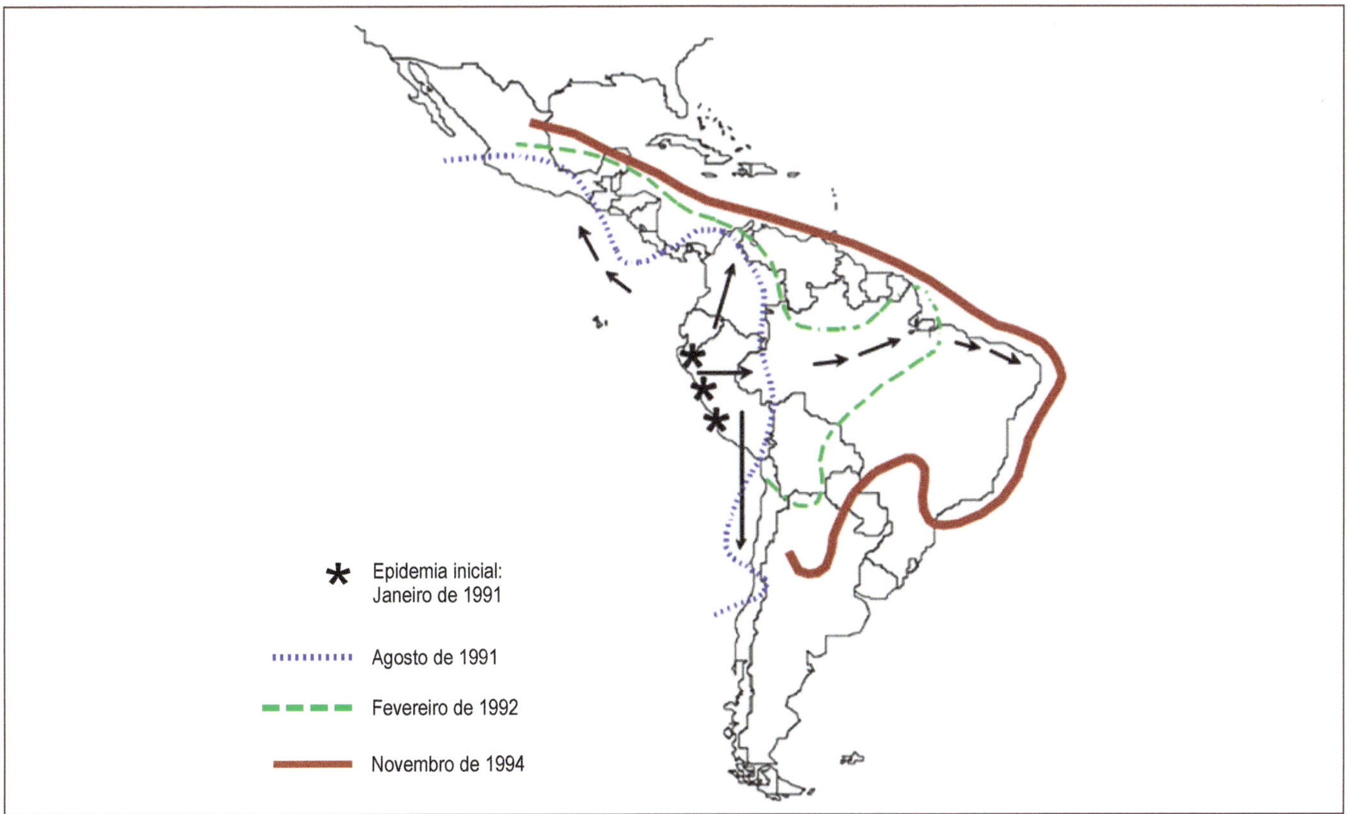

Figura 45.8 – *Dispersão do* V. cholerae *O1 na América do Sul e América Central, Janeiro de 1991 a novembro de 1994.*
Fonte: Adaptada de Morbidity and Mortality Weekly Report: 44(11)(1995).

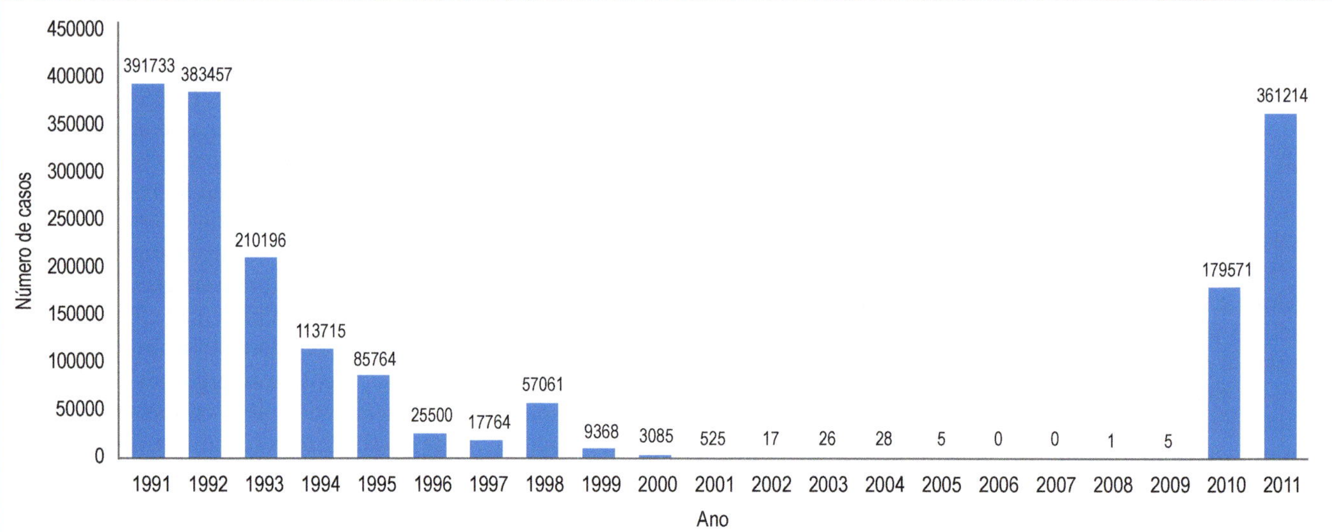

Figura 45.9 – *Número de casos de cólera por ano na América Latina, 1991 a 2011.*
Fonte: Adaptada de Harvez CB, Avila VS, 2013.

estão relacionados com isolados da África, particularmente de Angola. Esses isolados são diferenciados dos demais de outras latitudes por conter uma ilha genômica denominadas "WASA-1", recentemente caracterizada como um prófago, e por carrear uma ilha VSP-II com características distintas das demais presentes em outras linhagens de El Tor.

Cólera no século XXI

Atualmente, surtos e/ou epidemias de cólera no mundo têm sido causados por *V. cholerae* caracterizados como híbridos, alterados ou variantes do El Tor do início da sétima pandemia nos anos 1960. Estes carreiam alelos de ***ctx*B** diferentes do alelo canônico de El Tor e apresentam fenótipos de multirresistência a antibióticos consequentes a mutações em genes *housekeeping* (*gyr* e *par*) e/ou aquisição de genes de resistência aos antibióticos presentes em ICE.

Essas linhagens de *V. cholerae* têm sido relacionadas a casos clínicos mais graves. A emergência e a prevalência dessas linhagens poderiam explicar a maior taxa de fatalidade (de 1% a 5%) em comparação à taxa histórica de < 1% que vem ocorrendo.

Os principais sintomas de pacientes com cólera são diarreia profusa e vômito, que podem causar a morte por desidratação severa. O tratamento se dá, principalmente, pela reposição de água e de eletrólitos e, eventualmente, há a utilização de antibióticos.

A forma principal de contenção dos surtos/epidemias é pela interrupção do ciclo de contágio oral-fecal, portanto pela existência de sistema de saneamento básico efetivo nas localidades.

Vibrio parahaemolyticus

V. parahaemolyticus é a outra espécie do gênero *Vibrio* associada a epidemias e pandemias em animais marinhos e humanos, manifestando-se como uma gastroenterite aguda após a ingestão de frutos do mar contaminados. No período de 1990 a 2019, *V. parahaemolyticus* foi responsável por mais de 40 surtos/epidemias em todo o mundo. Linhagens dessa espécie são caracterizadas em mais de 80 sorotipos, considerando o perfil dos antígenos somático (O)e capsular (K). No Japão, 25% dos casos de gastroenterite aguda, após ingestão de frutos do mar, resultam de infecção por essa bactéria que é comum também em outros países da Ásia. Desde 1996, uma linhagem (03:K6; *tdh+/trh-*) que emergiu na Índia vem se espalhando por países da Ásia, África e, mais recentemente, nas Américas. Até 2006, casos/surtos já haviam sido relatados em Moçambique, Estados Unidos e México e em países da Europa e América do Sul, evidenciando o surgimento de uma linhagem pandêmica. As linhagens com potencial de virulência geralmente produzem duas hemolisinas: a hemolisina termoestável codificada pelo gene *tdh*; e a hemolisina codificada pelo gene *trh*.A linhagem pandêmica tem alelos próprios para alguns genes relacionados à virulência: *tdh*; *tox*RS; e *orf8*. O gene *orf*8 codifica uma proteína relacionada à adesão a células do epitélio intestinal e à superfície de crustáceos do plâncton. O operon *tox*RS codifica uma proteína transmembranar que regula genes associados à virulência como o *tdh* e o *trh*.

O genoma de *V. parahaemolyticus*, assim como dos demais víbrios, está distribuído em dois cromossomas circulares. No cromossoma I, encontram-se dez cópias do operon ribossomal assim como o superintegron ou integron cromossômico, enquanto no cromossoma II existe apenas uma cópia do operon ribossomal. Apresenta um número significativo de genes de tRNA distribuídos nos cromossomas I e II, 112/14 respectivamente (Tabela 45.2). Análises genômicas de isolados pandêmicos de *V. parahaemolyticus* O3:K6 revelaram a presença de um novo tipo de sistema de secreção do tipo III que está localizado nocromossoma I, assim como a presença de sistemas de secreção do tipo VI no cromossoma I e II. De forma geral, esses sistemas participam do escape da bactéria da resposta imune do hospedeiro, induzindo autofagia e lise celular. Esses sistemas podem contribuir sinergicamente no fenótipo de virulência. No cromossoma II, foi identificada uma nova ilha de patogenicidade (VPI) contendo alguns genes relacionados à virulência. Nove distintas ilhas genômicas já foram identificadas em *V. parahaemolyticus*.

Vibrio vulnificus

V. vulnificus é uma bactéria de vida livre, mas que também se encontra associada a moluscos e crustáceos, ocupando os mesmos nichos dos demais víbrios, ou seja, ambiente aquático, particularmente, marinho eestuarino. Em temperaturas abaixo de 10°C, a bactéria entra em um estado viável, mas não cultivável que pode ser revertido, assim como ocorre em *V. cholerae* em condições de estresse.

V. vulnificus são caracterizados em dois principais biotipos: biotipo 1, geralmente isolados de casos humanos que apresentam uma significativa diversidade em relação aos lipopolisacarídeos (LPS) e biotipo 2, mais homogêneo em relação aos LPS e normalmente isolados de animais. São também classificados em dois principais genótipos *environmental*e *clinical* (E e C). Em modelo animal, demonstrou-se que isolados do genótipo C são mais virulentos que os do genótipo E. Os principais fatores associados à virulência são a cápsula, formada por polissacarídeos, e os LPS da superfície celular. Outros fatores seriam a hemolisina/citolisina de *V. vulnificus*, uma elastase e genes envolvidos na aquisição e utilização de ferro.

O genoma de *V. vulnificus* está distribuído em dois cromossomas circulares e apresenta oito cópias do operon ribossomal ao longo docromossoma I e uma no cromossoma II. Mais de uma centena de genes de tRNA está presente nesse genoma (Tabela 45.2). O superintegron ou integron cromossômico encontra-se no cromossoma I.

É reconhecido como patógeno humano e animal (peixes) e, em humanos, dois principais quadros clínicos estão relacionados à infecção por essa espécie: sepcemia; e infecções em feridas. A sepcemia seria consequência do consumo de frutos do mar crus contaminados com *V. vulnificus*. Esses casos têm ocorrido eventualmente em países asiáticos, particularmente o Japão, e nos Estados Unidos.

Vibrio mimicus

V. mimicus é considerada espécie irmã do *V. cholerae* em virtude de sua relação filogenética (Figura 45.2) e por compartilhar nichos similares no ambiente, sobretudo em regiões tropicais. Eventualmente, isolados de *V. mimicus* são caracterizados carreando os principais determinantes de virulência de *V. cholerae,* o CTXΦ e o cluster TCP. Além desses fatores relacionados à virulência, essas duas espécies também podem apresentar o gene da toxina termoestável ST. Esse aparato de virulência permite que o *V. mimicus* possa causar gastroenterite associada à cólera. O genoma é caracterizado por dois cromossomas sendo que todos os genes ribossomais (n = 7) e os genes de tRNA (n = 97) encontram-se no cromossoma I (Tabela 45.2) enquanto, como em *V. cholerae,* o superintegron está no cromossoma II.

Bibliografia recomendada

Bioteau A, Durand R, Burrus V. Redefinition and unification of the SXT/R391 family of integrative and conjugative elements. Applied and Environmental Microbiology. 2018;84(13):e00485-18.

Ceccarelli D, Spagnoletti M, Bacciu D, Danin-Poleg Y, Mendiratta DK, et al. ICEVchInd5 is prevalent in epidemic Vibrio cholerae O1 El Tor strains isolated in India. International Journal of Medical Microbiology. 2011;301(4):318-24.

Chun J, Grim CJ, Hasan NA, Lee JH, Choi SY, et al. Comparative genomics reveals mechanism for short-term and long-term clonal transitions in pandemic Vibrio cholerae. Proceedings of the National Academy of Sciences of the United States of America. 2009;106(36):15442-7.

Collis CM, Hall RM. Expression of antibiotic resistance genes in the integrated cassettes of integrons. Antimicrobial Agents and Chemotherapy. 1995;39(1):155-62.

di Cenzo GC, Finan TM. The divided bacterial genome: structure, function, and evolution. Microbiology and Molecular Biology Reviews. 2017;e00019-17.

Fonseca EL, Dos Santos Freitas F, Vieira VV, Vicente AC. New qnr gene cassettes associated with superintegron repeats in Vibrio cholerae O1. Emerging and Infectious Diseases. 2008;14(7):1129-31.

Fonseca ÉL, Vicente AC. Integron functionality and genome innovation: an update on the subtle and smart strategy of integrase and gene cassette expression regulation. Microorganisms. 2022;10(2):224.

Garza DR, Thompson CC, Loureiro ECB, Dutilh BE, Inada DT, et al. Genome-wide study of the defective sucrose fermenter strain of Vibrio cholerae from the Latin American cholera epidemic. PloS one. 2012;7(5):e37283.

Harvez CB, Avila VS. The cholera epidemic in Latin America: reemergence, morbidity, and mortality. Pan American Journal of Public Health. 2013;33(1):40-6.

Marin MA, Fonseca EL, Andrade BN, Cabral AC, Vicente AC. Worldwide occurrence of integrative conjugative element encoding multidrug resistance determinants in epidemic Vibrio cholerae O1. PLoS One. 2014;9(9):e108728.

Marin MA, Thompson CC, Freitas FS, Fonseca EL, Aboderin AO, et al. Cholera outbreaks in Nigeria are associated with multidrug resistant atypical El Tor and non-O1/non-O139 Vibrio cholerae. PLoS Neglected Tropical Diseases. 2013;7(2):e2049.

Marin MA, Vicente AC. Architecture of the superintegron in Vibrio cholerae: identification of core and unique genes. F1000 Research. 2013;2:63.

Mazel D, Dychinco B, Webb VA, Davies J. A distinctive class of integron in the Vibrio cholerae genome. Science. 1998;280(5363):605-8.

Morais LL, Garza DR, Loureiro EC, Vale ER, Santos DS, et al. Population and genetic study of Vibrio cholerae from the amazon environment confirms that the WASA-1 prophage is the main marker of the epidemic strain that circulated in the region. PLoS One. 2013;8(11):e81372.

Mutreja A, Kim DW, Thomson NR, Connor TR, Lee JH, et al. Evidence for several waves of global transmission in the seventh cholera pandemic. Nature. 2011;477(7365):462-5.

Rowe-Magnus DA, Guerout AM, Ploncard P, Dychinco B, Davies J, et al. The evolutionary history of chromosomal superintegrons provides an ancestry for multiresistant integrons. The Proceedings of the National Academy of Sciences USA. 2001;98(2):652-7.

Sá LL, Fonseca EL, Pellegrini M, Freitas F, Loureiro EC, et al. Occurrence and composition of class 1 and class 2 integrons in clinical and environmental O1 and non-O1/non-O139 Vibrio cholerae strains from the Brazilian Amazon. Memórias do Instituto Oswaldo Cruz. 2010;105(2):229-32.

Sarkar A, Morita D, Ghosh A, Chowdhury G, Mukhopadhyay AK, et al. Altered integrative and conjugative elements (ICEs) in Recent Vibrio cholerae O1 isolated from cholera cases, kolkata, India. Frontiers in Microbiology. 2019;10:2072.

Thompson CC, Vicente ACP, Souza RC, Vasconcelos ATR, Vesth T, et al. Genomic taxonomy of Vibrios. BMC Evolutionary Biology. 2009;9(1):258.

Vicente AC. On the emergence of atypical Vibrio cholerae O1 El Tor and cholera epidemic. Indian Journal of Medical Research. 2011;133:366-7.

Wozniak RA, Fouts DE, Spagnoletti M, Colombo MM, Ceccarelli D, et al. Comparative ICE genomics: insights into the evolution of the SXT/R391 family of ICEs. PLoS Genetics. 2009;5(12):e1000786.

Aeromonas e Plesiomonas

46

Angela Corrêa de Freitas Almeida

Aeromonas

Membros do gênero *Aeromonas* são bacilos ou cocobacilos Gram-negativos, que medem cerca de 0,3 μm a 1 μm de diâmetro e 1 μm a 3,5 μm de comprimento, podendo ocorrer sozinhos, aos pares ou, raramente, em pequenas cadeias. As *Aeromonas* são anaeróbias facultativas, oxidase e catalase-positivas, não esporuladas e geralmente móveis por flagelação polar. *Aeromonas* são quimio-organotróficas, exibindo metabolismo oxidativo e fermentativo da glicose. Espécies mesófilas crescem entre 10 °C e 42 °C, mas algumas podem ser mais ativas em determinados ensaios fisiológicos a 22 °C e 25 °C, enquanto cepas psicrotróficas isoladas de peixe e do meio ambiente crescem, preferencialmente, em temperaturas abaixo de 37 °C. O interesse da comunidade científica e médica pelo gênero *Aeromonas* tem crescido nas últimas décadas. Inicialmente, o gênero foi reconhecido apenas como causador de doenças sistêmicas em animais pecilotérmicos. Atualmente, as *Aeromonas* sp. são consideradas não somente um importante patógeno causador de doenças em peixes e em outras espécies de sangue frio, mas também o agente etiológico responsável por uma variedade de complicações infecciosas tanto em indivíduos imunocompetentes como em imunodeprimidos.

Historicamente, o primeiro relato de isolamento de *Aeromonas* como causa de doença (pata vermelha) em animais pecilotérmicos (sapos) foi descrito, em 1891, por Ewing *et al.*, 1961. Em 1936, Kluyver e Van Niel propuseram que o gênero *Aeromonas* (*Aero* = gás; *monas* = unidade) fosse incluído na família Pseudomonadaceae por ser bastonete Gram-negativo que, contrariamente à maioria das enterobactérias, reagia positivamente à prova da oxidase. Somente em 1951, a primeira associação do gênero *Aeromonas* à infecção humana (miosite metastática) foi descrita, por Caselitz, em 1996. Em 1974, o gênero *Aeromonas* passou a pertencer à família Vibrionaceae, juntamente com os gêneros *Vibrio* e *Plesiomonas* em razão de suas semelhanças fisiológicas, de ecossistemas e de manifestações clínicas com esses dois agentes bacterianos. Utilizando-se de técnicas moleculares como o sequenciamento da subunidade 16S do RNA ribossomal, foi proposta, em 1986, uma nova família, a Aeromonadaceae, mediante o reconhecimento das diferenças existentes entre cepas de *Aeromonas* sp. e as de outras espécies da família Vibrionaceae, como a resistência a 150 μg do agente vibriostático O/129 e o não crescimento em NaCl a 6,5%. Em 2001, a família Aeromonadaceae foi aceita pelo Comitê Internacional de Sistemática Bacteriana e incluída na última edição do *Manual Bergey*, compreendendo três gêneros: *Aeromonas*; *Oceanimonas*; e *Tolumonas*. Atualmente, por meio de análises filogenéticas e moleculares, além de testes bioquímicos extensos, várias novas espécies têm sido descritas. Em consequência, o gênero atualmente compreende as seguintes 36 espécies e 12 subespécies: *A. allosaccharophila*; *A. aquatica*; *A. aquatilis*; *A. australiensis*; *A. bestiarum*; *A. bivalvium*; *A. cavernicola; A. caviae*; *A. crassostreae*; *A. dhakensis*; *A. diversa*; *A. encheleia*; *A. enterica*; *A. eucrenophila*; *A. filandiensis*; *A. fluvialis*; *A. hydrophila*; *A. hydrophila subsp. anaerogenes*; *A. hydrophila subsp. dhakensis*; *A. hydrophila subsp. hydrophila*; *A. hydrophila subsp. proteolytica*; *A. hydrophila subsp. ranae*; *A. intestinales*; *A. jandaei*; *A. lacus*; *A. lusitana*; *A. media*; *A. molluscorum*; *A. piscicola*; *A. popoffii*; *A. rivipollensis*; *A. rivuli*; *A. salmonicida*; *A. salmonicida subsp. achromogenes*; *A. salmonicida subsp. masoucida*; *A. salmonicida subsp. pectinolytica*; *A. salmonicida subsp. salmonicida*; *A. salmonicida subsp. smithia*; *A. sanarellii*; *A. schubertii*; *A. simiae*; *A sobria*; *A. taiwanensis*; *A. tecta*; *A. trota*; e *A. veronii (bv. sobria e bv. veronii).*

Cepas de *Aeromonas* podem ser isoladas a partir de praticamente todos os nichos ambientais onde ecossistemas bacterianos possam existir. Isso inclui hábitats aquáticos, peixes, espécies de invertebrados, aves, animais domésticos, alimentos e solos naturais. O vasto panorama de fontes ambientais a partir das quais as *Aeromonas* podem ser encontradas resulta facilmente da constante exposição a essas fontes e das interações entre as espécies desse gênero e os seres humanos e os animais.

Estudos têm indicado que as espécies *Aeromonas hydrophila*, *A. caviae*, *A dharkensis* e *A. veronii* são responsáveis pela grande maioria (85%) das infecções humanas e dos materiais clínicos analisados atribuídos a esse gênero. O mesmo parece se repetir na maioria das cepas ambientais, com a *A. salmonicida* incluída como uma espécie predominante em infecções de peixes e de água, já tendo sido documentada também sua relação em infecção em humanos. Hoje, o gênero *Aeromonas* é considerado quase sinônimo de "água e ambientes aquáticos", sendo isolado a partir de rios, lagos, lagoas de água salgada (estuários), água potável, águas subterrâneas, águas residuais e de esgoto em vários estágios de tratamento.

Espécies de *Aeromonas* podem ser encontradas em concentrações variáveis na água potável. Embora a importância das *Aeromonas* nas amostras de água em relação aos casos de gastrinterite ainda seja desconhecida, a permanente exposição de pessoas imunodeprimidas a águas contaminadas por esses micro-organismos pode causar doenças invasivas como a sepse. Em 1998, *A. hydrophila* foi adicionada à lista de micro-organismos contaminantes da Agência de Proteção Ambiental dos Estados Unidos (EPA, do inglês Environmental Protection Agency), estabelecendo como prioridade sua pesquisa em água potável (EPA, 2006). Atualmente, já foi reconhecido que as *Aeromonas* colonizam e formam biofilme em sistemas de distribuição de água e de processamento de alimentos, além de colonizarem o trato gastrointestinal, no caso de cepas clínicas. Adicionalmente, as *Aeromonas* foram reportadas em estado viável, mas não cultivável similarmente a outros patógenos, como os *Vibrio*.

Após o *tsunami*, ocorrido na Tailândia em 2004, *Aeromonas* sp. foi a causa mais comum de infecção de pele e de tecidos moles entre os sobreviventes. Esse agente também foi detectado em amostras de água em Nova Orleans, Estados Unidos, após o furacão Katrina. Um relato interessante foi o de um surto ocorrido entre pessoas saudáveis que participavam de um jogo de futebol na lama, cuja água utilizada para esse fim era de um rio próximo. No dia seguinte à partida, vários jogadores apresentaram feridas infectadas que se distribuíam por todo o corpo, além de apresentarem outros sintomas como dor de ouvido, garganta, febre, mialgia e náusea. Na água do rio e na lama, foi detectada a presença de *Aeromonas*.

No Brasil, há relatos de isolamento de *Aeromonas* sp. em amostras de água superficiais e de sedimento, de água doce de diversas fontes naturais, de água salobra, água potável, de esgoto e lodo tratados. Em 2004, em Pernambuco, ocorreu um surto de diarreia envolvendo mais de 2 mil casos. Em 19,5% das 582 coproculturas realizadas, a *Aeromonas* sp. foi isolada. Embora a origem do surto não tenha sido determinada, os autores relataram as precariedades das condições sanitárias na região, onde, via de regra, as águas residuais não tratadas são lançadas diretamente no rio. Além disso, a população recorria à água de pequenos açudes, sem tratamento microbiológico, em razão da escassez na distribuição de água potável. Os relatos do isolamento de espécies de *Aeromonas* a partir de diferentes coleções de água (p. ex., doméstica, pública, piscicultura e sistema de cultivo integrado) sugerem que o consumo de água não tratada constitui um fator de risco para o homem, gerando uma preocupação no âmbito da Saúde Pública, tendo em vista o potencial patogênico dessas amostras.

Ainda, espécies do gênero *Aeromonas* foram identificadas no conteúdo gastrointestinal de ovinos saudáveis, gado e cavalos em frequência que varia de 5% a 10%. Amostras de *Aeromonas* podem causar uma variedade de doenças graves em animais de sangue frio e quente, como estomatite ulcerativa em cobras e lagartos, doença da pata vermelha em sapos, septicemia em cães e artrite séptica em bovinos. Desde o século XIX, o gênero *Aeromonas* é conhecido como patógeno de peixes e a espécie *A. salmonicida* é responsável por furunculose em peixes, em especial nos salmões e trutas. A doença tem várias apresentações, que vão desde uma forma aguda, caracterizada por septicemia com acompanhamento de hemorragias nas bases das nadadeiras, inapetência e melanose a uma doença subaguda e/ou crônica em uma variedade de peixes em idade avançada, caracterizada por letargia, discreta exoftalmia e hemorragia nos músculos e órgãos internos. *A. hydrophila, A. caviae, A sobria* e *A. veronii* também causam doenças em peixes, incluindo septicemia hemorrágica em carpas, tilápias, bagres e salmão, doença da ferida vermelha em carpa, e infecções ulcerativa em bagre e bacalhau. *A. hydrophila* tem sido associada a maior mortandade de peixes, resultando em grandes perdas econômicas à piscicultura ao redor do mundo. Acredita-se que os animais funcionem como um reservatório pronto a introduzir e/ou permutar espécies de *Aeromonas* nos diferentes ambientes microbianos.

■ Infecções clínicas

As espécies de *Aeromonas* são agentes etiológicos de uma variedade de doenças nos seres humanos. São conhecidas quatro categorias principais de infecções produzidas por esses micro-organismos. Uma delas seria a infecção da pele e/ou tecidos moles, precedidas de injúria traumática, que geralmente decorre da exposição à água e/ou aos solos contaminados, com maior incidência nas estações quentes, em que a espécie predominante é *A. hydrophila*. A segunda categoria é a sepse, geralmente associada às doenças hepáticas, biliares, pancreáticas ou às doenças malignas, particularmente a leucemia aguda ou a anemia aplástica. A terceira categoria abrange as infecções extraintestinas, como as do trato urinário, conjuntivites, meningites, peritonites, otites, endocardites e osteomielites. E a quarta categoria, as enfermidades diarreicas agudas de curta duração e autolimitadas, que por sua vez, são mais frequentes em crianças pequenas e em pacientes idosos, podendo-se observar enterocolite crônica, com ou sem fatores predisponentes. Os sintomas de doença gastrointestinal incluem, além da diarreia, dor abdominal, febre, náuseas e vômitos. Em casos mais severos, sangue e muco nas fezes podem indicar disenteria. Casos de crianças apresentando várias evacuações ao dia com duração do quadro por 2 a 10 dias já foram relatados. Diarreia semelhante à cólera e fezes não sanguinolentas com aspecto "água de arroz", evoluindo para a desidratação do paciente, já foram reportadas. Apesar da descrição de numerosos casos relatando o isolamento de *Aeromonas* sp. de pacientes com diarreia, o papel dessas bactérias na etiologia das aeromonoses continua controverso em decorrência da não reprodução, em animais de laboratório, dos sintomas diarreicos observados no homem. Assim, o papel das *Aeromonas* sp. como agente causador de gastrointerite continua objeto de investigação e análise pelos pesquisadores ao redor do mundo.

Das espécies conhecidas, *A. hydrophila, A. caviae* e *A. veronii* bv *sobria* são as mais isoladas em infecções intestinais e extraintestinais humanas, respondendo por 85% dos isolados clínicos do gênero. *A dhakensis, A. jandaei, A. schubertii* e *A. veronii* bv *veronii* são também responsáveis por infecções, porém com menor relevância. No Brasil e no mundo, poucos surtos são descritos na literatura confirmando a presença de *Aeromonas* e, de modo geral, a suspeita recai para a ingestão ou o contato com água e alimentos contaminados por *Aeromonas*. Casos nacionais relataram a ocorrência de *Aeromonas* nas fezes dos pacientes acometidos por diarreia, registrando a maior prevalência das espécies *A. caviae* e *A. hydrophila* entre os isolados. Segundo a literatura internacional, as complicações da doença diarreica são raras e incluem síndrome hemolítica urêmica, doença renal e sepse. A importância desse agente como causador de diarreias agudas, principalmente em crianças e idosos e de diarreia crônica, particularmente em pacientes imunocomprometidos, vem sendo relatada.

■ Fatores de virulência

As espécies de *Aeromonas* mais implicadas em infecções humanas e animais, bem como em certas estirpes isoladas de água e alimentos, expressam um conjunto de fatores de virulência cujo envolvimento na patogênese das infecções é considerado complexo e multifatorial. Esses micro-organismos são capazes de produzir uma variedade de substâncias e estruturas biologicamente ativas na patogenia das infecções. Os componentes estruturais mais estudados e que estão associados ao processo de invasão e patogenicidade são os flagelos, a cápsula, o pili, a camada S, o lipopolissacarídeo e as proteínas de membrana externa. *Aeromonas* sp. produz também uma variedade de substâncias extracelulares, como enterotoxinas, hemolisinas, citotoxinas, DNAses, RNAses, elastases, lecitinases, amilases, proteases e lipases.

Duas classes de enterotoxinas têm sido encontradas em culturas de *Aeromonas* sp.: a enterotoxina citotônica; e a citotóxica. A citotônica – codificada pelos genes *alt* e *ast* – não causa degeneração das criptas e vilosidades do intestino, entretanto estimula eventos mediados pelo AMP-c resultando na secreção de água e sais pelas células intestinais. Ao contrário, a toxina citotóxica ou citolítica, codificadas pelos genes *act*, *hly*A e *aer*A, causa grande dano ao epitélio e é também denominada "β-hemolisina" e/ou "aerolisina", pois apresenta atividade hemolítica e citotóxica além de enterotóxica. *Aeromonas* produzem shigatoxinas e foram detectadas também em cepas isoladas de alimentos.

Estudos mostraram que a propriedade hemolítica dessa proteína é mediada pela formação de poros na membrana celular de eritrócitos quando sete peptídeos se juntam e formam um canal. A β-hemolisina produz uma zona clara de hemólise em ágar sangue e é termolábil a 56 °C por 10 minutos, sendo frequentemente encontrada em cepas isoladas de fezes diarreicas. Entretanto, outras moléculas com atividade exclusivamente hemolítica ou citotóxica também têm sido isoladas em cepas de *Aeromonas* sp. e a identificação de genes responsáveis pela codificação dessas toxinas tem sido realizada. As proteases cujas funções são mais estudadas têm a capacidade de causar danos ao tecido do hospedeiro por meio da quebra de ligações peptídicas, podendo facilitar, deste modo, a invasão celular. Adicionalmente, foi descrito que as hemolisinas são ativadas por proteases e já foram caracterizadas duas enzimas com atividades proteolíticas em *A. hydrophila*: uma metaloprotease; e uma serinoprotease.

A serinoprotease, *ahp*A, é uma exotoxina que pode estar envolvida no choque séptico, sendo capaz de provocar a coagulação do plasma e a queda da pressão sanguínea do hospedeiro em decorrência da liberação do líquido intravascular. Pode estar relacionada também com a invasão do micro-organismo, quebrando as barreiras do hospedeiro ao causar danos diretos aos tecidos dos hospedeiros e por ativar toxinas proteolíticas. Uma metaloprotease, *ahpB*, termoestável com atividade sobre caseína e elastina foi identificada em uma linhagem virulenta de *A. hydrophila*. Em *A. caviae*, uma Zn/Fe-metaloprotease termoestável, foi caracterizada e em elevadas concentrações demonstrou atividade citotóxica sobre células Vero. Em *A. salmonicida subsp. achromogenes,* outra metaloprotease (AsaP1) de 19 KDa, foi identificada com elevada virulência em peixes. É uma protease da família das Asp-zincinas endopeptidases zinco-dependentes (M35), sendo a primeira enzima dessa família a ser relacionada como fator de virulência em bactérias. As *Aeromonas* secretam lipases que atuam ou como hidrolases que podem digerir membranas lipídicas liberam nutrientes, ou interagindo com leucócitos humanos ou afetando várias funções do sistema imune. Uma importante lipase isolada de *A. hydrophila e A. salmonicida* é o glicerofosfolípideo, um colesterol aciltransferases (GCAT), que digere membranas dos eritrócitos e produz sua lise. Ademais, *A. hydrophila* expressa várias enzimas degradativas que podem contribuir para sua virulência, como colagenase, elastase e enolase.

Aeromonas sp. é normalmente móvel mediante um flagelo polar monotríquio e sem bainha, expresso constitutivamente, responsável pela natação em meio líquido (*swiming*). Além disso, cepas de *Aeromonas,* quando cultivadas em meios sólidos ou viscosos, são capazes também de produzir flagelos laterais indutíveis, envolvidos na mobilidade por deslizamento (*swarming*), fenômeno associado à colonização de superfícies, difusão das colônias, produção de biomassa e formação de biofilme. Os flagelos também podem funcionar como adesinas que se ligam aos enterócitos e contribuem para a aderência da bactéria à célula hospedeira, favorecendo a invasão celular.

A adesão é um fator de virulência essencial nas espécies de *Aeromonas* que infectam seu hospedeiro através das mucosas ou causam gastrointerites. Já foram descritas duas classes de adesinas em *Aeromonas* sp. mesófilas, que incluem as não filamentosas (proteínas de membrana externa de 43 kDa) e as filamentosas, conhecidas como "fímbrias" ou "pili" (curtas e rígidas ou longas e flexíveis; pili do tipo IV). As espécies de *Aeromonas* associadas à gastrointerite podem expressar pelo menos duas famílias distintas de pili do tipo IV, a Tap, Flp e Msh (*bundle forming pili* [Bfp]). Linhagens celulares cultivadas *in vitro* têm sido empregadas para o estudo da capacidade adesiva de espécies de *Aeromonas*, sendo observada uma forte tendência à capacidade agregativa das bactérias às células, bem como as lamínulas de vidro principalmente nas espécies *A. caviae*, *A. hydrophila* e *A. veronii* bv. *sobria*. A observação intracelular, por microscopia eletrônica, de *Aeromonas* dentro de vacúolos no citoplasma e a presença de bactérias livres já foram evidenciadas, sugerindo que essas características sejam consequência de um processo invasivo. Em adição, a presença de sistemas de secreção (dos tipos I, III e IV) e de aquisição de ferro bem como a comunicação por *quorum sensing* já foi descrita em *Aeromonas*.

Aeromonas em alimentos

Nas últimas duas décadas, a literatura tem relatado vários isolamentos de *Aeromonas* sp. de produtos alimentícios, crus ou processados, obtidos de supermercados, feiras livres e lojas varejistas. Embora variados métodos de isolamento e de identificação tenham sido utilizados nas diversas fontes de produtos comerciais analisados, os resultados dessas investigações indicaram que as *Aeromonas* são habitantes comuns nesses alimentos, independentemente da sua origem geográfica. O isolamento de *Aeromonas* nos alimentos pesquisados, incluindo, peixes, produtos do mar, leite e derivados, quer crus, quer pasteurizados, e carnes de frango, carneiro, veado, porco e bovina, foi quantificado e as contagens iniciais variaram de 10^2 a 10^5 UFC/g, aumentando após um período de 7 dias, sob temperatura de refrigeração, em 1 log a 3 log na maioria dos produtos. Esses resultados ressaltaram a natureza psicrotróficas das *Aeromonas* constituindo; desse modo, risco significativo para os alimentos estocados sob refrigeração. *A. hydrophila* tem apresentado capacidade de se multiplicar em uma variedade de produtos cárneos embalados a vácuo e armazenados entre -2 °C e 10 °C. A produção de toxinas por cepas de *Aeromonas* sp. em alimentos armazenados sob baixas temperaturas (5 °C a 7 °C), assim como a produção de hemolisina demonstra importância considerável para a saúde pública. Em adição, *Aeromonas* são capazes de crescer em concentrações superiores a 4% deNaCl e são capazes de sobreviver em pH igual a 5.0.

Em vegetais, o isolamento de *Aeromonas* de salsa e agrião adquiridos em feiras livres, no momento da coleta e após incubação sob refrigeração por 7 dias, detectou *A. caviae* como a espécie predominante em ambas as amostragens de vegetais. Em 51,5% das cepas de *Aeromonas* isoladas, foi detectado o potencial enterotoxigênico e hemolítico. Uma vez que vegetais são, via de regra, consumidos crus, o risco de infecções por *Aeromonas*, especialmente em pacientes imunocomprometidos, é motivo de alerta para os órgãos competentes. Na Tailândia, foram detectadas cepas de *Aeromonas* em alface, tomate, cebola, aipo e salsinha antes de serem lavados e depois, prontos para consumo, servidos em um hospital localizado em Bancoc. Esses achados chamam a atenção e alertam para a possibilidade de esses alimentos, junto com a água contaminada, estarem associados com os surtos que possam ocorrer nos hospitais ou na comunidade.

Diagnóstico laboratorial

O isolamento e a caracterização fenotípica das espécies de *Aeromonas* são complexos e requerem identificação genotípica para a caracterização completa. Para o isolamento a partir de alimentos, deve ser utilizado o enriquecimento em água peptonada alcalina pH 8,2 a 8,4, seguido de incubação sob temperatura de 28 °C a 30 °C por 24 a 48 horas. A semeadura em meios específicos para a detecção do gênero, como o ágar GSP e/ou *Aeromonas isolation agar* (AIA), e outros, é necessária. A utilização de meios de cultura para bactérias entéricas pode ser realizada, mas pode ser trabalhosa, pois as *Aeromonas* podem ser tanto lactose-negativas como positivas. Após o isolamento, o teste da oxidase permite a diferenciação junto às enterobactérias, com exceção do gênero *Plesiomonas*. A maioria das cepas apresenta resistência ao agente vibriostático O/129 (2,4-diamino, 6,7-diisopropilpteridina-fosfato) na concentração de 150 mg/mL. O metabolismo tanto fermentativo como oxidativo para a glicose diferencia o gênero *Aeromonas* do gênero *Pseudomonas* e a ausência de crescimento em 6,5% de NaCl as diferencia dos víbrios. Os principais testes fenotípicos diferenciais entre os gêneros *Aeromonas*, *Plesiomonas* e *Vibrio* devem ser realizados e cerca de 30 testes são necessários para a especiação. A incubação dos testes a 28 °C a 30 °C por cerca de 7 dias em algumas provas é relevante. Os *kits* comerciais costumam ser ineficazes para a caracterização da totalidade das espécies, necessitando de várias provas adicionais. A identificação de *Aeromonas* utilizando ensaios moleculares com base no perfil do polimorfismo de fragmento de restrição (RFLP) do gene 16S rDNA, na reação em cadeia da polimerase (PCR), do gene *rrs* do 16S rRNA e no sequenciamento dos genes *gyrB* e *rpoB* (genes que codificam subunidade beta da DNA-girase e da RNA-polimerase, respectivamente) tem sido usada para a identificação rápida e confiável de *Aeromonas* sp. O método de espectrometria de massa MALDI-TOF vem sendo aplicado com sucesso na identificação de *Aeromonas*.

Resistência a antimicrobianos

Em *Aeromonas*, a susceptibilidade aos antimicrobianos tem sido bem documentada, sobretudo entre os relatos de casos clínicos e, mais recentemente, entre os isolados de origem ambiental e alimentar. A descrição da produção de enzimas betalactamases, mediadas cromossomicamente, conferindo resistência a penicilinas, incluindo ampicilina, piperacilina, ticarcilina, meziocilina e carbenicilina, é feita para a maioria das espécies de *Aeromonas*. Pacientes que utilizam esses antimicrobianos em outras patologias podem estar predispostos às infecções por *Aeromonas* sp. Quinolonas, aminoglicosídeos e cefalosporinas de 2ª e 3ª gerações são utilizados com sucesso na maioria dos casos. No tratamento das infecções por *Aeromonas*, entretanto, relatos reportando o surgimento de cepas de *Aeromonas* resistentes vêm aumentando nos últimos anos. De modo geral, a resistência aos aminoglicosídeos, tetraciclina, cloranfenicol e cotrimoxazole é variável, provavelmente pela frequência ou pelo tipo de antimicrobiano prescrito durante o tratamento das infecções por *Aeromonas* nas diferentes áreas geográficas estudadas. Nos casos das síndromes diarreicas autolimitantes por *Aeromonas*, a terapêutica antimicrobiana é questionável e indicada para os casos mais graves, principalmente quando pacientes imunodeprimidos ou com septicemia estão envolvidos.

Em alimentos, as altas taxas de resistência documentadas são principalmente de amostras isoladas de peixes em função do uso excessivo de antimicrobianos na piscicultura para tratamento e/ou prevenção de doenças e, também como aditivos para alimentação animal. Essa prática tem contribuído para o aumento da multirresistência entre as *Aeromonas*, além de os peixes poderem agir como reservatório desses genes e propagar-se a outras espécies bacterianas e ao meio ambiente.

Os mecanismos principais de resistência entre as espécies de *Aeromonas* são a expressão das enzimas β-lactamases e carbapenemases. Três classes de β-lactamases são reconhecidas em *Aeromonas*: classe B metalo-β-lactamases (MBL); classe C-cefalosporinase; e classe D-penicilinase. A genética da resistência aos antimicrobianos pode ser cromossomal ou envolver a presença de plasmídios, elementos de inserção, ilhas de patogenicidade ou cassetes associados a integrons. Diversas propriedades fenotípicas bacterianas, incluindo resistência ou fatores de virulência, têm sido relacionadas a plasmídios em *Aeromonas* sp. Essa presença em micro-organismos potencialmente patogênicos representa um risco, pois as características de resistência podem ser transferidas a outros patógenos ou para o meio ambiente ou, ainda, podem dificultar o sucesso da antibioticoterapia em infecções provocadas por cepas de *Aeromonas* sp. carreadoras desses elementos genéticos de resistência a antimicrobianos.

Plesiomonas

Plesiomonas shigelloides é um bastonete Gram-negativo, habitante natural do meio ambiente e animais aquáticos. Apresenta flagelos polares, é oxidase-positivo, não forma esporos e é anaeróbio facultativo. O gênero consiste em uma única espécie que foi descrita pela primeira vez em 1947. Em razão das similaridades entre as características fenotípicas e ambientais junto aos gêneros *Aeromonas* e *Vibrio*, *Plesiomonas* ("plesio", vizinho; "monas", unidade, em função da proximidade com as *Aeromonas*), *P. shigelloides* foi anteriormente incluída na família Vibrionaceae. A 2ª edição do *Manual de Bergey* incluiu *P. shigelloides* na família Enterobacteriaceae, e recentes investigações filogenéticas e moleculares relacionam essa bactéria ao gênero *Proteus*, *Hafnia* ou *Photorhabdus*. Estudos de caracterização sorológica com base nos antígenos somáticos (AgO) e flagelares (AgH) diferenciam as cepas de *P. shigelloides* em 102 AgO e 51 AgH. Alguns desses AgO estão relacionados aos de *Shigella sonnei* fase I, produzindo erros de identificação. Reações cruzadas entre sorovariedades de *P. shigelloides* e *S. dysenteriae* I, *S. flexnerii* sorotipos 1b, 2a, 3a e 6 foram já descritos.

Com relação às principais características fisiológicas e bioquímicas, há cepas de *Plesiomonas* que podem crescer em temperaturas que variam de 8 °C a 10 °C e de 42 °C a 45 °C, sendo o ótimo para crescimento entre 35 °C e 38 °C. Toleram faixas de pH entre 4 e 9, mas podem morrer rapidamente em pH abaixo de 4. Crescem em concentrações variadas de cloreto de sódio, podendo atingir a faixa de 5%. A identificação bioquímica se baseia na positividade frente aos testes de oxidase e descarboxilação da lisina e ornitina e di-hidrolação da arginina. Produzem ácido a partir do inositol e fermentam vários açucares sem produção de gás. Como pré-enriquecimento, recomenda-se a água peptonada alcalina com pH 8 e 8,2 e como meio seletivo-indicador para isolamento do ágar inositol-verde brilhante-sais de bile (IBB). MALDI TOF tem sido utilizado com sucesso na identificação de *P. shigelloides*.

Os ecossistemas de água doce (rios, lagos e lagoas) e estuários marinhos de climas tropicais e temperados são os principais hábitats de *P. shigelloides*. Esse micro-organismo já foi isolado a partir do solo e de animais silvestres (peixes, anfíbios, répteis, pássaros, macacos e doninhas), animais domésticos (ovinos, suínos, bovinos, gatos, cães e cabras), mamíferos marinhos e, muitas vezes, é responsável por infecções graves, principalmente em peixes. Em humanos saudáveis, a ocorrência de *Plesiomonas* é baixa. O consumo de peixes, frutos do mar (lula, ostras e mariscos) e águas contaminadas é a principal fonte de doenças e/ou de surtos de origem alimentar para o homem. Os principais sintomas relacionados às infecções entéricas se caracterizam por diarreia aquosa de curta a longa duração (2 a 4 semanas) e por gastrointerite invasiva com presença de sangue, muco e leucócitos nas fezes, além de dores abdominais intensas, vômito e febre, tendo como dose infectante estimada $> 10^6$ UFC. Colite disentérica e diarreia crônica ou persistente também foram relatadas. A literatura reporta a descrição de alguns surtos no Japão, Estados Unidos, México etc.

Entre as principais infecções extraintestinais associadas a *Plesiomonas*, existem as septicemias, as meningoencefalites e as ceratites especialmente relacionadas a pacientes imunocomprometidos, neonatos e idosos. A prevalência da gastroenterite é variável entre as regiões geográficas, com taxas mais baixas na América do Norte e na Europa e estimativas mais altas no Sudeste Asiático e na África. Além disso, existe uma subestimação geral das infecções por esse micro-organismo, comumente porque compartilha manifestações clínicas com outros patógenos e também, *P. shigelloides* não é frequentemente considerada para análise bacteriológica de rotina no ambiente clínico.

São poucos os relatos referentes aos mecanismos relacionados à virulência do micro-organismo. Contudo, a produção de uma enterotoxina semelhante à cólera e às enterotoxinas termolábeis e termoestáveis tem sido documentada. Atividade citotóxica frente a linhagens celulares epiteliais e intestinais, promovendo alterações morfológicas e morte celular além da descrição de toxinas com atividade de vacuolização intracelular, já foi evidenciada. Quanto à atividade beta-hemolítica, a literatura retrata a expressão dessa atividade sob regulação de ferro, dependente da composição do meio de cultura, tensão de oxigênio e viscosidade do meio. A capacidade de invadir células hospedeiras *in vitro* e aderir a elas foi observada por alguns autores, principalmente entre amostras isoladas de material clínico. A presença de plasmídios de alto peso molecular (> 120 mDa), detectada em cepas de *Plesiomonas* isoladas de pacientes com quadro clínico de infecção por micro-organismo invasor, sugere possível potencial de virulência, assim como uma proteína de membrana externa de natureza citotóxica de 40 kDa (ComP).

Plesiomonas é susceptível a um grande número de antimicrobianos de 2ª e 3ª gerações; contudo, a produção de enzimas betalactamases confere resistência ao grupo das penicilinas e das cefalosporinas.

Bibliografia recomendada

Carnahan AM, Joseph SW. Aeromonadaceae. In: Brenner DJ, Krieg NR, Staley JT, Garrity GM (eds). The proteobacteria, Part B, Bergey's manual of systematic bacteriology. 2 ed. New York: Springer-Verlag. 2005;2.

Cortes-Sanchez AJ, Espinosa-Chaurand LD, Diaz-Ramirez M, Torres-Ochoa E. Plesiomonas: a review on food safety, fish-borne diseases, and tilapia. Scientific World J. 2021, Article ID 3119958. doi: 10.1155/2021/3119958.

Fernández-Bravo A, Figueras AJ. An update on the genus aeromonas: taxonomy, epidemiology, and pathogenicity. Microorganisms. 2020;8:(129):1-39. doi: 10. 3390/microorganisms8010129.

Horneman AJ, Al A. Aeromonas. In: Versalovic J, Carroll KC, Funke G, Jorgensen JH, Landry ML, Warnock DW. Manual of Clinical Microbiology. 10 ed. Washington: AMS Press, 2011.

Igbinosa IH, Ehimario UI, Aghdasi F, Tom M, Anthony I. Okoh. Emerging Aeromonas species infections and their significance in public health. The Scientific World Journal, Article ID 625023, 2012. doi: 10.1100/2012/625023.

Janda JM, Abbott SL, McIverc CJ. Plesiomonas shigelloides revisited. Clin Microbiol Reviews. 2016;29(2):349-74. doi: 10.1128/CMR.00103-15.

Janda JM, Abbott SL. The genus Aeromonas: taxonomy, pathogenicity and infection. Clin Microbiol Rev. 2010;35-73.

Levin RE. 0Plesiomonas shigelloides – an aquatic food borne pathogen: a review of its characteristics, pathogenicity, ecology, and molecular detection. Food Biotechnol. 2008;22:189-202.

Parker JL, Shaw JG. Aeromonas spp. clinical microbiology and disease. J Infection. 2011;62:109-18.

Ordem *Campylobacterales*

Famílias *Campylobacteraceae* e *Arcobacteraeae*

47

Heriberto Fernández

Família *Campylobacteraceae*

A família *Campylobacteraceae* pertence à ordem Campylobacterales e à classe Epsilonproteobacteria, a qual integra bactérias curvas ou em forma de espiral, caracterizadas por uma membrana interna e uma externa envolvendo a parede celular e, também, por serem bactérias que vivem em associação com o trato digestivo de animais. Inicialmente, a ordem Campylobacterales foi formada pelas famílias *Campylobacteraceae* e Helicobacteraceae, e, recentemente, foi adicionada a família Arcobacteraceae. Em todas elas, encontram-se espécies bacterianas patogênicas para o ser humano. Este capítulo abordará as famílias *Campylobacteraceae* e *Arcobacteraceae* e o outro capítulo, a Helicobacteraceae.

Características gerais e constituição da família *Campylobacteraceae*

Essa família é constituída de bacilos Gram-negativos curvos, em forma de S itálica ou espiralados, medindo 0,2 µm a 0,9 µm de largura e 0,5 µm a 5 µm de comprimento. Não formam esporos e, em culturas velhas, transformam-se em corpos esféricos ou cocoides que perderam sua viabilidade, conhecidos como formas viáveis não cultiváveis (FVNC). São móveis por flagelação monotríquia ou anfitríquia. Apresentam metabolismo de tipo respiratório, sendo a menaquinona sua única quinona respiratória. A grande maioria das espécies é microaerófila, algumas podem proliferar em aerobiose e outras, em anaerobiose. São todas oxidase-positivas e incapazes de fermentar ou oxidar os hidratos de carbono consequentemente à ausência da enzima glicolítica fosfofructioquinase. Essas bactérias obtêm sua energia de aminoácidos ou intermediários do ciclo do ácido tricarboxílico que não sejam derivados de hidratos de carbono. A sua composição citosinaguanina do DNA varia entre 28 e 46 mol%.

A família está constituída pelos gêneros *Campylobacter* e *Sulfurospirillum*. O primeiro contém espécies patogênicas para o homem e animais, enquanto o segundo está formado por espécies de vida livre isoladas de ambientes aquáticos e/ou poluídos. Alguns autores incluem o gênero *Dehalospirillum*, porém, esse gênero, que também contém espécies de vida livre, foi transferido ao gênero *Sulfurospirillum*. Até poucos anos atrás, o gênero *Arcobacter* também formava parte dessa família. Em 2017, foi proposta a reclassificação do gênero *Arcobacter* na nova família Arcobacteraceae.

Gênero *Campylobacter*

As espécies do gênero *Campylobacter* (do grego *kampylos*, "encurvado"; e *baktron*, "bacilo") são de natureza zoonótica, cuja morfologia microscópica conserva as características morfológicas gerais dos membros da família (Figura 47.1). São móveis por flagelação monopolar ou bipolar monotríquia (Figura 47.2). São nutricionalmente fastidiosos e incapazes de proliferar em presença do ar atmosférico, porém também não crescem em anaerobiose, sendo microaerófilos estritos que precisam de 5% a 10% de O_2 para se proliferarem. Algumas espécies requerem hidrogênio extra (3% a 7%) ou formato como doador de elétrons para crescer.

Essas bactérias têm um cromossomo circular relativamente pequeno de 1,59 a 1,77 milhões de pares de bases, com uma relação guanina-citosina por volta de 30,3% a 30,6%, apresentando uma alta densidade genética de cerca de 94% a 94,3%, o que determina, também, que seu genoma seja um dos mais compactos sequenciados até agora.

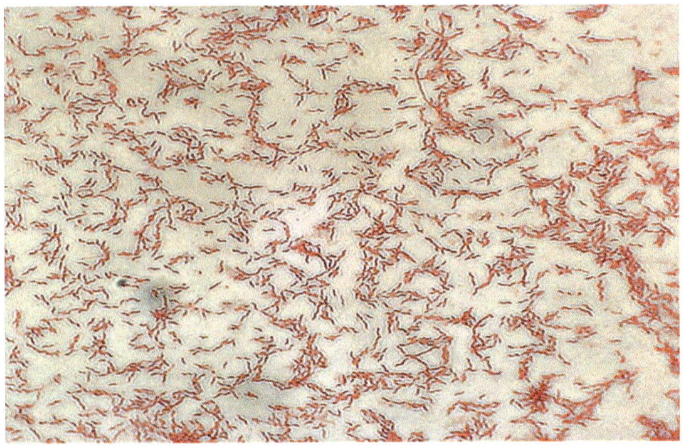

Figura 47.1 – *Coloração de Gram mostrando a morfologia típica de* Campylobacter jejuni.

Fonte: Fotografia do acervo pessoal do Dr. Heriberto Fernández, Instituto de Microbiología Clínica, Universidad Austral de Chile.

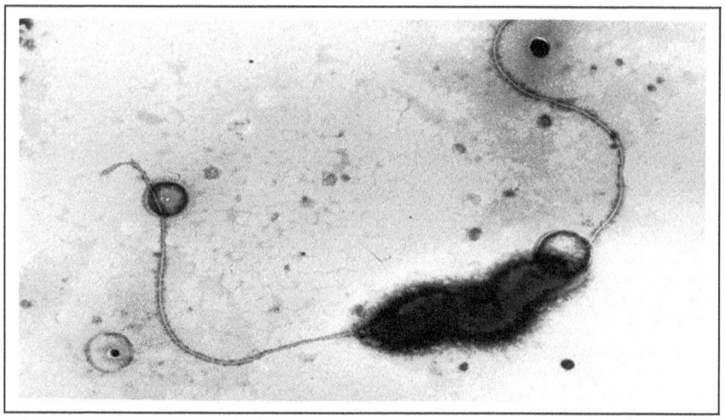

Figura 47.2 – *Microfotografia eletrônica mostrando morfologia e flagelação típica de* Campylobacter.

Fonte: Fotografia do acervo pessoal do Dr. Heriberto Fernández, Instituto de Microbiología Clínica, Universidad Austral de Chile.

Nos últimos anos, o gênero tem experimentado importante expansão. Atualmente, compõe-se de 40 espécies e 11 subespécies validamente reconhecidas e aceitas (https://lpsn.dsmz.de/genus/campylobacter), as quais têm como reservatório natural mamíferos e aves, tanto domésticos como os de vida livre, além de répteis e animais marinhos. No Quadro 47.1, são listadas as principais espécies encontradas em associação com processos infecciosos do ser humano, indicando seus principais reservatórios, doenças associadas no homem e nos animais. Algumas delas serão estudadas em seguida.

■ *Campylobacter jejuni*

Duas subespécies – *C. jejuni* subsp. *jejuni* e *C. jejuni* subsp. *doylei* – são reconhecidas como unidades taxonômicas independentes dentro dessa espécie.

■ *Campylobacter jejuni* subsp. *doylei*

As primeiras descrições dessa espécie foram realizadas em 1985, na Europ,a e, posteriormente, na Austrália e na África. Hoje, tem sido encontrada em praticamente todos os continentes. Inicialmente, foi denominada

Quadro 47.1 – *Principais espécies de* Campylobacter *encontradas em associação com processos infecciosos do ser humano*

Espécies	*Reservatórios*	*Doença no ser humano*	*Doença em animais*
C. fetus subsp. *fetus*	Bovinos, ovinos	Septicemia, enterite, aborto, meningite	Aborto espontâneo em bovinos e ovinos
C. fetus subsp. *venerealis* *C.fetus* subsp. *tertudinum*	Bovinos Répteis, tartarugas	Septicemia (rara) Enterite	Infertilidade infecciosa no bovino
C. upsaliensis	Cães, gatos, macacos	Enterite, septicemia	Gastroenterite em cães e gatos
C. *hyointestinalis* subsp. *hyointestinalis*	Suínos, bovinos, hamsters	Enterite, septicemia	Enterite em suínos e bovinos
C. concisus	Humanos	Doença periodontal, enterite, septi-cemia	Não conhecida ainda
C. sputorum subsp. *sputorum*	Humanos, bovinos, ovinos, suínos	Abscessos; diarreia?	Enterite necrótica no suíno, diarreia em cães
C. lari susp. *lari* *C. lari* susp. *concheus* *C. armoricus*	Gaivotas, outras aves, cães, gatos Mariscos Mariscos, água	Enterite, septicemia Enterite Enterite	Não conhecida ainda Não conhecida ainda
C. jejuni subsp. *doylei*	Humanos (com e sem diarreia),cães e galinhas	Enterite, septicemia, gastrite	Não conhecida ainda
C. jejuni subsp. *jejuni*	Aves e mamíferos	Gastroenterite, septicemia, síndrome de Guillai-Barré	Enterite em cães e gatos jovens, aborto em ovinos
C. coli	Aves e mamíferos	Gastroenterite, septicemia	Enterite em cães e gatos jovens, aborto em ovinos
C. curvus	Humanos	Infecção da cavidade oral, enterite, septicemia, peritonite	Não conhecida ainda
C. gracilis	Humanos	Infecção gengival, infecções de vísceras, cabeça e pescoço, abscessos, empiemas	Não conhecida ainda
C. showae	Humanos	Placa dentária, infecção de canais dentários	Não conhecida ainda
C. insulaenigre	Mamíferos marinhos (pinípedos)	Diarreia	Não conhecida ainda

Fonte: Desenvolvido pela autoria.

"Gastric *Campylobacter* like organisms type 2" (GCLO-2), por ter sido isolada do epitélio gástrico. Trata-se de bacilos Gram-negativos curvos que apresentam um único flagelo em uma ou as duas extremidades. São microaerófilos, desenvolvendo-se lentamente entre 35 °C e 37 °C, sua temperatura ótima de crescimento. Algumas amostras podem proliferar pobremente a 30 °C ou 42 °C. A espécie pode ser facilmente diferenciada de *C. jejuni* subsp. *jejuni* pela sua incapacidade de se desenvolver a 42 °C e de reduzir os nitratos a nitritos.

Essa espécie, considerada um patógeno emergente, tem sido isolada em baixa frequência do epitélio da região do antro gástrico em pacientes com úlcera gástrica e gastrite crônica ativa, como também das fezes de crianças com diarreia e de casos de bacteremia.

A importância clínica, bem como sua frequência de isolamento, seus mecanismos de patogenicidade e suas características epidemiológicas não estão, ainda, bem estabelecidos.

Campylobacter jejuni subsp. *jejuni*

Em 1970, ficou definitivamente estabelecida a participação dessa bactéria zoonótica como mais um agente de infecção intestinal, apresentando a maior frequência de isolamento dentro das espécies do gênero. Entre as espécies zoonóticas, nos países industrializados, *C. jejuni* é responsável por mais do 80% das infecções por campilobactérias gastrointestinais humanas, seguida por *C. coli* (8,4%) e, em menor proporção, *C. lari* e *C. upsaliensis*. Nos países em desenvolvimento, especialmente os da América Latina, *C. jejuni* também apresenta a maior taxa de isolamento, mas a de *C. coli* atinge 20% a 25%. Possivelmente, por sua maior frequência de isolamento, a maioria dos autores refere-se à *C. jejuni* subsp. *jejuni* como *C. jejuni*. Essa última denominação será utilizada neste capítulo.

A bactéria é facilmente identificada pelos seguintes fatores: forma; características da colônia que, sendo mais bem aplanada, tem a tendência de invadir pela estria de inoculação, fenômeno conhecido como *swimming* (Figura 47.3); capacidade de crescer a 42 °C; resistência a certos antibióticos; e determinadas propriedades bioquímicas. Essa capacidade de crescer a 42 °C é apresentada igualmente pelas espécies *C. coli*, *C. lari*, *C. upsaliensis* e *C. helveticus*, razão pela qual são conhecidas também, em conjunto, como as espécies termotolerantes do gênero *Campylobacter*. A faixa de temperatura de crescimento para *C. jejuni* flutua entre 37 °C e 42 °C. Essa bactéria não prolifera a temperaturas menores de 32 °C e a maiores de 45 °C.

Fatores de virulência e patogênese

C. jejuni é uma bactéria enteropatogênica que eventualmente invade a circulação, causando infecção em diferentes órgãos. Porém, isso ocorre só nos primeiros estágios da doença já que, sendo sensível ao poder bactericida do soro humano, rapidamente é eliminada da circulação. A infecção intestinal localiza-se nos intestinos delgado e grosso, aos a bactéria adere e onde se prolifera.

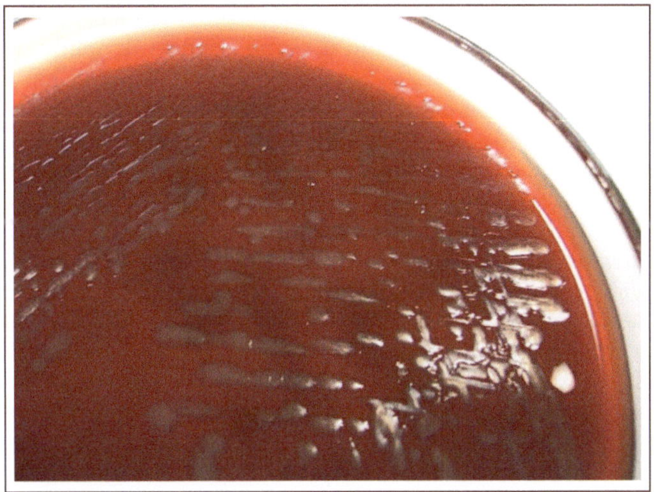

Figura 47.3 – *Colônias de* Campylobacter jejuni *mostrando o fenômeno de* swimming.

Fonte: Fotografia do acervo pessioal do Dr. Heriberto Fernández, Instituto de Microbiología Clínica, Universidad Austral de Chile.

Os três principais mecanismos de produção de doenças das espécies de *Campylobacter* que causam gastroenterite são: adesão; invasão; e produção de toxinas. São reconhecidos como fatores de virulência alguns componentes estruturais bem como produtos metabólicos da bactéria. O passo inicial para que possa ocorrer a infecção é a adesão.

Adesão e invasão intestinal

C. jejuni não tem fímbrias, porém tem se demonstrado que elementos estruturais como o flagelo, algumas proteínas de membrana externa e o lipopolissacarídeo (LPS) atuam como adesinas que permitem a adesão da bactéria à célula epitelial e ao muco intestinal. A forma curva-espiralada e o movimento típico do *Campylobacter* sobre seu próprio eixo descrito como em "saca-rolha" e a atração quimiotática que exerce o muco intestinal sobre a bactéria facilitam o contato desta com o epitélio do intestino. A adesão pode ser inibida, experimentalmente, por anticorpos específicos antiflagelos e, naturalmente, pelo colostro.

Em alguns pacientes, a doença ocorre como uma diarreia exsudativa, com presença de leucócitos nas fezes, não deixando dúvida de que *C. jejuni* invade a mucosa intestinal, determinando, também, ulceração e diarreia mucossanguinolenta. Experimentalmente, tem se demonstrado a capacidade da bactéria de invadir a mucosa intestinal de pintos e também células HeLa, Hep-2, CaCo-2 e outras linhagens celulares.

A capacidade do *C. jejuni* para invadir a célula hospedeira é um mecanismo patogênico que envolve tanto fatores bacterianos como fatores próprios da célula hospedeira. A inflamação e a bacteremia produzidas por essas bactérias sugerem que a invasão celular seja um importante fator de patogenicidade. Embora os mecanismos pelos quais *C. jejuni* invade as células epiteliais não estejam, ainda, totalmente definidos, processos dependentes de microfilamentos de actina e outros que envolvem a formação de microtúbulos seriam responsáveis pela internalização. Também, certas proteínas sintetizadas pelo *C. jejuni*, depois de entrarem em contato com células eucarióticas, poderiam facilitar a internalização da bactéria. Assim, vários estudos têm revelado que tanto a adesão como a invasão são dependentes de múltiplos fatores que envolvem a motilidade, a quimiotaxia, a colonização, a aquisição de ferro e a elaboração de toxinas. Em vários estudos, têm sido identificados genes associados à aderência e à invasão. Vários genes ortólogos (*cheA, cheW, cheV, cheY, cheR* e *cheB*) associados à cascata quimiotáctica bem como os genes *flaA, ciaB, cadF, jlpA, peb1A, porA* e *pldA* codificam proteínas envolvidas na adesão e na capacidade invasiva de *C. jejuni*. O gene *flaA*, que codifica flagelina, é necessário para a adesão e invasão epitelial. O gene *ciaB* codifica uma proteína envolvida na invasão celular, enquanto *cadF* codifica uma proteína que, interagindo com a fibronectina da matriz extracelular da célula do hospedeiro, participa na colonização da superfície celular. O gene *pldA* está relacionado à invasão celular e codifica uma proteína envolvida na síntese de fosfolipase da membrana externa, O gene *jlpA* codifica a proteína FlpA de 46-kDa, a qual está envolvida no processo de adesão. O gene *peb1A* codifica a proteína PEB1 de 28-kDa envolvida na adesão e na colonização epitelial, mas seu mecanismo de ação não está ainda estabelecido. O gene *porA* codifica a proteína MOMP, conhecida também como "proteína PorA", a qual contribui para adesão celular de *Campylobacter*, embora seu papel mais importante pareça ser o transporte de nutrientes e de moléculas de pequeno tamanho.

Alguns plasmídeos, como o pVir, têm sido associados à patogenicidade. Tem sido demonstrado que esse plasmídeo codifica para um sistema de secreção tipo IV, o qual participaria nos processos de adesão e invasão, na exportação de DNA, conjugação bacteriana e secreção de proteínas. As cepas de *C. jejuni* portadoras do plasmídeo pVir apresentam capacidade de adesão e invasão *in vitro* e de aumentar a virulência *in vivo*. Também foi descrito em cepas de *C. jejuni* um sistema de secreção do tipo VI, codificado por genes cromossômicos ou por plasmídeos, que pode estar associado à capacidade de adesão e de invasão e à resistência a sais biliares e ao estresse oxidativo.

Toxinas

A literatura relata que, em muitos pacientes com infecção intestinal por *C. jejuni*, observa-se que a manifestação principal é diarreia aquosa, semelhante à causada por bactérias enterotoxigênicas. Além disso, vários estudos experimentais realizados em culturas celulares e em animais têm demonstrado que *C. jejuni* poderia produzir efeitos semelhantes àqueles observados em bactérias produtoras de enterotoxinas, inclusive com aumento de AMPc. Porém, até hoje não foi demonstrada a presença em *C. jejuni* de genes homólogos (*tox*) capazes de codificar para esse tipo de toxina. Além disso, do fato de a membrana externa PorA, de 53 kDa, reagir com anticorpos antitoxina colérica poderia se concluir erroneamente que *C. jejuni* produziria uma toxina funcional semelhante à toxina colérica, gerando um ponto de discussão ainda não definido.

Atualmente, os únicos genes associados à toxigenicidade são os da citotoxina CDT (do inglês, *cytoletal distending toxin*), uma holotoxina codificada pelos genes *cdtA, cdtB* e *cdtC*. A atividade dessa citotoxina ocorre por meio do bloqueio do ciclo celular em que as proteínas CdtA e CdtC, funcionando como subunidades diméricas, transportam a proteína CdtB ao interior da célula hospedeira. Uma vez dentro da célula, a proteína CdtB ingressa no núcleo onde expressa uma atividade semelhante à DNAse-I, resultando em cortes na fita dupla do DNA. As células eucarióticas respondem aos cortes no DNA, bloqueando a fase G2/M da divisão celular, inibindo a divisão mitótica e induzindo uma distensão citoplasmática que causa a morte da célula. A CDT também está envolvida na indução de apoptose e na reação inflamatória por produção de interleucina 8 (IL-8) com recrutamento de macrófagos e neutrófilos para o local da infecção, produzindo infiltração de células imunológicas no tecido infectado, o que é uma característica histopatológica típica da campilobacteriose. Como a CDT tem propriedades imunogênicas, gera anticorpos neutralizantes no ser humano e, em culturas celulares (HeLa, HEp-2, VERO, Caco-2), produz aumento do tamanho da célula (distensão) e morte celular.

Resposta imunológica

A infecção por *Campylobacter* se acompanha, na maioria das vezes, de aumento de títulos séricos de IgA, IgM e IgG. As primeiras a aparecerem, aproximadamente no 6º dia, são a IgA e a IgM. A IgG aparece em torno do 12º dia. Esses anticorpos atingem os níveis mais altos por volta da 3ª semana. A primeira a desaparecer, em torno da 4ª ou 5ª semana, é a IgA; em seguida, a IgM, a qual é detectável por 3 meses aproximadamente e, finalmente, a IgG que pode ser encontrada no soro depois de 3 a 6 meses de instalada a infecção. Por essa razão, a detecção de IgA específica em uma única amostra de soro é útil para estabelecer infecção recente. Porém, para pesquisas sorológicas mais apuradas, as duas primeiras imunoglobulinas específicas devem ser estudadas em, pelo menos, duas amostras de soro, uma na fase aguda e a outra, entre 2 e 3 semanas depois. Isso é importante para poder diagnosticar a participação de *Campylobacter* nos casos de Guillain-Barré.

Há evidências de que esses anticorpos podem determinar um período de excreção mais curto, bem como de que podem impedir o aparecimento de manifestações clínicas em muitos portadores da bactéria. Em países em desenvolvimento, onde o contato com a bactéria é precoce e as oportunidades de infecção e reinfecção são maiores, encontram-se altos títulos de Ig em pessoas normais, portadoras de *Campylobacter*. Por um lado, a importância do efeito protetor da imunidade adaptativa é demonstrada no fato de pacientes com hipo ou agamaglobulinemia serem mais suscetíveis a sofrer infecção por *C. jejuni*. Por outro lado, sabe-se que *C. jejuni* e *C. coli* são sensíveis ao efeito bactericida do soro e que mães imunes secretam, no leite, IgA específica para *Campylobacter*, conferindo proteção parcial ao recém-nascido.

Existe evidência que *C. jejuni* modula a expressão gênica das β-defensinas hBD-2 e hBD-3, peptídeos reconhecidos como potentes agentes bactericidas que, no caso da infecção por *C. jejuni*, poderiam contribuir no seu caráter autolimitado.

Diagnóstico

O desenvolvimento de métodos e meios de cultura específicos e melhorados facilitou o isolamento de *Campylobacter*, permitindo confirmar a qualidade de patógenos entéricos humanos dessas bactérias e, ao mesmo tempo, determinar as bases do diagnóstico bacteriológico.

O diagnóstico bacteriológico é feito pelo isolamento e pela identificação do micro-organismo. O isolamento é feito por semeadura das fezes em ágar sangue contendo misturas antimicrobianas que suprimem o crescimento de outros germes da microbiota intestinal. Diferentes misturas podem ser utilizadas. Uma das mais utilizadas contém polimixina B, vancomicina, cefalotina e trimetoprim. Anfotericina B pode ser incluída com o objetivo de suprimir o crescimento de fungos contaminantes. As placas semeadas são incubadas em atmosfera de microaerofilia estrita (5% a 6% O_2) a 42 °C. O emprego de meios seletivos, incubados em temperatura e atmosfera desfavoráveis ao crescimento de bactérias da microbiota fecal, facilita bastante o isolamento dos *Campylobacter*. O emprego de meios líquidos de enriquecimento, também adicionados de mistura antibiótica, favorece o isolamento da bactéria, quando esta se encontra em pequena quantidade nas fezes. Em meios sólidos, formam colônias usualmente planas, de coloração acinzentada ou bem translúcidas com tendência de as colônias apresentarem crescimento confluente e invadindo ao longo da linha de semeadura.

A filtração direta de uma suspensão das fezes com um filtro esterilizante de 0,45 μm de diâmetro dos poros, colocado sobre a superfície de ágar sangue sem antibióticos e incubando em microaerofilia estrita a 37 °C, permite o isolamento tanto do *C. jejuni* como das outras espécies do gênero envolvidas em infecções humanas.

Embora a sobrevivência de *C. jejuni* nas fezes seja de 1 a 3 dias, recomenda-se o emprego de um meio de transporte quando a semeadura das fezes não pode ser feita logo em seguida à coleta. O meio de transporte Cary-Blair é o mais recomendado, mas também podem ser utilizados os meios de Stuart e de Amies.

O exame bacterioscópico das fezes costuma mostrar células típicas de *Campylobacter* bem como leucócitos em quantidades variáveis.

A identificação do *C. jejuni* e das outras espécies do gênero tem por base sua morfologia, características culturais e propriedades bioquímicas (Tabela 47.1). Algumas espécies como *C. jejuni* e *C. coli* podem ser identificadas por meio de aglutinação em lâmina, utilizando-se partículas de látex, sensibilizadas com anticorpos contra os tipos sorológicos mais frequentes.

Tabela 47.1
Provas de identificação de espécies do gênero *Campylobacter*

Prova	*C.fetus ssp. fetus*	*C.hyointestinalis*	*C.jejuni ssp. jejuni*	*C.jejuni ssp. doylei*	*C.coli*	*C.lari*	*C.upsaliensis*	*C.concisus*
Catalase	+	+	+	V	+	+	d/-	-
Redução NO_3	+	+	+	-	+	+	+	+
H_2S	-	+	+/-	-	-	+	-	+
Requerimento H_2	-	V	-	-	-	-	-	+
Hidrólise do:								
-hipurato	-	-	+	V	-	-	-	-
-indoxilacetato	-	-	+	+	+	-	+	-
Crescimento a:								
25 °C	+	+	-	-	-	-	-	-
30 °C	+	+	-	-	-	-	-	-
37 °C	+	+	+	+	+	+	+	+
42 °C	-	V	+	-	+	+	V	V
Sensível a:								
-ac. nalidíxico	R	R	S	S	S	R	R	R
-cefalotina	S	S	R	S	R	R	V	R

d: reação fraca; R: resistente; S: sensível; V: variável.
Fonte: Desenvolvida pela autoria.

A utilização de sondas genéticas e da técnica de reação em cadeira da polimerase (PCR, do inglês *polymerase chain reaction*) também tem sido proposta com essa finalidade. Tendo altas sensibilidade e especificidade, o PCR proporciona uma importante alternativa aos métodos bacteriológicos tradicionais para a detecção e a caracterização de várias espécies de *Campylobacter*.

Os anticorpos contra as estruturas da parede de *Campylobacter* têm sido empregados para construir métodos imunológicos (imunoensaios) para a detecção direta dessas bactérias desde amostras fecais, com ou sem enriquecimento prévio. Também existem *kits* imunológicos que utilizam esferas magnéticas cobertas com anticorpos para a pesquisa de *Campylobacter* em fezes e outras matrizes.

Multiplex PCR podem ser utilizados para confirmar a identidade dos isolamentos de *Campylobacter*, em especial das seis espécies de maior importância clínica como *C. jejuni*, *C. coli*, *C. lari*, *C. upsaliensis*, *C. fetus* subsp. *fetus* e *C. hyointestinalis*. As vantagens dos multiplex PCR sobre os métodos bacteriológicos tradicionais incluem rapidez, facilidade de emprego e altas sensibilidade e especificidade. Por sua vez, os métodos tradicionais têm um custo menor e permitem dispor da bactéria isolada para realização de outros testes como a determinação da suscetibilidade antibiótica, por exemplo.

Nos últimos anos, tem sido introduzido o método molecular comercial conhecido como "FilmArray® GI Panel". É um teste de diagnóstico qualitativo com base em PCR multiplex que permite detectar de forma simultânea, diretamente de uma amostra fecal, sequências específicas de ácidos nucleicos de 22 enteropatógenos, incluindo *Campylobacter*. Embora seja um método simples, rápido, abrangente e de fácil execução, seu uso rotineiro se vê dificultado pelo custo relativamente alto dos testes.

Identificação sorológica e molecular

Atualmente são utilizados dois esquemas de classificação sorológica para subdividir *C. jejuni* em sorogrupos. Um deles, o esquema de Penner, baseia-se na composição dos antígenos somáticos termoestáveis (antígenos O). O outro é o esquema de Lior, com base na composição dos antígenos flagelares termolábeis. Esse último esquema tem sido o mais aceito e permite reconhecer mais de cem sorogrupos nas espécies termotolerantes. Deles, mais de 60 correspondem a *C. jejuni* e em torno de 90% das amostras isoladas do homem e de animais pertencem aos 25 primeiros sorogrupos dessa espécie. Esse esquema também é aplicado na classificação sorológica de *C. coli* e *C. lari*. A classificação sorológica dessas espécies é apenas de interesse epidemiológico.

Atualmente, com o propósito de subtipificar as cepas isoladas, especialmente com fins epidemiológicos, utiliza-se a genotipagem, empregando-se vários métodos moleculares. Entre os métodos mais utilizados, estão a electroforese de campo pulsado (PFGE, do inglês *pulse field gel electropho resis*), tipagem flagelar por amplificação por PCR do gene *flaA* typing (*flaA*), *enterobacterial repetitive intergenic consensus sequence* (ERIC-PCR), *amplified restriction fragmente length polymorphismanalysis* (AFLP), *random amplified polymorphic DNA* (RAPD-PCR) e o *multilocus sequence typing* (MLST). Esse último está disponível para várias espécies de *Campylobacter* e pode ser acessado no *pub* MLST *website* (http://pubmlst.org/campylobacter/). Mais recentemente, o sequenciamento de genoma inteiro (WGS, do inglês *whole genome sequencin*) tem sido aplicado e validado na vigilância do *Campylobacter* bem como na identificação de outras características dessas bactérias como sua diversidade genética, fatores de virulência e determinantes da resistência antimicrobiana.

Epidemiologia e características clínicas da doença

C. jejuni é uma bactéria muito ubiquitária, sendo encontrado na água, nos alimentos – especialmente de origem animal – e nos intestinos de seres humanos e da maioria dos animais domésticos e de vida livre. Em ambientes aquáticos, pode estabelecer endosimbiose com amebas de vida livre (*Acanthamoeba* sp.) sobrevivendo por vários dias no interior do protozoário, o qual pode ser mais um elemento transmissor da bactéria, bem como protetor dos efeitos ambientais negativos.

Campylobacter tem a capacidade de formar biofilmes, que são conjuntos de células microbianas ligadas a superfícies bióticas ou abióticas, envolvidas em uma matriz extracelular que reduz significativamente a suscetibilidade a agentes antimicrobianos bem como aos fatores ambientais adversos, favorecendo sua persistência ambiental.

O ser humano adquire a infecção por via orofecal pela ingestão de água e alimentos contaminados, ou pelo contato com animais e portadores. Segundo a European Food Safety Authority (EFSA), parte importante dos surtos ocorridos na Europa foi transmitida por alimentos, sendo a carne de frango a fonte de infecção mais comum. *Campylobacter* pode produzir diarreia do viajante em pessoas que visitam áreas tropicais ou países onde a bactéria é hiperendêmica.

O período de incubação varia de 1 a 7 dias e, no período prodrômico, o paciente apresenta cefaleia, febre, mialgias e dor abdominal. Normalmente, apresenta-se como uma diarreia aguda, que pode variar de leve a grave, mas sempre é autolimitada, com uma duração máxima de 1 semana. Observa-se a presença de sangue nas fezes em aproximadamente 15% dos pacientes. Quando a infecção é produzida por cepas portadoras do plasmídeo *pVir*, a diarreia é mais grave, com presença de sangue e leucócitos. A excreção fecal das bactérias pode ocorrer durante várias semanas após a recuperação. Recaídas podem ocorrer em 5% a 10% dos pacientes.

Em alguns casos, pode associar-se com apendicite, megacólon tóxico, colecistite e outras complicações. Também pode ocorrer infecção neonatal, a qual é adquirida da mãe portadora durante o parto. Igualmente, pode apresentar sequelas pós-infecciosas como são a artrite infecciosa reativa e a síndrome de Guillain-Barré e sua variedade oftalmológica, a síndrome de Miller Fisher. A artrite se apresenta em por volta de 1% dos pacientes com diarreia por *Campylobacter* e é um fator de risco nas pessoas portadoras do antígeno HLA B27. A síndrome de Guillain-Barré é uma patologia autoimune que corresponde a uma polineuropatia inflamatória demielinizante que se apresenta com uma frequência de um caso/mil pessoas e, nos Estados Unidos, por volta de 40% dos casos com a síndrome de Guillain-Barré apresentaram previamente infecção por *C. jejuni/coli*. Essa síndrome está associada mais frequentemente com os sorotipos O:19 e O:41 de Penner, em razão de os glicolipídeos do LPS serem muito semelhantes ao gangliosídeo GM1, produzindo-se reações cruzadas com as estruturas neuronais. Os sorotipos Z2 e Z5 também têm sido associados a essa síndrome.

A diarreia por *Campylobacter* ocorre em qualquer idade, mas é predominante nos primeiros 5 anos de vida. Nos países industrializados, *C. jejuni* é a principal causa de diarreia e é muito mais baixa a frequência de portadores assintomáticos. Na América do Sul e em países de condições socioeconômicas semelhantes, a bactéria é encontrada em 10% a 35% das crianças, sejam saudáveis, sejam diarreicas. A elevada taxa de portadores assintomáticos parece estar relacionada à presença de anticorpos séricos que surgem em consequência de infecções repetidas, o que parece ser muito frequente em indivíduos que vivem em condições higiênicas insatisfatórias ou que, por razões laborais, mantêm estreito contato com animais ou outras fontes de infecção. Há maior incidência de infecção por *Campylobacter* em pacientes com HIV-aids, com episódios recorrentes de enterite e bacteremia.

Nos países de clima temperado, observa-se sazonalidade com predomínio da infecção no final da primavera e no verão.

Tratamento

As infecções intestinais por Campylobacter, em geral, são autolimitadas e curam espontaneamente, dispensando, assim, o uso de antimicrobianos. Entretanto, quando a terapêutica for indicada, o antibiótico de escolha é a eritromicina ou outro macrolideo relacionado como a azitromicina ou a claritromicina, especialmente em crianças. Para adultos, recomendam-se também fluoroquinolonas como a ciprofloxacina ou a levofloxacina.

A terapia antimicrobiana está recomendada quando os pacientes apresentam uma ou mais das seguintes características clínicas:

- Febre.
- Diarreia com sangue.
- Mais que oito evacuações em 24 horas.
- Sintomas persistindo por mais de 1 semana.
- Bacteremia.
- Paciente imunocomprometido.
- Infecção durante a gravidez.

Porém, como em muitas regiões tem se demonstrado a existência de amostras resistentes à eritromicina bem como um explosivo aparecimento de amostras altamente resistentes a fluoroquinolonas e a outros antimicrobianos com o isolamento cada vez mais frequente de amostras multirresistentes, é conveniente determinar, previamente, a sensibilidade da amostra isolada. Tem se demonstrado que cepas multirresistentes transportam um plasmídeo transferível que codifica o gene *cfr(C)*, responsável pela multirresistência.

Nas infecções sistêmicas, além da ciprofloxacina, são utilizados aminoglicosídeos, especialmente gentamicina ou, então, cloranfenicol, ampicilina ou tetraciclina como agentes terapêuticos. Amostras resistentes a cloranfenicol, ampicilina e tetraciclina têm sido isoladas em diferentes países do mundo.

A resistência à eritromicina observada em algumas amostras pode ser de alto nível (HLD, do inglês *high level resistance*) ou de baixo nível (LLR, do inglês *low level resistance*), é codificada no cromossomo bacteriano e os mecanismos que a originam ainda não estão totalmente definidos. A resistência à tetraciclina e ao cloranfenicol é de origem plasmideal, enquanto a resistência à ampicilina resulta da produção de uma ß-lactamase codificada no cromossomo. A resistência à ciprofloxacina advém de mutações na DNA-girase A, produzindo resistência cruzada com outras quinolonas. O sistema de efluxo CmeABC tem sido considerado mais um mecanismo de resistência de Campylobacter às fluorquinolonas. A bomba de efluxo CmeABC é codificada pelos genes *cmeA*, *cmeB* e *cmeC* e o sistema é ativo e frequente em cepas resistentes a quinolonas.

Campylobacter coli

Essa espécie é praticamente idêntica à espécie *C. jejuni*, sendo essa a razão de muitos autores usarem o termo *C. jejuni/coli*. A separação fenotípica das duas espécies tem por base apenas o teste de hidrólise do hipurato, que é positivo para o *C. jejuni* e negativo para *C. coli*. Não são conhecidas grandes diferenças entre as duas espécies em relação à patogenicidade, à composição antigênica e às características epidemiológicas relacionadas com os mecanismos de transmissão e sua distribuição em animais. Porém, frente aos antibióticos, apresenta maior resistência que *C. jejuni*, especialmente aos macrolídeos. Embora seja isolada de diferentes espécies animais, *C. coli* reconhece os porcos como seu principal reservatório natural. Nos países desenvolvidos, *C. coli* é responsável por 3% a 10% dos casos de diarreia produzidos pelas espécies termotolerantes do gênero. Nos países em desenvolvimento, essa frequência pode atingir até 25%.

Embora os suínos sejam seu reservatório natural, utilizando-se MLST, foi demonstrado que a maior frequência dos casos humanos produzidos por *C. coli* é de cepas de origem aviária (49,6%) e cepas ambientais (20,9%). Em menor proporção, estão as cepas de origem bovina (9,8%) e suína (3,2%).

Diferentes estudos destacam a importância de *C. coli* como um problema emergente em Saúde Pública em decorrência de sua maior resistência aos antibióticos com a aparição de cepas multirresistentes. Os genes marcadores de resistência aos antibióticos mais comumente descritos em *C. coli* são *tetO* (tetraciclina), *ermB* (eritromicina), *gyrA* (quinolonas), bla_{OXA} ampicilina), *aph(3')-IIIa* (aminoglucósidos), *aadE-Cc* (estreptomicina) e *cmeB* (bomba de efluxo). Sua alta resistência antimicrobiana faz necessário estabelecer, nos laboratórios, a vigilância epidemiológica da resistência, tanto em cepas de origem clínica como daquelas isoladas de animais, do meio ambiente e dos alimentos.

■ *Campylobacter lari*

As amostras dessa espécie foram inicialmente denominadas *nalidixic acid resistant thermophilic Campylobacter* (NARTC), sendo reconhecida depois como *C. laridis* e, atualmente, como *C. lari*. É agente de diarreia e septicemia no ser humano. Os casos de septicemia se apresentam mais frequentemente em pacientes com doenças subjacentes, porém também têm sido descritos casos em pacientes imunocompetentes. Embora sua frequência de isolamento seja menor que a de *C. coli*, essa bactéria tem estado envolvida em importantes surtos de diarreia produzidos pela ingestão de água contaminada. Os reservatórios mais importantes dessa espécie são as aves marinhas, principalmente as gaivotas, mas também pode ser isolada de outros animais, de mariscos, amostras ambientais, inclusive de carne de frango.

Atualmente, a espécie tem duas subespécies: *C. lari* subsp. *concheus* – isolada de fezes humanas e de mariscos –; e *C. lari* subsp. *lari*, isolada de casos de diarreia humana e de bacteremia, bem como do intestino de cavalos e fezes de aves de vida livre, cães e frangos.

C. lari está filogeneticamente muito relacionada com es espécies *C. insulaenigrae, C. volucris, C. subantarcticus, C. peloridis, C. armoricus* e *C. ornithocola*, as quais formam o "clade" conhecido como "*C. lari* group". Algumas dessas espécies, como *C. insulaenigrae* e *C. armoricus*, têm sido isoladas de casos de diarreia em humano.

■ *Campylobacter fetus* subsp. *fetus*

Essa é a espécie tipo do gênero e é isolada de várias espécies animais. Consegue produzir aborto epizoótico no gado ovino e esporádico nos bovinos. Para o ser humano, é considerada patógeno oportunista pela sua capacidade de produzir infecção em indivíduos imunodeprimidos. Sua participação como agente de diarreia é escassa, sendo mais importante como agente de infecções sistêmicas. A apresentação clínica mais frequente é a septicemia, a qual cursa com febre prolongada e irregular e hemoculturas positivas. Às vezes, pode se apresentar como simples bacteremia. Em pacientes com patologia valvular prévia, pode haver afecção cardíaca secundária, embora também possam ocorrer casos de endocardite aguda primaria. *C. fetus* subsp. *fetus* pode produzir meningite purulenta ou meningoencefalite, frequentemente associadas à bacteremia, tanto em crianças como em adultos. Excepcionalmente, pode participar em infecções supurativas localizadas, como artrite, pleurite ou abscessos subcutâneos. O tropismo dessa espécie pelo sistema reticuloendotelial parece estar relacionado com sua microcápsula ou S layer, a qual lhe confere resistência à fagocitose e ao poder bactericida do soro, sendo considerada um fator de patogenicidade desta bactéria.

A transmissão zoonótica é a rota de infecção mais amplamente aceita para o ser humano. Porém, a recente identificação de transmissão inter-humana entre homossexuais reforça a hipótese de que *C. fetus* subsp. *fetus* se comporta como patógeno zoonótico e como patobionte residente da microbiota intestinal.

Em geral, com tratamento antimicrobiano apropriado, o prognóstico das infecções sistêmicas é favorável. *C. fetus* subsp. *fetus* é suscetível *in vitro* a numerosos antimicrobianos, incluindo ampicilina, gentamicina, cefalosporinas de 3ª geração e carbapenémicos.

Contrariamente às espécies termotolerantes, salvo raras exceções, as amostras de *C. fetus* subsp. *fetus* não são capazes de proliferar a 42 °C, devendo ser cultivadas a 37 °C. Também podem crescer a 26 °C, característica que é utilizada para sua identificação.

■ *Campylobacter hyointestinalis*

Esta bactéria, muito relacionada com *C. fetus* subsp. *fetus*, foi isolada originalmente de porcos com ileíte proliferativa. Foi isolada também do conteúdo intestinal de bovinos, renas, ovinos, cães, hamsters e primatas. É uma espécie considerada patógeno emergente de transmissão zoonótica e alimentar pelo consumo de alimentos contaminados como o leite cru. Tem sido encontrada em associação com diarreia e proctite em homossexuais e, em casos de diarreia, tanto em crianças como em adultos imunocompetentes e imunodeprimidos. Em cepas isoladas de suínos com enteropatia proliferativa, foi encontrada uma citotoxina cuja participação nas infecções humanas ainda não foi demonstrada.

Atualmente, em *C. hyointestinais*, são reconhecidas duas subespécies: *C. hointestinalis* subsp. *lawsonii*, praticamente restrita a suínos; e *C. hipointestinalis* subsp. *Hiointestinalis*, encontrada em uma série mais ampla de hospedeiros.

■ *Campylobacter upsaliensis*

Amostras dessa espécie foram isoladas inicialmente, em 1983, de cães com e sem diarreia, apresentando como principais características fenotípicas uma fraca ou nula produção de catalase e a capacidade de crescer a 37 °C e 42 °C, mas não a 26 °C. Pelo fato de se desenvolver a 42 °C, é considerada como mais uma espécie termolerante do gênero. Filogeneticamente, está muito perto do *C. jejuni*. Por sua fraca ou nula atividade catalásica, essas bactérias ficaram conhecidas como CNW (do inglês, *catalase-negative or weakly positive group*). Além de ter sido isoladas de cães, também foram encontradas em gatos. Em seres humanos, têm sido encontradas produzindo diarreia aguda e crônica, assim como bacteremia em crianças e adultos imunocompetentes, bem como em indivíduos imunocomprometidos. Também foram associadas a aborto e, mais recentemente, a um caso de cisto hepático infectado. Foram isoladas em todos os continentes, sendo de transmissão zoonótica. Seus mecanismos de patogenicidade ainda não são totalmente identificados, embora a capacidade de adesão e invasão a células de origem endotelial e epitelial e a produção de CDT estejam demonstradas. O modelo experimental em larvas de *Galleria mellonella* demonstrou que *C. upsaliensis* apresenta um potencial patogênico menor que *C. jejuni*. Talvez essa menor patogenicidade dessa bactéria possa ser atribuída ao seu desaparecimento mais rápido da hemolinfa e sua incapacidade de sobreviver em hemócitos das larvas.

No tratamento das infecções por *C. upsaliensis*, foi utilizada inicialmente a eritromicina, mas como uma percentagem importante (4% a 18%) das amostras apresentaram resistência, utilizam-se ciprofloxacina, amoxicilina-ácido clavulânico ou cefotaxima. A frequência real de isolamento a partir de processos infecciosos dos seres humanos e sua distribuição ecológica, tanto em diferentes países como em animais, não são conhecidas, pois muitas amostras, além de crescerem lentamente, são sensíveis a alguns dos antibióticos incluídos nos meios seletivos para *Campylobacter*. A filtração de suspensões fecais através de membranas filtrantes de 0,45 µm é recomendada para seu isolamento. Muitos autores consideram que *C. upsaliensis* seja patógeno emergente que deve ser investigado, como patógeno primário e oportunista. O desenvolvimento da síndrome de Guillain-Barré e a síndrome urêmica hemolítica têm sido descritos como sequelas pós-infecção.

Sendo *C. upsaliensis* muito frequente em animais de estimação, é mais provável que a transmissão ao ser humano ocorra mais pelo contato com esses animais do que pelo consumo de alimentos contaminados.

C. upsaliensis apresenta certa resistência a fatores ambientais de estresse, conservando sua capacidade de crescimento por 4 dias a 25 °C e por 10 semanas a 4 °C sob condiciones de restrição de nutrientes; foi recuperado também após exposição à alta osmolaridade, a condições de desidratação e acidez por 9, 5, e 2 dias, respectivamente. Em fezes de cães, sobrevive por vários dias a 25 °C.

C. upsaliensis é uma bactéria emergente com potencial patogênico para o ser humano que, apesar de ter sido isolado há vários anos, ainda não é pesquisada rotineiramente em casos clínicos.

Campylobacter concisus

Até recentemente, essa bactéria tinha sido isolada só da cavidade oral de pacientes que apresentavam gengivite e enfermidade periodontal. Porém, também foi isolada das fezes de pacientes com gastroenterite, sendo considerada, hoje em dia, um patógeno intestinal emergente. Mais recentemente, passou a ser associada com doença intestinal crônica como enfermidade de Crohn, doença intestinal inflamatória e colite ulcerativa. O papel de *C. concisus* na patogenia das infecções periodontais e entéricas é desconhecido, sendo necessários estudos que permitam esclarecer os mecanismos envolvidos nesses processos patológicos. A bactéria tem um único flagelo polar, o qual seria um fator de virulência já que se tem observado que poderia estar envolvido na adesão e na invasão em células CACO-2. Essa bactéria também forma biofilme, uma interação bacteriana importante para sua sobrevida no hospedeiro. O flagelo está envolvido na formação do biofilme.

C. concisus é suscetível à tetraciclina, eritromicina, ciprofloxacina e aos macrólidos. A ciprofloxacina, juntamente com outros antibióticos, demonstrou eficácia no tratamento de casos de doença de Crohn.

Métodos acessíveis de isolamento e de identificação devem ser desenvolvidos, pois essa bactéria, além de microaerofilia estrita, precisa de H_2 para se proliferar. A introdução de métodos moleculares de diagnóstico tem permitido demonstrar sua presença em processos inflamatórios orais e intestinais. Porém, estudos adicionais são necessários para definir o seu papel e sua importância como patógeno humano.

Família *Arcobacteraceae*

Essa família pertence à ordem *Campylobacterales* e tem sua origem no antigo gênero Arcobacter, cujas espécies estiveram, inicialmente, incluídas no gênero *Campylobacter*, criando-se, em 1991, o gênero *Arcobacter* (do latim: *arcus*, "arco"; e do grego: *bacter*, "bactéria"), classificado na família Campylobacteraceae. Desde sua criação, o gênero *Arcobacter* experimenta uma grande expansão, chegando a abranger 34 espécies. Recentemente, o gênero sofreu uma reclassificação taxonômica, sendo dividido em seis gêneros.

Características gerais e constituição da família *Arcobacteraceae*

A reclassificação taxinómica desse grupo bacteriano permitiu sua divisão nos seguintes seis gêneros de ampla distribuição na natureza:

- **Arcobacter:** com uma única espécie *A. nitrofrigilis*, a qual é fixadora de nitrogênio e foi a primeira reportada. Sem importância patogênica para o ser humano.
- **Pseudarcobacter:** abrange seis espécies, nenhuma patogênica para o ser humano.
- **Halarcobacter:** abrange três espécies não patogênicas. Uma delas (*H. anaerophilus*) não foi validamente publicada.
- **Malaciobacter:** denominado inicialmente "*Malacobacter*", contempla seis espécies não patógenas para o ser humano; porém foi publicado um caso de bacteremia por *Malaciobacter mytili.*
- **Poseidonibacter:** formado por três espécies, nenhuma com capacidade patogênica.
- **Aliarcobacter:** inclui nove espécies, a maioria isolada de animais, e quatro ou cinco são zoonóticas com potencial patogênico para o ser humano. Essas espécies serão revisadas a seguir.

Morfologicamente, as espécies dessa família correspondem a bacilos Gram-negativos curvos, não esporulados, que, às vezes, podem se apresentar como bacilos retos. Móveis por flagelação polar monotríquia (Figura 47.4), são capazes de crescer sob condições de aerobiose e microaerofilia, com intervalos de temperatura variando de 15 °C a 37 °C, sendo a temperatura ótima de 26 °C a 30 °C.

A epidemiologia e a patogenicidade das espécies da família *Arcobacteraceae* em humanos e animais ainda não estão totalmente esclarecidas. Portanto, infecções associadas a essas bactérias, muitas vezes, são consideradas de baixo risco para a Saúde Pública, possivelmente em decorrência do subdiagnóstico ou da identificação errônea como *Campylobacter*, o que resulta em subestimação dos verdadeiros casos de infecção associada à família *Arcobacteraceae*.

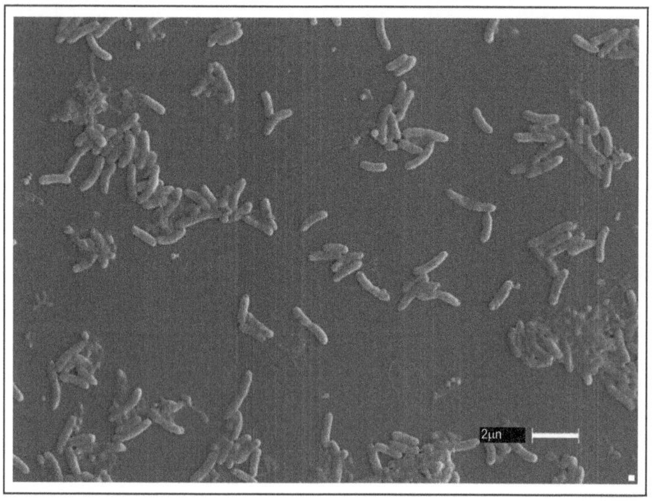

Figura 47.4 – *Microfotografia eletrônica de varredura mostrando morfologia típica de Aliarcobacter.*
Fonte: Fotografia do acervo pessoal do Dr. Heriberto Fernández, Instituto de Microbiología Clínica, Universidad Austral de Chile.

Amplamente distribuídos na natureza, essas espécies são prevalentes em ambientes aquáticos como águas marinhas, água doce, água subterrânea, águas residuais e reservatórios de água potável. Também estão presentes no trato intestinal de mamíferos e de aves domésticos e de vida livre, os quais são considerados fontes de contaminação da água. A contaminação hídrica pode ter um papel importante na transmissão dessas bactérias para humanos e animais.

Gênero *Aliarcobacter*

Ele é constituído de bacilos Gram-negativos curvos, em forma de S ou helicoidais, não esporulados, medindo 0,2 µm a 0,9 µm de largura e 1 µm a 3 µm de comprimento que conservam as características gerais da família. Algumas amostras podem, excepcionalmente, atingir tamanhos maiores (> 20 µm). São móveis por flagelação monotríquia. O isolamento primário dessas bactérias pode ser realizado em microaerofilia, porém, nas subculturas posteriores, podem crescer em condições de aerobiose. As espécies de *Aliarcobacter* não fermentam carboidratos, mas são redutoras de nitratos a nitritos.

Seus habitats são extremamente diversos. Algumas espécies são patogênicas para o ser humano e os animais. Podem ser encontradas nos órgãos reprodutivos e fetos abortados de várias espécies de mamíferos, bem como no intestino de animais e de seres humanos. Também podem ser isoladas do meio ambiente aquático. O gênero está composto por nove espécies, das quais, seis – *A. butzleri*, *A. cryaerophilus*, *A. skirrowii*, *A. thereius* e *A. lanthieri* – são reconhecidas como patógenos zoonóticos e emergentes, de relevância para animais e para o ser humano.

Aliarcobacter cryaerophilus

Essa é a espécie-tipo do gênero. As primeiras descrições dessa espécie foram feitas em 1985, sendo denominada *Campylobacter cryaerophila*, em razão sua capacidade de se proliferar em presença de oxigênio atmosférico e a temperaturas inferiores a 37 °C. Tem sido isolada de fetos abortados de porcinos, bovinos e equinos, bem como de amostras obtidas de lavagem prepucial de bovinos, de rins de cães e leite de vacas com mastite. Também é isolada das fezes de bovinos, porcos, primatas e aves sem sintomas. Foi a primeira espécie do gênero a ser isolada de seres humanos. Pode estabelecer associação com amebas de vida livre, ficando como endocitobionte por pelo menos 15 dias, situação que poderia favorecer sua sobrevida no meio ambiente e servir também como veículo de transmissão.

A. cryaerophilus tem sido isolada como único agente das fezes de pacientes com diarreia bem como de indivíduos assintomáticos que mantinham estreito contato com animais. Também tem sido isolada de casos de bacteremia. A transmissão ao ser humano verifica-se pela ingestão de alimentos ou água contaminada e pelo contato com animais. A importância clínica dessa bactéria ainda não foi totalmente estabelecida, embora a capacidade invasora e o efeito enterotóxico tenham sido descritos experimentalmente. Estudos em sobre as respectivas microbiologia, soroepidemiologia e apresentação clínica deverão estabelecer o papel etiológico de *A. cryaerophilus* na infecção humana.

Na América Latina, essa espécie tem sido isolada de diarreia humana, na Costa Rica; de diferentes animais, no Brasil e no Chile; e da água do Rio de la Plata, na Argentina.

Aliarcobacter butzleri

Essa espécie é a mais frequentemente isolada em todos os tipos de amostras estudadas, desde as clínicas até as de animais, passando pelas ambientais e as de alimentos. Foi descrita, em 1991, como *Campylobacter butzleri* e isolada de fezes diarreicas de animais e de seres humanos. É capaz de crescer em aerobiose entre 15 °C e 37 °C. Em ágar sangue, desenvolve colônias redondas, pequenas, não hemolíticas (Figura 47.5), representadas por bacilos Gram-negativos curvados (Figura 47.6). É a única espécie da família *Arcobacteraceae* que pode se proliferar em ágar MacConkey. *A. butzleri* foi isolada de fetos de bovinos e porcinos e de fezes de aves domésticas, de avestruz e outras aves de vida livre, primatas e pessoas com diarreia. Também foi isolada de diferentes tipos de água, carne e miúdos de ave e de mexilhões e de outros mariscos bivalves. Em seres humanos, também foi encontrada em hemoculturas, no conteúdo peritoneal de pacientes com apendicite aguda e em indivíduos acometidos pela diarreia do viajante. Embora tenha sido associada com várias entidades clínicas, seu verdadeiro papel patogênico em infecções humanas deve ainda ser estudado com maior profundidade. O mecanismo pelo qual *A. butzleri* produz a diarreia não está ainda bem elucidado. Capacidade de adesão; de invasão; de atividade citotóxica, citotônica; e de produção CDT tem sido descrita em amostras isoladas de reservatórios, de casos de diarreia e de alimentos de origem aviária. A adesão ao epitélio causa disfunção da barreira epitelial pela indução de mudanças nas proteínas de união estreita (*tight junction proteins*) induzindo, também, apoptose epitelial. O sequenciamento do genoma da cepa RM4018 de *A. butzleri* revelou que ela tem alguns determinantes de virulência homólogos aos de

C. jejuni, como os genes *cadF*, *flaA-flaB-flgH-motA*, *ciaB*, *cj1349*, *mviN*, *pldA* e *tlyA*. Vários desses genes estão associados `sa capacidade de *A. butzleri* de estabelecer o estado de endocitobionte em *Achantamoeba castellani*. O estado de endocitobionte dentro dessas amebas permite a sobrevivência do *A butzleri* por mais de 20 dias.

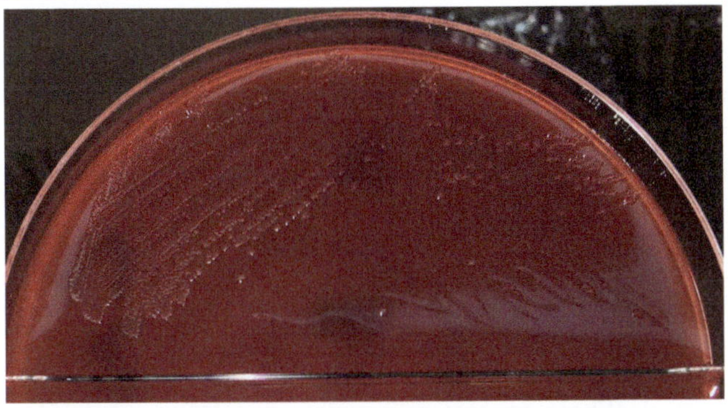

Figura 47.5 – *Colônias de* Aliarcobacter butzleri *em ágar sangue.*
Fonte: Fotografia do acervo pessoal do Dr. Heriberto Fernández, Instituto de Microbiología Clínica, Universidad Austral de Chile.

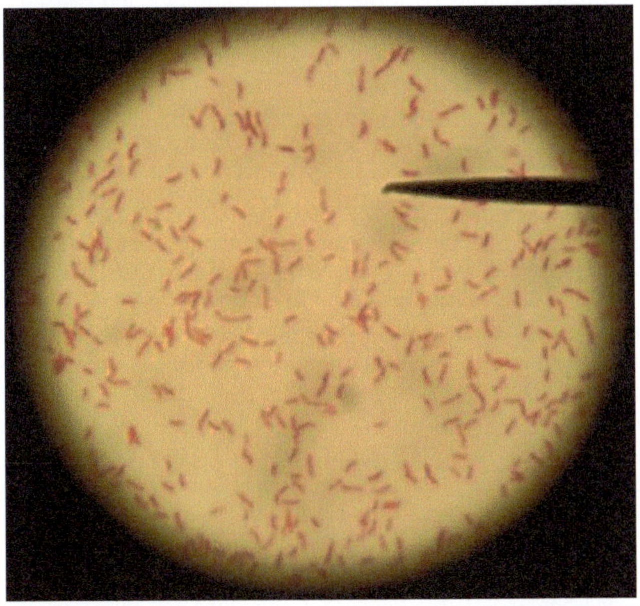

Figura 47.6 – *Coloração de Gram mostrando a morfologia típica de* Aliarcobacter butzleri.
Fonte: Fotografia do acervo pessoal do Dr. Heriberto Fernández, Instituto de Microbiología Clínica, Universidad Austral de Chile.

A. butzleri é considerada uma bactéria de transmissão zoonótica e alimentar, sendo o contato com animais e com fontes ambientais contaminadas bem como a ingestão de água e de alimentos de origem animal contaminados as principais fontes de infecção.

Até agora, não se conhecem bem todos os elementos nem a dinâmica de participação dos diferentes elos da cadeia epidemiológica na transmissão da bactéria. Da mesma forma, não foi claramente estabelecido o papel que desempenham as características do hospedeiro, incluindo idade, sexo e estado imunológico no desenvolvimento e na evolução da infecção. Embora exista clara evidência da crescente importância dessa bactéria na Saúde Pública, ainda é necessário desenvolver muitas pesquisas para esclarecer aqueles aspectos não esclarecidos da infecção por *A. butzleri*.

Na América Latina, essa espécie foi isolada de diversos animais, de amostras ambientais, de diversos alimentos, incluindo vegetais, em casos de diarreia crônica no Chile e diarreia aguda no Equador.

▪ *Aliarcobacter skirrowii*

Essa espécie foi descrita em 1992. Tem sido isolada do prepúcio de touros, de fetos abortados de bovinos, ovinos e porcinos como também de fezes diarreicas destes animais; também de diarreia em pessoas idosas e em crianças. Porém, é a espécie de *Aliarcobacter* que apresenta a menor frequência de isolamento e nunca foi isolada de bacteremia em seres humanos. Algumas amostras expressaram adesão e citotoxicidade *in vitro*, mas não têm sido descritas cepas com potencial de invasão. O significado clínica do *A. skirrowii* em animais e no homem bem como os fatores epidemiológicos envolvidos na sua transmissão ainda devem ser esclarecidos. Na América Latina, ainda foi isolada de casos de infecção em seres humanos.

▪ *Aliarcobacter thereius*

Essa espécie foi isolada inicialmente de tecidos de suínos abortados, de fezes de porcos e de patos e, mais recentemente, das fezes de pessoas com enterite. Tem capacidade para crescer e apresentar motilidade a 28 °C em condições aeróbicas e microaeróbicas, mas não a 37 °C e 42 °C. A estrutura genômica de *A. thereius* permite inferir que, à semelhança de *C. jejuni*, é capaz de expressar lipo-oligossacarídeos, importantes constituintes da membrana externa que podem ter participação como fatores de virulência e, também, em mecanismos de resistência antibiótica. Entre 80% e 100% das amostras isoladas são suscetíveis à eritromicina, ciprofloxacina, tetraciclina e gentamicina. Entre seis e oito genes associados à virulência descritos anteriormente em *A. butzleri* foram encontrados em *A. thereius*. Pesquisas são necessárias para elucidar o papel desses genes na potencial patogenicidade de *A. thereius*.

▪ *Aliarcobacter lanthieri*

Essa bactéria foi isolada de um paciente imunocompetente que apresentou distensão abdominal persistente e cólicas, sem diarreia ou febre. Na cultura de fezes, feita por filtração, foi isolado um micro-organismo semelhante ao *Campylobacter*, o qual foi definitivamente identificado como *A. lanthieri* mediante técnicas genômicas. O isolado foi catalases e oxidase-positivo, cresceu em microaerofilia a 28 °C e 37 °C, mas não a 42 °C e apresentou cinco genes de virulência, *cadF*, *ciaB*, *mviN*, *hecA iroE*, indicando um possível potencial dessa bactéria.

Embora cepas de *A. lanthieri* foram isoladas anteriormente de fezes humanas, o verdadeiro papel patogênico dessa bactéria deve ser esclarecido mediante estudos clínicos sistemáticos.

■ *Malaciobacter mytili*

Essa bactéria, pertencente à família Arcbacteraceae, foi inicialmente descrita, em 2009, como um bacilo Gram-negativo, ligeiramente curvado, francamente oxidase e catalase-positivo, associado com mexilhões e água salobra na Espanha, sendo denominado *Arcobacter mytili*. Posteriormente, foi reclassificado como *Malacobacter mytili*. Por motivos linguísticos, sua nomenclatura mudou para *Malaciobacter mytili*.

Até agora, em patologia clínica, só foi informado um caso de bacteremia por essa bactéria, caracterizada por ser um bacilo Gram-negativo ligeiramente curvado, capaz de crescer em ágar sangue a 35 °C e em microaerofilia. Nesse caso, o paciente apresentava fatores predisponentes como diabetes, cirrose hepática não alcoólica, além de ter múltiplas feridas nas mãos por manusear caranguejos vivos. Supõe-se que, nesse paciente, as feridas foram a porta de entrada de *M. mytili* já que o micro-organismo se encontra nesses crustáceos e no meio ambiente marinho, situação que também tem sido observada com outras bactérias de origem marinha como *Vibrio vulnificus*. Esse é um caso em que a bactéria se comportaria como patógeno oportunista.

Bibliografia recomendada

Barboza K, Cubillo Z, Castro E, Redondo-Solano M, Fernández H, Arias Echandi ML. First isolation report of Arcobacter cryaerophilus from a human diarrhea sample in Costa Rica. Rev Inst Med Trop São Paulo. 2017;59:e72.

Berman JJ. Chapter 3 Bacteria, Section 3.5 Epsilon Proteobacteria. In: Berman JJ. Taxonomic guide to infectious diseases: understanding the biologic classes of pathogenic organisms. 2. ed. Academic Press 2019;3:39-119.

Bojanic K, Acke E, Roe WD, Marshall JC, Cornelius AJ, Biggs PJ, et al. Comparison of the pathogenic potential of Campylobacter jejuni, C. upsaliensis and C. helveticus and imitations of using larvae of Galleria mellonella as an infection model. Pathogens. 2020;9:713.

Boukerb AM, Penny C, Serghine J, Walczak C, Cauchie HM, Miller WG, et al. Campylobacter armoricus sp. nov., a novel member of the Campylobacter lari group isolated from surface water and stools from humans with enteric infection. Int J Syst Evol Microbiol. 2019;69:3969-79.

Bravo V, Katz A, Porte L, Weitzel T, Varela C, Gonzalez-Escalona N, et al. Genomic analysis of the diversity, antimicrobial resistance and virulence potential of clinical Campylobacter jejuni and Campylobacter coli strains from Chile. PLoS Negl Trop Dis. 2021;15:e0009207.

Bulajić N, Miljković-Selimović B, Tambur Z, Kocić B, Kalevski K, Aleksić E. Prevalence of antimicrobial resistance in Campylobacter spp.: a review of the literature. Acta Microbiol Immunol Hung. 2022;69:13-17.

Cervantes-García E. Campylobacter: emergente o reemergente. Rev Mex Patol Clin Med Lab. 2020;67:142-9.

Chieffi D, Fanelli F, Fusco V. Arcobacter butzleri: up-to-date taxonomy, ecology, and pathogenicity of an emerging pathogen. Compr Rev Food Sci Food Saf. 2020;19:2071-109.

Collado L. Microbial diagnosis and epidemiological surveillance of campylobacteriosis in Chile: present state and further challenges. Rev Chilena Infectol. 2020;37:244-51.

Costa D, Iraola G. Pathogenomics of emerging Campylobacter species. Clin Microbiol Rev. 2019;32:e00072-18.

Duarte A, Seliwiorstow T, Miller MG, De Zutter L, Uyttendaele M, Dierick K, et al. Discriminative power of Campylobacter phenotypic and genotypic typing methods. J Microbiol Meth. 2016;125:33-9.

Elmi A, Nasher F, Dorrell N, Wren B, Gundogdu O. Revisiting Campylobacter jejuni virulence and fitness factors: role in sensing, adapting, and competing. Front Cell Infect Microbiol. 2021;10:607704.

Elmonir W, Vetchapitak T, Amano T, Taniguchi T, Misawa N. Survival capability of Campylobacter upsaliensis under environmental stresses. BMC Res Notes. 2022;15:47.

Fernández H, Ochoa S, Simaluiza J. Bases metodológicas para el diagnóstico bacteriológico de las infecciones por Campylobacter. Editorial Copygraph Ltda. Chile. 2016;113. ISBN: 978-956-7119-79-0.

Fernández H. Campylobacter y campylobacteriosis: una mirada desde América del Sur. Rev Peru Med Exp Salud Publica. 2011;28:121-7.

Golz JC, Epping L, Knüver MT, Borowiak M, Hartkopf F, Deneke C, et al. Whole genome sequencing reveals extended natural transformation in Campylobacter impacting diagnostics and the pathogens adaptive potential. Scientific Reports. 2020;10:3686.

Gomes CN, Frazão MR, Passaglia J, Duque SS, Cazentini Medeiros MI, Falcão JP. Molecular epidemiology and resistance profile of Campylobacter jejuni and Campylobacter coli strains isolated from different sources in Brazil. Microb Drug Res. 2020;26:1516-25.

Harrison L, Mukherjee S, Hsu C-H, Young S, Strain E, Zhang Q, et al. Core genome MLST for source attribution of Campylobacter coli. Front Microbiol. 2021;12:703890.

Huang H, Grenier C, Fahey J. Development and improvement of a colony blot immunoassay for the detection of thermotolerant Campylobacter species, Pages 209-44, In: Pavia CS, Gurtler V. (Eds) Immunological Methods in Microbiology. 2020;47:2-394.

Kerkhof PJ, Van den Abeele AM, Strubbe B, Vogelaers D, Vandamme P, Houf K. Diagnostic approach for detection and identification of emerging enteric pathogens revisited: the (Ali) arcobacter lanthieri case. New Microbes New Infect. 2020;39:100829.

Khan IUH, Becker A, Cloutier M, Plötz M, Lapen DR, Wilkes G, et al. Loop-mediated isothermal amplification: development, validation and application of simple and rapid assays for quantitative detection of species of Arcobacteraceae family- and species-specific Aliarcobacter faecis and Aliarcobacter lanthieri. J Appl Microbiol. 2020;131:288-99.

Kienesberger S, Pérez-Pérez G. Campylobacter. In: Morris JG, Vugia DJ (eds.). Foodborne infections and intoxications. 5. ed. London: Academic Press, 2021.

Liu F, Ma R, Wang Y, Zhang L. The clinical importance of Campylobacter concisus and other human hosted Campylobacter species. Front Cell Infect Microbiol. 2018;8:243.

Luijten ML, de Weert J, Smidt H, Boschker HT, de Vos WM, Schraa G, et al. Description of Sulfurospirillum halorespirans sp. nov., an anaerobic, tetrachloroethene-respiring bacterium, and transfer of Dehalospirillum multivorans to the genus Sulfurospirillum as Sulfurospirillum multivorans comb. nov. Int J Syst Evol Microbiol. 2003;53:787-93.

Medina G, Leyán P, Viera da Silva C, Flores-Martin S, Manosalva C, Fernández H. Intra-amoebic localization of Arcobacter butzleri as an endocytobiont of Acanthamoeba castellanii. Arch Microbiol. 2019;201:1447-52.

Mella C, Medina G, Flores-Martin S, Toledo Z, Simaluiza RJ, Pérez-Pérez G, et al. Interaction between zoonotic bacteria and free-living amoebas. A new angle of an epidemiological polyhedron of public health importance? Arch Med Vet. 2016;48:1-10.

Nascimento RJ, Frasão BS, Dias TS, Nascimento ER, Tavares LSB, Almeida VL, et al. Detection of efflux pump CmeABC in enrofloxacin resistant Campylobacter spp. strains isolated from broiler chickens (Gallus gallus domesticus) in the state of Rio de Janeiro, Brazil. Pesq Vet Bras. 2019;39:728-33.

Natsos G, Mouttotou N, Ahmad S, Kamran Z, Ioannidis A, Koutouli K. The genus Campylobacter: detection and isolation methods, species identification & typing techniques. J Hellenic Vet Med Soc. 2019;70:1327-38.

Ohkoshi Y, Sato T, Murabayashi H, Sakai K, Takakuwa Y, Fukushima Y, et al. Campylobacter upsaliensis isolated from a giant hepatic cyst. J Infect Chemother. 2020;26:752-5.

Pérez-Cataluña A, Salas-Massó N, Diéguez AL, Balboa S, Lema A, Romalde JL, et al. Revisiting the taxonomy of the genus Arcobacter: getting order from the chaos. Front Microbiol. 2018;9:2077.

Quino W, Caro-Castro J, Hurtado V, Flores-León D, Gonzalez-Escalona N, Gavilan RG. Genomic analysis and antimicrobial resistance of Campylobacter jejuni and Campylobacter coli in Peru. Front Microbiol. 2022;12:802404.

Rossi DA, Dumont CF, Santos ACdS, Vaz MEdL, Prado RR, Monteiro GP, et al. Antibiotic resistance in the alternative lifestyles of Campylobacter jejuni. Front Cell Infect Microbiol. 2021;11:535757.

Rovetto F, Carlier A, Van den Abeele AM, Illeghems K, Van Nieuwerburgh F, Cocolin L, et al. Characterization of the emerging zoonotic pathogen Arcobacter thereius by whole genome sequencing and comparative genomics. PLoS ONE 2017;12:e0180493.

Simaluiza RJ, Ambuludi DR, Fernández H. First case of diarrhea due to Aliarcobacter butzleri (formerly Arcobacter butzleri) in Ecuador. Infect Dis Now. 2021;51:564-6.

Tegtmeyer N, Sharafutdinov I, Harrer A, Esmaeili DS, Linz B, Backert S. Campylobacter virulence factors and molecular host-pathogen interactions. Curr Top Microbiol Immunol. 2021;431:169-202.

Vasiljevic M, Fenwick AJ, Nematollahi S, Gundareddy VP, Romagnoli M, Zenilman J, et al. First case report of human bacteremia with Malacobacter (Arcobacter) mytili. Open Forum Infect Dis. 2019;6:ofz319.

Venâncio I, Luís A, Domingues F, Oleastro M, Pereira L, Ferreira S. The prevalence of Arcobacteraceae in aquatic environments: a systematic review and meta-analysis. Pathogens. 2022;11:244.

Waite DW, Vanwonterghem I, Rinke C, Parks DH, Zhang Y, Takai K, et al. Comparative genomic analysis of the class Epsilonproteobacteria and proposed reclassification to Epsilonbacteraeota (phyl. nov.). Front Microbiol. 2017;8:682.

World Health Organization. The global view of campylobacteriosis. Report of expert consultation. WHO Document Production Services, Geneva, Switzerland. 2013:59.

Zambri1 M, Cloutier M, Adam Z, Lapen DR, Wilkes G, Sunohara M, et al. Novel virulence, antibiotic resistance and toxin gene-specific PCR-based assays for rapid pathogenicity assessment of Arcobacter faecis and Arcobacter lanthieri. BMC Microbiol. 2019;19:11.

48

Gênero *Helicobacter*

Heriberto Fernández

Introdução – dados históricos

O isolamento e a descrição de *Helicobacter pylori*, nos primeiros anos da década de 1980, propiciaram que a Bacteriologia Gástrica e sua relação com processos patológicos recuperassem sua importância, confirmando a teoria infecciosa para a etiologia da úlcera gástrica, apresentada por Lebert e Cohn há mais de um século. Por sua vez, o isolamento de outras espécies de *Helicobacter* da mucosa gástrica de mamíferos confirmou, também, observações e descrições, realizados no final do século 19, de bactérias morfologicamente semelhantes, localizadas no nível do epitélio gástrico de animais.

A associação demonstrada entre a presença de *H. pylori* e o desenvolvimento de gastrite e úlcera péptica no ser humano, bem como o isolamento de bactérias de características semelhantes de animais, permitiu postular nova abordagem da etiopatogênese desses quadros clínicos. No entanto, inicialmente essa abordagem foi motivo de controvérsia e ceticismo, pois o fato de aceitar o papel de uma bactéria, até então desconhecida, na patogênese dessas entidades clínicas, representava modificar não apenas uma concepção tradicional de sua fisiopatologia, mas também do conhecimento acumulado em relação à ecologia e à distribuição da microbiota do trato gastrointestinal.

Atualmente, o gênero *Helicobacter* é considerado um táxon de grande importância com espécies isoladas do trato gastrointestinal e hepatobiliar de um grande número de mamíferos, incluindo o ser humano, bem como de aves domésticas e selvagens, sendo *H. pylori* a espécie tipo do gênero e responsável pela infecção bacteriana crônica mais comum no mundo, estimando-se que sua prevalência geral seja superior a 50%. A descoberta dessa espécie em 1982, por Marshall e Warren, permitiu que esses pesquisadores australianos recebessem, no ano 2005, o Prêmio Nobel de Medicina por essa contribuição às ciências médicas. Historicamente, só há mais dois Prêmios Nobel relacionados com a descoberta de bactérias: o de Robert Koch, em 1905, pelo *Mycobacterium tuberculosis*; e o de Charles Nicolle, em 1928, pela *Ricketsia prowasekii*.

Aspectos taxonômicos

O gênero *Helicobacter* (do grego *helix*, "helicoidal"; *bacter*, bactéria) pertence ao reino Bacteria, phylum Protobacteria, classe Epsilonproteobacteria, ordem *Campylobacterales*, família Helicobacteraceae, na qual estão incluídos também os géneros Sulfuricurvum, Sulfurimonas, Sulfurovum, Thiovulum e Wolinella.

As espécies do gênero *Helicobacter* correspondem a bacilos Gram-negativos curvos ou helicoidais de 0,3 μm a 1 μm de diâmetro e 1,5 μm a 5 μm de comprimento, não esporulados que, em culturas velhas, podem transformar-se em corpos esféricos ou cocoides. São móveis por flagelação polar monotríquia ou lofotríquia. Na maioria das espécies, os flagelos encontram-se envelopados ou revestidos, podendo algumas espécies apresentar um bulbo terminal nesses apêndices. São microaerófilos com metabolismo respiratório, não usam carboidratos e a temperatura ideal de crescimento é de 37 °C para a maioria das espécies descritas. Inicialmente, em razão de sua semelhança morfológica, as espécies desse gênero foram incluídas no gênero *Campylobacter*. No entanto, estudos de taxonomia molecular por sequenciamento do ARN ribossômico e de hibridização ribossômica, além da composição ultraestrutural, de ácidos graxos, suas menaquinonas respiratórias e suas capacidades enzimáticas, mostraram que essas bactérias tinham uma posição filogenética diferente das espécies de *Campylobacter*, permitindo a criação do gênero *Helicobacter* em 1989.

Principais espécies

Atualmente, no gênero *Helicobacter*, são oficialmente reconhecidas 48 espécies como validamente publicadas. No entanto, a revisão da literatura tornou possível estabelecer que mais 15 espécies foram descritas, embora sem contar ainda com reconhecimento oficial, algumas das quais foram isoladas do ser humano e outros animais (https://lpsn.dsmz.de/genus/helicobacter).

Em relação ao seu hábitat ou local inicial de colonização, as espécies de *Helicobacter* podem ser separadas em dois grandes grupos, aquelas que colonizam a mucosa gástrica (*Helicobacter* gástricos) e aquelas cujo hábitat preferencial é a mucosa intestinal e/ou os ductos biliares (*Helicobacter* entero-hepáticos). Outros dividem essas espécies em três grupos, a saber: grupo gástrico; grupo entero-hepático; e grupo de flagelos não envelopados.

Para fins deste capítulo e considerando que algumas espécies do terceiro grupo têm certo significado clínico, manteremos no Quadro 48.1 a separação inicial nos dois primeiros grupos, indicando seus hospedeiros primários, hábitats, doenças associadas no ser humano e quais espécies apresentam flagelos não envelopados.

De todas as espécies descritas na literatura cientifica, três têm sido isoladas exclusivamente do homem (*H. fennelliae, H. westmeadiie, H.winghamensis*) e 16 têm caráter zoonótico com potencial para infectar homens e animais. As outras espécies têm sido isoladas de diversas espécies de mamíferos e aves. Das espécies que podem ser encontradas em associação com processos infecciosos nos seres humanos, sete encontram-se associadas com o epitélio gástrico (Quadro 48.1). As outras 11 se encontram em associação com o epitélio intestinal e vias biliares. Neste capítulo, será feita a análise descritiva somente da espécie *H. pylori*, cujo papel patogênico para o ser humano está bem-estabelecido, embora seu eventual carácter zoonótico encontra-se ainda em discussão.

■ *Helicobacter pylori*

Nomenclatura e morfologia microscópica

Originalmente foi denominado como "*gastric Campylobacter-like organismo*" (GCLO). Posteriormente, recebeu as denominações *Campylobacter pyloridis*, *C. pyloricus* e *C. pylori*, recebendo finalmente, em 1989, o nome definitivo de *Helicobacter pylori*. Morfologicamente, corresponde a um bacilo Gram-negativo curvo ou espiralado, de 2 mμ a 3 mμ de comprimento por 0,5 mμ a 1 mμ de largura que apresenta, em um dos seus polos, entre quatro e oito flagelos. Os flagelos apresentam um bulbo terminal e estão cobertos por uma membrana ou bainha que os protege do efeito prejudicial do suco gástrico. A forma espiral é mais evidente quando a bactéria é observada no exame direto das biópsias. Quando a morfologia é observada de culturas, ela é mais reta, apreciando-se bactérias que perderam seus flagelos. Não formam esporos, mas, em culturas velhas ou submetidas a condições de estresse, podem se transformar em corpos esféricos ou cocoides, são cultiváveis. Essas for-

Quadro 48.1 – *Espécies do gênero Helicobacter associadas à doença no ser humano*

Espécie de helicobacter segundo grupo	*Hospedeiro primário*	*Hábitat*	*Doença no ser humano*
Grupo gástrico			
H. bizzozeroni	Cão, gato	Epitélio gástrico	Gastrite, úlcera
H. bovis	Bovinos	Epitélio gástrico	Gastrite
H. felis	Gato, cão	Epitélio gástrico	Gastrite, úlcera
H. heilmannii	Gato	Epitélio gástrico	Gastrite, úlcera, carcinoma gástrico, linfoma MALT
H. pylori	Homem	Epitélio gástrico	Gastrite, úlcera, linfoma MALT, câncer gástrico
H. salomonis	Cão	Epitélio gástrico	Gastrite, úlcera
H. suis	Porco	Epitélio gástrico	Gastrite, úlcera
Grupo Enterohepático			
H. bílis	Roedores, cão	Intestino, fígado	Sepse
H. canadensis†	Frango, ganso	Intestino	Gastroenterite
H. cinaedi	Roedores, cão, primatas	Intestino	Colite, sepse, celulite
H. fennelliae	Cão	Intestino	Colite, sepse
H. ganmani†	Camundongos de laboratório	Intestino	Hepatite?
H. hepaticus	Roedores	Intestino, fígado	Colecistite
H. pullorum†	Frango, galinha	Intestino	Gastroenterite
H. rappini	Rato, ovino, cão	Intestino	Gastroenterite, colecistite
H. westmeadii	Desconhecido	Desconhecido	Sepse
H. winghamensis†	Ser humano	Intestino	Gastroenterite
H. valdiviensis†	Aves silvestres	Intestino	Diarreia

†flagelos não envelopados.
Fonte: Desenvolvido pela autoria.

mas são observadas tanto *in vitro* como *in vivo* e, uma vez que não são suscetíveis a antibióticos, podem representar uma causa de falha terapêutica, mesmo a cepa de origem não apresente resistência a antibióticos.

Características de crescimento

H. pylori é uma bactéria quimorganotrófica, não sacarolítica e microaerófila, com metabolismo respiratório. De crescimento lento, tem certas exigências em relação aos seus nutrientes. Sua temperatura ideal de crescimento é de 37 °C e, além de um pH próximo a 7 e microarerofilia, requer meios suplementados com soro ou sangue para crescer. Suplementos como β-ciclodextrinas, isovitalex ou carvão ativado podem ser adicionados, podendo atuar como fontes adicionais de nutrientes, bem como proteção dos efeitos tóxicos ambientais. Para facilitar o seu isolamento, podem ser adicionadas misturas antibióticas que inibem a microbiota acompanhante. Em meio sólido, forma colônias pequenas, não superiores a 1 mm de diâmetro, transparentes, as quais, às vezes, podem apresentar hemólise.

Fatores de virulência

H. pylori origina uma forte resposta imune, humoral e celular na mucosa gástrica, a qual, no entanto, não é capaz de eliminar a infecção. A existência de infecção sintomática ou assintomática é explicada pelo polimorfismo imunológico do hospedeiro, a presença do meio ácido do estômago e a capacidade de *H. pylori* para colonizar um micro nicho hostil, como é o epitélio gástrico. A diferente expressão da virulência das cepas infectantes e da relação parasitária resultante envolve aspectos genéticos, microbiológicos, imunológicos, bioquímicos e clínicos que deixam claro que, para que a patogenicidade seja manifestada e apareça depois a doença como uma complicação da infecção por *H. pylori*, devem interagir fatores bacterianos e fatores do hospedeiro infectado. De fato, a informação genética contida no seu genoma confere à *H. pylori* a capacidade de colonizar, evadir e modular a resposta imune do hospedeiro, alterar a expressão de certos genes nas células do epitélio, sobreviver e adaptar-se ao meio ambiente gástrico. O DNA de *H. pylori* é constituído por 1,65 milhões de pares de bases que codificam cerca de 1.500 proteínas, mas esse genoma experimenta mudanças constantemente por causa da ativação e da supressão de genes mediante um processo de mutagênese e incorporação de pequenos fragmentos de DNA externo proveniente de outras cepas de *H. pylori*. Alguns desses genes variáveis codificam enzimas que modificam a estrutura antigênica das moléculas de superfície, controlam a entrada de DNA externo e regulam a motilidade bacteriana. Após a colonização, são liberadas substâncias tóxicas que estimulam a resposta imunológica local, na qual participam fundamentalmente os neutrófilos. Depois, há uma amplificação da resposta inflamatória pela interação de linfócitos, neutrófilos, macrófagos, células mastoides e células não imunes que liberam mediadores químicos, gerando-se as lesões no epitélio gástrico.

Entre os fatores que contribuem para a colonização da mucosa gástrica destacam-se os descritos a seguir.

Motilidade

A motilidade é considerada fator de colonização, pois a motilidade conferida pelos flagelos permite à bactéria atravessar rapidamente a camada viscosa de muco que recobre o estômago, para atingir a superfície epitelial e as criptas. Dessa forma, evita, também, o efeito destrutivo da acidez do suco gástrico, bem como resiste às contraturas musculares do estômago.

Os filamentos flagelares são copolímeros das proteínas FlaA e FlaB, ambas essenciais para a completa motilidade, sendo codificadas pelos genes *flaA* e *flaB*, respectivamente. De modo experimental, foi demonstrado que amostras aflageladas ou defeituosas na sua estrutura flagelar não são capazes de promover a colonização do epitélio gástrico.

Urease

A urease é um dos fatores de colonização considerados imprescindíveis para essa bactéria, pois constitui seu principal mecanismo de adaptação a um meio ambiente sumamente hostil como é o suco gástrico.

H. pylori elabora uma enzima de 550 kDa contendo níquel e formada por seis subunidades UreA e seis UreB, sendo necessárias para sua síntese, de sete genes contíguos (genes *A, B, D, E, F, G, H*) além dos que codificam para UreA e UreB e daqueles que codificam para proteínas acessórias responsáveis da inserção do níquel no sítio ativo da apoenzima.

A urease apresenta atividade extremamente forte para hidrolisar a ureia em amônio e CO_2, produzindo um efeito citopático sobre as células epiteliais e elevação do pH gástrico por neutralização do ácido gástrico pelo amônio. Como *H. pylori* é extremamente sensível à acidez, a modificação do pH gástrico – de ácido a neutro – é um fator que permite à bactéria evadir-se da ação deletéria do suco gástrico, favorecendo a colonização e a persistência da infecção. A expressão da urease está controlada diretamente pela proteína reguladora NikR, a qual regula também a captação do níquel e da expressão dos sistemas de adaptação ao ácido e de outras proteínas reguladoras, incluindo o regulador Fur de resposta ao ferro. Por sua vez, a atividade ureásica influi na ação da toxina VacA, a qual incrementa sua atividade em presença de altas concentrações de cloreto de amônio.

Sistemas antioxidantes

H. pylori é uma bactéria microaerófila sensível ao efeito tóxico do O_2. A detoxificação dos metabolitos se produz por diversos sistemas enzimáticos da bactéria, como superoxidodismutase, catalase ou peroxidase, peroxirredoxinas, peroxinitrito, entre outros. Essas enzimas têm sido consideradas fatores de resistência da bactéria aos mecanismos líticos oxidativos dos fagócitos polimorfonucleares e de outros mediadores químicos da inflamação. São importantes para a sobrevivência de *H. pylori* na mucosa inflamada.

A catalase é uma enzima solúvel distribuída no cytosol e no espaço periplásmico. A produção de catalase em *H. pylori* é maior que em *Campylobacter jejuni* e é utilizada no laboratório como mais uma prova para a identificação da bactéria.

A superoxido dismutase encontra-se dentro do citoplasma do *H. pylori* e sua ação protetora baseia-se na sua capacidade antioxidante que catalisa os metabolitos reativos de oxigênio produzidos pelos neutrófilos.

■ Mucinase

Essa enzima é uma protease de peso molecular próximo de 50 kDa que apresenta atividade endopeptidásica e a capacidade de degradar a mucina gástrica, composta de glicoproteínas de alto peso molecular cuja função é a proteção do epitélio gástrico. A degradação proteolítica do muco gástrico e a degradação acidopepsínica da mucosa é um mecanismo pelo qual se favorece a adesão da bactéria à célula epitelial gástrica e a posterior produção da doença.

■ Adesinas

Uma vez em contato com o epitélio, *H. pylori* adere à camada celular unindo-se a um receptor glicerolipídico, a fosfatidiletanolamina, presente no antro gástrico. No processo de adesão, formam-se pedestais de aderência e lesões do tipo *attachment-effacing* semelhantes àquelas descritas para EPEC. A seletividade de *H. pylori* pela mucosa gástrica foi demonstrada *in vitro*, pois a bactéria é capaz de aderir intimamente em células epiteliais de origem gástrica, fato que ocorre raramente em células epiteliais de origem esofágica ou em fibroblastos gástricos.

Algumas proteínas de membrana externa da família Hop têm sido reconhecidas como adesinas. Também tem sido consideradas adesinas as proteínas AlpA, AlpB y HorB, sendo a laminina, própria da matriz extracelular do tecido gástrico, o receptor de AlpA e AlpB. A deleção dos genes *alpA*, *alpB* e *horB* provoca uma diminuição significativa (entre 60% a 70%) da capacidade de adesão do micro-organismo à célula hospedeira.

O gene *babA*, que pode estar repetido pelo menos duas vezes no genoma do *H. pylori*, codifica a proteína BabA, envolvida na adesão da bactéria ao antígeno do grupo sanguíneo Lewis^{b}, presente nas células gástricas. Outra dessas adesinas é a proteína SabA, com capacidade de união ao ácido siálico, que se adere a células inflamadas, mas não à mucosa íntegra ou a antígenos de Lewis^{b}.

A adesão não só é necessária para a colonização e posterior desenvolvimento da infecção, mas também para que se verifique a eficiente secreção da toxina vacuolizante vacA.

Entre os fatores que contribuem para produzir danos na mucosa gástrica se destacam os descritos a seguir.

■ Ilha de patogenicidade cag

Corresponde a uma inserção cromossômica composta de numerosos genes, entre os quais, destacam-se: o gene *cagA* (*cytotoxin associated gene*), que codifica para a proteína CagA; o gene *vacA* (*vacuolating cytotoxin gene*), que codifica para a toxina vacuolizante; e seis genes *cag*, os quais codificam proteínas para um sistema secretor tipo IV.

■ Toxina vacuolizante vacA

É a citotoxina mais importante secretada pelo *H. pylori*, com capacidade para produzir vacuolização intracelular, morte celular e destruição da integridade epitelial. Sua presença se correlaciona epidemiologicamente com lesão tecidual e úlcera péptica. VacA é uma proteína de secreção que, em conjunto com BabA e CagA, conforma os três fatores de patogenicidade que mais têm sido associados à incidência de doenças gástricas severas.

H. pylori sintetiza a citotoxina VacA como uma pré-protoxina de aproximadamente 140 kDa, a qual sofre um processo proteolítico durante seu passo, como proteína autotransportada, por um sistema de secreção tipo V. A toxina madura é um monômero que pode ser clivado em um fragmento N-terminal de 34 kDa e outro na C-terminal de 58 kDa. A capacidade para vacuolizar reside sobretudo, mas não totalmente, no primeiro fragmento, enquanto o segundo está envolvido na identificação e no alcance das células brancas.

Essa citotoxina, além de gerar vacúolos intracitoplasmáticos nas células gástricas, tem a capacidade de formar canais em diversas membranas celulares e de depolarizar a membrana interna das mitocôndrias, produzindo alteração da dinâmica mitocondrial e da homeostase energética celular, como um mecanismo associado à apoptose das células hospedeiras.

O gene *vacA* está presente em todas as cepas de *H. pylori*, mas os seus alelos podem variar, particularmente, em duas regiões. Uma delas é a região média do gene, a qual pode ser identificada como dos tipos m1 ou m2. A outra região variável é a segunda metade da sequência de sinalização, que determina os tipos s1 e s2. A estrutura final do gene *vacA* é um mosaico e a combinação dos alelos da região média e de sequência de sinalização determina várias famílias de alelos *vacA*, as quais estão relacionadas com a agressividade da cepa de *H. pylori*. Assim, as amostras tipo m1 estão associadas mais estreitamente com lesão epitelial gástrica aumentada (lesão epitelial degenerativa, diminuição do muco e erosão microscópica) do que as amostras do tipo m2. As amostras carregando os alelos m1/s1 são mais virulentas, enquanto a variedade s1 se associa raramente com doença ulcerosa e sua presença é infrequente na população geral.

■ Proteína CagA

Essa é uma proteína imunodominante, de alto peso molecular, codificada pelo gene *cagA* (*citotoxin-associated gene A*) e que é injetada por um sistema de secreção do tipo IV, no interior da célula epitelial gástrica. Uma vez no interior das células epiteliais, CagA é fosforilada por múltiplos integrantes da família das kinases Src que atuam sobre os resíduos de tirosina presentes na região C-terminal da proteína. Essa fosforilação permite à proteína CagA se unir e ativar a tirosinafosfatase SHP-2, induzindo mudanças morfológicas por rearranjos do citoesqueleto (elongação celular conhecida como "fenotipo colibri"). As cascatas iniciadas pela ativação de SHP-2 podem gerar desregulação no crescimento, sobrevivência e migração das células epiteliais gástricas. Essa fosforilação dos resíduos de tirosina e a reorganização do citoesqueleto parecem ter relação com a formação de pedestais. Também, as cepas de *H. pylori* produtoras de CagA funcionalmente ativa podem provocar uma resposta inflamatória severa nas células epiteliais gástricas ao induzirem a secreção de moduladores pró-inflamatórios, como a interleucina 8 (IL-8). Assim, a produção de CagA está altamente associada com a patogenicidade das amostras de *H. pylori*. As amostras clínicas de *H. pylori* têm sido agrupadas em duas grandes famílias ou grupos, definidos como "tipo I" e "tipo II", dependendo da presença ou não da ilha de patogenicidade completa e da secreção de proteína CagA e de citotoxina VacA. Nas amostras do tipo I, estão presentes todos esses fatores e, adicionalmente, induzem a secreção de interleucina (IL-8), um mediador da migração dos neutrófilos. Amostras que expressam CagA, portanto, são produtoras de inflamação de maior intensidade, úlcera péptica, gastrites atróficas e adenocarcinoma. Amostras de *H. pylori* tipo II não expressam CagA, embora o gene codificador esteja presente. Apresentam o gene *vacA*, porém este pode ser silencioso ou codificar para uma proteína não tóxica, mas imunorreativa, ou ter um mecanismo secretor defeituoso. As amostras tipo II, com virulência atenuada, não induzem modificações dramáticas na mucosa gástrica.

Já o sítio de fosforilação de resíduos de tirosina em CagA está caracterizado pela presença de um peptídeo repetido Glu-Pro-Ile-Tyr-Ala (denominado EPIYA), o qual se apresenta em número variável na região C-terminal da proteína. Têm sido descritos quatro peptídeos EPIYA diferentes, A, B, C e D, os quais se diferenciam entre si pela sequência de aminoácidos adjacente à sequência EPIYA. Segundo os peptídeos EPIYA apresentados, uma distribuição geográfica particular pode ser relacionada às cepas produtoras de CagA. Assim, os *H. pylori* isolados de países ocidentais, provenientes da Europa, América do Norte e Austrália, apresentam comumente EPIYA-A, EPIYA-B seguidas de um a três peptídeos de EPIYA-C. A maioria das amostras obtidas do Oriente, especificamente do Leste Asiático, apresenta EPIYA-A, EPIYA-B seguida em vários casos por EPIYA-D. Os peptídeos EPIYA-C e EPIYA-D representam os principais sítios de fosforilação em CagA tendo, o último deles, maior afinidade de união com a tirosina fosfatasse SHP-2 que o peptídeo EPIYA-C. Como resultado dessas interações, as cepas produtoras de CagA provenientes do Leste de Ásia têm sido associadas a alto índice de gastrite crônica e a maior potencial oncogênico; enquanto as cepas de *H. pylori* que apresentam mais repetições de peptídeo EPIYA-C estão em segundo lugar quanto à capacidade oncogênica.

Sistema secretor tipo IV

Seis genes *cag* formam uma família de transportadores cujas subunidades apresentam organização genética e funcional similares. Esse sistema está também presente em outras bactérias como *Bordetella pertussis*, *E. coli* e *Brucella suis*. No caso do *H. pylori*, esse sistema forma uma estrutura tipo pilus, semelhante a uma seringa que é utilizada pela bactéria para injetar a proteína CagA, e provavelmente outros fatores, no interior da célula epitelial gástrica. Essa estrutura é formada por várias proteínas, incluído CagI, CagL, CagY e a própria CagA a qual, por si só, se liga à integrina da célula hospedeira para logo ser injetada através da membrana da célula hospedeira.

Ure I

É uma proteína transportadora de ureia localizada na membrana interna do *H. pylori* que permite a difusão do NH_3 no espaço periplásmico, aumentando o pH nesse local, sem aumentar o pH citoplasmático assegurando, dessa forma, a viabilidade da bactéria.

Proteína OmpA

É uma proteína de membrana externa, capaz de afetar o gene da expressão da gastrina. Essa proteína pode contribuir para o desenvolvimento de úlcera gástrica, pois estimula a produção de IL-8 e do gene da gastrina.

Outros fatores considerados como fatores de patogenicidade são descritos a seguir.

Lipopolissacarídeo (LPS)

Os LPS de *H. pylori* apresentam, bem como outras espécies bacterianas, uma estrutura de três domínios principais: a camada polissacarídea externa ou cadeia específica O; o núcleo oligossacarídeo; e o lipídio A. Algumas cepas de *H. pylori* têm cadeias laterais de LPS semelhantes aos antígenos alélicos dos grupos sanguíneos Lewis X, Lewis Y e Lewis XY. Portanto, o hospedeiro infectado produziria anticorpos contra a bactéria infectante e, por reação cruzada, esses anticorpos reconheceriam os antígenos do grupo sanguíneo de Lewis, os quais estão presentes tanto em eritrócitos como na cadeia ß das ATPasas H, K e na bomba parietal de prótons, sendo alvos potenciais daqueles anticorpos que, agindo como autoanticorpos, geram um fenômeno de autoimunidade que estaria associado à produção de gastrite produzida por *H. pylori*.

Proteína indutora de TNF-Afa (TIPα)

A proteína TIPα, secretada por *H. pylori*, tem atividade carcinogênica por meio da indução de TNF-α e NF-Kβ de ativação de NF-kβ.

Hábitat, epidemiologia e impacto clínico

H. pylori é isolado quase exclusivamente do ser humano e tem como reservatório a mucosa gástrica, onde sobrevive graças à sua capacidade ureolítica. A existência de reservatórios de animais foi proposta, demonstrando que, em condições naturais, *H. pylori* pode ser isolado de primatas, carne de porco, gato, ovelha e moscas.

Estudos soroepidemiológicos mostram que cerca de metade da população mundial encontra-se colonizada. A prevalência nos países desenvolvidos flutua entre 20% e 40%, enquanto, nos países em desenvolvimento, varia entre 50% e 90%, embora haja evidências recentes da diminuição da prevalência em adultos e crianças em países desenvolvidos e subdesenvolvidos. Em geral, as diferentes porcentagens da prevalência estão relacionadas ao grau de superpopulação, níveis de saneamento ambiental e níveis socioeconômicos. Segundo o estabelecido na *IVth Brazilian Consensus Conference on Helicobacter pylori Infection*, no Brasil, os fatores de risco para adquirir infecção por *H. pylori* são inadequadas condições de vida, *status* sanitário e *status* socioeconômico. Não há evidências bem-estabelecidas sobre a dinâmica da prevalência da infecção por *H. pylori* no Brasil.

O mecanismo de transmissão seria principalmente pessoa-pessoa, existindo evidência epidemiológica de que as vias de ingresso para o ser humano seriam as rotas fecal-oral, oral-oral ou gastro-oral. O fato de a bactéria ser isolada de águas ambientais, de vegetais e alimentos como leite e seus derivados sugere transmissão alimentar, porém ainda não existem evidências suficientes que possam demonstrar com certeza esse tipo de transmissão. A infecção ocorre na infância, sendo menos frequente na idade adulta.

Todos os indivíduos infectados apresentam gastrite, cerca de 10% desenvolvem úlcera gástrica ou duodenal e menos de 1% desenvolvem adenocarcinoma ou linfoma gástrico.

Há consenso de que *H. pylori* é o principal agente etiológico da úlcera duodenal e uma causa importante na úlcera gástrica e ultimamente sua participação no desenvolvimento de complicações como hemorragia digestiva e perfuração foram demonstradas. A erradicação de *H. pylori* reduz o risco de hemorragia digestiva por úlcera gástrica e duodenal em pacientes consumidores de anti-inflamatórios não esteroidais. Também há interesse em estudar a importância de *H. pylori* na dispepsia funcional, definida como sintomas inespecíficos do trato alto digestivo sem causa orgânica, existindo também consenso na erradicação desse agente em paciente com dispepsia funcional, especialmente em áreas geográficas com alta prevalência de câncer gástrico. Além disso, com a erradicação da bactéria, os níveis de ácido gástrico retornam aos valores normais.

H. pylori é considerado o principal fator de risco de câncer gástrico. A infecção crônica causa gastrite crônica ativa e, sucessivamente, atrofia da mucosa gástrica, metaplasia intestinal e, finalmente, desenvolvimento de câncer gástrico. Estudos recentes mostraram que a erradicação de bactérias diminuiu a atrofia e a metaplasia intestinal. Pelo contrário, essas mudanças não ocorreram em pacientes em que sua erradicação não foi alcançada.

Foi demonstrado que existe relação entre *H. pylori* e linfoma gástrico do tipo MALT. Perto de 90% dos linfomas gástricos do tipo MALT são infectados por *H. pylori* e a erradicação dessa bactéria alcançou a remissão de linfoma em 77,5% dos casos. A recaída do linfoma é de cerca de 8% e nem sempre está associada à infecção por *H. pylori*.

Doença extragastroduodenal

A literatura científica está sugerindo, cada vez com mais argumentos, a existência de associação epidemiológica entre a infecção por *H. pylori* e patologias extragastroduodenais graves como doença cardiovascular (doença isquêmica coronária), reumática, da pele (urticaria crônica, rosácea) e do fígado. Também tem sido relacionada com alteração na absorção de ferro no estômago e sua associação com anemia ferropênica idiopática e, também, com atraso do crescimento, o qual, como consequência da infecção por *H. pylori*, associa-se com a inibição da grelina, um potente estimulador do hormônio do crescimento.

Resposta imunológica

A presença de linfócitos B e de células plasmáticas é evidência de uma resposta humoral ativa na infecção crônica. Nas secreções gástricas de indivíduos infetados com *H. pylori*, revela-se uma robusta resposta primária de anticorpos do isotipo IgA, possivelmente produzidos pelas células plasmáticas presentes no infiltrado da mucosa gástrica. IgA secretora anti-*H. pylori* encontra-se também em saliva e no leite materno. Nos pacientes com *H. pylori*, observa-se, invariavelmente, uma resposta imunológica sistêmico-humoral específica com títulos elevados de IgG e IgA específicas, sendo observada soroconversão que, no caso da IgG, ocorre entre 22 e 33 dias após a infecção. Anticorpos IgG anti-*H. pylori* persistem em níveis constantes durante a infecção, estando elevadas as subclasses IgG1, IgG2 e IgG4, não sendo detectados anticorpos IgG3, os quais associam-se com infecção aguda. Títulos elevados de IgM são incomuns, fato que está em concordância com o caráter crônico da infecção por *H. pylori*. A pesquisa de anticorpos séricos tem sido utilizada com fins epidemiológicos e diagnósticos.

Suscetibilidade antimicrobiana e tratamento

H. pylori é sensível a um grande número de antimicrobianos *in vitro*. No entanto, nem todos são eficazes para erradicar a infecção, pois, para que isso ocorra, o antimicrobiano deve resistir ao pH do ácido estomacal, mantendo sua atividade e, também, deve ser capaz de penetrar nas áreas profundas da mucosa gástrica onde se encontra a bactéria.

Os antimicrobianos ativos contra *H. pylori* são os betalactâmicos como ampicilina e amoxicilina; macrolídios como azitromicina, claritromicina e roxitromicina; nitroimidazoles como metronidazol e tinidazol; fluoroquinolonas como ciprofloxacina e levofloxacina e também tetraciclina e doxicilina. Os sais de bismuto também apresentam atividade antibacteriana contra *H. pylori*.

H. pylori tem resistência natural à trimetoprima, vancomicina, polimixina B, ao ácido nalidíxico e sulfonamidas. Alguns desses antimicrobianos podem ser adicionados aos meios de cultura para transformá-los em meios seletivos e melhorar o isolamento da bactéria.

O esquema terapêutico baseia-se no uso conjunto de inibidores da bomba de prótons e de antibióticos. Entendendo que nenhum esquema é infalível, pelo menos oito esquemas têm sido propostos contando com a aprovação de diferentes comitês científicas. O tratamento que for escolhido deve ser administrado por 10 a 14 dias e ter uma eficácia de, pelo menos, 90%. Efeitos colaterais menores foram notificados até em 50% dos pacientes, mas em menos do 10% é necessária a interrupção do tratamento. Os esquemas de tratamento propostos são:

- **Terapia tríplice *standard*:** consiste na administração de claritromicina, amoxicilina e um inibidor da bomba de prótons, duas vezes por dia. Em alérgicos às penicilinas, a amoxicilina pode ser substituída pelo metronidazol. A eficácia desse tratamento flutua de 62% a 78%, mas na presença de cepas resistência à claritromicina, pode ser reduzida para 22% ou menos.
- **Terapia quádrupla com bismuto:** utiliza-se subsalicilato de bismuto, metronidazol, tetraciclina e um inibidor da bomba de prótons. A tetraciclina pode ser substituída por doxiciclina (100 mg, duas vezes/dia). Essa terapia apresenta taxas de erradicação até maiores que a terapia tríplice. A resistência ao metronidazol tem impacto negativo no sucesso terapêutico.
- **Terapia concomitante:** utiliza claritromicina, amoxicilina, um nitroimidazol (tinidazol ou metronidazol) e um inibidor da bomba de prótons. Apresenta taxas de erradicação altas (78% a 90%).
- **Terapia híbrida:** utiliza-se amoxicilina e um inibidor da bomba de prótons durante 7 dias, continuando depois com amoxicilina, claritromicina, um nitroimidazol e um inibidor da bomba de prótons durante outros 7 dias. A taxa de erradicação é do 89%.
- **Terapia sequencial:** prescrevem-se amoxicilina e um inibidor da bomba de prótons durante 5 dias, terapêutica continuada a seguir com claritromicina, nitroimidazol e inibidor da bomba de prótons durante outros 5 dias. Pelo complexo do regime e pela falta de superioridade frente aos outros esquemas terapêuticos, essa terapia não tem sido amplamente aceita.
- **Terapia tríplice com levofloxacina:** consiste em usar levofloxacina, amoxicilina e um inibidor da bomba de prótons. Essa terapia tem taxas de erradicação de 75% a 84%.
- **Terapia quádrupla com levofloxacina:** consiste em usar levofloxacina, omeprazol, nitazoxanida e doxiciclina por 7 ou 10 dias, com taxas de erradicação de 89% e 90%, respectivamente.
- **Terapia sequencial com levofloxacina:** empregam-se amoxicilina e um inibidor da bomba de prótons por 5 a 7 dias, seguidos por levofloxacina, um nitroimidazol e um inibidor da bomba de prótons por 5 a 7 dias. A taxa de erradicação de este regime é de 88%.

A escolha do tratamento deveria ter como base no antibiograma da cepa infectante, mas como nem sempre é possível ter sucesso com a cultura, muitas vezes prescreve-se tratamento empírico, segundo o padrão de resistência das cepas locais aos antibióticos.

Quando a resistência à claritromicina é inferior a 15%, é recomendado o uso da terapia tríplice standard. Se a resistência fosse superior, recomendar-se-ia a terapia quádrupla com bismuto ou terapia tríplice com levofloxacina. Se a resistência à levofloxacina for maior a 20%, a terapia quádrupla com bismuto (levofloxacina + amoxilicina + bismuto + inibidor da bomba de prótons) deve ser aplicada. Se a resistência ao metronidazol for maior a 40%, aconselha-se o uso de terapias quadruplas com bismuto.

Depois do tratamento, é necessário confirmar a erradicação da bactéria utilizando-se um teste respiratório do *H. pylori* com uréia C^{13}, um teste de antígeno fecal ou uma endoscopia digestiva alta.

Experimentalmente, algumas terapias adjuvantes para a erradicação de *H. pylori* foram propostas, embora sejam necessários estudos adicionais para apoiar seu uso. Por exemplo, adição de estatinas à terapia tem sido associada a um aumento nas taxas de erradicação de *H. pylori*. Também, por um lado, o uso concomitante de probióticos sugere taxas de cicatrização mais altas e uma redução na incidência de efeitos colaterais, bem como pode melhorar significativamente a taxa de erradicação durante o tratamento com tríplice terapia *standard*. Por outro lado, tem-se demonstrado *in vitro* o potencial bacteriostático bactericida de probióticos sobre *H. pylori*.

Estudos recentes mostraram o potencial de produtos naturais, como plantas medicinais e produtos de abelha, como inibidores do crescimento de *H. pylori*, sugerindo possíveis alternativas terapêuticas coadjuvantes. Própolis é um produto apícola, com atividades antimicrobianas contra *H. pylori* conhecidas bem como polifenóis e outros produtos de origem vegetal têm demonstrado atividade protetora no epitélio gástrico e inibidora do *H. pylori*.

Diagnóstico de laboratório de *H. pylori*

Este pode ser realizado por métodos diretos e indiretos, invasivos e não invasivos, os quais estão resumidos no Quadro 48.2.

Quadro 48.2 – *Métodos diagnósticos para* H. pylori

- Diretos
  - Demonstração direta do micro-organismo
    - Exame microscópico direto (colorações)
    - Cultura
    - Histologia
    - Detecção de antígenos (bactéria) nas fezes
- Indiretos
  - Demonstração de alguma característica da bactéria
    - Capacidade de hidrolisar a ureia (urease rápida)
    - Resposta do sistema imune (anticorpos)
- Invasivos
  - Requerem endoscopia para colheita de amostra (biópsia)
    - Exame microscópico direto (colorações)
    - Cultura
    - Histologia
    - Prova da uréase
- Não invasivos
  - Não requerem endoscopia
    - Provas sorológicas (ELISA)
    - Teste respiratório do *H. pylori* com ureia marcada C^{13}
    - Detecção de antígenos (bactéria) nas fezes

Fonte: Desenvolvido pela autoria.

O diagnóstico bacteriológico de *H. pylori* se realiza a partir de amostras de biópsias gástricas ou duodenais obtidas por endoscopia, com as quais são feitos os seguintes exames no laboratório:

▪ Exame microscópico direto

A coloração de Gram dessas amostras revela os bacilos negativos curvos típicos e a presença de polimorfonucleares (Figura 48.1). É aconselhável usar carbolfucsina como corante de contraste e deixar agir por 2 e 5 minutos. Também podem ser usados outros corantes, como alaranjado de acridina, coloração com nitrato de prata (método de Warthin-Starry) ou coloraçoes com hematoxilinaeosina ou Giemsa. Demais alternativas são a imuno-histoquímica ou imunofluorescência com anticorpos mono/policlonais anti *H. pylori*.

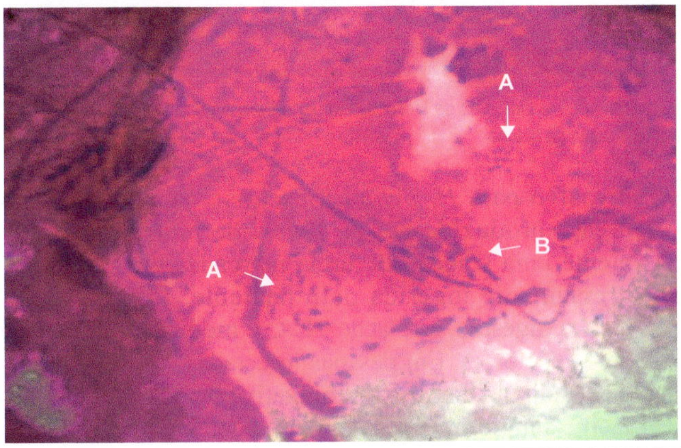

Figura 48.1 – *Coloração de Gram direta da biópsia. A: bacilos Gram-negativos curvos; B: polimorfonuclear*
Fonte: Acervo da autoria.

O exame microscópico direto tem menores sensibilidade e especificidade do que a cultura e, para obter bons resultados, é necessário fazer um esfregaço denso na lâmina com duas a três gotas de biópsia homogeneizada. Para obter melhores resultados, é recomendável usar duas biópsias, uma do antro e outra do corpo gástricos.

▪ Teste da ureia rápida ou da urease

Esse é um teste direto (rápido), que corresponde a um exame presuntivo que detecta a enzima urease diretamente da biópsia. Consiste em depositar a biópsia em um meio indicador que contém ureia (meio de Christensen), a que será hidrolisada pela urease liberando amônio e alcalinizando o meio, o que é detectado por uma mudança de cor, de laranja para vermelho Figura 48.2). Esse teste permite fazer um diagnóstico rápido entre 15 minutos e 1 hora. Essa prova pode ser positiva em mais de 60% dos casos nos primeiros 15 minutos, aumentando a positividade até 90% depois de 3 horas de incubação. *Kits* comerciais também estão disponíveis para realizar essa prova. Eles variam em seu desenho e existem testes de gelose como Clotest®, Huttest® e HPFast®, nos quais a amostra é introduzida em um meio semissólido que contém os reagentes; testes de membrana, nos quais os reagentes estão contidos em uma faixa de papel como Pyloriteck® e Soon Dry® e testes em meio líquido, como o Helicochek®. A sensibilidade desses métodos varia de 90% a 95% e a especificidade, de 95% a 100%.

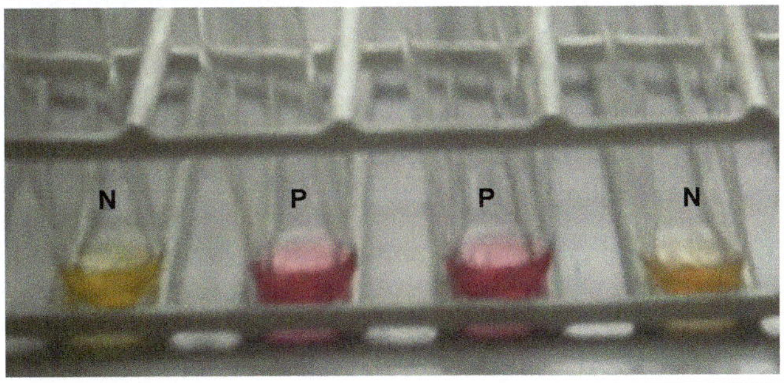

Figura 48.2 – *Urease.*
N: negativa; P: positiva.
Fonte: Acervo da autoria.

▪ Histologia

O estudo histopatológico da biópsia permite diagnosticar a inflamação da mucosa bem como as diferentes formas de gastrite e os processos metaplásicos, mas, também, permite observar a presença da bactéria.

Também tem sido utilizada a hibridização fluorescente (FISH) nas preparações histológicas para a detecção do *H. pylori* e, simultaneamente, de sua eventual resistência à claritromicina.

▪ Cultura

A cultura corresponde a um exame de certeza e é realizada a partir da biópsia (Figura 48.3) o mais rápido possível após a coleta da amostra para evitar a perda de viabilidade que pode ocorrer pela dessecação ou pelo efeito prejudicial do oxigênio para *H. pylori*.

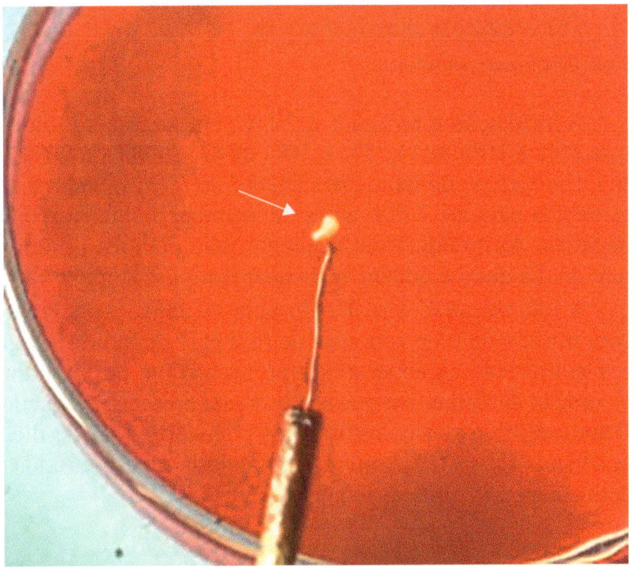

Figura 48.3 – *Biópsia gástrica.*
Fonte: Acervo da autoria.

Se o processamento não for realizado imediatamente, a biópsia deverá ser introduzida em um tubo estéril com 0,5 mL de soro salino (ou um meio líquido como um caldo de tioglicato), em que pode permanecer até 6 horas. Se não for processada nesse momento, a amostra deve ser depositada em um meio de transporte semissólido, em que poderá ser mantida até 48 horas a 4 °C.

O meio de cultura utilizado corresponde a um ágar de sangue nutritivo rico (Columbia, Mueller Hinton, Brucella, Infusão Cérebro Coração etc.), adicionado de diferentes misturas antimicrobianas (colistina-ácido nalidíxico; vancomicina-polimixina-trimetoprima-anfotericina; vancomicina-trimetoprima-cefsulodina-anfotericina) para conferir poder seletivo. O sangue é adicionado entre 7% e 10% e pode ser equino ou de cordeiro. O soro sanguíneo também pode ser usado em vez de sangue.

No comércio, existem meios de cultura especificamente preparados para cultivar *H. pylori*. O Quadro 48.3 exemplifica um meio de cultura para o diagnóstico de *H. pylori*.

Quadro 48.3 – *Meio de cultura para* H. pylori

Base: Rica em nutrientes, especialmente em aminoácidos (Ágar Columbia ou outro similar)

Mistura antibiótica (DENT):

• vancomicina	10 mg/L
• trimetoprima	5 mg/L
• cefsulodina	5 mg/L
• anfotericina B	5 mg/L

note-se que os frascos comerciais vêm dosificados para 500 mL de meio

Sangue: 5% de sangue desfibrinada de cavalo ou carneiro

Procedimento:

- pesar a quantidade de pó do meio de cultura recomendada pelo fabricante, para 500 mL
- dissolver em água e ajustar o pH indicado pelo fabricante
- esterilizar em autoclave
- deixar enfriar a 56 °C e adicionar:
  - o suplemento DENT previamente dissolvido em água
  - 5% de sangue de cavalo ou de carneiro

Fonte: Desenvolvido pela autoria.

A incubação é realizada a 37 °C, em microaerofilia estrita (5% e 10% de O_2, 5% e 10% de CO_2 e 80% e 90% de N_2). Em virtude do lento crescimento de *H. pylori*, deve ser estendida para até 7 dias antes de informar a amostra como negativa. As colônias são pequenas, não maiores do que 1 mm de diâmetro e podem apresentar hemólise (Figura 48.4).

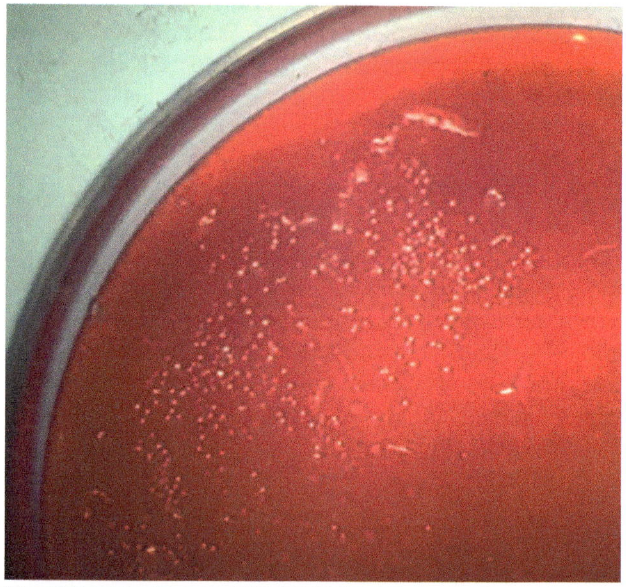

Figura 48.4 – *Colônias de* Helicobacter pylori *em ágar sangue.*
Fonte: Acervo da autoria.

A identificação é realizada pela visualização a fresco com microscópio de contraste de fase para ver a morfologia e a motilidade característica tipo saca-rolha ou mediante coloração de Gram, em que se observa a presença de bacilos Gram-negativos curvo-espiralados com certo grau de pleomorfismo. Os testes positivos de catalase, urease e oxidase confirmam a identificação como *H. pylori*.

■ Outros métodos diagnósticos

- **Teste respiratório do *H. pylori* (Urea Breath Test – UBT):** corresponde a um método de diagnóstico não invasivo para *H. pylori*. Baseia-se na capacidade da urease produzida por *H. pylori* de hidrolisar rapidamente uma solução de ureia marcada com C^{13} ou C^{14}, previamente ingerida pelo paciente. Trinta minutos após a ingestão, a relação *C/C é medida no ar exalado pelos pacientes. Em pessoas infectadas com *H. pylori*, é detectado um aumento significativo de *CO_2. É um teste fácil e simples, bem tolerado que detecta infecção ativa, mesmo ante pequenas quantidades de *H. pylori*, pois o teste envolve toda a mucosa gástrica. Recomenda-se não usar esse teste em crianças menores de 14 anos ou em mulheres grávidas por sua qualidade radioativa. A sensibilidade e a especificidade desse teste estão por volta de 88% a 95% e 95% a 100%, respectivamente.
- **Sorologia**: em virtude de correlação estreita entre a presença de bactérias e o desenvolvimento de anticorpos séricos, vários testes sorológicos foram usados para fins de diagnóstico. Uma das mais utilizadas é a técnica de ELISA usando vários antígenos somáticos para detectar anticorpos IgG ou IgA no sangue total ou na urina do paciente. É uma técnica de baixo custo, no entanto não diferencia entre uma infecção ativa ou passada. A sensibilidade é de cerca de 90% a 100%, enquanto a especificidade varia entre 76% e 96%.
- Também existem métodos baseados na técnica de Western Blot e são usados para estudar a resposta contra antígenos específicos, como CagA e VacA.
- **Detecção de antígeno nas fezes**: método direto, não invasivo, que permite a detecção de antígenos *de H. pylori* em amostras de fezes. Existem vários sistemas comerciais que permitem detectar a presença de antígeno em fezes usando anticorpos policlonais ou monoclonais.

  Esse tipo de estudo é qualitativo (não quantitativo), fornecendo informações valiosas em razão da facilidade de obtenção e conservação das amostras e porque pode ser realizado em qualquer laboratório e não precisa da colaboração do paciente, como é o caso do teste respiratório. É muito útil verificar o diagnóstico etiológico em crianças pequenas. Esses métodos também foram descritos como válidos para estabelecer o diagnóstico inicial, para monitoramento após o tratamento da erradicação e verificar o reaparecimento de uma infecção.

- **Testes moleculares**: a maioria das técnicas moleculares está baseada no teste de PCR (*polymerase chain reaction*), tanto clássico como aquele em tempo real, e permitem demonstrar a presença do genoma da bactéria em amostras de saliva, fezes e biópsias gástricas.

  O objetivo de todos essas técnicas tem sido a detecção de:
  - Genes específicos da bactéria como os genes da urease (*ureA* ou *ureC*), o RNA 16S ou outros genes.
  - Fatores de virulência. Embora numerosos estudos tenham sido realizados, atualmente não têm uma aplicação prática clara porque não permitem caracterizar uma cepa como mais patogênica para indicar tratamento.
  - Mecanismos de resistência, identificando os genes codificadores dessa resistência.

As técnicas de PCR têm uma especificidade e sensibilidade próximas a 100% e geralmente são usadas para fins de pesquisa, pois são técnicas complexas que requerem equipamentos especiais e ainda são de alto custo.

Métodos de estudo da suscetibilidade aos antimicrobianos

Os métodos fenotípicos utilizados para medir a suscetibilidade de *H. pylori* a antimicrobianos são a microdiluição em caldo, diluição em ágar, difusão em ágar e epsilometria (p. ex., E-Test). No entanto, o Clinical Laboratory Standard Institute (CLSI) recomenda apenas o uso do método de diluição do ágar, usando Agar Mueller Hinton adicionado de sangue de carneiro a 5%.

Existem métodos genotípicos para determinar a suscetibilidade/resistência de *H. pylori*, tanto a partir de culturas como de biópsias, como a reação de polimerase em cadeia associada à análise do polimorfismo de longitude dos fragmentos de restrição (PCR-RFLP) e PCR em tempo real. Mutações na posição 2142 ou 2143 dos genes que codificam o RNA 23S ribossômico causam uma modificação da estrutura ribossômica que impede a união do macrolídeo, o qual não pode agir. Um teste de PCR-RFLP para detectar mutações nos dois genes que codificam o RNA 23S ribossômico permitiu estabelecer que a mutação A-G da posição 2142 do gene está associada a níveis mais altos de resistência à claritromicina (CIM > 256 µg/mL), quanto à mutação da posição 2143, na qual a CIM pode flutuar entre < 0,16 µg/ml a > 256 µg/mL.

Prevenção da infecção

A forma mais eficaz de prevenir a infecção seria o desenvolvimento de uma vacina. Postula-se que uma vacina ideal deveria ser terapêutica, bem tolerada, segura, de fácil administração e capaz de prevenir ou reduzir a infecção a níveis de 50% ou menos nos vacinados. Inicialmente, vários estudos utilizaram preparados inativados da parede celular, bem como proteínas recombinantes purificadas como possíveis candidatos vacinais. Atualmente, estão sendo pesquisados vários antígenos de *H. pylori* como glicoconjugados do LPS, outros compostos contendo carboidratos bacterianos ou epítopos das proteínas FlaA e UreB, bem como modelos animais para o desenvolvimento de vacinas. Porém, enquanto uma vacina não estiver disponível, o conhecimento da epidemiologia da bactéria, em diferentes partes do mundo, permitirá proposta de estratégias eficazes de prevenção da infecção.

Considerações finais

O gênero *Helicobacter* é um táxon que tem experimentado uma notável expansão, tanto no número de espécies que o compõem como do ponto de vista de seus reservatórios. Desde o ponto de vista da patologia humana, é evidente que a maior atenção tem se concentrado em *H. pylori*. No entanto, existem outras espécies, genericamente denominadas "não *H. pylori*" que têm potencial patogênico. Algumas dessas espécies, conhecidas como "*Helicobacter* gástricos" podem colonizar a mucosa gástrica e outras, denominadas "*Helicobacter entero*-hepáticos", colonizam a mucosa intestinal e/ou o sistema hepatobiliar. Muitos deles foram isolados de humanos e animais, sendo considerados agentes zoonóticos.

É possível que, no futuro, novas espécies de *Helicobacter* continuem a aparecer e que as encontradas até agora exclusivamente em animais também possam ser isoladas do ser humano e de outros hospedeiros diferentes daqueles considerados seus reservatórios naturais, abrindo novas perspectivas na Epidemiologia e na Infectologia em geral. Os profissionais da Saúde, nos seus diferentes campos de ação, devem estar preparados para acompanhar o novo conhecimento e as novas exigências diagnósticas que essa expansão gerará.

Bibliografia recomendada

Ansari S, Yamaoka Y. Helicobacter pylori virulence factors exploiting gastric colonization and its pathogenicity. Toxins. 2019;11:677.

Bordin DS, Voynovan IN, Andreev DN, Maev IV. Current Helicobacter pylori diagnostics. Diagnostics. 2021;11:1458.

Cen Q, Gao T, Ren Y, Lu X, Lei H. Immune evaluation of a Saccharomyces cerevisiae-based oral vaccine against Helicobacter pylori in mice. Helicobacter. 2021;26:e12772.

Charitos IA, D'Agostino D, Topi S, Bottalico L. 40 Years of Helicobacter pylori: a revolution in biomedical thought. Gastroenterol Insights. 2021;12:111-35.

Coelho LGV, Marinho JR, Genta R, Ribeiro LT, Passos MCF, Zaterka S, et al. IVth Brazilian Consensus Conference on Helicobacter pylori Infection. Arq Gastroenterol. 2018;55:97-121.

Dore MP, Pes GM. What Is new in Helicobacter pylori diagnosis. An overview. J Clin Med. 2021;10:2091.

Fernández H, Wilson M, Otth L, Toledo C. Género Helicobacter (Capítulo II.c.4.5). In: Lopardo H, Predari SC, Vay C (Ed.) Manual de microbiología clínica de la Asociación Argentina de Microbiología. Parte II Bacilos Gram negativos exigentes. 2017;4:213-45. Buenos Aires, Argentina.

García-Ferrús M, González A, Pina-Pérez MC, Ferrús MA. Helicobacter pylori is present at quantifiable levels in raw vegetables in the Mediterranean area of Spain. Agriculture. 2022;12:339.

Guerra-Valle M, Orellana-Palma P, Petzold G. Plant-based polyphenols: anti-Helicobacter pylori effect and improvement of gut microbiota. Antioxidants. 2022;11:109.

Guevara B, Gupta Cogdill A. Helicobacter pylori: a review of current diagnostic and management strategies. Dig Dis Sci. 2020;65:1917-31.

Hamada M, Elbehiry A, Marzouk E, Moussa IM, Hessain AM, Alhaji JH, et al. Helicobacter pylori in a poultry slaughterhouse: prevalence, genotyping and antibiotic resistance pattern. Saudi J Biol Sci. 2018;25:1072-78.

Ierardi E, Losurdo G, Mileti A, Paolillo R, Giorgio F, Principi M, et al. The puzzle of coccoid forms of Helicobacter pylori: beyond basic science. Antibiotics. 2020;9:293.

Lee YC, Dore MP, Graham DY. Diagnosis and treatment of Helicobacter pylori Infection. Annu Rev Med. 2022;73:183-95.

Matos R, Taillieu E, De Bruyckere S, DeWitte C, Rêma A, Santos-Sousa H, et al. Presence of Helicobacter species in gastric mucosa of human patients and outcome of Helicobacter eradication treatment. J Pers Med. 2022;12:181.

Ménard A, Smet A. Review: other Helicobacter species. Helicobacter. 2019;24(1):e12645.

Mezmale L, Gonzaga Coelho L, Bordin, Leja M. Review: epidemiology of Helicobacter pylori. Helicobacter. 2020;25(1):e12734.

Milivojevic V, Milosavljevic T. Review – treatment of Helicobacter pylori infection. Microb Health Dis. 2021;3:e525.

Mladenova I. Clinical relevance of Helicobacter pylori infection. J Clin Med. 2021;10:3473.

Ochoa S, Collado L. Enterohepatic Helicobacter species – clinical importance, host range, and zoonotic potential. Crit Rev Microbiol. 2021;47:728-61.

Penumetcha S, Ahluwalia S, Irfan R, et al. The efficacy of probiotics in the management of Helicobacter pylori: a systematic review. Cureus. 2021;13:e20483.

Pichon M, Frech B, Burucoa C. New strategy for the detection and treatment of Helicobacter pylori infections in primary care guided by a non-invasive PCR in stool: protocol of the French HepyPrim Study. J Clin Med. 2022;11:1151.

Ru Z, Yu M, Zhu Y, Chen Z, Zhang F, Zhang Z, et al. Immunoinformatics-based design of a multi-epitope vaccine with CTLA-4 extracellular domain to combat Helicobacter pylori. FASEB J. 2022;36:e22252.

Shu C, Tian J, Si X, et al. Blueberry anthocyanin extracts protect against Helicobacter pylori-induced peptic epithelium injuries both in vitro and in vivo: the key role of MAPK/NF-κB pathway. Eur J Nutr. 2022;61:2749-59. doi: org/10.1007/s00394-022-02830-1.

Šťástková Z, Navrátilová P, Gřondělová A. Milk and dairy products as a possible source of environmental transmission of Helicobacter pylori. Acta Vet Brno. 2021;90:365-73.

Sutton P, Boag JM. Status of vaccine research and development for Helicobacter pylori. Vaccine. 2019;37:7295-9.

Velasco B, Durán C, Bahamondez-Canas TF. Nuevas perspectivas para el tratamiento de la infección por Helicobacter pylori. Rev Cs Méd. 2021;46:61-9.

Villanueva M, González M, Fernández H, Wilson M, Manquián N, Otth C, et al. Actividad antibacteriana in vitro de propóleos chilenos sobre Helicobacter pylori. Rev Chilena Infectol. 2015;32:536-9.

Widelski J, Okinczyc P, Paluch E, Mroczek T, Szperlik J, Zuk M, et al. The antimicrobial properties of poplar and aspen-poplar propolises and their active components against selected microorganisms, including Helicobacter pylori. Pathogens. 2022;11:191.

Yang H, Hu B. Diagnosis of Helicobacter pylori infection and recent advances. Diagnostics. 2021;11:1305.

Zuluaga-Arbeláez N, Sierra EC, Guevara LG, Pérez-Viana S. Estrategias terapéuticas para Helicobacter pylori en Colombia. Rev CES Med. 2021;35:244-56.

Bacilos Gram-Negativos Não Fermentadores

49

Nilton Lincopan
Doroti de Oliveira Garcia

Bacilos Gram-negativos não fermentadores são micro-organismos aeróbios com capacidade de obter energia a partir da oxidação de carboidratos. A maioria é oxidase-positiva e móvel, com algumas exceções.

O hábitat natural é o meio ambiente, sendo frequentemente isolados de água, solo, vegetais, leite cru e peixes congelados. Em hospitais, são comumente isolados de água de torneira, soros, nebulizadores, respiradores, soluções desinfetantes e antissépticas, cateteres em geral etc.

O grupo de bacilos Gram-negativos não fermentadores é considerado oportunista e tem grande importância clínica em casos de infecções relacionadas à assistência à saúde (IRAS), principalmente em unidades de terapia intensiva (UTI) e pacientes submetidos a procedimentos invasivos, em unidades de queimados e nas infecções do trato respiratório de pacientes portadores de fibrose cística, uma doença genética grave de herança autossômica recessiva, cuja principal manifestação clínica é a doença pulmonar obstrutiva crônica progressiva.

Estudos filogenéticos com base na sequência que codifica a subunidade 16S do rRNA ocasionaram inúmeras mudanças na classificação e na nomenclatura desse grupo de micro-organismos nos últimos anos. Taxonomicamente, o gênero *Pseudomonas* foi proposto por Walter Migula, em 1895, para incluir todos os bacilos Gram-negativos aeróbios, apresentando flagelo polar. Mais tarde, em 1917, Winslow *et al.*, estabeleceram a família Pseudomonadaceae. Uma vez que a proposta do gênero *Pseudomonas* foi demasiado abrangente, micro-organismos não relacionados foram adicionados ao gênero, a ponto de, em 1984, mais de cem espécies de *Pseudomonas* foram listadas no *Manual de Bacteriologia Sistemática*, de Bergey. Assim, com base em estudos de hibridização rRNA-DNA, descritos por Norberto Palleroni, o gênero foi dividido em cinco grupos denominados "grupos de homologia do rRNA", designados de I-V, cuja característica comum a todos é a motilidade e presença de flagelo polar. Posteriormente, De Vos e colaboradores propuseram limitar o gênero *Pseudomonas* (*stricto sensu*) para espécies relacionadas à *P. aeruginosa* (espécie tipo), as quais integrariam o grupo de homologia do rRNA I (Quadro 49.1).

Após extensiva revisão, os grupos II a V foram taxonomicamente reclassificados (Quadro 49.1).

Quadro 49.1 – *Classificação taxonômica do gênero Pseudomonas*

Grupo de homologia rRNA	*Família*	*Gênero*
Grupo I	*Pseudomonadaceae*	*Pseudomonas*
Grupo II	*Burkholderiaceae*	*Burkholderia* *Ralstonia* *Pandoraea*
Grupo III	*Comamonadaceae*	*Acidovorax* *Comamonas* *Delftia* *Hydrogenomonas*
Grupo IV	*Caulobacteraceae*	*Brevundimonas*
Grupo V	*Xanthomonadaceae*	*Stenotrophomonas*

Fonte: Desenvolvido pela autoria.

Em razão da baixa atividade metabólica dos bacilos Gram-negativos não fermentadores, em comparação às enterobactérias, a identificação bioquímica torna-se mais complexa. Portanto, as características morfológicas, macroscópicas e microscópicas são ferramentas auxiliares fundamentais durante o processo de identificação.

O número de bactérias não fermentadoras conhecidas é extenso. Neste capítulo, serão abordadas as de maior importância em Medicina humana e Medicina veterinária. Concernente a isso, entre os principais gêneros causadores de infecções, encontram-se *Pseudomonas*, *Acinetobacter*, *Burkholderia*, *Stenotrophomonas* e *Elizabethkingia*.

É preocupante o aumento de casos de infecção ou colonização hospitalar por bacilos Gram-negativos não fermentadores, a maioria deles intrinsecamente resistente a diversos antimicrobianos e, nos últimos anos, tem aumentando a aquisição de outros genes de resistência.

Pseudomonas aeruginosa

Pseudomonas aeruginosa, o mais frequente bacilo Gram-negativo não fermentador isolado nos laboratórios de Microbiologia clínica, é um dos micro-organismos mais ubiquitários, pois é encontrado no solo, na água, nos vegetais, nos animais, nos alimentos e nos mais diversos ambientes hospitalares. Raramente causa infecção em indivíduo imunocompetente, porém é um dos principais agentes de infecção em indivíduos com defesas comprometidas. Considerado o protótipo de patógeno oportunista, é um dos mais importantes agentes de infecção hospitalar. Sua importância clínica se baseia na difícil erradicação da infecção e em contínuos fracassos terapêuticos, consequência direta da ampla expressão de fatores de virulência, assim como a resistência natural e adquirida a muitos antibióticos e desinfetantes.

Taxonomicamente, dentro da família Pseudomonadaceae, *P. aeruginosa* encontra-se classificada no grupo de homologia do rRNA I, especificamente no grupo fluorescente. A espécie *P. aeruginosa* [*Pseudomonas*, "falsa unidade" – do grego, *pseudo* (falso); e do latim, *monas* (do grego: única unidade); *aeruginosa*, do latim, "verdete" (corrosão de cobre)] foi descrita, pela primeira vez, em 1882, em uma publicação de Carle Gessard, que sugeria a identificação dessa espécie pela produção de um pigmento verde-azulado. Essa publicação intitulada *On the blue and green coloration of bandages* mostrava que *P. aeruginosa* produzia pigmentos solúveis em água, os quais eram fluorescentes sob luz ultravioleta. Isso foi atribuído à piocianina, um derivado de fenazina.

Recentes estudos filogenéticos com base na similaridade da sequência conservada do gene que codifica a subunidade 16S do rRNA têm determinado a afiliação filogenética de algumas espécies como *P. aeruginosa*, *P. alcaligenes*, *P. mendocina*, *P. pseudoalcaligenes* e *P. flavescens*, entre outras, dentro do grupo *P. aeruginosa*. Microscopicamente, a bactéria é definida como um bacilo Gram-negativo reto, de 0,5 μm a 0,7 μm de espessura por 1,5 μm a 3 μm de comprimento, não esporulado, móvel por um simples flagelo polar. Fisiologicamente, é classificada como uma bactéria aeróbia, podendo crescer anaerobicamente quando há presença de nitrato como um aceptor terminal de elétrons. Embora a espécie seja quimiorganotrófica, a obtenção de energia a partir dos carboidratos implica um metabolismo oxidativo (dependente de O_2), o que define a sua inclusão no grupo dos micro-organismos não fermentadores. Como alternativa, é capaz de utilizar outras fontes de carbono, por exemplo, o acetato. Essa versatilidade nos requerimentos nutricionais e energéticos permite-lhe crescer rapidamente em meios muito simples, isolando-se em praticamente todos os meios de cultura usados em laboratório, sob ampla variedade de temperaturas (4 °C a 42 °C). Macroscopicamente, *P. aeruginosa* cresce formando colônias iridescentes irregulares. A maioria das cepas produz pigmentos hidrossolúveis, difusíveis no meio de cultura (Figura 49.1), como a piocianina (que outorga uma cor azul) e a pioverdina (que confere a coloração esverdeada). Além destes, outros tipos de pigmentos podem ser observados com menor frequência, como a piomelanina (marrom) e a piorrubina (vermelho). Essa observação, assim como a produção de odor característico de frutas, produto de uma aminoacetofenona liberada pelo micro-organismo, é uma característica de grande importância em sua identificação de rotina. Outra característica destacável é a formação, em meios de cultura líquido e sólido, de uma camada de aspecto mucoide denominada *slime*, importante na formação de biofilmes. Bioquimicamente, *P. aeruginosa* é oxidase-positiva, citrato-positiva, arginina di-hidrolase-positiva e indol-negativa. Uma característica diferencial é sua capacidade de crescer a 42 °C. Em ágar sangue as colônias podem apresentar uma coloração verde metálico, com produção de β-hemólise.

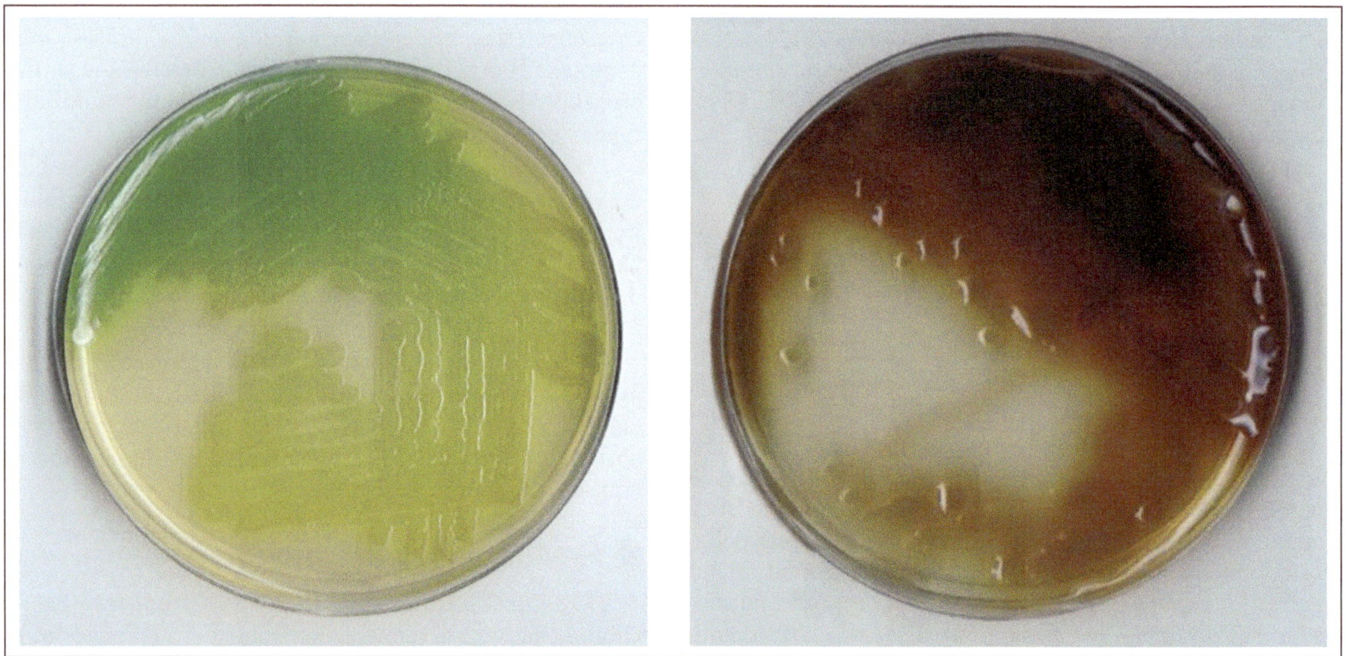

Figura 49.1 – *Cultura de Pseudomonas aeruginosa em ágar Mueller-Hinton mostrando a coloração verde–azulada conferida pelos pigmentos pioverdina e piocianina (esquerda) e a coloração marrom pelo pigmento piomelanina (direita).*
Fonte: Desenvolvida pela autoria.

Fatores de virulência

Como as infecções causadas por *P. aeruginosa* envolvem diferentes órgãos e tecidos, os seus fatores de virulência são obrigatoriamente diversificados e em grande número. Alguns fazem parte da estrutura celular e outros são produtos extracelulares (Figura 49.2, Quadro 49.2). A expressão é regulada por fatores externos como osmolaridade, concentração de ferro e, mais recentemente, têm sido descritos mecanismos moleculares, sistema conhecido como *quorum sensing*.

Componentes estruturais envolvidos na patogenicidade

Fímbrias ou pili

P. aeruginosa produz uma fímbria do tipo 4 que medeia sua adesão às células epiteliais. É a principal adesina associada à virulência, responsável por aproximadamente 90% da capacidade de adesão a algumas células. O receptor celular para essa fímbria é o gangliosídeo GM1 quando desprovido de ácido siálico. Para aderir, *P. aeruginosa* prepara o seu receptor retirando o ácido siálico de GM1. A remoção é feita por uma sialidase previamente produzida por ela.

Formado por filamentos com 5,2 nm de diâmetro e 2,5 µm de comprimento, o pili é constituído de inúmeras cópias de uma subunidade proteica de 15 kDa denominada "pilina". A secreção de suas subunidades é feita pelo sistema geral de secreção. Entretanto, a secreção das proteínas que tomam parte em sua montagem é mediada por outro sistema de secreção conhecido como "sistema de secreção do tipo II" (SST2). Esse sistema também secreta outras proteínas para a superfície da célula.

Além da fímbria, a *P. aeruginosa* apresenta, em sua estrutura, adesinas não fimbriadas que medeiam sua fixação ao muco. Essas adesinas são particularmente importantes na fibrose cística, em que a adesão ao muco é de fundamental importância para a colonização dos pulmões.

Flagelo

P. aeruginosa é móvel, apresentando um único flagelo polar que pode ser classificado nos tipos "a" e "b". O flagelo tipo "b" é formado por uma flagelina de 53 kDa, e o flagelo tipo "a" pertence a um grupo heterogêneo, com diversos subgrupos podendo variar de 45 kDa a 52 kDa. Estudos de virulência em modelos murinos têm demonstrado que a

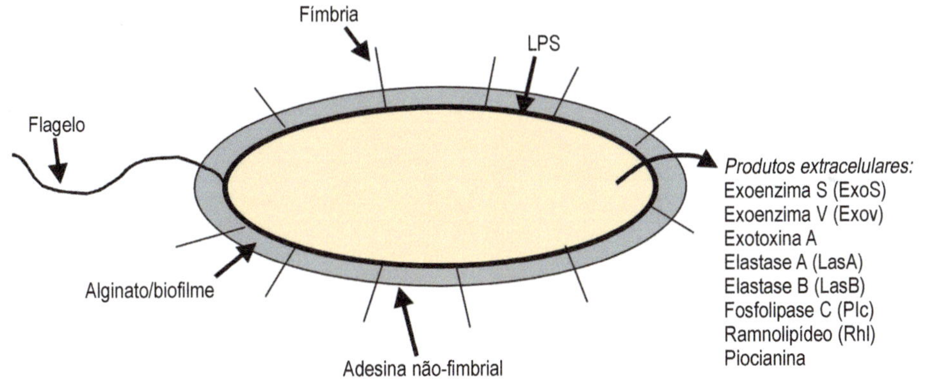

Figura 49.2 – *Fatores de virulência de Pseudomonas aeruginosa.*
Fonte: Desenvolvida pela autoria.

Quadro 49.2 – *Resumo dos fatores de virulência de Pseudomonas aeruginosa*

Fatores de virulência (atividade)	*Descrição*
Adesinas	Fímbrias (pili N-metil-fenilalanina) alginato slime (biofilme)
Invasina	Elastase, protease alcalina, hemolisinas (fosfolipase e lecitinase), citotoxina (leucocidina), sideróforos, piocianina
Motilidade/quimiotaxis	Flagelo
Toxinas	Exoenzima S, exotoxina A, LPS (endotoxina, choque séptico)
Propriedade antifagocítica	Slime (biofilme), LPS
Defesa contra o poder bactericida do soro	Slime (biofilme), LPS, enzimas proteases
Atributos genéticos	Mudanças genéticas por transdução e conjugação, resistência natural a drogas, mutações em genes que codificam os alvos dos antibióticos e plasmídios de resistência
Outros atributos	Adaptabilidade a requerimentos nutricionais mínimos, ubiquidade

Fonte: Desenvolvido pela autoria.

inoculação de cepas não flageladas, na superfície das áreas queimadas, é menos virulenta do que amostras flageladas. Amostras móveis disseminam-se da área primária queimada produzindo bacteremia, enquanto amostras imóveis não são invasivas. Adicionalmente, a imunização passiva com soros antiflagelo confere proteção tipo-específica.

Lipopolissacarídeo (LPS)

Semelhante a outros bacilos Gram-negativos, o lipopolissacarídeo (LPS) é responsável pela ocorrência do choque tóxico. Como a endotoxina é um componente estrutural da parede de bactérias Gram-negativas, sua presença é intrínseca em 100% das amostras de *P. aeruginosa*.

O LPS pode funcionar como um fator de virulência conferindo atividade imunoestimulante. Uma vez que a bactéria morre ou sofre autólise da parede celular, o LPS é liberado e a porção lipídica da molécula entra em contato com outras moléculas hidrofóbicas, como membranas celulares e domínios proteicos, o que estimula a liberação de citocinas e aumenta a produção de anticorpos no hospedeiro. O LPS pode também promover a adesão de *Pseudomonas* aos tecidos pulmonares e às células da córnea. Nesses tecidos, o receptor para o LPS é uma proteína da bomba de cloro conhecida como "CFTR" (do inglês, *cystic fibrosis transmembrane condutor regulator*), constituída de cinco subunidades. Quatro tipos de mutações podem ocasionar a perda de CFTR (Figura 49.3). A adesão da *P. aeruginosa* ao CFTR resulta em invasão celular.

Alginato (*Slime*)

O alginato é um polissacarídeo constituído pelos ácidos manurônico e glicurônico, de grande importância na virulência de *P. aeruginosa*, em particular nos processos pulmonares relacionados à fibrose cística. Atua como um fator antifagocítico e de adesão, além de conferir alta tolerância aos anticorpos e impedir a difusão dos antibióticos. O alginato forma um gel em torno da célula bacteriana e as amostras que o produzem crescem em colônias mucoides. Parece que a sua produção é consequência de uma mutação no gene *muc* que, em condições normais, inibe a expressão do gene *alg*. Por razões ainda desconhecidas, as mutantes em *muc* podem ser selecionadas nos pulmões dos pacientes. De maneira semelhante, a introdução de amostras não mucosas em pulmões de rato dá origem a variantes mucosas. É interessante que a variação de não mucosa para mucosa afeta também a estrutura do LPS que passa a apresentar antígenos somáticos "O" de cadeias mais curtas.

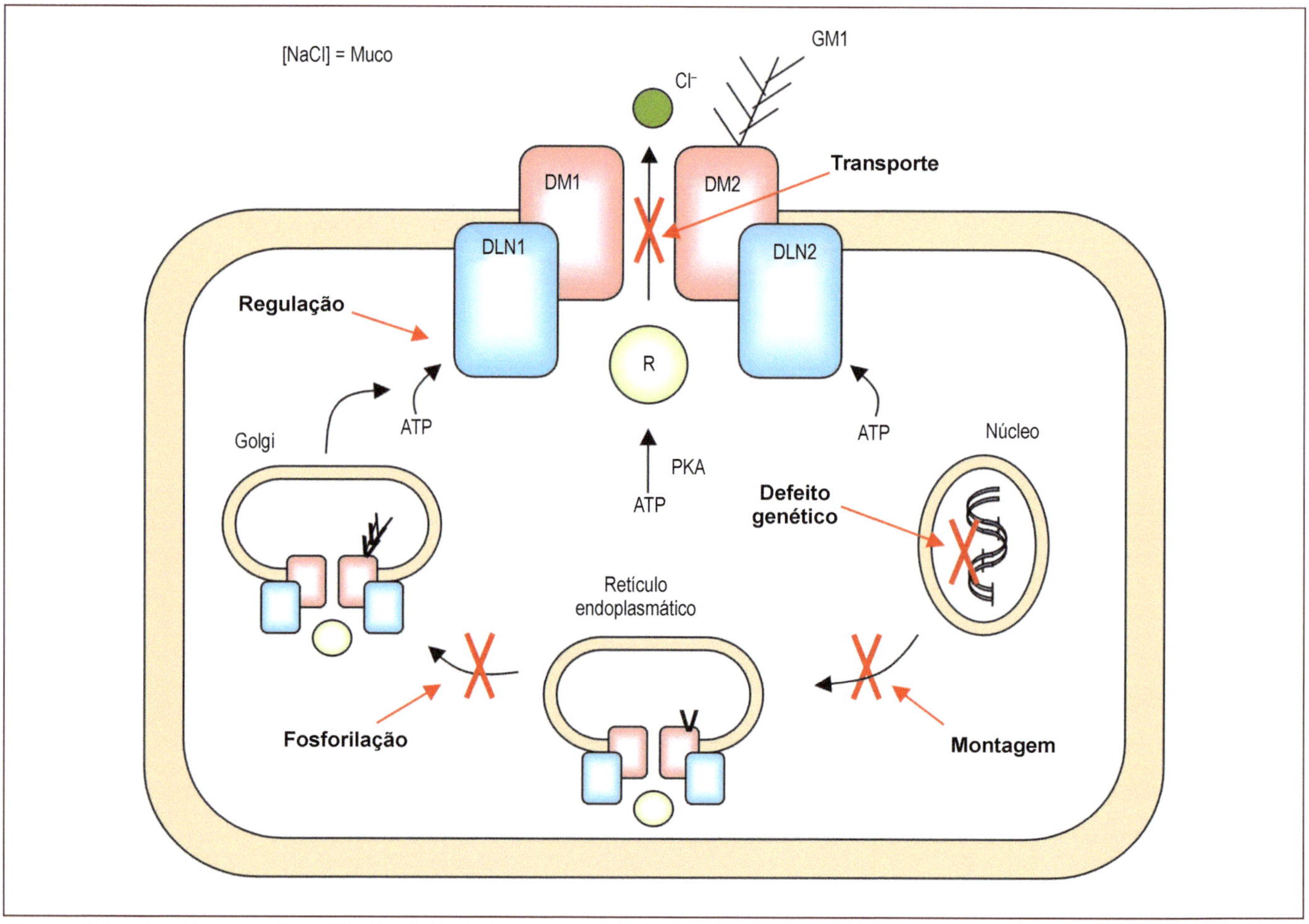

Figura 49.3 – *Biossíntese e função de CFTR* (cystic fibrosis transmembrane condutor regulator) *na célula epitelial. A perda da função de CFTR pode resultar em quatro diferentes mutações, que geram defeitos indicados em negrito.*
DLN: domínio de ligação a nucleotídeos; DM: domínio transmembrânico; R: domínio regulatório.
Fonte: Desenvolvida pela autoria.

Fatores extracelulares envolvidos na patogenicidade

Exoenzima S e Exoenzima U (ExoS e ExoU)

Essas proteínas são introduzidas nas células do organismo por meio de um sistema de secreção do tipo III (SST3), presente em *P. aeruginosa*. Parece que a principal função dessas proteínas é defender a bactéria da fagocitose mediada por neutrófilos e por macrófagos. Exoenzima S (ExoS) é tóxica para os neutrófilos e Exoenzima U (ExoU), para os macrófagos. O mecanismo de ação de ExoU ainda não foi determinado, mas o de ExoS é relativamente bem conhecido. São duas as suas funções mais importantes: sua porção N-terminal estimula a atividade GTP-ásica de proteínas G; e a porção C-terminal catalisa a transferência de ADP-ribose às proteínas envolvidas em transdução de sinal, da mesma forma que a Ras. Essas funções são exercidas depois que ExoS é ativada no interior da célula. A proteína ativadora denomina-se "zeta 14-3-3". A ExoS participa no dano tecidual das feridas localizadas, facilitando a posterior disseminação e infecção sistêmica. É produzida por quase 90% dos isolados de *P. aeruginosa*.

Exotoxina A

A maioria das amostras de *P. aeruginosa* isoladas de casos clínicos produz essa toxina que é extremamente tóxica (DL50 para camundongo = 0,2 μg). A toxina catalisa a transferência de ADP-ribose do NAD para o fator 2 de elongação (EF-2) durante a síntese proteica, a qual fica inativa, resultando na morte celular. Embora a Exotoxina A tenha o mesmo mecanismo de ação que a toxina diftérica, as duas toxinas diferem em outras características como receptores e especificidade antigênica.

Proteases: elastase B (LasB), elastase A (LasA) e protease alcalina

As proteases produzidas por *P. aeruginosa* são responsáveis pelas lesões de pele e tecidos em geral, associadas com hemorragia e necrose. Essas enzimas são produzidas por quase 90% das amostras de *P. aeruginosa*, agindo em conjunto na degradação da elastina – proteína presente na parede vascular e tecido pulmonar, onde é responsável pela elasticidade do órgão durante a contração e expansão dos alvéolos na respiração –, danificando o tecido pulmonar e os vasos sanguíneos, o que facilita a disseminação da bactéria a partir de sítios localizados da infecção. LasB é uma metaloprotease que apresenta um íon zinco em seu sítio ativo, capaz de clivar várias proteínas, inclusive a elastina. Pensava-se que ela fosse a própria elastase, porém foi demonstrado posteriormente que ela, assim como a protease alcalina, atua somente depois que LasA degrada a elastina. LasA é uma protease que tem uma serina em seu sítio ativo. Se considerarmos a importância da elastina, concluímos que as duas enzimas são fatores de virulência fundamentais, podendo atuar possivelmente sobre outras proteínas do organismo.

Fosfolipase C (Plc) e ramnolipídeo (Rhl)

Plc é uma fosfolipase C e Rhl, um glicolipídeo que contém ramnose (ramnolipídeo). A fosfolipase lisa as células mediante a clivagem dos fosfolipídios presentes nas membranas. As duas substâncias agem, sinergicamente, no sentido de destruir o surfactante pulmonar. Na ausência do surfactante, os alvéolos tendem a colabar, formando-se atelectasias (colapso parcial ou total do pulmão). O ramnolipídeo solubiliza o surfactante e a fosfolipase o degrada.

Pigmentos fenazínicos

Esses exopigmentos são metabólitos secundários produzidos por *P. aeruginosa*. Eles inibem tanto a proliferação da epiderme humana e linfócitos do hospedeiro como a proliferação de outras entidades bacterianas (bacteriocinas), inclusive espécies do mesmo gênero, o que garante a sua colonização e subsistência nos diversos ambientes. O mecanismo mais provável é o bloqueio no transporte de elétrons pela cadeia respiratória. Entre os pigmentos produzidos, a piocianina tem sido a mais estudada. Ao redor de 90% das amostras são produtoras desse pigmento clinicamente descrito como pus azul. A atividade inibitória dessas bacteriocinas é o fundamento do clássico método de tipagem epidemiológica conhecido como "piocinotipagem".

Sideróforos

As bactérias requerem fontes de ferro para o seu desenvolvimento. Diante da indisponibilidade de um sistema de autossíntese, utilizam sistemas de captura de ferro diretamente do hospedeiro ou do ambiente. No caso de *P. aeruginosa*, esse processo se realiza mediante a síntese de quelantes de alta afinidade, liberados extracelularmente, conhecidos como "sideróforos". A presença de receptores específicos (ferro-sideróforo) na membrana bacteriana permite o reconhecimento e a internalização do complexo. Ocorrida a liberação, o sideróforo pode ser reciclado. Estudos *in vitro* têm identificado duas proteínas capazes de remover o ferro ligado à transferrina, à quelina e à pioverdina. Porém, a versatilidade típica dessa bactéria permite-lhe adquirir um sistema adicional de sideróforos heterólogos de origem bacteriana e/ou fúngica, quando necessário.

Biofilme

A síntese de alginato permite formar uma matriz altamente hidrofóbica que ancora as bactérias a uma superfície colonizada, formando-se microcolônias rodeadas de uma matriz exopolissacarídea constituindo uma comunidade bacteriana bastante organizada. O biofilme garante o estabelecimento de um sistema de comunicação que coordena as atividades metabólicas em benefício mútuo, assim como a produção simultânea de fatores de virulência que facilitam a disseminação no hospedeiro. Estruturalmente, o biofilme confere proteção contra o sistema de defesa do hospedeiro como linfócitos, fagócitos, ação ciliar do trato respiratório, anticorpos e complemento. A formação do biofilme também dificulta a difusão de antibióticos e desinfetantes, conferindo-lhe menor suscetibilidade de que uma forma de vida unicelular. Outra propriedade conferida pelo biofilme é o intercâmbio de material genético. A repercussão do biofilme tem trazido consequências catastróficas para setores tão diferentes como a indústria farmacêutica, produção de alimentos, *microchips*, sistemas de abastecimento de água, implantes odontológicos e implantes médicos, entre outros.

Resistência às drogas antibacterianas

A importância clínica de *P. aeruginosa* se baseia na resistência natural e adquirida aos diversos antibacterianos de uso habitual, mecanismos os quais são expressos de forma individual ou combinada. Atualmente, a convergência de múltiplos mecanismos de resistência numa bactéria é classificada como multiresistência, resistência extrema, ou pan-resistência. Um exemplo real é o aparecimento de isolados de *P. aeruginosa* com suscetibilidade exclusiva às polimixinas.

Em geral, nos processos infecciosos por *P. aeruginosa*, penicilinas, cefalosporinas, carbapenêmicos e monobactâmicos, têm sido preferidos, em relação a outros antibióticos, pela eficácia, segurança, maleabilidade e versatilidade química quanto ao espectro de atividade e à ação sinérgica. Inevitavelmente, o amplo uso desses compostos tem selecionado um alto índice de resistência.

Nessa espécie, os principais mecanismos de resistência descritos são a produção de betalactamases e a produção de enzimas que modificam aminoglicosídeos. Adicionalmente, uma baixa expressão de proteínas de membrana externa ou mesmo alterações estruturais da membrana que conferem impermeabilidade, mutações em topoisomerases, a capacidade de colonizar superfícies em forma de biofilme, a presença e superexpressão de sistemas de bombas de efluxo, e a aquisição de plasmídios de resistência transferidos por processos de transdução e conjugação tornam efetivos poucos antibióticos. Muitos desses fatores podem agir sinergicamente, por exemplo, uma vez que a entrada da droga no citoplasma pode ser afetada pela expressão de bombas de efluxo e/ou perda de porinas, a pequena quantidade de droga que penetra na célula pode ser facilmente hidrolisada por β-lactamases que agem no espaço periplasmático (Figura 49.4, Quadro 49.3). Recentemente, tem sido dada maior importância ao aparecimento de enzimas β-lactamases com amplo espectro de atividade hidrolítica, assim como ao surgimento de enzimas carbapenemases que degradam o imipenem e/ou meropenem. Embora restrito a alguns países, no Brasil, esse último fato está sendo considerado um problema endêmico.

- **Cefalosporinase AmpC:** *P. aeruginosa* pode ter uma ou mais β-lactamases de qualquer das quatro classes moleculares existentes (A-D) (Quadro 49.3). No caso da enzima AmpC, assim como em enterobactérias dos gêneros *Enterobacter*, *Citrobacter*, *Serratia*, *Morganella* e *Proteus*, essa betalactamase também é codificada por gene cromossômico. A expressão da enzima AmpC pode ser induzida por alguns antibióticos como imipenem ou mesmo o clavulanato. Na prática médica, a principal consequência de usar indutores é a seleção de mutantes AmpC desreprimidas, as quais permanentemente produzem altos níveis da enzima com a consequente hidrólise da maioria dos beta-lactâmicos. Afortunadamente, embora o imipenem possa favorecer a indução da enzima, sua atividade não é afetada por altos níveis de expressão da enzima AmpC.
- **PER, GES, OXA e outras beta-lactamases de espectro estendido:** assim como as beta-lactamases de amplo espectro (ESBL) das enterobactérias, enzimas tipo *Pseudomonas extended resistant* (PER), *Oxacillin* (OXA) e *Guiana-extended spectrum* (GES) podem hidrolisar aztreonam, cefalosporinas de 3ª geração e cefalosporinas de 4ª geração como o cefepime. Embora mundialmente enzimas tipo OXA sejam as mais frequentemente descritas em *P. aeruginosa*; no Brasil, só a presença de GES-1 tem sido reportada. Além dessas, outras enzimas menos frequentes como *Vietnam extended-spectrum β-lactamase* (VEB) e *integron-borne cephalosporinase* (IBC), assim como as clássicas enzimas temoneira (TEM) e *sulfhydryl reagent variable* (SHV), têm sido reportadas em outros países. Sendo essas últimas enzimas (TEM, SHV) frequentes nas enterobactérias, sua presença em *P. aeruginosa* sugere o evento da disseminação horizontal. Outro grupo de enzimas, porém de espectro mais restrito, são representadas por PSE-1 (*Pseudomonas-specific enzyme*, também conhecida como "CARB-2", *carbenicillin*), PSE-4 (CARB-1), CARB-3, e CARB-4. Diferentemente das ESBL, essas enzimas preferencialmente hidrolisam a carbenicilina.
- **Metalobetalactamases (MBL):** atualmente, no Brasil, cepas produtoras de MBL são responsáveis pelos altos níveis de resistência aos carbapenêmicos. À exceção do aztreonam, essas enzimas degradam todos os β-lactâmicos, incluindo as associações com inibidores comerciais de β-lactamases, como o tazobactam, o clavulanato e o sulbactam. O grupo MBL é representado por enzimas do tipo *imipenem* (IMP), *Verona integron-encoded metallo-β-lactamases* (VIM), *German imipenemase* (GIM), *Seoul imipenemase* (SIM), *New Deli metallo-β-lactamases* (NDM) e *São Paulo metallo-betalactamases* (SPM). Historicamente, a primeira MBL a ser expressa em *P. aeruginosa* foi IMP-1 (1988). Atualmente, essa enzima está mundialmente disseminada em mais de 15 gêneros bacterianos. A partir de IMP-1, novas variantes IMP têm sido descritas, assim como para enzimas tipo VIM. No Brasil, além da enzima SPM, tem sido reportada a presença de IMP e VIM, porém o principal problema se concentra nas cepas produtoras de enzimas SPM, as quais parecem ser endêmicas e responsáveis por altos índices de mortalidade. À exceção do gene bla_{SPM}, os determinantes genéticos para MBL são carregados como genes cassetes por integrons de classe 1.

Atualmente, a identificação precoce das MBLs em *P. aeruginosa* é uma urgência clínica e epidemiológica. Laboratorialmente, a pesquisa de MBL é realizada de forma similar ao *screening* de ESBL nas enterobactérias, porém são utilizados inibidores derivados de ácidos tiólicos ou o quelante EDTA. Além do método de disco-aproximação, existem fitas de gradiente antimicrobiano que contêm um extremo com concentrações ascendentes de imipenem e outro extremo com concentrações de imipenem combinado com uma concentração adicional fixa de EDTA (Figura 49.5).

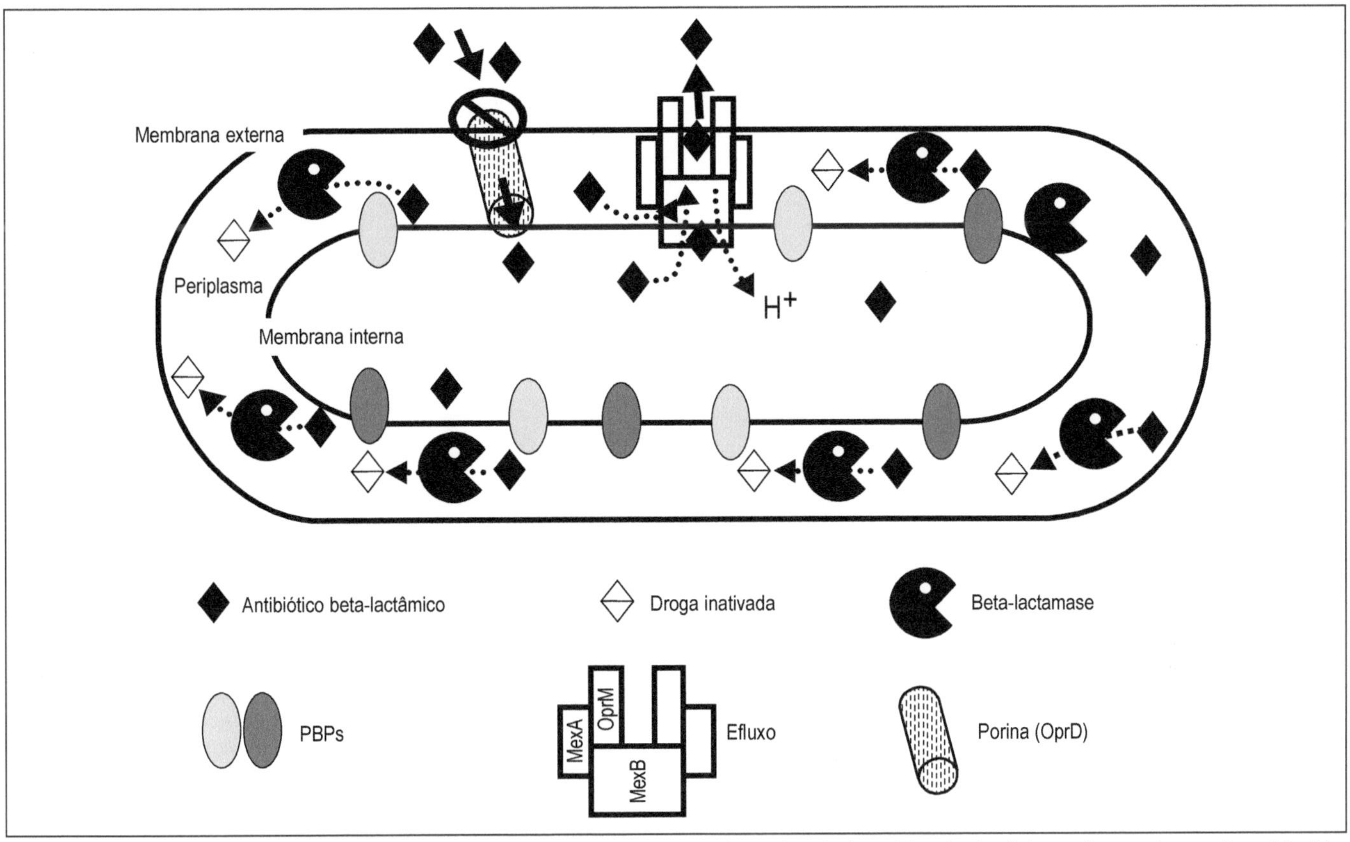

Figura 49.4 – *Interações dos mecanismos de resistência aos β-lactâmicos em P. aeruginosa. A perda de proteínas (porinas) da membrana externa pode excluir vários antibióticos, preferencialmente carbapenêmicos como o imipenem. Já, no nível do periplasma e do citoplasma, diferentes tipos de antibióticos podem ser exportados ao meio externo mediante bombas de efluxo. Enzimas β-lactamases também podem inativar antibióticos β-lactâmicos no nível do periplasma, antes de a droga atingir o seu alvo.*
PBP: the penicillin binding proteins.
Fonte: Desenvolvida pela autoria.

Quadro 49.3 – *Mecanismos de resistência aos antibióticos em P. aeruginosa*

Mecanismos	*Antibióticos afetados*
Serina-β-lactamases classe A (PER, TEM, SHV)	Penicilinas de amplo espectro, cefalosporinas, aztreonam
Metalo-β-lactamases classe B (IMP, VIM, SPM, NDM)	β-lactâmicos em geral, exceto aztreonam, piperacilina e piperacilina/tazobactam
Serina-β-lactamases classe C (AmpC)	β-lactâmicos em geral, exceto imipenem e meropenem
Serina-β-lactamase classe D (OXA-50)	Penicilinas de amplo espectro, cefalosporinas, aztreonam
Diminuição na expressão de porinas (OprD)	Imipenem, meropenem
Bombas de efluxo (MexAB-OprM; MexXY-OprM)	Penicilinas, cefalosporinas, β-lactâmico/inibidor, meropenem, aztreonam, aminoglicosídeos, fluoroquinolonas
Alteração na permeabilidade	Aminoglicosídeos
Alteração do alvo do antibiótico	
- ribossomo (16S r-RNA metilase)	Aminoglicosídeos
- mutação topoisomerase II (gyrA)	Fluoroquinolonas
- mutação topoisomerase IV (parC)	Fluoroquinolonas
Enzima modificadora [AAC (6`); ANT (2``)]	Aminoglicosídeos
Câmbios estruturais na membrana	Polimixinas

Fonte: Desenvolvido pela autoria.

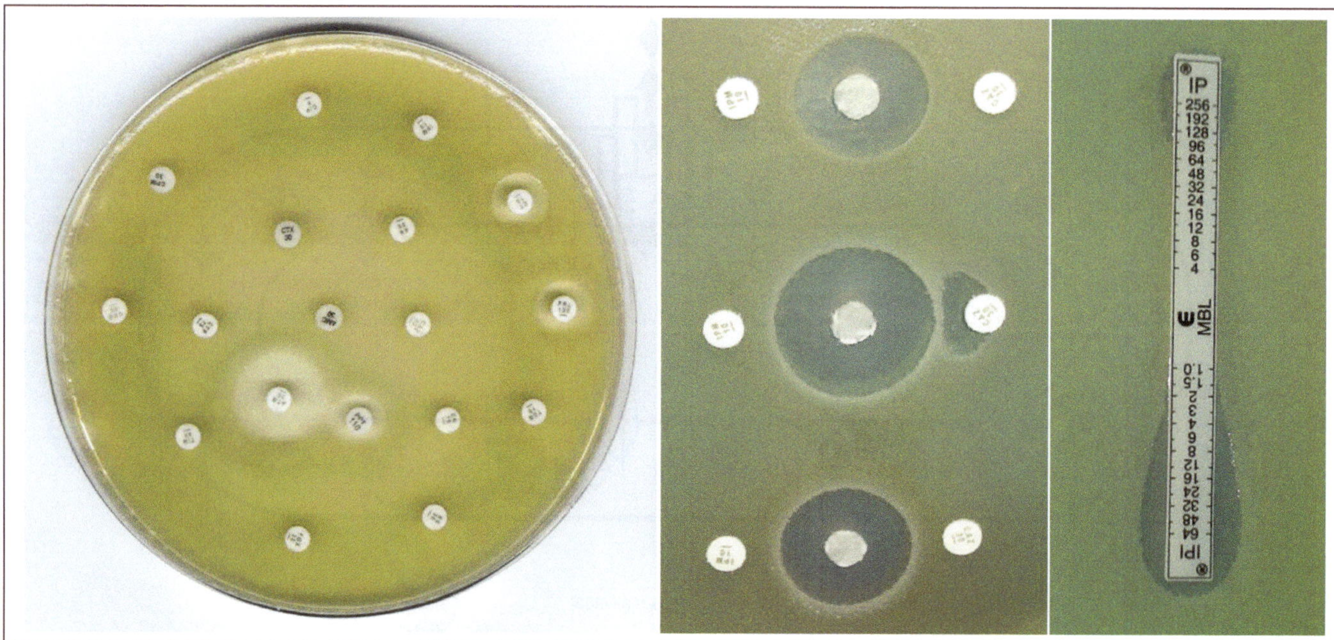

Figura 49.5 – *Cepa multirresistente de* P. aeruginosa *expressando metalo-β-lactamase SPM-1 (esquerda). No centro, técnica de disco-aproximação para screening de MBL utilizando imipenem e ceftazidima associados ao disco de EDTA (superior), ácido 2-mercaptoacético (no meio) e ácido 2-mercaptopropiônico (inferior). Os discos foram dispostos a 2 cm de distância de seus respectivos centros. Note que o efeito sinérgico foi encontrado apenas se utilizando a associação 2-mercaptoacético e ceftazidima. No extremo direito, detecção da produção de MBL utilizando-se o método E-test® MBL. No extremo superior, a fita contém concentrações ascendentes de imipenem (IP) e, no extremo inferior, o antibiótico está associado com uma concentração fixa de EDTA (IPI). Uma redução na CIM de ≥ 3 diluições, na presença do EDTA, é interpretada como um teste positivo para a produção de MBL.*

Fonte: Desenvolvida pela autoria.

- **Serino-carbapenemases:** a emergência de serino-carbapenemases (enzimas as quais conferem resistência aos beta-lactâmicos, incluindo cefalosporinas de amplo espectro e carbapenêmicos) em bactérias Gram-negativas, tem sido associada à aquisição de plasmídeos. Carbapenemases do tipo KPC foram identificadas pela primeira vez em *Klebsiella pneumoniae*, porém, atualmente, têm sido relatadas em *P. aeruginosa*, em associação com um transposon do tipo *Tn4401*.
- **Bombas de efluxo:** β-lactâmicos podem ser impedidos de atingir seu alvo bacteriano, as PBP (*penicillin-binding proteins*), – em *P. aeruginosa*, por dois mecanismos: a) efluxo ativo de drogas; b) alteração na expressão de canais proteicos ou porinas. As principais bombas de efluxo correspondem a uma estrutura tripartite pertencente à família conhecida como "*the resistance nodulation division* (RND) *Family*". Essas bombas modulam a resistência para múltiplas classes de antibióticos, por exemplo, a aumentada expressão do complexo bomba de efluxo MexAB-OprM resulta em aumento nas concentrações inibitórias mínimas contra penicilinas, cefalosporinas de amplo espectro, tetraciclinas e fluoroquinolonas; porém, aminoglicosídeos parecem não ser atingidos por esse sistema. Por definição, bombas de efluxo da classe RND expulsam antibióticos ao meio externo usando a força motriz resultante do efluxo citoplasmático de prótons (H+) (Figura 49.4). De forma geral, por cada efluxo de H^+ no citoplasma, produzem-se a captura e o influxo, em nível citoplasmático e/ou periplasmático da bomba, de uma molécula antibiótica, a qual é expulsa para o meio externo (efluxo). A estrutura tripartite formada, por exemplo, pelo sistema proteico periplasma (MexA), membrana interna (MexB) e membrana externa (OprM) fusiona a membrana periplasmática, periplasma e membrana externa, formando uma espécie de canhão (Figura 49.4). A expressão desse sistema é diretamente proporcional ao aumento da densidade celular. Atualmente, bombas de efluxo são citadas como importante causa de multirresistência em *P. aeruginosa*. Embora o imipenem pareça não ser afetado pelo sistema de efluxo, a suscetibilidade ao meropenem pode sofrer uma queda. Outro sistema também de expressão constitutiva (intrínseca) é o MexXY-OprM, o qual afeta aminoglicosídeos e que parece ser corregulado com a porina OprD, situação que confere resistência ao imipenem, ao meropenem, às quinolonas, às penicilinas antipseudomonas, ao aztreonam e a algumas cefalosporinas. Agora, a expressão de ambos os sistemas outorga um tipo de resistência num nível de categoria classificado como multirresistência intrínseca. Dentro dos sistemas de efluxo induzíveis por alguns substratos, podemos citar os sistemas MexCD-OprJ e MexEF-OprN, os quais, além de exportar fluoroquinolonas, tetraciclinas e alguns betalactâmicos, exportam brometo de etídio, triclosan, dodecil sulfato de sódio (SDS), solventes orgânicos e homosserina lactona envolvida no sistema de *quorum sensing*, anteriormente descrito.
- **Mudanças nas proteínas da membrana externa e permeabilidade:** como parte estrutural, na

bicamada externa dos Gram-negativos, existem LPS que dificultam o ingresso de moléculas lipofílicas alheias. Por sua vez, moléculas hidrofílicas só podem ingressar na célula bacteriana mediante canais de membrana denominadas "porinas". Desse modo, segundo o tamanho e o caráter hidrofóbico/hidrofílico, cada molécula antibiótica segue um curso diferente e, assim, a permeabilidade do antibiótico pode ser regulada por câmbios estruturais na membrana bacteriana. Por exemplo, especificamente no caso do imipenem, a entrada na célula bacteriana se produz por intermédio da proteína OprD (ou porina D2), proteína de aproximadamente 54 kDa que pode ser perdida sobre pressão antibiótica (Figura 49.4). Em relação a esse último ponto, alguns estudos têm documentado o surgimento de cepas resistentes em cerca de 25% dos pacientes submetidos a esquemas terapêuticos com imipenem. Molecularmente, além das mutações que pudessem existir no gene, a perda da porina tem sido atribuída à introdução de uma sequência de inserção dentro do gene *oprD*, a qual interromperia a expressão da proteína OprD2 funcional. Embora a perda da porina produza um aumento da concentração inibitória mínima (CIM) do imipenem só em nível de resistência intermediária, essa perda, quando age de forma conjunta com a expressão de β-lactamases, origina a resistência total à droga com o subsequente aumento da CIM para valores extremos. Diferentemente, a entrada do meropenem e de outros betalactâmicos no espaço periplasmático não é dependente da porina OprD; assim, mutantes OprD resultantes da exposição ao imipenem geralmente permanecem suscetíveis ao resto de drogas betalactâmicas não carbapenêmicas e, embora possa existir alguma afinidade pelo meropenem, a diminuição na CIM é insignificante em relação aos critérios *break point* para caracterizar uma resistência *in vitro*.

- **Enzimas modificadoras de aminoglicosídeos e proteção ribossomal por metilação do 16S rRNA (p. ex., a metilase RmtD):** assim como para os beta-lactâmicos, a impermeabilidade, a expressão de bombas de efluxo e a presença de enzimas também podem conferir resistência aos aminoglicosídeos, porém o mecanismo enzimático é o mais importante. Diferentemente das β-lactamases, enzimas que conferem resistência aos aminoglicosídeos agem modificando quimicamente a estrutura do antibiótico, antes que este se ligue ao seu alvo (subunidades do ribossomo). A modificação enzimática pode afetar tanto os grupos aminas como hidroxilas, mediante processos de O-fosforilação ou O-adenilação, por fosfotransferases (APH) e nucleotidiltransferases (ANT) dependentes de ATP, ou mediante um processo de N-acetilação por acetiltransferases (AAC) dependentes de acetil CoA. Desse grupo de enzimas, aquelas citadas como AAC(6'), ANT(2") e APH(3') têm sido as mais frequentemente descritas em isolados de *P. aeruginosa* resistentes a antibióticos como gentamicina, tobramicina, amicacina e neomicina. Finalmente, alterações no alvo ribossômico também contribuem para a aquisição de resistência. Recentemente, enzimas metilases que protegem a subunidade 16S do rRNA, que é o alvo principal dos aminoglicosídeos, têm sido identificadas em isolados hospitalares. Essas enzimas são capazes de conferir elevado nível de resistência contra os mais importantes aminoglicosídeos. Um exemplo são as metilases ArmA e RmtD.
- **Resistência a quinolonas:** além da superexpressão de bombas de efluxo, a resistência às quinolonas pode ser atribuída a mutações dos alvos enzimáticos do tipo topoisomerases II e IV, enzimas as quais são codificadas respectivamente pelos genes *gyrA* e *parC*, sendo mais importantes as mutações que atingem *gyrA*. Essa mutação resulta em altos e baixos níveis de resistência a ciprofloxacina e fluoroquinolonas em geral. Por sua vez, mutações em *parC* têm sido encontradas em isolados com um alto nível de resistência, os quais conjuntamente apresentam uma mutação em *gyrA*.
- **Mudanças na membrana e resistência às polimixinas:** peptídeos policatiônicos se ligam ao LPS polianiônico rompendo a estrutura de bicamada da membrana, de forma similar à ação dos detergentes. Os peptídeos utilizados no tratamento de infecções por *P. aeruginosa* panresistentes têm sido as polimixinas B e E (*colistina*). A resistência a essas drogas tem sido um evento pouco frequente. Nos casos de resistência à colistina, tem sido documentada uma modificação estrutural da membrana externa. Essas mudanças incluem a ausência de 2-hidro-xilaurato, a presença de 4-aminoarabinose e aumento no conteúdo de palmitato no lipídeo A. Essas variações resultam numa mudança na carga negativa da bactéria com subsequente menor afinidade pelo peptídeo catiônico. Como a atividade desses peptídeos é dependente da interação eletrostática, a força iônica do meio é relevante. Na prática laboratorial, o estudo de suscetibilidade às polimixinas tem algumas limitações, uma vez que se utilizam meios e tampões com força iônica alta, o que poderia resultar numa falsa *resistência in vitro*.

Determinantes genéticos

Os genes que codificam os fatores de virulência encontram-se dispersos no cromossomo sem se agruparem em determinadas regiões. A localização cromossômica e a designação dos principais genes constam da Figura 49.6. Adicionalmente, há pelo menos 13 grupos de plasmídeos que carregam marcadores de resistência a vários antibióticos ou compostos químicos como o mercúrio e o telurito. Alguns desses plasmídeos têm uma ampla variedade de hospedeiros, incluindo a maioria dos bacilos Gram-negativos. Assim, trocas genéticas cromossomo-plasmídio podem acontecer.

Regulação da expressão

A regulação da expressão dos genes de virulência de *P. aeruginosa* é bastante complexa e envolve vários sistemas de regulação. Além das condições ambientais (como concentração de ferro, nível de nitrogênio e osmolaridade entre outros), *P. aeruginosa* emprega pelo menos dois sistemas de regulação molecular definidos como *quorum sensing* ou sinalização célula-célula (ver Capítulo 18).

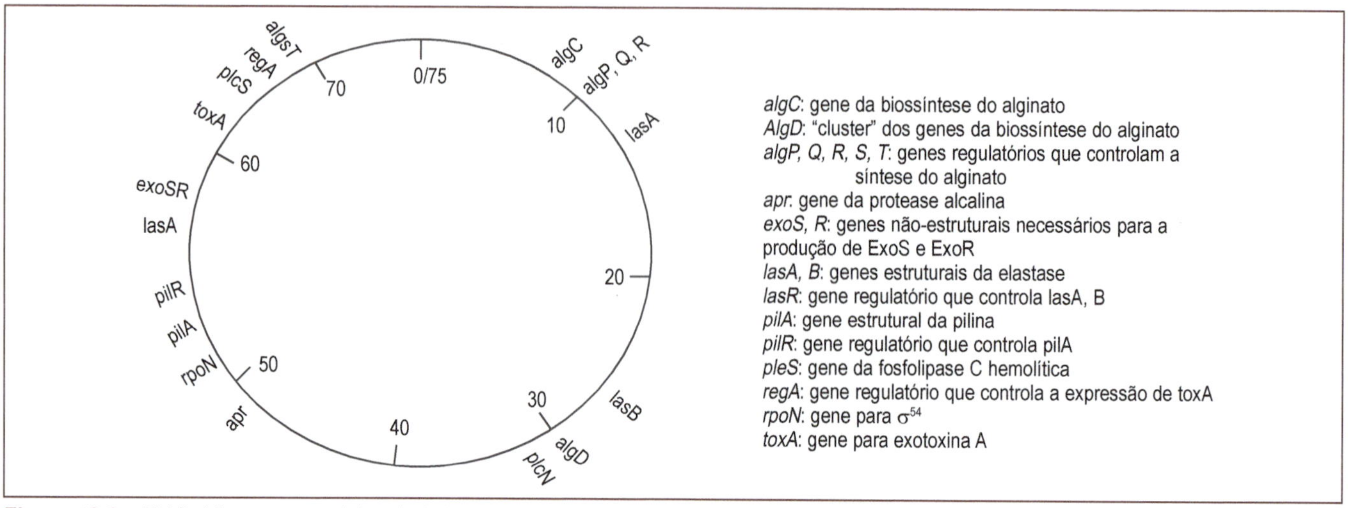

Figura 49.6 – *Distribuição cromossomal dos principais genes de virulência de Pseudomonas aeruginosa.*
Fonte: Desenvolvida pela autoria.

Os sinalizadores da comunicação célula-célula correspondem a complexos formados por um composto análogo de hormônio, autoindutor, e uma proteína ativadora da transcrição, proteína R (Figura 49.7). A maior parte das moléculas autoindutoras é composta de homosserinalactona (3-oxo-C-12-HSL e C4- HSL). O complexo, proteína R-autoindutor, se liga na região promotora de um gene-alvo, ativando a sua transcrição nas diferentes bactérias que compõem o biofilme. Assim, toda a população bacteriana expressa genes específicos de forma simultânea. Atualmente, dois sistemas reguladores têm sido descritos para *P. aeruginosa*.

O sistema *las* regula os genes *lasB*, *lasA*, *toxA*, *aprA*, *xcpP*, *xcpR*, responsáveis pela expressão de fatores de virulência extracelulares como as elastases Las B e Las A, a exotoxina A, entre outros (Figura 49.8). Nesde sistema, o sinalizador celular (complexo proteína R-auto-indutor) é codificado pelos genes *lasI* (gene que sintetiza o autoindutor 3-oxo-C12-HSL) e *lasR* (gene que codifica a produção da proteína ativadora da transcrição) (Figura 49.8). No segundo sistema, sistema *rhl*, o sinalizador celular é codificado pelos genes *rhlI* (gene que sintetiza o autoindutor C4-HSL) e *rhlR* (gene que codifica a produção da proteína ativadora da transcrição). O sistema *rhl*

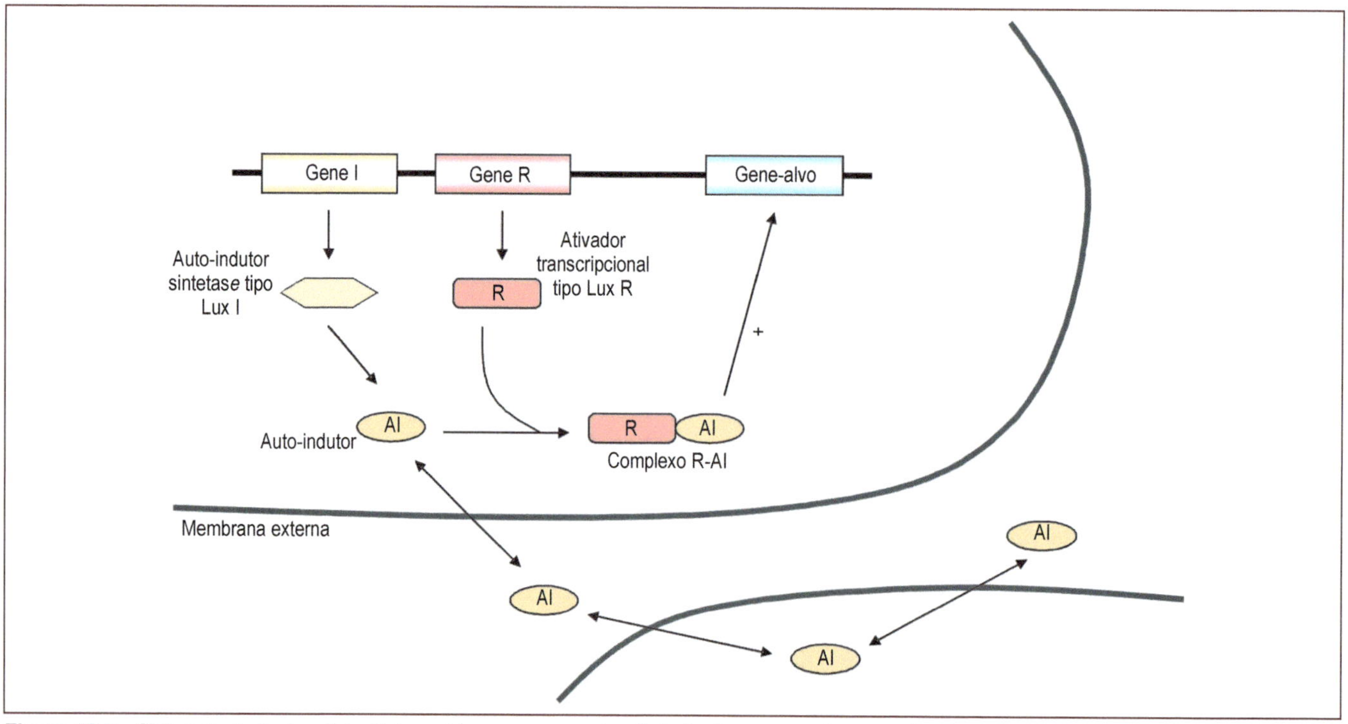

Figura 49.7 – *Síntese do sinalizador célula-célula no sistema quorum sensing. O sinalizador corresponde ao complexo formado pela proteína R e o autoindutor específico codificados pelo gene I (gene que sintetiza o autoindutor) e o gene R (gene que codifica a produção da proteína ativadora da transcrição). O complexo sinalizador ativa a transcrição do gene-alvo.*
Fonte: Desenvolvida pela autoria.

regula a expressão dos genes *rhlAB* – operon que codifica a ramnosiltransferase necessária para a produção de ramnolipídeos – e otimiza a produção das elastases LasA, LasB assim como a produção da piocianina (Figura 49.8). Embora ambos os sistemas sejam independentes na sua regulação, no sentido de que os autoindutores são específicos para cada proteína R dentro de cada sistema, o autoindutor do sistema *las* pode regular negativamente o sistema *rhl* ao se ligar à proteína reguladora do sistema rhl (proteína RhlR), ação que bloquearia a ligação específica da molécula autoindutora C4-HSL. O sistema *las* também tem sido associado à formação do biofilme (Figura 49.8).

Patogênese e doenças

Dificilmente *P. aeruginosa* poderia causar uma infecção em um indivíduo sadio. De modo geral, o início da infecção requer uma alteração substancial das defesas de primeira linha do organismo. Essa alteração pode ser o resultado de uma interrupção das barreiras cutâneas ou mucosas (traumas, cirurgias, queimaduras, diálises, transplantes, hemoterapia ou uso prolongado de cateter), de uma imunodepressão fisiológica (prematuros, neonatos, idosos), de uma imunodepressão terapêutica (corticosteroides, radiação, anticancerogênicos), ou de uma imunodepressão clínica (diabetes, neoplasia, imunodeficiências, fibrose cística). A patogênese pode ser resumida em três etapas: adesão bacteriana e colonização; invasão local; e infecção sistêmica disseminada. Em cada uma dessas etapas, existe a participação de fatores de virulência, caracterizando os sinais e sintomas apresentados no transcurso da infecção. A primeira fase da infecção corresponde à colonização do epitélio alterado, pela adesão da bactéria mediada pela fímbria do tipo 4.

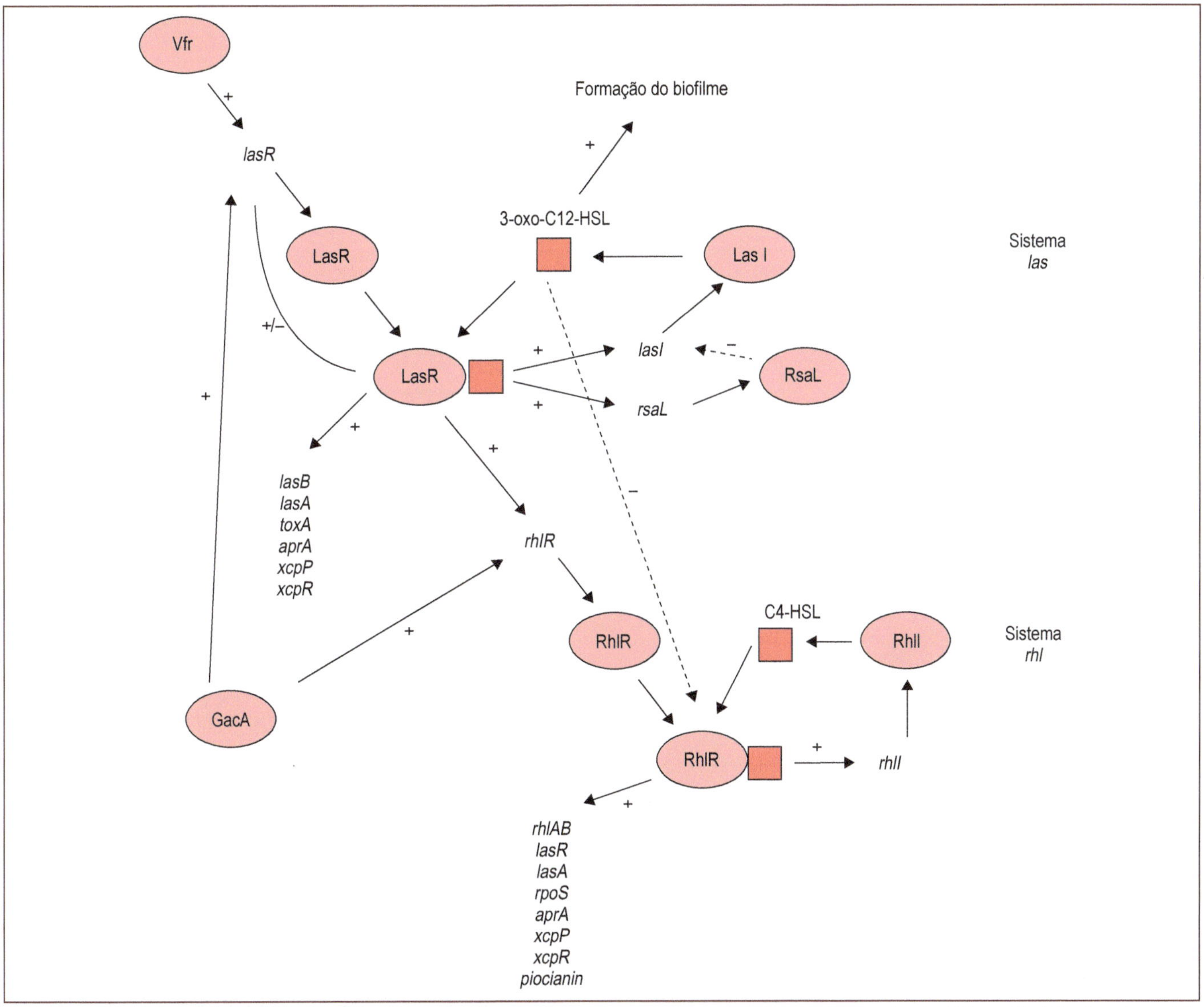

Figura 49.8 – *Regulação dos sistemas las e rhl em P. aeruginosa. O sistema las regula negativamente o sistema rhl. O complexo LasR/3-oxo-C12-HSL ativa a transcrição do gene rhlR e o próprio autoindutor do sistema las bloqueia a ativação da proteína reguladora RhlR pelo autoindutor C4-HSL. O sistema las é regulado positivamente pelas proteínas Vfr e GacA, e negativamente pela proteína RsaL. O autoindutor 3-oxo-C12-HSL é necessário para a formação do biofilme. Ambos os sistemas regulam a expressão de vários genes (lasB: elastase LasB, lasA: elastase LasA, toxA: exotoxina A, operon rhlAB: ramnosiltransferase, entre outros) (ver Figura 49.6).*

Fonte: Desenvolvida pela autoria.

Várias outras estruturas celulares podem participar do processo de adesão, inclusive os flagelos. A maior ou menor participação dessas estruturas depende do local da infecção. Por exemplo, as adesinas não fimbriadas e o alginato podem ser importantes na infecção pulmonar dos pacientes com fibrose cística. Seguem-se à colonização os processos de infecção aguda, nos quais elastases e proteases extracelulares contribuem para a destruição dos tecidos no local da infecção facilitando a disseminação. Excepcionalmente, o paciente com fibrose cística, após a etapa de colonização, desenvolve uma infecção crônica, que pode evoluir para uma infecção aguda de prognóstico desfavorável. Participam dessas fases os fatores de virulência extracelulares descritos, e a intensidade da participação varia de acordo com a evolução clínica (Figura 49.9).

Na Quadro 49.4, são descritos os principais processos infecciosos causados por *P. aeruginosa*, bem como os fatores predisponentes mais frequentes.

Diagnóstico

O diagnóstico microbiológico da infecção por *P. aeruginosa* é realizado mediante isolamento, identificação e estudo da sensibilidade aos antibióticos. Diferentemente de outras

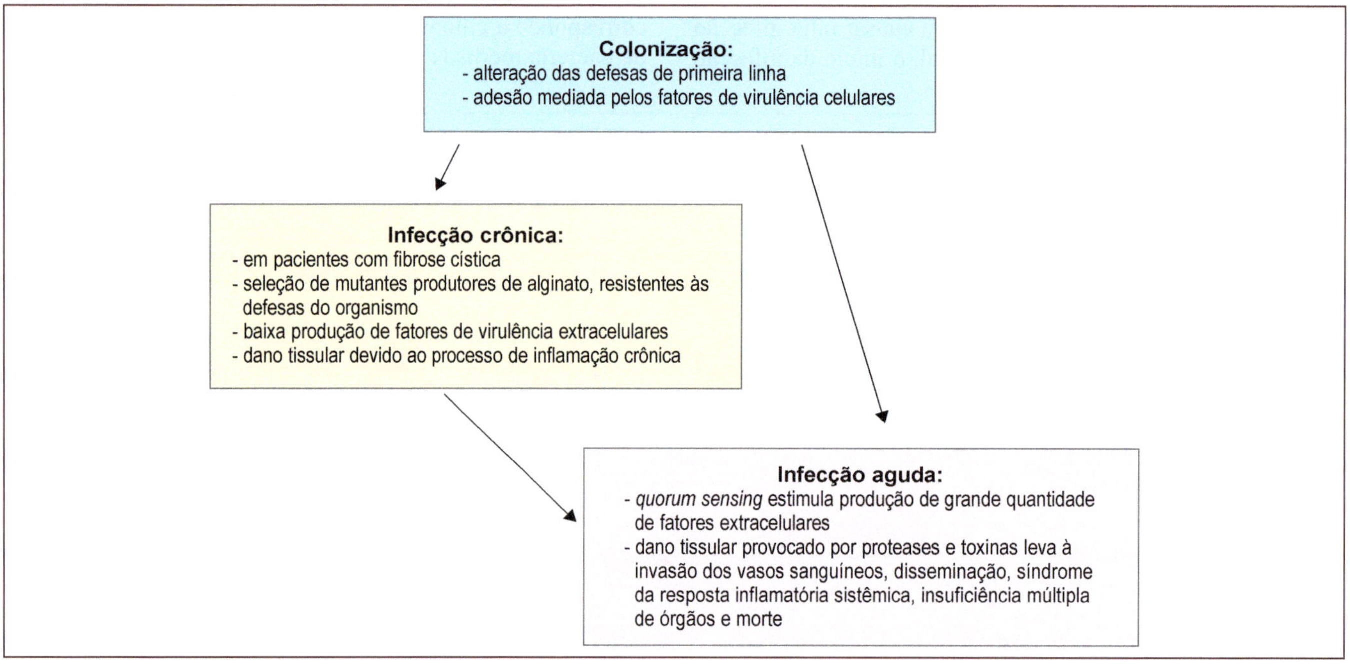

Figura 49.9 – *Fases da patogênese da infecção por Pseudomonas aeruginosa.*
Fonte: Desenvolvida pela autoria.

Quadro 49.4 – *Principais infecções causadas pela Pseudomonas aeruginosa e fatores predisponentes*

Infecções	*Fatores predisponentes*
Trato respiratório superior: otite externa, sinusite, conjuntivite, ceratite, úlceras na córnea e endoftalmites	Uso prolongado de lentes de contato, utilização de colírios ou de soluções de limpeza contaminados, colocação de lentes contaminadas, traumatismo ocular, esportes aquáticos, banhos de piscinas, traumas locais
Trato respiratório inferior: pneumonia, infecção pulmonar crônica na fibrose cística	Fibrose cística, pacientes neutropênicos, inalação de ar quente durante incêndios, ventilação mecânica
Sistema nervoso central e bacteremia: septicemia, meningites, abscesso cerebral, endocardite	Ferida cirúrgica, traumas, infecção secundária à pneumonia, queimaduras, procedimentos invasivos, usuários de drogas endovenosas, válvulas cardíacas contaminadas, transplantes
Trato urinário	Cateterismo, cirurgias, transplante renal
Trato gastrointestinal: enterocolite necrosante, tiflite (inflamação do seco)	Pacientes leucêmicos e neutropenia secundária à quimioterapia..
Infecções superficiais e tecidos moles: ectima gangrenoso, foliculite, celulite, fasciite necrosante, necrose, gangrena, síndrome da unha verde, paroníquia (unheiro)	Queimadura de 3º grau, banhos quentes, uso de esponjas ásperas, depilação, pacientes diabéticos, esportes aquáticos, banhos de piscinas, bacteremias
Infecções ósseas e das articulações: osteomielite, osteocondrite	Disseminação hematógena

Fonte: Desenvolvido pela autoria.

bactérias, o isolamento e a identificação se veem favorecidos pela versatilidade do micro-organismo na utilização de nutrientes, o que permite um crescimento rápido em praticamente todos os meios líquidos e sólidos usados na rotina, inclusive nos meios seletivos como o ágar MacConkey. A identificação presuntiva é extremamente fácil quando a bactéria tem comportamento típico, isto é, produz piocianina e/ou pioverdina que imprime cor verde-azulada ao meio de cultura e/ou odor característico (Figura 49.1). A produção de pigmentos é incrementada em meios especiais (King A e B). Quando não há produção de exopigmentos, recorre-se aos testes bioquímicos isolados ou agrupados em *kits*, métodos automatizados ou mesmo técnicas moleculares como a hibridização ou ribotipagem, entre outros. Bioquimicamente, o micro-organismo diferencia-se dos outros membros do gênero e de outros não fermentadores em geral por ser oxidase-positivo, móvel, crescer a 42 °C e descarboxilar arginina. Para fins de vigilância epidemiológica, sobretudo no controle das IRAS, a espécie pode ser caracterizada fenotipicamente pela análise do perfil de resistência antibacteriana (antibiograma), sorotipagem (antígenos somáticos "O"), piocinotipagem, fagotipagem e/ou por métodos genômicos mais onerosos de alto poder discriminativo.

Epidemiologia

Já vimos que *P. aeruginosa* é um patógeno oportunista extremamente ubiquitário. O seu sucesso ecológico pode ser explicado pelas suas poucas necessidades nutricionais e pela sua tolerância a uma grande variedade de condições físicas e químicas, incluindo temperatura e desinfetantes. Um exemplo de importância prática que retrata bem a pouca necessidade nutricional de *P. aeruginosa* é a sua capacidade de se proliferar em água destilada e em águas minerais. Órgãos de Saúde Pública já detectaram essa bactéria em várias marcas de água mineral comercializadas no Brasil.

A epidemiologia de *P. aeruginosa* reflete sua preferência por ambientes úmidos, tanto no seu hábitat natural (solo, água, vegetais) como no corpo humano (períneo, axilas e ouvido). Em hospitais, a umidade também desempenha um papel crucial, pois *P. aeruginosa* é mais frequente nos equipamentos respiratórios, nas soluções de limpeza, nos desinfetantes, nas banheiras, nos misturadores de alimentos e nos vegetais. *P. aeruginosa* pode também ser encontrada em piscinas e em outras águas de recreação. Lentes de contato também podem ser contaminadas por *P. aeruginosa.*

O homem pode ser portador de *P. aeruginosa.* Na comunidade, ou antes de dar entrada em hospitais, observam-se as seguintes taxas de colonização: até 2% na pele; até 3% na mucosa nasal; até 6% na garganta; e 2% a 24% nas fezes. A situação do paciente hospitalizado é totalmente diferente e depende, em parte, de certas condições como queimaduras, uso de antibióticos, exposição a equipamentos respiratórios e outras. A taxa de colonização em determinadas condições pode alcançar 50%. É importante lembrar que *P. aeruginosa* coloniza os pulmões de praticamente todos os pacientes com fibrose cística. Em todos esses casos, a colonização prevê infecções invasivas.

P. aeruginosa é o patógeno Gram-negativo mais devastador para os pacientes queimados e representa um dos principais agentes de infecção hospitalar em casos de pneumonia, infecção urinária, infecção de feridas cirúrgicas e bacteremias. As fontes de infecção podem ser extremamente diversificadas e incluem flores, verduras, equipamentos respiratórios, água de bebida, torneiras, chuveiros, medicamentos, endoscópios, antissépticos, próteses etc. A transmissão por contato pessoal frequentemente tem sido associada à infecção, porém poucos estudos têm comprovado essa hipótese. Fontes humanas do micro-organismo podem ser pacientes, profissionais da Saúde ou visitantes. Entre essas fontes, podemos destacar indivíduos com infecção aguda em período de incubação, pessoas colonizadas (portadores transitórios ou crônicos) ou simplesmente a própria microbiota endógena do paciente.

Em hospitais brasileiros *P. aeruginosa* constitui uma das principais causas de infecção hospitalar, principalmente em pacientes imunocomprometidos. Um estudo, parte de um programa de vigilância antibacteriana denominado "SENTRY", deu a conhecer que, de um total de 3.728 bactérias isoladas de processos infecciosos, em 12 centros hospitalares de quatro estados (1997 a 1999), *P. aeruginosa* ocupou o terceiro lugar em frequência (13,3%) após *Staphylococcus aureus* (22,8%) e *Escherichia coli* (13,8%). Analisando-se os materiais clínicos separadamente, *P. aeruginosa* foi o principal agente de infecção do trato respiratório inferior (29,4%), segundo agente de infecção tanto de feridas superficiais da pele e tecidos moles como de infecção do trato urinário (10,5% e 12,6%, respectivamente) e o sexto agente bacteriano mais frequente associado à infecção sistêmica (7,5% das hemoculturas positivas). Com relação ao perfil de sensibilidade antibacteriana da *P. aeruginosa*, o SENTRY reportou uma reduzida sensibilidade à ceftazidima (59,5%). No caso das fluoroquinolonas, apenas 50% a 60% das amostras de *P. aeruginosa* apresentaram-se sensíveis. Já para aminoglicosídeos, 62,1% dos isolados foram sensíveis à amicacina e 55,6%, à gentamicina. Como discutido pelos autores, a diminuída sensibilidade ao imipenem (69,8%) foi o principal problema revelado pelo estudo, uma vez que esse antibiótico de última geração e com amplo espectro de atividade antibacteriana é utilizado nos casos extremos, considerando-se uma última alternativa terapêutica.

O MYSTIC, um programa específico para estudos epidemiológicos em UTI, revelou que de 1.550 bactérias Gram-negativas produzindo infecção, em 20 centros hospitalares, *P. aeruginosa* resultou ser a mais frequente (470 cepas, 30,3%), e novamente o principal fenômeno observado foi a elevada resistência ao imipenem (41,3% dos isolados). De fato, outros estudos independentes, no Sul do País, têm reportado uma resistência, para essa droga, que atinge 58,9%. Como se pode observar, o aumento nos níveis de resistência para antibióticos considerados de 1ª escolha terapêutica é preocupante.

Tratamento

P. aeruginosa é naturalmente resistente à maioria dos antibióticos usados no tratamento das infecções causadas por outras bactérias Gram-negativas. Além disso, *P. aeruginosa* pode adquirir resistência de maneira relativamente fácil aos antibióticos após exposição prévia, fenômeno observado no transcurso de terapias com algumas fluoroquinolonas e β-lactâmicos. Durante muito tempo, a polimixina B e a colistina (polimixina E) foram os únicos antibióticos comercializados que apresentavam atividade contra *P. aeruginosa*, porém o seu uso sempre esteve associado à nefrotoxicidade. Assim, mais tarde, ambas as drogas foram substituídas por gentamicina e carbenicilina. Infelizmente, os promissores resultados não duraram muito tempo, pois houve surgimento de resistência para essas drogas. Durante as últimas décadas, numerosos agentes antibacterianos com atividade anti-*Pseudomonas* têm sido desenvolvidos, incluindo as cefalosporinas de 3ª geração (cefoperazona, ceftazidima), cefalosporinas de 4ª geração (cefepime e cefpiroma), penicilinas de amplo espectro (ticarcilina, piperacilina), monobactâmicos (aztreonam), carbapenems (imipenem e meropenem) e fluoroquinolonas (ciprofloxacina, levofloxacino). Atualmente, a ceftazidima é considerada o beta-lactâmico de referência e, entre os aminoglicosídeos, a amicacina tem apresentado a maior atividade. O uso de fluoroquinolonas tem sido limitado em razão do alto nível de resistência adquirida. Nas infecções graves, é recomendado o uso de um tratamento sinérgico, combinando um beta-lactâmico (como ceftazidima ou imipenem) com um aminoglicosídeo (geralmente amicacina, gentamicina ou tobramicina).

Clones internacionais de alto risco

Cepas de *P. aeruginosa* de importância médica apresentam uma estrutura populacional clonal, caracterizada pela distribuição global de clones agrupados dentro de sequências tipo (ST, do inglês *sequence types*) específicas, como definidas pelo *multilocus sequence typing* (MLST) de sete genes de manutenção (*housekeeping* genes): *acetyl coenzyme A synthetase* (*acsA*); *shikimate dehydrogenase* (*aro*E); *GMP synthase* (guaA); *DNA mismatch repair protein* (*mutL*); *NADH dehydrogenase I chain C*; D (*nuoD*); *phosphoenolpyruvate synthase* (*ppsA*); e *anthralite synthetase component I* (*trpE*).

Alguns desses ST têm se adaptado de forma exitosa na interface humana-ambiente-animal, chegando a ter importância em saúde única (do inglês, *One Health*). De fato, recentes estudos genômicos têm mostrado que alguns clones clínicos e ambientais pertencendo ao ST277 são indistinguíveis, o que demonstra adaptação e disseminação dessa linhagem além do ambiente hospitalar.

Alguns ST são mundialmente disseminados e associados a surtos de infecção e à produção de carbapenemases, sendo designados de clones de alto risco, por exemplo, os clones ST235, ST111 e ST175. O clone ST235 é o mais amplamente disseminado, tendo sido identificado nos seguintes países: Argentina; Brasil; Colômbia; México; Estados Unidos; Bélgica; Alemanha; Holanda; França; Itália; Espanha; Portugal; Croácia; Grécia; Hungria; Polônia; Romênia; Sérvia; Suíça; Turquia; República Tcheca; Estônia; Reino Unido; Noruega; Japão; Rússia; Indonésia; Iraque; Tailândia; Vietnã; Irã; Emirados Árabes Unidos; China; Coreia do Sul; Malásia; Singapura; Filipinas; Belarus; Cazaquistão; Lituânia; Nepal; Sri Lanka; Catar; Romênia; Nigéria; e Austrália (Figura 49.10).

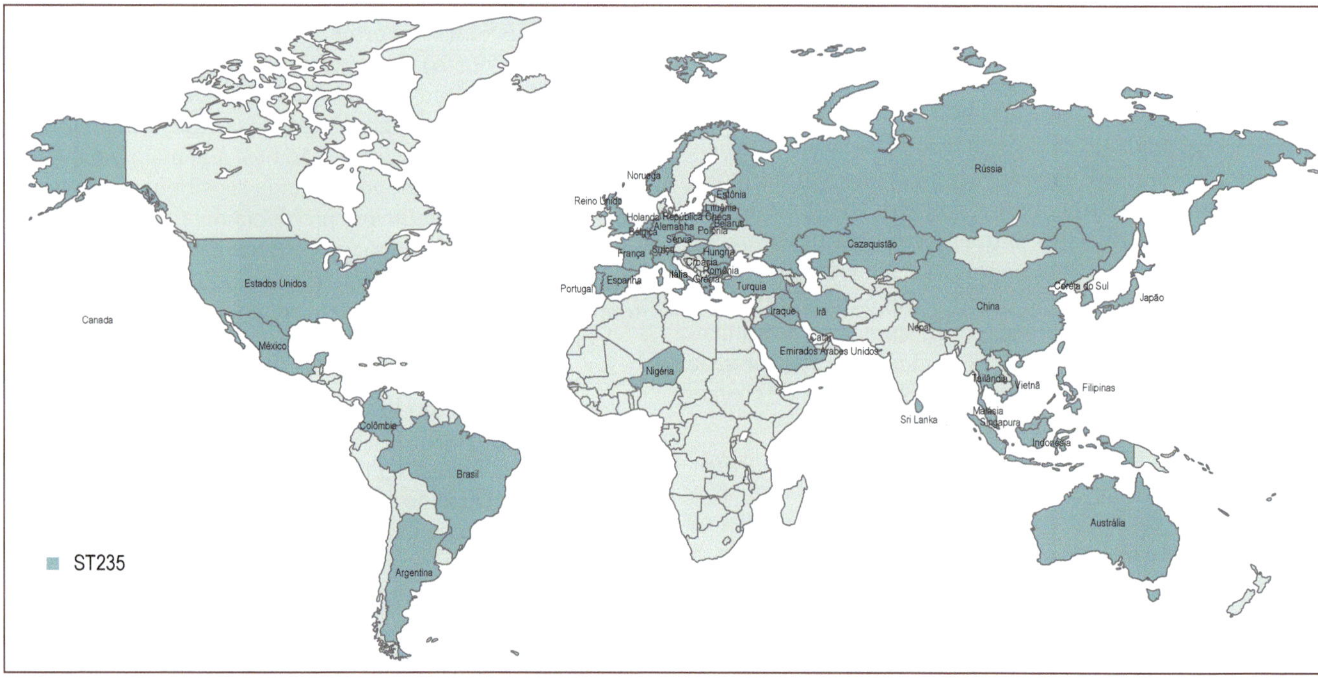

Figura 49.10 – *Distribuição global do clone de alto risco de P. aeruginosa ST235. Esse clone tem sido identificado nos seguintes países: Argentina, Brasil, Colômbia, México, Estados Unidos, Bélgica, Alemanha, Holanda, França, Itália, Espanha, Portugal, Croácia, Grécia, Hungria, Polônia, Romênia, Sérvia, Suíça, Turquia, República Checa, Estônia, Reino Unido, Noruega, Japão, Rússia, Indonésia, Iraque, Tailândia, Vietnã, Irã, Emirados Árabes Unidos, China, Coréia do Sul, Malásia, Singapura, Filipinas, Belarus, Cazaquistão, Lituânia, Nepal, Sri Lanka, Catar, Romênia, Nigéria, e Austrália.*
Fonte: Desenvolvida pela autoria.

A distribuição geográfica dos clones de alto risco e a diversidade de genes de resistência que carregam têm sugerido que a disseminação desses STs é global, enquanto a aquisição dos genes de resistência é principalmente local. De fato, embora *P. aeruginosa* pertencente ao ST277 tenha sido encontrado em diversos países, só no Brasil tem sido associado com a produção da metalo-betalactamase SPM-1. Por sua vez, a produção da carbapenemase KPC-2 tem sido identificada em *P. aeruginosa* ST235, no Brasil e na Colômbia.

A alta prevalência de genes de resistência entre os clones de alto risco pode ser parcialmente explicada pela versatilidade genética e capacidade de adquirir um amplo resistoma, uma vez que um ST amplamente disseminado deve ter a capacidade de adaptação a ambientes e hospedeiros nos quais direta ou indiretamente se exerce uma pressão seletiva, mediada pela presença de resíduos de antibióticos e/ou desinfetantes.

▪ Gênero *Acinetobacter*

O gênero *Acinetobacter* (do grego *akinetos*, "imóveis") compreende cocobacilos Gram-negativos (cocoides na fase estacionária), não esporulados, que apresentam um conteúdo C + G entre 39% e 47%. Bioquimicamente, não fermentam a glicose, são aeróbios estritos, catalase-positivos, oxidase--negativos e imóveis. A maior parte das espécies cresce em meios mínimos contendo uma simples fonte de carbono e de energia, em uma faixa de temperatura de 20 °C a 37 °C, sendo a temperatura ótima de crescimento de 33 °C a 35 °C. Excepcionalmente, a espécie *Acinetobacter baumannii* tem a capacidade de crescer a 44 °C, uma característica diferencial com o resto do grupo, porém 73% de *Acinetobacter nosocomialis* também podem crescer a 44 °C.

Em meios de cultura sólidos, as colônias se apresentam lisas, às vezes mucoides e, em ágar sangue, essas colônias podem apresentar uma cor branco-acinzentada (Figura 49.11). Embora a maior parte das espécies possa crescer no meio seletivo indicador MacConkey, onde apresentam uma leve cor rosada, não existem provas bioquímicas definitivas que permitam diferenciar as diferentes espécies e genoespécies do gênero. Por outro lado, algumas espécies de Acinetobacter podem inicialmente apresentar a morfologia de cocos Gram-positivos em esfregaços realizados diretamente de amostras clínicas e/ou hemoculturas, o que dificulta o seu diagnóstico bacteriológico.

Taxonomicamente, a história do gênero *Acinetobacter* se iniciou em 1911 com a descrição do microbiologista alemão Martinus Willem Beijerinck de um organismo isolado do solo, o qual cresceu em meio mínimo enriquecido com acetato de cálcio. Esse micro-organismo foi denominado *Micrococcus calcoaceticus*. Posteriormente, descrições similares foram realizadas, porém designando diferentes gêneros e espécies como *Moraxella lwoffii*, *Mima polymorpha*, *Herellea vaginicola* e *Bacterium anitratum*. Em 1954, o gênero *Acinetobacter* foi formalmente proposto por Brisou e Prévot.

No final dos anos 1960, o gênero *Acinetobacter* chegou a ser amplamente aceito pela comunidade científica, logo após da publicação de um estudo realizado por Baumann e colaboradores, no qual cepas representativas desses táxons, designadas como *Moraxella* oxidase-negativos, foram comparadas pelas suas propriedades bioquímicas e nutricionais, concluindo-se que todas faziam parte do mesmo gênero *Acinetobacter*, o qual foi oficialmente reconhecido pelo International Committee on Systematic Bacteriology Subcommittee on Moraxella and Allied Bacteria, em 1971. Embora o estudo propusesse que o gênero poderia compreender diferentes espécies, um problema potencial foi que as espécies em questão não podiam ser diferenciadas pelas características fisiológicas examinadas.

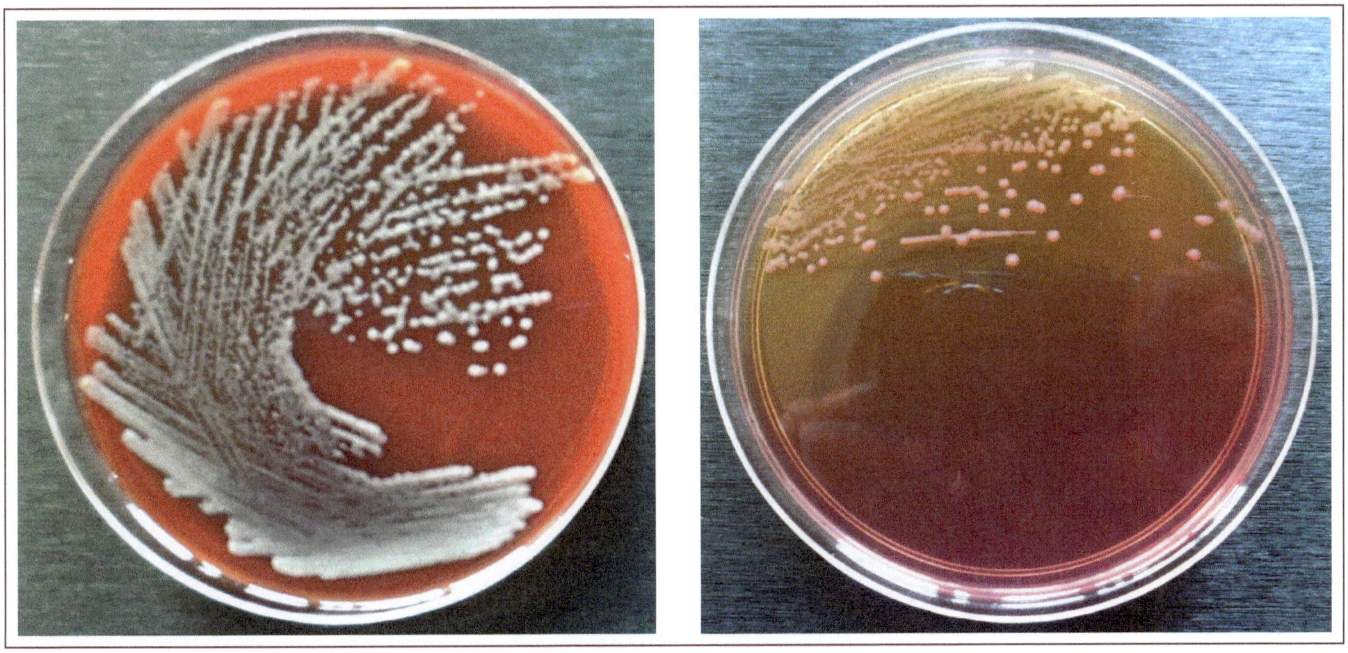

Figura 49.11 – *Cultura de Acinetobacter baumannii ATCC 19606 em ágar sangue e ágar McConkey.*
Fonte: Acervo da autoria.

Portanto, foi proposto que o gênero poderia compreender uma única espécie denominada *Acinetobacter calcoaceticus*. Mais tarde, foram propostos dois nomes: *Acinetobacter calcoaceticus*, para cepas sacarolíticas produtoras de ácidos a partir de açucares; e *Acinetobacter lwoffii* para cepas assacarolíticas não produtoras de ácido a partir de açucares.

Em 1986, com base no estudo de Bouvet e Grimont, foram descritos 12 grupos de hibridização DNA-DNA (genomoespécies, espécies genômicas, genoespécies, gen. sp.), seis dos quais receberam nomes de espécies, enquanto para as remanescentes foram designados números. Em 1989, Tjernberg e Ursing (TU) descreveram três genoespécies adicionais (13 a 15) e, concomitantemente, Bouvet e Jeanjean (BJ) descreveram cinco genoespécies nomeadas 13 a 17. Entretanto, surgiram discrepâncias no sistema numérico utilizado por ambos os grupos, uma vez que diferentes genoespécies tinham o mesmo número e vice-versa, o que aumentou a confusão em relação à taxonomia do gênero.

Atualmente, o gênero compreende 31 espécies com nomes taxonomicamente validados e 10 espécies genômicas definidas por hibridização DNA-DNA (Tabela 49.5).

Dentro do gênero, quatro espécies são fenotipicamente muito similares e muito relacionadas por hibridização de DNA:

i) *Acinetobacter calcoaceticus*, espécie isoladas do solo e água, raramente encontrada em amostras clínicas.

ii) *Acinetobacter baumannii*, a principal espécie de importância clínica.

iii) Duas espécies genômicas previamente designadas como *Acinetobacter* espécie genômica 3 (*Acinetobacter gen.* sp. 3) e *Acinetobacter gen.* sp. 13TU, as quais atualmente foram nomeadas como *Acinetobacter pittii* e *Acinetobacter nosocomialis*, respectivamente. Em razão de sua alta similaridade, o termo "complexo *A. calcoaceticus-A. baumannii* (ACB)" tem sido convencionalmente utilizado para definir estas quatro espécies.

Recentemente, métodos de diagnóstico molecular avançado têm sido desenvolvidos e validados para realizar a identificação das espécies e genoespécies do gênero, como: análise da restrição do gene 16S rRNA amplificado pelo teste da reação em cadeia da polimerase (PCR) (ARDRA); ribotipagem; sequenciamento e análise da região espaçadora 16S-23S rRNA; análise da restrição da região espaçadora intergênica 16S-23S rRNA; e sequenciamento do gene *rpo*B (subunidade β da RNA-polimerase) e seus flanqueadores. Esses métodos têm mostrado que, além de *A. baumannii*, tanto o gen. sp. 3 (*A. pittii*) como o gen. sp. 13TU (*A. nosocomialis*) são prevalentes em amostras clínicas, estando associados a surtos de IRAS. Outras espécies de importância clínica comumente relatadas são *A. lwoffii*, *A. haemolyticus* e *A. johnsonii*.

Tabela 49.5
Classificação Taxonômica do Gênero *Acinetobacter**

Nome da espécie	*Espécies genômicas (genoespécies)*	*Cepas tipo ou de referência*
A. calcoaceticus	1	ATCC 23055
A. baumannii	2	ATCC 19606/ATCC 17978
A. pittii	3	ATCC 19004
A. haemolyticus	4	ATCC 17906
A. junii	5	ATCC 17908
A. johnsonii	7	ATCC 17909^T
A. lwoffii	8/9	ATCC 15309/ATCC 9957
A. bereziniae	10	ATCC 17924
A. radioresistens	12	ATCC 43998
A nosocomialis	13TU	LMG 10619, CCM 7791, NIPH 2119, ATCC 17903
A. ursingii		NIPH 137
A. schindleri		NIPH 1034
A. parvus		NIPH 384
A. bouvetii		DSM 14964
A. baylyi		DSM 14961
A. towneri		DSM 14962
A. tandoii		DSM 14970
A. grimontii		DSM 14968
A. tjernbergiae		DSM 14971
A. gerneri		DSM 14967
A. venetianus		ATCC 31012
A. beijerinckii		NIPH 838
A. boissieri		CECT 8128
A. brisouii		DSM 18516
A. guillouiae		ATCC 11171
A. gyllenbergii		NIPH 2150
A. indicus		DSM 25388
A. nectaris		CECT 8127
A. puyangensis		JCM 18011
A. rudis		DSM 24031
A. soli		JCM 15062
	6	ATCC 17979
	11	ATCC 11171
	13BJ/14TU	ATCC 17905
	14BJ	CCUG 14816

(*Continua*)

Tabela 49.5
Classificação Taxonômica do Gênero *Acinetobacter** (Continuação)

Nome da espécie	*Espécies genômicas (genoespécies)*	*Cepas tipo ou de referência*
	15BJ	SEIP 23.78
	16	ATCC 17988
	17	SEIP Ac87.314
	15TU	151a
	Entre 1 e 3	10095
	Próximo a 13TU	10090

* Certas espécies genômicas foram descritas independentemente por Bouvet e Jeanjean (Gen. sp. sensu Bouvet e Jeanjean (BJ)) e Tjernberg e Ursing (Gen. sp. sensu Tjernberg e Ursing (TU)), existindo discrepâncias no sistema numérico utilizado. Assim, têm sido utilizado os sufixos BJ ou TU para denotar a espécie genômica delineada por ambos os estudos independentes. Para fins epidemiológicos as espécies genômicas 1, 2, 3 e 13TU, são citadas como complexo *A. calcoaceticus-A. baumannii.*

Fonte: Desenvolvida pela autoria.

■ *Acinetobacter baumannii*

A genoespécie 2, denominada *A. baumannii*, inclui isolados previamente reportados como *A. calcoaceticus* var. *anitratus*.

A. baumannii é a espécie mais prevalente em amostras clínicas humanas, sendo considerada um patógeno oportunista associado principalmente com IRAS. De fato, *A. baumannii* é considerada o segundo não fermentador mais frequentemente isolado. Como patógeno, *A. baumannii* especificamente atinge membranas mucosas ou áreas da pele expostas por acidentes ou ferimentos. Se não for tratada, essa infecção localizada pode evoluir desfavoravelmente para sepse e morte. Embora a infecção seja associada à pele e aos tecidos moles, *A. baumannii* é raramente encontrada como parte da microbiota da pele. Em hospitais, pacientes internados por longos períodos de tempo (principalmente em UTI) e que apresentam fatores predisponentes como imunodepressão têm sido grupo de risco quando submetidos à ventilação mecânica, cateterismo e diálise. Nesses pacientes, os principais sítios de colonização e infecção são o trato respiratório, sistema nervoso central, trato urinário, pele (ferida cirúrgica) e olhos. Outro grupo de risco reconhecido inclui membros das Forças Armadas mobilizados para zonas de conflitos, principalmente no Iraque. Muito provavelmente, a condição arenosa e seca associada a essas campanhas militares no deserto nas zonas de conflito tem proporcionado um ambiente ideal para o estabelecimento da colonização e da infecção entre soldados feridos.

Os principais fatores de virulência de *A. baumannii* e sua participação no processo de patogenicidade estão resumidos no Quadro 49.5.

Quadro 49.5 – *Fatores de virulência identificados em* Acinetobacter baumannii

Fator de virulência (gene)	*Patogênese*
OmpA (ompA)	Indução de apoptose nas células hospedeiras, aderência e invasão das células epiteliais, formação do biofilme, resistência sérica
Lipopolissacarídeo (lpsB)	Evasão do sistema imune, ativação da resposta inflamatória no hospedeiro
Cápsula (ptk, epsA)	Evasão do sistema imune, crescimento em presença do soro
Fosfofolipase D (A1S_2989)	Resistência sérica, disseminação bacteriana, sobrevivência bacteriana *in vivo*
Proteína ligadora de penicilina 7/8 (pbpG)	Biossíntese do peptideoglicano, estabilidade celular, crescimento em presença do soro
Vesículas de membrana externa	Liberação de fatores de virulência para o citoplasma da célula hospedeira, transferência de material genético entre células bacterianas
Acinetobactina	Sistema de aquisição de ferro (sideróforos), apoptose celular

Fonte: Desenvolvido pela autoria.

Uma das características mais marcantes das espécies de *Acinetobacter* é a sua extraordinária capacidade de desenvolver mecanismos de resistência múltipla contra as principais classes de antibióticos comercialmente disponíveis. De fato, *A. baumannii* pode facilmente expressar resistência aos beta-lactâmicos de amplo espectro (cefalosporinas de 3ª geração, carboxipenicilinas e carbapenêmicos) e aos aminoglicosídeos pela produção de uma grande variedade de enzimas β-lactamases e transferases. Adicionalmente, a maioria das cepas pode expressar altos níveis de resistência às fluoroquinolonas (Figura 49.12).

Os múltiplos mecanismos de resistência na espécie *A. baumannii* podem ter uma origem intrínseca e/ou adquirida, incluindo:

i) Perda da permeabilidade da membrana.
ii) Efluxo de antimicrobianos.
iii) Alteração do sítio-alvo de ligação.
iv) Produção de enzimas (betalactamases, transferases e metilases).
v) Rotas metabólicas alternativas (Quadro 49.6).

Atualmente, o principal problema no tratamento de infecções causadas por *A. baumannii*, no Brasil, é a expressão de β-lactamases que hidrolisam antibióticos carbapenêmicos (imipenem, meropenem e doripenem) e cefalosporinas de 3ª (ceftazidima) e 4ª(cefepime) gerações. Os carbapenêmicos têm sido considerados drogas de escolha para o tratamento de infecções por *A. baumannii* multirresistente (MR). Em relação a isso, diferentes programas de vigilância antimicrobiana (SENTRY, MYSTIC e SCOPE) têm relatado que a resistência aos carbapenêmicos em *A. baumannii* vem aumentando de forma considerável na América Latina, principalmente em países como Brasil, Argentina e Chile.

Carbapenemases do tipo oxacilinase (OXA), pertencentes à classe D da classificação de Ambler, têm sido mundialmente relatadas em espécies de Acinetobacter, sobretudo no ambiente hospitalar (Figura 49.12). As oxacilinases de classe D são subdivididas em seis grupos: OXA-23 (OXA-23, OXA-27 e OXA-49); OXA-24/40 (OXA-24, OXA-25, OXA-26, OXA-40, OXA-72 e OXA-160); OXA-58 (OXA- 96 e OXA-97); OXA-51; OXA-182; e OXA-143 (restrita ao Brasil).

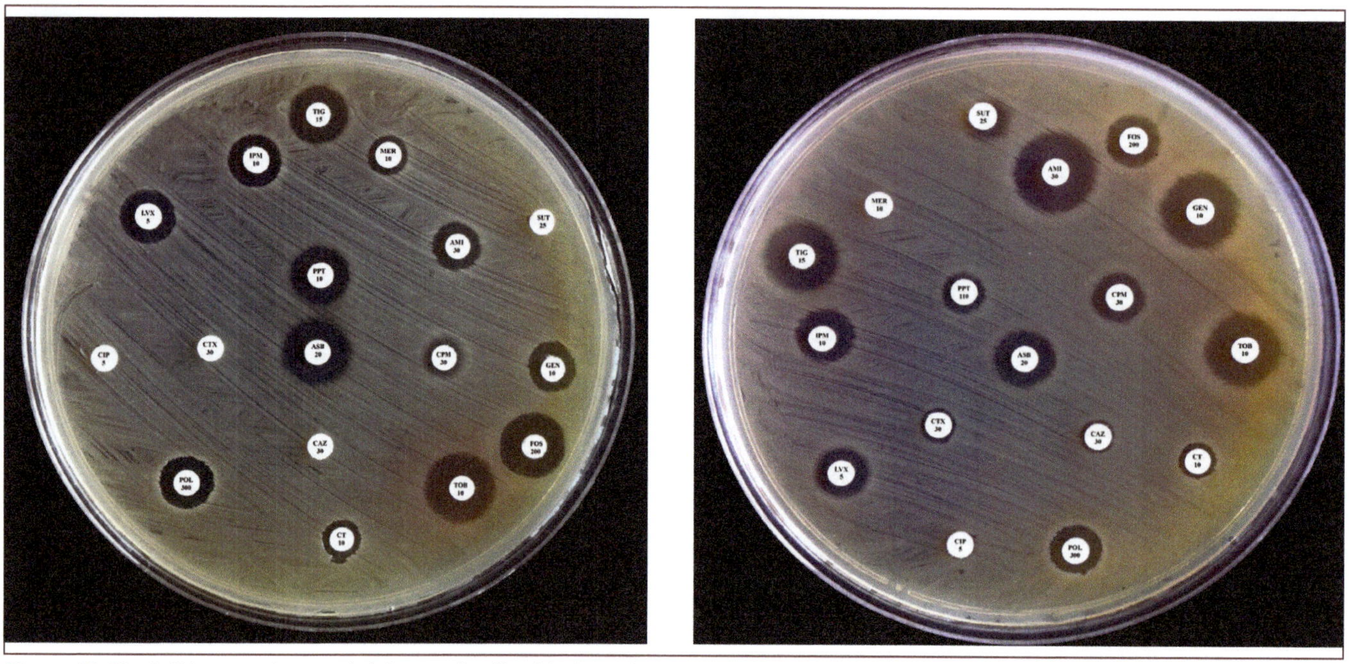

Figura 49.12 – *Antibiogramas de cepas de A. baumannii multirresistentes produtoras de carbapenemases dos tipos OXA-23 (A) e OXA-143 (B), apresentando resistência a meropenem, imipenem, piperacilina/tazobactam, sulfametoxazol-trimetoprim, tigeciclina, ceftazidima, cefotaxima, ciprofloxacina e levofloxacina.*
Fonte: Acervo da autoria.

Quadro 49.6 – *Principais necanismos de resistência em Acinetobacter baumannii*

Classe de antibacteriano	*Mecanismo de resistência*	*Exemplos*
β-lactâmicos	Inativação enzimática	β-lactamases (AmpC, TEM, VEB, PER, CTX-M, SHV); carbapenemases (OXA-23, -40, -51, -58, -143, VIM, IMP, NDM-1, -2)
	Impermeabilidade	CarO, porina 33-36 kDa, porina tipo oprD
	Proteína ligadora de penicilina (pbp) alterada	PBP-2
	Bomba de efluxo	AdeABC
Fluoroquinolonas	Modificação do alvo	Mutações nos genes gyrA e parC
	Bomba de efluxo	AdeABC, AdeM
Aminoglicosídeos	Enzimas modificadoras de aminoglicosídeos	Transferases AAC, ANT, APH
	Bomba de efluxo	AdeABC, AdeM
	Metilação ribossomal (16S rRNA)	ArmA, RmtB
Tetraciclinas	Bomba de efluxo	AdeABC, TetA, TetB
	Proteção ribossomal	TetM
Glicilciclinas	Bomba de efluxo	AdeABC
Polimixinas	Modificação do alvo (LPS)	Mutações no sistema de 2 componentes PmrA/B, mutação nos genes de biossíntese do LPS

Fonte: Desenvolvido pela autoria.

A primeira descrição de *A. baumannii* produtor de OXA-23 foi relatada na Escócia em 1985. Desde então, essa enzima tem sido relatada em vários países na última década, como Tunísia, Emirados Árabes Unidos, Bulgária, Afeganistão, Iraque, Turquia, Tailândia, Coreia do Sul, Itália, França, China, Portugal, Polônia, Grécia e Brasil. No Brasil, aparentemente, a emergência e a disseminação da OXA-23 se iniciaram no ano de 2003, em Curitiba. Após 2003, essa enzima foi detectada em isolados de outros estados, como São Paulo, Rio de Janeiro, Rio Grande do Sul, Espírito Santo, Alagoas, Amazonas, Bahia, Distrito Federal, Goiás, Minas Gerais, Rio Grande do Norte, Santa Catarina, Mato Grosso do Sul e Mato Grosso.

A produção de carbapenemase OXA-58 tem sido reportada esporadicamente em comparação com OXA-23 e OXA-24. O primeiro caso de *A. baumannii* produtor de OXA-58 foi relatado na França, em 2003, de onde se disseminou rapidamente. Posteriormente, cepas OXA-58 positivas foram descritas na Austrália, Reino Unido, Argentina, Grécia, China, Itália, Turquia e Brasil. A enzima OXA-58 confere resistência aos carbapenêmicos, monobactâmicos e cefalosporinas de 3ª e 4ª gerações. Isolados produtores de OXA-58 têm apresentado um perfil de multirresistência para aminoglicosídeos, fluoroquinolonas e sulfas, assim como resistência intermediária para tigeciclina, sendo sensíveis exclusivamente para rifampicina, tetraciclina, colistina, polimixina B e, em alguns casos, para ampicilina/sulbactam. Recentemente, foram relatados no Brasil os primeiros casos de infecção por *A. baumannii* produtor de OXA-58, os quais foram identificados em São Paulo e Rio de Janeiro.

A enzima OXA-72 está agrupada na família OXA-24/40. O primeiro relato de OXA-72 ocorreu na Tailândia, em 2004, sendo posteriormente identificado em Taiwan, assim como em outros países asiáticos, como China e Coreia do Sul. Na Europa, isolados produtores de OXA-72 têm sido identificados na França, Espanha e Croácia. No Brasil, esse tipo isolado foi relatado recentemente em casos esporádicos nos estados de São Paulo e Rio de Janeiro e mais recentemente ainda em Recife. Essa OXA confere resistência a carbapenêmicos e cefalosporinas de 3ª e 4ª gerações, porém isolados produtores de OXA-72 têm apresentado um perfil de multirresistência para aminoglicosídeos e fluoroquinolonas, sendo, na maioria dos casos, exclusivamente sensíveis a polimixina B e colistina.

Uma nova OXA, denominada "OXA-143", foi relatada em 2009. O gene $bla_{OXA-143}$ foi identificado em um isolado clínico de *A. baumannii* multirresistente no Brasil. Alguns estudos relataram alta prevalência de isolados de *A. baumannii* produtores de OXA-143 em hospitais públicos nos estados de São Paulo e Minas Gerais, existindo casos esporádicos no estado do Rio de Janeiro. Recentemente, uma nova variante alélica do gene $bla_{OXA-143}$, OXA-231, foi relatada no estado do Paraná. Existem evidências que suportam a presença de *A. baumannii* produtor de OXA-143 no Brasil desde 1995.

Clones internacionais de alto risco

A análise de *amplified fragment length polymorphism* (AFLP), que usa a digestão do DNA por endonucleases de restrição, seguida por ligações de adaptadores e amplificação seletiva por PCR, tem sido adotada como o método de tipagem de referência para a identificação dos principais clones de *A. baumannii*, os quais foram inicialmente designados como clones Europeus I a III, sendo atualmente considerados clones internacionais (IC). A tipagem por DiversiLab, um método de PCR de sequências palindrômicas extragênicas repetidas (rep-PCR), foi desenvolvida para identificar oito linhagens clonais distribuídas globalmente, e que incluem os clones internacionais I a III. Mais recentemente, dois esquemas de MLST foram desenvolvidos para serem usados como padrão-ouro na tipagem de *A. baumannii*. Esses esquemas incluem as bases de dados da Universidade de Oxford (https://pubmlst.org/bigsdb?db=pubmlst_abaumannii_oxford_seqdef) e do Instituto Pasteur (https://pubmlst.org/bigsdb?db=pubmlst_abaumannii_pasteur_seqdef), e compartilham três *loci* em comum.

Como consenso internacional, são reconhecidos três clones internacionais (I a III) que correspondem aos complexos clonais CC1 (ST1, ST7, ST8, ST19 e ST20), CC2 (ST2, ST45 e ST47) e CC3 (ST3 e ST14) do esquema de Diancourt (esquema Pasteur) (Figura 49.13). No esquema de Bartual (esquema Oxford), as cepas de referência dos clones Europeus I e II correspondem aos ST12 e ST6, respectivamente. Em acréscimo, esse esquema inclui o ST22 e *single locus variants* (SLV) no complexo clonal CC22, os quais correspondem também ao clone Europeu II. Na América Latina, clones de *A. baumannii* resistentes aos carbapenêmicos pertencentes aos complexos clonais CC1, CC15, CC79 e CC25 têm sido predominantes. Especificamente no Brasil, têm sido identificadas cepas de *A. baumannii* pertencendo aos clones (ST Pasteur/ST Oxford) ST79/ST258 (IC5), ST25/ST229 (IC7), ST1/- (IC1), ST162/ST235 (IC4), e ST180/-, associados com a produção de carbapenemases OXA-23 e OXA-72, assim como clones do CC25 apresentando resistência à colistina. Por sua vez, cepas pertencendo à ST79, produzindo OXA-23, têm sido identificadas em rios urbanos altamente poluídos, no Brasil.

Preocupantemente, após COVID-19, um aumento no número de casos de infecções pelo IC2 (ST2), associado com a produção de OXA-23, NDM-1 e/ou ArmA tem sido reportado nos estados de São Paulo, Paraná e Rio de Janeiro.

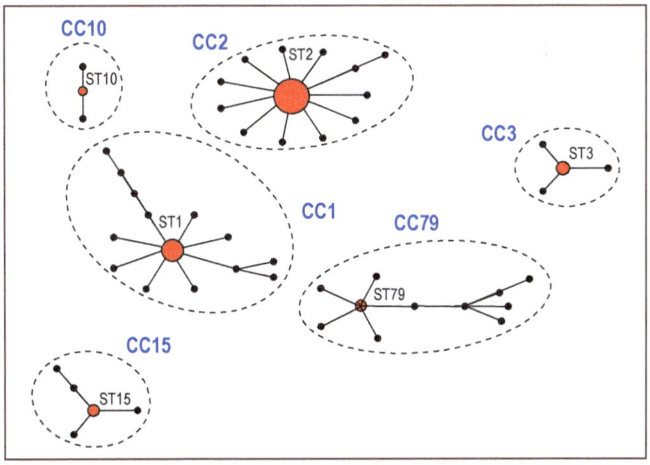

Figura 49.13 – Análise eBURST mostrando os principais *clusters* das sequências tipo (STs) de Acinetobacter baumannii, utilizando a base de dados do Instituto Pasteur (https://pubmlst.org/bigsdb?db=pubmlst_abaumannii_pasteur_seqdef). Os complexos clonais (CC) epidêmicos e as ST são destacados. As ST epidêmicas são indicadas em vermelho. Os círculos em líneas tracejadas denotam um CC pandêmico.

Fonte: Desenvolvida pela autoria.

Gênero *Burkholderia*

Esse gênero compreende bacilos Gram-negativos, aeróbios, retos, ou ligeiramente curvos, apresentado 1 µm a 5 µm de comprimento e 0,5 µm a 1,0 µm de largura. São catalase-positivos e a maioria é oxidase-positiva ou positiva lenta ou fraca. Crescem em ágar MacConkey e a maioria degrada a glicose oxidativamente.

Durante os últimos anos, vários pesquisadores aprofundaram os estudos com esses micro-organismos, o que promoveu considerável aumento na descrição de novas espécies. O gênero Burkholderia contém mais de 60 espécies, distribuídas em diversos nichos ecológicos, principalmente solo e água. Entre as que apresentam importância clínica, as principais são complexo *Burkholderia cepacia*, *B. gladioli* e *B. pseudomallei*. *B. mallei* é responsável por infecções em animais.

Como muitas outras espécies do gênero *Burkholderia*, *B. cepacia* foi originalmente conhecida como um patógeno de plantas. *Pseudomonas cepacia* foi descrita por Burkholder, em 1950, como um agente degenerador de bulbo de cebola, causando uma enfermidade chamada de pele áspera.

A notável diversidade das cepas de *B. cepacia* e a insuficiência de esquemas de identificação seguros propiciaram estudos da taxonomia de cepas de *B. cepacia* isoladas de pacientes com fibrose cística e de outras origens pertencentes a genomovares (espécies fenotipicamente semelhantes dentro do complexo *B. cepacia*) distintos. O complexo *B. cepacia* compreende 24 espécies, nove delas anteriormente denominadas "genomovares", a saber: *B. cepacia* (genomovar I); *B. multivorans* (genomovar II); *B. cenocepacia* (genomovar III); *B. stabilis* (genomovar IV); *B. vietnamiensis* (genomovar V); *B. dolosa* (genomovar VI); *B. ambifaria* (genomovar VII); *B. anthina* (genomovar VIII); *B. pyrrocinia* (genomovar IX); *B. aenigmatica*; *B. arboris*; *B. catarinensis*; *B. difusa*; *B. latens*; *B. metallica*; *B. paludis*; *B. pseudomultivorans*; *B. puraquae*; *B. seminalis*; *B. stagnalis*; Taxon K (*B. contaminans* e *B. lata*); *B. territorii*; *B. ubonensis*.

Identificação e isolamento bacteriano

Membros do complexo *Burkholderia cepacia* crescem lentamente em meios de cultura, algumas vezes são necessárias até 72 horas para o aparecimento de colônias. Portanto, é de extrema importância a utilização de meios seletivos no isolamento de micro-organismos do complexo *B. cepacia* da secreção do trato respiratório de pacientes com fibrose cística, principalmente quando há colonização conjunta com *P. aeruginosa*, que tem crescimento mais rápido e pode inibir o crescimento de complexo *B. cepacia*. O ágar seletivo para o complexo *B. cepacia* (BCSA) contém polimixina B, gentamicina e ticarcilina; inibe o crescimento de outros patógenos potenciais nesses pacientes; e permite o crescimento rápido e abundante dos membros do complexo *B. cepacia*. A Figura 49.14 ilustra o crescimento de *B. cepacia* ATCC 25416 em meio Tryptic Soy Agar após 24 e 48 horas de incubação a 30 °C.

A heterogeneidade das cepas do complexo *B. cepacia* isoladas dificultam a sua identificação correta. A chave para a identificação fenotípica de complexo *B. cepacia* é constituída por prova de oxidase positiva lenta, embora algumas espécies sejam oxidase-negativas, como *B. contaminans*, *B. lata* e *B. pyrrocinia*. São positivos no teste de ONPG (ortonitrofenil-β-galactosídeo), exceto para *B. stabilis*, DNAse-negativo, oxidam a maioria dos açúcares (manitol, lactose, glicose, trealose, xilose e sacarose), descarboxilam a arginina e variavelmente a lisina (maioria positiva).

Os testes bioquímicos convencionais podem diferenciar algumas espécies, mas a similaridade fenotípica entre os membros do complexo *B. cepacia* torna a análise bioquímica não confiável como único esquema de identificação.

Espécies do complexo *B. cepacia* com outras relacionadas, como *B. gladioli* e *Pandoraea* spp., também são de

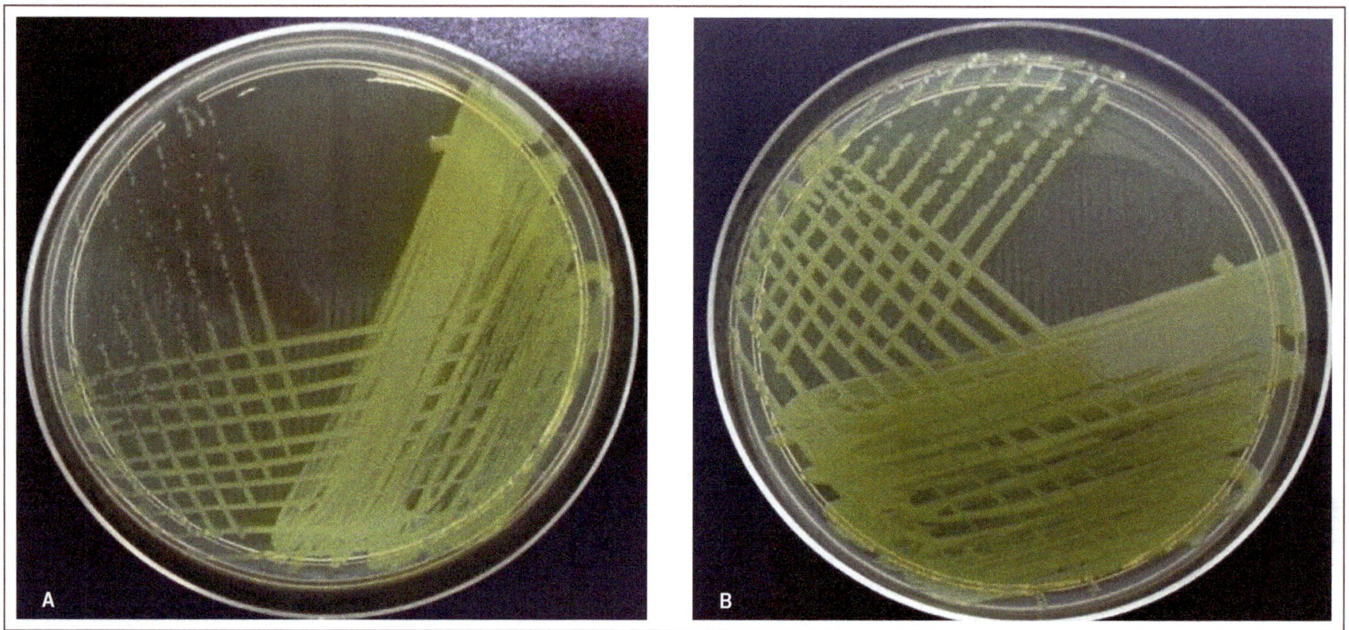

Figura 49.14 – *Crescimento de Burkholderia cepacia ATCC 25416 em meio Tryptic Soy Agar incubada a 30 °C: A – após 24 horas e B – após 48 horas.]*
Fonte: Desenvolvida pela autoria.

difícil diferenciação. *B. gladioli* pode ser citocromo-oxidase--negativa e não oxida maltose e lactose. *Pandoraea* spp. não oxida maltose, lactose, xilose, sacarose ou adonitol.

A identificação definitiva das espécies do complexo *B. cepacia* é feita mediante análise molecular. Sequenciamento do gene 16S rRNA tem sido utilizado para a identificação de espécies do complexo *B. cepacia*, porém uma insuficiência na variação da sequência nesse gene dificulta a separação dos diversos membros desse complexo. O gene *recA* não apresenta variação na sequência espécie-específica, portanto é o mais utilizado, pois proporciona melhor discriminação entre as diferentes cepas. Método com base na análise de sequências multilocus (MLSA, do inglês *multilocus sequence analysis*) também é cada vez mais utilizado no estudo taxonômico desses micro-organismos. O sistema automatizado MALDI-TOF MS tem sido utilizado para a identificação do gênero *Burkholderia* com precisão de 97% a 100%, com variação na identificação de espécies.

Importância clínica

Membros do complexo *B. cepacia* são micro-organismos oportunistas que podem estar envolvidos em IRAS, principalmente infecções associadas a equipamentos contaminados, medicamentos, desinfetantes (incluindo povidine iodo e cloreto de benzalcônio). Também podem ser isolados de casos de bacteremia, infecção do trato urinário, peritonite e infecção do trato respiratório. Surtos de IRAS no trato respiratório decorrente de contaminação de nebulizadores ou medicamentos administrados pelos nebulizadores têm sido descritos, assim como pelo uso de nutrição parenteral contaminada. Pacientes com fibrose cística são particularmente suscetíveis a infecções causadas por membros desse grupo de bactérias. Micro-organismos do complexo *B. cepacia* são considerados patógenos significantes nesses pacientes em razão da ocorrência da síndrome cepacia em alguns casos.

Existem evidências de que um clone é de transmissão particularmente fácil de pessoa a pessoa. A separação de pacientes colonizados ou infectados por *B. cepacia* para prevenir a transmissão interpaciente tem sido adotada em alguns centros, mas essa prática tem um impacto psicológico negativo sobre os pacientes e seus familiares. Comparando a infecção por *P. aeruginosa*, espécies do complexo *B. cepacia*, mesmo atingindo uma pequena porção dos pacientes com fibrose cística, causam um impacto mais significante na sobrevida.

A infecção por essa bactéria está associada a três manifestações principais, a saber: (i) assintomática; (ii) infecção crônica; ou (iii) síndrome cepacia. Caracteriza-se por rápido declínio da função pulmonar e, em alguns casos, bacteremia e sepse, resultando em morte precoce. Aproximadamente 20% dos pacientes colonizados por *B. cenocepacia* desenvolvem a "síndrome cepacia". Todos os genomovares do complexo *B. cepacia* podem ser isolados de pacientes com fibrose cística, mas *B. cenocepacia* e *B. multivorans* são os predominantes, sendo responsáveis por até 95% das infecções causadas pelo complexo *B. cepacia*.

Fatores de virulência

Pili de cepas do complexo *B. cepacia* isoladas de pacientes com fibrose cística medeia a aderência a glicoproteínas do muco e também aumenta a aderência a células epiteliais. Os genes *cblA* (que codifica pili tipo II) e *esmR* (marcador de cepa epidêmica – BCESM) têm sido usados como marcadores de uma linhagem epidêmica do complexo *B. cepacia* que se dissemina por transmissão cruzada e é altamente infecciosa, são mais comumente encontrados em *B. cenocepacia* e responsáveis pela síndrome cepacia. Essa severa condição clínica foi reconhecida, pela primeira vez, no início dos anos 1980, quando um clone altamente transmissível de *B. cenocepacia* IIIA (ET12) se disseminou entre pacientes no Canadá, na Inglaterra e na Escócia. Esse clone ET12 tem como característica a presença do *cable pili*, de uma adesina de 22 kDa e o marcador de cepa epidêmica BCESM. A cepa PHDC circulante em pacientes de centros europeus de fibrose cística, e com as mesmas características genéticas de ET12, pode representar um segundo clone epidêmico em nível global. Pacientes infectados por *B. cenocepacia* apresentam piora no quadro clínico quando comparados com outros pacientes, e a presença desses micro-organismos na cultura de escarro inviabiliza os casos de transplante de pulmão.

Todas as espécies do complexo *B. cepacia* são capazes de formar biofilme quando testadas *in vitro*, contudo *B. cenocepacia* e *B. multivorans* são capazes de formar um biofilme mais abundante em relação às outras espécies, o que contribui para a patogênese e para a resistência microbiana. Flagelo é um importante meio para disseminação da bactéria e para a infecção em outros sítios. Além da motilidade, o flagelo está envolvido na aderência e na invasão de células epiteliais, na formação de biofilme e na indução de resposta inflamatória. O número de flagelos produzidos pelas cepas é variável, mas frequentemente são expressos múltiplos flagelos polares. O Quadro 49.7 resume os principais fatores de virulência do complexo *B. cepacia*.

Resistência microbiana

Complexo *B. cepacia* é intrinsecamente resistente a agentes antimicrobianos, incluindo betalactâmicos. A resistência a múltiplos antibióticos decorre da combinação de vários mecanismos, incluindo permeabilidade seletiva da célula, alteração do alvo celular, inativação enzimática dos antibióticos e bomba de efluxo.

A resistência inerente desses micro-organismos a grande parte dos antimicrobianos disponíveis e a dificuldade de identificação em laboratórios de microbiologia contribuem para a complexidade da situação atual dos centros especializados no tratamento de pacientes portadores de fibrose cística.

Todos os membros do complexo *B. cepacia* são intrinsecamente resistentes aos aminoglicosídeos e à polimixina B. A taxa de resistência *in vitro* aos betalactâmicos, com exceção do meropenem, também é bastante alta. As quinolonas parecem ter uma atividade variável, mas a resistência pode ser facilmente induzida.

Quadro 49.7 – *Principais fatores de virulência do complexo Burkholderia cepacia*

Fatores de virulência	*Prevalência no complexo B. cepacia*	*Características*
Resistência antimicrobiana	Todas as espécies	Resistência intrínseca a múltiplos antimicrobianos e desinfetantes
Formação de biofilme	Maioria das espécies	*B. cenocepacia* e *B. multivorans* formam biofilme abundante
Cable pili e adesina 22 kDa	*B. cenocepacia*	Necessário para a adesão à mucina e às células epiteliais
Ilha cenocepacia	Somente *B. cenocepacia*	Primeira ilha de patogenicidade identificada no complexo; inclui o BCESM que codifica um sistema de *quorum sensing*
Exopolissacarídeos	*B. cepacia* e *B. cenocepacia*	Produzida pela *B. cepacia in vitro* e induzida em *B. cenocepacia* após passagem em modelo de infecção em murino
Flagelos	Todas as espécies	Requerido para invasão celular, mas não para aderência em *B. cenocepacia*
Invasão e sobrevivência intracelular	Variável nas espécies testadas	B. cenocepacia é altamente invasiva para células respiratórias A549; *B. cenocepacia*, *B. multivorans* e *B. stabilis* penetram as células epiteliais do trato respiratório humano; *B. dolosa* e *B. vietnamiensis* sobrevivem em macrófago por 5 dias
Quorum sensing	Maioria das espécies	Codificam um sistema LuxIR que sintetiza e responde ao AHL para mediar a comunicação célula a célula; é requerido para a virulência completa; modula a expressão de toxinas, proteases, lipases e sideróforos; modula a motilidade *swarming* e a produção de biofilmes; *B. cenocepacia* codifica um sistema adicional numa ilha de patogenicidade
Produção de sideróforos	Todas as espécies	Essenciais para a virulência de *B. cenocepacia* em modelo de infecção em rato
Secreção do tipo III	Genomovares II a VII. Ausente no genomovar I	Clusters de *B. cenocepacia* e *B. multivorans* têm organização dos genes semelhantes; requeridos para a virulência de *B. cenocepacia* num modelo de infecção murina

Fonte: Desenvolvido pela autoria.

Os perfis de sensibilidade de cepas isoladas de pacientes com fibrose cística diferem daqueles observados em cepas de pacientes não fibrocísticos, uma vez que os primeiros recebem múltiplas administrações de antimicrobianos por via oral, intravenosa ou aerossóis. Em razão da multirresistência a antimicrobianos e a sanitizantes, o complexo *B. cepacia* torna-se um importante e significativo agente em IRAS.

▪ *Burkholderia pseudomallei*

B. pseudomallei é causadora de melioidose, cujo principal sintoma clínico é a pneumonia. A doença á adquirida por meio da inalação ou do contato da pele lesada com água ou solo contaminado pelo micro-organismo. A maior prevalência está concentrada no Sudeste da Ásia e Nordeste da Austrália, mas também tem aumentado na Índia, na América Central e na do Sul. É encontrada em água de superfície nas plantações de arroz na Tailândia (Nordeste) e Vietnã (Sudeste e região central). Combatentes da Guerra do Vietnã podem estar latentemente infectados pelo fato de terem se arrastado em solos contaminados pelos micro-organismos. Em áreas endêmicas, o diagnóstico é mais fácil, portanto o diagnóstico diferencial para *B. pseudomallei* de pacientes com febre de origem desconhecida deve ser considerado para pessoas que viajaram para as regiões endêmicas (mesmo após décadas). No Brasil, o primeiro caso de melioidose documentado ocorreu em 2003 no Ceará, sendo descritos 30 casos até 2017. As manifestações da doença podem ser aguda, subaguda ou crônica, e essa última forma pode ser confundida com tuberculose.

Os tipos de colônias variam dependendo do meio de cultura e do tempo de incubação. Em ágar sangue, as colônias são pequenas, lisas e cremosas após 48 horas. Em ágar Ashdown (meio seletivo para *B. pseudomallei*), as colônias são secas e rugosas, achatadas e de cor púrpura após 48 horas de incubação e exalam um odor típico de terra. Porém, não é aconselhável cheirar a placa, pois *B. pseudomallei* é altamente transmissível por inalação podendo ocasionar severa infecção respiratória com alta taxa de mortalidade. Por essa característica, os micro-organismos são considerados agentes de bioterrorismo e devem ser manipulados em cabine de segurança nível 2; e, em atividades com alto potencial para produção de aerossóis ou perdigotos, recomenda-se o uso de nível de biossegurança 3.

▪ *Burkholderia mallei*

B. mallei é o agente etiológico do mormo, uma doença que acomete principalmente cavalos, que servem como reservatório natural. A contaminação se dá pela ingestão ou contato direto com fômites e pode ser transmitida a humanos. Assim como *B. pseudomallei*, *B. mallei* é considerado um agente de bioterrorismo e todas as precauções de contato e biossegurança devem ser adotadas. As manifestações clínicas são resultantes da via de infecção: se for respiratória, evoluirá para pneumonia com possibilidade de disseminação para diversos órgãos; se for cutânea, evoluirá para nódulos na pele e linfadenite. São comuns na Ásia, África e América do Sul e, nos últimos anos, foram detectados no Brasil, principalmente na região Nordeste, estados de Pernambuco e Alagoas; e com casos registrados no DF e em todos os estados brasileiros. As características bioquímicas são semelhantes à *B. pseudomallei*, porém esta é móvel e resistente aos aminoglicosídeos, enquanto *B. mallei* é imóvel e sensível aos aminoglicosídeos.

Gênero *Stenotrophomonas*

O gênero Stenotrophomonas foi descrito em 1996, previamente denominado *Pseudomonas maltophilia* e, depois, reclassificado como *Xanthomonas maltophilia*. O gênero compreende, atualmente, 23 espécies formalmente descritas: *S. acidaminiphila*; *S. bentonitica*; *S. chelatiphaga*; *S. cyclobalanopsidis*; *S. daejeonensis*; *S. detusculanense*; *S. geniculata*; *S. ginsengisoli*; *S. humi*; *S. indicatrix*; *S. indologenes*; *S. koreensis*; *S. lactitubi*; *S. maltophilia*; *S. sepilia*; *S. nematodicola*; *S. nitritireducens*; *S. panacihumi*; *S. pavanii*; *S. pictorum*; *S. rhizophila*; *S. terrae;* e *S.tumulicola*.

Entre elas, *S. maltophilia* é a única que causa infecções em humanos. *S. maltophilia* pode ser encontrada em uma grande variedade de ambientes e regiões geográficas, inclusive na Antártica, e ocupa nichos ecológicos dentro e fora de hospitais. Esses micro-organismos já foram isolados de várias fontes de água, incluindo rios, poços, lagos e água engarrafada, e também de solo e de fontes alimentares. Além disso, foram isolados de numerosas fontes hospitalares como monitor de pressão arterial, recipiente de água deionizada, solução desinfetante, máquinas de diálise, máquinas produtoras de gelo, nebulizadores, escovas de banho e outros.

Identificação e isolamento

Crescem bem em ágar MacConkey, porém, quando isolados de fibrose cística, recomenda-se utilizar outros seletivos para *S. maltophilia* pelas mesmas razões descritas para o isolamento de membros do complexo *B. cepacia*. O meio seletivo para *S. maltophilia* geralmente contém imipenem em virtude da resistência intrínseca dos micro-organismos a esse antimicrobiano. As colônias são lisas, cremosas, com bordas regulares, levemente amareladas e pequenas após 24 horas de incubação. A Figura 49.15 ilustra o crescimento de *S. maltophilia* em meio Tryptic Soy Agar após 48 horas de incubação a 30 °C.

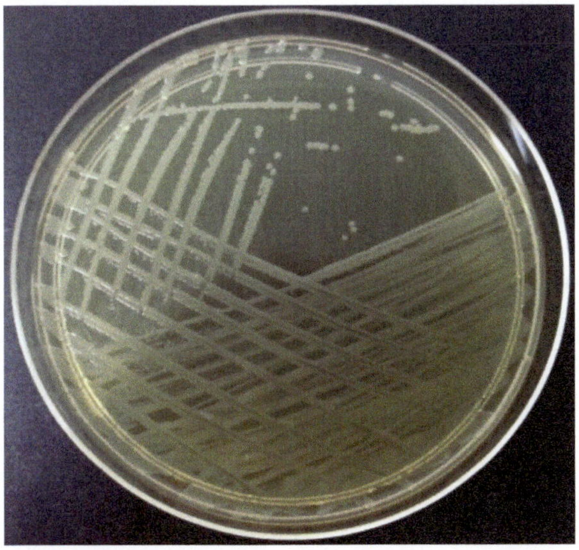

Figura 49.15 – *Crescimento de S. maltophilia em meio Tryptic Soy Agar incubados a 30 °C: após 48 horas de incubação.*
Fonte: Acervo da autoria.

A chave para a identificação da *S. maltophilia* inclui reação de oxidase positiva lenta, oxidação da maltose (mais rápida quando comparada com a oxidação da glicose), produção de DNAse, descarboxilação da lisina e detecção de flagelo polar. A identificação molecular pelo teste de PCR pode ser feita com o uso de oligonucleotídeos específicos para o gene 23S rRNA de *S. maltophilia.*

Importância clínica

S. maltophilia é um micro-organismo frequentemente associado a infecções do trato respiratório em humanos. Entretanto, o papel patogênico desses micro-organismos é discutido, pois o isolamento do mesmo em culturas mistas torna difícil distinguir entre a colonização e a infecção verdadeira em sítios superficiais, como úlceras de pele ou infecção do trato respiratório. Apesar disso, *S. maltophilia* foi considerada importante como patógeno hospitalar nos últimos anos por estar associada com altas taxas de mortalidade, particularmente entre indivíduos que estão severamente debilitados ou imunodeprimidos e, mais recentemente associadas a coinfecção pulmonar em pacientes com COVID-19. O aumento do uso de procedimentos invasivos e a resistência intrínseca desses micro-organismos a diversos antimicrobianos, associados a altas taxas de mortalidade têm despertado preocupações. A aquisição de pneumonia nosocomial está associada à ventilação mecânica, traqueostomia, exposição prévia a antibióticos e uso de equipamentos como nebulizadores.

O isolamento de *S. maltophilia* das vias aéreas de pacientes com fibrose cística tem aumentado e a prevalência é maior em pacientes com idade superior a 10 anos. A maioria dos pacientes infectados por *S. maltophilia* é concomitantemente infectada por outros micro-organismos como *P. aeruginosa*, Complexo *B. cepacia* e *Staphylococcus aureus*.

Fatores de virulência

Pouco se sabe em relação aos fatores de virulência de *S. maltophilia*, sendo que os principais estão apresentados no Quadro 49.8. Vários trabalhos descrevem a elaboração de enzimas extracelulares, incluindo DNAse, RNAse, fibrolisina, lípases, quitinases, hialuronidases, proteases e elastase.

A adesão de *S. maltophilia* a superfícies abióticas, como implantes médicos e cateteres, resulta em colonização e infecção. O motivo do aumento da prevalência de colonização por *S. maltophilia* nas vias aéreas de pacientes com fibrose cística não está elucidado. Desde a ocorrência de infecção recorrente no trato respiratório por *P. aeruginosa*, tem sido relatada a produção de exoprodutos que modificam o epitélio respiratório expondo receptores do trato respiratório dos pacientes com fibrose cística a outros patógenos. Estudos sobre adesão em células demonstraram que *S. maltophilia* é capaz de aderir à linhagem 16 HBE 14°, proveniente de epitélio brônquico humano, de forma isolada ou em agregados, bem como ao redor da célula nas junções intracelulares. A presença de fímbria está geralmente correlacionada com a capacidade da bactéria em aderir às células epiteliais e favorece a colonização *in vivo*. A fímbria SMF-1 está supostamente envolvida na adesão às células originárias de adenocarcinoma humano de laringe (HEp-2) após inibir a adesão da bactéria em contato com anticorpos anti-SMF-1. A adesão da bactéria ao plástico e às células HEp-2 foi examinada por meio de microscopia eletrônica de varredura de alta resolução, mostrando que a fímbria está distribuída ao redor dos micro-organismos e é capaz de se conectar a outras bactérias formando microcolônias sobre as células HEp-2 e também sobre o plástico.

A capacidade de *S. maltophilia* em aderir avidamente a superfícies plásticas e a formação de biofilmes também favorecem a contaminação de materiais cirúrgicos por essa bactéria.

Resistência microbiana

S. maltophilia é intrinsecamente resistente à maioria dos antibióticos β-lactâmicos por causa de dois fatores: i) produção de duas betalactamases mediadas por genes cromossômicos (L-1, uma metaloenzima dependente de zinco que quebra os carbapenêmicos e é resistente aos inibidores de betalactamases; e L-2, uma cefalosporinase sensível aos inibidores de β-lactamases, mas também hidrolisam o aztreonam); e ii) baixa permeabilidade da membrana celular.

Apesar de serem betalactamases codificadas por genes cromossômicos, a presença dos genes L1 e L2 em um plasmídeo de aproximadamente 200 kb foi encontrada em cepas de *S. maltophilia* isoladas de amostras clínicas. A localização dos genes dessas enzimas em um plasmídeo torna mais provável sua disseminação para outras bactérias Gram-negativas.

S. maltophilia é sensível ao sulfametoxazol-trimetoprim, porém relatos de resistência a esse antimicrobiano têm aumentado ao redor do mundo, incluindo o Brasil. Os genes *sul*, responsáveis pela resistência ao sulfametoxazol-trimetoprim, geralmente estão associados a integrons da classe 1 e elementos ISCR.

■ Gênero *Elizabethkingia*

O habitat natural desse gênero é o meio ambiente, incluindo plantas, alimentos e água. A reação de oxidase é positiva, produz indol, imóveis, não cresce em ágar MacConkey e, na coloração de Gram, apresenta-se como bacilos Gram-negativos pleomórficos. As colônias são lisas (1 mm a 2 mm de diâmetro após 24 horas), podendo ocorrer produção de pigmento amarelo. Esses micro-organismos hidrolisam a gelatina e a esculina e produzem DNAse.

Elizabethkingia meningoseptica (anteriormente *Cryseobacterium meningosepticum*) é a espécie mais frequentemente associada com doença significativa em humanos, sendo as principais causas meningite neonatal e miniepidemias hospitalares. Porém, nos últimos anos, tem se observado o aumento de casos de infecção hospitalar por esses micro-organismos em adultos, particularmente, infecções do trato respiratório.

■ Gênero *Achromobacter*

O gênero *Achromobacter* é constituído por diversas espécies, dentre as quais, *A. xylosoxidans*, *A. denitrificans*, *A. piechaudii*, *A.rulhandii*, *A. insolitus* e *A. spanius* são as principais.

Achromobacter xylosoxidans

A. xylosoxidans é um bacilo Gram-negativo não fermentador de glicose, aeróbio, oxidase-positiva e catalase-positiva, móvel por flagelo peritríqueo, que oxida glicose e xilose, reduz nitrato a nitrito e utiliza citrato. A identificação molecular pode ser feita pelo uso de oligonucleotídeos específicos para detectar o gene 16S rDNA ou pelo sequenciamento do genoma completo. MALDI-TOF-MS também tem sido utilizado na identificação.

A. xylosoxidans está distribuído em diversos ecossistemas naturais e associado às IRAS, incluindo bacteremia, meningites, pneumonia e peritonites. Tem sido associado à colonização ou infecção do trato respiratório em pacientes portadores de fibrose cística. *A. xylosoxidans* é frequentemente resistente a diversos antibióticos, como aminoglicosídeos, ampicilina, cefalosporinas de espectro estendido, cloranfenicol, carbapenêmicos e fluoroquinolonas, normalmente administrados no tratamento da infecção pulmonar em pacientes com fibrose cística.

Quadro 49.8 – *Principais fatores de virulência de* S. maltophilia

Fatores de virulência	*Características*	*Possíveis estruturas/mecanismos envolvidos ou modelos estudados*
Biofilmes	Formação de biofilmes em superfícies, incluindo plásticos, teflon, vidro, metais (equipamentos de consultório dentário) e em tecidos do hospedeiro, principalmente em pulmões de pacientes com fibrose cística	Flagelos e fimbrias visualizados por microscopia eletrônica em monocamadas de células bacterianas aderidas ao plástico e em células HEp-2
Enzimas hidrolíticas	Proteases, elastase, lipases, DNAse, RNAse e fibrolisina	StmPr1, uma protease extracelular, foi encontrada em isolados de pacientes com fibrose cística, sugerindo que possa ser produzida por isolados capazes de causar infecções crônicas
Aderência e invasão a células do hospedeiro	Podem aderir e formar biofilmes em células do epitélio respiratório e podem ser capazes de invadi-las	*S. maltophilia* isolada de fibrose cística é capaz de aderir e invadir células 16-HBE14o provenientes de epitélio brônquico humano e de células A549. Anticorpos antifímbria 1, SMF-1, inibiram a aderência de *S. maltophilia* a células HEp-2

Fonte: Desenvolvido pela autoria.

Não há estudos identificando a origem do *A. xylosoxidans* em pacientes com fibrose cística; no entanto, nebulizadores e equipamentos de terapia respiratória podem estar implicados na infecção hospitalar do trato respiratório de pacientes não portadores de fibrose cística.

Gênero *Rhizobium*

Rhizobium radiobacter (anteriormente *Agrobacterium radiobacter*) apresenta colônias com fenótipo mucoide e rosadas em placas de ágar MacConkey após incubação prolongada. É frequentemente isolado de pacientes hospitalizados submetidos a procedimentos invasivos ou imunodeficientes. Entre as principais fontes de isolamento, estão sangue, urina, fluidos biológicos. É sacarolítica, oxida a maioria dos açúcares, hidrolisa a esculina e não produz DNAse. A maioria dos micro-organismos relacionados a esse gênero é sensível às cefalosporinas, aos carbapenêmicos, às tetraciclinas e à gentamicina e resistente à tobramicina.

Sphingomonas paucimobilis e S. parapaucimobilis

Anteriormente classificadas como *Pseudomonas paucimobilis* e *Pseudomonas parapaucimobilis*, respectivamente, compreendem bacilos Gram-negativos longos e móveis por flagelo polar. Bioquimicamente, podem ser confundidas com espécies do gênero *Burkholderia* por apresentarem reação de oxidase positiva, crescimento lento em placas de ágar sangue, oxidação da maioria dos açúcares, pigmento amarelo e hidrólise da esculina. Em virtude da semelhança bioquímica entre essas duas espécies, recomenda-se a liberação do resultado como *Sphingomonas* spp. para laboratórios de rotina.

Podem ser isoladas de solo e água e de diversas amostras clínicas como sangue, urina, secreções em geral etc. Apresentam boa sensibilidade a alguns antimicrobianos, a exemplo de tetraciclina, cloranfenicol, sulfametoxazol-trimetoprim e aminoglicosídeos e a maioria é resistente à polimixina B.

Bibliografia recomendada

Boettger BC, Cayô R, Streling AP, Nodari CS, Almeida LGP, Martins WMBS, et al. Dynamic of high-risk Acinetobacter baumannii major clones in a Brazilian tertiary hospital during a short time period. Microb Drug Resist. 2021;27(3):320-7.

Bonomo RA, Szabo D. Mechanisms of multidrug resistance in Acinetobacter species and Pseudomonas aeruginosa. Clin Infect Dis. 2006;43:S4956.

Botelho J, Grosso F, Peixe L. Antibiotic resistance in Pseudomonas aeruginosa – mechanisms, epidemiology and evolution. Drug Resist Updat. 2019;44:100640.

Broke JS. Stenotrophomonas maltophilia: an emerging global opportunistic pathogen. Clin. Microbiolo. Rev. 2012;25:2-41.

de Oliveira Garcia D, Dall'Agnol M, Rosales M, Azzuz ACGS, Alcantara N, Martinez MB, et al. Fimbriae and adherence of Stenotrophomonas maltophilia to epithelial cells and to abiotic surfaces. Cel. Microbiol. 2003;5:625-36.

Denton M, Kerr KG. Microbiological and clinical aspects of infection associated with Stenotrophomonas maltophilia. Clin. Microbiol. Rev. 1998;11:57-80.

Esposito F, Cardoso B, Fontana H, Fuga B, Cardenas-Arias A, Moura Q, et al. Genomic analysis of carbapenem-resistant Pseudomonas aeruginosa isolated from urban rivers confirms spread of clone sequence type 277 carrying broad resistome and virulome beyond the hospital. Front Microbiol. 2021;12:701921.

Liu L, Coeney T, Burns JL, Whitby PW, Stull TL, LiPumaJJ. Ribosomal DNA-directed PCR for identification of Achromobacter (Alcaligenes) xylosoxidans recovered from sputum samples from cystic fibrosis patients. J. Clin Microbiol. 2002;40:1210-13.

Mahenthiralingam E, Bischof J, Byrne SK, Radomski C, Davies JE, Av-Gay Y, et al. DNA-Based diagnostic approaches for identification of Burkholderia cepacia complex, Burkholderia vietnamiensis, Burkholderia multivorans, Burkholderia stabilis, and Burkholderia cepacia genomovars I and III. J Clin Microbiol. 2000;38:3165-73.

Payne GW, Vandame P, Morgan SH, Li Puma JJ, Coenye T, Weightman AJ, et al. Development of a recA gene-based identification approach for the entire Burkholderia Genus. Appl Environ Microbiol. 2005;71:3917-27.

Turano H, Gomes F, Medeiros M, Oliveira S, Fontes LC, Sato MI, et al. Presence of high-risk clones of OXA-23-producing Acinetobacter baumannii (ST79) and SPM-1-producing Pseudomonas aeruginosa (ST277) in environmental water samples in Brazil. Diagn Microbiol Infect Dis. 2016;86(1):80-2.

Vandamme P, Dawyndt P. Classification and identification of the Burkholderia cepacia complex: past, present and future. Syst. Appl. Microbiol. 2011;34:87-95.

Whitby PW, Carter KB, Burns JL, Royall JA, LiPuma JJ, Stull TL. Identification and detection of Stenotrophomonas maltophilia by rRNA- directed PCR. J Clin Microbiol. 2000;38:4305-9.

Woodford N, Turton JF, Livermore DM. Multiresistant Gram-negative bacteria: the role of high-risk clones in the dissemination of antibiotic resistance. FEMS Microbiol Rev. 2011;35(5):736-55.

Zarrilli R, Pournaras S, Giannouli M, Tsakris A. Global evolution of multidrug-resistant Acinetobacter baumannii clonal lineages. Int J Antimicrob Agents. 2013;41(1):11-9.

50 Bacilos Gram-Negativos Aeróbios e Anaeróbios Facultativos

Marcia Regina Franzolin

Bacilos Gram-negativos aeróbios estritos

Achromobacter e *Alcaligenes*

São constituídos por bacilos Gram-negativos aeróbios estritos relacionados com o gênero *Bordetella*, anteriormente denominados "Achromobacter", e algumas espécies continuaram com esse nome e outras foram renomeadas como "Alcaligenes". As espécies desses gêneros são divididas em dois grupos: as espécies assacarolíticas (*Alcaligenes faecalis, Achromobacter piechaudii* e *Achromobacter denitrificans*), que raramente ocasionam infecção humana; e as espécies sacarolíticas (*Achromobacter xylosoxidans* e outras espécies). O membro da família Alcaligenaceae mais frequentemente isolado de laboratórios clínicos é a espécie *A. faecalis,* denominada anteriormente *Alcaligenes odorans*. *A. faecalis* forma colônias características com margens irregulares expandidas. Produz um odor característico de frutas (maçãs verdes) e uma coloração esverdeada em ágar sangue. Faz parte da microbiota normal humana, sendo encontrada no solo, na água e em ambientes hospitalares. Pode ser isolada em nebulizadores, respiradouros, sistema de diálise renal e soluções intravenosas, ocasionando infecções oportunistas. É isolada comumente de sangue, líquido cefalorraquidiano, urina, ferimentos e abscessos, sendo sensível ao sulfametoxazol-trimetoprima. *A. piechaudii* já foi isolada de sangue, ouvido, nariz, faringe e no solo. A. *xylosoxidans* subsp. *xylosoxidans* tem essa denominação porque acidifica os meios OF glicose e xilose, diferentemente das outras espécies desse gênero. Frequentemente causa infecção em pacientes imunocomprometidos, tanto local como sistêmica, a exemplo de meningite, pneumonia, peritonite, infecção urinária, osteomielite e bacteremia, podendo ser isolada de várias partes do corpo. Coloniza o trato respiratório de crianças intubadas e pacientes com fibrose cística. É resistente aos aminoglicosídeos, ampicilina, cefalosporinas, cloranfenicol, gentamicina e fluoroquinolonas. É sensível às drogas imepenem, piperacilina e sulfametoxazol-trimetoprima. As espécies desses gêneros crescem em ágar MacConkey, são caracterizadas por serem móveis por causa de flagelos peritríqueos e por apresentarem reações positivas de oxidase, catalase, citrato e redução de nitrato (com exceção de *A. faecalis)*. Não produzem urease, indol e nem hidrolizam a esculina. *A. faecalis* e *A. piechaudii* crescem em NaCl a 6,5%.

Acidovorax

São bacilos Gram-negativos aeróbios estritos, encontrados na água, no solo e em plantas, atuando como fitopatógenos. Existem três espécies: *Acidovorax delafieldii*; *Acidovorax facilis*; e *Acidovorax temperans*. Devido à habilidade de sobreviverem na água, apresentam importância no ambiente hospitalar, não sendo ainda bem estabelecido seu papel como patógeno. Raramente são isolados de material clínico. São bactérias móveis, apresentam positividade para os testes de oxidase, DNAse, redução de nitrato e hidrólise da ureia e utilizam a glicose e xilose oxidativamente, mas não produzem indol.

Balneatrix

Compreende bacilos Gram-negativos não fermentadores, aeróbios estritos, apresentando uma única espécie, *Balneatrix alpica*. Causa pneumonia e meningite, sendo isolada de sangue, fluido cérebro-espinhal e escarro, assim como também de água. É suscetível às drogas penicilina G, aminoglicosídeos, tetraciclina, cloranfenicol, trimetoprima, ofloxacina e eritromicina, e resistente à clindamicina e à vancomicina. É assacarolítica, oxida a glicose, manose, frutose, maltose, sorbitol, manitol, glicerol e inositol. Apresenta os testes negativos de esculina, urease e ONPG (ortonitrofenil-β-galactosídeo). Os testes de oxidase, motilidade, indol e redução de nitrato são positivos. Não é capaz de crescer em ágar MacConkey, mas sim em ágar chocolate e ágar caseína de soja, podendo crescer a 46 °C.

Bartonella e *Afipia*

As espécies de *Bartonella* são bastonetes Gram-negativos pleomórficos, aeróbios estritos, de crescimento lento e de difícil isolamento no laboratório. São três as espécies clinicamente importantes: *Bartonella bacilliformis*, que causa a febre de Oroya e a verruga peruana (bartolenose ou doença de Carrión); *Bartonella quintana* (antigamente *Rochalimaea quintana*), que causou a febre das trincheiras na Primeira Guerra Mundial e de alguns casos de angiomatose bacilar; e *Bartonella henselae* (antigamente *Rochalimaea henselae*), que provoca a doença da arranhadura do gato, bem como angiomatose bacilar. A bartonelose ocorre no Peru, Colômbia e Equador, nas regiões montanhosas dos Andes, sendo a *B. bacilliformis* transmitida pelos mosquitos-pólvora (Phlebotomus e Lutzomyia). A febre de Oroya (fase bacteriêmica) caracteriza-se como uma grave anemia infecciosa em consequência da destruição dos eritrócitos, do aumento de tamanho do baço e do fígado, e da ocorrência de hemorragia nos linfonodos. A verruga peruana (fase eruptiva) consiste em lesões cutâneas vasculares, formando granulomas, que antecedem a febre de Oroya. A doença da arranhadura do gato ocasionada pela *B. henselae* manifesta-se por febre e linfadenopatia que surge dentro de cerca de 2 semanas após contato com um gato (arranhadura, lambida ou mordida), desenvolvendo uma lesão cutânea primária. A angiomatose bacilar caracteriza-se por lesões circunscritas com proliferação capilar lobular e vasos abertos e redondos com células endoteliais cuboides que se projetam na luz vascular. Podem ser visualizadas por meio da coloração de tecidos infectados pelo método de Warthin-Starry (impregnação de prata). As bartonelas apresentam catalase positiva e testes negativos para oxidase (com exceção de *B. quintana*), redução de nitrato, indol e urease. São sensíveis à ampicilina, cefalosporina, ciprofloxacina, tetraciclina, rifampicina, sulfametoxazol-trimetoprima e aos aminoglicosídeos. *Afipia felis* é um bacilo Gram-negativo similar a *Bartonella* (diferindo desta por ser oxidase e urease positiva), sendo caracterizada como agente causal da doença por arranhadura do gato. É sensível aos aminoglicosídios, ao imipenem e à rifampicina. Apresenta resistência às drogas ampicilina, clindamicina, cefalotina, penicilina, tetraciclina e ciprofloxacina. Os testes de motilidade são positivos, enquanto os testes de catalase, indol e H_2S são negativos.

■ *Brevundimonas*

São bacilos Gram-negativos aeróbios estritos que apresentam colônias com pigmentação bronze/laranja. São encontrados com baixa frequência na água, no solo e em plantas. *Brevundimonas vesicularis* e *Brevundimonas diminuta* (denominadas anteriormente Pseudomonas) já foram relacionadas com bacteremias e isoladas de líquido de dialisado peritoneal e de equipamento de diálise renal. O tratamento é feito com piperacilina/tazobactam. Apresentam resistência à ciprofloxacina e aztreonam. Os testes de oxidase, catalase, motilidade e DNAse são positivos, enquanto a produção de indol e as descarboxilações da lisina e ornitina, bem como a urease, gelatinase e a redução de nitrato apresentam-se negativas. *B. vesicularis* hidroliza fortemente a esculina. Crescem com lentidão em ágar MacConkey.

■ *Comamonas* e *Delftia*

São cocobacilos Gram-negativos aeróbios estritos, encontrados na água, no solo e em plantas. Compreendem três espécies: *Comamonas acidovorans* (denominada atualmente *Delftia acidovorans*); *Comamonas testosteroni*; e *Comamonas terrigena* (não patogênica). Podem ser isoladas do trato respiratório, do sangue e dos olhos. *C. testosteroni* pode ocasionar infecções em adultos e é principalmente isolada da cavidade peritoneal. *C. acidovorans* pode acarretar bacteremia, endocardite, infecção ocular e otite. São suscetíveis às drogas cefalosporina, quinolona e sulfametoxazol-trimetoprima e resistentes aos aminoglicosídeos. Caracterizam-se por apresentarem colônias lactose-negativas em ágar MacConkey, apresentam testes de oxidase, catalase e citrato positivos, são móveis, reduzem nitrato, enquanto as reações de OF glicose, hidrólise da esculina, urease e gelatinase são negativas. Produzem uma reação de indol alaranjada, em decorrência da produção de ácido antranílico a partir da triptona.

■ *Flavimonas*

O gênero *Flavimonas* é representado por uma única espécie, *Flavimonas oryzihabitans*, isolada primeiramente de plantação de arroz. É um bacilo Gram-negativo aeróbio estrito, anteriormente denominado "*Chromobacterium*" e "*Pseudomonas*". Foi isolada de escarro, feridas, olhos, ouvido, urina, líquido peritoneal, sangue, equipamentos de terapia de inalação e sangue. Parece ser um patógeno emergente na peritonite relacionada com diálise peritoneal ambulatorial contínua. Está associado com bacteremias relacionadas com cateter. São suscetíveis às penicilinas e aos aminoglicosídeos e resistentes às cefalosporinas de 1ª geração. Cresce em ágar MacConkey e apresenta colônias amarelas em ágar sangue. Apresenta motilidade, catalase, citrato, OF glicose e OF maltose positivas, enquanto os testes de oxidase, ONPG, hidrólise da esculina e indol são negativos.

■ *Flavobacterium, Chryseobacterium, Sphingobacterium* e *Myroides*

O gênero *Flavobacterium* compreende bastonetes Gram-negativos finos e longos, aeróbios estritos, pertencentes à família *Flavobacteriaceae,* que produzem geralmente um pigmento amarelado. Apresentam teste positivo de oxidase, são imóveis e não reduzem nitrato. Várias espécies conhecidas foram reclassificadas em outros gêneros: *Flavobacterium meningosepticum* e *Flavobacterium indologenes* (produtora de indol) no gênero "*Chryseobacterium*"; *Flavobacterium multivorum* (manitol negativo) e *Flavobacterium spiritivorum* (manitol positivo) no "*Sphingobacterium*" e apresentam testes de urease e hidrólise da esculina positivos, indol e gelatinase negativos; *Flavobacterium odoratum* são atualmente designadas *Myroides odoratus* e *Myroides odoratimimus*, sendo isolados de sangue e urina. Produzem um odor de frutas semelhante ao de *Alcaligenes faecalis,* formam colônias invasivas e disseminadas, crescem em ágar MacConkey, assim como apresentam resultados positivos nos testes de urease, redução de nitrato e gelatinase, e negativos nos testes de indol e hidrólise da esculina. As flavobactérias e as criseobactérias são naturalmente encontradas na água, no solo, em esgoto e em equipamentos hospitalares expostos a fontes de água contaminada. Podem ocasionar meningite, bacteremia, infecções relacionadas à assistência à saúde, endocardite e infecções do trato respiratório. As espécies de *Sphingobacterium* são resistentes à penicilina. *M. odoratus* e *M. odoratimimus* são sensíveis às quinolonas e ao sulfametoxazol-trimetoprima e resistentes à aminoglicosídeos e polimixina B.

A espécie *Chryseobacterium meningosepticum* (*Elizabethkingia meningosepticum*) causa bacteremia, sendo a espécie mais comumente envolvida com IRAS. Está relacionada com a meningite neonatal, com alta taxa de mortalidade, causando raramente pneumonia em adultos, endocardite e septicemia. Essa bactéria produz β-lactamase e é resistente às drogas penicilina, aminoglicosídeos, tetraciclina e cloranfenicol. É sensível às drogas eritromicina, rifampicina, minociclina e sulfametoxazol-trimetoprima. Apresenta positividade para os testes de oxidase, indol, catalase, DNAse, gelatinase, ONPG e hidrólise da esculina. São imóveis, têm reações de oxidação tardias em meio OF glicose e OF manitol e não produzem urease. Não são capazes de crescer em ágar MacConkey.

■ *Methylobacterium*

São bacilos Gram-negativos pleomórficos aeróbios estritos, formam colônias de pigmentação rosa e têm a habilidade de utilizar o metanol como única fonte de carbono. Ocorrem em vegetais, podendo também ser encontrados em ambiente hospitalar, principalmente na água, estando associados à formação de biofilme. *Methylobacterium mesophilicum* (anteriormente denominada "*Pseudomonas*") e *Methylobacterium zatmanii* são as espécies mais comumente isoladas de amostras clínicas. Causam septicemia, peritonite, úlcera cutânea e sinovite, principalmente em pacientes imunocomprometidos. São sensíveis a aminoglicosídeos, amicacina, ciprofloxacina e sulfametoxazol-trimetoprima. São caracterizadas por apresentarem teste de oxidase fracamente positivo, catalase e motilidade positivas. Apresenta reações negativas nos testes de produção de indol, DNAse e hidrólise da esculina. Não são capazes de crescer em ágar MacConkey e apresentam crescimento bem lento em meios comuns.

■ *Moraxella*

As espécies de *Moraxella* são cocobacilos ou cocos Gram-negativos aeróbios estritos que fazem parte da microbiota normal do trato respiratório superior, principalmente de superfícies mucosas, podendo ser encontradas na pele e no trato urogenital. Pertencem à família Neisseriaceae (ver Capítulo 27). Podem ocasionar bacteremia, conjuntivite, meningite, sinusite e endocardite. São descritas oito espécies: *Moraxella lacunata* – eventualmente causa conjuntivite, ceratite e sinusite; *Moraxella nonliquefaciens* – isolada de infecções do trato respiratório, endoftalmite e artrite séptica, sendo que ambas exigem para seu crescimento meios enriquecidos com soro; *Moraxella osloensis* (residente do trato genital); *Moraxella atlantae* (causa bacteremia em pacientes imunocomprometidos); *Moraxella phenylpyruvica* (designada atualmente *Psychrobacter phenylpyruvicus* – urease e fenilalanina desaminase positivas e semelhante fenotipicamente à Brucella); *Moraxella lincolnii* e *Moraxella catarrhalis* (denominada anteriormente *Branhamella catarrhalis*). *Moraxella canis* tem sido encontrada no trato respiratório de cães e de gatos, podendo ocasionar infecções em humanos, decorrentes de mordidas de cão. Essas espécies crescem lentamente, apresentando pouco ou nenhum crescimento em ágar MacConkey. Apresentam teste positivo de oxidase e catalase.

M. catarrhalis está associada a processos infecciosos agudos localizados ou sistêmicos. É um agente frequente da otite média e sinusite (cerca de 10% a 15% dessas infecções), podendo também causar broncopneumonia, pneumonia, endocardite e meningite. *M. catarrhalis* é isolada de indivíduos acometidos de infecção respiratória, podendo ser isolada transitoriamente como parte da microbiota da nasofaringe ou do trato respiratório superior, situação semelhante à do portador de *Neisseria meningitidis* na nasofaringe. Os mecanismos de virulência da *M. catarrhalis* não são conhecidos. O tratamento desses processos infecciosos consiste da antibiotiocoterapia com cefalosporinas, tetraciclina, sulfametoxazol-trimetoprima, aminoglicosídeos e quinolonas, e uma grande porcentagem de cepas de *M. catarrhalis* é produtora de β-lactamase. O diagnóstico laboratorial consiste na observação do agente etiológico no material clínico (escarro, aspirado traqueal, secreção de ouvido ou aspirado sinusal) por meio da coloração de Gram, em que se encontram os típicos diplococos Gram-negativos, e do cultivo em meios de cultura específicos para o isolamento e identificação, semelhantes aos utilizados para as espécies de *Neisseria*. As colônias de *M. catarrhalis* apresentam coloração rosa-acinzentada opaca. São imóveis e assacarolíticos, apresentando reações positivas de oxidase, catalase e redução de nitrato, enquanto a hidrólise da esculina e a produção de indol e urease são negativas.

■ *Ochrobactrum*

São bacilos Gram-negativos aeróbios estritos, relacionados à *Brucella* e *Alcaligenes*. São descritas duas espécies – *Ochrobactrum anthropi* e *Ochrobactrum intermedium*, as quais são encontradas em fontes de água. *O. anthropi* tem sido isolado de vários ambientes, assim como de pacientes cateterizados que apresentaram bacteremia, sendo isolados de cateteres intravasculares. São resistentes às drogas penicilina, imipenem, amoxicilina, cefalosporina e aztreonam e sensíveis aos aminoglicosídeos, fluoroquinolonas, tetraciclina, iminepem e sulfametoxazol-trimetoprima. São móveis, apresentam resultados positivos nos testes de oxidase, redução de nitrato, urease, utilização de glicose e xilose em meio OF, e fenilalanina desaminase. Os testes de indol, hidrólise da esculina e ONPG são negativos.

■ *Oligella*

O gênero *Oligella* é constituído por duas espécies de cocobacilos Gram-negativos aeróbios estritos, de crescimento lento (3 dias de incubação): *Oligella urethralis* (anteriormente *Moraxella*), que é imóvel; e *Oligella ureolytica*, que é móvel por causa do flagelo peritríquio. *O. urethralis* é semelhante à *Moraxella* spp., enquanto *O. ureolytica* é semelhante à *Bordetella bronchiseptica* e *Ralstonia paucula*. *O. ureolytica* tem sido isolada do trato urinário humano, causando urosepse e apresenta padrão de suscetibilidade variável. Apresenta testes positivos de urease e de redução de nitrato. É considerado um organismo comensal do trato geniturinário. *O. urethralis* é comumente encontrado em espécimes uretrais e pode ocasionar artrite séptica. *O. urethralis* apresenta teste negativo de urease e redução de nitrato. São suscetíveis à maioria dos antibióticos, incluindo penicilina. As espécies do gênero Oligella são assacarolíticas, apresentam reação positiva de oxidase, catalase e fenilalanina desaminase e têm crescimento variável em ágar MacConkey. Diferenciam-se de *M. osloensis* pela redução de nitratos e crescimento a 42 °C.

■ *Pandoraea*

São bacilos Gram-negativos aeróbios estritos, encontrados na água, no solo e em plantas. *Pandoraea* spp. foram isoladas de episódios de bacteremia e do aparelho respiratório de pacientes com fibrose cística. Apresentam perfil bioquímico semelhante à *Burkholderia* e à *Ralstonia*. São sensíveis às drogas ciprofloxacina, sulfametoxazol-trimetoprima, piperacilina e tetraciclina. São móveis, apresentam reação positiva de oxidase e não reduzem o nitrato.

■ *Ralstonia*

O gênero *Ralstonia* é constituído por bacilos Gram-negativos aeróbios estritos. São quatro as espécies encontradas: *Ralstonia pickettii*; *Ralstonia mannitolilytica*; *Ralstonia gilardii* (atualmente *Cupriavidus gilardii*); e *Ralstonia paucula* (atualmente *Cupriavidus pauculus*). São encontradas na água, no solo e em plantas. *R. pickettii* foi isolada de vários espécimes clínicos e raramente está associada à bacteremia, meningite, endocardite ou osteomielite. Tem sido isolada do aparelho respiratório de pacientes com fibrose cística, assim como identificada em surtos de infecções relacionadas à assistência à saúde em decorrência da contaminação de produtos intravenosos, água estéril, salina, soluções de cloro-hexidina e cateteres intravenosos. *R. gilardii* tem sido isolada de fluido cerebrospinhal, enquanto *R. mannitolilytica* foi isolada de sangue, meningite nosocomial e de pacientes com fibrose cística. *R. paucula* está associada com bacteremia, peritonite e tenossinovite, principalmente em pacientes imunodeficientes. São sensíveis à sulfametoxazol-trimetoprima. As bactérias do gênero Ralstonia apresentam resultados positivos nos testes de oxidase, urease (*R. gilardii* apresenta esse teste negativo), motilidade em razão de flagelo polar, e utilização de OF glicose e OF xilose, bem como redução de nitrato variável. As reações de hidrólise da esculina, indol e ONPG são negativas.

■ *Rhizobium*

O gênero *Rhizobium* (anteriormente denominado "*Agrobacterium*") compreende bacilos Gram-negativos aeróbios estritos que ocorrem no solo e são patógenos de plantas. Apresentam quatro espécies – *Rhizobium radiobacter*, *Rhizobium rhizogenes*, *Rhizobium vitis* e *Rhizobium rubi*. A única espécie de interesse médico é *R. radiobacter*, a qual tem sido frequentemente isolada de sangue, urina e fluido ascítico. Causa infecções relacionadas à assistência à saúde em pacientes com cateteres intravasculares ou próteses implantadas, bem como endocardite, infecções do trato urinário, peritonite e septicemia. São sensíveis às drogas cefalosporinas, tetraciclinas, ciprofloxacina e gentamicina, e resistentes à tobramicina. Essas bactérias são assacarolíticas, móveis, apresentam testes positivos de oxidase, catalase, urease, ONPG e hidrólise lenta da esculina. Os testes de indol e DNAse são negativos. Apresentam colônias rosas extremamente mucoides em ágar MacConkey.

■ *Roseomonas*

São bacilos Gram-negativos aeróbios estritos, que apresentam colônias de pigmentação rosa, e são relacionadas com Methylobacterium, diferenciando-se desta por não oxidar o metanol. As espécies *Roseomonas gilardii*, *Roseomonas mucosa*, *Roseomonas cervicalis* e *Roseomonas fauriae* podem ser isoladas do sangue, feridas, abscessos, exsudatos, ossos e trato geniturinário. *R. gilardii* é um patógeno importante em pacientes com complicações médicas. São suscetíveis aos aminoglicosídeos, à tetraciclina e ao imipenem. As espécies são móveis, assacarolíticas, capazes de crescer a 42 °C, apresentam testes positivos de catalase e urease e oxidase fracamente positiva. Não produzem indol e não hidrolizam a esculina.

■ *Shewanella*

São bacilos Gram-negativos aeróbios estritos, cujas colônias apresentam coloração de pigmentação laranja acastanhada em ágar sangue. *Shewanella alga* é a espécie mais isolada em humanos, requerendo para seu crescimento NaCl a 6,5%. A espécie *Shewanella putrefaciens* (denominada anteriormente *Pseudomonas putrefaciens*) não é halofílica, sendo encontrada no meio ambiente e em alimentos contaminados. As espécies de *Shewanella* estão associadas a casos de celulite, otite média, infecção ocular, abscessos, peritonite, osteomielite, endocardite e septicemia. A maioria dessas infecções é causada por *S. alga*. São sensíveis à maioria dos antibióticos utilizados para bacilos Gram-negativos e resistentes à penicilina e à cefalotina. Quando cultivadas em ágar MacConkey, essas bactérias apresentam colônias lactose negativas. Apresentam reações positivas de oxidase, motilidade, produção de H_2S (sendo confundida com *Salmonella* e *Proteus*), DNAse, ornitina descarboxilase, OF glicose e redução de nitrato. Os testes de indol, ONPG, urease e hidrólise da esculina são negativos.

■ *Simonsiella*

São bacilos Gram-negativos aeróbios estritos, arranjados geralmente num segmento de mais de oito células com filamentos multicelulares, aparentando um casulo. Pertencem à família Neisseriaceae. São habitantes da cavidade oral, sendo descritas três espécies: *Simonsiella crassa* (isolada de ovelhas); *Simonsiella steedae* (isolada de cães e gatos); e *Simonsiella muelleri* (isolada de humanos), o qual é β-hemolítico. *S. muelleri* é sensível à tetraciclina e à gentamicina e resistente à clindamicina.

■ *Sphingomonas*

Os membros desse gênero são bacilos Gram-negativos aeróbios estritos, que decompõem compostos aromáticos, podendo ser utilizados na biorremediação ambiental. *Sphingomonas paucimobilis* (anteriormente *Pseudomonas*) é encontrada na água e no solo. Tem sido isolada de várias amostras clínicas, principalmente de pacientes que fazem hemodiálise e de ambiente hospitalar. Podem causar infecções pulmonares, oculares, peritonite e bacteremia. Apresentam suscetibilidade à tetraciclina, cloranfenicol, sulfametoxazol-trimetoprima e aminoglicosídeos. Produzem pigmentação amarela intensa e reações positivas de oxidase (fraca), catalase, OF glicose, OF xilose, OF sacarose, ONPG, motilidade e hidrólise da esculina. Os testes de redução de nitrato, urease, indol e gelatinase são negativos. Apresentam crescimento lento, com temperatura ideal de 30 °C. Não são capazes de crescer em ágar MacConkey.

■ *Weeksella* e *Bergeyella*

São bacilos Gram-negativos aeróbios estritos, apresentando apenas duas espécies: *Weeksella virosa*; e *Weeksella zoohelcum* (que foi reclassificada como *Bergeyella zoohelcum*). As colônias de *W. virosa* têm uma consistência mucoide e uma pigmentação marrom, enquanto *B. zoohelcum* apresenta coloração castanha a amarela. *W. virosa* foi isolada do trato urogenital de mulheres. *B. zoohelcum* foi isolada de feridas provocadas por mordida de animais, principalmente de cães, podendo ocorrer meningite ou septicemia. São sensíveis à penicilina, diferenciando-os de *Chryseobacterium* e *Sphingobacterium*. *B. zoohelcum* é resistente à polimixina *B*. As espécies desse gênero são assacarolíticas, imóveis e incapazes de crescer em ágar MacConkey. Apresentam reações positivas de oxidase, catalase e indol, enquanto apenas *B. zoohelcum* tem urease, fortemente positiva.

Bacilos Gram-negativos anaeróbios facultativos

■ *Actinobacillus*

Os actinobacilos são bacilos Gram-negativos pequenos e anaeróbios facultativos, pertencentes à família Pasteurellaceae. De modo geral, as colônias só se tornam visíveis após 2 a 3 dias de incubação, em atmosfera rica em CO_2. Suas colônias apresentam em seu centro uma configuração parecida com uma estrela. A espécie mais conhecida e, em termos práticos, a única de importância clínica, é denominada *Actinobacillus actinomycetemcomitans* (denominada atualmente *Aggregatibacter actinomycetemcomitans*). Essa designação difícil de pronunciar tem origem no fato de as amostras serem frequentemente isoladas de infecções causadas por actinomicetos (do latim *comitans*, "companhia"). A espécie é encontrada normalmente na cavidade oral, mas é uma das principais causas de periodontite. Com relação a outros processos, ela tem sido isolada de diferentes tipos de infecção, como abscesso e osteomielite, sendo provavelmente a de maior interesse médico a endocardite. Aggregatibacter spp. faz parte do grupo de bacilos Gram-negativos fastidiosos que ocasionam endocardite, denominado HACEK, o qual é constituído por *Haemophilus* spp., *Aggregatibacter* spp., *Cardiobacterium hominis, Eikenella corrodens e Kingella* spp. A endocardite quase sempre se instala após tratamentos odontológicos, em pacientes com lesões cardíacas. Os mecanismos de virulência do *A. actinomycetemcomitans* têm sido estudados principalmente por microbiologistas orais. A bactéria tem a capacidade de invadir e proliferar nas células epiteliais da gengiva e produz uma leucocidina que lisa os neutrófilos, além de uma toxina distensora citoletal. Produz leucotoxina da família RTX (do inglês, *repeat-in-toxin*) que induz a formação de poros nas membranas celulares e induz a clivagem do DNA cromossômico, além de colagenase e protease que podem atuar sobre o tecido conjuntivo e a membrana basal. São resistentes à penicilina e à amicacina e sensíveis às drogas cefalosporinas, sulfametoxazol-trimetoprima, aminoglicosídeos, ciprofloxacina, cloranfenicol e tetraciclina. Apresentam reação de oxidase negativa ou fracamente positiva, e positividade nas reações de catalase, redução de nitrato e fermentação da glicose. Os testes de indol, urease, lisina descarboxilase e hidrólise da esculina são negativos. Crescem lentamente em ágar sangue e ágar chocolate; no entanto, não crescem em ágar MacConkey.

■ *Capnocytophaga*

São bacilos Gram-negativos fusiformes ou filamentosos, capnofílicos e anaeróbios facultativos da família Flavobacteriaceae. Fazem parte da microbiota normal orofaríngea, sendo anteriormente designados como grupo DF-1 (fermentador disgônico 1), que compreende as espécies *Capnocytophaga gingivalis, Capnocytophaga ochracea, Capnocytophaga sputigena, Capnocytophaga haemolytica* e *Capnocytophaga granulosa*, apresentando catalase e oxidase negativas. Podem ocasionar endocardite, sinusite, conjuntivite, osteomielite, periodontite juvenil e alguns casos de sepse em pacientes imunocomprometidos. As espécies *Capnocytophaga canimorsus* e *Capnocytophaga cynodegmi* (anteriormente denominadas "grupo DF-2") fazem parte da microbiota oral normal de cães e gatos e apresentam catalase e oxidase positivas. Essas duas espécies estão associadas a alguns casos de endocardite, meningite e septicemia consequentes a lesões de mordidas de cães ou arranhaduras em humanos com outras enfermidades. Produzem uma substância que altera a atividade quimiotática das células polimorfonucleares. Essas bactérias são resistentes aos aminoglicosídeos, sulfametoxazol-trimetoprima e metronidazol, mas são sensíveis às drogas penicilina, ampicilina, cloranfenicol, clindamicina e tetraciclina, sendo descrita a produção de β-lactamase. Essas espécies são sacarolíticas, apresentam motilidade deslizante, visível no crescimento externo às colônias e negatividade nos testes de oxidase, catalase, redução de nitrato, urease e indol. Crescem lentamente em ágar sangue e ágar chocolate, não sendo capazes de crescer em ágar MacConkey.

■ *Cardiobacterium hominis*

C. hominis é a única espécie do gênero *Cardiobacterium*, da família Cardiobacteriaceae, constituindo-se de bacilos Gram-negativos pleomórficos, imóveis e anaeróbios facultativos. Frequentemente, as células se agrupam formando arranjos em forma de rosetas, com extremidades dilatadas. Assemelha-se fenotipicamente à *Suttonella indologenes*. Faz parte da microbiota normal do trato respiratório superior humano e intestinal, tendo sido isolada de alguns casos de endocardite e bacteremia. Pode alcançar a corrente sanguínea a partir da orofaringe, geralmente após uma doença oral, e infecta usualmente válvulas cardíacas doentes ou danificadas, podendo causar complicações como embolia séptica, aneurisma e falha cardíaca congestiva. Alguns pacientes podem apresentar esplenomegalia, anemia e hematúria. Apresenta sensibilidade às drogas ampicilina, penicilina, cefalotina, fluoroquinolonas, aminoglicosídeos, cloranfenicol e tetraciclina. É resistente à vancomicina, eritromicina e clindamicina. É isolado da corrente sanguínea, e é necessário observar o crescimento da cultura em meio contendo sangue, durante várias semanas, em atmosfera rica em CO_2, para estabelecer o diagnóstico da infecção. Não é capaz de crescer em ágar MacConkey. Apresenta reação de oxidase, OF glicose e indol positivos, enquanto as reações de catalase, redução de nitrato, urease, ornitina, ONPG e hidrólise da esculina são negativas.

■ *Chromobacterium violaceum*

É um bacilo Gram-negativo anaeróbio facultativo com odor de amêndoas, pertencente à família Neisseriaceae. As colônias de *C. violaceum* produzem um pigmento de cor violeta (violaceína), insolúvel em água, embora variantes não produtoras de pigmento também possam ocorrer. É encontrado no solo e na água, em áreas tropicais e subtropicais, e raramente está associado à infecção humana, que geralmente ocorre após o contato de lesões cutâneas com água ou solo. O bacilo penetra pelo ferimento, ocorre um longo período de latência, quando, então, aparecem manifestações do tipo sepse, com abscessos em vários órgãos. Podem também ocasionar diarreia e infecções do trato respiratório. É suscetível aos aminoglicosídeos, cloranfenicol, imipenem, ciprofloxacina e tetraciclina, apresentando resistência à penicilina e cefalosporinas. As bactérias são móveis, sacarolíticas e apresentam reação positiva de catalase e de oxidase, sendo necessário, algumas vezes, incubar as amostras em anaerobiose, para inibir a formação de pigmento, o que facilita a leitura do teste. Apresentam testes de indol, ONPG, hidrólise da esculina e lisina descarboxilase negativas, assim como são capazes de utilizar o citrato, reduzir nitrato e crescer em ágar MacConkey como lactose negativa.

■ *Eikenella corrodens*

São bacilos Gram-negativos pleomórficos, capnofílicos e anaeróbios facultativos, pertencentes à família Neisseriaceae. Cerca de metade dos isolados parece degradar a superfície do ágar, formando depressões. Apresentam odor de água sanitária. Necessitam de atmosfera rica em CO_2 durante sua incubação. *E. corrodens* faz parte da microbiota oral, existindo na placa dental e provavelmente do trato gastrointestinal e genital humano. Está associada a infecções dentais e periodontais, infecções oculares, assim como endocardite, meningite, septicemia, osteomielite, artrite séptica, infecção pós-cirúrgica, apresentando lenta evolução. *Eikenella* é sensível à tetraciclina, à penicilina, aos carbapenêmicos e às quinolonas, e resistente às cefalosporinas à clindamicina, aos aminoglicosídeos e ao metronidazol, apresentando cepas produtoras de β-lactamase. É assacarolítica e caracterizada por apresentar teste de oxidase, redução de nitrato, descarboxilação de lisina e ornitina positivas e negatividade para os testes de motilidade, catalase, indol, urease, esculina e ONPG.

■ *Gardnerella*

A *Gardnerella vaginalis*, anteriormente denominada de *Haemophilus vaginalis* e *Corynebacterium vaginalis*, é um bacilo pleomórfico, Gram-negativo, mas com parede celular bastante semelhante à de um micro-organismo Gram-positivo. É uma bactéria fermentadora da glicose, anaeróbia facultativa que cresce lentamente, necessitando de uma atmosfera enriquecida com dióxido de carbono. Faz parte da microbiota normal de 69% das mulheres assintomáticas, mas também está associada ao corrimento vaginal (leucorreia), o qual é caracterizado por odor fétido e secreções com um pH acima de 4,5 (ver Capítulo 99). A proliferação de *Gardnerella* parece estar relacionada à diminuição dos lactobacilos e ao aumento das bactérias anaeróbias estritas (*Bacteroides*, *Mobiluncus* e *Peptoestreptococcus*) em mulheres com vaginose bacteriana inespecífica. O papel patogênico de *G. vaginalis*, nessa doença, não está totalmente definido. Ao exame microscópico das secreções vaginais, é facilmente detectada pela presença de células epiteliais escamosas recobertas por grande quantidade de pequenos bacilos Gram-negativos. A *Gardnerella vaginalis* tem importante papel no aborto séptico, na endometrite pós-parto e na infecção pós-cesárea, podendo também causar sepse. Apresenta testes negativos de catalase, oxidase, indol, nitrato, motilidade e urease. Requer, para seu crescimento, meios enriquecidos. O tratamento de escolha é o metronidazol, ativo contra *Gardnerella* e anaeróbios, apresentando também sensibilidade à penicilina, clindamicina e vancomicina.

■ *Kingella* e *Suttonella*

São cocobacilos ou bacilos Gram-negativos com formas diplocócicas, anaeróbios facultativos, sendo anteriormente conhecidos como membros do gênero *Moraxella*. Crescem lentamente, necessitando de uma atmosfera rica em CO_2 durante sua incubação. São conhecidas quatro espécies: *Kingella kingae*; *Kingella oralis* (isolada de placa dental e responsável por periodontite); *Kingella denitrificans* (responsável por casos de endocardite e septicemia); e *Kingella indologenes* (denominada atualmente *Suttonella indologenes,* ocasionando endocardite e infecções oculares – produz indol), que fazem parte da microbiota normal bacteriana do trato respiratório superior do homem. *Kingella kingae* é patógeno oportunista que causa endocardite, osteomielite e bacteremia, podendo provocar infecções nos ossos, nas articulações e tendões. Provavelmente, penetra na circulação através da mucosa orofaringeal, o que pode ocorrer após a escovação dos dentes. Pode ser isolada de hemoculturas, abscessos e placa dental. As demais espécies são raramente isoladas em material clínico. Produz uma toxina da família RTX com atividade citotóxica. *Kingella* e *Suttonella* são sensíveis à penicilina, ampicilina, eritromicina, tetraciclina, cloranfenicol, cotrimoxazol e aminoglicosídeos. Apresentam hemólise do tipo β em ágar sangue, são imóveis, fermentam a glicose e a reação de oxidase é positiva, enquanto as reações de catalase, indol, urease, hidrólise da esculina e redução de nitrato são negativas. Não são capazes de crescer em ágar MacConkey.

Pasteurella

As pasteurelas são cocobacilos Gram-negativos anaeróbios facultativos, geneticamente relacionados às espécies de *Actinobacillus*. *Pasteurella multocida* é a espécie mais comum isolada de infecções humanas. Outras espécies menos frequentes são *Pasteurella canis*, *Pasteurella stomatis* e *Pasteurella dagmatis*. O reservatório principal das pasteurelas é a nasofaringe e a gengiva de diferentes espécies animais como cães, gatos, porcos e ratos. Na grande maioria das vezes, as infecções humanas são adquiridas pelo contato com animais colonizados, principalmente cães e gatos. A forma de contato mais comum é a estabelecida pela mordedura ou arranhadura desses animais, ocasionando celulite e linfadenite. Em uma proporção variável de casos, não se consegue identificar contato ou exposição a animais. Além de celulite, as pasteurelas podem causar endocardite, meningite, pneumonia, sinusite e infecções em outros órgãos. Estudos realizados em animais têm demonstrado que a *P. multocida* tem a capacidade de aderir à mucosa respiratória, colonizando principalmente as amígdalas. Outros fatores de virulência em potencial são a cápsula polissacarídica presente em muitas amostras virulentas, a capacidade de retirar ferro da transferrina e a produção de toxina dermonecrótica. Os antibióticos mais recomendados no tratamento da pasteurelose são a penicilina, a ampicilina, a tetraciclina, as cefalosporinas, o cotrimoxazol e a amoxicilina. São resistentes à clindamicina e à amicacina. Os testes de oxidase, catalase, indol, redução de nitrato, ornitina descarboxilase e OF glicose são positivos, apresentando negatividade para urease e motilidade. Crescem em ágar sangue e em ágar chocolate, não sendo capazes de crescer em ágar MacConkey.

Streptobacillus moniliformis

É um bacilo Gram-negativo pertencente à família Leptotrichiaceae, anaeróbio facultativo, pleomórfico, capaz de formar cadeias de bacilos intercalados com dilatações fusiformes e grandes corpúsculos redondos, lembrando um cordão de pérolas. Cresce em meios enriquecidos com soro e gema de ovo. É habitante da nasofaringe e orofaringe de ratos silvestres e de laboratório. Ocasiona infecções em humanos pela mordida de ratos, sendo conhecida como "febre da mordida do rato", ou pela ingestão de leite contaminado (febre de Haverhill), caracterizada por vômito acentuado e faringite. Apresenta um período de incubação de cerca de dez dias, quando, então, aparece um quadro febril acompanhado de calafrios, dor de cabeça e vômitos. O local da mordida cicatriza-se rapidamente. Os pacientes podem apresentar erupções cutâneas petequeais e eritematosas nas extremidades do corpo, e artrite migratória em metade dos casos. Podem ocorrer complicações, como endocardite, miocardite, pneumonia, abscessos, hepatite, meningite e nefrite. Episódios febris podem reaparecer durante meses, na ausência de tratamento. O diagnóstico é feito mediante hemoculturas, cultura de líquido articular e abscessos, por meio de testes sorológicos, bem como pela inoculação em camundongos. Apresenta sensibilidade à penicilina e à tetraciclina, e é indicada a combinação com cloranfenicol ou eritromicina. Essa espécie é relativamente inativa, sendo caracterizada por apresentar negatividade para os testes de indol, oxidase, catalase, urease, lisina descarboxilase, motilidade, OF xilose, OF manitol e redução de nitrato. Os testes de OF glicose, OF maltose e esculina são positivos.

Bacilos Gram-negativos não cultiváveis *in vitro*

Spirillum minus

É uma bactéria Gram-negativa espiralada, com duas a seis espiras e tufos de flagelos em cada polo, que ainda não se conseguiu cultivar *in vitro*, mas pode ser isolada mediante inoculação de material obtido de linfonodos em cobaias. Faz parte da microbiota da nasofaringe de ratos e camundongos e é responsável pela doença conhecida como "febre da mordedura do rato" ou *Sodoku* (do japonês: so, rato; doku, veneno), que ocorre principalmente na Ásia. Uma a quatro semanas após a mordida, o paciente apresenta dor de cabeça, calafrios, febre do tipo recorrente e, no local da inoculação, ocorrem inflamação, erupção cutânea e linfadenite. O quadro clínico é bastante semelhante ao da febre da mordida do rato provocada por *Streptobacillus moniliformis*. Pode ocasionar endocardite, como complicação mais séria. A bactéria é sensível à penicilina e à estreptomicina. O agente etiológico pode ser investigado por meio de microscopia de campo escuro do sangue, exsudato de lesões iniciais e de gânglios linfáticos. As espiroquetas podem ser visualizadas após coloração com Giemsa ou Wright.

Bibliografia recomendada

Delost MD. Introduction to diagnostic microbiology. 2. ed. St. Louis: Mosby-Year Book, 2020.

Jorgensen JH, Carroll KC, Funke G, Pfaller MA, Landry ML, Richter SS, (Eds.). Manual of clinical microbiology. 11. ed. Washington: Wiley, 2015.

Koneman EW, Winn Jr W, Allen SD, Janda WM, Schreckenberger PC, Winn JR, et al. Diagnóstico microbiológico: texto e atlas colorido. 6. ed. Rio de Janeiro: Guanabara Koogan, 2008.

Mandell GL, Bennett JE, Dolin R (eds.). Principles and practice of infectious diseases. 7. ed. Philadelphia: Churchill Livingstone Elsevier, 2010.

51 Bactérias Anaeróbias

Marina Baquerizo Martinez

Bactérias anaeróbias são dominantes na microbiota anfibiôntica humana e isoladas de diversas infecções. Algumas dessas infecções são graves e com altas taxas de morbidade e mortalidade. Mesmo se sabendo do papel desses micro-organismos em quadros infecciosos, não se dá a devida importância a esse grupo de bactérias. Poucos laboratórios estão habilitados a realizar a bacteriologia de anaeróbios, principalmente em razão dos cuidados exigidos durante a coleta, a preservação e o transporte das amostras clínicas, além do relativo custo que representa para o setor de microbiologia.

Embora estudos clínicos e bacteriológicos de infecções envolvendo bactérias anaeróbias tenham sido desenvolvidos há pouco mais de um século, estudos anteriores, que remontam aos tempos de Hipócrates (460 a 355 a.C.) e de Xenephon (século IV d.C.), mostram que o tétano e a gengivite ulcerativa necrosante eram comuns naquele tempo. A primeira evidência de que micro-organismos poderiam viver sob atmosfera de anaerobiose foi descrita, no século XVII, por Antonie van Leewenhoek, que observou que alguns "animaizinhos" poderiam sobreviver e mover-se na ausência de ar. O fenômeno de anaerobiose, contudo, só foi descrito por Louis Pasteur, em 1861, quando observou, durante seus estudos de fermentação, que *Vibrio butyrique* (*Clostridium butyricum*) perdia a motilidade quando preparações úmidas eram expostas ao ar.

No final do século XIX, as etiologias do tétano, botulismo e gangrena gasosa foram descritas. Várias bactérias anaeróbias foram observadas em materiais clínicos obtidos a partir de infecções puerperais no começo do século XX. Entretanto, o frequente encontro desses micro-organismos na microbiota de pele e mucosas, aliado às infecções polimicrobianas e às exigências ao atendimento do postulado de Kock (uma doença, uma bactéria), resultou na crença de que esses micro-organismos estavam presentes nas infecções apenas como contaminantes e somente as espécies do gênero *Clostridium* foram consideradas patogênicas. A introdução dos aminoglicosídeos como agentes antimicrobianos de largo espectro nos anos 1960 veio a determinar a importância das bactérias anaeróbias em diversas infecções, uma vez que essas bactérias são intrinsecamente resistentes aos aminoglicosídeos. A partir dessa época, as bactérias anaeróbias não esporuladas tiveram seu papel reconhecido na etiologia das infecções, particularmente nas intra-abdominais, nas do trato genital feminino e nas pleuropulmonares.

Definição

Não é com facilidade que se define "bactéria anaeróbia". Com finalidades práticas, podemos defini-la com base na quantidade de oxigênio que ela pode tolerar, na exigência de uma tensão de oxigênio reduzida e no não crescimento em superfície de um meio de cultura sólido sob uma atmosfera de 10% de CO_2 (18% de O_2). O oxigênio é letal à bactéria anaeróbia pela formação de substâncias intermediárias tóxicas (radical hidroxila/ânion superóxido/peróxido de hidrogênio) durante o metabolismo. Elas podem ser removidas, eventualmente, por enzimas da família das catalases, peroxidase e superóxido dismutase, que assim garantem uma certa tolerância ao O_2. Essas enzimas estão presentes em quantidades variáveis em algumas espécies. As bactérias anaeróbias exigem, além da ausência de O_2, um ambiente com potencial de oxirredução (Eh) baixo, que pode também variar em função do pH estabelecido. A Tabela 51.1 apresenta alguns exemplos de variação de tolerância quanto à presença de O_2.

Caracterização

O isolamento e a identificação de bactérias anaeróbias não são simples, mesmo em laboratórios bem equipados. Um dos principais problemas é que normalmente esses micro-organismos são encontrados em culturas mistas. Essas associações são, muitas vezes, tão importantes que não se consegue o isolamento em cultura pura para a identificação dos componentes isoladamente. Elas vivem em sinergismo com várias bactérias anaeróbias estritas, facultativas e/ou aeróbias.

A classificação dessas bactérias sofreu modificações importantes nos últimos 20 anos. Espécies mudaram de gêneros e novas foram descritas com bases na sequência do DNA e na relação G + C. Nos Quadros 51.1 e 51.2 estão listadas as principais espécies encontradas de material clínico. Entre todas essas espécies, seis delas representam cerca de dois terços das bactérias anaeróbias isoladas de infecção.

Tabela 51.1
Diferenças quanto à sensibilidade ao O_2 entre espécies de bactérias anaeróbias

% de O_2 no ar atmosférico						
Espécies	*0,1*	*0,5*	*1*	*3*	*6*	*10*
C. haemolyticum	++	++	0	0	0	0
C. novyi	++	++	++	++	+,v	0
P. oralis	++	++	++	++	+,v	0
P. melaninogenica	++	++	++	++ (v)	+,v	0
B. fragilis	++	++	++	++	+,v	0
F. nucleatum	++	++	++	++	++	0

++: crescimento; +: pouco crescimento; 0: sem crescimento; v: cepa dependente.
Fonte: Desenvolvida pela autoria.

Quadro 51.1 – *Principais espécies de bactérias Gram-negativas anaeróbias isoladas de material clínico*

Bacilos	*Denominações anteriores/notas*
Bacteroides (grupo fragilis)[*]	
B. fragilis	O anaeróbio mais isolado de infecções clínicas
B. thetaiotaomicron	O segundo anaeróbio, após *B. fragilis*, mais isolado de infecções clínicas
B. finigoldii	Espécie nova, pouco frequente em infecções clínicas
B. ovatus	Microbiota fecal humana, pouco frequente em infecções clínicas
B. uniformis	Pouco frequente em infecções clínicas
Parabacteroides distasonis	*Bacteroides distasonis*. Isolados de infecções humanas
Porphyromonas	
P. asaccharolytica	*B. asaccharolyticus*. Isoladas principalmente de material clínico não oral.
P. gingivalis	*B. gingivalis*. Envolvidos em periodontites, abcessos dentários e em infecções não orais
P. endodontalis	*B. endodontalis*. Infecções dentárias
Prevotella[*] *(produtora de pigmento)*	
P. melaninogenica	*B. melaninogenicus*. Envolvida principalmente em infecções do trato respiratório. Isolada de infecções de escarro de pacientes com fibrose cística
P. corporis,	*B. corporis*. Microbiota oral. Envolvida em infecções do trato geniturinário (GU)
P. denticola	*B. denticola*. Microbiota oral. Cárie dental. Isolada de infecções de escarro de pacientes com fibrose cística. Presença variável de pigmento
P. intermedia	*B. intermedius*. Envolvida frequentemente em infecções orais, feridas de mordida humana. Há também relatos de isolamento de infecções abdominais, cabeça e pescoço
P. pallens	Nova espécie. Microbiota oral
P. tannerae	Nova espécie. Microbiota oral, envolvida com cárie dental. Presença variável de pigmento
Prevotella (não produtora de pigmento)	
P. oris	*B. oris*. Microbiota oral. Infecções odontogênicas
P. oralis	*B. oralis*. Microbiota oral. Isoladas de abcessos e osteomelites
P. bivia	*B. bivia*. Microbiota vaginal. Envolvida em infecções GU

(*Continua*)

Quadro 51.1 – *Principais espécies de bactérias Gram-negativas anaeróbias isoladas de material clínico* (Continuação)

Bacilos	*Denominações anteriores/notas*
P. disiens	*B.* disiens. Microbiota vaginal e oral. Envolvida em infecções GU
P. buccae	*B. buccae*. Microbiota oral. Infeções de cabeça, pescoço e tórax, além de feridas de mordidas humanas
Fusobacterium	
F. gonidiaformans	Infecções humanas
*F. nucleatum**	Microbiota da cavidade oral e do trato GI. A espécie desse gênero mais comumente isolada de amostras clínicas
F. necrophorum	Infecções humanas e em animais
F. mortiferum	Infecções humanas
F. varium	Infecções humanas
Leptotrichia buccalis	*Leptothrix buccalis*; microbiota oral; bacteriemia
Bilophila wadsworthia	
Sutterella wadsworthens	*Campylobacter* (Bacteroides) *gracilis*; microbiota do trato GI
Selenomonas sputigena	Microbiota oral
Cocos	
Veillonella parvula	Microbiota humana; espécie mais comum do gênero

*Espécies de bactérias anaeróbias isoladas com maior frequência de diferentes materiais clínico. Representam aproximadamente dois terços das bactérias anaeróbias isoladas de infecção.
Fonte: Desenvolvido pela autoria.

Quadro 51.2 – *Principais espécies de bactérias Gram-positivas anaeróbias isoladas de material clínico*

Cocos	
Peptococcus niger	Microbiota trato GI
*Peptostreptococcus anaerobius**	Isolada de diferentes amostras clínicas; endocardite. Recentemente, foi observado um possível papel na evolução de tumores colorretal[1]
Anaerococcus sp.	
A. prevotti	*Peptostreptococcus prevotii*; infecções GU
A. tetradius	*P tetradius*
A. vaginalis	*P. vaginalis*
Finegoldia magna	*P. magnus*; cocos anaeróbios mais comuns nos espécimes clínicos; bacteriemia; endocardite
Parvimonas micra	*Micromonas micros; P. micros*; Microbiota oral; isolada de algumas amostras clínicas
Bacilos esporulados	
Clostridium sp	
C. tetani	Agente do tétano
C. botulinum	Agente do botulismo, infantil e da ferida; produz toxinas
*C. perfringens**	Gangrena gasosa; intoxicação alimentar; bacteriemia
C. difficile	Microbiota fecal
*C. ramosum**	*Eubacterium filamentosum, Ramibacterium ramosum, Actinomyces ramosus, Eubacterium ramosus*
C. septicum,	Bacteriemia; fasciite necrosante
C. novyi	Bacteriemia; fasciite necrosante
C. histolyticum	Bacteriemia; fasciite necrosante

(*Continua*)

Quadro 51.2 – *Principais espécies de bactérias Gram-positivas anaeróbias isoladas de material clínico* (Continuação)

Cocos	
C. sordelli	Bacteriemia; fasciite necrosante
C. bifermentans	Considerado não patogênico, mas recentemente foi associado a casos de artrite séptica, empiema, osteomielite, infecção de partes moles, abscesso cerebral, bacteremia e endocardite[2]
C. clostridioforme *C. bolteae* *C. hathewayi*	Um grupo formado por três espécies clinicamente importantes. Isoladas de bacteremias
C. innocuum	
Bacilos não esporulados	
Actinomyces sp.	
A. israelii	Agente de actinomicose
A. naeslundii	Pode causar actinomicose
A. meyerii	Infecções da cabeça e pescoço; abscesso cerebral
A. odontolyticus	Microbiota oral; raramente causa actinomicose
A. viscosus	Microbiota oral; Isolada de alguns casos de actinomicose
Propionibacterium sp.	
P. acnes	Espécie mais comum entre o gênero; microbiota da pele; envolvido em muitas infecções
Pseudopropionibacterium propionicum	*Arachinia propionica; Propionibacterium propionicum* [3]
Lactobacillus sp.	
Bifidobacterium dentium[2]	Espécies da microbiota oral e fecal. isoladas de casos de infecção dentária e de cáries
Eubacterium sp.	Espécies da microbiota oral e GI; isoladas de casos de infecção e periodontites
Mobiluncus sp.	Microbiota vaginal; associado à vaginose bacteriana

*Espécies de bactérias anaeróbias isoladas com maior frequência de diferentes materiais clínico. Elas representam aproximadamente dois terços das bactérias anaeróbias isoladas de infecções.
Fonte: Adaptado de Long X, *et al.*, 2019; Barret LF, *et al.*, 2020; Tindall BJ, 2019.

Os bacilos Gram-negativos sofreram grandes mudanças na classificação de suas espécies e várias espécies novas foram descritas. Entre esse grupo de bactérias, estão as espécies mais isoladas de infecções. *Bacteroides fragilis* é a espécie mais isolada de quadro de infecção, está envolvida em diversos tipos de infecção, principalmente em infecções que envolvem o trato digestório (peritonites, abscessos hepáticos, apendicites supuradas), o trato genital feminino (TGF) e as bacteremias. As espécies *Prevotella melaninogenica* e *Porphyromonas gingivalis* são importantes agentes de periodontites purulentas em adultos. Espécies de Fusobacterium estão envolvidas nas mais diferentes infecções, principalmente *F. nucleatum*.

Os cocos anaeróbios Gram-positivos também sofreram uma extensa reclassificação. Os gêneros *Peptococcus* e *Peptostreptococcus* ficaram reduzido a uma espécie, *P. niger*, e *P. anaerobius,* respectivamente. As demais espécies desse grupo passaram a integrar outros gêneros. A importância clínica dessas espécies reside principalmente em infecções do trato genital feminino (TGF), trato respiratório inferior (TRI) e superior (TRS).

Os bacilos Gram-positivos esporulados de importância clínica fazem parte do gênero Clostridium. Esse gênero é composto de diversas espécies e seu habitat natural são o solo e o intestino. Nesse gênero, encontramos espécies responsáveis por importantes infecções no homem e nos animais, a saber: *C. tetani*; *C. botulinum*; *C. perfringens*; e *C. difficille*.

A maioria das espécies de bacilos Gram-positivos não esporuladas tem baixo potencial de patogenicidade e raramente exerce um papel importante na infecção da qual foi isolada, com exceção de *A. israelii*, que está envolvida em quadros de actinomicoses.

Microbiota

As bactérias anaeróbias são prevalentes nas superfícies das mucosas e na pele como microbiota anfibiôntica. Certas espécies aderem às células epiteliais da mucosa. Essa propriedade é importante na ecologia de diferentes sítios e também pode ter um papel na patogenicidade. Ações benéficas, como a produção de vitamina K, metabolismo dos ácidos biliares, e ácidos graxos e maléficas (principalmente infecções endógenas) são advindas de seus atributos de colonização e/ou virulência.

O conhecimento da microbiota anaeróbia e da forma como ela se distribui nas diferentes regiões do corpo é muito importante para o clínico assistente e para o microbiologista. Quanto ao primeiro, auxilia na escolha do tratamento inicial e ao microbiologista, na escolha dos meios de cultura seletivos, visando o isolamento dos prováveis agentes. Na Tabela 51.2, estão descritas sumariamente a prevalência de bactérias anaeróbias encontradas como microbiota nos diversos sítios do corpo humano.

Infecções produzidas por anaeróbios

Normalmente, as infecções por anaeróbios são polimicrobiana, supurativas, formam abscessos, produzem gás e necrose de tecidos. A principal fonte de anaeróbios é a própria microbiota. Os fatores que determinam a instalação da infecção anaeróbia são a quebra da barreira anatômica (cirurgias, traumas), doenças debilitantes, presença de condições que diminuem o potencial de Eh no sítio de colonização, o tamanho do inóculo bacteriano e o sinergismo com outros micro-organismos (Quadro 51.3). Várias são as condições predisponentes que propiciam a instalação da infecção por anaeróbios. A grande maioria tem em comum a anóxia tecidual local e/ou a diminuição da imunidade (Quadro 51.4).

Tabela 51.2
Prevalência de bactérias anaeróbias em diferentes regiões do corpo humano

Regiões do corpo	*Pele*	*TRS*	*Boca*	*Intestino*	*Uretra*	*Vagina*
Micro-organismos						
Clostridium	0	0	+/-	2	+/-	+/-
Actinomyces	0	1	1	+/-	0	0
Bifidobacterium	0	0	1	2	0	1
Eubacterium	+/-	+/-	1	2	0	+/-
Lactobacillus	0	0	2	1	+/-	2
Propionibacterium	2	1	+/-	+/-	0	1
Bacteroides, Prevotella e Porphyromonas	0	1	2	2	1	1
Fusobacterium	0	1	2	1	1	+/-
Cocos Gram-positivos	1	1	2	2	+/-	1
Veilonella	0	1	2	1	0	1

0: não encontrado ou raro; 1: frequentemente encontrado; 2: frequentemente encontrado em grande número; TRS: trato respiratório superior.
Fonte: Desenvolvida pela autoria.

Quadro 51.3 – *Fatores na patogênese da infecção por anaeróbios*

A principal fonte de anaeróbios é a própria microbiota. Quebra da barreira anatômica (cirurgias, traumas) e doenças debilitantes são fatores de risco
Mecanismos de defesa do hospedeiro: • anticorpos • sistema do complemento • leucócitos polimorfonucleares • resposta imune celular (células T)
Baixo potencial de oxirredução
Tamanho do inóculo bacteriano no sítio de infecção
Sinergismo com outros micro-organismos
Fatores de virulência: • aderência • invasão • toxinas, enzimas • componentes da superfície

Fonte: Desenvolvido pela autoria.

Quadro 51.4 – *Condições predisponentes à infecção por anaeróbios*

Geral	*Diminuição do potencial redox*
Diabetes *mellitus*	Obstrução e estasia
Corticosteroides	Anóxia tecidual
Neutropenia	Destruição tecidual
Malignidade	Infecção aeróbica
Imunossupressão	Corpo estranho
Drogas tóxicas	Insuficiência vascular
Doenças vasculares	Queimaduras

Fonte: Desenvolvido pela autoria.

Os mais diferentes tipos de infecções podem ter bactérias anaeróbias envolvidas. É importante salientar a característica polimicrobiana da infecção por anaeróbios. Dificilmente se isola apenas um micro-organismo em casos em que esses micro-organismos estão envolvidos. Estão associados, frequentemente, a abscessos e existem relatos de isolamento de até 13 espécies bacterianas diferentes de um mesmo processo. A prevalência de bactérias anaeróbias está em torno de 70% a 95% nas infecções toráxicas, intra-abdominais e obstétrica-ginecológica. A prevalência de bactérias anaeróbias nos diferentes tipos de infecção está apresentada na Tabela 51.3.

Tabela 51.3
Infecções que normalmente envolvem bactérias anaeróbias

Infecção	*Prevalência %*	*Anaeróbios como único isolado %*
Bacteremia	20	80
Abscessos cerebrais	89	75
Empiema extra e subdural	10	-
Trato respiratório superior	52	80
Pneumonia por aspiração	93	50
Abscesso pulmonar	93	75
Empiema	76	50
Infecção intra-abdominal	86	10
Abscessos hepáticos	50 a 100	75
Apendicite com peritonite	96	01
Infecções pós-cirúrgicas	93	15
Abscessos vulvovaginais	74	50
Salpingites	56	20
Aborto séptico	73	20
Infecções pós-cirúrgicas	70	25

Fonte: Desenvolvida pela autoria.

Diagnóstico

Para certas infecções, a cultura não é indicada para determinar se bactérias anaeróbias estão envolvidas, dependerá do sítio; nesses,casos o diagnóstico é clínico. Como exemplo, há não só as infecções clássicas como o tétano, o botulismo e a gangrena gasosa mas também em casos nos quais bactérias anaeróbias estão certamente envolvidas, porém a comprovação de sua presença pode não ser importante clinicamente. Essa situação pode ser encontrada em casos de infecções de pele e de tecidos moles, por exemplo. A bacteriologia de apendicites e suas complicações já estão bem-estabelecidas e, se não for por necessidade individual de um dado paciente, não deve ser realizada. No Quadro 51.5, estão descritos os sintomas e os sinais clínicos sugestivos de envolvimento de bactérias anaeróbias em uma dada infecção.

Quadro 51.5 – *Sintomas e sinais clínicos sugestivos de infecções por bactérias anaeróbias*

• Odor pútrido de hálitos, secreções e abscessos	• Infecções que não respondem aos aminoglicosídeos
• Processo infeccioso próximo às superfícies de mucosas	• Neoplasias e *diabetes mellitus*
• Necrose tecidual com ou sem a presença de gás	• Infecções pós-mordida
• Endocardite subaguda após manipulação de sítios contaminados	• Exsudatos com colorações escuras
	• Presença de grãos na secreção

Fonte: Desenvolvido pela autoria.

Em geral, culturas são indicadas nos casos de infecções graves, infecções em pacientes com doenças debilitantes, em idades extremas, em infecções que necessitam de prolongada antibioticoterapia (p. ex., osteomelites), além de infecções cujos tratamentos empíricos falharam. Mesmo nesses casos, nem sempre é necessária uma metodologia detalhada para a identificação da espécie bacteriana envolvida. Muitas vezes, a identificação de grupos de micro-organismos anaeróbios, como os do grupo *B. fragilis, Fusobacterium* sp., cocos Gram-positivos anaeróbios e a determinação se produzem pigmentos, já é suficiente para o sucesso no tratamento, embora já se saiba que a caracterização das espécies do grupo *B. fragilis* é importante pelos padrões diferenciados de resistência que vêm apresentando.

Em virtude da presença marcante de bactérias anaeróbias como microbiota das mucosas e pele e das características endógena e polimicrobiana das infecções por anaeróbios, a coleta de materiais clínicos para a pesquisa de bactérias anaeróbias representa uma das etapas cruciais para a realização de um diagnóstico de qualidade. Não são aceitáveis para o processamento laboratorial espécimes como fezes, urina obtida por micção espontânea, escarro expectorado, secreções vaginais e de feridas localizadas próximas a sítios contaminados, uma vez que a presença de micro-organismos componentes da microbiota impossibilita conclusões quanto à etiologia dos processos infecciosos. São aceitáveis apenas espécimes obtidas por meio de aspirados, biópsias, sangue e líquido cefalorraquiano (Quadro 51.6). Amostras fecais só podem ser aproveitadas para pesquisa específica de micro-organismos e/ou toxinas. A etapa de transporte do material coletado também requer cuidados especiais, centrados na manutenção de condições anaeróbicas, visando minimizar os efeitos deletérios da exposição ao oxigênio atmosférico. Tubos com atmosfera de misturas de gases (N_2, H_2 e CO_2) ou apenas CO_2, meios de transporte semissólidos contendo agentes redutores como a cisteína, dispostos em camada alta (Cary-Blair pré-reduzido) ou envelopes gaseificados podem ser utilizados.

Quadro 51.6 – *Amostras clínicas aceitáveis para isolamento de bactérias anaeróbias*

Local	*Amostras clínicas aceitáveis*	*Amostras clínicas não aceitáveis*
Cabeça e pescoço	Aspirados de abscessos Biópsias de materiais cirúrgicos *Swabs* obtidos durante o ato cirúrgico	*Swabs* da oro e nasofaringe
Pulmão	Aspirado transtraqueal Punção percutânea Biópsias de materiais cirúrgicos Amostras de broncoscopia (protegida) *Swabs* obtidos durante o ato cirúrgico	Escarro expectorado Escarro induzido Aspirado endotraqueal Amostras de broncoscopia não protegida
Sistema Nervoso Central	Aspirados de abscessos Biópsias de materiais cirúrgicos *Swabs* obtidos durante o ato cirúrgico	*Swabs* mantidos em aerobiose
Abdômen	Fluido peritoneal por punção Aspirados de abscessos Biópsias de materiais cirúrgicos *Swabs* obtidos durante o ato cirúrgico	*Swabs* mantidos em aerobiose
Trato urinário	Aspirado suprapúbico	Urina por micção espontânea Urina por cateter
Trato genital feminino	Amostras por culdoscopia Aspirado endometrial (protegido) Aspirados de abscessos Biópsias de materiais cirúrgicos *Swabs* obtidos durante o ato cirúrgico DIU	*Swabs* vaginais ou cervicais
Ossos e articulações	Aspirados com agulha e seringa Biópsias de materiais cirúrgicos *Swabs* obtidos durante o ato cirúrgico	Material superficial obtido com swabs
Tecidos moles	Aspirados com agulha e seringa Biópsias de materiais cirúrgicos Aspirados de sinus Aspirados com agulha e seringa de material profundo	*Swabs* superficiais
Intestino	Somente para pesquisa de toxinas	

Fonte: Desenvolvido pela autoria.

Métodos convencionais para a identificação fenotípica de bactérias anaeróbias se baseiam em estudos da fermentação de diversos carboidratos e outras atividades bioquímicas utilizando-se bactérias isoladas em cultura pura. Esses procedimentos envolvem trabalho intensivo e consomem muito tempo. Muitos laboratórios não estão aptos a manterem a vasta seleção de meios e substâncias exigidas para a identificação bioquímica. Em virtude desses fatores, cada vez mais a pesquisa de métodos alternativos rápidos e simples é estimulada. A utilização de micrométodos, como API 20A e Minitek, foi a primeira a ser proposta como alternativa ao método convencional. Os dois métodos têm melhor performance com bactérias anaeróbias de crescimento rápido (grupo *B. fragilis* ou *C. perfringens*). Outros sistemas como RapID ANA II® se baseiam principalmente na detecção rápida de glicosidases e aminopeptidases. Um inóculo pesado e o curto tempo de incubação (4 horas) evitam a contaminação e fornecem rapidamente resultados que variam de 60% a 90% de confiabilidade na identificação da espécie.

Sondas de ácidos nucleicos para pesquisa de bactérias anaeróbias não estão ainda padronizadas para um grande número de espécies e não são encontradas comercialmente. Contudo, laboratórios de microbiologia oral e empresas que trabalham com esse segmento desenvolveram um conjunto de sondas para a identificação de bactérias envolvidas na doença periodontal. Essas sondas são bastante eficientes na identificação de micro-organismos isolados em cultura pura ou provenientes da placa de cultura do primeiro isolamento.

A metodologia de espectrometria de massa (MALDI-TOF MS) para a identificação de micro-organismos está sendo rapidamente adotada em laboratórios de Microbiologia Clínica em todo o mundo. Embora tenha múltiplas aplicações, sua ampla adoção na Microbiologia Clínica está relacionada ao seu uso como um método barato, fácil, rápido e preciso para a identificação de bactérias e fungos cultivados. O teste tem como base a análise da distribuição de massa de proteínas dos micro-organismos. A tecnologia é automatizada, de alto rendimento e aplicável a uma ampla gama de bactérias e fungos. No caso de identificação de bactérias anaeróbias, há relatos na literatura que variam de 74% a 85% de cepas identificadas no nível de espécie com alta confiança. MALDI-TOF MS é uma tecnologia indiscutivelmente benéfica e promissora para o laboratório de Microbiologia

Clínica, no entanto ainda está limitada a grandes laboratórios pelo alto custo do equipamento.

Em razão das características polimicrobianas das infecções por anaeróbios, o teste de reação em cadeia da polimerase (PCR) a partir do material clínico não é preconizado para o diagnóstico, com exceção para tecidos ou fluidos estéreis. A natureza das bactérias isoladas e o sítio infectado podem também dar indícios de sua importância no processo infeccioso. Na maioria das vezes, a manutenção de um diálogo entre o médico e o microbiologista é essencial para uma apropriada interpretação dos resultados bacteriológicos obtidos.

Epidemiologia

Estudos demonstraram que as bactérias anaeróbias causam infecções em quase todos os órgãos e regiões anatômicas do corpo (Tabela 51.3). Historicamente, as infecções e as doenças causadas por bactérias anaeróbias originadas de fontes exógenas eram as mais bem conhecidas (tétano, botulismo, gangrena gasosa, infecções após mordidas, gastrenterites por *C. perfringens* entre outras). Contudo, ao longo das últimas décadas, as infecções anaeróbias endógenas tornaram-se mais comuns. A maioria dos casos de gangrena gasosa após trauma cirúrgico, por exemplo, tem origem na microbiota intestinal do próprio paciente.

Em razão do predomínio dos anaeróbios como microbiota do trato gastrointestinal (TGI), as infecções que envolvem anaeróbios mais comumente encontradas são abcessos abdominais, principalmente com a presença de *B. fragilis,* abcessos hepáticos e peritonites. Outro sítio importante, com presença rica em bactérias anaeróbias, é a cavidade oral, e a microbiota contribui para a patogenia da periodontite e de outras infecções orais/dentárias. No entanto, as bactérias anaeróbias são menos comumente isoladas de infecções pulmonares, exceto em determinadas infecções como pneumonia de aspiração, abscesso pulmonar, pneumonia necrosante e empiema. Infecções complicadas da pele e dos tecidos moles podem incluir anaeróbios e resultam de fontes endógenas ou exógenas. As espécies de *Clostridium* (p. ex., *C. perfringens*) predominam nas infecções exógenas; as feridas causadas por mordidas de animais e seres humanos frequentemente envolvem anaeróbios. Nos casos de bacteriemia, há relatos na literatura que bactérias anaeróbias foram responsáveis de 1% a 17%.

A importância dos cocos Gram-positivos anaeróbios na infecção humana é reconhecida desde o início do século XX. A importância desses micro-organismos em infecções puerperais e após aborto séptico tem sido relatada por inúmeros estudos. São bastante comuns em infecções do trato genital superior feminino. Um dos mais recentes estudos descreveu várias espécies envolvidas em endometrites pós-parto, *Peptostreptococcus anaerobius, Anaerococcus tetradius, A. prevotii, A. vaginalis, Peptoniphilus asaccharolyticus, Finegoldia magna* e, menos frequentemente, *Peptococcus niger.* Em pacientes com doença pélvica inflamatória, esses micro-organismos estão em associação com espécies de Prevotella, Porphyromonas e *E. coli.* Cocos Gram-positivos anaeróbios também são isolados de diferentes infecções como otite média e sinusites crônicas, abscessos cerebrais e infecções do TRI, principalmente aquelas por aspiração.

Infecções nosocomiais também podem ocorrer por contaminação com clostrídeos, que ocasionalmente participam da microbiota intestinal. *C. difficile*, agente da colite pseudomembranosa, cujo desenvolvimento está relacionado à antibioticoterapia ou a drogas antineoplásicas. Há relatos de que o uso de contraceptivos intrauterinos (DIU) aumenta o número de anaeróbios na microbiota cervical, causando uma predisposição à infecção local por *Actinomyces* sp. (actinomicose), vaginoses bacterianas e doença inflamatória pélvica. Laboratórios com rotinas de bacteriologia de anaeróbios obtêm taxas de isolamento de *Actynomices* de até 14%. Além do quadro clássico de actinomicose, esses micro-organismos estão envolvidos em infecções uterinas em mulheres que usam DIU (1,6% a 11,6%). O papel do *Propionibacterium acnes* na *acne vulgaris* está bem definido. *Mobiluncus* sp. é um bacilo isolado em 50% a 60% da vagina de mulheres com vaginose e em apenas 10% das sem vaginose. Já foi, inclusive, isolado de vaginoses infantis, sempre associado a outras bactérias. Os lactobacilos são importantes na manutenção da higidez vaginal.

Suscetibilidade aos antimicrobianos

Em geral, as bactérias anaeróbias são resistentes aos aminoglicosídeos e às quinolonas, contudo a trovafloxacina é muito mais ativa que a ciprofloxacina em uma variedade de anaeróbios. A maioria das bactérias anaeróbias Gram-positivas é sensível aos antibióticos β-lactâmicos, porém se observa cada vez mais o aumento da resistência entre esses micro-organismos. A penicilina G mostra excelente atividade na maioria das cepas de *C. perfringens* e tem sido o antibiótico de escolha para o tratamento de infecções por *Clostridium* sp. Embora a clindamicina ainda tenha grande atividade entre diversas espécies de anaeróbios, observa-se um aumento de resistência entre esses micro-organismos, especialmente entre os componentes do grupo *B. fragilis.* Cloranfenicol, piperacilina, metronidazol, imipenem e combinações de antibióticos β-lactâmicos associados a inibidores de β-lactamases são ativos em praticamente todas as espécies de *Clostridium* e em bacilos Gram-positivos não esporulados. *Mobiluncus curtisi* é resistente *in vitro* ao metronidazol, porém mulheres com vaginose tratadas com metronidazol raramente permanecem com esse micro-organismo na mucosa vaginal logo após o término do tratamento. Clindamicina e metronidazol mostram uma leve perda de atividade com os cocos Gram-positivos. Há evidências marcantes de resistência quanto aos macrolídeos, *Porphyromonas asaccharolyticus* é a espécie, entre os cocos Gram-positivos, mais resistentes à eritromicina. Entre as bactérias anaeróbias, o grupo dos bacilos Gram-negativos é o que apresenta maior resistência aos antimicrobianos, principalmente as espécies do grupo *B. fragilis*, cujos membros apresentam, com frequência, resistência às cefalosporinas, incluindo cefoxitina. Atualmente, quase todas as cepas isoladas de B. *fragilis* são resistentes à tetraciclina. Resistência ao metronidazol e ao imipenem, embora rara, também já foi detectada em amostras pertencentes ao grupo *B. fragilis.*

O teste de susceptibilidade deve ser realizado para organismos isolados de regiões normalmente estéreis do corpo, aqueles isolados em cultura pura ou aqueles clinicamente importantes e têm padrões de susceptibilidade variáveis ou únicos, altamente virulentos para os quais a suscetibilidade não pode ser prevista, como *Bacteroides*, *Prevotella*, *Fusobacterium*, *Clostridium* sp., *Bilophila wadsworthia* e *Sutterella wadsworthensis*.

Bibliografia recomendada

Barrett LF, et al. Infection of a prosthetic knee joint with Clostridium bifermentans. Oxf Med Case Reports. 2020;2020(8):omaa057. doi: 10.1093/omcr/omaa057.

Brennan CA, Garrett WS. Fusobacterium nucleatum – symbiont, opportunist and oncobacterium. Nat Rev Microbiol. 2019;17(3):156-66. doi: 10.1038/s41579-018-0129-6.

Lagier JC. Current and past strategies for bacterial culture in clinical microbiology. Clin Microbiol Rev. 2015;28:208-36. doi: 10.1128/CMR.00110-14.

Long X, et al. Peptostreptococcus anaerobius promotes colorectal carcinogenesis and modulates tumour immunity.Nat Microbiol. 2019;4(12):2319-30. doi: 10.1038/s41564-019-0541-3.

Mandell GL, Bennett JE, Dolin R. Principles and practice of infectious diseases. 5. ed. Philadelphia: Churchill Livingstone, 2000.

Murphy EC, Frick IG. Gram-positive anaerobic cocci – commensals and opportunistic pathogens. FEMS Microbiol Rev. 2013:37520-553. doi: 10.1111/1574-6976.12005.

Murray PR, Baron EJ, Jorgensen, JH, et al. Manual of clinical microbiology. 9. ed. ASM Press; Washington: 2009;1:1212.

Procop GW, Church DL, Hall GS, et al. The anaerobic bacteria. In: Koneman's Color Atlas and Textbook of Diagnostic Microbiology. 7. ed. Philadelphia: Lippincott Williams & Wilks. 2017:983-1073.

Siqueira JF Jr, Rôças IN. Microbiology and treatment of acute apical abscesses. Clin Microbiol Rev. 2013;26: 255-73. doi: 10.1128/CMR.00082-12.

Tindall BJ. Arachnia propionica (Buchanan and Pine 1962) Pine and Georg 1969 (Approved Lists 1980), Propionibacterium propionicum corrig. (Buchanan and Pine 1962) Charfreitag et al. 1988 and Pseudopropionibacterium propionicum (Buchanan and Pine 1962) Scholz and Kilian 2016 and the nomenclatural consequences of changes in the taxonomy of the genus Propionibacterium. Int J Syst Evol Microbiol. 2019;69(8):2612-5. doi: 10.1099/ijsem.0.003442.

52 Clostridium

Maria Cândida de Souza Ferreira
Regina Maria Cavalcanti Pilotto Domingues
Leandro Araujo Lobo
Eliane de Oliveira Ferreira

Esse gênero é extremamente heterogêneo, composto por cerca de 150 espécies e seu hábitat natural são o solo e o intestino. Poucas espécies, no entanto, são responsáveis por importantes infecções no homem e nos animais, a saber: *C. perfringens; C. clostridioforme; C. innocuum; C. ramosum; C. difficile; C. butyricum; C. cadaveris; C. sporogenes; C. bifermentans; C. glycolicum; C. tertium; C. septicum; C. tetani; C. botulinum; C. sordelli; C. histolyticum; C. novyi.* As 12 primeiras espécies são responsáveis por 95% de casos de infecções por *Clostridium* sp.

O gênero é tradicionalmente definido como aquele que reúne bacilos Gram-positivos esporulados, alguns anaeróbios obrigatórios (p. ex., *C. perfringens*), outros aerotolerantes (p. ex., *C. tertium*) e alguns, raros, que não toleram traços de oxigênio (*C. haemolyticum* e *C. novyi* tipo B). As células vegetativas da maioria das espécies são bacilos retos ou curvos, variando de pequenas formas de bastonetes cocoides a formas longas, filamentosas, com extremidades arredondadas ou retas. Algumas vezes, em cultivos prolongados, podem ser observados bacilos com aparência de Gram-negativos e, em muitas ocasiões, formas Gram-positivas e Gram-negativas são observadas em uma mesma lâmina. Os endosporos ovais ou esféricos usualmente são maiores do que as células vegetativas. Certas espécies só produzem esporos sob condições especiais, como é o caso de *C. perfringens*. A maioria não é capsulada, e praticamente todos são catalase-negativos. Os clostrídeos usualmente são fermentadores e/ou proteolíticos, porém alguns são assacarolíticos e não proteolíticos. As espécies *C. perfringens*, *C. ramosum* e *C. innoccum* são imóveis, porém a maioria é móvel por meio de flagelos peritríqueos.

O conteúdo G + C do seu DNA varia de 26% a 32 mol%, porém algumas espécies do gênero apresentam um conteúdo G + C variando de 38% a 56 mol%. Estão amplamente distribuídos na natureza, sendo encontrados no solo, em vegetações, em sedimentos marinhos e no intestino do homem e de outros vertebrados, além de insetos. A espécie *C. perfringens* já foi encontrada em praticamente todos os solos examinados, com exceção das areias do deserto do Saara. As espécies componentes do gênero são, em sua maioria, avirulentas, embora algumas possam ser isoladas de infecções endógenas, enquanto outras são patógenos reconhecidos pela produção de potentes toxinas.

Clostridium tetani

C. tetani é um bacilo com endosporo oval terminal cujo aspecto de raquete o caracteriza de forma inquestionável, sendo encontrado no solo de todas as partes do mundo. Em cultivos, com mais de 24 horas, apresenta-se como bacilo Gram-positivo, é móvel, com temperatura ótima de crescimento em torno de 37 °C. É metabolicamente inativo, não fermenta carboidratos, não produz lecitinase ou lipase e tampouco digere leite ou outras proteínas.

C. tetani produz duas proteínas biologicamente ativas: a neurotoxina TeNT *(do inglês tetanus neurotoxin)*; e uma hemolisina. TeNT, produto da expressão de um gene carreado em plasmídeo, é sintetizada como um polipeptídeo, de cadeia simples, com 150 kDa, que é naturalmente clivado por proteases bacterianas e do hospedeiro, em duas cadeias, uma pesada de 100 kDa e uma leve de 50 kDa, mantidas por pontes dissulfeto. A cadeia pesada parece mediar a ligação da toxina a receptores da superfície celular de neurônios motores e o transporte da cadeia leve (fragmento A) ao citoplasma celular. A internalização, que ocorre em um compartimento semelhante ao endossomo, promove alterações conformacionais na cadeia pesada pela exposição de grupamentos hidrofóbicos, permitindo, assim, a sua inserção na membrana do endossomo. O fragmento A é uma metaloprotease (endopeptidase que requer zinco) e, portanto, responsável pela atividade catalítica da TeNT, com atividade direcionada à proteína *vesicle associated membrane protein* (VAMP) ou sinaptobrevinas participantes das vesículas envolvidas no tráfego de neurotransmissores, nas sinapses centrais, particularmente nas sinapses inibitórias da medula espinhal.

Patogênese

A doença ocorre após a introdução dos esporos na lesão que, em baixo potencial redox, são capazes de germinar e multiplicar-se. A toxina liberada, após a lise celular, se liga a junções neuromusculares dos neurônios motores para ser, então, endocitada. A partir da utilização do sistema de transporte retrógrado, através dos axônios, a TeNT chega ao sistema nervoso central (SNC) para exercer sua atividade. A TeNT é liberada no espaço intersináptico, entre o neurônio motor e o neurônio inibitório onde se liga a vesículas sinápticas e é endocitada. O pH baixo da vesícula sináptica ocasiona rearranjos na estrutura da toxina, o que permite a translocação da cadeia leve para o citoplasma. A clivagem da VAMP/sinaptobrevina impede a liberação de neurotransmissores do tipo ácido δ-aminobutírico (GABA) e glicina pelos neurônios, bloqueando, assim, os impulsos inibitórios aos neurônios motores e, consequentemente, causando uma paralisia espástica.

Manifestações clínicas

O tétano pode ser localizado ou generalizado. O período de incubação pode variar de 2 a 14 dias. O tétano generalizado é reconhecido, inicialmente, pelo trismo (espasmos do masseter) e pelo riso sardônico (espasmos dos músculos bucais e faciais). Os espasmos generalizados podem se intensificar, resultando em uma postura arqueada típica, denominada "opistotônica". O paciente permanece consciente. Já o tétano localizado resulta de espasmos dolorosos nos músculos adjacentes ao sítio da lesão e pode preceder o tétano generalizado. O tétano neonatal, em decorrência de contaminação do coto umbilical, manifesta-se após 3 a 12 dias do nascimento de bebês de mães não vacinadas, mediante uma progressiva dificuldade de sugar, que evolui para a diminuição ou paralisia dos movimentos.

O diagnóstico do tétano é realizado pela observação clínica e pode ser confirmado por cultura a partir de *swab* da lesão ou visualização do bacilo por coloração de Gram. A toxina também pode ser detectada diretamente no soro do paciente.

Epidemiologia

O tétano ocorre em indivíduos do mundo todo e é considerado endêmico em muitos países, sendo associado à injúria traumática com objetos contaminados com esporos. Ultimamente, tem sido relatado, de modo eventual, em usuários de drogas e de *piercings* pela possibilidade de contaminação dos instrumentos utilizados.

A prevenção do tétano é obtida pela administração do toxoide tetânico combinado com o diftérico e antígenos da *Bordetella pertussis* (vacina tríplice) em três doses, nos 3 primeiros meses de vida, com reforço no 5º ano de vida e, depois, a cada 10 anos, apenas com a combinação dos toxoides diftérico e tetânico.

Tratamento

O tratamento baseia-se principalmente no controle dos espasmos e da respiração, na neutralização da toxina livre, todos obtidos por meio de sedação, bloqueadores musculares, antitoxina e antimicrobianos, como o metronidazol.

Clostridium perfringens

C. perfringens produz uma variedade de toxinas letais aos animais e também uma enterotoxina que causa diarreia no homem. Foram identificados cinco tipos de toxinas classificadas de A a E com base na letalidade em camundongos e na neutralização específica de quatro toxinas produzidas *in vitro* (alfatoxina, betatoxina, epsilontoxina e iotatoxina). Cepas de *C. perfringens* produzem uma enterotoxina citotóxica (CPE, do inglês *Clostridium perfringens enterotoxin*) com atividade no intestino delgado, especialmente no íleo, envolvendo uma sequência de eventos que induzem alterações em pequenas moléculas envolvidas na permeabilidade das membranas, provocando acúmulo de fluidos no lúmen intestinal.

Todas as cepas, refletindo uma característica cromossômica, produzem α-toxina que também é conhecida como "lecitinase" ou "fosfolipase C". A α-toxina é hemolítica, hidrolisa fosfatidilcolina e esfingomielina presentes nas membranas das células eucarióticas. Além disso, destrói plaquetas e leucócitos e aumenta a permeabilidade capilar. Outras três, β-toxina, ε-toxina e θ-toxina são codificadas por genes localizados em elementos genéticos extracromossômicos, fornecendo, juntamente com a α-toxina fundamento para essa biotipagem (Tabela 52.1). Outras toxinas, aparentemente menos importantes, que podem ser associadas ou não à virulência, são produzidas pela espécie, λ-toxina (protease), κ-toxina (colagenase), μ-toxina (hialuronidase). Somente as cepas do tipo A podem ser encontradas como microbiota nos intestinos do homem e de animais e no solo. Acredita-se que o solo seja o hábitat natural, pois células vegetativas são aí detectadas. Dos cinco tipos sorológicos, o tipo A é o causador da maioria das infecções em humanos. Os demais tipos, B, C, D e E parecem integrantes apenas da microbiota intestinal de animais e ocasionalmente do homem, sendo o tipo C o único associado a infecções no homem. Por um lado, *C. perfringens* é a espécie do gênero mais isolada de infecções endógenas, as quais estão frequentemente associadas aos mesmos fatores predisponentes das demais infecções causadas por outras bactérias anaeróbias. Por outro lado, menos frequentemente, a espécie está asso-

Tabela 52.1
Características dos tipos toxigênicos de Clostridium perfringens

Tipo de Toxina	*α-toxina*	*β-toxina*	*ε-toxina*	*γ-toxina*
A	+	-	-	-
B	+	+	+	-
C	+	+	-	-
D	+	-	+	-
E	+	-	-	+

Fonte: Desenvolvida pela autoria.

ciada a síndromes histotóxicas, em que a produção de gás e a atividade de toxinas específicas estão envolvidas, além de ser também associada a doenças puramente toxigênicas.

▪ Patogênese

Gangrena gasosa (nionecrose)

A gangrena é uma infecção que rápida e progressivamente destrói músculos com toxicidade sistêmica, certamente resultante, em grande parte, da ação da α-toxina. A gangrena gasosa está usualmente associada a traumas ou cirurgias nas quais fatores como a presença de corpos estranhos, insuficiência vascular ou infecção concomitante com outros agentes microbianos são as condições que mais favorecem o desenvolvimento dessa infecção. O *C. perfringens* está associado a cerca de 80% dos casos, enquanto outros clostrídeos também podem ser agentes causais da mionecrose, como *C. septicum*, *C. novyi* tipo B, *C. sordelli, C. histolyticum, C. fallax* e *C. bifermentans*. Diferentemente dos quadros típicos de gangrena gasosa causados por *C. perfringens*, aqueles associados a *C. septicum* não se seguem a traumas e são definidos como "gangrena gasosa não traumática" ou "gangrena espontânea".

Infecção alimentar

C. perfringens tipo A causa uma forma branda e comum de infecção alimentar, detectada em todo o mundo, especialmente sob a forma de surtos. Diarreias esporádicas, que podem ou não estar associadas ao uso de antibiótico, são também relatadas, especialmente entre idosos hospitalizados. A infecção ocorre após a ingestão de alimentos contaminados com no mínimo 10^8 células produtoras de enterotoxina. Os alimentos mais comumente envolvidos são os proteicos de origem animal, como carnes de bovinos e de aves que, após a contaminação, são manipulados por longos períodos (cozimento lento e, logo após, estocados à temperatura ambiente). Os esporos, sobrevivendo ao cozimento, germinam tão logo a temperatura alcança aquela estabelecida como ótima de crescimento. O tempo de geração de *C. perfringens* é de 10 a 12 minutos, quando a temperatura é de 43 °C a 47 °C, produzindo, então, um número expressivo de células vegetativas. Muitas dessas células vegetativas morrem quando expostas ao meio acídico do estômago. Entretanto, se o alimento ingerido estiver suficientemente contaminado, algumas células sobreviventes passam para o intestino, onde, no meio alcalino, esporulam. A CPE acumulada intracelularmente é liberada quando a esporulação se completa e a lise ocorre para liberação do endosporo. O período de incubação pode variar de 6 a 24 horas após a exposição e os sintomas principais são diarreia aquosa e espasmos intestinais com evolução benigna em 24 horas, em indivíduos sadios.

Outras infecções

C. perfringens é implicado em mais de 50% dos casos de colecistite enfisematosa. Essa forma grave de infecção no trato biliar acomete, especialmente, diabéticos. No trato genital feminino, os clostrídeos são isolados de até 20% das infecções, especialmente de abcessos tubo-ovarianos e pélvicos. Nos casos de gangrena gasosa uterina, *C. sordelli* tem sido detectado como um importante agente etiológico. A celulite criptante ou celulite anaeróbica é caracterizada por formação de gás em tecido subcutâneo, sem toxicidade sistêmica e ocorre após 3 dias de um trauma e o *C. perfringens* é definido como um dos principais agentes. A enterite necrótica, causada pela β-toxina de *C. perfringens* tipo C, sensível à protease, ocorre esporadicamente entre as populações da Nova-Guiné, que, por meio do consumo de carnes contaminadas de suínos, são incapazes de inativar a β-toxina pelos baixos níveis de proteases pancreáticas produzidos em decorrência da desnutrição e da simultânea dieta rica em inibidores de protease, como batata-doce, amendoim, soja. A enterocolite neutropênica caracteriza-se por ser fulminante em pacientes com intensa neutropenia relacionada a leucemias, anemias aplásticas ou quimioterapia em que *C. septicum* parece ser o principal agente.

▪ Diagnóstico bacteriológico

O diagnóstico precoce da gangrena gasosa é crítico e baseia-se nos sinais clínicos – edema intenso, descoloração do tecido, vesículas hemorrágicas, evidência de gás no tecido e na detecção laboratorial. Nesse caso, a observação microscópica de bacilos Gram-lábeis no exsudato e seu respectivo isolamento em meios simples ou ágar sangue, com o característico duplo halo de hemólise, devem ser investigados. São adicionalmente caracterizados por reduzirem nitrato e fermentarem glicose, lactose, maltose, sacarose e liquefazerem a gelatina.

Já para os casos de infecção alimentar, em decorrência da ubiquidade da espécie *C. perfringens,* sugere-se que, no diagnóstico laboratorial, sejam incluídas:

a) Detecção do agente suspeito no alimento, em concentrações maiores do que 10^5 UFC/g e nas fezes dos pacientes, *C. perfringens* não menos do que 10^6 esporos/g.
b) Detecção de CPE, desde que as fezes sejam colhidas no prazo máximo de 24 horas após o aparecimento dos sintomas.

A CPE pode ser detectada por métodos imunológicos (aglutinação reversa do látex em lâmina) e/ou imunoenzimáticos (do tipo ELISA) ou, mais raramente, mediante inibição do efeito citopático com anticorpos neutralizantes em linhagens de células VERO. Métodos moleculares, como a hibridização com sondas ou por ensaios de PCR (*PCR-based toxin gene test*), para a detecção do gene *cep,* têm sido úteis também nas investigações epidemiológicas, identificando as cepas dos pacientes e dos alimentos, fontes da contaminação.

▪ Prevenção e tratamento

Gangrena gasosa

O tratamento imediato é essencial em função da alta taxa de mortalidade. O componente mais importante do tratamento é o imediato e extensivo debridamento cirúrgico de todo o tecido necrosado. A terapia hiperbárica como tratamento proporciona também a demarcação entre tecido vivo e injuriado, permitindo excisões menos radicais, além de potencialmente alterar a produção da toxina. O terceiro componente é a antibioticoterapia na qual devem ser associados, ao menos na fase inicial, penicilina com clindamicina ou metronidazol ou, até mesmo, imipenem em decorrência da possível resistência à penicilina.

Infecção alimentar

A principal medida preventiva da infecção alimentar por *C. perfringens* é a imediata refrigeração do alimento processado, especialmente carnes, sempre que o consumo não for imediato, com o objetivo de impedir o aumento do número de células vegetativas. Por outro lado, o reaquecimento deve ser de tal forma que temperaturas superiores a 75 °C sejam alcançadas no interior das carnes. O espectro de doenças diarreicas induzidas por *C. perfringens* tem se ampliado, detectando-se, embora raramente, em quadros de diarreia associada a antimicrobianos.

Clostridium botulinum

C. botulinum é um bacilo que apresenta esporos ovais subterminais, cujo hábitat natural é o solo, poeira e sedimentos marinhos, podendo ser encontrado em uma grande variedade de agroprodutos, frescos ou industrializados. A espécie produz sete tipos antigênicos de toxina botulínica (*BoNT, do inglês botulinum neurotoxin*) designados de A-G, porém diferentes isoformas de cada tipo antigênico tem sido reveladas por técnicas moleculares e de espectrometria de massa. A espécie é dividida em quatro grupos fisiológicos. O grupo I reúne os micro-organismos proteolíticos que produzem as toxinas A, B ou F. O grupo II reúne os organismos não proteolíticos e que podem produzir as toxinas B, E ou F, enquanto o grupo III engloba os organismos produtores de toxinas C e D, e o grupo IV define o tipo G, descoberto na Argentina e que não tem sido causa de doença humana ou animal. As toxinas A, B, E e F são as principais causas de botulismo em humanos, enquanto os tipos C e D estão associados ao botulismo que ocorre em aves e mamíferos. *C. botulinum* também produz as exoenzimas C_3 que mono-ADP-ribosilam proteínas RhoA, B e C da família das GTPases de baixo peso molecular, envolvidas na sinalização intracelular. A toxina botulínica, assim como a toxina tetânica, é uma metaloprotease dependente de zinco, sintetizada como uma cadeia polipeptídica de 150 kDA a 165 kDA, cuja ativação depende da clivagem proteolítica em duas cadeias polipeptídicas (leve e pesada) ligadas por pontes dissulfeto. Assim como a toxina tetânica, a BoNT é uma potente inibidora de neurotransmissores. A BoNT se associa a proteínas não tóxicas para formar complexos cujos respectivos genes estão reunidos em um segmento de DNA denominado "*lócus* botulínico", localizado provavelmente em um elemento móvel.

Patogênese

O botulismo em seres humanos apresenta-se sob quatro formas. O botulismo infantil (bebês), muito comum nos Estados Unidos e raro nos demais países; o botulismo clássico; o botulismo de lesão; e o botulismo após colonização em adultos. No botulismo infantil, o intestino é colonizado por esporos de *C. botulinum*, especialmente nos primeiros meses de vida, pelas condições satisfatórias para a colonização. Após germinação e consequente produção de neurotoxina no intestino grosso, a BoNT atravessa o tecido epitelial através de um processo ativo que envolve o reconhecimento de receptores na superfície apical do epitélio, endocitose mediada por receptor e liberação na face basolateral. A toxina é, então, absorvida pela corrente sanguínea, sendo carreada às terminações nervosas periféricas, particularmente as junções neuromusculares dos neurônios motores onde se liga, irreversivelmente, às membranas pré-sinápticas, causando paralisia aguda flácida. Casos de colonização do *C. botulinum* em adultos e, portanto, análogo ao infantil, têm sido investigados, porém sua frequência é extremamente rara, em virtude da alteração excepcional que deve ocorrer na anatomia, fisiologia e microbiota intestinal. O botulismo clássico ocorre após a ingestão de alimento contendo a BoNT pré-formada. Em geral, a toxina se encontra associada de forma não covalente a proteínas auxiliares, como as hemaglutininas (HA), também secretadas pelo *C. Botulinum*. Essas proteínas auxiliares protegem a BoNT da degradação pelo sistema digestório, permitindo que maiores quantidades da toxina alcancem o intestino delgado. A absorção ocorre primariamente no duodeno e jejuno e, através, da corrente sanguínea alcança as sinapses colinérgicas periféricas (incluindo-se as junções neuromusculares), onde, então, se ligam a vesículas sinápticas capazes de se fundir com as membranas neuronais permitindo que a toxina seja internalizada por endocitose. O pH endossomal ácido permite mudanças conformacionais na toxina que causam a translocação da cadeia leve para o citoplasma celular. O alvo terminal dessas toxinas são as proteínas *soluble NFS attachment receptor* (SNARE) como a sinaptobrevina e a sintaxina, interferindo na liberação de acetilcolina.

Manifestações clínicas

Em decorrência da distribuição hematogênica da BoNT, as formas de botulismo manifestam-se como uma paralisia simétrica flácida descendente com diplopia, disartria, disfonia, disfagia e possivelmente com sequelas neurológicas, apesar da rota de transmissão (oral). A BoNT é considerada uma das toxinas mais potentes que se conhece. Sua potência é originada pela sua habilidade em bloquear transmissões neuromusculares e causar a morte por meio da paralisia da musculatura envolvida na respiração.

Diagnóstico laboratorial

O diagnóstico do botulismo é estabelecido pela detecção da BoNT no soro, nas secreções da lesão, nas fezes do paciente ou na amostra do alimento implicado. A presença de toxina nas fezes do paciente indica toxina residual do alimento ingerido ou, então, produzida no trato intestinal por micro-organismos colonizadores, indicando, nesse último caso, uma grande possibilidade de isolamento de *C. botulinum* nas fezes do paciente. A BoNT é pesquisada pela injeção intraperitoneal do sobrenadante de culturas suspeitas em camundongos. As culturas positivas provocam paralisia, enquanto a ausência de paralisia em camundongos protegidos com antissoro específico confirma e estabelece o diagnóstico pela determinação do tipo antigênico. O tratamento da amostra com tripsina pode ser eventualmente necessário quando o resultado inicial é negativo, especialmente para as neurotoxinas oriundas do grupo III, que alberga cepas não proteolíticas. O cultivo de espécime clínico (após choque térmico para a seleção de esporos) em ágar gema de ovo permite a seleção de colônias de bacilos anaeróbios Gram-positivos esporulados, lipase negativa, importantes também para a confirmação da identidade da toxina.

Epidemiologia

Cada modalidade de botulismo apresenta aspectos peculiares em sua epidemiologia. A faixa etária atingida, no botulismo infantil está entre 3 semanas e 6 meses de vida, atingindo igualmente o sexo feminino e o masculino, sendo o consumo de mel identificado como um dos principais fatores de risco. Já o botulismo clássico deixou de ser apenas uma consequência do consumo de alimentos preparados em casa para ser também observado como surtos em restaurantes pelo consumo de tubérculos, vegetais, carnes, enlatados ou selados em sacos plásticos ou, até mesmo, alimentos não enlatados. Potencial para surtos de botulismo sempre existirá, especialmente nas zonas temperadas onde o inverno é longo e a preservação de alimentos é, por consequência, mais comum. O botulismo de lesão é excepcionalmente raro, e a maioria dos casos é de adultos jovens do sexo masculino pela maior possibilidade de ocorrência de traumatismos e, mais recentemente, entre os usuários de drogas injetáveis ou pela inalação de produtos não estéreis. Recentemente, foi descrita uma nova forma de botulismo que ocorreu após inalação da toxina botulínica em um acidente em que veterinários alemães estavam envolvidos. A utilização da toxina sob a forma de aerossóis como agente de bioterrorismo tem sido mencionada. A prevenção do botulismo se baseia em métodos que inibam o crescimento bacteriano e a produção da toxina, seja pela manutenção dos alimentos em baixas temperaturas, seja pela adição de preservativos ou em pH ácido ou mesmo pela destruição da atividade tóxica, supostamente presente, mediante inativação térmica. Vacinas experimentais com toxoides de A a E estão disponíveis apenas para bacteriologistas que manipulam *C. botulinum*. Uma vacina recombinante expressando apenas o domínio de ligação do tipo A tem sido avaliada, prometendo ser uma alternativa segura. O uso terapêutico e cosmético da toxina botulínica (BOTOX®, nos Estados Unidos; e Dysport®, na Inglaterra) tem sido amplamente difundidos. Embora seu efeito não perdure por mais de 3 a 4 meses. A especificidade dessas toxinas por terminações nervosas periféricas, sua afinidade por terminações nervosas hiperativas (já que dependem de vesículas sinápticas para invadir a célula alvo) e sua baixa antigenicidade as tornam uma excelente escolha para o tratamento de doenças caracterizadas por espasmos ou hiperatividade.

Tratamento

A qualidade do tratamento intensivo, de que atualmente a Medicina dispõe, tem diminuído as taxas de mortalidade, em especial com medidas relacionadas ao suporte de ventilação. A antitoxina trivalente (A, B e E), pentavalente ou heptavalente, tem sido empregada nos Estados Unidos com taxas de hipersensibilidade variando de 9% a 20%. O tratamento, quanto mais prontamente iniciado, maior a limitação da extensão da paralisia, porém sem possibilidade de reversão. A terapia com antimicrobianos (penicilina ou metronidazol) parece ser questionada uma vez que a lise de *C. botulinum* no intestino poderia aumentar a disponibilidade da toxina.

Clostridioides difficile (antigo *Clostridium difficile*)

Clostridioides difficile é um bacilo de 3 µm a 5 µm de comprimento que se mostra predominantemente Gram-positivo, porém torna-se Gram-negativo após 24 a 48 horas de cultivo. Os esporos ovais subterminais são verificados na fase estacionária de crescimento na maioria dos meios sólidos com exceção dos meios seletivos. É capaz de liquefazer a gelatina, mas não outras proteínas, como as do leite e da carne. Não produz lecitinase, tampouco lipase. É fermentador de glicose, frutose, manitol e manose. Foi descrito pela primeira vez na literatura em 1935, sendo associada sua presença à microbiota do mecônio e às fezes de recém-nascidos, indicando, já naquele momento, que toxinas estariam sendo produzidas e poderiam ser responsáveis pela formação de sangue oculto e convulsões febris observadas em alguns recém-nascidos.

C. difficile é normalmente um organismo ambiental desprovido de virulência. Assim como para outros micro-organismos, parece que a intervenção do homem foi determinante no delineamento das condições de morbidade e mortalidade. Essas condições, a princípio, se fundamentam em alterações da microbiota intestinal que alguns antimicrobianos são capazes de induzir uma vez que uma população anfibiôntica equilibrada oferece resistência à sua colonização. Atualmente, o grupo de maior risco para o desenvolvimento das infecções causadas pelo *C. difficile* (CDI, do inglês *Clostridioides difficile infections*) incluem os indivíduos hospitalizados com mais de 65 anos de idade com exposição recente a antibióticos; pacientes que fazem uso de redutores da acidez estomacal como os bloqueadores de H_2 e inibidores da bomba de prótons; pacientes portadores de comorbidades e fazendo uso de imunossupressores. Alguns estudos também mostraram que esporos do *C. difficile* estão distribuídos na natureza em solos, rios, lagos, vegetais, expondo o homem na comunidade, que, por sua vez, carrearia esse micro-organismo aos hospitais, onde o uso de antibióticos é mais expressivo. Vale ressaltar que a espécie é encontrada em diversos animais selvagens, de criação (suínos, caprinos e bovinos) e domésticos, como cães e gatos. Diversos estudos vêm mostrando que *C. difficile* também causa a CDI em alguns grupos animais, como cães, leitões e potros, com perda econômica preocupante para os dois últimos.

Com o surgimento de cepas epidêmicas na América do Norte e na Europa, as CDI começaram a surgir na comunidade, principalmente nos adolescentes, mesmo sem a exposição prévia a antibióticos. Esse cenário contribui, dessa forma, para a emergência da espécie como o mais frequente patógeno nosocomial de diarreias associadas ao uso de antimicrobianos e que eventualmente evoluem para quadros de intensa inflamação denominados "enterocolite pseudomembranosa". A associação entre *C. difficile* e diarreia seguida da colite, após uso de antimicrobianos, e estabelecida pela atividade de duas enterotoxinas denominadas de toxina A – *toxin Clostridioides difficile (*TcdA) e toxina B – *toxin Clostridioides difficile* B (TcdB) pela espécie. Essas que pertencem ao grupo das grandes citotoxinas de clostrídeos, em função do alto peso molecular (acima de 250 kDa) que apresentam.

Ambas as toxinas causam arredondamento celular em cultura de células de linhagem contínua com especificidades diferentes. A TcdA é uma potente enterotoxina que danifica o epitélio intestinal, resultando em intensa inflamação, enquanto a TcdB não induz perda de fluidos, possivelmente por não se ligar a receptores da superfície intestinal. Supõe-se que a TcdA seja responsável pela exposição de ligantes para a TcdB. As TcdA e TcdB são proteínas monoméricas que compartilham 45% de identidade. Apesar do alto peso molecular, as TcdA e TcdB atuam no citoplasma da célula. Inicialmente, as toxinas são endocitadas após ligação com receptores e a translocação para o citoplasma ocorre após acidificação no endossomo. Ambas são toxinas do tipo III (A-B^x) que, utilizando UDP-glicose, catalisam a monoglicosilação das proteínas Rho (Rho A, Rac1 e Cdc42), da família das GTPases de baixo peso molecular, em um resíduo conservado de treonina. Essas proteínas estão envolvidas na regulação da organização da actina do citoesqueleto e em vários processos de transdução de sinais. O aumento observado na permeabilidade paracelular, induzido tanto por tcdA como por tcdB, está associado à desorganização da actina F apical e basal. Os genes da enterotoxina (*tcd*A) e da citotoxina (*tcd*B) e três genes adicionais (*tcd*C, *tcd*D e *tcd*E) estão contidos em uma região cromossômica denominada "lócus de patogenicidade" (Paloc, do inglês *Pathogenicity locus*) de 19,6 Kb, cujas organização e transcrição na mesma orientação e regulação coordenada sugerem um *operon*. A produção das toxinas A e B depende das cepas e dos fatores ambientais, como a oferta de nutrientes (p. ex., glicose, aminoácidos e biotina), temperatura e a presença de concentrações subinibitórias de antibióticos. Alguns estudos demonstraram que amostras variantes não produtoras de TcdA, porém produtoras de TcdB, apresentavam deleções no gene *tcd*A. Dessa forma, todas as cepas toxigênicas isoladas até o momento apresentam a produção de TcdB na presença ou ausência da TcdA. Essas variantes foram, recentemente, isoladas de pacientes sintomáticos. Por outro lado, algumas poucas cepas (1,6% a 5,5%) produzem um terceiro tipo de toxina denominada "toxina binária" ou "CDT", composta de duas cadeias proteicas independentes com funções enzimáticas (CDTa) e de ligação (CDTb) que são capazes de ADP-ribosilar a actina celular, o que induz a formação de protusões microtobulares na superfície da célula hospedeira. Essa formação parece facilitar a aderência de *C. difficile* à superfície do epitélio, ajudando, assim, a colonização. Dessa forma, a CDT aumentaria a virulência da espécie. Estudos recentes revelaram que micro-organismos TcdA e TcdB negativos, porém, produtores de CDT, têm sido associados ao desencadeamento de CDI.

Vale ressaltar que outros fatores podem contribuir na colonização de *C. difficile* no hospedeiro, como fímbrias, flagelos, as proteínas de camada S (SLP, do inglês S-*layer proteins*), e outras moléculas de superfície que reconheçam componentes da matriz extracelular.

■ Patogênese

As etapas fundamentais na patogênese das infecções associadas a *C. difficile* podem ser resumidamente assim apresentadas:

1) Alteração da microbiota do trato intestinal pelo uso de antimicrobianos.
2) A colonização do micro-organismo.
3) A elaboração da TcdA e TcdB e 4) danos na mucosa e inflamação.

Portanto, uma vez que alterações na microbiota intestinal sejam decorrentes do uso de antimicrobianos, especialmente cefalosporinas, penicilinas e clindamicinas, a resistência à colonização do *C. difficile* tende a diminuir. Por intermédio da eventual transmissão fecal-oral dos esporos, é possível a colonização potencial do micro-organismo no cólon uma vez que seus esporos são resistentes ao pH ácido do estômago e são convertidos a formas vegetativas no intestino delgado, após exposição aos ácidos biliares. O crescimento de *C. difficile* toxigênico no cólon proporciona a liberação de ambas as toxinas. A TcdA ativa macrófagos e mastócitos, induzindo a produção de mediadores inflamatórios que causam secreção de fluidos e aumento da permeabilidade da mucosa intestinal responsável pela diarreia. A perda dos filamentos de actina, resultante da ação tanto da TcdA como da TcdB, além da quimiotaxia e liberação de citocinas, promove o aparecimento de úlceras na superfície da mucosa que são logo recobertas com muco, proteínas séricas e células inflamatórias, criando uma típica pseudomembrana, que tende a coalescer e, consequentemente, caracterizar o estágio de enterocolite, resultado de uma resposta inflamatória intensa. Apesar de a CDI estar vinculada a cepas produtoras de toxinas, cepas não toxigênicas também podem causar quadros diarreicos e normalmente são resistentes aos antimicrobianos utilizadas no tratamento da doença.

Manifestações clínicas

A infecção com *C. difficile* pode produzir um amplo espectro de manifestações clínicas que variam desde o estado de portador assintomático, em bebês e adultos, a fulminantes colites com megacólon e perfuração do cólon, como complicações e recorrências, dependentes de fatores do hospedeiro, como a densidade de receptores, níveis de anticorpos e presença ou ausência da barreira da microbiota. A diarreia associada a *C. difficile* usualmente ocorre 4 a 9 dias após o início da terapia antimicrobiana e é a manifestação clínica mais frequente, regredindo espontaneamente em 25% dos pacientes com a retirada do antimicrobiano em uso. Os sinais típicos e sintomas de uma infecção aguda causada por *C. difficile* incluem uma diarreia aquosa, anorexia, náusea, leucocitose e neutrofilia. Já a colite pseudomembranosa eventualmente é caracterizada pela presença de fezes com muco, febre e leucocitose. As recorrências clínicas são frequentes, variando de 30% a 40% dos casos, e podem ser decorrentes de recaídas com a mesma cepa ou podem ser reinfecções com uma nova cepa.

▪ Diagnóstico laboratorial

O diagnóstico da infecção pelo *C. difficile* se baseia nos sinais e sintomas clínicos seguidos da identificação do micro-organismo pela detecção das toxinas TcdA e TcdB nas fezes recentemente colhidas, de pacientes sintomáticos. Essa detecção é feita por intermédio de ELISA ou por métodos mais sensíveis como o da observação de efeitos citopáticos em cultura de células das linhagens VERO, HeLa ou HT29 com e sem anticorpos neutralizantes, sendo esses métodos considerados padrão-ouro apesar da dificuldade de sua utilização em laboratórios clínicos. A cultura anaeróbica das fezes em meio seletivo, como o meio de cicloserina-cefoxitinafrutose ágar (CCFA), embora trabalhosa, fornece dados que presuntivamente identificam o micro-organismo, como a liberação de um odor de estábulo após o crescimento, além de permitir que amostras fecais positivas ou mesmo as cepas isoladas sejam estocadas para posterior caracterização e tipagem. Nos Estados Unidos, é comum o uso de métodos moleculares, como o teste PCR e real time-PCR, tendo como alvo os genes das toxinas em pacientes que apresentam a diarreia aguda, da *triose phosphate isomerase* (*tpi*). Esses testes apresentam altas sensibilidade e especificidade. Testes imunocromatográficos rápidos para a detecção da espécie e/ou das toxinas também são amplamente empregados, mas podem apresentar baixas especificidade e sensibilidade, principalmente para a detecção das toxinas. Esses testes normalmente detectam a glutamato NAD-específica (GDH) de *C. difficile*, que converte de forma irreversível o L-glutamato em alfa-ketoglutarato. A vantagem desses testes é que a GDH é detectada diretamente das fezes dos pacientes.

▪ Epidemiologia

Aproximadamente 50% dos bebês e crianças com menos de 24 meses albergam *C. difficile* e suas toxinas sem apresentarem consequências deletérias. Estudos sugerem que a aquisição nosocomial é a rota mais provável para justificar a colonização dos bebês. Com o estabelecimento da microbiota normal, a taxa de portadores diminui e eventos de diarreia e/ou colite pseudomembranosa associada a antimicrobianos tornam-se mais frequentes, ainda que em menor incidência do que aquela que ocorre entre adultos. Por sua vez, a taxa de portadores adultos é muito variável. Países como o Japão registram 15% de portadores entre a população adulta, enquanto na Suécia apenas 1,9% dos portadores albergam o micro-organismo, sem que se detectem quantidades significativas de TcdA e TcdB nas fezes. A existência prévia de reservatório endógeno de *C. difficile* não é considerada pré-requisito para a infecção sintomática e a maioria dos organismos que causam doença parece ser adquirida de fontes exógenas, especialmente de objetos inanimados presentes no ambiente hospitalar pelas mãos dos profissionais de Saúde. Entre os adultos hospitalizados infectados com *C. difficile*, a maioria é assintomática, servindo como reservatório para uma contínua contaminação do ambiente hospitalar. Métodos de tipagem molecular têm sido empregados na avaliação de surtos e uma significativa predominância de um único tipo genético ou um grupo de cepas relacionadas tem sido demonstrada em diversas partes do mundo. Nos últimos anos, países da Europa, Canadá, Estados Unidos e da América Latina têm reportado surtos associados a um tipo genético altamente virulento, produtor de altos níveis de toxina e resistente às fluoroquinolonas e que parece ter maior capacidade de aderência e uma atividade de esporulação e germinação diferenciada. Esse tipo foi definido por meio de abordagens moleculares como análise de polimorfismo de restrição (tipo NAP1 pela técnica de eletroforese em campo pulsado e tipo 027 pela técnica de ribotipagem). Atualmente, outros tipos têm sido também considerados epidêmicos como o ribotipo 078/NAP7, que também é isolado em animais; e o ribotipo 106 com ampla disseminação mundial e com alta prevalência em animais. Atualmente, acredita-se que existam mais de 900 ribotipos da espécie. O *C. difficile* toxigênico é considerado a causa mais comum de diarreia nosocomial em países da Europa e na América do Norte. A hospitalização é considerada fator de risco pela oportunidade de repetidas exposições de pacientes suscetíveis ao principal reservatório. A recorrência da infecção é comum e os principais fatores de risco são a idade avançada e a cirurgia abdominal. Medidas de controle de infecção hospitalar têm sido efetivas. A limitação de antimicrobianos em surtos com cepas resistentes e a introdução de organismos competidores no trato intestinal como probióticos ou, ainda, o transplante do conteúdo fecal de indivíduos saudáveis têm se mostrado promissores no controle da infecção.

▪ Tratamento

O tratamento deve ser iniciado pela suspensão do antimicrobiano indutor, com reposição de líquidos e eletrólitos. Embora a diarreia possa ser autolimitada em muitos casos, a terapia com antimicrobianos eventualmente se faz necessária, em que tanto o metronidazol como a vancomicina, administrados oralmente, devem ser considerados. A vancomicina deve ser reservada para os casos de extrema gravidade pelo risco significativo de colonização de enterococos vancomicinarresistentes. Em decorrência das falhas terapêuticas, eventualmente observadas, ligantes de toxina, ou seja, polímeros aniônicos solúveis de alto peso molecular com especificidade de ligação para TcdA e TcdB prometem ser opções de tratamento em diarreias brandas a moderadas.

▪ Perspectivas

O reconhecimento de que moléculas ou componentes extracelulares expressos por clostrídeos podem servir como instrumentos para o entendimento de processos relativos à dinâmica do citoesqueleto e do tráfego intracelular tem motivado a proposição de utilização de alguns desses atributos bacterianos no desenvolvimento de estratégias terapêuticas envolvendo células eucarióticas. Um exemplo a ser citado relaciona-se às claudinas, que são proteínas integrantes de junções do tipo *tight*. Em modelos animais de carcinomas endometriais altamente virulentos e/ou em ensaios celulares *in vitro,* essas moléculas são expressas em altos níveis e, como podem ser reconhecidas como receptores para a enterotoxina de *C. perfringens*, a CPE, a exposição dos animais ou das células em cultura a essa citotoxina pode determinar o desaparecimento do tumor e efeitos citotóxicos dose-dependentes, respectivamente.

Bibliografia recomendada

Bartlet JG. Narrative review: the new epidemic of Clostridium difficile-associated enteric disease. Ann Intern Med. 2006;145:758-64.

Burke KE, Lamont JT. Clostridium difficile infection: a worldwide disease. Gut and Liver. 2014;8:1-6.

Clinical and Laboratory Standards Institute. Performance Standards for Antimicrobial Susceptibility Testing. Fifteenth Information Supplement, 2009.

Fu Y, Luo Y, Grinspan AM. Epidemiology of community-acquired and recurrent Clostridioides difficile infection. Therapeutic advances in gastroenterology. 2021;14:17562848211016248.

Jousemier-Somer HRP, Summanen P, Citron DM, Baron EJ, Wexler HM, Finegold SM, et al. Anaerobic bacteriology manual. 6. ed. Belmont: Star Publishing Company, 2002.

Lalli G, Bohnert S, Deinhardt K, Verastequi C, Shiavo G. The journey of tetanus and botulinum neurotoxins in neurons. Trends in Microbiol. 2003;11:431-37.

Lawson PA, Citron DM, Tyrrell KL, Finegold SM. Reclassification of Clostridium difficile as Clostridioides difficile (Hall and O'Toole 1935) Prévot 1938. Anaerobe. 2016;40:95-9.

Mandell GL, Bennett JE, Dolin R (eds.). Principles and practice of infectious diseases. 6. ed. Philadelphia: Churchill Livingstone, 2005.

Murray PR, Baron EJ, Jorgensen JH, Landry M L, Pfaeller MA (eds.). Manual of Clinical Microbiology. 9. ed. Washington: ASM Press, 2007.

O'Grady K, Knight DR, Riley TV. Antimicrobial resistance in Clostridioides difficile. European Journal of Clinical Microbiology & Infectious Diseases. 2021;40(12):2459-78.

Tsai CS, Hung YP, Lee JC, Syue LS, Hsueh PR, Ko WC. Clostridioides difficile infection: an emerging zoonosis?. Expert review of anti-infective therapy. 2021;19(12):1543-52.

Weese JS. Clostridium (Clostridioides) difficile in animals. Journal of veterinary diagnostic investigation. 2020;32(2):213-21.

53 Bacteroides

Leandro Araújo Lobo
Eliane de Oliveira Ferreira
Regina Maria Cavalcanti Pilotto Domingues

É fato que as bactérias anaeróbias são importantes patógenos oportunistas, podendo ser isoladas de diversos tipos de infecção em humanos e em outros hospedeiros animais. A grande maioria dessas infecções é originária de desequilíbrios nas populações de microbiota anfibiôntica, sendo as bactérias anaeróbias Gram-negativas importantes componentes de microbiota da cavidade oral, trato respiratório superior, trato intestinal e trato geniturinário. No trato intestinal humano, mais especificamente no cólon, as bactérias anaeróbias obrigatórias superam as bactérias anaeróbias facultativas numa proporção de 1000:1. Apesar da grande variação na composição da microbiota entre indivíduos, o gênero *Bacteroides* é altamente adaptado à vida no microbioma intestinal e não é incomum que seja o gênero mais abundante no cólon humano.

Mais de 40 espécies já foram identificadas nesse gênero, porém, com o passar dos anos, essa classificação passou a ser considerada insatisfatória e muitas alterações foram realizadas. Novas espécies no gênero *Bacteroides* têm sido propostas nos últimos anos em razão do avanço das tecnologias de sequenciamento de DNA. Atualmente, as espécies do gênero estão restritas a membros da microbiota intestinal de humanos e de outros animais, que apresentam em comum o fato de serem bastonetes ou cocobacilos Gram-negativos, anaeróbios obrigatórios, sacarolíticos, não formadores de esporos, imóveis, resistentes à bile, não pigmentados e que têm como principais produtos finais do metabolismo da glicose os ácidos succínico e acético. O conteúdo G + C do DNA varia de 35% a 48%. Espécies como *B. barnesiae, B. coprola, B. dorei, B. finegoldii, B. intestinalis, B. massiliensis, B. nordii, B. plebeius e B. salyersae* foram recentemente incluídas no gênero.

B. caccae, B. eggerthii, B. fragilis, B. ovatus, B. stercoris, B. thetaiotaomicron, B. uniformis e *B. vulgatus* estão entre as espécies que conjuntamente com as espécies *B. distasonis* e *B. merdae* (recentemente transferidas para o gênero Parabacteroides) formavam o antigo "grupo *Bacteroides fragilis*". Entre estas, a espécie *B. fragilis* é a que mais se destaca em função de sua relevância na clínica e, dessa forma, será abordada com maior ênfase. As demais espécies, muitas vezes referidas como "não *fragilis*", têm merecido, nos últimos anos, também certa atenção, principalmente em decorrência do alto nível de resistência aos antimicrobianos que podem expressar e serão apresentadas sumariamente no final do capítulo.

Bacteroides fragilis

A espécie *B. fragilis,* apesar de estar em menor quantidade na microbiota intestinal, quando comparada às demais espécies componentes do gênero, é a que tem os maiores índices de isolamento a partir de espécimes clínicos, sendo frequentemente associada a infecções intra-abdominais, abscessos, bacteremias e infecções em tecidos moles. Essa situação tem motivado a elucidação de seu potencial de agressão, de forma a justificar a emergência seletiva desse componente da microbiota intestinal. Inúmeros fatores de virulência têm sido descritos, entre eles, a expressão de um complexo polissacarídico capsular e a expressão de adesinas, enzimas e toxinas.

Fatores de virulência

A expressão de uma cápsula polissacarídica tem sido reconhecida como um dos principais atributos de virulência da espécie, já tendo sido demonstrado que esta participa decisivamente na indução de abscessos. Sabe-se que, quando administrados intraperitonealmente, os extratos capsulares podem induzir a formação de abscessos idênticos àqueles observados em animais desafiados com a bactéria íntegra.

Essa cápsula pode ser composta de oito polissacarídeos distintos estruturalmente (PSA – PSH) que constituem um complexo polissacarídico capsular (CPC). Estudos utilizando anticorpos específicos para os polissacarídeos constituintes do CPC têm revelado também uma grande diversidade antigênica, sugerindo que a modulação da expressão desses antígenos possa favorecer o micro-organismo por intermédio de um mecanismo de resistência à fagocitose e, consequentemente, de evasão do rigor do sistema imune do hospedeiro. Um estudo recente revelou, no entanto, que *B. fragilis* é capaz de modular antígenos de superfície produzindo tipos distintos de polissacarídeos capsulares por mecanismos de inversão de sequências reguladoras localizadas *upstream* de *loci* de biossíntese destes. Essas alterações estruturais no genoma permitem à célula bacteriana exibir uma ampla combinação de polissacarídeos de superfície, o que pode ter grande implicação na sua manutenção no hospedeiro. Além desse aspecto de variabilidade no CPC, outros antígenos presentes na superfície de *B. fragilis* podem apresentar similaridade com antígenos da superfície de células do epitélio intestinal humano, conferindo certa "tolerância" imunológica à presença da espécie e favorecendo etapas de aderência à superfície de mucosa.

Adesinas fimbriais já foram descritas, sendo estas constituídas por subunidades de aproximadamente 40 kDa e com diâmetro variando de 4 nm a 30 nm. A expressão de moléculas de adesão para componentes de matriz extracelular como fibronectina e laminina também já foi relatada, sendo ainda controverso o papel dessas estruturas na patogênese bem como a qual das estruturas de superfície essa propriedade adesiva está associada.

Enzimas com o potencial para degradar distintos substratos hospedeiros como proteases, hialuronidase, condroitina-sulfatase, fibrinolisina, heparinase, DNAses, lipases e neuraminidase já foram propostas como fatores que podem contribuir para a nutrição, a evasão e a disseminação do micro-organismo. Uma enzima da família C-10 cisteinaprotease homóloga à SpeB de *Streptococcus* foi recentemente identificada em *B. fragilis* e pode estar envolvida na clivagem de citocinas, imunoglobulinas e fibronectina. O genoma de B. fragilis carreia pelo menos dez genes codificando hemolisinas e citolisinas cuja expressão é aumentada em infecções experimentais em animais. Cepas mutantes para as hemolisinas HlyA e HlyB também são menos virulentas em infecções experimentais. Enzimas como catalase e superoxidodismutase, associadas à proteção contra a toxicidade das formas reativas do oxigênio, também têm sido consideradas como fatores associados ao potencial de sobrevivência e agressão. Mais de 45% dos genes dessa espécie são modulados na presença de oxigênio, uma significante resposta ao estresse oxidativo, o que permite a sua sobrevivência em tecidos oxidados do hospedeiro e contribui na persistência da infecção. Mutações em genes importantes para a resposta ao estresse oxidativo, como o regulador transcricional *OxyR*, diminuem virulência da espécie em modelos murinos.

Algumas cepas de *B. fragilis* são capazes de expressar uma metaloprotease dependente de zinco, inicialmente descrita como uma enterotoxina, *B. fragilis toxin* (BFT), também referida como fragilisina. Essas cepas são denominadas "*B. fragilis* enterotoxigênicas" (ETBF, do inglês *Enterotoxigenic B. fragilis*). Essa protease tem como alvo principal a molécula E-caderina, presente nas junções aderentes do epitélio, e pode induzir uma resposta secretória em modelos experimentais de alça intestinal ligada; promover alterações em culturas de células intestinais polarizadas, como as pertencentes às linhagens T84 e Caco-2 e estimular a secreção de interleucina 8 (IL-8), iniciando o recrutamento de leucócitos polimorfonucleares para a submucosa intestinal.

O gene *bft* está presente em uma ilha de patogenicidade contida em um transposon (CTn86). Três isoformas do gene *bft* são atualmente descritas, designadas *bft*-1, *bft*-2 e *bft*-Korea ou *bft*-3.

É certo que a patogenicidade de *B. fragilis* envolve múltiplos fatores tanto do micro-organismo como do hospedeiro. O aspecto de "oportunismo" não pode, no entanto, ser desconsiderado, quando a exposição da célula bacteriana a uma nova condição ambiental pode resultar na expressão de um potencial de agressão e/ou sobrevivência diferenciado. A capacidade de modular a expressão de seus genes em resposta à variação de fatores ambientais pode, assim, repercutir diretamente na capacidade de estabelecer um processo infeccioso. O aspecto de interação com outras espécies bacterianas também não pode ser negligenciado, tendo em vista que, na maioria dos processos nos quais a espécie participa, outros micro-organismos estarão também presentes, executando, muitas vezes, relações sinérgicas, seja pelo estabelecimento de um potencial redox mais adequado, seja pela interferência com os mecanismos de defesa do hospedeiro.

Patogênese

O principal protótipo das infecções envolvendo a espécie *B. fragilis* são as peritonites seguidas do desenvolvimento de abscessos. Em condições normais, a cavidade peritoneal é estéril e encontra-se isolada do trato intestinal e urogenital por barreiras de tegumento e interstício que correspondem ao primeiro e mais importante mecanismo de defesa peritoneal. A imensa maioria das infecções se inicia com soluções de continuidade na barreira tegumentar e subsequente contaminação do peritônio por micro-organismos. Quase sempre as peritonites secundárias têm uma natureza polimicrobiana. No entanto, o predomínio da espécie *B. fragilis* deve ser destacado.

Atribui-se ao CPC um papel fundamental tanto na resistência ao *clearance* da cavidade peritoneal pelo sistema linfático, em função de maior aderência a células mesoteliais e de resistência a fagocitose por macrófagos e polimorfonucleares, como também no desencadeamento das respostas hospedeiras que ocasionam o desenvolvimento de abscessos. O CPC é composto por polissacarídeos zwitteriônicos que constituem uma classe única de agentes imunomodulatórios capazes de ativar uma resposta imune dependente de células T via apresentação por complexo maior de histocompatibilidade classe II (MHCII), um mecanismo inicialmente reservado para antígenos de natureza peptídica. O CPC de *B. fragilis* é capaz de estimular células T CD4+ a produzir citocinas (IL-2, IL-10, IL-12, IL-17, interferon-γ e TNF-α) e quimiocinas responsáveis por uma resposta imune local exacerbada, promovendo a formação de abscessos.

A atuação das enzimas hidrolíticas vem favorecer o escape dos mecanismos de defesa, a nutrição e o espalhamento do micro-organismo, assim como as enzimas superóxido dismutase e catalase desempenham um papel fundamental na proteção dos efeitos deletérios das formas reduzidas do oxigênio. A participação conjunta da espécie *B. fragilis* e de anaeróbios facultativos (*E. coli,* outras enterobactérias, enterococos, *Staphylococcus aureus* e *Pseudomonas aeruginosa)* e anaeróbios obrigatórios (Clostrídeos, outros *Bacteroides* e *Peptostreptococcus*) está bem documentada e é certo que as relações existentes entre esses micro-organismos interferem no curso da infecção.

A partir da sepse intra-abdominal ou dos abscessos localizados, a espécie pode alcançar a corrente sanguínea e o quadro de bacteremia pode evoluir para um choque séptico ou possibilitar o estabelecimento de novos focos infecciosos em locais distantes, como abscessos cerebrais e hepáticos.

Na patogênese dos processos diarreicos, existem ainda muitas questões não esclarecidas. Acredita-se na necessidade de condições predisponentes para que os processos possam se estabelecer, porém, enquanto para os processos diarreicos que acometem animais de fazenda não se questiona uma origem exógena do micro-organismo, para os processos diarreicos em humanos, essa situação é ainda alvo de discussão. O papel de adesinas nos estágios iniciais desses processos não está elucidado e a atuação da BFT parece estar centrada no rompimento da barreira epitelial por meio de degradação proteolítica, provocando lesões teciduais e a secreção de fluídos uma vez que essa barreira desempenha um importante papel no transporte de íons e água. A alteração nos complexos juncionais, por intermédio da clivagem da E-caderina pela BFT, pode ainda promover a translocação bacteriana, intensificar o processo inflamatório e a proliferação celular. Observações clínicas em humanos indicam um papel para a BFT no desenvolvimento de doença inflamatória intestinal crônica, bem como no estabelecimento de tumores no cólon. Um modelo murino com camundongos C57BL/6, desenvolvido para o estudo do efeito da BFT, confirmou essa hipótese. Animais colonizados com cepas produtoras de BFT desenvolvem não somente colite aguda, mas também colite crônica com surgimento de hiperplasias.

Diagnóstico bacteriológico

Cuidados com a coleta e o transporte da amostra clínica são preconizados para o isolamento de anaeróbios. A semeadura do material deve ser executada o mais rápido possível, sendo desaconselhável o acondicionamento do material em baixas temperaturas. Meios como ágar sangue suplementado com hemina e menadione e o ágar *Bacteroides* – bile esculina (BBE) são indicados para o isolamento primário de espécies do gênero *Bacteroides.* Após semeadura, estes deverão ser incubados em atmosfera de anaerobiose, a qual pode ser obtida pelo emprego de câmaras ou jarras de anaerobiose, por no mínimo de 48 horas. A realização de testes para verificação do metabolismo respiratório é fundamental para detecção das colônias de anaeróbios obrigatórios obtidas após o crescimento. A verificação dos aspectos coloniais, de aspectos morfotintoriais mediante coloração pelo método de Gram e do comportamento diante de alguns testes fisiológicos e bioquímicos permite a diferenciação da espécie *B. fragilis* das demais espécies componentes do gênero. Bastonetes ou cocobacilos Gram-negativos, anaeróbios obrigatórios, capazes de formar colônias com halo enegrecido ao redor destas em meio BBE, o que indica a capacidade de crescimento em 20% de bile e a hidrólise da esculina, capazes de produzir catalase, incapazes de produzir indol e de fermentar arabinose, ramnose, trealose e xilano podem ser identificados como pertencentes à espécie.

Segundo as normas do Clinical and Laboratory Standards Institute (CLSI), os testes de suscetibilidade para bactérias anaeróbias devem ser os de diluição em ágar, os de micro ou macrodiluição em caldo ou o teste epsilométrico (teste E). Embora o teste de eluição do disco tenha sido aprovado no passado, a falta de correlação dos resultados destes com os métodos de referência vieram a impossibilitar a sua utilização como um método alternativo. De qualquer forma, a execução dos testes para determinação de suscetibilidade para bactérias anaeróbias não é recomendada para todas as amostras isoladas no laboratório clínico. Tem sido sugerido que essa prática se limite à análise de cepas obtidas de quadros graves como bacteremias recorrentes, infecções do sistema nervoso central, endocardites, osteomielites e de infecções que não estejam respondendo à terapia empírica. Para fins de determinação de padrões de suscetibilidade em um hospital em particular ou em uma dada área geográfica, esses testes devem ser realizados por laboratórios de referência em intervalos de 4 a 6 meses.

As culturas de células pertencentes à linhagem HT29/C1 podem ser empregadas para caracterização das cepas de *B. fragilis* isoladas como ETBF, quando observado um arredondamento nessas células após 2 a 4 horas de exposição do tapete celular aos sobrenadantes de cultura, ou como NTBF, quando essas alterações morfológicas não são detectadas. O desenvolvimento de reações de PCR específicas para a detecção do gene *bft* tem possibilitado a detecção rápida de cepas ETBF tanto em amostras isoladas como no próprio material fecal, e o método tem sido descrito como uma alternativa simples e confiável.

Epidemiologia

Nos últimos anos, a espécie *B. fragilis* tem sido reconhecida como o principal patógeno anaeróbio em infecções endógenas humanas. A quebra do equilíbrio das populações de microbiota, especialmente das populações do cólon, e o acesso a novos sítios no hospedeiro são fatores determinantes no desencadeamento desses processos.

Estudos de tipagem bacteriana, especialmente os de tipagem molecular, têm revelado ampla diversidade genética quando analisadas cepas isoladas de processos infecciosos. É possível que o caráter endógeno predominante nas infecções nas quais a espécie está envolvida, aliado à limitação na transmissão exógena, pela intolerância à exposição ao oxigênio, venha a contribuir significativamente para essa heterogeneidade. A ampla plasticidade do genoma, decorrente da grande facilidade na aquisição de elementos genéticos, e ainda a permanência em ambientes como o da microbiota intestinal podem ainda reforçar a existência de populações naturais da espécie que apresentam um baixo nível de relacionamento genético entre si, o que fica patente quando são utilizadas técnicas com grande poder discriminatório.

O fato de cepas de ETBF terem sido detectadas em águas de esgoto sanitário e em ambientes extracorporais contaminados com material fecal veio sugerir a inclusão de uma origem exógena ao ciclo das infecções causadas pela espécie, em função de uma transmissão fecal-oral. Para diarreias em animais de fazenda, estudos de tipagem molecular têm comprovado essa forma de transmissão, caracterizando a ocorrência de surtos localizados.

Cepas de ETBF têm sido incriminadas como enteropatógenos emergentes em diversas regiões do mundo. Porém, estas têm sido também isoladas de processos extraintestinais como hemoculturas, bem como a partir de amostras fecais de indivíduos saudáveis e de secreções vaginais de gestantes, o que torna necessária a realização de estudos futuros para melhor compreensão desses achados. Existem evidências da distribuição dos alelos *bft* de acordo com a região geográfica e o tipo de infecção. Os alelos *bft*-1 e *bft*-2 são mais comuns em cepas ETBF isoladas em países ocidentais, enquanto o alelo *bft*-3 é mais incomum e foi descrito na Ásia, especialmente entre cepas ETBF isoladas de infecções extraintestinais. O alelo *bft*-2 é comumente encontrado em cepas ETBF intestinais de crianças e raramente em adultos e idosos. Em algumas cepas o alelo do gene *bft* pode estar presente em cópias duplas e esse achado pode ser associado aos altos níveis de produção da toxina.

No Brasil, um baixo percentual de cepas ETBF tem sido detectado em estudos sobre a etiologia da diarreia em crianças, no entanto a presença de um percentual considerável de cepas não toxigênicas que têm o sítio de inserção para a ilha de patogenicidade, isoladas de fezes de crianças com diarreia e saudáveis, tem alertado sobre uma possível futura mudança no fenótipo de enterovirulência dessa espécie no País.

Tratamento

Para a terapia de infecções localizadas como abscessos, é preconizada a prática de drenagem aliada à antibioticoterapia. Quando o foco de contaminação é uma perfuração de mucosa, a intervenção por cirurgia reparadora torna-se absolutamente essencial. A antibioticoterapia para infecções envolvendo a espécie *B. fragilis* apresenta uma série de limitações em função do nível de resistência que esses micro-organismos são capazes de expressar, bem como pelo fato de a maioria dessas infecções envolver mais de um micro-organismo. É sugerida a administração de uma combinação de antimicrobianos (β-lactâmicos e inibidores de β-lactamases) ou de um único antimicrobiano com amplo espectro de atividade, sendo eficaz tanto contra bactérias anaeróbias obrigatórias como contra as facultativas. O metronidazol, a clindamicina e o imipenem representam antimicrobianos importantes na terapia das infecções anaeróbias pela eficácia da atividade conferida pelos dois primeiros e pela possibilidade de aplicação como monoterapia conferida pelo imipenem.

Bacteroides e a resistência aos antimicrobianos

Algumas espécies do gênero *Bacteroides* representam os componentes majoritários da microbiota do cólon. Não são capazes de expressar um potencial de agressão como o da espécie *B. fragilis*, porém, muitas vezes, esses micro-organismos são também detectados em isolamentos a partir de espécimes clínicos. Acredita-se que essa situação possa ser explicada pelo fato de esse grupo microbiano apresentar, entre as bactérias anaeróbias, o maior espectro de mecanismos de resistência aos antimicrobianos comumente utilizados na terapêutica das infecções anaeróbias. A espécie *B. thetaiotaomicron* ilustra bem esse comportamento. É a espécie que apresenta a maior concentração na população do cólon e, entre as espécies ditas "não *fragilis*", é a que predomina em termos de isolamentos clínicos. Por um lado, estudos em modelos animais têm revelado um baixo potencial de agressão dessa espécie. Por outro lado, os níveis de resistência a antimicrobianos como β-lactâmicos, macrolídeos e tetraciclinas podem ser considerados alarmantes. Uma grande gama de elementos genéticos móveis como transposons conjugativos, plasmídeos e sequências de inserção têm sido associada ao espalhamento dessa resistência e cepas originárias da microbiota têm sido analisadas como reservatórios potenciais para esses genes.

O perigo da emergência de resistência múltipla a drogas tem sido observado com atenção. Determinantes de resistência ao metronidazol denominados *nim* que codificam uma nitrorredutase alternativa, que impede a formação de radicais nitrosos tóxicos, têm sido detectados em plasmídeos e no cromossoma de espécies do gênero.

Um mecanismo de resistência à eritromicina e à clindamicina é causado pelo produto do gene *erm* (*erythromycin methylase*) que promove a metilação de um ou dois resíduos de adenina no RNAr 23S. O fenótipo de resistência em *Bacteroides* é conferido principalmente pelos genes *ermF*, *ermG* e *ermB* e outras variantes, frequentemente encontrados em transposons conjugativos.

Isolados clínicos de *B. fragilis* também têm bombas de efluxo que medeiam a resistência a diversas classes de antibióticos, como bombas de efluxo de divisão de nodulação de resistência (RND) e extrusão de compostos tóxicos e multidrogas (MATE) que contribuem para a resistência a β-lactâmicos, metronidazol, quinolonas e tetraciclina.

Bacteroides e a microbiota intestinal

As espécies do gênero *Bacteroides* que colonizam o trato gastrointestinal humano estão envolvidas em processos que auxiliam na manutenção da saúde, por exemplo, digerindo diversos polissacarídeos complexos que não podem ser digeridos por enzimas do metabolismo humano. Os genes envolvidos na utilização desses polissacarídeos estão amplamente presentes no genoma de espécies desse gênero em regiões chamadas "*loci* de utilização de polissacarídeos" (PUL, do inglês *polyssacharide utilization loci*). Os subprodutos dessa fermentação bacteriana são ácidos graxos de cadeia curta, como o butirato, propionato e acetato que podem ser absorvidos por enterócitos e utilizados como fonte de energia. *Bacteroides* também produzem substâncias vitais para o hospedeiro humano, como as menaquinonas (vitamina K) e fazem a deconjugação e a de-hidroxilação de sais biliares, promovendo a reciclagem desses compostos.

■ *Bacteroides fragilis* e câncer colorretal (Sugestão para box)

Diversas pesquisas têm iluminado o papel fundamental do microbioma intestinal na oncogênese em humanos. Ainda é difícil apontar culpados e, em muitos casos, os efeitos negativos da disbiose intestinal, seja sobre o metabolismo, seja sobre a resposta imune do hospedeiro, parecem ser o principal agente associado ao surgimento e ao crescimento de tumores. Cepas enterotoxigênicas de *B. fragilis* têm sido apontadas como um importante agente iniciador de câncer colorretal. A BFT, ao se ligar de forma dependente de sua atividade enzimática a receptores específicos no epitélio intestinal, promove a clivagem da proteína transmembrana de adesão intercelular E-caderina. O domínio intracelular da E-caderina, que está ancorada ao citoesqueleto através da β-catenina, é completamente degradada por meio da atividade da presenilina-1/γ-secretase, o que induz o acúmulo nuclear da proteína de sinalização celular β-catenina, que, por sua vez, resulta na expressão de oncogenes, como o c-myc, e na proliferação persistente de células epiteliais do cólon humano. Além disso, a BFT ativa as vias de sinalização de NF-κB e MAPK, causando a liberação de IL-8 e do fator de necrose tumoral alfa (TNFα), e estimula a produção de espécies reativas de oxigênio, a clivagem de DNA e a proliferação celular em virtude da indução do inibidor celular da proteína-2 da apoptose (c-IAP2). A BFT também ativa a enzima esperminaoxidase do hospedeiro, provocando o acúmulo de espécies reativas do oxigênio, peróxido de hidrogênio e o aldeído 3-aminopropanal que causam dano ao DNA. Em conjunto, todas as atividades da BFT contribuem para a angiogênese e a proliferação de células tumorais. Do ponto de vista epidemiológico, diversos autores relatam maior prevalência de ETBF em pacientes com câncer colorretal em comparação com grupos-controle de pessoas saudáveis.

Bibliografia recomendada

Clinical and Laboratory Standards Institute. Performance Standards for Antimicrobial Susceptibility Testing. Fifteenth Information Supplement, 2007.

Hassan Z, Sair Jr MH. Gut Bacteroides species in health and disease. Gut Microbes. 2021;13(1):1-20.

Jousemier-Somer HRP, Summanen P, Citron DM, Baron EJ, Wexler HM, Finegold SM. Wadsworth-KTL Anaerobic Bacteriology Manual. 6. ed. Belmont: Star Publishing Company, 2002.

Mandell GL, Bennett JE, Dolin R (Ed.). Principles and practice of infectious diseases. 6. ed. Philadelphia: Churchill Livingstone, 2005.

Murray PR, Baron EJ, Jorgensen JH, Landry ML, Pfaeller MA (Ed.). Manual of clinical microbiology. 9. ed. Washington: ASM Press, 2007.

Sears CL. A dynamic partnership: celebrating our gut flora. Anaerobe. 2005;11:247-51.

Outras Bactérias Anaeróbias

54

Marina Baquerizo Martinez

Bacilos e cocos Gram-negativos anaeróbios

Bacilos Gram-negativos anaeróbios são os micro-organismos anaeróbios mais isolados de infecções, encontrados em mais da metade das amostras clínicas que têm bactérias anaeróbias. Membros do grupo *B. fragilis*, bilerresistentes, são os mais isolados e os que apresentam maior resistência aos antimicrobianos.

Os principais gêneros que compõem o grupo de bacilos Gram-negativos anaeróbios são: *Bacteroides*; *Prevotella*; *Porphyromonas*; *Fusobacterium*; *Leptotrichia*; *Selenomonas*; *Wolinella*; e *Treponema*. As espécies que constituem o gênero *Bacteroides* estão descritas em outro capítulo (ver Capítulo 53). Entre os cocos Gram-negativos anaeróbios, há o gênero *Veilonella* com alguma importância clínica.

Porphyromonas e *Prevotella*

Esses gêneros representam os bastonetes Gram-negativos anaeróbios estritos que formam pigmento negro, anteriormente descritos como bacilos pertencentes ao grupo *Bacteroides melaninogenicus*. Na 7ª edição do *Bergey's Manual of Determinative Bacteriology*, constava a espécie *Bacteroides melaninogenicus*. Essa denominação foi mantida até 1976, quando os testes de fermentação de carboidratos revelaram grupos de cepas que fermentavam fortemente, outras fracamente (sacarolíticas) e as demais não fermentavam (assacarolíticas). Com base em métodos de biologia molecular e novos testes bioquímicos, foi proposto que esse grupo fosse reclassificado em dois outros gêneros. As espécies sacarolíticas foram reclassificadas como *Prevotella*, enquanto as espécies assacarolíticas como *Porphyromonas*. No Quadro 54.1, há uma comparação da nomenclatura antiga à atual desses micro-organismos.

Bacilos anaeróbios de pigmentação escura, *Prevotella* sp. (contendo espécies sacarolíticas) e *Porphyromonas* sp. (contendo espécies assacarolíticas) foram intimamente associadas a sintomas agudos de infecções endodônticas, incluindo abscessos. Esses micro-organismos são geralmente encontrados em infecções mistas, que podem ser necessárias para seu melhor desenvolvimento no sítio da infecção e contribui para um aumento significativo em sua patogenicidade.

Quadro 54.1 – *Quadro comparativo das nomenclaturas dos bastonetes Gram-negativos anaeróbios produtores de pigmento negros, inicialmente classificados como Bacteroides melaninogenicus*

Nomenclatura anterior	*Nomenclatura atual*
Bacteroides melaninogenicus	*Prevotella melaninogenica*
Bacteroides intermedius	*Prevotella intermedia*
Bacteroides intermedius	*Prevotella nigrescens**
Bacteroides asaccharolyticus	*Porphyromonas asaccharolytica*
Bacteroides gingivalis	*Porphyromonas gingivalis*
Bacteroides endodontalis	*Porphyromonas endodontalis*

* Tem as mesmas características da Prevotella intermedia. A diferenciação é baseada em eletroforese de enzimas e sondas de oligonucleotídeos.

Fonte: Desenvolvido pela autoria.

Várias espécies desses gêneros são isoladas de amostras clínicas humanas. As espécies *Prevotella melaninogenica*, *P. intermedia*, *P. corporis*, *P. denticola*, *P. loescheii*, *P. nigrescens*, *P. pallens*, *P. tannerae*, *Porphyromonas gingivalis* e *P. endodontalis* são encontradas na cavidade oral humana. Algumas espécies são importantes patógenos de infecções orais, dentárias e pós-mordidas, podendo produzir infecções na cabeça, no pescoço e no trato respiratório inferior. Espécies de *Prevotella* sp. sacarolíticas não pigmentadas e bilessensíveis estão descritas. Elas são encontradas nos mesmos sítios das espécies pigmentadas. *P. bivia* e *P. disiens* são encontradas em infecções do trato genital feminino e, com menor frequência, em infecções orais. Essas espécies são frequentemente resistentes aos ß-lactâmicos. As espécies *P. oris* e *P. buccae* são isoladas de uma variedade de infecções orais, pleuropulmonares e outras infecções.

Porphyromonas asaccharolytica faz parte da microbiota dos tratos urogenital e intestinal e são importantes agentes de infecção em sítios próximos ao seu hábitat. *P. gingivalis* é um dos patógenos periodontais mais importantes e também foi detectado em associação com abscessos endodônticos, tem sido isolado também de sítios extraorais, especialmente de pacientes com apendicites. Nove espécies de *Porphyromonas* de origem animal estão descritas. Essas bactérias têm sido isoladas de infecções em seres humanos que sofreram mordidas de animais.

■ Fusobacterium

São micro-organismos anaeróbios fusiformes que podem ser encontrados na cavidade oral, nos tratos genital, digestório e respiratório superior. Frequentemente, estão envolvidos nos mesmos tipos de infecção das amostras pigmentadas de *Prevotella* e *Porphyromonas*. A espécie mais frequente na cavidade oral é a *F. nucleatum* (anteriormente denominada *F. fusiformis*), que está subdividida em três subespécies. *F. periodonticum* também tem sido isolado da cavidade oral, geralmente associado à doença periodontal ou à infecção endodôntica. A espécie *F. necrophorum* apresenta grande potencial virulento e pode causar infecções graves em crianças e em jovens adultos, está envolvida principalmente em abscessos peritonsilares, em tromboflebites sépticas da veia jugular, em empiema pleural, normalmente com múltiplas metástases, formando abscessos no pulmão, no espaço pleural, no fígado e em grandes articulações, relacionados também com bacteremias. Outras duas espécies, *F. mortiferum* e *F. varium*, são isoladas principalmente de pacientes com infecções intra-abdominais. Eritromicina e os mais recentes macrolídeos, que normalmente são utilizados em infecções do trato respiratório superior, não têm atividade contra amostras de *Fusobacterium* sp.

■ Leptotrichia

São bactérias filamentosas anaeróbias bastante semelhantes a *F. nucleatum*, mas suas células não se apresentam com extremidades afiladas, são imóveis e são encontradas principalmente na cavidade oral e em algumas outras partes do corpo humano, em animais e, até mesmo, em sedimentos oceânicos. O gênero *Leptotrichia* é constituído por espécies anaeróbicas estritas (*L. buccalis, L. goodfellowii, L. hofstadii, L. honkongensis, L. shahii*), aeróbias e anaeróbicas facultativas (*L. trevisanii, L. wadei*). Algumas espécies requerem soro ou sangue para o crescimento. Todas as espécies fermentam carboidratos e produzem ácido lático que pode estar envolvido na cárie dentária. Atuando como isoladas de patógenos oportunistas, foram isolados indivíduos imunocomprometidos, mas também imunocompetentes. Estão envolvidas em uma variedade de doenças como feridas, infecções respiratórias, mieloma múltiplo, febre neutropênica, mucosite, septicemias, casos importantes de caries e gengivites. Na maioria dos casos, a principal espécie é *L. buccalis*. No laboratório, podem ser diferenciadas pela caracterização bioquímica, contudo, a identificação de espécies de *Leptotrichia* pode ser problemática em termos de cultivo, pois algumas linhagens são estritamente anaeróbicas ou anaeróbicas facultativas, enquanto outras preferem crescer sob a influência de CO_2. As espécies de *Leptotrichia* geralmente são Gram-negativas, porém as células jovens podem ser Gram-positivas. As células na fase estacionária podem até se corar nos dois sentidos, gerando erros de classificação. Em razão da insuficiência de bancos de dados, a identificação de espécies de *Leptotrichia* por ensaios bioquímicos convencionais pode ser difícil e desafiadora.

■ Micro-organismos espiralados e curvos (*Treponema, Selenomonas, Wolinella*)

O gênero Treponema engloba micro-organismos espiralados Gram-negativos anaeróbios estritos (extremamente sensíveis ao oxigênio) que apresentam grande mobilidade cujos flagelos são internos. São reconhecidas quatro espécies na cavidade oral: *T. denticola*; *T. macrodentium*; *T. socransky*; e *T. vincentii*, que geralmente são denominadas de espiroquetas e, inicialmente, foram classificadas no gênero Borrelia. Essas bactérias são de difícil cultivo no laboratório, portanto os estudos de relação etiológica com doença na cavidade oral ficaram limitados à observação microscópica durante muito tempo. No entanto, os métodos de diagnóstico microbiológico com base em técnicas moleculares têm confirmado a associação de *T. denticola* com a evolução dos quadros de doença periodontal com processos infecciosos com necrose, localizados na polpa dental.

Os bastonetes curvos anaeróbios Gram-negativos móveis são classificados nos gêneros *Selenomonas* e *Wolinella*. A *S. sputigena*, que apresenta um tufo de flagelos na concavidade, e a *W. recta*, com um único flagelo polar, são espécies características da cavidade oral.

■ Cocos Gram-negativos

Acidaminococcus fermentans, *Megasphaera elsdenii* e *Veilonella parvula* fazem parte da microbiota fecal humana, já *V. parvula*, *V. atypica* e *V. dispar* são encontradas na cavidade oral. Cocos Gram-negativos anaeróbios são raramente isolados de infecções, e as espécies de *Veillonella* são mais isoladas que as de outros gêneros. *V parvula* tem sido isolada de casos endocardites, pneumonites obstrutivas, abcessos pulmonares, sinusite crônica, osteomilite, meningite, feridas pós-mordidas, infecções na cabeça e no pescoço e de tecidos moles. São encontrados com maior prevalência em infecções polimicrobianas, nas quais outras espécies bacterianas anaeróbias e facultativas estão envolvidas.

Bacilos Gram-positivos anaeróbios

Bacilos Gram-positivos anaeróbios não esporulados fazem parte de um grupo de bactérias diversificado genotipicamente e fenotipicamente. Esses micro-organismos fazem parte da microbiota da pele e da superfície de mucosas humanas. Assim como para a maioria das bactérias anaeróbias, eles são patógenos humanos oportunistas. As infecções normalmente são endógenas e requerem fatores predisponentes. São encontrados com maior prevalência em infecções polimicrobianas nas quais outras espécies bacterianas anaeróbias e facultativas estão envolvidas. Essas associações podem ser a causa de infecções em feridas, cirúrgicas ou não, abscessos, peritonites ou infecções sistêmicas.

Após o isolamento, é difícil a identificação acurada de membros desse grupo de bactérias. Na maioria das vezes, os sistemas comerciais de identificação de bactérias anaeróbias falham na identificação de bacilos Gram-positivos anaeróbios não esporulados. Contudo, muitas vezes, a identificação do gênero pode ser importante para indicar o foco de infecção.

■ Actinomyces

O gênero *Actinomyces* é composto por bacilos Gram-positivos filamentosos, componente principal da orofaringe, trato gastrointestinal e flora do trato urogenital. A colonização é onipresente em indivíduos saudáveis, e as infecções supurativas geralmente tendem a ocorrer em indivíduos imunossuprimidos com má higiene bucal e após ruptura do tecido local. Mais de 30 espécies de *Actinomyces* foram identificadas. A forma clínica mais comum de actinomicose é a infecção cervicofacial invasiva.

São anaeróbios facultativos, mas se desenvolvem melhor em anaerobiose na presença de gás carbônico. As espécies *Actinomyces israelli*, *A. viscosus* e *A. naeslundii* têm sido isoladas com frequência da cavidade oral de seres humanos. São colonizadores primários da placa dental supragengival e o interesse por essas bactérias está relacionado com seu potencial patogênico na cárie de superfície de raiz, doença periodontal, formação de abscessos na mucosa da cavidade oral, língua e na face (actinomicose), bem como doença pulmonar. Espécies de *Actinomyces* também estão envolvidas em inflamações pélvicas associadas ao uso de contraceptivos intrauterinos (DIU). Na literatura, encontramos uma prevalência que varia de 1,6% a 11,6% de usuárias de DIU que apresentam infecção por *A. israelii*. Espécies de *Actinomyces* estão envolvidas em abscessos piogênicos hepáticos, e a maioria dos casos descritos não está relacionada a infecções orais prévias ou intra-abdominais.

■ Eubacterium

Esse gênero inclui micro-organismos filamentosos anaeróbios estritos que se apresentam variáveis quanto à coloração pelo método de Gram. As espécies mais encontradas na cavidade oral são *Eubacterium saburreum* e o *E. alactolyticum*, que são isoladas com frequência a partir da placa dental supragengival. As espécies de Eubacterium não são frequentemente isoladas a partir de material clínico, provavelmente em virtude de dificuldades de identificação. Quando isoladas, estão sempre associadas a outros micro-organismos. Já foram descritos casos de isolamento de abscessos e feridas e, muito raramente, de hemoculturas. *E. lentum* é a espécie mais frequentemente observada. Outras espécies estão associadas a doenças periodontais.

■ Propionibacterium

Bacilo Gram-positivo, pleomórfico, Gram-variável, que faz parte da microbiota da pele. São isolados com frequência de infecções mistas da pele, exerce papel importante na *acne vulgaris*. A indução da produção de citocinas pró-inflamatórias e/ou células específicas da regulação imunológica está envolvida na patogênese. Frequentemente, a propionibactéria é isolada de infecções após atos cirúrgicos e o uso de próteses. Além disso, tem sido isolada de uveítes, endoftalmites, ossos, articulações e sistema nervoso central. Pode causar endocardites, principalmente após a implantação de válvulas prostéticas. Mesmo espécies oriundas da microbiota são patógenos primários de diversas infecções, porém são, muitas vezes, considerados erroneamente como contaminantes. Contudo, é importante salientar que espécies de *Propionibacterium* são isoladas numa prevalência de 5% a 50% de bacteremias clinicamente significantes e insignificantes, respectivamente.

■ Mobiluncus

O potencial patogênico de *Mobiluncus* sp. não é bem conhecido. Não está claro se a baixa taxa de isolamento é consequência da incapacidade de os laboratórios identificarem esses micro-organismos ou pela baixa patogenicidade deles. A presença deles na mucosa vaginal de mulheres com vaginose é frequente, porém seu papel nessa síndrome não está esclarecido. Relatos de isolamento de *Mobiluncus* sp. de abscessos nos seios, secreções umbilicais e hemoculturas dão suporte ao potencial patogênico do gênero. O gênero tem sido isolado de infecções pélvicas e de placentas de partos pré-termo. Embora o isolamento em cultura pura possa ocorrer, é mais frequente a associação com espécies de *Prevotella* e *Peptostreptococcus*.

Bibliografia recomendada

Almohaya AM, et al. Fusobacterium bloodstream infections: a literature review and hospital-based case series. Anaerobe. 2020;62:102165. doi: 10.1016/j.anaerobe.2020.102165.

De Uzeda M. Microbiologia oral: etiologia da cárie, doença periodontal e infecções endodônticas. Rio de Janeiro: Medsi, 2002.

Eribe ERK, Olsen I. Leptotrichia species in human infections II. J Oral Microbiol. 2017;9(1):1368848. doi: 10.1080/20002297.2017.1368848.

Fiorillo L, et al. Porphyromonas gingivalis, periodontal and systemic implications: a systematic review. Dent. J. 2019;7:114. doi: 10.3390/dj7040114.

Holt JG, Krieg NR, Sneath PHA, Staley JT, Willimas ST (Ed.). Bergey's manual of determinative bacteriology. 9 ed. Baltimore: Williams & Wilkins, 1994:532-3.

Mandell GL, Bennett JE, Dolin R. Principles and practice of infectious diseases. 5. ed. Philadelphia: Churchill Livingstone, 2000.

Mayrand D, Holt SC. Biology of asaccharolytic black-pigmented Bacteroides species. Microbiol Rev. 1998;52:134-52.

Murray PR, Baron EJ, Jorgensen, JH, Pfaeller MA, Yolken RH (Eds.). Manual of clinical microbiology. 9. ed. Washington: ASM Press, 2009;1:1212.

Shah HN, Collins MD. Proposal for reclassification of Bacteroides asaccharolyticus, Bacteroides gingivalis, and Bacteroides endodontalis in a new genus, Porphyromonas. Int J Syst Bacteriol. 1990;40:205-8.

Siqueira Jr JF, Rôças IN, Souto R, de Uzeda M, Colombo AP. Checkerboard DNA-DNA hybridization analysis of endodontic infections. Oral Surg Oral Med. Oral Pathol Radiol Endodon. 2000;89:744-8.

55 Espiroquetídeos
Leptospira, Treponema e Borrelia

Paula Ristow
Priscyla dos Santos Ribeiro

Agradecimentos

A Larissa Amorim Tourinho de Vasconcelos e a Talita Pereira Gomes pela revisão crítica deste capítulo.

Introdução

Espiroquetas ou espiroquetídeos são um grupo grande de bactérias que formam um único filo: *Spirochaetes*. Esse filo contém bactérias com morfologia espiralada típica. *Spirochaetes* é um filo bastante antigo evolutivamente e tem uma única classe, *Spirochaetes*, e uma única ordem, *Spirochaetales*. Neste capítulo, abordaremos as principais espiroquetas de importância médica, sendo o gênero *Leptospira* da família *Leptospiraceae*, e os gêneros *Treponema* e *Borrelia*, da família *Spirochaetaceae*.

Além da sua morfologia em espiral, espiroquetas são extremamente longas e finas. Apresentam motilidade característica conferida pelos endoflagelos (flagelos internos), filamentos proteicos localizados no periplasma bacteriano que se ancoram nos polos com projeção para a parte central. A rotação dos endoflagelos permite que espiroquetas se locomovam em ambientes líquidos e viscosos.

Espiroquetas são consideradas Gram-negativas, porém não se coram bem pelo método de Gram. Por essa razão, são comumente visualizadas por microscopia de campo escuro quando em cultivo ou em espécimes clínicos, ou também por imunofluorescência. Já em tecidos, são visualizadas por técnicas de impregnação pela prata ou por imuno-histoquímica.

Espiroquetas têm representantes de vida livre ou adaptados a hospedeiros animais, vertebrados ou artrópodes, a depender do gênero estudado. O crescimento de espiroquetas é fastidioso e o seu tempo de geração é bastante longo, necessitando de meios de cultura ricos. Apesar das semelhanças morfológicas e fisiológicas citadas, os membros desse grupo de bactérias são muito variáveis no seu metabolismo, características genômicas, hábitats naturais, hospedeiros e manifestações clínicas decorrentes da infecção.

Leptospira

Breve histórico

Leptospiras, do grego λεπτός (*leptós* = fino) e σπείρα (*spira* = espiral), pertencem à família *Leptospiraceae* e ao gênero *Leptospira*. Leptospiras patogênicas são o agente etiológico da leptospirose. Essa zoonose foi diagnosticada pela primeira vez, em 1886, pelo médico alemão Adolf Weil, que a descreveu como uma doença infecciosa que causa esplenomegalia, nefrite e icterícia, nomeando-a como "doença de Weil". Contudo, essas bactérias foram descritas pela primeira vez apenas em 1907, quando Arthur Stimson observou organismos espiralados em cortes histológicos do rim de um paciente que havia falecido com diagnóstico de febre amarela. Essas bactérias apresentavam-se em formato de ponto de interrogação, sendo denominadas *Spirochaeta interrogans*. O primeiro isolamento de leptospiras patogênicas foi feito em 1915, por Inada *et al.*, no Japão. No ano seguinte, Hideyo Noguchi sugeriu nomear o gênero como "*Leptospira*" por causa da morfologia característica. Ao longo do século XX, a leptospirose difundiu-se pelo mundo, sendo caracterizada como uma doença ocupacional em áreas rurais. Nas últimas décadas e com o aumento da globalização, essa zoonose emerge também em áreas urbanas, em localidades com escassez de planejamento urbano, saneamento básico e em populações negligenciadas. Com as mudanças climáticas atuais, a leptospirose também tem sido associada a desastres climáticos. Essa doença também é associada à prática de atividades aquáticas esportivas ou de lazer.

Morfologia e estrutura

As bactérias do gênero *Leptospira* têm morfologia fina, alongada e helicoidal ou espiralada, com extremidades em ganchos ou retas. Detalhes estruturais podem ser analisados por microscopia eletrônica, quando se observa que leptospiras medem cerca de 0,1 μm de diâmetro, 6 μm a 20 μm de comprimento e 0,5 μm de comprimento de onda (Figura 55.1). Quando recém-isoladas a partir de amostras clínicas, leptospiras patogênicas podem apresentar menor comprimento. A morfologia de leptospiras pode se alterar por causa de sua taxa de crescimento ou de problemas no cultivo; nesse último, podendo tornar-se mais longas e menos móveis. Em preparações citoquímicas, imuno-histoquímicas ou histológicas, leptospiras são visualizadas com sua morfologia típica (Figura 55.2).

A observação em microscopia óptica de campo escuro é o método-padrão para a visualização de leptospiras. Na microscopia de campo escuro, além do tamanho e da estrutura, observa-se também a motilidade típica do gênero, em que leptospiras apresentam movimentos de translação, movimentando-se para frente e para trás em ambas as direções, e movimentos de rotação, girando rapidamente ao longo do seu eixo (Figura 55.3 e Vídeo https://youtu.be/I0RTn2xpJbo).

Leptospiras são classificadas como bactérias Gram-negativas. Sua membrana externa (ME) é composta por três camadas com diferentes densidades (Figura 55.4): os folhetos interno e externo constituem uma bicamada fosfolipídica, contendo o lipopolissacarídeo (LPS) inserido no folheto externo por intermédio do lipídeo A e a porção sacarídica do LPS, formando a terceira camada mais externa. O LPS de leptospiras é composto pelo lipídio A, pelo cerne polissacarídico e pelo polissacarídeo O. O lipídio A apresenta composição química e estrutura não usual quando comparado a outros Gram-negativos e menor atividade endotóxica. Os açucares ramnose, arabinose, xilose, manose, fucose, galactose e acetilglucosamina já foram descritos na composição do LPS dessas bactérias.

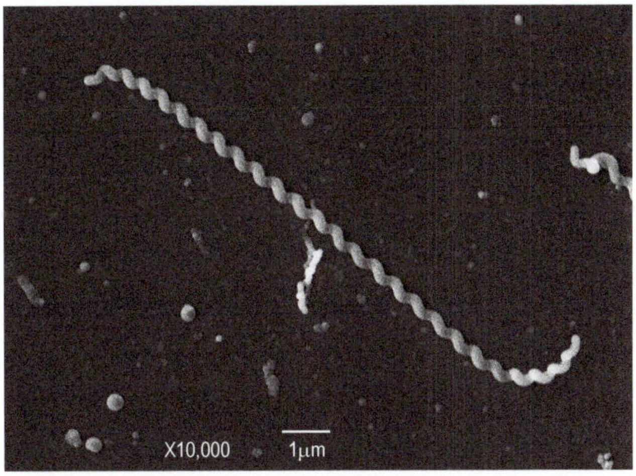

Figura 55.1 – *Morfologia típica espiralada de bactérias do gênero Leptospira em que se observa gancho terminal nas extremidades. Microscopia eletrônica de varredura de Leptospira biflexa sorovar Patoc cepa Patoc 1 (Paris).*
Fonte: Reprodução de Ribeiro PS; Figueira CP.

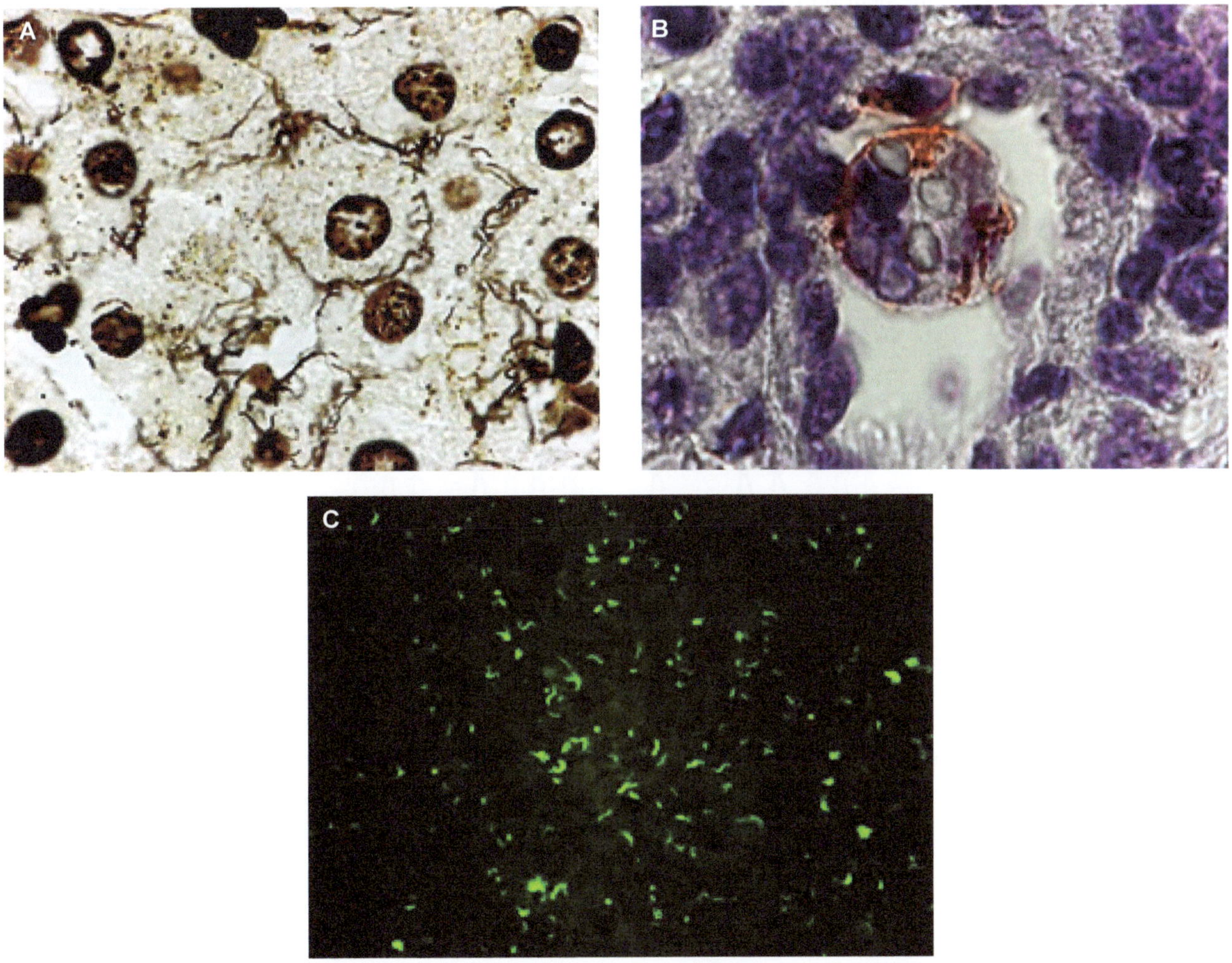

Figura 55.2 – *Leptospiras patogênicas visualizadas por meio de diferentes técnicas. A) Secção de fígado de cobaio infectado com Leptospira interrogans sorovar Lai corada por Warthin-Starry, X 1.000. Leptospiras são visualizadas como estruturas finas, espiraladas e em coloração marrom escuro, aderidas à membrana das células hepáticas. B) Leptospiras (em vermelho) dentro de macrófago alveolar em secção de pulmão de cobaio infectado com L. interrogans sorovar Lai; imunohistoquímica usando anticorpo antiproteína Loa22, X 1.000. C) L. interrogans sorovar Copenhageni (em verde) em imprint de rins de ratos infectados experimentalmente; imunofluorescência, X 400.*
Fonte: Reprodução de Paula Ristow e Cláudio Pereira Figueira.

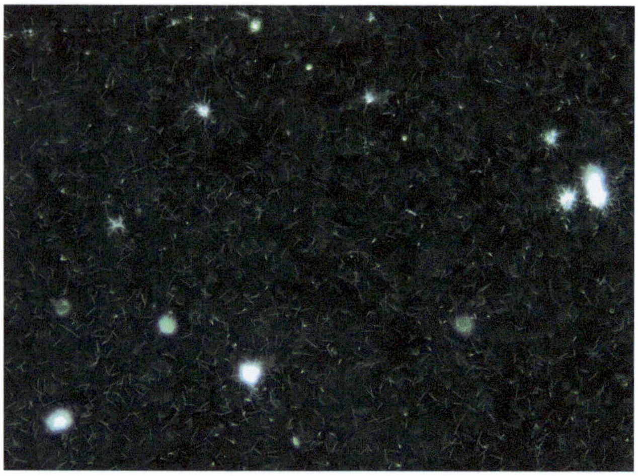

Figura 55.3 – *Cultivo de* Leptospira *spp. em microscópio de campo escuro, X 250. Para visualizar a motilidade típica de leptospiras, acessar o vídeo em https://youtu.be/l0RTn2xpJbo.*

Fonte: Reprodução de Priscyla dos Santos Ribeiro.

A ME de leptospiras contém, além do LPS, proteínas, lipídeos, lipoproteínas, glicoproteínas e glicolipídeos. Entre a ME e a membrana citoplasmática (MC), há o periplasma ou espaço periplasmático, o qual contém uma fina camada de peptideoglicano (PG), dois endoflagelos, filamentos periplasmáticos e proteínas. O PG de *Leptospira* é composto pelo dissacarídeo N-acetilglicosamina e ácido N-acetilmurâmico, associados por ligações glicosídicas β (1 → 4), com três a cinco aminoácidos ligados ao N-acetilmurâmico, podendo ou não formar ligações cruzadas. Entretanto, ao contrário de outras bactérias Gram-negativas, a camada de PG de *Leptospira* está mais associada à MC, e não à ME (Figura 55.4). Os dois endoflagelos (Figura 55.5) ancoram-se na MC, cada um em um polo da bactéria, e são responsáveis pelos movimentos de *Leptospira* descritos anteriormente neste capítulo. Os endoflagelos têm estrutura complexa e são compostos pelo filamento flagelar, gancho e corpo basal.

▪ Metabolismo e fisiologia

Leptospiras são aeróbias e crescem também em ambientes microaerofílicos. Essas bactérias apresentam, em seu genoma, um conjunto completo de genes que codificam tanto o ciclo do ácido tricarboxílico como a cadeia transportadora de elétrons. Para o crescimento de *Leptospira*, os componentes nutricionais elementares são as fontes de carbono e nitrogênio, bem como a presença de vitaminas e de outros suplementos nutricionais selecionados. Já os ácidos graxos de cadeia longa são as fontes de carbono essenciais para o crescimento dessas bactérias. Visto que essas moléculas de ácidos graxos são também tóxicas às leptospiras, faz-se necessário adicionar um detoxificante ao meio de cultura, como a soroalbumina bovina, que adsorve essas moléculas e libera-as em concentrações não tóxicas, e utilizar ácidos graxos não tóxicos complexados com sorbitol (Tweens).

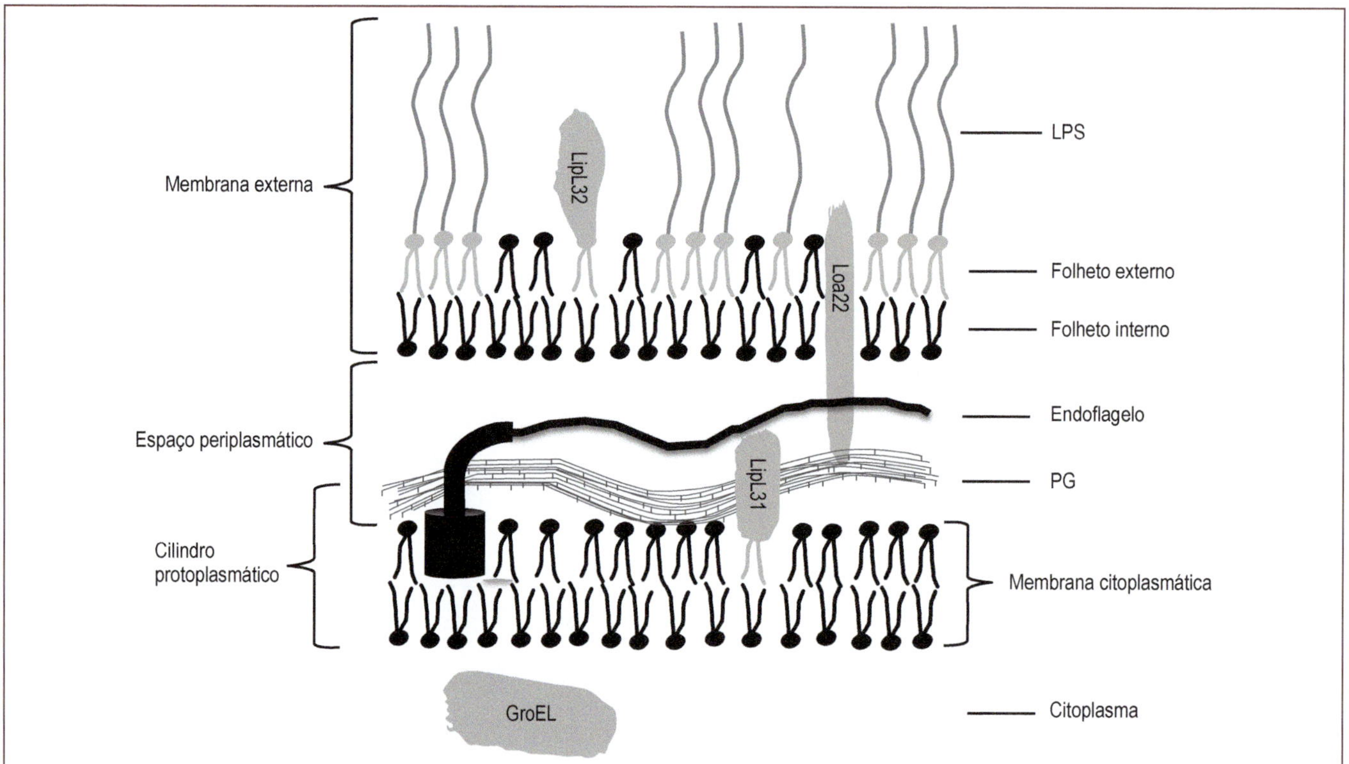

Figura 55.4 – *Representação esquemática da parede celular de Leptospira. Note que os endoflagelos se encontram no periplasma e que a camada de peptideoglicano é associada à membrana citoplasmática.*

GroEL: chaperonina 60 (Cpn60) ou HSP60, uma chaperona de choque térmico citoplasmática; LipL31: lipoproteína de Leptospira de 31 KDa; LipL32: lipoproteína de Leptospira de 32 KDa, uma proteína majoritária da ME; Loa22: lipoproteína de 22 kDa com um domínio C-terminal OmpA; LPS: lipopolissacarídeo; PG: peptideoglicano.

Fonte: Desenvolvida pela autoria.

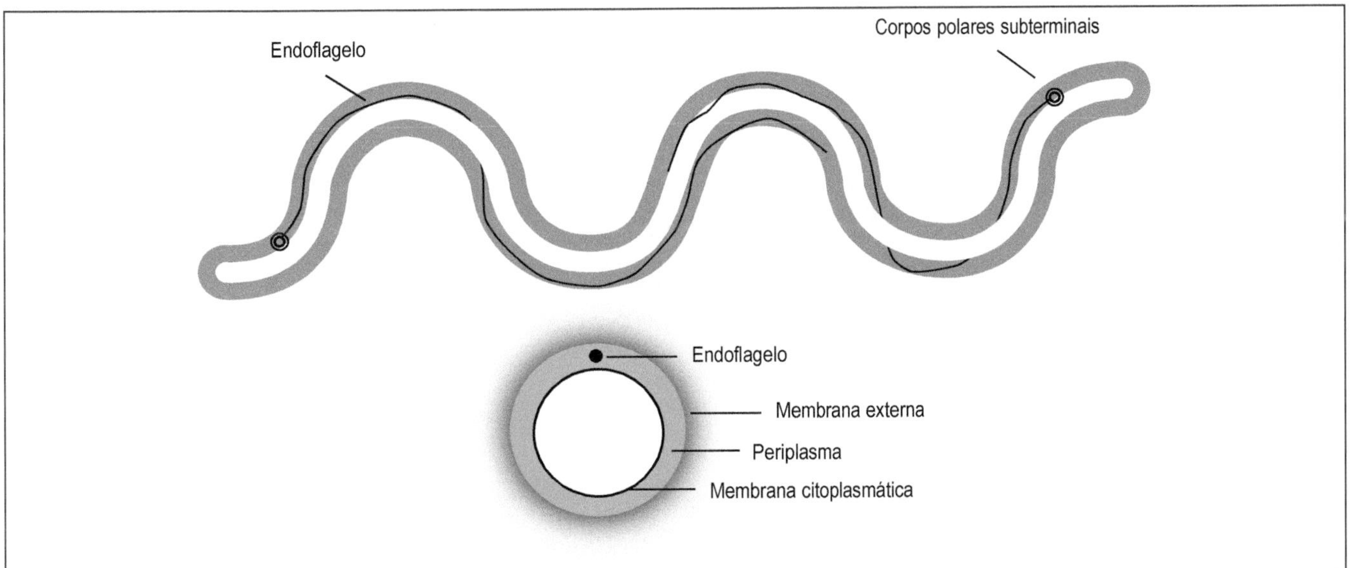

Figura 55.5 – *Representações esquemáticas de leptospiras em corte longitudinal e transversal, evidenciando os endoflagelos na região do periplasma.*
Fonte: Desenvolvida pela autoria.

A presença de glicerol como fonte adicional de carbono aumenta o crescimento de algumas leptospiras. O principal meio de cultura usado para o cultivo de leptospiras é o Ellinghausen-McCullough-Johnson-Harris (EMJH), o qual contém, entre os seus componentes ácidos graxos de cadeia longa, soro albumina bovina e sulfato de ferro. O meio de cultura para cultivo de *Leptospira* pode ser suplementado com soro de coelho, sobretudo para o isolamento de espécies patogênicas. O uso de meios semissólidos pode ser recomendado no primoisolamento de cepas clínicas e para a manutenção de leptospiras.

Leptospiras crescem em temperatura ótima de 28 °C a 30 °C e em pH de 7,2 a 7,6. Seu cultivo é fastidioso, com tempos de geração longos, que variam de aproximadamente 4 horas para as espécies sapróbitas e 6 a 8 horas para as patogênicas; nas últimas, podendo alcançar até 18 horas. Em isolamentos primários, o crescimento em meio de cultura pode levar até semanas ou meses. Em condições laboratoriais, leptospiras são sensíveis ao ressecamento, aos extremos de temperatura e de pH, assim como aos desinfetantes. Para que o isolamento de amostras clínicas e ambientais seja realizado, adicionam-se antibióticos ao meio de cultura, tornando-o um meio seletivo, a fim de evitar o crescimento de outras bactérias que não *Leptospira*. A partir do desenvolvimento das técnicas de isolamento, atualmente utiliza-se mais comumente o coquetel STAFF de antibióticos, constituído por: sulfametoxazol; trimetoprim; anfotericina; fosfomicina; e 5-fluorouracil. Embora para o seu cultivo laboratorial, sejam necessários meios ricos e complexos, bactérias do gênero *Leptospira* sobrevivem em coleções de água doce, como rios, lagos, açudes e poças, bem como no solo e na lama.

Biofilme

Leptospiras sapróbitas e patogênicas formam biofilmes em substratos abióticos no laboratório (Figura 55.6). O tempo de formação de biofilmes maduros *in vitro* é de cerca de 8 dias para a espécie patogênica *L. interrogans* e de 2 dias para a espécie saprofítica *L. biflexa*. O biofilme maduro é caracterizado por uma densa rede de bactérias (Figura 55.6) e apresenta espessura média de 5 µm a 14 µm para *L. biflexa* e de 10 µm a 30 µm para *L. interrogans*. Na fase tardia da formação do biofilme, as bactérias podem retornar ao estilo de vida planctônico, ou fragmentos de biofilmes podem destacar-se ou, ainda, pode ocorrer a morte celular bacteriana (Figura 55.6). Durante a formação do biofilme, leptospiras apresentam uma expressiva reprogramação genética, com alteração na expressão de genes relacionados ao crescimento celular, motilidade, síntese de proteínas de ME, entre outros. Leptospiras patogênicas formam biofilmes nos túbulos renais de *Rattus norvegicus* naturalmente infectados que se comportam como hospedeiros de manutenção dessas bactérias (Figura 55.7). Foi observado também que leptospiras formam biofilmes no ambiente rural.

Classificação genômica e sorológica de *Leptospira*

O gênero *Leptospira* integra a família *Leptospiraceae* e a classe *Spirochaetales*. Até 1989, esse gênero era classificado de acordo com as características sorológicas e fenotípicas em dois grupos: *L. interrogans sensu lato*, que agrupava as cepas patogênicas; e *L. biflexa sensu lato*, que agrupava as cepas sapróbitas. Com o desenvolvimento de técnicas moleculares, especialmente o sequenciamento genômico completo, o gênero foi reclassificado. Atualmente, o gênero *Leptospira* é composto por 68 espécies genômicas agrupadas em dois grandes clados e quatro subclados: clado S (subclado S1 – espécies sapróbitas isoladas do ambiente e que não causam infecções; subclado S2 – novo clado cujas espécies são fenotipicamente semelhantes às espécies saprofíticas); e clado P (subclado P1 – espécies patogênicas que são os agentes etiológicos da leptospirose em humanos e em outros animais; subclado P2 – espécies de patogenicidade intermediária) (Tabela 55.1).

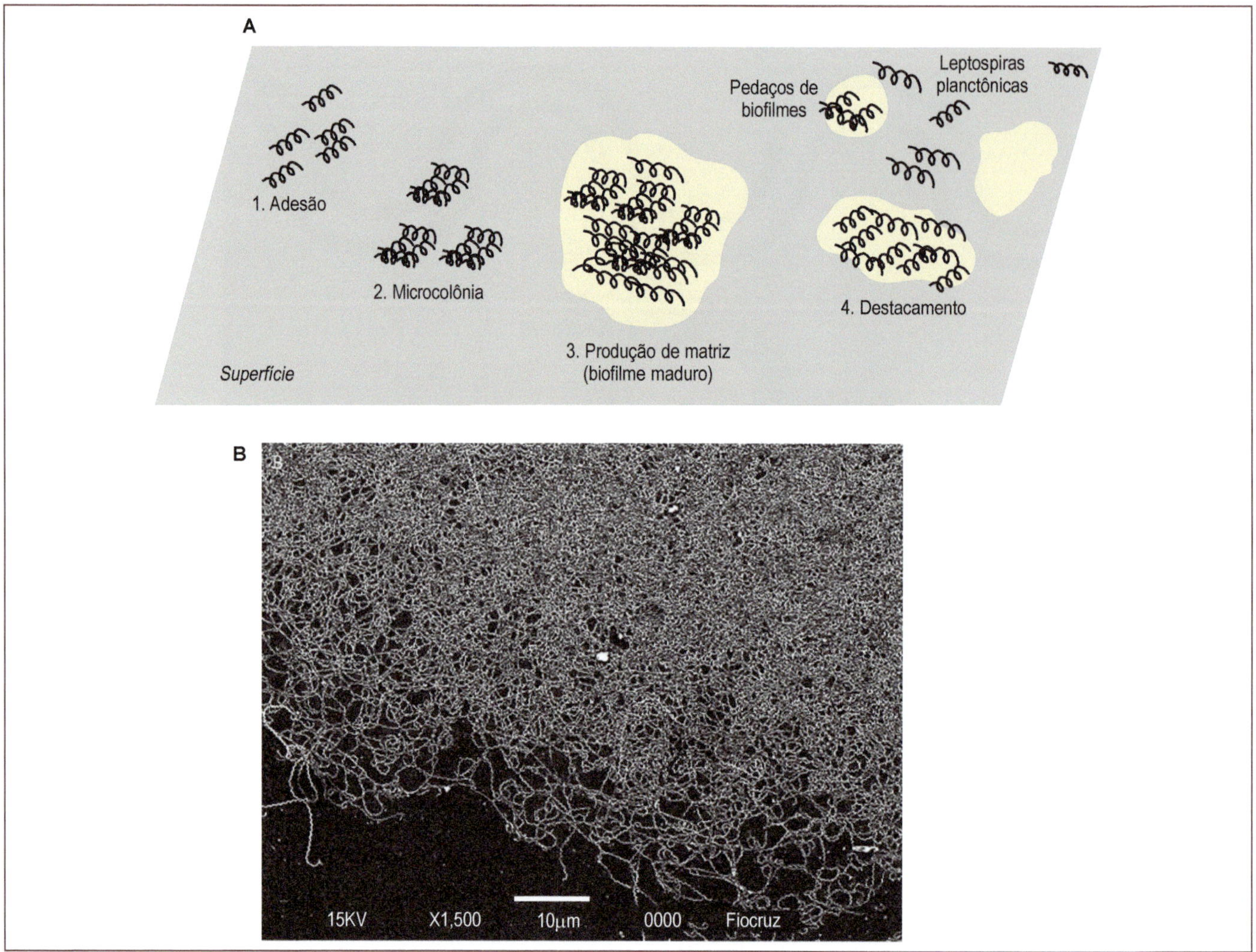

Figura 55.6 – *A) Estágios da formação de biofilme por Leptospira. B) Microscopia eletrônica de varredura de biofilme de* Leptospira biflexa *sorovar Patoc.*

Fonte: Reprodução de Priscyla dos Santos Ribeiro e Cláudio Pereira Figueira.

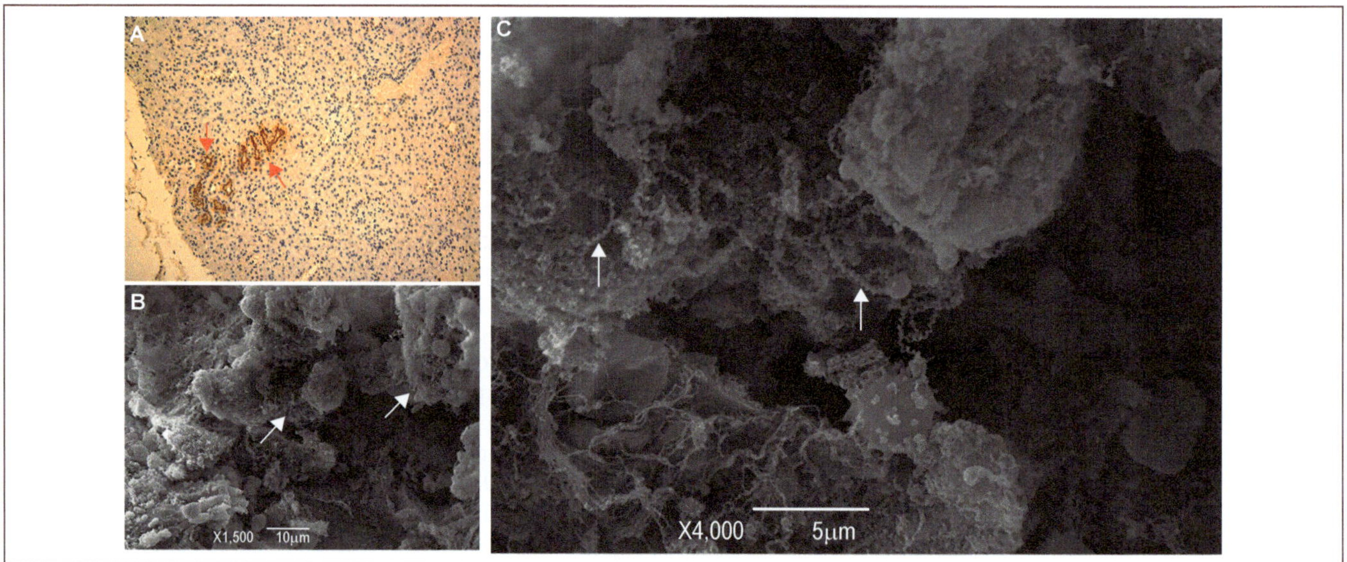

Figura 55.7 – *Colonização de túbulos renais de* Rattus norvegicus *por Leptospira patogênica. A) Imuno-histoquímica com marcação anti-Leptospira (setas vermelhas). B) Microscopia eletrônica de varredura utilizando vermelho rutênio; observam-se leptospiras (setas brancas) envoltas em matriz extracelular, X 1.500. C) Aumento de 4.000 x da imagem B.*

Fonte: Acervo da autoria.

Tabela 55.1
Características genotípicas e fenotípicas de espécies do gênero *Leptospira*

*Espécies**	*Tamanho (bp)*	*Conteúdo GC (%)***	*No de genes*	*Sequências codificantes*	*Clado*	*Virulência*
L. adleri	3.956.744	44	3.504	3.440	P1	Patogênica
L. ainazelensis	4.864.687	43	4.431	4.258	P1	Patogênica
L. ainlahdjerensis	4.843.892	43	4.428	4.244	P1	Patogênica
L. alexanderi	4.060.960	40	3.722	3.413	P1	Patogênica
L. alstonii	4.247.829	43	3.819	3.629	P1	Patogênica
L. barantonii	4.392.226	44	4.036	3.958	P1	Patogênica
L. borgpetersenii	3.992.782	40	3.432	3.212	P1	Patogênica
L. ellisii	4.314.057	48	4.353	3.914	P1	Patogênica
L. gomenensis	4.284.018	46	3.910	3.791	P1	Patogênica
L. interrogans	4.630.763	35	3.758	3.631	P1	Patogênica
L. kirschneri	4.409.424	36	3.633	3.392	P1	Patogênica
L. kmetyi	4.416.922	45	4.013	3.909	P1	Patogênica
L. mayottensis	4.216.282	40	3.618	3.365	P1	Patogênica
L. noguchii	4.710.917	36	3.993	3.749	P1	Patogênica
L. santarosai	3.835.045	42	3.528	3.376	P1	Patogênica
L. stimsonii	4745.109	43	4.318	4.194	P1	Patogênica
L. tipperaryensis	4.591.888	42	4.142	4.061	P1	Patogênica
L. weilii	4.381.393	41	3.949	3.722	P1	Patogênica
L. yasudae	4.444.566	46	4.102	4.012	P1	Patogênica
L. andrefontaineae	4.281.887	40	3.953	3.885	P2	Intermediária
L. broomii	4.395.904	43	3.951	3.877	P2	Intermediária
L. dzoumogneensis	4.118.320	41	3.805	3.728	P2	Intermediária
L. fainei	4.287.324	44	3.865	3.796	P2	Intermediária
L. fletcheri	3.733.663	47	3.423	3.345	P2	Intermediária
L. fluminis	3.746.420	48	3.429	3.355	P2	Intermediária
L. haakeii	4.191.631	40	3.864	3.788	P2	Intermediária
L. hartskeerlii	4.048.089	41	3.739	3.679	P2	Intermediária
L. inadai	4.457.871	45	3.982	3.857	P2	Intermediária
L. johnsonii	4.063.992	41	3.775	37.11	P2	Intermediária
L. koniambonensis	4319.728	39	3.988	3.929	P2	Intermediária
L. langatensis	4.0893.86	45	37.53	3.682	P2	Intermediária
L. licerasiae	4.209.996	41	3.886	3.827	P2	Intermediária
L. neocaledonica	4.213.808	40	3.912	3.843	P2	Intermediária
L. perolatii	3.985.918	42	3.627	3.552	P2	Intermediária
L. saintgironsiae	4.083.319	39	3.777	3.709	P2	Intermediária

(***Continua***)

Tabela 55.1
Características genotípicas e fenotípicas de espécies do gênero *Leptospira* (*Continuação*)

*Espécies**	*Tamanho (bp)*	*Conteúdo GC (%)***	*No de genes*	*Sequências codificantes*	*Clado*	*Virulência*
L. sarikeiensis	4.373.171	40	4.033	3.938	P2	Intermediária
L. selangorensis	4.197.781	40	3.874	3.808	P2	Intermediária
L. semungkisensis	3.944.076	43	3.626	3.560	P2	Intermediária
L. venezuelensis	4.250.290	39	3.969	3.903	P2	Intermediária
L. wolffii	4.173.677	46	3.852	3.784	P2	Intermediária
L. abararensis	4.176.760	39	3.972	3.850	S1	Saprofítica
L. bandrabouensis	4.167.453	38	3.920	3.857	S1	Saprofítica
L. biflexa	3.837.723	39	3.611	3.555	S1	Saprofítica
L. bourretii	4.183.158	38	3.910	3.839	S1	Saprofítica
L. bouyouniensis	4.118.374	37	3.823	3.745	S1	Saprofítica
L. brenneri	3.945.433	39	3.664	3.602	S1	Saprofítica
L. chreensis	4.489.308	40	4.190	4.051	S1	Saprofítica
L. congkakensis	4.003.841	38	3.696	3.638	S1	Saprofítica
L. ellinghausenii	4.193.578	37	3.940	3.849	S1	Saprofítica
L. harrisiae	3.946.761	38	3.676	3.608	S1	Saprofítica
L. jelokensis	4.124.627	39	3.831	3.760	S1	Saprofítica
L. kanakyensis	4.138.228	39	3.877	3.814	S1	Saprofítica
L. kemamanensis	3.769.371	39	3.537	3.444	S1	Saprofítica
L. levettii	3.890.399	38	3.618	3.551	S1	Saprofítica
L. meyeri	4.019.166	38	3.781	3.712	S1	Saprofítica
L. montravelensis	4.021.380	38	3.747	3.685	S1	Saprofítica
L. mtsangambouensis	4.083.871	38	3.819	3.751	S1	Saprofítica
L. noumeaensis	4.108.400	38	3.847	3.780	S1	Saprofítica
L. perdikensis	4.001.979	39	3.730	3.677	S1	Saprofítica
L. terpstrae	4.092.188	38	3.863	3.802	S1	Saprofítica
L. vanthielii	4.065.234	39	3.821	3.749	S1	Saprofítica
L. wolbachii	4.081.981	39	3.854	3.782	S1	Saprofítica
L. yanagawae	4.006.794	38	3.696	3.636	S1	Saprofítica
L. idonii	4.088.029	41	3.823	3.756	S2	Saprofítica
L. ilyithenensis	4.211.893	41	3.966	3.878	S2	Saprofítica
L. kobayashii	4.304.943	41	3.950	3.883	S2	Saprofítica
L. ognonensis	3.988.113	40	3.748	3.675	S2	Saprofítica
L. ryugenii	3.951.395	40	3.724	3.656	S2	Saprofítica

*Espécies selecionadas a partir dos genomas de referência na plataforma NCBI (https://www.ncbi.nlm.nih.gov/datasets/genomes/?taxon=171).
**Conteúdo GC (%) aproximado.
Fonte: Desenvolvida pela autoria.

A classificação subespecífica do gênero é o sorovar, definido pela técnica de aglutinação e absorção cruzada (CAAT). O termo "sorovar" é relativo à aglutinação de leptospiras por um soro específico de coelho e reflete a variabilidade do LPS. A utilização da CAAT já resultou n a identificação de mais de 300 sorovares, os quais são agrupados em 24 sorogrupos de acordo com semelhanças antigênicas. Entretanto, a aplicação rotineira da CAAT é difícil, especialmente por conta do longo tempo para a realização dessa técnica. Por causa disso, a classificação sorológica de leptospiras é comumente realizada pelo teste de soroaglutinação microscópica (MAT, do inglês *microscopic agglutination test*).

Embora a classificação em sorogrupos não tenha reconhecimento taxonômico, ela é amplamente utilizada e aceita na Microbiologia Clínica e Epidemiologia. A classificação genômica encontra algumas barreiras para um uso mais amplo em virtude especialmente de seus custos de execução; da necessidade de pessoal altamente treinado para interpretação de dados; e da baixa correlação com os parâmetros sorológicos já utilizados anteriormente, visto que diferentes genótipos podem compartilhar os mesmos determinantes antigênicos.

Epidemiologia da leptospirose

A leptospirose é uma zoonose bacteriana com ampla distribuição mundial. Diversos animais, especialmente os mamíferos, mas também répteis e anfíbios, podem ser infectados por leptospiras patogênicas. Animais reservatórios cronicamente colonizados nos rins por *Leptospira* patogênicas as eliminam através da urina de forma intermitente. Essa eliminação provoca a contaminação do ambiente no qual essas bactérias são capazes de sobreviver por longos períodos. A infecção de novos hospedeiros ocorre principalmente pelo contato indireto da pele lesionada ou de mucosas com água ou solo contaminados com leptospiras patogênicas (Figura 55.8).

Os roedores são os principais animais reservatórios naturais, também denominados "carreadores" ou "hospedeiros de manutenção". Os ratos de esgoto da espécie *Rattus norvegicus* têm enorme importância como reservatórios em ambiente urbano, visto que são colonizados por *L. interrogans* sorovar Copenhageni, agente etiológico de formas graves da leptospirose. Capivaras, cervos, gambás e outros mamíferos silvestres podem ser reservatórios. Entre os animais domésticos, caninos, bovinos, suínos, equinos, caprinos e ovinos podem ser reservatórios, os quais geralmente desenvolvem uma enfermidade crônica da esfera reprodutiva.

Associações específicas entre leptospiras patogênicas e diferentes hospedeiros são comumente observadas na leptospirose (Quadro 55.1). Observam-se também alguns padrões na relação de espécies e sorovares de *Leptospira* em determinadas localidades geográficas, o que poderia estar relacionado à presença de reservatórios animais e condições epidemiológicas específicas nessas localidades. No entanto, ainda se conhece pouco sobre os sorovares circulantes mundialmente, sobretudo em razão das dificuldades no isolamento bacteriano, o que é essencial para uma melhor e mais ampla compreensão da epidemiologia da leptospirose.

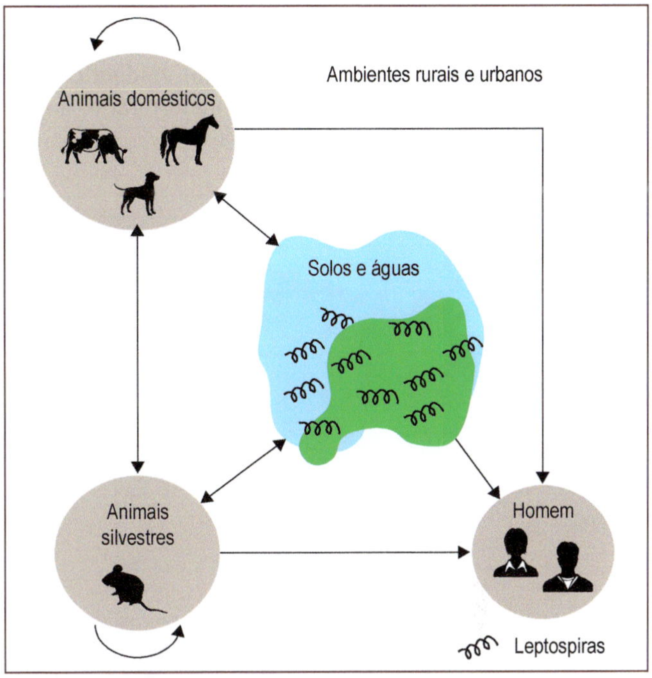

Figura 55.8 – *Ciclo epidemiológico da leptospirose.*
Fonte: Desenvolvida pela autoria.

Quadro 55.1 – *Principais reservatórios animais e sorovares de leptospiras que os colonizam*

Espécie animal	*Bactéria*
Rato de esgoto (*Rattus norvegicus*)	*Leptospira interrogans* sorovar Copenhageni *Leptospira interrogans* sorovar Icterohaemorrhagiae
Cão	*Leptospira interrogans* sorovar Canicola
Suíno	*Leptospira interrogans* sorovar Pomona
Bovino	*Leptospira borgpetersenii* sorovar Hardjo

Fonte: Desenvolvido pela autoria.

O homem é um dos hospedeiros incidentais no ciclo da leptospirose e apresenta suscetibilidade à doença (Figura 55.8). Estima-se que cerca de 1 milhão de casos de leptospirose ocorram em humanos por ano no mundo, com cerca de 58.900 mortes, constituindo um importante problema de Saúde Pública. Indivíduos do sexo masculino e adultos são os mais acometidos pela leptospirose. A doença de Weil, ocorrência mais comum da leptospirose, é caracterizada pela tríade de insuficiência hepática, renal e hemorragias, com taxa de letalidade de cerca de 10%. Nas últimas décadas, observou-se a emergência da síndrome pulmonar hemorrágica da leptospirose (SPHL), caracterizada por insuficiência respiratória aguda, com taxa de letalidade de mais de 50%.

A leptospirose é mais prevalente em locais de clima tropical úmido, ocorrendo de forma endêmica na América do Sul, América Central, Caribe, Índia, Sudeste Asiático e em alguns arquipélagos do Oceano Índico. Tradicionalmente, a doença é descrita como enfermidade ocupacional, acometendo militares, agricultores, veterinários, magarefes e lixeiros. Problemas como a falta de saneamento básico e pobreza (Figura 55.9), decorrentes principalmente do crescimento urbano mundial a partir de meados do século XX, têm promovido uma mudança no padrão epidemiológico da doença, a qual antes era restrita ao meio rural e, hoje, é também prevalente em centros urbanos.

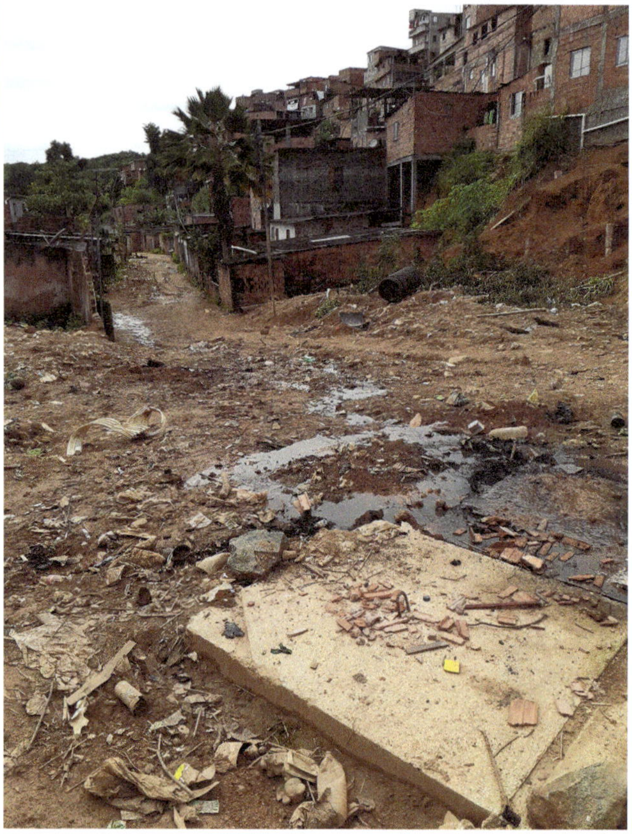

Figura 55.9 –*Comunidade com condições precárias urbanas e de saneamento básico, como o acúmulo de lixo e a ausência de esgotamento sanitário adequado.*
Fonte: Acervo da autoria.

A incidência de chuvas e as inundações resultam em epidemias sazonais da leptospirose. No panorama atual de mudanças climáticas, a leptospirose está na lista de enfermidades associadas a desastres naturais como inundações, furacões e tsunamis, quando indivíduos entram em contato com coleções de água contaminada ou a utilizam para banho ou ingestão. Também se observam surtos esporádicos de leptospirose após o lazer ou a prática de atividades esportivas em rios e lagos, como natação, caiaque, *rafting*, entre outros. Recomenda-se evitar a prática dessas atividades após fortes chuvas, pois a água da chuva pode carrear a urina de reservatórios para as coleções de água doce.

■ Imunopatogenia e fatores de virulência

A leptospirose humana apresenta formas clínicas que variam em grau de severidade. O período de incubação da doença é de aproximadamente 7 dias a 12 dias. A leptospirose é uma doença não piogênica e a entrada e a presença de leptospiras no organismo não provocam uma resposta inflamatória aguda como em outras infecções bacterianas. Formas leves tendem a ter cura espontânea, enquanto formas agudas e graves podem causar o óbito. O início da doença ocorre de forma súbita e com sinais e sintomas inespecíficos, como febre, calafrios, dores de cabeça e dores musculares. Há também sufusão conjuntival, característica da leptospirose; hemorragias subconjuntivais e icterícia. Tosse e sintomas gastrointestinais podem acompanhar o quadro clínico.

A leptospirose grave é conhecida como "doença de Weil" e caracteriza-se pela insuficiência renal, insuficiência hepática e hemorragias. O quadro hemorrágico pode ser acompanhado de distúrbios de coagulação. A doença grave pode progredir para a SPHL; havendo extensa hemorragia alveolar. As formas agudas e graves da leptospirose acometem comumente hospedeiros incidentais, incluindo os humanos. Os mecanismos de interação Leptospira-hospedeiro ainda são pouco conhecidos e, na era pós-genômica, têm sido crescentes os avanços gerados acerca do assunto.

O início da patogênese da leptospirose ocorre com a penetração de leptospiras no hospedeiro, principalmente através da pele lesionada e de mucosas. Entre as mucosas, a conjuntiva e a nasofaríngea são as mais importantes para a infecção. Após a penetração no organismo, segue-se a disseminação hematógena, na qual leptospiras entram na corrente sanguínea e persistem durante a fase de leptospiremia, a qual dura de 3 dias a 10 dias. Essa primeira fase da doença é não imune e caracteriza-se por sintomatologia branda e inespecífica, como já aqui descrito.

A enzima esfingomielinase Sph é capaz de lisar hemácias de mamíferos por meio da formação de poros. A hemólise disponibiliza ferro e ácidos graxos essenciais para o crescimento de leptospiras. Além da hemólise, podem ocorrer outras desordens hematológicas, como trombocitopenia e coagulação intravascular disseminada. As hemolisinas também estimulam a resposta inflamatória. No processo de invasão, *L. interrogans* Copenhageni é capaz de aderir à VE-caderina, estrutura primordial para a manutenção das junções entre células endoteliais, o que pode resultar em dano vascular e hemorragias, ocasionando a disseminação do micro-organismo.

A motilidade conferida pelo endoflagelo e a translocação celular podem auxiliar na rápida disseminação de leptospiras pelos tecidos. Mutantes de genes flagelares como *flaA2*, *fliY* e *fcpA* apresentam alterações na motilidade e têm sua virulência atenuada em modelos animais agudos de infecção, indicando que a motilidade é um importante mecanismo envolvido na virulência de leptospiras (Quadro 55.2).

O segundo estágio da doença, a fase imune, é iniciada quando leptospiras migram para os órgãos-alvo (rins e fígado, descritos a seguir), desencadeando a resposta imune humoral do hospedeiro, quando será observada a sintomatologia característica da doença aguda. Nessa fase imune, são geradas imunoglobulinas M (IgM), seguidas, cerca de 15 dias após, de imunoglobulinas G (IgG), as quais atuam como anticorpos opsonizantes, que contribuirão para a fagocitose. O estímulo inicial ao sistema imune ocorre por meio do LPS, considerado o principal antígeno de *Leptospira* e mais abundante componente da ME dessa bactéria. Em modelo murino, a molécula de LPS ativa receptores *Toll* do tipo 4 (TLR4), o que não ocorre em humanos.

Quadro 55.2 – *Fatores de virulência de Leptospira comprovados a partir da técnica de mutagênese genética*

Gene/Proteína codificada	*Componente celular*	*Função da proteína*	*Apresentação do mutante*
htpG/Proteína G de alta temperatura	Citoplasma	Chaperona da família de proteínas de choque térmico (Hsp90)	Atenuação da virulência em modelo hamster de leptospirose aguda
clpB/Chaperona	Citoplasma	Chaperona da família de proteínas de choque térmico (Hsp100)	Mutante não cresce bem em altas temperaturas, apresenta maior susceptibilidade ao estresse oxidativo e há atenuação da virulência em modelo gerbil de leptospirose aguda
katE/Catalase	Periplasma	Catalase	Mutante apresenta baixa taxa de sobrevivência quando cultivado na presença de H_2O_2 e há atenuação da virulência em modelo hamster de leptospirose aguda
fcpA/Proteína A de enrolamento flagelar	Endoflagelo	Estrutura da bainha do flagelo, morfologia celular e motilidade translacional	Mutante apresenta menor motilidade, perda da capacidade de translocar pelas monocamadas de células de mamíferos e há atenuação da virulência em modelo hamster de leptospirose aguda
flaA2/Proteína da bainha flagelar	Endoflagelo	Estrutura da bainha do flagelo	Mutante não móvel, apresenta morfologia alterada, não consegue se disseminar e alcançar os tecidos do animal infectado e há atenuação da virulência em modelo hamster de leptospirose aguda
fliY/Proteína do motor flagelar	Endoflagelo	Controle da direção do motor flagelar	Mutante apresenta motilidade reduzida, menor capacidade de adesão a macrófagos, indução reduzida de apoptose de macrófagos, e há atenuação da virulência em modelo cobaio de leptospirose aguda
loa22/Lipoproteína	Membrana externa e peptidoglicano	Provável adesina ou citotoxina	Mutante não produz patologia tecidual no modelo de cobaia e há atenuação da virulência em modelos animais hamster e cobaio de leptospirose aguda

Fonte: Desenvolvido pela autoria.

O não reconhecimento do LPS de *Leptospira* por TLR4 humano pode ser explicado pela diferença estrutural do LPS e menor toxicidade quando comparado a outras bactérias Gram-negativas. Não obstante, os receptores *Toll* do tipo 2 (TLR2) humanos e murinos reconhecem o LPS de *Leptospira*, ativando a resposta inflamatória, com fatores do sistema imune inato. O PG de leptospiras estimula a liberação de fator de necrose tumoral, a fagocitose por leucócitos e a mitogênese de células mononucleares de sangue periférico.

A proteína Lipoproteína de *Leptospira* de 32 KDa (LipL32), a lipoproteína mais abundante em *Leptospira* spp. patogênica, também é capaz de ativar o receptor TLR2, induzindo uma forte resposta imunológica. Loa22 (Quadro 55.2), o primeiro fator de virulência identificado geneticamente, é uma lipoproteína do tipo OmpA (*outer membrane protein A*) presente em leptospiras patogênicas. Essa lipoproteína é a segunda mais abundante no envelope celular de *L. interrogans* e estimula a resposta inflamatória nos hospedeiros. Estudos indicam que Loa22 forma um complexo com o PG de *Leptospira*, aumentando a afinidade dessa proteína com o receptor TLR2, desencadeando respostas inflamatórias. Loa22, outras proteínas de ME e glicoproteínas também estão envolvidas no estímulo da resposta celular.

Macrófagos e neutrófilos produzem radicais reativos de oxigênio durante a infecção. Leptospiras têm a enzima catalase (KatE), um fator de virulência capaz de detoxificar H_2O_2 e aumentar a sobrevivência bacteriana frente a macrófagos (Quadro 55.2). Outra proteína relacionada à resistência ao estresse oxidativo é a chaperona ClpB, um importante fator de virulência de *Leptospira* patogênica (Quadro 55.2).

Uma importante característica para o sucesso das leptospiras patogênicas em infectar hospedeiros é a sua capacidade de utilizar diferentes estratégias para escapar ou se evadir do sistema imune. Esses mecanismos incluem a secreção de proteases que inativam moléculas do sistema complemento. Algumas proteínas de *Leptospira,* como LenA e LenB (*leptospiral endostatin-like proteins*), são capazes de se ligar às proteínas do complemento, sugerindo que possam mascarar antígenos bacterianos; enquanto as proteínas LigA e LigB (*Leptospiral immunoglobulin-like proteins*) se ligam a reguladores do sistema complemento, que, por sua vez, degradam as proteínas C3b e C4b, causando o escape do sistema imune.

Uma vez nos tecidos de órgãos-alvo, na doença de Weil, leptospiras são observadas em íntima relação com as membranas celulares, encontrando-se, muitas vezes, aderidas, em todo o seu cumprimento, à membrana de células hepáticas, renais ou pulmonares. Podem ser encontrados aglomerados de leptospiras nos rins, o que sugere haver mecanismos específicos de adesão a esse órgão. Proteínas de adesão a componentes de matriz extracelular foram descritas, como a proteína ligadora de fibronectina de 36 KDa; LipL32, que se liga à laminina e colágenos; e *Leptospiral immunoglobulin-like protein B* (LigB), que se liga à fibronectina, ao fibrinogênio, a colágenos, à laminina e à elastina.

Os danos principais aos hospedeiros durante a leptospirose parecem estar relacionados com citotoxicidade, lesão endotelial e lesão tissular. A infecção renal durante a leptospirose varia em severidade desde disfunções renais leves até a falha renal característica da doença de Weil. Da mesma forma, as alterações histológicas renais variam em intensidade e geralmente envolvem alterações tubulares e nefrite intersticial. Leptospiras encontram nos rins um local imunologicamente privilegiado, onde estão protegidas dos anticorpos circulantes e podem se multiplicar. Migram pelo interstício renal até atingirem o lúmen dos túbulos proximais renais, onde colonizam a borda em escova das células epiteliais. Os rins colonizados por leptospiras apresentam grau leve de nefrite tubulointersticial, com poucos focos inflamatórios linfocitários e podem apresentar necrose tubular. Hemorragias no tecido renal são comumente observadas. A bioquímica renal pode apresentar aumento de creatinina e o paciente, apresentar oligúria.

No fígado, leptospiras localizam-se em sinusoides e canalículos biliares, em íntima associação com os hepatócitos, provocando colestase e quadro de icterícia típico da doença de Weil. O dano hepatocelular é observado mediante a perda da arquitetura tecidual, necrose hepatocitária e células de Kupffer aumentadas. Pode ocorrer aumento de bilirrubina sérica, enquanto as transaminases hepáticas mantêm-se em níveis normais.

Embora poucas leptospiras sejam observadas nos pulmões nas formas graves da leptospirose, o órgão pode apresentar intensas alterações patológicas e hemorragias nos septos alveolares e nos espaços intra-alveolares. A hemorragia pulmonar parece estar relacionada a fatores tóxicos e à deposição de anticorpos e de complemento em membranas alveolares.

Os principais modelos animais para o estudo da patogênese da leptospirose estão descritos no Quadro 55.3. Hamsters e cobaios são bastante sensíveis à infecção e mimetizam a doença de Weil quando infectados com pequenas doses de leptospiras de sorovares muito virulentos, por exemplo *L. interrogans* sorovar Copenhageni ou *L. interrogans* sorovar Lai. Apresentam prostração, perda de apetite, pelos eriçados, icterícia e lesões tissulares típicas da leptospirose aguda e grave. Em contrapartida, *Rattus norvegicus* da linhagem Wistar são resistentes à infecção por Leptospira e são considerados modelo de estudo para a doença crônica.

Quando infectados com altas doses de *L. interrogans* sorovar Copenhageni, ratos Wistar têm os rins colonizados cronicamente, com densos aglomerados de leptospiras nos túbulos renais proximais. A elucidação de fatores de virulência e de seus mecanismos de patogênese e imunopatogênese tem o potencial de contribuir para o desenvolvimento de novas metodologias para o diagnóstico e prevenção da leptospirose.

Diagnóstico e tratamento

O diagnóstico da leptospirose é essencial para a instauração precoce do tratamento e prognóstico do paciente. Embora os sinais e sintomas dessa doença sejam característicos, são inespecíficos e confundidos com os sinais clínicos de outras doenças que apresentem icterícia, como a hepatite, ou hemorragias e febre, como a dengue e outras. A partir dos primeiros sintomas da doença, deve-se realizar o diagnóstico laboratorial e diferencial. Após a avaliação do histórico e da anamnese do paciente, havendo suspeita de leptospirose, devem-se buscar confirmação diagnóstica e tratamento o mais precocemente possível. É importante ressaltar que leptospiras patogênicas são classificadas como nível 2 de biossegurança e, portanto, as diretrizes de biossegurança devem ser adotadas com atenção.

O diagnóstico presuntivo na fase inicial aguda da doença pode ser feito por alguns métodos de detecção direta do micro-organismo em amostras do paciente mediante cultivo laboratorial ou de testes moleculares. O diagnóstico molecular pela reação em cadeia da polimerase (PCR) e PCR em tempo real podem ser realizados após a extração do DNA de amostras clínicas como o sangue. O teste de amplificação de ácido nucleico (NAAT, do inglês *nucleic acid amplification tests*) também vem sendo utilizado e demonstra sensibilidade superior na fase aguda da leptospirose à cultura e ao diagnóstico sorológico, especialmente por MAT, descritos a seguir. Diversos laboratórios padronizaram testes moleculares usando metodologias e pares de iniciadores (*primers*) diferentes, obtendo diferentes limiares de sensibilidade em amostras clínicas. Vale ressaltar que esses testes necessitam de pessoal treinado e têm maior custo.

Nas semanas seguintes à progressão da doença, com o aumento na produção de anticorpos, utilizam-se os testes

Quadro 55.3 – *Modelos animais para estudo da leptospirose experimental*

Modelo (espécie)	*Aplicações*	*Principais achados de necropsia**
Hamsters sírios dourados (*Mesocricetus auratus*)	Leptospirose aguda, $DL_{50\%}$, ensaios pré-clínicos, ensaios vacinais	Esplenomegalia, hepatomegalia, rins edemaciados e amarelados
Cobaio (*Cavia porcellus*)	Leptospirose aguda, $DL_{50\%}$, ensaios pré-clínicos, ensaios vacinais	Icterícia, hemorragia subcutânea, petéquias pulmonares, esplenomegalia, hepatomegalia, rins edemaciados e amarelados
Sagui (*Callithrix jacchus*)	Leptospirose aguda, $DL_{50\%}$,	Icterícia, petéquias pulmonares, hemorragia peritoneal
Rato (*Rattus norvegicus* linhagem Wistar)	Leptospirose crônica, $DC_{50\%}$	Não são observados

*Podem ser observados variavelmente em exame macroscópico.
$DC_{50\%}$: dose de coloniza*ção 50%;* $DL_{50\%}$: dose letal 50%.
Fonte: Desenvolvido pela autoria.

sorológicos, como: ensaio de hemaglutinação indireta; testes rápidos de aglutinação em placa; teste de aglutinação em látex; testes de imunoensaio sorológico (do tipo ELISA); e testes de imunocromatografia lateral. Essas abordagens detectam anticorpos IgM anti-*Leptospira*, mas apresentam pouca sensibilidade durante a fase aguda.

O diagnóstico de referência ou padrão-ouro da leptospirose permanece como um teste de soroaglutinação microscópica. O MAT é uma importante ferramenta epidemiológica, com sensibilidade na fase imune da doença, permitindo a identificação do sorovar/sorogrupo infectante. Porém, para a confirmação do diagnóstico, é necessário o uso de amostras de soro pareadas coletadas nas fases aguda e convalescente, com intervalo de cerca de 15 dias, visando obter a soroconversão, em que um aumento de quatro vezes do título confere resultado positivo. Esse teste se baseia na detecção de anticorpos anti-LPS no soro do paciente, após a incubação com uma bateria de leptospiras vivas.

A bateria para o MAT deve conter sorovares representantes de todos os sorogrupos e é importante adicionar um ou mais isolados de *Leptospira* locais, de acordo com o padrão epidemiológico da região, visando aumentar a especificidade do teste. A Organização Mundial da Saúde (OMS) recomenda a utilização de bateria contendo 19 sorovares e 16 sorogrupos. O grau de aglutinação de leptospiras e de leptospiras livres é observado ao microscópio de campo escuro, e o título é dado pela diluição do soro em que 50% de leptospiras encontram-se livres, o que torna a interpretação do teste subjetiva. Com frequência, podem ocorrer também reações cruzadas entre diferentes sorogrupos. O MAT é uma técnica laboriosa e realizada principalmente em laboratórios de referência.

O isolamento de leptospiras a partir do sangue é um importante diagnóstico confirmatório; porém, é apenas possível na fase de leptospiremia, nos primeiros 7 dias de doença. Para realizar o isolamento, adicionam-se uma ou 2 gotas de sangue em meio de cultura EMJH líquido ou semissólido. A cultura é incubada a 30 °C e observada em microscópio de campo escuro em 24 horas e, depois, semanalmente, para a observação de espiroquetas finas, helicoidais e com motilidade característica. A turvação do tubo de ensaio é indicativa de crescimento. Na segunda fase da doença, o isolamento também pode ser feito a partir de urina ou líquido cefalorraquidiano (LCR). O cultivo de leptospiras a partir de amostras clínicas apresenta dificuldades, pois é bastante fastidioso, podendo levar de 7 dias a meses para obter crescimento. Além disso, necessita de meios de cultivo enriquecidos e pode ocorrer contaminação da cultura. A adição de 5-fluorouracil (50 a 1.000 μg/mL) pode inibir a contaminação. Culturas contaminadas podem ser filtradas em membranas de 0,22 μm. É importante que, após o primoisolamento, seja realizada a sorotipagem ou a tipagem molecular do isolado, com o objetivo de identificar, respectivamente, o sorovar ou o genótipo, contribuindo para o conhecimento da epidemiologia da doença. O diagnóstico molecular por PCR também pode ser realizado, a partir da segunda fase da doença, em amostras de urina e LCR, ou em tecidos *post-mortem*.

O tratamento antibiótico específico deve ser iniciado o quanto antes, imediatamente após a suspeita clínica e/ou diagnóstico, de preferência nos primeiros 7 a 10 dias de infecção, visando melhorar o prognóstico. O antibiótico de escolha é a benzilpenicilina, administrado por via intravenosa. Nas formas graves, como doença de Weil e SPHL), poderá ser necessária a internação hospitalar do paciente em unidade de terapia intensiva (UTI), com terapia de suporte agressiva, para manutenção da volemia e eletrólitos. A hemodiálise é indicada em casos de insuficiência renal, podendo aumentar a sobrevida dos pacientes. Pode ser necessária transfusão sanguínea. Formas menos graves podem ser tratadas com eritromicina ou doxiciclina. A doxiciclina pode ser usada como profilaxia antibiótica em casos de curta exposição a fatores de risco, como exposição à água contaminada.

Controle e profilaxia

O controle da leptospirose é complexo, visto que depende da região de ocorrência da doença e do padrão epidemiológico encontrado. A implementação de saneamento básico em localidades endêmicas é de fundamental importância para a diminuição da incidência da doença, pois eliminaria fatores de risco para a doença como esgotos a céu aberto, presença de lixo e de roedores. O controle de roedores por meio de rodenticidas é uma medida de difícil aplicação em áreas com grandes extensões. Medidas de prevenção como o uso de botas, calçados fechados e indumentárias de proteção individual são importantes e válidas para evitar o contágio a partir do ambiente, durante chuvas e enchentes, assim como para a proteção de agricultores, veterinários, agrônomos, ou outros profissionais expostos. A limpeza e a desinfecção de domicílios após enchentes ou exposição a roedores deve ser realizada com hipoclorito de sódio, utilizando-se, preferencialmente, luvas e calçando-se botas ou outros sapatos fechados.

As vacinas atualmente utilizadas para a prevenção da leptospirose são compostas por uma suspensão bacteriana morta (bacterina) de um ou mais sorovares prevalentes na região. A proteção conferida pelas vacinas de bacterina é específica contra o sorovar vacinal, não havendo proteção cruzada contra outros sorovares. A proteção é de curta duração, havendo necessidade de revacinação periódica. A vacinação contra a leptospirose é principalmente realizada em animais domésticos, visando a prevenção de formas graves em cães, a diminuição da incidência em bovinos e suínos, a diminuição de perdas econômicas relacionadas a doença em animais domésticos e a diminuição do risco de transmissão da zoonose. Em cães, as vacinas são aplicadas semestralmente. A vacinação em humanos é adotada apenas em alguns países, como França, Cuba e Japão, sendo restrita a grupos em risco de infecção. Vacinas de subunidade compostas por proteínas recombinantes antigênicas estão sendo estudadas e poderão representar uma nova geração de vacinas para uso em animais e humanos.

Treponema

O gênero *Treponema* pertence à família *Spirochaetaceae*. Neste capítulo, abordaremos frequentemente *Treponema pallidum* subespécie *pallidum* (TPA) em razão de sua importância médica como agente da sífilis venérea e do grande número de estudos existentes. Treponemas membros da microbiota oral de indivíduos sadios podem estar associados a biofilmes polimicrobianos e periodontites. Alguns treponemas orais já foram isolados, como *Treponema denticola, Treponema amylovorum, Treponema lecithinolyticum, Treponema maltophilum, Treponema medium, Treponema parvum, Treponema pectinovorum, Treponema socranskii* e *Treponema vincentii*. Outros treponemas (*Treponema pallidum* subespécie *pertenue*, *Treponema pallidum* subespécie *endemicum* e *Treponema carateum*) são agentes etiológicos de doenças cutâneas. Esses últimos são transmitidos por contato com a pele lesionada e afetam principalmente crianças e comunidades socioeconomicamente vulneráveis em países de clima quente e úmido (Quadro 55.4).

Morfologia e estrutura

Treponemas têm morfologia em espiral, com aspecto ondulado e planar, medindo cerca de 0,2 µm de diâmetro por até 20 µm de comprimento. Sua ME é extremamente fluida, é composta por fosfolipídeos, algumas lipoproteínas e não tem lipopolissacarídeos. O periplasma de treponemas contém uma fina camada de peptidoglicano e endoflagelos. Os endoflagelos conferem a típica motilidade de "saca-rolhas". TPA tem feixes contendo dois a cinco endoflagelos que se originam de cada polo celular, a partir dos corpos basais subterminais, dirigindo-se e sobrepondo-se no centro da célula. O diâmetro de cada endoflagelo é de 20 nm. Na face interna da membrana celular, encontram-se entre quatro e oito filamentos citoplasmáticos. A microscopia de campo escuro é usada para visualizar treponemas em amostras clínicas ou amostras laboratoriais.

Fisiologia e biologia

Treponemas têm um genoma bastante pequeno e um repertório metabólico limitado. TPA é um patógeno microaerofílico e ainda não foi cultivado em meios artificiais no laboratório. Apesar disso, TPA pode ser mantida em cultivo em testículo de modelo animal coelho, permitindo a realização de pesquisas. Em coelhos, o tempo de geração de TPA é de cerca de 30 horas. A maioria das treponemas orais é anaeróbia estrita e algumas já foram cultivadas *in vitro*. Poucas cepas de treponemas causadoras de doenças cutâneas foram isoladas. A rara obtenção de isolamentos de *Treponema pallidum* dificulta muito os estudos de genômica comparada, filogenia e patogênese desse gênero.

Treponema pallidum subespécie *pallidum* (TPA)

TPA, agente etiológico da sífilis venérea, é um parasita obrigatório de humanos. O genoma de TPA é bastante pequeno, tem aproximadamente 1,14 Mb e apresenta 1.041 sequências codificantes. Tem conteúdo GC aproximado de 52% e não tem elementos extracromossômicos. TPA adquire moléculas complexas para a sua nutrição e metabolismo a partir do hospedeiro humano. Apresenta uma série de transportadores de nutrientes, como para sacarídeos, aminoácidos e metais, constituindo 5% do seu genoma. TPA e outras subespécies de *T. pallidum* apresentam baixa variabilidade genética. A manipulação genética ainda é incipiente em TPA.

Epidemiologia da sífilis

A sífilis ou *lues* (*lues venerea*, do latim, "praga venérea") é uma infecção sexualmente transmissível e sistêmica. O agente etiológico é TPA, espiroqueta que tem o homem como seu único reservatório, onde sobrevive e dissemina-se. A doença apresenta três fases – primária, secundária e terciária, descritas mais adiante neste capítulo. Caso o paciente não seja tratado na fase primária aguda, a doença pode tornar-se crônica.

Os primeiros relatos da sífilis datam do final do século XV, na Europa. Epidemias letais ocorreram no mundo até o desenvolvimento de drogas para o tratamento da doença. Atualmente, estima-se que cerca de 6 milhões de novos casos ocorram por ano no mundo. Em 2012, foi estimado quase 1 milhão de casos de sífilis em gestantes, que poderão apresentar sintomas graves, incluindo o aborto. No Brasil, desde 1986 a sífilis é de notificação compulsória. Entre 2010 e 2021, foram relatados 917 mil casos de sífilis no Brasil. Os casos registrados de sífilis em gestantes, entre 2005 e

Quadro 55.4 – *Espécies de Treponema de importância médica e doenças relacionadas*

Agente etiológico	*Patologia*	*Sinais e sintomas*	*Ocorrência*
T. pallidum subesp. pallidum	Sífilis venérea	Nódulos e úlceras nos órgãos sexuais, alterações cardiovasculares e do sistema nervoso central	Mundial
T. pallidum subesp. endemicum	Sífilis endêmica ou bejel	Lesões na mucosa oral, nódulos, lesões ósseas	Regiões de clima quente e úmido
T. pallidum subesp. pertenue	Bouba ou framboésia	Nódulos e úlceras na pele, artralgias, osteoperiostite	Trópicos, África, Ásia, Pacífico do Sul, América do Sul
T. carateum	Pinta	Alteração de coloração da pele	Américas do Sul e Central
T. denticola	Doenças periodontal, gengivite necrotizante	Placa dentária, inflamação, úlceras	Mundial

Fonte: Desenvolvido pela autoria.

2021, totalizaram 449.981. Já os casos de sífilis congênita, de 1998 a 2021, totalizaram 260.596. Nos Estados Unidos, o número de casos de sífilis primária e secundária aumentou de 27.814, em 2016, para 41.655 em 2020.

A população atualmente sob maior risco é constituída por pessoas de menor nível socioeconômico, usuários de drogas e pessoas com comportamento sexual de risco. No Brasil, a maior proporção de gestantes com sífilis encontra-se na faixa etária entre 20 e 29 anos. A principal forma de transmissão de TPA é o contato sexual, entre a área genital sifilítica e outras partes do corpo. A transmissão vertical, da mãe para o feto, pode ocorrer e provoca a sífilis congênita.

■ Imunopatogenia e fatores de virulência

TPA é um patógeno bacteriano extremamente virulento e capaz de se evadir do sistema imune humano. A patogênese da sífilis é mal compreendida, sobretudo em razão das dificuldades em isolar TPA e identificar seus fatores de virulência. A penetração da bactéria no hospedeiro ocorre via mucosa ou pele lesionada. O período de incubação é em média de 3 semanas, mas pode chegar a 3 meses, até o aparecimento dos primeiros sinais e sintomas. A motilidade de treponemas permite que as bactérias "nadem" em meios viscosos como o tecido conjuntivo, possibilitando sua rápida e ampla disseminação pelos sistemas linfático e sanguíneo do hospedeiro. A espiroqueta invade os tecidos e é capaz de penetrar pelas junções de oclusão (*tight*) de células epiteliais. TPA produz a enzima mucopolissacaridase, que digere mucopolissacarídeos do glicocálix de células endoteliais, permitindo a passagem da espiroqueta através do endotélio.

Uma etapa crítica no processo da infecção sifilítica é a adesão de treponemas aos componentes da matriz extracelular, como a fibronectina e a laminina, e às células da pele ou mucosa. Estudos mostram que TPA *móveis aderem às células epiteliais e endoteliais de coelhos e humanos*. Essa adesão *às células epiteliais* ocorre de forma estável por meio de uma das extremidades retas ou em ganchos. TPA tem proteínas da família Tpr, homólogas das proteínas *major sheath protein* (Msp) de *T. denticola*, as quais funcionam como porinas e estão associadas à adesão celular. As proteínas Tpr são imunogênicas em coelhos e são alvos para anticorpos opsonizantes. A proteína recombinante Tp0155 se liga, *in vitro*, à fibronectina de matriz, ao passo que Tp0483 liga à fibronectina solúvel e de matriz. A proteína recombinante Tp0751 se liga especificamente à laminina, uma glicoproteína abundante na membrana basal de células epiteliais. Essa adesina tem também atividade protease zinco-dependente, degradando laminina e fibrinogênio humanos e constituindo um mecanismo de lesão tecidual e disseminação. *T. pallidum* tem a proteína BamA, subunidade central do complexo *beta-barrel assembly machinery* (BAM), que se insere na ME e está associado a processos de montagem de proteínas de membrana externa (OMP, do inglês *outer membrane proteins*).

TPA provoca uma forte resposta humoral e celular após a infecção. Glicolipídeos, lipoproteínas e peptidoglicano estimulam a resposta imune inflamatória do hospedeiro, o que parece ser a principal causa de lesão tecidual. As proteínas do endoflagelo são antigênicas e estimulam as respostas humoral e celular. As lesões da sífilis apresentam alterações vasculares e infiltrados celulares contendo linfócitos, macrófagos e plasmócitos. A inflamação dérmica com infiltrados de neutrófilos e células mononucleares foi observada após a injeção de lipoproteínas treponêmicas em camundongos e coelhos. A importância da resposta imune celular na contenção da doença é percebida pelo aparecimento dos nódulos ou granulomas no estágio primário da sífilis. No caso de gomas sifilíticas, as lesões podem ser necrotizantes. Em coelhos, IgM e IgG, são detectáveis 6 dias após a infecção. Em humanos, anticorpos aparecem de 1 a 4 semanas após o aparecimento dos primeiros sinais da doença (cancro). IgG permanece até o estágio latente da sífilis. A cronicidade da infecção sugere que mecanismos de evasão participem na imunopatogenia da sífilis. A pequena quantidade de proteínas da membrana externa de TPA e poucos antígenos parece ser uma importante estratégia de evasão imune. De fato, TPA é capaz de colonizar o sistema nervoso central (SNC) e a placenta, sítios imunoprivilegiados do hospedeiro, o que pode permitir a sua persistência e posterior disseminação para outros sítios.

■ Formas clínicas da sífilis

O estágio primário da sífilis é caracterizado pelo aparecimento de uma lesão ulcerada e pequena no sítio da infecção nos órgãos genitais denominada "cancro ou cancro duro". O cancro é indolor, tem base endurecida e apresenta exsudato seroso transparente que contém muitas espiroquetas, sendo o exsudato extremamente infeccioso. O cancro pode não ser facilmente percebido na primeira fase da doença, pois é comum que, nas mulheres, se localize na cérvice uterina e, nos homens, na uretra. Os gânglios na região da lesão primária podem apresentar-se aumentados, porém indolores. Essa primeira lesão desaparece em algumas semanas e não deixa cicatriz. A infecção sifilítica aumenta a transmissão e a aquisição do vírus da imunodeficiência humana (HIV). O risco de coinfecção aumenta por causa da presença das lesões ulceradas nas áreas genitais. Além disso, o HIV está relacionado com o aceleramento da história natural da sífilis. Nesses casos, a sífilis primária tem a presença de múltiplos cancros e o acometimento do SNC pode ser mais precoce.

Entre 2 e 8 semanas após o aparecimento do cancro, segue-se o estágio secundário da sífilis, o qual é caracterizado por erupções distribuídas pela pele e mucosas, principalmente nas regiões palmar e plantar. As lesões podem ser roséolas, pápulas e, em regiões úmidas, podem ser observadas placas branco-acinzentadas e condilomas planos. As lesões são ricas em espiroquetas e muito infecciosas. Observa-se a deposição de complexos imunes nas erupções em várias partes do corpo. Podem ser observados também mal-estar, febre, linfadenopatia e perda de tufos de cabelo. Sintomas neurológicos podem ocorrer. Nessa fase, pode ocorrer o contágio sexual. Os sintomas geralmente desaparecem em 3 meses.

Após o recrudescimento dos sintomas da sífilis secundária, a doença entra em período latente. No estágio de sífilis latente, não há sintomas, contudo, 25% dos casos não tratados podem reincidir com lesões da sífilis secundária. Após 2 a 4 anos de latência, a doença normalmente não é infecciosa. No entanto, pode ocorrer transmissão maternofetal nessa fase. A maioria dos casos não progride além do estágio latente, mesmo sem tratamento. Nesse estágio, a doença pode ser detectada apenas por exames sorológicos.

Vários anos após o estágio latente, ocorre o estágio tardio ou terciário. Provavelmente a maioria dos sintomas da sífilis tardia resulta de reações da resposta imune celular. Esse estágio pode ser classificado pelos tecidos afetados e pelo tipo de lesão. A sífilis gomosa é caracterizada por lesões granulomatosas, denominadas gomas, em vários órgãos, principalmente na pele e ossos. As lesões inflamatórias com aparência de massa gomosa de tecido aparecem após cerca de 15 anos. Patologias cardiovasculares como os aneurismas aórticos torácicos são uma complicação conhecida na fase tardia da sífilis. O comprometimento cardiovascular ocorre em cerca de 10% dos pacientes portadores de *lues* não tratada e pode se manifestar de 5 a 40 anos após a infecção. A neurossífilis também pode acometer 10% dos pacientes não tratados. Nela, ocorre a inflamação do SNC, gerando uma variedade de sinais e sintomas, como demência, convulsões, mudança de personalidade, alucinações, perda de coordenação dos movimentos voluntários, paralisia parcial, perda de visão ou audição ou perda do controle da bexiga e dos intestinos. A artropatia neurogênica (artropatia de Charcot) é uma manifestação clássica de neuropatia.

A sífilis congênita ocorre quando há infecção do feto por via transplacentária. Esse tipo de infecção pode ocorrer em qualquer fase da doença, mas há um risco maior durante os estágios iniciais da sífilis na gestante. Nos estágios primário e secundário, a infecção ocasiona a formação de natimortos, podendo também haver mortalidade neonatal. Os principais sintomas da sífilis congênita relacionam-se a lesões de pele e mucosas; lesões hepáticas, pulmonares, renais, ósseas; lesões oculares; deformações ósseas, deformações nos dentes (dentes de Hutchinson); e lesões neurológicas.

Diagnóstico

O diagnóstico e tratamento do paciente com sífilis venérea são muito importantes para evitar a evolução para a doença crônica e sua transmissão. A escolha do método diagnóstico dependerá da fase da doença na qual o paciente se encontra. Como TPA não pode ser cultivada *in vitro*, o diagnóstico baseia-se principalmente em provas sorológicas ou na evidenciação direta do agente. O diagnóstico do estágio primário da sífilis pode ser feito por métodos diretos, como a raspagem do cancro e a observação do exsudato por microscopia de campo escuro, em que serão visualizadas espiroquetas com tamanho, morfologia e motilidade característicos. A observação direta do agente etiológico no exsudato do cancro é um método com altas sensibilidade e especificidade. Colorações especiais por impregnação pela prata também podem ser usadas para visualizar o microrganismo, com observação em microscópio de campo claro. O teste de imunofluorescência direta (DFA-TP, do inglês *direct fluorescent-antibody testing for T. pallidum*) pode ser realizado no exsudato infeccioso e tem sensibilidade maior que 90%.

Como as lesões têm tempo de duração variável e os indivíduos infectados podem ser assintomáticos, o diagnóstico laboratorial da sífilis é feito principalmente por testes sorológicos. No início do estágio primário, ainda não há anticorpos detectáveis e as provas sorológicas não são sensíveis. Entre as 1ª e 4ª semanas após o aparecimento do cancro, as reações sorológicas tornam-se positivas. Dessa forma, o diagnóstico a partir do estágio secundário pode ser realizado por provas sorológicas.

Os testes sorológicos são divididos em não treponêmicos e treponêmicos. Os testes não treponêmicos detectam reaginas, anticorpos inespecíficos IgM e IgG contra cardiolipina, os quais não são específicos para *T. pallidum*, porém estão presentes no paciente com sífilis. Testes não treponêmicos são usados para a triagem e detectam aproximadamente 70% a 80% dos casos de sífilis primária e 99% dos casos de sífilis secundária. Os testes treponêmicos utilizam *T. pallidum* como antígeno e detectam anticorpos antitreponêmicos. São usados para confirmar os testes não treponêmicos, diminuindo a chance de ter reações falso-positivas. Mesmo após o tratamento e cura, os testes treponêmicos podem permanecer reagentes por toda a vida (cicatriz sorológica).

O principal teste não treponêmico é o VDRL (*venereal disease research laboratory*, ou laboratório de pesquisa de doença venérea), um teste de floculação que usa um antígeno constituído de lecitina, colesterol e cardiolipina purificada. Esse teste é positivo entre 2 e 3 semanas após o surgimento do cancro. A sensibilidade do VDRL depende do estágio da doença. Na sífilis secundária, a sensibilidade do teste é maior, enquanto no estágio tardio a sensibilidade é menor. No estágio latente, o VDRL é reagente no LCR e há, geralmente, baixos títulos de anticorpos séricos. O exame do LCR pelo VDRL deve ser realizado em pacientes com sintomas neurais, obtendo, nesse caso, baixa sensibilidade e alta especificidade. Em gestantes, o diagnóstico pré-natal é realizado pelo VDRL. Em virtude da produção de anticorpos anticardiolipina em pacientes com outras enfermidades, como malária, viroses, tuberculose, doenças autoimunes, entre outras, e também durante a gravidez, esse teste pode apresentar reações falso-positivas. Para o diagnóstico da sífilis congênita, podem ser realizados testes sorológicos do sangue periférico do recém-nato simultaneamente ao teste não treponêmico da mãe. Outro teste não treponêmico é o rápido reagina plasmática (RPR, do inglês de *rapid plasma reagin*). O RPR é um teste também de floculação e baseia-se numa reação antígeno-anticorpo. Nos estágios iniciais da doença, em decorrência do excesso de anticorpos, podem ocorrer falsos-negativos nos testes não treponêmicos, constituindo-se um efeito prozona.

Entre os testes treponêmicos, pode ser realizado o de absorção de anticorpo treponêmico fluorescente (FTA-ABS, do inglês *de fluorescent treponemal antibody absorption test*). O teste FTA-ABS tem rápida execução e baixo custo, mas necessita de um microscópio de fluorescência. Existem os testes de hemaglutinação MHA-TP (*microhemagglutination assay for antibodies to T. pallidum*) e TPHA (*T. pallidum hemagglutination assay*), os quais têm execução mais demorada. O teste de imunoensaio enzimático treponêmico (TP-EIA, *T. pallidum enzyme immunoassay*) é confirmatório. Testes de *Western-blot* e PCR também foram desenvolvidos, os quais demonstram alta especificidade. Há também o teste imunocromatográfico rápido, o qual identifica anticorpos contra antígenos específicos de TPA.

Tratamento

A penicilina benzatina (2,4 milhões U.I.) é o antibiótico de escolha para o tratamento da sífilis. Os esquemas de tratamento variam conforme o estágio da doença. Após a dose terapêutica, pode surgir a reação febril de Jarisch-Herxheimer, com exacerbação das lesões cutâneas; porém, com resolução espontânea. Para pessoas sensíveis à penicilina, tratamentos com outros antibióticos podem ser realizados, como doxiciclina, tetraciclina ou estearato eritromicina. O tratamento da mãe com antibióticos durante os 2 primeiros trimestres de gestação prevenirá a transmissão congênita. Os pacientes com manifestações neurológicas e cardiovasculares devem ser hospitalizados.

Controle e profilaxia

A interrupção da transmissão da doença e a prevenção de novos casos são centrais para o controle da sífilis. Essas medidas baseiam-se na detecção e no tratamento precoces do paciente e do parceiro. É fundamental, para a população, o conhecimento das formas de evitar a doença e atualmente o controle baseia-se principalmente no uso de preservativos. A sífilis congênita pode ser prevenida testando-se a gestante durante o período pré-natal e realizando-se o tratamento adequado de gestantes positivas, bem como o tratamento do parceiro. Até o momento, não há vacina disponível para a profilaxia da sífilis.

Borrelia

Morfologia e estrutura

O gênero *Borrelia* pertence à família *Spirochaetaceae* e compreende diversas espécies morfologicamente indistinguíveis. As células apresentam diâmetro de 0,2 μm a 0,3 μm e comprimento de 8 μm a 35 μm. Têm morfologia em espiral, com aspecto ondulado e planar, conferida pela parede e pela configuração em formato de fita dos endoflagelos periplasmáticos. Mutantes de *Borrelia burgdorferi* que não sintetizam a proteína FlaB (flagelina) apresentam morfologia em bastonete. Diferentes morfologias de *B. burgdorferi* foram observadas em condições ambientais desfavoráveis (pH, temperatura), como formas císticas, granulares ou sem parede. *Borrelia* tem motilidade típica ondulatória, contribuindo para a sua invasividade e patogenicidade.

A ME ou envelope celular de *Borrelia* não apresenta LPS. É composta por uma bicamada lipídica contendo os fosfolipídeos fosfatidilcolina e fosfatidilglicerol, bem como glicolipídeos à base de colesterol. Além disso, apresenta lipoproteínas (Osp, *outer surface protein*) e algumas proteínas do tipo canal. Assim como as outras espiroquetas, apresentam periplasma contendo endoflagelos e a camada de peptideoglicano. *Borrelia* tem entre 8 e 30 endoflagelos que se originam de cada extremidade da célula, estendem-se para o centro e sobrepõem-se em parte da extensão celular. Adicionalmente, são encontrados filamentos citoplasmáticos próximos à parte interna da membrana celular.

Fisiologia e biologia

Espiroquetas do gênero *Borrelia* crescem em condições anaeróbias e microaerófilas. Podem ser cultivadas em meio BSK (meio de Barbour, Stoenner e Kelly), o qual contém soro albumina bovina, soro de coelho e N-acetilglucosamina, essa última, essencial ao crescimento. Além da glicose, *Borrelia* pode utilizar outros carboidratos como fonte de carbono: glicerol; maltose; manose; chitobiose; e N-acetilglucosamina.

O tempo de geração em cultivo laboratorial é de aproximadamente 6 a 8 horas. Colônias brancas opacas são visíveis no ágar BSK de 7 dias a 14 dias após a semeadura.

B. burgdorferi produz biofilmes em superfícies abióticas *in vitro* e em tecidos humanos infectados *in vivo*. A matriz do biofilme de *B. burgdorferi* é rica em alginato, bem como DNA extracelular e cálcio. Adicionalmente, já foram identificados agregados em redes similares a biofilmes no intestino médio de carrapatos vetores.

Genética

O gênero *Borrelia* é uma exceção no domínio Bacteria porque apresenta cromossomo linear. A sua estrutura genômica é única, pois o genoma é segmentado em um cromossomo e diversos plasmídeos lineares e circulares. A cepa *B. burgdorferi* B31 tem um cromossomo linear de 911 Kb e ao menos 17 plasmídeos, sendo dez lineares e sete ou oito circulares, totalizando mais de 533 mil pb. Os plasmídeos totalizam aproximadamente 40% do pequeno genoma de *B. burgdorferi*. O genoma de *B. burgdorferi* tem baixo conteúdo GC, de 28%. A maioria dos genes constitutivos localiza-se no cromossomo, enquanto genes que codificam lipoproteínas de ME localizam-se nos plasmídeos. Cerca de 30% das sequências codificantes de *Borrelia* não compartilham homologia com genes de outros organismos, o que também se observa em outras espiroquetas. *B. burgdorferi* apresenta metabolismo restrito, uma vez que não apresenta genes essenciais de vias para síntese de aminoácidos, nucleotídeos, ácidos graxos ou cofatores enzimáticos. Assim, seu genoma conta com diversos genes que codificam para transportadores. Os genes de motilidade e quimiotaxia perfazem 6% do genoma.

Taxonomia e diversidade

Borrelia apresenta atualmente ao menos 45 espécies confirmadas e nove espécies candidatas. O gênero foi originalmente descrito em 1907 e alberga espiroquetas reunidas em três grupos distintos, de acordo com a patogenia desencadeada por cada espécie: doença de Lyme (DL); febre recorrente (FR); e borrélias que integram clados intermitentes (Quadro 55.5). Os grupos DL e FR formam dois grupos monofiléticos cujas espécies são parasitas obrigatórios e apresentam estrutura genômica comum, caracterizada pelo único cromossomo linear e múltiplos plasmídeos. O terceiro grupo de *Borrelia* é filogeneticamente divergente dos clados DL e FR e é associado a hospedeiros répteis e equidnas, que são mamíferos da ordem dos monotremados. Nas seguintes sessões, em razão da importância médica, discutiremos em específico as borrélias agentes etiológicos da borreliose de Lyme, da FR e da borreliose brasileira ou síndrome Baggio-Yoshinari (SBY).

Quadro 55.5 – *Espécies confirmadas e candidatas do gênero Borrelia*

Grupo	*Espécie*
Complexo ***Borrelia burgdorferi lato sensu***	*Borrelia afzelii*
	Borrelia americana
	Candidatus Borrelia andersonii
	Borrelia bavariensis
	Borrelia bissettiae
	Borrelia burgdorferi sensu stricto
	Borrelia californiensis
	Borrelia carolinensis
	Borrelia chilensis
	Borrelia finlandensis
	Borrelia garinii
	Borrelia japonica
	Borrelia kurtenbachii
	Borrelia lusitaniae
	Borrelia mayonii
	Borrelia sinica
	Borrelia spielmanii
	Borrelia tanukii
	Borrelia turdi
	Borrelia valaisiana
	Borrelia yangtzensis
	Candidatus Borrelia paulista
Borrélias do grupo da febre recorrente (FR)	*Borrelia anserina*
	Borrelia baltazardii
	Borrelia brasiliensis
	Borrelia caucasica
	Borrelia coriaceae
	Borrelia crocidurae
	Borrelia dugesii
	Borrelia duttonii
	Borrelia graingeri
	Borrelia harveyi
	Borrelia hermsii
	Borrelia hispanica
	Candidatus Borrelia johnsonii
	Candidatus Borrelia kalaharica
	Borrelia latyschewii
	Candidatus Borrelia lonstari
	Borrelia mazzottii
	Borrelia merionesi
	Borrelia microti
	Borrelia miyamotoi
	Candidatus Borrelia mvumii
	Borrelia parkeri
	Borrelia persica
	Borrelia recurrentis
	Candidatus Borrelia texasensis
	Borrelia theileri
	Borrelia tillae
	Borrelia turicatae
	Borrelia venezulensis
Borrélias intermitentes	*Borrelia turica*
	Candidatus Borrelia queenslandica
	Candidatus Borrelia tachyglossi

(Continua)

Quadro 55.5 – *Espécies confirmadas e candidatas do gênero Borrelia* (Continuação)

Fonte: Desenvolvido pela autoria.

Doença de Lyme

A DL, ou borreliose de Lyme, é uma infecção bacteriana sistêmica cujo agente etiológico são espiroquetas do gênero *Borrelia.* As borrélias são transmitidas por vetores carrapatos dos gêneros *Ixodes* e *Amblyomma.* O agente etiológico da doença na América do Norte é *Borrelia burgdorferi*, espécie identificada, em 1982, por Wilhelm Burgdorfer. Na Europa, os agentes mais comuns são *B. burgdorferi*, *Borrelia garinii* e *Borrelia afzelii*; enquanto na Ásia, são *B. garinii* e *B. afzelii.*

A enfermidade caracteriza-se, em sua fase inicial ou primária, por forte eritema migratório ao redor da área picada pelo carrapato, uma lesão patognomônica de *rash* cutâneo denominada "olho de boi" ou eritema *migrans*. O eritema ocorre em 70% a 80% das pessoas infectadas e começa de 3 a 30 dias após o repasto sanguíneo do vetor. A região eritematosa tem inúmeras espiroquetas, contendo também infiltrados inflamatórios de linfócitos, macrófagos e plasmócitos. Outros sintomas dessa fase inicial são mal-estar, febre, dor de cabeça e dor muscular e nas articulações, que podem durar várias semanas ou mais. Na ausência de tratamento, a doença progride. A fase secundária da doença é caracterizada por outros eritemas que podem surgir no corpo, podem ocorrer perda do tônus muscular da face, meningite e palpitações cardíacas. Aproximadamente 60% dos pacientes não tratados atingem o estágio tardio disseminado, ou terceira fase da doença, em que ocorrem inflamações articulares dolorosas. O comprometimento do sistema nervoso pode acometer 10% a 15% dos pacientes não tratados.

Ciclo enzoótico e epidemiologia

Durante o ciclo de vida, *Borrelia* alterna entre artrópodes hematófagos e hospedeiros mamíferos ou aves. Na DL, os vetores artrópodes incluem principalmente *Ixodes scapularis* e *Ixodes pacificus* na América do Norte, *Ixodes ricinus* na Europa e *Ixodes persulcatus* na Ásia. A bactéria não é transmitida verticalmente em artrópodes. Portanto, as larvas de carrapato adquirem *Borrelia* de animais infectados como camundongos silvestres, ratazanas, esquilos, gambás e aves durante o primeiro repasto sanguíneo. As espiroquetas persistem no intestino médio do carrapato. No estágio de ninfa, o carrapato faz novo repasto sanguíneo em mamíferos de pequeno porte, como roedores e esquilos, quando, então, as espiroquetas são transmitidas através da saliva do vetor, completando o ciclo enzoótico. É comumente nessa fase que ocorre o repasto da ninfa em hospedeiros incidentais como humanos e cachorros, infectando-os. Uma vez que a ninfa se desenvolve em um carrapato adulto, o vetor passa a se alimentar de grandes mamíferos, como cervos. Estes podem ser infectados, mas são considerados hospedeiros incompetentes para esse patógeno. Entretanto, como carrapatos adultos se reproduzem nos cervos, esses animais são considerados importantes para o ciclo enzoótico por viabilizar a manutenção das populações de vetores. Tanto carrapatos no estágio de ninfas como adultos podem transmitir *Borrelia* aos humanos, os quais são hospedeiros incidentais.

A DL é endêmica nos Estados Unidos em áreas de florestas que têm animais silvestres e carrapatos. Nesse País, é a enfermidade mais comum transmitida por vetores. As pessoas que trabalham com madeira e construção estão mais expostas ao risco de infecção. Em 2019, 34.945 casos da doença foram notificados nos Estados Unidos. Dois grupos populacionais têm maior incidência: crianças de 2 anos a 15 anos e adultos de 30 anos a 59 anos.

Interações patógeno-vetor e patógeno-hospedeiro

Borrelia burgdorferi é um patógeno invasivo e persistente. As borrélias desenvolveram complexos mecanismos de interação com o vetor, que permitem que essas espiroquetas colonizem, persistam e abandonem o carrapato no momento adequado para sua transmissão aos hospedeiros. Importantes alterações na expressão gênica de *B. burgdorferi* ocorrem de modo a permitir a adaptação do patógeno aos ambientes do vetor e do hospedeiro.

Nas interações da infecção entre *B. burgdorferi* e o vetor carrapato *Ixodes scapularis*, ao realizar o repasto sanguíneo em animal infectado, o carrapato injeta a proteína salivar SALP25D, que inibe a inflamação no sítio de repasto, bem como neutraliza espécies reativas de oxigênio produzidas por neutrófilos, o que possivelmente aumenta a viabilidade de *B. burgdorferi*. O sítio inicial de colonização do carrapato por *B. burgdorferi* é o intestino, onde, por intermédio das lipoproteínas de superfície OspA e OspB, as borrélias aderem ao lúmen intestinal e inibem a ação de anticorpos e a ativação do sistema complemento.

Ao repetir o repasto, o carrapato transmite *B. burgdorferi* para novo hospedeiro. Durante o repasto, ocorre o aumento de temperatura do vetor, conforme há a ingestão de sangue, e alteração de pH de 7,4 para 6,8. Em resposta a esses sinais ambientais, borrélias expressam a proteína de membrana externa BBE31, que interage com a proteína receptora TRE31 do carrapato, promovendo a separação do patógeno do intestino e a migração para as glândulas salivares do carrapato. Fora do intestino, OspA e OspC são expressas, viabilizando a ligação do patógeno às glândulas salivares do carrapato e favorecendo a dispersão do patógeno no hospedeiro. No momento do repasto, as proteínas salivares ISAC, SALP20 e TSLPI do vetor também auxiliam na transmissão de *B. burgdorferi*, ao inibirem a ativação do sistema complemento. A interação direta entre duas proteínas do patógeno e do vetor, OspC e SALP15, respectivamente, também impede o reconhecimento de OspC por anticorpos e a ativação de células T $CD4^+$.

Uma vez no hospedeiro mamífero, a virulência de borrélias está associada a mecanismos de disseminação e de colonização de múltiplos tecidos, bem como à evasão do sistema imunológico. Para a sobrevivência na corrente sanguínea, as proteínas de *Borrelia* BBK32 e OspC são capazes de interagir com as proteínas do hospedeiro C1r e C4b, respectivamente, enquanto CspA e CspZ interagem com o fator H, inibindo a ativação do sistema complemento. Asborrélias se disseminam através dos vasos sanguíneos e aderem às células endoteliais por meio da proteína BBK32, que se liga à fibronectina e a glicosaminoglicanos (GAG). O subsequente processo de invasão e de extravasamento de borrélias do endotélio vascular para os tecidos conjuntivos perivasculares é facilitado pela porina P66, que se liga a integrinas, e por OspC, que interage com fibronectina e GAGs.

A motilidade é importante para a disseminação da bactéria pelos tecidos. Uma vez que a bactéria tem a capacidade de aderir a componentes teciduais do hospedeiro, ocorre a colonização de diversos tecidos. Mutantes nos genes das proteínas ligadoras de decorina DbpA e DbpB apresentam atenuação de virulência, sugerindo papel importante dessas proteínas na disseminação e na colonização. A colonização de tecidos articulares tem a participação da proteína DbpA, contribuindo para a artrite. *B. burgdorferi* também é capaz de cooptar proteases do próprio hospedeiro, como metaloproteinases de matriz (MMP). MMP-1 e MMP-13 são frequentemente identificadas em amostras de líquido sinovial de pacientes com artrite induzida por DL.

Em decorrência de eventos de evasão da resposta imune, a contínua resposta inflamatória não protetiva ao patógeno desencadeia a evasão da resposta imune adaptativa por *B. burgdorferi*, condição essencial para que haja colonização e persistência do patógeno. O gene *vlsE* (*vmp-like sequence E*) está associado à variação antigênica e à persistência da bactéria no hospedeiro, no qual a proteína expressa VlsE tem variação em seu domínio central em razão de eventos de recombinação entre o gene *vlsE* e 15 genes silenciosos (*vls2-vls16*), contribuindo para o escape da resposta imune adaptativa.

Diagnóstico e tratamento

O diagnóstico da DL baseia-se inicialmente nos sinais clínicos e histórico recente de permanência em região geográfica endêmica ou suspeita. O diagnóstico laboratorial inclui uma primeira abordagem com teste ELISA ou teste de imunofluorescência. O diagnóstico positivo deve ser confirmado pelo teste de *western blot*. Embora o agente etiológico possa ser visualizado por microscopia de campo escuro, esse não é um método recomendado para o diagnóstico. Também podem ser realizadas técnicas de PCR e cultura para a identificação de *Borrelia burgdorferi*. O tratamento pode ser realizado com doxiciclina, penicilina, tetraciclina ou amoxicilina.

Febre recorrente

A forma epidêmica da FR é causada por *Borrelia recurrentis* e é transmitida pelo piolho *Pediculus humanus humanus*. Outras espécies de Borrelia causam febre recorrente (*B. hermsii, B. parkerii, B. duttoni, B. turicatae*, entre outras), as quais são transmitidas por carrapatos de dorso mole *Ornithodoros* que se alimentam do sangue de roedores. No homem o período de incubação leva em média 7 dias, mas pode variar de 2 a 18 dias. A infecção é sistêmica e caracteriza-se por febres altas que duram alguns dias, seguidos de dias sem febre. Outros sintomas são dores de cabeça, dores no corpo e nas articulações, náuseas, calafrios, manchas rosas na pele. Os episódios recorrentes resultam de variações antigênicas do agente causal, o qual se evade do sistema imune do hospedeiro e causa os episódios de febre. Complicações da FR podem afetar os sistemas cardíaco, renal e nervoso e provocar abortos. O diagnóstico é realizado pela observação das bactérias no sangue periférico ou no LCR do paciente, assim como por cultura em meios específicos. O tratamento é realizado com penicilina, tetraciclina ou eritromicina. A mortalidade dos casos não tratados é estimada em cerca de até 40%.

Síndrome brasileira semelhante à doença de Lyme ou síndrome de Baggio-Yoshinari

A síndrome brasileira semelhante à DL, também denominada "doença de Lyme-símile brasileira" e ainda SBY foi descrita no Brasil há poucas décadas. A SBY tem características clínicas semelhantes à DL, mas com algumas diferenças importantes: ausência de carrapatos vetores do complexo *Ixodes ricinus* no ciclo de transmissão do patógeno; falha no isolamento e no cultivo de *Borrelia burgdorferi* em meio BSK II; baixas sensibilidade e especificidade de testes diagnósticos sorológicos de DL para os casos suspeitos brasileiros; e falha na amplificação por PCR de genes que codificam para a flagelina e a lipoproteína OspB a partir de amostras clínicas de pacientes.

Os primeiros casos de borreliose, no Brasil, foram descritos em 1992, em São Paulo, em dois irmãos de 10 e 12 anos, que exibiam lesões cutâneas compatíveis com o eritema "olho de boi", tipicamente observado na DL; além de febre, dores de cabeça, mialgia e artralgia. Em ambos os casos, foi possível detectar IgM por ensaios imunoenzimáticos (do tipo ELISA) e *western blot* e os irmãos foram tratados com doxiciclina por 30 dias. Nos anos subsequentes, a doença foi diagnosticada em diversos estados brasileiros.

A SBY tem sido tratada como uma doença emergente, transmitida por carrapatos que não são do complexo *Ixodes ricinus*, causada por espiroquetas do complexo *B. burgdorferi lato sensu* com morfologia atípica. Os vetores transmissores da SBY são carrapatos dos gêneros *Amblyomma*, *Rhipicephalus* (*Rhipicephalus sanguineus*, *Rhipicephalus bovis*) e *Dermacentor*. Esses carrapatos realizam repasto sanguíneo em animais silvestres como capivaras. Adicionalmente, já foi detectada a presença de *B. burgdorferi* agente da SBY em animais de produção (búfalos e cavalos).

A SBY apresenta diferentes estágios. Na fase inicial da doença, após a inoculação através da picada do carrapato na pele, *B. burgdorferi* se dissemina por meio dos sistemas circulatório e linfático. Na maioria dos casos, a doença é autolimitante. De 40% a 50% dos indivíduos acometidos apresentam eritema *migrans*. A infecção pode evoluir para um estágio secundário, caracterizado por processos inflamatórios e danos teciduais que comprometem o coração, articulações, olhos, pele, SNC e sistema nervoso periférico. Na ausência de tratamento, as borrélias podem entrar em estado de latência; entretanto, as espiroquetas podem interromper o estado de latência e iniciar um estágio terciário, com manifestações sistêmicas similares à fadiga crônica ou autoimune e encefalomielite miálgica.

O diagnóstico de SBY baseia-se em critérios clínicos e epidemiológicos. Não obstante, o diagnóstico sorológico pode ser realizado, embora difícil, por ELISA e *western blot*, seguindo critérios específicos para SBY, bem como o diagnóstico molecular por PCR.

Profilaxia das Borrelioses

O controle das doenças causadas por *Borrelia* baseia-se em evitar a picada de vetores artrópodes. Devem-se evitar fazer atividades ao ar livre em áreas endêmicas de mata que contenham carrapatos vetores, é necessário usar repelente que contenha de 20% a 30% de DEET (N, N-dietil-m-toluamida) e aplicar na roupa produtos que contenham permetrina. Após a atividade, deve-se tomar banho e proceder à busca de carrapatos no corpo. Deve-se também procurar por vetores em animais de companhia, Lavar as roupas e secá-las sob alta temperatura por 60 minutos.

Bibliografia recomendada

Adler B (ed.). Leptospira and Leptospirosis. Nova York: Springer, 2014:293.

Adler B (ed.). Spirochete biology: the post genomic Era. Springer International Publishing, 2018.

Coburn J, et al. Lyme disease pathogenesis. current issues in molecular biology. 2021;42(1):473-518.

Costa F, et al. Global morbidity and mortality of leptospirosis: a systematic review. PLoS Neglected Tropical Diseases. 2015;9(9):e0003898.

Faine S, et al. Leptospira and leptospirosis. 2. ed. Published by MediSci, 1999.

Fraser Claire M, et al. Genomic sequence of a Lyme disease spirochaete, Borrelia burgdorferi. Nature. 1997;390(6660):580-6.

Izard J, et al. Cryo-electron tomography elucidates the molecular architecture of Treponema pallidum, the syphilis spirochete. Journal of Bacteriology. 2009;191(24):7566-80.

Koizumi N, Picardeau M. Leptospira spp. Springer, 2020.

Korba AA, et al. Leptospira ainlahdjerensis sp. nov., Leptospira ainazelensis sp. nov., Leptospira abararensis sp. nov. and Leptospira chreensis sp. nov., four new species isolated from water sources in Algeria. International Journal of Systematic and Evolutionary Microbiology. 2021;71(12).

Kurokawa C, et al. Interactions between Borrelia burgdorferi and ticks. Nature Reviews Microbiology. 2020;18(10):587-600.

Lafond RE, Lukehart SA. Biological basis for syphilis. Clinical Microbiology Reviews. 2006;19(1):29-49.

Liu J, et al. Cellular architecture of Treponema pallidum: novel flagellum, periplasmic cone, and cell envelope as revealed by cryo electron tomography. Journal of Molecular Biology. 2010;403(4):546-61.

Margos G, et al. The genus Borrelia reloaded. PloS One. 2018;13(12):e0208432.

Ministério da Saúde (BR). Boletim Epidemiológico – Sífilis. Ministério da Saúde – Departamento de Doenças de Condições Crônicas e Infecções Sexualmente Transmissíveis. Manual técnico para o diagnóstico da sífilis, 2021.

Peeling RW, et al. Why do we need quality-assured diagnostic tests for sexually transmitted infections?. Nature Reviews Microbiology. 2006;4(12):909-21.

Peeling RW, et al. Syphilis. Nature Reviews Disease Primers. 2017;3:17073.

Radolf JD, et al. Of ticks, mice and men: understanding the dual-host lifestyle of Lyme disease spirochaetes. Nature Reviews Microbiology. 2012;10(2):87-99.

Ristow P, et al. Biofilm formation by saprophytic and pathogenic leptospires. Microbiology. 2008;154(5):1309-17.

Santos AAN, Ribeiro PS, et al. Leptospira interrogans biofilm formation in rattus norvegicus (norway rats) natural reservoirs. PLoS Neglected Tropical Diseases. 2021;15(9):e0009736.

Yoshinari NH, et al. The current state of knowledge on Baggio-Yoshinari Syndrome (Brazilian Lyme disease-like Illness): chronological presentation of historical and scientific events observed over the last 30 years. Pathogens. 2022;11(8):889.

56 Micobactérias

Rodrigo Gay Ducati
Sylvia Cardoso Leão
Cristina Viana-Niero
Fábio Cargnelutti Fontoura
Diógenes Santiago Santos
Luiz Augusto Basso

Neste capítulo, será inicialmente abordado o gênero *Mycobacterium*, analisando-se as características compartilhadas entre as várias espécies que o compõem. Posteriormente, serão realizadas descrições detalhadas das espécies de maior significado clínico para o ser humano, *Mycobacterium tuberculosis* e *Mycobacterium leprae* e das micobactérias não tuberculosas (MNT).

Gênero Mycobacterium

O gênero *Mycobacterium* compartilha muitas características comuns com os gêneros *Corynebacterium* e *Actinomyces*. Forma, com os gêneros *Corynebacterium, Nocardia* e *Rhodococcus*, o grupo CMNR, que contém, na sua parede, ácidos graxos de cadeia longa ramificados, extremamente raros, denominados **ácidos micólicos**. Um elevado conteúdo genômico de bases guanina-citosina (G + C) é compartilhado com os actinomicetos. Dessa forma, considera-se que esse gênero seja um intermédio taxonômico entre as eubactérias e os actinomicetos, pertencendo à ordem *Actinomycetales*, e à família *Mycobacteriaceae*.

As micobactérias são bactérias aeróbias estritas, consideradas Gram-positivas, em forma de bastonete, que não têm flagelos e não formam esporos. Diferem-se das demais bactérias em uma série de aspectos, muitos dos quais relacionados às propriedades da parede celular. Características únicas, como a quantidade e a variedade de lipídeos complexos presentes no envelope, destacam-se entre as propriedades exclusivas do gênero. São micro-organismos intracelulares facultativos, ou seja, podem crescer em meios axênicos e no ambiente intracelular, com exceção de *M. leprae*, que é intracelular obrigatório.

O gênero compreende, atualmente, 194 espécies validadas. Os membros do complexo *M. tuberculosis* e *M. leprae* são considerados estritamente patogênicos e raramente encontrados no ambiente. As demais espécies estão amplamente distribuídas na natureza, em ambientes aquáticos e terrestres, ou mesmo na superfície de animais. Micobactérias já foram isoladas de poeiras, aerossóis e biofilmes, assim como recuperadas de sistemas de distribuição de água doméstica e hospitalar. Muitas espécies são consideradas potencialmente patogênicas para os seres humanos e/ou animais, causando doenças em circunstâncias especiais. São denominadas, em conjunto, "micobactérias oportunistas" ou "patógenos ocasionais", para distingui-las dos agentes da tuberculose (TB) e da hanseníase. Outras espécies são saprófitas, não patogênicas ou excepcionalmente patogênicas. As espécies saprófitas e as potencialmente patogênicas são comumente denominadas "MNT", "paratuberculosas", "anônimas", "*mycobacteria other than tuberculosis*" (MOTT) ou "atípicas". A denominação "MNT" tem sido mais frequentemente adotada, embora a discussão a respeito da designação mais adequada continue.

As micobactérias são classicamente separadas em dois grupos, de acordo com a velocidade de crescimento: micobactérias de crescimento rápido (MCR), que formam colônias em meio sólido em menos de 7 dias; e micobactérias de crescimento lento (MCL), que demoram mais de 7 dias para formar colônias em meio sólido. A velocidade de crescimento tem importantes repercussões clínicas. Infecções pulmonares e de linfonodos são causadas principalmente por MCL, enquanto infecções de pele, ossos e articulações são causadas mais frequentemente por MCR. Além disso, os dois grupos diferem em relação à suscetibilidade a antimicrobianos.

Além da variação na velocidade de crescimento das espécies micobacterianas, ocorrem também variações nas temperaturas ótimas de crescimento. As espécies que crescem em temperaturas inferiores a 37 °C causam, com mais frequência, infecções cutâneas, uma vez que a temperatura da pele é inferior à de regiões mais profundas do corpo.

Em 2018, foi proposta uma reclassificação das micobactérias com base em estudos filogenômicos e de genômica comparativa, sendo o gênero subdividido conforme o Quadro 56.1.

Apesar de a nova nomenclatura ter sido oficialmente validada em uma publicação do *International Journal of Systematic and Evolutionary Microbiology*, uma recente publicação (2021) na mesma revista propôs a reconstituição do nome *Mycobacterium*, que será mantido neste capítulo para se referir ao gênero como um todo.

Parede celular

As micobactérias produzem uma parede celular de estrutura extremamente singular (Figura 56.1), na qual o peptideoglicano contém ácido N-glicolilmurâmico, além do ácido N-acetilmurâmico presente na maioria das bactérias.

Quadro 56.1 – *Nova classificação das espécies micobacterianas*

Gênero	*Espécies*	*Observação*
Mycobacterium	clado *Tuberculosis-Simiae*	inclui quase todas as espécies de crescimento lento e os principais patógenos humanos, como os Complexos *tuberculosis* e *avium* e as espécies *leprae* e *ulcerans*
Mycolicibacterium gen. nov.	clado *Fortuitum-Vaccae*	inclui a maioria das espécies de crescimento rápido
Mycolicibacter gen. nov.	clado *Terrae*	inclui as espécies do Complexo *terrae*
Mycolicibacillus gen. nov.	clado *Triviale*	inclui as espécies *trivialis, koreensis* e *parakoreensis*
Mycobacteroides gen. nov.	clado *Abscessus-Chelonae*	inclui as espécies do Complexo *chelonaeabscessus*

Fonte: Desenvolvido pela autoria.

Cerca de 60% da parede celular micobacteriana é composta de lipídeos, especialmente ácidos micólicos. Estes estão covalentemente ligados ao polissacarídeo que compõe a parede celular, denominado "arabinogalactano", que, por sua vez, liga-se ao peptideoglicano através de pontes fosfodiéster. A parede celular também contém lipídeos livres, não covalentemente associados a esse esqueleto basal (o complexo arabinogalactanopeptideoglicano) e proteínas, que têm epítopos passíveis de reconhecimento pelo sistema imunitário do hospedeiro.

O gradiente de fluidez da parede celular micobacteriana tem uma orientação aparentemente contrária à de bactérias Gram-negativas, com regiões externas mais fluidas que as internas. Contêm proteínas de membrana formadoras de canais catiônicos seletivos denominadas "porinas", presentes em baixa concentração na parede, que controlam ou retardam a difusão de pequenas moléculas hidrofílicas, conferindo uma baixa permeabilidade da parede celular a esses solutos. A parede de *M. tuberculosis* é uma das mais permeáveis a agentes antimicobacterianos hidrofílicos, enquanto as outras espécies são mais resistentes a fármacos com essa propriedade.

Essa parede singular permite que o micro-organismo sobreviva dentro de macrófagos. Facilita, também, a agregação bacteriana, tornando árduo o cultivo desses micro-organismos em meios líquidos e a realização de contagens de unidades formadoras de colônias (UFC). As micobactérias são relativamente resistentes à dessecação, a álcalis e a muitos desinfetantes químicos, o que dificulta a prevenção da sua transmissão em instituições e meios urbanos em geral.

Outra propriedade compartilhada entre as micobactérias, que as distingue das demais bactérias, refere-se à retenção de fucsina básica pela parede celular, mesmo na presença de álcool e ácido, conferindo-lhes a designação de "bacilos álcool-acidorresistentes" (BAAR). O método de coloração de Ziehl-Neelsen, que permite diferenciar bactérias BAAR

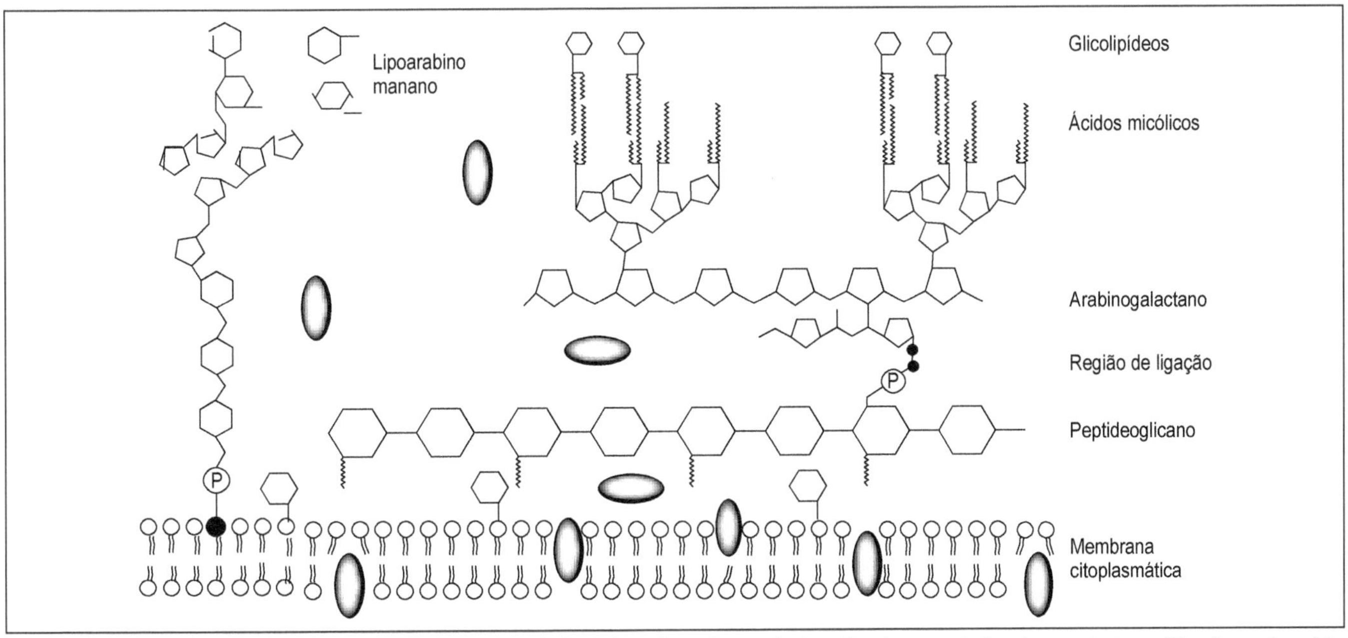

Figura 56.1 – *Representação esquemática da parede celular micobacteriana. A membrana citoplasmática é encapsulada pela camada de peptideoglicano. A espinha dorsal do peptideoglicano está ligada ao arabinogalactano através de ligações fosfodiéster. O arabinogalactano é um polissacarídeo ramificado de uma cadeia de galactose proximal, ligada a uma cadeia distal de arabinose. As cadeias de ácidos micólicos estão em posição perpendicular à bicamada lipídica, com cadeias expostas interagindo com o dimicolato de trealose (fator corda). Outro importante componente associado de maneira não covalente à parede celular é o lipoarabinomanano, um fator imunogênico, que pode ser visto na Figura ligado à membrana citoplasmática por uma ligação fosfatidilinositol.*

Fonte: Desenvolvida pela autoria.

positivas e negativas, consiste no tratamento do esfregaço com fucsina básica aquecida, seguido pelo seu descoramento com uma mistura de álcool (97%) e ácido clorídrico (3%); após ser lavado com água, o esfregaço é corado com azul de metileno. Bactérias BAAR positivas reterão fucsina, corando-se em vermelho e as que não a retêm, portanto BAAR-negativas, coram-se em azul (Figura 56.2). Com esta técnica, pode-se visualizar micobactérias presentes em amostras clínicas ou ambientais ao microscópio óptico.

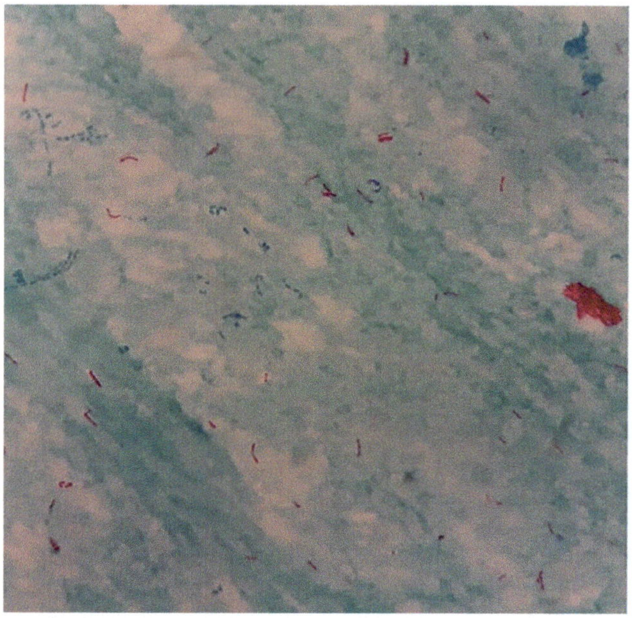

Figura 56.2. *Coloração de Ziehl-Neelsen de* M. tuberculosis.
Fonte: Foto gentilmente cedida por Heloisa da Silveira Paro Pedro – Instituto Adolfo Lutz, São José do Rio Preto-SP, Brasil.

Tuberculose

"...uma doença terrível na qual a morte e a vida estão tão intimamente mescladas, que a morte toma o matiz e o rubor da vida, e a vida a pálida esqualidez da morte..." (Charles Dickens, Nicholas Nickleby, Oxford University Press, Cap XLIX, p. 637).

Histórico

A tuberculose humana, também conhecida como "peste branca", foi a principal causadora de mortes no final do século XIX e início do século XX. Entre as infecções causadas por agentes bacterianos, continua sendo a principal causa de morte em adultos no mundo. Calcula-se que a doença tenha ceifado a vida de cerca de 1 bilhão de pessoas, superando, em muito, outras doenças como varíola, peste bubônica, cólera e influenza. Estudos recentes sugerem que o bacilo da tuberculose já infectava humanos há cerca de 70 mil anos e que os acompanhou durante as migrações da África para o resto do planeta. Provavelmente descrita pela primeira vez em textos indianos, a tuberculose pulmonar é conhecida desde os tempos de Hipócrates como "tísica". Uma forma da doença manifestada nos gânglios linfáticos cervicais, a escrófula, foi muito bem descrita nos tempos medievais europeus em razão da crença de que os reis, sobretudo os da Inglaterra, podiam curá-la por um simples toque no paciente. Uma manifestação hoje rara, a doença de Pott ou deformidade de Gibbous é uma forma destrutiva de tuberculose que induz deformidades da coluna vertebral, causando paralisia dos membros.

Um dos mais significativos e completos estudos sobre a tuberculose foi realizado pelo alemão Robert Koch (1843-1910), um dos grandes cientistas da humanidade. Em 24 de março de 1882, data memorável na história da Bacteriologia e da Medicina, ele apresentou, em Berlim, por ocasião da Reunião da Sociedade de Fisiologia, o isolamento e o cultivo, a partir de tubérculos macerados, de *M. tuberculosis*, identificado como o agente etiológico da tuberculose e que passou, então, a ser conhecido como "bacilo de Koch". Posteriormente, Koch postulou que "*para provar que a tuberculose é causada pela invasão do bacilo e condicionada pelo seu crescimento e multiplicação, é necessário: isolar o bacilo do corpo, crescê-lo em cultura pura, e, através da sua administração em animais, reproduzir a mesma condição de morbidez...*". Esses princípios, hoje denominados "postulados de Koch", tornaram-se gerais e são aplicados à maioria das moléstias causadas por bactérias e outros agentes infecciosos.

Inspirados no sucesso de Edward Jenner, que demonstrou que a infecção pelo vírus da varíola bovina gerava imunidade contra a varíola humana, Albert Calmette e Camille Guérin atenuaram uma cepa de *Mycobacterium bovis* fazendo 230 passagens seriadas em meios de cultivo, o que resultou na cepa atenuada conhecida como "bacilo de Calmette e Guérin" (BCG). A vacina BCG começou a ser administrada em humanos em 1921 e é amplamente usada até hoje. O estudo de novas vacinas tem explorado vacinas de subunidades, modificações da cepa BCG e a produção de cepas atenuadas de *M. tuberculosis.*

O avanço mais importante na histórica batalha contra a tuberculose e outras infecções bacterianas viria em meados da Segunda Guerra Mundial, com a descoberta e a introdução da estreptomicina, antibiótico produzido a partir de cultivos de *Streptomyces sp.* Na década de 1950, a isoniazida e o ácido para-aminossalicílico revolucionaram a quimioterapia contra a doença ativa, reduzindo consideravelmente a mortalidade. Depois, em razão da emergência de bactérias resistentes a esses fármacos, surgiram outros como etambutol, pirazinamida e rifampicina. Falhas nos programas de controle e abandono do tratamento causaram a emergência de bactérias resistentes e o aparecimento da tuberculose multidroga resistente (TB-MDR), que precisa ser tratada com fármacos de 2ª linha, mais caros e com mais efeitos colaterais. Em 2006, foram relatados os primeiros casos de pacientes infectados com *M. tuberculosis* extensivamente resistente (TB-XDR). Essas bactérias são resistentes a fármacos de 1^a e de 2ª linhas. Em 2012, a *Food and Drug Administration* (FDA) aprovou o uso da bedaquilina para o tratamento combinado com outros fármacos em casos de tuberculose resistente em pacientes adultos.

A epidemia de HIV/aids teve forte impacto no controle da doença em todo o mundo. Enquanto 1 em cada 10 indivíduos imunocompetentes desenvolvem tuberculose ativa ao longo da vida, entre pessoas vivendo com HIV (PVHIV), 1 em cada 10 desenvolve a doença a cada ano. Em 1993, a Organização Mundial da Saúde (OMS) declarou a tuberculose uma emergência global.

No Brasil, acredita-se que essa doença tenha sido introduzida com a vinda de portugueses e missionários jesuítas, já a partir de 1500. A história do tratamento da tuberculose no Brasil pode ser resumida à seguinte sequência de eventos: em 1927, Arlindo de Assis aplicava, pela primeira vez, a BCG oral em recém-nascidos; a partir da década de 1940, a mortalidade por tuberculose foi drasticamente reduzida consequentemente à introdução de fármacos tuberculostáticos como estreptomicina, ácido para-aminossalicílico e isoniazida; em 1973, implantava-se a vacinação com BCG intradérmica, que logo passou a ser obrigatória para menores de 1 ano de idade; 3 anos mais tarde, foi introduzido o esquema de tratamento de curta duração (6 meses), com base em rifampicina, isoniazida e pirazinamida; posteriormente, esse esquema incluiu também etambutol. Em 2019, a Agência de Vigilância Sanitária (Anvisa) aprovou o uso da bedaquilina.

Tuberculose: a doença

A tuberculose é uma doença infectocontagiosa causada por micobactérias do Complexo *Mycobacterium tuberculosis*, principalmente *M. tuberculosis* (Quadro 56.2).

Quadro 56.2 – *O Complexo Mycobacterium tuberculosis*

Espécie	*Hospedeiro principal*
M. tuberculosis	Humano
M. africanum	Humano
M. bovis (inclui a cepa BCG)	Gado bovino
M. microti	Roedores
M. canetti	Humano
M. caprae	Caprinos
M. pinnipedii	Leões marinhos
"M. suricattae"a	Suricato
"M. mungi"	Mangusto
"M. orygis"	Orix
"Dassie bacillus"	Damão-do-cabo (*Procavia capensis*)

[a] espécies ainda não validadas estão entre aspas.
Fonte: Desenvolvido pela autoria.

É uma doença altamente contagiosa e a transmissão se dá pela inalação de partículas infectantes. Em pacientes com tuberculose pulmonar ativa, a tosse é o sintoma que caracteriza a inflamação crônica dos pulmões, além de ser o principal mecanismo de disseminação do micro-organismo para novos hospedeiros. Os bacilos, expelidos pela tosse, espirro ou perdigotos são propelidos dos pulmões para o ar na forma de aerossóis, podendo permanecer em suspensão durante algumas horas. Gotículas em suspensão contendo de 1 a 10 bacilos são suficientes para causar a infecção. Os principais determinantes de risco de infecção são a concentração de organismos em uma partícula exalada, sua característica aerodinâmica, a ventilação do ambiente e a duração da exposição.

Na maioria das pessoas, os bacilos inalados são fagocitados por macrófagos alveolares e podem seguir dois caminhos: serem eliminados imediatamente; ou se multiplicarem no interior dos macrófagos, em lesões localizadas denominadas "tubérculos". Normalmente, de 2 a 6 semanas após a infecção, ocorre o estabelecimento de imunidade mediada por linfócitos T e a produção de citocinas, seguida de infiltração de macrófagos ativados na lesão, formando lesões maiores, denominadas "granulomas". O resultado disso é a eliminação da maior parte da carga bacilar e o término da infecção primária, normalmente sem a apresentação de sintomas. Nesses casos, a única evidência de infecção prévia é dada pela positividade no teste da tuberculina (ver a seguir) ou, em alguns casos, por evidências de uma lesão calcificada em radiografia de tórax. O complexo de Gohn é a lesão pulmonar primária calcificada acompanhada de um nódulo linfático associado, ambos visíveis no exame radiológico.

O bacilo pode coexistir com seu hospedeiro humano na forma de uma infecção quiescente ou dormente, estabelecendo-se um grande reservatório bacteriano em indivíduos infectados. Estima-se que 25% da população global esteja infectada com *M. tuberculosis*. Indivíduos com infecção latente apresentam um risco de desenvolver tuberculose ativa de aproximadamente 5% durante o primeiro ano e de 10% ao longo da vida.

Assim como muitos bacilos são eliminados, fagócitos infiltrantes e células do parênquima pulmonar também são mortos, produzindo uma necrose solidoesponjosa característica (necrose caseosa ou caseum), na qual alguns bacilos podem se refugiar. Caso haja um predomínio da resposta imune do hospedeiro, a lesão é contida, restando apenas cicatrizes residuais no pulmão.

Por sua vez, condições imunossupressoras, como desnutrição, diabetes, tabagismo, alcoolismo, transplantes, tratamentos com imunossupressores, tratamentos de câncer e, principalmente, a infecção pelo HIV, comprometem a eficácia do controle da infecção pelo sistema imunitário. Isso permite a reativação do bacilo até então dormente, o que faz o indivíduo desenvolver a tuberculose ativa, frequentemente muitas décadas após a infecção inicial. Além disso, alguns grupos populacionais, como indígenas, pessoas privadas de liberdade e indivíduos em situação de rua são mais vulneráveis ao adoecimento por tuberculose. Nesses casos, ocorre a expansão progressiva da lesão pulmonar. Quando a lesão atinge um brônquio e ocorre liquefação da necrose caseosa, o material é eliminado, possibilitando que uma grande quantidade de bacilos seja disseminada para o meio através da tosse e formando uma cavidade no pulmão, a caverna tuberculosa. Quando a necrose atinge uma artéria, o escarro pode ter laivos de sangue (escarro hemoptoico) ou ser fracamente hemorrágico, como nas hemoptises.

Aproximadamente 75% dos pacientes com a doença ativa têm seus pulmões afetados, enquanto 15% dos acometidos apresentam tuberculose extrapulmonar, como resultado da disseminação dos bacilos pela corrente sanguínea durante a infecção primária. A tuberculose extrapulmonar pode atingir o fígado, linfonodos e baço, ossos e articulações, coração, sistema nervoso central, sistema geniturinário, meninges, peritônio ou pele. A forma disseminada da doença se denomina "tuberculose miliar", pelo aspecto das lesões nos diferentes órgãos assemelhado ao de grãos de milho.

Pacientes com tuberculose ativa apresentam, inicialmente, sintomas gerais inespecíficos, mas, com o tempo, surgem o enfraquecimento, febre, perda de peso e sudorese noturna, que são sintomas mais característicos de tuberculose. Pacientes com tuberculose pulmonar ativa apresentam, principalmente, dor torácica e tosse, com pouca ou nenhuma produção de escarro; com o tempo, evolui para tosse produtiva e por vezes hemoptise.

Resposta imune na tuberculose

Estudos em camundongos permitiram identificar que, logo após a infecção, os bacilos multiplicam-se rapidamente, causando a ativação de macrófagos por citocinas pró-inflamatórias, como IL-6, IL-12 e fator de necrose tumoral alfa (TNF-alfa), além do envolvimento de interferon gama (INF-gama), inicialmente derivado de células natural-killer (NK). Após cerca de 2 semanas, ocorre uma grande redução da replicação bacteriana. Segue-se uma redução significativa da carga bacilar hepática e, em menor intensidade, no baço. Após essa considerável redução, os bacilos remanescentes entram em um estado não replicativo de persistência. Ainda que essa fase da infecção em camundongos não mimetize completamente o estado latente no hospedeiro humano, ela representa o equilíbrio entre a persistência do patógeno e a resposta imune do hospedeiro, caracterizando o estado de dormência. O bacilo, nessa forma latente e ainda viável, pode restabelecer sua replicação, desencadeando a doença ativa sob condições de imunossupressão.

A resposta imune celular, principal responsável pela defesa contra o bacilo da tuberculose, também está associada a danos teciduais, sendo responsável pela formação dos granulomas e da necrose. A destruição tecidual, que eventualmente liquefaz porções infectadas do pulmão, é mediada pela resposta imune do hospedeiro contra o bacilo, e não pela virulência bacteriana propriamente dita. A imunidade à tuberculose é local; isso significa que o resultado da lesão na qual as primeiras bactérias invasoras se instalam depende da natureza das células T atraídas à lesão. Se as células imunes recrutadas forem preferencialmente de perfil Th-2, a lesão, provavelmente, prosseguirá para necrose e haverá desenvolvimento da doença. Se as células imunes atraídas forem principalmente de perfil Th-1, a multiplicação bacteriana será inibida, ocorrerá a formação de um granuloma e tanto a lesão como a doença sofrerão regressão.

TB e HIV

A infecção por HIV alterou drasticamente a epidemiologia e a história natural da tuberculose, causando um aumento na sua dinâmica de transmissão, morbidade e mortalidade. A infecção por HIV representa o maior risco para a progressão de tuberculose latente para doença ativa. PVHIV têm 18 vezes mais chance de desenvolver tuberculose ativa.

Estima-se que o risco de ocorrer o desenvolvimento de tuberculose ativa entre pessoas coinfectadas com HIV e *M. tuberculosis* é de cerca de 10% ao ano, enquanto o risco de desenvolver a doença ativa por uma pessoa infectada apenas com o bacilo da tuberculose é de 10% ao longo de toda a vida. Cabe notar que a maior causa de morte das PVHIV é a tuberculose.

Ainda, a tuberculose induz o desenvolvimento de aids em pacientes HIV-positivos pela produção de citocinas estimulatórias e redução do número de células T CD4+ no organismo. Portanto, a coinfecção TB-HIV representa um problema de efeito devastador, tanto para pacientes infectados como para a população em geral.

Genoma de *Mycobacterium tuberculosis*

M. tuberculosis é o principal agente etiológico da tuberculose no homem. Seu tempo de geração é de aproximadamente 24 horas, tanto em meios sintéticos, como em animais infectados.

A partir do sequenciamento completo do genoma da sua linhagem mais bem caracterizada, *M. tuberculosis* H37Rv, calculou-se que seu cromossomo circular tem 4.411.532 pares de bases, com um conteúdo de G + C de aproximadamente 65,9%. Desde seu isolamento, em 1905, essa linhagem tem tido aplicação mundial na pesquisa biomédica em virtude da retenção de virulência em modelos animais, além de ser suscetível a fármacos e amena à manipulação genética. O sufixo "Rv" no final do código da linhagem faz referência à capacidade virulenta da cepa, enquanto sua derivação atenuada ou avirulenta, ganha o código H37Ra. Inicialmente, defendia-se que os estudos para melhor entendimento da doença e desenvolvimento de agentes antituberculose deveriam ser feitos usando-se a cepa H37Rv, mas, atualmente, outras linhagens mais modernas também são utilizadas.

O estudo do proteoma de *M. tuberculosis* revelou uma significativa preferência estatística pelos aminoácidos alanina, glicina, prolina, arginina e triptofano, todos codificados por códons ricos em G + C, e uma considerável redução na utilização de aminoácidos codificados por códons ricos em adenina-timina (A + T), como asparagina, isoleucina, lisina, fenilalanina e tirosina. Um conjunto de elementos variáveis, as sequências polimórficas ricas em G + C [*polymorphic G + C -rich sequences* (PGRS)], corresponde a uma família de sequências que codificam proteínas com pequenos motivos peptídicos, PE e PPE, ricas em glicina, organizadas em domínios repetitivos comuns. Essas proteínas, que representam aproximadamente 10% da capacidade codificante do genoma, aparentam ser remanescentes daquelas relacionadas à variação antigênica em outras bactérias.

■ Diagnóstico

O diagnóstico clínico se baseia em sinais e sintomas, que podem variar de acordo com o órgão acometido. Exames bacteriológicos, de imagem (radiografia ou tomografia computadorizada) ou histopatológicos podem auxiliar no diagnóstico clínico, possibilitando a diferenciação entre tuberculose e outras pneumopatias, por exemplo.

O método de diagnóstico bacteriológico mais utilizado é a baciloscopia, que consiste na pesquisa de BAAR a partir de materiais biológicos, após coloração de Ziehl-Neelsen. A baciloscopia é um método rápido e de baixo custo, que permite a detecção de 60% a 80% dos casos de tuberculose pulmonar em adultos. A pesquisa de BAAR em outros materiais biológicos também pode ser realizada quando há suspeita de tuberculose extrapulmonar, mas a sensibilidade é menor. A baciloscopia não permite confirmar a presença de *M. tuberculosis* na amostra estudada porque todas as espécies de micobactérias são BAAR e não podem ser diferenciadas pela simples visualização em microscópio óptico. Assim, a confirmação do diagnóstico de tuberculose deve ser feita a partir do cultivo da amostra clínica em meios especiais para micobactérias e subsequente identificação. O diagnóstico ainda pode ser realizado por métodos moleculares.

O cultivo in vitro de micobactérias é um método que apresenta altas sensibilidade e especificidade. As amostras provenientes de sítios estéreis podem ser inoculadas diretamente em meios de cultura sólidos, à base de ovo, como Löwenstein-Jensen ou Ogawa-Kudoh ou em meios de cultura líquidos específicos para cultivo de micobactérias. Amostras com microbiota associada, como escarro, devem ser submetidas a um processo de descontaminação com ácidos e/ou bases previamente à semeadura nos meios de cultivo. Essa etapa é imprescindível para eliminar a microbiota associada e, assim, permitir o crescimento das micobactérias que têm tempo de geração lento e são resistentes a esse tratamento. O tempo de incubação necessário para visualização do crescimento bacteriano pode estender-se por até 8 semanas, o que é uma desvantagem desse método. Após o cultivo, é possível identificar as bactérias por características fenotípicas e/ou testes moleculares.

O progresso das técnicas moleculares permitiu o desenvolvimento de testes mais sensíveis e rápidos na detecção e identificação de micobactérias. Muitas dessas técnicas estão disponíveis no mercado, com sensibilidade e especificidade superiores a 90%. Entretanto, um dos principais problemas consiste no seu custo elevado. A amplificação in vitro de sequências específicas do genoma do patógeno, a partir de técnicas de PCR, permite o diagnóstico de tuberculose a partir de amostras cultivadas e não cultivadas.

Atualmente, um teste rápido molecular para tuberculose (TRM-TB, GeneXpert®) está disponível na rede pública de Saúde, no Brasil. O TRM-TB é um teste de amplificação de ácidos nucleicos pela técnica de reação em cadeia da polimerase (PCR) em tempo real que detecta DNA específico dos bacilos do complexo *M. tuberculosis* e a suscetibilidade/resistência à rifampicina no mesmo teste. O teste pode ser realizado a partir de amostras não cultivadas de escarro, lavado broncoalveolar, lavado gástrico e amostras extrapulmonares já validadas (líquido cefalorraquiano e biópsias). O teste apresenta sensibilidade de cerca de 90% para a detecção de *M. tuberculosis*, sendo superior à da baciloscopia, e sensibilidade de 95% para detecção de resistência à rifampicina. Todos os exames laboratoriais (baciloscopia, cultivo e TRM-TB) deverão ser realizados, preferencialmente, na mesma amostra de escarro.

A detecção da enzima adenosinadeaminase (ADA), presente particularmente em linfócitos ativados, é um teste colorimétrico que pode auxiliar na confirmação do diagnóstico da tuberculose pleural. O aumento da atividade da ADA no líquido pleural é indicador de pleurite tuberculosa, sobretudo se associado a alguns parâmetros, como idade do paciente (< 45 anos) e a presença de exsudato pleural com predomínio de linfócitos (acima de 80%) e proteína elevada.

O teste de tuberculina ou testes de Mantoux pode ser utilizado para detectar uma infecção antiga ou recente, sendo a única maneira de diagnosticar uma infecção latente. Aplica-se uma injeção intradérmica de 0,1 mL de tuberculina, que é uma preparação de derivados proteicos do bacilo da tuberculose (purified protein derivative (PPD)), na face anterior do antebraço para medir a resposta imune celular a esses antígenos. O teste é considerado positivo quando se desenvolve uma área endurada de pelo menos 5 mm de diâmetro no local da injeção. Essa resposta é o resultado de uma reação de hipersensibilidade tardia, que se inicia após cerca de 6 horas e atinge seu pico entre 48 e 72 horas após a aplicação, sendo este o melhor momento para a leitura do teste. A sensibilidade do teste é de 77% e a especificidade é de 97%. A vacinação com BCG também produz reatividade ao PPD, tornando a utilização e a interpretação desse teste diferenciadas em países que adotam a vacinação com BCG.

Como alternativa ao teste da tuberculina, foi desenvolvido um teste de quantificação imunoenzimática de INF-gama (interferon-gamma release assay [IGRA]). Células do sangue do paciente são sensibilizadas in vitro com antígenos de *M. tuberculosis* e a produção da citocina é quantificada no sobrenadante. A sensibilidade e a especificidade são similares às do teste de Mantoux. O IGRA, além de ser recomendado para o diagnóstico de tuberculose latente em adultos, também é útil para o diagnóstico de tuberculose ativa em crianças.

Para a avaliação da suscetibilidade da bactéria aos fármacos usados no tratamento, são realizados testes fenotípicos e/ou moleculares. Os métodos fenotípicos disponíveis são: o das proporções; e o automatizado. No primeiro, uma suspensão bacteriana é inoculada em meios sólidos com e sem o fármaco em análise para que, ao fim da incubação, de até 42 dias, seja possível realizar a análise comparativa. O método automatizado utiliza meio líquido e os resultados podem ser obtidos em até 13 dias. Os fármacos testados são: estreptomicina; isoniazida; rifampicina; etambutol; e pirazinamida.

Os métodos genotípicos para a detecção de resistência aos fármacos fornecem resultados mais rápidos, quando comparados aos métodos fenotípicos e baseiam-se principalmente na detecção de mutações pontuais em genes como rpoB, katG, inhA, pncA, gyrA, entre outros. Assim, além dos sistemas automatizados de PCR em tempo real, é possível identificar as mutações que conferem resistência pela análise do sequenciamento de genes ou até mesmo do genoma completo.

De acordo com o padrão de resistência aos fármacos, a tuberculose pode ser classificada como monorresistente a um fármaco, polirresistente a dois ou mais fármacos, com exceção de isoniazida e rifampicina ou TB-MDR, que é definida pela presença de resistência pelo menos à isoniazida e à rifampicina, que são os principais fármacos de 1ª linha utilizados no combate da doença ativa em seres humanos. O Centro de Controle de Doenças dos Estados Unidos definiu uma nova classe de MDR, nomeada "tuberculose extensivamente resistente" (TB extensively drug resistant (XDR)), cujos isolados apresentam resistência aos fármacos de 1ª linha isoniazida e rifampicina, às fluoroquinolonas e a pelo menos um dos medicamentos injetáveis, como estreptomicina, capreomicina, canamicina ou amicacina, que são fármacos de 2ª linha. Em 2010, foram reportados casos de infecção por bacilos totalmente resistentes aos fármacos de 1ª e 2ª linhas, denominados desde então totally drug-resistant (TB-TDR). Quanto aos casos de TB-MDR, só no Brasil, foram registrados, aproximadamente, 2.400 (cerca de 3% dos registros de tuberculose) em 2017.

▪ Epidemiologia

Em 1993, a tuberculose foi declarada uma questão de urgência para a Saúde Pública global pela OMS, sendo a única doença até então a receber essa classificação. Atualmente, é a segunda doença responsável pelo maior índice de mortalidade humana causada por um único agente infeccioso, perdendo a liderança apenas para a COVID-19.

De acordo com a OMS, os esforços voltados quase majoritariamente ao combate à pandemia de COVID-19 tiveram impacto negativo na notificação de casos de tuberculose. No ano de 2019, haviam sido registrados 7,1 milhões de casos de tuberculose no mundo e em 2020 foram registrados 5,8 milhões de casos. Entretanto, o número de mortes pela doença aumentou. Registraram-se 1,2 milhões em 2019, com um adicional de 209 mil mortes em pessoas coinfectadas com HIV e, em 2020, 1,3 milhões de mortes, somadas a 214 mil pessoas também portadoras de HIV.

A OMS define três listas contendo os 30 países que apresentam as mais altas cargas de TB, TB/HIV e TB-MDR/TB-RR (que é a resistência isolada à rifampicina). O Brasil está entre os 30 países com altas cargas de TB e TB-HIV, sendo classificado como prioritário no combate à doença (Figura 56.3). Foram notificados 72.788 e 66.819 casos novos de tuberculose em 2019 e 2020, respectivamente. Durante o período de 2011 a 2019, a proporção de casos novos de tuberculose testados para HIV cresceu 17% e a mortalidade por tuberculose foi quase três vezes maior em pacientes coinfectados com HIV em comparação com pacientes HIV-negativos. Entre 2015 e 2020, foram diagnosticados 7.749 casos de tuberculose drogarresistente no país.

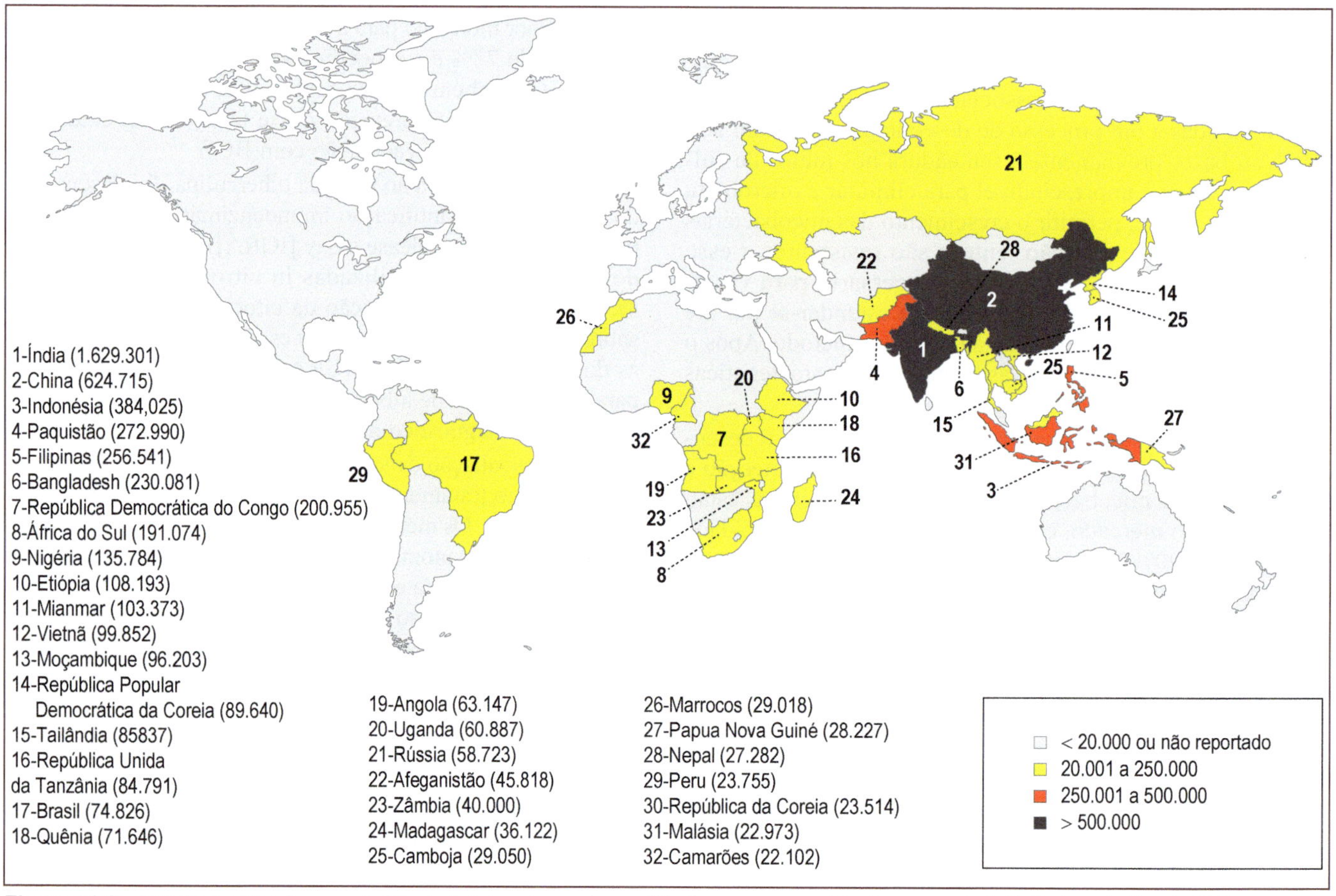

Figura 56.3 – *Relação dos 32 países com incidência de tuberculose maior que 20 mil novos casos registrados no ano de 2020. Dados extraídos da OMS.*
Fonte: Desenvolvida pela autoria.

A partir de 1990, com o desenvolvimento de métodos moleculares aplicados à Epidemiologia, tornou-se possível realizar estudos mais precisos sobre a transmissão da tuberculose e a origem e distribuição global dos distintos genótipos. Admite-se que a variabilidade genética de *M. tuberculosis* resulte, principalmente, de mutações pontuais, pequenas inserções e deleções mediadas por elementos móveis, como as sequências de inserção (IS) e variações no número de sequências repetidas distribuídas no genoma. Essa variabilidade tem sido usada em métodos de tipagem, como a análise de polimorfismos de fragmentos de restrição contendo o elemento IS6110 (RFLP-IS6110), a análise da presença ou ausência de 43 regiões espaçadoras no lócus de repetições diretas (DR-spoligotyping), a análise do número de repetições em tandem, localizadas em unidades repetidas do genoma (MIRU-VNTR) e, mais recentemente, o sequenciamento genômico. O detalhamento desses métodos foge do escopo deste texto, mas o uso das técnicas de tipagem molecular tem permitido estudar a forma como a tuberculose se distribui pelo mundo e detectar rapidamente a ocorrência de surtos da doença.

Tratamento

O tratamento quimioterápico padrão atualmente recomendado pela OMS para o controle da tuberculose se baseia na terapia de curta duração que utiliza uma combinação de quatro fármacos antituberculose, isoniazida, rifampicina, pirazinamida e etambutol (Figura 56.4), que são administrados durante os 2 primeiros meses, seguida por uma combinação de isoniazida e rifampicina por pelo menos mais 4 meses.

Outros esquemas de tratamento são recomendados para casos especiais, como tuberculose meníngea, retomadas do tratamento após abandono ou falhas no tratamento inicial. Em função da duração do tratamento quimioterápico, dos possíveis efeitos colaterais causados pelos fármacos e do abandono do tratamento, a OMS passou a investir em medidas de adesão universal ao tratamento. Na estratégia conhecida como TDO, sigla para "tratamento diretamente observado", agentes de Saúde aconselham os pacientes, monitoram seu progresso e observam a ingestão da medicação diariamente ou pelo menos três vezes por semana. Essa estratégia previne o abandono e, ainda mais importante, impede o surgimento e a seleção de bactérias resistentes. Cabe salientar que PVHIV tratadas conforme as recomendações da OMS têm conversão de escarro (inicialmente positivo para negativo) e índices de cura semelhantes aos de pacientes HIV-negativos tratados.

No caso de TB-MDR, torna-se necessária uma extensão do período de tratamento, optando-se, muitas vezes, pela utilização de fármacos de 2ª ou até 3ª linha, ainda que a maior toxicidade seja um fator limitante. Entre os fármacos de 2ª linha, que apresentam uma eficácia menor e são, na maioria das vezes, mais tóxicos, estão as fluoroquinolonas, o ácido para-aminossalicílico, a cicloserina (terizidona) e a etionamida, entre outras. Em meados de 2020, a OMS publicou novas recomendações para o tratamento da TB-MDR e da TB-RR. Essas diretrizes orientam para uma nova abordagem, adicionando-se bedaquilina, que pode encurtar o tratamento. Esse método exclui agentes injetáveis e torna o tratamento totalmente oral. Para aqueles com TB-MDR e resistência a fluoroquinolonas, a bedaquilina é associada à pretomanida e à linezolida ou à delamanida. Esse coquetel é utilizado em caráter preliminar por aproximadamente 6 a 9 meses e, dependendo da resistência apresentada, pode ser adaptado ou até estendido por até 20 meses.

Pacientes com tuberculose latente podem ser tratados profilaticamente com isoniazida por 6 a 9 meses, para controlar o desenvolvimento da doença pela eliminação de bacilos dormentes.

Mecanismos de ação dos fármacos antituberculose

- **Rifampicina:** age inibindo a transcrição gênica, ao inibir a síntese de mRNA. O fármaco interage com a enzima RNA-polimerase, mais especificamente com a subunidade b. Apresenta efeito bactericida.
- **Isoniazida:** também conhecida como hidrazida do ácido isonicotínico, a isoniazida age na fase inicial da produção dos ácidos micólicos. É um pró-fármaco sintético

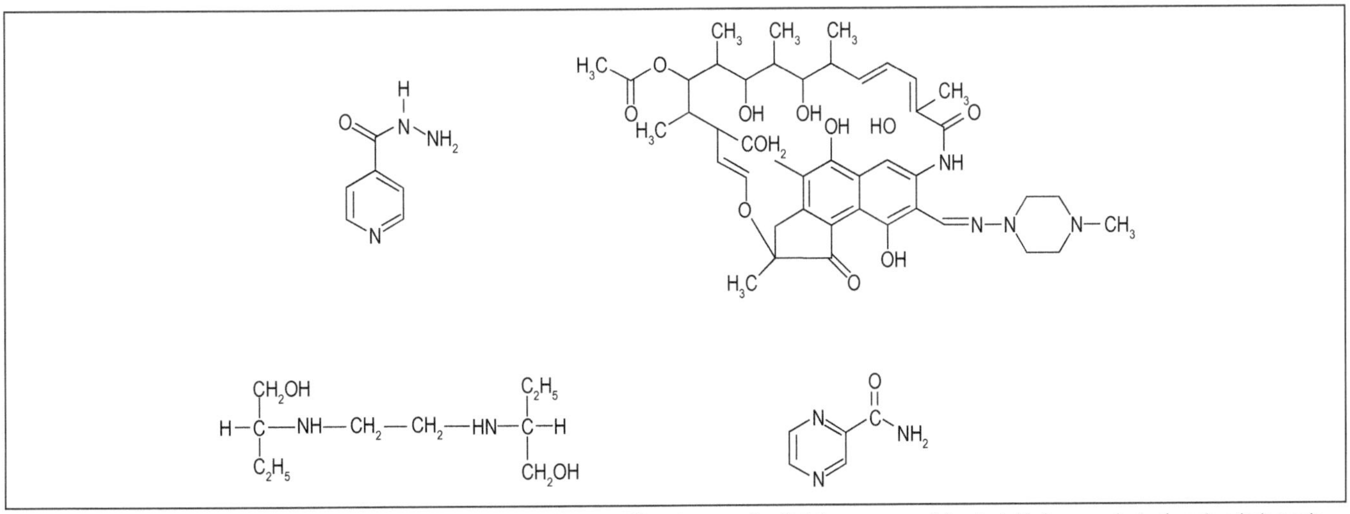

Figura 56.4 – *Fármacos de 1ª linha, que são geralmente bactericidas, combinando uma alta eficácia com uma relativa toxicidade ao paciente durante o tratamento.*
Fonte: Desenvolvida pela autoria.

que necessita ser ativado para desencadear sua ação. Essa ativação depende da enzima catalase-peroxidase, codificada pelo gene katG. Uma vez ativada, a isoniazida inibe a atividade da enzima 2-trans enoil-ACP (CoA) redutase (InhA), codificada pelo gene inhA. A InhA tem papel na biossíntese de ácidos graxos, precursores dos ácidos micólicos.

- **Estreptomicina:** aminoglicosídeio que atua inibindo a síntese de proteínas em procariotos. Liga-se irreversivelmente à porção 30S do ribossomo, que forma o complexo de iniciação 30S-mRNA-tRNA. Uma vez ligado a esse complexo, o fármaco paralisa iniciações futuras e retarda a síntese de proteínas já iniciadas, gerando erros de leitura do mRNA.
- **Etambutol:** age na parede celular micobacteriana, interferindo na biossíntese do polissacarídeo principal dessa estrutura, o arabinogalactano. O fármaco inibe a ação da enzima arabinosiltransferase, que é codificada pelo gene embB, que, por sua vez, é o responsável pela polimerização de arabinose em arabinogalactano.
- **Pirazinamida:** também classificada como um pró-fármaco, é ministrada em sua forma inativa e, em contato com as enzimas nicotinamidase e pirazinamidase, é modificada em ácido pirazinoico, sua forma ativa. Seu mecanismo de ação não é perfeitamente claro, mas acredita-se que a forma inativa do fármaco adentre a célula de forma passiva, transformando-se em seu estado ativo já no citoplasma. Estima-se que o acúmulo de ácido pirazinoico no interior do bacilo diminua o pH do citoplasma, causando a inativação da enzima ácido graxossintase, entre outras, impedindo a síntese de ácidos graxos e, por conseguinte, a síntese de ácidos micólicos. Entre todas as espécies micobacterianas, somente a *M. tuberculosis* é suscetível à pirazinamida.
- **Fluoroquinolonas:** a enzima DNA-girase (topoisomerase II) garante a síntese e o formato enovelado da molécula de DNA, essencial para sua função biológica. As fluoroquinolonas inibem o correto funcionamento da DNA-girase e apresentam efeito bactericida.
- **Bedaquilina:** inibe a enzima ATP-sintase micobacteriana, essencial para a geração de energia em *M. tuberculosis*. Possui efeito bactericida.

Resistência e multirresistência

A resistência bacteriana é comumente mediada por plasmídeos de resistência, que podem conferir resistência a várias substâncias antibacterianas de uma só vez. Isso nunca foi observado em *M. tuberculosis*. Micobactérias desenvolvem resistência aos fármacos espontaneamente, por mutações nos genes que codificam os alvos dos diferentes fármacos. As taxas de mutação são diferentes para cada alvo. Consequentemente, o aparecimento de bactérias resistentes em uma população bacteriana varia conforme essas taxas, sendo de 10-10 para rifampicina, 10-8 para isoniazida e estreptomicina, 10-7 para etambutol e 10-3 para pirazinamida. Uma lesão pulmonar cavitária pode abrigar 109 organismos, sendo, portanto, provável que já existam alguns organismos resistentes à isoniazida, à estreptomicina, ao etambutol e à pirazinamida.

Assim, quando o tratamento é baseado na administração de apenas um fármaco, ou seja, uma monoterapia, ele propicia a seleção dessas poucas bactérias resistentes, que se multiplicam até representarem a maior parte da população bacteriana do paciente. Essa é a justificativa para a utilização de terapias combinadas, visto que a probabilidade de uma linhagem bacteriana desenvolver resistência a dois ou mais fármacos, ao mesmo tempo, é extremamente baixa. A taxa de mutação combinada para rifampicina e isoniazida é de uma em 1014; portanto, parece virtualmente impossível que *M. tuberculosis* se torne, de forma espontânea, resistente aos dois fármacos TB-MDR em pacientes corretamente tratados.

Os sintomas da tuberculose começam a desaparecer após 4 a 6 semanas de tratamento com terapia combinada, fazendo muitos pacientes interromperem o tratamento. Quando o tratamento é interrompido ou irregular, bactérias resistentes são selecionadas. Assim, os pacientes acabam desenvolvendo, novamente, a doença, tornando necessária a iniciação de um novo tratamento, com fármacos alternativos.

A TB-MDR é responsável pela mortalidade de 40% a 60% dos acometidos. Esse dado corresponde à mortalidade de pacientes com tuberculose não tratada. Os principais fatores de risco que contribuem para o surgimento de TB-MDR/TB-XDR são a falta de aderência dos pacientes ao longo do tratamento e a administração indevida dos fármacos. A era dos fármacos antimicobacterianos tem sido constantemente marcada por ciclos, que propiciam a introdução de novos protocolos antimicrobianos e uma subsequente emergência de resistência aos fármacos.

- **Rifampicina:** aproximadamente 96% dos casos de resistência à rifampicina envolvem mutações em uma região específica do gene rpoB, que codifica a cadeia b da RNA polimerase, produzindo resistência ao fármaco por diminuir a afinidade de ligação da rifampicina à enzima.
- **Isoniazida:** a resistência à isoniazida é mais complexa, pois envolve pelo menos quatro genes: katG, que codifica a enzima catalaseperoxidase; inhA, que codifica a enzima InhA, envolvida no alongamento de ácidos graxos; ahpC, que codifica a enzima hidroperóxido alquilredutase C; e oxyR, um importante regulador de estresse oxidativo. No caso da enzima InhA, estudos cinéticos em estado pré-estacionário envolvendo sua ligação a NADH revelaram que a principal diferença existente entre InhA tipo selvagem e mutantes resistentes é o valor da constante de velocidade que limita a dissociação do cofator do complexo binário InhA-NADH (koff). O koff apresentado pelos mutantes é consideravelmente maior que o observado na enzima selvagem, evidenciando uma menor afinidade das enzimas resistentes pelo cofator. Estudos estruturais revelaram que as enzimas mutantes apresentam alterações no sítio ativo que parecem afetar, mesmo que indiretamente, a estrutura da alça de ligação da porção dinucleotídeo do NADH.
- **Estreptomicina:** foram identificados dois genes envolvidos na resistência: rrs, que codifica o RNAr 16S; e rpsL, que codifica a proteína ribossomal S12.

- **Etambutol:** a resistência ao etambutol é determinada por mutações nos genes embA, embB e embC, que codificam enzimas envolvidas na síntese de arabinano, tanto de lipoarabinomanano, como arabinogalactano.
- **Pirazinamida:** sua resistência é conferida por mutações no gene pncA, que codifica pirazinamidase, enzima que hidrolisa o pró-fármaco para torná-lo ativo.
- **Fluoroquinolonas:** a resistência à ciprofloxacina, uma das fluoroquinolonas mais ativas contra o bacilo da tuberculose, é conferida por mutações nos genes gyrA, gyrB e lfrA, que codificam, respectivamente, a subunidade A e B da DNA-girase, e uma proteína de efluxo. Essa última atua como mecanismo de defesa da micobactéria, direcionando o fármaco para fora da célula.
- **Bedaquilina:** foram identificadas mutações nos genes atpE, Rv0678 e pepQ em cepas resistentes à bedaquilina. Sendo um fármaco novo, mais estudos são necessários para entender os mecanismos de resistência envolvidos.

Desenvolvimento de vacinas

A única vacina utilizada no combate profilático à tuberculose é a BCG, uma micobactéria atenuada por múltiplas passagens em cultivo no início do século XX. Essa vacina apresenta algumas vantagens, como: já ter sido administrada em 2 a 3 bilhões de pessoas desde 1948, sem sérias complicações; ser facilmente inoculada, podendo também ser administrada como uma vacina oral; requerer uma única dose, que pode conferir imunidade por um longo período; ser um adjuvante muito eficiente para induzir imunidade; e ter baixo custo de produção. Entretanto, sua eficácia varia entre 0% e 80%, o que tem induzido pesquisadores a investigar possibilidades de novas vacinas, mais eficazes. Ainda que a BCG tenha sido eficiente na prevenção de tuberculose disseminada e meníngea em crianças, não confere proteção à tuberculose pulmonar em adultos.

Outros métodos e protocolos combinados de vacinação têm sido testados para substituir ou complementar a vacina BCG. Existem hoje 14 candidatos a vacinas em ensaios clínicos no mundo. Destas, algumas têm como objetivo prevenir a infecção ou a doença e outras, auxiliar no desfecho e tratamento da tuberculose.

Uma área que já foi muito explorada é a de vacinas de DNA. A estratégia consiste em identificar proteínas imunogênicas, isolar o gene codificante e inseri-lo em um plasmídeo de expressão que tenha um forte promotor. Células bacterianas são transformadas com o plasmídeo recombinante, que é purificado e inoculado como vacina. Vacinas de DNA já estudadas utilizaram como alvo a enzima micolil-transferase Ag85, e a proteína de choque térmico hsp60 de M. leprae.

Proteínas secretadas pelo bacilo da tuberculose têm potencial antigênico de induzir algum nível de imunidade. As vacinas desenvolvidas com essas proteínas, chamadas vacinas de subunidade, precisam ser administradas com adjuvantes e parecem ter como principal limitação a deficiência em induzir respostas do tipo Th-1.

Vacinas recombinantes, como a rBCG, se mostraram basicamente tão eficazes quanto a clássica BCG, mas não melhores.

Uma vacina com base no antígeno MVA85A de *M. tuberculosis*, transportado pelo vírus modificado da Vaccínia, cepa Ankara 85A, foi desenvolvida por pesquisadores da Universidade de Oxford, e testada em crianças da África do Sul, previamente imunizadas com BCG. Publicações recentes ratificaram sua segurança, mas sem qualquer conclusão sobre sua eficácia.

A candidata espanhola MTBVAC é, aparentemente, a vacina mais promissora das inúmeras em teste pelo mundo. Com base em um isolado clínico de *M. tuberculosis* atenuado pela inativação dos genes phoP e fadD26, que codificam fatores de virulência da bactéria, é desenvolvida numa parceria entre a Universidade de Zaragoza e a biofarmacêutica Biofabri. Testes clínicos têm sido realizados desde 2012, e há previsão de início da fase 3 em recém-nascidos em países endêmicos.

Hanseníase

Histórico

"Lepra" é um termo de origem latina para a palavra lepros, significando o ato de sujar ou poluir. A origem geográfica da doença é incerta, uma vez que, ao longo da história, essa enfermidade foi confundida com muitas outras doenças que afetam a pele. Em 1400 a.C., a doença já era referida em escrituras sagradas indianas como Kustha (Kustha Roj, atualmente) e foi descrita no Velho Testamento bíblico em hebraico, assim como no Novo Testamento em grego. Foi estudada por Aractus e Galeno, na Europa, por volta de 150 a.C., então referida como Elephanasis Graecorum. Acredita-se que, no primeiro século a.C., soldados romanos do exército de Pompeu levaram a doença para a Itália após batalha na Índia, disseminando-a por todo o continente europeu no decurso da Idade Média. Estudos recentes mostram que, atualmente, a doença é raramente reportada no continente europeu. Ainda hoje, pesquisadores realizam estudos para identificar a origem da hanseníase com base na genômica da bactéria e em dados de arqueologia, história e comportamento das sociedades antigas. Esses estudos são de suma importância para mapear registros de infecções, bem como comportamentos que possam ter contribuído para a disseminação da doença.

Cidadãos com sintomas da doença passaram a ser isolados da sociedade europeia e encaminhados a "leprosários", onde acumulavam-se aos milhares e eram tratados como se já estivessem mortos (the living death). Os "leprosos", como eram chamados os acometidos por essa doença, eram submetidos a tratamentos humilhantes perante a comunidade, que determinava que deveriam andar em apenas um dos lados da estrada e sempre em função da direção do vento. Em determinados locais, as vítimas da lepra eram obrigadas a vestir roupas especiais, carregar um sinal de declaração de doença ao redor do pescoço e andar tocando um sino para alertar sobre sua presença. Em certas regiões, esse tipo de discriminação se manteve até os anos oitenta do século XX.

Em 1873, quando ainda se acreditava ser a lepra uma punição divina (a doença da alma, o castigo do pecado), o cientista norueguês Gerhard Henrik Armauer Hansen associou o micro-organismo *M. leprae* à doença humana, a partir de biópsias de lesões cutâneas. Desde então, a lepra recebeu a denominação de doença de Hansen ou hanseníase.

Durante séculos, acreditou-se que a cura da doença era obtida pela ingestão do óleo extraído da castanha de chaulmoogra, conhecido também como "óleo de Hydnocarpus". Seu uso no tratamento terapêutico não era ideal, uma vez que sua administração oral causava efeitos colaterais extremamente nauseantes e, por ser um óleo espesso, sua injeção era extremamente dolorosa. Felizmente, em 1908, o químico alemão Gerhardt Domagk desenvolveu um composto denominado "diamino-difenilsulfona" (DDS ou dapsona), cuja administração a pacientes com hanseníase apresentou, inicialmente, resultados pouco satisfatórios pela sua toxicidade. Na década de 1940, foi definitivamente introduzido no tratamento após Robert Cochrane descobrir que doses muito menores do fármaco eram suficientes para se obterem resultados satisfatórios. Entretanto, esse composto nunca foi capaz de erradicar a doença completamente por causa de sua ação essencialmente bacteriostática. Décadas mais tarde, houve a introdução da rifampicina, um medicamento bactericida. Além da dapsona e da rifampicina, outros quimioterápicos se mostraram eficientes contra M. leprae, como clofazimina, ofloxacina e minociclina. Em 1982, a OMS estabeleceu a terapia de múltiplos fármacos, também denominada "poliquimioterapia", no combate da doença do tipo multibacilar.

No Brasil, não há relatos de hanseníase entre indígenas brasileiros. A doença entrou no país por vários pontos do litoral com os primeiros colonizadores portugueses e espalhou-se acompanhando a marcha da colonização. Os primeiros casos da doença foram notificados no ano de 1600, na cidade do Rio de Janeiro, onde, anos mais tarde, foi criado o primeiro lazareto, local destinado a abrigar os doentes. Diversos estados criaram leis obrigando o isolamento dos doentes em hospitais-colônias. Em 1912, no I Congresso Sul-Americano de Dermatologia e Sífilis, Emilio Ribas destacou a importância da notificação compulsória e de tratar a hanseníase com rigor científico. Alguns anos mais tarde, era instituída, na cidade do Rio de Janeiro, a Comissão de Profilaxia da Lepra, da qual fazia parte Adolfo Lutz. Nesse mesmo ano, Carlos Chagas presidiu o 1º Congresso Americano de Lepra. Em 1920, com a criação do Departamento Nacional de Saúde Pública, por Carlos Chagas, foi instituída a Inspetoria de Profilaxia da Lepra e Doenças Venéreas. As ações priorizavam a construção de leprosários em todos os estados endêmicos, a realização do censo e o tratamento com o óleo de chaulmoogra. A internação compulsória dos doentes de hanseníase foi abolida por lei, em todo o Brasil, em 1954. A mudança denominação "lepra" para 'hanseníase", proposta por diversos autores na década de 1960, teve o objetivo de afastar os preconceitos sobre a moléstia. Na década de 1980, o País adotou o tratamento da hanseníase recomendado pela OMS. Atualmente, o Brasil está classificado como o segundo país com maior número de casos da doença no mundo.

Doença de Hansen

A hanseníase é uma doença infectocontagiosa crônica, causada pelo *M. leprae*, e que afeta predominantemente a pele, a mucosa das vias aéreas superiores, os nervos periféricos e os olhos. Se não tratada, pode causar deformidades e incapacidades físicas.

A transmissão dessa bactéria ocorre pelo convívio prolongado com portadores da forma transmissora (denominada "multibacilar"), que não estão em tratamento e que podem expelir os bacilos a partir de gotículas provenientes do nariz e da boca. A mucosa nasal tem papel central no acometimento da doença, principalmente quando sua integridade é diminuída por pequenas lesões geradas por condições climáticas e infecções respiratórias, que facilitam o estabelecimento da infecção.

O estabelecimento da infecção e a expressão da doença são determinados por alguns fatores. A possibilidade de infecção depende do nível de exposição e da intensidade da fonte infecciosa. Acredita-se que a hanseníase possa depender, até certo ponto, de fatores genéticos, que determinam variações individuais na suscetibilidade à doença. Tem-se demonstrado resistência inata a infecções micobacterianas em camundongos, nos quais a suscetibilidade é controlada por um gene expresso por macrófagos, denominado "bcg", que está localizado no cromossomo 1. Aparentemente, seu homólogo no ser humano está localizado na terminação telomérica do cromossomo 2; é denominado "nramp" (do inglês natural resistance associated macrophage protein) e regula a ativação de macrófagos. Estudos recentes realizados na Índia e no Brasil apontaram uma relação entre polimorfismos no gene do receptor da vitamina D (VDR) e a susceptibilidade do ser humano à hanseníase.

Condições de imunossupressão aumentam a propensão de um indivíduo infectado desenvolver a doença. No entanto, a infecção por HIV, cuja progressão para aids promove imunossupressão, não parece modificar a expressão ou o curso da infecção por *M. leprae*, ainda que estudos da interação das duas infecções apresentem resultados inconsistentes. A vacinação com BCG confere efeito protetor parcial contra o desenvolvimento de hanseníase. O mesmo ocorre em pessoas que não receberam BCG, mas que apresentam sensibilidade cutânea à tuberculina ou a antígenos de *M. leprae*.

Em uma minoria de indivíduos infectados, ocorre a propagação de bacilos para nervos periféricos e pele, onde são fagocitados por células de Schwann e macrófagos, respectivamente. A colonização no sistema nervoso causa modificações patológicas como degeneração axonal, fibrose e desmielinização. A falta de produção de mielina pelas células de Schwann e sua destruição mediada por reações imunes do hospedeiro induzem lesões nervosas, perda sensorial e desfiguração, características típicas da hanseníase. Não se sabe exatamente o mecanismo utilizado pelo bacilo para invadir os nervos. Sabe-se, no entanto, que o patógeno coloniza as células de Schwann de fibras não mielinizadas. Acredita-se que a infecção possa afetar o metabolismo dessas células de diferentes maneiras, aumentando a proliferação celular, a secreção de proteínas extracelulares e a expressão de moléculas de adesão. A infecção pode também causar aumento da expressão de moléculas imunoinflamatórias, perturbando o delicado equilíbrio na concentração sérica de citocinas que mantém a homeostase do tecido nervoso. Uma das citocinas, o fator de necrose tumoral (TNF), está aparentemente envolvida no desenvolvimento de lesões nervosas em pacientes com hanseníase.

A doença pode causar sequelas graves como cegueira, a partir de complicações oculares como irite, sinequia posterior, catarata, lagoftalmose e ulceração córnea, entre outras. Pesquisadores não compreendem como, por que, e em que extensão a doença ocular continua progredindo em pacientes "curados". Sabe-se que pacientes que ficaram cegos pela doença correm risco de vida muito maior que pacientes da mesma faixa etária sem complicações visuais. Portanto, mesmo que os pacientes estejam bacteriologicamente curados, lesões oculares causadas pela doença podem progredir lentamente, causando cegueira. Sabe-se hoje que as lesões oculares não são causadas pela infecção ativa, mas resultantes da danificação crônica dos nervos simpáticos.

Fontes de infecção

O bacilo de Hansen ainda não pôde ser cultivado em meio sintético (laboratorial) e, por essa razão, nunca pôde ser confirmado como causa da hanseníase usando-se os preceitos dos postulados de Robert Koch. É considerado um patógeno intracelular obrigatório e usa macrófagos do hospedeiro para sua sobrevivência e propagação.

Até a primeira metade do século XX, acreditava-se que o ser humano era a única fonte de infecção do bacilo de Hansen. Posteriormente, observou-se que outros primatas podiam ser infectados pelo bacilo. Hoje, sabemos que tatus (*Dasypus novemcinctus*) são também reservatórios naturais do bacilo, conhecimento este de grande utilidade para a pesquisa científica. Estudos mais recentes apontaram que o esquilo vermelho da Eurásia, carrapatos e amebas também podem ser possíveis vetores da doença. Ainda que não tenha sido efetivamente comprovada, questiona-se a possibilidade de a doença ser transmitida para o ser humano a partir de animais.

Formas de manifestação da doença

As manifestações clínicas dependem da interação da bactéria e da resposta imune do hospedeiro. De acordo com as características das lesões de pele e acometimento de nervos periféricos, a hanseníase é classificada em indeterminada, tuberculoide, dimorfa, virchowiana e neural pura. Hanseníase indeterminada corresponde à fase inicial da doença, caracterizada por lesão única de pele com aspecto hipocrômico sem alteração de relevo e bordas maldelimitadas. Ha hipoestesia ou anestesia térmica e/ou dolorosa, mas a sensibilidade tátil pode estar preservada. A forma tuberculoide se apresenta com lesão de borda elevada e eritematosa totalmente anestésica. O espessamento de nervo ocorre de forma localizada, podendo apresentar alterações de sensibilidade. Na forma dimorfa, ocorre o comprometimento de nervos periféricos, com perda parcial ou total da sensibilidade e as lesões apresentam-se avermelhadas, hipocrômicas ou acastanhadas, com bordas bem definidas. Manchas com bordas elevadas e centro em depressão são aspectos comuns dessa forma da doença. A hanseníase virchowiana é a forma mais contagiosa, em que as lesões se caracterizam por nódulos de coloração acastanhada e ocorre comprometimento de nervos periféricos de forma simétrica. Estima-se que, em 4% a 8% dos pacientes, a bactéria atinge nervos periféricos sem envolvimento dermatológico associado, dificultando, assim, o diagnóstico clínico. Os nervos comumente afetados nessa condição são o ulnar, o mediano, o fibular e o tibial, mas nervos da face também podem ser acometidos.

Segundo a OMS, a classificação operacional da hanseníase em paucibacilar (PB) ou multibacilar (MB) é particularmente importante para guiar o tratamento. Hanseníase PB é caracterizada pela presença de uma a cinco lesões cutâneas, sem presença demonstrada de BAAR na baciloscopia ou no exame histopatológico. Hanseníase MB é caracterizada pela presença de mais de cinco lesões de pele ou pelo envolvimento dos nervos (mais de um nervo periférico acometido, neural pura, ou qualquer número de lesões de pele e neurite) ou com a presença demonstrada de bacilos em esfregaço ou biópsia de pele, independentemente do número de lesões cutâneas.

As diferentes formas clínicas se relacionam à resposta imune do hospedeiro. Assim, uma resposta predominantemente celular (Th-1) ocasiona o controle da infecção ou o aparecimento de formas localizadas e PB. Por sua vez, uma resposta predominantemente humoral (Th-2) não é efetiva para limitar a proliferação do bacilo e propicia o aparecimento de formas disseminadas e MB (Figura 56.5).

Reações hansênicas

Essas reações podem ser definidas como manifestações clínicas resultantes de alterações no balanço entre a resposta imune do hospedeiro e o patógeno. Segundo a classificação de Ridley-Jopling, essas reações podem ser do tipo 1 ou 2. A reação do tipo 1, também denominada "reação reversa" (RR), ocorre principalmente em pacientes com a forma PB e está relacionada com um abrupto aumento da resposta Th-1 contra *M. leprae*. A reação tipo 2, também denominada "reação tipo *Eritema Nodosum Leprosum*" (ENL), ocorre em pacientes com a forma MB e é caracterizada por uma reação inflamatória sistêmica. Além da pele e dos nervos, pode haver o envolvimento de outros órgãos como olhos, fígado, baço, gânglios linfáticos e testículos, além de articulações, tendões, músculos e ossos.

Genoma de Mycobacterium leprae

O sequenciamento completo do genoma de uma linhagem de *M. leprae* obtida de *D. novemcinctus*, na Índia, demonstrou que ele tem 3.268.203 pares de bases, com um conteúdo de G + C em torno de 57,8%, em contraste com as demais espécies do gênero *Mycobacterium*, que apresentam conteúdo de G + C de 61 a 71%. Um total de 49,5% do genoma contém genes que codificam proteínas e, surpreendentemente, 27% do genoma contém pseudogenes.

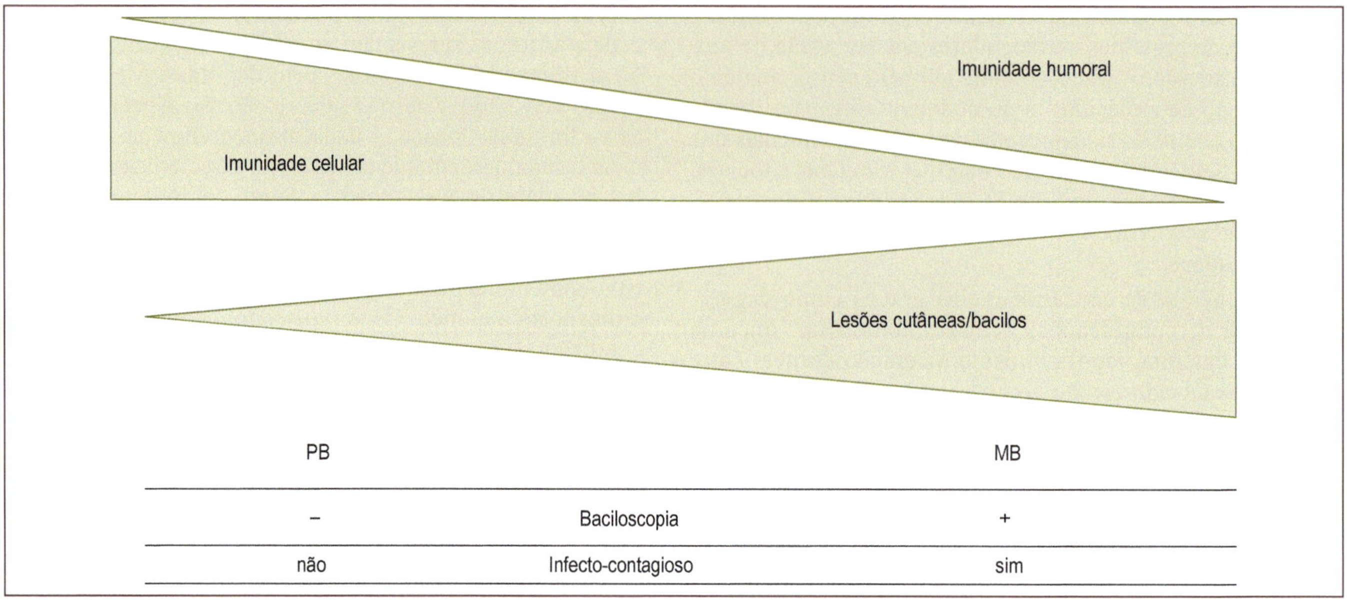

Figura 56.5 – *Correlação entre a resposta imune do hospedeiro e as formas clínicas da hanseníase.*
Fonte: Desenvolvida pela autoria.

Acredita-se que, ao divergir do primeiro ancestral comum micobacteriano, a linhagem de *M. leprae* sequenciada tenha perdido mais de 2 mil genes, como resultado de extensa redução decorrente de eventos de recombinação durante a evolução. Essa evolução reducional já foi documentada em outros parasitas intracelulares obrigatórios nos quais se observa a inativação de genes, cuja função não é mais necessária em nichos altamente especializados. Com esse processo, é possível ter naturalmente definido o conjunto mínimo de genes necessários para a sobrevivência de uma micobactéria patogênica. Assim como o bacilo da tuberculose, *M. leprae* contém as famílias PE e PPE, que codificam proteínas de estrutura repetitiva ricas em glicina e de função desconhecida. Entretanto, esses genes estão presentes em menor quantidade, num total de nove, cuja integridade está intacta.

A deleção e a inativação de genes, ou a degradação gênica, de *M. leprae*, eliminaram muitas atividades metabólicas importantes, incluindo a produção de sideróforos, parte da cadeia oxidativa e a maior parte das cadeias respiratórias microaerofílicas e anaeróbicas, assim como vários sistemas catabólicos e seus circuitos regulatórios. A perda dessas rotas metabólicas explicaria porque seu crescimento não é possível em cultura. Dessa forma, alguns pesquisadores sustentam a hipótese de que a habilidade do *M. leprae* em manter a integridade do seu genoma está comprometida, e que a extinção do bacilo ocorrerá naturalmente, dependendo apenas do tempo.

Em micobactérias intracelulares, a maior parte da energia obtida provém da degradação de lipídeos derivados do hospedeiro, um processo iniciado pela ação de lipases. Contrastando com os 22 genes *lip* do bacilo da tuberculose, *M. leprae* tem apenas dois genes que codificam essas enzimas. Por meio de comparações genômicas entre *M. tuberculosis* e *M. leprae*, evidenciou-se que o repertório bioquímico para o metabolismo de lipídeos está presente em ambas as espécies; entretanto é mais extenso em *M. tuberculosis*, cuja parede celular apresenta uma diversidade de lipídeos, glicolipídeos e carboidratos muito maior.

Diagnóstico

Um caso de hanseníase é definido pela presença de, pelo menos, um dos três seguintes sinais:

- Lesão(ões) e/ou área(s) da pele com alteração de sensibilidade térmica e/ou dolorosa e/ou tátil.
- Espessamento de nervo periférico, associado a alterações sensitivas e/ou motoras e/ou autonômicas.
- Presença de BAAR confirmada na baciloscopia de esfregaço intradérmico ou biópsia de pele.

O diagnóstico é essencialmente clínico, com base no achado de alterações cutâneas e neurológicas compatíveis. O exame de baciloscopia avalia a presença de BAAR em amostras de raspado intradérmico das lesões hansênicas ou de lóbulo de orelha e/ou cotovelos ou muco nasal e biópsias. A baciloscopia apresenta baixa sensibilidade na detecção de casos PB e, quando realizada corretamente, tem alta especificidade. Sua realização é importante, pois identifica os pacientes MB, grupo com maior potencial de transmissibilidade e de maior risco de recidiva e de evolução para quadros reacionais. O exame histológico de biópsias amostrais colhidas de lepromas (granulomas) e outras lesões cutâneas é empregado em casos indefinidos após exame clínico e baciloscopia. A coloração empregada é a de Ziehl-Neelsen.

Adicionalmente, podem ser utilizados outros testes para apoio ao diagnóstico clínico, como a detecção de anticorpos IgG e IgM anti-PGL-1, que podem indicar a presença de infecção subclínica ou doença. Os testes sorológicos são utilizados para monitoramento da eficácia da terapia, como marcadores de recidiva da doença e para identificar contactantes saudáveis. A técnica de PCR, por meio da qual pequenas quantidades de DNA de *M. leprae* podem ser detectadas diretamente das amostras clínicas, tem se demonstrado útil como ferramenta no diagnóstico. Na prática clínica, a aplicação tem se limitado a ambientes de pesquisa, principalmente com o desenvolvimento da técnica de PCR em tempo real (qPCR), que permite obter resultados simultaneamente à amplificação e com maior sensibilidade quando comparada à técnica convencional. Ainda, ultrassonografia de nervos periféricos e eletroneuromiograma podem ser utilizados para avaliar alterações nos nervos como espessamento e condução nervosa.

■ Epidemiologia

Ainda que a hanseníase tenha sido prevalente em praticamente todas as partes do mundo em algum momento, essa doença está atualmente limitada a alguns países em desenvolvimento, manifestando-se de forma endêmica e relacionada às más condições socioeconômicas.

De acordo com a OMS, em 2019 foram reportados 202.185 novos casos de hanseníase no mundo e 27.864 ocorreram no Brasil. Destes, 21.851 (78,42%) foram registrados como casos MB e 1.545 (5,5%) em menores de 15 anos de idade, indicando transmissão recente, um importante indicador para a vigilância da hanseníase e de contatos na comunidade. Esses dados classificam o Brasil como o segundo país com maior número de casos da doença no mundo, atrás somente da Índia (Figura 56.6). É importante destacar que, entre os anos de 2010 e 2019, o Brasil registrou 301.638 casos novos de hanseníase. Nesse período, o País fez progressos na luta contra a doença com redução da taxa de detecção de 18,22% por 100 mil habitantes em 2010 para 13,23% por 100 mil habitantes em 2019, uma redução total de 37,7%.

O enfrentamento da pandemia causada pelo SARS-CoV-2 pode ter influenciado negativamente o combate à hanseníase. A OMS estima que a pandemia tenha interrompido as atividades do programa contra hanseníase, bem como o registro de novos casos. Em 2020, notou-se queda no número de registros de novos casos no mundo, totalizando 127.506. No Brasil, o mesmo panorama foi observado, com 17.979 novos casos, 35,5% a menos que o ano anterior.

■ Controle e tratamento

Para controlar a doença, são necessários três componentes fundamentais: a rápida e eficiente detecção de pacientes infectados; a instituição do tratamento adequado; e a provisão de cuidados compreensivos para a prevenção de sequelas.

O esquema de 1ª linha para o tratamento da hanseníase recomendado pela OMS e adotado no Brasil é a poliquimioterapia única (PQTU), que consiste numa associação dos antimicrobianos rifampicina, dapsona e clofazimina, que promove a cura em até 98% dos casos. O tempo de tratamento

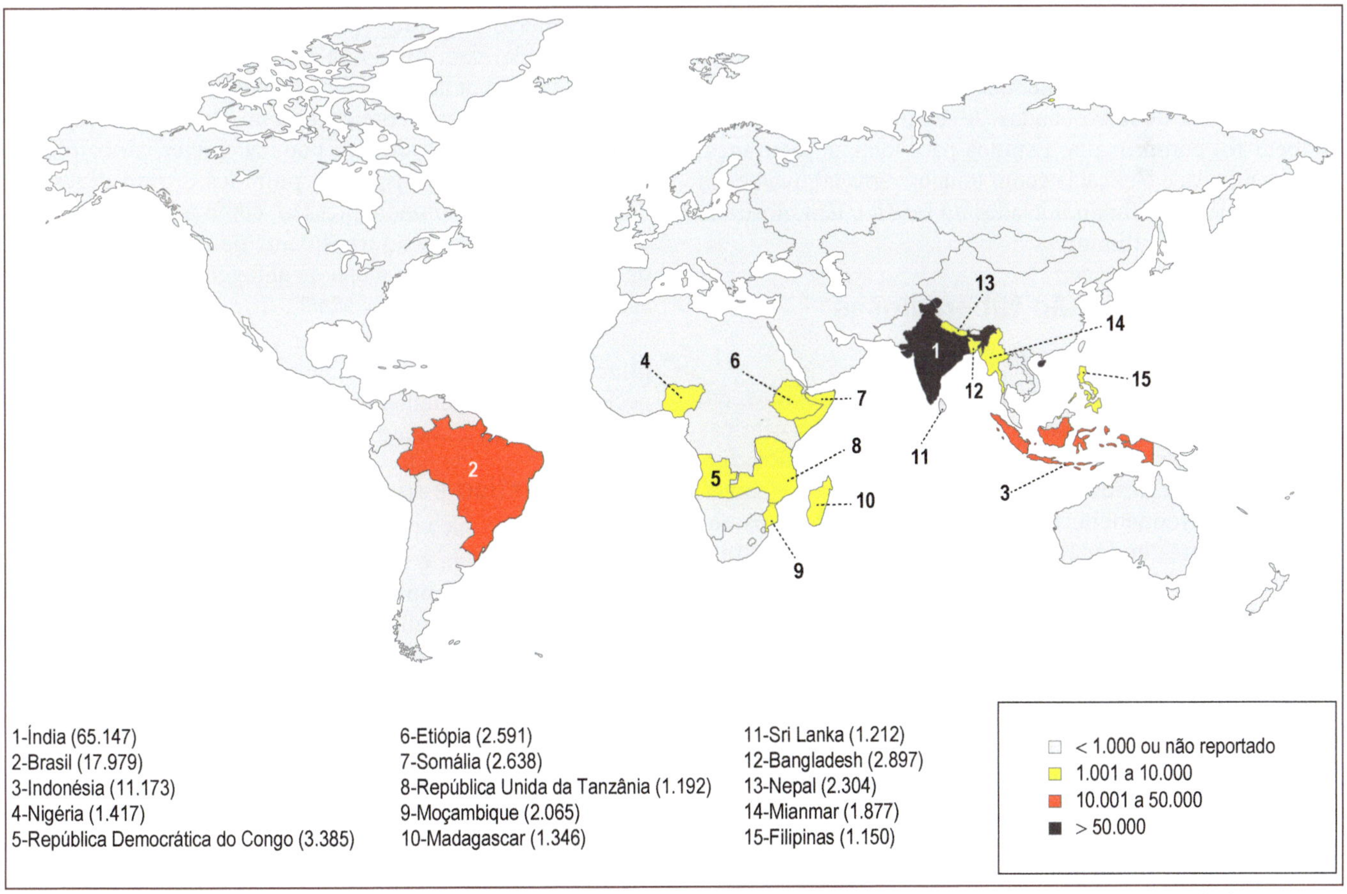

Figura 56.6 – *Relação dos 15 países com incidência de hanseníase maior que 1 mil novos casos registrados no ano de 2020. Dados extraídos da OMS.*
Fonte: Desenvolvida pela autoria.

para pacientes com a forma PB é de 6 meses, enquanto para pacientes com a forma MB da doença, a recomendação é de 12 meses de tratamento. Quando houver resistência aos fármacos de 1ª linha, outros esquemas de poliquimioterapia podem ser adotados com combinações de ofloxacino, minociclina, clofazimina e claritromicina, com duração máxima de tratamento definida em 24 meses.

De acordo com os Protocolos Clínicos e Diretrizes Terapêuticas do Ministério da Saúde, a prevenção das incapacidades físicas é definida por um conjunto de ações de acompanhamento das reações e da função neural, ações para promoção do autocuidado, fisioterapia e cirurgia (preventiva e reabilitadora), tratamento de úlceras, acesso a órteses, próteses e meios auxiliares de locomoção, entre outras, que devem estar disponíveis de forma a garantir a integralidade do cuidado à pessoa acometida pela hanseníase.

Vacinas

Atualmente, não existem vacinas testadas e aprovadas contra a hanseníase; portanto, o tratamento adequado pela terapia de múltiplos fármacos representa a única abordagem para o controle da doença no mundo. Estudos têm sido realizados em primatas para avaliar a capacidade de imunização conferida pela administração intradérmica de BCG e BCG + bacilos de *M. leprae* inativados ou mortos pelo calor, com resultados aparentemente promissores. Vacinas de subunidades também estão sendo desenvolvidas; a candidata LepVax, que inclui a vacina e a formulação GLA-SE (adjuvante lipídico de glucopiranosil em emulsão estável) mostrou-se segura e eficaz em experimentos de imunização pós-exposição com tatu de nove bandas. A segurança em humanos também foi comprovada. Estudos para avaliar segurança, imunogenicidade e eficácia como imunoterapia adjuvante em regiões endêmicas foram iniciados no Brasil e têm mostrado bons resultados preliminares.

Micobactérias não tuberculosas

Manifestações clínicas

As doenças causadas por MNT são denominadas, em conjunto, "micobacterioses". Têm apresentações clínicas muito diversas e afetam principalmente os pulmões, linfonodos, pele e tecido subcutâneo ou são disseminadas. Com menor frequência, foram descritos casos de osteomielite, artrite, endocardite, otite média, meningite e encefalite por MNT. Em pacientes imunocompetentes, a doença é frequentemente localizada; já em pacientes imunocomprometidos, há maior tendência para disseminação da infecção.

As lesões cutâneas podem ser espontâneas ou relacionadas a traumas e ao contato com água. São comumente nodulares, subagudas, com evolução para formação de abscesso, fistulização ou, mais raramente, ulceração.

A doença ganglionar é mais comum na infância, envolvendo, frequentemente, de modo unilateral, as cadeias submandibular, submaxilar, cervical ou preauricular. Podem ocorrer fistulização e formação de caseum.

As micobacterioses pulmonares têm várias formas de apresentação, sendo mais comum a doença crônica, muito parecida com a tuberculose. O quadro clínico é de febre, perda de peso e tosse crônica; os achados radiológicos dependem da presença ou não de doença pulmonar subjacente, em particular doença pulmonar obstrutiva crônica (DPOC), fibrose cística e bronquiectasias. Apresentações atípicas também podem ocorrer, com alterações radiológicas menos específicas. Uma forma de pneumonite de hipersensibilidade pode estar associada a diversas atividades profissionais relacionadas a fontes aquáticas.

Infecções causadas por MNT em procedimentos invasivos ganharam importância nos últimos anos, em especial as causadas por MCR. Essas infecções podem ocorrer isoladamente ou em surtos e têm sido relacionadas a procedimentos estéticos, como mesoterapia, injeção de toxina botulínica, lipoaspiração e procedimentos podológicos, cirurgias oftalmológicas de refração (PRK, LASIK), cirurgias estéticas, em particular mamoplastia com uso de prótese, cirurgias de troca de válvula cardíaca e procedimentos com uso de aparelhos escópicos, em especial laparoscopia e artroscopia. Um fator importante na ocorrência dessas infecções é a contaminação de equipamentos médicos, água e soluções, associadas a falhas nos processos de desinfecção e esterilização.

Nos pacientes imunocomprometidos, é comum a disseminação da doença e a dificuldade de identificar um foco primário definido. Nas PVHIV, com imunossupressão avançada, com níveis de linfócitos CD4+ inferiores a 50 células/mm^3, a infecção é potencialmente letal. Em geral, o paciente apresenta febre de origem obscura, acompanhada de neutropenia. A doença pode acometer vários órgãos, como baço, linfonodos, pele, pulmões e trato digestivo. Outras formas de imunodepressão, como aquelas relacionadas à quimioterapia e ao transplante de órgãos, deficiências de IL-12 e IFN-gama e o uso de antagonistas do TNF estão associadas a infecções por MNT.

No Quadro 56.3, podem ser vistas, resumidamente, as principais doenças causadas pela MNT, assim como as espécies mais frequentemente identificadas, tanto em pacientes imunocompetentes como imunodeprimidos.

Diagnóstico e identificação

O encontro de MNT em amostras clínicas pode significar que a bactéria é responsável por uma micobacteriose, ou que é um contaminante ou um colonizador. A separação entre essas três possibilidades se baseia na análise dos dados clínicos associada ao isolamento da mesma micobactéria em amostras consecutivas do mesmo paciente, no caso de espécimes obtidos de sítios não estéreis, ou em um único isolamento de sítio estéril. Isolados únicos de sítios estéreis são considerados clinicamente significativos. Já no caso de isolados pulmonares, é necessário obter pelo menos dois isolados positivos de escarro ou um de lavado brônquico ou biópsia pulmonar de pacientes com sintomas e sinais clínicos sugestivos de doença pulmonar causada por micobactérias.

Quadro 56.3 – *Principais espécies de MNT relacionadas a diferentes manifestações clínicas*

Manifestação clínica	*MCL*	*MCR*
doença disseminada	*M. avium*	*M. chelonae*
	M. celatum	*M. fortuitum*
	M. conspicuum	*M. mucogenicum*
	M. genavense	*M. peregrinum*
	M. haemophilum	*M. mageritense*
	M. heidelbergense	*M. septicum*
	M. intracellulare	
	M. kansasii	
	M. malmoense	
	M. marinum	
	M. scrofulaceum	
	M. simiae	
	M. szulgai	
	M. triplex	
	M. xenopi	
Doença pulmonar	*M. avium*	*M. abscessos*
	M. asiaticum	*M. chelonae*
	M. branderi	*M. fortuitum*
	M. celatum	*M. mucogenicum*
	M. heckeshornense	*M. peregrinum*
	M. intermedium	*M. alvei*
	M. interjectum	*M. brumae*
	M. intracellulare	*M. confluentis*
	M. kansasii	*M. elephantis*
	M. kubicae	*M. goodii*
	M. lentiflavum	*M. holsaticum*
	M. malmoense	*M. immunogenum*
	M. palustre	*M. mageritense*
	M. scrofulaceum	*M. novocastrense*
	M. shimodei	*M. thermoresistible*
	M. simiae	
	M. triplex	
	M. xenopi	

Manifestação clínica	*MCL*	*MCR*
Linfadenopatia	*M. avium*	*M. porcinum*
	M. genavense	*M. elephantis*
	M. haemophilum	*M. smegmatis*
	M. palustre	
	M. scrofulaceum	
	M. tusciae	
	M. triplex	
Doença de pele e de tecidos moles	*M. bohemicum*	*M. abscessos*
	M. genavense	*M. chelonae*
	M. haemophilum	*M. fortuitum*
	M. interjectum	*M. mageritense*
	M. kansasii	*M. peregrinum*
	M. malmoense	*M. senegalense*
	M. marinum	
	M. scrofulaceum	
	M. ulcerans	
Doença em sistema nervoso central	*M. doricum*	
	M. triplex	
Doença em ossos/ bursite/ sinovite	*M. avium*	*M. abscessos*
	M. celatum	*M. chelonae*
	M. interjectum	*M. goodii*
	M. intracellulare	*M. immunogenum*
	M. lacus	*M. wolinskyi*
Outras	*M. avium*	*M. abscessos*
	M. celatum	*M. chelonae*
	M. genavense	*M. mucogenicum*
	M. lentiflavum	*M. peregrinum*
	M. shottsii	*M. hassiacum*
		M. holsaticum
		M. immunogenum
		M. mageritense
		M. novocastrense

Fonte: Adaptado de Heifets L, 2004.

O diagnóstico de micobacteriose deve ser confirmado pela visualização de BAAR em esfregaços corados pelas técnicas de Ziehl-Neelsen ou auramina-rodamina e/ou pelo isolamento da micobactéria em cultivos. O isolamento em cultivo é relativamente difícil e demorado, em parte porque seu crescimento nos meios de cultivo disponíveis em laboratório é lento. As culturas devem ser incubadas a 37 °C e a 30 °C e observadas por semanas ou até meses. Se a presença dessas bactérias não for suspeitada desde o princípio, o diagnóstico e, consequentemente, o tratamento podem ser retardados.

A diferenciação dessas espécies é particularmente importante em razão de diferenças de suscetibilidade a antimicrobianos. Portanto, o diagnóstico correto e rápido é muito importante na decisão da estratégia que será utilizada no tratamento, que pode variar de acordo com a espécie.

Micobactérias podem ser identificadas por métodos fenotípicos ou genotípicos. Os métodos mais utilizados serão detalhados a seguir e o Quadro 56.4 resume as vantagens e desvantagens de cada um.

Os métodos convencionais ou fenotípicos utilizados para identificação de micobactérias se iniciam com a verificação da velocidade de crescimento em meios sólidos (MCR ou MCL) e da produção de pigmento. Micobactérias podem ser fotocromógenas, quando produzem pigmentos apenas na presença de luz, escotocromógenas, quando produzem pigmentos tanto na presença como na ausência de luz, e acromógenas, quando não produzem pigmentos (Figura 56.7). A classificação de Runyon, criada em 1959 (Quadro 56.5), leva em consideração essas duas características e permite uma classificação inicial, que deverá ser complementada com testes bioquímicos e de sensibilidade à fármacos. A identificação convencional é lenta, permitindo um significativo atraso no diagnóstico. Para a diferenciação das espécies, são seguidos padrões estabelecidos há mais de 25 anos. Os testes são realizados com culturas puras, sendo uma metodologia trabalhosa, que necessita de 3 a 6 semanas para sua conclusão. Além disso, os métodos padronizados de identificação bioquímica podem produzir resultados ambíguos e enganosos em razão de o fenótipo das espécies poder apresentar variabilidade e as tabelas disponíveis contendo as características fenotípicas são limitadas às espécies mais frequentemente isoladas na década de 1980. A identificação fenotípica pode subestimar a diversidade do gênero *Mycobacterium*.

Métodos de identificação baseados em cromatografia de lipídeos (HPLC, GLC, TLC) também já foram utilizados, mas são trabalhosos e caros, pois necessitam de equipamentos específicos, pessoal treinado e grandes quantidades de bactérias em cultura pura para a realização dos procedimentos.

A identificação pode ser feita com testes comerciais, como AccuProbe® Culture Identification Test (Gen-Probe Inc., San Diego, CA, Estados Unidos), INNO-LiPA® Mycobacteria v2 (Innogenetics, Ghent, Bélgica) ou GenoType® Mycobacterium (Hain Lifescience GmbH, Nehren, Alemanha). No entanto, esses métodos identificam um número limitado de espécies e têm custo elevado.

Quadro 56.4 – *Principais métodos de identificação de micobactérias, vantagens e desvantagens*

Método	*Vantagens*	*Desvantagens*
Fenotípico/bioquímico	• Muita experiência foi adquirida pelo uso de métodos convencionais de identificação ao longo de mais de 25 anos • A observação de características fenotípicas, como velocidade e temperatura de crescimento e produção de pigmentos, auxilia e corrobora a identificação por outros métodos	• Método lento e trabalhoso • Pode subestimar a diversidade de espécies do gênero em virtude da descrição de novas espécies não incluídas nas tabelas disponíveis
HPLC, GLC, TLC	• HPLC já foi proposto como padrão-ouro para identificação de micobactérias	• Técnicas trabalhosas e de custo elevado • HPLC e GLC requerem equipamentos sofisticados • Não permitem a separação de algumas espécies que apresentam perfis cromatográficos indistinguíveis
Testes comerciais (AccuProbe, INNO-LiPA, GenoType)	• Sistemas validados, com protocolos simplificados • Alta reprodutibilidade, rapidez e praticidade	• Custo elevado • Permitem a identificação de um número limitado de espécies
PCR-*Restriction Enzyme Analysis* (PRA) (*hsp65*, ITS, *rpoB, dnaJ*)	• Simples, rápido e de baixo custo • Muito útil para identificação preliminar de espécies • As espécies mais comuns em laboratório clínico são rapidamente identificadas • Muita experiência foi adquirida ao longo de 20 anos de uso • Existem tabelas de perfis de PRA-*hsp65* que podem ser atualizadas pela inclusão de novos perfis	• Algumas espécies compartilham perfis idênticos ou altamente semelhantes e a mesma espécie pode apresentar diferentes perfis, dificultando a identificação • O método não foi automatizado e depende de interpretação visual do perfil de bandas
Sequenciamento de DNA (16S rDNA, *rpoB, sodA, recA, hsp65* e ITS)	• Aceito como padrão-ouro para identificação de micobactérias • Disponível em muitos laboratórios atualmente • A análise das sequências obtidas pode ser feita por comparação com aquelas depositadas em bancos de dados, como GenBank e EMBL	• Algumas espécies podem apresentar sequências idênticas do gene 16S rDNA • As sequências depositadas em bancos de dados não foram avaliadas para a construção de bancos de sequências confiáveis, com exceção do banco RIDOM (16S rDNA e ITS), que não é mais atualizado desde o ano 2000

Fonte: Desenvolvido pela autoria.

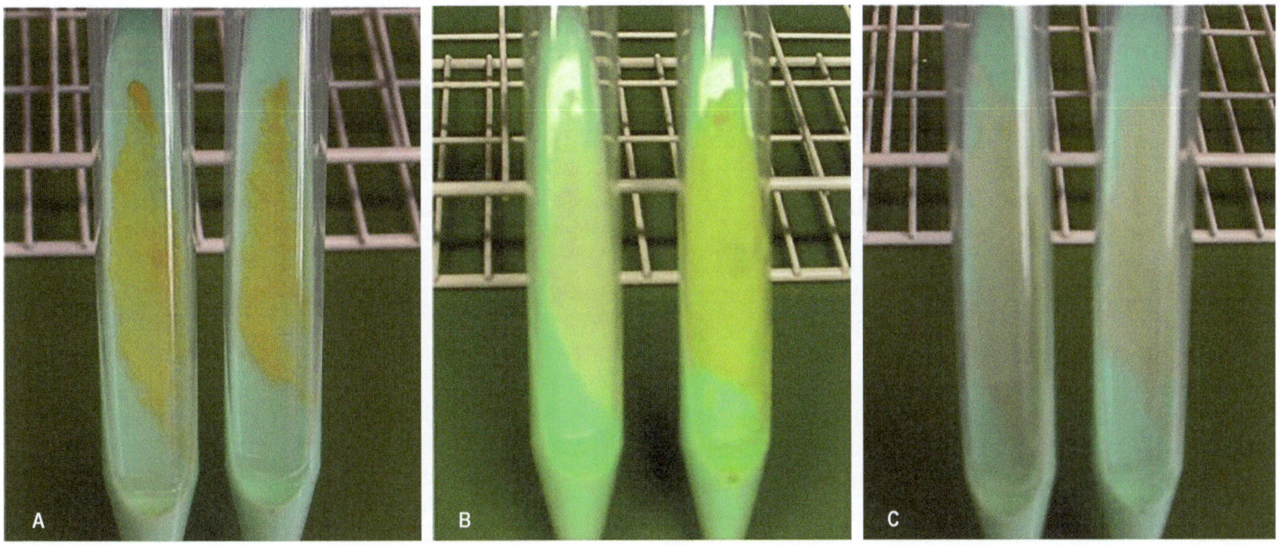

Figura 56.7 – *Produção de pigmentos em cultivos de diferentes espécies de MNT. Os tubos de cultivo à esquerda, nas imagens, foram cultivados em ausência de luz e os tubos à direita, na presença de luz. (A)* Mycobacterium gordonae, *escotocromógena; (B)* Mycobacterium kansasii *fotocromógena; (C)* Mycobacterium fortuitum, *acromógena.*

Fonte: Fotos gentilmente cedidas por Anandi Martin – Université Catholique de Louvain, Louvain-la-Neuve, Bélgica).

Quadro 56.5 – *Classificação de Runyon*

Grupo	*Produção de pigmento*	*Tempo de crescimento*
I	Fotocromógena	Lento
II	Escotocromógena	Lento
III	Acromógena	Lento
IV	Variável	Rápido

Fonte: Desenvolvido pela autoria.

Em 1993, foi descrito um método com base na análise de um fragmento de 441 pares de bases do gene *hsp65* amplificado por PCR e, posteriormente, digerido com duas enzimas de restrição, denominado PCR-*restriction enzyme analysis* (PRA-*hsp65*). Esse método oferece um caminho fácil, rápido e de baixo custo para a identificação de diversas espécies de micobactérias em um único experimento, além de permitir atualizações sempre que novos perfis forem identificados. Um banco de dados contendo perfis de PRA-*hsp65* está disponível na internet (http://app.chuv.ch/prasite/index.html). Além da identificação, esse método permite detectar heterogeneidade genética em isolados de uma mesma espécie, como já mostrado com isolados de *Mycobacterium kansasii* e *Mycobacterium avium*. Uma limitação ao uso desse método de identificação tem sido a observação de que espécies diferentes podem apresentar o mesmo perfil ou perfis altamente semelhantes de PRA-*hsp65*. A mesma técnica já foi utilizada com outros alvos genéticos e outras enzimas de restrição; entre eles, os genes *rpoB, dnaJ* e a região intergênica transcrita entre os genes 16S e 23S (ITS).

O sequenciamento do gene 16S rDNA foi até recentemente aceito como padrão-ouro para identificação de micobactérias. Entretanto, não permite a distinção entre algumas espécies clinicamente importantes, como *M. kansasii* e *Mycobacterium gastri*, *Mycobacterium malmoense* e *Mycobacterium szulgai*, *Mycobacterium marinum* e *Mycobacterium ulcerans* e entre os membros do complexo *M. tuberculosis*, visto que essas espécies apresentam sequências do gene 16S rDNA idênticas. O banco Ribosomal Differentiation of Medical Microorganisms (RIDOM) chegou a registrar sequências de 16S rDNA e ITS de mais de 100 espécies e subespécies de micobactérias. Em contraste com outros bancos de sequências, este é rigidamente controlado e não permite depósitos de novas sequências; infelizmente, não é atualizado desde o ano 2000. Outras regiões também têm sido usadas para identificação por sequenciamento, como os genes *rpoB, sodA, recA, hsp65* e o fragmento ITS. De modo similar ao que foi observado com os métodos fenotípicos de identificação, os métodos com base em cromatografia e o método PRA, o sequenciamento de genes isolados não pode mais ser considerado suficiente para discriminar espécies taxonomicamente distintas e pode subestimar a diversidade do gênero *Mycobacterium*.

Em resumo, nenhum método isolado parece ser suficiente para identificar todas as espécies de micobactérias. Algoritmos de identificação podem ser úteis, partindo de testes mais simples, como PRA-*hsp65* ou sequenciamento do gene 16S rDNA, que podem ser suficientes para a identificação de muitas espécies clinicamente importantes, e incluindo, de forma progressiva, testes mais sofisticados para identificar as espécies não resolvidas pelas técnicas mais simples. Qualquer que seja o método de identificação escolhido, a observação de algumas características fenotípicas, como velocidade e temperatura ótima de crescimento e produção de pigmentos, é importante como primeiro passo na identificação de micobactérias e corrobora a identificação usando métodos moleculares.

Epidemiologia

Antes do início da epidemia da aids, doenças causadas por MNT eram principalmente pulmonares, ou confinadas a linfonodos ou à pele. Esse quadro foi alterado dramaticamente com a emergência da aids. Após as primeiras descrições sobre a ocorrência de infecções disseminadas por MNT relacionadas à aids em 1982, estimou-se que entre 25% e 50% dos pacientes com a síndrome, nos Estados Unidos e na Europa, estavam infectados com MNT. Com a introdução dos coquetéis para controle do HIV, a incidência de infecções por MNT nessa população diminuiu. Entretanto, essa diminuição foi contrabalanceada pela emergência de infecções por MNT em pacientes imunocomprometidos por outros motivos, como transplantes de órgãos, imunoterapias e tratamentos de tumores, que são mais numerosos hoje.

Além disso, infecções iatrogênicas e nosocomiais causadas por MNT estão se tornando mais frequentes nos últimos anos, como abscessos subcutâneos ou intramusculares em locais de injeções e vacinas, mesoterapia, lipoaspiração e lipoescultura, acupuntura, cirurgias de implantes de mama, procedimentos cirúrgicos oftalmológicos e videocirurgias. O desenvolvimento de novas técnicas invasivas médicas e não médicas e o seu uso cada vez mais frequente têm uma correlação positiva com a característica emergente dessas infecções.

As micobactérias, principalmente as MCR, são patógenos emergentes no Brasil, em especial nos grandes centros urbanos. Além de um aumento progressivo no número de infecções por MNT, vários surtos causados por MCR foram descritos nos últimos 15 anos no Brasil.

Tratamento

O tratamento das micobacterioses depende de vários fatores, principalmente da espécie causadora da infecção, do estado imunológico do paciente, das manifestações clínicas e da possibilidade de excisão ou drenagem da lesão. A maioria das espécies não responde aos tuberculostáticos tradicionais e esquemas particulares são indicados em cada caso.

A claritromicina é o antimicrobiano com maior atividade sobre a maior parte, mas não todas, as MNT. Dependendo da espécie, podem ser úteis doxiciclina, rifampicina, isoniazida, etambutol, quinolonas, cefoxitina, imipenem, linezolida e sulfametoxazol-trimetoprim. A grande diversidade de espécies e o baixo número de casos comparáveis dificultam a realização de estudos controlados de avaliação da eficácia de esquemas de tratamento. A maior parte das recomendações se baseia nas atividades *in vitro* e em relatos de casos.

Testes de susceptibilidade devem seguir padrões internacionalmente estabelecidos, que indicam a sua realização em isolados clinicamente significativos e que possam apresentar variabilidade quanto à suscetibilidade aos antimicrobianos recomendados e risco significativo de se tornarem resistentes a esses agentes. O método recomendado é o de microdiluição para avaliação da concentração inibitória mínima (MIC). O manual do *Clinical and Laboratory Standards Institute* (CLSI) tem orientações detalhadas para a realização de teste de suscetibilidade para micobactérias em geral e orientações específicas para os membros do complexo *Mycobacterium avium, Mycobacterium kansasii, Mycobacterium marinum* e para MCR.

Bibliografia recomendada

Brasil. Ministério da Saúde. Secretaria de Vigilância em Saúde. Departamento de Doenças de Condições Crônicas e Infecções Sexualmente Transmissíveis. Recomendações para o diagnóstico e tratamento das doenças causadas por micobactérias não tuberculosas no Brasil. Ministério da Saúde, 2021. 93 p.: il.

Brasil. Ministério da Saúde. Secretaria de Vigilância em Saúde. Departamento de Vigilância das Doenças Transmissíveis. Manual de Recomendações para o controle da tuberculose no Brasil. Ministério da Saúde, 2019. 364 p.: il.

Brennan PJ, Nikaido H. The envelope of mycobacteria. Annu Rev Biochem. 1995;64:29-63.

Carranza C, Pedraza-Sanchez S, de Oyarzabal-Mendez E, Torres M. Diagnosis for latent tuberculosis infection: new alternatives. Front Immunol. 2020;11:2006.

Chen D, Liu L, Lu Y, Chen S. Identification of fusarielin M as a novel inhibitor of Mycobacterium tuberculosis protein tyrosine phosphatase B (MptpB). Bioorg Chem. 2021;106:104495.

Cole ST, Brosch R, Parkhill J, et al. Deciphering the biology of Mycobacterium tuberculosis from the complete genome sequence. Nature. 1998;393:537-44.

Cole ST, Eiglmeier K, Parkhill J, et al. Massive gene decay in the leprosy bacillus. Nature. 2001;409:1007-11.

Comas I, et al. Out-of-Africa migration and Neolithic coexpansion of Mycobacterium tuberculosis with modern humans. Nature Genetics. 2013;45(10):1176-81.

Corteza AO, Melo AC, Neves LO, Resende KA, Camargos P. Tuberculosis in Brazil: one country, multiple realities. J Bras Pneumol. 2021;47(2):e20200119.

Daniel TM. Captain of death: the story of tuberculosis. University of Rochester Press. New York, 1997.

Ducati RG, Netto AR, Basso LA, Santos DS. The resumption of consumption – a review on Tuberculosis. Memórias do Instituto Oswaldo Cruz. 2006;101:697-714.

Duthie, MS, Pena, MT, Ebenezer GJ, et al. LepVax, a defined subunit vaccine that provides effective pre-exposure and post-exposure prophylaxis of M. leprae infection. NPJ Vaccines 2018;3:12.

Gaspar RS, et al. Temporal analysis of reported cases of tuberculosis and of tuberculosis-HIV co-infection in Brazil between 2002 and 2012. Jornal Brasileiro de Pneumologia. 2016;42(6):416-22.

Gilman AG, et al. Goodman & Gilman's The Pharmacological Basis of Therapeutics (International Edition). 9. ed. New York: McGraw Hill, 1996.

Griffith DE, Aksamit T, Brown-Elliott BA, Catanzaro A, Daley C, Gordin F, et al. An official ATS/IDSA statement: diagnosis, treatment, and prevention of nontuberculous mycobacterial diseases. Am J Respir Crit Care Med. 2007;175:367-416.

Heifets L. Mycobacterial infections caused by non-tuberculous mycobacteria. Semin Respir Crit Care Med. 2004;25:283-295.

Heinrichs MT, May RJ, Heider F, Reimers T, B Sy SK, Peloquin CA, et al. Mycobacterium tuberculosis Strains H37ra and H37rv have equivalent minimum inhibitory concentrations to most Antituberculosis drugs. Int J Mycobacteriol. 2018;7(2):156-61.

Leão SC, Martin A, Mejia GI, Palomino JC, Robledo J, Telles MAS, et al. Practical handbook for the phenotypic and genotypic identification of mycobacteria. Brugges: Vanden BROELLE, 2004.

Leite MS et al. Multi-resistant tuberculosis: literature review. Brazilian Journal of Surgery and Clinical Research. 2020;31(3):102-7.

Magnabosco GT, Lopes LM, Andrade RL, Brunello ME, Monroe AA, Villa TC. Tuberculosis control in people living with HIV/AIDS. Rev Lat Am Enfermagem. 2016;24(0):e2798.

Melo MC, Barros H, Donalisio MR. Temporal trend of tuberculosis in Brazil. Cadernos de Saúde Pública 2020;36(6):e00081319.

Paz JLP, Silvestre MPSCA, Moura LS, Furlaneto IP, Rodrigues YC, Lima KVB, et al. Association of the polymorphism of the vitamin D receptor gene (VDR) with the risk of leprosy in the Brazilian Amazon. Biosci Rep 2021;41(7):BSR20204102.

Pfrengle S, Neukamm J, Guellil M, et al. Mycobacterium leprae diversity and population dynamics in medieval Europe from novel ancient genomes. BMC Biol. 2021;19:220.

Silva DR, et al. Diagnosis of tuberculosis: a consensus statement from the Brazilian Thoracic Association. Jornal Brasileiro de Pneumologia. 2021;47(02):e20210054.

Singh I, Lavania M, Pathak VK, Ahuja M, Turankar RP, Singh V, et al. VDR polymorphism, gene expression and vitamin D levels in leprosy patients from North Indian population. PLoS Negl Trop Dis. 2018;12(11):e0006823.

Tanigawa K, Hayashi Y, Hama K, Yamashita A, Yokoyama K, Luo Y, et al. Mycobacterium leprae promotes triacylglycerol de novo synthesis through induction of GPAT3 expression in human premonocytic THP-1 cells. PLoS One. 2021;16(3):e0249184.

The Lancet Respiratory Medicine. Tuberculosis: a much-needed focus on transmission. Lancet Respir Med. 2019;7(6):465.

Torres Ortiz A, Coronel J, Vidal JR, Bonilla C, Moore DAJ, Gilman RH, et al. Genomic signatures of pre-resistance in Mycobacterium tuberculosis. Nat Commun. 2021;12(1):7312.

Urban C, Blom AA, Pfrengle S, Walker-Meikle K, Stone AC, Inskip SA, et al. One health approaches to trace Mycobacterium leprae's zoonotic potential through time. Front Microbiol. 2021;12:762263.

World Health Organization. Global Tuberculosis Report, 2021.

Young DB. Blueprint for the white plague. Nature. 1998;393:515-6.

Nocardia, Actinomadura e Outros *Actinomycetos* de Importância Médica

57

Marcia Regina Franzolin
Osvaldo Augusto Esteves Sant'Anna

Este capítulo apresenta de modo sucinto uma série de gêneros de bactérias Gram-positivas que, por frequentemente crescerem produzindo ramificações e filamentos na forma de micélios, mas que se separavam ou fragmentavam-se em cocos ou bastonetes, foram, no passado, caracterizadas como fungos (eumicetos). Assim, muitas dessas bactérias eram incluídas em capítulos de Micologia, pois também crescem mais lentamente que outros micro-organismos aeróbios e por serem passíveis de isolamento em meios de cultura comumente utilizados para fungos. Contrastando com os eumicetos que têm organização celular eucariótica, essas bactérias, as nocardioformes e os actinomicetos aeróbios, não apresentam núcleo, mitocôndrias diferenciadas ou outras organelas intracelulares. Além disso, são inibidas por antibacterianos, mas não por agentes antifúngicos.

Dos mais de 40 gêneros descritos, 19 incluem algumas espécies patogênicas para o homem e os animais, encontram-se distribuídos por todo o mundo, provocando enfermidades esporádicas.

Hoje, graças ao desenvolvimento de técnicas taxonômicas modernas, em especial as de Biologia Molecular, não há dúvidas acerca da natureza desses micro-organismos.

Nocardia e Actinomicetos aeróbios

As espécies do gênero *Nocardia* servem como referencial para esse grupo de bactérias que incluem micro-organismos pertencentes a vários gêneros intimamente relacionados como: *Streptomyces*; *Nocardiopsis*; *Oerskovia*; *Rhodococcus*; *Gordonia* (previamente denominado Gordona); *Tsukamurella*; *Actinomadura*; *Amycolatopsis*; *Brevibacterium*; *Corynebacterium*; *Arcanobacterium*; *Turicella*; *Dermatophilus*; *Actinomyces*; e *Rothia*; além de três gêneros de actinomicetos termófilos considerados de importância médica – *Saccharomonospora*, *Saccharopolyspora* e *Thermoactinomyces*.

As diferentes espécies desses vários gêneros foram descritas a partir do final do século XIX, a primeira foi *Actinomadura madurae*. Atualmente, sabe-se que, entre as características bioquímicas e moleculares que diferenciam as espécies de importância médica, há a presença comum e constante de galactose e arabinose na parede celular e a prevalência das bases guanina e citosina em seus genomas, componentes que representam 63% a 73% do DNA de diferentes gêneros.

O tipo de ramificações das colônias, o tempo de descoloração por ácido inorgânico e o odor típico de bolor produzido pela cultura são características utilizadas em laboratórios clínicos, que diferenciam as espécies de *Nocardia* entre gêneros das espécies de *Mycobacterium*. Aplicações de técnicas moleculares têm sido efetivas, sensíveis e rápidas para a distinção dos Actinomicetos aeróbios, *Nocardia* e das espécies de micobactérias. Esses métodos incluem a amplificação e o sequenciamento do gene 16S do RNA ribossômico, as reações da polimerase em cadeia (PCR) que partem do DNA que contém a sequência a ser amplificada, assim como por meio de espectrometria de massa (MALDI-TOF MS). Há ainda, as análises das endonucleases de restrição sítio-específicas, capazes de clivar determinadas sequências. A enzima de restrição *NotI*, por exemplo, é produzida pela *Nocardia otitidiscaviarum*, apresentando uma sequência de reconhecimento de oito bases, porém raramente cortando o DNA de mamíferos.

Como já mencionado, as infecções por Actinomicetos aeróbios são raras, não havendo dados que diferenciem os indivíduos infectados quanto ao sexo, à idade ou à raça. No caso do gênero Nocardia, as espécies de importância médica e veterinária são: *N. asteroides* – particularmente heterogênea, englobando um complexo que inclui as espécies *N. farcinica* e *N. nova*, *N. transvalensis*, *N. otitidiscaviarum*, *N. carnea*, *N. pseudobrasiliensis*, *N. abcessus*, *N. africana* e *N. brasiliensis*. Essas espécies são parcialmente resistentes ao álcool-ácido, apresentam reações positivas de catalase e urease e têm a capacidade de digerir parafina.

Patogenicidade

A nocardiose é uma enfermidade crônica que, geralmente, origina-se nos pulmões, podendo disseminar-se pela via sanguínea, produzindo abscessos subcutâneos e, eventualmente, no cérebro e em outros órgãos. A taxa de letalidade pode ser considerada alta, exceto nos casos de afecções subcutâneas. As infecções por *Nocardia* e por Actinomicetos ocorrem com frequência em pacientes com imunocomprometimento grave; nestes, a predisposição dá-se em indivíduos submetidos a terapias imunossupressivas, portadores de doenças neoplásicas, doenças bronquiopulmonares crônicas, aids e indivíduos transplantados.

Na América do Sul, em grande parte da América Latina e, em especial no México, *N. brasiliensis* é causa comum de afecções subcutâneas, os denominados actinomicetomas caracterizados por tumefação e supuração dos tecidos, e formação de trajetos fistulosos apresentando pequenos grânulos que podem ser visíveis, com tamanho de até 1 mm de diâmetro. As lesões normalmente surgem nos pés ou em regiões inferiores das pernas; por vezes nas mãos e ombros, porém raramente em outros locais do corpo. Além da *N. brasiliensis*, os micetomas podem ser causados por *Actinomadura madurae* e *A. pelletieri*, *Streptomyces somaliensis*, *N. caviae* e *N. asteroides*. Esses patógenos distribuem-se em diferentes regiões do planeta, por exemplo, *A. madurae* é responsável por infecções em países tropicais, particularmente Índia e Tunísia, enquanto nos países africanos de longitudes semelhantes, como Senegal, Somália e Chade, a *A. pelletieri* é a espécie predominante.

Supõe-se que a maioria dessas bactérias, como as espécies de *Nocardia*, penetra no organismo através de inalação. A contaminação de uma ferida com terra também pode ocasionar infecção cutânea. O período de incubação é incerto, provavelmente variando de dias a semanas, e não há relatos de transmissões horizontais de pessoa para pessoa, ou de animais para humanos.

Tratamento

Entre as várias espécies descritas, há graus de resistência variáveis a antimicrobianos como gentamicina, ampicilina, eritromicina, vancomicina, cloranfenicol ou canamicina. A sulfadiazina, a sulfametoxazol-trimetoprima e o sulfisoxazol são eficazes no caso de infecções sistêmicas, se administrados em fases precoces e por períodos prolongados. Em pacientes alérgicos às sulfas, emprega-se a minociclina. Em indivíduos que não respondam às sulfonamidas, acrescentam-se amicacina, imipenem, ou doses elevadas de ampicilina. Às vezes, faz-se necessária a drenagem cirúrgica dos abscessos, além da antibioticoterapia.

Outros bacilos Gram-positivos

As espécies do gênero *Rhodococcus* encontram-se, também, amplamente distribuídas no ambiente – *R. coprophilus*, *R. equi*, *R. globerulus*, *R. ruber* e *R. fascians* foram isoladas do solo; as duas primeiras encontradas em estrume, e a última, no trato intestinal de peixes, mais especificamente carpas. São imóveis e não formam endosporos. Casos de infecções por *R. equi* em humanos imunocomprometidos têm sido relatados.

O gênero *Gordonia* igualmente tem abrangência quanto aos hábitats ocupados. Assim, isolou-se *Gordonia aichiensis* da saliva de humanos; *G. bronchialis*, *G. spuita*, *G. otitidis*, *G. rubropertincta* e *G. terrae* foram encontradas em saliva e no solo. *Gordonia* spp. tem sido raramente relacionada com casos de bacteremia associada com cateter intravenoso.

Espécies do gênero *Tsukamurella*, constituído pelas espécies *Tsukamurella inchonesis*, *T. pulmonis* e *T. paurometabola*, já foram isoladas de solos e de artrópodes.

Os micro-organismos termófilos têm ampla distribuição, tendo sido descritos nos mais diferentes ambientes aquáticos, terrestres e aéreos, como em sistemas de ar condicionado, em bagaço de cana-de-açúcar, depósitos de feno ou presentes na poeira doméstica.

O reservatório de *Dermatophilus congolensis*, espécie única do gênero *Dermatophilus*, é desconhecido; porém, ao que tudo indica, parece ser o solo a fonte de contaminação, especialmente em regiões subtropicais e tropicais. Esse Actinomiceto causa dermatite exsudativa e pústulas em várias espécies animais como gatos domésticos, equinos, bovinos e ovinos.

Outra série de novos gêneros de bacilos Gram-positivos foi descrita e/ou mais bem caracterizada nos últimos anos. Esses grupos são classificados morfologicamente como regulares e irregulares, também denominados "corineiformes" (do grego *coryne*, que significa "bastão").

Saliente-se que as composições e definições desses gêneros só muito recentemente puderam ser realizadas e, em razão das aplicações de técnicas de Biologia Molecular, essas caracterizações têm sido possíveis. Pelo esquema apresentado, há similaridades entre os vários gêneros e as dessemelhanças existentes.

No presente tópico, dar-se-á atenção a alguns dos gêneros da classe dos bacilos finos morfologicamente irregulares. As bactérias aqui apresentadas pertencem à classe Actinobacteria, cujos gêneros se caracterizam por uma sequência específica de nucleotídeos do RNA ribossômico 16S. Como nos gêneros *Nocardia* e *Actinomicetos* descritos anteriormente, os membros pertencentes à Actinobacteria apresentam alta proporção de guanina e citosina na composição de seu DNA.

Brevibacterium e *Rothia* são únicos, formando linhagens distintas de descendentes. Irregularidade entre espécies de determinado gênero é, por vezes, marcante como ocorre com *Rothia dentocariosa*, que se expressa na forma de bastonetes, e com *R. mucilaginosa*, em forma de cocos.

Entre as espécies de *Rothia*, em 1993, foi descrito o envolvimento de *R. dentocariosa* na endocardite e, mais recentemente, em processos septicêmicos e em pneumonia em pacientes imunocomprometidos. É uma bactéria não móvel com características esferoides quando cultivada em caldo ou apresenta-se na forma de bastonetes se o cultivo se faz em ágar, podendo, ainda, formar filamentos ramificados. *R. dentocariosa* está presente na microbiota orofaríngea e, como outras espécies do gênero, especula-se que esteja associada ao desenvolvimento de cáries e com doenças periodontais.

Algumas espécies de importância médica pertenciam ao gênero *Corynebacterium* (ver Capítulo 28), hoje são classificadas como *Arcanobacterium haemolyticum* (associadas à faringite, podendo ser confundida com escarlatina), *Trueperella pyogenes* (presente nas mucosas de animais domésticos), *R. dentocariosa* e as espécies do gênero Brevibacterium (presentes na pele de humanos). O gênero *Turicella*, representado por uma única espécie *Turicella otitidis*, constituído por bastonetes relativamente longos, encontra-se muito próximo filogeneticamente de

Corynebacterium, diferindo deste apenas pelo conteúdo de ácidos graxos – *T. otitidis* produz o ácido tuberculoesteárico e está relacionada a caso de otites.

Os gêneros *Arthrobacter* e *Micrococcus* têm forte relação filogenética entre si, a ponto de considerarem-se os micrococos artrobactérias em forma de cocos, por exemplo, as espécies *Micrococcus luteus* e *Micrococcus lylae*, presentes na microbiota da pele e que podem causar infecções oportunistas. O gênero *Arthrobacter* inclui poucas espécies de importância clínica, como *Arthrobacter creatinolyticus*, *A. albus*, *A. luteolus*, todas caracterizadas muito recentemente. Em culturas recentes, prevalece a forma de bastonetes e em meio envelhecido, cocos e, além disso, a motilidade é variável. O gênero *Dermabacter*, que tem estreita relação filogenética com *Arthrobacter* e *Micrococcus*, é representado por uma única espécie, a *Dermabacter hominis*.

As espécies do gênero Actinomyces e Propionibacterium também mostram formas corineiformes (ver Capítulo 54).

Os gêneros filogeneticamente relacionados, *Cellulomonas*, compreendendo nove espécies, e *Cellulosimicrobium*, com uma única espécie, *Cellulosimicrobium cellulans*, apresentam as formas em bastonetes e cocos, sendo capazes de decompor celulose. A última espécie, em culturas jovens, produz micélio, que, posteriormente, se fragmenta, originando células irregulares, curvas, em configurações de bastonetes agrupados.

Os hábitats dos gêneros de bactérias não formadoras de esporos são bastante variáveis. Assim, por exemplo, *Cellulosimicrobium*, *Oerskovia* e *Cellulomonas* são encontrados no solo; *Arcanobacterium*, nas vias respiratórias superiores ou em abscessos adjacentes à pele; *Arthrobacter*, em culturas de solo e também na pele.

O gênero *Brevibacterium* adquiriu importância médica graças a estudos recentes indicando que suas espécies estão envolvidas em processos infecciosos no homem. *Brevibacterium casei*, por exemplo, foi isolada de sangue e líquido cefalorraquidiano. Também é provável que tanto como *Brevibacterium casei, Brevibacterium epidermidis* seja residente ou faça parte da microbiota normal da pele. Porém, o hábitat principal dessas bactérias é o leite, e algumas espécies contribuem para o aroma e coloração de queijos, como a *Brevibacterium linens* que forma colônias de tom alaranjado.

Os bacilos corineiformes são sensíveis aos antibióticos eritromicina, cefalosporina ou vancomicina. Penicilina também é empregada alternativamente para o tratamento de infecções por várias das espécies dos gêneros descritos.

Os gêneros apresentados neste capítulo exemplificam de modo singular a plasticidade e a extraordinária diversidade dos micro-organismos, base imprescindível da sobrevivência, significado maior da vida.

Erysipelothrix rhusiopathiae

É um bacilo Gram-positivo, pleomórfico, variando de bastonetes curtos em cadeias curtas a longos filamentos em sua forma rugosa, anaeróbio facultativo e imóvel, oxidase e indol-negativos, fermentador lento da glicose e produtor de H_2S. Apresenta distribuição mundial, sendo encontrado como comensal do trato digestivo de aves e mamíferos, principalmente de suínos, e isolada do solo, água e alimentos contaminados por animais infectados. Provoca a erisipela dos suínos, caracterizada por infecções cutâneas agudas ou crônicas, do tipo erisipeliforme ou com manifestações graves, como septicemia e artrite. No homem, a infecção ocorre através de escoriações da pele e após contato ocupacional com carnes contaminadas. Após a lesão, que ocorre geralmente nos dedos das mãos, há um período de incubação de 2 a 7 dias, quando aparecem pequenas lesões não purulentas, dor frequentemente severa, edema e eritema de cor púrpura, com zona central clara. A infecção em humanos é denominada "erisipeloide", uma forma de celulite, para diferenciar de erisipela, que é causada por estreptococos β-hemolíticos do grupo A (*Streptococcus pyogenes*). Podem ocorrer linfangite, artrite adjacente e raramente endocardite e septicemia. A bactéria pode ser isolada por meio de biópsia da pele e, às vezes, de hemocultura. A droga de escolha para o tratamento é a penicilina, mas é possível também usar ampicilina, fluoroquinolonas, ciprofloxacina, clindamicina e cefalotina, sendo a infecção resistente à vancomicina e aminoglicosídeos.

Bibliografia recomendada

Jorgensen JH, Carroll KC, Funke G, Pfaller MA, Landry ML, Richter SS, et al. (Eds.). Manual of clinical microbiology. 11. ed. Washington: Wiley, 2015.

Koneman EW, Winn Jr W, Allen SD, Janda WM, Schreckenberger PC, Procop GW, Woods GL. Diagnóstico microbiológico: texto e atlas colorido. 6. ed. Rio de Janeiro: Guanabara Koogan, 2008.

Mandell GL, Bennett JE, Dolin R (Eds.). Principles and practice of infectious diseases. 7. ed. Philadelphia: Churchill Livingstone Elsevier, 2010.

Molicutes (Micoplasma)

58

Jorge Timenetsky

Histórico

O termo "molicutes" (português) designa micro-organismos da Classe *Mollicutes* (*mollis* = mole; *cutis* = pele) que é composta por quatro ordens, seis famílias e nove gêneros. Atualmente com mais de 200 espécies, os molicutes estão distribuídos entre verterbrados, invertebrados e plantas. São bactérias com baixo conteúdo de C + G (23 a 40 mol%) e genoma reduzido pela evolução degenerativa das bactérias Gram-positivas.

O termo "micoplasma" (português), atualmente, designa apenas o gênero *Mycoplasma*, mas, genericamente, o termo é ainda comum. O gênero *Mycoplasma* tem mais de cem espécies e a maioria é encontrada principalmente nos mamíferos, aves, répteis e peixes como microbiota, agentes oportunistas e alguns como patógenos primários. Nos seres humanos, até o momento, são conhecidas 18 espécies (Quadro 58.1). A maioria é parte da microbiota oral, no entanto as espécies oportunistas e patogênicas continuam questionadas quanto à capacidade de causar doença.

Quadro 58.1 – *Distribuição de Micoplasmas em Humanos*

Espécies	*Colonização ou infecção primária*	*Colonização primária ou secundária*
A/ M. salivarium	Orofaringe	Cérvice, vagina, articulações
A/ M. orale	Orofaringe	Medula óssea, lifonodo, pele (sarcoidose)
A/ M. buccale	Orofaringe	-
A/ M. faucium	Orofaringe	-
A/ M. lipophilum	Orofaringe	-
G/ M. pneumoniae	Orofaringe, pulmão, líquido pleural Lavado traqueoalveolar	Articulações, lesões cutâneas, ouvido médio, LCR, abcesso tubo-ovariano, vagina, líquido pericárdico, sangue cardíaco, rim, cérebro
*G/ M. genitalium**	Orofaringe, trato genital	Uretra. Líquido sinovial
G/ M. amphoriforme	Trato respiratório ?	? bronquite crônica em pacientes XLA
*A/ M. hominis**	Trato genital inferior, orofaringe, mucosa anal	Efusão pulmonar e pleural, sangue prótese, transplante, incisão pós-cirúrgica. Peritônio, líq. amniótico e sinovial, septicemia neonatal
G/ A M. fermentans	Trato respiratório e genital inferior	Medula óssea de leucêmico, articulações, sangue periférico, linfócitos e urina na aids
A/ M. primatum	Trato genital uretra (feminina)	Umbigo
A/ M.spermatophilum	Cérvix e esperma	-
G/ A M. pirum	?	Linfócitos de sangue periférico
G/ A M. penetrans	Trato genital	Urina de aidéditco (homossexual masculino)
U/ U. urealyticum *U/ U. parvum*	Trato genital, orofaringe, lavado broncoalveolar, placenta	Pulmão e trato resp.inf. (na pneumonia), sangue (sepse neonatal e pós-parto), LCR, cérebro, transplantes, lesões cirúrgicas, articulações, cálculo renal, líq. amniótico, pulmão
G/ Achol. laidlawii	Orofaringe	Orofarinfe e queimaduras
G/ Achol. oculi	?	Líquido amniótico

A: hidrolisa arginina; *G*: fermenta glicose; *U*: hidrolisa ureia; M: Mycoplasma; Achol: Acholeplasma; U: Ureaplasma; LCR: líquido cefalorraquiano.
Fonte: Desenvolvido pela autoria.

A primeira vez que esse micro-organismo foi isolado e descrito foi em 1898 por Nocard e Roux de um caso de pleuro pneumonia bovina (*Mycoplasma pleuropneumoniae*). A doença é grave nos bovinos e causa perdas econômicas importantes. Os achados dessas bactérias nas décadas seguintes, em outros hospedeiros, eram designados "Pleuro Pneumonia like organisms" (PPLO). Com o tempo, muitas espécies mudaram de nomenclatura. A forma "L" de bactérias (protoplastos) foi confundida também por décadas com os PPLO. Também há quem ainda pergunte se esses micro-organismos são formas intermediárias entre bactérias e vírus. A microscopia óptica com a coloração de Gram não caracteriza essas bactérias; do sedimento de cultura em caldo ou decalque de colônia típica sobre uma lâmina, observam-se apenas grumos de coloração Gram-negativa por serem pequenos e não terem parede celular e formato visível. Portanto, é inadequado mencionar essas bactérias como Gram-negativas pela coloração. Os molicutes têm DNA e RNA, mas medem cerca de 300 nm a 400 nm, como os maiores vírus, portanto podem transpor filtros que retêm a maioria das bactérias. Em 1985, durante os estudos dos agentes oportunistas em pacientes aidéticos, encontrou-se um agente desconhecido, associado à doença, que atravessava filtros de porosidade 0,45 μm e foi denominado "virus like infectious Agent" (VLIA). Posteriormente, verificou-se que era uma variante (*incognitus*) de *Mycoplasma fermentans*, espécie controversa nas micoplasmoses humanas e que foi isolada na década de 1950 do trato urogenital e respiratório humano.

Algumas espécies de molicutes, além de causar doenças nos animais ou humanos, causam doenças em plantas e insetos. Em 1967, observou-se um micro-organismo em coqueiros doentes cujas folhas ficavam amarelas e caíam, restando apenas o tronco (*yellow disease*). A microscopia eletrônica do floema e a reversão da doença nos coqueiros, pela inoculação de tetraciclina com funil no tronco, indicaram semelhança com os micoplasmas e designou-se o termo *Mycoplasma like organism* (MLO). Estes, atualmente, são designados "fitoplasmas" e causam doenças também em outras plantas e ainda não são cultiváveis. Entre os molicutes fitopatógenos, incluem-se espécies com morfologia espiralada (espiroplasmas). Os insetos podem ser vetores ou desenvolverem doença e morrerem.

Na área de Biologia Sintética, análises metagenômicas e filogenômicas incluíram os molicutes. Além da classificação pelo DNA em "clusters", algumas espécies hemotrópicas, que pertenciam às riquétsias, causam anemias em animais e foram incluídas na classe dos Mollicutes. Estes, atualmente com o termo genérico de "hemoplasmas", também ainda não são cultiváveis. Os hemoplasmas atualmente pertencem ao gênero *Mycoplasma* (causam principalmente anemia em alguns animais). Na evolução das bactérias, os molicutes reduziram o genoma das bactérias Gram-positivas com baixo conteúdo C + G. Dessa maneira, são originárias filogeneticamente das bactérias Gram-positivas.

Propriedades gerais

Os Mollicutes são considerados os menores e mais simples seres vivos de vida livre (exceção aos fitoplasmas e hemoplasmas). Não têm genes para síntese da parede celular e outras vias metabólicas. Em 1995, *M. genitalium*, com genoma de 580 Kpb, espécie do trato urogenital humano, foi o segundo genoma bacteriano a ser sequenciado após *Haemophylus influenza*. Despertou-se, assim, o interesse pelo assim denominado "genoma mínimo". Atualmente, está melhor descrito.

Nos hospedeiros mamíferos, os molicutes preferem a superfície de mucosas, articulações e a glândula mamária. Sem parede celular, os esses micro-organismos sobrevivem em ambientes isotônicos e são considerados agentes oportunistas por excelência, principalmente por mimetizar ou modular os mecanismos de resposta imune. Com pouco DNA, necessitam de suplementos para o seu cultivo. A replicação do DNA é mais rápida que a divisão celular, assim, formam-se filamentos multinucleados e pequenas células viáveis esféricas ou ovoides que "desprendem-se" (Myco/Mycetes = filamentos) (Figura 58.1). Estas, quando sob pressão, podem transpor filtros de porosidade de 0,22 μm, contaminando, por exemplo, suplementos para meios de cultura e culturas celulares. No entanto, alguns molicutes são especialmente exigentes, difíceis de serem cultivados. O tempo de duplicação celular varia entre 3 e 15 horas. No meio de cultura sólido, usualmente, essas bactérias formam pequenas colônias de cerca de 500 μm, cujo centro geralmente invade o ágar a 0,9%. Portanto, na microscopia ótica comum, por refringência das colônias em aumento de 40X a 100X, usualmente observam-se colônias em forma de "ovo frito" (Figura 58.2). Sendo bactérias pequenas, seu crescimento em caldo não turva os meios de cultura específicos como as bactérias em geral, mesmo na concentração 10^8 células/mL (Figura 58.3).

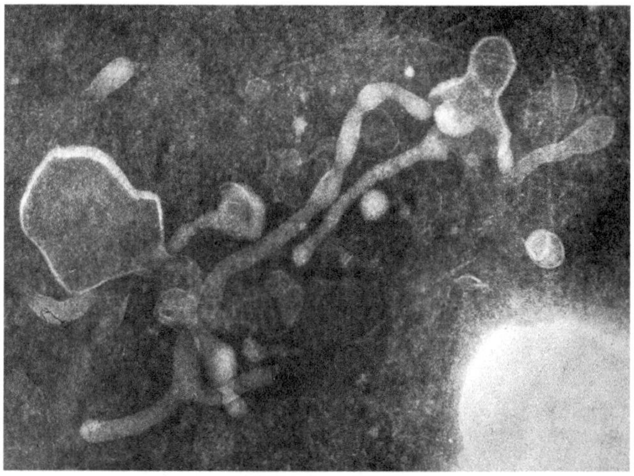

Figura 58.1 – *Forma filamentosa de M. salivarium 10.000 X.*
Fonte: Adaptada de José Luiz Di Lorenzo, 1986.

Os molicutes são naturalmente resistentes à penicilina pela ausência do mecanismo de síntese da parede celular. A membrana celular é semelhante a outras bactérias, contém as principais proteínas e lipoproteínas biorreativas com hospedeiros e tem colesterol adquirido do meio ambiente.

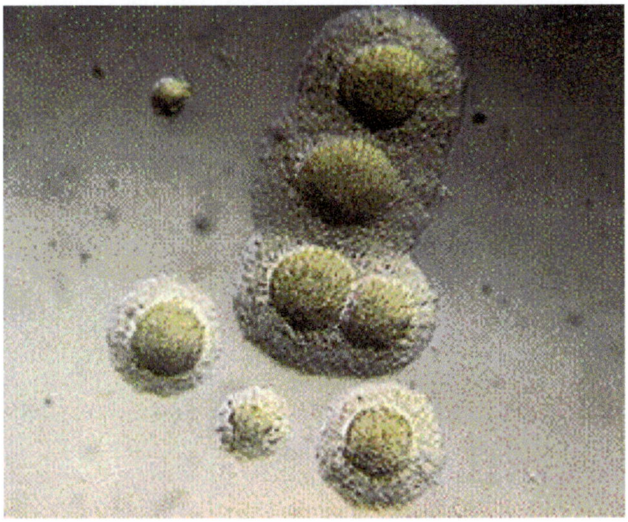

Figura 58.2 – *Colônias em forma de "ovo frito" de M. hominis (100 x).*
Fonte: Acervo da autoria.

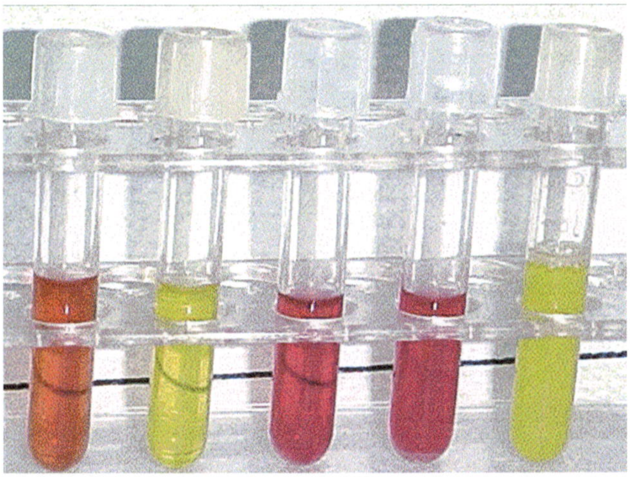

Figura 58.3 – *1 – Tubo controle estéril-ph 7,4; 2. Crescimento de micoplasmas glicose +; 3. Crescimento de micoplasmas arginina +; 4 e 5. Contaminação bacteriana.*
Fonte: Acervo da autoria.

Dessa maneira, o meio de cultura apresenta 5% a 10% de soro animal. Excepcionalmente, o gênero *Acholeplasma* não necessita do soro animal. Apesar de os molicutes não terem o ciclo de Krebs, obtêm energia usualmente do metabolismo da glicose, arginina ou ureia e outros componentes. Entretanto, eles têm genes para transporte de nutrientes e outros compostos. Essas bactérias são também resistentes às sulfonamidas e rifampicina, respectivamente, por não sintetizarem ácido fólico e por apresentarem uma RNA-polimerase diferente das outras bactérias. O grupo de molicutes com menor quantidade de DNA sintetiza cerca de 600 proteínas. Essas bactérias têm deficiências variadas na síntese de ácidos nucleicos. Os molicutes têm diversas ilhas gênicas, fagos e compostos não usuais das eubactérias para a sua replicação e transcrição. Na síntese de proteínas, alguns molicutes usam o códon UGA para triptofano em vez de um códon *non sense.* Apresentam poucos genes de reparo de DNA que favorecem a permanência de mutações, alta frequência de variação de fase que resulta em diversidade antigênica interferindo na eficácia dos mecanismos de resposta imune. Adaptaram-se suficientemente às condições encontradas nos hospedeiros, mantendo-se autorreplicativos nos respectivos nichos.

- **Cápsula:** detectada como glicocalix em algumas espécies de importância veterinária e em *M. pneumoniae* (humano). É composta por diversos açúcares e contribui na formação de biofilmes, dificulta processos inflamatórios, fagocitose, ação do complemento e atividade de alguns antibióticos.
- **Motilidade:** ocorre por deslizamento em superfícies inertes ou não. É mediada principalmente pelas proteínas do *bleb*. Os espiroplasmas apresentam motilidade por propulsão da estrutura helicoidal.
- **Estrutura polar (*Bleb*):** composta de proteínas interativas e encontrada em algumas espécies. É responsável pela aderência à célula hospedeira, indutora de anticorpos protetores e promove motilidade por deslizamento.
- **Genoma mínimo:** as características funcionais do genoma mínimo continuam em estudo. Veja, a seguir, uma breve abordagem.

Patogenicidade

As infecções por Mollicultes (micoplasmoses) podem ser agudas, mas, com frequência, são crônicas.

Em geral, esses micro-organismos aderem à superfície de células hospedeiras sem destruí-las e multiplicam-se lentamente. A prolongada aderência pode modular resposta imune, contribuir na ocorrência da autoimunidade do paciente e na atividade de outras células.

Competem por nutrientes no ambiente em que estão. Os compostos do metabolismo primário (p. ex., H_2O_2, amônia) ou alteração de pH prejudicam as células do hospedeiro ou até o próprio crescimento *in vitro* como nos ureaplasmas. Crescendo mais lentamente, podem causar diversas alterações citogenéticas e estresse à célula hospedeira, favorecendo maior suscetibilidade às adversidades ambientais, incluindo outros agentes infecciosos (coinfecções). Adicionalmente, podem produzir proteases, nucleases, lipases e outros componentes.

Verificou-se que alguns molicutes (p. ex., *M. genitalium)* também apresentam vida intracelular que dificulta a ação de antibióticos e anticorpos, justificando em parte a cronicidade de algumas infecções.

Espécies como *M. pneumoniae* causador da pneumonia atípica primária em humanos têm uma projeção polar (*bleb*) organizada e rica em glicoproteínas imunogênicas que promovem a aderência na célula hospedeira e nas hemácias e permitem a motilidade por deslizamento. Assim podem "escorregar" de um sítio anatômico para outro. Esse *bleb* existe também em alguns molicutes de animais e é importante para a virulência da maioria das espécies que apresentam essa estrutura. No entanto, outros molicutes, mesmo sem ela, mas com adesinas, também causam infecções, como o *M. hominis*, na mucosa ureteral humana.

A invasão celular por essas bactérias foi mencionada inicialmente em 1992, por ocasião da descoberta do *Mycoplasma penetrans* em indivíduos HIV+. A compreensão da atividade intracelular dos molicutes continua em estudo. A indução da oncogenese e a regulação da apoptose são também mencionadas em alguns micoplasmas como *M. penetrans, M. fermentans* e *Ureaplasma diversum*. As lipoproteínas associadas à membrana (LAM) são componentes importantes na relação parasito-hospedeiro.

As infecções por molicutes associadas a outros agentes infecciosos podem potenciar sintomas de algumas doenças como nas pneumonias. Espécies como *M. fermentans* são capazes de realizar trocas antigênicas com a membrana da célula hospedeira induzindo a resposta autoimune e outras consequências. De maneira semelhante, isso também ocorre nas pneumonias por *M. pneumoniae* pelo contado íntimo e prolongado do micro-organismo com as células dos brônquios.

Os mollicutes têm fagos e superantígenos fagomediados; estes foram descritos em espécies como *M. arthritidis* (animal).

Em geral, as espécies dos molicutes são específicas, pois se adaptaram, na sua evolução, aos respectivos hospedeiros. A diversidade das proteínas de membrana justifica em parte essa especificidade. Entretanto, existem molicutes da mesma espécie encontrados em animais diferentes, mas, em geral, entre as espécies de maior importância na veterinária, a virulência é maior nos hospedeiros considerados específicos. Ainda, alguns molicutes encontrados nos animais foram detectados em humanos e vice-versa.

O encontro de molicutes em indivíduos sadios ou doentes permanece entre os assuntos mais desafiadores na compreensão da relação parasito-hospedeiro dessas bactérias.

Sabemos pouco das surpresas que os molicutes ainda escondem, mas se mostram fascinantes na sua biologia e desafiam o conhecimento entre os procariotos. O papel dessas bactérias na natureza é intrigante como comensais, oportunistas e patógenas. Despertam-se interesses pelo seu genoma reduzido e como os menores seres vivos de vida livre.

A manipulação do DNA de algumas espécies indicou que os molicutes são os precursores da Biologia Sintética ou da "criação" de um organismo autorreprodutível.

As infecções urogenitais e respiratórias são as mais frequentes e estudadas em humanos. Os distúrbios da resposta imune estão quase sempre associados ao desenvolvimento das micoplasmoses usuais, inesperadas, pouco frequentes, raramente graves ou sistêmicas.

Na Veterinária, o interesse maior está nas espécies que causam maior prejuízo econômico. Essa abordagem não é incluída neste capítulo.

Principais molicutes de importância médica

Após o nascimento, o organismo humano é colonizado também por molicutes que estão no canal do parto. No entanto, essa colonização desaparece em 2 anos. Na puberdade e na iniciação das atividades sexuais, esses agentes voltam a colonizar o trato urogenital. No contexto das doenças sexualmente transmissíveis, os molicutes podem ser também agentes coinfectantes e complicadores das doenças urogenitais. As infecções respiratórias por *M. pneumoniae* são micoplasmoses respiratórias humanas importantes.

Convém lembrar que os achados das micoplasmoses humanas variam principalmente pelo tipo e pela coleta de material clínico, pelas amostragens, populações e metodologias de diagnóstico.

A maioria das espécies humanas já foi detectada no trato urogenital humano incluindo-se as espécies da orofaringe. No entanto, as espécies do trato urogenital foram encontradas em outros sítios anatômicos e estão fortemente associadas a algumas síndromes (p. ex., doença inflamatória pélvica (DIP), endometrioses etc.). No homem, as mais frequentes e estudadas estão associadas usualmente às uretrites não gonocócicas (UNG). Na mulher, ocorrem complicações durante a gravidez, no desenvolvimento fetal, no parto e no neonato. Além das infecções urinárias e suas consequências, existe a associação com a infertilidade no homem e na mulher. Várias espécies foram isoladas de humanos, as de maior importância médica estão sucintamente descritas a seguir.

Mycoplasma pneumoniae

Isolado inicialmente em 1944, sob a denominação "agente de Eaton", foi considerado vírus até 1961. *M. pneumoniae* está entre os agentes mais importantes nas pneumonias comunitárias principalmente nas crianças entre 5 e 12 anos, sendo que muitas precisam de hospitalização. No entanto, a doença atinge com frequência o adulto jovem e, mais raramente, os idosos. As coinfecções com outros agentes infecciosos, incluindo os vírus, têm sido associadas com diversas doenças e sintomas como a asma. Esse molicute também causa faringites, rinites e traqueobronquites. Usualmente, essas infecções de aproximadamente 30 dias, são autolimitadas, mas antibióticos como as quinolonas e as novas eritromicinas ajudam no controle da infecção.

A tetraciclina é clássica no tratamento das micoplasmoses humanas, mas está afastado seu uso nas infecções urogenitais pelo encontro de amostras clínicas resistentes.

Alguns fatores predisponentes como imunodeficiências, imunossupressão por drogas, ocorrência simultânea de outra doença infecciosa contribuem para o desenvolvimento de infecções sistêmicas por *M. pneumoniae* e raramente podem ser fatais. Esse micro-organismo é transmitido por fomites ou gotículas de saliva de indivíduos doentes que usualmente transmitem nas aglomerações. Após contato, o micro-organismo fixa-se intimamente, pelas proteínas do *bleb*, ao epitélio de mucosas do trato respiratório do hospedeiro, atingindo e danificando o tecido pulmonar, posiciona-se entre os cílios do epitélio traqueal, inibindo sua movimentação e libera também diversos produtos do metabolismo primário como a H_2O_2, causando estresse oxidativo. O íntimo contato prolongado desse molicute com o tecido do hospedeiro pode induzir a formação de autoanticorpos ou mesmo quando aderido às hemácias. *M. pneumoniae* pode invadir a corrente circulatória e causar outros distúrbios extrapulmonares como as infecções do sistema nervoso, tecido cardíaco, anemia hemolítica e glomerulonefrite aguda. As proteínas da membrana têm propriedades mediadoras da inflamação permitindo, portanto, a ocorrência de outras complicações na infecção.

O cultivo de *M. pneumoniae* é relativamente fácil se o material clínico for obtido da nasofaringe do paciente e semeado em seguida no meio de cultura específico. Esse molicute utiliza a glicose como principal fonte de energia. Nessa pneumonia, ocorre usualmente a "tosse seca" sem a produção de exsudato. Atualmente, *M. pneumoniae* é um dos poucos micoplasmas que podem ser detectados por metodologia de diagnóstico molecular rotineiro no material clínico por um *kit* (hibridização de DNA).

O indivíduo convalescente por pneumonia por *M. pneumoniae* pode ainda apresentar culturas positivas por 2 anos ou mais. Esse contexto dificulta a interpretação das culturas positivas no diagnóstico microbiológico. A confirmação da doença ocorre pela soroconversão específica independentemente do resultado da cultura. A pesquisa de crioaglutininas, que são resultantes dos autoanticorpos, é um teste adicional, inespecífico e complementar. O achado de IgA sérica para antígenos do *bleb* desse micoplasma também contribui no diagnóstico.

M. genitalium, apesar de considerado de origem urogenital, já foi encontrado associado ao *M. pneumoniae* no trato respiratório. As espécies são geneticamente 98% semelhantes. Ambas têm *blebs,* de composição similar. Em 2005, descobriu-se um novo micoplasma *(M. amphoriforme)* capaz de causar distúrbios respiratórios mais graves que *M. pneumoniae,* mas em indivíduos imunossuprimidos. Esse micoplasma é mais fastidioso e de mais difícil diferenciação quanto à espécie *M. pneumoniae.*

A espécie *M. genitalium* é muito semelhante à *M. pneumonia* e podem ocorrer reações antigênicas cruzadas.

■ Micoplasmas nas infecções urogenitais

Mycoplasma hominis

No início do século XX, praticamente não se conhecia a identificação dos molicutes. *M. hominis* foi provavelmente a primeira espécie isolada de seres humanos, especificamente do duto das glândulas Bartholin, em 1937, por Dienes e Edsall. Assim, em pouco tempo, foi associado com vaginite e posteriormente designado de simbionte dos agentes da vaginose bacteriana. Dessa maneira, esse molicute foi associado com as UNG. Essa etiologia foi e continua discutida. Apesar das variações nos dados da literatura, *M. hominis* é encontrado na vagina em menos de 20% das mulheres sadias. No homem, o isolamento de *M. hominis* com UNG continua discutido.

M. hominis também tem sido isolado do líquido amniótico de mulheres que apresentam corioamnionite e subsequentemente abortaram, possibilitando, dessa maneira, sua associação com as infecções urogenitais. Infecções extragenitais por *M. hominis* têm sido relatadas mais amplamente (sepse, artrites, sistema nervoso central, trato respiratório, lesões cirúrgicas e próteses).

O genoma de *M. hominis* varia de 630 a 750 Kpb, conferindo maior flexibilidade para a sua adaptação em diferentes sítios anatômicos.

Dessa maneira, desafiam o conhecimento do seu papel no hospedeiro humano.

Mycoplasma genitalium

Foi inicialmente isolado em 1981, de uma UNG, por Taylor-Robinson e Tully. Na ocasião, também foram caracterizados, nas UNG, *M. hominis, U. urealyticum* e clamídia. considerado como microbiota o *hábitat* do trato urogenital. *M gentialium* foi encontrado também em regiões extragenitais. Apesar de ser a espécie mais estudada, seu papel no hospedeiro humano é pouco conhecido. *M. genitalium* é capaz de invadir o núcleo das células de culturas celulares. Por ser bastante fastidioso, existem ainda poucas amostras no mundo. Apesar de detectado no trato urogenital de indivíduos sadios, é responsável pelas UNG e outros distúrbios urogenitais. *M. genitalium* também foi detectado associado com outros molicutes ou outros agentes infecciosos. Entre as diversas espécies de molicutes, seu genoma foi o primeiro a ser sequenciado e a expressão dos genes é bastante conhecida.

■ Ureaplasma

Foi isolado inicialmente em 1974, também de uma UNG, por Shepard. *Ureaplasma urealyticum* foi, por muito tempo, a única espécie com 14 sorotipos. Atualmente, os sorotipos são divididos em duas espécies: *U. urealyticum* (sorotipos 4, 2, 4, 5, 8, 9, 11,12 e 13); e *U. parvum* (sorotipos 1, 3, 6, 14). Os ureaplasmas são encontrados na uretra de indivíduos com uretrite e em indivíduos sadios. Dessa maneira, esse contexto também tem sido muito discutido. Na mulher, pode ser isolado da mucosa vaginal ou cérvice. É transmitido pelo contato sexual, mas pode ser de forma vertical pela passagem transplacentária. A distribuição nas infecções genitais e extragenitais é variada entre homens e mulheres e não há prevalência definida de espécie ou sorotipo nas diferentes infecções.

Os ureaplasmas também estão associados a outros distúrbios como a infertilidade no homem e na mulher, endometrioses, aborto, corioaminionite espontânea. Esses molicutes também têm sido associados, isolados ou detectados pelo teste de reação em cadeia da polimerase (PCR) em casos de pneumonia, meningite, bacteremia, abcesso e displasia bronco pulmonar de recém-nascidos que se contaminam pelo canal do parto.

A doença pélvica inflamatória (DPI) também está associada às infecções por esses molicutes.

Atualmente, verifica-se que isolados clínicos do mesmo sorotipo apresentavam perfis genômicos diferentes indicando flexibilidade na sua adaptação ao hospedeiro e no desenvolvimento de doença. Existem aproximadamente mais cinco espécies de ureaplasma encontradas em animais, algumas ainda mencionados em siglas. *U. diversum* está entre os de maior importância, principalmente em bovinos.

Mycoplasma fermentans e *Mycoplasma penetrans*

Durante os estudos dos agentes oportunistas nos indivíduos portadores do HIV e com aids, no fim da década de

1980 e na década de 1990, os molicutes foram também detectados e logo associados com seu oportunismo diferenciado. Os achados VLIA (*Virus Like Infectious Agent*), em 1985, e *M. penetrans*, em 1992, este, com potencial de invadir células, diversos estudos foram conduzidos principalmente pela modulação da resposta imune das proteínas de membrana.

M. fermentans foi isolado e detectado em diversos sítios anatômicos e mostrou capacidade de realizar fusão celular. À época, a evolução da aids pelo mundo contribuiu no avanço desses estudos, incluindo outros molicutes de humanos.

M. penetrans, ainda com poucas amostras no mundo, foi inicialmente obtido do trato urogenital de indivíduos HIV-positivos. Atualmente, é considerado um molicute de microbiota humana.

Apesar de ambas as espécies serem atualmente consideradas oportunistas excelentes, existem artigos da época pouco informativos principalmente quanto ao envolvimento de *M. fermentans* nas doenças de etiologias desconhecidas, como a síndrome da Guerra do Golfo, algumas doenças neurodegenerativas e, até mesmo, a associação com armas biológicas.

Diagnóstico de laboratório

A dificuldade para o cultivo dessas bactérias é maior do que para a maioria das bactérias de interesse médico. Os meios de cultura são complexos, mas semelhantes e variam pouco na composição ou na concentração de alguns nutrientes.

A limitação encontra-se na montagem, suplementação e manutenção da viabilidade dos meios de cultura. Inclui-se a manutenção de isolados clínicos e de cepas. A obtenção correta de material clínico bem como seu acondicionamento são fundamentais para o sucesso do cultivo.

O pH final do meio de cultura é crítico, tem basicamente extrato de carne, DNA do extrato fresco de levedura, soro animal de 5% a 10%, glicose, arginina, NAD (nicotinamida, adesina, dinucleotídio). Os meios sólidos têm agar purificado a 0,9%. Para as culturas de materiais clínicos com microbiota, adicionam-se impedientes para o controle de bactérias e de leveduras contaminantes, como o acetato de tálio, penicilina, nistatina ou anfotericina. Os ureaplasmas exigem meios suplementados com ureia, pH ácido e manganês para a caracterização das colônias típicas muito pequenas, de cor marrom dourado.

A determinação da concentração inibitória mínima (CIM) para antibióticos é adaptada nos resultados em que existam variações importantes entre as drogas e os molicutes.

A maioria desses micro-organismos de importância humana pode ser isolada em aerobiose a 37 °C, mas o primoisolamento em microaerofilia é recomendado para algumas espécies. A presença de células epiteliais no material clínico sem secreção purulenta favorece o cultivo. A viabilidade de molicutes aderidos às células é maior. A incubação, se possível, deve ser imediata após coleta de material. A adaptação *in vitro* varia entre os molicutes e a viabilidade cai quando descongelados. Algumas espécies permitem repiques contínuos, mas isso pode descaracterizar alguns fatores de virulência na pesquisa. Os ureaplasmas, em geral, são mais facilmente isolados, mas perdem a viabilidade nos subcultivos. Estes são sensíveis à alcalinização do meio de cultura pela produção de amônia e logo morrem, dificultando seu estudo.

A microscopia ótica comum não caracteriza os molicutes em materiais clínicos por causa do tamanho reduzido dessas bactérias. A metodologia de imunofluorescência direta é possível para diagnóstico, mas não é rotineira. A hibridização com sonda DNA na rotina pode ser aplicada para poucas espécies.

Os molicutes são os contaminantes mais indesejáveis em culturas celulares. Portanto, devem ser monitorados no controle de qualidade desse sistema. Incluem-se os ratos e camundongos em biotérios de produção para a experimentação e bancos de sêmen.

M. pneumoniae pode ser detectado por PCR ou pelo cultivo de material do trato respiratório, mas o resultado positivo é insuficiente para confirmar a suspeita clínica, bem como a presença de anticorpos específicos. É necessário verificar a soroconversão com antígenos de boa qualidade. Como os molicutes podem estar em materiais clínicos como microbiota, o resultado da cultura deve ser criteriosamente analisado. Nas uretrites não gonocóccicas, se a diluição de 10^3 do material clínico apresentar cultura positiva em caldo com sugestão clínica, o tratamento pode ser indicado apesar de algumas críticas. No entanto, se houver isolamento de um molicute como único agente de sítio anatômico livre de micro-organismos (p. ex., líquido cefalorraquiano), o resultado é significante.

O antibiograma tem metodologia adaptada da determinação da CIM. Os valores da CIM variam entre as espécies, pela heterogenicidade das amostras clínicas. Fluoroquinolonas e macrolídios são os mais testados. A ineficácia de tratamento por antibióticos pode ocorrer nas diferentes infecções, não apenas pela resistência intrínseca ou adquirida, mas também por falta de ação intracelular do antibiótico ou pela ineficácia da resposta imune do paciente. Ametodologia da CIM geralmente é aceita, pois o cultivo dos molicutes é diferente entre as espécies e das bactérias "convencionais" (velocidade de crescimento, concentração do ágar e nutrientes). Tabelas de sensibilidade são conhecidas, mas não seguem o mesmo padrão e atualização das bactérias de maior importância médica.

A relação parasito-hospedeiro dos molicutes, se comparada com a relação parasito-hospedeira da maioria das bactérias de importância médica, é muito interessante, incluindo-se as características de composição estrutural, fisiológica, metabólica e genômica.

Bibliografia recomendada

Balish MF. Subcellular structures of mycoplasmas. Front Biosci. 2006;11:2017-27. doi: 10.2741/1943. PMID: 16720287.

Breuer M, Earnest TM, Merryman C, Wise KS, Sun L, Lynott MR, et al. Essential metabolism for a minimal cell. Elife. 2019. doi: 10.7554/eLife.36842.

Browning GF, Citti C. Mollicutes: molecular biology and pathogenesis. Academic Press, 2014.

Browning GF, Marenda MS, Noormohammadi AH, Markham PF. The central role of lipoproteins in the pathogenesis of mycoplasmoses. 2011;153(1-2):44-50. doi: 10.1016/j.vetmic.2011.05.031.

Citti C, Baranowski E, Dordet-Frisoni E, Faucher M, Nouvel LX. Genomic islands in mycoplasmas. Genes (Basel). 2020;11(8):836. doi: 10.3390/genes11080836.

Citti C, Dordet-Frisoni E, Nouvel LX, Kuo CH, E Baranowski. Horizontal gene transfers in Mycoplasmas (Mollicutes). Curr Issues Mol Biol. 2018;29:3-22. doi: 10.21775/cimb.029.003.

de Cordova CM, Galgowski C, Lange L. Mollicutes/HIV coinfection and the development of AIDS: still far from a definitive response. Can. J. Infect. Dis. Med. Microbiol. 2016;2016:8192323. doi: 10.1155/2016/8192323.

Gibson DG, Glass JI, Lartigue C, Noskov VN, Chuang RY, Algire MA. Creation of a bacterial cell controlled by a chemically synthesized genome. Science. 2010;329(5987):52-6. doi: 10.1126/science.1190719.

59 Rickettsia

Rita de Cassia Ruiz

As infecções causadas pelas espécies do gênero *Rickettsia* são denominadas "riquetsioses". Os agentes etiológicos dessas doenças estão taxonomicamente classificados no filo Proteobacteria, classe alfa-Proteobacteria, ordem Rickettsiales, família Rickettsiaceae, tribo Rickettsieae, gênero *Rickettsia*, incluindo espécies patogênicas e não patogênicas. Essas bactérias se dividem por fissão binária, obrigatoriamente em ambiente intracelular de eucariotos, visto que não apresentam um sistema enzimático completo. A manutenção das riquétsias no meio ambiente envolve um reservatório mamífero, que pode ser um animal silvestre ou peridoméstico, e um vetor, artrópode, que pode ser carrapato, pulga, piolho ou acaro, sendo o homem considerado hospedeiro acidental, na maioria dos casos. Bactérias desse gênero estão distribuídas globalmente, em áreas endêmicas e epidêmicas, sendo, frequentemente encontradas em circunstâncias precárias, como nos casos de aglomeração e/ou ausência de saneamento.

Histórico

A natureza infecciosa das riquetsioses foi descrita, pela primeira vez, pelo patologista norte-americano Howard Taylor Ricketts (1871-1910). H. Ricketts descreveu, entre 1906 e 1909, a riquetsiose denominada "febre maculosa das montanhas rochosas", bem como o papel do carrapato na sua transmissão. Essa foi a primeira doença infecciosa humana na qual o carrapato foi descrito como vetor. Até então, ele só havia sido descrito como vetor de infecções de interesse veterinário. Outro pesquisador importante no estudo das riquetsioses foi o alemão Stanislaus von Prowazek que, em 1914, sugeriu a etiologia de outra riquetsiose, atualmente conhecida como "tifo epidêmico". No entanto, foi o grande microbiologista brasileiro Henrique da Rocha Lima que, trabalhando no Instituto de Medicina Tropical de Hamburgo, na Alemanha, identificou, em 1916, o agente causador do tifo epidêmico. Em uma homenagem à Ricketts e von Prowazek, que morreram vítimas de riquetsioses adquiridas durante os estudos da febre maculosa e tifo epidêmico, respectivamente, Rocha Lima deu a denominação *Rickettsia prowazkii* ao agente etiológico do tifo epidêmico.

Características do gênero *Rickettsia*

As bactérias do gênero *Rickettsia* são cocobacilos imóveis, que medem cerca de 0,3 μm a 0,5 μm de diâmetro e 0,8 μm a 2 μm de comprimento. Embora sejam consideradas Gram-negativas, não se coram adequadamente pelo método de Gram, que é a coloração habitual para detecção destas bactérias, sendo a coloração por Giemsa o método alternativo para a sua visualização. Em razão da incapacidade de se multiplicarem fora das células, esses micro-organismos foram erroneamente, durante muito tempo, considerados "vírus grandes". Na ausência da proliferação em meio axênico, o cultivo da *Rickettsia* só é possível em culturas de células, ovos embrionados ou em animais de laboratório. Essas bactérias são sensíveis ao calor e, portanto, inativadas quando incubadas a 56 °C, durante 30 minutos.

As diferentes espécies do gênero *Rickettsia* podem variar quanto ao vetor, ao reservatório e à gravidade da doença. Assim, a partir de um estudo sobre a Filogenia Molecular, a *Rickettsia* spp. foi classificada em quatro grupos: da febre maculosa (GFM); do tifo (GT); de transição (GTR); e ancestral (GA), esse último ainda muito pouco conhecido.

As principais espécies do grupo GFM, *R. rickettsii* e *R. conorii,* infestam várias espécies de carrapato e são transmitidas aos seres humanos através da picada desse vetor. Os membros do GT que são as espécies *R. prowazekii* e *R. typhi*, encontradas no mundo todo, são transmitidos por piolhos e pulgas, respectivamente, enquanto as espécies do GTR que incluem *R. akari*, *R. australis* e *R. felis* são mantidas e transmitidas por ácaros, carrapatos e pulgas, respectivamente (Quadro 59.1).

Riquetsioses

A febre maculosa, o tifo epidêmico, o tifo endêmico (tifo murino) e o tifo recrudescente (doença de Brill-Zinsser), que é uma variedade do tifo epidêmico, são as principais riquetsioses humanas. No entanto, embora todas as infecções induzam um quadro febril, as manifestações clínicas são extremamente variáveis, podendo ser benignas ou até fatais. As designações das diferentes doenças têm como base o agente etiológico, a região geográfica onde ocorre, a espécie de vetor envolvida na transmissão e, menos frequentemente, o quadro clínico predominante (Quadro 59.1).

Quadro 59.1 – *Características gerais das principais espécies de* Rickettsia

Grupo	*Agente etiológico*	*Doença em humanos*	*Transmissão*	*Vetor*	*Reservatório*	*Distribuição geográfica*
Febre Maculosa	*R. rickettsii*	Febre maculosa brasileira	Picada do carrapato de cavalo	*Amblyomma cajennense*	Cavalo, Cão, Gato, Gambá, Cabra, Capivara	Hemisfério ocidental
	R. rickettsii	Febre maculosa das Montanhas Rochosas	Picada do carrapato do cão	*Dermacentor variabilis*	Roedores silvestres, Cão	Estados Unidos (região Oeste)
	R. rickettsii	Febre maculosa das Montanhas Rochosas	Picada do carrapato da madeira	*Dermacentor andersoni*	Roedores silvestres, Cão	Estados Unidos (região Leste)
	R. rickettsii	Febre maculosa das Montanhas Rochosas	Picada do carrapato do cão	*Rhipiephalus sanguineus*	Roedores silvestres, Cão	Arizona e México
	R. coronii	Febre maculosa do Mediterrâneo	Picada do carrapato do cão	*Rhipiephalus sanguineus*	Roedores silvestres, Cão	África, Europa, Ásia
	R. sibirica	Riquetsiose do Norte da Ásia	Picada do carrapato	*Dermacentor*	Roedores silvestres	Ásia, Europa e África
	R. japonica	Febre maculosa do Oriente	Picada do carrapato	*Haemaphysalis longicornis*	Camun-dongo, Cão	Japão, Coreia
	R. parkeri	Riquetsiose associada à escara	Picada do carrapato	*Amblyomma maculatum*	Roedores e canídeos selvagens, Gado	América do Norte e do Sul
	R. africae	Febre africana do carrapato	Picada do carrapato	*Amblyomma herbraeum*	Gado	África, Ilhas do Caribe
Tifo	*R. prowazekii*	Tipo epidêmico	Fezes do piolho	*Pediculus humanus corporis*	Homem	Universal
	R. prowazekii	Doença de Brill-Zinsser ou tifo recrudecente	Reativação do tifo epidêmico		Homem	
	R. typhi	Tifo endêmico	Fezes da pulga	*Xenopsylla cheopsis*	Rato	Universal
Transição	*R. australis*	Febre de Queensland	Picada do carrapato	*Ixodes holocyclus*	Marsupial, Roedores silvestres	Austrália
	R. akari	Riquetsiose pustulosa	Picada de ácaro	*Allodermanissus sanguineus*	Roedores silvestres	Américas, Rússia, África, Ásia
	R. felis	Tifo da pulga do gato	Saliva e fezes da pulga	*Ctenocephalides felis*	Gato, Gambá	Universal

Fonte: Desenvolvido pela autoria.

A variedade de vetores artrópodes competentes à transmissão de bactérias do gênero *Rickettsia* é um dos principais motivos de o risco de transmissão estar presente em praticamente o mundo todo. Embora as riquetsioses sejam doenças ainda negligenciadas em algumas regiões, as infecções causadas pelas bactérias do gênero *Rickettsia* são, cada vez mais, reconhecidas como a causa de doença febril aguda em indivíduos viajantes ou residentes nos trópicos. Entre as inúmeras espécies do gênero *Rickettsia* descritas até o momento, poucas são consideradas patogênicas ao homem e, entre estas, a gravidade da doença é variável. A febre maculosa das montanhas, por exemplo, é a riquetsiose com potencial de se tornar grave, até mesmo fatal, enquanto a gravidade do tifo pode variar entre um quadro moderado até assintomático.

As principais manifestações clínicas das riquetsioses incluem um quadro infeccioso típico com presença de exantemas, que, no GT, inicia-se no tronco; enquanto, no GFM, as erupções iniciam-se nas extremidades. Em ambos os casos, o exantema tende a se disseminar pelo corpo. Exceto pelo tifo epidêmico, os humanos são considerados hospedeiros acidentais, não exercendo nenhum papel na propagação da bactéria na natureza. A seguir, a descrição dos grupos, incluindo as riquetsioses humanas mais importantes.

Grupo da febre maculosa (GFM)

A primeira descrição desse grupo foi a febre maculosa das Montanhas Rochosas que recebeu esse nome por ter sido originalmente descrita em áreas dessas montanhas, nos Estados Unidos, embora, atualmente, seja encontrada em várias outras regiões dos Estados Unidos e em outros países.

As infecções agudas do GFM foram descritas como infecções causadas por um grande número de espécies isoladas em diversas partes do mundo. O ciclo de vida da *Rickettsia* responsável pela doença desse grupo inclui, além do carrapato, animais nos quais esses artrópodes se alimentam. Dessa forma, a infecção humana é considerada acidental, não exercendo nenhuma importância na manutenção da bactéria na natureza. Os carrapatos se infectam ao se alimentarem do sangue de um hospedeiro vertebrado infectado. Alguns desses hospedeiros, especialmente os animais selvagens, apresentam infecções subclínicas e, portanto, funcionam como reservatórios naturais das bactérias. No carrapato, as condições extremas, como temperatura e umidade variáveis e, principalmente, os longos períodos em que o carrapato não se alimenta, tornam as bactérias latentes no vetor. A bactéria só é reativada durante a alimentação do carrapato. A partir desse momento, inicia-se a proliferação e, consequentemente, a migração da bactéria do intestino do artrópode para os ovários e glândulas salivares através da hemolinfa. A colonização dos ovários e glândulas salivares só ocorre após a fixação do carrapato e início da alimentação no hospedeiro, sendo essa etapa fundamental à transmissão transovariana ou infecção do hospedeiro vertebrado, respectivamente.

Os carrapatos, uma vez infectados, permanecem infectados durante a vida toda e, por meio da infecção transovariana, transmitem a infecção para os seus descendentes. Tanto as larvas, ninfas, como carrapatos adultos, se infectados, são capazes de transmitir a bactéria. Dessa forma, a manutenção da bactéria no meio ambiente pode ocorrer inclusive na ausência do reservatório vertebrado.

A picada do carrapato e o contato humano com tecidos e fluidos do vetor infectado que, comumente ocorrem durante a remoção do artrópode aderido à pele, são as principais vias de transmissão dependentes do vetor. Para que a transmissão via picada ocorra, é necessário que o vetor infectado permaneça de 4 a 6 horas aderido à pele. Esse tempo de permanência é fundamental para que haja o aumento do metabolismo do artrópode e, consequentemente, a eliminação da bactéria. Uma vez aderidos à pele do hospedeiro, os carrapatos alimentam-se, durante semanas, de sangue, linfa e até restos celulares. Este longo período de interação só é possível graças à liberação, pelo carrapato, de substâncias vasoativas e componentes que reduzem as reações imunológicas do hospedeiro. Animais vertebrados, como roedores, cachorro, gato, cavalo, gambá, cabra e capivara, já foram identificados com sorologia positiva para essa zoonose e, portanto, podem ser importantes na disseminação da bactéria. Embora rara, a transmissão da febre maculosa pode também ocorrer por transfusão sanguínea ou inalação das bactérias, esta mais frequentemente observada em acidentes de laboratório.

A principal espécie causadora da febre maculosa, nos Estados Unidos, é *Rickettsia rickettsii*, transmitida mais comumente pelo *Dermacentor andersoni* (carrapato da madeira) e *D. variabilis* (carrapato do cão), mais ativos na primavera e início do verão (Quadro 59.1). No Brasil, embora diferentes espécies de *Rickettsia* já tenham sido encontradas em carrapatos, a única espécie identificada como capaz de causar a febre maculosa brasileira é também a *R. rickettsii*. No entanto, os vetores importantes na manutenção da bactéria no Brasil são diferentes dos descritos nos Estados Unidos, sendo *Amblyomma cajennense* o carrapato de cavalo, conhecido popularmente como "carrapato estrela", o principal vetor brasileiro (Quadro 59.1). As espécies de carrapato como *A. ovale, A. brasiliensis, A. cooperi* já foram encontradas, na natureza, infectadas pela *R. rickettsii*, sugerindo que outras espécies do *Amblyomma* possam também exercer um papel importante na infecção do homem. Até o presente momento, *A. cajennense*, é sem sombra de dúvida, o maior responsável pela transmissão da febre maculosa humana no Brasil.

A febre maculosa brasileira é a riquetsiose mais comum no nosso território. Fatores como o crescente número de casos diagnosticados, a identificação de novos focos do vetor, a elevada letalidade e a expansão das áreas urbanas responsáveis por alterar o nicho ecológico, tanto dos vetores como dos reservatórios naturais, tornaram essa doença considerada emergente e um problema de Saúde Pública no País. No Brasil, as regiões em que a febre maculosa é mais frequente são principalmente os estados do Sudeste, mas há também relatos nos estados da Bahia, Santa Catarina e Rio Grande do Sul.

O predomínio de casos na região Sudeste ocorre principalmente durante a menor pluviosidade, entre os meses de abril e outubro. No entanto, as alterações dos fatores climáticos têm afetado também a dinâmica populacional dos carrapatos; dessa forma, tem se observado o crescimento da incidência de casos também em outras épocas do ano. As atividades ocupacionais de lavoura, a criação de animais, a maior exposição aos animais domésticos, equinos, bovinos e o ecoturismo constituem atividades de risco à infecção. Além disso, embora essa doença tenha sido inicialmente descrita como típica da região rural e silvestre, atualmente observa-se um crescimento de infecções contraídas em áreas urbanas, como os parques destinados ao lazer.

O período de incubação da febre maculosa pode variar de 2 a 14 dias. A carga bacteriana inoculada, a virulência da cepa e o tempo de hematofagia do carrapato são exemplos de fatores determinantes na velocidade do surgimento dos primeiros sintomas. Os sintomas são febre alta repentina, dor de cabeça, frio e erupções cutâneas que, inicialmente, aparecem nos tornozelos e pulsos e que, depois, espalham-se pelo tronco. Problemas gastrointestinais, como diarreia e vômito também podem ser observados.

Indivíduos de todas as faixas etárias, gênero e raça são igualmente susceptíveis à doença. A sua distribuição parece depender do comportamento do vetor, das atividades recreativas e ocupacionais, da proximidade de animais com potencial de estar infestados pelo carrapato e das condições habitacionais. As medidas preventivas incluem evitar o contato com carrapato, erradicar as habitações de carrapato infectado, utilizar repelente durante a caminhada em áreas gramadas ou arborizadas e, nos casos confirmados ou suspeitos iniciar, o mais breve, a antibioticoterapia. Além disso, a retirada do carrapato aderido à pele deve ser realizada, preferencialmente, com o auxílio de uma pinça, com atenção especial à remoção da peça bucal. Uma solução à base de metanol pode facilitar a remoção.

A letalidade da febre maculosa resulta principalmente da dificuldade de se obter um diagnóstico precoce, o que acaba retardando o tratamento com o antibiótico eficiente. Em indivíduos não tratados, a letalidade pode atingir 50%; enquanto nos indivíduos tratados, a letalidade é variável, mas sempre mais baixa quando comparada aos não tratados. Em ambos os casos, fatores como idade, estado nutricional, presença de outras doenças são fundamentais ao desfecho clínico.

Grupo do Tifo (GT)

Tifo epidêmico

O terno "tifo" é derivado do grego *tûphos* que significa "fumaça", uma referência ao delírio comumente observado nos indivíduos infectados. O surgimento do tifo epidêmico é controverso porque até o século XVIII essa doença era confundida com a febre tifoide, uma infecção causada pela bactéria *Salmonella typhi*.

O tifo epidêmico ocorre principalmente em locais que favoreçam o desenvolvimento e a transmissão de piolhos como aqueles atingidos por calamidade pública ou guerras. O papel dessa infecção na perda de soldados durante a Primeira e a Segunda Guerras Mundiais é incontestável. Na Primeira Guerra, o tifo se espalhou pela Europa Oriental, sendo o responsável por mais de 3 milhões de mortes. Estima-se que só na Segunda Guerra Mundial, o tifo epidêmico tenha matado mais soldados do que o próprio combate.

O agente etiológico do tifo epidêmico é *Rickettsia prowasekii*, o piolho do corpo (*Pediculus humanus corporis*) é o vetor e o homem é o único reservatório natural (Quadro 59.1). Esse ectoparasita, estritamente hematófago, se contamina ao ingerir sangue de um indivíduo infectado pela *R. prowasekii* e, após poucos dias da infecção, o vetor inicia a eliminação das bactérias nas fezes. A bactéria multiplica-se nas células do epitélio intestinal ocasionando a ruptura das células infectadas. Com a perda da integridade do epitélio, o sangue do vetor invade a cavidade do corpo deixando-o com coloração avermelhada e reduzindo a sobrevida do antrópode para cerca de 1 semana. O piolho transmite a bactéria ao homem através das fezes depositadas sobre a pele do indivíduo sadio. Normalmente, a bactéria penetra na pele através do local da picada do piolho ou até pela abrasão cutânea provocada pelo indivíduo em decorrência do prurido ocasionado pela picada do artrópode. A conjuntiva, a mucosa e até o próprio esmagamento do artrópode sobre a pele pode acarretar a infecção. Estudos mostraram que a *R. prowasekii* permanece viável, por até 100 dias, nas fezes secas de piolho, o que pode possibilitar a transmissão também por inalação das fezes, por aerossol.

Uma vez dentro do hospedeiro, a bactéria se dissemina através da corrente sanguínea, infecta as células endoteliais dos vasos sanguíneos e acarreta a vasculite. Após 1 a 3 semanas de infecção, o indivíduo infectado apresenta febre alta, dor de cabeça repentina e dores musculares. As erupções cutâneas características das riquetsioses no tifo epidêmico começam nas axilas e tronco superior, podendo se espalhar pelas demais partes do corpo, exceto a face, palma das mãos e planta dos pés.

A erradicação do tifo epidêmico não é fácil, já que surtos epidêmicos podem ocorrer a partir de apenas uma pessoa infectada, portadora do piolho, desde que fatores como aglomeração de pessoas e falta de higiene estejam presentes. Além disso, a infecção pode ressurgir em indivíduos que tiveram a infecção primária anos ou até décadas atrás. O reaparecimento da infecção nesse caso, sem o contato com o vetor, caracteriza a doença de Brill-Zinsser, também conhecida como "tifo recrudescente".

A doença de Brill-Zinsser representa casos esporádicos e apresenta-se frequentemente como uma forma branda da doença. Indivíduos convalescentes do tifo epidêmico que permaneceram com a infecção subclínica são os afetados, já que, aparentemente, a infecção por *R. prowasekii* não é erradicada com o desaparecimento dos sintomas. O mecanismo pelo qual os pacientes permanecem com a bactéria latente durante anos ainda não foi esclarecido, mas estudos tem demonstrado que o tecido adiposo pode ser um reservatório da bactéria, visto que as células endoteliais, alvo da infecção pela *R. prowasekii*, são também vastamente encontradas nesse tecido. A possibilidade do tifo recrudescente possibilita a permanência da *R. prowasekii* no ambiente, mesmo na ausência do vetor.

A taxa de mortalidade e a gravidade do tifo epidêmico são variáveis, podendo depender também de outros fatores como o estado nutricional, idade do portador, resposta imune, presença de outras doenças etc. Sem o tratamento com antibiótico, a taxa de mortalidade pode atingir 60%. Quando o antibiótico correto é administrado, a taxa de mortalidade passa a ser de 6%, sendo a gravidade mais frequentemente observada em indivíduos idosos. As complicações do tifo não tratado incluem danos no SNC, pulmão, rins e coração.

A prevenção da infestação pelo piolho é a medida mais importante no controle dessa doença. Para isso, a boa higiene pessoal e os cuidados gerais nos locais em que haja confinamento de pessoas são fundamentais para evitar os surtos. Na presença de infestação, a remoção e morte de todos os piolhos no banho, a troca de vestimentas e a fervura das roupas infestadas são consideradas medidas fundamentais ao controle da doença.

O tifo tem causado problemas de saúde substanciais em tempos de guerra e perturbação social. No entanto, a doença ainda continua a representar uma grande ameaça à saúde nos campos de refugiados, de moradores em situação de rua ou de qualquer outra população na qual as condições adequadas à disseminação estejam presentes. Além disso, o fato de as pessoas que contraírem o tifo epidêmico possam ainda manter as bactérias ao longo da vida pode contribuir em uma situação propícia à presença de piolho, para uma nova onda de transmissão.

Tifo endêmico

Essa doença é também conhecida como "tifo *murino*". O termo "murino", em latim, faz referência a camundongo e foi adotado visto que o rato é o principal reservatório natural dessa doença. O agente etiológico do tifo endêmico é a *Rickettsia typhi* (antiga *R. mooseri*) e seu reservatório é o *Rattus* ou *Rattus norvegicus*, podendo ser também outros roedores e esquilos. Com isso, o artrópode responsável pela transmissão da bactéria é a pulga do rato (*Xenopsylla cheopsis*) (Quadro 59.1).

A pulga adquire *R. typhi* ao se alimentar de animais infectados. Como a infecção não mata o rato, a disseminação entre os ratos acontece rapidamente por meio da pulga infectada. O homem adquire a doença pelo contato com as fezes das pulgas infectadas, mais comumente pela inoculação das fezes na própria lesão cutânea decorrente da picada.

Os sintomas do tifo endêmico são muito semelhantes aos do tifo epidêmico, porém as manifestações são mais brandas. Primeiramente, observam-se febre, dor de cabeça, náusea e vômito. Cerca de 80% dos infectados apresentam erupções na pele, principalmente no tronco, durante a evolução do quadro. A taxa de mortalidade é de menos de 4%, também menor do que a observada no tifo epidêmico.

O tifo endêmico apresenta distribuição mundial, sendo mais comumente observado nas regiões tropicais e subtropicais, tendo já havido registros de infecção no Brasil. Estudos realizados em áreas endêmicas dos Estados Unidos mostraram que a pulga de gato (*Ctenocephalides felis*) pode também ser um importante vetor dessa doença, sendo que os gambás foram descritos como os prováveis reservatórios (Quadro 59.1). Recentemente, o tifo endêmico tem sido considerado doença de viajantes por haver estudos que descreveram manifestações graves em viajantes. No entanto, a maioria dos viajantes infectados apresentou sintomas leves, o que sugere que o número de viajantes infectados possa ser maior, mas que, em função do quadro brando, podem não ter sido diagnosticados.

A prevenção dessa doença esporádica, que não apresenta caráter epidêmico, depende do controle ou extermínio de ratos, ação muito necessária nas regiões menos favorecidas do Brasil.

Grupo ancestral (GA) e grupo de transição (GTR)

A partir de estudos de Filogenia, que se baseiam na identificação de diferentes marcadores genéticos, foi possível identificar especies de *Rickettsia* consideradas basais para o surgimento das espécies dos demais grupos. Essas espécies passaram a fazer parte de um grupo denominado "ancestral" (GA). Um exemplo é *R. bellii* que é considerada espécie ancestral para dos grupos GFM e GT, além da *R. canadensis* também considerada do GA. A análise filogenética possibilitou também a identificação de espécies com perfil de marcadores intermediários, o que deu origem ao GTR. *R. felis* é um exemplo importante do GTR, essa bactéria apresenta atributos genotípicos e fenotípicos das espécies dos grupos GFM e GT, por exemplo, associação com inseto, atividade hemolítica, motilidade com base em actina, presença plasmídeos (pRF) e pili conjugativo, manutenção transovariana no vetor e reatividade sorológica cruzada. Além da *R. felis,* as espécies *R. Akari* e *R. australis* também fazem parte do GTR.

Vale lembrar que muitos genes bacterianos transmitidos horizontalmente podem falhar em se tornar um componente integral do novo genoma, caracterizando perda da função putativa ou ortologia com outras proteínas conhecidas. Essa poderia ser uma das causas de o genoma das riquétsias ser altamente reduzido. Por sua vez, tem se observado que patógenos intracelulares que adquiriram sistemas de transferência conjugativa de plasmídeos os modificaram para a exportação de toxinas. Com base nessas observações, a presença, por exemplo, do pili tipo IV em *R. felis* sugere uma maquinaria importante na secreção de fatores de virulência. Estudos genéticos que identifiquem fatores de virulência poderão comprovar esse cenário avançando no conhecimento dos mecanismos de infecção das riquétsias, ainda muito pouco compreendidos.

Patogênese

As erupções cutâneas iniciais características de todas as riquetsioses decorrem do acometimento dos pequenos vasos. *Rickettsia* é uma bactéria que infecta preferencialmente as células endoteliais vasculares, as quais revestem os vasos de pequeno e médio calibre por todo o corpo. Então, uma vez que a bactéria é inoculada por quaisquer dos artrópodes, cai na circulação sanguínea linfática e penetra na célula endotelial através da fagocitose induzida. Em seguida, escapa do vacúolo, após a ruptura da membrana do fagossoma em consequência à secreção de uma fosfolipase. Uma vez no citosol, as bactérias se proliferam por fissão binária, com um tempo de geração de aproximadamente 10 minutos (Figura 59.1). O fato de essas bactérias impedirem a apoptose, facilita a multiplicação e a sobrevida intracelular. As bactérias se disseminam ao longo do endotélio através da infecção de células contiguas, danificando-o. As células altamente infectadas sofrem necrose. A lesão do endotélio acarreta dano microvascular, aumento da permeabilidade do vaso, ativação de mecanismos inflamatórios humorais e de coagulação levando à vasculite. Nas fases mais tardias da doença, pode haver dano dos vasos de maior calibre, prejudicando o funcionamento de órgãos vitais. O edema, a hipotensão e a hipovolemia observados na evolução das infecções tardias são decorrentes do acometimento endotelial difuso por causa das alterações estruturais das proteínas de adesão intercelular, o que possibilita o extravasamento de fluidos (Figura 59.1). Por meio da circulação sistêmica, as bactérias podem atingir diferentes órgãos como músculo esquelético, cérebro, pulmões, coração, rins, fígado, baço e intestino, o que acarreta a inflamação disseminada. Os sintomas decorrentes desse quadro são febre, mialgia e sintomas relacionados ao sistema nervoso central (SNC), como dor de cabeça e confusão, erupção cutânea e instabilidade cardiovascular. O dano endotelial progressivo é o responsável pelo aumento da disfunção vascular e comprometimento de órgãos vitais, observado nos casos graves e potencialmente letais da doença.

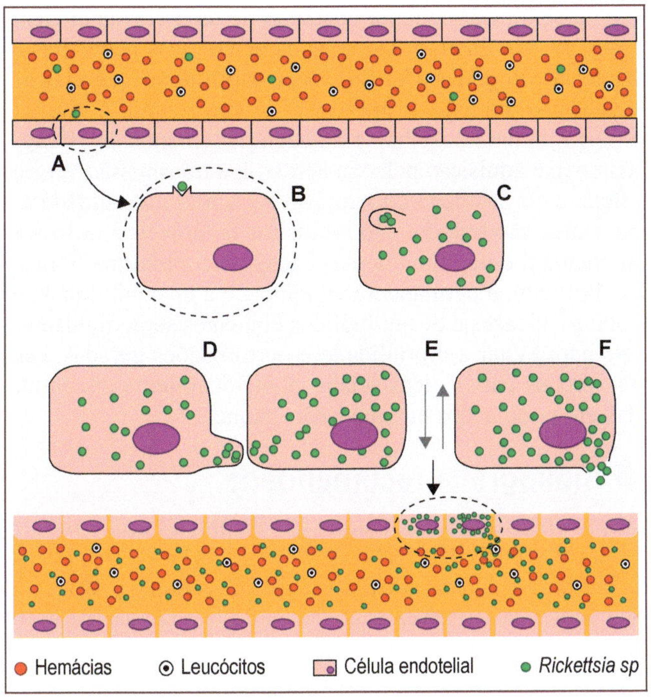

Figura 59.1 – *Interação de Rickettsia com células endoteliais.*
As bactérias na circulação sanguínea interagem com a célula endotelial (A); penetram nelas por fagocitose induzida (B); escapam do vacúolo fagocíticos após ruptura da membrana do fagossoma e multiplicam-se no citosol por fissão binária (C); disseminam-se ao longo do endotélio por meio da infecção das células endoteliais contiguas (D); induzem a lesão das células endoteliais que acarreta um aumento da permeabilidade intercelular e a vasculite (E); células altamente infectadas sofrem necrose (F).
Fonte: Desenvolvida pela autoria.

Os mecanismos envolvidos na entrada da bactéria na célula endotelial e a regulação negativa das vias imunes, que possibilitam a persistência da infecção, são os principais alvos dos estudos que visam identificar novas drogas terapêuticas. Embora a apresentação clínica da infecção por riquetsia seja semelhante, a espécie causadora e a epidemiologia podem variar de acordo com a região. Considerando que a morbidade e a mortalidade associadas às riquetsioses não são desprezíveis, o conhecimento dos sintomas típicos e da epidemiologia das regiões com potencial de transmissão é importante no diagnostico e, consequentemente, no pronto tratamento.

Diagnóstico

A maioria das riquetsioses humanas pode ser diagnosticada após um exame clínico cuidadoso e investigação epidemiológica do paciente. A presença do exantema é crucial ao diagnóstico clínico. No entanto, em virtude da similaridade das erupções das riquetsioses com outras doenças, como sarampo, escarlatina e até reações adversas causadas pela administração de drogas, o diagnóstico clínico pode não ser conclusivo.

Os métodos sorológicos, como ensaios de aglutinação, imunofluorescência indireta, enzimaimunoensaio (do tipo ELISA) e fixação do complemento, são os métodos mais utilizados no diagnóstico laboratorial. Reações cruzadas entre membros intimamente relacionados e sensibilidade diminuída na fase aguda da doença devem ser sempre consideradas. A reação de Weil e Felix (aglutinação de antígenos de *Proteus vulgaris*), muito usada no passado, foi praticamente abandonada em virtude de baixas sensibilidade e especificidade.

Outras técnicas como PCR (Reação em Cadeia da Polimerase) realizada para a amplificação de ácidos nucleicos a partir de amostras de sangue ou de tecidos/biópsias, sequenciamento e espectrometria de massa, surgiram nos últimos anos para identificação dos patógenos e vetores. Biópsias de lesões cutâneas têm se mostrado excelentes, tanto para o diagnóstico por imunofluorescência como por PCR. O cultivo das espécies do gênero *Rickettsia* em laboratório, embora eficiente, não é muito utilizado atualmente. Além de o crescimento bacteriano ser lento, esse método só pode ser realizado em laboratórios equipados para trabalhar com nível 3 de biossegurança porque a manipulação do material infectado oferece grande risco de contaminação dos manipuladores e do meio ambiente.

Além dos testes específicos, alterações menos específicas, como trombocitopenia, hiponatremia e pleocitose no líquido cefalorraquidiano (LCR), são comumente encontradas e devem ser levadas em consideração. Por sua vez, o número de leucócito, normal ou baixo, não é raro de ser observado nas riquetsioses. Nesse caso, a taxa de leucócitos não deve ser um parâmetro para a exclusão da doença.

Considerando-se a alta taxa de morbidade e de mortalidade associada às infecções por riquétsias, deve-se considerar que a ausência de um diagnóstico laboratorial conclusivo não deve ser parâmetro para se descartar o tratamento. O diagnóstico clínico associado aos dados epidemiológicos devem ser o suficiente para a prescrição do tratamento, considerando-se o alto risco de gravidade da doença.

Tratamento

A maioria das infecções por *Rickettsia* pode ser controlada pelo uso adequado de antibiótico. A droga de escolha para o tratamento de infecções por riquetsias é a doxiciclina, sendo que a dosagem e a duração da antibioticoterapia é dependente da espécie bacteriana. No caso de alergia à doxiciclina, o cloranfenicol pode ser uma opção. A claritromicina pode ser utilizada nas infecções mais leves. O sucesso no tratamento está diretamente relacionado à rapidez em que ele é iniciado. Considerando-se que, no caso de uma riquetsiose grave, como a febre maculosa, a taxa de mortalidade pode atingir 20% a 30% se o antibiótico não for administrado imediatamente. O inicio do tratamento de um paciente com suspeita de infecção não deve ser adiado em função da espera dos resultados laboratoriais confirmatórios, o que tem se mostrado relativamente frequente, sobretudo na fase inicial da doença.

Prognóstico

A gravidade das infecções causadas pelas riquétsias varia de acordo com a espécie e com os fatores intrínsicos do hospedeiro, como idade, grau de imunocompetência, estado nutricional, presença de comorbidades etc. *R rickettsii* e *R prowazekii* são, sem dúvida, as espécies mais virulentas e estão associadas às taxas de mortalidade significativas, nos casos em que a antibioticoterapia não é iniciada precocemente. Antibióticos apropriados iniciados na 1ª semana da doença são muito eficazes e as complicações são incomuns. No entanto, quando presentes, as sequelas mais frequentes incluem gangrena, perda auditiva, incontinência intestinal e paralisia parcial dos membros inferiores.

Prevenção

O controle mais eficaz das riquetsioses depende de medidas educativas como campanhas informativas que incluam tanto os residentes em áreas endêmicas como os viajantes para essas áreas. A melhor prevenção consiste em evitar a exposição à picada de carrapatos, piolhos, ácaros e pulgas. Para isso, a população deve ser instruída sobre a importância de realizar uma inspeção cuidadosa após realizar atividades ao ar livre; usar camisas de mangas compridas, calças, meias e sapatos fechados; utilizar repelente e reaplicá-lo nos casos em que a atividade ao ar livre for de longa duração. O uso de antibiótico como agente profilático foi abolido em diversos países porque essa prática foi uma das principais responsáveis pelo surgimento de bactérias resistentes a antibióticos.

Atualmente, não existe uma vacina que previna quaisquer riquetsioses. A vacina seria uma excelente opção para a erradicação dessas doenças, já que é consenso que os indivíduos infectados desenvolvem imunidade protetora após a recuperação da infecção. Uma vacina contra o tifo epidêmico, que foi desenvolvida a partir da inoculação de *R. prowazekii* inativada ou atenuada, apresentou boa proteção, mas a sua administração só tem sido indicada em situações especiais, como por exemplo, em soldados destinados ao campo de batalha. Vacinas destinadas à proteção contra a riquetsiose mais grave, obtidas a partir do extrato bruto de *R. rickettsii,* também já foram testadas. No entanto, a utilização do extrato bruto gera reações adversas e vários efeitos indesejáveis, por isso a utilização em humanos não foi aprovada.

A natureza relativamente conservada de genes e proteínas presentes em diferentes espécies de *Rickettsia* pode contribuir para o desenvolvimento de uma vacina com proteção cruzada, desde que um alvo que induza imunidade protetora seja identificado. Os estudos vigentes para a obtenção de uma vacina eficiente têm investido em modelos que induzam a imunidade protetora, tanto na transmissão via vetor como na infecção por aerossol.

Agentes de bioterrorismo

Independentemente de as riquetsioses apresentarem distribuição mundial com alta morbidade e relativa mortalidade, a sensibilidade dos agentes etiológicos à antibioticoterapia e a sua relativa baixa incidência impediram que essas doenças fossem prioridade na obtenção de uma vacina eficiente e segura. No entanto, algumas características peculiares às bactérias do gênero *Rickettsia* possibilitaram que elas entrassem para a lista de agentes de bioterrorismo. A infecção a partir de uma dose baixa de bactérias (menos de 10 organismos), a aquisição pela via aerossol, a transmissão vetorial eficiente, o desfecho clínico grave e a alta mortalidade em pacientes não tratados são requisitos favoráveis à utilização intencional e ilegítima dessas bactérias como arma biológica. Portanto, a permanente vigilância e a disponibilidade de vacinas eficazes e de antibióticos eficientes serão fundamentais para evitar a mortalidade e perturbações geradas, caso *Rickettsias* patogênicas sejam intencionalmente disseminadas em populações humanas não imunes.

Bibliografia recomendada

Blanton LS. Rickettsial infections in the tropics and in traveler. Curr. Opin. Infect. Dis. 2013;26(5):435-40.

Bowman DD. Introduction to the Alpha-proteobacteria: Wolbachia and Bartonella, Rickettsia, Brucella, Ehrlichia, and Anaplasma. Top Companion Anim Med. 2011;26(4):173-77.

Madigan MT, Bender KS, Buckley DH, Dattley WM, Stahl DA (Ed.). Brock biology of microorganisms. 16. ed. San Francisco: Pearson Benjamin Cumming, 2020.

McBride JW, Yul X, Brayton K. Ehrlichioses, Rickettsioses and Anaplasmosis in the United States: Current status and opportunities for new vaccines. In: Critical Needs and Gaps in Understanding Prevention, Amelioration, and Resolution of Lyme and Other Tick-Borne Diseases: The Short-Term and Long-Term Outcomes. Workshop, 2011.

Abdad MY, Abou Abdallah R, Fournier PE, Stenos J, Vasoo S. A Concise Review of the Epidemiology and Diagnostics of Rickettsioses: Rickettsia and Orientia spp. Journal of Clinical Microbiology. 2018;56(8).

Voss OH, Rahman MS. Pathogens and disease. 2021;79(4):1-11.

Rotelho-Nevers E, Raoult D. Host, pathogen and treatment-related prognostic factors in rickettsioses. Eur. J. Clin. Microbiol. Infect. Dis. 2011;30(10):1139-50.

Woods CR. Rocky mountain spotted fever in children. Pediatr Clin North Am. 2013;60(2):455-70.

Ehrlichia e Micro-organismos Relacionados

60

Marina Baquerizo Martinez

O gênero *Ehrlichia* é formado por bacilos Gram-negativos, intracelulares obrigatórios, transmitidos por carrapatos, pulgas e piolhos. Esse grupo de bactérias causa infecções emergentes em humanos e são patogênicas para roedores, ruminantes e cães. São conhecidas como patógenos de animais desde 1935. Dois anos mais tarde, receberam a designação "Ehrlichia" em homenagem ao pesquisador alemão Paul Ehrlich e pertencem à família Anaplasmataceae. O primeiro caso de infecção humana foi descrito no Japão, em 1953. Em 1986, foi isolada, pela primeira vez, nos Estados Unidos, onde novas espécies foram identificadas e um número relativamente grande de casos já foi registrado.

Classificação

Estudos filogenéticos com base em rRNA 16S mostraram que *Ehrlichia* e *Ricketsia* derivam do mesmo ancestral e que não são relacionados ao ancestral de *Coxiella* e *Chlamydia*. O gênero *Ehrlichia* compreende em torno de uma dezena de espécies, mas, destas, somente cinco têm sido encontradas em associação com o homem (Quadro 60.1).

Características culturais

As ehrlichias são diminutos parasitas intracelulares obrigatórios que crescem apenas em cultura de células. As principais linhagens celulares utilizadas na propagação de diferentes espécies são células IDE8 de carrapato, IDH82 de cão e de aorta de bovinos. A estrutura celular não é totalmente característica de bacilos Gram-negativos, pois a membrana externa é fina, assim como a camada de peptideoglicano, e está localizada no espaço periplásmico. Podem ser cultivadas em cultura de tecidos.

Fatores de virulência e patogênese

Ehrlichia sp. invadem células sanguíneas, proliferando-se nos fagossomas que se formam. Para a invasão e proliferação, produzem adesinas e invasinas, além de controlarem a apoptose. O ciclo de desenvolvimento de *Ehrlichia* sp. nas células infectadas (Figura 60.1) termina com o rompimento da célula e a liberação das bactérias para o exterior. Os mecanismos dos danos teciduais não são conhecidos, mas parecem dependentes da resposta inflamatória do organismo. Os pacientes desenvolvem anticorpos séricos em torno da 2ª semana de doença.

Esses micro-organismos desenvolveram mecanismos sofisticados para invadir e multiplicar-se nos tecidos do hospedeiro, cujas estratégias subvertem os processos das células hospedeiras. Esses mecanismos atuam na sinalização das células do hospedeiro, na modulação do tráfego vesicular, na proteção contra explosão oxidativa, na aquisição de nutrientes e no controle da ativação da resposta imune inata.

Uma miríade de fatores de virulência é produzida para a *Ehrlichia* se evadir das defesas inatas do hospedeiro, como adesinas, invasinas e manipulação da apoptose (estabilizando a membrana mitocondrial da célula do hospedeiro). *Ehrlichia* é altamente sensível a espécies reativas de oxigênio e suprime ativamente a produção de O_2.

Quadro 60.1 – *Espécies de Ehrlichia associadas ao homem, células-alvo e vetores*

Espécie	*Hospedeiro*	*Célula-alvo principal*	*Vetor*
E. chaffeencis	Homem, veado, cães	Macrófago	Carrapato (Amblyomma e Dermcentor)
E. phagocytophila	Homem, equinos, cães, ovinos, bovinos e outros	Neutrófilo	Carrapato (Ixodes)
E. canis	Cães, homem	Macrófago	Carrapato (Rhipicephalus)
E. ewingii	Cães, homem	Neutrófilo	Carrapato (Amblyomma)
E. sennetsu	Homem	Macrófago	Ingestão de peixe cru (?)

Fonte: Desenvolvido pela autoria.

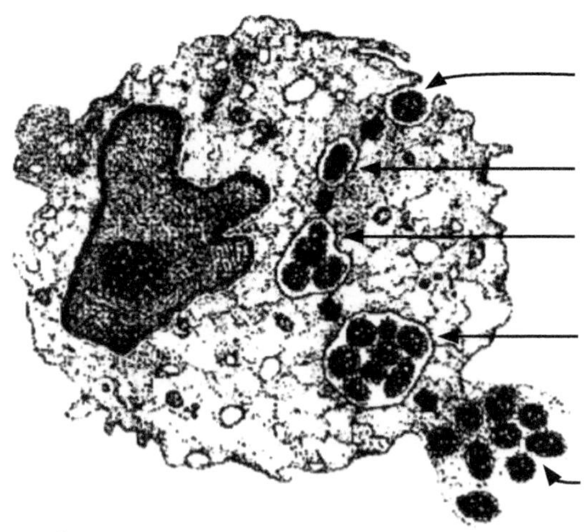

Figura 60.1 – *Representação esquemática do ciclo de crescimento de Ehrlichia em uma célula infectada.*
Fonte: Adaptada de McDade JE, 1990.

Ao regular a superoxidodismutase mitocondrial, previne os danos celulares induzidos por radicais de O_2 e pela apoptose, causando infecção intracelular. Além disso, protege-se da resposta imune inibindo diretamente a transcrição de citocinas envolvidas na resposta imune precoce e na resposta imune mediada por células como interleucinas (IL) 12, 15 e 18. Mais recentemente, foi demonstrado que *Ehrlichia* induz fortes respostas pró-inflamatórias com a ativação de inflamassomas. A fim de manipular a sinalização das células do hospedeiro, efetores são transferidos pelo sistema de secreção de proteínas tipo IV (T4SS), que transporta tanto proteínas como DNA (Ver Capítulo 19).

Doenças

Os tipos de células sanguíneas infectadas dependem da espécie de *Ehrlichia*. Duas formas clínicas de ehrlichiose já foram descritas: monocítica (monócitos e macrófagos); e granulocítica (neutrófilos). As duas formas caracterizam-se por febre, dores de cabeça, calafrios, mialgias, mal-estar geral, anorexia e exantemas em aproximadamente 20% dos casos. Os sintomas são menos intensos na forma granulocítica, mas ambas podem confundir-se com a febre maculosa. O período de incubação é de 1 a 2 semanas com tendência a ser mais longo na forma granulocítica.

Diagnóstico

Diferentes alternativas são possíveis. O emprego do teste da reação em cadeia da polimerase (PCR) tem dado ótimos resultados, principalmente quando se utilizam iniciadores específicos de gênero e de espécies. Outros métodos incluem a cultura em célula apropriada, imunofluorescência indireta e outros testes sorológicos. É interessante lembrar que o próprio exame bacterioscópico de esfregaços sanguíneos pode revelar a presença de inclusões sugestivas de *Ehrlichia*.

Epidemiologia

Casos de ehrlichiose humana têm sido registrados na maioria dos países, mas as principais estatísticas são provenientes dos Estados Unidos. Conforme mencionamos, o primeiro caso de ehrlichiose no país foi diagnosticado em 1986. O paciente era um militar lotado no forte Chaffee, no estado de Arkansas. Inicialmente, os pesquisadores pensaram que a amostra de *Ehrlichia* isolada era *E. canis*, mas depois verificaram que se tratava de outra espécie, que foi denominada *Ehrlichia chaffeensis*, em virtude de o militar estar sediado naquele Forte. Os hospedeiros e os vetores das ehrlichias associadas ao homem estão descritos no Quadro 60.1. Mais de 2 mil casos de ehrlichiose já foram diagnosticados nos Estados Unidos, a maioria proveniente das regiões onde predominam os carrapatos vetores. A ehrlichiose é uma doença infecciosa tipicamente emergente, quase sempre transmitida pelas picadas de carrapatos.

No Brasil, estudos moleculares e sorológicos mostraram que a ocorrência de espécies de *Ehrlichia* se dá principalmente em cães e gatos, sendo *E. cannis* a principal espécie. Existem evidências sorológicas que sugerem a ocorrência de ehrlichiose humana no Brasil, mas o agente causal ainda não foi estabelecido. Estudos recentes mostraram a presença de *E. canis* e *E. minasensis* em mamíferos, tamanduás, preguiças e tatus.

Tratamento e controle

Os pacientes suspeitos de serem portadores de ehrlichiose devem ser tratados de imediato porque o retardo no tratamento pode facilitar a ocorrência de complicações sérias. A droga de escolha tem sido a doxiciclina. A prevenção da ehrlichiose tem por base evitar as áreas onde existem carrapatos infectados, uso de vestimentas protetoras e de repelentes de insetos. Carrapatos fixados na pele devem ser retirados imediatamente.

Bibliografia recomendada

Calchi AC, et al. Ehrlichia spp. and Anaplasma spp. in Xenarthra mammals from Brazil, with evidence of novel Candidatus Anaplasma spp. Scientific Reports. 2020;10:12615. doi: 10.1038/s41598-020-69263-w.

McDade JE. Ehrlichiosis – a disease of animals and humans. J Infect Dis. 1990;161:609-12.

Moumène A, Meyer DF. Ehrlichia's molecular tricks to manipulate their host cells. Microbes and Infection. 2016;18:172-9.

Vieira RF, et al. Ehrlichiosis in Brazil. Rev Bras Parasitol Vet. 2011;20(1):1-12.

Walker DH, Dumler JS. Ehrlichiose chaffeensis (Human Monocytotropic Ehlichiosis), Ehrlichia phagocytophila (Human. Granulocytotropic Ehrlichiosis), and other Ehrlichiae. In: Mandel GL, Bennett JE, Dolin R (eds.). Principles and Practice of Infectious Diseases. Philadelphia: Churchill Livingstone, 2001.

Zweygarth E, et al. In vitro culture of a novel genotype of Ehrlichia sp. from Brazil. Transbound Emerg Dis. 2013;60(2):86-92.

61 Coxiella

Larissa D. Cunha
Robson Kriiger Loterio
Dario S. Zamboni

Coxiella burnetii é uma bactéria Gram-negativa intracelular obrigatória e o agente causador da zoonose conhecida como "febre Q". Esse patógeno é capaz de infectar um espectro amplo de hospedeiros animais, sendo isolado de carrapatos, aves e ruminantes. Casos de febre Q em humanos também estão associados a gatos, cachorros e coelhos infectados, porém a via comum de infecção são os ruminantes infectados. *C. burnetii* infecta preferencialmente macrófagos alveolares, estabelecendo um nicho replicativo atípico no interior de fagolisossomos maduros e ácidos (pH 5,2 aproximadamente). Sendo assim, é a única bactéria patogênica intracelular conhecida que sobrevive e replica dentro desse ambiente nocivo. Para isso, a bactéria subverte diversas funções celulares e vias de reconhecimento de patógenos. Em virtude de sua alta estabilidade no ambiente, sua dose infecciosa extremamente baixa (< 10 organismos viáveis), e a debilidade causada na sua manifestação clínica, *C. burnetii* é classificada pelo governo dos Estados Unidos na categoria B de agentes patogênicos com potencial para bioterrorismo.

Classificação

Por ter sido isolada inicialmente em carrapatos e por ser um patógeno intracelular não cultivável em meios artificiais, *C. burnetii* era classificada como pertencente à classe *α-Proteobacteria* ordem *Rickettsiales*, família *Rickettsiaceae*, na qual se destaca *Rickettsia rickettsii*, agente etiológico da febre maculosa. No entanto, com base em similaridades na sequência gênica do RNA ribossômico 16S (rRNA 16S) e por análises genômicas, o gênero *Coxiella* pertence atualmente à classe *γ-Proteobacteria*, ordem *Legionellales*, família *Coxiellaceae,* sendo filogeneticamente próxima ao patógeno *Legionella pneumophila.* Enquanto as similaridades filogenéticas aproximam esses dois patógenos, seu ciclo intracelular, a epidemiologia e a patogênese das suas infecções são distintos. *L. pneumophila* é um parasito natural de protozoários e um patógeno humano oportunista, estando a doença dos legionários associada à infecção em indivíduos imunossuprimidos. Já *C. burnetii* encontra-se em coevolução com hospedeiros animais, entre eles os humanos, e é adaptada à infecção de indivíduos saudáveis. Estudos comparativos do genoma desse patógeno agruparam os isolados de *C. burnetii* em oito grupos genômicos diferentes (I-VIII), mas as diferenças encontradas não foram suficientes para causar especiação. Por fim, além do cromossomo, os isolados de *C. burnetii* têm pelo menos um grande plasmídeo autorreplicante (variando de 32 a 55 mil pares de bases) ou apresentam sequências semelhantes a plasmídeos cromossomicamente integrados. Até o momento, foram descritos cinco plasmídeos cromossomicamente integrados, denominados "QpH1", "QpRS", "QpDV", "QpDG" e "QpRS-*like*". Além dos genes envolvidos na manutenção e segregação do plasmídeo, os plasmídeos também codificam proteínas hipotéticas que podem ser translocadas para a célula hospedeira, sugerindo um papel durante a infecção por *C. burnetii*. Finalmente, a manutenção absoluta das sequências contidas em plasmídeos por todos os isolados de *C. burnetii* sugere que eles são relevantes para a sobrevivência e infecção do patógeno.

Características morfológicas

C. burnetii é uma bactéria pleomórfica cocobacilar de tamanho pequeno (< 1 μm), não flagelada e com um ciclo de desenvolvimento bifásico semelhante ao das Clamídias. A forma infectante é denominada "variante pequena" (do inglês SCV, *Small Cell Variant*) e consiste em uma forma ambientalmente estável que é metabolicamente inativa e resistente a inúmeras condições adversas como altas temperaturas, pressão osmótica, luz ultravioleta e dessecação. A resistência ambiental está relacionada à transmissão do patógeno por meio de aerossóis contendo partículas de poeira contaminadas. Já a variante grande (do inglês LCV, *Large Cell Variant*) é a forma intracelular e replicativa da *C. burnetii*, que, durante a fase *lag*, se diferencia e torna-se metabolicamente ativa no microambiente acidificado dos fagolisossomos. Especificamente, os SCV mudam para LCV durante a fase *lag*, de aproximadamente 2 dias, dentro de um fagolisossomo. Durante a subsequente fase *log*, os LCV resultantes se replicam por cerca de 4 dias com um tempo de geração de 12 horas. Perto do final da fase *log*, os LCV revertem para SCV, sinalizando efetivamente o início da fase estacionária. Os mecanismos de transição da variante grande para a pequena não são bem compreendidos, porém sabe-se que a variante pequena não é um endósporo como encontrado em espécies de bactérias Gram-positivas. O ácido dipicolínico, comum na estrutura de endósporos, não é encontrado na parede da variante pequena. Além disso, *C. burnetii* não codifica em seu genoma os componentes tipicamente envolvidos na maquinaria de esporulação.

Ciclo intracelular

O vacúolo contendo *Coxiella* (do inglês CCV, *Coxiella-Containing Vacuole*) é um nicho intracelular único com muitas características de um ambiente lisossômico tóxico. Após a internalização passiva por fagócitos profissionais, a variante pequena de *C. burnetii* passa pela via de maturação fagolisossomal adquirindo marcadores de endossomos iniciais e tardios antes da fusão com lisossomos. O CCV maduro é positivo para marcadores de endossomo tardio e lisossomais, incluindo Rab7, LAMP1 e catepsina D. *C. burnetii* também invade células epiteliais e fibroblastos, por mecanismos mediados pela proteína de membrana externa OmpA (CBU1260).

A biogênese, a maturação e a expansão do vacúolo de *C. burnetii* formam um processo ativamente modulado pelo patógeno, envolvendo eventos de fusão homotípica de diversos vacúolos contendo *C. burnetii*, e fusão heterotípica de vesículas autofágicas, secretórias e lisossomais. *C. burnetii* não é capaz de sintetizar a membrana do vacúolo que alberga as bactérias, portanto esses eventos de fusão são essenciais na montagem e manutenção desse nicho intracelular. Aproximadamente 8 horas após a infecção, endossomos, autofagossomos e lisossomos se fundem com o fagossomo nascente, formando o CCV inicial. No compartimento com pH ácido, em virtude das fusões com lisossomos, *C. burnetii* torna-se metabolicamente ativa, convertendo-se de um SCV ambientalmente resistente em um LCV replicativo. Como parte dessa transição, *C. burnetii* expressa um sistema de secreção bacteriano do tipo IV (explicado em mais detalhes a seguir) para translocar proteínas efetoras do citosol bacteriano para dentro do citosol do hospedeiro. A atividade desse sistema de secreção permite o remodelamento do vacúolo replicativo em uma estrutura espaçosa, acidificada e altamente fusogênica, em que ocorre a replicação robusta do micro-organismo (Figura 61.1). Além disso, durante sua fase de crescimento exponencial, a bactéria é capaz de induzir um aumento na expressão de genes envolvidos na absorção (como o receptor LDL) e na biossíntese de colesterol pela célula hospedeira. O conteúdo enriquecido em colesterol contribui para a estabilidade física do vacúolo, a manutenção do pH acidificado e para a sinalização com demais organelas pela formação de balsas lipídicas nas membranas da célula infectada.

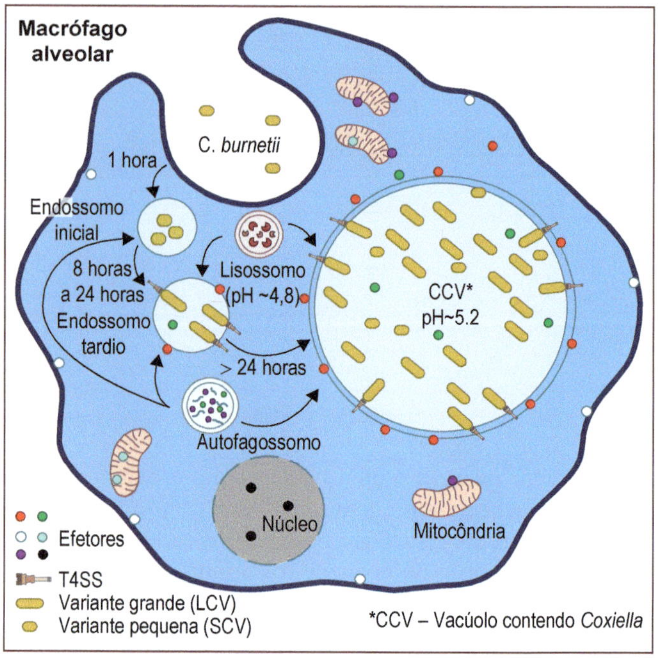

Figura 61.1 – *Representação esquemática da via de maturação do vacúolo contendo Coxiella (CCV). As variantes pequenas (SCV) de* C. burnetii *são fagocitadas pelo macrófago alveolar. Pela fusão com o endossomo, o autofagossomo e especialmente as vesículas de lisossomo de baixo pH, os SCV se diferenciam nas variantes grandes (LCV) metabolicamente ativas, permitindo que o sistema de secreção Dot/Icm do tipo IV (T4SS) inicie a translocação de proteínas efetoras (círculos). Por meio da fusão contínua dessas vesículas, o CCV se expande com um aproximado pH ácido de 5,2. Essa estrutura permite a replicação intracelular bacteriana e a translocação contínua de proteínas efetoras para o citoplasma do hospedeiro para manipular a atividade de diferentes vias intracelulares do hospedeiro. No CCV tardio, os LCV transitam de volta para os SCV, mantendo ambas as formas morfológicas de* C. burnetii.
Fonte: Desenvolvida pela autoria com BioRender.com.

Fatores de virulência e patogênese

A capacidade de modular diversas vias do tráfego de vesículas da célula hospedeira para criar um ambiente permissivo ao seu crescimento e a subversão de vias de reconhecimento e ativação da resposta imune são dois aspectos essenciais para a patogênese de *C. burnetii*.

Durante anos, o único fator de virulência caracterizado em *C. burnetii* foi o seu incomum lipopolissacarídeo (LPS). Quando o LPS de *C. burnetii* é sintetizado em todo o seu comprimento, sua porção do antígeno O apresenta uma composição de açúcares incomum, incluindo L-virenose e diidro-hidroxiestreptose, que não foram encontrados em outras bactérias Gram-negativas e, portanto, representam biomarcadores de *C. burnetii*. Essa composição incomum evita o reconhecimento do patógeno por receptores da imunidade inata da célula hospedeira e reconhecimento pelo sistema complemento. O cultivo subsequente de *C. burnetii* em ovos embrionados de galinha induziu uma forma avirulenta do patógeno que expressa um LPS truncado, caracterizado por uma redução no tamanho da cadeia do antígeno O da molécula. A estrutura do lipídeo A do LPS das formas virulentas e avirulentas de *C. burnetii* é idêntica e capaz de antagonizar receptores de membrana TLR4, molécula-chave para o reconhecimento do LPS de bactérias Gram-negativas por células da imunidade inata, como macrófagos.

O outro importante fator de virulência de *C. burnetii* é o sistema de secreção bacteriano. No genoma de *C. burnetii*, são encontrados os genes para a montagem dos sistemas de secreção bacteriano do tipo I (T1SS), tipo II (T2SS) e tipo IV (T4SS). Desses sistemas, somente o T4SS foi reconhecido até o momento como importante para a patogênese bacteriana. Mutantes de *C. burnetii* que expressam formas defeituosas do T4SS não se multiplicam no interior de células epiteliais ou macrófagos. Os T4SS de *C. burnetii* e *L. pneumophila* apresentam alto grau de homologia e são ambos denominados "Dot/Icm" (do inglês Dot/Icm, *Defect in organelle trafficking/Intracellular multiplication*). Por intermédio do sistema Dot/Icm, diversas proteínas (denominadas "efetores") de *C. burnetii* são translocadas no citosol da célula hospedeira. Estima-se que mais de 130 efetores de *C. burnetii* sejam translocados pelo sistema Dot/Icm. Vários deles têm domínios de interação proteína-proteína típicos de proteínas eucarióticas, como repetições de ankirina (Anks), repetições ricas em leucina (LRR), repetições de tetratricopeptídeos (TPR) e domínios *coiled-coil* (CCD). A existência desses domínios indica uma possível interação com alvos da célula hospedeira. Além de mediar a modulação dos processos celulares da célula hospedeira, o sistema Dot/Icm também é importante na evasão das respostas para controle da infecção. Nas últimas duas décadas, com o desenvolvimento do cultivo axênico de *C. burnetii,* vários T4SS-efetores foram caracterizados. Entre eles, destacam-se efetores importantes para a formação do CCV, regular a interação com autofagossomos, prevenir a morte da célula hospedeira e modular as respostas inflamatórias em macrófagos infectados.

Doenças

C. burnetii não causa manifestação clínica significante na maior parte dos seus hospedeiros animais. No entanto, em caprinos e ovinos, a infecção pela bactéria é uma causa importante de abortos tardios em decorrência da proliferação da bactéria na placenta e no trato reprodutor das fêmeas. Em seres humanos, a infecção do trato respiratório causa a febre Q, caracterizada como uma doença aguda ou crônica. Na sua fase aguda, a febre Q é frequentemente assintomática (> 50% dos casos) ou se manifesta de maneira semelhante à gripe, apresentando sintomas inespecíficos como febre, cefaleia, prostração e calafrios. Os sintomas desse período são geralmente de ocorrência limitada e associados a uma bacteremia transitória. Nesse caso, a doença progride com o desenvolvimento de imunidade celular, soro conversão e controle da bacteremia inicial. Em casos mais graves, há ocorrência de pneumonia ou hepatite granulomatosa durante a fase aguda. A evolução da doença para a sua fase crônica, apesar de rara, frequentemente se apresenta na forma de endocardite severa e possivelmente fatal, também ocorrendo desenvolvimento de hepatite crônica. A febre Q crônica é observada em 1% a 2% dos pacientes infectados, comumente associada a casos de valvulopatia preexistente e indivíduos imunossuprimidos.

Diagnóstico

Como consequência da natureza não específica dos sintomas da febre Q, deve-se considerar a possível presença de *C. burnetii* em quadros clínicos com febre de origem desconhecida e de exclusão de infecção por outros patógenos por cultura negativa. O diagnóstico laboratorial para *C. burnetii* pode ser realizado por teste sorológico, uma vez que pacientes infectados desenvolvem anticorpos contra a bactéria de 1 a 2 semanas após a infecção. A reatividade do soro do paciente é avaliada por enzimaimunoensaio do tipo ELISA ou em amostras positivas de *C. burnetii* virulenta e avirulenta em ensaio de imunofluorescência indireta. Também é possível realizar testes moleculares por meio da reação em cadeia da polimerase (PCR) para o diagnóstico da febre Q.

Epidemiologia

A transmissão de *C. burnetii* apresenta forte associação com proximidade aos locais de criação, manejo e estocagem de produtos derivados das espécies consideradas reservatórios naturais do micro-organismo, principalmente animais ruminantes das espécies bovinas, caprinas e ovinas. A dessecação de fezes, urina, placenta e leite, derivados desses animais infectados, permite que a bactéria seja espalhada pelo ambiente em aerossóis contaminados com esses materiais. A transmissão também pode ocorrer, de forma semelhante, por outros animais domésticos infectados. O contágio pelo consumo de derivados do leite não pasteurizado também é documentado, embora seja menos eficiente. Artrópodes como o carrapato, mesmo sendo um importante reservatório natural do patógeno, não são considerados um vetor relevante para a transmissão de *C. burnetii* para seres humanos.

A febre Q apresenta distribuição mundial, com exceção da Nova Zelândia. Surtos de febre Q normalmente ocorrem em locais de manejo de gado, afetando trabalhadores e moradores de regiões próximas. A infecção com *C. burnetii* é também considerada um risco ocupacional entre estudantes de Veterinária e funcionários de zoológicos. O maior surto de *C. burnetii* registrado ocorreu na Holanda, entre 2007 e 2010. Ao longo desse surto, 4.026 casos humanos e 25 mortes foram associadas à febre Q. No Brasil, dados epidemiológicos de febre Q são escassos, possivelmente consequente à ausência de investigações epidemiológicas em hospitais ou triagens sorológicas em possíveis regiões de risco. Contudo, um estudo com pacientes de Juiz de Fora, Minas Gerais, indicou que 2% das pneumonias atípicas e febres de origem desconhecidas foram causadas pela infecção por *C. burnetii.* Além disso, outro estudo demonstrou que 10% dos casos de endocardite (forma crônica da febre Q) com hemocultura negativa no Brasil foram também causados pela infecção de *C. burnetii.*

Tratamento

A maior parte das infecções por *C. burnetii* é controlada por pacientes imunocompetentes ainda na fase aguda da febre Q. No entanto, a terapia com uso de antibióticos pode reduzir a duração dos sintomas e a probabilidade de evolução para a forma crônica da doença. *C. burnetii* é geralmente suscetível a tetraciclinas, como a doxiciclina e cefalosporinas de 3ª geração. Em casos de forma crônica da doença, a administração conjunta de doxiciclina combinada com hidroxicloroquina por até 1,5 anos é necessária para eliminar a infecção. O tratamento prolongado com dois antibióticos é recomendado porque a atividade antibiótica é inibida pela natureza ácida do nicho intracelular do patógeno. Além disso, desde 1989, uma vacina (Q-Vax) está disponível na Austrália, que ainda é o único país a utilizá-la.

Bibliografia recomendada

Beare PA, et al. Advances in genetic manipulation of obligate intracellular bacterial pathogens. Frontiers in Microbiology. 2011;2(97):1-13.

Coleman SA, et al. Temporal analysis of Coxiella burnetii morphological differentiation. Journal of Bacteriology. 2004;186(21):7344-52.

Costa PS, Brigatte ME, Greco DB. Questing one Brazilian query: reporting 16 cases of Q fever from Minas Gerais, Brazil. São Paulo: Rev Inst Med Trop. 2006;48(1):5-9.

Cunha LD, et al. Inhibition of inflammasome activation by Coxiella burnetii type IV secretion system effector IcaA. Nature Communications. 2015;6:1-13.

Cunha LD, Zamboni DS. Subversion of inflammasome activation and pyroptosis by pathogenic bacteria. Front Cell Infect Microbiol. 2013;3:1-15.

Dragan AL, Voth DE. Coxiella burnetii: international pathogen of mystery. Microbes and Infection. 2020;22(3):100-10.

Loterio RK, Zamboni DS, Newton HJ. Keeping the host alive – lessons from obligate intracellular bacterial pathogens. Pathog Dis. 2021;79(9):1-15.

Lührmann A, Newton HJ, Bonazzi M. Beginning to understand the role of the type IV secretion system effector proteins in Coxiella burnetii pathogenesis. Current Topics in Microbiology and Immunology. 2017;413:243-68.

Martinez E, et al. Identification of OmpA, a Coxiella burnetii protein involved in host cell invasion, by multi-phenotypic high-content screening. PLoS Pathogens. 2014;10(3):1-22.

Omsland A, et al. Isolation from animal tissue and genetic transformation of Coxiella burnetii are facilitated by an improved axenic growth medium. Applied and Environmental Microbiology. 2011;77(11):3720-5.

Raoult D, Marrie T, Mege J. Natural history and pathophysiology of Q fever. Lancet Infect Dis. 2005;5(4):219-26.

Samanta D, et al. Coxiella burnetii Type 4B secretion system dependent manipulation of endolysosomal maturation is required for bacterial growth. PLoS Pathogens. 2019;15(12):1-29.

Schneeberger PM, et al. Q fever in the Netherlands – 2007-2010: What we learned from the largest outbreak ever. Medecine et Maladies Infectieuses. 2014;44(8):339-53.

Seitz R. Coxiella burnetii – pathogenic agent of Q (Query) fever. Transfusion Medicine and Hemotherapy. 2014;41(1):60-72.

Sellens E, et al. Q fever knowledge, attitudes and vaccination status of Australia's veterinary workforce in 2014. PLoS ONE. 2016;11(1):1-18.

Toman R, et al. Coxiella burnetii: recent advances and new perspectives in research of the Q fever bacterium. 2012;1.

Van Schaik EJ, et al. Molecular pathogenesis of the obligate intracellular bacterium Coxiella burnetii. Nature Reviews Microbiology. 2013;11(8):561-73.

Van Schaik EJ, et al. Molecular pathogenesis of the obligate intracellular bacterium Coxiella burnetii. Nat. Rev. Microbiol. 2013;11(8):561-73.

Voth DE, et al. The Coxiella burnetii cryptic plasmid is enriched in genes encoding type IV secretion system substrates. Journal of Bacteriology. 2011;193(7):1493-503.

Weber MM, et al. The type IV secretion system effector protein CirA stimulates the GTPase Activity of RhoA and Is required for virulence in a mouse model of Coxiella burnetii Infection. Infection and Immunity. 2016;84(9):2524-33.

Zamboni DS, et al. Stimulation of toll-like receptor 2 by Coxiella burnetii is required for macrophage production of pro-inflammatory cytokines and resistance to infection. J Biol Chem. 2004;279(52):54405-15.

62 Chlamydia

Sergio Eduardo Longo Fracalanzza
Maria de Lourdes Benamor Teixeira
Marina Baquerizo Martinez

Membros da família Chlamydiaceae estão entre os patógenos mais frequentes para o ser humano. Além de frequentes, estão associados a uma variada gama de infecções importantes, como tracoma, uretrite, pneumonia, linfogranuloma venéreo, psitacose e, até mesmo, casos de aterosclerose, embora a participação das clamídias como causa desse último processo ainda não tenha sido confirmada. São parasitas intracelulares obrigatórios de vertebrados e de algumas espécies de artrópodes. Apresentam um ciclo de desenvolvimento bifásico único entre as bactérias, apresentando duas formas celulares, o corpúsculo elementar (CE), metabolicamente inativo (forma infecciosa extracelular) e ocorpúsculo reticular (CR), que é a forma intracellular, com ampla capacidade metabólica e de multiplicação, mas não é infectante. Essas bactérias são imóveis e apresentam estrutura característica de uma bactéria Gram-negativa com um lipopolissacarídeo (LPS) de estrutura típica e menos tóxico que outros LPS conhecidos.

Classificação

Somente quatro espécies, todas do gênero Chlamydia – *C. trachomatis, C. psittaci, C. pneumoniae* e *C. pecorum* –, historicamente pertenciam à família Chlamydiaceae. Em 1999, foi proposta a divisão da família, com base na análise da sequência do gene 16SrDNA, em dois gêneros, *Chlamydia* e *Chlamydophila*, englobando, ao todo, nove espécies. No entanto, essa nova classificação, embora taxonomicamente válida, não foi aceita pela comunidade científica por conter várias impropriedades e, principalmente, não levar em conta as características altamente conservadas compartilhadas pelas espécies. Assim, em 2001, foi proposta a reunificação em somente um gênero, *Chlamydia*, com as espécies *C. trachomatis, Chlamydia muridarum, Chlamydia pneumoniae, Chlamydia pecorum, Chlamydia suis, Chlamydia abortus, Chlamydia felis, Chlamydia caviae* e *C. psittaci.* Essas espécies têm tropismos diferentes em relação aos hospedeiros, podendo ser encontradas infectando vários mamíferos inclusive os seres humanos, além de anfíbios, répteis e pássaros. Os tipos de tecido preferencialmente infectados também variam provocando diversas patologias associadas.

C. trachomatis é subdividida em três biótipos: tracoma; infecções do trato genital; e linfogranuloma venéreo (LGV). Esses biótipos podem ser ainda subdivididos em sorotipos definidos com base na variabilidade antigênica da proteína principal de membrana externa, denominada de MOMP (do inglês *major outer membrane protein*). Sorotipos A, B, Ba e C são encontrados em amostras causando tracoma, sorotipos D-K causam doenças no trato genital e sorotipos L1, L2 e L3 causam o linfogranuloma venéreo.

Aspectos estruturais e fisiológicos

As clamídias são bactérias diminutas (0,2 µm a 0,8 µm de diâmetro) que transportam um genoma com um tamanho entre 1 Mb e 1,24 Mb e um conteúdo de G + C em torno de 40%, capaz de codificar em torno de 600 proteínas. As suas células têm uma membrana externa semelhante à das bactérias Gram-negativas, com um LPS que apresenta baixa atividade tóxica. Falta na célula clamidial a camada de peptideoglicano tradicional, embora os genes que a codificam estejam presentes no cromossomo da bactéria. No entanto, a rigidez da estrutura celular é garantida por uma rede de íons disulfeto ligado à proteína principal de membrana externa, MOMP, de 40 kDa, codificada pelo gene *omp*A, que é responsável por 60% da massa proteica da célula. Além disso, são encontradas associadas a esse complexo proteico da superfície externa dessas bactérias, estruturas na forma de espículas, que constituem o sistema de secreção tipo 3 (T3SS-Type III Secretion system), cuja importante função será detalhada abaixo.

O ciclo bifásico de crescimento é comum a todas as clamídias. As clamídias não crescem em meios de cultura artificiais, pois são bactérias intracelulares obrigatórias. A principal razão para isso é a incapacidade de gerar ATP. Como dependem do ATP da célula do hospedeiro, são consideradas parasitas da energia celular.

Fatores de virulência, ciclo celular e patogênese

Os fatores de virulência das clamídias estão ligados ao seu ciclo de desenvolvimento celular. Como já mencionado, são encontradas duas estruturas morfológica e funcionalmente diferentes em clamídias: CE, que é metabolicamente inativo, infectante, com capacidade de sobrevivência extracelular e responsável pelo contato inicial com a célula do hospedeiro; e o CR, que é metabolicamente ativo e com propriedades peculiares de multiplicação e sobrevivência intracellular, mas não infectante. O ciclo de vida das clamídias nas células do hospedeiro se divide em diferentes fases: aderência inicial; internalização; proliferação/diferenciação; e saída. A ligação inicial à membrana celular do hospedeiro é frágil e tem a participação da MOMP e de uma estrutura proteica do hospedeiro que é o sulfato de heparina contendo um receptor de glicosaminaglicana. Em seguida, há uma ligação de forte intensidade, irreversível, com a participação da MOMP e receptores de manose e do LPS com reguladores de condutância transmembranares encontrados na fibrose cística. Concomitantemente, entra em ação o T3SS que, por meio de um mecanismo complexo envolvendo rearranjo de actina, facilita a entrada dos CE no citoplasma e nos vacúolos. A fase de proliferação/diferenciação ocorre nesses vacúolos que se formam após a internalização da clamídia. Nesse momento, o CE se diferencia em CR que tem propriedades características como impedir a fusão com vacúolos lisossomais e, assim, por um lado, a clamídia fica protegida da ação letal dos componentes tóxicos desse compartimento; mas, por outro lado, facilita a fusão com vacúolos ricos em nutrientes. Dependendo das condições da célula do hospedeiro, os CR entram em fase de divisão; contudo, em condições desfavoráveis, entram na chamada fase de persistência ou latência, mantendo-se viáveis, mas paralisando a multiplicação nos vacúolos. Isso pode ocorrer por deficiência nutricional ou presença de substâncias indutoras como a citocina interferon gama, a ação de antibióticos como a penicilina e a depleção de lipídeos e íons ferro. O possível papel desse estado de persistência para evitar a resposta immune do hospedeiro tem sido sugerido. Em condições normais, os CR se dividem ativamente por fissão binária, formando grandes corpúsculos de inclusão. Os mecanismos de diferenciação do CE em CR e vice-versa não são conhecidos com precisão. Após algumas horas de proliferação, os CR começam a se diferenciar novamente para CE e, em 48 a 72 horas, a inclusão inicia o seu processo de liberação no espaço extracelular, por mecanismos que podem incluir a lise da célula hospedeira com a saída dos CE ou a extrusão do corpúsculo contendo os CE, iniciando-se, então, outro ciclo celular. Em cultura, o ciclo da *C. trachomatis* é menor (48 horas) quando comparado ao da *C. pneumoniae* (72 horas) e requer menor tempo para sua propagação. Na Figura 62.1, há uma representação esquemática do ciclo celular de *C. trachomatis* e *C. psittaci* em um macrófago.

A proliferação em macrófagos ou em outras células depende da espécie. Os macrófagos parecem ser as principais células-alvo para *C. psittaci* e para o biótipo LGV. Para *C. pneumoniae* e para o biótipo tracoma, as principais células-alvo são as do epitélio colunar das membranas mucosas. Existe estreita correlação entre tropismo celular e tipo de reação inflamatória. O biótipo LGV e *C. psittaci,* que infectam macrófagos, provocam inflamação granulomatosa,

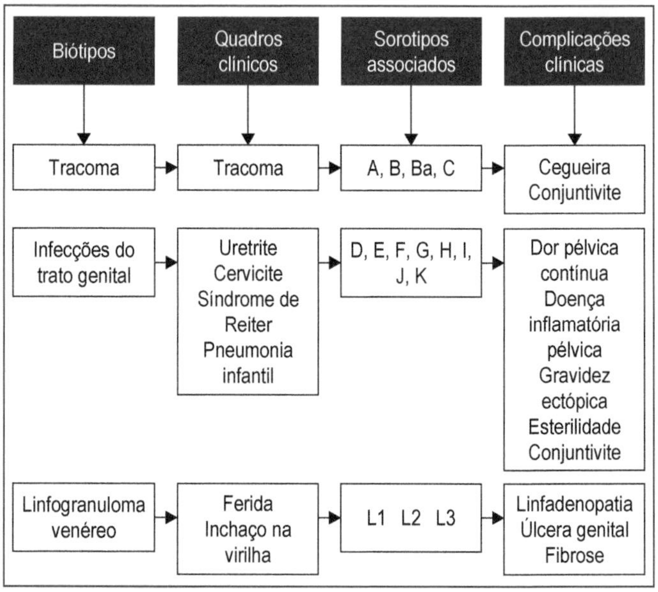

Figura 62.1 – *Clamídias.*
Fonte: Desenvolvida pela autoria.

mas o biótipo tracoma e a espécie *C. pneumoniae* produzem exsudato inflamatório rico em neutrófilos na fase aguda da infecção. Nas fases mais tardias,ocorre infiltração mononuclear da submucosa com formaçãode folículos linfoides.

As infecções por clamídia são acompanhadas de resposta imune humoral e celular com a produção de anticorpos contra o LPS e a proteína MOMP e envolvimento de células CD4 e CD8. A ativação das células Th1 apresenta boa correlação com o desenvolvimento de imunidade e a ativação de Th2, com o desenvolvimento de infecção crônica.

Manifestações clínicas e modo de transmissão

C. trachomatis dos sorotipos D-K pode ser transmitida por via sexual (oral, vaginal ou anal) e da mãe para o recém-nato durante o parto. A infecção do recém-nato é adquirida normalmente durante o parto via vaginal ou também durante o parto cesáreo após ruptura das membranas e, mais raramente, com as membranas intactas. Aproximadamente 70% a 80% das mulheres infectadas por esses sorotipos e 50% dos homens apresentam infecção assintomática. No homem, *C. trachomatis* pode causar uretrite e orquiepididimite aguda. Nas mulheres, a infecção pode causar cervicite, salpingite, peri-hepatite (síndrome de Fitz-Hugh-Curtis) e doença inflamatória pélvica (DIP), que pode causar dor pélvica crônica e infertilidade. Esses sorotipos podem causar também proctite e faringite, essa última relacionada à transmissão por sexo oral. Na gestação, a infecção pode causar corioamnionite, aborto, prematuridade, baixo peso ao nascer e ruptura prematura das membranas. A manifestação clínica mais frequente em crianças nascidas de mães infectadas pela *C. trachomatis* e não tratadas corretamente é a conjuntivite, que pode estar presente em até 50% das crianças. A pneumonia pode acometer até 30% dessas crianças, geralmente entre 4 e 12 semanas de vida. O tratamento da cervicite por *C. trachomatis* previne o aparecimento de complicações relacionadas à infecção como a DIP e os desfechos desfavoráveis para o feto.

No LGV, uma lesão ulcerada ou papular transitória pode aparecer no local da inoculação entre 3 e 30 dias após a infecção. Dias ou semanas após o surgimento da lesão inicial no pênis, uretra, vulva ou na parte inferior da vagina, gânglios dolorosos unilaterais aparecem na região inguinal, podendo formar abscessos e fistulizar. No entanto, eles não são proeminentes quando a infecção ocorre na região cervical, na parte superior da vagina ou no reto. Manifestações sistêmicas como febre, dor de cabeça e mialgia podem surgir e, se a doença não for tratada adequadamente, pode causar obstrução do sistema linfático e elenfantíase genital. A infecção retal tanto em mulheres como em homens pode resultar em uma proctocolite que se assemelha à doença intestinal inflamatória com abscessos anorretais e fissuras anais. O acometimento retal pode formar fístulas e abscessos e causar estenose do reto e do canal anal. O LGV também aumenta o risco de adquirir outras infecções sexualmente transmissíveis.

C. trachomatis é a causa mais comum de cegueira de origem infecciosa. O tracoma é transmitido pela secreção ocular de pessoa para pessoa, especialmente entre crianças que vivem onde as condições de higiene são ruins e a disponibilidade de água é inadequada, dificultando a limpeza dos olhos. O tracoma é mais frequente antes dos 5 anos de idade. Episódios repetidos de infecção podem resultar em inflamação severa da conjuntiva, causar cicatrizes, triquíase e cegueira. A opacidade da córnea em adultos é normalmente decorrente da infecção na infância.

A psitacose é causada pela *C. psittaci* e, embora rara, pode ser transmitida aos seres humanos sobretudo por aves, especialmente por pássaros psitacídeos como papagaios, periquitos e calopsitas, entre outros. A psitacose caracteriza-se por uma infecção sistêmica e é adquirida por inalação de poeira contaminada por dejetos dos pássaros doentes ou portadores, por contato direto com as aves infectadas ou, também, após exposição a tecidos infectados de vacas, ovelhas, cabras e cavalos. Recentemente, a transmissão entre humanos, embora rara, também tem sido relatada. O período de incubação varia entre 5 dias e 15 dias, podendo chegar até 39 dias. Após o período de incubação podem aparecer sintomas leves e inespecíficos variados como febre, faringite, mialgia, diarreia, adenomegalia, além de pneumonia. A doença caracteristicamente apresenta febre de início abrupto, calafrio, dor de cabeça e tosse seca que pode ocorrer tardiamente. Complicações incluem a insuficiência respiratória, coagulação intravascular disseminada (CID), endocardite, miocardite, pericardite, encefalite, artrite reativa e sepse. A psitacose durante a gestação é rara, mas pode causar trombocitopenia com insuficiência renal, insuficiência respiratória e disfunção hepática durante o final do 2° e o 3° trimestres de gestação, sendo frequente o aborto.

A espécie *C. pneumoniae* pode causar sinusite, faringite, sendo um dos agentes etiológicos responsáveis pela pneumonia atípica. O mecanismo de transmissão da *C. pneumoniae* não foi totalmente esclarecido, mas o papel das gotículas respiratórias é importante. Podem ocorrer surtos em locais onde há aglomeração de pessoas como quartéis, hospitais e escolas. As manifestações clínicas da pneumonia por *C. pneumoniae* podem ser similares às causadas por *Mycoplasma pneumoniae* e alguns virus respiratórios. O período de incubação normalmente varia entre 3 e 4 semanas e seu início pode ser insidioso com tosse seca. A tosse pode permanecer por um período prolongado e a coinfecção com outros micro-organismos tem sido descrita. Geralmente apresenta boa evolução clínica, mas pode se apresentar de forma grave, com insuficiência respiratória. Nos últimos anos, *C. pneumoniae* tem sido isolada de ateromas das artérias coronárias e carótidas e vem sendo associada a diversas doenças como esclerose múltipla, doença de Alzheimer, entre outras, porém sem comprovação definitiva de causa e efeito. *C. pneumoniae também* pode contribuir para a exacerbação da asma em razão do aumento da secreção de citocinas inflamatórias (Tabela 62.1).

Diagnóstico

A coleta de material para exames laboratoriais deve ser direcionada para obtenção das células do hospedeiro infectadas, pois as clamídias são parasitas intracelulares.

Tabela 62.1
Principais Doenças Humanas Causadas por *Chlamydia*

Chlamydia	*Doenças*	*Biotipos/Sorotipos*
C. trachomatis	Tracoma	Tracoma/A, B, Ba e C
	Uretrite*, Cervicite, Síndrome de Reiter**,	Tracoma/B, Ba, D-K
	Pneumonia infantil	LGV/L1-L3
	Linfogranuloma venéreo	
C. psittaci	Psitacose ou doença do papagaio	
C. pneumoniae	Pneumonia, bronquite, ateroesclerose(?)	

*As uretrites femininas frequentemente são assintomáticas.
**A síndrome de Reiter compreende conjuntivite, uretrite e artrite.
Fonte: Desenvolvida pela autoria.

O *swab* utilizado deve ser de Dracon e a haste, de plástico ou alumínio. Outros materiais não devem ser empregados, pois podem inibir a replicação intracelular do micro-organismo, particularmente se for usada a cultura como diagnóstico. O transporte ao laboratório deve ser imediato e o material clínico mantido à temperatura de 4 °C a 8 °C, por no máximo 24 horas, até o processamento. Para períodos superiores a esse, deve estocar o material em freezer a -70 °C. Várias soluções-tampões devem ser empregadas nesse transporte e na conservação do material, dependendo do método a ser utilizado.

Os sítios tradicionais de coleta para infecções por *C. trachomatis* no trato genital, em pacientes sintomáticos, envolvem o endocérvice na mulher e a uretra no homem. Idealmente a coleta de material por métodos não invasivos ou por autocoleta deve ser realizada através de *swab* vaginal ou a urina de primeiro jato para o homem. Atualmente, diversos autores têm recomendado a utilização de *swab retal* no rastreamento de colonização e infecção por *C. trachomatis*.

Várias técnicas podem ser utilizadas para a detecção de clamídias nos materiais clínicos. Anteriormente, como *C. trachomatis* não se desenvolve em meios artificiais, a pesquisa da sua presença era realizada em cultura de células, sendo a linhagem de células McCoy a mais utilizada. No entanto, hoje, essa técnica é raramente utilizada e fica restrita a laboratórios de referência. Pela facilidade e praticidade, métodos que não envolvem cultivo têm sido priorizados.

A pesquisa de antígenos mediante técnicas de imunofluorescência direta e de imunoensaios enzimáticos apresenta boa especificidade (99%), mas uma sensibilidade entre 62% e 75%. Técnicas que possam ser utilizadas diretamente nos pontos de coleta (denominadas "Point-of-Care tests"), no sentido de agilizar a detecção de indivíduos infectados, vêm sendo estimuladas, com resultados promissores.

Atualmente, as técnicas de amplificação do ácido nucleico (NAAT) têm sido preconizadas para o diagnóstico da infecção por *C. trachomatis* no trato urogenital. Inúmeros tipos de testes comerciais com diferentes especificidades em relação ao material clínico, à faixa de sensibilidade e à especificidade estão disponíveis no mercado. Essas técnicas apresentam altas sensibilidade e especificidade (entre 90% e 99%) quando comparadas a outros métodos diagnósticos. O diagnóstico por meio das NAAT é realizado em amostras coletadas da vagina, região cervical, uretra e primeira amostra da urina. A coleta do *swab* uretral e o primeiro jato urinário apresentam desempenho similar em homens. Em mulheres, a concentração de *C. trachomatis* é maior em amostras do trato genital e o *swab* vaginal (coletado pelo próprio paciente ou por profissional de Saúde) é recomendado para rastreamento. A coleta da região endocervical pode ser utilizada caso seja necessário o exame local. Em adição, a utilização das NAAT para o diagnóstico de *C. trachomatis* em amostras retais e orofaríngeas vem sendo testada com sucesso, com índices aceitáveis de sensibilidade e especificidade. Nenhum exame utilizando NAAT é atualmente aprovado para diagnóstico de infecção por *C. trachomatis* em neonatos, mas alguns estudos mostraram, em amostras de conjuntiva e orofaringe neonatais, que esta técnica foi equivalente à cultura.

Em vários países, existem protocolos e diretrizes para o rastreamento e o acompanhamento de pacientes portadores de infecção por *C. trachomatis*. O Centro de Prevenção e Controle de Doenças (Centers for Disease Control and Prevention (CDC)) nos Estados Unidos, os Serviços Nacionais de Saúde Pública do Canadá e o da Inglaterra recomendam a pesquisa anual para *C. trachomatis* em mulheres assintomáticas com menos de 25 anos.

O CDC recomenda também o rastreamento nas mulheres com 25 anos ou mais que apresentem algum fator de risco para a infecção (p. ex., novo parceiro sexual, mais de um parceiro sexual, relacionamento com parceiro sexual que tenha outros parceiros, ou parceiro sexual que apresente IST) e novo rastreamento em um período de 3 meses para aquelas pacientes que apresentem exame positivo para *C. trachomatis*, independentemente do tratamento do parceiro sexual. Homens transgêneros que tenham cérvice uterina devem fazer o rastreio anualmente antes dos 25 anos ou aos 25 anos ou mais se houver algum fator de risco para infecção por *C. trachomatis*. O CDC também recomenda a realização do exame para detecção de *C. trachomatis* nas gestantes menores de 25 anos ou com algum fator de risco. As gestantes que tiverem diagnóstico de infecção por *C. trachomatis* no 1° trimestre deverão ser novamente testadas 3 meses após o tratamento. Além disso, mulheres com um risco aumentado de infecção, incluindo aquelas abaixo de 25 anos, devem ser novamente testadas rotineiramente no 3° trimestre.

No Brasil, o Ministério da Saúde recomenda atualmente o rastreamento em gestantes na primeira consulta do pré-natal, em todos os pacientes no momento do diagnóstico da IST, em pessoas vivendo com HIV e em pessoas em uso da profilaxia pré-exposição (PrEP), no atendimento inicial à violência sexual e das pessoas com indicação do uso de profilaxia pós-exposição (PEP) (excetuando-se os casos de acidente com material biológico) e 4 a 6 semanas após a exposição.

Em relação ao LGV, o diagnóstico definitivo só pode ser feito com exames específicos como a genotipagem com base no teste de reação em cadeia da polimerase (PCR), que só é realizado em laboratórios especializados. O exame de PCR-padrão identifica a *C. trachomatis* mas não o sorotipo.

Por sua vez, o diagnóstico de psitacose frequentemente se baseia no quadro clínico, na história epidemiológica e em exames sorológicos em laboratórios de referência. Atualmente, em alguns casos, *C. psittaci* tem sido diagnosticada mediante o sequenciamento metagenômico.

O diagnóstico da infecção por *C. pneumoniae* é realizado, geralmente, pelo método de PCR a partir de materiais clinicos coletados de nasofaringe, secreção pulmonar e lavado broncoalveolar.

Epidemiologia

C. trachomatis pode causar diferentes tipos de infecção de acordo com os sorotipos envolvidos. Sorotipos A, B, Ba e C são responsáveis pelo trachoma, D-K são reconhecidos como agentes de uretrites e cervicites sexualmente transmissíveis (IST) e L1, L2 e L3 são responsáveis pelo LGV. *C. trachomatis* é o agente mais comum de IST no mundo. A prevalência da infecção urogenital varia entre 1% e 40% dependendo da população estudada e do método diagnóstico utilizado, sendo maior em adultos jovens. Uma metanálise publicada em 2020 encontrou prevalência entre 0,2% e 12,2% nos estudos incluídos, sendo maior no Continente Americano (4,5%), especialmente na América Latina (6,7%). A prevalência média de detecção de *C. trachomatis* nas gestantes é de 11,2% em países da América Latina. No Brasil, a prevalência reportada varia de 9,4% a 18% de acordo com a população estudada e a técnica diagnóstica empregada. Em um estudo multicêntrico publicado em 2018, a prevalência de *C. trachomatis* em amostras de urina de gestantes infectadas pelo HIV coletadas durante o parto foi de 17,8%.

O LGV é também conhecido popularmente como "mula" e é outra forma clínica de infecção sexualmente transmissível por *C. trachomatis*. É endêmico na África, Ásia, América do Sul e Caribe. O quadro clínico clássico é de úlcera genital seguida de adenomegalia. No entanto, desde 2003, vários casos têm sido descritos na Europa, Estados Unidos e Austrália entre homens que fazem sexo com homens (HSH), que apresentam como manifestação clínica predominante proctite relacionada a sexo anal desprotegido.

O tracoma é transmitido pelo contato direto ou indireto com secreções oculares e nasais de pessoas infectadas com *C. trachomatis*. A doença é encontrada na África, América Central e América do Sul, Ásia, Austrália e Oriente Médio. No Brasil, no período de 2008 a 2019, de acordo com o Sistema de Informação de Agravos de Notificação (Sinan), foram identificados 191.048 casos de tracoma, tendo o percentual médio de positividade variado entre 4,9% em 2009 e 1,4% em 2019. No entanto, um estudo recente detectou uma prevalência de 6,3% em crianças e adolescentes matriculadas em escolas do ensino fundamental do Vale do Jequitinhonha.

A psitacose, embora não seja uma doença frequente em humanos, tem sido descrita em todo o mundo. Em uma metanálise publicada em 2017, C. *psittaci* foi o agente responsável pela pneumonia comunitária em 1,03% dos pacientes, variando entre 0% e 6,7% nos estudos incluídos.

A prevalência da infecção por *C. pneumoniae* é difícil de ser estimada corretamente, pois as manifestações clínicas são frequentemente inespecíficas e a infecção pode ser assintomática ou oligossintomática. A frequência de pneumonia causada por *C. pneumoniae* também varia dependendo da população e do método utilizado para o diagnóstico, com uma prevalência maior em crianças (Quadro 62.2).

Tabela 62.2
Vias de Transmissão das Infecções por *Chlamydia*

Infecções	*Vias de Transmissão*
Tracoma	Mãos contaminadas, roupas, toalhas, secreções e moscas
Infecções genitais	Contato sexual
Pneumonia infantil	Canal de parto
Psitacose	Inalação de produtos de origem animal*
Pneumonia, bronquite (*C. pneumoniae*)	Inalação de aerossóis contaminados

*Os animais podem ser papagaios, pássaros em geral, bovinos, ovinos e caprinos.
Fonte: Desenvolvida pela autoria.

Tratamento

Os antibióticos recomendados para o tratamento da uretrite e da cervicite por *C. trachomatis* são a doxiciclina – 100 mg, 2 vezes/dia, por 7 dias – e a azitromicina – 1 g em dose única –, sendo a azitromicina o tratamento preconizado para gestantes. Após o tratamento, não é recomendado realizar NAAT para *C. trachomatis* antes de 4 semanas.

A eficácia da azitromicina no tratamento da infecção retal causada pelos sorotipos D-K tem sido questionada e a permanência da *C. trachomatis* no trato gastrointestinal poderia resultar em posterior reinfecção endógena do trato urogenital em mulheres. O tratamento indicado para a conjuntivite e a pneumonia em recém-natos é a eritromicina oral por 14 dias. Para LGV, usa-se doxiciclina – 100 mg, 2 vezes/dia, por 21 dias –; e azitromicina – 1 g em dose única é o tratamento de escolha para o tracoma. *C. psittaci* é sensível às tetraciclinas e aos macrolídeos, sendo as tetraciclinas as drogas de escolha. Os macrolídeos são recomendados quando as tetraciclinas não estiverem indicadas. Macrolídeos, tetraciclinas e quinolonas podem ser utilizados no tratamento de *C. pneumoniae*. A dose recomendada de azitromicina para pneumonia adquirida na comunidade é de 500 mg por via oral (VO) ou endovenosa (EV) no 1° dia, seguida por 250 mg VO, por 4 dias. A doxiciclina pode ser administrada na dose de 100 mg, 2 vezes/dia, durante 14 dias; e a levofloxacina na dose de 500 mg, 1 vez/dia, durante de 7 dias a 14 dias.

Bibliografia recomendada

Azevedo MJN, Nunes SS, Oliveira FG, et al. High prevalence of Chlamydia trachomatis in pregnant women attended at Primary Health Care services in Amazon, Brazil. Rev Inst Med Trop. 2019;61:e6.

Chen X, Zhou Q, Tan Y, et al. Nanoparticle-based lateral flow biosensor integrated with loop-mediated isothermal amplification for rapid and visual identification of Chlamydia trachomatis for Point-of-Care Use. Front Microbiol. 2022;13:914620.

Cheok YY, Lee CYQ, Cheong HC, et al. Chronic inflammatory diseases at secondary sites ensuing urogenital or pulmonary Chlamydia infections. Microorganisms. 2020;8:127.

Chlamydial Infections – STI Treatment Guidelines. 2022. [2023 Dez. 07]. Disponível em: https://www.cdc.gov/std/treatment-guidelines/chlamydia.htm.

Dombrowski JC, Wierzbicki MR, Newman LM, et al. Doxycycline versus azithromycin for the treatment of rectal chlamydia in men who have sex with men: a randomized controlled trial. Clin Infect Dis. 2021;73:824-31.

Fajardo KA, Zorich SC, Voss JD, et al. Pneumonia outbreak caused by Chlamydophila pneumoniae among US Air Force Academy Cadets, Colorado, USA. Emerg Infect Dis. 2015;21:1049-51.

Fujita J, Kinjo T. Where is Chlamydophila pneumoniae pneumonia? Respir Investig. 2020;58:336-43.

Hahn DL. Chlamydia pneumoniae and chronic asthma: updated systematic review and meta-analysis of population attributable risk. Murthy AK, organizador. PloS One. 2021;16:e0250034.

Hogerwerf L, Roof I, de Jong MJK, et al. Animal sources for zoonotic transmission of psittacosis: a systematic review. BMC Infect Dis. 2020;20:192.

Huai P, Li F, Chu T, et al. Prevalence of genital Chlamydia trachomatis infection in the general population: a meta-analysis. BMC Infect Dis. 2020;20:589.

Jalil EM, Pinto VM, Benzaken AS, et al. Prevalência da infecção por clamídia e gonococo em gestantes de seis cidades brasileiras. Rev Bras Ginecol Obstet. 2008;30:614.

Kreisel KM, Weston EJ, St Cyr SB, et al. Estimates of the prevalence and incidence of chlamydia and gonorrhea among US men and women, 2018. Sex Transm Dis. 2021;48:222-31.

Li H, Hao B, Wang Y, Yu D, et al. Metagenomic next-generation sequencing for the diagnosis of Chlamydia psittaci pneumonia. Clin Respir J. 2022;16:513-21.

Lymphogranuloma venereum (LGV) – STI Treatment Guidelines. 2021. [2023 Dez. 07]. Disponível em: https://www.cdc.gov/std/treatment-guidelines/lgv.htm.

Matteelli A, Capelli M, Sulis G, et al. Prevalence of Chlamydia trachomatis and Neisseria gonorrhoeae infection in adolescents in Northern Italy: an observational school-based study. BMC Public Health. 2016;16:200.

Ministério da Saúde (BR). Protocolo Clínico e Diretrizes Terapêuticas Para Atenção Integral às Pessoas com Infecções Sexualmente Transmissíveis (IST). Ministério da Saúde. [2023 Dez. 07]. Disponível em: http://www.aids.gov.br/pt-br/profissionais-de-saude/ist/pcdt-ist.

Ministério da Saúde (BR). Tracoma. [2023 Dez. 07]. Disponível em: https://www.gov.br/saude/pt-br/assuntos/saude-de-a-a-z/t/tracoma-1/tracoma.

Murray SM, McKay PF. Chlamydia trachomatis: cell biology, immunology and vaccination. Vaccine. 2021;39:2965-75.

Rowley J, Hoorn SV, Korenromp E, et al. Chlamydia, gonorrhoea, trichomoniasis and syphilis: global prevalence and incidence estimates, 2016. Bull World Health Organ 2019;97:548-62.

Silva EJ, Pereira DP, Ambrózio J, et al. Prevalence of trachoma and associated factors in students from the Jequitinhonha Valley, Minas Gerais, Brazil. Rev Soc Bras Med Trop. 2020;53:e20200056.

Tantengco OAG. Gestational psittacosis: an emerging infection. Lancet Microbe. 2022;S2666-5247(22)00191-4.

Torrone E, Papp J, Weinstock H, Centers for Disease Control and Prevention (CDC). Prevalence of Chlamydia trachomatis genital infection among persons aged 14-39 years-United States, 2007-2012. MMWR Morb Mortal Wkly Rep. 2014;63(38):834-8.

Trachoma Global. [2023 Dez. 07]. Disponível em: https://www.who.int/health-topics/trachoma.

WHO. Guidelines for the management of sexually transmitted infections. WHO. [2023 Dez 07]. Disponível em: https://www.who.int/hiv/pub/sti/pub6/en/.

Workowski KA, Bachmann LH, Chan PA, et al. Sexually transmitted infections treatment guidelines, 2021. MMWR Recomm Rep. 2021;70:1-187.

63 Fundamentos da Identificação Bioquímica das Bactérias

Marcia Regina Franzolin

Bacitracina e sulfametoxazol-trimetoprima

O teste é utilizado para identificar presuntivamente estreptococos β-hemolíticos do grupo A e do grupo B. Os estreptococos do grupo A (*S. pyogenes)* são susceptíveis à bacitracina (0,04 U), mas resistentes à sulfametoxazol-trimetoprima (SUT – 1,25 µg e 23,75 µg). Os estreptococos do grupo B são resistentes aos dois antibióticos. Os estreptococos β-hemolíticos resistentes à bacitracina e sensíveis ao SUT não pertencem ao grupo A ou ao B.

Bile-Esculina

O teste da bile-esculina é usado para a identificação presuntiva de espécies de *Enterococcus* e *Streptococcus* do grupo D (*S. bovis* e *S. equinus*). O teste baseia-se na capacidade dessas bactérias hidrolisarem a esculina em presença de bile. A esculina é um derivado glicosídico da cumarina (6-β-glicosídeo-7-hidroxi-cumarina). As duas moléculas do composto (glicose e 7-hidroxicumarina) estão unidas por uma ligação de éster por meio do oxigênio. Para execução do teste, a esculina é incorporada em um meio contendo 4% de sais bileares ou 40% de bile. As bactérias que são bile-esculina-positivas são capazes de crescer na presença de sais biliares. A hidrólise da esculina resulta na formação de glicose e de um composto denominado "esculetina" (Figuras 63.1 e 63.2). A esculetina reage com íons férricos provenientes do citrato férrico do meio, formando um complexo negro difundível, indicando resultado positivo.

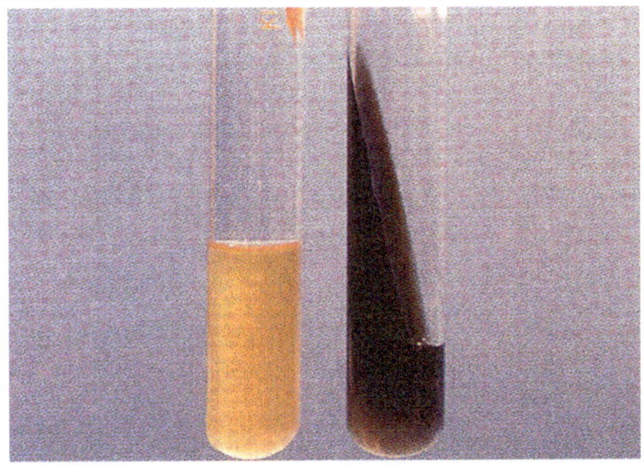

Figura 63.2 – *Teste da tolerância ao sal e bile-esculina de Enterococcus (positivos).*
Fonte: Acervo da autoria.

Bilesolubilidade

Os sais bileares, especificamente o desoxicolato de sódio e o taurocolato de sódio, têm a capacidade de lisar seletivamente *Streptococcus pneumoniae*, quando adicionados às bactérias em fase de crescimento ativo. *S. pneumoniae* produz enzimas autolíticas (autolisinas), responsáveis pela característica depressão central ou umbilical das colônias maduras de pneumococos no ágar. Os sais bileares ativam as

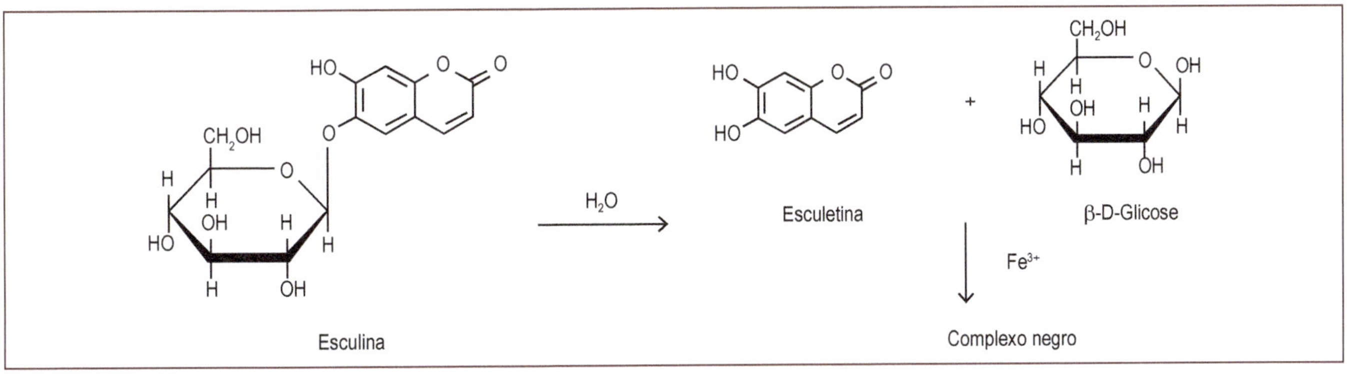

Figura 63.1 – *Mecanismo da reação de bile-esculina.*
Fonte: Desenvolvida pela autoria.

autolisinas e aceleram a reação lítica natural observada em cultivos de pneumococos. A prova de solubilidade da bile pode ser realizada em caldo (pH 7) ou em ágar. Se o micro-organismo estiver em suspensão, a turvação do cultivo em caldo clareia visivelmente mediante adição de sais bileares. Em ágar, as colônias solúveis em bile "desaparecem" quando cobertas com o reagente.

Camp

Os estreptococos β-hemolíticos do grupo B (*Streptococcus agalactiae*) produzem um composto semelhante à proteína, denominado "fator CAMP "(assim denominado por Christie, Atkins e Munch-Petersen), capaz de agir sinergicamente com a β-hemolisina produzida por *Staphylococcus aureus*, ocasionando um aumento da reação de β-hemólise. As amostras a serem testadas são inoculadas em placa de ágar sangue em estrias, formando um ângulo reto com a linha de inoculação do estafilococo. A positividade do teste é evidenciada pelo alargamento da zona de hemólise, apresentando a forma de ponta de flecha, na área de intersecção das duas estrias. Esse fenômeno é verificado com isolados hemolíticos e com os não hemolíticos de estreptococos do grupo B (Figura 63.3).

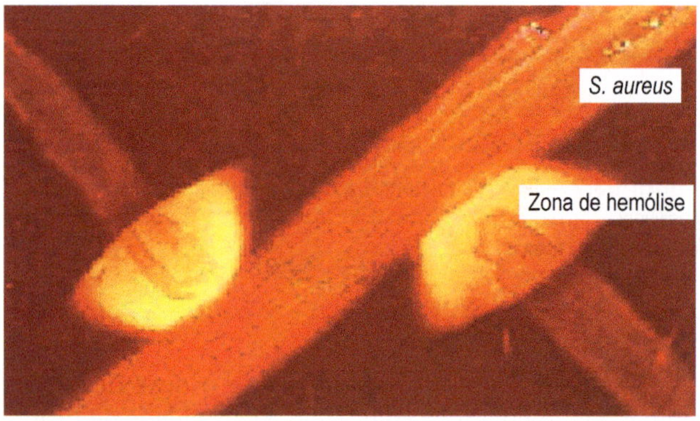

Figura 63.3 – *Teste de CAMP.*
Fonte: Acervo da autoria.

Catalase

A catalase é uma enzima que decompõe o peróxido de hidrogênio (H_2O_2) em oxigênio e água. Quimicamente, a catalase é uma hemoproteína semelhante estruturalmente à hemoglobina, exceto que quatro átomos de ferro de sua molécula estão em estado oxidado (Fe^{3+}), em vez de reduzido (Fe^{2+}). Excluindo-se os estreptococos, a maioria das bactérias aeróbias e das anaeróbias facultativas tem a enzima. Esse teste é utilizado na diferenciação de membros da família *Micrococcaceae* (*Staphylococcus* e *Micrococcus*), de membros da família *Streptococcaceae*.

O peróxido de hidrogênio é formado como um dos produtos finais de oxidação do metabolismo aeróbio dos carboidratos, que, quando acumulado, é letal para as bactérias. A catalase converte o peróxido de hidrogênio em água e oxigênio, como indicado na reação:

$$2H_2O_2 \rightarrow 2H_2O + O_2 \text{(formação de bolhas)}$$

O teste pode ser executado pela transferência de colônias para uma lâmina de microscopia e adição de uma gota de peróxido de hidrogênio a 3%. O aparecimento imediato de borbulhamento na superfície da suspensão indica reação positiva (Figura 63.4). Como algumas bactérias têm outras enzimas diferentes da catalase, capazes de decompor o peróxido de hidrogênio, a formação reduzida de pequenas bolhas após 20 a 30 segundos não é considerada um resultado positivo. Os eritrócitos também produzem catalase; portanto, deve-se evitar transportar os eritrócitos junto com as células da colônia, pois ocasionaria reações falso-positivas.

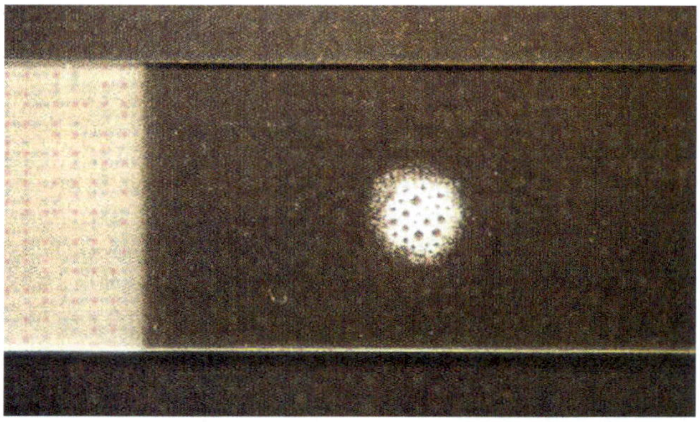

Figura 63.4 – *Teste catalase-positivo.*
Fonte: Acervo da autoria.

Citocromo-oxidase

Os citocromos são hemoproteínas que contêm ferro e funcionam como a última molécula de ligação na cadeia respiratória aeróbia, transferindo elétrons (hidrogênio) ao oxigênio com formação de água. O sistema citocromo é encontrado em micro-organismos aeróbios, ou microaerófilos e anaeróbios facultativos. Esse teste é importante para a identificação de organismos que não têm a enzima e são anaeróbios obrigatórios. Esse teste é muito útil em estudos preliminares de colônias suspeitas de pertencer à família Enterobacteriaceae (todas negativas, com exceção do gênero *Plesiomonas*, recentemente incorporado a essa família) e na identificação de colônias suspeitas de pertencer a outros gêneros (não enterobactérias) como *Aeromonas*, *Pseudomonas*, *Neisseria*, *Campylobacter* e *Pasteurella* (positivas). As cepas de *Acinetobacter* e *Stenotrophomonas maltophilia* são oxidase-negativas, apesar de não fermentadoras.

No teste da oxidase, a enzima citocromo-oxidase C é pesquisada utilizando-se corantes como o cloridrato de *p*-fenilenodiamina a 1%, que substitui o oxigênio como aceptor artificial de elétrons. No estado reduzido, o corante é incolor; mas, em presença de citocromo-oxidase C e de oxigênio atmosférico, a *p*-fenilenodiamina é oxidada, formando azul de indofenol. Uma das técnicas empregadas é a tira de papel impregnada com o reativo (Figuras 63.5 e 63.6).

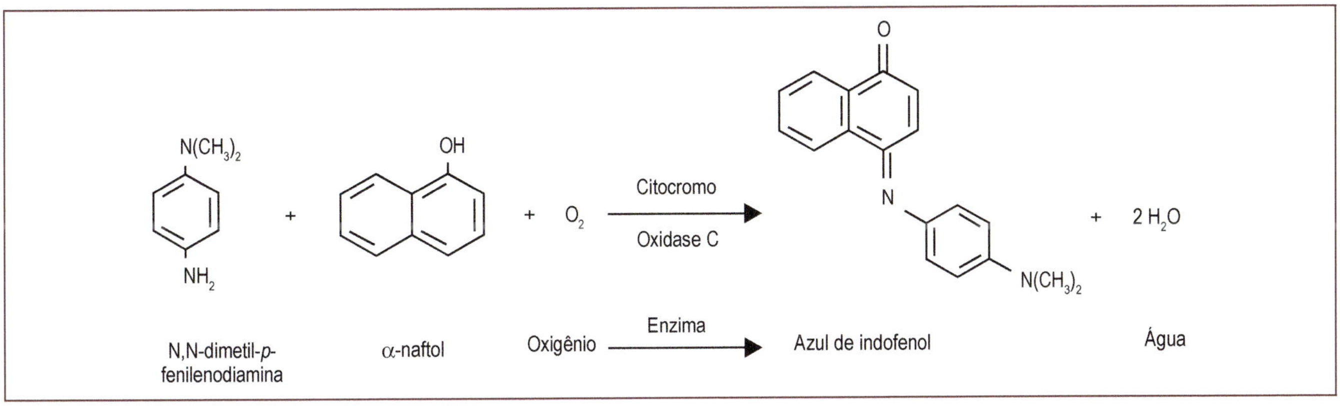

Figura 63.5 – *Mecanismo da reação de citocromo-oxidase.*
Fonte: Desenvolvida pela autoria.

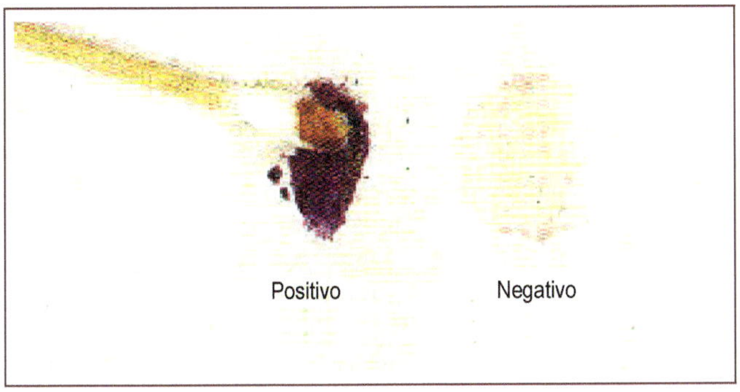

Figura 63.6 – *Teste de citocromo-oxidase.*
Fonte: Acervo da autoria.

Citrato

Citrato de sódio é um composto orgânico simples encontrado como um dos metabólitos do ciclo dos ácidos tricarboxílicos (ciclo de Krebs). Algumas bactérias podem obter energia utilizando o citrato como única fonte de carbono. Essa característica é importante para a identificação de alguns membros de Enterobacteriaceae: *E. coli* é citrato-negativa, enquanto as espécies de *Enterobacter* e *Klebsiella* são citrato-positivas. O meio a ser empregado para o teste é designado "citrato de Simmons", inclui citrato de sódio e fosfato de amônia como única fonte de carbono e nitrogênio respectivamente e deve ser isento de proteínas e carboidratos como fontes de carbono. As bactérias que produzem a enzima citratase conseguem utilizar o citrato como única fonte de carbono e assimilam o nitrogênio do sal de amônio produzindo amoníaco (NH_3), alcalinizando o meio por meio da conversão do NH_3^+ em hidróxido de amônia (NH_4OH). O indicador utilizado é azul de bromotimol, que, em pH abaixo de 6, é amarelo e, em pH acima de 7,6, é azul (Figuras 63.7 a 63.9).

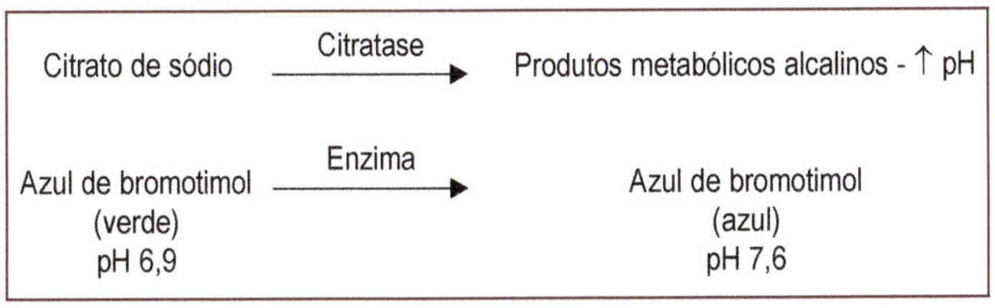

Figura 63.7 – *Teste de assimilação do citrato.*
Fonte: Desenvolvida pela autoria.

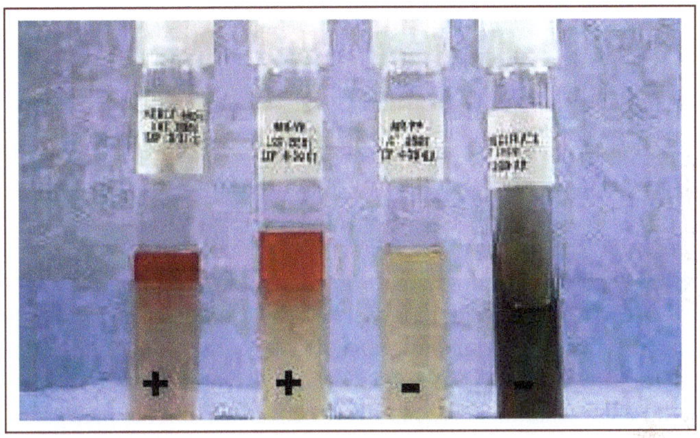

Figura 63.8 – *Teste de Indol, vermelho de metila (VM), Voges-Proskauer (VP) e citrato de* E. coli.
Fonte: Acervo da autoria.

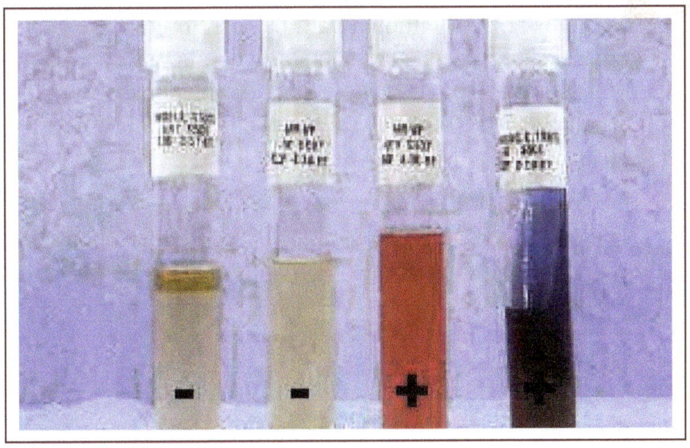

Figura 63.9 – *Teste de Indol, vermelho de metila (VM), Voges-Proskauer (VP) e citrato de Klebsiella/Enterobacter.*
Fonte: Acervo da autoria.

Coagulase

Coagulase é uma proteína de composição química desconhecida, que apresenta atividade semelhante à protombrina, sendo capaz de converter fibrinogênio em fibrina ao reagir com um fator plasmático, resultando na formação de um coágulo. O teste de coagulase é empregado para identificar *S. aureus*, diferenciando-o de outras espécies do gênero.

A coagulase é encontrada sob duas formas, livre e conjugada, que têm diferentes propriedades, requerendo o uso de diferentes procedimentos de ensaio para detecção. A coagulase conjugada (prova em lâmina), também conhecida como fator de coagulação, encontra-se unida à parede celular bacteriana e não está presente em filtrados de cultivos. Quando as células bacterianas são suspensas em plasma (fibrinogênio), formam-se cordões de fibrina entre elas, causando a formação de grumos visíveis. A coagulase livre (prova em tubo) é uma substância similar à trombina e está presente em filtrados de cultivos. Quando uma suspensão em plasma do micro-organismo produtor de coagulase é preparada em tubo de ensaio, forma-se um coágulo visível, resultante da reação da coagulação com uma substância do soro (fator de reação com a coagulase), um complexo que, por sua vez, reage com o fibrinogênio para produzir o coágulo de fibrina.

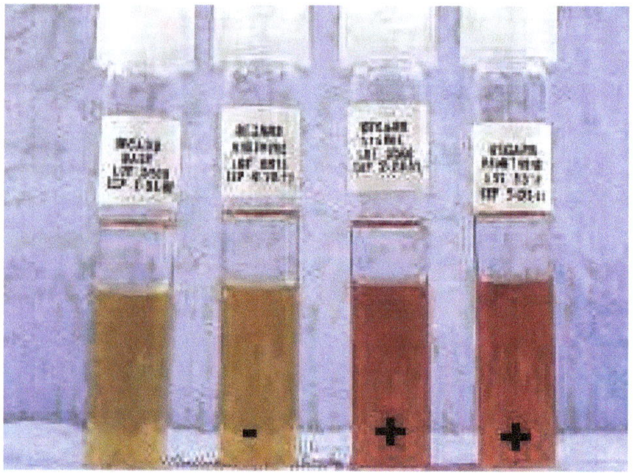

Figura 63.11 – *Teste de descarboxilase de* E. aerogenes *(tubos 1: meio base; 2: Arginina; 3: Lisina; 4: Ornitina).*
Fonte: Acervo da autoria.

Descarboxilação de lisina, ornitina e arginina

As enzimas descarboxilases hidrolisam o grupo carboxila (COOH) dos aminoácidos, formando aminas alcalinas e dióxido de carbono. A reação é específica e cada aminoácido é descarboxilado por uma enzima em particular. Lisina, ornitina e arginina são os aminoácidos testados rotineiramente na identificação de Enterobacteriaceae. A lisina é descarboxilada em cadaverina, a ornitina em putrescina, e a arginina em citrulina. O meio utilizado é o de Moeller, acrescentando-se o aminoácido a ser testado. A reação ocorre em anaerobiose; para tanto, os meios devem ser cobertos com uma camada de óleo mineral antes da incubação. O meio contém o indicador de pH púrpura de bromocresol, que em pH ácido é amarelo e em pH alcalino é púrpura (Figuras 63.10 e 63.11). No início da incubação, ambos os meios sofrem viragem para o amarelo em decorrência da fermentação de pequena quantidade de glicose contida nos mesmos. Quando o aminoácido é descarboxilado, são formadas aminas alcalinas e o meio volta à sua cor púrpura original.

DNAse

O teste de DNAse é usado para detectar a atividade das enzimas desoxirribonuclease e de endonuclease termoestável produzidas por diferentes espécies bacterianas. Ambas as enzimas hidrolisam ácido nucleico (DNA). O teste é utilizado principalmente para diferenciar amostras de *Staphylococcus aureus* de outras espécies desse gênero. As bactérias que produzem essa enzima, quando semeadas em forma de mancha densa em ágar DNAse adicionado do corante metacromático azul de ortotoluidina a 0,005%, despolimerizam o ácido nucleico contido no meio, promovendo o aparecimento de uma coloração rósea ao redor das colônias produtoras de DNAse, indicando hidrólise do DNA.

Fenilalanina desaminase

A desaminação de fenilalanina forma um cetoácido, o ácido fenilpirúvico. Entre os membros da família Enterobacteriaceae, apenas os membros dos gêneros de *Proteus*, *Morganella* e *Providencia* têm a enzima necessária para a desaminação de fenilalanina. O teste consiste na detecção de ácido fenilpirúvico, após crescimento do micro-organismo em meio contendo o aminoácido. O aparecimento de uma coloração verde escura após a adição de uma solução de cloreto férrico a 10% indica resultado positivo (Figuras 63.12 e 63.13).

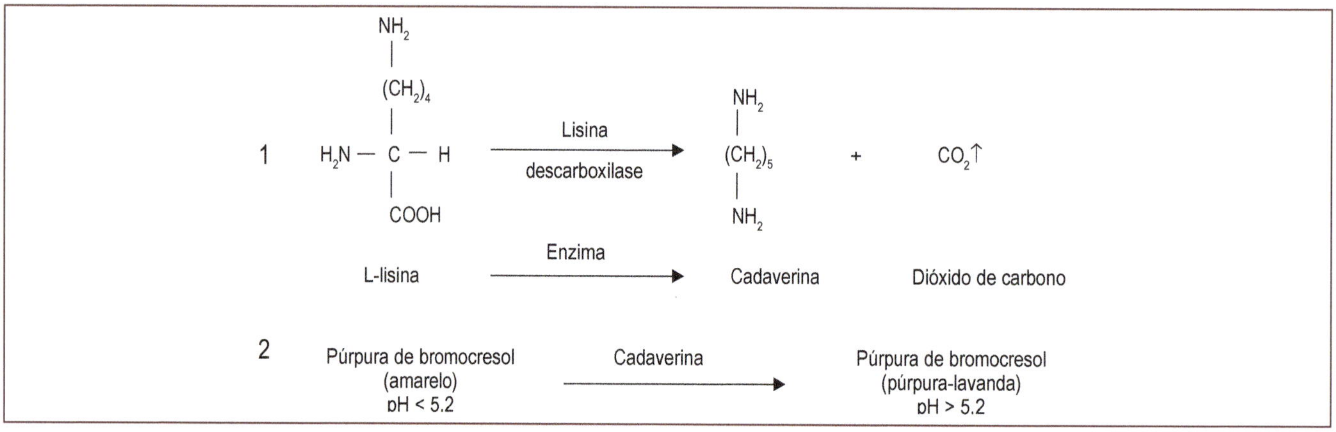

Figura 63.10 – *Mecanismo da reação de descarboxilação da lisina.*
Fonte: Desenvolvida pela autoria.

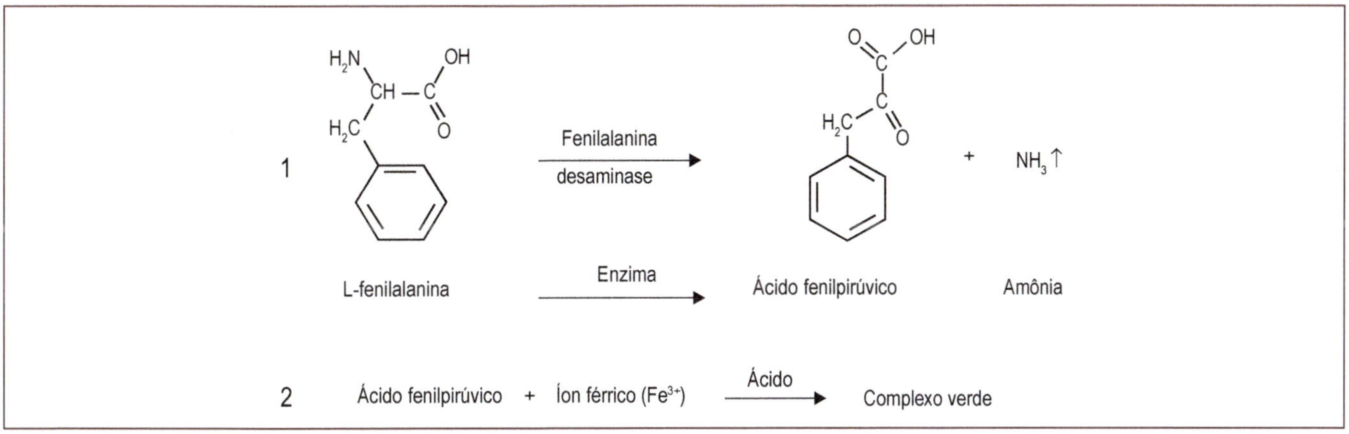

Figura 63.12 – *Mecanismo da reação de fenilalaninadesanimase.*
Fonte: Desenvolvida pela autoria.

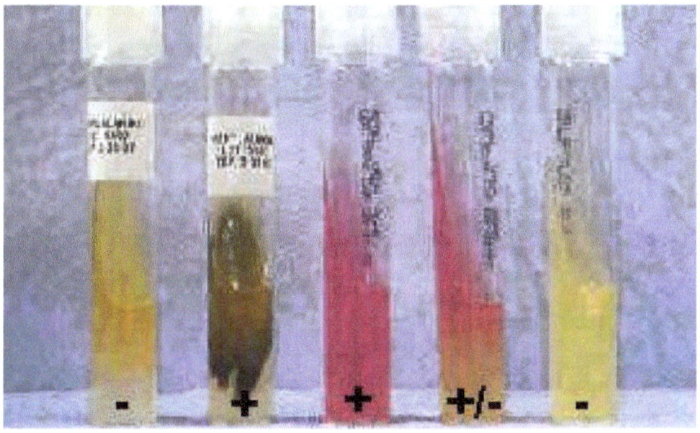

Figura 63.13 – *Teste de fenilalanina desaminase (tubos 1 e 2) e ureia de Christensen (tubos 3 a 5).*
Fonte: Acervo da autoria.

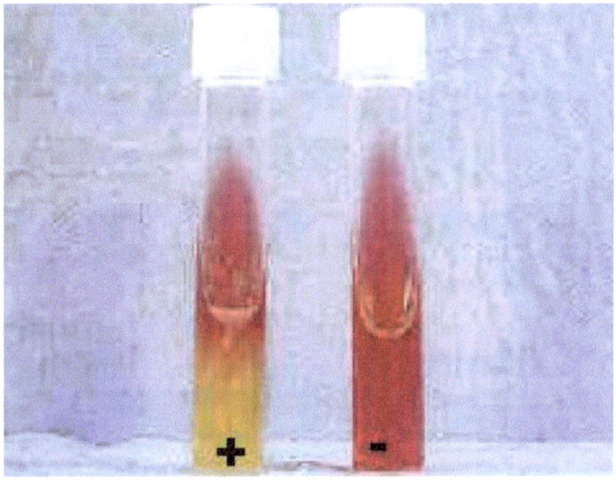

Figura 63.14 – *Teste de fermentação de dextrose e lactose.*
Fonte: Acervo da autoria.

Fermentação de açúcares

Fermentação é um processo metabólico de oxidação-redução que ocorre em anaerobiose e, em vez do oxigênio, um substrato orgânico serve como aceptor final de hidrogênio. Na reação de fermentação de açúcares, há formação de ácidos orgânicos como metabólitos. A produção desses ácidos provoca uma diminuição do pH do meio. O teste consiste em se detectar a acidificação do meio de cultura, utilizando-se um indicador de pH, o vermelho de fenol, que em pH ácido é amarelo. As bactérias são diferenciadas pelos carboidratos que metabolizam, em razão de diferenças de atividade enzimática, e pelos tipos e quantidades de ácidos produzidos. Podem ser testados os seguintes carboidratos: glicose; lactose; dextrose; sacarose; manose; sorbitol; manitol; xilose; adonitol; ranose; melibiose; arabinose; celobiose; dulcitol; trehalose; entre outros. Vários membros da família Enterobacteriaceae produzem hidrogênio e dióxido de carbono, durante a fermentação (Figura 63. 14).

Fermentação do manitol

O teste de fermentação do manitol é utilizado com frequência para a seleção de colônias de *S. aureus* de outras espécies de *Staphylococcus* spp. A propriedade de *Staphylococcus* spp. crescer em meios com altas concentrações de sal é empregada nesse teste, além de inibir o crescimento de outros micro-organismos (exceto enterococos). S. *aureus*, na presença de manitol, produz colônias amarelas circundadas por um halo da mesma cor, indicando a produção de ácido a partir de manitol. As outras espécies coagulase-negativas não fermentam manitol e crescem como pequenas colônias vermelhas circundadas por um halo vermelho ou de cor púrpura. A diferença de coloração é causada pela reatividade do indicador vermelho fenol, o qual se apresenta vermelho em pH alcalino e amarelo em pH ácido. O meio de cultura utilizado para o teste é composto de manitol (1%), NaCl (7,5%), vermelho de fenol e peptonas. Essa prova deve ser empregada conjuntamente com o teste de coagulase.

Furazolidona

O teste diferencia presuntivamente *Staphylococcus* spp., que são sensíveis à furazolidona (furoxona – 100 µg), de *Micrococcus* spp., que são resistentes à furazolidona. Amostras de *Micrococcus* spp. apresentam halo de inibição com até 9 mm, enquanto que *Staphylococcus* spp.

apresentam halos iguais ou maiores do que 15 mm (Figuras 63.15 e 63.16).

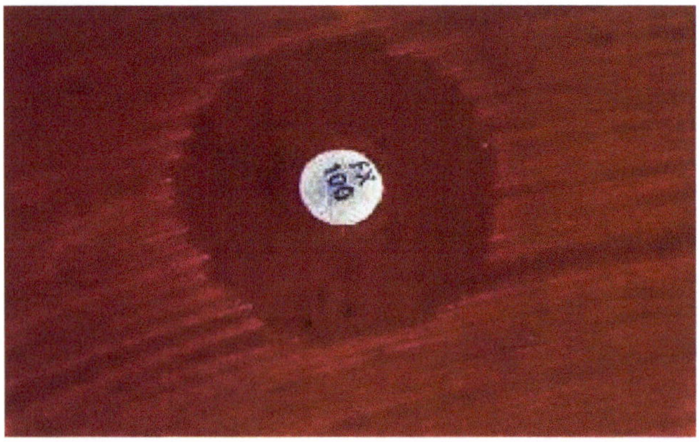

Figura 63.15 – *Teste de Furazolidona de* Staphylococcus *(sensível).*
Fonte: Acervo da autoria.

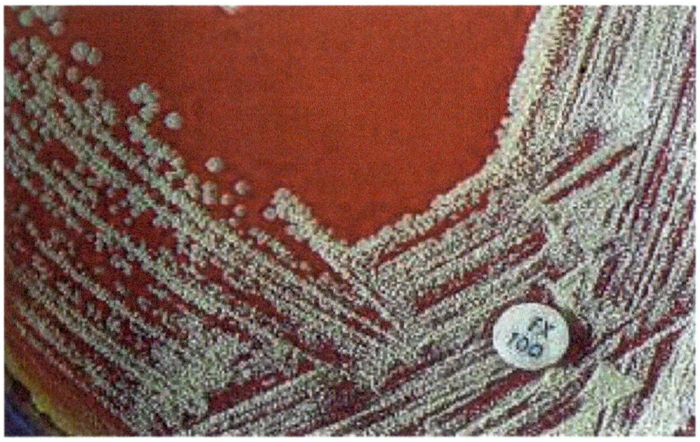

Figura 63.16 – *Teste de Furazolidona de* Micrococcus *(resistente).*
Fonte: Acervo da autoria.

Hidrólise da esculina

Meio contendo esculina sem bile é usado para diferenciar várias espécies de bacilos não fermentadores. A esculina, um glicosídeo substituído, pode ser hidrolisada por certas bactérias para produzir glicose e esculetina. Quando a esculina é hidrolisada, o meio se torna negro em virtude da reação da esculetina com íons férricos provenientes do citrato férrico do meio, indicando resultado positivo. As espécies *Pseudomonas luteola*, *Sphingobacterium multivorum*, *Sphingomonas paucimobilis*, *Brevundinomas vesicularis*, *Stenotrophomonas maltophilia*, *Rhizobium radiobacter*, *Chryseobacterium meningosepticum*, *Streptobacillus moniliformis* e *Aeromonas hydrophila/caviae* são esculina positivas.

Hidrólise da gelatina

O teste da hidrólise da gelatina determina a capacidade do micro-organismo excretar a gelatinase, uma enzima hidrolítica extracelular capaz de degradar a gelatina. A gelatina é uma proteína produzida pela hidrólise do colágeno que, abaixo dos 25 °C, mantém as suas propriedades de gel e é sólida, enquanto acima dos 25 °C é líquida. Determinados micro-organismos produzem a gelatinase, como os bacilos não fermentadores da glicose, além de *Proteus* spp. e *Serratia* spp. Quando a degradação ocorre, não é mais possível restaurar as características de gel da gelatina, mesmo após refrigeração, permanecendo líquida.

Hipurato

Os estreptococos β-hemolíticos do grupo B produzem a hipuricase, enzima que hidroliza o ácido pirúvico em ácido benzoico e glicina. O teste consiste na pesquisa da presença de ácido benzoico ou de glicina após o crescimento da bactéria em meio contendo hipurato de sódio. Após incubação, o meio é centrifugado e, em seguida, o reagente cloreto férrico é adicionado ao sobrenadante. Na presença de ácido benzoico, ocorre a formação de um precipitado. Para a pesquisa de glicina, ao sobrenadante, adiciona-se uma solução de ninhidrina. Após 10 a 30 minutos, uma coloração azulada é formada quando a glicina está presente.

Indol

Um dos produtos de degradação metabólica do aminoácido triptofano é o indol, um benzil pirrol. As bactérias que apresentam a enzima triptofanase são capazes de hidrolisar e desaminar o triptofano, com produção de indol, ácido pirúvico e amoníaco. O teste de Indol se baseia na formação de um complexo vermelho quando o indol reage com o grupo aldeído do *p*-dimetilaminobenzaldeido (reagentes de Kovacs e de Ehrlich). A produção de indol é uma importante característica para diferenciação entre *Escherichia coli* (+) e membros do grupo *Klebsiella*, *Enterobacter*, *Hafnia* e *Serratia* (a maioria é negativa). O meio de cultura utilizado para o teste deve ser rico em triptofano (Figuras 63.17; ver Figuras 63.8 e 63.9).

Motilidade

A determinação da motilidade de bactérias é realizada a partir de seu crescimento em meios semissólidos e a quantidade de ágar presente no meio varia para cada grupo de bactérias. Para membros da família Enterobacteriaceae, o método-padrão recomenda uma concentração de 0,4% de ágar no meio de cultura. As bactérias móveis apresentam um crescimento difuso que se estende lateralmente a partir da linha de inoculação por meio de flagelos, enquanto as imóveis crescem somente onde se deu a inoculação. Pode-se adicionar 1% de cloreto de trifenil tetrazolium para auxiliar na visualização da reação. A bactéria incorpora esse corante incolor, que, ao ser reduzido, é convertido em complexo de formazana vermelho e insolúvel, caracterizando uma reação positiva (Figura 63.18).

Novobiocina

O teste é fundamentado na propriedade de *S. saprophyticcus* ser resistente à novobiocina. Diferencia, presuntivamente, essa espécie de outros estafilococos coagulase-negativas, os quais são suscetíveis à novobiocina. Para o teste, utilizam-se discos de papel impregnados com novobiocina na concentração de 5 μg.

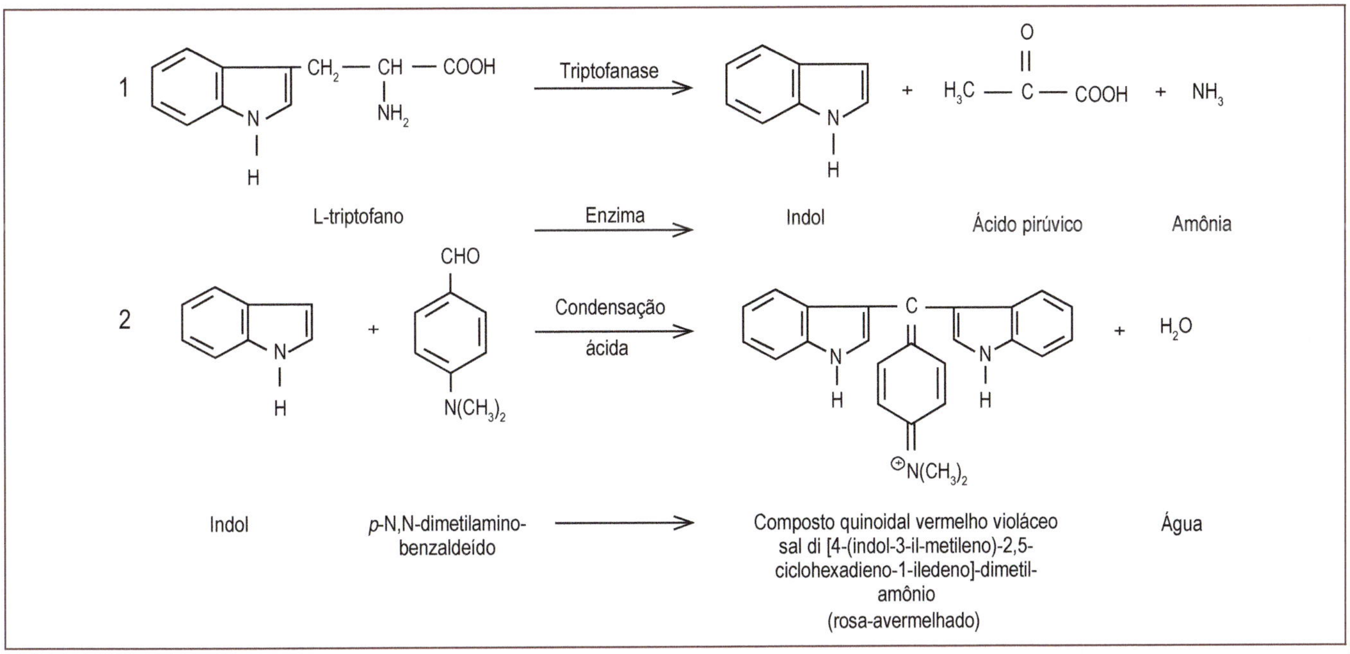

Figura 63.17 – *Mecanismo da reação de indol.*
Fonte: Desenvolvida pela autoria.

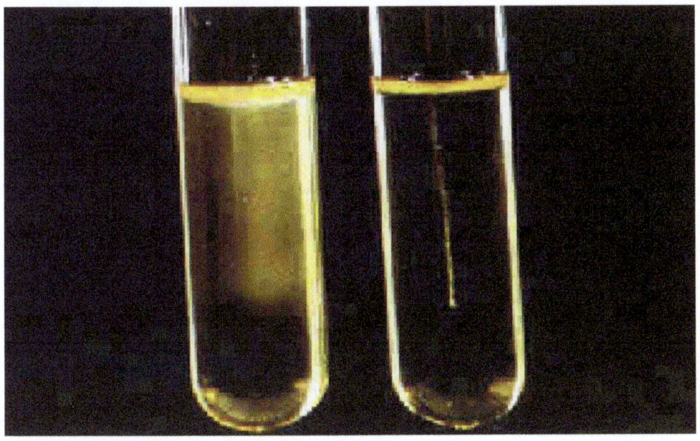

Figura 63.18 – *Teste de motilidade (+ e –).*
Fonte: Acervo da autoria.

ONPG

O *o*-nitrofenil-β-D-galactopiranosídeo (ONPG) é um composto incolor estruturalmente similar à lactose, exceto em que a glicose foi substituída pelo ortonitrofenil. O ONPG é hidrolisado pela ação da enzima β-galactosidase, obtendo-se galactose e *o*-nitrofenol, de coloração amarela. Bactérias fermentadoras de lactose contêm as enzimas lactosepermease e β-galactosidase, que são requeridas para a produção de ácidos na prova de fermentação de lactose. A permease é requerida para a molécula de lactose penetrar na célula bacteriana onde a β-galactosidase pode clivar a ligação galactosídica, produzindo glicose e galactose. Bactérias não fermentadoras de lactose não têm as duas enzimas e são incapazes de produzir ácido a partir da lactose. Algumas espécies bacterianas aparecem como não fermentadoras de lactose porque não têm permease, mas têm β-galactosidase e apresentam um teste positivo de ONPG. As bactérias fermentadoras tardias de lactose podem demorar em produzir ácido a partir da lactose consequentemente a uma atividade de permease lenta. Nesses casos, um teste positivo de ONPG pode identificar rapidamente os fermentadores tardios de lactose (Figuras 63.19 e 63.20).

Optoquina

O teste diferencia presuntivamente amostras de *Streptococcus pneumoniae* (pneumococos) de outros *Streptococcus* spp. α-hemolíticos. A optoquina (5 μg) ou cloridrato de etil-hidrocupreína, um derivado da quinina, inibe seletivamente o crescimento de *S. pneumoniae*, produzindo halos de inibição entre 14 mm e 18 mm.

Oxidação-fermentação (OF)

O meio OF é usado para determinar se um organismo pode utilizar carboidratos de forma fermentativa ou oxidativa. Micro-organismos sacarolíticos degradam a glicose por meio de fermentação ou oxidação. O produto final da fermentação é uma mistura de ácidos mistos relativamente fortes. Entretanto, a quantidade de ácidos formados pela degradação oxidativa da glicose é muito fraca quando comparada à fermentação. Portanto, para a detecção, é necessário que a reação ocorra em um meio mais sensível, como o de Hugh e Leifson (meio OF). O meio OF difere dos meios de fermentação de carboidratos por apresentar uma concentração de peptona de 0,2%, concentração de carboidratos de 1% e concentração de ágar de 0,3% (semissólido), permitindo também o estudo da motilidade. A baixa relação entre proteínas e carboidratos reduz a formação de aminas alcalinas que podem neutralizar a pequena quantidade de ácidos fracos formados pelo metabolismo oxidativo.

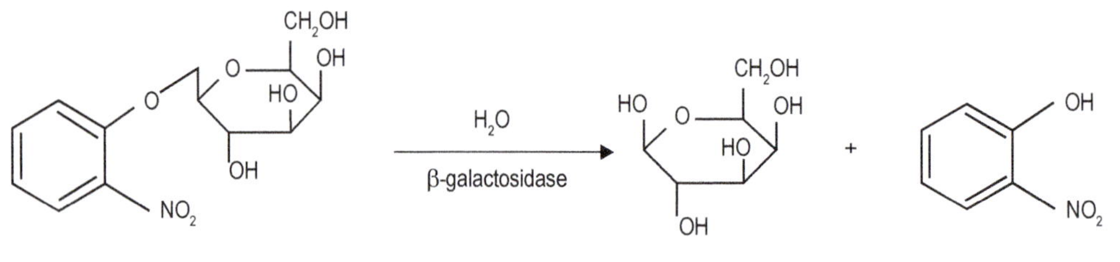

Figura 63.19 – *Mecanismo de reação de ONPG.*
Fonte: Desenvolvida pela autoria.

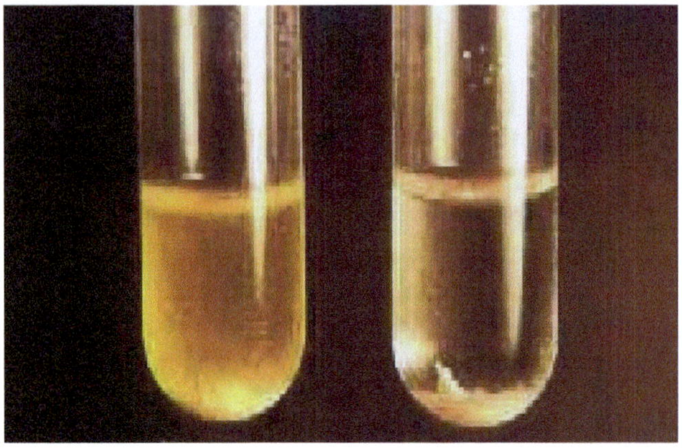

Figura 63.20 – *Teste de o-nitrofenil-β-D-galactopiranosídeo (ONPG) (+ e –).*
Fonte: Acervo da autoria.

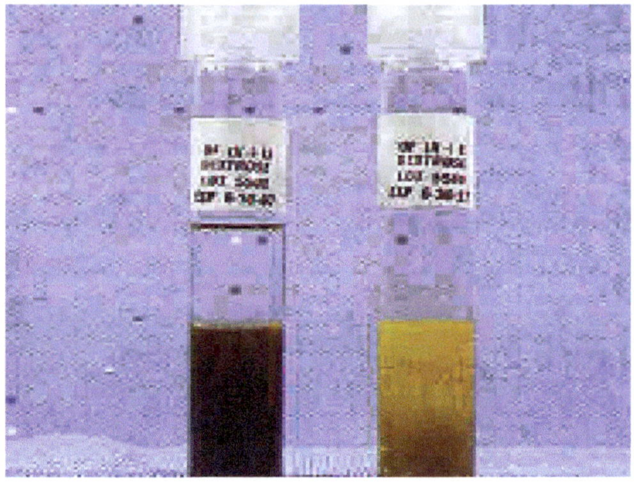

Figura 63.21 – *Teste de oxidação-fermentação (OF- glicose) (- e +) – metabolismo oxidativo.*
Fonte: Acervo da autoria.

A maior quantidade de carboidratos aumenta a quantidade de ácidos que podem ser potencialmente produzidos. O meio OF pode ser usado como um teste simples de utilização de glicose pela via oxidativa, assim como para outros carboidratos: lactose; maltose; sacarose; xilose; e frutose. As reações positivas são indicadas por uma coloração amarela, evidenciada pelo indicador azul de bromotimol, que se torna amarelo em meio ácido. Uma coloração verde ou azul-esverdeado indica uma reação negativa. O teste para glicose é feito em duplicata e, em um dos tubos, o meio é recoberto com óleo mineral. A bactéria será considerada oxidativa, se produzir ácido apenas no tubo sem óleo (exposto ao ar), como a *Pseudomonas aeruginosa*; fermentadora, se produzir ácido em ambos os tubos (como a *E. coli*); e assacarolítica, se ambos os tubos permanecerem com pH alcalino após a incubação (p. ex., a *Moraxella* sp.) (Quadro 63.1 e Figura 63.21).

Quadro 63.1 – *Reações de Oxidação-fermentação (OF)*

Meio aberto	*Meio fechado*	*Metabolismo*
Ácido (amarelo)	Alcalino (verde)	Oxidativo
Ácido (amarelo)	Ácido (amarelo)	Fermentativo
Alcalino (verde)	Alcalino (verde)	Assacarolítico

Fonte: Desenvolvido pela autoria.

PYR

O teste PYR identifica presuntivamente os estreptococos β-hemolíticos do grupo A (*S. pyogenes*) e algumas espécies de enterococos. Essas bactérias têm a enzima aminopeptidase pirrolidonilarilamidase (PYRase) que hidrolisa a amida do substrato (L-pirrolidonil-β-naftilamida), liberando β-naftilamida livre, que pode ser detectada pela adição do reagente composto de *p*-dimetil-aminocinamaldeído a 0,01%. Esse reagente de detecção se acopla a uma naftilamida para formar uma base de Schiff, de cor vermelha. O teste pode ser feito em tubo contendo caldo adicionado do reativo PYR, ou com papel de filtro impregnado com o reativo. Em ambos os casos, adiciona-se o reagente revelador para proceder à leitura do teste (Figura 63.22).

Produção de sulfeto de hidrogênio (H_2S)

A habilidade de certas bactérias de formar H_2S a partir de aminoácidos ou outros compostos que contenham enxofre é uma característica importante para sua identificação. São vários os meios de cultura que podem ser utilizados na identificação da produção de H_2S, no entanto a maioria utiliza tiossulfato de sódio como fonte de enxofre. O H_2S é

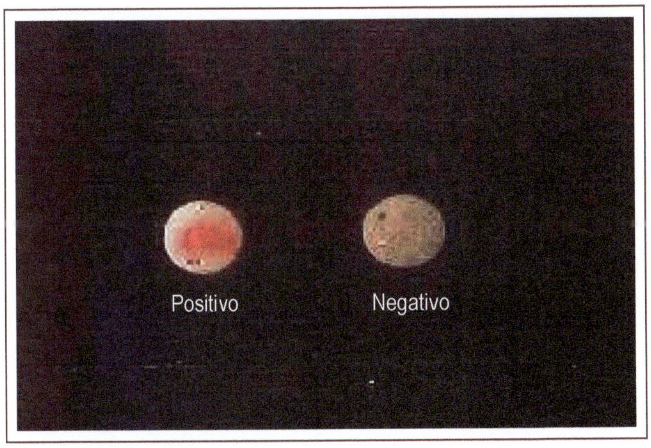

Figura 63.22 – *Teste de PYR (+ e –).*
Fonte: Acervo da autoria.

produzido a partir da ação da tiossulfatorredutase sobre o tiossulfato de sódio, sendo evidenciado pela reação do H_2S com o citrato férrico amoniacal, originando sulfeto de ferro, um precipitado de cor negra (ver Figuras 63.26 e 63.28).

Redução de nitrato

A capacidade de um organismo reduzir nitratos a nitritos é uma importante característica usada na identificação de muitos grupos de micro-organismos. Os organismos que apresentam redução de nitrato são capazes de extrair oxigênio desses compostos formando nitritos e outros produtos de redução, como indicado na reação:

$$\underset{\text{Nitrato}}{NO_3^-} + 2e^- + 2H \rightarrow \underset{\text{Nitrito}}{NO_2^-} + H_2O$$

A formação de nitrito no meio contendo 0,1% de nitrato de potássio é detectada pela adição de α-naftilamina e ácido sulfanílico, com a formação de um corante de diazônio vermelho, o *p*-sulfobenzeno-azo-α-naftilamina. Como a enzima nitratorredutase tem atividade máxima em condições anaeróbias, recomenda-se o uso de ágar semissólido. Todas as enterobactérias, exceto certos biótipos de *Pantoea agglomerans* e algumas espécies de *Serratia* e *Yersinia*, produzem redução de nitratos. A prova também é útil para identificar membros dos gêneros *Haemophilus*, *Neisseria*, *Moraxella* e *Acinetobacter*.

Tolerância ao sal

A prova de tolerância ao sal é utilizada para identificar bactérias tolerantes a meios hipertônicos, sendo utilizada de rotina para diferenciar presuntivamente *Enterococcus* spp. de *Streptococcus* spp. do grupo D. O meio empregado nessa prova é composto de glicose, NaCl (6,5%) e uma substância indicadora de pH (púrpura de bromocresol). O crescimento bacteriano com fermentação da glicose produz acidificação do meio, e consequente variação da cor púrpura para amarelo, indicando teste positivo. A concentração do sal varia dependendo do grupo de bactérias a ser estudado (p. ex., *Staphylococcus* spp. crescem em meios com até 15% de NaCl). Esse teste, juntamente com a prova da bile-esculina, é empregado para diferenciar espécies de enterococos e estreptococos do grupo D, *Streptococcus bovis* e *Streptococcus equinus* ver Figura 63.2).

Urease

A urease é uma enzima que hidrolisa a ureia em amônia e em dióxido de carbono. A reação é utilizada na identificação de bactérias produtoras de urease. A amônia reage em solução para formar carbonato de amônia, resultando na alcalinização do meio e consequente aumento do pH, acarretando uma mudança de coloração do indicador de pH. Em laboratórios clínicos, são utilizados rotineiramente dois meios para identificação da urease: caldo ureia Stuart e ágar ureia de Christensen (Figura 63.23; ver Figuras 63.13 e 63.26).

Vermelho de metila

A prova de vermelho de metila (VM) é um teste quantitativo para identificar espécies bacterianas que produzem ácidos orgânicos fortes (láctico, acético e fórmico) a partir da fermentação mista da glicose, visto que as bactérias que seguem a via de fermentação de ácidos mistos produzem quantidades suficientes de ácidos fortes para manter o pH abaixo de 4,4 (cor vermelha). Muitas espécies de Enterobacteriaceae utilizam essa via de fermentação da glicose. A formação desses ácidos pode ser detectada pelo indicador VM, que tem seu ponto de viragem no pH 4,4. *Escherichia coli* apresenta teste VM positivo, enquanto *Enterobacter aerogenes*, VM negativo (Figura 63.24; ver Figuras 63.8 e 63.9).

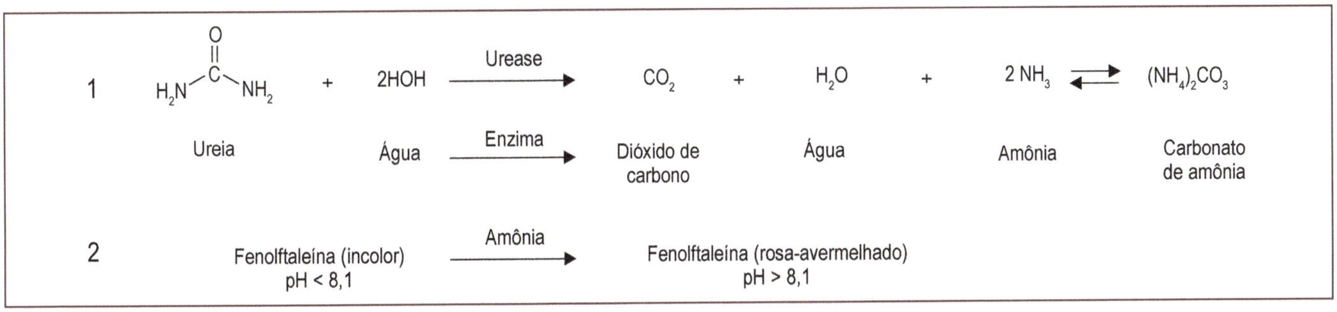

Figura 63.23 – *Mecanismo da reação de urease.*
Fonte: Desenvolvida pela autoria.

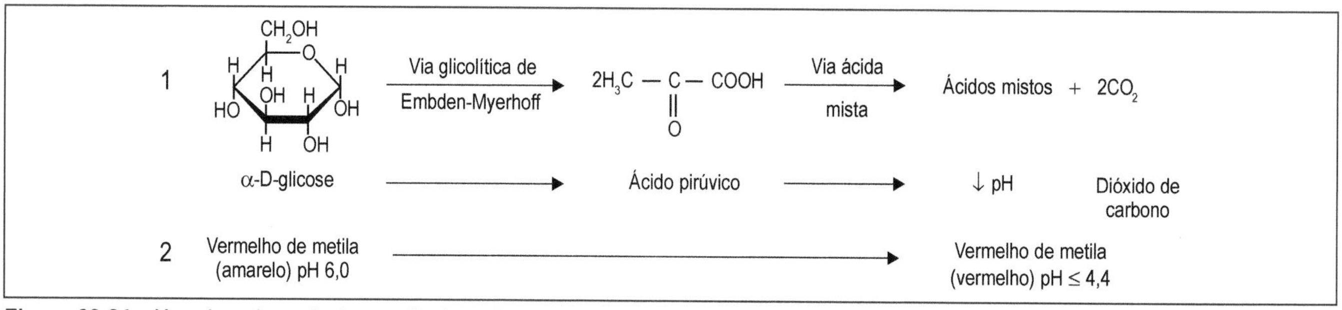

Figura 63.24 – *Mecanismo da reação de vermelho de metila.*
Fonte: Desenvolvida pela autoria.

Voges-Proskauer

Outra via de fermentação de glicose que as bactérias podem utilizar é a via de acetoína (acetilmetilcarbinol). O ácido pirúvico é formado pela degradação fermentativa da glicose (via Embden-Myerhoff) e é metabolizado pela via de butilenoglicol, em acetoína, um subproduto inativo. O acetil é convertido em diacetil, pela ação de hidróxido de potássio a 40% e oxigênio atmosférico. O diacetil é convertido em um complexo vermelho pela ação catalítica de α-naftol e creatina. Espécies dos gêneros *Klebsiella*, *Enterobacter*, *Hafnia* e *Serratia* produzem acetoína e apenas pequenas quantidades de ácidos mistos, que podem ser insuficientes para diminuir o pH do meio de VM. O teste foi denominado "Voges-Proskauer", pois esses dois microbiologistas descreveram pela primeira vez essa reação (Figura 63.25; ver Figuras 63.8 e 63.9).

Meios empregados em identificação bioquímica microbiana

Meios EPM e MILi

O conjunto de meios constituído de EPM (Escola Paulista de Medicina) (Figura 63.26) e MILi (motilidade, indol e lisina) (Figura 63.27) fornece sete reações bioquímicas, que, juntamente com o resultado da fermentação da lactose nas placas do isolamento primário (ágar MacConkey), conseguem identificar a maioria das enterobactérias isoladas em amostras clínicas.

Meio EPM

- **Produção de gás:** a enzima hidrogenilase fórmica (formiase) desdobra o ácido fórmico (um dos ácidos produzidos durante a fermentação da glicose) em CO_2 e H_2. O gás é evidenciado pela presença de bolhas, rachaduras e/ou deslocamento do meio da sua posição original no tubo.

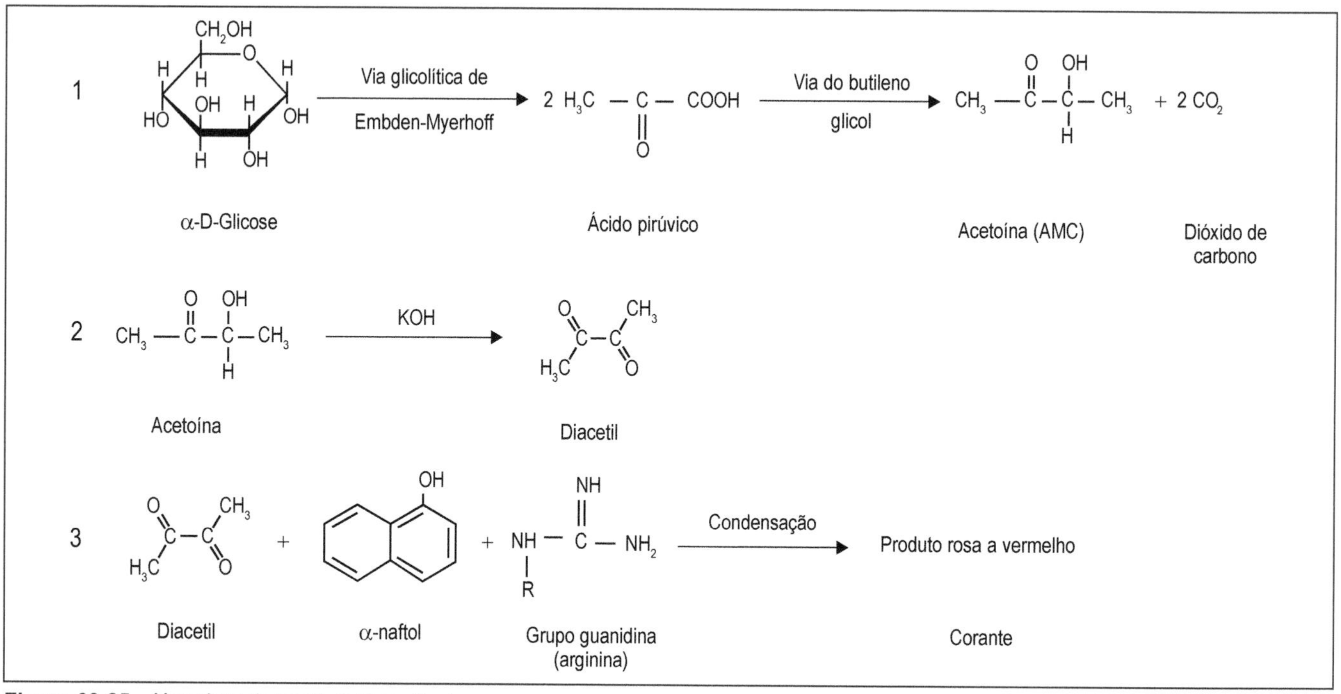

Figura 63.25 – *Mecanismo da reação de Voges-Proskauer.*
Fonte: Desenvolvida pela autoria.

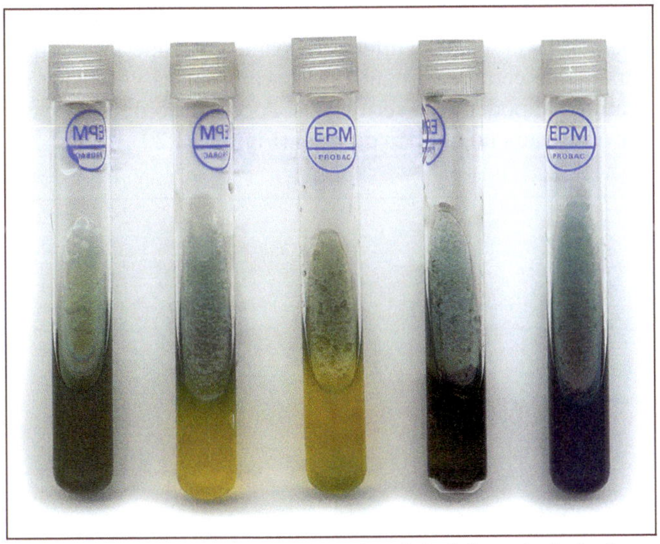

Figura 63.26 – *Meio EPM (tubos: 1: não inoculado; 2: fermentação da glicose; 3: L -triptofanodesaminase; 4: H_2S e produção de gás; 5: urease-positivos.*
Fonte: Acervo da autoria.

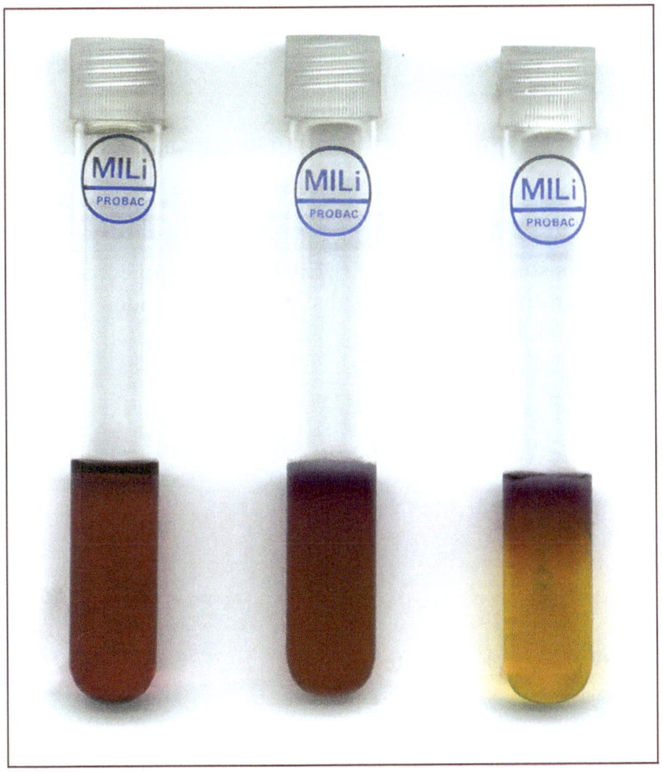

Figura 63.27 – *Meio MIli (motilidade, indol e lisina) – tubo não inoculado, lisina + e –.*
Fonte: Acervo da autoria.

- **Produção de H_2S:** A enzima tiossulfatorredutase age sobre o tiossulfato de sódio, produzindo H_2S, o qual é evidenciado pela reação com o citrato férrico amoniacal, que originará um sulfeto de ferro insolúvel de cor negra.
- **Hidrólise da ureia:** a urease desdobra a ureia em CO_2 e NH_3, o qual se dissolve sob a forma de carbonato de amônia, alcalinizando o meio. Nesse caso, a base do meio fica azul ou verde-esverdeada (reação fraca).
- **Triptofano desaminase:** a enzima L-triptofanodesaminase (LTD) promove a desaminação oxidativa do aminoácido L-triptofano, convertendo-o em α-cetoácido (ácido indol-pirúvico), o qual reage com sais de ferro originando um composto cíclico de cor verde escura. Outro aminoácido muito utilizado no teste é a fenilalanina, cujo produto final da desaminação é o ácido fenilpirúvico. A desaminação ocorre em aerobiose, sendo observada no ápice do meio EPM.

Meio MILi

- **Motilidade:** a bactéria móvel cresce além da linha de inoculação, turvando parcial ou totalmente o meio; enquanto a bactéria imóvel cresce somente onde foi inoculada, deixando o meio translúcido.
- **Indol:** a enzima triptofanase age sobre o triptofano, resultando na liberação do indol. Essa reação é evidenciada pela adição dos reativos de Kovacs ou de Ehrlich (*p*-dimetilamino-benzaldeído), produzindo uma coloração vermelha.
- **Lisina descarboxilase (LDC):** a LDC promove a remoção do CO_2 da lisina, produzindo uma amina (cadaverina) e alcalinizando o meio, que adquire a cor púrpura em toda a sua extensão. Quando o aminoácido não é utilizado, o meio adquire a cor amarela nos seus dois terços inferiores.

■ Ágar tríplice açúcar ferro

O ágar tríplice açúcar (TSI, do inglês *triple sugar iron*) é um meio empregado na triagem de enterobactérias e apresenta coloração laranja avermelhada. O meio é enriquecido pela incorporação de quatro compostos proteicos, possibilitando um bom crescimento bacteriano. É utilizado para determinar a habilidade de um micro-organismo em utilizar carboidratos específicos existentes no meio básico com ou sem produção de gás ou H_2S (Figura 63.28).

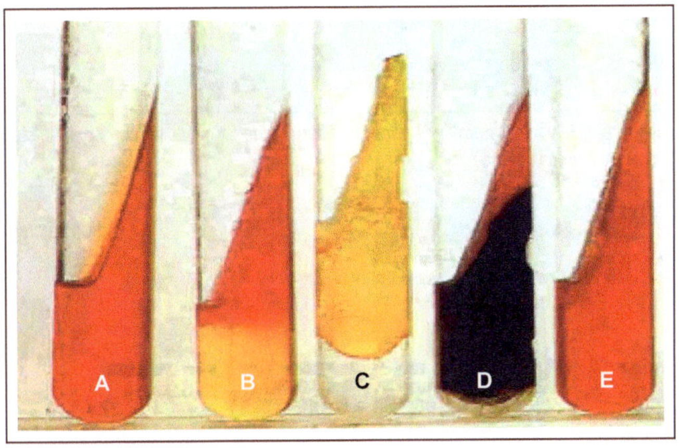

Figura 63.28 – *Meio TSI (ágar tríplice açúcar). A meio não inoculado. B: gli (+), lac e sac (–), gás (–), H_2S (–). C: gli (+), lac e sac (+), gás (+), H_2S (–). D: gli (–), lac e sac (–), gás (+), H_2S (+). E: gli (–), lac e sac (–), gás (–), H_2S (–) – bactéria não fermentadora.*
Fonte: Acervo da autoria.

- **Fermentação da glicose:** a concentração de glicose no meio é de apenas 0,1%, obtendo-se, assim, uma quantidade relativamente pequena de ácido. Inicialmente, todo o meio ser torna amarelo em virtude da degradação da glicose. Após algumas horas, os micro-organismos começam a decompor oxidativamente a peptona, produzindo uma alcalinização na superfície do meio. No fundo do tubo, a degradação proteica é insuficiente para reverter o pH ácido estabelecido, e o meio mantém-se amarelo. Todas as enterobactérias fermentam a glicose.
- **Fermentação da lactose e da sacarose:** o meio possui uma concentração maior desses açúcares (1%), permitindo que as bactérias que utilizam a lactose, com ou sem sacarose, produzam quantidades relativamente altas de ácidos, suficiente para superar a reação alcalina desenvolvida na superfície do meio. O tubo permanece totalmente com coloração amarela. O indicador de pH do meio é o vermelho de fenol.
- **Produção de gás:** ocorre formação de gás por causa da degradação de moléculas de ácido fórmico, sendo evidenciada pelo aparecimento de bolhas ou rachaduras no meio.
- **Produção de H_2S:** evidenciada pelo aparecimento de um precipitado de coloração negra (sulfeto de ferro), proveniente da reação do H_2S com o citrato férrico amoniacal contido no meio.

Meio IAL – Rugai

O meio IAL (Instituto Adolfo Lutz)/Rugai e Araújo, modificado por Pessoa e Silva, é empregado na identificação presuntiva de enterobactérias. Nesse meio, nove provas bioquímicas são agrupadas em um único tubo. Na fase superior do tubo, podem ser verificadas a fermentação da glicose, produção de gás, fermentação da sacarose, hidrólise da ureia, produção de sulfeto de hidrogênio e desaminação do aminoácido LTD. Na fase inferior, separada da superior por uma camada de cera de carnaúba, a descarboxilação da lisina e a motilidade podem ser verificadas. A produção de indol pode ser observada no tampão do tubo (Figura 63.29).

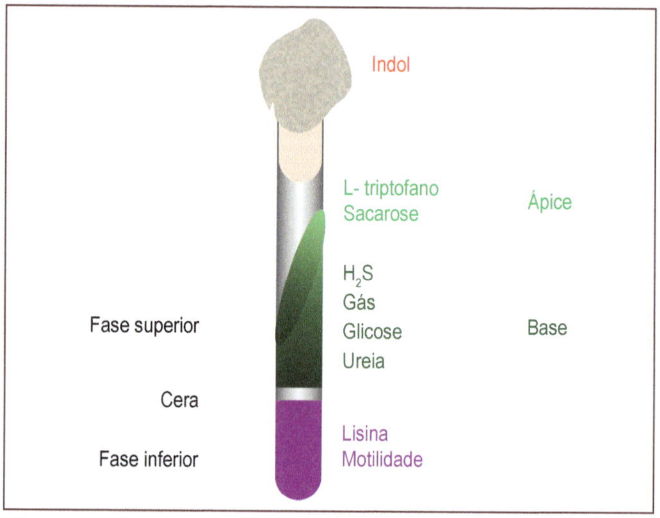

Figura 63.29 – *Meio IAL.*
Fonte: Acervo da autoria.

Sistemas miniaturizados de identificação microbiana

API e ID32

Os sistemas Api e ID32 (BioMérieux) são constituídos por microtubos contendo substratos desidratados (Figuras 63.30 a 63.32).

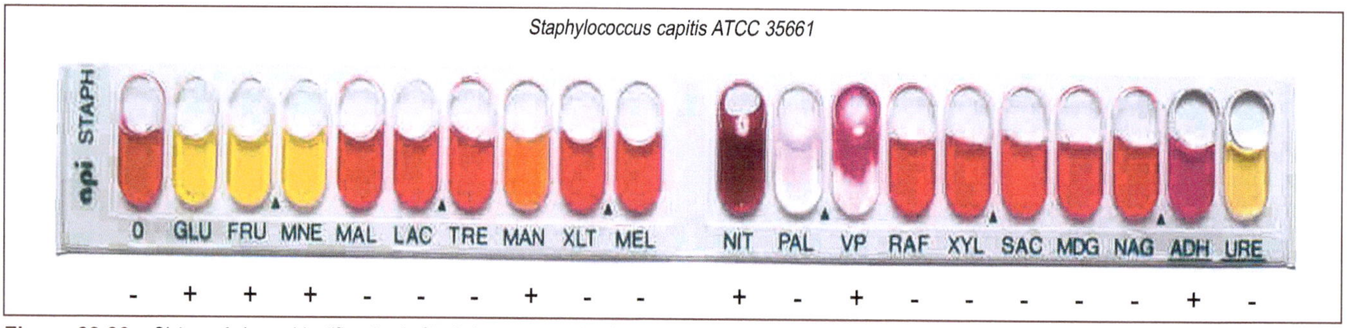

Figura 63.30 – *Sistema Api para identificação de* Staphylococcus *sp. (ApiStaph).*
Fonte: Acervo da autoria.

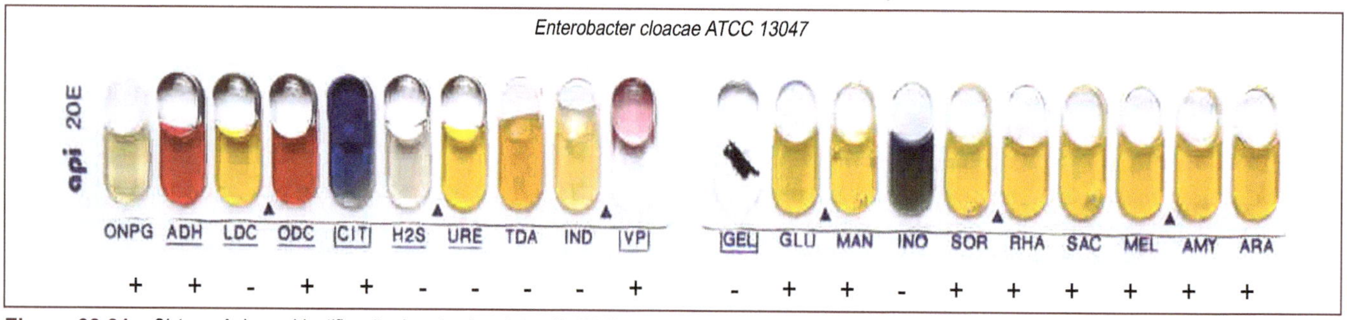

Figura 63.31 – *Sistema Api para identificação de enterobactérias. (Api20E).*
Fonte: Acervo da autoria.

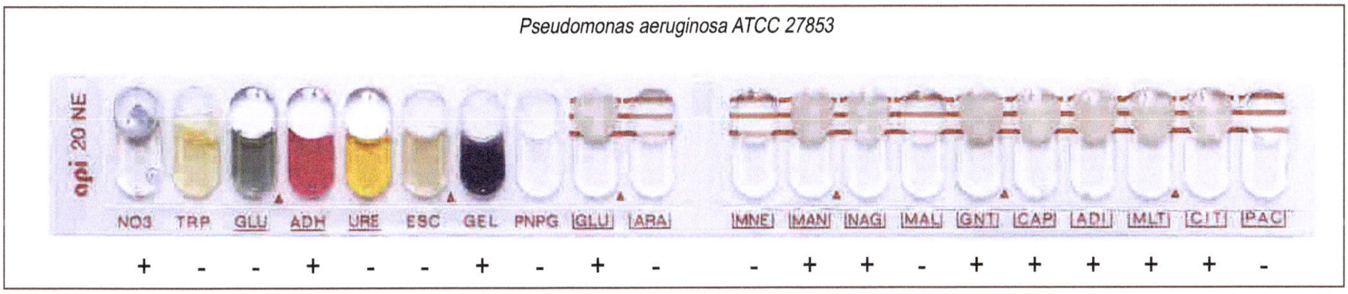

Figura 63.32 – *Sistema Api para identificação de bactérias não fermentadoras (Api20NE).*
Fonte: Acervo da autoria.

Esses sistemas são versões miniaturizadas dos testes bioquímicos convencionais. Os substratos são hidratados pela adição de uma suspensão bacteriana. As reações de cor são lidas após incubação. O fabricante fornece folhas de trabalho para registro das interpretações visuais das reações, que, em seguida, são convertidas em número de sete dígitos (biótipo). A identificação é obtida consultando-se o catálogo analítico do fabricante ou o *software* de interpretação. Abrangem 15 sistemas de identificação, com cerca de 700 espécies diferentes.

■ BBL Crystal

O sistema BBL Crystal (Becton Dickinson) é um método de identificação miniaturizado que utiliza substratos convencionais modificados e cromogênicos, dependendo do painel escolhido. O BBL Crystal E/NF (entéricos/não fermentadores) identifica bactérias Gram-negativas aeróbias fermentadoras e não fermentadoras da glicose, e o sistema BBL Crystal GP identifica bacilos Gram-positivos. O sistema é composto por uma tampa com 30 substratos desidratados nas extremidades de pontas plásticas. Uma suspensão de micro-organismos é colocada em cada uma das 30 cavidades dispostas na base da unidade. A tampa é, então, alinhada com a base e adaptada, fechando esta, enquanto o inóculo, juntamente com o líquido BBL Crystal, reidrata os substratos secos, iniciando as reações do teste (provas de fermentação, oxidação, degradação e hidrólise de vários substratos), incluindo substratos ligados a cromógenos. Após incubação, a leitura dos resultados é feita visualmente ou com auxílio do transiluminador BBL Crystal Auto Reader, conforme as mudanças colorimétricas. Essa leitura é convertida em um perfil numérico de dez dígitos. O número do perfil e os resultados dos testes para indol e oxidase são analisados utilizando-se o *software* Crystal Mind a fim de se obter a identificação (Figura 63.33).

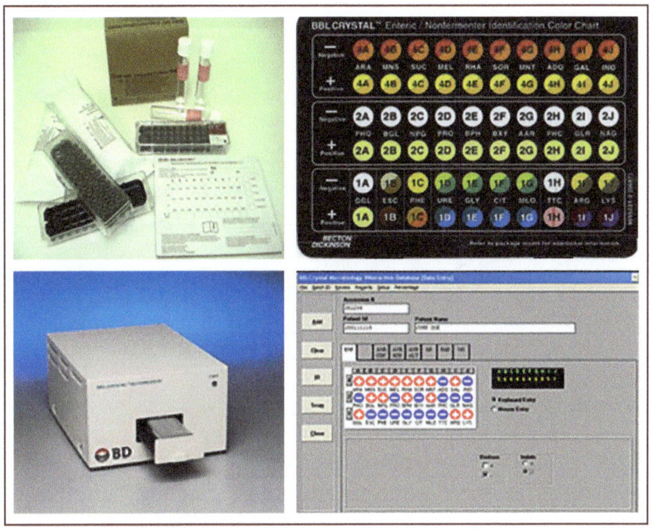

Figura 63.33 – *BBL Crystal E/NF.*
Fonte: Acervo da autoria.

Sistemas automatizados de identificação microbiana

■ Gen III Microplate

O sistema Gen III Microplate (Biolog) consiste de uma placa de microtitulação com 96 cavidades, contendo 71 diferentes fontes de carbono e 23 testes de sensibilidade química, todos na presença de um indicador redox (tetrazólio), com o objetivo de comprovar a capacidade dos micro-organismos utilizarem (oxidarem) um ou mais dos substratos desidratados. Uma suspensão padronizada de micro-organismos é inoculada nos poços e a microplaca é incubada na estufa leitora OmniLog ou em estufa comum. Se o substrato é utilizado pela bactéria inoculada, ocorrem aumento da respiração nas células durante a oxidação e redução do corante incolor, que se torna púrpura. O teste produz padrões de cor púrpura, constituindo a impressão digital metabólica. Os poços são codificados conforme o perfil metabólico das bactérias e comparados com os perfis armazenados no banco de dados, identificando-se, assim, o micro-organismo (Figura 63.34).

■ WalkAway Plus

O sistema WalkAway Plus (Beckman Coulter) é um equipamento totalmente automatizado que identifica bactérias Gram-negativas fermentadoras e não fermentadoras; cocos Gram-positivos e listeria; anaeróbicos; leveduras e micro-organismos fastidiosos como *Neisseria* e *Haemophilus*. Contém incubadora, pipetador de reagentes e capacidade de processar simultaneamente 40 ou 96 painéis. Esses são impregnados com uma série bioquímica de cerca de 30 substratos para a identificação bacteriana, além de agentes antimicrobianos com suas respectivas diluições para a susceptibilidade antimicrobiana, com concentração inibitória mínima. Contém cerca de 20 ou mais antibióticos por painel, dependendo do tipo de painel.

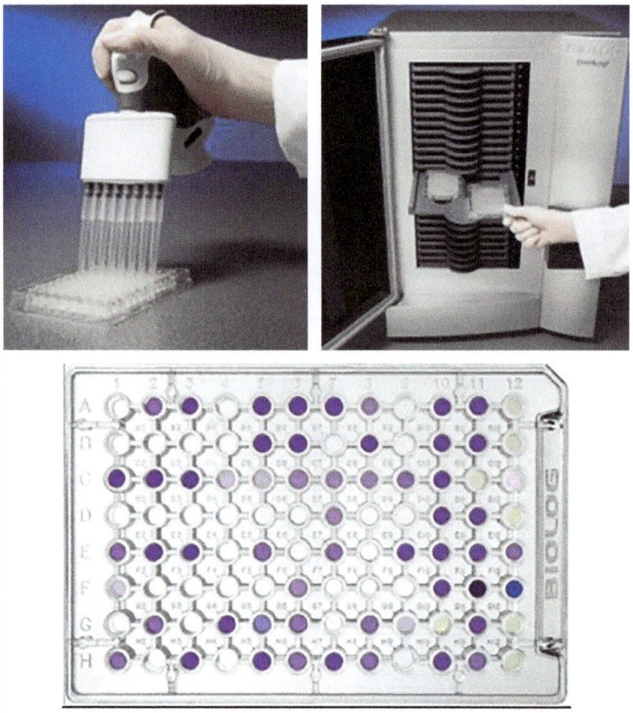

Figura 63.34 – *Gen III Microplate.*
Fonte: Acervo da autoria.

Apresenta desenvolvimento de cores para a série bioquímica e turbidez para o antibiograma. O sistema computadorizado registra e interpreta automaticamente os resultados do instrumento (Figura 63.35).

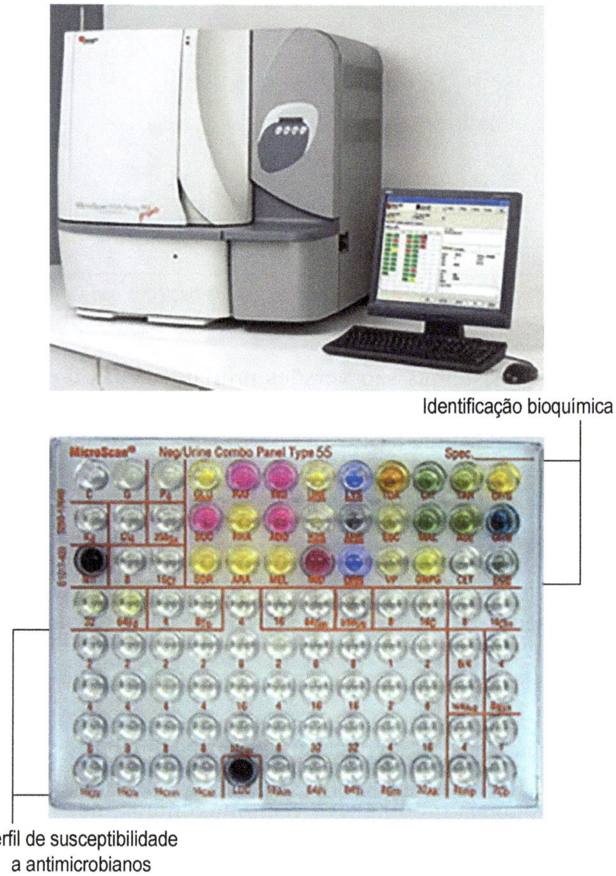

Figura 63.35 – *WalkAway Plus.*
Fonte: Acervo da autoria.

■ Vitek

O sistema Vitek2 (BioMérieux) consiste em um módulo de controle computadorizado, uma unidade de enchimento seladora, um leitor-incubador e um terminal de dados. São utilizados cartões de testes Vitek, de diferentes grupos microbianos, contendo 64 poços com substratos bioquímicos e cartões com 16 a 18 antibióticos para efetuar testes de susceptibilidade de micro-organismos e determinação da concentração inibitória mínima. Os cartões são inoculados pelo equipamento e incubados. Esse sistema emprega a metodologia de turbidez para a análise dos resultados, verificando a utilização de açúcares, lipídeos e produção de enzimas.

O sistema detecta o crescimento bacteriano e a ocorrência de alterações metabólicas nas microcavidades de finos cartões de plástico utilizando uma tecnologia com base na fluorescência. Os resultados são processados e interpretados pela base de dados ID-GNB, comparando com uma base de dados de micro-organismos (Figura 63.36). O sistema automatizado de identificação microbiana, denominado Vitek MS (BioMérieux), utiliza uma tecnologia inovadora de espectrometria de massa (MALDI – TOF, do inglês *matrix assisted laser desorption ionization time of flight*). Um espectro de massa da amostra é analisado e comparado com um banco de dados com mais de 1.500 espécies, fornecendo resultados de identificação em poucos minutos (Figura 63.37).

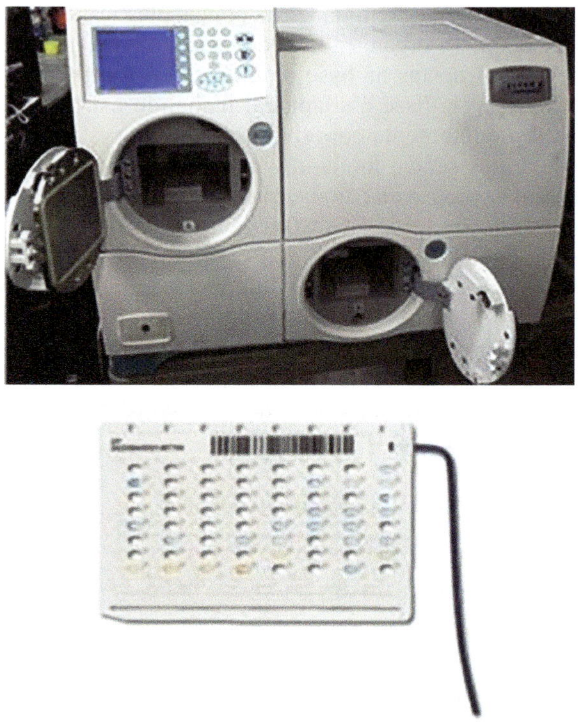

Figura 63.36 – *Vitek 2 Compact.*
Fonte: Acervo da autoria.

▪ MicroSeq 500 16S rDNA

O sistema MicroSeq 500 16S rDNA *Bacterial Identification System* (Applied Biosystems) realiza identificação bacteriana por meio de sequenciamento dos primeiros 500 pares de base do RNA ribossômico 16S, obtidos pela reação de polimerase em cadeia (PCR). A sequência de DNA resultante é analisada e comparada com uma biblioteca de sequências genéticas de rDNA 16S usando o *software* de análise MicroSeq ID (Figura 63.38).

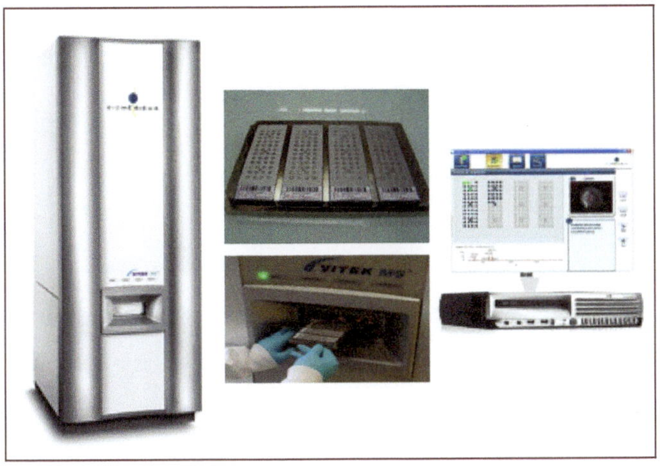

Figura 63.37 – *Vitek MS.*
Fonte: Acervo da autoria.

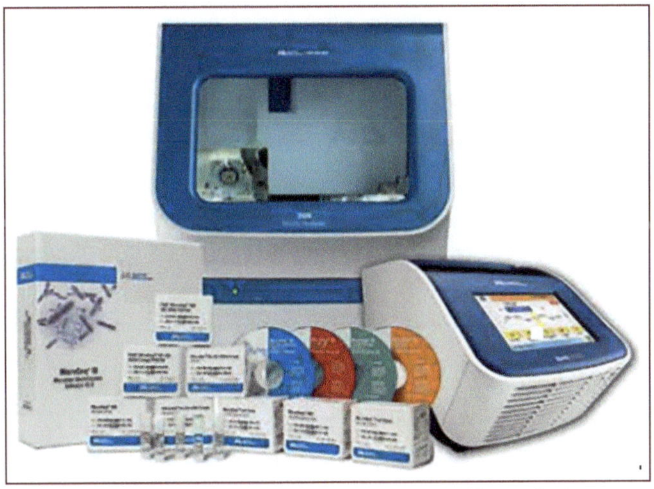

Figura 63.38 – *MicroSeq 500 16S rDNA Bacterial Identification System.*
Fonte: Acervo da autoria.

Bibliografia recomendada

Delost MD. Introduction to diagnostic microbiology. 2. ed. St. Louis: Mosby-Year Book, 2020.

Jorgensen JH, Carroll KC, Funke G, Pfaller MA, Landry ML, Richter SS, et al. (eds.). Manual of clinical microbiology. 11. ed. Washington: Wiley, 2015.

Koneman EW, Winn Jr W, Allen SD, Janda WM, Schreckenberger PC; Winn JR, et al. Diagnóstico microbiológico: texto e atlas colorido. 6. ed. Rio de Janeiro: Guanabara Koogan, 2008.

PARTE 3A

Micologia Geral

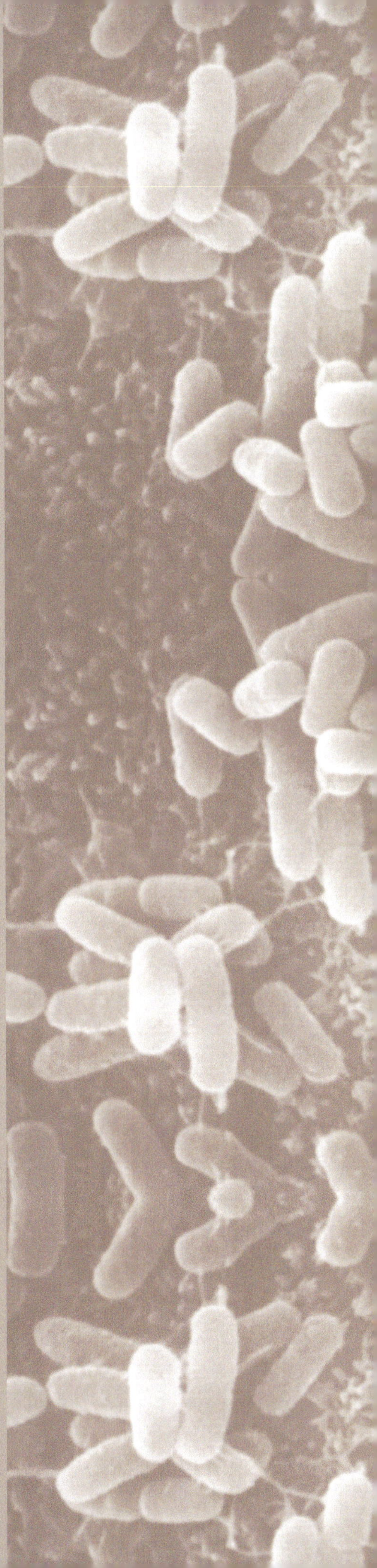

64

Características Gerais dos Fungos

Olga Fischman Gompertz
Walderez Gambale
Benedito Corrêa
Claudete Rodrigues Paula
Anderson Messias Rodrigues
Zoilo Pires de Camargo

Introdução

Os fungos, durante muito tempo, foram classificados como pertencentes ao Reino Vegetalia, apesar de apresentarem características conflitantes com as típicas desse Reino. Não têm clorofila nem pigmentos fotossintéticos, obtendo sua energia por absorção de nutrientes; não armazenam o amido e não apresentam, com exceção de alguns fungos aquáticos, celulose na parede celular. Os fungos têm, ainda, algumas semelhanças com o reino Animalia, ou seja, armazenam glicogênio e contêm quitina na parede celular. Alguns fungos apresentam, no processo sexuado de reprodução, a dicariofase, característica encontrada apenas entre esses organismos: logo após a plasmogamia, não ocorre a cariogamia, mas sim uma fase dicariótica prolongada na qual a frutificação é composta de células binucleadas com presença simultânea de dois núcleos haploides sexualmente opostos. Eventualmente, a cariogamia pode não ocorrer e o dicário se perpetuar na espécie. Os fungos são heterotróficos e eucarióticos, com um só núcleo, como as leveduras, ou multinucleados, como os fungos filamentosos ou bolores e os cogumelos (fungos macroscópicos). Essas características resumidas justificaram, a partir de 1969, a criação de um reino separado, o Fungi (ver Capítulo 64.1).

64.1 Estrutura, Morfologia, Reprodução e Taxonomia dos Fungos

• Olga Fischman Gompertz • Walderez Gambale • Benedito Corrêa • Claudete Rodrigues Paula
• Anderson Messias Rodrigues • Zoilo Pires de Camargo

Estrutura da célula fúngica

A célula fúngica é constituída pelos principais componentes encontrados nos organismos eucarióticos. Os fungos podem ser unicelulares ou multicelulares quando as células são tubulares e denominadas "hifas", cujo conjunto constitui o micélio. Todas as células fúngicas são eucarióticas, isto é, têm núcleo com membrana nuclear. Na Figura 64.1.1, estão esquematizadas as principais estruturas da célula fúngica.

Parede celular

A parede celular é responsável pela rigidez da célula fúngica, sendo composta basicamente por polissacarídeos de natureza celulósica ou quitínica, dependendo do grupo de fungos ou da mistura das duas substâncias, além de proteínas e lipídios, mas com variações a depender da espécie de fungo, da idade, composição do substrato de crescimento, pH e temperatura. Essas substâncias conferem rigidez à parede celular. As glucanas e as mananas estão combinadas com proteínas, formando as glicoproteínas, manoproteínas e glicomanoproteínas. Estudos citoquímicos demonstraram que cada camada tem um polissacarídeo dominante: as camadas mais internas contêm beta-1-3-glucanas e mananas, enquanto as mais externas contêm mananas e beta-1-6-glucanas. A primeira e a terceira camadas são as mais ricas em mananas. As glucanas nas células fúngicas são normalmente polímeros de D-glicose, ligados por pontes betaglicosídicas.

As mananas, polímeros de manose, representam o material amorfo da parede e são diferenciadas em dois tipos: uma manoproteína não enzimática, envolvida na arquitetura da parede; e uma manoproteína com características enzimáticas, relacionada com a degradação de macromoléculas.

A quitina, um polímero (1,4) de 2-acetamida-2-deoxi-beta-D-glicose, é o principal componente estrutural do exoesqueleto de invertebrados e da parede celular fúngica. Nas leveduras, a quitina encontra-se em menor quantidade do que nos bolores (na proporção de 1:3) e está restrita à área de blastoconidiação. A quitina é geralmente encontrada como microfibrilas cristalinas, dentro de uma matriz proteica.

Nos fungos termodimórficos na fase M (Mold = bolor), obtida em cultivo a 25 °C, a parede celular apresenta uma quantidade maior de beta-glucana e um complexo galactomanana; enquanto na fase Y (Yeast= levedura), obtida a 37 °C, há uma quantidade maior de alfa-glucana e traços de galactomana (Tabela 64.1.1) Essas diferenças parecem estar relacionadas com a patogenicidade desses fungos.

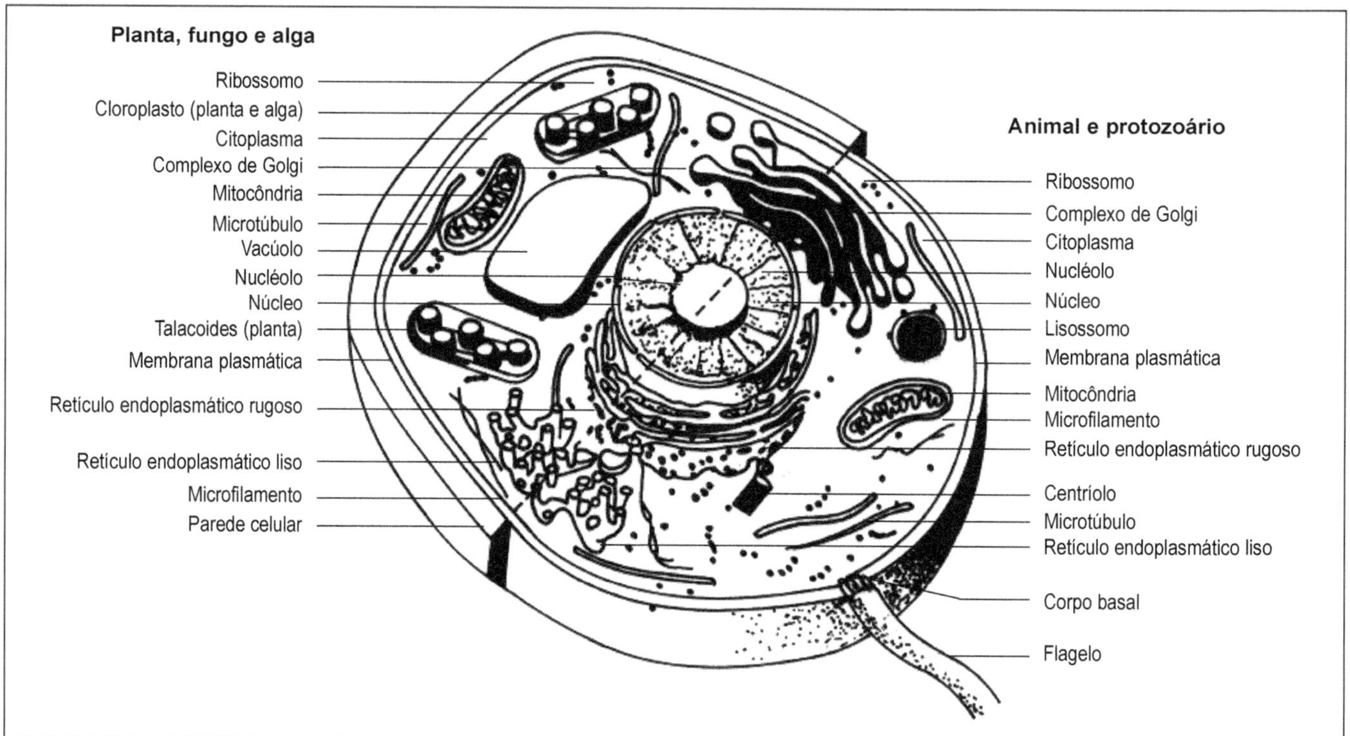

Figura 64.1.1 – *Desenho esquemático de uma célula eucariótica.*
Fonte: Desenvolvida pela autoria.

Tabela 64.1.1
Diferenças de composição química da parede celular de *Paracoccidioides brasiliensis* Fase M e Y

	Fase Y	*Fase M*
Alfa-glucana	38,2	–
Beta-glucana	6,2	25,1
Galactose	Traços	7,5
Manose	Traços	15

Fonte: Desenvolvida pela autoria.

■ Membrana citoplasmática

A membrana plasmática contém as mesmas funções da membrana encontrada em outras células. É composta de duas camadas de fosfolipídios revestidas por proteínas e apresenta uma série de invaginações que dão origem a um sistema de vacúolos ou vesículas, responsáveis por um contato entre o meio externo e o interior da célula. As proteínas servem como enzimas, que fornecem à membrana diferentes propriedades funcionais, enquanto os lipídeos dão à membrana sua verdadeira propriedade estrutural. A membrana citoplasmática dos fungos contém esteróis na forma de ergosterol, diferente da membrana citoplasmática da célula animal que contém colesterol. Essa diferença se constitui em importante sítio de ação de antifúngicos que atuam na síntese do ergosterol tendo esses antifúngicos toxicidade seletiva para o fungo. Na Figura 64.1.2, é possível observar um modelo de membrana da célula fúngica.

■ Citoplasma

O citoplasma é onde ocorrem as sínteses e o metabolismo energético e plasmático. No citoplasma, são encontrados: inclusões de glicogênio, que é a principal substância de reserva de energia dos fungos; vacúolos de alimentos e gorduras; mitocôndrias, responsáveis pelos mecanismos energéticos; ribossomos e retículo endoplasmático, responsáveis pela síntese de proteínas. Os vacúolos são de vários tamanhos e podem ter a função digestiva ou de reserva, armazenando glicogênio. As mitocôndrias constituem o sítio da fosforilação oxidativa e contêm DNA e ribossomos próprios. O retículo endoplasmático é um sistema comunicante que se espalha pela célula e é ligado à membrana nuclear, mas não à membrana plasmática e pode ser revestido externamente por ribossomos ou não. O aparelho de Golgi é um sistema de vesículas, canalículos e estruturas tubulares e está envolvido em processos de síntese e secreção, ligados à química de carboidratos.

■ Núcleo

Os fungos podem ter um, dois ou mais núcleos, envoltos por uma membrana nuclear (carioteca) com numerosos poros.

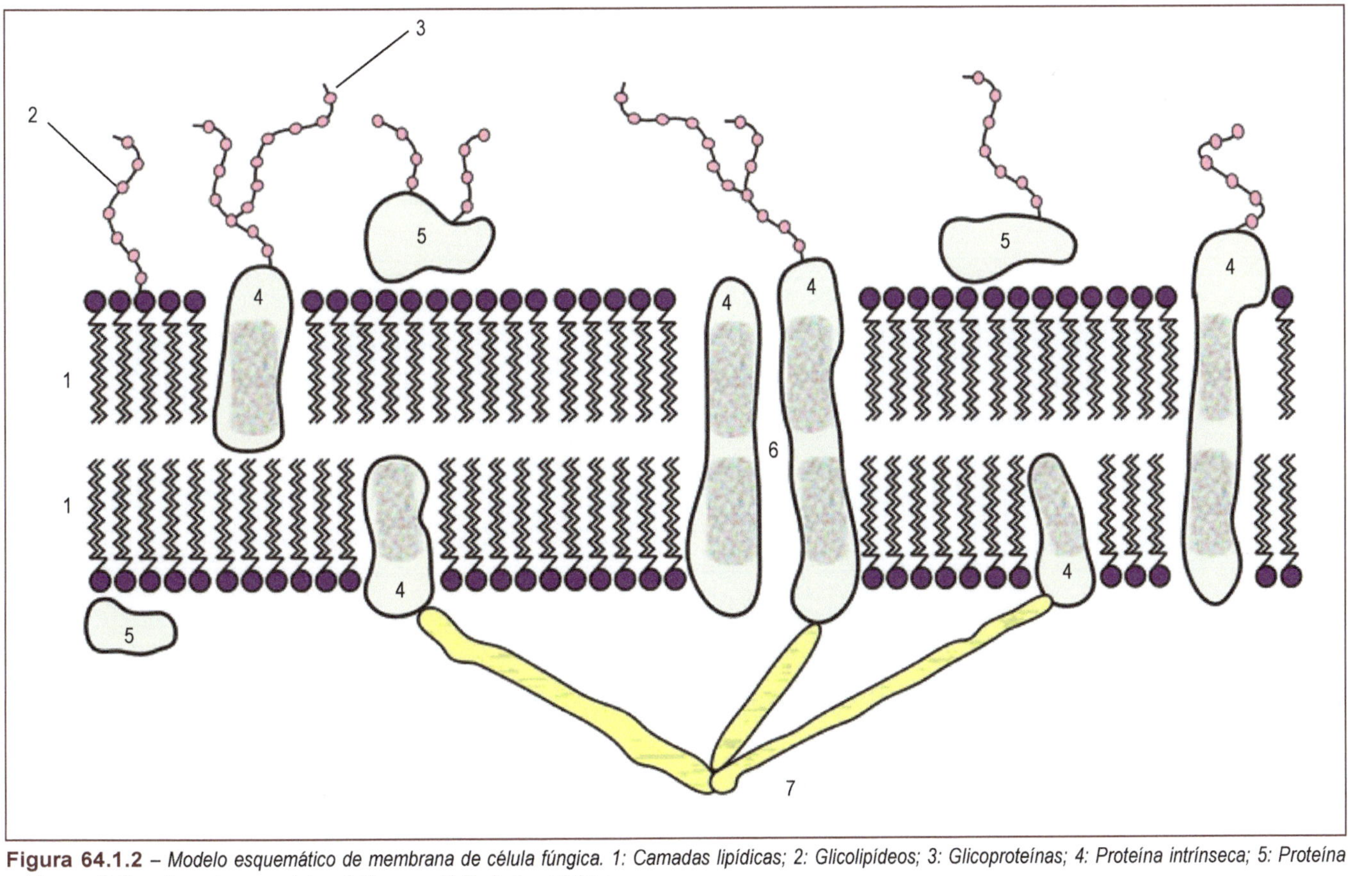

Figura 64.1.2 – *Modelo esquemático de membrana de célula fúngica. 1: Camadas lipídicas; 2: Glicolipídeos; 3: Glicoproteínas; 4: Proteína intrínseca; 5: Proteína extrínseca; 6: Poro formado por proteínas intrínsecas; 7: Rede de proteínas.*
Fonte: Desenvolvida pela autoria.

No núcleo, encontram-se os cromossomos lineares, compostos de dupla fita de DNA arrumados em hélice, de natureza nucleoproteica contendo DNA e também RNA, de natureza nucleoproteica cuja função é transmitir as informações genéticas do DNA ao resto da célula. Dentro do núcleo, encontra-se o nucléolo, um corpúsculo esférico contendo DNA, RNA e proteínas. Esse corpúsculo é o sítio de produção do RNA ribossomal. Durante a divisão nuclear, observa-se que a membrana desaparece, sendo substituída por um aparato em forma de agulhas (processo mitótico) com numerosos microtúbulos. Após a mitose, a membrana nuclear é novamente sintetizada.

Cápsula

Alguns fungos, como *Cryptococcus neoformans,* apresentam uma cápsula de natureza mucopolissacarídica com estrutura fibrilar composta de amilose e de um poliosídeo semelhante à goma arábica. A cápsula é importante na patogenia desse fungo por dificultar a fagocitose.

Morfologia e reprodução

A identificação dos fungos se baseia principalmente em suas características morfológicas e eles apresentam uma variedade grande de tipos morfológicos, desde os mais simples até os mais complexos. Basicamente, os fungos incluem as leveduras, os bolores e os cogumelos, que são os fungos macroscópicos.

Os bolores e as leveduras, fungos microscópicos, quando crescem em substrato adequado, formam colônias visíveis a olho nu com diferenças macroscópicas. Os bolores formam colônias filamentosas dos mais variados tipos morfológicos (algodonosas, pulverulentas, aveludadas e outros) e com uma variedade grande de pigmentos. As leveduras apresentam colônias pastosas, de cor creme, branca, preta, rosa, dependendo da espécie, e a maioria varia de branca a creme. (Figura 64.1.3)

As leveduras são unicelulares não apresentando diferenciação morfológica entre parte vegetativa e reprodutiva. As células têm formas arredondadas, ovoides ou alongadas. Leveduras do gênero *Candida*, em determinadas condições de cultivo, reproduzem-se por brotamentos sucessivos em cadeia, formando filamento semelhante ao dos bolores, denominado "micélio pseudofilamentoso" (Figura 64.1.4).

Os bolores são multicelulares e sua unidade estrutural é representada pela hifa, uma estrutura tubular, cujo conjunto é denominado "micélio". O micélio que se desenvolve no interior do substrato, funcionando também como elemento de sustentação e de absorção dos nutrientes, é denominado "micélio vegetativo". O micélio que se projeta na superfície e cresce acima do meio de cultivo é o micélio aéreo. O micélio aéreo vegetativo dos fungos filamentosos pode diferenciar-se em determinados pontos e formar o micélio reprodutivo, onde são formados os esporos, também denominados "propágulos" e podem ter origem sexuada ou assexuada. O micélio reprodutivo é de importância fundamental na identificação morfológica da maioria das espécies fúngicas. Os propágulos formados pelos fungos estão representados no Quadro 64.1.1.

O micélio vegetativo dos bolores é pluricelular filamentoso e pode ser septado ou contínuo, sem septos, quando se denomina "cenocítico" (Figura 64.1.5). O micélio vegetativo filamentoso pode também formar estruturas de propagação, de resistência ou de fixação em substratos: a) artroconídio ou artrósporo: fragmentação do micélio vegetativo em estruturas retangulares com formação de uma parede espessa ao redor (Figura 64.1.6); b) clamidoconídio ou clamidósporo: estruturas de resistência, apresentando células arredondadas de parede dupla e espessa e volume aumentado, de localização apical ou intercalar em relação ao micélio.

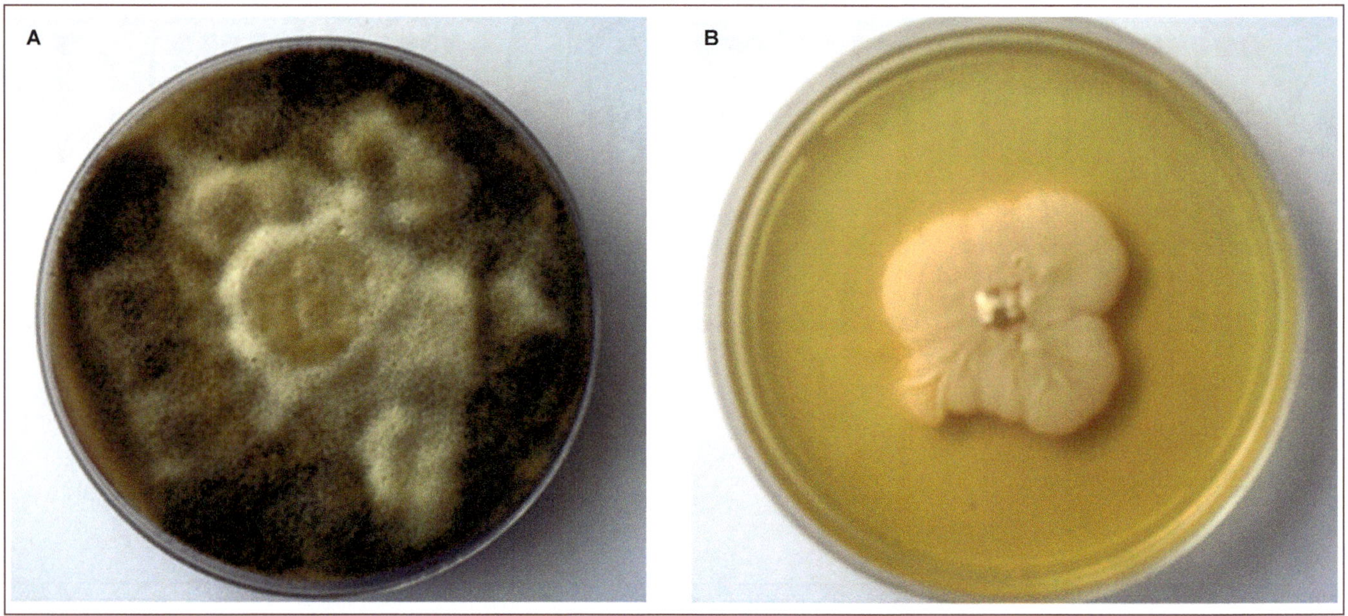

Figura 64.1.3 – *Foto de crescimento em placa de bolor (A) e levedura (B).*
Fonte: Acervo da autoria.

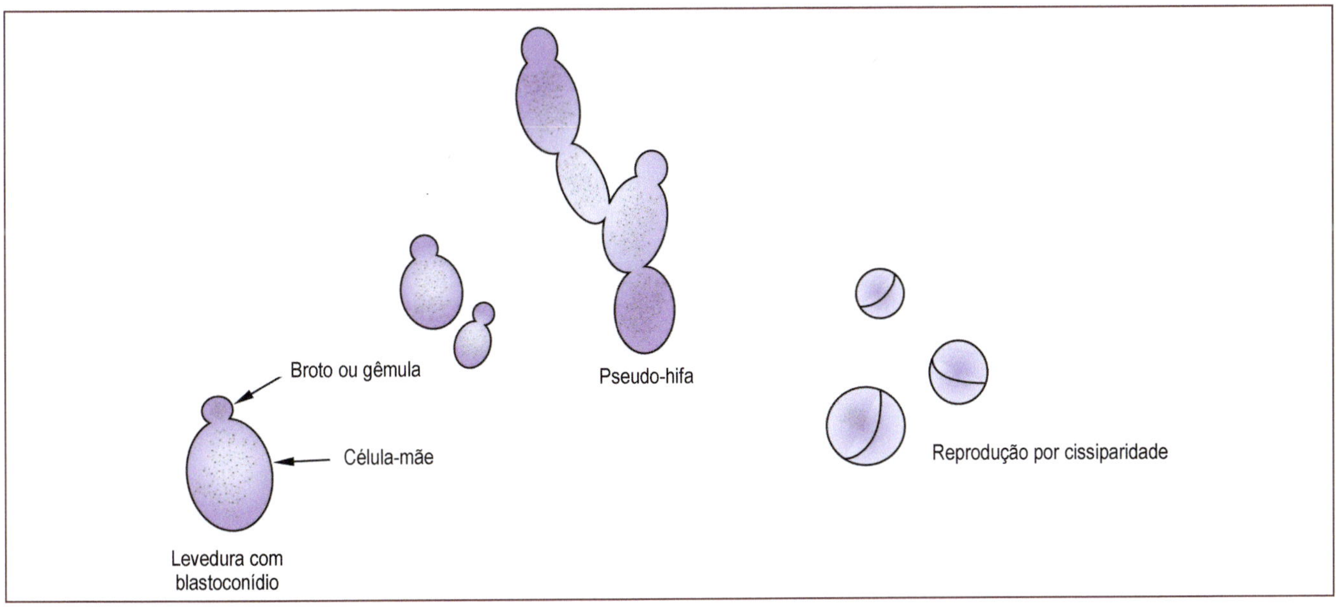

Figura 64.1.4 – *Blastoconídio e pseudo-hifa encontrados nas leveduras.*
Fonte: Desenvolvida pela autoria.

Quadro 64.1.1 – *Principais estruturas de reprodução de fungos leveduriformes e filamentosos*

Estruturas de reprodução	Típicas de fungos Leveduriformes	Blastoconídios	
	Mais comuns em fungos filamentosos	Propágulos assexuados	Externos – conídios
			Internos – esporangiosporos
		Propágulos sexuados	Externos – basidiósporos Internos – ascósporos
	Encontradas em fungos filamentosos e leveduriformes	Artroconídios Clamidoconidios	

Fonte: Desenvolvido pela autoria.

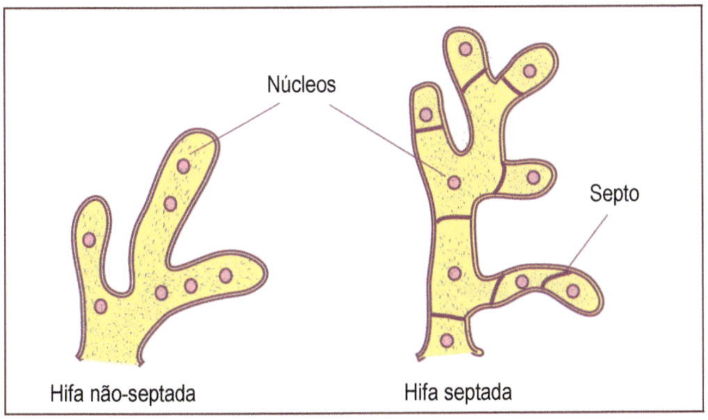

Figura 64.1.5 – *Diferentes tipos de hifas.*
Fonte: Desenvolvida pela autoria.

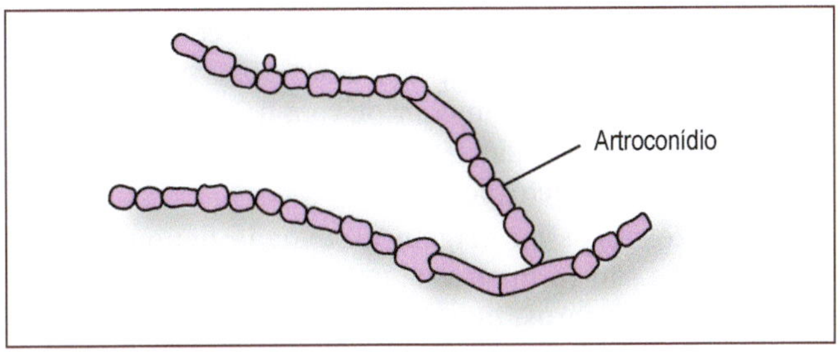

Figura 64.1.6 – *Artroconídio.*
Fonte: Desenvolvida pela autoria.

Os clamidoconídios são formados em condições ambientais adversas, como escassez de nutrientes, de água e temperaturas não favoráveis ao desenvolvimento fúngico (Figura 64.1.7); c) esclerócio: corpúsculo duro e parenquimatoso de coloração escura, formado pelo entrelaçamento de hifas; d) rizoide: prolongamentos emitidos pelo micélio e que servem para absorver nutrientes (Figura 64.1.8);

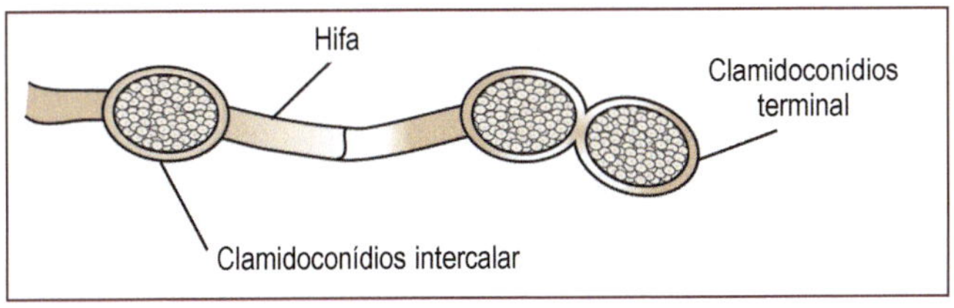

Figura 64.1.7 – *Clamidoconídios.*
Fonte: Desenvolvida pela autoria.

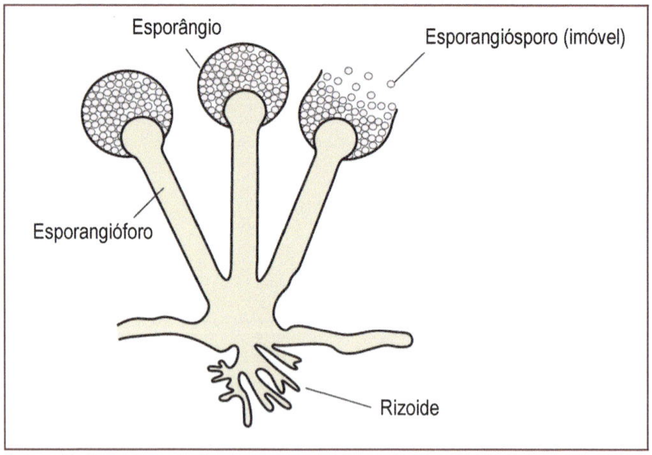

Figura 64.1.8 – *Reprodução assexuada interna.*
Fonte: Desenvolvida pela autoria.

e) apressórios (órgãos de fixação); e muitas outras estruturas, como hifas em espiral, hifas pectinadas etc., cujas funções não são bem conhecidas.

O micélio vegetativo, em determinados pontos, se diferencia em estruturas de reprodução, com morfologias características importantes na identificação dos fungos. Essas estruturas constituem o micélio reprodutivo, que cumpre as funções de disseminação e preservação da espécie. No micélio reprodutivo, há formação de células especiais denominadas esporos, que apresentam formas variadas – cilíndricos, elípticos, fusiformes, ovoides, baciliformes, piriformes e outras; hialinos ou pigmentados; simples ou septados, com septos transversais, longitudinais; lisos, verrucosos ou ciliados; grandes, pequenos. A morfologia dos esporos e o modo de formação são características importantes na identificação de gêneros e espécies de fungos. Os esporos, de acordo com sua origem, podem ser assexuados, quando formados por reprodução assexual ou agâmica, ou sexuados, quando formados pela fusão de células com caráter de sexualidade. Os esporos assexuados e os sexuados podem ser formados no interior ou fora de estruturas do micélio reprodutivo quando são denominados respectivamente "endósporos" ou "ectósporos".

Os ectósporos de origem assexuada denominam-se "conídios" e são formados na extremidade de hifas especiais, os conidióforos, que podem ou não ser ramificados. Normalmente, os conídios são formados na extremidade do conidióforo (Figura 64.1.9 e Figura 64.1.10); outras vezes, nascem ao longo do micélio vegetativo e são denominados "conídios sésseis". Em alguns fungos, o conidióforo e os conídios são formados dentro de células especiais denominadas "picnídios". Os conídios representam o modo mais comum de reprodução assexuada e cumprem importante papel na dispersão dos fungos na natureza. As células que dão origem aos conídios são denominadas "células conidiogênicas". Os conídios podem ser hialinos ou pigmentados e apresentam formas diferentes – esféricos, fusiformes, cilíndricos, piriformes etc., com parede lisa ou rugosa, formados por uma única célula, ou ter septos em um ou dois planos, apresentando-se isolados ou agrupados. Os fungos que se reproduzem por conídios caracterizam a antiga subdivisão Deuteromycotina, atualmente denominados "anamórficos". Os endósporos assexuados de fungos filamentosos que têm hifas não septadas originam-se em estruturas denominadas esporângios, por um processo interno de clivagem do citoplasma e denominam-se "esporangiósporos". Pela ruptura do esporângio, esses esporos são liberados. A hifa especial que sustenta o esporângio é denominada "esporangióforo" (Figura 64.1.8). Esses propágulos são encontrados no subfilo Mucoromycotina.

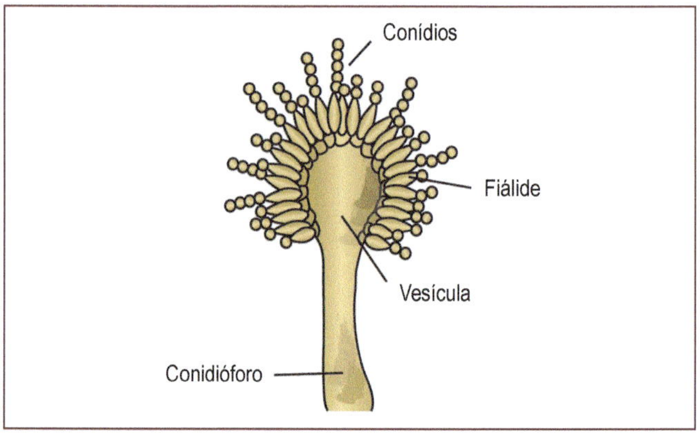

Figura 64.1.9 – *Conídios de Aspergillus agrupados em forma de cabeça ao redor de uma vesícula.*
Fonte: Desenvolvida pela autoria.

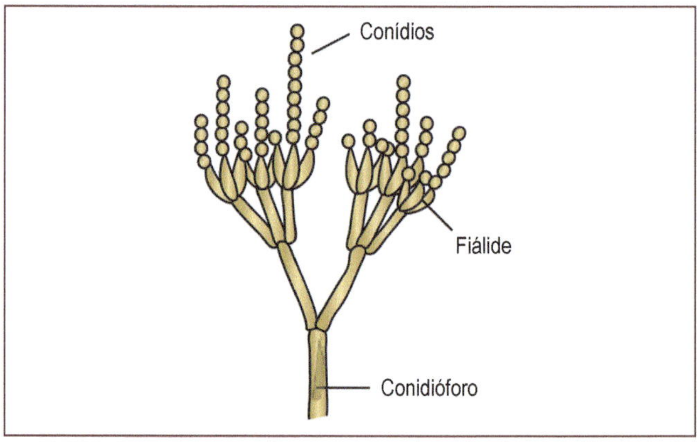

Figura 64.1.10 – *Conídios de Penicillium agrupados em forma de pincel.*
Fonte: Desenvolvida pela autoria.

Os ectósporos (propágulos) sexuados originam-se da fusão de estruturas diferenciadas com caráter de sexualidade. O núcleo haploide de uma célula doadora funde-se com o núcleo haploide de uma célula receptora, formando um zigoto. Posteriormente, por divisão meiótica, originam-se quatro ou oito núcleos haploides, alguns dos quais se recombinarão geneticamente.

Os propágulos sexuados externos, denominados "basidiósporos", são formados na extremidade de uma hifa fértil denominada "basídio" e caracterizam a subdivisão Basidiomycotina que engloba os cogumelos ou fungos superiores (Figura 64.1.11).

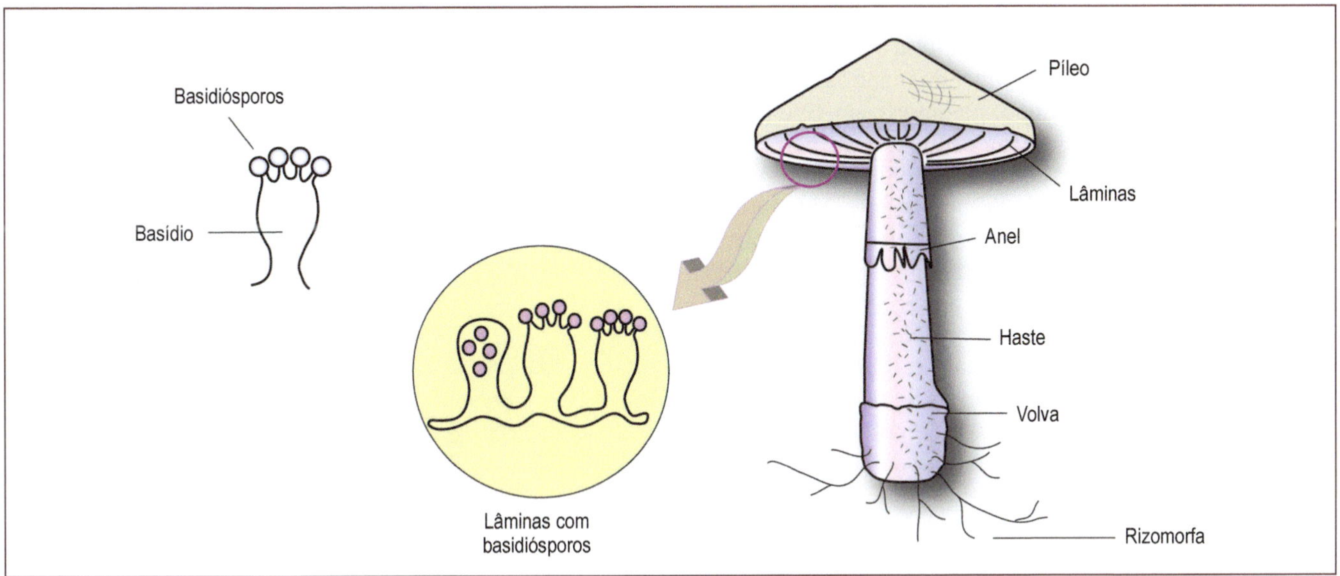

Figura 64.1.11 – *Principais estruturas de Basidiomycota.*
Fonte: Desenvolvida pela autoria.

Os propágulos sexuados internos (endósporos) denominam-se "ascósporos" e são formados no interior de estruturas especiais, os ascos, e caracterizam a subdivisão Ascomycotina. Os ascos podem ser simples, como em algumas leveduras ou distribuir-se em lóculos ou cavidades do micélio – o ascostroma – ou, ainda, estar contidos em corpos de frutificação, os ascocarpos que recebem, de acordo com sua morfologia, as seguintes denominações: "cleistotécio" – estrutura globosa, fechada, de parede formada pela união de hifas, contendo um número indeterminado de ascos, cada um geralmente com oito ascósporos em seu interior; "peritécio" – estrutura piriforme com um poro por onde são eliminados os ascos; "apotécio" – ascocarpo aberto em forma de taça (Figura 64.1.12).

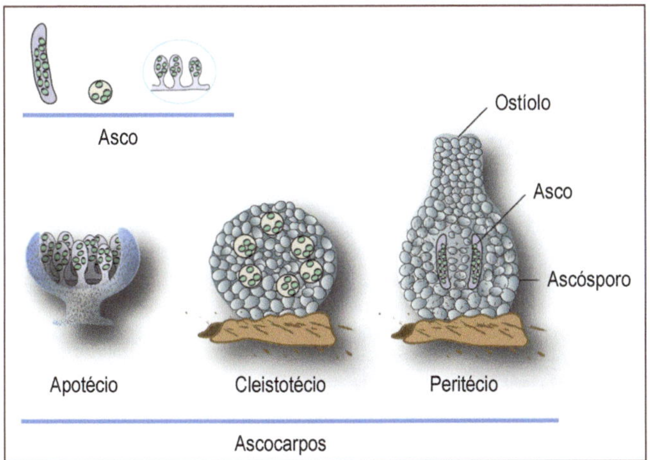

Figura 64.1.12 – *Diferentes tipos de ascos e ascocarpos.*
Fonte: Desenvolvida pela autoria.

A reprodução sexuada entre os fungos contribui, por meio da recombinação genética, para a variabilidade necessária ao aperfeiçoamento da espécie. Em geral, esses fungos com reprodução sexuada produzem, em determinadas fases de seu ciclo, estruturas assexuadas, os conídios, que asseguram a sua disseminação. Essa característica de mudança de tipo de reprodução reflete-se em características morfológicas diferentes e o mesmo fungo recebeu por muitos anos denominações diferentes. Por exemplo, o fungo leveduriforme *Cryptococcus neoformans*, em sua fase sexuada, também era denominado *Filobasidiella neoformans*. Essa nomenclatura dupla teve uma longa história. Entretanto, a "Declaração de Amsterdã sobre Nomenclatura Fúngica" reconheceu, em 2011, a necessidade de uma transição ordenada para um sistema de nomenclatura de nome único para todos os fungos (um fungo = um nome) e forneceu os mecanismos para proteger nomes que, de outra forma, se tornariam ameaçados. Portanto, a prioridade deve ser dada ao primeiro nome descrito, exceto quando este for um nome mais jovem e de uso geral. No exemplo supramencionado, prevaleceu o nome *Cryptococcus neoformans*.

A fase sexuada dos fungos é denominada "teleomórfica" ou "perfeita" e a fase assexuada, "anamórfica" ou "imperfeita".

A maior parte das leveduras reproduz-se assexuadamente por brotamento ou gemulação e por fissão binária. No processo de brotamento, a célula-mãe origina uma gêmula, o blastoconídio, que cresce e recebe um núcleo após a divisão do núcleo da célula-mãe. Na fissão binária, a célula-mãe divide-se em duas células de tamanhos iguais. No seu ciclo evolutivo, algumas leveduras podem originar esporos sexuados, ascósporos, após duas células sofrerem fusão celular e nuclear, seguida de meiose.

O fenômeno da parassexualidade, demonstrado em *Aspergillus*, consiste em fusão de hifas e formação de heterocário que contém núcleos haploides. Às vezes, esses núcleos fundem-se e originam núcleos diploides, heterozigóticos, cujos cromossomos homólogos sofrem recombinação durante a mitose. Apesar de esses recombinantes serem raros, o ciclo parassexual é importante na evolução de alguns fungos.

Os fungos apresentam, em determinadas circunstâncias, um pleomorfismo que dificulta a sua identificação morfológica. Várias espécies, quando mantidas em cultivo artificial durante muito tempo, pleomorfizam-se e perdem as características morfológicas originais que permitem a sua identificação. Outros, por uma série de fatores, perdem a capacidade de esporular e, eventualmente, não apresentam nenhuma característica morfológica que permita o reconhecimento da espécie. Alguns fungos mudam da fase filamentosa para a leveduriforme ou vice-versa assumindo características macro e microscópicas típicas de bolor ou de levedura. Os fungos variam também seu tipo de reprodução, entre assexuada e sexuada, de acordo com as condições e esses diferentes tipos de reprodução traduzem-se em diferentes morfologias, refletindo-se, inclusive, na classificação taxonômica dos fungos.

Taxonomia dos fungos

A classificação dos fungos se baseia principalmente em critérios morfológicos, reprodutivos e fisiológicos, e esses micro-organismos são agrupados pelas características comuns em níveis taxonômicos, em que cada nível apresenta um nome seguido de sufixo especial: *Phylum* ou filo: sufixo *mycota*; subfilo: sufixo *mycotina*; classe: sufixo *mycetes*; ordem: sufixo *ales*; família: sufixo *aceae*; gênero e espécie: *sem radicais específicos*.

Atualmente, a taxonomia dos fungos tem apresentado progressos expressivos com base em técnicas moleculares, principalmente a reação em cadeia da polimerase (PCR). A biologia molecular tem ajudado a solucionar complexos agrupamentos taxonômicos e permitido um melhor conhecimento das relações evolutivas e muitas espécies de fungos anamórficos (sem reprodução sexuada conhecida) têm sido classificadas com base nessas novas técnicas moleculares, alterando as classificações antigas que se baseavam em outros critérios.

Os fungos patogênicos e oportunistas mais importantes estão distribuídos em três filos do reino Fungi: *Mucoromycota*; *Basidiomycota*; *Ascomycota* (Figura 64.1.13). *Phytium insidiosum* e *Rhinosporidium seeberi,* organismos hidrofílicos, que classicamente eram estudados no reino Fungi, são classificados respectivamente no filo *Oomycota* e *Hyphochytriomycota*, reino *Chromista. Pneumocystis jirovecii*, agente oportunista de relevada importância principalmente entre pacientes com síndrome da imunodeficiência adquirida (AIDS), foi considerado protozoário, entretanto, estudos com base na biologia molecular estabeleceram que esse organismo pertence ao reino Fungi, no qual ocupa posição entre *Ascomycota* e *Basidiomycota.*

Alguns autores consideram atualmente sete filos no reino Fungi: Chytridiomycota; Neocallimastigomycota; Blastocladiomycota; Microsporidia; Glomeromycota; Ascomycota; e Basidiomycota. Porém, como não há ainda um consenso, manteremos ainda a classificação em três filos mais o grupo de fungos anamórficos ou mitospórico.

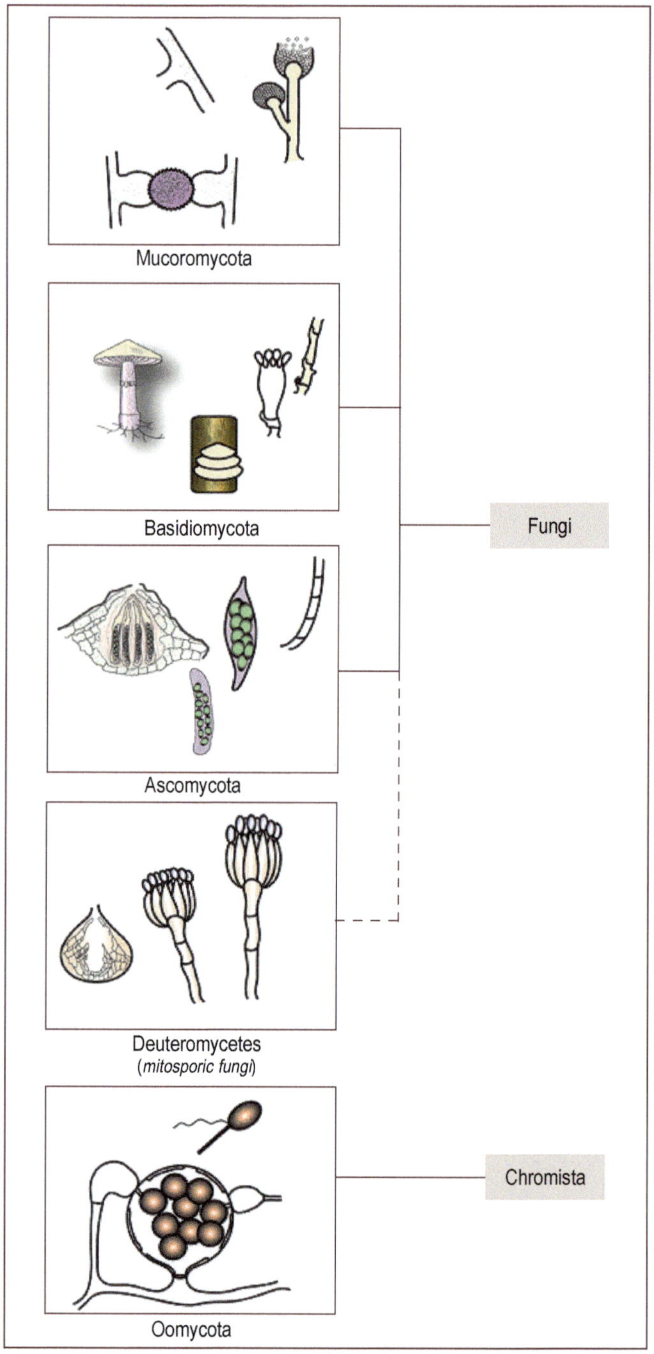

Figura 64.1.13 – *Posição taxonômica dos fungos de importância médica. Mucoromycota – a: hifa cenocítica; b: zigósporo; c: esporângio; d: esporangiósporo. Basidiomycota – e: esporocarpo; f: basídio; g: basidiósporos; h: hifa com ganchos. Ascomycota – i: ascostroma; j: ascos; k: ascósporos; l: hifa septada. Deuteromycetes – m: picnídio; n: conidóforos; o: célula conidiogênica; p: conídios. Oomycota – q: zoósporo; r: gametângio; s: oósporos.*
Fonte: Adaptada de Guarro J, *et al.*, 1999.

Filo Ascomycota

Ascomycota é um dos filos mais diversos de eucariotos, com pelo menos 83 mil espécies descritas que representam mais da metade de todas as espécies descritas de fungos. O filo Ascomycota contém três subfilos: Saccharomycotina (leveduras em brotamento); Pezizomycotina (fungos filamentosos); e Taphrinomycotina (leveduras de fissão). A principal característica desse filo é a presença de asco, uma estrutura em forma de bolsa ou saco, onde são produzidos os ascósporos (esporos de origem sexuada), com várias formas e número, dependendo da espécie. A maioria das espécies patogênicas para o homem é enquadrada nesse filo nas classes *Hemiascomycetes*, *Loculoascomycetes* e *Plectomycetes*.

▪ Filo *Basidiomycota*

Basidiomycota constitui um importante filo do reino Fungi e é o segundo em número de espécies após o filo Ascomycota. Engloba os fungos superiores ou cogumelos. Os fungos desse filo são caracterizados por ectósporos de origem sexuada, os basidiósporos, típicos para cada espécie. Três subfilos estão inseridos em Basidiomycota. O subfilo Agaricomycotina contém a maioria das espécies descritas (cerca de 21 mil), incluindo muitos cogumelos como saprófitos ou simbiontes micorrízicos de plantas, os fungos gelatinosos e uma grande diversidade de leveduras, algumas das quais são importantes patógenos de humanos (a saber, *Cryptococcus neoformans*). O subfilo Ustilaginomycotina compreende mais de 1.700 espécies e, enquanto muitas espécies são patógenos de gramíneas como o carvão-do-milho, causado pelo fungo *Ustilago maydis*, outras são comumente associadas a infecções humanas e animais e são conhecidas apenas por seus estados assexuados, por exemplo, *Malassezia* spp. O subfilo Pucciniomycotina consiste em mais de 8.400 espécies descritas. Além da variedade de espécies de leveduras sapróbicas, geralmente recuperadas de solos, hábitats aquáticos ou filoplano (p. ex., *Rhodotorula* spp. e *Sporobolomyces* spp.), a maioria das espécies de Pucciniomycotina são parasitas de plantas, como os fungos patogênicos obrigatórios da ferrugem (p. ex., *Puccinia* spp.) ou fungos de anteras (*Microbotryum* spp.).

▪ Filos *Mucoromycota* e *Zoopagomycota*

Fungos com micélio cenocítico. Os representantes desse filo podem ter reprodução sexuada pela formação de zigosporos ou assexuada com a produção de esporos, os esporangiósporos, no interior de esporângios.

Análises filogenômicas revelam que os primeiros fungos divergentes que antes eram denominados "Zygomycetes", agora podem ser agrupados em dois filos, Mucoromycota e Zoopagomycota. Enquanto esse último táxon contém espécies que são principalmente parasitas e patógenos de pequenos animais e de outros fungos, ou seja, micoparasitas, Mucoromycota, com seus três subfilos (Glomeromycotina, Mortierellomycotina e Mucoromycotina), agrupa fungos micorrízicos, endófitos de raízes, patógenos de plantas e muitos decompositores de material vegetal. Os fungos de interesse médico são agrupados principalmente nas ordens *Mucolares* e *Entomophthorales*.

▪ Fungos anamórficos

Os fungos pertencentes ao antigo grupo *Deuteromycetes* são atualmente denominados "fungos anamórficos" ou "fungos imperfeitos", "fungos assexuados", "fungos conidiais" ou fungos "mitospóricos". Grande parte desses fungos, atualmente, com os recursos da biologia molecular, está sendo reenquadrada principalmente no filo *Ascomycota*. Entretanto, os micologistas mantêm esse grupo e seus gêneros por conveniência e tradição.

A maioria dos fungos desse grupo tem hábitat no solo e são os principais componentes da microbiota atmosférica e incluem fungos patogênicos e oportunistas, antigamente agrupados nas classes *Blastomycetes*, *Coelomycetes* e *Hyphomycetes*.

▪ Filo *Oomycota*

Os oomicetos são um grupo diversificado de organismos eucarióticos com distribuição mundial. O filo *Oomycota* compreende aproximadamente 1.500 espécies em 100 gêneros que apresentam características de parede celular com celulose e hábitat próprio, geralmente a água. Os oomicetos patogênicos são capazes de infectar uma ampla gama de algas, plantas, protistas, fungos, artrópodes e vertebrados, incluindo humanos, e podem causar perdas na agricultura e aquicultura.

Nesse filo, é enquadrado o fungo *Pythium insidiosum*, de relativa importância em micologia médica. Uma característica comum de todos os oomicetos é sua capacidade de absorver nutrientes diretamente (estilo de vida osmotrófico), que é a principal razão pela qual eles têm sido confundidos com os fungos, com os quais compartilham várias características convergentes, como crescimento de hifas e dispersão por esporos formados mitoticamente. No entanto, o flagelo tinsel com mastigonemas, nos estágios móveis biflagelados dos oomicetos, revelou sua verdadeira afinidade filogenética com diatomáceas e algas marrons no reino Straminipila.

Bibliografia recomendada

Ainsworth GC, Sparrow AS. The fungi: an advance treatise. New York: Academic Press, 1973.

Carlile MJ, Watkinson SC. The fungi. 2. Ed. New York: Academic Press, 1995.

De Hoog GS, et al. Atlas of clinical fungi. Centraalbureau loor Schimmelcultures. Reus: Universitat Rovira Virgili, 2000.

Guarro J, et al. Developments in fungal taxonomy. Clin Microbiol Rev. 1999;12:454-500.

Lacaz CS, Porto E, Martins JEC, Heins-Vaccari E, Melo NT. Tratado de micologia médica. 9. ed. São Paulo: Sarvier, 2002.

Silveira VD. Micologia. 4. ed. Rio de Janeiro: Ed. Interamericana, 1981.

64.2 Ecologia dos Fungos – Hábitat, Vias de Dispersão, Síndrome dos Edifícios Doentes e Alergias das Vias Respiratórias

• Olga Fischman Gompertz • Walderez Gambale • Benedito Corrêa • Claudete Rodrigues Paula
• Anderson Messias Rodrigues • Zoilo Pires de Camargo

Hábitat e vias de dispersão

Os fungos constituem nichos ecológicos nos mais variados ambientes. A maioria é encontrada no solo, onde, com outros organismos, participam da ciclagem dos elementos na natureza. A diversidade de micro-organismos no solo é grande e as pesquisas de isolados desse ambiente têm contribuído para melhoramento de processos biotecnológicos com aplicações em várias áreas. Muitos fungos patogênicos têm seu hábitat no solo e algumas micoses que acometem o homem e outros animais são adquiridas pelo contato com o solo.

Vários fungos têm os vegetais como hospedeiros exclusivos somente conseguindo se multiplicar em contato com eles. *Hemileia vastathrix,* fungo da ferrugem do café, é exemplo típico desse grupo de fungos. Outros fungos podem ter uma associação mutualística com raízes de vegetais e o conjunto é denominado "micorriza". Geralmente, as micoses subcutâneas que acometem o homem são adquiridas principalmente por ferimentos com fragmentos vegetais, como a esporotricose, a cromomicose e a maduromicose.

A água também constitui um hábitat para alguns grupos de fungos, sendo algumas espécies importantes como agentes de doenças em peixes e, eventualmente, em humanos e em outros animais. De maneira geral, esses fungos aquáticos não crescem nos meios de cultivo utilizados normalmente em micologia médica. Para seu isolamento, utilizam-se iscas como sementes de sorgo, cânhamo ou escamas de peixe, ecdise de cobra e outras.

Alguns fungos fazem parte da microbiota endógena ou transitória do homem e de outros animais. Espécies do gênero *Candida,* por exemplo, são habitantes normais do trato intestinal e da cavidade vaginal. *Malassezia* spp. fazem parte da microbiota normal do homem (principalmente no couro cabeludo) e do cão (conduto auditivo).

Anteriormente, quando se discutia a microbiota do corpo humano, o primeiro aspecto a ser considerado eram as espécies bacterianas. No entanto, estudos recentes indicam que outros organismos, especificamente fungos, também são um componente significativo, embora substancialmente menor, dessa microbiota. O termo "micobiota" tem sido usado gradativamente para se referir a esse componente fúngico. Esse progresso resulta dos avanços nas tecnologias de sequenciamento de alto rendimento de ácidos nucleicos que permitiram a compreensão da prevalência e da diversidade das comunidades microbianas associadas a quase todas as nossas superfícies mucosas. Evidências acumuladas mostram que muitas doenças estão diretamente ligadas à micobiota. A micobiota causa doença humana por duas razões: disbiose; e infecção.

Os fungos podem ser comensais, habitando superfícies mucosas, como revestimento do intestino, nariz e boca, e podem ativar processos inflamatórios como parte da resposta do sistema imunológico a lesões ou infecções. Em alguns casos, mudanças na biodiversidade fúngica estão ligadas a resultados agravados de doenças inflamatórias. Por exemplo, o supercrescimento intestinal de *Candida albicans* – um fungo que causa candidíase oral em bebês – tem sido associado a formas graves de úlceras intestinais e à asma induzida por fungo. Além disso, há evidências que existe uma relação entre o micobioma intestinal e os cânceres humanos, incluindo câncer colorretal e esofágico.

As espécies de *Malassezia* foram mais bem estudadas em doenças de pele, como caspa e dermatite atópica. De fato, *Malassezia* spp. são as espécies fúngicas mais abundantes na pele de mamíferos, representando mais de 80% a 90% do micobioma comensal da pele. Por estarmos constantemente expostos à *Malassezia*, indivíduos saudáveis podem apresentar respostas imunes ao gênero, que, em alguns casos, ocasionam a doença. Por exemplo, a inflamação causada pelo crescimento excessivo de *Malassezia* pode piorar as úlceras gástricas.

Os fungos se dispersam na natureza por várias vias, como ar atmosférico, água, insetos, homem e outros animais (Figura 64.2.1). A eficiência dessa dispersão é relacionada à alta produção de propágulos, principalmente os esporos, formados em grande quantidade, mas outras estruturas fúngicas, como fragmentos de micélio vegetativo, também podem constituir elementos de disseminação.

A principal via de dispersão utilizada pelos fungos em sua disseminação é o ar atmosférico, em que os propágulos podem ser levados a grandes distâncias pelos ventos. Esses fungos, também denominados "anemófilos", além de serem importantes como biodeteriorantes de substratos diversos, são estudados em Medicina, sendo agentes de alergias respiratórias como asma brônquica e rinites alérgicas. Esses fungos anemófilos são encontrados também em ambientes internos e introduzidos nesses ambientes por várias vias, principalmente pelo ar atmosférico. De maneira geral, o ar interior de ambientes geralmente deve refletir a diversidade existente no ar exterior daquele ecossistema e não haver quantidade maior de fungos em relação à quantidade do ar exterior. Se, eventualmente, encontrarem um substrato adequado nos ambientes interiores, colonizam os sítios que alcançarem, multiplicam-se e aumentam o seu número nesse ambiente ou, eventualmente, determinada espécie pode suplantar as outras. Nesses casos, haverá um desequilíbrio no ambiente interior e a causa deve ser descoberta e corrigida.

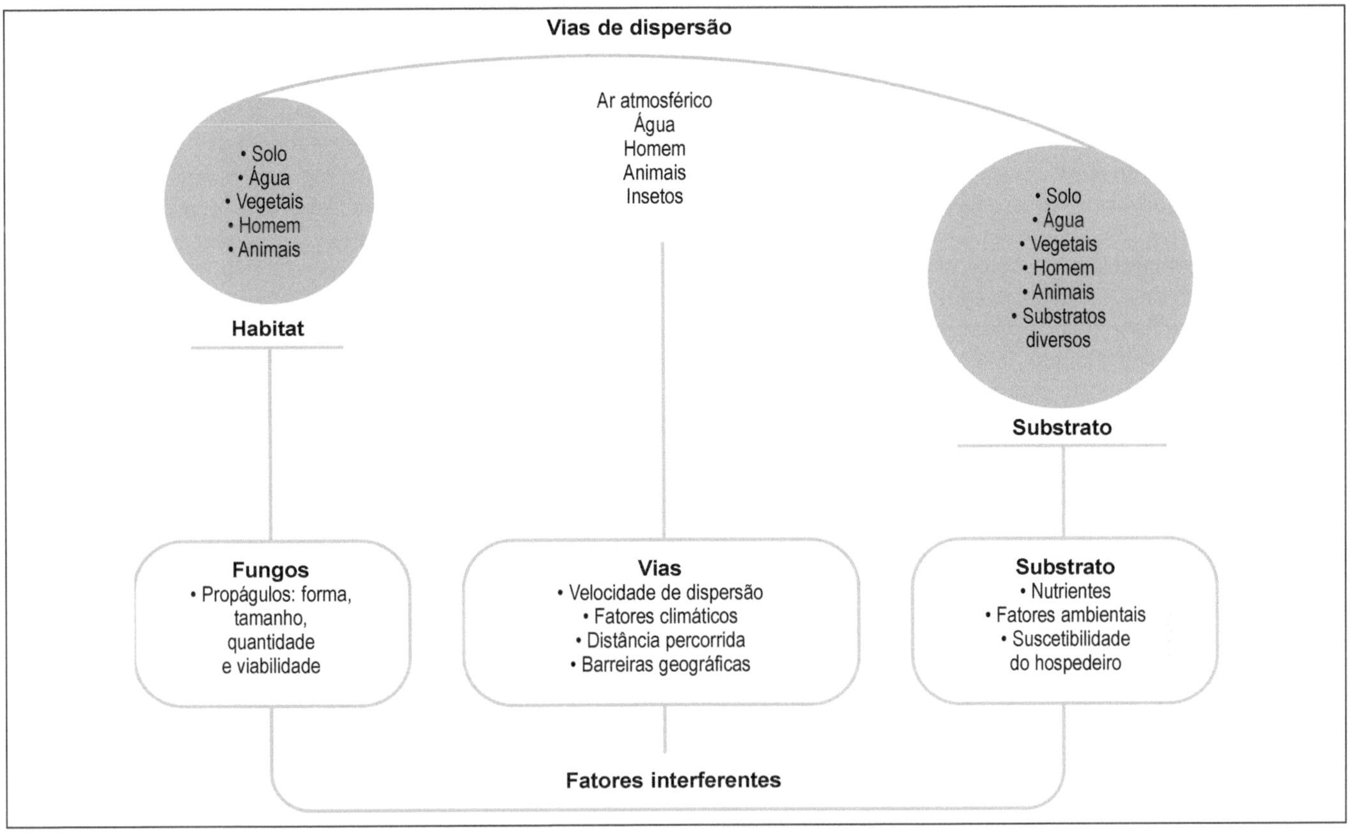

Figura 64.2.1 – *Vias de dispersão dos fungos.*
Fonte: Desenvolvida pela autoria.

Vários gêneros já foram relatados no Brasil, sendo os mais frequentes *Cladosporium*, *Epicoccum*, *Rhodotorula*, *Penicillium*, *Aspergillus*, *Aureobasidium*, *Phoma*, *Alternaria*, *Fusarium*, *Trichoderma*.

Geralmente, as micoses sistêmicas como paracoccidioidomicose, histoplasmose e criptococose são adquiridas pela aspiração dos propágulos, pois os agentes etiológicos são veiculados pelo ar atmosférico, a partir de seus hábitats.

Outra via de dispersão utilizada pelos fungos é a água e os fungos relatados nesse ambiente, tanto em água salgada como em água doce, são praticamente os mesmos, com pequenas variações, daqueles encontrados no ar atmosférico.

O homem e outros animais são também importantes agentes dispersores de fungos. Além de terem uma microbiota fúngica endógena, são encontradas, em sua superfície corpórea, várias espécies de fungos em processo de dispersão, constituindo uma microbiota transitória. O conhecimento desses fungos é importante, pois eles podem se desenvolver rapidamente e mascarar o isolamento de um agente etiológico em técnicas de diagnóstico de algumas micoses, sobretudo as superficiais e cutâneas. Esses fungos podem, ainda, constituir-se em agentes primários de lesões oculares, otites e onicomicoses, entre outras micoses. Na maioria dos trabalhos, os fungos isolados da superfície corpórea do homem e de vários animais são praticamente os mesmos verificados no ar atmosférico.

Além dessas vias, os insetos também são grandes dispersores de fungos.

Em função dos vários tipos de reprodução e da eficiência nos processos de dispersão, os fungos são encontrados em altas concentrações nessas vias. O seu conhecimento é importante na transmissão de muitas infecções. Quando, no processo de dispersão, encontram um substrato adequado e condições ambientais favoráveis, germinam, multiplicam-se e formam colônias ou, dependendo da espécie, permanecem invisíveis a olho nu, por longos períodos. A sua variabilidade enzimática é grande e podem colonizar os mais variados substratos, como alimentos, madeiras, argamassas, tintas, vegetais, homem, animais e outros, eventualmente deteriorando-os. Quando não há condições adequadas para a colonização, dependendo da espécie, permanecem invisíveis a olho nu, por longos períodos. Muitos fatores interferem nessa colonização sendo muito importante o conhecimento dos parâmetros fisiológicos de crescimento desse grupo (ver Capítulo 64.3) para seu controle efetivo. Esse conhecimento é básico na indústria alimentícia, farmacêutica, em hospitais e em muitas outras áreas de atuação.

Em ambientes climatizados artificialmente, são introduzidos, muitas vezes pelo sistema de condicionamento e, eventualmente, podem ter o número de partículas aumentado quando se multiplicam nas bandejas coletoras de água do sistema e são insuflados para o ambiente interno.

Fungos dispersos pelo ar atmosférico e síndrome dos edifícios doentes

A síndrome dos edifícios doentes (SED), atualmente estudada por pesquisadores de vários países, foi definida em 1982 pela Organização Mundial da Saúde (OMS), e esse termo tem sido utilizado para denominar sinais e sintomas relacionados à má qualidade do ar de interiores, sobretudo em ambientes climatizados artificialmente, com concentrações acima do aceitável de contaminantes químicos e biológicos. Os principais sintomas de reconhecimento dessa síndrome são: congestão; ressecamento e prurido nasal; dispneia; cefaleia; faringites; tonturas; fadiga; dificuldades de concentração; náuseas; urticária; letargia; prurido e ardor nos olhos; anormalidades na pele; irritação do nariz e garganta; e falta de concentração. A etiologia dessa síndrome é multicausal e os fungos anemófilos participam, com outros agentes, do desencadeamento da mesma. No início da década de 1980, mais de 5 mil estudos foram feitos relatando a existência da SED.

As doenças relacionadas a edifícios (DRE), por sua vez, são doenças com causa definida geralmente, desencadeadas por agentes biológicos ou químicos presentes no ar de determinados ambientes. São relacionadas a mecanismos imunológicos, processos infecciosos ou toxicidade direta dos agentes causais. Asma brônquica, pneumonite alérgica, febre do umidificador, legionelose e aspergilose são alguns exemplos.

As causas de alteração da qualidade do ar em ambientes interiores são muitas e com uma complexa interação, incluindo-se temperatura, umidade relativa do ar, taxas de troca de ar, odores, velocidade interna do ar, exposição a contaminantes biológicos (fungos, vírus, bactérias e outros), contaminantes químicos (monóxido de carbono, dióxido de nitrogênio, fumo, formaldeído e tetracloroetileno), fatores organizacionais e psicossociais.

No Brasil, esse assunto tem sido estudado desde 1998, quando a Agência Nacional de Vigilância Sanitária (Anvisa) publicou a portaria 3523 MS/GM (28/8/98), sugerindo critérios para identificação de contaminantes físicos, químicos e biológicos de ambientes climatizados, seus níveis de tolerância e respectivas ações corretivas e em 2000, a Resolução 176 que estabeleceu a utilização de fungos como marcadores biológicos de qualidade do ar interior. A contagem de fungos dispersos pelo ar não pode ultrapassar 750 UFC/m3ar (UFC = unidade formadoras de colônias), sendo inaceitável a presença de fungos patogênicos e toxigênicos. A relação I/E deve ser menor ou igual a 1,5 (I = quantidade de UFC fungos/m3ar no ambiente interior e E = quantidade de UFC fungos/m3ar no ambiente exterior).

Os gêneros de fungos mais frequentemente encontrados no interior de ambientes climatizados na cidade de São Paulo são: *Aspergillus*; *Penicillium*; *Cladosporium*; *Rhodotorula*; *Trichoderma*; *Fusarium*; *Neurospora*; *Alternaria*; e fungos não esporulantes.

Fungos dispersos pelo ar atmosférico e alergias respiratórias

A alergia a fungos manifesta-se, principalmente, com sintomas clínicos de asma brônquica, rinite e conjuntivite. É caracterizada pela hipersensibilidade do tipo I (anafilática), ou seja, o alérgeno fúngico, num primeiro contato, sensibiliza o organismo, havendo produção de IgE específica que se liga aos mastócitos e basófilos. Em contato posterior com o alérgeno, este se liga à IgE específica provocando liberação de aminas vasoativas que desencadearão os sintomas característicos de processos alérgicos: vasodilatação; hipersecreção; edema; intumescimento da mucosa; obstrução do lúmen do trato respiratório.

Os fungos dispersos pelo ar atmosférico (anemófilos) são encontrados frequentemente como componentes da microbiota transitória do homem e de animais; como contaminantes de alimentos, deteriorantes de acervos, madeiras e outros materiais; em água doce e salgada. Por essa ampla dispersão na natureza, os fungos anemófilos são considerados entre os mais ubíquos aeroalérgenos, desempenhando um importante papel na etiologia das alergias das vias respiratórias. No entanto, a responsabilidade dos fungos nessas alergias é muito difícil de ser traduzida estatisticamente, pois os resultados publicados não são concordantes em virtude da utilização de metodologias diagnósticas diferentes. Dessa maneira, as pesquisas realizadas apontam variação entre 5% e 86% na etiologia fúngica dos casos de asma brônquica e/ou rinite alérgica.

Aproximadamente 300 espécies de fungos já foram descritas como alergizantes, mas as mais conhecidas e estudadas mundialmente são espécies pertencentes aos gêneros *Alternaria*, *Cladosporium*, *Aspergillus* e *Penicillium*. No Brasil, publicações recentes incluem outras espécies na etiologia desses processos: *Dreschlera (Helminthosporium) monoceras*; *Candida albicans*; *Saccharomyces cerevisae*; *Pysolithus tinctorius*; *Pleurotus ostreatus*; *Hemileia vastathrix*; e *Metarhizium anisopliae*. A Tabela 64.2.1 apresenta a frequência de positividade cutânea a alérgenos de fungos anemófilos em pacientes com asma brônquica e rinite alérgica na cidade de São Paulo.

Tabela 64.2.1
Positividade cutânea a alérgenos de fungos anemófilos em pacientes com asma brônquica e rinite alérgica na cidade de São Paulo

Extrato alergênico	*% Positivos*
Candida	58,6
Aureobasidium	37,1
Penicillium	30
Curvularia	28,6
Fusarium, Mucor, Phoma	24,3
Aspergillus, Epicoccum, Pestalotia	22,9
Alternaria, Trichoderma, Helminthosporium	21,4
Cladosporium, Geotrichum, Rhodotorula, Rhizopus, Scopulariopsis	20
Chaetomium	18,5
Circinella, Nigrospora	17,1
Neurospora	15,7
Cephalosporium, Paecilomyces	14,3

Fonte: Desenvolvida pela autoria.

O diagnóstico de alergia por fungos é feito por meio de uma série de provas laboratoriais, além de um exame clínico acurado: testes cutâneos para demonstração da sensibilização (teste de puntura ou intradérmico); provas sorológicas para demonstração de IgE específica;

provas de provocação e pesquisa de fungos no meio ambiente frequentado pelo paciente.

A maioria dessas provas depende de extratos alergênicos obtidos dos fungos presumidamente envolvidos com a alergia. Dessa maneira, alérgenos bem caracterizados são de fundamental importância para um diagnóstico correto. Os extratos fúngicos disponíveis comercialmente são, em geral, substâncias brutas extraídas do fungo mediante processos simples em que se empregam líquidos extratores (soluções de Coca, Evans, Frugoni, soluções bicarbonatadas, Tris-HCl e outras), não havendo ainda critérios bem-delimitados para uma padronização adequada em âmbito mundial. Estudos realizados por grupos de pesquisadores têm elucidado algumas questões relativas à purificação e padronização de poucos extratos fúngicos. Sabe-se que as frações alergênicas desses fungos são, em sua maioria, glicoproteínas ou proteínas com pesos moleculares variado, como: *Cladosporium herbarum* (13 kDa, 25 kDa); *Alternaria alternata* (14 kDa, 25 kDa, 50 kDa, 66 kDa); *Aspergillus fumigatus* (18 kDa, 30 kDa, 45 kDa); *Dreschlera monoceras* (14 kDa, 36 kDa, 60 kDa).

Apesar dos progressos verificados nessa área nos últimos anos, inúmeras questões permanecem ainda em aberto, refletindo-se em dificuldades na realização de um diagnóstico preciso e correto e, consequentemente, na elucidação do real papel dos fungos na etiologia desses processos alérgicos.

Bibliografia recomendada

Al-Doory Y, Domson JF. Mould allergy. Philadelphia: Lea Febiger, 1984.

Anvisa (BR). Portaria nº 3523 de 28 de agosto de 1998.

Anvisa (BR). Resolução nº 176, de 24 de outubro de 2000.

Aykut B, Pushalkar S, Chen R, Li Q, Abengozar R, Kim JI, et al. The fungal mycobiome promotes pancreatic oncogenesis via activation of MBL. Nature. 2019;574(7777):264-7. doi: 10.1038/s41586-019-1608-2.

Degobbi CM, Gambale W. Síndrome dos edifícios doentes. Microbiologia in foco. 2008;4:19-32.

Lacaz CS, Porto E, Martins JEC, Heins-Vaccari E, Melo NT. Tratado de micologia médica. 9. ed. São Paulo: Sarvier, 2002.

Silveira VD. Micologia. 4. ed. Rio de Janeiro: Interamericana, 1981.

Underhill DM, Iliev ID. The mycobiota: interactions between commensal fungi and the host immune system. Nat Rev Immunol. 2014;14(6):405-16. doi: 10.1038/nri3684. PMID: 24854590; PMCID: PMC4332855.

Zaitz C, et al. Compêndio de micologia médica. 2. ed. Rio de Janeiro: Guanabara Koogan, 2010.

Zhang D, Wang Y, Shen S, Hou Y, Chen Y, Wang T. The mycobiota of the human body: a spark can start a prairie fire. Gut Microbes. 2020;11(4):655-79. doi: 10.1080/19490976.2020.1731287.

64.3 Fisiologia dos Fungos – Nutrição, Crescimento e Metabolismo

• Olga Fischman Gompertz • Walderez Gambale • Benedito Corrêa • Claudete Rodrigues Paula
• Anderson Messias Rodrigues • Zoilo Pires de Camargo

Os fungos são micro-organismos eucarióticos que se encontram amplamente distribuídos no solo, na água, em alimentos, nos vegetais, em detritos em geral, em animais e no homem e, em sua maioria, são aeróbios obrigatórios, com exceção de certas leveduras fermentadoras anaeróbias facultativas, que podem desenvolver-se em ambiente com oxigênio reduzido ou mesmo na ausência desse elemento. Não apresentam mecanismos químicos fotossintéticos ou autotróficos para produção de energia ou síntese de constituintes celulares.

Os fungos absorvem oxigênio e desprendem anidrido carbônico durante seu metabolismo oxidativo. Alguns fungos podem germinar muito lentamente em meio com pouco oxigênio. O crescimento vegetativo e a reprodução assexuada ocorrem nessas condições, enquanto a reprodução sexuada se efetua apenas em atmosfera rica em oxigênio.

Na respiração, ocorre a oxidação da glicose, processo essencial para a obtenção de energia.

Em condições aeróbicas, a via de hexosemonofosfato é a responsável por 30% da glicólise. Em condições anaeróbicas, a via clássica usada pela maioria das leveduras é a de Embden-Meyerhof, que resulta na formação do piruvato. Algumas leveduras, como *Saccharomyces cerevisiae*, fazem o processo de fermentação alcoólica de grande importância industrial na fabricação de bebidas e na panificação.

Em virtude da ausência de clorofila, os fungos, para se nutrirem, necessitam de substâncias orgânicas que eles próprios são incapazes de elaborar. Podem viver como sapróbios, parasitas ou simbiontes.

Os sapróbios utilizam substâncias orgânicas inertes, muitas delas em decomposição. Os parasitas se desenvolvem em outros organismos vivos, os hospedeiros, e nutrem-se de substâncias existentes em suas células vivas. Os simbiontes associam-se com outros organismos, prestando mútua ajuda em suas funções.

A nutrição da maioria dos fungos dá-se por absorção, processo em que enzimas adequadas (exoenzimas) hidrolisam macromoléculas, tornando-as assimiláveis por meio de mecanismos de transporte. As principais enzimas encontradas nos fungos são as lipases, invertases, lactases, amilases, proteinases etc. Há fungos que têm a capacidade de hidrolisar substâncias orgânicas complexas como quitina, osso, couro, inclusive materiais plásticos.

Para o seu desenvolvimento, os fungos exigem, de preferência, carboidratos simples como a D-glicose. Entretanto, outros açúcares como sacarose, maltose e fontes de carbono mais complexas como amido e celulose também podem ser utilizados. Substâncias nitrogenadas inorgânicas como sais de amônia ou nitratos, ou orgânicas como as peptonas e sais minerais como sulfatos e fosfatos também são necessárias. Oligoelementos como ferro, zinco, manganês, cobre, molibdênio e cálcio são exigidos, porém em pequenas quantidades. Alguns fungos também requerem fatores de crescimento que não conseguem sintetizar; em especial, vitaminas como tiamina, biotina, riboflavina, ácido pantotênico e outros.

O meio artificial mais utilizado em Micologia é o de Sabouraud, que tem como fonte de carbono (C) a glicose e, como fonte de nitrogênio (N), a peptona; a maioria dos fungos assimila essas duas substâncias conseguindo desenvolver-se nesse meio. Com base na exigência de uma diversidade de fontes de C e N, um dos métodos bastante utilizados na identificação do grupo das leveduras é o auxanograma, teste de assimilação de fontes de carbono ou de nitrogênio.

Um propágulo de fungo, tendo os nutrientes adequados à sua disposição, se reproduz sucessivamente originando novas estruturas. Nesse processo de desenvolvimento, vários fatores importantes interferem como a umidade relativa do ar, a temperatura, o pH e outros.

A umidade relativa do ar ótima para seu desenvolvimento situa-se na faixa de 75% a 95%, mas os fungos também suportam uma ampla variação de umidade, conseguindo se desenvolver em ambientes com teores extremamente baixos.

Os fungos, como todos os seres vivos, necessitam de água para o seu desenvolvimento. Algumas espécies são halofílicas e desenvolvem-se em ambiente com elevada concentração de sal. Atualmente, de maneira geral, sabe-se que as necessidades de crescimento dos fungos devem ser expressas em referência à atividade de água (Aa) do substrato. Esse fato está relacionado à quantidade de água disponível para que os micro-organismos se desenvolvam e realizem suas funções metabólicas.

A atividade de água é um conceito químico definido como a relação entre a pressão de vapor de determinado material (p) e a pressão de vapor da água pura (po), nas mesmas condições.

$$Aa = p/po.$$

Os valores da atividade de água oscilam entre 0 e 1. À medida que uma solução se concentra, a pressão de vapor e a atividade de água diminuem, a partir do valor máximo 1, que é o valor encontrado na água pura.

A atividade de água mínima para o crescimento da maioria dos fungos, principalmente os contaminantes de alimentos, é na faixa de 0,80; abaixo de 0,60 de atividade de água, os fungos, em geral, não se reproduzem.

A temperatura de crescimento abrange uma larga faixa, havendo espécies psicrófilas, mesófilas e termófilas.

Os fungos de importância médica, em geral, são mesófilos, apresentando temperatura ótima entre 20 °C e 30 °C.

Os fungos podem ter morfologia diferente, segundo as condições nutricionais e a temperatura de seu desenvolvimento. O fenômeno de variação morfológica mais importante em micologia médica é o dimorfismo fúngico, que se expressa por um crescimento micelial entre 22 °C e 28 °C e leveduriforme entre 33 °C e 37 °C. Em geral, essas formas são reversíveis.

A forma micelial (M, *mould*) ou saprofítica é a forma infectante e está presente no solo, nas plantas etc. A a forma de levedura (Y, *yeast*) ou parasitária é encontrada nos tecidos e *in vitro* em meios enriquecidos a 37 °C. Esse fenômeno é conhecido como "dimorfismo" e é observado entre os fungos agentes de micoses sistêmicas e subcutâneas, como *Histoplasma capsulatum*, *Paracoccidioides brasiliensis*, *Sporothrix schenckii*, *Blastomyces dermatitidis*. Na *Candida albicans*, a forma saprofítica é a leveduriforme e a forma parasitária, isolada dos tecidos, é a micelial.

Em laboratório, é possível reproduzir o dimorfismo mediante variações de temperatura de incubação, de tensão de CO2 e meios de cultura específicos.

O pleomorfismo nos dermatófitos se expressa pela perda das estruturas de reprodução ou conídios, com variações morfológicas das colônias. Essas estruturas podem ser recuperadas nos retrocultivos, após inoculações em animais de laboratório ou em meios enriquecidos com terra.

A maioria dos fungos tolera uma ampla variação na concentração de íons de hidrogênio e, de modo geral, um pH em torno de 5,6 é ótimo para o desenvolvimento deles. Os fungos filamentosos podem crescer em ampla faixa de pH, variando de 1,5 a 11. As leveduras não toleram pH alcalino. A pigmentação dos cultivos, muitas vezes, está relacionada com o pH do substrato.

No desenvolvimento vegetativo, os fungos preferem a obscuridade ou a luz difusa e, no desenvolvimento da parte reprodutiva, procuram a luz para a sua formação. A luz solar direta, geralmente, é um fator fungicida, por causa das radiações ultravioletas. Portanto, a luz visível e a radiação próxima ao ultravioleta podem interferir em três aspectos no desenvolvimento dos fungos: (i) efeitos indutivos, ou seja, um aumento no número de estruturas reprodutivas sob a ação da luz; (ii) inibição do crescimento, limitando o desenvolvimento dos fungos; e (iii) resposta neutra.

Tendo em vista que o crescimento fúngico raramente ocorre como cultura pura, alguns micro-organismos podem influenciar o crescimento fúngico em decorrência da competição que se estabelece no substrato de cultivo. Assim, estudos envolvendo interações ecológicas entre fungos que se desenvolvem no mesmo substrato assumem grande interesse para a compreensão dos mecanismos que controlam a produção de metabólitos na natureza. Essas interações podem ser classificadas em antagônicas (ativa e passiva) ou sinérgicas. O antagonismo ativo ocorre quando há inibição por contato ou inibição de crescimento pela produção de antibióticos, ácidos etc. No antagonismo passivo, não há inibição de um micro-organismo pelo outro, ocorrendo a competição por espaço ou por nutrientes essenciais. Por sua vez, nas interações sinérgicas, há o favorecimento de um ou ambos os micro-organismos que colonizam o mesmo substrato.

O crescimento dos fungos é mais lento que o das bactérias, e suas culturas precisam, em média, de 7 a 15 dias ou mais de incubação. Com a finalidade de impedir o crescimento bacteriano, o qual pode inibir ou se sobrepor ao do fungo, é necessário incorporar, aos meios de cultura, antibacterianos de largo espectro, como o cloranfenicol. Também se pode acrescentar ciclo-heximida para diminuir o crescimento de fungos sapróbios contaminantes dos cultivos.

Bibliografia recomendada

Carlile MJ, Watkinson SC. The Fungi. Academic Press, 1996.

Griffin DH. Fungal physiology – Wiley Science Paperback Series. 2. ed. Nova Jersey: Wiley-Liss, 1993.

Moore-Landecker E. Fundametals of fungi. 4. ed. Prentice Hall, 1996.

65

Genética dos Fungos
Ciclo Sexual, Parassexual, Manipulação Genética e Aplicações

Mario Henrique Barros

Introdução

Embora os fungos estejam evolutivamente distantes dos animais, a manipulação genética de fungos como *Saccharomyces cerevisiae* tem permitido enormes avanços no conhecimento da célula humana. Ao longo dos últimos 50 anos, alguns fungos também tiveram enorme relevância na nossa compreensão de processos celulares fundamentais como o controle da divisão celular, a recombinação entre cromossomos e o consequente mapeamento de genes. Por exemplo, *Neurospora crassa* foi o primeiro fungo filamentoso empregado em pesquisas genéticas e, com ele, foi possível desvendar a relação entre genes e enzimas, definindo o nascimento da Genética-Bioquímica. Os avanços obtidos com a tecnologia do DNA recombinante foram logo incorporados, principalmente em *S. cerevisiae* que se tornou o principal modelo para o estudo da célula eucariótica, sendo atualmente utilizado na maioria dos centros de pesquisa. Essa levedura também congrega interesses comerciais das mais diversas áreas pelo seu grande potencial biotecnológico, derivado principalmente da sua direta e fácil manipulação genética.

1) Ciclo Sexual

A recombinação entre cromossomos parentais é o principal fator a definir o estudo genético de dado organismo. Assim, o estudo genético dos fungos Deuteromicetos (fungos anamórficos), aqueles dos quais só se conhece a fase assexuada, é muito mais complicado do que o dos fungos teleomorficos. Algumas espécies de fungos, das quais só se conhece a forma assexuada, podem ser estimuladas a realizar trocas de cromossomos sem a necessidade de divisão meiótica, definindo o assim denominado "ciclo parassexual". A meiose é fundamental no ciclo sexual, envolve o pareamento do par de cromossomos homólogos à recombinação genética, e a redução de ploidia. Genes necessários para a meiose vêm sendo identificados e podem ser usados para a identificação de fungos com um possível ciclo sexual.

O ciclo sexuado pode ocorrer a partir de especializações celulares, ou de hifas, que promovem a fusão de dois núcleos celulares pelas seguintes vias:

1) Duas células morfologicamente idênticas, mas de tipos sexuais opostos se unem (p. ex., *Saccharomyces cerevisiae*).
2) Fusão de células morfologicamente distintas como anterídios e ascogonios (com hifa tricógina, ex *Neurospora crassa*).
3) Por espermatização: transferência somente do núcleo do gameta masculino e recepção pela célula feminina. (p. ex., *Cronartium quercuum*)
4) Somatogamia: fusão de hifas somáticas indiferenciadas (p. ex., *Chytriomyces hyalinus*).

Os organismos que apresentam ciclo sexuado podem ser ainda dos tipos homotálicos ou heterotálicos. Os homotálicos apresentam os dois tipos sexuais num mesmo talo (corpo ou micélio), enquanto os heterotálicos apresentam indivíduos com somente um tipo sexual e, para a formação da fusão sexual, há a necessidade do encontro com um parceiro do outro tipo sexual.

Ciclo sexual de *Saccharomyces cerevisiae*

Se células de *S. cerevisiae* de tipo sexual oposto estiverem próximas, elas sentem o tipo oposto pela presença de feromônios liberados: o fator-a; e o fator-α. Ambos consistem de peptídeos sintetizados no citoplasma e secretados através de vias secretórias distintas, mas semelhantes às existentes em metazoários. Fator-a e fator-α no meio são reconhecidos por proteínas receptoras existentes na membrana plasmática de leveduras. Assim, células do tipo "a" sintetizam os receptores Ste2p que reconhecem o fator-a circundante, já células do tipo "α" expressam Ste3p que reconhecem o fator-α. Ste2p e Ste3p pertencem à classe de proteínas receptoras acopladas à proteína G, e essa classe de proteínas tem como característica uma cascata de eventos de sinalização que resultam em respostas específicas ao sinal inicialmente percebido pela proteína receptora. Nesse caso, ao reconhecer o ferômonio oposto ao seu tipo sexual, a célula começa a se preparar para a fusão sexual pela seguinte cadeia de eventos: interrupção do ciclo celular em G1; mudanças na composição da parede celular; alteração da morfologia, assumindo a forma denominada "shmoo". Diferentes formas de alterações morfológicas que precedem o contato sexual acontecem em outros fungos, em comum está o fato de elas serem comandadas por vias de sinalização dependentes de ferômonios. O alongamento da forma, aliada a mudanças nos açúcares na ponta do "shmoo", bem como a concentração de proteínas específicas no local, antecede e favorece o contato físico com a célula do tipo sexual oposto, que também passa por alterações semelhantes. Realizada a fusão celular, segue-se a cariogamia.

Por sua vez, o diploide formado pela fusão dos dois núcleos haploides é estável, mas pode sofrer meiose dependendo das condições de cultivo ou, até mesmo, pseudofilamentar em meio pobre em nitrogênio, mas rico em carbono. Em laboratório, o processo de divisão celular meiótica é estimulado por meio contendo acetato de potássio como fonte de carbono, gerando quatro novos haploides, dois tipo "a" e dois tipo "α" (Figura 65.1).

Na natureza, *S. cerevisiae* comporta-se como um organismo homotálico, mudando o seu tipo sexual a cada divisão por brotamento. Isso ocorre pela expressão do gene HO que codifica uma endonuclease capaz de fazer a translocação entre os *loci MAT* silenciados e o lócus *MAT* ativo a cada processo de replicação do DNA. Entretanto, os estudos genéticos com esse organismo somente ganharam grande impulso com o desenvolvimento de cepas contendo o gene HO inativo e, portanto, heterotálicas cujo ciclo sexual se comporta exatamente conforme o esquema da Figura 65.1, com indivíduos do tipo "a" e do tipo "α" extremamente estáveis. Como toda célula eucariótica, o material genético de *S. cerevisiae* está organizado em cromossomos no interior do núcleo. Em termos quantitativos, apresenta 3,5 vezes mais DNA que *Escherichia coli* (13.500 kb) distribuídos em 16 cromossomos com tamanho variando entre 200 kb e 2.200, totalizando 6.183 genes. Seu DNA genômico tem poucos íntrons e sequências não codificantes, comparativamente a outros eucariotos. Em 1996, foi o primeiro eucarioto a ter seu genoma totalmente sequenciado.

Ciclo sexual de *Neurospora crassa*

Diferentemente da levedura *S. cerevisiae*, *N. crassa* é um fungo filamentoso constituído por hifas segmentadas. Embora haja alternância entre fase diploide e haploide, essa última domina quase a totalidade do seu ciclo de vida, sendo a fase diploide muito curta. Os indivíduos haploides apresentam o tipo sexual "A", ou o tipo oposto "a". Quando duas hifas ou mesmo conídios de tipos opostos se encontram, podem sofrer fusão, formando uma hifa contendo dois tipos distintos de núcleos, ou seja, um heterocário. A fusão dos núcleos da origem ao organismo diploide, que logo sofre meiose, forma um asco com quatro ascósporos que, então, se dividem mitoticamente originando um asco com oito ascósporos dispostos de forma linear em seu interior. A análise dos ascósporos ordenados em *N. crassa* permite o estudo das segregações mendelianas de marcas em heterozigose, o que facilitou o mapeamento de genes ao longo dos cromossomos, como também a distância dos genes em relação ao centrômero, constituindo, assim, um organismo central nos

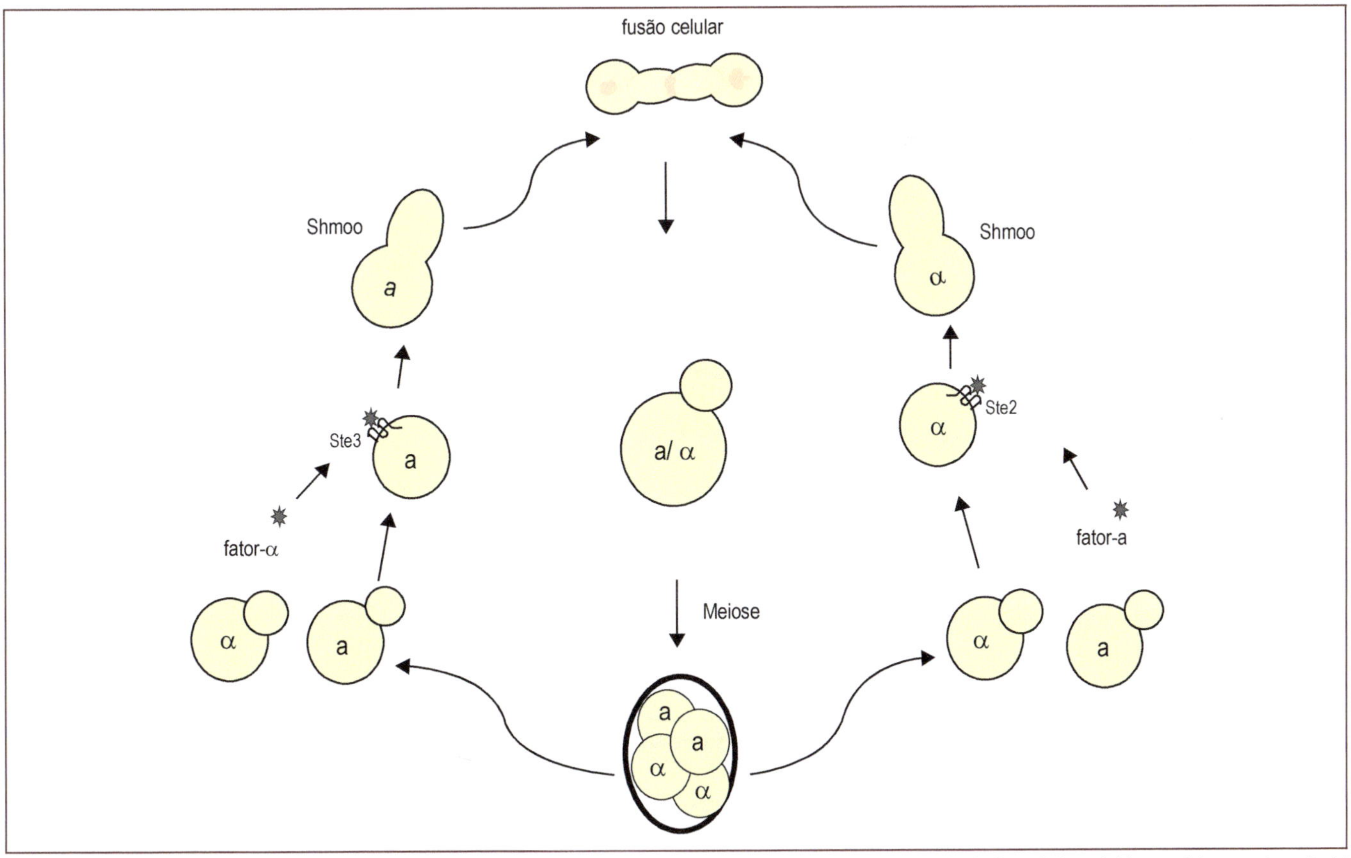

Figura 65.1 – *Ciclo sexual de* S. cerevisiae *– leveduras haploides dos tipos sexuais "a" e "α" se comunicam por meio de feromônios e iniciam o ciclo sexual que inclui a mudança de forma (shmoo), a fusão celular e a formação do diploide a/α.*
Fonte: Desenvolvida pela autoria.

livros de genética do século XX. Com o avanço da tecnologia de sequenciamento de DNA, o mapeamento de cromossomos por análise de ascósporos não é mais tão utilizado. O genoma de *N. crassa* foi desvendado em 2003, apresentando 10 mil genes espalhados em 40 Megabases de DNA.

Neurospora crassa foi protagonista no lançamento da era da genética-bioquímica com as pesquisas de George W. Beadle e Edward L. Tatum, sendo o primeiro trabalho envolvendo fungos a ganhar um prêmio Nobel, em 1958. Beadle e Tatum utilizaram as características favoráveis do ciclo sexual de *Neurospora* para o isolamento de mutantes com deficiências bioquímicas específicas, por exemplo, na síntese de arginina. Seus trabalhos foram facilitados pela possibilidade de cultivo em meio mínimo, no qual se podia adicionar, de forma independente, vitaminas ou aminoácidos, como a arginina (Figura 65.2).

Os pesquisadores isolaram mutantes que não cresciam sem esse aminoácido e, como esses mutantes eram haploides, do tipo "A" ou "a", poderiam cruzá-los entre si, verificando, em seguida, se a progênie dos diploides formados tinha ou não, restabelecido a capacidade de crescimento sem arginina. Em caso positivo, por um lado, quando os recombinantes cresciam sem arginina, concluía-se que houve o restabelecimento da via biossintética da arginina, ou seja, houve complementação genética, e os mutantes iniciais eram de grupos de complementação diferentes. Por outro lado, quando a progênie dos diploides formados ainda era incapaz de crescer sem arginina, a conclusão era de que se tratava de mutantes do mesmo grupo de complementação e as mesmas etapas enzimáticas estavam interrompidas nas linhagens haploides.

Beadle e Tatum isolaram, mediante testes de complementação, três classes de mutantes que se caracterizavam pelo acúmulo, ou não, de um composto específico em seu citoplasma. Assim, os mutantes da classe "A" acumulavam um precursor desconhecido, os mutantes da classe "B" acumulavam ornitina, e os mutantes da classe "C", citrulina. Num hipotético cruzamento entre indivíduos aB x Ab, no qual o gene "A" é responsável pela síntese de ornitina, e o gene "B" de citrulina, haveria como progênie a alteração da proporção 9:3: 3:1 da 2ª lei de Mendel para 9:7, isto é, 9 que sintetizam arginina para cada 7 que não sintetizam um caso de epistasia recessiva dupla. *Neurospora crassa* se encaixou como modelo nos experimentos de Beadle e Tatum por diversas características favoráveis, como: ciclo de vida com alternância entre gerações, haploide e diploide; facilidade de cruzamentos; possibilidade de cultivo com diferentes seleções; tempo curto de vida. Além disso, ajudaram a compreender as variações fenotípicas que colocavam constantemente em xeque a 2ª lei de Mendel.

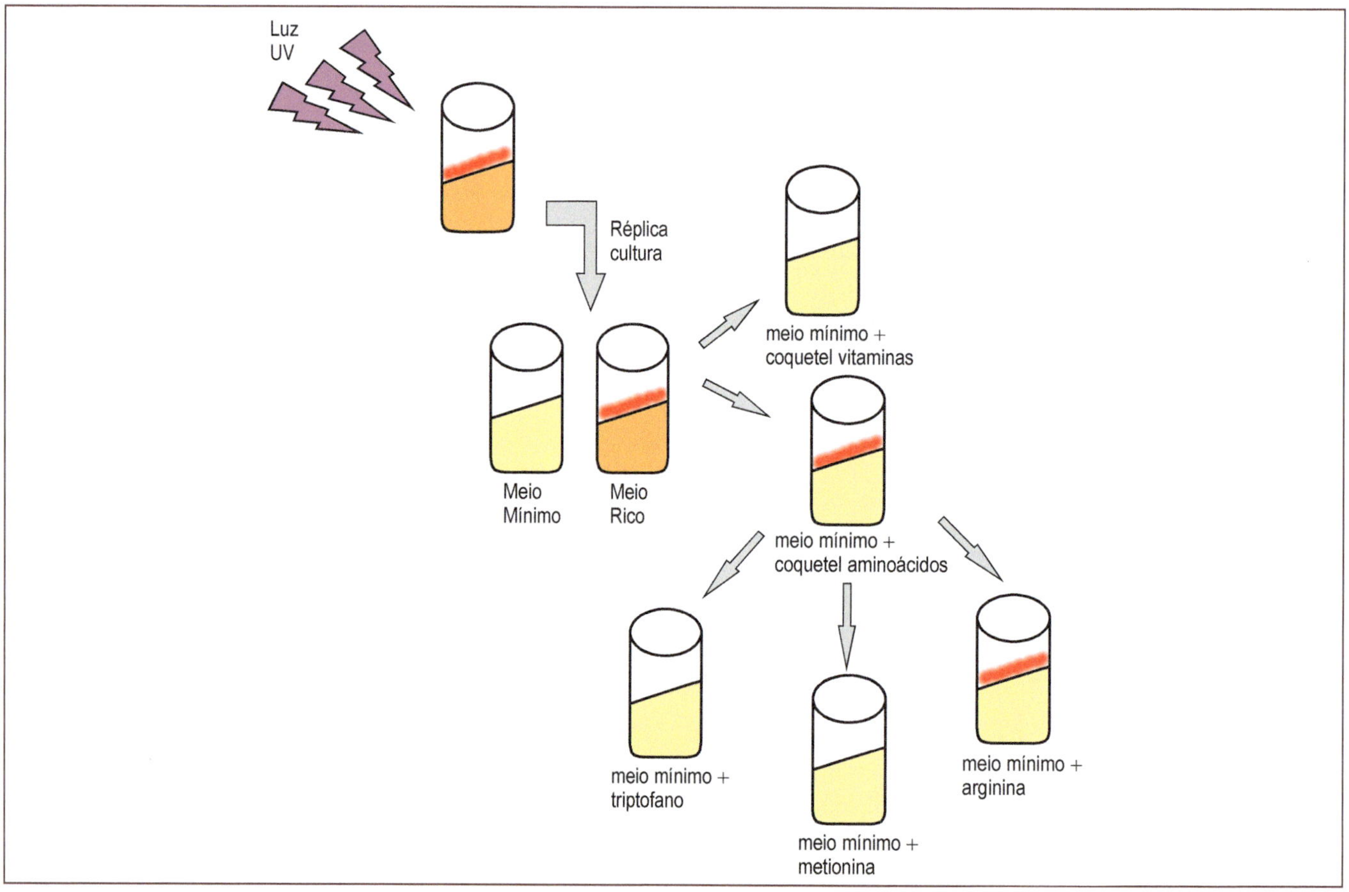

Figura 65.2 – *Experimento de metagênese em Neurospora – Beadle e Tatum irradiaram cepas haploides de* N. crassa *com luz UV e, graças à possibilidade de cultivo em meio seletivo, puderam selecionar mutantes deficientes específicos no metabolismo de um aminoácido essencial, a arginina.*
Fonte: Desenvolvida pela autoria.

■ Ciclo sexual em *Basidiomicetos*

Enquanto nos zigomicetos e nos ascomiceto,s existem dois tipos sexuais, derivados da expressão dos genes *Mat1* e *Mat2* (Mat *a* e Mat a em *S. cerevisiae*, ou Mat *A* e Mat *a* em *N. crassa*), em basidiomicetos é possível encontrar espécies com quatro tipos sexuais também governados pelo lócus *MAT*. Dois *loci MAT A* e *MAT B*, não ligados, devem diferir em seus alelos para que ocorra a reprodução sexual. Cada lócus deve ter pelo menos dois alelos (em alguns casos, há mais de 20 alelos para o tipo sexual), como no fitopatógeno *Ustilago maydis*. Digamos que *MAT A* esteja representado pelos alelos *a1* e *a2* e *MAT B* por *b1* e *b2*, um indivíduo que seja *a1b1* somente poderá cruzar e formar um diploide com um indivíduo *a2b2*, excluindo-se, assim, a sua possibilidade de cruzamento com indivíduos *a1b2* ou *a2b1*.

O sistema com quatro tipos sexuais existe em praticamente metade das espécies de basidiomicetos, enquanto a outra metade apresenta o sistema com dois tipos sexuais. Entretanto, algumas dessas que apresentam dois tipos sexuais podem ter se originado da regressão do sistema de quatro tipos. Essa regressão parece ter ocorrido nos importantes patógenos humano do gênero *Cryptococcus*. *Cryptococcus neoformans*, por exemplo, existe como leveduras em brotamento em sua fase vegetativa e infecciosa, transitando para hifas na sua fase sexuada. Os indivíduos haploides, como em *S. cerevisiae*, apresentam os tipos sexuais Mat *a* e Mat α. *C. neoformans* apresenta dois modelos de reprodução sexual: bissexual, envolvendo células MATa MATα; e unissexual, que ocorre somente com células MATα e, dessa união, há a ativação do desenvolvimento filamentoso. Em resposta aos feromônios dos tipos sexuais opostos, as células de levedura passam por mudanças morfológicas, que incluem a formação de um tubo de conjugação até a fusão celular e a formação de uma hifa dicariótica. Por conta da reprodução unissexual de Matα, há, na natureza, acúmulo desse tipo sexual e, por isso, os isolados infecciosos de *Cryptococcus neoformans* são, em sua vasta maioria, do tipo sexual α (Figura 65.3). Curiosamente, na reprodução bissexual, a herança mitocondrial é dada pelo progenitor MATa.

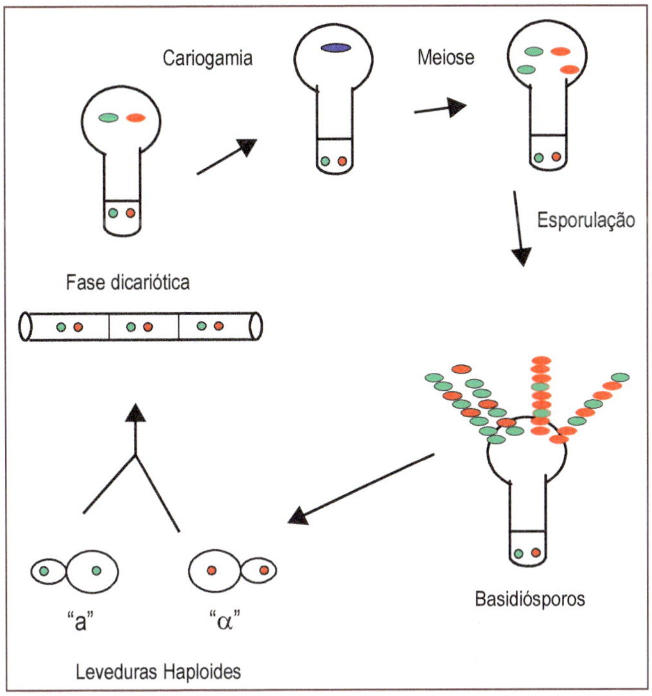

Figura 65.3 – *Esquema do ciclo sexual de Cryptococcus. Após a fusão de células "a" e "α", o dicarion resultante inicia seu crescimento filamentoso. Na fase de desenvolvimento do basídio, os núcleos parentais se fundem, gerando núcleo 2N que, ao entrar em meiose, gera quatro núcleos (N) que ainda passam por mitoses para gerar cadeias de basidiósporos.*

Fonte: Desenvolvida pela autoria.

Ciclo parassexual

Em alguns fungos, é possível encontrar recombinantes genéticos mesmo na ausência de um ciclo sexual típico, ou seja, contendo divisão meiótica. O ciclo parassexual consiste da fusão de hifas e formação de heterocário contendo núcleos haploides que eventualmente se fundirão. Os diploides heterozigotos formados perdem cromossomos parentais por aneuploidias sucessivas enquanto recombinantes mitóticos podem surgir ao longo dessas sucessivas divisões. Aneuploidias são conhecidos erros da divisão celular que resultam na não correta separação dos cromossomos durante o processo, resultando em células filhas com ganho, ou perda, de dado cromossomo.

Portanto, no ciclo parassexual, os recombinantes genéticos são oriundos de recombinações mitóticas. A descoberta do ciclo parassexual foi realizada mediante estudos com *Aspergillus nidulans*, sobre o qual estudos de complementação nutricional entre indivíduos permitiram o isolamento de recombinantes que continham as marcas nutricionais desejadas facilmente identificadas por setoração da colônia fúngica. Assim, o ciclo parassexual acaba sendo uma alternativa para estudos genéticos dos muitos fungos cujo ciclo sexuado ainda não foi descrito, ou seja, os fungos anamorfos.

Candida albicans também é passível de entrar no ciclo parassexual. *C. albicans* existe na natureza basicamente em sua forma diploide (2N). A união de dois indivíduos seguida por cariogamia forma um tetraploide (4N) que, após sucessivas divisões mitóticas e eventuais aneuploidias, restitui o número cromossômico para 2N sem a ocorrência de divisão meiótica. Na espécie humana, as aneuploidias são reconhecidamente deletérias, as poucas que persistem até a idade adulta incluem a trissomia do cromossomo 21 (síndrome de Down) a falta de um cromossomo X (X0 – síndrome de Turner), e indivíduos XXY (síndrome de Kleinfelter). Em fungos, as aneuploidias podem também ser deletérias em curto prazo, mas algumas podem representar uma vantagem seletiva a médio e longo prazo ao instituírem novas recombinações que, por exemplo, causam resistência a antifúngicos (Figura 65.4).

Em resumo, são características do ciclo parassexual:

- Cariogamia pode ocorrer seguida de recombinação mitótica.
- Ocorre recombinação genética na ausência de reprodução sexuada.
- Fusão hifas compatíveis -> formação heterocarion que pode ser visualizada por setoração da colônia.
- Haploidização por Aneuploidia (perda cromossômica).

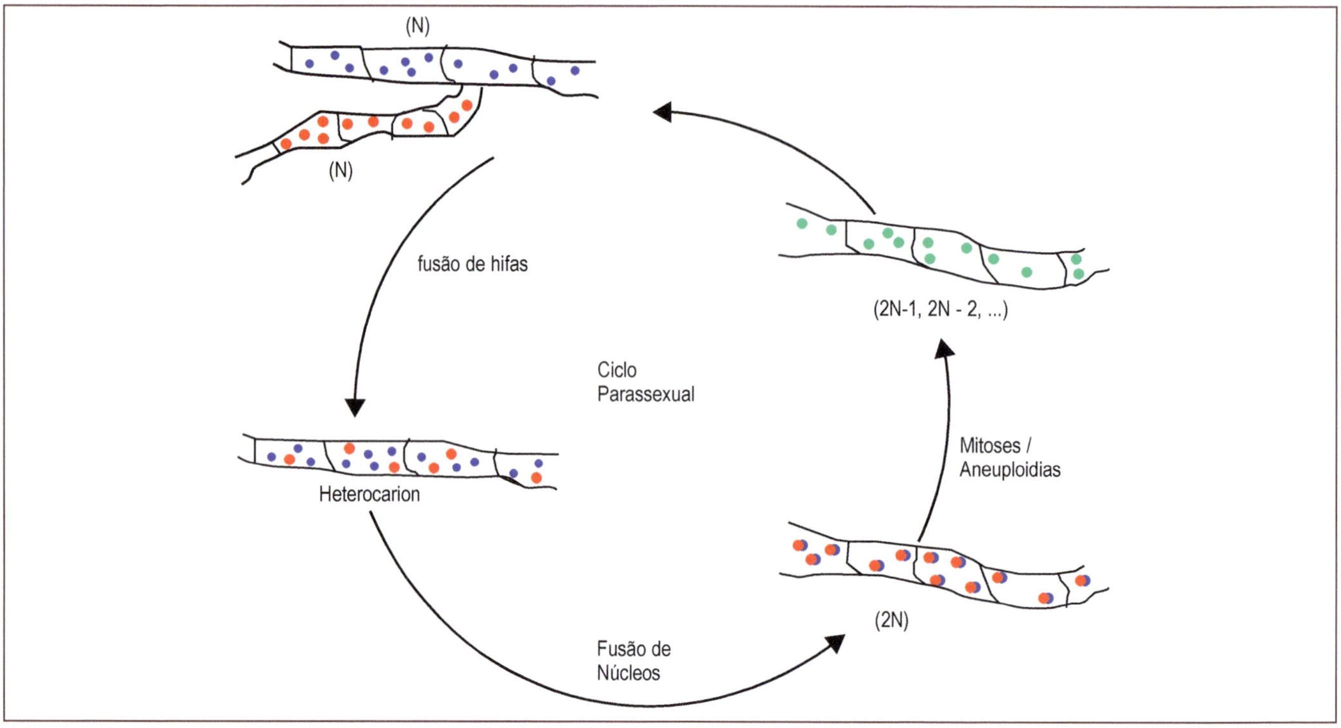

Figura 65.4 – *Esquema do ciclo parassexual em um fungo filamentoso, como Aspergillus. Leveduras como Candida também podem passar pelo ciclo parassexual, gerando recombinantes genéticos.*
Fonte: Desenvolvida pela autoria.

Manipulação genética

S. cerevisiae apresenta um longo histórico de utilização pela humanidade, afinal essa levedura é empregada na produção de bebidas e pães desde o período neolítico, na pré-história, e sua importância nesses processos foi reconhecida no século XIX e comprovada, por Louis Pasteur, em estudos sobre a fermentação da cerveja e do vinho. Hoje, podemos afirmar que o organismo eucarioto que mais foi manipulado geneticamente é *S. cerevisiae.* A levedura apresenta, no geral, as mesmas características favoráveis à manipulação genética encontradas em *Escherichia coli* e, diferentemente de *Neurospora crassa, S. cerevisiae* não é um fungo filamentoso, mantém-se como organismo unicelular, que se divide por brotamento. Seu cultivo é fácil, tem tempo de vida curto, há possibilidade de seleção em diferentes culturas, apresenta alternância de gerações, as linhagens de laboratório podem manter-se indefinidamente nos estados haploide e diploide, favorecendo o estudo de genes essenciais para a vida e as relações de dominância entre alelos, ou seja, todas as características básicas para o estabelecimento de um organismo modelo. *N. crassa* foi o primeiro fungo cujos estudos alcançaram um prêmio Nobel, mas também as manipulações genéticas de *S. cerevisiae* permitiram descobertas de grande impacto nas ciências como o controle genético do ciclo celular, das vias secretórias de proteínas, dos sistemas de degradação de proteínas e de autofagia, entre tantos outros estudos que também receberam o prêmio Nobel em anos recentes e tiveram em seu cerne o emprego dessa levedura.

Plasmídios ponte

A descoberta de plasmídios na natureza em *S. cerevisiae* e o desenvolvimento das técnicas de clonagem e de manipulação de ácidos nucleicos logo favoreceram muito a Engenharia Genética nessa levedura. Plasmídios são moléculas de DNA que podem se replicar de forma autônoma do DNA nuclear. Os principais tipos atuais de plasmídios utilizados na transformação de leveduras pertencem aos grupos YCp, YEp e YIp. Todos foram elaborados de maneira a permitir etapas de clonagem e modificações *in vitro* para, então, serem selecionados, amplificados em *Escherichia coli*, como também selecionados, mantidos e expressos em *S. cerevisiae.* São denominados "plasmídios ponte" por causa dessa possibilidade de uso em dois organismos distintos. Os plasmídios do tipo YCp são autônomos, contêm uma região centromérica, conferindo estabilidade mitótica de aproximadamente 90%, mantendo uma a quatro cópias por núcleo. Já os YEp são autônomos, com estabilidade mitótica por volta de 50%, contêm a origem de replicação do plasmídio 2 micron encontrado na natureza, apresentado mais de 50 cópias por núcleo celular. Por fim, YIp são autônomos somente em bactérias; em levedura, precisam ser integrados no genoma nuclear para se propagarem, o que também garante estabilidade mitótica próxima de 100% e, na maioria das vezes, são integrados em uma única cópia por célula. O mecanismo de integração dos vetores YIp se baseia na alta capacidade de recombinação homóloga estimulada por pontas livres de DNA que apresentam sequência complementar ao DNA genômico de levedura.

■ Transformação e formas de seleção

A presença de uma parede celular nos fungos, muitas vezes, dificulta a entrada de DNA exógeno em seu interior, etapa primordial no processo de transformação genética. A laboriosa geração de protoplastos (células com a parede removida ou enfraquecida) é uma alternativa que se utiliza frequentemente para facilitar a entrada do DNA transformante. *S. cerevisiae* tem o processo de transformação já muito bem-estabelecido há muitos anos. Não é necessária a geração de protoplastos para sua transformação e ela depende basicamente da adição de dois reagentes: acetato de lítio; e polietileno glicol, que de forma ainda não totalmente esclarecida; permeabilizam a célula de levedura para a entrada do DNA transformante. Também é possível transformá-la pela eletroporação como comumente realizado em bactérias.

Embora seja possível fazer seleção de transformantes pela obtenção de colônias de levedura resistentes a dado antibiótico, tal como é feito em *E. coli*, a seleção de plasmídios em *S. cerevisiae* normalmente é realizada pela capacidade nutricional conferida pelo plasmídio. As principais linhagens laboratoriais de *S. cerevisiae* apresentam auxotrofias para a síntese de diferentes nutrientes, por exemplo: adenina; uracila; leucina; histidina; lisina; triptofano; metionina; entre outras, facilitando a transformação e seleção plasmidial em meio nutricional minimamente suplementado. Por exemplo, os genes *URA3*, *LEU2, HIS3, ADE3* ou *TRP1* podem ser utilizados para seleção genética de linhagens *ura3*, *leu2, his3, ade3* ou *trp1* incapazes (auxotróficas) de sintetizar uracila, leucina, histidina, adenina e triptofano, conferindo a respectiva prototrofia às células transformantes. Além dessa seleção positiva, o uso das marcas URA3 e LYS2Đermitem também a seleção negativa na presença de drogas específicas, isto é, nessas condições, as células contendo os alelos selvagens URA3 e LYS2 não conseguem se desenvolver.

■ Obtenção de mutantes

Podem-se obter coleções de mutantes de *S. cerevisiae* pela utilização de agentes mutagênicos como a luz ultravioleta. Dada a versatilidade de cultivo, é possível fazer a mutagênese e espalhar as células mutadas em meio rico de cultivo. Após seu crescimento no meio rico, faz-se a sua réplica em um novo meio de cultivo que seja seletivo para algum processo de interesse do pesquisador, como sensibilidade a um antifúngico, isolando, assim, mutantes sensíveis ao antifúngico. Numa próxima etapa, esses mutantes são transformados com uma biblioteca genômica extraída de uma levedura selvagem para a identificação do gene que passa a dar resistência ao antifúngico quando presente com sua cópia selvagem.

Também é muito comum a busca de um alelo nulo de um gene específico, isto é, a remoção de toda sequência codificante de um dado gene. A alta capacidade de recombinação homóloga que as extremidades livres de DNA apresentam em levedura permitiu o rápido desenvolvimento de técnicas de inativação gênica, na qual qualquer gene de levedura pode ser inativado. A construção de um alelo nulo para dado gene começa a partir da obtenção de uma molécula de DNA recombinante contendo somente as porções 3' e 5' do gene de interesse flanqueando um gene indicador (p. ex., *HIS3*) que confere capacidade de seleção em meio de cultivo sem histidina de linhagens com mutação deletéria no gene *his3*. Pode-se afirmar, portanto, que *S. cerevisiae* é manipulada geneticamente com tanta facilidade quanto *Escherichia coli*, sendo transformada com plasmídios, e qualquer um dos seus genes pode ser interrompido e marcado. Essa maleabilidade genética talvez seja a característica que a elevou para a condição de principal modelo de funcionamento da célula eucariótica (Figura 65.5).

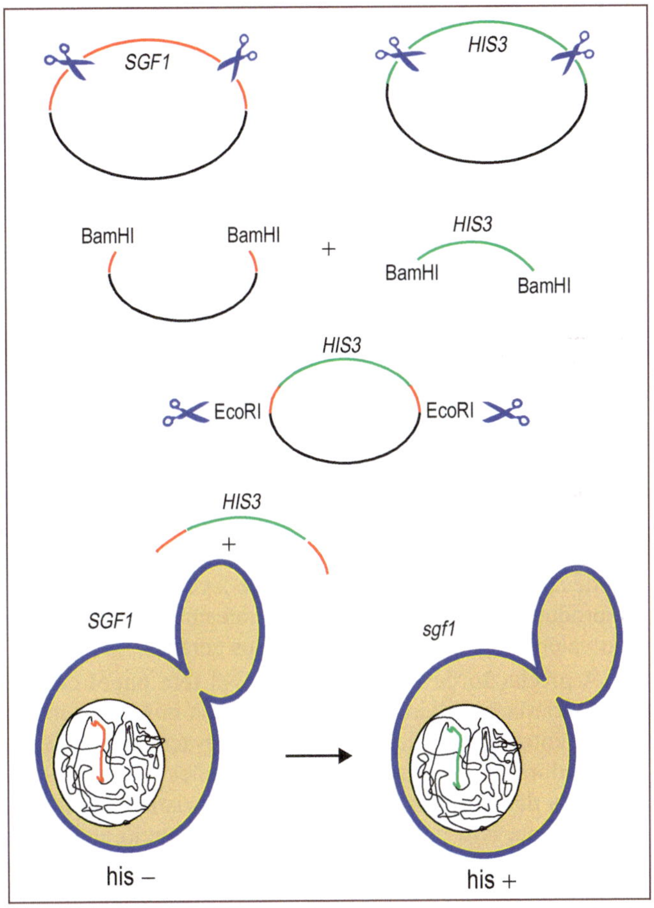

Figura 65.5 – *Construção de um alelo nulo de um gene. O seu gene favorito, SGF1, está clonado em um plasmídio e é cortado (tesoura) com a enzima BamHI. O gene HIS3 clonado também está ladeado por sítios de BamHI e, após o corte, pode se ligar às sequeências que flanqueavam o gene SGF1. Com a enzima EcoRI, o fragmento contendo HIS3 ladeado por sequências de SGF1 é liberado e utilizado para transformar* S. cerevisiae. *São selecionadas colônias prototróficas para histidina, pois nelas o gene SGF1 foi inativado.*

Fonte: Desenvolvida pela autoria.

A partir do uso em grande escala da técnica de inativação gênica, ampliou-se o emprego da chamada "Genética reversa". Nela, busca-se a função de um gene a partir da sua inativação. A Genética clássica visa a identificação dos genótipos de variantes fenotípicos, prática aplicada por Morgan quando queria obter a explicação para a cor do olho branco de Drosophila; e também por Beadle e Tatum quando estudavam o metabolismo enzimático de mutantes de *Neurospora* que precisavam de arginina. Na Genética reversa, já se conhece o genótipo e busca-se o fenótipo. Após a conclusão do sequenciamento do genoma de *S. cerevisiae*, o que se seguiu foi justamente um esforço para a construção de alelos nulos para cada um dos possíveis 6.183 genes identificados, e o respectivo estudo da sua função. Já em 1998, estavam disponíveis, de forma comercial, linhagens haploides e diploides de *S. cerevisiae* com mutantes nulos para cada um dos genes do organismo. O uso da técnica de edição genômica por CRISP-Cas9 propicia múltiplas alterações genéticas numa mesma linhagem de levedura, contudo cuidados extras devem ser tomados para a confirmação de que, além das modificações desejadas, outras modificações secundárias também ocorreram.

Aplicações

A alta capacidade de modificações genéticas passíveis de realização em *S. cerevisiae* fomentou o seu emprego biotecnológico, desde a produção de fármacos e insumos até a geração de linhagens com maior competência fermentadora para a produção de etanol, por exemplo. Indústrias farmacêuticas produzem insulina, anticoagulantes como hirudina, antígenos contra o vírus da hepatite B, fator de crescimento humano, vacinas, entre tantos outros produtos. Isso é possível não só por meio da expressão heteróloga de genes – expressão de genes de outras espécies (humano no caso da insulina; de sanguessuga no caso da hirudina), mas também da alteração de vias metabólicas como no caso das proteínas que precisam ser glicosiladas exatamente da forma que seriam se fossem expressas numa célula humana, essas leveduras recebem a sugestiva denominação "leveduras humanizadas". Há um grande apelo econômico para o uso de leveduras nesse sistema produtivo com um substancial barateamento da produção e do valor final das doses dos fármacos gerados.

A produção de etanol combustível tem papel central na economia brasileira, sendo constante a busca por maior rendimento da fermentação da cana-de-açúcar por cepas de levedura mais capacitadas às condições extremamente inóspitas das dornas de fermentação das usinas de álcool, e certamente isso pode ser conseguido por meio alterações genéticas pontuais dessas cepas presentes nas usinas. Há também um grande investimento para se tornar viável, em termos econômicos, a geração de etanol de 2ª geração, isto é, o etanol gerado a partir do bagaço da cana-de-açúcar. Como *S. cerevisiae* é incapaz de degradar celulose e hemicelulose, são necessários o pré-tratamento químico desse material e a sua modificação genética com genes de fungos celulolíticos como os do gênero *Trichoderma*, que resulta na formação de açúcares menores como xilose e celobiose. Para aumentar o desafio, xilose e celobiose não são fermentadas por *S. cerevisiae*, sendo, então, necessárias novas modificações genéticas para que o micro-organismo possa realizar a fermentação desses açúcares. A construção dessas cepas de levedura capazes de gerar etanol a partir de celulose já foi obtida por diversos laboratórios, utilizando-se as mais diferentes estratégias, resta agora o acerto para que essas cepas se tornem economicamente viáveis e resistam às condições das dornas de fermentação das usinas.

Bibliografia recomendada

Costa SOP. Genética molecular e de micro-organismos. Os fundamentos da engenharia genética. São Paulo: Manole, 1987.

Forche A, Alby K, Schaefer D, Johnson AD, Berman J, Bennett RJ. The parasexual cycle in Candida albicans provides an alternative pathway to meiosis for the formation of recombinant strains. PLoS Biol. 2008;6(5):e110.

Fu C, Coelho MA, David-Palma M, Priest SJ, Heitman J. Genetic and genomic evolution of sexual reproduction: echoes from LECA to the fungal kingdom. Curr Opin Genet Dev. 2019;58-9:70-5. doi: 10.1016/j.gde.2019.07.008.

Hamilton SR, Gerngross TU. Glycosylation engineering in yeast: the advent of fully humanized yeast. Curr Opin Biotechnol. 2007;18(5):387-92.

Idnurm A, Bahn YS, Nielsen K, Lin X, Fraser JA, Heitman J. Deciphering the model pathogenic fungus cryptococcus neoformans. Nat Rev Microbiol. 2005;3(10):753-64.

Lee SC, Ni M, Li W, Shertz C, Heitman J. The evolution of sex: a perspective from the fungal kingdom. Microbiol Mol Biol Rev. 2010;74(2):298-340.

Madhani H. From a to a: yeast as model for cellular differentiation. New York: Cold Spring Harbor Laboratory Press, 2007.

PARTE 3B

Micologia Especial e Clínica

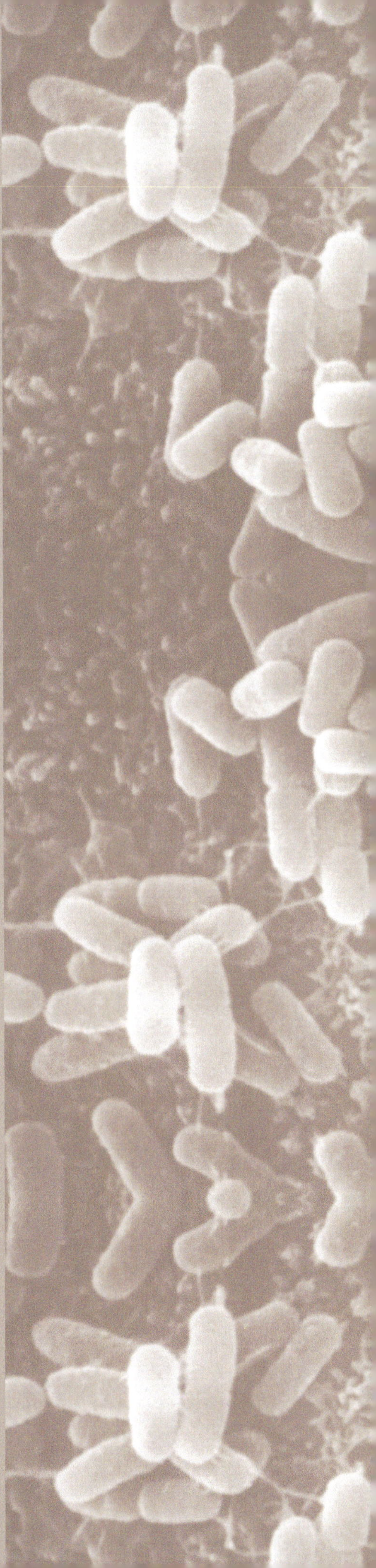

Micoses
Aspectos Gerais, Patogenicidade dos Fungos, Mecanismos de Defesa do Hospedeiro e Diagnóstico Microbiológico

66

Olga Fischman Gompertz
Walderez Gambale
Benedito Corrêa
Claudete Rodrigues Paula
Carlos Pelleschi Taborda

Aspectos gerais das micoses

Três tipos de doença humana estão associados a elementos fúngicos ou a seus produtos metabólitos: alérgicas; tóxicas; e infecciosas.

A doença alérgica é causada pela interação de um hospedeiro sensibilizado com antígenos fúngicos imunologicamente reativos existentes no ar ou está associada com elementos fúngicos de localização endógena no hospedeiro. Por exemplo, aspergilose broncopulmonar alérgica.

A doença toxigênica pode ser provocada pela ingestão de alimentos contaminados com fungos microscópicos, produtores de micotoxinas – as micotoxicoses – ou pela ingestão de fungos macroscópicos venenosos – micetismos.

A doença infecciosa é aquela em que o agente tem a propriedade de agir como patógeno primário ou oportunista, por exemplo, paracoccidioidomicose, candidíases.

As doenças infecciosas – as micoses – são as mais representativas e constituem o principal objeto da Micologia médica.

O reservatório habitual dos fungos que infectam o homem pode ser o próprio humano, os animais ou um sítio na natureza, onde o fungo se desenvolve como saprófito.

As micoses são classificadas em:

1) Micoses superficiais, de localização na pele e anexos.
2) Micoses subcutâneas ou de implantação encontradas na pele e nos tecidos subcutâneos.
3) Micoses sistêmicas ou profundas atingindo, principalmente, órgãos internos e vísceras, podendo abranger muitos tecidos e órgãos diferentes.

As micoses superficiais compreendem as micoses superficiais estritas, as dermatofitoses, as hialo-hifomicoses e feo-hifomicoses e as micoses mucocutâneas ou leveduroses.

As micoses superficiais estritas se localizam nas camadas superficiais da pele ou do pelo. Seus agentes têm como hábitat principal o humano (*Malassezia* spp.) ou são encontrados na natureza (*Hortae werneckii, Piedraia hortae e Trichosporon* spp.).

As dermatofitoses atingem pele, pelo ou unhas e são causadas por fungos queratinofílicos, os dermatófitos. As dermatofitoses podem ser transmitidas de humano a humano, de animal ao humano ou do solo ao homem.

As hialo-hifomicoses e feo-hifomicoses podem se localizar na pele, unha ou mucosas e são produzidas por fungos filamentosos não dermatófitos, respectivamente hialinos e escuros.

As leveduroses ou micoses mucocutâneas são produzidas por leveduras, tendo origem de fonte endógena, quando o agente faz parte da microbiota normal do hospedeiro, ou exógena, quando transmitida por outros indivíduos.

As micoses subcutâneas ou de implantação são, em geral, adquiridas por traumatismos com materiais contaminados, como vegetais e madeiras, podendo ser transmitidas também por picadas de inseto e mordedura de animais.

Os fungos que ocasionam micoses de tipo subcutâneo são isolados comumente do solo ou de vegetais; os agentes de micoses profundas têm seu hábitat principalmente no solo.

As micoses sistêmicas são originadas principalmente pela inalação de propágulos fúngicos levados do solo pelos ventos. *Cryptococcus neoformans* e *Histoplasma capsulatum* podem ser, respectivamente, veiculados por fezes de pombos e de morcegos.

Além dessas infecções fúngicas que são encontradas, na maioria dos casos, em indivíduos imunocompetentes, as micoses oportunísticas atingem os pacientes imunocomprometidos por doença de base como câncer, diabetes; ou aqueles que são submetidos a tratamentos com uso de corticosteroidoterapia, imunossupressores e antibioticoterapia.

As formas de transmissão de algumas micoses, como a doença de Jorge Lobo ou Lacaziose, não foram ainda definitivamente estabelecidas.

Em geral, as micoses do tipo subcutâneo são esporádicas. Endemias ocorrem em áreas onde o fungo é mais frequente no meio ambiente. Microepidemias de histoplasmose têm sido registradas em grupos de indivíduos que visitam cavernas habitadas por morcegos, por exemplo. Epidemias de dermatofitoses do couro cabeludo em alunos de escola, dermatofitoses dos pés entre militares e atletas têm sido descritas.

Idade, sexo e raça desempenham papel importante na frequência de certas micoses. Tinea do couro cabeludo por *Microsporum canis*, frequente na criança, é rara na puberdade ou na idade adulta. A paracoccidioidomicose e a cromoblastomicose são comuns em indivíduos adultos do sexo masculino. A paracoccidioidomicose é mais encontrada nos homens do que nas mulheres (proporção de 10 a 15:1), o que é explicado pela presença de estrógenos protetores na mulher ou maior exposição do homem aos agentes fúngicos.

A atividade profissional influi na incidência de certas micoses que são conhecidas como doenças profissionais. Floristas e indivíduos que manipulam madeira são sujeitos a traumatismos, adquirindo esporotricose. Agricultores apresentam cromoblastomicose, micetomas, por fungos que habitam o solo e vegetais, por exemplo. Espeleólogos podem contrair histoplasmose pela inalação de *Histoplasma capsulatum* do solo e de fezes de morcegos existentes em grutas.

O tamanho da forma infectante do fungo é importante. Partículas maiores do que 10 µm de diâmetro só alcançam as vias aéreas superiores, causando rinite. Partículas de 5 µm a 10 µm atingem os brônquios e são responsáveis por quadros asmáticos, e as menores de 5 µm podem alcançar alvéolos pulmonares. As formas mínimas do *Cryptococcus neoformans* não encapsuladas, de 1,5 µm a 3 µm, presentes nas fezes de pombos e na poeira ambiental, depositam-se facilmente nos pulmões.

A quantidade do inóculo também é importante, principalmente na aquisição das micoses sistêmicas.

Medidas preventivas dependem do tipo da micose. O tratamento de animais e pessoas com dermatofitose, ou de portadores sadios, evita a disseminação dos dermatófitos.

O emprego de máscaras ao visitar grutas com morcegos pode prevenir a infecção por *Histoplasma capsulatum*; o uso de sapatos e roupas cobrindo partes expostas do corpo evita traumatismo e, consequentemente, a aquisição de micoses como cromoblastomicose e micetomas, por exemplo.

Prevenção da candidíase envolve diferentes princípios porque o reservatório do fungo pode ser o próprio indivíduo ou outras pessoas como médicos, enfermeiras, atendentes que estão em contato com o paciente. Cateteres também são importantes na introdução de *Candida* e de outros fungos no organismo.

Aparelhos para inalação e outros equipamentos hospitalares têm sido descritos como veiculadores de fungos, ocasionando, por exemplo, candidíase e aspergilose.

A fim de diminuir infecção fúngica hospitalar, medidas preventivas, como uso de filtros, higiene local e assepsia adequada do pessoal médico e paramédico, são preconizadas. Marcadores epidemiológicos, especialmente para *Candida albicans*, definem com melhor clareza a origem dos surtos de infecções hospitalares.

Patogenicidade dos fungos

Os fatores de virulência têm sido pouco estudados entre os fungos. Como possíveis fatores, citam-se a variabilidade fenotípica, a aderência nos tecidos do hospedeiro e a formação de biofilmes produção de toxinas e enzimas.

Para *C. albicans*, o fungo mais estudado com relação aos fatores relacionados à virulência, a sequência seria iniciada pela aderência a células epiteliais, da pele ou mucosas, seguida da multiplicação da levedura, com formação posterior de tubo germinativo e filamentação. A quantidade de adesinas seria aumentada pela germinação das leveduras e inibida pela presença da IgA secretora. Logo a seguir, a produção das exoenzimas, proteinase e fosfolipase permitiria a penetração da levedura nas células, ocasionando resposta inflamatória, como ocorre nos tecidos.

Alguns estudos têm demonstrado que os fungos patogênicos secretam várias enzimas hidrolíticas como proteinases, lipases e fosfolipases, que podem ser encontradas no meio de cultivo. Estas enzimas hidrolíticas extracelulares são importantes na patogenicidade dos fungos, causando danos à célula do hospedeiro. A proteinase ácida é uma aspartil proteinase (Sap) de peso molecular entre 42 e 45 kDa, cuja atividade ideal ocorre em pH ácido e que possui especificidade de substrato bastante ampla, incluindo queratina, colágeno, albumina, hemoglobina, cadeia pesada de imunoglobulinas e proteínas de matriz extracelular. *C. albicans* com grande atividade proteolítica aderem mais rapidamente às células epiteliais. Com relação à fosfolipase, a maior atividade lipolítica encontra-se nas extremidades das formas filamentosas, exercendo papel importante no crescimento do fungo, facilitando, assim, a adesão tecidual. Em *C. albicans,* têm sido descritas fosfolipases A, B e C, e o pH ótimo de atividade está ao redor de 4. Entretanto, pouco se conhece sobre outras enzimas como condroitin-sulfatase e hialuronidase nas demais espécies do gênero *Candida* e em outros fungos patogênicos.

Quanto ao *Cryptococcus* spp., sabe-se que a cápsula exerce ação protetora deste contra a fagocitose. O fungo tem a capacidade de produzir a enzima urease, que hidrolisa a ureia, ocasionando a produção de amônia, que inativa o complemento facilitando a sua proliferação. Essa levedura produz também a enzima fenol-oxidase, relacionada com a sua patogenicidade.

A existência de alfa-1,3-glucana na parede celular da fase leveduriforme de *Paracoccidioides brasiliensis* foi considerada fator importante na virulência do fungo. No entanto, estudos recentes demonstraram que cepas altamente virulentas apresentavam baixo teor desse polissacáride na parede celular e vice-versa.

Nos dermatófitos, as atividades das queratinases, elastases e sulfitase são importantes na implantação da micose. Alguns lipídeos contendo de 10 a 12 átomos de carbono, presentes no fungo, são capazes de estimular respostas alérgicas. Acredita-se que lipases auxiliam esses fungos a superarem a ação dos ácidos graxos da pele, os quais têm atividade fungicida, como é o caso do ácido undecilênico.

Mecanismos de Defesa do Hospedeiro

Os mecanismos de defesa do hospedeiro contra a infecção por fungos podem ser inespecíficos e específicos.

Inespecíficos

Os mecanismos que defendem o hospedeiro contra as infecções fúngicas podem compreender as defesas locais, como a pele e as membranas das mucosas e o sistema inflamatório não específico.

A pele é considerada um grande órgão imunológico que contribui significativamente para o movimento celular imune. Quase todos os elementos celulares da imunidade, com exceção das células B, residem na pele ou passam através dela e acumulam-se nos sítios de reação inflamatória.

A pele normal é, na verdade, uma barreira efetiva contra a colonização da maioria dos fungos por ser uma barreira física e por secretar ácidos graxos saturados com propriedades antifúngicas.

A temperatura da pele normal é bastante elevada para restringir a localização de certos fungos às partes mais frias do corpo ou impedir o desenvolvimento de outros.

A integridade da pele e seu baixo teor de umidade são responsáveis pela resistência natural a muitas infecções. A candidíase cutânea, por exemplo, é facilitada pela umidade ou por lesões da pele.

Como a aderência é o estágio inicial no processo invasivo dos fungos, a pele resiste a esta por vários mecanismos, como produção de muco, competição com outros micro-organismos e descamação das células epiteliais. A microbiota bacteriana normal controla a proliferação de fungos como *Candida albicans*. Pacientes submetidos à antibioticoterapia prolongada, pela destruição de sua microbiota normal, estão mais sujeitos a desenvolver candidíase oral, vaginal ou intestinal.

Pacientes neutropênicos ou com neutrófilos alterados são mais sensíveis a certas infecções como candidíase mucocutânea crônica, mucormicose, aspergilose, criptococose.

Os componentes do sistema imune não específico consistem principalmente em proteínas humorais – as opsoninas.

Específicos

O sistema imune específico consiste em macrófagos, linfócitos, células do plasma e seus produtos, como as linfocinas e anticorpos. O sistema imune responde especificamente aos sítios antigênicos. A resposta imune se caracteriza pela produção de anticorpos específicos que reagem contra os antígenos do fungo invasivo. No entanto, o papel desempenhado pelos anticorpos na defesa orgânica contra as infecções fúngicas é especulativo e contraditório. Em certas doenças como a histoplasmose, um aumento do título de anticorpos fixadores do complemento indica disseminação da doença. Elevados títulos de anticorpos podem impedir o desenvolvimento da imunidade celular. No entanto, em certas infecções, os anticorpos são protetores. Indivíduos com elevados títulos de anticorpos contra *Cryptococcus neoformans* se recuperam mais facilmente à criptococose do que os pacientes que não desenvolvem anticorpos.

A imunidade mediada por células desempenha papel importante na resistência do organismo às infecções fúngicas. Pacientes imunodeficientes e aqueles tratados com drogas imunossupressoras que interferem na sua imunidade celular são mais sensíveis às micoses do que aqueles com sistemas imunes intactos.

Diagnóstico laboratorial das micoses

O diagnóstico microbiológico das micoses é feito pela verificação do fungo no material clínico, em preparações microscópicas, em exame histopatológico e em cultivos complementados por provas indiretas, como testes intradérmicos, pesquisa de anticorpos séricos e de antígenos circulantes. Na grande maioria dos casos clínicos, o método mais empregado é o da microscopia direta.

O material clínico para exame microscópico depende do tipo da micose. Nas micoses superficiais e cutâneas, são coletados principalmente pelos e escamas de pele ou de unha. Nas micoses subcutâneas, o material inclui secreções, pus, sangue; enquanto nas micoses profundas, são examinados, por exemplo, escarro, fezes, urina e líquido cefalorraquidiano (LCR). A biópsia também é bastante útil para elucidar o diagnóstico, principalmente das micoses subcutâneas e sistêmicas.

Exame microscópico direto

Em termos gerais, o exame microscópico direto é o método mais usado no diagnóstico de rotina das micoses. Além de ser rápido e sensível, permite a visualização do fungo e, em muitas ocasiões, sua identificação. De modo geral, o material a ser examinado é submetido à clarificação por solução de hidróxido de potássio a 10% a 20%, acrescido ou não de tinta Parker 51 permanente, na proporção de 2:1 e aquecimento discreto. Para tanto, basta colocar o material clínico sobre a superfície de uma lâmina de vidro, adicionar uma gota de hidróxido de potássio com tinta, cobrir com lamínula, aquecer suavemente à chama do bico de Bunsen e examinar ao microscópio. Quando houver suspeita de infecção por *Cryptococcus neoformans*, deve-se misturar, ao material clínico, geralmente escarro ou LCR, uma gota de tinta Nankin, pois essa técnica permite a visualização da célula fúngica corada e da cápsula sem coloração. Em alguns casos, as técnicas de coloração são bastante úteis, como a de Giemsa, na identificação de *Histoplasma capsulatum*.

O exame microscópico direto do material clínico é técnica de baixo custo, eficaz e reprodutível, exigindo, porém, profissional técnico bem treinado. As preparações, nesses casos, não são duradouras.

No Quadro 66.1, é apresentado um resumo das principais estruturas visualizadas ao exame microscópico direto nos diferentes espécimes clínicos.

Imunofluorescência

Embora de uso limitado, a técnica de imunofluorescência direta pode ser recomendada para a demonstração de alguns fungos em cortes de tecidos e secreções. É técnica sofisticada exigindo aparelhagem e material especializado. É usada, por exemplo, na diferenciação das formas pequenas de *Paracoccidioides* spp. e *Histoplasma capsulatum*, por meio de soros hiperimunes específicos, preparados em coelhos, marcados com fluorocromos. Podem ser identificados também pela imunofluorescência *Cryptococcus* spp., *Sporothrix* spp., *Coccidioides* spp. e *Candida albicans*.

Quadro 66.1 – *Diagnóstico laboratorial das micoses mais comuns por exame microscópico direto e cultura*

Micoses	*Amostra Clínica*	*Exame Microscópico Direto*	*Meios de Cultura*	*Agentes Etiológicos*	*Temperatura e Tempo de Incubação*
Pitiríase versicolor	Escamas de pele	Células leveduriformes, globosas ou elipsoides, isoladas ou agrupadas, com ou sem brotamento unipolar, filamentos curtos e septados	Ágar bile de boi adicionado de azeite de oliva + Co, meio de Dixon (modificado)	*Malassezia* spp.	32 °C, 7 dias
Tinha negra	Escamas de pele	Hifas escuras septadas, irregulares, células leveduriformes	SDA + Co Lac + Co	*Hortae werneckii*	25 °C, 20 dias
Piedra negra	Cabelo com nódulos	Nódulos escuros, formados por hifas artoconidiadas, contendo ascos com dois a oito ascósporos com filamentos em ambas as extremidades	SDA + Co	*Piedraia hortae*	25 °C, 30 dias
Piedra branca	Pelos com nódulos região genital, axilar etc.	Nódulos claros, formados por hifas artroconidiadas e blastoconídios	SDA + Co Lac + Co	*Trichosporon* spp.	25 °C, 7 dias
Dermatofitose da pele, unhas, pelo	Escamas de pele ou unhas e pelos com raiz	Hifas hialinas, septadas e artroconidiadas na pele e unhas. Artroconídio fora, dentro ou ambos: endo, ecto ou ectoendotrix, no pelo	SDA + Co + Ci SDA + Co Lac + Co	*E. floccosum, Microsporum* spp., *Trichophyton* spp. etc.	25 °C, 15 a 20 dias
Cromoblastomicose	Crostas, secreção ou pus	Células arredondadas com duplo contorno, isoladas ou agrupadas de cor marrom, com divisão por cissiparidade em dois planos = corpo muriforme	SDA + Co Lac + Co	*Fonsecaea* spp. *Phialophora verrucosa* *Rhinocladiella aquaspersa* *Cladophialophora carrionii* *Exophiala dermatitidis*	25 °C, 20 dias
Esporotricose	Secreção ou pus	Células leveduriformes, esféricas ou alongadas em forma de charuto, raramente visualizadas	SDA + Co + Ci Lac + Co + Ci	*Sporothrix* spp.	25 °C e 37 °C, 20 dias
Micetoma eumicótico ou eumicetoma	Secreção ou pus	Grânulos formados por aglomerados de hifas claras (grãos claros – fungos hialinos) ou escuras (grãos escuros – fungos demácios)	SDA + Co Lac + Co + Ci	*Madurella grisea e M. mycetomatis* *Pseudallescheria boydii* (*Scedosporium apiospermum* no estado assexuado) *Acremonium recifei* *Pyrenochaeta romeroi*	25 °C, 21 dias
Lobomicose ou Doença de Jorge Lobo ou Lacaziose	Nódulos queloidianos	Células leveduriformes com parede de duplo contorno, tamanho uniforme catenuladas unidas por pontes ou tubos conectantes (biópsia)	Fungo não cultivável	*Lacazia loboi* *(Paracoccidioides cetii* e *Paracoccidioides loboi)*	Fungo não cultivável
Feo-hifomicose	Secreção ou pus	Hifas escuras septadas, elementos leveduriformes, sem corpos muriformes	SDA + Co Lac + Co	*Exophiala* spp., *Bipolaris* spp., *Curvularia* spp., *Pleurophomopsis* spp., *Phaeoacremonium* spp, e *Alternaria* spp.	25 °C, 21 dias
Zigomicose subcutânea	Nódulos subcutâneos	Hifas largas não septadas com reação eosinofílica (corte)	SDA + Co	*Conidiobolus* spp. e *Basidiobolus* spp	25 °C por até 30 dias
Paracoccidioidomicose	Escarro, pus, raspado de mucosa etc.	Células arredondadas com dupla membrana, isoladas ou agrupadas com múltiplo brotamento unidas à célula-mãe com base estreita células isoladas, ou catenuladas	SDA + Co Lac +Co + Ci	*Paracoccidioides brasiliensis* *Paracoccidioides lutzii* *Paracoccidioides americana* *Paracoccidioides venezuelensis* *Paracoccidioides restrepiensis*	25 °C e 35 °C, 30 dias

(Continua)

Quadro 66.1 – *Diagnóstico laboratorial das micoses mais comuns por exame microscópico direto e cultura* (Continuação)

Micoses	*Amostra Clínica*	*Exame Microscópico Direto*	*Meios de Cultura*	*Agentes Etiológicos*	*Temperatura e Tempo de Incubação*
Histoplasmose	Escarro, raspado das lesões, pele, mucosa etc.	Células leveduriformes pequenas 2-3 mm, esféricas ou ovaladas no interior de macrófagos ou mononucleares (coloração com Giemsa)	SDA + Co Ágar BHI + sangue	*Histoplasma capsulatum*	25 °C e 37 °C, 30 dias
Blastomicose	Amostra clínica, escarro, pus, tecido, pele	Células redondas ou ovais, duplo contorno, brotamento único unido por base larga à célula-mãe	SDA + Co	*Blastomyces dermatitidis* *Blastomyces gilchristii*, *Blastomyces percusus* e *Blastomyces helices*	25 °C, 30 dias
Coccidiodomicose	Escarro, pus, exsudato	Elementos esféricos de 10 a 60 mm (esférulas) com endósporos grandes	SDA + Co	*Coccidioides* spp.	25 °C, 30 dias
Criptococose	LCR, escarro, pus etc.	Células leveduriformes esféricas circundadas por cápsula não corada (em observação com tinta da China)	SDA + Co	*Cryptococcus* spp.	35 °C, 15 dias
Candidíase	Raspadomucosa, biópsia, escarro etc.	Células leveduriformes, hifas e/ou pseudo-hifas	SDA + Co	*Candida albicans*, Candida spp.	37 °C, 7 dias
Zigomicose	Pus, tecido	Hifas cenocíticas, largas paredes, contornos irregulares lembrando galhos de árvores	SDA	Gêneros *Rhizopus*, *Mucor*, *Rhizomucor*, *Cunninghamella*, *Absidia* (*Lichtheimia*)	25 °C por até 30 dias
Tricosporonose	Pus, tecido, escarro	Células leveduriformes, artroconídios	SDA + Co	*Trichosporon* spp.	Temperatura ambiente e a 37 °C por até 30 dias
Malasseziose	Pus, tecido	Células leveduriformes	Ágar bile de boi adicionado de azeite de oliva, meio de Dixon (modificado)	*Malassezia* spp.	32 °C, 7 dias

ágar BHI: ágar infuso de cérebro e coração; Ci: cicloheximida; Co: cloranfenicol; SDA: ágar Sabouraud dextrose; LCR: líquido cefalorraquidiano.
Fonte: Desenvolvido pela autoria.

Corantes vitais

A avaliação da viabilidade de células fúngicas em materiais clínicos tem se baseado, até o presente momento, no emprego de corantes vitais ou, mais frequentemente, no cultivo em meios apropriados. A utilização de corantes vitais com finalidade diagnóstica, apesar de perfeitamente exequível, não substitui a pesquisa direta dos agentes pelos métodos clássicos rotineiros, cujo valor é indiscutível, principalmente, pela rapidez, pela praticidade de execução e pelo baixo custo. Entretanto, os corantes apresentam boa sensibilidade e a possibilidade de diferenciação entre células fúngicas vivas e mortas. Por isso, é um método alternativo e/ou confirmatório perfeitamente aplicável.

Comparativamente ao cultivo, os corantes vitais demonstram maior rapidez, revelando-se importante indicador da viabilidade fúngica. Entre os corantes vitais, podemos citar o diacetato de fluoresceína e o brometo de etídio.

Biópsia

O exame de amostras de tecidos, colhidas por biópsia e coradas pelos processos habituais e específicos como Gomori, Grocott e PAS, é bastante usado para o diagnóstico das micoses subcutâneas e sistêmicas. A coloração de Mucicarmim de Meyer é indicada na identificação do *Cryptococcus neoformans*. A biópsia é imprescindível no diagnóstico de certas micoses, como a lobomicose, em que o agente etiológico não foi ainda cultivado.

■ Cultura e identificação

A cultura dos fungos é, em geral, imprescindível para o diagnóstico específico da maior parte dos fungos. As dificuldades dessa técnica residem no crescimento lento de muitos agentes, na contaminação por outros micro-organismos e na dificuldade de identificação de algumas amostras. O meio de cultura mais empregado para o isolamento dos fungos é o de ágar Sabouraud dextrose. As características principais desse meio são o seu pH ácido (5,8) e seu elevado teor em glicose que o tornam mais seletivo para fungos. Entretanto, o meio não é totalmente impeditivo para bactérias; por essa razão, deve ser acrescido de antibióticos que inibem o crescimento desses micro-organismos. O cloranfenicol é um dos antibióticos mais utilizados em razão da comodidade de seu uso, pois pode ser esterilizado na autoclave com o meio e por seu largo espectro de ação. Quando se deseja impedir o desenvolvimento de fungos não patogênicos, costuma-se incorporar cicloheximida (actidione) ao meio ágar Sabouraud glicose.

A identificação dos fungos é feita por suas características morfológicas, pelo seu comportamento bioquímico e, eventualmente, por sua estrutura antigênica. Como os órgãos de reprodução dos fungos, muito úteis na sua identificação, são muito delicados, frequentemente é necessário recorrer a técnicas especiais de cultura para que eles possam desenvolver-se e manter-se satisfatoriamente. A técnica mais usada para fungos filamentosos é a da cultura em lâmina, que consiste em semear o fungo, previamente isolado, na superfície de um bloco fino de ágar colocado sobre uma lâmina de microscopia, mantida em condições adequadas de umidade, para evitar o dessecamento do ágar. A atividade bioquímica dos fungos é geralmente estudada para identificação de espécies de leveduras pelo método de auxanograma que permite verificar a capacidade do micro-organismo utilizar açúcares e outros nutrientes.

Certas enzimas podem ser pesquisadas em meios de cultura específicos e caracterizam espécies de fungos, como a presença de urease e fenoloxidase em *Cryptococcus neoformans*.

A detecção de antígenos importantes para a identificação dos fungos é feita por imunofluorescência e pela reação de precipitação.

▪ Pesquisa de antígenos circulantes

Recentemente, tem sido estudada a possibilidade de detecção de antígenos fúngicos como mais um recurso diagnóstico. Resultados satisfatórios têm sido obtidos no estudo das meningites por *Cryptococcus neoformans*, doenças invasivas por *Aspergillus* spp, sistêmicas por Histoplasma capsulatum e certas infecções por *Candida albicans*. Neste particular, deve-se mencionar a pesquisa de ácidos orgânicos por cromatografia gasosa que se tem mostrado viável como método diagnóstico nas candidíases sistêmicas.

▪ Testes intradérmicos

Os testes intradérmicos são usados para pesquisar o grau de sensibilização dos indivíduos aos antígenos fúngicos. São geralmente realizados pela injeção intradérmica do antígeno na face anterior do antebraço e servem para pesquisar reações do tipo I (imediato) e do tipo IV (tardio). As primeiras são úteis no diagnóstico de estados alérgicos, como na broncopneumonia alérgica causada por *Aspergillus* sp. e nas alergias por fungos em geral; as últimas são empregadas para a delimitação de áreas endêmicas de certas micoses, mas têm pouco valor diagnóstico porque não distinguem entre infecções passadas e presentes.

▪ Pesquisa de anticorpos séricos

A pesquisa de anticorpos séricos pode ser feita por várias técnicas. Embora seu valor diagnóstico seja limitado, a pesquisa de anticorpos séricos está indicada principalmente quando o exame microscópico direto e a cultura não revelam o fungo.

As técnicas de imunodifusão dupla e de contraimunoeletroforese em gel de ágar são práticas sensíveis e específicas para o diagnóstico das micoses sistêmicas e também úteis no acompanhamento da evolução de determinadas micoses e na avaliação da conduta terapêutica.

Outras técnicas com enzimaimunoensaio (do tipo ELISA) e Western-blot têm sido empregadas por sua sensibilidade.

▪ Técnicas moleculares e proteômicas aplicadas à micologia médica

Técnicas moleculares desenvolvidas a partir da reação em cadeia da polimerase (PCR) como o sequenciamento de DNA têm sido ferramentas úteis na identificação, após o isolamento em cultivo, de vários fungos agentes de micoses. Entre os marcadores moleculares utilizados para esse propósito, destaca-se o sequenciamento da região *internal transcribed spacer* (ITS), que separa os genes 18S e 28S do rDNA e que pode ser amplificado com iniciadores específicos ancorados nessas duas regiões. Essa região é altamente conservada intraespecificamente, mas variável entre diferentes espécies, o que possibilita a distinção ao nível específico. Visando aumentar a confiabilidade dos resultados, além da região ITS, o sequenciamento dos genes β tubulina, o fator de elongação e a calmodulina também têm sido utilizados.

A grande dificuldade na aplicação das técnicas moleculares é a extração do DNA fúngico diretamente das amostras clínicas para diagnóstico rápido das micoses. Alguns estudos têm sido realizados com resultados promissores e, eventualmente, num futuro próximo serão utilizados como alternativa mais rápida de diagnóstico micológico.

A tecnologia *matrix assisted laser desorption ionization-time of flight mass spectrometry* (MALDI-TOF MS) surgiu recentemente como uma das ferramentas mais rápidas na identificação, diferenciação e classificação de micro-organismos, constituindo-se uma técnica complementar em relação aos métodos morfológicos e moleculares. A técnica baseia-se na obtenção de um perfil proteico e sua comparação com o espectro de proteínas incluídos em banco de dados. Estudos realizados nos últimos anos atestaram a confiabilidade, a rapidez e a simplicidade da técnica na identificação de bactérias, principalmente patogênicas. Em relação aos fungos, há poucos descritos em literatura, porém apontam que o emprego dessa tecnologia trará uma importante contribuição para essa área. Os trabalhos restringem-se a isolados de amostras clínicas e ambientais de espécies pertencentes aos gêneros *Aspergillus*, *Penicillium*, *Fusarium*, *Trichoderma*, *Candida*, *Cryptococcus*, *Paracoccidioides* e *Trichophyton*. A técnica também tem sido utilizada na análise da composição proteica de fluidos biológicos, tecidos, células microbianas ou componentes celulares, e no perfil de susceptibilidade aos antifúngicos.

Bibliografia recomendada

Anaissie E, McGinnis MR, Pfaller MA. Clinical mycology. Philadelfia: Churchill Livingstone, 2003.

Chalupová J, Raus M, Sedlarova M, Sebela M. Identification of fungal microorganisms by MALDI-TOF mass spectrometry. Biotechnology Advances. 2014;32:230-41.

Fungaro MHP. PCR na micologia. Biotecnologia Ciência e Desenvolvimento. 2000;14:12-6.

Howard DH. Fungi pathogenic for human and animals. New York: Marcel Dekker, 1983.

Lacaz CS, Porto E, Martins JEC, Heins-Vaccari E, Melo NT. Tratado de micologia médica. 9. ed. São Paulo: Sarvier, 2002.

McGinnis MR. Laboratory handbook of medical mycology. New York: Academic Press, 1980.

Murray PR, Rosenthal KS, Pfaller MA. Microbiologia médica. 6. ed. Rio de Janeiro: Elsevier, 2010.

Queiroz-Telles F, Hoog S, Santos DWCL, Salgado CG, Vicente VA, Bonifaz A, et al. Chromoblastomycosis. Clinical microbiology reviews. 2017;30(1). doi: 10.1128/CMR.00032-16.

Richardson MD, Warnock DW. Fungal infection: diagnosis and management. 3. ed. Massachussets: Blackwell Publishing, 2003.

Sidrim, JJC, Rocha MFG. Micologia médica à luz de autores contemporâneos. Ed. Guanabara Koogan, 2004.

Micoses Superficiais e Cutâneas

Pitiriasis versicolor, Tinea nigra, Piedras, Dermatofitoses, Candidíases Mucocutâneas, Dermatomicoses por Fungos Filamentosos Não Dermatófitos, Dermatomicoses por Leveduras Não Candida

67

Olga Fischman Gompertz
Walderez Gambale
Benedito Corrêa
Claudete Rodrigues Paula
Sandro Rogério de Almeida

As micoses superficiais e cutâneas compreendem as micoses superficiais, as dermatofitoses, candidíases mucocutâneas e dermatomicoses causadas por outros fungos filamentosos não dermatófitos e leveduras não *Candida* spp.

As micoses superficiais são definidas como o crescimento fúngico nos tecidos epiteliais, sem invasão do tecido vivo e provocando, geralmente, uma baixa resposta inflamatória no hospedeiro. Compreendem micoses exclusivas da pele, pitiríase versicolor e *tinea nigra* e micoses nodulares do pelo, *piedra* negra e *piedra* branca.

Em geral, essas infecções constituem mais problema cosmético ou antiestético, não causando desconforto ao paciente.

Pitiriasis versicolor

Etiologia e patogênese

A pitiríase versicolor é infecção fúngica da pele, caracterizada por lesões hipocrômicas ou hipercrômicas causada por Malassezia spp. que são leveduras lipofílicas. Por meio de estudos morfológicos, fisiológicos e moleculares, o grupo francês, composto por Guého *et al.*, do Instituto Pasteur de Paris, descreveu sete espécies no gênero: *Malassezia furfur*; *M. pachydermatis*; *M. sympodialis*; *M. slooffiae*; *M. globosa*; *M. obtusa*; e *M. restricta.*

Posteriormente, novas espécies foram reconhecidas: *M. yamatoensis*; *M. dermatis*; *M. nana*; *M. japonica*; *M. caprae*; *M. caniculi*; e *M. equinae*. Todas as espécies são lipodependentes, exceto a *M. pachydermatis* que pode crescer em meio sem substância lipídica, embora alguns isolados também apresentem exigência de lípides para o seu desenvolvimento.

A *Malassezia* faz parte da biota normal da pele, colonizando o hospedeiro na 1ª semana de vida. A levedura tem sido isolada do couro cabeludo e tronco em mais de 90% dos indivíduos sadios. Em condições não perfeitamente esclarecidas, o crescimento se exacerba, o fungo produz filamentos e determina manifestações clínicas. A doença se apresenta como máculas, finamente descamativas de tamanho, forma e cor variáveis, observadas mais comumente em áreas seborreicas do corpo, tórax, ombros, região cervical, zona proximal dos membros superiores, abdome, mas podem ocorrer em lugares inusitados como pênis, pálpebras, região submamária. Apesar de ser micose geralmente assintomática, alguns pacientes relatam ardor após o banho. A hipocromia das lesões tem sido atribuída à presença de ácido azelaico que interfere na melanogênese, enquanto a hiperpigmentação parece estar relacionada ao aumento e à distribuição dos melanossomas.

Recentemente, evidências sugerem que a *Malassezia* pode contribuir para o surgimento de outras doenças, como dermatite atópica (DA) e psoríase. No entanto, seu papel patogênico exato permanece um assunto controverso. Estudos demonstram que uma redução no número de *Malassezia* com agentes antifúngicos ocasiona a melhora de algumas doenças da pele. Em pacientes imunocomprometidos, a Malassezia pode agir oportunisticamente, causando infecções cutâneas e sistêmicas graves.

A pitiríase versicolor tem sido também denominada "micose de praia" porque as manchas preexistentes se tornam mais perceptíveis quando o indivíduo se expõe ao sol. *Malassezia* é o agente reconhecido da pitiríase versicolor. Dermatite seborreica, dermatite atópica, foliculite pitirospórica, papilomatose confluente e reticulada de Gougerot e Carteaud, blefarite e onicomicose são algumas manifestações que podem estar associadas à *Malassezia.* Além disso, a colonização por *Malassezia* pode exacerbar dermatoses existentes e agir oportunisticamente em indivíduos imunocomprometidos. Infecção sistêmica (Malasseziose), geralmente, ocorre em crianças de baixo peso, com alimentação lipídica, em uso de cateter e também em adultos imunocomprometidos. A doença provavelmente ocorre como um processo multifatorial envolvendo a ação enzimática da levedura na pele, interação com o sistema imunológico do hospedeiro e fatores ambientais e genéticos.

Epidemiologia

A pitiríase versicolor é infecção fúngica geralmente assintomática, de caráter crônico, com prevalência nos trópicos, onde a incidência pode chegar a 40%. Ocorre em ambos os sexos, mais frequente em adolescentes e adultos jovens. Em menores de 10 anos e maiores de 60 anos, a micose não é comum.

Vários fatores têm sido responsabilizados pelo rompimento do equilíbrio parasito-hospedeiro: idade; sexo;

predisposição genética; má nutrição; gravidez; diabetes *mellitus*; corticosteroidoterapia prolongada e imunodeficiência bem como fatores que favorecem a oleosidade da pele.

Diagnóstico

O diagnóstico clínico pode ser complementado pelo exame com a lâmpada de Wood quando se evidencia fluorescência amarelada e pelos sinais da unhada de Besnier e do estiramento de Zileri para facilitar a visualização da descamação.

O diagnóstico microscópico de escamas da lesão, após a clarificação por KOH 10% a 20%, sem ou com tinta Parker, na proporção de 2:1, revela células leveduriformes redondas ou ovaladas, isoladas ou agrupadas, com brotamento típico em boliche ou garrafa e filamentos de parede espessa, septados, curtos, ligeiramente curvos e irregulares (Figura 67.1).

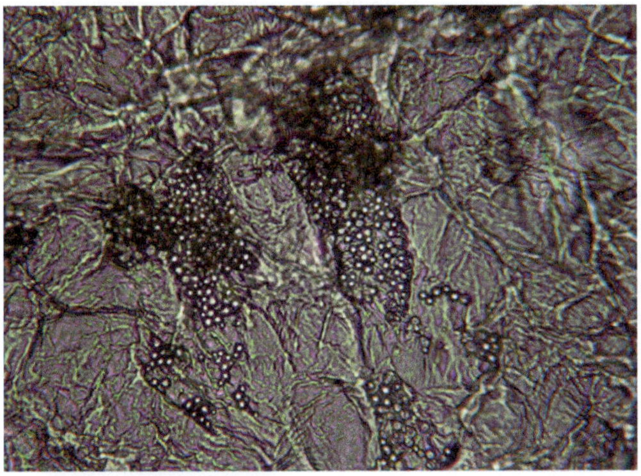

Figura 67.1 – Malassezia furfur *em escamas de pele, apresentando células leveduriformes em cacho.*
Fonte: Acervo da autoria.

Os cultivos devem ser feitos em meio que contêm ácidos graxos de cadeia longa, como óleo de oliva, girassol, milho ou soja, incubados à temperatura de 35 °C a 37 °C. Em 2 a 4 dias, desenvolvem-se colônias de textura cremosa, de cor creme a marrom-claro, aspecto mucoide com superfície lisa a rugosa. Microscopicamente, são visualizadas células leveduriformes com as mesmas características daquelas observadas em material clínico. Dificilmente aparecem filamentos. Provas de avaliação da dependência lipídica, catalase, assimilação de tween 20, 40, 60, 80, cremophor El, reação de β-galactosidade (esculina) e características morfológicas distinguem as principais espécies da levedura.

Tratamento

O tratamento pode ser variável de acordo com a apresentação clínica da micose e com os fármacos disponíveis no serviço médico. Tratamento tópico com hipossulfito de sódio 40% ou com derivados imidazólicos dão bom resultados nas formas localizadas da micose. A aplicação tópica de sulfeto de selênio, xampu a 2,5%, antes do banho, ajuda no resultado satisfatório do tratamento.

A terapia oral é preconizada quando as lesões são extensas ou nas formas recidivantes. Cetoconazol 200 mg/dia por 10 dias, itraconazol 200 mg/dia por 5 dias e fluconazol 150 mg/semana durante 3 semanas ou dose única de 450 mg têm mostrado boa tolerância e sucesso. A repigmentação pode levar até meses, e paciente deve ser alertado a respeito.

Tinea Nigra (Tinha Negra)

Etiologia e patogênese

A *tinea nigra* é infecção assintomática, superficial, benigna caracterizada por lesões maculares, pouco descamativas de cor marrom a negro, mais comum nas regiões palmar e plantar, mas outras áreas do corpo podem ser acometidas. O agente é o fungo melanizado *Hortaea werneckii* conhecido também pelas denominações de *Phaeoannellomyces werneckii, Cladosporium werneckii.* Não se conhece o hábitat natural de *Hortaea werneckii.* O fungo já foi isolado do solo, areia da praia.

Epidemiologia

A doença atinge mais comumente pacientes jovens, abaixo de 20 anos, sem preferência de sexo, mais diagnosticada em áreas de clima tropical e subtropical, ainda que casos esporádicos tenham sido descritos fora dessas regiões. No Brasil, o maior número de casos foi descrito no Nordeste do país. O diagnóstico diferencial deve ser feito com melanoma, nevus e fitotomelanose.

Diagnóstico

O exame microscópico de escamas da pele, clarificadas com KOH 20%, revela hifas melanizadas, septadas com septos irregularmente distribuídos. As colônias em ágar Sabouraud dextrose, ou ágar batata dextrose, apresentam desenvolvimento lento. O crescimento na 1ª semana é leveduriforme, com textura cremosa, cor negra-olivácea brilhante. Após a 2ª semana, aparece o micélio aéreo e pode haver alteração de cor para cinza-escuro, marrom ou negra. Microscopicamente, no início do desenvolvimento, são visualizadas células leveduriformes, com um septo central. Hifas, septadas e conídios geralmente elípticos, melanizados se desenvolvem depois.

Tratamento

O tratamento com agentes ceratinolíticos dá bons resultados. Ácido retinoico, tintura de iodo 1% a 2%, soluções de ácido salicílico 2%, tiabendazol 10%, imidazóis tópicos, uma ou duas vezes/dia, podem ser empregados até o desaparecimento das lesões.

Piedra Branca

Etiologia e patogênese

A *piedra* branca é infecção fúngica, superficial benigna, que se caracteriza pela presença de nódulos claros ao redor dos pelos, de qualquer parte do corpo, causada por *Trichosporon* spp. A *piedra* branca dos cabelos deve ser mais comum do que tem sido relatada, pois é muitas vezes confundida com lêndea na clínica Pediátrica. O intenso prurido e a alta contagiosidade distinguem pediculose de *piedra* branca. Por muito tempo *Trichosporon beigelii* foi considerado a única espécie do gênero. Estudos fisiológicos e moleculares revelaram seis espécies mais comumente associadas à doença no homem: *T. asahii*; *T. asteroides*; *T. cutaneum*; *T. inkin*; *T. mucoides*; e *T. ovoides*. Atualmente, são reconhecidas 16 espécies como patogênicas. *T. inkin* tem sido mais relacionado à *piedra* branca genital e *T. ovoides*, à *piedra* branca dos cabelos.

▪ Epidemiologia

A infecção tem ampla distribuição geográfica, mas ocorre mais em regiões de clima tropical e temperado. No Brasil, têm sido registrados casos de *piedra* branca genital em pacientes adultos do sexo masculino, enquanto a *piedra* branca dos cabelos ocorre mais frequentemente em crianças do sexo feminino, com idade abaixo de 10 anos. O hábito de prender os cabelos molhados após o banho e o uso de cremes são condições que mantêm a umidade dos cabelos por mais tempo e favorecem a micose.

▪ Diagnóstico

O diagnóstico laboratorial é feito pela clarificação dos pelos contendo nódulos com potassa na concentração 20% a 40% (Figura 67.2). Na microscopia dos nódulos, são verificadas hifas artroconidiadas e alguns blastoconídios. As colônias se desenvolvem rapidamente em ágar Sabouraud dextrose, com cloranfenicol, incubadas à temperatura ambiente, de 25 °C a 35 °C. Apresentam cor branca a creme e algumas são cerebriformes e franjadas. À microscopia, podem ser visualizados, micélio hialino septado e numerosos artroconídios e blastoconídios. Testes morfológicos e fisiológicos podem gerar resultados inconclusivos. Testes moleculares pelo sequenciamento da região IGS1 do rDNA identificam acuradamente as espécies do gênero *Trichosporon*.

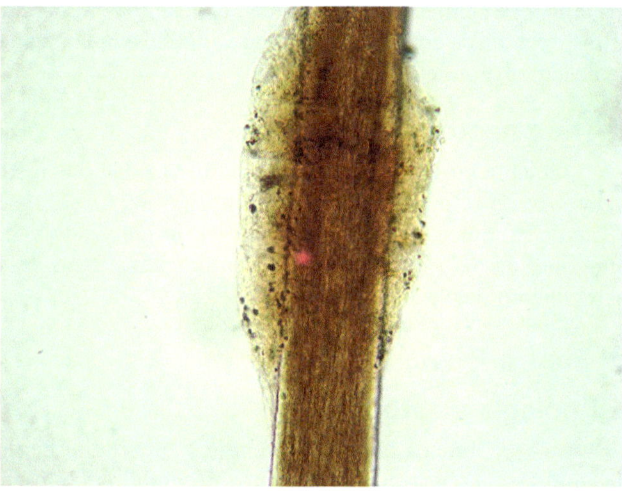

Figura 67.2 – *Piedra branca. Pelo infectado com* Trichosporon beigelii. *400x.*
Fonte: Acervo da autoria.

▪ Tratamento

Corte dos cabelos e uso de imidazólicos tópicos; se necessário, itraconazol oral tem sido usado com sucesso.

Piedra Negra

▪ Etiologia e patogênese

A *piedra* negra é micose assintomática, caracterizada pela presença de nódulos escuros firmemente aderentes ao pelo causada pelo fungo melanizado *Piedraia hortae*. Os nódulos são de forma e tamanhos variados.

▪ Epidemiologia

No Brasil, a micose tem sido registrada na região Amazônica como endêmica. Condições de alta temperatura, queda pluviométrica e umidade relativa do ar elevadas favorecem a micose. A doença é mais encontrada em jovens de ambos os sexos. Somente os cabelos são parasitados. O fungo já foi isolado também de animais.

▪ Diagnóstico

O exame direto do pelo infectado clarificado com KOH 20% a 40% mostra nódulos escuros (Figura 67.3), com espaços claros onde se localizam as lojas ascígeras, com ascos contendo de dois a oito ascoporos fusiformes, com um filamento em cada extremidade. A cultura em ágar Sabouraud dextrose com cloranfenicol incubada à temperatura ambiente é escura, de desenvolvimento lento, e revela hifas melanizadas sem a formação de ascos.

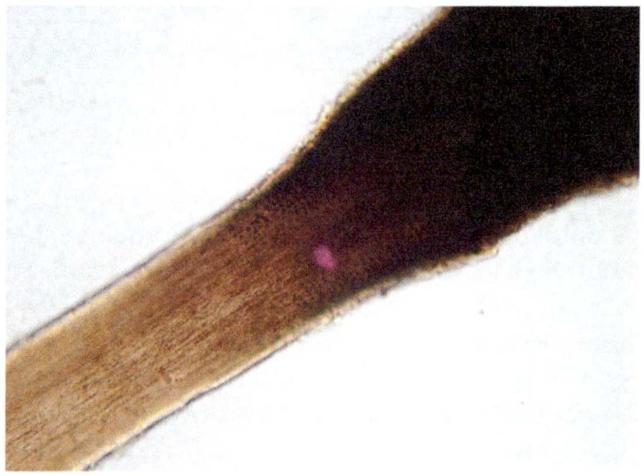

Figura 67.3 – *Piedra preta. Pelo infectado com* Piedraia hortae.
Fonte: Acervo da autoria.

▪ Tratamento

O tratamento requer o corte dos cabelos parasitados, derivados imidazólicos de uso tópico, duas vezes/dia, por aproximadamente 15 dias.

Dermatofitoses

▪ Etiologia e patogênese

As dermatofitoses são lesões cutâneas provocadas por um grupo grande de fungos, com acentuadas diferenças na sua morfologia, ecologia e história natural, mas com uma habilidade comum em degradar a queratina (proteínas fibrilares em forma de espiral, com PM entre 40 Kd a 60 Kd, compostas de cadeias de aminoácidos unidas por ligações peptídicas e acetamídicas), denominados "dermatófitos". Em razão dessa predileção pela queratina, as lesões no homem e animais surgem nas regiões queratinizadas do organismo, ou seja, pele e seus anexos, pelos e unhas.

Os dermatófitos se reproduzem assexuada e sexuadamente. Na fase assexuada, encontrada normalmente na natureza, os dermatófitos se reproduzem por conídios, sendo enquadrados no grupo dos fungos anamórficos (antigo filo *Deuteromycota*). Os dermatófitos apresentam também uma fase sexuada e essa fase é obtida em laboratório mediante o cruzamentos entre cepas. A obtenção da fase sexuada permite detectar as relações filogenéticas de maneira mais acurada. Nessa fase, morfologicamente, observam-se características do filo *Ascomycota* (ascocarpo, ascos, ascósporos, hifas peridiais de várias morfologias) sendo agrupados no gênero *Arthroderma*. Das 39 espécies assexuadas reconhecidas, 17 já têm sua fase sexuada reconhecida. Os estudos com técnicas moleculares por intermédio do polimorfismo de fragmentos do rDNA e sequenciamento da região ITS combinado com os dados clássicos de morfologia têm alterado a situação taxonômica dos dermatófitos e permitido melhor conhecimento das relações evolutivas, além de classificar aqueles que não têm sua fase sexuada detectada.

Na fase assexuada, em cultivo, os dermatófitos apresentam os mais variados tipos coloniais, com aspecto algodonoso, pulverulento, aveludado e uma pigmentação variável. Muitas vezes, os cultivos são bem característicos de algumas espécies permitindo uma identificação presuntiva. Como exemplo, as colônias de *Trichophyton rubrum* apresentam uma pigmentação vermelho-escura (Figura 67.4) e as de *Microsporum canis*, uma pigmentação amarelo-ouro (Figura 67.5).

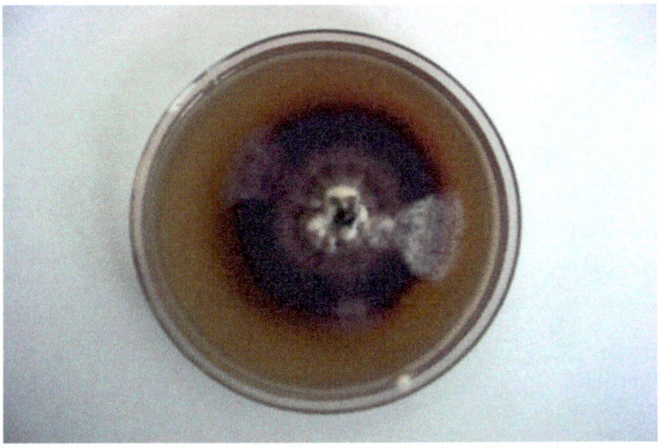

Figura 67.4 – *Colônia de* Trichophyton rubrum *em ágar Sabouraud-dextrose.*
Fonte: Acervo da autoria.

Microscopicamente, os dermatófitos apresentam, de maneira geral, macro e microconídios. O gênero *Trichophyton* apresenta macroconídios cilíndricos, multisseptados, de paredes lisas e microconídios redondos, ovais ou piriformes.

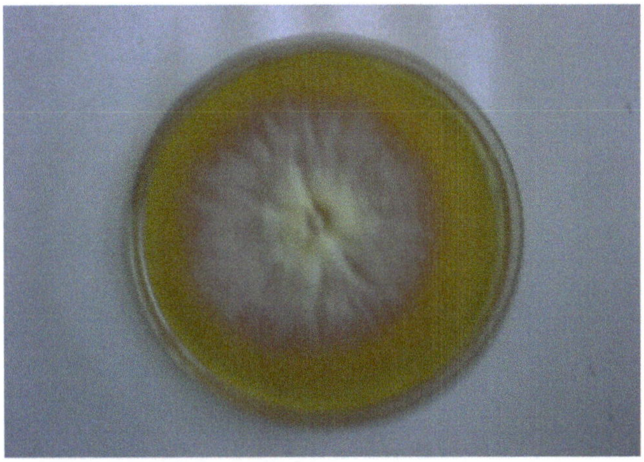

Figura 67.5 – *Colônia de* Microsporum canis *em ágar Sabouraud-dextrose.*
Fonte: Acervo da autoria.

O gênero *Microsporum* apresenta macroconídios fusiformes, paredes rugosas e espessas e poucos microconídios e o gênero *Epidermophyton* apresenta macroconídios piriformes, paredes lisas, duas a quatro células, isolados ou dispostos em cachos (Figuras 67.6, 67.7 e 67.8).

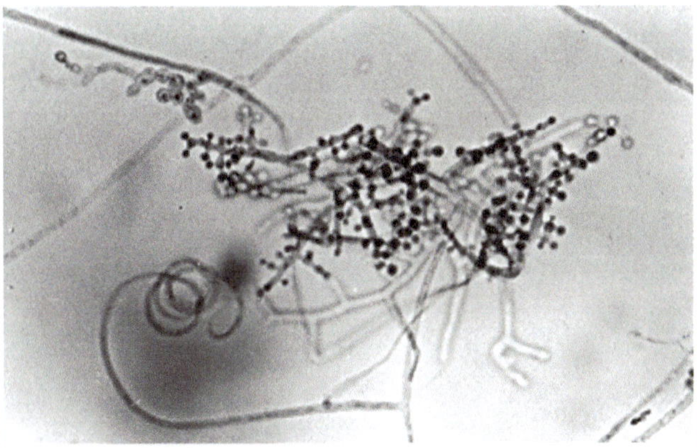

Figura 67.6 – *Macroconídios, microconídios e hifa em espiral de* Trichophyton mentagrophytes.
Fonte: Acervo da autoria.

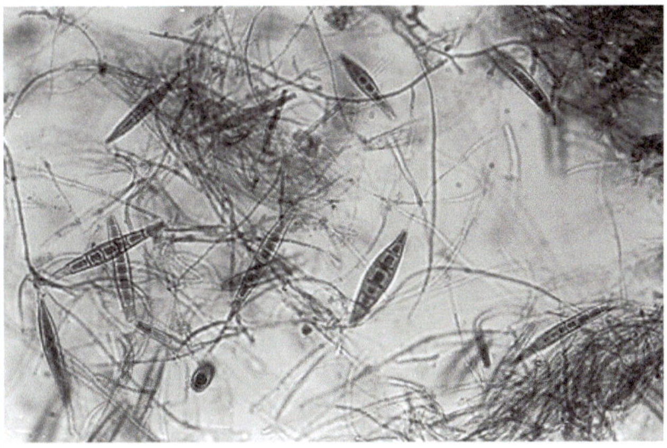

Figura 67.7 – *Macroconídios e microconídios de* Microsporum canis.
Fonte: Acervo da autoria.

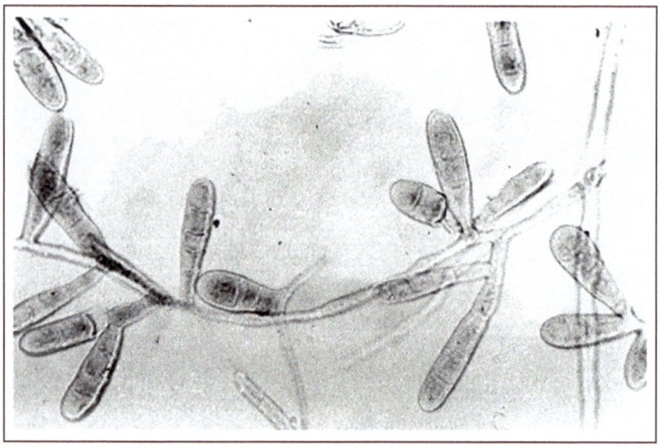

Figura 67.8 – *Macroconídios em cacho de* Epidermophyton floccosum.
Fonte: Acervo da autoria.

Além dos conídios, são encontradas também outras estruturas morfológicas como hifas em raquete, pectinadas, espirais, candelabro fávico, clamidoconídios e outras que são importantes na identificação de várias espécies que não produzem macroconídios.

Segundo o gênero de dermatófito, as lesões podem localizar-se na pele, nos pelos e nas unhas (Tabela 67.1) e as dermatofitoses são denominadas ainda de acordo com o sítio afetado: *Tinea capitis* (couro cabeludo); *T. barbae* (região da barba); *T. corporis* (pele glabra); *T. cruris* (região inguinal); *T. pedis* (pés); *T. manuum* (mãos); *T. unguium* (unhas).

Tabela 67.1
Principais localizações dos dermatófitos, segundo o gênero

	Localizações		
Gênero	Pele	Pelo	Unhas
Trichophyton	+	+	+
Microsporum	+	+	*
Epidermophyton	+	-	*

+ presente; – ausente; * eventualmente presente.
Fonte: Desenvolvida pela autoria.

Várias enzimas têm sido pesquisadas tentando-se elucidar os mecanismos de virulência do dermatófitos, queratinases, elastases, colagenases, DNAses, sendo a mais importante a queratinase. A atividade queratinolítica decorre de um conjunto de enzimas proteolíticas capazes de degradar a queratina: fungalisinas (metaloproteases-glicoproteínas) e subtilisina (serinaproteases). Já foram detectadas cinco famílias de genes que codificam cinco metaloproteases (MEP1 a MEP5) e sete subtilisinas (SUB1 a SUB7). Para a atividade plena das proteases, é necessária a redução das pontes de dissulfeto dos filamentos de queratina. Os dermatófitos produzem equivalentes na forma de sulfito (SO_3^{-2}) secretados no meio por uma bomba transportadora. Na presença de íons sulfito, as pontes de dissulfeto entre dois polipeptídeos de queratina são reduzidas em S- sulfocisteína e cisteína.

As lesões de dermatofitoses apresentam quatro etapas distintas: após o contato do dermatófito com o hospedeiro, há um período de incubação variável dependente de vários fatores, principalmente do hospedeiro; um período de invasão radial, em que há produção de enzimas, degradação da queratina e crescimento das hifas; período refratário, em que as hifas se fragmentam, produzindo estruturas de resistência, os artroconídios.

No pelo, os dermatófitos invadem o folículo piloso, o pelo perde o brilho, torna-se quebradiço e cai. O dermatófito pode invadir, radialmente, novos folículos pilosos e, após algum tempo, aparecem placas de tonsura (*Tinea capitis* tonsurante), como nas infecções por *Trichophyton tonsurans* e *Microsporum canis*, ou apresentar lesão isolada, com grande componente inflamatório, representada por placa elevada, com microabscessos, denominada "quérion", nas infecções principalmente por *Microsporum gypseum*, *T. mentagrophytes* e *T. verrucosum*. Em infecções do pelo por *T. schoenleinii*, as lesões são crostosas, em forma de taça, conhecidas como escútula fávica; os cabelos tornam-se sem brilho e há alopecia cicatricial definitiva (*Tinea capitis* favosa).

O parasitismo no pelo pode ser externo (*ectothrix*), em que o dermatófito forma uma bainha de artroconídios ao redor do pelo, como ocorre nas infecções por *Microsporum canis* (Figura 67.9); interno (*endothrix*), em que o dermatófito parasita o interior do pelo, apresentando filamentos micelianos, algumas vezes com artroconídios, como no caso das infecções por *Trichophyton* sp. (Figura 67.10). Eventualmente, o pelo pode apresentar os dois tipos de parasitismo endo e ectothrix, sob a forma de filamentos micelianos, algumas vezes com artroconídios.

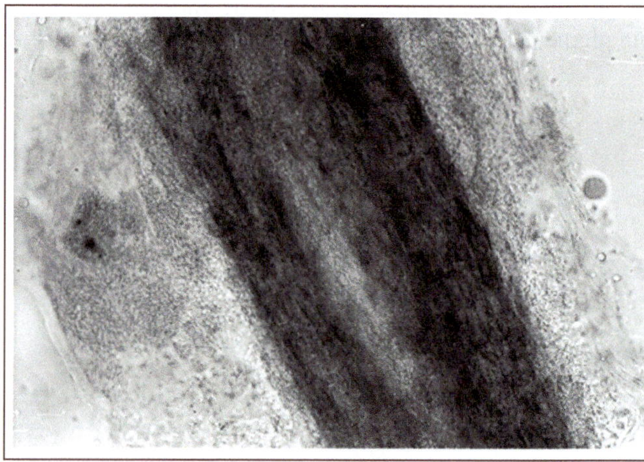

Figura 67.9 – *Parasitismo ectothrix por Microsporum sp.*
Fonte: Acervo da autoria.

Na pele, os dermatófitos causam lesões com propagação radial, circulares, bem delimitadas, geralmente com centro descamativo e bordos eritematosos, microvesiculosos. *Trichophyton concentricum* produz placas descamativas escamosas, em forma de anéis concêntricos, e a lesão específica desse dermatófito é conhecida sob as denominações *Tinea imbricata*, "Tokelau" ou "Chimberê".

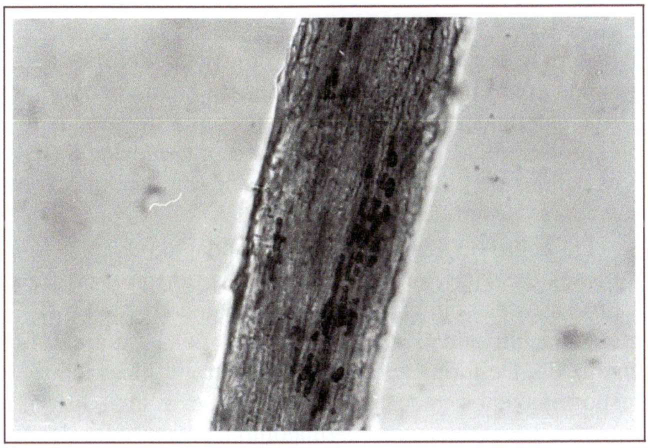

Figura 67.10 – *Parasitismo endothrix por Trichophyton sp.*
Fonte: Acervo da autoria.

Todos os gêneros de dermatófitos apresentam, na pele, parasitismo sob a forma de filamentos micelianos hialinos septados ramificados, eventualmente com artroconídios (Figura 67.11).

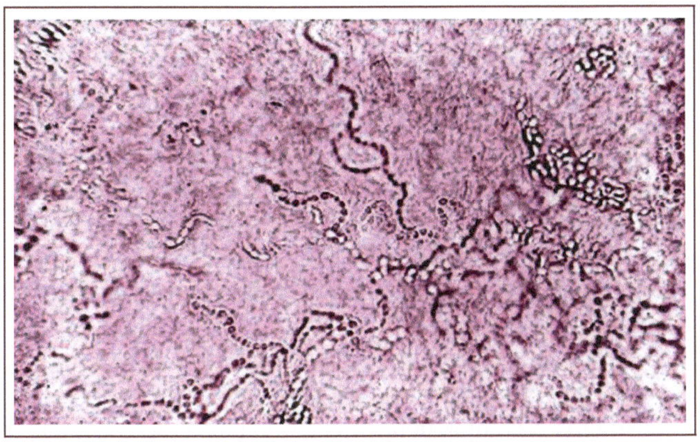

Figura 67.11 – *Parasitismo em pele: filamentos micelianos e artroconídios.*
Fonte: Acervo da autoria.

Na unha, a infecção inicia-se pela borda livre, podendo atingir a superfície e a área subungueal. As unhas tornam-se branco-amareladas, porosas e quebradiças. O parasitismo na unha também ocorre sob a forma de filamentos micelianos septados, eventualmente com artroconídios, e os agentes mais comuns em nosso meio são *T. rubrum* e *T. mentagrophytes*.

As espécies de dermatófitos mais comumente isoladas de dermatofitoses no Brasil são: *Trichophyton rubrum*; *T. mentagrophytes*; *T. tonsurans*; *Microsporum canis*; *M. gypseum;* e *Epidermophyton floccosum*.

■ Ecologia e epidemiologia

Os dermatófitos, de acordo com seu hábitat natural, são classificados em geofílicos, zoofílicos e antropofílicos. Os geofílicos vivem no solo e o homem e animais se contaminam pelo contato direto com o solo. O dermatófito geofílico mais comum no Brasil é *M. gypseum*. Os zoofílicos têm os animais como hospedeiros principais e o homem se contamina pelo contato direto com os animais, principalmente os domésticos. Os mais importantes dermatófitos zoofílicos encontrados são *M. canis*, entre os animais domésticos de pequeno porte como cães e gatos, e *T. mentagrophytes* var. *mentagrophytes,* encontrado em bovinos e pequenos animais como cobaias e outros.

Os antropofílicos mantêm seu ciclo por intermédio da passagem de homem a homem, na maioria das vezes pelo contato indireto. Como exemplo de dermatófitos antropofílicos mais comuns no Brasil, existem: *T. rubrum*; *T. mentagrophytes* var. *interdigitale*; *T. tonsurans*; e *E. floccosum*.

Os dermatófitos geofílicos são considerados, do ponto de vista evolutivo, ancestrais dos outros grupos que diferem entre si por uma série de características, como sobrevivência fora do hospedeiro, taxa de crescimento das culturas, capacidade de produzir conídios e reprodução sexuada. Em geral, os dermatófitos mais adaptados ao parasitismo humano vão perdendo a habilidade de produzir conídios como também a habilidade de reprodução sexuada, ao contrário do observado com os geofílicos. Esses aspectos se refletem também nas características clínicas das lesões produzidas em humanos como tem sido observado nas últimas décadas com as infecções produzidas por *T. mentagrophytes,* com as variedades antropofílica e zoofílicas (atualmente separadas por técnicas moleculares em espécies diferentes). A variedade antropofílica, pelo fato de estar adaptada ao parasitismo humano é menos inflamatória, tendendo à cronicidade, enquanto a variedade zoofílica produz lesões agudas. A variedade antropofílica, na maioria das vezes, não produz macroconídios e é identificada por outros aspectos morfológicos como as gavinhas (hifas em espiral), enquanto a variedade zoofílica produz os macroconídios típicos. A identificação das espécies antropofílicas, pelo fato de não formarem macroconídios, é dificultada, necessitando de outras características morfológicas e, eventualmente, de provas bioquímicas.

Os dermatófitos podem ser transmitidos de homem a homem, do animal ao homem, ou vice-versa, de animal a animal e do solo ao homem e animal, pelo contato direto ou por meio de escamas epidérmicas e pelos infectados.

Os mecanismos de transmissão dos dermatófitos não estão ainda completamente esclarecidos. Dados epidemiológicos sugerem que a transmissão dos antropofílicos é feita pelo contato do indivíduo com ambientes contaminados por propágulos do fungo, como pisos de salas de banho, saunas, bordas de piscinas, ou por meio de objetos de uso pessoal, como pentes, escovas, navalhas, toalhas.

Do ponto de vista epidemiológico, é importante considerar o portador assintomático de dermatófitos. Várias pesquisas têm demonstrado a presença de dermatófitos em humanos e outros animais, sem lesão clínica aparente e a incidência varia de acordo com os trabalhos, entre 15% e 20% e os dermatófitos encontrados são *M. canis, M. audounii, T. tonsurans, T. rubrum*. Em animais, o gato é um dos principais transmissores de *M. canis* para crianças, e as pesquisas mostram incidência entre 4% e 9% em cães e entre 17% e 80% em gatos portadores sãos desse dermatófito, tornando esses últimos um importante transmissor desse agente para o humano.

A incidência das dermatofitoses varia de acordo com a região. De maneira geral, no Brasil, a *Tinea capitis* é mais frequente em crianças até a puberdade e o agente mais comum é *M. canis*. Os outros tipos de Tinea são mais frequentes no adulto e o agente mais comum é *T. rubrum*.

Tipagem molecular utilizando várias técnicas tem tentado identificar variantes genotípicas de espécies de dermatófitos, mas os resultados, apesar de promissores, são heterogêneos em relação ao poder discriminatório intraespécie.

Diagnóstico

O material, escamas de pele ou de unha e fragmentos de pelo, deve ser coletado com o auxílio de um bisturi, principalmente na zona ativa das lesões (no caso de pele e pelos, nas extremidades das lesões e, no caso de unha, entre esta e a pele; ou transungueal, no local de transição entre o leito normal e o lesado). Eventualmente, em lesões de pelos, o material pode ser coletado sob uma luz de Wood, pois os pelos, quando infectados por *M. canis*, emitem fluorescência.

O diagnóstico é feito pelo exame microscópico direto do material colhido, após clarificação com potassa (KOH), 10% a 30%, aquecida ligeiramente em chama de bico de Bunsen. Para melhor visualização, pode-se adicionar tinta Parker, azul ou preta, permanente. Em vez de potassa, o exame pode ser feito com uma gota de dimetilsulfóxido (DMSO) sem necessidade do aquecimento.

Em escamas de pele ou de unha, os dermatófitos apresentam-se na forma de filamentos micelianos septados, eventualmente com artroconídios (Figura 67.11). Nos pelos, os filamentos e artroconídios podem ser externos, internos ou externos-internos. Geralmente, o gênero *Microsporum* parasita o pelo por fora, formando um mosaico de artroconídios ao redor do pelo e o gênero Trichophyton tem parasitismo interno ou externo ou concomitante, mas sob a forma de filamentos micelianos com artroconídios (Figuras 67.9 e 67.10). Em unha parasitada por *T. rubrum*, nas regiões onde não se visualizam onicócitos com queratina, mas apenas suas membranas residuais, podem ser observados clamidoconídios (estruturas de resistência em estado de dormência).

O cultivo é feito em ágar Sabouraud dextrose, acrescido de cicloheximida e cloranfenicol, e é feita a identificação final da espécie pelas características macro e micromorfológicas (Figuras 67.6, 67.7, 67.8). Eventualmente, é necessária a utilização de algumas provas bioquímicas, como a prova da urease, para a diferenciação de amostras morfologicamente semelhantes de *T. rubrum* e *T. mentagrophytes*. Nessa prova, *T. mentagrophytes* é positivo após 7 dias e *T. rubrum* é negativo ou fracamente positivo após 14 dias.

Atualmente, têm aumentado muito os casos, principalmente de micoses de unhas provocados tanto por *Candida* spp.como por fungos não dermatófitos e de difícil diagnóstico e, por consequência, vários trabalhos têm sido realizados com metodologias moleculares simples (*kits* de extração de Dna e sequenciamento da região ITS) aplicadas diretamente no material clínico com resultados bastante promissores para a identificação desses fungos e, assim, um diagnóstico eventualmente mais rápido.

Aspectos imunológicos

A pele é a primeira defesa contra os dermatófitos, atuando como uma barreira mecânica. Porém, além de um obstáculo físico, a pele também apresenta queratinócitos, que produzem citocinas quimiotáticas (interleucina 8 (IL)), e as células de Langerhans, que atuam como células apresentadoras de antígenos (APCs).

Do ponto de vista da imunidade adaptativa, as dermatofitoses caracterizam-se por respostas do tipo TH1, com a produção das citocinas interferon gama (IFN-γ) e IL-2, mas cuja intensidade varia de acordo com o dermatófito envolvido. De forma geral, espécies antropofílicas induzem respostas menos intensas por duas razões principais: (i) a natureza dos antígenos do dermatófito (proteínas dos dermatófitos não antropofílicos, como *Microporum canis*, são mais imunogênicas); e o fato de (ii) dermatófitos antropofílicos secretarem moléculas imunomodulatórias, como mananas de *T. rubrum*. Até o presente momento, o papel da resposta TH17 nas dermatofitoses ainda não foi descrito.

A importância da imunidade celular fica patente quando se avaliam pacientes aidéticos que exibem maior suscetibilidade para desenvolver micoses, inclusive dermatofitoses e, em particular, onicomicoses. Contudo, mesmo em pacientes imunodeprimidos, infecções disseminadas por dermatófitos são incomuns ainda que existam relatos de colonização de linfonodos, ossos, baço e fígado.

Apesar de também haver a produção de anticorpos em pacientes com dermatofitose, a resposta humoral não é capaz de promover proteção. As principais imunoglobulinas envolvidas são IgG4 e IgE, essa última associada a reações de hipersensibilidade observada em pacientes com dermatofitose crônica.

Com relação à imunidade inata nas dermatofitoses, os principais protagonistas são os fagócitos profissionais: macrófagos e células dendríticas – capazes de fagocitar e/ou inibir o crescimento de patógenos, atuando como APC e de secretar citocinas e moléculas inflamatórias. Além da fagocitose e resposta inflamatória, as células APC são responsáveis pela ativação e modulação da resposta imune adaptativa. O reconhecimento dos dermatófitos por APC é uma etapa fundamental do encadeamento da resposta imune. O reconhecimento dos dermatófitos é feito por receptores de reconhecimento de padrões (PRR), por exemplo; receptores do tipo *toll* ou lectinas do tipo C (CLR). A falta da interação adequada do patógenos com os PRR, ou a falta de uma boa sinalização celular, pode culminar com doenças fúngicas graves. Recentemente, polimorfismos no gene de CARD9, cujo produto é uma molécula-chave na via de sinalização dos CLR, foram associados à incidência de dermatofitose disseminada.

Tratamento

O tratamento das dermatofitoses pode ser tópico ou sistêmico. No tratamento tópico, são utilizados preparados à base de tintura de iodo, ácido salicílico, ou antifúngicos em forma de creme ou soluções: cetoconazol; isoconazol; miconazol; tolciclato; clotrimazol; bifonazol~; ciclopiroxolamina;

terbinafina. O tratamento sistêmico é feito principalmente com derivados azólicos, cetoconazol, itraconazol e fluconazol e pela terbinafina e griseofulvina. Em infecções de unha por *T. rubrum*, a presença de clamidoconídios (estruturas de resistência em estado de dormência), como não há síntese de ergosterol, os antifúngicos que atuam na síntese desse esterol eventualmente tenham sua atuação diminuída.

Candidíases Mucocutâneas

Etiologia e patogênese

Candidíases mucocutâneas são infecções da pele, unhas ou mucosas causadas por leveduras do gênero *Candida* ocorrendo em pacientes que apresentam algum fator predisponente.

Candida faz parte da biota humana normal da mucosa oral e da vaginal e do trato gastrointestinal, em aproximadamente 80% da população sadia, sob a forma de leveduras. Em condições favoráveis, essas leveduras aumentam em número, produzem filamento e penetram no tecido. Em todas as manifestações clínicas, *Candida albicans* tem sido a espécie mais comumente isolada seguida de *C. parapsilosis* (complexo), *C. guilliermondii*, *C. glabrata* etc., variando as espécies não *albicans* de acordo com a localização e as pesquisas realizadas.

As manifestações na pele são localizadas nos espaços interdigitais das mãos, virilha e regiões submamárias. As lesões podem ser úmidas esbranquiçadas ou eritematosas.

A candidíase das fraldas é comum em crianças em razão do contato da pele com urina. É uma condição incômoda e muito dolorosa para a criança.

Nas onicomicoses por *Candida* spp., as unhas das mãos são mais acometidas do que as dos pés. A lesão começa na porção proximal da unha, pode se estender ao redor do leito ungueal, sendo a paroníquia de ocorrência comum, podendo haver infecção por bactérias. As unhas se tornam sem brilho, espessadas, endurecidas com modificação da coloração para castanho-amarelada ou amarelo-esverdeada. Pacientes que submetem as mãos à constante umidade e a produtos abrasivos estão mais predisponentes à infecção.

A candidíase da mucosa oral é mais comum em recém-nascidos e raros em adultos, tendo sido considerada como indicador de síndrome da imunodeficiência adquirida (AIDS) nesses últimos. As lesões são esbranquiçadas, aderidas à mucosa, deixando base avermelhada pela sua remoção, localizadas no palato mole, ponta da língua e bochechas.

A candidíase vulvovaginal é condição clínica muito comum nos consultórios de ginecologia. As vaginites causam grande desconforto, provocando prurido e descarga vaginal caseosa esbranquiçada acompanhada por disúria. É condição que ocorre em grávidas, pacientes em uso de antibioticoterapia prolongada e em usuários do dispositivo interno uterino (DIU).

Balanopostite é infecção da glande, podendo apresentar-se com eritema, ou vesículas e pústula, tendo sido considerada doença sexualmente transmissível.

A candidíase mucocutânea crônica é pouco frequente, com longa evolução clínica e resistência ao tratamento. Está associada à alteração imunológica ou endócrina, podendo ser de origem congênita.

Epidemiologia

A candidíase tem distribuição universal, acometendo indivíduos de ambos os sexos e diferentes faixas etárias. Na maioria dos casos, a fonte de infecção é endógena, mas a transmissão exógena tem sido relatada. Considera-se que 90% dos pacientes portadores de HIV apresentam um episódio de candidíase bucal. Com o emprego dos antirretrovirais, as infecções fúngicas em imunocomprometidos diminuíram consideravelmente, mas ainda seu número é elevado. Estima-se que aproximadamente 75% das mulheres na fase adulta, em alguma ocasião, manifestam quadro de candidíase vulvovaginal. Os pacientes com HIV podem apresentar candidíase vulvovaginal de repetição, a duração é mais prolongada e o quadro clínico mais exarcebado.

Diagnóstico

O exame micológico direto de material clínico em KOH 20% ou 40%, ou de esfregaços corados com Gram evidenciam células leveduriformes, hifas e pseudo-hifas. Os cultivos em ágar Sabouraud dextrose se desenvolvem rapidamente, têm consistência cremosa cor creme, com produção de blastoconídios e pseudo-hifas.

A formação de clamidoconídios típicos quando cultivada em meio pobre de ágar fubá com *tween* 80% e tubo germinativo em soro fetal bovino a 37 °C, identificam *C. albicans*. A diferenciação com *C. dubliniensis* que apresenta características similares pode ser feita pelo desenvolvimento a 42 °C e crescimento em meio hipertônico ou por testes moleculares. O diagnóstico das demais espécies é realizado com provas auxanográficas de assimilação de fontes de carbono e nitrogênio e provas de fermentação de açucares. Existem sistemas automatizados e semiautomatizados mais rápidos e práticos. Testes moleculares são úteis para identificação de espécies pouco comuns. A acurácia na identificação específica de Candida é muito importante porque muitas espécies, como *C. krusei*, *C. glabrata*, *C. haemulonii* etc., apresentam resistência inata ao fluconazol e/ou à anfotericina B.

Tratamento

Para a eficácia do tratamento, corrigir os fatores predisponentes antes do uso do antifúngico. Compostos de iodo, nistatina, derivados azólicos são utilizado dependendo da manifestação clínica.

Dermatomicoses por fungos filamentosos não dermatófitos

Etiologia e patogênese

As dermatomicoses por fungos filamentosos não dermatófitos, conhecidas como "hialo-hifomicoses" e "feo-hifomicoses superficiais", são causadas por fungos que apresentam hifas hialinas ou melanizadas, respectivamente. O número de espécies que causam micose no homem tem aumentado nos últimos anos: *Natrassia mangiferae*; *Curvularia* spp.; Fusarium spp.; *Scapulariopsis brevicaulis* etc., são agentes comuns dessa infecção.

As manifestações clínicas são, muitas vezes, confundidas com dermatofitose.

■ Epidemiologia

Os fungos filamentosos não dermatófitos são encontrados no solo e em plantas. A infecção é de distribuição universal, atinge indivíduos sadios e imunocomprometidos, em qualquer idade e de ambos os sexos. Pessoas que costumam andar de descalças e desempenham atividade rural estão mais propensas a adquirir essas infecções.

■ Diagnóstico

O diagnóstico micológico é feito pela clarificação de escamas de pele ou de fragmentos de unhas, por KOH a 20% a 40%, quando são visualizadas hifas septadas claras ou melanizadas, respectivamente, hialo-hifomicoses ou feo-hifomicoses. As hifas jovens de *Natrassia mangiferae*, em parasitismo, podem ser hialinas quando são confundidas com hifas de dermatófitos.

Os cultivos devem ser feitos em ágar Sabouraud dextrose com cloranfenicol e em ágar Sabouraud dextrose com cloranfenicol e cicloheximida, incubados à temperatura ambiente.

Esses fungos só devem ser considerados causa da lesão quando não encontrado outro patógeno e, em ao menos três ocasiões, o mesmo agente for isolado em cultivos obtidos de coletas seriadas.

■ Tratamento

Frequentemente, o tratamento é difícil porque grande parte desses fungos é resistente aos antifúngicos usados na rotina médica.

Dermatomicoses por leveduras

■ Não *Candida* spp.

As dermatomicoses por leveduras não Candida podem ser causadas por Malassezia spp., Trichosporon spp. etc.

Esses agentes, muitas vezes, são desprezados ou não reconhecidos como causa da infecção. Unhas e pele podem ser acometidas e as lesões são, com frequência, confundidas clinicamente com dermatofitoses ou leveduroses por *Candida* spp.

■ Epidemiologia

As dermatomicoses por leveduras não *Candida*, têm distribuição universal sem distinção de sexo, atingindo pacientes imunocompetentes e imunocomprometidos. A sua incidência deve ser bem maior do que tem sido relatado na literatura porque, em muitos casos, o exame laboratorial não é solicitado.

■ Diagnóstico

O diagnóstico preciso, muitas vezes, não é feito porque a apresentação clínica não é patognomônica e os achados microscópicos podem ser interpretados como *Candida* spp. O diagnóstico microscópico é feito com raspado de pele e/ou unha clarificados por KOH 20% ou 40%. A cultura em ágar Sabouraud dextrose com clorafenicol e/ou ágar Dixon (*Malassezia* spp.) se desenvolve em 2 a 4 dias. Os cultivos são, então, identificados por macromorfologia, micromorfologia e testes bioquímicos.

■ Tratamento

Depende da levedura identificada, uma vez que alguns isolados não são sensíveis aos antifúngicos como anfotericina B e fluconazol e a azólicos convencionais. Cetoconazol ou itraconazol sistêmico podem ser usados com relativo sucesso.

Bibliografia recomendada

Fischman O, Pires de Camargo Z, Meireles MCA. Genital white piedra: an emerging fungal disease? Pan American Health Organization Scientific Publication. PAHO Washington, DC. 1980;196:70-6.

Fischman O. Piedra negra in Brazil. A contribution to its study in Manaus (state of Amazonas). Mycopathologia. 1965;25:201-4.

Graser Y, Scott J, Summerbell RC. The new species concept in dermatophytes- a polyphasic approach. Mycopathologia. 2008;166:239-56.

Guého E, Improvisi I, de Hoog GS, Dupont B. *Trichosporon* on humans: a practical account. Mycoses. 1994;37:3-10.

Guého E, Migdlay G, Guillot J. The genus Malassezia with description of four new species. Antonie van Leeuwenhoek. 1996;69:337-55.

Harmsen D, Schwinn A, Brocker EB, Frosch M. Molecular differentiation of dermatophyte fungi. Mycoses. 1999;42:67-70.

Lacaz CS, Porto E, Martins JEC, Heins-Vaccari E, Melo NT. Tratado de micologia médica. 9. ed. São Paulo: Sarvier, 2002.

Rebell G, Taplin D. Dermatophytes. Their recognition and identification. Coral Gables: University of Miami Press, 1970.

Rippon JW. Medical mycology. The pathogenic fungi and pathogenic actinomycetes. 3. ed. Philadelphia: WB Saunders, 1988.

Severo LC, Bassanesi MC, Londero AT. Tinea nigra: report of four cases observed in Rio Grande do Sul (Brazil) and a review of Brazilian literature. Mycopathologia. 1994;126:157-62.

Sidrim JJC, Rocha MFG. Micologia médica à luz de autores contemporâneos. Ed. Guanabara Koogan S.A, 2004.

Taglialegna R. Onicomicose por Trichophyton rubrum: avaliação biológica comparativa entre as células fúngicas obtidas diretamente de pacientes e isoladas de culturas e estudo da atividade proteolítica de amostras genotipadas pelo polimorfismo da região espaçadora não transcrita do DNA ribossômico – Tese de Doutorado apresentada à Faculdade de Medicina de Ribeirão Preto, USP, 2010.

Zaitz C, et al. Compêndio de micologia médica. 2. ed. Rio de Janeiro: Guanabara Koogan, 2010.

Micoses Subcutâneas ou de Implantação

Esporotricose, Cromoblastomicose, Feohifomicose, Eumicetomas e Lacaziose (doença de Jorge Lobo)

68

Olga Fischman Gompertz
Walderez Gambale
Benedito Corrêa
Claudete Rodrigues Paula
Leila Maria Lopes Bezerra
Andréa Regina de Souza Baptista
Carlos Pelleschi Taborda

Os agentes de micoses subcutâneas vivem em estado saprofítico no solo e/ou associados a debris vegetais. Os agentes etiológicos das micoses subcutâneas são fungos patogênicos antropofílicos e zoofílicos que infectam os humanos e/ou animais. A infecção ocorre por inoculação traumática na pele de propágulos do fungo. Em geral, a micose localiza-se na pele e no tecido subcutâneo, próximo ao ponto de inoculação, podendo ocorrer a sua disseminação.

As micoses subcutâneas de maior relevância clinicoepidemiológica são: esporotricose; cromoblastomicose; feohifomicose; eumicetoma; e lobomicose.

Esporotricose

Etiologia e epidemiologia

A esporotricose, por mais de um século, foi atribuída a um único agente etiológico, *Sporothrix schenckii*. Em 2007, a partir da descoberta de espécies crípticas dentro do gênero *Sporothrix*, por técnicas moleculares, estudos mais recentes definiram um clado patogênico. Desse modo, espécies que raramente causam doença como *Sporothrix mexicana* e *Sporothrix pallida*, ou seja, não patogênicas no sentido estrito do termo, foram reclassificadas em clados ambientais. Em resumo, o clado patogênico do gênero *Sporothrix* é composto por quatro espécies de fungos patógenos primários: *Sporothrix brasiliensis*; *Sporothrix globosa*; *Sporothrix luriei;* e S. *schenckii*.

A descoberta das novas espécies patogênicas mudou o paradigma de transmissão da esporotricose, não mais restrito a uma doença ocupacional e de curso benigno, a "doença das rosas", como era conhecida a infecção por *S. schenckii*. A recém-descrita espécie patogênica, *S. brasiliensis*, é altamente virulenta e muito bem adaptada à transmissão zoonótica, peri- e intradomiciliar, infectando gatos, cães e humanos. Por sua vez, a nova espécie patogênica, S. *globosa*, predomina geograficamente na Ásia, não tem sido associada à infecção animal, mas sim a uma hiperendemia pela via sapronótica na província de Jilin, na China. Nesse mesmo continente, existem relatos atuais de casos da esporotricose felina causada por uma variante genética de *S. schenckii*, porém com baixa transmissão gato-humano.

Geograficamente, as espécies patogênicas se distribuem de forma distinta, sendo *S. schenckii* considerada cosmopolita, embora variantes tenham sido descritas em diferentes países, sugerindo que exista variabilidade genética que pode estar associada à distribuição geográfica dessa espécie. *S. globosa*, além de ser espécie clinicamente predominante em países asiáticos, também vem sendo descrita como agente etiológico de casos em países da Europa, América Central e América do Sul. No Brasil, mais de 90% dos casos de esporotricose humana e animal são causados pela nova espécie emergente, *S. brasiliensis*.

S. brasiliensis, inicialmente restrita a um surto epidêmico que teve início no estado do Rio de Janeiro em 1998, teve rápida disseminação, culminando em cenário bastante distinto. A esporotricose causada por essa espécie pode ser atualmente considerada hiperendemia zoonótica no Brasil, tendo casos descritos em 22 dos 26 estados e o Distrito Federal e em todas as regiões brasileiras. Além disso, essa espécie não mais se limita ao território Nacional uma vez que casos zoonóticos por *S. brasiliensis* já são reportados na região de Mar del Plata, Argentina. Segundo alerta publicado pela Organização Pan-Americana de Saúde (OPAS) em agosto de 2019, haverá a disseminação de *S. brasiliensis* nas Américas decorrente do trânsito de animais infectados, caso não haja monitoramento epidemiológico efetivo. Por sua vez, o Centro de Controle e Prevenção de Doenças estadunidense, o CDC, nos Estados Unidos, destina página exclusiva à esporotricose zoonótica por *S. brasiliensis*, alertando para a veloz e ampla disseminação verificada no Brasil, na qual é feita recomendação aos médicos e veterinários dos Estados Unidos quanto à necessidade de reconhecer e tratar infecções causadas por este fungo.

Em conclusão, duas espécies patogênicas estão majoritariamente relacionadas a uma sapronose, *S. globosa* e *S. schenckii*, enquanto *S. brasiliensis* causa zoonose, negligenciada, motivo de preocupação em Saúde Pública no Brasil.

Características de *Sporothrix* spp. e patogênese

Sporothrix spp. é um fungo termodimórfico que apresenta uma forma saprofítica, miceliana, formada por hifas hialinas e conidióforos curtos, com conídios em forma de gota em arranjo típico, em forma de margarida. Conídios sésseis também são observados na forma miceliana (Figura 68.1A). *In vitro*, a forma miceliana pode ser cultivada em temperaturas entre 25 °C e 28 °C.

A forma parasitária, leveduriforme, é observada nas lesões cutâneas/subcutâneas, sendo pleomórfica. Em outras palavras, as leveduras podem se apresentar na forma típica alongada, conhecida como "forma de charuto", observada com frequência na espécie *S. schenckii*. Já para a espécie *S. brasiliensis*, são observadas leveduras de forma arredondada que podem ser confundidas com leveduras patogênicas de outros gêneros e espécies (Figura 68.1B). *In vitro*, a forma leveduriforme pode ser cultivada em temperaturas entre 35 °C e 37 °C.

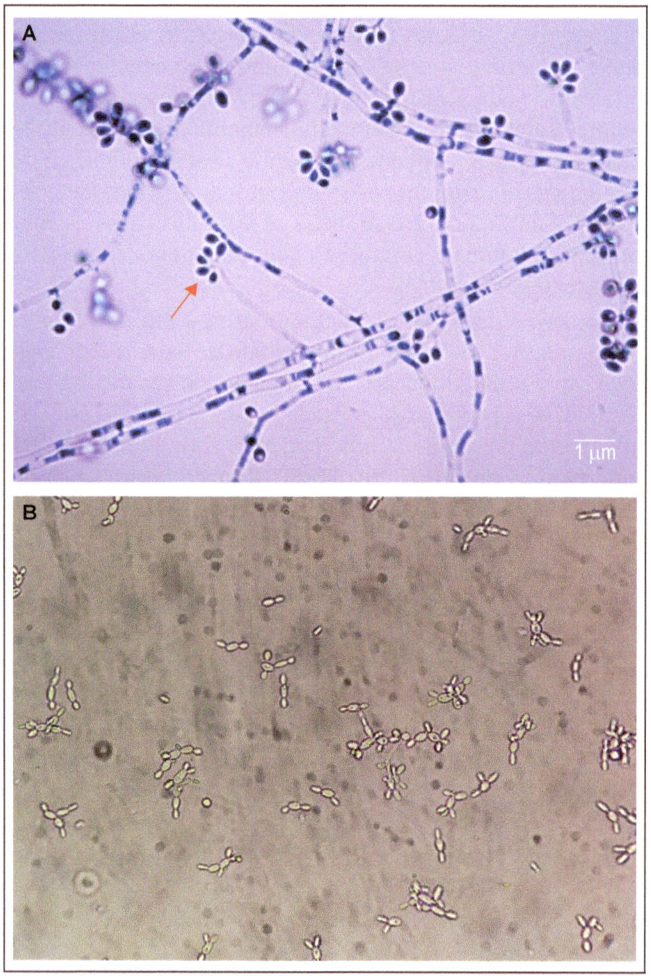

Figura 68.1 – *Características micromorfológicas do* Sporothrix *spp. (A) Micromorfologia após 10 dias de cultivo na fase filamentosa, observada em microscópio óptico (1000X). Na seta vermelha , detalhe da formação "em margarida" dos conídios ao redor do conidióforo. (B) Micromorfologia das leveduras após 4 dias de crescimento em meio líquido com formas e tamanhos variados, podendo ser arredondadas ou até ovaladas, semelhantes ao formato de um charuto, observado em microscópio óptico (400X).*
Fonte: Centro de Investigação de Microrganismos, Niterói 2019.

A estrutura mais externa da levedura, forma parasitária, de *Sporothrix* spp. é a parede celular. Essa estrutura tem grande importância na virulência do fungo e na relação parasito-hospedeiro por impactar a resposta imune inata e adaptativa. No caso de *Sporothrix* spp., a parede celular varia de espessura entre 100 nm e 150 nm, dependendo da espécie, sendo constituída por quitina (4% a 6%), por β-glucanas do tipo 1-3, 1-4 e 1-6 (17% a 25%) e por um constituinte mais externo à parede celular, a denominada peptídeo-rhamnomanana (PRM). A peptídeo-rhamnomanana é um glicoconjugado contendo um core peptídico (15% de proteína) e cadeias glicosídicas N- e/ou O-ligadas (85% de açúcares) constituídas por ramnose, manose e ácido glucurônico, esse último caracterizado nas cadeias O-glicosídicas. A PRM é uma fração complexa, não uma molécula única, recentemente caracterizada como um importante PAMP (*pathogen associated molecular pattern*) presente na superfície celular de *S. schenckii* e *S. brasiliensis*. A PRM dessas duas espécies apresenta algumas particularidades estruturais na porção glicídica relacionadas à espécie da qual é isolada, mas tem como receptor comum, nos macrófagos humanos, o receptor de complemento 3 (CR3). Além disso, foi demonstrado que a PRM de *S. brasiliensis* induz uma resposta pró-inflamatória por meio da secreção de IL1b por PBMC (*peripheral blood mononuclear cells*) expostos a esse gliconjugado, enquanto no caso da exposição à PRM de *S. Schenckii*, são observadas a indução e a secreção do antagonista IL1RA por essas células. Entre outros fatores, essas novas descobertas trazem evidências relativas à alta virulência de *S. brasiliensis* e revelam a importância de serem estudadas as características biológicas e o impacto clínico de cada uma das espécies patogênicas.

Patogênese e formas clínicas

No parasitismo humano, as formas clínicas mais comuns da esporotricose (85% dos casos) são a cutânea fixa e a linfocutânea, sendo essa última a mais característica da doença, afetando o tecido subcutâneo e gânglios linfáticos regionais. O período de incubação é de 3 dias, podendo se estender até 6 meses, com média de 3 semanas. No local de inoculação do fungo, forma-se um pequeno nódulo subcutâneo e móvel, o cancro primário, que evolui para lesão ulcerada (Figura 68.2). Em seguida, ocorre migração para os vasos linfáticos adjacentes, com formação de um cordão de nódulos subcutâneos, ao longo do trajeto linfático. Esses nódulos aumentam, são móveis e doloridos e podem ulcerar (Figura 68.3). Já a forma cutânea fixa pode ser comumente confundida com a leishmaniose tegumentar americana (LTA), apresentando lesão de borda alta e ulcerada conhecida como "lesão esporotricoide" (Figura 68.2). Esse tipo de lesão, esporotricoide, também é observado clinicamente em outras doenças infecciosas além da LTA como a tuberculose cutânea, a cromomicose, as micobacterioses e a paracoccidioidomicose, entre outras (Figura 68.4). Dada a alta relevância clinico epidemiológica da esporotricose de transmissão zoonótica, essas doenças devem fazer parte do painel de diagnóstico diferencial em casos clinicamente sugestivos.

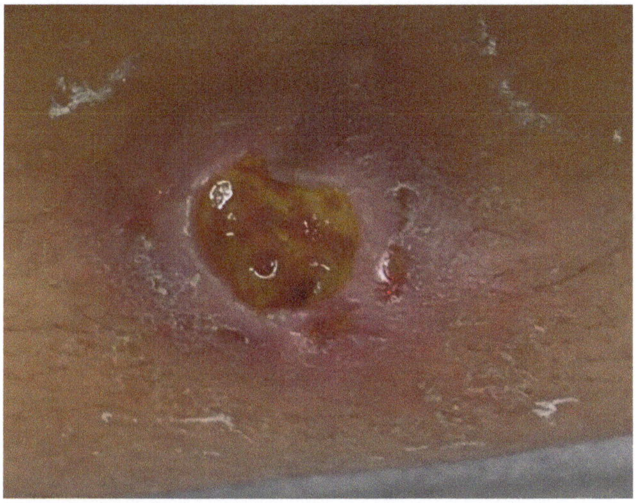

Figura 68.2 – *Lesão de coloração violácea, ulcerada e bordos elevados, caracterizando o cancro esporoticótico.*

Fonte: Adaptada de MSc. Alexsander Moreira Siqueira e Centro de Investigação de Microrganismos da Universidade Federal Fluminense.

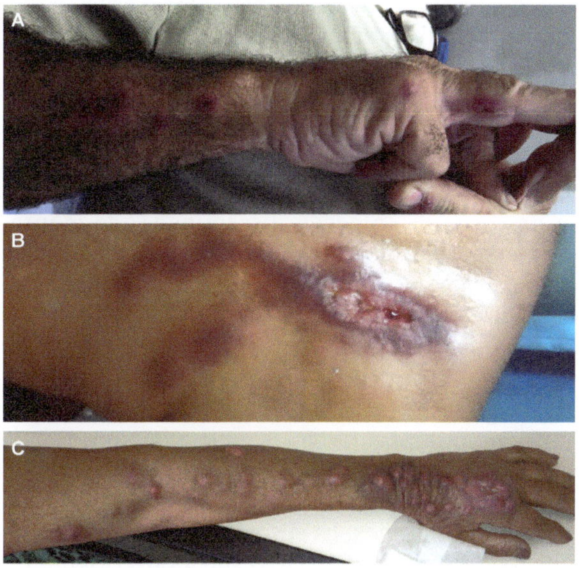

Figura 68.3 – *(A) Esporotricose linfocutânea de aspecto típico, no membro superior direito de um paciente idoso do sexo masculino. (B) Esporotricose linfocutânea na região do ombro esquerdo de um homem adulto, com história de acidente de trabalho com madeira em construção civil. (C) Esporotricose linfocutânea avançada no dorso da mão, antebraço e braço esquerdo de paciente idosa, com história de mordedura por gato diagnosticado com esporotricose.*

Fonte: Centro de Investigação de Microrganismos, Universidade Federal Fluminense.

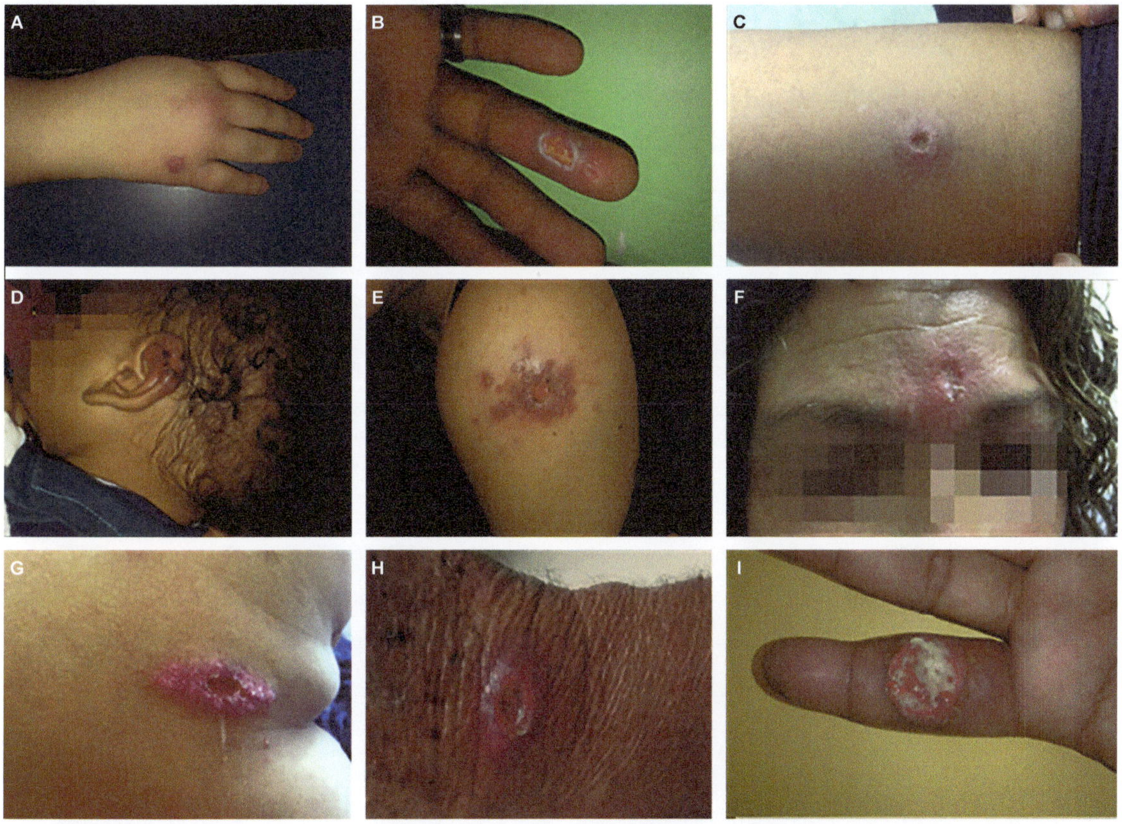

Figura 68.4 – *Esporotricose cutânea fixa mostrando lesões ulceradas de fundo serossanguinolento de bordas elevadas e bem definidas. (A) Dorso da mão direita de uma paciente jovem. (B) Paciente masculino, jovem, apresentando lesão de bordas pálidas na face anterior do quarto quirodáctilo direito. (C) Criança com uma lesão ressecada na face anterior da coxa esquerda. (D) Bebê com o pavilhão auditivo esquerdo acometido, com formação de crostas hemáticas e edema perilesional. (E) Paciente jovem adulta, apresentando lesão com formação de crostas melicéricas no ombro esquerdo. (F) Paciente idosa com lesão na região frontal. (G) Jovem apresentando lesão com formação de crostas melicéricas e descamação na região lombar esquerda. (H) Lesão na face posterior distal no antebraço direito de paciente idosa. (I) Lesão no segundo quirodáctilo esquerdo de paciente adulto.*

Fonte: Acervo da autoria.

Outras formas clínicas atípicas como o eritema nodoso ou o eritema multiforme têm sido relatadas nos casos de infecção por *S. brasiliensis*.

No caso da esporotricose de transmissão zoonótica causada por *S. brasiliensis*, em especial, são frequentemente descritos casos de infecção de mucosa ocular, incluindo a síndrome oculoglandular de Parinaud e a dacriocistite; além de casos de infecção disseminada, de meningite e de osteomielite. O comprometimento osteoarticular é frequentemente descrito (Figura 68.5). Os casos humanos mais graves têm sido associados à infecção por HIV e/ou a outras comorbidades e, em especial, ao etilismo crônico.

No parasitismo de gatos doméstico (*Felis catus*) pelo patógeno *S. brasiliensis*, é observado um quadro grave, com múltiplas lesões na pele e/ou com frequente comprometimento de mucosas e/ou do sistema respiratório. Por essa razão, quando a lesão se apresenta na ponte nasal dos felinos, há suspeita de que possa já haver disseminação para as vias aéreas superiores (Figura 68.6). Quadros similares ao carcinoma felino (Figura 68.7) são de difícil diagnóstico clínico e a técnica sorológica tem sido importante para o diagnóstico diferencial dessa forma clínica, bastante comum.

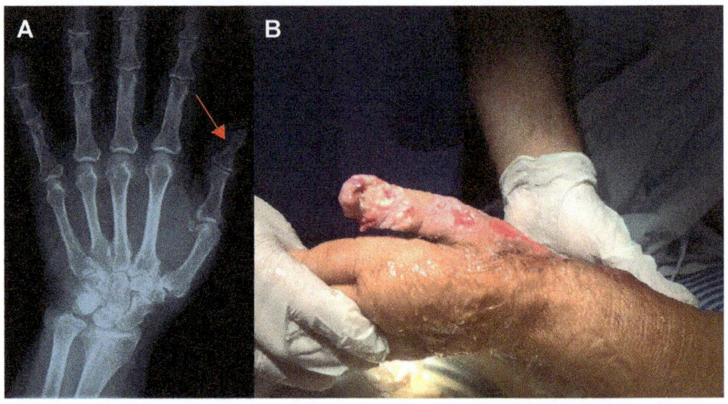

Figura 68.5 – *Paciente idosa diagnosticada com ostemielite por* Sporothrix brasiliensis, *após rápida evolução da forma linfocutânea. (A) Radiografia simples da mão evidenciando hipertransparência na topografia da falange distal do primeiro quirodáctilo esquerdo (seta vermelha), compatível com erosão óssea. (B) Extensa lesão ulcerada com perda tecidual importante no 1º quirodáctilo esquerdo.*
Fonte: Adaptada de MSc Alexsander Moreira Siqueira e Centro de Investigação de Microrganismos da Universidade Federal Fluminense.

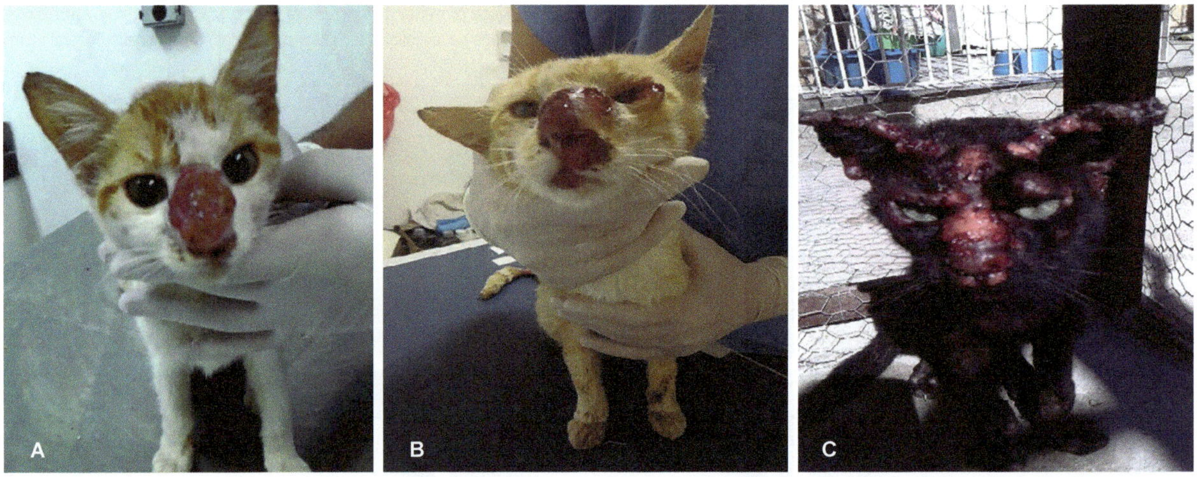

Figura 68.6 – *Padrão lesional na esporotricose felina com acometimento de mucosas e sistema respiratório. (A) Lesão única em plano nasal, de aspecto eritematoso e ulcerativo. (B) Acometimento de espelho nasal, com aspecto edemaciado e eritematoso, bem como da mucosa ocular esquerda. (C) Lesões ulceradas e nodulares disseminadas em toda a região da face, incluindo plano nasal e pavilhão auricular.*
Fonte: Arquivo do Centro de Investigação de Microrganismos – Niterói, RJ.

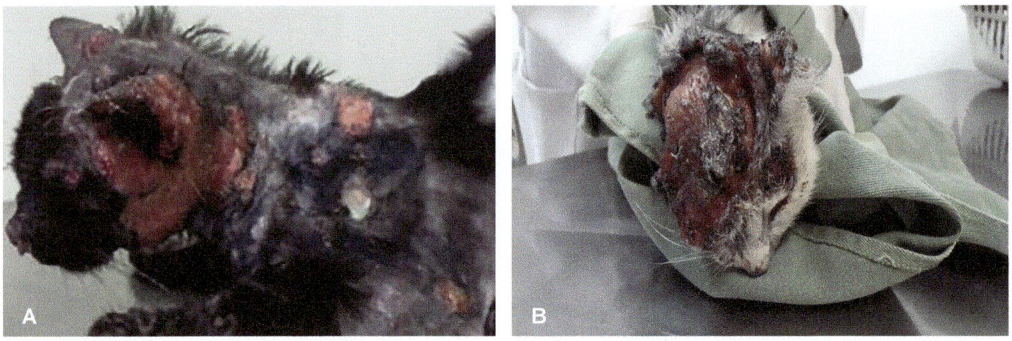

Figura 68.7 – *Felinos apresentando extensas lesões em região cervical e de face. (A) Forma cutânea disseminada grave da esporotricose, com úlceras drenando conteúdo purulento e serosanguinolento. (B) Carcinoma de células escamosas como diagnóstico diferencial para* Sporothrix spp. *Lesão única, porém invasiva, com comprometimento de tecido muscular e do pavilhão auricular, além de importante necrose tecidual.*
Fonte: Arquivo do Centro de Investigação de Microrganismos – Niterói, RJ.

O fungo *S. brasiliensis* foi isolado da cavidade oral e das garras dos gatos infectados, sugerindo que a transmissão possa se dar por arranhaduras, mordeduras ou contato da pele lesionada com secreções dos animais doentes. Por essa razão, a forma de levedura é o propágulo infeccioso na transmissão zoonótica por gatos domésticos. Porém, os felinos podem contaminar as garras no solo e "debris" vegetais ou mesmo arranhando troncos e toras de madeiras ou ao enterrar as fezes, carreando nas garras elementos do micélio, presentes no meio ambiente. A esporotricose felina causada pela espécie *S. schenckii* é de mais fácil tratamento e casos graves não são reportados com frequência. Essa manifestação clínica leve se associa ao fato de *S. schenckii* ser conhecido como um fungo de baixa virulência, causando uma infecção crônica e de curso benigno.

Diagnóstico

O fungo em parasitismo, em esfregaços ou em cortes histológicos, é dificilmente visualizado nos casos de esporotricose humana, sendo o exame direto e a histopatologia não recomendados como técnicas de rotina diagnóstica nos casos de infecção em humanos. O exame microscópico direto de esfregaços de pus ou de secreção corados pelos métodos de Gram ou Giemsa revela células leveduriformes pequenas de 2 µm a 3 µm × 3 µm a 6 µm, esféricas, ovoides ou com forma de charuto ou naveta, tendo uma ou mais gêmulas. Na histopatologia, a coloração de ácido periódico Schiff (PAS) ou Grocott-Gomori (GMS) são mais indicadas para a identificação das células fúngicas. A hematoxilinaeosina (HE) é a coloração de escolha para avaliação de células teciduais e do granuloma.

Nos casos felinos, o teste citopatológico tem sido utilizado em rotina e é de fácil interpretação quando há riqueza de elementos fúngicos (Figura 68.8), sendo recomendada a coloração pelo panótico rápido. No entanto, quando há presença de poucas leveduras na citopatologia, o diagnóstico diferencial com outras infecções como a histoplasmose e a criptococose é muito difícil. A coleta por *imprint* pode ser crítica pela qualidade da lâmina, gerando uma variação na sensibilidade dessa técnica, entre 52% e 80%.

A cultura micológica é considerada o padrão-ouro por se basear no isolamento e na identificação do agente infeccioso. A sensibilidade é de aproximadamente 85%, pois o teste pode dar resultado falso-negativo por ser influenciado por fatores como a contaminação bacteriana da cultura e/ou do material de coleta, em especial quando há demora no processamento da amostra. A biópsia deve ser feita com *punch* de 4 mm ou, preferencialmente, deve ser coletado material por *swab* (secreção purulenta). No caso da esporotricose animal, a biópsia envolve a anestesia, o que representa fator de risco.

Sporothrix spp. é um micro-organismo classe 2, portanto a manipulação da cultura precisa ser feita em laboratório de biossegurança nível 2 e dentro de uma capela de fluxo laminar, em conformidade com as Normas de Biossegurança. O cultivo recomendado é em ágar Sabouraud glicose, adicionado de cloranfenicol e ciclohexímida, sendo a cultura incubada à temperatura ambiente. Por ser um fungo de crescimento lento, a cultura demora em média 7 dias para crescer, podendo se estender a 10 a 15 dias. A colônia típica é de cor branco-creme, membranosa e sulcada, e, com o tempo, surge a pigmentação enegrecida. É necessário identificar os conidióforos típicos de *Sporothrix spp.* para ser feito o diagnóstico pela cultura. Microscopicamente, observam-se hifas delicadas, com 1 µm a 2 µm de diâmetro, septadas e conídios piriformes ou esféricos, isolados (conídios sésseis) ou agrupados no conidióforo com formato de margarida (Figura 68.8).

Após o isolamento em cultura, é necessária a conversão para a fase leveduriforme, pelo assim denominado "teste do dimorfismo térmico", realizado por meio do cultivo em ágar BHI (infuso de cérebro-coração) a 37 °C.

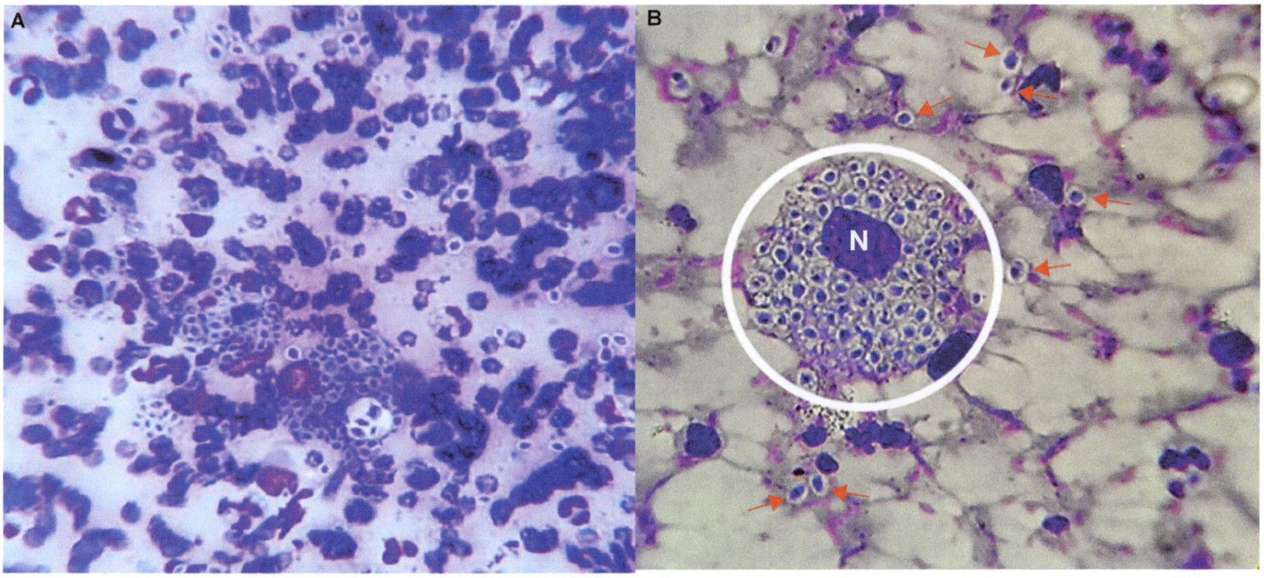

Figura 68.8 – *Citologia por* imprint *a partir do exsudato da lesão esporotricótica felina, coradas pelo método panótico rápido, observadas em microscópio óptico em 400X (A) e em 1000X (B). Círculo branco: macrófago com incontáveis leveduras em seu citoplasma; "N": núcleo celular do macrófago; setas vermelhas : leveduras externalizadas de* Sporothrix spp.
Fonte: Arquivo do Centro de Investigação de Microrganismos – Niterói, RJ.

As colônias obtidas apresentam consistência cremosa, superfície úmida, lisa e esbranquiçada. As células leveduriformes obtidas *in vitro* variam de ovoides a globosas ou alongadas, dependendo da espécie, medindo de 2,5 μm a 5 μm × 3,5 a 6,5 μm de diâmetro. Alternativamente, pode ser confirmada a identificação pelo teste da reação da cadeia da polimerase (PCR), que permite o diagnóstico da espécie. No entanto, esses testes não podem ser utilizados na rotina diagnóstica sem prévia validação clínica, conforme a legislação vigente. Ademais, o diagnóstico da espécie não altera a prescrição medicamentosa ou mesmo o protocolo terapêutico, atendendo, no presente, à finalidade epidemiológica e/ou de pesquisa.

Novos métodos diagnósticos podem ser associados aos métodos clássicos

ou utilizados na triagem diagnóstica rápida, desde que validados clinicamente. Um novo teste sorológico desenvolvido por uma *startup* brasileira, denominado "Sporothrix-ELISA", já é comercialmente utilizado na rotina diagnóstica para esporotricose humana e felina. Esse teste, com base na técnica de ELISA (*enzyme-linked immunosorbant assay*), determina (de forma qualitativa e/ou quantitativa) os níveis de anticorpos anti-*Sporothrix spp.* do tipo IgG no soro do paciente, fornecendo resultado positivo ou negativo com uma acurácia de 80%. Além da agilidade diagnóstica, uma vez que o teste do tipo ELISA fornece o resultado em horas, esse novo método permite monitorar a resposta ao tratamento.

Tratamento

A droga de eleição para o tratamento da esporotricose é o itraconazol (ITZ) na dose de 100 mg/dia. No entanto, pelo fato de *S. brasiliensis* apresentar menor sensibilidade ao ITZ, que é o fármaco recomendado para tratamento da esporotricose humana e felina, podem ser utilizadas doses mais elevadas desse fármaco (200 mg/dia) no tratamento da infecção em humanos, chegando a 400 mg/dia em casos refratários ao tratamento. A resistência fúngica bem como os casos refratários, que vêm sendo relatados, têm resultado no tratamento por associação entre drogas sinérgicas nos casos graves ou irresponsivos à monoterapia pelo itraconazol (Figura 68.9).

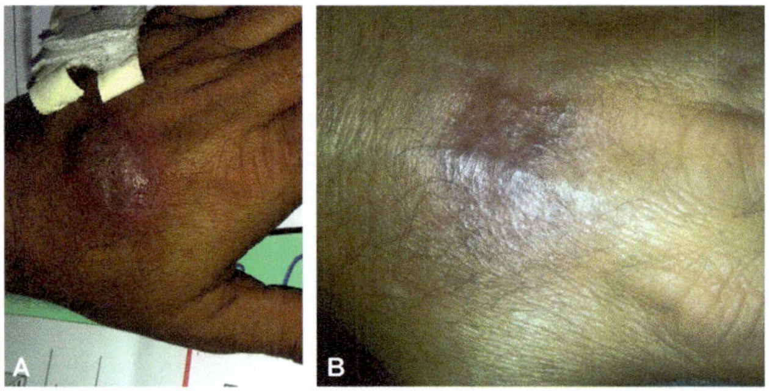

Figura 68.9 – *Esporotricose cutânea fixa em paciente masculino adulto. (A) Lesão gomosa com eritema periférico, recidivada após 5 meses da remissão. (B) Aspecto cicatricial após 3 meses de tratamento com o iodeto de potássio, associado ao itraconazol.*
Fonte: Adaptada de MSc Alexsander Moreira Siqueira e Centro de Investigação de Microrganismos – Niterói, RJ.

O iodeto de potássio (SSKI) é outra opção, em monoterapia ou em associação ao azol, nos pacientes irresponsivos ao fármaco de eleição. Esse é o quimioterápico mais antigo empregado no tratamento da esporotricose desde os primórdios dos anos 1900 e tem sido, até agora, uma terapia satisfatória, embora nenhum ensaio duplo-cego, randômico ou mesmo controlado por placebo tenha sido realizado. Os felinos domésticos, por sua vez, não toleram bem o SSKI, podendo apresentar reações adversas como anorexia, espasmos musculares, hipotermia, depressão, vômito, entre outras. Entretanto, o SSKI pode ser eficiente no tratamento desses animais. Em razão da alta toxicidade, é necessário um acompanhamento mais cauteloso pelos médicos veterinários porque essa medicação pode debilitar o animal e, até mesmo, causar o óbito em casos mais extremos.

Para os casos graves em humanos, a anfotericina B (AmB) é a droga de escolha, podendo ser associada ao itraconazol. A AmB também é a droga recomendada para os casos de esporotricose em grávidas. Por sua vez, outros azólicos como o fluconazol e o cetoconazol, não são drogas recomendadas para o tratamento da esporotricose humana ou felina. Alternativas terapêuticas, como a terbinafina, ainda carecem de estudo clínicos randomizados para comprovar sua eficácia.

Uma vez que o Brasil apresenta um cenário epidemiológico singular da esporotricose não totalmente compreendido, dados clínicos e laboratoriais sobre os pacientes acometidos podem ser de grande importância para futuras estratégias de prevenção e controle. Pesquisas que se concentrem nos fatores determinantes da intimidade fungo-hospedeiro e daqueles relacionados à resposta terapêutica aos potenciais novos fármacos também são relevantes. Finalmente, considerando-se a importância do conceito *One Health*, as experiências obtidas podem ser úteis para as demais epizootias e/ou zoonoses.

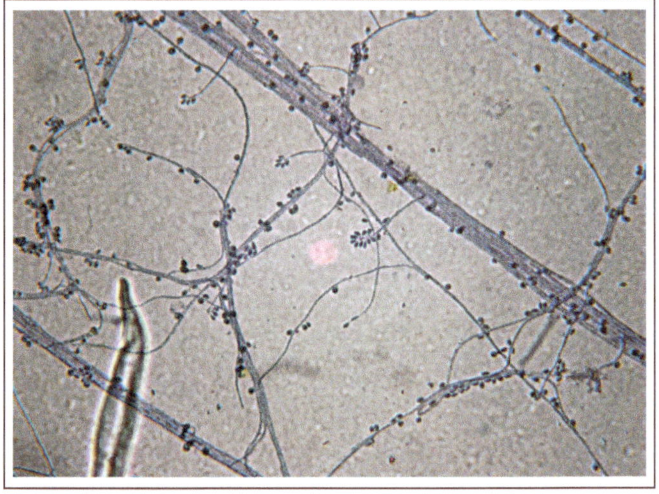

Figura 68.10 – *Conídios de* Sporothrix schenckii *dispostos como pétalas de flor (cultivo à temperatura ambiente).*
Fonte: Acervo da autoria.

Cromoblastomicose

Etiologia e patogênese

A cromoblastomicose é também denominada "cromomicose", "dermatite verrucosa", "dermatite verrucosa cromoparasitária". Os agentes etiológicos são fungos pigmentados (demácios) pertencentes aos gêneros *Fonsecaea*, *Cladophialophora*, *Phialophora* e *Rhinocladiella*. *Fonsecaea pedrosoi* é espécie predominante no Brasil; *Cladophialophora carrionii (= Cladosporium cariionii)*, tem sido isolado no Brasil, Venezuela e Austrália; *Phialophora verrucosa* é mais frequente em regiões frias da América do Norte; *Rhinocladiella aquaspersa* e, mais recentemente, *Exophiala jeanselmei* e *Exophiala castellanii* têm sido citados como agentes da doença. No Brasil, casuística maior da doença tem sido registrada no estado do Pará. Embora pertencentes a gêneros e espécies diferentes, esses fungos causam os mesmos sintomas clínicos e apresentam-se em parasitismo com a mesma estrutura morfológica.

A infecção caracteriza-se pela formação de nódulos cutâneos verrugosos de desenvolvimento lento e, posteriormente, vegetações papilomatosas, que podem ou não se ulcerar. As lesões podem ter aspectos polimórficos e dificultar o diagnóstico. Inicialmente, apresenta-se como uma lesão cutânea macular eritematosa, podendo evoluir para papular rosada e lisa e, com o tempo, para lesão papuloescamosa. Clinicamente, as lesões podem ser descritas como nodulares, tumorais (semelhantes a couve-flor), verrucosas, cicatriciais e em placas.

Geralmente, as lesões são unilaterais e confinadas aos membros inferiores, embora possam também ocorrer nos membros superiores, face, orelha, pescoço, tórax, ombros e nádegas. A micose localiza-se de preferência na pele e no tecido subcutâneo, propagando-se, às vezes, à rede linfática da região afetada. Alguns autores têm descrito casos de localização cutânea com metástase cerebral, bem como disseminação hematógena.

Epidemiologia

A micose é essencialmente tropical e subtropical. O primeiro caso foi descrito, no Brasil, por Rudolph, em 1914, sem descrição do seu agente etiológico.

Os fungos causadores de cromoblastomicose têm seu hábitat no solo e em vegetais e são frequentemente isolados de matéria orgânica como madeiras apodrecidas e lixo de florestas. É considerada micose ocupacional, pois os casos descritos em literatura estão relacionados com agricultores, lavradores, atividades em que o indivíduo fica exposto com maior frequência a traumas acidentais, principalmente em áreas descobertas do corpo. Fatores climatológicos locais podem influenciar o tipo de lesão e os fungos causadores da doença.

A casuística maior tem ocorrido em indivíduos do sexo masculino, sem predominância de raça.

Diagnóstico

O exame microscópico do pus ou de crostas das escamas revela estruturas globosas, de cor marrom, em virtude da melanina em suas paredes celulares geralmente agrupadas (Figura 68.11). Elementos septados em dois planos, denominados "corpo muriforme" ou "talo muriforme", e corpos escleróticos são característicos da micose.

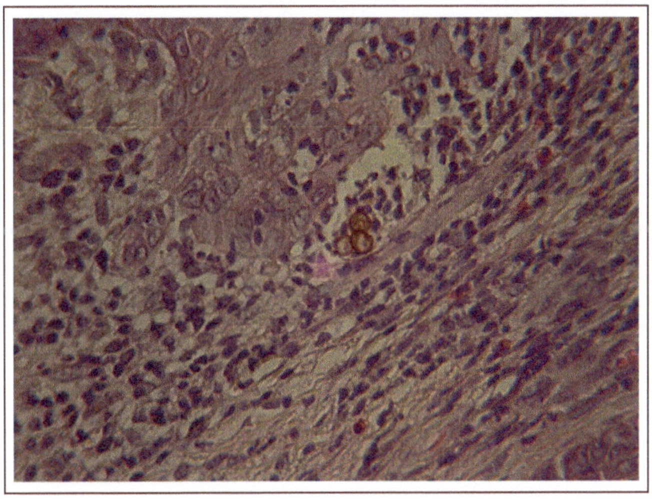

Figura 68.11 – *Histopatológico de cromoblatomicose (HE).Células de cor marrom.*
Fonte: Acervo da autoria.

O material das lesões deve ser cultivado em ágar Sabouraud glicose, com ou sem adição de cloranfenicol, e cicloheximida.

Os agentes da cromoblastomicose se desenvolvem lentamente; as colônias apresentam aspecto aveludado ou algodonoso, variando da cor esverdeada a marrom-escuro ou negro, com hifas septadas escuras. A identificação das espécies só é possível por meio da morfologia microscópica do aparelho de conidiação ou de órgãos de frutificação.

O tipo cladospório é caracterizado por conidióforos de comprimentos variados que suportam conídios unicelulares, em cadeia, conectados por espessos disjuntores, que são porções da parede celular que ligam um conídio a outro. Os conídios que fazem parte das cadeias ramificadas podem apresentar até três disjuntores. Como o desenvolvimento se dá por brotamento, o conídio distal é o mais jovem (Figura 68.12).

O tipo rinocladiela distingue-se por seus conidióforos simples, com células alargadas assumindo a forma de bastão. Dessas células conidiogênicas, originam-se conídios ovalados, que podem apresentar distribuição lateralpleurógenos, apical-acrógenos ou lateral e apical-acropleurógenos. Quando os conídios se destacam, mostram um disjunto, que revela o ponto em que o conídio se prende ao conidióforo (Figura 68.13).

O tipo fialófora apresenta célula conidiogênica distinta denominada "fiálide", em forma de ânfora ou de frasco, que ocorre na porção terminal ou ao longo do micélio. Os conídios, ovais e pequenos, formados na extremidade da fiálide, podem acumular-se ao redor dessa área, dando a aparência de "flores em um vaso" (Figura 68.14).

O gênero *Fonsecaea* apresenta padrões de conidiação dos três tipos, e os mais comuns são os tipos cladospório e rinocladiela. No gênero *Phialophora*, verifica-se apenas conidiação tipo fialófora; no gênero *Cladosporium*, somente conidiação do tipo cladospório e, no gênero *Rhinocladiella* (antiga *Acrotheca*), a conidiação é do tipo rinocladiela.

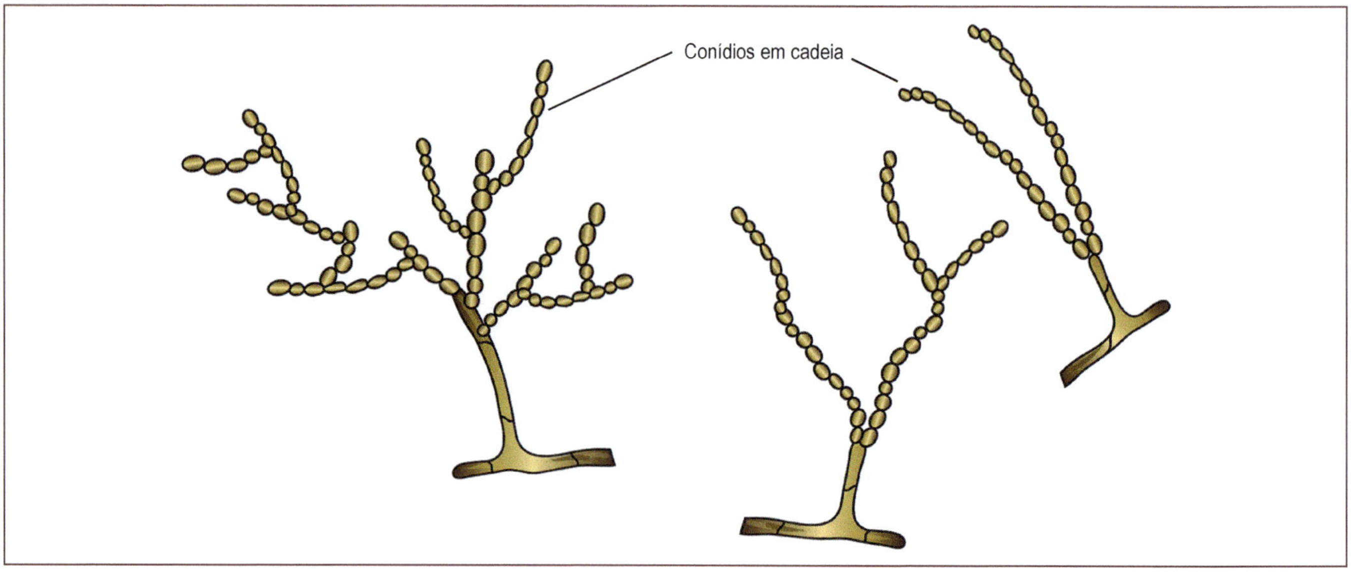

Figura 68.12 – *Conidiação acrógena (nos extremos das hifas), formando cadeias, encontradas no gênero Cladosporium.*
Fonte: Desenvolvida da autoria.

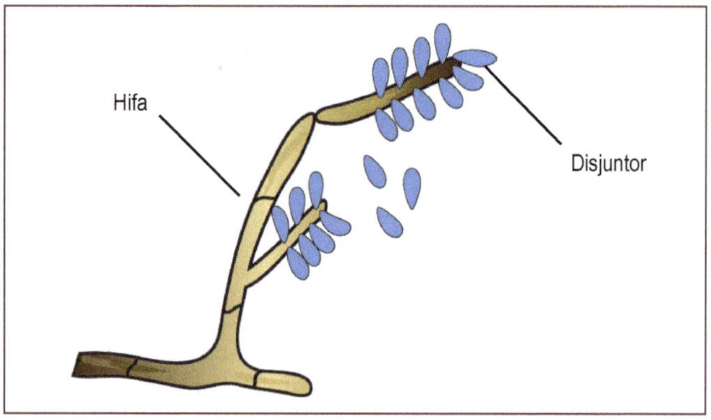

Figura 68.13 – *Conidiação acropleurógena (nos extremos e nas laterais das hifas), encontrada no gênero Rhinocladiella.*
Fonte: Acervo da autoria.

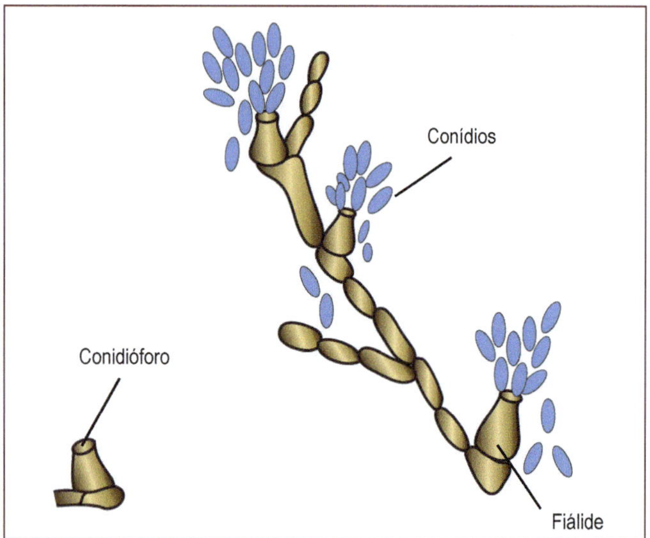

Figura 68.14 – *Conidiação a partir de um conidióforo em forma de vaso ou garrafa, encontrada no gênero Phialophora.*
Fonte: Acervo da autoria.

▪ Tratamento

Diversos procedimentos e drogas têm sido usados no tratamento da cromoblastomicose, por exemplo, Eletrocoagulação, terapias fotodinâmica, *laser*, calor e crioterapia; tratamento cirúrgico e medicamentoso. Entre as drogas mais utilizadas, destacam-se: 5-fluorocitosina; tiabendazol; anfotericina B intralesional; itraconazol; voriconazol; posoconazol; isavuconazol; anidulafungina; e caspofungina. Estudos de susceptibilidade aos antifúngicos apontam a existência de diferenças na suscetibilidade entre as espécies fúngicas. Em geral, itraconazol, voriconazol, posoconazol, isavuconazol exibem os melhores resultados nos testes de suscetibilidade *in vitro*.

O êxito do tratamento dependerá sempre do tempo de evolução e da forma clínica da micose. Seguimento clínico e micológico por longo tempo é aconselhável para uma avaliação segura e efetiva.

Feohifomicose

▪ Etiologia e patogênese

O termo "feohifomicose" (do grego *phaeo* = escuro), proposto em 1974, refere-se a todas as micoses causadas por fungos que, no tecido do hospedeiro, apresentam micélio septado escuro, acompanhado ou não de elementos leveduriformes, com presença de melanina na parede celular. A manifestação subcutânea é a mais frequente, embora sejam descritas formas sistêmicas e cutâneas.

Os agentes etiológicos são, na sua maioria, fungos oportunistas, parasitas ou patógenos de plantas, pertencentes aos gêneros *Exophiala*, *Cladophialophora*, *Phialophora*, *Alternaria*, *Curvularia*, *Colletotrichum* e *Wangiella*. As espécies mais frequentemente isoladas da feohifomicose subcutânea são *Exophiala jeanselmei*, *Exophiala dermatitidis* e *Exophiala spinifera*. Grande número de casos tem sido diagnosticado somente em bases histopatológicas, sem a identificação do agente pelo cultivo. No Brasil, as seguintes espécies foram identificadas em casos de feohifomicose subcutânea: *Cadophora bubakii*; *Phaeoacremonium parasiticum*; *Ochrocladosporium elatum*; *Exophiala spinifera*; *Colletotrichum gloeosporioides*; e *Exophiala jeanselmei*. Os fungos causadores de feo-hifomicose também podem causar cromoblastomicose ou eumicetoma, dependendo da predisposição do hospedeiro.

■ Epidemiologia

Os agentes de feohifomicose subcutânea apresentam distribuição universal e são isolados de plantas, do solo e de matéria orgânica em decomposição. Penetram no organismo através de traumatismo e apresentam, em geral, baixa patogenicidade.

■ Diagnóstico

O diagnóstico é feito pela demonstração das hifas escuras, septadas, às vezes toruloides, com intumescência a intervalos, em microscopia direta e em cortes histológicos. Diferenciam-se, portanto, dos corpos escleróticos encontrados na cromoblastomicose, e dos grãos ou drusas, típicos dos eumicetomas. A cultura é importante para a diferenciação das espécies. O meio de cultivo não deve conter cicloheximida. Os cultivos são escuros e apresentam micromorfologia variada de acordo com a espécie.

■ Tratamento

O tratamento cirúrgico geralmente resulta em cura completa. Antimicóticos como anfotericina B, 5-fluorocitosina e itraconazol, têm sido utilizados.

Eumicetomas

■ Etiologia e patogênese

Micetomas são lesões produzidas por espécies de bactérias dos gêneros *Actinomyces* e *Nocardia* ou por fungos que, nos tecidos, formam emaranhado de filamentos ou hifas conhecidos como "grãos" ou "drusas". Distinguem-se, pois, o micetoma actinomicótico e o micetoma eumicótico. O micetoma causado por fungos é denominado "eumicetoma", "micetoma eumicótico" ou "micetoma maduromicótico". Essa última denominação justifica-se por sua descoberta na cidade de Madura, na Índia.

Os grãos de eumicetoma são de tamanho e morfologia variados, com coloração branca, branco-amarelada ou negra. Geralmente, há aumento de volume na região atingida, aparecimento de fístulas sinuosas e produção de pus com grãos. No Brasil, o número de casos não é muito elevado, prevendo-se, no entanto, que sua ocorrência seja maior. Os agentes mais envolvidos são:

- **Principais:** *Madurella mycetomatis*, *M. fahalii*, *Trematosphaeria grisea* (Madurella grisea), *Medicopsis romeroi* (Pyrenochaeta romeroi), *Scedosporium apiospermum*, *S. boydii* (Pseudallescheria boydii), *Falciformispora senegalensis* (Leptosphaeria senegalensis), *Neocosmospora falciformis*, *Xenoacremonium recifei*.
- **Eventuais:** *Neotestudina rosatii*, *Curvularia lunata*, *Nigrograna mackinnonii*, *Pseudochaetosphaeronema larense*, *Aspergillus nidulans*, *Rhytidhysteron rufulum*, *Roussoella* spp., *Emarellia paragrisea*.

Clinicamente, a tríade tumefação granulomatosa com formação de abscessos, fístula e eliminação de grãos (aglomerados de hifas) é sugestiva de micetoma.

■ Epidemiologia

O micetoma eumicótico é bastante comum na Índia, nos países do Oeste da África, no Senegal, em Congo, no Sudão e em Madagáscar. Na América do Sul, o agente mais frequente é *Trematosphaeria grisea*.

A micose se localiza geralmente nos pés, nas pernas e nos braços, nos quais o fungo penetra por traumatismo. Os agentes etiológicos vivem principalmente em vegetais, madeira, solo; alguns, além de atingir pele e tecido subcutâneo, podem também lesar os ossos.

A micose é diagnosticada mais frequentemente em indivíduos do sexo masculino que têm alguma atividade rural.

■ Diagnóstico

O diagnóstico clínico é confirmado laboratorialmente pelo achado de grãos, de diferentes texturas, cores e tamanhos. A cor e a morfologia do grão podem sugerir o agente específico. *Madurella mycetomatis* produz grãos negros, grandes, duros, em que as hifas são unidas por substâncias do tipo cimento. *Trematosphaeria grisea*, *Medicopsis romeroi*, grãos negros de tamanho médio; *Scedosporium boydii*, *Neocosmospora falciformis*, *Xenoacremonium recifei*, grãos brancos de tamanho pequeno ou médio. Cortes histológicos corados pelo PAS e Grocott são úteis no estudo da micose.

A identificação do fungo é feita pela micromorfologia do grão e pela cultura. Provas bioquímicas são, muitas vezes, empregadas como recursos auxiliares na caracterização do micro-organismo.

■ Tratamento

O tratamento abrange drenagem cirúrgica, antimicóticos intralesionais e amputação radical do membro atingido, nos casos mais avançados da micose. Anfotericina B, miconazol, cetoconazol, itraconazol, voriconazol, tiabendazol e sulfas têm sido utilizados, com resultados variáveis.

Lacaziose (doença de Jorge Lobo)

■ Etiologia e patogênese

Lobomicose, também denominada "blastomicose de Jorge Lobo", "doença de Jorge Lobo", "blastomicose queloideana" e "lacaziose", tem como agente etiológico *Lacazia loboi*, fungo não cultivável e, portanto, de classificação incerta (Figura 68.15).

A doença em humanos caracteriza-se por apresentar lesões isoladas ou disseminadas na pele e nos tecidos subcutâneos, por meio de processo de autoinoculação ou via hematogênica, mantendo, entretanto, seu dermotropismo. Os aspectos dermatológicos são variados: as lesões queloidiformes são características, a evolução é longa e o estado geral do paciente não é comprometido.

As formas clínicas são classificadas em queloidiforme, gomosa, ulcerada, verruciforme, infiltrativa, ainda que um tipo possa passar para o outro, e dois ou mais tipos são comuns no mesmo paciente. O fungo deve penetrar na pele através de traumatismos, o que explica o aparecimento de lesões em determinadas áreas do corpo.

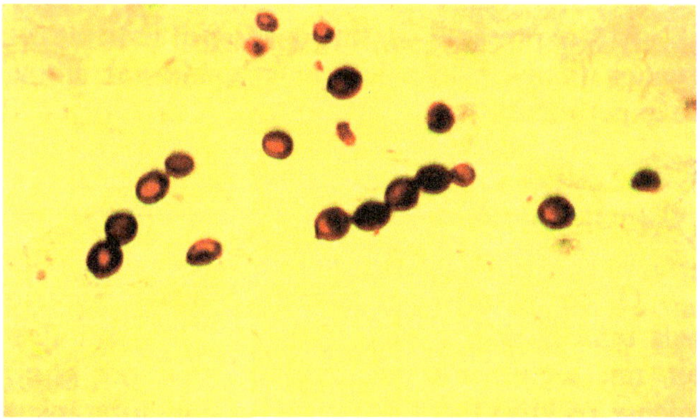

Figura 68.15 – Lacazia loboi *em tecido (coloração de Gomori). 400x.*
Fonte: Acervo da autoria.

Convém ressaltar a grande incidência da doença no pavilhão auricular resultante do hábito de alguns indivíduos de transportar apetrechos e cargas sobre os ombros, facilitando, assim, o traumatismo da região.

Epidemiologia

A distribuição geográfica da micose mostra sua ocorrência em áreas de florestas densas, de clima quente e úmido. No Brasil, a maior concentração incide na região amazônica; casos em outros países da América do Sul e da América Central também têm sido descritos.

A doença acomete mais frequentemente seringueiros, garimpeiros e lavradores, predominando em indivíduos do sexo masculino em contato constante com solo e vegetais, possíveis reservatórios do agente. O encontro de *Lacazia loboi* em golfinhos abre a possibilidade de seu eventual hábitat em ambiente aquático.

A moléstia foi descrita em brancos, negros e indígenas e, principalmente, em grupos tribais que apresentam agricultura bem desenvolvida. Não se conhece a transmissão inter-humana. A doença foi reproduzida em tatus, hamster e quelônios da Amazônia, que apresentaram lesões nodulares isoladas.

Estudo filogéneticos realizados mais recentemente sugerem nova classificação do agente etiológico: a) *Paracoccidioides cetii* – agente zoonótico caracterizado por causar lesões cutâneas granulomatosas em cetáceos, mundialmente distribuídos; b) *Paracoccidioides loboi*: agente causador da lacaziose (doença de Jorge Lobo).

Diagnóstico

Em cortes de tecidos ou em exsudatos corados por hematoxilina-eosina (HE) ou por Grocott, o fungo é visualizado como células redondas de tamanho uniforme, com parede de duplo contorno. Reproduz-se por gemulação simples ou em cadeias curtas de três a seis células, apresentando pontes tubulares que unem uma célula a outra, formando estrutura catenulada.

A riqueza de parasitas em material biológico desperta a atenção do observador.

Tratamento

Nos casos de lesões isoladas, a terapêutica indicada é a cirurgia, com retirada da lesão. Antifúngicos têm sido empregados com resultados variáveis.

Bibliografia recomendada

Arenas R. Micologia médica ilustrada. México: Interamericana McGraw-Hill, 1993.

Barros MBL, Paes RA, Schubach AO. Sporothrix schenckii and Sporotricosis. Clinical Microbiology Reviews. 2011:633-54.

Kwong-Chung KJ, Bennett JE. Medical mycology. Philadelphia: Lea Febiger, 1992.

Lacaz CS, Porto E, Martins JEC, Heins-Vaccari E, Melo NT. Tratado de micologia médica. 9. ed. São Paulo: Sarvier, 2002.

Queiroz-Telles F, Esterre P, Perez-Blanco M, Vitales RG, Salgado CG, Bonifaz A. Chromoblatomycosis: an overview of clinical manifestations, diagnosis and treatment. Medical Micology. 2009;47:3-15.

Queiroz-Telles F, Hoog S, Santos DWCL, Salgado CG, Vicente VA, Bonifaz A, et al. Chromoblastomycosis. Clinical Microbiology Reviews. 2017;30(1). doi: 10.1128/CMR.00032-16.

Vilela R, Huebner M, Vilela C, Vilela G, Pettersen B, Oliveira C, et al. The taxonomy of two uncultivated fungal mammalian pathogens is revealed through phylogeny and population genetic analyses. Scientific Reports. 2021;11:18119. doi: 10.1038/s41598-021-97429-7.

Micoses Sistêmicas

69

69.1 Paracoccidioidomicose, Coccidioidomicose, Histoplasmose, Blastomicose e Criptococose

• Carlos Pelleschi Taborda • Olga Fischman Gompertz • Walderez Gambale • Benedito Corrêa
• Claudete Rodrigues Paula • Jéssica Luana Chechi • Suélen Andreia Rossi

As micoses sistêmicas apresentam uma série de características comuns. Têm distribuição geográfica limitada e ocorrem, principalmente, nas Américas, com exceção da criptococose, que é cosmopolita. Os agentes etiológicos são encontrados no solo e em dejetos de animais, e as vias aéreas superiores são a sua principal porta de entrada.

Os agentes das micoses sistêmicas são encontrados principalmente na América do Sul e na Central – *Paracoccidioides brasiliensis e Paracoccidioides lutzii*; América do Norte – *Blastomyces dermatitidis*; América do Norte, América Central e América do Sul – *Coccidioides immitis e Coccidioides posadasii*, *Histoplasma capsulatum*. Surtos epidêmicos em pessoas que visitam áreas endêmicas têm sido descritos (exceto paracoccidioidomicose). Atividades profissionais podem também predispor indivíduos às micoses sistêmicas. O clima, as características do solo e a presença de certos animais são fatores que parecem influenciar na distribuição geográfica dos fungos. As micoses sistêmicas são mais frequentes em indivíduos do sexo masculino, em proporções que variam de 10 a 15 homens para 1 mulher. Essas micoses não se transmitem de pessoa para pessoa, muito menos pelo contato direto entre humanos e animais.

Os patógenos que causam essas micoses sistêmicas, com exceção de espécies de Cryptococcus, são considerados termodimórficos. Na natureza ou em meios de cultura mantidos a 24 °C a 28 °C, o crescimento fúngico ocorre como colônias filamentosas, também conhecida como forma infectante do fungo. Já a temperaturas entre 35 °C e 37 °C, no tecido humano ou em cultivos especiais, o crescimento ocorre na fase de levedura, a forma parasitária do fungo.

A patogenicidade nos fungos não é essencial para a sua sobrevivência ou disseminação. Geralmente, mais de 90% das infecções ou são assintomáticas ou de muito rápida evolução. Nos poucos indivíduos que apresentam infecção crônica, ou residual, a resposta celular é um processo granulomatoso semelhante àquele da tuberculose.

Paracoccidioidomicose

Etiologia e patogênese

A paracoccidioidomicose, cujo principal agente é *Paracoccidioides brasiliensis,* foi descrita, pela primeira vez, por Adolfo Lutz, em 1908, e também é conhecida como "blastomicose sul-americana", "micose de Lutz-Splendore-Almeida". Essa micose tem sido muito bem estudada em certos países da América do Sul, principalmente no Brasil, na Venezuela e na Colômbia.

A análise de diferentes isolados de *P. brasiliensis* revelou a existência de grande variabilidade genética. *P. brasiliensis* abrange um complexo de pelo menos cinco espécies filogenéticas classificadas como S1a, S1b (*P. brasiliensis sensu stricto*), PS2 (*P. americana*), PS3 (*P. restrepiensis*) e PS4 (*P. venezuelensis*). Geograficamente, as espécies Paracoccidioides brasiliensis sensu stricto são mais prevalentes no Sudeste e Sul do Brasil, Argentina e Paraguai. A espécie P. americana apresenta menor incidência, pois há poucos relatos de infecções em humanos, sendo encontrada até o momento na Venezuela e no Sudeste do Brasil. Já as espécies *P. restrepiensis* e *P. venezuelensis* são consideradas endêmicas na Colômbia e Venezuela, respectivamente. *Paracoccidioides lutzii*, antes denominada "Pb01-like", foi classificada como uma única espécie e está presente nas regiões Centro-Oeste e Amazônia do Brasil e Equador. *P. lutzii*, apesar das diferenças genéticas, a patogênese e as manifestações clínicas causadas por essa espécie são similares ao que ocorre quando a infecção é por *P. brasiliensis*.

A paracoccidioidomicose pode resultar tanto da inalação de estruturas do fungo, consideradas infectantes, como da reativação de algum foco preexistente. A classificação anatomopatológica da doença se baseia nos tipos clínicos apresentados: forma mucocutânea ou tegumentar; forma linfática ou ganglionar; forma visceral; e formas mistas.

Pessoas infectadas pelo fungo podem ser classificadas em quatro diferentes categorias: aquelas que apenas carreiam o fungo, mas não apresentam nenhum sintoma aparente; pacientes com a forma aguda/subaguda da doença; pacientes com a forma crônica; e aqueles pacientes tratados que apresentam ou não sequelas.

A forma aguda ou subaguda é responsável por 15% a 20% dos casos da doença e predomina em crianças e adolescentes, mas também acomete jovens entre 20 e 30 anos de idade. A doença progride em menos de 1 ano com rápida deterioração do estado do paciente, dissemina-se através do sistema linfático e apresenta uma significante taxa de mortalidade. A forma crônica, que corresponde à grande maioria dos casos, afeta sobretudo homens adultos entre 30 e 60 anos. Progride lentamente e os sintomas são observados muitos anos depois da infecção pelo fungo, decorrendo da reativação de focos quiescentes.

O pulmão é o órgão mais frequentemente atingido, seguido pela mucosa da boca, havendo grande incidência de formas clínicas mistas. A paracoccidioidomicose aguda/subaguda também conhecida como do "tipo juvenil" é uma das manifestações graves da micose. Histologicamente, as lesões de pele são abscessos ou inflamações granulomatosas, com centros necróticos. Nos tecidos, pus, escarro e demais amostras clínicas, observam-se as estruturas do fungo, caracterizadas por células esféricas ou ovais de tamanhos variáveis, com paredes grossas, dupla membrana, com múltiplos brotos ligados por bases estreitas à célula-mãe.

Pouco se conhece sobre os mecanismos de virulência que permitem ao fungo adaptar-se às condições presentes no tecido do hospedeiro. Podemos assumir que o dimorfismo é um fator de virulência importante, já que, em sua ausência, não se daria a conversão dos conídios em leveduras no pulmão. A parede celular desperta grande interesse e concentra muitos estudos acerca de sua biossíntese e composição. Polissacarídeos da parede celular podem estar em pauta, relacionados à sua virulência. Estudos bioquímicos sobre os polissacarídeos da parede celular do fungo na forma filamentosa e de levedura mostraram que os principais constituintes são glucanas, quitina, proteínas e lipídios.

A virulência de *P. brasiliensis* tem sido associada à α-1,3 glucana contida na parede da célula leveduriforme do fungo, todavia outros estudos indicam uma contradição a essa observação e demonstram que a virulência das células leveduriformes de *P. brasiliensis* não está correlacionada aos níveis de α-1,3 glucana na parede celular.

A capacidade de *Paracoccidioides* spp. em sintetizar melanina foi evidenciada *in vitro* e durante a infecção. A produção de melanina parece contribuir para a virulência do fungo, pela redução da fagocitose das leveduras por macrófagos e pelo aumento da resistência do patógeno contra o ataque dessas células efetoras. Leveduras melanizadas também são menos susceptíveis a alguns grupos de antifúngicos, particularmente à anfotericina B.

Além de ser fundamental no diagnóstico sorológico da paracoccidioidomicose, a glicoproteína de 43 kDa (gp43) tem sido assinalada como fator virulência, demonstrando se ligar especificamente à laminina, proteína da matriz extracelular. Essa ligação induz um aumento na adesão do fungo às células epiteliais.

■ Epidemiologia

A paracoccidioidomicose distribui-se pelas regiões tropicais e subtropicais da América Latina, estendendo-se do México até a Argentina; não foram descritos casos autóctones no Chile, na Nicarágua, em El Salvador, na Guiana, no Suriname e em algumas ilhas do Caribe. Casos relatados nos Estados Unidos, na Europa, Ásia, África e nas Ilhas Canárias correspondem a pacientes que haviam antes residido em áreas endêmicas, não sendo, portanto, autóctones. O período de incubação nesses casos tem sido de 10 a 20 anos ou mais.

Existem muitos pontos não esclarecidos sobre a epidemiologia da paracoccidioidomicose. Admite-se que o fungo vive no solo, em lugares úmidos e ricos em proteínas, onde a temperatura experimenta variações mínimas. Não é conhecida a existência de vetores, e a ocorrência natural da micose em animais é discutível. Há registros de isolamentos esporádicos do fungo do solo, de fezes de morcego, de ração de cães contaminadas e de pinguins procedentes da Antártica. A reprodução desses achados, no entanto, não tem sido conseguida por outros investigadores.

Durante um estudo para identificação de hospedeiros silvestres de *Leishmania*, um grupo de pesquisadores isolou *P. brasiliensis* a partir de vísceras de tatus silvestres da espécie *Dasypus novemcinctus* na região do Pará. A partir daí, novos isolamentos de *P. brasiliensis* de vísceras desses animais foram obtidos em regiões endêmicas da paracoccidioidomicose no Brasil e em outros países da América do Sul, sugerindo que os tatus podem ser um reservatório natural do fungo e são capazes de desenvolver a doença por ele causada. O estudo dos hábitos e da área geográfica habitada por esses animais mostrou uma correlação positiva com regiões de endemia da micose. O fungo já foi isolado de outras espécies de animais silvestres como porquinho-da-índia (*Cavia aperea*) e porco-espinho (*Shiggurus spinosus*), além de animais domésticos como o cão.

Não foi descrito surto epidêmico da paracoccidioidomicose e o reconhecimento de regiões endêmicas baseia-se, exclusivamente, em inquéritos epidemiológicos e nos achados da doença. Entretanto, microssurto foi descrito em algumas regiões endêmicas como Botucatu (SP), Foz do Iguaçu (PR) e em algumas cidades do estado de Rondônia.

Até recentemente, a paracoccidioidomicose não era considerada uma doença de notificação compulsória nos estados da federação, passando a ser obrigatória sua notificação somente a partir de 2020 com a publicação, pelo Ministério da Saúde, da Portaria n. 264, de 17 de fevereiro de 2020. No entanto, mesmo com a obrigação atual da notificação, os dados se mantêm incompletos.

Estudo de mortalidade realizado entre 1996 a 2006 indicou a paracoccidioidomicose como causa básica de morte de 51,2% de indivíduos que foram a óbito entre as micoses sistêmicas. Quando se considera síndrome da imunodeficiência adquirida (AIDS) uma causa básica de morte e as micoses sistêmicas associadas, a paracoccidioidomicose representou 1,4% de óbitos dentro deste grupo.

A paracoccidioidomicose afeta principalmente indivíduos adultos do sexo masculino, dedicados sobretudo a atividades agrícolas. A menor incidência em mulheres parece antes relacionada a fatores hormonais do que à exposição ao fungo. Estudos indicam que a presença do hormônio feminino 17-β-estradiol (E2) inibe a transformação de micélio (forma infectante) para levedura (forma parasitária), condição indispensável para instalação da doença.

Diagnóstico

O diagnóstico laboratorial baseia-se no exame microscópico direto do espécime clínico como pus, escarro secreções etc. *Paracoccidioides* spp. apresenta grande variedade morfológica, podendo apresentar-se como células isoladas, caliciformes, com um brotamento ou com muitos brotos e células catenuladas. No entanto, células leveduriformes, de 10 μm a 40 μm até 60 μm, de parede birrefringente, com três ou mais brotamentos, que se ligam à célula-mãe por base estreita, são características morfológicas de *Paracoccidioides* spp. (Figura 69.1.1). Em cortes histológicos, evidencia-se melhor a forma com muitos brotamentos, em toda a periferia do fungo, quando se usa coloração de metenamina prata de Grocott (Figura 69.1.2).

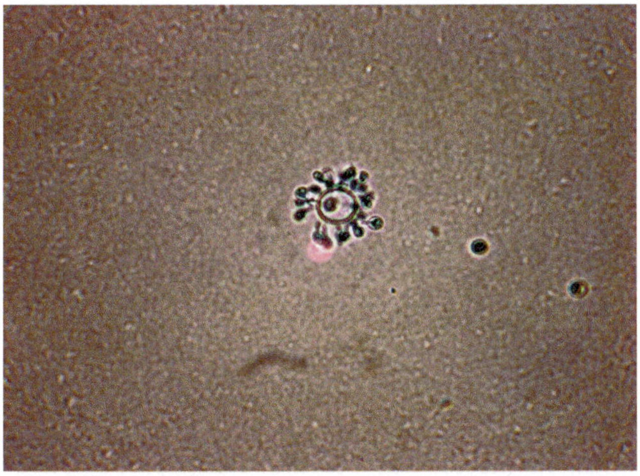

Figura 69.1.1 – *Células leveduriformes com multibrotamento de* Paracoccidioides brasiliensis. *Cultura em BHI ágar a 37 °C. Coloração com azul lactofenol. 400x.*
Fonte: Acervo da autoria.

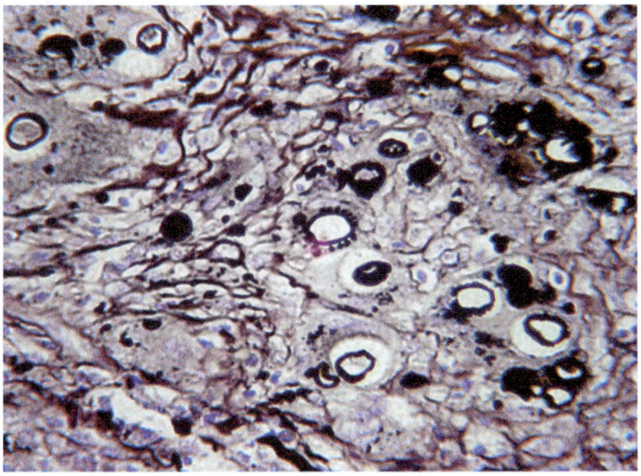

Figura 69.1.2 – *Corte histológico de Paracoccidioidomicose. Coloração de metenamina de prata. 400 x.*
Fonte: Acervo da autoria.

A cultura permite a verificação de formas micelianas e leveduriformes dependendo da temperatura empregada. *Paracoccidioides* spp. é um fungo de crescimento lento; a 25 °C a 28 °C, em ágar Sabouraud glicose, após 2 a 3 semanas de incubação, verifica-se desenvolvimento de colônias brancas lisas, produzindo micélio aéreo curto. Microscopicamente, observam-se hifas septadas, poucos conídios, alguns clamidoconídios. A fase leveduriforme é obtida a 35 °C; os cultivos são cremosos, brilhantes, com a formação de células arredondadas, com brotamentos, semelhantes às estruturas verificadas em parasitismo.

O diagnóstico de rotina é feito pelo exame microscópico do material coletado da lesão. Na impossibilidade de obtenção desse material, é possível se recorrer a testes sorológicos como a reação de fixação do complemento (em desuso), reação de precipitação em gel de ágar e outros, que têm também valor prognóstico, permitindo acompanhar a evolução da micose. A fração antigênica específica de *Paracoccidioides brasiliensis* é conhecida como antígeno E2, uma glicoproteína de 43 kDa (gp43) encontrada em praticamente 100% dos soros dos pacientes com paracoccidioidomicose. Anticorpos presentes no soro de pacientes infectados com *P. lutzii* podem não reagir, nos ensaios sorológicos, com antígenos preparados a partir de isolados de *P. brasiliensis*. Estudos estão sendo conduzidos para melhorar a especificidade e a sensibilidade dos testes sorológicos de pacientes infectados com *P. lutzii*.

Aspectos imunológicos

A imunidade celular é mais importante que a resposta humoral no controle da infecção fúngica. Embora anticorpos circulantes possam ser detectados no curso da doença, anticorpos protetores e não protetores estão presentes. A pesquisa da hipersensibilidade tardia, com paracoccidioidina intradérmica, é útil para detectar áreas endêmicas. Pode também ser utilizada para avaliar a imunidade celular nos pacientes com paracoccidioidomicose. Nos casos graves, quando negativa, sugere prognóstico desfavorável.

Tratamento

Fungos do gênero *Paracoccidioides* são suscetíveis à maioria dos antifúngicos sistêmicos. Dessa forma, vários antifúngicos podem ser eficazes no tratamento dessa micose, incluindo derivados azólicos (cetoconazol, fluconazol, itraconazol, voriconazol, posaconazol e isavuconazol), derivados de sulfonamida e, para formas clínicas mais graves, anfotericina B (formulações em desoxicolato, lipídio e complexo lipossomal). No entanto, o tratamento é administrado de acordo com a forma clínica da doença e o estado imunológico do paciente, sendo mais utilizada a terapia com itraconazol, cotrimoxazol (combinação sulfametoxazol/trimetoprim) e anfotericina B. A avaliação clínica micológica e sorológica dos pacientes deve ser feita, periodicamente, por longo prazo, mesmo após o término do tratamento, que deve ser bastante extenso.

Dose de manutenção, por um aproximadamente 2 anos, após cura clínica, micológica e sorológica, tem sido preconizada.

Coccidioidomicose

Etiologia e patogênese

A coccidioidomicose é causada pelos fungos do gênero de *Coccidioides*, incluindo *Coccidioides immitis* e *Coccidioides posadasii*, apresenta principalmente infecções pulmonares, conhecidas como "febre do vale". O gênero *Coccidioides* são fungos sapróbios do solo, preferencialmente de áreas desérticas e semidesérticas. *Coccidioides immitis* ocorre principalmente no centro e sul da Califórnia, com o Vale de San Joaquin sendo a região de maior endemicidade, e *Coccidioides posadasii* ocorre em uma região mais ampla dos Estados Unidos principalmente no Arizona, Texas e Novo México. Além dos Estados Unidos, México, América Central e América do Sul apresentam áreas endêmicas para essa micose. No Brasil, casos são relatados principalmente nos Estados do Piauí, Maranhão e Ceará. A infecção se estabelece pela inalação de artroconídios, transportados pelas correntes aéreas. Nos pulmões, aparecem esférulas de 20 µm a 100 µm de diâmetro, de paredes grossas, contendo numerosos endósporos globosos ou irregulares de 2 µm a 5 µm de diâmetro. A ruptura das esférulas libera os endósporos que desenvolvem novas esférulas, continuando o ciclo fúngico. Em aproximadamente 40% das pessoas infectadas, desenvolve-se pneumonia aguda, com pleurisia, e, em não mais de 5% delas, a doença evolui para quadro pulmonar crônico cavitário, semelhante ao observado na tuberculose. Raramente ocorre disseminação linfo-hematogênica com o aparecimento de lesões granulomatosas, supurativas em órgãos e tecidos – pele, ossos, articulações, inclusive meninges. Às vezes, são observadas erupções cutâneas, como eritema multiforme nodoso, que provavelmente representam resposta alérgica aos antígenos do fungo ou aos tecidos por ele alterados.

Embora a maioria dos indivíduos infectados não desenvolva sintoma, algumas pessoas podem apresentar sintomas que variam de febre, tosse, dor no peito e pneumonia com complicações graves e com risco de vida. Pessoas imunocomprometidas por idade avançada, gravidez, câncer, diabetes, transplante de órgãos, terapia com corticosteroides ou infecção pelo vírus da imunodeficiência humana (HIV) estão em riscos aumentados de contrair coccidioidomicose.

O gênero *Coccidioides* (espécies *C. immitis* e C. *posadasii*) são fungos dentro do filo Ascomycete, classe Eurotiomycetes, ordem Onygenales e família Onygenaceae.

Epidemiologia

A coccidioidomicose é endêmica em áreas desérticas da América do Norte, América Central e América do Sul. Com os avanços nos estudos moleculares, há evidências de uma associação entre Coccidioides e animais (pequenos mamíferos do deserto) em virtude de maior detecção do fungo nas proximidades da atividade animal e tocas. *C. immitis* está limitado geograficamente à região do vale de San Joaquin, na Califórnia/Estados Unidos, enquanto *C. posadasii* é encontrado no deserto a Sudoeste dos Estados Unidos, México e América do Sul. No Brasil, têm sido descritos casos esporádicos, em pacientes provenientes de regiões com as características mencionadas como no Ceará, Maranhão e Piauí.

A incidência é maior em trabalhadores rurais, horticultores, vaqueiros e caçadores de tatu no Brasil. As condições de clima e solo são importantes para o desenvolvimento e a disseminação de *Coccidioides immitis*/*Coccidioides posadasii*.

Diagnóstico

O diagnóstico presuntivo tem por base dados epidemiológicos, sintomas clínicos, resposta à coccidioidina (antígenos de *Coccidioides immitis* e *C. posadasii*) e detecção de anticorpos. Ensaios moleculares diagnósticos pelo teste de reação em cadeia da polimerase (PCR) têm se mostrado rápidos, específicos e, recentemente, passíveis de realização em laboratórios de Microbiologia Clínica. A presença de esférulas com endoconídios no material clínico ou em cortes de tecidos e o cultivo do fungo estabelece o diagnóstico definitivo (Figura 69.1.3).

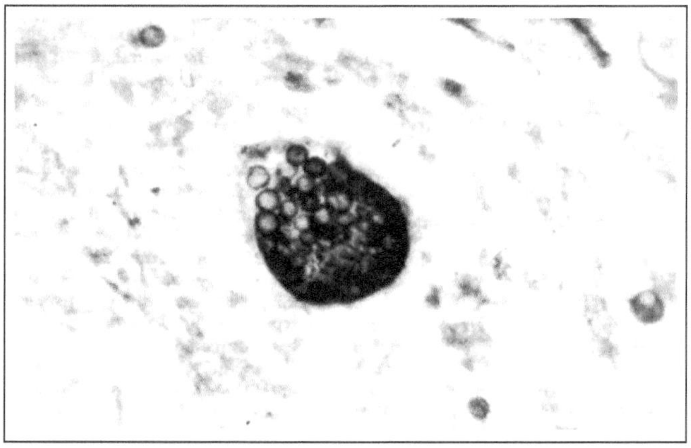

Figura 69.1.3 – *Esférulas de* Coccidioides immitis *contendo numerosos endósporos (endoconídios). Material de pulmão. Coloração pela prata. 1.000x.* Fonte: Acervo da autoria.

Testes sorológicos são úteis para estabelecer o diagnóstico e para o acompanhamento clínico-laboratorial dos pacientes. A sensibilidade dos métodos sorológicos pode atingir 90% dos pacientes, entretanto, em pacientes com AIDS, esse índice pode diminuir significantemente. Anticorpos podem ser indetectáveis nos 3 primeiros meses da infecção aguda.

Nos cultivos a 24 °C a 28 °C, observam-se colônias brancas, algodonosas, ricas em artroconídios. Em condições especiais – meios enriquecidos com líquido ascítico, atmosfera de CO2 e incubação a 37 °C –, pode se obter o desenvolvimento de esférulas e hifas. Devem-se tomar cuidados especiais no manuseio das culturas, por serem altamente infectantes.

Quando a forma micelial é inoculada em camundongos ou cobaios, observa-se sua reversão a esférulas, com abundantes endósporos no seu interior.

Aspectos imunológicos

A coccidioidina, filtrado bruto de cultivos de *Coccidioides immitis*/*C. posadasii*, é utilizada em reações intradérmicas, em reações de fixação do complemento (em desuso) e de precipitação. Nas primeiras semanas da doença, a maioria dos pacientes tem reação intradérmica positiva. Os anticorpos precipitantes são verificados posteriormente e os anticorpos fixadores de complemento são os últimos a aparecerem, permanecendo por mais tempo.

Tratamento

Na maioria dos pacientes, a infecção primária pulmonar se resolve espontaneamente sem a necessidade de tratamento com antifúngicos. Em pacientes com fatores de risco como AIDS, transplantados ou submetidos a terapias com corticosteroides, a utilização de antifúngicos é necessária. A droga de escolha no tratamento da coccidioidomicose é a anfotericina B, administrada como monoterapia ou associada com itraconazol. Miconazol, cetoconazol, fluconazol e outros derivados imidazólicos apresentam resultados limitados. Novas classes de antifúngicos com maior eficiência e menor toxicidade vêm sendo pesquisadas, incluindo estudos de desenvolvimento de vacina para coccidioidomicose.

Blastomicose

Etiologia e patogênese

Avanços nos métodos de análises genéticas de fungos permitiram a reanálise de isolados fúngicos, resultando na descrição de várias novas espécies de *Blastomyces*. Estas incluem a espécie *Blastomyces gilchristii* (distinguível de *B. dermatitidis* apenas por análises genéticas), as espécies morfologicamente distintas *Blastomyces emzantsi, Blastomyces percursos*, *Blastomyces helicus*, *Blastomyces parvus* e *Blastomyces silverae* (essa última não provocando doença até o momento).

A blastomicose inicia-se geralmente nos pulmões, após inalação dos propágulos, disseminando-se hematogenicamente, com predileção pelos ossos e pele. O aparecimento de lesões cutâneas primárias sugere a introdução do fungo por traumatismos.

Os pacientes podem apresentar sintomatologia compatível com tuberculose, gripe, pneumonia ou carcinoma – febre, dispneia, tosse, perda de peso. Na pele, lesões verrucosas e crostosas, com margens serpiginosas, são as mais comuns. Osteomielite, periostite e artrites são os mais importantes aspectos do envolvimento ósseo. O sistema geniturinário pode também ser atingido.

Há destruição dos tecidos após inflamação granulomatosa e formação de microabscessos, no interior dos quais se observam células leveduriformes típicas.

Epidemiologia

A blastomicose é endêmica em certas regiões dos Estados Unidos, como no Vale do Mississippi, e no Canadá. Casos autóctones foram descritos na Índia, em Israel, em países da África, da Europa e da América Latina. Nos Estados Unidos, foram relatadas algumas epidemias de blastomicose. A doença não é notificável nacionalmente, os Centros de Controle e Prevenção de Doenças não recebem relatórios de casos de estados onde ela é notificável. Em 2019, o Conselho de Epidemiologistas Estaduais e Territoriais (CSTE), nos Estados Unidos, aprovou uma definição padronizada de caso de vigilância para blastomicose; antes da padronização, as secretarias estaduais de Saúde utilizavam diferentes definições de caso.

A micose é mais frequente em pacientes adultos, que têm atividade rural. O hábitat natural do *Blastomyces spp.* permanece um enigma, e o seu nicho ecológico é desconhecido. O fungo é difícil de isolar do ambiente, tornando a investigação de fontes potenciais um desafio. É possível que o micro-organismo permaneça em estado latente, por muito tempo, no solo e em material orgânico em decomposição, adquirindo sua atividade somente em condições ambientais e climáticas particulares, nas estações mais frias.

Diagnóstico

A observação direta do fungo nos materiais clínicos e a cultura confirmam o diagnóstico. As estruturas típicas do fungo em parasitismo são células leveduriformes de 8 μm a 15 μm, de parede espessa, com um brotamento que se liga à célula-mãe, por uma base larga. Os testes sorológicos apresentam baixa sensibilidade e especificidade.

Cultivos à temperatura ambiente são filamentosos, brancos, não característicos. A reversão para a fase leveduriforme, à temperatura de 36 °C, evidencia os elementos arredondados, unibrotantes.

Aspectos imunológicos

A imunologia da blastomicose é a menos conhecida entre as micoses sistêmicas. Sabe-se que a doença ocorre em pessoas sem histórico prévio de doenças ou sem outros fatores predisponentes.

O uso da blastomicina (antígenos de *Blastomyces* spp.) não é útil no diagnóstico e prognóstico da blastomicose. Reações cruzadas, com antígenos de *Histoplasma capsulatum* e *Coccidioides* spp., são comuns, principalmente no início da doença.

Até o presente, as avaliações sorológicas e imunológicas são de valor muito restrito ou nulo.

Tratamento

Em virtude da evolução muitas vezes rápida e fatal, os pacientes devem ser submetidos a tratamento o mais breve possível. Em casos graves ou de doença disseminada, particularmente em hospedeiros imunocomprometidos, a anfotericina B é empregada, seguida de terapia com itraconazol. O itraconazol é a base do tratamento para doença leve a moderada. Voriconazol e os novos triazóis, posaconazol e isavuconazol, demonstram atividade *in vitro*. No entanto, a experiência clínica desses agentes não foi estudada em ensaios clínicos para o tratamento da blastomicose.

Histoplasmose

Etiologia e patogênese

A histoplasmose clássica é causada pelo *Histoplasma capsulatum*, sendo uma das micoses sistêmicas e endêmicas mais importantes das Américas e do mundo. *Histoplasma capsulatum* é fungo dimórfico, apresentando, em vida livre, a fase de bolor e, em vida parasitária, a fase de levedura. Historicamente, *Histoplasma* foi classificado em três variedades: i) *H. capsulatum* var *capsulatum* (Atualmente, estudos filogenéticos sugerem pelo menos quatro espécies: *H. capsulatum sensu stricto*, *H. suramericanim*, *H. mississippiense* e *H. ohiense*), que infecta humanos principalmente na América Latina; ii) *H. capsulatum* var *duboisii*, que infecta indivíduos na Europa, África e Ásia, e é o agente causador da histoplasmose africana; e iii) *H. capsulatum* var *farciminosum*, que causa infecção em cavalos, relatada principalmente na África.

A histoplasmose resulta da inalação das partículas infectantes que incluem os microconídios e pequenos fragmentos do fungo dimórfico *Histoplasma* spp., que são transformadas em levedura (a forma patogênica) no pulmão, ou pela reativação de um foco de uma infecção passada. Na maioria dos indivíduos, o quadro infeccioso inicial é subclínico, assintomático, passando despercebido, ou com sintomas de infecção viral, do tipo resfriado comum. Como sequelas, podem ficar calcificações residuais nodulares no pulmão, semelhantes ao que ocorre na tuberculose. Em raros casos, *Histoplasma capsulatum* dissemina-se por meio das células do sistema retículo endotelial, atingindo o baço, o fígado, os rins, as suprarrenais, o pâncreas, a medula óssea e os testículos e ainda manifestar quadro clínico clássico de lesões ulceradas na mucosa orofaríngea ou perioroficiais. A histoplasmose pode coexistir com diversas moléstias granulomatosas dos pulmões, como tuberculose e sarcoidose.

A principal característica do *Histoplasma capsulatum* é ser um fungo que parasita quase exclusivamente o citoplasma das células do sistema retículo endotelial. No interior dessas células fagocíticas, observam-se formas de levedura, pequenas, redondas ou ovais.

Epidemiologia

Histoplasma capsulatum é de distribuição cosmopolita e ocorre em solos com vegetais em decomposição e principalmente em solos ricos em dejetos de aves e morcegos. São frequentes relatos de microepidemias em grupos de indivíduos que visitam grutas habitadas por morcegos ou em contato com galinheiros, pombais e casas desabitadas. A gravidade da infecção depende de vários fatores, incluindo o estado imunológico do hospedeiro e a quantidade de inóculo inalado.

Por meio de inquéritos epidemiológicos com histoplasmina (antígenos de *Histoplasma*), verifica-se que as regiões de maior endemicidade se encontram nos Estados Unidos e em alguns países da América do Sul. Na maioria dos países, com exceção de alguns estados dos Estados Unidos, essa micose não é uma doença de notificação obrigatória, o que dificulta o conhecimento de sua incidência e prevalência tanto localmente como em todo o mundo.

No Brasil, a incidência de histoplasmose tem sido relatada pela observação de casos, microepidemias ou pela realização de inquéritos epidemiológicos utilizando-se o teste cutâneo com histoplasmina. Cada vez mais tem aumentado o número de casos de pacientes com histoplasmose associada com a AIDS; nesses pacientes, a histoplasmose representa a terceira causa de morte por micose sistêmica. A região do Brasil mais afetada pela doença é a Sudeste. Além disso, a presença de *H. capsulatum* já foi relatada em áreas densamente povoadas como São Paulo, em que, em 5 anos (2003 a 2008), foram analisados 2.427 morcegos, sendo 87 (3,6%) infectados com o patógeno.

Diagnóstico

Histoplasma capsulatum é de difícil visualização no exame microscópico direto do material clínico e precisa ser diferenciado de outros parasitas intracelulares como *Leishmania* spp. e *Toxoplasma gondii*, leveduras pequenas de *Blastomyces* spp., células leveduriformes de *Talaromyces (Penicillium) marneffei*, *Cryptococcus neoformans* e endoconídios de esférulas jovens de *Coccidioides* spp. Em esfregaços corados por Giemsa, eventualmente podem ser visualizadas as células arredondadas ou ovaladas, pequenas, dentro de macrófagos. Os cortes histológicos de material de biópsia, corados por hematoxilina-eosina (HE), coloração ácido periódico + reativo de Schiff (PAS, do inglês *periodic acid–Schiff*) ou Grocott-Gomory, mostram intenso parasitismo nas células do sistema retículo endotelial (Figura 69.1.4).

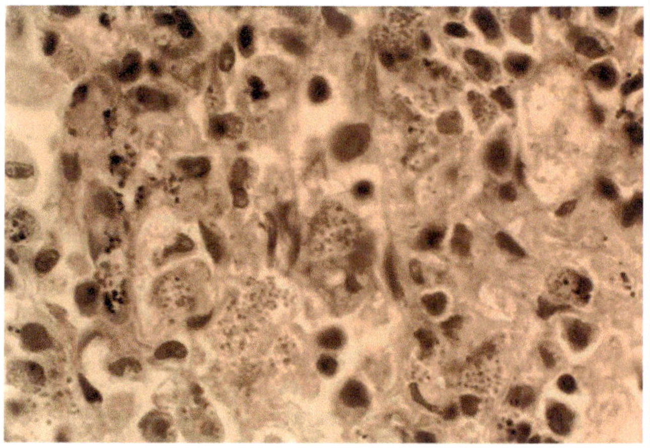

Figura 69.1.4 – *Parasitismo intracelular de* Histoplasma capsulatum. *1000x.*
Fonte: Acervo da autoria.

O isolamento do fungo, em cultivo, é o método de comprovação diagnóstica mais seguro, com a desvantagem de ser demorado. Em pacientes com AIDS, o isolamento do fungo a partir de material clínico é mais rápido. Os isolamentos podem ser conseguidos em ágar Sabouraud dextrose e ágar infuso de cérebro-coração, acrescidos de ciclohexamida e cloranfenicol, respectivamente, incubados à temperatura de 25 °C e 37 °C. A 25 °C, a colônia, que apresenta desenvolvimento lento, tem aparência algodonosa branca e, microscopicamente, observam-se hifas delicadas, septadas, com microconídios lisos e macroconídios lisos ou equinulados (Figura 69.1.5). A 37 °C, a colônia é leveduriforme, de cor creme e aspecto membranoso. Microscopicamente, observam-se células leveduriformes pequenas, ovais e com brotamento único. Outras alternativas para o diagnóstico de histoplasmose incluem detecção de antígeno (detecção de polissacarídeo de *Histoplasma* por anticorpos presentes em fluidos corporais, p. ex., urina), sorologia (mais útil para doença crônica e subaguda) e análises moleculares para a identificação de DNA fúngico.

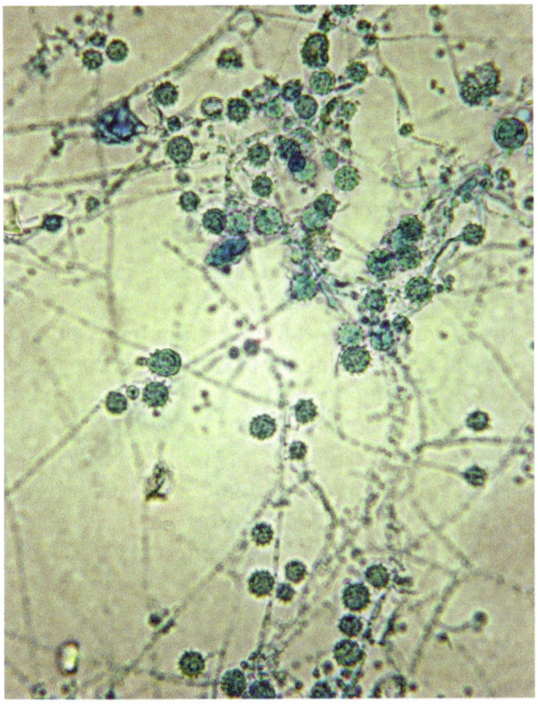

Figura 69.1.5 – *Macroconídios e microconídios de* Histoplasma capsulatum. *Cultura em ágar Sabouraud a 25 °C. 400x.*
Fonte: Acervo da autoria.

O isolamento de *Histoplasma capsulatum* pode ser obtido também por meio de inoculação intraperitoneal, de material de biópsia, em animais de laboratório e posterior semeadura de fragmentos de fígado, baço e pulmão nos meios de cultivo (atualmente em desuso para fins de diagnóstico).

Aspectos imunológicos

O uso de teste intradérmico com histoplasmina (antígenos de *Histoplasma capsulatum*) tem pouco valor diagnóstico e é utilizado apenas em inquéritos epidemiológicos. Quando positivo, apesar de ocorrerem reações cruzadas com outros fungos como *Blastomyces* spp. e *Paracoccidioides* spp., sugere infecção pregressa ou presente. Os anticorpos podem ser detectados por testes imunológicos de fixação do complemento, imunodifusão em gel e contraimunoeletroforese.

Tratamento

O tratamento da histoplasmose se baseia na gravidade da doença, bem como no sistema imunológico do hospedeiro. A histoplasmose disseminada é tratada com anfotericina B, seguida de itraconazol. Como drogas alternativas, voriconazol e posaconazol podem também ser empregados.

Histoplasmose africana

A histoplasmose africana é causada por *Histoplasma capsulatum* var. *duboisii* e é caracterizada por formas clínicas localizadas, de evolução crônica, com manifestações cutâneas, ósseas e linfáticas. Pele e osso são os locais mais frequentemente invadidos. É restrita a determinadas regiões do Continente Africano. A maioria dos casos de histoplasmose africana é relatada na África Ocidental e Central, com poucos casos no Leste e Sul do continente. O diagnóstico é feito pela observação, ao exame microscópico direto ou histopatológico, de grande quantidade de leveduras ovaladas, grandes e com localização extracelular. Nessa variedade, as células em brotamento, presentes no tecido do paciente, diferem da var. *capsulatum* pelo seu tamanho (8 µm a 15 µm comparados aos 2 µm a 4 µm da var. *capsulatum*), paredes mais espessas e cicatrizes de brotamento ou istmos mais proeminentes.

Criptococose

Etiologia e patogênese

Cryptoccocus é um gênero polifilético que inclui mais de 50 espécies. *Cryptococcus neoformas* e *Cryptococcus gattii* são considerados os principais agentes etiológicos associados a infecções em humanos, dentro deste gênero, pela capacidade de crescerem a 37 °C. No entanto, já há relatos de infecções em humanos causadas por outras espécies, como *C. albidus*, *C. laurentii* e *C. curvatus*. Durante os últimos anos, cada complexo de espécies teve suas modificações categorizadas em diferentes grupos. Historicamente, *C. neoformans* foi classificado em sorotipos A, D e AD e *C. gattii* divididos em sorotipos B e C. Posteriormente, essa classificação passou a ser sorotipos A e D classificados como *C. neoformans var. neoformans* (sorotipo D) e *C. neoformans var. grubii* (sorotipo A).

Pelo teste PCR *fingerprinting* e AFLP (do inglês *amplified fragment lenght polymorphism*), os tipos moleculares foram divididos da seguinte maneira:

- VNI/AFLP1 (variedade *grubii*, sorotipo A),
- VNII/AFLP1A (variedade *grubii*, sorotipo A),
- VNIII/AFLP3 (sorotipo AD),
- VNIV/AFLP2 (variedade *neoformans*, sorotipo D),
- VGI/AFLP4 (sorotipo B),
- VGII/AFLP6 (sorotipo B),
- VGIII/AFLP5 (sorotipo B),
- VGIV/AFLP7 (sorotipo C).

Mais recentemente, por meio de um estudo molecular, foi proposta a divisão de *C. neoformans* em duas espécies, *Cryptococcus deneoformans* para substituir *C. neoformans var. neoformans*, e *C. neoformans* para substituir *C. neoformans var. grubii*. Além disso, também foi proposta a subdivisão de *C. gattii* em cinco espécies (*Cryptococcus gattii*, *Cryptococcus deuterogattii*, *Cryptococcus bacillisporus*, *Cryptococcus tetragattii* e *Cryptococcus decagattii*). No entanto, essa alteração de nomenclatura ainda não foi definida, sendo muito comum encontrar trabalhos que passaram a denominar *C. neoformans* como "complexo de espécies *C. neoformans*" e *C. gattii* como "complexo de espécies *C. gattii*".

A fase sexual ou teleomórfica de *C. neoformans* é *Filobasidiella neoformans* e a forma teleomórfica de *C. gattii* é *Filobasidiella bacillispora*, considerados basidiomicetos. A doença causada por esses fungos, a criptococose, é uma infecção subaguda ou crônica, em vida parasitária, isto é, nos tecidos, o micro-organismo aparece como célula leveduriforme, capsulada e, algumas vezes, com brotamento.

O fungo é inalado atingindo como primeiro órgão os pulmões, com tropismo para o sistema nervoso central (SNC), ocasionando meningite criptocócica. A criptococose, como a candidíase, é uma das principais infecções em pacientes com AIDS, apresentando alta morbidade e mortalidade.

■ Epidemiologia

A criptococose é de distribuição universal. Leveduras de *C. neoformans* têm sido associadas a solo contendo fezes de pombos e de outras aves enquanto *C. gattii* é encontrado principalmente associada a frutos, casco e folhas de eucalipto (*E. tereticornis* e *E. camaldulensis*). *Cryptococccus neoformans* é o responsável por quadros de infecções graves em todo o mundo, porém com alto impacto na África Subsaariana, acometendo indivíduos com HIV. Além disso, essa espécie apresenta alta incidência na Ásia e América do Sul.

C. gattii tem maior prevalência em áreas tropicais e subtropicais da Austrália, África, Ásia, Califórnia (Estados Unidos) e América do Sul, mas pode ocorrer em zonas de clima temperadas. No México, na Nova Guiné, em Vancouver (Canadá), essa variedade tem sido isolada do carvalho. *C. neoformans* é de distribuição universal. O isolamento do fungo no leite e de sucos de várias frutas já foi relatado.

A forma encontrada no meio ambiente é a capsulada, com diâmetro muito pequeno (< 1 µm), fato que favorece sua penetração nos alvéolos pulmonares. O fungo pode sobreviver em material dessecado por vários meses e até anos, de modo que diversos substratos contaminados podem agir como fontes de infecção durante tempo prolongado. Atualmente, o complexo de espécies *C. neoformans* engloba os genótipos VNI/VNII (reconhecido como sorotipo A) e VNIV (sorotipo D), além de espécies híbridas genotipo VNIII (sorotipo AD). Já os genótipos VGI (sorotipo B), VGII (sorotipo B), VGIII (sorotipos B ou C) e VGIV (sorotipo B ou C) fazem parte do complexo de espécies de *C. gattii*. É importante relatar que híbridos entre espécies de Cryptococccus já foram identificados.

As principias alterações propostas na taxonomia para o complexo *Cryptococcus neoformans*/*C gattii* são:

a) *C. neoformans var. grubii* (VNI) = *C. neoformans.*
b) *C. neoformans var. neoformans* (VNIV) = *C. deneoformans.*
c) *C. neoformans intervariedade hibrida* (VNIII) = hibrido *C. neoformans* x *C. deneoformans.*
d) *C. gattii* (VGI) = *C. gattii*
e) *C. gattii* (VGII) = *C. deuterogattii*
f) *C. gattii* (VGIII) = *C. bacillisporus*
g) *C. gattii* (VGIV) = *C. tetragattii*
h) *C. gattii* (VGIV/VGIIIc) = *C. decagattii.*

A distribuição de *Cryptococcus* spp. varia de acordo com as áreas geográficas, apresentando diferenças entre os genótipos/espécies predominantes. *C. neoformans*, tipo molecular VNI, é o tipo mais frequente no Brasil, seguido por *C. gattii*, tipo VGII, sendo prevalente nas regiões Norte e Nordeste.

Estudos realizados com amostras clínicas obtidas em 12 estados brasileiros, entre os anos de 2004 e 2020, avaliaram a prevalência dos diferentes genótipos encontrados. Como resultado, foi constatado que, para *C. neoformans*, o tipo VNI foi o mais detectado, seguido pelos tipos VNII e VNIV. Por último, com menos prevalência o tipo VNB. Com relação a *C. gattii*, a prevalência de detecção foi para VGII, seguido por VGIII e, como menos prevalente, o tipo VGI.

A criptococose acomete principalmente indivíduos com AIDS, mas têm sido relatados casos em grávidas, transplantados, pacientes com linfoma tratados com drogas citotóxicas e pacientes tratados com altas doses de corticosteroides como no lúpus eritematoso sistêmico. A doença não é exclusiva de pacientes imunossuprimidos, indivíduos aparentemente imunocompetendes também desenvolvem a doença principalmente, por *C. gattii.*

Como principais fatores de virulência de *C. neoformans*, podemos citar a cápsula, a melanina e as enzimas: fosfolipase; proteinase; urease e fenol-oxidase.

■ Diagnóstico

O diagnóstico é feito pelo exame microscópico dos materiais clínicos – líquido cefalorraquidiano (LCR), pus, escarro. A técnica de contraste pela tinta-da-China ou nankin permite evidenciar a espessa cápsula do *Cryptococcus* (Figura 69.1.6).

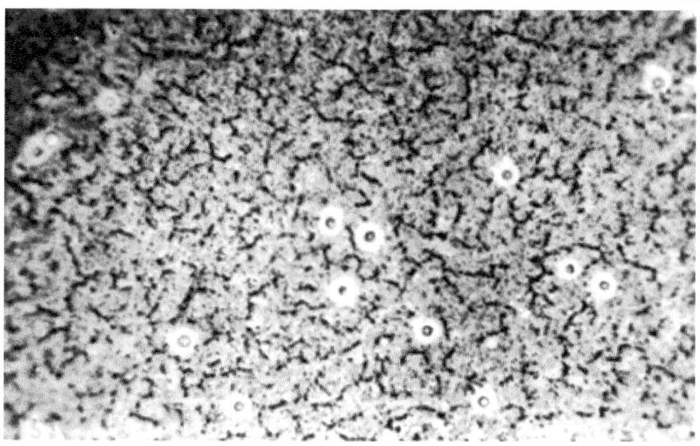

Figura 69.1.6 – *Liquor contendo* Cryptococcus neoformans *mostrando espessa cápsula. Coloração de tinta Nankin. 400x.*
Fonte: Acervo da autoria.

O fungo apresenta desenvolvimento rápido em meio de cultura com ou sem antibiótico; em 3 a 7 dias, crescem colônias úmidas brilhantes, mucoides, cuja cor varia do branco-creme ao amarelo-marrom. As leveduras têm forma esférica, reproduzem-se por brotamento, geralmente unipolar, que se separam rapidamente da célula-mãe. Por isso, ao microscópio, são visualizadas células de diferentes tamanhos.

Cryptococcus neoformans apresenta-se sempre sob a forma de levedura em culturas e em tecidos (Figura 69.1.7). A cápsula polissacarídica inibe a fagocitose. Essa cápsula é visualizada, além de preparações com tinta Nankin, pela reação de intumescimento da cápsula, ao se suspenderem as células com antissoro homólogo. Em cortes histológicos, a coloração de mucicarmim evidencia melhor as estruturas do *Cryptococcus neoformans*, revelando cápsula com coloração avermelhada.

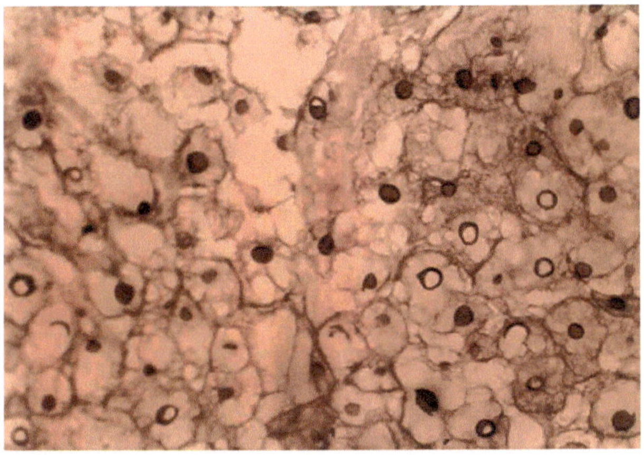

Figura 69.1.7 – *Corte histológico com* C. neoformans *(coloração de HE). 400x.*
Fonte: Acervo da autoria.

Esse fungo produz a enzima fenol-oxidase, que polimeriza, a partir de orto ou paradifenóis, compostos semelhantes à melanina. Em meios de cultivo com dopa ou dopamina, entre outras substâncias, *Cryptococcus neoformans* apresenta-se com coloração marrom-escura à negra em decorrência da ação dessa enzima, o que não ocorre com outras espécies do mesmo gênero e com outras leveduras como *Candida albicans*.

O meio de CGB (canavanina, glicina e azul de bromotimol) separa bioquimicamente duas espécies: *C. neoformans*; e *C. gattii*. Essa última utiliza a glicina, cresce no meio com a canavanina e torna o meio de cultivo azul-cobalto. O sorogrupo A/D não cresce nesse meio de cultura, permanecendo inalterado em sua cor.

Além disso, é possível fazer o diagnóstico da criptococose por meio da detecção do antígeno criptocócico (CrAg), que nada mais é que um composto polissacarídeo da cápsula do fungo que pode ser encontrado nos fluídos biológicos e serve como marcador da presença do patógeno. A detecção desse antígeno pode ser feita por intermédio de anticorpos monoclonais específicos e é realizada por diferentes métodos, entre eles, ensaio de aglutinação em látex (LA), ensaios imunoenzimáticos (do tipo ELISA) e, mais recentemente, ensaio denominado "lateral flow" (fluxo lateral – LFA). Quando CrAg é encontrado no soro, o resultado é presuntivo de criptococose ativa, principalmente em pacientes com HIV. Já quando a detecção é realizada no (LCR do paciente é diagnóstico de meningite criptocócica.

Aspectos imunológicos

O sorodiagnóstico da infecção por *Cryptococcus neoformans* tem recebido muita atenção por parte dos pesquisadores. Por causa da natureza imunologicamente inerte do polissacarídeo capsular, há pouca resposta humoral ou alérgica.

A presença do antígeno pode ser determinada pelo teste de aglutinação de partículas de látex, sensibilizadas com anticorpos anti-*Cryptococcus*. A prova é específica, quando usada com controles apropriados.

Os testes de imunofluorescência indireta e de fixação do complemento são empregados para verificar a presença de anticorpos. No entanto, podem ocorrer falso-positivos ou falso-negativos.

Tratamento

As criptococoses do sistema nervoso central ou visceral são as formas mais graves da micose. O êxito do tratamento está na dependência do diagnóstico precoce e do estado geral do indivíduo. Anfotericina B tem sido empregada isoladamente ou associada à 5-fluorcitosina. O fluconazol também pode ser usado como terapia de manutenção.

Bibliografia recomendada

Anaissie EJ, McGinnis MR, Pfaller MA. Clinical mycology. Elsevier, 2009.

Braude AI, Davis CE, Fierer J. Medical microbiology and infectious diseases. Philadelphia: WB Saunders, 1981.

Casadevall A, Perfect JR. Cryptococcus neoformans. Washington: ASM Press, 1998.

Franco M, Lacaz CS, et al. Paracoccidiodomycosis. Boca Raton: CRC Press, 1994.

Kwon-Chung KJ, Bennett JE. Medical mycology. Philadelphia: Lea Febiger, 1992.

Lacaz CS, Porto E, Martins JEC, Heins-Vaccari E, Melo NT. Tratado de micologia médica. 9. ed. São Paulo: Sarvier, 2002.

69.2 Controle Vacinal de Infecções Fúngicas Sistêmicas

• Suélen Andreia Rossi • Jéssica Luana Chechi • Carlos Pelleschi Taborda

As taxas de mortes associadas às infecções fúngicas têm aumentado consideravelmente em todo o mundo, principalmente entre indivíduos imunossuprimidos. A terapia antifúngica existente, em muitos casos, é considerada eficaz, porém a toxicidade de alguns antifúngicos e o surgimento de cepas resistentes ao tratamento provocam uma busca incessante por novas opções de terapia e/ou profilaxia. Nesse cenário, o uso de estratégias imunoterapêuticas vêm sendo estudado por vários grupos de pesquisa como opção na busca de novos tratamentos contra micoses invasivas. Além disso, podemos citar os esforços no desenvolvimento de vacinas efetivas. Apesar de até o momento não haver nenhuma vacina disponível para o tratamento terapêutico ou profilático contra infecções fúngicas em humanos, muitos avanços já foram realizados nos últimos anos. A dificuldade na obtenção de uma vacina licenciada contra infecções fúngicas engloba altos custos no desenvolvimento desses protótipos e a falta de interesse do mercado. Ademais, o desenvolvimento de vacinas seguras com foco em indivíduos imunocomprometidos também é um desafio, uma vez que essa população é a que mais sofre com essas infecções. No entanto, mesmo com todas essas limitações, um número crescente de candidatos à vacina tem sido avaliado, além de outras opções imunoterapêuticas.

Candidíase

Espécies de *Candida* naturalmente colonizam humanos como organismos comensais, porém em situações de imunossupressão podem se tornar patogênicas de forma oportunista. Patógenos fúngicos pertencentes ao gênero *Candida* spp. podem causar infecções que vão desde mucocutâneas superficiais à candidíase invasiva grave. Mundialmente, estima-se que 700 mil pessoas sofrem de candidíase invasiva ao ano, com uma taxa de mortalidade acima de 50%. Entre as espécies de *Candida* clinicamente relevantes identificadas, *C. albicans* tem sido a predominante isolada historicamente. No entanto, uma mudança na epidemiologia para espécies de *Candida* não albicans (NAC) tem sido observada nas últimas décadas. As espécies de NAC mais comuns envolvidas nos processos infecciosos são *C. tropicalis*, *C. parapsilosis*, *C. krusei*, *C. glabrata*, *C. guilliermondii*, *C. lusitaniae* e *C. haemulonii*. Mais recentemente, uma cepa multirresistente denominada *C. auris* foi identificada, tornando-se um problema de Saúde Pública. Portanto, intensificou-se a necessidade de novas terapias contra *Candida* spp.

Ao longo da última década, vários grupos de pesquisa avaliaram o desenvolvimento de vacinas candidatas à terapêutica e a imunidade antifúngica a longo prazo contra *C. albicans*. Os candidatos-alvos incluem subunidades de proteínas fúngicas, polissacarídeos da parede celular e cepas vivas atenuadas de *C. albicans*. No entanto, aspectos fenotípicos, morfológicos e a variabilidade genética entre as espécies de *Candida* representam um desafio para o desenvolvimento de vacinas. Além disso, sendo *Candida* um organismo comensal, existe a preocupação de que as vacinas possam perturbar a microbiota normal do corpo. A seleção de antígenos específicos para a forma de hifa invasiva poderia minimizar esse agravante. Por sua vez, nos hospedeiros, os diferentes tipos de deficiências imunológicas em grupos de risco e os diversos locais de infecção são obstáculos para projetar uma vacina que proteja amplamente o espectro clínico da doença.

Duas vacinas recombinantes contra *Candida* chegaram a testes clínicos em humanos com resultados promissores. A primeira, denominada "PEV7", que consiste em aspartil-proteinase 2 recombinante (Sap2), uma proteína de *C. albicans*. Após a PEV7 demonstrar proteção em camundongos infectados com *C. albicans*, foi realizado um ensaio clínico de fase 1 para avaliar a segurança e a imunogenicidade da PEV7 em voluntárias saudáveis do sexo feminino. Todas as 48 mulheres vacinadas desenvolveram memória específica de células B (identificadora do ClinicalTrials.gov: NCT01067131).

A segunda vacina, NDV-3, contém o recombinante N-terminal da proteína de sequência 3 semelhante à aglutinina de *C. albicans* (Als3p, uma adesina da superfície celular) formulada com hidróxido de alumínio como adjuvante. Em estudos pré-clínicos, a vacina demonstrou-se imunogênica e protegeu camundongos de espécies de *Candida*. Um ensaio clínico de fase 1 que recrutou 40 voluntárias, a NDV-3 provocou títulos de IgG e IgA1 aumentados, bem como a produção de citocinas IFN-γ e IL-17A em comparação ao grupo placebo (identificador do ClinicalTrials.gov: NCT01273922). O estudo de fase 1b/2a foi realizado para avaliar a imunogenicidade e a eficácia da vacina NDV-3A em 188 mulheres com candidíase vulvovaginal recorrente (RVVC). A NDV-3A é semelhante à NDV-3, exceto por não ter uma tag 6-His em sua sequência. Assim como a NDV-3, a NDV-3A demonstrou ser segura e altamente imunogênica (identificador do ClinicalTrials.gov: NCT01926028).

A abordagem da vacina NDV-3, com base na proteína Als3, também foi observada como altamente eficaz contra infecções disseminadas por *C. auris* em camundongos. A vacina foi capaz de induzir anticorpos anti-Als3p (resposta imune humoral), bem como células T CD4+ mediadas pela ativação de macrófagos teciduais (resposta imune celular). Além disso, a coadministração da mesma vacina em conjunto com o antifúngico micafungina auxiliou na eliminação da candidemia murina induzida por *C. auris*. O resultado preliminar procedente é apenas um passo para o objetivo final de vacinas que conferem imunidade vitalícia para a proteção contra leveduras multirresistentes.

O uso de nanotecnologia também engloba opções que podem auxiliar no transporte de antígenos e na modulação da resposta imune do hospedeiro. Para que haja uma resposta efetiva, capaz de controlar a infecção, muitas vezes é necessário o uso de adjuvantes que potencialize o estímulo do sistema imune, e os nanocarreadores podem exercer esse trabalho, além de melhorar a imunogenicidade do antígeno.

Pesquisas envolvendo o desenvolvimento de nanopartículas (NPs) para novas abordagens terapêuticas e vacinas contra micoses sistêmicas vêm se mostrando promissoras continuamente. Diversas NPs têm sido estudadas por sua atividade contra *Candida*. Nanopartículas de ouro (AuNP) têm sido avaliadas visando sua atividade antifúngica em biofilmes de *C. albicans* em conjunto com fotossensibilizador, pois foi constatado que AuNP podem aumentar a eficácia da terapia fotodinâmica. Em outro estudo, nanopartículas de prata (AgNP) foram usadas em combinação com fluconazol (FLZ), mostrando capacidade de diminuir a atividade biológica dos biofilmes de *C. albicans*. Entretanto, apesar das vantagens, as AgNP tendem a se agregar e esse efeito prejudica sua atividade antimicrobiana.

Anticorpos e várias outras moléculas imunes têm sido usados nas últimas décadas para controlar doenças infecciosas. Assim, com essa abordagem, pesquisadores estão tentando tratar infecções por *C. auris* usando anticorpos com alguns resultados de sucesso. A proteína CR3-RP é um antígeno de superfície expresso por várias espécies de *Candida*, incluindo *C. auris*. A manipulação da expressão desse antígeno tem se mostrado eficaz no controle de biofilmes de *C. albicans* e *C. dubliniensis*. Um estudo analisou o bloqueio da expressão de CR3-RP por meio de um anticorpo policlonal, anti-CR3-RP, que se mostrou capaz de inibir a formação de biofilme por múltiplas cepas de *C. auris* e contra biofilmes pré-formados, comparando-se aos níveis de inibição alcançados pelos tratamentos com antifúngicos convencionais que utilizam anfotericina B, fluconazol e caspofungina. Esses dados iniciais demonstram que terapias utilizando anticorpos contra infecções por *C. auris* podem ser promissoras no combate à doença.

Criptococose

Cryptococcus neoformans e *Cryptococcus gattii* são leveduras encapsuladas que causam criptococose em humanos. Ao contrário de *C. gattii*, *C. neoformans* está associada majoritariamente às infecções em indivíduos imunocomprometidos, sendo considerado um fungo oportunista. A infecção por *C. neoformans* ocorre sob imunodeficiência de células T CD4+, sendo comum em pacientes HIV-positivos. Dessa forma, é essencial que estudos de novas opções terapêuticas sejam realizados com base em modelos que mimetizem imunodeficiência, pois é necessário conhecer os subtipos celulares que podem estar associados à proteção e à contenção da infecção nessas condições.

Pensando nisso, por meio de manipulações genéticas, foi possível avaliar se uma cepa mutante de *C. neoformans* poderia atuar como opção vacinal em animais imunodeficientes. Esse mutante (Δsgl1) se demonstrou não patogênico em camundongos e é capaz de acumular esterilglicosídeos, uma classe de glicolipídios imunomoduladores que apresenta potencial efeito adjuvante. Após a vacinação dos animais que não apresentavam células T CD4+ com o mutante, foi demonstrado que essa estratégia conferiu proteção aos animais contra criptococose. Mais recentemente, com o objetivo de se obterem dados adicionais sobre a proteção conferida pelo mutante de *C. neoformans*, foi realizado um estudo e foi visto que, mesmo em animais com imunodeficiência grave, com ausência de monócitos, macrófagos e/ou neutrófilos, além de células B ou T CD8+, os camundongos vacinados com o mutante continuaram sendo protegidos contra posterior infecção utilizando uma cepa selvagem e virulenta de *C. neoformans*.

Terapia utilizando o redirecionamento de células T por intermédio da expressão de um receptor de antígeno quimérico (CAR) ganhou grande interesse nos últimos anos, principalmente em estudos com câncer. Contra as infecções fúngicas, já existem trabalhos que demonstram o direcionamento de células T CD8+ por meio de CAR com alvo na parede celular fúngica. Essa abordagem permite que as células T reconheçam elementos da superfície celular do patógeno (proteínas, glicoproteínas ou glicolipídios) sinalizando qual célula-alvo deverá ser destruída. A cápsula de *Cryptococcus* spp. é um dos principais fatores de virulência e estudos utilizando terapia com células T visando um dos polissacarídeos da cápsula como alvo demonstrou resultados promissores.

A cápsula de *C. neoformans* é um dos principais fatores de virulência desse fungo. É composta principalmente por dois tipos de polissacarídeos – glucuronoxilomanano (GXM) e glucuronoxilomanogalactano (GXMGal) –, além de outros componentes em menor quantidade. A estrutura da cápsula é complexa, organizada em ramificações ligadas à parede celular do fungo (Figura 69.2.1).

Ainda com foco na cápsula de *C. neoformans*, o uso de anticorpos monoclonais (Mab) também passou a ser uma opção valiosa. O Mab denominado "18B7", que apresenta afinidade com a cápsula de *C. neoformans*, com o polissacarídeo GXM, foi testado no tratamento de meningite criptocócica em pacientes HIV-positivos, demonstrando uma resposta protetiva mediada por células inatas. Terapia com base em Mab aparece como alternativa promissora para o tratamento de infecções fúngicas graves e oportunistas, reduzindo a toxicidade do tratamento.

Vesículas extracelulares (VEs) são um meio importante de comunicação entre as células e já foram identificadas em diversos tipos celulares. Além disso, estão associadas a processos biológicos essenciais, como regulação fisiológica e transferência de materiais. Com o avanço dos estudos, é sugerido que as VEs podem atuar como adjuvantes, componentes em vacinas e em imunoterapias frente a infecções fúngicas, uma vez que VEs de *C. neoformans* foram capazes de estimular a modulação da resposta imune do hospedeiro, potencializando a ação de macrófagos. Além disso, foi observado que, após a imunização de camundongos utilizando VEs, foi obtida uma resposta eficaz com base em anticorpos contra infecção por *C. neoformans*.

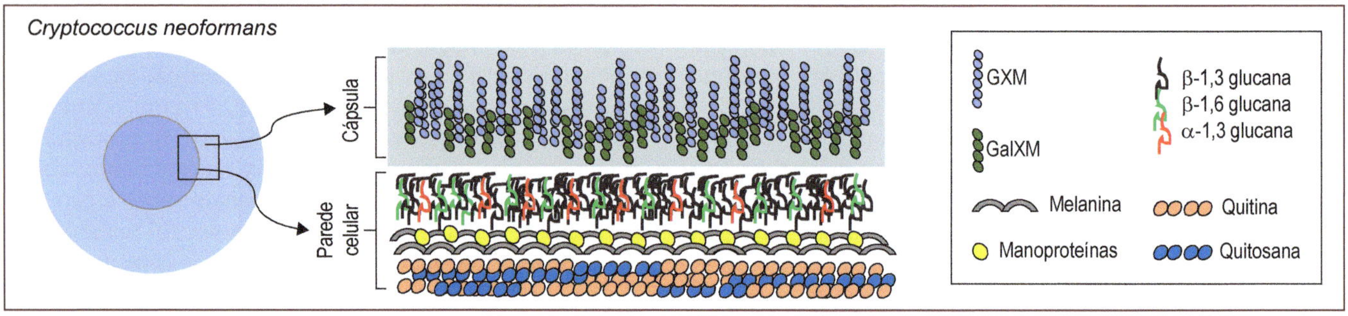

Figura 69.2.1. *Composição da cápsula e parede celular de* Cryptococcus neoformans.
Fonte: Desenvolvida pela autoria.

Aspergilose

Aspergillus spp. são fungos miceliares encontrados no ambiente, sendo *Aspergillus fumigatus* a espécie mais comum associada a infecções em humanos. A infecção por esse fungo ocorre pela inalação dos conídios suspensos no ar e, apesar de indivíduos imunocompetentes não adoecerem facilmente, pacientes com sistema imune comprometido podem desenvolver infecções graves e disseminadas.

De acordo com os trabalhos realizados nos últimos anos, além da importância da imunidade inata na linha de defesa contra aspergilose, a imunidade adaptativa mediada por células, envolvendo respostas Th1 e Th17, também é essencial para que haja o controle da infecção. Alguns estudos utilizando Mab contra *Aspergillus* spp. demonstraram efeitos positivos, inibindo adesão do fungo, prevenindo a germinação dos conídios e matando os elementos fúngicos.

Usando-se um anticorpo descrito frente a estreptococos, foi constatado que o Mab SMB-19 se ligou às hifas e aos conídios de *A. fumigatus*, *Aspergillus flavus* e *Aspergillus niger*. Além disso, a imunização passiva dos camundongos com o Mab SMB-19 aumentou a sobrevivência desses animais.

Aspergilose invasiva afeta principalmente pacientes em terapia com corticosteroides, havendo altas taxas de mortalidade. Dessa forma, uma abordagem terapêutica utilizando o transplante de células T antifúngicas diferenciadas *in vitro* pode ser promissora nesses casos. Ensaios em humanos foram realizados usando-se o transplante de células T específicas contra o fungo. Essas células foram estimuladas *in vitro* e usadas como intervenção terapêutica, resultando em diminuição significativa da mortalidade dos pacientes tratados. Em outro estudo, foi constatado que pacientes com histórico de aspergilose invasiva que não receberam a transferência de células T específicas sofriam mais da doença e não apresentaram reconstituição detectável de células T contra *Aspergillus* spp.

Com o objetivo de acelerar o desenvolvimento de uma vacina que seja eficaz contra várias espécies de fungos (panfúngica), β-glucanas são alvos interessantes, pois estão presentes na parede celular fúngica de diversas espécies. Entre outros estudos que avaliaram vacinas glicoconjugadas, o uso de β-glucanas de *Saccharomyces cerevisiae*, por exemplo, induziu uma resposta protetora frente a coccidioidomicose e aspergilose em modelo murino, evidenciando o potencial desses carboidratos usados como antígenos.

Paracoccidioidomicose

Paracoccidioides spp. formam um complexo de espécies termodimórficas responsáveis pela paracoccidioidomicose (PCM), tendo como principais agentes etiológicos *P. brasiliensis* e *P. lutzii*. A PCM é uma micose sistêmica em toda a América Latina, com grande incidência no Brasil, Venezuela, Colômbia e Argentina.

Entre os tratamentos mais promissores contra PCM, é possível citar os esforços no desenvolvimento de uma vacina utilizando um peptídeo denominado "P10". Esse peptídeo foi mapeado com base na sequência da glicoproteína de 43 kDa (gp43), que é o principal antígeno diagnóstico de *P. brasiliensis*. No decorrer dos últimos anos, foi demonstrado que o P10 é responsável por induzir linfoproliferação, contendo epítopo de células T CD4+ específico que induz uma resposta imune Th1 dependente de IFN-γ, sendo uma resposta eficaz na contenção da infecção por fungos do gênero *Paracoccidioides*.

Nos últimos anos, vários estudos sobre as diferentes formas de entrega do peptídeo e outras propriedades do P10 contribuíram para validar esse peptídeo como um potencial candidato a uma vacina humana.

Utilizando camundongos tratados com dexametasona, a imunização com P10 mostrou modular eficientemente a resposta imune em hospedeiros imunossuprimidos, aumentando a sobrevida animal, reduzindo a carga fúngica pulmonar e a fibrose pulmonar em camundongos imunizados com o peptídeo.

Paracoccidioides brasiliensis acomete indivíduos saudáveis e, geralmente, a defesa contra essa infecção nos pulmões requer uma boa resposta imune inata e adaptativa. As células dendríticas (DC) são indutoras eficientes de respostas imunes de linfócitos T contra antígenos de *Paracoccidioides*. A administração em camundongos de DC pulsadas com gp43 resultou no aumento da produção de IL-2 e IFN-γ por células T CD4+ isoladas de linfonodos regionais. A administração subcutânea ou intravenosa de DC pulsadas com P10 demonstrou, subsequentemente, uma imunidade protetora contra infecção por *P. brasiliensis* em modelo murino. Camundongos que receberam DC pulsadas com P10 apresentaram um padrão de resposta de citocina mista com predominância de ativação de Th1 e redução significativa da carga fúngica em comparação com animais usados como controle.

Em um ensaio utilizando dois protótipos vacinas, (P10/(His) 6-proteína purificada (rPbT) e P10 recombinante/vetor adenoviral humano tipo 5 (rAdPbT)), com base em partículas semelhantes a vírus quiméricos (VLP), contendo o principal epítopo específico de células T CD4+ de *P. brasiliensis*, o P10, dentro da porção C-terminal do HBcAg, os autores comprovaram que o uso da quimera é válido para avaliação da vacina com base em P10 por meio da especificidade da resposta das células T CD4+. Os camundongos foram imunizados com rPbT e rAdPbT, e a cepa Pb18 foi utilizada para infecção dos animais. Altos níveis de citocinas protetoras Th1 foram identificados, induzindo uma resposta T CD4+. Além disso, quando rAdPbT foi pré-inoculado evitou a disseminação de PCM nos camundongos infectados.

O uso de Mab também foi testado contra a PCM causada por *P. brasiliensis*, em que anti-gp43 e anti-gp70 demonstraram eficácia na contenção da infecção experimental.

A função biológica da proteína *P. brasiliensis* 75kDa foi verificada utilizando-se Mab IgM e IgG. Ensaios *in vitro* mostraram que esses Mab foram capazes de inibir o crescimento fúngico. Após a opsonização da levedura, a fagocitose por macrófagos peritoneais murinos foi estimulada e a carga fúngica diminuiu significativamente quando a imunização passiva com Mab foi realizada.

As infecções por *P. lutzii* não respondem aos testes sorológicos usando gp43. Como existe homologia entre as famílias de proteínas Hsp de fungos dimórficos, foram analisados os efeitos de dois Mab específicos para a proteína de choque térmico de *H. capsulatum* (Hsp60), 7B6 (IgG2b) e 4E12 (IgG2a), na PCM experimental por *P. lutzii*. Os autores observaram que a transferência passiva de 7B6 e de 4E12 diminuiu a carga fúngica nos pulmões de camundongos infectados.

Na histoplasmose murina, o Mab IgG2a está associado a uma resposta Th1 enquanto o Mab IgG2b induz uma resposta Th2, exacerbando a doença. Na PCM murina causada por *P. lutzii*, ambos os Mab foram protetores sugerindo a ativação de uma resposta Th1. Além disso, os autores argumentam que os efeitos causados pelos Mab na fagocitose resultam do aumento significativo na produção de interferon gama (IFN-γ), conforme documentado em estudos com *P. brasiliensis*.

Como *P. lutzii* apresenta poucos epítopos em comum com o antígeno imunodominante gp43 de *P. brasiliensis*, recentemente foram identificados peptídeos a partir de proteínas isoladas de *P. lutzii* que se destacaram por seu efeito imunomodulador, pois promoveram eficientemente a proliferação de células T CD4+ e T CD8+. Dessa forma, esses peptídeos imunogênicos derivados de *P. lutzii* se apresentam como opções promissoras no desenvolvimento de novas abordagens de vacinas peptídicas, além da oportunidade de se conhecerem proteínas que podem ser usadas em ensaios para diagnóstico da PCM causada por essa e outras espécies de *Paracoccidioides*.

Em testes com as proteínas recombinantes rPb40 e rPb27, foi possível constatar o efeito terapêutico dessas proteínas em combinação com o FLZ, resultando na detecção de níveis baixos de interleucina (IL) 4 e fator de crescimento transformante beta (TGF-β), aumento de fator de necrose tumoral alfa (TNF-α) após 70 dias de infecção e níveis elevados de IFN-γ após 120 dias de infecção. Os autores do estudo atribuem ao TNF-α o controle da disseminação, pois auxilia na regulação das respostas inflamatórias na PCM. Já a IL-4 poderia inibir a produção de IFN-γ e dificultar a ativação de macrófagos.

Histoplasmose

Histoplasmose é uma micose endêmica invasiva causada pelo fungo termodimórfico *Histoplasma capsulatum*. A histoplasmose é considerada a infecção fúngica respiratória mais comum, cuja distribuição mundial varia de uma infecção assintomática para micose pulmonar profunda e/ou doença sistêmica, a depender de vários fatores, incluindo-se a condição imunológica do hospedeiro, a carga fúngica inalada e a virulência da cepa. *Histoplasma* spp. é um patógeno intracelular e as leveduras têm mecanismos para prevenir a morte dentro dos fagócitos utilizando macrófagos como um nicho proliferativo. Além disso, a localização intracelular do fungo dificulta o tratamento da infecção, pois os macrófagos podem atuar como uma barreira, impedindo que o antifúngico interaja com seu alvo na célula.

Ao longo dos anos, as estratégias terapêuticas contra a histoplasmose têm se concentrado na identificação de proteínas imunogênicas que conferem proteção em modelos animais. Recentemente, novas estratégias ativas e imunomoduladoras têm sido exploradas como alternativas potenciais para pessoas com deficiências imunológicas.

Em um estudo inicial, extrato proteico da parede e membrana celulares de leveduras de *H. capsulatum* foi aplicado em modelos murinos contra um ensaio intravenoso letal com *H. capsulatum*, resultando em imunidade protetora. Posteriormente, pesquisadores testaram frações específicas do extrato de proteínas quanto à imunogenicidade e à antigenicidade. Uma glicoproteína de 62 KDa, HIS62, foi isolada e identificada como antígeno imunogênico. Experimentos adicionais mostraram que, dos camundongos imunizados com HIS62 purificada, aproximadamente 80% sobreviveram ao desafio intravenoso letal com *H. capsulatum*.

A capacidade protetora de HIS62 ocasionou novas pesquisas, o gene que codifica a proteína foi identificado e clonado. A sequência de aminoácidos de HIS62 revelou que esse antígeno apresenta homologia, cerca de 70%, à proteína Hsp60 (proteína de choque térmico) encontrada em *S. cerevisiae*. Assim, HIS62 foi renomeada para "Hsp60 de *H. capsulatum*" e seu recombinante, "rHsp60". Em estudo realizado, camundongos foram vacinados com rHsp60 e infectados com inóculo letal de leveduras de *H. capsulatum*, resultando em 100% de sobrevivência.

Outro antígeno estudado foi o antígeno H, um membro da família β-glucosidase, é um componente proteico da parede celular de *H. capsulatum*. Estudos mostraram que camundongos imunizados com antígeno H recombinante não foram protegidos contra inóculos intravenosos de leveduras de *H. capsulatum*. Posteriormente, foi demonstrado que a imunização com antígeno H recombinante conferiu proteção contra ensaio intranasal com *H. capsulatum*. Esses trabalhos destacam que a eficácia da vacinação com antígeno H, em modelos murinos, é dependente da via de infecção, não sendo compreendido atualmente o mecanismo pelo qual ocorre a resposta diferencial. Dessa forma, futuras estratégias de imunização contra a histoplasmose devem ser avaliadas contra diferentes rotas potenciais de infecção para sua eficácia.

Recentemente, um estudo mapeou epítopos de *H. capsulatum* ligados às DC e aos macrófagos murinos. Foram selecionados, utilizando-se ferramentas computacionais de bioinformática, quatro epítopos provenientes das proteínas Hsp60 (proteína de choque térmico), enolase e chaperona HSC82. Esses peptídeos foram sintetizados e avaliados quanto à citotoxicidade. Os peptídeos selecionados têm alto grau de identidade com proteínas encontradas em outros fungos patogênicos, sendo fortes candidatos para o uso no desenvolvimento de vacinas que podem ser eficazes para outras espécies de fungos, além do *H. capsulatum*.

Os anticorpos são proteínas produzidas no nosso organismo que ajudam o sistema imunológico a combater agentes infecciosos a partir do reconhecimento de antígenos. Com o avanço da Biotecnologia, tornou-se possível produzir Mab, ou seja, específicos para uma única região do antígeno (epítopo). Os Mab têm sido aplicados em estudos de diagnóstico e de terapia de diversas doenças, incluindo as micoses. Um estudo realizado com a imunização de camundongos com leveduras de *H. capsulatum* inativadas pelo calor induziu a produção de Mab IgM contra H2B, uma proteína localizada na parede celular de *H. capsulatum*. A imunização com esses Mab antes da infecção por *H. capsulatum* conferiu redução da gravidade da doença em camundongos, aumentando a sobrevida destes, diminuindo a carga fúngica e o dano tecidual.

Uma das vantagens no uso de Mab é a possibilidade da produção de um anticorpo específico em grande escala. Para isso, injeta-se o antígeno de interesse em camundongos para que esse animal produza anticorpos específicos frente ao antígeno. Após certo período, o baço do animal é retirado, macerado e colocado em suspensão celular. Nessa suspensão estão contidas as células B, que são responsáveis pela produção dos anticorpos contra o antígeno de interesse injetado. Para que haja a produção do anticorpo monoclonal, as células B do baço do animal são misturadas com células de mieloma para que se formem as células híbridas, posteriormente dando origem aos hibridomas. As células de mieloma são células B cancerosas, denominadas "imortalizadas", pois podem ser mantidas em cultivo celular indefinidamente e propagam-se com facilidade. Os hibridomas são originados por intermédio da proliferação das células híbridas, após serem separadas em meio seletivo. Os hibridomas selecionados serão cultivados e produzirão o anticorpo de interesse em larga escala (Figura 69.2.2).

Atualmente, inúmeras pesquisas estão em constante expansão para esclarecer a imunologia, o papel clínico e a eficácia de potenciais vacinas e imunoterapias contra a histoplasmose.

Respostas imunes Th1/Th17/Th2 e resposta mediada por anticorpos

A resposta frente a uma vacina se inicia pelo reconhecimento do antígeno pelas células apresentadoras de antígeno profissionais (APCs). Nos últimos anos, frente a infecções fúngicas, as respostas Th1 e/ou Th17, além da imunidade mediada por anticorpos, são as respostas imunes que mais tiveram atenção em estudos para eficácia e proteção conferida por vacinas e tratamentos imunoterapêuticos. Respostas Th1 e Th17 promovem uma resposta inflamatória envolvendo componentes efetores, como citocinas e quimiocinas, além do recrutamento de células de combate, como macrófagos e neutrófilos, que são responsáveis pela eliminação do

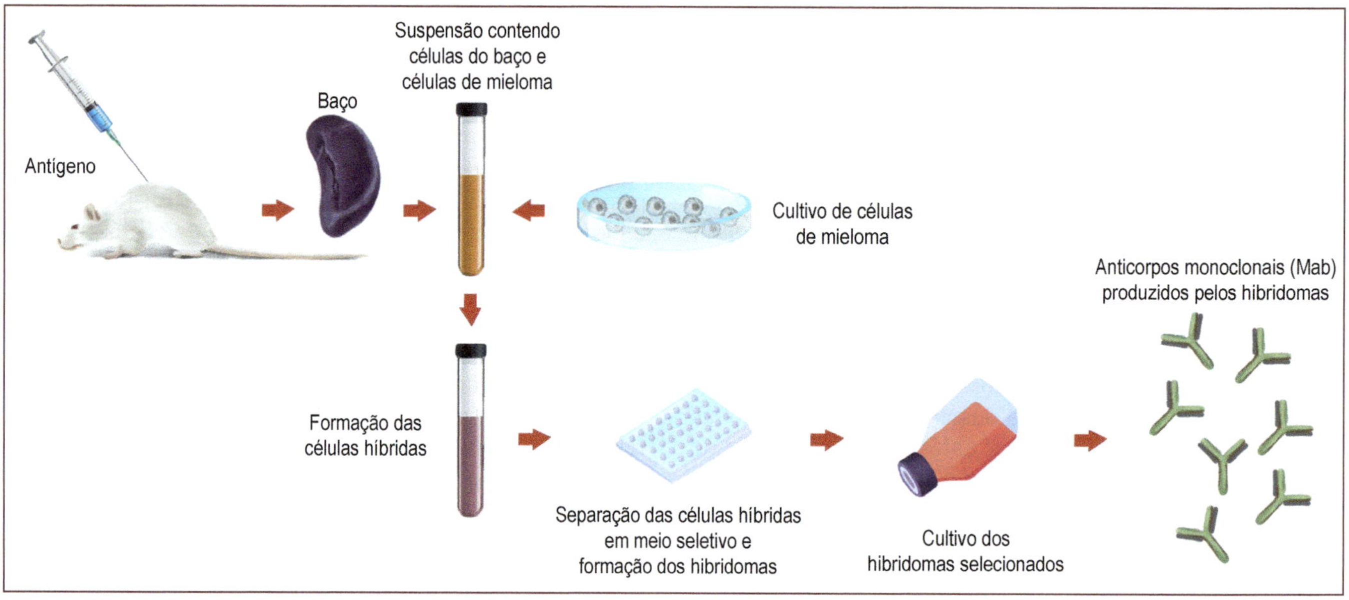

Figura 69.2.2 – *Produção de anticorpos monoclonais.*
Fonte: Desenvolvida pela autoria.

patógeno no local da infecção. A resposta Th1 produz citocinas pró-inflamatórias como IFN-γ, IL-2, IL-12, TNF-α, oferecendo uma resposta imune protetora ao hospedeiro.

A resposta do tipo Th2 está caracterizada pela produção, principalmente, de citocinas anti-inflamatórias como IL-4, IL-5, IL-10, TGF-β e IL-13. Apesar de muitos estudos demonstrarem que a resposta Th2 é dispensável, podendo ser prejudicial durante a infecção fúngica, trabalhos mostram que, em alguns casos, a resposta Th2 pode auxiliar no controle da infecção contra alguns patógenos fúngicos. Por exemplo, já foi constatado que a IL-4 é necessária para o desenvolvimento de imunidade protetora contra a infecção por *Candida* e na infecção por *C. neoformans* em estágio inicial. Dessa forma, o resultado da infecção sempre dependerá do equilíbrio entre as diferentes respostas imune. Na Figura 69.2.3, está demonstrado o esquema das respostas Th1/Th17 e Th2, além da resposta mediada por anticorpos.

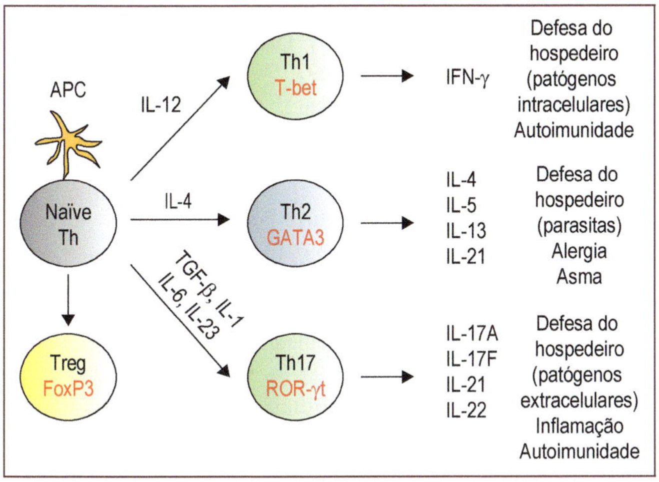

Figura 69.2.3. *Esquema das respostas imune Th1/Th17/Th2 e da resposta mediada por anticorpos após o reconhecimento do antígeno.*
Fonte: Adaptada de Biswas PS, 2021.

Bibliografia recomendada

Ademe M, Girma F. Candida auris: from multidrug resistance to pan-resistant strains. Infect Drug Resist. 2020;13:1287-94. ISSN 1178-6973. [2023 Dez. 12]. Disponível em: https://www.ncbi.nlm.nih.gov/pubmed/32440165.

Bandara N, Samaranayake L. Emerging and future strategies in the management of recalcitrant Candida auris. Med Mycol. 2022;60(4). ISSN 1460-2709. [2023 Dez. 12]. Disponível em: https://www.ncbi.nlm.nih.gov/pubmed/35142862.

Bernardis F, Graziani S, Tirelli F, Antonopoulou S. Candida vaginitis: virulence, host response and vaccine prospects. Med Mycol. 2018;56(1):26-31. ISSN 1460-2709. [2023 Dez. 13]. Disponível em: https://www.ncbi.nlm.nih.gov/pubmed/29538739.

Biswas PS. Vaccine-induced immunological memory in invasive fungal infections a dream so close yet so far. Front Immunol. 2021;12:671068. ISSN 1664-3224. [2023 Dez. 13]. Disponível em: https://www.ncbi.nlm.nih.gov/pubmed/33968079.

Bongomin F, Gago S, Oladele RO, Denning DW. Global and multi-national prevalence of fungal diseases-estimate precision. J Fungi (Basel). 2017;3(4). ISSN 2309-608X. [2023 Dez. 13]. Disponível em: https://www.ncbi.nlm.nih.gov/pubmed/29371573.

Boniche C, Rossi SA, Kischkel B, Barbalho FV, D'Aurea Moura AN, Nosanchuk JD, et al. Immunotherapy against systemic Fungal infections based on monoclonal antibodies. J Fungi (Basel). 2020;6(1). ISSN 2309-608X. [2023 Dez. 13]. Disponível em: https://www.ncbi.nlm.nih.gov/pubmed/32121415.

Brown GD, Denning DW, Gow NAR, Levitz SM, Netea MG, White TC. Hidden killers: human fungal infections. Sci Transl Med. 2012;4(165):165rv13. ISSN 1946-6242. [2023 Dez. 13]. Disponível em: http://www.ncbi.nlm.nih.gov/pubmed/23253612.

Da Silva BRL, Taborda CP, Nosanchuk, JD. Advances in fungal peptide vaccines. J Fungi (Basel). 2020;6(3). ISSN 2309-608X. [2023 Dez. 12]. Disponível em: https://www.ncbi.nlm.nih.gov/pubmed/32722452.

Da Silva TA, Hauser PJ, Bandey I, Laskowski T, Wang Q, Najjar AM, et al. Glucuronoxylomannan in the Cryptococcus species capsule as a target for chimeric antigen receptor T-cell therapy. Cytotherapy. 2021;23(2):119-30. ISSN 1477-2566. [2023 Dez. 13]. Disponível em: https://www.ncbi.nlm.nih.gov/pubmed/33303326.

De Bernardis F, Amacker M, Arancia S, Sandini S, Gremion C, Zurbriggen R, et al. A virosomal vaccine against candidal vaginitis: immunogenicity, efficacy and safety profile in animal models. Vaccine. 2012;30(30):4490-8. ISSN 1873-2518. [2023 Dez 13]. Disponível em: https://www.ncbi.nlm.nih.gov/pubmed/22561143.

Deepe GS Jr, Gibbons R. Protective efficacy of H antigen from Histoplasma capsulatum in a murine model of pulmonary histoplasmosis. Infect Immun. 2001;69(5):3128-34. ISSN 0019-9567. [2023 Dez. 13]. Disponível em: https://www.ncbi.nlm.nih.gov/pubmed/11292732.

Deepe, GS, Durose GG. Immunobiological activity of recombinant H antigen from Histoplasma capsulatum. Infect Immun. 1995;63(8):3151-7. ISSN 0019-9567. [2023 Dez. 13]. Disponível em: https://www.ncbi.nlm.nih.gov/pubmed/7622243.

Del Bino L, Romano MR. Role of carbohydrate antigens in antifungal glycoconjugate vaccines and immunotherapy. Drug Discov Today Technol. 2020;38:45-55. ISSN 1740-6749. [2023 Dez. 13]. Disponível em: https://www.ncbi.nlm.nih.gov/pubmed/34895640.

Deo SS, Gottlieb DJ. Adoptive T-cell therapy for fungal infections in haematology patients. Clin Transl Immunology. 2015;4(8):e40. ISSN 2050-0068. [2023 Dez. 13]. Disponível em: https://www.ncbi.nlm.nih.gov/pubmed/26366286.

Edwards JA, Kemski MM, Rappleye CA. Identification of an aminothiazole with antifungal activity against intracellular Histoplasma capsulatum. Antimicrob Agents Chemother. 2013;57(9):4349-59. ISSN 1098-6596. [2023 Dez. 13]. Disponível em: https://www.ncbi.nlm.nih.gov/pubmed/23817367.

Edwards JE Jr, Schwartz MM, Schmidt CS, Sobel JD, Nyirjesy P, Schodel F, et al. A Fungal immunotherapeutic vaccine (NDV- 3A) for treatment of recurrent vulvovaginal Candidiasis-a phase 2 randomized, double-blind, placebo-controlled trial. Clin Infect Dis. 2018;66(12):1928-36. ISSN 1537-6591. [2023 Dez. 13]. Disponível em: https://www.ncbi.nlm.nih.gov/pubmed/29697768.

Fernandes VC, Martins EMN, Boeloni JN, Coitinho JB, Serakides R, Goes AM. The combined use of Paracoccidioides brasiliensis Pb40 and Pb27 recombinant proteins enhances chemotherapy effects in experimental paracoccidioidomycosis. Microbes Infect. 2011;13(12-13):1062-72. ISSN 1769-714X. [2023 Dez. 13]. Disponível em: https://www.ncbi.nlm.nih.gov/pubmed/21726659.

Ferreira KS, Lopes JD, Almeida SR. Regulation of T helper cell differentiation in vivo by GP43 from Paracoccidioides brasiliensis provided by different antigen-presenting cells. Scand J Immunol. 2003;58(3):290-7. ISSN 0300-9475. [2023 Dez. 13]. Disponível em: https://www.ncbi.nlm.nih.gov/pubmed/12950674.

Fuji S, Löffler J, Einsele H, Kapp M. Immunotherapy for opportunistic infections: current status and future perspectives. Virulence. 2016;7(8):939-49. ISSN 2150-5608. [2023 Dez. 13]. Disponível em: https://www.ncbi.nlm.nih.gov/pubmed/27385102.

Gómez AM, Rhodes JC, Deepe GS Jr. Antigenicity and immunogenicity of an extract from the cell wall and cell membrane of Histoplasma capsulatum yeast cells. Infect Immun. 1991;59(1):330-6. ISSN 0019-9567. [2023 Dez. 13]. Disponível em: https://www.ncbi.nlm.nih.gov/pubmed/1987047.

Gomez FJ, Allendoerfer R, Deepe GS Jr. Vaccination with recombinant heat shock protein 60 from Histoplasma capsulatum protects mice against pulmonary histoplasmosis. Infect Immun. 1995;63(7):2587-95. ISSN 0019-9567. [2023 Dez. 13]. Disponível em: https://www.ncbi.nlm.nih.gov/pubmed/7790073.

Gomez FJ, Gomez AM, Deepe GS Jr. An 80-kilodalton antigen from Histoplasma capsulatum that has homology to heat shock protein 70 induces cell-mediated immune responses and protection in mice. Infect Immun. 1992;60(7):2565-71. ISSN 0019-9567. [2023 Dez. 13]. Disponível em: https://www.ncbi.nlm.nih.gov/pubmed/1612726.

Hsieh S-H, Lin J-S, Huang J-H, Wu S-Y, Chu C-L, Kung JT, et al. Immunization with apoptotic phagocytes containing Histoplasma capsulatum activates functional CD8(+) T cells to protect against histoplasmosis. Infect Immun. 2011;79(11):4493-502. ISSN 1098-5522. [2023 Dez. 13]. Disponível em: https://www.ncbi.nlm.nih.gov/pubmed/21911464.

Kauffman CA. Histoplasmosis: a clinical and laboratory update. Clin Microbiol Rev. 2007;20(1):115-32. ISSN 0893-8512. [2023 Dez. 13]. Disponível em: https://www.ncbi.nlm.nih.gov/pubmed/17223625.

Khan S, Alam F, Azam A, Khan AU. Gold nanoparticles enhance methylene blue-induced photodynamic therapy: a novel therapeutic approach to inhibit Candida albicans biofilm. Int J Nanomedicine. 2012;7:3245-57. ISSN 1178-2013. [2023 Dez. 13]. Disponível em: https://www.ncbi.nlm.nih.gov/pubmed/22802686.

Kischkel B, Boniche-Alfaro C, Menezes IG, Rossi SA, Angeli CB, Almeida SR, et al. Immunoproteomic and immunopeptidomic analyses of. Front Immunol. 2021;12:764501. ISSN 1664-3224. [2023 Dez. 13]. Disponível em: https://www.ncbi.nlm.nih.gov/pubmed/34880863.

Kischkel B, Rossi SA, Santos SR, Nosanchuk JD, Travassos LR, Taborda CP. Therapies and vaccines based on nanoparticles for the treatment of systemic Fungal infections. Front Cell Infect Microbiol. 2020;10:463. ISSN 2235-2988. [2023 Dez. 13]. Disponível em: https://www.ncbi.nlm.nih.gov/pubmed/33014889.

Larsen RA, Pappas PG, Perfect J, Aberg JA, Casadevall A, Cloud GA, et al. Phase I evaluation of the safety and pharmacokinetics of murine-derived anticryptococcal antibody 18B7 in subjects with treated cryptococcal meningitis. Antimicrob Agents Chemother. 2005;49(3):952-8. ISSN 0066-4804. [2023 Dez. 13]. Disponível em: https://www.ncbi.nlm.nih.gov/pubmed/15728888.

Lass-Flörl C, Roilides E, Löffler J, Wilflingseder D, Romani L. Minireview: host defence in invasive aspergillosis. Mycoses. 2013;56(4):403-13. ISSN 1439-0507. [2023 Dez. 14]. Disponível em: https://www.ncbi.nlm.nih.gov/pubmed/23406508.

Magalhães A, Ferreira KS, Almeida SR, Nosanchuk JD, Travassos LR, Taborda CP. Prophylactic and therapeutic vaccination using dendritic cells primed with peptide 10 derived from the 43-kilodalton glycoprotein of Paracoccidioides brasiliensis. Clin Vaccine Immunol. 2012;19(1):23-9. ISSN 1556-679X. [2023 Dez. 14]. Disponível em: https://www.ncbi.nlm.nih.gov/pubmed/22089247.

Martinez R. Epidemiology of paracoccidioidomycosis. Rev Inst Med Trop Sao Paulo. 2015;57(19):11-20. ISSN 1678-9946. [2023 Dez. 14]. Disponível em: https://www.ncbi.nlm.nih.gov/pubmed/26465364.

McDermott AJ, Klein BS. Helper T-cell responses and pulmonary fungal infections. Immunology. 2018;155(2):155-63. ISSN 1365-2567. [2023 Dez. 14]. Disponível em: https://www.ncbi.nlm.nih.gov/pubmed/29781185.

Muñoz JE, Luft VD, Amorim J, Magalhães A, Thomaz L, Nosanchuk JD, et al. Immunization with P10 peptide increases specific immunity and protects immunosuppressed BALB/c mice infected with virulent yeasts of Paracoccidioides brasiliensis. Mycopathologia. 2014;178(3-4):177-88. ISSN 1573-0832. [2023 Dez. 14]. Disponível em: https://www.ncbi.nlm.nih.gov/pubmed/25135302.

Normile TG, Rella A, Del Poeta M. Δ. Cryptococcus neoformans Δ sgl1 vaccination requires either CD4+ or CD8+ T cells for complete host protection. Front Cell Infect Microbiol. 2021;11:739027. ISSN 2235-2988. [2023 Dez. 14]. Disponível em: https://www.ncbi.nlm.nih.gov/pubmed/34568097.

Nosanchuk JD, Steenbergen JN, Shi L, Deepe Jr GS, Arturo Casadevall A. Antibodies to a cell surface histone-like protein protect against Histoplasma capsulatum. J Clin Invest. 2003;112(8):1164-75. ISSN 0021-9738. [2023 Dez. 14]. Disponível em: https://www.ncbi.nlm.nih.gov/pubmed/14561701.

Oliveira LVN, Wang R, Specht CA, Levitz SM. Vaccines for human fungal diseases: close but still a long way to go. NPJ Vaccines. 2021;6(1):33. ISSN 2059-0105. [2023 Dez. 14]. Disponível em: https://www.ncbi.nlm.nih.gov/pubmed/33658522.

Pappas PG, Lionakis MS, Arendrup MC, Ostrosky-Zeichner L, Kullberg BJ. Invasive candidiasis. Nat Rev Dis Primers. 2018;4:18026. ISSN 2056-676X. [2023 Dez. 14]. Disponível em: https://www.ncbi.nlm.nih.gov/pubmed/29749387.

Rizzo J, Rodrigues ML, Janbon G. Extracellular vesicles in Fungi: past, present, and future perspectives. Front Cell Infect Microbiol. 2020;10:346. ISSN 2235-2988. [2023 Dez. 14]. Disponível em: https://www.ncbi.nlm.nih.gov/pubmed/32760680.

Roth MT, Zamith-Miranda D, Nosanchuk JD. Immunization strategies for the control of Histoplasmosis. Curr Trop Med Rep. 2019;6(2):35-41. ISSN 2196-3045. [2023 Dez. 14]. Disponível em: https://www.ncbi.nlm.nih.gov/pubmed/31772912.

Różalska B, Sadowska B, Budzyńska A, Bernat P, Różalska S. Biogenic nanosilver synthesized in Metarhizium robertsii waste mycelium extract – as a modulator of Candida albicans morphogenesis, membrane lipidome and biofilm. PLoS One.2018;13(3): e0194254. ISSN 1932-6203. [2023 Dez. 14]. Disponível em: https://www.ncbi.nlm.nih.gov/pubmed/29554119.

Schmidt CS, White CJ, Ibrahim AS, Filler SG, Fu Y, Yeaman MR, et al. NDV-3, a recombinant alum-adjuvanted vaccine for Candida and Staphylococcus aureus, is safe and immunogenic in healthy adults. Vaccine. 2012;30(52):7594-600. ISSN 1873-2518. [2023 Dez. 14]. Disponível em: https://www.ncbi.nlm.nih.gov/pubmed/23099329.

Sepúlveda VE, Márquez R, Turissini DA, Goldman WE, Matute,DR, et al. Genome sequences reveal cryptic speciation in the human pathogen Histoplasma capsulatum. mBio. 2017;8(6). ISSN 2150-7511. [2023 Dez. 14]. Disponível em: https://www.ncbi.nlm.nih.gov/pubmed/29208741.

Seyoum E, Bitew A, Mihret A. Distribution of Candida albicans and non-albicans Candida species isolated in different clinical samples and their in vitro antifungal suscetibity profile in Ethiopia. BMC Infect Dis. 2020;20(1):231. ISSN 1471-2334. [2023 Dez. 14]. Disponível em: https://www.ncbi.nlm.nih.gov/pubmed/32188422.

Shukla M, et al. Expression and purification along with evaluation of serological response and diagnostic potential of recombinant Sap2 protein from C. parapsilosis for use in systematic Candidiasis. J Fungi (Basel). 2021;7(12). ISSN 2309-608X. [2023 Dez. 14]. Disponível em: https://www.ncbi.nlm.nih.gov/pubmed/34946982.

Silva LBR, Dias LS, Rittner GMG, Muñoz JE, Souza ACO, Nosanchuk, et al. Dendritic cells primed with paracoccidioides brasiliensis peptide p10 are therapeutic in immunosuppressed mice with paracoccidioidomycosis. Front Microbiol. 2017;8:1057. ISSN 1664-302X. [2023 Dez. 14]. Disponível em: https://www.ncbi.nlm.nih.gov/pubmed/28659882.

Silva LBR, Taira CL, Cleare LG, Martins M, Junqueira M, Nosanchuchuk, et al. Identification of potentially therapeutic immunogenic peptides from paracoccidioides lutzii species. Front Immunol. 2021;12:670992. ISSN 1664-3224. [2023 Dez. 14]. Disponível em: https://www.ncbi.nlm.nih.gov/pubmed/34046037.

Santos S, Ferreira KS, Almeida SR. Paracoccidioides brasilinsis-induced migration of dendritic cells and subsequent T-cell activation in the lung-draining lymph nodes. PLoS One. 2011;6(5):e19690. ISSN 1932-6203. [2023 Dez. 14]. Disponível em: https://www.ncbi.nlm.nih.gov/pubmed/21611175.

Singh S, Uppuluri, Mamouei Z, Alqarihi A, Elhassan H, French S, et al. The NDV-3A vaccine protects mice from multidrug resistant Candida auris infection. PLoS Pathog. 2019;15(8):e1007460. ISSN 1553-7374.[2023 Dez. 14]. Disponível em: https://www.ncbi.nlm.nih.gov/pubmed/31381597.

Taborda CP, Urán ME, Nosanchuk JD, Travassos LR. Paracoccidioidomycosis: challenges in the development of a vaccine against an endemic mycosis in the Americas. Rev Inst Med Trop Sao Paulo. 2015;57(19):21-4. ISSN 1678-9946. [2023 Dez. 14]. Disponível em: https://www.ncbi.nlm.nih.gov/pubmed/26465365.

Thind SK, Taborda, CP, Nosanchuk JD. Dendritic cell interactions with Histoplasma and Paracoccidioides. Virulence. 2015;6(5):424-32. ISSN 2150-5608. [2023 Dez. 14]. Disponível em: https://www.ncbi.nlm.nih.gov/pubmed/25933034.

Thomaz L, Nosanchuk JD, Rossi DCP, Travassos LR, Taborda CP. Monoclonal antibodies to heat shock protein 60 induce a protective immune response against experimental Paracoccidioides lutzii. Microbes Infect. 2014;16(9):788-95. ISSN 1769-714X. [2023 Dez. 14]. Disponível em: https://www.ncbi.nlm.nih.gov/pubmed/25161111.

Travassos LR, Rodriges EG, Iwai LK, Taborda CP. Attempts at a peptide vaccine against paracoccidioidomycosis, adjuvant to chemotherapy. Mycopathologia. 2008;165(4-5):341-52. ISSN 0301-486X. [2023 Dez. 14]. Disponível em: https://www.ncbi.nlm.nih.gov/pubmed/18777638.

Travassos LR, Taborda CP. New advances in the development of a vaccine against paracoccidioidomycosis. Front Microbiol. 2012;3:212. ISSN 1664-302X. [2023 Dez. 14]. Disponível em: https://www.ncbi.nlm.nih.gov/pubmed/22701452.

Travassos LR, Taborda CP. Linear epitopes of Paracoccidioides brasiliensis and other fungal agents of human systemic mycoses as vaccine candidates. Front Immunol. 2017;8:224. ISSN 1664-3224. [2023 Dez. 14]. Disponível em: https://www.ncbi.nlm.nih.gov/pubmed/28344577.

Tso GHW, Reales-Calderon JA, Pavelka N. The Elusive Anti. Front Immunol. 2018;9:897. ISSN 1664-3224. [2023 Dez. 14]. Disponível em: https://www.ncbi.nlm.nih.gov/pubmed/29755472.

Wang XJ, Sui X, Yan L, Wang Y, Cao Y-B, Jiang Y-Y. Vaccines in the treatment of invasive candidiasis. Virulence. 2015;6(4):309-15. ISSN 2150-5608. [2023 Dez. 14]. Disponível em: https://www.ncbi.nlm.nih.gov/pubmed/25559739.

Xander P, Vigna AF, Feitosa LS, Pugliese L, Bailão AM, Soares CMA, et al. A surface 75-kDa protein with acid phosphatase activity recognized by monoclonal antibodies that inhibit Paracoccidioides brasiliensis growth. Microbes Infect. 2007;9(12-13):1484-92. ISSN 1286-4579. [2023 Dez. 14]. Disponível em: https://www.ncbi.nlm.nih.gov/pubmed/17913543.

Zaragoza O. Basic principles of the virulence of Cryptococcus. Virulence. 2019;10(1):490-501. ISSN 2150-5608. [2023 Dez. 14]. Disponível em: https://www.ncbi.nlm.nih.gov/pubmed/31119976.

Zhang L, Zhang K, Li H, Coelho C, Gonçalves DS, Fu MS, et al. Cryptococcus neoformans – infected macrophages release proinflammatory extracellular vesicles: insight into their components by multi-omics. mBio. 2021;12(2). ISSN 2150-7511. [2023 Dez. 14]. Disponível em: https://www.ncbi.nlm.nih.gov/pubmed/33785616.

Micoses Oportunísticas e Outras Micoses

Candidíase, Aspergilose, Mucormicose, Fusariose, Pneumocistose, Peniciliose, Tricosporonose, Oculomicose e Otomicose

70

Olga Fischman Gompertz
Walderez Gambale
Claudete Rodrigues Paula
Benedito Corrêa

Micoses oportunísticas são infecções cosmopolitas causadas por fungos de baixa virulência, que convivem pacificamente com o hospedeiro, mas, ao encontrarem condições favoráveis, como distúrbios do sistema imunodefensivo, desenvolvem seu poder patogênico, invadindo os tecidos. Atingem indivíduos de ambos os sexos, de todas as faixas etárias e raças.

Os fatores que predispõem às micoses oportunísticas podem ser classificados em: intrínsecos ou próprios do hospedeiro, como neoplasias, diabetes, hemopatias diversas, síndrome da imunodeficiência adquirida (AIDS) e todas as doenças que alteram a imunidade celular, velhice, gravidez, prematuridade, entre outros; fatores extrínsecos, como antibioticoterapia, corticosteroidoterapia, antiblásticos, cirurgia de transplantes e ambientes hospitalares contaminados.

Para considerar um fungo o agente responsável por determinada micose oportunística, os seguintes critérios devem ser respeitados: observação do fungo ao exame microscópico direto, em reiteradas ocasiões ou em material de biópsia; isolamento do mesmo agente em culturas seriadas; e não identificação de outro agente patogênico.

Da longa lista de fungos oportunistas, destacam-se *Aspergillus* spp., *Candida* spp., *Mucor* spp., *Rhizopus* spp., e *Cryptococcus neoformans* (já referido entre as micoses sistêmicas) entre os mais frequentemente identificados.

O diagnóstico preciso e precoce das micoses oportunísticas tem resultado em tratamento adequado e sobrevida mais longa.

Candidíase

Etiologia e patogênese

A candidíase, também denominada "candidose", é infecção causada por fungos do gênero *Candida*. O agente mais comum é *Candida albicans*, mas outras espécies têm sido também identificadas, por exemplo: *C. tropicalis*; *C. glabrata*; *C. krusei*; *C. parapsilosis*; *C. kefyr*; *C. guilliermondii*; *C. lusitanae*. Outras espécies emergentes como *C. rugosa*, *C. famata*, *C. utilis*, *C. lipolytica*, *C. norvegensis*. *C. inconspicua* e *C. dubliniensis* também têm sido isoladas de casos tanto de doenças superficiais como de invasivas.

Candida auris, outra espécie emergente, é capaz de desenvolver resistência a multidrogas e surtos de infecção invasiva em todo o mundo.

A maior parte das infecções causadas por *C. albicans* é de origem endógena. Mais recentemente, a transmissão exógena, principalmente intra-hospitalar, de *C. albicans* e de outras espécies do gênero tem sido relatada.

Vários fatores contribuem para o desenvolvimento de uma candidose, fatores estes resumidos a seguir:

- **Fatores intrínsecos do hospedeiro:**
  - Fisiológicos: velhice, prematuridade, gravidez.
  - Patológicos: no decurso de doenças crônicas, como diabetes, tuberculose, neoplasias, endocrinopatias, hemopatias e outras.
- **Fatores extrínsecos:**
  - Medicamentos: antibióticos, corticosteroides, anticoncepcionais, drogas antiblásticas.
  - Intervenções cirúrgicas: cardíacas, transplantes renais, introdução de sondas, cateteres, aparelhos de respiração artificial, operações prolongadas.
  - Agentes físicos: traumatismos, queimaduras, irradiações.

Como a maioria das infecções é endógena, dependente principalmente de uma diminuição da resistência do hospedeiro, as candidoses podem ter localizações das mais variadas desde cutaneomucosas até disseminadas e atingir várias vísceras.

O fungo tem poder invasivo em pacientes debilitados pelo tratamento com antibióticos e drogas imunossupressoras e no decurso de doenças crônicas. Prolongando-se a vida dos indivíduos, ao mesmo tempo, aumenta-se a possibilidade das infecções oportunísticas, o que tem acontecido em todos os países.

A candidíase da mucosa oral, também denominada "estomatite cremosa" ou "sapinho", caracteriza-se pelo aparecimento de placas brancas, isoladas ou confluentes, aderentes à mucosa, com aspecto membranoso e, às vezes, rodeadas por halo eritematoso. Essa forma da micose é a mais frequente em pacientes gravemente enfermos e em recém-nascidos quando se associa à candidíase da mucosa vaginal da mãe. A candidíase oral é considerada indicador de AIDS em pacientes pertencentes aos grupos de maior risco. A infecção pode propagar-se por continuidade à faringe, à laringe, ao esôfago e, eventualmente, disseminar-se por via hematogênica.

Na mucosa vaginal, as lesões assemelham-se às da boca e são encontradas principalmente em pacientes grávidas com corrimento, em diabéticas ou em pacientes que recebem terapêutica antimicrobiana prolongada. No homem, a balanite, infecção na glande, por *C. albicans*, pode ser encontrada, e é comumente considerada sexualmente adquirida.

A candidíase cutaneomucosa crônica é rara, acometendo geralmente pacientes com deficiências imunológicas, anomalias genéticas e endócrinas.

A candidíase cutânea generalizada é comumente crônica e observada em pacientes com deficiências nutricionais e em imunodeprimidos. As lesões são eritematosas, crostosas e com exsudatos. *C. albicans* é o agente mais frequente; *C. krusei*, *C. tropicalis*, *C. parapsilosis* e *C. guilliermondii* são também identificadas nesses processos.

Podem ocorrer lesões alérgicas secundárias, distantes dos focos ativos, que se caracterizam por serem vesiculares agrupadas e estéreis. Essas reações são denominadas "candídides".

A candidíase sistêmica é grave. O diagnóstico em vida é difícil em razão do polimorfismo das lesões e da variabilidade de sinais e de sintomas que não são específicos. O isolamento do micro-organismo do sangue nem sempre é conseguido.

As principais localizações da candidíase sistêmica se verificam nos seguintes sítios: rins; cérebro; coração; trato digestivo; brônquios; pulmões; e sangue. Febre, mal-estar geral, dor muscular, erupção cutânea e endoftalmites são alguns dos sintomas mais frequentes.

Endocardites por *Candida* acometem pacientes com defeitos vasculares, viciados em drogas e em pacientes imunocomprometidos. *C. tropicalis* e *C. parapsilosis* são as espécies mais comuns nesses processos.

Deve ser ressaltada a importância das leveduras do gênero *Candida* em relação às infecções hospitalares. *C. albicans* e outras espécies do gênero, em particular, *C. tropicalis* e *C. parapsilosis*, *C. glabrata*, *C. krusei* e *C. lusitaniae*, são importantes patógenos responsáveis por quadros de candidemias (infecções sanguíneas) nos hospitais, estimando-se em 10% a 12% seu valor sobre todas as infecções.

Estudos sobre as candidemias, nos Estados Unidos, revelaram um aumento de 200% entre 1979 e 2000. A morbidade e a mortalidade associadas com essas infecções são significativas e está bem estabelecido que essa infecção fúngica hospitalar constitui-se em importante problema de Saúde Pública.

Epidemiologia

A distribuição das leveduras do gênero *Candida* é muito ampla no meio ambiente, fazendo parte da microbiota normal ou participando de algumas doenças. *C. albicans* só ocorre no solo e na água quando estes são contaminados por dejetos humanos e de animais. Vários trabalhos têm relatado o isolamento de espécies de *Candida* em ambiente hospitalar (superfícies de paredes de unidades de terapia intensiva (UTI), de salas de cirurgia, de brinquedos em brinquedoteca, sistemas de climatização artificial e das mãos de profissionais médicos, enfermeiras e atendentes). Infecções oportunísticas por *Candida* spp. são de grande interesse, e sua pesquisa tem aumentado nas três últimas décadas. Candidíase sistêmica é descrita em 20% a 40% de pacientes com câncer e em aproximadamente 25% dos pacientes que recebem transplantes de medula óssea.

Marcadores epidemiológicos são importantes para explicar a origem das infecções por *Candida* spp. em hospitais, ajudando na prevenção, no diagnóstico e no tratamento, principalmente em pacientes imunodeprimidos. Entre os marcadores mais empregados para a biotipagem, destacam-se a resposta às toxinas *killer*, a morfotipagem, a sorotipagem e a cariotipagem. Atualmente, com os recentes avanços da Biologia Molecular, vários métodos de tipagem têm sido utilizados para investigações epidemiológicas, muitas vezes esclarecendo surtos hospitalares por essas leveduras.

Diagnóstico

O diagnóstico da candidíase é feito pelo exame direto do espécime clínico. A verificação da forma invasiva do fungo, que são as hifas e células leveduriformes, em material de biópsia ou raspado das lesões, fundamenta o diagnóstico de candidíase. As hifas apresentam septos espaçados e próximo a eles aparecem as células leveduriformes, que podem ser arredondadas ou ovaladas. As colorações mais indicadas para cortes histológicos são a metanamina prata de Grocott e o PAS (Figura 70.1).

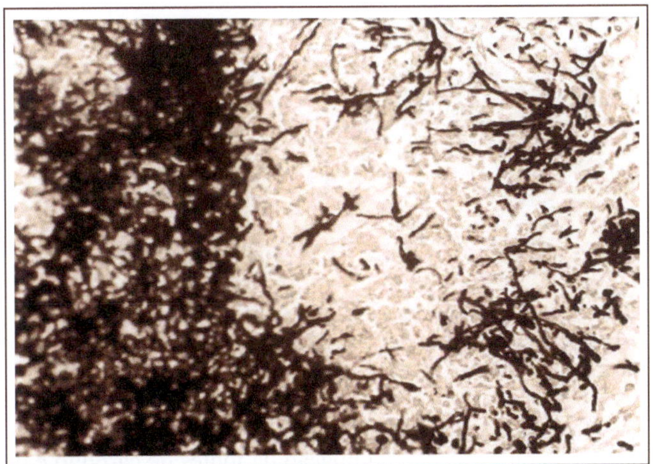

Figura 70.1 – *Histopatológico de lesão de candidíase mostrando células leveduriforme e filamentação. Coloração Grocott.*
Fonte: Acervo da autoria.

As diferentes espécies de *Candida* podem ser isoladas em ágar Sabouraud glicose, desenvolvendo-se como colônias cremosas, de cor creme, formadas por elementos leveduriformes, ovais ou arredondadas. Pseudo-hifas podem se desenvolver. Atualmente, o meio cromogênico CHROMagar *Candida* tem sido utilizado como forma de isolamento primário e de identificação presuntiva de algumas espécies de *Candida*. Nesse meio, as colônias de *Candida albicans* apresentam coloração verde; as de *C. tropicalis*, azul; e as de *C. krusei* e outras espécies, coloração rosa.

A identificação de *C. albicans* pode ser obtida pela formação de tubo germinativo em soro fetal bovino após incubação a 37 °C, durante 3 horas (Figura 70.2), ou pela produção de clamidoconídios em meio de ágar fubá, à temperatura ambiente (Figura 70.3).

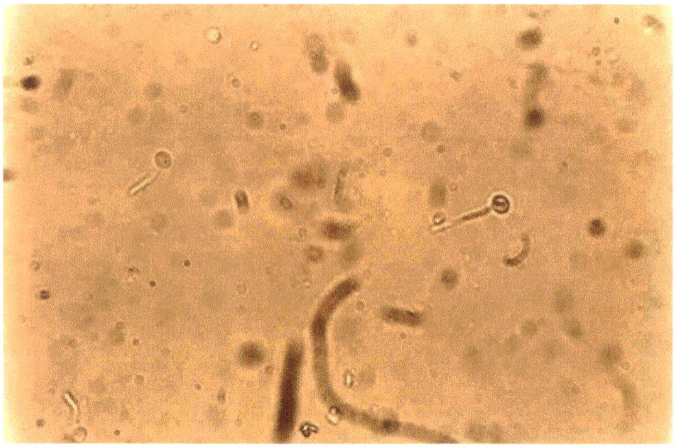

Figura 70.2 – *Tubo germinativo de C. albicans em soro fetal bovino.*
Fonte: Acervo da autoria.

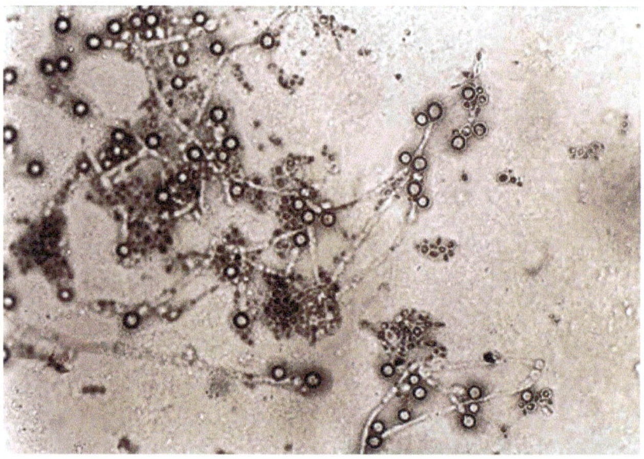

Figura 70.3 – *Candida albicans apresentando células leveduriformes com brotamento e pseudo-hifas com clamidoconídios. Cultura em ágar fubá, a 28 °C. 400x.*
Fonte: Acervo da autoria.

A classificação das espécies de *Candida* baseia-se em provas fisiológicas de assimilação de fontes de carbono e de nitrogênio e de fermentação de açúcares.

Atualmente, existem no mercado métodos automatizados para um diagnóstico mais rápido. No entanto, esses processos devem ser usados criticamente e com interpretação adequada.

Fatores de virulência

Cada vez mais se estudam os fatores de virulência dos fungos e, no caso de *C. albicans*, pode-se salientar: dimorfismo (variação de antígenos da parede); capacidade de filamentação; adesinas; produção de enzimas (proteinases e fosfolipases); e *switching* (variações fenotípicas). Toxinas produzidas por essa levedura ainda estão em estudo, sendo já citada a cândida-toxina (CT). As proteinases (sap) são os fatores de virulência mais estudados (Figura 70.4).

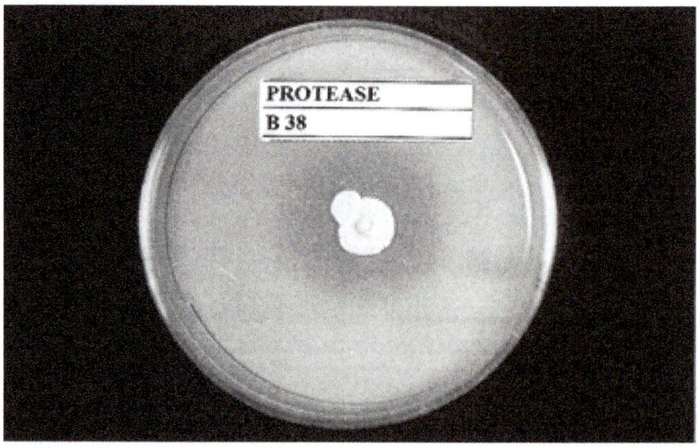

Figura 70.4 – *Produção de protease (sap) por isolado de C. albicans — fator de virulência.*
Fonte: Acervo da autoria.

Um dos principais fatores e virulência de *Candida* é sua capacidade de formar comunidades microbianas anexadas à superfície. Essas comunidades, conhecidas como "biofilmes", são muito difundidas e observadas na maioria dos dispositivos médicos, como *stents*, *shunts*, implantes, tubos endotraqueais, marca-passos e vários tipos de cateteres.

Tratamento

Nistatina, anfotericina B, pimaricina e imidazólicos como itraconazol, fluconazol e voriconazol, por via oral; violeta de genciana e ácido bórico têm sido empregados. Novas drogas como a caspofungina, micafungina e anidulafungina são altamente promissoras nos casos sistêmicos.

Aspergilose

Etiologia e patogênese

Aspergillus são fungos de distribuição universal, com mais de 200 espécies conhecidas. O nome *Aspergillus* foi dado ao gênero pela semelhança que o fungo apresenta com o aparelho usado pelo padre para aspergir água benta. Em virtude da ampla distribuição de seus conídios, esses fungos são contaminantes comuns em laboratórios, hospitais, espécimes clínicos, alimentos, bebidas etc. As espécies mais relacionadas à doença humana são *Aspergillus fumigatus*, *A. flavus*, *A. niger*, *A. nidulans*, *A. terreus*.

Diferente do gênero *Candida*, *Aspergillus* não faz parte da biota do homem sadio, sendo considerado oportunistas, produzindo doença, quando encontra condições que favorecem sua implantação. Além dos quadros infecciosos, pode causar alergias ou intoxicações. A aspergilose alérgica ocorre frequentemente em indivíduos que manuseiam feno ou resíduos contaminados com o fungo. As micotoxicoses são mais relacionadas com animais que ingerem rações contaminadas com metabólitos tóxicos produzidos por *Aspergillus* spp.

Os principais quadros clínicos observados no homem são: aspergilose cutânea; otomicose aspergilar; aspergilose ocular; onicomicose aspergilar; aspergiloma ou bola fúngica; e aspergilose pulmonar invasiva.

A forma cutânea pode ser primária quando ocorre a inoculação do fungo ou secundária, como manifestação da disseminação hematogênica a partir de um foco primário, em geral, pulmonar. O aspecto das lesões cutâneas é polimórfico: pápulas, pústulas, nódulos, abscessos e lesões necrosantes podem ser observados.

A otomicose aspergilar é condição secundária à lesão eczematosa em pacientes em uso de antibioticoterapia e corticosteroidoterapia. As espécies mais envolvidas são *A. niger*, *A. fumigatus* e *A. flavus*. As onicomicoses por *Aspergillus* são comuns em unhas alteradas por traumas, psoríase, sendo o agente mais frequentemente isolado *A. terreus*. As aspergiloses oculares acometem mais trabalhadores rurais, cortadores de cana de açúcar, pela implantação traumática do fungo no globo ocular. *A. flavus* é a espécie mais isolada nessas infecções.

O aspergiloma ou bola fúngica é uma colonização do fungo em cavidade pulmonar, geralmente associada à tuberculose que deixou sequelas, produzida principalmente por *A. fumigatus*.

A aspergilose invasiva, infecção de origem nosocomial é uma das causas mais frequentes da manifestação em pacientes com imunocomprometimento apresentando elevado índice de morbiletalidade. Acomete pacientes com neutropenia prolongada, transplantados, leucêmicos, portadores de câncer em quimioterapia, alcoólatras. Outros fatores incluindo doença de base imunossupressora como AIDS podem estar envolvidos na patogênese da infecção.

Mais recentemente, um tipo de doentes imunocomprometidos com doença pulmonar crônica, asma e/ou gripe, tem sido reconhecido como de risco para a aspergilose invasiva. Além dos fatores de risco do paciente, a aspergilose invasiva se caracteriza pela rapidez da progressão e disseminação determinadas pela invasão vascular por *Aspergillus* que produz infartos nos vasos sanguíneos, seguidos de necrose e isquemia no tecido servido pelo vaso. A doença também está associada à COVID-19.

Epidemiologia

Aspergillus spp. tem distribuição universal muito ampla, causando infecções, no homem, sob as mais variadas formas clínicas. O fungo vive no solo e em vegetais em decomposição.

A aspergilose invasiva é causada por *Aspergillus fumigatus* (90%) seguido por *A. flavus* (5%) e *Aspergillus* spp. (5%). Índices de mortalidade de até 90% têm sido registrados em AIDS e de 45% em transplantados. Cientistas brasileiros têm chamado atenção para a sua incidência, altos índices de morbidade e de mortalidade, necessitando de diagnóstico precoce e tratamento adequado.

Infecções nosocomiais têm sido registradas, sendo identificados *A. niger*, *A. flavus*, *A. fumigatus*. O fungo foi isolado inclusive de aparelhos de ar condicionado, o que reflete a necessidade de melhores sistemas de manutenção dessa aparelhagem.

Diagnóstico

O diagnóstico da aspergilose invasiva representa um desafio para o médico. Sinais clínicos, sintomas, microscopia direta, radiografia e histopatologia, que é o padrão-ouro, são importantes. No entanto, infiltrados pulmonares podem ser provocados por outros agentes infecciosos; o escarro é, muitas vezes negativo, ao exame direto, culturas de sangue dificilmente são positivas e biópsias, ainda que muito úteis, nem sempre podem ser realizadas em razão do mau estado do paciente.

A demonstração do fungo em secreções, tecidos de material de biópsia, revela hifas hialinas septadas, ramificadas em ângulo de 45°; no entanto, a cultura deve ser confirmatória, pois outros fungos filamentosos têm as mesmas características.

Outros métodos diagnósticos incluem pesquisa de galactomananas ou DNA verificado pelo teste de reação em cadeia da polimerase (PCR). Em alguns laboratórios, os testes de pesquisa de galactomanana têm demonstrado até 99% de sensibilidade e especificidade. Todas essas provas necessitam ser criteriosamente analisadas.

Tratamento

Está na dependência da forma clínica. Na aspergilose invasiva, anfotericina B é a droga de escolha, com evolução variável. Na aspergilose ocular, pimaricina é o fármaco mais empregado. Em otomicoses, tem sido preconizado uso de tolciclato. A aspergilose pulmonar (bola fúngica) exige procedimento cirúrgico.

Mucormicose

Etiologia e patogênese

Mucormicoses são infecções de curso agudo, fatal na maior parte dos casos, provocadas por fungos da classe dos Zygomicetos, ordem Mucorales.

Os principais agentes são representados pelos gêneros *Absidia*, *Mucor*, *Rhizopus*, *Rhizomucor* e *Apophysomyces*. Novas espécies foram descritas nos últimos anos: *Saksenaea vasiformis*; e *Cunninghamella bertholletiae* isoladas de casos clínicos.

Alguns fatores associados à virulência têm sido descritos entre esses fungos. Apesar de reconhecidos como fungos sapróbios, não patogênicos, a maior parte das espécies é termotolerante, crescendo em temperaturas até 43 °C porémsabe-se que espécies de gêneros *Rhizopus* sobrevivem em temperatura de 83 °C por até 72 horas.

As espécies são angioinvasoras, podendo se disseminar rapidamente pelos vasos sanguíneos, formando infartos e comprometimento dos tecidos afetados.

A mucormicose pode se manifestar de diferentes formas clínicas: mucormicose cutânea; mucormicose pulmonar; mucormicose rínocerebral; mucormicose gastrointestinal e mucormicose sistêmica.

A mucormicose cutânea primária é rara, com implantação do fungo na pele. Pode também ocorrer pela disseminação de doença sistêmica prévia.

A mucormicose pulmonar que se manifesta pela inoculação do fungo atinge os lobos superiores, principalmente em pacientes com diabetes mellitus, podendo ser confundida com pneumonia, o que compromete o diagnóstico e tratamento.

A mucormicose gastrointestinal ocorre pela ingestão de alimentos contaminados, com formação de úlceras necróticas gástricas ou intestinais, podendo evoluir para peritonites, quando índice de mortalidade é superior a 90%. A mucormicose rinocerebral é a forma mais grave e a mais comum da doença, correspondendo a aproximadamente metade de todos os casos relatados de zigomicose, com elevadas taxas de mortalidade. Em grande número de casos, está associado à cetoacidose diabética.

A mucormicose sistêmica resulta da disseminação de um foco pulmonar primário.

A mucormicose disseminada é de difícil diagnóstico pela variedade de quadros clínicos, evolução rápida, sendo a causa do óbito só reconhecida, em muitos casos, após necropsia. Alguns autores relataram o aumento de relatos de casos de mucormicose em pessoas com diagnóstico positivo para COVID-19.

Epidemiologia

Os agentes da mucormicose são fungos de distribuição universal, vivem na natureza no solo, em vegetais. A infecção ocorre geralmente em pacientes com algum fator de imunocomprometimento e atinge indivíduos de todas as raças, sem predileção por sexo ou faixa etária.

A mucormicose rinocerebral que é a forma clínica mais comum da doença, se inicia com a inalação dos esporos, colonização dos seios nasais, com comprometimento rápido dos tecidos afetados, necrose dos seios paranasais e produção de secreção nasal seropurulenta ou serossanguinolenta. Com a evolução rápida da doença, há perda da visão, edema periorbital, ptose, paralisia facial, confusão mental e coma. É a forma mais dramática da doença.

Além dos fatores de virulência, reconhecidos entre os agentes de mucormicose, devem ser reconhecidos fatores de risco inerentesao hospedeiro, tais como o diabetes mellitus, a malignidade hematológica, os transplantes de órgãos sólidos e os de medula e a insuficiência renal crônica.

Diagnóstico

O diagnóstico da mucormicose é feito pelo exame micológico direto com KOH (10% a 20%), pela visualização de hifas largas, não septadas. O exame histopatológico de material biopsiado deve ser corado com metenamina prata (Grocott-Gomori) ou coloração de Periodic-Acid-Schiff (PAS) quando são visualizadas as hifas características com ramificações em ângulo reto e alterações teciduais. A cultura é indispensável para identificar o agente.

Tratamento

O tratamento inclui instituição de terapia precoce, anfotericina B e correção de doenças de base que predispõem à infecção fúngica e requer excisão cirúrgica dos tecidos afetados. A suspensão do uso de quelantes de íon ferro e de imunossupressores tem sido referida. Apesar de todas as medidas, a taxa de mortalidade é elevada.

Fusariose

Etiologia e patogênese

Fusarium é um patógeno de planta e sapróbio do solo que pode causar um largo espectro de infecções em humanos. *Fusarium oxysporum*, *F. solani*, *F. verticillioides* são as principais espécies envolvidas.

As infecções superficiais por *Fusarium* ocorrem em pacientes imunocompetentes e imunocomprometidos, enquanto a infecção sistêmica invasiva compromete somente pacientes imunocomprometidos.

As onicomicoses se manifestam na maioria dos casos com a formação de zona branca na superfície da unha, causada principalmente por *F. oxysporum*. A colonização primária da pele acomete, em geral, grandes queimados, sendo *Fusarium* um agente importante de infecção só ultrapassado por *Aspergillus* e *Candida*. A lesão cutânea pode ser de origem metastásica de um foco primitivo pulmonar, tendo sido o fungo inalado. As ceratites micóticas ocorrem após trauma ocular com areia, fragmento vegetal, terra etc.

A fusariose invasiva apresenta os mesmos fatores de risco da aspergilose invasiva, como neutropenia prolongada e imunodeficiência celular. A fusariose disseminada tem sido mais diagnosticada em transplantados de medula óssea, leucêmicos. A fusariose invasiva e a aspergilose invasiva podem ser diferenciadas porque, nos casos de fusariose, o fungo é mais facilmente isolado da corrente sanguínea, as lesões cutâneas disseminadas são mais comuns e tendem a necrotizar. Os sintomas mais frequentes são febre, lesões cutâneas, agravamento do estado geral.

Epidemiologia

Os fungos do gênero *Fusarium* têm ampla distribuição geográfica, acometendo indivíduos de ambos os sexos e quaisquer raça e idade. Determinadas manifestações, como oculomicoses, são mais comuns em adultos do sexo masculino, com atividade rural, como cortadores de cana-de-açúcar, mais sujeitos a traumas.

Nas onicomicoses, quando ocorre a quebra da barreira da pele, pode ser a porta de entrada para infecção sistêmica. O índice de mortalidade da fusariose é de aproximadamente 90% dos pacientes.

Diagnóstico

O raspado de pele, unha ou olho clarificado com KOH 20%, revela a presença de hifas hialinas septadas. Ao exame histopatológico do material clínico, corado pelo PAS ou prata, são visualizadas hifas hialinas septadas, ramificadas em ângulo de 45°. O diagnóstico do patologista será de hialo-hifomicose.

A cultura é essencial para o diagnóstico uma vez que outros fungos filamentosos hialinos têm a mesma morfologia.

Em ágar Sabouraud dextrose, em 3 a 5 dias, desenvolvem-se colônias filamentosas com pigmentos diferenciais segundo a espécie. A micromorfologia mostra macroconídios multicelulares, típicos em forma de meias lua ou canoa e micronídios sem ou com um septo. A identificação de *Fusarium* spp. pode ser feita também por Biologia Molecular.

Tratamento

Está na dependência do quadro clínico. As onicomicoses por *Fusarium* devem ser diferenciados das dermatofitoses, porque o *Fusarium*, em geral, não responde ao tratamento com antifúngicos usados nas dermatofitoses. Nas ceratites micóticas, anfotericina B 0,15%, piramicina e clotrimazol 1% têm sido empregados por 10 a 12 semanas com sucesso, dependendo da evolução e da gravidade do quadro clínico.

Na fusariose disseminada, o prognóstico é sombrio. A ressecção cirúrgica, associada ao uso de anfotericina B, tem sido descrita. A resposta terapêutica depende da melhora da neutropenia dos pacientes com fusariose. Alguns isolados de *Fusarium* apresentam resistência à anfotericina B, itraconazol.

Pneumocistose

Etiologia e patogênese

Pneumocistose é infecção pulmonar causada por *Pneumocystis jirovecii*, associada à grave imunodepressão da imunidade celular. Ha duas espécies reconhecidas: *P. jirovecii*, agente da infecção humana; e *P. carinii*, agente da infecção em animais.

Indivíduos em tratamento com imunossupressores, pacientes com aids, neoplasias hematológicas, prematuros, crianças desnutridas são os mais atingidos. Quando inalado, o *P. jirovecii* adere à parede dos pneumócitos, sobrevive e multiplica-se, ficando os pulmões congestionados com os micro-organismos e com um exsudato espumoso alveolares.

Epidemiologia

Não se conhece o hábitat do fungo na natureza; a doença tem distribuição universal, a transmissão ocorre por via aérea de pessoa a pessoa. Desde 1980, tem sido uma das infecções oportunísticas mais importantes em AIDS. Com a introdução da terapia antirretroviral, sua incidência tem diminuído nessa população. Mesmo com a terapêutica, aproximadamente 15% dos pacientes vão a óbito. Se não tratada, a mortalidade chega a 100%. Ainda há muitos desafios para a melhor compreensão da pneumocistose humana.

Diagnóstico

O diagnóstico é firmado por exames radiográficos, tomografia computadorizada, identificação dos cistos do escarro, lavado brônquico ou biópsia transbrônquica, mediante coloração de Grocott, azul de toluidina ou brancocalcofluor.

Pesquisa de anticorpos monoclonais e o teste de PCR têm sido usados com bons resultados. A cultura não foi ainda obtida.

Tratamento

A primeira escolha para o tratamento é a associação sulfametaxazol/trimetropim, porém efeitos adversos podem ser verificados. O uso de corticosteroide tem sido preconizado em pacientes com insuficiência respiratória grave.

Peniciliose por *Penicillium marneffei*

Etiologia e patogênese

A peniciliose, infecção por *Penicillium marneffei*, é micose oportunística com apresentação clínica inespecífica. *Penicillium marneffei* é a única espécie do gênero, com dimorfismo térmico. A infecção se inicia após a inalação de conídios que, em sua fase leveduriforme, se desenvolvem dentro da célula do hospedeiro, ocorrendo a disseminação para nódulos linfáticos, fígado, baço, pulmão, medula e pele. Como o *Histoplasma capsulatum*, o sistema retículo endotelial é o principal alvo do parasita.

Febre, perda de peso, anemia, linfonodomegalia generalizada, hepatomegalia, diarreia, lesões cutâneas numerosas, em especial no rosto, tipo molusco contagioso são algumas das manifestações associadas à infecção. A micose tem sido diagnosticada também em transplantados, pacientes em uso de corticosteroides e imunossupressores e outros com déficit imunitário celular.

Epidemiologia

Infecção por *Penicillium marneffei* ocorre principalmente em pacientes com AIDS, que vivem no Sudeste Asiático. Um aumento significativo da sua incidência está diretamente relacionado ao aumento dos casos de AIDS.

A micose foi descrita também em pacientes europeus e norte-americanos que apresentaram a peniciliose após visitar regiões endêmicas. No Vietnam, o número de casos aumenta com a estação chuvosa. Além do homem, roedores também têm sido diagnosticados com peniciliose, na mesma região, em que a doença é endêmica.

A pneumocitose está associada a elevado índice de morbidade e letalidade, quando o diagnóstico e o tratamento não são precoces.

Diagnóstico

O parasita é geralmente intracelular e observa-se como células leveduriformes pequenas com reprodução por cissiparidade em exame de material de sangue, medula óssea, biópsia de pele, linfonodos, corado por PAS ou prata. A cultura em Sabouraud dextrose ágar incubada à temperatura ambiente ainda que positiva em mais de 70% do material de sangue, pele ou medula, demora algum tempo para o fungo ser identificado. O cultivo é algodonoso com coloração rosada a avermelhada; a partir de 15 dias de incubação, hifas hialinas septadas e conídios típicos de *Penicillium* são verificadas nos microcultivos.

Tratamento

Itraconazol 200 mg/dia é a droga de escolha para as formas leves a moderadas da doença; anfotericina B (0,6 mg/kg/dia, durante 15 dias) seguida de itraconazol (400 mg/dia, por 10 semanas) têm sido empregados com sucesso, nas formas graves.

Tricosporonose

Etiologia e patogênese

Tricosporonose é infecção fúngica invasiva causada por *Trichosporon* spp. As espécies mais comumente identificadas como agentes de doenças no homem são: *Trichosporon asahii*, *T. asteroides*, *T. cutaneum*, *T. inkin*, *T. mucoides* e *T. ovoides*, com diferentes espécies envolvidas nas diversas manifestações clínicas – *T. asahii,* a principal espécie isolada em tricosporonose invasiva seguida de *T. mucoides* e *T. asteroides*, *T. inkin* e *T. ovoides* identificadas em *piedra* branca dos pelos genitais e dos cabelos, respectivamente, *T. cutaneum* responsável por *piedra* branca e pneumonias de hipersensibilidade no Japão. Hoje são consideradas 16 espécies patogênicas entre as 50 espécies já identificadas.

Trichosporon spp. podem ser considerados a segunda ou terceira causa de infecções invasivas por leveduras não *Candida* em pacientes com doença hematológica maligna.

Os mais comuns achados clínicos da tricosporonose com disseminação hematogênica são febre e fungemia. Pneumonia, lesões em tecidos moles, endoftalmite, endocardite, abscesso cerebral e infecções uterinas têm sido relatados. Peritonite pode ocorrer como complicação da diálise.

Epidemiologia

A tricosporonose é doença de distribuição universal, com grande incidência em neonatos e idosos.

Numa revisão de 22 casos pediátricos e em adultos com fungemia por *Trichosporon*, a doença era menos relacionada à doença maligna e mais a doenças degenerativas; antibioticoterapia e múltiplos processos invasivos foram fatores importantes para o desenvolvimento da tricosporonose.

Diagnóstico

O material clínico deve ser cuidadosamente examinado. As leveduras do gênero *Trichosporon* podem ser confundidas com *Candida* spp. A cultura é recomendada e desenvolve-se facilmente em 3 a 5 dias como colônias cremosas, sulcadas e franjadas. Testes moleculares pelo estudo da região IGS1 do rDNA devem ser usados na caracterização do agente, uma vez que os testes fenotípicos não identificam, com acurácia, a levedura.

Tratamento

O tratamento ainda é um desafio para o clínico. Anfotericina B, fluconazol ou os dois fármacos juntos não têm dado resultados satisfatórios. Voriconazol parece ser a droga mais efetiva no tratamento da tricosporonose invasiva.

Oculomicoses ou micoses oculares

Etiologia e patogênese

As oculomicoses compreendem as infecções fúngicas dos canais lacrimais, conjuntiva, camada córnea e intraocular. Podem ocorrer como infecção primária, quando o fungo é inoculado ou representa uma manifestação de micose sistêmica, por disseminação hematogênica.

Os agentes fúngicos mais comumente associados às ceratites são *Fusarium solani*, *F. oxysporum*, *Aspergillus flavus*, *A. fumigatus*, *A. niger*, *Candida albicans*, *C. tropicalis*, *C. guilliermondii*. *Paecylomyces* spp., *Cephalosporium* spp., *Penicilluim* spp., *Alternaria* spp. *Curvularia* spp. têm sido também responsabilizados por ceratites.

Epidemiologia

Entre as oculomicoses, as ceratites têm maior casuística com incidência variável, segundo o clima, a estação do ano e a atividade profissional, entre outros fatores.

É condição clínica mais comum em clima tropical e subtropical, mas também têm sido documentados casos em regiões mais frias. A maior parte dos agentes vive no meio ambiente em plantas e no solo. Agricultores ou indivíduos com atividade rural, como cortadores de cana, são mais sujeitos a traumatismo por fragmentos vegetais. O uso indevido de antibióticos e corticosteroides tem sido relacionado ao aumento das ceratites micóticas. Em até 20% dos casos, as lentes de contato, quando manuseadas sem os devidos cuidados, estão relacionadas às infecções da córnea. As leveduras do gênero *Candida* ocorrem mais em zonas de clima temperado e são menos frequentes em climas tropicais.

Diagnóstico

O material ocular, se possível, deve ser colhido por um oftalmologista. O exame microscópico do raspado da lesão evidencia os elementos fúngicos como células leveduriformes, hifas e pseudo-hifas (*Candida* spp.), hifas não septadas (zigomiceto), hifas hialinas septadas, ramificadas (*Fusarium*, *Aspergillus*) etc.

A cultura deve ser feita em ágar Sabouraud dextrose com cloranfenicol e ágar Sabouraud dextrose com cloranfenicol e ciclo-heximida, mantido à temperatura ambiente.

Tratamento

O diagnóstico precoce e a terapia específica são condições indispensáveis para o sucesso do tratamento. Pimaricina é a droga de escolha. *Aspergillus* spp. podem não ser sensíveis à pimaricina, quando tem sido sugerido clotrimazol 1%. Como tratamentos alternativos, anfotericina B, nistatina, cetoconazol têm sido empregados.

Otomicoses

Etiologia e patogênese

Entre as otomicoses, a otite do conduto auditivo externo é a manifestação mais comum. Os fungos mais comumente isolados são *Aspergillus níger*, *A. flavus*, *A. fumigatus* e *C. albicans*, com variação entre as espécies de acordo com a região. Na patogênese dessa condição, devem ser considerados os seguintes fatores: doença prévia do ouvido; perda de cerúmen; infecção; trauma; fatores genéticos; alterações da imunidade; antibioticoterapia.

Diferenciação entre colonização e infecção fúngica no ouvido, muitas vezes, se torna difícil.

■ Epidemiologia

Geralmente, a infecção é causada por fungos que têm distribuição universal, sendo mais comum em climas tropicais úmidos. No Brasil, em trabalho realizado em São Paulo, foram identificados *A. níger*, *A. fumigatus* e *C. albicans* como espécies prevalentes.

■ Diagnóstico

O diagnóstico é realizado pelo exame do material clínico da área infectada retirado com swab, em preparação microscópicas com KOH 20%, e cultura em meio de ágar Sabouraud dextrose com cloranfenicol para a identificação específica do agente.

■ Tratamento

A limpeza do conduto auditivo deve preceder a aplicação do antifúngico. Tolciclato tem sido empregado com sucesso no tratamento.

Bibliografia recomendada

Bene JW. Aspergillus a primer for the novice. Medical Mycology. 2009;47:55-62.

Colombo AL, Padovan ACB, Chaves GM. Current knowledge of Trichosporon spp. and trichosporonosis. Clinical Microbiological Review. 2011;24:682-700.

Dai Y, Walker JW, Halloush RA, Khasawnesh FA. Mucormycoses in two community hospitals and the role of infections disease consultation a case series. International Journal of General Medicine. 2013;6:833-8.

Hawati N, Sahlawati M, Kumar CS, Lee KCC. A retrospective review on successful management of Penicillium marneffei infections in patients with advanced HIV in Hospital Sangai Buloh-Med. J Malazia. 2012;67:66-70.

Kurtzman CP, Fell JW. The Yeasts, a taxonomic study. 4. ed. New York: Elsevier, 1998.

Lacaz CS, Porto E, Martins JEC, Heins-Vaccari E, Melo NJ. Tratado de micologia médica. 9. ed. São Paulo: Sarvier, 2002.

Larone DH. Medically important fungi: a guide to identification. 5. ed. Laboratory Medicine. 2014;5.

Nucci M, Telles FQ, Tobon A, Restrepo A, Colombo AL. Epidemiology of opportunistic fungal infections in Latin America. Clinical Infections Diseases. 2010;51:561-70.

Pfaller MA, Diekema DJ. Epidemiology of invasive candidiasis: a persistent public health problem. Clin Microbiol Rev. 2007;133-63.

Sidrim JJC, Rocha MFG. Micologia médica à luz de autores contemporâneos. Ed. Guanabara Koogan S.A, 2004.

Tavares RM, Leite CEA, Tavares RM, Oliveira PL, Quental OB. Aspergillosis and mucormycosis - systemic mycoses of importance in COVID-19: review article. Research, Society and Development. 2021;10(7):e59410717101.

Agentes Antifúngicos

71

Kelly Ishida

A primeira substância a ser utilizada no tratamento de micoses, em 1903, foi o iodeto de potássio. Naquele momento histórico, o mundo dos fungos patogênicos estava sendo descrito em alguns casos clínicos, e diferentes espécies foram identificadas. A corrida pela busca de moléculas para o tratamento de doenças infecciosas é notada a partir do primeiro quartil do século XX, tomando-se como exemplo o isolamento da penicilina. No campo da Micologia, há os agentes poliênicos – anfotericina B e nistatina – sendo isolados de micro-organismos do gênero *Streptomyces*. Enquanto inúmeros agentes antibacterianos foram surgindo durante as seguintes décadas, os antifúngicos só tornaram, de fato, a aparecer, após a década de 1980 com os agentes azólicos, coincidindo, não por acaso, com o surgimento de doenças oportunistas fúngicas, em decorrência da pandemia de HIV/aids.

As principais classes de antifúngicos comercializadas, atualmente, compreendem os poliênicos, os azóis, os tiocarbamatos, as alilaminas, os derivados morfolínicos, os análogos da pirimidina, a griseofulvina e as equinocandinas. A Figura 71.1 mostra os principais alvos dos agentes antifúngicos empregados no tratamento das doenças fúngicas. No entanto, o tratamento das formas invasivas se baseia, geralmente, em três: poliênicos, azóis e equinocandinas. A escolha da classe de antifúngico, assim como sua formulação, é feita a partir do quadro clínico geral do paciente, do tipo de micose e da espécie fúngica envolvida. Ainda referente ao antifúngico, é importante conhecer o espectro de ação, as vias de administração e os efeitos colaterais. No Quadro 71.1, estão listados os principais fármacos utilizados no tratamento das micoses.

Um antifúngico ideal tem alto grau de seletividade, ou seja, tem maior afinidade pela célula fúngica do que pela célula do hospedeiro. Os principais antifúngicos disponíveis têm como alvo de ação estruturas presentes somente na célula fúngica, visando aumentar essa seletividade e, consequentemente, reduzir a toxicidade sistêmica.

Os antifúngicos que atuam na membrana da célula fúngica têm como alvo a molécula de ergosterol (esterol de membrana predominante de fungos e tripanossomatídeos),

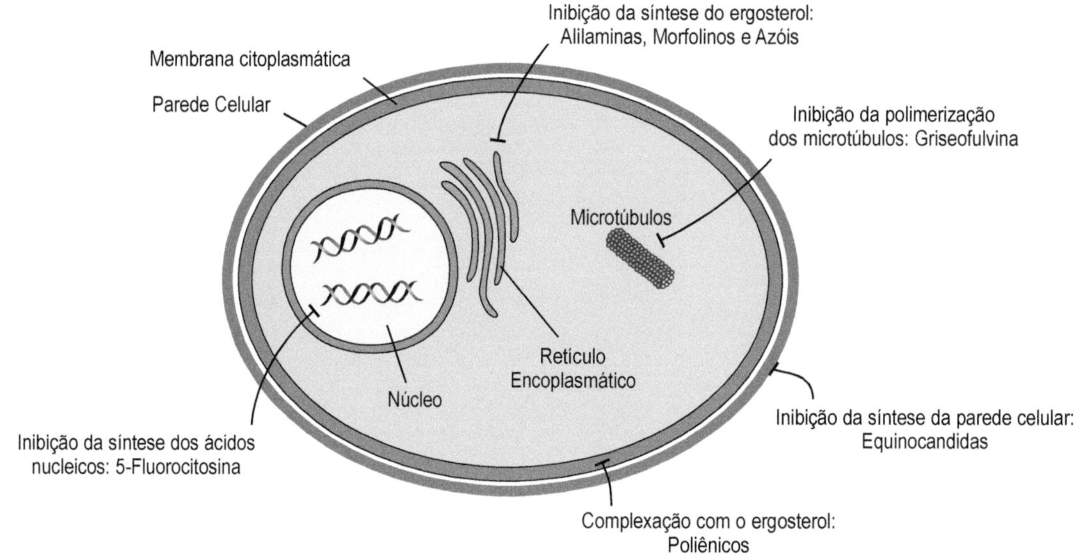

Figura 71.1 – *Esquema dos principais alvos dos agentes antifúngicos empregados no tratamento de infecções fúngicas: molécula de ergosterol, síntese de ergosterol, síntese da parede celular, síntese de ácidos nucleicos (DNA e RNA) e polimerização dos microtúbulos.*
Fonte: Acervo da autoria.

Quadro 71.1 – *Principais antifúngicos utilizados no tratamento das micoses*

Micoses	*Antifúngicos*
Pitiríase versicolor	Hipossulfito de sódio, sulfeto de selênio, tolciclato, cetoconazol, itraconazol
Piedras	Solução de bicloreto de mercúrio, mercúrio amoniacal e álcool sublimado
Tinea Negra	Solução de enxofre, ácido salicílico e tintura de iodo
Dermatofitoses	Griseofulvina, tolciclato, tolnaftato, clotrimazol, miconazol, cetoconazol, itraconazol, terbinafina, amorolfina
Esporotricose	Itraconazol, anfotericina B, terbinafina, iodeto de potássio
Cromoblastomicose	Itraconazol, anfotericina B
Histoplasmose	Anfotericina B, itraconazol
Paracoccidiodomicose	Itraconazol, anfotericina b, sulfametoxazol-trimetoprim
Candidiase	Agentes azólicos, poliênicos e equinocandinas
Criptococose	Anfotericina B, fluconazol, itraconazol, voriconazol, posaconazol, isavuconazol
Aspergilose	Anfotericina B, itraconazol, voriconazol, posaconazol, isavuconazol, equinocandinas
Fusariose	Anfotericina B, voriconazol, posaconazol, isavuconazol
Zigomicose	Anfotericina B, isavuconazol

Fonte: Desenvolvido pela autoria.

podendo atuar diretamente na molécula de ergosterol (poliênicos) ou interrompendo a biossíntese dessa molécula (derivados azólicos, alilaminas e derivados morfolínicos). Os esteróis são essenciais para a estrutura normal e função das membranas celulares. Em mamíferos, o colesterol é o principal esterol de membrana na célula, entretanto, em outros organismos eucariotos, como fungos e tripanosomatídeos, há a predominância de outros esteróis, incluindo o ergosterol e 24-metil esteróis. Esses esteróis são essenciais para a viabilidade e o crescimento das células fúngicas, mas estão ausentes nas células de mamífero. Ainda, os antifúngicos que atuam na parede celular (equinocandinas) são mais seletivos, pois todos os componentes da parede celular são exclusivos da célula fúngica.

A falha terapêutica das micoses pode estar relacionada às condições clínicas do paciente, à biologia do micro-organismo e às características de farmacodinâmica e de farmacocinética dos antifúngicos. Em relação ao hospedeiro, fatores como estado imunológico, local da infecção, presença de abscesso não drenado, formação de granulomas, presença de objetos estranhos (p. ex., cateter, prótese) podem influenciar no sucesso do tratamento. Já quanto ao micro-organismo, a resistência ao antifúngico e a densidade fúngica são os fatores mais importantes. Adicionalmente, a farmacocinética do fármaco (absorção, distribuição e metabolismo), interações medicamentosas, dose inapropriada e ação fungistática podem ser os principais fatores que contribuem para a falha do tratamento de infecções fúngicas.

É importante discernir os termos "resistência microbiológica" e "resistência clínica". A resistência microbiológica se refere à não sensibilidade do fungo ao agente antifúngico utilizando-se testes de sensibilidade *in vitro*, em que o valor de concentração inibitória mínima (CIM) do antifúngico exceda o valor de *breakpoint* estabelecido para a espécie fúngica. Isso ocorre, pois o fungo dispõe de mecanismos celulares capazes de driblar a ação do antifúngico, mecanismos estes descritos mais adiante. A resistência microbiológica pode ser intrínseca (primária) ou adquirida (secundária). A intrínseca pode ser encontrada naturalmente em certos fungos, como *Candida krusei* ao fluconazol e *Cryptococcus neoformans* às equinocandinas. Já a resistência adquirida é caracterizada por uma alteração na expressão gênica, quando em presença do agente antifúngico. Por sua vez, a resistência clínica diz respeito à falha de tratamento, mesmo que o teste de sensibilidade *in vitro* caracterize que o patógeno seja sensível ao antifúngico, e está relacionada com fatores inerentes ao hospedeiro e ao antifúngico. Embora resistência clínica nem sempre possa ser prevista, esses fatores devem ser levados em consideração para individualizar o tratamento com base na situação clínica. Dessa forma, muitos clínicos recomendam que se faça um antifungigrama para a indicação do melhor antifúngico a ser utilizado no tratamento. Muitas técnicas podem ser utilizadas para avaliar a sensibilidade/resistência de fungos aos agentes antifúngicos, mas a técnica padrão-ouro é a de microdiluição em caldo.

Neste capítulo, abordaremos as classes de drogas e seus respectivos mecanismos de ação e de resistência e, por fim, os testes de sensibilidade aos agentes antifúngicos.

Moléculas que atuam no ergosterol da membrana citoplasmática

Poliênicos

Antifúngicos que atuam diretamente sobre a molécula de ergosterol têm seletividade comprometida, efeitos colaterais indesejáveis no paciente. Isso resulta da grande semelhança química e estrutural que o ergosterol tem com o colesterol, pois o antifúngico pode interagir também ao colesterol presente nas membranas das células do hospedeiro.

Os poliênicos, representados pela nistatina e anfotericina B, são antifúngicos empregados em diferentes micoses (Figura 71.2 e Quadro 71.1). Anfotericina B, um antibiótico isolado de *Streptomyces nodosus*, é um dos fármacos de escolha para muitas doenças fúngicas em humanos, podendo ser utilizada em formulações tópicas e endovenosas. Sua ação é de amplo espectro e de caráter fungicida, porém o seu uso tem sido limitado em razão do seu alto grau de toxicidade (nefrotoxicidade, hepatotoxicidade e anemia hemolítica). A nistatina, um antibiótico isolado de *Streptomyces noursei*, é utilizada apenas topicamente, pois é muito tóxica. Pode ser administrada por via oral, entretanto a nistatina não é absorvida pelo sistema gastrointestinal, sendo recomendada no tratamento de candidíase cutânea e mucocutânea. Outro derivado poliênico que deve ser mencionado é a pimaricina (natamicina ou pimafucina), extraído de *Streptomyces natalensis* e usado no tratamento de candidíase e aspergilose, especialmente em casos de ceratite fúngica.

Os agentes poliênicos se caracterizam por serem moléculas anfipáticas e a atividade seletiva resulta da alta afinidade química por esteróis 24-substituídos, interagindo com o ergosterol, ocasionando a formação de poros aquosos na membrana das células. O efeito fungicida ocorre pela descompensação de íons K^+ e Na^+, afetando o equilíbrio osmótico celular. Além da saída de íons, açúcares, proteínas e ácidos nucleicos também são extravasados do citoplasma fúngico. A maior afinidade de ligação dos poliênicos pelo ergosterol do que pelo colesterol se dá pelas diferenças conformacionais que essas moléculas têm. Entretanto, essa seletividade é baixa, sugerindo que os poliênicos teriam potencial tóxico para as células de mamíferos pelo mesmo mecanismo de ação.

Com o intuito de diminuir a toxicidade desses agentes poliênicos, formulações lipídicas de anfotericina B e nistatina foram desenvolvidas. A tecnologia lipossomal foi empregada na produção da anfotericina B lipossomal (L-AMB), diminuindo drasticamente os efeitos adversos da anfotericina desoxicolato, entretanto estudos mostram que a eficácia terapêutica é similar à da anfotericina desoxicolato. L-AMB é composto de anfotericina B complexado com fosfatidilcolina de soja hidrogenada, distearoilfosfatidilglicerol e colesterol, caracterizando um verdadeiro composto de lipossomas unilamelares. Além da L-AMB, outras formulações lipídicas também foram desenvolvidas, como o complexo lipídico de anfotericina B e anfotericina B dispersão coloidal. No entanto, a forma lipossomal é muito mais cara que a formulação convencional anfotericina B desoxicolato, custando cerca de 20 vezes mais, o que pode restringir a sua utilização em centros médicos públicos.

Em virtude do perfil fungicida dos agentes poliênicos, poucos fungos resistentes têm sido isolados de material clínico. A ocorrência de resistência à anfotericina B e à nistatina em amostras clínicas é baixa e, frequentemente, ocorre pelos seguintes mecanismos: i) diminuição ou modificação da molécula-alvo (ergosterol), diminuindo a afinidade pelos poliênicos; ii) modificação do posicionamento do ergosterol na membrana dificultando a interação química com o poliênico; e, iii) alteração na taxa de esterol/fosfolipídios. Adicionalmente, muitos isolados clínicos resistentes aos poliênicos têm demonstrado mutações nos genes *ERG2* e *ERG3*. Geralmente, um isolado resistente a um poliênico também é resistente a outros da mesma forma.

Antifúngicos que atuam na síntese do ergosterol

■ Azóis

A utilização de agentes antifúngicos azólicos foi uma das alternativas encontradas para tratar infecções fúngicas tanto superficiais como sistêmicas, diminuindo os efeitos tóxicos dos poliênicos. Os azóis podem ser classificados de acordo com sua estrutura química, como imidazóis e triazóis. Os imidazóis são caracterizados pelo anel imidazol (contendo dois átomos de nitrogênio) enquanto os triazóis, pelo anel triazol (contendo três átomos de nitrogênio) (Figura 71.3).

O principal efeito dos azóis é inibir a 14α-demetilação da molécula de lanosterol, interrompendo a síntese do ergosterol (Ver Figura 71.4). A enzima-alvo envolvida nesse processo é a C14α-lanosteroldemetilase (Erg11), que tem atividade de uma citocromo P450 mono-oxigenase que catalisa uma remoção oxidativa do grupo metil do lanosterol. Essa enzima contém um grupo protoporfirínico localizado no sítio ativo, onde o azol se liga ao átomo de ferro por meio dos átomos de nitrogênio do núcleo imidazol ou triazol. Adicionalmente, em algumas espécies de fungos, os azóis também podem atuar na enzima Δ22-desaturase.

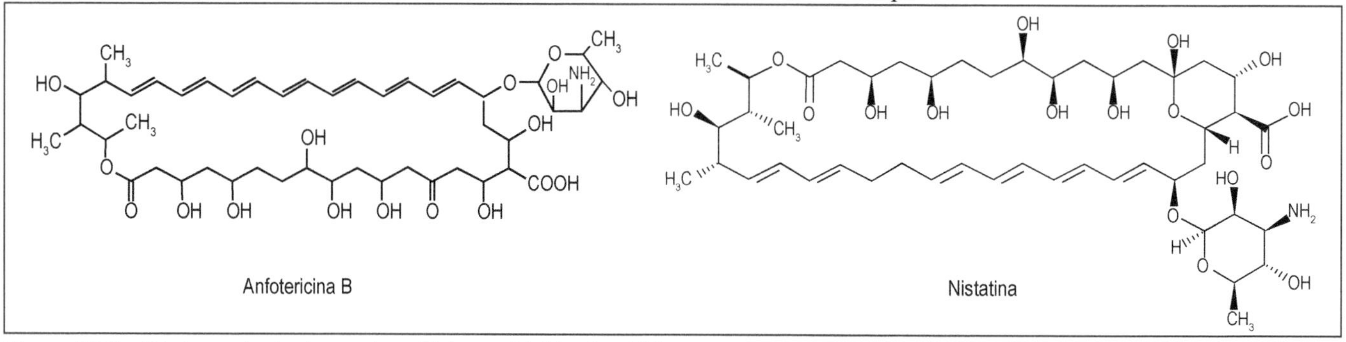

Figura 71.2 – *Estrutura molecular dos agentes poliênicos: anfotericina B e nistatina.*
Fonte: Desenvolvida pela autoria.

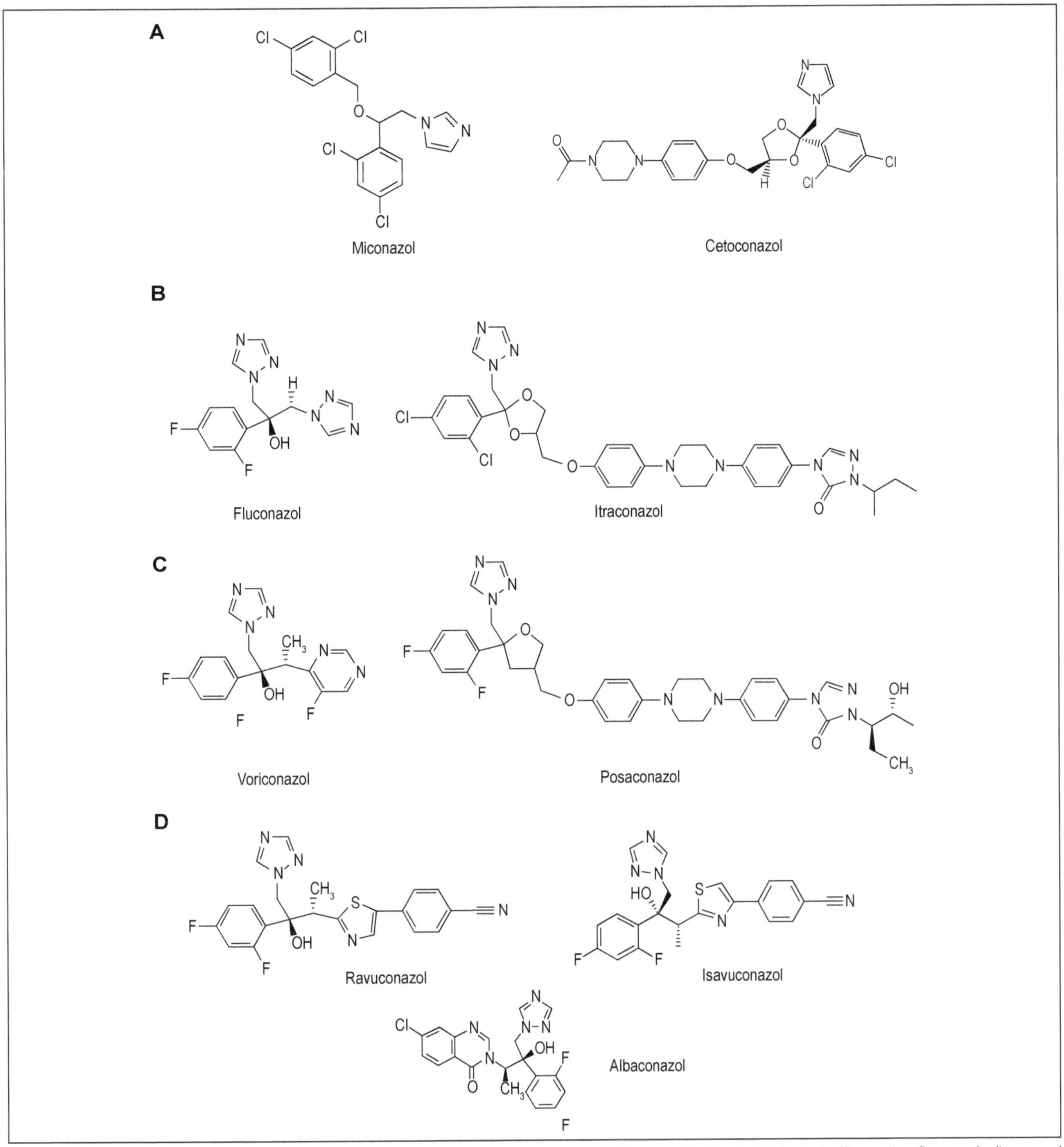

Figura 71.3 – *Estrutura molecular dos agentes azólicos. A: imidazóis – miconazol e cetoconazol (seta: anel imidazol). B: triazóis de 1ª geração – fluconazol e itraconazol (seta: anel triazol). C: triazóis de 2ª geração – voriconazol e posaconazol. D: triazóis de 3ª geração – albaconazol, isavuconazol e ravuconazol.*
Fonte: Desenvolvida pela autoria.

Dessa maneira, há depleção de ergosterol na membrana citoplasmática dos fungos e o acúmulo de esteróis tóxicos (do tipo 14α-metil-3,6-diol) alterando a permeabilidade e a fluidez de membrana, o que causa interferência na fisiologia do fungo e, consequentemente, a inibição de seu crescimento.

Os imidazóis surgiram na década de 1980 e foram os primeiros agentes azólicos sintéticos lançados no mercado. Os mais comuns são cetoconazol e o miconazol e, à época, tornaram-se fármacos muito promissores para o tratamento de infecções sistêmicas. Atualmente, substâncias da classe dos imidazóis são utilizadas em formulações tópicas, exceto o cetoconazol, apresentando também a forma de comprimidos.

O surgimento dos triazóis, na década de 1990, ocorreu pela substituição do núcleo imidazol pelo triazol das moléculas,

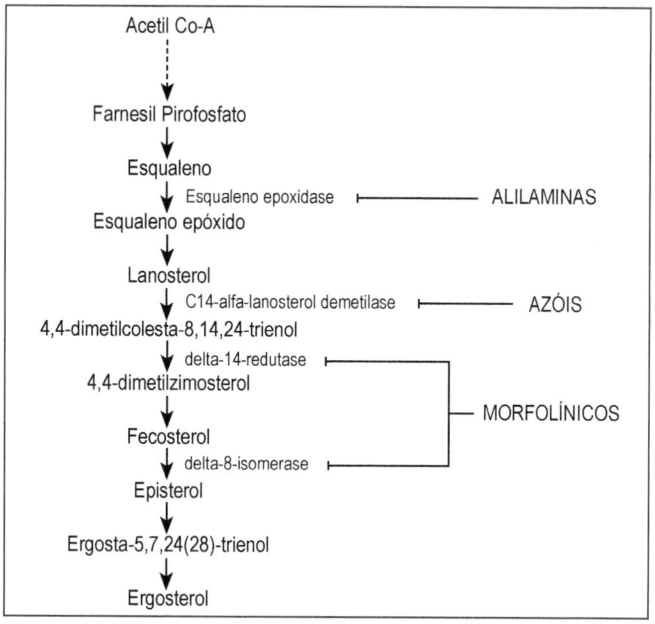

Figura 71.4 – *Via de biossíntese do ergosterol a partir de Acetil Co-A, mostrando algumas etapas importantes, bem como as enzimas envolvidas. Alilaminas, azóis e amorolfina são agentes antifúngicos que inibem as enzimas esqualeno epoxidase, C14-α lanosterol demetilase e Δ8-isomerase e Δ14- isomerase, respectivamente.*
Fonte: Desenvolvida pela autoria.

aumentando a especificidade na ligação na enzima-alvo do fungo. Os triazóis de 1ª geração são o fluconazol e o itraconazol, e os de 2ª geração são o voriconazol e posoconazol, originados de uma modificação estrutural dos triazóis de 1ª geração, respectivamente. A inclusão do grupo α-O-metil na molécula do fluconazol conferiu atividade antifúngica do voriconazol contra *Aspergillus* spp. e outros fungos filamentosos, ampliando o espectro de ação. Os triazóis mais recentes como o isavuconazol têm espectro de ação ampliado, podendo ser recomendados para o tratamento de infecções por fungos filamentosos como a fusariose e a zigomicose. O desenvolvimento de novos triazóis com as modificações estruturais proporcionaram a obtenção de antifúngicos de maior espectro de ação, diminuição da dose ou da frequência da administração e, por fim, diminuição dos efeitos colaterais. Além de essas substâncias terem formulações tópicas e orais, também estão nas formulações endovenosas, possibilitando a utilização desses azóis no tratamento de infecções sistêmicas.

A enzima-alvo é a citocromo P450 mono-oxigenase presente no fígado e responsável pela metabolização de inúmeras moléculas; diversas interações medicamentosas podem ocorrer quando os agentes azólicos forem administrados com outros fármacos. Associado a esta característica, o efeito hepatotóxico em pacientes é bastante frequente durante a administração prolongada desses antifúngicos.

Os agentes azólicos são rotineiramente utilizados no tratamento de micoses e na profilaxia em pacientes imunocomprometidos. Por um lado, estudos mostram o aumento da resistência de isolados de *Candida albicans* em pacientes HIV-positivos com candidíase orofaríngea e esofágica, e a grande utilização de fluconazol e de itraconazol tem sido um fator importante para a emergência de resistência e, sobretudo, a seleção de espécie fúngica intrinsicamente resistente ou menos sensível aos azóis (*C. krusei*, *C. glabrata* e *C. auris*). Por outro lado, podemos verificar que, em outros tipos de candidíase, a resistência é menos comum, como no caso de candidíase vulvovaginal. No entanto, a evidência para a emergência de algumas espécies de *Candida* spp. resistentes aos azóis podem ser confundidas com os métodos de teste de sensibilidade e de definições de resistência não padronizados.

São vários os mecanismos moleculares de resistência aos agentes azólicos, que incluem: i) alteração da molécula-alvo; ii) aumento da expressão do alvo; iii) aumento de escoamento do antifúngico da célula por meio da superexpressão de bombas de efluxo dos tipos CDR e MDR. Muitas alterações genéticas têm sido identificadas e estão associadas com o gene *ERG11* de *C. albicans*, que codifica a enzima C14α-lanosteroldemetilase, incluindo mutações pontuais, aumento da expressão e amplificação do gene. Expressões aumentadas do gene *ERG3*, que codifica C5-esteroldesaturase, reduzem a susceptibilidade aos azóis por prevenir o acúmulo de 14α-metil-3,6-diol e de 14α-metilfecosterol, permitindo o crescimento fúngico. Alguns estudos relatam a dependência de expressão do gene *ERG3* e *ERG11*, ou seja, há aumento da expressão do gene *ERG3*, quando a depleção do gene *ERG11* é observada, e vice-versa. Além disso, a presença de bombas de efluxo resulta na diminuição da concentração do antifúngico no citoplasma celular. Isso é caracterizado pelo aumento da expressão de genes que codificam bombas de efluxo e tem sido amplamente observado em fungos resistentes aos azóis. Bombas de efluxo são codificadas por duas famílias de transportadores: genes *CDR* da superfamília cassete de ligação ao ATP e genes *MDR*.

Alilaminas

Representadas pela terbinafina e pela butenafina, são inibidoras da enzima esqualeno epoxidase, um passo inicial da via biossintética do ergosterol (Figuras 71.4 e 71.5), levando ao efeito fungicida em algumas espécies de fungos. O efeito fungicida resulta da depleção de ergosterol na membrana e do excesso de esqualeno acumulado no citoplasma, provocando o efeito tóxico na célula fúngica. A terbinafina é indicada no tratamento das onicomicoses causadas por fungos dermatófitos, pois o fármaco se acumula na pele, na unha e no tecido adiposo. Embora a terbinafina não seja indicada para o tratamento de micoses sistêmicas, existe um interesse grande na combinação com outros inibidores da síntese de ergosterol para alcançar um efeito sinérgico, além de ser utilizada como alternativa terapêutica para o tratamento de outras micoses, como esporotricose.

Derivados morfolínicos

A classe dos morfolinos (p. ex., amorolfina) afeta dois alvos moleculares, $\Delta_{8\text{-isomerase}}$ e $\Delta_{14\text{-isomerase}}$, acarretando inibição da síntese do ergosterol (Figuras 71.4 e 71.5). A amorolfina pode ser usada no tratamento de infecções fúngicas superficiais causadas por fungos dermatófitos e é frequentemente incorporada em esmaltes para auxiliar no tratamento das onicomicoses.

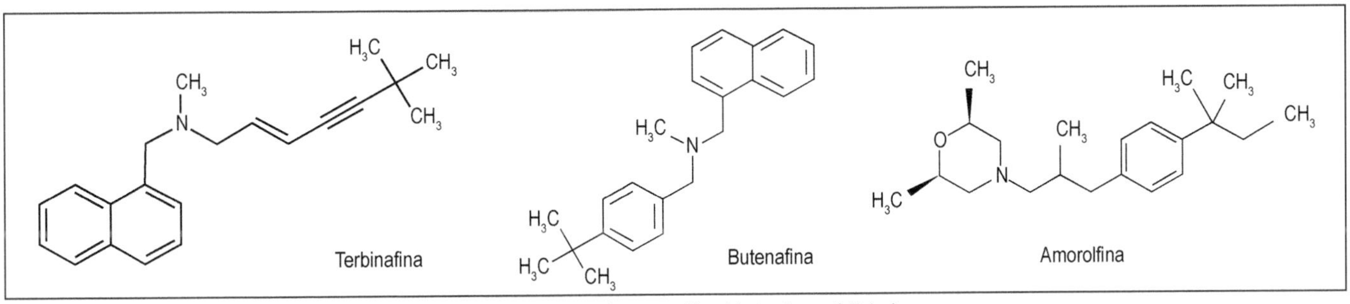

Figura 71.5 – *Estrutura molecular da terbinafina e butenafina (Alilaminas) e amorolfina (derivado morfolínico).*
Fonte: Desenvolvida pela autoria.

Antifúngicos que atuam na síntese de parede celular

A parede celular é absolutamente essencial para a sobrevivência dos fungos; mutações ou moléculas que afetam a síntese dos componentes de parede celular podem resultar em células fúngicas inviáveis para o crescimento e para o estabelecimento de infecção. A célula fúngica dispõe de uma maquinaria específica para a síntese dos componentes de parede celular e que não são encontrados em humanos, representando uma rica fonte de alvos para novos fármacos antifúngicos. Atualmente, dispomos, no nosso arsenal terapêutico, somente uma classe de moléculas – as equinocandinas –, que está sendo utilizada no tratamento e na profilaxia das infecções fúngicas. Além das equinocandinas que atuam inibindo a síntese de β-(1,3) glucana da parede celular, outro inibidor, a nicomicina Z, inibe a síntese de quitina da parede celular.

Equinocandinas

O surgimento de uma classe de antifúngicos que atua na síntese de parede celular de fungos representou grande avanço para a comunidade científica. Um novo alvo terapêutico que abriu caminhos para o tratamento das infecções fúngicas, uma vez que a quimioterapia antifúngica restringia-se, basicamente, ao alvo molecular ergosterol e na sua biossíntese.

As equinocandinas foram derivadas de metabólitos secundários de fungos, como a pneumocandina B0 isolada de *Glarea lozoyensis*. Essas substâncias são caracterizadas molecularmente por um hexapeptídeo cíclico ligado a uma cadeia lipídica, responsável pela atividade antifúngica. Em 2002, a primeira equinocandina, a caspofungina, foi aprovada pela agência United States Food and Drug Administration (FDA) e atualmente mais duas foram aprovadas – anidulafungina e micafungina. (Figura 71.6). Adicionalmente, a rezafungina, uma nova equinocandina, apresenta excelentes resultados *in vitro* e *in vivo* contra *Candida* spp. e outros fungos filamentosos e está em fase de estudos clínicos.

O alvo farmacológico dessas substâncias consiste em um complexo de proteínas (β-(1,3) glucana sintase) responsável pela síntese do polissacarídeo β-(1,3) glucana da parede celular. As equinocandinas são inibidores não competitivos que se ligam à proteína Fks1p (subunidade do complexo (β-(1,3) glucana sintase), bloqueando a ligação de UDP-glicose ao sítio ativo e, consequentemente, inibindo o desenvolvimento da cadeia de (1,3) glucana, promovendo o efeito fungicida em espécies de *Candida* e fungistático em *Aspergillus*.

O espectro de ação das equinocandinas é restrito ao tratamento de candidíases e aspergiloses e, também, na profilaxia dessas infecções fúngicas. Apresentam pouca atividade contra fungos do gênero *Fusarium*, *Scedosporium*, *Coccidiodes*, *Blastomyces* e *Histoplasma*, enquanto Zigomicetos, *Trichosporum* spp. e *Cryptococcus* spp. são naturalmente resistentes. Todas as três equinocandinas aprovadas pela FDA são administradas por via endovenosa e assemelham-se na eficácia, segurança e farmacocinética.

Nesta última década, alguns trabalhos têm demonstrado aumento de isolados resistentes as equinocandinas, principalmente da espécie *Candida glabrata*. A resistência pode ocorrer pela mutação do gene *FKS1 e FKS2*, pelo aumento do efluxo da droga pela bomba de efluxo Cdr2p.

Nicomicina Z

A nicomicina Z foi primeiramente identificada pela Bayer Pharmaceutical Company, na década de 1970, e seu estudo abandonado. Entretanto, seu desenvolvimento foi retomado nesta última década. Seu mecanismo de ação na célula fúngica é inibir a ação da quitina sintase e interferindo na construção da parede celular. Como essa enzima não é encontrada em mamíferos, a nicomicina Z é potencialmente seletiva para o fungo. Essa afirmação se baseia em dados pré-clínicos toxicológicos. Além disso, vários estudos em modelos animais têm sido realizados e atualmente está em fase de estudo clínico.

Antifúngicos que atuam na síntese de ácidos nucleicos

Fluorcitosina (5-FC, 5-fluorocitosina, 4-amino-5-fluoro--2-pirimidona) é um antimetabólito e análogo de pirimidina (Figura 71.7). A 5-FC atua na célula fúngica inibindo a síntese de DNA e RNA. No interior da célula, a citosina deaminase converte a 5-FC em 5-fluouracil, um análogo de nucleotídeo, sendo incorporado durante o processo de transcrição do RNAm, em substituição do uracil, inibindo, portanto, a síntese de proteínas. A 5-FC entra na célula fúngica pelo transportador fúngico citosina permease. Adicionalmente, esse análogo inibe a timidilato sintase, inibindo a síntese de DNA.

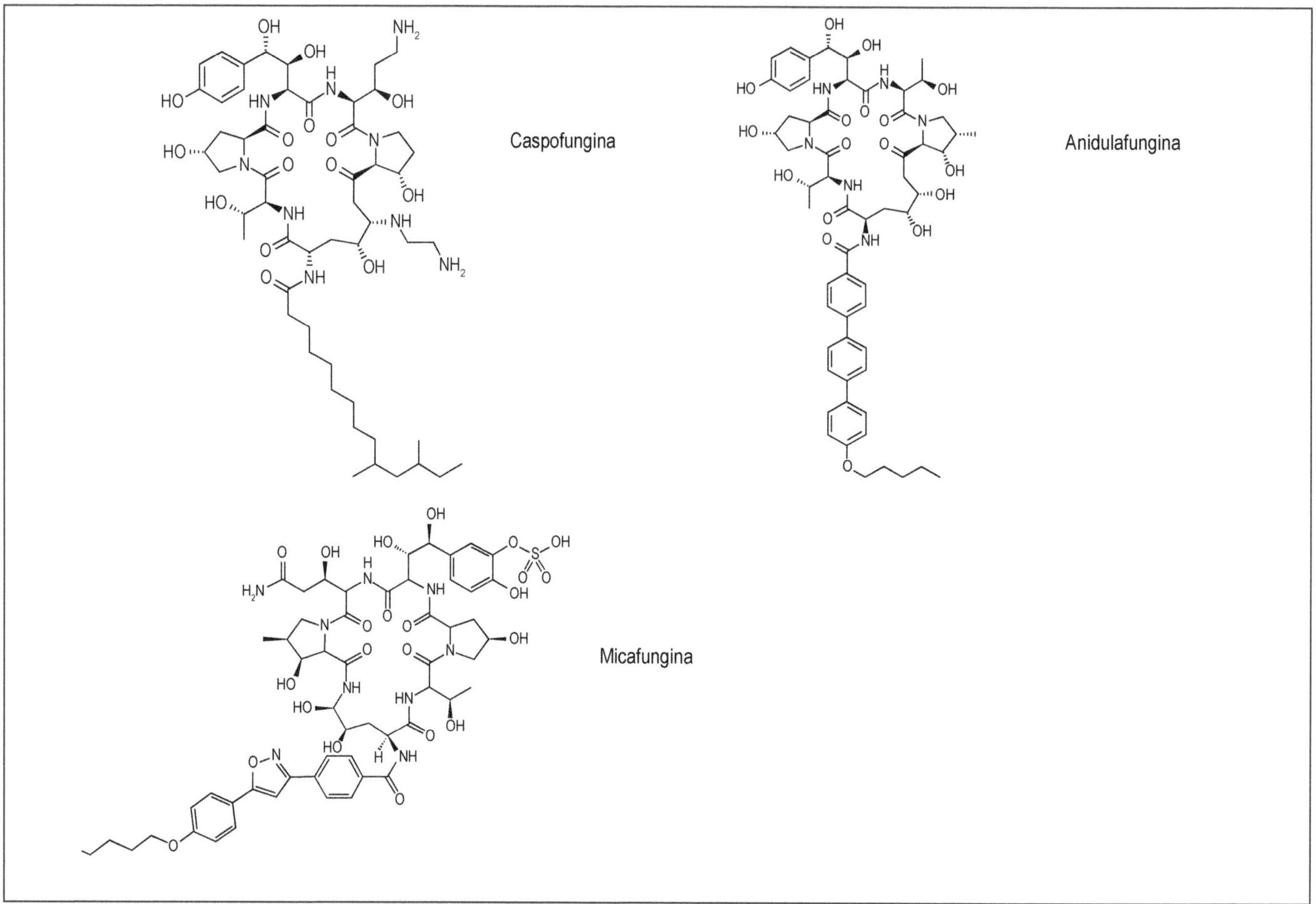

Figura 71.6 – *Estrutura molecular das equinocandinas: caspofungina, micafungina e anidulafungina.*
Fonte: Desenvolvida pela autoria.

A ação seletiva contra os fungos ocorre pela presença da enzima citocina permease presente na membrana citoplasmática do fungo, responsável pela translocação do fármaco para o interior da célula fúngica. 5-FC tem principalmente atividade antifúngica contra leveduras, *Candida* spp. e *Cryptococcus* spp. Embora 5-FC tenha demonstrado excelente efeito inibitório em leveduras, esse antifúngico não é recomendado como monoterapia em virtude do rápido desenvolvimento de resistência do fungo. Assim, 5-FC é quase sempre administrado em combinação com anfotericina B ou fluconazol.

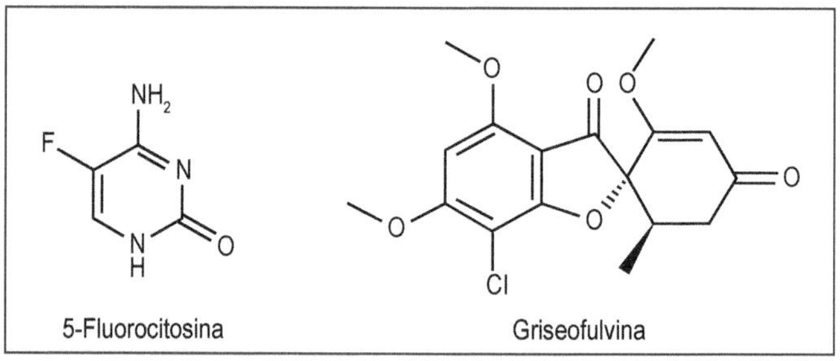

Figura 71.7 – *Estrutura molecular da 5-fluorcitosina e griseofulvina.*
Fonte: Desenvolvida pela autoria.

Antifúngicos que atuam na organização dos microtúbulos

O mecanismo de ação da griseofulvina não é muito bem conhecido, mas estudos têm demonstrado a atuação na organização dos microtúbulos, interferindo na polimerização da tubulina durante a formação do fuso mitótico em fungos (Figura 71.7). Os efeitos celulares podem ser alteração na parede celular, na síntese de ácidos nucleicos e no processo de divisão celular, o que caracteriza seu efeito fungicida. A toxicidade seletiva da griseofulvina é moderada, apresentando efeito hepatotóxico no paciente e seu espectro de ação é restrito aos fungos dermatófitos.

Testes de sensibilidade aos agentes antifúngicos

Existem vários testes e diferentes critérios de interpretação para avaliar a sensibilidade do isolado fúngico frente aos antifúngicos; entretanto, Comitês Internacionais foram organizados com objetivo de padronizar os procedimentos laboratoriais, os critérios de interpretação e controle de qualidade dos ensaios. O primeiro comitê e o mais citado na literatura é o americano Clinical Laboratory Standard Institute (CLSI) (antigo National Comittee for Clinical Laboratory Standards (NCCLS)) (www.clsi.org). Atualmente, os testes mais utilizados em pesquisa e nos laboratórios clínicos são os de diluição em caldo (macrodiluição e microdiluição) e de difusão em ágar. A técnica de diluição em caldo está descrita no documento M27 para levedura, e o documento M38 recomendado para fungo na forma filamentosa. Para ambos os fungos, o documento M60 contém os critérios de interpretação e os valores de pontos de corte para definir resistência/sensibilidade. O teste de difusão em ágar foi padronizado para avaliar a susceptibilidade de fungos do gênero *Candida* (documento M44). Esses documentos especificam o meio de cultura e tampão a serem utilizados, a diluição dos antifúngicos, o inóculo fúngico, tempo de incubação e orientação para determinar a menor concentração do antifúngico que inibe o crescimento (CIM) e do halo de inibição do crescimento do fungo, bem como os critérios de interpretação.

Além do comitê americano para a padronização dos testes de sensibilidade aos antimicrobianos, a Europa também organizou um comitê, reconhecido internacionalmente, o European Committee on Antimicrobial Susceptibility Testing (EUCAST) e testes de microdiluição para fungos na forma de leveduras (*Candida* spp.) e filamentosos (*Aspergillus* spp.) foram padronizados (<www.eucast.org>). Os valores de *breakpoints* foram definidos para algumas espécies de *Candida*, *Cryptococcus* e *Aspergillus* (consultar tabela em <www.eucast.org/clinical_breakpoints/>). Muitos estudos têm mostrado que existe correlação entre os protocolos CLSI e EUCAST para testes de sensibilidade antifúngica. No Brasil, o Comitê Brasileiro de Teste de Sensibilidade aos Antimicrobianos (BrCAST, do inglês Brazilian Committee on Antimicrobial Susceptibility Testing) atua na padronização de testes de sensibilidade aos antimicrobianos com uma harmonização entre as normas internacionais do EUCAST (acesse: <www.brcast.org.br>).

Estudos têm sido realizados com o objetivo de relacionar a ação de antifúngicos *in vitro* com o sucesso/insucesso do tratamento, determinando, assim, os valores de pontos de corte (*breakpoints*), podendo classificar o fungo como sensível (S), sensível-dose aumentada (I) e resistente (R) para determinado antifúngico. Os valores obtidos de teste de sensibilidade *in vitro*, em isolados de *Candida,* se correlacionam com os dados obtidos na prática clínica. No entanto, um micro-organismo sensível ao antifúngico não é sinônimo de sucesso terapêutico, mas a chance é alta; entretanto, no caso de resistência, é muito provável que haja insucesso. Neste último caso, recomenda-se mudar tão logo o antifúngico utilizado por outro, de preferência, de classe distinta.

Alguns sistemas comerciais têm sido aprovados pela FDA, e disponíveis para comercialização, para teste de sensibilidade de isolados clínicos para alguns agentes antifúngicos: E-test (bioMerieux, Marcy l'Etoile, France); painel colorimétrico Sensititre YeastOne (TREK Diagnostic Systems, Inc, Cleveland, OH) e teste de sensibilidade para leveduras VITEK 2 (bioMerieux, Marcy l'Etoile, France). São sistemas quantitativos, ou seja, capazes de determinar a CIM do antifúngico e apresentam boa correlação com o método de referência.

Bibliografia recomendada

Bal AM. The echinocandin: three useful choices or three too many? International Journal of Antimicrobial Agents. 2010;35:13-8.

Canuto MM, Rodero FG. Antifungal drug resistance to azoles and polyenes. The Lancet Infectious Diseases. 2002;2:550-63.

Kanafani ZA, Perfect JR. Resistance to antifungal agents: mechanisms and clinical impact. Clinical Infectious Diseases. 2008;46:120-8.

Odds FC, Brown AJ, Gow NA. Antifungal agents: mechanism of action. Trends in Microbiology. 2003;11:272-9.

Perfect JR. The antifungal pipeline: a reality check. Nature Reviews Drug Discovery. 2017;16:603-16.

Pfaller MA, Castanheir M, Diekema DJ, Messer AS, Moet GJ, Jones RN. Comparison of European Committee on Antimicrobial Susceptibility Testing (EUCAST) and Etest methods with the CLSI broth microdilution method for echinocandin susceptibility testing of Candida species. Journal of Clinical Microbiology. 2010;48:1592-9.

Pfaller MA. Antifungal drug resistance: mechanisms, epidemiology, and consequences for treatment. The American Journal of Medicine. 2012;125:S1-S13.

Fungos Toxigênicos, Micotoxinas e Micetismo

72

Olga Fischman Gompertz
Walderez Gambale
Benedito Corrêa
Claudete Rodrigues Paula
Rodrigo Cardoso de Oliveira

Micotoxinas, micotoxicoses e micetismos

Micotoxinas são metabólitos tóxicos produzidos por fungos microscópicos, os bolores. Micotoxicoses são intoxicações resultantes da ingestão de alimentos contaminados com micotoxinas. Os micetismos são intoxicações ou envenenamentos causados pela ingestão de fungos macroscópicos, conhecidos como "cogumelos".

Micotoxinas e micotoxicoses

A palavra "micotoxinas" é derivada dos termos gregos *mikes*, que significa "fungos", e *toxikon*, que significa "veneno" ou "toxina". São considerados metabólitos secundários produzidos por fungos filamentosos (bolores), cuja ingestão, contato ou inalação, pode ocasionar doenças ou, eventualmente, a morte. São produzidas por fungos passíveis de contaminar alimentos de origem vegetal, como grãos e cereais, desde o cultivo, passando pela colheita e pelo transporte, até o armazenamento, se satisfeitas as condições ideais de umidade e de temperatura.

Alguns autores estimam o número de espécies fúngicas existentes entre 100 mil e 250 mil, das quais cerca de somente 300 têm capacidade de produzir micotoxinas, e 30 delas, efetivamente, são responsáveis por quadros micotoxicológicos. As principais espécies produtoras de toxinas pertencem aos gêneros *Aspergillus*, *Penicillium*, *Fusarium*, *Claviceps*, *Pithomyces*, *Myrothecium*, *Stachybotrys*, *Phoma* e *Alternaria*. Na medida em que as espécies são, em geral, ubiquitárias, observa-se a presença de micotoxinas em todas as partes do mundo, embora algumas delas sejam específicas de certos países, decorrentes de fatores climatológicos.

Os quatro grandes grupos de micotoxinas e seus respectivos fungos produtores podem ser assim distribuídos: (1) aflatoxinas, metabólitos biossintetizados, principalmente por *Aspergillus flavus*, *A. parasiticus* e *A. nomius*; (2) ocratoxinas, produzidas por *A. ochraceus* (*A. alutaceus*) e algumas espécies do gênero *Penicillium*; (3) fusariotoxinas, produzidas por *Fusarium* spp., tendo como principais representantes, as fumonisinas, a zearalenona, a moniliformina e os tricotecenos; (4) ácido tenuazônico, alternariol e alternariol monometil éter, produzidos por *Alternaria* spp. No Brasil, as micotoxinas mais detectadas em alimentos são as aflatoxinas, as fumonisinas, a ocratoxina A, a zearalenona e o deoxinivalenol. O desenvolvimento de fungos toxigênicos e a produção de micotoxinas por eles são dependentes de um complexo conjunto de fatores: 1) susceptibilidade do substrato à colonização do fungo produtor; 2) fatores físicos: temperatura, umidade do substrato, umidade relativa do ar, aeração, danos mecânicos e tempo de armazenamento; 3) fatores biológicos: capacidade genética do fungo produzir micotoxianas, quantidade de conídios viáveis, interação entre fungos e presença de insetos. Entre esses fatores, o tipo de susbtrato, a umidade e a temperatura são os que exercem maior influência no crescimento fúngico e na produção de micotoxinas. Amplamente distribuídos na natureza, os fungos toxigênicos já foram isolados de diversos tipos de substratos, sendo o milho, o amendoim, o sorgo, o caroço de algodão, a castanha-do-brasil, a semente de girassol, a cevada e o trigo os mais frequentemente acometidos.

Amplamente distribuídos na natureza, os fungos toxigênicos já foram isolados de diversos tipos de substratos, sendo o milho, o amendoim, o sorgo, o caroço de algodão, a castanha-do-brasil, a semente de girassol e o trigo os mais frequentemente acometidos.

Dependendo dos teores de micotoxinas ingeridas ou injetadas, quatro tipos básicos de toxicidade são verificados: aguda; crônica; mutagênica; e teratogênica. O efeito agudo mais frequente é a deterioração das funções hepática e renal, fatal em alguns casos. Entretanto, algumas micotoxinas agem primariamente, interferindo na síntese proteica, produzindo dermonecrose e imunodeficiência extrema. Outras são neurotóxicas e, em baixas concentrações, podem ocasionar tremor nos animais.

O efeito crônico de muitas micotoxinas é a indução de câncer, principalmente no fígado. Algumas interferem na replicação do DNA e, consequentemente, podem produzir efeitos mutagênicos e teratogênicos. As micotoxinas, no passado, foram responsáveis por grandes epidemias de intoxicações no homem e nos animais. A mais importante delas, o ergotismo, causou o óbito de grande número de pessoas na Europa, no último milênio. A moléstia foi associada ao consumo de pão preparado com farinha de centeio e outros grãos de cereais contaminados com *Claviceps purpúrea* e *Claviceps paspali*.

Somente em 1930, o alcaloide responsável pelos efeitos biológicos do *ergot* foi estudado e identificado.

No transcorrer da Segunda Guerra Mundial, episódios de intoxicações aconteceram na Rússia, a chamada "aleucia tóxica alimentar" (ATA), responsável pela morte de, pelo menos, 100 mil pessoas. A ATA foi proveniente do consumo de alimentos processados com cereais (trigo, centeio etc.) cobertos por espessa camada de neve, atacados por fungos (*Fusarium sporotrichioides* e *Fusarium poae*) produtores de tricotecenos.

O ano de 1960 representou o marco histórico relativo ao conhecimento das micotoxinas por causa do episódio em que centenas de aves morreram em diversas regiões da Inglaterra alimentadas com rações provenientes do Brasil e da África. Após pesquisas exaustivas, foi constatado que o alimento fornecido às aves estava contaminado com *Aspergillus flavus,* produtor de substâncias tóxicas denominadas "aflatoxinas" (*Aspergillus flavus toxin*).

Verificou-se que *Aspergillus parasiticus* também é produtor dessa micotoxina, cujas variações na molécula permitem caracterizar uma dezena de compostos. Os principais são aflatoxinas B1, B2, G1, G2 (segundo as fluorescências emitidas; B = *blue* e G = *green*), ressaltando-se a existência das aflatoxinas M_1 e M_2, metabólitos secundários, que aparecem no leite de vacas alimentadas com rações contaminadas. Na atualidade, a aflatoxina B1 (AFB_1) é o composto com maior atividade carcinogênica que se conhece, não sendo desprezível sua atividade mutagênica. Aflatoxina B_1 é classificada na classe 1 dos carcinnógenos humanos pela International Agency for Research on Cancer (IARC). Uma das causas da extrema toxicidade da AFB_1 é sua rápida absorção pelo sistema gastrointestinal, fato que facilita a entrada da toxina na circulação sanguínea, através da via portal, e o seu transporte para o fígado, maior sítio de biotransformação da toxina.

Além dos efeitos hemorrágicos e carcinogênicos conhecidos, sabe-se que nas aves, por exemplo, as aflatoxinas provocam hipoglicemia, hipotermia e diminuição da gordura corpórea.

Estudos epidemiológicos desenvolvidos em alguns países têm demonstrado uma associação entre incidência de câncer hepático humano e aflatoxina B1 ingerida nos alimentos. Os produtos considerados de maior risco de contaminação pelas aflatoxinas são: milho; amendoim; castanha-do-brasil; sementes de algodão; farelo de peixe; pistache; coco.

A verificação da existência de aflatoxina B1 em excretas auxilia a constatação de episódios de intoxicação. Na prática, com relação à espécie humana, essa comprovação é difícil, pois se sabe que a metabolização da aflatoxina B1 é muito rápida, desaparecendo, praticamente, após 1 semana de sua ingestão.

A ocratoxina A (OTA) é uma micotoxicose nefrotóxica, carcinogênica e imunotóxica produzida, principalmente, por *Aspergillus ochraceus,* prevalente em regiões tropicais e *Penicillium verrucosum*, frequente em regiões de clima temperado a frio. A toxina pode contaminar diversos produtos, como milho, trigo, cacau, café, cevada centeio, aveia, feijão, uva e rações para animais.

As fumonisinas, descobertas em 1988, constituem um grupo de micotoxinas estruturalmente relacionadas produzidas por espécies do gênero *Fusarium*, principalmente *Fusarium verticillioides*, fungos amplamente distribuídos na natureza, principalmente em regiões de clima tropical e subtropical. Por se tratar de um dos principais fungos contaminantes do milho em todo o mundo, *Fusarium verticillioides* tem sido constantemente associado a doenças nos indivíduos que utilizam esse cereal como base de sua alimentação. Além do milho, a toxina também pode ser detectada no arroz, no trigo, na cevada e no sorgo. As fumonisinas têm sido caracterizadas como A, B, C, e P; entretanto, as fumonisinas B_1 (FB_1), B_2 (FB_2) e B_3 (FB_3) são as mais frequentes, destacando-se a FB_1 como a mais tóxica.

A FB_1 é a principal causa da leucoencefalomalácia em equinos (LEME), edema pulmonar em suínos, hepatocarcinogenicidade em ratos, lesões hepáticas, intestinais e imunossupressão em aves. Embora ainda não seja comprovada, alguns autores associam a incidência de câncer de esôfago ao consumo de alimentos contaminados com elevados níveis de FB_1.

Desoxinivalenol (DON) é uma micotoxina da classe dos tricotecenos produzida, principalmente, por *Fusarium graminearum*. De ocorrência mundial, DON é prevalente em cereais, como trigo, cevada e arroz. A toxina, pertencente ao grupo dos tricotecenos do tipo B, tem como característica inibir a síntese proteica por se vincular ao ribossomo, causar anorexia, desregulação imunológica, bem como efeitos no crescimento, na reprodução e teratogênicos em mamíferos.

A zearalenona é outro importante metabólito fungico produzido por algumas espécies de Fusarium, principalmente *F. graminearum.* A toxina se caracteriza notadamente por sua ação estrogênica em animais da espécie suína, que consomem alimento, principalmente o milho, contaminado com o metabólito. Seu efeito primário é o hiperestrogenismo com infertilidade.

Em razão de os achados clinicopatológicos serem apenas sugestivos de micotoxicoses, são fundamentais a detecção e a quantificação da toxina no alimento suspeito e, quando possível, a detecção de resíduos nos tecidos, leite, urina, soro, fezes e sangue pelos métodos cromatográficos e imunoensaios (do tipo ELISA e radioimunoensaio).

■ Micetismos

Os cogumelos, também denomimados "macrofungos", constituem um diverso grupo de fungos comumente reconhecidos por formarem uma estrutura macroscópica (esporoma) durante seu ciclo sexual de reprodução. De modo geral, esses organismos podem ser classificados em cogumelos comestíveis e tóxicos. A síndrome causada pela ingestão dos cogumelos tóxicos é conhecida como "micetismo", que se caracteriza por apresentar distúrbios no sistema nervoso central (SNC) e nas funções hepática e renal. Diversos casos de micetismo são relatados todos os anos em diversos países e estão principalmente relacionados a identificações errôneas por parte dos coletores e consumidores de cogumelos silvestres. Os cogumelos tóxicos representam, aproximadamente, 1% dos cogumelos descritos na literatura e podem conter diversas toxinas endógenas em suas estruturas fúngicas, sendo elas: ciclopeptídeos; giromitrina; muscarina; coprina; isoxazóis; orelanina; psilocibina; e irritantes gastriontestinais. Entre essas toxinas, as amatoxinas (ciclopeptídeos) são consideradas de maior importância, pois estão associadas à maioria dos casos fatais de micetismo em humanos e encontram-se presentes nos gêneros Amanita, Lepiota e Galerina. A ingestão da toxina orelanina, encontrada em espécies do gênero Cortinarius, está associada a quadros de insuficiência renal grave. Já o consumo de Giromitrina, presente em cogumelos do gênero Gyromitra, pode causar efeitos neurológicos e hepáticos graves. Por fim, a ingestão das toxinas muscimol e psilocibina está relacionada a efeitos depressores e alucinógenos no SNC e estão presentes principalmente em espécies dos gêneros Amanita (Amanita muscaria) Psilocybe e Panaeolus. As intoxicações por cogumelos tóxicos (micetismos) também podem ser classificadas em relação ao tempo de latência (precose, tardia e retardada), desde a ingestão até o surgimento dos sintomas, e ao quadro tóxico que desencadeiam. Destacam-se:

Micetismo faloidiano (tardia), ocasionado por ciclopeptídeo tóxicos como as amatoxinas encontradas no gênero Amanita, principalmente *A. phalloides* e *A. verna*. O período de latência varia de 6 a 48 horas e o quadro clínico consta de distúrbios gastrointestinais, alterações hepáticas, perturbações neuropsíquicas, distúrbios hidroeletrolíticos e morte.

Micetismo nervoso ou muscarínico (precoce) – produzido por toxinas muscarínicas, muscarina e muscardina, que atuam sobre o sistema nervoso parassimpático, encontradas, principalmente, na *Amanita muscaria*. O início dos sintomas ocorre, geralmente, de 15 a 30 minutos após a ingestão do cogumelo, consistindo em vômitos, diarreia, sudorese intensa, cólicas intestinais, salivação, dispneia e convulsão. Geralmente esse tipo de intoxicação não é muito grave e raramente causa óbito.

Micetismo gastrointestinal (precoce – retardada) – muito frequente, apresenta três modalidades de distúrbios: benigno; mais ou menos grave; e mortal. Vários são os gêneros fúngicos causadores dessa intoxicação (Boletus, Chlorophyllum, Entoloma,Lactarius, Omphalotus e Tricholoma). O período de latência é de 30 minutos a 3 horas após a ingestão.

Micetismo inconstante (tardio) – ocasionado pela monometil-hidrazina (MMH), toxina que, após período de latência entre 6 e 12 horas, produz quadro clínico que consta de fadiga, dor de cabeça, dor abdominal, esta frequentemente acompanhada de diarreia e vômito.

Micetismo cerebral (precoce) – determinado por cogumelos que afetam o SNC, pertencentes, principalmente, aos gêneros Psilocibe (*P. mexicana, cubensis*) e Amanita (*Amanita muscaria*). Em geral, os agentes de micetismo cerebral são denominados "fungos alucinógenos", pois apresentam, como principal característica, quadros de alucinações.

Bibliografia recomendada

Council for Agricultural Science and Technology (CAST). Mycotoxins: risks in plants, animal and human systems. Task Force Report, EUA. 2003:(139)199.

Eskola M, Kos G, Elliot TC, Hajslobá J, Mayar S, Krska, R. Worlwide contamination of food-crops with mycotoxins: validity of the widely cited "FAO estimative" of 25%. Critical Reviews in Food Science and Nutrition. 2020;6(16):2773-89.

Herrera T, Ulloa M. El Reino de los Hongos. Micologia básica y aplicada. México: Universidade Nacional Autônoma de México, 1990:550.

Pitt JI, Hocking AD. Fungi and food spoilage. 3. ed. Sydney: Academic Press. 1997:593.

Puschner B. Mushroom toxins. In: Gupta RC. (Ed.). Veterinary toxicology: basic and clinical principles. 3. ed. Cambridge: Academic Press, 2018.

Spinosa HS, Górniak SL, Palermo-Neto J. Toxicologia aplicada à medicina veterinária. São Paulo: Editora Manole, 2008.

PARTE 4A

Virologia Geral

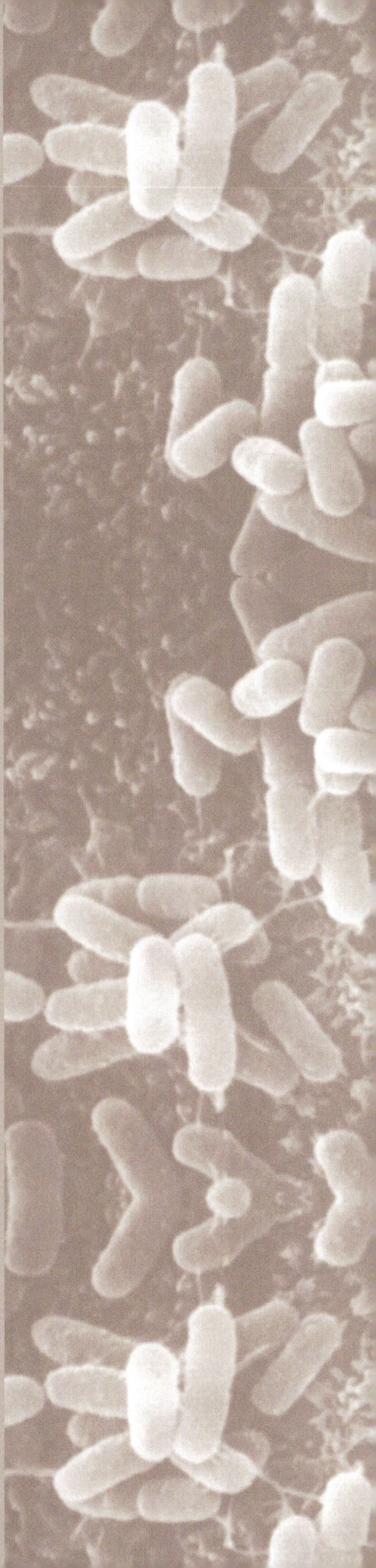

Vírus e Virologia 73

73.1 Origem e Evolução dos Vírus

• João Paulo Herrera da Silva • Francisco Murilo Zerbini

O alvorecer da virosfera: do *pool* de replicadores primordiais aos vírus modernos

Vírus encontram-se amplamente disseminados em sistemas celulares. Acredita-se que todos os organismos celulares sejam hospedeiros de pelo menos um vírus. A estreita relação entre os vírus e seus hospedeiros implica uma longa trajetória de coevolução. A origem dos vírus sempre foi tema de debates acalorados, mas graças aos estudos recentes de metagenômica viral, é possível propor um cenário plausível para a origem desses agentes. Entretanto, a reconstrução precisa da origem dos vírus não é tarefa trivial, uma vez que registros arqueológicos são praticamente inexistentes. Ferramentas de genômica comparativa e análise de redes evolutivas permitem inferir sobre alguns eventos que convergem no surgimento dos vírus. Neste capítulo, serão discutidas algumas hipóteses que tentam esclarecer a origem dos vírus, a partir de três cenários "clássicos": o mundo primordial dos vírus, a hipótese da regressão e a hipóteses do escape. Por fim, discutiremos o cenário quimérico para emergência dos vírus, considerada a hipótese mais parcimoniosa.

Cenários clássicos para a emergência dos vírus

O cenário do **mundo primordial dos vírus** assume que vírus emergiram no mundo pré-biótico e derivam de moléculas replicadoras primordiais. As formas de vida celulares, sem exceções, armazenam sua informação genética em moléculas de DNA. Já os vírus têm genomas tanto de DNA comode RNA, em suas mais diversas formas possíveis, além de utilizarem as mais diversas estratégias de expressão de seus genomas. Essas características singulares sustentam a ideia de que esses organismos seriam relíquias derivadas do *pool* primordial de replicadores (o mundo do RNA), onde diversas formas de elementos genéticos egoístas competiam entre si. Esse cenário é particularmente plausível para explicar a origem dos vírus de RNA.

A hipótese da regressão tem como base a ideia de que os vírus derivaram de organismos celulares que, ao longo do processo evolutivo, teriam perdido algumas funções e regrediram ao parasitismo intracelular obrigatório. A descoberta recente dos vírus gigantes com genomas contendo diversos genes associados à maquinaria de tradução propiciou que os cientistas revisitassem essa hipótese.

A hipótese do escape gênico propõe que eventos múltiplos e independentes ocasionaram a origem dos vírus. O escape teria ocorrido a partir de genes do hospedeiro que adquiram a capacidade de replicação autônoma. Essa hipótese permite a elaboração de um cenário no qual os vírus de arqueias, bactérias e eucariotos tiveram origem independente a partir de seus respectivos hospedeiros ancestrais. Uma visão atualizada da hipótese de escape postula que os vírus teriam escapado das células primordiais, antes mesmo da diversificação entre procariotos e eucariotos.

O cenário quimérico

Os três cenários clássicos aqui apresentados não são mutuamente exclusivos. De fato, o estudo da origem e da evolução dos vírus vem convergindo para um consenso de que não houve um único evento de origem dos vírus, mas sim múltiplos eventos independentes de origem envolvendo os três cenários. Nesse contexto, não existiria um ancestral comum a todos os vírus, da forma que se acredita existir para os organismos celulares (o *last universal cellular ancestor* (LUCA)). O argumento para a existência do LUCA é a presença de cerca de cem genes homólogos em todos os organismos celulares modernos. Ao contrário, não existe um único gene que seja compartilhado entre todos os vírus. Entretanto, existem dois módulos genéticos fundamentais e comuns à maioria dos vírus: o modulo replicativo, que contém os genes envolvidos na replicação viral, e o módulo morfogênico, que contém os genes que codificam proteínas estruturais responsáveis pela formação da partícula viral. Mapear a origem evolutiva desses dois módulos pode fornecer uma visão mais precisa da origem dos vírus.

Um número pequeno de genes desempenha a função de replicar os genomas virais: RNA polimerases dependentes de RNA (RdRp's), transcriptases reversas (RT's), helicases fusionadas a primases, DNA-polimerases iniciadas por proteína e endonucleases envolvidas na iniciação de replicação por círculo rolante. As proteínas dos módulos replicativos virais compartilham um núcleo estrutural conservado, o domínio motivo de reconhecimento de RNA (RRM). Ao longo do processo evolutivo, esse domínio agregou sítios catalíticos envolvidos na polimerização de ácido nucleico e atividade de nuclease, aumentando sua complexidade. Possivelmente, esse foi um dos primeiros domínios funcionais a evoluir. Por um lado, a capacidade das RdRp's de sintetizar RNA a partir de RNA a e das RT's de sintetizar DNA tendo como molde RNA indicam que o domínio RRM teve um papel crucial na transição do mundo do RNA para o mundo do DNA-RNA-proteína. Por outro lado, alguns vírus não têm enzimas capazes de replicar seu próprio genoma, possivelmente porque perderam as replicases originais portadoras do domínio RRM. Para essa função, eles usurpam a maquinaria de replicação de seus hospedeiros.

Os processos de replicação de RNA mediados por RdRp's e RT's são intrínsecos aos vírus e estão essencialmente ausentes em organismos celulares, salvo algumas exceções como no caso de telomerases e RdRp's envolvidas na síntese de pequenos RNA. Entretanto, não existe relação de ancestralidades entre as RdRp's virais e as de organismos celulares, de forma que a hipótese de transferência horizontal desses genes de organismos celulares para vírus (ou vice-versa) é pouco plausível. Essas estratégias replicativas ímpares empregadas pelos vírus não deixam outra alternativa para explicar a origem do módulo replicativo, se não a sua proveniência a partir do *pool* de replicadores primordiais no mundo pré-biótico.

O modulo morfogênico (ou estrutural) compreende genes cuja função está relacionada à formação do capsídeo e do envelope virais. As proteínas codificadas por esses genes desempenham funções importantes para o estabelecimento da infecção, como conferir proteção e estabilidade ao genoma viral, mediar a entrada na célula hospedeira e, em alguns casos, viabilizar a transmissão por vetores. Rastrear as raízes evolutivas do modulo morfogênico é uma tarefa desafiadora, dadas as suas elevadas taxas de evolução. Ao longo do processo evolutivo, a seleção natural atuou sobre o modulo morfogênico primando por conservar sua estrutura em vez da sequência. As proteínas estruturais dos vírus compartilham homologia com muitas proteínas celulares com funções distintas: ligação a carboidratos; nucleoplasminas; nucleofosmonas; fatores de necrose tumoral; hidrolases de glicosídeos; e armazenamento de flavinas. A história evolutiva do módulo morfogênico indica um caminho dirigido por múltiplos eventos de aquisições de genes celulares em diferentes momentos, seguida de reaproveitamento evolutivo. Muitas dessas proteínas celulares são capazes de formar estruturas similares a capsídeos virais. Ao longo da evolução, essas proteínas adquiriram a capacidade de se ligar a ácidos nucleicos, passando a funcionar como proteínas capsidiais (CP's).

A análise da origem dos dois principais módulos genéticos dos genomas virais aponta para um cenário quimérico, envolvendo eventos de aquisição de genes do hospedeiro pelos replicadores primordiais. O cenário quimérico foi proposto como uma hipótese mais parcimoniosa em comparação aos três cenários clássicos.

Do LUCA aos procariotos: supremacia dos vírus de DNA fita dupla

O conhecimento do nicho ecológico ocupado pelos vírus é de grande relevância para determinar seu estilo de vida e compreender os processos que governaram sua trajetória evolutiva. Reconstruir a história evolutiva dos vírus implica refazer o caminho evolutivo dos organismos celulares que os hospedam. Registros fósseis dos micro-organismos que povoaram o planeta nos primeiros momentos da emergência da vida celular são escassos ou inexistentes. Temos apenas algumas ideias ou especulações sobre as formas de vidas celulares ancestrais que deram origem às formas que conhecemos hoje. A comunidade ancestral de organismos da qual se derivou a vida celular era constituída de populações com estilo de vida similar aos procariotos de vida livre que conhecemos hoje, com um repertório de pouco mais de mil genes e dotado de uma membrana celular.

Para tentar determinar a gama de vírus que infectavam essa forma de vida ancestral, os cientistas mapearam a composição viral compartilhada entre arqueias e bactérias, de maneira que se um grupo de vírus estivesse representado em ambos os domínios a probabilidade de ele estar presente no organismo ancestral seria alta. Como os vírus de DNA de fita dupla encontram-se amplamente difundidos entre arqueias e bactérias, eles são fortes candidatos a terem composto (ou pelo menos predominarem) o viroma do LUCA. Poucos vírus de DNA de fita simples estão presentes nos dois domínios. Eles são frequentemente encontrados em bactérias, porém sua ocorrência em arqueias é limitada. Provavelmente esses vírus emergiram juntamente com as bactérias e, depois, passaram a infectar arqueias. Vírus de RNA são escassos em bactérias (apenas uma família de vírus de ssRNA e uma de vírus de dsRNA) e, até onde se sabe, não estão associados a arqueias (embora estudos recentes de metagenômica indiquem que a prevalência de vírus de RNA em procariotos seja maior do que se acredita atualmente). A escassez de vírus de RNA entre os procariotos representa um aparente paradoxo com a hipótese do mundo do RNA. Entretanto, a ausência de homólogos celulares aos genes do módulo replicativo viral nos faz considerar sua existência pré-LUCA. É provável que os vírus de RNA tenham perdido a competição para os vírus de DNA, mais eficientes em explorar os recursos do ambiente celular procarioto dominante nesse período.

Emergência do domínio Eukarya e a explosão dos vírus de RNA

Ao contrário do viroma dos procariotos, dominado por vírus de DNA de fita dupla, o viroma eucarioto é dominado por vírus de RNA. As drásticas diferenças em termos de composição e diversidade do viroma eucarioto em relação a arqueias e bactérias tornam desafiadora a reconstrução da trajetória evolutiva dos vírus.

O surgimento dos eucariotos se dá no momento em que dois tipos de células se associaram: uma arqueia passou a hospedar uma bactéria, estabelecendo uma relação de endossimbiose, culminando no surgimento das atuais mitocôndrias. Algumas inovações evolutivas ocorreram, como o surgimento do sistema de endomembranas, do núcleo, do citoesqueleto, do sistema de sinalização celular e do processamento dos transcritos primários em RNA mensageiros maduros. As mudanças no ambiente celular impuseram restrições e criaram novas oportunidades para a evolução dos vírus. A compartimentalização celular eucariótica impôs barreiras aos vírus de DNA que predominavam em arqueias e bactérias, que agora precisavam desenvolver mecanismos para acessar o núcleo, único compartimento celular em que a maquinaria de síntese de DNA está presente. Ao mesmo tempo ocorreu o desenvolvimento da imunidade inata antiviral, que tem como alvo o DNA viral no citosol. O citosol torna-se altamente compartimentalizado por sistemas de endomembranas, incluindo o reticulo endoplasmático, vesículas e organelas como o complexo de Golgi, peroxissomos, mitocôndrias e plastídios. Nesse sistema de endomembranas, os vírus de RNA encontraram um local ideal para formar seus complexos de replicação e, de fato, praticamente todos os vírus de RNA que infectam eucariotos replicam em associação com membranas celulares.

Uma parcela pequena de vírus de RNA senso positivo tem como ancestral os vírus de bactérias, mas a maioria dos vírus com esse tipo de genoma não tem equivalentes em procariotos. Mais plausivelmente, os eventos que resultaram no surgimento desse grupo de vírus envolveram a troca de módulos genéticos entre vírus de procariotos e eucarióticos. Os vírus de RNA de fita dupla são polifiléticos e emergiram independentemente em pelo menos duas ocasiões. Algumas linhagens derivam de bacteriófagos de RNA de fita dupla, outras divergiram a partir de vírus de RNA de fita simples sentido positivo ancestrais, e outras, por meio de recombinação entre diferentes tipos de vírus ancestrais. Vírus de RNA de fita simples sentido negativo divergiram mais recentemente a partir de vírus de RNA positivo eucarióticos e diversificaram-se em metazoários. Os retrovírus são recentes e possivelmente descendem de elementos genéticos móveis que adquiram genes que codificam proteínas que formam o capsídeo e outros módulos genéticos em várias ocasiões independentes e passaram a se comportar como vírus genuínos. Já os vírus de DNA de fita simples têm como ancestrais plasmídeos bacterianos que recrutaram seus módulos morfogênicos por meio de recombinação com vírus de RNA positivo. Os vírus de DNA de fita dupla são pouco abundantes em eucariotos. Uma parcela destes descende de duas linhagens distintas de vírus de procariotos. Alguns adquiriram módulos genéticos a partir de genes celulares, outros abrigam características de retroelementos, e alguns derivam de vírus de DNA de fita simples.

A história evolutiva do viroma dos eucariotos compreende a herança de alguns grupos de vírus de DNA de procariotos e inúmeros eventos de emergência de novos vírus de RNA e é marcada por eventos de trocas de módulos genéticos entre os vírus e seus hospedeiros, além de inúmeros eventos de transferência horizontal de vírus.

Evolução dos vírus

Do ponto de vista da genética de populações, a evolução pode ser compreendida como a variação nas características herdáveis da população ao longo das gerações. Diferentes mecanismos evolutivos podem atuar sobre as populações de modo que alguns caracteres sejam mantidos, ou não, ao longo do tempo. Aqui dividiremos esses mecanismos em duas categorias: mecanismos geradores de variabilidade (mutação e recombinação); e mecanismos moduladores da variabilidade (seleção, deriva e fluxo gênico). O avanço dos métodos moleculares, juntamente com o desenvolvimento da biologia computacional, tem permitido acessar informações em alta resolução sobre os processos evolutivos das populações virais. Em geral, vírus evoluem de maneira rápida, permitindo que esse processo seja observado quase em tempo real. É possível verificar mudanças em populações virais em cerca de poucas semanas. As altas taxas evolutivas são resultado de altas taxas de mutação, tamanho efetivo das populações elevado e pequenos tempos de geração. Isso torna os vírus um modelo ideal para estudos evolutivos. A compreensão dos processos evolutivos e como eles modulam a estrutura genética das populações virais é crucial para entender como novos vírus emergem e dispersam-se no ambiente, permitindo antecipar riscos de epidemias e mitigar os prejuízos causados pelos vírus.

Geração de variabilidade genética – mutação

Mutações são quaisquer modificações em caracteres herdáveis no genoma. Resultam da incorporação incorreta de nucleotídeos durante o processo de replicação do ácido nucleico viral e têm como consequência a modificação na fita nascente em relação à fita parental. Fatores externos, como radiação ultravioleta, estresse oxidativo e atuação de enzimas do hospedeiro, também podem ocasionar modificações na sequência de bases.

A mutação é a fonte primária de variação genética, sobre a qual atuarão a recombinação, a seleção, a deriva genética aleatória e o fluxo gênico, moldando a estrutura genéticas das populações. Mutações, na maioria das vezes, têm efeito deletério e afetam negativamente a adaptabilidade do vírus. A forma mais simples é a mutação pontual, ou seja, a alteração de um único nucleotídeo. Mutações pontuais podem ser de três tipos: substituições (troca de um nucleotídeo por outro); inserções; ou deleções (Figura 73.1.1). Por sua vez, as substituições podem ser de dois tipos: transições; e transversões. Transições são mudanças de purinas para purinas ou de pirimidinas para pirimidinas, enquanto as transversões são trocas entre purinas e pirimidinas. Quando ocorrem em regiões codificadoras, as substituições podem ser sinônimas, quando não provocam mudança na sequência de aminoácidos da proteína codificada, ou não sinônimas, quando ocasionam mudanças na sequência de aminoácidos da proteína. Mutações pontuais também podem resultar no aparecimento do um códon de terminação prematuro (mutação *nonsense*). A inserção ou deleção de um nucleotídeo em uma região codificadora (denominados em conjunto *indels*) gera mudanças da fase de leitura, alterando a sequência de aminoácidos a partir do ponto em que ocorrem. Se uma inserção ou deleção ocorrer no início da região codificadora sem uma segunda deleção ou inserção que restaure a fase de leitura original, a proteína resultante terá uma sequência de aminoácidos completamente diferente da proteína original e certamente não será capaz de executar sua função.

A maioria das DNA polimerases de organismos celulares apresenta um mecanismo de revisão (ou correção de erro) responsável por corrigir nucleotídeos inseridos incorretamente na fita nascente. Muitos vírus de DNA não sintetizam uma DNA-polimerase e utilizam a enzima do hospedeiro. Nesses casos, os vírus utilizam também a maquinaria de correção de erros. Já os vírus de RNA codificam suas próprias RdRp's, que, na maioria das vezes, não têm mecanismo de correção de erro. Dessa forma, os vírus de RNA normalmente apresentam taxas de mutação mais elevadas em relação ao vírus de DNA. Entretanto, muitos vírus de DNA de fita simples que apresentam taxas de mutação equivalentes às dos vírus de RNA, possivelmente por não fazerem uso do mecanismo de correção de erro ou devido à ação de fatores bióticos ou abióticos sobre o DNA de fita simples.

Taxa de mutação vs. taxa de substituição de nucleotídeos

Taxa de mutação e taxa de substituição são conceitos-chave para compreender o impacto das mutações e sua

Sequência original												
DNA	ATG	CCT	AAG	CGT	GAT	GCT	CAA	TGG	CGC	CAC	ATG	GCA
RNA	AUG	CCU	AAG	CGU	GAU	GCU	CAA	UGG	CGC	CAC	AUG	GCA
Proteína	M	P	K	R	D	A	Q	W	R	H	M	A
Transição e transversão sinônimas												
DNA	ATG	CCT	AAA	CGT	GAT	GCT	CAA	TGG	CGG	CAT	ATG	GCT
RNA	AUG	CCU	AAA	CGU	GAU	GCU	CAA	UGG	CGG	CAU	AUG	GCU
Proteína	M	P	K	R	D	A	Q	W	R	H	M	A
Transição e transversão não sinônimas												
DNA	ATG	CCT	AAG	CAT	GAT	GCT	CAA	TCG	CGC	CTC	ACG	GCA
RNA	AUG	CCU	AAG	CAU	GAU	GCU	CAA	UCG	CGC	CUC	ACG	GCA
Proteína	M	P	K	***H***	D	A	Q	***S***	R	***L***	***T***	A
Mutaçao *nonsense*												
DNA	ATG	CCT	AAG	CGT	GAT	GCT	CAA	TAG	CGC	CAC	ATG	GCA
RNA	AUG	CCU	AAG	CGU	GAU	GCU	CAA	UAG	CGC	CAC	AUG	GCA
Proteína	M	P	K	R	D	A	Q	*	—	—	—	—
Inserção												
DNA	ATG	CCT	AAG	CGT	GTA	TGC	TCA	ATG	GCG	CCA	CAT	GGC
RNA	AUG	CCU	AAG	CGU	GUA	UGC	UCA	AUG	GCG	CCA	CAU	GGC
Proteína	M	P	K	R	***V***	***C***	***S***	***M***	***A***	***P***	***H***	***G***
Deleção				G ▼								
DNA	ATG	CCT	AAG	CTG	ATG	CTC	AAT	GGC	GCC	ACA	TGG	CAG
RNA	AUG	CCU	AAG	CUG	AUG	CUC	AAU	GGC	GCC	ACA	UGG	CAG
Proteína	M	P	K	***L***	***M***	***L***	***N***	***G***	***A***	***T***	***W***	***Q***

Figura 73.1.1 – *Tipos de mutações. A sequência de DNA original é transcrita gerando a sequência de RNA, que, por sua vez é traduzida gerando a sequência de aminoácidos da proteína. Transições (mudanças de uma purina para outra purina, ou de uma pirimidina para outra pirimidina) e transversões (mudança de uma purina para uma pirimidina, ou vice-versa) sinônimas não alteram a sequência de aminoácidos. Já as mutações não sinônimas alteram também a sequência de aminoácidos da proteína. A mutação* nonsense *gera um códon de parada, ocasionando a tradução, de forma truncada, da proteína. Inserções e substituições alteram a fase de leitura a partir do ponto em que ocorrem (a não ser que ocorram em múltiplos de três), modificando totalmente a sequência de aminoácidos.*
Fonte: Desenvolvida pela autoria.

dispersão nas populações virais. A taxa de mutação está associada à fidelidade da polimerase, ou seja, à precisão dessa enzima ao incorporar nucleotídeos durante o processo de replicação. Quanto mais precisa a incorporação, menor a taxa de mutação. Além da incorporação incorreta de nucleotídeos pela polimerase, outros processos biológicos podem introduzir erros: deslizamento durante a replicação (normalmente em regiões ricas em adeninas e timinas), pausa da polimerase (normalmente associada à existência de estrutura secundária na fita molde), processamento incorreto do transcrito primário, edição do RNA via sistema CRISPR, dano oxidativo, e modificações pós-transcricionais. A taxa de substituição diz respeito à fixação das mutações em uma população ao longo do tempo, após a atuação dos mecanismos moduladores (seleção, deriva e fluxo gênico) sobre a variabilidade gerada pelas mutações. Por um lado, mutações nem sempre são fixadas na população, pois podem reduzir sua adaptabilidade ou, em casos extremos, ser letais. Por outro lado, mutações podem conferir resistência a drogas antivirais, escape imunológico e expansão da gama de hospedeiros, conferindo maior adaptabilidade à população viral. As mutações também podem ser neutras quando não há nenhum efeito sobre a adaptabilidade do vírus.

As taxas de mutação e substituição são governadas por diversos fatores. O fator primordial é a natureza do ácido nucleio que compõe o genoma viral. Vírus de RNA, na maioria das vezes, apresentam taxas de mutação mais altas do que vírus de DNA. Confirme visto na seção anterior, isso decorre principalmente da ausência de mecanismos de correção de erro nas RdRp's virais. As transcriptases reversas apresentam fidelidade superior às RdRp's, porém menor do que as DNA-polimerases. Dessa forma, os retrovírus ocupam uma posição intermediária em relação à taxa de mutação. Vírus que apresentam genoma de fita simples de DNA ou de RNA têm maior taxa de mutação, pois as bases expostas (não pareadas) são mais suscetíveis a modificações mediadas por agentes externos. Genomas menores tendem a apresentar taxas de mutação mais altas que genomas maiores. Isso pode ser consequente ao maior número de genomas sintetizado por unidade de tempo, pois quanto maior o número de nucleotídeos que a enzima é capaz de inserir por unidade de tempo, maior será a probabilidade de incorporação de nucleotídeos incorretos. Analogamente, a processividade da polimerase pode gerar taxas de mutação mais altas. As taxas de mutação podem variar dentro do genoma viral. Algumas regiões são mais propensas a acumular mutações.

A variabilidade genética das populações virais é inerente à sua capacidade adaptativa, uma vez que quanto maior a variação dentro de uma população, maior é a tendência de ela suportar variações ambientais em virtude do amplo repertório de alelos presentes na população. Entretanto, há um limite para o acúmulo de mutações, uma vez que a maioria dessas são deletérias.

O conceito de quasispécie

Os vírus apresentam as taxas de mutação mais elevadas entre todos os seres vivos, o que resulta em populações com grande número de indivíduos distintos. Se amostrarmos a população viral em um único hospedeiro infectado, dificilmente encontraremos dois genomas virais com a sequência 100% idêntica.

O conceito de quasispécie (*quasispecies*) foi proposto para descrever a estrutura de uma população de vírus com elevada taxa de mutação composta por um repertório de variantes intimamente relacionados, refletindo um equilíbrio entre mutação e seleção. Essa estrutura reflete uma distribuição composta por uma nuvem de mutantes em um espaço de sequências, entendendo-se "espaço de sequências" como o universo de toda a variação possível dentro de um genoma. A nuvem de mutantes tem um núcleo (*core*) composto por uma ou algumas sequências dominantes (altamente adaptadas), denominadas "sequências-mestre", enquanto o restante da nuvem é composto por um grande número de sequências periféricas pouco adaptadas, cada uma delas presente em pequeno número. A quasispécie, como um todo, ocupa apenas uma pequena porção do espaço de sequências, refletindo o valor adaptativo dos mutantes. Conforme o ambiente muda, a composição da quasispécie também muda, ou seja, a composição em torno das sequências-mestre é alterada em função do deslocamento do equilíbrio de seleção, alterando, dessa forma, a estrutura da população dentro da quasispécie.

Um corolário importante do conceito de quasispécie é que a adaptabilidade da população está diretamente relacionada à existência de variabilidade genética, pois é sobre ela que a seleção atuará. Assim, a perda de variabilidade de forma aleatória (p. ex., em razão de um gargalo genético) reduzirá a adaptabilidade, pois as sequências que passam a predominar fazem parte da periferia da nuvem. Partindo desse pressuposto, taxas de mutação elevadas são mais do que desejáveis, são essenciais para a manutenção da população viral. De fato, foi demonstrado para poliovírus que se a fidelidade da proteína 3D (a RdRp viral) aumentar, diminuindo a taxa de mutação, o resultado é a perda do valor adaptativo em relação ao vírus selvagem. Entretanto, há um limite para a taxa de substituição de nucleotídeos, denominado "limiar de extinção". Uma população que acumule substituições acima desse limiar será composta predominantemente por indivíduos que carregam mutações deletérias, resultado no colapso da população. A maioria dos vírus apresenta taxas de substituição próximas ao limiar de extinção.

Geração de variabilidade genética – recombinação e rearranjos genômicos

A recombinação é um mecanismo de geração de variabilidade genética por meio da troca de informação genética entre dois indivíduos distintos. A troca de informação genética pode se manifestar de duas formas. A primeira envolve a geração de uma molécula de ácido nucleico quimérica (recombinação propriamente dita). A segunda forma envolve a troca de segmento genômicos completos, denominado "rearranjo genômico" (*reassortment*) ou 'pseudorrecombinação".

A recombinação tem papel importante no surgimento de novas variantes dentro de uma população, cujas propriedades podem incluir a capacidade de evasão do sistema imune do hospedeiro, o aumento da virulência e/ou da patogenicidade, a resistência a antivirais, a alteração da especificidade dos vetores, a modificação do tropismo tecidual e a ampliação da gama de hospedeiros. A competição entre linhagens adaptativas também pode desacelerar o processo evolutivo, resultado de interferência clonal. Em populações suficientemente grandes com taxas de mutação elevada, ocorrerá a presença de muitos alelos adaptativos competindo uns com os outros. Nesse caso, a recombinação pode gerar variantes com maior adaptabilidade, por combinar alelos vantajosos.

Embora o impacto da recombinação seja normalmente associado à emergência de variantes conforme já descrito neste capítulo, um efeito possivelmente mais relevante da recombinação é depurar os genomas virais de mutações deletérias, minimizando os efeitos negativos da deriva genética.

Em vírus de DNA, a recombinação ocorre primariamente por meio da quebra e da religação da fita de DNA (o mesmo processo que ocorre no *crossing over* entre cromossomos homólogos em eucariotos) (Figura 73.1.2A). Quando a quebra das fitas de DNA parentais ocorre na mesma região, diz-se que a recombinação é "homóloga". Quando envolve trocas entre posições distintas nos genomas parentais, ela é denominada "não homóloga". De modo geral, a recombinação homóloga é mais frequente do que a não homóloga.

Em vírus de RNA, os eventos de recombinação ocorrem predominantemente por meio de mudança do RNA molde lido pela RdRp durante a replicação, um mecanismo denominado *copy choice* ou *template switching* (Figura 73.1.2B). Basicamente, o complexo de replicação associado a um transcrito nascente se dissocia deste e liga-se a outro RNA molde, produzindo um genoma que combina parte dos dois genomas parentais. Especula-se que para alguns vírus de DNA o mecanismo de *copy choice*/ *template switching* também atue.

Em vírus de ssDNA circular que infectam plantas, a existência de um mecanismo de replicação dependente de recombinação, secundária à replicação por círculo rolante, utilizada por esses vírus, foi proposta para explicar a elevada taxa de recombinação observada. O modelo propõe que fitas de ssDNA linear incompletas, geradas durante a replicação por círculo rolante, pareiam com fitas de ssDNA circulares fechadas, permitindo a retomada da replicação e gerando uma molécula de ssDNA correspondente ao genoma completo, porém recombinante (Figura 73.1.2C). Diversas evidências indicam que esse mecanismo é utilizado por outros vírus de ssDNA circular que infectam fungos e animais.

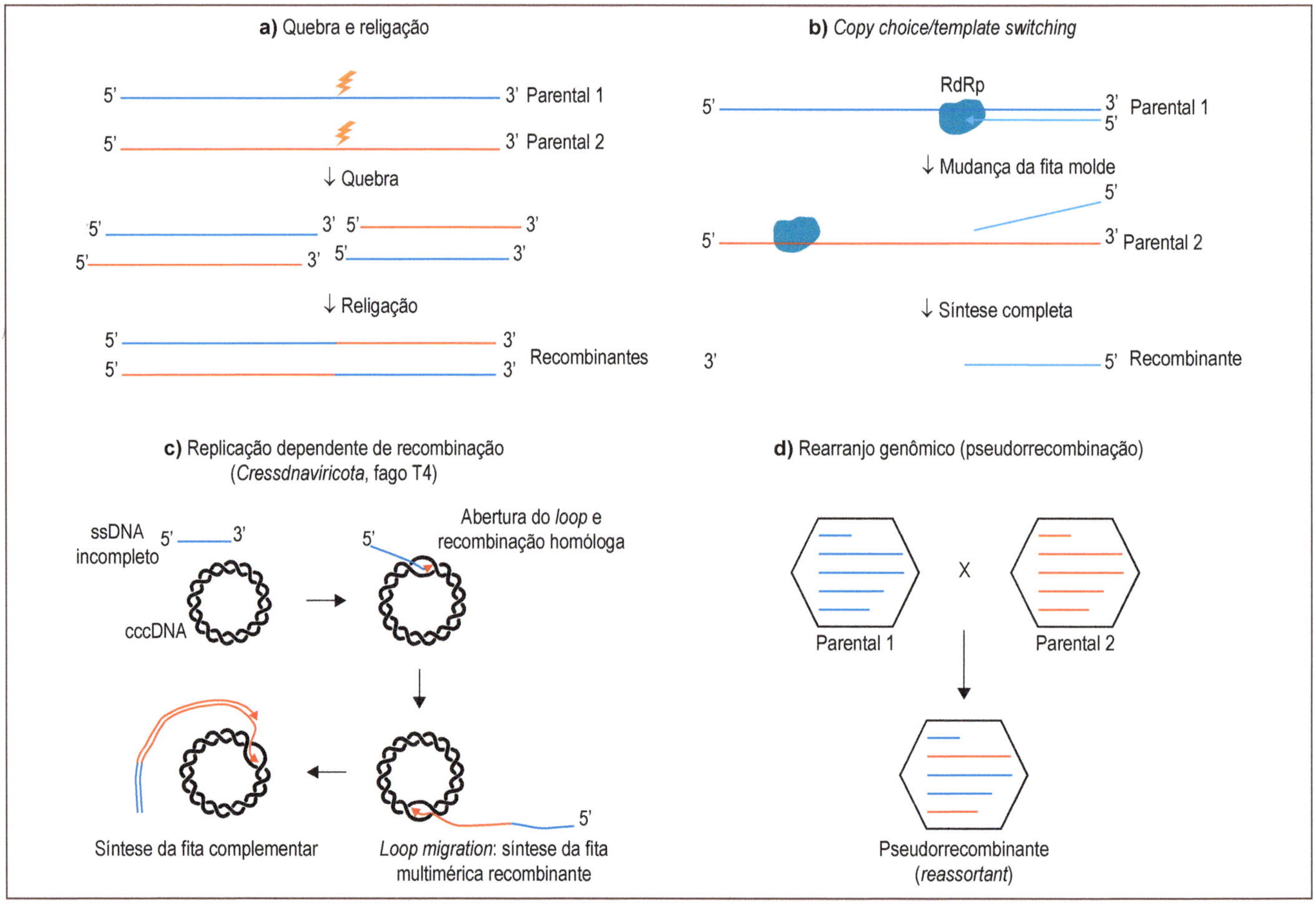

Figura 73.1.2 – *Mecanismos de recombinação em vírus. A. Quebra e a religação da fita dupla (vírus de dsDNA). B.* Copy choice *ou* template switching *(vírus de ss/dsRNA). C. Replicação dependente de recombinação (vírus de ssDNA circular do filo Cressdnaviricota, fago T4). D. Rearranjo genômico (vírus com genoma multissegmentado).*

Fonte: Desenvolvida pela autoria.

A frequência de recombinação ao longo do genoma é variável. A recombinação normalmente é mais frequente em determinadas regiões, denominadas *hot spots* de recombinação. Regiões onde a recombinação é observada em menor frequência são referidas como *cold spots*. A presença de *hot spots* e *cold spots* de recombinação é resultado da seleção natural, que elimina as moléculas recombinantes defectivas. *Hot spots* de recombinação normalmente estão associados a regiões não codificadoras, frequentemente perto da origem de replicação viral. Proteínas estruturais e associadas à replicação normalmente encontram-se sobre forte seleção negativa, de forma que as regiões codificadas dessas proteínas normalmente são *cold spots* de recombinação. Proteínas que estão sob seleção positiva podem ser *hot spots* de recombinação.

Vírus com genoma segmentado estão sujeitos a outro tipo de recombinação, os rearranjos genômicos (*reassortment*) ou pseudorrecombinação, um mecanismo que envolve trocas de segmentos genômicos completos (Figura 73.1.2D). Os rearranjos ocorrem quando diferentes genótipos ou variantes infectam um mesmo indivíduo, e a progênie viral resulta de novas combinações dos segmentos genômicos que compõem o genoma dos parentais. Esse processo pode ocorrer por meio de empacotamento de uma nova combinação de segmentos genômicos em uma mesma partícula viral ou por meio de coinfecção de partículas virias distintas abrigando novas combinações genômicas.

Para que os rearranjos gerem genomas viáveis, é fundamental que os elementos regulatórios presentes nas novas combinações sejam reconhecidos eficientemente pelos fatores virais e do hospedeiro envolvidos no ciclo de replicação do vírus em questão. Os rearranjos constituem um mecanismo importante que explora diferente combinações genômicas e possibilitam explorar diferente aspectos da paisagem adaptativa. Além disso, os rearranjos geralmente preservam as interações epistáticas das regiões codificadas, uma vez que não há produção de moléculas quiméricas.

O impacto dos rearranjos genômicos é exemplificado pelo ciclo epidêmico anual do vírus da influenza A. Esse vírus têm um genoma composto por oito segmentos de RNA de fita simples negativa. Dois desses segmentos codificam as proteínas de membrana H (hemaglutinina) e N (neuraminidase). Subtipos do vírus são denominados H*x*N*y*, conforme as variantes das proteínas H e N codificadas. Existem 16 variantes da proteína H e 9 da proteína N. Assim, em uma célula coinfectada por vírus pertencentes aos subtipos H1N1 e H5N9, rearranjos podem gerar os subtipos H1N9 e H5N1. Obviamente, os rearranjos podem envolver os demais componentes genômicos, porém essas duas proteínas são as mais relevantes do ponto de vista patogênico uma vez que são as responsáveis pelo reconhecimento de receptores de membrana que permitem a entrada do vírus nas células do hospedeiro. A cada ano, um diferente subtipo do vírus emerge do Sudeste asiático e é o responsável pela pandemia de influenza, inicialmente durante o inverno do hemisfério norte e, em seguida, no hemisfério sul. A vigilância genômica da OMS identifica o subtipo emergente, de forma que a vacina contra o vírus é preparada para o subtipo que circulará naquele ano. Isso explica a necessidade de vacinação anual contra o vírus, pois a cada ano a vacina protege contra o subtipo circulante naquele ano – tudo como resultado de eventos de rearranjo genômico.

Mecanismos moduladores da variabilidade genética – seleção, deriva e fluxo gênico

A compreensão do processo evolutivo de vírus é crucial, e não apenas dos vírus patogênicos. A dinâmica evolutiva viral tem profundas implicações sob os aspectos de Saúde Pública, segurança alimentar e conservação de ecossistemas. A previsão desse processo fornece ferramentas para projetar vacinas, desenvolver medicamentos e reforçar os sistemas de vigilância (fito) sanitária. Evolução é um processo complexo, resultado da interação simultânea de cinco processos: mutação; recombinação; deriva; seleção; e migração. Na sessão anterior, discutiram-se os aspectos e as implicações dos mecanismos geradores de variabilidade (mutação e recombinação). Nesta, serão discutidos os mecanismos moduladores da variabilidade genética, assim como as contribuição relativas dos cinco mecanismos para que possamos compreender a dinâmica evolutiva: como a ação conjunta do acúmulo de mutações e o processo de deriva contribuem para a redução da adaptabilidade das populações; o impacto da seleção e como sua ação contribui para o aumento da adaptabilidade da população ao fixar alelos benéficos e diminuir a frequência de alelos deletérios da população; e a contribuição da migração e como ela se correlaciona com a adaptabilidade média das populações.

Seleção

Seleção (frequentemente denominada "seleção natural") é uma força evolucionária determinística que atua sobre as populações selecionando os indivíduos com maior adaptabilidade. A ação da seleção reflete a capacidade reprodutiva e de sobrevivência diferencial entre indivíduos de uma população. A capacidade de gerar descendentes férteis e contribuir com o *pool* de genes para as gerações seguintes é denominada "adaptabilidade" ou *fitness*. O ambiente é um dos determinantes da ação da seleção. Alterações ambientais geram diferentes oportunidades e desafios para que os indivíduos se adaptem. Vírus experimentam pressões seletivas durante todo o seu ciclo de vida, seja ao longo de uma infecção quando enfrenta o sistema imune do hospedeiro, seja em interações com seus vetores durante o processo de transmissão ou, ainda, quando sofrem o efeito de drogas ou de outros agentes antivirais.

A seleção atua de forma direcionada reduzindo a variabilidade genética da população. Como as mutações ocorrem de forma aleatória, a maioria delas é deletéria. A seleção atua removendo as mutações deletérias, direcionando, dessa forma, as populações para um aumento da adaptabilidade. Pode se manifestar como seleção positiva (ou diversificadora) quando favorece o aumento das variantes com maior adaptabilidade ou quando aumenta a frequências de alelos benéficos ocasionando sua fixação na população. Contrariamente, a seleção é denominada "negativa" (ou "purificadora") quando reduz a frequência de alelos com baixo valor adaptativo ou quando elimina os alelos deletérios e letais. Mutantes recém-emergentes podem apresentar adaptabilidade similar à de seu progenitor. Na ausência de diferenças adaptativas, as mutações permanecem sob seleção neutra, e o que determinará sua fixação ou não dentro de uma população serão eventos aleatórios.

O tipo de seleção que atua em determinada população pode ser estabelecido com base nas taxas de substituições sinônimas e não sinônimas. Se a taxa de substituições sinônimas (dS) é superior à taxa de substituições não sinônimas (dN), ou seja, se a relação dN/dS é menor do que 1, essa população está sob efeito de seleção negativa, pois as mutações que acarretam alterações na sequência de aminoácidos estão sendo ativamente eliminadas da população. Caso contrário, ou seja, se as substituições não sinônimas se manifestarem mais frequentemente do que as substituições sinônimas (dN/dS > 1), essa população está sob seleção positiva, pois as mudanças na sequência de aminoácidos estão sendo ativamente favorecidas. A seleção neutra ocorre quando as taxas de substituições sinônimas e não sinônimas são iguais ou semelhantes, ou seja, dN/dS = 1.

Os vírus têm genomas pequenos, portanto têm uma capacidade limitada de codificar proteínas. As funções estruturais e enzimáticas altamente otimizadas limitam o espaço de diversificação dessas proteínas, pois a maioria absoluta das mutações que alteram a sequência de aminoácidos é deletéria, causando a redução da adaptabilidade. Mutações que reduzem a eficiência de enzimas virais ou que comprometem a estrutura da partícula viral são prontamente removidas pela ação da seleção purificadora. De fato, grande parte das proteínas virais estão sob forte seleção negativa (Tabela 73.1). Genes virais eventualmente sob seleção positiva incluem aqueles que codificam proteínas acessórias à replicação viral, proteínas associadas à evasão do sistema imune, de reconhecimento de receptores de membrana, e que são alvo de agentes antivirais. Como as pressões de seleção são dinâmicas, suas mudanças favorecem o aparecimento de novo alelos por meio da seleção positiva.

Deriva

A deriva genética é um mecanismo evolucionário que tem como resultado a flutuação da frequência de alelos em uma população de forma estocástica. Pode ser compreendida como um processo simples de amostragem binomial, em que os indivíduos têm chance ou não de serem amostrados e contribuir para o *pool* gênico da geração seguinte. Um exemplo prático são os vírus associados a doenças respiratórias em humanos. As partículas virais são dispersas pelo ar, e a probabilidade de uma partícula infectiva alcançar um hospedeiro suscetível independe da adaptabilidade do vírus. Outro exemplo é transmissão mediada por insetos vetores. Ao se alimentar de um hospedeiro infectado, o inseto vetor amostra um número limitado de partículas e, posteriormente, ao se alimentar em um hospedeiro sadio, transmite apenas um pequeno número das partículas adquiridas. Portanto, a infecção no novo hospedeiro será iniciada por um número reduzido de indivíduos amostrados aleatoriamente. Esse processo ocasiona uma redução drástica do tamanho efetivo da população, o chamado "gargalo genético". Sucessivos gargalos genéticos resultam na deriva. Os vírus experimentam gargalos durante várias etapas do seu ciclo infeccioso, seja durante o movimento de uma célula para outra, seja durante os processos de transmissão horizontal ou vertical.

Para entendermos o impacto da deriva genética, é importante compreender em que consiste o tamanho efetivo da população. Trata-se de um conceito teórico que indica o tamanho de uma população ideal que terá a mesma variabilidade genética da população observável. O tamanho efetivo é menor do que o tamanho da população senso, uma vez que apenas uma parcela da população senso tem capacidade de contribuir com o *pool* gênico da próxima geração, ou seja, poucos indivíduos são capazes de gerar descendentes infeciosos.

O impacto da deriva genética é influenciado pelo tamanho efetivo da população. Em populações suficientemente grandes, a seleção é proeminente e determina quais alelos serão fixados. Em populações menores, o efeito da deriva é mais drástico, pois, quando alelos são selecionados de forma aleatória, a redução da diversidade genética e, consequentemente, da adaptabilidade média da população, é proporcionalmente muito maior. A deriva pode resultar na diferenciação de populações isoladas. Separar o efeito da seleção neutra e da deriva não é uma tarefa simples, pois esses dois mecanismos podem atuar simultaneamente. Na ausência de seleção, a deriva propicia acúmulo de mutações deletérias ou neutras na população, resultando em declínio da população por perda de adaptabilidade, em um processo irreversível denomino "catraca de Muller" (*Muller's ratchet*).

Diferentes estratégias são utilizadas pelos vírus para superar o efeito prejudicial da deriva genética. A recombinação tem um papel depurador significativo, pois um único evento de recombinação pode eliminar um grande número de mutações deletérias. O acúmulo de partículas virais na forma de corpos vesiculares contribui para minimizar o gargalo genético durante o movimento intercelular e entre hospedeiros. Partículas dos vírus da hepatite A e E são secretadas em corpos multivesiculares do tipo exossomos, enquanto os poliovírus utilizam o sistema de autofagossomos. Potyvírus (vírus de RNA que infectam plantas) movem célula a célula na forma de vesículas, que podem também ser adquiridas pelo inseto vetor (embora sua transmissão para outras plantas ainda não tenha sido comprovada). As estratégias de movimento e de transmissão em bloco aumentam a chance da ocorrência de infecções múltiplas por genótipos distintos e, consequentemente, a chance da ocorrência de recombinação, cooperação e complementação genômica.

Fluxo gênico

O fluxo gênico (ou migração) descreve o processo de movimento de indivíduos ou dispersão de alelos entre populações. O processo de globalização tornou o mundo

Tabela 73.1
Tipo de seleção que atua sobre os genes de alguns vírus que infectam plantas, com base na relação dN/dS. A maioria absoluta dos genes está sob seleção negativa ou purificadora (dN/dS < 1). Genes sob seleção positiva ou diversificadora (dN/dS > 1) estão indicados com os valores em itálico. Esses genes codificam proteínas acessórias para o ciclo de infecção viral

Vírus	*Família*	*Genoma*	*Proteína**	*dNs/ds*
Vírus da batata Y[1]	*Potyviridae*	(+)ssRNA	CP	0,098
			NIb (RdRp)	0,047
			HC-Pro	0,056
			PIPO	1,078
Vírus do mosaico do nabo[1]	*Potyviridae*	(+)ssRNA	CP	0,053
			NIb (RdRp)	0,034
			HC-Pro	0,046
			PIPO	0,289
Vírus da tristeza cítrica[2]	*Closteroviridae*	(+)ssRNA	CP	0,027
			1a (RdRp)	0,308
Vírus do mosaico do pepino[2]	*Cucumoviridae*	(+)ssRNA	CP	0,154
			1a (RdRp)	0,122
Vírus do leafroll da batata[2]		(+)ssRNA	CP	0,219
Vírus manchado amarelo do arroz[2]	*Solemoviridae*	(+)ssRNA	CP	0,150
Vírus do mosaico dourado do feijão[3]	*Geminiviridae*	ssDNA	CP	0,104
			Rep	0,249
			AC4	2,530
Vírus da mancha amarela do Macroptilium[3]	*Geminiviridae*	ssDNA	CP	0,094
			Rep	0,228
			AC4	1,450
Vírus do mosaico da couve-flor[2]	*Geminiviridae*	dsDNA	CP	0,115
Vírus da murcha manchada do tomate[4]	*Tospoviridae*	(-)SSRNA	N	0,221
			G1/G2	0,137

*CP: proteína capsidial; AC4: fator acessório de patogenicidade; G1/G2: glicoproteínas do envelope; HC-Pro: fator auxiliar para a transmissão pelo vetor; N: nucleocapsídeo; PIPO: proteína de movimento; RdRp: RNA polimerase dependente de RNA; Rep: endonuclease iniciadora da replicação por círculo rolante.
Fonte: Adaptada de Gibbs, *et al.*, 2020; García-Arenal, et al., 2001; Xavier, *et al.*, 2021; Tsompana, *et al.*, 2005.

muito mais conectado. O fluxo intenso de viajantes e a comercialização de produtos de origem vegetal e animal entre regiões geográficas distantes intensificaram a dinâmica de disseminação de doenças infecciosas. Os vírus passaram a encontrar oportunidades de dispersão inéditas. Além de introduções diretas de vírus por meio de entrada de hospedeiros infectados em novos locais, a migração de vetores de vírus de forma acidental tem contribuído para o transbordamento (*spillover*) de vírus de seus hospedeiros naturais (animais selvagens, plantas não cultivadas) para novos hospedeiros (animais domésticos ou seres humanos, plantas cultivadas).

O fluxo gênico representa um poderoso mecanismo evolutivo, pois, conforme discutido anteriormente, os vírus apresentam taxas de mutação e substituição elevadas, podendo acumular mutações rapidamente ao longo de um surto epidêmico. Essa rápida dinâmica evolutiva dos vírus possibilita a rápida adaptação a novos ambientes. O movimento de indivíduos de um local para outro frequentemente resulta em epidemias virais em novas áreas.

O trânsito de vírus entre locais distintos tem grande impacto nas dinâmicas populacionais, deixando marcas em seu genoma. A partir dos polimorfismos das sequências dos genomas é possível traçar as rotas de dispersão e explicar o padrão de distribuição. O fluxo gênico dentro de uma população pode contribuir para o aumento da variabilidade genética da população, ao passo que o fluxo gênico entre populações pode reduzir o grau de diferenciação entre elas.

Na ausência de intervenção humana, o fluxo gênico é dificultado pela distância e, mesmo a curtas distâncias, pode ser restringido pela presença de barreiras físicas. Quando isso ocorre por longo tempo, as populações tendem a se diferenciar em razão do acúmulo de mutações e da ausência de trocas de alelos, eventualmente resultando no surgimento de uma nova espécie. O padrão complexo de distribuição do pegivírus C (também conhecido como "GB vírus C" ou "vírus da hepatite G") reflete essa pressuposição: análises filogenéticas indicam uma clara separação entre indivíduos da África e do Sul da Ásia, constatando a ausência de fluxo gênico entre essas populações. O fluxo gênico também pode evitar a diferenciação de populações por decorrência de seleção adaptativa em diferentes ambientes. Alguns estudos demonstraram que populações de tobamovírus separadas geograficamente apresentam baixo grau de diferenciação genética, indicando um forte padrão de fluxo gênico entre essas populações.

No caso de vírus que apresentam padrões epidêmicos sazonais e que estão sob influência de deriva genética, o fluxo gênico pode contribuir na reintrodução de alelos benéficos perdidos por deriva. As epidemias de influenza ocorrem de forma sazonal: a cada novo ciclo epidêmico, uma nova população é fundada no hemisfério sul por indivíduos oriundos do hemisfério norte, em uma dinâmica populacional do tipo fonte-dreno.

Além disso, o fluxo gênico pode contribuir para o aumento da virulência. Na ausência de fluxo gênico, a população alcançará um nível intermediário de virulência, refletindo um *trade-off* entre adaptabilidade e virulência. Com o processo de migração, novas variantes são introduzidas e inicia-se um processo de competição entre a população residente e os imigrantes. Nesse cenário, a virulência tende a aumentar, bem como a frequências dos indivíduos com maior adaptabilidade.

O fluxo gênico não ocorre somente em larga escala, ou seja, entre populações separadas por grandes distancias geográficas. Ele pode ocorrer também em escalas menores, por exemplo, dentro de um mesmo indivíduo. Durante as infecções, variações genéticas são geradas dentro do hospedeiro e diferentes variantes podem surgir em diferentes tecidos como resultado de adaptação às condições do "ambiente" tecidual, criando padrões de variação intra-hospedeiro. Os vírus podem migrar de um tecido para outro por meio de fluidos orgânicos. Esse fato foi muito bem documento em estudos com HIV, em que foi possível observar diferenciação genética entre infecções de tecidos distintos. Além disso, foram constatadas diferenças na composição de variantes detectadas no muco de paciente analisados, indicando um fluxo contínuo de indivíduos de origem celular distinta.

Dados de estudos experimentais e de observações empíricas demonstraram que o impacto do fluxo gênico sobre a adaptabilidade média da população é similar tanto em larga escala como em microescala e reflete a disseminação de genótipos portadores de mutações que conferem vantagem adaptativa. Obviamente, quanto mais cedo as mutações benéficas surgirem, mais significativo será o incremento na adaptabilidade, que dependerá também da taxa de fluxo gênico e da magnitude da atuação da seleção natural.

Gargalos genéticos e seus efeitos nas populações virais

Gargalos genéticos ocorrem quando eventos aleatórios promovem a redução do tamanho efetivo populacional, de forma que uma pequena fração de indivíduos oriundos da população ancestral "funda" uma nova população. Como os gargalos ocorrem de forma estocástica, a nova população não tem relação com a adaptabilidade dos indivíduos. Vírus podem ser submetidos a vários gargalos genéticos durante várias etapas de seu ciclo da vida, bem como durante a dispersão dentro do hospedeiro ou entre hospedeiros.

Ao longo do processo infeccioso, são gerados inúmeros indivíduos, constituindo uma população grande e heterogênea. A variabilidade genética da população propicia a exploração de diferentes espaços na paisagem adaptativa. Ao infectar uma célula ou um organismo como um todo, o próximo passo do ciclo infecioso consiste em atingir novas células ou um novo organismo para iniciar uma nova infecção. As infecções virais são iniciadas por uma pequena parcela ou, até mesmo, por um único indivíduo, gerando uma drástica redução da variabilidade. Nesse contexto, cada evento de infecção e transmissão para um novo hospedeiro representa um gargalo genético.

Durante a colonização de tecidos do hospedeiro, gargalos podem ocorrer em função de atividade de vias de defesa do hospedeiro que eliminam um número grande de indivíduos. Poucos indivíduos são capazes de transpor barreiras dos tecidos e atingir novos órgãos do hospedeiro por questões fisiológicas. Alguns vírus são transmitidos por vetores, representando um importante gargalo, uma vez que o processo de aquisição do vírus pelo vetor ocorre de forma aleatória. O sucesso da transmissão horizontal mediada por vetores está associado à capacidade do vírus em interagir com fatores do vetor que auxiliam na transmissão e de transpor barreiras dos tecidos do vetor e evadir-se de rotas de autofagia. Na transmissão vertical, os gargalos também são frequentes. Apenas um pequeno número de indivíduos é capaz de atingir células germinativas. O sucesso da transmissão vertical depende da capacidade do vírus em transpor as barreiras de células somáticas e germinativas e efetivamente infectar tecidos embrionários.

Os gargalos genéticos têm implicações profundas na evolução das populações virais. Podem ser desvantajosos para as populações virais uma vez que resultam na mudança aleatória das frequências alélicas, podendo causar a fixação de mutações neutras ou deletérias na ausência de seleção natural, resultando em que a população viral evolua por deriva genética. Por um lado, no caso de infecções por genótipos distintos, pode ocorrer a redução das interações entre estes, além de redução da probabilidade da ocorrência de eventos de recombinação. Por outro lado, os gargalos genéticos podem beneficiar as populações quando eliminam hiperparasitas como vírus satélites ou genomas defectivos que interferem na replicação viral ou quando favorece genótipos raros dentro de uma população, criando novas oportunidades adaptativas.

Transferência horizontal de genes

A evolução dos vírus é marcada por inúmeros eventos de transferência horizontal de genes (THG). Os replicadores primordiais recrutaram vários dos seus módulos genéticos a partir de genes das protocélulas e de células. Esses eventos de transferência continuam ocorrendo. O processo de THG é um importante mecanismo evolutivo e está associado à aquisição de novas funções. Quando o gene adquirido confere vantagens adaptativas, ele rapidamente se dissemina e as populações que não o têm são deslocadas ou mesmo extintas. A THG ocorre entre vírus e organismos celulares dos três domínios (arqueias, bactérias e eucariotos). Diversos estudos já constataram a aquisição de genes associados à manutenção e atividade celular, reprogramação do metabolismo, reciclagem celular (degradação proteossomal e autofagia), vias de sinalização relacionadas com regulação fisiológica, vias de defesa celular, metabolismo de lipídeos e remodelação de membranas. A aquisição de genes de origem celular por parte dos vírus desempenha papel central na manipulação do hospedeiro.

Eventos de THG também são frequentes entre vírus não relacionados e permeiam suas trajetórias evolutivas em um processo frequentemente referido como evolução modular. O alto grau de quimerismo dos genomas virias é frequentemente observado. Alguns vírus de plantas recrutaram para si proteínas capsidias de outros vírus.

É importante ressaltar que a THG pode ocorrer em ambas as direções, ou seja, organismos celulares também podem capturar genes virais (embora exista um viés na direção da aquisição de genes do hospedeiro pelos vírus). Por exemplo, existem evidências da aquisição de glicosiltransferases de origem viral por eucariotos. Especula-se que muitos dos genes derivados de vírus desempenharam papel na evolução de caracteres morfológicos em células eucarióticas. Alguns estudos apontam evidências de que genes virais contribuíram para o desenvolvimento de funções cerebrais em humanos e desenvolvimento da placenta em mamíferos. Dessa forma, a transferência horizontal de genes representa uma fonte de inovações evolutivas importantes tanto para os vírus como para seus hospedeiros.

Evolução dos vírus – uma visão pós-metagenômica

As últimas décadas foram marcadas por grande avanço e pela popularização de novas tecnologias de sequenciamento de ácidos nucleicos. Essas técnicas, acopladas a poderosas ferramentas de bioinformática que permitem identificar prontamente assinatura de sequências virais, geraram conjuntos de dados gigantescos e vêm permitindo a ampliação do conhecimento sobre a biodiversidade viral. Grande parte dessa contribuição vem das análises de metagenômica, que consistem em explorar amostras ambientais que, em geral, contêm um *pool* de organismos desconhecidos. Uma limitação desse tipo de análise é a ausência de informações sobre a gama de hospedeiro. Essa informação forneceria pistas valiosas sobre aspectos ecológicos e aspectos associados à evolução da própria gama de hospedeiros dos vírus. Entretanto, já é possível, muitas vezes, inferir de maneira indireta os prováveis hospedeiros, por exemplo com base no relacionamento do vírus detectado com vírus para os quais se conhece a gama de hospedeiros, ou com base na abundância de hospedeiros presentes no ambiente amostrado (se estivermos amostrando ambientes aquáticos, espera-se que os hospedeiros mais abundantes sejam micro-organismos, e não grandes animais marinhos).

Os estudos de metagenômica evidenciaram as complexas redes evolutivas entre os vírus e seus hospedeiros. Foi possível rastrear a origem de diversos genes virais, muitos deles adquiridos por meio de THG entre vírus e organismos celulares. Essas observações permitiram propor hipóteses para a diversificação dos vírus de RNA em eucariotos, visto que eles são escassos em procariotos.

Os conjuntos de dados gerados por metagenômica preencheram muitas lacunas filogenéticas e permitiram estabelecer conexões evolutivas entre clados virais que anteriormente eram órfãos. Um exemplo são os vírus de RNA que infectam plantas, cuja origem, a partir de vírus de invertebrados e fungos associados a plantas, foi recentemente proposta. A emergência desse vírus envolveu a aquisição via THG de uma proteína de movimento de origem celular, o que permitiu que ele infectasse as plantas de forma sistêmica. A evolução do viroma de vertebrados também é marcada por eventos de "transferência horizontal de vírus" (THV) a partir de invertebrados. Os estudos de metagenômica indicaram que os invertebrados constituíram o grande reservatório viral que ocasionou a emergência de vírus em plantas e vertebrados.

Bibliografia recomendada

Dolan PT, Whitfield ZJ, Andino R. Mapping the evolutionary potential of RNA viruses. Cell Host & Microbe. 2018;23(4):435-46.

Dolja VV, Krupovic M, Koonin EV. Deep roots and splendid boughs of the global plant virome. Annual Review of Phytopathology. 2020;58.

Domingo E, García-Crespo C, Lobo-Vega R, Perales C. Mutation rates, mutation frequencies, and proofreading-repair activities in RNA virus genetics. Viruses. 2021;13(9).

Domingo E, Perales C. Viral quasispecies. PLoS Genetics. 2019;15(10):e1008271.

Domingo E. Long-term virus evolution in nature. In: Domingo E. (Ed.). Virus as populations. 2. ed. Academic Press. 2020:225-61.

Duffy S, Shackelton LA, Holmes EC. Rates of evolutionary change in viruses: patterns and determinants. Nature Reviews Genetics. 2008;9:267-76.

García-Arenal, et al. Variability and genetic structure of plant virus populations. Annu. Rev. Phytopathol. 2001;39:157.

Gibbs, et al. The Potyviruses: An Evolutionary Synthesis Is Emerging. Viruses. 2020;12:132.

Irwin NAT, Pittis AA, Richards TA, Keeling PJ. Systematic evaluation of horizontal gene transfer between eukaryotes and viruses. Nature Microbiology. 2022;7(2):327-36.

Jeske H, Lutgemeier M, Preiss W. DNA forms indicate rolling circle and recombination-dependent replication of abutilon mosaic virus. EMBO Journal. 2001;20(21):6158-67.

Kazlauskas D, Varsani A, Koonin, EV, Krupovic, M. Multiple origins of prokaryotic and eukaryotic single-stranded DNA viruses from bacterial and archaeal plasmids. Nature Communications. 2019;10(1):3425.

Koonin EV, Dolja VV, Krupovic M, Varsani A, Wolf YI, Yutin N, et al. Global organization and proposed megataxonomy of the virus world. Microbiology and Molecular Biology Reviews. 2020;84(2):e00061-00019.

Krupovic M, Dolja VV, Koonin EV. Origin of viruses: primordial replicators recruiting capsids from hosts. Nature Reviews Microbiology. 2019;17(7):449-58.

Krupovic M, Dolja VV, Koonin EV. The LUCA and its complex virome. Nature Reviews Microbiology. 2020;18(11):661-70.

Lynch M, Ackerman MS, Gout J-F, Long H, Sung W, Thomas WK, et al. Genetic drift, selection and the evolution of the mutation rate. Nature Reviews Genetics. 2016;17(11):704-14.

Moya A, Holmes EC, Gonzalez-Candelas F. The population genetics and evolutionary epidemiology of RNA viruses. Nature Reviews Microbiology. 2004;2(4):279-88.

Pérez-Losada M, Arenas M, Galán JC, Palero F, González-Candelas F. Recombination in viruses: mechanisms, methods of study, and evolutionary consequences. Infection Genetics and Evolution. 2015;30:296-307.

Pfeiffer JK, Kirkegaard K. Increased fidelity reduces poliovirus fitness and virulence under selective pressure in mice. PLoS Pathogens. 2005;1(2):e11.

Pybus OG, Tatem AJ, Lemey P. Virus evolution and transmission in an ever more connected world. Proceedings of the Royal Society B – Biological Sciences. 2015;282(1821):20142878.

Roossinck MJ. Plant virus evolution. Springer. 2008:3540757635.

Simon-Loriere E, Holmes EC. Why do RNA viruses recombine? Nature Reviews Microbiology. 2011;9(8):617-26.

Tsompana M, Abad J, Purugganan M, Moyer JW. The molecular population genetics of the Tomato spotted wilt virus (TSWV) genome. Mol Ecol. 2005 Jan;14(1):53-66. doi: 10.1111/j.1365-294X.2004.02392.x. PMID: 15643950.

Wolf YI, Kazlauskas D, Iranzo J, Lucia-Sanz A, Kuhn JH, Krupovic M, et al. Origins and evolution of the global RNA virome. mBio. 2018;9(6):e02329-18.

Xavier CAD, Godinho MT, Mar TB, Ferro CG, Sande OFL, Silva JC, Ramos-Sobrinho R, Nascimento RN, Assunção I, Lima GSA, Lima ATM, Murilo Zerbini F. Evolutionary dynamics of bipartite begomoviruses revealed by complete genome analysis. Mol Ecol. 2021 Aug;30(15):3747-3767. doi: 10.1111/mec.15997. Epub 2021 Jun 8. PMID: 34021651.

Zwart MP, Elena SF. Matters of size: genetic bottlenecks in virus infection and their potential impact on evolution. Annual Review of Virology. 2015;2:161-79.

73.2 Propriedades Gerais dos Vírus

• Maria Lucia Rácz • Carlos Frederico Martins Menck • Enrique Boccardo

Introdução aos vírus

Antes do estabelecimento da teoria dos germes, acreditava-se que muitas doenças eram causadas por venenos. O termo em latim para veneno é *vírus*. Pasteur, em meados do século XIX, designava como vírus os agentes causadores de infecções em geral, mesmo as causadas por bactérias. Entretanto, em algumas infecções, os agentes causadores não eram encontrados ou visualizados por meio da microscopia ótica. No final daquele século, obtiveram-se evidências de que alguns agentes causadores de doenças humanas, animais e de plantas poderiam passar por filtros capazes de reter as menores bactérias conhecidas. À época, a hipótese de essas doenças serem causadas por toxinas foi descartada principalmente pelo fato de o agente causador podia ser transmitido mesmo em altas diluições. Essa característica dos agentes filtráveis foi associada à sua capacidade de reprodução. Dessa forma, esses agentes foram inicialmente conhecidos como "vírus filtráveis". Com o tempo, a palavra "filtrável" perdeu-se por desuso, assim como o significado original do termo, fixando o termo "vírus" para designar esses agentes infecciosos. Vírus que infectam bactérias foram descobertos no início do século passado e foram denominados "bacteriófagos" (ou "comedores de bactérias"). Assim, bacteriófagos são, de fato, vírus, mas o termo "fago" tem sido empregado para designar essa classe de agentes infecciosos filtráveis.

Os vírus são conhecidos agentes infecciosos capazes de infectar todos os seres vivos. Esses agentes são capazes de causar doenças em humanos, animais ou plantas. Em humanos, são responsáveis por uma série de infecções autolimitadas de evolução benigna, como resfriados, diarreias e verrugas. No entanto, alguns vírus podem causar doenças graves, como poliomielite, febre amarela, aids e vários tipos de câncer. Entretanto, é bom salientar que, além de causarem problemas aos seres humanos, os vírus têm servido como ferramentas fundamentais em pesquisas científicas. Seu genoma, em geral pequeno, pode ser facilmente modificado. Além disso, pelo fato de se utilizarem diferentes componentes da maquinaria celular para sua multiplicação, grandes descobertas o metabolismo celular foram obtidas a partir de estudos conduzidos com vírus. Alguns exemplos são a descoberta da utilização de ácidos nucleicos (DNA e RNA) como material genético, a determinação do papel de promotores e ativadores gênicos na regulação da expressão gênica, a identificação do processo da transcrição reversa e a enzima viral associada, a elucidação de mecanismos para processamento de RNA e a descoberta dos proto-oncogenes celulares.

Mais recentemente, os vírus estão sendo empregados como vetores para introdução de genes em organismos, abrindo as fronteiras da terapia gênica e produção de novas gerações de vacinas.

A extraordinária diversidade de tamanhos e formas virais

Os vírus são parasitas intracelulares obrigatórios e podem ser encontrados em duas formas, uma dentro das células e outra fora destas. Na forma extracelular, o vírus é uma partícula submicroscópica, conhecida como *virion* ou "partícula viral". Dependendo do tipo viral, as partículas apresentam diferentes formas e tamanhos. Ao infectarem a célula hospedeira, inicia-se o estado intracelular do vírus. Nessa etapa, ocorrem a replicação do material genético do vírus e a produção de novas partículas infecciosas.

Os vírus estão entre os menores agentes infecciosos que existem, podendo medir de 12 nm a 400 nm (0,012 μm a 0,4 μm). Como comparação, as bactérias do gênero *Staphylococcus*, medem por volta de 1.000 nm. As menores bactérias conhecidas, como as clamídias, têm dimensões de 200 nm, as bactérias da classe *Mollicutes* (micoplasmas) medem entre 200 nm e 300 nm, e o tamanho das riquétsias varia entre 300 nm e 600 nm. De fato, por muito tempo algumas dessas bactérias foram consideradas vírus. A descrição recente de vírus gigantes, como os pertencentes as famílias *Mimiviridae, Phycodnaviridae, Pithoviridae* e *Pandoraviridae* e o gênero *Mollivirus*, de 400 nm a 2.000 nm de diâmetro, com genomas capazes de codificar mais de 500 proteínas diferentes (~70% dos vírus conhecidos atualmente codificam menos de 10 proteínas), complicam o estabelecimento de uma fronteira de tamanho entre os vírus e os organismos parasitas celulares, com genomas defectivos, como as riquétsias e os micoplasmas. A Figura 73.2.1 apresenta a comparação de tamanho entre células, bactérias e vírus.

Como o poder de resolução do microscópio óptico é de aproximadamente 200 nm, a maioria dos vírus só pode ser visualizada com o uso do microscópio eletrônico. Por exemplo, o vírus vaccinia, um poxvírus com aproximadamente 300 nm de diâmetro maior, pode ser visualizado ao microscópio óptico. Os mimivírus têm aproximadamente 700 nm de diâmetro e assemelham-se a pequenos cocos Gram-positivos ao microscópio óptico. Seu nome é derivado dessa propriedade (*mimicking microbe* – imitação de micróbio). Entre os métodos utilizados para determinar o tamanho viral, estão a microscopia eletrônica, a ultracentrifugação e a ultrafiltração.

Composição

Os vírus não apresentam uma organização tão complexa quanto a das células, mesmo das procariotas. De fato, a maioria dos vírus apresenta uma estrutura bastante simples. Os vírions são basicamente formados por um ácido nucleico, DNA ou RNA, envolvido por uma capa proteica, denominada "capsídeo" ou "capsídeo" e, em algumas famílias virais,

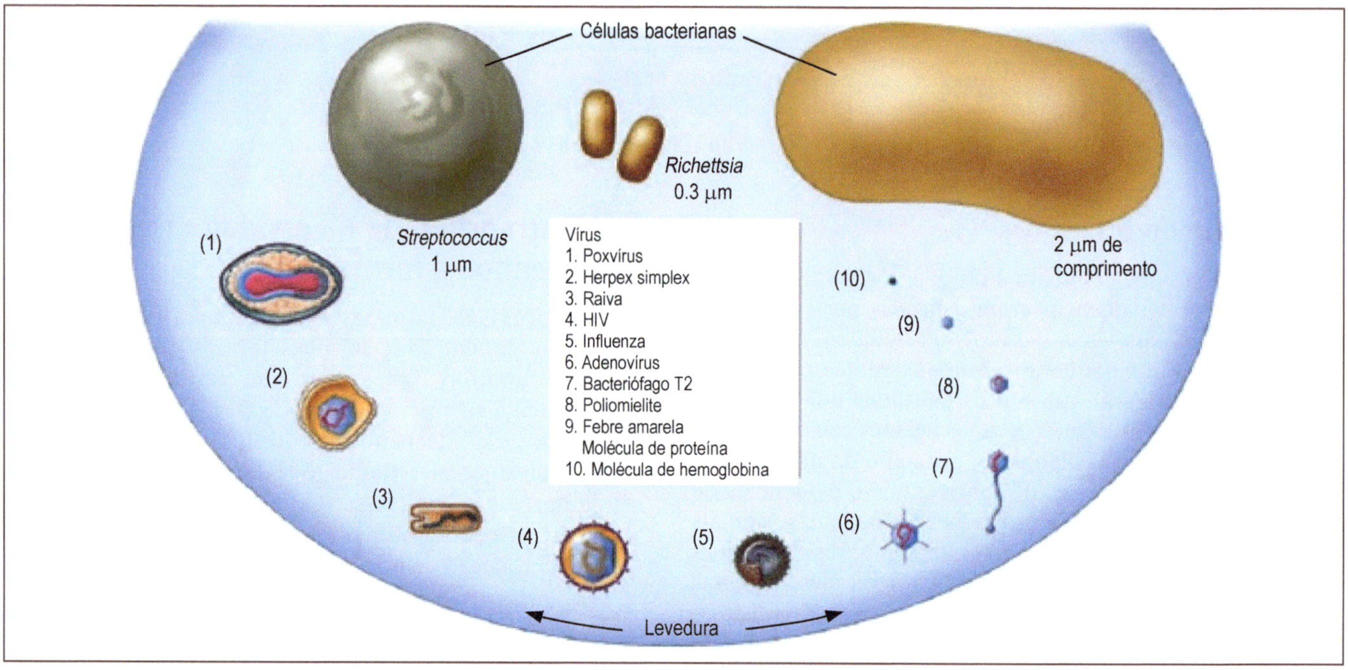

Figura 73.2.1 – *Comparação de tamanho dos vírus com uma célula eucariótica (levedura) e bactérias. Uma molécula de uma proteína grande (hemoglobina) foi incluída para indicar a proporção com macromoléculas.*
Fonte: Desenvolvida pela autoria.

de uma membrana lipoproteica, denominada "envelope" ou "envoltório". Essa simplicidade faz com que os vírus sejam incapazes de crescimento independente. Dessa maneira, sua multiplicação depende estritamente da infecção de células animais, vegetais ou micro-organismos. Na verdade, os vírus utilizam diferentes componentes da maquinaria celular para sua multiplicação, sendo, por isso, parasitas intracelulares obrigatórios, representando uma forma bastante sofisticada de parasitismo.

■ Ácido nucleico

Os vírus contêm, em geral, apenas um tipo de ácido nucleico, DNA ou RNA, que é o portador das informações genéticas para sua propagação. É importante destacar que todas as células vivas têm DNA, na forma de dupla fita, como material genético. Em vírus, no entanto, não é isso que se observa. Tanto DNA como RNA podem guardar as informações genéticas, e esses dois tipos de ácido nucleico podem ser encontrados na forma de fita simples (ss: *single stranded*) ou fita dupla (ds: *double stranded*). Assim, os quatro tipos de genomas virais (DNA fita dupla – dsDNA, DNA fita simples – ssDNA, RNA fita dupla – dsRNA ou RNA fita simples – ssRNA) são encontrados tanto em vírus que infectam hospedeiros eucariontes (p. ex., animais e vegetais) como procariontes (bactérias). A quantidade de ácido nucléico na partícula viral pode variar de 2 mil a 2,5 milhões de bases ou pares de bases, sendo os genomas maiores observados apenas em vírus gigantes (mimivírus e pandoravírus) que infectam amebas.

Exceções à regra segundo a qual os vírus contêm um único tipo de ácido nucleico têm sido documentadas. Por exemplo, em 1984, Miller e colaboradores observaram que o genoma do vírus da hepatite B é composto por uma molécula híbrida de DNA e RNA. Além disso, em 2000, Bresnahan e Shenk observaram que o citomegalovírus, um herpesvírus com genoma DNA, contém uma pequena quantidade de RNA em sua partícula viral. São RNA mensageiros (mRNA) que são imediatamente traduzidos nos ribossomos, dando origem a proteínas utilizadas nas etapas precoces da replicação viral antes do início da transcrição do genoma. Outros vírus de DNA, como os mimivírus, também contêm pequenas quantidades de RNA.

■ Vírus de DNA

Os vírus que têm DNA como material genético, de maneira similar às células, podem empregar diretamente a maquinaria celular para transcrição de seus genes, sua replicação e reparo de seu DNA. Isso permite a alguns vírus ter um genoma relativamente grande. Por exemplo, os herpesvírus têm um genoma de 125 mil a mais de 240 mil pares de bases (240 kbp). Esses vírus evoluíram de forma que apresentam alguns genes próprios que codificam polimerases virais e fatores envolvidos na síntese de nucleotídeos. Dessa maneira, ficaram mais independentes do metabolismo celular. As moléculas de DNA (dupla ou simples fita) podem ser encontradas na forma linear ou circular, a depender do vírus. Por exemplo, o vírus de macacos conhecido como "SV40", da família *Polyomaviridae*, tem um genoma pequeno (5.243 pares de bases – 5,2 kbp) de dsDNA circular. Por sua vez, o genoma dos herpesvírus é de dsDNA linear. Outros vírus de DNA importantes e muito comuns são os pertencentes à família *Adenoviridae*. Esses vírus têm um genoma de dsDNA linear de 26 kbp a 45 kbp. Além de estarem associados a diversas patologias em humanos, os adenovírus apresentam importância histórica. Foi nesses vírus em que se observou, pela primeira vez, o processamento de RNA, permitindo a descoberta de que genes podem conter íntrons e éxons.

Entre os vírus com genomas de DNA fita simples (ssDNA), estão os parvovírus e os circovírus. Esses vírus apresentam genomas pequenos que variam de 4 a 6 mil bases e de 1.700 a 2.300, respectivamente. O genoma de fita simples não permite que lesões sejam reparadas, tornando-o mais instável. Por essa característica, acredita-se que dificilmente possam ser encontrados vírus com genomas grandes com esse tipo de ácido nucleico.

■ Vírus de RNA

Como a biologia das células se baseia na replicação do DNA e sua transcrição para RNA, os vírus de RNA devem conter a informação para codificar enzimas próprias para processar seus genomas. Por exemplo, os vírus de RNA devem codificar RNA-polimerases dependentes de RNA (RpdR) para transcrever e replicar seus genomas. Os vírus de RNA podem apresentar genomas de fita dupla ou simples, lineares ou circulares, de molécula única ou segmentados.

Os vírus cujos genomas são de RNA de fita simples com a mesma polaridade do RNA mensageiro (mRNA), por exemplo, os poliovírus, podem ser traduzidos diretamente nos ribossomos da célula hospedeira. Esses vírus são, por definição, denominados "RNA+" ou "RNA de polaridade positiva" e não precisam carregar enzimas na partícula viral já que estas podem ser traduzidas diretamente após a infecção. Uma exceção são os retrovírus, como o HIV, cujo genoma RNA+ é transcrito para DNA pela enzima transcriptase reversa após entrarem na célula. Como a célula não codifica uma enzima com essas características, a transcriptase reversa deve estar presente na partícula viral no momento da infecção.

Os vírus com genoma de ssRNA de polaridade contrária (complementar) ao mRNA são denominados "vírus de RNA-" ou "RNA de polaridade negativa". Esses agentes, como o vírus da raiva, devem primeiro transcrever uma fita complementar de mRNA, antes de sua tradução pela maquinaria celular. Para isso, é necessário que carreguem uma RpdR na partícula viral no momento da infecção. Uma situação semelhante se observa com os vírus que apresentam genoma dsRNA, como os rotavírus. Esses vírus, em geral, têm, em sua estrutura, uma enzima com função de transcriptase, capaz de produzir o mRNA necessário para a síntese de proteínas, e de replicase, capaz de replicar o genoma de RNA.

Alguns vírus de RNA apresentam o genoma segmentado, ou seja, dividido em várias moléculas. Por exemplo, o genoma do vírus influenza, causador da gripe, é composto de oito segmentos separados de ssRNA-. O genoma dos rotavírus é composto de 11 segmentos de dsRNA. A segmentação do genoma tem grande importância na possibilidade de gerar diversidade do vírus, como veremos adiante. Finalmente, o vírus da hepatite D (ver Capítulo 86.4) é um exemplo vírus de RNA- com genoma circular que infecta animais, mas apresenta semelhanças com alguns viroides de plantas.

■ Capsídeo

Os vírus têm o seu genoma protegido por uma capa proteica, denominada "capsídeo" ou "capsídeo". O agrupamento das proteínas virais dá ao capsídeo sua simetria característica, normalmente icosaédrica ou helicoidal. O genoma em conjunto com o capsídeo constitui o nucleocapsídeo.

Em razão de limitações no tamanho do genoma viral, os vírus não podem codificar um grande número de proteínas diferentes. Assim, o capsídeo viral tem de ser formado de subunidades idênticas ou de um número limitado de proteínas diferentes, chamadas protômeros, que se agrupam formando subunidades maiores, os capsômeros. Em capsídeos mais complexas, as facetas triangulares de um icosaédro são subdivididas em um número progressivamente maior de triângulos. Assim, um capsídeo pode ser composto de centenas de capsômeros, mas ainda com base em um simples modelo icosaédrico. O número total de capsômeros é característico de cada grupo viral.

Vale ainda salientar que alguns vírus apresentam uma estrutura mais complexa, sendo compostos de várias partes. É o caso de alguns bacteriófagos que apresentam uma cauda acoplada à cabeça poliédrica.

Em alguns tipos de vírus de planta, por exemplo, os vírus da família *Bromoviridae*, os genomas segmentados são envolvidos em capsídeos independentes e diferentes. Assim, a infecção só é efetiva se houver a coinfecção simultânea com todos os tipos de capsídeos.

■ Envelope viral

Alguns vírus têm, além do ácido nucleico e do capsídeo, estruturas complexas de membrana envolvendo o nucleocapsídeo. O envelope viral consiste em uma bicamada lipídica com proteínas, em geral glicoproteínas, embebidas nesta. A membrana lipídica provém da célula hospedeira, embora as proteínas sejam codificadas exclusivamente pelo vírus. Em virtude da presença de lipídeos no envelope, os vírus envelopados são sensíveis a solventes orgânicos, como éter e álcool. Assim, em presença de éter, os lipídeos são dissolvidos e o vírus perde a infectividade. É importante salientar que as glicoproteínas do envelope, por estarem expostas na superfície viral, constituem os principais antígenos de vírus envelopados.

■ Enzimas

Os vírus não realizam processos metabólicos e, em geral, são inertes fora da célula. Entretanto, conforme já mencionado neste capítulo, algumas partículas virais contêm enzimas de grande importância no processo infeccioso. Como exemplo clássico, há os retrovírus, que carregam, na partícula viral, a transcriptase reversa, necessária para sua replicação. Também é o caso de vírus com genoma de ssRNA-, ou dsRNA, que carregam, na partícula viral, a RNA-polimerase dependente de RNA. A presença dessa enzima é fundamental, dadas a necessidade de síntese do mRNA ao entrar em uma célula e a inexistência de uma enzima com essas características nas células hospedeiras. Em alguns outros vírus, há enzimas necessárias para ajudar a entrada na célula. É o caso de alguns bacteriófagos, que têm uma enzima, lisozima, necessária para realizar uma perfuração na parede celular para permitir a entrada do genoma viral.

Estrutura da partícula viral

Os vírus podem ser classificados, de acordo com a simetria do capsídeo, em vírions icosaédricos, vírions helicoidais e vírions de estrutura complexa.

Vírions icosaédricos

São os vírus cujo capsídeo apresenta simetria icosaédrica. O icosaédro é um polígono de 20 faces triangulares, 12 vértices e 30 arestas, que apresenta três eixos de simetria: eixos 2x; 3x; e 5x (Figura 73.2.2). O ácido nucleico se encontra empacotado no centro do polígono. Como exemplos de vírus com capsídeo icosaédricos, não envelopados, há o adenovírus (DNA) (Figura 73.2.3) e os picornavírus (RNA). Os herpesvírus (DNA) são um exemplo de vírus icosaédricos envelopados (Figura 73.2.4).

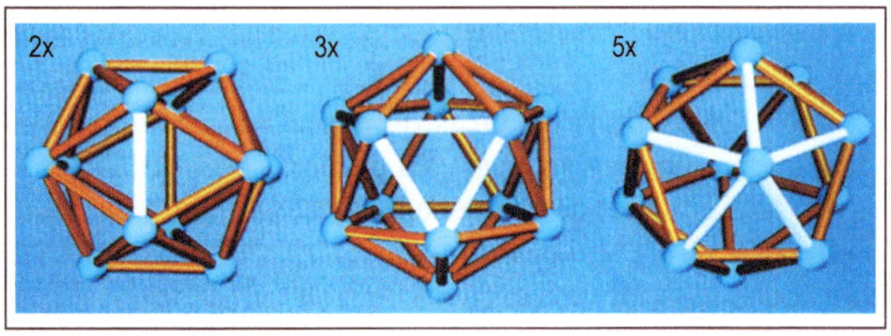

Figura 73.2.2 – *Eixos de simetria do icosaédro – 2x: centro da aresta; 3x: centro da face; 5x: vértice.*
Fonte: Acervo da autoria.

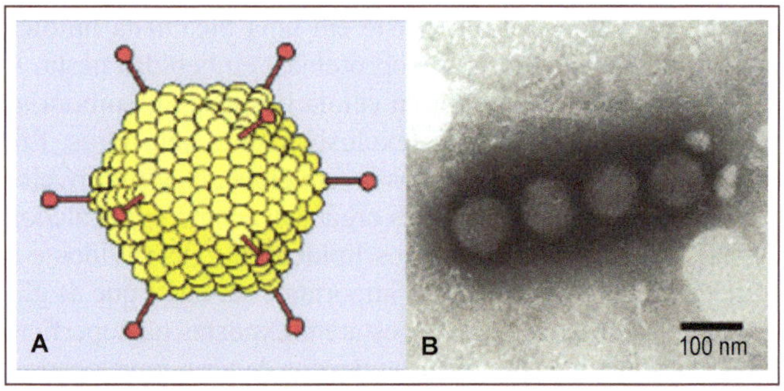

Figura 73.2.3 – *Adenovírus. (A) Modelo. (B) Microscopia eletrônica.*
Fonte: Acervo da autoria.

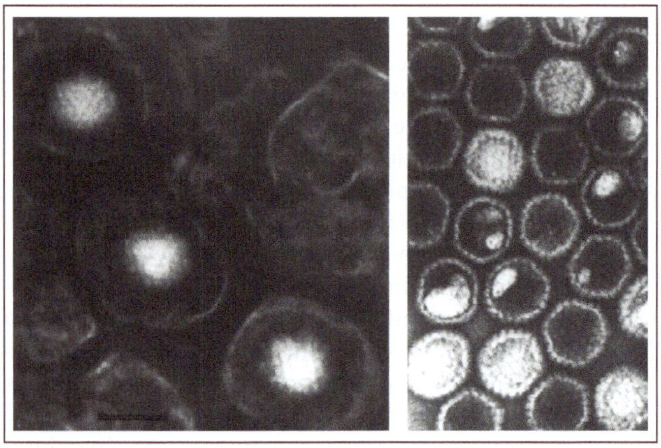

Figura 73.2.4 – *Microscopia eletrônica de herpesvírus. (A) Com envelope. (B) Sem envelope.*
Fonte: Acervo da autoria.

Nos vírus icosaédricos, os capsômeros que se localizam nos vértices do polígono são pentâmeros, isto é, são constituídos por cinco protômeros e os capsômeros que se localizam nas faces e nas arestas são hexâmeros. Os vírus icosaédricos não têm obrigatoriamente morfologia icosaédrica, podendo apresentar morfologias diversas, desde que mantenham a simetria icosaédrica. Como exemplo, podemos citar o rinovírus, que apresentam simetria icosaédrica e morfologia esférica.

Vírions helicoidais

Nos vírus helicoidais, os capsômeros dispõem-se em torno do ácido nucleico, de acordo com uma estrutura em forma de hélice. O ácido nucleico fica no interior dessa estrutura, em geral intimamente associado aos capsômeros, formando um nucleocapsídeo mais compacto. O vírus do mosaico do tabaco é um exemplo de vírion com simetria helicoidal não envelopado (Figura 73.2.5) ao tempo que os vírus influenza e da raiva são exemplos de vírus com simetria helicoidal envelopados. Da mesma forma, os vírus helicoidais podem apresentar morfologias diversas, como o vírus da influenza, de morfologia aproximadamente esférica, e o vírus da raiva que tem a forma de bala de revólver (Figura 73.2.6).

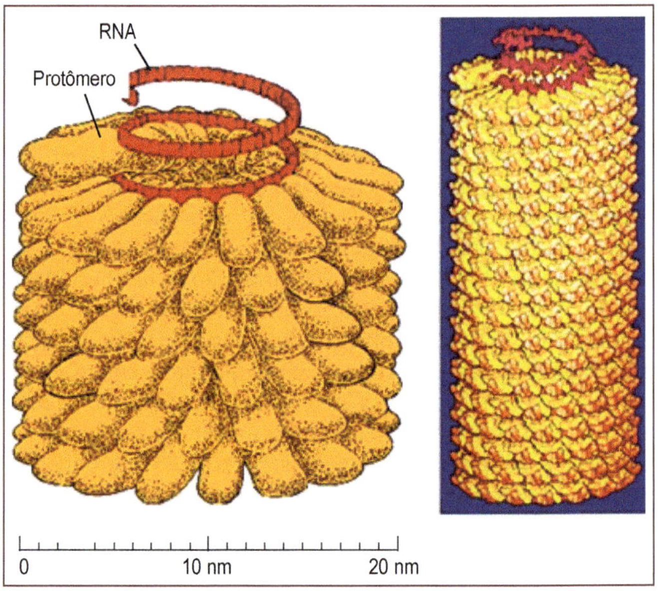

Figura 73.2.5 – *Vírus do mosaico do tabaco. (A/B) Modelos. (C) Microscopia eletrônica.*
Fonte: Acervo da autoria.

Vírions de estrutura complexa

Os vírus que não podem ser classificados como icosaédricos ou helicoidais são considerados de estrutura complexa. O exemplo mais característico são alguns baceriófagos, como o T4, que têm um capsídeo em forma de cabeça poligonal, com estruturas adicionais, formando uma cauda, com bainha contrátil, placa basal, fibras e outras estruturas (Figura 73.2.7).

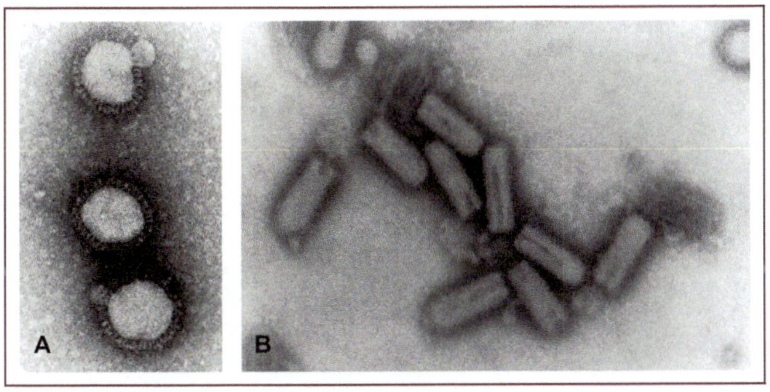

Figura 73.2.6 – *Microscopia eletrônica. (A) Vírus da influenza. (B) Vírus da raiva.*
Fonte: Acervo da autoria.

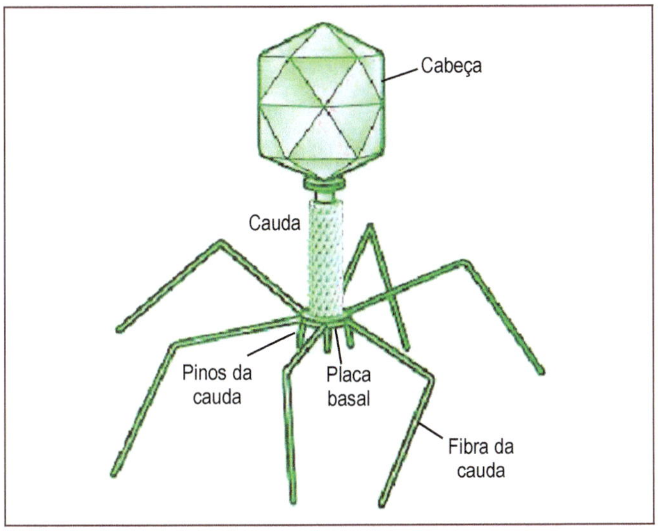

Figura 73.2.7 – *Esquema do bacteriófago T4.*
Fonte: Acervo da autoria.

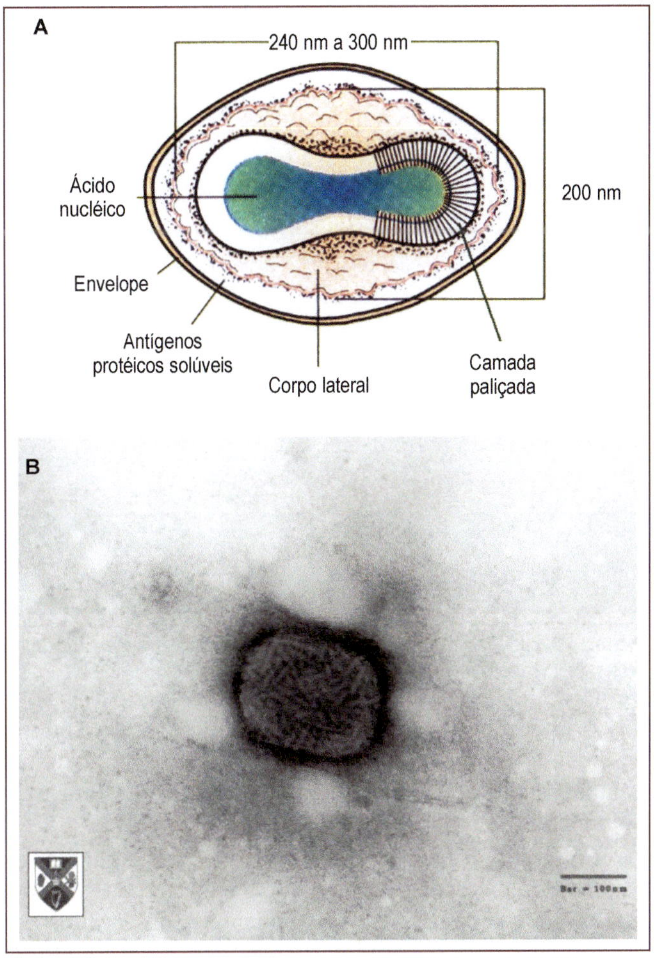

Figura 73.2.8 – *Poxvírus. (A) Esquema da partícula viral. (B) Microscopia eletrônica de Orthopoxvírus.*
Fonte: Acervo da autoria.

Outro exemplo de vírus de estrutura complexa são os da família *Poxviridae*, que têm o DNA viral associado a proteínas em forma de nucleoide bicôncavo, circundado por camadas de lipoproteína, com corpo lateral, camada paliçada estruturas tubulares em seu exterior (Figura 73.2.8).

Vírus gigantes

Apesar de vírus terem como características básicas o fato de serem pequenos (submicroscópicos) e de terem genomas pequenos, em 2003, a descoberta dos mimivírus, que infectam amebas, iniciou uma reavaliação dos vírus, tanto em termos de tamanho de partículas (> 700 nm) como em termos de complexidade do genoma (mais de 1 mil genes), características semelhantes às de algumas bactérias, como os micoplasmas.

Os mimivírus foram descritos inicialmente como bactérias, pelo seu tamanho e pela propriedade de corar como bactérias Gram-positivas. Logo em seguida, foram identificados como partículas virais grandes, daí o nome, derivado de *mimicking microbe* ("imitando um micróbio"). São classificados atualmente na família *Mimiviridae*, gênero *Mimivirus*. A partícula viral apresenta um capsídeo proteico com 370 nm a 600 nm de diâmetro, recoberto com uma camada uniforme de fibras de 125 nm de espessura, contendo uma estrutura na forma de estrela de cinco pontas em um único vértice do icosaédro (Figura 73.2.9). O genoma desses vírus é composto por uma molécula de dsDNA que varia entre 1.020 milhão e 1.260 milhão pares de bases. Esse tamanho é maior do que o do genoma de muitas bactérias, por exemplo, micoplasma, cujo genoma mede cerca de metade desse tamanho (ver Capítulo 58). Esses vírus codificam entre 930 e 1.120 proteínas, incluindo algumas relacionadas a vários processos metabólicos, como a tradução proteica (aminoacil tRNA-sintetase), o que dá a esses vírus uma independência importante das maquinarias da célula hospedeira; seis genes para tRNA e 33 para mRNA não codificantes. Outros vírus gigantes, ligeiramente maiores do que os mimivírus, foram também identificados posteriormente, infectando amebas e receberam nomes de mamavirus e megavírus e pertencem à mesma família e ao gênero dos mimivírus. Curiosamente, para o mamavírus, foi encontrado um vírus satélite, ou virófago (vírus que infecta outro vírus), denominado "Sputnik" (satélite em russo), que só se replica em células coinfectadas por mimivírus ou mamavírus. O Sputnik é um vírus icosaédrico, de 50 nm de diâmetro, com genoma dsDNA circular, de 18 kbp.

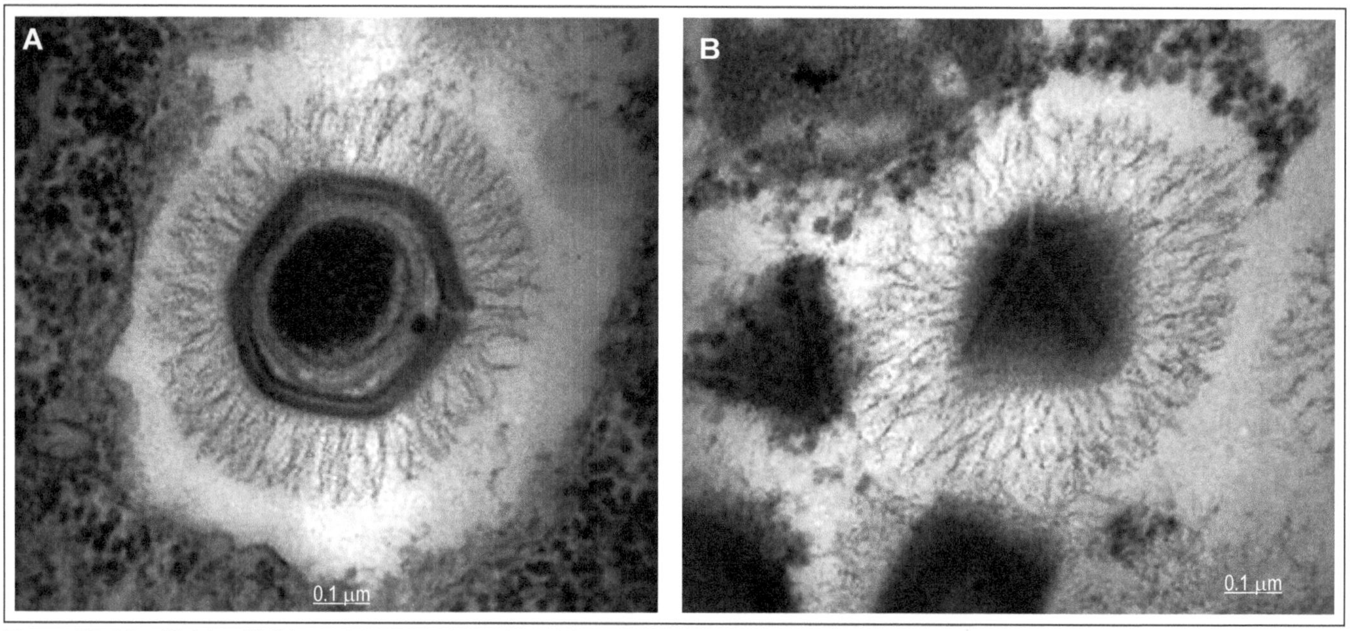

Figura 73.2.9 – *Mimivírus (A) Estrutura interna complexa e fibras. (B) Estrutura em forma de estrela de cinco pontas em um dos vértices.*
Fonte: Acervo da autoria.

A infecção concomitante do mamavírus e do Sputnik ocasiona a formação de partículas anormais de mamavírus e uma diminuição significante do grau de lise da ameba. O Sputnik não se replica na ausência do mamavírus.

Em 2013, foram descritos outros vírus gigantes, os pandoravírus, descobertos no Chile e na Austrália, também infectando amebas. Esses vírus podem ser observados por microscopia óptica, como partículas ovoides de 1 µm de comprimento por 0,5 µm de diâmetro têm genomas ainda maiores que os mimivírus, de até 2,5 milhões de pares de bases, com cerca de 2 mil genes. O sequenciamento desses genomas revelou uma enorme quantidade de genes completamente desconhecidos e não encontrados previamente em nenhum organismo celular. Dessa forma, alguns pesquisadores sugerem que esses vírus podem representar um quarto domínio da vida (em adição aos domínios conhecidos: eubactéria, arqueobactéria e eucarioto). Apesar do tamanho desses vírus e de seu grande genoma, eles ainda são parasitas obrigatórios e dependem da célula hospedeira para tradução de suas proteínas e sua multiplicação.

Em 2014, foi descrito um novo vírus gigante, em uma amostra de solo congelado do extremo nordeste da Sibéria. O vírus foi denominado *Phitovirus sibericum* e tem mais de 30 mil anos de idade. Apresenta forma semelhante à do pandoravírus, medindo de 1,5 µm de comprimento por 0,5 µm de largura, mas a análise de seu genoma não demonstrou nenhuma semelhança com esses vírus. O genoma do phitovírus contém menos genes, cerca de 500, e a análise da composição de proteínas mostrou apenas uma ou duas em comum com os pandoravírus. O phitovírus também é um vírus que infecta amebas e foi cultivado em *Acanthamoeba*. Esse estudo demonstrou que os vírus podem sobreviver em solos congelados, por longos períodos de tempo, fato que tem implicações importantes em termos de Saúde Pública, pela possibilidade de reemergência de vírus considerados erradicados, por exemplo, o vírus da varíola.

Agentes subvirais

Alguns agentes infecciosos apresentam algumas características gerais de vírus, mas são estruturalmente mais simples. Duas dessas entidades são as que assumem maior importância atualmente: *viroides;* e *príons*.

Viroides são moléculas pequenas (p. ex., de 246 a 375 nucleotídeos) de RNA simples fita, circular, sem nenhuma forma de capsídeo, isto é, o viroide é constituído apenas de RNA, que aparentemente *não codifica nenhuma proteína.* Portanto, o viroide é completamente dependente das funções celulares para sua replicação. Os viroides replicam em algumas espécies de plantas, e alguns causam doenças provavelmente por interferências no processo de regulação da expressão gênica da célula hospedeira. O processo de infecção não é bem conhecido, mas se acredita que sua passagem se dê a partir de contato entre células e/ou em células que sofram um corte mecânico. Há hipóteses que sugerem similaridades entre os viroides e os RNA pequenos nucleares (snRNA) envolvidos em processamento de íntrons em células eucariontes. Essas similaridades podem estar ligadas a uma origem direta dos viroides a partir de íntrons, que "escaparam" do genoma. Alguns desses RNA de viroides têm atividade catalítica própria, clivando outros RNA. Por esse motivo, são considerados remanescentes do "mundo de RNA".

Bibliografia recomendada

Bresnahan WA, Shenk T. A subset of viral transcripts packaged within human cytomegalovirus particles. Science. 2000;288:2373-6.

Brooks GF, Carroll KC, Butel JS, Morse SA, Mietzner TA. Jawetz Melnick & Adelberg's medical microbiology. 26. ed. New York: McGraw Hill, 2013.

Colson P, La Scola B, Levasseur A, Caetano-Anollés G, Raoult D. Mimivirus: leading the way in the discovery of giant viruses of amoebae. Nat Rev Microbiol. 2017;15(4):243-54. doi: 10.1038/nrmicro.2016.197. Epub 2017 Feb 27. PMID: 28239153; PMCID: PMC7096837.

Flint SJ, Enquist LW, Racaniello VR, Skalka AM. Principles of virology. 3. ed. Washington: ASM Press, 2009.

King AMQ, Adams MJ, Carstens EB, Lefkowitz EJ (Eds.). Virus taxonomy: ninth report of the International Committee on Taxonomy of Viruses. San Diego: Academic Press, 2011.

Knipe DM, Howley PM, Cohen JI, Griffin DE, Lamb RA, Martin MA, et al. (eds) Fields Virology. 6. ed. Philadelphia: Lippincott Williams & Wilkins, 2013.

La Scola B, Audic S, Robert C, Jungang L, de Lamballerie X, Drancourt M, et al. A giant virus in amoebae. Science. 2003;299:2033.

Legendre M, Bartoli J, Shmakova L, Jeudy S, Labadie K, Adrait A, et al. Thirty-thousand-year-old distant relative of giant icosahedral DNA viruses with a pandoravirus morphology. Proceedings of the National Academy of Sciences, 2014.

Miller RH, Tran CT, Robinson WS. Hepatitis B virus particles of plasma and liver contain viral DNA-RNA hybrid molecules. Virology. 1984;139(1):53-63. doi: 10.1016/0042-6822(84)90329-5. PMID: 6495659.

Philippe N, Legendre M, Doutre G, Couté Y, Poirot O, Lescot M, et al. C. Pandoraviruses: amoeba viruses with genomes up to 2.5 Mb reaching that of parasitic eukaryotes. Science. 2013;341(6143):281-6.

Raoult D, Audic S, Robert C, Abergel C, Renesto P, Ogata H, et al. The 1.2 – megabase genome sequence of Mimivirus. Science. 2004;306:1344-50.

74 Replicação Viral

Maria Lucia Rácz
Enrique Boccardo

Os vírus são parasitas intracelulares obrigatórios e todas as infecções virais compartilham uma série de características comuns. No entanto, animais, plantas, fungos e bactérias apresentam diferenças anatômicas e fisiológicas que determinam a existência de algumas diferenças fundamentais quanto à sua interação com os vírus que os parasitam. Muitas das evidências experimentais sobre as fases da replicação viral derivam da pesquisa com bacteriófagos. O fenômeno da infecção de bactérias por vírus fornece um modelo útil com o qual a replicação de vírus de animais e de plantas pode ser comparada, embora a extrapolação dos dados obtidos na pesquisa sobre bacteriófagos deva ser extrapolada a outros vírus com cautela.

Existe uma enorme variedade de tipos de vírus que podem diferir em ordens de grandeza no número de genes que seus genomas são capazes de codificar. No entanto, todos os vírus devem conter informação genética para codificar proteínas capazes de realizar três tipos de funções: a) alterar a estrutura e/ou a função da célula infectada; b) promover a replicação do genoma viral; e c) promover a formação de novas partículas virais.

O ciclo de infecção viral que resulta na formação e na liberação de novas partículas infecciosas, ou infecção produtiva, pode ser dividido, didaticamente, em cinco fases: adsorção; penetração; síntese dos componentes virais; maturação; e liberação. Cada uma dessas fases tem características gerais que serão abordadas, de forma resumida, a seguir.

Adsorção

O primeiro estágio da infecção para todos os tipos de vírus é denominado "adsorção", termo que descreve o contato inicial célula-vírus. Essa adsorção é, de início, fraca (adsorção reversível), progredindo para uma ligação mais forte, quando a adsorção se torna irreversível. Trabalhos com diferentes vírus animais, envelopados ou não envelopados, propiciam a seguinte visão geral da adsorção viral: os vírions colidem ao acaso com sítios na superfície celular e aproximadamente uma em cada 10^3 ou 10^4 colisões promove a união complementar entre um sítio da célula (receptor) e uma proteína viral (antirreceptor).

As forças eletrostáticas exercem um papel importante na adsorção dos vírus às células. Na maioria dos sistemas, a adsorção ocorre somente em valores de pH em que os grupos amino e carboxil estão largamente ionizados (pH 5 a 10). A destruição seletiva dos grupos amino e carboxil, tanto na superfície viral como na celular, impede a adsorção. Como a adsorção envolve a interação entre grupos químicos com carga, é esperado que esse processo seja sensível à composição posição salina do meio, o que pode ser comprovado experimentalmente. Tanto a superfície celular como a superfície viral tendem a apresentar cargas negativas em uma larga faixa de pH. Assim, as células e os vírus se repelem, a menos que o ambiente seja modulado pela presença de íons. Por exemplo: a adição de cátions ao meio promove adsorção máxima de muitos vírus, como poliovírus, adenovírus e influenza. Para o poliovírus, a taxa de adsorção pode ser linearmente correlacionada, dentro de certo limite, com o logaritmo da concentração de cátions. Experimentalmente, o uso de polímeros catiónicos, como o polibreno e protamina, aumenta de cem a mil vezes a eficiência da infecção por retrovírus. Além disso, alguns vírus utilizam também um receptor secundário (correceptor) para sua ligação.

Antirreceptores virais são proteínas da superfície viral

Micrografias eletrônicas de alguns vírions animais envelopados revelam estruturas proteicas de superfície, fixas, filamentosas e regularmente arranjadas, que medem 2 nm de diâmetro e de 10 nm a 30 nm de comprimento, imersas na dupla camada lipídica do envelope. Essas fibras ou espículas são mediadores da ligação inicial célula-vírus. Se as espículas forem digeridas enzimaticamente, o vírus torna-se incapaz de ser adsorvido pela célula. Alguns exemplos de proteínas de vírus envelopados responsáveis pela ligação ao receptor celular são a hemaglutinina dos vírus influenza, a glicoproteína 120 (gp120) do vírus da imunodeficiência adquirida (HIV) e a proteína *spike* do coronavírus associado à COVID-19 (SARSCoV-2). Alguns vírus, como os da vaccínia, embora envelopados, não apresentam espículas visíveis; eles podem, entretanto, conter projeções muito curtas para serem visualizadas ao microscópio eletrônico.

A função de antirreceptor dos vírus não envelopados é exercida pelas proteínas do capsídeo. Por exemplo, o sítio de ligação dos picornavírus forma uma depressão na superfície do vírion, que tem sido descrita como um *canyon* no caso do rinovírus 14 ou um vale no caso do vírus da poliomielite. O antirreceptor do vírus da febre aftosa, outro picornavírus, está localizado em uma alça antigênica proeminente na superfície viral. A mudança na estrutura de superfície dos vírus não envelopados pode ser responsável pela remoção do sítio de ligação do vírus à célula. Por exemplo, o tratamento dos picornavírus com ácido ou a exposição deles a células extratos celulares pode alterar a sua estrutura externa. As partículas virais, tratadas dessa forma, perdem a capacidade de se ligar a células. O antirreceptor viral em vírus não envelopados pode ser composto de um único polipeptídeo, ou ser mais complexo, formado por domínios estruturais derivados de muitos polipeptídeos.

Alguns vírus icosaédricos não envelopados apresentam projeções proteicas no capsídeo similares às espículas dos vírus envelopados. Como exemplo, podemos citar o adenovírus, que apresenta, nos vértices do icosaedro, uma fibra. Essa fibra é uma proteína constituída por três polipeptídeos idênticos associados, formando uma região globular, que interage com o receptor celular. A remoção das fibras torna os adenovírus incapazes de se ligarem às células suscetíveis. Os rotavírus também têm uma proteína em forma de espícula na superfície do vírion. Essa proteína, denominada "VP4", é responsável pela ligação vírus-receptor.

Na maioria dos bacteriófagos, as proteínas responsáveis pela ligação aos receptores de bactérias estão localizadas nas extremidades das fibras da cauda (Figura 74.1).

▪ Receptores da célula são moléculas de superfície, como proteínas, polissacarídeos ou lipídeos

Os receptores virais podem ser definidos como moléculas da superfície celular às que os vírus se ligam e das quais promovem a entrada na célula. Esses receptores têm diferentes funções na célula normal, não relacionadas à interação com vírus. Os receptores podem ser glicoproteínas, canais iônicos, gangliosídeos, carboidratos, proteoglicanos etc. Diferentes membros de algumas famílias de moléculas de superfície são utilizados como receptores por diferentes tipos virais. Por exemplo, receptores virais comuns incluem glicanos com resíduos terminais de ácido siálico, moléculas de adesão celular como diversos membros da superfamília das imunoglobulinas e das integrinas e receptores de fosfatidilserina. Como exemplos de receptores virais, podemos citar moléculas que funcionam como receptores de acetilcolina, que servem como receptores para o vírus da raiva. O receptor de complemento CD21 é utilizado pelo vírus Epstein-Barr para iniciar a infecção de linfócitos B. A molécula CD4, um correceptor do receptor de linfócitos T, presente em alguns linfócitos T, macrófagos e células dendríticas é utilizado pelo vírus HIV para infectar esses tipos celulares. Por sua vez, o SARS-CoV-2 utiliza como receptor a enzima conversora de angiotensina tipo 2 (ACE-2).

O número de moléculas de receptores presentes na superfície de uma célula hospedeira suscetível pode variar entre 104 e 105, em estado dinâmico. Por exemplo, se as células são tratadas com enzimas, como a tripsina ou a neuraminidase, elas perdem temporariamente os receptores que, depois, podem ser regenerados.

▪ Ligação vírus-célula é específica

As infecções virais e as doenças associadas são determinadas pela habilidade dos vírus se ligarem a tipos celulares específicos em determinadas espécies animais. Isso é determinado pela expressão de receptores em tipos celulares específicos e mostra claramente a especificidade estrutural da adsorção dos vírus às células. Por exemplo, não existem receptores para poliovírus em células de animais não primatas. Entretanto, uma grande variedade de tipos celulares cultivados a partir de primatas apresenta esses receptores. Em humanos, os poliovírus podem infectar células da nasofaringe, do intestino e do corno anterior da medula espinal. No entanto, uma variedade de tecidos e de tipos celulares não apresenta receptores para esses vírus. Essa especificidade restrita desaparece se o RNA do poliovírus for introduzido em diferentes tipos celulares por métodos bioquímicos. Assim, sem o capsídeo e introduzido no citoplasma da célula o RNA do poliovírus é capaz de estabelecer o ciclo produtivo não apenas de células humanas e de macaco, mas

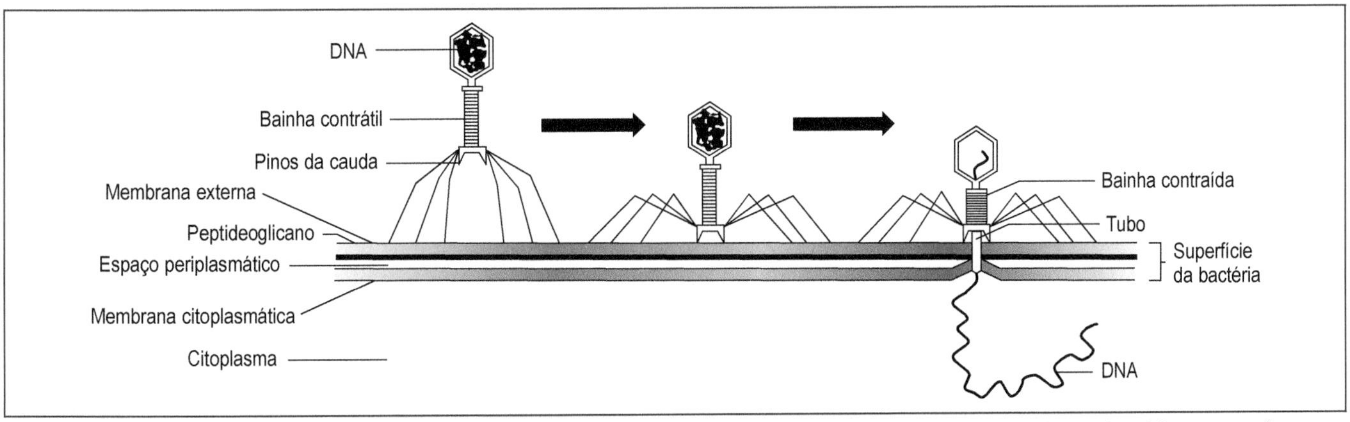

Figura 74.1 – *Penetração por injeção do ácido nucleico de bacteriófagos: a bainha contrai e insere o tubo proteico através da parede celular, como se fosse uma seringa hipodérmica.*
Fonte: Desenvolvida pela autoria.

também de células de espécies não primatas. No entanto, a infecção de células de espécies não primatas pelo RNA do poliovírus não progride porque a progênie do vírus tem o capsídeo proteico normal, que não permite sua adsorção a células de não primatas. Esse fato demonstra que, para os poliovírus, a infectividade depende apenas da capacidade do RNA viral penetrar através da membrana celular.

Os receptores para alguns vírus podem estar presentes em quase todos os tecidos. Por exemplo, o vírus do sarampo pode infectar células epiteliais da nasofaringe e do pulmão, bem como se disseminar via sistema linfático e, possivelmente, por via sanguínea, para a pele e para os tecidos subcutâneos. Esse vírus pode também infectar células do sistema nervoso central. Outros vírus apresentam uma gama mais restrita de tipos celulares que podem infectar. Por exemplo, o vírus HIV só infecta células que expressam a molécula CD4 em sua superfície, como alguns linfócitos T, macrófagos e células dendríticas.

Além disso, a disponibilidade dos receptores celulares pode mudar com a idade do indivíduo. De fato, alguns tecidos podem expressar receptores durante um tempo limitado do desenvolvimento e da vida de um animal. Por exemplo, os vírus coxsackie B1 e B3 podem infectar somente camundongos recém-nascidos e não camundongos adultos.

Alguns vírus não relacionados têm receptores celulares comuns. Por exemplo, os adenovírus tipos 2 e 5 bloqueiam os receptores para o vírus coxsackie B e também bloqueiam parcialmente os receptores para o rinovírus do tipo 2.

Para muitos vírus, além do receptor primário, a interação com um correceptor também é necessária para que aconteça a infecção. O correceptor pode se ligar aos vírions nativos ou às formas alteradas de vírions geradas como resultado da ligação inicial ao receptor primário. Por exemplo, conforme dito anteriormente, a molécula CD4 é o receptor para o vírus HIV. No entanto, para que aconteça a infecção, é necessária a presença dos receptores de quimiocinas CCR5 ou CXCR4, que servem de correceptores para o vírus.

Em bactérias, os receptores podem estar localizados em diversas estruturas, como pili, flagelo ou estruturas da parede, por exemplo, proteínas de membrana externa de bactérias Gram-negativas (OMP) ou ácidos teicoicos de bactérias Gram-positivas.

Nos processos de replicação dos vírus de plantas, em muitas infecções, os vírus são inoculados diretamente na célula por vetores, como insetos, passando através da parede celular e da membrana celular, não havendo necessidade de uma etapa de adsorção. Na transmissão mecânica por ferramentas e objetos perfuro cortantes, as paredes celulares são quebradas e o vírus é adsorvido na membrana celular por mecanismos similares aos vírus animais.

A adsorção do vírus por uma célula não assegura a infecção. A ligação inicial pode ser perdida ou reversível, isto é, o vírion pode deixar a superfície celular. Alguns dos vírions adsorvidos por células, entretanto, procedem a uma ligação mais forte, de forma irreversível. Foi sugerido que essa ligação mais forte ocorre pela ligação em sítios múltiplos, por receptores adicionais, que são mobilizados de outros locais do mosaico fluido da membrana.

Penetração

Após a ligação irreversível do vírus à superfície da célula suscetível, o próximo passo da infecção propicia a entrada na célula de parte ou de todo o vírion e a liberação do material genômico viral.

Existem três mecanismos básicos pelos quais os vírus podem penetrar nas células

Os vírus envelopados e os não envelopados encontram problemas físico-químicos diferentes durante sua penetração na célula e, por isso, utilizam mecanismos diferentes. No entanto, independentemente da estratégia utilizada pelos diferentes tipos virais, a infecção requer que o agente atravesse pelo menos uma membrana. Os mecanismos de penetração dos vírus nas células são:

1) Injeção do ácido nucleico: muitos bacteriófagos desenvolveram um mecanismo pelo qual são capazes de injetar seu ácido nucleico através da parede celular da bactéria, bem como da membrana citoplasmática contígua (Figura 74.1). Para alguns picornavírus, a penetração envolve a passagem do RNA viral através da membrana celular. Após a ligação desses vírus ao receptor, uma das proteínas do capsídeo é liberada, expondo resíduos hidrofóbicos, que normalmente estão no interior desta. A interação desses resíduos com a membrana pode gerar o aparecimento de um poro através do qual o RNA viral é introduzido no citoplasma da célula.
2) Endocitose: outro mecanismo pelo qual as estruturas proteicas relativamente grandes, como vírions, podem entrar na célula é a endocitose mediada por receptor. Esse processo é semelhante à fagocitose. No caso dos vírus, após sua ligação ao receptor, são englobados pela membrana plasmática, ficando no interior de vesículas dentro das células. A maioria dos vírus, envelopados ou não, usa a endocitose no processo de infecção produtiva. Os vírus podem usar diferentes mecanismos de endocitose. O mais comum é a endocitose mediada por clatrina, quando a superfície citoplasmática da membrana que invagina é recoberta por moléculas da proteína clatrina gerando uma vesícula recoberta por essa proteína. A clatrina é rapidamente perdida e a vesícula se funde, no início, com endossomas precoces, cujo conteúdo é ligeiramente ácido (pH 6,5 a 6,0). Esses endossomas maturam para endossomas tardios, que apresentam pH mais ácido (6 a 5). Essa mudança de pH, junto com a função de proteases do endossoma e, em alguns casos de lisossomos, são importantes para mediar mudanças estruturais nas partículas virais que permitam que os vírus escapem dos endossomos antes de serem reciclados ao espaço extracelular ou degradados pela variedade de enzimas presentes nos lisossomos. Em alguns vírus envelopados, as mudanças estruturais permitem que proteínas virais presentes nessa estrutura medeiem a fusão do envelope com a membrana do endossomo liberando o genoma viral ao citoplasma. Os vírus não envelopados utilizam estratégias diferentes nas quais proteínas específicas do capsídeo se ligam à membrana do endossoma e induzem furos através dos quais o material genético do vírus chega ao citoplasma. A endocitose pode ainda ocorrer por outros mecanismos, como a mediada pela proteína caveolina. Nesse caso, a

vesícula resultante da endocitose mediada por caveolina apresenta pH neutro. Entre os mecanismos de endocitose independente de clatrina e caveolina, a macropinocitose é comumente utilizada por vírus maiores, como os poxvírus, herpesvírus, adenovírus e filovírus. A interação do vírus com receptores na membrana plasmática induz a ativação de um mecanismo complexo mediado por actina, que ocasiona a formação de pregas ou bolhas na membrana plasmática, envolvendo os vírus em vesículas denominadas "macropinossomas". Os vírus são liberados para o citoplasma através da membrana do macropinossoma, muitas vezes por intermédio da ação de proteínas presentes na superfície do vírus (Figura 74.2).

3) Fusão do envelope viral: um terceiro mecanismo, que ocorre para vírus envelopados, é resultante de um processo de fusão do envelope viral com a membrana celular, liberando o nucleocapsídeo para dentro da célula. Muitos vírus contêm, em seu envelope, proteínas de fusão, ativadas quando ocorre a ligação do vírus ao receptor celular (Figura 74.3).

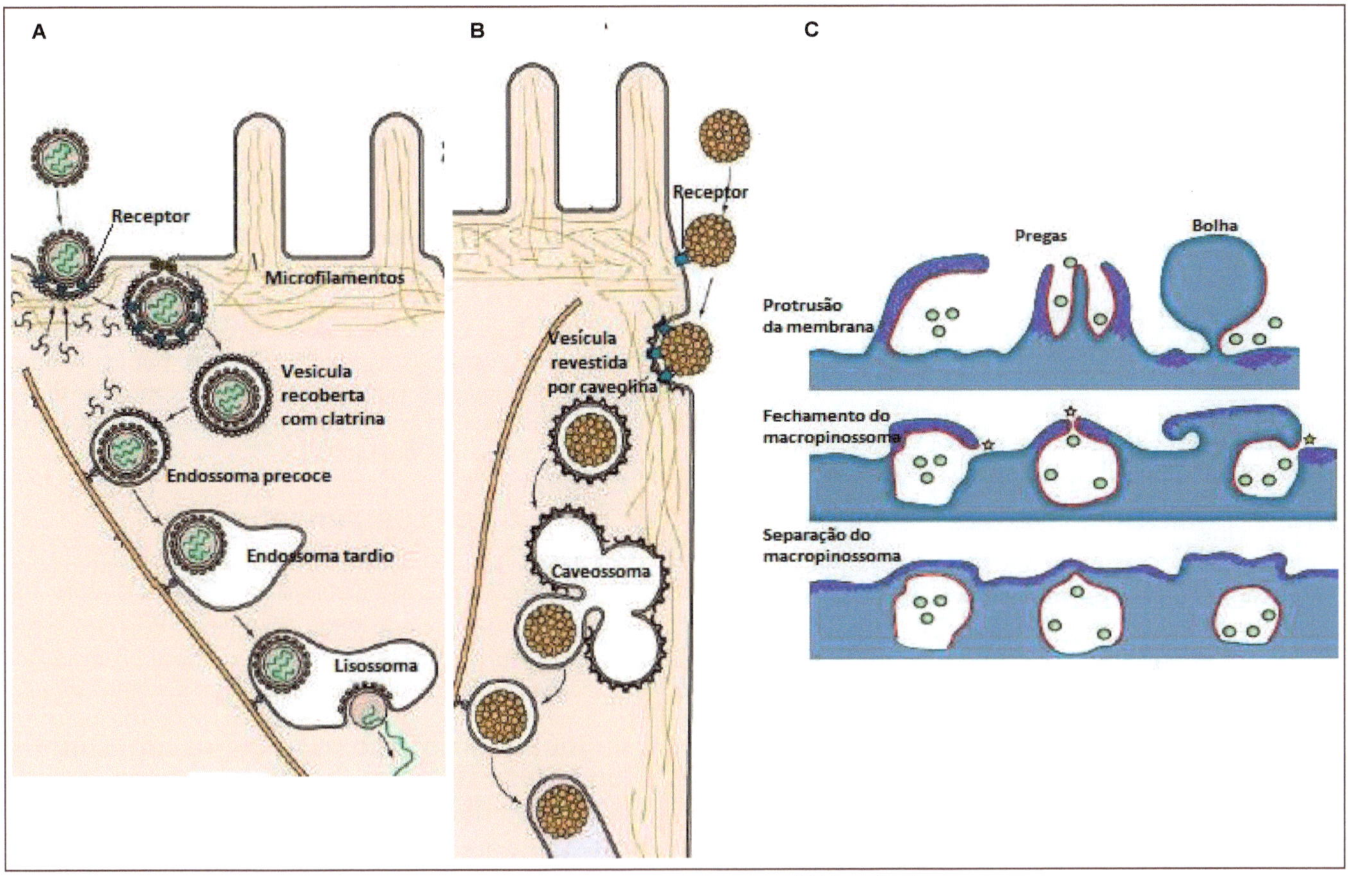

Figura 74.2 – *Penetração por endocitose. (A) Mediada por clatrina. (B) Mediada por caveolina. (C) Macropinocitose.*
Fonte: Desenvolvida pela autoria.

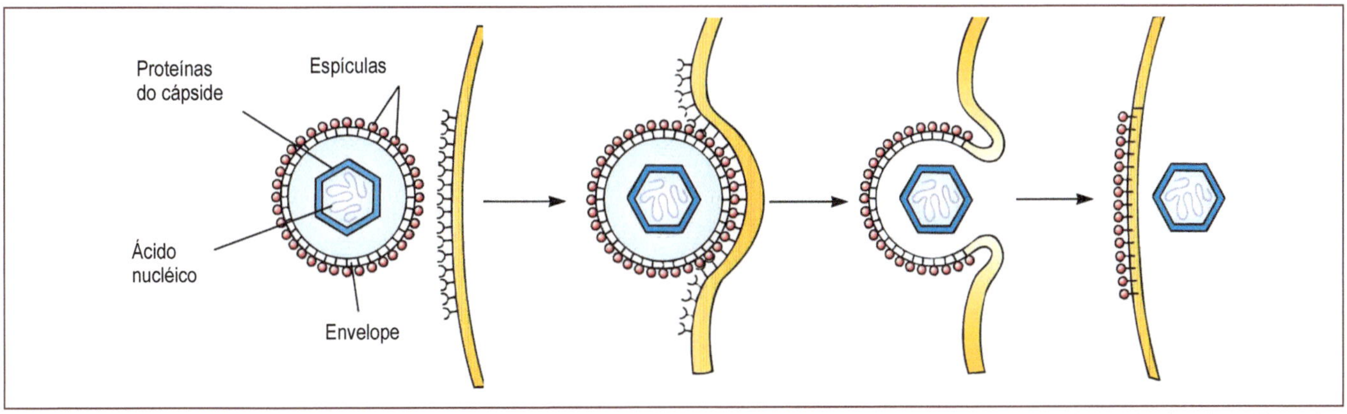

Figura 74.3 – *Penetração por fusão do envelope: após a ligação do vírus ao receptor, o envelope viral funde-se com a membrana citoplasmática, liberando o nucleocapsídeo para dentro da célula.*
Fonte: Desenvolvida pela autoria.

Pode haver ainda uma combinação desses dois últimos mecanismos, de forma que os vírus envelopados penetrem por endocitose e, uma vez dentro dos vacúolos, a diminuição do pH dos endossomas ou enzimas dos lisossomos induzem a mudança conformacional das proteínas de fusão, promovendo o processo de fusão entre o envelope viral e a membrana do vacúolo (Figura 74.4).

A penetração dos vírus de plantas nas células pode ser feita por vetores, que introduzem os vírus diretamente nas células, por ferramenta contaminadas, ou por mecanismos de endocitose, através da membrana celular.

Os eventos que ocorrem durante a penetração dos vírus na célula suscetível são variam significativamente para os diferentes vírus.

Os eventos que ocorrem logo após a penetração e precedem a expressão do genoma viral são denominados "desnudamento", termo geral que descreve a remoção total ou parcial do capsídeo viral. Esses eventos podem estar diretamente relacionados com a penetração através da membrana, por exemplo, nos picornavírus, em que a simples introdução do ssRNA no citoplasma é suficiente para o início da replicação. Outros vírus introduzem na célula complexos de nucleoproteína, que devem sofrer uma série de modificações.

A maioria dos vírus RNA é replicada no citoplasma da célula hospedeira, porque, em geral, a replicação associada à RNA polimerase-RNA dependente não requer atividades que ocorrem no núcleo da célula. A maioria dos vírus DNA e alguns vírus RNA, como os retrovírus e os ortomixovírus, deve ter acesso ao núcleo para que a replicação continue. Por exemplo, o capsídeo dos herpesvírus, dos adenovírus e dos poliomavírus, três tipos de vírus com genomas de DNA, contém proteínas responsáveis pela ligação do vírus ao citoesqueleto celular. Essa interação permite o transporte do capsídeo para o núcleo, onde ocorre o desnudamento.

Em alguns casos, o único componente do vírion que participa ativamente na síntese de novas macromoléculas virais é o ácido nucleico. Em outros casos, além do ácido nucleico, é necessária a penetração de proteínas, como as polimerases vírion-associadas. Assim, os eventos que ocorrem durante a penetração dos vírus na célula suscetível dependem da necessidade, para a multiplicação viral, de outros componentes que não o ácido nucleico. Por exemplo, para os ortomixovírus e paramixovírus, que apresentam genoma de RNA de polaridade negativa, a síntese de RNA mensageiro (mRNA) necessita de uma transcriptase viral. Assim, o nucleocapsídeo inteiro, contendo essa enzima, deve entrar na célula. Micrografias eletrônicas tiradas durante os primeiros minutos da infecção mostram a fusão do envelope desses vírus com a membrana celular, acompanhada de entrada do nucleocapsídeo na célula. É possível, ainda, que os vírus entrem por endocitose: nesse caso, a fusão da membrana do vírion com a membrana de vesículas intracelulares pode ser responsável pela liberação do nucleocapsídeo dentro da célula. Outros vírus, como os picornavírus, que apresentam genoma de RNA de polaridade positiva, e os poliomavírus, que apresentam genoma de DNA dupla fita não contêm polimerases e necessitam apenas da entrada do ácido nucleico na célula para iniciar o ciclo viral.

Pode ainda ser necessário que ocorra uma digestão proteolítica parcial do capsídeo para que a polimerase viral seja ativada. Esse é o caso, por exemplo, dos reovírus, nos quais a síntese viral específica é iniciada pela ação de uma RNA-polimerase RNA dependente do vírion. Essa enzima deve ser ativada pela remoção de dois polipeptídeos específicos do capsídeo. A entrada dos reovírus ocorre por endocitose, em vesículas que posteriormente se fundem com lisossomos. As enzimas digestivas contidas nos lisossomos atuam na remoção dessas duas proteínas.

Síntese dos componentes virais

A infecção viral resulta na produção de centenas ou milhares de novas partículas virais por célula infectada. Em essência, a multiplicação viral depende de dois processos básicos: a replicação do ácido nucleico; e a produção de novos capsídeos para empacotar os novos genomas virais.

Alguns eventos são necessários antes que o aparato sintético da célula comece a síntese de novos vírus

Esses eventos podem envolver mudanças no vírus, como a remoção do capsídeo proteico e a síntese de novas enzimas ou alteração de outras. No entanto, é importante salientar que imediatamente após a adsorção, existe um período de tempo em que não há aumento do número de partículas

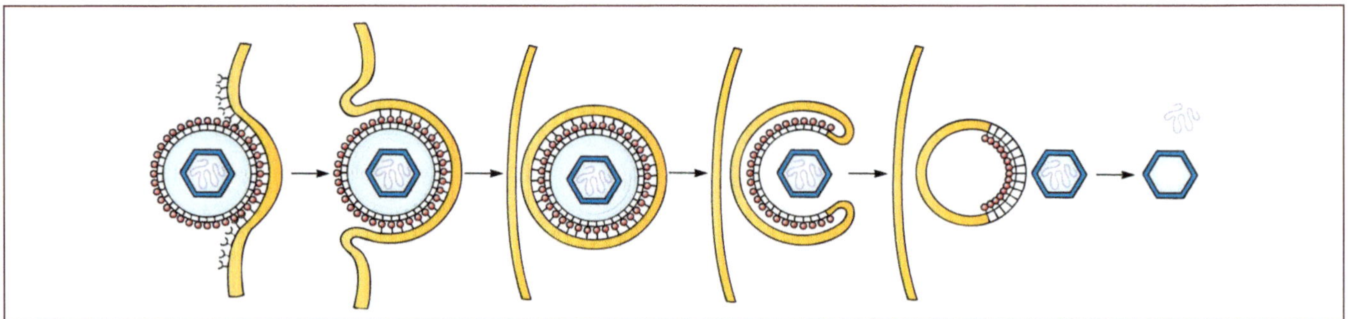

Figura 74.4 – *Penetração por endocitose seguida de fusão do envelope: após a ligação do vírus ao receptor, a membrana celular invagina, englobando a partícula viral. O envelope viral funde-se com a membrana do vacúolo endocítico, liberando o nucleocapsídeo para dentro da célula.*
Fonte: Desenvolvida pela autoria.

virais infecciosas. Este é chamado período de latência ou eclipse. O número muito baixo de partículas infecciosas, detectável durante o período de latência, é atribuído à pequena porção do inoculo, que não está participando ativamente do processo infeccioso. As partículas virais ativamente engajadas no processo de infecção são desmontadas (eclipsadas) durante o período de latência, para que seja iniciada a transcrição do ácido nucleico viral.

Duas funções importantes dos genomas virais são a transcrição do ácido nucleico para a formação de mRNA, que, em seguida, é traduzido para a síntese de proteínas, e a replicação desde genoma viral de forma a sintetizar novos genomas, que são, então, incorporados à progênie viral.

■ Transcrição do ácido nucleico viral

Independentemente da estrutura e estratégia de replicação, todos os vírus devem expressar seus genes na forma de mRNA, para dirigir a máquina de transcrição celular para a produção de proteínas virais. Para a discussão sobre os mecanismos de transcrição dos genomas virais, é conveniente agrupar os vírus que apresentam comportamento semelhante em classes.

Por conter informações que podem ser imediatamente traduzidas, define-se o mRNA viral como RNA positivo (+RNA) e sua fita complementar como RNA negativo (-RNA). A Figura 74.5 ilustra o esquema de classificação de Baltimore, representando a relação entre o genoma viral e o mRNA de sete classes de vírus.

■ Vírus são agrupados em seis classes, de acordo com o tipo de genoma viral e sua relação com o mRNA

A classe I é constituída por vírus DNA de fita dupla (dsDNA), por exemplo, os vírus de vertebrados das famílias *Papillomaviridae*, *Polyomaviridae*, *Adenoviridae* e *Herpesviridae*; alguns vírus de insetos, como os baculovírus e os vírus de algas eucarióticas (phycodnavírus). Esses vírus se multiplicam no núcleo da célula hospedeira, utilizando para isso a RNA-polimerase II (pol II) celular aí encontrada. Outros grupos de vírus animais com genoma de DNA de fita dupla, das famílias *Poxviridae*, *Asfarvirdae* e *Iridoviridae* se multiplicam no citoplasma da célula e, portanto, não tem acesso à pol II. Esses vírus utilizam uma transcriptase viral presente na partícula na forma de proteína estrutural. A maioria dos bacteriófagos também pertence à classe I, e seu ácido nucleico é transcrito da mesma forma que o DNA bacteriano.

A classe II corresponde aos vírus DNA de fita simples (ssDNA), como os parvovírus, circovírus e anellovírus que infectam vertebrados e os geminivírus de plantas. Ao penetrarem no núcleo, as enzimas de reparo de DNA celular sintetizam a fita complementar, transformando o genoma em dsDNA. O DNA de fita dupla é, então, transcrito pelas enzimas celulares. Os bacteriófagos das famílias *Inoviridae* e *Microviridae* também contêm ssDNA e são transcritos da mesma forma.

As classes III e VI correspondem a vírus cujo genoma é constituído por RNA. A classe III é constituída por vírus com genoma de RNA de dupla fita (dsRNA), como os reovírus de plantas, insetos e animais, os birnavírus de vertebrados e invertebrados e alguns vírus de fungos e protozoários, das famílias *Totiviridae* e *Partitiviridae*. Para esses vírus, a fita negativa de RNA funciona como molde para a síntese do mRNA. Como as células não têm enzimas capazes de transcrever RNA a partir de RNA, os vírus desse grupo precisam introduzir na célula a enzima necessária para a transcrição (RNA-polimerase dependente de RNA), que é uma proteína estrutural desses vírus.

Os vírus da classe IV contêm RNA de fita simples (ssRNA) de polaridade positiva porque o RNA do genoma tem a mesma

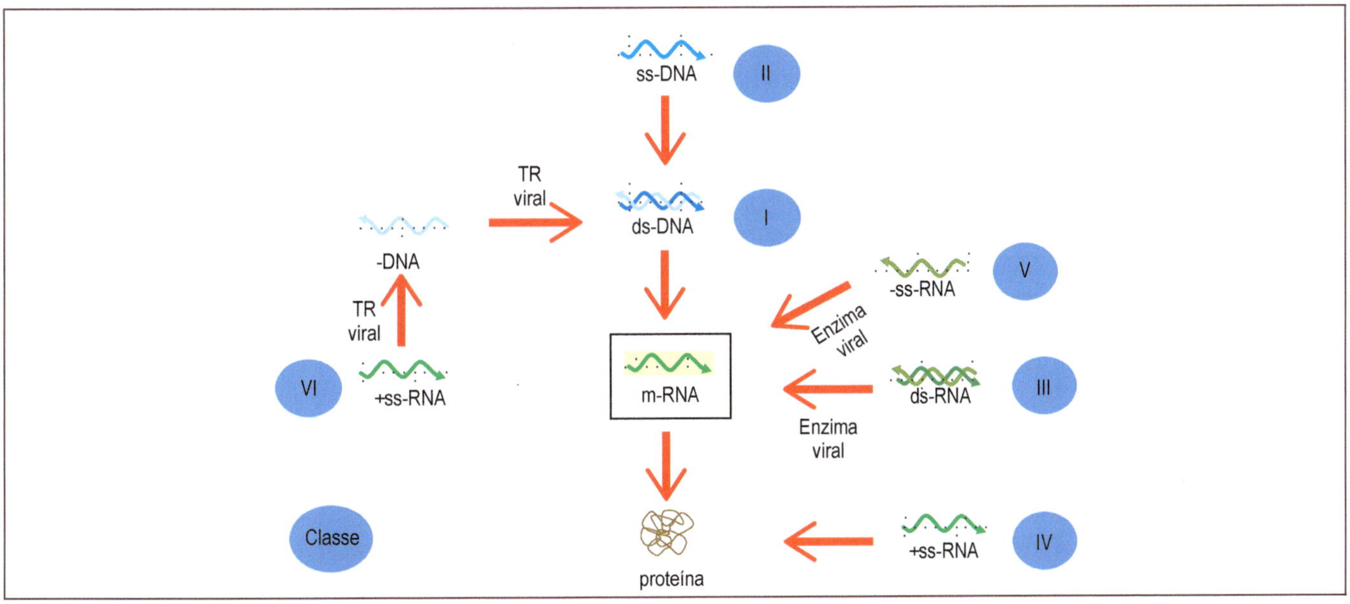

Figura 74.5 – *Classificação dos vírus em classes (I a VI) de acordo com o tipo de genoma e o esquema de transcrição.*
Fonte: Desenvolvida pela autoria.

polaridade do mRNA. Assim, o genoma desses vírus funciona como mRNA e, logo que o vírus penetra na célula, se liga ao ribossomo e é traduzido para proteínas. Dessa forma, não é necessária a penetração na célula de enzimas da partícula viral: essas enzimas são sintetizadas logo que o ácido nucleico penetra na célula, atuando, em seguida, na transcrição de novos RNA. Exemplos de vírus dessa classe são os picornavírus, togavírus, flavivírus e coronavírus de animais, a maioria dos vírus de plantas e os bacteriófagos da família *Leviviridae*.

A classe V é formada por vírus com genoma de ssRNA com polaridade negativa (-ssRNA), como os vírus das famílias *Orthomyxoviridae*, vertebrados e os vírus das famílias *Bunyaviridae* e *Rhabdoviridae*, de plantas, invertebrados e vertebrados. Nesses vírus, o RNA genômico é complementar ao mRNA. Assim, o vírion já contém o molde para a síntese do mRNA. Além disso, e da mesma forma que os vírus que pertencem à classe III, os vírus da classe V devem carregar, na partícula, enzimas capazes de transcrever o RNA.

Os vírus da classe VI são também conhecidos como "retrovírus", membros da família *Retroviridae*. São vírus cujo mecanismo é o menos usual, pois o RNA viral, de polaridade positiva, é transcrito pela enzima viral estrutural, a transcriptase reversa, para DNA viral. Inicialmente, é formado um híbrido RNA/DNA. A atividade de RNase do complexo enzimático transcriptase reversa degrada o RNA, e uma fita complementar de DNA é sintetizada por esse mesmo complexo enzimático. O DNA de fita dupla que representa o genoma viral é integrado ao genoma celular utilizando uma integrase viral. O DNA viral funciona como molde para a transcrição de mRNA para a produção de proteínas virais e para a produção do RNA genômico.

A última classe de Baltimore, a VII, é constituída por vírus com genoma de DNA de fita dupla, mas que replicam por meio de um intermediário de ssRNA e uma etapa de transcrição reversa. No entanto, a diferença dos retrovírus e outros vírus que apresentam transcriptase reversa, os membros da classe VII não integram seu genoma viral no genoma da célula hospedeira como parte do ciclo viral. A essa classe, pertencem os membros das famílias *Caulimoviridae* e *Hepadnaviridae*.

O mRNA é sintetizado a partir do *pool* celular de nucleotídeos, frequentemente empregando enzimas codificadas pelo próprio vírus. Muitos vírus animais carregam na sua estrutura uma polimerase de ácido nucleico. Em alguns casos, a necessidade disso é evidente: as células não infectadas não expressam RNA-polimerases dependentes de RNA ou DNA-polimerase dependentes de RNA, em quantidades suficientes para que o vírus possa utilizar ao iniciar seu ciclo infeccioso. Assim, os vírus das classes III, V e VI, juntamente com o RNA genômico, devem introduzir, nas células-alvo, moléculas das polimerases necessárias. No caso dos vírus dsRNA (classe III) e -RNA (classe V), essas polimerases são transcriptases RNA-dependentes que sintetizam o primeiro mRNA. Após essa síntese, novas moléculas de polimerase, codificadas pelo vírus, podem acelerar o processo de transcrição. Para os retrovírus, a polimerase é uma DNA-polimerase (transcriptase reversa) que transcreve ao menos uma molécula de DNA a partir do RNA. Os vírus das famílias *Poxviridae, Asfarviridae e Iridoviridae* também apresentam uma polimerase viral, pois são vírus DNA que se multiplicam no citoplasma. Assim, devem ter sua própria RNA polimerase-DNA dependente para suprir sua necessidade, já que a enzima celular equivalente não é encontrada fora do núcleo da célula.

■ Tradução do mRNA viral

Os ácidos nucleicos virais são poligênicos, isto é, codificam mais do que uma proteína. A situação mais simples seria um ácido nucleico codificando apenas duas proteínas: uma polimerase para replicação do ácido nucleico; e uma proteína para o capsídeo. A maioria dos vírus, no entanto, codifica mais do que duas proteínas e o número de proteínas codificadas depende do tamanho do genoma viral. As estratégias para produção de muitas proteínas a partir um único genoma viral incluem: produção de múltiplos mRNA subgenômicos, união ou edição de mRNA e uso de sítios alternativos de início da transcrição interna. Além disso, existem mecanismos pós-transcricionais, como síntese e processamento de poliproteínas, supressão de terminação e mudança de janela de leitura.

As proteínas virais são sintetizadas em uma ordem temporal. Em geral, as primeiras proteínas sintetizadas são não estruturais (proteínas que não fazem parte da partícula viral). Essas proteínas precoces (*early proteins*) são, em geral, enzimas que atuam na transcrição e replicação do ácido nucleico viral ou fatores que atuam sobre o metabolismo celular, modificando-o para garantir a persistência da infecção a favorecer a síntese de componentes virais. Em uma etapa posterior ou fase tardia, são sintetizadas as proteínas estruturais que farão parte do capsídeo viral (*late proteins*).

■ Proteínas virais precoces podem interferir na síntese de macromoléculas da célula

Alguns vírus podem codificar proteínas que afetam a expressão gênica da célula, alterando diretamente o genoma celular. Por exemplo, o DNA celular é degradado após a infecção pelos poxvírus. Os produtos virais podem afetar diretamente a atividade das RNA-polimerases celulares, causando uma inibição da síntese de RNA celular. Por exemplo, o vírus da estomatite vesicular codifica uma proteína denominada "matriz", que inibe os mecanismos de iniciação das polimerases celulares. Outro mecanismo de inibição da síntese de RNA celular é utilizado pelos poliovírus. Esses vírus codificam uma protease que é capaz de clivar fatores de transcrição celulares, necessários para a ação das RNA-polimerases II e III. Além de atuar na síntese do RNA, alguns vírus, como os poxvírus e herpes, podem aumentar a taxa de degradação do mRNA celular.

Alguns vírus inibem ainda a síntese proteica celular. Um dos mecanismos é o efeito das proteínas virais sobre os fatores de iniciação da transcrição celular. Por exemplo, os poliovírus codificam para uma protease capaz de clivar uma proteína responsável pelo reconhecimento do mRNA celular. Esse mecanismo não afeta o mRNA viral, que não é reconhecido por essa proteína e, portanto, não tem sua tradução inibida.

■ Além da tradução viral normal, alguns vírus utilizam um tipo de tradução única, produzindo poliproteínas

Dois tipos distintos de síntese de proteínas virais têm sido observados. Um, comum, ocasiona a produção de espécies individuais de proteínas virais em sequência temporal. Para alguns vírus, como os poliovírus, um mecanismo diferente é utilizado: o ácido nucleico inteiro é traduzido, produzindo uma poliproteína, isto é, uma cadeia única de polipeptídeos. Essa cadeia é, em seguida, digerida por enzimas proteolíticas em pontos específicos, para fornecer enzimas e proteínas estruturais.

■ Replicação do ácido nucleico viral

A replicação do genoma de cada classe de vírus é tão especializada quanto sua transcrição. A replicação normalmente começa algum tempo após a transcrição e pode continuar por um tempo curto, gerando uma mistura de moléculas que são, mais tarde, integradas à progênie viral.

■ Na maioria dos vírus, a replicação do genoma é mediada por enzimas codificadas pelo genoma viral

Essas enzimas virais, produzidas na célula hospedeira durante a síntese precoce, são mais eficientes que as enzimas celulares na replicação do genoma viral.

Nas Figuras 74.6 a 74.12, são apresentados esquemas das estratégias de transcrição, tradução e replicação das seis classes de vírus do esquema de Baltimore. Recentemente, foram descritos os eventos moleculares que ocorrem durante a replicação dos chamados retrovírus DNA, como os da família *Hepadnaviridae* (vírus da hepatite B) e os caulimovírus de plantas.

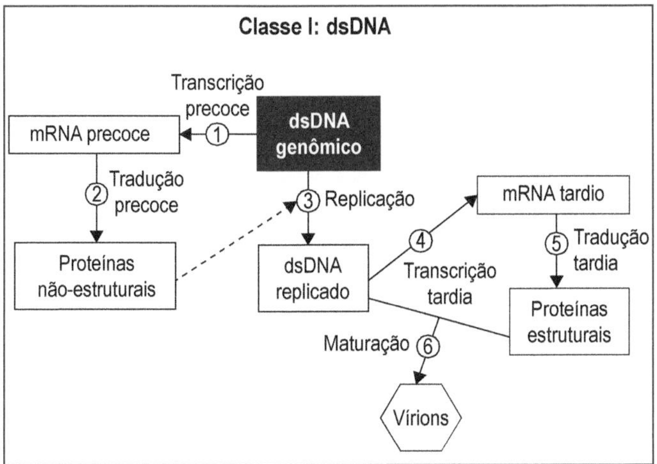

Figura 74.6 – *Esquema de replicação dos vírus dsDNA (classe I): o dsDNA viral é liberado no núcleo da célula, onde é transcrito pela polimerase celular (1). O mRNA produzido é traduzido no citoplasma (2) produzindo DNA polimerases para a replicação do DNA viral (3). O DNA viral replicado é transcrito para produzir os mRNAs tardios (4) que são traduzidos para proteínas estruturais (5), utilizadas juntamente com o DNA na montagem dos virions (6).*

Fonte: Desenvolvida pela autoria.

O genoma desses vírus é composto por DNA de fita parcialmente dupla, que é transcrito pelos mesmos mecanismos celulares que atuam nos vírus das classes I e II. A diferença ocorre na replicação do ácido nucleico, que se dá por meio da enzima transcriptase reversa viral, usando como molde um mRNA genômico. Os vírus que seguem esse mecanismo de replicação estão sendo considerados pertencentes à classe VII (Figura 74.12).

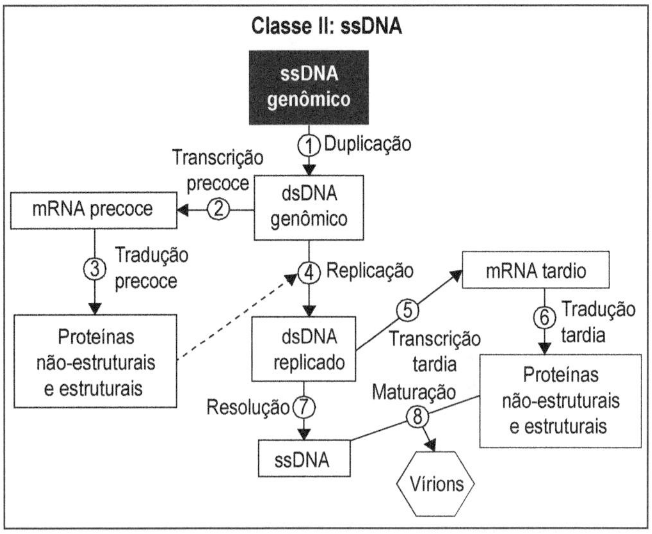

Figura 74.7 – *Esquema de replicação dos vírus ssDNA (classe II): o ssDNA viral é liberado no núcleo da célula, onde é inicialmente duplicado pelas DNA polimerases celulares para dsDNA (1); este é transcrito pela polimerase celular (2). O mRNA produzido é traduzido no citoplasma (3), produzindo proteínas estruturais e enzimas virais que estimulam a replicação do DNA viral pela DNA polimerase celular (4). O DNA viral replicado é transcrito para produzir os mRNAs tardios (5) que são traduzidos para proteínas estruturais e não estruturais (6). O dsDNA é resolvido em monômeros ssDNA (7), antes da maturação para produção de vírions (8).*

Fonte: Desenvolvida pela autoria.

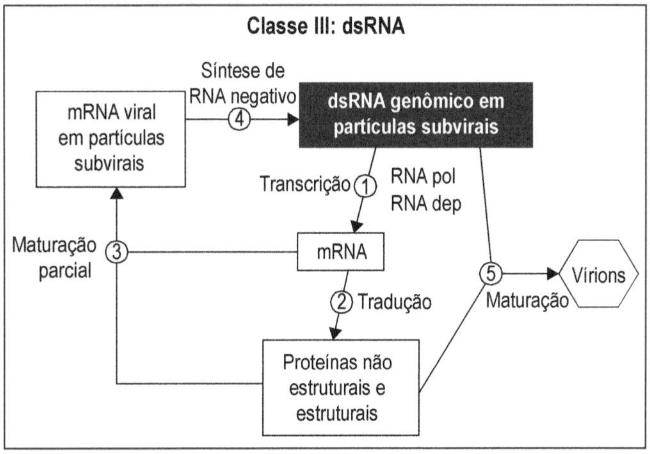

Figura 74.8 – *Esquema de replicação dos vírus dsRNA (classe III): após entrada do vírus e descapsidação parcial no citoplasma, a RNA-polimerase RNA-dependente presente nas partículas subvirais transcreve o dsRNA, produzindo mRNAs (1), que são traduzidos (2), dando origem a proteínas estruturais e não estruturais. As proteínas e os mRNAs passam por maturação parcial (3), dando origem a partículas subvirais contendo +ssRNA. As enzimas presentes nessas partículas sintetizam a fita negativa de RNA (4), produzindo mais partículas subvirais com dsRNA, que podem participar novamente do ciclo (1, 2, 3 e 4) ou sofrer maturação completa (5), produzindo vírions.*

Fonte: Desenvolvida pela autoria.

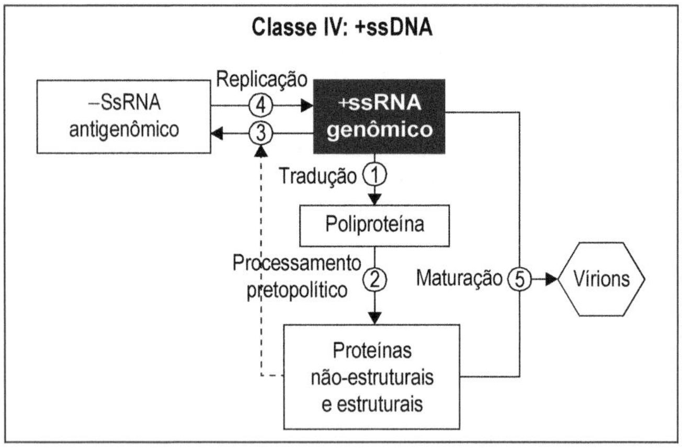

Figura 74.9 – *Esquema de replicação dos vírus +ssRNA (classe IV): após entrada e descapsidação do vírus, o genoma ssRNA é utilizado diretamente como mRNA na tradução, para produção de uma poliproteína (1), que contém proteínas estruturais e não estruturais. Após processamento proteolítico (2), as proteínas não estruturais catalisam a replicação por meio da síntese de RNA antigenômico (3), que serve como molde para a produção de mais RNA genômico (4). Este pode ser utilizado para a tradução de mais proteínas virais (1, 2) ou juntamente com as proteínas estruturais sofrer maturação, dando origem a novos vírions.*
Fonte: Desenvolvida pela autoria.

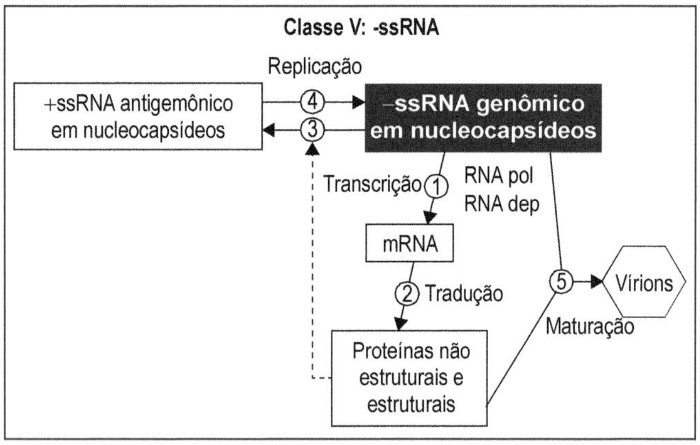

Figura 74.10 – *Esquema de replicação dos vírus -ssRNA (classe V): após entrada do vírus e descapsidação parcial no citoplasma, a RNA-polimerase RNAdependente presente nas partículas subvirais transcreve o -ssRNA, produzindo mRNA (1), que são traduzidos (2), dando origem a proteínas estruturais e não estruturais. Estas são montadas em nucleocapsídeos imaturos, contendo enzimas virais que promovem a replicação do genoma viral (3, 4). As novas partículas subvirais com –ssRNA podem participar novamente do ciclo (1, 2, 3 e 4) ou sofrer maturação completa (5), produzindo novos vírions.*
Fonte: Desenvolvida pela autoria.

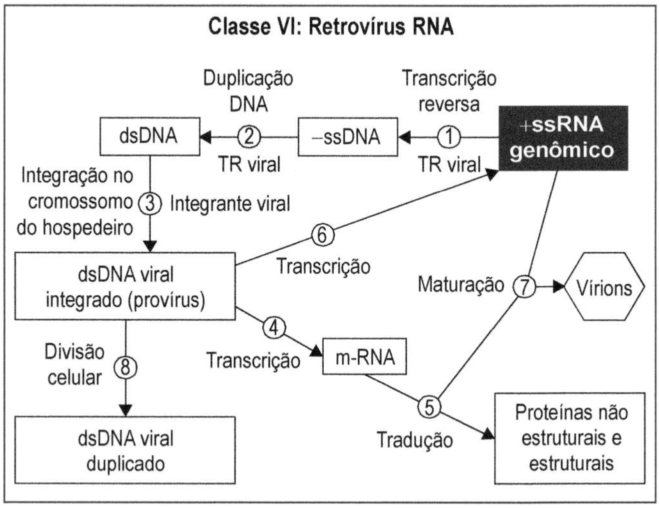

Figura 74.11 – *Esquema de replicação dos retrovírus RNA (classe VI): após penetração e descapsidação parcial no citoplasma, o +ssRNA genômico é copiado para -ssDNA pela transcriptase reversa (1) e duplicado pela mesma enzima (2), originando um dsDNA. A partícula subviral é transportada para o núcleo, onde a integrase viral promove a integração do DNA viral no cromossomo do hospedeiro (3). O DNA viral integrado (ou provírus) é transcrito pela RNA-polimerase celular, produzindo mRNAs (4), para produção de proteínas virais estruturais e não estrututurais, bem como uma cópia completa (6) para a produção de novos vírions (7). Se a célula sofrer divisão celular (8), o dsDNA viral é duplicado junto com o DNA celular.*
Fonte: Desenvolvida pela autoria.

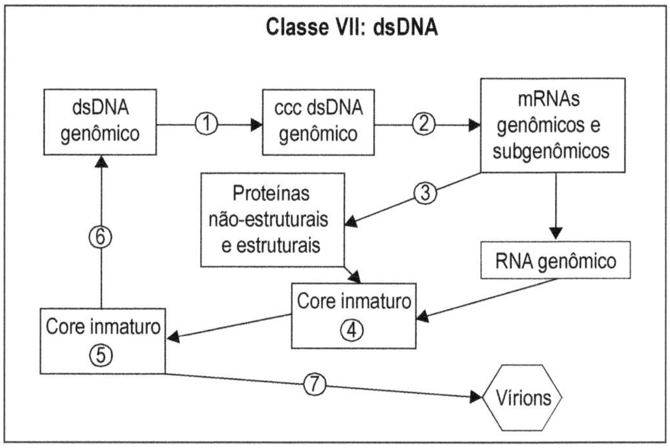

Figura 74.12 – *Esquema de replicação dos vírus de DNA com intermediários de RNA (classe VII): após penetração e descapsidação parcial, o core viral migra para o núcleo, onde o genoma viral dsDNA incompleto é reparado e ligado de forma covalente (1), dando origem ao dsDNA circular e fechado (ccc dsDNA). Esse genoma é transcrito pela RNA-polimerase celular (2) dando origem a mRNAs genômicos e subgenômicos. No citoplasmas, os RNAs subgenômicos são traduzidos no citoplasma (3) dando origem às proteínas virais estruturais e às não estruturais. A DNA-polimerase e a transcriptase reversa virais e as proteínas do core associam-se com o RNA genômico, formando cores imaturos (4); no interior destes, a transcriptase reversa atua para gerar o genoma viral dsDNA (5). Os cores assim formados podem retornar ao núcleo (6) para continuar o ciclo ou passar pela maturação e produzir novos vírions (7).*
Fonte: Desenvolvida pela autoria.

Maturação

Após sintetizados, as proteínas e o ácido nucleico viral têm de ser unidos para formar partículas virais maduras, um processo geralmente denominado "maturação viral".

Maturação ou montagem da partícula viral pode ser um processo espontâneo

As evidências acumuladas durante anos indicam que os principais constituintes dos vírus, como as subunidades proteicas e o ácido nucleico, não estão ligados por pontes covalentes. Foi demonstrado que o vírus do mosaico do tabaco podia ser reconstituído a partir de suas proteínas e ácidos nucleicos isolados, apenas misturando-se os dois em um tubo com solução salina diluída em pH em torno de 7. Os componentes virais de baixo peso molecular combinam, em questão de minutos, para formar partículas de alto peso molecular, de forma característica e apresentando alta infectividade. Esse vírus reconstituído parece virtualmente indistinguível do vírus nativo, quando testado por microscopia eletrônica e difração de raios X.

A reconstituição *in vitro* de vírus mais complexos é mais difícil de ocorrer, mas já foi obtida com poliovírus e alguns fagos. Isto sugere que a maturação espontânea deve ocorrer na maioria das partículas virais.. Assim, os capsídeos são formados por autorreunião de monômeros em capsômero e de capsômeros em capsídeos. O ácido nucleico não parece ser necessário, pois, em cortes ultrafinos de células infectadas com vírus, podem ser vistos capsídeos vazios, sem ácido nucleico. Os vírus icosaédricos são concentrados em grande número no local da maturação e tendem a formar cristais intracelulares.

Nos vírus com envelope, inicialmente, ocorre a reunião do capsídeo e do ácido nucleico para formar o nucleocapsídeo que é, então, circundado pelo envelope, em um mecanismo de liberação, explicado a seguir. As proteínas matriz, como a dos paramixovírus, têm uma função importante na maturação, mediando o alinhamento do nucleocapsídeo abaixo das regiões da membrana celular modificadas pelo vírus, antes do brotamento.

Liberação

Existem limites para a quantidade de vírus que pode ser acumulada em uma célula infectada. A maioria dos vírus não pode coexistir indefinidamente com as células onde se multiplica; a célula pode morrer ou simplesmente cessar de suprir todos os fatores para a continuação da multiplicação viral. Os vírus devem disseminar-se de uma célula para outra. Para tanto, a partícula infecciosa deve deixar a célula na qual houve a maturação e penetrar numa célula não infectada.

Alguns vírus são liberados por lise da célula hospedeira

Em casos extremos, a célula se rompe, liberando as partículas virais e outros componentes celulares para o meio. Esse é o final característico do tipo lítico de infecção de bactérias por fagos virulentos. Na fase de síntese proteica tardia, alguns bacteriófagos produzem uma lisozima que digere a parede bacteriana, facilitando a lise.

Esse tipo de liberação pela lise celular pode ocorrer também na infecção por vírus animais, representando, porém, um evento inespecífico, cujos mecanismos ainda não estão totalmente esclarecidos. Uma possibilidade que está sendo investigada é que células infectadas pelo poliovírus e por outros vírus com ciclo infeccioso curto sofrem lise por apoptose.

Durante o ciclo infeccioso, as partículas virais podem acumular-se em vesículas ou cisternas, algumas das quais conectadas por túbulos com o exterior da célula. Os vírus podem ser liberados através desses túbulos ou através da fusão das vesículas com a membrana plamática. Esse fato é deduzido a partir das observações ao microscópio eletrônico, em que são visualizados vírus em cisternas e túbulos e confirmado pela demonstração precoce da existência de vírus infecciosos no meio que rodeia as células infectadas. Assim, por exemplo, existem dois mecanismos por meio dos quais um vírus como o poliovírus pode ser liberado de uma célula infectada: por meio de passagem tubular ou da fusão de vesículas, durante longo período , e pela lise.

Vírus envelopados adquirem o envelope durante brotamento através da membrana celular

As proteínas virais específicas do envelope são sintetizadas durante a fase tardia de síntese proteica e são inseridas na membrana plasmática. O nucleocapsídeo associa-se com a superfície interior da membrana plasmática alterada, já contendo proteínas virais. Durante a saída do nucleocapsídeo da célula, a partícula viral é envelopada por essa membrana alterada: esse processo é denominado "brotamento" (Figura 74.13). Os lipídios do envelope viral são inteiramente derivados da célula hospedeira, pois não foi demonstrado metabolismo lipídico específico para o vírus. Em um vírus envelopado, a composição de lípides é igual à composição de lípides da membrana plasmática da célula hospedeira. Assim, vírus envelopados diferentes, cultivados no mesmo tipo de célula, são muito semelhantes na composição lipídica.

Assim como os mecanismos de entrada da partícula viral por endocitose causam pequeno dano não permanente à membrana celular, o brotamento também parece não causar danos às membranas. Aparentemente, a membrana celular é rapidamente reparada em uma célula viável e pode suportar a saída de centenas de partículas virais.

Alguns vírus que se replicam no núcleo, como os herpesvírus, brotam através da membrana nuclear, adquirindo, assim, o envelope. Já envelopados, os vírus acumulam-se no espaço entre as lamelas interna e externa da membrana nuclear, nas cisternas do retículo endoplasmático e em vesículas, e são levados para a superfície celular, protegidos do contato com o citoplasma.

Outros vírus podem adquirir seu envelope pelo brotamento em outras membranas internas da célula, como as cisternas do complexo de Golgi. Esses vírus têm de ser transportados, através de vesículas, para serem liberados da célula hospedeira. Uma possível vantagem dos vírus que brotam através de membranas internas da célula é que a concentração de glicoproteínas virais expostas na superfície

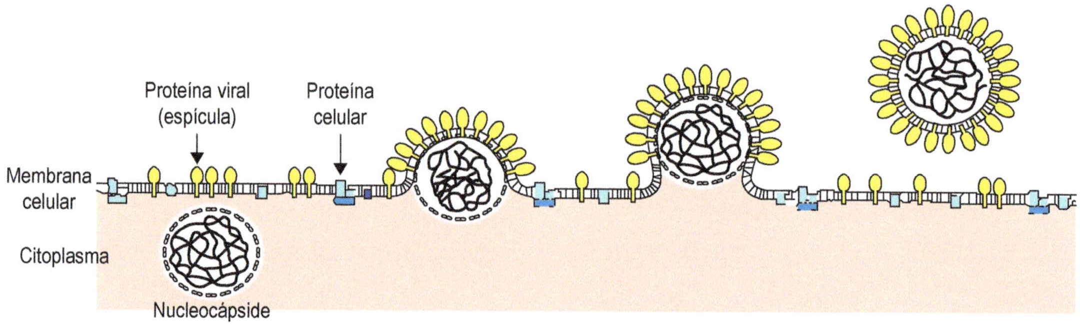

Figura 74.13 – *Brotamento: o nucleocapsídeo viral interage com as proteínas virais do envelope, inseridas na membrana celular, e brota através da membrana, adquirindo o envelope.*
Fonte: Desenvolvida pela autoria.

celular é reduzida, evitando que a célula infectada seja reconhecida por componentes do sistema imune e destruída antes que um número grande de virions seja produzido e liberado.

Alguns vírus podem ser liberados das células na forma de virions imaturos. Nesses casos, a maturação pode ocorrer por intermédio de enzimas codificadas pelo vírus, após sua liberação da célula.

Em alguns casos, os vírus podem ser transferidos diretamente de uma célula infectada para a célula vizinha, uma estratégia que evita a exposição aos mecanismos de defesa do organismo contra vírus extracelulares. Estudos recentes indicam que esse mecanismo é predominante na transmissão do HIV/aids e de outros retrovírus. Estruturas celulares especializadas, denominadas "sinapses virológicas", são montadas quando uma célula infectada entra em contato com uma célula não infectadas, permitindo a passagem de viríons. Esse modo de transmissão é duas a três vezes mais eficiente que a infecção pela entrada de viríons extracelulares.

A quantidade de partículas virais liberadas por célula varia com o tipo de vírus, com o tipo de célula e com as condições de crescimento. Para os bacteriófagos, cada célula pode liberar, em média, de dez até mil partículas, mas normalmente são liberadas poucas centenas. Nos vírus animais, a quantidade de vírus liberada pode ser maior que para os vírus bacterianos, variando de poucos mil a milhões de partículas por célula.

Ciclo lisogênico de bacteriófagos

O tipo produtivo, ou ciclo lítico de replicação viral, ocorre praticamente com todos os bacteriófagos. Entretanto, existem circunstâncias em que a produção de componentes virais é desligada indefinidamente. Esse tipo de multiplicação é denominado "lisogenia" ou "ciclo lisogênico" e é um fenômeno bem estabelecido para vírus bacterianos. Os bacteriófagos que se multiplicam por meio do ciclo lisogênico denominam-se "fagos temperados".

No ciclo lisogênico de replicação de bacteriófagos, não ocorre a produção de novas partículas virais

No ciclo lisogênico (Figura 74.14), as etapas de adsorção e penetração do vírus ocorrem da mesma forma e pelos mesmos mecanismos do ciclo lítico. Após a liberação do

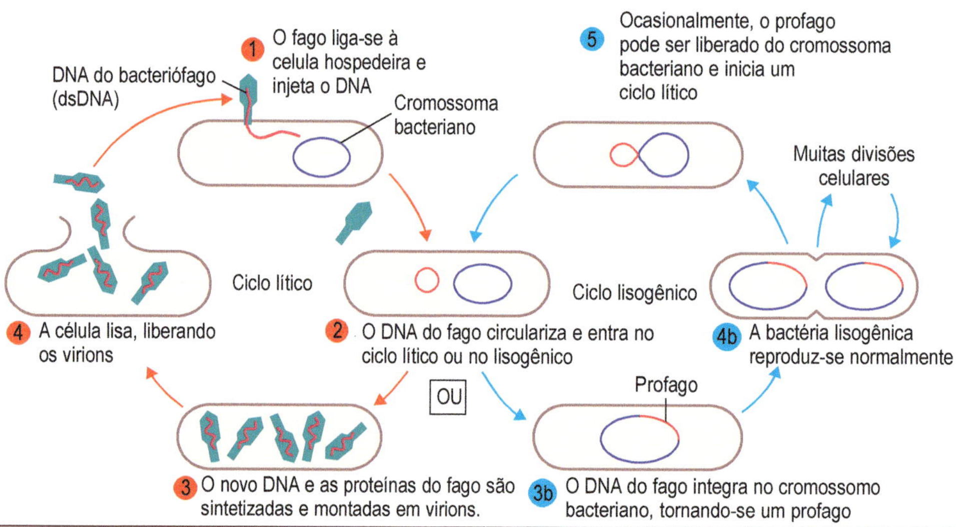

Figura 74.14 – *Esquema do ciclo lítico e lisogênico do bacteriófago lambda.*
Fonte: Desenvolvida pela autoria.

ácido nucleico do vírus invasor, em vez de ocorrer o início da síntese de componentes virais, ocorre a integração do ácido nucleico viral ao ácido nucleico da célula hospedeira. Uma condição essencial para que ocorra a lisogenia é que o bacteriófago contenha DNA de fita dupla. Esse ácido nucleico integrado, denominado "profago", é duplicado somente quando o ácido nucleico da célula hospedeira é duplicado, antes da divisão celular. No estado lisogênico, a maioria dos genes do profago é inativa.

Existem alguns fatores que determinam qual tipo de ciclo ocorrerá: a constituição genética do vírus e da célula hospedeira; a multiplicidade de infecção; o estado nutricional da célula hospedeira; e a temperatura. O ciclo lisogênico mais conhecido e estudado é o do fago lambda. Entre os fatores que favorecem a lisogenia desse fago, podem ser citados a alta multiplicidade de infecção (dez partículas infecciosas/célula), temperaturas baixas (20 °C em vez de 37 °C) e um estado nutricional deficiente.

Ocasionalmente, ocorre uma indução espontânea: o genoma viral é liberado do genoma bacteriano, dando início à síntese de componentes virais. O bacteriófago passa, então, a multiplicar-se por meio do ciclo lítico.

Infecções latentes e infecções abortivas

Em virologia, o termo latência é utilizado em diferentes contextos. O concepto de latência viral se refere a uma estratégia adaptativa e evolutiva de alguns vírus onde o agente pode permanecer por períodos varáveis dentro da célula sem produzir novas partículas virais infecciosas. No entanto, perante estímulos apropriados, que ainda não são bem compreendidos, mas que dependem de fatores celulares e virais, o vírus pode reativar seu ciclo produtivo. Dessa maneira, são alternados períodos de ativa produção viral (reativação) com períodos onde a produção de novas partículas infecciosas não é detectada. Este é o caso típico dos herpesvírus (ver Capítulo 87).

Existem outros exemplos de infecções que podem ser chamadas de latentes. Por exemplo, alguns vírus podem infectar células que não são permissivas para o ciclo completo do vírus. No entanto, quando alguma característica da célula muda o ciclo produtivo do vírus pode ser completado. Esse pode ser o caso da alguns papilomavírus (ver Capítulo 89) cujo DNA pode ser detectado por longos períodos nas células da camada basal de alguns epitélios estratificados. Porém, a reativação do ciclo viral e a produção de partículas infecciosas requer que a célula infectada abandone a camada basal e entre no programa de diferenciação terminal. Outro exemplo que podemos citar é o dos parvovírus. Estes agentes apresentam genoma de ssDNA, produzem dsDNA durante sua replicação na célula, e este pode integrar-se ao ácido nucleico celular. No caso de alguns parvovírus, o provírus (vírus integrado) pode ser ativado pela infecção da mesma célula por um vírus helper. Além disso, a infecção de bactérias por fagos temperados pode ser considerada uma infecção latente.

Cinco grupos de vírus animais (poliomavírus, papilomavírus, adenovírus, herpesvírus, hepadnavírus) contêm DNA de fita dupla (dsDNA), fato que torna possível a integração do genoma viral ao genoma celular. No entanto, na grande maioria dos casos a integração do DNA viral é um evento acidental que não faz parte do ciclo viral. Assim, quando essa integração acontece é muito frequente a interrupção de genes virais importantes para a replicação do agente. Por tanto, na maioria desses casos não são produzidas novas partículas virais. Dessa maneira, estas infecções não são consideradas latentes e sim infecções abortivas. Por outro lado, é importante salientar que para os retrovírus, que são vírus com genoma de ssRNA que é retrotranscrito a DNA após a infecção, a integração é uma etapa natural e obrigatória do ciclo viral (ver Capítulo 95)."

Bibliografia recomendada

Brooks GF, Carroll KC, Butel JS, Morse SA, Mietzner TA. Jawetz Melnick & Adelberg's Medical Microbiology. 26. ed. New York: McGraw Hill, 2013.

Flint SJ, Enquist LW, Racaniello VR, Skalka AM. Principles of virology. 3. ed. Washington: ASM Press, 2009.

King AMQ, Adams MJ, Carstens EB, Lefkowitz EJ (eds.). Virus taxonomy: ninth report of the International Committee on Taxonomy of Viruses. San Diego: Academic Press, 2012.

Knipe DM, Howley PM, Cohen JI, Griffin DE, Lamb RA, Martin MA, et al. Fields virology. 6. ed. Philadelphia: Lippincott Williams & Wilkins, 2013.

75 Taxonomia de Vírus

Francisco Murilo Zerbini

A taxonomia pode ser dividida em dois componentes: classificação; e nomenclatura. A classificação lida com o estabelecimento de categorias taxonômicas (táxons), desde o nível basal de espécie até as categorias superiores, e com a inclusão dos organismos em cada categoria com base em uma série de critérios preestabelecidos. A nomenclatura lida com o estabelecimento dos nomes de cada táxon. Nas palavras do virologista australiano Frank Fenner (1914 a 2010), "a taxonomia se situa na interface entre a biologia e a lógica e enfrenta o dilema de tentar conciliar o processamento da informação nesses dois sistemas intrinsecamente distintos".

Taxonomia de vírus desde os primórdios da virologia até o início da era molecular

No final do século XIX, quando os vírus foram descobertos como agentes de doenças, já existia uma estrutura taxonômica para animais e plantas com base no trabalho do cientista sueco Carl Linnaeus (1707 a 1778). Obviamente, o conjunto de critérios usados para definir as categorias taxonômicas era diferente para plantas e animais, mas as categorias taxonômicas utilizadas eram (e seguem sendo) semelhantes, com espécies como a classificação basal seguida por gênero, família, ordem, classe, filo e reino. Com o conhecimento rudimentar das propriedades dos vírus, a implementação desse sistema era inviável para esses agentes. As tentativas iniciais de classificar o mundo dos vírus com base em suas propriedades biológicas não foram adotadas pela nascente comunidade de virologistas que perceberam rapidamente que as categorias propostas não refletiam o verdadeiro relacionamento entre os vírus.

A "era biológica" da Virologia se encerrou no início da década de 1930. A obtenção de preparações quimicamente puras do vírus do mosaico do tabaco (TMV) por Wendell Stanley, nos Estados Unidos, e Bawden e Pirie, no Reino Unido, permitiu estabelecer que as partículas virais eram compostas de ácido nucleico (RNA, no caso do TMV) e proteína. Na mesma época, o microscópio eletrônico de transmissão foi desenvolvido na Alemanha, possibilitando a visualização das partículas virais. Iniciava-se a "era bioquímica" da virologia. O grande aumento da compreensão da natureza dos vírus e de suas propriedades físico-químicas possibilitou o estabelecimento de critérios taxonômicos mais precisos. A morfologia das partículas e a natureza do ácido nucleico viral emergiram como critérios taxonômicos fundamentais e, de fato, ambos são utilizados até hoje. Muitos sistemas de taxonomia foram propostos durante esse período, mas nenhum foi amplamente adotado. O sistema proposto por Brandes e Wetter em 1959 para os vírus de partículas alongadas que infectavam plantas se baseava na morfologia das partículas (rígidas ou flexuosas, além de seu comprimento), modo de transmissão, estabilidade térmica e relacionamento sorológico. Embora o sistema não tenha sido adotado, diversos grupos de vírus propostos ainda são válidos e tornaram-se gêneros, como Tobamovirus, Potexvirus e Potyvirus. Àquela época, o conceito de espécie ainda não havia sido adotado para os vírus, e o sistema não propôs a criação de categorias taxonômicas formais como gênero, família etc. Entretanto, a proposta merece destaque por causa do sistema de nomenclatura proposto – em inglês. Nesse sistema, o TMV teria como nome científico *tobacco mosaic virus*. Isso, é evidente, diferia radicalmente do sistema binomial latinizado adotado por outras taxonomias.

O sistema proposto por Lwoff, Horne e Tournie, em 1962 (que ficou conhecido como sistema LHT), foi o mais abrangente até então, agrupando vírus de animais, plantas e bactérias no filo *Vira*, dividido em cinco classes com base no tipo de ácido nucleico (DNA ou RNA) e na morfologia da partícula viral (icosaédrica, alongada e "binária", essa última referente aos bacteriófagos cuja estrutura inclui cabeça e cauda). As classes eram divididas em ordens, famílias, gêneros e, finalmente, espécie. A nomenclatura proposta previa o uso dos sufixos *-virales* para ordens e *-viridae* para famílias, utilizados até hoje. O sistema estava à frente de seu tempo, e foi criticado pela adoção da categoria de espécie e da proposta de nomenclatura binomial latinizada (ambas adotadas em 1991 e 2021, respectivamente).

Em 1971, David Baltimore propôs um sistema de classificação com base no tipo de ácido nucleico e nas etapas do ciclo de replicação, até a produção de RNA mensageiros virais. Esse sistema de classificação, que não constitui uma taxonomia (uma vez que não existe um relacionamento hierárquico entre os diferentes grupos) é, todavia, amplamente utilizado pelos virologistas em razão de suas simplicidade e funcionalidade. Os vírus foram divididos em seis classes (mais tarde, sete), atualmente denominadas "classes de

Baltimore" (Figura 75.1). A classe I inclui os vírus com genoma de DNA de fita dupla e que utilizam uma DNA-polimerase (viral ou do hospedeiro) para replicação (p. ex., adenovírus, poxvírus). A classe II engloba os vírus com genoma de DNA de fita simples que replicam via um intermediário de DNA de fita dupla (p. ex., circovírus, geminivírus). As classes III, IV e V incluem os vírus com genoma de RNA e que utilizam uma RNA-polimerase dependente de RNA (RdRp) para a replicação. Na classe III, estão incluídos os vírus com genoma de RNA de fita dupla (p. ex., reovírus). A classe IV inclui os vírus com genoma de RNA fita simples sentido positivo (p. ex., coronavírus, picornavírus, potyvírus). Na classe V, estão os vírus com genoma de RNA de fita simples sentido negativo (p. ex., orthomyxovírus, rhabdovírus). As classes VI e VII incluem os vírus que replicam via transcrição reversa, e cujos genomas são compostos de RNA de fita simples (classe VI; p. ex., retrovírus) e de DNA de fita dupla (classe VII; p. ex., hepadnavírus e caulimovírus).

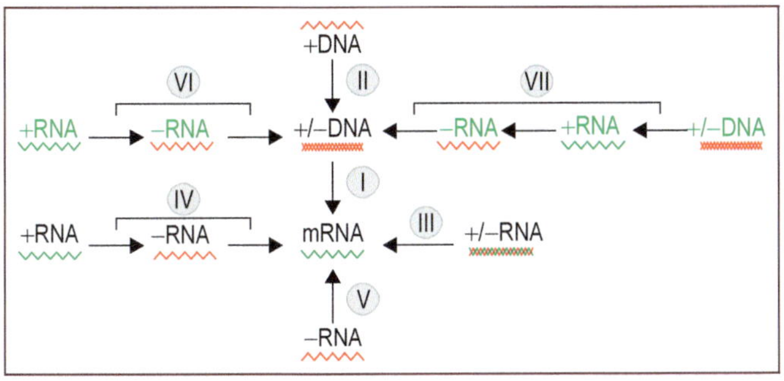

Figura 75.1 – *As classes de Baltimore.*
Fonte: Adaptada de Baltimore D, 1971.

Apesar de sua funcionalidade e apelo didático, as classes de Baltimore não constituem táxons, e o sistema nunca foi adotado como uma taxonomia oficial. Nesse sentido, é relevante que a classe I e provavelmente a classe II não são monofiléticas, enquanto as classes III, IV e V (os vírus com genoma de RNA que utilizam RdRp para replicação) constituem um único grupo monofilético.

Criação do comitê internacional de taxonomia de vírus (ICTV)

Ao longo da década 1960, o acúmulo de informações a respeito das propriedades dos vírus (e consequentemente do relacionamento entre eles) tornou-se significativo. Entretanto, apesar de inúmeras propostas, nenhum sistema de taxonomia foi adotado oficial, ou mesmo extraoficialmente, pela comunidade científica. A necessidade desse sistema, no entanto, era reconhecida pela grande maioria dos virologistas. Assim, em 1966, durante o 9º Congresso da Associação Internacional de Sociedades de Microbiologia (atualmente União Internacional de Sociedades de Microbiologia (IUMS)), realizado em Moscou, um grupo de virologistas composto por representantes de diversas sociedades nacionais estabeleceu a criação de um Comitê Internacional de Nomenclatura de Vírus (ICNV, o nome foi alterado para Comitê Internacional de Taxonomia de Vírus (ICTV), em 1975). Por ocasião de sua criação, foi estabelecido que o ICNV (apesar de seu nome) seria responsável pela criação dos táxons e pela atribuição de nomes – em outras taxonomias, apenas os nomes são determinados pelos comitês correspondentes. Esse aparente pequeno detalhe é provavelmente o principal responsável pela estabilidade e pelo nível de aceitação da taxonomia de vírus pela comunidade, principalmente quando comparada às taxonomias dos demais micro-organismos (fungos e procariotos).

A estrutura do comitê, estabelecida em 1966, permanece essencialmente a mesma: um comitê executivo, cinco (atualmente sete) subcomitês e vários grupos de estudo. A maioria dos grupos de estudo foi estabelecida inicialmente no nível de gênero. Atualmente a maioria está no nível de família, embora já existam vários que lidam com categorias superiores. Os grupos de estudo são dinâmicos e podem ser criados ou abolidos conforme a necessidade. Já o comitê executivo e os subcomitês são permanentes. O comitê executivo é composto por um presidente, um vice-presidente, três secretários (executivo, de dados, e de propostas de taxonomia), os sete coordenadores dos subcomitês e 11 membros eleitos. Os sete subcomitês são: vírus de animais com genoma de DNA; vírus de animais com genoma de RNA fita simples sentido positivo; vírus de animais com genoma de RNA de fita simples sentido negativo ou fita dupla; vírus de plantas; vírus de fungos e protistas; vírus de bactérias; e vírus de arqueias. Todos os membros do comitê executivo têm mandatos de 3 anos renováveis por mais 3, exceto os três secretários, cujos mandatos são de 6 anos renováveis indefinidamente. O ICTV tem uma página na internet (https://ictv.global), que inclui seu estatuto, o código de classificação e nomenclatura de vírus e a composição do comitê executivo e dos grupos de estudo. Além disso, a página lista a taxonomia oficial (atualizada anualmente) e o histórico de criação e modificação de cada táxon.

O estabelecimento do ICTV foi fundamental para o avanço da taxonomia de vírus, mesmo que a aceitação das decisões do ICTV pela comunidade de virologistas seja, muitas vezes, controversa. No entanto, o aspecto mais crucial da taxonomia de vírus continuou a ser a definição de um conjunto de critérios que refletem, com precisão, as relações evolutivas entre os vírus. O primeiro relatório do ICNV, publicado em 1971, estabeleceu os primeiros 43 gêneros e duas famílias de vírus e criou vários "grupos" de vírus aparentemente relacionados, mas para os quais não havia evidências suficientes para permitir a criação de táxons. Nenhum táxon acima da categoria de família foi criado, e o conceito de espécie não foi adotado. Os critérios para criação das famílias, gêneros e "grupos" foram o tipo de ácido nucleico que compõe o genoma viral e a morfologia da partícula. Dentro de cada gênero, os diferentes vírus foram classificados com base em propriedades biológicas (como o modo de transmissão) e no relacionamento sorológico.

Era molecular: a taxonomia de vírus atinge a maturidade

Durante o final da década de 1970, as técnicas de Biologia Molecular tornaram-se comuns e foram rapidamente adotadas pela comunidade de Virologia. Com seus genomas pequenos, os vírus eram facilmente manipulados, e os primeiros genomas completamente sequenciados (em 1978) foram os virais. Clones de cDNA infecciosos de vírus de RNA foram desenvolvidos, o primeiro para poliovírus em 1981. A disponibilidade de clones infecciosos permitiu a aplicação da Genética Reversa para estudar as funções das proteínas codificadas pelos genes virais. Por exemplo, foi rapidamente demonstrado que todos os vírus de RNA (independentemente do hospedeiro) codificam uma RNA-polimerase dependente de RNA e que todos os vírus de plantas codificavam uma proteína de movimento célula a célula.

Se a taxonomia viral se beneficiou dos avanços da era bioquímica, as descobertas que ocorreram durante a "era molecular" resultaram na sua verdadeira maturidade. As semelhanças na estrutura e na função das proteínas virais surgiram como outro critério taxonômico extremamente útil. No entanto, foi a crescente disponibilidade de sequências genômicas que permitiu que a taxonomia de vírus adquirisse um nível de precisão que ainda não foi atingido em nenhuma outra taxonomia. Comparações de sequências e reconstruções filogenéticas foram rapidamente adotadas como critérios taxonômicos para a maioria dos vírus. Esses critérios se mostraram muito mais confiáveis do que as propriedades biológicas e o relacionamento sorológico, refletindo de forma muito mais fiel as relações evolutivas entre os vírus.

Simultaneamente e em parte como consequência dos grandes avanços da era molecular, o ICTV adotou o conceito de espécie de vírus em seu 5º Relatório, publicado em 1991. A partir de então, as espécies tornaram-se a categoria basal da taxonomia de vírus. A definição original de espécie ("uma classe politética de vírus que constitui uma linhagem replicativa e ocupa um nicho ecológico específico"), proposta por Marc van Regenmortel e adotada no 7º Relatório do ICTV, foi alterada em 2013: "uma espécie é um grupo monofilético de vírus cujas propriedades podem ser distinguidas das de outras espécies por múltiplos critérios". Essa definição evidencia o papel preponderante das relações filogenéticas como a base da taxonomia de vírus.

Atualmente, para a criação de uma espécie, a maioria dos grupos de estudo do ICTV exige a disponibilidade da sequência genômica completa ou, pelo menos, das regiões codificadoras de proteínas, e de uma análise filogenética com base nessas sequências que comprove o caráter monofilético da nova espécie proposta.

Revolução metagenômica

A metagenômica, definida por Marilyn Roossinck como a "análise de sequências nucleotídicas de amostras ambientais que contêm uma mistura desconhecida de formas de vida, muitas das quais não podem ser cultivadas em cultura", revolucionou a Virologia e a taxonomia de vírus. A ausência de um viés de sequência das novas tecnologias de sequenciamento, que não requerem clonagem molecular ou o uso de um oligonucleotídeo iniciador (cuja sequência inevitavelmente se baseia em vírus já conhecidos), tornou-as ferramentas ideais para a descoberta de novos vírus. O número verdadeiramente gigantesco de novas sequências virais identificadas em estudos de metagenômica vem permitindo que grandes lacunas nas filogenias virais sejam paulatinamente preenchidas, ampliando nossa compreensão das relações evolutivas entre os vírus.

Em meados da década de 2010, o acúmulo de sequências virais obtidas de estudos metagenômicos representava um desafio para o ICTV. Por um lado, incorporar essas sequências obviamente aumentaria a capacidade de inferir relações evolutivas, especialmente nas categorias taxonômicas superiores (domínio, reino, filo e classe). Por outro lado, a falta de um isolado físico evitava que, em muitos casos, informações biológicas básicas (p. ex., hospedeiro, transmissão e patogenicidade, ou seja, cumprimento dos postulados de Koch) fossem determinadas. Em 2016, o ICTV organizou um *workshop* para discutir a possível classificação de vírus identificados exclusivamente via metagenômica. Concluiu-se que os vírus cuja única informação disponível seja a sequência genômica (o que é o caso da maioria absoluta dos vírus identificados via metagenômica) podem ser classificados, desde que a sequência satisfaça uma série de critérios de controle de qualidade. Isso foi endossado pelo Comitê Executivo da ICTV em sua reunião anual de 2018. Os critérios mínimos para a classificação de vírus com base exclusivamente em sequências genômicas foram publicados pelo Grupo Especialista em Bioinformática do ICTV em 2021.

Taxonomia de vírus nos dias atuais

Em 2019, o escopo da taxonomia de vírus foi ampliado, com a criação de uma estrutura de 15 categorias (Quadro 75.1). A estrutura anterior abrangia apenas sete categorias: espécie; subgênero; gênero; subfamília; família; subordem; e ordem. A nova estrutura adicionou os níveis primários de classe, filo, reino (*kingdom*) e domínio (*realm*), bem como os níveis secundários correspondentes (subclasse, subfilo etc.). O estabelecimento dessa estrutura só se tornou viável com a incorporação de dados metagenômicos ao esquema taxonômico. No mesmo ano, o primeiro domínio, *Riboviria*, foi criado para agrupar todos os vírus com genomas de RNA e que codificam uma RdRp (reino *Orthornavirae*) ou uma transcriptase reversa (reino *Pararnavirae*). Um ano depois, quatro novos domínios (assim como um grande número de reinos, filos e classes) foram criados, efetivamente estabelecendo uma "megataxonomia" de vírus. A versão mais recente da taxonomia (março de 2022), disponível na página do ICTV (https://ictv.global/taxonomy), inclui seis domínios, 10 reinos, 17 filos, 39 classes, 65 ordens, 233 famílias, 2.606 gêneros e 10.434 espécies (Quadro 75.1). Por maiores que esses números possam parecer, eles provavelmente representam apenas uma pequena fração da diversidade real do mundo dos vírus.

Atualmente, o estabelecimento de novos táxons nos níveis mais basais (espécie e gênero) requer a análise filogenética do genoma completo que indique seu caráter monofilético. Nos níveis intermediários de família, ordem e classe, as relações podem ser inferidas comparando sequências de *hallmark genes* (genes presentes em todos os vírus de um determinado táxon).

Quadro 75.1 – *O arcabouço taxonômico atual com 15 categorias, incluindo os sufixos utilizados para os nomes dos táxons em cada categoria*

Categoria	*Sufixo*	*Número de táxons (2022)*
Domínio	*-viria*	6
Subdomínio	*-vira*	0
Reino	*-virae*	10
Sub-reino	*-virites*	0
Filo	*-viricota*	17
Subfilo	*-viricotina*	2
Classe	*-viricetes*	39
Subclasse	*-viricetidae*	0
Ordem	*-virales*	65
Subordem	*-virineae*	8
Família	*-viridae*	233
Subfamília	*-virinae*	168
Gênero	*-virus*	2.606
Subgênero	*-virus*	84
Espécie	--	10.434

Fonte: Desenvolvida pela autoria.

Atribuições taxonômicas nos níveis mais altos (filo, reino e domínio) se baseavam na comparação de sequências dos *hallmark genes* mais altamente conservadas e/ou em comparações de estrutura das proteínas codificadas por esses genes. A Figura 75.2 ilustra as relações filogenéticas entre os vírus classificados no filo *Cressdnaviricota*. O filo está classificado no reino *Shotokuvirae* do domínio *Monodnaviria*. O domínio *Monodnaviria* inclui vírus com genoma de DNA circular de fita simples que codificam uma endonuclease do tipo HUH que inicia a replicação via círculo rolante. O reino *Shotokuvirae* inclui os vírus com genoma de ssDNA circular que apresentam também uma DNA-helicase da superfamília 3, normalmente expressa em fusão com a endonuclease HUH (a proteína é denominada "Rep"). A árvore filogenética da Figura 75.2 foi construída com base na sequência de aminoácidos das proteínas Rep.

Como funciona (e como acompanhar) o processo de criação e estabelecimento de novos táxons?

O processo de criação de novos táxons ou de alterações de táxons já existentes (mudanças de nomes, extinção ou fusão com outro táxon etc.) é gerenciado pelo ICTV, por meio de propostas de taxonomia (*taxoprops*, TPs). Qualquer indivíduo (virologista ou não; membro da comunidade científica ou não; membro do ICTV ou não) pode submeter uma TP. As TP devem ser preparadas em dois módulos, um deles em MS Word (módulo W) e o outro em MS Excel (módulo E). No módulo M, devem ser incluídas todas as informações sobre o(s) novo(s) táxon(s), incluindo tabelas e figuras que demonstrem seu caráter monofilético (no caso de espécies e gêneros) ou o relacionamento com os demais táxons (no caso das categorias acima de gênero). O módulo E lista de forma hierárquica a taxonomia existente e a que será criada com o(s) novo(s) táxon(s). Arquivos-modelo de ambos os módulos e instruções para seu preenchimento são disponibilizados anualmente na página do ICTV. Após o preenchimento dos dois módulos, os arquivos devem ser enviados por e-mail para o coordenador do Grupo de Estudos que lida com os vírus classificados na família/ordem/classe à qual o novo táxon será classificado. Caso não exista um grupo de estudos correspondente, a proposta deve ser enviada ao coordenador do subcomitê apropriado. Propostas de caráter geral, que não abordem a criação de táxons, devem ser enviadas ao presidente do ICTV (os nomes e endereços de e-mail de todos os coordenadores de grupos de estudos e de subcomitês estão listados na página do ICTV).

O ICTV utiliza um ciclo anual de submissão, análise e aprovação de TP, com as datas publicadas em sua página na internet. Normalmente a data-limite para envio das TP é em meados de junho. Todas as TP submetidas são analisadas na reunião anual do Comitê Executivo que ocorre em julho ou agosto. As propostas podem ser: (i) aprovadas; (ii) aprovadas condicionalmente após correções menores; ou (iii) maiores; (iv) postergadas; ou (v) reprovadas. TP aprovadas são submetidas à ratificação por todos os membros do ICTV, numa votação *online* realizada, de regra, no final de fevereiro/início de março do ano seguinte. TP aprovadas condicionalmente com correções menores são enviadas aos autores, que devem ressubmeter as TP revisadas ao coordenador do subcomitê em até 2 meses. Caso o coordenador aprove a TP, ela é submetida à ratificação. TP aprovadas condicionalmente com correções maiores são enviadas aos autores e, após as correções, são reanalisadas pelo Comitê Executivo em novembro. Caso aprovadas, são submetidas à ratificação. Propostas postergadas são enviadas para os autores para modificações maiores e analisadas na reunião anual seguinte do Comitê Executivo. Propostas reprovadas são arquivadas em definitivo.

As propostas ratificadas são incorporadas à taxonomia oficial, e a página do ICTV é atualizada normalmente no final de março/início de abril. Além disso, todas as alterações são informadas à comunidade científica por meio de um artigo publicado na seção *Virology Division News* da revista ARCHIVES OF VIROLOGY.

Relatório do ICTV

O ICTV publica um relatório (ICTV Report) com o estado atual da taxonomia e com informações detalhadas sobre as principais famílias. O Relatório do ICTV é a fonte oficial de informações sobre taxonomia de vírus. O primeiro relatório foi publicado em 1971 e, desde então, foram publicados nove relatórios impressos. Por ocasião da publicação do 9º Relatório, em 2012, o volume de informações atingiu

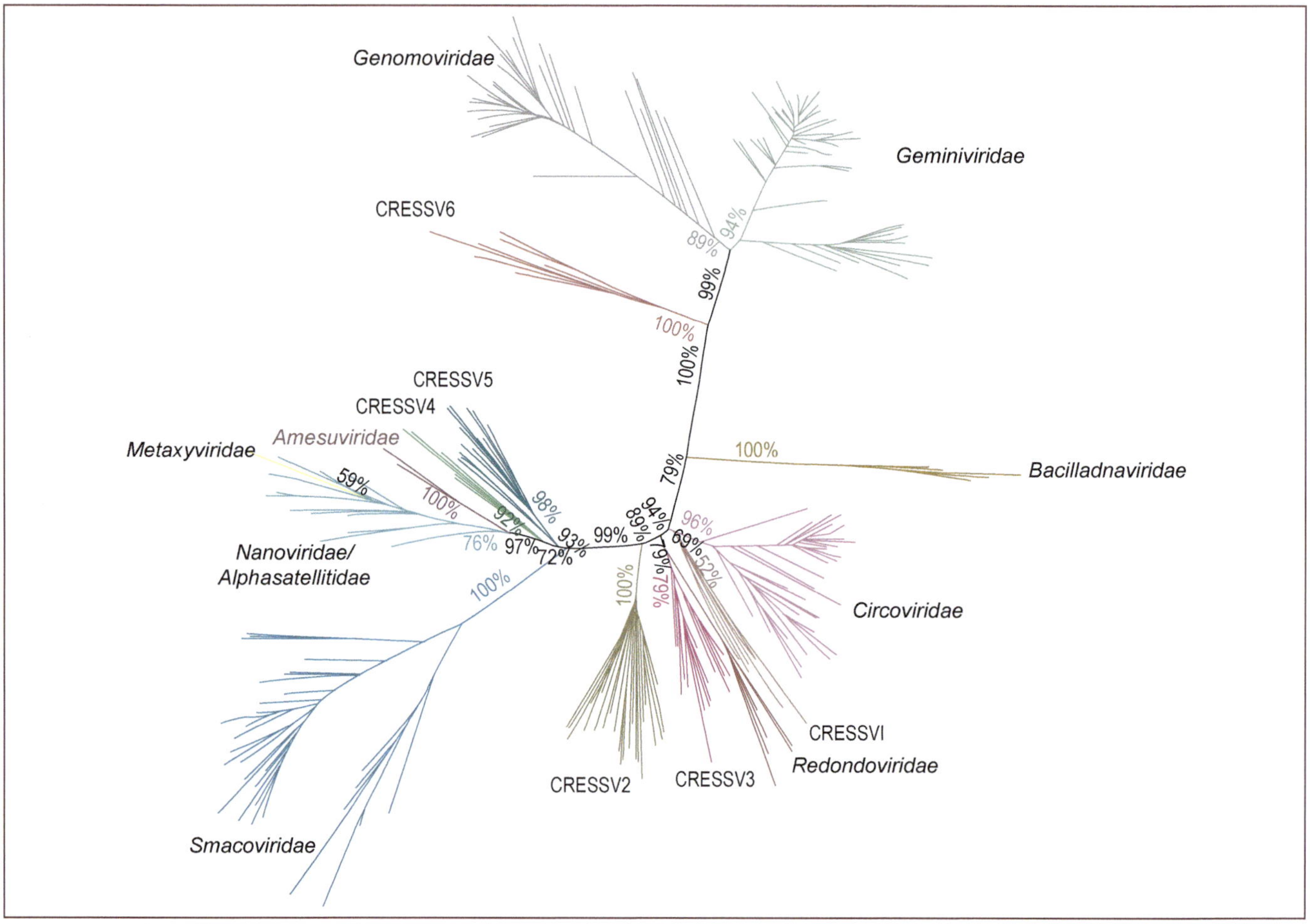

Figura 75.2 – *Árvore filogenética, construída com o método de máxima verossimilhança, com base nas sequências de aminoácidos das proteínas Rep de membros do filo Cressdnaviricota. Os números associados às ramificações indicam os valores de bootstrap para essas ramificações. A barra de escala indica o número de substituições por sítio. Os nomes das famílias já estabelecidas estão indicados nos ramos monofiléticos correspondentes. Além disso, a árvore inclui vírus ainda não classificados dentro do filo, mas que compõe ramos monofiléticos (CRESSV1-6). O ramo destacado em vermelho inclui os vírus da família Amesuviridae, cuja criação foi aprovada por ocasião da reunião anual do ICTV em 2022.*

Fonte: Desenvolvida pela autoria.

o limite de viabilidade de um volume impresso e que tivesse um custo acessível para a maioria dos virologistas. Assim, o ICTV decidiu não mais publicar relatórios impressos. Atualmente, o documento pode ser acessado de forma livre na página do ICTV (https://ictv.global/report). Também estão disponíveis todos os capítulos do 9º Relatório. Além disso, versões resumidas e atualizadas dos capítulos do Relatório são publicadas na forma de *Taxonomy Profiles* no periódico *Journal of General Virology*.

Diferença entre "vírus" e "espécie" e a nova nomenclatura de espécies de vírus

Desde os primórdios da Virologia, os vírus foram estudados primariamente por serem agentes de doenças. Assim, os primeiros vírus descritos receberam nomes com base nessas doenças: vírus do mosaico do fumo; vírus da febre aftosa; vírus da febre amarela etc. Esses nomes, traduzidos para todos os idiomas, tornaram-se de uso comum pelo público leigo e pela comunidade científica (médicos, veterinários, microbiologistas, fitopatologistas etc). A partir da adoção do conceito de espécie pelo ICTV, em 1991, cada vírus passou a ser membro de uma espécie. Entretanto, embora a nomenclatura dos táxons seguisse um esquema padronizado com o uso de sufixos (Quadro 75.1), nenhum padrão foi adotado para os nomes das espécies de vírus. A grande maioria das espécies recebeu nomes em inglês, idênticos aos nomes dos vírus naquele idioma. Por exemplo, o TMV tornou-se um membro da espécie *Tobacco mosaic virus*, que é exatamente idêntico ao nome do vírus em inglês. A única forma de diferenciar o vírus (uma entidade concreta, que replica nas células de seu hospedeiro, causa sintomas nesse hospedeiro, pode ser purificado, clonado e transmitido para outros hospedeiros) da espécie (uma construção da mente humana, que não pode ser transmitida, purificada ou clonada) era por meio da forma de escrever cada nome: o nome do vírus em fonte normal, o nome da espécie em itálico e com a primeira letra maiúscula.

Essa falta de padronização para os nomes de espécies de vírus estava em dissonância com a organização dos demais táxons. Assim, o ICTV decidiu em 2021 adotar uma nomenclatura binomial para as espécies de vírus, semelhante à adotada pelas demais taxonomias. A partir de então, todas as novas espécies devem seguir a nomenclatura binomial, na qual a primeira palavra é o nome do gênero ao qual a espécie pertence, e o segundo nome é o epíteto específico. O ICTV decidiu adotar um formato livre para o epíteto específico, embora recomende que ele tenha pelo menos três caracteres e não contenha letras maiúsculas. As espécies já existentes que não seguiam a nomenclatura binomial foram todas renomeadas.

É importante ressaltar que a nomenclatura binomial foi adotada para as **espécies**, e não para os **vírus**. Na verdade, o ICTV não regulamenta os nomes dos vírus, apenas os nomes dos táxons (incluindo espécie). Portanto, a espécie à qual pertence o vírus da febre amarela, atualmente *Yellow fever virus*, deverá ser renomeada para *Flavivirus <epíteto_específico>*. Entretanto, o vírus continuará a ser denominado "vírus da febre amarela" (em português), "yellow fever virus" (em inglês), "vírus de la fiebre amarilla" (em espanhol), e assim por diante nos demais idiomas. Mais de 6 mil espécies já foram renomeadas. Por exemplo, o vírus do mosaico do milho é um membro da espécie *Alphanucleorhabdovirus maydis*.

Da mesma forma que o ICTV não regulamente os nomes dos vírus, ele não reconhece nenhuma categoria abaixo do nível de espécie e, portanto, não regulamenta a criação ou a nomenclatura dessas categorias (subespécie, estirpe, variante, patótipo, serotipo etc.).

Futuro da taxonomia de vírus

O ICTV continua a enfrentar desafios em relação à forma como as sequências metagenômicas podem ser classificadas de modo confiável. Além disso, o ciclo anual de submissão e análise de TP não tem sido capaz de processar a enorme quantidade de novos vírus identificados via metagenômica e que possivelmente representam novas espécies, de forma que esses vírus permanecem não classificados. A adoção de um sistema automatizado de preparo (e, possivelmente, de análise) de TP é um dos objetivos mais urgentes do ICTV. No entanto, é inegável que a compreensão das relações evolutivas de alto nível entre os vírus aumentou drasticamente graças à incorporação de dados metagenômicos e certamente continuará a aumentar à medida que novas tecnologias de sequenciamento, ferramentas de análise de sequência e de bioinformática sejam desenvolvidas.

Bibliografia recomendada

Adams MJ, Lefkowitz EJ, King AM, Harrach B, Harrison RL, Knowles NJ, et al. 50 Years of the International Committee on Taxonomy of Viruses: progress and prospects. Archives of Virology. 2017;162:1441-6.

Baltimore D. Expression of animal virus genomes. Bacteriological Reviews. 1971;35(3):235-41.

Bawden FC, Pirie NW, Bernal JD, Fankuchen I. Liquid crystalline substances from virus-infected plants. Nature. 1936;138:1051-2.

Brandes J, Wetter C. Classification of elongated plant viruses on the basis of particle morphology. Virology. 1959;8:99-115.

Dutilh BE, Varsani A, Tong Y, Simmonds P, Sabanadzovic S, Rubino L, et al. Perspective on taxonomic classification of uncultivated viruses. Current Opinion in Virology. 2021;51:207-15.

Francki RIB, Fauquet CM, Knudson DL, Brown F. Classification and nomenclature of viruses. Fifth Report of the International Committee on Taxonomy of Viruses. Archives of Virology. 1991;118(Sup):1-450.

Goldbach R. Genome similarities between plant and animal RNA viruses. Microbiological Science. 1987;4:197-202.

Kausche GA, Pfankuch E, Ruska H. Die sichtbarmachung von pflanzlichem virus [TMV] im übermikroskop. Naturwissenschaften. 1939;27:292-9.

Lwoff A, Horne R, Tournier P. A system of viruses. Cold Spring Harbor Symposia on Quantitative Biology. 1962;27:51-5.

Racaniello VR, Baltimore D. Cloned poliovirus complementary DNA is infectious in mammalian cells. Science. 1981;214:916-9.

Roossinck MJ. Plant virus metagenomics: biodiversity and ecology. Annual Review of Genetics. 2012;46:359-69.

Sanger F, Coulson AR, Friedmann T, Air GM, Barrell BG, Brown NL, et al. The nucleotide sequence of bacteriophage phiX174. Journal of Molecular Biology. 1978;125(2):225-46.

Simmonds P, Adams MJ, Benkő M, Breitbart M, Brister JR, Carstens EB, et al. Consensus statement: virus taxonomy in the age of metagenomics. Nature Reviews Microbiology. 2017;15(3):161.

Stanley WM. Isolation of a crystalline protein possessing the properties of tobacco-mosaic virus. Science. 1935;81:644-5.

Wildy P. Classification and nomenclature of viruses: first report of the International Committee on Nomenclature of Viruses. Basel: S. Karger, 1971.

Zerbini FM, Siddell SG, Mushegian AR, Walker PJ, Lefkowitz EJ, Adriaenssens EM, et al. Differentiating between viruses and virus species by writing their names correctly. Archives of Virology. 2022;167(4):1231-4.

76 Resposta Imune às Infecções Virais

Ana Paula Lepique

Vírus são parasitas intracelulares obrigatórios que infectam hospedeiros desde a origem das células. Vírus evoluíram ganhando a capacidade de usar moléculas na membrana das células do hospedeiro para entrar nelas e usar a maquinaria celular para sua replicação. Os vírus causam uma série de doenças, e organismos apresentam uma série de mecanismos para reconhecê-los e buscar eliminá-los. É interessante pensar que os vírus e seus hospedeiros sofreram processos de coevolução, e o momento que vemos agora é o resultado disso. Com isso, podemos pensar em vírus que causam doenças agudas, vírus que causam doenças crônicas, vírus que são clinicamente indetectáveis, e vírus que não causam sintomas e parecem silenciosos. O nosso organismo é capaz de reconhecer e responder às infecções virais de várias formas, que serão discutidas neste capítulo. Um ponto que precisa ser levantado, porém, e que também será discutido é se, nessa coevolução, há um equilíbrio entre a patologia induzida pelo vírus e a resposta do hospedeiro. Será que a resposta do hospedeiro pode ser mais grave ainda que o efeito causado pelo vírus?

Neste capítulo, relembraremos as respostas imunes, inatas e adaptativas. Como os vírus são reconhecidos em cada caso, e em alguns casos eliminados, e o que acontece quando eles persistem no organismo. Finalmente, discutiremos as vacinas e os tratamentos que podem melhorar as respostas imunes contra alguns tipos de vírus.

Introdução

As respostas imunes são divididas em inatas ou adaptativas. As inatas envolvem elementos celulares ou acelulares presentes no organismo, com receptores cujos genes estão presentes nas linhagens germinativas. Ou seja, todas as células do organismo têm a capacidade de expressar esses receptores, só é necessário que o gene seja expresso. Vários estímulos podem ativar genes da resposta inata. Em geral, essa resposta é rápida, é capaz de reconhecer elementos próprios e não próprios (células próprias e organismos estranhos), e capaz de diferenciar situações de perigo e não perigo, assim evitando processos que possam causar dano ao organismo, quando estes não forem de fato necessários. Fazem parte da resposta inata as células denominadas *natural killers* (NK) que são células linfoides inatas com atividade citotóxica, neutrófilos e macrófagos, além de elementos acelulares como o sistema complemento. As respostas adaptativas são mediadas por linfócitos. Essas respostas podem ser celulares ou humorais (mediadas por anticorpos) e caracterizam-se por reconhecer antígenos mediante receptores presentes apenas nos linfócitos T e B. Os receptores de antígenos são expressos a partir de genes recombinados somaticamente durante o desenvolvimento dos linfócitos T no timo e dos linfócitos T na medula óssea (em mamíferos, ou tecidos equivalentes em outros vertebrados). Isso gera um repertório de receptores capazes de reconhecer antígenos com alta especificidade. Cada linfócito T ou B faz um processo próprio de rearranjo e tem especificidade diferente dos outros, sendo cada um considerado um clone. Ao ser ativado por um antígeno específico, um clone precisa passar por um processo denominado "proliferação clonal" e um processo de diferenciação que será importante para definir o perfil da resposta contra o antígeno. Com isso, as respostas adaptativas são lentas, mas muito eficazes.

Respostas inatas

Há uma variedade de mecanismos de reconhecimento e eliminação de patógenos pelo sistema imune. A primeira barreira protetora do organismo é constituída pela pele e pelas mucosas. As células epiteliais que cobrem essas superfícies não apenas são fortemente associadas umas às outras, gerando uma barreira física, como também secretam uma série de moléculas que protegem física ou quimicamente o organismo. As células da pele sofrem diferenciação terminal, em um processo que resulta em acúmulo de queratina, o que gera uma camada córnea que fisicamente protege o organismo. As mucosas, por sua vez, secretam muco, um conjunto de glicoproteínas, que não apenas representa uma barreira física, como é um depósito moléculas microbicidas, anticorpos, e que ainda pode, por meio do batimento sincronizado de cílios, como no epitélio respiratório, ocasionar a eliminação mecânica de organismos ou de compostos depositados no mesmo.

Além disso, as células epiteliais secretam defensinas e catelicidinas, moléculas capazes de associação com ácidos nucleicos para ativação de receptores celulares da resposta inata. Finalmente, também observamos presença de RNase e outras enzimas na pele, que são capazes de rapidamente inativar vírus aí depositados.

Os receptores da resposta inata reconhecem o que se denomina padrões moleculares. Há dois tipos de padrões – os associados a patógenos e os associados a dano celular – PAMP e DAMP (do inglês *pathogen associated molecular patterns and damage associated molecular patterns*). Os receptores para esses padrões são denominados "receptores para padrões moleculares" (PRR, do inglês *pattern recognition receptors*). Esses receptores são expressos por vários tipos celulares, incluindo as células epiteliais e sua expressão pode ser modulada. Em situações normais, baixa ou nenhuma expressão é encontrada, mas em situação de infeção, observa-se aumento da expressão de alguns desses receptores. Células da resposta inata são uma exceção podendo expressar um repertório desses receptores em níveis maiores dos das outras células, mas novamente de forma regulada.

Os PRR podem ser moléculas associadas à membrana da superfície ou de endossomos, sendo os mais bem descritos os *toll like receptors* (TLR) (Kopp e Medzhitov, 1999) ou, ainda, podem ser receptores citoplasmáticos, como os receptores da família RLR (do inglês *RIG-I-like receptors*). Entre esses receptores, vários reconhecem padrões moleculares de vírus (Quadro 76.1).

O reconhecimento de PAMP virais por esses receptores pode ocasionar a ativação de vias de sinalização que culminam com a expressão de genes como os interferons tipo I, quimiocinas, outras citocinas e até ativação do sistema inflamassoma, o que pode causar a morte celular inflamatória denominada "piroptose". A ativação do sistema inflamassoma é importante para disparo do controle de infecções, mas também está envolvida em patologias como perda de função tecidual, como observamos em parte dos pacientes infectados com SARS-CoV2 que perderam função pulmonar por morte de pneumócitos e parênquima pulmonar. A ativação do sistema inflamassoma tem dois momentos: reconhecimento do patógeno por receptores como TLR, com consequente ativação da via de NFκB, que por sua vez, resulta na transcrição de genes de citocinas inflamatórias como IL-6, pró-IL-18 e pró-IL-1b; em um segundo momento, proteínas de reconhecimento de patógenos citoplasmáticas do inflamassoma, como AIM2, ativada por DNA no citoplasma iniciando a nucleação de um complexo de proteínas que resulta na ativação de caspase-1, que, por sua vez, cliva as moléculas de pró-IL1β ou pró-IL-18, ativando-as, e também a molécula de gasdermina, também ativada pela clivagem e com atividade indutora de piroptose. Dessa forma, a ativação de inflamassoma promove inflamação com recrutamento de células para o tecido e possibilidade de eliminação do patógeno, mas também pode causar destruição tecidual

Quadro 76.1 – *Vírus e reconhecimento por receptores de padrões moleculares*

Tipo de receptor	*Nome*	*Expressão*	*Padrão viral reconhecido (PAMP)*	*Via de sinalização ativada*
Toll like receptors	TLR3	Macrófagos DC, linfócitos B, células epiteliais	RNA dupla fita	NFkappaB, IRF
	TLR7	DC	RNA simples fita	
	TLR8	Macrófagos, neutrófilos	RNA simples fita	
	TLR9	DC, células epiteliais, linfócitos B, eosinófilos, basófilos	Sequências de DNA ricas em CG não metiladas	
	TLR10 (humano)	DC, basófilos, eosinófilos	RNA dupla fita	
RIG-I-like receptors	RIG-I	Citoplasma de vários tipos celulares	RNA dupla fita de cadeia curta, RNA com 5'trifosforilado	NFkappaB, TBK, IRF
	MDA5	Citoplasma de vários tipos celulares	RNA dupla fita de cadeia longa, poli-IC	
	LGP2	Citoplasma de vários tipos celulares	RNA dupla fita	
Cytossolic DNA sensors	cGAS	Leucócitos, várias linhagens celulares	DNA dupla fita	STING/TBK1/IRF3
	IFI16	Leucócitos, várias linhagens celulares	DNA dupla fita	
	AIM2	Leucócitos, várias linhagens celulares	DNA dupla fita	inflamasoma
	DAI	Leucócitos, várias linhagens celulares	DNA dupla fita	
RNA sensor	DDX41	Leucócitos, várias linhagens celulares	DNA dupla fita	Btk/STING

AIM2: *absent in melanoma*; Btk: *Brutton's kinase*; DAI: *DNA-dependent activator of IRFs*; DC: células dendríticas (não diferenciamos mieloides e plasmocitoides, porém as plasmocitoides têm papel importante no disparo de respostas antivirais); DDX41: *DEAD box helicase 41*; IFI16: IFN-γ inducible protein 16; NFkappaB: *nuclear factor kappa B*; RIG-I: *retinoic acid-inducible gene I*; TBK: *TANK-binding kinase*.

Fonte: Adaptado de Bowie AG, Unterholzner L, 2008.

(Marongiu et al., 2021). Além de AIM2, há vários sensores de DNA citoplasmático. Isso é importante, uma vez que aproximadamente 400 tipos diferentes de vírus têm importância em saúde humana, e muitos desses são vírus de DNA de dupla fita, e vários retrovírus, cujo produto da transcrição reversa também é uma dupla-fita. Mesmo vírus da hepatite B (HBV) é uma dupla-fita de DNA parcial e também pode ser reconhecido por sensores citoplasmáticos. Outro sensor de nota é cGAS (GMP cíclico-AMP ciclicossintase). Esse sensor catalisa e libera GAMP cíclico (cGAMP) a partir de ATP e GTP, após a interação com DNA. cGAMP funciona como um segundo mensageiro no citoplasma e interage com STING induzindo uma alteração, que promove a dimerização e a translocação de STING da mitocôndria para o Golgi perinuclear. Nessa região, STING interage com TBK1, que a fosforila e que ativa IRF3, propiciando a expressão de IFN tipo I (discutido anteriormente nesta sessão). Importante, vírus de RNA como o da dengue podem causar perda de DNA mitocondrial da célula hospedeira para o citoplasma, ativando essa via de sinalização. Finalmente, cGAMP pode ser transferido, por canais, para células vizinhas não infectadas, ampliando a sinalização antiviral (Li et al., 2020). Essa via de sinalização é tão importante na resposta antiviral, que já se detectaram, em várias famílias de vírus, proteínas com atividade capaz de regulação de cGAS/STING, entre elas Herpesviridae, Papillomaviridaes, Adenoviridae, Hepadnaviridae, Flaviviridae e Coronaviridae. Os mecanismos são variados, desde inibição da interação de cGAS com o DNA viral, a inibição da fosforilação de STING e interação com TBK1 (Ma e Damania, 2016).

Uma vez que os padrões moleculares são reconhecidos, vias de sinalização são ativadas e geram uma série de respostas, como a expressão de genes que codificam citocinas e quimiocinas e a indução do denominado "estado antiviral". Entre as principais vias de sinalização ativadas por reconhecimento de vírus, podemos ressaltar as vias ativadas pelos receptores de membrana TLR3, 7, 8 e 9. Esses receptores usam proteínas adaptadoras MyD88 e TRIF para ativar as vias de NFkB e IRF (do inglês *interferon responses factors*). Os dois são fatores de transcrição que são translocados para o núcleo para mediar a transcrição de citocinas como interferons e citocinas pró-inflamatórias como pró-IL-1β, pró-IL-18, IL-6, IL-8, TNFα e IL-12, entre outras (Figura 76.1). Entre os receptores citoplasmáticos, existem moléculas que reconhecem ácidos nucleicos e quem também ativam IRF e NFκB, como RIG-1, AIM2, MDA-5, entre outros (Figura 76.1, Tabela 76.1) (Bowie e Unterholzner, 2008).

▪ Citocinas da resposta inata

As citocinas pró-inflamatórias cuja expressão é mediada por NFκB ativam outras células do tecido, incluindo células endoteliais, o que é o caso de IL-1β, o que resulta no recrutamento de leucócitos como monócitos e neutrófilos para o sítio de infecção (o papel dessas células será discutido a seguir). IL-8 tem atividade quimiotática e é capaz de recrutar neutrófilos. IL-6 é uma citocina pleiotrótica, com receptores em vários tecidos e células, capaz de induzir a secreção de proteínas inflamatórias de fase aguda pelo fígado, o que aumenta a possibilidade de eliminação de vírus por opsonização e fagocitose; além disso, ela estimula a produção de prostaglandina E2, atividade esta dividida com IL-1β e TNF-α, que sinaliza para o hipotálamo, que, por sua vez, promove aumento da temperatura corporal, febre. O aumento da temperatura tem vários efeitos, como redução da capacidade de infecção viral, redução da replicação do genoma viral e aumento da atividade de células do sistema imune[1] (Belon et al., 2021). Com isso, a febre, em geral, é uma resposta protetora contra infeções, incluindo as virais. IL-12 tem papel importante para respostas inatas e adaptativas. Essa citocina é essencial para a diferenciação de linfócitos T com perfil citotóxico e produção de IgG (a ser tratado mais para frente neste capítulo). Por sua vez, IL-12 é capaz de ativar células NK que são células linfoides inatas com atividade citotóxica, capazes de eliminar células infectadas por vírus e secretar TNF-α, que é uma citocina com atividade citotóxica sobre células epiteliais e ativadora sobre macrófagos, linfócitos e outras células.

Além dessas citocinas, é importante dar destaque aos interferons (IFN). Essa é uma família de citocinas bem conservada evolutivamente, sendo uma das primeiras respostas antivirais selecionadas em vertebrados. O nome "interferon" vem da função de interferência na replicação viral. Há três famílias de interferons: I, II; e III. Os elementos dessas famílias podem agir de forma sinérgica, amplificando as respostas antivirais. Os IFN tipos I e III são associados principalmente às respostas inatas, enquanto o II é produzido também por linfócitos T, sendo também associados a respostas imunes adaptativas. Os IFN I incluem IFNα, β, ε, e outros; o tipo II é o interferon gama (IFN-γ), e os tipo III incluem λ1, 2, 3. Os interferons tipos I e III ativam receptores que por sua vez ativam as proteínas JAK1 (janus-quinase 1) e TYK2 (tirosinaquinase 2) e IRF9 que resultam na transcrição de genes estimulados por IFN (ISG); os IFN tipo II ativam receptores que sinalizam por meio de STAT1 e ligam-se a sítios GAS (*gamma-activated site*) para induzir a transcrição de ISG (Walker et al., 2021). A sinalização de IFN na resposta inata é responsável, por meio dos ISG, pela indução do estado antiviral que é, em muitos casos, capaz de bloquear a infecção antes que o vírus consiga infectar muitas células.

Estado antiviral e os produtos da via de IFN

Como mencionado anteriormente, após detecção de PAMP virais, vias de sinalização que propiciam o controle da transcrição são ativadas. Os genes transcritos em resposta à sinalização de IFN são denominados "ISG". Entre

1 Febre e respostas antivirais – enquanto a febre sabidamente tem efeito protetor contra as infecções virais, dependendo da intensidade da resposta – duração e temperatura –, ela também pode ser causadora de danos às vezes irreversíveis para o organismo. Situações como sepse, ou tempestade de citocinas, podem causar febre que ocasiona disfunção de vários órgãos, aumento da permeabilidade da barreira intestinal, injúria renal e choque. Isso pode resultar no aumento do tempo de hospitalização e na necessidade de ventilação mecânica. Nesses casos, a febre não traz vantagens e pode causar problemas graves.

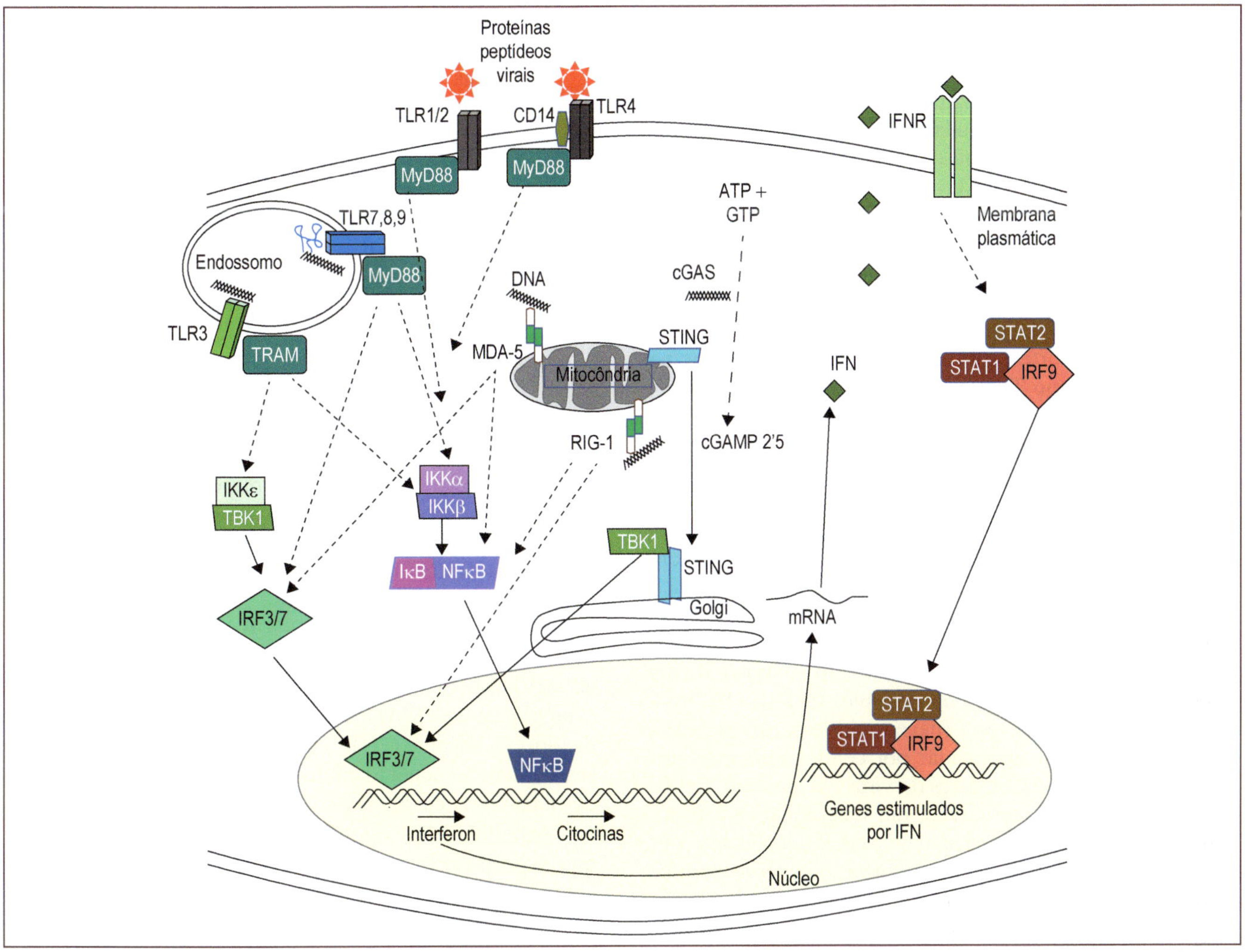

Figura 76.1 – *Vias de sinalização disparadas por receptores para padrões moleculares associados a vírus. Estão representados como receptores de membrana os TLR e, como receptores citoplasmáticos, MDA-5, RIG-1 e cGAS. Os receptores de membrana sinalizam para ativação de complexos IKK (IkB Kinase), IKKε e TBK1* (tank binding kinase 1*), ou IKKα e IKKβ. Esses complexos ativam IRF3 ou 7* (interferon regulatory factor) *e NFκB (do inglês* nuclear factor kappa B*), por meio da degradação do seu inibidor IκB (inibidor kappa B). Os receptores citoplasmáticos usam outras proteínas efetoras, mas também ativam IRF* (interferon regulatory factors) *e NFκB. Esses fatores de transcrição são levados ao núcleo onde transativam genes que codificam várias citocinas, entre elas IFN tipo I. IFN tipo I é secretado e sinaliza autocrina e paracrinamente ativando seu receptor e ativando a via de STAT que resulta na expressão dos genes estimulados por IFN (ISG) que têm papel importante na ativação do estado antiviral.*

Fonte: Adaptada de Bowie AG, Unterholzner L, 2008.

eles, encontramos os seguintes produtos: PKR; 2'5'-OAS/RNAseL; Mx; ADAR; IRF; complexo de histocompatibilidade principal (MHC). A enzima PKR (do inglês *dsRNA-activated serine/threonine protein kinase*) é capaz de inibir várias vias celulares, reduzindo, por exemplo, transcrição gênica e tradução proteica, reduzindo a replicação viral e contribuindo, portanto, para o estabelecimento do estado antiviral. Outra via ativada por RNA dupla fita é a 2'5'-oligoanenilatossintetase e RNase L. Essa via é capaz de degradar moléculas de RNA tanto virais como endógenas, de novo regulando a atividade celular e potencialmente bloqueando o ciclo viral. Enzimas Mx (*Myxovirus-resistance*) são GTPases induzidas por IFN localizadas no citoplasma e no núcleo, com atividades variadas que dependem de sua função enzimática. Entre os feitos descritos, Mxa é capaz de rearranjar proteínas no capsídeo de vírus específicos, dificultando a replicação viral. ADAR (do inglês *RNA-specific adenosine deaminase*), como seu nome indica, é uma deaminase que promove a conversão de adenosina em inosina, o que ocasiona a alteração da atividade viral e celular. IRF, como mencionado anteriormente, são fatores de transcrição que promovem a expressão de interferons e, portanto, amplificam a cascata de sinalização iniciada pelos PRR. O último ISG citado é MHC. MHC não é uma proteína com papel na indução do estado antiviral, mas é um complexo chave na ativação das repostas adaptativas, uma vez que estas são as moléculas que apresentam antígenos para linfócitos T (discutidos à frente) (Mogensen, 2009; Katze et al., 2002).

■ Células da resposta inata

Entre as células de resposta inata, há células mieloides e células linfoides. As células linfoides inatas compreendem várias populações de células, que, por vezes, apresentam respostas simulares aos perfis auxiliares 1, 2 e 17 de linfócitos T.

Essas populações estão envolvidas em respostas antivirais e exemplificaremos algumas aqui (Presti et al., 2022). As células NK são as linfoides inatas mais bem descritas e com papel central na resposta antiviral. Essa é uma população heterogênea de células geradas na medula óssea, mas completam seu processo de diferenciação em tecidos linfoides, dependendo de estímulo. Elas também podem ser encontras em tecidos periféricos, denominadas "células NK residentes". Essas células são essenciais e uma das primeiras barreiras contra infecções virais por meio da eliminação de células infectadas por vírus (também capazes de eliminar células em situações de estresse e tumorais). Os principais mecanismos de indução de morte de células infectadas são: proteínas de membrana como TRAIL e FASL que induzem apoptose em células-alvo que expressem receptores para estas; exocitose do conteúdo de grânulos que contêm perforinas e granzimas que também induzem apoptose de células-alvo; e a secreção de citocinas capazes de ativar outras células, como IFN-γ, contribuindo para a resposta antiviral. Para selecionar alvos, as células NK expressam um repertório de receptores que transmitem sinais de ativação ou inibição dessas células como os receptores de citotoxicidade natural (NKp30, NKp44, e NKp46), receptores tipo lectina C, coativadores, receptores de citocinas e CD16. Várias citocinas podem ativar células NK, por exemplo, IL-2, IL-12, IL-15 e IL-18 e Interferons tipo I (necessário lembrar que várias dessas citocinas são secretadas por células infectadas que detectaram padrões moleculares do vírus em questão). Células NK também expressam CD16, um receptor para a cadeia constante de IgG e que medeia uma resposta conhecida como citotoxicidade induzida por anticorpo, que serve com um mecanismo efetor de respostas humorais e que será discutida adiante. Finalmente, as células NK expressam pelo menos um tipo de receptor com atividade inibidora. Isso é importante para evitar autorreação[2]. Os receptores inibidores são os KIR (*Killer-cell Immunoglobulin like receptor*) e NKG2A. Esses receptores ligam-se a HLA-A, -B, -C e HLA-E, respectivamente, e inibem a atividade de células NK.

Proteínas virais, expressas na superfície das células hospedeiras, como hemaglutinina neuraminidases de vírus sendai ou da doença de Newcastle, hemaglutininas de influenza, vaccinia e ectromelia são ligantes dos receptores ativadores NKp44 e 46 e, dependendo do tipo de glicosilação, algumas dessas proteínas também podem se ligar e ativar NKp30. Glicoproteínas do envelope de vírus da dengue e *West Nile* (WNV) também podem ativar o receptor NKp44, de forma independente do tipo de glicosilação.

Além das células NK, outras células linfoides inatas podem responder a células infectadas por vírus. Podemos citar as células NKT, que têm características tanto de células T como NK, que podem expressar uma cadeia invariante de receptor de antígeno (NKT tipo I) ou uma variedade desses receptores (NKT tipo 2), além de expressarem os receptores já mencionados de células NK. Essas células reconhecem antígenos lipídicos apresentados pela molécula CD1d e são ativadas por eles. Em humanos, essas células são pouco abundantes, representando de 0,5% a 1% dos linfócitos circulantes. Uma vez ativadas, as NKT secretam diversas quimiocinas e citocinas, participando do recrutamento e da ativação de diversas células e, ainda, mediando a ativação de respostas adaptativas (Bjorksotröm et al., 2021). Outra população que participa da resposta contra vírus, além de outros patógenos, é a população de células MAIT. Elas expressam uma cadeia invariante de receptor de antígenos (TCR) e a moléculas CD161 e reconhecem metabólitos apresentados pela molécula MR1. Elas também podem ser ativadas por citocinas como IL-7, IL-12, IL-15, IL-18 e IFN tipo I. Em resposta a IFN tipo I, elas secretam IFN-γ para ativar outras células a auxiliar na resposta antiviral. Por exemplo, células MAIT ativadas podem reduzir a replicação de vírus da hepatite C (HCV) *in vitro*, e há evidências de que seu número aumentado em pacientes com influenza internados é correlacionado com melhor prognóstico dos pacientes.

As células Tγδ são uma subpopulação de linfócitos T que expressam receptores para antígenos com cadeias γδ, em vez dos convencionais que expressam as cadeias αβ. Em geral, estas são células residentes de pele, pulmão e intestino. O receptor dessas células funciona como um receptor para padrões moleculares. Elas reconhecem fosfoantígenos e intermediários da via do mevalonato. Concentração suficiente de fosfoantígenos para ativação de células Tγδ só são atingidos em células tumorais ou infectadas, mas não em células normais, evitando autorreação. As células γδ apresentam atividade citotóxica, por exocitose de perforina e granzima B, e secretam IFN-γ, TNF-α, IL-18 importante para auxiliar linfócitos T e outras células. Essas células representam menos de 6% dos linfócitos residentes em humanos saudáveis. Porém, há evidências de expansão dessa população no sangue de pacientes transplantados e com infecção oportunista por citomegalovírus consequente à imunossupressão dos pacientes.

As principais células mieloides envolvidas em respostas antivirais são os macrófagos. Macrófagos são células plásticas que podem ser originadas a partir de células embrionárias, colonizando alguns tecidos e mantendo-se por meio de autorrenovação, os denominados "macrófagos residentes", ou podem ser originados de monócitos circulantes, que são recrutados para tecidos onde há injúria ou inflamação, para participar das respostas imunes e inflamatórias. Os macrófagos são fagócitos, secretam citocinas, apresentam antígenos para linfócitos T, produzem espécies reativas de oxigênio, podendo assumir fenótipos que variam de

---

2 Vários dos receptores envolvidos em respostas imunes apresentam domínios intracelulares comuns denominados "ITIM" (*immunoreceptor tyrosine-based inhibitory motif*) e "ITAM" (immunoreceptor tyrosine-based activation motif). Esses domínios são fosforilados em resíduos de tirosina quando o receptor do qual fazem parte é ativado por um ligante específico. Os ITAM fosforilados são reconhecidos por proteínas com domínios SH2, como Syk, que propagam o sinal ativando cascatas de sinalização, que envolvem quinases e outras enzimas e proteínas, resultando na ativação da célula. Já os ITIM recrutam proteínas fosfatase que inativam as cascatas de sinalização, interrompendo sinais que estão em trânsito nas células e inibindo ou inativando a célula em questão.

citotóxico a supressor. Na literatura, encontram-se essas células classificadas entre M1 e M2, os macrófagos citotóxicos e alternativos, respectivamente. Enquanto observam-se esses fenótipos em várias situações, é importante lembrar que há um gradiente e células com fenótipo misto.

Respostas adaptativas

As respostas adaptativas são mais específicas do que as respostas inatas e apresentam memória. Uma vez ativados, clones de linfócitos podem ser reativados pelo mesmo antígeno e responder de forma mais rápida. Antígeno é qualquer substância capaz de disparar uma resposta adaptativa. Antígenos virais poderão ser fragmentos de proteínas ou resíduos de lipídeos e carboidratos do envelope ou capsídeo, reconhecidos por anticorpos ou, ainda, fragmentos de proteínas expressas nas células hospedeira, como será demonstrado adiante.

As respostas imunes adaptativas são divididas em humoral e celular. A humoral é resultado da produção de anticorpos por linfócitos B. A celular é mediada por linfócitos T e divide-se em auxiliar, exercida por linfócitos T CD4 que atuam por meio da secreção de citocinas para ativar outras células, e T CD8, denominados "linfócitos T citotóxicos", com mecanismos de indução de morte celular similares aos das células NK. Todos os linfócitos expressam receptores para antígenos, no caso de linfócitos B são imunoglobulinas, também chamadas "BCR" (do inglês *B cell receptor*) e no caso do linfócito T temos os TCR (*T cell receptor*). Esses receptores são únicos dos linfócitos e não estão presentes nas linhagens germinativas. Essas células sofrem desenvolvimento a partir de células-tronco hematopoiéticas presentes na medula óssea. No caso dos linfócitos B, esse desenvolvimento acontece na própria medula óssea, no caso de alguns subtipos dessas células, pode ser finalizado no baço. Os linfócitos T desenvolvem-se no timo. Para tanto, precursores dessas células, precursores linfoides comuns, saem da medula óssea e migram para o timo. Do timo, essas células saem maduras e circulam por órgãos linfoides secundários, onde poderão ser ativadas. Durante o desenvolvimento, essas células passam pelo processo de recombinação somática para que fragmentos de um lócus extenso de DNA contendo fragmentos que gerarão os genes maduros de TCR ou BCR. Esse processo de recombinação é responsável pela geração das partes variáveis do TCR e BCR (cadeias variáveis). Essas são as regiões de ligação ao antígeno e variam de um linfócito para outro, gerando um repertório de receptores que será essencial para a resposta contra patógenos e manutenção da homeostase do organismo. No caso dos linfócitos T, as cadeias variáveis têm o papel de reconhecer o antígeno, participando da ativação específica daquele clone de linfócitos. No caso de linfócitos B, a cadeia variável tem o mesmo papel. Porém, após ativação, o linfócito B passa a secretar seu receptor, que passa a ser um anticorpo e, nesse caso, a cadeia variável se ligará ao antígeno cognato, e mediará os mecanismos efetores que são exercidos pela parte constante do anticorpo, cadeia constante.

O BCR é capaz de se ligar diretamente ao antígeno e pode reconhecer diferentes estruturas químicas, proteínas, carboidratos, lipídeos, ácidos nucleicos, pequenas moléculas orgânicas. Já o TCR, contendo as cadeias α e β (maior parte dos linfócitos T) reconhece apenas peptídeos, ou seja, moléculas de origem proteica, e que sejam apresentados pelo MHC.

Exploraremos a ativação de linfócitos T e seus mecanismos efetores nas respostas antivirais e, logo depois, falaremos de linfócitos B, anticorpos e seus mecanismos efetores.

Apresentação e antígenos e ativação de linfócitos T

Como já mencionado, linfócitos T, por meio do TCR, reconhecem apenas antígenos peptídicos apresentados pelo MHC. Há duas classes de MHC: I e II. Estas são glicoproteínas de membrana que apresentam uma estrutura extracelular composta por uma fenda de folhas β-pregueadas flanqueada por α-hélices, onde um peptídeo pode se encaixar. Os genes que codificam essas proteínas são os mais polimórficos encontrados na natureza. No caso das moléculas de classe I, a fenda é formada pela cadeia α; no caso de classe II, a fenda é formada tanto pela cadeia a, como pela cadeia b. A cadeia β, nas moléculas de MHC-I, são as $\beta 2$ microglobulinas e apresentam a função de estabilização da molécula. Os MHC são poligênicos, as cadeias de MHC-II são codificadas pelos genes DR, DQ e DP; as de classe I, genes A, B, C, e outros ainda não clássicos, que serão mencionados adiante. Além disso, a expressão dos genes de MHC é codominante, ou seja, cada indivíduo expressa tanto os genes paternos como os maternos. Dado o alto grau de polimorfismo[3], há grande probabilidade de os genes maternos e paternos serem diferentes e, assim, cada indivíduo apresenta várias moléculas possíveis de MHC.

Como mencionado anteriormente, há duas classes de moléculas MHC: I; e II. Elas resultam de duas vias diferentes de apresentação de antígenos: classe I reúne antígenos intracelulares, como vírus; classe II agrupa antígenos extracelulares. Todas as células nucleadas apresentam antígenos pela via de classe I. Vírus são parasitas obrigatoriamente

3 Polimorfismo é definido por uma alteração em um gene, por exemplo, uma mutação, encontrada em pelo menos 1% da população. Isso é muito importante para garantir que, quando o indivíduo é exposto a um patógeno, suas células sejam capazes de apresentar antígenos desse patógeno para linfócitos T e, assim, disparar uma resposta contra ele. É fácil exemplificar com animais criados para produção, como galinhas, que são selecionados geneticamente para favorecer algumas características, por exemplo, crescimento rápido. Essa seleção reduz a variabilidade genética da população das aves em criação. A consequência é a queda de variabilidade dos genes de MHC. Assim, esses animais podem responder a alguns patógenos, mas podem ser totalmente susceptíveis a patógenos dos quais não consigam apresentar antígenos. Da mesma forma, tem se observado, na natureza, em situações de caça descontrolada ou perda de hábitat de animais selvagens, que, quanto menor o número de indivíduos, menor a variabilidade de MHC da população e maior a chance de esses animais serem infectados por um patógeno que não tenha antígenos apresentados, causando morte de grande parte dos indivíduos daquela população.

intracelulares; dessa forma, a via de classe I é necessária para apresentação de antígenos virais. Como virtualmente qualquer célula pode ser infectada por vírus, essa via é encontrada em todas as células. Interessantemente, vírus apresentam uma série de mecanismos de evasão do sistema imune por meio de redução da eficiência de apresentação de antígenos pela via de classe I. Na via de classe I, proteínas presentes no citoplasma são degradadas pelo sistema de proteamossoma, e os peptídeos originados são bombeados, por uma bomba denominada purificação por afinidade em tandem (TAP, do inglês *tandem affinity purification*), às custas de adenosine triphospate (ATP), para o retículo endoplasmático. No retículo endoplasmático, esses peptídeos entram em contato com moléculas de MHC-I, que ficam próximas à TAP graças a uma chaperona denominada "tapasina". Uma vez que um peptídeo se encaixe no MHC-I, a molécula madura é transportada através do complexo de Golgi até a membrana da célula (Figura 76.2). Redução da expressão de tapasina, inibição da expressão de proteínas que aumentam a eficiência do inflamassoma e redução da própria expressão de moléculas de MHC-I são alguns dos mecanismos de evasão apresentados por vírus.

A via de classe II está presente, majoritariamente, nas células denominadas "apresentadoras de antígeno profissionais". São as células dendríticas, macrófagos e linfócitos B. As células dendríticas e macrófagos são capazes de fagocitar micro-organimos e partículas virais, células mortas ou fragmentos das mesmas, diretamente por meio do reconhecimento de sinais *eat me* como padrões moleculares associados a patógenos ou por reconhecimento de opsoninas com proteínas do sistema complemento ligadas à superfície do patógeno ou anticorpos (ver mais detalhes do último mais à frente neste capítulo). Além disso, as células dendríticas podem pinocitar, ou micropinocitar, patógenos do ambiente. Em todos esses casos, o patógeno é englobado por membrana plasmática, sendo internalizado em um fagossomo ou endossomo. Essas organelas podem se fundir a lisossomos, que contêm enzimas capazes de destruir o patógeno, gerando uma série de fragmentos deste, incluindo peptídeos. Posteriormente, vesículas que brotam do retículo endoplasmático contendo moléculas de MHC-II fundem-se aos fagolisossomos e, havendo peptídeos que se encaixem nas moléculas de MHC-II, estas viajam através do complexo de Golgi até chegar à membrana da célula (Figura 76.2). Os linfócitos B não são capazes de fagocitar organismos, mas são capazes de internalizar, via ligação de antígeno ao BCR, moléculas como proteínas, nucleossomos, ou outros fragmentos de células e organismos e macromoléculas.

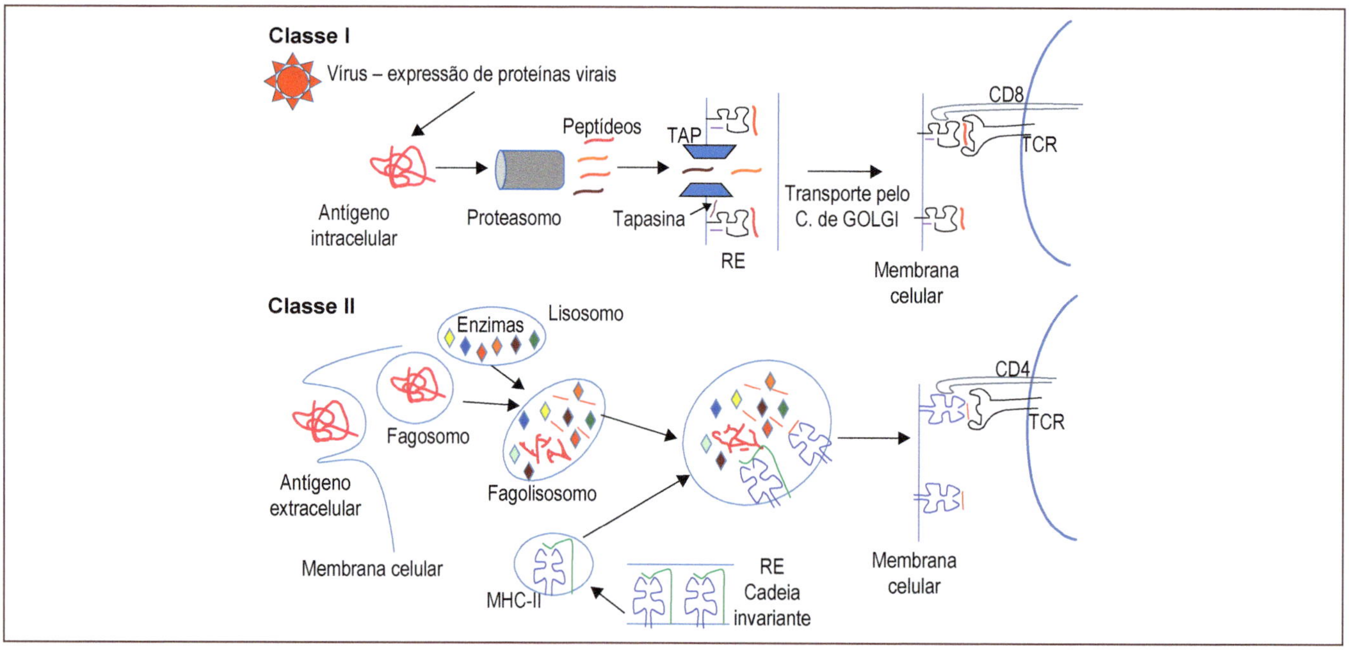

Figura 76.2 – *Vias de apresentação de antígenos. A via de classe I envolve patógenos intracelulares, como vírus, que expressam suas proteínas na célula hospedeira, onde elas podem ser degradadas pelo sistema proteasomo, gerando peptídeos do patógeno que são bombeados para o retículo endoplasmático pela bomba dependente de ATP, TAP. TAP fica próxima de complexos MHC-I graças à chaperona tapasina, o que garante que os peptídeos não sofram difusão no retículo, o que reduziria a chance de interação com os complexos de classe I. Uma vez dada a interação MHC-I e peptídeo, essa molécula madura vai para a membrana através do complexo de Golgi, onde pode interagir com receptores de antígenos de células T CD8. Essa especificidade é dada pela correceptor CD8, que interage com a parte não polimórfica de moléculas de MHC-I. A via de classe II inicia-se com a fagocitose ou outra forma de internalização do patógeno, seguida de fusão dessa vesícula intracelular (aqui representada como fagossomo) com um lisossomo que contém enzimas como lipases, proteases, nucleases, e outras, o que destrói o patógeno, gerando fragmentos como peptídeos. Após fusão adicional com vesículas oriundas do retículo endoplasmático que contém complexos de MHC-II ainda imaturos ligados a uma chaperona denominada "molécula invariante", o pH ácido promove quebra da molécula invariante, deixando um peptídeo na fenda da molécula de classe II que pode ser trocado por outro, oriundo do patógeno, por intermédio de outras moléculas de MHC não clássicas, como HLA-DM e DO (não representadas no esquema) e pela constante de afinidade de interação do peptídeo com a fenda de MHC (isso também é importante na substituição da cadeia invariável associada com MHC-I no retículo endoplasmático). Finalmente, a molécula madura vai para a membrana pelo complexo de Golgi e é apresentada para linfócitos T CD4. Como supradescrito, a especificidade é dada pela interação do correceptor CD4 com a parte não polimórfica da cadeia de MHC-II.*

Fonte: Desenvolvida pela autoria.

As principais ativadoras de linfócitos T são as células dendríticas. Em boa parte porque essas células passam a expressar receptores de quimiocinas expressas em órgãos linfoides secundários, por onde circulam os linfócitos T maduros, mas ainda não ativados. Há dois principais tipos de células dendríticas: as mieloides e as plamocitoides. Na literatura, há várias indicações de que as plamocitoides são as principais mediadoras de respostas antivirais. Essas células expressam receptores para padrões moleculares associados a vírus, como TLR3, 7, 8 e 9 (todos capazes de reconhecer antígenos endossomais). Quando ativadas, secretam interferon tipos I e III em grande quantidade. De fato, uma boa parte dessas células morre em resposta ao interferon secretado. Porém, as que sobrevivem são capazes de apresentar antígenos virais tanto pela via de classe I como pela via de classe II mediante a apresentação cruzada (Reizis, 2018). A apresentação cruzada é a habilidade de mover antígenos de vesículas como endossomos para o citoplasma e, assim, apresentar antígenos que seriam apresentados apenas pela via de classe II, também pela via de classe I. Uma consideração importante é que células dendríticas podem, então, capturar antígenos, por fagocitose, endocitose ou pinocitose como supramencionado, o que resulta na apresentação pela via de classe II. Além disso, algumas células dendríticas são infectadas por vírus e, dessa forma, têm proteínas virais sendo expressas no seu citoplasma. Essa infecção não é necessariamente produtiva, uma vez que vírus precisam de células permissivas para a geração de vírions. No caso de células dendríticas infectadas, é possível que antígenos virais sejam transferidos para endossomos pelo processo de autofagia. Enquanto alguns vírus são reconhecidos por infectarem células dendríticas, ativando-as, como VSV (vírus da estomatite vesicular), evidências experimentais mostram que células infectadas com vírus de RNA, por exemplo HCV, que apresenta tropismo apenas para hepatócitos e, portanto, não infecta células dendríticas, podem transferir RNA ou partículas virais imaturas via exossomos para as dendríticas. Isso já foi demonstrado para o vírus linfocítico de coriomeningite, vírus da hepatite A, vírus da dengue, da febre amarela, entre outros.

O reconhecimento de antígenos é a primeira etapa essencial da ativação de linfócitos T, mas também é importante que as células apresentadoras expressem moléculas coestimuladoras, como CD80 e CD86, para a eficiente ativação de linfócitos. As moléculas coestimuladoras são expressas em resposta aos mesmos padrões moleculares de patógenos descritos anteriormente. As mesmas vias ativadas nas respostas inatas, como a via de NFκB, ocasionam a expressão das moléculas coestimuladoras, de receptores de quimiocinas que promovem a migração das células dendríticas para os órgãos linfoides secundários, onde elas apresentarão os antígenos virais para os linfócitos T.

▪ Ativação de linfócitos T e seus mecanismos efetores

A melhor forma de eliminar uma infecção viral já estabelecida é matar as células infectadas. Na resposta inata, nós vimos indução do estado antiviral e até morte celular, mediadas de diferentes formas. Linfócitos passam por um processo de expansão clonal durante sua ativação. Nesse momento, os linfócitos também passam por processo de diferenciação, o que provoca a geração de células auxiliares dos tipos 1, 2, 17, reguladoras e outras, incluindo células de memória, quando se trata de linfócitos T CD4 e, quando se trata de linfócitos T CD8, células efetoras ou células de memória.

Os linfócitos T CD8, ativados por MHC-I, têm como mecanismo efetor induzir morte das células-alvo. Estas também são reconhecidas por MHC-I. Lembrando que cada indivíduo tem um repertório de moléculas MHC comuns a todas as células, qualquer célula que expresse MHC-I e que apresente o antígeno, nesse exemplo, viral, que o linfócito CD8 reconheça, essa célula poderá ser eliminada pela atividade do linfócito T CD8. Linfócitos T CD8 secretam citocinas IFN-γ (interferon gama) e TNF-α (fator de necrose tumoral alfa), e TRAIL (essa citocina pode ser secretada ou pode se apresentar ligada à membrana, quando tem um efeito ainda mais robusto para indução de morte celular). IFN-γ é uma citocina capaz de ativar macrófagos, induzindo, por exemplo, a produção de espécies reativas de oxigênio e a secreção de TNF-α, que induzem morte celular por meio do seu receptor cognato na célula-alvo. TNF-α e TRAIL são moléculas que sinalizam por meio de receptores da família do TNF. Esses receptores disparam tanto vias de sinalização pró-inflamatórias, por exemplo, com a ativação de NFκB, ocasionando a secreção de citocinas e recrutamento de mais leucócitos, como podem ocasionar a ativação de vias de morte, induzindo apoptose na célula-alvo. Os linfócitos T CD8 também apresentam grânulos no citoplasma que são dirigidos para a região da membrana onde o receptor de antígeno interage com o MHC-I da célula-alvo e, nesse local, os grânulos são liberados, resultando na secreção de perforina e granzima, que também promovem morte das células-alvo (Figura 76.3).

Os linfócitos T CD4 são ativados por MHC-II e sofrem diferenciação em diferentes fenótipos dependendo dos sinais fornecidos pelas células apresentadoras de antígenos e pelo microambiente. Em infecções virais, o mais comum é a diferenciação no perfil auxiliar do tipo I, conhecido como "citotóxico". Essas células secretam IL-2, uma citocina que funciona como fator de crescimento para as células CD8, e também secretam IFN-γ e TNF-α, com os mesmos efeitos supracitados. O sinal para diferenciação desse perfil de células vem da citocina IL-12, secretada por células dendríticas, de interferon do tipo I, secretado por elementos da resposta inata ativados por vírus e pelas citocinas IL-18 e IL-1β. Também é possível se observar diferenciação de células CD4 em auxiliares do tipo 17, que secretam IL-17 e IL-22. Essas citocinas sinalizam de forma parácrina para induzir células epiteliais a secretar quimiocinas que recrutam neutrófilos para o tecido, gerando uma resposta inflamatória bastante robusta. Essa resposta é mediada por IL-6 e TGFβ, portanto bastante encontrada em mucosas, que, em geral, são ricas em TGFβ. Neutrófilos são fagócitos muito eficientes e podem fagocitar células infectadas mortas e fagocitar vírus opsonizados ou não. Além disso, como os macrófagos, neutrófilos produzem espécies reativas de oxigênio, induzindo morte de células infectadas ou até inviabilizando partículas virais no microambiente. Degranulação com liberação de enzimas ou até de cromatina, em um processo denominado "netose", também tem efeito de controle da infecção por inativação de partículas virais livres e morte das células infectadas (Figura 76.3).

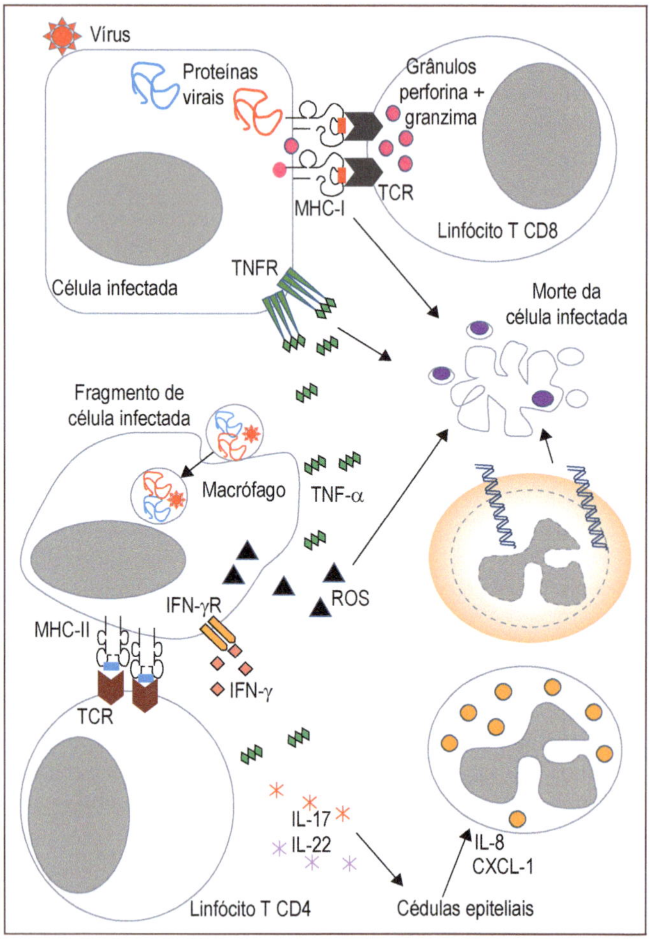

Figura 76.3 – *Exemplos de mecanismos efetores de linfócitos T. No topo, linfócito T CD8 reconhece célula infectada por meio de ligação do TCR a complexos de MHC-I. Há liberação de grânulos contendo perforina e granzima, que causam a apoptose da célula infectada. Linfócitos T CD4 (abaixo, à esquerda) podem reconhecer antígenos apresentados pela via de MHC-II por macrófagos residentes ou recrutados para o tecido infeccionado. Essas células podem ter perfil auxiliar 1, secretando IFN-γ e TNF-α, ativando os macrófagos, que, por sua vez, secretam mais TNF-α e produzem espécies reativas de oxigênio (ROS). TNF-α, via o seu receptor, pode induzir apoptose nas células infectadas. ROS também pode induzir morte das células infectadas. Finalmente, os linfócitos CD4 podem ter perfil auxiliar 17, secretando IL-17 e 22, que ativam células epiteliais, que, por sua vez, secretam citocinas que recrutam neutrófilos, como IL-8 e CXCL1. Neutrófilos são ativados no tecido e degranulam-se, liberando várias moléculas com atividade citotóxica e inflamatória, e também podem liberar sua cromatina, aumentado ainda mais sua atividade citotóxica.*

Fonte: Desenvolvida pela autoria.

Um dos fenótipos importantes de linfócitos T são as células T reguladoras. Elas podem ser naturais, diferenciando-se nesse fenótipo no timo ou podem ser induzidas, saindo do timo como T CD4 e sofrendo diferenciação em reguladoras na periferia. Esse fenótipo é regulador das outras respostas imunes, inibindo-as. Apesar de parecer paradoxal, essa população de células T é muito importante para conter as respostas citotóxicas e inflamatórias disparadas por infecções virais e, assim, evitar danos teciduais que podem ser irreversíveis. Em infecções agudas, essas células ajudam no controle da resposta por mecanismos como sequestro de IL-2, secreção de IL-10 e TGF-β, além de vários outros. Em infecções crônicas seu papel pode ser importante no controle de dano tecidual. Por outro lado, também pode facilitar a persistência da infecção e contribuir, por exemplo, para o desenvolvimento de tumores associados a infecções virais. Isso é observado, por exemplo, em infecções por HBV, HCV e papilomavírus humano (HPV).

Finalmente, é necessário falar de um fenótipo de linfócitos T CD4 auxiliares conhecidos como "foliculares". Esses linfócitos T diferenciam-se em células que migram para os folículos de linfócitos B, nos órgãos linfoides secundários, mais especificamente para os centros germinativos. Nessas regiões, linfócitos B passam pelos processos de troca de isotipo e maturação de afinidade de seus receptores. Essas células têm papel essencial na resposta humoral, não apenas em infecções naturais, mas também em imunização ativa, como com a aplicação de vacinas. Esses linfócitos são diferenciados pela sinalização da citocina IL-21, que também é produzida por eles, e também das citocinas envolvidas nos outros fenótipos de linfócitos CD4. Dessa forma, IL-12 e IL-21 induzem fenótipo folicular com viés auxiliar 1, ou IL-4 e IL-21, células com perfil folicular com perfil auxiliar 2. Isso é essencial para dirigir as respostas de linfócitos B, uma vez que as citocinas secretadas pelos linfócitos T determinam que tipo de anticorpo (isotipo – mesma especificidade, diferente mecanismo efetor) o linfócito B produzirá e, assim, direciona a resposta humoral.

Ativação de linfócitos B e seus mecanismos efetores

Apesar de linfócitos B também secretarem citocinas; neste capítulo, focaremos no seu principal produto após ativação, os anticorpos. Anticorpos são glicoproteínas capazes de se ligar a diferentes tipos de moléculas: proteínas, lipídeos, açucares, ácidos nucleicos e pequenas moléculas orgânicas. Os anticorpos apresentam uma região de alta variabilidade entre as moléculas e uma região constante, de forma similar aos receptores de linfócitos T. A parte variável é responsável pela ligação ao antígeno, e a parte constante, pelos mecanismos efetores dos linfócitos B. A cadeia variável é codificada pelo gene maduro gerado pela recombinação somática. A parte constante da cadeia é gerada por outros genes que codificam a cadeia constante. Mediante mecanismos de *splicing*, podem ser geradas diferentes isoformas do anticorpo, que apresentam a mesma região variável e, portanto, têm a mesma especificidade, mas que podem ter diferentes regiões constantes, apresentando diferentes mecanismos efetores. Assim, anticorpos podem ser IgM (cadeia constante μ), IgG (cadeia constante γ), IgE (cadeia constante ε) e IgA (cadeia constante α). Além de tamanho e resíduos glicosilados, os anticorpos podem se apresentar em monômeros, como IgG e IgE, principalmente dímeros como IgA (embora monômeros também sejam observados) e pentâmeros como IgM. A atividade efetora dos anticorpos é ditada pela interação das cadeias constantes com outras proteínas ou células, além da sua forma de ligação ao antígeno. IgM, por ser um pentâmero, é capaz de ligar-se a antígenos multivalentes, como moléculas repetidas na superfície de patógenos, um exemplo fácil, LPS na superfície de bactérias gram-negativas. Sua estrutura forma uma superfície química capaz de promover a ativação do sistema complemento, o que pode causar inflamação, com recrutamento de leucócitos, e morte do patógeno por intermédio do complexo de ataque à membrana. IgE é gerada pela expressão da cadeia e, normalmente, monomérica, e ativa células por meio do receptor FcεR, expresso normalmente em mastócitos e eosinófilos mediando respostas contra parasitas extracelulares e respostas alérgicas. IgA apresenta-se normalmente em formato dimérico, com as cadeias constantes unidas pela cadeia J; dessa forma, é capaz de ser transportada através dos epitélios, em um processo denominado "transcitose" que garante que as mucosas sejam ricas em IgA. IgA apresenta, muitas vezes, atividade neutralizante, sendo essencial para evitar infecções. Neutralização consiste na ligação do anticorpo a antígenos necessários para a infecção. Por exemplo, anticorpos contra a proteína *spike* ("espícula", em português) do coronavírus impedem que essa proteína interaja com o receptor viral ACE2 (em português, "enzima conversora de angiotensina 2") e, assim, impedem que o vírus entre nas células-alvo e, consequentemente, a infecção. Em geral, os epítopos (fragmentos do antígeno reconhecidos pelo anticorpo) são conformacionais, ou seja, é necessário que a proteína ou molécula esteja em sua forma nativa para que a interação com o anticorpo aconteça. Finalmente, há os anticorpos IgG. Normalmente encontrados em forma monomérica, esses anticorpos ainda apresentam subclasses, que não serão discutidas neste capítulo. IgG é o anticorpo mais abundante no plasma humano. Apesar de poder ter atividade neutralizante, como IgA, pode ativar o sistema complemento. Porém, a maior parte da atividade efetora de IgG é mediada por receptores contra a sua cadeia constante, FcγR. Há vários receptores Fcγ, com variação de expressão entre diferentes linhagens celulares e variação de atividade, incluindo regulação da atividade de algumas células, como linfócitos B. Na resposta antiviral, IgG pode mediar fagocitose de vírus por macrófagos e neutrófilos e induzir citotoxicidade mediada por anticorpos mediante ligação do FcγR CD16, expresso em células NK (Figura 76.4).

Os linfócitos B, diferentemente dos linfócitos T, são capazes de reconhecer antígenos solúveis por meio do seu receptor de antígenos BCR. O BCR pode se ligar a antígenos conformacionais ou lineares. Antígenos conformacionais são moléculas em seu estado nativo, enquanto antígenos lineares, em geral, consistem em um fragmento de estrutura primária de uma proteína, em que a sequência de aminoácidos é preservada, mas a estrutura conformacional não o é. A ativação de linfócitos B também pode ser T-dependente ou independente. A primeira ativação de linfócitos B é dada pelo reconhecimento do antígeno e sinais inflamatórios associados a este.

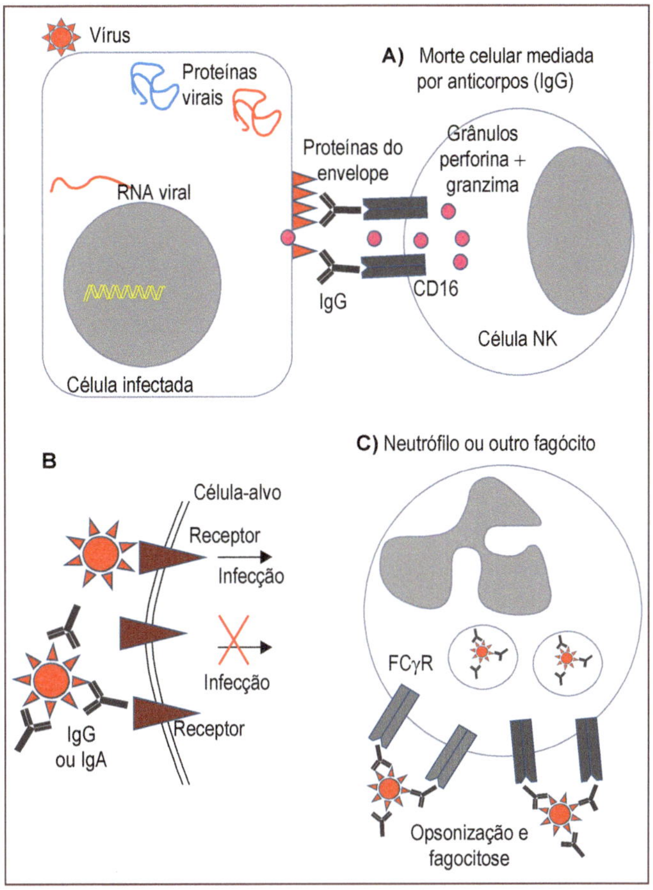

Figura 76.4 – *Exemplos de mecanismos efetores de anticorpos. (A) Citotoxicidade mediada por anticorpo, em geral, IgG, que se liga a antígenos de superfície em células-alvo pela porção variável do anticorpo e pelo receptor CD16, em células NK, que, por sua vez, liberam grânulos contendo perforina e granzima e conseguem induzir apoptose da célula-alvo. (B) Neutralização, mediada por IgA ou IgG, em que o anticorpo liga-se a estruturas do vírus responsáveis pela interação com um receptor na célula-alvo, necessária para que a infecção se instale. A neutralização dessas estruturas virais impede a infecção por impedir a entrada do vírus na célula. (C) Fagocitose. Anticorpos, em geral, IgG ligam-se à superfície do vírus, processo denominado "opsonização", e receptores para a cadeia constante dos anticorpos medeiam o processo de fagocitose.*
Fonte: Desenvolvida pela autoria.

Por exemplo, reconhecimento de uma proteína do envelope viral e também de um peptídeo modificado por um receptor tipo Toll, ou ácidos nucleicos virais por receptores citoplasmáticos. Na primeira ativação, os linfócitos passam pelo processo de expansão clonal, com proliferação do clone ativado, e por um processo de escolha de um sítio alternativo de poliadenilação, a célula passa a secretar a molécula que corresponderia ao BCR, porém sem a porção integrante de membrana. Portanto, o anticorpo nada mais é do que o BCR secretado (também conhecido por "imunoglobulina", dada a estrutura da molécula).

Por uma questão de organização do lócus do BCR, o anticorpo secretado na primeira ativação, ou T-independente é IgM (a cadeia constante cujo gene é mais próximo da região que codifica a cadeia variável). Uma vez ativado de forma T-independente, o linfócito B pode ser novamente ativado, em um processo denominado "T-dependente". Nesse processo, o linfócito B internaliza (não fagocita, uma vez que o linfócito B não é fagócito) o antígeno, processa-o e apresenta-o para linfócitos T auxiliares. O processo é complexo, boa parte dele é realizado nos centros germinativos dos folículos de órgãos linfoides secundários e dependente dos linfócitos T auxiliares foliculares. Nesse processo, enquanto os linfócitos B apresentam o antígeno para os linfócitos T, estes secretam citocinas e expressam o ligante de CD40, que se liga a CD40 nos linfócitos B para mediar o processo de troca de isotipo e de maturação de afinidade. Troca de isotipo consiste na troca da expressão da cadeia constante m, por cadeia constante γ, ou ε, ou α. Isso depende não apenas da sinalização disparada por CD40, como também por citocinas, cujas vias de sinalização associadas a seus receptores terminam em promotores a jusante de cada gene de cadeia constante, definindo, assim, que cadeia constante será expressa durante a ativação T-dependente. Além disso, os linfócitos B proliferam ativamente em resposta ao sinal de CD40 e sofrem hiper-mutação somática na região variável do gene que codifica a imunoglobulina. Assim, as células geradas apresentam pequenas alterações nessa molécula, de forma que cada célula tem um receptor com diferença na constante de ligação ao antígeno. O antígeno é disponibilizado por células dendríticas foliculares (não relacionadas às células dendríticas citadas anteriormente) presentes nos centros germinativos. Os linfócitos B que expressam receptores BCR com maior afinidade ao antígeno ligam-se a este e o internalizam. Os linfócitos B com receptores com menor afinidade não conseguem se ligar ao antígeno e entram em apoptose. Por conseguinte, a cada estimulação dos linfócitos B de forma T-dependente, observa-se aumento da afinidade da interação com o antígeno. A ciência desse processo está por trás dos protocolos de imunização utilizados em que, a depender da formulação da vacina, é necessária a aplicação de algumas doses para garantir não apenas que o isotipo de interesse seja produzido, mas também que os anticorpos tenham alta afinidade de ligação ao antígeno.

Vacinas[4]

Vacinas são processos de imunização que não envolvem a infecção natural. A vacina contém o antígeno de interesse, que pode ser apresentado de diversas formas e, muitas vezes, um adjuvante, que serve para associar um sinal inflamatório ao antígeno de interesse e, dessa forma, garantir uma resposta eficaz. As vacinas podem ser profiláticas, servindo para evitar infecções, ou podem ser terapêuticas, servindo para tratar infecções ou doenças já em curso. Atualmente, no Brasil, há diversas vacinas profiláticas contra vírus das seguintes doenças: febre amarela; sarampo; rubéola; caxumba; hepatite B; gripe; HPV; Sars-CoV2. Várias dessas vacinas são aplicadas em crianças. Em alguns casos, existem vacinas de vírus atenuado, a exemplo da vacina contra febre amarela e gripe, composta por partículas de vírus modificados, em geral, por inoculação e infecção em um organismo diferente do ser humano e que, durante esse processo, perdem a eficiência de infeção e de proliferação em células humanas. Assim, essas vacinas são bastante inflamatórias, pois mimetizam os sintomas de uma infeção viral, porém de modo bem mais brando, sem causar a doença, a não ser em indivíduos imunossuprimidos. A vantagem dessa vacina é que ela persiste por um tempo no organismo, permitindo a ativação dos linfócitos B até as etapas de troca de isotipo e a maturação da afinidade. Outras vacinas, que contêm o vírus inativo, como uma das vacinas contra COVID-19, ou vacinas de fragmentos (proteína, ou RNA, ou DNA) necessitam de uma formulação que inclua um adjuvante ou conte com um vetor capaz de disparar respostas inflamatórias. Além disso, essas vacinas precisam de duas, três ou até mais inoculações para garantir que sejam cumpridos todos os passos de ativação dos linfócitos B até a produção de isotipo de interesse e anticorpos com alta afinidade ao antígeno.

Outros exemplos de vacinas já em uso são vacinas que usam vetores como adenovírus como também algumas das vacinas para COVID-19. Outro tipo de vacina que tem se mostrado eficiente é aquela com partículas semelhantes a vírus, a exemplo das vacinas anti-HPV. Essas vacinas são compostas por moléculas capazes de montar o capsídeo ou envelope virias, mas sem material genético, ou seja, capazes de ser reconhecidas pelo sistema imune e manter antígenos conformacionais, mas incapazes de infectar as células do hospedeiro.

A descoberta e o uso de vacinas foram um avanço significativo em Medicina e Saúde Pública, reduzindo de forma robusta a incidência de uma série de doenças. Ainda se buscam vacinas contra vírus de importância em saúde humana como o HIV. Recentemente, o Brasil iniciou imunização contra os 4 sorotipos do vírus da dengue.

Imunopatologias

O que é melhor, tolerar um patógeno ou sofrer os efeitos de respostas imunes ou inflamatórias muito exacerbadas? O ideal é que respostas imunes eliminem patógenos e que o organismo volte ao seu estado de equilíbrio. Porém, isso nem sempre acontece (Medzhitov et al., 2012). Algumas infecções virais disparam respostas inflamatórias ou imunes tão intensas que podem gerar lesão tecidual irreversível ou até casos de tempestade de citocinas, como já observado em surtos de gripe viral e em casos de covid-19, para dar dois exemplos. Esses são casos de infecções agudas.

Por sua vez, infecções persistentes também podem causar imunopatologias. Por exemplo, tanto infecção por HBV como por HCV podem causar hepatite aguda em uma

4 Vacinas e o efeito rebanho. Quando uma população é imunizada, nem todos os indivíduos são vacinados. Por exemplo, pessoas imunossuprimidas nem sempre podem tomar todas as vacinas que uma pessoa imunocompetente toma. Isso quer dizer que essas pessoas necessariamente serão infectadas e ficarão doentes? Não. Se uma porcentagem grande da população geral for vacinada e imunizada, chegar-se-á a uma situação em que o vírus não conseguirá circular entre as pessoas porque um indivíduo potencialmente infectado terá contato com indivíduos imunizados e, assim, o vírus não conseguirá se espalhar na população. Esse processo se denomina "efeito rebanho", em que se calcula, dependendo da infectividade do vírus e da eficácia das vacinas disponíveis, a porcentagem da população que precisa ser imunizada para bloquear o espalhamento do vírus.

porcentagem dos infectados. Porém, uma porcentagem alta de infectados, nos dois casos, fica com infecções crônicas, muitas vezes clinicamente indetectáveis. Nesses casos, as respostas imunes são bastante complexas, com um misto de respostas citotóxicas, que são eventualmente reguladas, em geral, pela exaustão das respostas iniciais ou, ainda, pela indução de respostas reguladoras. Nesse caso, as respostas disparadas podem causar danos como fibrose, que é a substituição de tecido funcional por depósito de fibras de colágeno. Essa perda de funcionalidade tecidual é irreversível e, no caso das infecções suprarreferidas, pode ser fatal. Além disso, respostas inflamatórias crônicas podem causar câncer, o que também acontece em uma porcentagem de pacientes infectadas por HBV e HCV.

Conclusão

Nosso organismo tem diversos mecanismos de reconhecimento, resposta e controle de infecções virais. Esses mecanismos incluem respostas inatas e adaptativas que trabalham de forma organizada para gerar as melhores formas de inibição ou controle das infecções virais. Há casos em que as respostas imunes naturais são mais prejudiciais para o organismo do que a própria infecção. A compreensão dos mecanismos de resposta imune contra vírus ajudou a desenvolver vacinas cada vez mais eficientes.

Bibliografia recomendada

Belon L, Skidmore P, Mehra R, Walter E. Effect of a fever in viral infections – the "Goldilocks" phenomenon? World J Clin Cases. 2021;9(2):296-307. doi: 10.12998/wjcc.v9.i2.296.

Bjorskström NK, Strunz B, Ljunggren H. Natural killer cells in antiviral immunity. Nat Ver Immunol. 2021;22:112-23. doi: 10.1038/s41577-021-00558-3.

Bowie AG, Unterholzner L. Viral evasion and subversion of pattern-recognition receptor signalling. Nature Immunol Rev. 2008;8:911-22. doi: 10.1038/nri2436.

Katze MG, He Y, Gale Jr M. Viruses and interferon: a fight for supremacy. Nat Rev Immunol. 2002;2:675-87. doi: 10.1038/nri888.

Kopp EB, Medzhitov R. The Toll-receptor family and control of innate immunity. Curr Opin Immunol. 1999;11(1):13-8. doi: 10.1016/s0952-7915(99)80003-x.

Ma Z, Damania B. The cGAS-STING defense pathway and its counteraction by viruses. Cell host Mic. 2016;19:150-158. doi: 10.1016/j.chom.2016.01.010.

Marongiu L, Valache M, Facchini FA, Granucci F. How dendritic cells sense and respond to viral infections. Clin Sci. 2021;135:2217-42.

Medzhitov R, Schneider DS, Soares MP. Disease tolerance as defese strategy. Science. 2012;335:936-41. doi: 10.1126/science.1214935.

Mogensen TH. Pathogen recognition and inflammatory signaling in innate imune defenses. Am Soc Microbiol. 2009;22(2):240-73. doi: 10.1128/CMR.00046-08.

Presti EL, De Gaetano A, Pioggia G, Gangemi S. Comprehensive analysis of the ILCs and unconventional T cells in virus infection: profiling and dynamics associated with Covid-19 disease for a future monitoring system and therapeutic opportunities. Cells. 2022;11(3):542. doi: 10.3390/cells11030542.

Reiziz B. Plasmocytoid dedritic cells: development, regulation, and function. Immunity. 2018;50:37-50. doi: 10.1016/j.immuni.2018.12.027.

Walker FC, Sridhar PR, Baldridge MT. Differential roles of interferons in innate responses to mucosal viral infections. Trends Immunol. 2021;42(11):1009-1023. doi: 10.1016/j.it.2021.09.003.

77 Patogênese da Infecção Viral

Enrique Boccardo
Maria Lucia Rácz

A patogênese viral é o processo patológico decorrente da infecção de um hospedeiro por um agente viral. É importante salientar que a infecção viral não resulta sempre no desenvolvimento imediato de sinais e sintomas. De fato, muitas infecções podem transcorrer sem quaisquer manifestações clínicas. Assim, a fronteira entre infecção e doença torna-se menos clara. Dessa forma, muitos consideram adequado estudar a infecção viral, independentemente da produção de doença imediata ou aparente. Grande parte do conhecimento atual sobre os mecanismos de patogênese viral foi obtida por estudos experimentais em modelos animais.

A patogênese viral é o resultado integrado de fatores complexos e únicos, referentes a determinado vírus, adeterminada espécie e a um hospedeiro individual. Um vírus é patogênico para um hospedeiro quando pode infectar esse hospedeiro. Além disso, o termo "virulência" define a capacidade relativa de um vírus de causar doença. Uma cepa viral mais virulenta que outra causa doença mais grave com maior frequência em um hospedeiro no qual ambas as cepas são patogênicas. Comparações de virulência só devem ser feitas para vírus relacionados, por exemplo, diferentes cepas de um mesmo vírus. A virulência depende de uma série de fatores do vírus e do hospedeiro. Entre os fatores virais, encontram-se determinantes genéticos do vírus e a dose de vírus transmitida. Entre os fatores do hospedeiro, podemos considerar a espécie infectada, a rota de entrada, idade, sexo e o estado imune do indivíduo.

Alguns princípios são importantes com relação às doenças virais: (1) muitas infecções virais são subclínicas; (2) a mesma doença pode ser causada por vírus diferentes; (3) o mesmo vírus pode causar doenças diferentes; (4) a doença não tem nenhuma relação com a morfologia viral; e (5) o resultado da infecção é determinado por características do vírus e do hospedeiro. Para muitos vírus, as infecções subclínicas ou inaparentes ocorrem em maior número que os casos clínicos sintomáticos. Além do estabelecimento de uma infecção aguda, a interação entre o vírus e o hospedeiro pode ter desfechos diferentes, incluindo o desenvolvimento de infecções persistentes, com ou sem latência viral, e até transformação celular e surgimento de tumores.

A infecção viral começa com a transmissão do vírus de um hospedeiro a outro. Essa transmissão pode ser horizontal, quando ocorre entre dois hospedeiros, e vertical, em que o vírus é transmitido à progênie. A transmissão horizontal pode ser direta, de um hospedeiro infectado para um indivíduo suscetível, ou indireta, por meio de objetos e superfícies contaminados, de um veículo, como água e alimentos; ou de vetores, como os artrópodes que transmitem os arbovírus. A transmissão vertical pode ser congênita, quando ocorre pela passagem do vírus através da placenta, como na rubéola; perinatal, durante a passagem pelo canal de parto, como os herpesvírus, ou pelo leite materno, como o HIV.

Fases de ataque ao hospedeiro

A infecção de um hospedeiro por um agente viral pode ser dividida em várias fases: penetração do vírus no hospedeiro; replicação no sítio primário; disseminação; tropismo celulare tecidual; replicação secundária; dano celular e tecidual; e recuperação da infecção.

Penetração do vírus no hospedeiro

As portas de entrada dos vírus em um hospedeiro suscetível incluem a pele, o trato respiratório, o trato gastrointestinal, o trato geniturinário e a conjuntiva. Em qualquer dos casos, podem ou não ocorrer lesões locais, e a infecção pode ou não se manter localizada. A Figura 77.1 resume os locais de penetração dos vírus no hospedeiro.

Pele

A penetração de vírus através da pele intacta é uma situação rara. Isso resulta da dificuldade de qualquer viral transpor a camada impermeável de células queratinizadas. Assim, a introdução de partículas virais através da pele pode ocorrer após picada de artrópodes, como mosquitos e carrapatos (dengue, febre amarela e outros), mordedura de animais (raiva, herpesvírus símios), injeções com agulhas contaminadas, incluindo as para tatuagens e acupuntura (hepatites virais B e C, HIV) e transfusões (hepatites virais B e C, HIV). Em determinadas circunstâncias, pequenas soluções de continuidade da pele permitem a penetração de partículas virais, com produção de lesões locais (verrugas por papilomavírus) ou mesmo quadros de infecção generalizados (varíola).

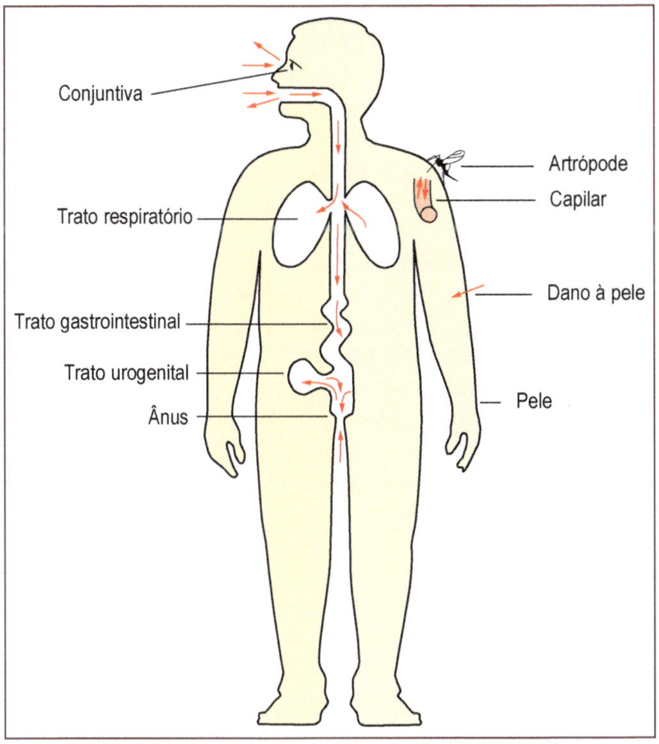

Figura 77.1 – *Locais de penetração e liberação de vírus no hospedeiro humano.*
Fonte: Desenvolvida pela autoria.

Trato respiratório

A superfície mucosa da árvore respiratória, que está em contato constante com o ambiente exterior durante processo de respiração, desempenha um papel importante na penetração de vírus em um hospedeiro. A entrada pelo trato respiratório pode ser inibida por vários fatores, como a produção de muco, a presença de proteases e de citocinas, e também pela imunidade humoral e celular.

As partículas virais podem ser inaladas após transmissão aérea de gotículas de saliva contaminadas expelidas à alta velocidade durante espirros. Além disso, podem ser transmitidas por contato direto, como por beijos, ou pelas mãos ou objetos contaminados(fômites). Alguns vírus, como os rinovírus, ocasionam quadros de resfriado comum, nos quais a infecção é localizada nos segmentos superiores da árvore respiratória. Outros vírus como o sincicial respiratório ou SARS-CoV-2 infectam regiões mais profundas do sistema respiratório, atingem os alvéolos pulmonares e causam bronquiolite ou broncopneumonia. Numerosos vírus, como os adenovírus, vírus da influenza ou vírus do resfriado comum, ao atingirem a mucosa respiratória, ocasionam quadros clínicos localizados, como resfriadose gripes. Outros vírus penetram através da via respiratória, mas são capazes de se disseminar, dando origem a quadros sistêmicos com exantemas, sem manifestações respiratórias acentuadas, como os vírus do sarampo e da rubéola.

Trato gastrointestinal

O ambiente físico-químico do trato gastrointestinal parece ser extremamente inóspito para qualquer agente infeccioso, incluindo os vírus. O pH do estômago é 2 ou menor, e as células gástricas e pancreáticas secretam uma variedade de proteases. No duodeno, sais biliares estão presentes e o muco secretado pode conter inibidores específicos, como anticorpos, e inespecíficos, como peptídeos antimicrobianos, da infecção viral. Assim, os vírus transmitidos por essa via devem ser estáveis em pH ácido e resistentes à inativação por sais biliares e enzimas proteolíticas. Alguns vírus dependem da ação de proteases para infectar as células do trato gastrointestinal. Por exemplo, a infectividade dos rotavírus é aumentada pela clivagem de proteína que forma as espículas virais, a VP4, com tripsina. O envelope viral, derivado da bicamada lipídica das células do hospedeiro, é sensível à dissociação pelos sais biliares. Esse fato pode explicar por que, com exceção dos coronavírus, os vírus envelopados não iniciam a infecção pelo trato entérico.

Entre os vírus que utilizam essa via de penetração, está a maioria dos picornavírus, entre eles os enterovírus e os vírus da hepatite A, os adenovírus e os vírus causadores de gastroenterites, como os rotavírus, calicivírus e astrovírus.

Os vírus cuja porta de entrada é o tubo digestivo são eliminados pelas fezes, podendo infectar novos hospedeiros pela via fecal-oral, de forma direta ou indireta, após contaminação de água, leite ou outros alimentos.

Trato geniturinário

O trato geniturinário pode ser a porta de entrada de alguns vírus, tanto no homem como na mulher, durante o ato sexual. Os vírus de transmissão sexual incluem HIV, herpesvírus simples, papilomavírus humano e vírus das hepatites B e C. Alguns, como os papilomavírus, causam lesões locais, ao tempo que outros podem utilizar essa via como entrada e, depois, atingir células em outros órgãos, como o HIV e o vírus da hepatite B.

Conjuntiva

A conjuntiva pode ser uma via de penetração de vírus que produzem infecções localizadas, como conjuntivites e, mais raramente, disseminam-se, produzindo infecções sistêmicas.

Entre os principais vírus que causam conjuntivite, estão os vários sorotipos de adenovírus. Além disso, o herpesvírus simples e certos tipos de enterovírus podem ocasionar lesões na conjuntiva, de maior ou menor gravidade. Por exemplo, têm sido descritas epidemias de conjuntivite ocasionadas pelo enterovírus 70. Esse vírus pode, embora raramente, disseminar-se para o sistema nervoso central (SNC), produzindo sintomas neurológicos. Finalmente, outros agentes como o vírus ebola, o SARS-CoV-2 e zikavírus podem se manifestar com sinais e sintomas característicos da conjuntivite.

■ Replicação primária e disseminação

A partir da entrada de um vírus em um hospedeiro suscetível, o micro-organismo pode multiplicar-se em células próximas ao local de entrada. A replicação primária e a resposta local do hospedeiro podem determinar se a infecção será localizada ou sistêmica. Os vírus que causam infecções localizadas, em geral, se disseminam por infecção das células adjacentes, raramente atravessando a camada de células epiteliais. Entre eles, podem ser citados os vírus que causam infecções do trato respiratório superior, como influenza, parainfluenza, rinovírus e coronavírus sazonais; vírus do trato gastrointestinal, como rotavírus, e da pele, como os papilomavírus.

Em alguns casos, a disseminação é controlada pela infecção de células epiteliais polarizadas e liberação preferencial pela superfície apical ou basolateral. A liberação apical favorece o desenvolvimento de infecções localizadas e facilita a disseminação célula a célula na camada epitelial. Os vírus influenza, parainfluenza e rotavírus, entre outros, são liberados pela superfície apical. A liberação pela superfície basolateral ocasiona, na maioria das vezes, infecções sistêmicas, pois dirige os vírus, como os da estomatite vesicular, o vaccínia e alguns retrovírus para os tecidos mais profundos.

A disseminação viral pode ocorrer pela via sanguínea, linfática ou neuronal.

A presença de vírus na corrente sanguínea se denomina *viremia*, e essa é a principal via de disseminação sistêmica dos vírus. O nível de viremia tem sido correlacionado com a severidade da doença viral aguda, com o prognóstico de doença viral crônica, como no HIV; com a extensão da disseminação viral e a com a eficiência da disseminação viral entre os hospedeiros. A inoculação direta de vírus na corrente sanguínea, ou viremia passiva, pode ocorrer por picada de artrópodes, mordida de vertebrados, agulhas contaminadas ou pela transfusão de sangue ou produtos de sangue contaminados. Após a replicação primária, os vírus podem circular na corrente sanguínea ou linfática de forma livre (p. ex., togavírus, enterovírus), ou associados a elementos celulares, como linfócitos (p. ex., vírus Epstein-Barr, citomegalovírus, vírus da hepatite B), monócitos e macrófagos (p. ex., HIV e outros lentivírus, sarampo, poliovírus), hemácias (p. ex., parvovírus B19), plaquetas (p. ex., herpes simples, retrovírus) e neutrófilos (p. ex., influenza). Os principais vírus que se disseminam através do sangue, bem como os órgãos-alvo e os locais de liberação dos vírus, estão resumidos na Figura 77.2.

Outro mecanismo importante de disseminação viral é através dos nervos. Esse é o mecanismo pelo qual o vírus da raiva é disseminado. Herpesvírus, poliovírus e alguns arbovírus também podem utilizar essa via de disseminação. É importante reconhecer que a viremia e a disseminação neuronal não são processos mutuamente exclusivos. As infecções generalizadas que envolvem o SNC constituem um processo de ocorrência rara, e os flavivírus (encefalite japonesa), os enterovírus (poliomielite e meningites) e os herpesvírus (encefalites) são os mais incriminados.

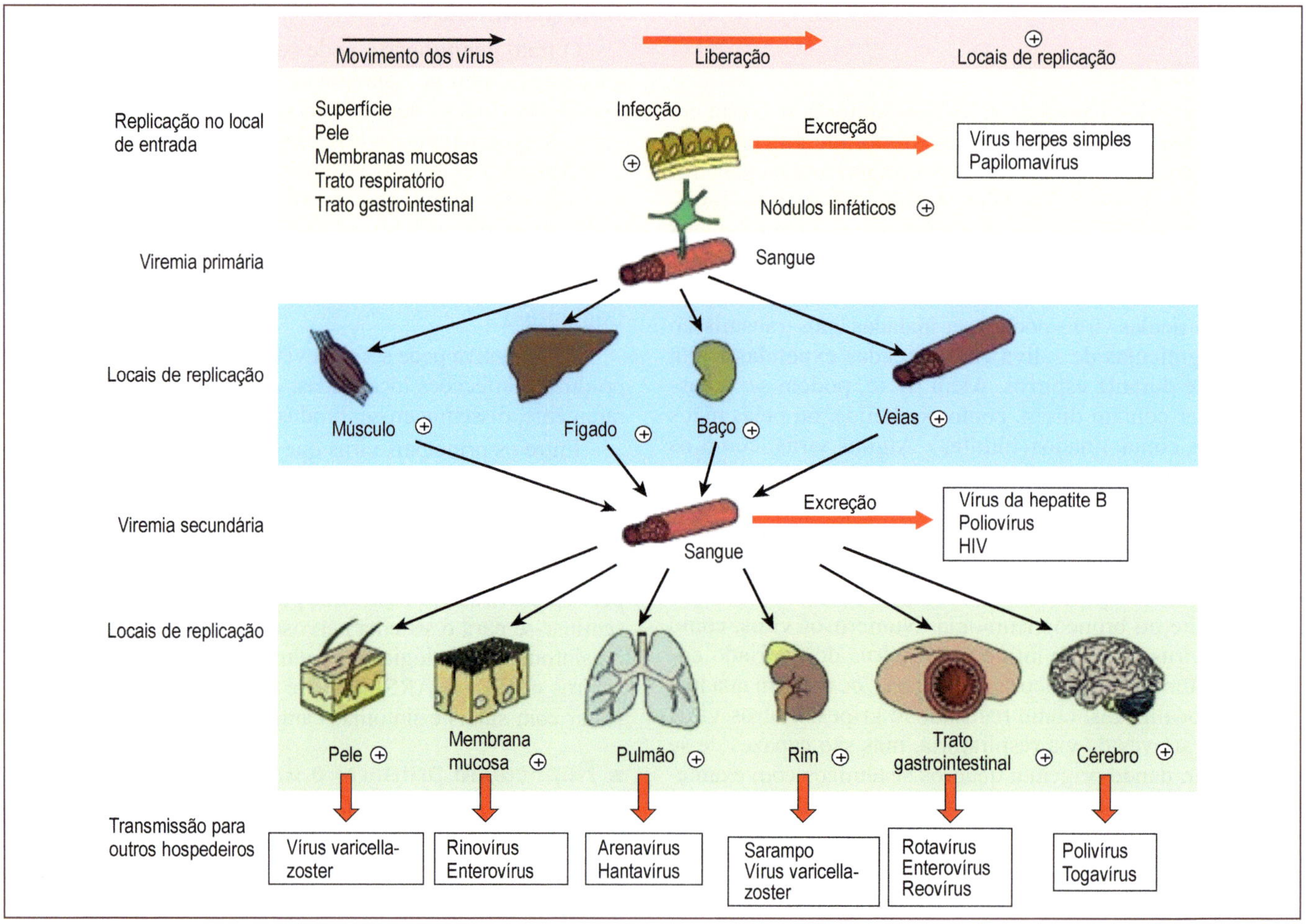

Figura 77.2 – *Penetração, disseminação e eliminação de vírus distribuídos para o organismo através do sangue.*
Fonte: Desenvolvida pela autoria.

O espalhamento pode ocorrer por via hematogênica, com passagem dos vírus através do endotélio dos pequenos vasos sanguíneos ou por difusão neural. Nesse caso, há multiplicação viral nas células nervosas. Também os axônios, os linfáticos, os espaços entre as fibras nervosas, bem como as fibras nervosas do bulbo olfativo, oferecem uma via de acesso possível ao SNC.

Tropismo celular e tecidual e replicação secundária

Após a disseminação do agente viral, ele atinge órgãos específicos, onde se replica. O tropismo pode ser definido como a capacidade de um vírus para infectar certos tecidos e não outros. O tropismo é dependente de pelo menos quatro parâmetros. Em primeiro lugar, é determinado pela presença de receptores para adsorção do vírus em tipos celulares específicos (suscetibilidade) e pela existência de um ambiente celular favorável, incluindo a expressão de determinados genes celulare, que permita completar o ciclo viral (permissividade). Mesmo que uma célula seja suscetível e permissiva, a infecção pode não ocorrer porque as partículas virais são impedidas de entrar em contato com tecido (acessibilidade). Mesmo com um tecido acessível e com células permissíveis e suscetíveis, a infecção produtiva pode não ocorrer em virtude da ação de mecanismos de imunidade inata e adquirida. O destino final das partículas virais é o ambiente extravascular, com início da multiplicação viral em células suscetíveis da pele, do SNC, do coração, do fígado, do baço, dasglândulas salivares ou de outros órgãos. Existem situações, como no caso das infecções pelo vírus da hepatite B, citomegalovírus e vírus de Epstein-Barr (EB), em que a viremia pode persistir por até vários anos. Isso constitui sério risco nas transfusões de sangue.

O padrão de doença sistêmica durante uma infecção viral depende dos órgãos infectados do hospedeiro e da capacidade dos vírus infectarem populações de células nestes órgãos. Essa capacidade depende da presença de receptores virais nas células e também de outros fatores intracelulares como fatores que afetam a expressão dos genes virais. Outro mecanismo implicado no tropismo tecidual envolve a presença de algumas enzimas proteolíticas. Por exemplo, alguns paramixovírus só se tornam infecciosos quando uma glicoproteína do envelope é clivada por proteases. Assim, não existe infecção viral produtiva em tecidos que não expressem as enzimasapropriadas. A distribuição de vírus em tecidos é um processo dinâmico determinado por variáveis que competem entre si, incluindo a velocidade da replicação viral, a presença dereceptores virais específicos e outros fatores que permitema entrada e replicação do vírus, a taxa de mutação do agente, a presença de genes de virulência, a susceptibilidade e resistênciado hospedeiro e a ação de mecanismos de imunidade inata e adquirida. Dessa maneira, a disseminação de um vírus nos tecidos é uma batalha constante entre o parasita e o hospedeiro.

Dano celular e tecidual

A destruição de células infectadas por vírus nos tecidos-alvo, as alterações fisiológicas produzidas no hospedeiro pela injúria tecidual e o efeito da resposta imune contra o agente invasor (imunopatologia) são responsáveis pelo desenvolvimento da doença clínica.

O *período de incubação* de uma doença infecciosa corresponde ao tempo compreendido entre o início da infecção, isto é, o momento em que o agente infeccioso penetra no hospedeiro, e o momento em que aparecem os primeiros sintomas. De modo geral, nas infecções localizadas, como resfriado comum ou gastroenterites virais, o período de incubação é curto, da ordem de 3 a 10 dias. Nas infecções generalizadas, como doenças respiratórias acompanhadas de exantema, ou nas viroses do SNC, cuja porta de entrada é o tubo digestivo (poliomielite), o período de incubação tem duração média de10 a 20 dias. Finalmente, nas doenças como a raiva, em que o agente viral tem disseminação neural, o período de incubação é, em geral, mais longo, com duração superior a 20 dias. Em algumas doenças, pode ocorrer um período prodrômico, em que o indivíduo apresenta sintomas clínicos inespecíficos, como febre, mal-estar, cefaleia etc. Esse período é imediatamente anterior ao aparecimento dos sintomascaracterísticos da doença.

Às vezes, a infecção viral generalizada pode estar associada a quadros exantemáticos, cujo aparecimento está relacionado à formação e à deposição de complexos antígeno-anticorpo (sarampo e rubéola) e dos quais os vírus não podem ser isolados. Os vírus da varíola, da varicela, do herpes simples e herpes-zóster podem ser isolados das lesões cutâneas, que são resultantes da multiplicação local desses agentes.

Recuperação da infecção

O hospedeiro pode recuperar-se da infecção ou não. A eliminação da infecção e a recuperação do indivíduo dependem da ação de mecanismos de imunidade inata e adquirida. Isso inclui a ação de citocinas, anticorpos, imunidade mediada por células e outros mecanismos de defesa.

A importância de cada componente varia de acordo com o vírus, o hospedeiro e a doença (ver Capítulo 76). Nas infecções agudas, a recuperação é associada à eliminação do vírus do organismo. No entanto, em alguns casos, o hospedeiro permanece infectado de forma persistente.

A eliminação dos vírus para o ambiente é necessária para manter a circulação do agente nas populações de hospedeiros. Dependendo do vírus, a eliminação pode acontecer em diferentes estágios da infecção e representa o tempo em que um hospedeiro pode infectar outros indivíduos suscetíveis.

Tipos de infecção viral

As infecções virais apresentam dois tipos básicos: infecções agudas; e infecções persistentes. As infecções agudas e persistentes podem ser localizadas ou sistêmicas e podem ou não ter manifestações clínicas. Além disso, as infecções persistentes podem apresentar diferentes padrões: crônico; latentes; e de evolução lenta. Quando presentes e dependendo do tipo viral, as manifestações clínicas decorrentes de infecções persistentes podem incluir falência de órgãos, imunodeficiência e surgimento de tumores. A Figura 77.3 resume graficamente alguns dos padrões de infecção comentados.

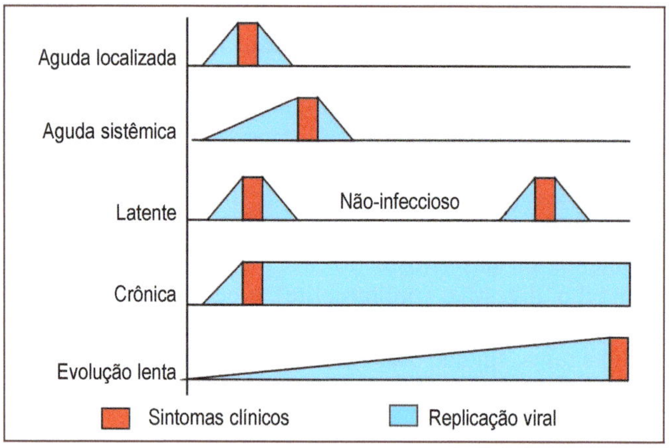

Figura 77.3 – *Tipos de infecções virais.*
Fonte: Desenvolvida pela autoria.

As infecções agudas, em que o vírus é produzido e eliminado rapidamente do hospedeiro, podem ser sintomáticas ou assintomáticas. Essa última situação depende do tipo viral, da dose infectante, da idade do indivíduo, assim como também da capacidade de reação do hospedeiro. Embora clinicamente silenciosa, não deixa de estimular a resposta imunológica, da mesma forma que as infecções sintomáticas.

Nas infecções persistentes com padrão crônico, ao contrário do que ocorre nas infecções agudas, em que o agente viral é totalmente eliminado graças às respostas imunológicas, humoral e celular, o vírus causador da doença pode persistir replicando-se ativamente por longos períodos de tempo. O vírus pode ser detectado de forma contínua e a doença é caracterizada por destruição celular, como na infecção pelos vírus das hepatites B e C. O estabelecimento de uma infecção persistente pode estar relacionado à idade em que o hospedeiro é infectado como à via de infecção. Por exemplo, as infecções congênitas pelo vírus da rubéola e pelo citomegalovírus no útero frequentemente resultam em persistência viral. A grande maioria dos indivíduos adultos infectados pelo vírus da hepatite B estabelece infecções agudas. Por sua vez, aproximadamente 90% das crianças nascidas de mães portadoras do vírus estabelecem infecções crônicas.

Nas infecções com padrão latente, típica dos herpesvírus (herpes simples, varicela-zóster, Epstein-Barr, citomegalovírus etc.), existem períodos de ativa replicação viral separados por períodos (de duração variável) com total ausência de replicação do agente. Nesses períodos de latênciaa expressão gênica viral é limitada. Por exemplo, os herpesvírus simples 1 e 2 permanecem latentes nos gânglios sensoriais. Em determinadas situações, por estímulos ainda não completamente compreendidos, o vírus pode ser reativado, surgindo um quadro agudo com sintomatologia aparente e, nesse caso, o agente etiológico pode ser isolado. Outro herpesvírus, o vírus Epstein-Barr, estabelece latência em linfócitos B. Nesse caso, diferentes tipos de latência, caracterizados pela expressão de diferentes combinações de genes virais, têm sido descritos.

O termo infecção de evolução lenta é usado para caracterizar infecções causadas por um grupo de retrovírus do gênero lentivírus. Um exemplo, é o vírus da imunodeficiência humana. Nesse caso, após a infecção inicial, a carga viral aumenta de maneira progressiva, em um processo que pode demorar vários anos até gerar manifestações clínicas típicas da doença.

Finalmente, um conjunto de doenças, em geral de localização nervosa, com um longo período de incubação e cuja evolução resulta na morte, é associado etiologicamente a proteínas infecciosas de origem celular e não viral, os príons. Esses agentes serão abordados no Capítulo 99. Tanto a resposta imunológica como a produção de interferon estão quase totalmente ausentes. A panencefalite subaguda esclerosante (ver Capítulo 99) e doenças causadas por príons, como o kuru e a doença de Creutzfeldt-Jakob (ver Capítulo 99), são exemplos desse tipo de infecção.

Bibliografia recomendada

Brooks GF, Carroll KC, Butel JS, Morse SA, Mietzner TA. Jawetz Melnick & Adelberg's medical microbiology. 26. ed. New York: McGraw Hill, 2013.

Flint SJ, Enquist LW, Racaniello VR, Skalka AM. Principles of virology. 3. ed. Washington: ASM Press, 2009.

Knipe DM, Howley PM, Cohen JI, Griffin DE, Lamb RA, Martin MA, et al. Fields Virology. 6. ed. Philadelphia: Lippincott Williams & Wilkins, 2013.

78 Epidemiologia das Infecções Virais

Expedito José de Albuquerque Luna

A Epidemiologia é a ciência que estuda a distribuição e os determinantes dos eventos relacionados à saúde em populações e a aplicação desse conhecimento ao controle dos problemas de saúde.

A literatura em língua inglesa credita ao médico John Snow (1813 a 1858) o papel de fundador da epidemiologia, com o seu estudo sobre a epidemia de cólera em Londres, em 1849. Posteriormente, com o desenvolvimento da microbiologia, houve um grande impulso à investigação dos agentes infecciosos, das doenças por eles causadas, bem como dos seus ciclos de transmissão. Porém, o *status* de disciplina científica da epidemiologia só se consolidou na primeira metade do século XX, com a publicação dos primeiros livros-textos específicos.

Uma premissa da epidemiologia é que as doenças não ocorrem ao acaso nas populações. A distribuição desigual das doenças nas populações decorre de fatores que nelas se distribuem de forma distinta. A investigação e a identificação desses fatores contribuem para o conhecimento das causas dos problemas de saúde e na formulação e execução de medidas de prevenção e controle. É possível elencar como objetivos da epidemiologia: a determinação da magnitude dos eventos relacionados à saúde e doença nas populações; a identificação de padrões e tendências na ocorrência das doenças; a identificação das causas das doenças; a avaliação da eficácia e da efetividade de medidas de prevenção; controle e tratamento de doenças. Entre as aplicações da epidemiologia, encontram-se o diagnóstico de saúde das populações; as investigações das causas das doenças; a avaliação de tecnologias voltadas ao diagnóstico, a prevenção, o controle e o tratamento das doenças; e a vigilância em saúde pública.

Para alcançar seus objetivos, a epidemiologia lança mão do método epidemiológico. Nele, pode-se identificar dois momentos: o descritivo; e o analítico. A epidemiologia descritiva dedica-se ao "estudo da distribuição da frequência das doenças e dos agravos à saúde coletiva, em função das variáveis ligadas ao tempo, ao espaço – ambientais e populacionais – e à pessoa, possibilitando o detalhamento do perfil epidemiológico" (Rouquayrol & Gurgel, 2013). Responde às perguntas: Quando ocorreu o evento relacionado à saúde e doença? Onde ele ocorreu? Quem foram os afetados?

Os estudos epidemiológicos analíticos aparecem na sequência de estudos descritivos. Ao contrário dos descritivos, baseiam-se em uma ou mais perguntas científicas, ou hipóteses, que relacionam uma suposta "causa" e dado "efeito", ou exposição e doença, como a exposição a um "fator de risco", a exemplo do tabagismo e da ocorrência de uma doença, como o câncer de pulmão, ou a exposição a uma intervenção, como uma vacina e a prevenção de uma doença, como a COVID-19.

O Brasil, assim como outros países do Subcontinente Latino-Americano, tem sido caracterizado como país com uma transição epidemiológica prolongada ou incompleta, pois nele observa-se a persistência de uma importante carga de doenças infecciosas e parasitárias, em paralelo ao aumento na frequência das doenças cronicodegenerativas e das causas externas, o que é ilustrado na Figura 78.1. Atualmente, as doenças infecciosas e parasitárias são responsáveis por cerca de 4% dos óbitos e 10% das internações hospitalares na rede pública no Brasil.

Doenças infecciosas emergentes e reemergentes

A emergência do vírus da imunodeficiência humana (HIV) e da doença a ele relacionada, a aids, em 1980, ocasionaram uma relativização do paradigma da transição epidemiológica. Constatou-se que os mesmos fatores, relacionados ao progresso, ao desenvolvimento socioeconômico e à modernidade, determinantes da transição epidemiológica, poderiam determinar processos na direção inversa, propiciando o surgimento e ou a disseminação de novas e velhas doenças infecciosas e parasitárias. Surge, então, o conceito das doenças infeciosas emergentes e reemergentes, definidas como doenças de origem infecciosa, cuja incidência em humanos tem aumentado nas últimas décadas, ou existe a possibilidade de incremento de sua incidência nos próximos anos, em determinadas populações. Além do HIV/aids, pode-se citar como exemplos de agentes infecciosos emergentes e reemergentes os três coronavírus identificados no século XXI (o SARS-CoV-1, de 2002; o MERS-CoV, e o SARS-CoV-2, de 2019); os vírus nipah e hendra; o vírus influenza pandêmico de 2009/2010 (A/H1N1/pdm09); a emergência do vírus do Nilo Ocidental, no Continente Americano; a pandemia da doença pelo zikavírus; entre outros.

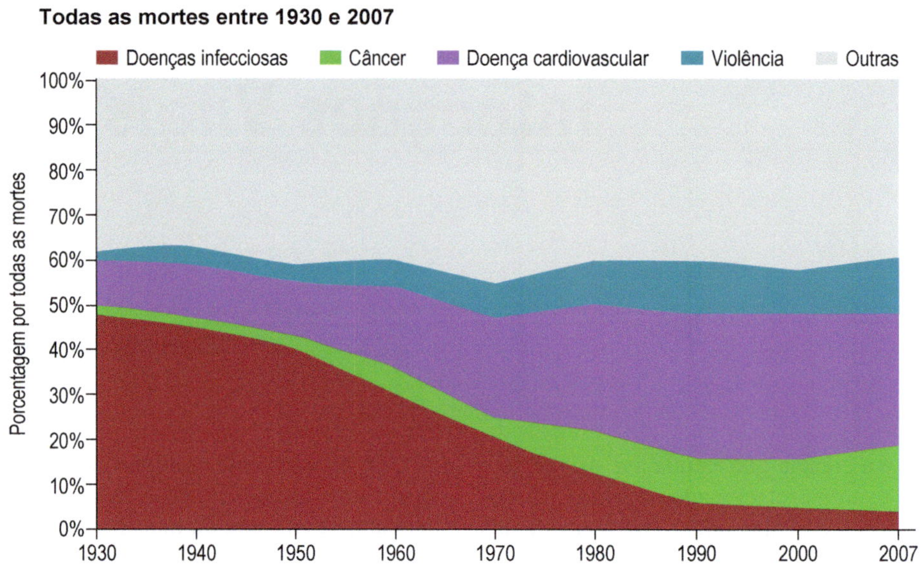

Figura 78.1 – *Mortalidade proporcional por causas selecionadas, Brasil, 1930 a 2007.*
Fonte: Adaptada de Barreto ML *et al.*, 2011.

Doenças tropicais negligenciadas

No outro polo, observa-se a persistência de um conjunto de doenças infecciosas associadas às situações de pobreza, precárias condições de vida e às iniquidades em saúde. Apesar de estas serem responsáveis por uma importante proporção da carga de doença nos países de média e baixa renda, os investimentos em pesquisa e desenvolvimento de novos fármacos, vacinas e testes de diagnósticos, tradicionalmente, não as priorizam. Essas doenças afetam milhões de pessoas ao redor do mundo, as quais não dispõem de diagnóstico, medidas de prevenção e tratamentos eficazes ou adequados. Esse grupo de doenças foi denominado "doenças tropicais negligenciadas".

Conceitos básicos em epidemiologia das doenças infecciosas

Para a ocorrência das doenças infecciosas, são necessárias a existência e a interação entre um agente infeccioso e um hospedeiro. O agente infeccioso é uma causa necessária, mas não suficiente, para a ocorrência da doença. A abordagem epidemiológica das doenças infecciosas leva em conta fatores relacionados aos agentes infecciosos, aos hospedeiros e ao meio ambiente, que, juntos, constituem a estrutura epidemiológica de cada doença. No sentido de melhor apreender a epidemiologia das doenças infecciosas, faz-se necessário conhecer alguns conceitos básicos da epidemiologia:

- **Incidência:** o número de casos novos de uma doença em uma população, em determinado período. A incidência indica o risco (probabilidade) de ocorrência da doença.
- **Prevalência:** o número de casos existentes de uma doença em uma população, em determinado momento no tempo. A relação entre incidência e prevalência é ilustrada na Figura 78.2.

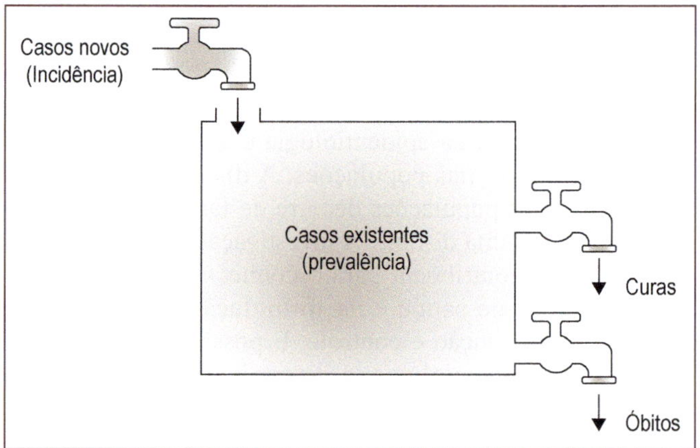

Figura 78.2 – *Fatores que influenciam a prevalência de uma doença, excluindo a migração.*
Fonte: Adaptada de: https://unasus2.moodle.ufsc.br/pluginfile.php/33454/mod_resource/content/1/un1/top5_2.html

- **Infecção:** penetração e desenvolvimento ou multiplicação de um agente infeccioso no organismo de uma pessoa ou animal.
- **Doença infecciosa:** doença clinicamente manifesta, do homem ou animais, resultante de uma infecção.
- **Mortalidade (coeficiente de mortalidade):** proporção da população que morre em determinado período. O numerador do coeficiente é o número de óbitos no período considerado, o denominador é a população.
- **Período de incubação:** intervalo de tempo que decorre entre a exposição a um agente infeccioso e o aparecimento de sinais e sintomas da doença.
- **Período de incubação extrínseco (em um vetor):** período entre a entrada do agente infeccioso no vetor e o momento em que ele se torna capaz de transmiti-lo.

- **Período de transmissibilidade:** período durante o qual o agente infeccioso pode ser transferido, direta ou indiretamente, de uma pessoa infectada a outra, ou de um animal infectado ao homem ou a outro animal ou, ainda, de um humano infectado a um animal, inclusive artrópodes.
- **Reservatório de agentes infecciosos:** ser humano ou animal, artrópode, planta, solo ou matéria inanimada (ou uma combinação desses), em que um agente infeccioso normalmente vive e multiplica-se em condições de dependência primordial para a sobrevivência e no qual se reproduz de modo a poder ser transmitido a um hospedeiro suscetível.
- **Zoonoses:** infecções comuns aos homens e animais.
- **Epidemia:** ocorrência de casos de determinada doença em uma população em excesso à frequência esperada, em determinado período.
- **Endemia:** presença contínua de uma doença em uma população.
- **Pandemia:** epidemia que atinge extensa região geográfica, transpondo fronteiras entre países, em pelo menos dois continentes.
- **Controle:** redução da incidência e/ou prevalência de determinada doença, por meio de diferentes tipos de intervenção, até níveis muito baixos, de forma que ela deixe de ser considerada um problema importante de saúde pública.
- **Eliminação:** cessação da transmissão de uma doença em extensa área geográfica, persistindo, no entanto, o risco de sua reintrodução, seja por falha na utilização dos instrumentos de vigilância ou controle, seja por modificação do agente ou vetor.

  Um controle qualificado: redução da frequência de ocorrência a determinado nível, abaixo do qual a doença deixa de ser considerada um problema de saúde pública.
- **Erradicação:** forma radical de controle, que pode ser definida como "a extinção, por métodos artificiais, do agente etiológico de uma doença, ou do seu vetor, sendo por consequência impossível sua reintrodução e totalmente desnecessária a manutenção de quaisquer medidas de prevenção". O vírus da varíola humana e a doença por ele causada foram os únicos agentes infecciosos humanos erradicados até o momento. O vírus da peste bovina (RPV, do inglês *rinderpest virus*) é outro agente infeccioso erradicado.

Propriedades dos agentes infecciosos

- **Infectividade:** capacidade dos agentes infecciosos de penetrar e desenvolverem-se ou de se multiplicarem em um novo hospedeiro provocando infecção.
- **Patogenicidade:** qualidade que tem o agente infeccioso de, uma vez instalado no organismo do homem ou de outros animais, produzir sintomas, em maior ou menor proporção, entre os hospedeiros infectados.
- **Virulência:** capacidade de um agente infeccioso de produzir casos graves ou fatais.

Modo de transmissão dos agentes infecciosos

Os processos, mecanismos e determinantes pelos quais um agente infeccioso é passado de uma fonte ou reservatório a outro hospedeiro constituem o modo de transmissão dos agentes infecciosos. É possível identificar duas situações pelas quais a transmissão pode ocorrer:

- **Transmissão direta:** transferência direta e imediata do agente infeccioso a uma porta de entrada pela qual a infecção humana ou animal pode se efetivar. Isso pode acontecer por contato direto, como por toque, beijo, mordedura, intercurso sexual, ou pela projeção de gotículas ou aerossóis que podem atingir as membranas mucosas dos olhos, do nariz ou da boca. Pode ocorrer também a transmissão pela exposição direta de um tecido suscetível a um agente no solo. A transmissão transplacentária também é outra forma de transmissão direta.
- **Transmissão indireta:** ocorre pela exposição a materiais, superfícies ou objetos (fômites) contaminados com um agente infeccioso, pela ingestão de água ou alimentos contaminados ou, ainda, pela exposição a produtos biológicos contaminados (sangue e produtos dele derivados, tecidos ou órgãos).

  A transmissão vetorial também é uma forma de transmissão indireta. A transmissão vetorial pode ocorrer em duas formas:
  a) Mecânica, na qual o inseto vetor leva o agente infeccioso, em suas patas ou probóscide, de um hospedeiro a outro.
  b) Biológica, na qual o inseto vetor, além de funcionar como veiculador do agente infeccioso, desempenha também a função de abrigo biológico, no qual o agente cumpre parte necessária do seu ciclo vital.

Considerando-se o número de espécies envolvidas, os modos de transmissão dos agentes infecciosos são passíveis de classificação em três categorias:

1) Quando duas espécies vivas estão envolvidas:

   O hospedeiro suscetível à infecção, e o agente infeccioso.

   O agente passa de um hospedeiro primário (ou definitivo) infectado para outro hospedeiro primário suscetível. Por exemplo, a transmissão do vírus do sarampo, por gotículas de secreção respiratória; ou a transmissão do HIV por relações sexuais desprotegidas. Outra variante dessa modalidade envolve a participação de um terceiro elemento, este inanimado, por exemplo, a transmissão do *Vibrio cholerae* pela água contaminada; ou a transmissão do vírus da hepatite A por alimentos contaminados.
2) Quando três espécies vivas estão envolvidas:

   O hospedeiro primário (ou definitivo), o agente infeccioso e um hospedeiro intermediário.

   Esse hospedeiro intermediário pode ser um vetor biológico ou mecânico ou, ainda, na situação em que uma espécie atua como hospedeiro definitivo e "reservatório" do agente infeccioso, o qual, por intermédio de elementos inanimados do meio ambiente, chega ao hospedeiro humano "acidental". Essa situação ocorre, por exemplo, na transmissão aos seres humanos das Leptospiras, que envolve os roedores (reservatórios), a contaminação de coleções hídricas e a exposição humana a essas coleções hídricas contaminadas.

3) Quando quatro espécies vivas estão envolvidas:

   Um hospedeiro "habitual", um agente infeccioso, um vetor e um "hospedeiro acidental".

   Esse último não influencia a cadeia de transmissão primária, entrando na cadeia apenas acidentalmente. Essa é a situação da transmissão da febre amarela silvestre aos humanos – uma zoonose de primatas não humanos e marsupiais das florestas da África e da América do Sul –, cujo agente, o vírus da febre amarela, é transmitido entre essas espécies por mosquitos dos gêneros *Haemagoggus* e *Sabethes*. Os humanos não vacinados, ao entrarem nesses nichos ecológicos, podem infectar-se acidentalmente.

Vigilância em saúde pública

A vigilância em saúde pública, também denominada "vigilância epidemiológica" na tradição latino-americana, é uma das aplicações da epidemiologia voltada ao controle de doenças, particularmente das doenças infecciosas. No Brasil, a vigilância epidemiológica foi definida na Lei n. 8080/1990 (pela qual se criou o Sistema Único de Saúde (SUS)) como "conjunto de ações que proporciona o conhecimento, a detecção ou a prevenção de qualquer mudança nos fatores determinantes e condicionantes de saúde individual ou coletiva, com a finalidade de recomendar e adotar as medidas de prevenção e de controle das doenças ou agravos". Na prática, a vigilância epidemiológica consiste no registro sistemático, rotineiro e oportuno da ocorrência de casos de doenças específicas, com o objetivo de interromper cadeias de transmissão, acompanhar o comportamento dessas doenças e subsidiar a tomada de decisões quanto ao seu controle. Para sua execução, a vigilância epidemiológica lança mão da notificação compulsória de doenças. Notificação compulsória significa a comunicação obrigatória à autoridade sanitária da ocorrência de casos das doenças sob vigilância. O Brasil, assim como a maioria dos países do mundo, tem uma lista de doenças de notificação compulsória (DNC). O Sistema Nacional de Vigilância Epidemiológica é coordenado pela Secretaria de Vigilância em Saúde e Ambiente do Ministério da Saúde e envolve todas as Secretarias Estaduais e Municipais de Saúde, a rede nacional de laboratórios centrais de Saúde Pública, a rede de laboratórios e de institutos de pesquisa federais e todos os serviços de saúde localizados no território brasileiro, tanto da rede pública como da rede privada. Cada caso suspeito de uma DNC deve gerar uma notificação em formulário específico, que é registrado no Sistema Nacional de Agravos de Notificação (Sinan). As definições de caso e os procedimentos para notificação, investigação e confirmação ou descarte do caso constam em uma publicação do Ministério da Saúde, o *Guia de Vigilância em Saúde*. Tanto a lista de DNC como o *Guia de Vigilância em Saúde* são atualizados periodicamente, acompanhando a situação epidemiológica do País e os avanços científicos.

Epidemiologia e virologia

A colaboração entre os dois campos do conhecimento é evidente e necessária. A epidemiologia das doenças infecciosas necessita do diagnóstico etiológico das enfermidades, o que evidencia a complementariedade das duas ciências. Com a ampliação do uso de técnicas moleculares na investigação das infecções virais, a parceria tornou-se ainda mais próxima.

A investigação virológica passou a ser um componente fundamental da epidemiologia das infecções virais e da vigilância epidemiológica. A investigação virológica permite o acompanhamento da disseminação das diferentes variantes virais e sua evolução, em âmbito regional, nacional e mundial, como vem sendo feito, por exemplo, para os vírus do sarampo, o HIV, o SARS-CoV-2 e outros. Nas investigações de surtos, a vigilância genômica permite identificar as cadeias de transmissão. No processo em curso de erradicação da poliomielite, a vigilância genômica permite identificar se o caso suspeito de poliomielite decorre de uma infecção pelo poliovírus selvagem (WPV, do inglês *wild polio virus*), ou é um caso decorrente do vírus vacinal (VDPV, do inglês *vaccine-derived polio virus*) em um indivíduo recentemente imunizado com a vacina atenuada oral ou, ainda, decorrente de um vírus derivado da vacina circulando na população (cVDPV, do inglês *circulating vaccine-derived polio virus*).

Quadro 78.1 – *Estrutura epidemiológica das doenças infecciosas*

Estrutura epidemiológica
• Conjunto de fatores relativos ao agente infeccioso, ao hospedeiro e ao meio ambiente, que influi na ocorrência natural de uma doença em uma comunidade • A dinâmica do processo infeccioso está vinculada à forma particular de interação desses fatores
Fatores relacionados ao agente infeccioso
• Infectividade • Patogenicidade • Virulência • Resistência ao meio ambiente • Variabilidade genética, mutações
Fatores relacionados ao hospedeiro
• Suscetibilidade • Imunidade (natural ou artificial) • Sexo, idade, raça, situação sócio econômica, hábitos alimentares e culturais, comportamentais
Fatores relacionados ao ambiente
• Temperatura • Umidade • Pluviosidade • Altitude • Zona rural/urbana • Densidade demográfica • Existência de insetos vetores em potencial de agentes infecciosos • Mudanças provocadas pelo homem, fronteiras agrícolas, desmatamento • Oportunidades de contato entre humanos e outras espécies • Saneamento

Fonte: Desenvolvido pela autoria.

A rede mundial de vigilância da influenza, coordenada pela Organização Mundial da Saúde (OMS), identifica as variantes virais que circulam de forma mais frequente, no sentido de orientar a atualização anual das vacinas que serão usadas nos dois hemisférios. O acompanhamento das mutações e da emergência de novas variantes do SARS-CoV-2 possibilitou a detecção do escape de novas variantes da imunidade induzida pelas vacinas e a formulação de novos produtos vacinais dirigidos às novas variantes. A análise genômica tem sido fundamental na seleção das variantes virais de ocorrência mais frequente que foram selecionadas para a composição de vacinas, por exemplo, as vacinas contra os papilomavírus humanos (HPV).

Em outra vertente, os testes virológicos vêm sendo amplamente utilizados na monitorização do tratamento de algumas infecções virais, como no tratamento das infecções pelo HIV, nas quais a determinação da carga viral constitui o principal indicador do sucesso ou da falha terapêutica. Além disso, o sequenciamento viral vem sendo utilizado para a identificação de resistência aos medicamentos antivirais, nas infecções pelo HIV, pelos vírus influenza, e outros.

Quadro 78.2 – *Transição demográfica e transição epidemiológica*

A transição demográfica é uma teoria formulada na década de 1940, buscando a explicação das tendências da dinâmica das populações humanas. A transição demográfica ocorreria em três estágios:

- Estágio I – elevados níveis de mortalidade e de natalidade e crescimento populacional lento e razoavelmente estável
- Estágio II – mortalidade declina em razão da melhoria das condições de vida e dos avanços na saúde pública. Consequentemente, o crescimento populacional se acelera
- Estágio III – natalidade começa a cair e, assim, o crescimento populacional desacelera-se

Em paralelo à transição demográfica, também estaria também ocorrendo um processo denominado **transição epidemiológica**, no qual as doenças degenerativas e "produzidas pelo homem" estariam substituindo as doenças infecciosas e parasitárias enquanto causas de morbidade e mortalidade. Esse processo teria ocorrido em três estágios sucessivos: 1) "a idade das pandemias e da fome"; 2) "a idade das pandemias reincidentes" e 3) "a idade das doenças degenerativas"

A idade das pandemias e da fome

Durante milhares de anos, desde o surgimento da humanidade até ao início da Revolução Industrial (século XVIII), os níveis de mortalidade e de natalidade eram extremamente altos. A mortalidade infantil era superior a 200/1.000 nascidos vivos, e a mortalidade até os 5 anos de idade chegava a 50%. A esperança de vida ao nascer não chegava aos 35 anos. O crescimento populacional era lento, cerca de 1% por século. As pessoas morriam precocemente de doenças infecciosas, agravadas pela desnutrição crônica ou sazonal, e por causas externas. Essas condições persistiram até ao início da Revolução Industrial e ainda subsistem em algumas regiões do mundo

A idade das pandemias reincidentes

A partir dos séculos XVIII e XIX, respectivamente na Europa e Estados Unidos, a mortalidade por doenças infecciosas declina, como consequência da melhoria das condições de vida e dos avanços da saúde pública. Entre os fatores relacionados ao declínio da mortalidade, destacam-se o aumento da produção agrícola, a viabilização da importação de alimentos, as melhorias habitacionais, o aumento da escolaridade, as melhorias higienicossanitárias (abastecimento de água, esgotamento sanitário), o avanço do conhecimento científico (descoberta dos micro-organismos, pasteurização de alimentos, vacinas, esterilização de instrumental médico-cirúrgico), e os avanços tecnológicos (refrigeração). Assim, observou-se uma redução acentuada da mortalidade, com a persistência de elevada natalidade e a intensificação das migrações internas e internacionais

A idade das doenças degenerativas

Inicia-se quando as taxas de natalidade começam a cair. O crescimento populacional diminui. A população se urbaniza, com o consequente aumento de renda e de consumo. Verifica-se o aumento do consumo de proteína animal, açúcar, alimentos industrializados, álcool e tabaco. Reduz-se ainda mais a ocorrência das doenças infecciosas, e aumenta a ocorrência de doenças cardiovasculares, cerebrovasculares, neoplasias e causas externas

Fonte: Adaptado de Omram AR, 1971.

Quadro 78.3 – *Lista das doenças/grupos de doenças tropicais negligenciadas*

Doença/Grupo de doenças	
Acidentes por serpentes venenosas	Hidatidose
Bouba	Leishmanioses
Dengue e chikungunya	Micetoma, cromoblastomicose e outras micoses sistêmicas
Doença de Chagas	Oncocercose
Dracunculíase	Raiva
Escabiose e outras ectoparasitoses	Teníase e cisticercose
Esquistossomose	Tracoma
Filariose linfática	Trematoidioses de transmissão alimentar
Hanseníase	Tripanossomíase africana
Helmintíases transmitidas pelo solo	Úlcera de Buruli

Fonte: Adaptado de OMS, 2021.

Quadro 78.4 – *O Método epidemiológico*

Epidemiologia descritiva

A epidemiologia descritiva pode ser definida como o estudo da distribuição da frequência de eventos relacionados à saúde e doença nas populações, em função das variáveis ligadas ao tempo, ao espaço – ambientais e populacionais – e à pessoa, possibilitando o detalhamento do perfil epidemiológico. Ela responde às perguntas: Quando? Onde? Quem?

Os estudos descritivos permitem identificar grupos expostos a maior risco. Entre os atributos das pessoas, idade e sexo são os mais relacionados à variação na distribuição da morbidade e da mortalidade. Entre as análises relacionadas à distribuição temporal, a tendência secular tem destaque. Os estudos descritivos em geral representam a primeira abordagem para estudar eventos relacionados à saúde e doença nas populações e geram hipóteses a serem testadas nos estudos epidemiológicos classificados como analíticos

Epidemiologia analítica

Os estudos epidemiológicos analíticos se baseiam em uma ou mais perguntas científicas, ou hipóteses, que relacionam uma suposta "causa" e dado "efeito", ou exposição e doença

Principais delineamentos de estudos epidemiológicos

Inquéritos de prevalência/estudos transversais

Delineamento muito utilizado na vigilância epidemiológica, no diagnóstico de saúde das populações e nos estudos de avaliação em saúde. Nesses estudos o efeito (doença) e os fatores possivelmente a ela relacionados (exposições) são investigados no mesmo momento. Os estudos transversais permitem a verificação de associações entre exposições e desfechos, mas apresentam limitações para determinação de associações etiológicas, uma vez que os efeitos e suas supostas causas são aferidos simultaneamente, não sendo possível determinar sua sequência temporal. Uma modalidade de estudos transversais frequentemente utilizada na epidemiologia das doenças infecciosas são os inquéritos soroepidemiológicos, nos quais um marcador biológico, por exemplo a presença de anticorpos contra determinado agente etiológico, é utilizado como indicador da exposição passada a um agente infeccioso ou a uma intervenção (vacina)

Estudos de caso-controle

Nos estudos de caso-controle, um grupo de indivíduos com o efeito (doença) é comparado com um grupo sem ela (controles), para avaliar se, no passado, houve a exposição de interesse. Os participantes são selecionados com base no seu *status* de doença. Os estudos de caso-controle permitem determinar a razão de chances (*odds ratio*) de exposição entre casos e controles. Esse delineamento possibilita a avaliação de exposições causais

Estudos de coortes

Nesse delineamento, parte-se da exposição para avaliar o efeito (doença, morte). Os participantes são selecionados com base no seu *status* de exposição. No momento do início do estudo, eles não têm a doença em análise e são acompanhados durante determinado período para verificação da ocorrência do efeito. Os estudos de coortes permitem determinar a incidência da doença entre indivíduos expostos e não expostos e o risco relativo de ocorrência da doença em função da exposição; além de possibilitarem a determinação de associações etiológicas entre fatores de risco e doença. Coorte significa "grupo com alguma característica homogênea"

Fonte: Desenvolvido pela autoria.

Ciclo de transmissão envolvendo duas espécies

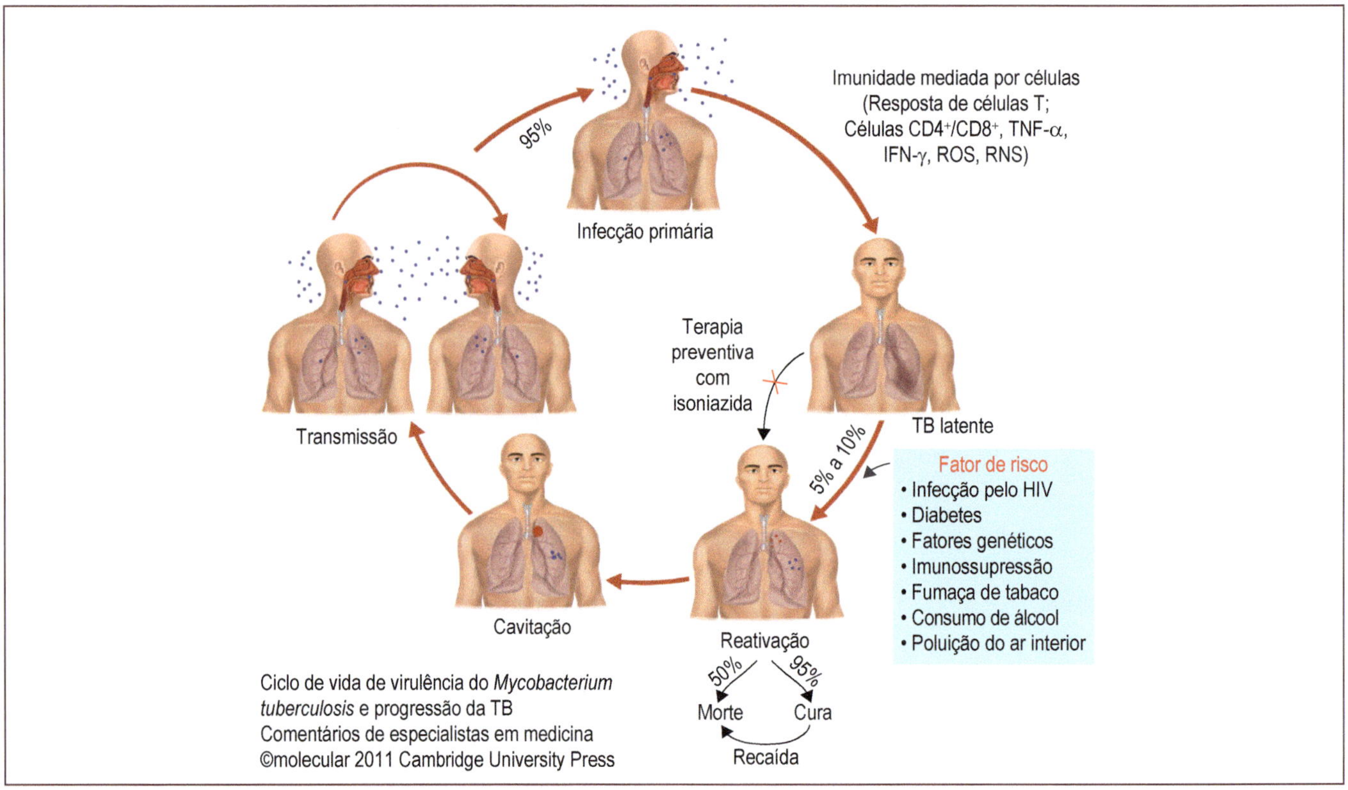

Figura 78.3 – *Ciclo de transmissão do* Mycobacterium tuberculosis.

Fonte: Adaptada de Kumar A, Farhana A, Guidry L, *et al.*, 2011.

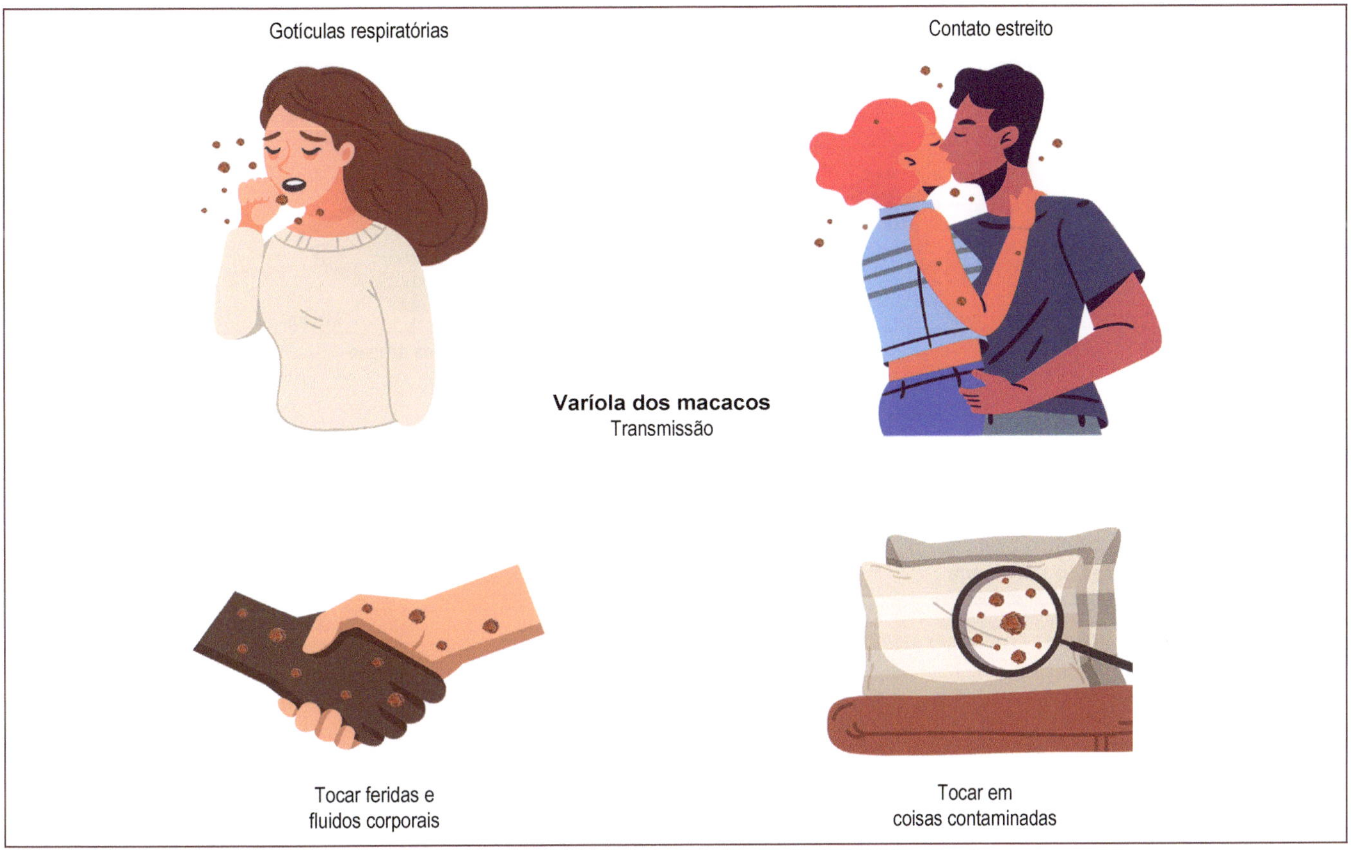

Figura 78.4 – *Ciclo de transmissão do vírus Monkeypox.*
Fonte: Desenvolvida pela autoria.

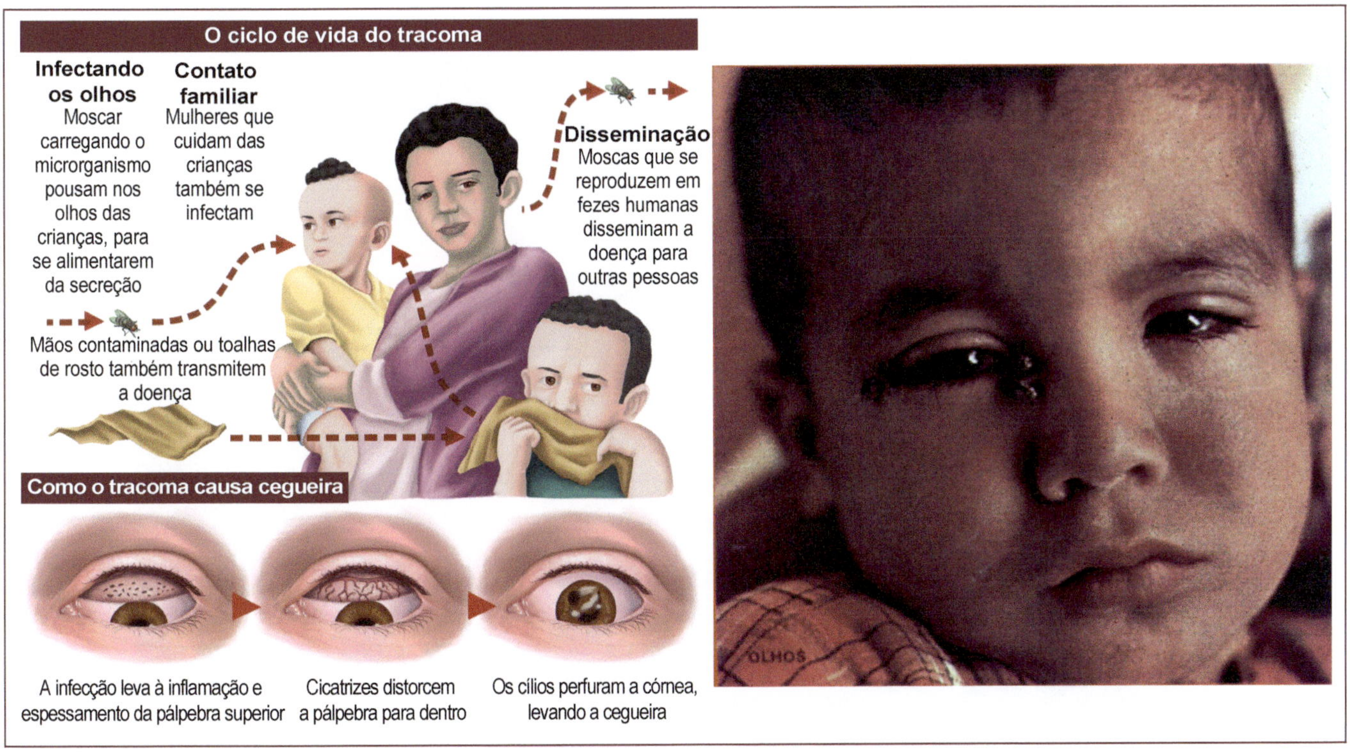

Figura 78.5 – *Ciclo de transmissão envolvendo três espécies, com vetor mecânico. Ciclo de transmissão do tracoma (Chlamydia trachomatis), que pode envolver um vetor mecânico.*
Fonte: Adaptada de Life Cycle of Trachoma. Source: The Carter Center/Al Granberg, International Trachoma Initiative. Available at http://www.neglecteddiseases.gov/target_diseases/trachoma/Acervo da autoria.

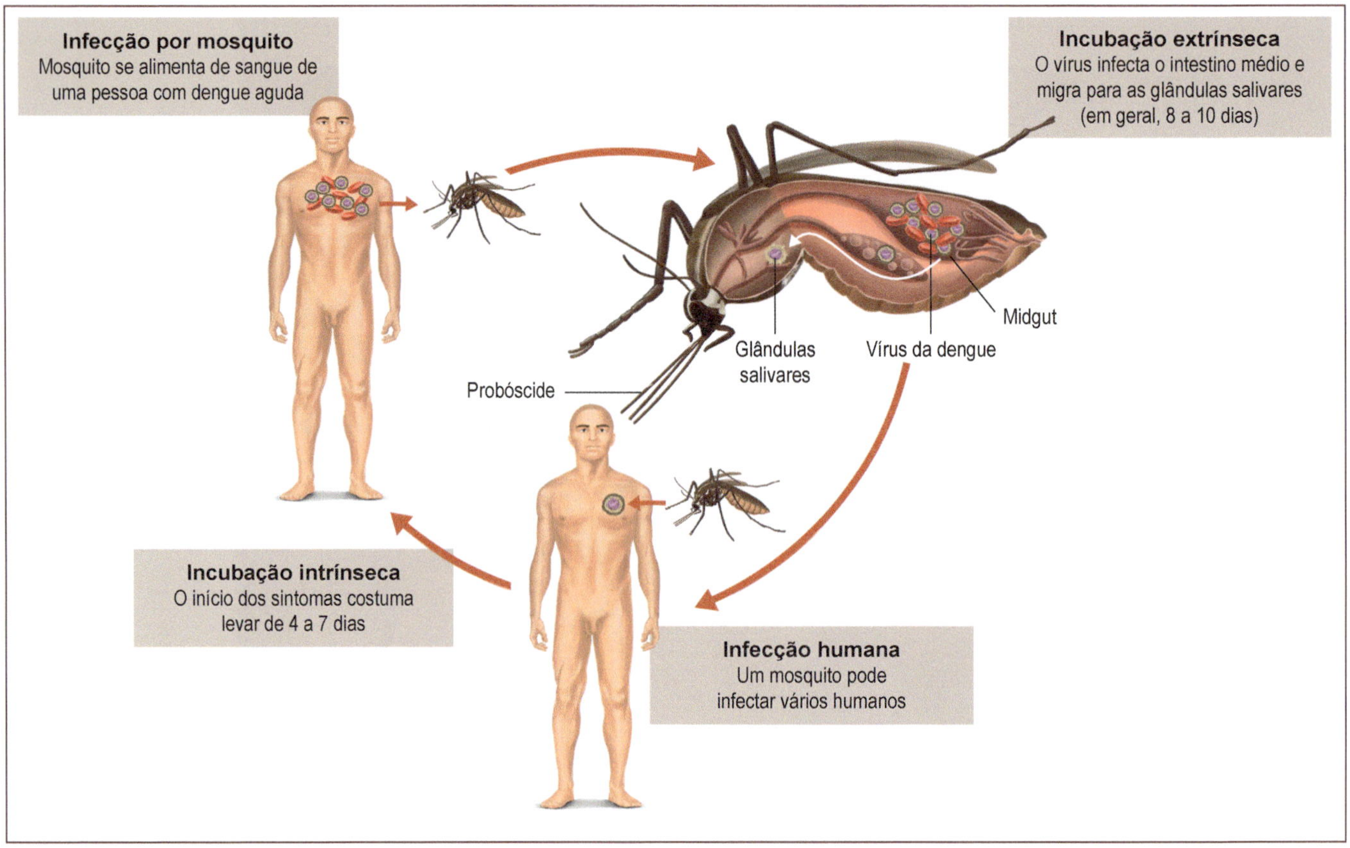

Figura 78.6 – *Ciclo de transmissão envolvendo três espécies, com vetor biológico (dengue).*
Fonte: Adaptada de Guzman M, Gubler D, Izquierdo A, *et al.*, 2016.

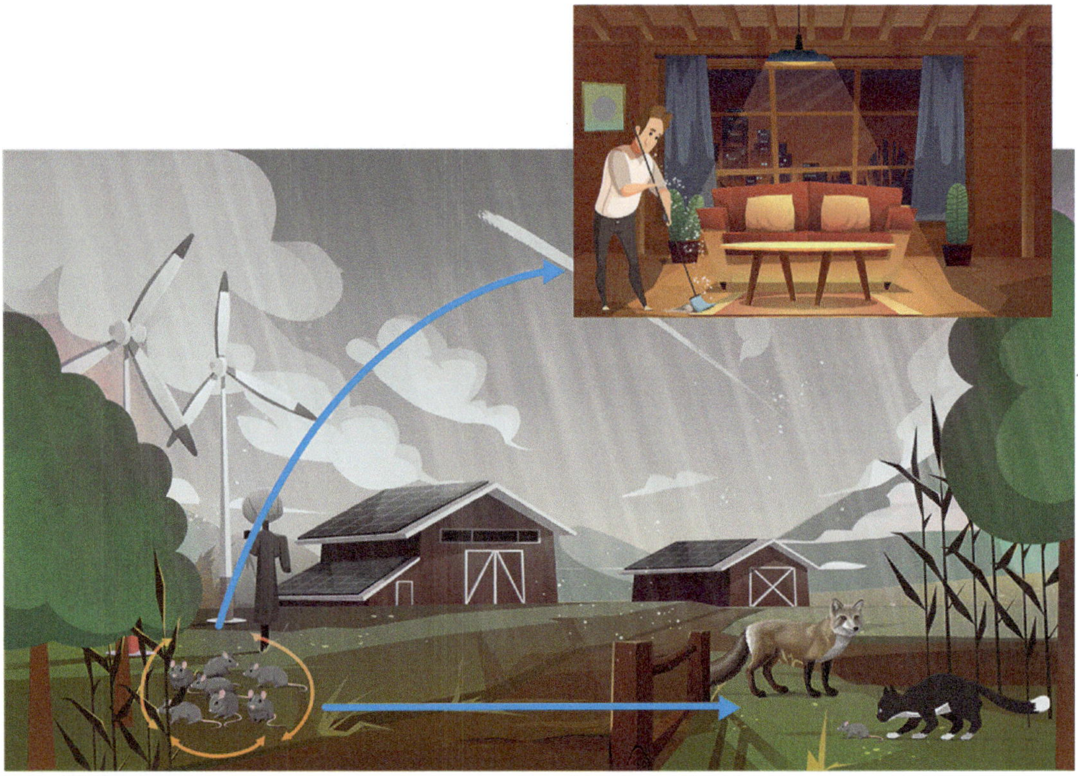

Figura 78.7 – *Ciclo de transmissão envolvendo três espécies, com um reservatório (hantavírus).*
Fonte: Adaptada de adaptado de: https://www.cdc.gov/hantavirus/technical/hanta/ecology.html.

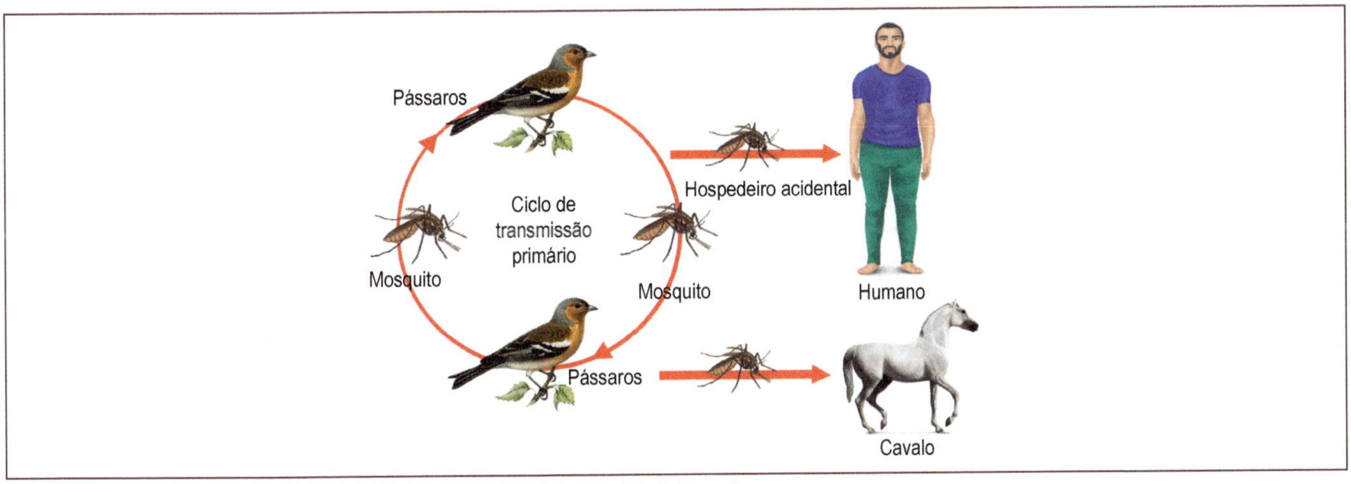

Figura 78.8 – *Ciclo de transmissão envolvendo quatro espécies (vírus do Nilo Ocidental).*
Fonte: Desenvolvida pela autoria.

Epidemiologia descritiva

Distribuição espacial (onde?)

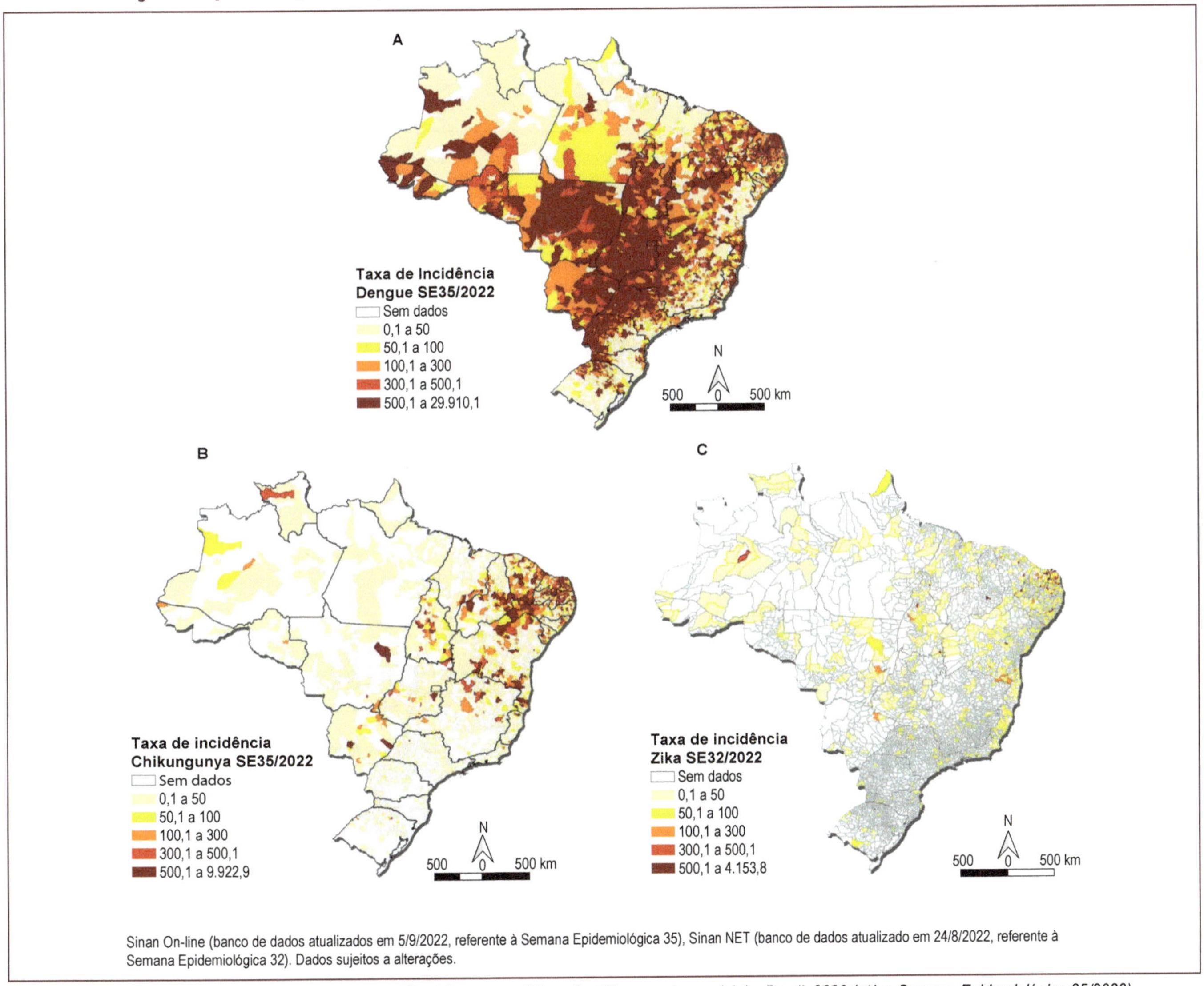

Figura 78.9 – *Distribuição da incidência de dengue (A), chikungunya (B) e zika (C) segundo município, Brasil, 2022 (até a Semana Epidemiológica 35/2022).*
Fonte: www.gov.br.

Sinan *On-line* (banco de dados atualizados em 5/9/2022, referente à Semana Epidemiológica 35), Sinan NET (banco de dados atualizado em 24/8/2022, referente à Semana Epidemiológica 32). Dados sujeitos a alterações.

▪ Distribuição temporal (quando?)

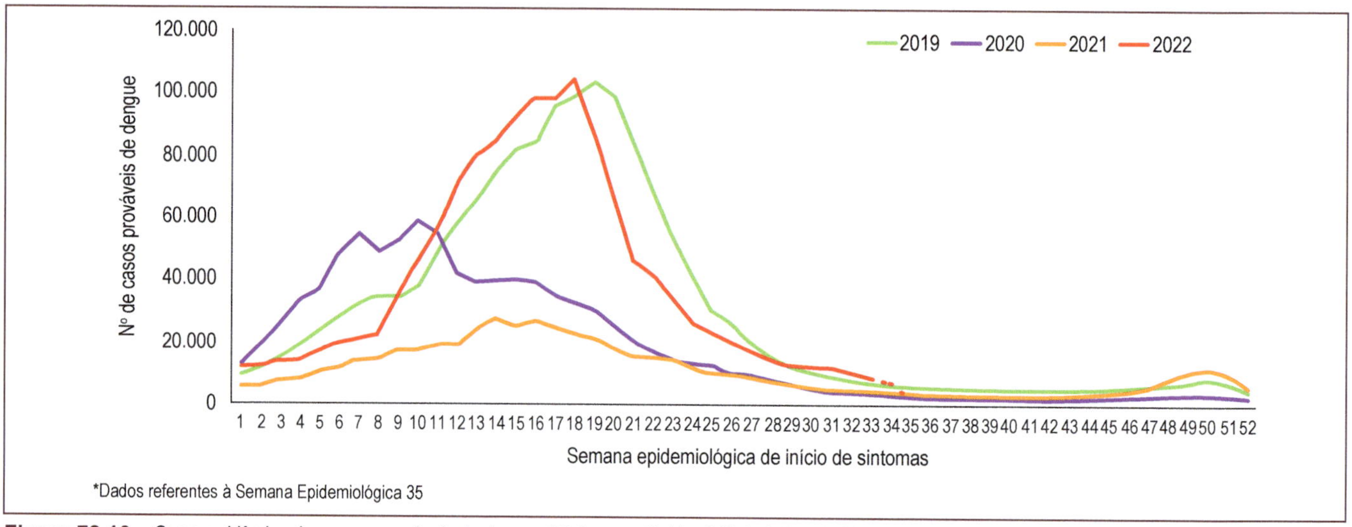

Figura 78.10 – *Curva epidêmica dos casos prováveis de dengue (2ª Semana Epidemiológica), Brasil, 2019 – 2022.*
Fonte: Adaptada de Sinan Online (banco de dados atualizado em 5/9/2022).

▪ Distribuição segundo características das pessoas

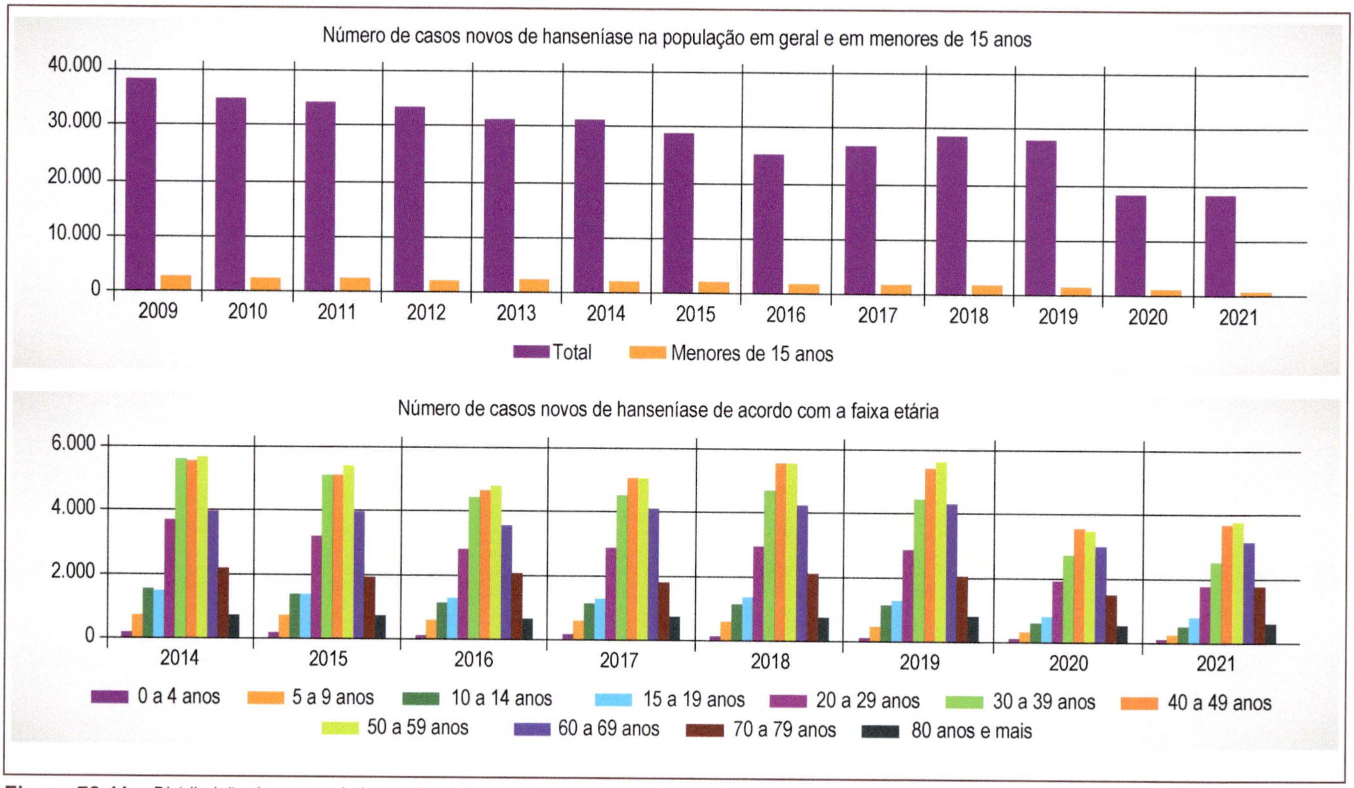

Figura 78.11 – *Distribuição dos casos de hanseníase de acordo com o sexo, a faixa etária e a raça/cor, Brasil, 2014-2021.*

(Continuação)

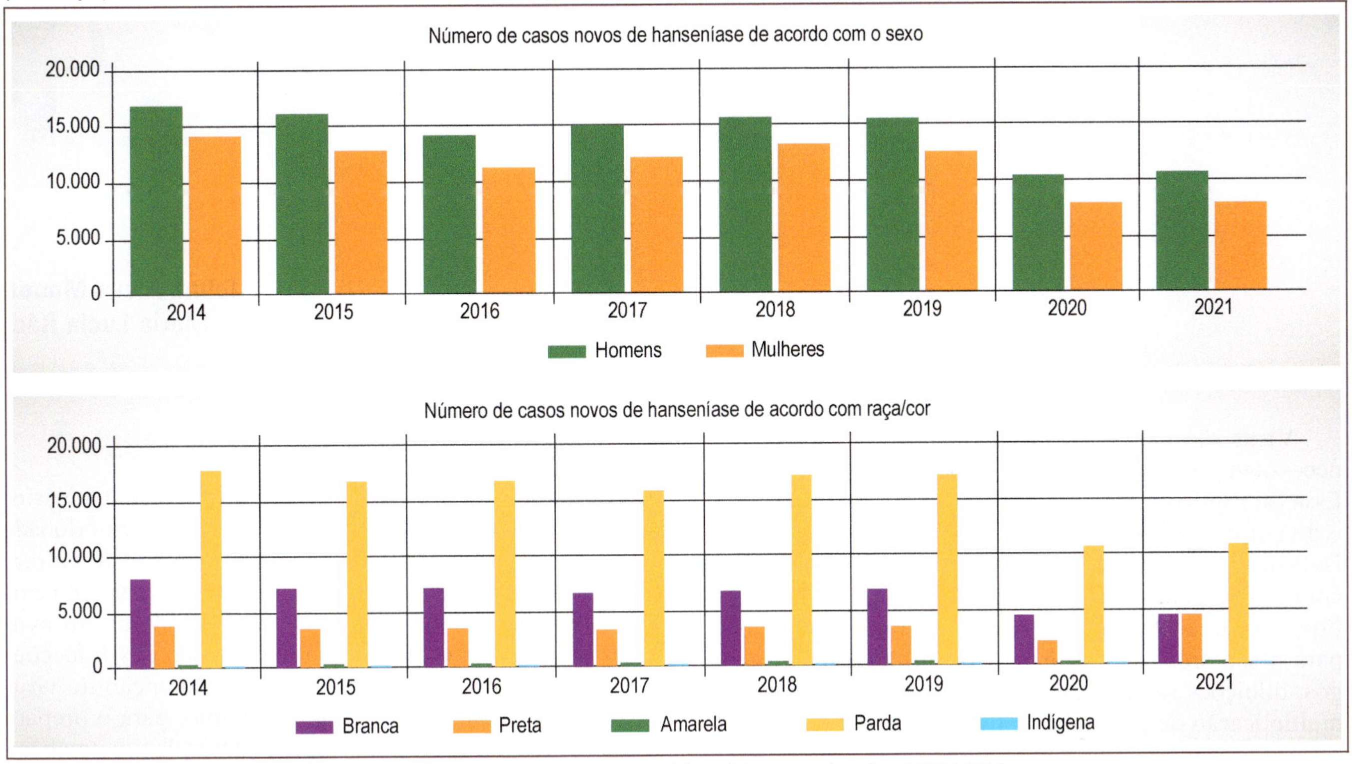

Figura 78.11 – *Distribuição dos casos de hanseníase de acordo com o sexo, a faixa etária e a raça/cor, Brasil, 2014-2021.*
Fonte: Adaptada de SINAN/SVS/MS.

Bibliografia recomendada

Barreto ML, Teixeira MG, Bastos FI, Ximenes RAA, Barata RB, Rodrigues LC. Sucessos no controle de doenças infecciosas no Brasil: o contexto social e ambiental, políticas, intervenções e necessidades de pesquisa. Lancet. 2011;377(9780):1877-89.

CDC. National Center for Emerging and Zoonotic Diseases. [2023 Dez. 18]. Disponível em: https://www.cdc.gov/ncezid/.

Heymann DL. Control of communicable diseases manual. American Public Health Association – APHA Press, 20. ed. Washington, 2015.

Guzman M, Gubler D, Izquierdo A, et al. Dengue infection. Nat Rev Dis Primers 2. 2016;16055. https://doi.org/10.1038/nrdp.2016.55

Kumar A, Farhana A, Guidry L, Saini V, Hondalus M, Steyn AJ. Redox homeostasis in mycobacteria: the key to tuberculosis control? Expert Rev Mol Med. 2011;16(13)e39. doi: 10.1017/S1462399411002079.

Ministério da Saúde (BR). Guia de vigilância em saúde. Ministério da Saúde. 5. ed. Brasília, 2021. [2023 Dez. 18]. Disponível em: https://www.gov.br/saude/pt-br/centrais-de-conteudo/publicacoes/svsa/vigilancia/guia-de-vigilancia-2022.pdf/view.

Nathanson N, Moss WJ. Epidemiology. In: Fields virology, vol. I. Philadelphia: Walter Kluwe/Lippincott Williams & Williams, 2013.

Omram AR. The epidemiological transition: a theory of the epidemiology of population change. Milbank Mem Fund Quarterly. 1971;49(4):509-38.

Pereira MG. Epidemiologia, teoria e prática. Rio de Janeiro: Guanabara Koogan, 2000.

Porta M. A dictionary of epidemiology. Oxford University Press. 6. ed. Oxford, 2014.

Rouquayrol MZ, Gurgel M. Epidemiologia e saúde. 7. ed. Rio de Janeiro: MedBook, 2013.

Souza TC, Martins JSCC, Miranda MD, Garcia CC, Resende PC, Santos CA, et al. Low prevalence of influenza A strains with resistance markers in Brazil during 2017 – 2019 seasons. Frontiers Public Health. 2022.

Waldman EA. Vigilância em saúde púbica. Série Saúde e Cidadania. São Paulo: IDS, 1998.

World Health Organization. Consolidated guidelines on HIV prevention, testing, treatment, service delivery and monitoring: recommendations for a public health approach. Genéve, WHO, 2021. [2023 Dez. 18]. Disponível em https://www.who.int/publications/i/item/9789240031593.

World Health Organization. Ending the neglect to attain the sustainable development goals. A road map for neglected tropical diseases 2021 – 2030. WHO, Geneve, 2021. [2023 Dez. 18]. Disponível em: https://apps.who.int/iris/bitstream/handle/10665/338886/9789240019027-eng.pdf?sequence=1.

79 Cultivo de Vírus

Telma Alves Monezi
Maria Lucia Rácz

Vírus são parasitas intracelulares obrigatórios que necessitam, portanto, de células vivas para se replicarem. Essa característica os difere fundamentalmente de bactérias e de outros micro-organismos, assim como seu cultivo e isolamento. Os vírus que infectam bactérias, por exemplo, conhecidos como "bacteriófagos", necessitam de meios líquidos ou sólidos (com ágar) que contenham bactérias para o seu crescimento. Para a quantificação desses fagos, diluições seriadas são feitas em meios com ágar e a multiplicação de partículas individuais é visualizada pela formação de halos no tapete bacteriano, denominados "unidades formadoras de placa". Os vírus de plantas, por sua vez, são cultivados diretamente na planta hospedeira e produzem alterações ou anormalidades visíveis na planta, os chamados "sintomas da doença". Podemos citar, ainda, os mimivírus, que infectam a *Acanthamoeba polyphaga,* cujo cultivo pode ser realizado em amebas e os baculovírus, que infectam diferentes espécies de insetos artrópodes, cultivados em células de inseto.

Para o cultivo de vírus de vertebrados, são utilizados três sistemas: a inoculação em animais de laboratório; em ovos embrionados; e em culturas celulares.

Animais de laboratório

Até 1930, a inoculação de animais de laboratório era a única técnica disponível para o isolamento de vírus. Hoje em dia, a utilização dessa técnica em diagnóstico viral está restrita ao estudo da oncogênese viral, na qual é da maior utilidade, e ao isolamento de alguns arbovírus, do vírus da raiva e de alguns coxsackievírus. O camundongo recém-nascido é o animal utilizado no isolamento desses vírus, podendo a inoculação do espécime clínico ser feita por via subcutânea ou intracerebral ou intraperitoneal. No caso dos coxsackievírus, é relativamente fácil fazer a distinção entre os vírus dos grupos A e B, uma vez que os últimos ocasionam uma paralisia espástica nos animais inoculados, enquanto os primeiros produzem uma síndrome típica, como degenerescência muscular, que provoca uma paralisia flácida.

Os arbovírus causam, no camundongo recém-nascido, uma encefalite fatal de progressão rápida.

Inoculação em ovos embrionados

O fato de esse tipo de inoculação apresentar vários tipos de tecido em ambiente estéril deu ao ovo embrionado de galinha, antes do surgimento das técnicas de cultura celular, um papel de grande importância no isolamento e na identificação de alguns vírus. O cultivo de vírus em ovos embrionados é método útil no diagnóstico das infecções virais, na produção de vacinas, na manutenção de vírus em condições laboratoriais, por exemplo, para o preparo de antígenos utilizados em reações sorológicas e, também, para outras finalidades de pesquisas. Os anexos do ovo embrionado de galinha são apresentados na Figura 79.1.

Os ovos embrionados podem ser inoculados por quatro vias: cavidade amniótica; cavidade alantoica; membrana corioalantoica ou saco vitelínico. A decisão sobre o tipo de via de inoculação depende de sua finalidade. No isolamento primário, utiliza-se, em geral, a cavidade amniótica, que aumenta as chances de isolamento viral, por conter o embrião, que representa muitos tipos celulares diferentes. Na adaptação do vírus ao ovo, para produção de reagentes ou vírus vacinais, utiliza-se a cavidade alantoica, cujo volume de material obtido é maior. Quando o vírus produz lesões na membrana corioalantoica, essa via de inoculação é utilizada no diagnóstico. O saco vitelínico, por exemplo, é utilizado para a inoculação de reovírus aviários, como o vírus da doença de Gumboro e o vírus da leucose aviária.

Dependendo do tipo de inoculação, deve-se levar em conta o período de incubação do ovo. Por exemplo, a inoculação no saco vitelínico é geralmente feita em ovos embrionados com 5 a 7 dias, enquanto para a inoculação nas cavidades alantoica e amniótica utilizam-se ovos com 9 a 12 dias de incubação.

Antes de serem inoculados, os ovos são examinados ao ovoscópio, para verificar se o embrião está vivo, observando-se a movimentação do embrião e os vasos sanguíneos da membrana corioalantoica, que são facilmente visualizados.

Quando o embrião morre, não é possível observar as movimentações normais e ocorre colapso dos vasos sanguíneos da membrana corioalantoica, tornando o ovo opaco, enquanto ovos não fecundados são translúcidos.

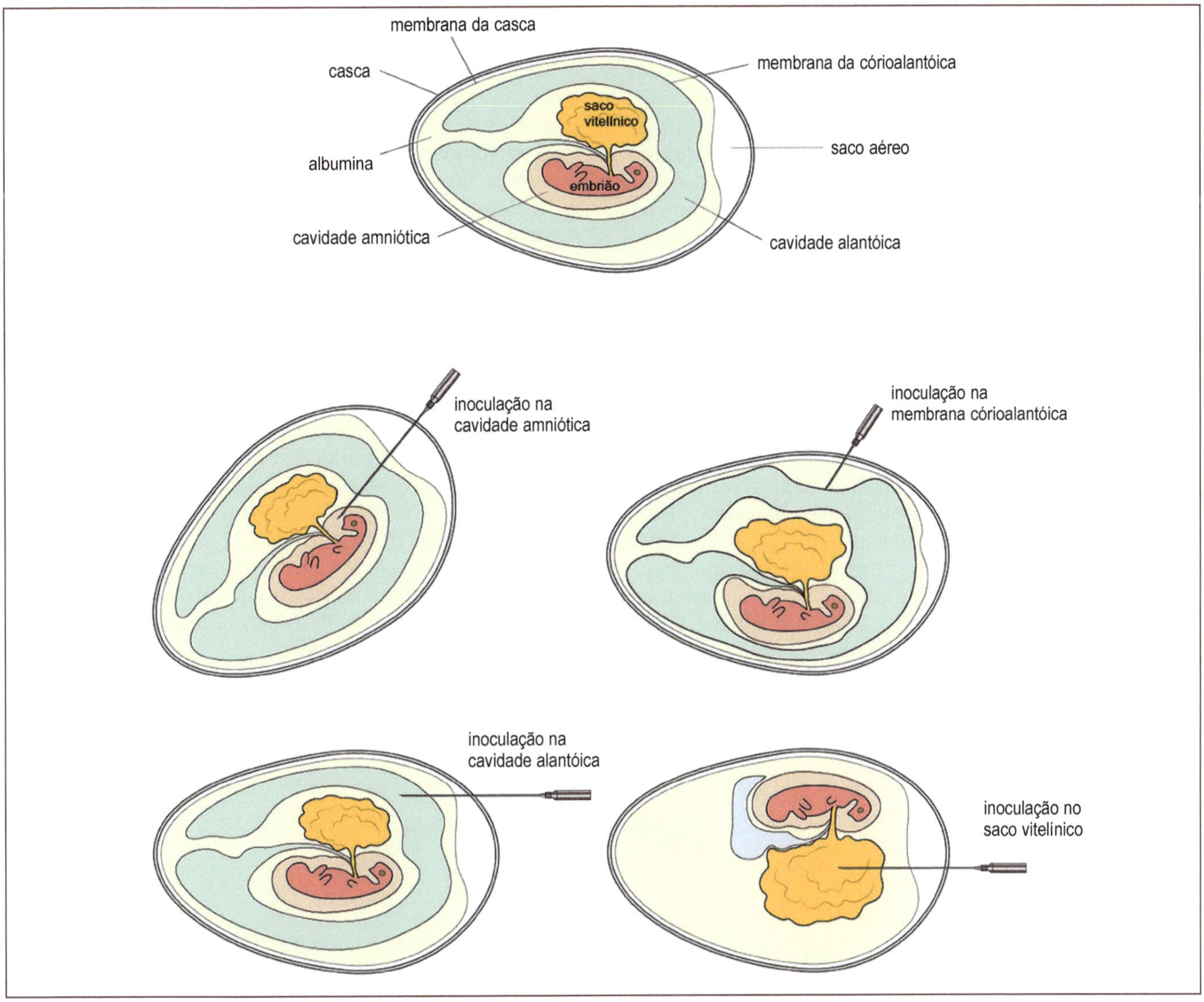

Figura 79.1 – *Esquema dos anexos do ovo embrionado e as possíveis vias de inoculação.*
Fonte: Desenvolvida pela autoria.

Os vírus cultivados em ovos embrionados podem provocar algumas modificações bem características, como: morte do embrião; hemorragias petequiais e congestionamento do embrião; inibição do crescimento do embrião e formação de focos típicos, como espessamento, edema ou necrose, na membrana corioalantoica. Esse último tipo de lesão foi amplamente empregado no diagnóstico diferencial dos vírus da varíola, vaccínia e herpes simples. No caso de varíola, observam-se lesões opacas, altas e de superfície lisa, de mais ou menos 1 mm de diâmetro; o vírus vaccínia acarreta lesões achatadas e de superfície necrosada, de mais ou menos 3 mm a 4 mm de diâmetro e o herpes simples acarreta lesões puntiformes, sem hemorragias.

O desenvolvimento das técnicas de cultura celular modificou totalmente o panorama do isolamento e da identificação de vírus. Embora seja ainda utilizada para o preparo de reagentes e de vacinas virais, a inoculação de ovos embrionados desapareceu da lista das técnicas de rotina para diagnóstico.

Culturas celulares

A Virologia teve um grande avanço a partir de 1948, quando Weller e Enders publicaram trabalho sobre o primeiro cultivo de vírus patogênicos para humanos, vírus da caxumba e influenza, em culturas de células.

O método mais utilizado na prática, para a obtenção de culturas celulares, baseia-se na possibilidade de obtenção de "culturas em monocamada". Essas culturas são preparadas pelo tratamento de tecido original com agentes dispersantes, como enzimas proteolíticas, por exemplo, tripsina, ou agentes quelantes, como o EDTA, que atuam retirando o cálcio e o magnésio necessários para a ligação intercelular. As células, dispersas por meio desses tratamentos, são novamente suspensas em meio nutritivo e, aderindo à superfície do frasco, multiplicam-se formando uma única camada celular, o que facilita sua manipulação. Um esquema de repique celular está representado na Figura 79.2. Quando as células em culturas são fixadas e coradas pelo método de hematoxilinaeosina (HE), o citoplasma celular torna-se róseo, pois é corado pela eosina, e o núcleo torna-se arroxeado, corado pela hematoxilina, como mostra a Figura 79.3A.

Existem três tipos básicos de culturas celulares, cada uma apresentando vantagens e desvantagens. As "culturas primárias" são derivadas diretamente dos tecidos, pelos métodos mencionados. Esse tipo de cultura celular é constituído por células diploides, isto é, as células contêm o mesmo número de cromossomos da espécie que deu origem à cultura e é geralmente mais sensível que as demais para o cultivo de vírus. Além disso, pode ser utilizada para a produção de vacinas. Entretanto, apresenta algumas desvantagens, entre elas, a maior dificuldade de obtenção, o alto custo e a possibilidade de contaminação por vírus latentes. As culturas primárias quando subcultivadas, em geral, degeneram e morrem após a segunda ou a terceira passagem.

No decorrer de subcultivos das culturas primárias, pode haver a seleção de clones, capazes de sobreviver e multiplicar-se indefinidamente, por 50 ou mais passagens. Esses clones dão origem às denominadas "linhagens celulares", que podem ser de dois tipos: "linhagens diploides", que ainda conservam seu caráter diploide; e "linhagens aneuploides", também denominadas "linhagens estabelecidas" ou "linhagens contínuas".

Nas linhagens diploides, mais de 75% das células conservam seu caráter diploide, resistindo de 30 a 50 subcultivos. São sensíveis para o isolamento de vírus, são de obtenção relativamente fácil, devendo ser mantidas congeladas para seu uso rotineiro e contêm uma população celular mais selecionada que as culturas primárias. Neste tipo de linhagens não existe a possibilidade de contaminação por vírus latentes. Dessa maneira, podem ser utilizadas para o preparo e produção de vacinas.

As células de "linhagem estabelecida ou contínua" contêm um cariótipo aneuploide, isto é, um número de cromossomos diferentes de 2n e são consideradas linhagens a partir da 70ª passagem. Essas linhagens podem também ser derivadas de tecidos com caráter neoplásico ou de células normais que sofreram mutações. Esse tipo de cultura celular é extremamente útil para fins de diagnóstico, para isolamento e propagação de vírus e para produção de reagentes. Entretanto, não pode ser utilizada no preparo de vacinas, em virtude do caráter maligno dessas células. São as células de obtenção mais fácil, pois podem ser mantidas no laboratório por meio de repiques sucessivos e, consequentemente, são as culturas celulares de menor custo. A principal desvantagem das culturas de linhagem contínua é sua menor sensibilidade ao cultivo dos vírusem relação às culturas primárias e linhagens diploides.

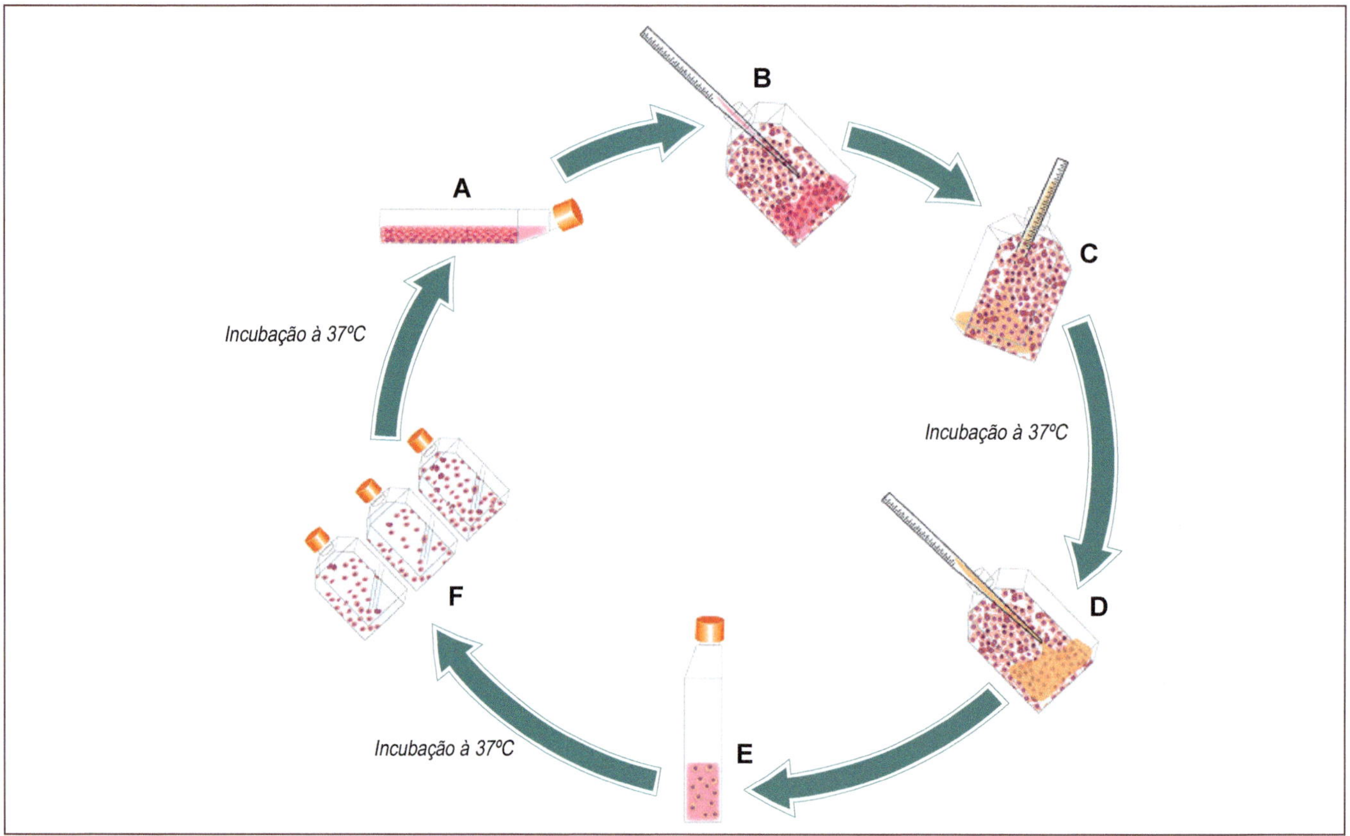

Figura 79.2 – *Etapas de subcultivo de cultura celular* in vitro *(A-F). Quando a monocamada celular atinge 100% de confluência (A), o meio de cultura é descartado e o tapete de células é lavado com solução salina (B); em seguida, adiciona-se uma solução de tripsina (C), com ou sem adição de agente quelante, e incuba-se por alguns minutos a 37 ºC. Quando as células desprendem-se do substrato, descarta-se a tripsina, ficando apenas a tripsina residual (D). As células dissociadas são, então, ressuspendidas em meio fresco contendo fator de crescimento ideal, normalmente soro fetal bovino (E) e, em seguida, contadas e transferidas para novas garrafas, denominadas "células filhas" (F).*

Fonte: Desenvolvida pela autoria.

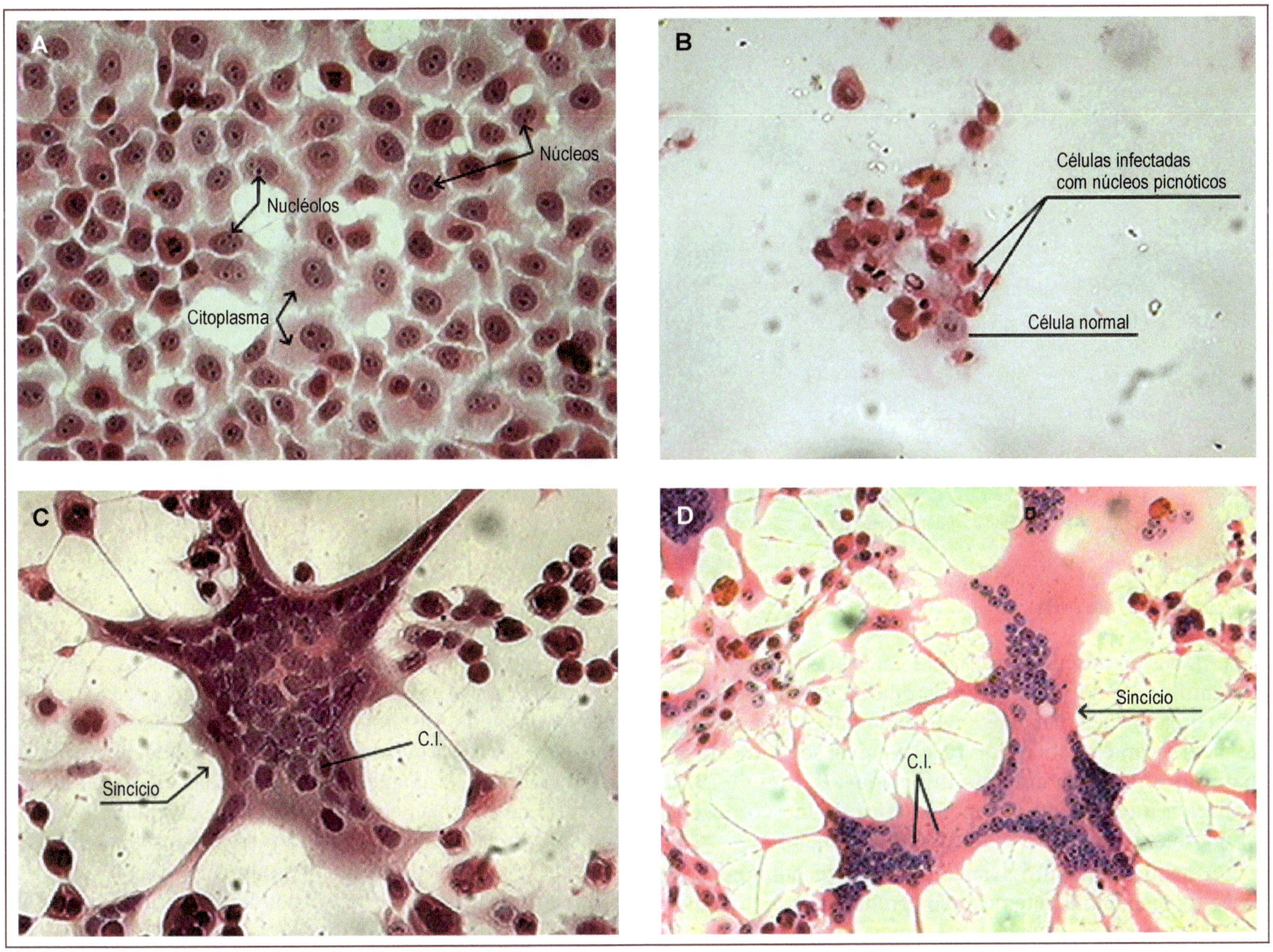

Figura 79.3 – *Efeito citopático produzido em culturas celulares pelos vírus. (A) Cultura celular não inoculada. (B) Poliovírus. (C) Herpesvírus. (D) Sarampo.*
C.I: corpúsculo de inclusão.
Fonte: Acervo da autoria.

Alguns vírus, como o Epstein-Barr, os herpesvírus humanos 6 a 8 e o HIV, podem ainda ser cultivados em células mononucleares do sangue periférico ou do cordão umbilical. Essas culturas crescem em suspensão e devem ser obtidas poucos dias antes da inoculação das amostras. Esse tipo de cultura não tem utilização rotineira na maioria dos laboratórios de Virologia Diagnóstica. O Quadro 79.1 apresenta os principais tipos de culturas celulares utilizadas no diagnóstico dos vírus de importância médica em humanos.

O cultivo de vírus em culturas celulares observa os seguintes passos: preparação da amostra; inoculação na cultura celular; manutenção da cultura inoculada; e detecção do crescimento viral.

Fluidos corporais estéreis, como líquido cefalorraquidiano, podem ser inoculados diretamente. Amostras de urina devem ter o pH ajustado para neutro antes da inoculação. Amostras de locais potencialmente contaminados com bactérias, como secreções respiratórias, genitais e fezes, devem ser tratadas com antibióticos antes da inoculação. Após a inoculação, as culturas celulares são incubadas a 35 °C a 37 °C e observadas para o aparecimento de efeito citopático (ECP).

A detecção do crescimento viral em culturas celulares é feita pela observação do ECP, cujas alterações morfológicas podem ser visualizadas ao microscópio óptico. O ECP é, até certo ponto, característico para cada grupo de vírus, permitindo sua identificação, mas, em alguns casos, outras técnicas como imunofluorescência (IF) ou hemadsorção devem ser utilizadas para confirmar a presença do vírus. Alguns vírus podem ainda multiplicar-se em altos títulos sem produzir um ECP visível e devem ser detectados por outras técnicas, como a IF (ver Capítulo 80). Exemplos de ECP são encontrados na Figura 79.3.

Além do ECP, a multiplicação viral no núcleo ou no citoplasma das células pode produzir corpúsculos de inclusão. Esses corpúsculos podem ser identificados diretamente nos tecidos infectados por alguns vírus ou após cultivo do vírus em culturas celulares e refletem, em geral, um acúmulo de componentes virais em compartimentos celulares. Podem ser citoplasmáticos ou nucleares. Quando estão localizados no citoplasma celular, são acidófilos e, quando estão no núcleo, são basófilos, em preparações coradas pelo método HE, como mostra a Figura 79.4A, B e C.

Quadro 79.1 – *Tipos de culturas celulares utilizadas na detecção de alguns vírus humanos de importância médica*

Tipo de cultura	*Exemplos*	*Vírus*
Primária	Rim de macaco	Influenza, parainfluenza, enterovírus
	Rim de coelho	Herpesvírus simples (HSV)
	Rim embriônico humano	Adenovírus, enterovírus
Linhagens diploides	Fibroblastos	Citomegalovírus, varicela-zóster, HSV, rinovírus, alguns enterovírus, adenovírus, vírus respiratório sincicial (RSV)
Linhagens contínuas	HEp2 (epitélio humano)	RSV, adenovírus, HSV, alguns parainfluenza, alguns enterovírus
	A549 (carcinoma pulmonar humano)	HSV, adenovírus, enterovírus, Sars-Cov-2
	MDCK (rim canino)	Influenza
	LLC-MK2 (rim de macaco) RD (rabdomiossarcoma)	Parainfluenza
	Buffalo green monkey (rim de macaco)	Echovírus Coxsackievírus
	HEK293T	Sars-Cov-2

Fonte: Desenvolvido pela autoria.

Alguns corpúsculos, pelas suas características, permitem a identificação do vírus que os produz e, portanto, o diagnóstico da doença. Um exemplo é o corpúsculo de inclusão de Negri, característico do vírus da raiva, identificado em material clínico de animais infectados. A Figura 79.4B apresenta a representação esquemática de um corpúsculo citoplasmático acidófilo em neurônio infectado.

Atualmente, com o avanço de novas tecnologias e em razão da disponibilidade de novos produtos para o diagnóstico laboratorial da doença viral, novos formatos de cultura de células estão sendo empregados como alternativas para o isolamento e detecção mais eficiente de vírus e tecnicamente menos exigente do que a cultura de células tradicional. Como exemplo, podemos citar o uso de culturas de células criopreservadas; a inoculação reforçada e combinada com centrifugação para a detecção de efeito pré-citopático; o uso de culturas de células cocultivadas, assim como o uso de linhagens de células transgênicas.

▪ Células criopreservadas e prontas para uso

Embora o princípio seja o mesmo das culturas de células normais, a tecnologia de crioconservação consiste no uso de monocamadas de células criopreservados, cultivadas em pequenos frascos e prontas para uso. Essas culturas, comercialmente disponíveis, são enviadas aos laboratórios em gelo seco e armazenadas a -70 °C. Antes da utilização, as células são descongeladas e incubadas em banho-maria. O meio de congelamento é removido e substituído por meio de cultura de células fornecido pelo fabricante. A amostra clínica é, então, adicionada. Atualmente, essa técnica tem sido empregada na detecção dos herpesvírus simples, do citomegalovírus (CMV), dos vírus influenza A e B e para vários vírus respiratórios, com sensibilidade comparável à técnica convencional.

▪ Detecção de efeito pré-citopático

A monocamada de células é cultivada sobre uma lamínula que reside no fundo de um frasco adaptável à centrifugação, na técnica denominada *shell vial*. A amostra é inoculada no tubo e, em seguida, é centrifugada em baixa velocidade para melhorar a adsorção viral à superfície celular. Após intervalo de tempo designado, dependendo do antígeno viral, a monocamada infectada é corada com anticorpos específicos marcados para detecção de efeito pré-ci-

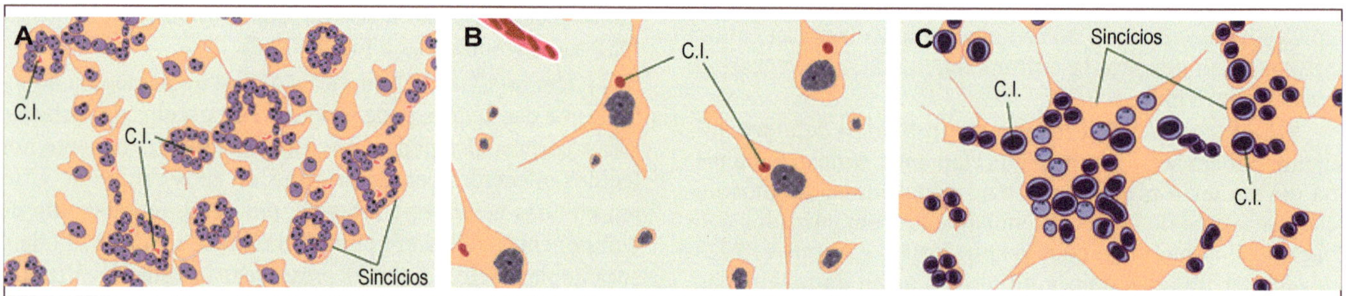

Figura 79.4 – *Representação esquemática de efeito citopático produzido pelos vírus da vaccínia (A); da raiva (B) e do herpes (C). Os corpúsculos de inclusão (C.I.) característicos estão apontados por setas: (A) corpúsculo de Guarnieri; (B) corpúsculo de Negri e (C) corpúsculo de Lipschultz (C).*
Fonte: Desenvolvida pela autoria.

topático. Esses ensaios facilitam e aceleram dramaticamente a detecção de vírus, em especial aqueles que crescem lentamente em culturas de células tradicionais, em comparação com o isolamento do vírus no sistema de cultura de células tradicional. Essa técnica foi, a princípio, usada na tentativa de acelerar o isolamento de CMV, mas foi rapidamente adaptada para outros vírus, como o do herpes simple tipos 1 e 2, o da gripe, vários vírus respiratórios, os enterovírus, os adenovírus, os vírus da dengue e da varicela-zóster, sendo igualmente eficiente.

Isolamento viral usando cocultivo de células

Nesse método, combinações de diferentes tipos de células são cultivadas em conjunto como uma única monocamada em um frasco. A amostra é inoculada, segue-se o intervalo de tempo requerido, a monocamada é, então, corada com vários anticorpos monoclonais, cada um marcado com um fluorocromo diferente. Após a adição de um segundo coquetel de anticorpos, as lamínulas coradas são examinadas em microscópio de fluorescência com diferentes filtros. Essa técnica possibilita não só o cultivo e o isolamento viral, como também a detecção de vários vírus no mesmo frasco. Atualmente, várias linhagens de células cocultivadas e comercialmente disponíveis são usadas para a identificação rápida de uma variedade de vírus, por exemplo, o cultivo simultâneo de adenovírus, CMV e herpesvírus simples utilizando as células MRC-5 e A549. Outro exemplo é a técnica de cultura celular rápida que utiliza monocamadas de células patenteadas com células mistas selecionadas pela sua capacidade para isolar uma variedade de vírus que causam infecções respiratórias. Nesse caso, a mistura é constituída pelas células A549 e células de pulmão de vison (Mv1Lu) e são utilizados anticorpos monoclonais marcados contra os adenovírus, os vírus da influenza A, da gripe B, da parainfluenza tipos 1, 2 e 3 e o vírus respiratório sincicial.

O uso dessa técnica também é uma alternativa para os laboratórios que pesquisam vírus altamente patogênicos, como é o caso do vírus da síndrome respiratória aguda grave (SARS, do inglês *severe accute respiratory syndrome*). Em razão da natureza desse vírus, a maioria dos laboratórios não quer isolá-lo em cultura. Para reduzir o risco potencial de crescimento desse vírus, uma linhagem cocultivada, composta da mistura de células Madin-Darby de rim canino (MDCK) e de células A549, tem sido usada, pois ela é incapaz de suportar o crescimento do vírus SARS ou outro coronavírus, mas é muito sensível para o isolamento de vírus respiratórios.

Linhagens de células transgênicas

A aplicação das células transgênicas em culturas de células envolve a introdução estável de elementos genéticos em uma célula de tal modo que, quando um vírus, e apenas um vírus em particular, entra nessa célula, um evento específico do vírus é disparado, o que resulta na produção de uma enzima facilmente mensurável. Essa estratégia proporciona um sistema de detecção simples e específica de vírus, melhorando a velocidade e a precisão de detecção. Os elementos genéticos podem ser derivados de fontes virais, bacterianas e celulares. Nesse caso, o vírus a ser detectado deve ser capaz de se ligar à célula, entrar nela e iniciar o seu ciclo replicativo e, consequentemente, disparar o sistema. Inicialmente, essa tecnologia foi aplicada, usando diferentes linhagens susceptíveis de células transgênicas, para os vírus HIV, poliovírus e herpes simples tipos 1 e 2. Atualmente, a linhagem de células transgênicas BHKICP6LacZ tem sido utilizada rotineiramente em laboratórios de diagnóstico de herpes simples, pois, além de proporcionar o isolamento rápido do vírus com o aparecimento de ECP, possibilita ainda a identificação e tipagem desses vírus quando são utilizados os anticorpos monoclonais específicos. Para o isolamento de enterovírus, são usadas a linhagem de células engenheiradas denominada BGMK-hDAF e a mesma linhagem cocultivada com a linhagem CaCo-2, enquanto para o vírus influenza A, são usadas as células engenheiradas 293T de rim embrionário humano.

Embora a maioria dos laboratórios possa combinar várias abordagens de cultura e métodos que não utilizam a cultura celular para aperfeiçoar o diagnóstico da doença viral, o isolamento de vírus em cultura de células continua a ser uma abordagem útil, especialmente quando um isolado viável é necessário; se os vírus viáveis e não viáveis devem ser diferenciados, quando a infecção não é característica de um único vírus, ou seja, quando o teste de um único vírus não é suficiente e quando os métodos com base em cultura disponíveis possam proporcionar um resultado de forma mais rápida do que os métodos moleculares.

Culturas celulares tridimensionais

Muitas são as contribuições do uso das culturas celulares bidimensionais 2D, desde o início dos anos 1900, quando era o *único* método para cultivar células. Além da grande utilidade para o isolamento e cultivo dos vírus, contribuem até hoje para elucidar as interações do vírus e a célula hospedeira, os mecanismos de transmissão, replicação e adaptação do vírus, bem como para a triagem de drogas antivirais. Apesar disso, há certas limitações. Por exemplo, não são capazes de representar a complexidade dos organismos vivos, podendo, ao longo do tempo, adquirir fenótipos que diferem dos tecidos originais e acabam por interferir nos resultados das pesquisas. Além disso, existem vírus que normalmente não infectam células cultivadas em monocamada, o que dificulta os estudos em Virologia.

A dificuldade em mimetizar o microambiente preciso e complexo dos organismos vivos nos sistemas 2D envolve vários aspectos. *In vivo*, a organização espacial da célula *é* resultado de interações célula-célula, célula-matriz extracelular e componentes celulares (citoesqueleto e organelas) que criam forças mecânicas e acabam por modular diversas propriedades celulares, como forma, diferenciação e migração. Isso não ocorre em sistemas de cultura 2D. Dessa maneira, características como junções celulares; polaridade apical-basal; e a comunicação celular por intermédio de gradientes de fatores de crescimento endógenos, quimiocinas e nutrientes não são reproduzidas e podem não refletir o que acontece em condições fisiológicas. Além disso, as culturas em monocamada modificam o padrão de expressão gênica possivelmente como resultado de sua adaptação ao plástico. Dependendo dos objetivos dos estudos, os resultados obtidos com os modelos 2D *in vitro* podem não corresponder fielmente ao *in vivo*. Portanto, tornou-se cada vez mais necessário o desenvolvimento de sistemas capazes de proporcionar maior similaridade com a fisiologia e a patologia *in vivo*, além de substituir a experimentação em animais. Em 2003, um programa de pesquisa foi criado pelo Instituto Nacional do Câncer nos Estados Unidos e impulsionou o desenvolvimento de sistemas tridimensionais *in vitro* que buscam mimetizar a fisiologia e a histologia de *órgãos* e tecidos humanos.

O método conhecido como "cultura de células tridimensional" ou "cultura de células 3D" tem sido amplamente utilizado nos *últimos* anos em estudos com cultura de células e, mais recentemente, nos estudos em Virologia, pois representam um ambiente mais fisiológico para as células, contribuindo para a adesão celular, manutenção da citoarquitetura, percepção do estímulo mecânico e sinalização celular que, por sua vez, regulam respostas funcionais que diferem das convencionais culturas 2D. No sistemas 3D, o ambiente celular pode ser manipulado para reproduzir aquele da célula *in vivo* e fornecer dados mais precisos sobre as células e suas interações e seu microambiente. Em comparação com a cultura de células 2D, mostrou melhorias em estudos direcionados *à* morfologia, ao monitoramento do número de células, *à* proliferação, *à* resposta a estímulos, *à* diferenciação, ao metabolismo de drogas, aos perfis de expressão gênica e *à* síntese de proteínas, graças *à* capacidade das culturas 3D de modelar uma célula *in vivo* durante o cultivo *in vitro*. Com os avanços da engenharia de tecidos, novas tecnologias surgiram e foram usadas como modelos *in vitro* mais fisiológicos, permitindo a construção de citoarquiteturas complexas, com melhor representação da heterogeneidade celular, composição da matriz extracelular (ECM) e funcionalidade dos tecidos nativos. As características principais das culturas 2D e 3D, assim como as vantagens e desvantagens de ambos os métodos, são mostradas no Quadro 79.2.

Quadro 79.2 – *Características das culturas 2D e 3D*

Caracteríscas importantes	*Cultura 2D*	*Cultura 3D*
Morfologia da célula	A forma da célula é plana e alongada, uma vez que as células só podem crescer e expandir-se bidimensionalmente. As células crescem em uma monocamada na placa	A forma natural da célula é preservada, assim como o crescimento celular. As células crescem em agregados/esferoides 3D. Os esferoides contêm várias camadas
Exposição celular ao meio	Todas as células na cultura recebem a mesma quantidade de nutrientes e fatores de crescimento, consequentemente, mais células podem estar no mesmo estágio do ciclo celular	Os nutrientes não precisam ser divididos igualmente entre todas as células, mas podem ser, se necessário. As células centrais geralmente permanecem quiescentes, pois recebem menos oxigênio e fatores de crescimento do meio. Esse processo se assemelha às células centrais em células tumorais, tornando possível imitar o comportamento e a estrutura de uma célula tumoral *in vivo*
Junção celular	As junções celulares são menos comuns e podem não representar tão precisamente as junções reais	As junções celulares são comuns e permitem a comunicação célula a célula. A comunicação celular ocorre por meio de trocas iônicas, pequenas moléculas e correntes elétricas
Diferenciação celular	A diferenciação celular é pobre	As células são bem diferenciadas
Sensibilidade a medicamentos	As células geralmente têm pouca resistência a medicamentos, o que pode não corresponder à realidade. Os medicamentos não são bem metabolizados	As células geralmente têm mais resistência ao tratamento. O metabolismo do medicamento é muito melhor. Fornece uma representação mais precisa dos efeitos do medicamento
Proliferação celular	As células proliferam em um ritmo anormal, geralmente muito mais rápido	As taxas de proliferação são realistas e podem ser altas ou baixas, dependendo da técnica e dos tipos de células em estudo
Níveis de expressão	Os níveis de expressão de genes e proteínas são, muitas vezes, muito diferentes em comparação com modelos *in vivo*	Os níveis de expressão de genes e proteínas se assemelham aos níveis encontrados em células *in vivo*
Custo	Para estudos em larga escala, é muito mais barato do que usar cultura 3D	São mais caros do que cultura de células 2D e requerem mais tempo de experimentação. O modelo 3D reduz as diferenças entre triagem de drogas *in vitro* e *in vivo*, diminuindo a probabilidade de precisar usar modelos animais
Apoptose	Drogas podem facilmente induzir apoptose em células	Taxas mais alta de resistência para apoptose induzida por drogas
Resposta a estímulos	Representação imprecisa da resposta a estímulos mecânicos das células. As células não sofrem ação da gravidade, pois são incapazes de se expandir em 3D	Representação precisa da resposta aos estímulos mecânicos das células. As células podem sofrer ação da gravidade, dando uma representação mais precisa de uma célula *in vivo*
Uso e análise	Altamente replicável e facilmente interpretável	Melhor para culturas de longo prazo. Pode ser difícil replicar experimentos, além de ser difícil interpretar os resultados gerados

Fonte: Adaptado de Jensen C, Teng, Y, 2020.

As culturas de células em modelos 3D têm muitas aplicações, como nas pesquisas relativas ao câncer e *às* de células-tronco, nos estudos dos perfis metabólicos das células, na descoberta de medicamentos, assim como no estudo de alguns tipos de vírus. A maneira como os vírus interagem com células cultivadas em seu ambiente ainda *é* uma questão de debate. Do ponto de vista técnico, as culturas de células 2D exibem apenas parcialmente o padrão morfomolecular necessário para o tropismo viral, não refletindo a complexidade do microambiente *in vivo*. Portanto, as culturas de células 3D são vistas como uma abordagem alternativa para estudar a replicação viral possivelmente mais próxima das condições *in vivo* do que modelos 2D, representando a ligação entre a cultura celular tradicional e os modelos *in vivo*.

Para vírus cultiváveis ou mesmo vírus fastidiosos, mostrou ser uma alternativa viável. Os modelos em 3D *in vitro* são usados para estudar a infectividade, cinética de replicação e interações vírus-hospedeiros de muitos tipos de vírus, como influenza, vírus respiratório sincicial, adenovírus, papilomavírus, norovírus, zikavírus e, mais recentemente, o coronavírus SARS-CoV-2, mostrando maior relevância fisiológica em comparação com modelos 2D. Alguns estudos comparativos usando modelos 2D e 3D com diferentes tipos de vírus como poxvírus, adenovírus, papilomavírus, vírus da hepatite B e C, zikavírus e o vírus da influenza apontaram vantagens do modelo 3D usando diferentes abordagens. Os modelos 3D foram capazes de mimetizar muitos tipos de tecidos usando diferentes linhagens celulares, apresentando maior sensibilidade no isolamento de vírus e especificidade de vários compostos antivirais do que modelos 2D convencionais.

Nos estudos recentes envolvendo o vírus SARS-CoV-2, algumas linhagens celulares, como as BEAS-2B, A549, Calu-3, Caco-2 e HEK293T, têm sido usadas principalmente em sistemas bidimensionais visando respostas para a infecção viral, ensaios de cinética, replicação e tropismo viral. Como se mostraram permissivas *à* infecção viral nesse modelo, são elementos promissores para a biofabricação de modelos 3D *in vitro*, que podem representar melhor o ambiente fisiológico dos hospedeiros onde a infecção por SARS-CoV-2 ocorre naturalmente.

Os tipos de modelos em 3D *in vitro* têm sido desenvolvidos desde 1971 e consistem em sistemas sem ancoragem (esferoides e organoides) ou baseados em ancoragem (plataforma 3D e bioimpressão 3D) usados para estudar a infectividade, cinética de replicação e interações vírus-hospedeiros de muitos agentes virais. Outros sistemas tridimensionais foram desenvolvidos, como as culturas organotípicas e, mais recentemente, os sistemas microfabricados de cultura microfluídica e os sistemas denominados de *órgãos* sobre *chip*.

▪ Esferoides

Um dos modelos utilizados no sistema tridimensional para o estudo dos vírus *é* o modelo de esferoides. Os esferoides são agregados celulares que crescem em meio de cultura usual e auto-organizam-se quando cultivados em superfícies não adesivas. As células unem-se e formam uma estrutura tridimensional esférica composta por três camadas, uma mais externa, onde as células sofrem divisão; uma camada mais interna com células quiescentes; e um núcleo necrótico. Acredita-se que o ambiente físico em esferoides seja mais próximo ao de tecidos vivos do que em sistema 2D. Como não existe interação das células com superfícies, as células preservam tanto as interações indispensáveis entre elas como seu respectivo fenótipo e ainda *têm* a capacidade de manter sua polarização. O tamanho e a morfologia dos esferoides podem variar, pois dependem do número de células cultivadas, do tipo celular e da capacidade das células estabelecerem adesões, podendo ser mais firmes ou mais frouxos. O microambiente formado nos esferoides também dependem de difusão de oxigênio, nutrientes e metabólitos celulares. Além disso, a concentração de O_2 no centro do esferoide *é* inversamente proporcional ao seu tamanho e, em geral, as células da região central de esferoides acima de 500 μm desenvolvem apoptose e necrose por causa de hipóxia.

Os esferoides podem ser cultivados de diferentes formas, em frascos e placas não aderentes, moldes não aderentes, biorreatores ou pelo método da gota suspensa (Figura 79.5A, B). Da mesma forma, também existem técnicas livres de ancoragem, como levitação magnética e microplacas com revestimento de fixação ultrabaixa.

Na metodologia conhecida como *magnetic 3D bioprinting spheroides*, as células são magnetizadas com nanopartículas biocompatíveis, incubadas e, posteriormente, transferidas para placas com superfície antiaderentes ou repelentes. As placas são, então, expostas a uma força magnética, abaixo de cada poço; consequentemente, as células formam agregados em forma de esferoides no fundo da placa. Na **levitação magnética**, a força magnética gerada *é* proveniente de *drivers* magnéticos que estão posicionados acima da placa, as células são levitadas por magnetismo e agregam-se, formando os esferoides no sobrenadante de cada poço (Figura 79.5C).

Em um estudo comparativo entre os modelos 2D e 3D, esferoides de células Vero E6 e A549, entre outras linhagens celulares, foram mais sensíveis *à* infecção pelos herpesvírus simples tipo 1 (HSV-1), CMV e adenovírus (ADV) do que culturas em monocamada das mesmas linhagens celulares. Em 24 horas, com altas doses de vírus, os esferoides foram infectados e, quando inoculados com doses mais baixas, a expressão de antígeno viral ocorreu mais cedo do que no clássico sistema *Shell-vial*. Outro estudo com esferoides gerados a partir de células HUH-7 demonstrou que as células eram mais polarizadas e expressavam níveis mais altos de receptores e marcadores. Além disso, foram mais permissivas *à* infecção pelo vírus da hepatite C (HCV). Da mesma forma, células tumorais de glioma U-118MG, normalmente resistentes *à* infecção por reovírus, após engenheiradas nos modelos 3D, geraram esferoides que morreram após transdução com o sistema baculovírus-reovírus, diferentemente do que ocorre com culturas em monocamada das mesmas células.

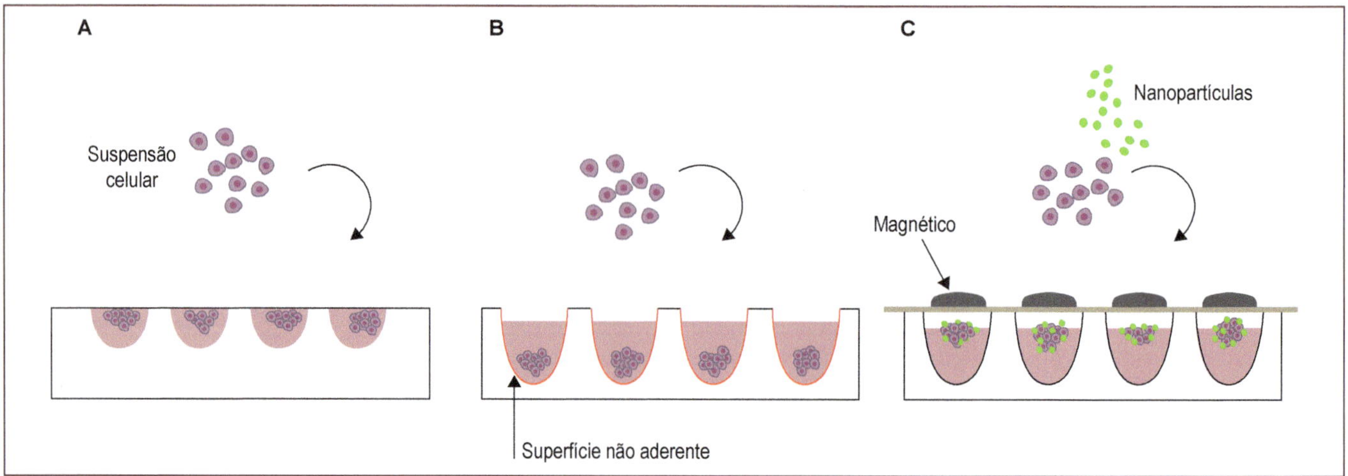

Figura 79.5 – *Modelos de esferoides multicelulares tridimensionais. (A) Suspensão de células cultivadas em meio regular utilizando a técnica de gota suspensa. (B) Esferoides cultivados em placa com superfície que impede a adesão celular. (C) Esferoides gerados pela técnica de levitação magnética, em que as células são incubadas com nanopartículas e expostas a um campo magnético.*
Fonte: Desenvolvida pela autoria

■ Culturas de órgãos

Desde meados de 1900, diferentes técnicas foram desenvolvidas e aprimoradas com o objetivo de criar um ambiente fisiológico ideal para cultivar *órgãos* ou fragmentos de tecido. Para que esses tecidos em cultivo não fiquem imersos em meio líquido, já que trocas gasosas e difusão de nutrientes podem ser prejudicadas nesse contexto, vários modelos e estratégias de cultivo foram pensados. Basicamente, as culturas de *órgãos* ficam apoiadas em um suporte, de forma que os tecidos estejam na interface líquido-ar. Alguns modelos já foram desenvolvidos, como suportes com filtro microporoso aplicado sobre grade de metal, gel de colágeno ou esponja e, atualmente, insertos com membrana porosa(Figura 79.6).

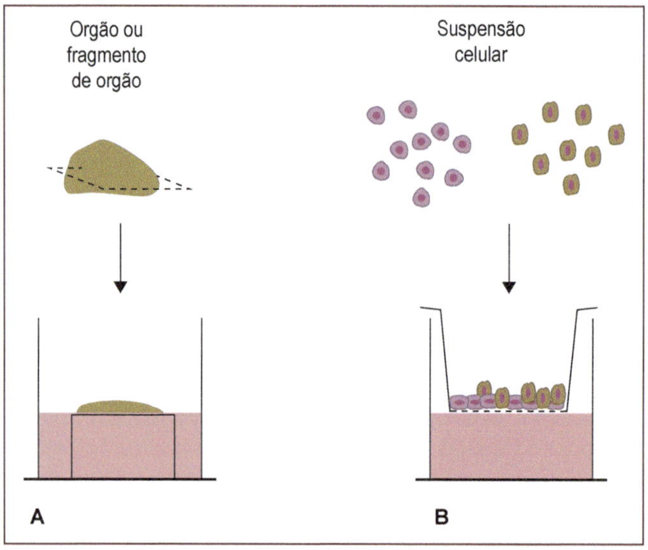

Figura 79.6 – *Modelos de culturas de células tridimensionais sustentadas mecanicamente. (A) Cultura organotípica de jangada. Nesse sistema órgão ou fragmento de órgão são cultivados sobre um suporte e mantidos na interface líquido-ar. (B) Células são cultivadas em inserto na interface líquido-ar. O modelo permite o cocultivo de células na membrana porosa ou no fundo do poço.*
Fonte: Desenvolvida pela autoria.

■ Culturas organotípicas

Um dos primeiros ensaios usando o modelo de suporte mecânico foi obtido plaqueando queratinócitos de ratos ou humanos em um equivalente dérmico *in vitro*. O equivalente dérmico juntamente com as células epiteliais foram colocados sobre grades de aço inoxidável e mantidos na interface ar-líquido, gerando uma configuração celular com várias camadas. Dessa maneira, importantes características das células epiteliais puderam ser observadas como proliferação, estratificação e diferenciação, além de diferenciação terminal queratinizante e a presença de estruturas envolvidas na adesão célula-célula. Queratinócitos derivados da epiderme cultivados da forma convencional em meio líquido formam uma monocamada, mas quando expostos a uma interface líquido-ar, estratificam e diferenciam-se formando uma camada queratinizada.

As culturas epiteliais organotípicas, também conhecidas como "culturas de jangadas epiteliais organotípicas" ou apenas "culturas de jangadas", podem ser preparadas a partir de queratinócitos primários, o principal tipo celular da epiderme, bem como de linhagens celulares estabelecidas. Quando são derivadas de queratinócitos normais, reproduzem com precisão o processo de diferenciação epitelial *in vitro* e exibem uma composição bioquímica característica, resultado de diferenças na expressão gênica e na atividade metabólica. A combinação de queratinócitos humanos, uma matriz de colágeno e fibroblastos, que são células da derme, em um ambiente controlado produz uma pele artificial composta por várias camadas de células. Outra vantagem ao utilizar esse sistema *é* que alguns mecanismos moleculares e bioquímicos resultantes de manipulação genética das células originais, incluindo a superexpressão ou o silenciamento de produtos gênicos específicos, podem ser analisados. Além disso, esses modelos têm colaborado para a elucidação das vias moleculares e de estímulos fisiológicos que regulam a diferenciação epidérmica normal e sua disfunção em condições patológicas.

Além do modelo com queratinócitos, a técnica com suporte mecânico foi, mais recentemente, adaptada para cultura de células do epitélio respiratório, cujas células também têm contato com o ar *in vivo*. De maneira similar ao cultivo dos queratinócitos, as células são cultivadas sobre membrana porosa de inserto e expostas *à* interface líquido-ar, podendo ter sua superfície recoberta por matriz extracelular. Para mimetizar o estroma subjacente, esse modelo ainda permite o cocultivo com fibroblastos imersos na matriz de colágeno. Com essa metodologia, foi possível reproduzir a morfologia característica do epitélio respiratório, que se organiza de forma mais fisiológica, um epitélio pseudoestratificado cilíndrico ciliado, com células das vias aéreas condutoras e a presença de células caliciformes.

Recentemente, esses sistemas de cultura *in vitro* também despertou o interesse das indústrias farmacêutica e cosmética como modelo alternativo ao uso de animais de laboratório para teste de novos fármacos e de citotoxicidade. Alguns modelos de epiderme e de epitélio respiratório já estão sendo produzidos e estão comercialmente disponíveis.

As culturas organotípicas epiteliais têm contribuído sobremaneira para o estudo de alguns vírus como os papilomavírus, herpesvírus e, mais recentemente, os coronavírus. A porta de entrada para a maioria dos patógenos aos que as pessoas estão expostas todos os dias são as células epiteliais da pele e da mucosa. Para alguns vírus, as células epiteliais são o local da infecção primária e da replicação viral antes de se espalharem para outros *órgãos* e tecidos do corpo. Os papilomavírus, por exemplo, têm um tropismo acentuado por epitélio e mucosa. O ciclo de vida do papilomavírus humano, o HPV, está estritamente associado ao programa de diferenciação do epitélio estratificado. Para atingir uma infecção produtiva, o HPV tem de atingir e infectar as células da camada basal, as *únicas* células do epitélio capazes de proliferar. Nesse sentido, as culturas organotípicas de jangadas têm sido fundamentais para o entendimento da biologia deste vírus: como o HPV manipula a célula, sintetiza seu material genético, produz novas partículas virais e como escapa da resposta imune. O uso desse sistema foi imprescindível para determinar que a amplificação do genoma do HPV e a transcrição gênica dependem altamente da diferenciação epitelial e estão restritas a camadas celulares específicas do epitélio. Além disso, o método tem auxiliado na compreensão atual das complexas interações moleculares existentes não apenas entre o HPV e os queratinócitos do hospedeiro, mas também entre esse vírus e o tecido epitelial e, em virtude da presença de uma membrana basal definida, essas culturas são apropriadas para estudar o efeito dos genes do HPV na invasão celular e na atividade de metaloproteínases de matriz. Finalmente, ainda podem ser usadas para a testagem de compostos capazes de impedir a infecção e/ou a replicação do HPV.

Recentemente, a dinâmica de replicação, o tropismo celular e a morfogênese do SARS-CoV-2 foram investigados em culturas organotípicas de epitélio das vias aéreas humanas (HAE) de interface ar-*líquido* (ALI). Além de propiciar a replicação do SARS-CoV-2 em células ciliadas e secretoras, em comparação com o modelo de cultivo em células imortalizadas Vero E6 ou Huh7, essas culturas se mostraram superiores na manutenção da replicação viral. Esferoides de células pulmonares e de cérebro cultivados em biorreatores foi outro modelo *in vitro* utilizado para avaliar a infecção pelo vírus SARS-CoV-2. Efeitos citopáticos puderam ser observados em ambos os tipos de esferoides, sugerindo um comportamento semelhante ao *in vivo*, sendo promissor para estimar a fisiopatologia do pulmão, do cérebro e de outros tecidos infectados com SARS-CoV-2.

Para as pesquisas com o vírus da influenza A, alguns sistemas 3D foram desenvolvidos. Para simular a estrutura da barreira alveolar, células epiteliais das vias aéreas foram mescladas a uma mistura polimérica de colágeno-quitosana. Quando infectadas com os vírus H1N1 e H3N2, as células do sistema 3D eram morfologicamente mais semelhantes ao tecido original e apresentavam resposta imune também equivalente.

O sistema de culturas organotípicas também foi usado como modelo para estudar o processo infeccioso inicial e a disseminação do HSV-1 em tecido epitelial humano totalmente estratificado e diferenciado. Os resultados obtidos demonstraram que o vírus penetrou na camada basal do epitélio em replicação e cresceu em títulos elevados, porém limitou-se a essa camada.

Além disso, a cinética de crescimento do HSV-1 também pode ser determinada nesse sistema. Outro ensaio desenvolvido com culturas organotípicas com jangadas revelou que o herpesvírus de quelônios, o ChHV5, associado a uma doença tumoral de tartarugas marinhas, que não cresce em células cultivadas em monocamada, pode replicar ativamente nas células cultivadas de tartaruga verde, seu hospedeiro natural, quando a complexa estrutura tridimensional da pele da tartaruga foi replicada em modelo 3D.

Até o momento, apesar de nenhum modelo *in vitro* substituir completamente a experimentação com animais de laboratório, os modelos de culturas de células tridimensionais são uma boa alternativa para minimizar o seu uso, uma vez que representam modelos mais próximos da complexidade dos tecidos.

Bibliografia recomendada

Brooks GF, Carroll KC, Butel JS, Morse SA, Mietzner TA. Jawetz Melnick & Adelberg's medical microbiology. 26. ed. New York: McGraw Hill, 2013.

de Melo BAG, Benincasa JC, Cruz EM, Maricato JT, Porcionatto MA. 3D culture models to study SARS-CoV-2 infectivity and antiviral candidates: from spheroids to bioprinting. Biomedical journal. 2021;44(1):31-42. doi: 10.1016/j.bj.2020.11.009.

Flint SJ, Enquist LW, Racaniello VR, Skalka AM. Principles of virology. 3. ed. Washington: ASM Press, 2009.

Jensen C, Teng Y. Is it time to start transitioning from 2D to 3D cell culture? Frontiers in molecular biosciences. 2020;7:33. doi: 10.3389/fmolb.2020.00033.

Jonsdottir HR, Dijkman R. Coronaviruses and the human airway: a universal system for virus-host interaction studies. Virology journal. 2016;13:24. doi.org/10.1186/s12985-016-0479-5.

King AMQ, Adams MJ, Carsten EB, Lefkowitz EJ (eds.). Virus taxonomy: ninth report of the International Committee on Taxonomy of Viruses. San Diego: Academic Press, 2012.

Kloker LD, Yurttas C, Lauer UM. Three-dimensional tumor cell cultures employed in virotherapy research. Oncolytic virotherapy. 2018;7:79-93. doi: 10.2147/OV.S165479.

Knipe DM, Howley PM, Cohen JI, Griffin DE, Lamb RA, Martin MA, et al. Fields Virology. 6. ed. Philadelphia: Lippincott Williams & Wilkins, 2013.

Leland DS, Ginocchio CC. Role of cell culture for virus detection in the age of technology. Clin Microbiol. 2007;20:48-78.

Moraes AM, Augusto EFP, Castilho LR. Tecnologia do cultivo de células animais: de biofármacos à terapia gênica. SãoPaulo: Roca, 2008.

Ramani S, Crawford SE, Blutt SE, Estes MK. Human organoid cultures: transformative new tools for human virus studies. Current opinion in virology. 2018;29:79-86. doi: 10.1016/j.coviro.2018.04.001.

Rosellini A, Freer G, Quaranta P, Dovere V, Menichini M, Maggi F, et al. Enhanced in vitro virus expression using 3-dimensional cell culture spheroids for infection. Journal of Virological Methods. 2019;265:99-104. doi: 10.1016/j.jviromet.2018.12.017.

Termini L, Boccardo E. Epithelial organotypic cultures: a viable model to address mechanisms of carcinogenesis by epitheliotropic viruses. Curr Top Med Chem. 2018;18(4):246-55. doi: 10.2174/1568026618666180410125850.

Visalli RJ, Courtney RJ, Meyers C. Infection and replication of herpes simplex virus type 1 in an organotypic epithelial culture system. Virology. 1997;230(2):236-43. doi: 10.1006/viro.1997.8484.

Work TM, Dagenais J, Weatherby TM, Balazs GH, Ackermann M. In: Vitro replication of chelonid herpesvirus 5 in organotypic skin cultures from Hawaiian green turtles (Chelonia mydas). Journal of virology. 2017;91(17):e00404-17. doi: 10.1128/JVI.00404-17.

Zhu N, Wang W, Liu Z, Liang C, Wang W, Ye F, et al. Morphogenesis and cytopathic effect of SARS-CoV-2 infection in human airway epithelial cells. Nature communications. 2020;11(1):3910. doi: 10.1038/s41467-020-17796-z.

Diagnóstico Laboratorial das Infecções Virais

80

Jansen de Araujo
Maria Lucia Rácz

Até recentemente, o diagnóstico laboratorial das viroses não era realizado em laboratórios clínicos e de hospitais, pois as técnicas utilizadas, como isolamento em culturas celulares, identificação viral e/ou sorologia, eram muito lentas e caras, os reagentes não estavam amplamente disponíveis e não existiam tratamentos para as infecções virais, o que limitava a utilidade dos testes diagnósticos. Com o desenvolvimento de técnicas mais rápidas e de drogas antivirais eficientes, a Virologia Diagnóstica teve um grande desenvolvimento e é essencial à prática médica em diversos grupos de pacientes, por exemplo, aqueles internados com infecções respiratórias agudas, pacientes de transplantes e outros pacientes imunocomprometidos, pacientes infectados com o vírus da imunodeficiência adquirida (HIV), vírus da hepatite B e C e crianças com infecções congênitas.

O diagnóstico laboratorial das viroses tem sido dividido em: diagnóstico clássico, que inclui as técnicas de isolamento e a identificação de vírus, a sorologia; e o diagnóstico rápido das viroses, que visa à demonstração direta do vírus, de antígenos ou de ácidos nucleicos virais em amostras clínicas.

Coleta de material

Se considerarmos o custo médio elevado do diagnóstico laboratorial das infecções virais, é essencial não só que os espécimes destinados ao exame sejam colhidos no momento certo e mantidos em condições adequadas, como também que sejam os mais indicados ao diagnóstico em vista.

Para o diagnóstico de infecções virais agudas, os melhores espécimes clínicos devem ser obtidos do local da doença. Por exemplo, de pacientes com suspeita de meningite viral, o líquido cefalorraquidiano (LCR) deve ser obtido. Em infecções da pele ou das mucosas, espécimes dessas superfícies são adequados. Os títulos virais são maiores nos primeiros dias da doença; assim, quanto antes a amostra for obtida, mais preciso será o resultado.

De modo geral, as amostras clínicas de quadros respiratórios devem ser colhidas nos 5 primeiros dias após o início dos sintomas. Nas infecções intestinais, em que a excreção de vírus pelas fezes é, em geral, mais prolongada, a coleta pode ser feita nas 3 semanas que se seguem ao aparecimento da diarreia.

Considerando a relativa labilidade dos vírus fora do organismo do hospedeiro, é necessário colher os espécimes em meio tamponado próprio para transporte, onde se conservam adequadamente por 24 horas a 4 °C. A conservação em temperaturas mais baixas é contraindicada, pois pode ocasionar a destruição das partículas virais, particularmente as que têm envelope lipoproteico.

Na Tabela 80.1, estão discriminados os materiais a serem colhidos em casos de suspeita de infecção viral.

Sempre que se colhe sangue para as reações sorológicas, devem ser obtidas duas amostras, sendo uma delas de fase aguda, nos primeiros dias após a manifestação dos sintomas, e a outra de fase convalescente, cerca 2 a 3 semanas depois.

Isolamento e identificação de vírus

O isolamento de vírus é o método tradicional que oferece melhores resultados. No entanto, tem como inconveniente obrigar o uso de uma grande variedade de sistemas celulares e de só fornecer resultados depois de um tempo relativamente longo. Por sua vez, resultados negativos no isolamento não excluem a possibilidade de etiologia viral.

O isolamento de vírus faz-se, normalmente, em culturas celulares primárias (células de âmnio humano, de rim de feto humano ou de rim de várias espécies de macacos), culturas celulares diploides (WI_{38} ou MRC-5, e culturas de linhagens contínuas, heteroploides, que podem ser subcultivadas indefinidamente (HeLa, HEp_2, MDCK, LLC-MK2, rhabdomiosarcoma (RD)). Em geral, é necessário utilizar mais do que uma linhagem celular para se obterem bons resultados no isolamento de vírus (ver Capítulo 79).

Os resultados da infecção viral, em culturas celulares, podem ser observados pela presença de efeito citopático (ECP), pela presença de corpúsculos de inclusão, pela produção de antígenos virais, pela hemadsorção (adsorção de hemácias a células infectadas com certo vírus), pelo assim denominado "fenômeno de interferência" e por métodos moleculares de identificação de ácidos nucleicos. As alterações morfológicas que podem ser visualizadas ao microscópio óptico ocorrem quando células em cultura infectadas por vírus se denominam "efeito citopático". O ECP não permite a identificação específica do vírus, mas é possível correlacionar esse tipo de alteração com alguns grupos de vírus (ver Capítulo 79).

Tabela 80.1
Tipos de amostras a serem coletadas para diagnóstico de infecções virais

Amostra para o isolamento de vírus e/ou identificação direta								
Síndromes clínicas/vírus	*Sangue*	*Swab nasal, aspirado da nasofaringe, lavado de garganta*	*Escarro*	*Vesícula, lesão*	*Urina*	*Fezes, Swab retal*	*Líquido cefalorraquidiano*	*Outros testes*
Trato respiratório								LBA
Adenovírus		X	X		O			
Citomegalovírus	X	X	X		X			
Enterovírus		X	X			X		
Herpes simples		X	X					
Influenza		X	X					LBA
Caxumba		X			X			
Parainfluenza		X	X					LBA
Vírus sincial respiratório		X	X					
Coronavírus		X	X					
Exantemas		X	X					
Enterovírus		X		X		X		
Herpes simples				X				
Sarampo	X	X			O			Sorologia
Rubéola		X			O		O	Sorologia
Varicela-zóster	O	O		X				
Zikavírus	X				O		O	Sorologia
Chikungunya	X							Sorologia
Gastroenterites								
Enterovírus		X				X		
Infecções do sistema nervoso central								
Enterovírus		X				X	X	Cérebro
Herpes simples		O		X			X	Cérebro
Sarampo	X						X	Sorologia
Caxumba		X			X		X	Sorologia
Infecções congênitas								
Citomegalovírus	X	X			X			
Enterovírus		X				X		
Herpes simples		X		X	O		O	
Rubéola		X			O		O	IgM
Mononucleose infecciosa								
Citomegalovírus	o	X			X			

LBA: lavado broncoalveolar; O: amostra pode auxiliar o diagnóstico; x: amostra mais adequada.
Fonte: Desenvolvida pela autoria.

Um grande número de viroses humanas está associado à presença de corpúsculos de inclusão, intranucleares ou intracitoplásmicos, com características de coloração eosinófilas ou basófilas. Tanto a localização como a coloração dão uma indicação, mais ou menos segura, do tipo de vírus que infecta a célula. Não se deve esquecer, no entanto, de que nem todos os corpúsculos de inclusão são de origem viral, podendo ser encontrados em culturas de células não inoculadas com vírus ou em culturas de células submetidas à ação de íons metálicos, como alumínio, ferro e chumbo. Inclusões intracitoplásmicas podem ser identificadas, por exemplo, em culturas infectadas com vírus da vaccínia, vírus sincicial respiratório (RSV) e vírus da raiva; células infectadas com vírus do herpes simples e adenovírus formam corpúsculos intranucleares; nos casos de vírus do sarampo e RSV, surgem inclusões dos dois tipos.

As partículas virais ou antígenos virais podem ser ainda detectados antes do aparecimento do ECP, usando-se as técnicas de imunofluorescência direta ou indireta (Figura 80.1). Os resultados obtidos são de boa qualidade nas infecções pelos vírus respiratórios, como RSV, vírus parainfluenza 1 e 3, influenza e adenovírus, bem como para os vírus herpes tipos 1 e 2, sarampo e rubéola. As grandes vantagens desse método são a rapidez, a especificidade e a economia. Estudos com o vírus da influenza B mostram que o vírus pode ser identificado 24 horas antes do aparecimento de qualquer ECP e 48 horas antes que seja possível fazer a tipagem por inibição da hemaglutinação. A utilização simultânea da imunofluorescência e da hemadsorção pode permitir um diagnóstico de influenza A, em cerca de 7 dias, em elevada porcentagem de casos (70%). No caso das infecções por citomegalovírus (CMV), cujo ECP pode demorar até 20 dias para evidenciar-se, a imunofluorescência permite o diagnóstico 3 dias após a inoculação das culturas celulares com espécimes clínicos.

A prova de hemadsorção é da maior utilidade para a evidenciação de vírus que dificilmente ocasionam ECP, mas têm a propriedade de promover a adsorção de determinados tipos de hemácias, como é o caso dos vírus da influenza, parainfluenza, sarampo e caxumba. A hemadsorção ocorre porque a infecção de culturas celulares com alguns vírus ocasiona a expressão, na superfície da célula, de proteínas virais com capacidade de ligar-se à membrana de eritrócitos. Para testar a hemadsorção, uma suspensão de hemácias é introduzida na cultura celular previamente inoculada com uma amostra clínica. Após um período de incubação, em geral, de 30 minutos, a cultura é submetida à microscopia óptica para verificar a ligação dos eritrócitos às células. Se a hemadsorção for detectada, o vírus pode ser identificado por imunofluorescência.

O ensaio de interferência se baseia no fenômeno de que uma cultura celular infectada com um determinado vírus pode tornar-se resistente à infecção por outro vírus, ao qual era originalmente sensível. Para executar esse ensaio, uma cultura celular inoculada com uma amostra clínica é desafiada com um vírus-teste, para o qual a célula apresenta suscetibilidade. Um controle de células deve também ser inoculado com o vírus desafio para demonstrar sua viabilidade. A interferência é confirmada se o vírus desafiante se multiplica no tubo-controle e não no tubo inoculado com as amostras em teste. Quando a interferência é demonstrada, o vírus pode ser identificado por imunofluorescência. Um exemplo dessa técnica é o isolamento do vírus da rubéola, em que o vírus Echo-11 é utilizado como desafiante.

Atualmente, a maioria dos cultivos virais é realizado pela a técnica de *shell vial*, na qual a amostra clínica é centrifugada sobre a monocamada celular e o crescimento viral é detectado por meio dos antígenos virais, independentemente do aparecimento de ECP. Esse método foi desenvolvido originalmente para a detecção de CMV, mas tem sido aplicado ao diagnóstico de outros vírus, como os herpesvírus simples, varicela-zóster, vírus respiratórios e enterovírus. A maior vantagem dessa técnica é a diminuição do tempo necessário para a detecção dos antígenos virais. Um diagrama do método é apresentado na Figura 80.2.

Foram ainda desenvolvidas linhagens celulares alteradas por engenharia genética. Essas linhagens, que normalmente não são suscetíveis a determinados vírus, tornam-se suscetíveis. Com essa técnica, também podem ser criados outros métodos de detecção do crescimento viral. Um exemplo é a linhagem celular derivada de rim de hâmster (BHK, do inglês *baby hamster kidney*) transfectada com o gen da

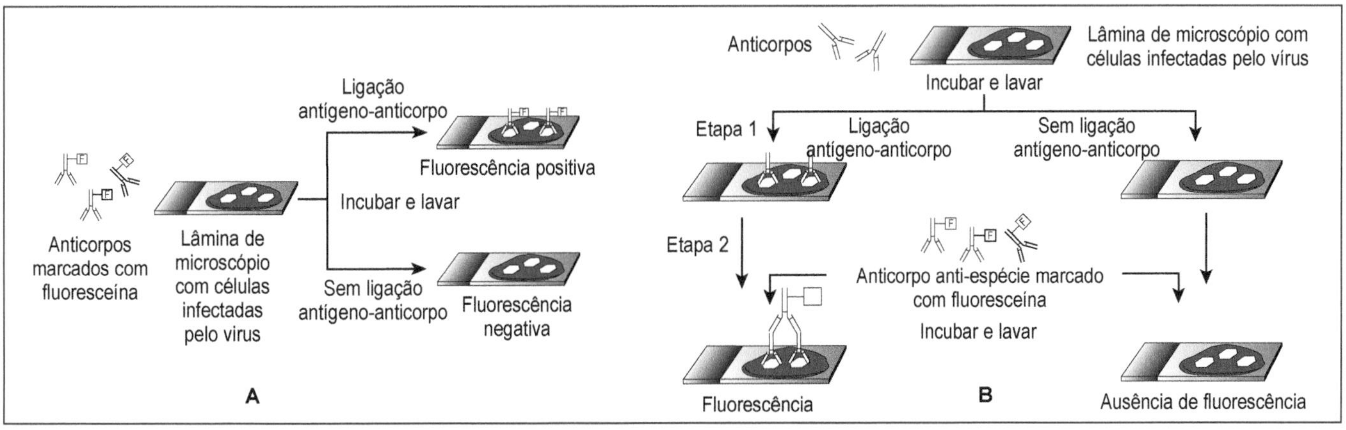

Figura 80.1 – *Reação de imunofluorescência direta (A) e indireta (B) para diagnóstico viral.*
Fonte: Desenvolvida pela autoria.

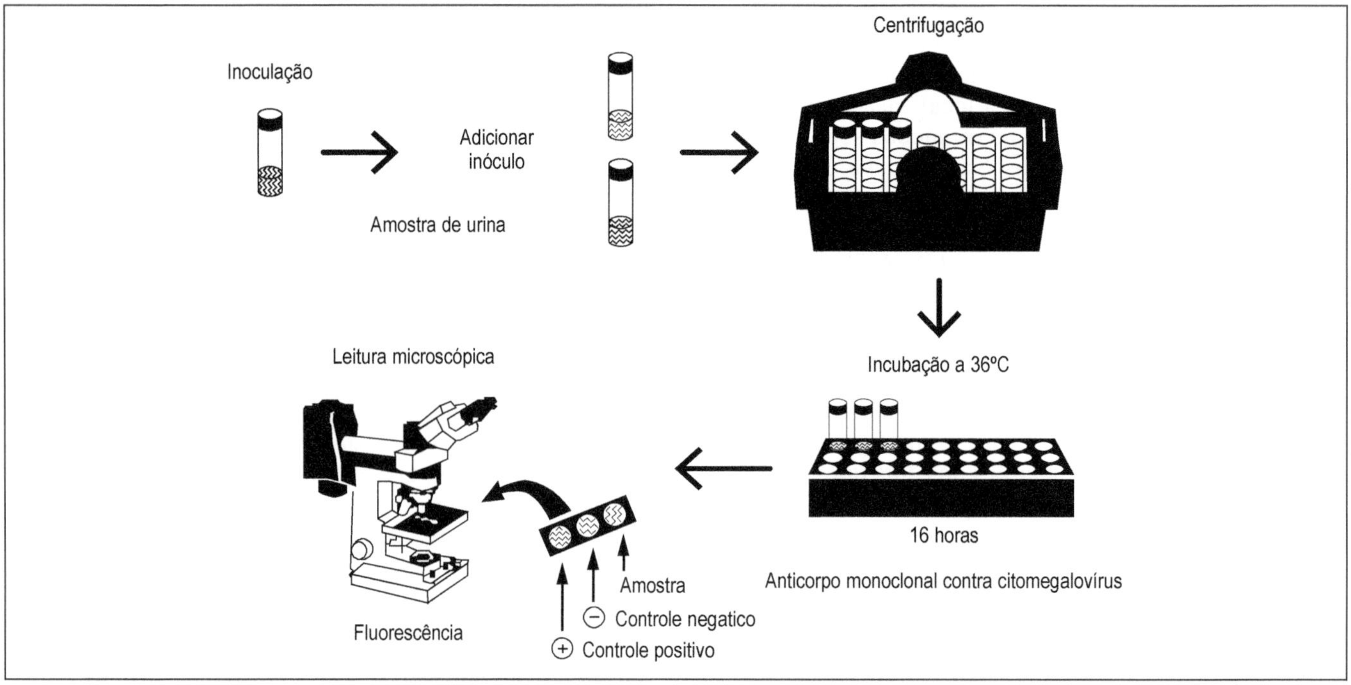

Figura 80.2 – *Técnica de Shell-Vial para o diagnóstico de citomegalovírus.*
Fonte: Desenvolvida pela autoria.

betagalatosidase de *Escherichia coli,* sob controle do promotor do gen UL39 do herpesvírus simples (HSV).

O promotor é ativado pela presença do HSV na amostra clínica, causando a produção de betagalactosidase, que pode ser detectada por um método simples de coloração histoquímica, 16 a 24 horas após a inoculação, com sensibilidade comparável à cultura celular convencional para o diagnóstico de HSV.

A reação de neutralização da atividade da partícula viral por anticorpos homólogos é uma prova de elevada sensibilidade e alta especificidade, muito embora tenha o inconveniente de obrigar o uso de elevado número de culturas celulares, o que consome longo tempo para a realização da prova. A reação é feita em duas etapas: na primeira, os vírus e anticorpos são misturados e incubados em temperaturas apropriadas; na segunda etapa, após a incubação, as culturas celulares são inoculadas com a mistura. Se o anticorpo utilizado na primeira etapa for específico, o vírus é neutralizado e não causa ECP nas culturas celulares; se o anticorpo não for específico, o vírus permanece ativo e causa ECP. O princípio da técnica é apresentado na Figura 80.3. Por essas razões, têm sido desenvolvidas técnicas que utilizam microplacas em substituição aos tubos de cultura, que, para a identificação de poliovírus, outros enterovírus e herpesvírus, têm dado resultados satisfatórios. Com relação aos poliovírus e ao vírus do sarampo, a prova de neutralização em microplacas já foi adaptada à automação. A prova de inibição metabólica, em que se aproveitam as alterações do pH do meio de cultura como indicadores da presença ou da ausência de neutralização viral, já foi padronizada para identificação de poliovírus, reovírus e alguns arbovírus.

Sorologia

A pesquisa de anticorpos no soro do paciente foi um dos primeiros métodos utilizados no diagnóstico virológico e ainda tem importância. Pode ser utilizada para o diagnóstico de infecção aguda ou para a determinação do estado imune a vírus específicos. Esse tipo de diagnóstico é importante para vírus que não são cultiváveis ou são de difícil cultivo, para infecções cuja amostra clínica não pode ser obtida com facilidade (p. ex., biópsias), quando a amostra clínica para isolamento viral foi coletada tardiamente ou quando um vírus foi identificado, mas existem dúvidas sobre seu papel na doença.

Os testes sorológicos tradicionais identificam, em geral, IgG no soro do paciente. Para o diagnóstico de infecções agudas, os resultados da sorologia devem basear-se no aumento do título de anticorpos no soro convalescente, coletado de 2 a 3 semanas após o aparecimento dos sintomas, de pelo menos quatro vezes em relação ao soro da fase aguda da doença. Esse aumento de título é denominado "soroconversão". Pode-se ainda diagnosticar uma infecção aguda pela pesquisa de anticorpos da classe IgM, que, em geral, só estão presentes em infecções recentes (ver Capítulo 76). Para os vírus Epstein-Barr, CMV, hepatite A e B, sarampo, rubéola, caxumba, parvovírus B19 e os que causam encefalites, vírus das febres hemorrágicas, zikavírus e o da dengue, a pesquisa de IgM específica e/ou o diagnóstico mediante soros pareados podem ser utilizados. Para os vírus da raiva, da dengue, HIV e HTLV I e II, a infecção aguda também pode ser diagnosticada pela sorologia. A determinação do estado imune pode ser utilizada, entre outros, para os seguintes vírus: varicela-zóster; herpesvírus simples; Epstein-Barr; rubéola; sarampo; parvovírus B19; hepatites A e B.

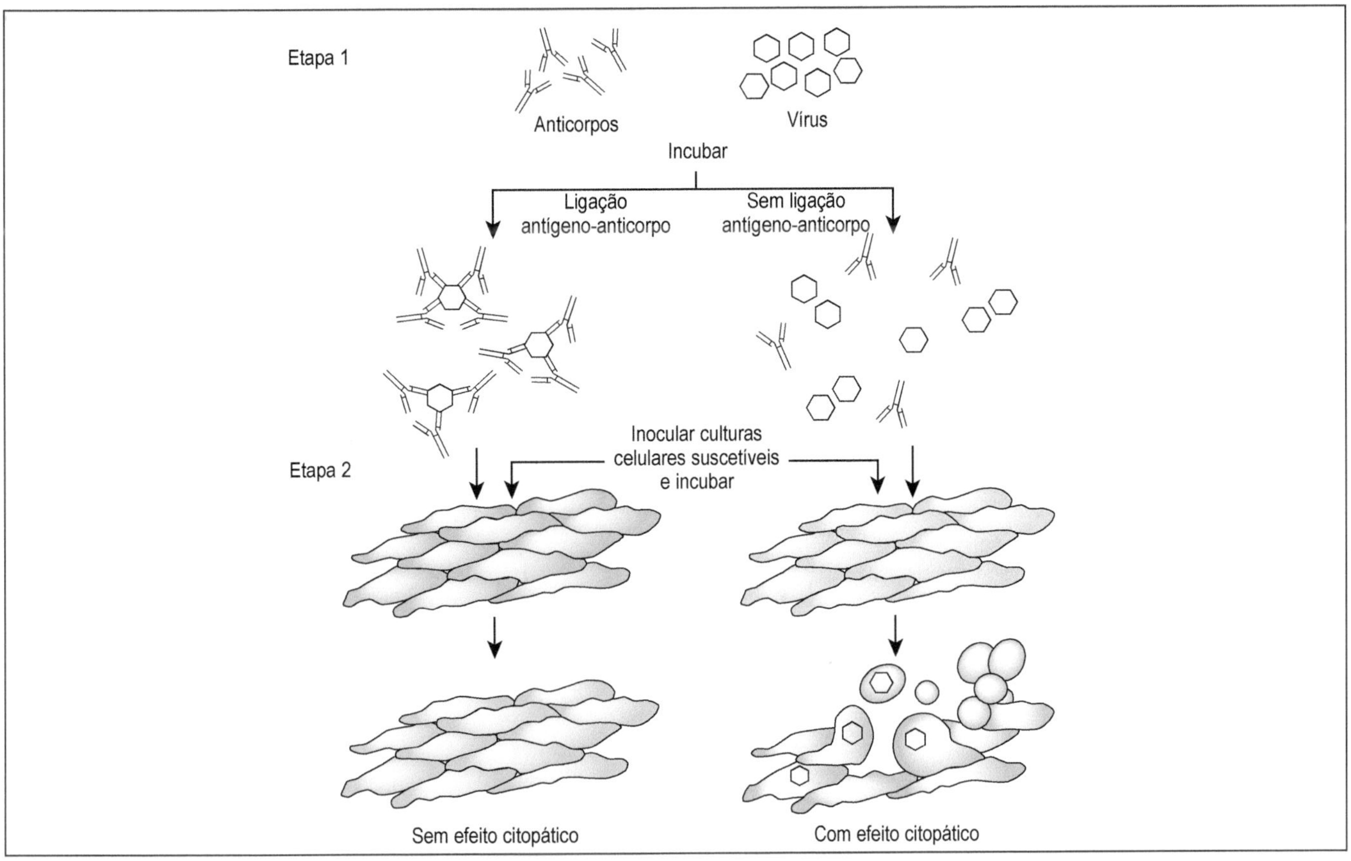

Figura 80.3 – *Reação de neutralização para o diagnóstico de vírus.*
Fonte: Desenvolvida pela autoria.

Várias técnicas podem ser empregadas, e as mais utilizadas são os ensaios de ligação, os ensaios de ligação imune, ensaios funcionais e ensaios de aglutinação.

■ Ensaios de ligação

Os ensaios de ligação medem diretamente a ligação de anticorpos aos antígenos virais. Os mais utilizados são o ensaio imunoenzimático (EIE), o radioimunoensaio (RIE) e a reação de imunofluorescência indireta (Figura 80.1). Esses ensaios podem ser utilizados em diversas formas. Em um dos formatos mais comuns, os antígenos virais, que podem ser células infectadas, preparação de vírus purificados ou uma proteína viral recombinante, são ligados a uma superfície sólida, que pode ser a superfície interna de uma microplaca, uma esfera de plástico ou uma lâmina de microscópio, no caso da imunofluorescência. O soro é adicionado, permitindo-se a ligação dos anticorpos específicos presentes. Após um período de incubação adequado, o soro é removido e o suporte sólido é lavado extensivamente. A próxima etapa é a adição de um segundo anticorpo, também denominado "anticorpo detector", com especificidade para imunoglobulinas humanas. Esse segundo anticorpo é, geralmente, um anticorpo monoclonal ou um anticorpo policlonal obtido em uma espécie diferente. No EIE, esse segundo anticorpo é ligado a uma enzima, em geral, a peroxidase. No radioimunoensaio, é ligado a um composto radioativo, em geral, I_{125} e, na reação de imunofluorescência, à fluoresceína. O segundo anticorpo marcado liga-se ao anticorpo inicial e o suporte é lavado novamente. A presença do segundo anticorpo é detectada com base em uma reação colorimétrica após a adição de um substrato da peroxidase (EIE), por radiometria (RIE) ou em um sinal fluorescente ao microscópio de imunofluorescência. Uma vantagem importante desses ensaios é que podem ser modificados para detectar anticorpos específicos das classes IgM ou IgA, utilizando anticorpos detectores isotipo-específicos. Usa-se o EIE para a dosagem de anticorpos nas infecções pelo HIV, sarampo, caxumba, diarreia por rotavírus, infecções por CMV, adenovírus e nas hepatites A e B (Figura 80.4). O RIE, usado, inicialmente, com bons resultados na titulação de anticorpos nas hepatites A e B, tem hoje aplicação no diagnóstico de diversas infecções.

■ Ensaios de ligação imune (*Imunoblotting*)

A pesquisa de anticorpos específicos contra proteínas virais pode ser feita pelos ensaios do tipo *imunoblotting*, que combinam a separação eletroforética de proteínas com técnicas de detecção de anticorpos. A palavra *blotting* refere-se à transferência de DNA (*southern blot*), RNA (*northern blot*) ou proteínas (*western blot*) de géis de eletroforese, em que são separados, para membranas, em geral, de nitrocelulose.

Os ensaios de *imunoblotting* apresentam alta especificidade por causa da habilidade em detectar anticorpos para cada proteína viral. A maior aplicação dessas técnicas

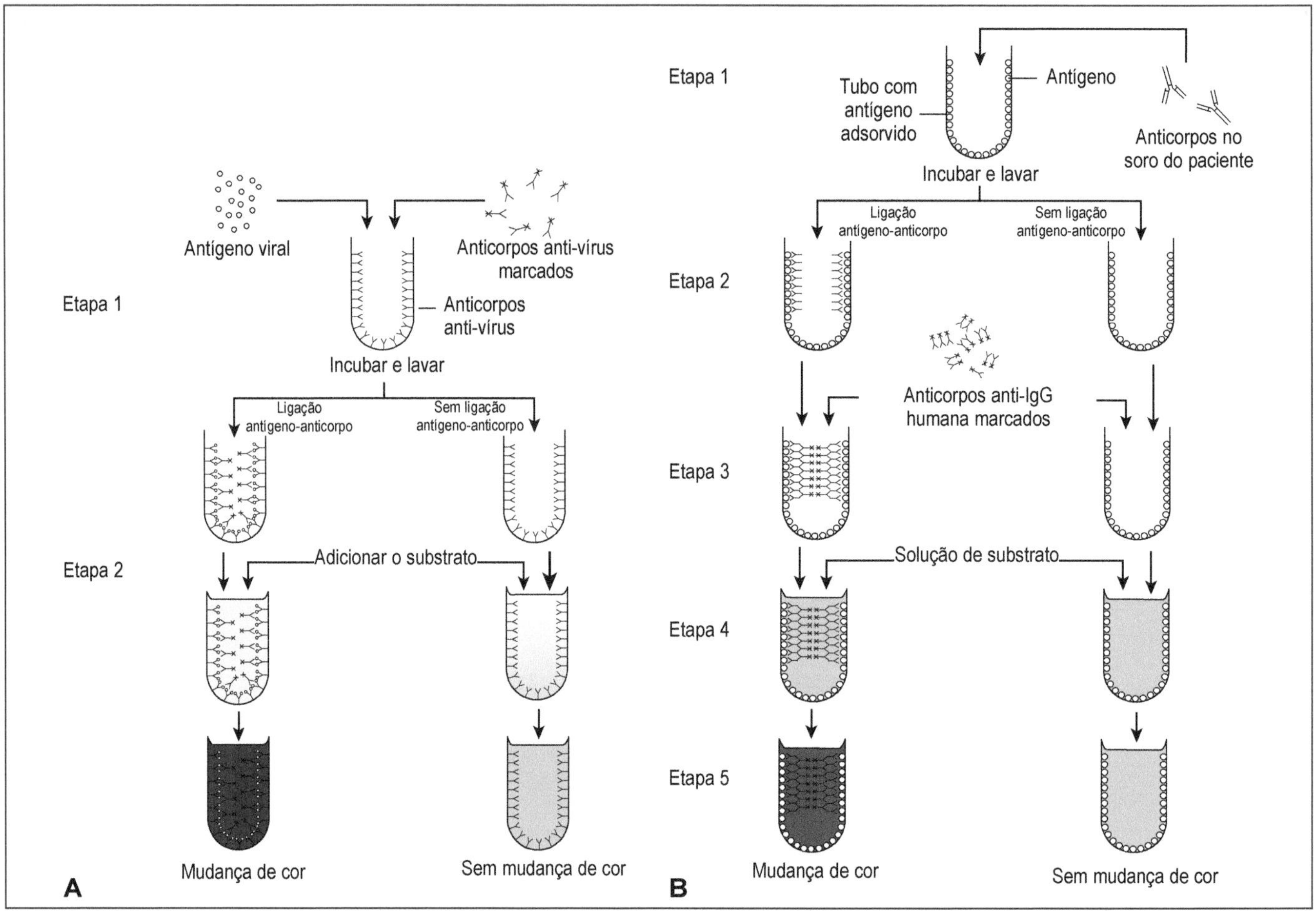

Figura 80.4 – *Ensaio imunoenzimático (ELISA) para detecção de antígenos (A) e de anticorpos (B).*
Fonte: Desenvolvida pela autoria.

é a confirmação de ensaios de triagem, como os EIE, que são menos específicos. A diferença entre o *western blot*, utilizado para a confirmação do diagnóstico de HIV e o *immunoblot*, utilizado para a confirmação do diagnóstico da hepatite C, é que, no primeiro, as proteínas virais são produzidas em culturas celulares e separadas por eletroforese e, no segundo, por sistemas de expressão *in vitro* de proteínas recombinantes e ligadas artificialmente às membranas em configurações predeterminadas. Essa técnica é utilizada na confirmação do diagnóstico sorológico da infecção pelo HIV e pelo vírus da hepatite C.

Ensaios funcionais

Podem ainda ser utilizados os ensaios funcionais, com base na detecção de atividades específicas resultantes da ligação de anticorpos aos antígenos virais, como as reações de neutralização, fixação do complemento, inibição da hemaglutinação e da hemadsorção.

A reação de neutralização mede a habilidade de anticorpos de bloquear a infectividade viral (Figura 80.3). Algumas das desvantagens dessa reação são a demora em se obterem os resultados, as reações cruzadas existentes entre vírus antigenicamente relacionados e a necessidade de grande número de culturas celulares para se proceder à titulação dos soros a testar, uma vez que esta deve ser feita em duplicata ou triplicata. Por ser trabalhosa e cara, a reação de neutralização é raramente utilizada em laboratórios de diagnostico, sendo mais utilizada em laboratórios de pesquisa.

As reações de inibição da hemaglutinação e de inibição da hemadsorção permitem a pesquisa e a titulação de anticorpos contra vírus que têm a capacidade de aglutinar ou hemadsorver certos tipos de hemácias, como hemácias humanas do tipo O, hemácias de diversas espécies de aves e de cobaia (vírus da influenza A e B, vírus da caxumba, vírus da rubéola, arbovírus e vírus da parainfluenza) e hemácias de macacos (vírus do sarampo). A Figura 80.5 apresenta o princípio da reação de inibição da hemaglutinação.

A reação de fixação do complemento (RFC) mede a habilidade de anticorpos específicos de fixar o complemento, prevenindo o complemento de lisar os eritrócitos indicadores. Foi uma das técnicas bastante utilizadas na pesquisa de anticorpos nas infecções a vírus no passado. Por ser, em geral, menos sensível que outras técnicas e como detecta anticorpos que declinam após a infecção, não pode ser utilizada para determinação do estado imune e seu uso vem sendo abandonado.

Ensaios de aglutinação

Os antígenos virais podem ser ligados a uma variedade de partículas, incluindo eritrócitos fixados e partículas de látex.

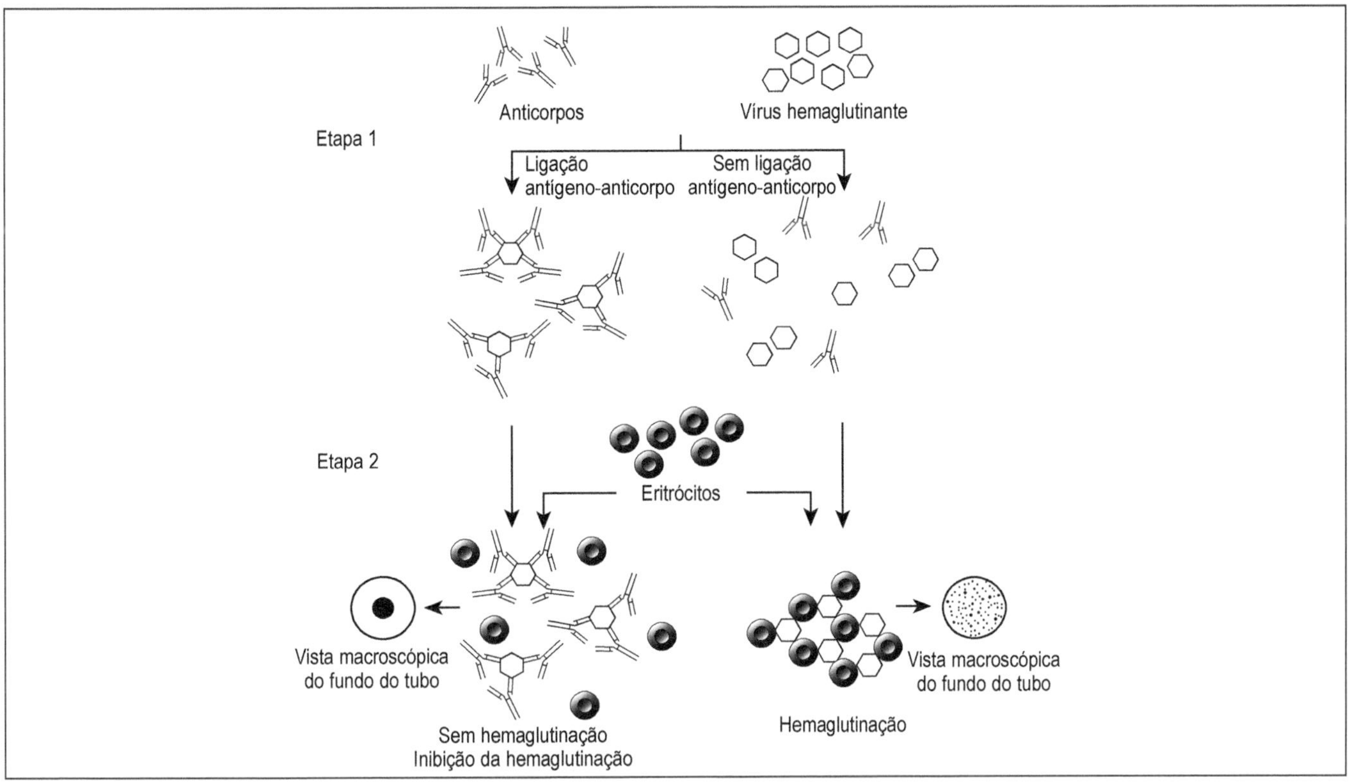

Figura 80.5 – *Reação de inibição da hemaglutinação para o diagnóstico viral.*
Fonte: Desenvolvida pela autoria.

Os ensaios de aglutinação são executados misturando-se diluições do soro com uma suspensão de partículas recobertas de antígenos. O título aglutinante é o inverso da maior diluição do soro que resulta em aglutinação visível das partículas. A vantagem desses tipos de testes é sua simplicidade, pois são testes rápidos que não requerem equipamentos sofisticados. Eles são apropriados para a determinação do estado imune específico contra alguns vírus e para trabalhos de campo.

Além da utilização de anticorpos detectores isotipoespecífico, a pesquisa de IgM específica para determinados vírus pode ser feita no soro total ou após separação dessa imunoglobulina, da IgG, em gradiente de sacarose, usando-se, a seguir, quaisquer das técnicas sorológicas-padrão.

Além do soro, anticorpos antivirais podem ser pesquisados em saliva e urina, com a vantagem de evitar a coleta de soro por punção. Podem ainda ser pesquisados no LCR, para diagnóstico de infecções do sistema nervoso central (Figura 80.6).

É ainda possível o uso dos assim denominados "anticorpos monoclonais". A presença de antígenos complexos em qualquer preparação antigênica ocasiona, durante o processo de imunização, a produção de anticorpos policlonais, isto é, contra vários determinantes antigênicos. Para contornar esse inconveniente, foi desenvolvida a técnica dos *hibridomas,* pela qual é possível obter anticorpos monoespecíficos, os anticorpos monoclonais, de grande utilidade no diagnóstico sorológico. Os anticorpos monoclonais oferecem vantagens sobre os anticorpos policlonais, como a elevada especificidade para um só determinante antigênico.

Demonstração direta do vírus ou de antígenos e ácidos nucleicos virais

O uso cada vez mais difundido das drogas antivirais e a generalização do conceito de que, na atividade clínica, os resultados da terapêutica são mais promissores quando se conhece a etiologia da doença estão reforçando a necessidade de dispormos de métodos de diagnóstico virológico rápido. A rapidez do diagnóstico é caracterizada pela obtenção, no mais curto espaço de tempo, durante a fase aguda da doença, de resultados que permitam ao clínico uma intervenção benéfica para o paciente. Assim, os métodos sorológicos não podem ser considerados de diagnóstico rápido uma vez que é necessário comparar, em cada caso, os títulos de IgG da fase aguda com os da fase convalescente. É necessário dispor de técnicas que permitam ao clínico atuar rápida e racionalmente, avaliando o prognóstico e decidindo sobre a terapêutica a instituir.

Serve de exemplo para essa situação o diagnóstico diferencial entre as encefalites ocasionadas pelos herpesvírus simples e herpes-zóster. No que diz respeito ao prognóstico, o das primeiras é reservado, enquanto o das segundas é, via de regra, benigno. Quanto à terapêutica, a encefalite ocasionada pelo herpesvírus simples exige imediata administração de antivirais, enquanto na encefalite por vírus do herpes-zóster basta recorrer à administração de gamaglobulina. O diagnóstico rápido da rubéola em pacientes grávidas ou de infecções respiratórias de etiologia viral na primeira infância é também de extrema importância para, no primeiro caso, definir a

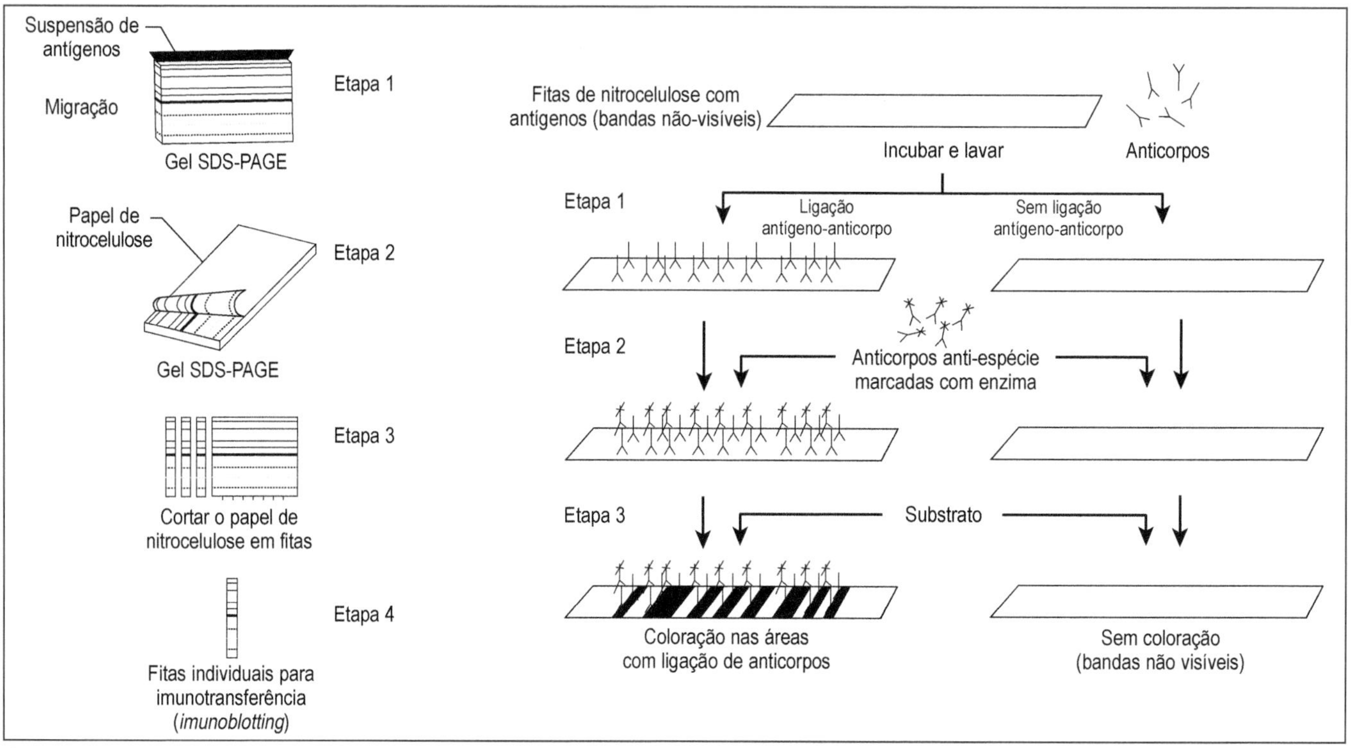

Figura 80.6 – *Técnica de* western-blot *para detecção de anticorpos.*
Fonte: Desenvolvida pela autoria.

posição do obstetra e, no segundo, interromper a administração inútil de antibióticos. A evidente necessidade de se recorrer ao denominado "diagnóstico virológico rápido" é atestada ainda pelo número cada vez mais elevado de pacientes submetidos a terapias imunodepressoras, nas quais os quadros virológicos se exacerbam de modo acentuado, exigindo pronta ação.

Entre as técnicas de diagnóstico usadas na identificação de vírus ou antígenos virais, estão a microscopia e a imunoeletromicroscopia eletrônicas, a imunofluorescência, as técnicas imunoenzimáticas, o RIE e as técnicas de aglutinação.

A microscopia eletrônica é utilizada para visualização direta de partículas virais na amostra clínica. As vantagens incluem a rapidez e a não necessidade de viabilidade dos vírus; as desvantagens são o custo e a complexidade da manutenção de microscópio eletrônico, a necessidade de um técnico bem treinado e a baixa sensibilidade, pois é necessária uma alta concentração de partículas virais, da ordem de 10^5 a 10^6 por mL, para a visualização. A imunomicroscopia eletrônica é feita após a incubação da amostra com soros imunes, que criam agregados virais, mais fáceis de serem visualizados à microscopia eletrônica. A principal aplicação da microscopia eletrônica e da imunomicroscopia eletrônica é o diagnóstico de gastroenterites virais em amostras de fezes. Pode ainda ser utilizada para o exame de fluidos vesiculares, no diagnóstico diferencial de herpesvírus e poxvírus e na detecção de filovírus, como marburg e ebola em amostras clínicas. A Figura 80.7 apresenta a microscopia eletrônica de alguns vírus que causam gastroenterites. A microscopia pode detectar evidência de infecção viral de forma indireta em amostras citológicas ou tecidos examinados após coloração histológica. Os sinais mais característicos é a presença de corpúsculo de inclusão, de células multinucleadas e de sincícios. As inclusões podem ser encontradas no núcleo, (herpesvírus simples, varicela-zóster, adenovírus, poliomavírus e parvovírus), no citoplasma (poxvírus, parainfluenza e raiva), ou em ambos (CMV e sarampo). A detecção microscópica dos efeitos de infecções virais em amostras clínicas é mais utilizada em patologia cirúrgica e pouco utilizada em laboratórios de diagnóstico virológico.

■ Detecção de antígenos virais

A detecção de antígenos virais em amostras clínicas é um componente essencial no diagnóstico virológico por sua rapidez e não exigência de viabilidade viral, que pode ser um problema no cultivo dos vírus. As técnicas de detecção de antígenos podem ser aplicadas quando: a) os antígenos virais estiverem presentes em amostras clínicas de fácil obtenção; b) um anticorpo adequado estiver disponível; c) a variabilidade antigênica não impedir o reconhecimento imunológico de diferentes variantes do mesmo vírus; e d) o antígeno a ser detectado for estável e não sofrer degradação durante o transporte e processamento da amostra. Os principais métodos de detecção de antígenos são a reação de imunofluorescência, a imunoperoxidase (IP) e o EIE. Os vírus que podem ser detectados por essas técnicas são apresentados no Quadro 80.1.

A reação de imunofluorescência (RIF) é empregada na detecção de antígenos virais associados a células. No formato direto, utiliza-se um anticorpo que reconhece diretamente o antígeno viral, conjugado a um composto fluorescente;

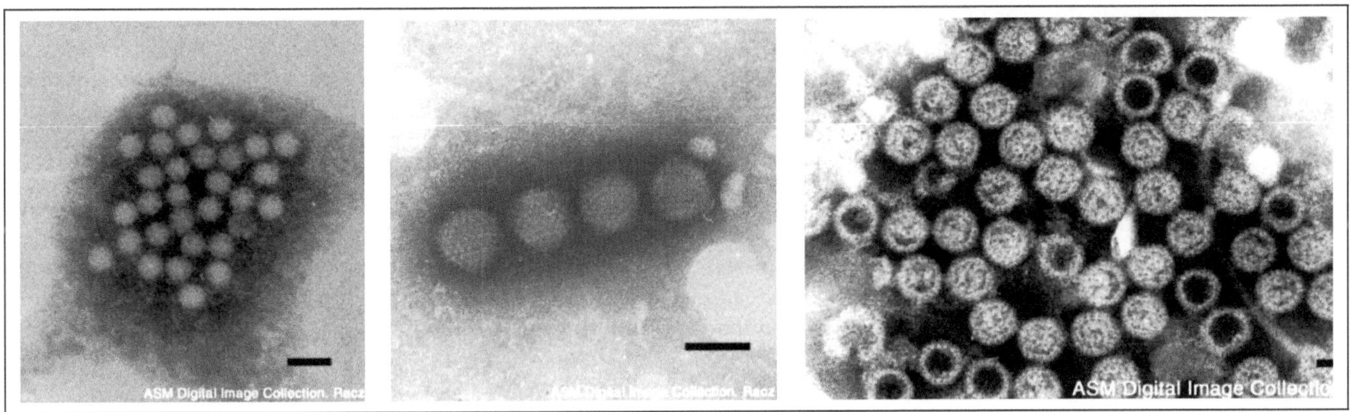

Figura 80.7 – *Microscopia eletrônica de astrovírus, adenovírus e rotavírus.*
Fonte: Acervo da autoria.

Quadro 80.1 – *Detecção de antígenos virais: amostras e vírus detectados*

Amostra	*Vírus detectado*
Respiratória (*swab* ou aspirado de nasofaringe, lavagem de nasofaringe ou broncoalveolar, aspirado traqueal)	Vírus respiratório sincicial, influenza A e B, parainfluenza 1-3, adenovírus, metapneumovírus humanos, sarampo, coronavírus
Raspado de pele ou mucosa	Herpesvírus simples, varicela-zóster
Raspado de córnea ou conjuntiva	Herpesvírus simples, adenovírus
Fezes	Rotavírus, adenovírus entéricos, morovírus
Sangue	Citomegalovírus, hepatite B (HBsAg), HIV (p24)

Fonte: Desenvolvido pela autoria.

normalmente, o isotiocianato de fluoresceína. No formato indireto, o anticorpo antiviral não é marcado e é detectado por um segundo anticorpo, marcado com fluoresceína, que reconhece imunoglobulinas da espécie animal na qual o soro antiviral foi preparado. Após a reação com os anticorpos marcados, o material é examinado por meio de um microscópio de imunofluorescência, que utiliza luz ultravioleta, necessária para a excitação e visualização do composto fluorescente (Figura 80.1). O método indireto é geralmente mais sensível e mais versátil que o direto, pois apenas um conjugado anti-imunoglobulina pode ser utilizado para diversos vírus. A RIF tem sido utilizada principalmente para a detecção de vírus respiratórios, oculares, cutâneos e sanguíneos. As amostras do trato respiratório, como *swabs* ou aspirados de nasofaringe, lavados nasais, aspirados traqueais, e fluidos de lavagem broncoalveolar, geralmente, são centrifugadas para depositar as células, que são colocadas em lâminas de microscópio. As amostras obtidas por raspados de conjuntiva ou pela córnea são colocadas diretamente sobre a lâmina de microscopia. As células são secas ao ar, fixadas em acetona e coradas com anticorpos monoclonais para os principais vírus.

A IP utiliza o mesmo princípio da imunofluorescência, com a enzima peroxidase substituindo a marcação fluorescente. Após a incubação do material clínico com o anticorpo marcado com peroxidase, um substrato da enzima é adicionado e muda de cor sob a ação da enzima. A vantagem desse método é a visualização em microscópio óptico. A IP é vantajosa principalmente em tecidos intactos porque estes podem também ser corados com corantes histoquímicos, permitindo o exame da relação espacial entre o antígeno viral e as estruturas celulares. A IP é mais cara e trabalhosa que a RIF e alguns tipos de amostras podem conter peroxidases endógenas que podem produzir uma coloração de fundo inespecífica.

O EIE é um método versátil e amplamente utilizado na detecção de antígenos virais associados ou não a células. Como não são necessárias células intactas, a integridade da amostra é menos importante que para RIF ou IP. O formato mais comumente utilizado para detecção de antígenos é o sanduíche de anticorpos, esquematizado na Figura 80.6. Esse formato utiliza um anticorpo de captura específico para o antígeno viral, imobilizado em uma superfície que pode ser a cavidade de uma microplaca, esferas plásticas ou outro suporte sólido. Quando a amostra é adicionada, o antígeno viral liga-se, ou é capturado pelo anticorpo. O antígeno ligado é identificado utilizando-se um segundo anticorpo, denominado "anticorpo detector". Este pode ser marcado com a enzima (reação direta) ou pode ser detectado por um terceiro anticorpo com especificidade para a imunoglobulina da espécie em que o anticorpo detector foi preparado. A adição de um substrato enzimático produz uma mudança de cor ou emissão luminosa se a enzima estiver presente, indicando a presença do antígeno viral pesquisado. As vantagens dos ensaios imunoenzimáticos, cujo formato mais conhecido são as reações denominadas ELISA (*enzyme-linked immunosorbent assay*), são sua aplicabilidade para vários tipos de materiais clínicos e a possibilidade de automação da reação. Os principais vírus para os quais os ensaios imunoenzimáticos para detecção de antígenos têm sido utilizados são: RSV; influenza; rotavírus; adenovírus entéricos; herpesvírus; vírus da hepatite B; e HIV.

Uma variante dos EIE é o ensaio imunocromatográfico de fluxo lateral (EIFL) ou também popularmente conhecido por "teste rápido", em que a amostra é aplicada diretamente em uma membrana e é levada através da membrana por fluxo capilar. Esse sistema é muito utilizado em postos de

Saúde para detecção de diversos vírus como o HIV, os vírus das hepatites B e C, dengue, vírus da gripe (influenza A), RSV e, na pandemia da covid-19, foi amplamente utilizado. Os antígenos presentes nas amostras reagem com anticorpos específicos para o vírus testado. Esse anticorpo é conjugado a um marcador, como partículas de ouro ou fluoresceína. Se a ligação ocorrer, os complexos antígeno-anticorpo migram na membrana até serem capturados por um segundo anticorpo ligado à membrana. Quando os complexos antígeno-anticorpo são capturados, uma linha torna-se visível, por causa da concentração do marcador em um espaço físico limitado. A maioria dos ensaios contém um controle positivo. Esses ensaios podem ser configurados como uma fita ou em cassetes. O EIFL não requer instrumentos e os resultados são obtidos em 5 a 20 minutos. Existem versões comerciais para detecção dos vírus influenza, RSV, coronavírus e rotavírus.

Outra técnica que pode ser utilizada na detecção direta de antígenos virais é a aglutinação de materiais particulados como, por exemplo, partículas de látex. Neste caso, anticorpos específicos são artificialmente ligados à superfície das partículas de látex. Quando as partículas recobertas com anticorpos são colocadas em contato com o antígeno presente na amostra, este se liga ao anticorpo, aglutinando as partículas de forma visível a olho nu. Essa técnica tem sido utilizada na detecção de rotavírus em material fecal.

A eletroforese em gel de poliacrilamida deve ser considerada de diagnóstico rápido, quando utilizada na identificação de rotavírus, em quadros diarreicos, permitindo, ainda, definir o tipo eletroforético do vírus, de acordo com a disposição dos 11 segmentos do RNA viral.

■ Detecção de ácidos nucleicos

A Virologia Diagnóstica vem sendo revolucionada pela aplicação das técnicas de detecção de ácidos nucleicos, que identificam sequências de nucleotídeos virais específicas e podem ser aplicadas para o diagnóstico da maioria dos vírus. Dependendo da sequência-alvo, as reações podem ser específicas para uma única espécie viral ou para um grupo de vírus relacionados. Essa última característica é vantajosa, pois permite o diagnóstico de grupos amplos de vírus, como os enterovírus, para os quais a diversidade antigênica dificulta a aplicação de técnicas de detecção de antígenos.

Inicialmente, foram testadas técnicas de hibridização direta de sondas marcadas a ácidos nucleicos virais presentes em amostras clínicas, mas essa técnica tem baixa sensibilidade, necessitando da presença de 104 a 105 cópias do ácido nucleico-alvo. O desenvolvimento da reação em cadeia pela polimerase (PCR, do inglês *polymerase chain reaction*) e outras técnicas de amplificação de ácidos nucleicos superaram essas barreiras de sensibilidade e propiciaram o desenvolvimento de testes diagnósticos com base na detecção de ácidos nucleicos para muitos vírus. A amplificação de ácidos nucleicos é importante no caso de vírus que são de difícil cultivo ou que ainda não foram cultivados, no de vírus que crescem muito lentamente em culturas celulares e no caso de vírus para os quais a detecção de antígenos é dificultada pela alta diversidade antigênica ou cuja quantidade de antígenos virais nas amostras clínicas é muito baixa para permitir sua detecção. A amplificação de ácidos nucleicos pode ser realizada em volumes pequenos, tornando-se vantajosa para amostras que são obtidas em pequenas quantidades como LCR, ou fluidos oculares. Outra vantagem destes métodos é a estabilidade do DNA, que permite a identificação viral mesmo em condições em que o vírus perdeu a viabilidade.

As técnicas de amplificação de ácidos nucleicos podem ser divididas em técnicas que amplificam o ácido nucleico-alvo, técnicas que amplificam a sonda e técnicas que amplificam o sinal de detecção.

O teste de PCR (Figura 80.8) é o protótipo das técnicas de amplificação de alvos. Ele emprega iniciadores curtos de oligonucleotídeos (*primers*) e uma DNA-polimerase termoestável, como a Taq-polimerase, para amplificar segmentos do DNA-alvo, em geral de cem a mil pares de bases. O teste é realizado por intermédio de ciclos que consistem na desnaturação, ligação do *primer* e extensão, e cada passo ocorre em temperaturas diferentes. A progressão dos ciclos é feita mediante um termociclador, que controla as temperaturas da reação (como um banho-maria sofisticado). Após a amplificação, o produto resultante, também denominado "amplicom", é detectado pela eletroforese em gel, via de regra, de agarose, ou por hibridização com sondas, ou *southern blot*. A sensibilidade do teste de PCR pode ser de até uma cópia do DNA-alvo. Para vírus que contêm RNA, antes da PCR, é necessária a reação de transcrição reversa, que utiliza a enzima transcriptase reversa (RT) para converter o RNA em fita dupla de DNA. A reação combinada é denominada "RT-PCR", da sigla em inglês para *reverse transcription — polymerase chain reaction.* Quando a PCR utiliza mais de um par de *primers* e detecta alvos múltiplos, a reação se denominada "multiplex-PCR". A técnica de PCR pode também ser utilizada de forma quantitativa, utilizando um alvo competidor, em concentração conhecida, com os mesmos sítios de ligação dos *primers*. Após a amplificação, a quantidade do alvo nas amostras é determinada pela razão entre o amplificado alvo e o competidor.

Têm sido desenvolvidas novas técnicas de PCR, nas quais a síntese do produto é detectada enquanto está ocorrendo. Essas técnicas são denominadas "PCR em tempo real", ou *real-time PCR*. A técnica utiliza equipamentos especiais, que consistem em um termociclador acoplado a um microcomputador com sistema de captação de imagens como QuantStudio (Thermofisher), Taqman 7500 fast (Applied Biosystems), Light Cycler (Roche Diagnostics), Rotor-Gene Q (Qiagen), SmartCycle (Cepheid) e outros, e é muito rápida, pois os ciclos são realizados em microplacas ou capilares que permitem a rapidez no aquecimento e no resfriamento da reação. Os produtos amplificados são detectados por meio de fluorescência (Figura 80.9). A forma mais simples é utilizar um corante capaz de ligar-se à fita dupla de DNA, o *SYBR Green*, comumente utilizado na detecção de amplicons com tamanhos de até 250 pb (pares de bases). A visualização do DNA-alvo é realizada mediante o monitoramento da fluorescência detectada ao fim de cada ciclo, permitindo a detecção do produto durante o intervalo linear de amplificação (Figura 80.10).

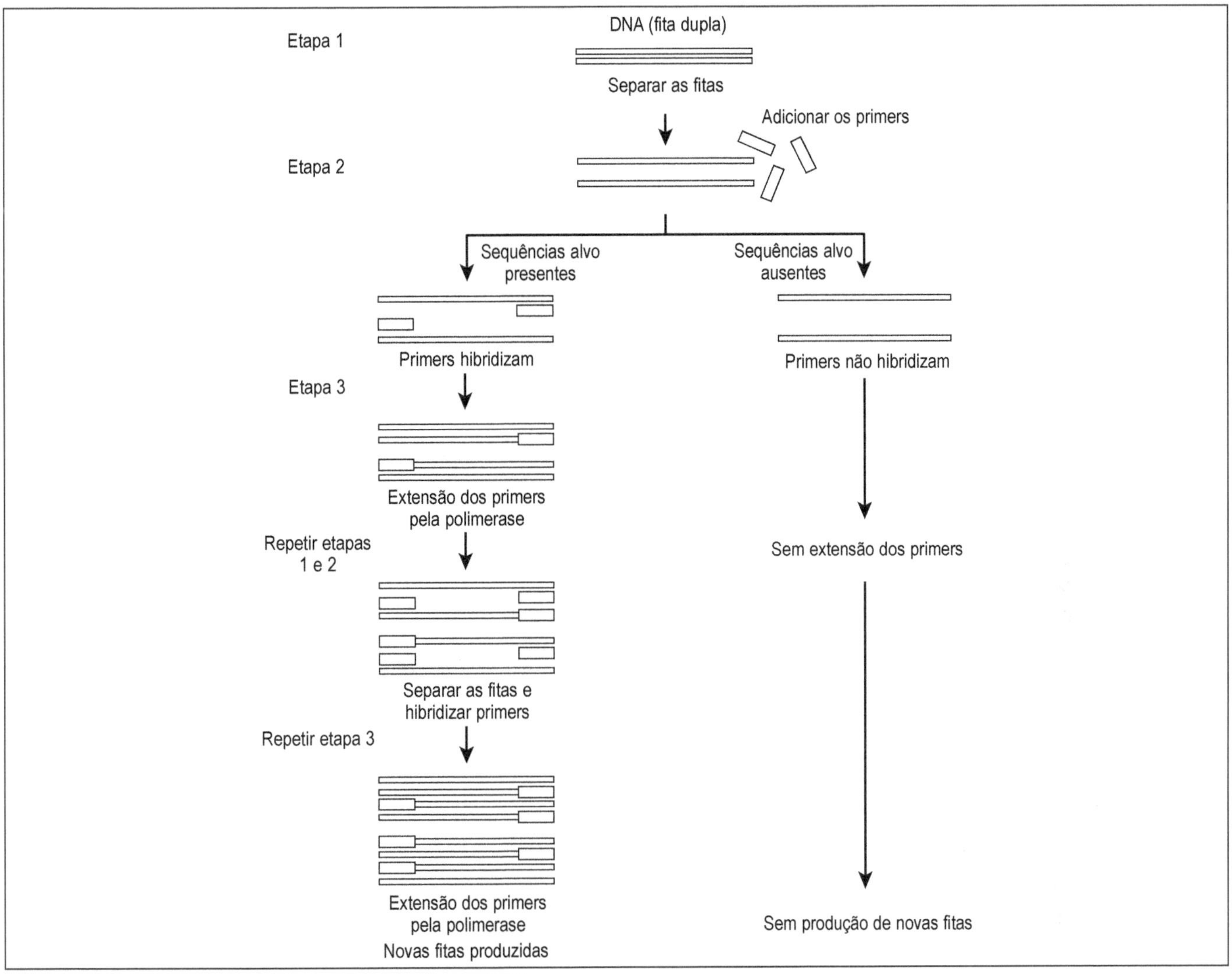

Figura 80.8 – *Esquema da reação em cadeia pela polimerase (PCR).*
Fonte: Desenvolvida pela autoria.

O resultado final é o aumento da intensidade de fluorescência, proporcional à quantidade do produto da PCR acumulado. A curva de amplificação depende evidentemente da concentração inicial do seu DNA-alvo. Entretanto, neste caso é necessário que se faça análise subsequente após a amplificação, uma vez que o sistema *SYBR Green* é intercalante de qualquer DNA dupla fita. A "curva de dissociação" é imprescindível para análise dos resultados. A especificidade do produto amplificado é, então, determinada quando analisada sua *temperatura de melting*, ou temperatura de fusão uma vez que está diretamente relacionada ao tamanho e à composição da sequência-alvo. Assim, o produto amplificado específico pode ser facilmente distinguido de outros fragmentos não desejados (inespecíficos). Ao término da PCR, os produtos são submetidos à curva de dissociação, que consiste na análise da *temperatura de melting* (Tm) dos fragmentos amplificados pelo incremento da temperatura de 60 °C até 90 °C com taxa de transição linear de 0,1 °C por segundo. Tudo que está dentro da reação e apresenta dupla fita (p. ex., DNA-alvo, dímeros de *primers*, produtos inespecíficos) será intercalado pelo *SYBR Green* ao fim da reação. Enquanto a reação é aquecida gradativamente (de 60 °C até 90 °C), sua fluorescência é monitorada continuamente. Como o *SYBR Green* é liberado durante a desnaturação, resultando no decréscimo do sinal de fluorescência, o *software* calcula a Tm, ou seja, a taxa de mudança da fluorescência sendo apresentada como uma função da temperatura. Em outras palavras, o aquecimento gradativo da reação ocasiona a dissociação das moléculas idênticas ao mesmo tempo liberando um pico de fluorescência (Figura 80.10). Fragmentos menores e mais simples serão facilmente desnaturados em temperaturas mais baixa (menor que 75 °C) enquanto o produto-alvo será dissociado em *Tm* maior (de 76 °C até 85 °C). Nesse caso, a população do DNA-alvo emitirá um sinal de fluorescência quando atingir a temperatura ideal para desnaturação, ao passo que dímeros de *primers*, por exemplo, serão dissociados facilmente em temperaturas menores em virtude de sua composição e do tamanho da molécula (Figura 80.11). Por um lado, o sistema *SYBR*, evidentemente, é menos específico que o sistema TaqMan, pois revela

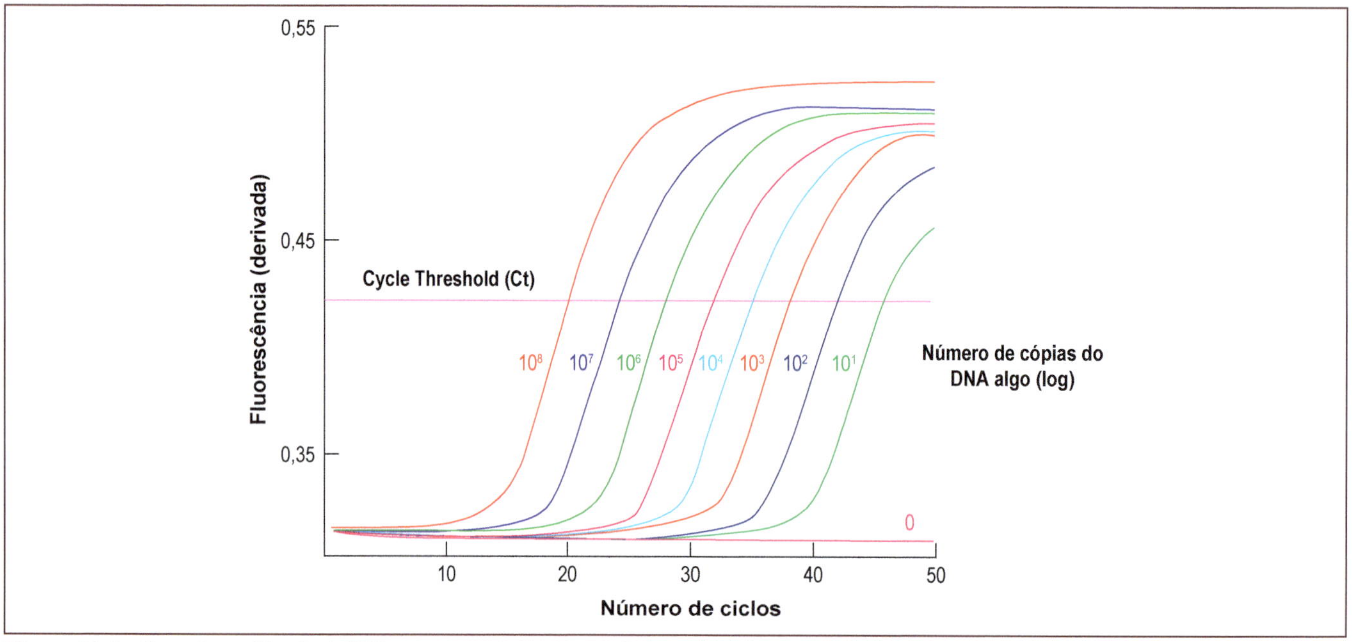

Figura 80.9 – *Curva de amplificação da PCR em tempo real para sistemas* SYBR Green *e TaqMan. O acompanhamento ciclo a ciclo permite verificar quando a reação de amplificação atinge a fase exponencial. Quanto antes se atinge a fase exponencial, maior a concentração do DNA inicial (representado em escala log). Traçando-se uma linha de corte denominada* treshold cycle *(ct), é possível, em tempo real, definir o ciclo exato que o DNA-alvo (amplicon) cruza a linha, sendo facilmente quantificado.*
Fonte: Desenvolvida pela autoria.

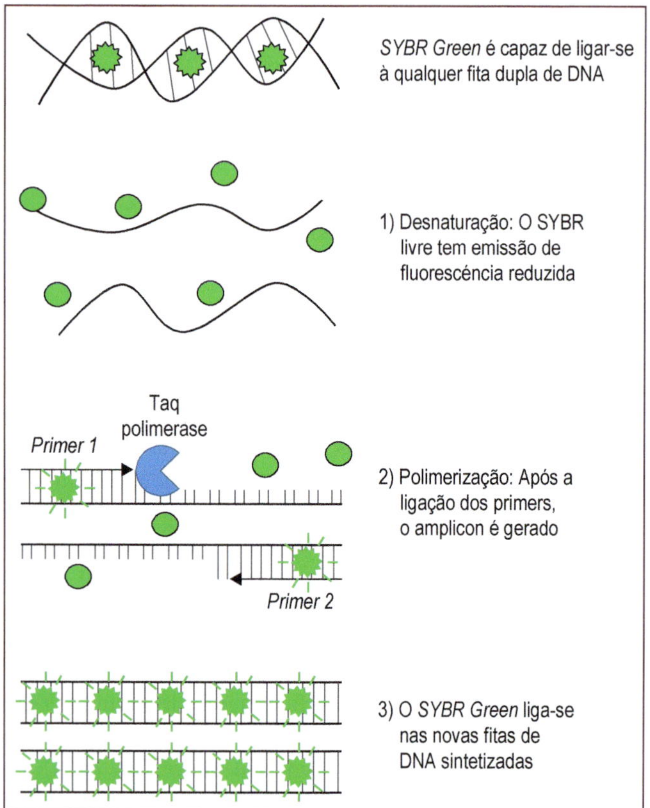

Figura 80.10 – *Esquema da reação de PCR em tempo real utilizando* SYBR Green *(intercalante de dupla fita de DNA).*
Fonte: Desenvolvida pela autoria.

qualquer dupla fita gerada na reação de amplificação. Por outro lado, tem alta sensibilidade e possibilita identificação mais abrangente de grupos virais que apresentam mutações em regiões-alvo com grande variabilidade genética. A técnica tem sido utilizada no diagnóstico viral de alguns grupos como herpesvírus, em soros de pacientes com suspeitas de infecção por hantavírus e no diagnóstico do SARS-CoV-2 durante a pandemia da covid-19.

Outras técnicas utilizam *primers* marcados (sondas) com corantes fluorescentes, que emitem luz proporcionalmente à quantidade de produto de PCR. O sistema Taqman é atualmente o mais utilizado. Esse método consiste na utilização de sondas específicas, que nada mais são que *primers* marcados em suas extremidades com duas moléculas denominadas *Quencher* e *Report*er. O *Report*er é o fluoróforo localizado na posição 5' da sonda que emite luz (p. ex., FAM™, VIC™, JOE™, NED™, TAMRA™, ROX™, Texas Red®, Cy3™, Cy5™ e HEX) e o *Quencher* (silenciador) é um inibidor dessa fluorescência. Quando estão próximos, o fluoróforo é absorvido pela substância (*Quencher*) presente na extremidade 3' da sonda. Dessa forma, o sistema óptico do equipamento não é capaz de detectar nenhuma fluorescência no tubo de reação. No momento em que ocorre a reação de amplificação da PCR, a sonda tende a ligar-se ao alvo específico e ficará exposta à atividade de exonuclease da enzima TaqDNA-polimerase. Assim, quando a enzima realiza o processo de polimerização das fitas, a sonda é degradada, separando as moléculas (*Quencher* e *Reporter*). O fluoróforo ficará distante do *Quencher* que agora não mais será capaz de absorver a luz emitida, liberando a fluorescência que será captada pelo equipamento (Figura 80.12).

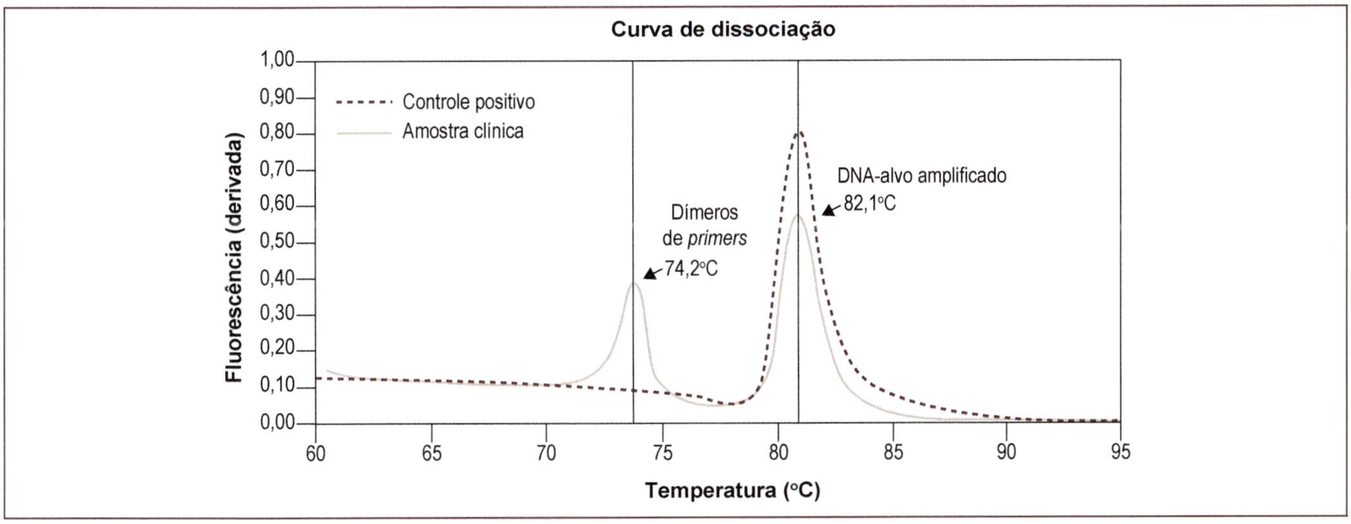

Figura 80.11 – *Curva de dissociação e temperatura de melting. É possível diferenciar o DNA-alvo de produtos inespecíficos. Nesse caso, o produto de PCR especifico apresenta uma temperatura de desnaturação de (tm) de 82,1 °C. O dímero de* primers *apresenta uma temperatura de 74,2 °C.*

Fonte: Desenvolvida pela autoria.

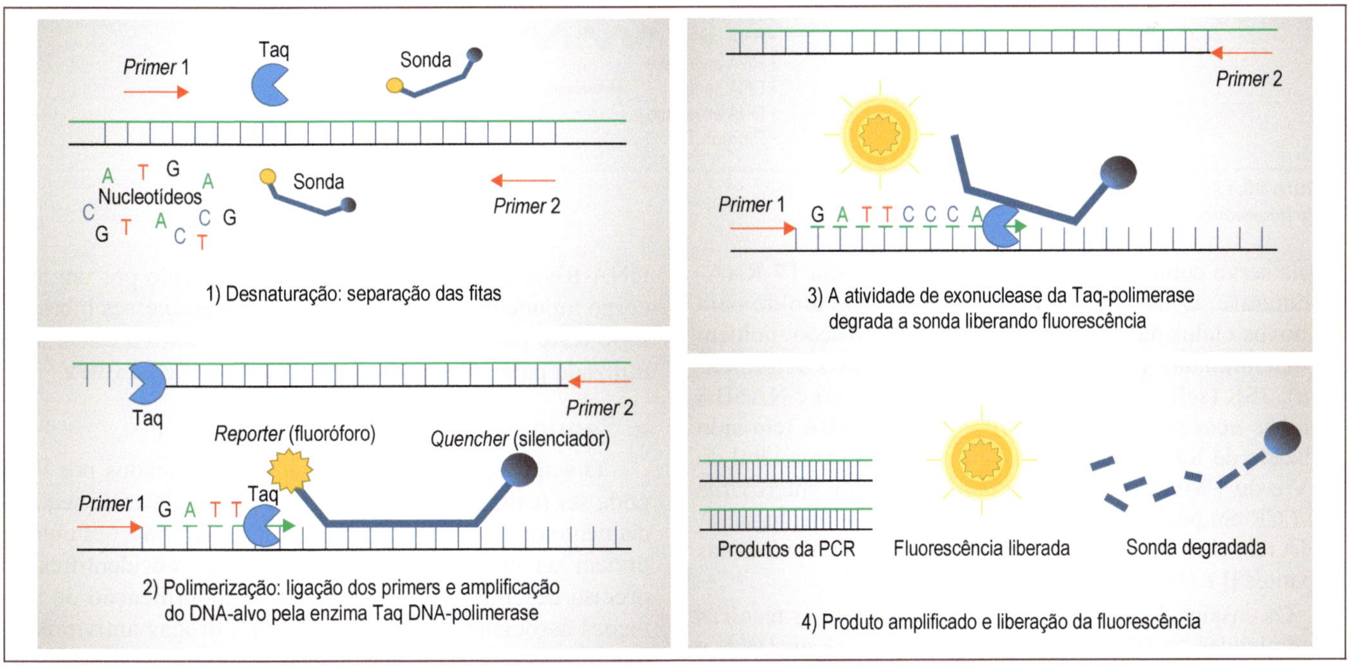

Figura 80.12 – *Esquema da reação da PCR em tempo real utilizando sistema de sondas TaqMan.*

Fonte: Desenvolvida pela autoria.

O sistema TaqMan tem sido utilizado mundialmente de forma quantitativa para o diagnóstico preciso de diversos vírus respiratórios como influenza A e B, metapneumovírus, parainfluenza, adenovírus, RSV e principalmente utilizado como padrão-ouro durante a pandemia da COVID-19 causada pelo coronavírus.

O teste de PCR em tempo real apresenta vantagens, como a não necessidade de métodos de detecção de suporte, como a eletroforese em gel de agarose, diminuindo o tempo necessário para a realização do teste. Uma vez que o sistema é fechado, a possibilidade de contaminação é menor e o uso de corantes fluorescentes múltiplos permite a realização de reações do tipo multiplex, com amplificação simultânea de mais de um produto-alvo na mesma reação.

Recentemente, foram desenvolvidas reações para amplificação de RNA. A amplificação com base em transcrição utiliza três enzimas, a RT, a ribonuclease (RNase) H e a T7 RNA-polimerase para amplificar uma sequência alvo de RNA, empregando uma série de reações que são semelhantes ao esquema de replicação dos retrovírus. A vantagem dessa técnica (esquema na Figura 80.13) é ser isotérmica, não necessitando do termociclador. A técnica começa com a síntese da fita de DNA complementar ao RNA-alvo, utilizando um *primer* que contém o sítio de ligação da T7 polimerase. O híbrido DNA-RNA é convertido em DNA de fita dupla pela ação da RNase H e um segundo *primer* que também contém o sítio de ligação da T7 polimerase. O DNA de fita

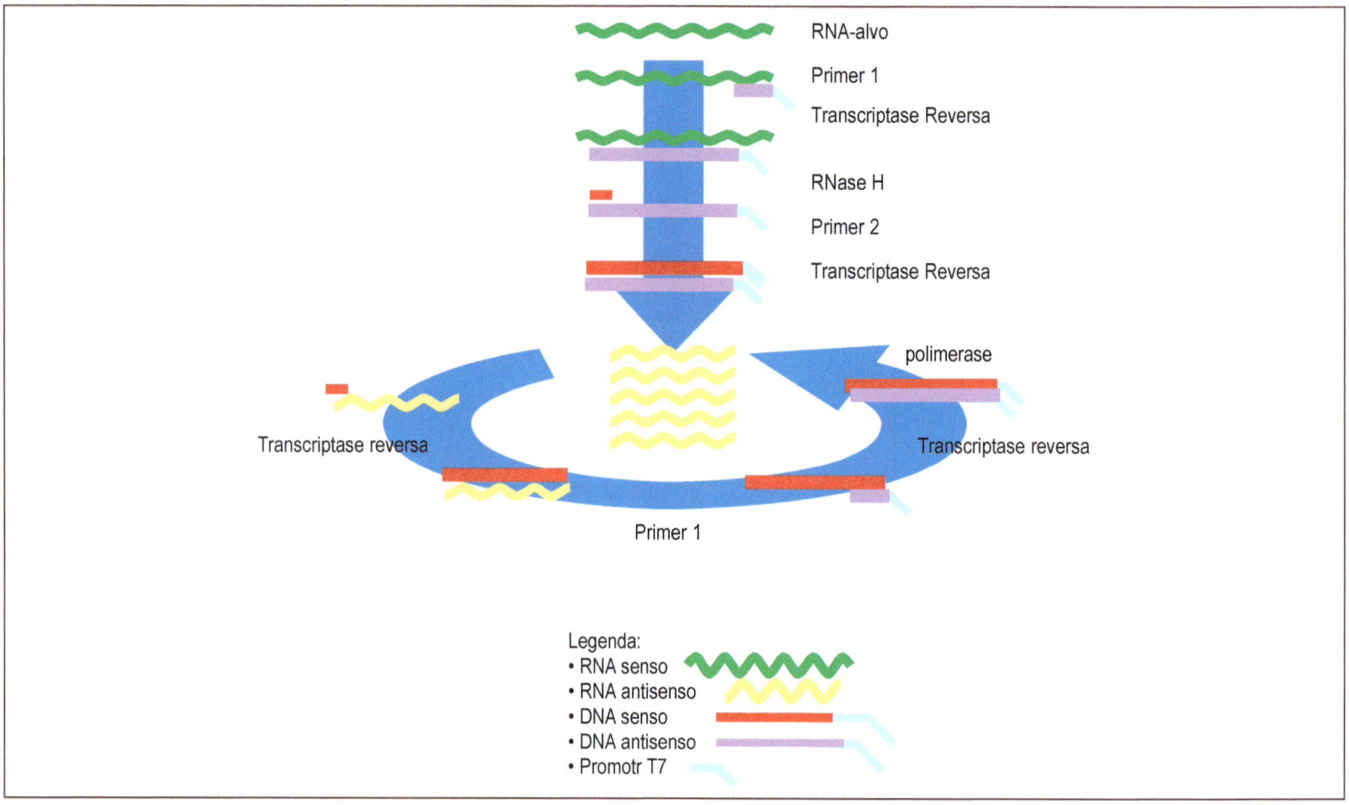

Figura 80.13 – *Esquema da técnica NASBA.*
Fonte Desenvolvida pela autoria.

dupla serve como molde para a transcrição pela T7 RNA-polimerase. O novo RNA transcrito serve de molde para os novos ciclos da reação. Variações dessa reação incluem as denominadas TMA (*transcription-mediated amplification*), 3SR (self-sustaiend sequence replication) e NASBA (*nucleic acid sequence based assay*). O NASBA tem sido utilizado de forma quantitativa para avaliar a carga viral do HIV e do CMV e para detecção qualitativa de enterovírus em LCR em pacientes com sinais e sintomas de meningite. A TMA tem sido utilizada para o diagnóstico de HIV, vírus das hepatites B e C (HBV e HCV) e vírus *West Nile*.

Os ensaios de amplificação de sinal incluem as técnicas denominadas "b-DNA", do inglês, *branched-chain DNA*, e o ensaio de captura híbrida.

A técnica b-DNA (Figura 80.14) utiliza sondas ramificadas para a captura da sequência-alvo de RNA. Depois da captura do ácido nucleico-alvo, as sondas de detecção primárias são adicionadas. Em seguida são adicionadas as sondas ramificadas secundárias e, finalmente, as sondas terciárias marcadas com enzimas. Um substrato quimioluminescente permite a detecção do alvo, e a medida da intensidade luminosa emitida pelo substrato permite a quantificação precisa do ácido nucleico-alvo. Como a sequência alvo não é amplificada, essa técnica apresenta menor possibilidade de contaminação que a PCR. Essa técnica tem sido utilizada para HIV e HCV. O ensaio de captura híbrida envolve a reação de hibridização em meio líquido entre o DNA-alvo desnaturado e sondas de RNA específicas para a sequência viral de interesse. Se o DNA viral estiver presente, o híbrido DNA-RNA é formado, capturado e detectado por um anticorpo monoclonal específico, que reconhece esses híbridos. Esse teste pode ser qualitativo ou quantitativo e tem sido utilizado para a detecção de papilomavírus e de CMV.

Sequenciamento de nucleotídeos

O sequenciamento de produtos amplificados por PCR pode ser realizado utilizando-se reações cíclicas de sequenciamento ou o pirossequenciamento. As informações obtidas podem ser utilizadas para vários fins, como identificação precisa de um vírus, genotipagem e identificação de mutações associadas com a resistência a drogas antivirais ou manifestações clínicas não usuais.

Os ensaios de resistência a antivirais são utilizados para HIV, HBV, CMV e vírus da influenza A. Por exemplo, para o HBV, o sequenciamento do gene do nucleocapsídeo e de seu promotor associado pode ser utilizado para detecção de mutações que têm sido associadas à doença severa e à progressão para infecções crônicas.

Até então, despendia-se muito tempo para a obtenção de sequências genômicas completas, demorando semanas ou até meses. Atualmente, o diagnóstico confirmatório de algumas viroses por sequenciamento de nova geração ou melhor NGS (*next generation sequencing*) tem sido muito eficaz, auxiliando na caracterização do patógeno. O avanço de novas tecnologias com equipamentos de alto desempenho como *Ion torrent*, *MiSeq*, *NextSeq* ou *Piroseq* auxiliaram muito no diagnóstico e principalmente na descoberta de outros vírus.

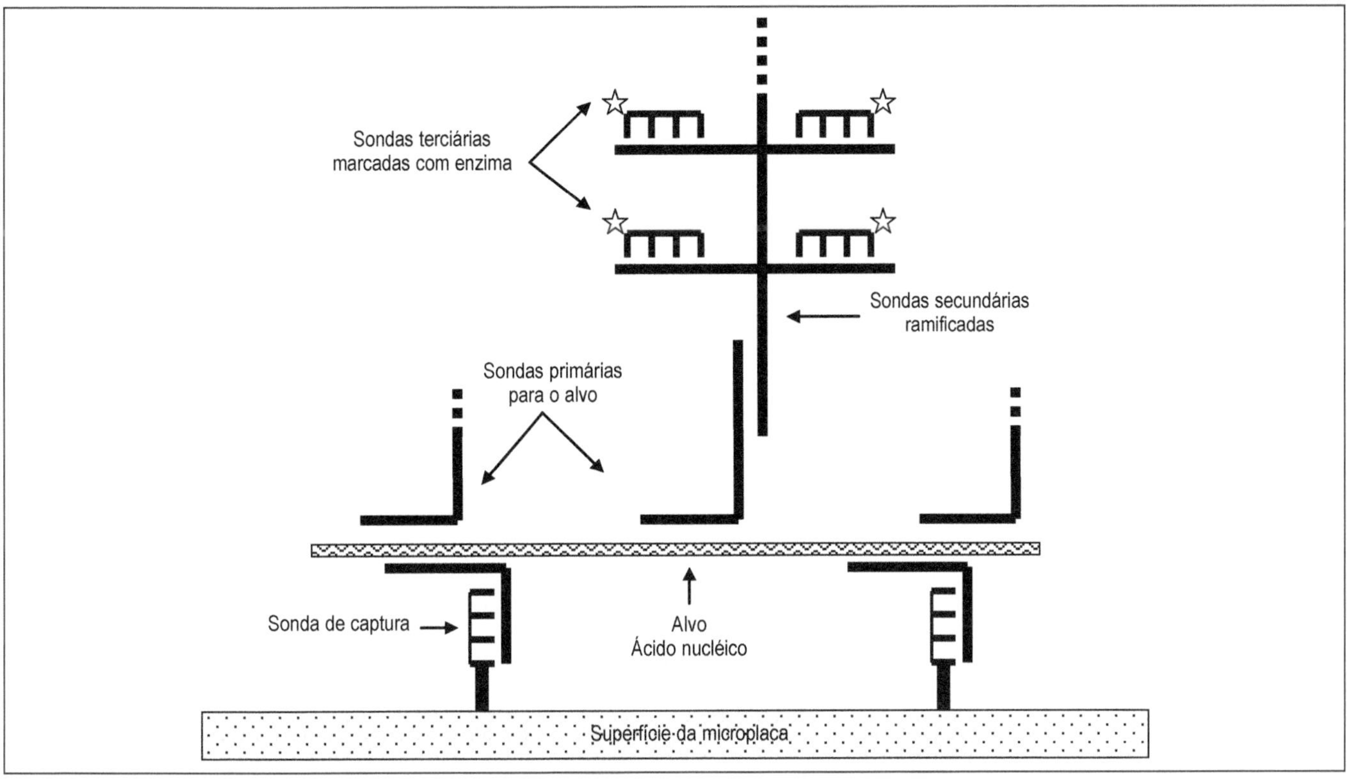

Figura 80.14 – *Esquema da técnica b-DNA.*
Fonte: Desenvolvida pela autoria.

O acompanhamento em tempo real das variantes circulantes, no Brasil, do SARS-COV-2 foi realizado utilizando-se esses sistemas modernos, com resolução do genoma completo em até 24 horas. A desvantagem é que essa metodologia ainda é cara e laboriosa, porém os resultados são extraordinários na definição e caracterização do agente viral.

Bibliografia recomendada

Brooks GF, Carroll KC, Butel JS, Morse SA, Mietzner TA. Jawetz Melnick & Adelberg's medical microbiology. 26. ed. New York: McGraw Hill, 2013.

Flint SJ, Enquist LW, Racaniello VR, Skalka AM. Principles of virology. 3. ed. Washington: ASM Press, 2009.

Jerome KR. Lennette's laboratory diagnosis of viral infections. UK: Informa, 2010.

King AMQ, Adams MJ, Carstens EB, Lefkowitz EJ (eds.). Virus taxonomy: ninth report of the International Committee on Taxonomy of Viruses. San Diego: Academic Press, 2012.

Knipe DM, Howley PM, Cohen JI, Griffin DE, Lamb RA, Martin MA, et al. Fields virology. 6. ed. Philadelphia: Lippincott Williams & Wilkins, 2013.

Controle das Infecções Virais

81

Enrique Boccardo
Maria Lucia Rácz

Existem dois aspectos importantes quando o controle de infecções virais é necessário: a prevenção das infecções e o tratamento da doença. A prevenção das doenças inclui duas estratégias: a higiene pessoal e pública, por exemplo, disponibilizando água limpa e tratamento de esgotos; boas práticas médicas, como esterilização de instrumentos cirúrgicos etc.; e a vacinação, que utiliza a resposta imune dos hospedeiros para combater as infecções. O maior dano celular nas infecções virais ocorre, em geral, antes do aparecimento dos sintomas clínicos, o que torna o tratamento de infecções virais mais difícil e a prevenção por intermédio de vacinação mais adequada.

Vacinas virais

As vacinas têm sido a forma clássica de controle das infecções virais. A vacinação utiliza a resposta imune do hospedeiro para prevenir e erradicar doenças virais ou para imunoterapia. Esse é o método com melhor custo-benefício no controle de infecções virais. As vacinas virais atualmente disponíveis estão resumidas no Quadro 81.1.

Décadas de intensa pesquisa científica têm permitido o desenvolvimento de vários tipos de vacinas capazes de induzir a resposta imunológica e proteger contra infecções. Além disso, novas estratégias vacinais são testadas permanentemente para prevenir doenças associadas a infecções existentes e emergentes. Entre os principais tipos de vacinas, estão as de vírus inativados, as de vírus atenuados, as com base em subunidades, as com base em ácidos nucleicos e as com base em vetores virais não replicantes. Os vírus presentes nas vacinas de vírus inativados são preparados em diferentes plataformas. Por exemplo, os vírus vacinais influenza A e B são preparados em ovos embrionados, ao tempo que culturas celulares são utilizadas para obter vírus da poliomielite, da raiva, da hepatite A e da encefalite japonesa, entre outros. Os vírus são inativados por tratamento químico ou físico, ou uma combinação dos dois. Os principais agentes utilizados são o formaldeído e a β-propiolactona. As vacinas inativadas apresentam vantagens como imunização com o conteúdo antigênico completo do vírus, baixo ou nenhum risco de infecção pelo vírus vacinal, não contaminação com vírus latentes ou infecciosos e estabilidade dos antígenos. As desvantagens incluem a necessidade de imunização parenteral, que pode não ser efetiva contra vírus que causam doenças em superfícies mucosas porque esse tipo de vacina não estimula a produção de imunidade local, em particular a produção de imunoglobulinas tipo IgA. Outra desvantagem é a menor produção de imunidade celular em relação às vacinas de vírus atenuados, uma vez que esta é favorecida pela existência de replicação viral no organismo. Além disso, para alguns vírus, não é possível obter vacinas inativadas, pois a desnaturação de proteínas virais pode ocasionar a perda de antigenicidade, como ocorre no caso do vírus do sarampo.

A primeira vacina viral atenuada para humanos foi utilizada por Jenner, há mais de 200 anos, inoculando o vírus a partir de uma ferida de varíola bovina (*cowpox*) para o controle da varíola humana. No entanto, em algum momento ao longo do século XIX, o vírus utilizado para vacinar contra a varíola mudou do vírus da varíola bovina para uma cepa do vírus vaccínia. A origem dessa cepa vacinal é obscura: o vírus da vaccínia é uma espécie distinta de poxvírus, diferente dos vírus da varíola e da varíola bovina. Atualmente, existem muitas outras vacinas atenuadas (Quadro 81.1). As vacinas atenuadas são produzidas com cepas virais capazes de se replicarem no organismo e induzir imunidade, com patogenicidade reduzida. Os vírus vacinais podem ser uma variante de ocorrência natural, como o vírus da vaccínia e o poliovírus utilizado na produção da vacina Sabin, tipo II, identificado pela ausência de virulência em macacos. Alguns vírus vacinais atenuados foram obtidos pela passagem seriada do vírus selvagem em culturas celulares ou em hospedeiros não usuais, propiciando a emergência de mutantes com replicação parcialmente restrita em humanos. Os poliovírus I e III atenuados da vacina oral Sabin, bem como as cepas atenuadas do vírus da rubéola, foram obtidos após passagens em culturas de linhagens celulares derivadas de rim de macaco. As cepas vacinais de vírus da febre amarela e sarampo foram obtidas após passagem em culturas celulares de embrião de galinha e a atenuação do vírus da caxumba foi obtida por passagens em ovos embrionados. Os mutantes selecionados acumulam muitas mutações, dificultando estabelecer as bases genéticas da atenuação. A maior vantagem das vacinas atenuadas é a ativação de todos os componentes do sistema imune, gerando tanto a imunidade do tipo local como a imunidade humoral e celular.

Quadro 81.1 – *Principais vacinas virais disponíveis em 2023*

Vírus	*Números de sorotipos cobertos pela vacina*	*Tipos de vacinas*				*População-alvo*	*Comentários*
		Atenuada	*Inativada*	*Subunidade*	*Outros*		
Adenovírus	2 (tipos 4 e 7)	+				Recrutas militares	Vírus selvagem em cápsulas entéricas para infectar o intestino
Caxumba	1	+				Universal na infância	Imunização parenteral; reforço recomendado aos quatro/seis anos de idade
Febre amarela	1	+				Viajantes para regiões endêmicas	Imunização parenteral
Hepatite A	1		+			Universal na infância, viajantes, agentes de saúde	Imunização parenteral com vírus vacinal completo inativado, uma dose
Hepatite B	1			+		Universal na infância	Imunização parenteral com VLP recombinante, três doses
Influenza A e B	3 (H1N1, H3N2, e tipo B)	+	+			Idosos, pacientes com doenças cardiopulmonares, outros	Imunização parenteral anual
Herpes-zóster	1	+				Indivíduos de mais de 50 anos de idade	Imunização subcutânea, uma dose
Papilomavírus humanos	4 (tipos 6, 11,16, 18)			+		Indivíduos de 9 a 14 anos	Imunização parenteral com VLP* recombinante, três doses
Poliovírus	3	+	+			Universal na infância	Imunização parenteral com vacina inativada ou oral com vacina atenuada
Raiva	1		+			Pessoas de alto risco	Uso profilático e terapêutico
Rotavírus [a]	1 ou 5	+				Universal na infância	Vacina oral, duas ou três doses, primeira dose entre 6 e 12 semanas de vida
Rubéola	1	+				Universal na infância	Imunização parenteral
Sarampo	1	+				Universal na infância	Imunização parenteral; reforço recomendado aos 4/6 anos de idade
Varicela	1	+				Universal na infância; idosos para diminuir herpes-zóster	Imunização parenteral
Varíola	1	+				Uso especial	Vacina intradérmica usada para erradicar a varíola
Vírus da encefalite japonesa	1		+			Viajantes para regiões endêmicas	Imunização parenteral com vírus vacinal completo inativado
SARS-CoV-2[&]	1-2[§]		+[#] +[@]			Universal	Imunização parenteral com vírus inativado, moléculas de mRNA (codificando a proteína Spike do vírus, vetores adenovirais que expressam a proteína Spike do vírus)

* VLP – partículas semelhantes a vírus (do inglês virus-like particles).

[a] Rotarix®, GlaxoSmithKline Biologicals, monovalente, ou RotaTeq®, Merck, pentavalente

[&] Apenas vacinas disponíveis no Brasil. [§] 1ª geração de vacinas protege contra um único tipo viral, 2ª geração protege contra duas variantes.

[@] Vacinas com base em mRNA Comirnaty® (Pfizer/Wyeth) monovalente, Comirnaty bivalente (Pfizer), vacina Janssen (Janssen-Cilag) vetor adenovírus 26, Vacina Oxford/Covishield (Fiocruz e Astrazeneca) adenovírus recombinante ChAdOx1-S.

[#] Coronavac (Butantan).

Fonte: Desenvolvido pela autoria.

A maior desvantagem desse tipo de vacinas é a possibilidade de incluir vírus contaminantes, originários da cultura celular, como ocorreu com a vacina contra os poliovírus em 1960, contaminada com SV40. Outras desvantagens incluem a possibilidade de reversão da atenuação, durante a fabricação ou replicação no hospedeiro, a possibilidade de disseminação para contatos dos indivíduos vacinados e a perda de infectividade durante o transporte ou armazenagem. Apesar dessas dificuldades, a vacinação contra infecções virais é um dos triunfos da Medicina no século XX. Em 8 de maio de 1980, a Organização Mundial de Saúde (OMS) declarou oficialmente a erradicação da varíola, a primeira doença a ser eliminada do mundo (ver Capítulo 93). A OMS tinha planos para a erradicação da poliomielite até o ano 2002, mas, ao final de 2022, dois países ainda são considerados endêmicos para poliomielite: Afeganistão; e Paquistão. Embora os poliovírus II e III tenham sido erradicados (2015 e 1019, respectivamente), o poliovírus I selvagem é ainda endêmico nas regiões citadas, e também existe circulação do poliovírus II vacinal. Em 2022, entrou em vigor um novo programa da OMS para a erradicação global da doença, a Iniciativa Global para Erradicação da Pólio (GPEI, do inglês Global Polio Eradication Initiative). O progresso da erradicação da poliomielite pode ser acompanhado pelo *site:* http://www.polioeradication.org.

As vacinas de subunidades são produzidas com partes do vírus e não contêm ácido nucleico viral. A primeira vacina de subunidades a ser produzida foi a vacina contra a hepatite B, que contém os antígenos de superfície (HBsAg) do vírus, obtidos por técnicas de engenharia genética em leveduras. O antígeno produzido em leveduras é naturalmente montado em partículas semelhantes a vírus (VLP, do inglês *virus-like particles*) e é altamente imunogênico para humanos. A vacina contra papilomavírus humanos também é produzida pela expressão das proteínas L1e L2 do capsídeo viral ou apenas da proteína L1. L1 monta-se em pentâmeros e cada VLP contém 72 capsômeros pentaméricos. Se presente, uma proteína L2 encontra-se associada a cada pentâmero de L1, na superfície interna da VLP. As vacinas licenciadas contra os papilomavírus humanos são tetravalentes e contém os sorotipos 16 e 18, causa mais comum de neoplasias cervicais e 6 e 11, causas mais comuns de verrugas anogenitais. As vantagens das vacinas de subunidades são: 1) a ausência de ácido nucleico viral, evitando ocorrências patogênicas da replicação viral, e 2) a necessidade de inativação química; 3) a apresentação de epitopos conformacionais ao sistema imune da mesma forma que a partícula viral, induzindo a resposta imune de forma eficiente; 4) muitos vírus não envelopados, para os quais foram desenvolvidas as VLP, replicam muito mal em culturas celulares, impossibilitando o uso de vírus purificado como vacina; 5) o sistema imune responde melhor a partículas multiméricas montadas do que às proteínas monoméricas e 6) a estabilidade das VLP pode simplificar o estoque e a distribuição de vacinas. As principais desvantagens dessas vacinas são seu custo e sua complexidade de produção, que, com o tempo devem diminuir sensivelmente.

Outros sistemas de produção de proteínas, como o baculovírus e as células eucarióticas, estão em estudo para o preparo de vacinas virais.

Outras vacinas estão sendo estudadas, como vacinas de RNA e de DNA, as que utilizam peptídeos sintéticos ou anticorpos anti-idiotipos como imunógeno ou vacinas a partir de vetores virais (ver Capítulos 82 e 98).

As vacinas também podem ter uso terapêutico para modificar o curso de algumas infecções. O exemplo clássico é a vacinação pós-exposição contra raiva, que visa gerar uma resposta imune específica antes de o vírus chegar ao sistema nervoso central, possível porque o período de incubação da doença é longo.

Quimioterapia antiviral

Uma das mais importantes conquistas da ciência nos últimos anos foi o desenvolvimento da quimioterapia antiviral. Anteriormente, parecia não ser possível o desenvolvimento de drogas antivirais porque os vírus são parasitas intracelulares obrigatórios e a inibição das funções virais certamente ocasionaria a morte da célula. A chave para o desenvolvimento inicial de quimioterápicos antivirais foi a identificação de enzimas codificadas pelos vírus, essenciais para a replicação viral, e que são diferentes das enzimas celulares, possibilitando a interação química seletiva de compostos com as enzimas virais, sem afetar as celulares. Para que sejam efetivas e com poucos efeitos colaterais, as drogas têm de ser mais tóxicas para o vírus do que para a célula.

Apesar de todos os progressos no desenvolvimento de drogas antivirais, ainda existem poucas doenças para as quais essas drogas estão disponíveis. Os alvos das drogas são, em geral, específicos para cada vírus, e, portanto, não existem antivirais de amplo espectro, efetivos contra uma grande variedade de vírus. Alguns vírus, como os herpesvírus e HIV, estabelecem infecções latentes ou persistentes, de forma que o tratamento não cura o paciente. O tratamento também tem de começar no início da infecção para que possa ser efetivo, o que, na maioria das vezes, é difícil por causa do diagnóstico viral, que pode ser demorado.

Existem dois tipos básicos de alvos para as drogas antivirais. O mais comum é uma proteína viral que possa ser inibida pela droga. O ideal é que essa proteína seja essencial para a replicação viral, mas, ao menos, precisa ser muito importante para a replicação e patogênese em humanos. O alvo também deve ser diferente de qualquer proteína do hospedeiro, para permitir a seletividade e deve ser tal que uma molécula pequena seja capaz de inibi-lo. Isso torna as enzimas bons alvos, pois estão em baixa concentração na célula, seu mecanismo é bem estudado e interagem com moléculas pequenas como substratos. Um segundo tipo de alvo é uma proteína viral que pode ativar uma droga para fazê-la inibir a replicação viral e que seja suficientemente diferente de seu análogo celular para permitir a seletividade. Proteínas do hospedeiro também podem servir de alvo se sua atividade for mais importante para a replicação viral do que para sua função original. Usar como alvo proteínas do hospedeiro apresenta maior probabilidade de resultar em toxicidade do que usar as proteínas virais.

Quando um antiviral age de forma seletiva contra o vírus, o vírus certamente gerará mutantes resistentes a este. A frequência e a velocidade do desenvolvimento de mutantes resistentes dependem de vários fatores. O primeiro é a taxa de mutação do vírus: quanto maior, mais rapidamente a resistência pode se desenvolver. Os vírus RNA, em geral, têm taxas de mutação maiores que os vírus DNA. Um segundo fator é o tamanho do alvo para a mutação. Quanto mais locais existem no genoma, onde a mutação confere resistência, mais rapidamente esta se desenvolve. O terceiro fator é a magnitude da replicação viral. Quanto mais cópias do genoma são produzidas, maior é a oportunidade para o aparecimento de mutações que afetem a eficácia da droga. O quarto fator é a tamanho da população viral, mesmo antes da administração do antiviral. Quanto maior a população, maior a probabilidade de que mutantes resistentes estejam presentes. O quinto fator envolve a aptidão para a replicação do mutante resistente à droga. Quanto maior a aptidão, maior probabilidade de ocorrência de resistência ao antiviral. O mutante, além de se evadir da ação do antiviral, tem de manter sua patogenicidade e sua capacidade de replicação. Todos esses fatores influenciam o modo de tratamento das infecções virais, determinado a utilização de combinações de antivirais com mecanismos diferentes para minimizar o aparecimento de mutantes resistentes a todas as drogas, como na infecção pelo HIV, ou a utilização de uma só droga, como no caso da infecção por herpes simples.

Teoricamente, qualquer estágio do ciclo de replicação viral pode ser alvo de terapia antiviral: adsorção a receptores; desnudamento; inibição da expressão gênica do vírus; transcrição de alguns genomas virais; regulação da transcrição; integração do genoma viral no genoma celular; replicação do ácido nucleico viral; maturação ou montagem; e liberação da progênie viral (Figura 81.1).

Antivirais que atuam na adsorção e penetração

A inibição da adsorção do vírus ao receptor ou da entrada do vírus na célula previne todos os passos seguintes da replicação viral e permite que os vírus sejam removidos pelo sistema imune ou outros mecanismos. Dois mecanismos têm sido considerados para desenvolvimento desse tipo de antivirais: drogas que se ligam ao vírion e evitam sua ligação à célula, como o efuvirtide, e agentes que se ligam aos receptores ou correceptores celulares, impedindo a ligação do vírus, como o maraviroc.

Inibidor da penetração do HIV por fusão do envelope: efuvirtide

Esse antiviral foi o primeiro aprovado para uso clínico a usar este mecanismo. É um peptídeo, semelhante a um segmento da gp41, a proteína do HIV que causa a fusão do envelope viral com a membrana celular (ver Capítulo 95). Quando o antiviral está presente, ele se liga a um dos segmentos da gp41, impedindo a fusão. Seu desenvolvimento

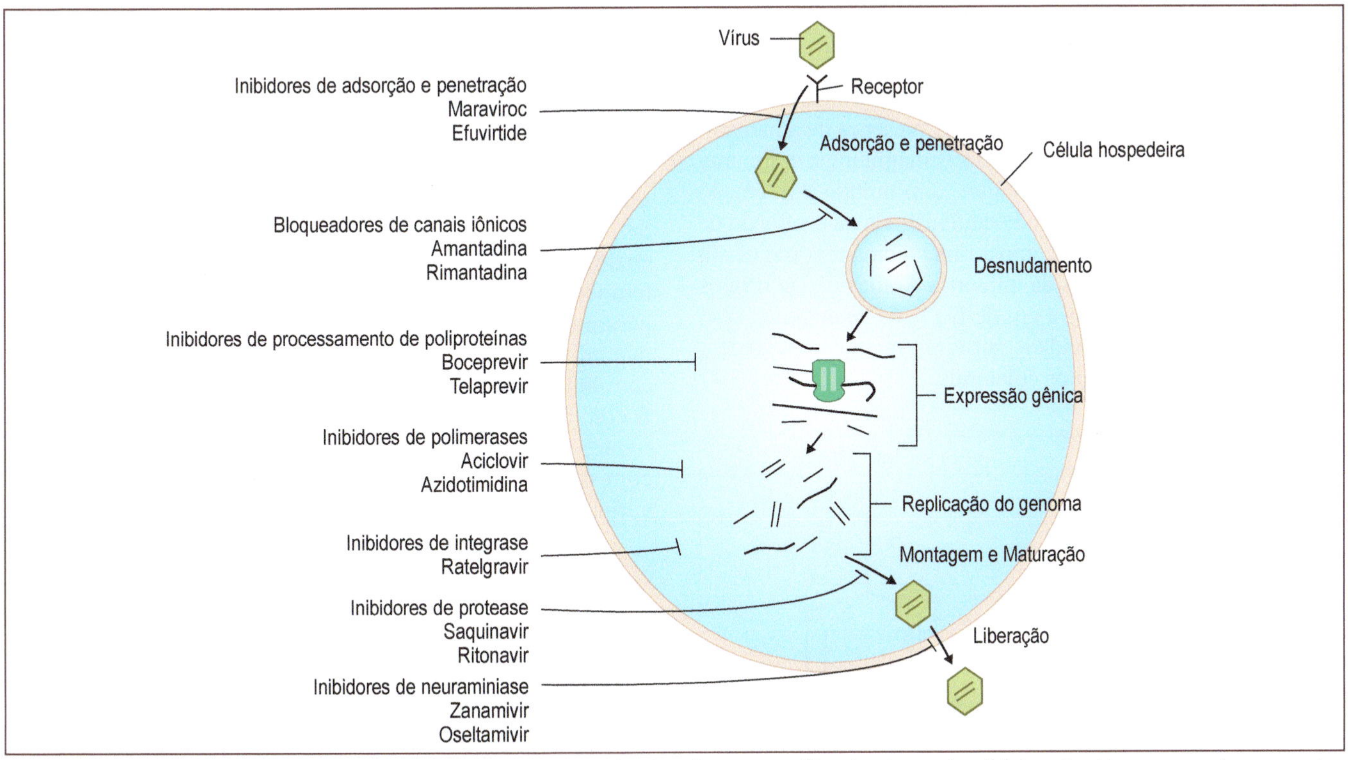

Figura 81.1 – *Ciclo genérico de replicação viral na célula hospedeira, mostrando as fases que as diferentes classes de antivirais podem bloquear, com alguns exemplos. Para alguns vírus (p. ex., HIV), a ordem das fases difere do esquema e, para outros, existem fases adicionais.*
Fonte: Desenvolvida pela autoria.

em medicamento, por ser um peptídeo, apresenta algumas complicações, como síntese em larga escala e sua administração injetável, mas atualmente o medicamento encontra-se licenciado e em uso em pacientes infectados pelo HIV.

Inibidor do correceptor do HIV: maraviroc

O maraviroc é um bloqueador do correceptor CCR5 do HIV, inibindo a ligação do HIV a esse correceptor e, portanto, sua penetração na célula hospedeira. O bloqueio do CCR5 não causa nenhum problema ao hospedeiro. O maraviroc foi aprovado para uso em combinação com outras drogas anti-HIV em pacientes infectados por vírus que usam o CCR5 como correceptor. Os pacientes têm de ser testados para determinar se os vírus usam esse correceptor ou o CXCR4. As falhas no tratamento com maraviroc resultam, na maior parte dos casos, de uma população minoritária de vírus com tropismo para CXCR4 e não pela seleção de vírus com tropismo para CCR5 resistentes à droga.

Antivirais que atuam no desnudamento

Amantadina e rimantadina (Influenza A)

A amantadina é uma amina sintética (Figura 81.2) que inibe especificamente o vírus da influenza A, bloqueando o desnudamento do vírus. A droga age pela inibição do canal iônico responsável pela redução de pH, mediada pela proteína M2 do vírus da influenza. Essa diminuição do pH é essencial para o desnudamento durante o processo de endocitose, necessária para indução de modificações conformacionais nas hemaglutininas virais que permitem a fusão da membrana. A amantadina atua também nas etapas finais da replicação, nas quais a montagem viral é mediada por uma mudança no pH do complexo de Golgi. Essa mudança de pH induz alteração na hemaglutinina viral durante o transporte por intermédio do Golgi, que facilita a montagem viral. Na presença de amantadina, o pH intraluminal é diminuído e a hemaglutinina sofre uma mudança conformacional prematura, diminuindo a liberação de partículas infecciosas. Quando administrada na profilaxia da doença, tanto a amantadina como a rimantadina têm um efeito significativo contra o vírus da influenza A, mas não contra os vírus B e C. A rimantadina é um derivado da amantadina com o mesmo espectro de atividade antiviral, menor toxicidade e que apresenta menos efeitos colaterais.

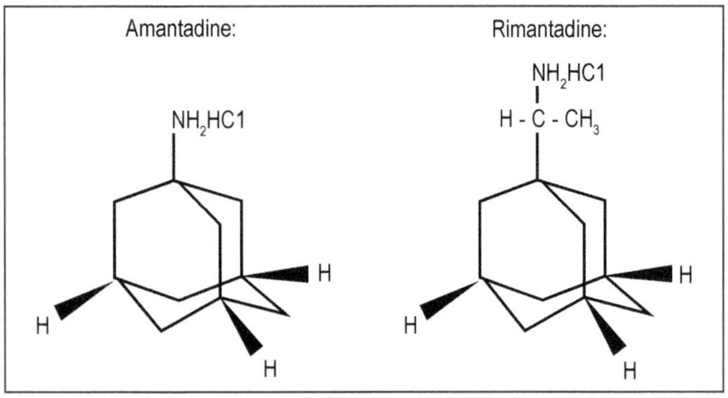

Figura 81.2 – *Estrutura da amantadina e rimantadina.*
Fonte: Desenvolvida pela autoria.

Antivirais que atuam na inibição da expressão gênica viral

Inibidores da protease e polimerase do HCV

O tratamento das infecções pelo vírus da hepatite C se baseia na inibição de produtos virais específicos pelo uso de antivirais de ação direta (DAA). Esses fármacos podem inibir especificamente a protease e a polimerase virais mudando radicalmente a história natural das infecções por esse vírus e o prognóstico dos pacientes. A protease (NS3) e a polimerase de RNA (NS5B) são fundamentais para a expressão correta dos produtos gênicos virais e para todos os demais passos da replicação viral. Diversos compostos capazes de inibir a ação dessas proteínas virais são utilizados na clínica. A Figura 81.3 mostra dois exemplos dos primeiros inibidores da protease de HCV, telaprevir e boceprevir, que apresentam estrutura semelhante à dos peptídeos (Figura 81.3). O tratamento para HCV é mais bem descrito no Capítulo 86.3.

Antivirais que atuam na transcrição e replicação de ácidos nucleicos

Análogos de nucleosídeos

Constituem a maioria dos quimioterápicos antivirais. A atividade da maioria dos compostos é limitada ao uso em infecções por herpesvírus, HIV e pelo vírus da hepatite B. Os análogos impedem a replicação do ácido nucleico viral inibindo enzimas da via metabólica de purinas e pirimidinas, constituintes essenciais dos ácidos nucleicos ou por inibição de polimerases virais. Alguns análogos podem ser incorporados ao ácido nucleico e bloquear sua síntese ou alterar sua função. Todos os análogos de nucleosídeos devem ser ativados por fosforilação, normalmente para a forma trifosfato, para exercer seu efeito. Os análogos fosforilados inibem as polimerases por competição com os desoxinucleosídeos naturais; podem também ser incorporados às cadeias de ácido nucleico, onde terminam o elongamento da cadeia. Além de inibir as enzimas virais, os análogos podem ainda inibir enzimas celulares. Seu uso, portanto, depende de uma razão terapêutica alta, em que os benefícios da inibição viral superam a toxicidade do composto. Os análogos ideais são os que inibem especificamente enzimas codificadas pelos vírus, com inibição mínima das enzimas celulares correspondentes. É comum o aparecimento, durante terapia antiviral, de variantes resistentes às drogas. O uso de terapias combinadas, com diferentes antivirais, pode retardar a emergência de variantes resistentes.

A seguir, são relacionados os principais antivirais da classe dos análogos de nucleosídeos.

Idoxuridina

É uma pirimidina halogenada que inibe a timidina quinase viral dos herpesvírus e é incorporada ao DNA. Foi o primeiro agente antiviral a ser licenciado para uso humano, em infecções oculares pelo herpesvírus simples. Atualmente, tem sido substituído por outros compostos, como o aciclovir (ACV).

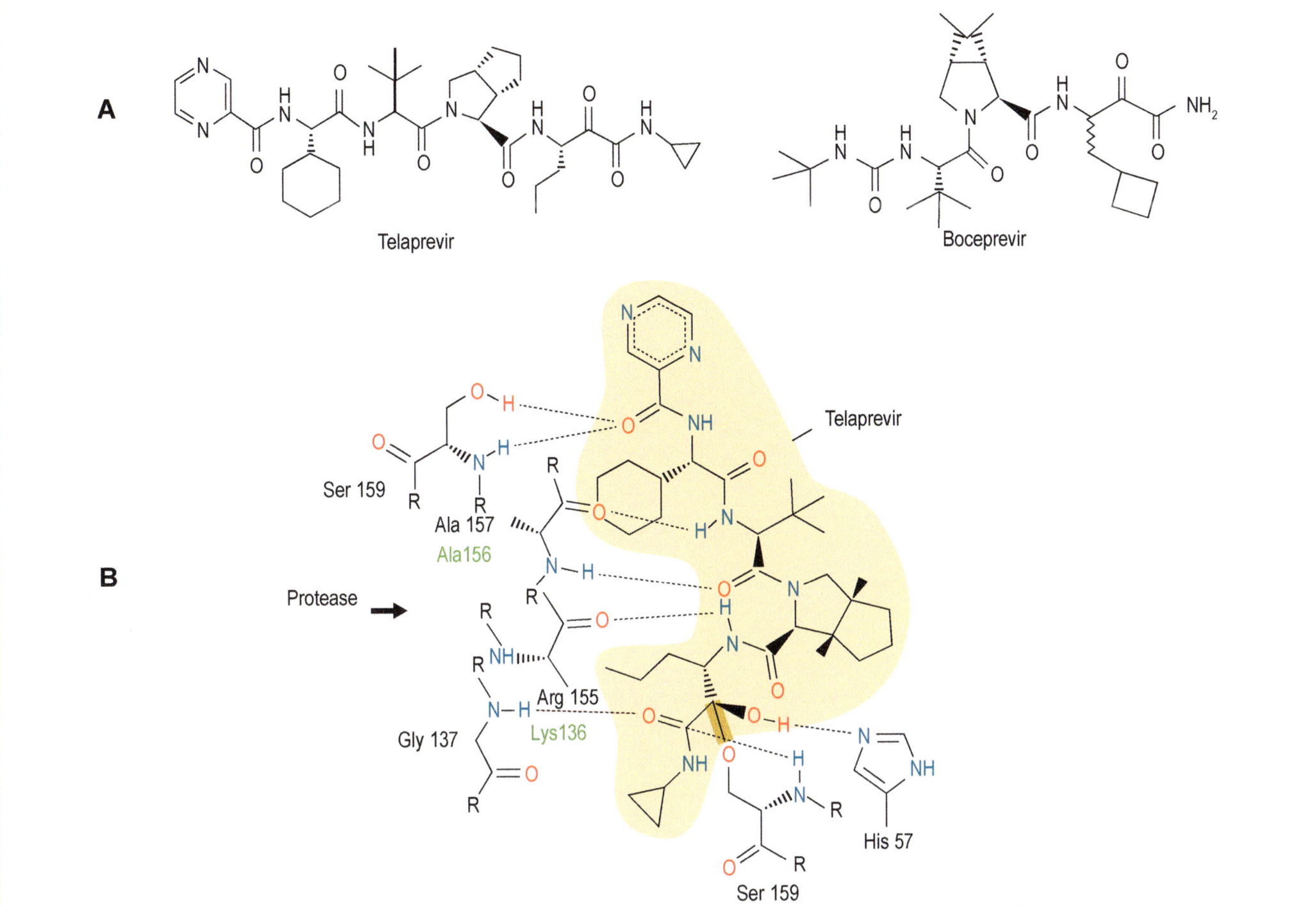

Figura 81.3 – *Inibidores da protease do vírus da hepatite C (HCV). Estrutura do telaprevir e boceprevir (A) e interação do telaprevir com a protease NS3/4ª do HCV (B).*
Fonte: Desenvolvida pela autoria.

Aciclovir (acicloguanosina)

O aciclovir é um análogo da deoxiguanosina (Figura 81.4), que consiste de uma guanidina ligada a uma molécula acíclica semelhante ao açúcar. O ACV inibe a replicação de vários herpesvírus, apresentando-se pouco efetivo contra outros vírus DNA. A ação antiviral se baseia na sua fosforilação inicial pela timidinaquinase viral, codificada pelo herpesvírus e, após mais duas fosforilações pelas quinases celulares, o composto trifosfatado causa inibição da DNA-polimerase viral. O aciclovir é fosforilado pela timidinaquinase do herpesvírus com eficiência 200 vezes maior que pelas quinases celulares. Quando o aciclovir é incorporado à cadeia de DNA, sua síntese é terminada (Figura 81.5). Os herpesvírus que codificam sua própria timidinaquinase, como herpes simples e herpes-zóster, são muito mais suscetíveis dos que os que não apresentam enzimas próprias, como o citomegalovírus e o vírus Epstein-Barr.

Clinicamente, é utilizado no tratamento das infecções ocasionadas pelos tipos 1 e 2 do herpesvírus simples e pelo vírus do herpes-zóster. Um éster do aciclovir, o valaciclovir, tem maior biodisponibilidade oral e, uma vez ingerido, é rapidamente convertido em aciclovir e é efetivo no tratamento por via oral de herpes-zóster.

Ganciclovir e valganciclovir

O ganciclovir é um derivado metilguanina do aciclovir, ativo contra o citomegalovírus, inibindo a DNA-polimerase viral e bloqueando a elongação durante a síntese de DNA. Tem sido bastante utilizado em pacientes transplantados com infecções graves pelo citomegalovírus. O valganciclovir é semelhante ao aciclovir e apresenta biodisponibilidade oral.

Ribavirina

É um nucleosídeo análogo à guanosina (Figura 81.3) e é uma droga efetiva contra muitos vírus DNA e RNA. Seu mecanismo de ação ainda não é bem compreendido, mas parece ser múltiplo: inibe a inosina monofosfatodesidrogenase, diminuindo a disponibilidade de guanosinatrifosfato; inibe a guanililtransferase e a adição de *cap* ao RNA mensageiro (mRNA) e impede a iniciação e elongação pela RNA-polimerase viral, entre outros mecanismos. A ribavirina tem sido utilizada em conjunto com o interferon, no tratamento da hepatite C. Também é aprovada para o tratamento de infecções severas pelo vírus respiratório sincicial.

Análogos de nucleosídeos inibidores da transcriptase reversa viral

As enzimas celulares fosforilam esses compostos, convertendo-os na forma ativa trifosfato.

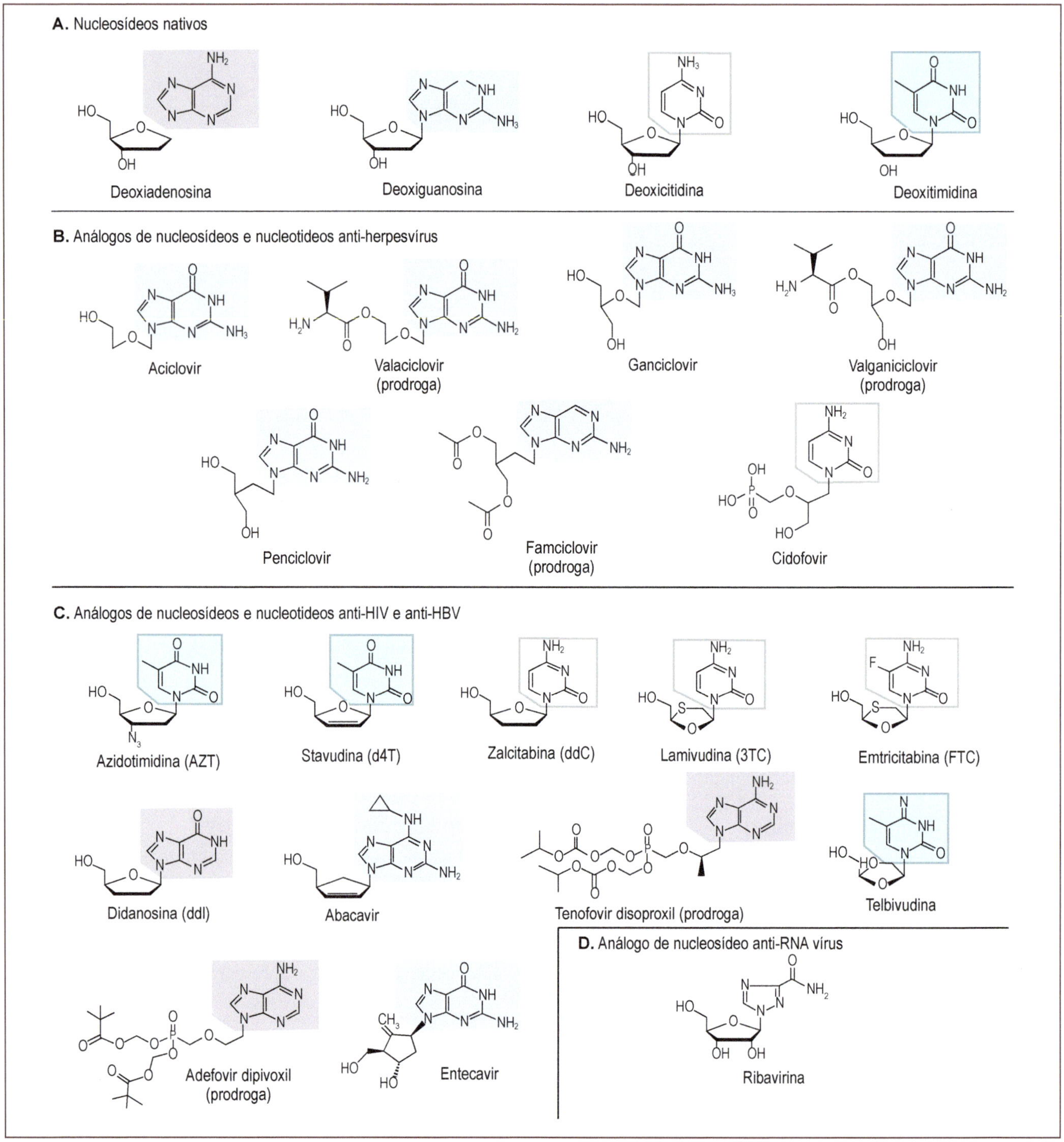

Figura 81.4 – *Nucleosídeos nativos (A); análogos de nucleosídeos e nucleotídeos anti-herpesvírus (B), anti-HIV e anti-HBV (C); ribavirina (D).*
Fonte: Desenvolvida pela autoria.

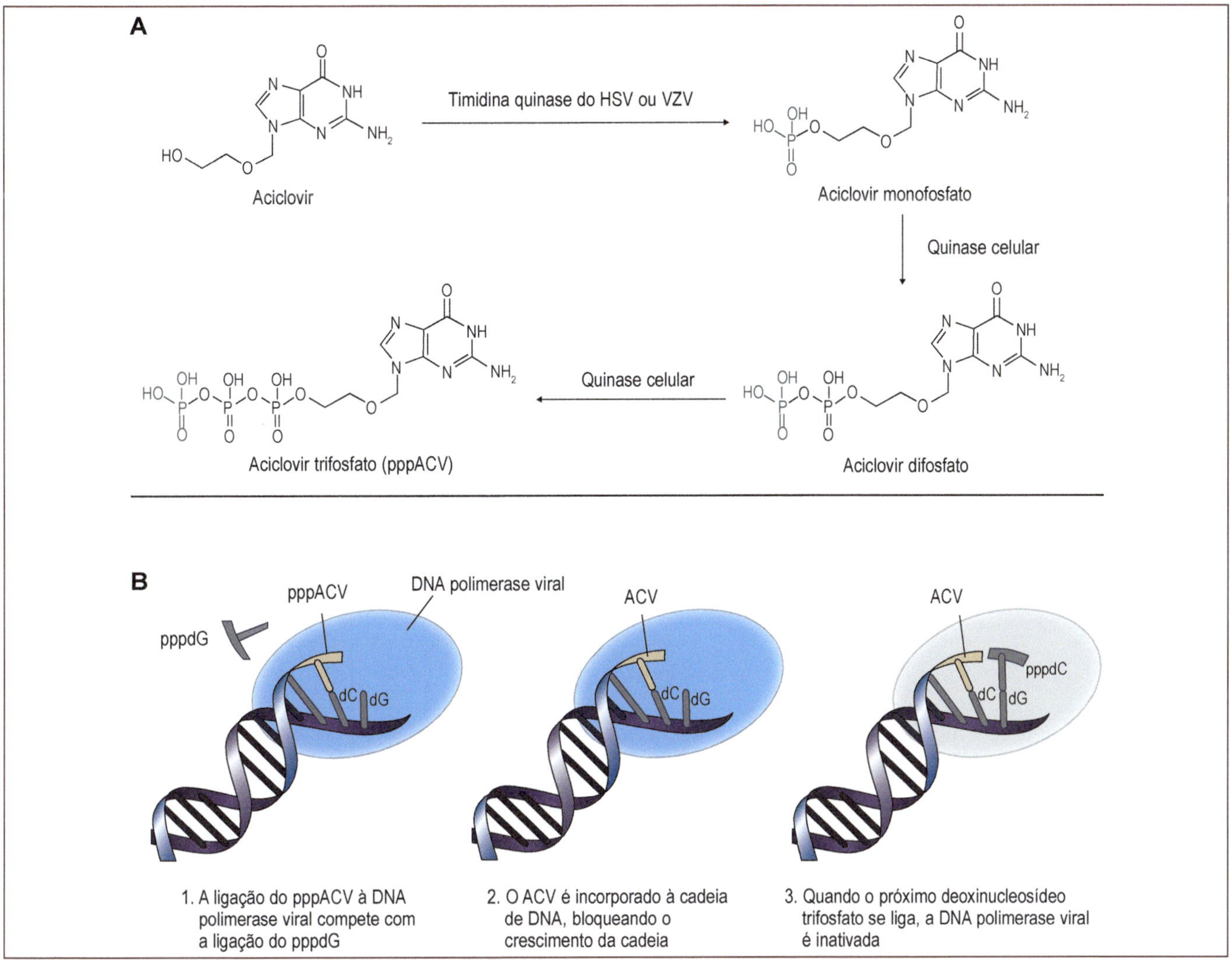

Figura 81.5 – *Mecanismo de ação do aciclovir na replicação dos herpesvírus.*
Fonte: Desenvolvida pela autoria.

■ Azidotimidina (AZT, Zidovudina) e outros

Análogo sintético da timidina, diferindo desta por conter um grupo azido na posição 3' do anel da desoxirribose em vez do grupo hidroxila (Figura 81.3). A transcriptase reversa (TR) é cem vezes mais sensível à inibição pelo AZT que a DNA-polimerase celular. A droga é incorporada ao DNA no lugar da timidina (Figura 81.5). O AZT foi a primeira droga antiretroviral aprovada para o tratamento das infecções pelo HIV, em 1987. Variantes resistentes ao AZT emergem por mutação no gene da transcriptase reversa. O AZT também é efetivo na redução da transferência do HIV da mãe para o recém-nascido.

Outros análogos de nucleotídeos com mecanismos de ação semelhante ao AZT incluem a didanosina (dideoxiinosina, ddI); zalcitabina (2', 3'-dideoxicitidina, ddC); stavudina (dide-hidrodeoxi-timidina, d4T), cujo uso foi aprovado em 1994, lamivudina (3'-thiacidina, 3TC), aprovada para uso em 1995, e abacavir, análogo da guanosina. (Figura 81.4)

Na terapia anti-HIV, têm sido utilizadas combinações de drogas, ou coquetel, como são conhecidas no Brasil, para minimizar o aparecimento de cepas de vírus resistentes aos quimioterápicos. As combinações de AZT com ddI ou AZT com 3TC têm padrões antagônicos de resistência, favorecendo sua utilização, enquanto ddC e 3TC mostram resistência cruzada, e sua combinação deve ser evitada.

■ Análogos de nucleotídeos

Cidofovir

O cidofovir, análogo da deoxicitidina monofosfato, é o primeiro membro dessa classe de antivirais análogos de nucleotídeos, diferindo dos análogos de nucleosídeos por conter um grupo fosfato. A habilidade de persistir nas células por longos períodos aumenta a potência dessa droga. Esse antiviral é ativo contra o citomegalovírus e o herpesvírus simples e foi aprovado para tratamento da retinite por citomegalovírus em 1996.

Outros antivirais contendo um grupo fosfato são análogos da deoxiadenosina monofosfato, tenofovir e adefovir, utilizados respectivamente contra o HIV e vírus da hepatite

B. Ambos inibem a polimerase viral e também são terminadores de cadeia.

Por causa da semelhança da DNA-polimerase do vírus da hepatite B com a TR do HIV, inibidores da TR do HIV também inibem replicação do HBV. Cinco análogos de nucleosídeos e de nucleotídeos, lamivudina, e tenofovir, também utilizados no tratamento da infecção pelo HIV e adefovir, telbivudine e entecavir (Figura 81.4) são licenciados para tratamento da hepatite B.

▪ Inibidores não nucleosídicos da transcriptase reversa viral

A subunidade p66 da transcriptase reversa do HIV tem uma região hidrofóbica, que é o sítio de ligação para essa família de compostos com atividade contra a transcriptase reversa do HIV. Esses compostos não precisam ser metabolizados dentro da célula para exibir a atividade antiviral e não competem com os substratos da TR; portanto, não apresentam risco de efeitos colaterais causados pela interferência com o metabolismo de nucleotídeos e com a biossíntese de ácidos nucleicos, inativando a TR diretamente. A nevirapina (Figura 81.6) foi a primeira droga dessa categoria a ser aprovada para uso clínico, em 1996. Existem ainda mais quatro inibidores de RT não análogos de nucleosídeos, aprovados para uso: delavirdina; etravirina; rilpivirina; e efavirenz (Figura 81.6). O uso desses compostos na forma de monoterapia é limitado pelo rápido aparecimento de resistência, e seu uso só é recomendado em conjunto com outros antirretrovirais.

O foscarnet, um análogo do pirofosfato que é um produto da polimerização dos ácidos nucleicos, é um inibidor direto da DNA-polimerase do citomegalovírus, não necessitando de ativação por enzimas virais ou celulares.

▪ Inibidores da transcrição do vírus influenza

O baloxavir marboxil é um inibidor da endonuclease dependente de Cap da polimerase (PA) do vírus influenza. O baloxavir marboxil é uma pró-droga que é convertida à forma ativa, baloxavir, inibindo a transcrição e, consequentemente, a replicação do vírus.

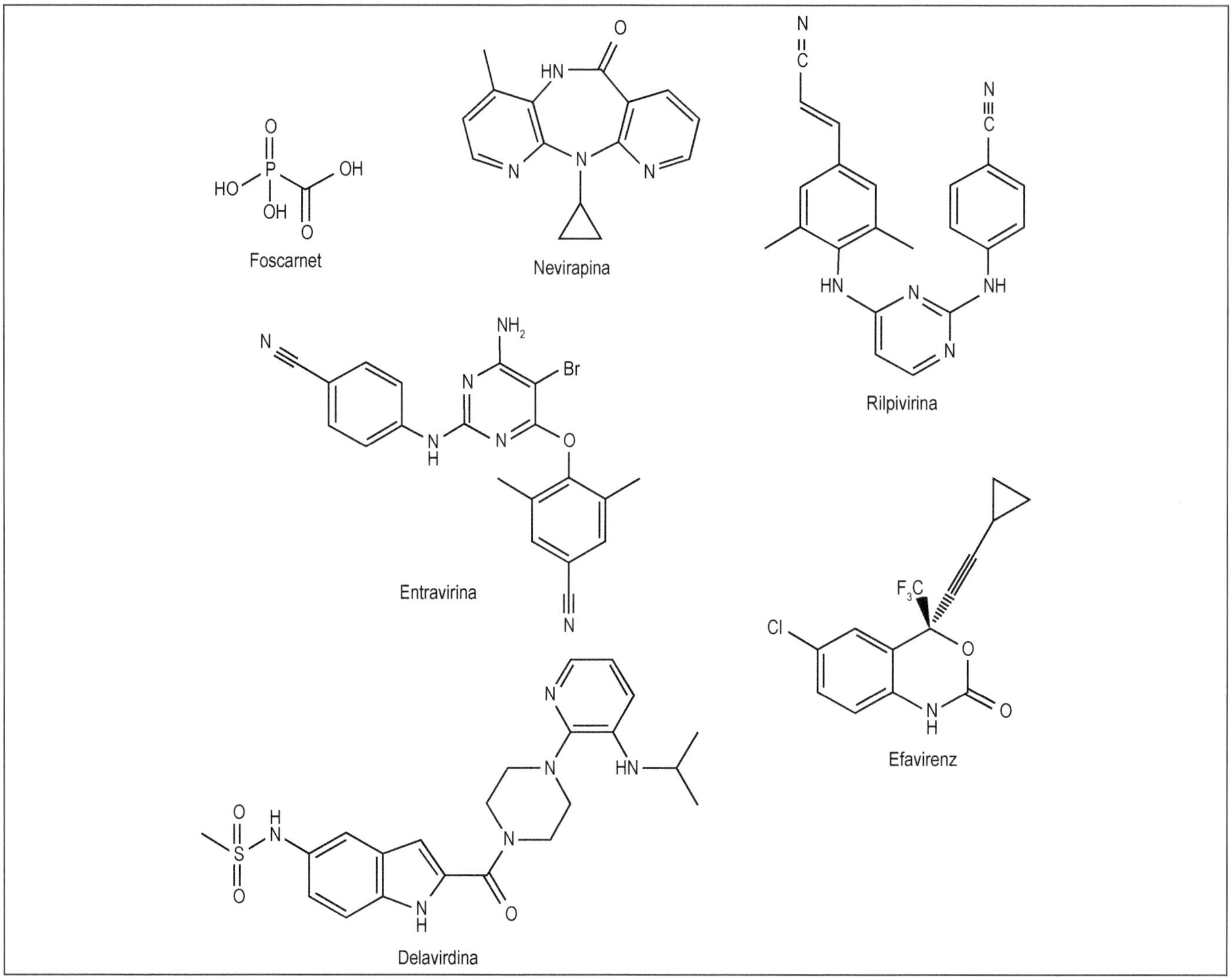

Figura 81.6 – *Inibidores não nucleosídicos da transcriptase reversa do HIV.*
Fonte: Desenvolvida pela autoria.

Antivirais que atuam na integração do ácido nucleico no genoma do hospedeiro

Inibidores da integrase do HIV: ratelgravir, elvitegravir e dolutegravir

Um estágio crucial na replicação do HIV e de outros retrovírus é a integração do dsDNA, produzido na célula pela transcriptase reversa, no genoma do hospedeiro. A enzima viral integrase, que executa essa integração, pode ser inibida por uma droga denominada "raltegravir", licenciada em 2007, nos Estados Unidos. Mais duas drogas, elvitegravir e dolutegravir, também inibidoras da integrase dos retrovírus, foram aprovadas em 2012, para uso em combinação com outros medicamentos anti-HIV.

Antivirais que atuam na maturação e liberação

A maturação e liberação virais, que resultam na formação de vírus infecciosos, são alvos adequados para a pesquisa de antivirais, pois são eventos únicos na biologia dos vírus. Para alguns vírus, incluindo o HIV, a montagem de proteínas virais e do ácido nucleico em partículas virais não é suficiente para produzir uma partícula infecciosa. Para esses vírus, uma fase de maturação, que ocorre após a montagem dos vírus, é necessária e essa maturação depende da protease viral. Alguns vírus, como os vírus influenza, dependem ainda, para sua liberação, de enzimas virais que atuam na liberação final da partícula viral da célula.

Inibidores de protease

A primeira droga da classe dos inibidores de proteases (Figura 81.7) licenciada para uso humano, o saquinavir, é uma molécula desenhada por modelagem em computador para encaixar no sítio ativo da protease do HIV.

A síntese desses compostos é um processo complicado, elevando o custo da droga. O saquinavir inibe a enzima protease, necessária para o estágio final de replicação do HIV, na clivagem de proteínas virais estruturais que forma o *core* maduro do vírus. A inibição da protease torna a partícula viral não infecciosa. Os inibidores de proteases também só podem ser utilizados em combinação com outras drogas antivirais, pois o aparecimento de resistência após monoterapia é frequente. Encontram-se atualmente licenciados, além do saquinavir, os inibidores de protease amprenavir, atazanavir, darunavir, fosamprenavir, indinavir, lopinavir, nelfinavir, ritonavir e tipranavir.

Inibidores da neuraminidase dos vírus influenza: zanamivir e oseltamivir

O vírus da influenza liga-se à célula hospedeira através da interação entre a hemaglutinina viral e o ácido siálico (ver Capítulo 88). Ao sair da célula por brotamento, a hemaglutinina dos vírions recém-formados ligam-se novamente ao ácido siálico das glicoproteínas celulares e prendem o vírus à célula, impedindo o início de um novo ciclo replicativo. Para solucionar esse problema, o vírus da influenza codifica uma neuraminidase, que cliva o ácido siálico das glicoproteínas da membrana celular.

O zanamivir é um análogo do ácido siálico, que é um inibidor potente da neuraminidase dos vírus influenza A e B, ligando-se ao sítio ativo da enzima. O zanamivir pode ser administrado por via endovenosa ou por aerossóis. O oseltamivir é uma pró-droga que tem biodisponibilidade oral. O zanamivir e o oseltamivir ligam-se a regiões diferentes do sítio ativo da neuraminidase e, portanto, o sítio ativo com baixa afinidade para uma droga pode ainda ser sensível à outra. Esses inibidores de neuraminidase podem ser utilizados efetivamente no tratamento da influenza, principalmente da doença grave, e é o tratamento mais efetivo, se iniciado até o 2° dia da doença (Figura 81.8).

Terapias antivirais cujos alvos são processos imunes

Interferon

Interferons (IFN) são proteínas da família das citocinas, codificadas pelo hospedeiro, que inibem a replicação viral. Os IFN são produzidos por animais ou culturas celulares em resposta à infecção viral ou a outros indutores. São a 1ª linha de defesa do organismo contra a infecção viral e foram as primeiras citocinas a serem reconhecidas. Existem espécies múltiplas de interferon, que pertencem a três grupos, denominados "interferon alfa" (IFN-α), "interferon beta" (IFN-β) e "inteferon gama" (IFN-γ). Os mecanismos de ação dos IFN são apresentados no Capítulo 76.

O IFN-α recombinante tem sido utilizado no tratamento da infecção pelos vírus das hepatites B e C e no tratamento do sarcoma de Kaposi, causado pelo herpesvírus humano tipo 8. Recentemente, foi demonstrado que a ligação de uma cadeia de polietilenoglicol ao interferon α2A resulta em uma droga com maior meia-vida. Esse interferon "peguilado" requer uma única dose semanal, diferente do interferon "não peguilado" que requer várias doses semanais. A terapia combinada de interferon com ribavirina tem mostrado benefícios no tratamento da hepatite C. Os IFN, mesmo recombinantes, apresentam efeitos colaterais tóxicos, como sintomas gastrointestinais e nervosos e depressão da medula óssea.

Imiquimod

É uma droga aprovada para o tratamento de doenças causadas pelos papilomavírus humanos, como o condiloma acuminata, que interage com alguns receptores *toll-like* e aumenta a imunidade inata, incluindo a secreção de IFN.

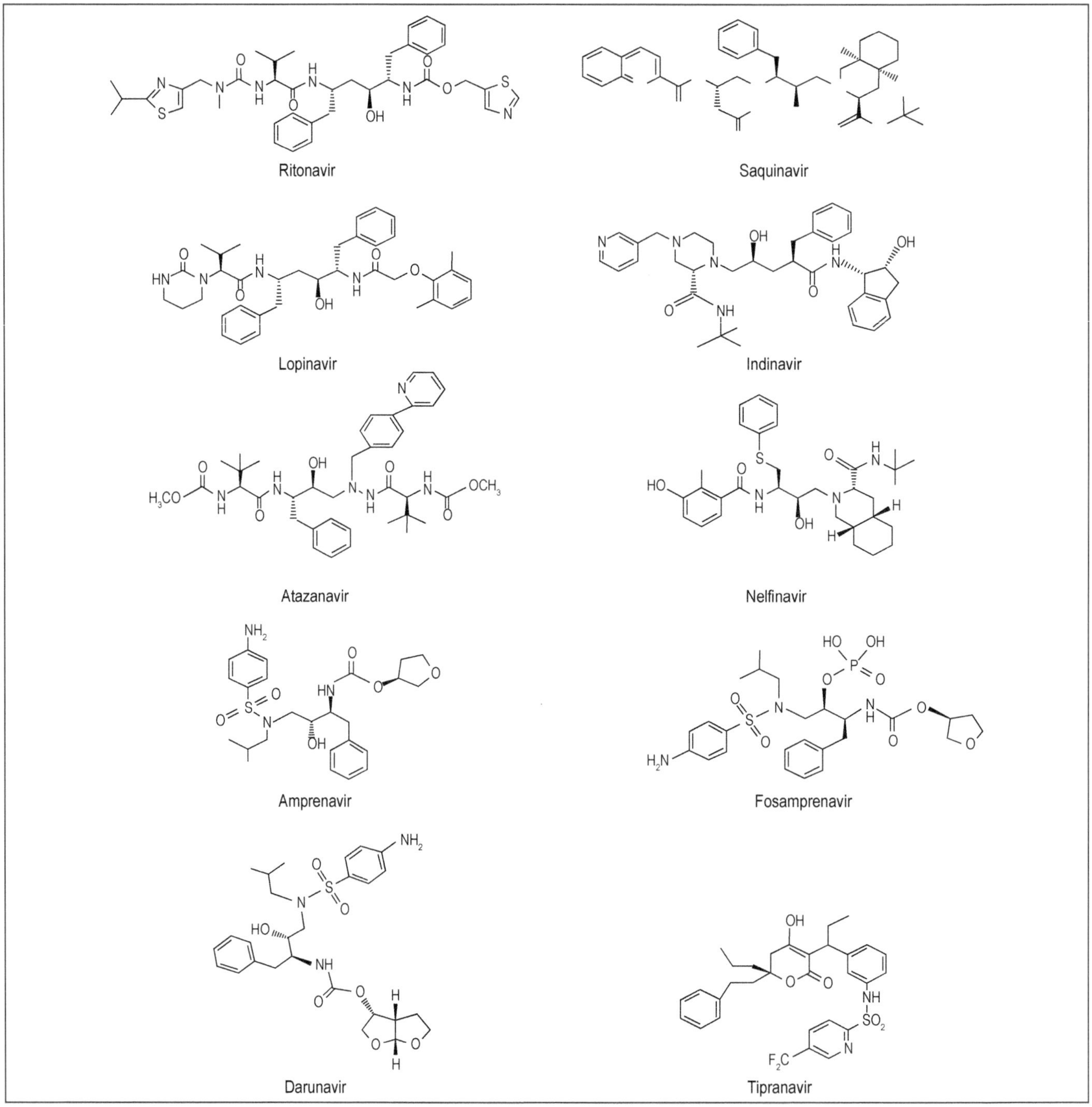

Figura 81.7 – *Inibidores da protease do HIV.*
Fonte: Desenvolvida pela autoria.

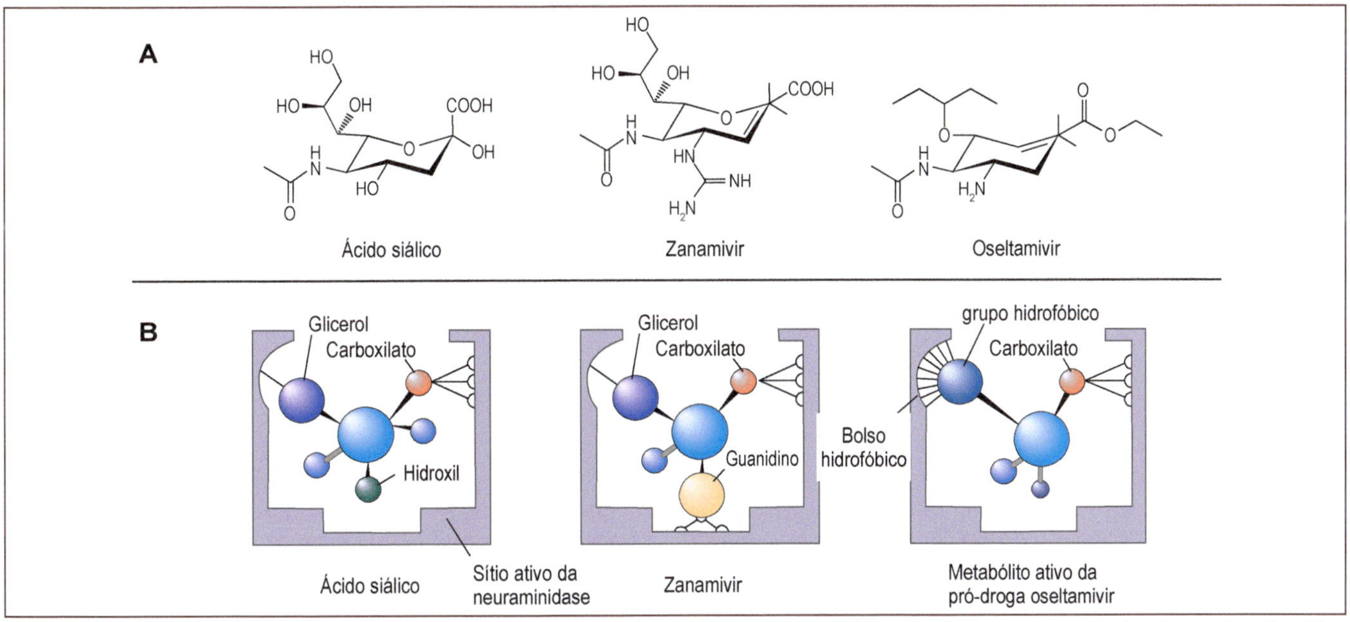

Figura 81.8 – *Inibidores da neuraminidase do vírus influenza (A) e diagrama do sítio ativo da neuraminidase do vírus influenza, mostrando a ligação do ácido siálico, do zanamivir e do metabólito do oseltamivir.*
Fonte: Desenvolvida pela autoria.

Bibliografia recomendada

Brooks GF, Carroll KC, Butel JS, Morse SA, Mietzner TA. Jawetz Melnick & Adelberg's medical microbiology. 26. ed. New York: McGraw Hill, 2013.

Flint SJ, Enquist LW, Racaniello VR, Skalka AM. Principles of virology. 4. ed. Washington: ASM Press, 2015.

Howley PM, Knipe DM et al. Field's Virology. Fundamentals. 7 ed. Wolters Kluwer, 2023(4).

Ng KE. Xofluza (Baloxavir Marboxil) for the treatment of acute uncomplicated influenza. P T. 2019;44(1):9-11. PMID: 30675086.

Polio eradication strategy 2022-2026: delivering on a promise. [2023 Dez. 23]. Disponível em: https://polioeradication.org/gpei-strategy-2022-2026/.

Polio eradication strategy 2022-2026: executive summary. [2023 Dez. 23]. Disponível em: https://apps.who.int/iris/bitstream/handle/10665/341938/9789240024830-eng.pdf.

82 Vírus como Ferramentas de Entrega de Genes
os Vetores Virais

Patricia Beltrão Braga

Ao longo dos anos, novas estratégias de terapias e avanços na Medicina têm se mostrado valiosos parceiros no combate às doenças, especialmente no combate àquelas consideradas sem tratamento efetivo. Em alguns casos específicos, como nas doenças monogênicas, aparentemente a única opção de tratamento parece ser a substituição do gene defeituoso por um gene normal e funcional na célula-alvo. Mas será que é possível fazer a entrega de um gene exógeno a uma célula? Sim, isso é possível, mas nem sempre realizar a entrega é um processo simples. Além disso, não é trivial garantir que o gene exógeno será expresso na célula hospedeira, por isso é muito importante pensar na estratégia para a entrega genética.

Entre as várias maneiras e os vários veículos para a entrega de genes exógenos às células, incluímos os sistemas bioquímicos, abrangendo o próprio DNA "nu" e os RNA de interferência; não biológicos, que abrangem lipossomos (vesículas constituídas de fosfolipídios), lipoplexos (complexos de lipídios catiônicos) e poliplexos (complexos de polímeros catiônicos); físicos, que contemplam estratégias de eletroporação e bombardeamento genético; e, finalmente, os sistemas biológicos que compreendem os vetores virais.

Neste capítulo, discorreremos sobre os vetores virais como ferramentas para realizar a entrega de genes exógenos a células, focando nos tipos de vetores virais mais utilizados, mencionando suas características específicas, fundamentais para a escolha do melhor vetor viral considerando-se sua finalidade e a forma como podem ser produzidos. Importante mencionar que os vetores virais têm sido utilizados como ferramentas para a entrega de genes nos últimos anos, explorando as propriedades biológicas e tropismo inerentes aos vírus que infectam células de mamíferos. O resultado disso tem sido um avanço em estratégias da entrega de genes com a finalidade de expressão exógena transitória visando a marcação de células, o bloqueio ou a superexpressão de genes com finalidades terapêuticas, vacinais ou para diagnóstico laboratorial. Vale lembrar que uma das maiores aplicações dos vetores virais é a terapia gênica, cuja finalidade é transferir material genético para uma célula com objetivos terapêuticos, independentemente de esse material exógeno ficar na forma integrada no genoma da célula hospedeira ou na forma epissomal.

De qualquer maneira, atualmente, não há garantias de que a expressão dos genes exógenos seja permanente, impactando o processo de cura da doença-alvo da terapia gênica. Isso posto, torna-se muito relevante o racional de como será feita a entrega dos genes uma vez que pode haver a necessidade de novas doses de entrega genética.

Vetores virais e a terapia gênica – o início

A ideia de usar os vírus como ferramentas para a entrega de genes foi pensada há pouco mais de 50 anos. Edward Tatum foi o primeiro cientista a publicar um trabalho, em 1966, cogitando a possibilidade de aproveitamento dos vírus como vetores. Entretanto, era necessário remover os genes virais selvagens, cuja presença tornava o vírus prejudicial ao organismo infectado, um problema, já que naquela época as técnicas de Engenharia Genética não estavam ainda disponíveis para que se pudesse alterar a estrutura genética dos vírus e também inserir genes exógenos/terapêuticos. Somente em dezembro de 1988, Steven A. Rosemberg usou o primeiro vetor viral, um retrovírus, para tratar o melanoma metastático. Inicialmente, Rosemberg retirou linfócitos com capacidade infiltrativa dos pacientes e marcou-os com um gene bacteriano que conferia às células resistência a um antibiótico – a neomicina. Em seguida, devolveu as células aos pacientes originais e estudou se havia uma correlação entre esses linfócitos e sua efetividade contra o tumor. Com base nessa experiência, 2 anos mais tarde, ele conseguiu aprovação para testar a terapia *ex vivo*[5] com um vetor retroviral carregando o fator de necrose tumoral (TNF). O estudo revelou que não houve crescimento do tumor no sítio de reinjeção das células modificadas e não havia células tumorais viáveis quando o tumor foi ressecado. Esse trabalho pioneiro incentivou outro trabalho importante em 1990, mas

5 *Ex vivo*: no modelo *ex vivo*, as células de um paciente são coletadas, separadas ou cultivadas e, então, modificadas geneticamente *in vitro*. Após a modificação genética desejada, mediante seleção ou não, as células retornam ao paciente, ao sítio de origem ou a um novo sítio. Importante notar que essas células também podem ser usadas por outros pacientes geneticamente compatíveis, como em um transplante alogênico ou singênico.

para tratar uma doença genética monogênica – a deficiência na produção de adenosina deaminase (ADA) que causa ao indivíduo uma deficiência severa no sistema imunológico (ADA-SCID). Novamente, um vetor retroviral foi utilizado, agora carregando o gene deficiente ADA, que foi utilizado para modificar linfócitos extraídos dos pacientes e que, depois, foram reintroduzidos nos pacientes originais usando o modelo *ex vivo*. Infelizmente, os resultados desse estudo foram inconclusivos por conta de os pacientes receberem a enzima ADA, parte do tratamento convencional, juntamente com a transferência de células modificadas geneticamente. Esse, portanto, foi o primeiro protocolo aprovado de terapia gênica, definida como uma forma de tratamento que se baseava na introdução de um gene em uma célula-alvo com o objetivo de restaurar a produção de uma proteína que não é produzida em decorrência de uma alteração ou de uma deficiência genética. Nove anos mais tarde, novo protocolo foi realizado, agora em um paciente de 18 anos que sofria de deficiência de ornitina transcarbamilase (OTC), uma enzima hepática necessária para a remoção do excesso de nitrogênio proveniente de amino ácidos e proteínas. Esse paciente foi tratado com um vetor adenoviral, *in vivo*, carregando o gene OTC, mas houve uma resposta muito intensa do seu sistema imunológico, causando a falência múltipla de órgãos e sua morte 4 dias após o tratamento. Esse foi o primeiro caso de óbito causado pelo uso de vetor viral para tratamento.

Atualmente, o câncer é o maior alvo da terapia gênica, seguido por protocolos de tratamento genético para síndromes monogênicas e cardiovasculares. Importante reforçar que a terapia gênica não está necessariamente associada aos vetores virais, pois há maneiras não virais de entregar genes, como já mencionamos. Porém, neste capítulo, somente exploraremos os vetores virais, ressaltando suas características específicas, vantagens e desvantagens que norteiam a escolha do vetor viral para cada situação – terapia gênica, uso vacinal ou simplesmente marcação genética com objetivos de rastreamento celular. De todo modo, qualquer uma dessas aplicações só se tornou possível a partir do momento que passamos a dominar técnicas de edição genética, podendo eliminar do genoma viral os genes virais responsáveis pela replicação viral e os causadores de ações patogênicas à célula hospedeira, deixando apenas os genes virais de interesse que permitiriam explorar a capacidade de entrega genética às células, e expressão gênica, que, na situação descrita, seria especialmente a do gene exógeno de interesse. O "desenho", construção e produção dos vetores virais exigiram dedicação por muito tempo dos cientistas, juntamente com a criação de ferramentas para a produção dos vetores em escalas necessárias para garantir o sucesso da entrega genética em uma quantidade de células, cuja expressão conjunta do gene exógeno poderia conferir algum tipo de fenótipo novo. Nesse caso, como os vetores virais preveem modificações na sua capacidade de replicação, foi necessária a criação de estratégias para a replicação/produção dos vetores, que, assim como os vírus, são dependentes da maquinaria celular. Para tanto, são usadas as denominadas "células empacotadoras de vírus" (*packaging cells*), que são linhagens celulares modificadas geneticamente em uma fase anterior e que contêm os genes necessários para a replicação e a produção dos vetores virais. Na Figura 82.1A, podemos observar um esquema simplificado de um vetor viral (derivado de um retrovírus), contendo o gene de interesse, e de uma linhagem de células empacotadoras, que contêm, em seu genoma, genes necessários para a produção da progênie de vírus recombinantes (ou vetores virais). Ainda na Figura 82.1B, podemos observar a produção da progênie de vírus recombinantes usando células empacotadoras que não foram modificadas geneticamente antes, mas recebem a informação genética necessária à produção viral ao mesmo tempo que recebem a transfecção do transgene de interesse, numa transfecção tripla.

Além da estratégia de produção da progênie de vírus recombinantes, dependendo do tipo de vetor viral, deve ser feita a entrega de genes *ex vivo* ou *in vivo*. Na Figura 82.2, podemos observar as diferenças entre essas duas formas de transferência do gene exógeno. Na terapia *ex vivo*, os vetores transduzem as células-alvo removidas previamente do paciente e, depois dessa entrega genética, as células modificadas são reintroduzidas no paciente, que tanto pode ser no sítio de origem como em um novo sítio, a depender do processo terapêutico de interesse. Esse tipo de abordagem é usada principalmente para vetores com base na família dos retrovírus, e estão em consonância com a maior eficiência da transferência do gene exógeno para esse tipo de vetor. Já na terapia *in vivo*, o vetor viral pode ser diretamente inoculado no paciente e, assim, transduzirá as células-alvo diretamente no corpo do paciente. Esse tipo de abordagem é utilizada sobretudo para vetores baseados em adenovírus e em adenovírus-associado (AAV), inclusive em estratégias vacinais, a exemplo do observado para uma das vacinas usadas contra a COVID-19[6].

Vetores retrovirais

Os retrovírus pertencem à família *Retroviridae*, cujos membros são vírus de simetria icosaédrica, circundados por um envelope lipoproteico, compostos por um genoma linear, positivo, simples fita de RNA de 7 Kb a 11 Kb. Quando os retrovírus infectam uma célula, transformam seu genoma de RNA em um DNA dupla fita usando sua enzima transcriptase reversa, o que possibilita sua inserção no genoma da célula hospedeira tornando a infecção crônica, geralmente bem tolerada pelo hospedeiro, mas com potencial de causar uma doença latente que pode se manifestar em algum momento da vida do hospedeiro, variando de imunodeficiências a doenças malignas. A família dos retrovírus compreende uma variedade de vírus que têm sido explorados como vetores para a terapia gênica, como os retrovírus aviários e de mamíferos do tipo C (anteriormente denominados "oncoretrovírus"), os lentivírus (HIV e outros) e os spumavírus (ver Capítulo 95 deste livro para maiores detalhes sobre a família dos retrovírus).

6 Vacina contra COVID-19 Oxford com base em um vetor de adenovírus modificado geneticamente com o gene da proteína de envelope SPIKE do SARS-CoV-2.

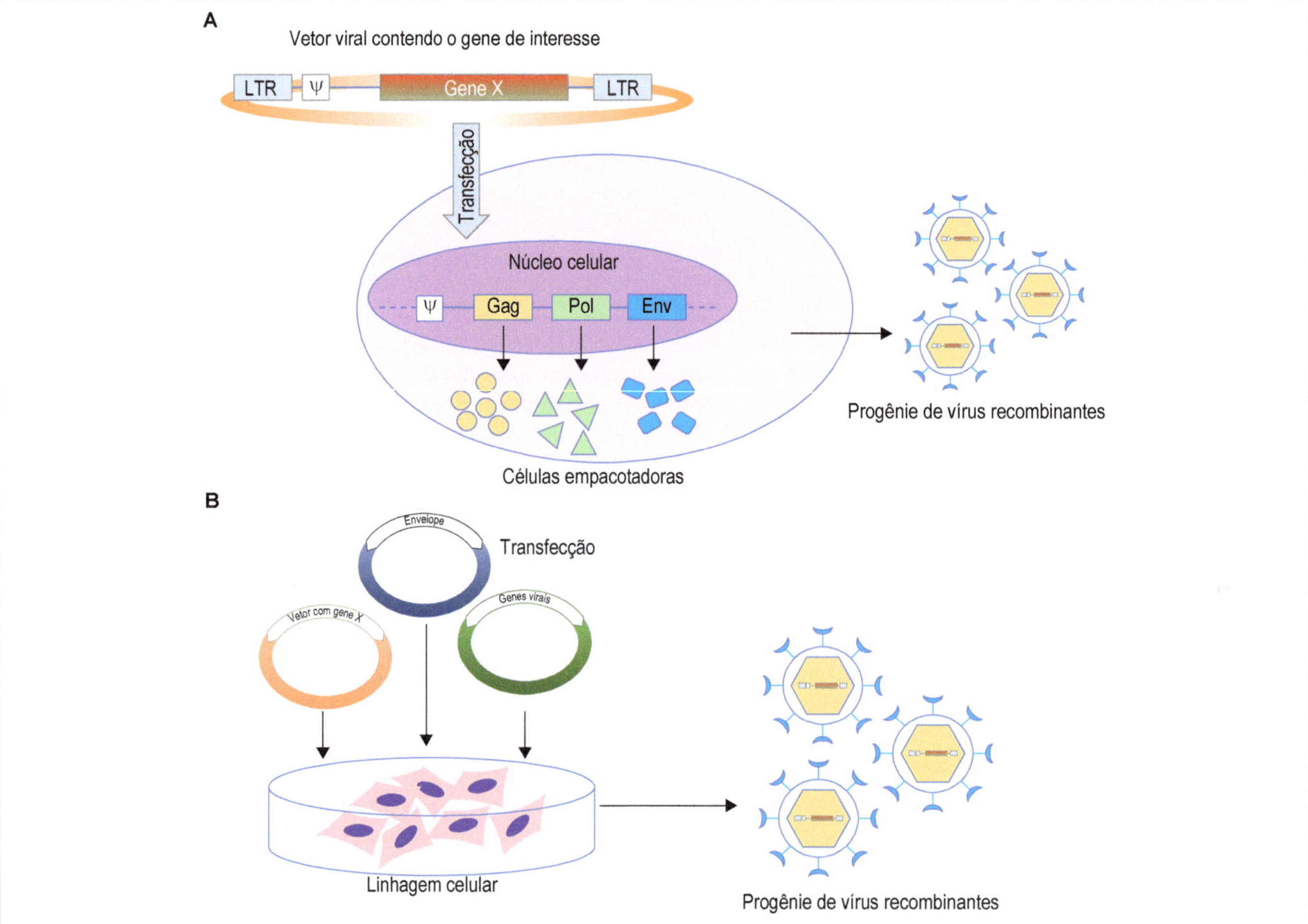

Figura 82.1 – *Estratégias para a produção de vetores virais: as células empacotadoras de vírus. (A) Vetor com base em retrovírus, contendo as sequências flanqueadoras LTR, o sinal de empacotamento viral ψ e o transgene de interesse inseridos em um plasmídeo. Esse plasmídeo é inicialmente transfectado em uma célula empacotadora, modificada geneticamente antes, que carrega, em seu genoma, genes removidos do vetor viral, mas que são necessários para a produção da progênie viral, com os genes Gag, responsáveis pela produção de proteínas estruturais do vírus, como as do capsídeo;* Pol, *que codifica enzimas relacionadas à replicação do vírus; e* Env, *responsável pela síntese de glicoproteínas do envelope viral. Após algumas horas da transfecção, é possível recuperar, no sobrenadante da cultura celular, a progênie de vírus recombinantes. (B) Nesse caso, são usadas linhagens permanentes de cultura celular que não foram modificadas geneticamente antes para se tornarem células empacotadoras de vírus, mas é feita uma transfecção tripla, com um plasmídeo que contém o vetor viral, outro que contém genes de proteínas presentes no envelope viral e o terceiro que contém genes estruturais e não estruturais, ou seja, necessários para a montagem do capsídeo e replicação do genoma viral, que nessa situação, replicará o vetor viral que será incorporado na progênie de vírus recombinantes.*
Fonte: Desenvolvida pela autoria.

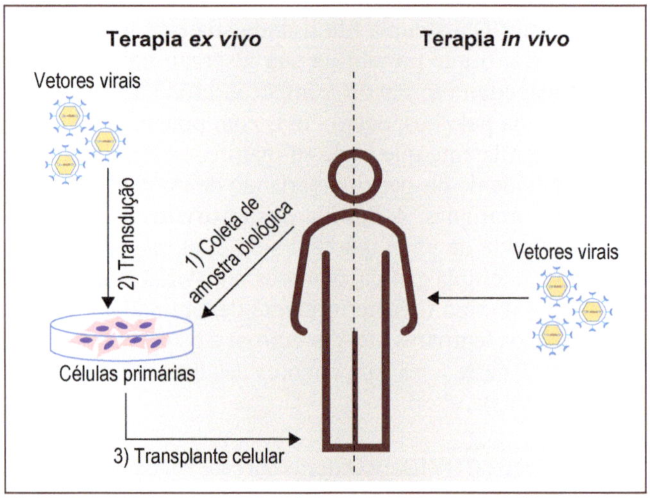

Figura 82.2 – *Tipos de estratégias usadas para a entrega dos vetores virais. A terapia ex vivo é um tipo de estratégia que faz a transdução dos vetores virais fora do organismo do paciente. Primeiramente, são coletadas as células-alvo do paciente (1), que, então, são levadas a um laboratório. Essas células podem ser cultivadas ou passar imediatamente pelo processo de transdução (2), dependendo do tipo celular e do objetivo terapêutico. O passo seguinte é a reintrodução das células no paciente conhecida por "transplante celular" (3). A terapia* in vivo *é feita com a administração diretamente do vetor no organismo do paciente.*
Fonte: Desenvolvida pela autoria.

A característica de integração no genoma da célula hospedeira aparentemente pareceu interessante para que os retrovírus fossem cogitados como vetores virais, uma vez que a integração do vetor no genoma permite que o gene exógeno seja passado às gerações das células-filhas. Entretanto, até o surgimento da tecnologia que permitiu a recombinação homóloga, a integração no genoma da célula hospedeira ocorria de forma aleatória, trazendo riscos de interrupção da expressão de alguns genes, ou criando mutações com potencial deletério ao funcionamento celular, sendo esse inclusive um dos motivos para o uso das plataformas *ex-vivo* (ver Figura 82.2).

De maneira geral, todos os retrovírus tem três genes no seu genoma: o gene *Gag*, que codifica proteínas estruturais como a matriz, o capsídeo e o complexo nucleoproteico; o gene *Pol* que codifica as enzimas não estruturais relacionadas à replicação, como a transcriptase reversa e a integrase; e o gene *Env*, que codifica as glicoproteínas que compõem o envelope viral. Além desses genes, alguns lentivírus têm outros genes importantes para a transcrição (ver Capítulo 95). Para a construção de vetores retrovirais, é importante saber que tipo de retrovírus se está utilizando e que genes estruturais e não estruturais do vírus selvagem podem ser removidos do vírus original de maneira a não causarem doença, mas ainda permitindo manter as características de interesse do vetor retroviral. Além disso, todos os retrovírus apresentam regiões terminais que ladeiam seu genoma denominados *long terminal repeat* (LTR), importantes inclusive para a integração do retrovírus no genoma da célula.

■ Vetores retrovirais derivados do vírus da leucemia murina

Começaremos falando dos vetores retrovirais mais comumente usados, que são os retrovírus do tipo C, como o vírus da leucemia murina, o *moloney murine leukemia* vírus (Mo-MLV). Como mencionado anteriormente, esse foi o vetor escolhido para ser usado no primeiro protocolo de terapia gênica em 1990 com o gene ADA, por suas características e vantagens (Quadro 82.1).

Os vetores derivados do Mo-MLV foram desenhados carregando o transgene flanqueado pelas duas terminações repetidas dos retrovírus, os LTR; composto pelos *enhancers* (U3), R (*start point* de transcrição) e U5. Logo após o 5'-LTR, há o sinal de empacotamento (ψ), seguido por uma parte do gene *Gag*, o qual foi modificado eliminando o códon de início (Figura 82.3A), denominado "sinal de empacotamento estendido" (ψ+*Gag*). Importante mencionar que, por causa da presença do sinal de empacotamento, apenas os vetores carregando esse sinal no seu genoma é que serão empacotados como partículas virais nas células empacotadoras (Figura 82.1A). Haverá, assim, a produção de partículas virais recombinantes e não replicativas, aptas para infectar e integrar no genoma das células-alvo da terapia.

Apesar da vantagem de ser um vetor integrativo, um dos problemas dos vetores retrovirais é a inativação (*shutdown*) do promotor após algum tempo, ocasionando a não expressão do transgene de interesse. Por esse motivo, uma nova geração de vetores retrovirais foi desenhada contendo deleção quase completa das regiões intensificadoras (*enhancers*) U3, a qual é duplicada durante a transcrição reversa e, então,

Quadro 82.1 – *Tipos de vetores virais mais utilizados e suas características*

	Tipos de vetores			
	Retrovírus	*Lentivírus*	*Adenovírus*	*AAV*
Tipo de genoma	RNA	RNA	dsDNA	ssDNA
Capacidade de empacotamento	8Kb	8Kb	8 Kb a 30 Kb	<5Kb
Tempo de expressão do gene exógeno	Longo	Longo	Curto	Longo
Necessita de célula em processo de divisão?	Sim	Fase G1	Não	Não
Tipo de transdução	*Ex vivo*	*Ex vivo*	*In vivo*	*In vivo*
Imunogenicidade	Baixa	Baixa	Alta	Baixa
Integração no genoma	Sim	Sim	Poucas chances	Poucas chances
Vantagens	O gene exógeno persiste nas células filhas	O gene exógeno persiste na maioria dos tecidos	Alta capacidade de transdução em vários tecidos	Induz pouca resposta inflamatória e é um vírus defectivo (não patogênico)
Desvantagens ou limitações	Somente transduz células em divisão; integração pode induzir oncogênese	Integração pode induzir oncogênese	O capsídeo estimula intensa resposta imunológica	Pequena capacidade de empacotamento

Fonte: Desenvolvido pela autoria.

participará da região 5'-LTR, gerando um promotor LTR inativo. Além disso, um novo promotor interno, geralmente um considerado forte, como o do citomegalovírus (CMV), é adicionado imediatamente antes o local de inserção do transgene para conduzir a expressão do transgene (Figura 82.3A).

Entre as características dos vetores retrovirais, não podemos deixar de mencionar que, apesar de a integração no genoma ser considerada uma vantagem, não é possível controlar o local de integração, portanto, aleatório, o que pode acarretar efeitos indesejáveis, como superexpressão do transgene ou de genes adjacentes ao local de inserção, indução de oncogenes ou inativação de genes supressores de tumor. Por isso, a transdução *ex vivo* para esse tipo de vetor, que é feita pela necessidade da célula-alvo estar em divisão, se torna ainda mais valiosa, como uma chance de monitorar o local de inserção e de expressão gênica antes da sua reintrodução no paciente (Figura 82.2). Apesar de a necessidade da célula estar em divisão parecer vantajosa nesse sentido, torna-se um fator limitante para uso em diversos tipos celulares, e ainda impedem a entrega *in vivo*.

▪ Vetores retrovirais com base nos lentivírus

Os vetores lentivirais são geralmente derivados do vírus da imunodeficiência humana (HIV-1), seguidos dos HIV-2, vírus da imunodeficiência felina e símia (FIV e SIV). A grande vantagem do uso desses vetores com base nos lentivírus em relação a outros vetores retrovirais é que eles podem transduzir células que não estão em processo de divisão celular, por exemplo, as células do sistema nervoso.

Os vetores lentivirais também carregam o sinal de empacotamento estendido (ψ+*Gag*), precedidos de um sinal 5'-LTR quimérico, que contém sequências intensificadoras derivadas dos vírus RSV ou CMV antes do promotor do transgene. Nesses vetores, a sequência U3 também foi deletada como mais uma modificação do LTR, além da fusão quimérica. Esse tipo de desenho na construção dos vetores lentivirais parece aumentar consideravelmente os títulos de vírus recombinantes, importante quando se quer transduzir de maneira eficiente um certo montante de células-alvo.

Outras modificações nos vetores de lentivírus incluem a presença do *Rev-response element* (RRE), que parece necessário para o transporte eficiente do genoma do vetor para o citoplasma e seu posterior empacotamento. Também se observa a presença de uma PPT próxima ao 3'-LTR, necessária como iniciadora para a síntese de DNA de fita positiva durante a transcrição reversa. A PPT incorporada centralmente no vetor resultou no aumento da eficiência da transdução de células-alvo em processo de divisão ou não.

Outro melhoramento presente na maioria dos vetores lentivirais é o elemento regulador pós-transcricional derivado do vírus da hepatite da marmota (WPRE), que parece aumentar a expressão do transgene de cinco a oito vezes quando colocado a jusante do transgene, na mesma orientação.

Por fim, importante mencionar que uma limitação para o uso do vetor lentiviral era a necessidade do receptor CD4 na célula-alvo para que o vetor lentiviral derivado do HIV-1 conseguisse realizar a transdução, já que esse é o receptor celular usado pelo vírus HIV selvagem para infectar as células-alvo. Esse impasse foi resolvido quando as células-empacotadoras de vetores com base em lentivírus contaram com a remoção do gene *env* dos lentivírus como produtor das proteínas do envelope, e foi feita a substituição pelo gene que codifica a proteína-G do envelope do vírus da estomatite vesicular (VSV) cuja capacidade de adsorção é muito ampliada.

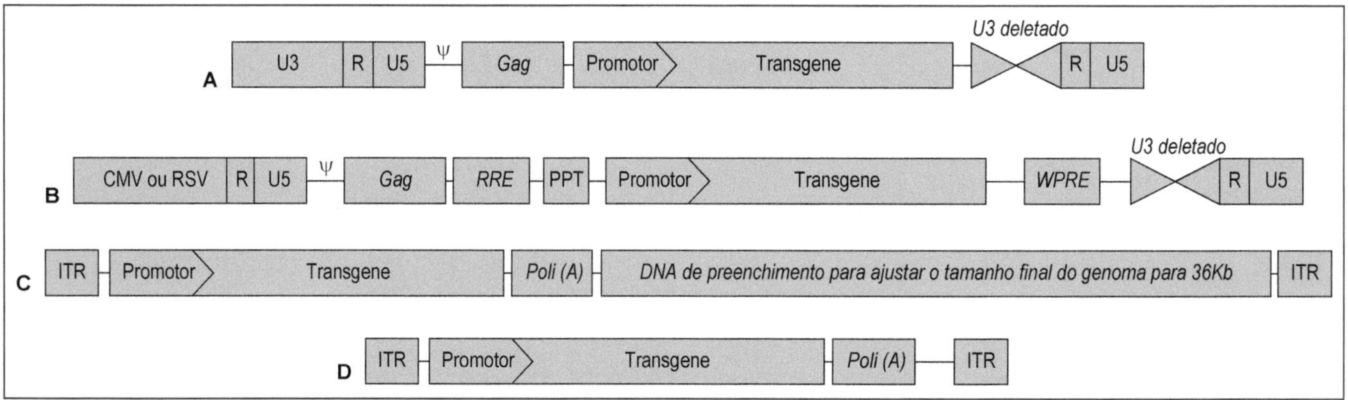

Figura 82.3 – *Tipos de vetores virais mais comumente usados e sua construção. (A) Vetor com base em retrovírus. As regiões LTR flanqueiam o vetor nas duas terminações, compreendidas pelas regiões U3, R e U5. O sinal de empacotamento estendido (y+Gag) encontra-se logo após o 5'-LTR e é seguido por um promotor forte que regula a expressão do transgene de interesse. (B) Vetor com base em lentivírus. A região 5'-LTR foi modificada e contém sequências intensificadoras derivadas dos vírus RSV ou citomegalovírus (CMV), seguidas pelo sinal de empacotamento estendido. O RRE (*Rev-response element*) tem participação do transporte do genoma do vetor para o citoplasma e seu posterior empacotamento. A sequência de polipurina (PPT) é necessária como iniciadora para a síntese de DNA de fita positiva durante a transcrição reversa. Na sequência do vetor, encontram-se o promotor do transgene e o transgene de interesse, seguidos pelo elemento regulador WPRE, que aumenta a expressão do transgene. (C) Vetor com base em adenovírus. Os ITR flanqueiam o vetor nos dois terminais. A seguir, encontram-se o promotor e o transgene de interesse, seguidos por uma região incorporadora de uma cauda poli-A. Nos vetores adenovirais de última geração, há uma região modular, que pode ser preenchida de acordo com o tamanho do gene de interesse, para que o vetor seja empacotado de maneira correta, aumentando sua eficiência de transdução. (D) Vetor com base no AAV. Os ITR flanqueiam o vetor nos dois terminais, seguidos pelo promotor, o transgene de interesse e uma região incorporadora de uma cauda poli-A. Todos os vetores devem estar inseridos em um plasmídeo para a transfecção na célula empacotadora de vírus, responsável pela produção da progênie viral.*

Fonte: Desenvolvida pela autoria.

Apesar de todos esses melhoramentos, ainda não é possível controlar o local de inserção do vetor no genoma da célula-alvo, e também não é possível prever o tempo de expressão do transgene, que, assim como nos vetores retrovirais, acaba sofrendo desligamento após certo tempo.

Vetores com base nos adenovírus

Pertencentes à família Adenoviridae, os adenovírus são partículas virais não envelopadas com simetria icosaédrica, medindo aproximadamente 70 nm a 90 nm de diâmetro. A biologia molecular dos adenovírus é conhecida em detalhes, e seu grande genoma de DNA dupla fita (dsDNA) de 26 Kb a 48 Kb permite que os vetores com base em adenovírus comportem até 36 Kb. Esse pode ser um dos motivos pelos quais os vetores de adenovírus se tornaram tão populares.

Os adenovírus são vírus que crescem em altos títulos, chegando a 10^{10} pfu/mL, uma grande vantagem quando se quer produzir vetores em larga escala, especialmente importante para a produção de vacinas virais. Outra vantagem dos vetores derivados de adenovírus e que são capazes de infectar células em divisão ou não, portanto permitindo sua aplicação *in vivo* (Figura 82.2). Além disso, como os adenovírus não se integram nas células que infectam, os vetores adenovirais também não se integram nas células-alvo transduzidas, ficando na forma epissomal, evitando possíveis mutações ou alterações na expressão de genes endógenos, o que poderia levar ao mau funcionamento celular.

A grande maioria dos vetores adenovirais foi derivada do sorotipo de adenovírus 2 e 5 (Ad 2; Ad5), mas outros sorotipos como o Ad4 e 7 também têm sido explorados como possibilidades. É muito relevante que se desenvolvam vetores derivados de novos sorotipos de adenovírus, uma vez que o vetor é altamente imunogênico, o que os torna pouco eficazes se houver a necessidade de novas aplicações dos vetores *in vivo*, uma vez que o paciente provavelmente já produziu uma resposta imunológica contra o vetor na primeira aplicação, impedindo que, numa nova administração, haja eficiência de transdução por conta do combate ao vetor pela resposta imune de memória primada anteriormente no hospedeiro. Além disso, em infecções naturais, para os adenovírus, são observadas a produção exacerbada de citocinas pró-inflamatórias, a estimulação e a ativação de linfócitos T citotóxicos e produção de Ac específicos e neutralizantes, salientando-se esses últimos particularmente como um problema para os vetores derivados de adenovírus, já que existe alta prevalência de infecções por adenovírus nos humanos em geral.

Essas informações ajudaram a pensar como deveria ser a construção do vetor adenoviral. Para evitar a resposta imune contra o vetor, foi removida a maioria dos genes do genoma do adenovírus (para mais informações, ver Capítulo 84 de Adenovírus), deixando somente as regiões *inverted terminal repeats* (ITR) e o sinal de empacotamento (Figura 82.3). Apesar disso, as proteínas do capsídeo viral, necessárias ao empacotamento do vetor adenoviral, obviamente precisam estar presentes no vetor, sendo adquiridas durante a montagem da progênie viral recombinante (vetores) pelas células empacotadoras, geralmente as células 293. Infelizmente, essas proteínas do capsídeo já tornam os vetores altamente imunogênicos. Além disso, para a construção dos vetores adenovirais, é importante torná-los ineficazes ou defectivos quanto à capacidade replicativa, portanto a maioria dos vetores de adenovírus tem a região E1 removida, dando lugar ao transgene de interesse.

Vetores com base nos vírus adenovírus-associados (AAV)

Os AAV pertencem à família Parvovirdae, subfamília Dependovírus, e recebem esse nome por serem dependentes da presença de outro vírus, a exemplo dos adenovírus ou dos herpesvírus, para conseguirem realizar sua replicação viral. Os AAV são vírus não envelopados, de simetria icosaédrica, cujo pequeno genoma de dsDNA de 4,7 Kb é ladeado por sequências ITR. Por conta do pequeno genoma, para a construção dos vetores, quase todo o genoma original é removido, a exemplo dos genes *rep* e *cap*, sendo esses últimos os responsáveis pela codificação das proteínas do capsídeo viral. Os genes *Rep*, que codificam quatro proteínas com uma única ORF (*Rep40, Rep52, Rep68* e *Rep78*), estão envolvidos na replicação, empacotamento e integração e, para a produção de vetores baseados em AAV, sofreram modificações, tanto para melhorar os títulos da progênie viral como para poder preservar a capacidade de integração no genoma da célula hospedeira. Importante notar que os vetores AAV ssDNA conseguem empacotar até 4,7 Kb a 4,8 Kb, enquanto os vetores dsDNA só conseguem empacotar cerca de 2,7 Kb. A pequena capacidade de empacotamento do vetor ssDNA ou dsDNA limita sua aplicabilidade, a depender do tamanho do transgene gene de interesse que se quer inserir no vetor, pois se for um gene que tornará o tamanho final do vetor maior do que os limites mencionados, o capsídeo não consegue empacotar e não há produção de progênie viral.

O AAV não é patogênico para o homem, mas se infectá-lo, pode integrar seu genoma ao da célula hospedeira, geralmente em um sítio específico localizado no cromossomo 19, característica importante para um vetor, já que reduz as chances de mutagênese insercional aleatória. Além disso, e também como no caso dos Adenovírus, existe alta prevalência de AAV infectando de forma natural populações humanas, estimulando a produção de Ac neutralizantes, uma limitação para o uso dos vetores baseados em AAV. Entretanto, a força dos vetores com base em AAV continua sendo sua eficiência e estabilidade de expressão gênica *in vivo*, novamente o colocando como uma escolha poderosa nos protocolos de entrega de genes em células de mamíferos e estimulando melhoramentos genéticos nesses vetores.

A maioria dos vetores com base em AAV é derivada do AAV sorotipo 2 (AAV2) cujo genoma linear tem 4675 nucleotídeos, incluindo as regiões ITR que ladeiam todo o genoma, com 145 nucleotídeos cada uma, que são idênticas, mas invertidas. Especialmente por conta da baixa toxicidade, da dependência desse vírus para replicação, do amplo tropismo de infecção inerente ao vírus e da sua capacidade de infectar tanto células em divisão como células que não estão se dividindo, os vetores derivados de AAV têm aumentado significativamente sua investigação e exploração pela indústria nos últimos anos. Atualmente, existem dois tratamentos genéticos com base em vetores de AAV disponíveis no mercado: luxturna e zolgensma. Luxturna rAAV se baseia no sorotipo AAV2 (rAAV2) e fornece uma cópia funcional do gene RPE65 (*retinal pigment epithelium-specific protein 65 kDa*) para tratar pacientes com distrofia retiniana. O zolgensma se baseia no rAAV9 e fornece uma cópia funcional do gene *SMN1* humano, que auxilia na sobrevivência do neurônio motor 1 e é usado para tratar pacientes com atrofia muscular espinhal (AME), uma doença genética rara (1:10.000) que afeta lactentes.

Futuro da terapia gênica e das vacinas com base em vetores virais

Atualmente, os vetores virais mais utilizados em ensaios clínicos são os adenovírus, seguidos dos AAV e lentivírus. A maior parte dos esforços científicos e ensaios clínicos em andamento com base em vetores virais é para terapia gênica contra o câncer, seguido de doenças genéticas. Importante também mencionar as vacinas com base em vetores virais, obviamente contra as doenças infecciosas não apenas humanas, mas também de uso veterinário, e vacinas contra o câncer. De qualquer forma, tanto os protocolos de terapia genética como as vacinas com base em vetores só entraram no mercado quando os tratamentos convencionais não surtiam efeitos ou simplesmente não existiam. Entretanto, antes de se recomendar o uso em humanos, é necessário que se façam ensaios em modelos pré-clínicos, incluindo modelos animais de maior porte, a depender da patologia que se quer abordar, aumentando as chances de avaliação da eficácia e da segurança de aplicação.

Quanto às vacinas com base em vetores virais, é importante considerar que a maioria dos vírus tem a capacidade de se evadir do sistema imune e também de modular a resposta imunológica do hospedeiro, muitas vezes, inclusive, causando efeito contrário, sendo deletérios ao paciente por conta da resposta inflamatória exacerbada. No tocante à evasão da resposta imune, esse é um atributo que não é interessante no caso dos adjuvantes vacinais, sendo estes atualmente alvos de edição genômica para serem modificados e aumentarem as propriedades imunoestimulatórias. O contrário também é verdadeiro para alguns vetores cuja capacidade de estimular o sistema imune é alta, um problema, muitas vezes, que impede novas administrações do vetor. Imagine-se uma vacina com base em um vetor viral que estimule muito o sistema imune: quando for aplicada a dose de reforço, o paciente poderá estar "imune à vacina", neutralizando o vetor com os anticorpos que produziu contra o capsídeo viral na primeira imunização. Nessa hipótese, os anticorpos neutralizantes produzidos na primeira aplicação impediriam a transdução do vetor viral reaplicado e, consequentemente, provocaria a inatividade da dose de reforço contra o alvo que se pretendia imunizar.

Por esses e outros motivos, novos vírus têm sido mais bem caracterizados e explorados como potenciais vetores virais, somados a várias estratégias de edição genômica e melhoramentos dos atuais vetores disponíveis. Por exemplo, estratégias para nocautear genes virais que estimulam a resposta imune e para implementar genes que auxiliam na apresentação de antígenos transgênicos pelas células hospedeiras são bem vindas especialmente no campo das vacinas com base em vetores virais. Outro ponto bastante relevante, especialmente para a área da terapia gênica, é a criação de mecanismos de controle da expressão do gene exógeno, como se fosse possível "ligar" ou "desligar" a expressão do gene de acordo com a necessidade. Isso já é possível por meio do uso das chamadas regiões regulatórias da expressão de genes, como se faz com os elementos do operon *tet* de bactérias.

Deve ser levado em conta, no racional da exploração de vírus como vetores, o tropismo nativo do vírus, que, muitas vezes, não atende a necessidade terapêutica, sendo necessário lançar mão das técnicas *ex vivo*, removendo as células-alvo do paciente e fazendo a reinjeção, quer seja no sítio original, quer seja num sítio novo. Apesar de aumentar a capacidade de tropismo do vírus nesses casos, é importante lembrar que isso aumenta o custo da terapia e inclui a necessidade de infraestrutura especial, as chamadas "salas limpas", para o cultivo celular, além de pessoal capacitado para essas práticas. Por fim, não podemos deixar de mencionar ainda a aceitabilidade de terapias usando-se vetores virais em alguns pacientes, pois ainda há muito o que se esclarecer à população sobre as vantagens e eventuais limitações do uso desses vetores. O esclarecimento de forma clara e acessível da ciência à população em geral é sobremaneira importante, não se restringindo às áreas abordadas neste capítulo.

Bibliografia recomendada

Anguela XM, High KA. Entering the modern era of gene therapy. Annu Rev Med. 2019;70:273-88. doi: 10.1146/annurev-med-012017-043332.

Draper SJ, Heeney JL. Viruses as vaccine vectors for infectious diseases and cancer. Nat Rev Microbiol. 2010;8(1):62-73. doi: 10.1038/nrmicro2240.

Large EE, Silveria MA, Zane GM, Weerakoon O, Chapman MS. Adeno-associated vírus (AAV) gene delivery: dissecting molecular interactions upon cell entry. Viruses. 2021;13(7):1336. doi: 10.3390/v13071336.

Sena-Esteves M, Gao G. Introducing genes into mammalian cells: viral vectors. Cold Spring Harb Protoc. 2020;(8):095513. doi: 10.1101/pdb.top095513.

Waehler R, Russell SJ, Curiel DT. Engineering targeted viral vectors for gene therapy. Nat Rev Genet. 2007;8(8):573-87. doi: 10.1038/nrg2141.

83 Transformação e Oncogênese Virais

Enrique Boccardo

Introdução

Aproximadamente 15% dos cânceres humanos estão associados a infecções por vários tipos de vírus. Mais de 70 anos de intensa investigação geraram uma grande quantidade de dados experimentais e epidemiológicos que apontaram diferentes vírus humanos como agentes causais de tumores específicos (Quadro 83.1). Os mecanismos de carcinogênese mediada por vírus podem ser diretos ou indiretos e variam de acordo com o tipo viral analisado e o tipo de hospedeiro. Alguns retrovírus conhecidos como "retrovírus de transformação aguda em animais" transduzem oncogenes ativados e causam tumores em 100% dos animais infectados. Além disso, esses vírus são capazes de transformar diferentes tipos celulares *in vitro*. Outros retrovírus que não apresentam genes com capacidade oncogênica podem induzir transformação celular por meio de sua integração na proximidade de proto-oncogenes celulares, alterando sua expressão e/ou atividade, mecanismo conhecido como "ativação por inserção". Esse é o caso típico do vírus *mouse mammary tumor virus* (MMTV) que causa tumores de mama em camundongos. Por sua vez, quando se trata de retrovírus associados a tumores em humanos, a capacidade transformante está associada à indução de imunossupressão do indivíduo infectado como no caso do vírus da imunodeficiência humana tipo 1 (HIV-1) ou à atividade de genes do próprio vírus como no caso do vírus da leucemia de células T do tipo I (HTLV-1). De maneira semelhante, os vírus de DNA causadores de tumores em humanos carregam oncogenes de origem viral essenciais para sua replicação e para a indução de transformação celular. Os mecanismos diretos de transformação celular por vírus incluem o estímulo da proliferação celular e a inibição de apoptose por proteínas virais específicas. Esse é o caso para os vírus das hepatites B e C (HBV e HCV), o vírus Epstein-Barr (EBV), o papilomavírus humano (HPV), o vírus do carcinoma de células de Merkel (MCPyV/MCV) e o vírus da leucemia de células T (HTLV-1), para os quais existem dados consistentes associando a expressão de produtos gênicos específicos ao processo de carcinogênese. Já os mecanismos indiretos incluem a indução de inflamação crônica, imunossupressão e a indução do acúmulo de alterações genéticas na célula infectada. Por exemplo, os indivíduos infectados

Quadro 83.1 – *Tumores humanos etiologicamente associados a vírus*

Tipo de Tumor	*Vírus*
Carcinoma hepatocelular	#**Vírus da Hepatite B** (HBV)
Carcinoma hepatocelular	#**Vírus da Hepatite C** (HCV)
Linfoma de Burkitt, linfoma de derrame primário, doença de Hodgkin, doença linfoproliferativa de células B[1], linfoma nasal de célula NK-T, darcinoma nasofaringe, doenças linfoproliferativas ligadas ao X	#**Vírus Epstein-Barr** (EBV)
Carcinomas anogenitais (colo uterino, vulva, vagina, ânus, pênis), carcinomas da orofaringe, carcinoma cutâneo em pacientes com EV	#**Papilomavírus** (HPV)
Leucemia de célula T de adulto	#**Vírus da leucemia de células T humano Tipo I** (HTLV-1)
Linfoma relacionado à aids[2]-, doença de Hodgkin mieloma múltiplo	#**Vírus da imunodeficiência humana** (HIV)
Sarcoma de Kaposi	#**Herpesvírus-humano 8** (HHV-8/KSHV)
Carcinoma de células de Merkel	***Vírus do carcinoma de células de Merkel** (MCPyV/MCV)

#Carcinógenos de tipo 1. *Carcinógeno tipo 2A. [1]Em pacientes imunossuprimidos. [2]Inclui linfoma de Burkitt, linfoma difuso de grandes células B, linfoma de efusão primária e linfoma de células B semelhante à doença linfoproliferativa pós-transplante.

EV: epidermodisplasia verruciforme; KSHV: herpesvírus do Sarcoma de Kaposi.

Fonte: Desenvolvido pela autoria.

com o HIV-1 apresentam alto risco para o desenvolvimento de certos linfomas assim como sarcoma de Kaposi. Porém, em todos esses casos, outros fatores químicos, físicos e biológicos contribuem para a progressão de lesões precursoras do câncer invasivo. De fato, a tríade composta pela infecção viral, um cocarcinógeno e uma resposta imune ineficaz é comum a vários tumores humanos.

Muitos vírus estabelecem infecções persistentes e o câncer ocorre como um efeito colateral acidental resultante da interação entre o vírus e a célula hospedeira. Em geral, os vírus que causam tumores em humanos são carcinógenos incompletos que desempenham diferentes papéis no processo de transformação celular. Além disso, diversos estudos epidemiológicos mostram que apenas a minoria da população infectada por um vírus oncogênico desenvolve tumores e isso ocorre muitos anos depois da infecção inicial com o vírus. Essas observações sugerem que a infecção viral constitui um dos vários fatores que operam durante os diferentes estágios do desenvolvimento tumoral.

Atualmente, as infecções virais são consideradas o segundo maior fator de risco para o câncer depois do tabaco. Os vírus associados a tumores em humanos incluem vírus de RNA e vírus de DNA. Em alguns casos, existe evidência suficiente, tanto molecular como epidemiológica, para considerar alguns vírus como carcinógenos de tipo I, ou seja, na mesma categoria que agentes como tabaco e radiações ionizantes. Em outros casos, os dados disponíveis permitem classificar alguns vírus como prováveis ou possíveis carcinógenos em humanos, carcinógenos tipo 2A e 2B respectivamente (Quadro 83.2). Ainda mais, avanços tecnológicos, como as metodologias de *next-generation sequencing* e progressos acelerados em bioinformática têm permitido a identificação de novos vírus humanos pertencentes a famílias virais com reconhecido potencial tumorigênico. Além disso, estudos recentes têm detectado a presença de vírus oncogênicos humanos em tipos tumorais diferentes dos classicamente associados a esses patógenos. Em conjunto, essas observações sugerem que o envolvimento desses agentes nas neoplasias humanas está subestimado e que, certamente, novas associações serão descritas no futuro.

Potencial oncogênico dos retrovírus

A identificação e o isolamento de retrovírus animais têm desempenhado um papel central no estudo das bases moleculares do câncer. O estudo desses vírus propiciou a descoberta de que os oncogenes virais (*v-onc*) são derivados de proto-oncogenes celulares e contribuiu para o atual entendimento dos mecanismos da carcinogênese. A facilidade com que os retrovírus podem ser manipulados juntamente com os modelos relativamente simples e bem caracterizados contribuiu para o esclarecimento das bases genéticas do desenvolvimento dos tumores.

Quadro 83.2 – *Principais características dos vírus oncogênicos, provavelmente oncogênicos e possivelmente oncogênicos em humanos*

Vírus	*Família/Gênero*	*Genoma (kb/kbp)*	*Tamanho*	*Células-alvo*	*Tipo de Carcinógeno¥*
EBV	Herpesviridae/Linfocriptovírus	dsDNA	170	Linfócitos-B, Células	1
HBV	Hepadnaviridae/Orthohepadnavírus	dsDNA[a]	3,2	Hepatócitos	1
HPV*	Papillomaviridae/?-papilomavírus	dsDNA	8	Células epiteliais epidermoides cutâneas e de mucosa epiteliais da orofaringe	1
KSVH/HHV8	Herpesviridae/Rhadinovírus	dsDNA	145	Células endoteliais Linfócitos	1
HCV	Flaviviridae/Hepacivírus	ssRNA	9,4	Hepatócitos	1
HIV-1	Retroviridae/Lentivírus	ssRNA	9,3	Células T CD4+, macrófagos, células dendríticas	1
HTLV-1	Retroviridae/Deltaretrovírus	ssRNA	9	Linfócitos-T	1
MCPyV/MCV	Polyomaviridae/Poliomavírus	ds DNA	5,4	Células de Merkel	2A
HPV68	Papillomaviridae/Papilomavirus	dsDNA	8	Células epiteliais epidermoides cutâneas e de mucosa epiteliais da orofaringe	2A
BKV	Polyomaviridae/Poliomavírus	ds DNA	5,2	Células do trato urinário, cérebro, sangue periférico	2B
HIV-2	Retroviridae/Lentivírus	ssRNA	9,3	Células T CD4+, macrófagos, células dendríticas	2B
HPV #&	Papillomaviridae/α e β-papilomavírus	dsDNA	8	Células epiteliais epidermoides cutâneas	2B
JCV	Polyomaviridae/Poliomavírus	dsDNA	5,1	Células do rim, células da glia	2B

¥Classificação segundo IARC (http://monographs.iarc.fr/ENG/Classification/). Carcinôgeno tipo I: carcinogênico em humanos. Carcinôgeno tipo 2A: provavelmente carcinogênico em humanos. Carcinôgeno tipo 2B: possivelmente carcinogênico em humanos. &(tipos 26, 30, 34, 53, 66, 67, 69, 70, 73, 82, 85, 97). #(tipos 5 e 8 em pacientes com epidermodisplasia verruciforme). *(tipos 16, 18, 31, 33, 35, 39, 45, 51, 52, 56, 58, 59).

EBV: vírus Epstein-Barr; HBV: vírus da hepatite B; HCV: vírus da hepatite C; HIV 1(2): vírus da imunodeficiência humana tipo 1(2); HPV: papilomavírus humano; HTLV-1: vírus linfotrópico de células T humano tipo I ou vírus da leucemia de células T humano tipo I; JCV: John Cunningham virus poliomavírus; KSHV/HHV8: vírus do Sarcoma de Kaposi/herpesvírus humano tipo 8; MCPyV/MCV: vírus do carcinoma de células de Merkel.

Fonte: Desenvolvido pela autoria.

Entretanto, apesar do grande número de retrovírus causadores de tumor identificados em animais, somente o HIV-1 e o HTLV-1 são considerados carcinogênicos para o homem (ver Capítulo 95).

■ Tumores associados ao HTLV-1

HTLV-1 é um membro do gênero *Deltaretrovirus* que inclui o HTLV-1 I, o vírus da leucemia bovina e o vírus da leucemia de células T de símios (STLV). O HTLV-1 causa leucemia de células T em adultos (ATL), que é a uma doença maligna de células T CD4+. Esse vírus também está associado a outras doenças como a mielopatia/paraparesia espástica tropical (HAM/TSP), uveíte e dermatites infecciosas. O HTLV-1 é endêmico no Japão, parte da África Central, Caribe e América do Sul; a frequência da soroprevalência é também alta nas ilhas do Sul do Pacífico. A ATL se desenvolve em 2% a 5% dos indivíduos infectados por HTLV-1 após longo período de latência, sugerindo um processo de múltiplos estágios de imortalização e transformação dos linfócitos T. Estudos sobre a rota de infecção pelo HTLV-1 têm demonstrado que ele pode ser transmitido pelo sêmen, produtos do sangue, transplacentalmente, leite materno e seringas compartilhadas.

O HTLV-1 tem aproximadamente um genoma de 9 kb de RNA simples fita que contém os genes *gag*, *pol* e *env*, típicos dos retrovírus e não abriga nenhum oncogene de origem celular. Por outro lado, há uma região na porção terminal 3' do genoma conhecida como região pX que tem quatro janelas abertas de leitura sobrepostas. As proteínas regulatórias codificadas pelas ORF III e IV da região pX, Tax e Rex, respectivamente, têm sido extensivamente caracterizadas. Rex é responsável pela exportação nuclear do RNA viral processado ou não processado. Tax é essencial para ambos os processos de ativação da expressão de genes virais e a indução da transformação celular. Essa proteína tem mostrado ser suficiente para a imortalização dos linfócitos T e transformação de fibroblastos de rato. Os efeitos de Tax incluem a reprogramação transcricional de muitos genes do hospedeiro, bem como a regulação das funções de fatores por meio da interação direta proteína-proteína e modificações pós-traducionais. Juntas, essas alterações contribuem para a transição desregulada entre as fases G1 e S e progressão do ciclo, favorecendo o aparecimento de alterações genômicas. A Tabela 83.1 resume os vários fatores celulares que são influenciados pela proteína Tax.

■ Tumores associados ao HIV

Dois outros vírus linfotrópicos de células T, o vírus da imunodeficiência humana tipos I e II (HIV-I e HIV-II), são os agentes etiológicos da aids. A imunodeficiência severa apresentada pelos indivíduos infectados está associada à alta incidência de linfoma, melanoma, carcinoma cutâneo e de mucosas, incluindo o câncer cervical. De fato, dois tumores associados a vírus denominados "sarcoma de Kaposi" (associado ao herpesvírus humano 8 (HHV-8) ou herpesvírus associado ao sarcoma de Kaposi (KSHV)) e "linfoma não Hodgkin" (positivo para o EBV) são considerados marcadores para a aids. Porém, estudos recentes têm proposto o envolvimento direto da proteína Tat do HIV-1 na gênese tumoral.

Tabela 83.1
Lista representativa, mas não exaustiva, de fatores celulares que interagem fisicamente com oncoproteínas virais

Vírus	*Proteína viral*	*Alvos celulares §*
HBV	HBx	**p53**, **CBP/p300**, Skp2, JAK/STAT, DDB1, RNA-polimerase, Crm1, PI3K, Akt
HCV	core	**p53**, p73, **pRb**, LZIP, **TNFR**, 14-3-3,
	NS3	**p53**, H2B, H4, PKA
	NS5A	**p53**, **TBP**, CDK2, **PI3K**
EBV	LMP-1	TRAFs, TRADD, RIP, JAK3
HPV	E6	**p53**, E6-AP, E6-BP, telomerase, c-myc, hDLG, **AP-1**, hScrib,
		MAGI-1,2,3, TNFR, MUPP1
	E7	**pRb**, **p107**, **p130**, **p21^{waf1}**, p27^{kip1}, **CycA**, **CycE**, PCNA, **AP-1**,
		HDAC, S4, **TBP**, IRF-1
HTLV-1	Tax	**pRb**, CREB, NF-κB, SRF, **CBP/p300**, p15, p16^{ink4a}, **p21^{waf1}**, **CycA**, CycD2, **CycE**, CDK4
HIV	Tat	CycT1, TFIIH, PKR, pCAF, **CBP/p300**, TAFII250
KSVH	vIRF	**CBP/p300**
MCPyV	T Ag	**pRb**
JCV	T Ag	**p53**, **pRb**, **p107**, **p130**, β-catenina

§ Exposto na tabela (em negrito) encontram-se alguns fatores representativos que são alvo para mais de um tipo de vírus.
Fonte: Desenvolvida pela autoria.

A Tat do HIV-1, transativa à expressão de genes virais, é necessária para a replicação do vírus e sua disseminação e interage com vários fatores celulares (Tabela 83.1). Além disso, foi observado que essa proteína aumenta especificamente a entrada do KSHV em vários tipos celulares, incluindo células endoteliais, evidenciando um papel ativo do HIV-1 no desenvolvimento de doenças associadas ao KSHV. Outras proteínas do HIV têm mostrado potencial oncogênico. Nef é uma proteína codificada pelos HIV-1 e HIV-2 que age como fator de virulência capaz de aumentar a replicação viral e a infectividade por meio da combinação de diferentes efeitos, como a modulação negativa de receptores de superfície CD4, MHC classe I e pela modulação da sinalização de células T e outras vias de sinalização celular.

Vírus da hepatite e carcinoma hepatocelular

Dois vírus têm sido diretamente associados ao carcinoma hepatocelular humano (HCC), o vírus da hepatite humana tipo B (HBV) e o da hepatite humana tipo C (HCV) (ver Capítulo 86.3). O HBV é um vírus hepatotrópico de DNA dupla fita pertencente à família *Hepadnaviridae* cujo pequeno genoma (~3.200 nucleotídeos) apresenta quatro janelas abertas de leitura parcialmente sobrepostas. O HCV pertence ao gênero *Hepacivirus* da família *Flaviviridae* e seu genoma de RNA simples fita (~9.600 nucleotídeos) codifica uma poliproteína precursora (~3 mil aminoácidos), da qual proteínas menores, estruturais e não estruturais, são geradas por clivagem. Ambos os vírus são altamente prevalentes em todos os continentes, com uma especial prevalência na África Austral e no sudeste da Ásia. Mais de 250 milhões de pessoas pelo mundo todo estão infectadas de maneira crônica com o HBV e a Organização Mundial da Saúde (OMS) estima que aproximadamente 58 milhões de pessoas estejam infectadas com o HCV. Além disso, estima-se que o HBV e o HCV estão relacionados a 70% a 85% dos casos de carcinoma hepatocelular humano em todo o mundo.

■ Vírus da hepatite B

É aceito que o desenvolvimento do carcinoma de fígado, em decorrência de infecção do HBV, envolve uma combinação de mecanismos indiretos que incluem o dano e a inflamação crônicos do fígado ocasionados pela resposta imune do hospedeiro. Além disso, o potencial oncogênico da proteína codificada pelo gene *X* (HBX) tem sido discutido. Essa é uma proteína pleiotrópica essencial para o estabelecimento de uma infecção produtiva. A proteína HBX é capaz de ativar várias vias de transdução de sinais incluindo a da proteína quinase ativada por mitógeno (MAPK), a da quinase N-terminal de c-Jun (JNK) e a da tirosinaquinase Src. Além disso, ela é capaz de ativar vários fatores de transcrição, como o NF-κB, ATF/CREB, NF-AT, AP-1, C/ EBP, p53, Egr-1 e STAT-3 (Tabela 83.1). Isso promove uma regulação positiva dos genes celulares associados à proliferação e é capaz de interferir nos mecanismos de reparo do DNA, contribuindo para o aparecimento e a propagação de mutações que possam favorecer o estabelecimento de um fenótipo maligno.

■ Vírus da hepatite C

Comparativamente, a infecção pelo HCV causa uma inflamação do fígado mais severa do que a infecção pelo HBV, com mais de 80% dos portadores crônicos desenvolvendo cirrose e carcinoma hepatocelular. No entanto, não há evidências indicativas de que o HCV é um vírus oncogênico direto. Enquanto o genoma de RNA viral pode ser detectado em tumores induzidos pelo HCV bem como em fluidos de indivíduos soropositivos, esses vírus não replicam por meio de um intermediário de DNA e não se integram ao genoma do hospedeiro, indicando que não ocorre mutagênese por inserção. De fato, acredita-se que o papel do HCV na gênese do carcinoma hepatocelular seja similar ao do HBV, em que o dano hepático gerado pela resposta imune crônica, em conjunto com a inflamação e a regeneração tecidual, é fator fundamental para a progressão da lesão. Embora o HCV não codifique nenhum oncogene provado, pelo menos quatro produtos gênicos denominados *core*, NS3, NS4B e NS5A, exibem capacidade transformante *in vitro*.

Herpesvírus e o câncer em humanos vírus Epstein-Barr (EBV)

Mais de 90% da população mundial encontra-se infectada pelo EBV (ver Capítulo 87). A infecção inicial ocorre principalmente nas células epiteliais da orofaringe, nasofaringe posterior e glândulas paratireoides, onde o vírus se replica e produz novas partículas infectantes que podem ser transmitidas por meio da saliva. Esse vírus é o agente causal da mononucleose, uma doença muito comum em adultos jovens e, apesar dos sintomas dessa infecção desaparecerem em 1 ou 2 meses, o EBV permanece latente em poucas células na garganta e no sangue, pelo resto da vida do indivíduo.

Em 1958, Denis Burkitt descreveu um linfoma de células B de rápido crescimento muito comum na África equatorial. Logo após a descrição do então denominado "linfoma de Burkitt", Anthony Epstein *et al.*, 1964, utilizando microscopia eletrônica, observaram partículas semelhantes ao herpesvírus em uma linhagem celular derivada de um desses linfomas. Inicialmente, a distribuição geográfica dessa doença sugeriu sua associação com um agente infeccioso transmitido por um vetor, provavelmente um inseto. De fato, essa doença é mais prevalente em regiões onde a malária é endêmica, com uma incidência cem vezes maior na África do que nos Estados Unidos. Além disso, por um lado, mais de 98% dos linfomas de Burkitt detectados na África apresentam o EBV de forma epissomal. Por outro lado, esse número é menor (15% a 20%) no linfoma de Burkitt esporádico, sugerindo a existência de diferenças na sua etiologia.

O EBV também tem sido associado a outras neoplasias, como o carcinoma nasofaríngeo, doença muito comum no sul da China, linfoma de Hodgkin e linfomas em pacientes imunossuprimidos.

Após a infecção dos linfócitos B, o genoma de aproximadamente 180 mil pb do EBV circulariza e permanece principalmente em estado epissomal, sendo quase nunca encontrado integrado ao genoma do hospedeiro. O EBV induz a replicação do DNA 48 a 72 horas após a infecção dos linfócitos B. Muitas dessas células podem ser imortalizadas *in vitro*, resultando no estabelecimento de uma linhagem linfoblastoide. O genoma desse vírus contém mais de 90 genes, porém poucos deles são importantes para a infecção latente e/ou estão associados à imortalização celular. Os genes mais bem caracterizados são aqueles que codificam para antígenos nucleares (EBNA, do inglês *antígenos nucleares EBv*) e proteínas de membrana (LMP, do inglês *latent membrane protein*).

Pelo menos quatro vias de transdução de sinais são alvos da atividade da proteína LMP1: são as vias reguladas pelos fatores NF-κB (fator nuclear κB), pelo fator "*Quinase N-terminal de c-Jun*" (JNK)-AP-1, pela MAPK p38 ("proteína quinase ativada por mitógeno p38") e por "quinase janus e transdutor de sinal e ativadores da transcrição" (JAK-STAT). Em todos esses casos, a inserção da proteína LMP1 na membrana celular, uma propriedade intrínseca do domínio transmembrana, é crítica para mediar a transdução de sinal. Além da LMP1, outras proteínas codificadas pelo EBV apresentam potencial oncogênico. Por exemplo, a proteína EBNA-5 pode se ligar às proteínas retinoblastoma (Rb), p53 e p14ARF e, eventualmente, alterar a função que elas desempenham no controle do ciclo celular. Mais ainda, EBNA1 é a única proteína viral expressa invariavelmente no linfoma de Burkitt e potencializa a imortalização de células B. Em conjunto, essas observações sugerem o envolvimento de várias proteínas virais na carcinogênese mediada pelo EBV.

Vírus do sarcoma de Kaposi ou herpesvírus humano 8 (KSHV ou HHV-8)

O sarcoma de Kaposi (SK) é um tumor vascular da derme e vísceras que consiste na proliferação de células que formam canais microvasculares. Ele ocorre na Europa e nos países do Mediterrâneo (SK clássico), na África (SK endêmico), em pacientes imunossuprimidos (SK iatrogênicos ou pós-transplantados) e em indivíduos com aids, especialmente entre os que adquirem o vírus da síndrome por via sexual (KS-AIDS). Recentemente, um novo herpesvírus, o herpesvírus 8, tem sido detectado nesses tumores e denominado "KSHV" ("herpesvírus do sarcoma de Kaposi") ou "HHV-8". A maioria das células características dessa doença está infectada com o herpesvírus do sarcoma de Kaposi e esse vírus constitui a causa mais frequente de tumores malignos entre os pacientes com aids. Todas as formas clínicas do SK, tanto HIV-positivo como negativo, apresentam esse vírus, que é um cofator necessário para a doença. Além disso, sequências do HHV-8 têm sido encontradas em muitos linfomas raros, como o linfoma de derrame primário (PEL) e a doença multicêntrica de Castleman (Moore e Chang, 2003). Vários estudos sorológicos têm mostrado a existência de uma forte correlação entre a conversão à soropositividade para esse vírus e o risco para o SK. Assim, esse vírus tem sido proposto como um agente etiológico para o SK e outros tumores associados ao HHV-8. Como os outros herpesvírus, o KSHV é um vírus de DNA de fita dupla grande (~140 Kbp) que replica no núcleo como um epissoma circular durante a latência, mas lineariza durante o empacotamento do vírion e a replicação. Mais de 80 genes têm sido identificados na denominada "região longa única" e novas janelas abertas de leitura (ORF) são frequentemente descritas. Interessantemente, têm sido identificados muitos genes de HHV-8 que apresentam homologia com proto-oncogenes celulares. No entanto, em geral, as proteínas virais apresentam modificações para escapar da regulação celular normal. Esses genes estão envolvidos na evasão da resposta imune, inibição de apoptose e regulação do ciclo celular. Recentemente, tem sido proposta a existência de uma associação entre a capacidade angiogênica da proteína tat do HIV-1, atividade de citocinas inflamatórias do hospedeiro e a infecção com o HHV-8 no desenvolvimento do sarcoma de Kaposi, apoiando a hipótese de uma origem multifatorial dessa doença.

Papilomavírus humano (HPV)

Um grande número de estudos moleculares e epidemiológicos conduzidos nos últimos 35 anos confirmou que a infecção da cérvice uterina por certos tipos de HPV é um evento precursor na gênese da neoplasia cervical. Mais recentemente, os estudos têm visado a análise da história natural das infecções por esses vírus em mulheres com alto risco para o desenvolvimento de lesões cervicais, como em muitos países desenvolvidos. A persistência da infecção por HPV de alto risco por longos períodos e a alta carga viral são consideradas os principais fatores de risco para o desenvolvimento da neoplasia cervical.

Hoje, aproximadamente 200 tipos de HPV diferentes têm sido identificados (ver Capítulo 89). Os diferentes tipos de HPV infectam o tecido epitelial de regiões anatômicas específicas onde causam lesões conhecidas como "verrugas", "papilomas" ou "condilomas". Aproximadamente 40 tipos de HPV infectam células epiteliais do trato genital. Os tipos HPV16, 18, 31, 33, 35,39, 45, 51, 52, 56, 58, e 59 estão associados a lesões epidermoides de alto grau e ao desenvolvimento de câncer cervical e a outros cânceres anogenitais em homens e mulheres. Além disso, até 70% dos cânceres orofaríngeos apresentam DNA desses tipos de HPV. Mais ainda, há um grupo de vírus envolvidos no carcinoma de células epidermoides em indivíduos imunossuprimidos ou em portadores de uma doença genética rara, denominada "epidermodisplasia verruciforme" (EV).

Dos genes codificados pelo HPV, apenas o E6 e o E7 são invariavelmente expressos em linhagens celulares derivadas de tumores cervicais. De fato, a expressão contínua dessas proteínas é requerida para a manutenção do fenótipo transformado *in vitro* e *in vivo*. Ainda mais, a expressão do E6 e E7 é suficiente para imortalizar fibroblastos humanos primários e queratinócitos. Isso é conseguido por meio de sua capacidade de interagir e/ou alterar a função de muitas proteínas celulares. A proteína E6 apresenta certas semelhanças funcionais com as proteínas E1B do adenovírus e com o antígeno T do vírus SV40. No caso dos tipos de vírus oncogênicos, a função mais bem estudada do E6 é a sua capacidade de se ligar e promover a degradação da proteína supressora de tumor p53 por meio da interação com a ubiquitinaligase celular E6-AP. A proteína E7 compartilha homologia funcional com a proteína E1A de adenovírus e com o antígeno T de SV40. De maneira semelhante a essas proteínas, E7 pode induzir a síntese de DNA em células quiescentes e cooperar com o oncogene *ras* ativado na transformação de células primárias de roedores. A função mais bem descrita do E7 de HPV oncogênicos é a de se ligar à proteína de suscetibilidade ao retinoblastoma (pRb) e a proteínas associadas, causando sua degradação. De maneira similar, E7 interage com vários fatores que regulam a proliferação celular, especialmente a transição entre as fases G1 e S do ciclo celular. Isso inclui a interação com outros membros da família pRb (p107 e p130), com a histona deacetilase (HDAC), com o fator de transcrição proteína ativadora-1 (AP-1), ciclinas, quinases dependentes de ciclinas (CDK) e inibidores de CDK (CKI).

Em conjunto, essas proteínas previnem a senescência dos queratinócitos, permitem sua sobrevida e retardam sua diferenciação terminal promovendo o acúmulo de defeitos mitóticos. Esses efeitos induzem a instabilidade genômica e contribuem para a transformação maligna. Isso pode ser agravado pelo fato de o genoma viral encontrar-se frequentemente integrado ao DNA do hospedeiro, o que resulta na expressão constante das proteínas E6 e E7. Além disso, progressão tumoral das células infectadas pelo HPV é influenciada por fatores ambientais como carcinógenos químicos e físicos bem como por fatores restritos ao hospedeiro como hormônios, resposta imune, herança genética e comportamento sexual do parceiro, entre outros.

Poliomavírus e cânceres humanos

Três poliomavírus denominados "vírus de carcinoma de células de Merkel" (MCPyV/MCV), "vírus John Cunningham" (JCV) e "vírus BK" (BKV) têm sido associados a tumores em humanos. O JCV e o BKV são de origem humana e foram isolados em 1971, sendo muito comuns em humanos. Já o MCPyV foi identificado em 2007. Os resultados de estudos sorológicos indicam que mais de 80% da população adulta é soropositiva para os três vírus. Eles normalmente permanecem latentes e a manifestação clínica em hospedeiros imunocompetentes é rara. Por sua vez, o JCV tem sido associado à doença neurodegenerativa leucoencefalopatia multifocal progressiva (PML) em pacientes com o vírus da aids. Além disso, o BKV é capaz de causar cistite hemorrágica e nefrite tubulointersticial especialmente em receptores de transplante renal. Enquanto o JCV tem sido associado a vários tumores do sistema nervoso central e gástrico, o papel do BKV em tumores humanos permanece desconhecido.

O MCPyV tem sido associado ao carcinoma do mesmo nome *Merkel cell carcinoma* (MCC). Esse carcinoma é um tumor maligno de células cutâneas de origem neuroendócrina e, portanto, acredita-se que derivam da transformação de células Merkel. A maioria dos MCC contém o DNA viral integrado de maneira clonal, expressa o antígeno T maior (mRNA e proteína) e exibe adição à expressão dos antígenos T maior e menor (t). O antígeno T do MCPyV apresenta mutações específicas do MCC que inibem sua capacidade de ativar a replicação viral, mas conservam suas funções oncogênicas. Diversos estudos moleculares e epidemiológicos apoiam a associação entre a infecção por esse vírus e o MCC. No entanto, os mecanismos moleculares da transformação celular mediada por esse agente não são ainda desconhecidos.

Conclusões

As primeiras observações consistentes de que os vírus poderiam estar associados com alguns tipos de câncer foram realizadas há quase 1 século. Desde então, os pesquisadores têm dedicado muitos esforços para estabelecer a origem infecciosa dos cânceres humanos. Como resultado desses estudos, uma forte ligação entre alguns agentes virais e vários cânceres humanos tem sido estabelecida. Alguns vírus como o EBV, o HBV, o HCV, o linfotrópico de células T humana do tipo I (HTLV-1), o da imunodeficiência tipo I (HIV-1) e vários tipos do HPV (incluindo tipos 16, 18, 31, 33, 35, 39, 45, 51, 52, 56, 58 e 59) têm sido classificados como carcinógenos do grupo I pela Agência Internacional para a Pesquisa do Câncer (IARC). As infecções por esses vírus têm um grande impacto sobre as populações humanas uma vez que quase 15% de todos os cânceres humanos são de origem infecciosa. Além disso, muitos outros agentes virais vêm sendo classificados como prováveis (carcinógenos do grupo 2A) ou possíveis (carcinógenos do grupo 2B) carcinógenos e outros têm sido ocasionalmente encontrados em tumores humanos, sugerindo que o envolvimento real das infecções virais na etiologia do câncer humano é subestimado. Entretanto, a infecção viral aparece como um dos principais fatores de risco para o câncer que pode ser prevenido. A prevenção e o controle das infecções por esses agentes podem reduzir drasticamente a incidência de alguns cânceres prevalentes e, consequentemente, apresentar grande impacto sobre a Saúde Pública. Resultados alentadores têm sido observados após o desenvolvimento e a aplicação de vacinas contra o HBV e, mais recentemente, contra os papilomavírus 16 e 18.

Bibliografia recomendada

Barillari G, Ensoli B. Angiogenic effects of extracellular human immunodeficiency virus type 1 Tat protein and its role in the pathogenesis of AIDS-associated Kaposi's sarcoma. Clin Microbiol Rev. 2002;15:310-26.

Basukala O, Banks L. The Not-So-Good, the bad and the ugly: HPV E5, E6 and E7 oncoproteins in the orchestration of carcinogenesis. Viruses. 2021;13(10):1892. doi: 10.3390/v13101892.

Butel JS. Viral carcinogenesis: revelation of molecular mechanisms and etiology of human disease. Carcinogenesis. 2000;21:405-26.

Carbone M, Gazdar A, Butel JS. SV40 and human mesothelioma. Trans Lung Cancer Res. 2020;9(1):S47-S59. doi: 10.21037/tlcr.2020.02.03. PMID: 32206570; PMCID: PMC7082262.

Coffin J, Hughes S, Varmus H. Retroviruses. Cold Spring Harbor (NY): Cold Spring Harbor Laboratory Press, 1997.

Damania B, Kenney SC, Raab-Traub N. Epstein-Barr virus: Biology and clinical disease. Cell. 2022;185(20):3652-70. doi: 10.1016/j.cell.2022.08.026.

de Sanjose S, Brotons M, LaMontagne DS, Bruni L. Human papillomavirus vaccine disease impact beyond expectations. Curr Opin Virol. 2019;39:16-22. doi: 10.1016/j.coviro.2019.06.006.

de Sanjosé S, Brotons M, Pavón MA. The natural history of human papillomavirus infection. Best Pract Res Clin Obstet Gynaecol. 2018;47:2-13. doi: 10.1016/j.bpobgyn.2017.08.015.

Feuer G, Green PL. Comparative biology of human T-cell lymphotropic virus type 1 (HTLV-1) and HTLV-2. Oncogene. 2005;24:5996-6004.

Forlani G, Shallak M, Accolla RS, Romanelli MG. HTLV-1 infection and pathogenesis: new insights from cellular and animal models. Int J Mol Sci. 2021;22(15):8001. doi: 10.3390/ijms22158001.

Freed EO, Mouland AJ. The cell biology of HIV-1 and other retroviruses. Retrovirology. 2006;3:77.

Frisch M, Biggar RJ, Engels EA, Goedert JJ, AIDS-Cancer Match Registry Study Group. Association of cancer with AIDS-related immunosuppression in adults. JAMA. 2001;285:1736-45.

Gazdar AF, Butel JS, Carbone M. SV40 and human tumours: myth, association or causality? Nat Rev Cancer. 2002;2:957-64.

Hassan STS, Šudomová M, Mazurakova A, Kubatka P. Insights into antiviral properties and molecular mechanisms of non-flavonoid polyphenols against human herpesviruses. Int J Mol Sci. 2022;23(22):13891. doi: 10.3390/ijms232213891.

Jary A, Veyri M, Gothland A, Leducq V, Calvez V, Marcelin AG. Kaposi's Sarcoma-associated herpesvirus, the etiological agent of all epidemiological forms of Kaposi's Sarcoma. Cancers (Basel). 2021;13(24):6208. doi: 10.3390/cancers13246208.

Jeang KT, Giam CZ, Majone F, Aboud M. Life, death, and tax: role of HTLV-1 oncoprotein in genetic instability and cellular transformation. J Biol Chem. 2004;279(31):31991-4.

Levrero M. Viral hepatitis and liver cancer: the case of hepatitis C. Oncogene. 2006;25:3834-47.

Lupberger J, Hildt E. Hepatitis B virus-induced oncogenesis. World J Gastroenterol. 2007;13:74-81.

Matsuoka M, Jeang KT. Human T-cell leukaemia virus type 1 (HTLV-1) infectivity and cellular transformation. Nat Rev Cancer 2007;7:270-80.

Prado JCM, Monezi TA, Amorim AT, Lino V, Paladino A, Boccardo E. Human polyomaviruses and cancer: an overview. Clinics (Sao Paulo). 2018;73(1):e558s. doi: 10.6061/clinics/2018/e558s.

Rehermann B, Nascimbeni M. Immunology of hepatitis B virus and hepatitis C virus infection. Nat Rev Immunol. 2005;5:215-29.

Schiffman M, Doorbar J, Wentzensen N, de Sanjosé S, Fakhry C, Monk BJ, et al. Carcinogenic human papillomavirus infection. Nat Rev Dis Primers. 2016;2:16086. doi: 10.1038/nrdp.2016.86.

Thompson MP, Kurzrock R. Epstein-Barr virus and cancer. Clin Cancer Res. 2004;10:803-21.

Wen KW, Wang L, Menke JR, Damania B. Cancers associated with human gammaherpesviruses. FEBS J. 2022;289(24):7631-69. doi: 10.1111/febs.16206.

World Health Organization. IARC monographs on the identification of carcinogenic hazards to humans. [2023 Dez. 20]. Disponível em: https://monographs.iarc.who.int/list-of-classifications.

PARTE 4B

Virologia Especial

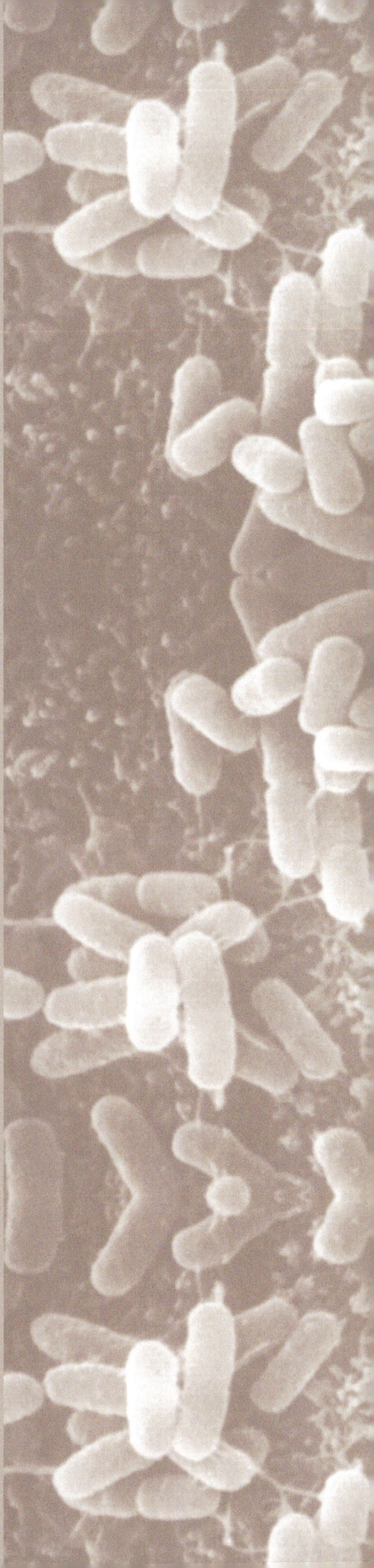

84

Adenovírus

Veridiana Munford
Maria Lucia Rácz

Propriedades dos vírus

Os adenovírus foram identificados pela primeira vez em 1953, por Rowe *et al*. Na ocasião, os vírus foram isolados de culturas de células adenoides, dai o nome da família *Adenoviridae*. Os adenovírus tiveram sua classificação atualizada pelo Comitê Internacional de Taxonomia dos Vírus (ICTV, do inglês *International Committee for Taxonomy of Viruses*) em 2020, e atualmente são classificados na família *Adenoviridae*, que contém seis gêneros: *Mastadenovirus*, que inclui os vírus de mamíferos incluindo o homem; *Aviadenovirus*, de vírus de aves; *Atadenovirus*, que inclui alguns adenovírus répteis escamosos, aves, ruminantes, marsupiais e; *Siadenovirus*, que inclui adenovírus de aves, sapos e cágados; *Ichtadenovirus*, que inclui um adenovírus de peixes e o novo gênero *Testadnovirus*, que inclui vírus identificados em tartarugas. Ainda hoje os adenovírus são considerados a segunda maior causa de gastroenterites em crianças abaixo de 2 anos. Durante a pandemia do COVID-19, os adenovírus ganharam destaque por terem sido utilizados com vetores virais na vacinação contra o coronavírus SARS-CoV-2.

Os vírions não são envelopados, têm cerca 90 nm de diâmetro e apresentam simetria icosaédrica. Os cápsides são constituídos por 252 capsômeros, 12 capsômeros do tipo penton no vértice do icosaedro e 240 capsômeros do tipo hexon, nas faces e arestas. Cada capsômero do vértice apresenta uma ou duas fibras que se projetam da superfície viral, cujos comprimentos podem variar de 9 nm a 77,5 nm. Por exemplo, os adenovírus humanos 40 e 41 apresentam fibras de dois comprimentos diferentes que ocorrem alternadamente nos vértices. Os 240 hexons são formados pela interação de três polipeptídeos idênticos (II) e consistem de duas partes distintas: o topo triangular e uma base pseudo-hexagonal com uma cavidade central. As bases dos 12 pentons são formadas pela interação de cinco polipeptídeos (III) e são intimamente associadas com uma ou duas fibras, cada uma consistindo de três polipeptídeos (IV) que interagem, formando um talo de tamanho característico, com uma região globular distal. Os hexons estão envolvidos na neutralização e as fibras na neutralização e na inibição da hemaglutinação características imunológicas importantes na classificação sorológica desses vírus.

O genoma é constituído por uma única molécula de DNA de fita dupla (dsDNA), de aproximadamente 25 kbp a 48 kbp. Uma proteína viral encontra-se covalentemente ligada à extremidade 5' de cada fita. O genoma codifica para aproximadamente 40 polipeptídeos diferentes, dos quais um terço representa proteínas estruturais. Um esquema do adenovírus é apresentado na Figura 84.1.

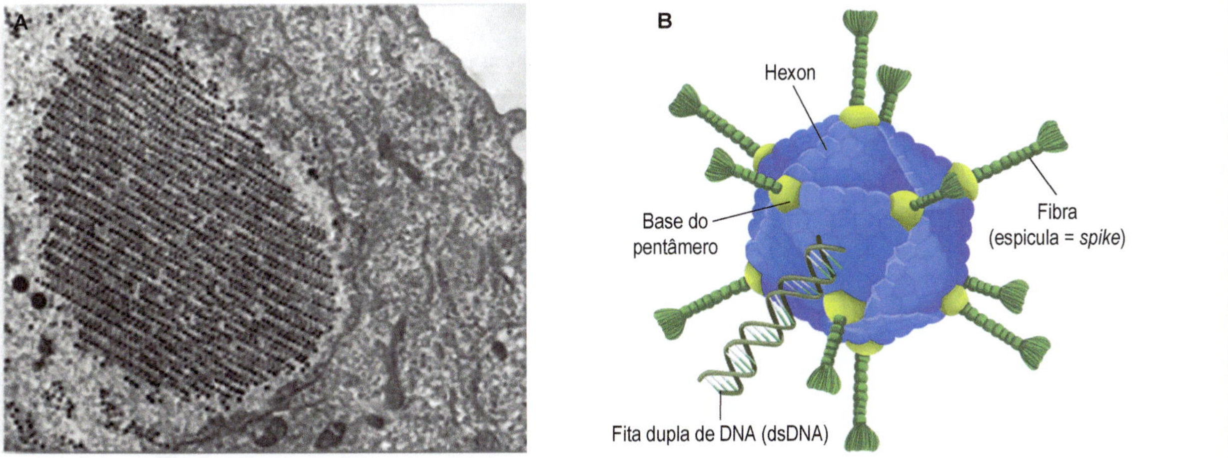

Figura 84.1 – *Esquema da partícula viral do adenovírus. (A) Microscopia eletrônica de transmissão com uma seção ultrafina de uma célula infectada por adenovírus mostrando que os adenovírus se replicam no núcleo das células e formam arranjos intranucleares de 70 nm a 90 nm. (B) Estrutura do virion do adenovírus envolvendo a dupla fita de DNA (dsDNA).*

Fonte: Adaptada de Shieh WJ, 2022.

Os sorotipos de adenovírus são diferenciados com base em reações de neutralização e, na distância evolucionária, refletida pelas distâncias filogenéticas e diferenças de organização do genoma. Desde a 7ª Classificação do ICTV, os sorotipos foram agrupados em espécies, cujo nome reflete o hospedeiro, complementado por uma letra se houver mais de uma espécie de adenovírus do mesmo hospedeiro.

Atualmente uma única espécie tentativa é relatada, sendo esta a de um vírus que infecta crocodilos. Os critérios para a demarcação de tipos sorológicos estão sendo substituída por critérios semelhantes à demarcação de espécies. Assim, a designação de espécies depende de muitas das seguintes características: distância filogenética (> 5% a 15%, com base na sequência de aminoácidos da DNA-polimerase); organização genômica, composição de nucleotídeos (% de G+C); oncogenicidade em roedores, hospedeiros, neutralização cruzada, habilidade para recombinar e hemaglutinação. O gênero *Mastadenovirus* tem 51 espécies, sendo sete identificadas em humanos e denominadas de A-G.

Os adenovírus humanos foram distribuídos em espécies conforme apresentado na Tabela 84.1.

Até agora, mais de cem genótipos de adenovírus humano foram propostos a partir de dados de sequenciamento do genoma completo, incluindo recombinantes homólogos com combinações únicas de versões anteriores, identificadas de genes penton base, hexon e fibra. Claramente, a situação apresenta nuances, e as regras precisas e os critérios de demarcação de tipo para genótipos ainda estão em discussão.

Patogênese e características clínicas

Os adenovírus infectam e replicam-se em células epiteliais do trato respiratório, gastrointestinal, olhos e, com menor frequência, da bexiga urinária e fígado. Normalmente, não se disseminam após os nódulos linfáticos regionais. Alguns adenovírus podem persistir como infecções latentes por anos nas adenoides e tonsilas e são eliminados nas fezes por muitos meses após a infecção inicial. Dependendo da porta de entrada, a multiplicação inicial dos vírus pode dar-se na mucosa da faringe, na conjuntiva ou no epitélio da mucosa intestinal, e são características as inclusões intranucleares basófilas em qualquer dos epitélios referidos. A idade e o estado imunitário parecem condicionar a resposta à infecção, principalmente essa última, uma vez que a imunidade contra os adenovírus é muito duradoura, podendo prolongar-se até cerca de dez anos. As reinfecções pelo mesmo sorotipo são, assim, muito raras.

Os principais tipos sorológicos de adenovírus associados às doenças clínicas são apresentados no Tabela 84.2.

As infecções respiratórias são as mais frequentes causadas por adenovírus, de forma epidêmica (sorotipos 3, 4 e 7) e endêmica (sorotipos 1, 2, 5 e 6). Entretanto, surtos de conjuntivite também são observados em crianças causados pelos sorotipos 1 a 4, 7, 8, 11, 19, 22, 37, 54.

A doença respiratória aguda assemelha-se, clinicamente, ao quadro de influenza, apresentando-se, no entanto, com uma evolução mais rápida, de cerca de 1 semana. Os sintomas típicos incluem tosse, congestão nasal e coriza, que podem ser acompanhados por sintomas sistêmicos, como febre, calafrios, mal-estar, dor de cabeça e mialgia. Ocorre, em geral, na forma de epidemias, mais comuns em acampamentos militares, em recrutas jovens, submetidos a treinamento intenso e aglomeração, condições que facilitam a disseminação do vírus por aerossol, sua inalação e a infecção dos indivíduos. Os casos esporádicos podem ser difíceis de distinguir de outras infecções respiratórias, como influenza, parainfluenza e vírus respiratório sincicial.

A faringite febril aguda, mais comum em crianças, é, em geral, causada por vírus do grupo C. Os sintomas incluem tosse, congestão nasal febre e inflamação da faringe e, na maioria das vezes, os casos são difíceis de serem distinguidos de outras infecções respiratórias. Se esses sintomas incluírem ainda a conjuntivite, a doença é denominada "febre faringoconjuntival". Pode surgir sob a forma de epidemias,

Tabela 84.1
Classificação dos adenovírus humanos em espécies

Espécies	*Sigla*	*Tipos humanos*	*Outros adenovírus*
Human adenovirus A	HAdV-A	12, 18, 31	—
Human adenovirus B	HAdV-B	3, 7, 11, 14, 16, 21, 34, 35, 50, 55	Símios
Human adenovirus C	HAdV-C	1, 2, 5, 6	Bovino, símios
Human adenovirus D	HAdV-D	8 a 10, 13, 15, 17, 19, 20, 22 a 30, 32, 33, 36 a 39, 42 a 49, 51, 53, 54,56, 58, 58 a 60, 62 a 65,67, 69 a 75, 80 a 88, 90 a 103	—
Human adenovirus E	HAdV-E	4	Símios
Human adenovirus F	HAdV-F	40, 41	Símios
Human adenovirus G	HAdV-G	52	Símios

Fonte: Desenvolvida pela autoria.

Tabela 84.2 – *Principais doenças humanas associadas aos adenovírus*

Espécie	*Principais tipos*	*Doenças*
Human adenovirus A	12, 18, 31, 61	Gastroenterite
Human adenovirus B	3, 7, 11,14, 16, 21, 34, 35, 50, 66, 68, 76 a 79	Febre faringoconjuntival, conjuntivite, doença respiratória aguda Resfriado comum, bronquite, bronquiolite, pneumonia Cistite hemorrágica, meníngeo encefalite, miocardite, gastroenterite. Pneumonia com disseminação; persistência no trato urinário.
Human adenovirus C	1, 2, 5, 6,57, 89, 104	Faringite febril aguda em crianças pequenas, infecções latentes em tecidos linfáticos
	1, 2, 5	Hepatite em crianças com transplante de fígado
Human adenovirus D	8 a 10, 13, 15, 17, 19, 20, 22 a 30, 32, 33, 36 a 39, 42 a 49, 51, 53, 54,56, 58, 58 a 60, 62 a 65, 67, 69 a 75, 80 a 88, 90 a 103	Ceratoconjuntivite epidêmica Gastroenterites em pacientes HIV-positivos
Human adenovirus E	4	Doença respiratória aguda com febre; pneumonia conjuntivite em recrutas militares
Human adenovirus F	40, 41	Gastroenterite, diarreia em crianças
Human adenovirus G	52	Gastroenterite

Fonte: Desenvolvida pela autoria.

sendo frequente o contágio em piscinas, e é mais frequentemente causada por vírus do grupo B. A pneumonia por adenovírus é, em geral, uma complicação em recrutas militares. Em crianças, os adenovírus também podem causar pneumonias, com mortalidade de 8% a 10% em crianças de baixa idade.

As infecções oculares podem ser parte das síndromes respiratórias, quando normalmente não deixam sequelas, ou podem ocorrer na forma de ceratoconjuntivite epidêmica, doença altamente contagiosa, caracterizada por conjuntivite aguda, com linfadenopatia pré-auricular, seguida por ceratite, que pode deixar opacidades subepiteliais na córnea por até 2 anos. O período de incubação é de 6 a 9 dias.

Muitos adenovírus replicam nas células da mucosa intestinal e podem ser identificados nas fezes, mas a presença dos tipos mais comuns de adenovírus não é, em geral, associada a gastroenterites. Dois sorotipos, 40 e 41, e mais recentemente o sorotipo 52, têm sido associados a casos de gastroenterites infantis e podem ocorrer em 5% a 15% dos casos, em crianças de até 2 anos. Os adenovírus entéricos, tipos 40 e 41, são vírus de difícil cultivo. A doença apresenta um período de incubação de 3 a 10 dias, e duração de mais de 1 semana. A diarreia é mais proeminente que vômitos, e febre e sintomas respiratórios estão presentes com frequência.

Os tipos 11 e 21 podem causar cistite hemorrágica aguda em crianças, especialmente do sexo masculino. O vírus pode ser identificado na urina desses pacientes.

O isolamento de adenovírus do líquido cerebroespinhal (LCE) ou do cérebro é raro, mas já foi relatado em pacientes com meningoencefalite.

As infecções por adenovírus em pacientes imunocomprometidos são comuns, embora menos frequentes que as infecções pelos herpesvírus. O problema mais comum em pacientes de transplante é a pneumonia severa, em geral, causada pelos tipos 1 a 7. Os pacientes com aids, em geral, sofrem infecções pelo adenovírus tipo 35.

Epidemiologia

Os adenovírus têm distribuição mundial. Em crianças, são disseminados principalmente pela via fecal-oral, mas podem ser transmitidos por secreções respiratórias ou fômites. A maioria das infecções por adenovírus é assintomática. A transmissão das infecções por adenovírus e doenças pode variar de esporádica a epidêmica, dependendo do sorotipo viral e da idade da população suscetível, crianças ou adultos.

Os adenovírus são responsáveis por 8% de todas as doenças clinicamente relevantes no mundo. São responsáveis por 3% a 5% de todas as doenças infecciosas da infância e por 2% a 4% de todas as infecções respiratórias na população em geral. Na cidade de São Paulo, Brasil, em 1995 e 2000, os adenovírus foram identificados em 8,2% das crianças internadas por sintomas respiratórios. A porcentagem de detecção de adenovírus em adultos imunocompetentes não hospitalizados com infecções respiratórias foi de 4,3% em pronto-socorro e de 3,4% em trabalhadores do setor de Saúde. As infecções respiratórias por adenovírus apresentam uma distribuição sazonal e são mais frequentes nos meses de inverno.

As infecções oculares podem ser transmitidas de várias formas, mas a transferência das mãos para os olhos é a mais comum. As epidemias de conjuntivites em piscinas são transmitidas pela água contaminada.

A doença respiratória aguda, causada principalmente pelos sorotipos 4 e 7, ocorre sobretudo em recrutas militares recém-chegados para treinamento e é mais comum no inverno. A doença não acomete soldados já estabelecidos e não é disseminada entre indivíduos da população geral, que mantêm contato com os recrutas, sugerindo que fatores adicionais, como a fadiga associada ao treinamento militar, contribuem para a infecção.

Os adenovírus entéricos são, depois dos rotavírus, a causa mais frequente de diarreia em crianças, com uma distribuição estacional nos meses de verão, ao contrário do que ocorre com as gastroenterites por rotavírus. Os adenovírus mais frequentemente encontrados em diarreias pertencem sobretudo aos sorotipos 40 e 41, mas outros sorotipos, como o 31 e o 52, também têm sido associados a essa síndrome. No Brasil, esses vírus foram identificados em 0,7% a 5,5% das amostras de crianças com gastroenterites, dependendo do Estado onde a pesquisa foi feita.

As infecções por adenovírus que resultam em muitas das síndromes podem ser adquiridas também em hospitais.

Diagnóstico laboratorial

A coleta de amostras logo após o aparecimento da doença é importante para o isolamento viral e para a detecção de antígenos ou ácido nucleico de adenovírus diretamente na amostra. Nas infecções agudas, o adenovírus é excretado por 1 a 3 dias na garganta de adultos; 3 a 5 dias no nariz, na garganta, nas fezes ou nos olhos de pacientes com febre faringoconjuntival; 2 semanas nos olhos de pacientes com ceratoconjuntivite; 3 a 6 semanas na garganta ou nas fezes de crianças com doença respiratória; e 2 a 12 meses ou mais na urina, na garganta ou em biópsias de órgãos de pacientes imunocomprometidos.

O isolamento de adenovírus é feito com maior eficiência em células de origem humana. As células primárias de rim embriônico humano são as melhores, porém outras linhagens celulares podem ser usadas. A linhagem A549, derivada de um carcinoma de pulmão humano, é adequada para a maioria dos adenovírus, exceto para algumas cepas de origem ocular. As linhagens contínuas HEP-2, HeLa e KB também são sensíveis para o isolamento de adenovírus. A detecção de adenovírus em células epiteliais pode ser acelerada pela centrifugação da amostra contendo vírus diretamente nas culturas celulares, usando a técnica de Shell-Vial. Após o cultivo por 2 a 3 dias, as culturas de células são testadas com anticorpos monoclonais para um epítopo comum de grupo no hexon do adenovírus. A linhagem celular HEK293, que é uma linhagem de rim embriônico humano transformada pelo adenovírus tipo 5 e retém as regiões E1A e E1B do genoma do adenovírus ligada de forma covalente ao DNA celular, é a mais adequada para as amostras de adenovírus entéricos dos tipos 40 e 41. O efeito citopático consiste em arredondamento e agrupamento semelhantes a cachos de uva das células aumentadas de tamanho e com inclusões nucleares basofílicas.

Em laboratórios de diagnóstico de rotina, em geral a tipagem do vírus não é feita. O vírus isolado pode ser tipado por sorologia, utilizando anticorpos de referência, pelas técnicas de imunofluorescência e complemento grupo-específicas e inibição da hemaglutinação e soro neutralização tipo-específicas. Podem ser ainda identificados os subtipos por meio da caracterização do DNA por hibridização ou pelos padrões de restrição após digestão com endonucleases. As técnicas de PCR e de PCR quantitativa também estão sendo utilizadas para o diagnóstico das infecções por adenovírus, e algumas técnicas permitem a identificação e a tipagem simultâneas desses vírus. Para os tipos entéricos, 40 e 41, sondas tipo-específicas na região E1B do genoma têm sido utilizadas.

Os adenovírus podem ainda ser diagnosticados de forma direta, em material fecal, por microscopia eletrônica, pela reação de imunofluorescência em células das secreções de nasofaringe, ou por ensaio imunoenzimático, disponível em *kit* comercial, embora essas técnicas sejam menos sensíveis que o isolamento em culturas celulares.

As técnicas sorológicas não têm sido muito utilizadas no diagnóstico laboratorial das infecções por adenovírus, a não ser em inquéritos epidemiológicos.

Tratamento

Foram utilizados alguns antivirais no tratamento de infecções oculares ou de infecções disseminadas pelos adenovírus, principalmente com cidofovir e ribavirina, mas os resultados não são conclusivos e mais estudos são necessários antes de algum antiviral ser recomendado.

Prevenção e controle

A prevenção da doença respiratória aguda em militares era feita utilizando-se uma vacina de vírus atenuados, administrada de forma oral, em cápsulas de gelatina, para ser liberada no intestino, evitando a infecção respiratória. A vacina, que continha os sorotipos 4 e 7, conferia imunidade efetiva contra a doença, sem disseminar-se para contatos. A produção dessa vacina foi descontinuada pelo único fabricante nos Estados Unidos, por razões econômicas, em 1996. Desde então, vem aumentando a morbidade em recrutas militares e têm ocorrido epidemias em centros de treinamento. A produção da vacina foi retomada por outro laboratório em 2011, e esta foi aprovada para utilização somente em indivíduos de populações militares, norte-americanos, com idade entre 17 e 50 anos, ou outro militar exposto a possíveis infecções. A vacina consiste de dois comprimidos, tomados por via oral simultaneamente.

As epidemias de ceratoconjuntivite ocorrem com frequência em adultos e crianças, podem ser evitadas pela cloração adequada de piscinas e pela assepsia rígida de equipamentos oculares, já que também estes são responsáveis por transmitir a doença.

Bibliografia recomendada

Flint J, Racaniello VR, Skalka AM, Hatziioannou T, Rall GF. Principles of virology. International Committee on Taxonomy of Viruses (ICTV). [2023 Dez. 21]. Disponível em: https://ictv.global/taxonomy/. United States: Wiley. 2020.

Flint SJ, Enquist LW, Racaniello VR, Skalka AM. Principles of virology. 3. ed. Washington: ASM Press, 2009.

Knipe DM, Howley PM, Cohen JI, Griffin DE, Lamb RA, Martin MA, et al. Fields virology. 6. ed. Philadelphia: Lippincott Williams & Wilkins, 2013.

Lefkowitz EJ, Dempsey DM, Hendrickson RC, Orton RJ, Siddell SG, Smith DB. Virus taxonomy: the database of the International Committee on Taxonomy of Viruses (ICTV). Nucleic Acids Res. 2018;46(D1):D708-17.

Moura PO, Roberto AF, Hein N, Baldacci E, Vieira SE, et al. Molecular epidemiology of human adenovirus isolated from children hospitalized with acute respiratory infection in São Paulo. Brazil. J Med Virol. 2007;79:174-81.

Pereira HG, Linhares AC, Candeias JAN, Glass RI, Rácz ML, Brazilian Study Group on Viral Gastroenteritis. National laboratory surveillance of viral agents of gastroenteritis in Brazil. Bull PAHO. 1993;27:224-33.

Riedel S, Morse SA, Miller S, Mietzner TA. Jawetz Melnick & Adelbergs medical microbiology. 28. ed. McGraw Hill LLC, 2019.

Shieh WJ. Human adenovirus infections in pediatric population – an update on clinico-pathologic correlation. Biomed J. 2022;45(1):38-49.

Walker PJ, Siddell SG, Lefkowitz EJ, Mushegian AR, Adriaenssens EM, Dempsey DM, et al. changes to virus taxonomy and the statutes ratified by the international committee on taxonomy of viruses. Arch Virol. 2020;165(11):2737-48

85 Gastroenterites Virais

85.1 Gastroenterites Virais – Rotavírus

• Veridiana Munford • Thabata Alessandra Ramos Caruzo • Maria Lucia Rácz

Embora há muito tempo se suspeitasse de que muitas gastroenterites infantis poderiam ter etiologia viral, as tentativas para caracterizar o vírus ou um grupo de vírus responsável por esses quadros foram sempre malsucedidas. Essa situação só pôde ser modificada realmente após o emprego de técnicas de exame por microscopia eletrônica ter sido generalizado. Utilizando-se essas técnicas, tornou-se possível a visualização de partículas virais em fragmentos de mucosa duodenal ou em amostras fecais, além da identificação dos vírus por imunoeletromicroscopia (Figura 85.1). Entre a multiplicidade de partículas virais, visualizadas por microscopia eletrônica, as que podem ser relacionadas etiologicamente com quadros agudos de diarreia são os rotavírus, adenovírus (ver Capítulo 84), calicivírus (ver Capítulo 85.2) e astrovírus (ver Capítulo 85.3). Ainda hoje, essas viroses são a segunda causa de morte em crianças. Existem cerca de 1,7 bilhão de casos de gastroenterite aguda e ocorrem 525 mil mortes de crianças até 5 anos de idade em todo o mundo a cada ano (Organização, 2017).

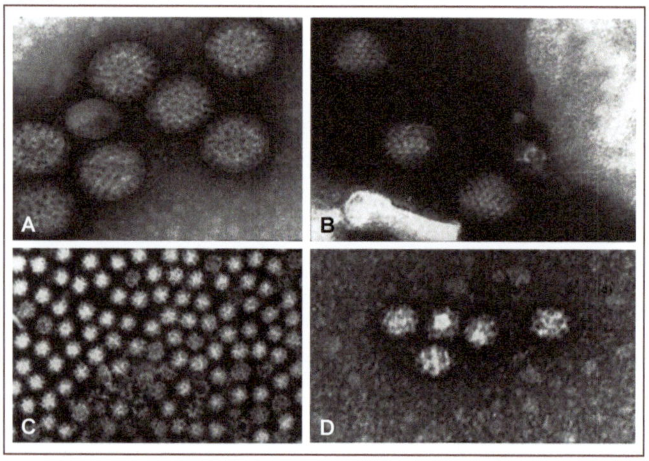

Figura 85.1.1 – *Microscopia eletrônica dos principais agentes epidemiológicos de gastroenterites virais: (A) rotavírus humano; (B) adenovírus entérico; (C) astrovírus humano com um diâmetro de 28 nm; (D) calicivírus humano.*
Bar = 50 nm.
Fonte: Adaptada de Wilhelmi *et al.*, 2003. Cortesia do Dr. A. Sánchez-Fauquier.

As infeções por rotavírus e norovírus em todo o mundo estão associadas à gastroenterite moderada a grave em crianças, resultando em cerca de 215 mil e 218 mil mortes a cada ano, respectivamente. Sapovírus, astrovírus e adenovírus entéricos causam gastroenterite leve a moderada em crianças de até 5 anos de idade. Outros vírus, como torovírus, coronavírus, picobirnavírus e pestivírus, vêm sendo cada vez mais identificados como agentes causadores de diarreia. Nos últimos anos, a disponibilidade de testes diagnósticos, principalmente imunoensaios ou técnicas de biologia molecular, aumentou o conhecimento sobre esse grupo de vírus.

Propriedades dos vírus

Os rotavírus são membros da família Sedoreoviridae, gênero *Rotavirus*. Atualmente, encontram-se descritas nove espécies, *Rotavirus A* a *J*. A partícula viral tem morfologia esférica, simetria icosaédrica, com 100 nm de diâmetro e não apresenta envelope lipoproteico. O capsídeo viral é constituído por três camadas proteicas concêntricas. À microscopia eletrônica, podem ser observadas partículas completas, partículas desprovidas do capsídeo externo (partículas incompletas) e partículas vazias, sem ácido nucleico (Figura 85.1.2). Essas diferentes partículas podem ser separadas por centrifugação em gradiente de cloreto de césio. As partículas completas são infecciosas, enquanto as incompletas não o são.

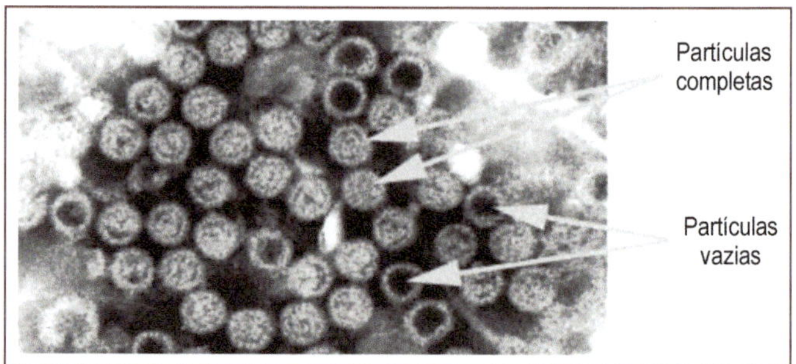

Figura 85.1.2 – *Microscopia eletrônica de rotavírus.*
Fonte: Acervo da autoria.

A camada interna do capsídeo, ou *core* viral, é constituída por pelo menos quatro proteínas: a proteína VP1 (125 Kd), que é a polimerase viral; a proteína VP3 (88 Kd), que tem atividade de guanililtransferase; e, mais externamente, a proteína VP2 (94 Kd), responsável pela ligação do RNA ao interior do *core* e necessária para a atividade de replicase da VP1. Circundando o *core*, tem-se o capsídeo interno, constituído pela proteína VP6 (46 Kd), que tem propriedades imunogénicas.

Na terceira camada, o capsídeo externo contém duas proteínas estruturais: a proteína VP4 (88 Kd), que representa as espículas da partícula viral; e a glicoproteína VP7 (38 Kd).

O genoma dos rotavírus é constituído por 11 segmentos de RNA de fita dupla (dsRNA), com pesos moleculares que variam de 0,6 Kbp a 3,3 Kbp, permitindo sua separação por técnicas de eletroforese em gel de poliacrilamida. Cada segmento codifica para pelo menos uma proteína, e a correspondência entre os segmentos do dsRNA e as proteínas do rotavírus é bem conhecida A Figura 85.1.3 apresenta um esquema do genoma dos rotavírus e a correspondência com suas proteínas, bem como a localização das proteínas estruturais (proteína viral, VP, do inglês *viral protein*) na partícula viral. As proteínas que não fazem parte da partícula viral são denominadas "proteínas não estruturais" (NSP, do inglês *non-strutural protein*).

Os rotavírus são agrupados em nove espécies (*Rotavírus A, Rotavírus B, Rotavírus C, Rotavírus D, Rotavírus F, Rotavírus G, Rotavírus H, Rotavírus I* e *Rotavírus J*). Acredita-se que os vírus dentro de espécies diferentes sejam incapazes de reorganizar seus segmentos de genoma em circunstâncias normais, e cada espécie pode, portanto, representar um *pool* genético separado.

Os rotavírus infectam apenas vertebrados e são transmitidos por via fecal-oral. Os rotavírus A são os mais frequentes e infectam várias espécies animais. As demais espécies, anteriormente denominadas "rotavírus atípicos" ou "pararotavírus", são mais raramente encontradas. Entretanto, já foram identificados em humanos rotavírus das espécies *B*, *C* e *H*.

As demais classificações sorológicas, subgrupo e sorotipo foram estabelecidos apenas para os rotavírus do grupo A. O antígeno de subgrupo está situado no polipeptídeo VP6 do capsídeo interno. Atualmente, são reconhecidos quatro subgrupos distintos: I; II; I e II; e não I não II; sendo detectados por ensaio imunoenzimático ou por hemaglutinação por imunoaderência.

Os antígenos que determinam o sorotipo estão localizados em duas proteínas do capsídeo externo dos rotavírus: a glicoproteína VP7, codificada, dependendo da cepa, pelos segmentos genômicos 7, 8 ou 9; e a proteína VP4, codificada pelo quarto segmento genômico. Inicialmente, acreditava-se que a glicoproteína VP7 constituísse o determinante primário da especificidade de sorotipo, enquanto a proteína VP4 teria um papel secundário. Entretanto, sabe-se atualmente que as duas proteínas desempenham papéis igualmente importantes na imunogenicidade dos rotavírus. De acordo com a proposta de nomenclatura binária para os sorotipos de rotavírus, a especificidade antigênica da glicoproteína VP7 dos sorotipos estabelecidos de rotavírus é designada utilizando-se a letra G, de glicoproteína. A nomenclatura proposta para a especificidade antigênica da proteína VP4 é a utilização da letra P, pelo fato de essa proteína ser sensível a proteases.

São atualmente bem-estabelecidos 14 sorotipos G de rotavírus do grupo A, de acordo com a especificidade da glicoproteína VP7, designados G1 a G14. Em amostras de rotavírus de humanos, são mais frequentemente encontrados os sorotipos G1 a G4, G8, G9 e G12. Também foram descritos os sorotipos G5, G6, G10, G11 e G12 em amostras de rotavírus de humanos. Em amostras de rotavírus de animais, foram identificados principalmente os sorotipos G5 e G11 em suínos e G6, G8 e G10 em bovinos. Os genótipos G13 e G14 foram identificados exclusivamente em amostras de rotavírus de equinos e o G7, somente em amostras de rotavírus de aves. Com relação à proteína VP4, existem descritos 14 sorotipos P de rotavírus.

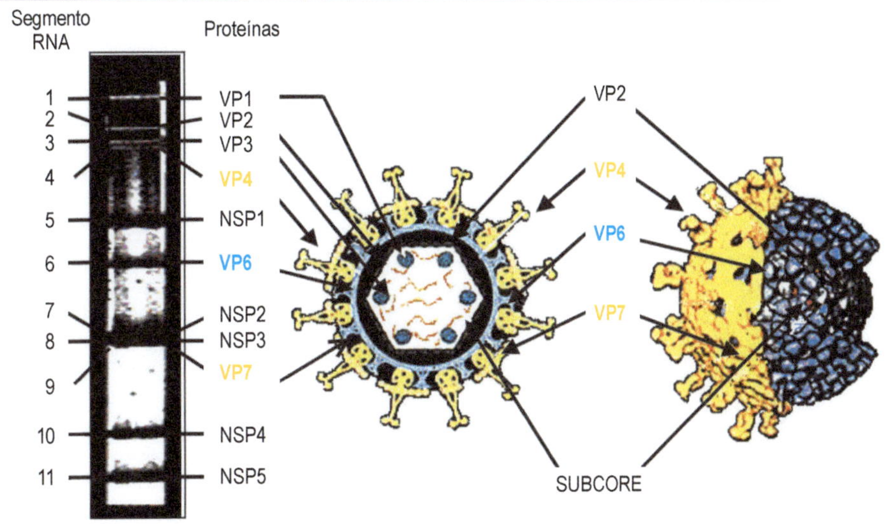

Figura 85.1.3 – *Genoma, proteínas e localização das proteínas estruturais na partícula viral.*
Fonte: Desenvolvida pela autoria.

Com a introdução de tecnologias que permitiram a caracterização molecular e o sequenciamento de ácidos nucleicos, a classificação antigênica foi substituída por um sistema de classificação em genótipos, com base na sequência de nucleotídeos dos genes da VP4 e VP7. Existe uma maior discrepância de dados provenientes do emprego de diferentes técnicas de caracterização dos rotavírus no que diz respeito aos sorotipos e genótipos P. Assim, uma dupla nomenclatura foi adotada para a classificação antigênica e genética da VP4: o sorotipo é designado por um número e o genótipo, por um número entre colchetes, imediatamente após o sorotipo. Se o sorotipo não for conhecido, apenas o genótipo é utilizado. Por exemplo, a amostra-padrão HRV-WA é designada P1A[8].

Recentemente, foi estabelecido, pelo Grupo de Trabalho para Classificação dos rotavírus (Rotavirus Classification Working Group), um sistema de classificação com base na identidade de nucleotídeos dos 11 segmentos do genoma dos rotavírus A. O sistema designa um genótipo específico para cada um dos segmentos do genoma, de acordo com a porcentagem de identidade de nucleotídeos encontrada (Tabela 85.1.1). Um sistema de classificação semelhante foi descrito para *Rotavírus B* e *C*.

Patogênese e características clínicas

Os rotavírus replicam-se nos enterócitos maduros do topo das vilosidades intestinais, não sendo atingidas as células que formam as criptas de Lieberkuhn. O exame de cortes finos à microscopia eletrônica evidencia enterócitos vacuolizados contendo partículas de rotavírus. O processo infeccioso instala-se rapidamente, em cerca de 48 horas, entrando em regressão ao fim de 3 a 5 dias, apesar de os vírus poderem ser eliminados, ainda por 8 dias e, em alguns casos, por cerca de até 40 dias. A reconstituição dos enterócitos ocorre lentamente, o que pode ser considerado uma das causas da longa duração dos quadros diarreicos por rotavírus; a outra causa seria, eventualmente, o acentuado aumento do peristaltismo no íleo inflamado. No caso das gastroenterites ocasionadas por rotavírus, o fluxo da água e eletrólitos no intestino sofre alterações não somente pela lesão do enterócito, mas também por perturbações do processo de reabsorção de fluidos intestinais. A proteína não estrutural NSP4, sintetizada durante a infecção viral, tem atividade de enterotoxina, sendo a primeira enterotoxina viral descrita.

As infecções por rotavírus podem produzir um espectro de respostas que variam de infecções subclínicas a diarreia autolimitada com grau leve de desidratação até diarreia severa com possível óbito. Os principais sintomas incluem o aparecimento súbito de vômitos e diarreia, febre e dores abdominais. Quanto à quantidade das perdas eletrolíticas intestinais, a etiologia viral por rotavírus parece promover mais frequentemente perdas do tipo isonatrêmicas. A duração dos quadros diarreicos causados por rotavírus parece não estar relacionada com o estado nutricional do paciente, mas, obviamente, as perdas de fluidos acarretam maiores prejuízos em crianças de baixo peso.

A infecção por rotavírus é seguida do aparecimento de anticorpos das classes IgM e IgG. Ao nascer, 73% a 80% das crianças apresentam anticorpos do tipo IgG contra rotavírus, de origem materna, havendo, depois, um declínio acentuado destes, seguido por sua elevação a partir do 6 mês; aos 18 meses, 50% a 90% das crianças possuem anticorpos contra rotavírus.

Tabela 85.1.1
Porcentagem de identidade de nucleotídeos para determinação de genótipos de rotavírus para os 11 segmentos do genoma e número de genótipos descritos até o final 2013

Produto gênico	*Porcentagem de identidade (%)*	*Origem da sigla*	*Denominação dos genótipos Número de genótipos)*
VP7	80	Glicoproteína	G (36)
VP4	80	Sensível à protease	P (51) P
VP6	85	Capsídeo interno	i (26) II
VP1	83	RNA polimerase-RNA dependente	22 R
VP2	84	Proteína do core	20 C
VP3	81	Metiltransferase	20 M
NSP1	79	Antagonista do interferon	31 A
NSP2	85	NTPase (Nucleotídeo trifosfatase)	N (22)
NSP3	85	Aumenta a tradução	T (22)
NSP4	85	Enterotoxina	E (27)
NSP5	91	Fosfoproteína (*phospoprotein*)	H (22)

Fonte: Desenvolvida pela autoria.

Os estudos sobre infecções por rotavírus em bezerros e suínos evidenciam que a imunidade local, no intestino, esteja relacionada não com os anticorpos circulantes, mas com a presença de anticorpos secretores de tipo IgA no lúmen intestinal, não importando se estes foram produzidos localmente, ou ingeridos com o colostro ou com o leite, situação esta idêntica à que ocorre durante as infecções em humanos. Além da amamentação natural, que explicaria a baixa incidência dos quadros de gastroenterite por rotavírus e sua benignidade em recém-nascidos, outros elementos parecem interferir, como a presença no leite de fatores inespecíficos de ação antiviral.

Epidemiologia

A grande maioria das crianças é infectada durante o período compreendido entre os 6 meses e os 6 anos de idade. Em crianças com menos de 1 ano apresentando quadros de gastroenterite, cerca de 30% dos casos são positivos para rotavírus. Essa porcentagem atinge valores de até 90% em crianças com idade entre 1 e 3 anos, para decrescer a cerca de 30% em crianças de 4 a 6 anos. Antes da vacinação extensiva de crianças (ver "Prevenção e Controle) ocorriam cerca de 100 milhões de episódios de diarreia por rotavírus, mais de 20 milhões de visitas médicas e mais de 500 mil mortes por ano no mundo. Embora a carga do rotavírus tenha diminuído nas últimas décadas em virtude da vacinação, os rotavírus são ainda responsáveis por 40% das internações hospitalares por diarreia e por 200 mil mortes em todo o mundo, com a maioria das mortes ocorrendo em países em desenvolvimento.

O período de incubação do vírus é de 24 a 48 horas, seguido de vômitos por 3 dias e diarreia por 3 a 8 dias. A excreção máxima dos vírus ocorre entre os 3º e 4º dias da doença, sendo possível encontrar mais de 10^9 partículas virais por grama de fezes. Com a idade de 4 anos, a maioria das pessoas já foi infectada e pode ser considerada imune à síndrome grave, mas inóculos altos ou imunidade debilitada podem produzir doença leve em crianças maiores e adultos. Também têm sido descritos casos de reinfecção, provavelmente ocasionados por sorotipos diferentes dos responsáveis pela infecção inicial. Em adultos, as infecções estão normalmente associadas a indivíduos que têm um estreito relacionamento com crianças infectadas, além de terem sido relatados surtos em adultos causados por rotavírus das espécies *B* e *C*, apesar de mais raros.

Vale lembrar que podem ocorrer infecções no período neonatal, em geral de acentuada benignidade, uma vez que os anticorpos transplacentários, transferidos para a criança durante a gravidez, protegem contra a doença durante os 3 a 6 meses de vida. Podem ainda ocorrer infecções em crianças de mais idade e em adultos. Estudos realizados em comunidades isoladas parecem sugerir que, na ocorrência de infecções por rotavírus com características epidêmicas, indivíduos de todas as idades acabam sendo infectados.

A distribuição sazonal das infecções por rotavírus, mesmo após a implementação da vacinação, parece se manter em países de clima temperado, com epidemias nos meses mais frios do ano atribuída, em alguns estudos, à baixa umidade relativa do ar, que facilitaria a viabilidade dos rotavírus em superfícies diversas. Em países tropicais, essa sazonalidade geralmente não pode ser observada.

Os rotavírus são de fácil transmissão nos ambientes familiar e hospitalar. Particularmente em berçários, parecem ocorrer condições para uma longa permanência de rotavírus viáveis dada a frequência com que os recém-nascidos, pouco depois da admissão, apresentam sintomas de infecção. Esta pode surgir sob a forma de diarreia muito discreta ou mesmo sem sintomas manifestos, o que contrasta com os quadros de sintomatologia mais acentuada, que podem, ainda que raramente, ocasionar a morte por desidratação e hipernatremia em grupos de maior idade. Essa infecção neonatal assintomática é associada à redução da severidade da doença causada pelo rotavírus, mas não à ausência completa de infecção. Embora se saiba que no colostro e no leite materno possivelmente encontram-se anticorpos específicos da classe IgA, cujo título, no entanto, cai rapidamente, não está ainda esclarecido em que medida o leite exerce seu papel protetor quando a amamentação natural se prolonga para mais de 6 meses, período em que a doença por rotavírus também passa a ser mais frequente.

Em crianças imunodeficientes, há certa tendência para a evolução crônica dos quadros de gastroenterite.

Não existem evidências que permitam concluir sobre a existência de portadores adultos de rotavírus, muito embora no homem, como em outras espécies animais, possa ocorrer o estado de infecção sem nenhum sintoma aparente (infecção assintomática). Para isso, deve contribuir, além de certo grau de imunidade em decorrência de infecções anteriores, a ocorrência de cepas avirulentas de rotavírus, cuja existência, no entanto, ainda não foi comprovada.

Estudos de Epidemiologia Molecular têm evidenciado que os rotavírus tipos G1P1A[8], G2P1B[4], G3P1A[8] e G4P1A[8], G9P[8] e G12[8] são os mais comumente encontrados em humanos, em diversos países (≅ 90% dos casos).

No Brasil, além desses tipos, tem sido relatado o sorotipo G5, característico de suínos, infectado crianças. Na última década, o sorotipo G9 apareceu como um sorotipo importante, tendo sido descrito em muitos países, inclusive no Brasil. Além disso, ainda no Brasil, existem vários relatos de diferentes associações entre os genótipos P e G, por exemplo, G1P1B[4], G2P1A[8] ou G2P2A[6], em amostras de rotavírus de humanos. Genótipos característicos de amostras de rotavírus de humanos foram descritos e confirmados por sequenciamento de nucleotídeos e clonagem genômica em amostras de rotavírus de bovino do estado de Goiás. Esses genótipos foram encontrados formando combinações atípicas de genótipos G e P e/ou como misturas de dois ou mais genótipos em uma mesma amostra, principalmente em relação ao genótipo P. Por outro lado, existem relatos esporádicos de genótipos frequentemente identificados em animais (suínos, bovinos, caninos, felinos e coelhos) em pacientes humanos, o que indica que as barreiras específicas do hospedeiro não são intransponíveis. De fato, acredita-se que algumas das cepas humanas dispersas global ou regionalmente (incluindo G5, G8, G9 e G12) tenham se originado de um hospedeiro animal, demonstrando a importância zoonótica que esses vírus têm.

Diagnóstico laboratorial

Inicialmente, foi encontrada grande dificuldade no cultivo dos rotavírus em culturas celulares, o que propiciou o desenvolvimento de técnicas de diagnóstico mediante a identificação direta dos vírus nas fezes, onde esses micro-organismos estão presentes em número elevado: cerca de 10^{10} partículas virais/grama de fezes.

Para o diagnóstico clínico, o exame direto do material fecal permite a identificação do vírus nas fezes. Ensaios imunoenzimáticos são os utilizados na maioria dos laboratórios clínicos e de Saúde Pública. Atualmente, vários tipos são disponibilizados comercialmente, apresentando cerca de 90% de especificidade e de sensibilidade. Além desse tipo de ensaios, outros métodos de detecção de antígeno, como aglutinação de látex e imunoensaios de fluxo lateral, também são amplamente utilizados. Esses ensaios são voltados à identificação dos *Rotavirus A*, já que estes representam a espécie mais frequente em humanos. Técnicas moleculares como a reação em cadeia de polimerase em tempo real (RT-PCR, do inglês *real time polymerase chain reaction*) podem ser empregadas, entretanto é importante destacar que a detecção direta do vírus se correlaciona melhor com a presença de doença do que com a detecção de ácidos nucleicos virais. Quando a detecção de ácido nucleico viral é usada, infecções subclínicas também são identificadas. Os métodos de detecção molecular de nova geração que dependem de equipamentos de laboratório caros e têm como alvo vários patógenos causadores de gastroenterite simultaneamente mostram altas sensibilidade e especificidade para rotavírus (> 90%). Entretanto, o uso desses métodos, em países em desenvolvimento, onde é maior a frequência da doença, é limitado pelo custo.

Inicialmente, outras técnicas foram muito utilizadas para a identificação dos rotavírus em laboratórios, especialmente os de pesquisa. Entre elas, destacam-se a microscopia eletrônica e a eletroforese do genoma dsRNA em gel de poliacrilamida. Essas técnicas permitem a identificação de todas as espécies de rotavírus. Técnicas como imunoeletromicroscopia, imunoeletrosmoforese, imunofluorescência, radioimunoensaio e fixação do complemento foram muito com utilizadas anteriormente.

A eletroforese em gel de poliacrilamida, que separa o RNA segmentado dos rotavírus em 11 bandas, cuja localização no gel depende de seu peso molecular, permite o estudo dos rotavírus de acordo com os tipos eletroforéticos. Algumas características eletroforéticas permitem a distinção dos rotavírus das espécies A e não A. Lançando mão desta técnica, pode-se realizar o diagnóstico laboratorial das infecções intestinais por rotavírus, uma vez que, em material fecal, só esses vírus apresentam um genoma com semelhantes características (Figura 85.1.4).

A imunoeletromicroscopia foi a primeira técnica sorológica a ser utilizada no diagnóstico das infecções humanas por rotavírus. No entanto, a complexidade da técnica e o tempo consumido para sua execução rapidamente obrigaram a sua substituição por outras técnicas, como o ensaio imunoenzimático, que não requer equipamento especializado, está disponível comercialmente, é relativamente barato e utiliza controles para detectar as reações inespecíficas.

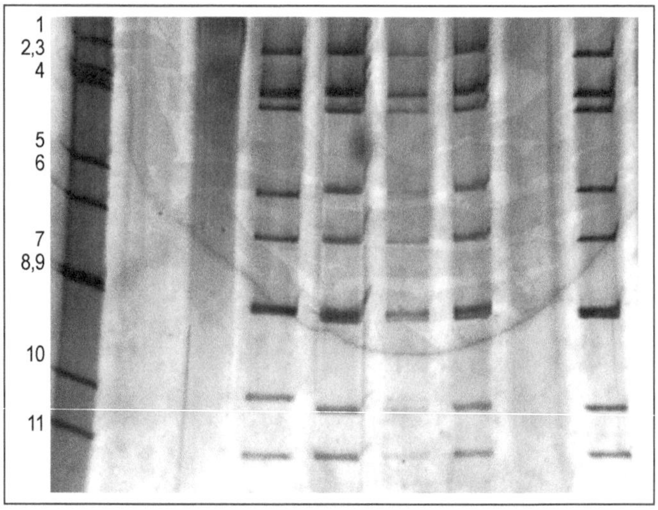

Figura 85.1.4 – *Eletroforese em gel de poliacrilamida de RNA de fita dupla de amostras de rotavírus.*
Fonte: Acervo da autoria.

A sorotipagem de rotavírus, importante em estudos epidemiológicos, foi utilizada no passado, por meio das reações imunoenzimáticas com anticorpos monoclonais específicos para grupo, subgrupo e sorotipo. Em razão da pouca disponibilidade desses reagentes, essa técnica foi substituída pelo sequenciamento genômico.

Com o avanço da Biologia Molecular, surgiram as técnicas que atualmente fornecem dados mais específicos e completos sobre os rotavírus circulantes em uma população: a reação de transcrição reversa (RT) seguida pela PCR; e o sequenciamento genômico. Essas duas técnicas, disponíveis para todos os segmentos de dsRNA do rotavírus, permitem a caracterização de amostras, além de detectar possíveis misturas de genótipos em uma mesma amostra.

Tratamento

O tratamento da gastroenterite viral baseia-se principalmente na reposição de fluidos e eletrólitos do paciente por intermédio de terapia de reidratação oral ou, em casos graves, parenteral. O uso de probióticos reduz o tempo de duração da diarreia e pode ser usada uma terapia de apoio. É recomendada a retomada precoce da alimentação após a reidratação, bem como a manutenção da amamentação para crianças menores de 6 meses. O uso de drogas antimotilidade não é recomendado.

Outros tratamentos como a suplementação com zinco e o uso de drogas antisecretoras, antieméticos e algumas drogas com amplos efeitos antivirais não são recomendados para uso rotineiro por causa da falta de dados conclusivos sobre benefícios para o paciente.

Prevenção e controle

A amamentação ao peito ainda é uma das ações preventivas de melhor eficácia, pela imunidade que confere e pelo poder protetor de fatores inespecíficos do leite. Entretanto, a única maneira realmente eficaz de controlar as infecções por rotavírus é a vacinação.

Estima-se que a vacinação de crianças contra infecções por rotavírus seja capaz de evitar a morte de 352 mil a 592 mil de crianças a cada ano no mundo. Há mais de duas décadas, a Organização Mundial da Saúde (OMS) e a Aliança Global para Vacinação e Imunização (GAVI, do inglês Global Aliance for Vaccination and Immunization) identificaram o desenvolvimento da vacina de rotavírus como uma das prioridades no campo da Saúde Pública, especialmente visando à vacinação de crianças em regiões da África, Ásia, Índia e China, onde ocorrem 90% dos óbitos.

A primeira vacina que completou os testes clínicos e foi liberada para uso foi a tetravalente Rotashield-RRT™ (*Wyeth Lederle Vaccines, Philadelphia*). A vacina era composta de quatro vírus vivos, sendo um atenuado (MMU18006 de macaco Rhesus, com especificidade para o sorotipo G3 humano), e três vírus recombinantes, contendo esse mesmo vírus um único gene (VP7) substituído, correspondendo aos sorotipos G1, G2 e G4 humanos. Essa vacina demonstrou, durante os testes clínicos, alta eficácia (90%) contra casos graves de diarreia por rotavírus e 60% contra todos os casos de infecções por rotavírus. Assim, foi licenciada em outubro de 1998, nos Estados Unidos, e recomendada para uso oral, em três doses, aos 2, 4 e 6 meses de idade. Entretanto, 9 meses após sua liberação e com aproximadamente 600 mil crianças vacinadas com três doses de vacina, em junho de 1999, foram diagnosticados 15 casos de intussuscepção (obstrução aguda do intestino) em crianças, em até 2 semanas após a vacinação com a Rotashield™. Em julho desse mesmo ano, o Centro de Controle e Prevenção de Doenças (CDC, do inglês *Center for Diseases Control and Prevention*), nos Estados Unidos, suspendeu temporariamente o uso dessa vacina em território americano.

Em outubro de 1999, 98 casos de intussuscepção haviam sido reportados, sendo que 60 ocorreram 7 dias após a aplicação da primeira, segunda ou terceira dose da vacina. Como consequência dessas evidências, o Comitê Assessor para a Prática de Imunizações (ACIP, do inglês *Advisory Committee on Inmunization Practices*) cancelou a recomendação de uso da RRV-TV nesse mesmo ano. Os estudos para o desenvolvimento de uma vacina contra rotavírus segura e eficaz continuaram.

A vacina pentavalente bovino-humana, RotaTeq®, produzida pelo laboratório Merck Sharp & Dohme, Estados Unidos, contém cinco vírus obtidos por recombinação gênica. Quatro vírus recombinantes expressam uma das proteínas do capsídeo externo da amostra humana de rotavírus (G1, G2, G3 e G4) e a proteína VP4 do rotavírus de bovino original (WC3, (P7[5]G6). O quinto recombinante expressa a proteína VP4 do rotavírus humano (P1A[8]) e a proteína VP7 G6 do vírus bovino original. O resultado final é uma vacina pentavalente que oferece proteção contra os genótipos G1, G2, G3, G4 e P1A[8], que representam 75% dos casos de rotavírus identificados em casos de infecção em humanos em todo o mundo. No total, os estudos da RotaTeq® envolveram mais de 72 mil crianças, para verificar a possível ocorrência de intussuscepção pós-administração da vacina. Os resultados demonstraram eficácia de 74% para proteção contra qualquer gastroenterite causada por rotavírus e 98% contra formas graves de infecção.

Além disso, durante a fase de testes, a vacina demonstrou não aumentar o risco de intussuscepção nos lactentes que foram vacinados. Portanto, a vacina passou a ser administrada por via oral em três doses: aos 2; 4; e 6 meses de idade. A primeira dose deve ser administrada somente a crianças entre 6 e 12 semanas de idade, e a série deve estar completa antes de 32 semanas de idade. Essa vacina encontra-se licenciada nos Brasil, desde 2005 e também em mais de cem países. Nos estudos feitos após a introdução dessa vacina na população, foi demonstrada a redução na detecção de rotavírus nas fezes, associada à diminuição substancial do número de hospitalizações e visitas médicas por conta de gastroenterite. Alguns estudos sugerem uma associação muito rara entre a administração dessa vacina e a ocorrência de intussuscepção, mas os benefícios são substancialmente maiores do que os riscos de reações adversas.

A outra vacina comercializada atualmente, Rotarix®, do laboratório GlaxoSmithKline, é monovalente e preparada com uma amostra rotavírus de humano atenuado P1A[8] G1. Os resultados do estudo pré-clínicos com mais de 60 mil crianças demonstraram uma eficácia de cerca de 70% em prevenir qualquer forma de gastrenterite causada por rotavírus e de 85% em prevenir formas graves da doença. Essa vacina também não foi associada a um aumento no risco de intussuscepção e foi demonstrado que ela confere proteção eficiente contra sorotipos diferentes do sorotipo vacinal. A Rotarix® foi inicialmente licenciada no México, na República Dominicana e no Brasil e atualmente encontra-se licenciada em mais de 110 países.

No Brasil, essa vacina foi incorporada ao Programa Nacional de Imunizações (PNI) Brasileiro e a sua aplicação rotineira iniciou-se em março de 2006. A partir dessa data, o Ministério da Saúde passou a oferecer, por meio do Sistema Único de Saúde (SUS), a administração de vacina contra rotavírus em duas doses gratuitas: uma aos 2 meses de idade; e outra aos 4 meses. O Brasil foi o primeiro país a incluir a vacina contra o rotavírus em seu sistema Público de Saúde. Após a implementação da vacina, foi observado um declínio acentuado nas hospitalizações por gastroenterites agudas causadas pelos rotavírus.

Na China, uma vacina monovalente encontra-se licenciada desde o ano 2000 e é composta pela amostra de rotavírus de cordeiro Lanzhou (LLR), genótipo P[12]G10.

Atualmente, além dessas três vacinas para rotavírus descritas, mais três já foram licenciadas: A Rotavin-M1 (Poly Vac, Hanoi-Viatinã), licenciada 2012, cuja eficácia não foi divulgada; a Rotavac (Bharat Biotech, Hyderabad, Índia) que mostrou 56% de eficácia em um ensaio e, em 2017, foi implementada em nove estados da Índia, que representam cerca de 50% da coorte de nascimento e, em 2018, foi pré-qualificada pela OMS, permitindo sua aquisição pela Unicef para uso global; e a Rotasiil, *Serum Institute of India*, também produzida na Índia, mostrou 66% de eficácia em um ensaio clínico no Níger e está sendo revisada para pré-qualificação pela OMS. Mais sete candidatas a vacinas estão em diferentes fases de testes clínicos, sendo seis vacinas vivas atenuadas e uma de subunidade.

Durante os testes clínicos, crianças de 6 a 24 meses, após receberem uma única dose da vacina, apresentaram uma boa resposta imune e sem evento adverso associado. Essa vacina está disponível em algumas regiões da China, mas não está incluída em programas nacionais de imunização.

Bibliografia recomendada

Bányai K, Estes MK, Martella V, Parashar UD. Viral gastroenteritis. Lancet. 2018;392(10142):175-86.

Brooks GF, Carroll KC, Butel JS, Morse SA, Mietzner TA. Jawetz Melnick & Adelberg's medical microbiology. 26. ed. New York: McGraw Hill, 2013.

Caruzo TA, Brito WM, Munford V, Rácz ML. Molecular characterization of G and P-types bovine rotavirus strains from Goiás, Brazil: high frequency of mixed P-type infections. Mem Inst Oswaldo Cruz. 2010;105:1040-3.

Centers for Disease Control and Prevention. Rotavirus – the pink book. Page last reviewed; 2021; [2023 Dez. 21]. Disponível em: http://www.cdc.gov/.accines/pubs/pinkbook/rota.html.

Flint SJ, Enquist LW, Racaniello VR, Skalka AM. Principles of virology. 3. ed. Washington: ASM Press, 2009.

Hasan H, Nasirudeen NA, Ruzlan MAF, Mohd Jamil MA, Ismail NAS, Wahab AA, et al. Acute infectious gastroenteritis: the causative agents, omics-based detection of antigens and novel biomarkers. children (Basel). 2021;8(12):1112. doi: 10.3390/children8121112.

King AMQ, Adams MJ, Carstens EB, Lefkowitz EJ (Eds.). Virus taxonomy: ninth report of the International Committee on Taxonomy of Viruses. San Diego: Academic Press, 2012.

Knipe DM, Howley PM, Cohen JI, Griffin DE, Lamb RA, Martin MA, et al. Fields virology. 6. ed. Philadelphia: Lippincott Williams & Wilkins, 2013.

Ministério da Saúde (BR). Informe Técnico – Doença diarréica por rotavírus: vigilância epidemiológica e prevenção pela vacina oral de rotavírus humano – VORH. [2023 Dez. 21]. Disponível em: http://portal.saude.gov.br/portal/arquivos/pdf/informe_rotavirus_02_03_2006.pdf.

Munford V, Gilio AE, de Souza EC, Cardoso DM, Cardoso Dd, Borges AM, et al. Rotavirus gastroenteritis in children in 4 regions in Brazil: a hospital-based surveillance study. J Infect Dis. 2009;200(1):S106-13.

Patel MM, Glass R, Desai R, Tate JE, Parashar UD. Fulfilling the promise of rotavirus vaccines: how far have we come since licensure? Lancet Infect Dis. 2012;12:561-70.

Sáfadi MA, Berezin EN, Munford V, Almeida FJ, de Moraes JC, Pinheiro CF, et al. Hospital-based surveillance to evaluate the impact of rotavirus vaccination in São Paulo, Brazil. Pediatr Infect Dis J. 2010;29:1019-22.

Watanabe A, Carraro E, Camargo C, Puerari D, Guatura S, Granato C, et al. Human adenovirus detection among immunocompetent and immunocompromised patients presenting acute respiratory infection. Rev Soc Bras Med Trop. 2013;46:161-5.

Wilhelmi I, Roman E, Sánchez-Fauquier A. Viruses causing gastroenteritis. Clin Microbiol Infect. 2003 Apr;9(4):247-62. doi: 10.1046/j.1469-0691.2003.00560.x. PMID: 12667234; PMCID: PMC7129320.

85.2 Gastroenterites Virais – Norovírus e Sapovírus

• Veridiana Munford • Maria Lucia Rácz

Propriedades dos vírus

Os calicivírus pertencem à família Caliciviridae, que compreende 11 gêneros entre eles, os membros de dois gêneros infectam aves (*Bavovirus, Nacovirus*), outros dois infectam peixes (*Minovirus e Salovírus*) e sete infectam mamíferos (*Lagovirus, Norovirus, Nebovirus, Recovirus, Sapovirus, Valovirus e Vesivirus*). Desses últimos, apenas três foram identificados em humanos, *Norovirus, Sapovirus e Recovirus* que contêm os calicivírus humanos (HuCV), mas apenas os gêneros *Norovirus* e *Sapovirus* incluem, cada um deles, uma a duas espécies que são agentes etiológicos de gastroenterites. O nome calicivírus é derivado do latim *calix*, que significa "cálice" e refere-se a depressões em forma de cálice, visíveis na superfície do vírus ao microscópio eletrônico (Figura 85.2.1).

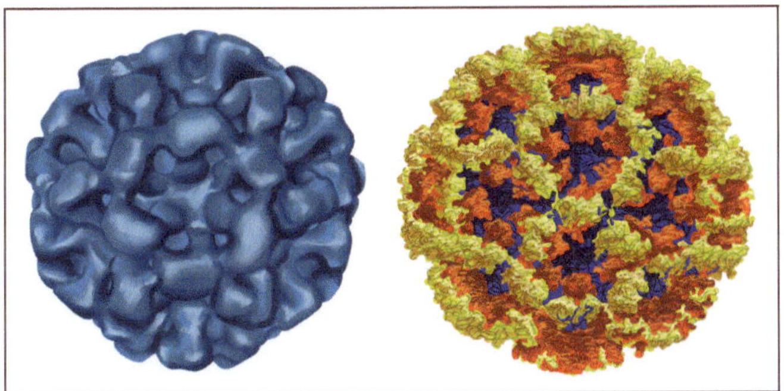

Figura 85.2.1 – *Caliciviridae. A estrutura do capsídeo do calicivírus exemplificada pela reconstrução de imagem criogênica de partículas semelhantes ao vírus norwalk (esquerda). Estrutura de raios-X do capsídeo do vírus norwalk (à direita) o cápside viral é representado pela proteína VP1, e seus domínios S (shell) P1 e P2 coloridos em azul, vermelho e amarelo, respectivamente (ICTV).*
Fonte: Acervo da autoria.

A partícula viral é composta de um capsídeo proteico, não envelopado, com simetria icosaédrica, e diâmetro de 27 nm a 40 nm. O cápside viral é formado por 90 dímeros da proteína estrutural VP1. O genoma viral consiste de uma molécula linear de RNA de fita simples de polaridade positiva (+ssRNA) de 7,4 kb a 8,3 kb, contendo três janelas abertas de leitura (ORF, do inglês *open reading frame*). Para o vírus norwalk (NV), a primeira ORF da extremidade 5' codifica uma poliproteína e modificações pós-traducionais originam as sete proteínas não estruturais (NS1-NS7) com sequências semelhantes às proteínas dos picornavírus, incluindo a RNA-polimerase dependente de RNA. A ORF2 codifica a proteína VP1, presente em maior quantidade no capsídeo, com dois domínios (S-*Shell* e P-*protuding*). A ORF3, na extremidade 3' do genoma, codifica uma proteína pequena VP2, associada ao vírion, presente em apenas uma ou duas cópias por vírion. Uma proteína (VPg) encontra-se ligada covalentemente à extremidade 5' do RNA genômico e a extremidade 3' é poliadenilada. Acredita-se que essa proteína seja necessária para a infectividade do RNA viral e também para a iniciação da síntese do RNA viral.

No gênero *Norovirus* (NoV), existe apenas uma espécie definida, *Norwalk vírus*, O vírus tipo norwalk deve seu nome ao fato de ter sido isolado de um surto de gastroenterite em alunos e professores de uma escola primária de Norwalk, Ohio, nos Estados Unidos, em 1968, surto este em que 50% dos professores e alunos e até 35% dos contatos familiares adoeceram. A identificação do agente etiológico foi feita por microscopia eletrônica, e foi observado tratar-se de um vírus esférico com diâmetro entre 23 nm e 30 nm. O vírus norwalk é o agente representativo de um grupo heterogêneo de vírus, anteriormente denominados "vírus pequenos esféricos estruturados" (SRSV, do inglês *small round structured viruses*) ou "vírus semelhantes ao norwalk" (*norwalk-like*) Tabela 85.2.2.

A relação antigênica entre os membros dessa espécie de vírus é complexa e os agentes são normalmente identificados pelo nome do local onde os surtos ocorreram. Conforme mencionado, o gênero Norovírus é composto por apenas uma espécie. No entanto, atualmente a sequência completa de mais de 100 cepas de norovírus está disponível. As cepas são classificadas em pelo menos 10 genogrupos diferentes com base na sequência de aminoácidos da proteína VP1 (recentemente a sequência da RNA-polimerase dependente de RNA, NS7, também tem sido utilizada). Os genogrupos são nomeados com a letra G seguida de um número romano (GI, GII, etc.). Finalmente, os genogrupos são divididos em genótipos. Assim, os vírus GI são subdivididos em 9 genótipos, os GII em 27 genótipos, os GIII em três genótipos, os GIV em dois genótipos e os vírus GVII, GVIII, GIX e GX em um genótipo cada.

Os norovírus humanos pertencem aos genogrupos GI, GII, GIV, GVIII e GIX. Entretanto, já foram identificados norovírus em várias espécies de mamíferos – suíno (três genótipos GII), bovino e ovino (GIII) e GV consistem em vírus que infectam camundongos e ratos. Além disso, também foram descritos em morcegos, leões-marinhos e botos. Várias espécies de mamíferos podem ser infectadas experimentalmente com norovírus humanos. É bem documentado que eventos de recombinação, juntamente com mutações pontuais no genoma do norovírus impulsionam a evolução desses vírus e possivelmente a imunidade do grupo. O processo de recombinação ocorre mais frequentemente entre a junção de ORF1 e ORF2.

A subclassificação adicional refere-se a novas variantes dentro de um genótipo, por exemplo, pelo menos sete variantes do genótipo de norovírus mais comum GII.4 foram identificadas, todas emergiram após deriva antigênica acentuada e causaram pandemias nas últimas duas décadas com um intervalo típico de 2 a 3 anos e um novo genótipo globalmente emergente GII.17 foi descrito. Tipicamente, a especificidade do genótipo entre os norovírus humanos e animais não é compartilhada, e a transmissão zoonótica ainda não foi firmemente demonstrada. Os NV, espécie *Norwalk vírus*, são classificados em cinco genogrupos. Os genogrupos GI e GII contêm a maioria dos norovírus humanos. O genogrupo GI inclui oito genótipos; o GII engloba 19 genótipos, humanos e de suínos. No GIII estão dois (Tabela 85.2.1).

Tabela 85.2.1
Genogrupos e genótipos de norovírus

Genogrupo	*Genótipo*	*Vírus-padrão*	*Acesso GenBank*
I	GI.1	Norwalk/1968/US	M87661
I	GI.2	Southampton/1991/UK	L07418
I	GI.3	Desert Shield 395/1990/US	U04469
I	GI.4	Chiba 407/1987/JP	AB042808
I	GI.5	Musgrove/1989/UK	AJ277614
I	GI.6	Hesse 3(BS5)/1997/DE	AF093797
I	GI.7	Winchester/1994/UK	AJ277609
I	GI.8	Boxer/2001/US	AF538679
I	GI.9	Vancouver730/2004/CA	HQ637267
II	GII.1	Hawaii/1971/US	U07611
II	GII.2	Melksham/1994/UK	X81879
II	GII.3	Toronto/24/1991/CA	U02030
II	GII.4	Bristol/1993/UK	X76716
II	GII.5	Hillingdon/1990/UK	AJ277607
II	GII.6	Seacroft/1990/UK	AJ277620
II	GII.7	Leeds/1990/UK	AJ277608
II	GII.8	Amsterdam/1998/NL	AF195848
II	GII.9	VA97207/1997/US	AY038599
II	GII.10	Erfur546/200/DE	AF427118
II	GII.11	Po/SW918/1997/JP	AB074893
II	GII.12	Wortley/1990/UK	AJ277618
II	GII.13	Fayetteville/1998/US	AY113106
II	GII.14	M7/1999/US	AY130761
II	GII.15	J23/1999/US	AY130762
II	GII.16	Tiffin/1999/US	AY502010
II	GII.17	CS-E1/2002/US	AY502009
II	GII.18	Po/OH-QW101/2003/US	AY823304
II	GII.19	Po/OH-QW170/2003/US	AY823306
II	GII.20	Luckenwalde591/2002/DE	EU373815
II	GII.21	IF1998/2003/IR	AY675554
II	GII.22	Yuri/2002/JP	AB083780
II	GII.23	PE1848/2010/PE	KY496328
II	GII.24	Loreto7040/2013/PE	MN453359
II	GII.25	Dhaka1928/2012/BD	MG495083
II	GII.26	Leon4509/2005/NI	KU306738

(Continua)

Tabela 85.2.1 *Genogrupos e genótipos de norovírus (Continuação)*			
Genogrupo	*Genótipo*	*Vírus-padrão*	*Acesso GenBank*
II	GII.27	PNV024019/2010/PE	MK733206
III	GIII.1	Bo/Jena/1980/DE	AJ011099
III	GIII.3	Bo/Newbury-2/1976/UK	AF320625
III	GIII.3	Ov/Norsewood30/2007/NZ	EU193658
IV	GIV.1	Alphatron 98-2/1998/NL	AF195847
IV	GIV.2	Lion/Pistoia/387/2006/IT	EF450827
V	GV.1	Mu/MNV-1/2003/US	AY228235
VI	GVI.1	Ca/Bari/91/2007/IT	FJ875027
VI	GVI.2	Ca/Viseu/2007/PT	GQ443611
VII	GVII.1	Ca/026F/2007/HKG	FJ692500
VIII	GVIII.1	Yuzawa-Gira2HS/2011/JP	KJ196291
IX	GIX.1	DS335/1990/AS	MW261800
X	GX.1	Bt/Rs-CalV/2012/CH	KJ790198

BA: Bangladesh; CA: Canadá; CH: CHINA; DE: Alemanha; HKG: Hong Kong; IR: Iraque; IT: Itália; JP: Japão; NI: Nicarágua; NL: Holanda; NZ: Nova Zelândia; PE: Peru; PT: Portugal; SA: Arábia Saudita; UK: Reino Unido; US: Estados Unidos.
Bo: bovina; Bt: morcego; Ca: canina; Mu: murina; OV: ovina; Po: porcina. Quando não houver sigla, os vírus são da espécie humana.
Fonte: Desenvolvida pela autoria.

Os vírus do gênero *Sapovirus* (SaV) têm, à microscopia eletrônica, a morfologia mais característica do calicivírus, com estrutura mais definida que os norovírus. Os Sapovírus compreendem uma única espécie (SaV-*Sapporo vírus)*, entretanto, dentro da espécie, são altamente heterogêneos e, com base em análises filogenéticas de aminoácidos da proteína VP1, podem ser divididos em 19 genogrupos, dos quais vírus de GI, GII, GIV e GV infectam humanos e podem ser ainda subdivididos em pelo menos 17 genótipos; foram descritos em humanos (GI.1–7; GII.1–8; GIV.1 e GV.1–2). Vírus de outros genogrupos foram detectados em suínos (GIII e GV-GXI), leões marinhos (GV), martas (GXII), cães (GXIII), morcegos (GXIV, GXVI-GXIX) e ratos (GXV).

Até o momento, não foi possível cultivar em culturas celulares SaV isolado em humanos, apenas duas cepas isoladas de suínos foram cultivadas, o que representa um obstáculo para o melhor entendimento desses vírus (Tabela 85.2.2).

Tabela 85.2.2 **Genogrupos de Sapovírus**				
Genogrupo	*Cepa*	*Hospedeiro*	*Pais*	*Acesso Genbank*
GI	Sapporo-MT*	Humano	Japão	HM002617
	Manchester*	Humano	Reino Unido	X86560
	Dresden	Humano	Alemanha	AY694184
	Mc114	Humano	Japão	AY237422
	N21	Humano	Japão	AY237423
	NongKhai-50	Humano	Tailândia	AY646853
	Chanthaburi-74	Humano	Tailândia	AY646854
	BR-DF01	Humano	Brasil	AB614356
	Ehime643	Humano	Japão	DQ366345
	IJC04	Chimpanzé	Rep. Dem. Congo	KJ858686

(Continua)

Tabela 85.2.2
Genogrupos de Sapovírus (*Continuação*)

Genogrupo	*Cepa*	*Hospedeiro*	*País*	*Acesso Genbank*
GII	Bristol*	Humano	Reino Unido	AJ249939
	Mc2	Humano	Tailândia	AY237419
	Mc10	Humano	Tailândia	AY237420
	C12	Humano	Japão	AY603425
	SK15	Humano	Tailândia	AY646855
	NYC-A1	Rato	Estados Unidos	KJ950881
	NYC-B2	Rato	Estados Unidos	KJ950882
GIII	Cowden*	Porco	Estados Unidos	AF182760
	LL14	Porco	Estados Unidos	AY425671
	SaV1	Porco	China	FJ387164
	ah-1	Porco	China	JX678943
	CH430	Porco	China	KF204570
	Chiba00671	Humano	Japão	AJ786349
GIV	Ehime1107*	Humano	Japão	DQ058829
	SW278	Humano	Suécia	DQ125333
	Ehime1596	Humano	Japão	DQ366346
	NongKhai-24*	Humano	Tailândia	AY646856
GV	Ehime475	Humano	Japão	DQ366344
	NGY-1	Humano	Japão	AB775659
	TYMPo239	Porco	Japão	AB521771
	TYMPo31	Porco	Japão	AB521772
	CSL9775	Leão Marinho	Estados Unidos	JN420370
	WG194D-1	Porco	Estados Unidos	KX000383
	JJ681	Porco	Estados Unidos	AY974192
GVI	JJ674	Porco	Estados Unidos	KJ508818
	K7	Porco	Japão	AB221130
GVII	RV0042	Porco	Estados Unidos	KX000384
	WGP247	Porco	Estados Unidos	KC309421
	WG214D	Porco	Estados Unidos	KC309419
GVIII	WG194D	Porco	Estados Unidos	KC309416
	WG197C	Porco	Estados Unidos	KC309417
	WG214C	Porco	Estados Unidos	KC309418
GIX	K8	Porco	Japão	AB242873
GX	2053P4	Porco	Brasil	DQ359100
GXI	WD1237	Vison	Estados Unidos	KX000385

(Continua)

Tabela 85.2.2 **Genogrupos de Sapovírus** (*Continuação*)				
Genogrupo	*Cepa*	*Hospedeiro*	*País*	*Acesso Genbank*
GXII	Canada 151A	Vison	Canadá	AY144337
	AN210D	Cão	Estados Unidos	JN387134
GXIII	TLC58	Rato	Hong Kong	JN899075
GXIV	NYC-A19	Rato	Estados Unidos	KJ950878
GXV	NYC-E48	Rato	Estados Unidos	KJ950880
	Rs-CalV-1	Morcego	China	KJ641701
GXVI	Mm-CalV/JX2010	Morcego	China	KJ641703
GXVII	SaV-Lysoka36	Morcego	Rep. Camarões	KX759619
GXVIII	SaV-Limbe900	Morcego	Rep. Camarões	KX759623
	SAV-LIMBE65	Morcego	Rep. Camarões	KX759620
GXIX	SAV-LIMBE899b	Morcego	Rep. Camarões	KX759622

*Referencias ICTV.

Fonte: Adaptada de OKA *et al.*, 2018; Liu *et al.*, 2022.

Patogênese e características clínicas

Ao contrário da gastroenterite ocasionada por rotavírus, o quadro diarreico causado pelos norovírus acomete tanto crianças como adultos, tem curta duração, de 24 a 48 horas (em média de 24 horas) e ocorre com frequência em ambiente coletivo ou familiar, como cruzeiros, creches e escolas. Acredita-se que a infecção se dê de várias maneiras, de pessoa para pessoa, por meio da intrusão de águas residuais de fontes de água potável e em alimentos contaminados, além de aglomeração domiciliar e contato recente com indivíduos com doenças gastrointestinais. Entre as transmissões de origem alimentar, os moluscos são uma fonte reconhecida de infecções por esses agentes.

A diarreia é mais frequente em adultos, enquanto uma alta proporção de crianças apresenta vômitos. O período médio de incubação é de 10 a 51 horas, com média de 24 horas, e os sintomas são idênticos aos da gastroenterite por rotavírus (náuseas e vômitos, dores abdominais, diarreia e febre). Embora os sintomas normalmente desapareçam em 12 a 72 horas, a excreção viral pode exceder 22 dias. Infecções por norovírus são caracterizadas frequentemente por um grande número de infecções secundárias, em taxas maiores que 50%, pois existe uma diversidade suficiente de cepas virais, resultando, assim, em repetições da infecção por diferentes tipos antigênicos. A comparação de características clínicas da gastroenterite causada pelos norovírus ou sapovírus em crianças concluiu que os norovírus induzem vômitos como principal sintoma, enquanto os sapovírus normalmente causam diarreia.

A transmissão dos norovírus e sapovírus ocorre através da via fecal-oral, e o vírus consegue atravessar o estômago por ser resistente à acidez local. A infecção primária ocorre na porção proximal do intestino delgado com expansão das criptas, encurtamento das microvilosidades, infiltração de células mononucleares e vacuolização citoplasmática. Ocorrem lesões na mucosa intestinal, o lúmen torna-se inflamado e células epiteliais de absorção desenvolvem uma aparência anormal. Entretanto, em 2 semanas, o intestino delgado retorna à aparência histológica normal.

O vírus infeccioso pode ser transmitido não somente durante o período da doença, mas também durante o período de incubação e após recuperação do indivíduo, com 30% dos casos excretando vírus por até 3 semanas após infecção. Assim, pessoas infectadas continuam sendo fontes de infecção, mesmo após recuperação da doença. Estudos identificaram a presença de sapovírus nas fezes de crianças até 19 dias após o término dos sintomas.

Relativamente à imunidade, estudos em voluntários estabeleceram que existem duas formas de resistência aos norovírus, uma de curta duração (6 a 14 semanas) e outra de longa duração (9 a 15 meses). A imunidade de curta duração parece ser sorotipo-específica e ser correlacionada ao desenvolvimento de resposta imune sérica e mucosa. A de longa duração aparentemente não segue o padrão dos demais vírus, pois a presença de anticorpos séricos contra os norovírus não apresenta correlação à resistência à doença. Os níveis de anticorpos locais no jejuno também não podem ser correlacionados à resistência à doença.

A infecção por norovírus durante a idade adulta aumenta os plasmablastos circulantes, específicos do vírus, produtores de IgG e produtores de IgA 1 semana após a infecção, e as concentrações de células B de memória específicas do vírus atingem o pico em 2 semanas. IgA e IgG séricos preexistentes em altas concentrações de células B de memória. A presença de anticorpos do tipo IgG no momento da exposição ao vírus também está associada a menor risco de doença. Os anticorpos maternos ajudam a proteger as crianças da infecção por norovírus e, subsequentemente, estas desenvolvem anticorpos com alta atividade de bloqueio. Os anticorpos bloqueadores de norovírus persistem por pelo menos 6 meses em adultos e crianças. As respostas das células T ocorrem após a infecção, mas sua importância relativa é menos bem caracterizada do que células B e anticorpos. A contribuição da infecção anteriores com cepas heterólogas para proteção contra infecção de novas cepas ainda não está clara.

Os sapovírus não foram estudados em voluntários e a imunidade a esse grupo de vírus é menos conhecida, mas acredita-se que haja uma correlação da presença de anticorpos à resistência à infecção em crianças.

Epidemiologia

Os norovírus são a causa mais frequente de surtos de gastroenterite não bacteriana que ocorrem em comunidades, escolas, hospitais, instituições, acampamentos, navios de cruzeiro, casas de repouso, universidades e famílias. Vários alimentos têm sido implicados em surtos de norovírus, como saladas, melão, salada de fruta, sanduíches, gelo e água. É também a causa mais frequente de surtos de gastroenterite aguda após ingestão de ostras e mariscos crus. Além dos surtos, os norovírus são responsáveis por numerosos casos esporádicos de gastroenterite e também são patógenos importantes em doenças endêmicas, sendo responsáveis por 10% a 20% de todos os casos de gastroenterite endêmica em alguns países. Os sapovírus são mais frequentemente associados a gastroenterites pediátricas e não são associados a surtos em adultos e crianças maiores.

A infecção por norovírus tem sido observada em todos os meses do ano, porém com maior circulação dos vírus no inverno. Em virtude da rapidez com que são disseminados na população e da predominância de sua transmissão nos meses frios, acredita-se que esses vírus possam também ser transmitidos pelo ar, caracterizando esta como uma suposta rota secundária de transmissão.

Os estudos da epidemiologia molecular mostram uma grande diversidade genética dos norovírus. Os vírus do genogrupo GII têm sido encontrados com maior frequência do que os vírus do genogrupo GI, na maioria dos países onde os norovírus foram estudados. A genotipagem de amostras circulantes é uma ferramenta importante para elucidar a origem e a disseminação dos vírus em surtos. Sistemas para tipagem de norovírus foram propostos, com base ou na sequência de nucleotídeos completa da VP1, que supostamente é correlacionada à especificidade antigênica, ou na sequência parcial de nucleotídeos dessa mesma proteína.

Esses sistemas mostram a divisão dos gêneros *Norovirus* e *Sapovirus* em genogrupos e genótipos. As Tabelas 85.2.1 e 85.2.2. apresentam essa divisão, mostrando o protótipo de cada genótipo de norovírus e sapovírus em seu respectivo genogrupo. Os norovírus do genogrupo GII, especialmente os do genótipo GII.4, são os predominantes na maioria dos países. Estudos realizados em São Paulo, Belém e Rio de Janeiro mostraram que esse é o genótipo mais frequente também em nosso meio. Podem ocorrer mudanças no genótipo circulante, em diferentes épocas, em uma mesma localidade, mas os fatores do hospedeiro ou virais responsáveis pela emergência de um norovírus epidêmico não são conhecidos. Evidências de infecções mistas com diferentes genótipos de norovírus foram descritas, inclusive no Brasil. Essas infecções podem permitir a recombinação entre os genomas RNA, uma possibilidade sugerida recentemente pela análise de sequências de nucleotídeos de diversas amostras de norovírus.

Os sapovírus também apresentam diversidade genética e um sistema de tipagem também foi proposto para esses vírus (Tabela 85.2.2).

O significado biológico e epidemiológico da diversidade genética de norovírus e sapovírus ainda não é bem definido. Os relacionamentos antigênicos não podem ser definidos pela reação de neutralização, pois esses vírus ainda não foram cultivados, e, assim, ainda é desconhecido o impacto da diversidade genética em estudos de prevenção da doença por meio da vacinação.

Diagnóstico laboratorial

Uma análise de surtos indica que pode ser feito um diagnóstico provisório de norovírus se os seguintes critérios forem cumpridos: a) patógenos bacterianos ou parasitas não forem detectados; b) vômitos presentes em mais de 50% dos casos; c) a duração média ou mediana da doença de 12 a 60 horas; d) período de incubação de 24 a 48 horas.

Entre os vírus que causam gastroenterite aguda, somente os calicivírus humanos ainda não foram cultivados em culturas celulares, dificultando, assim, sua detecção, pela impossibilidade da produção de imunorreagentes, que resultaria na utilização de técnicas sensíveis e específicas.

A identificação do norovírus por microscopia eletrônica é dificultada em razão da curta duração da excreção do vírus e porque esse vírus não tem uma morfologia bem definida e está presente, na maioria das vezes, em baixas concentrações nas fezes. Pode ser utilizada a imunomicroscopia eletrônica, mas soros específicos, de convalescentes humanos ou anticorpos específicos produzidos por proteínas recombinantes, são de difícil obtenção.

O radioimunoensaio (RIA) foi desenvolvido como uma alternativa à imunomicroscopia eletrônica, pois é considerado um método mais sensível e exige menor quantidade de antígeno.

O desenvolvimento de partículas semelhantes a vírus (VLP, do inglês *virus-like particles*) por meio de técnicas de expressão de proteínas virais, principalmente em sistemas que usam baculovírus, possibilitou o desenvolvimento de testes de diagnóstico com base em anticorpos. O ensaio imunoenzimático (EIA), utilizando soros hiperimunes preparados contra as VLP, tem sido descrito para detecção de vários norovírus e sapovírus. Foram também desenvolvidos alguns testes com base em anticorpos monoclonais, já disponíveis de forma comercial. No entanto, esses *kits* têm baixa sensibilidade (50% a 75%) e, em geral, não são recomendados para testar amostras únicas de casos esporádicos de gastroenterite.

A técnica mais utilizada atualmente para detecção de norovírus é a reação de transcrição reversa combinada com a reação em cadeia pela polimerase (RT-PCR) para detecção do ácido nucleico viral. Com esse método, o RNA viral pode ser detectado em amostras clínicas, como fezes ou vômito, e em água e alimentos contaminados. A RT-PCR quantitativa em tempo real (*RT-qPCR*, do inglês *real-time*) atualmente é a mais recomendada e tem sido utilizada, pois possibilita a detecção rápida e a comparação da quantidade de RNA viral nas amostras. Os ensaios de RT-qPCR são o método preferido para detectar norovírus porque são muito sensíveis e específicos. Eles podem detectar apenas dez a cem cópias de norovírus. Eles usam diferentes conjuntos de *primers* de oligonucleotídeos para detectar norovírus genogrupo I, genogrupo II, genogrupo VIII e GIX.

Os ensaios de RT-qPCR também podem fornecer estimativas da carga viral uma vez que possibilita a identificação do vírus, mesmo que as amostras apresentem um número pequeno de partículas virais, e é capaz de detectar o vírus 2 semanas após o desaparecimento dos sintomas. Recentemente, várias plataformas comerciais para detecção de múltiplos patógenos gastrointestinais tornaram-se disponíveis. Eles incluem os norovírus do genogrupo I e do genogrupo II. A sensibilidade desses ensaios para norovírus está na mesma faixa de RT-qPCR.

Tratamento, prevenção e controle

Não há tratamento específico, nem se dispõe de nenhum tipo de vacina. Em surtos, em geral, as medidas de contenção e prevenção da disseminação dos vírus incluem lavagem frequente das mãos e de alimentos e a descontaminação ambiental. Os norovírus são resistentes a produtos de limpeza contendo detergentes e etanol, e a desinfecção de superfícies requer a utilização de produtos contendo hipoclorito de sódio, peróxido de hidrogênio ou compostos fenólicos. Limitar o contato com pessoas infectadas durante a doença e por 1 a 2 dias após a resolução da doença e a lavagem frequente das mãos diminui a transmissão do norovírus.

As infecções são autolimitantes e muitos pacientes recuperam-se sem sequelas. A hidratação é normalmente mantida usando-se fluido oral com líquidos isotônicos. Se os sintomas como diarreia e vômitos forem graves, pode ser necessária a administração de fluidos de forma parenteral. As pessoas incapazes de manter a hidratação, especialmente indivíduos debilitados, como idosos e crianças imunocomprometidas, podem necessitar de hospitalização.

A morte, embora muito rara, pode ocorrer como resultado de um distúrbio eletrolítico.

A alta carga de gastroenterite por norovírus, particularmente associada a resultados graves em crianças e idosos, motivou esforços para desenvolver vacinas para a prevenção de doença endêmica de norovírus. Grupos com alta propensão a transmitir norovírus, como manipuladores de alimentos e profissionais de Saúde, também podem ser candidatos a uma vacina. Desde 2016, a OMS reconhece o desenvolvimento de uma vacina contra o norovírus como alta prioridade.

Um dos maiores obstáculos para a formulação de uma estratégia de imunização contra os norovírus e sapovírus é fato de a base para a imunidade ainda não ser bem compreendida. Como ainda não existe possibilidade de cultivo desses vírus, estão sendo estudadas as VLP como potenciais vacinas de subunidades (ver Capítulo 15). Essas VLP são imunogênicas, seguras, estáveis em pH ácido e, portanto, podem ser administradas por via oral.

Até o momento, quatro vacinas candidatas para norovírus estão em teste. Três delas com base em VLP, sendo que duas encontram-se na fase 2 dos ensaios clínicos (TAK-214: bivalente – GI.1 e GII.4 e Longkoma: tetravalente GI.1 GII.3, GII.4 e GII.17) e uma em fase 1 (Hansenula Polymorpha bivalente – GI.1 e GII.4). Uma vacina com base em adenovírus recombinantes que expressam a proteína VP1 do norovírus está na fase 1 dos ensaios clínicos e também é bivalente para os genótipos GI.1 e GII.4 (VXA-NVV-104).

Diante do sucesso atual da plataforma de vacina mRNA para SARS-CoV-2 (síndrome respiratória aguda grave coronavírus 2), com alta eficácia protetora, representa uma nova e promissora abordagem para avançar no programa de desenvolvimento de vacinas contra norovírus e sapovírus já que a proteína VP1 ou seu domínio P se ligam ao receptor celular de forma equivalente à proteína spike do SARS-CoV-2, o que a torna um bom alvo para uma vacina de mRNA contra infecção por norovírus e sapovirus.

Bibliografia recomendada

Brooks GF, Carroll KC, Butel JS, Morse SA, Mietzner TA. Jawetz Melnick & Adelberg's medical microbiology. 26. ed. New York: McGraw Hill, 2013.

Castilho JG, Munford V, Resque HR, Fagundes-Neto U, Vinjé J, Rácz ML. Genetic diversity of norovirus among children with gastroenteritis in São Paulo State, Brazil. J Clin Microbiol. 2006;44(11):3947-53.

Chhabra P, de Graaf M, Parra GI, Chan MC, Green K, Martella V, et al. Updated classification of norovirus genogroups and genotypes. J Gen Virol. 2019;100(10):1393-406.

Centers for Disease Control and Preventon. [2023 Dez. 21]. Disponível em: https://www.cdc.gov/norovirus/lab/diagnosis.html.

Fioretti JM, Ferreira MS, Victoria M, Vieira CB, Xavier M da P, Leite JP, et al. Genetic diversity of noroviruses in Brazil. Mem Inst Oswaldo Cruz. 2011;106:942-7.

Flint J, Racaniello VR, Skalka AM, Hatziioannou T, Rall GF. Principles of virology. International Committee on Taxonomy of Viruses (ICTV). [2023 Dez. 21]. Disponível em: https://ictv.global/taxonomy. United States: Wiley. 2020.

Flint SJ, Enquist LW, Racaniello VR, Skalka AM. Principles of virology. 3. ed. Washington: ASM Press, 2009.

Knipe DM, Howley PM, Cohen JI, Griffin DE, Lamb RA, et al. Fields Virology. 6. ed. Philadelphia: Lippincott Williams & Wilkins, 2013.

Kroneman A, Vega E, Vennema H, Vinjé J, White PA, Hansman G, et al. Proposal for a unified norovirus nomenclature and genotyping. Arch Virol. 2013; 158(10):2059-68.

Liu X, Song C, Liu Y, Qu K, Bi J, Bi J, Wang Y, Yang Y, Sun J, Guo Z, Li G, Liu J, Yin G. High Genetic Diversity of Porcine Sapovirus From Diarrheic Piglets in Yunnan Province, China. Front Vet Sci. 2022 Jul 7;9:854905. doi: 10.3389/fvets.2022.854905.

Oka T, Iritani N, Okada M, Ogawa T, Iizuka S, Tatsumi C, Harada S, Haga K, Doan YH. First Complete Genome Sequences of Human Sapovirus Strains Classified as GI.3, GI.4, GI.6, GI.7, and GII.7. Genome Announc. 2018 Mar 22;6(12):e00168-18. doi: 10.1128/genomeA.00168-18.

Oka T, Lu Z, Phan T, Delwart EL, Saif LJ, Wang Q. Genetic characterization and classification of human and animal sapoviruses. PLoS One. 2016;11(5):e0156373.

Siqueira JA, Linhares Ada C, de Carvalho TC, Aragão GC, Oliveira D de S, Dos Santos MC, et al. Norovirus infection in children admitted to hospital for acute gastroenteritis in Belém, Pará Northern Brazil. J Med Virol. 2013;85(4):737-44.

Tan M. Norovirus vaccines: current clinical development and challenges. Pathogens. 2021;10(12):1641.

Tohma K, Lepore CJ, Martinez M, Degiuseppe JI, Khamrin P, Saito M, et al. Genome-wide analyses of human noroviruses provide insights on evolutionary dynamics and evidence of coexisting viral populations evolving under recombination constraints. PLoS Pathog. 2021;17(7):e1009744.

Walker PJ, Siddell SG, Lefkowitz EJ, Mushegian AR, Adriaenssens EM, Dempsey DM, et al. Changes to virus taxonomy and the statutes ratified by the International Committee on Taxonomy of Viruses. Arch Virol. 2020;165(11):2737-48.

85.3 Gastroenterites Virais – Astrovírus

• Veridiana Munford • Hugo Reis Resque

Os astrovírus humanos (HAstV ou MAstV) foram observados pelaprimeira vez em 1975 em casos de crianças hospitalizadas com quadro de diarreia, durante um surto de gastroenterite ocorrido em enfermarias neonatais na Inglaterra. Hoje, sugere-se que os HAstV são uma importante causa de diarreia em crianças de até 5 anos de idade, além de serem associados também a casos de gastroenterite em idosos e em indivíduos imunossuprimidos.

Propriedades dos Vírus

Os astrovírus (AstV) pertencem à família *Astroviridae*,a qual se divide nos gêneros *Avastrovirus* (infecção em aves) e *Mamastrovirus* (infecção em mamíferos). O número de hospedeiros animais infectados com astrovírus quadruplicou desde 2008, com a inclusão de pelo menos 30 espécies de mamíferos e 14 espécies de aves. Com isso, houve a subdivisão dos gêneros *Mamastrovirus* e *Avastrovirus* em genótipos ou espécies virais com base nas diferenças genéticas dentro da proteína do capsídeo codificada pela ORF2 completa. Atualmente, o Comitê Internacional de Taxonomia de Vírus reconhece 19 genótipos dentro do *Mamastrovirus* e 3 dentro do *Avastrovirus* (Quadro 85.3.1). Os AstV são descritos como partículas esféricas de aproximadamente 28 a 30 nanômetros (nm) de diâmetro, sem envelope lipídico e com um capsídeo de simetria icosaédrica que tem a superfície em formade uma estrela de 5 a 6 pontas, principal característica dos astrovírus e que lhes conferiu a sua nomenclatura (*astron* = estrela, em grego).

Quadro 85.3.1 – Família *Astroviridae*

Genero	*Espécie/ Genótipo*	*Hospedeiro*
Mamastrovirus (MAstV)	MAstV 1	Humanos
		Primatas
	MAstV 2	Gato
		Guepardo
	MAstV 3	Porco
	MAstV 4	Leão marinho
	MAstV 5	Cães
		Primatas
	MAstV 6	Humanos
		Primatas
	MAstV 7	Golfinhos
	MAstV 8	Humanos
		Primatas
	MAstV 9	Humanos
	MAstV 10	Vison
	MAstV 11	Leão marinho
	MAstV 12	Morcego
	MAstV 13	Ovelha
		Primatas
	MAstV 14	Morcego
	MAstV 15	Morcego

(Continua)

Quadro 85.3.1 – Família *Astroviridae* (Continuação)		
Genero	*Espécie/ Genótipo*	*Hospedeiro*
Mamastrovirus (MAstV)	MAstV 16	Morcego
	MAstV 17	Morcego
	MAstV 18	Morcego
	MAstV 19	Morcego
Avastrovirus (AAstV)	AAstV 1	Galinha
		Peru
	AAstV 2	Galinha
		Peru
	AAstV 3	Peru
		Pato
		Primatas

Fonte: Desenvolvida pela autoria.

No entanto, alguns vírions derivados de cultura celular revelaram a presença de espículas na superfície viral, resultando num diâmetro final maior de 41 nm. Mas ainda que seja sua principal característica, a forma de estrela do vírus é observada em apenas 10% dos vírions eliminados nas fezes, o que dificulta uma identificação do patógeno com base somente na visualização por microscopia eletrônica.

O genoma dos astrovírus é constituído por uma molécula de RNA de fita simples e polaridade positiva (RNAfs+), poliadenilada, com 6,8 a 7,9 kb de extensão, dependendo da cepa e espécies das quais o vírus foi isolado. O material genético é organizado em três janelas abertas de leitura (*open reading frames-ORFs*), denominadas ORF1a, ORF1b e ORF2. As ORFs1a e 1b se localizam na extremidade 5' do genoma e codificam proteínas não estruturais que podem estar ligadas aos processos de transcrição e replicação do genoma. A ORF2 (extremidade 3') codifica a poliproteína estrutural do capsídeo e é a região com maior variabilidade de sequências no genoma dos astrovírus, servindo como alvo preferencial para testes que visam a detecção e a classificação desses patógenos. Além das ORFs1a, 1b e 2, uma quarta ORF alternativa (ORF X) tem sido descrita em todos os astrovírus humanos, além de em outros mamíferos. No entanto, o papel da ORF X no processo de replicação viral ainda precisa ser mais bem estudado.

Patogênese e Características Clínicas

Os astrovírus têm como sítio de replicação principal as células epiteliais das vilosidades do intestino delgado. No entanto, o processo de adsorção do vírus a essas células ainda precisa ser mais bem estudado, uma vez que o receptor (ou receptores) para astrovírus ainda não foi identificado. Além disso, o tropismo dos HAstV às células hospedeiras pode variar de acordo com a cepa viral, evitando que a interação vírus-célula seja uniforme para todos os

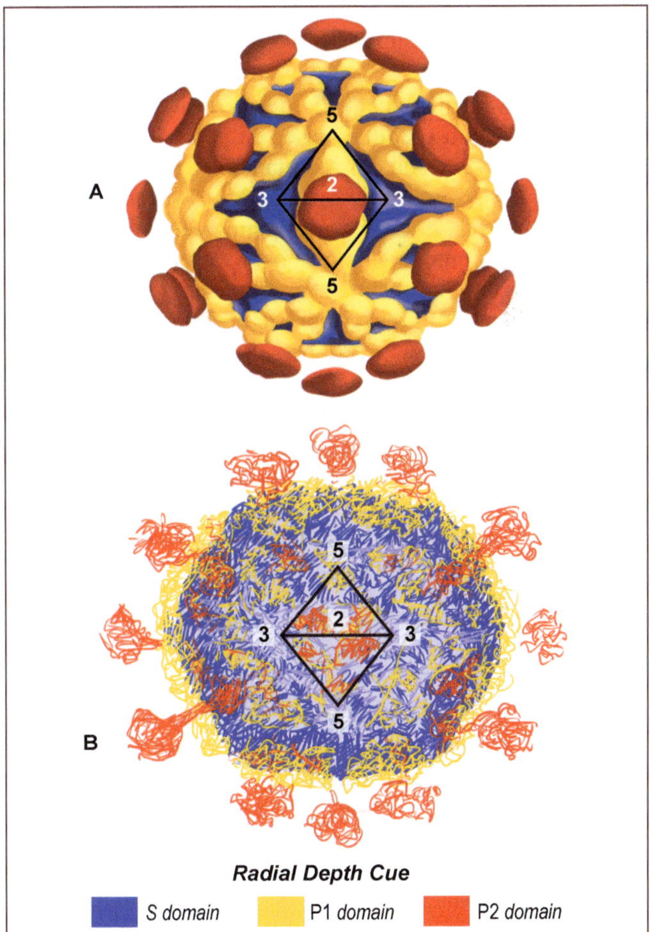

Figura 85.3.1 – *Estrutura do capsídeo da partícula MAstV-8 madura. (a) Microscopia crioeletrônica com resolução de ~ 25 Å do capsídeo viral maduro. (b) Estruturas cristalinas HAstV-8 para o pico e o núcleo modelados em um capsídeo. Os domínios S, P1 e P2 são coloridos em azul, amarelo e vermelho, respectivamente.*

Fonte: Adaptada de Ykema M, Tao YJ, 2021.

tipos de HAstV. Por exemplo, linhagens de célula CaCo-2 suportam infecção por todos os astrovírus "clássicos" (1 a 8), enquanto outras linhagens derivadas de carcinoma de cólon permitem apenas a infecção por MAstV 1. Nos últimos anos, houve um importante avanço no entendimento do ciclo replicativo dos astrovírus. De maneira resumida, a entrada na célula hospedeira ocorre por endocitose, e a replicação segue o modelo de replicação do vírus RNA de cadeia positiva, na qual o RNA do astrovírus funciona como um RNA mensageiro. Em complexos de replicação próximos às membranas intracelulares, ORF 1a e ORF 1b são clivadas para gerar proteínas não estruturais individuais que estão envolvidas na replicação. O RNA subgenômico resultante contém ORF2 e codifica a proteína precursora do capsídeo (VP90). A VP90 é clivada proteoliticamente durante a montagem do vírus, resultando em capsídeos imaturos feitos de VP70. Após a montagem, os capsídeos imaturos são liberados da célula sem lise, extracelularmente são clivados pela tripsina e formam vírions infecciosos maduros.

Além dos tecidos intestinais, estudos com aves detectaram astrovírus nos rins, pâncreas, fígado e na corrente sanguínea, sugerindo um estágio de viremia durante a infecção. Astrovírus também já foram detectados no sistema nervoso central (SNC), em um caso de encefalite em paciente imunossuprimido.

O HAstV utiliza como via de infecção principal a fecal-oral, podendo o contágio ser de pessoa a pessoa, por contato com fômites ou por ingestão de alimentos e/ou água contaminados. Nesse último caso, frutos do mar parecem ser uma importante fonte de contaminação de HAstV, podendo-se citar como exemplo as ostras. Com relação à contaminação por água, estudos já detectaram astrovírus em água potável, rios, esgotos, represas e efluentes de estações de tratamento de água. Vale ressaltar que a pesquisa por vírus em amostras de alimentos e água é realizada por uma vertente da Virologia, denominada "Virologia Ambiental".

O HAstV acomete principalmente crianças jovens de até 5 anos de idade. No entanto, casos de diarreia causada por astrovírus já foram descritos em adultos, principalmente em indivíduos imunossuprimidos e idosos. O período de incubação do vírus varia de 1 a 4 dias, com a doença durando de 2 a 4 dias em média, dependendo do tamanho do inóculo. No entanto, em pacientes imunossuprimidos, pode-se observar uma cronicidade do quadro de gastroenterite. Mortes decorrentes de diarreia causada por HAstV já foram reportadas, embora sejam raras.

O principal sintoma clínico observado em indivíduos infectados por astrovírus é a diarreia aquosa, característica da gastroenterite aguda causada por esse patógeno, e que pode estar presente em até 100% dos casos. Também podem ocorrer ocasionalmente vômito, dores abdominais, febre, anorexia e desidratação branda. Em decorrência do fato de ser considerada de baixa gravidade, a pessoa infectada por astrovírus normalmente não necessita de internação hospitalar e o quadro se resolve espontaneamente. A intussuscepção, embora pouco comum em casos de gastroenterite causada por HAstV, já foi associada a esse patógeno em casos de diarreia em crianças, promovendo o reforça na vigilância a esse quadro clínico, visando a elucidação do real papel do astrovírus nesses casos. No entanto, em indivíduos imunocomprometidos, como aqueles em uso de drogas imunossupressoras e adultos mais velhos, os sintomas podem ser prolongados, provocando atrofia e, ocasionalmente, pode ocorrer disseminação sistêmica, resultando em encefalite e meningite.

Por outro lado, a infecção por astrovírus também pode ser assintomática, uma vez que aproximadamente 2% das pessoas infectadas excretam o patógeno nas fezes sem apresentar sintomas clínicos de gastroenterite, ampliando, assim, a transmissão do vírus e dificultando seu controle.

Epidemiologia

Além do homem, os astrovírus já foram observados em diversas espécies animais, incluindo porcos, bezerros, cães, gatos, morcegos, ovelhas, galinhas, perus e patos, sendo a infecção aparentemente espécie-específica, não tendo sido descrito até o momento nenhum caso de transmissão interespécie.

A detecção desse patógeno já foi relatada em diversas regiões do mundo. Quatro espécies de HAstV são reconhecidas em humanos: MAstV 1, MAstV 6, MAstV 8 e MAstV 9. A espécie *Mamastrovirus* 1 engloba os astrovírus "clássicos" (HAstV-1 a 8), que, por sua vez, ainda possuem uma subdivisão em linhagens (1a a 1f, 2a a 2d, 3a a 3c, 4a a 4c, 5a a 5c e 6a e 6b). Além desses, existem os chamados astrovírus "novos", a saber: HAstV-MLB1 a 3 (espécie *Mamastrovirus* 6), HAstV-VA2 e 4 (espécie *Mamastrovirus* 8); HAstV-VA1 e 3 (espécie *Mamastrovirus* 9) e HAstV-VA5 (espécie ainda não classificada). Estudos filogenéticos demonstraram que alguns astrovírus "novos" são mais próximos a astrovírus de animais que os HAstV "clássicos". Além disso, o fato de o astrovírus ser estável no ambiente, aliado aos hábitos de alguns animais como porcos e morcegos, por exemplo, facilitaria eventos de *spillover*, favorecendo, assim, uma contaminação entre espécies. No entanto, mais estudos são necessários, com foco particular em saber se essas infecções entre espécies podem causar doenças clínicas. Com relação a casos de coinfecção, alguns estudos descrevem a observação de mais de um patógeno em uma mesma amostra de fe zes, podendo a mistura ser de mais de um tipo de vírus (astrovírus + norovírus/rotavírus/adenovírus entéricos) ou até mesmo de vírus com bactérias e protozoários. Além de dificultar a detecção do verdadeiro causador da gastroenterite, essas coinfecções podem provocar um quadro de diarreia mais grave e prolongado, se comparadas a uma infecção causada apenas por astrovírus.

Os casos de infecção por astrovírus podem ser observados de forma esporádica ou em surtos, que podem ocorrer em comunidades fechadas, como hospitais, creches, escolas e instituições de longa permanência para idosos.

Quanto à sazonalidade, sugere-se que, assim comoocorre com outros vírus causadores de gastroenterite, oastrovírus siga um padrão segundo qual em países de climas temperados o maior número de casos ocorra nos meses mais frios, enquanto em países de clima tropical os casos sejam mais comuns nos períodos chuvosos.

No Brasil, diversos estudos foram realizados visando a pesquisa de astrovírus, tanto em humanos como em animais. Em 2007, um trabalho conduzido em São Paulo relatou a prevalência de 28,2% de amostras positivas para HAstV em crianças de até 6 anos de idade, com e sem diarreia, sendo a maioria dos casos caracterizada como HAstV-1. Nesse mesmo estudo, não foi possível determinar a sazonalidade dos casos positivos, uma vez que estes foram observados ao longo dos meses analisados, não havendo, assim, um aumento de detecção em nenhum dos meses. Em 2009, um estudo conduzido com amostras coletadas em Salvador detectou os tipos 6, 7 e 8 de astrovírus, o que é relativamente raro, uma vez que o HAstV-1 ainda é o tipo mais observado em estudos no mundo todo. Em 2010, uma pesquisa realizada em Goiânia descreveu a presença de HAstV em mulheres grávidas, infectadas com HIV. Nesse caso, os pesquisadores concluíram que o estado de gravidez ou a provável imunossupressão causada pelo HIV não influenciou no aumento do risco de infecção pelos HAstV, uma vez que também se observaram casos positivos para HAstV em mulheres não infectadas pelo HIV. Em 2013, uma amostra positiva para HAstV-3 foi detectada em uma comunidade quilombola localizada nas adjacências da cidade de Belém, sugerindo que, mesmo em comunidades isoladas, o vírus é capaz de circular, inclusive com outros vírus entéricos, como norovírus e sapovírus. Em um estudo retrospectivo conduzido em Belém, mas com amostras do estado do Acre coletadas em 2012, os HAstV foram observados em 4,7% das amostras testadas. Ainda em Belém, com amostras de crianças hospitalizadas com quadro de gastroenterite entre 2008 a 2011, os HAstV foram detectados em 3,9% dos casos, sendo o HAstV-1a o mais prevalente, além de terem sido observados casos de coinfecção com norovírus. No estado de São Paulo, um estudo conduzido com amostras de fezes coletadas de crianças de até 5 anos de idade, entre 2010 e 2016, detectou HAstV em 6,9% dos casos, também com o HAstV-1a como o mais prevalente. No tocante a trabalhos com amostras de animais, , um estudo realizado no Rio de Janeiro, em 2013, detectou astrovírus em casos de enterite em cães. O mesmo foi observado em um estudo conduzido em Belém, em 2019, o qual detectou amostras de astrovírus canino (CAstV) em cães com diarreia. No campo da Virologia Ambiental, em 2008, um grupo de pesquisadores do Rio de Janeiro detectou HAstV em 16,7% das amostras de água de esgoto urbano, procedentes de uma estação de tratamento de água da cidade. Nesse caso, o fato de se ter detectado HAstV em amostras de água tratada e não tratada sugere que esse patógeno apresenta uma alta resistência nesses ambientes.

Diagnóstico Laboratorial

Microscopia eletrônica

A microscopia eletrônica (ME) foi o método pioneiro para a detecção de astrovírus e, durante algum tempo, o único método disponível para se detectar esses patógenos em amostras clínicas. No entanto, o fato de somente 10% das partículas de astrovírus apresentarem a forma característica de estrela dificulta sua identificação morfológica, contribuindo para possíveis resultados falso-negativos na detecção desse vírus. A sensibilidade da ME tem sido estimada em 10^6 a 10^7 partículas virais por grama de fezes. Normalmente, pacientes com diarreia causada por astrovírus liberam aproximadamente 10^8 partículas virais por grama de fezes ou mais. No entanto, em pessoas que excretam uma quantidade menor de partículas, o uso de anticorpos antivirais na técnica (imunomicroscopia eletrônica-IME) facilita a identificação do vírus.

Ensaios imunoenzimáticos

O ensaio imunoenzimático (EIE) ainda é um dos principais métodos utilizados para a detecção de astrovírus, por ser uma técnica rápida e útil quando se faz necessário testar um grande número de amostras. O método utiliza anticorpos monoclonais grupos-reativos que mapeiam uma região conservada do capsídeo dos oito tipos "clássicos" de HAstV para detecção do antígeno viral e antissoros policlonais para detectar anticorpos. No entanto, até o momento não há um EIE que permita detectar os novos tipos de HAstV.

Cultivo celular

O cultivo em cultura de células pode ser considerado um método de auxílio às técnicas de detecção, uma vez que essa prática aumenta a quantidade de partículas virais por meio de várias passagens após a inoculação do vírus na monocamada celular. Em geral, os astrovírus humanos são capazes de se replicar em três tipos de linhagens celulares: linhagens de adenocarcinoma (CaCo-2, HT-29, T-84 e SK-CO1), linhagens de hepatoma de fígado humano 37 (PLC/PRF/5) e linhagens derivadas de rim de macaco (MA-104, Cos-1 e vero), sendo essas duas últimas susceptíveis a apenas algumas cepas de HAstV. De todas as linhagens celulares citadas, CaCo-2, T-84 e PLC/PRF/5 são as mais eficientes para cultivo de astrovírus diretamente de amostras de fezes.

Técnicas moleculares

Atualmente, as técnicas moleculares se tornaram o padrão-ouro no que se refere à detecção e à genotipagem de astrovírus.

A reação em cadeia da polimerase precedida de transcrição reversa (RT-PCR) talvez seja o método molecular mais utilizado atualmente. A técnica utiliza iniciadores (*primers*) voltados para regiões conservadas das ORF do genoma de HAstV visando a detecção do patógeno. No caso de genotipagem, os iniciadores são específicos para cada tipo de astrovírus humano (1 a 8), possibilitando, assim, sua caracterização molecular. Ao contrário do que ocorre com o EIE, a RT-PCR também pode ser utilizada para a detecção dos novos tipos de HAstV, utilizando iniciadores específicos para eless.

Mais recentemente, uma variação da RT-PCR – a *Real Time RT-PCR* (RT-qPCR) – vem sendo cada vez mais utilizada. Assim como a RT-PCR convencional, a RT-qPCR também permite a detecção e a genotipagem de HAstV por meio da utilização de sondas específicas para cada genótipo, além de permitir a quantificação da carga viral em uma determinada amostra. Como o próprio nome da técnica sugere, a principal vantagem desse método é a observação dos resultados à medida que a reação está acontecendo, ou seja, em tempo real.

O sequenciamento completo ou parcial do material genético é uma técnica molecular largamente utilizada para estudos de filogenia e identidade entre cepas de astrovírus. Com essa metodologia podem ser feitos estudos mais detalhados de epidemiologia, uma vez que se torna possível a observação da origem do patógeno, bem como mutações e variações genéticas, mediante a comparação da sequência de nucleotídeos obtida com outras disponíveis em bancos de dados onde sequências de vários países são depositadas.

Tratamento

No que diz respeito ao tratamento de indivíduos apresentando quadro de gastroenterite causada por astrovírus, por ser autolimitada e geralmente branda, não há a necessidade de um tratamento específico, a não ser em pacientes que apresentem quadro de diarreia severa, em que a reposição de fluidos se faz necessária para se evitar a desidratação.

Prevenção e Controle

A interrupção da transmissão ainda é o fator principal para se prevenir e controlar a doença causada por astrovírus, uma vez que não há uma vacina contra esse patógeno. Por isso, hábitos de higiene, como lavar as mãos e manter o ambiente limpo, são muito importantes, principalmente em lugares onde a transmissão pessoa a pessoa seja facilitada, como hospitais, creches etc. Além disso, medidas de saneamento básico são sempremuito importantes para a prevenção e controle de infecções causadas por astrovírus bem como por outros vírus causadores de gastroenterite.

Bibliografia recomendada

Aragão GC, Mascarenhas JD, Kaiano JH, de Lucena MS, Siqueira JÁ et al. Norovirus diversity in diarrheic children from an African-descendant settlement in Belém, Northern Brazil. PLoS One. 2013;8(2).

Aragão GC, Mascarenhas JD, Kaiano JH, de Lucena MS, Siqueira JÁ et al. Norovirus diversity in diarrheic children from an African-descendant settlement in Belém, Northern Brazil. PLoS One. 2013;8(2).

Bitencurt ELR, Siqueira JAM, Medeiros TB, Bandeira RDS, de Souza Oliveira D, de Paula Souza E Guimarães RJ, da Silva Soares L, Macarenhas JDP, Teixeira DM, Silva RSU, Loureiro ECB, de Moraes Silva MC, da Silva LD, Gabbay YB. Epidemiological and molecular investigation of norovirus and astrovirus infections in Rio Branco, Acre, Northern Brazil: A retrospective study. J Med Virol. 2019 Jun;91(6):997-1007. doi: 10.1002/jmv.25395. Epub 2019 Jan 21. PMID: 30624790.

Castro TX, Cubel Garcia RC, Costa EM, Leal RM, Xavier M da P, Leite JP. Molecular characterisation of calici- virus and astrovirus in puppies with enteritis. Vet Rec. 2013;172(21):557.

Castro TX, Cubel Garcia RC, Costa EM, Leal RM, Xavier M da P, Leite JP. Molecular characterisation of calicivirus and astrovirus in puppies with enteritis. Vet Rec. 2013;172(21):557.

Cortez V, Meliopoulos VA, Karlsson EA, Hargest V, Johnson C, Schultz-Cherry S. Astrovirus Biology and Pathogenesis. Annu Rev Virol. 2017 Sep 29;4(1):327-348.

Cortez V, Meliopoulos VA, Karlsson EA, Hargest V, Johnson C, Schultz-Cherry S. Astrovirus – Biology and Pathogenesis. Annu Rev Virol. 2017 Sep 29;4(1):327-348.

De Benedictis P, Schultz-Cherry S, Burnham A, Cattoli G. Astrovirus infections in humans and animals – Molecular Biol ogy, genetic diversity, and interspecies transmissions. Infect Genet Evol. 2011; pp. 1529-1544.

De Benedictis P, Schultz-Cherry S, Burnham A, Cattoli G. Astrovirus infections in humans and animals – Molecular Biol ogy, genetic diversity, and interspecies transmissions. Infect Genet Evol. 2011; pp. 1529-1544.

de Deus DR, Siqueira JAM, Teixeira DM, Maués MAC, de Figueiredo MJFM, Sousa EC Jr, Portal TM, Soares LDS, Resque HR, da Silva LD, Gabbay YB. Nearly complete genome sequences of two canine Mamastrovirus 5 strains from Latin America. Microbiol Resour Announc. 2023 Mar 16;12(3):e0131522. doi: 10.1128/mra.01315-22. Epub 2023 Feb 15. PMID: 36790171; PMCID: PMC10019252.

Flint, J., Racaniello, V.R., Skalka, A. M., Hatziioannou, T., Rall, G. F. (2020). Principles of Virology. Estados Unidos: Wiley. International Committee on Taxonomy of Viruses (ICTV): https://ictv.global/taxonomy

Flint, J., Racaniello, V.R., Skalka, A. M., Hatziioannou, T., Rall, G. F. (2020). Principles of Virology. Estados Unidos: Wiley. International Committee on Taxonomy of Viruses (ICTV): https://ictv.global/taxonomy.

Johnson C, Hargest V, Cortez V, Meliopoulos VA, Schultz-Cherry S. Astrovirus pathogenesis. Viruses. 2017 Jan 22;9(1):22. doi: 10.3390/v9010022. PMID: 28117758; PMCID: PMC5294991.

Luchs A, Tardy K, Tahmasebi R, Morillo SG, Milagres FAP, Morais VDS, Brustulin R, Teles MDAR, de Azevedo LS, de Souza EV, Medeiros RS, de Souza YFVP, Araújo ELL, Witkin SS, Deng X, Delwart E, Sabino EC, Leal E, da Costa AC. Human astrovirus types 1, 4 and 5 circulating among children with acute gastroenteritis in a rural Brazilian state, 2010-2016. Arch Virol. 2021 Nov;166(11):3165-3172. doi: 10.1007/s00705-021-05206-8. Epub 2021 Aug 21. PMID: 34417874.

Santos, NSO. Viroses Entéricas. In: Santos, NSO; Romanos, MTV; Wigg, MD; Couceiro, JNSS (org.). Virologia Humana. 4. ed. Rio de Janeiro: Guanabara Koogan, 2021. p. 206-260. Pérot P, Lecuit M, Eloit M. Astrovirus diagnostics. Viruses. 2017 Jan 12;9(1):10. doi: 10.3390/v9010010. PMID: 28085120; PMCID: PMC5294979.

Siqueira JAM, Oliveira DS, Carvalho TCN, Portal TM, Justino MCA, da Silva LD, Resque HR, Gabbay YB. Astrovirus infection in hospitalized children: Molecular, clinical and epidemiological features. J Clin Virol. 2017 Sep;94:79-85. doi: 10.1016/j.jcv.2017.07.014. Epub 2017 Jul 25. PMID: 28772169.

Walker PJ, Siddell SG, Lefkowitz EJ, Mushegian AR, Adriaenssens EM, Dempsey DM, Dutilh BE, Harrach B, Harrison RL, Hendrickson RC, Junglen S, Knowles NJ, Kropinski AM, Krupovic M, Kuhn JH, Nibert M, Orton RJ, Rubino L, Sabanadzovic S, Simmonds P, Smith DB, Varsani A, Zerbini FM, Davison AJ. Changes to virus taxonomy and the Statutes ratified by the International Committee on Taxonomy of Viruses (2020). Arch Virol. 2020 Nov;165(11):2737-2748.

Walker PJ, Siddell SG, Lefkowitz EJ, Mushegian AR, Adriaenssens EM, Dempsey DM, Dutilh BE, Harrach B, Harrison RL, Hendrickson RC, Junglen S, Knowles NJ, Kropinski AM, Krupovic M, Kuhn JH, Nibert M, Orton RJ, Rubino L, Sabanadzovic S, Simmonds P, Smith DB, Varsani A, Zerbini FM, Davison AJ. Changes to virus taxonomy and the Statutes ratified by the International Committee on Taxonomy of Viruses (2020). Arch Virol. 2020 Nov;165(11):2737-2748.

Wohlgemuth N, Honce R, Schultz-Cherry S. Astrovirus evolution and emergence. Infect Genet Evol. 2019 Apr;69:30-37. doi: 10.1016/j.meegid.2019.01.009. Epub 2019 Jan 11. PMID: 30639546; PMCID: PMC7106029.

Ykema M, Tao YJ. Structural Insights into the Human Astrovirus Capsid. Viruses. 2021 May 1;13(5):821. doi: 10.3390/v13050821.

86 Hepatites Virais

Ketti Gleyzer de Oliveira
Michele Soares Gomes Gouvêa
Maira Marranghello Maluf
Roberta Sitnik
Flair José Carrilho
João Renato Rebello Pinho

Definição e etiologias

A inflamação do fígado (hepatite) pode ser provocada por diversas causas incluindo infecções, toxicidade medicamentosa, alterações metabólicas, doenças autoimunes, entre outras. As hepatites agudas de etiologia viral são as mais frequentes, seguidas por aquelas de causa medicamentosa, e as diferentes regiões geográficas brasileiras apresentam variação na frequência das diferentes causas de doença hepática aguda (Cardoso *et al.*, 2017).

Os principais vírus envolvidos nos quadros de hepatites virais são aqueles com tropismo pelas células hepáticas: vírus da hepatite A (HAV); da hepatite B (HBV); da hepatite C (HCV); da hepatite delta (HDV); e da hepatite E (HEV). As manifestações clínicas resultantes dessas infecções são similares, contudo esses agentes apresentam diferenças expressivas quanto à morfologia da partícula viral, à organização genômica, ao modo de replicação e à classificação taxonômica (Kumar *et al.*, 2010). Esses vírus também diferem quanto à capacidade de manter infecção crônica nas células hepáticas, como será discutido posteriormente.

Outros vírus podem também acometer o fígado como vírus herpes humanos 1 a 7, enterovírus, arbovírus, parvovírus, adenovirus e vírus causadores de febres hemorrágicas, entre outros (Barone, 2003; Cardoso *et al.*, 2017).

O uso de medicamentos é também um importante fator responsável por lesão hepática, que pode manifestar-se de várias formas: hepatites agudas e crônicas; hepatite fulminante; cirrose hepática; doenças hepáticas colestáticas; doença hepática gordurosa não alcoólica; distúrbios vasculares do fígado; e tumores hepáticos. Além dos medicamentos, xenobióticos, drogas ilícitas e ervas medicinais também podem causar hepatotoxicidade.

A lesão hepática induzida por droga (DILI, do inglês *drug induced liver disease*) é a principal causa de falência hepática aguda nos Estados Unidos e na Europa. Além disso, contribui significantemente para a morbimortalidade por doença hepática e corresponde de 4% a 10% das reações adversas a drogas, representando a causa principal de remoção de drogas do mercado, após as fases clínica e pós-clínica (Bernal *et al.*, 2013).

Neste capítulo, vamos nos ater às hepatites virais causadas pelos vírus das hepatites A, B, C, D e E.

As características gerais desses agentes estão descritas na Tabela 86.1.

Tabela 86.1 – Características dos vírus das hepatites A, B, C, D e E

Vírus	*Hepatite A*	*Hepatite B*	*Hepatite C*	*Hepatite Delta*	*Hepatite E*
Sigla	HAV	HBV	HCV	HDV	HEV
Família	Picornaviridae	Hepadnaviridae	Flaviviridae	Kolmioviridae	Hepeviridae
Gênero	*Hepatovirus*	*Orthohepadnavirus*	*Hepacivirus*	*Deltavirus*	*Paslahepeviridae*
Espécie	*Hepatovirus A*	*Hepatitis B vírus*	*Hepacivirus hominis*	*Hepatitis delta virus*	*Paslahepevirus balayani*
Genoma	RNA	DNA	RNA	RNA	RNA
	7.900	3.200	9.400	1.680	7.250
	linear	circular	linear	circular	linear
	fita simples	fita dupla parcial	fita simples	fita simples	fita simples
Envelope	Quase envelopado	Sim	Sim	Sim (do HBV)	Quase envelopado

Fonte: Desenvolvida pela autoria.

Manifestações clínicas de hepatites virais

Após entrar em contato com algum dos vírus causadores de hepatite, o indivíduo pode desenvolver um quadro de hepatite aguda, podendo apresentar formas clínicas oligo/assintomática ou sintomática. No primeiro caso, as manifestações clínicas estão ausentes ou são bastante leves e atípicas, simulando um quadro gripal. No segundo, a apresentação é típica, com os sinais e sintomas característicos da hepatite como febre, icterícia e colúria.

A fase aguda (hepatite aguda) tem seus aspectos clínicos e virológicos limitados aos primeiros 6 meses da infecção e a persistência do vírus após este período caracteriza a cronificação da infecção. Os vírus das hepatites B, C, D e E têm potencial para desenvolver formas crônicas de hepatite, esse último apenas entre pacientes com comprometimento imunológico. O potencial para cronificação varia em função de alguns fatores ligados aos vírus e outros ligados ao hospedeiro. De modo geral, a taxa de cronificação da infecção pelo HBV é de 5% a 10% dos casos em adultos. Todavia, essa taxa chega a 90% para menores de 1 ano e 20% a 50% para crianças de 1 a 5 anos. Pessoas com qualquer tipo de imunodeficiência também têm maior chance de cronificação após uma infecção pelo HBV.

Nas infecções pelo vírus da hepatite C, a taxa de cronificação varia entre 60% e 90% e é maior em função de alguns fatores do hospedeiro (sexo masculino, imunodeficiências e idade superior 40 anos).

A taxa de cronificação da infecção pelo HDV varia em função de aspectos ligados ao tipo de infecção (coinfecção/superinfecção) e de taxa de cronificação da hepatite B.

Já na infecção pelo HEV, uma taxa de cronificação em torno de 60% foi observada entre pacientes submetidos a transplante de órgãos sólidos e, entre portadores do HIV, a frequência de casos com evolução para cronicidade é mais rara e restrita a casos com profundo comprometimento imunológico (níveis de CD4< 250 cel/mm^3) (Dalton *et al.*, 2016).

Os vírus hepatotrópicos apresentam uma fase aguda da infecção. No nosso meio, a maioria dos casos de hepatite aguda sintomática deve-se aos vírus das hepatites A e B (na região Norte, a coinfecção HBV/HDV também é importante causa de hepatite aguda sintomática). A infecção pelo HCV costuma apresentar uma fase aguda oligo/assintomáticas, mas têm sido observados casos agudos sintomáticos entre homens que fazem sexo com homens (HSH), às vezes, mas nem sempre, em pessoas vivendo com HIV. Da mesma forma, na infecção aguda pelo HEV, a maioria dos casos é assintomática (Hartl *et al.*, 2016) e pode passar desapercebida mesmo quando sintomática, pois esse marcador etiológico é raramente solicitado em nosso país.

Período prodrômico ou pré-ictérico

É o período após a fase de incubação do agente etiológico e anterior ao aparecimento da icterícia. Os sintomas são inespecíficos como anorexia, náuseas, vômitos, diarreia (ou raramente constipação), febre baixa, cefaleia, mal-estar, astenia e fadiga, aversão ao paladar e/ou olfato, mialgia, fotofobia, desconforto no hipocôndrio direito, urticária, artralgia ou artrite e exantema papular ou maculopapular.

Fase ictérica

Com o aparecimento da icterícia, em geral há diminuição dos sintomas prodrômicos. Pode haver hepatomegalia dolorosa, com ocasional esplenomegalia e acompanhada de hiperbilirrubinemia intensa e progressiva, além de aumento da dosagem de bilirrubinas totais, principalmente à custa da fração direta. A fosfatase alcalina e a gamaglutamiltransferase (GGT) podem permanecer normais ou discretamente elevadas. Há alteração das aminotransferases (alanina-aminotranferase ou transaminase glutamicopirúvica (ALT/TGP) ou aspartato aminotransferase ou tranzaminase glutâmico-oxaloacética (AST/TGO)), podendo variar de dez a cem vezes o limite superior da normalidade. Esse nível retorna ao normal no prazo de algumas semanas, porém se persistir alterado por um período superior a 6 meses, deve-se considerar a possibilidade de cronificação da infecção.

Fase de convalescência

Período que se segue ao desaparecimento da icterícia, quando retorna progressivamente a sensação de bem-estar. No caso de uma evolução benigna, sem evolução para formas crônicas, a recuperação completa ocorre após algumas semanas, mas a fraqueza e o cansaço podem persistir por vários meses.

Formas crônicas

Exceto os raros casos que evoluem para hepatites agudas fulminantes, em geral as hepatites têm evolução benigna e resolvem-se, muitas vezes, espontaneamente. Mas quando os casos evoluem para formas crônicas, podem estar associados a uma importante morbimortalidade. O próprio quadro da infecção hepática crônica pode causar alterações importantes do fígado, provocando um quadro de sintomas gerais inespecíficos como fadiga e inapetência, que podem ser acompanhados de sinais e sintomas mais específicos de doenças hepáticas crônicas como aumento de transaminases e de bilirrubinas totais (com eventual icterícia), hepatoesplenomegalia e, se não houver tratamento, pode evoluir para cirrose hepática, com aparecimento de sinais de acometimento hepático como ascite, teleangiectasias ou aranhas vasculares, ginecomastia, sangramento digestivo e encefalopatia. Outra complicação das hepatites crônicas não tratadas é o desenvolvimento de carcinoma hepatocelular, que é um risco constante em pacientes infectados pelos HDV, HBV e HCV. Em geral, pacientes que desenvolveram formas crônicas dessas patologias são monitorados a longo prazo com ultrassonografias e tomografias computadorizadas abdominais para a detecção precoce de carcinomas hepáticos. Esse fato ressalta a importância da atenção às hepatites virais – a vacina contra a hepatite B é, assim como a contra o papilomavírus humano, exemplo de imunizantes importantes na prevenção de cânceres; e o tratamento precoce da hepatite C impede o desenvolvimento de cirrose e de câncer nesses pacientes.

Bibliografia recomendada

Barone AA. Hepatites por outros vírus. In: Silva LCd (Ed.). Hepatites agudas e crônicas. São Paulo: Sarvier, 2003:267-73.

Bernal W, Hyyrylainen A, Gera A, Audimoolam VK, McPhail MJW, Auzinger G, et al. Lessons from look-back in acute liver failure? A single centre experience of 3300 patients. Journal of Hepatology. 2013;59(1):74-80.

Cardoso FS, Marcelino P, Bagulho L, Karvellas CJ. Acute liver failure: an up-to-date approach. Journal of Critical Care. 2017;39:25-30.

Dalton HR, Webb GW, Norton BC, Woolson KL. Hepatitis E virus: time to change the textbooks. Digestive diseases. 2016;34(4):308-16.

Hartl J, Wehmeyer MH, Pischke S. Acute hepatitis E: two sides of the same coin. Viruses. 2016;8(11):299.

Kumar V, Das S, Jameel S. The biology and pathogenesis of hepatitis viruses. Curr Sci India. 2010;98:312-25.

86.1 Hepatite A

• Samira Chuffi • Michele Soares Gomes Gouvêa • João Renato Rebello Pinho

Histórico da doença e descoberta do vírus

Muitas são as doenças silenciosas que vêm nos afetando desde os tempos mais distantes, a esclarecer, no percurso deste texto, uma doença que deriva da palavra grega *hepa*, de "fígado", e *itis,*" "inflamação": hepatite. No século V a.C., na Antiguidade, Hipócrates de Cós, médico e filósofo grego e conhecido como "pai da medicina" por ter sido o primeiro responsável a observar e a descrever as características clínicas de doenças que já eram observadas na humanidade, descreveu os quadros de hepatite fulminante, e essas características descritas permanecem as mesmas até hoje. No entanto, as particularidades dessas doenças circulantes começaram a ficar mais claras durante o período da Idade Média, entre os séculos V e XV depois d.C., quando os infectados que apresentavam uma pigmentação peculiar em sua pele, de cor amarela ou verde, eram obrigados ao isolamento.

Em 1492, na Idade Moderna (1453 a 1789), Cristóvão Colombo chegou ao Novo Mundo e trouxe com ele muitos agentes infecciosos, o que reforçou o pensamento de que as doenças poderiam ser transmitidas. Os casos ictéricos passaram a ser um grande problema de Saúde Pública, aparecendo em surtos, que foram mais tarde associados aos períodos posteriores das sucessivas guerras da época.

Com o despertar da Idade Contemporânea, que se inicia em 1789 e estende-se até os dias atuais, começaram a ser notificados alguns casos de infecções nos Estados Unidos, em particular durante uma das principais guerras de marco histórico, a Guerra Civil Americana (1861 a 1865). Os sintomas mais frequentes eram os mesmos observados por Hipócrates na Antiguidade, e as notificações chegaram a cerca de 40 mil infectados entre ingleses e americanos. Esses conturbados episódios se estenderam para a Primeira e Segunda Guerras Mundiais e o alastramento das hepatites foi capaz de devastar tropas enormes de civis e militares. Apesar do passado obscuro de grandes epidemias, foi o surto que acometeu especificamente as tropas da Segunda Guerra que disparou o gatilho para os estudos acerca das hepatites virais entre os anos de 1942 e 1950.

Estudos epidemiológicos foram assumidos pelo exército dos Estados Unidos, que puderam concluir que a apresentação dos casos ocorreu após a administração da vacina contra a febre amarela, mas também outra apresentação com sintomas mais simples como diarreia foi observada, sugerindo que agentes infecciosos diferentes estariam envolvidos nos surtos de icterícia e que eram transmitidos por diferentes vias, sendo uma delas a fecal-oral.

Infecções experimentais em humanos acompanharam os estudos epidemiológicos do exército. Por causa da dificuldade de interpretação, os experimentos não geraram resultados satisfatórios, mas levantaram a hipótese de a hepatite transmitida por via fecal-oral estar associada a um curto período de incubação da doença, dando início às diferentes sugestões para a classificação das formas virais encontradas. Até que Mac Callum, em 1947, propôs o termo final "hepatite A" para designar a "forma infecciosa" que, mais tarde, passou a ser o termo reportado pela Organização Mundial da Saúde (OMS).

Saul Krugman, entre as décadas de 1950 e 1960, confirmou por estudos experimentais a existência de duas formas virais diferentes de hepatites em estudos realizados em crianças com doenças mentais. Ele realizou duas inoculações denominadas "MS-1" e "MS-2" a partir da identificação de uma criança que apresentava as duas formas virais da doença. Com esses experimentos, ele identificou duas formas de infecção, uma crônica e uma aguda, que puderam ser confirmadas por outro grupo de voluntários ordenados pelo exército americano, já que os experimentos em crianças com retardo mental resultaram em controvérsias éticas e na descontinuidade das pesquisas. Com o intuito de continuar os estudos e aumentar a representatividade de indivíduos infectados, os internos da prisão federal Joliet, em Illinois, foram recrutados. Esses estudos, embora esclarecedores, foram contra qualquer padrão ético atual.

Paralelamente aos experimentos de Krugman, eram realizados os primeiros ensaios para o desenvolvimento do modelo de transmissão em animais. Em 1967, Friedrich Deinhardt publicou a primeira evidência de transmissão de hepatites virais em saguis, a partir da inoculação de uma amostra de soro procedente de um cirurgião, que acreditava ter adquirido hepatite A de um paciente. Contudo, quando cientistas tentaram reproduzir os seus achados, não obtiveram os mesmos resultados. Para resolver a controvérsia, Deinhardt inoculou em saguis as amostras provenientes dos estudos de Krugman com prisioneiros da prisão de Joliet, em Illinois, gerando resultados satisfatórios que permitiram, posteriormente, a descoberta da transmissão do vírus a diferentes espécies de primatas.

Feinstone, em 1973, foi o primeiro a visualizar a partícula do vírus da hepatite A (HAV, do inglês *hepati-*

tis A virus) com o uso da técnica de imunomicroscopia eletrônica (IME). A sua tentativa inicial era encontrar o vírus e seu antígeno em amostras de soro, mas não foi possível por causa do curto período de incubação do vírus e da provável baixa viremia presente nas amostras. Foram utilizadas como modelo secundário, as amostras de fezes dos indivíduos infectados procedentes do experimento de Krugman. Após a sua publicação, vários grupos de pesquisadores foram em busca do isolamento do vírus em cultura celular, confirmando a partícula viral descrita por Feinstone.

Foram todos esses trabalhos realizados e citados no decorrer deste texto, que, em conjunto, se tornaram fundamentais para a descoberta do agente etiológico da hepatite A. A sua identificação forneceu grandes avanços científicos para o entendimento sobre a doença e sobre o vírus. A partir da identificação da partícula viral por Feinstone, foi desenvolvido o teste sorológico para detecção de antígenos e anticorpos contra o vírus, proporcionando em pouco tempo o desenvolvimento da vacina que conhecemos hoje. Após essa descoberta, foram desenvolvidas também a propagação do vírus em culturas celulares e a detecção e caracterização do genoma viral a partir de técnicas moleculares.

Apesar dos avanços e da chegada até a visualização da partícula infecciosa, a origem geográfica do vírus e a sua ancestralidade ainda não são bem esclarecidas. Estudos especulam a África como uma opção aceitável para sua origem, bem como de tantos outros agentes que surgiram ou podem ter surgido no Velho Mundo e se disseminado causando tantas infecções desde os tempos mais remotos da humanidade. Recentemente, têm sido observados possíveis ancestrais em comum com o HAV, sugerindo sua evolução a partir de primatas não humanos, morcegos, roedores e até focas. Sugere-se, a partir dessas descobertas, a possibilidade de emergência zoonótica para o vírus em virtude de sua alta rotatividade em hospedeiros até a chegada em humanos, o que pode tornar o seu histórico muito mais instigante e complexo.

Classificação, características morfológicas e estruturais do vírus da hepatite A

O HAV tem partícula viral com cerca de 27 nm de diâmetro e de simetria icosaédrica e ácido nucleico formado por RNA fita simples de polaridade positiva com aproximadamente 7,5 kilobases (kb). É classicamente considerado não envelopado, mas o vírus não causa efeito citopático em cultura celular durante a sua replicação, possibilitando a persistência da infecção, e foi observada a liberação das partículas virais em vesículas extracelulares constituídas por membranas provenientes de células do hospedeiro. Partículas virais envoltas por essas membranas podem ser encontradas circulando na corrente sanguínea. Assim, o HAV circula na forma de uma partícula viral denominada "quase-envelopada" (eHAV).

As partículas do HAV são altamente estáveis e resistentes em temperatura ambiente e pH baixo, condições ambientais nas quais as partículas podem se manter viáveis por até 1 mês. Essa característica favorece a transmissão da infecção, principalmente por via fecal-oral por intermédio de água e alimentos contaminados, e explica a alta capacidade do vírus de permanecer em meio ácido, sendo assim capaz de circular pelo estômago até o trato biliar.

O genoma do HAV tem uma única fase de leitura aberta (ORF, do inglês *open reading frame*) que codifica uma poliproteína que é clivada em três regiões – P1, P2 e P3 –, posteriormente clivadas nas proteínas maduras funcionais do vírus (Figura 86.1.1). A região P1 codifica as proteínas estruturais VP1, VP2 e VP3, que formarão o capsídeo viral, além da VP4, que é essencial para a formação do vírion, mas não é detectada nas partículas virais maduras. As regiões P2 e P3 codificam as proteínas não estruturais do vírus 2A, 2B, 2C e 3A, 3B, 3C e 3D respectivamente, que são associadas ao processo de replicação viral.

A proteína 2A parece atuar como iniciadora para a maturação completa da proteína VP1 do capsídeo do vírus e também participar da morfogênese das partículas virais. As proteínas estruturais do capsídeo viral são clivadas principalmente pela protease 3C, que também atua no controle da síntese do genoma.

Em cada extremidade da ORF, há duas regiões não codificadoras, 5' UTR (UTR, do inglês *untranslated region*) e 3' UTR (Figura 86.1.1). A extremidade 5' UTR apresenta de 734 a 740 nucleotídeos, sendo considerada a região mais conservada do genoma ligada a uma proteína específica do vírus, a VPg, que funciona como um *primer* iniciador responsável por iniciar a síntese de RNA por meio da transcrição. Além disso, apresenta um sítio interno de entrada ribossomal (IRES, do inglês *internal ribosome entry site*) que atua na tradução do RNA viral. Substituições de nucleotídeos nessa região podem promover alterações funcionais, influenciando na replicação viral e, como consequência, promover alterações na virulência da cepa viral. Essas mutações têm sido descritas como fatores genéticos virais que podem estar associados com os níveis de gravidade da doença. A extremidade 3' UTR é a porção terminadora da tradução de 40 a 80 nucleotídeos e contém uma cauda poli (A). Essa região apresenta estruturas secundárias, podendo ser responsável pela interação específica entre as proteínas virais e celulares.

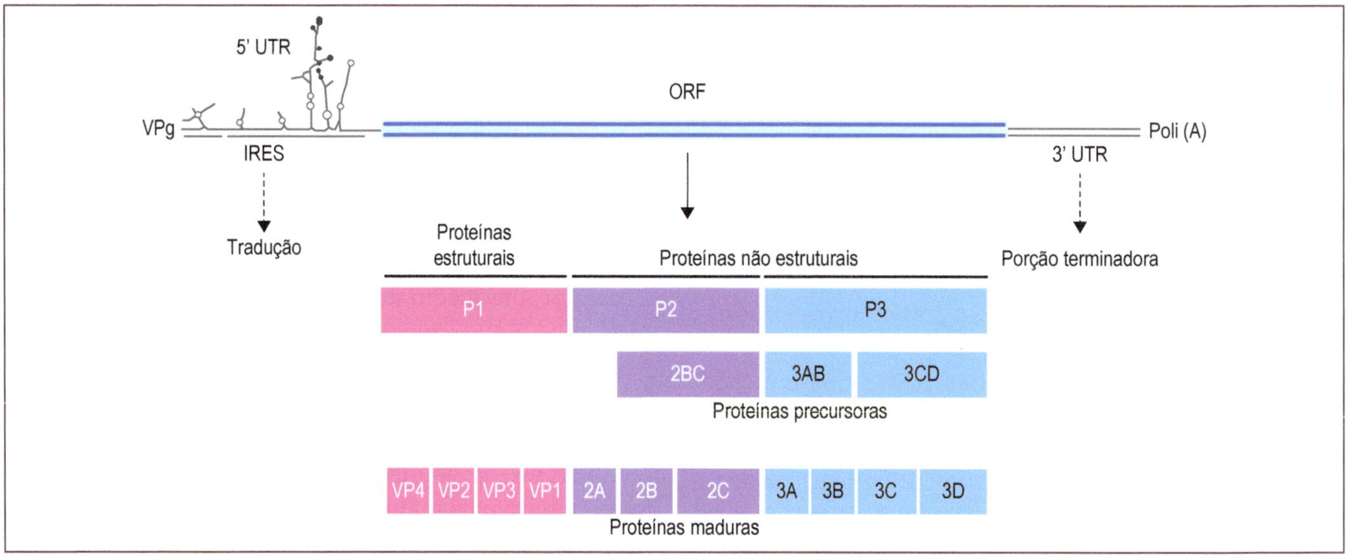

Figura 86.1.1 – *Organização do genoma do HAV e processamento das proteínas estruturais e não estruturais a partir da poliproteína.*
Fonte: Adaptada de Lin JY, Chen TC, Weng KF, *et al.*, 2009.

Diversidade genética e distribuição geográfica

Apenas um sorotipo do HAV foi identificado até momento, o que significa dizer que um indivíduo infectado com uma determinada cepa de HAV está protegido de ser infectado com qualquer outra cepa desse vírus. Apesar de apresentar um único sorotipo, o vírus tem uma ampla variabilidade genética que possibilitou sua classificação em diferentes genótipos. Utilizando a análise da sequência da região VP1 completa, conhecida por apresentar uma variabilidade genética intermediária, quando comparada à junção VP1-2A, e apresentar melhores informações a respeito das posições variáveis do genoma, o HAV foi classificado em sete genótipos, sendo três genótipos (I, II, III) humanos e três (IV, V, VI) originalmente de símios.

Um genótipo do HAV é definido como um grupo de vírus que apresentam similaridade entre as sequências de nucleotídeos do seu genoma igual ou maior que 85%. Os genótipos são classificados em subgrupos denominados "subgenótipos", os quais apresentam uma diferença menor do que 7,5% entre as sequências de nucleotídeos do genoma completo.

A classificação em subgenótipos foi sugerida para os genótipos humanos I, II e III, os quais apresentam os subgenótipos A e B. Atualmente, para a classificação das cepas de HAV em genótipos, são usadas, para análise, a sequência de regiões do genoma que compõem a junção do fragmento VP1-2A com 168 pares de bases e a região VP1 completa com um fragmento de 900 pares de base. Quando utilizada a sequência de nucleotídeos da junção VP1-2A, os diferentes genótipos apresentam diferenças superiores a 15% entre si, e os subgenótipos de aproximadamente 7%.

Os diferentes genótipos e subgenótipos do HAV apresentam uma distribuição geográfica característica. O genótipo I é prevalente em diferentes partes do mundo e a ocorrência do subgenótipo A é maior do que a do B, sendo ambos reportados em cocirculação em algumas regiões em particular, como África do Sul, Brasil e Israel. A cocirculação dos subgenótipos IA e IIIA pode ser observada em alguns países como Índia e outros da Ásia Central, que pertenciam à antiga União Soviética.

O subgenótipo IA é amplamente distribuído no mundo e foram encontradas cepas circulando na América do Norte e do Sul, Europa, Ásia e África.

O subgenótipo IB é prevalente nos países do Oriente Médio e apresenta cepas isoladas em países da Europa, da África do Norte e da América do Sul, bem como na Austrália, no Japão e na Jordânia. No Brasil, esse subgenótipo foi encontrado em surtos, o que pode sugerir sua disseminação maior do que a já esperada.

O genótipo II foi identificado na França e em Serra Leoa, mas é raramente encontrado. Alguns estudos sugerem sua origem em regiões endêmicas como a África Ocidental e admitem ser desconhecidas as razões pela sua limitação no mundo.

Já o genótipo III é o único que tem cepas isoladas de humanos e primatas não humanos. Assim como o genótipo I, apresenta uma grande distribuição mundial e é frequentemente encontrado em países da Europa, como França e Itália; e, em países da Ásia, onde especialmente o subgenótipo IIIA parece ser endêmico, como Nepal, Índia, Malásia e Siri Lanka. Na América do Norte, esse genótipo circula principalmente nos Estados Unidos. Esse subgenótipo foi descrito em casos de Ananindeua, próximo de Belém do Pará, na década de 1980. Por sua ampla e crescente distribuição geográfica observada entre os humanos, sugere-se uma origem humana para esse genótipo.

Transmissão

A transmissão do HAV acontece pela via fecal-oral, por ingestão de água e alimentos contaminados com fezes de indivíduos infectados ou pelo contato direto de pessoa para pessoa. Essas fontes de infecção são frequentemente reportadas durante a ocorrência de surtos de icterícia em um grande número de pessoas em um tempo curto. A contaminação por água se faz por ingestão de água que seria própria para consumo e está infectada, ou por natação em locais que representam potencial fonte de infecção, como esgotos. Já na contaminação por alimentos, estão incluídos principalmente os frutos do mar, como mexilhões e ostras, saladas, frutas e legumes crus que podem estar contaminados por fezes. A maioria dos surtos de origem alimentar mostram que a contaminação ocorre pelo manuseio dos alimentos por manipuladores infectados, que, ao combinar hábitos de má higiene, como a não lavagem das mãos, favorecem a disseminação da infecção.

O risco de contaminação direta de pessoa para pessoa, aumenta com as práticas inadequadas de higiene e o compartilhamento de objetos pessoais, principalmente quando há indivíduos infectados e suscetíveis no mesmo meio, como em ambientes domésticos por intermédio do contato íntimo recorrente entre os familiares, e em creches e escolas com a atuação constante das crianças como reservatórios e fonte de transmissão para a população.

Adicionalmente, a transmissão pode ocorrer pela prática sexual a partir do contato direto com locais anatômicos contaminados por fezes, especificamente pelas práticas de sexo oral e anal. Embora essa via de contaminação seja diretamente influenciada por hábitos individuais do estilo de vida, tem sido intimamente maior entre homens que fazem sexo com homens, que, teoricamente, são mais expostos a múltiplos parceiros sexuais e à maior frequência do sexo oroanal.

Ainda que a transmissão do HAV pela via parenteral seja rara, pode acontecer por transfusão de sangue ou derivados de produtos sanguíneos procedentes de doadores infectados que doam durante o período de viremia. A depender do quadro clínico dos pacientes nesses casos, o risco de contrair a infecção por essa via inusitada pode aumentar, assim como a gravidade da doença, considerando-se, por exemplo, os indivíduos imunocomprometidos.

Em particular, tem sido reportada a transmissão entre usuários de drogas injetáveis, que podem ser atribuída ao conjunto de hábitos do estilo de vida e de higiene como já aqui citados e também à possível transmissão pela via percutânea pelo compartilhamento de seringas infectadas. No entanto, não há concordância até o momento de quais seriam os principais fatores de risco para esse grupo.

Patogênese da doença

As manifestações clínicas da doença começam a aparecer após o período de incubação do vírus que dura aproximadamente 28 dias, podendo variar de 15 a 50 dias. Os portadores podem apresentar a infecção assintomática ou sintomática, mas nunca avançam para a hepatite crônica e alguns ainda podem vir a apresentar a forma mais grave da doença, a hepatite fulminante. Assim como na infecção por outros vírus causadores de hepatites, os sintomas mais comuns incluem icterícia, anorexia, fadiga, perda de peso e apetite, náusea, dor abdominal, febre, diarreia, vômito, urina escura e dor de cabeça. Já os que incluem quadros extra-hepáticos como lesão renal, o desenvolvimento de hepatite autoimune, anemia hemolítica, artrite, síndrome de Guillain-Barré, entre outros, são alguns dos relatos de manifestações atípicas da doença.

Mais de 70% das crianças menores de 6 anos, quando infectadas, evoluem de forma assintomáticas e anictéricas, podendo ser uma fonte de infecção para outras pessoas. Já em adultos, os sintomas podem perdurar por meses, com cerca de 15% dos infectados apresentando a forma rara da doença prolongada com a persistência dos sintomas ou a recidiva deles de 6 a 9 meses depois do início da infecção. Nesses casos, é possível detectar viremia e excreção de vírus nas fezes. Os casos de hepatite fulminante, embora raros, são mais frequentemente observados em pessoas com mais de 50 anos e com histórico de doenças hepáticas crônicas. Esses dados indicam que a severidade da doença pode estar diretamente ligada à idade do portador, além de agravantes como a infecção pelo vírus da imunodeficiência humana (HIV, do inglês *human immunodeficiency virus*) e a presença de doenças crônicas como as hepatites B ou C.

A viremia que começa a aparecer entre 1 e 2 semanas após a infecção, pode persistir até a elevação das enzimas hepáticas, embora a circulação das partículas virais na corrente sanguínea possa ser detectada até 12 meses após a infecção. As partículas virais livres podem ser excretadas pelas fezes, pela urina e pela saliva, mas é a excreção nas fezes a primeira fonte de eliminação do vírus antes do aparecimento dos primeiros sintomas e da elevação dos níveis das enzimas hepáticas. Esse período de excreção nas fezes é definido como pico de infectividade por causa da presença de uma alta carga viral. A presença dos anticorpos anti-HAV IgM pode ser observada pelo menos até o 3° mês após a infecção quando começa a haver um declínio. Os anticorpos anti-HAV IgG podem aparecer desde o início da infecção e persistem virtualmente pelo resto da vida do indivíduo (Figura 86.1.2).

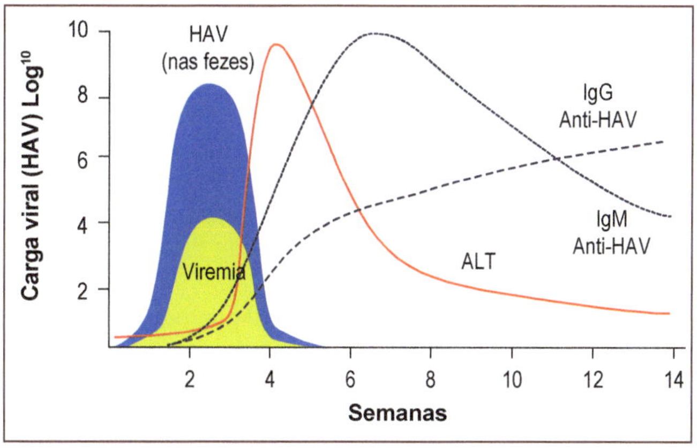

Figura 86.1.2 – *Curso da infecção nas semanas iniciais pós exposição ao HAV.*
Fonte: Adaptada de Martin A, Lemon SM, 2006.

O início da excreção das partículas virais de HAV pelas fezes e o aumento da viremia antecedem a elevação das enzimas hepáticas como representado pela alanina aminotransferase (ALT). Esta, por sua vez, antecede a elevação dos anticorpos anti-HAV IgM e IgG e eleva-se à medida que há uma queda da excreção das partículas virais e da viremia. Os anticorpos anti-HAV IgM e anti-HAV IgG começam a aparecer e permanecem em elevação constante até a 6ª semana pós-infecção, quando se inicia o declínio dos anticorpos anti-HAV IgM, sendo substituídos pela elevação contínua dos anticorpos anti-HAV IgG, finalizando o curso da infecção e conferindo imunidade ao indivíduo.

Diagnóstico

Como as manifestações clínicas da hepatite A são comuns para os outros tipos de hepatites, o quadro clínico a torna indistinguível, sendo necessários exames laboratoriais para definir o diagnóstico do paciente.

Diagnóstico sorológico

O diagnóstico sorológico é o principal método atual para diagnosticar a hepatite A. Consiste na pesquisa dos anticorpos específicos anti-HAV da classe IgM que indicam a presença da infecção aguda e, na pesquisa dos anticorpos anti-HAV total, que permite detectar não só os anticorpos anti-HAV IgM como também os anticorpos da classe IgG, importante para indicar a presença da imunidade adquirida, seja por infecção natural, seja como resultado da imunização. Embora esses anticorpos não possam diferenciar uma infecção aguda de uma infecção passada recente, são importantes veículos para o estudo epidemiológico da prevalência da infecção, bem como para avaliar a resposta à vacina. Geralmente, os anticorpos são detectados por imunoensaios enzimáticos (ELISA) usando *kits* comerciais disponíveis no mercado com sensibilidade e especificidade acima de 95%.

Diagnóstico molecular

Os métodos de diagnóstico molecular fornecem maior sensibilidade para detecção do HAV em amostras clínicas do que os imunoensaios enzimáticos usados para a pesquisa de antígenos virais. Atualmente, a amplificação por PCR *nested* ou em tempo real é a mais utilizada entre as técnicas de Biologia Molecular e pode ser aplicada a diferentes tipos de amostras, como soro, plasma, saliva, amostras fecais e até amostras ambientais ou alimentos. Apesar da elevada carga viral nas fezes dos indivíduos infectados por HAV na fase de excreção viral, a presença de muitos inibidores no material fecal pode interferir e dificultar a detecção do material genético do vírus e, por isso, amostras de soro são comumente utilizadas para a investigação direta da infecção nos portadores.

A técnica de PCR quantitativo ou qualitativo em tempo real tem sido amplamente recomendada em virtude de sua alta sensibilidade, da diminuição das chances de contaminação e da rapidez, o que pode ser útil para análise de um grande número de amostras em surtos, por exemplo. Além do mais, pode ser mais sensível que a técnica de PCR convencional e apresenta dados quantitativos sobre a carga viral, contribuindo para estudos acerca da duração da viremia e o aumento das possibilidades na investigação dos diferentes materiais para diagnóstico.

Prevenção

O tratamento baseia-se no manejo de suporte, ressaltando-se a importância da prevenção. A vacinação é a prevenção mais importante medida contra a aquisição de infecção por HAV.

A melhoria da higiene pessoal e da comunidade mediante o saneamento básico adequado e o acesso à água potável são algumas medidas preventivas que podem ser tomadas para evitar a exposição e a disseminação da infecção pelo HAV. Essas medidas podem gerar um efeito contraditório ao aumentar o número de adolescentes e adultos suscetíveis, uma vez que, em países não desenvolvidos, a maioria da população contrai a infecção durante a infância e torna-se imune e aquelas pessoas que vivem em países em desenvolvimento e desenvolvidos, em razão das melhorias nas condições sanitárias e de higiene, são teoricamente mais expostas à infecção e podem apresentar um risco ainda mais acentuado por meio de práticas comportamentais, como a prática sexual desprotegida, a utilização de drogas ilícitas e viagens para regiões endêmicas. Com essa crescente diminuição da imunidade contra o HAV da população, as estratégias de prevenção por essas medidas inespecíficas, muitas vezes, são impraticáveis e ineficientes, sendo fundamental a imunização universal pela vacina na tentativa concomitante de combater os altos índices de infecção pelo vírus.

A comercialização da vacina está disponível desde 1992 e é apresentada em duas formas – a vacina com vírus vivo atenuado e a com vírus inativado. Apesar de a vacina inativada contra o HAV ser a mais utilizada e encontrada nos diversos polos do mundo, a vacina atenuada não difere muito em eficácia quando comparada à vacina não atenuada, sendo ambas produzidas com a propagação do HAV em cultura celular para níveis de atenuação.

No entanto, a vacina atenuada acaba não sendo muito utilizada pela possibilidade de reversão do vírus atenuado para formas virulentas, o que poderia ocasionar a infecção em pessoas vacinadas. Mas ainda pode ser encontrada em uso em alguns países como a China, onde são utilizadas as duas apresentações comerciais da vacina. Na Índia, na Guatemala, nas Filipinas e na Tailândia, também é permitido o uso desse modelo vacinal.

O controle pelos programas de imunização teve início entre 1995 e 1996, originalmente com a aplicação da vacina em crianças que viviam em regiões endêmicas. Desde 2006, o Centro de Controle de Doenças e Prevenção (CDC) recomenda a imunização para todas as crianças entre 12 e 23 meses de idade e para os indivíduos pertencentes a grupos de risco a partir de indicação médica, como os profissionais da Saúde, indivíduos imunocomprometidos, coinfectados por vírus das hepatites B e/ou C, homens que fazem sexo com homens, parceiros de pessoas infectadas e que não fazem uso de preservativos durante as relações sexuais, turistas para regiões endêmicas e usuários de drogas.

Atualmente, o calendário vacinal da Sociedade Brasileira de Imunização (SBIm) sofreu alteração com a ampliação da imunização para crianças até os 5 anos de idade que tenham perdido a oportunidade de se vacinar anteriormente com a administração da vacina em dose única a partir dos 15 meses.

Para indivíduos pertencentes ao grupo de risco, a vacina é fortemente recomendada pelo Sistema Único de Saúde (SUS), sendo os pacientes encaminhados para o Centro de Referência para Imunobiológicos Especiais (CRIE), onde também pode ser fornecida em casos de coagulopatia, fibrose cística, candidatos a transplante de órgãos sólidos, transplantados de órgãos, trissomia, hemoglobinopatias, crianças menores de 13 anos com HIV/aids, doenças de depósito e indivíduos com hepatopatia crônica de qualquer etiologia.

Em 2005, a Argentina foi o primeiro país a adotar a estratégia de vacinação com a administração em dose única a partir da coleta de dados relevantes acerca da soroconversão, do conceito de memória imunológica e a imunidade de rebanho, uma vez que se a aplicação de apenas uma dose é eficiente nas crianças que são suscetíveis, causaria um declínio na transmissão da infecção em outras faixas etárias, como em adultos jovens, podendo beneficiar a comunidade indiretamente e, por consequência, diminuir os custos do País com a vacinação contra hepatite A.

Em paralelo a outros países da América Latina, o Ministério da Saúde ampliou os estudos de soroprevalência para anti-HAV nas diferentes regiões do Brasil, e a partir de 2014 a vacina contra a hepatite A foi adicionada ao calendário. O Programa Nacional de Imunizações prevê uma dose da Vacina adsorvida contra a Hepatite A (inativada) aos 15 meses ou até antes dos 5 anos. As Sociedades brasileiras de Pediatria (SBP) e de Imunizações (SBIm) recomendam a aplicação rotineira de duas doses, aos 12 e 18 meses de idade, ou o mais cedo possível, quando a vacinação não ocorrer nestas idades recomendadas.

Embora ainda não se tenha certeza dos níveis exatos de anticorpos necessários para estabelecer uma imunidade vitalícia, sabe-se que a vacina pode induzir uma imunidade por longos períodos ou por toda a vida, bem como a infecção natural. Com essa perspectiva, tem sido avaliado o nível de anticorpos produzidos após a aplicação da vacina perante o esquema comumente utilizado com mais de uma dose e, perante a nova estratégia vacinal, tem-se observado, com ambas as estratégias, a persistência de níveis elevados por anos, independentemente se realizada a administração da vacina de vírus vivo atenuado ou da vacina inativada, o que reforça a eficiência da imunização contra o HAV das duas estratégias.

Há ainda, a prescrição da profilaxia pós-exposição ao vírus com a administração da imunoglobulina (IG), que está indicada a pessoas pertencentes ao grupo de risco sem histórico de imunização, a pessoas com contato íntimo com pessoas infectadas e principalmente a turistas que viajam para áreas endêmicas. Além disso, pode ser prescrita como medida de pré-exposição para alguns casos específicos, como a presença de alergia a componentes da vacina ou a não vontade do indivíduo de se vacinar.

A profilaxia pós-exposição deve ser administrada em até 2 semanas depois da exposição ao vírus de acordo com o período de incubação e levando-se em consideração que os seus efeitos após esse período ainda são desconhecidos. Sugere-se que a IG pode prevenir ou amenizar os sintomas da hepatite A, mas não pode impedir a forma assintomática da infecção. Entre as suas principais desvantagens, estão o curto período de proteção (aproximadamente de 3 a 5 meses) e a proteção incompleta ou incerta em razão da quantidade variável de anticorpos presentes contra o vírus.

Epidemiologia da infecção por HAV no mundo

De acordo com a OMS, são reportados anualmente cerca de 1,5 milhões de casos de infecção pelo HAV ao redor do mundo. Em contrapartida, como a infecção em países considerados endêmicos acontece principalmente durante a infância, muitos casos acabam sendo de portadores assintomáticos, o que resulta na não notificação da doença e consequentemente na subnotificação de casos.

As regiões do mundo são classificadas em áreas de alta, intermediária, baixa ou muito baixa endemicidade da infecção de acordo com a respectiva prevalência dos anticorpos anti-HAV. É importante associar essa definição ao levantamento de dados do nível socioeconômico do país, como as condições sanitárias e de higiene o acesso à água potável, além do levantamento da renda *per capita* e do índice de desenvolvimento humano (IDH) capaz de medir características como o grau de escolaridade e a expectativa de vida, que podem explicar a variabilidade da incidência e promover o entendimento das constantes transições acerca da distribuição da doença.

A endemicidade pode variar de intermediária para alta nos países em desenvolvimento. Os países que têm uma renda média podem ser considerados em desenvolvimento e apresentam uma endemicidade intermediária com a distribuição da prevalência da infecção peculiar, já que em algumas regiões podem existir mais casos do que em outras, como pode ser observado em países da América Central e do Sul, em particular no Brasil, na Mongólia, situada no Leste Asiático, em alguns países da Ásia Central e do Sudeste Asiático, na África do Sul, em partes do Norte da África e do Oriente Médio e, na Europa Oriental. São de alta endemicidade, em sua maioria, aqueles países pertencentes à África e ao Oriente Médio (Figura 86.1.3).

Os países desenvolvidos apresentam uma renda alta e são considerados de baixa ou muito baixa endemicidade para a infecção, como os da Europa Ocidental e da América do Norte, e algumas regiões específicas do Oriente Médio e do Leste Asiático, como o Japão e a Coreia do Sul (Figura 86.1.3).

A chance de surtos diminui nas regiões endêmicas, uma vez que a maior parte da população já foi exposta em algum momento da vida. Já nas regiões de alto nível socioeconômico,

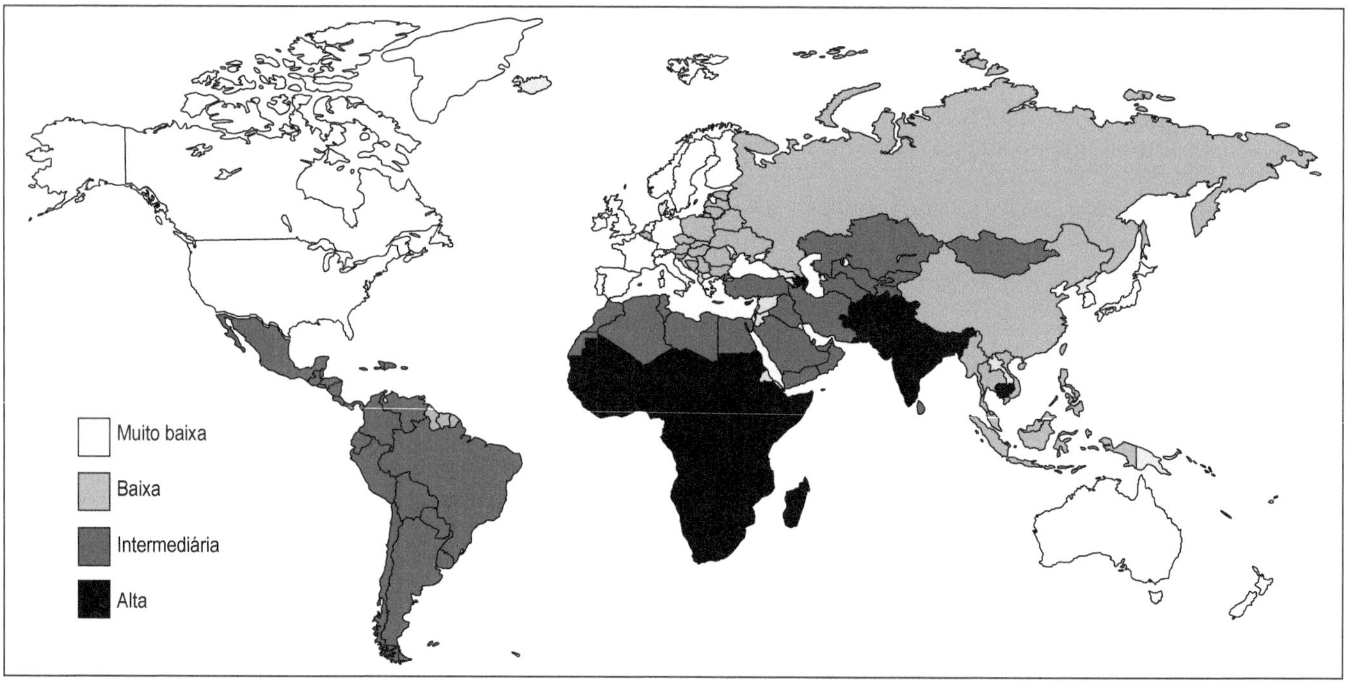

Figura 86.1.3 – *Estimativa da endemicidade por HAV ao redor do mundo. Distribuição da endemicidade para a infecção por HAV nos diferentes países do mundo. Em branco estão identificadas as regiões de muito baixa endemicidade, seguida pelas áreas de baixa endemicidade identificadas em cor cinza claro. Em cinza escuro, estão identificadas as áreas de endemicidade intermediária e, em preto, as regiões de alta endemicidade para a infecção.*
Fonte: Adaptada de Jacobsen KH, Wiersma ST, 2010.

os surtos ocorrem com maior frequência e com uma mudança de suscetibilidade para a faixa etária de adultos jovens. Essa mudança epidemiológica tem sido relacionada diretamente com os fatores resultantes da globalização.

A globalização é caracterizada como um processo de desenvolvimento econômico que permite, de forma geral a interação entre as nações e, de forma mais específica, a interação entre pessoas. Como consequência, pode influenciar nas exportações e importações de produtos alimentícios que são a principal fonte de transmissão para várias doenças infecciosas. Permite também a migração de pessoas de áreas rurais para áreas urbanas e o fácil acesso a viagens internacionais, incluindo destinos endêmicos e a entrada constante de refugiados de áreas endêmicas para áreas não endêmicas. Além disso, facilita grandes interações entre pessoas com orientação sexual distintas e contribui para a desigualdade social, com uma grande parcela da população morando nas ruas e, dessa forma, exposta a agentes causadores de doenças.

Não pode se descartar que, com as facilidades impostas pela globalização nas últimas décadas, tem se observado como consequência um aumento na frequência de casos envolvendo homens que fazem sexo com homens (HSH). Geralmente, esses indivíduos fazem parte de grupos interligados, sugerindo que as cepas virais do HAV podem circular por anos e resultar em uma situação endêmica para essa população.

Surto de hepatite A entre 2016 a 2018

Um aumento significativo do número de casos de hepatite A entre a população HSH foi sinalizado na Europa entre outubro de 2016 e janeiro de 2017. A princípio, os casos foram reportados pelo Reino Unido, Holanda e Alemanha, por meio do Sistema de Alerta Prévio e Resposta da União Europeia e do Sistema de Inteligência Epidêmica para Alimentos e Doenças transmitidas pela Água e Zoonoses do Centro Europeu de Prevenção e Controle de Doenças (ECDC).

A partir desse alerta inicial, o ECDC começou a receber notificações dos casos da doença entre a população HSH de outros países pertencentes à Comunidade Europeia, o que promoveu o início das investigações epidemiológicas e moleculares, convocadas pelo ECDC, dos surtos ocorridos em vários países europeus e seus estados a partir de junho de 2016.

As investigações epidemiológicas permitiram o rastreamento do surto, que começou a ser observado durante a EuroPride, um grande evento em Amsterdã, na capital da Holanda, constituído por muitos participantes de diferentes partes do mundo e de diferentes orientações sexuais, incluindo heterossexuais, homossexuais, bissexuais e HSH.

Observou-se também que o surto de hepatite A se espalhou para outros continentes, em especial ao continente americano, com aumento dos casos de hepatite A na América do Norte (em especial nos Estados Unidos) e na América do Sul (Chile, Brasil). Houve também em 2015 um surto que se espalhou pelo mundo a partir de Taiwan.

Os estudos epidemiológicos desses casos e a caracterização genéticas das cepas virais envolvidas demonstraram que estes surtos se iniciaram a partir de turistas que viajaram pelo mundo.

Uma explicação viável para essa proporção de casos nessas regiões é que, com a não ocorrência em massa de hepatite A em países não endêmicos como os do continente europeu, acabam não sendo administradas medidas preventivas suficientes, como a imunização para a população altamente suscetível.

De acordo com os últimos dados publicados, esse surto de notificação internacional atingiu 22 países europeus com casos notificados da infecção desde 1 de junho de 2016, entre eles estão países como a Áustria, França, Alemanha, Irlanda, Itália, Espanha e Inglaterra conhecidos por alto nível socioeconômico. Na atualização epidemiológica publicada pelo ECDC, foram confirmados 4.475 casos relativos ao surto até setembro de 2018, com predominância na população HSH, embora não tenham sido divulgados os dados mais precisos acerca da distribuição da epidemia de acordo com os sexos.

A hepatite A é uma doença de notificação compulsória na Europa, mas o número de casos confirmados no surto pode não estimar a sua verdadeira extensão, já que as informações de rastreamento molecular não estavam disponíveis para todos os casos notificados e os casos notificados foram de indivíduos que buscaram atendimento médico, os quais eram portadores sintomáticos, podendo ser maior o número de casos de indivíduos infectados, os quais não foram notificados, pois, por não apresentarem sintomas, não buscaram atendimento médico.

Simultaneamente, foram reportados surtos a partir da contaminação de alimentos frescos, principalmente morangos, em alguns países da Europa no decorrer de 2018. Os surtos de origem alimentar são comuns em regiões endêmicas, no entanto, com o aumento da suscetibilidade da população à infecção em regiões não endêmicas e, sendo a principal rota de transmissão do HAV a ingestão de água e alimentos contaminados, não pode ser descartada a possibilidade da contaminação dos alimentos por consequência ao surto inicial em 2016, mencionado anteriormente.

Durante a investigação molecular do surto, foram encontradas três cepas do HAV circulantes: a VRD_521_2016 reportada inicialmente no Reino Unido; a RIVM-HAV16-090 isolada na Holanda e associada a EuroPride; e a cepa V16-25801 isolada na Alemanha. Todas as cepas encontradas são do subgenótipo IA do HAV, sendo essa informação genética utilizada para a confirmação de um caso havido durante o surto, além da sua similaridade a uma das três cepas reportadas inicialmente.

A análise molecular permitiu o rastreamento das cepas quanto às suas origens geográficas, que concluiu que a cepa inicialmente isolada no Reino Unido (VRD_521_2016) era similar a cepas identificadas previamente nas América Central e do Sul, de onde possivelmente foi adquirida a cepa disseminada nesse surto; a cepa associada ao início do surto na Holanda (RIVM-HAV16-090) era originária da Ásia, sendo esta idêntica à cepa do surto em Taiwan em meados de 2015, e a cepa identificada no surto da Alemanha (V16-25801) foi similar à cepa de HAV circulante no Equador.

As cepas do HAV foram caracterizadas nos casos agudos de hepatite A identificados nos centros de referência da cidade de São Paulo durante o surto entre 2016 e 2018. Foram incluídos 51 casos com anti-HAV IgM positivo, 80,4% do sexo masculino, 68,6% deles entre 20 e 40 anos e 41,7% HSH. O RNA do HAV foi detectado em 92% (47/51) dos casos. O subgenótipo IA do HAV foi identificado e a maioria das cepas estava intimamente relacionada ao isolado em surtos ocorridos em diferentes países europeus em 2016. Nos anos de 2022 e 2023, os casos de hepatite A voltaram a aumentar em alguns locais do Brasil. Por exemplo, na cidade de São Paulo, houve mais de 200 casos, a maior parte entre homens com 18 a 39 anos. Esses resultados reforçam a necessidade de implementação da vacinação contra hepatite A para adultos não vacinados na infância.

Bibliografia recomendada

Chatziprodromidou IP, Bellou M, Vantarakis G, Vantarakis A. Viral outbreaks linked to fresh produce consumption: a systematic review. J Appl Microbiol. 2018;124(4):932-42. doi: 10.1111/jam.13747.

Chen W-C, Chiang P-H, Liao Y-H, Huang L-C, Hsieh Y-G, et al. Outbreak of hepatitis A virus infection in Taiwan, June 2015 to September 2017. Euro Surveill. 2019;24(14). doi: 10.2807/1560-7917.ES.2019.24.14.1800133.

Chuffi S, Gomes-Gouvêa MS, Casadio LVB, Nastri ACSS, Gonzalez MP, Cotia ALF, et al. The molecular characterization of hepatitis A virus strains circulating during hepatitis A outbreaks in São Paulo, Brazil, from September 2017 to May 2019. Viruses. 2021;14(1):73. doi: 10.3390/v14010073.

Costa-Mattioli M, Cristina J, Romero H, Perez-Bercof R, Casane D, Colina R, et al. Molecular evolution of hepatitis A virus: a new classification based on the complete VP1 protein. J Virol. 2002;76(18):9516-25. doi: 10.1128/jvi.76.18.9516-9525.2002.

de Paula SV. Laboratory diagnosis of hepatitis A. Future Virology. 2012;7(5):461-72.

de Paula VS, Baptista ML, Lampe E, Niel C, Gaspar AM. Characterization of hepatitis A virus isolates from subgenotypes IA and IB in Rio de Janeiro, Brazil. J Med Virol. 2002;66(1):22-7.

de Paula VS, Lu L, Niel C, Gaspar AM, Robertson BH. Genetic analysis of hepatitis A virus isolates from Brazil. J Med Virol. 2004;73(3):378-83. doi: 10.1002/jmv.20101.

Drexler JF, Corman VM, Lukashev AN, van den Brand JMA, Gmyl AP, et al. Evolutionary origins of hepatitis A virus in small mammals. Proc Natl Acad Sci USA. 2015;112(49):15190-5. doi: 10.1073/pnas.1516992112.

Enkirch T, Eriksson R, Persson S, Schmid D, Aberle SW, et al. Hepatitis A outbreak linked to imported frozen strawberries by sequencing, Sweden and Austria, June to September 2018. Euro Surveill. 2018;23(41). doi: 10.2807/1560-7917.es.2018.23.41.1800528.

Feinstone SM, Kapikian AZ, Purceli RH. Hepatitis A: detection by immune electron microscopy of a viruslike antigen associated with acute illness. Science. 1973;182(4116):1026-8.

Feinstone SM. History of the discovery of hepatitis A virus. Cold Spring Harb Perspect Med. 2019;9(5):a031740. doi: 10.1101/cshperspect.a031740.

Fujiwara K, Yokosuka O, Ehata T, Saisho H, Saotome N, Suzuki K, et al. Association between severity of type A hepatitis and nucleotide variations in the 5' non-translated region of hepatitis A virus RNA: strains from fulminant hepatitis have fewer nucleotide substitutions. Gut. Jul 2002;51(1):82-8. doi: 10.1136/gut.51.1.82.

Hutin YJ, Sabin KM, Hutwagner LC, Schaben L, Shipp GM, et al. Multiple modes of hepatitis A virus transmission among methamphetamine users. Am J Epidemiol. 2000;152(2):186-92. doi: 10.1093/aje/152.2.186.

Jacobsen KH, Wiersma ST. Hepatitis A virus seroprevalence by age and world region, 1990 and 2005. Vaccine. 2010;28(41):6653-7. doi: 10.1016/j.vaccine.2010.08.037.

Jacobsen KH. Globalization and the changing epidemiology of hepatitis A virus. Cold Spring Harb Perspect Med. 2018;8(10):a031716. doi: 10.1101/cshperspect.a031716.

Krugman S, Giles JP, Hammond J. Infectious hepatitis. Evidence for two distinctive clinical, epidemiological, and immunological types of infection. JAMA. 1967;200(5):365-73.

Lima LR, de Almeida AJ, Tourinho RS, Hasselmann B, Ximenez LL, De Paula VS. Evidence of hepatitis A virus person-to-person transmission in household outbreaks. PLoS One. 2014;9(7):e102925. doi: 10.1371/journal.pone.0102925.

Lin J-Y, Chen T-C, Weng K-F, Chang S-C, Chen L-L, Shih S-R. Viral and host proteins involved in picornavirus life cycle. J Biomed Sci. 2009;16(1):103. doi: 10.1186/1423-0127-16-103.

Lu L, Ching KZ, de Paula VS, Nakano T, Siegl G, Weitz M, et al. Characterization of the complete genomic sequence of genotype II hepatitis A virus (CF53/Berne isolate). J Gen Virol. 2004;85(10):2943-52. doi: 10.1099/vir.0.80304-0.

MacCallum FO. Early studies of viral hepatitis. Br Med Bull. 1972;28(2):105-8. doi: 10.1093/oxfordjournals.bmb.a070906.

Martin A, Lemon SM. Hepatitis A virus: from discovery to vaccines. Hepatology. 2006;43(2-1):S164-72. doi: 10.1002/hep.21052.

McKnight KL, Lemon SM. Hepatitis A virus genome organization and replication strategy. Cold Spring Harb Perspect Med. 2018;8(12):a033480. doi: 10.1101/cshperspect.a033480.

Moreira LVL, Malheiros AP, Barbosa KMV, Freitas PEB, Silva AL, Cruz ACR, et al. The first evidence of hepatitis A virus subgenotype IIIA in the Eastern Brazilian Amazon, 1982-1983. J Med Virol. 2022;94(6):2887-91. doi: 10.1002/jmv.27625.

Ndumbi P, Freidl GS, Williams CJ, Mardh O, Varela C, Avellón A, et al. Hepatitis A outbreak disproportionately affecting men who have sex with men (MSM) in the European Union and European Economic Area, June 2016 to May 2017. Euro Surveill. 2018;23(33):1700641. doi: 10.2807/1560-7917.es.2018.23.33.1700641.

Nelson R. Hepatitis A outbreak in the USA. Lancet Infect Dis. 2018;18(1):33-4. doi: 10.1016/S1473-3099(17)30718-1.

Ochnio JJ, Patrick D, Ho M, Talling DN, Dobson SR. Past infection with hepatitis A virus among Vancouver street youth, injection drug users and men who have sex with men: implications for vaccination programs. CMAJ. 2001;165(3):293-7.

Rivas V, Barrera A, Pino K, Núñez R, Caceres CJ, et al. Hepatitis A outbreak since November 2016 affecting men who have sex with men (MSM) in Chile connected to the current outbreak in MSM in Europe, situation up to October 2017. Euro Surveill. 2018;23(9). doi: 10.2807/1560-7917.es.2018.23.9.18-00060.

Schmid D, Fretz R, Buchner G, König C, Perner H, et al. Foodborne outbreak of hepatitis A, November 2007-January 2008, Austria. Eur J Clin Microbiol Infect Dis. 2009;28(4):385-91. doi: 10.1007/s10096-008-0633-0.

Shin EC, Jeong SH. Natural history, clinical manifestations, and pathogenesis of hepatitis A. Cold Spring Harb Perspect Med. 2018;8(9):a31708. doi: 10.1101/cshperspect.a031708.

Shouval D. Immunization against hepatitis A. Cold Spring Harb Perspect Med. 2019;9(2):a31682. doi: 10.1101/cshperspect.a031682.

Souto FJD, de Brito WI, Fontes CJF. Impact of the single-dose universal mass vaccination strategy against hepatitis A in Brazil. Vaccine. 2019;37(6):771-5. doi: 10.1016/j.vaccine.2018.12.054.

Stene-Johansen K, Jonassen TO, Skaug K. Characterization and genetic variability of Hepatitis A virus genotype IIIA. J Gen Virol. 2005;86(10):2739-45. doi: 10.1099/vir.0.81155-0.

Stene-Johansen K, Tjon G, Schreier E, Bremer V, Bruisten S, Ngui S-L, et al. Molecular epidemiological studies show that hepatitis A virus is endemic among active homosexual men in Europe. J Med Virol. 2007;79(4):356-65. doi: 10.1002/jmv.20781.

Taylor MB. Molecular epidemiology of South African strains of hepatitis A virus: 1982-1996. J Med Virol. 1997;51(4):273-9.

Trepo C. A brief history of hepatitis milestones. Liver Int. 2014;34(1):29-37. doi: 10.1111/liv.12409.

Vestergaard HT, Harritshoj LH, Midgley SE, Ullum H, Kampmann P. Transfusion transmission of hepatitis A virus with fecal shedding in a previously hepatitis A vaccinated recipient. J Infect Chemother. 2018;24(9):766-8. doi: 10.1016/j.jiac.2018.01.020.

Vizzotti C, González J, Rearte A, et al. Single-dose universal hepatitis A immunization in Argentina: low viral circulation and high persistence of protective antibodies up to 4 years. J Pediatric Infect Dis Soc. 2015;4(4):e62-7. doi: 10.1093/jpids/piu068.

Wasley A, Fiore A, Bell BP. Hepatitis A in the era of vaccination. Epidemiol Rev. 2006;28:101-11. doi: 10.1093/epirev/mxj012.

Wu D, Guo CY. Epidemiology and prevention of hepatitis A in travelers. J Travel Med. 2013;20(6):394-9. doi: 10.1111/jtm.12058.

86.2 Hepatite B

• Tania Queiroz Reuter Motta • Patrícia Oliveira Gionda • Michele Soares Gomes Gouvêa • João Renato Rebello Pinho

Hepatite B: aspectos históricos

As primeiras evidências de eventos ictéricos relacionados à etiologia viral das hepatites foram pouco convincentes até 1965, quando Blumberg *et al.*, descreveram o antígeno de superfície (HBsAg) do vírus da hepatite B (HBV) denominado "antígeno Austrália" e relacionaram-no à doença ictérica de transmissão parenteral em pacientes oncológicos politransfundidos. Nessa mesma época, outro grupo de pesquisadores liderados por Krugman estudava as vias de transmissão, quadro clínico e a imunologia relacionada à infecção, trazendo avanços significativos para o entendimento da história natural da doença. Com os avanços da investigação dessa infecção, Dane*et al.* descreveram a partícula completa do HBV (Dane, Cameron *et al.*, 1970). Posteriormente, foram descritos outros antígenos além do HBsAg, como o antígeno *e (*HBeAg), em 1972 e, logo depois, o antígeno do capsídeo central ou core (HBcAg), em 1977, além da caracterização do material genético do vírus, ácido desoxirribonucleico (DNA), de fita dupla parcial.

A hepatite B crônica é um problema de Saúde Pública que apresenta ampla diversidade na prevalência global. A Organização Mundial da Saúde (OMS) estabeleceu níveis de endemicidade de acordo com a prevalência do HBsAg na população, dividindo o mundo em quatro regiões: baixa (< 2%); intermediária baixa (2% a 4%); intermediária alta (5% a 7%)/e alta (≥ 8%) (Souto 2016).

A despeito de existir uma vacina efetiva contra o HBV, mais de 257 milhões de pessoas vivem com hepatite B crônica no mundo. A infecção crônica pelo HBV causa inflamação hepática, com risco de cirrose e carcinoma hepatocelular (CHC). Em contraste à redução na mortalidade pelo vírus da imunodeficiência humana (HIV), tuberculose e malária, a mortalidade por HBV vem aumentando ao longo dos anos.

Estudos de Biologia Molecular proporcionaram melhor entendimento das características virológicas do HBV e possibilitaram a descrição do genoma desse vírus no final da década de 1970. Após cerca de duas décadas, já era possível dosar a carga viral do HBV (HBV DNA) por meio da reação em cadeia de polimerase (PCR). Essa técnica tem sido utilizada na prática clínica atual como parte da propedêutica diagnóstica e do monitoramento terapêutico da hepatite B.

A Organização das Nações Unidas (ONU) lançaram um desafio global de eliminação da infecção pelo HBV como problema de Saúde Pública até 2030. Há, portanto, grande necessidade de melhorar toda linha de cuidados da infecção pelo HBV para atingir as metas de eliminação.

Propriedades do vírus

O HBV é um vírus envelopado pertencente ao gênero *Orthohepadnavirus,* da família *Hepadnaviridae,* que tem tropismo por células hepáticas e contém um genoma circular de aproximadamente 3215 pb (pares de bases). Todos os vírus da família *Hepadnaviridae* são capazes de causar infecções agudas com viremia e antigenemia.

As células infectadas pelo HBV produzem diferentes tipos de partículas relacionadas ao vírus, as quais podem ser identificadas por microscopia eletrônica e classificadas em: (i) partículas completas infecciosas (partículas de Dane) com 42 nm a 47 nm de diâmetro sendo constituídas por um envelope externo e uma estrutura interna que compreende o antígeno central (HBcAg), o DNA viral e a proteína DNA polimerase; (ii) partículas incompletas esféricas de 17 nm a 25 nm; e (iii) partículas incompletas cilíndricas (tubulares) com 20 a 22 nm de diâmetro e comprimento variável, em geral ao redor de 200 a 300 nm. As partículas incompletas são constituídas apenas pelo envelope viral e, em geral, não contêm DNA. Essas partículas são secretadas em grande quantidade, excedendo a produção das partículas completas em 1 mil a 10 mil vezes.

O genoma viral apresenta uma estrutura peculiar, sendo constituído por uma molécula de DNA circular, com uma fita parcialmente dupla apresentando uma região de fita simples com tamanho variável. A fita longa, de polaridade negativa, tem um tamanho fixo, com cerca de 3.200 nucleotídeos. Já a fita curta, de polaridade positiva, pode variar entre 1.700 e 2.800 nucleotídeos nas diferentes moléculas.

Na fita maior, estão presentes as quatro regiões abertas de leitura (ORF, do inglês *open reading frame*): S; C; P; e X. A fase de leitura pré-S/S pode iniciar-se em três diferentes códons de iniciação, codificando as glicoproteínas de superfície grande (L), média (M) e pequena (S) que contêm até três regiões diferentes: pré-S1 (envolvida no reconhecimento do HBV pelos receptores do hepatócito); pré-S2; e S. Os aminoácidos 21 a 47 da região pré-S1 codificam o sítio de reconhecimento dos receptores dos hepatócitos, sendo, portanto, fundamentais para entrada do vírus nas células. A região pré-S é a mais variável do genoma sendo que somente 49,6% dos nucleotídeos são conservados entre os diferentes genótipos virais. Em contraste, a parte do gene S que codifica a proteína de superfície pequena ou HBsAg (nucleotídeos 155-832) parece ser a mais conservada do genoma viral, com 81,9% dos nucleotídeos conservados. Essa porção do genoma pode ser utilizada para genotipagem com um alto grau de confiabilidade, pois tem regiões conservadas em meio a regiões pouco conservadas, o que a faz também útil para análises filogenéticas.

A fase de leitura aberta C contém as regiões C e pré-C. Essas regiões são transcritas em dois RNA mensageiros (RNAm): pré-genômico e pré-core. O RNAm pré-genômico é traduzido na proteína do nucleocapsídeo (HBcAg), que pode ser detectado nas células hepáticas infectadas, contudo não é detectado no soro.

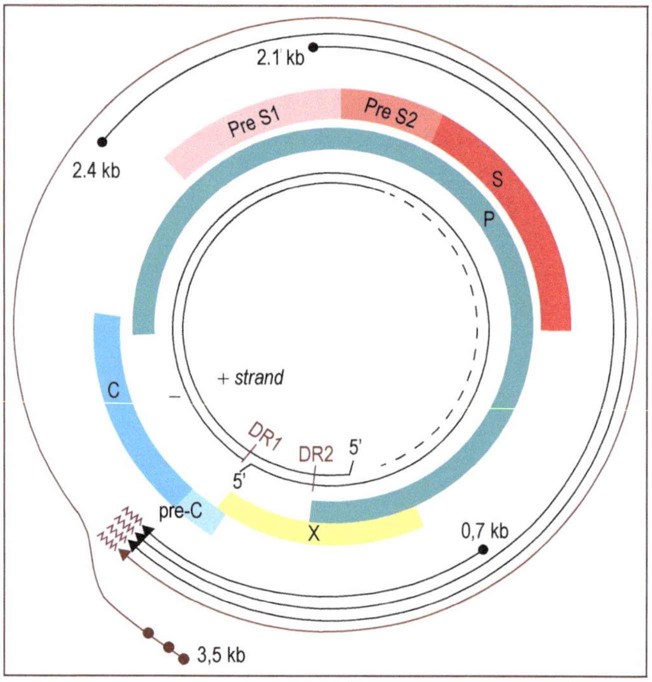

Figura 86.2.1 – *Representação esquemática do genoma do HBV.*
Fonte: Desenvolvida pela autoria.

Além disso, o HBcAg se liga ao genoma viral e à DNA-polimerase, sendo essencial para a maturação do vírion. O RNAm pré-core é traduzido na proteína pré-core, que, depois de processada, é secretada como o antígeno "e" (HBeAg), presente no soro de pacientes com replicação viral ativa. Em algumas situações, podem ocorrer mutações na região pré-core ou na região promotora desse gene que promovem a redução ou não produção da proteína HBeAg, nesses casos o paciente pode apresentar replicação do HBV, mesmo tendo sorologia negativa para o HBeAg. O gene P é o mais longo do HBV, estendendo-se por aproximadamente 80% do genoma viral e sobrepondo-se a três outros genes (S, C e X). A polimerase do HBV é uma proteína multifuncional que contém quatro domínios: uma região iniciadora; uma região espaçadora de função desconhecida; uma região catalítica que codifica a DNA-polimerase RNA-dependente; e uma região carboxiterminal que apresenta atividade ribonuclease H. Assim, a polimerase viral funciona como uma transcriptase reversa (para a síntese da cadeia negativa do DNA a partir do RNA genômico) e como uma DNA-polimerase endógena.

O gene X codifica o HBxAg, que parece estar envolvido nos processos de carcinogênese mediante transativação de promotores celulares e virais.

O ciclo de vida do HBV é caracterizado pela síntese do DNA de fita dupla parcial por meio da transcrição reversa do RNA intermediário. A replicação começa com a ligação do vírion ao hepatócito. Dentro do núcleo do hepatócito, a síntese da fita positiva do DNA do HBV é completada e o genoma viral é convertido para a forma de DNA circular covalentemente fechado (cccDNA). O cccDNA serve como modelo para a transcrição de diversas espécies de RNA genômicos e subgenômicos, sendo o componente estável do ciclo de replicação que é relativamente resistente à ação de antivirais e ao clareamento do vírus. Estudos revelaram que a meia-vida plasmática do HBV é de 24 horas, com um *turnover* diário de 50%.

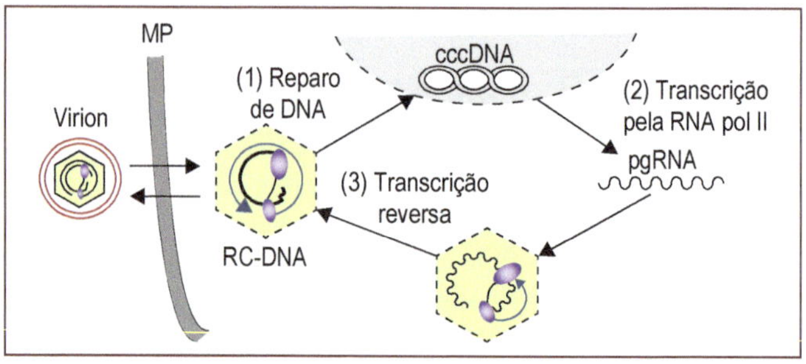

Figura 86.2.2 – *Esquema das fases da replicação do HBV. Vírions infectam a célula, liberando o DNA no citoplasma. O DNA é transportado para o núcleo e reparado para formar o cccDNA (1). A transcrição de cccDNA pela RNA polimerase (2) produz, entre outros transcritos, o RNA pré-genômico. O RNA pré-genômico é encapsidado, juntamente com a proteína P, e transcrito reversamente dentro do nucleocapsídeo (3). Novos ciclos propiciam a amplificação do cccDNA intracelular e a liberação de novos vírions.*
Fonte: Desenvolvida pela autoria.

Diversidade genética viral

Em 1971, Le Bouvier fez o primeiro relato de diversidade do HBV identificando diferentes subtipos sorológicos, porém, com a posterior caracterização de sequências do genoma completo, observou-se que a divergência de um mesmo subtipo era de aproximadamente 8%, semelhante à encontrada entre diferentes subtipos. Assim, foi concluído que a subtipagem não refletia a verdadeira variação genotípica observada na análise da sequência do genoma completo ou da sequência parcial da região codificadora da proteína S. Por essa razão, o método de classificação de genótipos do HBV com base na sequência de nucleotídeos do HBsAg passou a ser adotado. A classificação genética das cepas do HBV usando a sequência de nucleotídeos do genoma completo foi realizada primeiramente por Okamoto *et al.* em 1988, essa análise permitiu a identificação de quatro genótipos: A, B, C e D.

Posteriormente, foram, identificados dois novos genótipos: E e F, sendo o genótipo F o mais divergente de todos e mais frequente na América do Sul.

Stuyver *et al.*, descreveram o genótipo G em soro de pacientes franceses e americanos com infecção crônica pelo HBV e Arauz-Ruiz *et al.*, relataram um oitavo genótipo do HBV, o genótipo H, isolado de amostras oriundas da Nicarágua, México e Califórnia.

Os genótipos I e J foram descritos depois e sua denominação como novos genótipos ainda é fruto de contínuas discussões entre os pesquisadores da área. Essa indefinição se dá pelo fato de esses supostos novos genótipos serem resultantes de recombinações entre genomas de diferentes genótipos do HBV isolados em humanos (genótipo I) ou entre genótipos isolados em humanos e em primatas não humanos (genótipo J).

A genotipagem com base no sequenciamento apenas do gene S tem se mostrado equivalente à realizada com base na sequência do genoma completo. Os estudos com base no sequenciamento parcial do genoma do HBV também têm sido usados não só para esclarecer questões de epidemiologia ou mecanismos básicos da evolução do vírus, mas também no diagnóstico molecular correlacionando à evolução molecular do vírus com a evolução clínica da doença.

Genótipos e subgenótipos

Como já visto, foram identificados inicialmente oito genótipos (A-H) do HBV, atualmente alguns destes genótipos são ainda classificados como subgenótipos (Norder, Courouce *et al.* 2004). Os subgenótipos são caracterizados por apresentarem divergência > 4% e < 8% na sequência de nucleotídeos do genoma completo (Kramvis, Arakawa *et al.* 2008). Mais de 30 subgenótipos foram determinados até agora, identificados entre os genótipos A-D e F (Kramvis 2014).

Distribuição geográfica dos genótipos e subgenótipos

Mais de 2 bilhões de pessoas já tiveram contato com o HBV em algum momento de suas vidas e, dessas, aproximadamente 350 milhões desenvolveram hepatite B crônica e são portadores do vírus. A incidência da infecção por HBV e sua forma de transmissão variam largamente dependendo da região geográfica, grupos populacionais e via de exposição. Os genótipos B e C são prevalentes em áreas altamente endêmicas, onde a transmissão perinatal ou vertical desempenha um papel importante na disseminação viral, enquanto os genótipos remanescentes são frequentemente encontrados em áreas onde a transmissão horizontal é o principal modo de transmissão.

O genótipo A predomina em algumas regiões da África, regiões Norte e Central da Europa e na América do Norte. Os genótipos B e C são comuns no Sudeste Asiático, China e Japão. O genótipo D tem uma ampla distribuição geográfica, mas é frequente em países localizados na bacia do Mediterrâneo e no Oriente Médio. O genótipo E é considerado nativo da África e predomina na região ocidental do continente. O genótipo F é característico da América do Sul, sendo o único genótipo encontrado em algumas populações indígenas isoladas e amplamente distribuído nos países com forte contribuição de diferentes etnias de povos originários da América Latina como Venezuela, Colômbia e Chile. O genótipo G foi relatado inicialmente na Europa (Alemanha e França) e, posteriormente, nas Américas (Canadá, Estados Unidos, México e Colômbia). O genótipo H é encontrado na América Central, sobretudo no México. O genótipo I, uma nova recombinação intergenotípica entre os genótipos A, C e G, foi isolado no Vietnã e no Laos. O genótipo J, o mais recente, foi identificado nas Ilhas Ryukyu, no Japão, e parece ser também um recombinante entre vírus humanos e de primatas não humanos.

A variação subgenotípica também encontra diversidade de distribuição geográfica mundial. O genótipo A é dividido em diferentes subgenótipos, de A1 até A7. O subgenótipo A1 é encontrado principalmente em algumas regiões dos continentes africano (África Oriental e do Sul), asiático (Índia, Bangladesh) e americano (Brasil, Haiti, Martinica) enquanto A2 predomina na Europa (Kramvis, Kew *et al.* 2005). Posteriormente, mais cinco subgenótipos foram propostos para a classificação de cepas isoladas em diferentes regiões da África (A3, A4, A5 e A7) e na Bélgica, entre pacientes de origem africana (A6).

O genótipo B foi classificado em nove subgenótipos, que se distribuem por diferentes populações: B1 no Japão; B2 no Japão e China; B3 na Indonésia; B4 no Vietnã; B5 nas Filipinas; B6 em populações nativas do Ártico incluindo Alasca, norte do Canadá e Groenlândia; e B7-B9 na Indonésia.

O genótipo C é classificado em 16 subgenótipos diferentes com distribuição nos países asiáticos: C1 no Sudeste da Ásia e Sul da China; C2 no Sudeste Asiático, China e Japão; C3 na Oceania e Indonésia; C4 na Austrália; C5 nas Filipinas, Vietnã e Indonésia; C6 na Indonésia e Filipinas; C7 nas Filipinas; e C8-C16 na Indonésia.

O genótipo D é dividido em oito subgenótipos diferentes e estes têm distribuição mundial não seletiva: D1 na Bacia do Mediterrâneo, Oriente Médio, Índia e China; D2 no Japão e Norte da Europa; D3 na Índia, África do Sul e Sul da Europa; D4 na Oceania e várias ilhas do Caribe; D5 na Índia e Japão; D6 na Indonésia; D7 na Tunísia e D8 na Nigéria.

As cepas do genótipo F são classificadas em quatro subgenótipos encontrados em diferentes regiões geográficas: F1, cujo clado é subdividido em F1a, encontrado na América Central, e F1b na Argentina; F2, que também tem uma subdivisão em F2a, encontrado na Venezuela e Argentina, e F2b na Venezuela (Alvarado-Mora, *et al.*, 2013); F3 na Venezuela e Colômbia; e F4 na Argentina (Norder, Courouce *et al.* 2004).

No Brasil, os genótipos A, D e F circulam em todas as regiões, sendo que o genótipo A é o mais prevalente em todas elas com exceção da região Sul, onde o genótipo D predomina. Estudos mais recentes apontam que o subgenótipo A1 de origem africana é o mais frequente em todas as regiões do País, enquanto os subgenótipos D2 e D3 são os mais frequentes no Sul e Sudeste do Brasil, o subgenótipo D4 foi identificado no Maranhão. O genótipo F é encontrado com maior frequência no Norte do País, especialmente entre populações indígenas, sendo o subgenótipo F2a o mais frequente.

Os genótipos B e C também circulam no Brasil, porém praticamente restritos a indivíduos com origem oriental. O genótipo E é muito raro no País, sendo só encontrado entre imigrantes africanos ou naqueles que passam algum período nesse continente. O genótipo G também já foi descrito em alguns casos no Rio de Janeiro, São Paulo e Acre. O genótipo H até o momento só foi encontrado em um caso no Sul do Brasil. Foram recentemente encontrados casos de genotipo H entre casos agudos de HBV no estado do

Maranhão. (resultados ainda não publicados) (Alvarado-Mora, *et al.*, 2013).

Alguns estudos evidenciaram a relação entre o genótipo e a gravidade da doença. Na Ásia, os genótipos B e C são mais frequentes, e o genótipo C estaria associado a complicações mais graves que o genótipo B. Os genótipos C e D apresentam pior resposta ao interferon (IFN) e associam-se com doença hepática mais avançada que os genótipos A e B. Os portadores do genótipo B também apresentaram melhor resposta ao tratamento combinado com interferon e lamivudina em comparação ao genótipo C, bem como resposta viral sustentada após tratamento. O genótipo F, altamente predominante em populações indígenas, foi implicado em uma progressão frequente e rápida para CHC, mesmo sendo menos propenso a produzir infecção crônica do que, por exemplo, o genótipo. No entanto, o genótipo H, a outra variante americana do HBV, raramente é associado ao CHC. Esse genótipo é predominante na população mexicana, na qual está associado à baixa carga viral e à hepatite B oculta.

Patogenia e história natural da infecção pelo HBV

Sendo o HBV um vírus não citopático, sua imunopatogênese é mediada principalmente por resposta celular aos epítopos de suas proteínas expressas na superfície dos hepatócitos infectados com consequente injúria no tecido hepático.

Para estabelecer a infecção, o HBV deve resistir a uma série de mecanismos de defesa do hospedeiro, iniciando-se pela resposta imune inata seguida pela resposta imune adaptativa. A resposta imune inata é facilitada por meio de receptores de reconhecimento-padrão como lecitina tipo C e opsoninas, além de receptores *toll-like*, entre outros. Nesse padrão de resposta imune inata, os IFN têm um papel central. Os IFN tipo I podem intensificar a atividade da célula *natural-killler* (NK) e aumentar a expressão do principal complexo de histocompatibilidade I (MHC I), influenciando o desenvolvimento de linfócitos T e B. Além disso, IFN II e III também contribuem como defesa imune antiviral. Após ultrapassar a resposta imune inata, o HBV enfrenta a resposta imune adaptativa antígeno-específica mediada por linfócitos B e T. Como parte da resposta adaptativa, os linfócitos B produzem anticorpos que se ligam aos vírus circulantes, facilitando, dessa forma, a eliminação de sua entrada nas células-alvo e os linfócitos T CD8 são como agentes efetores, reconhecem e matam as células infectadas que expressam os epítopos virais em sua superfície por meio do MHC I. Por outro lado, os linfócitos T CD4 são ativados por células que expressam os epítopos virais por intermédio do complexo MHC II, e que, em sua maioria, esse complexo também se expressa como apresentador de antígenos. Além disso, o linfócito T CD4 coordena a resposta imune adaptativa para linfócitos T e B mediante a ativação de células dendríticas, linfócitos T helper e linfócitos T regulatórios. A infecção crônica pelo HBV se desenvolve por não ocorrer uma ação efetiva dos linfócitos T CD8 e CD4 e, por tolerância ou exaustão das múltiplas vias imunes regulatórias, portanto não são desenvolvidos linfócitos T de memória eficientes. Essa replicação persistente pode desencadear respostas imunológicas fortes e contínuas contra o vírus e resultar em lesões graves no fígado.

A hepatite B pode evoluir de forma aguda ou crônica. Pessoas infectadas podem desenvolver vários sintomas ou não apresentarem nenhum. Em qualquer uma das situações, o indivíduo pode se recuperar da infecção pelo HBV, por meio do clareamento viral espontâneo ao menos do vírus circulante e desenvolver imunidade contra o vírus, ou desenvolver hepatite crônica que geralmente permanece sem cura durante toda a vida. Entretanto, mesmo nos indivíduos em que a infecção se torna aparentemente resolvida, o genoma viral pode permanecer latente nas células hepáticas. Em pessoas que desenvolvem a hepatite B aguda, o período de incubação dura geralmente de 1 a 4 meses, podendo variar de 6 semanas a 6 meses. A infecção aguda costuma ser benigna na maioria das vezes. Dois terços dos indivíduos infectados apresentam formas assintomáticas e evoluem para cura, um terço tem manifestações clínicas e, desses, apenas 10% tornam-se portadores crônicos do vírus. Os sintomas persistem por várias semanas e incluem fraqueza, náuseas, falta de apetite, vômito, dores abdominais, icterícia, urina escurecida, fezes esbranquiçadas, erupção cutânea e dores nas articulações. Aproximadamente 1% a 2% das pessoas que desenvolvem hepatite B aguda vem a falecer de hepatite fulminante.

Na hepatite B crônica, os indivíduos infectados geralmente não apresentam sintomas por décadas, e mais de 40% das pessoas infectadas cronicamente com o vírus podem desenvolver complicações relacionadas com a hepatite crônica, em especial, a cirrose e o CHC.

A idade em que a pessoa entra em contato com o HBV é o principal fator para se determinar a evolução da infecção. Aproximadamente 10% das crianças abaixo de 5 anos que entram em contato com o vírus são sintomáticas. Já 90% das crianças infectadas durante o 1° ano de vida e 50% das crianças infectadas entre 1 e 4 anos de idade, desenvolvem hepatite crônica. Por outro lado, quando a infecção ocorre em adultos, 50% desenvolvem a infecção de forma sintomática e menos de 5% desenvolvem hepatite B crônica.

Na Figura 86.2.3, vemos um esquema da evolução da infecção pelo HBV em diferentes situações.

A evolução da forma crônica da hepatite B pode estar relacionada a variações genéticas do HBV e a características genéticas do indivíduo hospedeiro. As variações genéticas do genoma viral podem ser adquiridas durante a evolução da infecção, resultando na seleção de variantes que conseguem escapar da ação do sistema imune, dos anticorpos estimulados pela vacinação ou mesmo da ação de drogas antivirais.

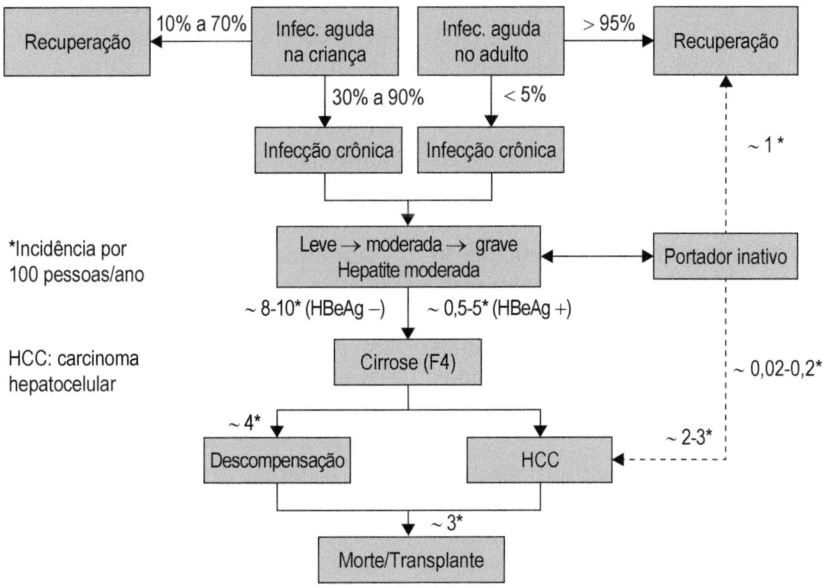

Figura 86.2.3 – *Evolução da infecção pelo vírus da hepatite B.*
Fonte: Desenvolvida pela autoria.

Com relação a características genéticas do indivíduo infectado, diferentes alelos dos complexos de histocompatibilidade podem estar relacionados às variações no desenvolvimento da doença.

A infecção crônica pelo HBV apresenta progressão não linear por quatro fases. A história natural e os desfechos clínicos variam amplamente entre os indivíduos infectados pelo HBV, e tanto fatores relacionados ao vírus (carga viral, mutações e genótipo) como ao ambiente e ao hospedeiro (idade da contaminação, sexo, imunossupressão, álcool e fatores genômicos) parecem afetar esses desfechos. A classificação dessas fases clínicas da hepatite B crônica se baseia em parâmetros clínicos como sinais de hepatopatia avançada ou manifestações extra-hepáticas, bioquímicos (ALT e AST), virológicos (HBV DNA, HBeAg) e grau de lesão hepática por inflamação e/ou fibrose.

Na primeira fase, caracterizada pela tolerância imune, há replicação viral ativa, evidenciada pela presença do HBeAg e altas taxas do HBV DNA no soro, geralmente acima de 200 mil unidades internacionais por mililitros (UI/mL) e, não raro, acima de 10^7 ou até 10^8 UI/mL. O indivíduo é assintomático e não apresenta alterações significativas das aminotransferases ou lesão necroinflamatória no fígado. Essa fase, quando identificada durante o acompanhamento do indivíduo é classificada como fase imunotolerante da hepatite B crônica.

A segunda fase é caracterizada pela presença de resposta imunológica exuberante, com inflamação e necrose dos hepatócitos. Nessa fase, permanecem detectáveis no soro o HBeAg e o HBV DNA com altas taxas de replicação, geralmente acima de 20.000 UI/mL, e há alteração nos níveis das aminotransferases, particularmente a ALT. Observa-se hepatite crônica ativa com lesão hepática inflamatória e progressiva. Essa fase da infecção pode persistir por vários anos, podendo evoluir para cirrose hepática e suas complicações. Essa fase é classificada como hepatite crônica ativa HBeAg positivo.

A terceira fase é caracterizada por baixa ou nenhuma replicação viral e por resolução do processo necroinflamatório. É um período em que há negativação do HBeAg, surgimento do anti-HBe e ALT retornando a níveis normais. Nessa fase, o HBsAg está presente no soro com baixos níveis de HBV DNA, geralmente inferior a 2.000 UI/mL ou até ausente de forma intermitente. Essa fase é reconhecida clinicamente como fase de portador inativo, na qual o indivíduo pode permanecer por décadas.

Seguindo-se à fase de portador inativo, é possível uma quarta fase com retorno da replicação viral e reativação da doença, podendo até haver sororreversão do anti-HBe para HBeAg. No entanto, mais comumente, o HBeAg permanece indetectável no soro embora a hepatite crônica esteja ativa, com a ALT elevada de forma intermitente ou persistente e presença de atividade necroinflamatória no tecido hepático. Esse padrão geralmente se associa à presença de vírus com mutações nas regiões promotora basal do core (BCP) ou na região pré-core (PC), as quais reduzem ou abortam a síntese do HBeAg. Essa fase é classificada clinicamente como hepatite crônica HBeAg negativo.

Vários fatores virais parecem influenciar a evolução da infecção pelo HBV incluindo genótipo, HBV DNA ao longo do tempo e mutações virais específicas. Os genótipos e subgenótipos do HBV apresentam padrões geográficos e vias de transmissão específicos. Estudos sobre desfechos clínicos, principalmente comparando os genótipos B e C na Asia, demonstraram que indivíduos infectados com genótipo C apresentam soroconversão do HBeAg em uma idade mais avançada e são mais propensos a serem HBeAg-positivos em qualquer idade do que o genótipo B. Estudos envolvendo os genótipos A e D são escassos e, naqueles realizados até então, não têm sido observadas diferenças entre esses dois genótipos em relação à taxa de soroconversão HBeAg/Anti-HBe. Entretanto, a soroconversão do HBsAg para anti-HBs foi maior entre os indivíduos infectados pelo genótipo A em relação ao genótipo D. Alguns estudos indicam haver associação entre variantes com mutações que afetam a síntese do HBeAg com piores prognósticos, enquanto outros sugerem que a emergência dessas variantes está correlacionada com menor injuria hepática e clareamento viral.

As variações que ocorrem naturalmente no genoma do HBV podem ter implicações clínicas e epidemiológicas. Muitos vírus mutantes, incluindo aqueles com mutações no promotor basal do core e no gene pré-core/core, ou com deleções no genes pré-S/S, foram relatados como associados à doença hepática progressiva e risco de desenvolvimento de CHC.

Recentemente, estudos de (GWAS) identificaram polimorfismos associados a diferentes desfechos de doenças em população asiática; esses polimorfismos estão concentrados próximo à região do HLA e estão relacionados a diversos aspectos da resposta imunológica do hospedeiro como clareamento viral espontâneo, supressão viral e variação na resposta imune vacinal. Entretanto, estudos em outras populações de ancestrais não asiáticos portadores do HBV ainda são necessários para melhor entendimento da real influência desses fatores genéticos do hospedeiro nos desfechos clínicos da hepatite B crônica.

Transmissão e epidemiologia

O HBV é considerado bastante infectivo e sabe-se que uma só partícula viral é capaz de infectar o ser humano. O vírus circula no sangue e replica-se nos hepatócitos em torno de 10^{11} (100.000.000.000) cópias por dia, muito mais que os vírus da hepatite C (HCV) e da HIV (próximo de 10^{9} cópias por dia). O HBV é estável e resistente ao meio ambiente, sobrevivendo até uma semana fora do corpo humano. No plasma, a vida média do HBV varia de 1 a 3 dias, enquanto nos hepatócitos a vida média varia de 10 a 100 dias.

Há três principais formas de transmissão do HBV: de mãe para o filho no nascimento (transmissão vertical); contato com fluidos corporais de uma pessoa infectada por intermédio da via parenteral (transmissão parental); ou contato sexual (transmissão sexual).

A transmissão vertical é a principal via de transmissão atualmente no mundo e ocorre sobretudo em países em desenvolvimento onde existe alta endemicidade do HBV. O mecanismo preciso da transmissão vertical é desconhecido, já que o vírus não é capaz de cruzar a barreira placentária. A hipótese mais aceita é que a infecção ocorra com a exposição da mucosa do recém-nascido a sangue e fluídos corpóreos infectados na hora do parto.

Do mesmo modo que a transmissão vertical, a transmissão sexual se dá com o contato da mucosa com sangue ou fluidos corporais infectados. A transmissão sexual é responsável pela alta frequência da infecção em diferentes populações de diversas origens geográficas e é reconhecida como a via de propagação viral em grupos de risco, como profissionais do sexo e homossexuais.

A transmissão parenteral inclui transfusão de sangue e seus derivados, hemodiálise, acupuntura, manicure, o uso de drogas injetáveis, tatuagens e perfuração com material infectado entre profissionais da área da Saúde. O HBV não consegue cruzar a pele ou a mucosa íntegra, sendo necessário que essas barreiras naturais estejam rompidas, mesmo que de forma mínima ou insignificante.

A prevalência do HBV e os padrões de transmissão variam muito nas diferentes partes do mundo, dependendo da taxa de infecção crônica, da proporção de pessoas com o vírus replicando ativamente e da via predominante de transmissão em cada região (Te and Jensen, 2010). Aproximadamente 45% da população global vive em áreas com alta prevalência de hepatite B; 43% vivem em áreas com prevalência intermediária; e 12%, em áreas com baixa prevalência.

As áreas de elevada endemicidade incluem o Sudeste Asiático, Bacia do Pacífico (excluindo Japão, Austrália e Nova Zelândia), África Subsaariana, Bacia Amazônica, partes do Oriente Médio e alguns países da Europa Oriental. Entre aquelas consideradas de baixa endemicidade podemos citar a América do Norte, países do Norte e da parte ocidental da Europa, Austrália e partes da América do Sul. As demais regiões do mundo enquadram-se no perfil de áreas de endemicidade intermediária.

Nas áreas com prevalência intermediária ou alta, a maioria dos indivíduos torna-se infectada no momento do nascimento ou durante os primeiros anos de vida pelo contato com portadores do vírus, o que ocorre com mais frequência entre membros da mesma família. Já nas áreas de baixa prevalência, a infecção é adquirida principalmente pela via sexual.

Vacinação

A vacinação contra a hepatite B é a medida preventiva mais efetiva. As primeiras vacinas foram licenciadas em 1982 e eram derivadas de plasma de pacientes com infecção crônica, com HBsAg inativados por métodos físico-químicos e, em 1986, passou a ser constituída de HBsAg recombinante obtido em células de leveduras. Na década de 1990, a OMS recomendou que a vacina fosse incorporada aos programas nacionais de vacinação. Também a partir da década de 1990, a vacina passou a ser oferecida pelo Sistema Único de Saúde (SUS). Desde 1998, o Programa Nacional de Imunizações (PNI), do Ministério da Saúde, recomenda que crianças, a partir do seu nascimento, sejam vacinadas contra a hepatite B. A primeira dose deve ser aplicada nas primeiras 12 a 24 horas de vida, o que resulta numa elevada eficácia na prevenção da transmissão vertical. O esquema da vacinação é feito no esquema 0, 1 e 6 meses e deve ser aplicado independentemente da idade do indivíduo.

Em 2001, a faixa etária de vacinação contra hepatite B foi ampliada para 19 anos de idade; em 2011, para 24 anos; e, em 2012, para 29 anos. Além disso, para reduzir a transmissão vertical do vírus, foi intensificada a oferta de triagem sorológica a todas as gestantes que fazem o pré-natal no SUS e todos os recém-nascidos de mães portadoras da doença recebem profilaxia – vacina e imunoglobulina.

Diversos estudos mostram que as vacinas contra hepatite B têm boa imunogenicidade e são eficazes, com proteção em mais de 90% dos adultos jovens sadios e em mais de 95% em lactentes, crianças e adolescentes. A eficácia diminui gradativamente após os 40 anos de idade. A obesidade, o estresse, o tabagismo e o etilismo também são fatores associados a uma menor eficácia vacinal.

Tratamento da hepatite B crônica

O objetivo principal do tratamento da hepatite B é reduzir o risco de progressão da doença hepática e de seus desfechos primários: cirrose; CHC; e óbito. Desfechos intermediários como a negativação do HBV DNA e a normalização da ALT estão validados e têm sido utilizados como meta terapêutica de longo prazo.

A indicação de tratamento se baseia em fatores individuais (idade, gestação), familiares (comorbidades e história familiar), perfis sorológico (HBeAg), bioquímico (níveis de ALT) e virológico (HBV DNA), e intensidade da lesão hepática avaliada por métodos invasivos (biópsia hepática) e não invasivos como elastografia, APRI e FIB4. Com o objetivo de melhorar o entendimento e padronizar condutas, desde 2009 têm sido publicadas diretrizes sobre diagnóstico, manejo e tratamento da hepatite B crônica.

No Brasil, foram publicadas recentemente, pela Sociedade Brasileira de Hepatologia e Sociedade Brasileira de Infectologia, diretrizes atualizadas sobre testagem, ferramentas de diagnóstico, indicação de tratamento, esquemas terapêuticos e manejo em determinadas populações (Ferraz, Strauss *et al.* 2020). Interferon peguilado e os análogos de nucleosídeos (entecavir) e de nucleotídeos (tenofovir alafenamida (TDF) e tenofovir disoproxil fumarato (TAF)) são medicamentos aprovados para o tratamento da hepatite B.

Bibliografia recomendada

Akcay IM, Katrinli S, Ozdil K, Doganay GD, Doganay L. Host genetic factors affecting hepatitis B infection outcomes: Insights from genome-wide association studies. World Journal of Gastroenterology. 2018;24(30):3347-60.

Al-Mahtab M, Roy PP, Khan MSI, Akbar SM. Nobel prize for the discovery of hepatitis B and C: a brief history in time. Euroasian J Hepatogastroenterol. 2020;10(2):98-100.

Alvarado-Mora MV, Pinho JR. Distribution of HBV genotypes in Latin America. Antivir Ther. 2013;18(3 Pt B):459-65. doi: 10.3851/IMP2599.

Arauz-Ruiz P, Norder H, Robertson BH, Magnius LO. Genotype H: a new Amerindian genotype of hepatitis B virus revealed in Central America. J Gen Virol. 2002 Aug;83(Pt 8):2059-2073. doi: 10.1099/0022-1317-83-8-2059.

Block TM, Alter HJ, London WT, Bray M. A historical perspective on the discovery and elucidation of the hepatitis B virus. Antiviral Res. 2016;131:109-23.

Dane DS, Cameron CH, Briggs M. Virus-like particles in serum of patients with Australia-antigen-associated hepatitis. Lancet. 1970 Apr 4;1(7649):695-8. doi: 10.1016/s0140-6736(70)90926-8.

Ferraz ML, Strauss E, Perez RM, Schiavon L, Ono SK, Guimarães MP, et al. Brazilian Society of Hepatology and Brazilian Society of Infectious Diseases Guidelines for the Diagnosis and Treatment of Hepatitis B. Brazilian Journal of Infectious Diseases. 2020;24(5):434-51.

Gerlich WH. Medical virology of hepatitis B: how it began and where we are now. Virol J. 2013;10:239.

Glebe D, Bremer CM. The molecular virology of hepatitis B virus. Semin Liver Dis. 2013;33(2):103-12.

Glebe D, König A. Molecular virology of hepatitis B virus and targets for antiviral intervention. Intervirology. 2014;57(3-4):134-40.

Kramvis A. Genotypes and genetic variability of hepatitis B virus. Intervirology. 2014;57(3-4):141-50.

Kramvis A, Kew MC. Molecular characterization of subgenotype A1 (subgroup Aa) of hepatitis B virus. Hepatol Res. 2007 Jul;37(s1):S27-32. doi: 10.1111/j.1872-034X.2007.00100.x.

Kramvis A, Arakawa K, Yu MC, Nogueira R, Stram DO, Kew MC. Relationship of serological subtype, basic core promoter and precore mutations to genotypes/subgenotypes of hepatitis B virus. J Med Virol. 2008 Jan;80(1):27-46. doi: 10.1002/jmv.21049.

Kurbanov FY, Tanaka and M. Mizokami. Geographical and genetic diversity of the human hepatitis B virus. Hepatol Res. 2010;40(1):14-30.

McMahon BJ. The influence of hepatitis B virus genotype and subgenotype on the natural history of chronic hepatitis B. Hepatology International. 2009;3(2):334-42.

McMahon BJ. The Natural history of chronic hepatitis B virus infection. Hepatology. 2009;49(5):S45-S55.

Norder H, Courouce A-M, Coursaget P, Echevarria JM, Lee S-D, Mushahwar IK, et al. Genetic diversity of hepatitis B virus strains derived worldwide: genotypes, subgenotypes, and HBsAg subtypes. Intervirology. 2004;47(6):289-309.

Okamoto H, Tsuda F, Sakugawa H, Sastrosoewignjo RI, Imai M, Miyakawa Y, Mayumi M. Typing hepatitis B virus by homology in nucleotide sequence: comparison of surface antigen subtypes. J Gen Virol. 1988 Oct;69 (Pt 10):2575-83. doi: 10.1099/0022-1317-69-10-2575.

Souto FJD. Distribution of hepatitis B infection in Brazil: the epidemiological situation at the beginning of the 21st century. Revista da Sociedade Brasileira de Medicina Tropical. 2016;49(1):11-23.

Stuyver L, De Gendt S, Van Geyt C, Zoulim F, Fried M, Schinazi RF, Rossau R. A new genotype of hepatitis B virus: complete genome and phylogenetic relatedness. J Gen Virol. 2000 Jan;81(Pt 1):67-74. doi: 10.1099/0022-1317-81-1-67.

Te HS, DM Jensen. Epidemiology of hepatitis B and C viruses: a global overview. Clin Liver Dis. 2010;14(1):1-21.

Terrault NA, Lok ASF, McMahon BJ, Chang K-M, Hwang JP, Jonas MM, et al. Update on prevention, diagnosis, and treatment of chronic hepatitis B: AASLD 2018 hepatitis B guidance. Hepatology. 2018;67(4):1560-99.

WHO. Global Hepatitis Report. W. H. Organization. Geneve. 2017.

Wolf JM, Simon D, Lunge VR. Hepatitis B virus genotypes in Brazil: introduction and dissemination. Infect Genet Evol. 2021;93:104936.

86.3 Hepatite C

• Fernanda de Mello Malta • Ana Catharina Santos Seixas Nastri • João Renato Rebello Pinho

Propriedades do vírus

O vírus da hepatite C (HCV) é do tipo envelopado com genoma de RNA de fita única com polaridade positiva e de aproximadamente 9,6 Kb, classificado na família Flaviviridae, gênero *Hepacivirus*, espécie *Hepacivirus hominis.*

Vários outros hepacivírus foram descritos recentemente que infectam macacos *Colobus* do Velho Mundo, várias espécies de roedores e morcegos, bovinos, cavalos e burros europeus e africanos. Esses vírus foram atribuídos a outras espécies de hepacivírus e mostram gamas distintas de hospedeiros – *Hepacivirus equi* (hepacivírus não primata, NPHV) infectando cavalos e possivelmente cães; *Hepacivirus platyrrhini* (GBV-B) infectando micos, saguis e potencialmente outros primatas do Novo Mundo; *Hepacivirus colobi* infectando macacos Colobus; *Hepacivirus myodae, Hepacivirus norvegici, Hepacivirus peromysci, Hepacivirus ratti, Hepacivirus rhabdomysis,* infectando várias espécies de roedores; *Hepacivirus macronycteridis*, *Hepacivirus otomopis*, e *Hepacivirus vittatae,* infectando morcegos e *Hepacivirus bovis* infectando vacas. Uma sequência semelhante a hepacivírus atualmente não classificada e mais divergente foi montada a partir de tecido hepático de um tubarão *Proscyllium habereri,* do Norte da Austrália.

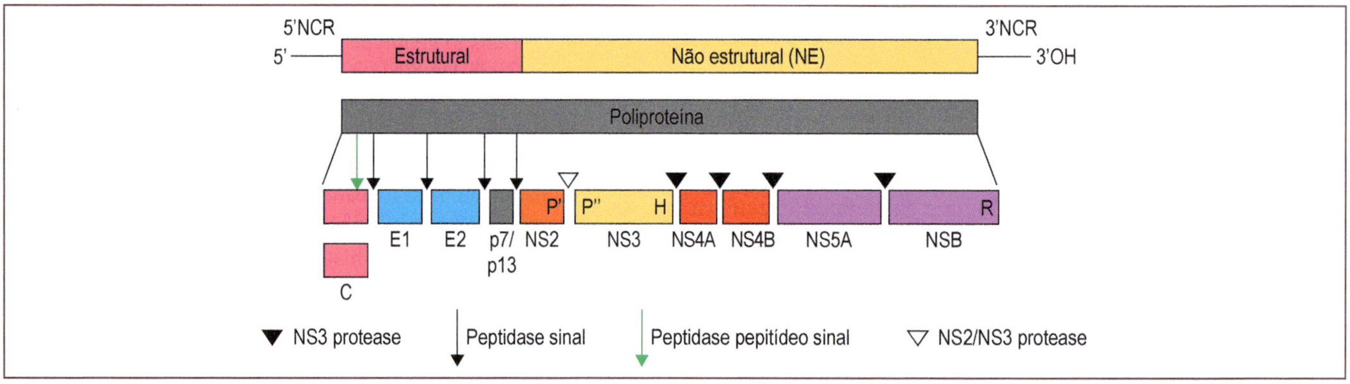

Figura 86.3.1 – *Organização do genoma de hepacivírus e processamento de poliproteínas. Para membros da espécie do vírus da hepatite C, o RNA tem cerca de 9,6 kb (5'NCR, cerca de 340 nt; 3'NCR, cerca de 250 nt; ORF, cerca de 9 kb). O HCV tem uma proteína p7 entre E2 e NS2. No vírus GB-B, a proteína correspondente, p13, é clivada nas proteínas p7 e p6. As proteases hospedeiras e virais envolvidas na clivagem da poliproteína estão indicadas. A clivagem pela peptidase do peptídeo sinal do hospedeiro (no terminal C da proteína central) é indicada por uma seta verde ; as clivagens pela peptidase de sinal do hospedeiro (locais restantes) são indicadas por setas preenchidas. A localização da protease NS2-3, protease NS3, RNA helicase NS3 e NS5B RdRP são indicadas por P', P", H e R, respectivamente.*
Fonte: Adaptada de https://ictv.global/report/chapter/flaviviridae/flaviviridae/hepacivirus.

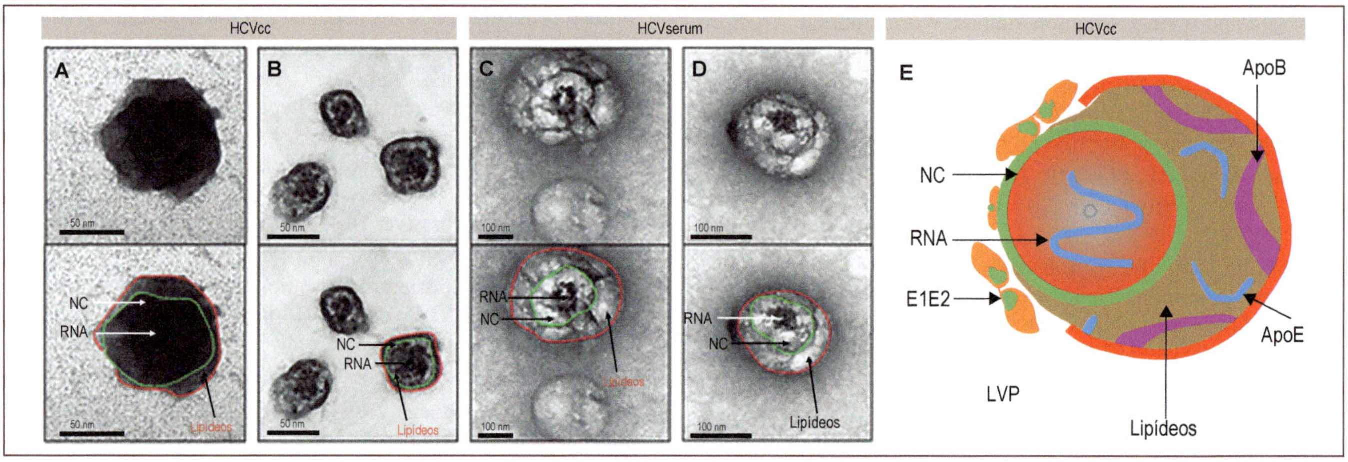

Figura 86.3.2 – *Organização estrutural das lipoviropartículas (LVP). Micrografias eletrônicas representativas de partículas capturadas de sobrenadante de cultura de HCV de células infectadas com cultura de células (HCVcc) (A e B) ou de soro de pacientes infectados com HCV (C e D) com AR3A. (E) Estrutura prevista dos LVP. O complexo E1E2 aparece como estruturas laranja (E2) e verde (E1). As linhas verdes e vermelhas indicam, no modelo (E), os limites externos do NC e do LVP, respectivamente, e também são desenhadas nas fotografias EM (A a D) para mostrar as estruturas correspondentes. Barras de escala: (A e B) 50 nm. (C e D) 100 nm. NC, nucleocapsídeo. As partículas foram coradas com d-ihidrato de acetato de uranila e observadas em um microscópio eletrônico JEOL 1230.*
Fonte: Adaptada de Piver E *et al.*, 2017.

Os hepacivírus diferem dos outros gêneros da família Flaviviridae (*Flavivirus* e *Pestivirus)* por sua capacidade limitada de serem propagados em cultura de células; apenas algumas cepas adaptadas de HCV, como a JFH1 e seus derivados, infectam eficientemente a única linhagem celular cultivada suscetível, derivada de hepatoma humano (Huh7).

O HCV apresenta uma única fase de leitura aberta (ORF) que compreende quase todo o genoma e codifica uma poliproteína com mais de 3 mil aminoácidos, que é cortado por proteases celulares e virais em proteínas estruturais (C, E1 e E2) e não estruturais (p7, NS2, NS3, NS4A, NS4B, NS5A e NS5B), conforme mostrado na Figura 86.3.1. A ORF única é cercada por 5' e 3' regiões não codificantes. As proteínas virais têm funções específicas, como se vê no Quadro 86.3.1.

As partículas do HCV circulante estão associadas a componentes de lipoproteínas de densidade muito baixa em pacientes cronicamente infectados. Essas partículas híbridas, ou lipoviropartículas (LVP), são ricas em triglicerídeos e contêm o RNA viral, a proteína do capsídeo, as glicoproteínas do envelope E1E2 e as apolipoproteínas B e E. A circulação do vírus dessa forma o faz circular disfarçado nessas LVP, o que dificulta o seu reconhecimento pelo sistema imune, propicia o estabelecimento de infecções crônicas e dificulta o desenvolvimento de vacinas eficazes (Figura 86.3.2).

Quadro 86.3.1 – *Principais funções de proteínas estruturais e não estruturais HCV*

Proteína viral	*Função*
C	Capsídeo viral. Tradução, replicação e montagem de regulação de partículas virais
E1 E2	Proteínas transmembranas de envelope viral. Adsorção de partículas virais e endocitose mediada por receptores de membrana
p7	Canal iônico no retículo endoplasmático necessário para montagem de partículas virais infecciosas
NS2	Protease (clivagem NS2-3 na poliproteína precursora)
NS3	Protease (clivagem precursor de poliproteína a jusante de NS3 – NS3/NS4A/NS4B/NS5A/NS5B); ATPase; Helicase.
NS4A	Cofator protease NS3
NS4B	Essencial para a replicação viral. Induz uma teia membranosa dentro do retículo endoplasmático rugoso durante a replicação
NS5A	Fosfoproteína multifuncional. Abriga a região determinante da sensibilidade ao IFN (ISDR)
NS5B	RNA-polimerase RNA-dependente.

Fonte: Desenvolvido pela autoria.

Diversidade genética

O HCV pertence ao gênero *Hepacivirus*, família *Flaviviridae*. Oito genótipos atualmente descritos são classificados como uma única espécie. A diversidade intragenotípica também é observada e as análises filogenéticas dessas variantes são agrupadas em subgrupos designados subtipos. Existem subtipos 1a-1e, 1g-1o; 2a-2f, 2i-2v; 3a-3b, 3d-3e, 3g-3k; 4a-4d, 4f,4g,4k-4t,4v,4w; 5a; 6a-6w,6xa-6xj; 7a, 7b; 8a. As variantes de HCV identificadas com maior frequência nos países ocidentais são: 1a; 1b; 2a; 2b; e 3a. Genótipo 4 é comum no Oriente Médio e genótipo, 6 no Sudeste Asiático. Estes são os dois genótipos que apresentam a maior diversidade genética. O genótipo 5 encontra-se principalmente na África do Sul e em áreas restritas da Bélgica, Espanha, França, Síria e Grécia. Casos esporádicos são relatados em todo o mundo (Figura 86.3.3).

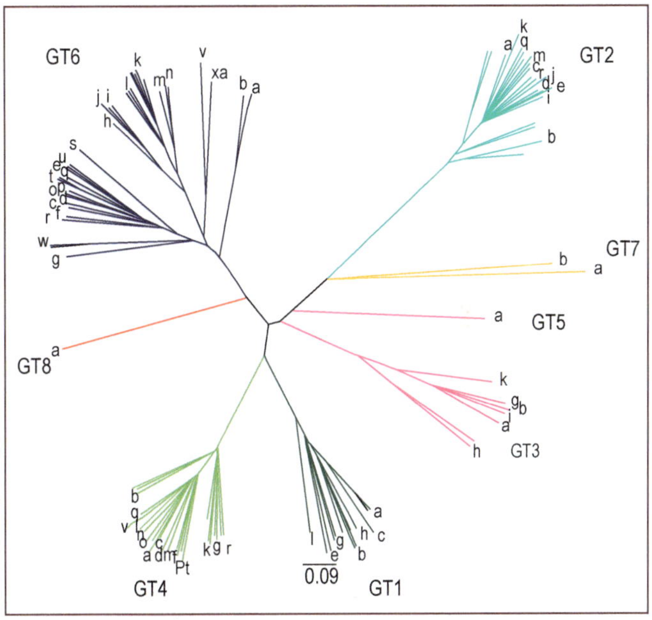

Figura 86.3.3 – *Árvore filogenética dos genótipos (GT) do vírus da hepatite C (HCV) 1 a 8. Alinhamento de 170 sequências de região de codificação quase completa de HCV (99% do quadro de leitura aberta; 8.841 nucleotídeos). Informações de subtipo para os 67 subtipos descritos são indicadas na árvore com a letra correspondente.*

Fonte: Adaptada de Borgia SM *et al.*, 2018.

Ao contrário de outros vírus, não são frequentes formas recombinantes (RF) entre os diferentes genótipos do HCV, sendo que apenas nove destes estão descritos no site do ICTV: RF2k/1b; RF2i/6p; RF2b/1b_1; RF2/5; RF2b/6w; RF2b/1b_2; RF2b/1a; RF2b/1b_3; RF2b/1b_4.

Patogênese

A história natural da infecção viral C é caracterizada pelo hepatotropismo e linfotropismo do vírus. O hepatotropismo é responsável pelos riscos de hepatite crônica, cirrose e carcinoma hepatocelular. O linfotropismo é caracterizado pela replicação do HCV dentro das células B e explica a detecção de crioglobulinemia em cerca de metade dos pacientes infectados. Essa crioglobulinemia é predominantemente do tipo II associando um contingente monoclonal IgM e um contingente de IgG policlonal e, mais raramente, crioglobulinemia do tipo III. Forma-se um complexo proteico associando o vírus com anticorpos antivirais e fator reumatoide que será depositado nas paredes de pequenos e médios vasos causando vasculite crioglobulinemia responsável pelo envolvimento cutâneo (púrpura, vasculite necrosante), reumatológica (poliartrite das pequenas articulações), renal (glomerulonefrite membranoproliferativa) e manifestações neurológicas com neuropatias periféricas frequentes e raramente acidentes vasculares centrais.

A infecção por linfócitos B pode resultar em uma seleção clonal responsável por linfoma, predominantemente linfoma de células B não-Hodgkin (linfoma viloso esplênico ou, às vezes, linfomas mais difusos). A infecção crônica que ocorre em três quartos dos indivíduos infectados também é responsável pela inflamação crônica que provocará manifestações extra-hepáticas associando distúrbios neurocognitivos, resistência à insulina com risco uma vez e meia maior de diabetes, risco duas a três vezes maior de doenças vasculares cardíacas, cerebrais ou renais e um risco aumentado de cânceres extra-hepáticos. Esses eventos hepáticos e extra-hepáticos representam uma mortalidade dez vezes maior em pacientes com anticorpos para o HCV com RNA viral detectável em comparação com aqueles sem RNA viral detectável ou em pacientes não infectados. A mortalidade extra-hepática é duas vezes mais frequente em pacientes com infecção ativa do que em pacientes sem infecção viral ativa ou sem exposição prévia ao HCV. Quando a infecção pelo HCV é confirmada, é importante avaliar as consequências clínicas das infecções hepáticas e extra-hepáticas. A avaliação das lesões hepáticas era realizada anteriormente apenas com base na biópsia hepática e foi revolucionada pelo desenvolvimento de testes de fibrose não invasivos. Pacientes com fibrose significativa ou mesmo intermediária, mas com comorbidades hepáticas justificam não apenas um manejo terapêutico prioritário e, portanto, uma cura virológica, como também instruções para reduzir o consumo crônico de álcool, sobrepeso ou síndrome metabólica, e ainda um acompanhamento em virtude do risco de ocorrência de carcinoma hepatocelular, reconhecidamente reduzido, mas não zero. Assim, a infecção pelo HCV não é apenas uma infecção hepática, mas uma doença sistêmica cujas consequências estão menos relacionadas a uma toxicidade direta do vírus do que a mecanismos imunomediados: a hepatite crônica está principalmente relacionada à destruição de hepatócitos por linfócitos T citotóxicos específicos que reconhecem os antígenos virais expressos na superfície das células. Em pacientes imunocompetentes e imunocomprometidos com pouco ou nenhum dano intrahepático, altos níveis de replicação do HCV foram relatados. Em cerca de 30% dos pacientes transplantados de fígado do HCV, apesar dos altos níveis de replicação do HCV, uma hepatite recorrente é desenvolvida 1 ano após o transplante. No entanto, altos níveis de uma replicação de HCV intra-hepática são geralmente tolerados pelo sistema imunológico do hospedeiro. Espera-se que um infiltrado linfomononuclear representado principalmente por células T CD8 tenha um papel importante na contenção viral, junto de outras células (T CD4, *natural-killer* (NK), T regulatórias (Treg)). As células T CD4 e T CD8 intra-hepáticas podem reconhecer antígenos estruturais e não estruturais do HCV. No entanto, não se sabe por que na maioria dos pacientes a resposta imune não pode resolver a infecção. Na verdade, a ação das células T CD8 citotóxicas pode ser regulada por uma resposta Treg predominante.

Características clínicas

Hepatite aguda

A hepatite C aguda, em geral, ocorre de 6 a 12 semanas após a exposição ao vírus e raramente é diagnosticada, uma vez que a maioria dos casos é assintomático ou com apenas sintomas não específicos. É acompanhado por icterícia em menos de 25% dos casos e dura de 2 a 12 semanas. O diagnóstico de hepatite C aguda só pode ser feito com certeza se a soroconversão aos anticorpos anti-HCV puder ser documentada, uma vez que não há marcador sorológico que prove que a infecção pelo HCV esteja na fase aguda adquirida de novo.

Hepatite crônica

A maioria dos indivíduos infectados (55% a 85%) permanece com HCV-RNA detectável após 6 meses de infecção e enzimas hepáticas geralmente podem permanecer elevadas. A maioria dos pacientes com infecção crônica é assintomática ou tem apenas sintomas leves e não específicos, como a fadiga. Sintomas menos comuns são náusea, fraqueza, mialgia, artralgia e perda de peso. Nenhum desses sintomas é específico e nenhum reflete a atividade e a gravidade da infecção. Os níveis de transaminase podem variar consideravelmente ao longo da história natural da hepatite C crônica.

História natural

Após a infecção aguda, existem basicamente dois caminhos possíveis para a infecção: resolução espontânea (15% a 45%); ou infecção persistente (55% a 85%), ambos determinados por um conjunto complexo de interações vírus-hospedeiros. Entre os pacientes infectados, o risco de desenvolver cirrose está entre 15% e 30%. Alguns deles também desenvolverão carcinoma hepatocelular. Os fatores associados às diferentes evoluções da infecção pelo HCV não são totalmente compreendidos. A recente introdução de tratamento extremamente eficaz para o controle da hepatite C permitiu que esse quadro fosse mudado completamente – o tratamento eficaz da hepatite C impede que a doença continue a progredir para alterações hepáticas causariam cirrose, e mesmo a chance de a doença evoluir para o carcinoma hepatocelular é consideravelmente diminuída.

Epidemiologia

A hepatite C é considerada uma epidemia silenciosa de impacto global. A Organização Mundial da Saúde (OMS) estima que 58 milhões de pessoas no mundo estão cronicamente infectadas com HCV, correndo o risco de desenvolver cirrose e carcinoma hepatocelular. A prevalência de hepatite C é categorizada como alta (> 3,5%), moderada (1,5% a 3,5%) e baixa (< 1,5%). Há grande variação nessa prevalência segundo a área de estudo, em alguns países, como o Egito, a prevalência é tão alta que pode chegar a 15%. Como a maioria dos casos agudos não é clinicamente diagnosticada, é difícil determinar o número real de novas infecções. Estudos mostram que, na Europa e nos Estados Unidos, uma epidemia aguda de hepatite C é especialmente comum entre pessoas que injetam drogas (PWID) e homens que fazem sexo com homens (MSM).

No Brasil, um estudo transversal foi realizado em todas as macrorregiões brasileiras no período de 2005 a 2009, com uma amostra estratificada representando indivíduos residentes em todas as 26 capitais estaduais e no Distrito Federal. A prevalência ponderada geral de anticorpos contra hepatite C foi de 1,38%. Foram encontradas as seguintes prevalências nas capitais das seguintes regiões: Norte (2,10%); Centro-Oeste (1,32%); Sudeste (1,27%); Sul (1,19%); e Nordeste (0,68%). A prevalência de infecção aumentou nos grupos mais velhos, mas foi semelhante para ambos os sexos. O modelo multivariado mostrou como preditores de infecção pelo HCV: idade; uso de drogas injetáveis (OR = 6,65); uso de drogas inaladas (OR = 2,59); hospitalização (OR = 1,90); grupos socialmente carentes pela falta de esgoto (OR = 2,53); e injeção com seringa de vidro (OR = 1,52, com valor de p limítrofe). Os genótipos 1 (subtipos 1a, 1b), 2b e 3a foram identificados.

Diagnóstico

Testes sorológicos e moleculares estão disponíveis para o diagnóstico de hepatite C. Resultados sorológicos positivos requerem quantificação do HCV-RNA, a fim de diferenciar entre hepatite C crônica e infecção passada resolvida. Em casos de hepatite C aguda, por si só, o rastreamento sorológico é insuficiente porque os anticorpos anti-HCV aparecem aproximadamente 8 semanas após a infecção. No entanto, o RNA do HCV é detectável em no máximo 2 semanas após a infecção e, portanto, o teste molecular é uma ótima opção para o diagnóstico de hepatite C.

Ensaios sorológicos

A 3ª geração de imunoensaios enzimáticos, que inclui um antígeno NS5 e/ou a substituição de um epítopo altamente imunogênico da região NS3, permite a detecção de anticorpos anti-HCV aproximadamente 4 a 6 semanas após a infecção com sensibilidade superior a 99%. A mais nova geração de imunoensaios disponíveis ("4ª geração") detecta simultaneamente o antígeno capsídeo do HCV, bem como anticorpos para as regiões central, NS3, NS4 e NS5 do vírus. Esses ensaios reduziram ainda mais o período de janela de detecção de HCV para 17 dias.

Resultados falso-positivos são mais frequentes em pacientes com fatores reumáticos circulantes e em populações com baixa prevalência de hepatite C, por exemplo, doadores de sangue e órgãos. Resultados falso-negativos podem ocorrer em pacientes com hemodiálise ou em pacientes imunocomprometidos ou com malignidades hematológicas. Os ensaios de imunoblot podem ser usados como ensaios suplementares para confirmar a reatividade sorológica pela ELISA, mas, no momento, estão sendo substituídos por testes moleculares. Estudos recentes sugerem que títulos elevados de anticorpos anti-HCV no soro do paciente estão relacionados com resultados verdadeiramente positivos e que repetir essas amostras com outro teste ELISA seria suficiente para confirmar seu *status* sorológico.

De fato, os algoritmos propostos pelo Ministério da Saúde para a confirmação do diagnóstico da infecção pelo HCV têm utilizado testes sorológicos rápidos ou testes sorológicos tradicionais, e o teste confirmatório proposto é o molecular para detectar o HCV-RNA.

Existe um teste sorológico que faz a detecção do antígeno do HCV circulante. Este teste ainda não foi implementado em rotina diagnóstica, mas é uma opção interessante para fazer a detecção do vírus circulante nos pacientes, sem que a haja a necessidade de se colher uma outra amostra em especial para a realização dos ensaios moleculares descritos abaixo.

Ensaios moleculares

Existem vários ensaios de fornecedores comerciais diferentes para a detecção de HCV-RNA. Atualmente, todos esses ensaios são realizados utilizando PCR em tempo real com um limite muito baixo de sensibilidade e uma ampla faixa de quantitação (10 a 100.000.000 mUI/mL). Esses ensaios são particularmente úteis para o diagnóstico, sobretudo para a indicação e o acompanhamento de pacientes com HCV em tratamento. Ensaios semelhantes também estão disponíveis para detecção de HCV em doadores de sangue.

Existem também métodos moleculares para fazer a genotipagem e a subtipagem do HCV bem como para determinar se existem mutações associadas com resistência aos medicamentos. Com a utilização de medicamentos pangenotípicos, não existe mais a necessidade clínica da genotipagem do HCV e esta metodologia tem mais utilidade em estudos epidemiológicos. A determinação do genótipo e do subtipo do vírus pode ser feita com base no sequenciamento direto das regiões genômicas do HCV (p. ex., o 5'NCR, C e/ou NS5B), ensaio de hibridização reversa, PCR em tempo real ou sequenciamento.

Existem outros ensaios para determinar os polimorfismos no gene interleucina 28B (ou interferon lambda 3/4), que se relacionavam com a possibilidade de resposta ao interferon.

Testes de sequenciamento para determinar a existência de substituições de nucleotídeos ou amninoácidos associadas à resistência (RAS) a algumas drogas utilizadas para o tratamento da hepatite C foram desenvolvidos, mas não são rotineiramente utilizados mesmo em países desenvolvidos, dada a elevada eficácia dos tratamentos atualmente utilizados para a hepatite C. A última recomendação da American Association for the Study of Liver Diseases propôs o uso de testes de resistência aos inibidores de NS5A apenas em uma situação ainda existente no Brasil, que é o uso de sofosbuvir/velpatasvir. Pacientes infectados pelo genótipo 3, virgens de tratamento com cirrose e pacientes sem cirrose com experiência em tratamento devem fazer o tratamento por apenas12 semanas se a RAS Y93H estiver presente, adicionando-se ribavirina. Na prática, no Brasil, a princípio já se propõe a adição de ribavirina ou o prolongamento do tratamento por 24 semanas.

Transmissão

A exposição parenteral é a situação de risco mais frequente para a transmissão de HCV (transfusões de sangue de doadores não testados para anti-HCV, uso de drogas injetáveis, transplante de órgãos e hemodiálise), seguida pela exposição ocupacional e rotas verticais e sexuais. Procedimentos realizados com equipamentos contaminados (como tatuagem, *piercing*, serviços de barbeiro, circuncisão, acupuntura ou assistência odontológica) e compartilhamento de equipamentos de higiene pessoal (lâminas de barbear e alicates de unha) também são considerados situações de risco.

Tratamento

Os novos regimes terapêuticos para hepatite C utilizam medicamentos antivirais de ação direta (DAA) que podem inibir especificamente proteínas virais como protease (NS3), NS5A e polimerase de RNA (NS5B). Para identificar a classe das drogas, os inibidores de NS3, seus nomes terminam em "previr" (como glecaprevir); de NS5A, "asvir" (como velpastavir); de NS5B, "buvir" (como o sofosbuvir). Esses tratamentos são altamente eficazes, com mais de 90% das taxas de resposta em quase todos os grupos populacionais, mesmo na presença de coinfecção pelo HIV e/ou cirrose hepática.

A OMS preconiza que o tratamento da hepatite C esteja disponível para todos os indivíduos com diagnóstico de infecção pelo HCV, independentemente do estágio da doença, utilizando preferencialmente medicamentos classificados como pangenotípicos. No escopo das alternativas terapêuticas incorporadas ao SUS, os esquemas pangenotípicos passíveis de oferta são sofosbuvir/daclatasvir, velpatasvir/sofosbuvir e glecaprevir/pibrentasvir, respeitando-se as indicações de acordo com a presença de cirrose, a idade e o peso dos pacientes.

Sofosbuvir/velpastavir é a opção terapêutica para pacientes pediátricos (entre 12 e 17 anos e com peso $\geq$ 30 kg) e pacientes adultos ($\geq$ de 18 anos), sem tratamento prévio com DAA e com depuração de creatinina superior a 30 mL/min. Podem variar o tempo de tratamento (12 ou 24 semanas) ou o uso conjunto de ribavirina, conforme as condições clínicas do paciente.

Sofosbuvir/daclatasvir pode ser também utilizado nestes pacientes dede que não haja evidência de cirrose hepática, que pode ser determinada por testes de elastografia hepática ou pelo teste APRI. O teste APRI é um exame utilizado para medir a fibrose do fígado em pacientes com hepatite C. Ele é uma alternativa não invasiva à biópsia do fígado e é prático e fácil de usar. O teste APRI é baseado na relação entre aspartato aminotransferase (AST) e a contagem de plaquetas no sangue. A pontuação APRI é calculada usando a fórmula: [(AST / ULN AST) x 100] / contagem de plaquetas, onde ULN é o limite superior normal da AST. Pacientes renais crônicos têm como opção o uso de glecaprevir/pibrentasvir. Glecaprevir/pibrentasvir é a opção terapêutica também para aqueles previamente tratados com DAA. Já para as crianças entre 3 e 11 anos, a opção é ainda o uso de alfapeginterferona associada com ribavirina por 24 ou 48 semanas, dependendo do genótipo (24 semanas genótipos 1,4,5 e 6; 48 semanas, genótipos 2 e 3).

O parâmetro utilizado para avaliar o sucesso do tratamento é a resposta virológica sustentada (RVS). As pessoas que alcançam os critérios de RVS após o tratamento são consideradas curadas. Para caracterização da RVS deve ser coletado exame para quantificação de HCV-RNA(carga viral) a partir de 12 semanas após o término do tratamento. Caso a pessoa tenha HCV-RNA não detectável nesse período, ela é considerada curada. Do contrário, é caracterizado um quadro de falha terapêutica.

Esquemas de tratamento prevendo a ausência de genotipagem pré-tratamento já são frequentes, como o proposto pelo próprio Ministério da Saúde no Brasil. Com tratamento de duração de 8 a 12 semanas, novas opções prevendo a dispensação de todos os medicamentos que serão utilizados já no início, sem obrigatoriedade de visitas intermediárias para monitorar o tratamento (cuja eficiência seria comprovada com apenas uma dosagem após o final do tratamento), estão sendo propostas como um caminho para a simplificar o tratamento sem prejuízo de sua eficiência, no caminho de eliminar a hepatite C como um problema de saúde pública.

Vacinação

DAA aumentaram de forma impressionante as chances de cura viral, mas o acesso à terapia não é universal; em muitos casos, a detecção da infecção é tardia e a reinfecção pode ser frequente em alguns grupos. Além disso, os custos do tratamento são muito elevados, garantindo que a vacinação ainda é uma importante opção de intervenção com o objetivo de obter a erradicação dessa doença.

O desenvolvimento de uma vacina contra o HCV não é fácil. O HCV é altamente diverso, os oito genótipos diferem 30% na sequência de nucleotídeos e ainda são classificados em cerca de 90 subtipos com variação de sequência de 15%. O HCV também evita as respostas imunes do hospedeiro: as proteínas E1 e E2 são os alvos da resposta imune humoral e têm uma região hipervariável em E2 que protege epítopos mais conservados na proteína dos anticorpos neutralizantes. HCV também existe na circulação em mais de uma forma, com partículas subvirais sem maquinaria replicativa que carregam proteínas do envelope, agindo como iscas para anticorpos neutralizantes contra as partículas lipovirais infecciosas.

Evidências de indivíduos que eliminam espontaneamente a infecção aguda pelo HCV sugerem que a resposta protetora envolva respostas imunes humoral e celular, que devem ser desencadeadas pelas vacinas. Estudos recentes relataram um estudo randomizado de uma vacina de vetor de adenovírus recombinante de chimpanzé tipo 3 (ChAd3), seguida de um reforço de vírus recombinante vaccinia modificado Ankara (MVA) que visava prevenir a infecção crônica pelo HCV em uma população de alto risco de usuários recentes de drogas injetáveis. Ambos os vetores virais não replicantes codificaram as proteínas não estruturais NS3, NS4, NS5A e NS5B do genótipo 1b do HCV. Apesar de produzir respostas de células T específicas do HCV e diminuir os níveis de pico de RNA do HCV, a vacina não conseguiu prevenir a infecção crônica pelo HCV.

Embora a vacina ChAd3-MVA HCV não tenha prevenido a infecção, o fato de estimular respostas específicas de células T, juntamente com o sucesso de uma abordagem semelhante contra SARS-CoV-2, sugere que vale a pena buscar o uso de vetores virais não replicantes. O desenvolvimento de vacinas de mRNA para SARS-CoV-2, que usam as próprias células do indivíduo vacinado para expressar a proteína spike do SARS-CoV-2 e, assim, desencadear uma resposta imune, gerou muita empolgação. No entanto, a variabilidade inata das proteínas do envelope do HCV e nosso conhecimento limitado de sua estrutura proteica representam obstáculos para o desenvolvimento de uma vacina de mRNA HCV. Trabalhos adicionais para definir os epítopos virais ideais e sua forma de apresentação são essenciais para o desenvolvimento de vacina.

Bibliografia recomendada

American Association for the Study of Liver Diseases. Summary: HCV Resistance pimer. [2023 Dez. 28]. Disponível em: https://www.hcvguidelines.org/node/2267/summary.

Antaki N, Abboud D, Antaki F, Craxi A. HCV genotype 5: an orphan virus. Antivir Ther. 2013;18(3):263-9. doi: 10.3851/IMP2449.

Boesecke C, Wasmuth J-C. Hepatitis C. In: Mauss S, Berg T, Rockstroh J, Sarrazin C, Wedemeyer H, Kamps BS (eds.). Flying Publisher. Hepatology – a Clinical Textbook. 2014:48-59.

Borgia SM, Hedskog C, Parhy B, Hyland RH, Stamm LM, Brainard DM, et al. Identification of a novel hepatitis C virus genotype from Punjab, India: expanding classification of hepatitis C virus into 8 genotypes. J Infect Dis. 2018;218(11):1722-9. doi: 10.1093/infdis/jiy401.

Cornberg M, Siederdissen CH, Maasoumy B, Hardtke S, Deterding K, Port K, et al. Standard therapy of chronic hepatitis C virus infection. In: Mauss S, Berg T, Rockstroh J, Sarrazin C, Wedemeyer H, Kamps BS (eds.). Flying Publisher. Hepatology – a clinical textbook. 2014;213-61.

De Ledinghen V, Trimoulet P, Mannant PR, Dumas F, Champbenoît P, Baldit C, et al. Outbreak of hepatitis C virus infection during sclerotherapy of varicose veins: long-term follow-up of 196 patients (4535 patient-years). J Hepatol. 2007;46(1):19-25.

https://ictv.global/report/chapter/flaviviridae/flaviviridae/hepacivirus

https://talk.ictvonline.org/ictv-reports/ictv_online_report/positive-sense-rna-viruses/w/flaviviridae/362/genus-hepacivirus.

European Association for the Study of the Liver. EASL recommendations on treatment of hepatitis C 2014. J Hepatol. 2014;61(2):373-95.

Gupta E, Bajpai M, Choudhary A. Hepatitis C virus: screening, diagnosis, and interpretation of laboratory assays. Asian J Transfus Sci. 2014;8(1):19-25.

Hoofnagle JH. Course and outcome of hepatitis C. Hepatology. 2002;36(5-1):S21-9.

Lange C, Sarrazin C. Hepatitis C: diagnostics tests. In: Mauss S, Berg T, Rockstroh J, Sarrazin C, Wedemeyer H, Kamps BS (eds.). Flying Publisher. Hepatology – a clinical textbook. 2014;48-59.

Lauer GM, Walker BD. Hepatitis C virus infection. N Engl J Med. 2001;345(1):41-52.

Ministério da Saúde (BR). Doenças de condições crônicas de doenças sexualmente transmissíveis. [2023 Dez. 28]. Disponível em: http://www.aids.gov.br/pt-br/legislacao/oficio-circular-no-62022cgahvdccisvsms.

Ministério da Saúde (BR). Secretaria de Vigilância em Saúde. Departamento de Vigilância, Prevenção e Controle das Infecções Sexualmente Transmissíveis, do HIV/Aids e das Hepatites Virais. Manual Técnico para o Diagnóstico das Hepatites Virais Ministério da Saúde, Secretaria de Vigilância em Saúde, Departamento de Vigilância, Prevenção e Controle das Infecções Sexualmente Transmissíveis, do HIV/Aids e das Hepatites Virais. Brasília: Ministério da Saúde, 2016. Última modificação: 22.11.2021.

Mohd Hanafiah K, Groeger J, Flaxman AD, Wiersma ST. Global epidemiology of hepatitis C virus infection: new estimates of age-specific antibody to HCV seroprevalence. Hepatology. 2013;57(4):1333-42.

Nastri ACSS, Malta FM, Diniz MA, Yoshino A, Abe-Sandes K, Santos SEB, et al. Association of IFNL3 and IFNL4 polymorphisms with hepatitis C virus infection in a population from southeastern Brazil. Arch Virol. 2016;161(6):1477-84. doi: 10.1007/s00705-016-2809-8.

Pereira LMMB, Martelli CMT, Moreira RC, Merchan-Hamman E, Stein AT, Cardoso MRA, et al. Prevalence and risk factors of hepatitis C virus infection in Brazil, 2005 through 2009: a cross-sectional study. BMC Infect Dis. 2013;13:60.

Pinho JRR, de Mello Malta F, Gomes-Gouvêa, MS. Hepatitis B, C, and delta – updates in screening and infection prevention opportunities for eradication. Curr Treat Options Infect Dis. 2017;9:18-33.

Piver E, Boyer A, Gaillard J, Bull A, Beaumont E, Roingeard P, et al. Ultrastructural organisation of HCV from the bloodstream of infected patients revealed by electron microscopy after specific immunocapture. Gut. 2017;66(8):1487-95. doi: 10.1136/gutjnl-2016-311726.

Pol S, Lagaye S. The remarkable history of the hepatitis C virus. Microbes Infect. 2019;21(5-6):263-70. doi: 10.1016/j.micinf.2019.06.008.

Sangiovanni A, Prati GM, Fasani P, Ronchi G, Romeo R, Manini M, et al. The natural history of compensated cirrhosis due to hepatitis C virus: a 17-year cohort study of 214 patients. Hepatology. 2006;43(6):1303-10.

Scott JD, Gretch DR. Molecular diagnostics of hepatitis C virus infection: a systematic review. JAMA. 2007;297(7):724-32.

Simmonds P. The origin of hepatitis C virus. Curr Top Microbiol Immunol. 2013;369:1-15.

Solomon SS, Wagner-Cardoso S, Smeaton L, Sowah LA, Wimbish C, Robbins G, et al. A minimal monitoring approach for the treatment of hepatitis C virus infection (ACTG A5360 [MINMON]): a phase 4, open-label, single-arm trial. Lancet Gastroenterol Hepatol. 2022;7(4):307-17. doi: 10.1016/S2468-1253(21)00397-6.

Table 1 – Confirmed HCV genotypes/subtypes. [2023 Dez. 28]. Disponível em: https://talk.ictvonline.org/ictv_wikis/flaviviridae/w/sg_flavi/634/table-1---confirmed-hcv-genotypes-subtypes-march-2022.

Terrault NA, Pawlotsky JM, McHutchison J, Anderson F, Krajden M, Gordon S, et al. Clinical utility of viral load measurements in individuals with chronic hepatitis C infection on antiviral therapy. J Viral Hepat. 2005;12(5):465-72.

The Lancet Gastroenterology Hepatology. The hunt for a vaccine for hepatitis C virus continues. Lancet Gastroenterol Hepatol. 2021;6(4):253. doi: 10.1016/S2468-1253(21)00073-X.

Vogel M, Deterding K, Wiegand J, Grüner NH, Baumgarten A, Jung MC, et al. German Hepatitis Group, Hep-Net. Initial presentation of acute hepatitis C virus (HCV) infection among HIV-negative and HIV-positive individuals-experience from 2 large German networks on the study of acute HCV infection. Clin Infect Dis. 2009;49(2):317-9.

Wandeler G, Gsponer T, Bregenzer A, Günthard HF, Clerc O, Calmy A, et al., Swiss HIV Cohort Study. Hepatitis C virus infections in the Swiss HIV cohort study: a rapidly evolving epidemic. Clin Infect Dis. 2012;55(10):1408-16.

World Health Organization. Hepatitis C. [2023 Dez. 28]. Disponível em: https://www.who.int/news-room/fact-sheets/detail/hepatitis-c.

Zachary P, Ullmann M, Djeddi S, Wendling MJ, Schvoerer E, Stoll-Keller F, et al. Intérêt de l'immunoblot dans l'évaluation du statut sérologique vis-à-vis de l'hépatite C. Pathol Biol (Paris). 2004;52(9):517-21.

86.4 Hepatite Delta

• Andreza Pinheiro Malheiros • João Renato Rebello Pinho

Propriedades do vírus

O vírus da hepatite delta (HDV) foi inicialmente descrito como um novo antígeno do vírus da hepatite B (HBV), detectado por imunofluorescência em biópsias de fígado de portadores de hepatite B crônica. Somente após infecções experimentais em chimpanzés, foi constatado que, na verdade, se tratava de um novo vírus com características bem peculiares.

Atualmente o HDV está classificado no novo reino (*Ribozyviria*), incluindo uma nova família (*Kolmioviridae*), que inclui o gênero ***Deltavirus*** e sete novos gêneros para um total de 15 espécies dentro do domínio *Ribozyviria,* que deriva de ribozima, uma característica única e marcante dos vírus pertencentes a esse novo domínio e na família *Kolmioviridae, kolmio,* que significa "triângulo" em finlandês, uma referência à letra grega Δ.

A identificação e a análise dos novos agentes do tipo HDV-1-8 de mamíferos, anfíbios, pássaros e peixes indica a necessidade de novos gêneros nessa família:

- *Deltavirus*, incluindo as espécies HDV 1-8 que infectam o ser humano (ver seção sobre a diversidade genética viral).
- *Dalvirus*, incluindo a espécie *Dalvirus anatis* para dabbling duck virus 1 (DabDV-1).
- *Daletvirus*, incluindo a espécie *Daletvirus boae* para Swiss snake colony virus 1 (SwSCV-1).
- *Deevirus*, incluindo a espécie *Deevirus actinopterygii* para ray-finned fish virus 1 (RFFV-1).
- *Dobrovirus*, incluindo a espécie *Dobrovirus bufonis* para Chusan Island toad virus 1 (CITV-1).
- *Daazvirus*, incluindo a espécie *Daazvirus cynopis* para Chinese fire belly newt virus 1 (CFBNV-1).
- *Dagazvirus*, incluindo a espécie *Dagazvirus schedorhinotermitis* para Rhinotermitid 1 virus (RTV-1).
- *Thurisazvirus,* incluindo a espécie *Thurisazvirus myis* para Tomo's spiny-rat virus 1 (TSRV-1).

Ciclo replicativo

Por compartilhar o mesmo envelope de superfície, o HDV utiliza os mesmos receptores de entrada no hepatócito que o HBV e, possivelmente, os mecanismos de entrada são similares ou mesmo idênticos. Inicialmente, o vírus se liga à célula hospedeira com baixa afinidade através de proteoglicanas de sulfato de heparana (HSPG), que são glicoproteínas localizadas na superfície de células de animais com diferentes padrões de expressão. Estudos experimentais que utilizaram *small interfering RNA* (siRNA) para silenciar 12 genes de HSPGs mostraram que a glipican 5 tem um papel importante na entrada do HBV/HDV na célula.

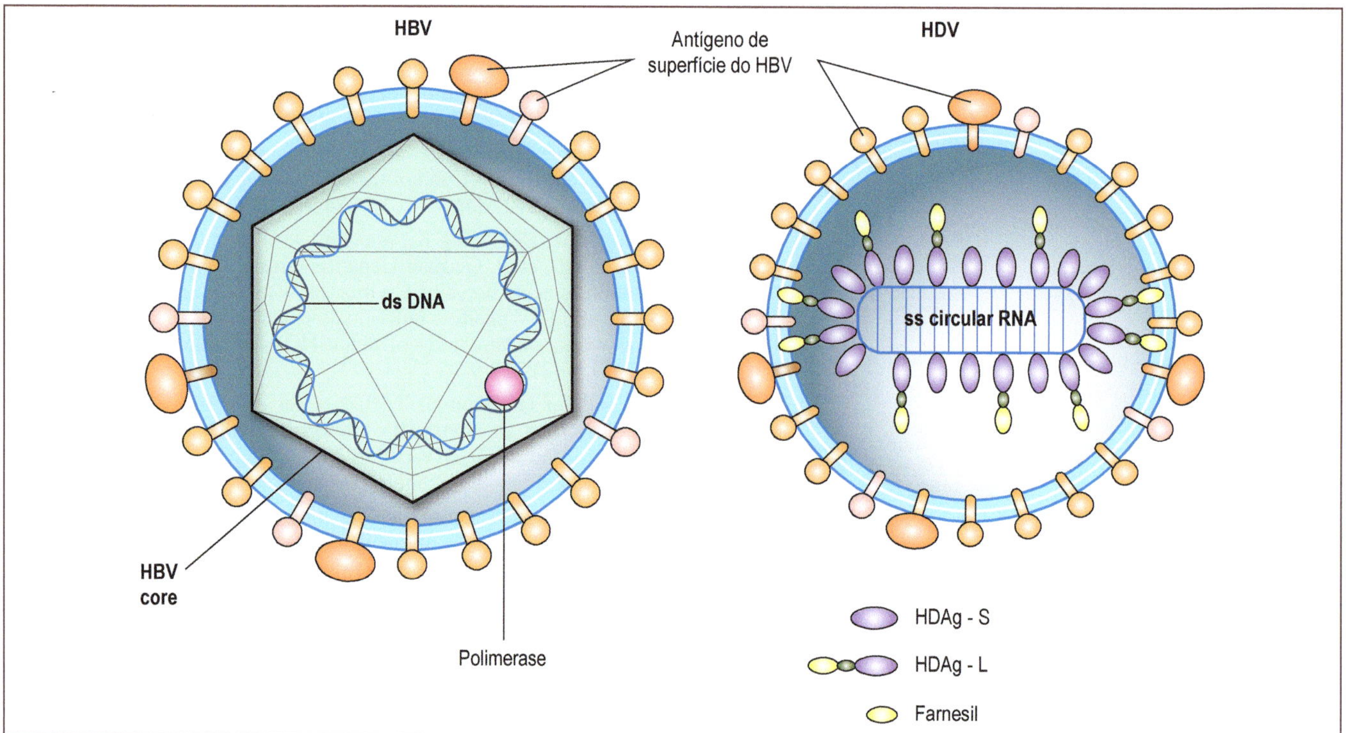

Figura 86.4.1 – *Representação esquemática das partículas virais do HBV e HDV.*
ds: *double strand* (fita dupla); ss: *single strand* (fita simples).
Fonte: Adaptada de Gilman C, Heller T, Koh C, 2019.

Em seguida, ocorre a ligação com maior afinidade da região pré-S1 da proteína L do envelope do HBV ao polipeptídio de cotransporte de taurocolato de sódio (NTCP), presente principalmente na membrana basolateral dos hepatócitos, que desencadeia o processo de endocitose do vírus. O NTCP humano é importante não apenas para o elevado tropismo hepático observado no HBV e HDV, mas também para a especificidade de hospedeiros observada em ambas as espécies, uma vez que o NTCP de outros animais não é capaz de sustentar a infecção. Essa especificidade é mais pronunciada no HBV, aparentemente o HDV é menos rigoroso.

No citoplasma, a ribonucleoproteína (RNP) composta pelo genoma viral associado à cerca de 200 moléculas do HDAg é transportada ao núcleo, onde ocorre a replicação das moléculas de RNA: RNA genômico; RNA antigenômico (fita complementar ao RNA genômico); e o RNA mensageiro.

Apesar de precisar do HBV para utilização das proteínas do envelope, o HDV se replica de forma independente do HBV e necessita apenas do hospedeiro para replicação viral. De forma geral, o processo de replicação de vírus com genoma RNA se dá por meio de enzimas RNA-polimerase dependente de RNA (RDRP) codificadas pelo próprio vírus, porém o HDV não apresenta no seu genoma nenhum gene que codifique uma polimerase viral. Por intermédio de mecanismos ainda não totalmente esclarecidos, o HDV consegue se replicar utilizando polimerases celulares, com evidências da participação da RNA-polimerase DNA-dependente (DDRP) II na replicação do RNA genômico e RNA mensageiro, existindo indicativos da participação da RDRP I na síntese do RNA antigenômico no nucléolo.

A replicação do RNA genômico e antigenômico ocorre por meio do mecanismo de círculo rolante, que é observado mais frequentemente em viroides. Por esse mecanismo, é gerada uma série de genomas concatenados que, na sequência, são clivados pelo domínio ribozima, que está presente tanto no RNA genômico como no RNA antigenômico. O RNA mensageiro é, então, transportado para o citoplasma, onde ocorre a síntese das proteínas virais. Por fim, a RNP interage com as proteínas do envelope do HBV e a partícula do HDV é montada e liberada através da via secretória do retículo endoplasmático/complexo de Golgi (Figura 86.4.2).

■ Genoma e proteínas virais

O genoma do HDV é uma molécula de RNA de fita simples, de polaridade negativa, que apresenta elevado pareamento interno (em torno de 70%) de forma que o genoma circular adquire um formato de bastão (Figura 86.4.3).

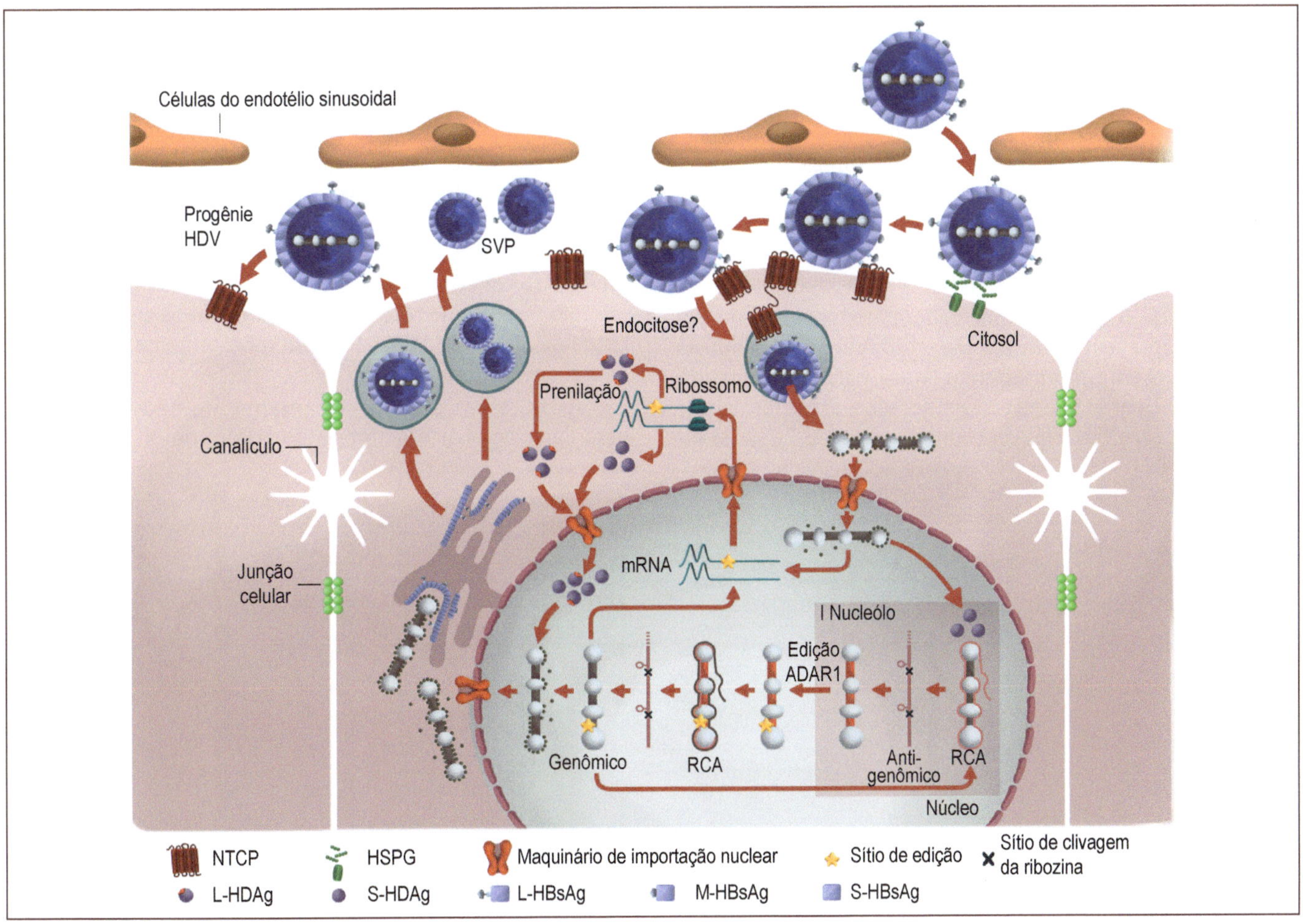

Figura 86.4.2 – *Esquema do ciclo replicativo do HDV.*

HSPGs: *Heparan Sulfato*; L-HDAg: antígeno D maior; L-HBsAg: antígeno "s" maior; M-HBsAg: antígeno "s" médio; NTCP: polipeptídio de cotransporte de taurocolato de sódio; RNP: ribonucleoproteína; RCA: amplificação por círculo rolanta - *rolling-circle amplification*; S-HDAg: antígeno D menor; S-HBsAg: Antígeno "s" menor; SVP: partícula subviral.
Fonte: Adaptada de Lempp FA, Ni Y, Urban S, 2016.

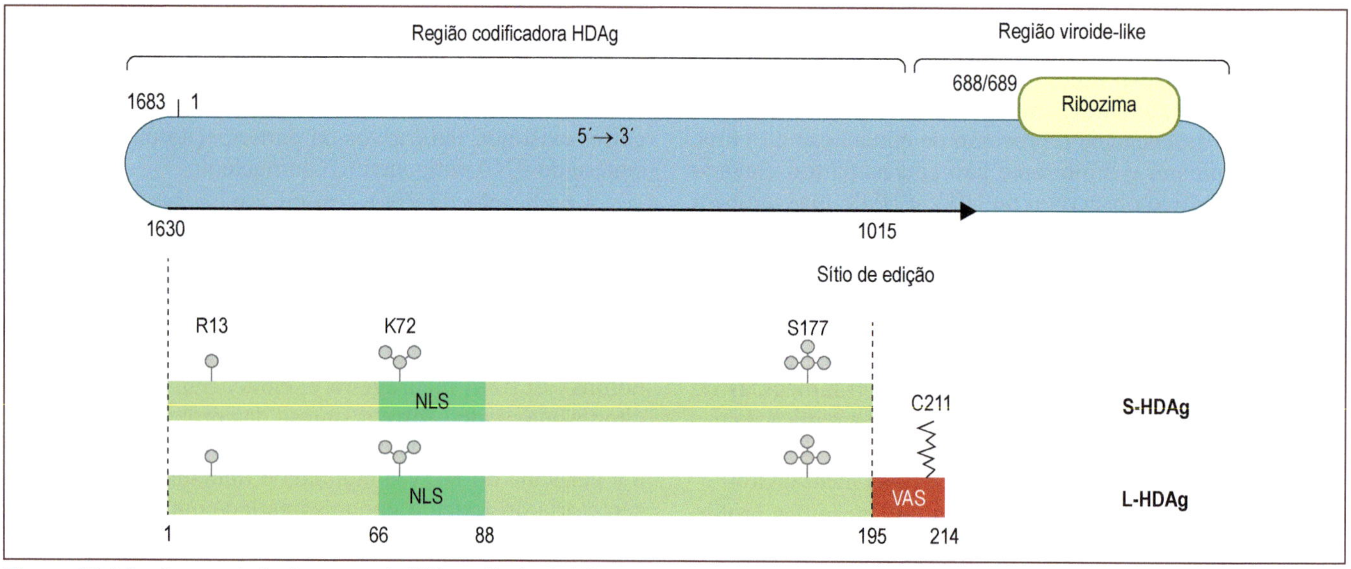

Figura 86.4.3 – *Representação do genoma do HDV e moléculas do HDAg.*
VAS: *virus assembly sequence*; RBS: *receptor-binding site.*
Fonte: Adaptada de Lempp FA, Ni Y, Urban S, 2016.

O genoma tem apenas uma ORF que codifica o antígeno da hepatite D (HDAg) e está presente em duas formas: o HDAg-S (*small*) com 195 aminoácidos; e o HDAg-L (*large*) com 214-5 aminoácidos. O HDAg-S está envolvido no processo de replicação do vírus e na transcrição do RNAm, enquanto o HDAg-L é importante na etapa de montagem das partículas virais e tem efeito supressor da replicação viral. Um processo de edição em algumas moléculas de RNA antigenômico, por intermédio da enzima celular adenosina desaminase (ADAR1), altera o códon de parada do antígeno e estende a cadeia por mais 19 a 20 aminoácidos, dando origem ao HDAg-L.

Diversidade genética viral

Apesar de o HDV ter um genoma extremamente pequeno, ele apresenta elevada variabilidade. Foi proposta recentemente uma nova nomenclatura para os genótipos do HDV que passam a ser considerados espécies, como estão no Quadro 86.4.1. Apresentam cerca de 20% de divergência intraespecífica e de até 35% interespecífica. Na classificação anterior, eram classificados em oito genótipos, identificados de 1 a 8, sendo que os genótipos 1, 2 e 4 também foram classificados em subgenótipos. As espécies do HDV apresentam distribuição geográfica característica, com exceção do HDV-1 que apresenta uma ocorrência mundial, mas predomina na América do Norte e na Europa. O HDV-2 e HDV-4 são os mais comuns no leste asiático; o HDV-3, na bacia amazônica; e o HDV-5 a 8, no continente africano. No Brasil, o HDV-3 é o mais comum e ocorre na região amazônica oriental e oriental. O HDV-8 foi encontrado em comunidades afro-brasileiras no Maranhão, e o HDV-1 foi encontrado em uma amostra em um paciente, em São Paulo, que referia diversos contatos sexuais. Raros casos de HDV-4 e HDV-5 foram recentemente descritos no Brasil em imigrantes.

A literatura disponível atualmente não é suficiente para correlacionar o genótipo do HDV com a gravidade da

Quadro 86.4.1 – *Nova nomenclatura proposta para os genótipos do HDV*

Espécie	*Nome*	*Abreviatura*
Deltavirus cameroonense	hepatitis D virus 7	HDV-7
Deltavirus carense	hepatitis D virus 6	HDV-6
Deltavirus italiense	hepatitis D virus 1	HDV-1
Deltavirus japanense	hepatitis D virus 2	HDV-2
Deltavirus peruense	hepatitis D virus 3	HDV-3
Deltavirus senegalense	hepatitis D virus 8	HDV-8
Deltavirus taiwanense	hepatitis D virus 4	HDV-4
Deltavirus togense	hepatitis D virus 5	HDV-5

Fonte: International Committee on Taxonomy of Viruses: ICTV. https://talk.ictvonline.org/ictv-reports/ictv_online_report/negative-sense-rna-viruses/w/deltavirus.

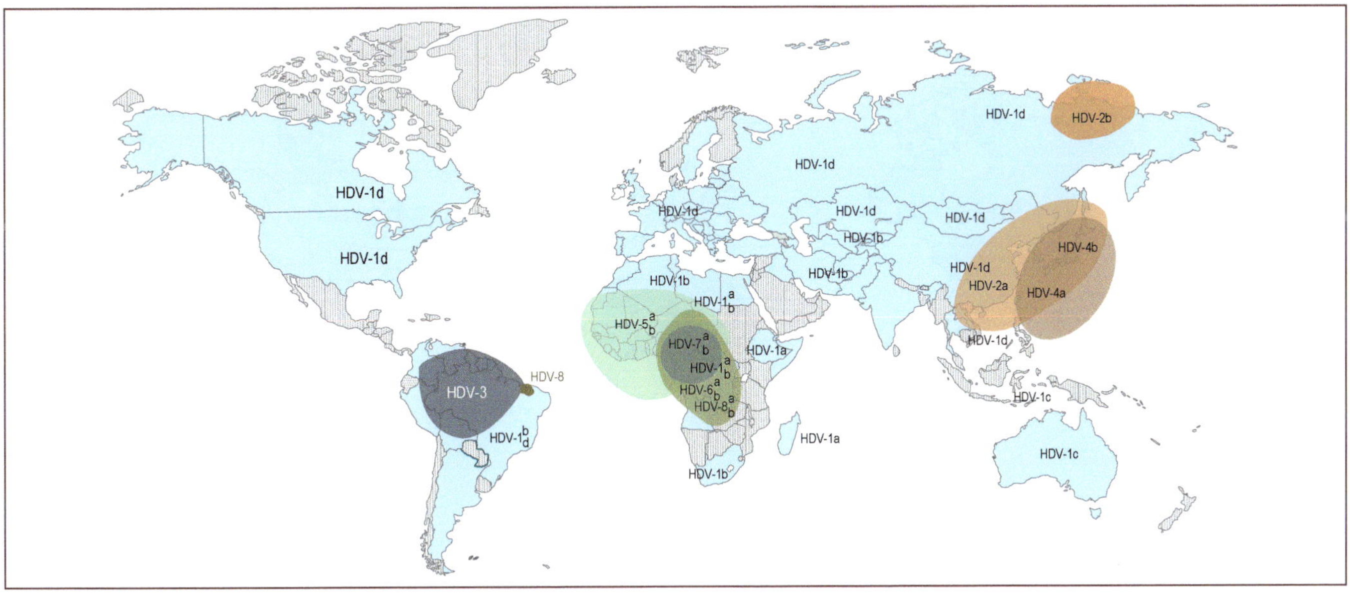

Figura 86.4.4 – *Mapa da distribuição geográfica da diversidade genética do HDV.*
Fonte: Adaptada de LE GAL F, *et al.*, 2017.

doença de forma conclusiva, uma vez que a quantidade de indivíduos e de genótipos analisados dificulta essa associação.

Patogênese

O quadro clínico da hepatite delta crônica varia, em áreas endêmicas é descrita uma forma benigna da doença hepática com portadores assintomáticos. Mas pode ser muito grave no norte da América do Sul com cursos subfulminantes ou fulminantes. Em áreas não endêmicas, a doença afeta grupos de risco como usuários de drogas, e o quadro clínico tende a ser grave. Os diferentes quadros clínicos se relacionam também com as espécies virais.

A infecção pelo HDV-1 tem curso clínico variável e a infecção pelo HDV-2 é, em geral, pouco agressiva.

O HDV-3 é mais divergente e mais agressivo, muitas vezes causando hepatite fulminante mediante um processo citopático de microesteatose hepática.

As lesões histopatológicas hepáticas são semelhantes às de outras hepatites virais. A hepatite delta aguda fulminante mostra um extenso colapso do parênquima com o desaparecimento de hepatócitos, em meio a alguns em regeneração, com arranjo pseudoductular. Características histológicas típicas foram encontradas nos surtos da América do Sul, com microesteatose com alguma necrose e infiltração linfocítica portal, com a configuração típica de células em mórula, que são macrófagos intralobulares contendo grânulos PAS-positivos que contêm o HDAg. A lesão característica em casos com HDV é a presença de esteatose microvesicular e necrose extensa eosinofílica. Outras características são a inflamação de células *scavenger* intra-acinares, principalmente macrófagos, intensa inflamação portal, com regeneração do parênquima e proliferação ductular e arteriolar.

Curso clínico

O HDV é o agente causador da hepatite D que, entre todas as hepatites causadas por vírus, apresenta o curso clínico com a mais rápida progressão e gravidade. Um dos principais fatores determinantes da gravidade da doença é o modo de transmissão do vírus: seja por coinfecção, seja por superinfecção. A coinfecção é a transmissão simultânea do HBV e HDV em indivíduos susceptíveis, geralmente cursa de forma autolimitada e resolve-se em 90% dos casos, apesar do maior risco de insuficiência hepática aguda. Já na superinfecção, ocorre a transmissão do HDV para um portador crônico do HBV, e mais de 80% dos casos progridem para hepatite crônica HBV/HDV, com piora da doença hepática pré-existente e com risco três vezes maior de progressão para cirrose do que os monoinfectados pelo HBV. Entre os portadores crônicos, entre 10% e 15% evoluem para cirrose em 2 anos e 70% a 80% no período de 5 a 10 anos.

Surtos de hepatite fulminante associados posteriormente à infecção pelo HDV ocorreram na região amazônica brasileira nas décadas de 1930-1970. Eram casos de hepatoencefalopatia que acometiam principalmente crianças e adolescentes do sexo masculino e desenvolviam a forma fulminante (entre 5 a 6 dias) e, dos que apresentavam manifestações neurológicas, mais de 90% evoluíam a óbito.

Epidemiologia

Estudos epidemiológicos nos anos seguintes à descrição do HDV estimaram uma prevalência em torno de 5% dos portadores crônicos do HBV. Porém, segundo revisões sistemáticas recentes, esse número pode variar entre 12 milhões e 72 milhões de pessoas: 12 milhões, 48 milhões a 60 milhões e até 72 milhões de portadores. Oeste da África, leste da Ásia, alguns países da região do mediterrâneo e bacia amazônica ocidental são as regiões consideradas endêmicas para o HDV (Figura 86.4.5). Fora das áreas endêmicas, a infecção pelo HDV está mais associada a indivíduos com

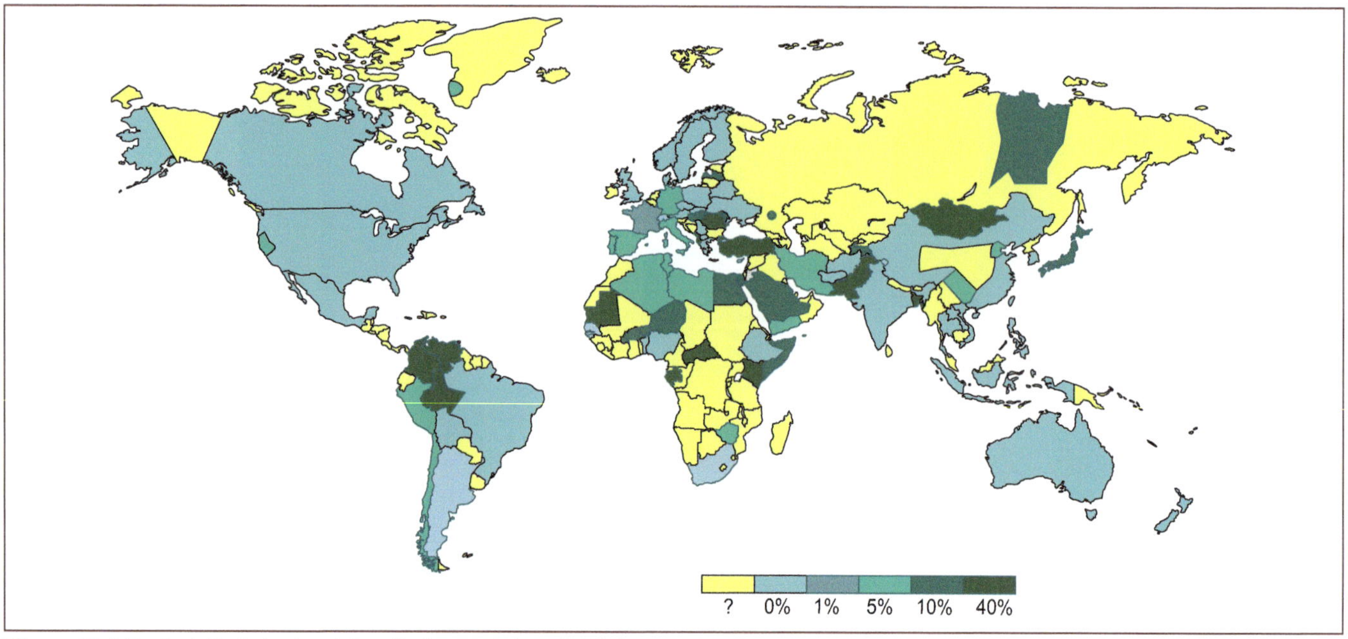

Figura 86.4.5 – *Prevalência do vírus da hepatite D em portadores do HBsAg.*
Fonte: Adaptada de Mentha N, *et al.*, 2019.

comportamentos de risco, principalmente entre usuários de drogas intravenosas.

O HDV compartilha as mesmas vias de transmissão do HBV: parenteral, vertical e sexual. Em regiões de elevada endemicidade, a transmissão intrafamiliar tem um papel importante na prevalência da infecção.

A introdução de programas de vacinação contra a hepatite B reduziu a prevalência de ambos os vírus, porém não foi suficiente para eliminá-los. Foi observada uma redução da prevalência do HDV em diversos países seguida por uma estabilização. Na Itália, a incidência de HDV aguda por 1 milhão de indivíduos diminuiu de 3,2 casos em 1987 para 0,04 em 2019, paralelamente à de HBV agudo por 100 mil de 10 para 0,39 casos durante o mesmo período. A idade média dos casos aumentou de 27 anos, na década de 1991 a 1999, para 44 anos na década de 2010 a 2019. Na Europa, esse aumento estaria associado à imigração de indivíduos de outras regiões. Já no Brasil, em 1997, a prevalência era 66,7% de portadores do HDV entre indivíduos HBsAg-positivos em comunidades ribeirinhas dos estados do Amazonas e Acre. Entre 2005 e 2006, Braga e colaboradores encontraram prevalência do HBsAg de 6,2% na região rural de Lábrea/Amazonas e evidências sorológicas da circulação do HBV entre crianças e adolescentes. Além disso, em áreas consideradas de baixa endemicidade para o HBV e HDV, foram descritas prevalência do HDV de 8,69%, no Maranhão; e 6,22%, em Minas Gerai,s entre os casos HBsAg-positivos em alguns grupos populacionais.

Diagnóstico laboratorial

No Brasil, o *Manual Técnico para Diagnóstico das Hepatites Virais e o Protocolo Clínico e Diretrizes Terapêuticas para Hepatite B e Coinfecções*, do Ministério da Saúde, recomenda a testagem para HDV apenas em indivíduos procedentes ou que estiveram em áreas endêmicas para o HDV. Na ausência de estudos de custo-efetividade da pesquisa do HDV em todos os portadores do HBV, a Sociedade Brasileira de Infectologia e a Sociedade Brasileira de Hepatologia sugerem a inclusão da testagem em grupos com comportamentos de risco para exposição parenteral, como usuário de drogas intravenosas, múltiplos parceiros sexuais, homens que fazem sexo com homens, entre outros. Está em discussão no Brasil que a conduta utilizada na Europa e EUA seja adotada em nosso país: todo paciente com evidências de contaminação pelo HBV deve ao menos uma vez na vida ou quando tiver histórias de novo risco, deve ser investigado para a hepatite delta.

O diagnóstico da infecção pelo HDV pode ser feito por meio da pesquisa de anticorpos das classes IgM ou IgG contra o HDV. A positividade para esse marcador indica contato prévio com o vírus, mas para a confirmação da doença ativa é necessária que a detecção do RNA viral seja por ensaios qualitativos ou quantitativos. Na prática, os marcadores de hepatite D são todos de difícil acesso. No momento, os únicos testes comerciais disponíveis no Brasil são aqueles para a detecção de anticorpos totais ou da classe IgG. Não são comercializados no momento testes para anticorpos da classe IgM, bem como testes para diagnóstico *in vitro* para a detecção ou a quantificação do RNA viral. A detecção e a quantificação do RNA viral podem ser feitas utilizando-se *kits* aprovados apenas para uso em projetos de pesquisa ou com técnicas desenvolvidas no laboratório. Recentemente, uma técnica de detecção do HDVRNA foi desenvolvida em Rondônia e esta técnica deve ser utilizada pelo Ministério da Saúde.

Além dessas metodologias, é muito importante também se utilizarem testes para o vírus da hepatite B. Por exemplo, a diferenciação de casos de coinfecções para superinfecções pode ser feita pela realização do IgM anti-HBc, que é um marcador da coinfecção. Nos casos de coinfecção, o HBsAg é, em geral, precoce e transitório, enquanto na superinfecção é persistente. O anti-HBs pode aparecer na fase convalescente de uma coinfecção e estar sempre ausente na superinfecção. Na Figura 86.4.6, vemos as curvas dos marcadores das hepatites B e delta em casos de coinfecção e superinfecção.

O uso de testes para avaliar de forma não invasiva a progressão da fibrose hepática, como elastografia transitória, pode ser útil para detectar a fibrose hepática avançada, mas não foi validado na hepatite D crônica de forma que ainda não pode ser recomendado.

Prevenção e tratamento

A principal forma de prevenção do HDV é a vacinação contra o HBV em indivíduos que nunca entraram em contato com os dois vírus. Em indivíduos já portadores do HBV, é essencial a prevenção por meio de cuidados comportamentais para evitar o contato com sangue e outros fluidos para prevenir uma superinfecção pelo HDV.

O único tratamento disponível atualmente no Brasil é com a alfapeguinterferona 2a associada a um análogo de nucleos(t)ídeo durante 48 semanas que, após avaliação clínica e laboratorial, pode ser prorrogado pelo mesmo período. Porém apenas 25% a 30% dos indivíduos tratados apresentam resposta viral sustentada ao término do tratamento e mais de 50% apresentam chance de recidiva em curto tempo, além dos frequentes efeitos colaterais.

Existem pelo menos três classes de medicamentos (Figura 86.4.7) que estão em fase 3 de ensaios clínicos e apresentam resultados promissores para o tratamento contra o HDV. Entre os inibidores de entrada do vírus na célula, o Hepcludex® foi aprovado recentemente (julho de 2020) para uso em pacientes portadores de hepatite D crônica compensada na Europa. Outra classe de medicamentos em teste são os inibidores da liberação do HBsAg (polímeros de ácidos nucleicos) com resultados preliminares mostrando redução nos níveis do HBsAg, redução do HDV-RNA e desenvolvimento de anti-HBs. O único medicamento que atua diretamente no HDV é um inibidor de prenilação do HDAg-L que bloqueia a montagem e o empacotamento do vírus, resultados dos estudos de fase 2 mostraram que, após 24 semanas de tratamento, houve a redução > 2 log na carga viral e negativação do HDV-RNA em mais de 50% dos pacientes.

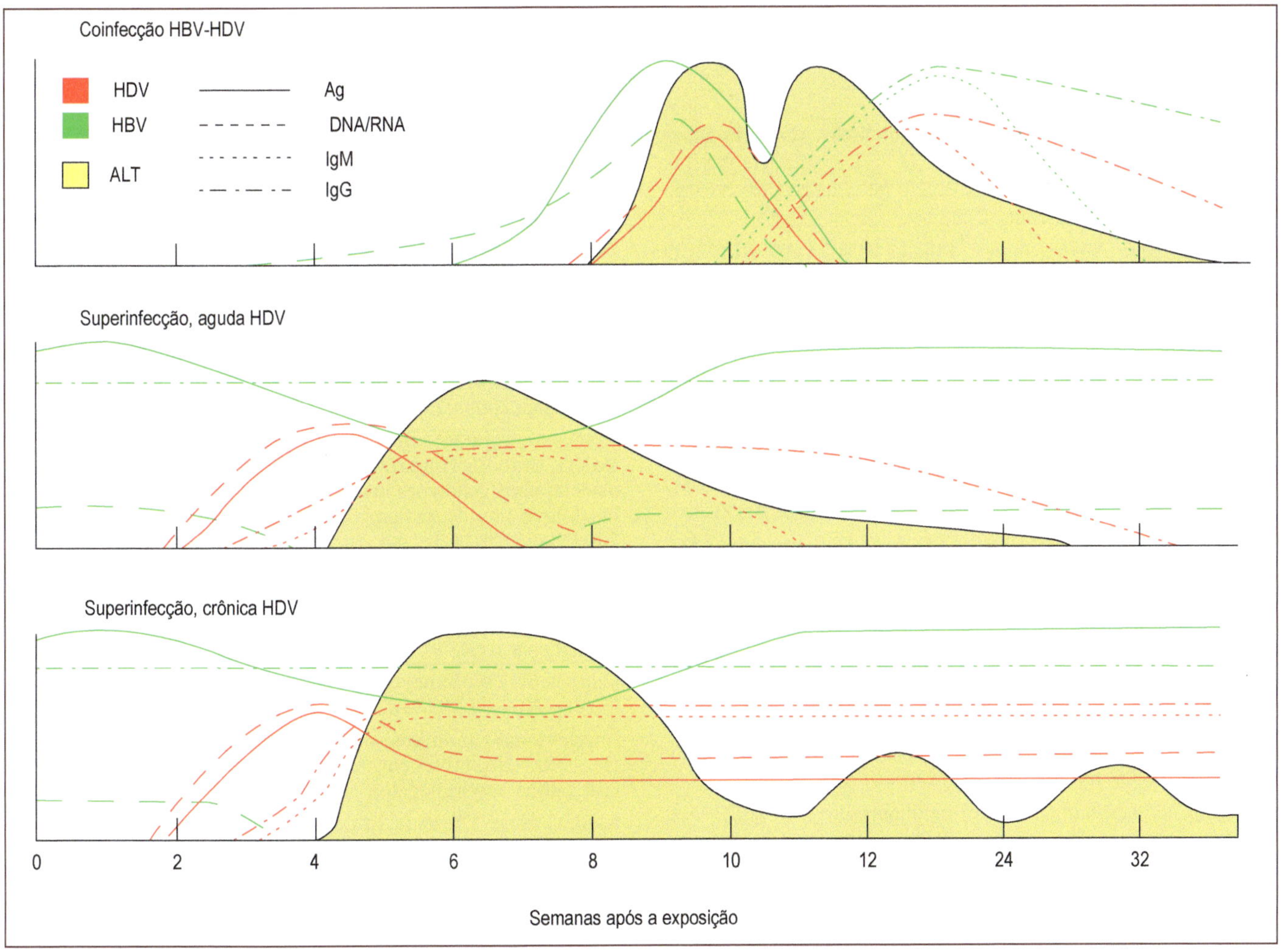

Figura 86.4.6 – *Padrão sorológico da hepatite tipo D. Nível de expressão de antígeno, DNA ou RNA, IgM e IgG para HDV e HBV e ALT.*
Fonte: Adaptada de Pascarella S, Negro F, 2011.

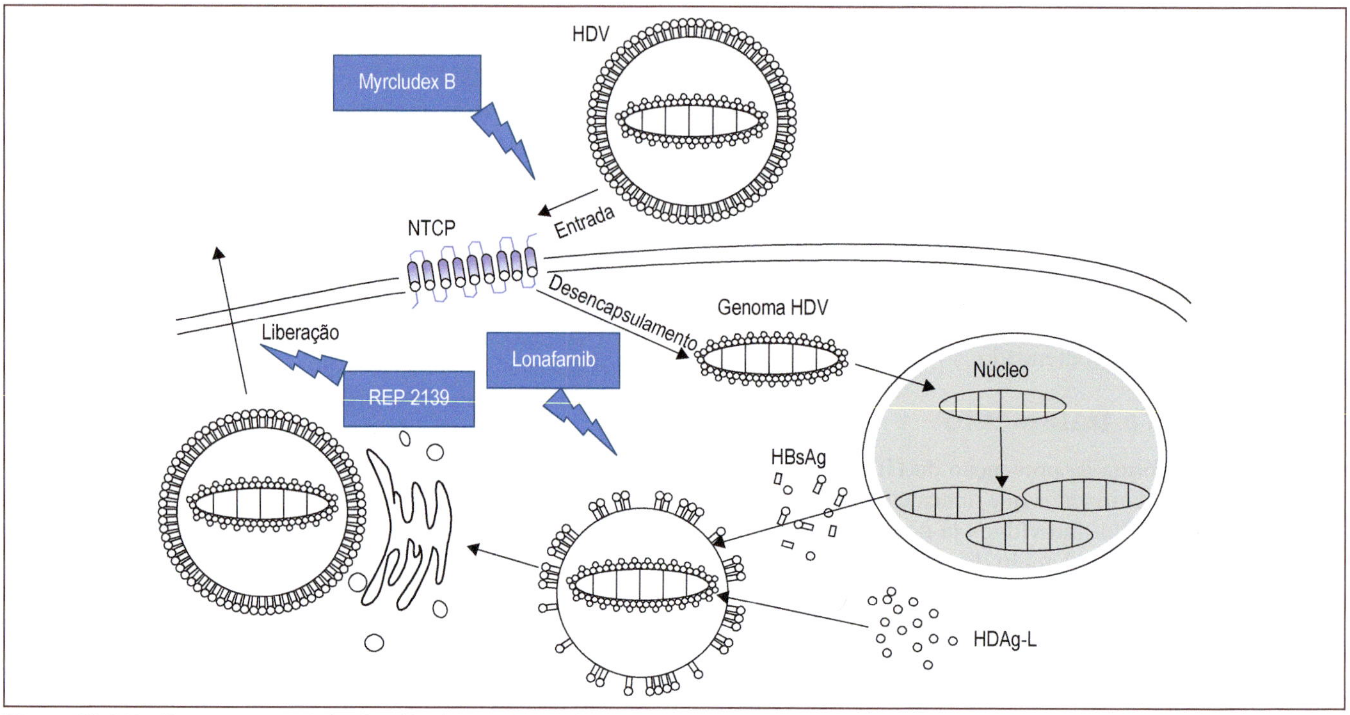

Figura 86.4.7 – *Esquema representativo dos sítios de ação dos medicamentos no ciclo do HDV.*
Fonte: Adaptada de Caviglia GP, Rizzetto M, 2020.

Bibliografia recomendada

Barros LMF, Gomes-Gouvêa MS, Pinho JRR, Alvarado-Mora MV, Santos A, Mendes-Corrêa MCJ, et al. Hepatitis Delta virus genotype 8 infection in Northeast Brazil: inheritance from African slaves? Virus Res. 2011;160(1-2):333-9.

Bazinet M, Pantea VI, Valentim C, Lilia C. HDV2 O-09: REP 2139 monotherapy and combination therapy with pegylated interferon: safety and potent reduction of HBsAg and HDV RNA in caucasian patients with chronic HBV/HDV co-infection. J Viral Hepat. 2015;22(S2):5-6.

Bensabath G, Soares MCP. A evolução do conhecimento sobre as hepatites virais na região amazônica: da epidemiologia e etiologia à prevenção. Rev Soc Bras Med Trop. 2004;37(II):14-26.

Blachier M, Leleu H, Peck-Radosavljevic M, Valla D-C, Roudot-Thoraval F. The burden of liver disease in Europe: a review of available epidemiological data. J Hepatol. 2013;58(3):593-608.

Braga WSM, Castilho MC, Borges FG, Leão JRT, Martinho ACS, Rodrigues IS, et al. Hepatitis D virus infection in the Western Brazilian Amazon – far from a vanishing disease. Rev Soc Bras Med Trop. 2012;45(6):691-5.

Caviglia GP, Rizzetto M. Treatment of hepatitis D: an unmet medical need. Clin Microbiol Infect. 2020;26(7):824-827.

Chen H-Y, Shen D-T, Ji D-Z, Han P-C, Zhang W-M, Ma J-F, et al. Prevalence and burden of hepatitis D virus infection in the global population: a systematic review and meta-analysis. Gut. 2019;68(3):512-21.

Current ICTV Taxonomy Release. Taxonomy Browser. [2023 Dez. 28]. Disponível em: https://ictv.global/taxonomy.

Da BL, Heller T, Koh C. Hepatitis D infection: from initial discovery to current investigational therapies. Gastroenterol Rep. 2019;7(4):231-45.

Ferraz ML, Strauss E, Perez RM, Schiavon L, Ono SK, Guimarães MP, et al. Brazilian Society of Hepatology and Brazilian Society of Infectious diseases guidelines for the diagnosis and treatment of Hepatitis B. Braz J Infect Dis. 2020;24(5):434-51.

Flores R, Owens RA, Taylor J. Pathogenesis by subviral agents: viroids and hepatitis delta virus. Curr Opin Virol. 2016;17:87-94.

Gilman C, Heller T, Koh C. Chronic hepatitis delta: a state-of-the-art review and new therapies. World J Gastroenterol. 2019;25(32):4580-97. doi: 10.3748/wjg.v25.i32.4580. PMID: 31528088; PMCID: PMC6718034.

Gomes-Gouvêa MS, Pereira Soares MC, Mello IMVGC, Brito EMF, Pereira Moia LJMP, Bensabath G, et al. Hepatitis D and B virus genotypes in chronically infected patients from the Eastern Amazon Basin. Acta Trop. 2008;106(3):149-55. doi: 10.1016/j.actatropica.2008.02.009.

Gomes-Gouvêa MS, Soares MCP, Bensabath G, Carvalho-Mello IMVG, Brito EMF, Souza OSC, et al. Hepatitis B virus and hepatitis delta virus genotypes in outbreaks of fulminant hepatitis (Labrea black fever) in the western Brazilian Amazon region. J Gen Virol. 2009;90(11):2638-43. doi: 10.1099/vir.0.013615-0.

He W, Ren B, Mao F, Jing Z, Li Y, Liu Y, et al. Hepatitis D virus infection of mice expressing human sodium taurocholate co-transporting polypeptide. PLoS Pathog. 2015;11(4):e1004840. doi: 10.1371/journal.ppat.1004840.

Hughes SA, Wedemeyer H, Harrison PM. Hepatitis delta virus. Lancet. 2011;378(9785):73-85.

International Committee on Taxonomy of Viruses: ICTV. [2023 Dez. 28]. Disponível em: https://talk.ictvonline.org/ictv-reports/ictv_online_report/negative-sense-rna-viruses/w/deltavirus.

Kang C, Syed YY. Bulevirtide: first approval. Drugs.2020;80(15):11-1605.

Koh C, Da BL, Glenn JS. HBV/HDV Coinfection: emerging therapeutic options for a challenging disease. HHS Public Access. Clin Liver Dis. 2019;23(3):557-72.

Le Gal F, Brichler S, Drugan T, Alloui C, Roulot D, Pawlotsky J-M, et al. Genetic diversity and worldwide distribution of the deltavirus genus: a study of 2,152 clinical strains. Hepatol. 2017;66(6):1826-41.

Lempp FA, Ni Y, Urban S. Hepatitis delta virus: insights into a peculiar pathogen and novel treatment options. Nat Rev Gastroenterol Hepatol. 2016;13(10):580-9.

Lempp FA, Urban S. Hepatitis delta virus: replication strategy and upcoming therapeutic options for a neglected human pathogen. Viruses. 2017;9(7):172. doi: 10.3390/v9070172.

Lempp FA, Wiedtke E, Qu B, Roques P, Chemin I, Vondran FW, et al. Sodium taurocholate cotransporting polypeptide is the limiting host factor of hepatitis B virus infection inmacaque and pig hepatocytes. Hepatology 2017;66(3):703-16. doi: 10.1002/hep.29112.

Lucifora J, Delphin M. Current knowledge on hepatitis Delta virus replication. Antiviral Res. 2020;179:104812.

MacNaughton TB, Shi ST, Modahl LE, Lai MMC. Rolling circle replication of hepatitis delta virus RNA is carried out by two different cellular RNA polymerases. J Virol. 2002;76(8):3920-7.

Mendes-Correa MCJ, Gomes-Corrêa MS, Alvarado-Mora MV, Silva MH, Cavalcanti NCS, Alonso FK, et al. Hepatitis delta in HIV/ HBV co-infected patients in Brazil: is it important? Inter J Infect Dis. 2011;15(12):-e838-32.

Mentha N, Clément S, Negro F, Alfaiate D. A review on hepatitis D: from virology to new therapies. J Adv Res. 2019;17:3-15.

Miao Z, Zhang S, Ou X, Li S, Ma Z, Wang W, et al. Estimating the global prevalence, disease progression, and clinical outcome of hepatitis Delta virus infection. J Infect Dis. 2020;221(10):1677-87.

Ministério da Saúde (BR). Secretaria de Vigilância em Saúde. Departamento de Vigilância, Prevenção e Controle das Doenças Sexualmente Transmissíveis, Aids e Hepatites Virais. Manual Técnico para o Diagnóstico das Hepatites Virais / Ministério da Saúde, Secretaria de Vigilância em Saúde, Departamento de Vigilância, Prevenção e Controle das IST, do HIV/Aids e das Hepatites Virais. Brasília :Ministério da Saúde, 2016, 2. ed. 2018.

Ministério da Saúde (BR). Secretaria de Vigilância em Saúde. Departamento de Doenças Sexualmente Transmissíveis, Aids e Hepatites Virais. Protocolo Clínico e Diretrizes Terapêuticas para Hepatite B e Coinfecções / Ministério da Saúde, Secretaria deVigilância em Saúde, Departamento de DST, Aids e Hepatites Virais. Brasília: Ministério da Saúde, 2017.

Murphy FA. Hepatitis B and hepatitis Delta viruses. In: Fenner and White's Medical Virology. [s.l.] Elsevier. 2017:297-315.

Negro F. Hepatitis D virus coinfection and superinfection. Cold Spring Harb Perspect Med. 2014;4(11):a021550.

Negro F. Hepatitis D virus coinfection and superinfection. Cold Spring Harb Perspect Med. 2014;4(11):a021550. doi: 10.1101/ cshperspect.a021550.

Ni Y, Lempp FA, Mehrle S, Nkongolo S, Kaufman C, Falth M, et al. Hepatitis B and D viruses exploit sodium taurocholate co-transporting polypeptide forspecies-specific entry into hepatocytes. Gastroenterology. 2014;146:1070-83.

Nunes JDC, Silva DLF, Fonseca LMB, Felipe IMA, Ferreira BR, Santana RC, et al. Unexpected findings of hepatitis B and delta infection in northeastern Brazil: a public health alert. Ann Hepatol. 2021;22:100272. doi: 10.1016/j.aohep.2020.09.016.

Pascarella S, Negro F. Hepatitis D virus: an update. Liver Int. 2011;31(1):7-21.

Paula VS, Arruda ME, Vitral CL, Gaspar AM. Seroprevalence of viral hepatitis in riverine communities from the Western Region of the Brazilian Amazon Basin. Mem Inst Oswaldo Cruz. 2001;96(8):1123-8.

Pinho JRR, Gomes-Gouvêa MS, Rizzetto M. Hepatite Delta. In: Pinho JRR, Ribeiro U. Genômica e marcadores moleculares em gastroenterologia e hepatologia. São Paulo: Sarvier. 2017:234-43.

Rizzetto M, Canese MG, Aricò S, Crivelli O, Trepo C, Bonino F, et al. Immunofluorescence detection of new antigen-antibody system (delta/anti-delta) associated to hepatitis B virus in liver and in serum of HBsAg carriers. Gut. 1977;18(12):997-1003.

Rizzetto M, Canese MG, Gerin JL, London WT, Sly DL, Purcell RG. Transmission of the hepatitis B virus-associated delta antigen to chimpazees. J Infect Dis. 1980;141(5):590-602.

Romeo R, Perbellini R. Hepatitis delta virus: making the point from virus isolation up to 2014. World J Hepatol. 2015;7(22):2389-95.

Roulot D, Brichler S, Layese R, BenAbdesselam Z, Zoulim F, Tribault V, et al. Origin, HDV genotype and persistent viremia determine outcome and treatment response in patients with chronic hepatitis Delta. J Hepatol. 2020;73(5):1046-1062.

Santos MDC, Gomes-Gouvêa MS, Nunes JDC, Barros LMF, Carrilho FJ, Ferreira ASP, et al. The hepatitis Delta genotype 8 in Northeast Brazil: the North Atlantic slave trade as the potential route for infection. Virus Res. 2016;224:6-11. doi: 10.1016/j.virusres.2016.08.003.

Scarponi CF, Kroon EG, Vieira DS, Fernandes AP, Gomes KB, Mota BE. Molecular epidemiology of Hepatitis delta virus infection in Minas Gerais state from Brazil, an area outside the hyperendemic region of the Amazon Basin. Mem Inst Oswaldo Cruz. 2019;114:e190074. doi: 10.1590/0074-02760190074.

Sedhom D, D'Souza M, John E, Rustgi V. Viral Hepatitis and acute liver failure: still a problem. Clin Liver Dis. 2018;22(2):289-300.

Stockdale AJ, Kreuels B, Henrion MYR, Giorgi E, Kyomuhangi I, Martel C, et al. The global prevalence of hepatitis D virus infection: systematic review and meta-analysis. J Hepatol. 2020;73(3):523-32.

Stroffolini T, Morisco F, Ferrigno L, Pontillo G, Iantosca G, Cossiga V, et al. Seieva Collaborating Group. Acute Delta hepatitis in Italy spanning three decades (1991-2019): evidence for the effectiveness of the hepatitis B vaccination campaign. J Viral Hepat. 2022;29(1):78-86. doi: 10.1111/jvh.13620.

Sultanik P, Pol S. Hepatitis Delta virus: epidemiology, natural course and treatment. J Infect Dis Ther. 2016;04(02):2-7.

Sureau C, Negro F. The hepatitis delta virus: replication and pathogenesis. J Hepatol. 2016;64(1):S102-S116.

Taylor JM. HDV replication. Cold Spring Harb Perspect Med. 2015;5(11):1-14.

Verrier ER, Colpitts CC, Bach C, Heydmann L, Weiss A, Renaud M, et al. A targeted functional RNA interference screen uncovers glypican 5 as an entry factor for hepatitis B and D viruses. Hepatology. 2016;63(1):35-48.

Watashi K, Wakita T. Hepatitis B virus and hepatitis D virus entry, species specificity, and tissue tropism. Cold Spring Harb Perspect Med. 2015;5(8):1-10.

Yurdaydin C, Idilman R, Bozkaya H, Bozdayi AM. Natural history and treatment of chronic delta hepatitis. J Viral Hepatitis. 2010;17(11):749-56.

86.5 Hepatite E

• Ariana Carolina Ferreira • Leidiane Barbosa Ribeiro
• Michele Soares Gomes Gouvêa • João Renato Rebello Pinho

O vírus da hepatite E

A classificação taxonômica vigente insere o vírus da hepatite E (HEV) na família *Hepeviridae*, gênero *Paslahepevirus*, espécie *Paslahepevirus balayani*, que inclui isolados de humanos e outros mamíferos. O HEV consiste em uma partícula com aproximadamente 27 nm a 34 nm de diâmetro, não envelopada, composta por um capsídeo de simetria icosaédrica formado por uma única proteína e um genoma viral constituído por uma molécula de RNA de fita simples com polaridade positiva e aproximadamente 7,2 Kb.

O genoma do HEV é constituído por pequenas regiões não codificadoras (*untranslated regions* [UTR]) nas suas extremidades 5' e 3' e por três regiões codificantes (*open reading frames* [ORF]), denominadas ORF1, ORF2 e ORF3 (Figura 86.5.1). A ORF1 tem cerca de 5.079 nucleotídeos, sendo localizada na região 5' do genoma viral. É responsável pela codificação de uma poliproteína de 1.693 aminoácidos que, após algumas modificações, origina importantes proteínas não estruturais (metiltransferase, RNA-dependente RNA-polimerase, RNA-helicase, protease papaína-cisteina) envolvidas no processo de replicação viral. A ORF2, com aproximadamente 2 mil nucleotídeos, está localizada na extremidade 3' do genoma e codifica a proteína do capsídeo viral, que contém os epítopos alvos da resposta imunológica do hospedeiro. A ORF3, situada entre a ORF1 e a ORF2 e fazendo sobreposição de cerca de 330 nucleotídeos com a extremidade 5' da ORF2, é a menor região codificante do genoma, sendo responsável por traduzir uma fosfoproteína que se associa ao citoesqueleto dos hepatócitos, sendo, portanto, essencial à infectividade do vírus *in vivo*. As regiões não codificantes e as regiões localizadas na junção entre ORF1 e ORF2/ORF3 exercem um papel importante no processo de replicação do genoma viral.

Replicação viral

O ciclo de replicação do HEV não é bem conhecido em razão da dificuldade de sua reprodução em cultura celular. Entretanto, sabe-se que o RNA genômico do HEV de fita positiva é produzido no citoplasma celular com a finalidade de traduzir as proteínas não estruturais codificadas pela ORF1. Algumas dessas poliproteínas, em associação com proteínas celulares, comandam a síntese do RNA antigenômico (negativo) iniciando pela extremidade 3' do genoma. O RNA antigenômico pode, então, atuar como molde para a síntese de novas fitas de RNA genômico (positivo) e subgenômico (2,2 Kb, positivo), responsável pela síntese das proteínas do capsídeo traduzidas a partir da ORF2. As etapas da replicação viral se seguem esquematizadas detalhadamente na Figura 86.5.2.

Diversidade genética do HEV: genótipos e subtipos

A espécie *Paslahepevirus balayani* atualmente encontra-se subdividida em oito genótipos distintos, sendo os genótipos 1 a 4 as cepas predominantes em infecções humanas. Os genótipos 1 e 2 infectam exclusivamente humanos, até o momento não há relatos de transmissão de animais para humanos; já os genótipos 3 e 4 infectam humanos e animais, principalmente suínos, sendo transmitidos de forma zoonótica mediante o consumo de carne suína e o contato com animais por atividade profissional (veterinários, criadores de suínos); os genótipos 5 e 6 foram identificados em javalis; o genótipo 7 foi identificado em dromedários em países do Oriente Médio. No entanto, casos de infecção humana por HEV genótipo7 foram relatados; a última inclusão nessa espécie foi uma cepa, isolada na China, de camelos bactrianos, sendo denominada "HEV genótipo 8".

A diversidade genética do HEV foi caracterizada com base na análise de sequências de genomas completos e/ou sequências parciais da ORF1 (nucleotídeos 80 a 450) de cepas isoladas em diferentes regiões geográficas.

A variabilidade genética dentro dos diferentes genótipos possibilitou a classificação destes em subtipos. O genótipo HEV-1, embora muito conservado, classifica-se em seis

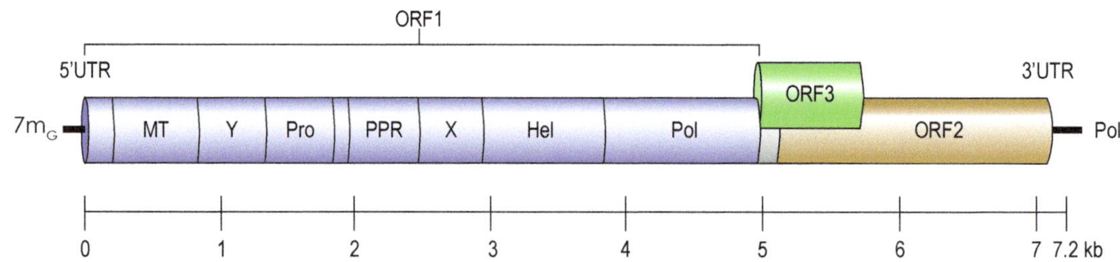

Figura 86.5.1 – *Genoma do vírus da hepatite E.*

Hel: RNA helicase; HVR: hypervariable region; Met: metiltransferase; ORF2: codifica a proteína do capsídeo; ORF3 codifica fosfoproteína multifuncional VP13; Pro: papain-like cysteine protease; PPR: região rica em prolina; Pol: RNA polymerase RNA-dependent; X: domínio; Y: domínio.

Fonte: Adaptada de Kamar N, Dalton HR, Abravanel F, *et al.*, 2014.

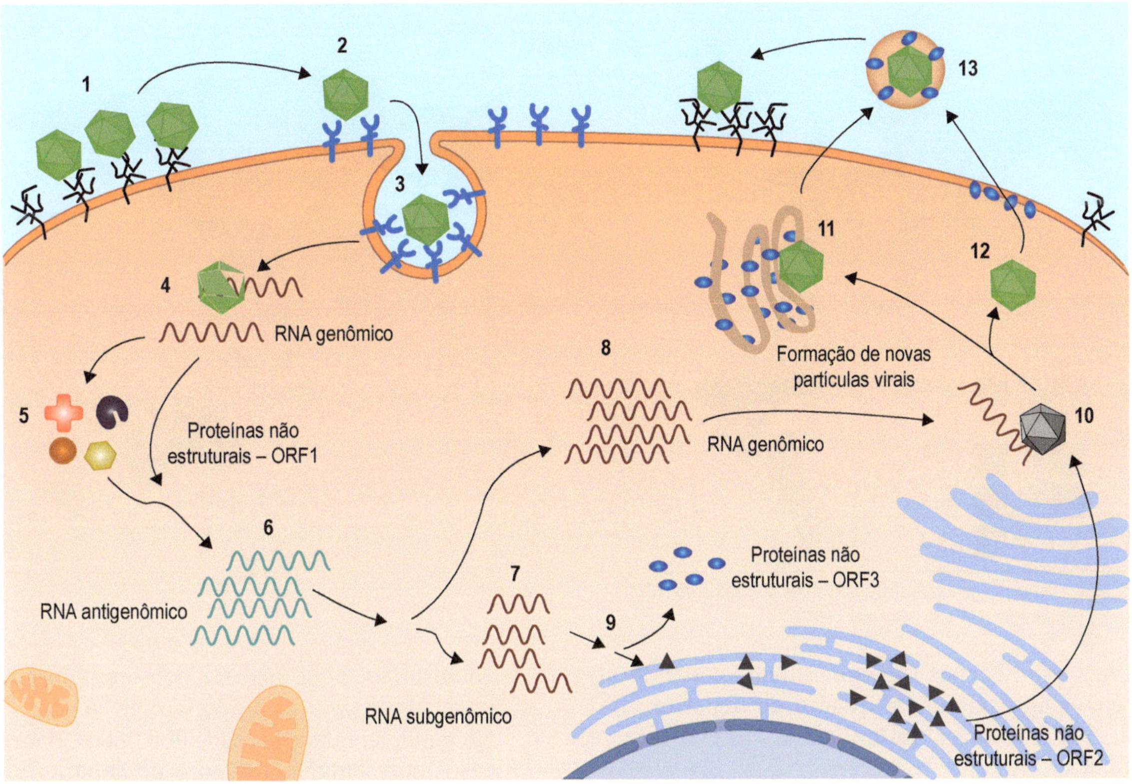

Figura 86.5.2 – *Ciclo de replicação do HEV. As partículas virais se concentram na superfície das células-alvo através de alguns fatores de fixação; posteriormente, ligam-se a receptores específicos ainda não caracterizados e migram para o interior celular através de endocitose. No citoplasma celular, os vírus sofrem desencapsidação, liberando o RNA genômico (fita positiva), que é, então, parcialmente traduzido em proteínas não estruturais da ORF1, que auxiliam na transcrição de um RNA antigenômico (negativo), o qual passa a atuar como fita molde para a síntese de um RNA subgenômico (2,2 Kb), bem como de transcritos completos de RNA genômico (positivo). O RNA subgenômico é, então, traduzido em proteínas da ORF2 (triângulos cinzas) e da ORF3 (círculos azuis). O produto proteico da ORF2 atravessa o retículo endoplasmático a fim de empacotar o RNA genômico, constituindo o capsídeo viral. A proteína traduzida a partir da ORF3 se associa às endomembranas e auxilia na saída do vírus recém-constituído da célula.*

Fonte: Adaptada de Holla RP, Ahmad I, Ahmad Z, *et al.*, 2013.

subtipos (1a a 1f). As sequências do HEV-2 são agrupadas em dois diferentes subtipos (2a e 2b). Os genótipos HEV-3 e HEV-4, por apresentarem grande diversidade, são organizados em 11 (3a a 3j e 3ra) e nove subtipos (4a a 4i), respectivamente.

Alguns genótipos/subtipos apresentam uma distribuição geográfica característica, porém um determinado genótipo que é dominante em uma dada região não se restringe a esta, podendo ser encontrado também em outras áreas (Figura 86.5.3). O genótipo 1, restrito a humanos, apresenta alta endemicidade em alguns países em desenvolvimento localizados na Ásia e no norte da África; o genótipo 2, consideravelmente raro e também apenas encontrado em seres humanos, foi encontrado no México no início da década de 1980 e, depois, relatado na África Ocidental (Nigéria e Chade), mas não foi relatado em outras partes do mundo. Os genótipos 1 e 2 estão envolvidos nas epidemias de infecção pelo HEV transmitidas através de água contaminada que ocorreram nas regiões em que são predominantes. O genótipo 3 foi caracterizado em amostras isoladas de humanos e suínos, sobretudo em países desenvolvidos, predominantemente na Europa e América do Norte, mas também na região da Ásia-Pacífico (p. ex., Austrália, Japão). No Brasil, até o momento, apenas o genótipo 3 foi identificado em suínos e em casos humanos. O genótipo 4 também é encontrado em casos humanos e suínos e relatado quase exclusivamente em países do sudeste asiático, incluindo China, Taiwan, Japão e Vietnã, com um relato de caso ocasional na Europa. Além de serem encontrados entre rebanhos suínos, os genótipos 3 e 4 também já foram detectados em outros animais como javalis, veados, mangustos e coelhos. O genótipo 7 foi relatado em humanos apenas como relatos de casos ocasionais da região do Oriente Médio.

Características epidemiológicas da infecção pelo HEV

As características epidemiológicas da infecção pelo HEV variam de acordo com o genótipo, com 2 padrões distintos – para os genótipos 1 e 2 e para os genótipos 3 e 4:

Genótipos 1 e 2:

- A transmissão acontece através da via fecal-oral associada principalmente à ingestão de água contaminada por fezes de indivíduos infectados, sendo por isso associados a grandes surtos epidêmicos.

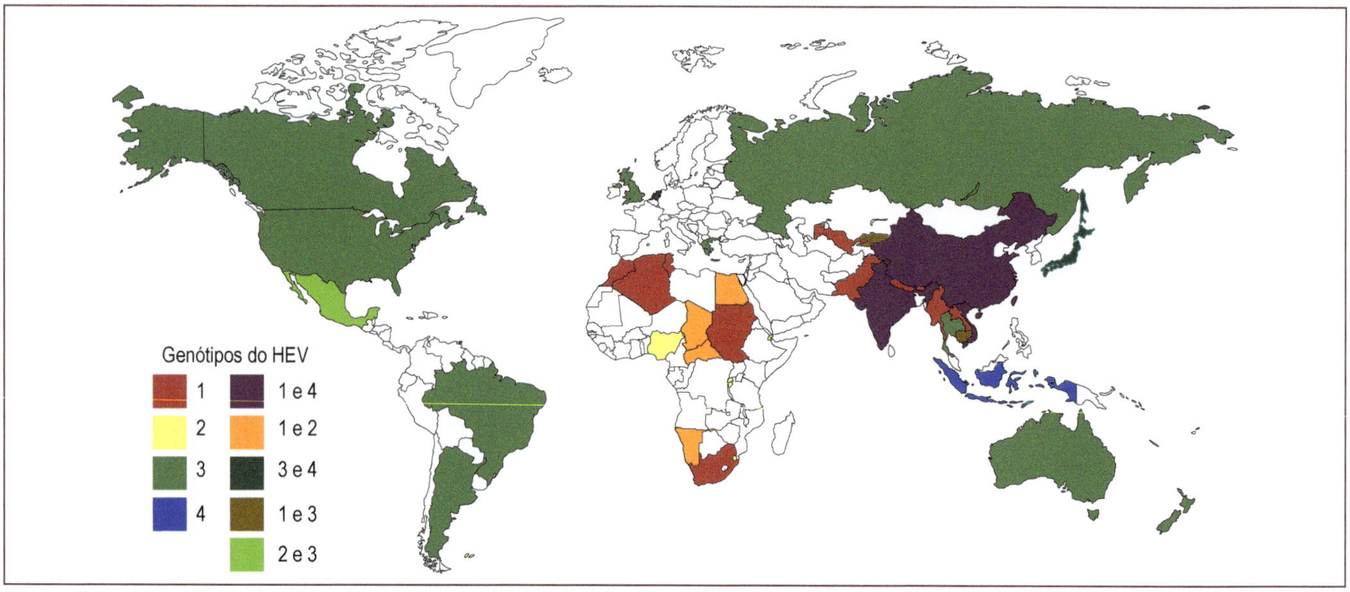

Figura 86.5.3 – *Distribuição geográfica dos diferentes genótipos do HEV.*
Fonte: Adaptada de Wedemeyer H, Pischke S, Manns MP, 2012.

- No geral, as infecções são subclínicas, podendo alguns casos apresentar um quadro de hepatite viral aguda. A infecção é autolimitada e não evolui para cronificação.
- Associados a evoluções clinicas mais severas em gestantes ou pacientes com doença hepática preexistente, podendo, em alguns casos, evoluir para falência hepática aguda.

Genótipos 3 e 4:

- A transmissão acontece através da ingestão de carne de porco mal cozida ou de outros animais contaminados, caracterizando a transmissão zoonótica da infecção. Além disso, pode ocorrer pelo contato com animais infectados e por transfusão sanguínea.
- No geral, as infecções são subclínicas, podendo alguns casos apresentar um quadro de hepatite viral aguda. Evolução para a cronicidade foi observada em infecções pelo genótipo 3, envolvendo indivíduos com comprometimento imunológico.
- Não foi observado associação com a frequência da doença e com gravidade em gestantes, no entanto, a infecção já foi relatada nesse grupo.

As principais formas de transmissão do HEV estão esquematizadas na Figura 86.5.4.

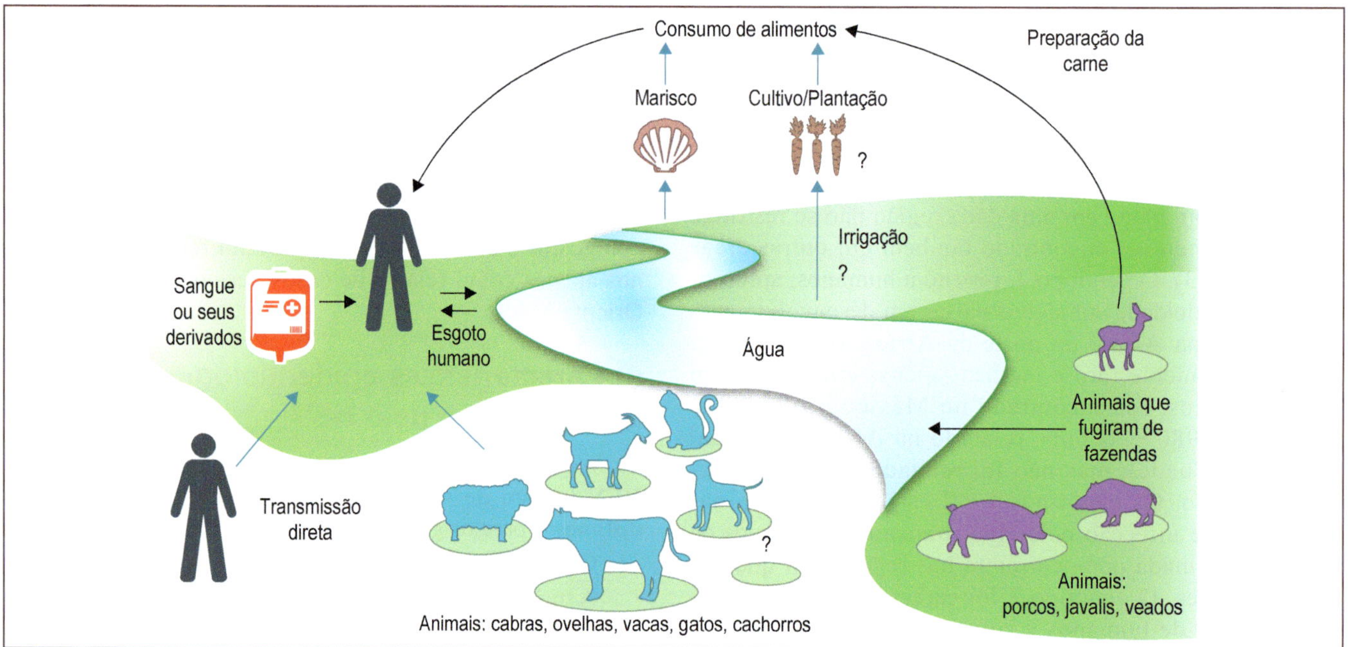

Figura 86.5.4 – *As principais formas de transmissão do HEV.*
Fonte: Acervo da autoria.

A infecção pelo HEV apresenta dois padrões epidemiológicos nas diferentes regiões geográficas, podendo ser encontrada sob as formas endêmica e não endêmica. Nessas áreas, observam-se diferenças marcantes nas rotas de transmissão, grupo populacional afetado e características da doença.

■ Forma endêmica

A hepatite E é hiperendêmica em muitos países localizados no sul, sudeste da Ásia e Ásia central; norte, leste e oeste da África. Nessas regiões, a infecção por HEV apresenta-se como uma doença epidêmica e endêmica. Se a taxa de incidência ainda é alta em regiões hiperendêmicas, está ocorrendo um aumento no número de casos em regiões de baixa endemicidade, como Oceania e Europa Ocidental. A forma endêmica é observada em países em desenvolvimento, onde grandes surtos associados à deficiência de água potável e às precárias condições sanitárias são mais recorrentes, afetando de centenas a milhares de pessoas. Os genótipos 1 e 2 do vírus estão associados à grande parte das infecções nessas regiões. A epidemia mais recente aconteceu em Darfur, no Sudão, em decorrência da superlotação em campos de refugiados. No entanto, recentemente um surto na parte central da Itália por cepas do genótipo 3 foi documentado.

Nas áreas endêmicas, a ocorrência de infecção pelo HEV associa-se principalmente ao consumo de água contaminada com materiais fecais infectados. Durante esses episódios, 1% a 15% da população pode ser afetada, sendo os adultos jovens os mais frequentemente acometidos. A prevalência da infecção pelo HEV é baixa em crianças menores de 10 anos, entretanto essa prevalência cresce drasticamente entre indivíduos com idade entre 15 e 30 anos. Esses achados são curiosos e inesperados para um vírus de transmissão fecal-oral. Diferentemente do HEV, a prevalência da infecção pelo vírus da hepatite A (HAV) nessas regiões é maior em crianças abaixo de 10 anos, já que se trata de um vírus cuja principal forma de transmissão é a via fecal-oral. Contudo, no Egito, as características epidemiológicas da hepatite E diferem significativamente daquelas observadas nos países vizinhos da África e no subcontinente Indiano; uma elevada soroprevalência de anti-HEV é observada em crianças com idade igual ou inferior a 10 anos, chegando a ser semelhante à encontrada para o HAV.

A ocorrência dos surtos se dá frequentemente após desastres naturais em que fortes chuvas e inundações favorecem a mistura de excrementos humanos com a água destinada ao consumo da população; ou em campos de refugiados, onde as condições sanitárias são precárias. Entretanto, durante os meses quentes e secos do verão, alguns surtos também podem ocorrer, possivelmente em razão do menor fluxo de água nos rios, favorecendo o aumento das concentrações de contaminantes fecais. As epidemias são recorrentes no sudeste asiático, onde as pessoas utilizam a água do rio, em que são eliminados dejetos fecais, para beber, cozinhar e para higiene pessoal. No geral, o HEV é responsável por quase 50% dos casos de hepatite aguda na Índia e por uma proporção semelhante de casos de insuficiência hepática aguda.

É possível observar, nas regiões endêmicas, casos esporádicos de hepatite aguda em todos os grupos etários. Nesses casos, a forma de transmissão não é bem definida, entretanto, em virtude do elevado potencial de contaminação fecal da água e dos alimentos, a transmissão fecal-oral é a mais provável.

A transmissão por contato direto (pessoa a pessoa) tem sido relatada durante a ocorrência de surtos da infecção, no entanto não está totalmente claro o quanto esse modo de transmissão contribui eficientemente para a disseminação viral. Contudo, um estudo em Uganda evidenciou que os fatores domésticos podem ser importantes na transmissão da doença. De acordo com o Center for Disease Control and Prevention (CDC), a propagação pessoa a pessoa pode ter sido um fator de transmissão importante no recente surto ocorrido no sul do Sudão. Nas áreas endêmicas, a transmissão do HEV por meio do consumo de carne e de derivados de animais infectados não parece ser uma forma importante de disseminação da doença. A transmissão vertical já foi relatada nessas regiões. A presença de viremia entre doadores de sangue saudáveis e subsequente transmissão dessa infecção para receptores de transfusão tem sido documentada, porém a contribuição dessa forma de transmissão para a endemicidade da doença não é clara.

■ Forma não endêmica

A infecção pelo HEV não é endêmica nos Estados Unidos, Europa Ocidental (Reino Unido, França, Holanda, Áustria, Espanha e Grécia) e em países desenvolvidos da região Ásia-Pacífico (Japão, Taiwan, Hong Kong e Austrália), onde não há relatos de surtos e poucos casos de hepatite viral aguda são associados ao HEV. Os genótipos 3 e 4 do vírus, encontrados em alguns animais e esporadicamente em humanos, são responsáveis por grande parte dos casos autóctones de hepatite E no mundo desenvolvido.

Os relatos de infecção aguda pelo HEV durante a década de 1990 e os primeiros anos do século XXI nos países desenvolvidos estão associados principalmente a casos de pessoas com histórico de viagem para áreas endêmicas. Entretanto, observou-se, nos últimos anos, um número crescente de casos relacionados à transmissão autóctone (localmente adquirida) da doença.

Vários estudos que caracterizaram a sequência genômica das cepas de HEV envolvidas nas infecções autóctones mostraram que elas eram mais próximas das sequências de cepas isoladas de suínos do que daquelas isoladas de casos humanos procedentes de áreas endêmicas. Posteriormente, alguns estudos comprovaram a transmissão do HEV para humanos mediante o consumo de carne crua ou mal cozida de suínos, javalis e veados, contribuindo com as evidências de transmissão zoonótica do HEV em áreas não endêmicas. A elevada soropositividade de anti-HEV IgG entre veterinários e trabalhadores de matadouros sugere que o contato direto com suínos constitui um importante fator de risco para a transmissão zoonótica do HEV.

Estudos relatam uma baixa prevalência de anticorpos anti-HEV, especialmente em adultos (1% a 20%), nas áreas não endêmicas. Podendo se observar uma variação geográfica considerável na soroprevalência e na incidência da infecção pelo HEV nessas áreas, como ocorre na França, onde a prevalência da doença no sul é quatro vezes maior do que no norte do País. Essa diferença também é observada no Reino Unido, em que a prevalência é de 16% no sudoeste da Inglaterra, 12% no restante do País e 4,6% em Edimburgo, na Escócia.

Na América do Sul, a prevalência da infecção pelo HEV ainda não é bem conhecida, sendo que a soroprevalência anti-HEV IgG entre a população geral e grupos variáveis tem mostrado características epidemiológicas semelhantes àquelas de regiões não endêmicas. Nessa região, há relatos de casos esporádicos de hepatites agudas relacionadas ao HEV, sendo alguns importados de áreas endêmicas e outros autóctones. No geral, o estudo de casos agudos de infecção por HEV notificados nos últimos 17 anos na América do Sul, diagnosticados pela presença de marcadores sorológicos ou moleculares específicos (anti-HEV IgM e/ou HEV RNA), demonstrou que o genótipo HEV-3 foi o mais frequente.

Estudos de prevalência do anti-HEV IgG realizados durante a década de 1990 entre diferentes populações mostraram baixa prevalência: 1,8% em doadores de sangue na Argentina; 1,2% em doadores de sangue no Uruguai; na Venezuela, 1,6% entre mulheres grávidas da área urbana de Caracas, 3,9% entre uma população da área rural e 5,4% entre ameríndios. Entre as populações da área rural na Bolívia, foi observada uma prevalência de 7,3%, maior do que a observada nos demais países citados anteriormente.

No Brasil, casos esporádicos de hepatite aguda decorrente de infecção pelo HEV já foram identificados e, mais posteriormente, no Rio de Janeiro, foi diagnosticado um caso de hepatite E autóctone, no qual o genótipo 3b do HEV foi identificado.

Dados referentes à soroprevalência do HEV no Brasil são bastante limitados. Entretanto, estudos epidemiológicos em diferentes regiões do País, envolvendo grupos populacionais distintos, mostraram uma prevalência variável. Em Campinas, a prevalência de anti-HEV IgG foi de 2,6% entre profissionais da Saúde, 3% entre doadores de sangue e 17,7% entre mulheres com comportamento de risco para aquisição de HIV. No Rio de Janeiro, a prevalência encontrada foi: 2,1% em pacientes com hepatite aguda não A não B não C; 6,2% em pacientes hemodialisados; 4,3% em doadores de sangue; 11,8% em usuários de drogas injetáveis; 1% em mulheres grávidas. Com o objetivo de identificar a soroprevalência em indivíduos de áreas rurais, um estudo sistemático encontrou a soroprevalência de IgG anti-HEV de 12,9% no norte, 3,4% a 8,4% no Centro-Oeste, e 2,1% e 20,7% no Sudeste. Entre crianças de 2 a 9 anos, em um município da Amazônia matogrossense, a prevalência de anti-HEV IgG foi 4,5%. Entre doadores voluntários matriculados no banco de sangue regional de Londrina, no estado do Paraná, durante o ano de 1999, a prevalência do anti-HEV IgG foi de 2,3% (23/996).

Estudos mais recentes acerca da situação epidemiológica da infecção no Brasil têm sido desenvolvidos; como no Vale do Itajaí, no estado de Santa Catarina, em que se verificou uma alta prevalência de anti-HEV IgG (10%) entre doadores de sangue; o que aparentemente pode estar associado aos hábitos alimentares germânicos predominantes na região. Uma análise de registros laboratoriais de testes para anti-HEV realizados entre janeiro de 1998 e dezembro de 2013, em um grande laboratório de análises clínicas de São Paulo, que abrange uma área que se estende do sul ao nordeste do país, determinou uma soroprevalência de 2,1% para anti-HEV IgG. Em uma recente pesquisa, que teve como objetivo avaliar a soroprevalência de anticorpos anti-HEV em uma população de catadores de material reciclável em Goiânia, verificou-se que 5,1% e 0,7% apresentaram anticorpos anti-HEV IgG e anti-HEV IgM, respectivamente. Esse trabalho indica uma baixa prevalência da infecção no Brasil central, sugerindo que este apresenta um padrão de infecção pelo HEV semelhante ao apresentado nas regiões de baixa endemicidade. Em São Paulo, estudo envolvendo indivíduos portadores do HIV demonstrou prevalência de anticorpos anti-HEV IgG de 10,7%; entre pacientes com HCV, a prevalência foi de 12%. Já na região de Porto Alegre, sul do Brasil, um estudo envolvendo diversos grupos populacionais encontrou altas taxas de positividade para anti-HEV IgG: entre doadores de sangue, a prevalência foi de 18,7%; 22,5%, entre pacientes cirróticos; 20%, entre usuários de *crack*; 18,7%, entre transplantados de fígado; e 17,5%, entre pessoas residentes em área de baixa renda. Evidências de infecção pelo HEV entre suínos e outros animais já foram relatadas no Brasil por meio da detecção do RNA viral. A soroprevalência de IgG anti-HEV em suínos jovens (<10 meses) foi de 8,6% na região Norte do Brasil e 69,7% na região Centro-Oeste. A detecção de RNA do HEV nas fezes desses animais foi de 1,7% na região Nordeste; 7,9%, na Norte; e 87,5%, na Sudeste. Embora o Mato Grosso seja o quinto maior produtor de suínos entre os demais estados brasileiros, nenhum estudo havia sido realizado com o objetivo de investigar a ocorrência de HEV em suínos provenientes de fazendas de grande produção, onde são abatidos em condições sanitárias adequadas, e fazendas de produção familiar, que fornecem os suínos sem inspeção sanitária das condições de abate, podendo ser esta uma importante fonte de infecção pelo HEV em humanos. Recentemente, foi desenvolvido um estudo que demonstrou a ocorrência de infecção pelo HEV em suínos provenientes de fazendas de produção familiar dessa região. Entre estes, 72% (18/25) dos suínos apresentaram lesões hepáticas microscópicas; dos quais 32% (8/25) apresentaram HEV RNA detectável por *nested* PCR e 28% (7/25) por imuno-histoquímica.

Quadro clínico e evolução da doença

A evolução clínica da infecção humana pelo HEV varia amplamente, podendo se apresentar de forma assintomática ou com formas mais graves, como insuficiência hepática fulminante; entretanto, o quadro de hepatite aguda autolimitada é o mais comumente observado. Essa é a apresentação mais frequente em países industrializados e em países em desenvolvimento, distinguindo-se apenas a taxa de mortalidade que é muito mais elevada nesses últimos. Além disso, nas regiões endêmicas, os adultos jovens apresentam mais frequentemente doença sintomática, enquanto nas crianças a infecção, em geral, é benigna e assintomática. As características clínicas e bioquímicas da hepatite E são indistinguíveis daquelas observadas na infecção aguda por outros vírus hepatotrópicos. Recentemente, alguns casos de infecção crônica pelo HEV também têm sido descritos e serão abordado adiante. Os fatores que determinam a gravidade da infecção pelo HEV não são totalmente compreendidos, entretanto podem estar associados à gravidez, ao gênero, à idade e à doença hepática previamente existente.

Infecção aguda pelo HEV

O período de incubação da doença após a infecção pelo HEV pode variar de 2 a 10 semanas, com média de 5 a 6 semanas. A hepatite E aguda geralmente tem duas fases distintas: a fase pré-ictérica; e a ictérica. A fase pré-ictérica pode variar de 1 a 10 dias e sintomas gastrointestinais, como dor epigástrica, náuseas e vômitos têm sido frequentemente relatados. A fase ictérica é geralmente caracterizada pelo desaparecimento dos sintomas prodrômicos e costuma ser autolimitada. Nessa fase, observam-se icterícia, hepatomegalia e discreta esplenomegalia. A elevação dos níveis da enzima alanina aminotransferase (ALT) precede ou coincide com o início da icterícia, a qual é observada na maioria dos pacientes juntamente às queixas de colúria, prurido e hipocolia fecal. Nos casos em que não há complicações, em 1 mês há remissão sintomática completa. Nas hepatites colestáticas pelo HEV (20% a 25% dos adultos acometidos), os testes laboratoriais mostram a elevação da enzima fosfatase alcalina e a persistência de bilirrubinas elevadas mesmo após a normalização da ALT. Semelhante a outros vírus causadores de hepatite, o HEV não é diretamente citopático e é possível que os danos hepáticos sejam decorrentes da resposta imune do hospedeiro, no entanto isso ainda não foi confirmado. Importante ressaltar que existe uma relação importante entre o HEV e casos de hepatites fulminantes, especialmente quando as infecções são causadas pelos genótipos 1 e 2, em mulheres grávidas. Mais recentemente, infecções por HEV têm sido associados com desenvolvimento da ACLF (insuficiência hepática aguda em um fígado crônico) em pacientes com doença hepática crônica de outras etiologias.

A viremia e a excreção fecal têm início de 1 a 2 semanas antes do aparecimento dos sintomas e perduram por 2 a 4 semanas após o começo dos mesmos. A resposta imune é marcada pelo aumento dos anticorpos anti-HEV IgM e, logo em seguida, os da classe IgG, sendo que os títulos de IgM declinam em 4 a 6 meses e os de IgG persistem por longos períodos. A eficácia dos anticorpos anti-HEV IgG, na proteção contra novas infecções, é questionável. O curso da infecção típica pelo HEV é resumido na Figura 86.5.5.

Infecção crônica pelo HEV

Até poucos anos, o conhecimento estabelecido era de que, diferentemente das infecções pelo HBV ou HCV, a infecção pelo HEV em humanos resultava em uma hepatite aguda autolimitada com resolução espontânea em até 6 meses, ou seja, sem evolução para a cronificação. Entretanto, desde 2008 diversos estudos relatando casos de infecção persistente pelo HEV em pacientes imunossuprimidos (portadores do HIV, indivíduos em terapia contra câncer, com distúrbios hematológicos ou transplantados) têm sido publicados. Até recentemente, os casos crônicos de infecção pelo HEV tinham sido descritos em adultos imunossuprimidos, envolvendo exclusivamente o genótipo 3 do vírus. Entretanto, na China, identificou-se um caso crônico de infecção pelo genótipo 4d em uma criança de 4 anos com leucemia linfoblástica aguda. Ainda não foi relatada a ocorrência de cronicidade da infecção pelos genótipos 1 e 2.

A hepatite E crônica tem sido definida pela persistência do HEV RNA nas fezes e no soro sanguíneo por 6 meses ou mais após a fase aguda da doença, acompanhada, geralmente, pela elevação leve ou moderada dos níveis de ALT, bem como dos níveis de aspartato aminotransferase (AST), bilirrubinas, fosfatase alcalina e GGT (gama glutamiltransferase) no sangue, junto à presença ou não de anticorpos anti-HEV das classes IgM e IgG (Figura 86.5.6).

O Quadro 86.5.1 resume as principais características da infecção pelo HEV em indivíduos imunocompetentes e

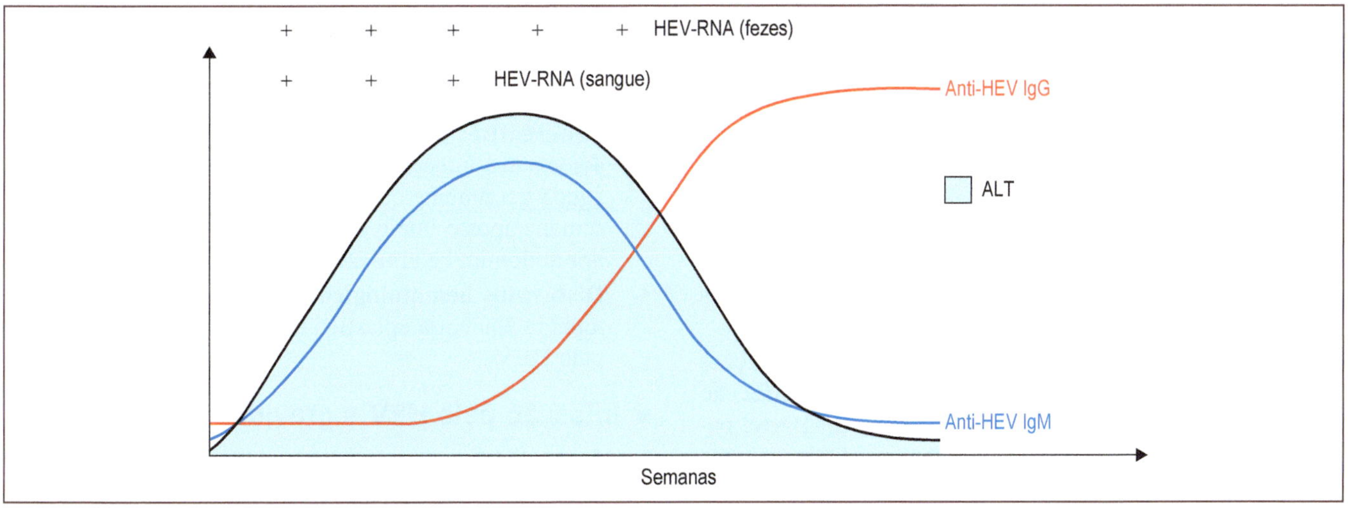

Figura 86.5.5 – *Infecção agudo autolimitada (HEV).*
Fonte: Adaptada de Wedemeyer H, Pischke S, Manns MP, 2012.

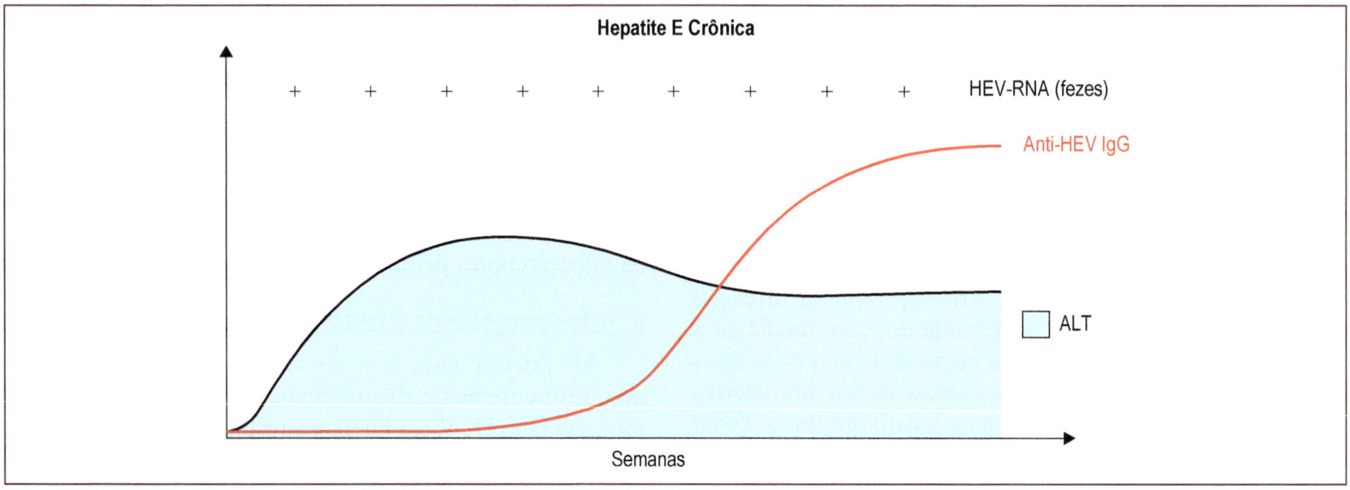

Figura 86.5.6 – *Curso evolutivo da infecção crônica pelo HEV.*
Fonte: Adaptada de Wedemeyer H, Pischke S, Manns MP, 2012.

Quadro 86.5.1 – *Características da infecção pelo HEV em indivíduos imunocompetentes e imunossuprimidos*

	Imunocompetentes	*Imunossuprimidos*
Apresentação	Geralmente sintomática	Raramente sintomática
ALT no diagnóstico	≈ 1.000 IU/L a 3.000 IU/L	≈300 IU/L
Genótipo do HEV	Genótipos 1, 2, 3 ou 4	Mais frequente pelo genótipo 3. Recentemente descrito um caso causado pelo genótipo 4
Diagnóstico	Detecção de anticorpos anti-HEV IgM e IgG. O PCR é positivo em 75% dos casos	O diagnóstico deve ser estabelecido por reação em cadeia da polimerase (PCR), uma vez que o resultado do teste sorológico é pouco confiável nesses casos, já que a soroconversão pode nunca ocorre
Resultado da infecção	Resolução da infecção	Ocorrência de infecção crônica foi descrita em 60% dos pacientes analisados, sendo em 10% observado o desenvolvimento de cirrose
Tratamento	A ribavirina tem sido utilizada em alguns poucos casos, nos quais o paciente apresenta um quadro de hepatite aguda grave	Interferon α e ribavirina são eficazes no tratamento da infecção crônica pelo HEV

Fonte: Desenvolvido pela autoria.

imunossuprimidos. Em alguns casos de infecção crônica, a evolução clínica para insuficiência hepática e cirrose foi verificada. Alguns estudos sugerem que o estado imunológico do paciente está relacionado à infecção pelo HEV e à sua persistência.

Manifestações extra-hepáticas

Além das manifestações clínicas clássicas de hepatite, a infecção pelo HEV também é responsável pelo surgimento de distúrbios extra-hepáticos, os quais incluem doenças neurológicas, lesão renal, pancreatite e problemas hematológicos:

- **Distúrbios neurológicos:** as principais manifestações neurológicas observadas em pacientes com infecção pelo HEV têm sido a síndrome de Guillain-Barré, paralisia de Bell, amiotrofia nevrálgica, mielite transversa aguda e meningoencefalite aguda. Esses sintomas têm sido verificados em infecções agudas pelo HEV genótipos 1 e 3, e crônicas pelo HEV genótipo 3.
- **Lesões renais:** nas infecções agudas e crônicas pelos genótipos 1 e 3 do HEV tem sido verificada também a ocorrência de insuficiência renal e de doenças glomerulares, incluindo glomerulonefrite membranosa e membranoproliferativa.
- **Pancreatite:** o quadro de pancreatite aguda tem sido associado à infecção pelo HEV genótipo 1. A pancreatite aguda geralmente ocorre em homens jovens na 2ª ou 3ª semana após o início da icterícia, caracterizando-se por dor abdominal e amilase sérica elevada.
- **Distúrbios hematológicos:** foram relatadas trombocitopenia e anemia aplástica em casos de infecção aguda pelo HEV.

Infecção pelo HEV e gravidez

A hepatite E é caracteristicamente associada a uma alta incidência de apresentações sintomáticas entre mulheres grávidas, nas quais a doença é grave, evoluindo para um quadro de hepatite fulminante (falência hepática aguda), especialmente se a infecção ocorre durante o 3° trimestre da gravidez.

Alguns estudos em países em desenvolvimento mostraram um elevado índice de mortalidade (20% a 25%) entre mulheres grávidas infectadas pelo HEV. A mortalidade ocorre principalmente no 3° trimestre da gravidez e está associada a problemas obstétricos, incluindo hemorragia e eclampsia ou insuficiência hepática fulminante. Os genótipos 1 e 2 parecem estar implicados nessa elevada mortalidade. No entanto, um caso de infecção pelo genótipo 3 também foi relatado. A transmissão vertical do HEV de mães infectadas aos seus bebês é bem documentada, o que causa parto prematuro, aumento do risco de aborto espontâneo e hepatite aguda ictérica ou anictérica no recém-nascido.

Estudos recentes relatam que, entre mulheres infectadas pelo HEV, as cargas virais são mais elevadas entre as gestantes. Em algumas regiões em países em desenvolvimento, não têm sido verificados elevados índices de mortalidade pelo HEV durante a gravidez. No Egito, por exemplo, a infecção parece seguir um curso benigno na gestação, embora seja causada pelo genótipo 1. Uma explicação plausível para esse fato é a possibilidade de essas populações terem sido expostas desde a infância ao HEV, resultando em doença atenuada na reexposição ao vírus. Essa hipótese é suportada pela verificação de uma soroprevalência de anti-HEV IgG de aproximadamente 78% em mulheres grávidas egípcias.

■ Infecção pelo HEV e doença hepática preexistente

A infecção aguda pelo HEV junto a uma doença hepática crônica preexistente de etiologia viral ou não viral tem sido frequentemente relatada. As manifestações clínicas iniciais são semelhantes às da hepatite aguda, entretanto o quadro pode se complicar por descompensação da doença hepática crônica, aparecimento de ascite e encefalopatia hepática. O consumo de álcool é um fator de risco importante, já que favorece o aparecimento rápido dos sintomas clínicos e relaciona-se à gravidade da doença. Na Índia, foi relatado elevado índice de mortalidade (70%) em pacientes previamente cirróticos que se infectaram com HEV genótipo 1, retratando a impossibilidade de bom prognóstico na ausência de transplante hepático nos mesmos. Os pacientes que apresentaram descompensação decorrente de infecção aguda pelo HEV tiveram um prognóstico significativamente pior do que os pacientes que desenvolveram a descompensação hepática por outra causa. Por sua vez, na França, observou-se que um curto período de administração de ribavirina tem evitado a necessidade de transplante. Recentemente, foram descritos casos semelhantes em nosso país.

Diagnóstico

O diagnóstico da hepatite E se baseia na detecção de anticorpos anti-HEV (IgM e IgG) no soro por métodos sorológicos (p. ex., ELISA e Immunoblotting) e do HEV RNA por reação em cadeia da polimerase (PCR) em amostras de soro, plasma, bile ou fezes. Esses marcadores aparecem nas diferentes fases de evolução da infecção. O anticorpo anti-HEV IgM é o marcador para diagnóstico de infecção aguda, pois surge rapidamente (~1 mês após a infecção) e seu pico é atingido no momento do aparecimento dos sintomas, porém o nível desses anticorpos também declina rapidamente (dentro de ~4 a 6 meses) na maioria dos pacientes. Os anticorpos anti-HEV IgG surgem ainda quando os níveis de anti-HEV IgM estão detectáveis e podem persistir por longos períodos (1 a 14 anos após a infecção), porém um rápido declínio já foi observado em alguns estudos e, portanto, o tempo exato de persistência desses anticorpos ainda não está bem definido.

O diagnóstico sorológico do HEV permanece um grande desafio, pois os *kits* disponíveis comercialmente apresentam grande variação em sua sensibilidade e especificidade, o que pode explicar as divergências nos resultados de prevalência do HEV encontrados em vários estudos e as discordâncias relatadas quanto ao tempo de detecção dos anticorpos. A maioria dos ensaios imunoenzimáticos disponíveis atualmente se baseia em epítopos imunodominantes presentes na proteína codificada pela região ORF2 do genoma viral. Esses ensaios utilizam proteínas recombinantes da ORF2 expressas em diferentes sistemas e empregam principalmente o método de ELISA indireto, no qual os anticorpos específicos contra o HEV presentes no soro do paciente são capturados por antígenos do HEV ligados na superfície sólida da microplaca e posteriormente detectados utilizando-se anticorpos anti-IgG ou anti-IgM humana marcados. Alguns desses ensaios também podem ser utilizados para a detecção de anticorpos anti-HEV em suínos, empregando para isso uma anti-imunoglobulina marcada suíno-específica. Recentemente, um teste de Immunoblotting (Recomblot HEV IgG e IgM/Mikrogen) foi disponibilizado comercialmente para a detecção de anticorpos IgG/IgM em humanos e suínos. Esse ensaio usa três proteínas recombinantes obtidas de regiões sobrepostas da ORF2 completa e uma proteína recombinante da ORF3, o que lhe confere maior sensibilidade e especificidade. A utilização do Immunoblotting como teste confirmatório dos resultados obtidos no ELISA é de grande importância para a obtenção de resultados com índices ideais de sensibilidade e especificidade, especialmente em áreas de baixa endemicidade.

Na infecção aguda pelo HEV, o RNA viral pode ser detectado no soro e nas fezes durante o pico da resposta imunológica, porém esse marcador tem valor limitado no diagnóstico da infecção aguda em virtude dos períodos muito curtos de viremia (~2 semanas) ou de excreção viral nas fezes (~4 semanas) após o início dos sintomas. Alguns ensaios de PCR em tempo real têm sido utilizados para a quantificação de HEV RNA em amostras de fezes e soro. Essas técnicas apresentam elevada especificidade e desempenho variável da sensibilidade. Em decorrência disso e do curto tempo de viremia ou de excreção viral nas fezes, o HEV RNA indetectável não exclui a ocorrência de uma infecção recente no paciente. Contudo, tem fundamental importância para o diagnóstico da infecção crônica pelo HEV, especialmente entre indivíduos imunossuprimidos, para o monitoramento da terapia antiviral e genotipagem dos produtos de amplificação sequenciados.

Tratamento e prevenção

Até o momento, não existe nenhuma droga antiviral específica para o tratamento da infecção pelo HEV. Isso resulta do fato de só recentemente ter se obtido o conhecimento de que o HEV pode causar infecção crônica com rápida evolução para cirrose em pacientes com quadro clínico de imunossupressão. Muitos trabalhos acerca dessa abordagem têm relatado a redução da terapia imunossupressora para depuração viral e o uso de interferon peguilado e/ou ribavirina como possíveis formas de tratamento da infecção crônica pelo HEV. Indivíduos imunocompetentes com hepatite aguda pelo HEV normalmente não necessitam de terapia antiviral, já que quase todos são capazes de eliminar o vírus de forma espontânea.

Para prevenir a infecção pelo HEV, é importante reduzir a exposição ao vírus e adotar um esquema profilático de vacinação. Sendo a rota fecal-oral o modo predominante de transmissão do HEV, estratégias destinadas à eliminação segura de dejetos humanos, ao abastecimento de água potável e às melhorias de higiene pessoal formam os pilares para prevenção dessa infecção. Visto que a transmissão zoonótica também assume papel importante na disseminação do vírus, algumas medidas podem ser adotadas, como evitar o consumo de carne crua ou mal cozida de porco e/ou outros animais, que eventualmente podem estar infectados pelo vírus, e inserir os cuidados e as práticas sanitárias adequadas no abate e manipulação desses animais.

Outra medida que pode auxiliar na prevenção dessa infecção é o desenvolvimento de uma vacina eficaz contra o HEV. Até o momento, duas vacinas (RHEV e HEV239) foram avaliadas com êxito em ensaios de fase II e fases II, III e IV, respectivamente. A primeira vacina, a RHEV, constituída por uma proteína de 56 kDa codificada por um segmento da ORF2 do HEV genótipo 1, expressa em células de insetos, apresentou uma eficácia de 95,5% após administração de três doses em voluntários do sexo masculino do exército do Nepal, entretanto a segurança e a sua eficácia em mulheres não foram estabelecidas. A segunda vacina, a HEV239, um recombinante de 26 kDa expresso em bactérias com base em um segmento da ORF2 do HEV genótipo 1, foi testada em indivíduos provenientes de alguns municípios na China, sendo administrada em três doses. Os participantes foram acompanhados e a eficácia do teste foi estimada em 100%. Essa vacina foi licenciada para o uso na China em 2011, entretanto sua eficácia em situações de surtos, em áreas endêmicas para o HEV genótipo 3 e nas populações de crianças e indivíduos imunocomprometidos, não está bem estabelecida, exigindo, portanto, ainda mais estudos.

Bibliografia recomendada

Aggarwal R, Naik S. Epidemiology of hepatitis E: current status. Journal of gastroenterology and hepatology. 2009;24(9):1484-93.

Ahmad I, Holla RP, Jameel S. Molecular virology of hepatitis E virus. Virus research. 2011;161(1):47-58.

Chandra V, Taneja S, Kalia M, Jameel S. Molecular biology and pathogenesis of hepatitis E virus. Journal of biosciences. 2008;33(4):451-64.

Costa MB, Gouvêa MSG, Chuffi S, Dellavia GH, Ornel F, Von Diemen L, et al. Seroprevalence of hepatitis E virus in risk populations and blood donors in a referral hospital in the south of Brazil. Sci Rep. 2021;11(1):6011.

Fujiwara S, Yokokawa Y, Morino K, Hayasaka K, Kawabata M, Shimizu T. Chronic hepatitis E: a review of the literature. J Viral Hepat. 2014;21(2):78-89.

Goel A, Aggarwal R. Hepatitis E: epidemiology, clinical course, prevention, and treatment. Gastroenterol Clin North Am. 2020;49(2):315-30.

Herremans M, Bakker J, Duizer E, Vennema H, Koopmans MP. Use of serological assays for diagnosis of hepatitis E virus genotype 1 and 3 infections in a setting of low endemicity. Clinical and vaccine immunology: CVI. 2007;14(5):562-8.

Holla RP, Ahmad I, Ahmad Z, Jameel S. Molecular virology of hepatitis E virus. Semin Liver Dis. 2013;33(1):3-14.

Kamar N, Bendall R, Legrand-Abravanel F, Xia N-S, Ijaz S, Izopet J, et al. Hepatitis E. Lancet. 2012;379(9835):2477-88.

Kamar N, Dalton HR, Abravanel F, Izopet J. Hepatitis E virus infection. Clin Microbiol Rev. 2014;27(1):116-38.

Kamar N, Pischke S. Acute and persistent Hepatitis E virus genotype 3 and 4 infection: clinical features, pathogenesis, and treatment. Cold Spring Harb Perspect Med. 2019;9(7):a031872.

Kamar N, Rostaing L, Izopet J. Hepatitis E virus infection in immunosuppressed patients: natural history and therapy. Semin Liver Dis. 2013;33(1):62-70.

Khuroo MS, Khuroo MS, Khuroo NS. Hepatitis E: discovery, global impact, control and cure. World J Gastroenterol. 2016;22(31):7030-45.

Larrue H, Abravanel F, Peron JM. Hepatitis E, what is the real issue? Liver Int. 2021;41(1):68-72.

Lu L, Li C, Hagedorn CH. Phylogenetic analysis of global hepatitis E virus sequences: genetic diversity, subtypes and zoonosis. Reviews in medical virology. 2006;16(1):5-36.

Okamoto H. Genetic variability and evolution of hepatitis E virus. Virus research. 2007;127(2):216-28.

Perez-Gracia MT, Suay B, Mateos-Lindemann ML. Hepatitis E: an emerging disease. Infect Genet Evol. 2014;22:40-59.

Pisano MB, Martinez-Wassaf MG, Mirazo S, Fantilli A, Arbiza J, Debes JD, et al. Hepatitis E virus in South America: the current scenario. Liver Int. 2018;38(9):1536-46.

Sayed IM, Vercouter AS, Abdelwahab SF, Vercauteren K, Meuleman P. Is HEV an emerging problem in industrialized countries? Hepatology. 2015;62(6):1883-92.

Smith DB, Simmonds PG, Members of the International Committee on Taxonomy of Viruses Hepeviridae Study, Jameel S, Emerson SU, Harrison TJ, et al. Consensus proposals for classification of the family Hepeviridae. J Gen Virol. 2014;95(Pt 10):2223-32.

Smith DB, Simmonds J, Izopet EF, Oliveira-Filho RG, Ulrich RG, Johne M, et al. Proposed reference sequences for hepatitis E virus subtypes. J Gen Virol. 2016;97(3):537-42.

Wedemeyer H, Pischke S, Manns MP. Pathogenesis and treatment of hepatitis e virus infection. Gastroenterology. 2012;142(6):1388-1397 e1381.

87 Herpesvírus

Maria Lucia Rácz
Deilson Elgui de Oliveira

Em termos etimológicos, "herpesvírus" remete à palavra grega ἕρπω (hérpō), costumeiramente traduzida como "rastejar", "espalhar-se". Há menção de que seja uma alusão às lesões bolhosas superficiais que se espalham no organismo infectado por alguns dos vírus aqui abordados, particularmente os herpesvírus humanos tipo 1 e 2 (herpesvírus simples 1 e 2, respectivamente). O termo ἕρπω também pode significar "esgueirar-se", sentido mais interessante para compreender os herpesvírus de modo mais abrangente. Isso porque nem toda infecção herpesviral se manifesta com lesões vesiculares. Por outro lado, caracteristicamente os herpesvírus têm alta capacidade de driblar as defesas do organismo, "esgueirando-se" nos recônditos de seus os hospedeiros para estabelecer infecção latente, que pode persistir por toda a vida.

Os herpesvírus infectam uma grande variedade de animais, principalmente vertebrados. Com base na atualização de 2021 do relatório do Comitê Internacional de Taxonomia Viral (*International Committee on Taxonomy of Viruses* (ICTV); https://ictv.global/), os herpesvírus são divididos em três famílias da ordem *Herpesvirales*: 1) *Alloherpesviridae;* 2) *Herpesviridae;* e 3) *Malacoherpesviridae*. A família *Alloherpesviridae* inclui herpesvírus que infectam peixes e sapos; *Malacoherpesviridae* contém dois gêneros de herpesvírus que infectam moluscos (*Aurivirus* e *Ostreavirus*), cada qual com um único membro (*Haliotid herpesvirus 1* e o *Ostreid herpesvirus 1*, respectivamente, ambos causadores de infecções em organismos bivalves). Os membros da família *Herpesviridae*, por sua vez, infectam répteis, pássaros e mamíferos. São divididos nas subfamílias *Alphaherpesvirinae*, *Betaherpesvirinae* e *Gammaherpesvirinae* (Figura 87.1), comumente referidos como herpesvírus alfa, beta e gama, respectivamente.

No Quadro 87.1, estão listados os herpesvírus que têm seres humanos como hospedeiro natural e as principais doenças associadas à infecção viral. Para facilitar correlações entre as informações apresentadas neste capítulo e aquelas oferecidas em outras fontes, aqui utilizaremos as denominações dos vírus indicadas como alternativas (A), particularmente as siglas derivadas da designação em inglês vigente na literatura científica.

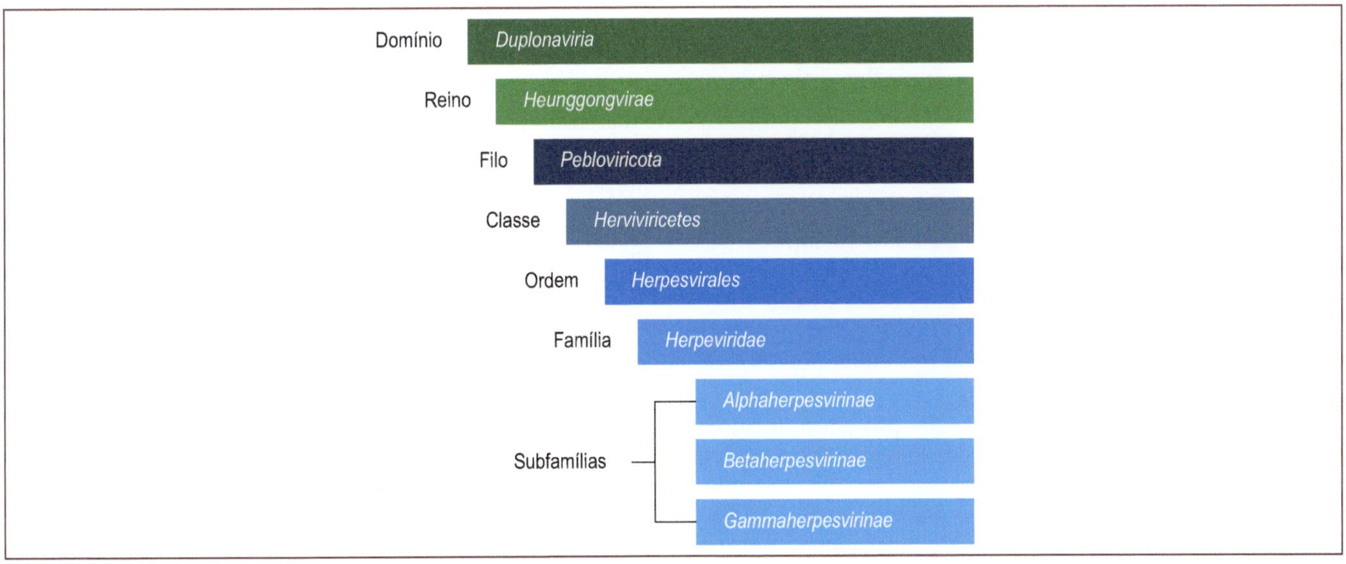

Figura 87.1 – *Síntese taxonômica dos vírus da família Herpesviridae, com base no relatório do Comitê Internacional de Taxonomia Viral vigente em outubro de 2022 (ICTV, 2022).*
Fonte: Desenvolvida pela autoria.

Quadro 87.1 - *Herpesvírus que infectam humanos e principais doenças associadas*

Subfamília e gênero	*Denominação formal (F) e alternativa (A)*[1]	*Principais doenças associadas*
Alphaherpesvirinae		
Simplexvirus	(F) *Human alphaherpesvirus* 1, 2 (HHV-1, HHV-2) (A) Herpesvírus simples 1, 2 (HSV-1, HSV-2)	Herpes labial e genital (HSV1 e 2, respectivamente)
Varicellovirus	(F) *Human alphaherpesvirus* 3 (HHV-3) (A) Vírus da varicela-zóster (VZV)	Varicela (catapora), herpes-zóster
Betaherpesvirinae		
Cytomegalovirus	(F) *Human betaherpesvirus* 5 (HHV-5) (A) Citomegalovírus (CMV)	Ocasionalmente: linfocitose atípica (semelhante à mononucleose infecciosa) e hepatites. Indivíduos imunossuprimidos: infecções severas em diversos sítios, como retina, trato gastrointestinal, pulmões e SNC. Infecções congênitas: perda auditiva potencial
Roseolovirus	(F) *Human betaherpesvirus 6ª, 6B*, 7 (HHV-6ª, HHV-6B, HHV-7)	Exantema súbito (roséola infantil), associada aos HHV-6
Gammaherpesvirinae		
Lymphocryptovirus	(F) *Human gammaherpesvirus* 4 (HHV-4) (A) Vírus Epstein-Barr	Não neoplásicas: mononucleose infecciosa e leoucoplaquia oral pilosa. Cânceres: linfoma de Burkitt e carcinoma de nasofaringe, formas endêmicas. Parcela dos linfomas de Hodgkin, linfomas não Hodgkin (principalmente em imunocomprometidos) e fração minoritária de carcinomas gástricos
Rhadinovirus	(F) *Human gammaherpesvirus* 8 (HHV-8) (A) Vírus do sarcoma de Kaposi (KSHV)	Não neoplásicas: doença de Castleman Multicêntrica Cânceres: sarcoma de Kaposi, linfomas de efusão primária

[1]Siglas conforme praticado na literatura científica em língua inglesa.
SNC: sistema nervoso central.
Fonte: Desenvolvido pela autoria.

Propriedades gerais dos herpesvírus humanos

Mais de 200 herpesvírus já foram descritos em diversas espécies animais, incluindo moluscos, peixes, anfíbios, animais de interesse econômico humano (p. ex., bovinos, caprinos, ovinos, equinos e aves), animais domésticos e outros mamíferos. Em relação aos que naturalmente infectam humanos, até o momento são descritos oito herpesvírus, responsáveis por diversas doenças, tanto processos não neoplásicos como cânceres (Quadro 87.1).

Estruturalmente, os herpesvírus são formados por vírions complexos de formato esférico. A partícula viral inclui quatro componentes básicos: 1) core; 2) capsídeo; 3) tegumento; e 4) envelope viral. O core é formado pelo genoma viral, que consiste em uma fita única de DNA de dupla fita (dsDNA), com 125 kbp a 295 kbp. O genoma dos herpesvírus codifica entre 70 e 200 proteínas, além de regiões para produção de RNA não traduzidos (*non-coding RNAs* (ncRNAs)), quer sejam pequenos (p. ex., microRNAs – miRs), quer sejam maiores (*long non-coding RNAs* (lncRNAs)). O dsDNA herpesviral é empacotado em um capsídeo icosaédrico com 125 nm a 130 nm de diâmetro e altamente organizado.

Para melhor entendimento da estrutura fundamental dos herpesvírus, convém analisarmos características do HSV-1 – vírus protótipo para a família *Herpesviridae* e possivelmente o mais bem estudado herpesvírus humano. A partícula do HSV-1 tem entre 120 nm e 260 nm, dependendo da espessura do tegumento viral. É constituída de 12 pentâmeros e 150 hexâmeros e está envolta por envelope de bicamada lipídica intimamente associada à superfície externa do tegumento viral. No envelope HSV-1, são inseridas múltiplas cópias de dez ou mais tipos de glicoproteínas virais, formando uma rede de espículas. A partícula herpesviral tem composição proteica variável, com mais de 30 polipeptídeos. Seu tegumento não está suficientemente caracterizado; entretanto, além de uma camada mais externa associada ao envelope, há também indicativos de uma camada mais interna, associada ao capsídeo, e que aparentemente tem certa simetria dada por suas diversas proteínas constituintes.

A seguir, serão sumarizadas informações básicas sobre a epidemiologia da infecção pelos herpesvírus humanos conhecidos, sua patogênese e principais características clínicas das doenças associadas à infecção por esses agentes. Também serão indicados fundamentos do diagnóstico laboratorial, tratamento, prevenção e controle do contágio. Os herpesvírus humanos abordados são apresentados isoladamente ou agrupados, de acordo com a existência ou ausência de propriedades biológicas compartilhadas.

Herpesvírus simples 1 e 2 (HHV-1 e HHV-2)

Esses agentes são formalmente denominados "herpesvírus alfa-humanos 1 e 2" (*human alphaherpesvirus* 1/2 – HHV-1, HHV-2), tendo como mais habituais as designações de "herpesvírus simples tipo 1" (HSV-1, do inglês *Herpes Simplex Virus 1*) e tipo 2 (HSV-2), respectivamente.

Epidemiologia

As infecções pelo HSV-1 e HSV-2 ocorrem em todo mundo, observadas tanto em países desenvolvidos como naqueles em desenvolvimento e também em populações nativas (p. ex., tribos indígenas brasileiras). Os seres humanos são reservatórios exclusivos desses vírus e estima-se que metade da população mundial esteja infectada. A infecção persistente desempenha papel central na elevada prevalência global, pois indivíduos latentemente infectados apresentam múltiplos episódios de reativação de infecção produtiva ao longo da vida, nos quais transmitem o vírus para indivíduos não infectados.

A localização geográfica, condições socioeconômicas e a idade são os principais fatores de risco para o contágio e geralmente a soroprevalência para o HSV-1 supera a do HSV-2. Por um lado, em populações de regiões em desenvolvimento e em indivíduos em situação de vulnerabilidade dos países desenvolvidos, a soroconversão ocorre precocemente na vida. Por outro lado, a detecção de anticorpos contra esses vírus ocorre mais tardiamente nos países desenvolvidos e entre indivíduos de classes média e alta em geral.

O contágio pelos HSV-1 e HSV-2 se dá pelo contato próximo entre um indivíduo suscetível e um indivíduo infectado, que libera as partículas virais em seus fluidos corporais. A transmissão sexual tem destaque para o HSV-2: o contágio tipicamente se dá em contato íntimo, quer seja genital-genital, quer seja oral-genital. Como esperado, o número de parceiros sexuais correlaciona-se diretamente ao risco de se infectar pelo HSV-2. As taxas de soroconversão para o HSV-2 são influenciadas por diversos fatores, incluindo sexo do indivíduo (maiores em mulheres comparativamente aos homens), etnia (p. ex., maiores em indivíduos negros), estado civil (maior entre divorciados comparadas às taxas de indivíduos solteiros ou casados) ou mesmo local de residência (maior nos grandes centros urbanos comparativamente às áreas mais afastadas nas cidades).

Patogênese e características clínicas

Duas propriedades biológicas são especialmente importantes na patogênese do adoecimento pelo HSV: a *neurovirulência*, por exemplo, capacidade do vírus invadir e replicar no sistema nervoso central (SNC); e a eficiência em estabelecer infecção latente, tipicamente em neurônios sensoriais. O acesso do vírus ao organismo ocorre fundamentalmente por soluções de continuidade em mucosas ou pele. A infecção da orofaringe pelo HSV-1 propicia sua disseminação para o gânglio do nervo trigêmeo, onde o vírus estabelece infecção latente. Conforme mencionado, a infecção pelo HSV-2 se dá principalmente por contágio por via sexual: o vírus replica na superfície de pele e mucosas de áreas genital, perigenital ou anal, a partir das quais se dissemina para gânglios dos nervos sacrais. Subsequentemente, o vírus migra pelos axônios até os gânglios sensitivos regionais – principal sítio da infecção latente no hospedeiro.

A infecção primária pelo HSV habitualmente ocorre antes dos 5 anos de idade. Embora a infecção primária majoritariamente seja assintomática, pode se manifestar como gengivoestomatite herpética, por exemplo. É rara a infecção primária em crianças com menos de 6 meses de idade, dada a proteção conferida por anticorpos maternos.

Infecções primária e recorrente pelo HSV têm características clinicopatológicas distintas. No caso do HSV-1, a infecção primária varia desde infecção subclínica (mais comum) até quadros com sintomatologia variável, incluindo febre, formação de lesões vesiculares e potencialmente ulcerativas, gengivoestomatite, edema, linfadenopatia localizada, falta de apetite e mal-estar geral. O período de incubação é de 2 a 12 dias (média de 4 dias) e a duração do quadro clínico pode oscilar de 2 a 3 semanas. Nos casos em que a infecção primária ocorre mais tardiamente na vida, é comum manifestar-se como faringite herpética e/ou quadro semelhante ao da mononucleose infecciosa. Por outro lado, a sintomatologia da reinfecção usualmente se limita ao aparecimento de pequeno número de lesões vesiculares nos lábios ou em região genital.

A reemergência dos sintomas de infecção pelo HSV pode ocorrer por diversos fatores, incluindo estresse, imunossupressão, exposição à luz ultravioleta e febre. O principal reservatório do HSV-1 são os sítios de infecção latente, a partir dos quais a reativação do ciclo lítico propicia a manifestação do herpes labial. Em 1% das crianças e 1% a 5% dos adultos latentemente infectados, a infecção recorrente pode ser assintomática. Lesões orolabiais recorrentes exibem sintomas antecipatórios (p. ex., prodrômicos), como dor, sensação de queimação, coceira ou formigamento, ocorrendo em aproximadamente 6 horas antes da manifestação das lesões. As vesículas persistem por cerca de 48 horas, evoluindo para pústulas e lesões crostosas em 72 a 96 horas, com cura entre 8 e 10 dias.

Embora manifestações genitais de infecção por herpes podem decorrer de infecção tanto pelo HSV-1 como pelo HSV- 2, são mais comuns as deste último, frequentemente transmitido por via sexual. A infecção genital pelo HSV-1 tende a ser menos grave e menos propensa à recorrência em relação à do HSV-2. No herpes genital, a infecção primária apresenta características clínicas mais evidentes, frequentemente com manifestação de lesões que progridem de máculas e pápulas para vesículas, pústulas e úlceras na mucosa afetada. Decorre de elevada replicação viral e um período de liberação de vírus que pode durar até 3 semanas, em média.

Em comparação aos homens, e por razões que não estão suficientemente elucidadas, as mulheres apresentam maior severidade de sintomas de infecção primária e complicações do herpes genital. As lesões se manifestam bilateralmente em vulva e podem ter envolvimento de vagina e colo uterino, mas também podem acometer períneo e nádegas. As lesões do herpes genital tendem a ser muito dolorosas e associadas à adenopatia inguinal. Uma parcela minoritária dos casos pode evoluir com meningite asséptica como complicação da infecção, notadamente pelo HSV-2. No homem, o herpes genital usualmente se manifesta com lesões vesiculares em glande ou no corpo do pênis.

A preexistência de anticorpos contra o HSV-1 parece ter efeito na severidade da infecção pelo HSV-2, mas não a previne. As mulheres são mais suscetíveis à infecção que os homens; no contato com um indivíduo infectado assintomático, em 70% dos casos o contágio se estabelece. No herpes genital recorrente, um número limitado de lesões se manifesta por aproximadamente 7 a 10 dias; a liberação do vírus se dá por 2 a 5 dias, mas em concentrações inferiores àquelas da infecção primária. Quanto mais grave a infecção primária, maior tende a ser o risco de reativações virais, que podem ser tanto sintomáticas como assintomáticas. Aproximadamente 90% dos indivíduos que manifestaram herpes genital apresentam uma ou mais recorrências anuais. Digno de nota, o caráter ulcerativo das lesões infectadas pelo HSV-2 proporciona maior risco de contágio também pelo vírus da imunodeficiência humana (HIV, do inglês *human immunodeficiency virus*) e pelo vírus humano T-linfotrópico T (HTLV, do inglês *Humam T lymphotropic virus*) – este último renomeado para vírus primata T-linfotrópico (*PTLV*, do inglês *Primate T-lymphotropic virus*) em 2019.

A infecção genital por herpes em gestantes pode ocasionar sérias complicações para o feto e o recém-nascido. Há risco de aborto se a infecção primária ocorrer antes de 20 semanas de gestação, sendo que há transmissão para o feto em 30% a 50% dos casos quando a infecção se dá no último trimestre. A infecção recorrente na gestante proporciona um risco estimado de até 3% de infecção do concepto. A infecção do bebê pode ocorrer intraútero, durante o parto ou pós-natal. No útero, a infecção decorre de disseminação transplacentária ou infecção ascendente, com risco de gerar microcefalia ou hidrocefalia, além de ceratoconjuntivite. Entretanto, em 75% a 80% dos casos de herpes neonatal a infecção se dá no parto, com contágio do recém-nascido pelo vírus nas secreções maternas. Em 10% dos casos se dá pós-natal, com contágio que pode decorrer de exposição do recém-nascido a indivíduos com herpes orolabial.

A infecção neonatal tipicamente é sintomática, com lesões em pele, olhos ou boca, encefalite (com ou sem envolvimento da pele) e disseminação viral sistêmica, com comprometimento de múltiplos tecidos e órgãos como o SNC, pulmões, fígado e adrenais. Esse quadro tem prognóstico desfavorável, com óbito em mais de 80% dos casos. Clinicamente, são notados os exantemas vesiculares patognomônicos da infecção herpética, além de encefalite (cerca de 75% dos casos), irritabilidade, convulsões, dificuldade respiratória, icterícia e evolução para choque. As crianças que sobrevivem, em geral, apresentam sequelas como retardo psicomotor, microcefalia, coriorretinite, cegueira e/ou deficiências de aprendizado.

A infecção pelo HSV-1 pode também ocasionar ceratoconjuntivite, unilateral ou bilateralmente. O quadro clínico pode durar 1 mês, mesmo com tratamento com antivirais. É comumente constituído de fotofobia, lacrimejamento, edema das pálpebras e lesões dendríticas características, com risco de evolução para ulceração da córnea. O HSV pode ainda causar eczema herpético ou inflamação do leito de unhas e em dedos (*paroníquia herpética*), bem como encefalites herpéticas ou meningite asséptica, manifestações de infecção em SNC. De modo geral, pacientes imunocomprometidos (p. ex., pessoas vivendo com o HIV ou em regimes de imunossupressão terapêutica) apresentam risco de desenvolvimento de quadros mais graves de infecção por esses herpesvírus.

▪ Diagnóstico laboratorial

A escolha da forma de confirmação diagnóstica de infecção por HSV depende da amostra clínica disponível para avaliação. Os métodos mais amplamente empregados se baseiam na detecção do genoma viral, na análise de expressão de produtos virais, identificação de anticorpos para o vírus, ou qualquer combinação entre essas abordagens.

Lesões vesiculares cutâneas podem ser raspadas e seu conteúdo coletado em recipientes com meio apropriado à preservação viral. A partir desse material, pode ser efetuada inoculação em culturas celulares suscetíveis para a demonstração de efeitos citopáticos virais, que ocorrem habitualmente em 24 a 48 horas pós-inoculação. O vírus pode ainda ser isolado de outras amostras clínicas como fezes, urina, material de nasofaringe e conjuntiva. Invariavelmente, os resultados das culturas não podem ser avaliados sem considerar os dados clínicos. Ainda que o cultivo viral propicie demonstração direta do vírus, esse método é laborioso e a obtenção dos resultados é demorada, o que pode ser incompatível com a agilidade necessária para as devidas condutas de gestão de cuidados de saúde em determinados contextos, como na infecção de recém-nascidos e na atenção a indivíduos imunocomprometidos.

Na impossibilidade de isolamento viral, o diagnóstico presuntivo pode se valer de resultados de exame citológico de células da cérvix materna ou de pele, boca ou conjuntiva da criança. Esses métodos têm sensibilidade estimada entre 60% e 70%, de modo que não devem ser utilizados isoladamente para diagnóstico do herpes neonatal. Em síntese, parte-se de material citológico que deve ser imediatamente fixado (p. ex., em etanol) e refrigerado. A lâmina de esfregaço é corada empregando-se técnicas como as de Papanicolau, Giemsa ou Wright, seguindo-se análise em microscópio biológico para a pesquisa de inclusões nucleares ou células gigantes multinucleadas. Os materiais obtidos das lesões suspeitas podem também ser submetidos à detecção *in situ* do vírus com anticorpos dirigidos aos produtos dos herpes simples, empregando imunocitoquímica ou imuno-histoquímica, respectivamente, em amostras citológicas e em tecidos de biopsias submetidos à análise histopatológica.

O diagnóstico sorológico de infecção pelo HSV pode ser útil para o diagnóstico de gestantes com infecção primária. Os exames mais utilizados nesses casos se baseiam em fixação do complemento, hemoaglutinação passiva, neutralização, imunofluorescência ou ensaio imunoenzimático do tipo ELISA; testes padronizados capazes de discriminar o tipo de HSV são disponíveis comercialmente. Por outro lado, nas últimas décadas tem se tornado populares e acessíveis métodos moleculares para detecção do genoma viral. Protocolos se baseiam na reação em cadeia da polimerase (PCR, do inglês *polymerase chain reaction*), por exemplo, são úteis para o diagnóstico da encefalite herpética e para confirmação diagnóstica a partir da análise de lesões em pele e mucosas, tanto orolabiais como genitais. Esses métodos têm sensibilidade e especificidade acima de 95%, mas resultados falso-negativos podem decorrer de problemas na amostragem e/ou na qualidade do material genético obtido das amostras clínicas, como excesso de hemoglobina e inibidores da amplificação do genoma viral pela PCR.

Tratamento

Diversos medicamentos antivirais são empregados no tratamento do herpes simples, com destaque para o aciclovir (PubChem CID: 135398513). Trata-se de um nucleosídeo sintético formado pela ligação de guanidina a uma molécula acíclica semelhante à deoxirribose, disponível comercialmente em forma de pomada ou injetável. A timidinaquinase viral propicia fosforilação inicial do aciclovir, ao que se seguem duas outras fosforilações por quinases celulares, formando um composto trifosfatado que inibe a atividade DNA-polimerase viral. O aciclovir é fosforilado pela timidinaquinase do herpesvírus com eficiência 200 vezes superior ao das quinases celulares, sendo que a síntese de DNA é interrompida quando o composto trifosfatado é incorporado à cadeia de DNA em formação. O valaciclovir (PubChem CID: 135398742) é um éster do aciclovir rapidamente convertido a aciclovir quando ingerido, proporcionando boa biodisponibilidade da droga para tratamento da infecção viral com medicação administrada por via oral.

O surgimento de resistência ao aciclovir e a seus derivados frequentemente decorre de mutações no gene da timidinaquinase viral. Nesses casos, podem ser utilizados antivirais com outros mecanismos de ação, como o foscarnet (PubChem CID: 3415), que inibe a DNA-polimerase viral ocupando sítio para pirofosfato da enzima (em concentrações que não inibem as DNA-polimerasese celulares), e o cidofovir (PubChem CID: 60613), outro análogo nucleosídeo da deoxicitidina, que inibe a replicação do DNA viral pela competição de seu composto trifosfatado derivado com a citosina trifosfato (dCTP).

Prevenção e controle

A despeito de várias décadas de pesquisa para desenvolvimento de vacinas para prevenir a (re)infecção pelos herpesvírus simples, até o momento não há vacinas aprovadas para uso corrente. Ações educativas têm papel central no combate ao herpes genital, valendo-se de informações sobre o uso de preservativos de barreira para prevenção dessa e outras infecções sexualmente transmissíveis. Ademais, a quimioterapia antiviral de gestantes é eficiente na prevenção de herpes neonatal.

Vírus da Varicela-Zoster (HHV-3)

Comumente identificado como vírus da varicela-zóster (VZV, do inglês *varicela-zoster virus*), esse agente é formalmente denominado "herpesvírus alfa-humano tipo 3" (HHV-3, do inglês *human alphaherpesvirus 3*). Pertencente ao gênero *Varicellovirus* e subfamília *Alphaherpesvirinae*, sendo o único membro do grupo a infectar humanos. É o agente etiológico da varicela (catapora) e do herpes-zóster.

Epidemiologia

A varicela tem distribuição mundial, com elevação anual das taxas de incidência, particularmente na transição entre o inverno e a primavera. Anos com incidências mais elevadas de varicela são, em geral, seguidos por anos com baixa incidência. A introdução da vacinação em 1995 proporcionou redução substancial da incidência de varicela nos anos subsequentes. Como consequência, até recentemente admitia-se que as epidemias da doença tinham início com casos esporádicos em crianças proporcionados pela exposição a adultos com herpes-zóster. Entretanto, os movimentos de resistência à vacinação têm suscitado mudanças nesse panorama em todo o mundo, com elevação do risco de epidemias pela transmissão direta entre crianças e adultos não vacinados e recém-infectados. A amplificação da infecção envolvendo muitas crianças suscetíveis decorre de transmissão eficiente pela via respiratória, além do contato com a quantidade elevada do vírus liberado nas lesões cutâneas. Em contraste, a incidência de herpes-zóster não tem padrão sazonal; ademais, a hipótese de que contato com varicela pode precipitar episódios de herpes-zóster não foi confirmada.

Patogênese e características clínicas

A infecção primária pelo VZV ocorre pela exposição do indivíduo suscetível ao vírus por meio da inalação de gotículas respiratórias ou pelo contato com os fluidos vesiculares das lesões cutâneas de indivíduos infectados. A disseminação pela via respiratória particulariza o VZV em relação aos outros herpesvírus humanos no que se refere ao contágio por via aérea. A manifestação da varicela tende a ocorrer em 10 a 21 dias após a inoculação em mucosas. O vírus se dissemina para os linfonodos regionais e infecta as células do sistema reticulo endotelial, resultando na viremia primária. A subsequente redistribuição viral no organismo ocasiona infecção de células epiteliais cutâneas e proporciona a viremia secundária.

O VZV tem tropismo pelos linfócitos T, células epiteliais cutâneas e células da raiz do gânglio dorsal. As células da epiderme são os principais sítios de replicação viral na varicela. As lesões têm início com processo inflamatório comprometendo o endotélio de pequenos vasos sanguíneos, ao que se segue o surgimento de células epiteliais aumentadas de tamanho, multinucleadas e com inclusões intranucleares eosinofílicas. Essas são características do segundo estágio das lesões cutâneas, de aspecto maculopapular. A evolução se dá com surgimento das vesículas, que evoluem com ulceração e necrose da derme. Os vírions podem ser detectados nos queratinócitos e no fluido vesicular. Na ausência do controle pelo sistema imunitário, a infecção pelo VZV se torna disseminada, podendo comprometer pulmões (pneumonia viral), o fígado (causando hepatite), o SNC (geralmente causando meningoencefalite) e outros órgãos.

A varicela subclínica é muito rara. O início da infecção pode ser percebido clinicamente pelo surgimento de um exantema que se inicia em face ou no tronco. Em 1 a 2 dias antes dessa manifestação, podem ser percebidos sintomas prodrômicos, como febre, mal-estar, cefaleia e dor abdominal. Febre, irritabilidade, letargia e anorexia tendem a permanecer por 24 a 72 horas após a manifestação do exantema. Geralmente, o exantema é mais extenso em indivíduos imunocomprometidos e a replicação cutânea é acompanhada por viremia. Lesões cutâneas em aspecto de máculas rapidamente evoluem para vesículas pruriginosas. Seu fluido é inicialmente translucido, mas se torna turvo em 24 a 48 horas, evoluindo para lesões crostosas. Lesões ocorrendo em membranas mucosas da orofaringe, vagina e em conjuntiva não são incomuns. Novas lesões tendem a aparecer por 3 a 6 dias; em geral, a maioria das crianças manifesta algo em torno de 300 lesões, número que pode variar de 10 a 2 mil. Complicações da varicela são raras, mas incluem infecção bacteriana secundária, além de processos inflamatórios em pulmões, fígado, SNC e rins.

Durante a infecção primária, o VZV alcança os tecidos nervosos por distribuição hematogênica ou por transporte neural, estabelecendo latência em gânglios dorsais. Diferentemente dos outros herpesvírus, não ocorrem episódios frequentes de reativação assintomática na infecção persistente pelo VZV. Os fatores desencadeantes da reativação viral não estão esclarecidos o suficiente. Tipicamente, a reativação ocasiona o desenvolvimento de herpes-zóster, caracterizado pela manifestação de exantema vesicular geralmente confinado à distribuição de um ou mais ramos de nervos sensoriais, acometendo dermátomos principalmente em tronco, face e extremidades. As lesões na pele no herpes-zóster são semelhantes às da varicela, precedidas em até 2 dias por sensação de queimação ou formigamento local. Novas lesões aparecem em até 7 dias. As áreas afetadas apresentam dor e prurido, sintomas que podem persistir até a cura, que ocorre geralmente em 2 semanas, mas pode se concluir em 4 a 6 semanas. O herpes-zóster também pode ser sucedido de neuralgia pós-herpética que persiste por meses, caracterizada por hipersensibilidade cutânea ao toque e a mudanças de temperatura.

Indivíduos com herpes-zóster transmitem o VZV e podem causar varicela em crianças ou adultos suscetíveis, particularmente os não imunizados. A reinfecção por VZV aparentemente é rara.

▪ Diagnóstico laboratorial

Historicamente, o diagnóstico diferencial mais importante para a varicela era a varíola ou a vaccínia generalizada pós-vacinação contra varíola. O diagnóstico laboratorial não é necessário na maioria das infecções pelo VZV. Por sua vez, as técnicas de diagnóstico rápido são úteis em situações especiais, para se decidir sobre o tratamento com antivirais especialmente em pacientes de alto risco. O diagnóstico pode ser feito pela detecção de antígenos ou de ácido nucleico viral ou por detecção direta de vírus, por cultivo. Os vírus podem ser isolados durante a infecção primária ou durante a reativação, mas os títulos são mais altos durante a infecção primária. O VZV é mais difícil de cultivar que o HSV: cresce em culturas de fibroblastos humanos ou em células de rim de macaco e demanda 4 a 8 dias para ser detectável. A sensibilidade do isolamento viral pode ser aumentada com algumas estratégias (p. ex., técnica de *shell-vial)*, o que pode reduzir para 1 a 3 dias a obtenção de resultados com base no cultivo viral.

O método de preferência para o diagnóstico rápido é a detecção molecular por PCR convencional ou em tempo real (qPCR). Essas abordagens apresentam elevadas sensibilidade e especificidade, sendo especialmente úteis para o diagnóstico de doenças neurológicas na ausência de exantema. O diagnóstico rápido também pode ser feito com imunofluorescência, utilizando células da base das lesões em lâminas de microscópio. Nesse caso, o material obtido (p. ex., seco ao ar e fixado com acetona) é avaliado com o emprego de anticorpos monoclonais marcados com um fluoróforo e subsequentemente avaliado em microscópio de fluorescência.

Métodos sorológicos, por vezes, são úteis quando não são obtidas amostras adequadas para o cultivo ou métodos moleculares não estão disponíveis. A melhor evidência sorológica da infecção ativa é a soroconversão, definida como aumento de título de pelo menos quatro vezes entre o soro das fases aguda e convalescente. Entretanto, a infecção recente pode ser confirmada também pela detecção de anticorpos IgM específicos, que podem estar presentes tanto na infecção primária como no herpes-zóster. Para a sorologia, podem ser empregadas técnicas de imunofluorescência, ensaio imunoenzimático ou reação de aglutinação do látex, por exemplo.

▪ Tratamento

O aciclovir e drogas relacionadas são eficazes no tratamento de infecções pelo VZV. Esse herpesvírus também tem uma enzima timidinaquinase capaz de fosforilar tanto o aciclovir como o penciclovir (*PubChem* CID: 135398748), outro nucleosídeo sintético de guanina acíclica. As infecções por vírus resistentes podem ser tratadas com o foscarnet ou cidofovir. O valaciclovir e o famciclovir (*Pubchem* CID: 3324) são duas pró-drogas úteis no tratamento do herpes-zóster, administradas por via oral. São mais bem absorvidas pelo trato gastrointestinal comparadas ao aciclovir e o penciclovir, compostos aos quais as pró-drogas indicadas são metabolizados no organismo. O tratamento oral com esses antivirais pode diminuir os sintomas de varicela em crianças saudáveis, adolescentes e adultos quando administrados 24 horas após o aparecimento das lesões. Ademais, a terapia com aciclovir diminui a gravidade clínica da varicela em crianças imunocomprometidas e da doença cutânea, reduzindo o risco de infecções bacterianas secundárias.

O uso de aciclovir durante o período de incubação pode prevenir o adoecimento, se empregado logo após o contágio. Ademais, a droga é eficiente contra o herpes-zóster recorrente tanto em indivíduos saudáveis como em imunocomprometidos. O tratamento com essa droga reduz a duração do aparecimento de novas lesões, a dor aguda e o tempo para a completa recuperação. Ainda, pode reduzir a dor neuropática, mas não tem efeito na neuralgia pós-herpética, o que sugere mecanismos patogenéticos distintos para esses sintomas.

Prevenção e controle

A prevenção do contágio pelo VZV é desafiadora em razão da dificuldade de identificar indivíduos recém-infectados, que liberam o vírus em 24 a 48 horas antes de se tornarem sintomáticos. No âmbito hospitalar, a gestão do cuidado de pacientes com varicela requer regime de isolamento em ambientes preparados para lidar com infecções transmissíveis por via aérea (p. ex., com filtração de ar e circulação restrita de pessoas).

Imunoglobulinas contra antígenos do VZV podem ser obtidas de soro humano com altos títulos de anticorpos. A profilaxia com anticorpos é recomendada para imunização passiva de indivíduos suscetíveis à doença mais grave e sob risco de exposição a pessoas com varicela ou herpes-zóster. Deve ser empregada preferencialmente em 48 horas após a exposição, mas não elimina a chance de infecção primária e não reduz o risco de reativação do VZV em populações de alto risco; também não altera a gravidade da varicela ou do herpes-zóster.

A vacina atenuada contra a varicela foi a primeira desenvolvida contra infecção por herpesvírus humanos, licenciada para uso clínico em vários países. O vírus vacinal "Oka" é derivado de vírus de isolado clínico que foi progressivamente atenuado por passagens sucessivas em culturas celulares *in vitro*. Essa vacina é imunogênica quando administrada concomitantemente à vacina tríplice viral contra sarampo, caxumba e rubéola. Nos Estados Unidos, a vacinação é recomendada na infância, mas também para a imunização de crianças maiores e adultos suscetíveis. No Brasil, tanto a vacina como a imunoglobulina contra a varicela-zóster são imunobiológicos de uso especial do Sistema Único de Saúde (SUS). Entre as principais indicações da vacinação, estão a imunização de profissionais da Saúde e pacientes sob cuidados em ambientes com casos de varicela, em determinados contextos de imunocomprometimento (p. ex., pacientes com cânceres), para imunização de indivíduos sob risco de doença e prestes a realizarem transplante de órgãos, além de pessoas suscetíveis em convívio domiciliar ou hospitalar com pacientes imunocomprometidos. Também é recomendada para prevenção do herpes-zóster em adultos de 50 anos ou mais; nesses casos, é administrada de forma subcutânea e contém substancialmente mais vírus vacinal em relação à vacina de uso pediátrico.

Vírus Epstein-Barr (HHV-4)

Formalmente denominado "herpesvírus gama humano tipo 4" (HHV4, do inglês *human gammaherpesvirus 4*), o vírus Epstein-Barr (EBV) é um herpesvírus da subfamília *Gammaherpesvirinae*, membro do gênero *Lymphocryptovirus*. Todos os herpesvírus conhecidos desse gênero têm caracteristicamente tropismo por linfócitos (mas podem infectar outras células) e seus hospedeiros naturais são primatas não humanos (p. ex., diferentes espécies de macacos, gorilas, chimpanzés) e seres humanos.

Epidemiologia

O EBV infecta seres humanos em todo mundo: sua distribuição é ubíqua e mais de 90% dos indivíduos adultos apresentam anticorpos contra antígenos virais. A maioria das crianças em países em desenvolvimento é infectada nos primeiros 3 anos de vida pelo contato com familiares, e a maioria das infecções parece ser assintomática. A infecção é tardia em países desenvolvidos, nos quais a maioria das crianças não se infecta antes de 10 anos, adquirindo o vírus na adolescência ou na fase adulta. Em geral, o EBV é transmitido pela saliva e a infecção é frequente em indivíduos jovens com vida sexual ativa.

A mononucleose infecciosa tem distribuição universal. O EBV é consistentemente detectado infectando células neoplásicas na forma endêmica africana do linfoma de Burkitt (BL, do inglês *Burkitt lymphoma*), do carcinoma de nasofaringe (NPC, do inglês *nasopharyngeal carcinoma*) e na doença linfoproliferativa pós-transplante (PTLD, do inglês *post-transplant lymphoproliferative disease*). Essa última pode ocorrer geralmente em até 1 ano após o início da imunossupressão terapêutica. O vírus também participa da etiopatogênese de número variável de casos do linfoma de Hodgkin (HL, do inglês *Hodgkin lymphoma*), linfomas não Hodgkin (NHL, do inglês *non-Hodgkin lymphomas*), especialmente em indivíduos imunocomprometidos, e em pequena fração de adenocarcinomas gástricos, além de outros cânceres mais raros (p. ex., leiomiossarcomas).

O BL é o câncer infantil mais comum na África Equatorial, manifestando-se usualmente em mandíbula e outros sítios pouco usuais, como a órbita ocular ou ovários. Todas as células malignas abrigam o genoma do EBV em sua forma epissomal e de modo monoclonal. Em outras partes do mundo, observa-se associação do EBV a casos esporádicos do BL. A associação do BL com o EBV é mais forte em populações mais vulneráveis, com condições socioeconômicas e índice de desenvolvimento humano (IDH) mais desfavoráveis. Além das formas endêmicas e esporádica do BL, esse câncer também apresenta uma forma em pessoas vivendo com o HIV, nas quais o BL associado ao EBV ocorre em 30% a 40% dos casos. O BL endêmico africano ocorre com mais frequência em indivíduos do sexo masculino e é altamente agressivo. O NPC é um câncer endêmico na Ásia, especialmente no Sul da China, e em populações inuítes (indígenas que habitam as regiões árticas do Alasca, Canadá e Groenlândia), além de algumas populações do Norte e Leste da África. Trata-se também de um câncer de elevada agressividade biológica e associado à infecção pelo EBV em praticamente 100% dos casos.

■ Patogênese e características clínicas

A infecção pelo EBV persiste por toda a vida e o vírus pode ser recuperado (p. ex., a partir de linfócitos circulantes e em lavados faríngeos) mesmo de indivíduos soropositivos assintomáticos. Trata-se de um vírus transmitido pela saliva e que se dissemina facilmente por contato oral. Tanto a infecção primária como a reinfecção tipicamente se estabelecem quando o vírus alcança células epiteliais de orofaringe, nas quais consegue (re)iniciar ciclo produtivo com liberação de novas partículas prontas para disseminação no próprio organismo ou para contágio de outros indivíduos. A infecção persistente se dá pela infecção de linfócitos B nos tecidos linfoides da cavidade oral, particularmente em áreas de tonsilas (anel de Waldeyer), a partir dos quais o vírus infecta outros linfócitos e estabelece a fase latente de seu ciclo biológico (Figura 87.2).

A infecção pelo EBV está associada a um repertório de doenças humanas, compreendendo processos não neoplásicos, distúrbios linfoproliferativos e cânceres propriamente ditos. Sem prejuízo da participação de outros fatores etiológicos, o EBV é o principal agente causal em alguma dessas doenças.

Entre os processos não neoplásicos, além da mononucleose infecciosa, o vírus causa a leucoplasia pilosa oral, lesão tipicamente observada na superfície lateral da língua de pessoas vivendo com o HIV (PLHIV, do inglês *people living with HIV*).

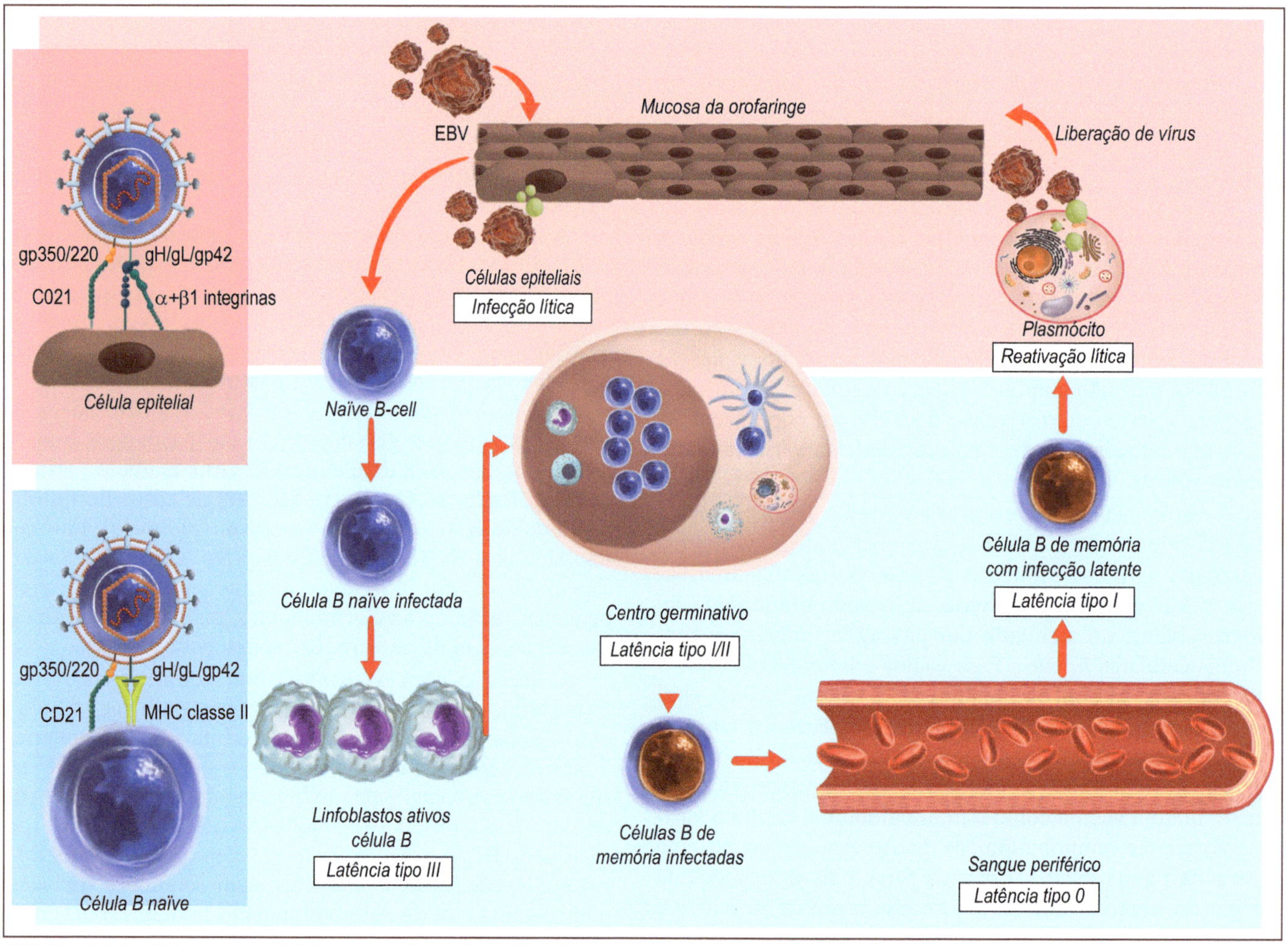

FIGURA 87.2 – *Síntese do ciclo biológico do vírus Epstein-Barr (EBV). O vírus veiculado pela saliva infecta células epiteliais da cavidade orofaríngea e alcança linfócitos B nos tecidos linfoides adjacentes. A infecção das células-alvos se dá, fundamentalmente, pela interação de glicoproteínas virais com moléculas de superfície celular. Células epiteliais tipicamente apresentam ciclo lítico viral, que também pode ocorrer em linfócitos, mas que são predominantemente infectados de modo latente. Diferentes perfis de expressão dos produtos virais durante o ciclo latente do EBV são conhecidos, denominados "programas" ou "tipos" de latência. A latência tipo III é o programa no qual todos os produtos de ciclo latente do EBV são expressos; ocorre quando o vírus infecta células B naïve, convertendo-as em linfoblastos ativos. Na latência tipo II, apenas alguns produtos virais de latência são expressos, e a latência tipo I é ainda mais restrita. Esses programas são observados durante a maturação das células B no centro germinativo e a expressão de número reduzido de produtos virais potencialmente imunogênicos favorece a evasão das células infectadas das respostas do sistema imunitário. Linfócitos B de memória latentemente infectados pelo EBV também podem se manter quiescentes, sem expressão de genes virais, em uma situação conhecida como programa (ou tipo) "zero" de latência. A reativação lítica do EBV ocorre durante a diferenciação de linfócitos B de memória em plasmócitos, o que propicia a formação de novos vírions circulantes, favorecendo reinfecção de células epiteliais da orofaringe e liberação do EBV na saliva do indivíduo infectado.*
Fonte: Adaptada de Caetano BFR, 2022.

Também tem papel nos desdobramentos de uma rara condição genética recessiva de imunodeficiência ligada ao X (*X-linked immunodeficiency with magnesium defect, Epstein-Barr virus infection and neoplasia* – XMEN; OMIM ID[2]: #300853), que cursa com infecção viral crônica (carga viral do EBV persistentemente detectável em sangue periférico) e maior susceptibilidade de distúrbios linfoproliferativos e linfomas causados pelo vírus. Ainda, dados consolidados em 2022 indicam papel crítico da infecção pelo EBV no desenvolvimento da esclerose múltipla, o que se soma a suspeitada contribuição desse vírus em alguns distúrbios autoimunitários, como a síndrome de Sjögren.

Estima-se que pelo menos 25% das infecções pelo EBV confirmadas por sorologia em adolescentes e adultos estejam associadas ao desenvolvimento de quadro clínico de mononucleose infecciosa, que se manifesta entre 4 a 6 semanas após a infecção primária. Os sintomas podem variar desde febre baixa até várias semanas de queixa de faringite e mal-estar geral. O número de células B infectadas e a carga viral do EBV em células mononucleares de sangue periférico diminuem em 2 a 3 semanas após o pico dos sintomas, contrastando com a liberação do vírus na cavidade oral, que permanece elevada por muitos meses. A infecção primária se encerra com o estabelecimento de reservatório viral permanente de células com infecção latente pelo EBV – particularmente linfócitos B de memória circulantes. A reativação viral ocorre em fração variável dessas células, usualmente mediante estímulos para diferenciação em plasmócitos. Assim, ainda que tenham respostas imunitárias específicas contra o EBV, portadores assintomáticos do vírus frequentemente liberam partículas infecciosas em níveis basais, detectáveis na saliva e em lavados de orofaringe.

▪ Diagnóstico laboratorial

É possível cultivar o EBV por inoculação em culturas de linfócitos (obtidos de cordão umbilical ou de sangue periférico) e observar a imortalização celular pela infecção viral e demonstrar a presença de antígenos virais nas células imortalizadas. Esse procedimento é laborioso e demorado, não sendo aplicado para fins de gestão de cuidados de saúde. Mais frequentemente são empregados métodos com base em anticorpos para detecção de antígenos virais (p. ex., sorologia, imunofluorescência, imuno-histoquímica) ou técnicas de Biologia Molecular para a detecção do genoma ou expressão de transcritos virais.

A confirmação diagnóstica de mononucleose infecciosa pode ocorrer pela identificação de linfócitos atípicos no sangue periférico e/ou detecção de anticorpos heterofilos (p. ex., anticorpos da classe IgM que aglutinam eritrócitos de carneiros, bois e cavalos). Por outro lado, os achados clínicos geralmente são suficientes para um diagnóstico presuntivo seguro para orientar as condutas de cuidados de saúde.

A sorologia específica para o EBV consiste na detecção de anticorpos para antígenos do capsídeo viral (VCA, do inglês *viral capsid antigens*), antígenos precoces (EA, do inglês *early antigens*), ou antígenos nucleares (EBNA, do inglês *EBV nuclear antigens*). Esses antígenos virais podem ser detectados por meio de ensaios imunoenzimáticos (mais comumente) ou por meio daqueles que se baseiam em imunofluorescência. Anticorpos IgM anti-VCA permitem identificar a infecção aguda, pois são detectáveis simultaneamente à emergência dos sintomas e permanecem por apenas 2 a 3 meses. Anticorpos IgG anti-VCA, por sua vez, são informativos sobre o estado de imunização do indivíduo. Os anticorpos contra antígenos virais de expressão precoce (anti-EA) surgem em poucas semanas, mas não são detectados em todos os pacientes; já os anticorpos anti-EBNA aparecem mais tardiamente e permanecem por toda a vida, pois a proteína viral detectada é necessária para manutenção da infecção latente pelo EBV.

A detecção EBV por métodos moleculares com base em PCR tem aplicabilidade limitada pelo risco de resultados falso-positivos dado pelo reservatório viral (linfócitos B latentemente infectados) existente em praticamente todos os indivíduos em idade adulta. Esse exame pode ser útil, por exemplo, para pesquisa do DNA viral no líquido cefalorraquidiano (LCR), informativa para uma variedade de alterações no SNC potencialmente associadas à infecção pelo EBV (p. ex., meningite viral, encefalite, inflamação de nervo óptico, mielite transversa) e nos raros casos de linfomas primários de SNC causados pelo vírus em pessoas vivendo com o HIV. Ainda, o emprego da qPCR para análise da carga viral circulante pode ser empregado para avaliações diagnósticas e prognósticas relacionadas a distúrbios linfoproliferativos (linfomas, especialmente) causados pelo vírus.

Com relação às doenças neoplásicas causadas pelo EBV – por exemplo, diversos linfomas (BL, HL, NHL em pacientes imunocomprometidos) e alguns carcinomas (nasofaringe, adenocarcinoma gástrico) –, a infecção viral é confirmada pela detecção *in situ* da expressão de produtos virais nas células neoplásicas observadas em amostras de tecidos obtidos por biopsia. Testes sorológicos não são adequados para esses diagnósticos. Para esse fim, tradicionalmente são empregadas a técnica de imuno-histoquímica com anticorpos dirigidos a produtos expresso durante a latência viral, notadamente a proteína latente de membrana 1 (LMP-1, do inglês *latent membrane protein 1*), principal produto oncogênico do vírus; ou a hibridação *in situ* cromogênica (CISH, do inglês *chromogenic in situ hybridization*) para detecção da expressão de pequenos RNA virais não transcritos (EBER, do inglês *EBV Small RNAs*) (Figura 87.3).

▪ Tratamento

Drogas antivirais não são empregadas para lidar com a infecção pelo EBV e o tratamento da mononucleose infecciosa é apenas sintomático. A imunoterapia pela transferência de células T tem sido utilizada para evitar a PTLD no transplante de células da medula óssea, especialmente em crianças de baixa idade.

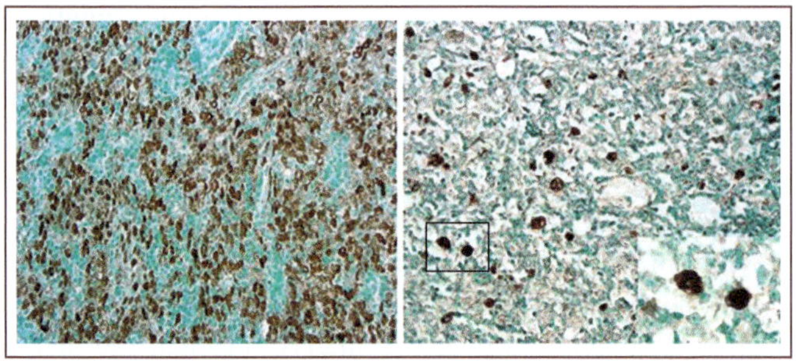

FIGURA 87.3 – *Pesquisa de infecção pelo EBV pela técnica de hibridação in situ cromogênica (CISH) com sonda dirigida aos RNAs virais não traduzidos EBER-1. A expressão de EBER-I é constatada pela deposição do cromógeno marrom no núcleo das células malignas de um caso de carcinoma de nasofaringe (à esquerda) e das células malignas de Hodgkin-Reed/Sternberg de um caso de linfoma de Hodgkin (à direita).*

Fonte: Adaptada de Elgui de Oliveira D, 2019. Imagens de trabalhos executados pelo grupo de pesquisa ViriCan (http://virican.net) da Universidade Estadual Paulista (UNESP), campus Botucatu, SP.

Na PTLD, a revisão do regime imunossupressor para se evitar a rejeição do transplante tem potencial de gerar regressão da doença linfoproliferativa por reativação das respostas imunitárias específicas contra o EBV. Com relação ao tratamento dos diversos cânceres associados ao EBV, até o momento, as estratégias empregadas são essencialmente as mesmas disponíveis para cânceres sem a infecção viral. Vacinas terapêuticas dirigidas a antígenos virais expressos em células malignas são avaliadas visando aumentar a resposta de linfócitos T em pacientes com cânceres associados ao vírus. Comumente, essas vacinas têm se baseado na expressão ectópica de proteínas do EBV por meio de vetores virais recombinantes, como o vírus vaccínia ou adenovírus. Entretanto, a despeito do empenho da comunidade científica para o desenvolvimento de tratamentos oncológicos dirigidos especificamente às células malignas infectadas pelo EBV, até o momento, nenhum se tornou viável para amplo uso.

Prevenção e controle

O amplo espectro de doenças causadas pelo EBV suscita a importância do desenvolvimento de vacinas profiláticas ou de estratégias terapêuticas contra o vírus, objetivo que se revelou altamente desafiador por diferentes razões. Uma delas reside na elevada complexidade do ciclo biológico do EBV dado pela fase lítica e uma fase de latência que apresenta diferentes perfis de expressão de produtos virais (latências tipos I, II e III) ou mesmo ausência de sua expressão (latência tipo zero). Adicionalmente, a ubiquidade da infecção pelo EBV tem razões evolutivas e há evidências de que o vírus contribui para um desenvolvimento saudável do sistema imunitário em humanos. Nesse sentido, um maior risco de desenvolvimento de alguns linfomas associados ao EBV ocorre em indivíduos nos quais a infecção primária ocorreu tardiamente (p. ex., já na vida adulta), ao que parece relacionado com a inaptidão de desenvolvimento de resposta imunitária eficiente contra as células transformadas pelo vírus. Pelo exposto, a utilidade de vacinas profiláticas contra a infecção viral é incerta.

Ainda assim, ensaios clínicos para teste de potenciais vacinas contra o EBV foram propostos nas últimas décadas. Em 2021, foram anunciadas duas potenciais vacinas contra o EBV com base em tecnologia de mRNA e referidas como mRNA-1189 e mRNA-1195, para uso profilático e terapêutico, respectivamente. Em dezembro de 2021, foi iniciado um estudo clínico de fase 1 para a mRNA-1189, com expectativa de encerramento em janeiro de 2023; a mRNA-1195, por sua vez, está em avaliação em estudos pré-clínicos.

Citomegalovírus (HHV-5)

O herpesvírus formalmente denominado "herpesvírus beta-humano tipo 5" (HHV-5, do inglês *human betaherpesvirus 5*) tem a muito apropriada denominação alternativa de "citomegalovírus humano" (HCMV). A denominação se deve, historicamente, ao efeito citopático característico apresentado pelas células infectadas que são "gigantes" (muito maiores que as células normais não infectadas) e apresentam inclusões nucleares proeminentes. Além disso, o tamanho da partícula viral é maior que a dos demais herpesvírus (de 200 nm a 230 nm, com um envelope mais irregular, conforme percebido pela microscopia eletrônica de transmissão).

Epidemiologia

O HCMV é amplamente distribuído nas populações humanas e a prevalência de infecção aumenta com a idade em todos os grupos estudados. Estima-se que pelo menos metade dos indivíduos adultos esteja infectada ao alcançar 40 anos de idade. A prevalência geral e a idade da infecção primária variam de acordo com as condições de vida em diferentes países. Em geral, nos países desenvolvidos, a prevalência da infecção é maior em populações em condições de vulnerabilidade socioeconômica e em imigrantes de países em desenvolvimento, nos quais há maior frequência de indivíduos soropositivos e a infecção primária ocorre mais precocemente na vida. Não há variação sazonal descrita para a ocorrência da infecção por HCMV ou epidemias das doenças a ela associadas.

O HCMV é transmitido pelo contato direto com fluidos corporais de pessoas excretando o vírus e não parece ocorrer por transmissão aérea e aerossóis. Uma vez infectado, o hospedeiro passa a liberar partículas infecciosas por meses ou anos em diferentes fluidos orgânicos, como urina, saliva, lágrima, sêmen e secreções cervicais. Mais frequentemente o contágio se dá por exposição durante a atividade sexual e o contato com crianças infectadas. Apesar de ser comum, a excreção do HCMV entre pacientes de hospitais, os profissionais de Saúde, nesses ambientes, não parecem ter risco aumentado de infecção pelo vírus. Esse dado sugere que as medidas de controle de infecção adotadas na rotina hospitalar são efetivas na prevenção das infecções pelo HCMV. A transmissão horizontal do HCMV também ocorre por meio de transplantes e transfusões.

O HCMV é único entre os herpesvírus humanos no que se refere à transmissão vertical (da mãe para o feto ou recém-nascido) – frequente e que contribui significativamente para a prevalência de infecção na população em geral. A transmissão vertical pode ocorrer por via transplacentária, intraparto ou, mais comumente, pelo leite materno, durante a amamentação. A presença do HCMV no trato genital da mãe na ocasião do parto proporciona contágio do neonato em 50% dos casos. Por outro lado, o mais comum é o contágio durante a amamentação: aproximadamente uma em quatro crianças amamentadas por mães soropositivas se torna infectada até 1 ano de idade. Nos países com alta soroprevalência materna de HCMV, 50% das crianças amamentadas adquirem o vírus de suas mães antes de 1 ano de idade. Crianças pequenas que adquirem o HCMV normalmente excretam o vírus por vários anos, contribuindo para a disseminação viral para outras crianças e para adultos.

Dados de Epidemiologia Molecular de isolados virais evidenciam diferentes contextos de contágio, por exemplo: transmissão vertical de vírus reativados; transmissão entre crianças; a transmissão de crianças para seus pais e para funcionários de creches; a disseminação nosocomial em berçários; via enxerto infectado, em pacientes transplantados; e a reinfecção por vírus diferentes em pacientes imunocomprometidos, em crianças sadias, em mulheres sexualmente ativas e em mães de recém-nascidos com infecção congênita. Em alguns casos, os testes moleculares são úteis para avaliação de potenciais fontes de infecção em ambientes de atenção à saúde, notadamente hospitais.

■ Patogênese e características clínicas

O HCMV é o único herpesvírus humano que apresenta transmissão placentária natural, que tende a ocorrer com maior frequência na infecção primária. A infecção ocorre por contato direto com fluídos orgânicos contendo partículas virais; a saliva é uma fonte comum de infecção de adultos e a excreção persistente na urina tem especial importância na disseminação do HCMV entre crianças e de crianças para adultos. Conforme mencionado, o leite materno transmite o vírus, bem como as secreções cervicais e seminais, que são relevantes para o contágio durante a atividade sexual.

A resposta imunitária ao HCMV tem grande amplitude e é durável, nas não previne a reinfecção. O vírus é um clássico agente de infecção oportunista, tanto para infecção primária como para reativação. O adoecimento pela infecção pelo HCMV é comum em indivíduos sem condições de montar respostas imunitárias efetivas, como ocorre em neonatos, na infecção congênita, e indivíduos adultos com algum grau de imunocomprometimento, a exemplo de indivíduos transplantados e em pessoas vivendo com o HIV, particularmente pacientes que desenvolveram aids.

Após a infecção primária, a replicação viral tipicamente ocorre no epitélio mucoso do sítio de introdução do HCMV no organismo. A fase sistêmica da infecção depende da viremia associada a leucócitos, que pode durar vários meses. O vírus alcança as glândulas salivares, onde se replica e é excretado, propiciando sua disseminação para outros hospedeiros. Quantidades elevadas de partículas virais também poderão ser detectadas na urina, leite materno e nas secreções genitais. Mesmo com o desenvolvimento de imunidade, pode haver viremia persistente por meses em adultos, ou mesmo anos em crianças pequenas, posto que apresentam resposta imunitária celular menos eficiente.

Idêntico ao que se observa em todas as infecções por herpesvírus, o HCMV pode estabelecer ciclo latente em todos os indivíduos inicialmente infectados. Situações episódicas ou mais duradouras de imunocomprometimento são importantes para a reativação da infecção produtiva pelo HCMV e desempenham papel relevante na manifestação de doenças associadas ao vírus. A infecção viral é subclínica em 90% dos casos em hospedeiros imunocompetentes; nos 10% remanescentes podem ser notados sintomas semelhantes aos da mononucleose infecciosa.

No adoecimento pela infecção congênita (5% a 10% dos casos) podem ser observados sintomas como púrpuras, hepatoesplenomegalia, icterícia, anemia hemolítica e pneumonia. Também podem estar presentes alterações neurológicas, como calcificação intracraniana, microcefalia, audição deficiente, coriorretinite e convulsões. A doença congênita pode ser grave, requerendo hospitalização prolongada e óbito em aproximadamente 10% dos casos. Em 90% dos casos de crianças com alterações neurológicas relacionadas à infecção pelo HCMV, ocorrem sequelas como retardo mental, paralisia cerebral, perda de audição e de visão. Por sua vez, sequelas de infecção congênita ocorrem em 7% a 25% dos casos não sintomáticos, principalmente perda de audição. A infecção da mulher durante seus primeiros meses de gestação oferece maior risco de sequelas na criança. Alguns estudos sugerem que a infecção primária da mãe aumenta a probabilidade de infecção congênita mais severa, mas não há consenso a respeito. Em crianças prematuras de baixo peso, a infecção adquirida pelo HCMV (especialmente via transfusões de sangue e hemoderivados ou pelo leite materno) pode ocasionar uma síndrome semelhante à da infecção congênita (com hepatoesplenomegalia, linfocitose atípica, trombocitopenia e deficiência respiratória), mas com menor probabilidade de sequelas.

A infecção, reinfecção e a reativação do HCMV latente constituem uma preocupação significativa em indivíduos imunocomprometidos. Transfusões ou transplantes de órgãos podem transmitir o citomegalovírus e a gravidade da infecção é diretamente proporcional ao grau de imunodepressão. As manifestações mais sérias ocorrem em pacientes submetidos a transplantes alogênicos de células-tronco e em pacientes portadores do HIV com infecção retroviral não controlada, que exibem baixos níveis de linfócitos T CD4+. Repercussões importantes da infecção pelo HCMV também ocorrem em pacientes com imunodeficiências congênitas, aqueles que recebem drogas imunossupressoras para o tratamento de cânceres ou doenças autoimunitárias, como as do grupo de doenças vasculares do colágeno, por exemplo a síndrome de Sjögren, a esclerodermia e a poliarterite nodosa.

Em geral, a infecção pelo HCMV é subclínica; na vigência de adoecimento, sua severidade pode variar desde um quadro febril limitado e breve até a síndrome de disfunção de múltiplos órgãos e sistemas, habitualmente letal. Entre as doenças mais comuns causadas pelo HCMV, estão a pneumonite, lesões gastrointestinais, hepatite, retinite, pancreatite, miocardite e, mais raramente, encefalite. A infecção viral também aumenta o risco de infecções oportunistas bacterianas ou por fungos. Em indivíduos infectados pelo

HIV, o HCMV pode causar retinite, infecções de diferentes sítios do trato digestório (esofagite e colite, notadamente) e de adrenais. Por outro lado, a possibilidade adoecimento pela infecção pelo HCMV é substancialmente reduzida em pessoas vivendo com o HIV sob cuidados médicos regulares, consequência de melhor manutenção das condições do sistema imunitário proporcionada pelo tratamento antirretroviral.

Diagnóstico laboratorial

A aplicação de técnicas de cultivo do HCMV para fins diagnósticos foi rapidamente substituída pelas pesquisa de antígenos virais ou métodos moleculares para detecção do genoma ou produtos virais, mais rápidas, sensíveis e mais apropriadas para quantificação. Nas poucas situações em que o cultivo viral pode ser necessário, é efetuado com emprego de fibroblastos humanos e requer 7 a 21 dias para manifestação dos efeitos citopáticos do HCMV. Protocolos de imunofluorescência ainda são relevantes em algumas situações, oferecendo resultados em 24 a 48 horas. A interpretação da pesquisa direta do vírus requer cautela, pois o vírus também é excretado frequentemente na saliva e urina de indivíduos assintomáticos.

O diagnóstico rápido do HCMV pode ser efetuado por meio de testes comercialmente disponíveis de antigenemia pp65, uma fosfoproteína da matriz do vírus. Nesse teste, os leucócitos para análise da infecção viral são separados das demais células sanguíneas e colocados em uma lâmina histológica para detecção do vírus mediante uso de anticorpo anti-HCMV pp65. A sensibilidade desse método é superior à pesquisa viral em cultura de células e a reação pode ser feita de forma quantitativa, uma vantagem significativa considerando a elevada correlação da quantidade de vírus e a presença de sintomas clínicos.

A pesquisa molecular do HCMV (p. ex., em amostras de sangue) pode empregar amplificação do genoma viral por métodos com base em PCR ou na detecção do genoma viral por métodos de hibridação (p. ex., ensaios comerciais de captura de híbridos). A detecção de DNA viral nas amostras de indivíduos soropositivos normais é incomum; assim, um resultado positivo por esses métodos sugere infecção clinicamente significativa, atual ou no passado recente. Métodos moleculares com base na quantificação de carga viral apresentam vantagem substancial em relação aos testes qualitativos, razão pela qual têm se tornado o padrão-ouro para diagnóstico molecular do HCMV para fins de estabelecimento das condutas de cuidado de saúde de pacientes sintomáticos infectados.

A sorologia tem menor valor diagnóstico, mas é útil no esclarecimento da infecção em casos com suspeita de mononucleose. O teste mais frequentemente empregado é o ensaio imunoenzimático do tipo ELISA. Na ausência de anticorpos heterófilos, a investigação de infecção pelo HCMV se vale da identificação de IgM contra antígenos do vírus, como a investigação de IgM para antígenos do EBV.

No caso de serviços de hemoterapia, a legislação brasileira exige que seja efetuada pesquisa de alta sensibilidade para detecção de HCMV em todas as unidades de sangue ou hemoderivados destinados a pacientes submetidos a transplantes de células progenitoras e de órgãos, com sorologia para HCMV não reagente; para recém-nascidos com peso inferior a 1.200 g ao nascer, de mães negativas para HCMV ou sem resultado sorológicos conhecido; e para transfusões intrauterinas. A realização do teste sorológico deixa de ser obrigatória se as bolsas de sangues para transfusão nesses pacientes forem processadas para redução ou remoção total de leucócitos. Bolsas verificadas como HCMV-reagentes devem ser identificadas como tal para a devida destinação a pacientes que não estão sob risco aumentado de adoecimento pela reinfecção pelo HCMV.

Tratamento

Dada a toxicidade de alguns antirretrovirais empregados contra o HCMV, seu uso é restrito e requer cautela. Essas drogas são normalmente utilizadas na Medicina dos Transplantes, em esquemas terapêuticos que variam de acordo com o tipo de transplante e condição do paciente. Em pacientes imunocomprometidos, são aprovados para tratamento de doenças por HCMV as drogas ganciclovir (*PubChem* CID: 135398740), administrado por via intravenosa ou oral; valganciclovir (*PubChem* CID: 135413535), por via oral; foscarnet e cidofovir, ambos por via intravenosa. Embora não estejam adequadamente documentados, os benefícios do tratamento antiviral para lidar com as repercussões neurológicas da infecção pelo HCMV, um prognóstico desfavorável, por vezes, propicia a adoção de protocolos terapêuticos combinando algumas dessas drogas. A profilaxia da (re)infecção e a reativação do HCMV com ganciclovir são recomendadas para adultos portadores do HIV, adolescentes e crianças com baixas contagens de linfócitos CD4+.

Em que pese haver indicação para tratamento antiviral de infecções congênitas e infecções graves pelo HCMV, até o momento não há droga aprovada especificamente para esses contextos. Mutações no HCMV após tratamento prolongado com antivirais ocorrem, tornado o vírus resistente aos antivirais. A resistência aos antivirais deve ser considerada em pacientes que não respondem ao tratamento. Por fim, ainda não está esclarecida a eficiência do emprego de imunoglobulina hiperimune (com níveis elevados de anticorpos anti-HCMV) para tratamento de doenças associadas ao vírus.

Prevenção e controle

Analogamente ao que ocorre para o EBV, a infecção pelo HCMV é amplamente difundida em seres humanos e a prevenção de contágio parece não ser viável. Embora diferentes estratégias para vacinas profiláticas tenham sido avaliadas (p. ex., com vacinas de vírus atenuados, proteínas recombinantes e vacinas de DNA), até o momento, não existe vacina licenciada para controle da infecção para esse herpesvírus.

A prevenção da infecção materna é um objetivo importante para controle da infecção congênita, mas difícil de se alcançar, pois a infecção comunitária pelo HCMV é comum e habitualmente silenciosa, com ampla excreção do vírus nos fluídos dos indivíduos infectados por meses ou anos.

Ademais, na maioria dos países, a pesquisa de HCMV não faz parte dos procedimentos de rotina em gestantes.

Herpesvírus humano tipos 6 (HHV 6A e 6B) e 7 (HHV-7)

Os herpesvírus beta tipos 6A, 6B e 7 (*Human Betaherpesvirus 6A, 6B, 7* – HHV-6A, HHV-6B, HHV-7) pertencem ao gênero *Roseolovirus* e não têm denominação alternativa de uso habitual. Esses agentes foram originalmente denominados "vírus linfotrópicos B humanos", o que se revelou inadequado, pois esses vírus têm amplo tropismo celular, mas infectam preferencialmente linfócitos T. Os isolados do HHV-6 dividem-se nas variantes HHV-6A e HHV-6B. Nenhuma doença foi consistentemente associada à infecção pelo HHV-6A; por sua vez, o HHV6-B é o principal causador do exantema súbito, ou *roseola infantum*. Essa condição já foi referida como "quarta doença" (ou doença de Filatov-Dukes) – uma alusão a três outros quadros clínicos de exantemas da infância (causados pelo sarampo, a escarlatina e a rubéola). A infecção pelo HHV-7 também provoca uma forma de exantema súbito, além de ter sido associado a convulsões febris em crianças pequenas.

Epidemiologia

HHV-6 e HHV-7 são vírus ubíquos e a infecção primária ocorre durante a infância. A soroprevalência geral para HHV-6, por exemplo, oscila entre 70% e 100% em diversos países. É reduzida em crianças que ainda estão sob proteção de anticorpos maternos, entre zero e 5 meses de idade. Entretanto, a soroprevalência aumenta progressivamente a partir dos 6 meses de idade e a maioria das crianças já é soropositiva aos 2 anos. Estima-se que 20% de todos os casos de febre aguda em crianças entre 6 e 12 meses de idade esteja relacionada à infecção primária, geralmente causada pelo HHV-6B. Não é conhecido o período de soroconversão pelo HHV-6A, frequentemente isolado de adultos. Entretanto, a infecção primária pelo HHV-6A parece ocorrer depois da infecção HHV-6B, que pode se dar sem manifestações clínicas. A infecção pelo HHV-7 parece ocorrer mais tardiamente; sua soroprevalência também é reduzida nos primeiros meses de vida pela proteção conferida pelos anticorpos maternos, mas aumenta significativamente até os 4 anos de idade.

Patogênese e características clínicas

Os processos patológicos associados às infecções por esses herpesvírus ainda carecem de melhor elucidação. Há elevado potencial patogenético da infecção por HHV-6 em indivíduos imunocomprometidos, o que não se verifica no caso do HHV-7. O modo de transmissão desses vírus não está suficientemente esclarecido, mas sabe-se que a infecção primária (tipicamente na infância) decorre de transmissão horizontal mediada por íntimo contato. O contágio pelo HHV-6 é provavelmente mediado por saliva e secreções nasais; entretanto, o vírus também é encontrado em secreções genitais de mulheres grávidas, sugerindo transmissão ao recém-nascido durante o parto. A transmissão intrauterina também é cogitada, considerando-se que é comum a reativação viral na gravidez. O HHV-7 pode ser isolado da saliva de adultos sadios e pode ser transmitido por contato próximo no ambiente familiar, mas as infecções congênitas por esse agente parecem improváveis.

O HHV-6 possivelmente inicia a infecção no trato aerodigestório, incluindo tecidos linfoides das tonsilas. O vírus infecta uma variedade de células, tanto *in vitro* (p. ex., linfócitos B e T de sangue periférico, fibroblastos, megacariócitos, entre outras) como *in vivo* (células endoteliais, hepáticas, do SNC, de glândulas salivares). Sua latência parece ocorrer em monócitos/macrófagos e células-tronco CD34+. O HHV-7, por sua vez, infecta linfócitos T CD4 + *in vivo* e admite-se que estabelece infecção latente em células epiteliais da glândula salivar, onde ocorre o ciclo produtivo com liberação de novas partículas. Antígenos estruturais do HHV-7 já foram detectados em células de pulmões, pele e glândulas mamárias e, com frequência reduzida, no fígado, rins e tonsilas.

A infecção primária por esses vírus na infância pode ser assintomática ou gerar manifestações clinicamente após incubação por 1 a 2 semanas. A infecção primária pelo HHV-6B ou pelo HHV-7, em menor frequência, gera o exantema súbito, cujos sintomas clássicos incluem febre repentina com alguns dias de duração, seguida imediatamente pelo surgimento de erupções cutâneas. As lesões se iniciam no tronco e em faces, propagando-se para as extremidades concomitantemente à cessação da febre. Na maioria dos casos, o exantema súbito é uma doença benigna, mas podem ocorrer complicações como convulsões febris (geralmente autolimitadas e sem maiores consequências), além de encefalite, linfoadenite e hepatite. No caso de infecção primária sintomática em adultos, um quadro clínico semelhante ao da mononucleose pode ser observado.

A reativação do vírus em infecção latente comumente ocorre em indivíduos transplantados. Pode ser assintomática ou associada a encefalites, supressão da medula óssea, gastroduodenite, colite, pneumonite e exantemas. O HHV-6 foi também associado à rejeição de transplante renal em indivíduos que não apresentavam anticorpos contra o vírus antes do transplante. Ainda, admite-se que o HHV-6 pode contribuir para o imunocomprometimento causado pela infecção pelo HIV, o que é subsidiado no conhecimento de que ambos têm tropismo por células CD4+ e podem gerar efeitos citopáticos e desregulação de respostas imunitárias decorrente da (co)infecção.

Diagnóstico laboratorial

Posto que o exantema súbito e outros sintomas associados são leves e autolimitados, o diagnóstico laboratorial não é indicado para investigação da hipótese de infecção primária por HHV-6 ou HHV-7. Em caso de complicações neurológicas, esses vírus devem ser pesquisados entre outros agentes testados, especialmente se a criança foi vacinada recentemente. Evidências de infecção ativa podem ser obtidas pela detecção de antígenos líticos em linfócitos circulantes, de transcritos de genes virais do ciclo lítico ou de DNA viral em fluidos acelulares como plasma e soro. Embora pouco empregado na rotina diagnóstica, pode ser efetuado cultivo viral empregando linfócitos de cordão umbilical.

Anticorpos contra antígenos do HHV-6 e 7 podem ser detectados em crianças com infecção aguda, de modo que o diagnóstico é confirmado pela soroconversão. Também pode ser útil a detecção de anticorpos da classe IgM. Em crianças com menos de 6 meses de idade, a interpretação de resultados dos testes sorológicos pode ser prejudicada pela presença de anticorpos maternos. Também deve ser levado em consideração nessa interpretação a existência de reações cruzadas entre HHV-6 e HHV-7 para anticorpos dirigidos aos antígenos virais.

Métodos baseados em PCR são os mais práticos para diagnóstico de infecções por HHV-6 e HHV-7. Entretanto, seus resultados devem ser interpretados com cautela, pois esses vírus podem permanecer no sangue por meses após encerrada a infecção aguda. O DNA viral para HHV-6 já foi detectado no LCR de crianças com infecção aguda, mas o significado desse achado é incerto. O diagnóstico de infecção recente empregando amostra única requer análise cuidadosa dos resultados laboratoriais obtidos. Algumas situações que merecem atenção: 1) a correta interpretação de resultados positivos pela PCR e negativos pela sorologia não pode prescindir de análise combinada de dados clínicos e laboratoriais; 2) na quantificação viral em sangue total por PCR quantitativo (qPCR), maiores níveis de DNA viral podem ser notados na infecção aguda comparativamente à reativação; 3) na pesquisa de HHV-6 em plasma por PCR, a detecção viral pode ser mais comum na infecção primária em relação à reativação; 4) na pesquisa viral em amostras de sangue e saliva por PCR, a detecção do DNA do HHV-6 no sangue, mas não na saliva, pode indicar primeiros dias de infecção.

Em adultos imunocomprometidos, a detecção do DNA para HHV-6 ou HHV-7 normalmente indica reativação viral. A detecção de altos níveis DNA viral circulante (p. ex., amostras de sangue avaliadas por qPCR) pode se correlacionar a infecções clinicamente significativas, mesmo na ausência de manifestações clínicas aparentes. O Quadro 87.2 apresenta os resultados esperados nos testes de diagnósticos dos HHV-6 e -7.

■ Tratamento

Considerando-se que a maioria das infecções é assintomática ou tem sintomatologia leve e são autolimitadas, o tratamento medicamentoso para a infecção por esses vírus é bastante restrito. Ganciclovir, foscarnet e o cidofovir são potentes inibidores da replicação dos roseolovírus *in vitro* e podem ser usados; por sua vez, o aciclovir e outros inibidores dirigidos à timidinaquinase viral não têm efeito.

■ Prevenção e controle

Não há vacina aprovada contra o HVV-6 ou HHV-7, ou mesmo outros métodos para prevenir a infecção por esses vírus. Há iniciativas para produção de uma vacina contra o HHV-6B: pesquisadores na U. de Kobe, Japão, por exemplo, desenvolvem uma com base em anticorpos neutralizantes contra o complexo de proteínas virais gH/gL/gQ1/gQ2, em fase de estudos pré-clínicos.

Herpesvírus do sarcoma de Kaposi (HHV-8)

Formalmente denominado "herpesvírus gama-humano tipo 8' (HHV-8, do inglês *human gammaherpesvirus 8*), o herpesvírus do sarcoma de Kaposi (KSHV, do inglês *Kaposi sarcoma herpesvirus*) foi descrito em 1994, detectado em lesões de sarcoma de Kaposi (SK) acometendo pacientes com aids. O KSHV é o primeiro herpesvírus descrito do gênero *Rhadinovirus* que infecta humanos. Nos anos que se seguiram à sua descrição, esse vírus foi confirmado como agente causal de todas as formas do SK, um câncer derivado de células endoteliais, mesmo aquelas que ocorrem em indivíduos sem infecção pelo HIV. Também é reconhecida a participação do KSHV na etiopatogênese de outros cânceres além do SK, além de umas poucas condições não neoplásicas.

■ Epidemiologia

Estudos sorológicos indicam que o KSHV infecta seres humanos em todo o mundo, mas há diferenças marcantes na prevalência da infecção. A soroprevalência é baixa na Europa e Estados Unidos, onde se mantém abaixo de 10%. Nessas regiões a infecção pelo KSHV normalmente ocorre por via sexual, sendo que não se observa infecção de crianças antes da puberdade. A transmissão por via parenteral ainda é controversa: usuários de drogas injetáveis, por exemplo, apresentam soroprevalência muito menor para o KSHV comparativamente ao HIV, HCV e HBV, sugerindo que a transmissão parenteral do vírus não é eficiente. Um padrão epidemiológico distinto ocorre em áreas da bacia do Mediterrâneo e na África, na qual a soroprevalência do KSHV pode alcançar mais da metade da população de alguns países. Nessas regiões, a infecção primária ocorre tipicamente na infância, transmissão horizontal predominante e, em geral, em contexto intrafamiliar. Os altos índices

Quadro 87.2 – *Resultados esperados em testes de diagnósticos dos HHV-6 e 7*

Tipo de infecção	*Sangue total (PCR)*	*Plasma (PCR)*	*Saliva (PCR)*	*HHV-6*
Primária, infecção aguda	Detectável (alto nível)	Detectável	Negativo	Negativo
Primária, estágio convalescente	Detectável	Negativo	Detectável	Detectável
Reativação	Detectável	Detectável ou negativo	Detectável	Detectável

Fonte: Desenvolvido pela autoria.

de infecção pré-puberdade indicam que a transmissão não sexual é relevante nesse contexto. A soroprevalência continua a aumentar, ainda que lentamente, a partir da puberdade até a idade adulta – um padrão que sugere que a transmissão se dá de modo ineficiente por via heterossexual.

Analogamente ao identificado para o EBV, admite-se que o contágio pelo KSHV ocorre fundamentalmente pela saliva, inclusive no contágio sexual, pelas práticas durante o ato que propiciam o contato com saliva contaminada. O vírus pode ser detectado no sangue, indicando que a transmissão por transfusão é possível, embora sem importância epidemiológica relevante. Os indivíduos infectados de forma persistente pelo KSHV apresentam infecção latente que se estabelece principalmente em células B. Nesse estado, o indivíduo exibe apenas anticorpos contra antígenos virais. Há reativação periódica de ciclo lítico nos indivíduos persistentemente infectados, com replicação viral na orofaringe e liberação de novas partículas, sem sintomas clínicos evidentes. Esse quadro favorece a manutenção do vírus na população, particularmente em regiões de infecção endêmicas, como ocorre no continente africano, em áreas do Mediterrâneo e em populações nativas na América do Sul, incluindo comunidades indígenas no Norte do Brasil.

▪ Patogênese e características clínicas

Manifestações da infecção pelo KSHV são raras em indivíduos previamente saudáveis. As doenças associadas ao KSHV tipicamente resultam de infecções por um longo tempo, com meses ou anos para se manifestarem. Nos cânceres associados ao KSHV, as células malignas estão majoritariamente infectadas com o vírus em seu ciclo biológico latente, mantido no núcleo da célula na forma de epissoma viral. O KSHV é um herpesvírus reconhecidamente cancerígeno para humanos e, como o EBV, sua infecção tem papel na etiologia de mais de um câncer. Entretanto, o repertório de doenças proliferativas ou propriamente neoplásicas descritas para o KSHV é bem mais restrito em relação ao do EBV.

O SK é a principal doença relacionada à infecção viral; ainda assim, é incomum em termos globais, notadamente em indivíduos sem infecção pelo HIV. Na da década de 1980, o SK foi considerado marcador de aids em pessoas vivendo com o HIV; mas a partir da década de 1990, sua prevalência foi dramaticamente reduzida nessa população em pela introdução do tratamento antirretroviral (ARV). Ainda assim, o SK continua sendo o câncer mais comum em pessoas vivendo com o HIV e existe uma correlação estrita entre a soroprevalência de anticorpos contra o KSHV e o risco de desenvolver a doença. Digno de nota, admite-se que, em seus estágios iniciais (lesões em máculas e placas), o SK não seja um câncer, mas sim um processo proliferativo e inflamatório desencadeado pela infecção viral em contextos de imunocomprometimento subjacente. A natureza neoplásica e o comportamento maligno se estabelecem durante a evolução da doença, sobretudo nos estágios de desenvolvimento das lesões tumorais e expressamente quando há disseminação sistêmica da doença por metástase.

A infecção pelo KSHV é necessária, mas insuficiente para desenvolver o SK, que se apresenta em quatro formas clinicoepidemiológicas distintas: 1) SK clássico, descrito em 1852 e tipicamente observado em indivíduos mais idosos no Mediterrâneo, usualmente de etnia judaica; 2) SK associado à aids, ocorrendo em indivíduos mais jovens e infectados pelo HIV, particularmente em homens que têm relações sexuais com outros homens (MSM, do inglês *men that have sex with other men*); 3) SK endêmico, ocorrendo na África Subsaariana, em crianças e jovens adultos; e 4) SK iatrogênico, ocorrendo em indivíduos transplantados, em regimes de imunossupressão terapêutica. Embora a infecção pelo HIV seja o cofator mais importante para o desenvolvimento do SK, nota-se também a contribuição de outras formas de imunocomprometimento (p. ex., pelo envelhecimento ou a imunossupressão terapêutica), a constituição genética do hospedeiro e fatores ambientais, notadamente a ocorrência concomitante de outras doenças infecciosas, em especial no caso do SK endêmico africano.

A manifestação mais comum do SK é dada pelas lesões cutâneas, de aspecto violáceo e que podem se apresentar em diferentes estágios de evolução, desde máculas e placas até tumores propriamente ditos. Em todas, são identificadas células fusiformes infectadas pelo KSHV; essas células têm origem endotelial e constituem o componente neoplásico propriamente dito no câncer. Por sua vez, as lesões também apresentam um componente inflamatório variável dado por células endoteliais típicas, monócitos, macrófagos, linfócitos etc., resultado de importantes alterações microambientais causadas pela infecção viral, que proporciona abundante produção e liberação de mediadores químicos (notadamente citocinas), quer seja pelas células locais infectadas, que seja pelas não infectadas. As lesões no SK clássico tipicamente são isoladas e restritas aos membros inferiores. Entretanto, a concomitância de infecção pelo HIV proporciona doença agressiva, com múltiplas lesões em diferentes localizações de pele, mucosas e até mesmo em vísceras de trato digestório e respiratório, por exemplo. Lesões extracutâneas são comuns no SK associado à aids: em um terço dos pacientes ocorrem em cavidade oral e em 40% dos pacientes há envolvimento gastrointestinal. Também é comum o comprometimento pulmonar pelo SK, que se manifesta com dificuldade respiratória, febre, tosse, hemoptise e dor no peito. Esses casos têm prognóstico pobre e frequente óbito por falência respiratória.

Além do SK, o KSHV tem papel no desenvolvimento de distúrbios linfoproliferativos de linfócitos B que são raros e acontecem mais frequentemente em indivíduos portadores do HIV. Esse é o caso da doença de Castleman, um distúrbio linfoproliferativa policlonal. A forma multicêntrica da doença de Castleman é associada ao KSHV; caracteriza-se por ser um quadro sistêmico e agressivo, que se manifesta com febre, suores, perda de peso, linfoadenopatias e esplenomegalia. Pacientes infectados pelo HIV também podem desenvolver linfomas de células B com origem em cavidades corpóreas (p. ex., peritoneal, mas também há formas extracavitárias) e que têm a infecção pelo KSHV como elemento fundamental de sua etiopatogênese. Ainda, a infecção pelo KSHV em pessoas infectadas pelo HIV também pode ocasionar uma rara síndrome inflamatória (KICS, do inglês *kaposi sarcoma inflammatory cytokine syndrome*), caracterizada por importante liberação e ação sistêmica de citocinas. Essa síndrome se manifesta com febre, perda de peso e retenção de líquidos em membros inferiores e abdome, sintomas potencialmente controlados com terapias de imunomodulação. Por sua vez, indivíduos que apresentaram KICS exibem maior risco de desenvolver o SK e linfomas causados pelo KSHV.

Diagnóstico laboratorial

A reação em cadeia da polimerase (PCR) foi desenvolvida para a detecção do KSHV em sangue periférico, que é associada à progressão tanto do SK como da doença de Castleman multicêntrica. Há importante variabilidade de especificidade e/ou sensibilidade de testes sorológicos disponíveis para o diagnóstico de KSHV, dependendo do antígeno utilizado. Anticorpos para o antígeno associado à latência (LANA, do inglês *latency-associated nuclear antigen*) são altamente específicos, mas apresentam resultados negativos em 20% dos pacientes com infecção confirmada. Teste utilizando antígenos líticos, como a ORF65 e K8.1 são mais sensíveis, mas apresentam alta taxa de resultados falso-positivos. Assim, nenhum teste com antígenos recombinantes tem especificidade e/ou sensibilidade para utilização no diagnóstico clínico de rotina.

Por outro lado, a confirmação diagnóstica de câncer associado ao KSHV pode se valer da pesquisa de LANA por imuno-histoquímica (Figura 87.4). Essa abordagem auxilia a discriminar o SK de outros angiossarcomas não relacionados à infecção viral, além de auxiliar no diagnóstico seguro de linfomas associados ao KSHV em pacientes imunocomprometidos.

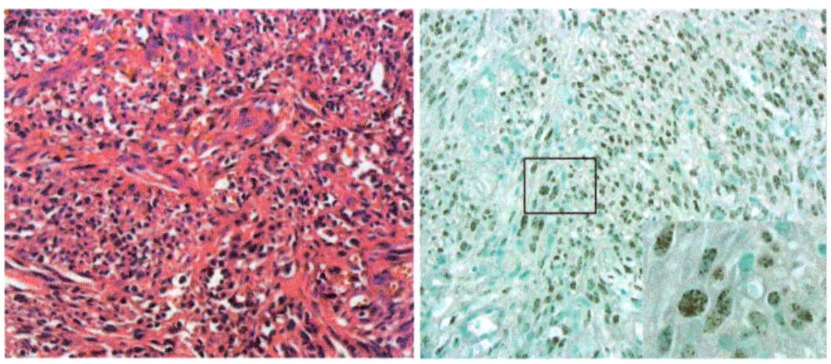

FIGURA 87.4 – *Caso de sarcoma de Kaposi (forma nodular) em paciente infectado pelo HIV. À esquerda, corte histológico corado pela técnica de hematoxilinaeosina (HE), demonstrando a exuberante proliferação vascular típica desse câncer formado por células endoteliais malignas (magnificação 200x). À direita, o mesmo caso avaliado pelo método de imuno-histoquímica com anticorpo dirigido à oncoproteína LANA do KSHV. No detalhe, observa-se que as células fusiformes do sarcoma de Kaposi têm marcação nuclear de aspecto granular, típica da deposição do cromógeno nos sítios de ligação do anticorpo à oncoproteína viral.*
Fonte: Adaptada de Elgui de Oliveira D, 2019. Imagens de trabalhos executados pelo grupo de pesquisa ViriCan (http://virican.net) da Universidade Estadual Paulista (UNESP), campus Botucatu, SP.

Tratamento, prevenção e controle

Até o momento, não há vacina ou outras abordagens amplamente disponíveis para se combater a infecção pelo KSHV e suas repercussões. Entretanto, drogas que inibem o ciclo lítico herpesviral de herpesvírus podem ser úteis para inibir a disseminação oral do KSHV e até mesmo inibir o desenvolvimento do SK. Por exemplo, o uso de valganciclovir em homens soropositivos para o KSHV reduziu substancialmente a frequência de detecção do KSHV na saliva. Ainda, o risco de desenvolver SK é substancialmente reduzido em homens portadores do HIV tratados com ganciclovir e foscarnet, duas drogas usadas na prevenção da retinite pelo HCMV. Por sua vez, drogas que inibem a infecção lítica de herpesvírus tendem a não ter efeito relevante no tratamento de cânceres causados pelo KSHV posto que a vasta maioria das células malignas são latentemente infectadas pelo vírus.

Antes da existência de terapia antirretroviral (TARV) contra o HIV, a prevalência do SK era 20 mil vezes maior em pacientes com aids em comparação à população em geral. Desde sua introdução, em meados da década de 1990, a TARV propiciou um declínio substancial na prevalência do SK em pessoas vivendo com o HIV, além de menor morbidade e mortalidade por esse câncer nos indivíduos tratados. A situação contrasta com áreas geográficas onde a TARV não é amplamente disponível, como na África, onde o SK tem proporções epidêmicas e pacientes com esse câncer apresentam rápida progressão tumoral e expectativa de vida frequentemente inferior a 6 meses.

O emprego da TARV em portadores com HIV que desenvolveram o SK proporciona redução da incidência e também regressão tumoral e do número de lesões da doença. Os efeitos da TARV são multifatoriais: há inibição da replicação do HIV e redução da expressão de seus produtos que contribuem para desenvolvimento do ciclo biológico do KSHV nas células infectadas (p. ex., proteína tat do HIV), além das melhorias de resposta imunitária contra o herpesvírus e redução da atividade angiogênica promovida pela infecção herpesviral. Terapias locais (p. ex., cirurgia para excisão dos tumores, radioterapia, quimioterapia intralesão, laserterapia e tratamento fotodinâmico) podem ser úteis no tratamento de lesões maciças e localizadas, mas não têm efeito para evitar o desenvolvimento de novas lesões em áreas não tratadas.

A quimioterapia sistêmica é indicada em pacientes com SK avançado e/ou de progressão rápida. Entre as drogas comumente empregadas no tratamento do SK, estão duas antraciclinas de administração lipossomal (doxorrubicina peguilada lipossomal e daunotrubicina lipossomal) e um taxano (paclitaxel), que compromete a proliferação de células neoplásicas pela inibição da dinâmica de microtúbulos. Os tratamentos dirigidos ao KSHV, em teoria, podem ser efetivos contra cânceres causados por esse herpesvírus, mas até o momento não há nenhum amplamente disponível.

Bibliografia recomendada

Agut H, Bonnafous P, Gautheret-Dejean A. Human herpesviruses 6A, 6B, and 7. Microbiology Spectrum. 2016;4(3):45. doi: 10.1128/microbiolspec.DMIH2-0007-2015.

Bjornevik K, et al. Longitudinal analysis reveals high prevalence of Epstein-Barr virus associated with multiple sclerosis. Science. 2022;375(6578):296-301. doi: 10.1126/science.abj8222.

Brasil, Ministério da Saúde. Portaria n. 158, de 4 de fevereiro de 2016 (Redefine o regulamento técnico de procedimentos hemoterápicos). [2024 Jan. 4]. Disponível em: https://bvsms.saude.gov.br/bvs/saudelegis/gm/2016/prt0158_04_02_2016.html.

Caetano BFR. Efeitos de miR-BARTs do vírus de Epstein-Barr na modulação de vias de sinalização intracelular em células derivadas de linfomas humanos. 2022:116. Tese de doutorado – Botucatu, SP: Universidade Estadual Paulista Júlio de Mesquita Filho, Faculdade de Medicina de Botucatu.

Casper C, et al. Valganciclovir for suppression of human herpesvirus-8 replication: a randomized, double-blind, placebo-controlled, crossover trial. J Infect Dis. 2008;198(1):23-30. doi: 10.1086/588820. PMID: 18491970.

Centers for Disease Control and Prevention (CDC). Health topics A-Z. Department of Health and Human Services, USA. [2023 Dez. 29]. Disponível em: https://www.cdc.gov/health-topics.html.

Cesarman E, Damania B, Krown SE, Martin J, Bower M, Whitby D. Kaposi sarcoma. Nature Reviews. Disease Primers. 2019;5(1):9. doi: 10.1038/s41572-019-0060-.

Código de acesso na base de dados OMIM (Online Mendelian Inheritance in Man; [2024 Jan. 4]. Disponível em: https://www.omim.org/).

Elgui de OD. Infecções virais e cânceres: da relação etiológica à modulação da progressão tumoral – O caso do vírus de Epstein-Barr (EBV) e do herpesvírus do sarcoma de Kaposi (KSHV). Livre-docência - Botucatu, SP: Universidade Estadual Paulista Júlio de Mesquita Filho, Faculdade de Medicina de Botucatu. 2019:84.

Elgui de OD. Tese de livre Docência, 2019.

Gatherer D, Depledge DP, Hartley CA, Szpara ML, Vaz PK, Benkõ M, et al. ICTV virus taxonomy profile: herpesviridae 2021. Journal of General Virology. 2021;102(10):001673. doi: 10.1099/jgv.0.001673.

International Committee on Taxonomy of Viruses (ICTV). Current ICTV Taxonomy Release. [2023 Dez. 29]. Disponível em: https://ictv.global/taxonomy.

Liu F, Zhou ZH, Arvin A, Fiume GC, Mocarski E, Moore PS, et al. Comparative virion structures of human herpesviruses. In: Arvin A, et al. (Eds.). Human herpesviruses: biology, therapy, and immunoprophylaxis. Cambridge: Cambridge University Press, 2007;3.

National Center for Biotechnology Information (NCBI). PubChem Compound Summary. National Library of Medicine (NLM), USA.

NCT05164094 (Estudo clínico de Fase 1): "A Study of an Epstein-Barr Virus (EBV) Candidate Vaccine, mRNA-1189, in 18- to 30-Year-Old Healthy Adults". [2024 Jan. 4]. Disponível em: https://clinicaltrials.gov/ct2/show/NCT05164094.

Wang B, et al. Tetrameric glycoprotein complex gH/gL/gQ1/gQ2 is a promising vaccine candidate for human herpesvirus 6B. PLOS Pathogens. 2020;16(7):e1008609. doi: 10.1371/journal.ppat.1008609.

Ortomixovírus

88

Maria Lucia Rácz
Enrique Boccardo

Propriedades dos Vírus

Os vírus de influenza pertencem à família *Orthomyxoviridae*, que contém nove gêneros: *Alphainfluenzavirus, Betainfluenzavirus, Deltainfluenzavirus, Gammainfluenzavirus, Isavirus, Mykissvirus, Quaranjavirus, Sardinovirus e Thogotovirus*. Os gêneros *Influenzavirus* contêm apenas uma espécie cada, respectivamente *alfainfluenzavírus* (influenza A, FLUAV), *betainfluenzavírus* (influenza B, FLUBV), *deltainfluenzavírus* (influenza D, FLUDV) e *gamainfluenza* (influenza C,FLUCV). O gênero *Thogotovirus* inclui oito espécies de vírus transmitidos entre vertebrados por carrapatos. O gênero *Isavirus* inclui um único vírus, o vírus da anemia infecciosa do salmão. Os quaranjavírus, gênero composto hoje por seis espécies, foram inicialmente isolados de duas crianças com doença febril nas cidades de Quaranfil e Sindbis, Egito. Os gêneros *Mykissvirus* e *Sardinovírus* são compostos por uma espécie cada. Apenas os gêneros alfa, beta e gamma serão abordados neste capítulo.

Os ortomixovírus têm morfologia esférica ou pleomórfica, de 80 nm a 120 nm de diâmetro, e podem apresentar formas filamentosas de vários µm de comprimento. Possuem um nucleocápside de simetria helicoidal e um genoma segmentado de RNA de fita simples e polaridade negativa (-ssRNA). Os vírus influenza A e B contêm oito segmentos e os influenza C, sete segmentos de ácido nucleico, não apresentando o gene da neuraminidase. A partícula viral apresenta envelope lipoproteico, com projeções ou espículas que correspondem à hemaglutinina (HA) e à neuraminidase (NA). Os vírus influenza A contêm as seguintes proteínas estruturais: três proteínas com atividade de polimerase (PA, PB_1, PB_2); uma proteína de nucleocápside (NP), grupo-específica, fosforilada e associada aos segmentos de RNA na forma de ribonucleoproteína; uma proteína matriz (M), localizada entre o cápside e o envelope viral; duas glicoproteínas integrais de membrana, a hemaglutinina (HA), envolvida na ligação do vírus à célula, na fusão do envelope e na neutralização, e a neuraminidase (NA), ou enzima destruidora de receptores. A Figura 88.1 apresenta um esquema da partícula do vírus da influenza A.

Todos os vírus da influenza aglutinam hemácias de aves e de alguns mamíferos; esta aglutinação é resultado da adsorção do vírus a receptores específicos existentes na superfície das hemácias. Em determinadas condições, a neuraminidase destrói estes receptores, e as partículas virais adsorvidas são liberadas, o que pode ser aproveitado para a concentração destas.

Quanto às propriedades antigênicas, as proteínas NP e M são gênero-específicas. Existe uma variabilidade considerável na hemaglutinina e neuraminidase dos vírus A e B e menor na hemaglutinina dos vírus influenza C. O vírus influenza A, que infecta várias espécies de mamíferos, como humanos, aves, equinos e suínos, é classificado em subtipos, que são caracterizados pela estrutura da hemaglutinina (16 subtipos) e da neuraminidase (nove subtipos), com reação sorológica cruzada mínima entre os diferentes subtipos. (Tabela 88.1). Por convenção, os vírus influenza isolados são designados pelo sorotipo/hospedeiro/nome da cepa/ano de origem e HA [H] e NA [N] subtipo, por exemplo, A/Swine/Iowa/15/30 (H1N1); o hospedeiro humano não é necessário na designação de cepas, por exemplo, A/Puerto Rico/8/34 (H1N1). Para os vírus da influenza B, que infectam apenas humanos e causam epidemias esporádicas a cada três a cinco anos, não há classificação em subtipos, e os vírus são designados apenas por sorotipo/local de origem ou nome da cepa/ano de origem, por exemplo, *B/Lee/40*. Os vírus influenza C causam surtos mais limitados e podem infectar suínos.

Patogênese e Características Clínicas

Os vírus influenza são disseminados pessoa a pessoa, por gotículas ou por contato com mãos e objetos contaminados e replicam no trato respiratório. O vírus pode ser isolado a partir dos tratos respiratórios superior e inferior. A maior replicação viral ocorre em 48 horas após a infecção e declina lentamente após esse tempo, com baixa produção de vírus após seis a oito dias. Como a liberação do vírus é feita pela superfície apical das células, existe uma limitação da disseminação sistêmica, facilitando a acumulação do vírus no trato respiratório e sua consequente transmissão ao próximo hospedeiro suscetível. Há uma correlação positiva entre a quantidade de vírus eliminada e a severidade da doença clínica. A infecção pode ser desde subclínica até pneumonia viral, que progride rapidamente para a morte. A doença típica é uma traqueobronquite, com início abrupto, dor de

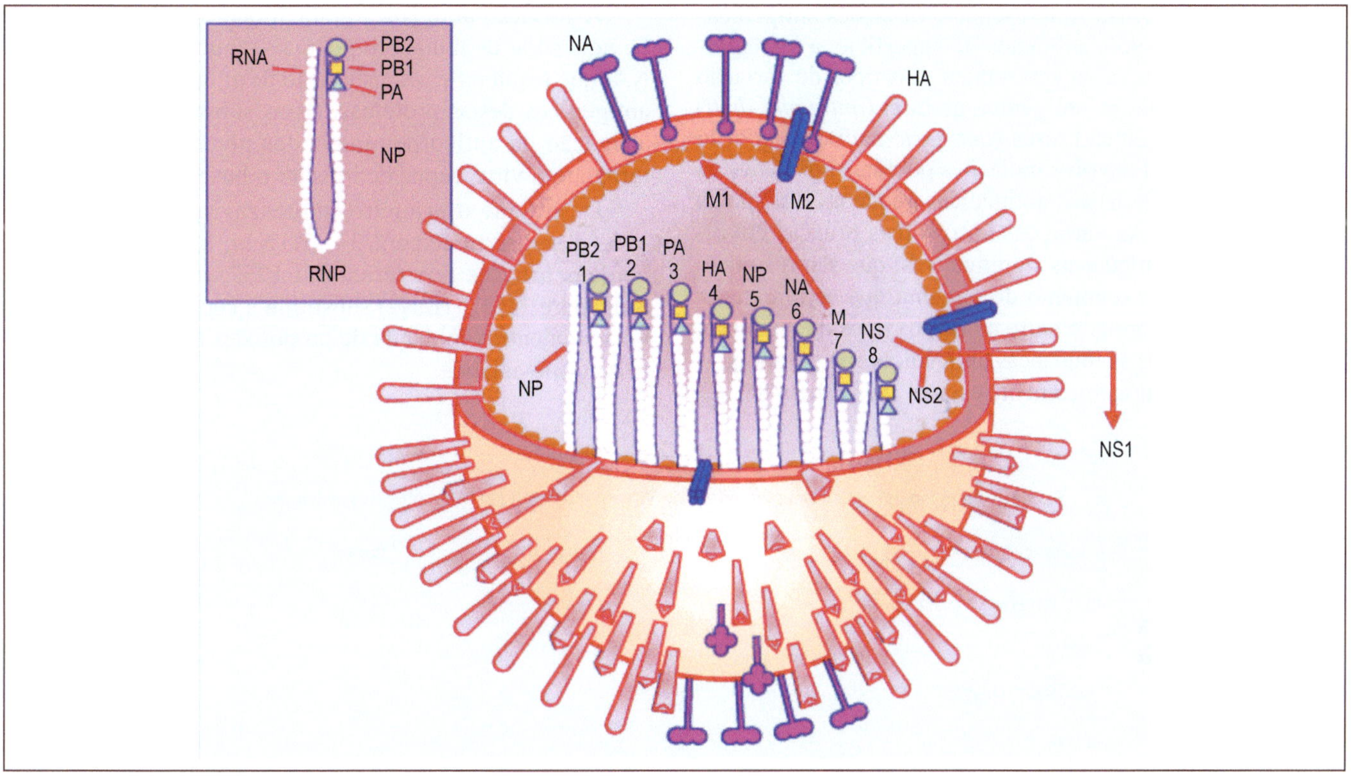

Figura 88.1 – *Esquema da partícula do vírus da influenza A.*
Fonte: Desenvolvida pela autoria.

cabeça, arrepios e tosse seca, seguida rapidamente por febre alta, mialgia, mal estar e anorexia. A obstrução nasal, rinorreia, espirros e inflamação da faringe são comuns. Em crianças, a otite média, a laringotraqueobronquite (crupe) e miosite são frequentes.

As lesões primárias da influenza ocorrem no nível do epitélio ciliado das vias respiratórias, nos segmentos superior e médio, com destruição celular e descamação da mucosa superficial do trato respiratório, sem atingir a camada basal do epitélio. No quarto ou quinto dia de doença, inicia-se a regeneração do epitélio que se completa em cerca de 15 dias, sem qualquer lesão residual. Nos casos graves, o processo infeccioso estende-se ao segmento inferior, evoluindo para um quadro de pneumonia. As lesões anatomopatológicas da pneumonia por vírus da influenza são características com edema e hemorragia da mucosa da traqueia, brônquios e dos espaços interalveolares, com uma formação membranosa hialina recobrindo os alvéolos e destruição total do epitélio ciliado da traqueia, brônquios e bronquíolos. Tanto nas formas clínicas de pouca gravidade, como nos quadros graves de pneumonia, há uma viremia transitória que é responsável pelo mal-estar geral típico da doença. O dano ao epitélio respiratório diminui sua resistência às infecções bacterianas secundárias, especialmente por estafilococo, estreptococo e hemófilos.

A imunidade é subtipo-específica e deve-se principalmente à ação de anticorpos locais da classe IgA, bem como a anticorpos séricos. Os anticorpos contra a hemaglutinina e a neuraminidase são protetores, enquanto os anticorpos contra as demais proteínas virais não o são. A resistência ao início da infecção é relacionada com os anticorpos anti-HA, que neutralizam a infectividade dos vírus, enquanto a atividade antiviral dos anticorpos anti-NA é expressa pela restrição à disseminação do vírus no trato respiratório, diminuindo a gravidade e a capacidade de transmissão do vírus a contatos. A imunidade celular colabora no término de infecções estabelecidas: os linfócitos citotóxicos lisam células infectadas. Essa resposta de linfócitos T citotóxicos apresenta reatividade cruzada, sendo capaz de causar lise de células infectadas com qualquer subtipo viral e parece ser direcionada à nucleoproteína viral.

Epidemiologia

As análises filogenéticas, junto com a constatação de que todos os tipos de hemaglutininas e neuraminidases são mantidos nas espécies aviárias, levaram à hipótese de que todos os vírus influenza A que infectam mamíferos são derivados de vírus influenza aviários. Em aves aquáticas selvagens, os vírus influenza A estão em estágio estático de evolução, indicando uma adaptação ótima destes vírus ao hospedeiro. A Figura 88.2 apresenta os reservatórios conhecidos dos vírus influenza A na natureza.

Em humanos, o vírus influenza é transmitido pessoa a pessoa através de aerossóis, produzidos durante a tosse ou o espirro do indivíduo infectado. Crianças em idade pré-escolar e escolar são os principais transmissores do vírus nas comunidades, pois a aglomeração no ambiente escolar favorece a disseminação dos vírus. O período de incubação é de um a três dias para os influenzavírus A e de um a quatro dias para os B.

Os vírus influenza A apresentam variações antigênicas significativas. Os dois antígenos de superfície, a hemaglutinina e a neuraminidase, apresentam dois tipos de variação antigênica: a variação antigênica gradual (*antigenic drift*) e a variação antigênica brusca (*antigenic shift*). A variação antigênica gradual envolve mutações pontuais nos genes da HA e NA, com mudanças antigênicas pequenas e graduais nestas proteínas. As variações antigênicas bruscas envolvem mudanças antigênicas significativas, que são resultado da substituição do segmento do genoma que codifica para estas proteínas. O vírus A sofre ambos os tipos de mudança, enquanto no tipo B as mudanças antigênicas são do tipo gradual; o tipo C é antigenicamente estável (ver Tabela 88.1).

A variação antigênica gradual ocorre pela acumulação de uma série de mutações pontuais, tanto na HA quanto na NA, que resultam em substituição de aminoácidos nos sítios antigênicos destas proteínas. Essas substituições previnem a ligação de anticorpos induzidos por infecções prévias, tornando o vírus capaz de infectar o hospedeiro.

Desde que o primeiro influenzavírus foi isolado em 1934 (A/Puerto Rico/8/34 (H1N1), as variações antigênicas bruscas ocorreram em 1957, quando o vírus A/Singapore/1/157 (H2N2) substituiu a cepa H1N1, causando uma pandemia (epidemia de proporções mundiais) denominada gripe asiática.

Tabela 88.1
Subtipos de Hemaglutinina e Neuraminidase do Vírus Influenza A em Diferentes Hospedeiros

Subtipos	*Nomenclatura*	*Humanos*	*Suínos*	*Equinos*	*Aves*
H1	H0, H1, Hsw1	+	+	-	+
H2	H2	+	-	+	+
H3	H3, Hav7, Heq2	+	+	+	+
H4	Hav4	-	-	-	+
H5	Hav5	-	-	-	+
H6	Hav6	-	-	-	+
H7	Heq1, Hav1	-	-	+	+
H8	Hav8	-	-	-	+
H9	Hav9	-	-	-	+
H10	Hav2	-	-	-	+
H11	Hav3	-	-	-	+
H12	Hav10	-	-	-	+
H13	H13	-	-	-	+
H14	H14	-	-	-	+
H15	H15	-	-	-	+
H16	H16	-	-	-	+
N1	N1	+	+	-	+
N2	N2	+	+	-	+
N3	Nav2-3	-	-	-	+
N4	Nav4	-	-	-	+
N5	Nav5	-	-	-	+
N6	Nav1	-	-	-	+
N7	Neq1	-	-	+	+
N8	Neq2	-	-	+	+
N9	Nav6	-	-	-	+

Fonte: Desenvolvida pela autoria.

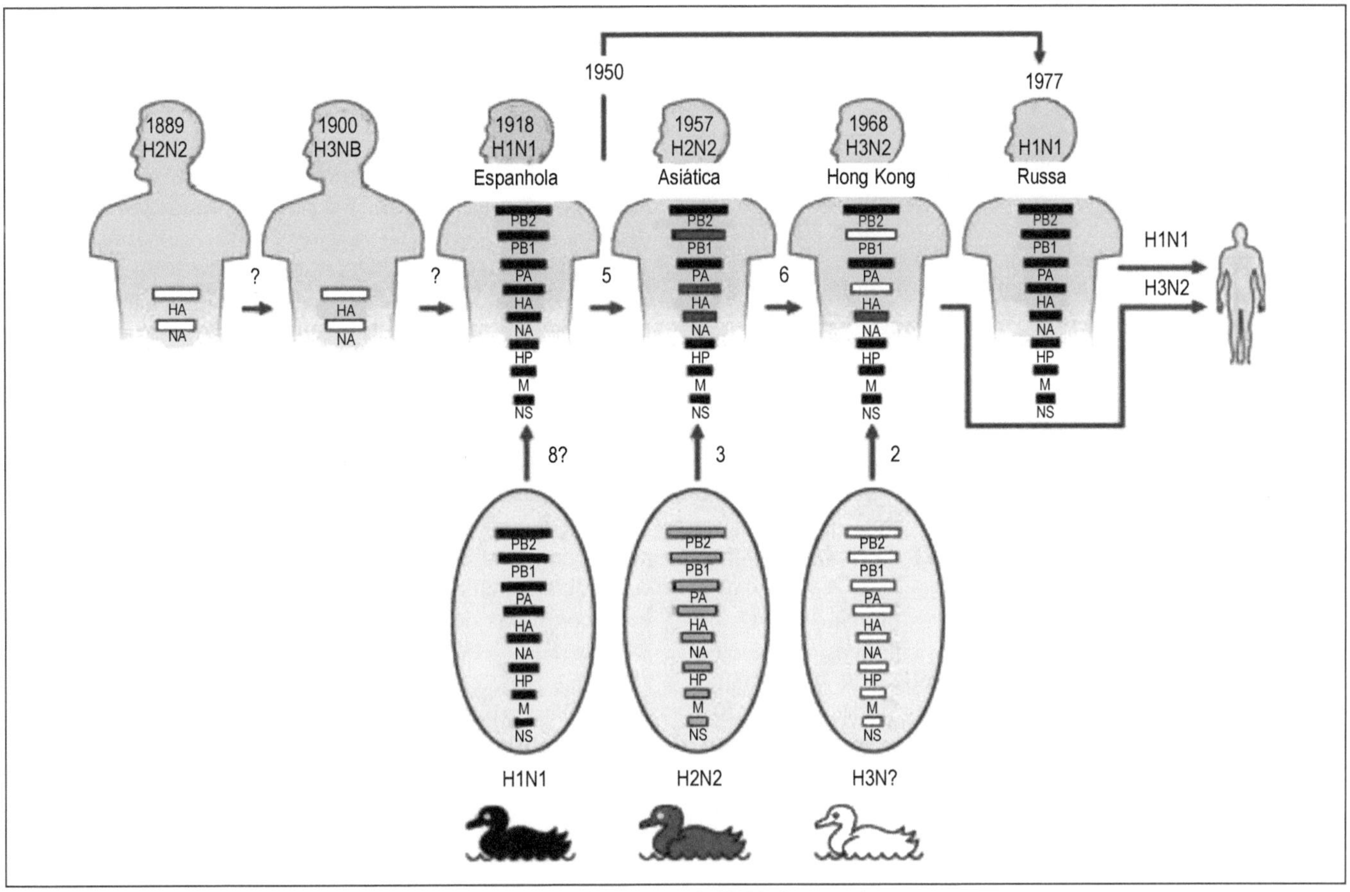

Figura 88.2 – *Origem dos vírus das pandemias de influenza A. A cor do segmento de RNA indica sua origem.*
Fonte: Desenvolvida pela autoria.

Em 1968, foi isolada a cepa A/Hong Kong/1/68 (H3N2), substituindo a cepa H2N2 e causando a pandemia de gripe Hong Kong. Em 1977, o vírus H1N1 reapareceu também causando epidemias no mundo todo. Cada uma das variações antigênicas bruscas tem várias características em comum: aparecimento súbito, ocorrência inicial na China e todos eram vírus antigenicamente diferentes dos vírus que circulavam em humanos (Figura 88.2).

Esse tipo de variação brusca pode ser explicado por três mecanismos:

1) Pela troca de segmentos genômicos (*reassortment*), que pode ocorrer entre vírus de humanos e vírus de aves. Por exemplo, o vírus da pandemia Hong Kong contém o gene da hemaglutinina H3 e o gene PB1 de um vírus aviário e a neuraminidase N2 e os outros cinco segmentos do vírus humano H2N2 que circulava em 1968.
2) Pela transmissão de um vírus de aves ou de outros mamíferos a humanos. Esta é a hipótese mais provável para o aparecimento do vírus da gripe espanhola, que causou uma pandemia de grandes proporções em 1918, ocasionando a morte de 50 milhões de pessoas em todo o mundo. Este vírus, tipo H1N1, foi recentemente recuperado do pulmão de vítimas da pandemia, enterrados e mantidos congelados no Alasca, e o sequenciamento de seus oito segmentos revelou que ele é mais relacionado aos vírus aviários do que todos os demais vírus H1N1 de humanos. Esse vírus apresentava a propriedade de transmissão eficiente entre humanos e era altamente patogênico. Recentemente foi demonstrado que o vírus da gripe espanhola é capaz de modular a resposta imune inata do hospedeiro. Apesar de essencial para a defesa do hospedeiro, esta resposta extrema pode ser prejudicial e contribuir para a patogenicidade viral, através da excessiva infiltração de células imunes, levando à destruição tecidual, um resultado consistente com os sintomas observados. Essa transmissão também foi comprovada em outras situações: em 1976, em Fort Dix, Nova Jersey, Estados Unidos, o vírus de suínos H1N1 infectou recrutas militares; e, em 1998 e 1999, o vírus H9N2 de galinhas causou doenças em cinco indivíduos na China. Em 1997, em Hong Kong, o vírus H5N1 de galinhas causou doença em 18 pessoas e seis mortes. A partir de 2003, este vírus H5N1 vem causando epidemias de grandes proporções em aves, principalmente galinhas, em diversos países, e, até o início de 2007, já foi identificado em mais de 60 países, incluindo alguns da Europa, como Alemanha e França. Apesar do sacrifício de 150 milhões de aves, o vírus continua endêmico em aves de diversos países. O vírus é altamente patogênico para humanos e, desde 2003, causou 641 infecções humanas e 380 mortes, em 15 países, principalmente

da Ásia e nordeste da África (dados até 8 de outubro de 2013). A maioria destas transmissões não tem continuidade, pois estes vírus têm capacidade reduzida de transmissão secundária a contatos humanos e de iniciar uma epidemia. O vírus H1N1 que causou a pandemia de influenza em 2009-2010, chamada no Brasil de gripe suína, foi originado em suínos. Os suínos podem ser infectados por uma variedade de influenzavírus provenientes de outros hospedeiros, como aves e humanos, podem atuar como recipientes de misturas, facilitando a troca de segmentos genômicos entre diferentes vírus, criando um vírus novo. Este pode ter a maior facilidade de transmissão entre humanos ou causar doença mais severa que os vírus originais. Como os vírus H1N1 circulavam em humanos desde 1977, as pandemias não são limitadas a vírus com subtipos novos de HA, mas podem ser causadas por vírus que tenham a HA antigenicamente distinta da anterior. O novo vírus pandêmico, oficialmente denominado A (H1N1) pdm09, possui os genes PB2 e PA de origem aviária da América do Norte, o segmento PB1 do vírus humano H3N2, os segmentos HA, NP, e NS dos vírus clássicos de suínos e os segmentos NA e M de um vírus de suíno semelhante a vírus aviários da Eurásia. O vírus A (H1N1) pmd09 atualmente substituiu os vírus H1N1 anteriores em mais de 90% das infecções por influenza. Em agosto de 2011 a Organização Mundial de Saúde (OMS) declarou o fim desta pandemia.

3) Pela reemergência de vírus. Um terceiro mecanismo para a origem de vírus pandêmicos é que alguns vírus que causaram epidemias em anos anteriores podem permanecer escondidos em reservatórios não identificados. O aparecimento da influenza russa (H1N1) é um exemplo desse mecanismo. O vírus que apareceu no norte da China, em 1977, e disseminou-se para o resto do mundo é idêntico em todos os genes a um vírus que causou epidemias de influenza em 1950. Uma hipótese plausível é que este vírus se manteve congelado por um longo período e, após contato ao acaso, foi reintroduzido em humanos em 1977.

Os tipos B e C de vírus de influenza são responsáveis por casos esporádicos da doença ou por pequenas epidemias localizadas.

A Organização Mundial de Saúde mantêm 136 Centros Nacionais de Influenza, em 106 países e cinco Centros de Referência, em Atlanta (Estados Unidos), Londres (Inglaterra), Melbourne (Austrália), Beijing (China) e Tóquio (Japão). Esses centros estão constantemente isolando vírus de humanos e de animais para a rápida identificação de amostras potencialmente emergentes e pandêmicas. No Brasil, esse trabalho é feito por três centros: Instituto Adolfo Lutz (IAL), em São Paulo; o Instituto Evandro Chagas (IEC), em Belém, Pará; e o Instituto Oswaldo Cruz (Fiocruz), no Rio de Janeiro.

Diagnóstico Laboratorial

A identificação do vírus da influenza pelo exame direto pode ser feita em células epiteliais das vias respiratórias, a partir de aspirados nasais, usando a técnica de imunofluorescência. O interesse na identificação direta reside na rapidez com que podem ser isolados os casos positivos em ambiente hospitalar, diminuindo-se o risco de infecções cruzadas. Vários testes rápidos para o diagnóstico da influenza foram desenvolvidos e aprovados para análise de amostras humanas. A maioria utiliza o ensaio imunoenzimático que detecta os antígenos NP. Os resultados são obtidos em 5 a 30 minutos e alguns diferenciam entre influenza A e B. A sensibilidade destes testes é subótima, e resultados falso negativos são comuns, especialmente quando a atividade da influenza é alta. A especificidade é alta, mas resultados falsos positivos podem ocorrer, especialmente quando a atividade da influenza é baixa.

Lavados nasais e *swabs* de garganta são as melhores amostras para o isolamento do vírus influenza, que pode ser feito por inoculação na cavidade amniótica de ovos embrionados, de sete a oito dias de desenvolvimento. Podem ainda ser utilizadas culturas primárias de rim de macaco e linhagens contínuas de rim canino (MDCK) ou rim de macaco *Rhesus* (LLC-MK_2). O cultivo deve ser feito na ausência de soro, que pode conter inibidores, e na presença de tripsina, que cliva e ativa a HA, assim a disseminação do vírus na cultura celular é facilitada. Tanto na inoculação em ovo embrionado, como em culturas, a presença de vírus pode ser demonstrada por hemaglutinação e sua identificação pode ser feita por inibição de hemaglutinação ou neutralização. O diagnóstico pode ser feito também pela RT-PCR ou outras técnicas moleculares, para identificar a presença do RNA viral em amostras respiratórias. Alguns testes discriminam entre influenza A e B, enquanto outros podem identificar subtipos de HÁ e NA. Estes testes fornecem resultados e 3 a 8 horas. A detecção do RNA viral nem sempre indica a detecção de vírus viáveis ou replicação do vírus influenza. O diagnóstico sorológico faz-se utilizando as reações de inibição da hemaglutinação, específica para subtipo e reações de neutralização. Deve ser determinado aumento significativo dos títulos de anticorpos em duas amostras de soro, colhidas respectivamente nas fases aguda e convalescente da doença. Durante as epidemias, a pesquisa de anticorpos, inibidores da hemaglutinação, em uma só amostra de soro, pode ter valor de diagnóstico presuntivo, quando se analisam os soros de dois grupos de indivíduos, um deles, que já sofreu a doença, e o outro, durante o período de doença: se a diferença entre os títulos de anticorpos encontrados nos indivíduos já convalescentes é superior ou igual a quatro vezes os dos doentes, tal resultado tem valor diagnóstico. A sorologia deve ser utilizada pelos laboratórios de referência e não é recomendada para uso em laboratórios de diagnóstico por causa de sua complexidade.

Tratamento e Profilaxia

Amantadina e rimantadina são drogas antivirais licenciadas para uso na profilaxia e terapia de influenza A, não tendo ação contra influenza B ou C. Podem ainda ser utilizados os inibidores da neuraminidase, zanamivir e oseltamivir.

O mecanismo de ação destes antivirais já foi discutido no Capítulo 81.

A vacinação é um dos meios mais efetivos de prevenção das infecções pelos vírus influenza e de suas complicações. Vacinas inativadas contra influenza A e B são aplicadas através de administração parenteral em humanos. A recomendação sobre as amostras virais a serem incluídas nos programas anuais de vacinação é feita duas vezes por ano pela Organização Mundial de Saúde: uma em fevereiro, para as vacinas a serem utilizadas no inverno (novembro a abril) de países do hemisfério Norte, e outra em setembro, para vacinas a serem utilizadas no inverno (maio a outubro) de países do hemisfério Sul. Por exemplo, a vacina a ser utilizada no hemisfério Sul em no inverno de 2014 deve conter amostras de influenza semelhantes aos vírus A/Califórnia/7/2009 (H1N1) pdm09, A/Texas/50/2012 (H3N2), e B/Massachusetts/2/2012. A vacinação anual é recomendada para todas as pessoas maiores que seis meses de idade. No Brasil, o Ministério da Saúde oferece a vacina antigripal anual de forma gratuita a indivíduos com 60 anos ou mais de idade, trabalhadores de saúde que exercem suas atividades em unidades que fazem atendimento de influenza, os povos indígenas, as crianças na faixa etária de seis meses a dois anos incompletos, as gestantes, as puérperas (até 45 dias após o parto), grupos portadores de doenças crônicas e outras condições clínicas especiais e a população privada de liberdade. As reações à vacina são raras e podem ser devidas a proteínas residuais dos ovos, visto que a vacina é produzida em ovos embrionados. Podem ocorrer durantes as primeiras 24 horas após a vacinação e causar manifestações sistêmicas, como febre, mal estar, mialgia e dor de cabeça e manifestações locais, como dor e eritema no local da inoculação. Uma vacina contendo vírus recombinantes atenuados foi licenciada nos Estados Unidos, para administração na forma de aerossol, em crianças com mais de dois anos e adultos até 49 anos. A vacina é obtida pela recombinação de um vírus atenuado com cada novo vírus potencialmente epidêmico. No vírus vacinal, os segmentos que codificam a hemaglutinina e a neuraminidase são originários do vírus epidêmico, enquanto os demais segmentos são provenientes do vírus atenuado. A vantagem sobre as vacinas inativadas é a indução de imunidade local, e esta vacina parece ser mais imunogênica na população pediátrica com mais de seis meses de idade.

Bibliografia recomendada

Brooks GF, Carroll KC, Butel JS, Morse SA, Mietzner TA. Jawetz Melnick & Adelberg's Medical Microbiology. 26. ed. New York: McGraw Hill; 2013.

Flint SJ, Enquist LW, Racaniello VR, Skalka AM. Principles of virology. 3. ed. Washington: ASM Press; 2009.

King AMQ, Adams MJ, Carstens EB, Lefkowitz, EJ (eds.). Virus Taxonomy: Ninth Report of the International Committee on Taxonomy of Viruses. San Diego: Academic Press; 2012.

Knipe DM, Howley PM, Cohen JI, Griffin DE, Lamb RA, Martin MA, et al. Fields Virology. 6. ed. Philadelphia: Lippincott Williams & Wilkins; 2013.

89 Papilomavírus Humano

Lara Termini
Laura Sichero

Introdução

A infecção por papilomavírus humanos (HPV) pode desencadear o desenvolvimento de diversas condições patológicas, incluindo verrugas genitais e cutâneas, tumores na região anogenital e orofaringe, além da papilomatose respiratória recorrente (PRR). Entre os 13 genótipos virais classificados pela Agência Internacional de Pesquisa sobre o Câncer (IARC) da Organização Mundial da Saúde (OMS) como carcinogênicos em humanos, o HPV-16 responde por mais da metade dos casos de câncer cervical e pela quase totalidade dos tumores em regiões extracervicais. O progresso na caracterização das sequências completas de DNA de HPV obtido de amostras clínicas revelou uma grande heterogeneidade genética de tipos virais pertencentes ao gênero *Alpha-papillomavirus* (mucosos), além de revelar a existência e a extensa distribuição de centenas de tipos de *Beta-* e *Gamma-papillomavirus* (cutâneos). O reconhecimento do papel que desempenham alguns tipos de HPV sobre o desenvolvimento das diversas patologias associadas é fundamental para sua prevenção e também para a implementação de estratégias de controle dessas doenças.

HPV: organização genômica

Os HPV pertencem à família *Papillomaviridae* e têm um capsídeo não envelopado de 50 nm a 60 nm de diâmetro que engloba uma molécula de DNA dupla fita circular de aproximadamente 8 mil pares de bases que se associam às histonas celulares. O genoma viral está dividido em três regiões – região precoce (E-*early*), região tardia (L-*late*), e *long control region* (LCR) –, sendo que as denominações precoce e tardia se referem à fase do ciclo replicativo em que essas proteínas são expressas.

As proteínas virais precoces têm função na replicação e transcrição do DNA viral (E1, E2) e na transformação da célula hospedeira (E5, E6 e E7). Os genes *L1* e *L2*, da região tardia, transcrevem as proteínas principal e secundária do capsídeo, respectivamente. A região não codificante entre os genes *L1* e *E6,* a LCR, compreende aproximadamente 10% do genoma viral.

A proteína tardia L1 é a principal constituinte do capsídeo viral e corresponde a aproximadamente 80% do total das proteínas virais. Essa proteína abriga epítopos tipo-específicos e é altamente imunogênica. A proteína L2, menos abundante e conservada que L1, é o componente secundário do capsídeo viral e tem papel crucial na infecção viral e na incorporação do DNA viral no interior da partícula viral madura (*virion*). A expressão de L1 e L2 em sistemas heterólogos tornou possível obter partículas virais vazias semelhantes ao vírus (VLP, do inglês *virus like particles*). As vacinas profiláticas disponíveis contra HPV se baseiam nessas partículas.

A regulação da expressão viral é complexa e controlada por fatores de transcrição (FT) virais e celulares que se ligam às sequências específicas na LCR. A regulação intragenômica da transcrição viral é mediada pela proteína E2, e quatro sítios conservados de ligação a E2 são observados na LCR da maioria dos tipos de HPV que infectam a mucosa anogenital. A maior parte dos FT celulares que influenciam a transcrição viral se liga a sequências na região central da LCR regulando a transcrição dos genes virais precoces a partir do promotor localizado na extremidade 3' da LCR. Esses FT incluem as proteínas AP1, NF1, TEF1, OCT1, YY1, BRN-3a, NF-IL6, KRF-1, NF-κB, FOXA1, GATA3, entre outras. Adicionalmente, a transcrição de diversos tipos de HPV é ativada por receptores de glicocorticoides e progesterona. O transcrito policistrônico gerado é diferencialmente editado e codifica todos os genes virais. A região 3' da LCR contém também um sítio de ligação único a E1 que define a origem de replicação.

HPV: ciclo replicativo

Todas as patologias associadas à infecção por HPV são de origem epitelial, incluindo o epitélio colunar da endocérvice uterina, o epitélio escamoso estratificado da ectocérvix, epitélio estratificado da pele e de outros sítios anatômicos. A infecção inicial pelo HPV ocorre nas células da camada basal do epitélio estratificado que ficam expostas em razão de pequenos traumas que ocorrem, por exemplo, durante a relação sexual.

Após a infecção de células epiteliais basais ou de células da junção escamocolunar, no caso da cérvix uterina, os genomas de HPV são estabelecidos como epissomos no núcleo da célula hospedeira, geralmente em baixo número de cópias e os genes precoces são preferencialmente expressos, embora em baixos níveis. A replicação viral e a expressão das proteínas virais ocorrem apenas nas camadas epiteliais suprabasais uma vez que os promotores de HPV são ativos nas células dessas camadas, sugerindo que a sincronização do ciclo replicativo viral ao programa de diferenciação epitelial resulta, ao menos em parte, da ligação na LCR de FT celulares expressos diferencialmente por meio das diferentes camadas do epitélio estratificado. Nas células suprabasais, as proteínas virais E1 e E2 são expressas, e ocorre replicação do HPV aumentando a carga viral para mais de 1 mil cópias por célula. Finalmente, os vírions são liberados pelos queratinócitos que entram no programa final de diferenciação dos epitélios e mucosas. Cabe ressaltar que durante a divisão das células infectadas, parte das células da camada basal e parabasal não entra no programa de diferenciação dos epitélios estratificados, servindo, assim, de reservatórios de DNA viral.

HPV: taxonomia e evolução

Os *papilomavírus* são uma família muito antiga de agentes patogênicos que infectam o tecido epitelial de anfíbios, répteis, aves e mamíferos. Esses vírus coevoluíram com os seus hospedeiros, e os vírus são estritamente específicos para seu hospedeiro natural, não sendo capazes de infectar até mesmo organismos de espécies relacionadas.

As primeiras evidências da existência de diversos tipos de HPV foram obtidas no início dos anos 1970 quando se observou que o RNA mensageiro obtido de verrugas plantares hibridizava com o DNA obtido de outras verrugas plantares, mas não com aquele de verrugas genitais. Mais recentemente, o grande desenvolvimento das tecnologias de sequenciamento de DNA possibilitou a caracterização do genoma completo de mais de 200 tipos de papilomavírus (http://www.hpvcenter.se/html/refclones.html).

Uma vez que o gene tardio *L1* é altamente conservado, a identidade de sequência nessa região gênica é utilizada como base para a classificação de HPV. Foi definido pelo Comitê de Nomenclatura de Papilomavírus que variações nucleotídicas no gene tardio *L1* maiores que 10% caracterizam novos tipos de HPV. Os HPV estão agrupados filogeneticamente em cinco gêneros – *Alpha-papillomavirus*, *Beta-papillomavirus*, *Gamma-papillomavirus*, *Muum-papillomavirus* e *Nu-papillomavirus* –, e a quase totalidade dos tipos virais já caracterizados pertence aos três primeiros gêneros (Figura 89.1).

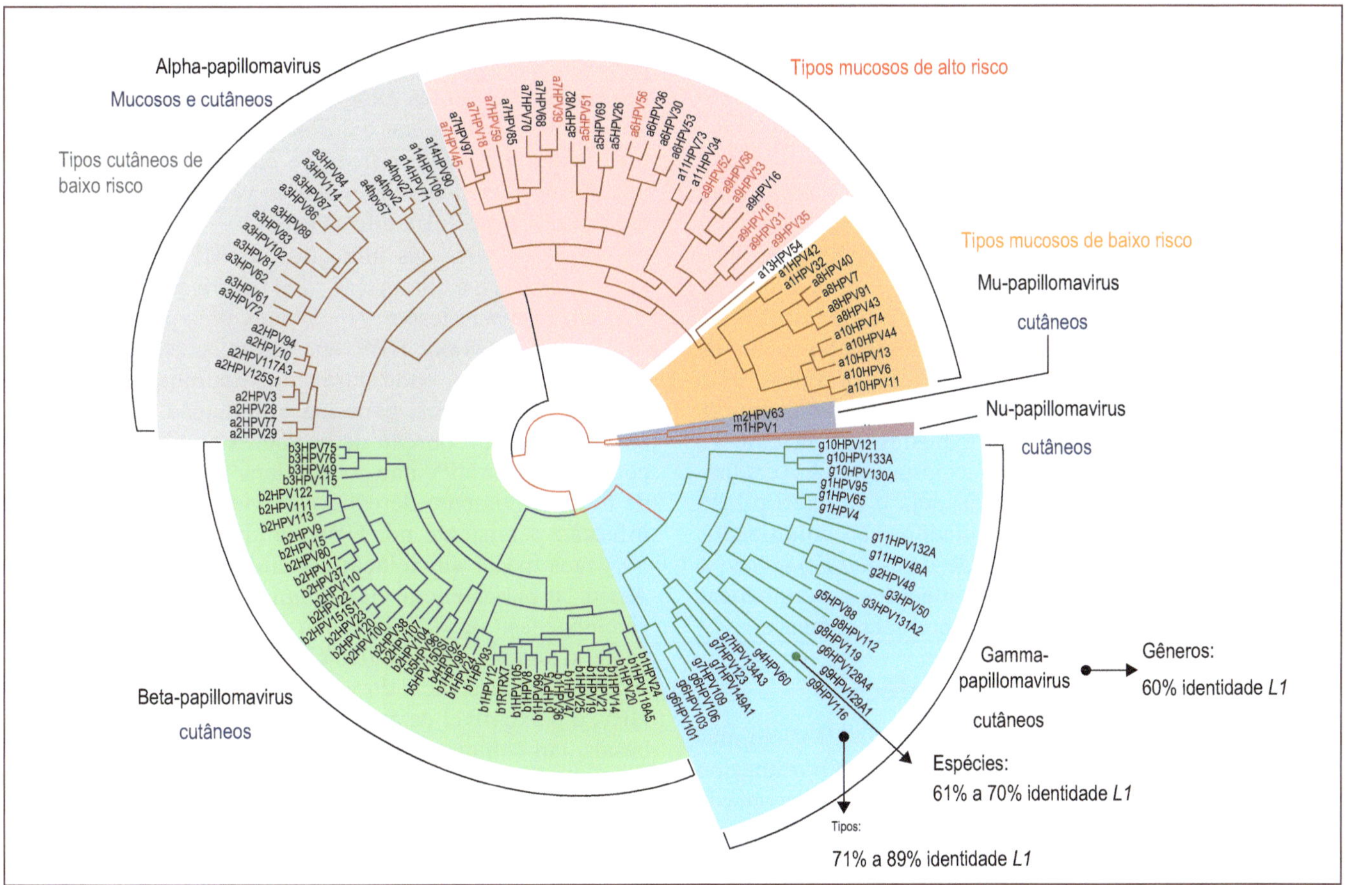

Figura 89.1 – *Relação evolutiva entre tipos de HPV. Os papilomavírus humanos compreendem cinco gêneros com diferentes tropismos e associação com doença. Os* Alpha-papillomavirus *incluem tipos mucosos de baixo risco oncogênico (em laranja) que causam verrugas genitais, além dos tipos mucosos de alto risco oncogênico (em cor-de-rosa) que podem ocasionar o desenvolvimento de neoplasias cervicais e câncer.*
Fonte: Adaptada de Doorbar J, Egawa N, Griffin H, *et al.*, 2015.

O gênero *Alpha-papillomavirus* engloba não somente os tipos de HPV predominantemente isolados de lesões genitais (conhecidos como "HPV mucosos"), mas também alguns tipos cutâneos. Os tipos virais mucosos são ainda categorizados em HPV de alto e baixo risco oncogênico. Os HPV-16, -18, -31, -33, -35, -39, -45, -51, -52, -56, -58, -59 e -66 são classificados pela OMS como cancerígenos em seres humanos (carcinógenos do tipo I), enquanto os HPV-6, -11, -40, -42, -43, -44 e -54 são de baixo risco oncogênico.

Os tipos virais pertencentes aos gêneros *Beta-* e *Gamma-papillomavirus* foram principalmente isolados a partir de lesões de pele, também conhecidos como "cutâneos". Finalmente, os gêneros *Mu-papillomavírus* e *Nu-papillomavírus* incluem apenas três tipos de HPV.

A infecção anogenital por HPV mucosos é primordialmente transmitida por contato sexual, sendo esta considerada a doença sexualmente transmissível mais comumente diagnosticada. Portanto, marcadores de atividade sexual, por exemplo, a idade da primeira relação sexual e o elevado número de parceiros sexuais recentes ou durante a vida, são os principais determinantes da infecção anogenital tanto em homens como em mulheres. De fato, o DNA de HPV é raramente detectado entre adolescentes sem alguma experiência sexual. Além do contato peniano-vaginal, esses vírus também são transmitidos por outras práticas sexuais, incluindo relações sexuais pênis-canal anal, sexo oral e digital. Estima-se que aproximadamente 75% dos indivíduos que relatam atividade sexual serão infectados por HPV pelo menos uma vez durante a vida.

Por sua vez, os HPV cutâneos são transmitidos por contato direto colonizando a pele humana já nos primeiros dias após o nascimento de um indivíduo. De fato, foi observado que o DNA de HPV é detectado em aproximadamente 45% dos bebês, e que um padrão similar de tipos de *Beta-papillomavirus* é compartilhado entre membros de uma mesma família, demonstrado transmissão intrafamiliar. Adicionalmente, alguns estudos que analisaram pelos de sobrancelha revelaram um padrão similar de tipos virais em outros sítios cutâneos no mesmo indivíduo tanto em regiões expostas como em não expostas ao sol, embora predominem em regiões do corpo expostas ao sol. Acredita-se que o reservatório desses vírus seja o folículo piloso e praticamente todos os seres humanos são colonizados simultaneamente por vários tipos de *Beta-papillomavirus* e *Gamma-papillomavirus*, causando infecções assintomáticas em pele e mucosa como parte da microbiota comensal.

HPV: história natural da infecção

Os estudos acerca da história natural do HPV em mulheres revelaram que o tempo entre a infecção por um tipo de alto risco oncogênico e o desenvolvimento de neoplasia intraepitelial cervical (NIC), carcinoma *in situ* e câncer invasivo é longo. As NIC têm um pico de incidência entre 25 e 35 anos de idade, ao passo que a incidência de câncer cervical ocorre entre 55 e 65 anos. Essa observação aponta para a persistência do HPV por vários anos entre a infecção inicial, o desenvolvimento de NIC e a progressão para o câncer invasivo. Entretanto, principalmente entre mulheres jovens, a lesão cervical de alto grau pode se desenvolver em 2 a 3 anos após a exposição ao HPV.

No que concerne à prevalência de HPV específica por idade, vários estudos relataram um pico de infecção em mulheres mais jovens (25 anos), logo após o início da atividade sexual, geralmente atribuído a maiores níveis de atividade sexual com múltiplos parceiros e baixa imunidade viral. Assim, a prevalência de DNA de HPV em mulheres com citologia normal é de aproximadamente 30%. Em algumas populações, observa-se diminuição da prevalência viral com o aumento da idade atingindo uma frequência bastante reduzida em idades mais avançadas. Em outras populações, como na Índia e na África Subsaariana, a prevalência do HPV permanece alta em todas as faixas etárias. Por outro lado, nas Américas, África e Europa, um segundo pico de infecção por HPV entre mulheres com mais de 45 anos é observado, o que poderia ser atribuído às mudanças hormonais que precedem a menopausa, a modificações no comportamento sexual ou mesmo às taxas mais elevadas da persistência da infecção por HPV em idades mais avançadas. Em homens, a prevalência de DNA de HPV é superior a 50% na região genital e a prevalência de HPV de baixo risco oncogênico é maior em homens que em mulheres. Ao contrário do que se observa em mulheres, não há um padrão claro de prevalência viral associado à idade nos homens.

A alta prevalência de infecções por HPV na população feminina e a baixa taxa relativa de câncer cervical indicam que ambos os fatores exógenos e inerentes do vírus e ao hospedeiro podem afetar o desfecho das infecções por HPV: uma lesão proliferativa benigna ou um tumor propenso à transformação maligna ao longo de vários anos ou apenas a eliminação das células infectadas.

A maior parte das infecções por HPV é transitória e assintomáticas e a eliminação viral ocorre espontaneamente, sem nunca causar lesões. No entanto, uma pequena proporção de infecções por HPV, em particular por tipos de alto risco oncogênico, pode durar mais tempo, com variação entre 12 e 24 meses, para sua eliminação. Ainda assim, uma pequena proporção de mulheres apresenta infecções persistentes por HPV que podem durar anos. O risco relativo de desenvolvimento de câncer cervical em pacientes com infecção persistente por HPV de alto risco é, em média, 50 vezes maior em relação às mulheres HPV-negativas. Assim, a persistência viral é um evento decisivo para a carcinogênese cervical induzida por HPV. A capacidade de evadir o sistema imunológico é um dos fatores-chave na prevalência e persistência do vírus. No caso das infecções por HPV, o baixo nível de expressão de genes virais em células basais, em conjunto com a ausência de inflamação e ciclo lítico, limita a apresentação de antígenos virais eficazes para o sistema imunológico.

HPV: neoplasias associadas

Em humanos, a infecção por papilomavírus pode resultar em proliferações benignas, incluindo verrugas ou papilomas, lesões intraepiteliais e carcinomas da área anogenital e de outros sítios anatômicos, como cabeça e pescoço. Os tipos de HPV de baixo risco oncogênico estão fortemente associados ao desenvolvimento de proliferações benignas, como verrugas e condilomas comuns; ao passo que os tipos de HPV de alto risco oncogênico estão fortemente associados ao desenvolvimento de lesões intraepiteliais de alto grau e carcinoma cervical (Tabela 89.1).

A associação entre a infecção por HPV e o desenvolvimento de neoplasias no colo do útero foi observada no início da década de 1970. Em 2008, o Prof. Harald zur Hausen foi laureado com o Prêmio Nobel pelo estabelecimento do HPV de alto risco oncogênico como causador do câncer cervical. Este é o segundo tipo de câncer mais comum entre as mulheres em todo o mundo. De acordo com as estatísticas da WHO/OMS, cerca de 500 mil novos casos são registrados a cada ano, dos quais metade dos casos é fatal. O câncer cervical continua a ser um problema de Saúde Pública significativo, em especial nos países com baixo e médio nível de desenvolvimento humano, nos quais cerca de 80% dos casos ocorrem. De fato, as maiores taxas de incidência dessa neoplasia são observadas na América do Sul, África e Sul da Ásia. Por outro lado, os programas de rastreio reduziram significativamente a incidência dessa doença nos países desenvolvidos ao longo dos últimos 50 anos. Os HPV-16 e -18 são responsáveis por cerca de 55% e 15% de todos os carcinomas escamosos invasivos cervicais ao redor do mundo, respectivamente. Entretanto, ambos os tipos virais têm prevalência semelhante em amostras de adenocarcinoma.

A infecção por HPV está também fortemente associada ao desenvolvimento de câncer de canal anal em homens e mulheres, sendo que aproximadamente 85% dos 44 mil casos que ocorrem no mundo por ano são atribuíveis à infecção por esses vírus. Ademais, cerca de 50% dos tumores de vulva e pênis e 70% dos de vagina podem ser atribuídos à infecção por HPV, assim como 20% dos cânceres da orofaringe. É interessante ressaltar que o HPV-16 é detectado na quase totalidade dos tumores desses sítios anatômicos extracervicais.

O carcinoma de células escamosas de cabeça e pescoço (HNSCC) é o sexto tipo de câncer mais comum no mundo e apresenta uma incidência anual estimada de aproximadamente 600 mil casos. O HNSCC compreende carcinomas de células escamosas (SCC) da cavidade bucal, orofaringe, laringe e hipofaringe. Embora o consumo de álcool e tabaco seja o principal fator de risco para o desenvolvimento de HNSCC, existem evidências epidemiológicas suficientes para que, desde 2009, o IARC reconheça o HPV-16 como um agente causal independente do SCC orofaríngeo. O efeito carcinogênico do HPV na cavidade oral e laringe é ainda discutido. A prevalência de HPV em SCC de orofaringe varia de 10% a 90% a depender da região geográfica. Os HNSCC induzidos e não induzidos por HPV diferem substancialmente nos níveis genético, molecular, epidemiológico e clínico. Os tumores de orofaringe HPV-associados são mais comuns entre os jovens adultos não fumantes, e foi observado ainda que esses indivíduos respondem melhor ao tratamento e apresentam melhores taxas de sobrevida em comparação aos indivíduos HPV-negativos.

Tabela 89.1
Principais associações etiológicas de HPV mucosos e cutâneos

Patologia	*Fração atribuível à infecção por HPV*	*Principais tipos de HPV envolvidos*
Câncer de colo uterino	~100%	HPV16, 18*, 31, 33, 35, 39, 45, 51, 52, 56, 58 e 59
Carcinoma de vulva	~40% a 50%	HPV-16
Carcinoma de vagina	~70%	HPV-16
Carcinoma de pênis	~50%	HPV-16
Carcinoma de ânus	~88%	HPV-16
Carcinoma da orofaringe (incluindo tonsilas e base de língua)	13% a 56%	HPV-16
Condilomas acuminados (verrugas genitais)	~100%	HPV-6 e HPV-11[?]
Condilomas planos	~100%	HPV-6, -11, -16, -18 e -31
Condiloma gigante+	~100%	HPV-6 e HPV-11
Papulose bowenoide	~100%	HPV-16 e HPV-18
Papilomatose respiratória juvenil	~100%	HPV-6 e HPV-11[¥]
Câncer de pele (não melanoma)	25% a 55%[£]	HPV-5, -8, -17, -20 e -47

Por questões de espaço, não foram listados os casos dos diferentes tipos de verrugas da pele. *Os HPV16 e 18 são responsáveis por ~70% dos cânceres de colo uterino. [¥]Taxa de evolução para doença maligna < 1% em crianças e de 3% a 6% em adultos. [?]Os HPV6 e 11 são responsáveis por 90% dos casos. [+]Alta tendência à progressão maligna. [£]Pode chegar a 90% em indivíduos imunossuprimidos.
Fonte: Desenvolvida pela autoria.

Em todo o mundo, os condilomas (*condylomata acuminata* ou verrugas genitais (VG)) estão entre as doenças sexualmente transmissíveis mais comum em ambos os sexos. Essas verrugas são, em geral, benignas e, embora a mortalidade seja extremamente rara, causam sofrimento psicossocial e desconforto físico, incluindo dor, sangramento e coceira. As VG são facilmente transmitidas e 65% dos parceiros sexuais de indivíduos acometidos por VG desenvolvem essa doença. Estima-se que a maioria das VG se desenvolve entre 2 e 3 semanas após uma infecção por HPV. Embora cerca de um terço destas regrida naturalmente, sua recorrência é frequentemente observada e, dessa forma, o tratamento repetido resulta em altos custos médicos. Os HPV-6 e -11 são os agentes etiológicos de mais de 90% das VG.

Os HPV-6 e -11 estão ainda associados com o desenvolvimento de PRR. Essa é uma doença caracterizada pela formação de papilomas benignos no trato respiratório superior, principalmente na laringe. A PRR é classificada de acordo com a idade do diagnóstico em PRR juvenil e PRR adulta, sendo essa última assim definida quando o diagnóstico ocorre após os 20 anos de idade. Embora alguns casos severos de PRR sejam diagnosticados entre adultos, a PRR juvenil é uma condição mais agressiva e está associada a um risco maior de desenvolvimento de lesão no trato respiratório inferior, e assim um número superior de cirurgias é necessário para remoção das lesões a fim de desobstruir as vias respiratórias

Tumores cutâneos não melanoma (NMSC, do inglês *non melanoma skin cancer*) são comuns em indivíduos caucasianos, sendo os carcinomas basocelular (CBC) e espinocelular (CEC) os tipos mais comuns de NMSC. A principal causa desses tumores está associada à alta exposição aos raios ultravioleta (UVR), fator que reconhecidamente causa lesões permanentes no DNA.

O papel do HPV no desenvolvimento de NMSC não está bem definido. Atualmente, reconhece-se que apenas os HPV-5 e HPV-8 estão associados ao desenvolvimento de lesões cutâneas em portadores da doença *epidermiodisplasia verruciforme* (EV). Esses indivíduos são muito suscetíveis à infecção por *betapapilomavírus* e desenvolvem lesões de pele na infância. Dessas lesões, cerca de 30% a 60% progridem para CEC durante a segunda e a quarta década de vida, principalmente em áreas do corpo expostas ao sol. Dessa forma, ambos os tipos virais foram classificados pelo IARC como possivelmente carcinogênicos (grupo 2B) em pacientes com EV.

Adicionalmente, a imunossupressão presente em indivíduos transplantados (OTR, do inglês *organ transplant recipients*) resulta em risco aumentado em até cem vezes para o desenvolvimento de NMSC, corroborando a hipótese de um eventual papel de um agente infeccioso no desenvolvimento de câncer de pele. De fato, os *betapapilomavírus* são detectados em aproximadamente 90% de OTR acometidos por CEC cutâneo.

Há evidências também que diferentes tipos de β-HPV desempenham um papel na patogênese de NMSC na população imunocompetente, uma vez que estudos epidemiológicos utilizando anticorpos anti-HPV e/ou DNA viral revelaram maior prevalência de infecções por betapapilomavírus em indivíduos com histórico de CEC cutâneo. Sugere-se que a infecção por diferentes tipos de betapapilomavírus poderia conferir à pele maior susceptibilidade ao acúmulo de mutações induzidas por UVR, favorecendo o desenvolvimento de tumores. Finalmente, os HPV com tropismo cutâneo pertencentes aos gêneros *Gammapapillomavirus, Mu-papillomavirus* e *Nu-papillomavirus* parecem estar associados ao desenvolvimento de lesões cutâneas benignas, e não há achados que apoiem seu possível envolvimento na carcinogênese.

Potencial oncogênico

Os genes virais E6 e E7 de HPV de alto risco oncogênico são os únicos expressos em todos os tumores da cérvix uterina e nas linhagens celulares derivadas desses carcinomas. Essas proteínas cooperam para imortalizar queratinócitos, principais células epiteliais humanas, *in vitro*. Os produtos desses genes são capazes de interagir com vários proteínas celulares. Entre essas interações, destaca-se a capacidade da oncoproteína E6 de unir-se à proteína supressora de tumor p53, alterar a sua capacidade funcional e promover sua degradação pela via de proteólise dependente de ubiquitina. Além disso, a oncoproteína viral E7 é capaz de unir-se e inativar a proteína do retinoblastoma (pRb), uma das principais proteínas supressoras de tumor, além de induzir sua degradação pela via de proteólise dependente de ubiquitina. Essas interações, apesar de não suficientes, desempenham um papel fundamental no processo de transformação celular induzida por HPV. Mais ainda, a interação da proteína E6 é descrita com diversas proteínas celulares, como ERC55, paxilina, hDlg, E6-AP, E6-BP, E6TP1, telomerase, Bak, CBP, p300, entre outras, envolvidas na transdução de sinais celulares, apoptose e regulação da transcrição. De maneira semelhante, a oncoproteína E7 é capaz de interagir com vários proteínas celulares que regulam a proliferação celular, especialmente os que atuam na transição entre as fases G1 e S do ciclo celular. Isso inclui interações com outras proteínas da família do pRb (p107 e p130), histona deacetilase (HDAC), o fator de transcrição AP-1, ciclinas, quinases dependentes de ciclinas (CDK) e inibidores de CDK (CDI). Além dessas proteínas virais, ensaios *in vitro* demonstraram que a oncoproteína viral E5 é capaz de regular a atividade de receptores de fatores de crescimento (EGF e PDGF) e de inibir a apoptose mediada por TRAIL e FasL.

Apesar do papel determinante do HPV em vários cânceres humanos, diversos estudos mostraram que a infecção pelo vírus e a expressão permanente dos oncogenes virais não são suficientes para o desenvolvimento de um tumor maligno. Portanto, é necessária a ocorrência de eventos ambientais e genéticos adicionais, tanto do vírus como da célula hospedeira, para promover a transformação celular. Normalmente, o genoma viral encontra-se em estado epissomal no núcleo das células de tecidos com alterações benignas ou pré-malignas. No entanto, o aumento da expressão dos genes E6 e E7 em lesões malignas pode ser ocasionado pela integração do DNA viral no genoma celular ao longo do processo de progressão tumoral. A integração acontece ao acaso no DNA celular, mas invariavelmente ocorre interrupção da região que contém os genes E1-E2 do genoma viral. Isso altera o controle negativo exercido pela proteína E2 na expressão dos genes E6 e E7 resultando na expressão constitutiva e aumentada das oncoproteínas virais. Assim, essas proteínas são capazes de prolongar o tempo de vida de queratinócitos humanos normais, alterar o ciclo e o programa de diferenciação dessas células, promovendo o acúmulo de defeitos mitóticos. Esses efeitos, por sua vez, promovem a instabilidade genômica, contribuindo, assim, na transformação maligna.

O mecanismo de ação das proteínas E6/E7 de *Betapapillomavirus* é distinto daquele observado para os tipos virais de *Alpha-papillomavirus* associados ao desenvolvimento de câncer de colo de útero. Essas proteínas são raramente detectadas em tumores de pele e sua expressão não parece ser necessária para a manutenção do fenótipo transformado. Os HPV-38 e HPV-49 são capazes de imortalizar queratinócitos humanos primários ao contrário de outros tipos virais (HPV-10, -14, -22, -23, -24 e -36). Foi demonstrado também que camundongos transgênicos que expressam as proteínas E6/E7 de HPV-38, sob o controle de um promotor específico de queratinócitos, exibiram hiperplasia na epiderme e foram susceptíveis ao desenvolvimento de tumor cutâneo promovido por produtos químicos cancerígenos ou por UVR. Adicionalmente, enquanto a proteína E6 de HPV-8, HPV-24 e HPV-38 se ligam *in vitro* a E6-AP, a degradação de p53 foi observada apenas com E6 de HPV-49. Foi também demonstrado que E6 de HPV-5, HPV-8 e HPV-38 se ligam a p300, prevenindo a acetilação de p53, a ativação da transcrição e reparo induzidos por p53, assim contribuindo para o acúmulo de mutações e anormalidades cromossômicas. Ainda mais, assim como os *Alpha-papillomavirus*, a proteína E6 de alguns tipos de *Beta-papillomavirus* induz a degradação de BAK, prevenindo, assim, a liberação de fatores mitocondriais pró-apoptóticos.

Com relação à proteína E7 de tipos virais cutâneos, foi observado que essa proteína de HPV-14, -22, -23, -24, -36, -38 e -49 se liga, *in vitro*, a pRb, porém não é capaz de induzir a degradação de pRb quando expressa em queratinócitos humanos. No entanto, foi observado que, em queratinócitos que expressam E6/E7 de HPV-38 e HPV-49, a transcrição mediada por E2F é ativada provavelmente em decorrência da habilidade das proteínas virais induzir a fosforilação de pRb, evento necessário para a liberação desses FT. Cabe ressaltar também que a proteína E7 de HPV-38 interfere na atividade pró-apoptótica de p53 por induzir a transcrição da isoforma dominante-negativa de p73 designada ΔNp73α, que é capaz de regular ambas as vias dependentes de p53 e de p73.

Prevenção primária e secundária do câncer do colo uterino

A estratégia de prevenção mais eficiente para o câncer cervical e suas lesões precursoras é realizada mediante a prevenção primária por meio de programas de vacinação em larga escala. As vacinas profiláticas disponíveis contra HPV se baseiam no sistema de VLP, cujas partículas são formadas e montadas pela proteína L1 HPV em sistemas heterólogos. Essas partículas têm estrutura do capsídeo semelhante à do HPV, mas sem material genético em seu interior.

A vacina contra o HPV foi adicionada ao calendário de vacinação em 2006 em mais de 80 países com médio e alto nível de desenvolvimento humano. Em 2014, o Ministério da Saúde, por meio do Programa Nacional de Imunização (PNI), deu início à campanha de vacinação contra o HPV no Brasil, por intermédio do Sistema Único de Saúde (SUS), utilizando a vacina quadrivalente. Por ser uma infecção de transmissão sexual, as respectivas vacinas profiláticas devem idealmente ser administradas em idade que antecede a primeira relação sexual. Dessa forma, é importante que a vacinação em larga escala seja realizada em crianças/adolescentes de ambos os sexos. Essa vacina pode prevenir os cânceres relacionados aos HPV-16 e -18, de colo do útero, vulva e vagina, câncer peniano, de orofaringe e anal em homens e mulheres, além das verrugas genitais nos dois sexos relacionadas ao HPV-6 e -11. No Brasil, a vacina é gratuita na rede pública para meninas e meninos de 9 a 14 anos. Indivíduos transplantados e pacientes oncológicos ou vivendo com HIV/aids também podem se vacinar na rede pública. Vale ressaltar que as vacinas contra o HPV encontram-se disponíveis em clínicas particulares para qualquer idade, sob recomendação médica.

Contudo, a vacinação não substitui o programa de rastreamento usual. A partir da introdução do teste de citologia oncológica, também conhecido como "teste de Papanicolaou", como meio de rastreio secundário organizado, a mortalidade por câncer de colo uterino diminuiu significativamente em países com alto índice de desenvolvimento humano. Esse exame consiste numa análise citológica que permite identificar alterações morfológicas associadas à transformação celular. Sua realização pode promover a prevenção da maioria dos cânceres cervicais, que representam a consequência mais séria da infecção pelo HPV, pois o exame identifica lesões precursoras que ainda são passíveis de tratamento. Trata-se de um teste de baixo custo e de alta especificidade. No entanto, sua relativamente baixa sensibilidade faz necessária sua repetição periódica. Quando observadas alterações citológicas, as mulheres são encaminhadas para a realização de exames adicionais, como a colposcopia, para confirmação do diagnóstico e eventual tratamento. Estimativas indicam que o rastreamento feito de forma adequada pode reduzir em 90% a incidência do câncer do colo do útero e em 80% os níveis de mortalidade. Em países com alto/médio nível de desenvolvimento humano, a incidência e a mortalidade do câncer do colo do útero foram reduzidas significativamente nos últimos 30 anos pela introdução de programas de rastreamento organizados. Essa expressiva redução foi obtida mediante estratégias com base em programas bem organizados, com boa cobertura populacional, convocação e reconvocação, além da eficiência no acompanhamento e tratamento das pacientes com lesões precursoras do câncer cervical. Contudo, uma redução drástica dessas taxas ainda não é observada na maioria dos países com baixo nível de desenvolvimento, como é o caso de algumas regiões do Brasil.

Atualmente, existe uma tendência à aplicação de testes moleculares muito sensíveis, como é o caso da do teste da reação em cadeia da polimerase (PCR, do inglês *polymerase chain reaction*), como metodologia de triagem. A grande novidade para essa doença é que, em países com alto índice de desenvolvimento humano e em alguns em desenvolvimento, incluindo o Brasil, existe um movimento para substituir o atual exame de rastreio (teste de Papanicolaou ou citologia oncológica) por um teste molecular para HPV, que é o fator etiológico da doença. O teste molecular de HPV apresenta algumas vantagens sobre o teste de Papanicolaou. Entre elas, o teste de HPV apresenta maior sensibilidade, ou seja, detecta um maior número de casos de câncer e lesões precursoras e trata-se, na maioria das vezes, de reações automatizadas. Além disso, o teste de Papanicolaou é um procedimento mais trabalhoso e que, ao fim, necessita de um profissional especialista para emissão do resultado. No entanto, a expectativa para as próximas décadas é que a prevenção do câncer do colo do útero continuará a ser realizada por meio da avaliação citológica na população com o teste de Papanicolaou em conjunto com testes de detecção molecular de HPV.

Diagnóstico laboratorial

Uma vez que a presença do câncer do colo uterino e de suas lesões precursoras está diretamente associada à infecção por HPV de alto risco, o diagnóstico laboratorial se baseia na detecção do vírus. Vale lembrar que a detecção do HPV é importante para conduta clinicocirúrgica de outros tipos tumorais, como alguns tumores de cabeça e pescoço, vulva e ânus, como já citado anteriormente.

Atualmente, os testes para detecção de HPV baseiam-se em métodos moleculares. Outros métodos, incluindo a sorologia, são muito trabalhosos ou não são suficientemente sensíveis. O único método que permite a localização dos genomas virais com relação à topografia do tecido é a hibridização *in situ*. Essa técnica permite avaliar a localização do DNA ou RNA viral de forma específica nas células. Contudo, esse método apresenta baixa sensibilidade (300 cópias/célula) e, dessa forma, as técnicas com base na reação em PCR são as mais comumente empregadas na atualidade. Uma ampla variedade de ensaios para HPV está disponível comercialmente e também é desenvolvida por laboratórios. O uso em clínicas necessita que os laboratórios utilizem ensaios validados por agências reguladoras de cada país para obter indicações clínicas específicas ou que os laboratórios procedam à validação do desempenho clínico do ensaio.

Atualmente, existem inúmeros testes comerciais disponíveis que realizam a genotipagem do HPV por PCR em tempo real (RT-PCR) qualitativo de forma totalmente automatizada. Entre os testes aprovados pela agência FDA (*Food and Drug Administration*/Administração de Alimentos e Drogas dos Estados Unidos da América) para uso na prática clínica, podemos citar o COBAS® 4800 HPV test e o BD Onclarity HPV Assay, os quais realizam a extração do DNA, montagem da reação, amplificação e detecção do DNA-alvo mediante o teste de RT-PCR. O teste BD Onclarity HPV Assay identifica individualmente seis genótipos de alto-risco (HPV- 6, -18, -31, -45, -51 e -52) ao mesmo tempo em que detecta de forma agrupada outros oito tipos de HPV de alto risco. O sistema COBAS® 4800 HPV test identifica individualmente os dois principais tipos de HPV de alto risco (HPV-16 e -18), enquanto detecta de forma agrupada outros 12 tipos de HPV de alto risco. Além de testes de genotipagem com base na identificação do DNA do HPV, há também testes disponíveis que têm como alvo o RNA mensageiro dos oncogenes *E6* e *E7* de HPV de alto risco oncogênico, como o *Aptima* HPV *Assay*.

A expressão aumentada de proteínas celulares, como a oncoproteína celular Ki-67 e a proteína supressora de tumor p16, está altamente relacionada com lesões de alto grau e câncer do colo uterino. O mesmo efeito é observado em tumores de cabeça e pescoço, por exemplo. A oncoproteina Ki-67 é uma molécula nuclear expressa unicamente em células em divisão e funciona como um marcador positivo de proliferação celular. Por outro lado, o aumento dos níveis da proteína supressora de tumor p16 é considerado um evento associado à desregulação do ciclo celular mediada pelo HPV, uma vez que a proteína E7 de HPV de alto risco induz à degradação de pRB, fator este que inibe a expressão de p16. Pelo fato de essas duas proteínas apresentarem efeitos antagônicos, sua expressão concomitante é associada apenas às células neoplásicas. Em condições fisiológicas, a coexpressão dessas duas proteínas não ocorre. Dessa forma, ensaios que incluem imunocitoquímica e imuno-histoquímica estão sendo implementados nesse sentido.

Tratamento

Verrugas anogenitais

As verrugas anogenitais, também conhecidas como "condiloma acuminado", se constituem em uma massa exofítica benigna, de crescimento papular ou plano, que podem ocorrer em qualquer região da área anogenital feminina e masculina. Os HPV-6 e -11 estão presentes em 85% a 90% desse tipo de lesão. As verrugas anogenitais são extremamente comuns, principalmente em jovens que iniciam a atividade sexual, sendo amplamente diagnosticadas nos ambulatórios e clínicas. Seu diagnóstico é tipicamente clínico. As mulheres com verrugas anogenitais requerem um exame ginecológico completo, incluindo o exame preventivo de câncer de colo do útero e, quando indicado pelas alterações citológicas, colposcopia, acompanhada ou não de biópsia. Pacientes com lesões anais, idealmente, devem realizar um exame proctológico com anuscopia e toque retal. Raramente as lesões podem causar problemas em virtude de seu tamanho (condilomas gigantes), mas geram, de maneira importante, dificuldades psicossociais. Várias modalidades terapêuticas têm sido utilizadas no tratamento desse tipo de lesão. A escolha da opção deve levar em conta fatores como idade, local, número e tamanho das lesões, subtipo clínico e situação imunológica do paciente. Dependendo do local, expectativa do paciente e sua condição imunológica, aguardar a provável eliminação natural ou espontânea das verrugas é uma abordagem perfeitamente aceitável na clínica. Entretanto, verrugas que não são eliminadas em até 1 ano, em média, são menos propensas a regredirem de forma espontânea. Os tratamentos tópicos ambulatoriais englobam metodologias cujos efeitos são predominantemente destrutivos, como eletrocauterização, crioterapia, cauterização química, métodos cirúrgicos e remoção a *laser*. As lesões apresentam uma tendência a regredir após o tratamento. A eliminação das verrugas genitais pode ser feita em sessão única por meio desses métodos, pois a inflamação primária local causada por essas técnicas pode deflagrar uma a resposta imune eficaz. Essas técnicas estão associadas à alta probabilidade de resolução total das lesões, porém com taxas de recorrência superiores às outras terapias. Ácido tricloroacético (ATA), podofilotoxina, podofilina e crioterapia são opções para tratamentos que demandam múltiplas aplicações no consultório. A podofilotoxina parece ser o agente mais eficaz e com custos relativamente baixos, mas é contraindicada na gravidez. O ATA é um agente cáustico que promove destruição por coagulação química e é amplamente utilizado na clínica com bons resultados, além de poder ser utilizado na gravidez. Ele deve ser aplicado apenas sobre as lesões e está relacionado a menos efeitos colaterais do que a crioterapia a depender da localização. O imiquimode, modulador da resposta imunológica pela indução do interferon alfa e de outras citocinas e o 5-FU, um inibidor da síntese da DNA, são opções utilizadas na atualidade para o tratamento domiciliar.

Lesões intraepiteliais da cérvix uterina

Considerando que as NIC de alto grau (NIC2-3) afetam principalmente mulheres na idade reprodutiva, o tratamento deve ter como alvo as lesões clinicamente relevantes. As estratégias de tratamento focam, portanto, na remoção das células pré-cancerosas (infectadas por HPV) após exame colposcópico, de maneira a minimizar o dano causado ao colo uterino. Lesões de baixo grau (NIC1) costumam regredir espontaneamente, visto que representam, na maioria dos casos, a infecção produtiva do HPV. Os procedimentos mais comuns para as lesões de alto grau são a exérese da lesão por alça (LEEP, do inglês *loop excison electrosurgical procedure*), eletrofulguração, criocoagulação e crioterapia. O tratamento tem por objetivo eliminar ou reduzir as lesões causadas pela infecção. A remoção cirúrgica das lesões genitais de alto grau associadas ao HPV é a forma mais eficiente de tratamento tanto para verrugas como para neoplasias. No entanto, ao se considerar o tratamento do câncer, o tratamento cirúrgico pode ser complementado por quimioterapia e radioterapia. A depender do estadiamento, esse tipo de tratamento pode contribuir de maneira significativa na sobrevida das pacientes. O melhor método para o tratamento do câncer do colo do útero depende de cada caso em particular, de acordo com a idade da paciente, do estadio da doença e da extensão e localização da lesão. O tratamento do câncer do colo uterino se baseia no estadiamento da doença. Os dois fatores prognósticos mais importantes no câncer cervical, além do estadiamento, são o tamanho do tumor e o envolvimento de linfonodos. Em alguns casos especiais, quando a mulher não tem prole constituída, condutas individuais podem ser adotadas para preservar a fertilidade. O tratamento primário para câncer do colo do útero, que pode ser por cirurgia ou radioterapia, com ou sem quimioterapia sensibilizante, apresenta uma taxa de cura de cerca de 80% a 95% em pacientes diagnosticadas com a doença em estadio inicial (estadios I e II) e aproximadamente 60% em pacientes com estadio III da doença. A histerectomia simples ou radical e linfadenectomia pélvica é o tratamento de escolha em estadios iniciais (IA1, IA2, IB1, IB2, IIA1 ou 2, IIB). Nos estadios mais avançados, é recomendado apenas quimioterapia ou radioterapia, ou a combinação de ambas (IIA2, III e IV). A combinação de quimioterapia + radioterapia, em comparação com a radioterapia sozinha, propicia um benefício na sobrevida geral de 8% e 9% para intervalo livre de recidiva local.

Além disso, a eficiência do tratamento de neoplasias intraepiteliais vulvares tem aumentado com o uso de agentes tópicos moduladores da resposta imune (imiquimode), inibidores da replicação viral (cidofovir) ou a indução direta de dano celular por fototerapia dinâmica. Finalmente, é importante considerar que as estratégias de tratamento podem variar para outros tipos de tumores associados ao HPV.

Considerações finais

O desenvolvimento de vacinas profiláticas eficientes contra tumores do colo uterino constituiu uma vitória na luta contra o câncer. No entanto, é provável que algumas décadas sejam necessárias até que essas vacinas estejam disponíveis para populações de países de baixo nível de desenvolvimento humano e que o impacto dessa vacinação na incidência desses tumores seja perceptível.

Atualmente, a vacina nonavalente contra o HPV, vacina que inclui proteção contra mais cinco tipos de HPV além daqueles da vacina quadrivalente, foi aprovada pela FDA e em breve estará disponível no Brasil e em outros países. Dessa forma, se a população-alvo for vacinada de maneira eficiente, a chance de desenvolvimento de tumores associados ao HPV será em muito reduzida.

Vale salientar que os programas de rastreio continuam a ser de fundamental importância no controle dessa doença. Nesse sentido, um fator que tem contribuído para a erradicação da doença é o uso de novos métodos de detecção de lesões e do câncer, como o teste molecular para HPV. Programas de rastreio bem conduzidos associados a tratamentos efetivos são essenciais para o controle do câncer do colo uterino.

Por último, a pesquisa de novas drogas e de tratamentos contra esse tipo tumoral ainda é um assunto muito relevante na área. O desenvolvimento constante de vacinas terapêuticas eficientes e seguras para acelerar o controle dos tumores associados ao HPV é um dos exemplos. Dados de testes pré-clínicos dessas vacinas terapêuticas contra o HPV sugerem que o controle do câncer do colo uterino e de outros tumores associados a esse tipo viral requererá a combinação da vacinação terapêutica com outras modalidades de tratamento. O descobrimento de novas drogas e o melhor entendimento dos mecanismos de progressão e de evasão imunológica dos tumores associados ao HPV permitirão a combinação eficiente de diferentes modalidades terapêuticas no tratamento dos tumores associados ao vírus em um futuro não tão distante.

Bibliografia recomendada

Araújo MG, Magalhães GM, Garcia LC, Vieira ÉC, Carvalho-Leite MLR, Guedes ACM. Update on human papillomavirus – Part II: complementary diagnosis, treatment and prophylaxis. An Bras Dermatol. 2021;96(2):125-38. doi: 10.1016/j.abd.2020.11.005.

de Oliveira CM, Fregnani JHTG, Villa LL. HPV Vaccine: updates and highlights. Acta Cytol. 2019;63(2):159-68. doi: 10.1159/000497617.

Doorbar J, Egawa N, Griffin H, Kranjec C, Murakami I. Human papillomavirus molecular biology and disease association. Rev Med Virol. 2015;25(1):2-23. doi: 10.1002/rmv.1822.

Gravitt PE, Winer RL. Natural history of HPV infection across the lifespan: role of viral latency. Viruses. 2017;9(10):267. doi: 10.3390/v9100267.

Magalhães GM, Vieira ÉC, Garcia LC, De Carvalho-Leite MLR, Guedes ACM, Araújo MG. Update on human papilloma virus – part I: epidemiology, pathogenesis, and clinical spectrum. An Bras Dermatol. 2021;96(1):1-16. doi: 10.1016/j.abd.2020.11.003. Epub 2020 Dec 10.

Ministério da Saúde (BR). Diagnóstico laboratorial de doenças sexualmente transmissíveis, incluindo o vírus da imunodeficiência humana. Ministério da Saúde – Secretaria de Vigilância em Saúde – Departamento de DST, Aids e Hepatites Virais, 2013.

Ministério da Saúde (BR). Diretrizes brasileiras para o rastreamento do câncer do colo do útero / Instituto Nacional de Câncer José Alencar Gomes da Silva. Coordenação de Prevenção e Vigilância. Divisão de Detecção Precoce e Apoio à Organização de Rede. 2. ed. rev. atual. Rio de Janeiro: INCA, 2016.

Ministério da Saúde (BR). Protocolo clínico e diretrizes terapêuticas para atenção integral às pessoas com infecções sexualmente transmissíveis (IST). Brasília: Ministério da Saúde, 2022.

Schiffman M, Doorbar J, Wentzensen N, de Sanjosé S, Fakhry C, Monk BJ, et al. Carcinogenic human papillomavirus infection. Nat Rev Dis Primers. 2016;2:16086. doi: 10.1038/nrdp.2016.86.

Sichero L, Rollison DE, Amorrortu RP, Tommasino M. Beta human papillomavirus and associated diseases. Acta Cytol. 2019;63(2):100-8. doi: 10.1159/000492659. Epub 2019 Jan 23.

The International HPV Reference Center. Karolinska Institutet. [2023 Dez. 29]. Disponível em: http://www.hpvcenter.se/html/refclones.html.

Van Doorslaer K, Chen Z, Bernard H-U, Chan PKS, DeSalle R, Dillner J, et al. ICTV Virus taxonomy profile: Papillomaviridae. J Gen Virol. 2018;99(8):989-90. doi: 10.1099/jgv.0.001105. Epub 2018 Jun 21.

90 Paramixovírus

Maria Lucia Rácz
Ana Karolina Antunes Eisen
Edison Luiz Durigon
Jansen de Araujo

A família *Paramyxoviridae*, incluída na ordem *Mononegavirales*, contém duas subfamílias, *Paramyxovirinae* e *Pneumovirinae*. São vírions de 150 nm ou mais em diâmetro, pleomórficos, mas frequentemente esféricos, embora formas filamentosas sejam comuns. São vírus cujo envelope contém duas ou três glicoproteínas transmembrânicas. O nucleocápside viral tem simetria helicoidal e consiste de RNA de fita simples de polaridade negativa (-ssRNA), não segmentado e recoberto por nucleoproteínas. O RNA viral não contém cap na extremidade 5' e a extremidade 3' não é poliadenilada. Os membros da subfamília *Paramyxovirinae* codificam para 7 a 10 proteínas, enquanto os pneumovírus codificam 9 a 11. Todos os gêneros apresentam algumas proteínas comuns: três proteínas associadas ao nucleocápside, uma associada ao RNA (N), uma fosfoproteína (P) e uma polimerase (L, de *large*, grande); três proteínas associadas à membrana, uma não glicosilada, interna à membrana ou matriz (M) e duas proteínas glicosiladas de envelope: uma proteína de fusão (F) e uma de ligação à célula (G, ou H, ou HN).

A classificação dos vírus de humanos na família *Paramyxoviridae* é apresentada na Tabela 90.1.

Sarampo

Propriedades dos vírus

O vírus do sarampo é a espécie tipo do gênero *Morbillivirus*. Os vírions têm tamanho de 100 nm a 300 nm e o envelope viral é composto das glicoproteínas hemaglutinina e proteína de fusão. O genoma viral contém 15.894 nucleotídeos e codifica para três proteínas de nucleocápside (N, P e L), uma proteína interna de membrana (M) e para as duas proteínas do envelope (F e H). A proteína H é a hemaglutinina viral e é importante na determinação do tropismo celular do vírus do sarampo. O vírus aglutina hemácias de certas espécies de macaco (macaco Rhesus e macaco verde). A replicação do vírus do sarampo em culturas celulares resulta em efeito citopático de três tipos: sincícios (células gigantes multinucleadas); alteração de morfologia da célula; e corpúsculos de inclusão. A fusão de células produz sincícios com 50 ou mais núcleos, contidos em uma única membrana citoplasmática. As células infectadas podem ter sua morfologia alterada de poligonal para estrelada ou fusiforme, com refratilidade aumentada. Tanto as células fusiformes como os sincícios podem conter inclusões intracitoplasmáticas ou intranucleares.

Tabela 90.1
Classificação dos vírus da família *Paramyxoviridae*

Gênero	*Vírus de humanos*	*Tipos sorológicos*	*H*	*N*
Subfamília *Paramyxovirinae*				
Respirovirus	Parainfluenza 1 e 3	2	+	+
Morbillivirus	Sarampo	1	+	-
Rubulavirus	Caxumba	2		
	Parainfluenza 2 e 4	1	+	+
Henipavirus	Hendra e Nipah	?	-	-
Avulavirus	Vírus da doença de Newcastle	1	+	+
Subfamília *Pneumovirinae*				
Pneumovirus	Vírus respiratório sincicial	1	-	-
Metapneumovirus	Metapneumovírus humano	?	?	?

Fonte: Desenvolvida pela autoria.

O vírus do sarampo apresenta um só tipo sorológico e é considerado um vírus estável. Soros de indivíduos infectados há muitos anos retêm a habilidade de neutralizar vírus que causam infecções atuais e vice-versa. Quando a sequência de nucleotídeos, principalmente dos genes N e H, é comparada, são reconhecidos oito genogrupos e 24 genótipos, mas estes não têm importância na imunidade protetora contra o sarampo.

Patogênese e característica clínicas

O sarampo é caracterizado por um período de incubação de 7 a 14 dias, por um período prodrômico de 2 a 3 dias, com febre, coriza, tosse e conjuntivite, seguido do aparecimento dos sinais de Koplik que surgem na mucosa oral, os quais são patognomônicos do sarampo; e, cerca de 11 dias após a infecção, surge o exantema maculopapular típico, inicialmente na face e atrás das orelhas e, depois, no tronco e nas extremidades. O período de maior contágio estende-se desde 4 a 5 dias antes do aparecimento das lesões cutâneas até 3 a 4 quatro dias após, fazendo-se a transmissão de indivíduo a indivíduo, principalmente pela inalação de gotículas de saliva ou aerossóis contaminados.

A porta de entrada da infecção é a via respiratória, e a multiplicação inicial ocorre nas células do epitélio da traqueia e nos brônquios. A amplificação do vírus nos nódulos linfáticos regionais resulta no aparecimento da viremia e na disseminação no organismo, infectando uma variedade de órgãos, principalmente órgãos linfoides (timo, baço, nódulos linfáticos, apêndice e tonsilas).

Estudos histopatológicos do exantema sugerem que o vírus infecta inicialmente as células endoteliais da derme e, em seguida, dissemina-se para a epiderme, infectando queratinócitos, causando um edema. Formam-se células epiteliais gigantes e um infiltrado perivascular mononuclear. O surgimento do exantema ocorre em associação com o desenvolvimento da resposta imune adaptativa do hospedeiro. As manchas de Koplik, manchas vermelhas com um centro branco, são similares em origem ao exantema.

A necrose do epitélio das vias respiratórias pode facilitar a implantação e a multiplicação bacteriana secundária, com complicações como pneumonia e broncopneumonia. A otite média é bastante frequente.

A infecção pelo sarampo é responsável ainda pelo estabelecimento de um quadro de imunossupressão temporária denominado "imuno amnésia", o qual pode permanecer por semanas, meses ou até 2 a 3 anos após a resolução da doença. Esse quadro deixa os pacientes predispostos a infecções secundárias até mesmo de patógenos aos quais já tivessem imunidade prévia em virtude da destruição e diminuição dos leucócitos totais presentes no sangue, entre eles, linfócitos B e T de memória vigilantes.

Ainda assim, a resposta imune específica frente ao sarampo é fortemente estimulada e é importante na recuperação do paciente, sendo de longa duração. Tanto a imunidade humoral como a celular são importantes. Apesar de o vírus infeccioso não ser isolado após o desaparecimento do exantema, o RNA viral pode ser detectado por muitas semanas, demonstrando que o desaparecimento completo do vírus é um processo longo.

Uma doença autoimune desmielinizante, a encefalomielite aguda disseminada, é uma complicação do sarampo, associada à resposta imune à mielina em razão da semelhança desta com uma proteína estrutural do vírus. É induzida pelo vírus do sarampo, em geral em crianças com mais de 2 anos de idade. Outras complicações incluem diarreia, pneumonia, quase sempre causada por infecções bacterianas secundárias, otite média, laringotraqueobronquite e cegueira causada por lesões na córnea.

A panencefalite subaguda esclerosante é uma complicação rara da infecção pelo vírus do sarampo, ocorrendo em 1/10.000 pessoas infectadas. É uma doença com comprometimento do sistema nervoso central (SNC), que atinge crianças e adultos jovens, é mais frequente quando a infecção pelo vírus ocorre antes dos 2 anos de idade e o período de incubação é de 7 a 10 anos. A análise da sequência de nucleotídeos do vírus no cérebro sugere que este seja de origem clonal, isto é, o vírus penetrou no SNC uma única vez, provavelmente durante a infecção primária e disseminou-se pelo sistema nervoso. A infecção persistente nesse local desencadeia a capacidade hiperfusogênica da proteína F, que é responsável pelo aumento da infecção interneurônios, junto com o envolvimento da proteína H. Do ponto de vista anatomopatológico e clínico, essa doença apresenta-se como uma encefalite esclerosante. A replicação viral parece ocorrer mesmo na presença de taxas de IgM e IgG, no sangue e líquido cefalorraquidiano (LCR) persistentemente elevadas, ao contrário das imunoglobulinas de classe IgA, cujos níveis estão reduzidos. Além dessas anomalias na resposta imunológica do organismo infectado, parece ser constante a presença de imunocomplexos e de fatores capazes de inibir a imunidade mediada por células.

Outra complicação grave, porém menos comum do SNC, é a encefalite com corpos de inclusão de sarampo. Esta ocorre apenas em indivíduos muito jovens ou imunossuprimidos que são incapazes de resolver a infecção, por esse motivo é a única que pode ser desencadeada tanto pelo vírus selvagem como pelo vírus vacinal.

Epidemiologia

O sarampo é uma das doenças mais infecciosas e é endêmico em todas as populações, excluídas populações isoladas, e a introdução do vírus origina, indistintamente, o aparecimento da doença em todos os indivíduos não imunes, crianças ou adultos. Não existe um reservatório animal do sarampo ou evidência de infecções latentes ou persistentes. Em consequência, a manutenção do vírus do sarampo em uma população requer uma continuidade de indivíduos suscetíveis. Em grandes aglomerados populacionais, o sarampo é endêmico, com epidemias ocasionais quando o número de suscetíveis aumenta. Em países em desenvolvimento com alta população, as altas taxas de natalidade causam a infecção em indivíduos de menor idade. A imunização alterou a epidemiologia do sarampo, pela redução do número de indivíduos suscetíveis na população, causando uma diminuição na idade média da infecção e um período interepidêmico maior.

Trata-se de uma doença com distribuição estacional, mais frequente no inverno, ocorrendo, porém, em qualquer época do ano, sempre que um indivíduo infectado entra em contato com uma população destituída de imunidade. Em comunidades de baixo nível socioeconômico, o sarampo pode tornar-se uma doença de acentuada gravidade, principalmente em crianças com estado nutricional deficiente. Antes da instituição da vacinação compulsória, as epidemias de sarampo apresentavam um caráter cíclico, surgindo a cada 2 a 3 anos, como resultado do acúmulo de indivíduos suscetíveis.

No Brasil, o sarampo é uma doença de notificação compulsória desde 1968. Na década de 1970, as epidemias chegaram a acometer de 2 a três 3 milhões de crianças. Até 1992, o país enfrentou dez epidemias, sendo uma a cada 2 anos em média; em 1997, houve uma grande epidemia com aproximadamente 50 mil casos. Após a implantação do Plano de Erradicação do Sarampo, em 1999, o número de casos autóctones confirmados foi reduzido de 908 para zero em 2001. Em 2000, ocorreu o último surto de sarampo no país, no estado do Acre, com 15 casos e, em novembro do mesmo ano, foi registrado o último caso autóctone, em Mato Grosso do Sul. No entanto, surtos têm sido periodicamente detectados em vários países do continente americano, a partir da reintrodução do vírus por pessoas infectadas, vindas de países de outros continentes. A baixa cobertura vacinal possibilitou a eclosão de um surto, iniciado no final de 1996 pelo estado de São Paulo e que, depois, se propagou para outros 18 estados, registrando-se um total de 53.664 casos. A realização, pelo Ministério da Saúde, de uma campanha nacional de vacinação em junho de 1997, que atingiu a cobertura adequada acima de 95%, juntamente com o reforço das ações de vigilância epidemiológica para detectar e bloquear rapidamente os casos suspeitos, possibilitou o controle desse surto. Em 2006, foi confirmada a ocorrência de 47 casos de sarampo em municípios do interior do estado da Bahia. Em 2010, ocorreram 57 casos de sarampo na Paraíba e três casos no Pará. Em 2012, ocorreram 43 casos em diversos estados do Brasil. Os casos de sarampo investigados apontam que todos são pacientes infectados fora do país ou contaminados por estrangeiros que vieram ao Brasil. O último grande surto de sarampo no Brasil se iniciou em 2018 e atingiu seu pico em 2019, quando alcançou 20 mil casos confirmados, sendo a maioria deles no estado de São Paulo, mas apresentando casos em 17 diferentes estados. Em 2020, ainda surgiram pouco mais de 8 mil casos, diminuindo para 676 em 2021 e 45 em 2022.

■ Diagnóstico laboratorial

O diagnóstico laboratorial do sarampo pode ser feito, rapidamente, pelo exame citológico de secreções da nasofaringe, mucosa bucal ou conjuntiva, com ou sem demonstração da presença do antígeno específico, pela imunofluorescência. A simples demonstração da presença de células gigantes e inclusões é patognomônica. A detecção do RNA viral pelo teste de teste de transcrição reversa seguida da reação em cadeia da polimerase (do inglês, RT-PCR) usando *primers* para as regiões conservadas N, M ou F tem sido aplicada com sucesso em amostras clínicas.

O isolamento do vírus do sarampo em culturas celulares é raramente utilizado no diagnóstico da doença aguda. As linhagens celulares variam em suscetibilidade à infecção pelo vírus do sarampo, sendo as mais sensíveis os leucócitos de sangue de cordão humano, a linhagem COBL-a de células T de sangue de cordão, as células B95-8 e B95a de sagui e as células VERO que expressam SLAM (proteína transmembrânica, receptor do vírus do sarampo em tecidos linfoides). As células inoculadas devem ser mantidas em observação por 30 dias, de modo que possa ser detectado o efeito citopático (ECP) típico, com formação de grandes massas sinciciais. Das culturas aparentemente negativas, devem ser feitas passagens para novas culturas, com o que se aumenta a probabilidade do isolamento. A identificação do vírus é feita por fixação do complemento, usando-se o sobrenadante das culturas inoculadas, ou por imunofluorescência indireta feita no substrato celular.

O diagnóstico clínico de sarampo é confirmado por sorologia. As amostras de soro de fase aguda e convalescente são testadas por ensaio imunoenzimático do tipo ELISA, utilizando antígenos virais ou proteínas recombinantes, que detecta tanto IgM como IgG específica. A determinação do anticorpo do tipo IgM, que aparece concomitantemente com o exantema e pode ser detectado até 4 semanas após o aparecimento do exantema, pode ser utilizada quando só uma amostra de soro estiver disponível.

Podem ainda ser utilizadas as técnicas de inibição da hemaglutinação (IHA), que apresentam limitações. Essas limitações são sentidas pela necessidade de se utilizarem hemácias de macacos e pela presença de inibidores inespecíficos. A reação de neutralização continua sendo padrão no desenvolvimento de outras técnicas de diagnóstico e é mais sensível que a IHA e a ELISA, fornecendo a melhor correlação de imunização com proteção contra a infecção.

■ Tratamento

Não existe tratamento com antivirais para o sarampo, recorrendo-se ao tratamento sintomático, na ausência de complicações, e à suplementação de vitamina A. Quando há complicações por infecção secundária de origem bacteriana, deve-se instituir antibioticoterapia adequada.

■ Prevenção e controle

A vacinação é feita com uma vacina atenuada, de administração subcutânea ou intramuscular, havendo resposta imune similar à induzida pela infecção natural. Essa vacina confere uma proteção a cerca de 90% dos vacinados, durante 8 a 10 anos.

A idade para imunização varia de 6 a 15 meses. A probabilidade de soroconversão e os níveis induzidos de anticorpos são determinados pelos níveis de anticorpos maternos existentes. Assim, a idade recomendada para vacinação depende de um balanço entre a idade ótima para soroconversão e a probabilidade de adquirir sarampo antes daquela idade. Ambos os parâmetros mostram variações regionais. No Brasil, a vacinação é recomendada aos 12 meses, administrando-se a vacina tríplice viral, SRC, contra sarampo, rubéola e caxumba, vacina também conhecida como MMR (*measles* – sarampo; *mumps* – caxumba; *rubella* – rubéola). Uma segunda dose deve ser administrada aos 15 meses.

As recentes tentativas de utilização de uma vacina contra o sarampo, sob a forma de aerossol, parecem constituir uma alternativa eficaz para induzir adequada resposta imunológica em crianças com anticorpos maternos, pois nestas a eficácia da vacina injetável é menor. Estão sendo realizados estudos clínicos em ampla escala com o objetivo de determinar a eficiência dessa vacina.

O sarampo é o vírus ideal para a erradicação, pois tem um só sorotipo, a maioria das infecções apresenta sintomas clínicos, não existe reservatório animal e uma vacina altamente eficiente está disponível. Para atingir esse objetivo, em decorrência da alta transmissibilidade do vírus, é necessária a manutenção constante de altos níveis de imunização, com 98% de soropositividade presentes na população.

Em 2001, ocorreram 30 milhões de casos e 777 mil mortes por sarampo, principalmente em países em desenvolvimento da África e Ásia. Somente em 2004, 454 mil crianças morreram consequentemente a essa doença. Em 2019, ainda foram reportados mundialmente 873.022 casos e 83.392 mortes por sarampo.

Em 2001, a Organização Mundial de Saúde (OMS), em parceria com o Centro de Controle de Doenças dos Estados Unidos, a Cruz Vermelha, Fundação das Nações Unidas e o Fundo das Nações Unidas para a Infância (UNICEF), lançou a Iniciativa do Sarampo, com a finalidade de diminuir em 90% as mortes por sarampo até 2010 em comparação ao ano de 2000. De 2000 a 2005, mais de 360 milhões de crianças foram vacinadas no mundo, a maioria por meio da Iniciativa. De 2009 a 2012, os casos confirmados de sarampo no mundo diminuíram 84% e a incidência da doença diminuiu 83%, de 34 para 5.9 casos/milhão de habitantes. Em 2012, a OMS lançou o Plano Global Estratégico para Sarampo e Rubéola, que visava, até o fim de 2015, reduzir a mortalidade global por sarampo em pelo menos 95%, em comparação aos dados do ano 2000, e conseguir os objetivos regionais de eliminação do sarampo, rubéola e rubéola congênita e, ao fim de 2020, eliminar o sarampo e a rubéola em pelo menos cinco das seis regiões da OMS.

Ao final de 2020 a OMS lançou um novo plano para a próxima década de 2021-2030, o qual está de acordo com a Agenda de Imunização 2030 (IA2030). Como as metas anteriores não foram atingidas, em grande parte devido à pandemia de COVID-19 que prejudicou a vacinação em todo o mundo, a meta de eliminar o sarampo e a rubéola em cinco das seis regiões se mantém. Além disso, o plano também incentiva o desenvolvimento de tecnologias de diagnóstico e imunização mais rápidas e práticas como as vacinas de *microarray patches*.

Vírus Parainfluenza

Propriedades dos vírus

Os vírus parainfluenza humanos, incluídos em dois gêneros da família Paramyxoviridae, subfamília *Paramyxovirinae*, *Respirovirus* (parainfluenza 1 e 3) e *Rubulavirus* (parainfluenza 2 e 4), apresentam hemaglutinina e neuraminidase. O termo "parainfluenza" originou-se porque os sintomas dessa doença são semelhantes à influenza. Além disso, as partículas virais, como o vírus da influenza, apresentam hemaglutinina e neuraminidase. Os vírus parainfluenza têm de 150 nm a 200 nm de diâmetro. As espículas do envelope são compostas das proteínas hemaglutinina-neuraminidase (HN) e proteína de fusão (F). O genoma do vírus parainfluenza humano 2 (HPIV-2) tem 15.646 bases e do parainfluenza humano 3, 15.462 bases. Esse genoma codifica para seis proteínas estruturais NP, P, M, F, HN e L. Os rubulavírus e os respirovírus são os únicos vírus da ordem *Mononegavirales* a ter uma proteína HN com atividade de neuraminidase. As proteínas HN e F são os únicos antígenos que induzem anticorpos capazes de neutralizar a infectividade.

Patogênese e características clínicas

Os parainfluenzavírus humanos replicam-se nas células epiteliais do trato respiratório, causando rinites, faringites, laringites, traqueobronquite, bronquiolite e pneumonia. Os sintomas iniciais mais comuns incluem tosse, rouquidão e febre. Em infecções extensivas, os vírus parainfluenza 1 e 2 têm a tendência a infectar a laringe e a traqueia, resultando na síndrome denominada "crupe", ou laringotraqueobronquite. Essas infecções podem ainda atingir a traqueia inferior e os brônquios, resultando em pneumonia. Quanto ao vírus parainfluenza 3, em 80% das infecções primárias, o paciente desenvolve apenas uma doença febril; em um terço das infecções clínicas, há o envolvimento do trato respiratório inferior, resultando em pneumonia ou bronquite.

As doenças respiratórias graves causadas pelos HPIV 1, 2 e 3 ocorrem, em geral, nos primeiros 3 a 5 anos de vida, indicando que a infecção primária confere ao hospedeiro uma relativa resistência a esse tipo de infecção. A imunidade sérica parece ser protetora. Alguns estudos demonstraram que a preexistência de anticorpos séricos neutralizantes pode ser correlacionada com a resistência contra a infecção e a doença. Essa resistência é parcial, pois um terço das crianças com altos níveis de anticorpos foi infectado; esses infectados eliminaram vírus por um período menor de tempo. A resistência aos parainfluenzavírus é mediada principalmente pela imunidade mucosa local. Apenas anticorpos contra as duas glicoproteínas do envelope viral têm atividade neutralizante contra os vírus.

Em pacientes imunocomprometidos, os vírus parainfluenza podem causar infecções prolongadas e graves, e o HPIV do tipo 3 é o mais comumente isolado.

Epidemiologia

A transmissão dos HPIV humanos se dá pelo contato direto pessoa a pessoa ou por gotículas contendo vírus, mas estes não sobrevivem por muito tempo no meio ambiente. A dose infecciosa para esses vírus é pequena. O HPIV3 é geralmente eliminado na orofaringe por 3 a 6 dias durante a infecção primária e, na reinfecção, por um período mais curto. Em infecções experimentais de adultos voluntários, o período de incubação variou de 3 a 6 dias. Em crianças, o período de incubação foi calculado em 2 a 4 dias.

Os vírus parainfluenza são causa importante de doença do trato respiratório inferior em crianças pequenas, só perdendo para o vírus respiratório sincicial. Também como esse vírus, reinfecta crianças maiores e adultos, produzindo doença do trato respiratório superior. O HPIV-1 é a principal causa de crupe em crianças, enquanto a principal doença ocasionada pelo HPIV-3 é a pneumonia ou bronquiolite, principalmente em crianças de menos de 6 meses de idade. O HPIV-2 é semelhante ao 1 em manifestações clínicas, mas doenças graves ocorrem com menor frequência. As doenças por HPIV-4 não são frequentes e são mais leves.

Os vírus parainfluenza, especialmente o HPIV-3, podem ser causa importante de infecções hospitalares em crianças.

Diagnóstico laboratorial

Em casos de crupe, outras doenças virais devem ser consideradas e deve ser feito o diagnóstico diferencial, especialmente com os vírus influenza e respiratório sincicial.

O diagnóstico laboratorial requer a identificação dos antígenos virais nas secreções do trato respiratório por imunofluorescência ou ensaio imunoenzimático ou detecção do RNA viral pela RT-PCR. Para cultivo viral ou imunofluorescência, as melhores amostras são o aspirado nasal e lavado nasal. Para a RT-PCR, *swabs* nasais ou de garganta parecem adequados.

O vírus pode ser isolado em culturas celulares primárias de rim de macaco ou em culturas de linhagem contínua, como LLC-MK2, de rim de macaco ou NCI-H292, de carcinoma pulmonar. O vírus pode ser detectado nas culturas celulares após 2 a 7 dias por imunofluorescência, utilizando anticorpos monoclonais. A RT-PCR pode aumentar a sensibilidade da detecção viral em 1,5 vezes, quando comparada ao cultivo celular.

O diagnóstico sorológico, por inibição da hemaglutinação, fixação do complemento ou neutralização, é dificultado pela presença de resposta heterotípica de anticorpos.

Tratamento

O tratamento da crupe é sintomático, incluindo umidificação do ar e inalação periódica de epinefrina. Não existe tratamento antiviral específico. A ribavirina tem atividade *in vitro* contra os vírus parainfluenza, mas seu uso não é recomendado, pois sua efetividade não foi determinada.

Não existem antivirais licenciados para o tratamento desta virose.

Prevenção e controle

Já foram testadas vacinas inativadas contra os vírus parainfluenza, mas sem bons resultados, pois, apesar de imunogênicas, não induzem resistência à infecção, já que esta depende mais de anticorpos do tipo IgA locais. Foram ainda desenvolvidas vacinas atenuadas, de administração intranasal, que representam a estratégia mais efetiva para a prevenção das infecções pelos HPIV, mas, até o momento, não existem vacinas licenciadas para a prevenção das infecções pelos vírus parainfluenza.

Vírus respiratório sincicial e Metapneumovírus humano

Propriedades dos vírus

Esses vírus pertencem à subfamília Pneumovirinae, gêneros *Pneumovirus* (virus respiratório sincicial (HRSV)) e *Metapneumovirus* (metapneumovírus humano [HMPV]). Para o RSV, os vírions têm dimensões semelhantes aos paramixovírus, de 150 nm a 350 nm. O genoma é composto de uma fita única de –ssRNA, com 15.191 a 15.226 nucleotídeos, e codifica para dez m-RNAs, comparado com os paramixovírus, que codificam seis ou sete m-RNAs. Codificam ainda algumas proteínas não encontradas nos paramixovírus, como NS1, NS2, M2-1 e M2-2. Foram identificados 11 genes no genoma, dos quais três codificam para proteínas não estruturais. As oito proteínas estruturais são análogas às dos paramixovírus, com exceção de uma pequena proteína hidrofóbica do envelope, SH, que tem função ainda desconhecida. Os pneumovírus não apresentam neuraminidase nem hemaglutinina.

Existe apenas um sorotipo de HRSV, com dois subgrupos antigênicos, A e B, que apresentam entre si diferenças recíprocas de título neutralizante de três a quatro vezes, utilizando soro convalescente policlonal. Amostras do subgrupo A estão, em geral, associadas a doenças mais graves.

Os metapneumovírus humanos são semelhantes aos vírus respiratórios sinciciais. As partículas esféricas medem de 150 nm a 600 nm. O genoma, menor que o do HVRS, de aproximadamente 13,2 kb, codifica para nove proteínas e os vírus parecem não apresentar hemaglutinina. Apresenta um único sorotipo, com dois subgrupos genéticos A e B.

Patogênese e características clínicas

O vírus respiratório sincicial parece ser um dos mais infecciosos vírus que afetam humanos.

A porta de entrada da infecção é a via respiratória, podendo as lesões do epitélio ficarem restritas à laringe ou à traqueia, ou se ampliarem pelos bronquíolos. A transmissão pode ocorrer por contato direto ou por meio de fômites contaminados. O HRSV pode permanecer infeccioso por até 6 horas em superfícies. O período de incubação da doença é de 3 a 5 dias.

A replicação primária do HRSV, assim como do HMPV, ocorre na camada superficial do epitélio respiratório. A disseminação para o trato respiratório inferior envolve a aspiração de secreções ou a disseminação pelo epitélio. O envolvimento do trato respiratório inferior ocorre 1a 3 dias após o aparecimento da rinorreia, e esse período reflete o tempo de disseminação aos brônquios e bronquíolos. A laringotraqueobronquite é um processo inflamatório da laringe e/ou traqueia, que pode estender-se até os bronquíolos, dando origem a um quadro de bronquiolite. A bronquiolite ou pneumonia ocorrem mais frequentemente entre as idades de 6 semanas e 9 meses, enquanto a maior incidência de doença do trato respiratório inferior é em crianças de 2 a 7 meses. Durante a bronquiolite, ocorrem a necrose e a proliferação do epitélio bronquiolar e a destruição das células do epitélio ciliado, que interfere na remoção do muco. Em crianças de baixa idade, o pequeno diâmetro dos bronquíolos e alvéolos facilita a obstrução, causando a gravidade da infecção.

Existe uma correlação positiva entre a carga viral e a gravidade da doença. O HRSV não causa infecções latentes ou persistentes.

Tanto a imunidade celular como a humoral contribuem para a resolução da infecção pelo HRSV. A proteção contra reinfecções é conferida pelos linfócitos T citotóxicos, que contribuem para a proteção de curta duração; por anticorpos da classe IgA secretores, que parecem ter um efeito protetor contra infecções múltiplas, e por anticorpos séricos, que conferem proteção duradoura, mas que frequentemente não é completa. Foi também sugerido que a resposta inflamatória desencadeada contra os HRSV contribui para as manifestações patológicas da doença.

Infecções agudas pelo HRSV são comuns em adultos e são caracterizadas por rinorreia, faringite, tosse, bronquite, dor de cabeça, fadiga e febre. A doença, em geral, dura 5 dias, mas pode ser mais prolongada.

As infecções pelos metapneumovírus, embora ainda não estudadas extensivamente, provavelmente são semelhantes às por HRSV.

Epidemiologia

As infecções pelo HRSV são a causa mais importante de hospitalização por doença do trato respiratório em crianças jovens no mundo todo. Podem infectar crianças muito pequenas e até neonatos, apesar da presença de anticorpos específicos de origem materna. As reinfecções são comuns, em geral com doença leve, e epidemias são produzidas anualmente.

O HRSV tem ocorrência mundial e é sempre o principal patógeno em infecções pediátricas do trato respiratório. A hospitalização por HRSV é mais frequente em crianças de famílias de baixo nível socioeconômico.

O HRSV é ainda causa importante de infecção hospitalar. Em alguns estudos, foram demonstradas taxas de aquisição hospitalar de HRSV que variaram de 26% a 47% em unidades neonatais e de 20% a 40% em enfermarias pediátricas.

O HRSV e o HMPV são ainda causas importantes de morbidade e mortalidade em idosos, que adquirem infecção durante um surto em casas de repouso, em hospitais ou, de forma esporádica, na comunidade.

As infecções pelo HRSV têm uma clara distribuição sazonal. No hemisfério Norte, as epidemias ocorrem ao fim do outono, no inverno e na primavera, nunca no verão. Cada epidemia dura aproximadamente 5 meses com 40% dos casos ocorrendo nos meses de pico, em geral no centro do surto. Em áreas tropicais ou subtropicais, existe sazonalidade variável. Já foram descritos surtos nas cidades de São Paulo, Ribeirão Preto e no Rio de Janeiro com início no outono (março a abril) e estendendo-se até o inverno, com pico de incidência em maio. Em outros locais, como no Havaí, há ocorrência de infecções durante o ano todo, com surtos durante a estação chuvosa.

Vírus dos dois subgrupos circulam concomitantemente em muitas epidemias. Alguns estudos indicaram que os vírus dos subgrupos A e B podem ter prevalência alternada em anos sucessivos, mas, na maioria dos anos estudados, os dois subgrupos cocirculam, com predominância de um dos subgrupos.

As epidemias por HMPV ocorrem anualmente durante o fim do inverno e início da primavera, frequentemente superpondo-se às epidemias anuais por HRSV. Infecções esporádicas por HMPV ocorrem em climas temperados. Podem ocorrer coinfecções com HRSV, com possibilidade de causar doença mais grave.

Diagnóstico laboratorial

As melhores amostras para diagnóstico dos dois vírus são os aspirados ou lavados de secreção de nasofaringe. Dada a pequena resistência do vírus respiratório sincicial, é aconselhável remeter o material ao laboratório com rapidez e sob refrigeração, sem congelamento.

A identificação dos antígenos virais é feita de forma direta nas secreções da nasofaringe usando técnicas de imunofluorescência direta ou indireta e por ensaio imunoenzimático.

O diagnóstico rápido pode ainda ser feito pela detecção do ácido nucleico nas secreções mediante a reação de transcrição reversa seguida pela RT-PCR, com sensibilidade igual ou maior do que o cultivo celular ou das técnicas de identificação de antígenos. A RT-PCR tem sido também utilizada na tipagem de amostras.

O isolamento do vírus pode ser feito em culturas celulares, mas esse método não é utilizado no diagnóstico de rotina, pois, o HRSV é muito lábil, o crescimento viral é lento, e as técnicas são muito caras. São utilizadas com maior eficiência as culturas HEp2 e HeLa. O vírus ocasiona, em 3 a 7 dias, um ECP característico com formação de sincícios e inclusões citoplásmicas. A identificação do vírus pode ser feita por neutralização do ECP, por fixação do complemento e por imunofluorescência. O HMPV não pode ser cultivado com eficiência na maioria das culturas celulares utilizadas para o diagnóstico de vírus respiratórios.

O diagnóstico sorológico, usado com menor frequência, pode ser feito pelas reações de neutralização, fixação do complemento ou pela determinação de imunoglobulinas das classes IgG e IgM, por técnicas imunoenzimáticas do tipo ELISA ou pela imunofluorescência. É necessário demonstrar a soroconversão ou o aumento de título de pelo menos quatro vezes entre as fases aguda e de convalescença. Em adultos, esse aumento de título, em geral, indica reinfecção.

Tratamento

O análogo de nucleosídeo ribavirina (ver Capítulo 81) foi aprovado, em 1986, para uso em infecções pelo HRSV, mas a droga é de difícil administração via aerossóis e pode causar anemia. A administração é feita na forma de aerossol, utilizando máscaras, tendas ou ventiladores mecânicos, por 12 a 18 horas diariamente, durante 3 a 7 dias. A recomendação atual é para o uso de ribavirina apenas em crianças com riso de doença severa, A ribavirina tem efeito contra o metapneumovírus *in vitro*, mas sua eficácia *in vivo* não foi avaliada.

A administração parenteral de anticorpos para a imunoprofilaxia de crianças de alto risco sugere que esses anticorpos possam ser utilizados como terapia antiviral na infecção estabelecida.

Prevenção e controle

A imunoprofilaxia passiva é indicada para pacientes de alto risco de complicações se infectados com HRSV. Utiliza-se uma imunoglobulina de administração endovenosa (RSV-IVIG ou RespiGam®), que consiste em IgG humana fracionada, preparada a partir de soros com altos títulos de anticorpos neutralizantes anti-HRSV. Era administrada por intermédio de infusões mensais de 750 mg/kg, durante 4 ou 5 meses, na época dos surtos, em crianças com sérios riscos de contraírem HRSV. Essa terapia foi substituída pelo uso do anticorpo monoclonal e não se encontra disponível desde 2004.

Em 1998, um anticorpo monoclonal murino neutralizante, específico para a proteína F dos HRSV, foi humanizado por métodos de recombinação e transferência das regiões ativas para a IgG1 humana, resultando em um anticorpo denominado "Synagis® Palivizumab". Esse anticorpo é 50 a 100 vezes mais efetivo na neutralização do vírus que a IVIG. Assim, a quantidade total de imunoglobulina pode ser reduzida e administrada por via intramuscular, oferecendo vantagens sobre a administração endovenosa. Essas imunoterapias não são efetivas quando a infecção já se encontra instalada. Mais recentemente, o palivizumab foi modificado, resultando em um derivado mais potente, motavizumab, que difere em 13 aminoácidos e exibe um aumento de 70 vezes na ligação ao antígeno e de 20 vezes na atividade de neutralização *in vitro*. Esse produto foi associado a um aumento da incidência de reações de hipersensibilidade e de anticorpos contra a droga e os testes foram suspensos.

A maior incidência de doença grave por HRSV ocorre entre as idades de 2 a 7 meses; uma vacina efetiva deve estimular resistência antes do 2º mês de vida. Os obstáculos para essa imunização são a imaturidade imunológica e os efeitos imunossupressivos dos anticorpos maternos transferidos por via transplacentária.

Uma vacina de vírus inativado pela formalina, de administração parenteral, foi avaliada em crianças na década de 1960. A vacina induziu uma resposta imune não protetora e, na infecção natural subsequente, aumentou a frequência e a gravidade da doença por HRSV. As possíveis razões para essa falha foram a falta de indução de resposta imune secretora do tipo IgA no trato respiratório, a resposta sistêmica mais fraca que a induzida pela infecção natural, com a indução de anticorpos não neutralizantes, resposta imunopatológica quando ocorria a infecção natural após vacinação, mediada principalmente pela resposta celular aos antígenos virais; a resposta de anticorpos neutralizantes pelos vacinados foi reduzida quando comparada a controles não vacinados, retardando a resolução da infecção e aumentando a gravidade da doença.

Outros tipos de vacinas têm sido estudados, como vacinas preparadas com peptídeos sintéticos, antígeno viral recombinante, vacinas de DNA, vírus vaccínia e da estomatite vesicular recombinantes, HRSV atenuados e vacinas de subunidades com base nas proteínas G e F purificadas de células infectadas.

A Food and Drug Administration FDA dos Estados Unidos aprovou recentemente duas vacinas que protege os recém-nascidos e idosos do VSR. No caso dos recém-nascidos vacina é administrada às mães no final da gravidez e oferece proteção aos bebês durante os primeiros seis meses de vida. O componente antígeno de ambas as vacinas são proteínas recombinantes RSV preF A e RSV preF B são expressas em linhas celulares geneticamente modificadas. Recentemente no Brasil a vacina foi aprovada pela ANVISA somente para uso em adultos acima de 60 anos de idade.

Caxumba

Propriedades dos vírus

Todas as espécies do gênero *Rubulavirus* apresentam atividade de hemaglutinina e neuraminidase. O vírus da caxumba é um dos mais pleomórficos da família Paramyxoviridae e são encontradas partículas de 100 nm a 600 nm, contendo muitas formas filamentosas. Como os demais vírus desse gênero, o vírus da caxumba contém seis proteínas estruturais: nucleoproteína (NP); fosfoproteína (P) e polimerase (L), associadas ao nucleocápside; a proteína matriz (M); e duas glicoproteínas, a HN e a proteína de fusão (F), associadas ao envelope viral. Os dois antígenos virais S e V são compostos, respectivamente, das proteínas NP e HN.

Trata-se de um membro típico desse grupo, que tem capacidade aglutinante para hemácias de pinto, humanas e de cobaia, apresentando em seu envoltório uma neuraminidase e uma hemolisina. Só se conhece um sorotipo do vírus da caxumba, mas da sua estrutura antigênica fazem parte alguns componentes comuns a outros paramixovírus. A reação de fixação do complemento reconhece dois antígenos virais: antígeno V (viral) e antígeno S (RNA).

Patogênese e características clínicas

A porta de entrada do vírus da caxumba é a via respiratória. Durante o período de incubação de 16 a 18 dias, o vírus multiplica-se na mucosa do trato respiratório, dissemina-se para os linfonodos por viremia, provavelmente ligado a células T, com localização do vírus na glândula parótida, onde infecta o epitélio do duto, com descamação celular, edema intersticial e reação inflamatória local. Outros órgãos podem ser atingidos, como testículos, próstata, ovário, fígado, baço, glândula tireoide e timo. Nos casos graves, o vírus pode atingir o SNC, causando encefalite e meningite, que ocorre após 5 dias depois do aparecimento da parotidite.

Aproximadamente um terço de todas as infecções pelo vírus da caxumba ocorre sem manifestação de sintomas. O sintoma clínico mais característico da caxumba é o inchaço das glândulas salivares, presente em 95% dos casos sintomáticos, particularmente da glândula parótida, que tem envolvimento bilateral em 90% dos casos clínicos. As glândulas sublinguais também podem ser afetadas. A infecção pode envolver outros órgãos, como os testículos. Aproximadamente um quarto dos homens desenvolve orquite, com mais frequência de forma unilateral e após a puberdade. O inchaço e a dor associados à infecção ocorrem de forma similar ao envolvimento das glândulas salivares. A orquite associada à caxumba, em geral, resulta em atrofia do testículo envolvido e, mais raramente, do testículo não envolvido na infecção. Essa atrofia é implicada, de modo infrequente, como causa de esterilidade masculina.

O vírus pode ser isolado da urina durante os primeiros 15 dias da doença e das secreções da orofaringe desde 6 dias antes de se manifestarem os sintomas até 5 dias após o aparecimento destes.

Após o restabelecimento da infecção, desenvolve-se uma imunidade permanente.

Epidemiologia

O homem é o único hospedeiro e reservatório natural do vírus da caxumba. Atualmente, a caxumba é uma doença de distribuição universal e, na ausência de imunização, ocorre de forma endêmica, com picos de incidência nos meses de inverno e primavera. Em populações não vacinadas, a imunidade contra caxumba é normalmente adquirida dos 5 aos 14 anos de idade. A obtenção de dados sobre a incidência de caxumba é dificultada pelo fato de ocorrerem 30% de infecções subclínicas.

Surtos de caxumba ainda ocorrem, mesmo em populações com altas taxas de vacinação em países desenvolvidos. Esses surtos podem ser resultantes de falhas na vacinação primária ou, mais frequentemente, da imunidade diminuída em consequência do tempo decorrido entre a vacinação e o surto: pessoas vacinadas há mais de 3 a 5 anos antes do surto são mais suscetíveis à doença.

O vírus da caxumba era a causa mais comum de encefalite viral nos Estados Unidos até 1975 e, em populações não vacinadas, é responsável por metade dos casos. A meningoencefalite é mais comum em crianças de 5 a 9 anos de idade, com predominância em indivíduos do sexo masculino. A imunidade natural ao vírus da caxumba é de longa duração e as reinfecções são raras.

Diagnóstico laboratorial

O diagnóstico laboratorial da caxumba baseia-se no isolamento do vírus, em estudos sorológicos de soro de fase aguda e convalescente e identificação do genoma viral por RT-PCR.

O isolamento do vírus a partir da saliva é mais eficiente durante os primeiros 4 a 5 dias após o aparecimento dos sintomas. O vírus da caxumba pode ser cultivado nas cavidades amniótica e alantoica de ovo embrionado e em culturas celulares primárias de origem humana e de macacos. Podem ainda ser utilizadas as linhagens contínuas BSC-1, Vero, MDBK ou HeLa. Os isolados primários do vírus da caxumba podem não apresentar o efeito citopático característico, na forma de sincícios, devendo-se utilizar técnicas de hemadsorção antes de descartar as culturas negativas. Pode ser ainda utilizada a reação de imunofluorescência, que fornece a confirmação direta do vírus isolado como caxumba.

Para o diagnóstico sorológico, recorre-se principalmente a reações imunoenzimáticas do tipo ELISA e neutralização. As demais reações que eram utilizadas, como fixação do complemento, inibição da hemaglutinação, hemólise radial ou reação de imunofluorescência, não são mais utilizadas pois apresentam menor sensibilidade e especificidade. Devem ser testados dois soros, obtidos do mesmo paciente, um na fase aguda da doença, logo que aparecem os sintomas; e outro na fase convalescente, 2 a 4 semanas após a obtenção do primeiro soro. A determinação de anticorpos específicos do tipo IgG ou IgM em um único soro pode ser uma alternativa, quando soros pareados não se encontram disponíveis. A técnica mais específica, rápida e barata para a sorologia da caxumba é o ensaio imunoenzimático do tipo ELISA.

A amplificação pela transcrição reversa seguida da RT-PCR é altamente sensível e específica e pode ser útil no diagnóstico de infecções do SNC pelo vírus da caxumba. O sequenciamento dos genes virais diretamente das amostras clínicas ou em extratos celulares após isolamento primário podem fornecer dados epidemiológicos e identificação de cepas virais.

Tratamento

O tratamento de caxumba e as suas complicações são, em geral, de caráter sintomático. A administração de imunoglobulinas específicas para o vírus da caxumba, preparadas a partir de soros humanos de convalescentes, em contatos e em indivíduos imunodeprimidos, pode impedir o aparecimento da doença, ou atenuar a sintomatologia, mas a administração deve ocorrer logo no início da doença. Esse tipo de tratamento não está mais disponível na maioria dos países.

Prevenção e controle

A vacina atenuada fornece boa proteção e é, em geral, administrada em preparação trivalente, contendo ainda as cepas atenuadas dos vírus do sarampo e da rubéola, vacina esta conhecida como "tríplice viral" – SRC (sarampo, rubéola e caxumba) – ou, em inglês, pela sigla MMR (*measles* – sarampo; *mumps* – caxumba; *rubella* – rubéola). Essa vacina é, normalmente, administrada aos 12 meses de idade e não deve ser administrada a crianças de idade inferior a 1 ano. Sua ação preventiva em contatos familiares de casos de doença é muito precária porque o período máximo de infectividade no caso índice precede o aparecimento dos sintomas, de modo que, nos contatos, em geral, a doença está no período de incubação.

Vírus Hendra e Nipah

Os vírus *Hendra henipavírus* (HeV) e *Nipah henipavírus* (NiV) são classificados no gênero *Henipavirus*, da família *Paramyxoviridae*, subfamília *Orthoparamixovirinae*. O vírus Hendra, inicialmente chamado de morbilivírus equino, foi isolado em 1994, de amostras obtidas durante um surto de doença respiratória e neurológica em equinos e humanos em Hendra, subúrbio de Brisbane, na Austrália. O vírus Nipah foi isolado primeira vez em 1999, em um surto de encefalite e doença respiratória em homens adultos na Malásia e Singapura, que tiveram contato com suínos infectados. O reservatório natural do vírus Hendra é o morcego frugívoro do gênero *Pteropus*, também conhecido como raposas-voadoras (flying-foxes), encontrado na Austrália, e este parece ser também o reservatório do vírus Nipah. Entretanto outros henipavírus tem sido relacionados com outras espécies de morcegos, roedores e musaranhos.

Surtos anuais importante tem sido relatados desde 2001, na Índia, Malásia e Bangladesh. Durante o ano de 2022 em meio a pandemia da COVID-19, trinta e cinco pessoas com doença febril aguda apresentando teste negativo para SARS-COV-2, foram diagnosticada na China. Os sintomas observados eram: febre (100% dos pacientes), fadiga (54%), tosse (50%), anorexia (50%), mialgia (46%), náuseas (38%), dor de cabeça (35%) e vômitos (35%), acompanhados por anormalidades de trombocitopenia (35%), leucopenia (54%) e função hepática (35%) e renal (8%). Todos os casos reportados eram de agricultores que tiveram contato próximo com animais na região. Importante ressaltar que neste caso, não se trata de um surto pontual, mas de casos que foram relatados durante o ano através do diagnóstico diferencial. Assim, nas províncias de Shandong e Henan surge o novo *Langya henipavirus* (LayV). Inquéritos sorológicos em animais domésticos como cães e cabras apresentaram baixa positividade (2 a 5%). Entretanto, na avaliação de diferentes espécies de animais silvestres na região, o RNAviral foi predominantemente detectado em musaranhos, sugerindo que este possa ser o reservatório natural do LayV. Análises filogenéticas mostraram semelhança com *Mojiang henipavirus* encontrado anteriormente em roedores no sul da China em 2012.

Na maioria dos casos, os vírus emergentes estão relacionados diretamente com o desmatamento ambiental e a intensificação de atividades agropecuária, modificando a dinâmica da transmissão desses agentes, partindo da vida selvagem e se aproximando de animais domésticos e humanos. A relação de animais domésticos com animais silvestres cada vez mais estreito aumenta e muito as chances de ocorrerem novas infecções.

O diagnóstico laboratorial é feito através inquéritos sorológicos (ELISA), testes moleculares por PCR em tempo real e por NGS (Sequenciamento de Nova Geração). O isolamento em cultura celular também é indicado dentro das condições recomendadas de trabalho. Este grupo viral com potencial zoonótico é extremamente peculiar, em função de sua alta letalidade de 40% to 75%. A manipulação destes agentes depende de laboratórios especializados de alta capacidade de biocontenção, classificados como Nível de Biossegurança 4 – NB4 ou do inglês Biosafety Level 4 - BSL4.

Em equinos, desde novembro de 2012, na Austrália existe profilaxia através do uso de uma vacina baseada em uma glicoproteína solúvel do HeV com eficácia comprovada, licenciada e comercializada. Por outro lado, já os NiV que causam doenças fatais, não existem quaisquer profilaxias ou terapias aprovadas para uso até o momento em humanos. Entretanto estudos investem no desenvolvimento de vacinas com novas tecnologias como as vacinas baseadas em mRNA.

A organização mundial de saúde, ressalta medidas de prioridade no monitoramento dos NiV e outros henipavírus como atenção na preparação de medidas preventivas, visando evitar uma nova pandemia.

Bibliografia recomendada

Brooks GF, Carroll KC, Butel JS, Morse SA, Mietzner TA. Jawetz Melnick & Adelberg's medical microbiology. 26. ed. New York: McGraw Hill; 2013.

Brooks GF, Carroll KC, Butel JS, Morse SA, Mietzner TA. Jawetz Melnick & Adelberg's Medical Microbiology. 26a ed. New York: McGraw Hill ; 2013.

Cane P (ed.). Respiratory syncytial virus. Perspectives in medical virology. Oxford: Elsevier Science. 2007;14.

Cane P (ed.). Respiratory syncytial virus. Perspectives in medical virology. Oxford: Elsevier Science. 2007; v. 14.

Flint SJ, Enquist LW, Racaniello VR, Skalka AM. Principles of virology. 3. ed. Washington: ASM Press, 2009.

Flint SJ, Enquist LW, Racaniello VR, Skalka AM. Principles of virology. 3a ed. Washington: ASM Press; 2009.

Garg RK, Mahadevan A, Malhotra HS, Rizvi I, Kumar N, Uniyal R. Subacute sclerosing panencephalitis. Reviews in Medical Virology. 2019;29(5):1-13. doi: 10.1002/rmv.2058.

GBD 2019 Diseases and injuries Collaborators. Global burden of 369 diseases and injuries in 204 countries and territories, 1990-2019: a systematic analysis for the Global Burden of Disease Study 2019. The Lancet. 2020;396(10258):1204-22.

Geneva: WHO; 2020.

Griffin DE. Measles virus and the nervous system. Handb Clin Neurol. 2014;123:577-90. doi: 10.1016/B978-0-444-53488-0.00027-4.

King AMQ, Adams MJ, Carstens EB, Lefkowitz, EJ (Eds.). Virus taxonomy: ninth report of the International Committee on Taxonomy of Viruses. San Diego: Academic Press, 2012.

King AMQ, Adams MJ, Carstens EB, Lefkowitz, EJ (eds.). Virus Taxonomy: Ninth Report of the International Committee on Taxonomy of Viruses. San Diego: Academic Press; 2012.

Knipe DM, Howley PM, Cohen JI, Griffin DE, Lamb RA, Martin MA et al. Fields Virology. 6th ed. Philadelphia: Lippincott Williams & Wilkins; 2013.

Knipe DM, Howley PM, Cohen JI, Griffin DE, Lamb RA, Martin MA, et al. Fields virology. 6. ed. Philadelphia: Lippincott Williams & Wilkins, 2013.

Laksono BM, Vries RD, Duprex WP, Swart RL. Measles pathogenesis, immune suppression and animal models. Current Opinion in Virology. 2020;41:31-7. doi: 10.1016/j.coviro.2020.03.002.

Ministério da Saúde (BR). Casos confirmados de Sarampo. Brasil, Grandes Regiões e Unidades Federadas. 1990 a 2022. [2024 Jan. 02]. Disponível em: https://www.gov.br/saude/pt-br/assuntos/saude-de-a-a-z/s/sarampo/situacao-epidemiologica-do-sarampo/casos_conf_sarampo_1990_2022.pdf/view.

Ministério da Saúde (BR). Portal da Saúde. Tópicos em saúde: sarampo. [2024 Jan. 02]. Disponível em: http://portal.saude.gov.br/ portal/saude/profissional/area.cfm?id_area=1570.

OMS - Organização Mundial da Saúde. Hendra virus infection.

OMS, Organização Mundial da Saúde. Emergencies preparedness, response: Nipah virus. Geneva: WHO; 2018.

Portal da Saúde. Ministério da Saúde. Tópicos em Saúde: Sarampo. Disponível na Internet: http://portal.saude.gov.br/portal/saude/profissional/area.cfm?id_area=1570 (novembro 2013).

World Health Organization (WHO). 2012 Global measles and rubella strategic plan: 2012-2020. [2024 Jan. 02]. Disponível em: http://whqlibdoc.who.int/publications/2012/9789241503396_eng.pdf.

World Health Organization (WHO). The Global Health Observatory – Measles Number of Reported Cases: 2019. [2024 Jan. 02]. Disponível em: https://www.who.int/data/gho/data/indicators/indicator-details/GHO/measles-number-of-reported-cases.

World Health Organization 2012 Gl

91 Parvovírus

Maria Lucia Rácz
Enrique Boccardo

Propriedades dos Vírus

A família *Parvoviridae* engloba três subfamílias: *Densovirinae*, *Hamaparvovirinae* e *Parvovirinae*. As subfamílias *Densovirinae* e *Parvovirinae* foram estabelecidas originalmente para classificar vírus de invertebrados e vertebrados, respectivamente. No entanto, a identificação, descrição e análise filogenética de novos tipos de parvovírus nos últimos anos tornou necessária criação da subfamília *Hamaparvovirinae* que inclui vírus que infectam vertebrados e vírus que infectam invertebrados. As três famílias são compostas por diversos gêneros que incluem várias espécies. A subfamília *Parvovirinae* inclui, entre outros, os parvovírus canino e suíno e o vírus da panleucopenia de felinos, que causam doenças importantes nestes animais. Além disso, inclui o Parvovírus Humanos B19 (B19V) e vírus de símios que são parvovírus autônomos, isto é, capazes de replicação sem a presença de outros vírus. O gênero *Dependoparvovirus* inclui 13 espécies de vírus de humanos, aves, bovinos, caninos, equinos, ovinos e répteis, que são dependentes da presença de outros vírus como os herpesvírus ou adenovírus, para sua replicação. O gênero *Amdoparvovirus* inclui sete espécies que infectam carnívoros. O gênero *Bocaparvovirus* inclui parvovírus que infectam diferentes espécies de mamíferos incluindo o bocavírus humano (HBoV) descoberto em 2005.

As partículas virais têm simetria icosaédrica, não são envelopadas e apresentam diâmetro de 21 nm a 26 nm. O genoma é constituído de DNA de fita simples (ssDNA) linear, com 4 a 6,3 kb de tamanho. Tanto a fita negativa quanto a positiva podem ser encapsidadas. Os parvovírus B19 têm o genoma de 5 kb, e as partículas virais maduras podem conter DNA de ambas as polaridades. Os vírions apresentam quatro proteínas (VP1, VP2, VP3 e VP4), que representam formas alternativas do mesmo produto, e nenhuma tem atividade enzimática. A replicação viral dos parvovírus autônomos ocorre no núcleo da célula e requer a célula na fase S de crescimento, indicando uma associação íntima entre os processos de replicação viral e do hospedeiro, que provavelmente envolve as DNA polimerases celulares.

Neste capítulo, será abordado o parvovírus humano B19 e o novo bocavírus humano.

Patogênese e Características Clínicas

O parvovírus B19, descoberto em 1975, tem sido associado à crise aplástica transitória em pacientes com anemia falciforme e outras doenças hemolíticas, com hidropisia fetal, à anemia hipoplástica crônica em imunodeprimidos e ao eritema infeccioso, ou quinta doença, comum em crianças em todo o mundo. Recentemente o parvovírus B19 tem sido associado também à síndrome purpúrica-papular na forma de "luvas e meias" (*papular-purpuric "gloves and socks" syndrome*)

Após transmissão respiratória, o vírus pode ser detectado no soro de cinco a seis dias após contato, com maiores quantidades de vírus no oitavo e nono dia. Na fase de viremia, o paciente apresenta sintomas inespecíficos, semelhantes à influenza, incluindo febre, mal-estar e mialgia. A aplasia de células vermelhas coincide com a viremia, levando a uma queda na hemoglobina, reticulocitopenia e linfopenia e neutropenia moderadas. Pacientes com crise aplástica transiente desenvolvem os sintomas mais cedo e podem ter de 10^8 a 10^{14} cópias do genoma viral na circulação. O aparecimento de anticorpos específicos das classes IgM e IgG, de 10 a 14 dias após a infecção, coincide com os sintomas clássicos do eritema infeccioso: erupção eritematosa generalizada e inflamação das juntas, indicando que as manifestações clínicas da doença são devidas à formação de complexos imunes.

O parvovírus B19 tem um tropismo para as células progenitoras eritroides. Assim, a replicação viral nos pacientes ocorre na medula óssea em adultos ou no fígado dos fetos infectados, locais onde ocorre a eritropoiese. Além disso, o vírus pode ser encontrado em qualquer órgão perfundido pelo sangue. Como o parvovírus B19 é transmitido pelo trato respiratório, e também da mãe para o feto, sugere-se que o vírus também replique em células não eritroides.

A erupção do eritema infeccioso é semelhante a "bochechas esbofeteadas" nas faces e uma erupção reticular, maculopapular no tronco e nas extremidades. Adultos, principalmente mulheres, apresentam mais frequentemente, em vez de erupção, artropatia que pode permanecer por semanas, meses ou anos.

Em pacientes com doenças hemolíticas, como anemia falciforme, esferocitose hereditária, talassemia e anemia hemolítica adquirida, a infecção pelo parvovírus B19 causa uma crise aplástica transitória, cessando a produção de células vermelhas, e reticulocitopenia, ausência de precursores eritroides na medula e viremia intensa.

O B19 pode ainda ser causa de hidropisia fetal. A infecção no útero pode ser persistente e caracterizada por anemia grave, falhas cardíacas e, frequentemente, morte. Os eritroblastos no fígado do feto mostram sinais claros de infecção pelo vírus, incluindo citopatologia, presença de DNA e de antígenos virais. Aproximadamente, 30% das infecções de gestantes são transmitidas de forma vertical ao feto e a morte fetal ocorre em 2% a 10% das mães infectadas. O risco de resultado fatal é maior durante os dois primeiros trimestres da gestação. As crianças nascidas após infecção apresentam anemia crônica severa e DNA viral de forma persistente na medula, mas não no sangue.

A síndrome papular-purpúrica na forma de luvas e meias é uma doença infecciosa rara, caracterizada pela presença de prurido, edema e eritema simétrico bem definido nos pulsos e calcanhares, com uma distribuição semelhante a luvas e meias. Outras áreas podem ser afetadas, com eritema moderado nas bochechas, cotovelos, joelhos, axilas, abdome, virilha, genitália externa e face interna das coxas e das nádegas. Erosões, úlceras pequenas, enantema e aftas podem ser observadas na cavidade oral e nos lábios. Dos casos publicados, 50% têm sido associados à infecção por parvovírus B19.

A maioria das infecções pelo parvovírus B19 é inaparente. Em epidemias, 25% dos pacientes infectados não apresentam nenhum sintoma e 50% não apresentam exantema, o sinal clínico mais característico do eritema infeccioso.

Epidemiologia

As infecções pelo parvovírus B19 têm distribuição universal e, na idade de 15 anos, 50% dos indivíduos apresentam anticorpos contra o vírus. O eritema infeccioso e a crise aplástica transitória apresentam ocorrência sazonal, com picos no final do inverno, da primavera e do verão. As epidemias das duas doenças podem ocorrer simultaneamente, em geral em ciclos de três a quatro anos.

Apesar de a prevalência de viremia ser baixa, a infecção pode ser transmitida através de sangue e de produtos de sangue. O parvovírus é bastante resistente ao aquecimento e a solventes e pode resistir aos tratamentos inativantes empregados para preparo dos produtos sanguíneos. As partículas virais, por serem de tamanho pequeno, podem escapar de filtros. Desta forma, uma única bolsa positiva pode infectar as preparações.

Diagnóstico Laboratorial

O diagnóstico laboratorial é útil para diferenciar o eritema infeccioso de outros exantemas virais, para determinar não só a presença de anticorpos protetores ou exposição recente na gestação, como também para determinar a causa de anemias. Como o vírus não pode ser cultivado na maioria dos laboratórios de diagnóstico viral, as técnicas de diagnóstico incluem os testes sorológicos, para detectar anticorpos específicos para o parvovírus B19 e a detecção de ácido nucleico.

O anticorpo da classe IgM pode ser detectado de 10 a 12 dias após o contato e é um bom marcador para infecção em curso. O método mais utilizado para detecção deste anticorpo é o ensaio imunoenzimático do tipo ELISA de captura. Também pode ser utilizada a soroconversão, determinando aumento no título de anticorpos de quatro ou mais vezes, em duas amostras de soro, uma coletada na fase aguda e outra na fase de convalescença da doença. O teste para IgG também tem valor em inquéritos epidemiológicos, indicando infecção prévia por este vírus.

O genoma viral pode ser detectado por hibridização do tipo *dot-blot* ou por PCR. Para o diagnóstico da crise aplástica, a PCR é o teste de escolha, porque a doença ocorre antes do desenvolvimento dos anticorpos. Os pacientes com anemia hipoplástica crônica, em geral, apresentam viremia constante e a PCR é a melhor técnica de diagnóstico, pois estes pacientes podem não desenvolver anticorpos específicos para parvovírus.

No caso de infecção ou soroconversão durante a gestação, a hidropisia pode ser detectada por ultrassom e a infecção fetal determinada por PCR.

Tratamento

Podem ser administradas imunoglobulinas nos casos de persistência viral, de forma endovenosa, por cinco a dez dias, mas nem todas as infecções persistentes respondem a este tratamento.

Prevenção e Controle

As perspectivas para uma vacina contra o parvovírus B19 são promissoras. Uma vacina derivada de capsídeos, produzidos através de expressão de proteínas em baculovírus recombinantes, induziu anticorpos neutralizantes em animais de laboratório. Algumas vacinas têm sido testadas em humanos, mas os resultados ainda são preliminares.

Outros Parvovírus Humanos

Em 2005, um novo parvovírus, semelhante aos vírus do gênero *Bocavirus*, foi identificado em materiais provenientes de crianças com doenças respiratórias, denominado bocavírus humano 1 (HBoV1). Em 2009-2010, mais três bocavírus humanos foram identificados em amostras de fezes, denominados HBoV-2, 3 e 4. O local primário da replicação do HBoV1 parece ser o trato respiratório superior, onde foi detectado com maior frequência e em maior número de cópias. Pode ainda ser encontrado no soro, sugerindo uma infecção sistêmica. O número de cópias do HBoV1 nas fezes é pequeno. Ao contrário, os HBOV2-4 foram detectados predominantemente nas fezes,

A prevalência global do DNA HBoV1 em crianças com infecções respiratórias é de aproximadamente 10%, mas em alguns estudos foi detectado em 33,4% das amostras.

Ocorre durante todo ano, mais comumente no inverno. É detectado com mais frequência em crianças de menos de dois anos de idade do que em crianças maiores ou em adultos. O conhecimento da transmissão, persistência, estabelecimento de latência, reinfecções e reativações são limitados. Dos bocavírus entéricos, o HBoV2 é o mais prevalente, com taxas de detecção de até 26% em amostras de fezes de crianças. Os HBoV3 e HBoV4 foram detectados em menos de 5% das amostras de fezes. Os indivíduos com positivas para o DNA do HBoV1 tem uma alta taxa de coinfecção em amostras respiratórias de até 83% e em amostras fecais de até 100%. Existem dados ligando o HBoV1 com infecções do trato respiratório superior e inferior, alguns dados ligando o HBoV2 com gastroenterites e muito poucos dados ligando os HBoV3 e HBoV4 com qualquer doença clínica.

A infecção aguda pelo HBoV1 é diagnosticada pela detecção do DNA no soro por PCR e em amostras do trato respiratório por PCR quantitativo, simultaneamente com a detecção de anticorpos IgM, utilizando como antígeno proteínas recombinantes do cápside ou partículas semelhantes aos vírus. O valor de uma amostra de nasofaringe positiva por PCR é questionável, mas um alto número de cópias (>104 HBoV1 genomas/mL) pode indicar doença atual. Os HBoV2-4 podem ser detectados por PCR nas fezes e sorologia, mas a correlação da detecção viral com doença não foi estabelecida.

Bibliografia recomendada

Brooks GF, Carroll KC, Butel JS, Morse SA, Mietzner TA. Jawetz Melnick & Adelberg's Medical Microbiology. 26ª ed. New York: McGraw Hill; 2013.

Flint SJ, Enquist LW, Racaniello VR, Skalka AM. Principles of virology. 3ª ed. Washington: ASM Press; 2009.

Jartti T, Hedman K, Jartti L, Ruuskanen O, Allander T, Söderlund-Venermo M. Human bocavirus-the first 5 years. Rev Med Virol. 2012;22:46-64

King AMQ, Adams MJ, Carstens EB, Lefkowitz, EJ *(eds.)*. Virus Taxonomy: Ninth Report of the International Committee on Taxonomy of Viruses. San Diego: Academic Press; 2012.

Knipe DM, Howley PM, Cohen JI, Griffin DE, Lamb RA, Martin MA, et al. Fields Virology. 6 ed. Philadelphia: Lippincott Williams & Wilkins; 2013.

Peltola V, Söderlund-Venermo M, Jartti T. Human bocavirus infections. Pediatr Infect Dis J. 2013;32:178-179.

Picornavírus

92

Maria Lucia Rácz
Enrique Boccardo

A família *Picornaviridae*, da ordem *Picornavirales*, contém 5 subfamílias: *Caphthovirinae*, *Ensavirinae*, *Heptrevirinae*, *Kodimesavirinae* e *Paavirinae*, além dos gêneros: *Ampivirus* e *Harkavirus*. Os vírions consistem de um cápsideo de simetria icosaédrica, não envelopado, de 22 nm a 30 nm de diâmetro, sem projeções. O cápside é composto de 60 unidades idênticas (protômeros), cada uma formada por três proteínas na superfície externa (1B ou VP2, 1C ou VP3, 1D ou VP1) e, na maioria dos picornavírus, uma proteína interna (1A ou VP4). Os vírions contêm uma molécula de RNA de fita simples de polaridade positiva (+ssRNA), de 7,0 kb a 8,8 kb, com uma única janela aberta de leitura, poli-A na extremidade 3' e uma proteína pequena, VPg, ligada de forma covalente à extremidade 5'. O RNA viral é infeccioso e tem função de RNA genômico e de RNA mensageiro (m-RNA). A maioria dos picornavírus é específica para uma ou poucas espécies, com exceção do vírus da febre aftosa (FMDV — *Foot-and-Mouth Disease Virus*) e o vírus da encefalomiocardite (EMCV – *Encephalomyocarditis Virus*).

As espécies de picornavírus são classes de sorotipos ou cepas relacionados filogeneticamente, que tem em comum: a) uma faixa limitada de hospedeiros ou receptores celulares; b) um grau significativo de compatibilidade no processamento proteolítico, encapsidação e recombinação genética; e c) mapas genômicos idênticos.

O gênero *Enterovirus* contém 10 espécies virais, que incluem a maioria dos vírus anteriormente classificados como poliovírus, vírus coxsackie, echovírus, e rinovírus, das quais três incluem os enterovírus de suínos, bovinos e símios. A classificação dos enterovírus de humanos é apresentada na Tabela 92.1.

Os gêneros *Cardiovirus* (vírus da encefalomiocardite de camundongos), *Aphtovirus* (vírus da febre aftosa), *Erbovirus* (vírus da rinite equina), *Teschovirus* (vírus da doença de Teschen dos suínos), *Sapelovirus* (suínos, símios e aviários), *Senecavirus* (*Seneca Valley virus* de suínos), *Tremovirus* (encefalomielite aviária) e *Avihepatovirus* (hepatite de patos) são vírus de animais e não serão abordados neste capítulo. Os gêneros *Parechovirus* e *Kobuvirus* (vírus Aichi) contêm vírus humanos que são causa provável de gastroenterites. O gênero *Hepatovirus* inclui o vírus da hepatite A, já abordado no Capítulo 86.

Este capítulo abordará os vírus do gênero *Enterovirus*, que incluem os enterovírus e os rinovírus, importantes patógenos de humanos.

Poliomielite e Outros Enterovírus

Propriedades dos vírus

A espécie *Poliovirus* inclui os três sorotipos de vírus da poliomielite: 1, 2 e 3. São estáveis em pH ácido, e o vírus infeccioso é resistente à maioria dos desinfetantes utilizados em laboratório, incluindo álcool 70%, isopropanol, lisol diluído e compostos quaternários de amônia. O vírus não é inativado por solventes lipídicos, incluindo éter e clorofórmio, e é estável em detergentes à temperatura ambiente.

Patogênese e características clínicas

A forma de transmissão fecal–oral dos poliovírus é semelhante à dos demais enterovírus. Esses vírus são resistentes à acidez do estômago, tornando possível a replicação viral no intestino após sua ingestão. O poliovírus é muito eficiente no estabelecimento de infecção, já que 100 doses infecciosas culturas de tecidos 50% (DICT50) podem infectar um indivíduo pela via oral. A eliminação fecal do vírus ocorre por um período prolongado de tempo, às vezes por mais de seis semanas. A elevada resistência dos poliovírus é um fator que favorece a transmissão: em água não-tratada, a resistência média é de 160 dias, no solo de 120 dias e, em mariscos, de cerca de 90 dias.

Os poliovírus multiplicam-se inicialmente nas mucosas, especificamente nas placas de Peyer e nas tonsilas, onde a replicação pode ser detectada em um a três dias. Os vírus multiplicam nos linfonodos mesentéricos e cervicais, levando a uma pequena viremia, com invasão do sistema reticuloendotelial, incluindo linfonodos, medula óssea, fígado e baço. O sistema nervoso central pode ser invadido neste estágio, mas provavelmente ocorre uma amplificação nos tecidos sistêmicos do reticuloendotelial, seguida de uma viremia maior, que pode levar à infecção do sistema nervoso central. A maioria dos indivíduos infectados com poliovírus controla a infecção antes da viremia secundária, o que resulta em infecção assintomática. Alguns estudos sugerem que a disseminação para o sistema nervoso central pode ser feita pelos nervos periféricos ou craniais, por fluxo axonal retrógrado.

Tabela 92.1
Classificação dos Vírus de Humanos do Gênero *Enterovirus*

Espécies	*Vírus Humanos*
Human enterovirus A	Coxsackievírus humanos (CV) A2, A3 a A8, A10, A12, A14, A16 e enterovírus humano (EV) A71, A76, A89 a A92, A114
Human enterovirus B	Coxsackievirus humanos B1 a B6, A9, echovírus humanos 1 a 7, 9, 11 a 21, 24 a 27, 29 a 33 e enterovírus humano (EV) B69, B73 a B75, B77 a B88, B93, B97, B100, B110,B106, B107, B110
Human enterovirus C	Poliovirus (PV) 1, 2 e 3, Coxsackievirus humanos A1, A11, A13, A17 a A22, A24, enterovírus (EV) C95, C96, C99, C102, C104, C105, C109, C113, C116
Human enterovirus D	Enterovírus humanos D68, D70, D94, D111
Human rhinovirus A	Rinovírus humanos (HRV) A1, A2, A7 a 13, A15, A16, A18 a A25, A28 a A34, A36, A38 a A41, A43 a A47, A49 a A51, A53 a A68, A71, A73 a A78, A80 a A82, A85, A88 a A90, A94 a A96, A98, A100 a A103
Human rhinovirus B	Rinovírus humanos B3 a B6, B14, B17, B26, B27, B35, B37, B42, B48, B52, B69, B70, B72, B79, B83, B84, B86, B91 a B93, B97, B99
Human rhinovirus C	Rinovírus humanos C1, C2 a C49

Fonte: Desenvolvida pela autoria.

A resposta imune é muito importante na resolução das infecções por poliovírus. A resposta humoral exerce um papel fundamental na proteção e na imunidade de longa duração. Uma resposta de anticorpos neutralizantes após a infecção natural ou vacinação protege contra a doença, mas ainda pode ocorrer replicação do vírus no intestino. O papel das imunoglobulinas séricas da classe IgG e das imunoglobulinas IgA presentes na mucosa do trato digestivo é da maior importância na proteção contra a doença.

A maioria das infecções pelo poliovírus é assintomática e aproximadamente 1% das infecções leva à doença em uma de suas formas. A poliomielite abortiva, que ocorre em 4% a 8% das infecções, pode ser inicialmente associada com sintomas gastrointestinais leves, que são seguidos de febre, dor de garganta e sintomas parecidos com gripe, e ocorre recuperação em poucos dias. Na poliomielite não paralítica, que pode acontecer em 1% a 2% das infecções, ocorrem os mesmos sintomas da poliomielite abortiva, seguida pela invasão do sistema nervoso central, levando à meningite asséptica, geralmente acompanhada de dores nas costas e espasmos musculares. Esta forma da doença dura de dois a dez dias e a recuperação é completa. A poliomielite paralítica ocorre em 0,1% a 2% das infecções, aproximadamente 7 a 30 dias após o contato. Normalmente, começa com os mesmos sintomas da poliomielite abortiva, progredindo para paralisia flácida. Dos pacientes com paralisia, 10% recuperam-se totalmente; 10% dos casos são fatais e, em 80%, persiste uma paralisia residual. A patologia da poliomielite paralítica é a inflamação e destruição da matéria cinza do sistema nervoso central, especialmente do cordão espinhal.

A poliomielite ou paralisia flácida aguda pode ocorrer como resultado da infecção por outros enterovírus, especialmente pelo enterovírus 71.

Os enterovírus são responsáveis ainda por outras doenças e são a principal causa de meningite asséptica, em adultos e crianças. A meningite asséptica é uma inflamação das meninges, com febre, dor de cabeça e fotofobia, causada principalmente por coxsackievírus do grupo B e alguns echovírus, como 4, 6, 9, 11 e 30. Em alguns países, epidemias de enterovírus 71 têm sido associadas a uma alta incidência de meningite asséptica assim como de encefalites, causando inclusive paralisia flácida.

A miocardite viral, inflamação do miocárdio, é, em geral, autolimitada e subclínica, e pode ser causada pelos coxsackievírus B. Aproximadamente 1,5% das infecções por enterovírus, incluindo 3,2% das infecções pelos coxsackievírus B, resulta em sinais e sintomas cardíacos. O vírus pode infectar o miocárdio, endocárdio, pericárdio ou todos os três.

Alguns coxsackievírus foram implicados na etiologia de *diabetes mellitus* dependente de insulina, especialmente os vírus coxsackie B.

A pleurodinia, mialgia epidêmica ou doença de Bornholm, causada por coxsackievírus B, causa febre e dor no peito, de aparecimento súbito, com dor abdominal presente em metade dos casos, durando de dois dias a duas semanas.

A conjuntivite hemorrágica aguda, causada pelo enterovírus 70 ou por uma variante do coxsackievírus A24, foi reconhecida como uma nova doença em 1969 e é caracterizada por um período de incubação curto de 24 a 48 horas, com sintomas e sinais característicos, como lacrimejamento, dor, inchaço periorbital e vermelhidão da conjuntiva.

Enterovírus são ainda uma causa comum de doenças respiratórias, causadas pelos vírus coxsackie A, B e echovírus. Essas infecções são normalmente do trato respiratório superior, como resfriados comuns, crupe e epiglotite, e, mais raramente, infecções do trato respiratório inferior, como pneumonias.

A herpangina é uma doença febril de instalação súbita, com sintomas de garganta inflamada e febre, causada por coxsackievírus sorotipos A e B, pelos echovírus tipos 6, 9, 11, 16, 17, 22 e 25 e pelo enterovírus 71. São identificadas lesões características da tonsila, palato, úvula e faringe posterior. A doença é autolimitada e desaparece em poucos dias.

A doença de pés, mãos e boca é associada a lesões vesiculares nas mãos, pés e boca e é causada principalmente pelos coxsackievírus A10 e A16 e pelo enterovírus 71.

▪ Epidemiologia

A poliomielite apresentou três fases epidemiológicas distintas: fase endêmica, fase epidêmica e a era após vacinação. A melhora das condições de higiene e de saneamento ambiental promoveu a transição da fase endêmica para a epidêmica.

A poliomielite ocorria no mundo todo, durante todo o ano em países tropicais e no verão e outono em países de clima temperado. A doença ocorria em todos os grupos etários, mas crianças eram mais suscetíveis, visto que adultos adquirem imunidade ao longo da vida. Em populações isoladas, a poliomielite ocorre em todas as faixas etárias.

Em países em desenvolvimento, as condições favorecem a ampla disseminação do vírus e a poliomielite era uma doença da infância, chamada de paralisia infantil. Em países desenvolvidos, antes da vacinação, a doença era mais frequente em maiores de cinco anos de idade. A poliomielite e, possivelmente, outras doenças por enterovírus tendem a serem doenças do desenvolvimento. A melhoria da higiene e condições socioeconômicas, antes dos programas de vacinação, reduziu a incidência de poliomielite paralítica e levavam a um período de transição, no qual existe um atraso na idade da primeira infecção, com aumento subsequente da taxa de paralisia/infecção. A mortalidade infantil, um indicador geral do nível de desenvolvimento de saúde de um país pode ser inversamente correlacionado com a incidência por idade da poliomielite.

No Brasil, a poliomielite é considerada erradicada desde 1994 e o último isolamento de poliovírus selvagem no país ocorreu em 1989.

Os enterovírus podem ser transmitidos tanto pela via fecal–oral quanto pela via respiratória. A transmissão fecal–oral predomina em áreas com precárias condições de higiene, enquanto a transmissão respiratória pode ser mais importante em áreas mais desenvolvidas. Alguns enterovírus, como o enterovírus 70 e o coxsackie A24, agentes que causam a conjuntivite hemorrágica aguda, são transmitidos principalmente pelo contato direto ou indireto com secreções oculares. Já foram descritas várias infecções hospitalares por coxsackievírus A e B e echovírus, frequentemente em enfermarias de recém-nascidos; os funcionários do hospital, em geral, são envolvidos na transmissão em algumas destas infecções. As encefalites e meningites assépticas causadas por enterovírus parecem ser mais frequentes nas idades entre cinco e 14 anos.

Os humanos são o único reservatório da infecção. Em países em desenvolvimento, com condições precárias de higiene e saneamento, a maioria das crianças torna-se imune em baixa idade, e o poliovírus é mantido por infecção contínua de uma parte pequena da população. Em países desenvolvidos, com bons níveis de higiene, ocorrem epidemias, seguidas por períodos de baixa circulação do vírus. Quando o número de crianças suscetíveis atinge um determinado nível, novas epidemias ocorrem. As rotas de transmissão de enterovírus a partir do meio ambiente são apresentadas na Figura 92.1.

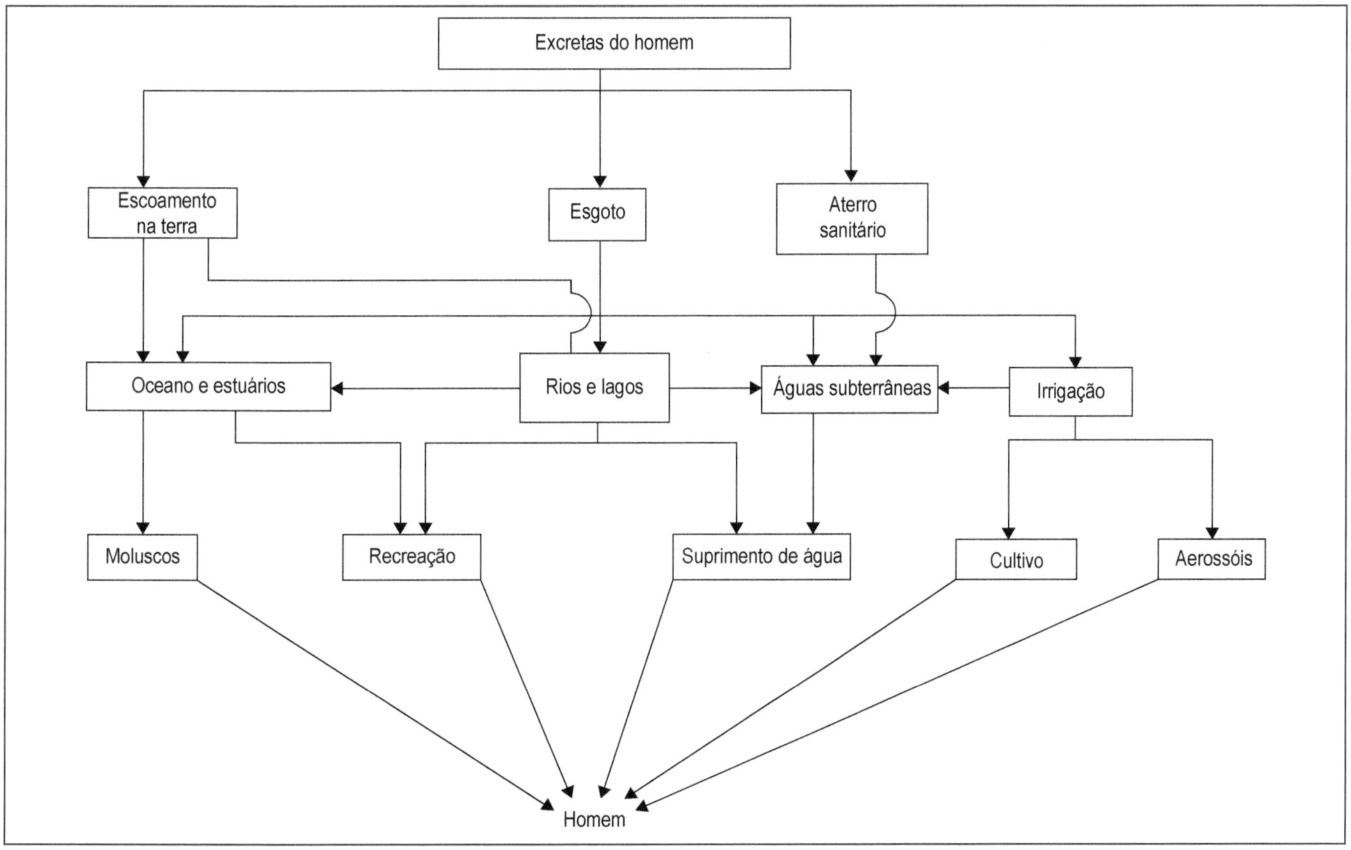

Figura 92.1 – *Rotas de transmissão potencial de vírus entéricos no meio ambiente.*
Fonte: Desenvolvida pela autoria.

Em países de clima temperado, as infecções por enterovírus, incluindo poliomielite, ocorrem principalmente no verão, pois o tempo quente favorece a disseminação do vírus pelo aumento de contato entre humanos. Os enterovírus são encontrados em grande quantidade no esgoto e podem servir de fonte de contaminação para água potável, banhos e irrigação. Existe uma correlação direta entre níveis precários de higiene e saneamento, e a aquisição da infecção e de anticorpos em baixas idades.

Diagnóstico laboratorial

O processo de diagnóstico de uma infecção por enterovírus, ou seja, o estabelecimento que a infecção por determinado enterovírus produziu a doença pode ser complicado, devido à biologia e epidemiologia destes vírus. Embora seja possível demonstrar que um indivíduo foi infectado por um enterovírus, essa demonstração não necessariamente comprova que esse vírus é a causa da doença. A primeira dificuldade é a infecção assintomática que ocorre na maioria dos indivíduos infectados. Assim, a qualquer momento, é possível isolar enterovírus de material fecal, mesmo de indivíduos sadios. Outra dificuldade é que, mesmo que a doença resulte de uma infecção por enterovírus, a maioria dos sinais e sintomas é genérica e não apresenta especificidade. Por exemplo, nos casos de meningites, encefalites e miocardites, o material clínico é de difícil obtenção; o uso de materiais provenientes do sistema nervoso central e do coração é limitante para a detecção da infecção, pois os vírus não são facilmente isolados desses materiais. Em geral, a melhor amostra são as fezes, independentemente do caso clínico. Mesmo assim, o vírus pode não estar mais sendo eliminado nas fezes quando do aparecimento dos sintomas.

A aplicação das técnicas de biologia molecular no laboratório de virologia clínica mudou as técnicas mais utilizadas para o diagnóstico de enterovírus, especialmente pela rapidez com que os resultados são obtidos. O uso mais comum da reação de transcrição reversa seguida pela em cadeia pela polimerase (RT-PCR) no diagnóstico de enterovírus é a detecção direta do vírus em amostras clínicas. Os métodos mais utilizados detectam enterovírus de forma genérica, com *primers* que amplificam a região não traduzida na extremidade 5' do genoma. A maior vantagem desta reação é a rápida detecção de enterovírus, mesmo com pequena quantidade de amostras clínicas, como líquido cefalorraquidiano. É possível detectar ainda alguns enterovírus que não crescem bem em culturas celulares. Mudando o alvo da RT-PCR para as proteínas do cápside, é possível caracterizar o sorotipo viral.

A técnica clássica para detecção e caracterização de enterovírus é o isolamento viral em culturas celulares e a reação de neutralização com antissoros tipo-específicos, reação de imunofluorescência com anticorpos monoclonais tipo específicos ou pelo RT-PCR seguido de sequenciamento genômico para identificação do vírus. Este isolamento é possível em dois a três dias, pois uma das características dos enterovírus é o rápido crescimento em culturas celulares, e o poliovírus é o protótipo de infecções virais líticas. O efeito citopático característico dos enterovírus apresenta arredondamento da célula, encolhimento, picnose nuclear, refratilidade e degeneração celular.

Com os esforços para a erradicação da poliomielite, a vigilância virológica adquire enorme importância, e o isolamento dos vírus em casos suspeitos deve ser feito de forma que seja determinada a origem do poliovírus, se selvagem ou vacinal.

O diagnóstico sorológico de infecções por poliovírus e outros enterovírus é utilizado, em geral, para fins epidemiológicos e não muito utilizado para o diagnóstico das infecções. Pode ser feito comparando os títulos de soros pareados, de fase aguda e convalescente. Esse diagnóstico é feito, em geral, pela reação de neutralização. A interpretação dos resultados, para definir um aumento de título de pelo menos quatro vezes entre os dois soros, pode ser complicada pela presença de anticorpos no soro de fase aguda, que pode ocorrer devido ao período de incubação longo de muitas doenças causadas por enterovírus. Muitos estudos sorológicos baseiam-se na detecção de anticorpo do tipo IgM como evidência de infecção recente, e, atualmente, a reação de ELISA específica para IgM tem sido utilizada como alternativa à reação de neutralização, embora não seja tipo-específicas.

Tratamento

Não existe atualmente tratamento para as infecções por enterovírus, mas alguns testes clínicos estão sendo realizados com algumas drogas antivirais, principalmente no tratamento de meningites assépticas. Uma das drogas que estão sendo testadas é o pleconaril, que interfere com as fases iniciais da replicação de alguns enterovírus.

Prevenção e controle

A vacinação contra a poliomielite foi introduzida em meados dos anos 1950 e ocasionou uma redução drástica na incidência da doença. Existem dois tipos de vacina: a vacina Salk, de administração intramuscular e preparada com vírus inativados, e a vacina Sabin, de administração oral, preparada com vírus atenuados. As vantagens e desvantagens de cada uma destas vacinas são apresentadas na Tabela 92.2.

Do ponto de vista da resposta imunológica dos vacinados, a vacina atenuada induz o aparecimento de anticorpos séricos e anticorpos da classe IgA, na mucosa intestinal, como ocorre na infecção natural. Por sua vez, a vacina inativada induz imunidade protetora pelo aparecimento de anticorpos séricos.

A vacinação oral com vacina Sabin é a vacina de escolha nos países em desenvolvimento, pois pode diminuir a circulação de cepas do vírus selvagem, evitando a replicação destes, com a indução de anticorpos locais do tipo IgA secretora. A vacinação do tipo Salk é recomendada em países em que a circulação do vírus selvagem é muito baixa, pois essa vacina oferece maior segurança aos vacinados, evitando a paralisia associada à vacina. No Brasil, utiliza-se um esquema sequencial, administrando a vacina oral do tipo inativada (VIP) em duas doses, aos dois e quatro meses de idade, seguida pela vacina do tipo atenuada (VOP) aos seis meses, com reforço aos 15 meses de idade.

Tabela 92.2 Vantagens e Desvantagens das Vacinas Atenuadas e Inativadas Contra o Vírus da Poliomielite	
Vacina Atenuada (Sabin)	*Vacina Inativada (Salk)*
Vantagens	
Efetiva	Efetiva
Imunidade duradoura	Pode ser administrada com outras vacinas
Resposta de anticorpos secretores, semelhante à infecção natural	Boa estabilidade no transporte e estoque
Vírus atenuados circulam na comunidade, transmitindo-se a contatos	Não oferece risco de poliomielite em vacinados e contatos
Administração fácil	Não apresenta mutação ou reversão
Menor custo	
Desvantagens	
Risco de poliomielite associada à vacinação	Não induz imunidade local
Vacina pode disseminar a contatos, sem consentimento	Reforços necessários para imunidade duradoura
Não segura para imunodeficientes	Injeção é menos aceitável que administração oral
	Deve alcançar níveis maiores de imunização na comunidade
	Custo maior que a atenuada

Fonte: Desenvolvida pela autoria.

A Organização Mundial de Saúde promove uma campanha de erradicação da poliomielite no mundo desde 1988. As Américas foram certificadas como livres de poliovírus selvagem em 1994. A Iniciativa Global para Erradicação da Poliomielite (Global Polio Erradication Initiative) reduziu a incidência global de pólio em mais de 99% e o número de países com pólio endêmica de 125 para três. Mais de 10 milhões de pessoas estariam hoje paralisadas e estão andando. Em 2013, ainda existem três países com transmissão endêmica de poliomielite: Afeganistão, Nigéria e Paquistão, e alguns surtos, descritos, por exemplo, na Somália, Quênia e Etiópia. O plano estratégico de erradicação da poliomielite 2013-2018, elaborado em 2013, visa completar a erradicação e conter todos os poliovirus selvagens e vacinais, para que nunca mais uma nenhuma criança sofra de poliomielite paralítica. O progresso deste programa de erradicação pode ser acompanhado pelo *site* da Internet: http://www.polioeradication.org/.

Existem quatro componentes fundamentais na estratégia para erradicar os poliovírus. O primeiro é a manutenção de altos níveis de imunização de rotina; o segundo é a utilização de dias nacionais de imunização, visando a vacinar todas as crianças com menos de cinco anos de idade no mesmo dia, pois esse tipo de imunização em massa interfere com a circulação do vírus selvagem. Recomenda-se a realização de dois dias de imunização, com um mês de diferença, em geral em épocas de baixa circulação de poliovírus, quando a transmissão é mais facilmente quebrada. O terceiro elemento é a utilização de vigilância epidemiológica de todos os casos de paralisia flácida aguda, com detecção e identificação do vírus, em geral realizada pelos laboratórios de saúde pública. A última estratégia é a eliminação dos últimos reservatórios conhecidos de vírus, quando as três estratégias anteriores conseguiram diminuir o número de casos da doença a um mínimo. Com a intensificação da imunização nestas áreas, elimina-se a última cadeia de transmissão do vírus.

Rinovírus

Propriedades dos vírus

Os rinovírus (HRV) compreendem os tipos A, B e C e são classificados no gênero *Enterovirus*, Esta classificação é baseada nas similaridades na organização genômica, propriedades do capsídeo e conservação da sequência de nucleotídeos. A designação de novos sorotipos de rinovírus era baseada na reação de neutralização; a ausência de reatividade cruzada de soros policlonais contra os sorotipos estabelecidos. Atualmente, são utilizados dados do sequenciamento de nucleotídeos da VP1 para essa designação. Constitui um critério para o novo sorotipo. Atualmente, existem 77 tipos de HRV-A, 25 tipos de HRV-B e 49 tipos de HRV-C. Os rinovírus são lábeis em pH ácido: a inativação corre para todos os rinovírus em pH abaixo de 6, e esta inativação é completa em pH 3. Também em contraste com os enterovírus, os rinovírus são relativamente termoestáveis entre 24°C a 37°C e sobrevivem por horas ou dias em superfícies do ambiente.

Patogênese e características clínicas

Os rinovírus são transmitidos de pessoa a pessoa, através de secreções respiratórias contaminadas com vírus. A porta de entrada primária são os olhos ou o nariz. O vírus está presente em altas concentrações nas secreções e foi identificado em 40% a 90% das mãos de pessoas com resfriados e de 6% a 15% de objetos que estiveram em contato com essas pessoas, como maçanetas de porta, bonecas, xícaras de café e copos. O período de incubação desde o contato até a liberação de vírus nas secreções nasais é de um a dois dias e os sintomas são mais frequentes do segundo ao quarto dia. O vírus pode permanecer detectável por até três semanas. O sítio primário da infecção são as células da superfície da mucosa nasal e não é detectada viremia em casos de resfriados por rinovírus. Infecções do trato respiratório inferior podem ocorrer, mas são raros e mais frequentes em idosos.

Os resfriados são mais comuns nos meses mais frios do ano, mas estudos atuais não demonstram associação entre o efeito do frio ambiente e de diminuição da temperatura corporal no desenvolvimento de resfriados.

Anticorpos neutralizantes são produzidos entre os dias 7 e 14 após a infecção e estão presentes no soro e nas secreções dos indivíduos infectados. Os anticorpos séricos persistem por dois a quatro anos após a infecção. Como o anticorpo tem aparecimento tardio, a recuperação da infecção não depende do aparecimento destes anticorpos. O interferon é detectável nas secreções nasais de um a dois dias após o pico do título viral e pode ter um papel nesta recuperação.

O resfriado é a doença típica que a infecção por rinovírus causa. Os sintomas principais são espirros, obstrução e congestão nasal e garganta inflamada, e, mais raramente, febre, tosse e mal-estar. Um terço dos pacientes é infectado de forma assintomática. A doença tem a duração de dois a três dias.

Os resfriados podem predispor o indivíduo ao desenvolvimento de otite média e sinusite, que pode ser o resultado da obstrução do orifício do tubo de Eustáquio ou do sinus, causada pelo edema local que acompanha a infecção pelo rinovírus.

Tem sido dedicada atenção especial às infecções respiratórias como exacerbantes da asma e a infecção mais comumente associada é pelos rinovírus. As crianças asmáticas sofrem de mais episódios de resfriado que seus irmãos e as doenças duram mais tempo.

Epidemiologia

O resfriado comum é uma doença de distribuição universal, é mais frequente em crianças e diminui com o aumento da idade. A unidade familiar é o maior sítio de disseminação dos rinovírus, com índices de ataque secundário de 30% a 70%. O contágio faz-se pela inalação de gotículas de saliva contaminadas ou pelo contato com fômites contaminados. Este último parece ser a forma mais importante de disseminação dos rinovírus.

Em países de clima temperado, as infecções por rinovírus ocorrem com mais frequência no início do outono e no final da primavera. O conceito, mais ou menos generalizado, de que acentuadas mudanças na temperatura, umidade e poluição poderiam aumentar a suscetibilidade à doença não tem sido confirmado em várias experiências feitas com voluntários.

O resfriado comum é a doença infecciosa aguda mais comum em humanos. De 30% a 50% de todas as infecções respiratórias são causadas pelos rinovírus.

Mais de 20 tipos de HRV podem circular de forma simultânea em uma população; os sorotipos prevalentes mudam de ano para ano. A multiplicidade de sorotipos inviabiliza a prevenção do rinovírus através de vacinação convencional.

Diagnóstico laboratorial

O diagnóstico laboratorial de rinovírus só é utilizado em pesquisas. Como a doença é benigna, limitada e de curta duração, normalmente não se utilizam técnicas de laboratório para fins de diagnóstico.

O isolamento do vírus em culturas celulares primárias e de linhagem, de origem humana, é o método mais satisfatório de diagnóstico. As culturas celulares mais utilizadas são as linhagens diploides de fibroblastos WI-38 e a MRC-5 e as linhagens contínuas HeLa. Os vírus devem ser cultivados na temperatura de 33°C. A confirmação do tipo sorológico é feita através da reação de neutralização, um processo demorado e pouco prático, dado o extenso número de sorotipos.

A detecção do vírus pode ser feita por RT-PCR ou outras técnicas moleculares, em lavados ou swabs de nasofaringe.

Tratamento, prevenção e controle

Não existem métodos eficientes para o tratamento ou para a prevenção de infecções por rinovírus. Os principais problemas encontrados na vacinação são a multiplicidade de sorotipos e a dificuldade de cultivo dos rinovírus em altos títulos, necessárias para a produção de uma vacina potente. A administração de vacinas inativadas em voluntários mostrou que um alto título de anticorpos séricos na maior parte dos indivíduos não está associado à elevação no título de anticorpos locais, que é o fator mais significativo na proteção contra o resfriado comum. Vários antivirais demonstram atividade *in vitro* contra os rinovírus, mas não são clinicamente efetivos, com exceção do pleconaril que pode ser utilizado clinicamente (ver Capítulo 81).

Bibliografia recomendada

Brooks GF, Carroll KC, Butel JS, Morse SA, Mietzner TA. Jawetz Melnick & Adelberg's Medical Microbiology. 26. ed. New York: McGraw Hill; 2013.

Flint SJ, Enquist LW, Racaniello VR, Skalka AM. Principles of virology. 3. ed. Washington: ASM Press; 2009.

King AMQ, Adams MJ, Carstens EB, Lefkowitz, EJ (eds.). Virus Taxonomy: Ninth Report of the International Committee on Taxonomy of Viruses. San Diego: Academic Press; 2012.

Knipe DM, Howley PM, Cohen JI, Griffin DE, Lamb RA, Martin MA et al. Fields Virology. 6. ed. Philadelphia: Lippincott Williams & Wilkins; 2013.

93 Poxvírus

Maria Lucia Rácz
Enrique Boccardo

Os poxvírus são os vírus maiores e mais complexos. A família compreende um grande número de agentes morfologicamente similares. Desse grupo de vírus, faz parte o vírus da varíola, a doença viral que mais afetou a humanidade e a primeira doença erradicada do mundo.

A família *Poxviridae* compreende duas subfamílias de vírus contendo DNA de fita dupla (dsDNA) que se multiplica no citoplasma da célula e que infecta artrópodes (*Entomopoxvirinae*) ou vertebrados (*Chordopoxvirinae*). Os vírus de vertebrados têm a morfologia de um tijolo ou do tipo ovoide. Atualmente, são reconhecidos 18 gêneros de poxvírus de vertebrados, que não apresentam proteção imunológica cruzada. Quatro gêneros contêm espécies que infectam humanos: *Orthopoxvirus*; *Parapoxvirus*; *Yatapoxvirus* e *Molluscipoxvirus.* Quatro espécies do gênero *Orthopoxvirus* podem infectar humanos: os vírus da varíola; o vírus da varíola do macaco mpox (anteriormente denominado *monkeypox*); o *cowpox*; e o vírus vaccínia. Membros dos outros dos gêneros, *Parapoxvirus* e *Yatapoxvirus*, infectam humanos causando nódulos localizados na pele. Três espécies de *Parapoxvirus* podem infectar humanos e são consideradas causadoras de doenças ocupacionais: os vírus orf; pseudocowpox ou paravaccínia; e o vírus da estomatite papular bovina. Duas espécies de *Yatapoxvirus,* os vírus tanapox e Yaba, infectam humanos na África. O vírus do molusco contagioso, o único do gênero *Molluscipoxvirus*, só infecta humanos, causando lesões papulares, e também é um agente de infecção oportunista em pacientes com aids. Neste capítulo, serão abordados, pela sua importância, os vírus da varíola, o do molusco contagioso e o mpox.

Varíola

Propriedades dos vírus

O agente etiológico da varíola pertence à família *Poxviridae*, subfamília *Chordopoxvirinae,* gênero *Orthopoxvirus e espécie Variola virus*. Morfologicamente, tem forma de um tijolo com dimensões 200 nm × 200 nm × 250 nm e é um vírus de estrutura complexa. A superfície externa do vírus contém cumes. O vírus é envelopado e o cápsideo é composto de um *core* e duas estruturas conhecidas como corpos laterais (Figura 73.2.8). O genoma é constituído por dsDNA, contendo de 130 kbp a 375 kbp, codificando de 150 a 300 proteínas, e aproximadamente 100 proteínas estão presentes nos vírions. Contrariamente ao que é regra para vírus de DNA, a replicação viral acontece no citoplasma celular. Os vírus pertencentes a esse gênero expressam uma hemaglutinina. Uma das características do vírus da varíola é sua elevada resistência à temperatura ambiente, podendo manter-se viável por cerca de 3 meses quando em ambiente seco e fora da ação da luz.

Patogênese e características clínicas

A varíola, antes de sua erradicação, era considerada uma das doenças de maior contágio. De fato, as epidemias eram muito frequentes sempre que um caso ocorria numa população de indivíduos de suscetíveis. Não há diferenças particularmente evidentes de suscetibilidade relacionadas à idade, ao sexo e à raça, e o estado de imunidade é o condicionante.

Com base na gravidade e na mortalidade da doença, são reconhecidas duas formas de varíola: a varíola *major*, causando doença grave, com 5% a 30% de mortalidade; e varíola *minor* (também conhecida como *alastrim* na América do Sul), que produz uma toxemia muito menos grave e mortalidade de menos de 1%.

O vírus da varíola só infecta seres humanos e, para manter-se na natureza, deve ser transmitido de pessoa a pessoa. A porta de entrada do vírus são as vias respiratórias superiores, ocorrendo a multiplicação primária no tecido linfoide local durante o período de incubação da doença que é de 10 a 14 dias. Após a primeira viremia, o vírus infecta as células dos órgãos reticuloendoteliais, como baço, fígado e medula óssea. A multiplicação secundária ocorre nessas células, o que ocasiona uma viremia secundária mais intensa e o aparecimento da doença clínica. O período prodrômico é caracterizado por febre, mal-estar, dor de cabeça e dor nas costas e dura aproximadamente 5 dias. No 3º dia após o início dos sintomas, aparece o exantema, inicialmente nas mucosas bucal e orofaríngea; a seguir, nas faces, nos antebraços e nos membros inferiores; e, no dia seguinte, no torso. As lesões da varíola aparecem simultaneamente, em geral quando a febre começa a ceder, em contraste com as lesões da varicela, em que as lesões ocorrem em ondas periódicas. Assim, as lesões da varíola estão todas no mesmo estágio, enquanto na varicela as lesões apresentam-se em estágios diferentes. A distribuição das lesões também é característica da varíola: as lesões têm distribuição centrífuga, mais abundante na face, nos antebraços e nas pernas, e escassas no tronco e no abdome. As lesões iniciam-se como máculas, que logo se transformam em pápulas e, depois, vesículas e pústulas. Após 8 ou 9 dias, as pústulas começam a secar e tornam-se crostas após 14 a 16 dias. Em 4 dias, as crostas caem, e as da sola dos pés e das palmas das mãos são as últimas a caírem. A varíola é contagiosa durante o período prodrômico, mas mais infecciosa durante os 7 a 10 dias após o aparecimento do exantema.

A imunidade ativa que surge após a cura do paciente é de longa duração, podendo ser encontrados anticorpos no soro, já no 4° dia de doença. A participação da imunidade celular parece restringir-se à supressão da disseminação do vírus de célula a célula.

■ Epidemiologia

Em 1967, a Organização Mundial de Saúde (OMS) lançou uma campanha mundial para a erradicação da varíola. Nesta época, existiam 33 países com varíola endêmica e 10 a 15 milhões de casos/ano. O último caso foi diagnosticado na Somália, em 1977, e a varíola foi declarada erradicada em 1979. O sucesso da erradicação deve-se a vários fatores: 1) ausência de um reservatório não humano conhecido; 2) existe apenas um sorotipo do vírus; 3) disponibilidade de uma vacina efetiva; 4) quase nenhum caso de infecção subclínica; 5) não existem portadores crônicos assintomáticos do vírus. Dessa maneira, o vírus no ambiente era derivado de lesões e os pacientes com infecções graves capazes de transmitir o vírus estavam tão doentes que eram conduzidos à atenção médica com rapidez. Assim, os contatos eram facilmente identificados, de forma a interromper a transmissão viral.

A vacina contra varíola é feita utilizando-se o vírus vaccínia (gênero *Ortopoxvírus*, espécie *Vaccinia vírus*) preparado pela coleta de lesões vesiculares em bovinos ou ovinos ou multiplicados em ovos embrionados. O sucesso da erradicação significa que a vacinação não é mais necessária, pois a vacinação apresenta riscos de complicações, como vaccínia generalizada e encefalite pós-vacinal.

Após a erradicação, os estoques de vírus da varíola foram destruídos em todos os laboratórios, com exceção de dois centros colaboradores da OMS, o Centers for Disease Control and Prevention (CDC), em Atlanta, no estado americano da Georgia, e um na Rússia, o Russian State Centre for Research on Virology and Biotechnology, em Koltsovo, região de Novosibirsk. Uma resolução da OMS, em 1996, determinou que esses estoques fossem destruídos ao fim de 1999. Em maio de 1999, esse prazo foi ampliado para o fim de 2002. Entretanto, surgiram notícias da produção em massa do vírus da varíola pela União Soviética nos anos 1980, como parte de um programa de pesquisa de armas biológicas. A dissolução da União Soviética e a migração de cientistas e de outros recursos suscitaram a especulação de que outros países poderiam ter estoques de varíola ou meios de adquirir esses estoques. Com os ataques terroristas de 2001 e a possibilidade de utilização da varíola, considerada entre as mais perigosas armas biológicas, em maio de 2002, a Assembleia Mundial da Saúde, da OMS, decidiu adiar a destruição desses estoques indefinidamente, dando continuidade às pesquisas nesses dois laboratórios, sobretudo as relacionadas ao diagnóstico molecular e à atividade de drogas antivirais. A destruição dos estoques do vírus foi revista na Assembleia Geral da OMS, em 2014, posteriormente em 2019, sem se chegar a uma decisão sobre o destino dos estoques virais.

Mesmo com a erradicação da varíola, existe uma necessidade de continuar os estudos com o vírus vaccínia (utilizado na vacinação contra varíola) e suas possíveis complicações. É necessário também conhecer as outras doenças causadas por poxvírus, que podem ser semelhantes à varíola. Além disso, o vírus vaccínia é um dos principais vetores virais para a introdução de genes no organismo (ver Capítulo 82).

■ Diagnóstico laboratorial

A natureza dos espécimes destinados ao diagnóstico virológico depende da fase da doença. Na fase pré-eruptiva, usa-se o sangue colhido com anticoagulante; na fase maculopapular, recorre-se ao material proveniente da raspagem das lesões cutâneas; na fase vesiculopustular, usa-se o conteúdo das lesões cutâneas; e, finalmente, na fase de crostas, estas servem como fonte de isolamento do vírus.

O diagnóstico laboratorial compreende a identificação do vírus e a verificação de gênero e espécie por testes biológicos e moleculares, como o da reação em cadeia da polimerase (PCR). A identificação morfológica das partículas virais pode ser feita por microscopia eletrônica no material proveniente das lesões das fases maculopapular, vesiculopustular e de crostas. A identificação por microscopia óptica, mediante coloração histológica para demonstrar as inclusões virais, tem sido substituída por técnicas como ELISA, PCR ou hibridização *in situ*, para detecção do vírus.

O isolamento do vírus da varíola por inoculação na membrana corioalantoide de ovos embrionados é outra possibilidade de diagnóstico. Em 2 a 3 dias, aparecem lesões pequenas, enquanto as lesões causadas pelo vírus vaccínia são grandes, com centro necrótico. Os vírus cowpox e monkeypox produzem lesões hemorrágicas. A identificação retrospectiva é feita por ELISA, western-blot e neutralização, utilizando soros convalescentes.

Com a erradicação da varíola, é de fundamental importância que possamos reconhecer laboratorialmente, de modo rápido e preciso, os diversos quadros clínicos ocasionados pelos múltiplos agentes da família Poxviridae. Devemos manter um sistema de alerta fundamentado no diagnóstico diferencial.

■ Tratamento

Como já referimos, a propósito dos antivirais, o vírus da varíola é sensível a alguns daqueles compostos, mas os resultados obtidos no tratamento de casos humanos não foram concludentes.

Prevenção e controle

Foi a vacinação antivariólica, quando respeitadas as diversas fases da campanha de erradicação da doença, estabelecidas pela OMS, que permitiu atingir o objetivo de eliminação da doença no homem.

O vírus vacinal é antigenicamente muito semelhante ao vírus causador da doença, razão pela qual confere uma sólida imunidade contra a varíola. Conforme o grau de imunidade dos indivíduos vacinados, as respostas ao processo vacinal podem ser de três tipos: reação vacinal típica com aparecimento de uma vesícula no local de inoculação 7 a 8 dias após a vacinação, com intensidade máxima no 12° dia, própria dos indivíduos não imunes; reação acelerada, caracterizada pelo aparecimento da lesão vesicular no 4° ou 5° dia, com intensidade máxima no 7° dia, própria dos indivíduos parcialmente imunes; e reação alérgica, que, normalmente, restringe-se ao aparecimento de uma pápula 2 a 3 dias após a vacinação, resultado de alergia aos constituintes da vacina.

Apesar da boa proteção conferida, a vacinação não é totalmente destituída de riscos, podendo ocorrer quadros de encefalite ou encefalomielite (1:100.000 vacinações), ou quadros de vaccínia generalizada (1:25.000 vacinações). Por esse motivo, não é recomendada, pela OMS, a vacinação em massa de populações na ausência de um risco real de infecção pelo vírus, por exemplo, em um possível ataque terrorista.

Apesar disso, a Dryvax, uma vacina contendo vírus vaccínia derivado da cepa NYCBH dos Laboratórios Wyeth, produzida nos Estados Unidos até 1982, e mantida em estoque, foi utilizada no País, a partir de 2002, para vacinação de mais de 1 milhão de militares e de pessoal selecionado da área civil. Alguns efeitos colaterais com complicações cardíacas foram relatados.

Molusco contagioso

A única espécie no gênero *Molluscipoxvirus* é o *Molluscum contagiosum virus* (MCV). Os vírions têm a forma de um tijolo de 320 nm × 250 nm × 200 nm. O DNA viral tem 188 kbp. O MCV não foi cultivado em culturas celulares, embora uma grande quantidade de partículas virais possa ser demonstrada nas lesões.

Patogênese e características clínicas

O molusco contagioso é uma infecção da epiderme, que ocorre somente em humanos. A lesão típica do molusco contagioso consiste em uma massa de epiderme hipertrofiada, que se estende até a derme e projeta-se acima da pele como um tumor visível. O citoplasma das células infectadas é preenchido com uma massa granular, conhecida como "corpúsculo do molusco".

O molusco contagioso é caracterizado por pápulas múltiplas, de coloração perolada, pequenas, de 2 mm a 5 mm de diâmetro, na pele, distribuídas em grupo. Podem surgir em várias partes do corpo, incluindo o torso de crianças e na área anogenital de indivíduos que praticam sexo anal. As lesões raramente ocorrem nas palmas, solas dos pés e mucosa, e algumas vezes ocorrem na face, com envolvimento ocular. O período de incubação é de 2 a 7 dias; e a doença, se não tratada, dura de 6 a 9 meses.

Epidemiologia

A infecção ocorre pelo contato direto da pele ou de forma indireta, por meio de fômites, com a entrada do vírus por soluções de continuidade da pele ou pelo folículo piloso. A incidência da doença é mais comum em crianças de 10 a 12 anos de idade, em países desenvolvidos; e de 1 a 4 anos de idade, em alguns países em desenvolvimento. Lesões secundárias podem surgir por autoinoculação. A doença normalmente ocorre de forma esporádica, mas pode tornar-se endêmica principalmente em instituições como creches ou escolas. O molusco genital, em geral, ocorre junto com outras doenças de transmissão sexual. Em crianças, pode ser um sinal de abuso sexual.

Diagnóstico laboratorial

O diagnóstico pode ser feito clinicamente, pela aparência característica da lesão. Pode ainda ser feita a identificação histológica do corpúsculo de molusco e do poxvírus por microscopia eletrônica.

Tratamento

Pode ser feita a remoção cirúrgica das lesões ou estas são tratadas quimicamente ou por crioterapia. Em pacientes com aids, as lesões podem ocorrer de forma recorrente. As lesões em crianças tendem a desaparecer com a idade. Tem sido testado experimentalmente o tratamento com o antiviral cidofovir, com resultados promissores.

Mpox

O vírus mpox, incialmente denominado *monkeypox*, foi identificado em 1958 em um macaco mantido em um laboratório da Dinamarca. Embora, tenha sido identificado nesse animal o reservatório natural desse agente ainda não tem sido confirmado. O primeiro caso de infecção por mpox em humanos foi confirmado em 1970 na República Democrática do Congo. Desde então é considerado endêmico das regiões de floresta de África central e ocidental onde mais de 30 mil casos foram sido confirmados ao longo dos últimos 50 anos. Em 2003, alguns casos originados a partir do contato de humanos com animais importados de países dessas regiões da África foram confirmados nos Estados Unidos. Além disso, casos não associados a viagens foram confirmados nos Estados Unidos, Europa, Asia e Australia em 2018, 2019 e 2021. No entanto, desde maio de 2022 o número de casos em mais de 100 países não endêmicos para o agente começou a aumentar levando a que no dia 23 de julho desse ano a OMS declarasse a doença como Emergência de Importância Internacional em Saúde Pública. Até o dia 16 de março de 2023, mais de 85 mil casos da doença, e 95 mortes associadas, foram confirmados em países não endêmicos. No Brasil, até o começo de março de 2023 foram confirmados mais de 10,800 casos e 15 mortes.

■ Patogênese e características clínicas

Os sintomas associados à infecção por mpox são semelhantes aos causados pela varíola, embora muito mais leves. A doença é caracterizada por dor de cabeça intenso, dor muscular, dor nas costas, febre e prostração. A doença também é caracterizada pela presença de adenopatias e exantema cutâneo maculo-papular que aparece geralmente após três dias do começo da febre. Finalmente o exantema progride para vesicular, pustular e formação de crostas. Complicações associadas à infecção incluem sobre infecção bacteriana, pneumonia, sepses, encefalites.

Até o momento, foram descritos dois ramos filogenéticos de mpox, o da África Central (ramo 1) e o da África Ocidental (ramo 2). A taxa de mortalidade associada às infecções por vírus dos ramos 1 e 2 é de 10% e 3,6%, respectivamente. A análise por sequenciamento indica que o surto atual é causado por vírus do ramo 2, com uma mortalidade global de aproximadamente 1%.

■ Epidemiologia

A transmissão do vírus ocorre principalmente por contato com secreções respiratórias, lesões de pele ou fômites contaminados. A transmissão sexual, particularmente em HSH, também tem sido amplamente documentada.

■ Diagnóstico laboratorial e tratamento

O diagnóstico laboratorial confirmatório é realizado por PCR e sequenciamento do vírus. Até o momento, não existem terapias específicas para a doença. No entanto, podem ser realizados o tratamento sintomático e o controle das complicações. Estudos recentes indicam que a vacina contra a varíola apresenta 85% de eficácia contra as infecções por mpox.

Bibliografia recomendada

Brooks GF, Carroll KC, Butel JS, Morse SA, Mietzner TA. Jawetz, Melnick & Adelberg's medical microbiology. 26. ed. New York: McGraw Hill, 2013.

Flint SJ, Enquist LW, Racaniello VR, Skalka AM. Principles of virology. 3. ed. Washington: ASM Press, 2009.

Islam MM, Dutta P, Rashid R, Jaffery SS, Islam A, Farag E, et al. Pathogenicity and virulence of monkeypox at the human-animal-ecology interface. Virulence. 2023;14(1):2186357. doi: 10.1080/21505594.2023.2186357.

King AMQ, Adams MJ, Carstens EB, Lefkowitz EJ (eds.). Virus taxonomy: ninth report of the International Committee on Taxonomy of Viruses. San Diego: Academic Press, 2012.

Knipe DM, Howley PM, Cohen JI, Griffin DE, Lamb RA, Martin MA, et al. Fields virology. 6. ed. Philadelphia: Lippincott Williams & Wilkins, 2013.

Tang H, Zhang A. Human mpox: biology, epidemiology, therapeutic options, and development of small molecule inhibitors. Med Res Rev. 2023;43(4):1019-37. doi: 10.1002/med.21943.

94 Raiva

Silvana Regina Favoretto
Danielle Bastos Araujo
Débora Veiga Sacramento
Luzia Fátima Alves Martorelli

A raiva é uma zoonose endêmica viral responsável por uma encefalite aguda, transmitida por diferentes espécies de mamíferos que agem como reservatórios e transmissores do vírus. Uma vez que os sinais clínicos se manifestem, a letalidade é próxima a 100%. Mesmo após mais de um século da descoberta da vacina contra o vírus da raiva, por Louis Pasteur, em 1885, a raiva causa milhares de mortes e milhões de tratamentos pós-exposição anualmente.

A doença tem um longo histórico, sendo o primeiro relato descrito na forma de um decreto no código de Eshnunna da Mesopotâmia (23 a.C) que estabelecia penalidades para os donos de cães cuja mordida resultasse na morte de uma pessoa.

A literatura registra frequentes citações feitas por escritores gregos e romanos, sugerindo que a raiva era uma doença relativamente bem-conhecida para a época. Na mitologia grega, Homero se refere à raiva em *Ilíada*, quando menciona que Sirius, a constelação do cão de Orion, exerce influência maligna contra a humanidade. A aparição de Sirius no mês de agosto no hemisfério norte foi associada com cães que se tornavam "loucos" nesta época do ano. Os gregos possuíam um deus especial Aristeu, filho de Apolo, para se contrapor aos efeitos da raiva; denominaram-na *lyssa* ou *litta*, que significa "loucura", logo associada à palavra sânscrita *rabhas*, "tornar-se violento". Também a denominaram "hidrofobia", uma terrível doença, na qual a pessoa acometida é atormentada ao mesmo tempo pela sede e pelo medo da água.

No século 500 a.C., Demócrito descreveu, pela primeira vez, a forma clínica da raiva em cães. Aristóteles (335 a.C.), apesar de ter registrado a raiva nesses animais em sua obra *História Natural dos Animais* e ter observado que a doença era disseminada pelas mordidas de cães raivosos, não acreditava que o homem fosse suscetível a ela. Na mesma época, o escritor romano Cardanus descreveu a infectividade da saliva de cães raivosos, denominando esse material infeccioso como um "veneno" – em latim, *vírus*.

Muitas eram as teorias de como a doença era adquirida e de como deveria ser tratada. O caráter mágico e sobrenatural atribuído à raiva deu origem a condutas extravagantes tanto para o seu tratamento como para sua prevenção. No século I, Celsus descreve a transmissibilidade da raiva ao homem, correlaciona a raiva canina à hidrofobia humana e afirma que toda mordida podia conter o "veneno", fosse ela causada por cães, macacos, ou mesmo por outro homem. Celsus também foi o primeiro a recomendar a cauterização das feridas como forma de tratamento, sendo essa prática, por longo tempo, a única esperança de se salvar da doença após a mordida de um cão raivoso.

O primeiro a demonstrar a infectividade da saliva de animais raivosos foi Zinke (1804) que pincelou saliva de um animal raivoso em um ferimento na pata de outro cão e observou que, após 17 dias, os sintomas da doença começaram a se manifestar e, no 20° dia, o animal infectado apresentava a raiva de forma aparente.

No final do século XIX, as pesquisas desenvolvidas por Galtier e Pasteur fundamentaram e possibilitaram a compreensão da etiologia da doença. Utilizando coelhos como animais de experimentação, Galtier padronizou a inoculação do vírus no nervo ciático daqueles animais e observou uma paralisia progressiva, inicialmente dos membros posteriores e, depois, dos anteriores, após um período de incubação variável. A inoculação de repetidas injeções de saliva contaminada por via intravenosa, em cabras e carneiros e a suposição que esses animais haviam adquirido imunidade geraram a perspectiva de uma possível imunização contra a raiva.

Esses trabalhos foram o ponto de partida para que Pasteur iniciasse seus estudos em 1880. Por meio de inoculação de extratos de cérebro de cães raivosos no cérebro de cães sadios, Pasteur *et al.* demonstraram que o sistema nervoso central (SNC) representava a principal fonte de vírus.

Posteriormente, objetivando-se estudar um método para cultivar e atenuar a patogenicidade do vírus, foram realizados experimentos nos quais eram feitas passagens sucessivas de um hospedeiro natural a um animal de laboratório. As passagens sucessivas em cérebro de coelho demonstraram que o período de incubação da doença, inicialmente muito variável, era progressivamente reduzido e tornava-se estável. A adaptação do vírus no cérebro desses animais, depois da 90ª passagem (coelho a coelho), deu origem ao denominado "vírus fixo" (PV), de virulência constante e reprodutível. Concomitantemente, demonstrou-se que, após inoculações diárias, por via subcutânea, de uma suspensão de medula dessecada de animal infectado, era possível proteger um cão contra um desafio viral por via intracerebral.

Em 6 de julho de 1885, Pasteur testou pela primeira vez sua vacina em humanos. Joseph Meister, um menino de 9 anos, que há 2 dias havia sofrido graves mordeduras de um cão raivoso, foi recebido por Pasteur e sua equipe em seu laboratório. Em razão da grande possibilidade daquele menino vir a óbito, decidiram aplicar a vacina que fora bem-sucedida nos experimentos com cães. Durante 10 dias, o menino recebeu 13 injeções da suspensão de medula e sobreviveu.

Dessa forma, Pasteur demonstrou que era possível a vacinação após a infecção, resultando na proteção do indivíduo e na eliminação do agente etiológico, abrindo caminho para que esses ensaios prosseguissem em outros seres humanos. No final de 1886, mais de 2 mil pessoas haviam recebido tratamento, diminuindo a mortalidade da doença.

Mas foi necessário esperar 80 anos para que o agente etiológico presumido por Pasteur, que se multiplicava sem jamais ter sido visto, fosse enfim observado por microscopia eletrônica. Inúmeros progressos foram realizados e foram adquiridos novos elementos sobre a estrutura viral, a relação vírus e células nervosas, a epidemiologia, a melhora na qualidade da vacina. Contudo, a raiva é ainda preocupante, sendo um problema médico e veterinário para os países industrializados e um problema efetivo de Saúde Pública para os países em desenvolvimento.

Taxonomia

O vírus da raiva pertence à ordem Mononegavirales, família Rhabdoviridae, gênero *Lyssavirus*. Métodos de caracterização viral têm revelado uma extensa diversidade desse gênero atualmente com 17 espécies distintas e uma subdivisão em três filogrupos e que continua a evoluir em decorrência da vigilância e de técnicas aprimoradas de sequenciamento. A maioria dos Lyssavirus spp. é albergada e mantida por quirópteros considerados hospedeiros ancestrais desses vírus. O filogrupo I inclui: *Rabies lyssavirus* (RABV); *Australian bat lyssavirus* (ABLV); *Duvenhage lyssavirus* (DUVV); *European bat lyssavirus-1* (EBLV-1) e *European bat lyssavirus-2* (EBLV-2); *Aravan lyssavirus* (ARAV); *Khujand lyssavirus* (KHUV); *Bokeloh bat lyssavirus* (BBLV); *Irkut lyssavirus* (IRKV); *Gannoruwa bat lyssavirus* (GBLV); e *Taiwan bat lyssavirus* (TWBLV). O filogrupo II inclui: *Lagos bat lyssavirus* (LBV); *Mokola lyssavirus* (MOKV); e *Shimoni bat lyssavirus* (SHIBV). Os vírus mais divergentes no gênero, *West Caucasian bat lyssavirus* (WCBV), *Ikoma lyssavirus* (IKOV) e *Lleida bat lyssavirus* (LLBV), estão classificados dentro do filogrupo III. Das espécies de *Lyssavirus* apresentadas, apenas o *Rabies Lyssavirus* está associado à raiva clássica. As demais espécies podem ser denominadas como "vírus aparentados ao vírus da raiva" (*rabies-like viruses*), e as espécies que provocam a doença em mamíferos podem ser denominadas "lissaviroses com sintomas semelhantes à raiva clássica".

Morfologia e estrutura

Como a maioria dos *Rhabdovirus*, o vírus da raiva tem a forma cilíndrica com uma extremidade arredondada e outra plana, lembrando a forma de uma "bala de fuzil" ao microscópio eletrônico, tendo um diâmetro de 75 nm e comprimento que varia de 100 nm a 300 nm. Seu genoma é composto por uma fita única de RNA não segmentado, de polaridade negativa, contendo cinco genes que codificam as proteínas estruturais. A partícula viral é constituída por duas estruturas principais, segundo a função de cada uma delas: o complexo helicoidal ribonucleoproteico (RNP) e o envelope viral.

O RNP é composto por RNA genômico de forma helicoidal, firmemente ligado e encapsulado com a nucleoproteína (N) e fosfoproteína (P), estando intimamente associado à proteína L, denominada "RNA-polimerase viral RNA-dependente", que é a responsável pelas transcrição e replicação virais. A nucleoproteína ligada ao filamento de RNA viral o protege contra a ação das ribonucleases, e a fosfoproteína atua como um cofator da polimerase durante a transcrição e a replicação. O ribonucleocapsídeo é coberto por um envoltório de membrana de bicamada lipídica derivada do hospedeiro e de homotrímeros da glicoproteína (G) viral tipo1. Entre o ribonucleocapsídeo e o envelope, existe uma matriz proteica (proteína M) que interage com ambos.

A glicoproteína, sendo a única transmembranária, tem papel capital em diferentes etapas do ciclo viral, permitindo a fixação por meio de suas projeções aos receptores celulares, participando da endocitose do vírus e da fusão da membrana viral com a vesícula endossomal. Ainda, é a responsável pela indução da produção de anticorpos neutralizantes e da imunidade celular (Figura 94.1).

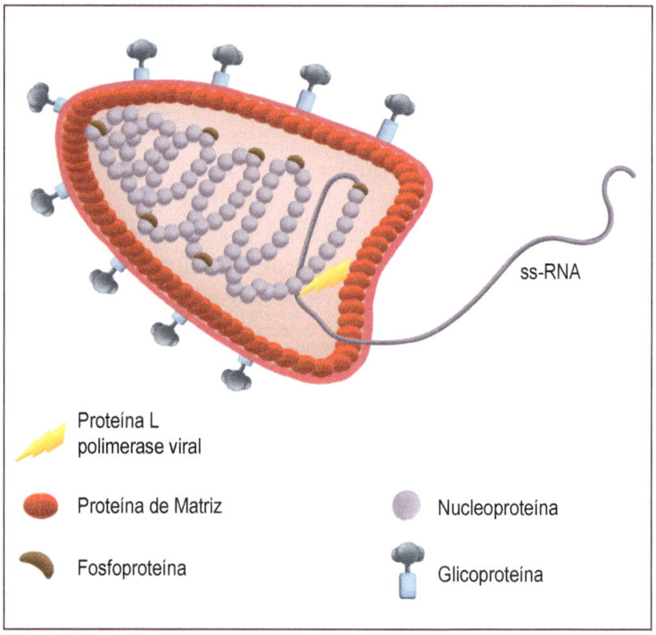

Figura 94.1 – *Representação esquemática do vírus da raiva.*
Fonte: Adaptada de Campos ACA, 2011.

O vírus da raiva é pouco resistente aos solventes de lipídeos (sabão, éter, clorofórmio e acetona), etanol a 45% a 70%, preparados iodados, β-propiolactona (0,1%) e compostos de amônia quaternária. Pode ser inativado em poucos minutos pela ação de ácidos e bases fortes, alterações de pH, pasteurização e agentes físicos (luz ultravioleta, calor 60 °C em 35 segundos). A putrefação destrói o vírus lentamente, em cerca de 14 dias, dependente do grau de umidade. A 4 °C o vírus resiste por dias, assim como a congelamentos e a descongelamentos sucessivos, apresentando ainda relativa estabilidade a um pH entre 5 e 10. Mantém-se durante anos a -70 °C ou liofilizado.

Como medida de desinfecção de ambientes onde foi realizada a necropsia de um animal raivoso, as soluções de formalina entre 0,25% e 0,90%, de bicarbonato de sódio a 1% e 2% e creolina a 1%, inativam os vírus de forma rápida e eficiente. Para desinfecção química de instrumentais cirúrgicos e vestuários são indicados o hipoclorito a 2%, formol a 10%, glutaraldeído a 1% a 2%, ácido sulfúrico a 2%, fenol e ácido clorídrico a 5%.

Organização do genoma viral e replicação

A informação genética do vírus da raiva está estocada em um RNA de fita única, linear, não segmentado e de polaridade negativa. O genoma viral de aproximadamente 12 Kb (11.932 nucleotídeos) apresenta uma sequência *leader* na extremidade 3', seguido de cinco genes codantes para os RNA mensageiros designados como N (1.350 nucleotídeos), P (891 nucleotídeos), M (606 nucleotídeos), G (1.572 nucleotídeos) e L (6.426 nucleotídeos), transcrevendo as proteínas estruturais com as mesmas designações e uma sequência 5' terminal não codante, sendo esses genes separados por regiões intergênicas não codantes. Ao longo do genoma viral, distribuem-se sinais que são sequências curtas de dez nucleotídeos que regulam a transcrição, a replicação e encapsidação[1].

A adsorção do vírus ocorre por meio da ligação da glicoproteína viral a um ou mais receptores específicos na membrana celular. Após a fixação, a partícula viral é internalizada por endocitose, funde-se com endossomos e pelo contato com lisossomos libera a ribonucleoproteína no citoplasma celular. O RNA viral é transcrito em moléculas complementares positivas sequencialmente da extremidade 3' em direção a extremidade 5', produzindo primeiro um RNA *leader* e depois, cinco RNA mensageiros monocistrônicos complementares, que correspondem às proteínas N, P, M, G, e L. Logo em seguida, há a replicação do RNA genômico com a síntese do RNA de cadeia positiva de comprimento total, que atua como molde para a produção de RNA de fita negativa, que será encapsulado. As proteínas virais são traduzidas no nível dos polissomos do citosol, com exceção da proteína G, que é sintetizada no retículo endoplasmático e migra em direção ao aparelho de Golgi, onde é submetida a modificações pós-transcricionais para chegar à superfície da membrana celular. A liberação das partículas virais ocorre por brotamento nos sítios da membrana celular, onde as proteínas do envelope viral se acumularam previamente.

1 Organização referente os vírus fixo (PV).

Aspectos epidemiológicos

Apesar dos avanços científicos na prevenção e no controle, a raiva segue amplamente disseminada. O número e a área de países e territórios livres da doença são pequenos quando comparados a todas as áreas infectadas. Territórios geralmente isolados por barreiras geográficas e estrita vigilância epidemiológica, como também algumas regiões insulares, não registram a circulação do vírus.

A multiplicidade de reservatórios para o vírus torna essa doença presente sob a forma endêmica em algumas regiões. Todas as espécies de mamíferos são susceptíveis ao vírus da raiva, mas poucas são capazes de atuar como reservatórios de longo prazo para doença, tendo relevância em Saúde Pública as ordens *Carnivora e Chiroptera,* mais especificamente os microquirópteros.

Em todo o mundo, a raiva apresenta dois ciclos de transmissão:

- Ciclo terrestre de transmissão da doença: caracterizado por variantes virais mantidas e transmitidas por mamíferos terrestres, sendo as variantes relacionadas a cães domésticos as mais importantes. No entanto, animais silvestres terrestres também mantêm variantes independentes do vírus da raiva e as espécies envolvidas variam de acordo com a região do mundo.
- Ciclo aéreo de transmissão da doença: caracterizado por variantes virais mantidas e transmitidas por morcegos. Na América Latina, os morcegos hematófagos da espécie *Desmodus rotundus* são a principal espécie desse ciclo, destacando o Chile onde a espécie frugívora *Tadarida brasiliensis* representa o principal reservatório, transmitindo a humanos. Em outras regiões geográficas, diversas espécies de morcegos insetívoros e frugívoros mantêm variantes independentes do vírus na natureza, com eventual transmissão a humanos e a outras espécies animais (Figura 94.2).

É importante ressaltar que casos relacionados a ambos os ciclos de transmissão podem ocorrer tanto em regiões urbanas como rurais e silvestres. Por esse motivo a classificação de dois ciclos epidemiológicos da raiva, aéreo e terrestre, com base nas variantes virais envolvidas, permite um melhor entendimento da dinâmica de transmissão da doença e a adoção de medidas mais eficientes de prevenção e controle.

A forma mais frequente e importante de transmissão da doença a humanos, em especial nos continentes africano e asiático, é a mordedura por cães, sendo estes os principais transmissores da enfermidade a humanos e afetando sobretudo crianças menores de 15 anos. A realização das campanhas de prevenção da doença por meio da captura de cães de rua (não praticada atualmente) e de vacinação de cães e gatos (também importantes transmissores da enfermidade a humanos e animais) permitiu o controle do ciclo terrestre e a consequente queda de transmissão no Brasil, assim como em diversos países da América Latina.

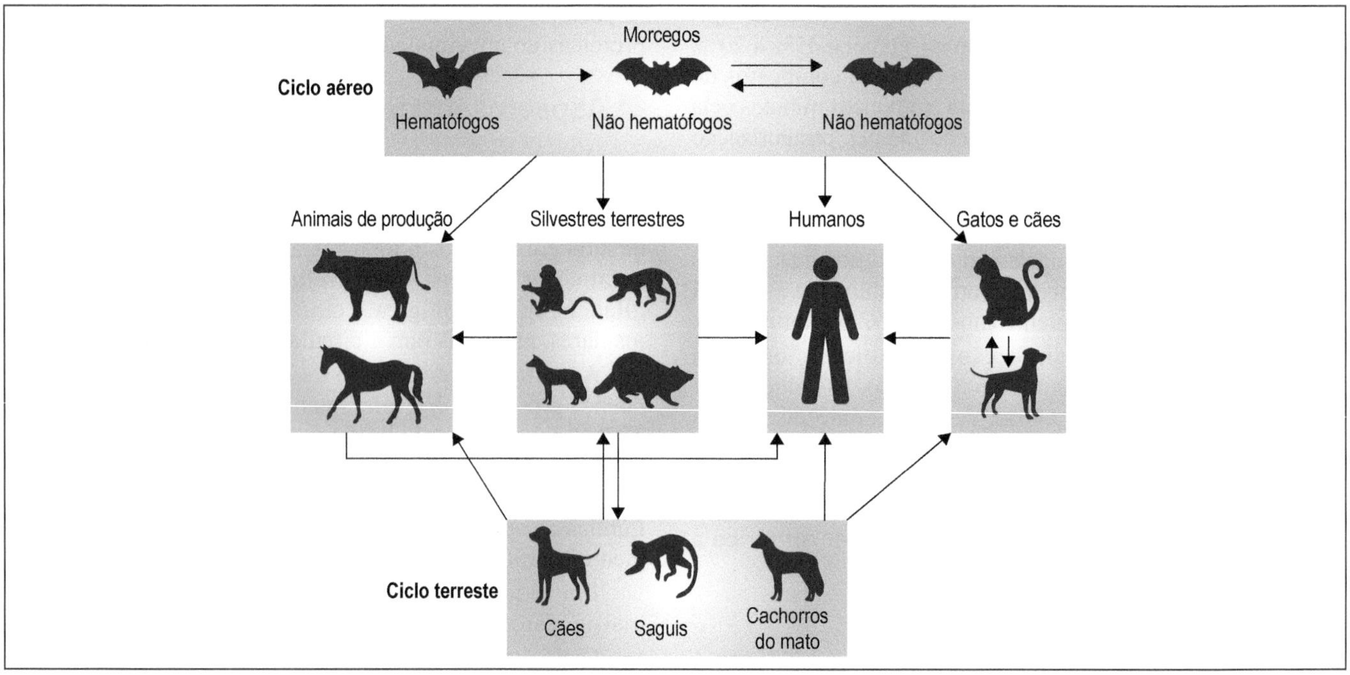

Figura 94.2 – *Representação esquemática do ciclo da raiva no Brasil.*
Fonte: Desenvolvida pela autoria.

Atualmente, os animais silvestres vêm ganhando maior importância na epidemiologia da raiva, sendo responsáveis por ciclos independentes de manutenção e pela transmissão da enfermidade. Diferentes espécies animais atuam em distintas regiões pelo mundo. Nos Estados Unidos, destacam-se, além dos guaxinins (*Procyon lotor*) e dos cangambás (*Spilogale gracilis* e *Mephitis mephitis*), as raposas vermelhas (*Vulpes vulpes*), as raposas cinzentas (*Urocyon cinereoargenteus*) e algumas espécies de morcegos insetívoros. No Canadá, raposas vermelhas e cinzentas e morcegos insetívoros estão presentes. Na Europa, a principal espécie é a raposa vermelha, além de diversas espécies de morcegos insetívoros. Coiotes (*Canis latrans*) e mangustos (*Herpestes* spp.) são descritos por serem hospedeiros no Sul da África e no Caribe e chacais (*Lupulella* spp.), no Oriente Médio e Ásia.

Na América Latina, os morcegos hematófagos da espécie *Desmodus rotundus* são os principais responsáveis pela manutenção da raiva. No Brasil, a variante viral mantida e transmitida por essa espécie é a principal responsável por casos em humanos (por transmissão direta ou por outras espécies de animais contaminadas com essa variante), em animais de companhia (cães e gatos), em animais de criação, além de muitas espécies de morcegos não hematófagos. Embora o vírus da raiva tenha sido detectado em várias espécies de morcegos não hematófagos no Brasil, não existem relatos de casos relacionados as variantes virais mantidas por essas espécies em humanos.

Espécies de animais silvestres terrestres também apresentam importância na epidemiologia da raiva no Brasil. O cachorro do mato (*Cerdocyon thous)* foi identificado como responsável por manter uma variante independente do vírus da raiva com transmissão direta a outras espécies animais e a humanos. Uma segunda variante viral independente também foi descrita em primatas neotropicais da espécie *Callithrix jacchus* (sagui do tufo branco), com diversos casos de transmissão direta a humanos. Até o presente momento, ambas as variantes foram identificadas apenas na região Nordeste do Brasil. Animais dessas espécies se adaptam com facilidade a diferentes hábitos alimentares e habitats, sendo encontrados em áreas urbanas e em áreas de transição. Destacam-se principalmente os saguis que são mantidos como animais de companhia.

A raiva é uma antropozoonose caracterizada por uma epidemiologia complexa que evolui no decorrer do tempo, com capacidade de adaptação às mudanças ambientais e a propensão de atravessar a barreira da espécie hospedeira primária do vírus e de se propagar em outras espécies animais. Dessa forma, novos ciclos epidemiológicos emergem regularmente, perpetuando a transmissão do vírus.

Fisiopatologia da doença

A virulência do vírus da raiva reside na sua capacidade de escapar da resposta imune do hospedeiro, sendo a patogenia da raiva semelhante em todas as espécies de mamíferos, considerando-se sintomas iniciais de agressividade quando a variante viral envolvida for relacionada ao ciclo terrestre de transmissão da doença, ou sintomatologia paralítica quando relacionada ao ciclo aéreo de transmissão.

A transmissão da enfermidade ocorre principalmente por meio do contato com a saliva de animais contaminados através de mordeduras ou arranhaduras e, muito raramente, por lambedura de uma ferida, ou por aerossol no caso de grande densidade de morcegos dentro de cavernas onde haja excessiva concentração de vírus. A contaminação inter-humana é excepcional e associada a transplante de órgãos ou através de tecidos como córneas provindas de doadores contaminados.

O vírus da raiva se replica no local de inoculação em células musculares ou do tecido subepitelial até atingir concentração suficiente para alcançar as terminações nervosas, sendo esse estágio de multiplicação extraneuronal responsável pelo prolongado período de incubação da doença que pode durar em média 30 dias em humanos, com extremos de 4 dias a 7 anos citados na literatura. Esse período poderá ser muito mais curto estando na dependência da natureza e da localização do ferimento. O período de incubação corresponde à única janela em que intervenções profiláticas são eficientes, devendo ser realizadas o mais rapidamente possível. O período de incubação é seguido de um período prodrômico inconstante de 2 a 10 dias, durante o qual sinais clínicos não específicos podem ser observados (febre, cefaleias, dores estomacais, sensação de angústia) assim como dores, prurido e parestesia no local da inoculação viral.

Por meio da glicoproteína, o vírus da raiva se liga ao receptor nicotínico da acetilcolina (nAChRs) no músculo que está expresso na membrana pós-sináptica da junção neuromuscular e, subsequentemente, o vírus se espalha pela placa motora. Outras moléculas, como a molécula de adesão de células neuronais (NCAM ou CD56), o receptor do fator de crescimento nervoso de baixa afinidade (p75NTR), o receptor metabotrópico de glutamato subtipo2 (mGluR2), integrina β1(ITgβ1) e heparam sulfato celular (HS) podem atuar como receptores ou fatores de fixação para o vírus da raiva. Há a propagação centrípeta do vírus, que está contido em vesículas endossomais, seguindo o fluxo axoplasmático retrogrado dos nervos periféricos via microtúbulos, provavelmente dependendo da proteína dineína e cotransporte com o membro da superfamília 16 do fator p75NTR, em direção aos gânglios paravertebrais, à medula espinhal até o SNC. No corpo neuronal, as ribonucleoproteínas (RNP) são liberadas no citoplasma a partir de vesículas e a transcrição primária ocorre, ocasionando a produção das proteínas virais. Com o acúmulo das proteínas virais, formam-se corpos de inclusão citoplasmáticos que são locais de síntese de RNA viral (transcrições secundárias). As RNP recém-geradas são transportadas para as membranas pós-sinápticas, onde os novos vírus são montados e transmitidos para outros neurônios através a glicoproteína viral. Esse processo inclui brotamento na fenda sináptica e subsequente entrada mediada por receptor nas membranas pré-sinápticas. O vírus atinge o cérebro e a área infectada é determinada pelos neurônios motores que inervam o local de entrada. Esta fase é então muito curta e caracterizada por encefalomielite. Estima-se que o genoma viral tenha um deslocamento de até 100 mm por dia. A propagação agora se dá de maneira centrífuga pelos axônios dos nervos periféricos em direção a outros tecidos não nervosos, incluindo as glândulas salivares.

Imunologia

O conhecimento adquirido sobre as interações do vírus da raiva com as respostas imunes celular e humoral tem sido principalmente alcançado por meio de modelos experimentais utilizando-se camundongos inoculados por via intramuscular ou intraplantar (coxim) com vírus da raiva adaptado em laboratório (vírus fixo – PV) ou vírus selvagem (vírus de rua) para mimetizar a rota de transmissão natural de uma mordida.

Nos primeiros estágios da infecção, os vírus inoculados na pele e músculos podem ativar uma pequena resposta imune adaptativa antes de sua entrada no SNC. Uma vez no SNC, a resposta imume ao vírus dificilmente ocorrerá em decorrência de fatores como a falta de estruturas linfoides e células apresentadoras de antígenos no SNC, a capacidade das variantes patogênicas de evasão da resposta imune primária, a imunossupressão observada em neurônios infectados e a impermeabilidade da barreira hematoencefálica a anticorpos. Durante seu percurso, o vírus da raiva enfrenta as defesas do hospedeiro em etapas distintas. Inicialmente, o vírus na pele ou no músculo é rapidamente detectado pela defesa natural ou resposta imune inata do organismo que contribui para eliminar o patógeno localmente como também induzir uma resposta imune específica (linfócitos B e T). A liberação de interferons tipo I (IFN-α/β), citocinas e quimiocinas inflamatórias, a ativação do sistema complemento e a atração de macrófagos, neutrófilos e células *natural killer* (NK) são fatores envolvidos. A nucleoproteína (N) e a fosfoproteína (P) do vírus da raiva agem para neutralizar a resposta imune inata do hospedeiro. A nucleoproteína limita a sinalização RIG-I, um importante receptor de reconhecimento de padrões (PRR, do inglês *pattern recognition receptors*) responsável por identificar o patógeno para posterior eliminação. A fosfoproteína inibe a fosforilação de IRF3 e IRF7 (fatores de transcrição da imunidade nata que interferem no mecanismo de replicação viral), suprime a translocação nuclear STAT1 e sequestra, no citoplasma, proteína da leucemia promielocítica (PML), que tem atividade antiviral. Nos experimentos realizados, verificou-se que as amostras do vírus selvagem desencadeiam uma ativação menos intensa das células dendríticas (células sentinelas) quando comparada à do vírus fixo. Todas essas observações demonstram as estratégias sofisticadas do vírus para escapar, pelo menos parcialmente, da resposta imune inata e promover a entrada no sistema nervoso.

O sistema nervoso também expressa diferentes tipos de receptores capazes de detectar sinais de perigo e patógenos. As células gliais de vigilância (astrócitos) e os neurônios participam ativamente da resposta imune inata, sendo tanto as células gliais de vigilância como os neurônios os produtores do interferon tipo I e respondedores a este. Todavia, uma vez dentro do parênquima, o vírus da raiva preserva a rede neuronal intacta, inibindo a apoptose e limitando a inflamação, fatores cruciais que garantem a transmissão viral nos neurônios. A inflamação é um componente-chave da resposta do hospedeiro à entrada de um micro-organismo que ocasiona a produção de mediadores inflamatórios que, por sua vez, podem ocasionar a patologia significativa do sistema nervoso como a morte neuronal. Na infecção pelo vírus da raiva, a reação inflamatória é transitória com um *downregulation* na expressão da maioria dos marcadores, reduzindo a entrada, no sistema nervoso, de leucócitos mononucleares, monócitos e macrófagos, mantendo a impermeabilidade da barreira hematoencefálica e minimizando a liberação de moléculas neurotóxicas que podem comprometer a função do sistema nervoso e a sobrevivência do hospedeiro. Os astrócitos não conseguem gerar uma resposta suficiente de interferon tipo I, o que permite ao vírus se multiplicar sem ser detectado, indicando que a capacidade de antagonizar uma resposta do interferon mediada pela fosfoproteína viral é eficiente no sistema nervoso. Todas essas condições devem preservar a vida do hospedeiro, permitindo que o vírus chegue ao tronco encefálico e às glândulas salivares antes da morte prematura do hospedeiro infectado. Os mecanismos moleculares subjacentes à ativação ou supressão da resposta inflamatória que apresentam as importantes vias que moldam a patogênese viral e a evolução clínica da encefalite ainda não foram totalmente elucidados.

A resposta imune adaptativa desencadeada pelo vírus provavelmente ocorre de forma tardia, após o vírus ter entrado no sistema nervoso. As células apresentadoras expõem os antígenos virais aos linfócitos, ativando os mecanismos adaptativos, que incluem tanto a imunidade humoral como a mediada por células. Ao reconhecer os epítopos, os linfócitos T e B iniciam um processo de diferenciação e multiplicação, produzindo clones T efetores citotóxicos (TCD8), células T auxiliares (TCD4) e clones de plasmócitos produtores de anticorpos antivirais, instalando a memória imunológica. Os linfócitos TCD4 são as principais células na resposta imune contra o vírus da raiva, exercendo papel protetor mais que os linfócitos TCD8. A produção de citocinas é igualmente induzida: interleucina IL 2; IFN-γ; fator de necrose tumoral (TNF); TNFβ; IL-4; IL-5; IL-6; IL-9; IL-10; IL-13; e IL-14. Foi demonstrado que a glicoproteína está envolvida na indução de imunidade celular reconhecida tanto por linfócitos TCD4 como por linfócitos TCD8, contribuindo de forma determinante para a proteção antiviral.

Embora a resposta mediada por células seja reconhecidamente importante para a proteção, ela atua com a resposta humoral. Os linfócitos B apresentam um papel protetor como fonte de anticorpos neutralizantes para o vírus da raiva, possibilitando a sobrevivência do indivíduo. A glicoproteína G do vírus é a principal indutora de anticorpos neutralizantes. Anticorpos antiproteína N podem ser encontrados no soro humano, mas não têm a capacidade de neutralizar o vírus.

Sintomatologia

A disfunção neurológica na fase inicial da doença é inespecífica, o que faz a raiva ser confundida com outras doenças como o tétano. Na fase aguda, são reconhecidas duas formas clínicas: a furiosa, também denominada "encefálica", associada às variantes do ciclo terrestre de transmissão e a forma paralitica, ou silenciosa, associada às variantes do ciclo aéreo de transmissão. Na apresentação furiosa, os sintomas típicos resultam em agitação acompanhada de comportamento agressivo e ansioso com realização de movimentos bruscos. Surgem hiperestesia de uma extrema sensibilidade à luz e ao som, aumento da salivação, dilatação das pupilas e aumento de temperatura. Conforme a doença progride, aparecem espasmos nos músculos da deglutição resultando em contrações espasmódicas laringofaringeas à simples visão de um copo com líquido, a hidrofobia, sintoma mais característico da raiva. Espasmos respiratórios são também observados. Depois de horas ou dias, esses sinais aparecem em surtos, que duram menos de 5 minutos, alternando com fases calmas de lucidez. Na forma paralitica, a fase de excitação é muito curta ou inexistente, surgem fraqueza muscular e paralisia com uma arreflexia progredindo para uma para/quadriplegia que pode ser confundida com uma mielite transversa ou com a síndrome de Guillain-Barré quando em humanos. Ambas as formas progridem rapidamente para o estado de coma, que pode ser prolongado por cuidados intensivos, mas inevitavelmente resulta na morte por falência das funções vegetativas centrais básicas e frequentemente pela existência de miocardite concomitante.

A hidrofobia é um sinal patognomônico e exclusivo de raiva em humanos, em que a simples visão de um copo com líquido causa contrações espasmódicas. Apesar da apresentação clínica marcante da raiva, seus mecanismos fisiopatológicos restam incompreendidos. De fato, o acometimento cerebral pelo vírus não é acompanhado nem por uma lise celular ou estado inflamatório importante nem por lesões macroscópicas visíveis. Um distúrbio de comunicação e/ou do funcionamento de certos tipos de neurônios é questionável durante a infecção.

Nos animais, os sinais clínicos da raiva raramente são definitivos. Todas as espécies geralmente exibem os sinais característicos de distúrbio do SNC: mudanças comportamentais agudas como anorexia repentina; sinais de apreensão ou nervosismo; irritabilidade; e hiperexcitabilidade; além da paralisia progressiva inexplicada. A agressividade atípica pode se manifestar. O curso clínico pode ser dividido em três fases gerais: prodrômica; excitatória aguda; e paralítica/estágio final. No entanto, essa divisão tem valor limitado em razão da variabilidade de sinais e das extensões irregulares das fases. Durante o período prodrômico, que dura aproximadamente 1 a 3 dias, os animais apresentam somente sinais não específicos e vagos, que se intensificam rapidamente. A doença evolui após o início da paralisia, e a morte é virtualmente certa poucos dias depois.

A hidrofobia não foi descrita nos animais, mas a raiva furiosa, que tem a violência como coadjuvante da transmissão da doença, está associada ao ciclo terrestre de transmissão. O período de incubação é geralmente entre 15 dias até 2 meses. Os animais apresentam alterações de comportamento, demonstram agitação fora do comum, a postura e a expressão são de atenção e ansiedade com as pupilas dilatadas, vagueiam bastante, procuram locais escuros, apresentam falta de apetite e febre. Ocasionalmente engolem objetos estranhos, por exemplo, fezes, palha, paus e pedras. O ruído pode ser um convite ao ataque. Rapidamente, tornam-se agressivos e a salivação, abundante uma vez que o animal é incapaz de deglutir sua saliva, reflexo da paralisia desses músculos. O latido se torna rouco ou bitonal, consequência da paralisia das cordas vocais. Frequentemente, esses animais e também os animais silvestres se comportam de maneira anormal e podem perder o medo de humanos, e as espécies que têm hábitos noturnos podem ser avistadas vagando durante o dia. Na fase final da doença, apresentam convulsões generalizadas.

A raiva paralitica ou silenciosa caracteriza-se por uma fase de excitação extremamente curta ou inexistente, seguida de paralisia ascendente até que o vírus chegue até o sistema nervoso central e inicie uma fase de paralisia descendente, chegando aos músculos da garganta e do masseter, frequentemente com abundante salivação e incapacidade para engolir. Suspeita-se de "engasgo", quando, então, o dono do animal tenta ajudá-lo, expondo-se à infecção, chegando ao óbito.

Esse tipo de sintomatologia paralítica está associado a infecção por variantes relacionadas ao ciclo aéreo de transmissão da doença. em cães e gatos, muitas, vezes podem ser confudidos por outras enfermidade como botulismo, cinomose e parvovirose (cães).

Para os bovinos, a sintomatologia predominante é da forma paralítica e transmitida principalmente por morcegos hematófagos (*Desmodus rotundus*) com período de incubação podendo variar de 30 a 90 dias. Os animais infectados se afastam do rebanho, apresentam as pupilas dilatadas e os pelos eriçados. É possível observar, também, lacrimejamento, catarro nasal e movimentos anormais das extremidades posteriores. Os acessos de fúria são raros e associados às variantes do ciclo terrestre. No entanto, notam-se inquietação, tremores musculares e hipersensibilidade no local da mordedura, de modo que os animais podem até provocar autodilacerações. Com a evolução da doença, observam-se contrações tônico-clônicas e incoordenação motora, os animais apresentam dificuldade de deglutição e param de ruminar. A sintomatologia da raiva em equídeos, ovinos, caprinos e suínos é bastante semelhante à dos bovinos.

Para os canídeos silvestres, na maioria das vezes, a sintomatologia é do tipo furiosa. Nos morcegos, hematófagos ou não, pode ocorrer uma fase de excitabilidade seguida de paralisia principalmente das asas, o que faz esses animais deixarem de voar. Deve-se suspeitar, portanto, de morcegos encontrados em locais e horas não habituais. Todavia, eles não apresentam paralisia dos maxilares, o que os torna perigosos até o momento do óbito.

Em resumo, para todas as espécies, incluindo humanos, a sintomatologia é dependente da variante viral responsável pela enfermidade. Sendo a forma furiosa relacionada às variantes do ciclo terrestre, em que os cães são o principal reservatório e transmissor; e a forma paralitica está relacionada às variantes do ciclo aéreo da raiva.

Diagnóstico

Somente o diagnóstico laboratorial pode confirmar de forma incontestável qualquer infecção pelo vírus da raiva, estando assim relacionado com a tomada de decisões cruciais para evitar a morte de seres humanos e de demais espécies animais. Além de confirmar a etiologia da raiva, caracterizar o vírus e identificar ou atestar o animal fonte em potencial, o diagnóstico laboratorial permite a adoção da profilaxia pós-exposição, o implemento de medidas para o controle efetivo do foco e de ações que visam encontrar outros indivíduos que entraram em contato com o animal agressor. A utilização das técnicas diagnósticas com a finalidade de estudos epidemiológicos também é de extrema importância para o conhecimento da ocorrência e formas de transmissão da enfermidade em animais domésticos e silvestres, determinando as ações de vigilância epidemiológica, permitindo a aplicação de medidas mais eficientes para a prevenção e o controle da enfermidade.

As atividades de testes laboratoriais, manuseio e processamento das amostras suspeitas devem ser realizadas em níveis de biossegurança recomendados. Além das condições básicas de segurança, os profissionais envolvidos devem estar imunizados (imunização pré-exposição ao contágio) contra a raiva e seu acompanhamento sorológico deve ser realizado de forma continuada.

As amostras de sistema nervoso dos animais suspeitos de raiva devem ser coletadas em tubos secos e armazenadas o mais rápido possível após a coleta a -20 °C e transportadas ao laboratório na forma congelada. No impedimento desse procedimento, as amostras devem ser prontamente armazenadas e transportadas a +4 °C.

A identificação de corpúsculos de inclusão citoplasmáticos nas células nervosas de animais infectados, os corpúsculos de Negri, foi a primeira técnica utilizada para o diagnóstico da raiva. Porém, ela apresenta sensibilidade limitada, com detecção das inclusões em 50% a 80% das amostras positivas.

A Organização Mundial da Saúde (OMS) recomenda os métodos de imunofluorescência direta (IFD) e o isolamento viral em culturas celulares ou inoculação intracerebral (IC) em camundongos para a detecção do vírus em amostras suspeitas de SNC. Essas duas técnicas devem ser sempre realizadas em paralelo e a técnica de imunofluorescência deve ser ainda utilizada para a confirmação dos resultados positivos do isolamento viral.

A detecção direta do antígeno viral com uso de anticorpos IFD é um teste rápido (aproximadamente 4 horas), sensível e específico, sendo considerada a técnica padrão-ouro para o diagnóstico da enfermidade. Os fragmentos de tecido nervoso empregados são oriundos da região do hipocampo, cerebelo e medula. Em algumas espécies animais, como morcegos e outros silvestres, recomenda-se também a análise das glândulas salivares. Impressões preparadas a partir de fragmentos frescos são fixadas em acetona gelada de alta pureza e anticorpos contra o vírus da raiva marcados com isotiocianato de fluoresceína coram amostras positivas detectando aglomerados intracitoplasmáticos de nucleocapsídeos do vírus.

Um único teste com resultado negativo não descarta a possibilidade de infecção, por isso, a IFD deve ser realizada simultaneamente com o emprego de uma técnica de isolamento viral. Inicialmente, utilizava-se a inoculação do material suspeito, por via IC, em camundongos albino suíços de 3 a 4 semanas de idade. Atualmente, recomenda-se a realização do isolamento viral em culturas celulares (células de neuroblastoma de camundongos – N2A) com a mesma finalidade. O método de isolamento viral é capaz de detectar pequenas quantidades do vírus da raiva, permitindo também seu isolamento para posteriores estudos.

Quando as provas diagnósticas-padrão (IFD e isolamento viral) detectam a presença do vírus da raiva em uma amostra de SNC, de origem humana ou animal, outras etapas do diagnóstico laboratorial devem ser desencadeadas. Na maioria das vezes, é possível chegar aos reservatórios envolvidos por meio da utilização de painéis de anticorpos monoclonais (MAbs) pré-estabelecidos, que possibilitam diferenciar as variantes antigênicas do vírus, e pelo emprego de técnicas de biologia molecular que viabilizam a identificação das linhagens virais.

Nos anos de 1970, com o desenvolvimento da metodologia para confecção e manutenção de MAbs e a adaptação dessa técnica para o vírus da raiva, foi demonstrada a habilidade de painéis desses anticorpos para identificar e caracterizar variantes antigênicas do vírus, tendo sido largamente utilizados. Uma variante viral é definida como uma população viral associada a um hospedeiro reservatório particular. Existem perfis antigênicos de reação relacionados às variantes mantidas por populações de cães, aos morcegos hematófagos *Desmodus rotundus*, aos morcegos isentívoros *Tadarida brasiliensis e Lasiurus cinereus*, à variante que circula entre os saguis *Callithrix jacchus*, às amostras fixas vacinais, entre muitas outras.

Já a caracterização genética do vírus da raiva foi estabelecida com o advento das tecnologias de amplificação de ácidos nucleicos seguida de métodos eficientes de sequenciamento. Com a utilização dessas técnicas de biologia molecular, a partir da segunda metade dos anos de 1980, pesquisadores identificaram uma região compreendendo a porção carboxilaterminal do gene da nucleoproteína, a região intergênica não codante N-P e a porção inicial do gene da fosfoproteína do vírus onde a presença de pequenas diferenças do genoma viral foi capaz de identificar linhagens virais distintas.

Dessa maneira, tem sido possível identificar a circulação de variantes antigênicas e linhagens virais em uma determinada região; por exemplo, a variante antigênica e a linhagem genética do vírus da raiva mantidas e transmitidas por saguis (*Calithrix jachcus*) apenas isoladas na região Nordeste do Brasil. Outro exemplo, também presente somente nessa região, é a linhagem viral mantida por canídeos silvestres (*Cerdocyon thous*) que compartilha a mesma variante antigênica mantida por cães domésticos, tendo sido isolada de humanos, de cães domésticos e de guaxinins, além dos canídeos silvestres.

Adicionalmente à variante antigênica e à linhagem genética mantidas e transmitidas por morcegos hematófagos, no Brasil, foram também isoladas inúmeras variantes antigênicas e linhagens genéticas mantidas e transmitidas por uma variedade de morcegos não hematófagos, dos mais diferentes hábitos alimentares, que são transmitidas entre essas espécies e, às vezes, podem acometer um animal doméstico. Linhagens virais mantidas por esses hospedeiros pertencentes ao ciclo aéreo de transmissão da doença têm sido isoladas de uma pluralidade de animais terrestres, incluindo o homem em diversas regiões do mundo. Diferentemente do que ocorre em outros países onde existem relatos de humanos acometidos pela raiva causada por diferentes espécies de morcegos não hematófagos, no Brasil, até o momento, todos os casos de raiva em humanos, cuja variante viral envolvida pertence ao ciclo aéreo foram relacionados à variante mantida e transmitida pelo morcego hematófago *Desmodus rotundus*, ainda que transmitida por morcegos não hematófagos ou animais terrestres.

Fica constatado que, no território brasileiro, já foram identificados quatro reservatórios do vírus da raiva transmitindo diretamente a humanos: três desses em animais silvestres (cachorro do mato, sagui e morcego hematófago) e uma em cão doméstico. Cada um desses reservatórios é responsável pela manutenção e transmissão de uma linhagem viral, sendo o cão doméstico responsável por duas variantes antigênicas e linhagens virais distintas.

É importante ressaltar que, embora cada variante antigênica e/ou linhagem viral seja associada a uma determinada espécie animal, ela pode ser detectada em diferentes espécies animais, como a variante associada a morcegos hematófagos, comumente detectada em humanos, animais de companhia (cães e gatos), animais de produção e morcegos não hematófagos.

A análise das sequencias gênicas de amostra oriundas de diferentes animais acometidos pelo vírus da raiva possibilita estudar mecanismos moleculares de adaptação e a emergência do vírus em novas espécies hospedeiras. Apesar de ser um patógeno capaz de infectar uma ampla gama de hospedeiros, a base genética para sua adaptação tem permanecido indescritível. Sítios exibindo alterações de aminoácidos não foram consistentes entre diferentes eventos de mudanças de hospedeiro. Mas à medida que mais dados genômicos de amostras se tornam disponíveis, novos *insights* sobre o fenômeno estão surgindo.

O emprego de técnicas de amplificação do genoma viral para fins de diagnóstico substituirá, em breve, os complicados testes secundários para confirmação do resultado positivo. Qualquer um dos ensaios moleculares a serem implantados requer ambientes bem-controlados a fim de evitar qualquer risco de resultado falso-positivo, com uso de controles apropriados.

Vale ressaltar que as técnicas moleculares já demonstraram ser eficientes para o diagnóstico da raiva em amostras de SNC em decomposição mesmo quando as técnicas de IFD e IC apresentaram resultados negativos. Diferentes técnicas (RT-PCR convencional, PCR em tempo real, LAMP e outras técnicas de amplificação) e protocolos foram propostos e avaliados apresentando alta sensibilidade, devendo elas ser seguidas de sequenciamento e estudo genético comparativo para confirmar a especificidade para o vírus da raiva e a determinação da linhagem genética envolvida.

O mesmo ocorre para os casos de diagnóstico *ante mortem,* uma vez que as técnicas laboratoriais habitualmente utilizadas apresentam variações no que diz respeito à sensibilidade. Atualmente, a técnica mais utilizada é a PCR em tempo real seguida de sequenciamento e estudo genético comparativo. Os materiais biológicos para diagnóstico mais relevantes são a biópsia de pele coletada na base do pescoço em uma área rica em folículos capilares ou mesmo diretamente dos folículos pilosos. A saliva também pode ser uma amostra de escolha, devendo ser coletada de forma sequencial considerando-se 3 a 6 horas de intervalo, em virtude da excreção intermitente do vírus. Outros fluidos ou secreções corporais como lágrimas, líquido cefalorraquidiano (LCR), soro ou urina mostram evidências de menor sensibilidade diagnóstica. Não é recomendada a biópsia cerebral. O soro e o LCR podem ser testados para pesquisa da presença de anticorpos contra o vírus da raiva caso o paciente não tenha recebido previamente tratamento contra a raiva (vacina ou soro hiperiume). A sensibilidade da pesquisa de anticorpos é relativamente baixa, em particular na fase inicial da doença, uma vez que os anticorpos neutralizantes aparecem tardiamente, a partir do 8°dia do início dos sinais clínicos. No LCR, esses anticorpos são encontrados de forma inconsistente.

Adicionalmente, as provas de detecção viral, os testes aplicados para avaliação da resposta imune, como a soroneutralização, são essenciais para detecção e mensuração de resposta adequada à vacinação em humanos e em animais, para obtenção de permissão de transporte e o comércio internacional de animais domésticos, para o monitoramento da vacinação oral em animais silvestres ou, até mesmo, indicar a ocorrência de circulação viral em uma determinada área e/ou população animal.

As técnicas padrão-ouro para detecção de anticorpos neutralizantes para o vírus da raiva recomendadas pela OMS (2011) e World Organisation for Animal Health (WOAH) - 2009 são o teste rápido de inibição de foco da fluorescência (RFFIT, do inglês *rapid fluorescent focus inhibition test*) e o teste de soroneutralização em células (*fluorescent antibody virus neutralization* (FAVN)). Apresentando maior facilidade de execução e resultados equivalentes ao RFFIT, o microteste simplificado de inibição de foco da fluorescência (SFIMT, do inglês *simplified fluorescent inhibition microtest for the titration of rabies neutralizing antibodies*) desenvolvido por Favoretto *et al.*, em 1993, é comumente utilizado no Brasil para o monitoramento da reposta vacinal.

Profilaxia – tratamento

Considerando-se a letalidade próxima a 100% após o aparecimento dos sintomas, a profilaxia ainda é a única maneira existente de combater a raiva. Nenhum agente antiviral específico (vacina, soro ou medicamentos) tem valor depois de manifestados os sintomas clínicos. A raiva humana pode ser prevenida pelo controle da doença em animais domésticos por meio da vacinação, eliminação de focos, ações de educação em saúde, tratamento de pessoas expostas ao risco (pré e pós-exposição) e cuidados com ferimentos.

O vírus da raiva, ao penetrar no hospedeiro, pode permanecer um período em latência e replicar-se no local. Esse fato possibilita que o tratamento antiviral seja realizado pela administração de vacina, muitas vezes associado ao soro hiperimune (imunoglobulinas antivirais), o que, na grande maioria das vezes, impede o acesso do vírus ao SNC.

A primeira conduta em relação ao ferimento causado pelo animal agressor é a limpeza com água e sabão em abundância e proceder à assepsia do ferimento. Para definir a indicação ou não da profilaxia pós-exposição, são determinantes algumas considerações como a natureza da exposição, a forma como ocorreu a agressão, a gravidade e o local da lesão, o animal agressor (a observação clínica do animal é recomendada para cães e gatos), a condição do animal agressor e principalmente a situação epidemiológica da raiva na região.

- Acidentes leves: ferimentos superficiais pouco extensos, geralmente únicos, em tronco e membros (exceto mãos, polpas digitais e planta dos pés). Podem acontecer em decorrência de mordeduras ou arranhaduras, causadas por unha, dente ou lambedura de pele com lesões superficiais.
- Acidentes graves: ferimentos na cabeça, face, pescoço, mão, polpa digital e/ou planta do pé. Também são considerados graves ferimentos profundos, múltiplos ou extensos, em qualquer região do corpo, lambeduras de mucosa ou de locais onde já existe lesão grave, ou ferimentos profundos causados por unha de animal.

Destaca-se que acidentes envolvendo morcegos ou outros animais silvestres são considerados graves independentemente das características dos ferimentos e apresentam indicação de soro hiperimune e vacinação em todos os casos. Diferentes protocolos de tratamento pós-exposição são validados pela OMS.

A primeira vacina contra o vírus da raiva para humanos foi desenvolvida por Louis Pasteur, com o vírus atenuado em medula de coelhos dando início à utilização das denominadas "vacinas de 1ª geração para a prevenção da enfermidade". Essas vacinas eram provenientes de tecido nervoso de animais adultos e apresentavam grandes quantidades de mielina, muitas vezes acarretando severas complicações neurológicas nos indivíduos imunizados. Os acidentes neurológicos foram reduzidos com o advento da vacina Fuenzalida-Palácios em 1955, produzida a partir de cérebros de camundongos recém-nascidos, com presença quase nula de mielina.

Posteriormente, surgiram as vacinas obtidas a partir de cultivo viral em ovos embrionados de galinhas e patas e submetidas à purificação que apresentam boa imunogenicidade, segurança e baixos custos de produção.

Atualmente, as vacinas recomendadas pela OMS são produzidas a partir de culturas celulares, resultando em vacinas altamente purificadas, com elevada potência e segurança: *Human Diploid Cell vaccine* (HDCV); *Purified Vero Cell Rabies vaccine* (PVRV); *Purified Duck Embryo vaccine* (PDEV); *Purified Chick Embryo Cell vaccine* (PCECV) etc. Para cada vacina, existe uma formulação única e as vacinas podem ser utilizadas em profilaxia pré ou pós-exposição. Todas as vacinas licenciadas têm bons registros de segurança e os eventos adversos graves após a vacinação são muito raros.

As vacinas utilizadas em humanos e animais domésticos são compostas por variantes inativadas contendo partículas virais completas. Induzem uma rápida e ativa produção de anticorpos neutralizantes que aparecem 7 a 10 dias após a dose inicial e persistem por vários meses, ou até mais se uma dose de reforço for aplicada.

No Brasil, são utilizadas vacinas inativadas para humanos e animais domésticos, não sendo utilizada nenhuma vacina atenuada. Também não existem vacinas aprovadas no País para o uso em animais silvestres.

A vacina contra raiva no tratamento pós-exposição deve ser administrada por via intramuscular nos músculos deltoide ou vasto lateral da coxa, não devendo ser aplicada no glúteo. Em pacientes severamente expostos, há indicação do soro hiperimune como medida complementar à vacinação, uma vez que proporciona efeito imediato ao neutralizar a infectividade do vírus no local de agressão durante os primeiros dias pós exposição em um momento em que a imunidade adaptativa induzida pela vacinação ainda não é efetiva.

A administração do soro hiperimune contra o vírus da raiva ao redor da lesão é realizada no início do protocolo de profilaxia pós exposição. Contudo, não há mais indicação de seu uso após 7 dias da 1ª dose de vacina em razão da possível interferência na resposta imune. A maior quantidade possível de soro deve ser utilizada para infiltrar as lesões. Se não for possível utilizar toda a dose recomendada, a quantidade restante deve ser aplicada por via intramuscular em região diferente da aplicação da vacina. O uso de soro hiperimune não é recomendado em pacientes que receberam previamente profilaxia pré ou pós-exposição, isto é, que tenham vacinação prévia.

O primeiro soro hiperimune antiviral disponível era obtido de cavalos hiperimunizados. Atualmente, estão disponíveis soros heterólogos produzidos em equinos, incluindo os compostos por fragmentos F(ab')2 altamente purificados e também soros homólogos oriundos de humanos vacinados.

No entanto, existem muitos obstáculos para a ampla implementação e a aceitação desses soros que incluem o custo, a escassez de suprimentos sobretudo nas áreas rurais e os possíveis problemas de segurança com produtos derivados do sangue. Como reflexo, no continente Africano, o soro hiperimune é usado em menos de 10% das exposições que exigiriam sua administração.

Esquemas reduzidos e pontos alternativos de aplicação da vacina, como intradérmicos, poderão ser utilizados em situações em que a disponibilidade dos imunobiológicos esteja comprometida. A equipe técnica deve estar habilitada para aplicação por essa via. A via intradérmica não é recomendada para pacientes imunodeprimidos ou que estejam utilizando medicamentos, como a cloroquina, por não proporcionar resposta imune adequada.

Diante das diversas situações de exposição permanente aos riscos biológicos durante atividades ocupacionais, a profilaxia pré-exposição é recomendada nos profissionais de Medicina Veterinária e áreas afins e seus auxiliares clínicos e trabalhadores da vigilância sanitária, profissionais que exercem atividades de campo ou em laboratórios de pesquisa e/ou diagnóstico com esse vírus, espeleólogos, guias de ecoturismo e outros profissionais que trabalhem em área de risco. Pessoas com risco de exposição ocasional ao vírus, como turistas que viajam para áreas de raiva não controlada, devem ser avaliadas individualmente. A vantagem dessa profilaxia é o desencadeamento de uma resposta imune secundária mais rápida quando iniciada a profilaxia de pós-exposição, tendo esta o potencial para simplificação desse tratamento, descartando o uso da imunização passiva (soro hiperimune) e diminuindo o número de doses da vacina. O esquema pré-exposição é de três doses (dias 0, 7 e 28) com o controle sorológico feito no 14º dia após a última dose, sendo o título de anticorpos considerado insatisfatório quando menor que 0,5 UI/mL (unidades internacionais por mL). Nesses casos, aplica-se uma dose de reforço e faz-se nova avaliação sorológica.

Esquemas de vacinação contra a raiva pré-exposição, ao contágio, foram eficazes quando aplicados em populações vulneráveis de locais onde o controle da doença no reservatório animal é um desafio, como a região Amazônica em populações expostas a agressões por morcegos hematófagos.

As vacinas contendo variantes atenuadas do vírus e as vacinas recombinantes são utilizadas para a imunização de animais silvestres. A utilização de iscas contendo vacinas obtidas com vírus atenuados para o controle da raiva em raposas vermelhas foi adotada nos Estados Unidos e no Canadá no fim dos anos 1960, sendo essa forma de vacinação rapidamente aplicada na imunização oral de raposas na Europa a partir dos anos 1970. As campanhas de imunização oral permitiram o controle da raiva em raposas vermelhas em diversos países do continente europeu. A vacinação oral foi também utilizada com bons resultados no Canadá, embora o vírus ainda persista nesse País em decorrência da variante viral relacionada a *skunks* ou cangambás (*Mephitis mephitis*). Nos Estados Unidos, essa forma de vacinação é utilizada em populações de *raccoons* ou guaxinins (*Procyon lotor*), coiotes e raposas cinzas (*Urocyon cinereoargentus*) e com o propósito de prevenir o reaparecimento da raiva canina. As vacinas mais recentes são obtidas a partir de subunidades virais como as vacinas recombinantes, nas quais a proteína G do vírus da raiva é expressa em variantes virais como o *Vaccinia virus*. A vacina VRG (*Vaccinia-rabies glycoprotein recombinant oral vaccine*) é utilizada para a imunização por via oral de animais silvestres como *raccoons* e outros carnívoros. No Brasil, não existem protocolos estabelecidos para a imunização de animais silvestres.

A hospitalização de pacientes com manifestações clínicas semelhantes à raiva tem de ter seu diagnóstico confirmado para prevenir a contaminação e/ou exposição de outros aos fluídos biológicos contendo o vírus. O tétano é o principal diagnóstico diferencial, o qual inclui também outros tipos de encefalomielite e malária cerebral. Independentemente do diagnóstico, esses pacientes devem receber cuidados intensivos e a duração do tratamento deve ser determinada caso a caso. No entanto, os cuidados paliativos são a única opção visto que ainda não há terapia de eficácia comprovada para a raiva humana. Sedativos intravenosos (p. ex., diazepam, midazolam ou barbitúricos) e analgésicos (p. ex., morfina ou cetamina) podem ser necessários para aliviar a agitação, espasmos fóbicos, ansiedade e outros sintomas neurológicos em pacientes. Antipsicóticos como haloperidol podem ser benéficos.

Menos de 20 sobreviventes de raiva adequadamente documentados foram relatados em todo mundo, a maioria dos relatórios é datada após os anos de 2000, o que pode refletir uma maior conscientização sobre a doença e o maior acesso a melhores instalações de cuidados intensivos em países com raiva endêmica. A dificuldade no tratamento clínico da raiva é clara. Uma modalidade terapêutica desenvolvida em Wisconsin, nos Estados Unidos, em 2004, que parecia mostrar uma viabilidade de sucesso, foi o Protocolo Milwaukee que permitiu a sobrevivência de uma menina de 15 anos não vacinada que havia sido infectada por um vírus de origem de morcegos, segundo a história epidemiológica do caso. O tratamento concentrou-se em indução de um coma terapêutico mediante administração de agonistas de receptor GABA (ácido gama-aminobutírico) e antagonistas do receptor NMDA (ácido N-metil-d-aspártico) e com administração concomitante de drogas antivirais como amantidina, ribavirina e outros. Desde então, o protocolo original sofreu inúmeras modificações e a indução do coma não é mais recomendada. Em 2008, em Pernambuco, no Brasil, um jovem de 15 anos foi agredido por morcego hematófago e passou por uma internação hospitalar. Recebeu duas doses de vacina contra a raiva antes de apresentar sintomas característicos da doença. Passou a manifestar sintomas compatíveis com a raiva, recebendo, então, o protocolo Milwaukee modificado, atualmente conhecido como "protocolo de Recife", tendo sobrevivido, porém com diversas sequelas. Apesar do sucesso inicial relatado, a eficácia desse protocolo permanece questionável.

Até o momento, várias moléculas antivirais foram testadas contra a raiva e, apesar da ação antiviral efetiva *in vitro,* raramente se traduziram em eficácia em modelos experimentais *in vivo.* Esse é particularmente o caso da ribavirina, um análogo da guanosina com amplo espectro antiviral; dos compostos derivados da ribavirina como o EICAR (5-etinil--1—β- D-ribofuranosilimidazole-4-carboxamida) e o EICNR; do favipiravir, um inibidor de RNA de amplo espectro; da pirimetamina, molécula usada no tratamento de doenças protozoárias como toxoplasmose ou malária; ou da ranpirnase, uma ribonuclease usada como agente antitumoral.

Recentemente, estudos propondo associações complexas entre antivirais (ribavirina e favipiravir), inibidores da resposta pró-inflamatória do hospedeiro (inibidores de TNF-α, CASP-1 e MAPK), imunoglobulina contra a raiva humana, interferons α/β e manitol (promotor da abertura da barreira hematoencefálica) foram testados em camundongos. De forma limitada e somente quando administradas logo após a infecção, determinadas combinações foram capazes de prolongar a sobrevivência dos animais infectados. Outras abordagens incluem peptídeos semelhantes à subunidade alfa1 do receptor de acetilcolina nicotínico (nAChRα1) até mesmo extratos de plantas como *Datura metel* da família *Solanaceae.*

Controle

Mesmo sendo uma doença que pode ser evitada em 100% pela vacinação e outras medidas de prevenção, a raiva continua negligenciada. A raiva canina ainda é um problema de Saúde Pública desafiador, a OMS estima que bilhões de pessoas correm o risco potencial de contrair a raiva pela mordedura de um cão infectado, principalmente na África e na Ásia. As populações de cães domésticos continuam sendo o principal alvo para prevenção e intervenção, pois estão envolvidas em quase 90% das mortes humanas no mundo. O controle de longo prazo e de baixo custo depende principalmente da prevenção da enfermidade por meio da implementação de campanhas de vacinação em massa de cães e gatos em áreas endêmicas e do controle da movimentação desses animais para áreas consideradas livres da enfermidade nessas espécies; além da adoção de medidas efetivas para eliminação ou redução do vírus e de sua circulação em reservatórios silvestres por meio da vacinação.

No Brasil, muito por conta do Programa Nacional de Profilaxia da Raiva (PNPR), instituído em 1973, resultados relevantes no controle da raiva mantida e transmitida por cães domésticos foram alcançados. Houve uma redução significativa dos casos em cães e gatos e, consequentemente, dos casos humanos decorrentes de acidentes com esses animais.

A raiva transmitida por animais silvestres passou a figurar no cenário epidemiológico nacional como uma grande dificuldade a ser trabalhada em busca de um controle sustentável, sendo atualmente o morcego hematófago (*Desmodus rotundus*) o principal transmissor da raiva ao homem, mesmo que indiretamente. A vacinação de animais silvestres não é realizada no Brasil. Contudo, existe tanto a vigilância passiva por meio da identificação viral em animais encontrados mortos em estradas e rodovia, como ações de educação quanto a manejo e outros procedimentos de defesa sanitária animal. Também são realizadas ações direcionadas diretamente à educação e à conscientização da população em geral.

O Programa Nacional de Controle da Raiva dos Herbívoros (PNCRH), do Ministério da Agricultura Pecuária e Abastecimento, tem suas ações visando reduzir a prevalência da doença na população de animais de produção do Brasil. O PNCRH adota medidas de controle como a vacinação estratégica dos rebanhos bovinos, o uso da pasta anticoagulante em animais espoliados por morcegos e demais ações de educação em saúde. Estima-se que, em toda América Latina, a raiva em herbívoros cause prejuízos anuais de centenas de milhões de dólares, em decorrência da morte de cabeças de gado, além dos gastos indiretos com a vacinação de bovinos e tratamentos de pessoas que mantiveram contato com animais suspeitos.

Na Europa e na América do Norte, a raiva está relacionada as variantes virais mantidas e transmitidas por espécies silvestres, sendo estas objeto de medidas de prevenção e controle. São utilizadas vacinas em iscas na forma de um sachê envolto por um invólucro que consiste tipicamente de farinha de peixe, gordura e parafina. Os animais mastigam a isca e liberam a vacina na boca. São utilizadas vacinas de vírus da raiva atenuada ou recombinantes. As iscas de vacina precisam ser depositadas em todos os habitats potenciais das espécies alvos. Múltiplos sistemas de distribuição das iscas vacinais foram desenvolvidos, sendo a dispersão aérea a partir de helicópteros a mais eficiente. A distribuição manual é uma medida complementar utilizada em regiões urbanas e suburbanas (parques, cemitérios, áreas industriais, propriedades particulares). A raiva já foi praticamente controlada em grandes áreas da Europa e da América do Norte.

O trânsito de animais procedentes de países com a presença de raiva endêmica em animais silvestres e/ou cães é um risco para Saúde Pública e pode resultar na reintrodução da enfermidade em áreas livres ou controladas. Portanto, leis e regulamentos rigorosos foram implementados para controlar o movimento de animais. No caso de animais de companhia, estes devem ser identificados por meio de microchipagem e vacinados e apresentar resposta imune suficiente detectada por meio de testes sorológicos específicos realizados por laboratórios devidamente habilitados.

Perspectivas

Novas abordagens para a prevenção e o tratamento da raiva vêm sendo objeto de estudos, todos ainda em fase experimental.

A otimização das vacinas atuais para reduzir os custos da produção e o número de doses necessárias e o desenvolvimento de formulações não injetáveis podem permitir a inclusão de vacinas contra raiva no esquema de imunização infantil nos países onde a doença é endêmica. Adicionalmente, o desenvolvimento de vacinas contra os *Lyssavirus spp.* que são mais divergentes do vírus da raiva têm sido propostas. Todavia, a exposição significativa de humanos ou animais frente a essas espécies necessitam ser demostrada.

Ainda em caráter experimental, o protocolo pós-exposição que se defronta com obstáculos associados aos hemoderivados e com a implementação em ambientes com recursos limitados pode ser parcialmente superado pela substituição do soro hiperimune por coquetéis de MAbs introduzindo-se uma nova abordagem terapêutica. Eles já estão no mercado contra doenças infecciosas negligenciadas e principalmente para o tratamento do câncer. Os MAbs oferecem custos de produção mais baixos, disponibilidade de fornecimento contínuo, armazenamento/estabilidade de longo prazo, especificidade e afinidade aos alvos biológicos desejados e um perfil de segurança aprimorado.

Com relação aos medicamentos antivirais, mesmo que aqueles de amplo espectro, sozinhos ou combinados, mostrem alguma ação contra o vírus da raiva, antivirais específicos direcionados ao complexo de replicação viral parecem ser o caminho mais promissor.

Bibliografia recomendada

Araujo DB, Martorelli LA, Kataoka APGA, Campos ACA, Rodrigues CS, Sanfilippo LF, et al. Antibodies to rabies virus in terrestrial wild mammals in native rainforest on the North coast of São Paulo State, Brazil. J. Wild. Dis. 2014;50 (3):469-77. doi: 10.7589/2013-04-099.

Campos, ACA. Estudo genético da variante do vírus da raiva mantida por populações dp morcego hematófago Desmodus rotundus. 2011, (Tese de Doutorado) – Instituto de Ciências Biomédicas, Universidade de São Paulo, São Paulo, 2011.

Favoretto SR, Carrieri ML, Cunha SEM, Aguiar EAC, Silva LHQ, Sodré M, Souza MCA, Kotait I. Antigenic typing of Brazilian rabies virus samples isolated from animals and humans, 1989-2000. Rev Inst Med Trop São Paulo. 2002;44(2):91-5

Favoretto SR, De Mattos CC, Morais NB, Araújo FAA, De Mattos CA. Rabies in Marmosets (Callithrix jacchus) from the State of Ceará, Brazil. Emerg Infect Dis. 2001;7(6):1062-5.

Favoretto SR, Carrieri ML, Tino MS, Zanetti CR, Pereira OA. Simplified fluorescent inhibition microtest for the titration of rabies neutralizing antibodies. Rev Inst Med Trop. 1993;35(2):171-5.

Favoretto SR, de Mattos CC, de Mattos CA, Campos ACA, Sacramento DRV, Durigon EL. The emergence of wildlife species as a source of human rabies infection in Brazil. Epidemiol Infect. 2013;141(7):1552-61. doi: 10.1017/S0950268813000198.

Feige L, Zaeck LM, Sehl-Ewert J, Finke S, Bourhy H. Innate immune signaling and role of glial cells in herpes simplex virus- and rabies virus-induced encephalitis. Viruses. 2021;13(12):2364.

Fooks AR, Jackson AC. Rabies: scientific basis of the disease and its management. 4. ed. London: Elsevier, 2020.

International Comittee on Taxonomy of Viruses. [2024 Jan. 04]. Disponível em: https://ictv.global/taxonomy.

Melo GD, Hellert J, Gupta R, Corti D, Bourhy H. Monoclonal antibodies against rabies: current uses in prophylaxis and in therapy. Curr Opin Virol. 2022;53:101204.

Ministério da Saúde (BR). Orientações para profissionais de saúde. [2024 Jan. 02]. Disponível em: https://www.gov.br/saude/pt-br/assuntos/saude-de-a-a-z/r/raiva/orientacoes-para-profissionais-de-saude.

Ministério da Saúde (BR). Portal da Saúde, Raiva. [2024 Jan. 02]. Disponível em: https://www.gov.br/saude/pt-br/assuntos/saude-de-a-a-z/r/raiva.

Ministério da Saúde (BR). Situação epidemiológica: raiva animal. [2024 Jan. 02]. Disponível em: https://www.gov.br/saude/pt-br/assuntos/saude-de-a-a-z/r/raiva/raiva-animal.

Ministério da Saúde (BR). Situação epidemiológica: raiva humana. [2024 Jan. 02]. Disponível em: https://www.gov.br/saude/pt-br/assuntos/saude-de-a-a-z/r/raiva/raiva-humana.

Nahata KD, Bollen N, Gill MS, Layan M, Bourhy H, Dellicour S, et al. On the use of phylogeographic inference to infer the dispersal history of rabies virus: a review study. Viruses. 2021;13(8):1628.

Oliveira RS, Costa LJC, Andrade FAG, Uieda W, Martorelli LFA, Kataoka APAG, et al. Virological and serological diagnosis of rabies in bats form an urban area in the Brazilian Amazon. Rev Inst Med Trop Sao Paulo. 2015;57(6):497-503. doi: 10.1590/S0036-46652015000600006.

Organisation Mondiale de la Sante Animale. Rabies. In: Manual of diagnostic tests and vaccines for terrestrial animals 2022. Cap. 3.1.1.8. chrome-extension://efaidnbmnnnibpcajpcglclefindmkaj/https://www.woah.org/fileadmin/Home/eng/Health_standards/tahm/3.01.18_RABIES.pdf.

Rupprecht CE, Hanlon CA, Hemachudha T. Rabies re-examined. Lancet Infect. Dis. 2002;2:327-43. doi: 10.1016/s1473-3099(02)00287-6.

Troupin C, Dacheux L, Tanguy M, Sabeta C, Holmes EC, Bouchier C, et al. Large-scale phylogenomic analysis reveals the complex evolutionary history of rabies virus in multiple carnivore hosts. PLoS Pathogens. 2016;1-20. HYPERLINK «https://doi.org/10.1371/journal.ppat.1006041»doi: org/10.1371/journal.ppat.1006041.

World Health Organization (WHO). Expert Commitee on Rabies. Rabies: Fact Sheet 2021. Geneva: WHO, 2022. [2024 Jan. 04]. Disponível em: https://www.who.int/news-room/fact-sheets/detail/rabies.

World Health Organization (WHO). Rupprecht CE, Fooks AR, Abela-Ridder B. Laboratory techniques in rabies. 5. ed. 2018;1. World Health Organization. [2024 Jan.04]. Disponível em: https://apps.who.int/iris/handle/10665/310836.

95

Retrovírus
Vírus da Imunodeficiência Humana (HIV)

Amanda Nazareth Lara
Aluisio Augusto Cotrim Segurado
Juliana Yamashiro
Karim Yaqub Ibrahim

Epidemiologia

Após mais de 40 anos de sua descrição original, a infecção pelo vírus da imunodeficiência humana (HIV) continua como um importante desafio de Saúde Pública em vários países do mundo. De acordo com dados divulgados pela UNAIDS, havia 38.400.000 de pessoas vivendo com HIV (PVH) no mundo em 2021, sendo que 1.500.000 novas infecções e 650 mil óbitos por doenças relacionadas à aids ocorreram no mundo naquele ano. No Brasil, país em que se concentra o maior número de infectados na região da América Latina e Caribe, 960 mil pessoas viviam com HIV e 50 mil novas infecções por HIV ocorreram em 2021, ano em que 29.917 casos de aids e 10.417 óbitos pela doença foram registrados. A distribuição da doença em nosso país é heterogênea, com concentração significativa de casos de aids nas áreas densamente povoadas da região Sudeste. A epidemia da infecção por HIV no Brasil é considerada concentrada, padrão em que a prevalência na população geral é inferior a 1% e, contrastadamente, superior a 5% em grupos populacionais de maior vulnerabilidade. Com base em inquéritos sorológicos, estima-se que cerca de 0,3% das mulheres e 0,5% dos homens brasileiros vivam com HIV. Por sua vez, a prevalência de infecção em profissionais do sexo é de dez vezes mais do que na população em geral, e de 1,9% em usuários de drogas injetáveis. Entre *gays* e outros homens que fazem sexo com homens adultos, observa-se prevalência entre 12% e 18%, enquanto em pessoas trans e travestis a taxa de infecção é de 36,9%. Ademais, segundo dados do Boletim Epidemiológico do Ministério da Saúde, de 1980 a junho de 2020, foram identificados 1.011.617 casos de aids no país, verificando-se média anual de 39 mil novos casos de aids entre 2016 e 2020.

A transmissão sexual é responsável por cerca de 95% das novas infecções por HIV em todo o mundo, constituindo, portanto, o foco prioritário das estratégias de prevenção e de controle adotadas globalmente. O risco de transmissão sexual do HIV é dependente da presença de partículas virais livres e células infectadas em secreções sexuais e está diretamente relacionado à intensidade da viremia. Ao lado disso, deve-se mencionar a possibilidade de transmissão sanguínea do vírus, seja por meio da transfusão de hemocomponentes e hemoderivados na ausência de triagem sorológica de candidatos a doador de sangue, seja pelo compartilhamento de agulhas e seringas contaminadas, como entre usuários de drogas injetáveis, e a ocorrência de transmissão maternoinfantil a partir de gestantes infectadas e não tratadas, transmissão esta que pode ser dar intraútero, no momento do parto ou pelo aleitamento materno.

Origem e epidemiologia molecular

Os vírus da imunodeficiência humana, identificados como dois tipos distintos, HIV-1 e HIV-2, são, do ponto de vista taxonômico, classificados como pertencentes ao gênero dos lentivírus. São filogeneticamente relacionados a lentivírus de primatas não humanos dos quais se originaram. A epidemia da infecção por HIV iniciou-se com a infecção de origem zoonótica, decorrente da evolução dos vírus da imunodeficiência símia (SIV), SIV-1 e SIV-2, tendo caçadores de animais como, provavelmente, o primeiro grupo humano a ser infectado por HIV-1. O HIV-1 foi transmitido a partir de chimpanzés *Pan troglodytes* na África Central e o HIV-2 por macacos *mangabey* fuliginosos na África Ocidental. A partir de então, a infecção humana pelo HIV apresentou comportamento distinto quando se comparam as infecções por HIV-1 e HIV-2. Enquanto o primeiro agente disseminou-se globalmente, determinando uma pandemia que afetou de modo desproporcional diferentes grupos populacionais nas várias regiões do globo, a infecção por HIV-2 permaneceu geograficamente restrita à África Ocidental.

O sequenciamento genotípico viral permitiu caracterizar a existência de três grupos distintos de HIV-1, dos quais o grupo M é o predominante na pandemia. Atualmente, o grupo M é subdividido em subtipos: os subtipos A e B predominam no mundo ocidental; o C na África e Índia; enquanto os subtipos D, F, G, H, J e K se concentram em países africanos. Além disso, foram descritas formas virais recombinantes dispersas em diferentes regiões do mundo. Os demais grupos de HIV-1 (O, N e P), originalmente identificados na República dos Camarões, têm distribuição geográfica mais restrita, especialmente na África Ocidental e Central. O HIV-2, por sua vez, compreende vários grupos, denominados por letras, de A a H. Cabe ainda ressaltar a elevada variabilidade genética interpessoal e intrapessoal existente na infecção por HIV (essa última podendo atingir 10%) . Mutantes virais são continuamente gerados em decorrência da elevada atividade de replicação viral e das frequentes e espontâneas mutações, decorrentes de erros de transcrição na ação da enzima transcriptase reversa ou por recombinações genéticas *in vivo*.

Muito embora o HIV-2 possa causar manifestações clínicas semelhantes às obervadas na infecção por HIV-1, dada a participação mais limitada do HIV-2 da pandemia, seja do ponto de vista de sua distribuição geográfica, seja do ponto de vista de sua menor infectividade e patogenicidade, este capítulo passará a tratar exclusivamente da infecção por HIV-1.

Estrutura, ciclo replicativo

O HIV é caracterizado morfologicamente como uma partícula viral esférica, com aproximadamente 100 a 120 nanômetros de diâmetro, composta de um core central eletrodenso em forma de cone ou bastão e um envelope externo de composição glicoproteica do qual as glicoproteínas se projetam como espículas da superfície do vírion. Internamente ao envelope viral, encontra-se a proteína de matriz viral, associada a duas cópias do RNA viral de fita única, além das enzimas virais importantes para a replicação do agente (transcriptase reversa, integrase e protease) (Figura 95.1).

O genoma viral, com aproximadamente 9 mil pares de bases, contém três genes estruturais (*gag, pol e env*), responsáveis pela codificação, respectivamente, das proteínas do *core* viral, das enzimas transcriptase reversa, integrase e protease, e das glicoproteínas do envelope viral, além de genes acessórios, cujos produtos são importantes em diferentes etapas da replicação viral. Em ambas extremidades do genoma viral, encontra-se o segmento *long terminal repeat* (LTR), que contém as regiões reguladoras da transcrição viral (Figura 95.2).

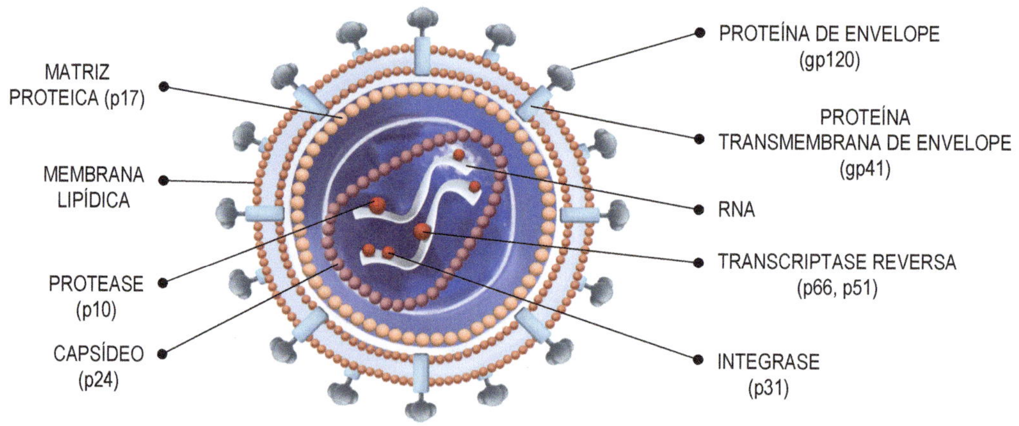

Figura 95.1 – *Representação esquemática da Estrutura do HIV-1.*
Fonte: Adaptada do Manual técnico para o diagnóstico da infecção pelo HIV, 2013.

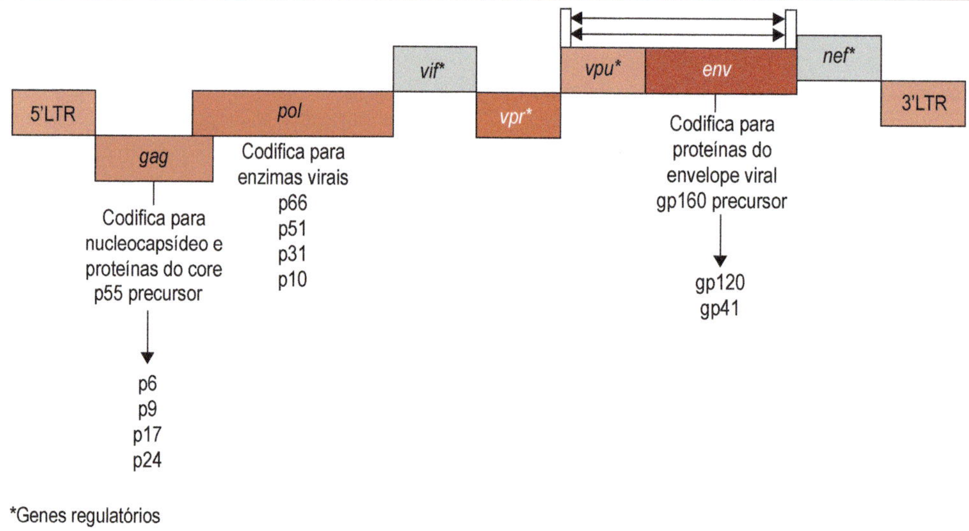

Figura 95.2 – *Estrutura esquemática da Organização genômica do HIV-1.*
Fonte: Adaptada do Manual técnico para o diagnóstico da infecção pelo HIV, 2013.

A infecção viral tem início com a invasão das células-alvo, após interação das glicoproteínas do envelope viral com receptores e correceptores (quimiocinas CCR5 e CXCR4), localizados na membrana citoplasmática da célula hospedeira, que permitem a fusão do vírion à membrana, seguida da internalização da partícula no citoplasma (Figura 95.3). Após a entrada na célula, ocorre a liberação citoplasmática do RNA viral, seguida do processo de transcrição reversa, gerando-se um DNA dupla fita, complementar ao RNA viral (cDNA). Em seguida, observam-se a translocação nuclear do cDNA e a integração deste ao genoma celular, por ação da integrase viral, gerando o que se denomina "DNA pró-viral" ou "provírus" (Figura 95.3), que passa a fazer parte do genoma da célula eucariótica. A expressão de proteínas virais se dá por estimulação a partir da ativação celular, possibilitando a síntese de poliproteínas precursoras, posteriormente processadas para a montagem de novos vírions, liberados da célula infectada por mecanismo de brotamento, que poderão, então, infectar novas células. Nas diferentes etapas do ciclo replicativo, há participação ativa de proteínas celulares.

Sabe-se, ainda, que a replicação viral depende do grau de ativação celular. Citocinas pró-inflamatórias, em particular, são capazes de estimular a replicação viral em linfócitos e macrófagos.

Fisiopatogenia

Pode-se dizer que a aquisição sexual do HIV se inicia com a invasão da mucosa. Nesse território, o citotropismo viral é definido pela capacidade de diferentes cepas do agente induzirem a fusão do envelope viral com as células do hospedeiro. Sabe-se que algumas interagem preferencialmente com a molécula CD4 e com o receptor de quimiocinas CCR5, predominantemente presentes na superfície de macrófagos e de células dendríticas foliculares, presentes em abundância nas mucosas. Outras cepas, de maior patogenicidade, por sua vez, interagem com mais frequência com o correceptor CXCR4 na invasão de linfócitos CD4+. A infecção pelo HIV independentemente da molécula CD4, por sua vez, pode acontecer em astrócitos, associando-se à patogênese do distúrbio neurocognitivo e da neuropatia obsevados na infecção.

Sabe-se que o epitélio estratificado da mucosa vaginal e da ectocérvix representa barreira mais eficiente à aquisição do vírus, ao passo que o epitélio colunar da endocérvix e da mucosa retal parece ser a porta de entrada genital mais frequente. A aquisição viral por via genital foi esclarecida a partir de estudos experimentais de infecção pelo SIV em macacas, que ressaltaram o papel das células dendríticas da mucosa nesse processo.

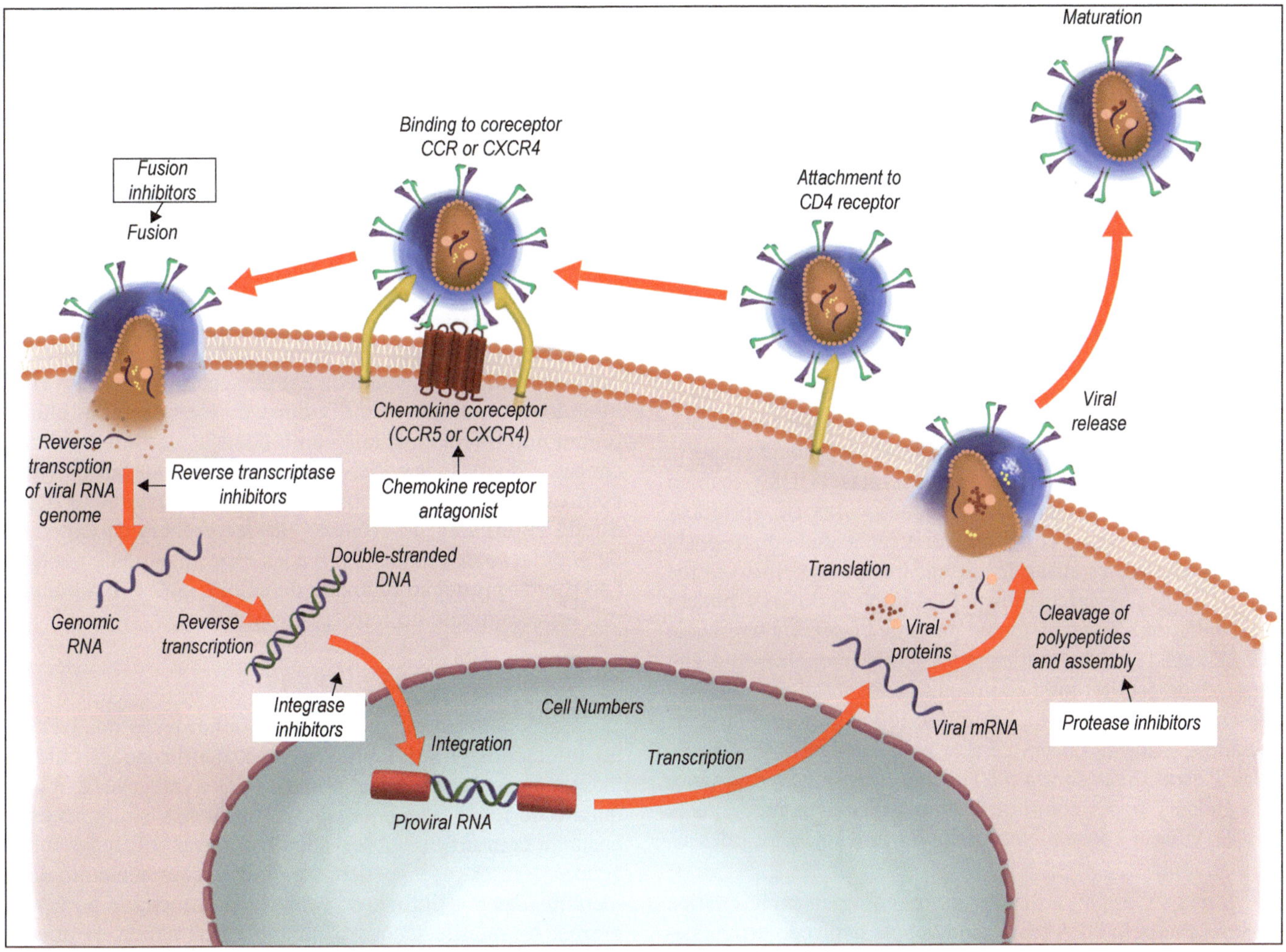

Figura 95.3 – *Ciclo replicativo do HIV, demostrando os diferentes sítios de ação das drogas antirretrovirais.*
Fonte: Adaptada de Maartens G, Cellum C, Lewin SR, 2014.

Até o segundo dia após a infecção, o HIV permanece na espessura da mucosa, em contato com as células dendríticas. Essas células captam as partículas virais por meio de lecitinas de superfície (DC-SIGN) e transportam-nas aos linfonodos regionais, onde, a partir do 3° dia, ocorre infecção cruzada de linfócitos T ativados, resultando em rápido aumento da replicação viral e consequente aumento do inóculo. Dos linfonodos, as células T infectadas ganham a circulação sistêmica e disseminam o HIV pelo organismo. Nessa fase, induz-se uma resposta inflamatória dependente da ação de citocinas e quimiocinas, que contrasta com a resposta mínima observada em outras infecções crônicas, como as hepatites B e C, e que, em alguns casos, pode se traduzir no surgimento de sintomas inespecíficos da fase aguda da infecção, detalhados posteriormente neste capítulo.

Nessa fase, ocorre intensa replicação viral e a viremia torna-se bastante elevada. Desencadeia-se, então, a resposta imune do hospedeiro, mediada predominantemente por células T CD8+ com ação citotóxica sobre as células infectadas, mas com participação, também, de anticorpos específicos. A ação da resposta imune adaptativa determina redução da viremia nesse momento, mesmo na ausência de tratamento, com regressão total dos eventuais sintomas da fase aguda e dando início à fase assintomática da infecção. Estabelece-se no organismo um nível estável de replicação do HIV, conhecido como *setpoint* viral, que, na era pré-terapêutica, guardava importância prognóstica, ao se associar à velocidade de progressão para fases mais avançadas da infecção. Nessa época, a maioria das pessoas infectadas permanecia assintomática em média, por 7 a 10 anos, até o aparecimento dos sintomas da aids. Hoje, entretanto, sabemos que o início precoce da terapia antirretroviral (TARV) impede a progressão da doença e o desenvolvimento da aids, razão pela qual se adota a estratégia "testar e tratar", ofertando tratamento a todas as pessoas infectadas imediatamente após o diagnóstico.

Voltando a analisar a história natural da infecção, isto é, a sequência de eventos que incide na ausência de tratamento, reconhece-se que, logo após a infecção, a potente resposta imune adaptativa e a apoptose das células TCD8+ acabam por induzir o surgimento de mutações virais em epítopos-chave, que passam a comprometer a capacidade de resposta do hospedeiro, resultando no escape imune. Indivíduos com HLA-B27 e infectados pelo subtipo B do HIV podem apresentar uma resposta imune bastante eficaz, caracterizada por células T de alta avidez, com polifuncionalidade e alta capacidade proliferativa contra antígenos imunodominantes e escapados. No entanto, em quase todos os indivíduos infectados, o que se observa é a exaustão progressiva das células T específicas contra o HIV, com intensa apoptose tanto de células T totais como de células específicas na resposta anti-HIV, com consequente perda da função efetora dessas células imunes.

Inicia-se, assim, a disfunção imunológica característica da infecção pelo HIV, representada pela depleção progressiva das células TCD4+, em consequência às suas destruição aumentada e produção reduzida. As células TCD4+ são eliminadas tanto por ação direta da replicação viral nessas células como indiretamente em decorrência da formação de sincícios, da ativação do sistema imune, e da senescência celular. Na fase aguda da infecção, observa-se redução transitória do número de células TCD4+ circulantes, que é seguida de recuperação para contagens próximas do normal, para então se iniciar o processo de perda lenta e progressiva de células CD4+, em cerca de 50 a 100 células/mm³ ao ano. Reconhece-se, ainda, do ponto de vista patogenético, o importante dano causado pela depleção maciça de células T no trato gastrointestinal, que se dá precocemente na infecção, com recuperação mínima após o início da TARV, ao contrário que se verifica no sangue periférico, local em que o tratamento induz restabelecimento das contagens de células CD4+ a níveis próximos dos basais. Além da perda das células TCD4+ totais, alterações profundas ocorrem em subconjuntos de células imunes, incluindo perda preferencial de células T auxiliares-17 (Th 17) e células T invariantes associadas à mucosa, que são cruciais para a defesa contra bactérias. Esses diferentes mecanismos de depleção de células linfoides conjuntamente com a apoptose de enterócitos podem causar, inicialmente, os sintomas precoces de doença por HIV (conhecida como "complexo relacionado à aids") e, evolutivamente ao desenvolvimento da aids, condições clínicas detalhadas a seguir neste capítulo.

Por fim, cabe apontar que, embora o uso da TARV possa efetivamente interromper a progressão da história natural da infecção por HIV e, consequentemente, impedir o desenvolvimento da aids nas pessoas infectadas sob tratamento, seu uso, mesmo com a intensificação determinada pelo emprego de drogas muito potentes, como as inibidoras de integrase viral, se segue de persistência da replicação viral em baixa intensidade. Tal evento, se acompanhado de ativação imune sustentada e, consequentemente, de inflamação persistente, constitui substrato patogenético para a incidência de outros desfechos clínicos que têm sido significativamente associados à mortalidade aumentada em pessoas vivendo com HIV, quando comparadas a indivíduos da mesma faixa etária, porém não infectados, tais como doenças cardiovasculares, câncer, e doenças hepáticas. Coinfecções com outros vírus, como o CMV, podem contribuir para a instalação desse estado de inflamação crônica, em decorrência da expansão da população de células T ativadas especificamente contra o CMV e da produção reduzida de células Th7 e T reguladoras, especialmente no trato gastrointestinal.

Manifestações clínicas

Como anteriormente descrito, até um terço dos pacientes infectados pelo HIV desenvolve manifestações clínicas inespecíficas na primeiras semanas após a infecção, exibindo quadro de febre, adenomegalia ou exantema, sintomas estes bastante comuns aos observados em outras infecções virais agudas. Nesses casos, podem surgir alterações hematológicas, identificadas por linfocitose com atipia linfocitária no hemograma. As manifestações clínicas da fase aguda da doença são, todavia, autolimitadas e regridem espontaneamente após cerca de semanas, mesmo na ausência de tratamento.

Em seguida, o indivíduo infectado entra num período de latência clínica, ou seja, mantém-se totalmente assintomático. Entretanto, a replicação viral segue em curso, caracterizada por aumento da carga viral plasmática e perda contínua de células T CD4+, determinando, assim, o desenvolvimento de uma imunodeficiência progressiva. Quando o número de células CD4+ em sangue periférico reduz-se abaixo de 350 células/mm³, podem surgir os sintomas precoces de doença por HIV, na forma de um quadro clínico já referido neste capítulo, o complexo relacionado à aids, que se manifesta com diarreia crônica que perdura por mais de 1 mês, perda de peso (< 10% do peso corporal) e sudorese noturna.

Se não iniciado o tratamento antirretroviral, continuará ocorrendo depleção progressiva de células TCD4+ no sangue periférico, até que, ao se atingirem números inferiores a 200 células/mm³, poderão surgir os sinais e sintomas característicos das doenças definidoras de aids, como infecções ou neoplasias oportunistas em diferentes órgãos e sistemas do organismo, sendo as mais comuns: neurotoxoplasmose; pneumocistose; tuberculose pulmonar e extrapulmonar; citomegalovirose; micobacteriose outra que não tuberculose; criptococose; histoplasmose; sarcoma de Kaposi; linfomas; criptosporidíase; e isosporíase.

Diagnóstico laboratorial

O diagnóstico rotineiro da infecção por HIV baseia-se na detecção sorológica de anticorpos circulantes específicos voltados a constituintes antigênicos das diferentes porções do vírus (*core* e envelope). Visando aumentar a acurácia diagnóstica, os algoritmos recomendados nos dias atuais valem-se da realização de pelo menos dois testes. Um inicial, mais sensível, e outro subsequente, mais específico, realizado no caso de o teste inicial resultar reagente. O objetivo do segundo teste é descartar o diagnóstico, caso o primeiro teste seja falso-reagente. As estratégias com base em algoritmos que empregam testes rápidos (*point-of-care tests*) prescindem de punção venosa, permitindo, dessa forma, diagnóstico rápido e factível de ser adotado em campanhas extramuros de testagem populacional (principalmente os não invasivos, realizados com amostra de fluido oral) ou em serviços de saúde sem estrutura laboratorial, facilitando sobremaneira o acesso ao diagnóstico. Nessa abordagem, devem ser utilizados dois testes rápidos com substratos antigênicos distintos que possam ser aplicados em amostras coletadas presencialmente, seja em sangue obtido por punção de polpa digital, seja , como opção, valendo-se de um primeiro teste em amostra de fluido oral, seguido de outro em amostra de sangue. Os testes devem ser capazes de detectar anticorpos anti-HIV-1, incluindo anticorpos anti-HIV do grupo O (o mais divergente entre os grupos do HIV-1) e anticorpos anti-HIV-2.

Outras estratégias diagnósticas, que dependem de infraestrutura de laboratório compatível, envolvem algoritmos com base em testes de imunoensaio (de 3ª ou 4ª geração), seguidos de um teste molecular, como a quantificação do RNA viral (carga viral), para amostras reagentes no primeiro teste. Os ensaios de 3ª geração permitem a detecção de anticorpos IgM e IgG e representaram um avanço no diagnóstico da infecção recente pelo HIV. O imunoensaio de 4ª geração, por sua vez, além de ser capaz de detectar anticorpos anti-HIV-1, incluindo os do grupo O, e anticorpos anti-HIV-2, também é capaz de detectar antígeno p24 do HIV-1 circulante, que pode ser detectado mais precocemente a partir da aquisição do vírus (Figura 95.4). Com isso, esse último algoritmo propicia o diagnóstico mais precoce da infecção pelo HIV, inclusive aumentando a possibilidade diagnóstica da infecção aguda.

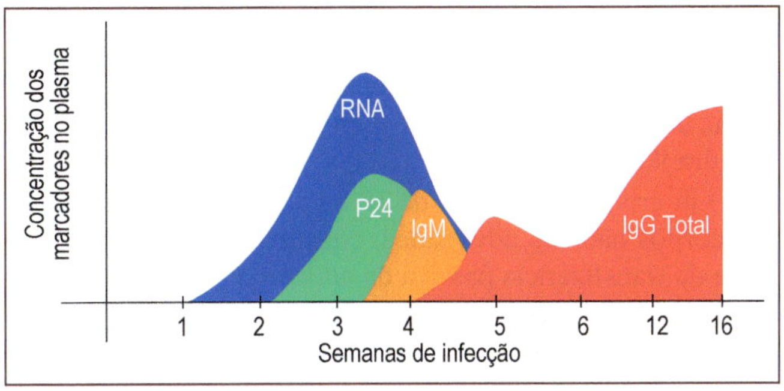

Figura 95.4 – *Marcadores de infecção pelo HIV no plasma de acordo com o tempo de infecção.*
Fonte: Adaptada de Fonte: Ministério da Saúde (BR), 2014.

Testes de imunoensaio (de 3ª ou 4ª geração) também podem ser associados a testes sorológicos complementares, com emprego dos métodos de Western blot, imunoblot ou imunoblot rápido. Para incremento do desempenho diagnóstico, os algoritmos podem incorporar um teste molecular de detecção de RNA viral, quando disponível, nos casos em que o diagnóstico não for conclusivo com os dois primeiros testes. O Ministério da Saúde recomenda aos serviços que usam esse tipo de fluxograma, que passem a utilizar aqueles de imunoensaio de 4ª geração seguidos de teste molecular, quando possível.

Independentemente do algoritmo diagnóstico empregado, caso os dois testes empregados resultem reagentes, orienta-se realizar a quantificação de carga viral plasmática de HIV e a determinação quantitativa do número de linfócitos T-CD4+ em sangue periférico o mais rapidamente possível. Se a carga viral resultar inferior a 5 mil cópias/mL, o ideal é realizar um teste complementar (como Western blot, imunoblot ou imunoblot rápido), para diferenciar entre um possível resultado inicial falso-reagente e um eventual paciente controlador de elite (indivíduo infectado pelo HIV que suprime o vírus naturalmente).

Caso os dois testes empregados no algoritmo adotado sejam divergentes em seus resultados, deve-se repetir a testagem seguindo o mesmo algoritmo (caso baseie-se em testes rápidos) ou realizar um terceiro teste, quando disponível. Caso não haja outro teste disponível, a amostra será definida como "amostra indeterminada para o HIV" e, idealmente, deve ser coletada uma nova amostra 30 dias depois.

Sempre que a testagem não ocorrer presencialmente e basear-se em amostras de sangue coletadas por punção venosa e enviadas para testagem em laboratórios, uma segunda amostra deve ser colhida para eliminar a chance de troca de amostras. Nessa segunda amostra, deve-se realizar novamente o primeiro teste do algoritmo empregado.

Mais recentemente, foram incorporados à rotina diagnóstica os autotestes anti-HIV. São considerados autotestes os métodos diagnósticos nos quais a coleta da amostra, a realização do teste propriamente dito e sua interpretação são conduzidos pelo indivíduo testado.

Quando há suspeita clínica de infecção aguda pelo HIV, o recomendado são os testes moleculares para detecção no RNA viral, visto que nessa fase os testes sorológicos podem resultar não reagentes. É importante, todavia, destacar que existe um período entre a exposição e a testagem para detecção da infecção, em que não há nenhum teste disponível capaz de estabelecer o diagnóstico, a chamada "fase eclipse" (Figura 95.4).

Em crianças menores de 18 meses, testes que detectam anticorpos não são adequados, considerando-se a possibilidade de transferência passiva de anticorpos maternos por via transplacentária. Nesses casos, devem ser realizados testes moleculares para detecção do genoma viral. Em gestantes, pode ocorrer a produção de aloanticorpos e, portanto, pode haver resultados sorológicos falso-reagentes. Os testes moleculares também são recomendados para esse grupo de pacientes, caso as amostras iniciais tenham resultado reagente ou indeterminado.

Se houver suspeita diagnóstica de infecção por HIV-2 (como risco epidemiológico ou suspeita clínica sem positividade para HIV-1), deve ser enviada amostra para o Laboratório de Referência Nacional para HIV-2.

Tratamento

Atualmente, o tratamento da infecção por HIV é recomendado para todos as pessoas vivendo com HIV/aids (PVHA), imediatamente após o diagnóstico, não importando seu estado imunológico. Sabe-se que o início precoce do tratamento (ao contrário do que ocorria no passado, quando se aguardava a piora imunológica do paciente para se iniciar a terapia) é benéfico para o indivíduo infectado ao impedir a progressão da história natural, reduzindo consequentemente a morbimortalidade relacionada ao HIV. Ademais, seu benefício se estende à comunidade, ao ser capaz de eliminar o risco de transmissão do vírus para os(as) parceiros(as) sexuais do indivíduo infectado, uma vez suprimida de forma sustentada a replicação viral (carga viral plasmática de HIV indetectável por mais de 6 meses). Cabe, contudo, sempre lembrar que, uma vez iniciado, o tratamento antirretroviral não deve ser interrompido, devendo se prolongar por toda a vida do indivíduo.

É importante destacar que o tratamento da infecção por HIV não deve ser entendido como uma emergência médica. Deve-se, ao contrário, assegurar que o paciente esteja bem-informado e esclarecido sobre os objetivos do tratamento, as opções terapêuticas que podem ser utilizadas com suas vantagens e desvantagens, os potenciais efeitos adversos da medicação, as possíveis interações com outras drogas em uso e a necessidade de plena adesão ao mesmo. Mas algumas situações podem ser prioritárias para início do tratamento, como a de pessoas que apresentem sintomas clínicos, gestantes, coinfectados com hepatites e tuberculose, indivíduos com risco cardiovascular elevado e aqueles com número de células CD4+ inferior a 350 céls/mm^3.

Em 1996, foi aprovada a Lei Federal n. 9.313, de 13 de novembro, que dispõe sobre a distribuição gratuita dos medicamentos antirretrovirais às PVHA no Brasil, no âmbito do Sistema Único de Saúde (SUS). Desde então, vários esquemas de TARV já foram propostos como preferenciais pelo Ministério da Saúde, de acordo com disponibilidade e eficácia e à luz dos conhecimentos da época.

As classes de antirretrovirais disponíveis atualmente no Brasil são: inibidores da transcriptase reversa análogos de nucleosídeos/nucleotídeos (ITRN/ITRNt); inibidores da transcriptase reversa não análogos de nucleosídeos (ITRNN); inibidores da protease, que devem sempre ser usados com reforço de ritonavir (IP/r); inibidores de fusão (IF); e inibidores de integrasse (INI). Agem inibindo enzimas virais importantes para o ciclo replicativo ou impedindo a penetração do vírus em células humanas e, assim, são capazes de controlar a replicação do HIV *in vivo*.

Para início de tratamento, a TARV deve sempre incluir três antirretrovirais, sendo dois ITRN/ITRNt e outro antirretroviral de outra classe (ITRNN, IP/r ou INI). No Brasil, o esquema preferencial para início do tratamento é a associação de dois ITRN/ITRNt – lamivudina (3TC) + tenofovir (TDF) – e o inibidor de integrasse dolutegravir. Mas caso haja intolerância ou contraindicação a uma dessas drogas (p. ex., no caso de coinfecção com tuberculose), o esquema pode ser alterado.

Se após 6 meses do início do tratamento, não se conseguir suprimir a replicação viral, o que é evidenciado pela persistência de viremia (carga viral plasmática de HIV detectável), o resultado da intervenção deve ser considerado falha virológica. O mesmo acontece com as PVHA que voltem a apresentar carga viral detectável após período de indetectabilidade desta. Após confirmar a falha virológica com um segundo exame e verificar se o paciente está com boa adesão ao tratamento (pois a má adesão pode ser a causa da manutenção da carga viral detectável), indica-se coleta de exame de genotipagem para o HIV. Esse exame, com base em técnica de sequenciamento viral, visa identificar a existência de resistência genotípica aos antirretrovirais, detectando mutações conferidoras de resistência aos medicamentos no genoma obtido de amostra do paciente. O exame de genotipagem, disponível no SUS por meio da Rede Nacional de Genotipagem (RENAGENO), pode guiar a escolha da TARV alternativa que se mostre mais adequada para o paciente em falha virológica.

Caso haja uma baixa viremia (< 200 cópias/mL) detectada em uma única ocasião e que não se repita no exame confirmatório, essa ocorrência não deve ser entendida como falha virológica, mas sim como escape transitório da viremia plasmática (*blip*), sem importância clínica. Mas se a baixa viremia se mantiver persistente, esse fato pode dificultar a realização do teste de genotipagem, uma vez que esse teste é atualmente validado no Brasil para cargas virais superiores a 500 cópias de RNA-HIV/mL. Nessas situações, o ideal é verificar se há outro fator que possa estar comprometendo a absorção dos medicamentos ou se pode haver interferência de interações farmacológicas com outras drogas.

A existência de diferentes esquemas terapêuticos, compreendendo diversos medicamentos antirretrovirais possibilita alterações da TARV em PVHA que apresentem eventos adversos persistentes ou intolerância medicamentosa não controlados clinicamente.

Prevenção e controle

A prevenção da infecção por HIV idealmente deve ser feita valendo-se de diversas abordagens (biomédica, comportamental e estrutural) e em várias "frentes de ação" que podem ser focadas nos indivíduos, nos grupos sociais ou na sociedade, de acordo com suas vulnerabilidades e necessidades específicas. Ao conjunto dessas diferentes estratégias dá-se a denominação de "prevenção combinada do HIV", como ilustrado na Figura 95.5.

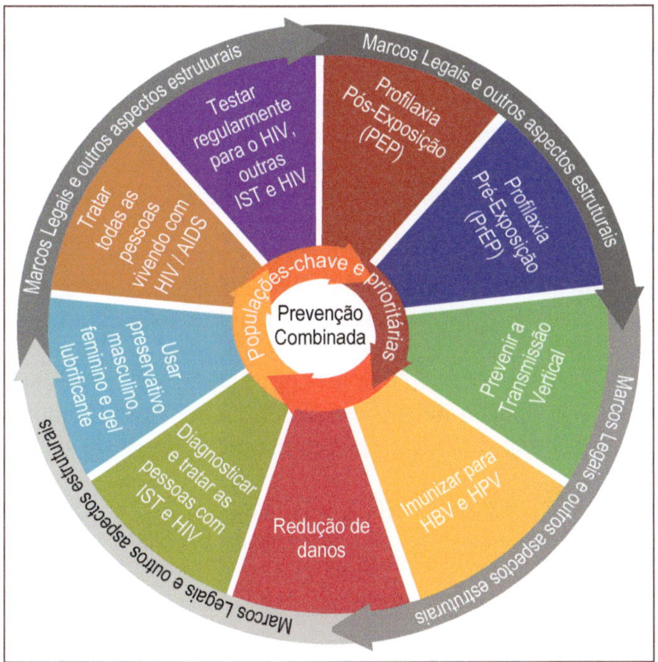

Marcos Legais e outros aspectos estruturais
Testar regularmente para o HIV, outras IST e HIV
Profilaxia Pós-Exposição (PEP)
Profilaxia Pré-Exposição (PrEP)
Prevenir a Transmissão Vertical
Imunizar para HBV e HPV
Redução de danos
Diagnosticar e tratar as pessoas com IST e HIV
Usar preservativo masculino, feminino e gel lubrificante
Tratar todas as pessoas vivendo com HIV / AIDS
Populações-chave e prioritárias
Prevenção Combinada

Figura 95.5 – *Mandala de prevenção combinada.*

Fonte: Adaptada de Ministério da Saúde (BR), 2023.

As intervenções biomédicas são aquelas que tentam reduzir o risco de aquisição do HIV, com base no uso de antirretrovirais. Os antirretrovirais podem ser usados por PVHA, para diminuir a carga viral plasmática de HIV e, consequentemente, sua excreção genital e a possibilidade de transmissão viral, ou por pessoas não infectadas pelo HIV, para prevenção da infecção. As estratégias de prevenção com base no uso de antirretrovirais por pessoas não infectadas incluem as intervenções denominadas "profilaxia pré-exposição" (PrEP) ou "profilaxia pós-exposição" (PEP), a depender de o uso de antirretrovirais se iniciar antes ou depois da exposição de risco. Ambas são distribuídas gratuitamente no Brasil pelo SUS. A PEP para HIV está disponível desde 1999 e a PrEP para populações vulneráveis, desde 2018, tendo sua recomendação estendida para a população geral, com risco aumentado de infecção pelo HIV, em 2022.

A PEP é recomendada para exposições de risco de transmissão de HIV, com material biológico potencialmente infectante. O esquema preferencial recomendado para a PEP atualmente é a associação lamivudina (3TC), tenofovir (TDF) e dolutegravir (DTG), que deve ser utilizado por 28 dias. Deve-se, contudo, destacar que a medicação deve ser iniciada em até 72 horas após a exposição, quando a eventual infecção ainda esteja restrita à porta de entrada (p. ex., mucosa genital).

A PrEP deve ser avaliada para pessoas que tenham mais de 15 anos de idade, vida sexual ativa e desejem fazer uso da medicação, após a identificação pelo médico de comportamentos e contextos de maior risco de infecção pelo HIV. A medicação utilizada é o fumarato de tenofovir desoproxila + entricitabina (TDF/FTC).

Intervenções comportamentais são aquelas que tentam abordar os riscos aos quais os indivíduos estão expostos. Uma forma de abordagem seria identificar, a partir da perspectiva dos indivíduos expostos HIV, as situações de risco que vivenciam no seu dia a dia, de modo a estabelecer estratégias com que possam manejar o risco em diferentes situações. A incorporação da utilização de métodos que reduzam a exposição ao vírus, como o uso de barreira (preservativos) pode exemplificar uma dessas intervenções, assim como outras estratégias de modificação de comportamentos.

Reconhece-se, porém, que para além da vulnerabilidade individual, os indivíduos também enfrentam vulnerabilidades decorrentes de contextos, sociais, culturais e de acesso à saúde, entre outros. As intervenções estruturais buscam exatamente modificar os fatores políticos, econômicos e culturais que podem resultar em vulnerabilidades acrescidas para determinados indivíduos. Sua implementação é complexa e envolve a adoção de intervenções educacionais, sociais e políticas que visem promover e proteger direitos relacionados à saúde, com vistas à redução das vulnerabilidades.

Vírus linfotrópico de células T humanas (HTLV)

Epidemiologia

Estima-se a existência no mundo de 20 milhões de pessoas infectadas pelos vírus lintrofotrópicos de células T humanos dos tipos 1 (HTLV-1) e 2 (HTLV-2). O HTLV-1 tem distribuição mundial, com soroprevalências mais elevadas no sudoeste do Japão, na África subsaariana, na Melanésia, no Caribe e na América Central e do Sul. Focos isolados foram também descritos no sudoeste da Índia e no Irã. Em contraste, o HTLV-2 tem sido encontrado em usuários de drogas injetáveis na América do Norte, na Europa e entre populações indígenas das Américas e grupos étnicos da África Central.

O Brasil é provavelmente o país com maior número absoluto de casos, com 2,5 milhões de pessoas infectadas. Estudos de prevalência da infecção por HTLV no Brasil têm analisado, preferencialmente, grupos populacionais específicos, como candidatos a doador de sangue e gestantes. Identificam-se, nesses grupos, prevalências de infecção mais elevadas da infecção nas regiões Norte e Nordeste do País, onde podem atingir até cerca de 1%. Já, entre populações com maior vulnerabilidade, como usuários de drogas injetáveis, profissionais do sexo, homens que fazem sexo com homens, receptores de transfusão sanguínea antes de 1993 e parceiros sexuais de pessoas infectadas pelo HTLV, a prevalência foi maior, variando de 0,8% a 5%.

Os HTLV têm mecanismos de transmissão semelhantes aos dos outros retrovírus, incluindo as vias sanguínea, sexual e maternoinfantil, porém apresentam menor infectividade quando comparados ao HIV. Acredita-se que essa característica seja resultante do fato de a transmissão do agente depender fundamentalmente da veiculação inter-humana de linfócitos infectados e não envolver partículas virais livres.

Embora o HTLV-1 tenha sido identificado no sêmen e em secreções cervicovaginais, a transmissão heterossexual desse agente de dá com mais eficiência do homem infectado para sua parceira sexual do que vice-versa e requer parceria sexual de longa duração. O risco de aquisição sexual do HTLV-1 da mulher em parceria sexual sorodiscordante eleva-se após a menopausa. A transmissão sanguínea em procedimentos hemoterápicos é restrita à transfusão de hemocomponentes celular e o risco de adquirir o vírus em um acidente com material perfurocortante é baixo, limitado, sobretudo, à exposição percutânea com agulhas contaminadas em razão da baixa carga proviral habitualmente encontrada em sangue periférico de portadores da infecção. Por outro lado, a transmissão materno-infantil é restrita ao aleitamento materno prolongado e a taxa de soroconversão pode variar de 15% a 30%.

Estrutura, ciclo replicativo e epidemiologia molecular

Os HTLV pertencem ao gênero dos deltaretrovírus e compreendem quatro agentes virais distintos, denominados HTLV-1, HTLV-2, HTLV-3 e HTLV-4. Destes, apenas o HTLV-1 e o HTLV-2 são reconhecidos como causadores de doença humana, tendo o HTLV-1 sido o primeiro retrovírus associado ao câncer humano. Sua estrutura assemelha-se à dos outros retrovírus: vírions esféricos com 100 nm de diâmetro, envelopados e com genoma diploide, composto por duas fitas de RNA com polaridade positiva, com 9.032 pares de bases. A Figura 95.6 ilustra a organização genômica do HTLV-1, destacando-se os genes *gag*, que codifica as proteínas do core viral; *pol*, que codifica as enzimas necessárias para o ciclo replicativo; *env*, que codifica proteínas do envelope; e *pX*, na extremidade 3', que codifica as duas principais proteínas regulatórias, Tax e Rex.

As proteínas estruturais do core viral são as do nucleocapsídeo (p15), do capsídeo (p24) e da matriz (p19). Inicialmente, sintetizada com uma poliproteína precursora, esta é, posteriormente, clivada nos fragmentos finais: p19, p24 e p15. Relacionada à região *gag*, está a síntese da enzima protease, cujo gene codificador estende-se da porção 3' da região *gag* até a porção 5' da pol. A protease sofre clivagem autocatalizada, gerando a molécula ativa responsável pelo processamento dos produtos dos genes *gag* e *gag-pol*. A porção 5' do gene *pol* é conhecida por codificar a enzima transcriptase reversa.

As proteínas do envelope são as glicoproteínas transmembrana (gp21) e a viral externa (gp46). O produto de tradução da região codificadora do gene *env* é, inicialmente, sintetizado como poliproteína e, depois, clivado em seus produtos finais, gp46 e gp21. Finalmente, as sequências nucleotídicas terminais repetitivas longas (LTR), idênticas e localizadas nas extremidades 5' e 3' do genoma proviral, contêm sequências nucleotídicas regulatórias, que atuam na integração e expressão proviral. O provírus é transcrito tanto do *3'LTR* quanto do *5'LTR*.

A região *pX* distingue o HTLV dos demais retrovírus pela codificação de proteínas com funções reguladoras de expressão e contêm quatro pequenas fases de leitura aberta:

- **pX-I e pX-II:** codificam as proteínas p12 e p30, respectivamente. São importantes no processo inicial de infecção e na persistência viral.

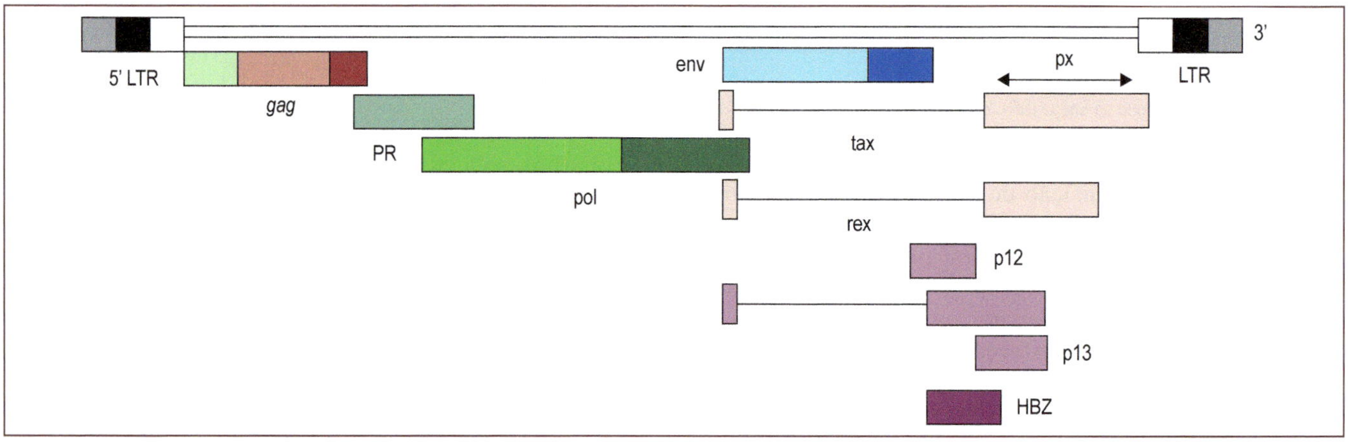

Figura 95.6 – *Representação esquemática da organização genômica do HTLV-1.*
Fonte: Adaptada de Verdonck K, González E, Van Dooren S, *et al.*, 2007.

- **pX-III:** contém o gene *rex* que codifica a proteína p27 (Rex), que regula os níveis de expressão dos genes codificadores dos componentes virais e interferem na transcrição e na tradução de vários genes celulares.
- **pX-IV:** contém o gene *tax* que codifica a proteína p40 (Tax) e é responsável por ativar a transcrição do gene *U3* na região de *LTR*, dando início ao processo de transcrição do provírus; apresenta função antiapoptose, pois contribui para a indução da transformação celular, ao interagir com genes supressores de tumores, especialmente p53.

Polimorfismos no gene *pX* podem influenciar a carga proviral circulante de HTLV-1 em decorrência de diferenças na habilidade de transativação da proteína Tax.

Outro segmento gênico do HTLV-1 de importância patogênica no desenvolvimento de leucemia/linfoma de células T do adulto (ATLL) é o *HBZ* (fator de zíper de leucina básico do HTLV) que ocorre de modo uniforme nas células leucêmicas e inibe fatores de transcrição viral, inclusive Tax.

O HTLV invade a linfócitos T CD4+ e CD8+ pela ligação com o receptor do GLUT-1, com interiorização dos vírions e liberação do RNA viral no citoplasma. Após a transcrição reversa, ocorre translocação do DNA complementar para o núcleo dos linfócitos infectados e sua integração ao genoma da célula, passando, então, a ser denominado "DNA proviral" ou "DNA provírus".

O HTLV-1 e o HTLV-2 apresentam similaridade genética de 70%, o que lhes confere sororreatividade cruzada e similaridade estrutural. Do ponto de vista genotípico, sabe-se que as regiões *LTR* e *env* do provírus de HTLV-1 apresentam uma grande variabilidade, enquanto as regiões *gag* e *pol*, mais conservadas, exibem alta similaridade entre diferentes isolados. Reconhecem-se seis subtipos (a, b, c, d, e, f) do HTLV-1 e quatro subtipos (a, b, c, d) do HTLV-2.

Fisiopatologia

Tendo em vista a menor patogenicidade da infecção por HTLV-2, este capítulo abordará os aspectos fisiopatológicos e clínicos relacionados apenas à infecção por HTLV-1.

O vírus HTLV-1 é um retrovírus exógeno que tem tropismo por linfócitos CD4+. Verifica-se baixa replicação viral *in vivo* e, desse modo, dificilmente se detecta a presença de partículas virais circulantes. Acredita-se que o aumento da carga proviral nas pessoas infectadas decorra principalmente da expansão policlonal das células infectadas. Sabe-se que a maioria das pessoas infectadas por HTLV-1 permanecerá assintomática por toda a vida. Não obstante, reconhece-se o papel etiológico desse retrovírus na gênese de neoplasias hematológicas e de doenças inflamatórias em diferentes órgãos.

Dada a inexistência de oncogenes no genoma viral, a transformação celular é atribuída à transativação de genes da célula eucariótica, induzida pela proteína viral Tax. A esse mecanismo se adiciona o papel do *HBZ* na inibição da apoptose de células transformadas, resultando no desenvolvimento de ATLL. Por outro lado, nas síndromes inflamatórias relacionadas ao HTLV-1 acredita-se que o mecanismo de indução de doença seja indireto, de natureza imunológica.

Manifestações clínicas

As principais doenças causadas pelo HTLV-1 são a mielopatia associada ao HTLV-1/paraparesia espástica tropical (HAM/TSP) e ATLL.

Entre 2% e 5% dos infectados poderão evoluir com quadro de HAM/TSP, manifestação neurológica mais comum. É uma doença neurodegenerativa, progressiva, que se caracteriza principalmente por paraparesia espástica crônica, fraqueza dos membros inferiores (predomínio proximal), bexiga neurogênica, constipação intestinal, hiperreflexia dos membros inferiores, impotência sexual, associadas ou não a outras manifestações neurológicas e não neurológicas. O pico de incidência da doença é na 3ª ou 4ª década de vida, com predomínio em mulheres.

Estima-se que entre 3% e 5% dos infectados poderão apresentar ATLL após um longo período de latência, com predomínio em homens. A ATLL pode se apresentar com diferentes manifestações clínicas, classificados nas formas aguda, linfomatosa, crônica e *smoldering* (indolente). Caracteriza-se pela presença de lesões cutâneas, linfadenopatia generalizada, hepatoesplenomegalia, infiltração pulmonar, artropatia persistente e lesões osteolíticas.

Outras síndromes inflamatórias, acometendo diferentes órgãos são também associadas à infecção por HTLV-1, como dermatite infecciosa, uveíte, ceratoconjuntivite seca, infecção urinária de repetição, síndrome de Sjögren, tireoidite, artrite, poliomiosite, polineuropatia e pneumonite.

Diagnóstico

O diagnóstico da infecção por HTLV se baseia em métodos sorológicos de triagem para detecção de anticorpos anti-HTLV-1/2; e, sequencialmente, métodos sorológicos e/ou moleculares de confirmação, que permitem também a diferenciação do agente casual entre HTLV-1 e HTLV-2.

Incluem-se entre os testes de triagem: ensaio imunoenzimático (EIA ou ELISA) de 3ª geração no formato sanduíche ou ensaios de quimioluminescência (CLIA). Os testes comerciais utilizam combinações de bases antigênicas diferentes de várias partes do genoma, como proteínas recombinantes (HTLV-1 p21E, rgp46-I/II, rp19-I/II, rp40, rgp21-I/II e rp24-I/II) e/ou peptídeos sintéticos (gp21, gp46, gp46-I e gp46-II), associados ou não a lisados de HTLV-1 e HTLV-2, apresentando melhora na sensibilidade e especificidade dos testes. Como testes confirmatórios, utilizam-se: Western blot; imunoblot; imunofluorescência indireta ou imunoensaio de linha (LIA), que contém combinações de proteínas recombinantes e/ou peptídeos sintéticos tipo-específicos; e as técnicas de reação em cadeia por polimerase (PCR) com diferentes protocolos empregados para elucidar resultados indeterminados ao WB ou LIA por meio da amplificação de segmentos do genoma proviral.

Diferentes algoritmos de diagnóstico sorológico são recomendados pelo Ministério da Saúde, podendo ser utilizados a depender da disponibilidade dos testes (Figuras 95.7 e 95.8).

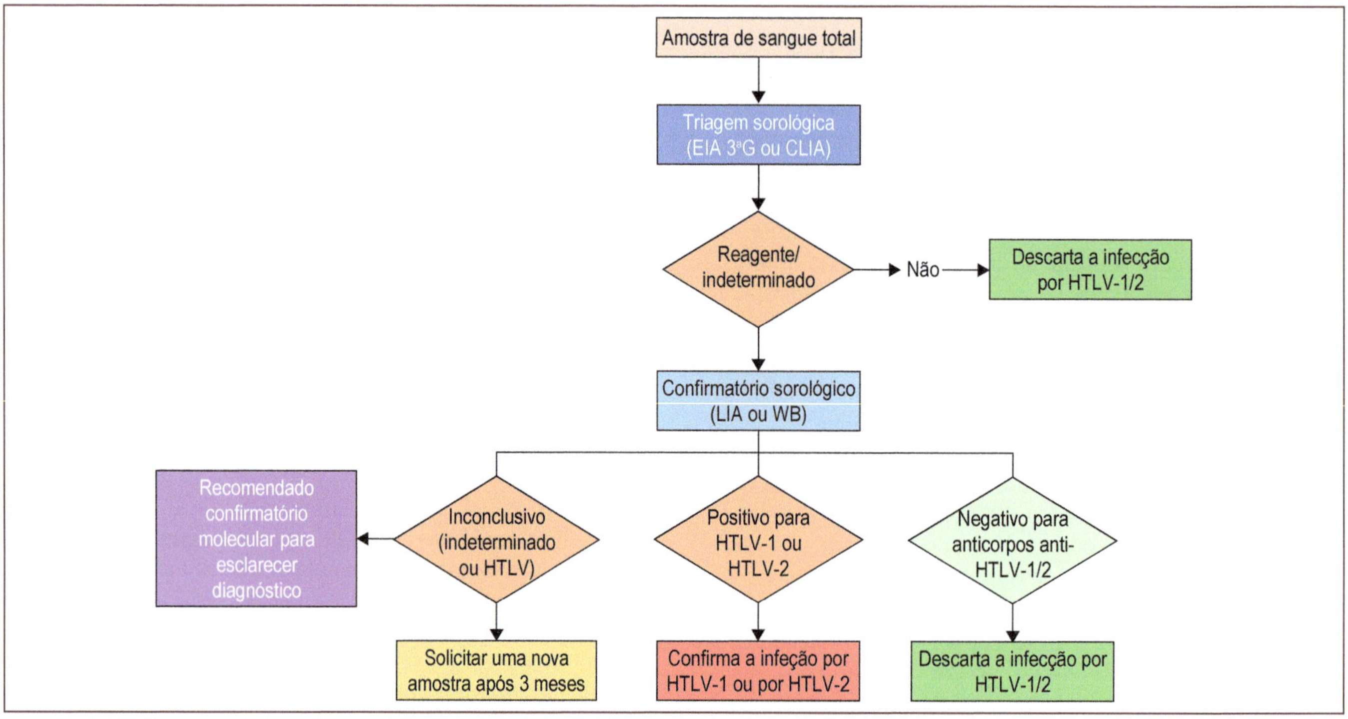

Figura 95.7 – *Fluxograma de testes laboratoriais para o diagnóstico da infecção por HTLV-1 e HTLV-2 no Brasil, empregando testes confirmatórios sorológicos.*
CLIA: ensaio de quimioluminescência; EIA: ensaio imunoenzimático; LIA: imunoensaio de linha; WB: *Western blotting*.
Fonte: Adaptada do Guia de manejo clínico da infecção pelo HTLV, 2021.

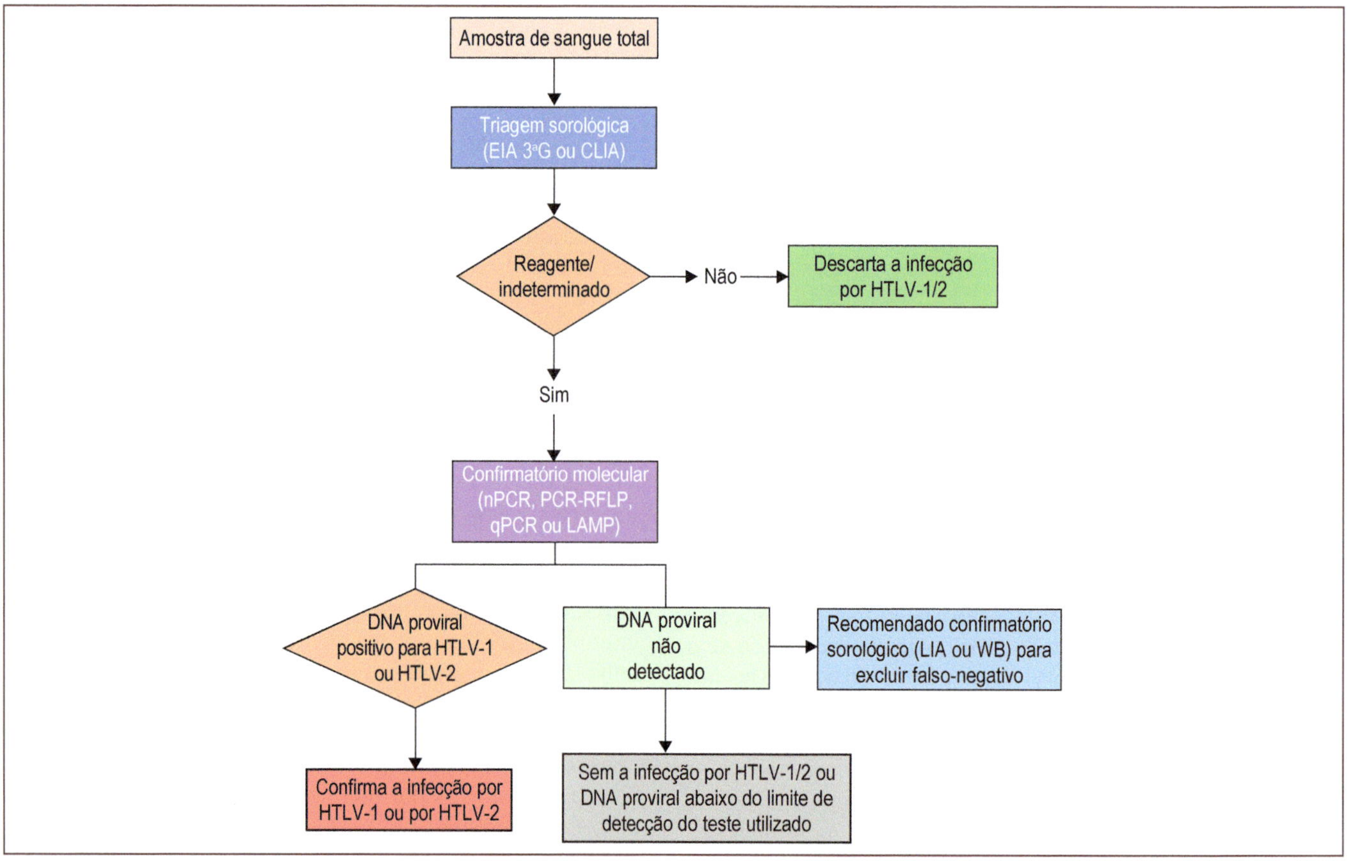

Figura 95.8 – *Fluxograma de testes laboratoriais para o diagnóstico da infecção por HTLV-1 e HTLV-2 no Brasil, empregando testes confirmatórios moleculares.*
CLIA: ensaio de quimioluminescência; EIA: ensaio imunoenzimático; LAMP: amplificação isotérmica de ácidos nucleicos mediada por alça; LIA: imunoensaio de linha; nPCR: *nested* PCR; qPCR: PCR em tempo real ou quantitativa; RFLP: polimorfismo de comprimento de fragmento de limitação; WB: *Western blotting*.
Fonte: Adaptada do Guia de manejo clínico da infecção pelo HTLV, 2021.

Tratamento

As pessoas com HTLV assintomáticas devem ser acompanhadas clinicamente, porém não há indicação de tratamento.

Para o tratamento dos pacientes com ATLL, utiliza-se a associação de antirretrovirais, interferon-α, quimioterápicos e/ou transplante alogênico de células-tronco hematopoiéticas, conforme protocolos institucionais. Todavia, a despeito das intervenções utilizadas, o prognóstico da doença, particularmente nas formas aguda e linfomatosa, permanece reservado.

Em relação à HAM/TSP, o uso de antirretrovirais, anti-inflamatórios, imunoglobulinas endovenosas e interferon-α não evidenciaram benefício duradouro em pacientes com dano neurológico instalado. No entanto, tem-se rotineiramente empregado corticoesteroides e/ou miorrelaxantes de ação central, associados à reabilitação, com o intuito de propiciar alívio sintomático e reduzir a possibilidade de progressão da mielopatia.

As lesões dermatológicas e a uveíte associadas à infecção podem ser tratadas com corticosteroides.

Prevenção e controle

Para limitar a transmissão vertical, recomenda-se a testagem sorológica das gestantes para infecção por HTLV durante o cuidado pré-natal. Confirmada a infecção por HTLV-1, deve-se desaconselhar o aleitamento materno desde que se possa garantir o aleitamento artificial. O uso de preservativos pode reduzir o risco de transmissão sexual, particularmente entre parcerias sexuais sorodiscordantes envolvendo mulheres menopausadas, assim como as práticas de redução de danos, a exemplo do uso de seringas e de dispositivos descartáveis, devem ser estimuladas entre usuários de drogas endovenosas. Por fim, a testagem sorológica para seleção de candidatos a doador de sangue e hemoderivados e de órgãos de candidatos deve ser mandatória, prática já adotada no Brasil.

Bibliografia recomendada

Araujo A, Bangham CRM, Casseb J, Gotuzzo E, Jacobson S, Martin F, et al. Management of HAM/TSP: systematic review and consensus-based recommendations 2019. Neurol Clin Pract. 2021;11(1):49-56. doi: 10.1212/CPJ.0000000000000832.

Araujo AQ, Silva MT. The HTLV-1 neurological complex. Lancet Neurol 2006;5(12):1068-76. doi: 10.1016/S1474-4422(06)70628-7.

Caterino de Araujo A, Sacchi CT, Gonçalves MG, Campos KR, Magri MC, Alencar WK. Short communication: current prevalence and risk factors associated with human T Lymphotropic Virus Type 1 and Human T Lymphotropic Virus Type 2 infections among HIV/AIDS patients in São Paulo, Brazil. AIDS Res Hum Retroviruses. 2015;31(5):543-9. doi: 10.1089/AID.2014.0287.

Hemelaar J. The origin and diversity of the HIV-1 pandemic. Trends in Molecular Medicine. 2012,18(3):182-93.

Itabashi K, Miyazawa T. Mother-to-child transmission of human T-Cell Leukemia virus type 1: mechanisms and nutritional strategies for prevention. Cancers (Basel). 2021;13(16). doi: 10.3390/cancers13164100.

Ji H, Chang L, Yan Y, Jiang X, Sun H, Guo F, et al. A strategy for screening and confirmation of HTLV-1/2 infections in low-endemic areas. Front Microbiol. 2020;11:1151. doi: 10.3389/fmicb.2020.01151.

Kress AK, Grassmann R, Fleckenstein B. Cell surface markers in HTLV-1 pathogenesis. Viruses 2011;3(8):1439-59. doi: 10.3390/v3081439.

Maartens G, Cellum C, Lewin SR. HIV infection: epidemiology, pathogenesis, treatment, and prevention. Lancet. 2014;384:258-71.

Mahieux R, Gessain A. HTLV-3/STLV-3 and HTLV-4 viruses: discovery, epidemiology, serology and molecular aspects. Viruses. 2011;3(7):1074-90. doi: 10.3390/v3071074.

Matsuo M, Ueno T, Monde K, Sugata K, Tan BJY, Rahman A, et al. Identification and characterization of a novel enhancer in the HTLV-1 proviral genome. Nat Commun. 2022;13(1):2405. doi: 10.1038/s41467-022-30029-9.

Ministério da Saúde (BR). Boletim Epidemiológico – HIV/Aids 2021. Secretaria de Vigilância em Saúde – Ministério da Saúde. Número Especial, Dezembro de 2021. [2024 Jan. 04]. Disponível em: https://www.gov.br/aids/pt-br/centrais-de-conteudo/boletins-epidemiologicos/2021/hiv-aids/boletim_aids_2021_internet.pdf/view.

Ministério da Saúde (BR). Departamento de HIV/Aids, Tuberculose, Hepatites Virais e Infecções sexualmente transmissíveis. Prevenção combinada. Brasília: Ministério da Saúde, 2023. Disponível em: www.gov.br/aids/pt-br/assuntos/prevencao-combinada.

Ministério da Saúde (BR). Diagnóstico do HIV. Telelab. Diagnóstico e Monitoramento. Brasília: Ministério da Saúde, 2014. Disponível em: telelab.aids.gov.br/moodle/pluginfile.php/22163/mod_resource/content/2/HIV%20-%20Manual%20Aula%201_SEM.pdf

Ministério da Saúde (BR). Guia de Manejo Clínico da Infecção pelo HTLV/Ministério da Saúde, Secretaria de Vigilância em Saúde, Departamento de Doenças de Condições Crônicas e Infecções Sexualmente Transmissíveis. Brasília: Ministério da Saúde, 2021. [2024 Jan. 04]. Disponível em: https://www.gov.br/aids/pt-br/centrais-de-conteudo/publicacoes/2021/guia-de-manejo-clinico-da-infeccao-pelo-htlv/view.

Ministério da Saúde (BR). Manual Técnico para o Diagnóstico da Infecção pelo HIV. 2013:15-6. [2024 Jan. 04]. Disponível em: https://bvsms.saude.gov.br/bvs/publicacoes/manual_tecnico_diagnostico_infeccao_hiv.pdf.

Ministério da Saúde (BR). Manual Técnico para o Diagnóstico da Infecção pelo HIV em Adultos e Crianças. 4. ed. Brasília-DF, 2018.

Ministério da Saúde (BR). Prevenção Combinada do HIV. Brasília-DF, 2017.

Ministério da Saúde (BR). Protocolo Clínico e Diretrizes Terapêuticas para Manejo da Infecção pelo HIV em Adultos. Brasília-DF, 2018.

Nádia Franco. Publicado em Agência Brasil (EBC). Em 01.12.2021. [2024 Jan. 04]. Disponível em: https://agenciabrasil.ebc.com.br/saude/noticia/2021-12/hiv-brasil-tem-694-mil-pessoas-em-terapia-antirretroviral#:~:text=Dados%20do%20Sistema%20de%20Informa%C3%A7%C3%A3o,queda%20de%2020%2C7%25.

Nejmeddine M, Bangham CR. The HTLV-1 virological synapse. Viruses. 2010;2(7):1427-47. doi: 10.3390/v2071427.

População trans ainda é mais vulnerável ao estigma e à discriminação no Brasil. [2024 Jan. 04]. Disponível em: https://agenciaaids.com.br/noticia/populacao-trans-ainda-e-mais-vulneravel-ao-estigma-e-a-discriminacao-no-brasil/.

Proietti FA, Carneiro-Proietti AB, Catalan-Soares BC, Murphy EL. Global epidemiology of HTLV-I infection and associated diseases. Oncogene 2005;24(39):6058-68. doi: 10.1038/sj.onc.1208968.

Verdonck K, González E, Van Dooren S, Vandamme AM, Vanham G, Gotuzzo E. Human T-lymphotropic virus 1: recent knowledge about an ancient infection. Lancet Infect Dis 2007;7(4):266-81. doi: 10.1016/S1473-3099(07)70081-6.

Visseaux B, Le Hingrat Q, Damond F, Cherpentier C, Descamps D. Physiopathology of HIV-2 infection. Virologie 2019;23(5):277-91.

World Health Organization (WHO). Health Topics. HIV/AIDS. Overview. [2024 Jan. 04]. Disponível em: https://www.who.int/health-topics/hiv-aids#tab=tab_1.

96 Rubéola

Maria Lucia Rácz

Propriedades dos vírus

O vírus causador da rubéola, o *Rubella virus* (RUBV), pertence à família *Matonaviridae*, gênero *Rubivirus*. É um vírus de 60 nm a 70 nm de diâmetro, envelopado, pleomórfico e com nucleocápside de simetria icosaédrica. O nucleocápside viral mede 40 nm de diâmetro e contém o genoma constituído de RNA de fita simples de polaridade positiva (+ssRNA). O genoma viral é constituído por aproximadamente 10 mil nucleotídeos e contém um cap na extremidade 5' e poli A na extremidade 3'. O vírion contém três proteínas estruturais, a proteína básica CP do capsídeo e duas glicoproteínas de envelope E1 e E2. O genoma codifica ainda para duas proteínas não estruturais, denominadas "P150" (metiltransferase e protease) e "P90" (helicase e replicase). Existe apenas um sorotipo de vírus da rubéola, embora tenham sido descritos 13 genótipos.

Patogênese e características clínicas

Quando se estuda a patogênese da rubéola, é necessário considerar, separadamente, as duas formas da doença: rubéola aguda; e rubéola congênita (Figura 96.1).

A infecção aguda pelo vírus da rubéola em crianças e adultos é normalmente benigna, com a maioria das infecções ocorrendo de forma subclínica. A transmissão do agente etiológico ocorre pelas vias respiratórias superiores, a multiplicação viral primária ocorre na mucosa do trato respiratório superior e é seguida de disseminação linfática ou viremia que localiza o vírus nos nódulos linfáticos regionais.

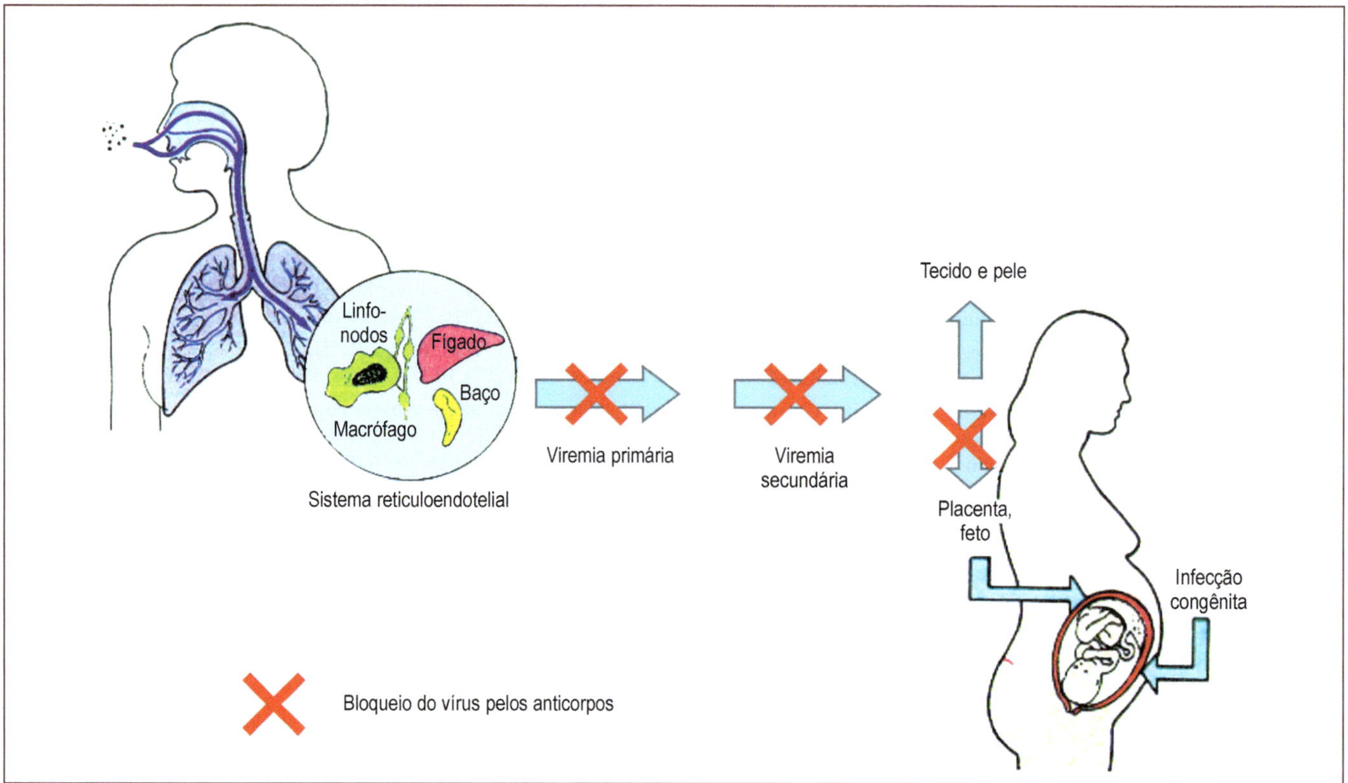

Figura 96.1 – *Patogênese da rubéola aguda e rubéola congênita.*
Fonte: Desenvolvida pela autoria.

A replicação do vírus nos nódulos causa seu aumento, que pode ocorrer 5 a 10 dias antes do aparecimento da erupção. O período de incubação, de aproximadamente 14 dias, é seguido pelo aparecimento do vírus no soro e a liberação de vírus na nasofaringe e nas fezes, tornando o indivíduo infectante. Os vírus podem ser detectados por 1 semana ou mais após o desaparecimento da erupção. A erupção maculopapular começa 14 a 21 dias após o contato com o vírus. A rubéola clínica é caracterizada por sintomas que podem incluir, além da erupção, linfoadenopatia, febre baixa, conjuntivite, faringite e artralgia.

Os anticorpos da classe IgM podem ser detectados quando aparecem os sintomas podem ser detectados por mais 1 ano após a infecção. Os anticorpos da classe IgG também podem ser detectados nesse período em alguns pacientes e, após 2 semanas, os anticorpos anti-RV detectados são de todas as classes, incluindo IgA, IgD e IgE.

A rubéola era considerada uma doença benigna até que o Dr. Norman Gregg, oftalmologista alemão, em 1941, associou o encontro de um grande número de crianças com catarata e outros defeitos congênitos a uma epidemia de rubéola. Então, ele propôs que a catarata bem como anormalidades cardíacas eram consequência da infecção materna durante a gestação.

A rubéola congênita é uma infecção transmitida por via transplacentária, no 1° trimestre da gravidez, que pode ocasionar malformações congênitas e aborto. A infecção do feto ocorre em 90% dos casos durante as primeiras 8 semanas de gestação, diminuindo para 25% a 35% durante o 2° trimestre e aumentando novamente perto do parto. Após o 1° trimestre de gravidez, o feto pode ser infectado, mas não manifesta sintomas ao nascimento. O feto infectado no 1° trimestre de gestação nasce com rubéola congênita e os sintomas mais comuns são: perda de audição; doença cardíaca congênita; retardo psicomotor; catarata ou glaucoma; retinopatia; púrpura trombocitopênica; hepatomegalia; esplenomegalia; e retardo do crescimento intrauterino. O vírus da rubéola pode ser isolado da maioria dos órgãos no momento do nascimento e de alguns tecidos por 1 ano após o nascimento. Mais de 80% dos neonatos infectados de forma congênita excretam vírus na secreção de nasofaringe e na urina e aproximadamente 3% podem continuar a excretar vírus por até 20 meses. A liberação crônica de vírus em neonatos é um indicador de infecção gestacional precoce.

Em muitos países, a rubéola materna diagnosticada no 1° trimestre de gravidez, quando a ocorrência de defeitos congênitos é de 67% a 85%, em geral, termina em aborto terapêutico, mas, no Brasil, essa prática não é autorizada por lei.

Epidemiologia

O homem é o único hospedeiro natural do vírus da rubéola e a circulação do agente na população humana é necessária para a perpetuação da doença. É uma doença encontrada em todo o mundo e apresenta uma distribuição estacional típica, com maior frequência na primavera, em países de clima temperado. Antes da introdução das vacinas, ocorriam epidemias de rubéola em intervalos de 6 a 9 nos Estados Unidos. Em países tropicais, as epidemias também ocorrem, mas a falta de sintomas clínicos significativos em crianças afetadas pode permitir a passagem do vírus de forma não reconhecível.

Antes da vacinação, o pico de infecção ocorria na faixa etária de 5 a 9 anos, e a doença é pouco comum em crianças em idade pré-escolar. Com a vacinação, esse pico mudou de crianças para adultos jovens. Não se conhece o estado de portador nos casos de rubéola pós-natal, ao contrário do que sucede na rubéola congênita, em que a eliminação crônica do vírus pode persistir por alguns meses após o nascimento.

No Brasil, a rubéola pós-natal passou a integrar a lista de doenças de notificação compulsória em 1996. Em 1997, foram notificados cerca de 30 mil casos e, no período 1999/2001, ocorreram surtos da doença em vários estados brasileiros. Nesse mesmo período, observou-se um aumento progressivo no número de casos de síndrome da rubéola congênita (de 200 para 600), o que reflete tanto um crescimento da circulação do vírus como o incremento de estratégias de vigilância para a detecção de casos. O Plano de Erradicação do Sarampo no Brasil, implantado em 1999, impulsionou a vigilância e o controle da rubéola. Em 2002, ocorreram 443 casos de rubéola no País, o que corresponde a uma redução de 98% em comparação com 1997. Entre os anos de 1998 e 2002, foram realizadas campanhas de vacinação em massa em todos os estados da Federação, com o objetivo de atingir as mulheres em idade fértil. Nesse período, foram vacinadas 29 milhões de mulheres, o que correspondeu a uma cobertura de 95,7%. Essa campanha também serviu para completar a introdução da vacina dupla ou tríplice viral no calendário básico de imunização, processo iniciado em 1992. Entre 2003 e 2004, foram confirmados 964 casos de rubéola no País. A integração das vigilâncias do sarampo e rubéola tem contribuído para a melhoria da qualidade da vigilância epidemiológica desta doença em território brasileiro. Em 2007/2008, ocorreram epidemias de rubéola em vários estados. Foi durante 2008 que se realizou a maior campanha de vacinação contra rubéola no mundo, com 65,9 milhões de pessoas entre a faixa etária de 19 a 39 anos vacinadas, nos estados do Rio de Janeiro, Minas Gerais, Rio Grande do Norte, Mato Grosso e Maranhão. Nos outros estados, a faixa etária foi de 20 a 39 anos. A cobertura vacinal geral foi de 94,06% da população-meta. Desde 2010, não foram notificados casos de rubéola endêmica ou de rubéola congênita no Brasil. Casos importados sem ocorrência de casos secundários foram detectados esporadicamente.

A Organização Mundial de Saúde (OMS) inclui a rubéola no Plano Global Estratégico para Sarampo e Rubéola, que visou, até o fim de 2015, reduzir a mortalidade global por sarampo em pelo menos 95%, em comparação aos dados do ano 2000 e conseguir os objetivos regionais de eliminação do sarampo, rubéola e rubéola congênita e, ao fim de 2020, eliminar o sarampo e a rubéola em pelo menos cinco regiões da OMS. Até dezembro de 2018, 168 países introduziram a vacina contra a rubéola com uma taxa de cobertura global estimada em 69%. É importante salientar que, entre o ano 2000 e 2018, o número de casos de rubéola notificados caiu 97%.

Diagnóstico laboratorial

O diagnóstico laboratorial da rubéola pós-natal e da infecção congênita é feito sorologicamente, por meio da detecção de anticorpos da classe IgM por enzimainunoensaio do tipo ELISA. Após a rubéola pós-natal, esse anticorpo pode ser detectado depois do aparecimento dos sintomas e até 6 a 8 semanas após o desaparecimento da erupção. As crianças infectadas no útero produzem IgM específico para rubéola por muitos meses após o nascimento.

A infecção recente também pode ser confirmada pelo aumento de título de anticorpos entre duas amostras de soro, uma de fase aguda e outra de fase convalescente.

O vírus da rubéola hemaglutina glóbulos vermelhos de várias espécies animais, principalmente hemácias de pintos de um dia, hemácias de pombo e hemácias de ganso. Outros testes sorológicos incluem a reação de inibição da hemaglutinação ou neutralização, mas essas técnicas não são muito utilizadas, por causa de dificuldades na sua execução.

O isolamento do vírus pode ser realizado, especialmente, para confirmar infecção durante a gestação ou em neonatos. Na infecção aguda, o vírus pode ser facilmente isolado a partir de secreções nasofaríngeas, por 6 dias antes e até 6 dias depois do aparecimento da erupção. O vírus da rubéola pode ser isolado em culturas primárias de células humanas e de macaco e em algumas linhagens estabelecidas, como BHK21, RK13 e Vero. A presença do vírus da rubéola em culturas celulares é detectada pela pesquisa do ECP, cujo desenvolvimento se processa lentamente; por isso, as culturas devem ser mantidas em observação durante cerca de 21 dias. A identificação do vírus isolado é feita por neutralização, inibição da hemaglutinação ou imunofluorescência.

A identificação do ácido nucleico viral, por intermédio do teste de reação da cadeia de polimerase em tempo real (qPCR), pode ser utilizada e tem sensibilidade semelhante ao isolamento de vírus. Em caso de infecção congênita, o diagnóstico *in utero* utilizando qPCR tem sido feito em amostras obtidas por amniocentese, cordocentese ou amostras de vilo coriônico, com altas sensibilidade e especificidade e resultados muito mais rápidos que os obtidos por isolamento viral.

Tratamento

Não há tratamento com antivirais específico para a rubéola.

Prevenção e controle

Existem três cepas atenuadas do vírus da rubéola, utilizadas na vacinação em diferentes países: a cepa RA27/3 (utilizada no Brasil), nos Estados Unidos; a Cendehill, utilizada na Europa; e To336, em uso no Japão. Após administração subcutânea, a vacina induz resposta de anticorpos em aproximadamente 95% dos vacinados. Com duração de pelo menos 12 anos de proteção, provoca poucos efeitos colaterais e não é transmitida a contatos.

A vacinação contra rubéola tem sido administrada a criança, para fornecer uma imunidade populacional, evitando a circulação do vírus e protegendo os fetos de gestantes suscetíveis. Diferentes países podem empregar estratégias diversas na vacinação contra rubéola: nos Estados Unidos, é obrigatória a vacinação de crianças em idade pré-escolar, suplementada pela vacinação de mulheres em idade fértil suscetíveis; em países da Europa, optou-se por vacinar apenas mulheres em idade fértil e, consequentemente, dar continuidade à circulação do vírus, com receio de que a imunidade vacinal não fosse de longa duração. Atualmente, a maioria dos países, inclusive o Brasil, opta pela vacinação universal de crianças, complementada pela vacinação de mulheres adultas soronegativas. A vacina contra rubéola (vacina tríplice viral, que protege contra sarampo, rubéola e caxumba) foi implantada no Brasil em 1992, sendo atualmente aplicada em duas doses, aos 12 e 15 meses de idade.

As vacinas contra rubéola aparentemente não têm efeito sobre o feto, mas como existe um risco potencial, a vacinação é contraindicada em casos de gestação. A vacinação inadvertida de mulheres grávidas não constitui razão suficiente para o término da gestação.

Estão sendo desenvolvidas vacinas de subunidades, produzidas pela tecnologia de DNA recombinante. Essa vacina teria a vantagem de poder ser administrada a gestantes, para aumentar a imunidade preexistente a indivíduos imunocomprometidos, pois não acarreta risco de disseminação do vírus vacinal, que pode ocorrer com a vacina atenuada.

Bibliografia recomendada

Brooks GF, Carroll KC, Butel JS, Morse SA, Mietzner TA. Jawetz Melnick & Adelberg's medical microbiology. 26. ed. New York: McGraw Hil; 2013.

Flint SJ, Enquist LW, Racaniello VR, Skalka AM. Principles of virology. 3. ed. Washington: ASM Press; 2009.

King AMQ, Adams MJ, Carstens EB, Leftkowitc EJ (eds.). Virus taxonomy: ninth report of the International Committee on Taxonomy of Viruses. San Diego: Academic Press; 2012.

Knipe DM, Howley PM, Cohen JI, Griffin DE, Lamb RA, Martin MA, et al. Fields Virology. 6. ed. Philadelphia: Lippincott Williams & Wilkins; 2013.

Ministério da Saúde (BR). Portal da Saúde. Rubéola. [2024 Jan. 04]. Disponível em: http://portal.saude.gov.br/portal/arquivos/pdf/gve_7ed_web_atual_rubeola.pdf.

World Health Organization (WHO). 2012 Global measles and rubella strategic plan: 2012-2020. [2024 Jan. 04]. Disponível em: http:// whqlibdoc.who.int/publications/2012/9789241503396_eng. pdf.

97 Doenças Virais Transmitidas por Artrópodes, Roedores e Febres Hemorrágicas

Maurício Lacerda Nogueira
Ana Carolina Bernardes Terzian
Tatiana Ometto
Jansen de Araujo
Maria Lucia Rácz

Os arbovírus (do inglês, *arthropod-borne viruses*) constituem um grupo de vírus transmitidos por artrópodes hematófagos, de um hospedeiro vertebrado a outro vertebrado. Esses arbovírus penetram no artrópode quando este exerce o hematofagismo em um hospedeiro infectado em período de viremia, passando pela parede do intestino para alcançar a glândula salivar onde ocorrerá a replicação viral, entretanto sem causar dano ou doença. Após uma ou duas semanas o artrópode se torna infeccioso e passa a transmitir o vírus. Alguns arbovírus são também mantidos na natureza por transmissão transovariana em artrópodes.

A manutenção na natureza ocorre mediante ciclos complexos com participação de espécies de vertebrados silvestres e artrópodes hematófagos. Esses ciclos geralmente ocorrem em ambiente silvestre e passam despercebidos. As pessoas se infectam ao penetrarem nas áreas enzoóticas ou quando ocorre uma extensão da atividade viral dessas áreas para os locais habitados pelo homem. As pessoas que mantêm contato mais estreito com ambiente silvestre são atingidas com maior frequência. Inúmeros vertebrados atuam como hospedeiro de manutenção das arboviroses, como as aves silvestres, roedores, marsupiais, primatas, morcegos, répteis e outros. Os vetores conhecidos compreendem mosquitos, carrapatos, flebotomíneos e culicoides; e em algumas ocasiões ácaros, simulídeos e tabanídeos podem veicular certos arbovírus.

As arboviroses (doenças causadas pelos arbovírus) são frequentemente associadas a surtos, epidemias ou endemias em seres humanos e representam um problema sério de saúde pública. Apresentam ampla distribuição geográfica, abrangendo todos os continentes, mas estão presentes predominantemente nos trópicos em decorrência das condições climáticas favoráveis à manutenção do ciclo viral.

Os principais arbovírus de importância no Brasil são os vírus da febre amarela (YFV, do inglês *yelllow fever virus*), dengue (DENV), encefalite de Saint Louis (SLEV), Oropouche (OROV), Mayaro (MAYV); entretanto, outros já foram também detectados, como os vírus Ilhéus (ILHV), chikungunya (CHIKV), zika (ZIKV) e o vírus da febre do oeste do Nilo (WNV do inglês *west nile virus*). Além desses, anticorpos circulantes para outros arbovírus já foram detectados, como Bussuquara (BUSV), Cacipacoré (CACV), Rocio (ROCV) e encefalites equinas (EEV). Outros arbovírus, de importância mundial são os vírus da encefalite japonesa (JEV), encefalite de Murray Valley (MVV) e encefalite transmitida por picada de carrapato (TBEV).

Em virtude da ampla distribuição geográfica das arboviroses, a massiva presença de vetores e a facilidade de deslocamento aéreo, a locomoção de um paciente virêmico facilita a introdução de novos vírus e novas epidemias. Como prova disso, existe o fato de que, em 2010, foi diagnosticado, no Rio de Janeiro, o primeiro caso de chikungunya de um paciente recém-chegado da Indonésia.

As doenças virais transmitidas por roedores (definidas como "roboviroses") também são importantes. Estas são mantidas na natureza por transmissão direta intraespécies, de roedor para roedor, sem a presença de vetores artrópodes. A transmissão ocorre mediante várias formas de contato como fluídos corporais ou excreções.

Os arbovírus e vírus transmitidos por roedores representam um agrupamento ecológico de vírus que pertencem a diversas famílias. Existem mais de 500 arbovírus e vírus transmitidos por roedores, e aproximadamente 100 são patógenos humanos. Os principais vírus pertencem às famílias *Arenaviridae, Hantaviridae*, *Filoviridae Flaviviridae*, *Reoviridae*, *Rhabdoviridae* e *Togaviridae* (Quadro 97.1).

Febre amarela

Propriedades do vírus

O YFV pertence à família *Flaviviridae*, gênero *Flavivirus* e é agente etiológico da febre amarela. Os vírions apresentam morfologia esférica, com 40 nm a 60 nm de diâmetro e contêm um envelope lipoproteico contendo projeções superficiais. O genoma é constituído por RNA de fita simples e polaridade positiva (+ssRNA), de aproximadamente 11 kb. Não apresenta cauda poli-A na extremidade 3' e contém uma estrutura do tipo *cap* na extremidade 5'. O genoma atua como mRNA, que é codificado como uma única janela aberta de leitura (ORF, do inglês *open reading frame*) que origina uma única poliproteína, que é processada em três proteínas estruturais: do capsídeo (C), de membrana (M) e do envelope (E) e sete proteínas não estruturais – NS1, NS2A, NS2B, NS3, NS4A, NS4B e NS5. A proteína C forma um complexo ribonucleoproteico envolvendo o RNA, denominado "nucleocapsídeo". As proteínas M e E fazem parte do envelope. A proteína E é a hemaglutinina viral, funciona como ligação do vírus a receptores celulares, sendo o maior determinante antigênico viral.

Quadro 97.1 - *Classificação taxonômica de alguns arbovírus e vírus transmitidos por roedores*

Família	*Gênero*	*Principais vírus*
Arenaviridae	*Mammarenavirus*	Lassa, Junin, Machupo, Guanarito, Sabiá e vírus da coriomeningite linfocitária
Hantaviridae	*Orthohantavirus*	Síndrome pulmonar por hantavírus, vírus Hantaaan, vírus Seoul, Andes, Araraquara, Juquitiba, Anajatuba, Castelo dos Sonhos, Laguna Negra
	Nairovirus	Febre hemorrágica Crimean-Congo
	Orthobunyavirus	Encefalite da Califórnia, encefalite la crosse, Oropouche
	Phlebovirus	Febre Rift Valley, Uukuniemi
Filoviridae	*Marburgvirus*	Vírus Marburg
	Ebolavirus	Vírus ebola
Flaviviridae	*Flavivirus*	Dengue, febre amarela, West Nile, Rocio, encefalite japonesa, encefalite de Saint Louis, Ilhéus, Cacipacoré, Bussuquara, zikavírus
Reoviridae	*Coltivirus*	Febre do carrapato do Colorado
	Orbivirus	Vírus da língua azul
Rhabdoviridae	*Vesiculovirus*	Vírus da estomatite vesicular
Togaviridade	*Alphavirus*	Encefalites equinas do leste, oeste e venezuelana; Mayaro, Ross river, Semliki Forrest, Sindbis, chikungunya

Fonte: Desenvolvido pela autoria.

■ Patogênese e características clínicas

O vírus penetra na pele através da picada do artrópode infectado e dissemina-se para os linfonodos locais, onde ocorre a replicação primária. O espectro clínico da infecção pelo YFV varia de quadros assintomáticos, que acometem metade dos indivíduos infectados, a formas leves ou moderadas com doença febril não específica, ou até mesmo acompanhada de icterícia, em 30% dos casos, e formas ictéricas graves, aparecendo em aproximadamente 20% das infecções. Em sua forma clássica, o YFV apresenta-se com febre hemorrágica de elevada letalidade. A febre amarela foi a primeira febre hemorrágica viral descrita no mundo, hoje responsável por mil vezes mais casos de doença e mortalidade do que o ebola, a mais alarmante febre hemorrágica viral emergente da espécie humana. Como todas as febres hemorrágicas de origem viral, apresenta alta letalidade e produz distúrbios hemorrágicos, síndromes de extravasamento de fluidos, com ou sem dano capilar, e acomete comumente fígado, rins e sistema nervoso central (SNC). A letalidade global da febre amarela está estabelecida entre 5% e 10%, mas entre os casos graves que evoluem com síndromes ictero-hemorrágica e hepatorenal pode alcançar 50%.

As lesões da febre amarela são resultantes da localização e da replicação viral em determinados órgãos. O parênquima hepático é o principal órgão-alvo e o dano hepatocelular é mediado diretamente pela infecção viral. A morte pode resultar de lesões necróticas no fígado e nos rins. A distribuição da necrose no fígado pode ser pontual, mas é mais evidente na zona central dos lóbulos. Durante a recuperação, as células do parênquima são repostas e o fígado pode ser completamente restaurado. Nos rins, ocorre uma degeneração do epitélio tubular. Degenerações também podem ocorrer no baço, nos linfonodos e no coração.

O período de incubação é de 3 a 6 dias. A doença inicia-se com febre, calafrios, dor de cabeça e nas costas e, em seguida, náusea e vômitos. Esses sintomas duram de 3 a 4 dias, podendo ocorrer remissão dos sintomas, durante esse período. No 4º dia, inicia-se o período de intoxicação com febre alta e icterícia moderada. Em casos graves, aparecem proteinúria e manifestações hemorrágicas. O vômito pode ser negro e ocorre linfopenia. Quando a doença progride para estágio grave (com vômitos negros e icterícia), a taxa de mortalidade é alta, ocorrendo no 7º ao 10º dia da doença. A doença não deixa sequelas, ocorrendo, em geral, a convalescença prolongada, com astenia profunda durando de 1 a 2 semanas e recuperação completa.

■ Epidemiologia

A febre amarela (FA) caracteriza-se como uma zoonose. É endêmica ou enzoótica nas florestas tropicais da América, causando periodicamente surtos isolados ou epidemias de importante impacto para a Saúde Pública. Na África, epidemias de febre amarela são comuns e indicam que a febre amarela é uma zoonose de difícil contenção. Esses casos ocorrem em virtude do grande influxo de pessoas suscetíveis, casos de febre amarela e presença do vetor.

No Brasil, o YFV é mantido em dois principais ciclos: a) ciclo urbano ou clássico; e b) ciclo silvestre. O ciclo urbano envolve a transmissão por meio do mosquito doméstico *Aedes*, principalmente o *Aedes aegypti*, que se reproduz em águas acumuladas em localidades urbanas. O mosquito fica perto das habitações e torna-se infectado ao picar um indivíduo com viremia. O vírus multiplica-se no mosquito, que permanece infectado por toda a vida. Após a infecção, são necessários 12 a 14 dias para que o mosquito se torne infeccioso.

No ciclo silvestre, a doença é endêmica em primatas não humanos, sendo transmitida principalmente por mosquitos *Haemagogus janthinomys* e pelos mosquitos do gênero *Sabethes,* que são considerados vetores secundários. A infecção nesses animais pode apresentar-se desde assintomática até a forma mais grave, evoluindo para morte. Os indivíduos que têm contato com esses mosquitos, em geral de forma ocupacional e recreacional, podem infectar-se.

Com o melhoramento da infraestrutura urbana, nas primeiras décadas do século XX, aliado às medidas de combate ao vetor e ao advento da vacina antiamarílica, em 1937, o número de casos de febre amarela urbana foi rapidamente reduzido. Dessa forma, os últimos casos registrados da doença urbana no Brasil ocorreram em 1942 e, em 1954, nas Américas. Assim, a ocorrência da febre amarela silvestre (FAS) tem sido alvo de intervenções pelas autoridades competentes por intermédio de medidas de controle do vetor, pois, em razão da infestação urbana de *A. aegypti* na maioria das cidades brasileiras, não seria uma surpresa a reurbanização da febre amarela no Brasil.

No ano de 2001, a Secretaria de Vigilância em Saúde, do Ministério da Saúde, à época Cenepi/Funasa, implementou o Plano de Intensificação das Ações de Prevenção e Controle da Febre Amarela com o objetivo de reduzir a incidência da forma silvestre e impedir a ocorrência da forma urbana, erradicada desde 1942. Entre 2001 e 2003, ocorreram dois surtos em Minas Gerais, o primeiro na região Centro-Oeste que contabilizou 32 casos e 16 óbitos; o segundo, na região Nordeste do estado, no Vale Jequitinhonha (Alto Jequitinhonha), iniciou-se no final de dezembro de 2002, prosseguindo a transmissão em 2003, com o registro final de 63 casos e 23 óbitos. Em 2004, foram confirmados cinco casos humanos isolados de FAS, restritos à região amazônica e, em 2005, foram registrados três casos, todos procedentes da região amazônica. Em 2006, o perfil epidemiológico da doença permanece o mesmo. Entre outubro de 2008 e setembro de 2009, 177 casos de epizootias em macacos de diferentes espécies e 46 casos humanos foram confirmados envolvendo os estados do Rio Grande do Sul, São Paulo e Paraná. Em 2009, no estado de São Paulo (cidades do sul do estado) foram confirmados 11 óbitos em humanos por FAS. Os últimos dois casos de FA registrados no País ocorreram em 2011 na região amazônica, que é considerada a área mais endêmica para a ocorrência da doença.

Entre 2007 e 2009, a área de ocorrência para FA expandiu-se nos sentidos sul e leste do País, atingindo regiões com populações não vacinadas em São Paulo, Rio Grande do Sul e Paraná. Esse período de ocorrências de casos extra-amazônico preocupou as autoridades, profissionais de Saúde e a população. Assim, a expansão da doença resultou na ampliação das áreas de vacinação para controle e, atualmente, o Brasil é dividido em duas áreas para a ocorrência da febre amarela, com base principalmente na ocorrência da circulação do vírus, sendo 1) área com recomendação de vacinação, o que inclui 90% dos estados brasileiros; e 2) área sem recomendação de vacinação, composta principalmente por municípios da faixa litorânea do território, visando, assim, ampliar as estratégias de prevenção da doença.

A febre amarela acomete todas as faixas etárias, mas de forma geral, a doença acomete mais adultos jovens do sexo masculino que desenvolvem atividades ocupacionais ou de lazer em áreas silvestres sem estarem devidamente vacinados contra febre amarela.

■ Diagnóstico laboratorial

O diagnóstico específico de febre amarela depende de estudos histopatológicos, isolamento do vírus, demonstração de antígenos ou ácidos nucleicos virais ou resposta específica de anticorpos.

Métodos moleculares de RT-PCR podem ser utilizados na detecção precoce do vírus diretamente nas amostras de sangue.

Métodos sorológicos para o diagnóstico de febre amarela incluem a reação de inibição da hemaglutinação (HI, do inglês *hemagglutination-inhibition*), fixação do complemento (FC), neutralização, imunofluorescência indireta (IFI), ensaio imunoenzimático (ELISA, do inglês *enzyme-linked immunosorbent assay*) e radioimunoensaio. Os anticorpos detectáveis por HI, IFI e neutralização aparecem em uma semana após o aparecimento da doença, enquanto os anticorpos detectáveis por FC aparecem mais tardiamente. Para estabelecimento de um diagnóstico de infecção presente, amostras pareadas de soros de fase aguda e convalescente devem ser utilizadas, demonstrando-se aumento significativo do título de anticorpos. As reações cruzadas em casos de exposição anterior a outros flavivírus podem complicar o diagnóstico sorológico. Os antígenos virais ou complexos IgM-antígeno no soro podem ser detectados por ensaios imunoenzimáticos. A sensibilidade da reação de ELISA do tipo captura de antígeno apresenta sensibilidade de 70%.

O isolamento do vírus pode ser realizado a partir de amostras de sangue, nos primeiros 5 dias da doença, com inoculação intracerebral em camundongo recém-nascido ou inoculação em culturas celulares de mosquito. A linhagem celular de *A. pseudoscutellaris* apresenta alta sensibilidade e um período de incubação curto, de 3 a 6 dias. O vírus isolado pode ser identificado mediante a reação de neutralização, IFI com anticorpos poli ou monoclonais e RT-PCR.

Em casos fatais, o exame histopatológico do fígado é útil no esclarecimento do caso.

■ Tratamento

Não existe tratamento antiviral específico contra a febre amarela, apenas de suporte em terapia intensiva. A ribavirina e o interferon-γ já foram testados sem resultados satisfatórios, pois a droga não apresentou eficácia em inibir o curso da doença quando testadas em primatas. Assim, o tratamento dessa doença, e para as causadas por arbovírus, baseia-se nos cuidados de suporte em terapia intensiva. Nas formas leves ou moderadas, a conduta é o tratamento da febre, cefaleia, mialgias e artralgias, evitando-se salicilatos, que podem causar hemorragias digestivas altas e acidose.

Prevenção e controle

O combate à infestação por *A. aegypti*, com a eliminação de criadouros e uso de inseticidas, é uma ferramenta fundamental para a prevenção do aparecimento de surtos da febre amarela urbana. Atuando simultaneamente nessa prevenção, está a vacina antiamarílica 17DD.

A vacina é preparada em ovos embrionados com a cepa 17DD, sendo altamente imunogênica segura e efetiva. A imunidade ocorre em mais de 95% dos vacinados, após 10 dias. Para certificados de vacinação internacionais, a vacinação é válida por 10 anos, mas alguns estudos demonstraram a persistência de anticorpos por 30 a 35 anos. Após a vacinação, ocorre multiplicação e o vírus pode ser isolado a partir do sangue; a vacina não deve ser administrada a pacientes com imunodeficiências, incluindo pacientes infectados pelo HIV e pacientes que tomam drogas imunossupressivas, como também a pessoas alérgicas a ovo.

No Brasil, a vacina contra febre amarela é indicada para toda a população com idade acima de 9 meses de vida nas áreas onde há registro da circulação do vírus, sendo ministrada com reforço a cada 10 anos.

A vigilância epidemiológica é da maior importância no controle da febre amarela. Essa atividade compreende a investigação da epizootia em primatas não humanos, o estudo clinicoepidemiológico de casos humanos suspeitos de terem contraído a doença e a investigação epidemiológica de casos confirmados e óbitos suspeitos.

Dengue[2]

Propriedades dos vírus

O agente etiológico da dengue também pertence à família *Flaviviridae*, gênero *Flavivirus*, apresentando as mesmas características descritas para o YFV.

Patogênese e características clínicas

A febre da dengue (DF) e a febre hemorrágica da dengue (DHF, do inglês *dengue hemmorrhagic fever*) e/ou síndrome do choque da dengue (DSS, do inglês *Dengue Shock Syndrome*) são doenças causadas pelo vírus da dengue (DENV), que apresenta quatro sorotipos (1 a 4) distintos entre si, mas relacionados antigenicamente, sendo que a imunidade protetora induzida é especifica para cada sorotipo. Dessa maneira, indivíduos que vivem em áreas endêmicas podem desenvolver, após a infecção, doença por qualquer um dos quatro sorotipos. A transmissão viral ocorre quando mosquitos *A. aegypti* infectados picam hospedeiros susceptíveis. Geralmente, esses pacientes apresentam a DF nas suas formas clássicas ou indiferenciadas; contudo, podem ocorrer manifestações mais graves, conhecidas como DHF/DSS, podendo evoluir para a morte.

2 Os autores deste capítulo utilizaram a palavra dengue como masculina ou feminina, o que é gramaticalmente aceito pela Língua Portuguesa.

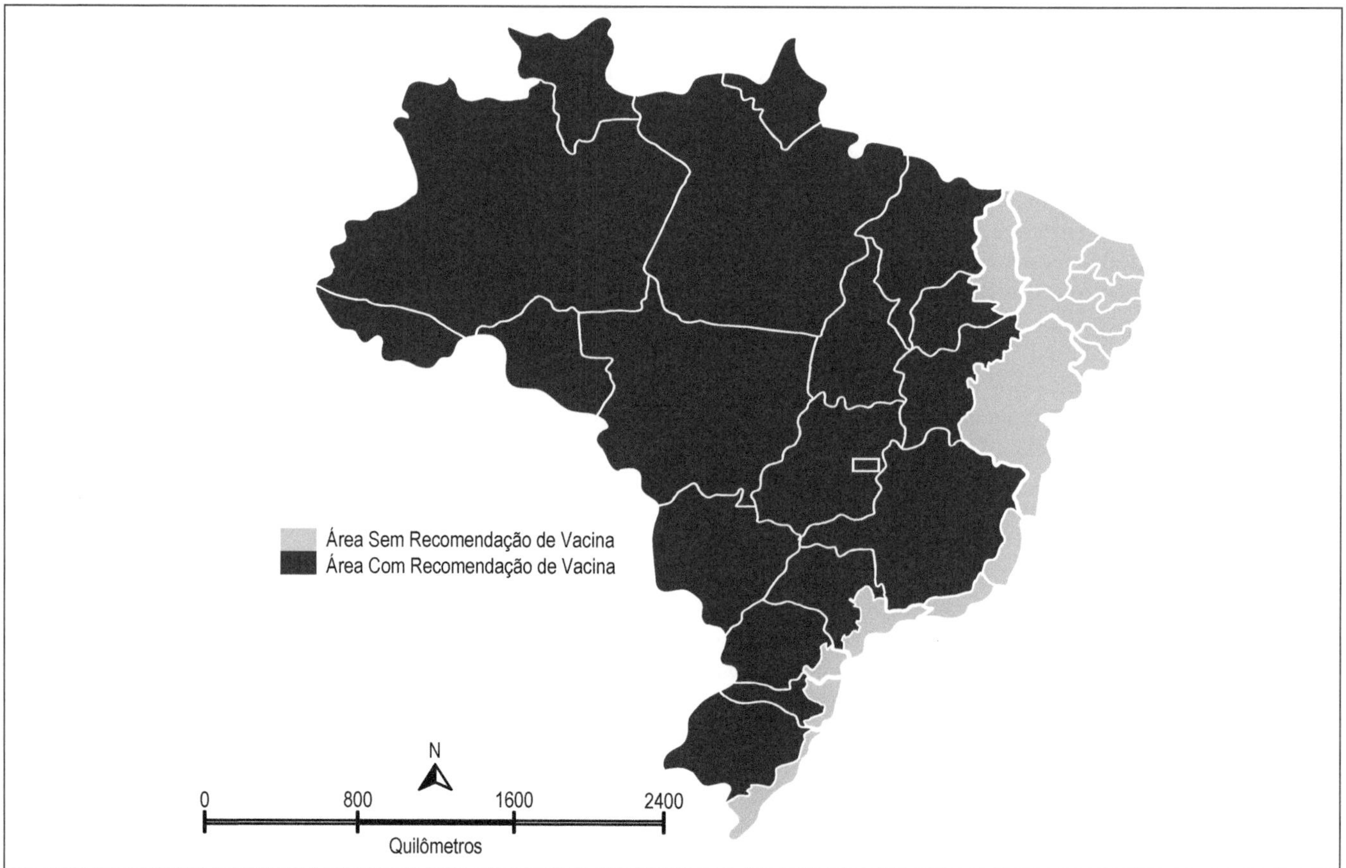

Figura 97.1 – *Áreas com e sem recomendação de vacinação para febre amarela – Brasil, 2012.*
Fonte: Ministério da Saúde. http://portal.saude.gov.br/portal/saude/profissional/area.cfm?id_ area=1525.

Na dengue clássica (febre da dengue), a febre pode aparecer de forma súbita ou após alguns sintomas característicos do período prodrômico, como mal-estar, calafrios e dor de cabeça. A febre é geralmente alta (39 °C a 40 °C), associada à cefaleia, prostração, mialgia, artralgia e dor retro-orbitária. Sintomas respiratórios, como tosse, rinite e garganta inflamada, não são incomuns, especialmente em crianças. Pode ainda aparecer um exantema maculopapular ou escalatiforme no 3° ou 4° dia da doença, durando de 24 a 72 horas e diminuindo após a descamação da pele. Os linfonodos apresentam-se frequentemente aumentados e podem ser observados outros sintomas, como anorexia, náuseas, vômitos e diarreia. Em alguns casos, pode ocorrer sangramento, mais comum nas gengivas. O período de incubação varia de 2 a 15 dias, sendo em média de 5 a 6 dias. A viremia está presente no momento do aparecimento de febre e pode persistir por 3 dias. A DF, nas formas indiferenciada e clássica é autolimitada e o desaparecimento da doença coincide com o aparecimento de vigorosa resposta imune.

A DHF pode ocorrer, em geral, na segunda infecção com um sorotipo heterólogo de vírus. No Brasil, a dengue hemorrágica ocorreu quando o sorotipo 2 foi introduzido no País, após a epidemia pelo sorotipo 1. As manifestações clínicas iniciais da dengue hemorrágica são as mesmas descritas para a dengue clássica, e o período crítico ocorre durante a transição da fase febril para a sem febre, geralmente após o 3° dia da doença. A dengue hemorrágica é caracterizada pelo vazamento difuso capilar de plasma, hemorragias e trombocitopenia (diminuição no número de plaquetas para menos que 100.000/mm^3). O aumento da permeabilidade vascular resulta na hemoconcentração (hematócrito com mais de 20% de aumento), diminuição do volume efetivo de sangue e hipóxia tecidual, podendo terminar em choque. A DSS forma mais grave da doença, é caracterizada por hipotensão e choque.

A classificação de risco de dengue mais utilizada se baseia na classificação de 1997, da Organização Mundial da Saúde (OMS), que classifica os pacientes de acordo com o nível patofisiológico de progressão da doença, em DF, DHF e DSS. Entretanto, em 2009, a OMS propôs uma revisão para o sistema de classificação, com o objetivo de tornar mais eficaz a identificação de pacientes com risco maior de desenvolver complicações pela dengue. Nesse novo sistema, a dengue seria classificada em: dengue sem sinais; dengue com sinais de alerta (dor abdominal, vômito persistente, acúmulo de líquido, sangramento de mucosas, letargia, hepatomegalia e aumento de hematócrito com diminuição de plaquetas); e dengue grave (dengue com grave extravasamento de plasma, sangramento ou falência de órgãos), utilizando sinais e sintomatologia clínica de acordo com a gravidade da doença. Estudos conduzidos a fim de comparar a efetividade das duas classificações chegaram à conclusão de que a classificação revisada (2009) se mostrou mais efetiva na identificação de casos graves de dengue e apresentou maior aplicabilidade, pois depende menos de exames complementares. Entretanto, a classificação tradicional (1997) demonstrava significante associação entre infecção por DENV-2 com desenvolvimento de DHF/DSS, sendo que essa associação com dengue grave não foi considerada na classificação revisada. Dessa forma, os pesquisadores concordaram que ainda são necessários ajustes para que os dois sistemas de classificação possam ser combinados, pois embora a classificação de 2009 seja mais efetiva para ser utilizada pelos médicos, a sua utilização na avaliação da epidemiologia e patofisiologia da doença ainda precisa ser avaliada.

A patogênese das síndromes mais graves da dengue não é completamente compreendida, mas parece envolver anticorpos preexistentes contra o vírus. A hipótese é de que os complexos vírus-anticorpos são formados nos primeiros dias da segunda infecção por dengue e que os anticorpos não neutralizantes promovem a infecção de números maiores de células mononucleares, seguidas pela liberação de mediadores vasoativos e procoagulantes, resultando na coagulação intravascular disseminada observada na síndrome hemorrágica. As lesões detectadas nos pequenos vasos sanguíneos por histopatologia mostram células endoteliais inchadas, edema perivascular e infiltração de células mononucleares.

A literatura vigente sugere que o mecanismo que proporciona a DHF seja composto por três componentes interativos necessários para indução imune do dengue. O primeiro compreende os anticorpos potencializadores da infecção (ADE). Um segundo componente é a desregulação da imunidade mediada por células onde ocorre uma reação cruzada na resposta da célula T ao vírus, e o terceiro componente é a ativação do complemento. Esses três sistemas interagem entre si e reforçam-se mutuamente criando uma situação de potencial risco de vida durante uma segunda infecção pelo DENV. Uma das consequências da infecção secundária e ativação de células T é a produção de citocinas pró-inflamatórias como interferon gama (IFN-γ), interleucina (IL) 1β, IL-8 e fator de necrose tumoral alfa (FNT-α), e citocinas anti-inflamatórias como IL-6 e IL-10.

Casos de DHF são de ocorrência mais comum em infecções secundárias por outro sorotipo distinto do sorotipo da primeira infecção. A infecção secundária difere imunologicamente da infecção primária pelo fato de a resposta imune ocorrer em um contexto de uma imunidade heterotípica preexistente, que apresenta reação cruzada. Células de memória B e T, produzidas pela exposição primária a um diferente sorotipo, são capazes de responder mais rapidamente do que novas células durante a fase aguda da infecção secundária. Entretanto, por causa da diferença genotípica entre os sorotipos, as células de memória B e T que são reativadas durante a infecção secundária podem não apresentar afinidade ótima aos epítopos do sorotipo causador da nova infecção. A alteração no sistema imune, causada pelas células de memória da primeira infecção, é denominada "pecado antigênico original", sendo a primeira infecção o "antígeno original". Os títulos dos anticorpos específicos referentes ao sorotipo da primeira infecção aumentam substancialmente e, com frequência, mantêm-se mais elevados do que os títulos dos anticorpos específicos do sorotipo da infecção atual, favorecendo, assim, o quadro de síndrome hemorrágica já descrito anteriormente.

Os vírus da dengue multiplicam-se no epitélio do intestino, do cérebro e das glândulas salivares dos mosquitos, de forma não patogênica e os mosquitos tornam-se infecciosos por toda a vida (1 a 3 meses ou mais). O vírus da dengue é também transmitido de forma transovariana em mosquitos.

▪ Epidemiologia

A dengue é exceção quando se observa o comportamento das arboviroses, pois é responsável por grandes epidemias urbanas no Brasil desde a década 1980. Esse fato está associado à progressiva disseminação e à infestação do vetor nas várias regiões do País, como também à incapacidade no controle dos vetores da doença, à intensificação do processo de urbanização em países tropicais da Ásia, Oceania, África, Austrália e Américas e à facilidade com que se faz a introdução viral pelos meios de transporte rápido. Durante as duas últimas décadas, a incidência da infecção por DENV tem aumentado consideravelmente em áreas endêmicas, em particular na região das Américas, em que os vírus têm mostrado uma característica hiperendêmica. Nos últimos 50 anos, a incidência da doença aumentou 30 vezes e cerca de 2,5 bilhões de pessoas vivem em países endêmicos de dengue.

Em 1981, ocorreu a primeira epidemia de DENV 1 e 4, em Boa Vista (Roraima). Em 1986, o DENV-1 disseminou-se pelo país. No início de 1990, ocorreu a primeira epidemia de DENV-2 no estado do Rio de Janeiro. Embora a epidemia tenha sido predominantemente de DF, 462 casos de DHF foram notificados, totalizando oito óbitos. Em 2000, o DENV-3 foi introduzido no Rio de Janeiro, disseminando-se rapidamente para outros estados e, nos últimos 3 anos, tem sido o sorotipo responsável pela maioria dos casos de DF e de DHF no Brasil. Em 2007, ocorreu a reintrodução do DENV-4 em Manaus (AM). Recentemente, foi relatada a emergência de um novo sorotipo, a dengue sorotipo 5 (DENV-5), proveniente de casos de dengue silvática no sudoeste asiático. A real importância e a relevância desse achado ainda precisam ser determinadas.

O primeiro relato de coinfecção por dois sorotipos da dengue ocorreu em Porto Rico, em 1982. A partir desse ano, outros casos de coinfecções foram relatados em diversos países, por exemplo, Somália, Taiwan, China e Brasil, incluindo infecções de DENV-1 com DENV-3, de DENV-2 com DENV-3., DENV-1 com DENV-4 e de DENV-3 com DENV-4. Acredita-se que essas coinfecções ocorram apenas durante epidemias, quando circulam múltiplos sorotipos e há alta prevalência do vetor urbano, que é capaz de transmitir simultaneamente mais de um vírus.

Em 2013, dados consolidados até a 7ª semana epidemiológica (16 de fevereiro de 2013), pelo Programa Regional da Dengue da Organização Pan-Americana de Saúde (OPAS)/OMS, mostraram que mais de 204.650 casos foram notificados no Brasil, com 324 casos graves e 33 óbitos ocorridos no Cone Sul, que compreende o Brasil, o Paraguai e a Argentina. Comparando esses resultados com o mesmo período de 2012, o que se nota são o aumento de 190% nos casos notificados (70.489 casos em 2012) e importante redução de 44% nos casos graves (577 casos em 2012) e de 20% nos óbitos. As regiões Centro-Oeste e Sudeste do Brasil lideram em número notificações, com 80.976 casos e 80.876, respectivamente, o que equivale a 79% dos casos notificados no País. Nas demais regiões, foram notificados os seguintes números: Norte (18.435); Nordeste (11.943); e Sul (12.420).

O *A. aegypti* multiplica-se em recipientes contendo água limpa, nas proximidades das habitações humanas, picando, em geral, durante o dia. A maioria das cepas de *A. aegypti* mostra baixa suscetibilidade à infecção oral, o que requer que o título viral no sangue humano seja alto, maior que 10^5/mL, para que a infecção e a transmissão sejam possíveis. Assim, o vetor serve como um mecanismo importante de seleção para a manutenção da virulência do vírus em altos níveis porque apenas cepas de vírus que replicam com alta eficiência em humanos e produzem alta viremia são transmissíveis.

Fatores de ordem social e climática influem para o surgimento dos surtos de dengue. O vírus, quando introduzido em comunidade humana susceptível, idealmente densa e com moradias infestadas pelo mosquito vetor sob condições de temperatura e umidade elevadas, obtém as condições adequadas para o início de uma epidemia.

▪ Diagnóstico laboratorial

Durante a fase inicial da doença, nos primeiros dias de febre e mal-estar, o diagnóstico só é possível por isolamento do vírus, detecção do genoma viral ou do antígeno. No final da fase aguda da infecção, geralmente no período da defervescência (declínio da febre), a sorologia é o método de escolha para o diagnóstico.

O isolamento viral (IV) pode ser realizado em camundongos recém-nascidos, culturas celulares ou em mosquitos. A inoculação em mosquitos é um método altamente sensível, porém é considerado laborioso e não disponível na maioria dos laboratórios de diagnóstico. Os camundongos albinos (*Swiss*) recém-nascidos são muito sensíveis à inoculação intracerebral, sendo, por isso, utilizados com frequência para o isolamento da maioria dos arbovírus. Por outro lado, o emprego de células de mosquito *A. albopictus*, clone C6/36, mostrou-se mais simples quando comparado à inoculação em animais e bastante apropriado para o isolamento. Para o IV, a amostra clínica deve ser colhida de pacientes na fase de viremia, preferencialmente até o 5º dia a partir do início dos sintomas. Após a inoculação, deve-se aguardar até 2 semanas pelo aparecimento de efeito citopático nas culturas celulares ou, ainda, pelo desenvolvimento de encefalite nos camundongos. Em alguns casos, há necessidade de sucessivas passagens para adaptação viral ao sistema utilizado (célula ou animal) e consequente análise dos efeitos causados pela infecção. Para a identificação do agente isolado, testes de reatividade cruzada são realizados em ensaios de soroneutralização (SN), inibição da hemaglutinação (Hemagglutination-Inhibition) HI, fixação de complemento (FC) ou imunofluorescência (IF), utilizando painel de soros hiperimunes, fluidos ascíticos ou anticorpos monoclonais de referência.

As técnicas de reação em cadeia pela polimerase associada à transcrição reversa (RT-PCR) e PCR em tempo real (qPCR) também têm sido utilizadas no diagnóstico rápido de infecções pelo vírus da dengue, com o uso de *primers* sorotipo-específicos. A metodologia molecular permite a detecção de mais de um sorotipo em uma única amostra, bem como de coinfecções, gerando economia de tempo e dinheiro, sem comprometer a qualidade do teste, sendo indicado para amostras clínicas que apresentam baixo título viral, aumentando a sensibilidade e especificidade e tornando o resultado mais preciso.

O diagnóstico sorológico, por meio da pesquisa de anticorpos, preferencialmente com soros pareados, assume grande importância. Entre os métodos sorológicos passíveis de utilização para o diagnóstico das arboviroses, como FC, SN, HI e ELISA (*Enzyme-Linked Immunosorbent Assay*), os métodos de HI e ELISA são os mais empregados. Por ser uma técnica sensível, rápida e de fácil execução, a HI é recomendada na rotina laboratorial, principalmente nos estudos soroepidemiológicos, em razão da longa persistência dos anticorpos inibidores da hemaglutinação após a infecção. O teste de ELISA, utilizado para detecção de IgM, tem a vantagem de identificar infecção atual ou recente e, ademais, apresenta alta sensibilidade, é rápido e de fácil execução. Contudo, o estabelecimento do sorotipo infectante por sorologia é difícil por causa das reações cruzadas, especialmente em pacientes com imunidade heteróloga preexistente.

Atualmente, o teste sorológico mais usado vem sendo a captura de anticorpos IgM anti-NS1, pois anticorpos contra a NS1, descritos nas infecções humanas pelo vírus dengue, são fixadores do complemento e estão presente no soro de indivíduos infectados desde o primeiro dia da doença. A detecção do antígeno NS1 em amostras de soros de pacientes em fase virêmica tem demonstrado ser um método alternativo eficiente para o diagnóstico rápido, sensível e específico da infecção por DENV.

Vários *kits* comerciais para testes rápidos, com base em NS1, estão sendo desenvolvidos e comercializados com o intuito de agilizar o diagnóstico, com resultado entre 20 e 30 minutos, especialmente em períodos de epidemias ou suspeita de casos importados, embora não seja possível a distinção entre os sorotipos. A detecção de pacientes virêmicos em fase aguda da doença permite que os serviços de saúde tomem medidas rápidas de controle da doença e tratamento desses pacientes. Porém, estudos recentes têm questionado a sensibilidade desse teste em situações de infecção secundária ou infecção primária causada pelo DENV-4.

■ Tratamento

O tratamento visa apenas tratar os sintomas e deve incluir repouso, antipiréticos e analgésicos. Não devem ser utilizados derivados do ácido acetilsalicílico, que podem aumentar a possibilidade da ocorrência de hemorragias. Não existem drogas antivirais para utilização no tratamento das infecções pelos vírus da dengue.

■ Prevenção e controle

O desenvolvimento de uma vacina efetiva e segura contra dengue é uma das maiores prioridades da OMS, mas não tem sido de fácil obtenção. A imunidade vacinal deve ser induzida contra os quatro sorotipos simultaneamente, para evitar a exposição dos indivíduos vacinados aos sorotipos mais virulentos, evitando casos de dengue hemorrágica.

Vários estudos vêm sendo realizados com o objetivo de desenvolver vacinas contra o dengue e até o momento o candidato vacinal com maior avanço em testes clínicos se baseia em uma vacina quimérica de vírus atenuados entre os YFV e dengue. Nessa vacina, foi utilizada a cepa vacinal YFV 17D como *backbone* e os genes preM e E de YFV são substituídos pelos mesmos genes dos sorotipos da dengue. Esse candidato vacinal está na fase III dos testes clínicos, porém os resultados iniciais realizados com essa vacina foram decepcionantes, pois embora houvesse a produção de anticorpos neutralizantes, a vacina não foi eficaz em prevenir a infecção pelos DENV-1 e 2. Muitas outras vacinas de vírus atenuados e de DNA estão nas fases iniciais de desenvolvimento clínico. Outras tecnologias como vacinas inativadas e vacinas de vírus fusionados a vetores estão em avaliação em estudos pré-clínicos.

Até o desenvolvimento e a implementação de vacinas contra dengue, a prevenção continuará a se basear na redução ou na erradicação do vetor *A. aegypti* e na vigilância epidemiológica, para a detecção de casos em momento oportuno e orientação das medidas de controle apropriadas. Esses objetivos podem ser conseguidos com o uso de larvicidas e inseticidas; com o desenvolvimento de campanhas de informação e de mobilização das pessoas, de maneira que seja criada maior responsabilidade de indivíduos na manutenção do ambiente doméstico livre de potenciais criadouros do vetor; e com o fortalecimento da vigilância epidemiológica e entomológica para ampliar a capacidade de predição e de detecção precoce de surtos da doença.

■ Outros flavivírus

No Brasil, já foram isolados, além dos *Flavivirus* da febre amarela (YFV) e da dengue (DENV 1-4), os da encefalite de Saint Louis (*Saint Louis Encephalitis* SLEV), Rocio (ROCV), Ilhéus (ILHV), Bussuquara (BSQV), Iguape (IGUV), Cacipacoré (CACV), chikungunya (CHIKV), zika (ZIKV) e o WNV. Muitos destes vírus são zoonóticos no meio silvestre e podem, eventualmente, infectar o homem, como os vírus YF, SLE, ROC, ILH, BUS, CHIKV, ZIKV e WNV.

■ Vírus da encefalite de Saint Louis

A encefalite de Saint Louis é uma doença infecciosa febril aguda causada pelo SLEV. Infecções por SLEV podem ser assintomáticas ou subclínicas, mas também podem gerar sintomas semelhantes a um resfriado comum e, muitas vezes, são diagnosticadas como dengue. Os principais sinais e sintomas observados incluem febre, cefaleia, mialgia, náuseas/vômitos e sonolência. Normalmente, o quadro grave com sinais neurológicos focais e encefalite ocorre em pacientes com mais de 60 anos ou imunodeprimidos, para os quais a letalidade varia de 7% a 24%. Entretanto, pela reatividade cruzada de anticorpo entre diferentes flavivírus, a imunização pelo vírus da dengue também confere imunização contra o SLEV.

O vírus SLE encontra-se amplamente distribuído nas Américas, desde o Canadá até a Argentina. Ao contrário do que acontece nos Estados Unidos, em países da América Central e do Sul, a detecção do SLEV é rara, embora 5% da população do Norte e Sudeste do Brasil apresentem anticorpos contra o vírus. Entretanto, esses dados devem ser criteriosamente analisados, pois pode haver reação cruzada entre anticorpos de diferentes *Flavivirus*, que são induzidos sobretudo por vacinação contra febre amarela ou exposições aos vírus DEN. No entanto, o SLEV pode estar circulando nessas áreas e causando infecções humanas, embora a maioria delas não seja diagnosticada.

Apenas três casos de SLEV em humanos foram relatados no Brasil, durante cerca de 30 anos, sendo dois na região Norte, na década de 1970, e um no município de São Pedro (SP), em 2004. Nesses casos, os pacientes apresentavam quadro febril sem envolvimento neurológico. Dados sorológicos indicam a presença de anticorpos específicos circulantes na população localizada próximo às áreas florestais da Amazônia e à Mata Atlântica e, apesar do raro isolamento do SLEV de humanos, esse vírus tem sido isolado de artrópodes, aves e animais silvestres, indicando que é enzoótico nessas regiões.

No início de 2005, a Argentina registrou uma epidemia causada por SLEV, na cidade de Córdoba. Concomitante a essa epidemia, foi realizado estudo com aves domésticas (gansos e galinhas) das áreas urbanas próximas às residências de pacientes positivos para SLEV. Dessas aves, 62% foram positivas, sugerindo que essas aves serviram de hospedeiros amplificadores para a epidemia ocorrida em Córdoba. Em maio de 2005, no Brasil, a presença de anticorpos contra SLEV foi investigada em aves silvestres (residentes e migratórias) capturadas em Iguape, no estado de São Paulo, porém a prevalência não foi significante. No entanto, em aves capturadas em maio de 2006, houve alta prevalência de anticorpos anti-SLEV. Os autores concluem que pode ter ocorrido importante transmissão de SLEV na região em razão, provavelmente, da reintrodução do vírus ou da ativação do ciclo silencioso de transmissão por algum fator do meio. Nesse mesmo ano de 2006, concomitantes à epidemia de DENV-3, 12 casos de SLEV foram confirmados na cidade de São José do Rio Preto, também no estado de São Paulo, considerada a primeira epidemia registrada no Brasil, com um caso de coinfecção com o DENV-3.

As aves migratórias podem ser as responsáveis pela introdução do SLEV, pois, além da grande variedade de espécies presentes no Brasil, elas participam tanto da manutenção do ciclo como da disseminação do vírus. O fato de SLEV ter sido causador de doença humana serve como alerta para os profissionais de Saúde quanto à necessidade de investigações clínicas e epidemiológicas mais completas sobre doenças febris, principalmente durante epidemias, já que, segundo dados presentes nesse estudo, infecções por SLEV podem não ser reconhecidas ou ser confundidas com o DENV em razão da sintomatologia clínica semelhante.

Vírus do oeste do Nilo (*West Nile*)

A encefalite causada pelo vírus WNV, é uma das principais doenças emergentes da atualidade nas Américas. O WNV foi isolado pela primeira vez em 1937 no continente Africano, em Uganda, mas permaneceu restrito aos países da África, Europa e Ásia durante décadas. Porém, em 1999, chegou às Américas, causando surto de grandes proporções, tendo sido isolado de humanos com encefalite em Nova York, desde então difundindo-se amplamente em direção ao Canadá, México e Caribe. A presença do WNV na América do Sul vem sendo relatada pela detecção de anticorpos em aves e/ou equinos na Guatemala, Caribe, México, El Salvador e Colômbia, Venezuela e, em humanos, em Cuba; bem como pelo IV em três equinos na Argentina e no México. No Brasil, as primeiras evidências da presença do vírus em território nacional partem do ano 2009, quando estudos demonstraram a presença de anticorpos em equinos e aves na região do Pantanal Matogrossense. Mas foi apenas em 2014 que o primeiro caso de WNV em humanos, no Brasil, foi confirmado, em um trabalhador rural do Piauí, que apresentou sintomas clínicos de encefalite aguda. Foi, então, que, entre 2018 e 2020, estudos comprovaram a circulação do WNV em outros estados do Brasil por meio da detecção, do isolamento e do sequenciamento do vírus em amostras de equinos do Espírito Santo, Minas Gerais, Piauí e São Paulo. Como o País apresenta condições ecológicas favoráveis à transmissão desse vírus, esforços devem ser realizados no sentido de se estabelecer vigilância epidemiológica ativa em equinos, aves migratórias e residentes em território nacional.

Patogênese e características clínicas

Na América do Norte, epidemias por WNV estão associadas a doenças em equinos e aves migratórias, que se acredita serem hospedeiros amplificadores, tendo como vetor principal os mosquitos do gênero *Culex*. Os humanos e equinos são hospedeiros acidentais, entretanto transplantes de órgãos, transfusões de sangue e o leite materno são importantes vias de transmissão em humanos. A doença já foi documentada em mais de 30 espécies de hospedeiros vertebrados, incluindo humanos, equinos, felinos, caninos, ungulados, roedores, morcegos, mamíferos marinhos e jacarés. A maioria das infecções humanas resulta de um mosquito infectado alimentando-se do sangue de uma pessoa. O vírus inicialmente se replica no local da picada, provavelmente nas células dendríticas, antes de disseminar-se pelo sistema linfático, corrente sanguínea e para outros órgãos.

No entanto, há poucas evidências da morbidade e/ou mortalidade de equinos ou humanos nos países tropicais. Esse fato pode ser explicado pela proteção cruzada que ocorre com outros *Flavivirus*, como dengue e febre amarela, que já circulam nesses países, o que pode causar a redução da virulência do WNV, ou pela diminuição da competência dos vetores e aves em transmitir o vírus quando comparada à transmissão em climas temperados em virtude da grande variedade de espécies hospedeiras nos trópicos e ainda pelo fato de as aves hospedeiras, quando doentes, possivelmente serem incapazes de migrar para longas distâncias.

O período de incubação é de 2 a 14 dias. Uma vez infectados, 80% dos pacientes humanos são assintomáticos. A maioria dos casos sintomáticos se apresenta como doença febril, leve e autolimitante. Entretanto, 1% dos casos sintomáticos pode evoluir para doença neurológica, incluindo meningite e encefalite. O caso típico é caracterizado por febre, cefaleia, dor nas costas, mialgia, vômitos, diarreia, anorexia e linfoadenopatia generalizada. Pode ocorrer, em aproximadamente metade dos casos, erupção do tipo maculopapular, envolvendo o peito, costas e extremidades superiores. A doença dura de 3 a 6 dias com recuperação rápida. A doença neuroinvasiva varia de desorientação à morte, mas mais frequentemente resulta em meningite asséptica, encefalite ou paralisia flácida, semelhante à poliomielite, especialmente em pacientes idosos. Aproximadamente 50% das pessoas com doença neuroinvasiva têm sequelas persistentes 12 meses após a infecção.

■ Diagnóstico laboratorial

O teste diagnóstico mais comumente utilizado é a detecção de anticorpos IgM contra o WNV em soro ou em líquido cefalorraquidiano (LCR) utilizando a técnica sorológica ELISA, porém pacientes recentemente vacinados ou infectados com outros flavivírus podem apresentar resultado falso-positivo nesse teste, por conta da possível reação cruzada. Outras provas como HI, detecção do material genético viral por biologia molecular (RT-PCR), IV ou soroneutralização (PRNT), também podem ser utilizadas (para maiores informações sobre os métodos diagnósticos, consultar Capítulo 80 específico sobre o assunto).

■ Tratamento

Do mesmo modo que ocorre com a febre amarela, não há tratamento antiviral específico para infecções causadas pelo WNV, seguindo-se as mesmas recomendações ao paciente. Para casos mais graves, pode ser indicada a hospitalização para tratamento de suporte, reposição de fluidos, auxílio respiratório e prevenção de infecções secundárias.

■ Prevenção e controle

A forma mais efetiva de se prevenir a infecção por WNV é o controle do vetor por medidas de mitigação eliminando criatórios dos vetores com ações de saneamento, higiene e uso de larvicidas, além de evitar a exposição aos insetos com o uso de inseticidas, repelentes e colocação de telas em portas e janelas. A vigilância epidemiológica também é de extrema importância no controle do aparecimento de casos veterinários ou humanos. No caso do WNV, a prevenção pela vacinação é disponibilizada apenas para equinos em alguns países.

Zikavírus

O zikavírus (ZIKV) é um arbovírus pertencente ao gênero *Flavivirus* (família *Flaviviridae*) e foi descrito pela primeira vez em Uganda, no ano de 1947, após análises em sangue de macacos Rhesus sentinela. Recebeu a mesma denominação do local de origem de sua identificação, a floresta Zika. O *Aedes aegypti* é considerado o principal vetor na área urbana e suburbana, bem como o mosquito *A. Albopictus*.

A primeira identificação do ZIKV fora da África e da Ásia foi em 2007, quando o vírus foi associado a um pequeno surto em parte dos Estados Federados da Micronésia. Desde então, infecções pelo zikavírus foram relatadas em todo o mundo, inclusive no sudeste da Ásia; Polinésia Francesa e outras ilhas do Oceano Pacífico. Entre os anos de 2013 a 2015, a linhagem asiática do vírus causou novos surtos na região da Polinésia Francesa.

O primeiro caso confirmado de infecção pelo ZIKV nas Américas foi relatado no Nordeste do Brasil em maio de 2015, embora estudos filogenéticos detalhados indiquem a introdução do vírus já em 2013.

A doença era considerada benigna até outubro de 2015, quando, então, foi observado o aumento acentuado no número de recém-nascidos com microcefalia, uma condição rara associada ao desenvolvimento incompleto do cérebro, observado principalmente em maternidades com alto número de casos de gestantes positivas para a infecção pelo vírus.

O ZIKV é um exemplo típico de vírus emergente com caráter epidêmico. Enquanto os sorotipos do vírus da dengue levaram várias décadas para se espalhar pelo Brasil, a epidemia do zikavírus se alastrou rapidamente pelo País em poucos meses.

■ Patogênese e características clínicas

Cerca de 80% das pessoas infectadas pelo zikavírus não desenvolvem manifestações clínicas. Já na infecção sintomática em seres humanos, normalmente resulta em doença febril leve e autolimitada, erupção cutânea, manchas vermelhas na pele, coceira, vermelhidão nos olhos, artralgia e conjuntivite. Esses sintomas geralmente duram de 2 a 7 dias. Porém, dores nas articulações podem persistir por aproximadamente 1 mês.

No Brasil, o vírus tem sido associado a malformações congênitas, incluindo microcefalia em recém-nascidos de mães infectadas pelo ZIKV durante a gravidez e outras doenças neurológicas graves, como a síndrome de Guillain-Barré.

As formas graves e atípicas são raras, mas quando ocorrem podem, excepcionalmente, evoluir para óbito.

A principal forma de transmissão é pela picada do vetor, mas existem evidências de outras possíveis formas de transmissão que precisam ser avaliadas com mais profundidade. O vírus já foi detectado em sua forma ativa em diversos tipos de amostra, como saliva, sêmen e leite materno. No entanto, não há evidências de transmissão por meio do leite materno, assim como nem por urina ou saliva. Já pela transfusão sanguínea, é possível ocorrer a infecção. Existem evidências na literatura vigente de que o vírus pode ser sexualmente transmissível; assim, a OMS recomenda, entre outras medidas, a prática de sexo seguro por mulheres gestantes que vivem em áreas de alta transmissão do vírus.

Diagnóstico laboratorial

O diagnóstico é realizado utilizando-se métodos sorológicos e moleculares por RT-PCR em tempo real e sequenciamento genético. No caso de recém-nascidos com suspeita de comprometimento neurológico, a solicitação de exames de imagem, como ultrassonografia, tomografias ou ressonância magnética faz-se necessária. Em casos fatais suspeitos de infecção pelo ZIKV, é recomendado o estudo anatomopatológico seguido de pesquisa de antígenos virais por imuno-histoquímica (IHQ).

Prevenção e controle

Apesar de diversos estudos e investimentos na área de prevenção, ainda não existem vacinas ou medicamentos específicos contra ZIKV. A melhor forma de prevenção segue o padrão de outros flavivírus, que se constitui no combate a insetos vetores, mantendo o domicílio sempre limpo, eliminando os possíveis criadouros e evitando o contato com os vetores por meio do uso de repelentes, de inseticidas e de telas contra insetos em portas e janelas. Políticas públicas e conscientização da população são fundamentais para o combate ao zikavírus.

Robovirose: *Orthohantavírus*

Histórico e propriedades dos vírus

Os hantavírus surgiram na década de 1950, inicialmente conhecidos como "febre hemorrágica da Coreia" e foram responsáveis pela morte de soldados americanos durante a guerra na Coreia do Norte. Entretanto, o agente etiológico só foi identificado em 1978, de um pequeno roedor silvestre *Apodemus agrarius*. O vírus foi denominado *Hantaan* por causa de um pequeno rio (*Han*) perto da fronteira entre as duas Coreias em um vale (*Taan*), onde a infecção humana era endêmica.

Recentemente, os hantavírus foram reorganizamos e sua classificação passou a pertencer à ordem *Bunyavirales*, família *Hantaviridae*, subfamília *Mammantavirinae* do gênero *Orthohantavirus*. A subfamília *Mammantavirinae* abrange quatro gêneros (*Loanvirus, Mobatvirus, Orthohantavirus e Thottimvirus*) que compreende 47 espécies. O *Thottimvirus* (duas espécies) é um dos mais antigos conhecidos no grupo, cujo reservatório natural é um pequeno mamífero conhecido por "musaranho" (*Suncus murinus*). Os gêneros *Loanvirus* (duas espécies) e *Mobatvirus* (cinco espécies) são vírus encontrados em morcegos. Já os *Orthohantavírus*, com maior representação, são transmitidos por reodores e compreende 38 espécies, em geral denominadas pelo local da identificação inicial.

Os vírus desse gênero medem de 80 nm a 120 nm de diâmetro, apresentam cápside circundado por um envoltório lipoproteico com espículas superficiais. O genoma viral é constituído por três segmentos de RNA senso-negativo de fita simples (*Small-S, Medium-M e Large-L*), lineares e de simetria helicoidal, que codificam, respectivamente, proteínas estruturais de nucleocapsídeo (N), glicoproteínas do envelope (G1 e G2) e a proteína L (L), além das proteínas não estruturais NSs e NSm. As glicoproteínas G1 e G2 têm propriedades biológicas importantes por causarem virulência, hemaglutinação, fixação do vírus e fusão com a célula hospedeira. A proteína N é o produto mais abundante nos *virions* e nas células infectadas. Essa proteína forma o nucleocapsídeo viral e liga-se ao RNA para formar o complexo denominado "ribonucleoproteína". Essa proteína induz a formação de anticorpos fixadores de complemento durante infecções de mamíferos. E é importante na replicação viral, pois atua como uma chaperona de RNA, desdobrando continuamente o RNA para permitir que este forme estruturas mais estáveis. A proteína L tem função de RNA-polimerase RNA-dependente, que participa da replicação. A proteína não estrutural S (NSs) parece ser uma antagonista do interferon, favorecendo a ligação entre a proteína viral e a proteína do hospedeiro nas células de mamíferos. A proteína não estrutural M (NSm), embora não tenha a sua função bem definida, parece estar envolvida na montagem do *virion* no complexo de Golgi, onde está localizada.

Patogênese e características clínicas

Em roedores, a infecção por hantavírus não provoca doença clínica e estabelece uma infecção persistente prolongada que pode durar por vários meses. O vírus é transmitido horizontalmente em roedores e a infecção ocorre por arranhões e mordidas, embora a transmissão por meio de aerossóis possa ter papel importante. Os alvos do hantavírus são as células endoteliais, com as maiores concentrações de antígenos virais observadas nos pulmões e rins. O vírus é eliminado na urina e nas fezes e provavelmente pela saliva, pois existe replicação viral considerável nas glândulas salivares.

Em contraste com a infecção em roedores, a infecção humana resulta com frequência em doenças, ou febre hemorrágica com síndrome renal (FHSR) ou síndrome pulmonar e cardiovascular por hantavírus (SPCVH), dependendo do tipo de hantavírus. A transmissão para espécie humana ocorre mais frequentemente pela inalação de aerossóis formados a partir de secreções e excreções dos roedores, reservatórios de hantavírus. Outras formas de transmissão foram também descritas: a) ingestão de alimentos e água contaminados; b) percutânea, por meio de escoriações cutâneas e mordeduras de roedor; c) contato do vírus com mucosa, por exemplo, a conjuntival; d) acidentalmente, em trabalhadores e visitantes de biotérios e laboratórios. Em surtos de SPCVH pelo vírus Andes, ocorridos na Argentina e Chile, evidenciou-se casos de infecção por transmissão interpessoal, porém rara.

O período de incubação da doença provocada por hantavírus varia de 7 a 21 dias. Um caso típico de FHSR apresenta sintomas semelhantes à influenza durante 1 semana, seguida por uma fase de hipotensão com trombocitopenia, apresentando hemorragias petequiais e choque em aproximadamente 10% a 15% dos pacientes.

Na síndrome pulmonar por hantavírus, após o período de incubação, o paciente também apresenta sintomas respiratórios de aparecimento abrupto, semelhantes à influenza, com uma fase febril de aproximadamente 4 dias. Em seguida, aparecem edema pulmonar, dispneia e hipóxia e, frequentemente, hemoconcentração. Esses sintomas são ligados à infecção das células endoteliais microvasculares do pulmão, que aumenta a permeabilidade e causa o derrame de fluidos no pulmão. A deterioração das condições é rápida, com resultado fatal em grande número de casos. Anticorpos e células T específicos são detectáveis quando os sintomas da doença aparecem, o que é consistente com mudanças imunomoduladas em vez de morte celular associada à replicação viral, dando origem aos sintomas.

A SPCVH, após incubação de 9 a 33 dias, manifesta-se por febre, mialgia, astenias, náuseas e cefaleia. Ressalta-se que a doença não se inicia com tosse, coriza, ou outros sintomas respiratórios. Geralmente, após o 3° dia, surge tosse, inicialmente seca e, depois, produtiva, com expectoração mucossanguinolenta, acompanhada por dispneia, que, no inicio, é de leve intensidade, mas, na maioria dos casos, evolui em menos de 24 horas para insuficiência respiratória. Acompanham o quadro, calafrios, náuseas e vômitos, não sendo incomuns dor abdominal e diarreia. Nessa fase, observam-se estertoração pulmonar, taquicardia e hipotensão arterial, seguidas por colapso cardiocirculatório, queda do débito cardíaco geralmente com resistência vascular sistêmica aumentada, diferindo do choque séptico.

Em casos fatais, antígenos virais são detectados em células endoteliais no corpo, predominantemente em células endoteliais pulmonares, no caso de SPCVH; e células endoteliais renais, nos casos de FHSR.

■ Epidemiologia

As hantaviroses são zoonoses transmitidas por roedores que ocorrem em quase todo o mundo. São conhecidas duas doenças humanas associadas à infecção por hantavírus: a febre hemorrágica com FHSR, que ocorre na Ásia e Europa; e a SPCVH. Após essa descrição, inúmeros hantavírus foram descritos em várias partes do mundo, entre eles, o vírus Puumala, na Europa, e o Prospect Hill, na América do Norte.

O vírus Hantaan, protótipo dos hantavírus, foi assim denominado por causa do rio Hantaan, que ficava próximo ao local da ocorrência de alguns casos de FHSR em tropas das Nações Unidas na Coreia, que ocasionaram o descobrimento do vírus, em 1951-1953.

A SPCVH foi primeiramente descrita em 1993, nos Estados Unidos, quando se descobriu que os hantavírus americanos causavam doença humana. Esse hantavírus americano foi denominado "Sin Nombre". Desde então, a SPCVH vem sendo observada nas Américas. No Brasil, foram descritos hantavírus associados à doença humana em cinco locais: Anajatuba, no Maranhão; Castelo dos Sonhos, no Pará; Araraquara, no Sudeste e Planalto Central; Juquitiba, na Serra do Mar e Sul; e Araucária no Paraná.

No Brasil, a hantavirose é uma doença emergente e qualquer caso suspeito é de notificação compulsória imediata para desencadeamento de medidas de controle, investigação e tratamento adequado. Os três primeiros casos clínicos de SPCVH foram identificados pelo Instituto Adolfo Lutz, no estado de São Paulo, no município de Juquitiba, em 1993. Outros sete casos foram registrados: um no estado de Mato Grosso, na cidade de Castelo dos Sonhos; e outros seis no Estado de São Paulo, nas cidades de Araraquara e Franca, ambos em 1996; um em Tupi Paulista e um em Nova Guataporanga, além de dois casos em Guariba, em 1998. Estudos em roedores, feitos pelo Instituto Adolfo Lutz, determinaram prevalência de 19% a 21% de anticorpos para hantavírus na espécie de roedores *Bolomys lasiurus*. A partir de 1999, o número de casos de hantavirose no Brasil começa a aumentar, com 93 casos confirmados em todas as regiões do País, em 2012. Até maio de 2013, cinco casos foram confirmados com quatro casos de óbitos registrados.

Os hantavírus evoluíram estreitamente relacionados a seus reservatórios (roedores), que, no continente americano, são *Muridae* da subfamília *Sigmodontinae*. No Brasil, os reservatórios identificados são o rato do rabo peludo *Bolomys lasiurus*, reservatório do vírus Araraquara, *Akodon sp.*, também infectado com vírus Araraquara e o ratinho do arroz, *Oligoryzomys sp.*, infectado com o vírus Juquitiba.

■ Diagnóstico laboratorial

O diagnóstico laboratorial das infecções por hantavírus é comumente feito por teste sorológico de ELISA, visando à detecção de anticorpos IgM-específicos. A presença desses anticorpos surge precocemente, com o aparecimento da doença. Os do tipo IgM mantêm-se detectáveis por 60 a 90 dias e seu encontro relaciona-se à infecção recente. A reação cruzada entre hantavírus relacionados não permite a identificação do vírus infectante. Métodos menos utilizados são a IFI e o *Western blotting*. Os resultados falso-positivos podem decorrer principalmente da presença de fator reumatoide, o que inviabiliza o uso da IFI em inquéritos sorológicos. Também, mostra-se muito útil para esse diagnóstico a RT-PCR em tempo real, com a detecção do genoma do hantavírus em materiais clínicos, e sequenciamento para complementar os diagnósticos sorológicos e permitir a comparação genética dos hantavírus.

O isolamento de hantavírus de casos clínicos é muito difícil, pois, em razão da presença de anticorpos neutralizantes provenientes da resposta imune do hospedeiro, o resultado é quase sempre negativo.

■ Tratamento

O tratamento bem-sucedido é dependente do diagnóstico precoce. Como não existe tratamento específico, o recomendado é que o paciente seja transferido com urgência para unidade de terapia intensiva (UTI) em condições de isolamento respiratório. A terapia para a SPCVH consiste na manutenção de oxigenação adequada e no suporte das funções hemodinâmicas e utilização de drogas vasoativas. A droga ribavirina é utilizada no tratamento da FHSR, entretanto não funciona adequadamente na SPCVH, que é de evolução mais aguda. A droga não teria tempo para agir permitindo evolução para insuficiência respiratória com choque.

■ Prevenção e controle

Não existe vacina que previna infecção por hantavírus americano e, para sua profilaxia, recomenda-se evitar contato com roedores silvestres, especialmente tomando-se medidas que não os atraiam às proximidades das habitações ou locais onde sementes são armazenadas, que permitam a correta estocagem de alimentos, ventilação e desinfecção de ambientes onde existe a presença de roedores.

Outros arbovírus e robovirus de importância

■ Bunyavírus

O arbovírus do gênero *Orthobunyavirus* de maior importância no Brasil é o vírus Oropouche (OROV) responsável pela a febre do Oropouche.

O vírus é mantido na natureza pelos ciclos silvestre e urbano. No ciclo silvestre, preguiças, macacos e aves são os hospedeiros vertebrados e o *Aedes serratus, Culex quinquefasciatus* e *Culicoides paraensis* (maruim) vetores. No ciclo urbano, o vírus é transmitido de pessoa a pessoa pela picada do *Culicoides paraensis*, amplamente disseminado em áreas tropicais e subtropicais das Américas.

A febre do Oropouche é uma doença aguda que cursa com cefaleia, mialgia, artralgia, podendo estar acompanhada de meningite asséptica. O OROV é considerado, depois do DENV, o arbovírus de maior importância no Brasil, principalmente na região Amazônica, onde causa epidemias explosivas, como as que ocorreram nos estados do Amazonas, Acre e Pará, acometendo simultaneamente milhares de pessoas em curto período, sem que houvesse o registro de casos fatais, implicando sérias consequências de ordem social e econômica. No entanto, o isolamento e evidências sorológicas constataram a circulação desse vírus em outras regiões do País fora de períodos de epidemias, como o isolamento feito a partir de amostra de um primata não humano no estado de Minas Gerais, em 2003. Desde o primeiro isolamento em Trinidad em 1955, OROV tem sido associado com grandes epidemias nas Américas, com 500 mil casos descritos nos últimos 45 anos. As epidemias ocorrem tanto em grandes centros como em pequenas cidades, uma vez que o vetor (maruim) encontra-se distribuído em áreas urbanas e rurais.

O OROV pode ainda circular esporadicamente, fora do período de epidemias. Casos de circulação esporádica desse vírus já foram descritos em Acrelândia, no estado do Acre, em 2004, e em Manaus, entre 2007 e 2008, mediante a realização de inquéritos sorológicos. Em Acrelândia, 1,7% dos pacientes foram positivos para OROV por teste HI e em dois casos o genoma viral foi detectado por RT-PCR. Em Manaus, 20,3% dos pacientes, apresentando febre aguda com menos de 5 dias, cefaleia, mialgia e artralgia, exantema, petequias, epistaxe e sangramento gengival e que eram negativos para dengue (Mac-ELISA) e malária (teste de gota espessa), apresentaram anticorpos IgM anti-OROV. Embora, haja a ocorrência de várias arboviroses na região amazônica, vários casos deixam de ser diagnosticados ou são erroneamente diagnosticados. No caso do OROV, infecções que causam febre aguda, podem ser facilmente confundidas com dengue ou malária, que também são endêmicas nessa região.

Estudos filogenéticos do segmento S classificam o vírus ORO dentro de três genótipos distintos: I; II; e III. No genótipo I, encontram-se o protótipo de Trinidad e a maioria das estirpes brasileiras. No genótipo II, estão agrupadas as estirpes isoladas no Peru, entre 1992 e 1998; e duas cepas do Brasil, isoladas em 1991, nos estados do Pará e Acre. No genótipo III, estão as estirpes isoladas no Panamá, em 1989, e a estirpe isolada de um primata (*Callithrix sp.*) no estado de Minas Gerais, em 2000, sendo esta a primeira estirpe do genótipo III detectada no Brasil.

■ Togavirus

São vírus classificados na família *Togaviridae*, gênero *Alphavirus.* Os vírus desse gênero medem 70 nm de diâmetro, apresentam capsídeo de simetria icosaédrica, circundado por envoltório constituído de espículas em sua superfície. O genoma viral é constituído de RNA de fita única, linear, de polaridade positiva com aproximadamente 11.700 nucleotídeos distribuídos por oito genes, que codificam proteínas não estruturais (nsP1 a nsP4) envolvidas na replicação viral e proteínas estruturais do envoltório (glicoproteínas E1 e E2), do capsídeo, além de pequenos polipeptídeos E3 e 6Ks. Os *Alphavirus* se ligam a receptores específicos expressos em muitos tipos celulares de várias espécies, mas cada um apresenta tropismo tecidual diferente, o que causa diferentes manifestações da doença.

Os *Alphavírus* são transmitidos a vertebrados pela picada de um mosquito infectado. O local da replicação primária varia de acordo com o vírus e o hospedeiro, mas, em geral, todos os *Alphavírus* induzem alto nível de viremia nos hospedeiros suscetíveis. Os vírus cuja replicação inicial ocorre em músculos esqueléticos e linfonodos, em geral, disseminam-se através do sangue para outros músculos esqueléticos e tecidos linfáticos. O alvo para *Alphavírus* que causam encefalites é o sistema nervoso; o mecanismo pelo qual esses vírus penetram no SNC não está claro; a célula-alvo no SNC é o neurônio e o dano a esse tipo de célula pode ser irreversível.

Os mosquitos infectam-se ao se alimentarem em um hospedeiro na fase de viremia, e o vírus deve ser capaz de se replicar na glândula salivar do mosquito; este é capaz de transmitir o vírus de 4 a 10 dias após a infecção, tornando-se persistentemente infectado. A manutenção desse ciclo requer um hospedeiro vertebrado que amplifique a infecção e desenvolva viremia de magnitude suficiente para infectar os mosquitos: para muitos *Alphavírus,* os humanos são hospedeiros terminais, pois não infectam os mosquitos de forma eficiente.

Entre os *Alphavirus* de importância no Brasil, o vírus Mayaro (MAYV) é responsável por causar a febre do Mayaro, os vírus da encefalite equina venezuelana (VEEV, fo inglês *venezuelan equine encephalitis*), da encefalite equina do leste (EEEV, do inglês *eastern equine encephalitis*) e da encefalite equina do oeste (WEEV, do inglês *western equine encephalitis*) são causadores das encefalites equinas e chikungunya (CHIKV).

Vírus *Mayaro*

No Brasil, o MAYV é amplamente distribuído nas regiões da Amazônia, Central e Nordeste, onde o principal vetor, *Haemagogus janthinomys*, é encontrado em abundância. Os primatas não humanos, bem como aves silvestres, atuam, respectivamente, como hospedeiro primário e secundário, desempenhando papel fundamental na manutenção e disseminação do vírus. Dessa forma, existe a possibilidade de o vírus MAY causar grandes epidemias urbanas, pois pode ser transmitido pelo mosquito *A. aegypti*, amplamente disseminado nas cidades brasileiras. O homem parece ser amplificador na transmissão do MAYV durante epidemias, pois enquanto a quantidade de vírus necessária para infectar o vetor não é estabelecida, parece que o vírus pode circular em humanos em quantidade suficiente para infectar alguns vetores. A febre do Mayaro é uma doença aguda cujos sintomas são febre, cefaleia, mialgia, artralgia, e artrite e exantema em casos mais graves, podendo facilmente ser confundida com sintomatologia de dengue.

As epidemias de MAYV estão limitadas às áreas rurais ou dentro de florestas onde o vetor *Haemagogus janthinomys* é encontrado em abundância. Na Amazônia, o vírus é endêmico, com altas taxas de anticorpos na população (10% a 60%); por isso, há dificuldade de se isolar o vírus de amostras clínicas. Além disso, o período virêmico é curto, podendo se estender por 3 dias. Primatas não humanos e aves migratórias são importantes disseminadores do vírus, pois podem voar longas distâncias, em fase virêmica, em um curto período de tempo.

O MAYV foi primeiramente identificado em Trinidad e Tobago na década de 50 e espalhou-se pelas Américas. Uma das principais características são as dores nas articulações que podem perdurar por meses.

Infecções pelo vírus MAYV já foram descritas em países como Trinidad, Bolívia, Guiana Francesa e Brasil. Em 1979, durante uma epidemia em Beltarra, Pará, o vírus foi isolado em 43 pacientes. Em 2000, no estado de São Paulo, esse vírus foi isolado de um paciente que havia participado de pescaria no estado do Mato Grosso do Sul. Entre os anos de 2007 e 2008, a Fundação de Medicina Tropical Dr. Heitor Dourado (FMT-HVD), situada em Manaus, realizou estudo de vigilância para casos de doença febril aguda. Durante essa pesquisa, dos pacientes que apresentaram febre de até 5 dias, negativos para malária e dengue, 5,2% apresentaram anticorpos IgM anti-MAYV. Como acontece para OROV, o MAYV também apresenta circulação esporádica na região amazônica, mas acaba não sendo diagnosticado por apresentar sintomatologia semelhante à da dengue.

Encefalites equinas

As encefalites equinas causam epizootias com quadros de encefalite e doenças respiratórias em equinos domésticos e surtos de doença febril aguda ou meningoencefalites em seres humanos. Apresentam como hospedeiros primários as aves.

No Brasil, roedores silvestres são os principais hospedeiros do VEEV, além de morcegos, aves silvestres e marsupiais atuarem como hospedeiros secundários. Os mosquitos do gênero *Culex* podem estar envolvidos na transmissão do vírus ao homem. Nenhum caso humano de encefalite, causada por esses vírus, foi registrado no País, tendo sido observados apenas casos de doença febril aguda, apesar da alta prevalência de anticorpos entre moradores das regiões amazônica e Mata Atlântica. Por outro lado, surtos ocorrem periodicamente em alguns países da América Central, México, Venezuela e Estados Unidos, causando grande problema econômico, social e para a Saúde Pública.

O vírus EEE está amplamente distribuído nas Américas. No Brasil, já foi isolado em equinos localizados nos estados do Amazonas, Pará, Pernambuco, Bahia, Minas Gerais, Rio de Janeiro, São Paulo, Paraná e Mato Grosso do Sul. Os equinos, aves silvestres e os vetores *Culex pedroi* e *Aedes taeniorhynchus* desempenham importante função na manutenção desses vírus, que causam desde doença febril aguda a casos fatais de encefalite em seres humanos (30% a 50%), além de determinar altas morbidade e mortalidade em equinos (50% a 90%).

O vírus WEE é causador de encefalite no homem e em equinos, principalmente na América do Norte, onde causa epidemias esporádicas. No Brasil, apenas um caso foi relatado da doença em seres humanos. Alguns isolamentos foram realizados em aves silvestres, as quais parecem desempenhar papel importante no ciclo de manutenção desses vírus, apresentando viremia com títulos altos, suficientes para infectar vetores, principalmente do gênero *Culex*. Humanos e equinos são hospedeiros acidentais e apresentam viremia com títulos baixos.

Virus *Chikungunya*

Propriedades dos vírus

O chikungunya vírus (CHIKV) é um *Alphavirus* (família *Togaviridae*), de capsídeo icosaédrico envelopados e tem um diâmetro de 60 nm a 70 nm. É formado de RNA de cadeia simples de sentido positivo com um genoma de 11,8 kb (quilobases) que codifica duas poliproteínas, que são clivadas em quatro proteínas não estruturais (nsP1-ns4) e cinco proteínas estruturais (C, E1, E2, E3 e 6K).

Histórico

O primeiro surto que se tem documentado pelo CHIKV é de 1952-1953, na Tanzânia, causando doença febril acompanhada de severa artralgia (dores nas articulações). O nome "Chikungunya" deriva de uma palavra do idioma makonde que significa "aqueles que se dobram", fazendo referência à posição contorcida e dolorida assumida pelas pessoas infectadas por esse vírus.

Posteriormente, o CHIKV foi detectado na Ásia, mas também já foi detectado no Caribe, Itália, França, Estados Unidos e Brasil. Em 2010, houve o primeiro caso detectado no Brasil, em um homem de 41 anos que viajou para uma região endêmica na Indonésia. A partir de 2014, um número crescente de novos casos foram identificados e atualmente a doença já é recorrente no País com elevado número de casos e alguns óbitos. Em 2022, houve aumento significativo em relação aos anos anteriores. A prevenção e o controle da doença se tornaram praticamente ineficazes durante a pandemia da COVID-19, aliada às condições favoráveis do clima, como chuvas intensas e prolongadas além do calor em locais com maior vulnerabilidade das habitações nas cidades, especialmente em áreas mais pobres.

Patogênese e características clínicas

Os vetores desse vírus são os mosquitos do gênero *Aedes*, principalmente o *Aedes aegypti*, entretanto, o *A. albopictus* tem se mostrado um importante vetor, especialmente nas epidemias ocorridas na Índia, por apresentar características rurais e urbanas. A transmissão maternofetal pode ocorrer quando a mãe estiver em fase aguda, no momento do parto.

O período de incubação varia de 2 a 12 dias, causando infecção em geral assintomática e raramente fatal. Os sintomas clínicos são febre alta, durando alguns dias a 2 semanas, acompanhada de cefaleia, dores nas costas, calafrios, mialgia, náuseas e vômito. O sintoma mais característico é a artralgia, que, junto com outras manifestações clínicas, necessita de diagnóstico diferencial mais acurado em comparação a outras infecções causadas por arbovírus, principalmente com a dengue. A artralgia costuma ser severa, afetando as extremidades, tornozelos, pulso e dedos, mas também articulações maiores. Após a fase aguda, alguns pacientes desenvolvem sintomas com duração prolongada, de algumas semanas a meses, incluindo fadiga, poliartrite e tenosinovite nos dedos. Manifestações cutâneas, petequias, coceiras, erupções, inflação do linfonodo cervical também podem ser observadas. Complicações causadas pela infecção podem incluir miocardite, meningoencefalite, hemorragia moderada, como também afetar o SNC.

Diagnóstico laboratorial

O diagnóstico pode ser realizado por isolamento viral, diagnóstico molecular por RT-PCR e sorológico por ELISA para IgG e IgM, sendo que os níveis de IgM aparecem de 5 a 7 dias após o início dos sintomas, permanecendo por vários meses.

Tratamento

Não há tratamento específico nem vacina contra o CHIKV, sendo recomendado o tratamento de suporte ao paciente com administração de analgésicos para redução das dores.

Arenavírus (robovírus)

Propriedades dos vírus

O nome "arenavírus" resulta da presença de conteúdo semelhante à areia nas partículas virais, em fotos de microscopia eletrônica. Os arenavírus são classificados na família *Arenaviridae*, que contém 56 espécies subdivididos em quatro gêneros: *Hartmanivirus* e *Reptarenavirus* que infectam répteis, *Antennavirus* que infectam peixes e os *Mammarenavirus* que infectam mamíferos. São vírus esféricos ou pleomórficos, de 50 nm a 300 nm de diâmetro, com envelope lipoproteico com espículas. O genoma viral consiste de duas moléculas de RNA de fita simples, ambisenso, L (*large*) e S (*small*), de 7,5 e 3,5 kb, respectivamente. Os vírus apresentam, entre suas proteínas estruturais, a nucleoproteína N, a proteína L, que é a RNA-polimerase, e uma proteína Z, bem como duas glicoproteínas de superfície, G1 e G2.

Epidemiologia

As espécies virais compreendem arenavírus do Velho Mundo, como o vírus da febre de Lassa e o vírus da coriomeningite linfocitária e os arenavírus do Novo Mundo, identificados nas Américas, e os principais vírus são: Junin (Argentina); Machupo (Bolívia); Guanarito (Venezuela); e Sabiá (Brasil). Cada um dos arenavírus responsáveis pelas febres hemorrágicas sul-americanas ocupa uma faixa geográfica diferente: cada um está associado a um hospedeiro reservatório e representa uma ameaça de doença zoonótica em expansão. Apresentam histórias naturais semelhantes, causando infecção persistente em roedores reservatórios, acompanhada de excreção a longo prazo de grandes quantidades de vírus na urina, saliva e fezes. A história natural de cada doença em humanos é determinada pela patogenicidade do vírus, sua distribuição geográfica, o hábitat, os hábitos dos roedores reservatórios e a natureza do contato com o humano. As infecções humanas são geralmente rurais e, com frequência, ocupacionais, refletindo o risco relativo de exposição a poeiras e fômites contaminados pelo vírus. Mudanças na ecologia e nas práticas agrícolas nas regiões aumentaram as preocupações quanto à potencial ameaça para a Saúde Pública representada por esses arenavírus.

Os arenavírus são patógenos zoonóticos importantes, em que roedores atuam como reservatórios naturais. No caso dos vírus Junin e Machupo, são reservatórios virais o *Callomys musculinus* e o *Callomys callosus*, respectivamente. Até hoje não se conhece o roedor-reservatório do vírus Sabiá. Acredita-se que as infecções por esses vírus ocorram por inalação de poeiras contendo excretas de roedores infectados. Relatos de transmissão pessoa a pessoa são associados a contato próximo e/ou prolongado com pacientes.

A febre hemorrágica argentina, causada pelo arenavírus Junin, é um importante problema de Saúde Pública em áreas rurais do País. O primeiro surto de febre hemorrágica boliviana, causada pelo vírus Machupo, foi descrito em 1962, e a doença tem um taxa de fatalidade de 20%. O controle do roedor, *Calomys callosus,* reduziu o número de casos na Bolívia nos últimos anos. O vírus Guanarito, agente de febre hemorrágica venezuelana, foi identificado em 1990. Já o vírus Sabiá (*Brazilian mammarenavirus*) foi identificado em território brasileiro, em 1990, a partir de um caso fatal de febre hemorrágica, no bairro Sabiá, perto da cidade de Cotia, no estado de São Paulo, Brasil. Em 1999, um novo caso foi reportado em Espírito Santo do Pinhal, no mesmo estado, divisa com Estado de Minas Gerais. Após 20 anos silenciado, dois novos casos fatais de mammarenavírus ocorreram no estado de São Paulo e foram confirmados por técnicas contemporâneas de diagnóstico e metagenômica. Os pacientes foram admitidos no Hospital das Clínicas (HC), na cidade de São Paulo, inicialmente com a hipótese de febre amarela grave: um paciente da cidade de Assis, em dezembro de 2019; e outro vindo da cidade de Eldorado, em janeiro de 2020. Apesar dos casos serem subsequentes, não foi possível estabelecer relação entre eles já que as cidades estão localizadas a mais de 300 km de distância uma da outra. Além disso, inquérito sorológico realizado em possíveis contactantes não demonstraram novos casos nas regiões.

Até o momento, no Brasil, foram relatados cinco casos em humanos, sendo quatro casos adquiridos em ambiente silvestre no estado de São Paulo e um caso não fatal por infecção em ambiente laboratorial por um profissional que trabalhava com o vírus, no estado do Pará. Além desses casos, também há registro de um caso humano não fatal nos Estados Unidos, com um virologista que manipulava o vírus Sabiá e infectou-se após um acidente laboratorial.

Vale ressaltar que os mammarenavírus que causam doença em humanos são classificados como vírus com classe de risco de biossegurança 4 (NB4), mesma classe dos vírus ebola e Marburg e outros vírus com elevado percentual de morbimortalidade. Não existe vacina, nem tratamento específico. Diante do desconhecimento da história natural e da epidemiologia do vírus Sabiá, pouco se sabe em relação à prevenção e ao controle da doença, sendo esta considerada extremamente rara e de alta letalidade.

Patogênese e características clínicas

As febres por arenavírus resultam em extravasamento capilar e alterações hemorrágicas por mecanismo imunopatológico pouco conhecido. Após incubação de 10 a 14 dias, surge doença febril de início insidioso com mal-estar, lombomialgias, dor epigástrica e retro-orbital, tonturas, fotofobia e constipação, a doença se agrava com síndrome vascular, doença neurológica e hepatite. Observa-se viremia por 1 a 3 semanas em sobreviventes de arenavirose.

Diagnóstico laboratorial

O diagnóstico específico de infecções por arenavírus é feito por IV em camundongos ou por cultura celular de mamíferos. O uso das técnicas de RT-PCR e o sequenciamento nucleotídeo de nova geração (NGS) auxiliam na caracterização viral. Em casos fatais, podem-se observar antígenos virais em diferentes órgãos, por imuno-histoquímica. O diagnóstico sorológico é comumente realizado por detecção de anticorpos IgM-específicos em teste de IFI e Mac-ELISA.

É necessário elevado nível de biocontenção laboratorial para qualquer trabalho de laboratório em que exista uma possível exposição a esses vírus.

Tratamento

O tratamento dos pacientes deve ser realizado em condição de isolamento respiratório. Tem-se utilizado a droga ribavirina, que reduziu a letalidade da febre de Lassa de 55% para 5%, quando iniciada antes de 7 dias do início da doença. Entretanto, a droga para uso parenteral não é disponível no Brasil. Completam o tratamento cuidados hemodinâmicos e ventilatórios em UTI. Ainda, são descritos casos de febre de Lassa e Junin em que a imunização com soro de convalescente reduziu a letalidade de 16% para 1%.

Prevenção

A prevenção de arenavirose na Argentina tem sido feita pelo uso da vacina de vírus Junin atenuado, com mais de 170 mil vacinados. Sabe-se que essa vacina também induz anticorpos neutralizantes para o vírus Machupo e, possivelmente, teria o mesmo efeito para o vírus Sabiá. Se confirmada essa capacidade imunizante, a vacina de Junin poderia ser utilizada em comunidades acometidas pelo vírus Sabiá.

Filovírus

Propriedades dos vírus

A família *Filoviridae*, da ordem *Mononegavirales*, é composta por oito gêneros e representado por 15 espécies. Alguns vírus foram recentemente incluídos nesse grupo, por exemplo, por sua detecção em morcegos e peixes. Os mais conhecidos são os gêneros *Ebolavirus* (seis espécies) e *Marburgvirus* (uma espécie), por causarem febres hemorrágicas em humanos. O gênero *Marburgvirus* compreende uma única espécie *Lake Victoria marburgvirus,* que tem dois membros, o vírus Marburg e o Ravn. O gênero *Ebolavirus* inclui seis espécies, cada qual tem um único membro: *Zaire ebolavirus* (vírus ebola); *Sudan ebolavirus* (vírus Sudan); *Taï Forest ebolavirus* (virus Taï Forest); *Bundibugyo ebolavirus* (vírus Bundibugyo); *Reston ebolavirus* (vírus Reston); e *Bombali ebolavirus* (vírus Bombali).

São vírus pleomórficos, mas a maioria apresenta morfologia filamentosa, com diâmetro uniforme de 80 nm e comprimentos variáveis, que podem chegar a 14 mil nm. São vírus envelopados, com espículas e nucleocápside de simetria helicoidal. O genoma não é segmentado e é composto de uma molécula linear de RNA de fita simples de polaridade negativa (-ssRNA) de aproximadamente 19 kb de tamanho. As partículas virais contêm sete proteínas, incluindo a proteína L (*large*) que é a RNA-polimerase RNA-dependente; a glicoproteína GP de superfície, que forma as espículas do envelope; a nucleoproteína NP; as proteínas VP40, proteína matriz primária, VP35, cofator da RNA-polimerase RNA-dependente, VP30, ativadora de transcrição e VP24, proteína matriz secundária.

Histórico

Os filovírus são, sem dúvida, os mais virulentos dos agentes causadores de febre hemorrágica viral e certamente os mais misteriosos.

O vírus Marburg foi isolado inicialmente de pacientes com febre hemorrágica, na Alemanha, que foram infectados após contato com macacos importados de Uganda. Outros surtos ocorreram no Zimbábue, em 1975, e no Quênia, em 1980 e 1987. O primeiro surto de ebola foi observado no Zaire (atual República Democrata do Congo), em 1976, e no Sudão, em 1976 e 1979. Em 1994, ocorreu o primeiro caso de doença pelo ebola no oeste da África, na Costa do Marfim, quando um ecologista infectou-se ao examinar um macaco morto. Em 1995, o vírus ebola reemergiu no Zaire, em Kikwit, causando uma epidemia com 316 casos e 254 mortes. De 1994 a 1997, três surtos de ebola ocorreram no Gabão. Em 2000, ocorreu uma epidemia em Uganda, com 425 casos e 224 mortes. Entre 2001 e 2008, ocorreram seis epidemias na República Democrática do Congo, com mortalidades entre 44% e 90%. Em 2007, foi descrita uma epidemia em Uganda, pelo vírus Bundibugyo, com 149 casos e 47 mortes e 2011, foi descrito um caso fatal de ebola em Uganda, causado pelo ebola Sudan. A mortalidade da febre hemorrágica por Ebola em humanos é de 25% a 90% dos casos, dependendo da espécie do vírus. O vírus ebola Reston, não patogênico para humanos, foi isolado na cidade de Reston, Estados Unidos, de macacos provenientes da Filipinas. O vírus bombali, o último encontrado em 2018, foi detectado em morcegos em Serra Leoa na África, sem causar doença.

Patogênese e características clínicas

A infecção por filovírus causa febre hemorrágica grave em humanos e primatas não humanos. Epidemias de febre hemorrágica por filovírus ocorrem na África equatorial e estão associadas com altas taxas de mortalidade.

Os filovírus exibem diferente virulência em humanos: a infecção por ebola (EBOV) e Marburg (MARV) está associada a taxas de mortalidade de até 90%, enquanto o vírus Reston parece não ser patogênico. Apesar disso, infecções pelo vírus Reston em primatas não humanos podem causar febre hemorrágica.

Na África, Ásia e também Europa, há a evidência de que morcegos são reservatórios naturais dos filovírus. Esses animais poderiam transmitir o vírus diretamente para humanos ou via hospedeiros intermediários, incluindo gorilas e suínos.

Normalmente, as epidemias em humanos ocorrem com foco da infecção que dissemina a doença para outros pacientes. Os casos secundários ocorrem após contato íntimo com pacientes, por exemplo, contato entre membros de uma mesma família ou entre o pessoal médico. A principal rota de transmissão entre humanos é o contato com sangue ou fluidos corporais, embora possa ocorrer transmissão por meio de aerossóis. O uso de seringas e agulhas contaminadas é a principal fonte de infecção hospitalar.

A doença causada pelos vírus Marburg e ebola é caracterizada por aparecimento súbito de febre, calafrios, dor de cabeça, mialgia e anorexia, seguida por sintomas como dor abdominal, náusea, vômitos, tosse, artralgia, diarreia e infecção da faringe e conjuntiva. Os pacientes ficam apáticos, desorientados e podem desenvolver erupção maculopapular. As manifestações hemorrágicas iniciam-se durante o pico da doença e ocorrem na pele, nas membranas mucosas, nos órgãos viscerais e no lúmen do estômago e intestino. Os filovírus têm tropismo pelos macrófagos, hepatócitos, células adrenocorticais, fibroblastos e células endoteliais. Os vírus distribuem-se em todos os tecidos do corpo, com altas concentrações no fígado, no rim, no baço e nos pulmões. A ativação da cascata de coagulação com diástese hemorrágica ocorre em vários graus dependendo do isolado do vírus.

Filovírus apresentam uma ameaça para a saúde de homens e animais em diferentes países, mas os fatores de transmissão e a patogenia não são completamente compreendidos. São extremamente peculiares e sua manipulação depende de laboratórios especializados de alta capacidade de biocontenção, classificados como nível de biossegurança 4 – NB4 ou do inglês *Biosafety Level 4* BSL4.

Tratamento

Esforços para desenvolver tratamentos específicos começaram logo após a descoberta dos filovírus. Ensaios clínicos de terapias promissoras foram realizados durante o surto na África Ocidental, incluindo plasma convalescente ou sangue total, anticorpos, RNA interferentes e inibidores de proteínas virais, mas nenhum apresentou eficácia significativa.

O desenvolvimento de vacinas contra o vírus ebola começou na década de 1970 com tecnologia de vírus inativado, seguida, nas décadas de 1980 e 1990, por abordagens de subunidades e vacinas de DNA. Nas últimas duas décadas, investiu-se no uso intensificado de vacinas vetorizadas e abordagens combinadas. Exceto para o DNA EBOV e vacinas à base de adenovírus, nenhuma delas havia passado do estágio pré-clínico quando a epidemia de ebola na África Ocidental chegou.

Finalmente, após correção das estratégias anteriores, novas tentativas rapidamente passaram para ensaios clínicos. Uma das abordagens é uma dose única de vírus vivo atenuado, sendo esta uma vacina vetorizada em um vírus da estomatite vesicular recombinante que expressa a glicoproteína do *Zaire ebolavirus*, testada com sucesso quanto à eficácia em estudo randomizado na Guiné durante a epidemia da África Ocidental. A vacina, aprovada pela European Medicines Agency (EMA) da Europa e pela Food and Drug Administration (FDA) dos Estados Unidos, tem sido amplamente administrada no surto de EBOV na Republic Democrática do Congo (RDC) com resultados preliminares promissores.

Considerações finais

Cabe aos profissionais da área de Saúde o conhecimento da epidemiologia dos arbovírus, robovírus e febres hemorrágicas, que, na maioria das vezes, apresentam sintomatologia semelhante à do DENV ou YF e, por isso, não são diagnosticados, principalmente quando os sintomas ocorrem em períodos não epidêmicos. É necessário extremo cuidado com a biossegurança na manipulação das amostras positivas ou suspeitas, além da implementação de sistema de vigilância ativo, com base na prevenção e no controle de pacientes com doença febril aguda, reservatórios naturais silvestres, animais domésticos e mosquitos vetores, a fim de monitorar a circulação no País e evitar que ocorra a introdução ou reintrodução desses vírus, o que poderia causar grandes epidemias.

Bibliografia recomendada

Bernardes-Terzian AC, Moraes-Bronzoni RV, Drumond BP, Silva-Nunes M, Silva NS, Urbano-Ferreira M, et al. Sporadic oropouche virus infection, Acre, Brazil. Emerg Infect Dis. 2009;15(2):348-50.

Bray M, Holbrook M. Hemorrhagic fever viruses in encyclopedia of microbiology. 4. ed. 2019:525-39. [2024 Jan. 04]. Disponível em: https://doi.org/10.1016/B978-0-12-801238-3.02507-1.

Bronzoni RVM, Baleotti FG, Nogueira RMR, Nunes M, Figueiredo LTM. Duplex reverse transcription-PCR followed by nested PCR assays for detection and identification of Brazilian alphaviruses and flaviviruses. J Clin Microbiol. 2005;43(2):696-702.

Coller BA, Clements DE. Dengue vaccines: progress and challenges. Curr Opin Immunol. 2011;23(3):391-8.

Colombo TE, Vedovello D, Araki CS, Cogo-Moreira H, Santos INP, Reis AFN, et al. Dengue-4 false negative results by Panbio®. Dengue Early ELISA assay in Brazil. J Clin Virol. 2013;58:710-2.

Figueiredo LTM. Emergent arboviruses in Brazil. Rev Soc Bras Med Trop. 2007;40(2):224-9.

Figueiredo LTM. Febres hemorrágicas por vírus no Brasil. Rev Soc Bras Med Trop. 2006;39(2):203-10.

Figueiredo LTM. The Brazilian flaviviruses. Microbes Infect. 2000;2(13):1643-9.

Figueiredo RM, Naveca FG, Bastos MS, Melo MN, Viana SS, Mourão MP, et al. Dengue virus type 4, Manaus, Brazil. Emerg Infect Dis. 2008;14(4):667-9.

Figueiredo RM, Naveca FG, Oliveira CM, Bastos MS, Mourão MP, Viana SS, Melo Mdo N, et al. Co-infection of Dengue virus by serotypes 3 and 4 in patients from Amazonas, Brazil. Rev Inst Med Trop Sao Paulo. 2011;53(6):321-3.

Hofmann-Winkler H, Kaup F, Pöhlmann S. Host cell factors in filovirus entry: novel players, new insights Viruses. 2012;4(12):3336-62.

Knipe DM, Howley PM, Cohen JI, Griffin DE, Lamb RA, Martin MA, et al. Fields virology. 6. ed. Philadelphia: Lippincott Williams & Wilkins; 2013.

Lima FR, Croda MG, Muniz DA, Gomes IT, Soares KR, Cardoso MR, et al. Evaluation of the traditional and revised World Health Organization classifications of dengue cases in Brazil. Clinics (Sao Paulo). 2013;68(10):1299-304.

Melandri V, Guimaraes AE, Komar N, Nogueira ML, Mondini A, Fernandez-Sesma A, et al. Serological detection of West Nile virus in horses and chicken from Pantanal, Brazil Mem Inst Oswaldo Cruz. 2012;107(8):1073-75.

Manual of Diagnostic Tests and Vaccines for Terrestrial Animals, twelfth edition 2023. [2024 Jan. 22]. Disponível em: aidnbmnnnibpcajpcglclefindmkaj/https://www.woah.org/fileadmin/Home/eng/Health_standards/tahm/3.01.18_RABIES.pdf.

Ministério da Saúde (BR). Dengue. Disponível em: http:// portal.saude.gov.br/portal/saude/profissional/area.cfm?id_ area=1525.

Ministério da Saúde (BR). Portal da Saúde Febre amarela Disponível em: http://portal.saude.gov.br/portal/saude/ profissional/area.cfm?id_area=1552.

Ministério da Saúde Hantaviroses Disponível em: http://portal.saude.gov.br/portal/saude/profissional/area.cfm?id_area=1558.

Mondini A, Bronzoni RVM, Cardeal ILS, Santos TM, Lázaro E, Nunes SHP, et al. Simultaneous infection by DENV-3 and SLEV in Brazil J Clin Virol. 2007;40:84-6.

Mondini A, Cardeal IL, Lázaro E, Nunes SH, Moreira CC, Rahal P, et al. Saint Louis encephalitis virus, Brazil. Emerg Infect Dis. 2007;13(1):176-8.

Mourão MPG, Bastos MS, Figueiredo RP, Gimaque JBL, Galusso ES, Kramer VM, et al. Mayaro fever in the city of Manaus, Brazil, 2007-2008. Vector Borne Zoonotic Dis. 2012;12(1):42-6.

Nastri AC, Duarte-Neto AN, Casadio LVB, Souza WMS, Claro IM, Manuli ER, et al. Understanding Sabiá virus infections (Brazilian mammarenavirus). Travel Medicine Infectious Disease. 2022;48:102351. doi: 10.1016/j.tmaid.2022.102351.

Navarro J-C, Medina G, Vasquez C, Coffey LL, Wang E, Suárez A, et al. Postepizootic persistence of Venezuelan equine encephalitis virus, Venezuela. Emerg Infect Dis. 2005;11(12):1907-15.

Ometto T, Durigon EL, Araujo J, Aprelon R, Aguiar DM, Cavalcante GT, et al. West Nile virus surveillance, Brazil, 2008-2010. Trans R Soc Trop Med Hyg. 2013;107(11):723-30. doi: 10.1093/trstmh/trt081.

Pan American Health Organization (PAHO). Dados da dengue no Brasil, 2013 Doenças Transmissíveis e Não Transmissíveis. Disponível em: http://www.paho.org/bra/index. php?option=com_content&view=article&id=3159&Itemid=1.

Rosa JFST, Rosa APAT, Vasconcelos PFC, Pinheiro FP, Rodrigues SG, Rosa EST, et al. Arboviroses isolates in the Evandro Chagas Institute, including some described for the first time in the Brazilian Amazon region, their known hosts, and their pathology form man. In: Rosa APAT, Vasconcelos PFC, Rosa JFST (Eds.). An overview of Arbovirology in Brazil and neighbouring countries Belém: Instituto Evandro Chagas, 1998;19-31. [2024 Jan. 06]. Disponível em: http://iah.iec.pa.gov.br/iah/fulltext/pc/monografias/iec/overview/overview02p18-31.pdf.

Rupprecht CE, Hanlon CA, Hemachudha T. Rabies re-examined. Lancet Infect. Dis. 2002;2:327-43. doi: 10.1016/s1473-3099(02)00287-6.

Shu P-Y, Yang C-F, Kao J-F, Su C-L, Chang S-F, Lin C-C, et al. Application of the dengue virus NS1 antigen rapid test for on-site detection of imported dengue cases at airports. Clin Vaccine Immunol. 2009;16(4):589-91.

Troupin C, Dacheux L, Tanguy M, Sabeta C, Holmes EC, Bouchier C, et al. Large-scale phylogenomic analysis reveals the complex evolutionary history of rabies virus in multiple carnivore hosts. PLoS Pathogens. 2016;1-20. doi: org/10.1371/journal.ppat.1006041.

World Health Organization (WHO). Dengue: guidelines for diagnosis, treatment, prevention and control New Edition. 2009. Disponível em: http://www.who.int/rpc/guidelines/9789241547871/en/.

World Health Organization (WHO). Global strategy for dengue prevention and control 2012-2020. Disponível na Internet: http://www.who.int/denguecontrol/9789241504034/en/index.Html.

World Health Organization (WHO). Expert Commitee on Rabies. Rabies: Fact Sheet 2021. Geneva: WHO, 2022. [2024 Jan. 04]. Disponível em: https://www.who.int/news-room/fact-sheets/detail/rabies.

World Health Organization (WHO). Rupprecht CE, Fooks AR, Abela-Ridder B. Laboratory techniques in rabies. 5. ed. 2018;1. World Health Organization. [2024 Jan.04]. Disponível em: https://apps.who.int/iris/handle/10665/310836.

98

Vírus Respiratório e Pandemia de COVID-19

Danielle Bruna Leal de Oliveira
Andréa L. Leal (*In memoriam*)
Fabyano Bruno Leal
Giuliana Stravinskas Durigon
Edison Luiz Durigon

Vírus respiratórios humanos

As infecções respiratórias agudas (IRA) são as doenças infecciosas mais frequentes em seres humanos e os vírus respiratórios são os principais agentes etiológicos responsáveis por sua ocorrência. Esses agentes apresentam distribuição mundial e podem causar síndromes clínicas das mais variadas, como doenças do trato respiratório superior e inferior (DTRS e DTRI). As IRA são as principais causas de morbidade e mortalidade em todo o mundo. Estima-se que cerca de 80% das doenças respiratórias agudas decorram de infecções virais (Zhang *et al*., 2020), além de apresentarem resultados adversos graves em crianças e em pacientes com asma estabelecida e função pulmonar deficiente (Jartti e t al., 2020). Estima-se que, por ano, morrem 10,6 milhões de crianças com idade inferior a 5 anos, sendo as IRA responsáveis por 19% dessas mortes, aproximadamente 2 milhões de óbitos, sendo a maioria ocasionada por bronquiolite e pneumonia, geralmente causada ou desencadeada por viroses (Tregoning & Schwarze, 2010).

As infecções respiratórias não somente elevam a mortalidade, mas também elevam a morbidade nesse grupo etário. No Reino Unido e na Bélgica, 22% e 26,7%, respectivamente, das crianças hospitalizadas e 33,5% (Itália) e 59% (Reino Unido) dos atendimentos em consultórios pediátricos foram por causa de infecções respiratórias virais. A Organização Mundial da Saúde (OMS) estima que cerca de 4 milhões de crianças menores de 5 anos morrem por DTRI anualmente em todo o mundo; dois terços dessas mortes ocorrem em menores de 1 ano, sendo que 90% são nos países em desenvolvimento (Organização Pan-americana de Saúde).

Atualmente, os seguintes vírus devem ser considerados causadores de doença respiratória aguda em crianças e idosos: vírus sincicial respiratório (VSR); vírus parainfluenza tipos 1, 2, 3 e 4 (PIV1, PIV2, PIV3 e PIV4); vírus influenza tipo A, B e C (IA, IB e IC); adenovírus (AdV); coronavírus humano (CoV-OC43, -229E, -HKU1, -NL64 e SARS-CoV-1, -2), rinovírus humano (RV), enterovírus (EV-68), metapneumovírus (MPV), bocavírus (BoV) e poliomavírus WU e KI (Quadro 98.1) (Islam *et al*., 2022) . Estudos com crianças menores de 5 anos indicam o RV como o mais frequente (30%), seguido pelo VSR (24% a 28%), vírus da influenza (10%), PIV (6%) e AdV (4%) (MONTEIRO, 2016). Na América do Sul, estudos realizados em diferentes países, incluindo o Brasil, indicam a importância desses vírus como agentes etiológicos de infecção respiratória em crianças e adultos e a porcentagem de casos de IRA de crianças positivas para algum tipo de vírus respiratório variou entre 28,75% e 75% e em adultos foi 61,8% positivo para pelo menos um dos vírus estudados.

Quadro 98.1 – *Principais vírus respiratórios causadores de IRA*

Vírus	*Síndrome ou quadro clínico*
Vírus sincicial respiratório	Bronquite, bronquiolite, crupe, pneumonia
Parainfluenza1-4	Rinite, rinofaringite, crupe, amigdalofaringite, pneumonia, bronquiolite
Influenza	Bronquite, bronquiolite, crupe, pneumonia, laringotraqueite, laringite
Adenovírus	Faringite, pneumonia
Metapneumovírus	Bronquiolite, pneumonia
Coronavírus1-4 Sazonal	Resfriado comum, laringotraqueite, bronqueolite e pneumonia
Sars-Cov-1 e 2	Resfriado comum, bronqueolite, pneumonia e Vasculite
Rinovírus	Resfriado comum, bronquite, bronquiolite, crupe, faringite, laringotraqueite, broncopneumonia
Bocavírus	Bronquiolite
Poliomavírus Ki e Wu	Bronquiolite, pneumonia e tosse

Fonte: Desenvolvido pela autoria.

Os vírus respiratórios podem causar sintomas clínicos diferentes e os mesmos sintomas podem ser causados por diferentes vírus. Entretanto, alguns sintomas são mais associados a alguns vírus que a outros (Figura 98.1).

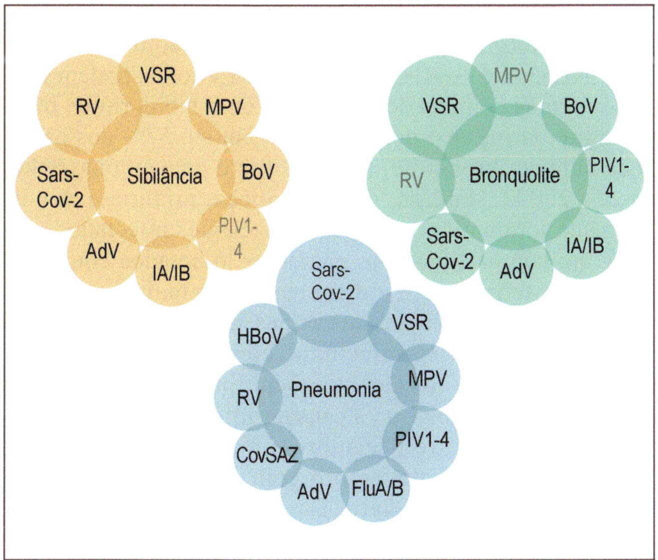

Figura 98.1 – *Vírus associado às principais síndromes respiratórias.*
Fonte: Desenvolvida pela autoria.

A sazonalidade dos vírus respiratórios é bem descrita no mundo todo, alguns ocorrendo ao longo do ano, como o rinovírus e os coronas sazonais, com predominância nos meses de inverno e outros ocorrendo principalmente no outono (VSR), inverno (PIV e BoV), primavera (MPV) ou verão (Flu). O Sars-CoV-2 ainda está se tornando endêmico e circulou durante todos os anos, mas até o momento não tem um período definido no Brasil. O adenovírus é encontrado em todo o mundo e pode circular de forma esporádica, endêmica ou epidêmica no inverno, primavera e início do verão (Figura 98.2).

A pandemia da doença de coronavírus 2019 (COVID -19) causou um impacto significativo na epidemiologia dos vírus respiratórios no Brasil e no mundo. No Brasil, em 2020, houve redução da infecção pelo VSR, influenza, entre outros, quando o País entrou em "isolamento social" e as portas das escolas foram fechadas. A atividade de transmissão do adenovírus humano, no 1° ano da pandemia, diminuiu mas não desapareceu, assim como a taxa de positividade da parainfluenza que diminuiu para 1,3% de 12,3% no ano anterior. Após a volta às aulas, os vírus respiratórios em crianças voltaram a circular, porém suas sazonalidades tiveram certa movimentação em que o VSR, atualmente, tem dois picos de detecção tanto no outono (abril-junho) como no verão (novembro-março). Espera-se que nos anos que virão, pós-pandemia, as sazonalidades desses vírus sejam reorganizadas e estabelecidas.

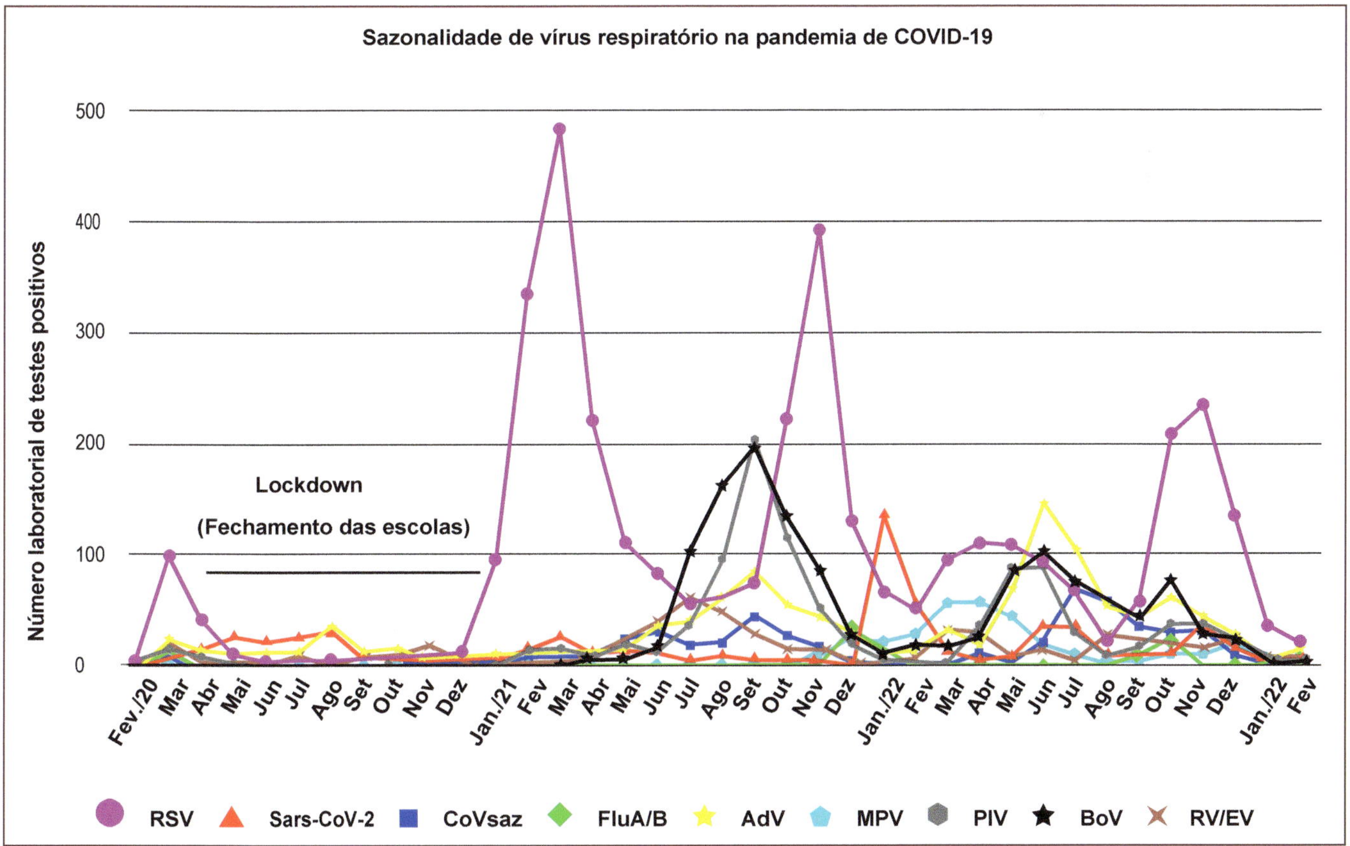

Figura 98.2 – *Sazonalidade em crianças.*
AdV: Adenovírus; CoV-229E, -HKU1, -NL63, -OC43: coronavírus sazonal; FluA/B: vírus influenza A e B; MPV: metapneumovírus humano; PIV tipo 1-4: vírus parainfluenza; RSVA e RSVB: vírus sincicial respiratório; RV/EV: rinovírus/enterovírus humano; SARS-CoV-2: síndrome respiratória aguda grave coronavírus 2.
Os pontos indicam o número de resultados de testes positivos para esses vírus e representam os totais mensais individuais de fevereiro de 2020 a fevereiro de 2023.
Fonte: Desenvolvida pela autoria.

Pandemia de COVID-19

Coronavírus humano

O coronavírus (CoVs) é um vírus zoonótico e está associado à infecção respiratória. Pertencente à ordem Nidovirales, família Coronaviridae e subfamília Coronavirinae, é conhecido desde a década de 1960 e tem seu nome proveniente de espículas em sua superfície que lembram uma coroa (*corona* em latim) (Figura 98.3A). São vírus envelopados, cuja estrutura genômica demonstram ter 10 a 12 fases abertas de leitura (ORF, do inglês *open reading frames*), as quais codificam para 15 ou 16 proteínas não estruturais, envolvidas no processamento e replicação do vírus; 4 proteínas estruturais, como S (*spike*), E (envelope), M (membrana) e N (nucleocapsídeo); e proteínas acessórias, como 3a, 3b, 6, 7a, 7b, 8, 9b, 9c e 10, entre outras (Figura 98.3.B e 98.3.C). De todas as proteínas virais mencionadas anteriormente, merece especial destaque a glicoproteína spike – uma vez que ela desempenha papel central na adesão e na entrada dos coronavírus às células hospedeiras (Figura 98.3.D). Estudos anteriores mostram, em alguns coronavírus, que esse processo de adesão/fusão ocorre via receptor ACE2 (do inglês *Angiotensin-1 Converting Enzyme 2*) – o qual é expresso de maneira abundante em células epiteliais alveolares do tipo 2.

Os tipos de coronavírus humanos circulantes conhecidos até o momento são os alfacoronavírus – HCoV-229E e HCoV-NL63 – e betacoronavírus – HCoV-OC43, HCoV-HKU1, SARS-CoV (causador da síndrome respiratória aguda grave (SARS)), MERS-CoV (causador da síndrome respiratória do Oriente Médio (MERS)) e SARS- CoV-2, um novo coronavírus descrito no final de 2019 após casos registrados na China. Este provoca a doença denominada "COVID-19" (OPAS/OMS).

Os quatro CoV sazonais circulantes são o CoV-229E, CoV-NL63, CoV-OC43 e CoV-HKU1 e todos podem causar sintomas comuns de resfriado, como febre, rinite, otite, faringite, laringite e dor de cabeça em até 57% dos casos, mas também bronquite, bronquiolite e pneumonia (Baker *et al.*, 2004) . Fadiga, dor de cabeça, mialgia e dor de garganta foram mais comuns em pacientes infectados pelo CoV em comparação com pacientes infectados com VSR nos quais febre, tosse e dispneia foram mais frequentes. Menos pacientes infectados com CoV tiveram febre em comparação àqueles infectados com VSR ou influenza. Padrões sazonais dos CoV também foram observados: no hemisfério norte, os CoVs causam infecções em humanos principalmente entre dezembro e maio; e, no hemisfério sul, entre março e novembro com picos no final do inverno/início da primavera. Em 46% dos casos, os CoV comuns de circulação são encontrados como coinfecções com outros vírus respiratórios, como AdV, RV/EV, VSR, FluA/B ou PIV.

Em 31 de dezembro de 2019, a China fez um alerta à OMS quanto a casos de pneumonia de etiologia desconhecida na cidade de Wuhan, província de Hubei.

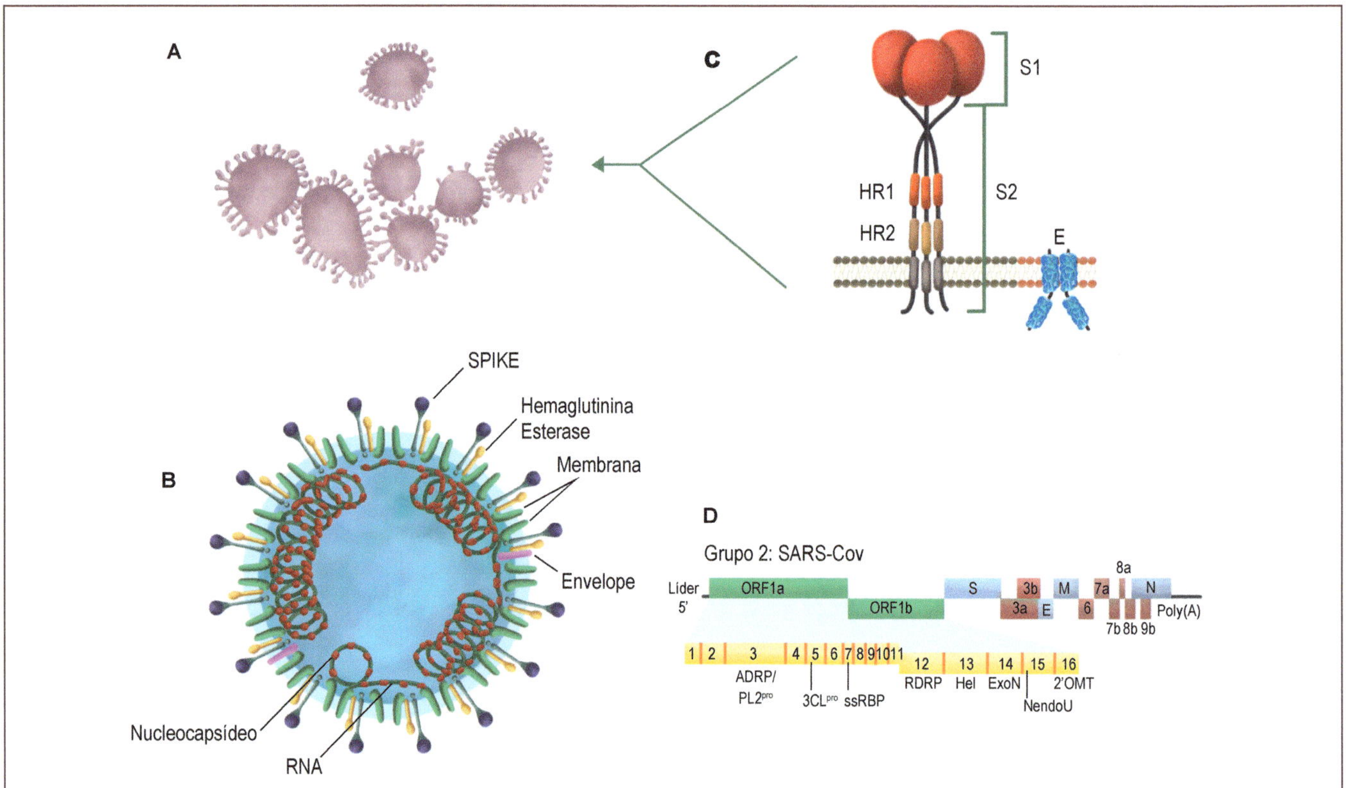

Figura 98.3 – *Representação esquemática da partícula viral, proteína spike e o genoma do coronavírus. (A) Microscopia eletrônica de coronavírus. (B) Esquema ilustrativo partícula viral completa de coronavírus. (C) Esquema ilustrativo da proteína spike do vírus. (D) Esquema ilustrativo do genoma completo do coronavírus.*
Fonte: (A e B) Adaptada de Holmes KV, 2003; (C) Adaptada de Fred Murphy. Centers for Disease Control and Prevention's; (D) Adaptada de Perlman S, Netland J, 2009.

Em 7 de janeiro de 2020, autoridades chinesas identificaram um novo tipo de CoV. A partir daí, convivemos com uma pandemia de um novo vírus. A doença foi subsequentemente denominada "COVID-19" (doença pelo coronavírus 2019) e o vírus de SARS-CoV-2. O SARS-CoV-2 utiliza a superfície glicosilada da proteína S para ligar a enzima conversora de angiotensina 2 humana (ACE-2) como receptor do hospedeiro para entrada nas células hospedeiras e subsequente replicação viral, necessária para desenvolver a doença de coronavírus (COVID-19). Essa interação é essencial para mediar a infecção pelo vírus.

Para replicação viral, o SARS-CoV-2 necessita de uma ligação da proteína spike (S) com o receptor ACE2 iniciando a etapa de adesão, primeira etapa da replicação viral (Figura 98.4 etapa 1). O ciclo é seguido com a ativação da proteína S pela protease transmembranar serina 2 (TMPRSS2), que cliva a proteína S, permitindo, assim, a penetração do SARS-CoV-2 na célula hospedeira por endocitose e posterior liberação do genoma viral para o interior da célula, finalizando a segunda etapa que é a penetração viral na célula-alvo (Figura 98.4 etapas 2). A terceira etapa é caracterizada pela tradução nos ribossomos das células hospedeiras, onde as ORF1a e ORF2 são traduzidos, produzindo duas poliproteínas, a pp1a e a pp1b, que são clivadas por proteases do complexo replicase-transcriptase (RTC) (Figura 98.4 etapa 3). Durante a replicação, são transcritos RNA-mensageiros (RNAm) em segmentos de polaridade negativo (Figura 98.4 etapa 4). O RNA negativo é usado para gerar os genomas de RNA positivo (Figura 98.4 etapa 5). Em seguida, com o auxílio das outras ORF, ocorre a tradução das proteínas estruturais N, M, E e S (Figura 98.4 etapa 6). Há a replicação do RNA genômico (Figura 98.4 etapa 7). A composição dos novos vírions maduros ocorre por meio da interação com as proteínas S, E e M na formação da partícula completa dentro do compartimento intermediário do retículo endoplasmático de Golgi (ERGIC, do inglês *endoplasmic reticulum of Golgi intermediate compartment*) e, após concluídas a montagem e a aquisição do envelope viral, os vírus se acumulam em vesículas e maturam (Figura 98.4 etapa 8a). Os vírus são transportados através de vesículas para a superfície celular (Figura 98.4 etapa 8B), sendo liberados por exocitose (Figura 98.4 etapa 9) (Hoffmann *et al.*, 2020).

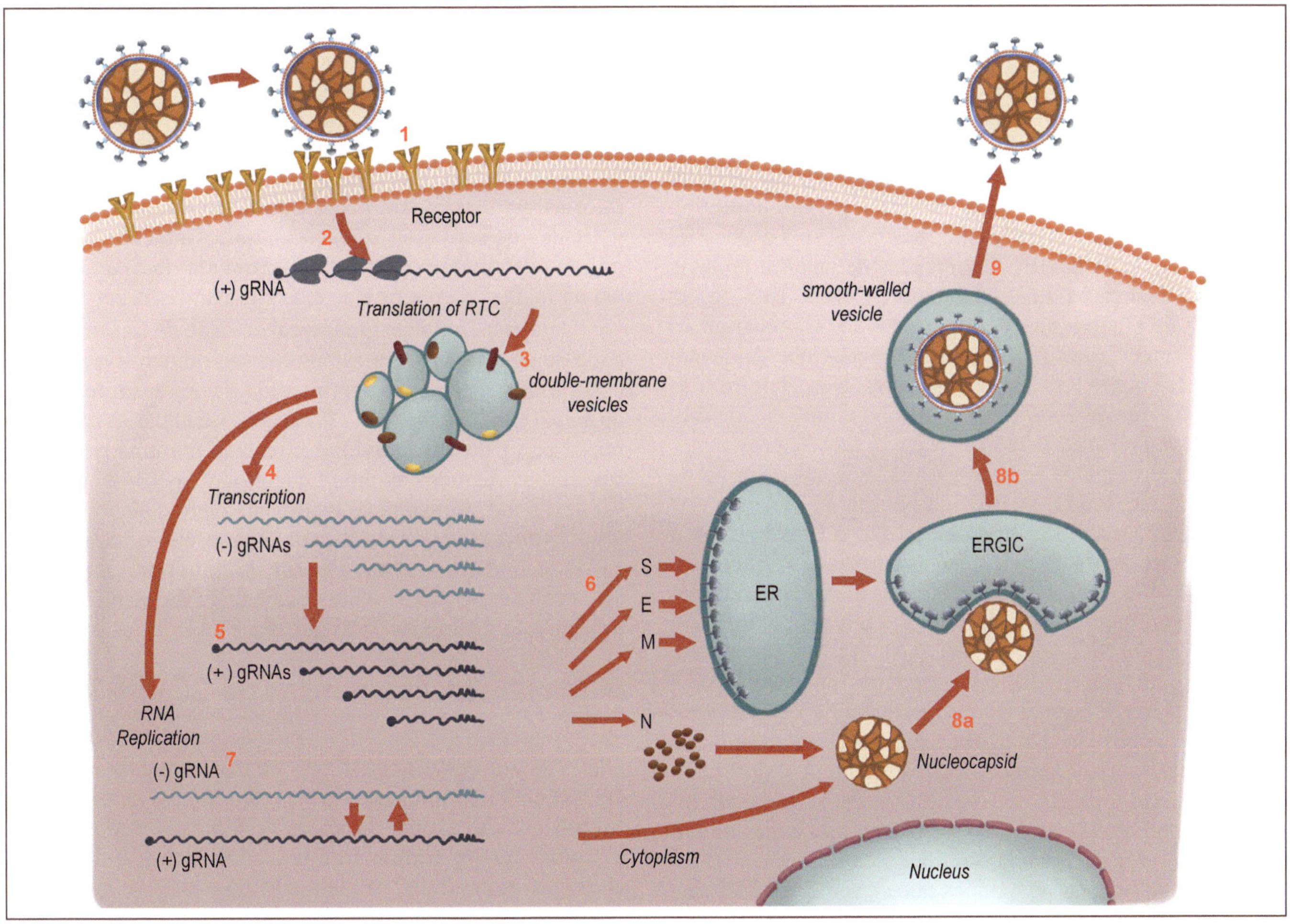

Figura 98.4 – *Ciclo de replicação do Sars-COV-2. Replicação dos coronavírus, por exemplo, SARS-COV-2. (1) adsorção entre a proteína spike e receptor ACE2. (2) Liberação do genoma viral para o interior da célula. (3) Tradução das enzimas do complexo de replicação/transcrição (pol1ab);.(4) Transcrição RNAm em segmentos de polaridade negativa. (5) Transcrição RNAm em segmentos de polaridade positiva. (6) Tradução proteínas. (7) Replicação RNA genômico. (8a) Composição do novo vírion no ERGIC. (8b) transporte do novo vírion para a superfície celular pela vesícula do REL. (9) Liberação da nova partícula viral completa.*

Fonte: Adaptada de Hoffmann M, *et al.*, 2020.

Coronavírus emergentes no Brasil e no mundo

Alguns CoV originam-se de infecções em animais e, quando transmitidos ao ser humano, causam epidemias e pandemias, com infecções potencialmente graves e altas taxas de letalidade. O primeiro CoV sobre o qual temos conhecimento e que originou uma grande epidemia surgiu entre 2002 e 2003, com início na China, na província de Guangdong, e ficou conhecido como SARS-CoV por causar uma síndrome respiratória aguda grave (SRAG), apresentando quadro similar ao da influenza grave, com insuficiência respiratória aguda e progressiva. Nessa época, foram confirmados 8.096 casos, em 29 países, com letalidade próxima a 10%. A Organização Mundial de Saúde (OMS) declarou o fim dessa epidemia em julho de 2003.

Em 2012, outro CoV causou nova epidemia, o MERS-CoV ou síndrome respiratória do Oriente Médio, com identificação inicial na península Arábica, atingindo África e Ásia, e teve o dromedário como hospedeiro intermediário, entre o ser humano e o morcego. Ocorreram 2.494 casos, com 858 mortes (letalidade de 35%) em 27 países.

Em 8 de dezembro de 2019, o hospital de Wuhan/China recebeu casos de pneumonia de origem desconhecida (p.o.d). Os pacientes frequentavam, em comum, um mercado atacadista de animais. Após 20 dias, a China faz um alerta à OMS reconhecendo esses casos de p.o.d. na cidade de Wuhan, província de Hubei. No último dia de 2019, o mercado foi associado à transmissão dessa nova doença e foi fechado. No início de janeiro do ano seguinte, a partir do genoma completo, autoridades chinesas identificaram um novo tipo de CoV, denominado inicialmente "nCOV-19" e a doença foi denominada "COVID-19". Em meados de janeiro, já havia relatos da doença na Tailândia, Japão, Coreia, Beijing, na província de Guangdong e, nesse período, começaram os relatos de infecção em profissionais de Saúde que cuidavam de pacientes com COVID-19, na China. No primeiro mês de 2020, 835 casos foram reportados na China, sendo 549 da província de Hubei e 286 casos em outras 32 províncias, municípios ou regiões administrativas especiais. Em 28 de janeiro de 2020, a OMS divulgou alerta de alto risco de uma pandemia acontecer e, no outro dia, o Brasil ativou o Centro de Operações de Emergências em Saúde Pública para o SARS-CoV-2, estratégia prevista no Plano Nacional de Resposta às Emergências em Saúde Pública do Ministério da Saúde. Em 9 de fevereiro, 34 brasileiros que viviam em Wuhan foram repatriados em aeronaves da Força Aérea Brasileira (FAB) e ficaram em quarentena por 14 dias na base aérea de Anápolis-Go. No final do mês de fevereiro e início do Carnaval, houve o primeiro caso suspeito de COVID-19 no Brasil e, até o dia 25 de fevereiro, 51 casos suspeitos foram descartados, mas no dia 26 do mesmo mês, antes do fim do Carnaval, foi confirmado o primeiro caso de COVID-19 no Brasil: um homem de 61 anos que voltou da Itália e deu entrada no Hospital Albert Einstein (HIAE) e, 3 dias depois, o segundo caso foi confirmado também no HIAE. A amostra clínica (SNF) foi enviada ao NBS-3 do laboratório de Virologia Clínica e Molecular do departamento de Microbiologia da Universidade de São Paulo (LVCM/ICB-USP), que iniciou a propagação do vírus em células VERO-E6 até o dia 13 do mês subsequente, as alíquotas produzidas foram enviadas a todos os laboratórios do País.

A partir daí, convivemos com nova epidemia de um novo vírus. A doença foi subsequentemente denominada "COVID-19" (doença pelo coronavírus 2019) e o vírus de SARS-CoV-2. Estudos mostram que muito provavelmente esse vírus é proveniente dos morcegos, com o hospedeiro intermediário ainda desconhecido. Em 1 ano de pandemia, o Sars-Cov-2 infectou mais de uma centena de milhões de pessoas no planeta, sendo os Estados Unidos e o Brasil líderes no *ranking* em números de mortos por este vírus.

Em 15 de fevereiro de 2023, a OMS registrou 756.291.327 casos confirmados de infecção pelo SARS-CoV-2, com 6.841.640 óbitos em todo o mundo e o Brasil já registrava o total de 36.953.492 casos confirmados, com 697.762 mortes provocadas pela doença, que mantém a taxa de letalidade de 1%. Os dados podem ser consultados no Ministério da Saúde (MS) (https://coronavirus.saude.gov.br/boletins-epidemiologicos) e/ou OPAS/OMS (https://www.paho.org/pt/covid19/historico-da-pandemia-covid-19).

Sars-CoV-2 – período de incubação e transmissão

O período de incubação do SARS-CoV-2 é de aproximadamente 5 dias (IC95% de 4,1 a 7 dias). A transmissão do SARS-CoV-2 parece ocorrer principalmente pelo contato com uma pessoa infectada, por meio de gotículas respiratórias geradas quando a pessoa tosse ou espirra, ou por gotículas de saliva ou secreção nasal. Ainda não se determinou exatamente o tempo de sobrevida do SARS-CoV-2 em ambientes e objetos e se existe transmissão por fômites.

Uma maneira de estimar a capacidade de transmissibilidade de um vírus é pelo cálculo de seu número reprodutivo (R0), o que representa uma medida de sua taxa de ataque, ou seja, traduz o número de infecções secundárias que ocorrem a partir de um indivíduo infectado em uma população susceptível. Estudos apontam que o SARS-CoV-2 apresenta R0 de 1,5 a 4. Ainda não é totalmente claro quando se inicia o período de transmissibilidade, sendo que a maioria dos casos secundários ocorre a partir de indivíduos sintomáticos. Entretanto, vários relatos já mostram a possibilidade de transmissão a partir de indivíduos assintomáticos.

Manifestações clínicas da COVID-19

Os sinais e sintomas frequentemente relatados incluem febre (83% a 98%), tosse (76% a 82%) e mialgia ou fadiga (11% a 44%) no início da doença. Dor de garganta também foi relatada em alguns pacientes no início do curso clínico. Sintomas menos comumente relatados incluem manifestações gastrointestinais, cefaleia e hemoptise.

Indivíduos idosos e aqueles com comorbidades como diabetes, doenças pulmonares crônicas, doenças cardiovasculares, câncer e pacientes imunocomprometidos mostraram-se particularmente propensos a quadros mais graves e à admissão em unidades de terapia intensiva (UTI).

Linha do tempo da COVID-19 no Brasil e no Mundo

08/12/2019	Hospital Wuhan/China recebem casos de pneumonia de origem desconhecida (pod)
31/12/2019	OMS foi alertada das pneumonias de causa desconhecida
01/01/2020	O mercado de frutos do mar de Huanan/Wuhan foi fechado
07/01/2020	O novo coronavírus foi isolado
11/01/2020	Foi reportado o primeiro caso fatal na China
12/01/2020	O genoma completo foi obtido e compartilhada com a OMS. A doença foi chamada de COVID-19
13/01/2020	Foi reportado o primeiro caso na Thailândia e 3 dias depois no Japão
19/01/2020	Relatos de Infecçção em profissionais de saúde, na China
24/01/2020	835 caso reportados na China
28/01/2020	OMS foi alertada das pneumonias de causa desconhecida
09/02/2020	Brasileiros, que viviam em Wuhan, foram repatriados
20/02/2020	Primeiro caso suspeito de COVID-19 no Brasil
26/02/2020	Confirmado primeiro caso de COVID-19 no Brasil e três dias depois, confirmado o segundo caso da doença
11/03/2020	OMS declarou a pandemia de coronavírus. MS confirma 52 casos COVID-19 no Brasil
20/04/2020	O Brasil declara isolamento social. Neste momento o País possuía 40.814 infectados e 2.588 mortos
25/09/2020	Relaxamento do LockDown no Brasil com mais de 100.000 mortos por COVID-19
15/01/2021	200 mil mortes com 1.841 mortes/dia no País. Novas variantes do vírus foram identificadas no Reino Unido, África do Sul e Brasil (PI)
17/01/2021	Início da vacinação no Brasil, com CoronaVac e Aztrazeneca
10/04/2021	Mais de 350.000 mortes por COVID-19 no Brasil
09/09/2021	Variante Delta se torna predominante do país
31/10/2021	Brasil termina o mês com o menor número de mortes/mês de 2021
25/11/2021	OMS identifica a variante Ômicron do SARS-CoV-2
16/12/2021	Anvisa-Brasil aprova uso de vacina contra COVID-19 em crianças de cinco a 11 anos
28/12/2021	Brasil tem 80% de sua população vacinada com as duas doses da vacina contra COVID-19
31/01/2022	Brasil já registra aumento de COVID-19 em 2022, causada pela variante Ômicron
15/02/2023	OMS registrou 756.291.327 casos confirmados de infecção pelo SARS-CoV-2, com 6.841.640 óbitos em todo Mundo

Referências: WHO - https://www.who.int/health-topics/coronavirus#tob-tab_1
http://www.paho.org/pt/coud9/historico-da-pandemia-covid-19

Figura 98.5 – *Linha do tempo da pandemia de COVID-19.*
Fonte: Desenvolvida pela autoria.

Com relação ao curso da doença entre os infectados, vários relatos sugerem que, durante a 2ª semana da doença, existe um potencial risco de deterioração clínica. Nesses relatos, nos casos que evoluíram com pneumonia, a dispneia surgiu em média 8 dias após o início dos sintomas (variando de 5 a 13 dias).

Entre os pacientes hospitalizados, em 17% a 29% deles, há evolução para síndrome respiratória grave e, em 10%, diagnóstico de infecção secundária, com aproximadamente um terço dos pacientes necessitando de admissão em UTI, 4% a 10% precisam de ventilação mecânica e uma menor proporção (3%) dos casos requer oxigenação extracorpórea (ECMO). Outras complicações incluem infarto agudo do miocárdio (IAM) e insuficiência renal aguda (IRA). Restringindo a análise da letalidade aos pacientes hospitalizados com pneumonia, os dados apontam taxas de letalidade de aproximadamente 10% a 15%.

Chama a atenção nas descrições de casos iniciais a quase ausência de casos sintomáticos em lactentes, crianças e adolescentes, grupos em que habitualmente se concentra grande parte dos casos de infecções respiratórias virais.

Um estudo chinês avaliou 2.143 crianças de até 18 anos com COVID-19, sendo 731 com confirmação laboratorial e 1.412 casos suspeitos. A idade média foi de 7 anos e 56,6% eram do sexo masculino. Na avaliação dos casos, 4,4% foram assintomáticos, 50,9% leves, 38,8% moderados, 5,2% graves e 0,6% críticos. Houve um óbito num adolescente de 14 anos.

Ainda não se sabe por que crianças raramente apresentam casos graves. Discutem-se os seguintes pontos: maiores cuidados com menor exposição; menor expressão; maturidade e função do receptor celular (ECA-2) utilizado pelo SARS-CoV-2; altos níveis de anticorpos a outros vírus respiratórios, promovendo imunidade cruzada. Embora inicialmente considerada uma infecção benigna, estudos recentes revelaram manifestações inflamatórias graves e potencialmente letais da COVID-19 em crianças que apontam para uma tempestade de citocinas infecciosa ou pós-infecciosa na patogênese da síndrome inflamatória multissistêmica associada à COVID-19 (MIS-C) que, em alguns pacientes, pode apresentar choque e sintomas com risco de vida. Sintomas neurológicos, gastrointestinais, respiratórios e mucocutâneos, às vezes semelhantes à doença de Kawasaki.

Diagnóstico de COVID-19

Existem dois tipos principais de testes virais: testes de amplificação de ácido nucleico (NAAT) e testes de antígeno. Em determinadas circunstâncias, um tipo de teste pode ser recomendado sobre o outro. Todos os testes devem ser realizados de acordo com os requisitos da agência norte-americana Food and Drug Administration (FDA).

Segundo orientações do Centro de Controle e Prevenção de Doenças dos Estados Unidos (CDC), o diagnóstico de COVID-19 deve ser realizado em indivíduos ainda na fase aguda da doença, a partir de testes capazes de identificar antígenos ou o ácido nucleico do SARS-CoV-2.

Há uma demanda enorme para identificar métodos alternativos para detectar novos casos de COVID-19, bem como para investigar a epidemiologia da doença. Em muitos países, a importação de *kits* comerciais representa um impacto significativo na capacidade de testagem e aumenta os custos para o sistema público de Saúde.

Um dos testes mais utilizados para diagnóstico de diferentes infecções virais – dada a sua rapidez e acurácia – é o RT-PCR em tempo real (RT-qPCR, do inglês *quantitative reverse transcription polymerase chain reaction*). Essa técnica baseia-se na amplificação de determinada região gênica do vírus – com uso de *primers* e sonda específicos – e de sua detecção a partir da emissão de fluorescência, de maneira quantitativa. Dessa forma, é possível não só determinar a presença do vírus na amostra clínica analisada, mas também estimar a carga viral do paciente no instante da coleta.

Diversos estudos e protocolos de RT-qPCR para detecção de SARS-CoV-2 foram desenvolvidos e publicados por grupos de pesquisadores em variados países, como China, Alemanha, Japão, Tailândia, França, Estados Unidos e Brasil (Dorlass *et al.*, 2020). Esses protocolos utilizam diferentes combinações de *primers* e sonda, cujos alvos encontram-se em regiões genômicas do vírus que codificam para a RNA-polimerase viral, proteínas não estruturais, proteína E, proteína N etc. É necessário ressaltar, no entanto, que o RT-qPCR depende de equipamento de alto custo, o que impossibilita o diagnóstico em hospitais e laboratórios de regiões menos favorecidas. Estudos realizado no Brasil durante a pandemia padronizaram métodos de PCR clássicos que não dependem de sondas marcadas como o método de amplificação por PCR Syber Green e o método de PCR clássico por detecção da banda amplificada em gel de agarose, que favorece a maioria dos países em desenvolvimento.

Os testes de antígenos são rápidos e produzem resultados em 15 a 30 minutos. São menos confiáveis do que os testes de qPCR, especialmente para pessoas que não apresentam sintomas. Um único resultado negativo do teste de antígeno não exclui a infecção. Para melhor detectar a infecção, um teste de antígeno negativo deve ser repetido com pelo menos 48 horas de intervalo (conhecido como "teste em série"). Por vezes, pode ser recomendado um qPCR de seguimento para confirmar o resultado de um teste de antígenos.

Para testagem em massa da população os autotestes, ou testes em casa, são geralmente testes de antígenos que podem ser realizados em qualquer lugar sem ter de ir a um local de teste específico. Os usurários devem seguir as instruções do fabricante. Os múltiplos resultados negativos dos testes aumentam a confiança de que não está presente a infecção pelo vírus da COVID-19.

Testes de detecção de anticorpos (p. ex., o ELISA) não são recomendados nessa situação.

Tratamento de COVID-19

Plasma de convalescente de COVID-19

Em março de 2020, a FDA autorizou o plasma convalescente para uso emergencial em pacientes graves e potencialmente fatais com COVID-19. Um estudo incluindo 20 mil pacientes demonstrou que a transfusão de plasma convalescente era segura, com baixa incidência de eventos adversos graves (estimativa pontual de 0,06% a 0,18% de eventos adversos graves relacionados). Foi aprovado, peal FDA, o uso emergencial de anticorpos monoclonais no tratamento de pacientes não hospitalizados com COVID-19 leve a moderada que correm o risco de evoluir para doença grave ou hospitalizações. No entanto, em muitos países, esse tratamento não está disponível, e o plasma convalescente seria uma alternativa mais econômica e acessível se sua eficácia fosse demonstrada. Em abril de 2020, o Ministério da Saúde do Brasil, por meio da Agência Nacional de Vigilância Sanitária (Anvisa), emitiu uma autorização nacional para uso de plasma convalescente no tratamento da COVID-19.

SARS-COV-2 – anticorpos monoclonais de alvo

Os anticorpos monoclonais de alvo da SARS-COV-2 (mAb) são produzidos em laboratório e podem ajudar o ataque do sistema imunitário contra a SARS-COV-2. Esses mAb bloqueiam a entrada em células humanas, neutralizando, assim, o vírus. Os seguintes mAb alvo da SARS-COV-2 estão autorizados para utilização nos Estados Unidos:

- *Bebtelovimab.*
- *Evusheld* (tixagevimab co-embalado com cilgavimab).

O SARS-CoV-2 pode sofrer mutações ao longo do tempo, assim como outros organismos infecciosos, resultando em variação genética na população de estirpes virais em circulação. Algumas variantes podem causar resistência a uma ou mais das terapias mAb autorizadas para tratar a COVID-19. Em razão da alta frequência de variantes em circulação nos Estados Unidos que não são susceptíveis aos seguintes mAb, os tratamentos descritos a seguir não estão atualmente autorizados em nenhuma região dos Estados Unidos até novo aviso pela FDA e não podem ser administrados para o tratamento da COVID-19 ao abrigo dos Estados Unidos:

- REGEN-COV (*casirivimab* e *imdevimab*).
- *Sotrovimab.*
- *Bamlanivimab* e *etesevimab.*

SARS-COV-2 – drogas aprovadas para uso emergencial no tratamento de pacientes graves

Actemra (tocilizumab) é aprovada para o tratamento de COVID-19 em adultos hospitalizados que estejam a receber corticosteroides sistêmicos e necessitam de oxigênio suplementar, ventilação mecânica não invasiva ou invasiva, ou oxigenação extracorporal de membrana (ECMO).

Veklury (remdesivir) é aprovado para o tratamento de COVID-19 em adultos e doentes pediátricos (28 dias de idade ou mais e pesando pelo menos 3 kg) com resultados positivos de testes virais diretos de SARS-CoV-2, que estão hospitalizados, ou não hospitalizados e têm COVID-19 leve a moderada e estão em alto risco de progressão para uma forma grave, incluindo hospitalização ou morte.

SARS-COV-2 – drogas antivirais específicas

Posteriormente, com o desenvolvimento de novos antivirais específicos, estes passaram a ter sua utilização no tratamento de pacientes não vacinados e/ou de alto risco.

As drogas antivirais têm sua aplicação em pacientes com COVID-19 e apresentam maior probabilidade de ficar muito doentes com ao essa doença. Existem tratamentos disponíveis que podem reduzir as chances de o doente ser hospitalizado ou morrer da doença. Os medicamentos para tratara a COVID-19 devem ser prescritos por um profissional de Saúde e iniciados o mais rápido possível após o diagnóstico para serem eficazes. O tratamento deve ser iniciado alguns dias depois de aparecerem os primeiros sintomas para ser eficaz.

As pessoas com maior probabilidade de ficar muito doentes incluem adultos mais velhos (com 50 anos ou mais, com risco aumentando com a idade), pessoas não vacinadas e pessoas com certas condições médicas, como doença pulmonar crônica, doença cardíaca ou enfraquecimento do sistema imunológico. Ser vacinado torna muito menos provável que o indivíduo fique muito doente. Ainda assim, algumas pessoas vacinadas, especialmente aquelas com 65 anos ou mais ou que apresentam outros fatores de risco para doenças graves, podem se beneficiar do tratamento se contraírem a COVID-19.

A FDA autorizou medicamentos antivirais para tratar a versão leve a moderada da doença em pessoas com maior probabilidade de ficarem muito doentes. Os tratamentos antivirais visam partes específicas do vírus para impedir que ele se multiplique no corpo, ajudando a prevenir doenças graves e a morte. Os órgãos oficiais de Saúde fornecem diretrizes de tratamento de COVID-19 para profissionais de Saúde ajudá-los a trabalhar com seus pacientes e a determinar as melhores opções de tratamento para eles. Várias opções estão disponíveis para o tratamento da infecção.

- Paxlovid (nirmatrelvir and ritonavir)

O paxlovid (ritonavir-Nirmatrelvir reforçado) é um antiviral oral preferido autorizado para o tratamento de COVID-19 moderada. Os doentes tomam uma combinação de comprimidos duas vezes/dia durante 5 dias. O medicamento deve ser administrado o mais cedo possível após o aparecimento de quaisquer sintomas e precisa de ser iniciado no prazo de 5 dias após o aparecimento dos sintomas. É um medicamento de investigação utilizado para tratar adultos e crianças (12 anos de idade e mais velhos com peso mínimo de 40 kg) com um diagnóstico atual de COVID-19 leve a moderada e que estão em alto risco de progressão para uma forma grave da doença, incluindo hospitalização ou morte. A droga é de investigação porque ainda está em estudo. Existe informação limitada sobre a segurança e eficácia de sua utilização para tratar as pessoas com COVID-19 de leve a moderada.

- Lagevrio (molnupiravir)

Lagevrio contém molnupiravir, um análogo nucleotídeo que inibe. É recomendado o uso nos primeiros 5 dias do início dos sintomas. Não é recomendado para menores de 18 anos.

COVID-19 – vacinas

A pandemia de COVID-19 gerou uma corrida da ciência para o desenvolvimento de vacinas em tempo recorde para o enfrentamento da pandemia e na tentativa de diminuir a mortalidade mundial. Vacinas tradicionais com base em vírus inativado foram as primeiras a serem desenvolvidas, seguidas de vacinas utilizando o adenovírus como vetor e as vacinas com tecnologias mais novas como as vacinas de Mrna e de peptídeos. Em razão da emergência, essas vacinas tiveram seus processos de testes acelerados e foram liberadas inicialmente pelos órgãos reguladores como Anvisa e FDA em caráter emergencial.

As pessoas vacinadas na fase 2/3 apresentaram menor risco de doença grave, hospitalização e morte por COVID-19 do que pessoas não vacinadas. As vacinas foram liberadas para serem usadas em duas doses, e as pessoas que receberam apenas a série primária precisaram de uma segunda dose para completar a imunização.

Com o aparecimento das novas variantes de SARS-CoV-2, os reforços de vacinas contra a COVID-19 atualizados foram primordiais para restaurar a proteção que diminuiu desde a vacinação anterior. Os reforços utilizados fornecem proteção adicional contra as subvariantes ômicron recentes que são mais contagiosas do que as anteriores. As subvariantes recentes, BA.4 e BA.5, são muito próximas da variante original, ômicron, com diferenças muito pequenas entre esta e a variante original.

As vacinas contra CONVID-19 passaram – e continuarão passando – pelo monitoramento de segurança mais intensivo da história. Evidências de bilhões dessas administradas globalmente demonstram que s são seguras e eficazes. Elas estão descritas a seguir.

Vacinas recombinantes de adenovírus

As vacinas de adenovírus utilizam um vírus recombinante que tem sua espícula E1 modificada e substituída pela fração de adesão proteína de espícula do SARS-CoV-2. O dsDNA do adenovírus recebe um cassete de replicação e promotor de ORF para sua replicação, fazendo o adenovírus, ao penetrar na célula hospedeira, iniciar a produção somente da proteína recombinante da espícula sem manter sua capacidade viral de replicação.

Vacinas recombinantes de RNA

As vacinas de mRNA utilizam o mRNA recombinante produzido em laboratório para ensinar as nossas células a fazer uma proteína – ou mesmo apenas um pedaço de uma proteína – que desencadeia uma resposta imune dentro do corpo humano. Essa resposta imune, que produz anticorpos, é o que ajuda o indivíduo a não adoecer desse vírus no futuro. O RNA mensageiro que codifica a proteína de espícula é protegido por uma nanopartícula lipídica. Uma vez adsorvido, a célula produz a proteína espícula, resultando na resposta imune.

Vacinas de vírus inativados

O vírus SARS-CoV-2 cultivado em células VERO (linhagem celular de rim de macaco verde africano) é inativado quimicamente utilizando um produto químico denominado "propiolactona" e, dessa maneira, ele não tem a capacidade de replicação, mas mantém suas proteínas intactas.

Vacinas de peptídeos

Essas vacinas são sintéticas e construídas por partículas semelhantes ao vírus. Nanopartículas são recobertas por proteínas sintéticas semelhantes às espículas de SARS-CoV-2 e adicionadas a uma substância denominada "adjuvante" que tem a função de reforçar a resposta imune contra a proteína vacinal.

Vacina de COVID-19: efeitos adversos

Os efeitos colaterais que ocorrem dentro de 7 dias após a vacinação são comuns, mas geralmente leves. Às vezes, podem afetar a capacidade de uma pessoa de realizar atividades diárias. Os efeitos colaterais em todo o corpo (como febre, calafrios, cansaço e dor de cabeça) são mais comuns após a segunda dose da vacina de mRNA para COVID-19.

Eventos adversos como reações alérgicas graves a vacinas são raros, mas podem acontecer. Existe um risco raro de miocardite e pericardite associado à vacinação com mRNA COVID-19, principalmente entre homens de 12 a 39 anos. O risco raro pode ser ainda mais reduzido com um intervalo maior entre a primeira e a segunda dose. Casos de miocardite e pericardite também foram relatados em pessoas que receberam a vacina de peptídeos.

Existe uma possível relação de causa e efeito entre a vacina de adenovírus para a doença e um evento adverso raro e grave. São coágulos sanguíneos com plaquetas baixas (trombose com síndrome de trombocitopenia (STT)).

A COVID-19 foi certamente o maior desafio científico para o desenvolvimento de vacinas eficientes, seguras e produzidas em tempo recorde em virtude da emergência da pandemia. Os quatro tipos de vacinas desenvolvidas para o enfrentamento dessa pandemia se mostraram seguras e produziram uma imunidade populacional importantíssima para o declínio da mortalidade e da doença grave, evitando a internação em UTI e principalmente contribuindo para o fim do caos do sistema de Saúde no Brasil.

Bibliografia recomendada

Baker SC. Coronaviruses: from common colds to severe acute respiratory syndrome. Pediatr Infect Dis J. 2004;23(11):1049-50. doi: 10.1097/01.inf.0000145815.70485.f7. PMID: 15545861.

Dorlass EG, Monteiro CO, Viana AO, Soares CP, Machado RRG, Thomazelli LM, et al. Lower cost alternatives for molecular diagnosis of COVID-19: conventional RT-PCR and SYBR Green-based RT-qPCR. Braz J Microbiol. 2020;51(3):1117-23. doi: 10.1007/s42770-020-00347-5. Fred Murphy. This media comes from the Centers for Disease Control and Prevention's Public Health Image Library (PHIL).

Hoffmann M, Kleine-Weber H, Schroeder N, Krüger N, Herrler T, Erichsen S, et al. SARS-CoV-2 cell entry depends on ACE2 and TMPRSS2 and Is blockedby a Clinically Proven Protease Inhibitor. Cell. 2020;181(2):271-80.

Islam MA, Hasan MN, Ahammed T, Anjum A, Majumder A, Siddiqui MN, et al. Association of household fuel with acute respiratory infection (ARI) under five years children in Bangladesh. Front Public Health. 2022;10:985445. doi: 10.3389/fpubh.2022.985445.

Jartti T, Bønnelykke K, Elenius V, Feleszko W. Role of viruses in asthma. Semin Immunopathol. 2020;42(1):61-74. doi: 10.1007/s00281-020-00781-5.

Perlman S, Netland J. Coronaviruses post-SARS: update on replication and pathogenesis. Nat. Rev. Microbiol. 2009;7(6):439-50.

Tregoning JS, Schwarze J. Respiratory viral infections in infants: causes, clinical symptoms, virology, and immunology. Clin Microbiol Rev. 2010;23(1):74-98.

PARTE 5

Agente Infeccioso Proteico

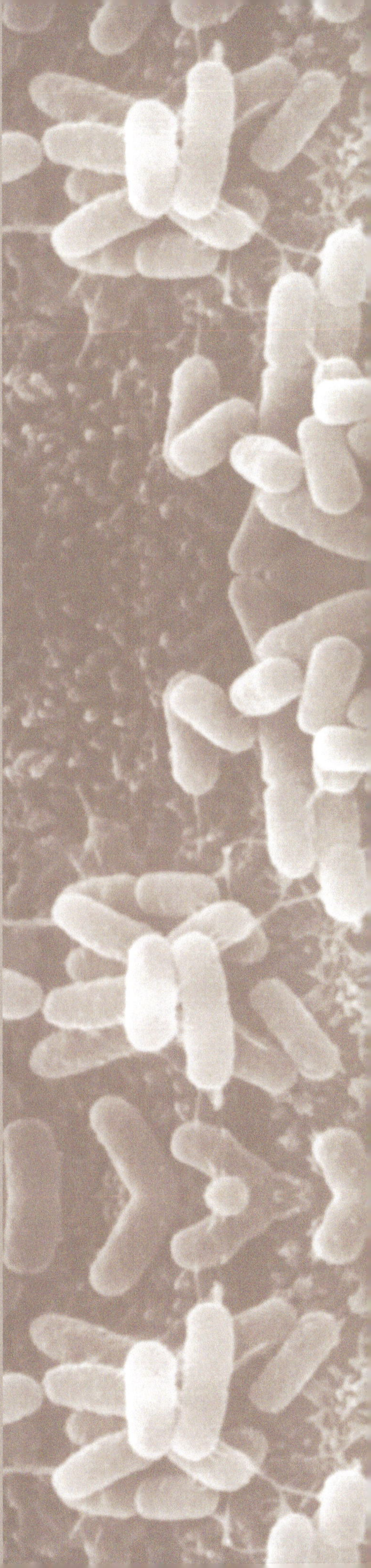

Prion: Agente Infeccioso Proteico

99

Marilene Hohmuth Lopes
Mariana Brandão Prado
Camila Felix de Lima Fernandes
Maria Clara da Silva Souza
Bárbara Paranhos Coelho
Maria Isabel Melo Escobar
Jacqueline Marcia Boccacino

Introdução

A capacidade de vírus, protozoários, bactérias e fungos de causar doenças infecciosas é amplamente conhecida, mas a ideia de que proteínas também podem ser agentes causadores de doenças ainda é muito intrigante, até mesmo para a comunidade científica. O surto da "doença da vaca louca", entre os anos 1980 e 1990, chamou a atenção da sociedade para o conjunto de doenças causadas por uma forma defeituosa de uma proteína denominada "prion" (PrP), mudando os paradigmas do que entendemos por agentes infecciosos. Já faz mais de 50 anos desde o início da pesquisa em **príons,** termo cunhado em 1982 pelo pesquisador Stanley B. Prusiner, que se refere à **partícula proteica infecciosa** (do inglês, *proteinaceous infectious particle*). Desde então, nossos conhecimentos sobre PrP e sua capacidade de causar as doenças conhecidas como "encefalopatias espongiformes transmissíveis" (TSE, do inglês *transmissible spongiform encephalopathy*) ou "doenças priônicas", cresceram substancialmente.

A proteína prion celular (PrP^C), codificada pelo gene *PRNP* em humanos e em diferentes grupos de mamíferos, corresponde à isoforma fisiológica da PrP. Por sua vez, essa proteína pode sofrer alterações conformacionais resultantes de mutações genéticas ou processos pós-traducionais, ocasionando a formação de isoformas patogênicas. As isoformas mutadas de prion levam a sigla Sc (PrP^{Sc}), fazendo referência à *scrapie,* uma das primeiras TSE a serem documentadas.

Breve histórico

Em 1732, foram reportados os primeiros casos de uma doença letal em ovelhas no Reino Unido. Esses animais apresentavam o comportamento de roçar em árvores e cercas por causa da coceira intensa. Dessa forma, a doença ficou conhecida como *scrapie* (do termo *scrape*, ou raspar). Em séculos seguintes, apesar de novos relatos da *scrapie* terem sido feitos, o conhecimento não avançou substancialmente até o início do século XX. Mesmo assim, após muitos anos do primeiro relato de *scrapie*, as causas exatas da doença não eram conhecidas. A confirmação da sua natureza transmissível só aconteceu em meados da década de 1930. Entre os experimentos que confirmaram essa transmissibilidade, estava a produção de vacinas a partir do cérebro fixado de ovelhas infectadas e a posterior aplicação em mais de 1.500 animais saudáveis, que acabaram contraindo a doença. A partir da compreensão de que *scrapie* poderia ser transmitida, os anos subsequentes de estudo foram amplamente dedicados a entender a natureza desse agente transmissor.

Em décadas seguintes, outras doenças que apresentavam características semelhantes às da *scrapie* foram estudadas e descritas. Embora lembrados como causadores da "doença da vaca louca" pela maioria das pessoas, na realidade os príons são responsáveis por uma gama de moléstias neurodegenerativas que acometem diversas espécies de mamíferos. Doenças priônicas podem ser adquiridas, esporádicas ou hereditárias, dependendo da origem da PrP mutada. De maneira geral, essas doenças acometem várias espécies de mamíferos e apresentam fenótipos levemente diferentes, mas resultam na neurodegeneração por meio do acúmulo de proteínas insolúveis e da morte de células nervosas, levando à formação de grandes buracos no tecido cerebral, lembrando uma esponja. Esse aspecto vacuolizado do tecido cerebral é uma característica que se mantém quando comparamos a doença em humanos e em animais, e essa observação foi fundamental para os avanços do conhecimento em príons. Ainda, as manifestações clínicas de cada doença priônica nem sempre são uniformes entre si.

Muitos pesquisadores acreditavam que o agente causador de *scrapie* poderia se tratar de um vírus. Especificamente, alguns acreditavam que se tratava de um vírus lento em decorrência do longo tempo de incubação observado entre a contaminação e o desenvolvimento de sintomas. De fato, vírus e príons compartilham algumas características, mas apresentam diferenças fundamentais (Quadro 99.1). Assim como vírus, príons se acumulam em um hospedeiro e transmitem doenças, estimulando um processo de conversão pelo qual mais patógeno é produzido no organismo afetado. Além disso, tanto príons como vírus existem em diferentes subtipos denominados "cepas", mas a definição de cepas de príons e vírus é diferente, como veremos mais adiante neste capítulo. O Comitê Internacional de Taxonomia dos Vírus (ICTV, do inglês *International Committee on Taxonomy of Viruses*) classifica príons como agentes subvirais, uma categorização generalizada para agentes causadores de doenças que não se enquadram como vírus.

Quadro 99.1 – *Diferenças entre vírus e príons*

	Vírus	*Príons*
Capacidade de causar doenças	Sim	Sim
Infecção e acúmulo no hospedeiro	Sim	Sim
Imunogênicos	Sim	Não
Composição principal	Ácidos nucleicos, proteínas	Apenas proteica
Formas moleculares	Uma única forma, com diferentes organizações ultraestruturais	Múltiplas
Cepas	Diferentes sequências de ácidos nucleicos	Diferentes formas da molécula proteica
Sensibilidade	Tratamento/drogas que afetam ácido nucleicos. Por exemplo: nuclease, irradiação ultravioleta a 254 nm, cátions divalentes, quelantes, íons metálicos, pH ácido (entre 3 e 7), hidroxilamina, formalina e fervura	Tratamento/drogas que afetam proteínas. Ex: tratamento com ureia, tratamento prolongado com proteases, fervura em SDS, pH > 10, autoclavação prolongada a 132 °C, a desnaturação em solventes orgânicos (fenol ou agentes caotrópicos, como o isotiocianato de guanidina)

Fonte: Adaptado de Murray PR, Rosenthal KS, Pfaller MA, 2010.

Especificamente, príons diferem de vírus e viroides, pois não contêm ácidos nucleicos que direcionam o seu processo de "replicação". Os príons são compostos de uma isoforma anormal de uma proteína celular, enquanto a maioria das proteínas virais é codificada pelo genoma viral. Ainda, príons não desencadeiam a ativação de uma resposta imune nos organismos infectados, diferentemente dos vírus, que são imunogênicos. Enquanto os príons são resistentes à inativação por nucleases, à irradiação ultravioleta a 254 nm e a outros agentes conhecidos por inativar ácidos nucleicos, sua infectividade é diminuída pela digestão prolongada com proteases ou por tratamentos associados a desnaturação ou destruição de proteínas. Esse conhecimento data de meados da década de 1960 e foi por volta dessa época que se passou a considerar a possibilidade de o agente infeccioso por trás da *scrapie* e demais TSE conhecidas até então ser uma proteína. Essa hipótese foi efetivamente consolidada em 1982, quando o biólogo americano Stanley B. Prusiner isolou PrP e cunhou o termo "prion", feito que lhe rendeu o Prêmio Nobel de Medicina em 1997 (Figura 99.1). A natureza exclusivamente proteica dos príons continua a ser estudada até hoje, assim como os detalhes associados à sua peculiar transmissibilidade. Mais segurança para essas hipóteses, até então pouco comuns, veio das descobertas de que camundongos sem o gene *PRNP* são resistentes à infecção por príons e que a presença da forma fisiológica de PrP é essencial para a neurotoxicidade ocasionada por suas formas mutadas.

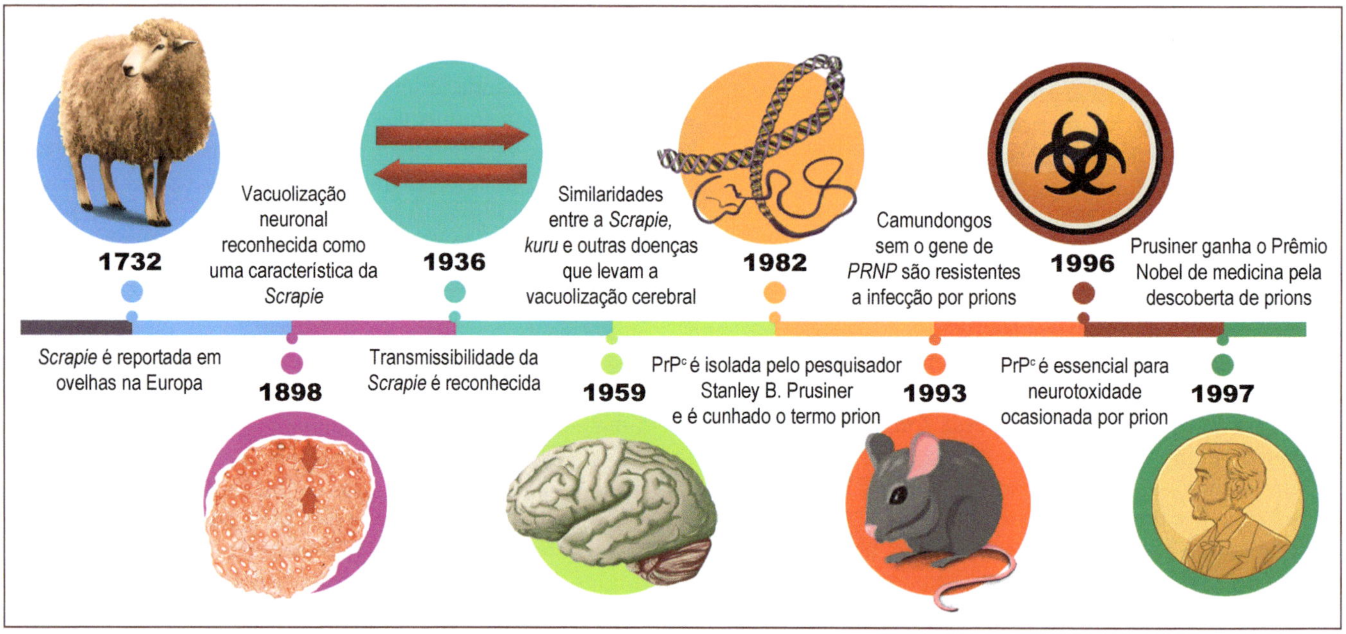

Figura 99.1 – *Linha do tempo dos principais eventos relacionados à descoberta da* scrapie *e TSE.*
Fonte: Desenvolvida pela autoria.

Neste capítulo, estudaremos mais a respeito das propriedades dos príons e suas peculiaridades, além de discutirmos também sobre as doenças causadas por esse agente infeccioso pouco tradicional.

Estrutura e propriedades da PrP^C

A PrP^C é uma glicoproteína de membrana altamente conservada na natureza, com a sequência do gene e dos aminoácidos divergindo muito pouco entre espécies de mamíferos. Em humanos, PrP^C é encontrada principalmente no sistema nervoso central (SNC), mas sua expressão também ocorre constitutivamente em vários tecidos do corpo. Muitas funções biológicas têm sido atribuídas à PrP^C. Sua localização na superfície celular reflete seus diferentes papéis fisiológicos, propostos por diferentes grupos de pesquisa, em processos como adesão celular, captação de ligantes e sinalização transmembrana. PrP^C também tem sido implicada na proteção contra estresse oxidativo, transmissão sináptica, neuritogênese, apoptose e transporte ou metabolismo de cobre, no entanto ainda não se conhece o mecanismo exato da PrP^C nessas funções celulares.

A sequência primária da PrP^C tem cerca de 250 aminoácidos (diferindo de acordo com a espécie) e sua massa molecular varia de acordo com o nível de glicosilação. É possível identificar diferentes domínios em PrP^C, sendo que, nos primeiros 22 resíduos da extremidade N-terminal, há um peptídeo sinal para endereçamento da proteína para a membrana plasmática, próximo a uma série de repetições ricas em prolina e glicina que se ligam ao íon cobre, ligação associada à sua atividade antioxidante. A integridade desse peptídeo sinal N-terminal também está associada à formação de isoformas topológicas de PrP^C. Na região C-terminal, resíduos de cisteína realizam uma ligação dissulfeto, o que confere estabilidade à estrutura, e resíduos de asparagina são possíveis sítios de glicosilação para PrP^C. Adicionalmente, o domínio C-terminal contém um peptídeo sinal para fixação da âncora de glicosilfosfatidilinositol (GPI). PrP^C, assim como outras proteínas GPI ancoradas, estão presentes preferencialmente em *lipid rafts*, domínios especializados e organizados da membrana plasmática ricos em esfingolipídios e colesterol.

A estrutura terciária de PrP^C inclui um domínio N-terminal não estruturado e uma região C-terminal composta por α-hélices e menor conteúdo de folhas-β antiparalelas (Figura 99.2.A). A biossíntese de PrP^C e suas modificações pós-traducionais, como a adição de oligossacarídeos, remoção do peptídeo sinal N-terminal, e ligação da âncora de GPI na porção C-terminal ocorrem no retículo endoplasmático (RE). PrP^C transita continuamente entre a membrana plasmática e compartimentos endocíticos, processo relacionado à disponibilidade da proteína na superfície celular, e envolve vias de internalização que podem ser críticas para modular as suas funções fisiológicas (Figura 99.3).

O evento patogênico central das doenças por príons é o dobramento incorreto de PrP^C, causando uma diminuição da estrutura helicoidal e do conteúdo de α-hélices, além de um aumento de folhas-β, alteração conformacional que é acompanhada por mudanças nas propriedades da proteína (Figura 99.2B). Enquanto a proteína normal é completamente digerida por proteinase K (uma enzima que degrada proteína), a proteína mal dobrada é amplamente resistente, sendo denominada "PrP^{Sc}". Após a digestão, um fragmento de 27 kDa a 30 kDa, denominado "PrP^{res}" (resistente a proteinases), é gerado, formando agregados altamente insolúveis em detergentes não iônicos. Nenhuma modificação na sequência de aminoácidos ou mudança pós-traducional na estrutura primária diferencia PrP^C de PrP^{Sc}, contudo estudos espectroscópicos demonstram distintas modificações conformacionais entre as proteínas. A diferença entre elas encontra-se na forma, em que PrP^C assume uma estrutura em espiral, e a proteína infecciosa PrP^{Sc} pode ser comparada a uma sanfona (Figura 99.2.B, Quadro 99.2). A PrP^{Sc} tem uma forte tendência a polimerizar, formando agregados amiloides que tendem a se acumular.

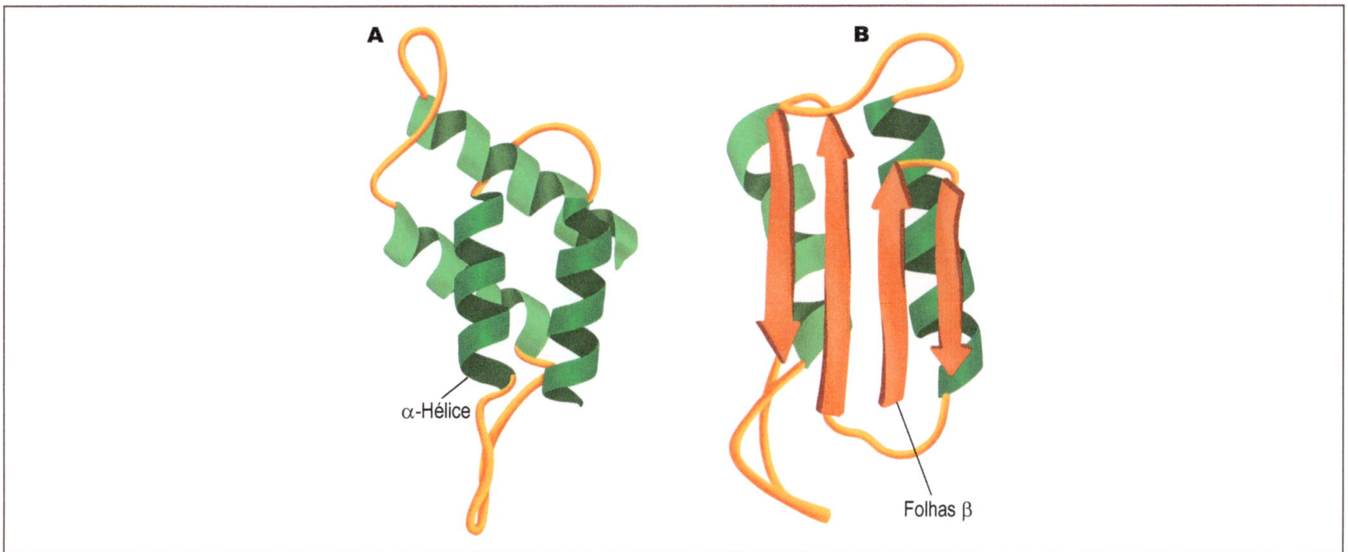

Figura 99.2 – *(A) Representação da estrutura da proteína prion celular, rica em α-hélices. (B) Representação da estrutura da proteína prion scrapie, rica em folhas-β.*
Fonte: Adaptada de Burrell CJ, *et al.*, 2017.

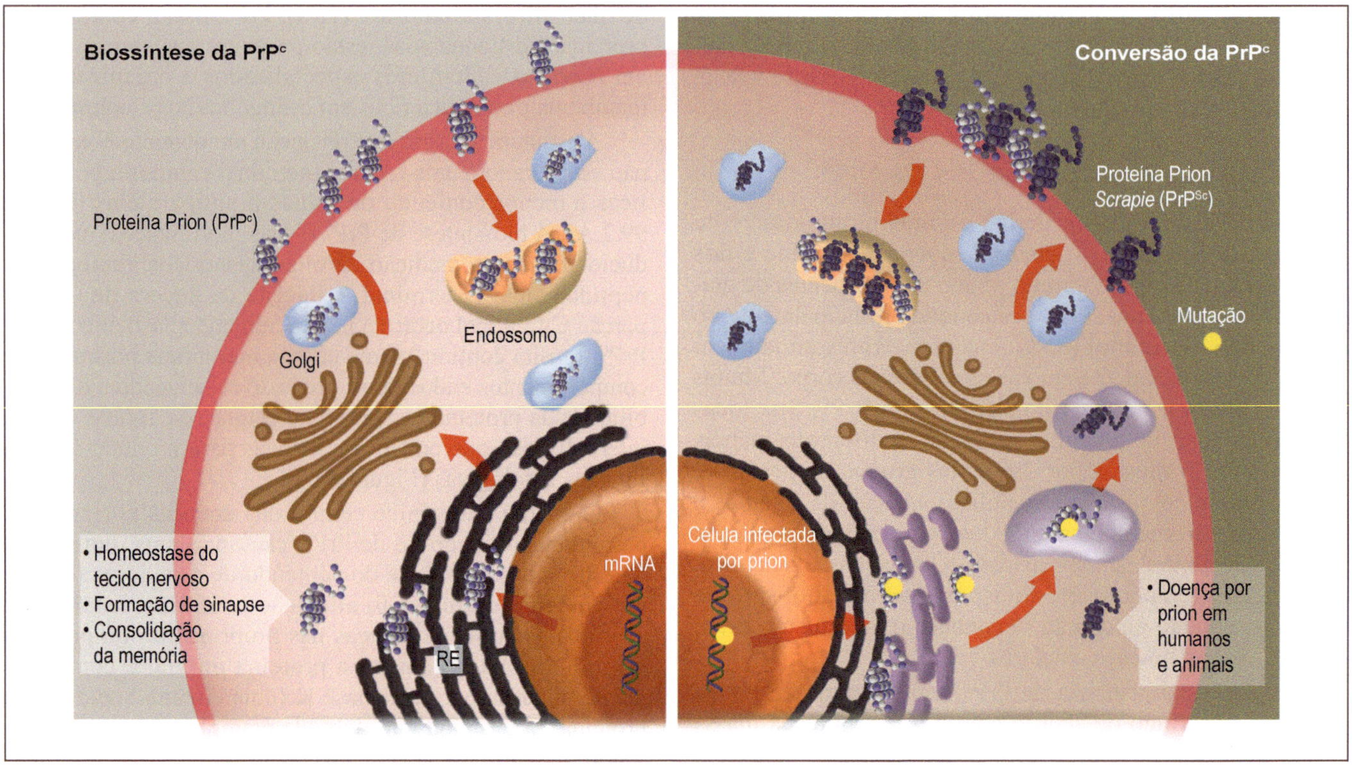

Figura 99.3 – *Processo de biossíntese de PrP^C (painel à esquerda). A PrP^C é sintetizada no retículo endoplasmático (RE) e, em seguida, endereçada para o Golgi. De lá, a PrP^C é transportada em vesículas de transporte para domínios da membrana celular do tipo* lipid rafts. *PrP^C pode ser internalizado e reciclado pela via endocítica em compartimentos endossomais. Processo de conversão de PrP^C (painel à direita). Uma mutação no gene* PRNP *resulta na síntese de uma proteína PrP^C com maior tendência à conversão em PrP^{Sc}. Adicionalmente, a conversão de PrP^C em PrP^{Sc} pode ocorrer em compartimentos intracelulares da via endocítica (corpos multivesiculares) ou na superfície celular.*

Fonte: Desenvolvida pela autoria.

Quadro 99.2 – *Comparação entre PrP^C e PrP^{Sc}*

	PrP^C	*PrP^{Sc}*
Isoforma	Normal	Patogênica
Estrutura geral	Estendida	Globular
Estrutural secundária	Rico em α-hélices	Rico em folhas-β
Propriedades	Monômeros	Agregados
Resistência à protease	Sensível à proteinase K	Resistência parcial à proteinase K
Formação de fibras	Não	Sim
Solubilidade	Solúvel	Insolúvel
Infectividade	Não	Sim
Meia-vida	Horas	Dias

Fonte: Adaptado de Murray PR, Rosenthal KS, Pfaller MA, 2010.

Conversão de PrP^C em PrP^{Sc}

Embora o mecanismo da reação de conversão de PrP^C em PrP^{Sc} ainda seja desconhecido, um dos modelos mais difundidos propõe que a interação física entre a PrP^C endógena e a PrP^{Sc} patogênica pode ser necessária para a formação de PrP^{Sc} nascentes, já que camundongos nocautes para PrP^C são resistentes à doença, não havendo a formação de PrP^{Sc}. Existem diversas teorias que tentam explicar como essa conversão ocorre. As duas mais conhecidas são a de estruturação direcionada por molde e a de polimerização por nucleação. No modelo de estruturação direcionada por molde, ou modelo de "redobramento", PrP^{Sc} exógena se ligaria à PrP^C ancorada na parte externa da membrana celular. Em seguida, a conversão poderia ocorrer tanto na própria membrana da célula, ou mediante a internalização de ambas as proteínas. Em ambos os casos, a PrP^{Sc} agiria como molde para a conversão de α-hélices de PrP^{C} em folhas-β, iniciando a modificação conformacional (Figura 99.4). Já a teoria de polimerização por nucleação, ou modelo de "semente", sugere que a PrP^{C} e a PrP^{Sc} estão em um equilíbrio termodinâmico reversível e, que com o tempo, ocorreria uma lenta agregação de monômeros de PrP^{Sc}, ocasionando a formação de núcleo estável, estabilizando a conformação da proteína. O agregado estável, então, recrutaria outras moléculas de PrP^{Sc} (Figura 99.4).

Apesar de algumas lacunas no entendimento da conversão de PrP^{C} para PrP^{Sc}, sabe-se que segmentos curtos da PrP^{Sc} interagem com PrP^{C}, e as cadeias laterais de aminoácidos complementares de duas folhas-β interagem por meio de pontes de hidrogênio, estabilizando fibrilas. Essa interação pode ocorrer na membrana plasmática ou dentro da via endocítica, nos corpos multivesiculares (Figura 99.3). Quando a forma de PrP^{C} se alterna para a forma infecciosa, há o surgimento das doenças priônicas.

Embora o mesmo evento de conversão de PrP^{C} em PrP^{Sc} ocorra em todas as doenças priônicas, indivíduos afetados que apresentam sequências de aminoácidos idênticas de PrP^{C} podem demonstrar fenótipos clínicos e patológicos muito distintos. Essas diferenças são associadas a conformações distintas de PrP^{Sc}, denominadas "cepas". A PrP^{C} pode apresentar diferentes níveis de glicosilação e passar por diferentes clivagens, dependendo da região do cérebro em que essa conversão patogênica ocorre. Sugere-se que uma molécula de PrP^{Sc} com um padrão de glicosilação e uma conformação particular apresenta afinidade e associa-se a uma PrP^{C} com o mesmo padrão de glicosilação e conformação. Haveria, dessa forma, uma preferência para a célula ou a região do cérebro onde esse tipo estivesse mais expresso, alterando esse local e gerando fenótipos clínicos distintos entre indivíduos.

Além disso, a abundância relativa de PrP^{C} em regiões cerebrais e cofatores que possam estar envolvidos na conversão da PrP favorecem a prevalência de subtipos de cepas. Diferentes cepas de príons podem também interferir umas nas outras, podendo ocorrer o surgimento de uma cepa dominante. No caso de infecção por prion causada por ingestão de carne contaminada, fatores ambientais como resistência a intempéries e capacidade de ligação de cepas a superfícies podem influenciar quais cepas estão disponíveis para infectar o novo hospedeiro.

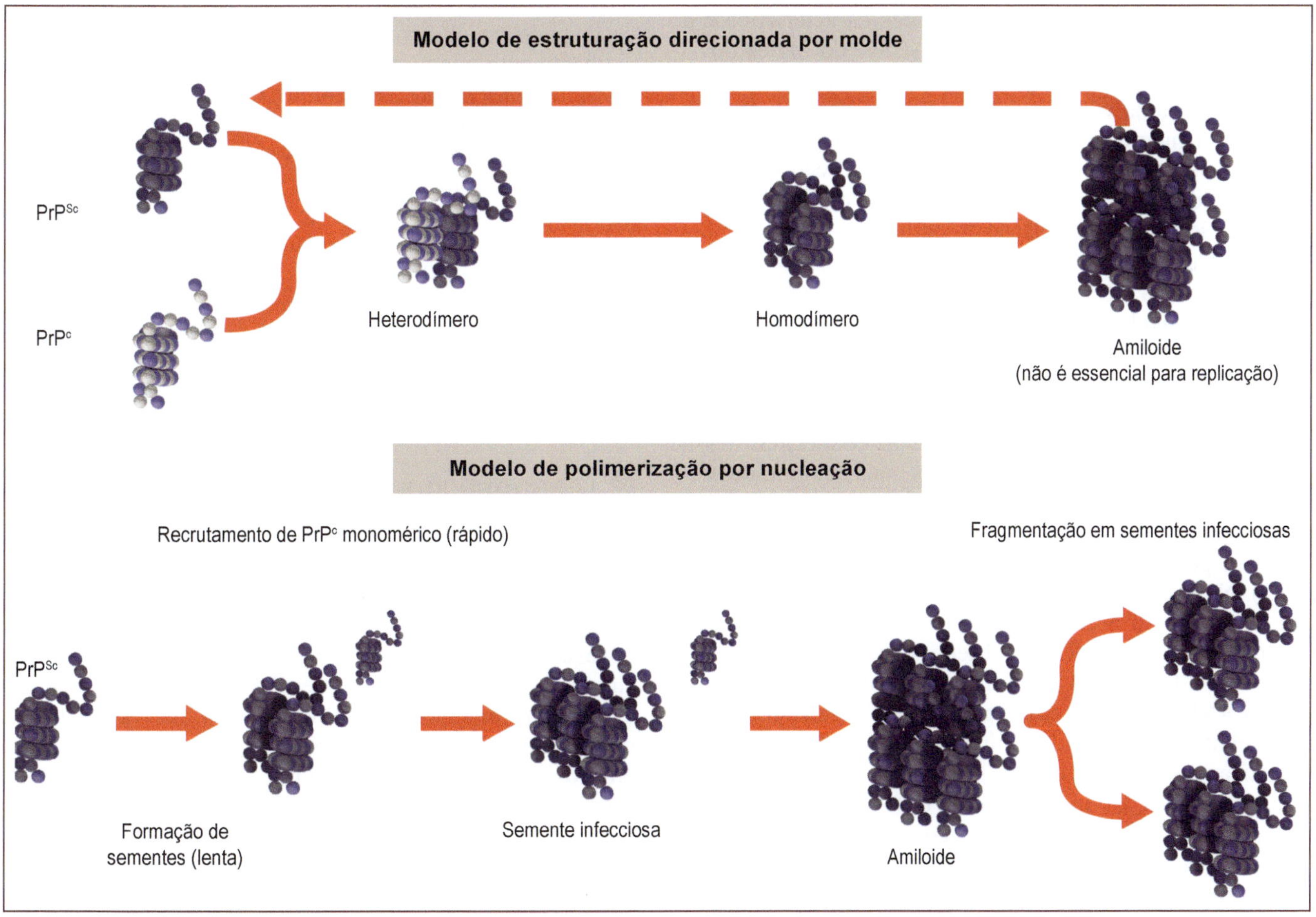

Figura 99.4 – *Modelos de conversão de PrP^{C} em PrP^{Sc}, representando os dois modelos mais aceitos: o de estruturação direcionada por molde (modelo de "redobramento"), no qual PrP^{C} pode entrar em contato com PrP^{Sc} na membrana celular ou dentro de vesículas e sofrer conversão patogênica; e a polimerização por nucleação (modelo de "semente"), em que agregados de PrP^{Sc} recrutam monômeros de PrP^{Sc}, promovendo sua conversão patogênica e, assim, aumentando de tamanho.*
Fonte: Desenvolvida pela autoria.

Doenças por príons

Apesar de raras, as doenças causadas por príons são fruto de grande preocupação, tendo em vista seu caráter neurodegenerativo e as altíssimas taxas de mortalidade. As TSE podem acometer tanto animais como seres humanos e causam danos extensivos no tecido nervoso, ocasionando a morte neuronal e o aspecto esponjoso do cérebro do portador da doença.

Como comentado brevemente no presente capítulo, uma forma bastante comum de TSE entre animais é o *scrapie*, que acomete ovelhas, cabras e carneiros selvagens e cujos sinais clínicos foram descritos ainda no século XVIII. De caráter transmissível, o *scrapie* tem origem genética e desenvolve-se espontaneamente nesses animais, é fatal e causa uma variedade de sintomas como tremores, irritabilidade e hipersensibilidade. A incidência dessa TSE é mais acentuada nos Estados Unidos, na Grã-Bretanha e no Canadá. Adicionalmente, cervídeos podem ser acometidos por uma doença priônica altamente transmissível, denominada "enfermidade debilitante crônica" (CDW, do inglês *chronic wasting disease*). Estudos indicam que a CDW pode ser transmitida a primatas mediante a ingestão de carne infectada, levantando preocupações sobre a possibilidade de contaminação em humanos, apesar de não existirem casos relatados. Em gado, a doença priônica característica é a encefalopatia espongiforme bovina (BSE, do inglês *bovine spongiform encephalopathy*), popularmente conhecida como "doença da vaca louca". Em 1990, um surto de BSE no Reino Unido e na França culminou na contaminação de diversas pessoas por príons infecciosos em decorrência do consumo de carne de animais contaminados, gerando um alerta da sociedade em relação ao perigo das TSE.

Na década de 1920, Hans Creutzfeldt e Alfons Jakob descreveram a TSE hoje conhecida como "doença de Creutzfeldt-Jakob" (CJD, do inglês *Creutzfeldt-Jakob disease*), a mais comum entre as doenças priônicas humanas. Em geral, a CJD é caracterizada pela manifestação de demência de forma progressiva e veloz, o que acarreta diversos outros sintomas neurológicos. Entre as formas conhecidas dessa doença, a CJD esporádica (sCJD) é a mais comum, correspondendo a cerca de 85% dos casos. A sCJD se desenvolve ocasionalmente a partir de alguma mutação pontual no gene *PRNP* e posterior enovelamento incorreto da PrP^C (Figura 99.3). Notavelmente, diferentes fenótipos de sCJD podem ser associados a polimorfismos no códon 129 desse gene (metionina/metionina/valina). Menos comum, a forma hereditária da CJD (gCJD) também conta com modificações no gene *PRNP*, mas nesse caso herdadas de forma autossômica dominante. Já foram identificadas cerca de 50 alterações genéticas associadas à gCJD.

Além disso, há duas formas de CJD que são adquiridas a partir do contato com materiais contaminados por príons. A CJD iatrogênica (iCJD) é contraída a partir de procedimentos médicos, como neurocirurgias, intervenções oculares e administração periférica de injeções hormonais, enquanto a CJD variante (vCJD) é adquirida a partir da ingestão de carne infectada ou por vias parenterais. A identificação da vCJD ocorreu pela primeira vez em meados dos anos 1990, com pico em 2000, concomitante ao surto de BSE em gado no Reino Unido e, em seguida, na França. Dessa forma, a ocorrência de vCJD foi associada à epidemia da TSE bovina.

Em particular, existe uma doença priônica denominada *kuru* que foi observada especificamente em algumas tribos da Papua Nova Guiné ao longo do século XX. Acredita-se que o *kuru* tenha surgido como uma forma de TSE esporádica que se disseminou entre os indivíduos da tribo Fore e seus vizinhos a partir da prática de endocanibalismo. A transmissão dessa doença ocorria tanto de forma oral, a partir da ingestão do cérebro de pessoas que haviam falecido como de forma parenteral, com o manuseio de material infectado oriundo dos indivíduos falecidos. Ao contrário da CJD, que classicamente tem a demência como um dos sintomas mais característicos, a *kuru* é marcada por ataxia cerebelar progressiva, com a ocorrência de demência sendo observada de forma bastante rara e em estágios finais da doença.

Retornando às doenças priônicas herdadas, Josef Gerstmann, Ernst Straussler e Isaac Scheinker descreveram uma nova moléstia hereditária entre o final dos anos 1920 e o início dos anos 1930, denominada "doença de Gerstmann-Straussler-Scheinker" (GSS). A GSS é causada por príons e caracterizada principalmente por ataxia, mas em alguns casos pode ser observado um quadro de demência. Tem-se conhecimento, ainda, acerca da insônia fatal familiar (FFI, do inglês *fatal familial insomnia*), uma doença priônica hereditária de caráter autossômico dominante cujos sintomas mais proeminentes são, como o nome sugere, a insônia e a desregulação do sono. Ambas GSS e FFI são enfermidades raras, com baixas taxas de incidência. A insônia fatal também ocorre de forma esporádica, dando nome à insônia fatal esporádica (SFI, do inglês *sporadic fatal insomnia*). Embora fenotipicamente idênticas, a FFI é marcada por alterações nos códons 129 e 178 do gene *PRNP*, enquanto os indivíduos com SFI não exibem mutação nesse gene, apesar de todos codificarem metionina a partir do códon 129 (Quadro 99.3).

Diagnóstico e abordagens terapêuticas

Em razão de as doenças priônicas apresentarem diversos sintomas em comum com outras doenças neurodegenerativas, a confirmação de casos sem a realização de exames clínicos é difícil. Além disso, essas doenças geralmente apresentam um período longo para a manifestação de sintomas, representando um desafio para o diagnóstico eficiente. Em humanos, por muitos anos e até recentemente, o único método de diagnóstico das TSE era a realização de ensaios de detecção de proteínas, como Western Blotting e imuno-histoquímica, utilizando amostras de tecido do cérebro de pacientes *post mortem*. O cérebro de pacientes afetados apresenta fibrilas de PrP^{Sc}, assim como o aspecto espongiforme. Alguns ensaios *pre mortem* também podem ser realizados e, apesar de não confirmarem a doença, classificam o paciente como um possível portador. Um exemplo é o recente teste laboratorial *Real-Time Quaking-Induced Conversion* (RT-QuIC), desenvolvido em 2018.

Quadro 99.3 – *Doenças priônicas*

Doença	*Hospedeiro*	*Causas*
Scrapie	Ovelhas e cabras	Genética/adquirida durante o parto ou por contato com secreções pós-parto
BSE	Bovinos	Genética/adquirida por ingestão de material contaminado
CWD	Cervídeos	Genética/adquirida por contato com secreções de animais contaminados
Kuru	Humanos	Contato oral ou parenteral com material contaminado*
CJD esporádica	Humanos	Mutação no gene *PRNP* (esporádica)
CJD hereditária	Humanos	Mutação no gene *PRNP* (herdada)
CJD iatrogênica	Humanos	Contaminação durante procedimento médico
CJD variante	Humanos	Contato oral ou parenteral com material contaminado
GSS	Humanos	Mutação no gene *PRNP* (herdada)
Insônia fatal esporádica	Humanos	Desconhecido**
Insônia fatal familiar	Humanos	Mutação no gene *PRNP* (herança autossômica dominante)

*Acredita-se que o primeiro caso tenha sido específico de TSE esporádica que foi propagado pelo ato de endocanibalismo.
**Estudos recentes indicam que pode se tratar de um subtipo da CJD esporádica.
Fonte: Adaptado de Hörnlimann B, Riesner D, Kretzschmar HA, 2006.

Nesse teste, é coletado o líquido cefalorraquidiano (LCR) e, posteriormente, analisa-se a presença das proteínas tau e 14-3-3, ambas frequentemente expressas em cérebros de pacientes com CJD. Adicionalmente, ensaios de ressonância magnética e eletroencefalograma também fazem parte da bateria de exames recomendada pelo Centro de Controle de Doenças americano (CDC) para o diagnóstico da doença. Ainda assim, não existem testes capazes de detectar a doença antes do aparecimento dos sintomas, principalmente nas TSE de caráter esporádico e adquirido. Por outro lado, doenças priônicas de origem genética são de mais fácil detecção em virtude do avanço recente de testes genéticos capazes de confirmar a presença da mutação no gene *PRNP*, realizados diante do estudo do histórico familiar e da presença de sintomas.

Em animais, assim como em humanos, a confirmação da presença de BSE só pode ser feita *post mortem*. Ademais, os exames realizados têm maior taxa de confiabilidade quando realizados em animais que já apresentam sintomas. Apesar disso, os testes comerciais mais utilizados atualmente consistem em ensaios de detecção de proteínas, como ELISA e imunocromatografia. Apesar de os surtos de BSE nos anos 1990 e início dos anos 2000 terem sido ocasionados pelo uso de carne e de ossos de animais infectados na produção de rações, bovinos ainda podem contrair a doença de maneira esporádica. Como medida de proteção a esses casos, foram criadas diretrizes e órgãos de monitoramento voltados para a rápida identificação de casos nesses animais, de maneira a evitar grandes perdas comerciais e impedir um novo surto da doença em humanos.

Atualmente não existe tratamento para as doenças priônicas, utilizando-se apenas de cuidados paliativos. Entretanto, estudos usando RNA de interferência e anticorpo monoclonal têm se mostrado promissores em retardar a progressão da doença. Adicionalmente, um grupo de pesquisadores no Japão vem desenvolvendo um composto com alta afinidade à PrP^{C} que seria capaz de estabilizar a forma fisiológica da proteína, dificultando a sua conversão em PrP^{Sc}.

A descoberta de PrP representa uma mudança de paradigma, abrindo a possibilidade de que proteínas também possam ser agentes infecciosos. Apesar de essa intrigante descoberta ter atraído a atenção de diversos pesquisadores, os métodos de diagnóstico das doenças priônicas ainda deixam muito a desejar, e ainda temos muito a descobrir sobre o funcionamento dessa proteína. Da mesma forma, atualmente não existe um tratamento efetivo contra doenças priônicas, apesar dos esforços da comunidade científica. Assim, estudos sobre PrP continuarão a impulsionar nossa compreensão sobre a função fisiológica da PrP^{C} e sua disfunção capaz de desencadear a toxicidade observada nas TSE.

Bibliografia recomendada

Aguilar-Calvo P, Callender JA, Sigurdson CJ. Short and sweet: how glycans impact prion conversion, cofactor interactions, and cross-species transmission. PLoS Pathogens. 2021;17(1):e1009123. doi: org/10.1371/journal.ppat.1009123.

Bartz JC. Environmental and host factors that contribute to prion strain evolution. Acta neuropathological. 2021;142(1),5-16. doi: org/10.1007/s00401-021-02310-6.

Burrell CJ, et al. Fenner and white's medical virology. 5. ed. 2017.

Colby DW, Prusiner SB. Prions. Cold Spring Harb Perspect Biol. 2011;3(1):a006833. doi: 10.1101/cshperspect.a006833.

Goold R, Rabbanian S, Sutton L, Andre R, Arora P, Moonga J, et al. Rapid cell-surface prion protein conversion revealed using a novel cell system. Nature communications. 2011;2:281. doi: org/10.1038/ncomms1282.

Hörnlimann B, Riesner D, Kretzschmar H. Prions in humans and animals. Walter de Gruyter. 2006:741. ISBN 3110200171, 9783110200171.

Liberski PP. Historical overview of prion diseases: a view from afar. Folia Neuropathol 2012;50(1):1-12. PMID: 22505359.

Murray PR, Rosenthal KS, Pfaller MA. Microbiologia médica. 6. ed. 2010. Editora Elsevier. ISBN: 9788535234466.

Sarnataro D, Pepe A, Zurzolo C. Cell biology of prion protein. Prog Mol Biol Transl Sci. 2017;150:57-82. doi: 10.1016/bs.pmbts.2017.06.018.

Sigurdson CJ, Bartz JC, Glatzel M. Cellular and molecular mechanisms of prion disease. Annual review of pathology. 2019;14:497-516. doi: org/10.1146/annurev-pathmechdis-012418-013109.

Watson N, Brandel J-P, Green A, Hermann P, Ladogana A, Lindsay T, et al. The importance of ongoing international surveillance for Creutzfeldt-Jakob disease. Nature Reviews Neurology. 2021;17(6):362-79. doi: org/10.1038/s41582-021-00488-7.

White MD, Mallucci GR. Therapy for prion diseases: insights from the use of RNA interference. Prion. 2009;3(3):121-8.

Yamaguchi K, Kamatari YO, Ono F, Shibata H, Fuse T, Elhelaly AE, et al. A designer molecular chaperone against transmissible spongiform encephalopathy slows disease progression in mice and macaques. Nature Biomedical Engineering. 2019;3(3):206-19.

PARTE 6

Infecções Sexualmente Transmissíveis por Bactérias, Fungos e Vírus

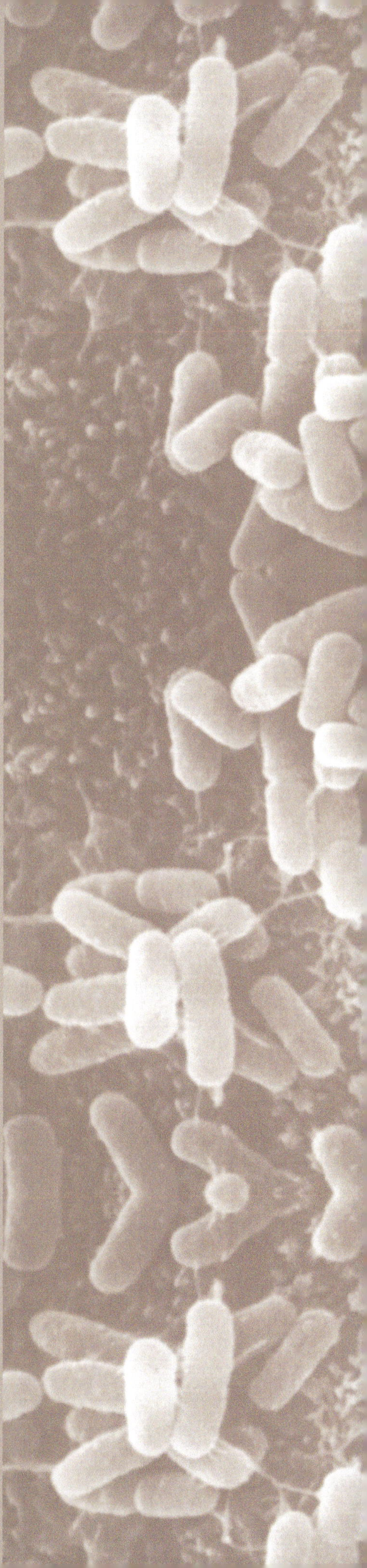

Manifestações Clínicas e Diagnósticos Laboratoriais das Infecções Sexualmente Transmissíveis

100

André Mario Doi
Thiago Zinsly Camargo

As infecções sexualmente transmissíveis (IST) são causadas por vírus, bactérias ou parasitas e transmitidas, predominantemente, por meio de contato sexual (oral, vaginal, anal) e também por transmissão vertical durante a gestação, parto e amamentação. Apesar de pouco comum, a transmissão por contato com mucosas e pele não íntegra com secreções corporais também pode ocorrer (Ministério da Saúde 2023).

As IST são de importância médica fundamental em todo o mundo, pois afetam homens, mulheres e crianças de todos os grupos sociais e níveis econômicos.

De acordo com dados da Organização Mundial da Saúde (OMS), mais de 1 milhão de IST são adquiridas por ano em todo mundo. A maioria delas assintomáticas (OMS, 2023).

O atual aumento das IST é resultante de uma conjugação de vários fatores, como: aumento da densidade e mobilidade das populações; questões relacionadas ao comportamento sexual humano; maior resistência aos antimicrobianos da maioria dos agentes e a inexistência de vacinas para grande parte dos agentes.

Elas são mais prevalentes entre os adolescentes e adultos jovens, pois, cerca de quase metade de todos os casos de IST ocorre em pessoas na faixa de 25 anos de idade.

As IST podem ser divididas, sob o ponto de vista didático, em corrimentos genitais, lesões genitais e verrugas genitais e continuam existindo de maneira preocupante para as autoridades em Saúde Pública, apesar de conhecidas desde os tempos mais remotos, terem diagnósticos laboratoriais muitas vezes de fácil execução e existirem esquemas terapêuticos eficazes (Figuras 100.1 e 100.2).

As IST englobam cerca de 30 doenças, passíveis de transmissão via contato sexual, e incluem as chamadas "doenças venéreas", ou doenças essencialmente transmitidas por contato sexual, como: gonorreia, sífilis, cancro mole, linfogranuloma venéreo (LGV) e granuloma inguinal; as doenças frequentemente transmitidas por contato sexual, como: uretrites não gonocócicas, herpes simples genital, condiloma acuminado, candidíase genital, tricomoníase, hepatites virais, aids e pediculose púbica; e as demais, cuja transmissão é eventualmente por contato sexual: molusco contagioso, escabiose, shigelose, amebíase, entre outras.

É bom lembrar que as IST não são reciprocamente excludentes, e a possibilidade de infecção múltipla deve sempre ser considerada. A prática de sexo seguro é fundamental para a prevenção dessas doenças. A utilização de preservativo tem provado prevenir grande parte das IST, entretanto é um método que depende do comportamento humano. Indivíduos infectados, porém assintomáticos, representam um importante papel na cadeia epidemiológica de transmissão desse grupo de infecções.

Com o avanço da terapia antirretroviral e novas modalidades de prevenção como profilaxia pré-exposição ao HIV (PREP), que consiste no uso de medicamento anti-HIV de forma programada para evitar uma infecção pelo vírus da imunodeficiência humana (HIV), a ocorrência de outras IST pode vir a aumentar, uma vez que essas medidas não previnem a aquisição de outras infecções.

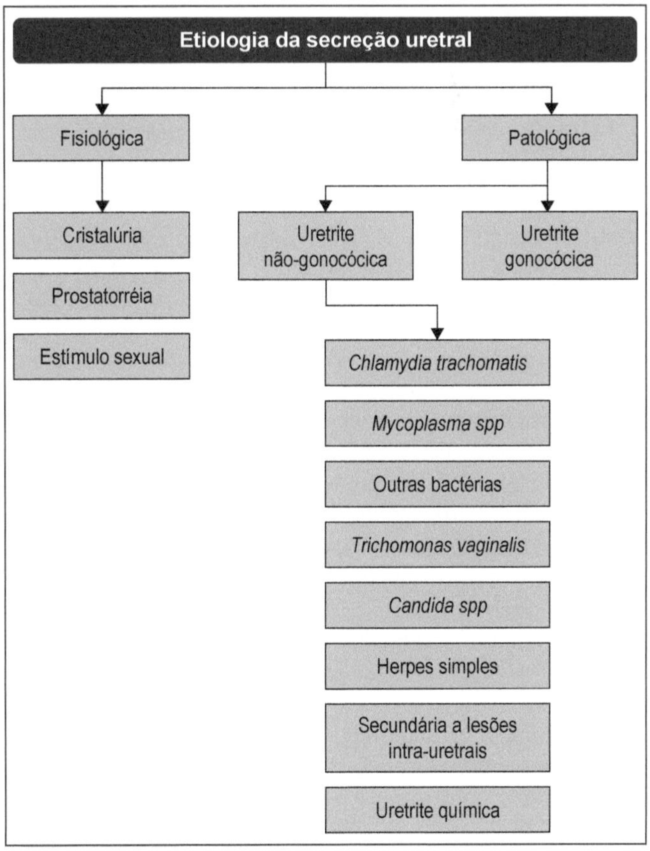

Figura 100.1 – *Etiologia da secreção uretral.*
Fonte: Desenvolvida pela autoria.

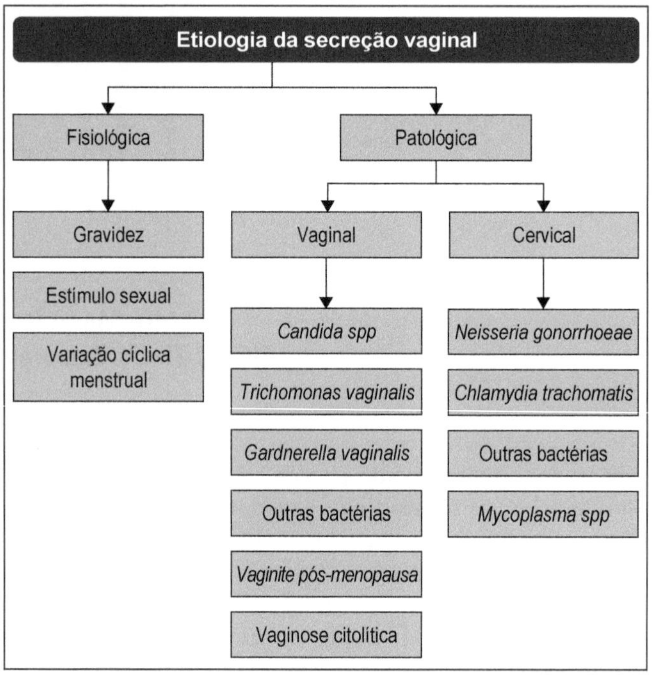

Figura 100.2 – *Etiologia da secreção vaginal.*
Fonte: Desenvolvida pela autoria.

Corrimentos genitais

Os corrimentos genitais são causados principalmente por *Neisseria gonorrhoeae, Chlamydia trachomatis, Mycoplasma spp., Candida albicans, Trichomonas vaginalis*, *Gardnerella vaginalis* e alguns micro-organismos anaeróbios.

Infecção por *Neisseria gonorrhoeae*

A gonorreia é uma doença antiga. Secreções uretrais de origem venérea já são relatadas pelos chineses durante o império de Huang-Ti; em 2637 a.C. Moisés, no Capítulo 50 do livro Levítico, do Velho Testamento, cita as recomendações para casos individuais e medidas saneadoras para seu controle. Hipócrates descreveu a doença em 400 a.C.; Galeno, em 130 a.C., denomina-a "gonorreia" (espermatorreia). Neisser descreveu o agente etiológico em 1879 e, apesar de ser uma doença bem documentada de longa data, continua sendo de difícil controle. Em 1881, Crede demonstra a validade da solução de nitrato de prata na prevenção da oftalmia gonocócica do recém-nascido.

A gonorreia tem como agente etiológico a *Neisseria gonorrhoeae*, bactéria que cresce e multiplica-se rapidamente em áreas quentes e úmidas do corpo humano, incluindo o trato reprodutivo, cavidade oral e o reto. As características importantes das neisserias estão descritas no Capítulo 27 deste livro.

A principal característica clínica é a presença de abundante corrimento uretral purulento e viscoso. É também conhecida como "blenorragia", "pingadeira" e "gota matinal".

Embora na mulher a cérvix uterina usualmente seja o local inicial da infecção, a doença pode se disseminar e infectar o útero, trompas ovarianas, resultando em doença inflamatória pélvica (DIP). Pode também ser causa de infertilidade, gravidez ectópica, oftalmia *neonatorum* e oftalmia do adulto. Os sintomas precoces da gonorreia podem ser brandos, e muitas mulheres infectadas podem não apresentar sintomas da doença. Se os sintomas da gonorreia se desenvolvem, eles usualmente aparecem dentro de 2 a 10 dias após o contato sexual com o parceiro infectado. Os sintomas mais graves são indicados pela progressão da DIP, incluindo dor abdominal, sangramento entre períodos menstruais, vômitos e febre.

O homem é mais frequentemente sintomático que a mulher. Ele apresenta corrimento uretral, dor e sensação de ardor durante a micção urinária. A resposta inflamatória inicial é um corrimento mucoide seguido por um exsudato purulento, usualmente 2 a 5 dias após a relação suspeita. Os sintomas de infecção no reto incluem corrimento, prurido e, algumas vezes, dor durante a evacuação.

As infecções gonocócicas extragenitais podem ser localizadas ou disseminadas. As infecções locais ocorrem primariamente em várias áreas do corpo determinadas, usualmente, pelo modo de contato. Assim, faringite, conjuntivite e proctite são exemplos de infecções gonocócicas extragenitais. A oftalmia *neonatorum* pode ocorrer em recém-nascidos de mães portadoras que se contaminaram no canal do parto. O gonococo, a partir dos sítios primários de infecção (endocérvice, reto, uretra, faringe etc.), pode alastrar-se via sanguínea e causar comumente artrite e infecção cutânea. Mais raramente, poderão ocorrer meningite e endocardite.

Tratamento e prevenção

Após longos anos de uso da solução de permanganato de potássio em instilações intrauretrais, surgiram, em 1935, as sulfas como primeira medicação eficaz no combate à doença, sendo substituídas, em 1945, pela penicilina. Por muitos anos, a penicilina foi a droga de escolha no tratamento da gonorreia, entretanto, a partir da segunda metade da década de 1950, vários trabalhos foram publicados mostrando uma redução de sensibilidade do gonococo à penicilina. O aumento da resistência era acompanhado por um aumento de insucessos de cura com o tratamento clássico de uma única dose de penicilina. Posteriormente, foram verificados aumentos de resistência à tetraciclina, espectinomicina e outros antibióticos.

Em 1976, foram descritos os primeiros isolamentos de cepas de gonococos produtores de β-lactamase (PPNG). Essas cepas são completamente refratárias à terapia com penicilina, mas respondem ao tratamento com antibióticos alternativos.

Isso continuou a se expandir nos últimos 80 anos, afetando medicamentos como tetraciclinas, macrolídeos (incluindo azitromicina), sulfonamidas e combinações de trimetoprim e, mais recentemente, quinolonas. Em muitos países, a resistência à ciprofloxacina é extremamente alta, a resistência à azitromicina está aumentando e a resistência ou diminuição da suscetibilidade à cefixima e à ceftriaxona continuam a surgir.

A gonorreia com alto nível de resistência ao tratamento recomendado atualmente (ceftriaxona e azitromicina) é classificada como extensivamente resistente a medicamentos. Quando também inclui a resistência a penicilina, sulfonamidas, tetraciclina, fluorquinolonas e macrolídeos são chamadas de superbactérias da gonorreia ou super gonorreia.

O fato de o indivíduo que foi curado da gonorreia poder reinfectar-se sugere que a infecção não proporciona uma resposta protetora do hospedeiro. Indivíduos infectados produzem resposta adequada com anticorpos anti-*N. gonorrhoeae*. Essa resposta inclui IgA contra as proteínas da superfície bacteriana. Por que, então, estas pessoas não se tornam imunes à reinfecção? A razão principal é que a *N. gonorrhoeae* varia seus antígenos de superfície, especialmente os antígenos do *pili* e de proteínas de superfície, de modo que a resposta IgA original se torna rapidamente obsoleta. Nos casos dos *pili,* a bactéria tem um repertório antigênico que pode chegar a um milhão de variações antigênicas.

O uso de preservativo para a prática de sexo seguro e a administração de colírio de nitrato de prata para os recém-nascidos constituem medidas excelentes na prevenção da gonorreia.

Diagnóstico laboratorial

As três técnicas mais frequentemente utilizadas para o diagnóstico da gonorreia incluem coloração de Gram, cultura em meios seletivos e detecção de ácidos nucleicos por técnica de reação em cadeia da polimerase (PCR). Usando-se mais de um teste, aumenta-se a acuidade do diagnóstico.

O método de Gram é mais sensível para o homem que para a mulher. Somente cerca de 50% das mulheres com gonorreia têm resultado positivo pelo Gram, enquanto no homem a sensibilidade pode chegar a 95%. O teste envolve o exame microscópico de esfregaços de corrimento uretral do homem e de conteúdo vaginal e endocervical na mulher. Quando a mulher apresenta também uretrite, o exame da secreção uretral é bastante satisfatório, com sensibilidade maior que a do conteúdo vaginal/cervical, pois a microbiota normal presente é pequena, facilitando a visualização do gonococo.

O encontro de diplococos Gram-negativos intra e/ou extracelulares, com morfologia característica, em esfregaços de secreção genital, é evidência presuntiva de gonorreia.

Para o diagnóstico no homem, na maioria das vezes, o método de Gram é suficiente, reservando-se a cultura para os casos negativos. Para a mulher, como o exame de um exsudato endocervical ou vaginal, corado pelo Gram, por si só, não é suficiente para estabelecer o diagnóstico, deve-se sempre realizar a cultura para isolar a *N. gonorrhoeae* e confirmar o diagnóstico.

A cultura, realizada em meios seletivos, como Thayer-Martin e Martin-Lewis, envolve a tomada de amostras de material vaginal/cervical e uretral, e incubação em atmosfera de 5% de CO_2 pelo menos por 48 horas, para que a bactéria se desenvolva. A sensibilidade do teste depende do local de tomada da amostra. Amostras cervicais detectam a infecção em aproximadamente 90% dos casos. Pode-se também tomar amostras da faringe, da conjuntiva ou do reto para realização de cultura, na detecção de gonococo nesses locais.

A detecção de ácido nucleico de *N. gonorrhoeae* pelo método de PCR é particularmente útil no diagnóstico da infecção em mulheres que, frequentemente, são assintomáticas e podem evoluir para DIP. O método molecular apresenta sensibilidade superior aos métodos microbiológicos clássicos e pode ser realizado em amostra endocervical, uretral ou urina de primeiro jato.

Apesar do tratamento sindrômico na maior parte dos casos, o antibiograma para se avaliar o perfil de sensibilidade aos antimicrobianos nesses isolados tem se tornado extremamente importante para direcionar tratamento de infecções refratárias e monitorização do surgimento de resistência. O Comitê Brasileiro de Teste de Sensibilidade aos Antimicrobianos (BrCAST) dispõe de pontos de corte para interpretação do teste de sensibilidade tanto por métodos dilucionais como por disco-difusão. Isso permitirá que os laboratórios consigam realizar o teste de sensibilidade de rotina nas isolados crescidos em cultura.

Estudos epidemiológicos recentes reportam taxas de resistência próximas a 15% para ciprofloxacina. Entretanto, isolados resistentes à ceftriaxona ainda não foram encontrados no Brasil. É importante que os laboratórios passem a realizar o teste de sensibilidade para que tanto as taxas de resistência como o surgimento de novelas resistência sejam monitorados.

Uretrites e cervicites não gonocócicas

Infecção por *Chlamydia trachomatis*

A infecção por *Chlamydia trachomatis* é considerada a doença bacteriana, sexualmente transmitida, mais comum na atualidade. As clamídias são bactérias, parasitas intracelulares obrigatórios, patógenos importantes amplamente distribuídos através do reino animal, cujas principais características estão descritas no Capítulo 62 deste livro.

A infecção por clamídia tornou-se altamente prevalente, mas, por causa de sua natureza mais branda, ela não tem sido reconhecida e, muitas vezes, permanece sem tratamento. Segundo a OMS, em 1995 ocorreram 89 milhões de novos casos em âmbito mundial e 92 milhões em 1999. Além disso, *C. trachomatis* é a maior causa de infecções geniturinárias nos países em desenvolvimento, e a prevalência de infecção no trato genital inferior é de 2% a 25%.

Todo estudo epidemiológico de infecção por clamídia, publicado até o momento, tem documentada uma prevalência substancial do micro-organismo em adultos jovens entre 15 e 25 anos de idade e ativos sexualmente. Esses estudos relatam taxas de prevalência na faixa de 5% a 20% entre mulheres que frequentam clínicas de planejamento familiar; frequências mais altas, de 20% a 40%, foram notadas entre mulheres e garotas adolescentes, sexualmente ativas, que frequentavam clínicas de IST e em cerca de 25% de todas as mulheres atendidas em clínicas ginecológicas.

Aproximadamente 8% de todas as mulheres jovens atendidas em maternidades, sem sintomas de infecção urogenital, são portadoras de *C. trachomatis*. Da mesma maneira, pelo menos 3% dos homens atendidos em clínicas de IST, sem sintomas geniturinários, são portadores de *C. trachomatis*. Aproximadamente 50% das uretrites não gonocócicas (UNG) são causadas por este agente.

A infecção por clamídia pode ser transmitida durante contato sexual vaginal, oral ou anal com parceiro infectado. A mulher grávida pode transmitir a infecção a seu recém-nascido durante o parto, com risco de ocorrência de oftalmia *neonatorum* ou pneumonia.

Estudos mais detalhados demonstram também que grande parte dos indivíduos acometidos de infecção por clamídia pode permanecer assintomática por longos períodos. Esses pacientes transmitem a infecção a seus contactantes sexuais. Entretanto, homens e mulheres com *C. trachomatis* podem apresentar corrimento genital discreto ou dor durante a micção urinária. Se os sintomas ocorrem, eles aparecem usualmente entre 1 a 3 semanas após a exposição. Cerca de 65% das mulheres e 25% a 50% dos homens infectados não apresentam sintomas. Como resultado, a doença frequentemente pode não ser diagnosticada e tratada até que as complicações se desenvolvam.

As infecções por clamídias nas mulheres podem causar cervicite mucopurulenta, endometrite, salpingite e gravidez ectópica. A DIP é a mais séria complicação da infecção por clamídia, responsável pela maior causa de infertilidade entre mulheres na idade reprodutiva.

As infecções por clamídias no homem não são facilmente identificadas pelos sintomas clínicos, pois a infecção pode ser assintomática e outros patógenos causam sintomas semelhantes. A epididimite é a mais importante complicação da uretrite no homem; além disso, infecções mistas com *C. trachomatis* e *N. gonorrhoeae* ocorrem frequentemente. Há relatos de que 20% dos homens e 40% das mulheres com gonorreia estão coinfectados por *C. trachomatis*. Nas uretrites pós-gonocócicas, a clamídia está presente em até 90% dos casos. Além disso, infecções por *C. trachomatis* têm sido associadas com altas taxas de transmissão do HIV.

A *C. trachomatis* e também a *N. gonorrhoeae* podem causar uma síndrome uretral aguda em mulheres, nas quais pode aparecer com sintomas de infecção das vias urinárias, com piúria, disúria e dor no baixo ventre. Entretanto, a cultura de urina é negativa ou com contagem de colônias de 10^2 UFC/mL (unidades formadoras de colônias/mL) ou menos e as técnicas de rotina de cultivo de urina não detectam essas bactérias. O clínico deverá informar o laboratório de Microbiologia quando existe suspeita de síndrome uretral aguda, para que medidas adequadas possam ser tomadas visando ao diagnóstico correto do quadro.

Acredita-se que a síndrome de Reiter, composta de uretrite, conjuntivite, poliartrite e lesões mucocutâneas, tenha início por uma infecção genital por *C. trachomatis*. Aproximadamente 50% a 65% dos pacientes com síndrome de Reiter apresentam uma infecção genital por *Chlamydia* no início da artrite, e estudos sorológicos indicam que mais de 80% dos homens com essa síndrome têm evidências de uma infecção anterior ou concomitante por *C. trachomatis*.

Tratamento e prevenção

Pacientes com infecções genitais por clamídias diagnosticadas clinicamente, seus contatos sexuais e recém-nascidos de mães infectadas devem ser tratados.

Infecções oculares e genitais em adultos devem ser tratadas com azitromicina ou doxiciclina. Conjuntivite e pneumonia em recém-nascidos devem ser tratadas com eritromicina. É recomendável que pacientes recebendo tratamento para gonorreia também se tratem com doxiciclina ou azitromicina para uma possível ocorrência simultânea de infecção por clamídia.

Conjuntivite e infecções genitais por *Chlamydia* são prevenidas por práticas sexuais seguras e pelo tratamento precoce de pacientes sintomáticos e seus parceiros sexuais.

Diagnóstico laboratorial

Classicamente, o diagnóstico de infecção por *Chlamydia trachomatis* pode ser feito por meio da cultura celular, citologia, detecção direta do antígeno ou de ácidos nucleicos e sorologia. As seções seguintes descrevem os métodos de coleta e de diagnóstico de *C. trachomatis*.

Em pacientes sintomáticos, o diagnóstico presuntivo de infecção genital por clamídia pode ser feito, geralmente, pela exclusão de infecção por *N. gonorrhoeae*. Porém, o micro-organismo não é identificado com precisão e o tratamento é feito às cegas. Além disso, a investigação e o tratamento dos parceiros sexuais serão realizados sem conhecimento certo de que o paciente inicial tem atualmente infecção por clamídia.

As infecções por clamídia são muito frequentes; além disso, são oligo ou assintomáticas e podem ter consequências bastante sérias. Por esses motivos, houve grande interesse no laboratório clínico para o desenvolvimento de técnicas para o diagnóstico dessa infecção. Passou-se de técnicas de citologia, sorologia e cultivo celular para métodos de detecção direta por meio da coloração por imunofluorescência direta (IFD), ensaio imunoenzimático e técnicas moleculares.

Na citologia, células epiteliais são obtidas da uretra ou região endocervical. Os métodos de coloração mais utilizados são Giemsa e IFD.

A citologia pelo método de Giemsa é utilizada na detecção do tracoma e conjuntivite de inclusão, não sendo recomendada para amostras genitais.

Nos métodos de detecção de antígenos, podemos destacar a IFD e o enzimaimunoensaio (EIA) direto.

A IFD, usando anticorpos policlonais ou monoclonais, detecta todos os 15 sorotipos de *C. trachomatis*, é utilizada em todas as situações, especialmente em amostras uretrais e endocervicais. Esse teste apresenta 85% de sensibilidade e 98% de especificidade, quando comparado ao isolamento em cultura de células.

O isolamento de *C. trachomatis* em cultura de células McCoy é realizado em material de raspado de mucosa, esperma, secreção de bubão inguinal, raspado anal ou lesão genital. O teste utiliza uma monocamada de células suscetíveis que são examinadas 48 a 72 horas após a inoculação. As inclusões citoplasmáticas presentes podem ser identificadas por IFD ou indireta.

O desenvolvimento de testes com base na amplificação de ácidos nucleicos tem sido o mais importante avanço no campo do diagnóstico de clamídia. As técnicas de amplificação detectam com rapidez pequenas quantidades de ácidos nucleicos em amostras clínicas, oferecendo sensibilidades aumentadas de detecção, normalmente acima de 90%, e mantendo alta especificidade. Os principais testes utilizados são: PCR; reação em cadeia da ligase (LCR); amplificação mediada por transcrição (TMA); amplificação por deslocamento da fita (SDA).

Das técnicas moleculares, a mais utilizada atualmente é o teste de PCR. A técnica de detecção do DNA de *C. trachomatis* por método de PCR poderá ser realizada em raspado de colo uterino, urina de primeiro jato e raspado uretral. Essa técnica é muito superior às técnicas anteriormente empregadas, como IFD e cultura, pois aumentam o limiar de detecção em aproximadamente mil vezes. A sensibilidade é de 97% e a especificidade de 100% em comparação à cultura. Outros espécimes clínicos como conjuntiva, reto, esperma e urina também podem ser utilizados desde que validados pelo laboratório, uma vez que cada *kit* diagnóstico pode apresentar sensibilidade variável de acordo com cada tipo de amostra analisada.

Assim como para *N. gonorrhoeae*, existem *kits* diagnósticos capazes de detectar simultaneamente *Neisseria* e *C. trachomatis*. Como as infecções simultâneas são comuns, a vantagem desses testes é que o uso de sondas duplas permite que ambos os testes sejam executados numa única amostra.

Os testes sorológicos, em geral, não são úteis no diagnóstico de infecção urogenital causada por *C. trachomatis*. Isso resulta da frequência de exposição aos sorotipos de *C. trachomatis*, da ocorrência de reações cruzadas com outras espécies, principalmente *C. pneumoniae*, e porque um teste positivo para anticorpos IgG não distingue uma infecção prévia de uma atual.

Em razão de limitações técnicas no teste para IgM, o diagnóstico sorológico depende da variação nos títulos da classe IgG. Um aumento de título IgG de quatro vezes entre duas amostras, colhidas com intervalo de 14 dias, é sugestivo de infecção ou reinfecção. Título igual ou maior que 1/160 sugere infecção recente. A sorologia é recomendada para o diagnóstico de complicações em infecções ascendentes, para pneumonia em neonatos e para o diagnóstico de LGV, cujos títulos de IgG são frequentemente elevados.

▪ Infecções por micoplasmas

Os micoplasmas são bactérias destituídas de parede celular, demonstrando pleomorfismo marcante, apresentando desde formas esféricas ou periformes até filamentos ramificados. Estão distribuídos amplamente na natureza como parasitas do homem, de animais e de plantas. Mais de 180 espécies de micoplasmas têm sido bem definidas, muitas delas são patogênicas, causando em animais e plantas uma série de doenças. As principais características desse grupo estão descritas no Capítulo 58.

Ureaplasma urealyticum, *Mycoplasma hominis* e *Mycoplasma genitalium* são os micoplasmas mais frequentemente isolados do trato geniturinário e aos quais tem sido atribuída uma participação efetiva nas patologias humanas. Infecções por esses agentes são transmitidas por contato sexual.

Tanto o *U. urealyticum* como o *M. hominis* aparecem como verdadeiros comensais pertencentes à microbiota dos tratos geniturinários masculino e feminino. A presença desses micoplasmas na microbiota normal tem dificultado o estabelecimento de relação entre sua presença e a real participação nas doenças. Assim, 40% a 70% de mulheres sexualmente ativas e assintomáticas têm *U. urealyticum* no trato genital inferior. Da mesma maneira, *M. hominis* é encontrado na vagina de 30% a 60% de mulheres com sintomas e 10% de assintomáticas.

O significado desses achados não está nas taxas de colonização, mas sim na quantidade de bactérias encontradas, sendo este utilizado para analisar a relação entre o número de micro-organismos isolados e seu papel no quadro clínico. A maioria dos autores considera como concentração limítrofe, clinicamente significativos, para ambos os micro-organismos em secreções vaginais, uretrais, endocervicais, primeiro jato urinário e esperma, valores iguais ou maiores que 10^3 UTC/mL (unidades trocadoras de cor/mL).

O *M. hominis* está relacionado a casos de cervicite, vaginose bacteriana, abscessos tubo-ovarianos e doença inflamatória pélvica. *U. urealyticum* tem sido implicado em uretrite não gonocócica, partos prematuros, abortos, ruptura prematura de membranas e doenças pulmonares em recém-nascidos com baixo peso. Existem evidências de associação entre *U. urealyticum* e infertilidade.

Tratamento e prevenção

O tratamento é geralmente feito com doxiciclina. Geralmente são também sensíveis a linezolida, clindamicina, levo e moxifloxacino. Mas resistentes ao ciprofloxacino.

O antibiograma torna-se cada vez mais necessário e pode ser realizado com método semiquantitativo, em que é pesquisada a suscetibilidade a doxiciclina, azitromicina, tianfenicol, ofloxacina, levo e moxifloxacino. A melhor prevenção é praticar sexo seguro.

Diagnóstico laboratorial

Pela ausência de parede celular e seu intenso pleomorfismo, os micoplasmas não podem ser visualizados em exames bacterioscópicos.

O método de referência para o diagnóstico laboratorial de micoplasmas genitais é a cultura quantitativa em meios seletivos de materiais como: secreção uretral, vaginal e endocervical; esperma; e primeiro jato urinário. Títulos iguais ou maiores que 10^3 UTC/mL são clinicamente significativos.

Os testes sorológicos somente têm valor nos quadros pulmonares ou articulares. Normalmente são realizados em infecções causadas pelo *M. pneumoniae* e incluem a pesquisa de crioaglutininas, anticorpos IgG e IgM, no soro dos pacientes.

A técnica de PCR para o diagnóstico dessas infecções têm adquirido espaço e cada vez mais vem sendo utilizada. Em especial, técnicas de PCR multiplex são capazes de detectar diversos alvos simultaneamente sendo que alguns conjuntos diagnósticos são capazes de detectar *Ureaplasma urealyticum*, *Mycoplasma hominis* e *Mycoplasma genitalium* ao mesmo tempo.

Recentemente, painéis sindrômicos para o diagnósticos de IST também têm sido desenvolvidos e são capazes de detectar não somente esses três patógenos como também *Neisseria gonorrhoeae*, *Chlamydia trachomatis* e *Trichomonas vaginalis*; são os chamados "painéis cervicites e uretrites".

Vaginites causadas por infecções vaginais

Vaginite é uma inflamação da vagina caracterizada por corrimento, odor, irritação e prurido. A causa da vaginite pode não ser determinada adequadamente somente com bases nos sintomas ou no exame físico. Para um diagnóstico correto, alguns testes de laboratório devem ser realizados, incluindo avaliação microscópica do fluido vaginal.

A vaginite frequentemente é causada por infecção, que causa desconforto e sofrimento. Algumas infecções estão associadas com doenças mais sérias.

As causas mais comuns de infecção vaginal incluem a vaginose bacteriana, tricomoníase e a infecção vaginal por leveduras. Algumas infecções vaginais são transmitidas pelo contato sexual, mas outras provavelmente não o são, dependendo do agente causal. Em meninas, a presença de ovos de *Enterobius vermicularis* (oxiúrus) causa irritação e prurido na região perivaginal.

■ Vaginose bacteriana

A vaginose bacteriana (VB) é a causa mais comum dos sintomas de vaginite entre as mulheres sexualmente ativas.

No passado, denominada "vaginite não específica" ou "vaginite associada à *Gardnerella*", a vaginose bacteriana está associada também com atividade sexual.

As principais bactérias envolvidas são: *Gardnerella vaginalis*; *Mycoplasma hominis*; *Mobiluncus* spp.; *Bacteroides spp.*; *Prevotella melaninogenica* e *Bifidobacterium spp.*

A VB reflete uma mudança no ecossistema vaginal, incluindo diminuição ou ausência de *Lactobacillus sp.* e neutrófilos polimorfonucleares e aumento de micro-organismos envolvidos na vaginose bacteriana. O Quadro 100.1 mostra as diferenças observadas no ecossistema vaginal.

Os sintomas primários da VB incluem corrimento vaginal com odor desagradável. O odor de "peixe" é especialmente percebido logo após as relações sexuais. Entretanto, cerca de 50% das mulheres com sinais clínicos de VB não reportam os sintomas de odor desagradável, pois está associado somente quando presentes bactérias anaeróbias. O clínico pode observar os sintomas durante o exame físico e confirmar o diagnóstico com exames laboratoriais do fluido vaginal. O percentual de incidência de vaginose bacteriana, em diferentes populações, pode variar de 10% a 37%.

A *Gardnerella vaginalis* também pode causar infecções em outros sítios: infecção materna intrauterina, intra-amniótica, endometrite pós-parto etc.; infecção neonatal-oral, aspirado gástrico, pus conjuntival, meningite; infecção no trato urinário em homens e mulheres e bacteremia, mais frequente em mulheres.

Tratamento e prevenção

O tratamento inclui metronidazol e clindamicina e a prevenção, o uso de preservativo.

Diagnóstico laboratorial

Os exames presuntivos de vaginose bacteriana incluem determinação do pH vaginal, que pode estar alterado para valores entre 4,5 e 5 ou mesmo mais altos; a presença de "odor de peixe" na secreção, quando alcalinizada, e o exame de esfregaços do conteúdo vaginal, corados pelo método de Gram, que revelam a diminuição ou ausência de lactobacilos e neutrófilos polimorfonucleares, aumento de bactérias associadas à VB, presença de numerosas *clue cells* (células do epitélio vaginal, recobertas com micro-organismos da VB).

O isolamento das bactérias associadas à VB pode ser realizado em meios de cultura seletivos. Assim, quando necessário, pode-se realizar a cultura do conteúdo vaginal, para melhor esclarecimento e também para a realização do antibiograma.

Quadro 100.1 – *Microbiota naginal em mulheres sem e com vaginose bacteriana*

Normal	*Vaginose Bacteriana*
Predomínio de *Lactobacillus*	Poucos *Lactobacillus* produtores de peróxido de hidrogênio
Usualmente menos que 10^7 micro-organismos por grama de conteúdo	10^9 a 10^{10} micro-organismos por grama de conteúdo
Relação de anaeróbios e aeróbios: 2 a 5:1	Relação de anaeróbios e aeróbios: 100 a 1.000:1
Gardnerella presente em 5% a 60% de mulheres	*Gardnerella* presente em 95% de mulheres
Mobiluncus presente em 0% a 5% de mulheres	*Mobiluncus* presente em 50% a 70% de mulheres
Mycoplasma hominis presente em 15% a 30% de mulheres sexualmente ativas	*Mycoplasma hominis* presente em 60% a 75% de mulheres

Fonte: Desenvolvido pela autoria.

Tricomoníase

Tricomoníase é uma IST que afeta cerca de 180 milhões de mulheres e cerca de 30% de homens, seus parceiros sexuais, anualmente em todo o mundo.

Ela é causada por um protozoário flagelado, *Trichomonas vaginalis,* que afeta primariamente o trato urogenital: a uretra é o local mais comum da infecção no homem e a vagina é a mais frequentemente infectada na mulher.

A tricomoníase, semelhante às outras IST, pode ocorrer com ou sem sintomas. O homem quase nunca apresenta sintomas. Quando a mulher os apresenta, aparecem em 4 a 20 dias após o contato suspeito.

Os sintomas na mulher variam desde assintomática até doença aguda inflamatória e incluem um corrimento vaginal abundante, de coloração cinzenta ou amarelo-esverdeada, desconforto durante as relações sexuais, odor vaginal desagradável decorrente da microbiota anaeróbia que acompanha o parasita, e dor durante a micção. Irritação e prurido na área genital e, em raras ocasiões, dor abdominal podem estar presentes. Em mulheres grávidas, sem tratamento, pode estar associado com ruptura prematura de membranas, nascimento de prematuros e recém-nascidos de baixo peso.

Os sintomas no homem, quando presentes, incluem secreção uretral escassa e esbranquiçada, dor local e alguma dificuldade para urinar.

As complicações incluem DIP atípica, infertilidade, aumento na predisposição para câncer cervical e infecção por HIV.

Tratamento e prevenção

A droga de escolha para o tratamento da tricomoníase é o metronidazol. Ambos os parceiros devem ser tratados para evitar a reinfecção. A higiene pessoal, evitar compartilhar o uso de artigos de toalete e roupas e práticas sexuais seguras são medidas preventivas de grande importância.

Diagnóstico laboratorial

O diagnóstico laboratorial pode ser realizado pelo exame, direto a fresco ou após coloração pelo Gram ou Leishman, da secreção ou raspado uretral e vaginal. O exame colpocitológico de Papanicolaou também revela a presença de tricomonas.

O isolamento, em meios de cultura específicos, pode ser realizado nos casos de suspeita, em que o método direto revelou-se negativo ou em casos especiais, para o estudo de sensibilidade a novas drogas.

O exame direto a fresco, em razão do tempo prolongado entre coleta e chegada da amostra ao laboratório, não permite que o agente chegue viável, o que acaba por prejudicar a análise. Já as colorações, além de requererem *expertise* técnica do analista, são muito menos sensíveis que os métodos moleculares.

O isolamento em cultura é trabalhoso e não disponível na maior parte dos laboratórios do Brasil.

As técnicas moleculares (p ex., PCR) para detecção de *T. vaginalis* têm substituído o exame direto e as culturas pela elevada sensibilidade e especificidade. Além disso, métodos de PCR multiplex têm permitido a criação de painéis sindrômicos que permitem a detecção de vários agentes na mesma reação, entre eles o *T. vaginalis*.

Infecção vaginal por leveduras

A infecção vaginal por leveduras ou candidíase vulvovaginal (CVV) é uma causa muito comum de irritação vaginal, com corrimento branco em grumos. Estima-se que aproximadamente 75% de todas as mulheres pré-menopausadas já apresentaram pelo menos um episódio de candidíase. Em mulheres pós-menopausa, a incidência é mais rara. A CVV é considerada recorrente quando quatro ou mais episódios anuais acontecem.

Leveduras podem estar presentes na vagina em pequena quantidade, mas os sintomas só aparecem quando a quantidade de leveduras aumenta. Vários fatores predisponentes podem estar associados: gravidez; diabetes não controlado; e uso de anticoncepcionais orais e de antimicrobianos de largo espectro. Outros fatores que podem aumentar a incidência da infecção por levedura incluem o uso de duchas e *sprays* perfumados para higiene feminina íntima.

Candida albicans é responsável por aproximadamente 90% dos casos, mas outras leveduras, como *C. glabrata, C. krusei C. parapsilosis* também podem ser patogênicas.

No homem, a candidíase geralmente é assintomática, podendo ocorrer prurido e corrimento discretos. Em pacientes diabéticos as balanites e balanopostites por leveduras são bastante frequentes.

Tratamento

As infecções genitais por *Candida* podem ser tratadas com vários agentes antifúngicos à base de imidazólicos. Podem ser cremes tópicos, pomadas e óvulos. A terapia sistêmica oral pode ser feita com fluconazol ou com itraconazol.

Diagnóstico laboratorial

A CVV é um dos diagnósticos mais frequentes na prática diária em ginecologia e sua incidência tem aumentado drasticamente, tornando-se a segunda infecção genital mais frequente nos Estados Unidos e no Brasil, representando 20% a 25% dos corrimentos vaginais de natureza infecciosa, precedida apenas pela vaginose bacteriana.

O diagnóstico laboratorial pode ser realizado pelo exame direto a fresco ou após coloração, de material de conteúdo vaginal. A presença de leveduras e/ou hifas micelianas pode ser facilmente reconhecida. O isolamento da levedura em meios de cultura comuns ou seletivos aumenta a sensibilidade do diagnóstico e fornece algumas informações importantes: a determinação da espécie para, em casos de recorrência, separar-se recidiva de reinfecção, proporcionando também condições para a eventual realização do antifungigrama, em que são testados os principais antifúngicos. Sintetizando o estudo dos corrimentos e secreções uretrais masculinos e femininos, apresentamos as Figuras 100.3 e 100.4, respectivamente.

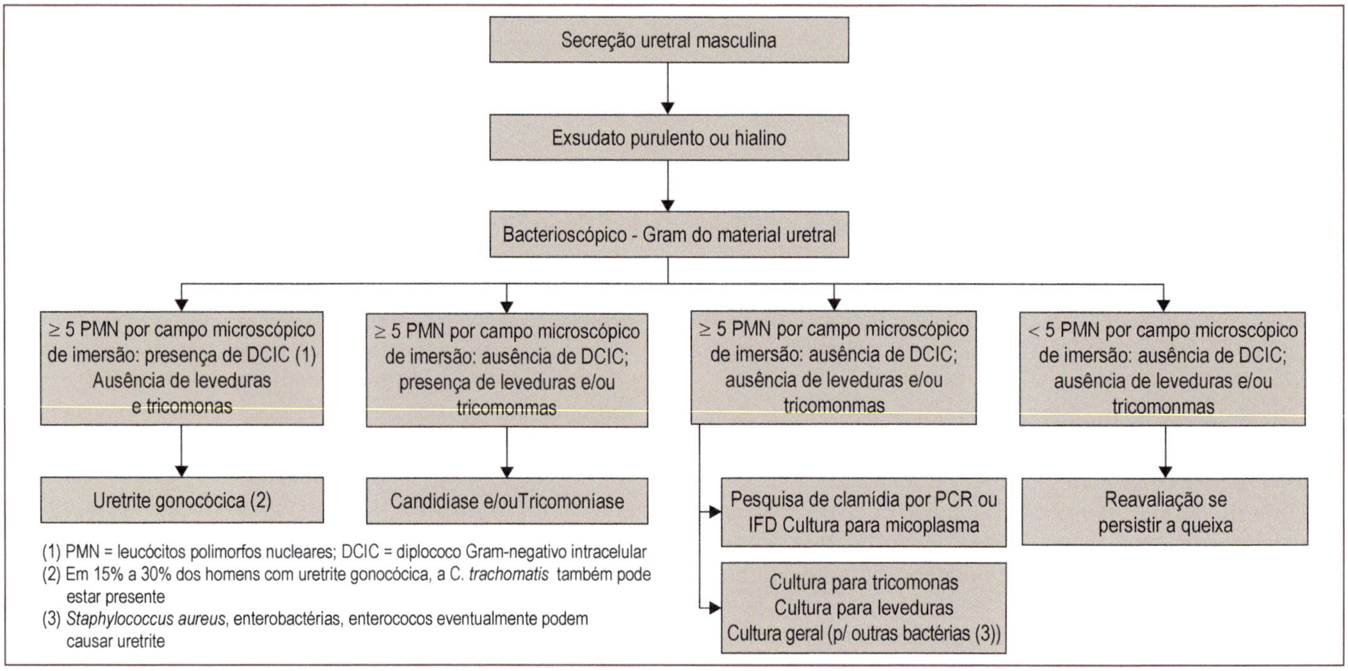

Figura 100.3 – *Algoritmo do diagnóstico laboratorial das secreções uretrais masculinas.*
Fonte: Desenvolvida pela autoria.

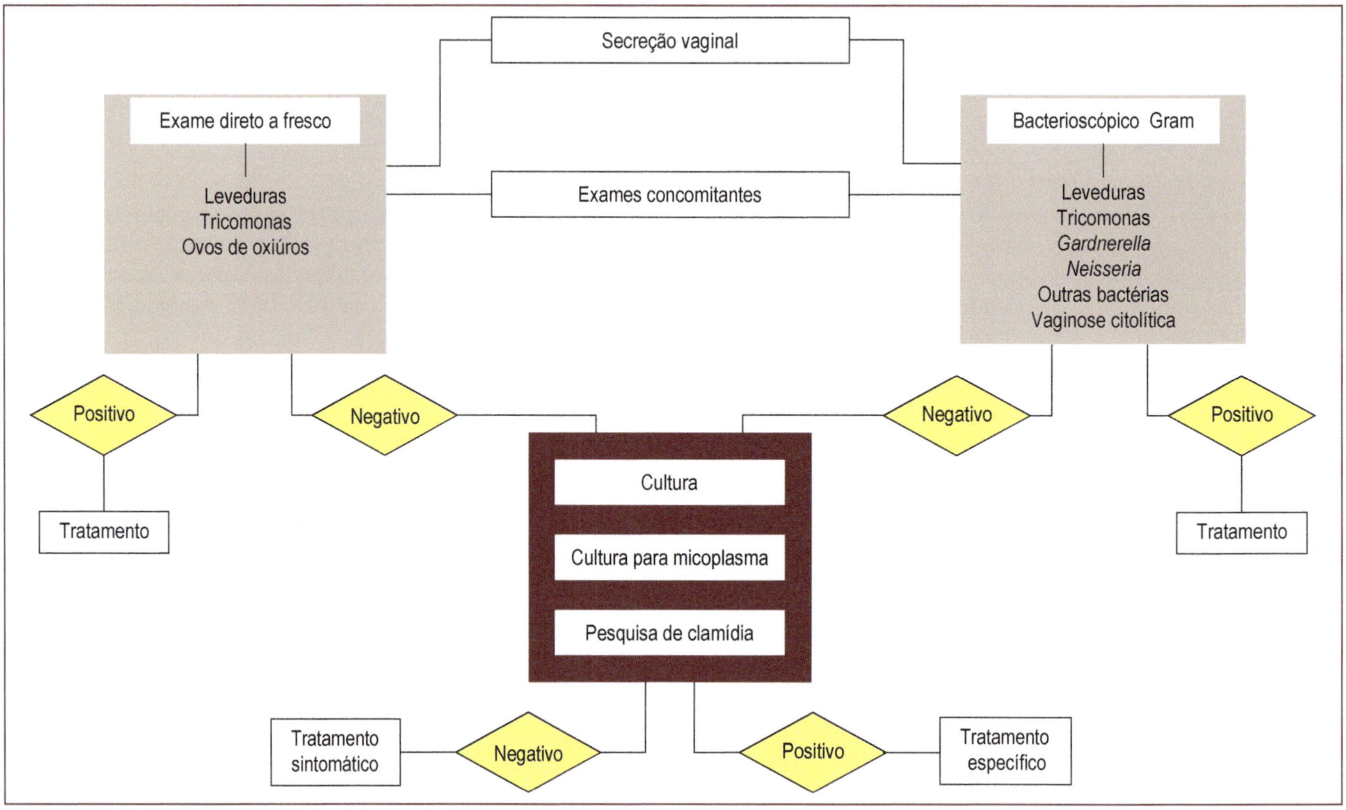

Figura 100.4 – *Algoritmo do diagnóstico laboratorial das secreções vaginais.*
Fonte: Desenvolvida pela autoria.

Lesões ou úlceras genitais

As lesões genitais incluem sífilis, causada pelo *Treponema pallidum*; cancroide ou cancro mole, causada pelo *Haemophilus ducreyi*; LGV, causado por alguns sorotipos de *C. trachomatis*; granuloma inguinal, causado pela bactéria *Calymmatobacterium granulomatis* e herpes genital, causado pelo herpesvírus simples (HSV) (Figura 100.5).

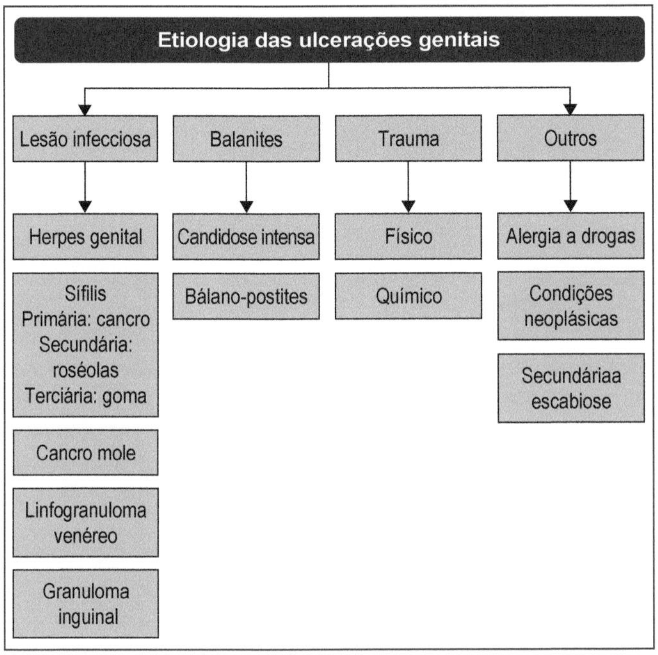

Figura 100.5 – *Etiologia das ulcerações genitais.*
Fonte: Desenvolvida pela autoria.

Sífilis

Doença infecciosa causada pelo espiroqueta *Treponema pallidum*. No passado, foi causa de epidemias devastadoras e, atualmente, apresenta índices crescentes de incidência, como observado para as demais doenças de transmissão sexual (ver Capítulo 55).

Após o contato sexual, a lesão primária no local de inoculação, denominada "cancro duro" ou "protossifiloma", surge cerca de 10 dias a 3 meses, como ulceração indolor, de bordas endurecidas e linfadenopatia satélite. A lesão tende a desaparecer espontaneamente após 4 a 6 semanas, seguindo-se a fase de secundarismo.

A fase do secundarismo se manifesta cerca de 1 a 6 meses após o desaparecimento do cancro inicial, como processo infeccioso com roséolas, lesões mucosas e linfadenopatia generalizada, podendo também ocorrer reação meníngea, mas que cedem espontaneamente após um período de 2 a 6 semanas.

Ao secundarismo, segue-se a fase de sífilis latente recente, nos primeiros anos pós-infecção, quando pode haver recorrências de lesões cutâneas e mucosas e ocasionalmente neurossífilis recente. Segue-se a fase latente tardia que, 5 a 20 anos ou mais após a infecção, pode dar lugar à sífilis terciária, sintomática, com lesões destrutivas cardiovasculares ou do sistema nervoso central (SNC), com demência, psicose, *tabes dorsalis* ou com o aparecimento de gomas na pele, ossos ou vísceras.

Tratamento e prevenção

A penicilina é a droga de escolha para o tratamento das infecções causadas por *T. pallidum*. A penicilina benzatina, de ação prolongada, é usada nos estágios iniciais da sífilis e a penicilina G é recomendada para a sífilis do SNC e congênita. Para pacientes alérgicos à penicilina, a doxiciclina e o ceftriaxone podem ser usados como alternativa, porém com resultados inferiores. A sífilis só pode ser controlada pela prática de sexo seguro e tratamento dos parceiros sexuais dos pacientes doentes, além de exames pré-natais adequados.

Diagnóstico laboratorial

O diagnóstico laboratorial da sífilis baseia-se na demonstração do treponema nas lesões ou, mais frequentemente, na detecção de anticorpos seja no soro como também no líquido cefalorraquidiano (LCR) do paciente.

O exame microscópico direto em campo escuro, após coloração de Fontana-Tribondeau ou por IFD, demonstra o espiroqueta no material do protossifiloma ou nas lesões cutâneas ou mucosas do secundarismo.

O exame imuno-histoquímico, com anticorpo marcado com enzima, pode evidenciar a presença do treponema em cortes de tecidos, fixados em formol a 10%, assim como preparados citológicos podem também ser submetidos a exame imunocitoquímico por técnica semelhante.

O encontro de treponema, com morfologia característica nas lesões suspeitas, constitui diagnóstico absoluto para a sífilis.

Atualmente, os métodos moleculares também têm sido utilizados em muitos centros. O raspado da lesão pode ser coletado e enviado a alguns laboratórios que realizam o teste de PCR específico da amostra.

Os testes sorológicos dividem-se em dois grupos de anticorpos pesquisados: testes de cardiolipina, nos quais os anticorpos são dirigidos contra um antígeno não treponêmico, de natureza fosfolipídica, resultante da infecção pelo *T. pallidum,* detectados pelo teste do VDRL e pelo teste RPR (*Rapid Plasma Reagin*). São testes de alta sensibilidade, mas sujeitos a resultados falso-positivos, ocorrendo em pacientes com doenças autoimunes, malária, infecções virais e bacterianas e mesmo em gestantes, assim como a resultados falso-negativos, especialmente na sífilis tardia. Dessa maneira, os resultados devem ser confirmados pelos testes treponêmicos.

O segundo tipo de anticorpo é dirigido contra constituintes do próprio treponema e sua pesquisa pode ser realizada pelo teste da imunofluorescência indireta (FTAAbs) ou microemaglutinação passiva (MHA-TP) e, mais recentemente, por técnicas imunoenzimáticas (ELISA). Apesar de consideradas específicas, reações falso-positivas podem ser encontradas em menos de 1% dos indivíduos normais e em pacientes com doenças associadas a globulinas anormais ou aumentadas, lúpus e viciados em drogas. Reações de ELISA falso-positivas são verificadas na doença do Lyme, hanseníase, malária, mononucleose infecciosa e leptospirose. Testes treponêmicos com antígenos de *T. pallidum* são positivos também em outras infecções treponêmicas, como pinta, a bouba e a sífilis endêmica.

Os testes de cardiolipina permitem acompanhar a terapêutica, pela rápida resposta representada pela queda de títulos e mesmo pela negativação da reação. Os testes treponêmicos devem ser reservados para confirmação dos resultados dos testes de cardiolipina, quando, então, assumem elevado valor diagnóstico.

Na sífilis congênita sintomática, a pesquisa do treponema em raspado de lesões cutâneas, mucosas, na secreção nasofaríngea ou no LCR permite um diagnóstico microbiológico. O significado de testes positivos de cardiolipina ou treponêmicos no soro do recém-nascido é limitado pela transferência passiva de anticorpos IgG maternos, entretanto títulos do VDRL quatro vezes ou mais acima dos títulos maternos são evidência de infecção congênita. Como para outras infecções congênitas, a pesquisa de anticorpos IgM no soro do recém-nascido é de grande valor para o diagnóstico da sífilis congênita.

■ Cancroide ou cancro mole

É uma importante infecção bacteriana causada pelo *Haemophilus ducreyi,* um bacilo Gram-negativo delgado, disseminada por contato sexual (ver Capítulo 31). A lesão genital, de bordos moles e recoberta de exsudato purulento, ocorre cerca de 4 a 7 dias após o contato suspeito. Em geral, são várias lesões com reação inflamatória pequena, bastante dolorosas, com linfadenopatia unilateral.

As lesões no homem estão frequentemente localizadas no prepúcio distal (mucosa e freio), sulco da coroa, na glande e no corpo do pênis ou na área perianal. Na mulher, na entrada da vagina (fúrcula, lábios e clitóris) na cérvix e parede vaginal.

Clinicamente, a lesão do cancroide pode ser de difícil distinção das úlceras causadas pelo herpes ou pelo treponema.

Tratamento e prevenção

A maioria das cepas de *H. ducreyi* é suscetível à azitromicina e ao ceftriaxone, drogas recomendadas para o tratamento. O uso de preservativo constitui importante medida na prevenção.

Diagnóstico laboratorial

O exame bacterioscópico pelo método de Gram, de esfregaços de material colhido das bordas das lesões, constitui um método rápido e sensível para o diagnóstico. O encontro de cocobacilos ou bacilos Gram-negativos delgados, intra e extracelulares, muitas vezes dispostos em cadeias curtas, associados a cocos Gram-positivos no exsudato das lesões, é altamente sugestivo de cancro mole.

O importante no exame bacterioscópico é fazer o diagnóstico diferencial entre sífilis, herpes e cancro mole.

O isolamento do *H. ducreyi* em cultura com meios seletivos, embora menos utilizado na rotina, pode ser realizado com excelentes resultados. O melhor meio de cultura é o ágar GC suplementado com 2% de hemoglobina, 5% de soro fetal bovino, enriquecido com isovitalex e vancomicina (3 μg/mL), incubados em 10% de CO_2.

■ Linfogranuloma venéreo

O LGV, também denominado "doença de Nicolas-Favre" ou "quarta moléstia venérea", é causado por sorotipos específicos (L1, L2, L2a, L3) de *Chlamydia trachomatis* (ver Capítulo 62). Sua distribuição é universal, com maior frequência entre os trópicos, sendo mais comum em países em desenvolvimento do que em países industrializados. O hospedeiro natural é o homem como também o é seu reservatório.

A doença, após período de incubação de 1a 3 semanas, apresenta discreta lesão genital, de duração rápida e nem sempre notada pelo paciente, seguida de linfadenopatia inguinal uni ou bilateral, que evolui para supuração de material purulento por vários orifícios.

Os danos tardios provocados no tecido que perdeu a drenagem linfática incluem as manifestações anorretais como proctite, hiperplasia intestinal, fístulas e estenose retal; linfedema do pênis e escroto e hipertrofia vulvar. Também ocorrem manifestações extragenitais, com produção de linfadenite e formação de bubão em linfonodos satélites à lesão primária.

Tratamento e prevenção

Recomenda-se que pacientes com LGV sejam tratados com doxiciclina por 21 dias. Para crianças o tratamento é feito com azitromicina ou eritromicina ou, ainda, sulfa. As infecções genitais por *Chlamydia* são prevenidas por práticas sexuais seguras e pelo tratamento precoce dos pacientes sintomáticos e seus parceiros sexuais.

Diagnóstico laboratorial

O diagnóstico é basicamente clínico. Laboratorialmente, pode-se realizar a IFD com anticorpos monoclonais ou pesquisa da clamídia por PCR do pus do bubão; reações sorológicas como a reação de fixação do complemento, sorologia clássica que, nos casos positivos, apresenta títulos elevados (acima de 1:64) e isolamento em cultura de células McCoy.

■ Granuloma inguinal

O granuloma inguinal ou donovanose é uma doença de transmissão sexual de ocorrência rara, causada por uma bactéria, *Calymmatobacterium granulomatis.* Essa bactéria foi recentemente reclassificada como *Klebsiella granulomatis* com base em critérios genômicos e porque provoca alterações teciduais e clínicas semelhantes àquelas de duas outras espécies de *Klebsiella*: *K. rhinoscleromatis*; e *K. ozaenae.* Os aspectos clínicos são caracterizados por úlceras genitais crônicas com lesões granulomatosas e destrutivas, com período de incubação de aproximadamente 40 a 50 dias, podendo chegar a 6 meses.

As lesões genitais e perigenitais podem ser ulcerosas, ulcerovegetantes e vegetantes. As lesões extragenitais localizam-se mais frequentemente nas gengivas, axilas e parede abdominal. As manifestações sistêmicas podem ser ósseas, articulares e hepáticas.

Tratamento e prevenção

Azitromicina é a droga de escolha no tratamento. Prática de sexo seguro é ainda a melhor proteção.

Diagnóstico laboratorial

O diagnóstico é basicamente clínico. O diagnóstico laboratorial é realizado com o exame anatomopatológico de biópsia das lesões ou, então, pelo exame citológico de raspado subsuperficial da lesão, corado pelo Leishman, Giemsa ou Gram. O encontro no interior de macrófagos de bacilos Gram-negativos, envoltos em massas hialinas formadas pela fusão de suas cápsulas (corpúsculos de Donovan), é altamente sugestivo da presença de *K. granulomatis*. A cultura, embora possa ser realizada, não é recomendada na rotina laboratorial.

■ Herpes genital

Herpes genital é uma doença contagiosa viral, de ocorrência muito frequente, afetando milhões de pessoas em todo o mundo. A infecção é causada pelo HSV responsável por lesões cutâneas e que penetra no hospedeiro através de microfissuras ou escarificações da pele e das mucosas.

Existem dois tipos de HSV e ambos podem causar herpes genital: o HSV tipo 1 está mais frequentemente relacionado com a gengivoestomatite herpética; e o HSV tipo 2, com o herpes genital (ver Capítulo 87).

Ambos, HSV-1 e HSV-2, podem produzir lesões na área vaginal, no pênis, ao redor do ânus e também nas nádegas e coxas.

As lesões surgem na pele e mucosas apresentando uma evolução caracterizada pelo aparecimento de mácula e evoluindo até o estágio final de crosta. O estágio de vesícula é o mais contagioso em razão do elevado número de partículas virais presentes no exsudato.

Com a cura da infecção primária, o vírus entra em estado de latência, ficando em equilíbrio com a célula hospedeira. Quando esse equilíbrio é rompido por fatores como imunodepressão, infecções, excesso de radiação ultravioleta, estresse e alterações hormonais, os vírus são reativados. Essa reativação manifesta-se, em geral, sob a forma de herpes labial ou herpes genital. Essas manifestações cutâneas são precedidas de dor, formigamento e prurido no local de erupção das lesões.

Tratamento e prevenção

A maioria das drogas anti-herpéticas consiste em análogos de nucleosídeos e outros inibidores da DNA-polimerase. O protótipo das drogas anti-HSV é o aciclovir. Apresentando propriedades farmacológicas diferentes, mas mecanismos de ação relacionados, existem o valaciclovir, o penciclovir e o fanciclovir. Embora a utilização de preservativos possa não proteger completamente esse tipo de infecção, seu uso certamente deve ser estimulado.

Diagnóstico laboratorial

A presença do vírus do herpes simples em material proveniente de lesões cutâneas pode ser demonstrada por exame citológico que permite detectar as células epiteliais gigantes observadas nas infecções herpéticas, tanto as do herpes simples como do herpes-zóster. É um método bastante simples e sensível, detectando cerca de 50% dos casos de lesão ativa.

Em fragmentos de tecidos, obtidos por biópsia e fixados em formol a 10%, o exame imuno-histoquímico, para herpes simples tipos 1 e 2, permite determinar e localizar antígenos relacionados com os micro-organismos pesquisados, detectados por meio de anticorpos específicos.

O isolamento do vírus do herpes simples, herpes-zóster e varicela-zóster, realizado em cultura de células, é o método de referência. Técnica de elevada especificidade, porém com sensibilidade relativa, pois a capacidade de se isolar um vírus depende de uma série de variáveis nem sempre controláveis, especialmente após a introdução da terapêutica. O diagnóstico é habitualmente feito mediante o isolamento do agente e da conversão sorológica.

As reações sorológicas são realizadas por técnicas imunoenzimáticas para anticorpos da classe IgG e de imunofluorescência indireta para anticorpos da classe IgM. A presença de anticorpos IgG não permite distinguir entre infecção atual e pregressa, exceto quando se detecta aumento de títulos entre duas amostras sucessivas. O diagnóstico final sobre uma provável infecção pelo HSV-1 ou HSV-2 depende da oscilação de títulos de anticorpos da classe IgG dirigidos contra cada um dos agentes separadamente. A presença de anticorpos da classe IgM, dirigidos contra o HSV, está associada à infecção recente, porém não distingue HSV-1 do HSV-2 em virtude da extensa reatividade cruzada entre eles.

Os valores de referência são:

- Para anticorpos IgG:
  - Não reagente: inferior a 0,9.
  - Indeterminado: de 0,9 a 1,1 – reagente: superior a 1,1.
- Para os anticorpos da classe IgM: não reagente.

■ Verrugas genitais

As infecções pelo vírus do papiloma humano (HPV), com tropismo cutâneo ou mucoso em região genital, incluem principalmente as verrugas genitais (condiloma acuminado) e as lesões planas aceto-brancas (displasias). O vírus é adquirido por contato próximo e infecta as células epiteliais da pele ou mucosas. O tropismo tecidual e a apresentação da doença dependem do tipo de papilomavírus.

Mais de 70 tipos distintos de HPV, infectando o homem, já foram caracterizados com o auxílio de técnicas de hibridização molecular, tendo como base o grau de homologia do DNA viral. O vírus HPV pertence à família *Papillomaviridae*, com forma icosaédrica, apresenta genoma de DNA de fita dupla e as proteínas do capsídeo são antigênicas e usadas como alvo para sua detecção por reações imuno-histoquímicas (ver Capítulo 89).

A infecção pelo HPV pode ser adquirida por contato direto através de pequenas lesões na pele ou nas mucosas; durante o ato sexual ou enquanto um bebê está passando pelo canal do parto infectado.

O papilomavírus humano é possivelmente a infecção sexualmente transmitida mais prevalente no mundo. Pelo menos 20 milhões de pessoas nos Estados Unidos estão infectadas por HPV, com aproximadamente 5,5 milhões de novos casos genitais ao ano. Múltiplos parceiros sexuais, início precoce de atividade sexual, tabagismo, história familiar de câncer de colo uterino e imunossupressão são os principais fatores de risco para a infecção e progressão ao câncer.

Os diferentes tipos tendem a causar manifestações clínicas características. Alguns (1, 2, 3, 4, 10) apresentam tropismo cutâneo em regiões não genitais e estão associados a verrugas benignas; outros (6, 11, 16, 18, 31, 33, 51, 58, 72, 73) têm tropismo cutâneo ou mucoso em região geniturinária, causando os condilomas e lesões aceto-brancas; outros (9, 12, 14, 15, 17, 19, 20), identificados em pacientes imunocomprometidos, são cutaneotrópicos e geram quadros conhecidos como "epidermodisplasia verruciforme".

A transmissão se faz habitualmente pelo contato direto das lesões de um indivíduo para outro, preferencialmente em pontos de microtraumatismos. Acredita-se que possa ocorrer também a transmissão por fômites.

Quando não tratadas, as infecções genitais pelos HPV possibilitam a transmissão do vírus aos parceiros sexuais de seus portadores, aos recém-nascidos pelas mães infectadas e, ainda, o risco de desenvolvimento de carcinomas.

As infecções pelo papilomavírus estão associadas ao câncer de colo de útero, vulva, pênis e reto. A capacidade de alguns tipos de HPV terem potencial oncogênico está bem-estabelecida. Os tipos mais envolvidos são os que causam lesões genitais e orais, particularmente os tipos 16, 18, 31, 33, 35, 39, 51, 58, 72 e 73.

Tratamento e prevenção

As verrugas regridem espontaneamente, mas a regressão pode levar de meses a anos. Elas podem ser removidas por meio da crioterapia cirúrgica, eletrocauterização ou, ainda, pela aplicação de agentes químicos como podofilina e ácido salicílico, embora as recorrências sejam comuns.

O imiquimod é uma amina heterocíclica de imidazoquinolina considerado um modificador da resposta imune. Demonstrou propriedades antivirais e antitumorais em modelos animais, pelo menos em parte com base em sua capacidade de induzir a produção de interferon alfa. Geralmente é uma opção bem tolerada e pode ser usado pelo próprio paciente em casa com bons resultados.

Atualmente, existem seis vacinas licenciadas contra o HPV no mundo: três bivalentes; duas quadrivalentes; e uma vacina nonavalente (nem todas estão disponíveis no Brasil). Todas são altamente eficazes na prevenção da infecção pelos tipos de vírus 16 e 18, que juntos são responsáveis por aproximadamente 70% dos casos de câncer cervical em todo o mundo. As vacinas também são altamente eficazes na prevenção de lesões cervicais pré-cancerosas causadas por esses tipos de vírus. A vacina quadrivalente também é altamente eficaz na prevenção de verrugas anogenitais, uma doença genital comum que é quase sempre causada por infecção com tipos de HPV 6 e 11. A nonavalente fornece proteção adicional contra tipos de HPV 31, 33, 45, 52 e 58. Dados de ensaios clínicos e vigilância pós-comercialização inicial realizados em vários continentes mostram que as vacinas contra o HPV são seguras.

Uma vacina, recentemente introduzida, parece ser muito promissora na prevenção da infecção. No momento, a melhor maneira de prevenir a transmissão de verrugas consiste em evitar o contato direto com o uso de preservativos de borracha. Ainda que o preservativo não consiga proteger totalmente do contágio do HPV, ele é muito indicado para diminuir a chance de transmissão desse vírus e de outras IST.

Diagnóstico laboratorial

O diagnóstico presuntivo de infecção pelo HPV pode ser realizado pelos exames citológicos de esfregaços cervicovaginais, de secreção uretral e de mucosa de pênis, de raspado de lesões cutâneas ou mucosas ou, ainda, pelo exame anatomopatológico de biópsias. O encontro nos preparados do efeito citopático do vírus, apresentado morfologicamente como coilocitose, é sugestivo, mas não conclusivo da etiologia pelo HPV.

O diagnóstico etiológico de certeza poderá ser realizado:

- Utilizando-se o teste de PCR, método de maior sensibilidade (93%), todavia não discrimina o estado de latência de infecção ativa e não caracteriza o tipo de lesão epitelial. É o teste considerado padrão-ouro para o diagnóstico, pois permite, não somente detectar, mas também identificar os subtipos de alto risco para o câncer cervicovaginal. Existem diversas marcas de *kits* diagnósticos para essa finalidade utilizando amostras de raspado cervicovaginal e meios de citologia líquida, muito utilizados atualmente.
- Pela captura híbrida que, apesar de menor sensibilidade (89%), apresenta maior valor preditivo quanto à correlação com a doença quando comparada com o teste de PCR; não especifica, porém, os tipos de acometimento.
- Por meio da hibridização *in situ* que, apesar de menor sensibilidade que os dois anteriores, permite a demonstração clara da correlação entre a lesão observada e a presença do DNA específico dos diversos grupos de HPV de alto, baixo e potencial oncogênico intermediário.

Sintetizando o estudo das lesões e úlceras genitais, apresentamos a Figura 100.6.

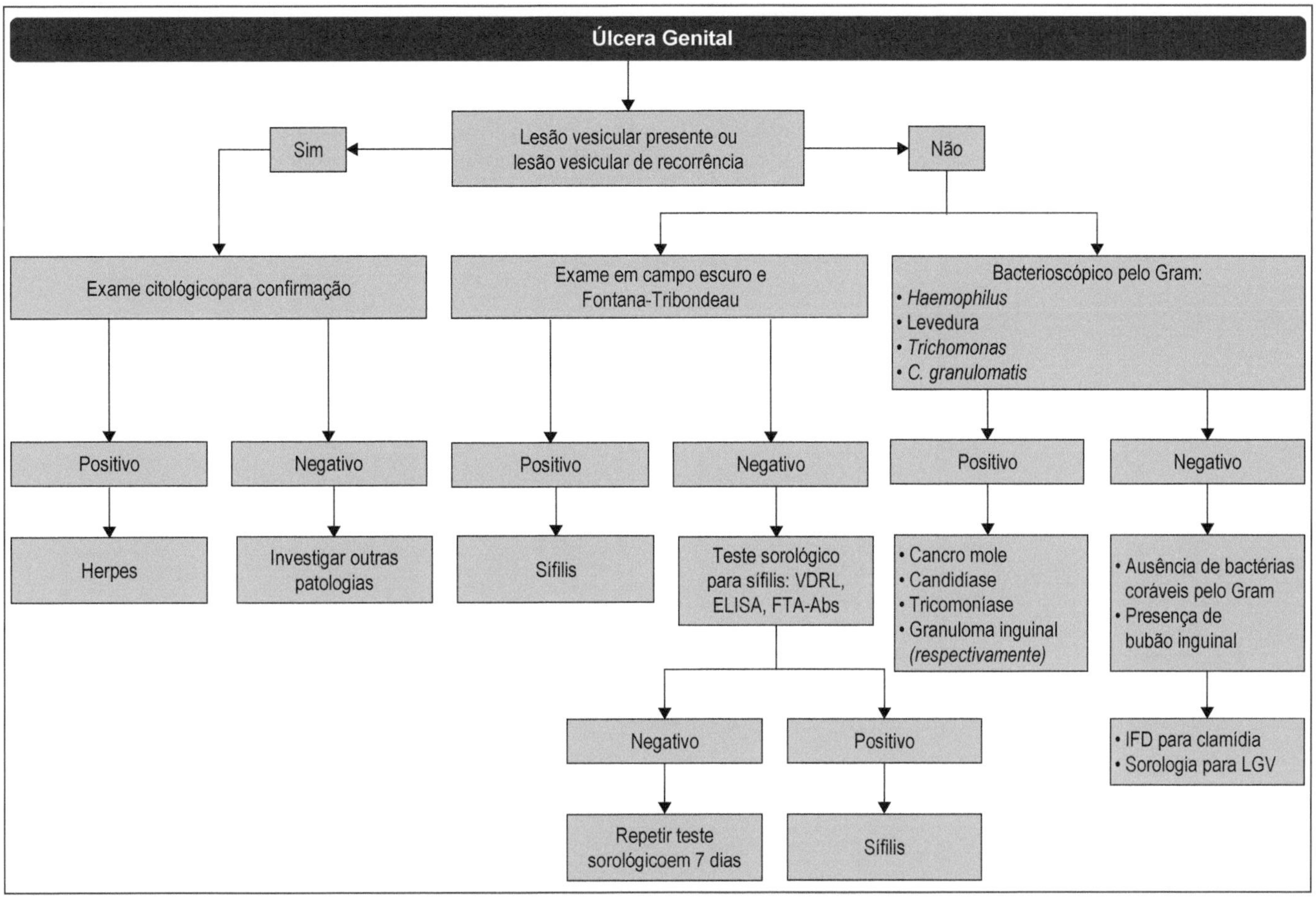

Figura 100.6 – *Algoritmo do diagnóstico laboratorial das úlceras genitais.*
Fonte: Desenvolvida pela autoria.

Bibliografia recomendada

Arbyn M, Simon M, Peeters E, Xu L, Meijer CJLM, Berkhof J, et al. 2020 list of human papillomavirus assays suitable for primary cervical cancer screening. Clin Microbiol Infect. 2021;27(8):1083-95.

Black CM. Current methods of laboratory diagnosis of Chlamydia trachomatis infections. Clin Microbiol Rev. 1997;10(1):160-184.

Camargo ME. Sífilis. In: Ferreira WA, Ávila SLM (Ed.). Diagnóstico laboratorial das principais doenças infecciosas e autoimunes. 2. ed. Rio de Janeiro: Guanabara Koogan, 2019:127-32.

Center for Disesase Control and Prevention (CDC). Sexually transmitted disease surveillance, 2021. [2024 Jan. 08]. Disponível em: https://www.cdc.gov/std/.

Cheng L, Wang Y, Du J. Human Papillomavirus vaccines: an updated review. Vaccines (Basel). 2020;8(3):391.

Corsello S, Spinillo A, Osnengo G, Penna C, Guaschino S, Beltrame A, et al. An epidemiological survey of vulvovaginal candidiasis in Italy. Eur J Obstet Gynecol Reprod Biol. 2003;110(1):66-72.

Cunha RAF. Infecções por Mycoplasma. In: Ferreira WA, Ávila SLM (ed.). Diagnóstico laboratorial das principais doenças infecciosas e autoimunes. 2. ed. Rio de Janeiro: Guanabara Koogan. 2001:186-94.

Duarte MIS. Infecção pelo papilomavírus (HPV). Diagnóstico laboratorial de patologias infecciosas na gestação – Laboratório Fleury Medicina Diagnóstica. 1998:32-7.

Francisco W. Gonococcias e clamídias. In: Ferreira AW, Ávila SLM. Diagnóstico laboratorial das principais doenças infecciosas e autoimunes. 2. ed. Rio de Janeiro: Guanabara Koogan. 2001:169-76.

Gaydos CA. Nucleic acid amplification tests for gonorrhea and chlamydia: practice and applications. Infect Dis Clin North Am. 2005;19(2):367-86.

Martins RA, Cassu-Corsi D, Nodari CS, Cayô R, Natsumeda L, Streling AP, et al. Temporal evolution of antimicrobial resistance among Neisseria gonorrhoeae clinical isolates in the most populated South American Metropolitan Region. Mem Inst Oswaldo Cruz. 2019;114:e190079.

Ministério da Saúde (BR). Protocolo Clínico e Diretrizes Terapêuticas para Atenção Integral às Pessoas com Infecções Sexualmente Transmissíveis (IST). Brasília: Ministério da Saúde. 2022.

Organização Mundial da Saúde (OMS). Sexually transmitted infections (STIs). [2024 Jan. 08]. Disponível em: https://www.who.int/news-room/fact-sheets/detail/sexually-transmitted-infections-(stis).

Perry CM, Lamb HM. Topical imiquimod: a review of its use in genital warts. Drugs. 1999:58(2):375-90.

Seadi CF, Oravec R, Poser BV, Cantarelli VV, Rossetti ML. Diagnóstico laboratorial da infecção pela Chlamydia trachomatis: vantagens e desvantagens das técnicas. J Bras Patol Med Lab. 2002;38(2):125-33.

Tuuminen T, Palomäki P, Paavonen J. The use of serologic tests for the diagnosis on chlamydial infections. J Microbiol Methods. 2000;42(3):265-79.

US Department of Health and Human Services. National Institutes of Health. Sexually Transmitted Diseases – Bethesda, MD 20892 – july, 1999.

Waites KB, Bébéar C, Robertson JA, Cassell GH. Laboratory diagnosis of mycoplasmal and ureaplasmal infections. Clin Microbiol Newsletter. 1996;18(14):105-12.

Wang SP. The microimmunofluorescence test for Chlamydia pneumoniae infection: technique and interpretation. J Infect Dis. 2000;181(3):S241-5.

Watson EJ, Templeton A, Russell I, Paavonen J, Mardh P-A, Stary A, et al. The accuracy and efficacy of screening tests for Chlamydia trachomatis: a systematic review. J Med Microbiol. 2002;51(12):1021-31.

Yang F, Yan J. Antibiotic resistance and treatment options for multidrug-resistant Gonorrhoea. Infectious Microbes & Diseases. 2020;2(2):67-76.

Zeferino LC, Bastos JB, Vale DBAP, Zanine RM, Melo YLMF, Primo WQSP, et al. Guidelines for HPV-DNA testing for cervical cancer screening in Brazil. Rev Bras Ginecol Obstet. 2018;40(6):360-8.

Índice Remissivo

B

C

D

F

G

H

N

Q

R

S

T

U

V

W

Y

Z